W0262868

PHYSIOLOGIE UND PATHOLOGIE DER HORMON-ORGANE · REGULATION VON WACHSTUM UND ENTWICKLUNG · DIE VERDAUUNG ALS GANZES DIE ERNÄHRUNG DES MENSCHEN ALS GANZES DIE CORRELATIVEN FUNKTIONEN DES AUTONOMEN NERVENSYSTEMS · REGULIERUNG DER WASSERSTOFFIONEN-KONZENTRATION

BEARBEITET VON

I. ABELIN · G. v. BERGMANN · A. BIEDL · O. FÜRTH
K. GOLLWITZER-MEIER · G. HERTWIG · P. HERTWIG
R. ISENSCHMID · O. KESTNER · G. KOEHLER · A. KOHN
O. MARBURG · F. PINELES · W. SCHULZE · H. STAUB
J. WIESEL † · H. ZONDEK

MIT 245 ABBILDUNGEN

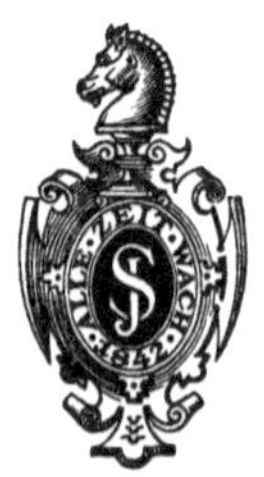

Springer-Verlag Berlin Heidelberg GmbH

HANDBUCH DER NORMALEN UND PATHOLOGISCHEN PHYSIOLOGIE

MIT BERÜCKSICHTIGUNG DER EXPERIMENTELLEN PHARMAKOLOGIE

HERAUSGEGEBEN VON

A. BETHE · G. v. BERGMANN
FRANKFURT A. M. · BERLIN

G. EMBDEN · A. ELLINGER †
FRANKFURT A. M.

SECHZEHNTER BAND / ERSTE HÄLFTE

CORRELATIONEN II/1

(J. VIII—XII UND J. XIV. PHYSIOLOGIE UND PATHOLOGIE DER HORMON-ORGANE · REGULATION VON WACHSTUM UND ENTWICKLUNG · DIE VERDAUUNG ALS GANZES · DIE ERNÄHRUNG DES MENSCHEN ALS GANZES · DIE CORRELATIVEN FUNKTIONEN DES AUTONOMEN NERVEN-SYSTEMS · REGULIERUNG DER WASSERSTOFFIONEN-KONZENTRATION)

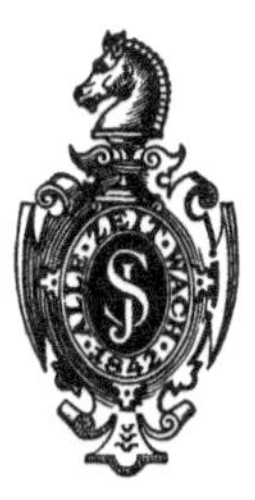

Springer-Verlag Berlin Heidelberg GmbH

ISBN 978-3-642-50447-1   ISBN 978-3-642-50756-4 (eBook)
DOI 10.1007/978-3-642-50756-4

Inhaltsverzeichnis.

Physiologie und Pathologie der Hormonorgane.

Regulation von Wachstum und Entwicklung.

Die Verdauung als Ganzes.

Die Ernährung des Menschen als Ganzes.

Die correlativen Funktionen des autonomen Nervensystems.

(Der Beitrag über die normalen Correlationen des vegetativen Nervensystems, welcher eigentlich voranstehen sollte, war bei Abschluß dieses Halbbandes noch nicht fertiggestellt. Er wird im zweiten Halbband zum Abdruck kommen. Dagegen ist der Beitrag über die klinische Pathologie des vegetativen Nervensystems bereits hier aufgenommen.)

Die Regulierung der Wasserstoffionenkonzentration.

Physiologie und Pathologie der Hormonorgane.

Morphologie der inneren Sekretion und der inkretorischen Organe.

Von

ALFRED KOHN

Prag.

Mit 46 Abbildungen.

Zusammenfassende Darstellungen.

BAUER, JULIUS: Innere Sekretion. Berlin u. Wien: Julius Springer 1927. — BIEDL, A.: Innere Sekretion, 4. Aufl. Bisher erschienen 1/I und 3 (Literatur). Berlin u. Wien: Urban & Schwarzenberg 1922. — CELESTINO DA COSTA, A.: Sobre a histophysiologia das glandulas de secreçao interna. Lisboa 1911 — Drüsen mit innerer Sekretion. In: Handbuch der speziellen und pathologischen Anatomie und Histologie 8. Herausgegeben von F. HENKE und O. LUBARSCH. Berlin: Julius Springer 1926. — GLEY, E.: Les sécrétions internes. Paris: Baillière 1921 — (GLEY, E.: Die Lehre von der inneren Sekretion. Übersetzt von A. LIPSCHÜTZ. Bern u. Leipzig: Bircher 1920) — Handbuch der inneren Sekretion. Herausgegeben von M. HIRSCH. Leipzig: C. Kabitzsch. Im Erscheinen. 1926ff. — KOHN, ALFRED: Morphologische Grundlagen der Organotherapie. Leipzig: Thieme 1914. (Auch in: WAGNER-JAUREGG und BAYER: Lehrbuch der Organotherapie. Leipzig: Thieme 1914.) — LUCIEN, M., J. PARISOT et G. RICHARD: Traité d'Endocrinologie. Paris: G. Doin 1925. — PARHON et GOLDSTEIN: Traité d'Endocrinologie. Jassy 1913. — PENDE, N.: Endocrinologia, 3. Aufl. Milano: Vallardi 1924. — SHARPEY-SCHAFER, E.: The Endocrine Organs 2. Aufl. London 1924. — Les Sécrétions internes. Traité de physiologie normale et pathologique. Publié sous la direction de G. H. ROGER 4. Paris: Masson & Cie. 1928. — THOMAS, E.: Innere Sekretion in der ersten Lebenszeit. Jena: Fischer 1926. — TRAUTMANN, A.: Drüsen mit innerer Sekretion. In: JOEST: Spezielle Pathologie und Anatomie der Haustiere 3. Berlin: Schoetz 1923. — VINCENT, SWALE: Internal Secretion and the ductless Glands, 3. Aufl. London: Arnold & Co. 1924.

A. Allgemeiner Teil.

I. Inkrete und Hormone.

Es ist wahrlich kein leichtes Unternehmen, für ein Handbuch der Physiologie eine morphologische Einleitung zum Kapitel der *inneren Sekretion* zu verfassen. Schon über Inhalt und Grenzen der gestellten Aufgabe bestehen weitgehende Meinungsverschiedenheiten. Wenn es sich um das Verdauungs- oder Atmungssystem handelte, würde jedermann wissen, von welchen Organen die Rede sein soll; welche Organe aber dem Inkretionssystem zuzurechnen seien, darüber ist bisher eine Einigung noch nicht erzielt worden. Abweichend vom Begründer der Lehre, CLAUDE BERNARD[1], scheinen manche Physiologen in dieser Frage allzu weitherzig zu verfahren. „Überall dort," sagt z. B. L. ASHER[2], „wo wir

---

[1] BERNARD, CLAUDE: Leçons de physiologie expérimentale I. Paris 1855.
[2] ASHER, L.: Klin. Wschr. **1922** I.

den Nachweis liefern können, daß die lebendige Substanz der Zellen einen Stoff liefert, der irgendwie regelnd in die Funktionen des Körpers eingreift, handelt es sich um innere Sekretion." Demnach sollte schon aus der Wirksamkeit der abgegebenen Stoffe erschlossen werden können, welchem Vorgange in der lebendigen Zelle sie ihr Dasein verdanken. Das klingt unwahrscheinlich, und doch begegnet man solchen Behauptungen gar nicht so selten. Es wird daher ratsam sein, sich mit ihnen gleich am Beginn unserer Ausführungen auseinanderzusetzen.

Halten wir uns zunächst an das von ASHER selbst gewählte Beispiel. Die Kohlensäure übt auf dem Wege des Kreislaufs einen regelnden Einfluß auf die Atmungszentren aus. Daher sei sie als Inkret und der Vorgang, der zu ihrer Bildung führt, als *innere Sekretion* zu bezeichnen, und jeglichem Organ, das CO_2 ans Blut abgibt, wäre folglich eine endokrine oder inkretorische Funktion zuzuschreiben. Das heißt aber in Wirklichkeit nichts anderes, als daß die innere Sekretion eine *allgemeine* Eigenschaft der lebendigen Substanz sei, die jedem Organ, jedem Gewebe und schließlich jeder Zelle zukomme (BROWN-SÉQUARD[1], BIEDL[2], ABDERHALDEN[3]). Dann hätte es aber eigentlich gar keinen Sinn, von besonderen *Organen der inneren Sekretion* oder einem „endokrinen System" zu sprechen, und doch geschieht dies bekanntlich ganz allgemein von Morphologen wie von Physiologen. Darin liegt ein Widerspruch, dessen Lösung nicht unversucht gelassen werden soll.

Worauf BIEDL, ASHER und andere Physiologen nachdrücklich hinweisen wollen, das ist lediglich der Umstand, daß Zellprodukte verschiedener Art auf dem Wege des Kreislaufs eine bedeutsame Rolle spielen können, und daß selbst allgemeine Stoffwechselprodukte nicht immer wirkungslos ausgeschieden werden, sondern vorher noch „irgendwie regelnd in die Funktionen des Körpers" einzugreifen berufen sein können. Dadurch wird eine gewisse Beziehung zu den Inkreten hergestellt, die ja auch Zellerzeugnisse sind und auf dem gleichen Wege zur Wirkung gelangen. Aber weiter geht die Übereinstimmung nicht; ihrem Wesen nach sind *innere Sekrete* und *Stoffwechselprodukte* grundverschiedene Dinge (GLEY[4], VINCENT[5], MELTZER[6], PENDE[7], BAUER[8]). Um diesen Satz näher zu begründen, muß etwas weiter ausgeholt werden.

Jedes Gewebe hat eine ihm eigentümliche Bau- und Wirkungsweise. Dadurch, daß seine Zellen in bestimmter Weise eingerichtet (differenziert) sind, sind sie auch befähigt, eine *besondere* Leistung zu verrichten. Neben dieser Sonderleistung (Funktion) kommen ihnen natürlich auch die allgemeinen Grundeigenschaften der lebendigen Substanz — vor allem der Stoffwechsel — zu. So wird z. B. Kohlensäure ganz allgemein, ebenso vom Drüsengewebe wie vom Muskelgewebe, an den Kreislauf abgegeben, wiewohl dieses für motorische und jenes für stoffliche Aufgaben spezialisiert ist. Dem Muskel wird man aber trotz der Abgabe von Kohlensäure keine andere Funktion als die der *Contractilität* zuschreiben und nur den Drüsen die der *Sekretion;* dies aber nicht deshalb, weil sie CO_2 abgeben, sondern weil sie *Sekrete*, das sind besondere neuartige Stoffe, zu bereiten und abzusondern befähigt sind. Nur da, wo durch die lebendigen Zellen neue, eigenartige Stoffe

---

[1] BROWN-SÉQUARD et D'ARSONVAL: Recherches sur les extraits liquides retirés des glandes et d'autres parties de l'organisme. Arch. de physiol. norm. et path. **1891**.

[2] BIEDL, A.: Siehe Zusammenfassende Darstellungen S. 3.

[3] ABDERHALDEN, E.: Lehrbuch der Physiologie 1. (Das Problem der Inkretion.) Berlin u. Wien: Urban & Schwarzenberg 1925.

[4] GLEY, E.: Siehe Zusammenfassende Darstellungen S. 3.

[5] VINCENT, SWALE: Siehe Zusammenfassende Darstellungen S. 3.

[6] MELTZER, S. J.: Proc. path. Soc. Philad. **1910**.

[7] PENDE: Siehe Zusammenfassende Darstellungen S. 3.

[8] BAUER: Siehe Zusammenfassende Darstellungen S. 3.

aus dem zugeführten Blutmaterial erzeugt werden, handelt es sich um Sekretion, gleichgültig auf welchem Wege diese Erzeugnisse zur Wirkung gelangen und welche Wirkung sie ausüben. *Sekretion* ist im Gegensatze zum Verbrauchsstoffwechsel ein *schöpferischer* Vorgang, durch den ganz spezifische, von den allgemeinen Umsatzprodukten der lebendigen Zelle durchaus verschiedene Stoffe hervorgebracht und abgesondert werden. Auch wenn diese Sekrete gleich den gewöhnlichen Stoffwechselprodukten rückläufig an den Kreislauf abgeliefert werden („*innere* Sekretion"), haben sie außer dem gemeinsamen Wege nichts mit diesen gemein, und ihre Sonderstellung bleibt davon gänzlich unberührt, daß auch einzelne Stoffwechselprodukte, ehe sie den Körper verlassen, noch gewisse Wirkungen (Reize, Beeinflussungen) auf dem Blutwege auszuüben imstande sind.

Diese berechtigte und ungezwungene Unterscheidung zwischen „*Reiz- oder Beeinflussungsstoffen (Hormonen)*" im allgemeinen und *Inkreten* im besonderen dürfte auch für Physiologen und Pathologen annehmbar sein. Die Bedeutung der Tatsache, daß auch manche Stoffwechselprodukte auf dem Wege des Kreislaufs noch irgendwie wirksam werden können, wird dadurch gewiß nicht verringert, daß diese in Hinkunft nicht mehr als Erzeugnisse einer inneren *Sekretion* ausgegeben und den *Inkreten* nicht gleichgestellt werden sollen. Man vermeide es, diese nützlichen und zutreffend geprägten Begriffe unnötig und unpassend zu verwässern; denn unter allen möglichen „Beeinflussungsstoffen" oder „Hormonen" und „Parhormonen" wird man den „*inneren Sekreten*" und unter allen Organen und Geweben den „*inkretorischen*" oder „endokrinen" stets eine Sonderstellung einräumen müssen. Das ist ja auch geradezu die Voraussetzung für meine Aufgabe, die *Morphologie der „inkretorischen Organe"* darzustellen.

II. Sekretorisches (exo- und endokrines) Gewebe.

Wir gehen davon aus, daß unter „Sekretion" eine ganz bestimmte, eigenartige Tätigkeit, die besondere *Funktion* einer hierfür eigens eingerichteten Zellart, zu verstehen sei. „Innere" Sekretion kann dann, wenn die Bezeichnung sinngemäß gebraucht werden soll, nur das Gegenstück zur „äußeren" Sekretion bedeuten. Gleich dieser muß auch jene die wesentlichen Merkmale der „Sekretion" aufweisen. Zellen, Gewebe und Organe, welche als „sekretorische" gelten sollen, müssen durch bestimmte Eigenschaften gekennzeichnet sein, auf Grund deren ihnen mit demselben Rechte eine Sonderstellung gebührt wie dem Muskel- oder Nervengewebe. Wie diesen die besondere Fähigkeit der „*Irritabilität*" oder „*Contractilität*", ist dem sekretorischen Gewebe die der „*Sekretion*" eigen, die nach *außen* oder *innen* erfolgen kann. Ebenso wie sich die „Contractilität" über die allgemeine Motilität der lebendigen Substanz erhebt, stellt die „Sekretion" eine gesteigerte stoffliche Sonderleistung dar, die — auch wenn sie nach innen gerichtet ist — dem allgemeinen Stoffwechsel nicht gleichgesetzt werden darf.

Leichter und überzeugender läßt sich das besondere Wesen der Sekretion an den nach außen sezernierenden, *exokrinen* Zellen erläutern. Es soll deshalb zunächst von diesen kurz gesprochen werden. Als bekanntes und einfachstes Beispiel wähle ich die „Becher- oder Schleimzelle".

Inmitten des Oberflächenepithels einer Schleimhaut, der Luftröhre etwa oder des Darms, finden sich häufig Zellen eingestreut, die — wiewohl auch Epithelzellen — sich in Form und Leistung von den Nachbarzellen deutlich unterscheiden. Während die übrigen Zellen Flimmer- oder Resorptionstätigkeit ausüben, sind diese Zellen für eine andersartige Leistung eingerichtet. Ihnen fällt die besondere Aufgabe zu, aus dem vom Blute an ihre Basalfläche zugeführten Material einen neuartigen Stoff, in diesem Falle Schleim, aufzubauen und an der freien Fläche abzusondern. Solche Zellen werden demgemäß „absondernde" oder „sekretorische" Zellen genannt und stellen, wie die Flimmer- und Resorptionszellen, eine funktionelle Abart der Epithelzellen dar.

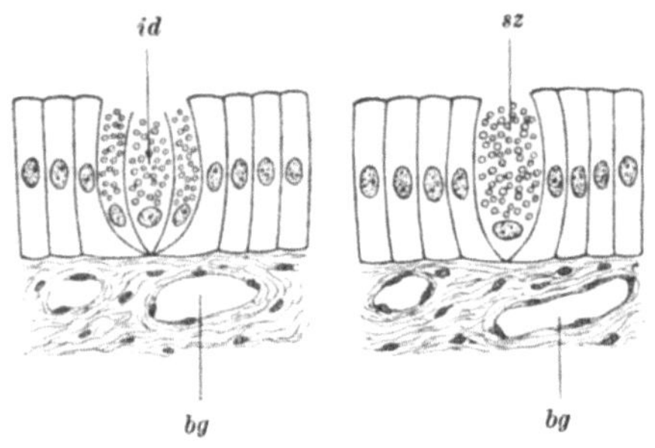

Abb. 1. Schema einer sekretorischen Zelle (*sz*) und einer intraepithelialen Drüse (*id*); *bg* = Blutgefäß.

Sekretorische Zellen können im Oberflächenepithel einzeln oder gehäuft auftreten. Eine übermäßige Anhäufung würde aber die Leistungen der Nachbarzellen — Flimmerung, Resorption usw. — allzusehr beeinträchtigen. Dies wird durch die Ausbildung *sekretorischer Organe*, die man „Drüsen" nennt, verhütet. Spärlich kommen auch schon *innerhalb* des Epithels solche organisierte Verbände sekretorischer Zellen vor. die als knospenförmige Gebilde die Gleichförmigkeit der Epitheldecke unterbrechen und „intraepitheliale Drüsen" genannt werden. Häufiger aber senken sich die aus dem Oberflächenepithel hervorgehenden sekretorischen Organe in das unterhalb der Epitheldecke gelegene Bindegewebe ein und werden so zu „subepithelialen Drüsen" verschiedener Form und Größe, die nur noch durch ihre Ausführungsgänge mit der Oberfläche in Verbindung stehen. Das ist die bekannte, allgemein verbreitete Art der exokrinen

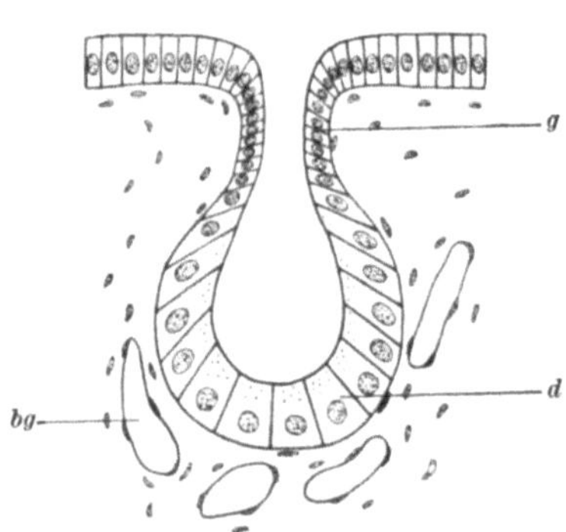

Abb. 2. Schema einer subepithelialen Drüse (*d*) mit Ausführungsgang (*g*); *bg* = Blutgefäß.

Drüsen, die bei reichlicher Entfaltung eine große Menge von Sekret an eine bestimmte Stelle der Oberfläche (Haut, Schleimhaut) zu schaffen vermögen, ohne den sonstigen Aufgaben des Deckepithels Abbruch zu tun. Darin liegt die große Bedeutung der Tiefenverlagerung des sekretorischen Gewebes; aber sein *epitheliales* Wesen bleibt erhalten, auch wenn es sich nun zum größten Teile unterhalb der oberflächlichen Epitheldecke ausbreitet und mit seinem Mutterboden nur noch durch den Ausführungsgang in Verbindung steht.

Das wesentliche Element, von dessen spezifischer Tätigkeit die Leistung der sekretorischen Organe bestimmt wird, ist demnach die dem Oberflächenepithel entstammende *sekretorische* Zelle.

Nun hat sich aber weiter herausgestellt, daß es sekretorische Organe gibt, die keinen Ausführungsgang besitzen und trotzdem eine wichtige Rolle im Organismus spielen. Das beruht darauf, daß sie ihre Sekrete rückläufig an den Säftestrom abgeben und sie auf diesem Wege zur Wirksamkeit bringen. Wegen der rückläufigen Absonderung werden sie „Drüsen mit *innerer* Sekretion" oder „inkretorische (endokrine) Drüsen", und ihre Erzeugnisse „innere Sekrete" oder „*Inkrete*" (ROUX-ABDERHALDEN) genannt. Ihr wesentliches Bauelement ist — wie bei allen echten Drüsen — wiederum die sekretorische Zelle, von deren spezifischer Tätigkeit die besonderen Leistungen der verschiedenen inkretorischen Organe abhängen. Nach dieser Darstellung gehören die Drüsen mit innerer Sekretion zu den echten sekretorischen Organen, von denen somit zwei Arten, *exokrine* und *endokrine* zu unterscheiden sind.

Gegen diese Darstellung dürfte sich kaum ein Widerspruch erheben. Meinungsverschiedenheiten bestehen nur darüber, ob die hier gezogenen Grenzen der Inkretion nicht zu eng seien, da man sich oft veranlaßt fühlt, auch manchem andersartigen Gewebe eine inkretorische Funktion oder doch zumindest eine inkretorische Nebenrolle zuzuerkennen. Zunächst soll jedenfalls, um unsere Ausführungen auf eine feste Grundlage zu stellen, nur von solchen Organen die Rede sein, welche durch die angeführten morphologisch-physiologischen Merkmale vollkommen klar und eindeutig als *Drüsen mit innerer Sekretion* gekennzeichnet sind.

III. Bauformen inkretorischer Organe.

Nehmen wir als Beispiel die Schilddrüse, deren Zugehörigkeit zu den Drüsen mit innerer Sekretion unbestritten ist. Sie besteht hauptsächlich aus Bläschen oder kurzen Säckchen, die von sekretorischen Epithelzellen ausgekleidet werden und in ihrem Hohlraum Sekret enthalten. Doch kann dieses nicht nach außen abgeführt werden, da die Drüsenbläschen ringsum geschlossen und Ausführungsgänge überhaupt nicht vorhanden sind. Der Säftestrom ist es, der die spezifischen Zellerzeugnisse aufnimmt und in Umlauf bringt, wodurch ihnen die Möglichkeit geboten wird, Wirkungen allgemeiner Art auszuüben. Trotz der fehlenden Ausführungsgänge handelt es sich um eine *echte Drüse*, um ein *sekre-*

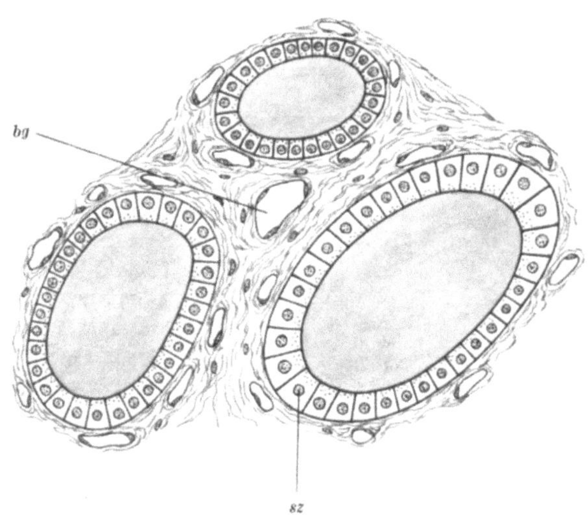

Abb. 3. Schematische Darstellung des Schilddrüsenbaues; *sz* = sekretorische Zelle; *bg* = Blutgefäß.

torisches Organ, das eigenartige und notwendige Erzeugnisse bereitet und absondert, und niemand wird sich der Einsicht verschließen, daß die *Inkrete* der Schilddrüse und ihre *Stoffwechselprodukte* nicht auf die gleiche Stufe gestellt werden dürfen, wenn sie auch auf dem gleichen Wege befördert werden. Der Stoffwechsel ist eine *allgemeine* Lebenserscheinung, die Inkretion dagegen eine *Sonderfunktion* bestimmter Zellen und der von ihnen aufgebauten Organe.

So überzeugend aber auch die Schilddrüse das Wesen inkretorischer Organe veranschaulichen mag, so stellt sie doch nicht den einfachsten Typus derselben dar. Eigentlich sollte man gar nicht erwarten, den von den exokrinen Drüsen her bekannten Drüsenbau in einem inkretorischen Organ fast unverändert wiederzufinden. Welchen Zweck haben denn hier die Drüsenhohlräume, wenn aus ihnen mangels eines Ausführungsganges nichts ausgeführt werden kann? Allgemein stellt man sich wohl vor, daß die Sekrete nur vorübergehend in die Bläschen abgesondert werden, um dann irgendwie in den Säftestrom zu gelangen; in den Hohlräumen soll das Sekret für gelegentlichen Bedarf aufbewahrt

werden, und in diesem Sinne hat F. KRAUS[1] die Schilddrüse auch eine Vorrats-
drüse genannt. Die Erfahrung spricht aber im allgemeinen nicht dafür, daß die
aufgespeicherten Sekrete dem Organismus auch wirklich immer zugute kommen;
denn gerade bei sehr kolloidreichen Schilddrüsen scheint der Organismus an
Schilddrüsenstoffen oft eher Mangel zu leiden.

Das nötigt uns, den Begriff der inneren Sekretion doch noch etwas schärfer
zu fassen. Wenn man von inkretorischen *Organen* spricht, muß man sich darüber
klar sein, daß ein Organ nur kraft der inkretorischen Tätigkeit seiner *Zellen*
inkretorisch wirken kann. Innere Sekretion ist eine *Zell*funktion, die sich von
der äußeren dadurch unterscheidet, daß die *inkretorischen Zellen* an der gleichen Stelle, an der
sie das Rohmaterial aus dem Säftestrom aufnehmen, die neubereiteten Stoffe auch wieder
abgeben.

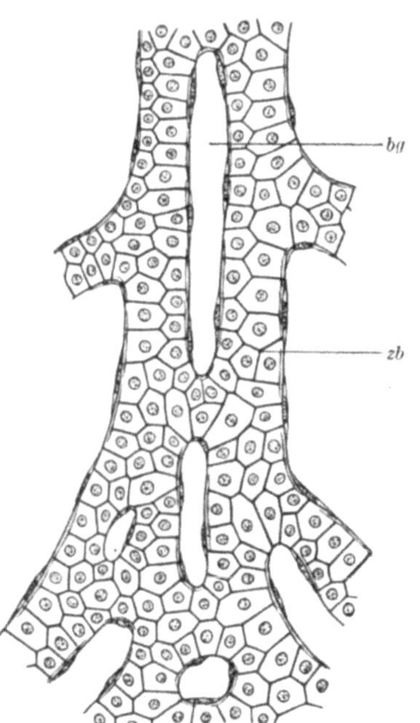

Abb. 4. Schematische Darstellung des
Epithelkörperbaues; *zb* = Zellbalken,
bg = Blutgefäß.

Wenn aber die Schilddrüsentätigkeit nur
in der Weise vor sich ginge, daß die Sekrete
von den Zellen zunächst in die Hohlräume abgesondert würden, um erst aus diesen wieder
durch die Epithelauskleidung hindurch in den
Säftestrom zu gelangen, so wäre das, streng genommen, gar keine richtige *celluläre* Inkretion.
Die Zellen selbst würden ja in diesem Falle gar
nicht endokrin, sondern exokrin arbeiten, da sie
ihre Sekrete nicht an ihrer basalen Aufnahmsfläche direkt in den Säftestrom, sondern an
der freien Fläche in die Drüsenhohlräume hinein abgeben. Wenn diese auch nachträglich
ihren Inhalt wieder an den Kreislauf abliefern,
so wäre ein solcher Vorgang in der Hauptsache
doch nichts anderes als eine Art Rückresorption
der angesammelten Sekrete. Das kann unter
Umständen zweifellos von großer Bedeutung
sein; um aber von *innerer* Sekretion im zellphysiologischen Sinne sprechen zu dürfen, genügt es nicht, daß Sekrete irgendwie in den
Säftestrom geraten, wie etwa die Galle beim
Icterus, sondern ihr Wesen besteht darin, daß die sekretorischen *Zellen* ihre Erzeugnisse unmittelbar an den Säftestrom absondern. Die rückläufige Sekretionsrichtung ist der inkretorischen *Zelle* selbst eigen.

Sollen wir nun daraus folgern, daß die Schilddrüse kein endokrines Organ
sei? Keineswegs; nur unsere Anschauungen über die Art ihrer Betätigung bedürfen einer Klärung. Die Abgabe von Sekreten an die Hohlräume wird nicht
als die einzige Aufgabe der Schilddrüsenzellen anzusehen sein, sondern ihre
eigentliche *endokrine* Tätigkeit wird vielmehr darin bestehen, Sekrete auch
direkt an den Säftestrom abzuliefern. Ihre Sekretion in Hohlräume aber —
nach Art exokriner Drüsen — scheint in einem gewissen biologischen Beharrungsvermögen begründet zu sein, infolge dessen sie ihre einstmalige Arbeitsweise als
offene Drüse zum Teil noch beibehalten hat.

Wenn das zutrifft, dann ist eine einfachere und vollkommenere Bauart
endokriner Drüsen denkbar, bei welcher jede Spur exokriner Zelltätigkeit und

---

[1] KRAUS, FR.: Dtsch. med. Wschr. **1913**.

damit die Ausbildung von Hohlräumen ganz entfällt. Solche rein inkretorische Organe kommen auch tatsächlich vor. Es sind dies die endokrinen Drüsen vom „Typus des Epithelkörpers" (KOHN[1]). Schon die Bezeichnung besagt, daß auch sie, wie alle echten Drüsen, epithelialen Bau besitzen. Aber anders als die Schilddrüse bestehen sie nicht aus Bläschen, noch überhaupt aus einzelnen gesonderten sekretorischen Endstücken, sondern aus einem räumlich verzweigten Balkenwerk epithelialer Zellstränge, zwischen denen reichliche und weite Blutgefäße in spärlichem Bindegewebe verlaufen. So ist ihnen ausreichende Gelegenheit geboten, dem Blutstrom Stoffe zu entnehmen, diese in spezifischer Weise zu verarbeiten und die daraus hergestellten Erzeugnisse rückläufig abzusondern. Da sie fast nur aus lebendig tätigem Zellgewebe bestehen und nicht gleich der Schilddrüse weite Hohlräume enthalten, wird es verständlich, daß sie trotz geringer Größe beträchtliche Arbeit zu leisten und wichtige Aufgaben zu erfüllen vermögen. Sie stellen den reinsten Typus endokriner Drüsen dar, dem wir in einer ganzen Reihe hierhergehöriger Organe begegnen: in den Epithelkörperchen, der Hypophyse, der Nebenniere, den Pankreasinseln und dem Corpus luteum. Wie die Schilddrüse sind auch sie allgemein als echte „Drüsen mit innerer Sekretion" anerkannt, und an ihnen wird es leichter möglich sein, die *allgemeinen Eigenschaften dieser Organgruppe* kennenzulernen. Gerade darauf aber, auf die scharfe Kennzeichnung der wesentlichen Eigenschaften inkretorischer Organe soll im folgenden das Hauptgewicht gelegt werden und nicht auf eine möglichst vollständige Beschreibung aller histologischen Einzelheiten.

IV. Inkretorische Organe im allgemeinen.

Zu den Drüsen mit innerer Sekretion gehören demnach vor allem *epitheliale* Organe, die entweder aus zellumkleideten geschlossenen Bläschen (Schilddrüse) oder aus verzweigten *Zellbalken* bestehen (Typus des Epithelkörpers). Auch in dieser zweiten Gruppe können *gelegentlich* vereinzelte Hohlräume vorkommen; doch stellt das solide, von Blutgefäßen durchzogene Balkengerüst ihre regelrechte Bauform dar.

Die *sekretorische Epithelzelle* ist das wesentliche Bau- und Arbeitselement der endokrinen Organe. Zahl und Plasmabestand der Zellen sind maßgebend für die Leistungsfähigkeit des Organs. Gut entwickelte, plasmareiche Zellen werden mehr zuwege bringen als abgeplattete, substanzarme oder von leblosen Einschlüssen erfüllte Zellen, wie sie besonders im höheren Alter gefunden werden.

Durch Zunahme der Zellen — Hypertrophie und Hyperplasie — wird die Leistungsfähigkeit gesteigert, durch Atrophie und Hypoplasie herabgesetzt. Nicht von der Größe des Organs schlechthin, die aus verschiedenen Ursachen (Bindegewebswucherung, Cystenbildung usw.) schwanken kann, sondern nur von der Gesamtmenge der *funktionstüchtigen, lebendigen* Zellsubstanz hängt die Leistung des Organs ab, wofür die verschiedenartigen und so ungleichwertigen Kröpfe anschauliche Beispiele liefern (Kretinkopf; Basedowkropf).

Zur Hypertrophie der inkretorischen Zellen kann es unter anderem auch infolge stärkerer *Beanspruchung* kommen, was als wichtiges Unterscheidungsmerkmal gegenüber den „Speichergeweben" (Fettgewebe u. dgl.) hervorgehoben werden soll, bei denen stärkere Anforderung zur Abnahme führt.

Neben quantitativen scheinen unter Umständen auch qualitative Veränderungen der inkretorischen Zellen vorzukommen. Sehr gut läßt sich das an der menschlichen Hypophyse zeigen, welche, von pathologischen Fällen ganz ab-

---

[1] KOHN, A.: Die Blutgefäßdrüsen. Prag. med. Wschr. **28** (1903).

gesehen, auch schon während der Schwangerschaft eine bedeutende Veränderung ihres normalen Zellbildes aufweist (ERDHEIM und STUMME[1]).

Da die endokrinen Drüsen zur Abfuhr ihrer Sekrete keine andere Einrichtung als den Säftestrom benötigen, ist ihre Wirkungsfähigkeit, im Gegensatz zu den offenen Drüsen, nicht an einen bestimmten Standort gebunden. Auch fern vom Hauptorgan gelegene *Nebendrüsen*, ebenso künstlich verlagerte oder erfolgreich eingepflanzte endokrine Organe, ja selbst manche ihrer cellulären *Neubildungen* (Adenome und sogar Carcinome) können spezifische Inkrete liefern.

Der Übertritt der Inkrete ins Blut hat ferner zur Folge, daß sie auf diesem Wege weitreichende Wirkungen allgemeiner Art hervorzubringen vermögen. So wird es auch verständlich, daß bei Störungen des einen inkretorischen Organs die anderen leicht in Mitleidenschaft gezogen werden, wodurch die mannigfachen Erscheinungen der Wechselbeziehungen im endokrinen System (Correlationen) und der „pluriglandulären Dysfunktion" zustande kommen.

Das kann noch viel weiter gehen. Wenn zwei (oder mehrere) Individuen in organischem Zusammenhang stehen, können Inkrete des einen auch beim parabiotisch verbundenen Partner entsprechende Wirkungen auslösen. Als von dem pygopagen böhmischen Schwesternpaar *Blažek* die eine schwanger wurde und ein Kind gebar, sezernierte auch die Brustdrüse der anderen Milch[2]. Hierher gehört auch die merkwürdige Erscheinung der unzeitgemäßen Milchsekretion der Neugeborenen (Hexenmilch), die ebenso wie manche anderen Vorkommnisse vorzeitiger und unangemessener fetaler Organentwicklung (Genitale, Nebenniere, Schilddrüse) auf die während des intrauterinen Lebens stattfindende Einwirkung mütterlicher Inkrete zurückgeführt werden dürfte. „*Synkainogenese*" habe ich diese physiologische Beeinflussung der autonomen Entwicklung des Säugetierkeims genannt[3].

Der *Weg*, auf welchem die Inkrete in den Kreislauf gelangen, ist noch nicht genügend sichergestellt. Doch ist es wahrscheinlich, daß die Sekrete der echten Drüsen mit innerer Sekretion hauptsächlich auf dem Umweg über die Lymphbahnen dem Blute zugeführt werden. Auf die Fälle, die dagegen zu sprechen scheinen — Adrenalin läßt sich schon in den Venen seiner Bildungsstätten nachweisen — werden wir später noch zurückkommen. Für sehr gewagt halte ich es, in allen körnigen oder kolloidartigen Massen, die in den Blut- oder Lymphgefäßen endokriner Organe gefunden werden, abgesonderte Inkrete sehen zu wollen. Es ist doch nicht anzunehmen, daß die Sekrete in Form von Klumpen zur Abfuhr gelangen, als solche die Gefäßwand durchsetzen und sogar im strömenden Blut noch unverändert nachweisbar sein sollten.

Schließlich dürften auch noch einige Worte über die allgemeine morphologische Stellung der endokrinen Drüsen hier am Platze sein[4]. Manche von ihnen werden den rudimentären Organen zugezählt, weil sie infolge tiefgreifender phylogenetischer Umgestaltung ihre ursprüngliche Bedeutung eingebüßt haben. Aber sie sind dadurch nicht funktionslos geworden, sondern haben unter den veränderten Verhältnissen neue wichtige Aufgaben im Getriebe des Organismus übernommen.

---

[1] ERDHEIM, J. u. E. STUMME: Über die Schwangerschaftsveränderung der Hypophyse. Zieglers Beitr. path. Anat. **46** (1909).

[2] BASCH, K.: Dtsch. med. Wschr. **1910**.

[3] BAYER, H.: Zur Entwicklungsgeschichte der Gebärmutter. Dtsch. Arch. klin. Med. **73** (1902). — HALBAN, J.: Schwangerschaftsreaktionen der fetalen Organe und ihre puerperale Involution. Z. Geburtsh. **53** (1904). — WOLFF, B.: Biologische Beziehungen zwischen Mutter und Kind während der Schwangerschaft. Meyer-Schwalbes Studien zur Pathol. d. Entwicklung **1** (1913). — KOHN, A.: Synkainogenese. Roux' Arch. **39** (1914).

[4] MAURER, FR.: Die morphologische Bedeutung der Epithelkörperchen und anderer Drüsen mit innerer Sekretion. Jena. Z. Naturwiss. **55** (1917). — BERBLINGER, W.: Die innere Sekretion im Lichte der morphologischen Forschung. Jena: Fischer 1928.

B. Besonderer Teil.

I. Selbständige endokrine Drüsen.

1. Schilddrüse (Glandula thyreoidea).

Wir beginnen mit der *Schilddrüse*, der bestbekannten und bestbeglaubigten Drüse mit innerer Sekretion[1].

Ihrer *Abkunft* nach kann sie den „*branchiogenen Organen*" zugezählt werden, die aus der entodermalen Epithelauskleidung des embryonalen Kiemendarmgebietes ihren Ursprung nehmen[2]. Sie entsteht aus einer medianen Anlage, die in der Höhe zwischen zweiter und dritter inneren Kiemenfurche aus der Vorderfläche des primitiven Schlundrohrs hervorwächst, zunächst ein unpaariges, epitheliales Gebilde darstellt, dann aber zweizipfelig wird und so die künftigen Seitenlappen frühzeitig vorbereitet. Im Laufe der Entwicklung wird die Verbindung mit dem Mutterboden, die in der Gegend des späteren Foramen caecum der Zunge zu suchen wäre, gelöst, und der Hauptteil des Organs gelangt allmählich an seinen bleibenden Standort. Aber längs des ganzen zurückgelegten Weges, vom Kehlkopf aufwärts bis in die Zungenwurzel hinein, bleiben gelegentlich kleine abgetrennte Epithelreste zurück, die zur Entstehung akzessorischer oder auch pathologischer Schilddrüsenbildungen Anlaß geben können.

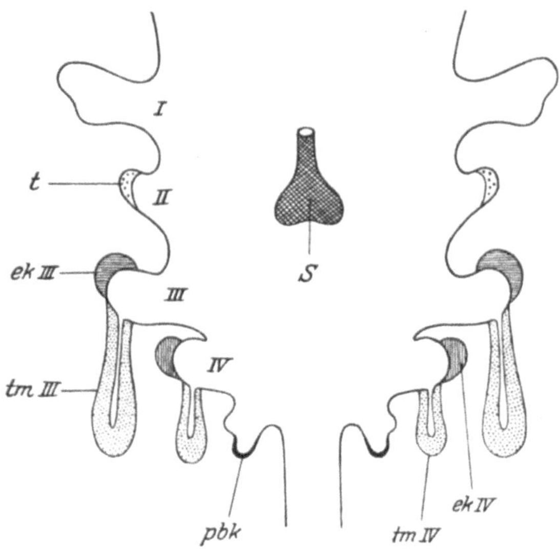

Abb. 5. Schema der Anlagen der branchiogenen Organe der Säugetiere; *I—IV* = die entsprechenden Schlundtaschen; *ek III* u. *IV* = die entsprechenden Epithelkörperchen; *tm III* u. *IV* = die entsprechenden Thymusanlagen; *s* = Schilddrüse; *t* = Tonsille; *pbk* = post (ultimo) branchialer Körper.

Die sog. „*seitlichen Schilddrüsenanlagen*"[3] führen ihren Namen mit Unrecht, da sie zum Aufbau der eigentlichen Schilddrüse nichts Wesentliches bei-

---

[1] WEGELIN, C.: Schilddrüse. Handbuch Henke-Lubarsch 8. (Siehe zusammenfassende Darstellungen S. 3). Sehr eingehende Darstellung mit reicher Literatur. — BABER, E. CR.: Researches on the Minute Structure of the Thyroid Gland. Philos. Trans. Roy. Soc. London **3**, 172 (1881).

[2] MAURER, F.: Die Entwicklung des Darmsystems. Hertwigs Handb. d. vergl. u. exp. Entwicklungslehre 2. Jena: Fischer 1906. — HAMMAR, J. A.: Studien über die Entwicklung des Vorderdarmes und einiger angrenzenden Organe. Arch. mikrosk. Anat. **59** (1902); **61** (1903). — GROSSER, O.: Die Entwicklung des Kiemendarms und des Respirationsapparates. Keibel-Malls Handb. d. Entwicklungsgeschichte des Menschen. Leipzig: Hirzel 1911.

[3] WÖLFLER, A.: Über die Entwicklung und den Bau der Schilddrüse mit Rücksicht auf die Entwicklung der Kröpfe. Berlin: Reimer 1880. — KASTSCHENKO, N.: Das Schicksal der embryonalen Schlundspalten bei Säugetieren. Arch. mikrosk. Anat. **30** (1887). — VERDUN, P.: Dérivés branchiaux chez les Vertébrés supérieurs. Thèse. Toulouse 1898. — HERRMANN, G. et P. VERDUN: Persistance des corps postbranchiaux chez l'homme. Remarques sur l'anatomie comparée des corps post-branchiaux. C. r. Soc. Biol. Paris 1899 — Note sur les corps post-branchiaux des Caméliens. Les corps post-branchiaux et la thyroïde; vestiges kystiques. C. r. Soc. Biol. Paris 1900. — GREIL, A.: Über die Anlage der Lungen,

tragen. Sie entwickeln sich aus den jeweils letzten aboralen Ausstülpungen des Kiemendarms und wurden deshalb von MAURER „*postbranchiale*", von GREIL „*ultimobranchiale*" Körper genannt. Auch sie werden von ihrem Ursprungsort bald abgeschnürt und bringen einige hohle oder auch solide Epithelbildungen hervor, welche von der heranwachsenden Schilddrüse eingeschlossen und dermaßen überwuchert werden, daß sie beim Menschen nur ausnahmsweise, z. B. in den pathologisch unterentwickelten Schilddrüsen von Kretinen (GETZOWA), und etwas regelmäßiger bei einzelnen Säugetierarten (Meerschweinchen, Katze, Kaninchen, Schaf, Dromedar) als offenbar bedeutungslose Rudimente in Form von Bläschen, Schläuchen und stärker färbbaren Zellanhäufungen erkennbar bleiben. Bei den übrigen Wirbeltieren, von den Säugetieren abwärts, kommt es

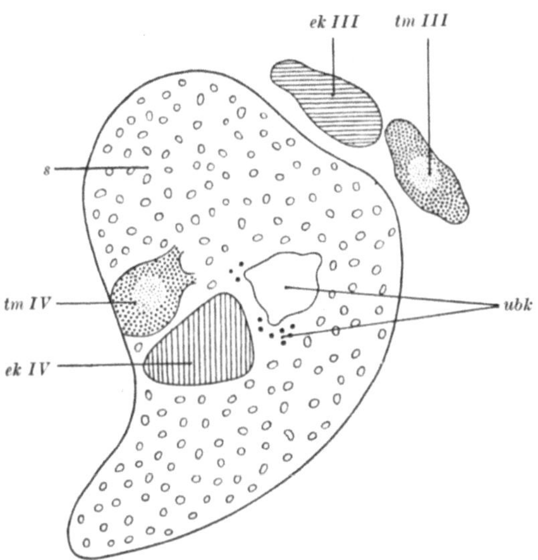

Abb. 6. Schema der Lagebeziehungen der branchiogenen Organe eines Säugetiers, dargestellt an einem Querschnitt, (ungefähr) durch die Mitte einer Katzenschilddrüse (*s*); *ek III* u. *IV* = die entsprechenden Epithelkörperchen, von denen letzteres *innerhalb* der Schilddrüse liegt; *tm III* u. *IV* = Thymusläppchen aus den entsprechenden Schlundtaschen; *ubk* = ultimobranchialer Körper.

dagegen überhaupt nicht zur Vereinigung mit der Schilddrüse, und sonst ist über das weitere Schicksal der „postbranchialen Körper" („Supraperikardialkörper" der Elasmobranchier[1]) nur wenig bekannt.

Der *Bau* der Schilddrüse läßt keinen Zweifel an ihrer Zugehörigkeit zu den Drüsen aufkommen. Ihr typisches, immer wiederkehrendes Grundgebilde ist das von einer einfachen Lage mittelhoher Epithelzellen ausgekleidete Bläschen, welches von Sekret („Kolloid") ausgefüllt und außen von einem sehr engmaschigen, in ein feines bindegewebiges Gitterfaserwerk eingebetteten Capillarnetz umsponnen wird. Die Bläschen, auch „Follikel" genannt, sind von wechselndem Durchmesser (40—250 μ, nicht selten aber auch bis zu 500 μ und darüber) und ringsum abgeschlossen.

Zwischen ihnen kommen, häufiger in unreifen, spärlicher in reifen Schilddrüsen, auch solide Häufchen von Epithelzellen und vereinzelte engräumige Schlauchbildungen[2] vor. Ausführungsgänge fehlen ganz und gar.

Die *Drüsenzellen* sind, besonders in der Jugend, ziemlich hoch, fein gekörnt, enthalten aber an ihrer freien Innenfläche auch reichlich gröbere, glänzende, fettartige, osmierbare Körnchen, die mit dem Alter zunehmen. In späterer Lebenszeit werden die Zellen, besonders an den großen kolloidreichen Bläschen,

---

sowie der ultimo-branchialen (postbranchialen, supraperikardialen) Körper bei anuren Amphibien. Anat. H. **29** (1905). — SCHAFFER, J. und H. RABL: Das thyreo-thymische System des Maulwurfs und der Spitzmaus. Sitzgsber. Akad. Wiss. III **117** (1908); **118** (1909). — GROSSER, O.: Zur Kenntnis des ultimobranchialen Körpers beim Menschen. Anat. Anz. **37** (1910). — SCHILDER, P.: Virchows Arch. **203** (1911). — GETZOWA, S.: Virchows Arch. **205** (1911). — THOMPSON, F. D.: Philos. Trans. roy. Soc. London, Ser. B **201** (1910). — ROGER, W. M.: Amer. J. Anat. **38** (1927).

[1] BEMMELEN, J. F. VAN: Über die Supraperikardialkörper. Anat. Anz. **4** (1889). — GIACOMINI, E.: I corpi postbranchiali dei Teleostei. Rend. Sess. R. Accad. Sc. Bologna 1911/12.

[2] HEIDENHAIN, M.: Anat. Anz. **54**, Ergänzungsheft (1921).

niedriger, ein untrügliches Zeichen verminderter Leistungsfähigkeit. Aber auch auf der Höhe des Lebens zeigen sie weitgehende Verschiedenheiten in Durchmesser, Körnelung und sonstiger Beschaffenheit, und hie und da machen sich auch Anzeichen des bevorstehenden Untergangs bemerkbar. Ähnlichen Bildern begegnet man aber auch sonst in Drüsen aller Art, so daß sie mit den wechselnden Tätigkeitszuständen der sekretorischen Zellen in Zusammenhang gebracht werden dürfen. Von mancher Seite wird allerdings behauptet (BIONDI, LANGENDORFF, ANDERSSON), daß dem eingeschlossenen Kolloid der Weg nach außen durch teilweisen Schwund der Zellbekleidung freigemacht werden müsse; doch liegen hierfür keine ausreichenden Nachweise vor[1]. Es ist auch kaum zu

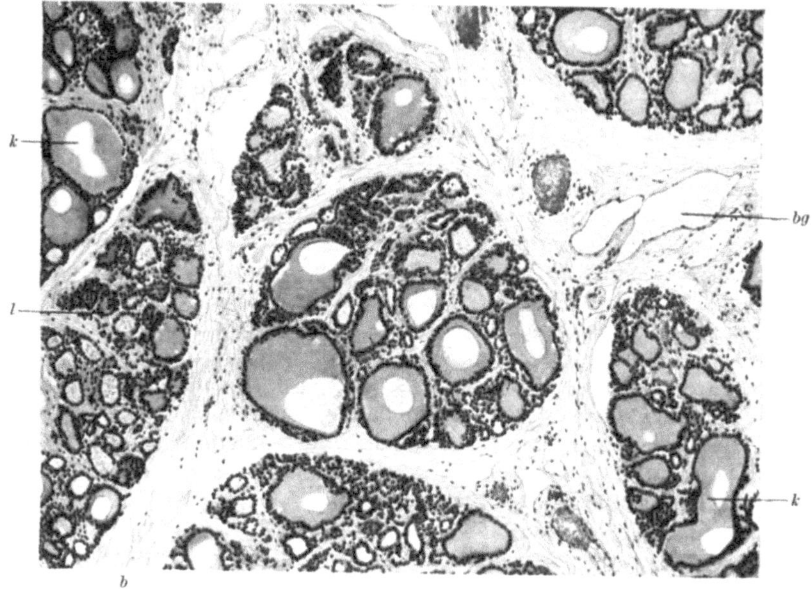

Abb. 7. Schilddrüse, Mensch; 26jähr. Mann; *b* = Bindegewebe; *k* = Kolloid mit Vakuolen; *bg* = Blutgefäß *l* = Drüsenläppchen. Vergr. 70.

erwarten, daß die Abfuhr eines so wichtigen Sekretes von solchen unsicheren Ereignissen abhängen sollte.

Das „Kolloid", welches die Zellen an ihrer freien Innenfläche absondern, füllt die weiten Hohlräume der Drüsensäckchen vollständig aus. Sein Name ist nur auf seine leimartige, dickliche Beschaffenheit zurückzuführen und nicht in seinen physikalisch-chemischen Eigenschaften begründet. Im allgemeinen ist es oxyphil, mit Eosin gut färbbar, seltener basophil, oder es bleibt — wenn sehr dünnflüssig — auch ganz ungefärbt. Häufig homogen, kann es zuweilen auch körnig oder gerinnselartig erscheinen, abgelöste Zellen oder Zellreste, auch rote Blutkörperchen, basophile und andere Vakuolen und mitunter auch Krystalle enthalten[2]. Nach E. J. KRAUS lassen sich durch Färbung mit polychromem Methylenblau und nachfolgende Differenzierung mit Tannin + Säurefuchsin zwei

---

[1] BIONDI, G.: Berl. klin. Wschr. **1888**. — LANGENDORFF: Arch. Anat. u. Physiol. **1889**. — ANDERSSON, O. A.: Arch. f. Anat. **1894**.
[2] KRAUS, E. J.: Zur Kenntnis der Sphärolithe in der Schilddrüse. Virchows Arch. **212** (1913) — Das Kolloid der Schilddrüse und Hypophyse des Menschen. Virchows Arch. **218** (1914). — PATZELT, V.: Verh. anat. Ges. **32** (1923).

verschiedene Arten, ein fuchsinophiles und ein gerbsäurefestes (violett färbbares) Kolloid unterscheiden.

Über das Schicksal des Kolloids wissen wir nicht viel. Keinesfalls kann es als eine unveränderliche Ablagerung angesehen werden; denn die Drüsenzellen arbeiten stetig, und doch gehen die Ausmaße der Drüsenbläschen in der Regel über gewisse Grenzen nicht hinaus. Daraus darf man schließen, daß das Sekret zum Teil von den Zellen wieder rückresorbiert und rückläufig an den Säftestrom abgegeben wird. Das ist annehmbarer, als daß der Abfluß rein mechanisch durch die Intercellularlücken des Epithels hindurch vor sich gehen sollte[1]. Aber die Kolloidresorption dürfte kaum die einzige Möglichkeit darstellen, dem Organismus wirksames Schilddrüsensekret zuzuführen; wahrscheinlich geben die Zellen wie in anderen endokrinen Organen ihre Erzeugnisse auch *unmittelbar* an ihrer Basalfläche ab, von wo aus sie weiterhin zur Abfuhr gelangen[2]. Für die innerhalb der Schilddrüse vorkommenden soliden Zellanhäufungen kommt eine andere Sekretionsweise überhaupt nicht in Frage. Ob die weitere Beförderung der Inkrete auf dem Wege der Lymphgefäße erfolgt — was recht wahrscheinlich ist — oder teilweise auch auf dem Blutwege, ist noch unentschieden.

Wie schon im Allgemeinen Teil ausgeführt wurde, wäre nur die Abgabe der Zellerzeugnisse an der Basalfläche als eigentliche „innere Sekretion" anzusehen, während die Absonderung des Kolloids in den Drüsenhohlraum hinein ganz unter dem Bilde einer „äußeren" Sekretion verläuft. Wenn nun auch sicherlich ein Teil dieses Sekretes durch Rückresorption dem Kreislauf zugeführt wird, so spricht doch vieles dafür, daß die Drüsenzellen auch richtige Inkrete direkt an den Säftestrom abliefern. Ob diese mit den aus dem Drüsenhohlraum rückresorbierten Sekreten völlig übereinstimmen, ist nicht bekannt. Mindestens ein Teil des abgesonderten Kolloids scheint aber lange Zeit, vielleicht dauernd, innerhalb der Follikel liegen zu bleiben und hier immer mehr eingedickt zu werden, wenn nicht besondere Umstände seine Verflüssigung und Abfuhr bewirken[3].

Die Schilddrüse wird von einer bindegewebigen Kapsel umgeben und durch einstrahlende Bindegewebszüge in Läppchen geteilt.

Die *Blutgefäßversorgung* ist ungemein reichlich. Die kleineren Arterienäste innerhalb des Organs besitzen stellenweise Verdickungen ihrer Intima, die sich vielleicht als contractile Verschlußwülstchen betätigen können. Das Capillarnetz ist außerordentlich dicht und schmiegt sich den Drüsenzellen eng an. Größere *Lymphgefäße* sind im Bindegewebsgerüst leicht nachweisbar; sie ziehen zu den regionären Lymphknoten des Halses und enthalten häufig kolloidartige Massen. Mit den Blutgefäßen dringen auch *Nerven* ein, die hauptsächlich den sympathischen Ganglien des Halsgrenzstranges und teilweise dem Vagus — auf dem Wege des Nervus laryngeus sup. und Recurrens — entstammen. Sie endigen an den Gefäßwänden, im Bindegewebe und umspinnen auch die Drüsenbläschen selbst mit einem sehr feinen Endfasergeflecht[4]. Ganglienzellen werden innerhalb des Organs vermißt, in benachbarten Nervenstämmchen trifft man sie zuweilen, auch gemeinsam mit chromaffinen Zellen, an.

[1] HÜRTHLE, K.: Pflügers Arch. **56** (1894). — MATSUNAGA: Arch. f. Anat. u. Entw. **1909**.

[2] ANDERSSON: Zitiert auf S. 13. — GALEOTTI, G.: Arch. mikrosk. Anat. 48 (1897). — BENSLEY, R. R.: Amer. J. Anat. 19 (1916). — LUDFORD, R. J.: Proc. roy. Soc. Lond. **104** (1928). — CELESTINO DA COSTA, A.: C. r. Assoc. Anat. **1928**. — GARNIER, M. et R. HUGUENIN: Glande thyroïde. Traité de Physiol. 4 (1928). Siehe Zusammenfassende Darstellungen S. 3.

[3] BREITNER, B.: Beitr. klin. Chir. **134** (1925).

[4] SACERDOTTI, C.: Atti Accad. Sci. Torino **29** (1893). — ANDERSSON: Zitiert auf S. 13. — BRAEUCKER, W.: Z. Anat. **69** (1923).

Die Tätigkeit der Schilddrüse scheint frühzeitig im Embryonalleben einzusetzen. Bei menschlichen Embryonen von 27—29 mm Länge sah HAMMAR die ersten Anzeichen einer Sekretion auftreten, bei 60 mm Länge zeigte sich bereits Kolloid (NORRIS, LIVINI), und bei Feten von 25—40 cm fand WEGELIN schon „beträchtliche Mengen von Kolloid" in den größeren Bläschen[1].

Um so merkwürdiger ist das eigenartige Bild, welches die Schilddrüse *um die Zeit der Geburt* auffallend häufig darbietet[2]. An vielen Stellen ist von Drüsenhohlräumen und Kolloid fast nichts zu sehen; man glaubt oft nur solide Zellanhäufungen vor sich zu haben, da die Follikel von abgestoßenen Wandzellen ganz ausgefüllt werden. Dieser seltsame Befund wurde als pathologische Veränderung, als Geburtschädigung oder auch als Kunstprodukt zu deuten versucht. Doch dürfte er mit größerem Recht unter die Erscheinungen der „Synkainogenese" (KOHN) einzureihen sein, was auch E. THOMAS anzunehmen geneigt ist[3]. Gleich anderen endokrinen Organen scheint auch die Schilddrüse des Fetus infolge der nicht ganz angemessenen Versorgung mit dem Blute der *graviden* Mutter eine störende Beeinflussung ihrer autonomen Entwicklung zu erfahren, die erst durch die Geburt aufgehoben wird, worauf sich allmählich die dem eigenen Entwicklungsgrad und Bedarf des kindlichen Organismus entsprechenden Verhältnisse herstellen. Damit stimmt es auch gut überein, daß das *Gewicht* der Schilddrüse in den ersten Lebensmonaten sinkt (von rund 2 auf 1,5 g). Nach dem ersten Halbjahr steigt es wieder an, beträgt im 15. Jahr ungefähr 11 g und schnellt zur Zeit der Geschlechtsreife rasch auf das Doppelte empor, womit das normale Durchschnittsgewicht des Erwachsenen von 23 g erreicht ist (WEGELIN). Bei Frauen (besonders in der Schwangerschaft) scheint es verhältnismäßig größer zu sein, bei Gebirgsbewohnern (besonders in Kropfgegenden) werden höhere Werte gefunden, im Alter nimmt es, mit der Verkleinerung der Follikel, bedeutend ab[4]. Gewichtsabnahme im Alter konnte auch bei *Tieren* (Kaninchen) festgestellt werden[5].

Eine Schilddrüse gleicher Bauart findet sich in der ganzen Wirbeltierreihe. Nur bei der Larvenform von Petromyzon besitzt sie noch einen Ausführungsgang, der in die Kiemenmundhöhle führt und erst bei der Metamorphose schwindet.

2. Die Epithelkörperchen (Glandulae parathyreoideae[6]).

Von den inkretorischen Organen hat nur die Schilddrüse einen solchen Bau, wie man ihn bei drüsigen Organen zu sehen erwartet, nämlich gesonderte, hohle, epithelumkleidete sekretorische Endsäckchen. Bei allen anderen findet man eine abweichende Bauform und meistens die, welche als „Typus des Epithelkörpers" bezeichnet werden kann, weil sie in den nun zu besprechenden *branchiogenen* „*Epithelkörperchen*" am reinsten ausgeprägt erscheint.

Diese wurden im Jahre 1880 von IVAR SANDSTRÖM beim Menschen und einigen Säugetieren als regelmäßig vorkommende Organe entdeckt, genau be-

---

[1] HAMMAR, J. A.: A quelle époque de la vie foetale de l'homme apparaissent les premiers signes d'une activité endocrine? Upsala Läk.för. Förh. N. F. **30** (1925). — NORRIS, E. H.: Amer. J. Anat. **20** (1916); **24** (1918). — LIVINI, F.: Arch. ital. Anat. **18** (1922).

[2] ZIELINSKA, M.: Virchows Arch. **136** (1894). — ELKES, TH.: Diss. Königsberg 1903. — MÉROZ-TYDMAN: Rev. Méd. Suisse rom. **30** (1910). — HESSELBERG, C.: Frankf. Z. Path. **5** (1910).

[3] THOMAS, E.: Siehe Zusammenfassende Darstellungen S. 3.

[4] CLERC, E.: Frankf. Z. Path. **10** (1912). — SCHAER, H.: Frankf. Z. Path. **36** (1928).

[5] HÄGGSTRÖM, P.: Upsala Läk.för. Förh. N. F. **21** (1915).

[6] SANDSTRÖM, J.: Om en ny körtel hos menniskan och åtskilliga däggdjur. Upsala Läk.för. Förh. **15** (1880). — MAURER, F.: Schilddrüse, Thymus und Kiemenreste der Amphibien. Morph. Jb. **13** (1887).

schrieben und abgebildet und „Glandulae parathyreoideae" genannt. Da er sie aber selbst nur für bedeutungslose Rudimente hielt und man damals mit Gebilden dieser Art überhaupt nichts anzufangen wußte, blieb SANDSTRÖMS Arbeit völlig unbeachtet und geriet bald gänzlich in Vergessenheit. So kam es, daß dieselben kleinen Körperchen in der Folgezeit von einer Reihe von Forschern (WÖLFLER, BABER, LAUTESCHLÄGER, GLEY, CRISTIANI, NICOLAS) bei verschiedenen *Säugetieren* immer wieder aufs neue aufgefunden, nun aber dem Zuge der Zeit entsprechend meist für unreifes und nur im Bedarfsfall sich weiter entwickelndes Reservematerial der Schilddrüse angesehen wurden, während die Embryologen (STIEDA, C. RABL, MAURER, PRENANT) eher geneigt waren, sie wenigstens teilweise zur „Carotisdrüse" in Beziehung zu bringen[1].

Erst seit dem Jahre 1895, als sie von A. KOHN bei Mensch und Säugetier für eigenartige, von der Schilddrüse unabhängige Organe erklärt wurden, haben die „Epithelkörperchen" ihr unverlierbares Bürgerrecht in der Reihe der selbständigen Organe erhalten[2].

Sie *entstehen* als paarige Epithelverdickungen an der Dorsalwand der dritten und vierten Schlundtaschen (s. Abb. 5 auf S. 11) und werden bald als kleine solide Epithelhäufchen vom Mutterboden abgetrennt. Dann wachsen sie durch Zellvermehrung heran, werden von Blutgefäßen durchzogen und von Bindegewebe umhüllt, und damit ist ihr einfacher Organbau in der Hauptsache schon vollendet. Schließlich kommen sie in die Nachbarschaft der Schilddrüse zu liegen, und aus diesem Grunde mag ihnen auch ihr ursprünglicher Name „Glandulae parathyreoideae" belassen werden. Man darf dabei nur nicht an irgendwelche andere als räumliche Beziehungen denken, und deshalb sind Benennungen wie „Nebenschilddrüsen" oder „Nebendrüsen der Schilddrüse" zu verwerfen und auch die wortgetreue Übersetzung v. EBNERS „Beischilddrüsen" besser zu vermeiden[3].

Beim *Menschen* finden sich in der Regel an jedem der beiden Seitenlappen der Schilddrüse zwei Epithelkörperchen, die man nach ihrer Lage kurz als *oberes* und *unteres* zu bezeichnen pflegt. Im Laufe der Entwicklung ist eine Verschiebung eingetreten, infolge deren das Epithelkörperchen der dritten Schlundtasche zum „unteren" geworden ist, das nahe dem unteren dorsalen Schilddrüsenpol an der Innenfläche des Seitenlappens gelegen ist, während das „obere" ungefähr in der Mitte der hinteren medialen Kante zu suchen ist.

---

[1] WÖLFLER, A.: Zitiert auf S. 11. — BABER, E. CR.: Zitiert auf S. 11. — LAUTESCHLÄGER, CH.: Beiträge zur Kenntnis der Halseingeweide des Menschen. Inaug.-Diss. Würzburg 1887. — GLEY, E.: Note sur les fonctions de la glande thyroïde chez le lapin et chez le chien. C. r. Soc. Biol. **1891**. — CRISTIANI, H.: Sur les glandules thyroïdiennes chez le Rat. C. r. Soc. Biol. **1892**. — NICOLAS, A.: Glande et glandules thyroïdes (parathyroïdes) chez les Cheiroptères. Bull. séances Soc. Sci. Nancy **1893**. — STIEDA, L.: Untersuchungen über die Entwicklung der Glandula thymus, Glandula thyreoidea und Glandula carotica. Leipzig 1881. — RABL, C.: Zur Bildungsgeschichte des Halses. Prag. med. Wschr. **1886/87**. — MAURER, F.: Die Schlundspalten-Derivate von Echidna. Verh. anat. Ges., 13. Vers. Jena: Fischer 1899. — PRENANT, A.: Contribution à l'étude du développement organique et histologique du Thymus, de la Glande thyroïde et de la Glande carotidienne. Cellule **10** (1894).

[2] KOHN, A.: Studien über die Schilddrüse. Arch. mikrosk. Anat. **44** (1895); **48** (1896) — Erg. Anat. **9** (1899) — GROSCHUFF, K.: Bemerk. zu der vorl. Mitt. von JACOBY: Über die Entwickl. der Nebendrüsen der Schilddrüse und der Carotidendrüse. Anat. Anz. **12** (1896). — SOULIÉ, A. et P. VERDUN: Sur les premiers stades du développement de la glande thyroïde, du thymus et des glandules satellites de la thyroïde chez le Lapin et chez la Taupe. J. Anat. Physiol. Ann. **33** (1897). — VERDUN, P.: Zitiert auf S. 11. — KÜRSTEINER, W.: Die Epithelkörperchen des Menschen in ihrer Beziehung zur Thyreoidea und Thymus. Anat. H. **1898**. — BENJAMINS, C. E.: Über die Glandulae parathyreoideae (Epithelkörperchen). Beitr. path. Anat. **31** (1902). — ERDHEIM, J.: Zur normalen und pathologischen Histologie der Glandula thyreoidea, parathyreoidea und Hypophysis. Beitr. path. Anat. **33** (1903).

[3] EBNER, V. V.: Koellikers Handb. d. Gewebelehre, 6. Aufl., 3. Leipzig: Engelmann 1899.

Die Epithelkörperchen gehören zu den kleinsten Organen des menschlichen Körpers. Von rötlicher bis gelbbrauner, im Alter[1] dunklerer Färbung und rundlicher oder länglicher, etwas abgeplatteter Gestalt, messen sie zwischen 3—8 mm in der Länge, 2—5 mm in der Breite und haben ein Gewicht von 0,03—0,04 g. Sie sind von einer Bindegewebshülle umgeben, welche mit der Schilddrüsenkapsel fester oder — besonders am unteren Epithelkörperchen — loser zusammenhängt und besitzen einen eigenen Gefäßhilus.

Hinsichtlich der Größe, der Lage und anscheinend auch der Zahl kommen große Schwankungen vor. Unregelmäßigkeiten der Zahl werden aber in den meisten Fällen auf abgetrennte *Nebenepithelkörperchen* zurückzuführen sein, welche in der näheren und weiteren Umgebung der Hauptorgane gefunden werden. Aber auch diese selbst können verlagert sein und werden zuweilen oberhalb oder innerhalb der Schilddrüse angetroffen, etwas häufiger unterhalb derselben und dann oft in Verbindung mit dem Thymus oder auch ganz von Thymusgewebe umschlossen, ja selbst von einem Funde innerhalb des Nerv. phrenicus wird berichtet[2].

Bei den *Säugetieren* bestehen im allgemeinen ähnliche Verhältnisse. Das Vorkommen von zwei Paar Epithelkörperchen in der Nachbarschaft der Schilddrüse kann als Regel gelten. Doch gibt es immerhin Ausnahmen, da z. B. beim Schwein, den Insektenfressern und einigen Nagetieren nur das aus der dritten Schlundtasche stammende Paar dauernd nachweisbar ist. Von besonderer Wichtigkeit für den Tierversuch ist der Umstand, daß bei einigen Arten, wie Kaninchen, Katze (NICOLAS, KOHN[3]), das Epithelkörperchen der vierten Schlundtasche regelmäßig *innerhalb* der Schilddrüse gelegen ist (Abb. 9) und deshalb als „inneres Epithelkörperchen" bezeichnet wurde (A. KOHN). In seiner Umgebung findet man nicht selten cystische Bildungen, wahrscheinlich Reste des postbranchialen Körpers, und kleine „innere Thymusläppchen", die vermutlich aus der Nebenthymusanlage der vierten Schlundtasche hervorgehen und häufig mit dem Epithelkörperchen ohne trennende Bindegewebsschicht unmittelbar geweb-

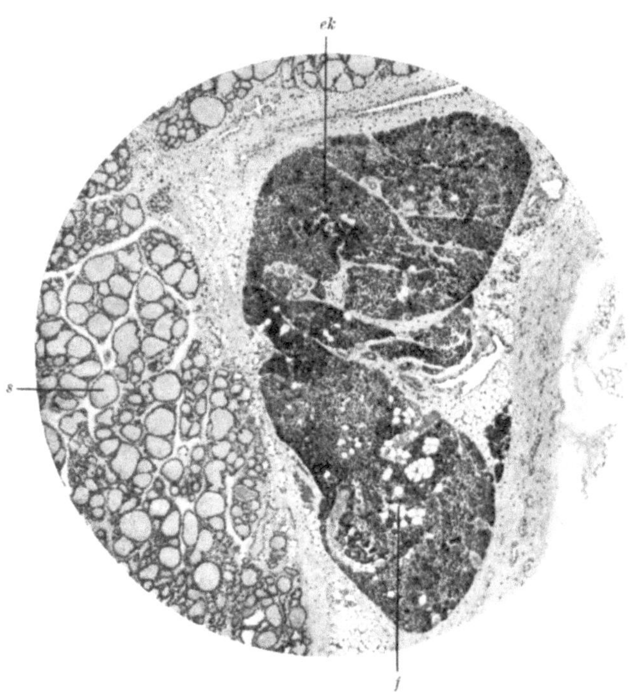

Abb. 8. Schilddrüse (*s*) mit angelagertem Epithelkörperchen (*ek*); *f* = Fett; Mann, 25 J. (Dementia praec.) Vergr. 21.

---

[1] DANISCH, F.: Frankf. Z. Path. **30** (1924).
[2] ASKANAZY, M.: Zbl. Path. **22** (1911).
[3] NICOLAS, A.: Zitiert auf S. 16. — KOHN, A.: Zitiert auf S. 16.

lich zusammenhängen. Versprengte und überzählige akzessorische Epithelkörperchen sind bei den Tieren ungleich häufiger, und besonders beim Kaninchen
und der Ratte hat man kleine gesonderte Partien hauptsächlich am und im
Thymus oft in erstaunlicher Vielzahl aufgefunden.

Der *Bau* der Epithelkörperchen rechtfertigt ihren Namen. Sie sind vascu-
larisierte epitheliale Organe einfachster Bauart, deren Zellen sekretorisch arbeiten und ihre Erzeugnisse nur wieder rückläufig an den Säftestrom abgeben

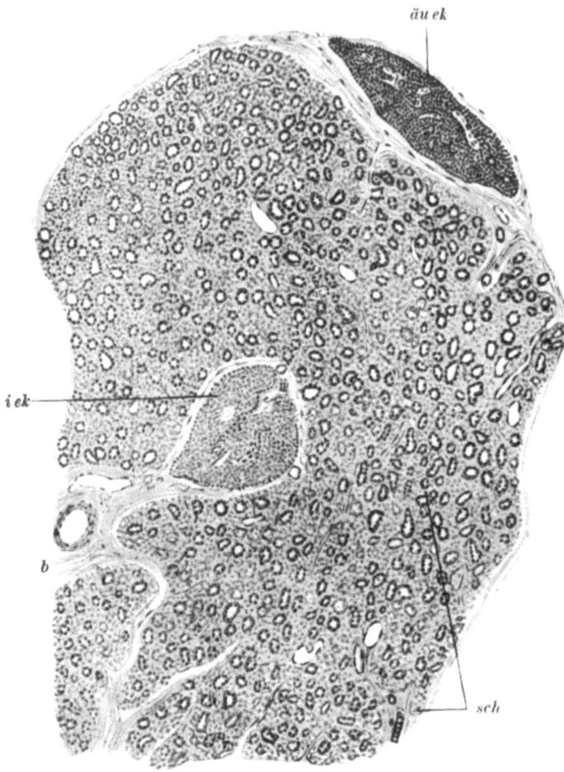

Abb. 9. Schilddrüse (*sch*), Katze, Querschnitt ungefähr aus der Mitte
eines Seitenlappens mit angelagertem (*III*) äußeren (*äu ek*) und ein-
gelagertem (*IV*) inneren (*iek*) Epithelkörperchen; *b* = Bindegewebe.

können. Da sie fast aus-
schließlich aus spezifisch
tätigen Zellen aufgebaut
werden, kommt ihnen trotz
ihrer Kleinheit ein hohes
Maß von Leistungsfähig-
keit zu.

Sie bestehen aus einem
Gerüstwerk verzweigter und
zusammenhängender Epi-
thelbalken, zwischen denen
zahlreiche, von spärlichem
Bindegewebe begleitete
Blutgefäße verlaufen. Bei
leeren Blutgefäßen hat man
den Eindruck, als ob nur
eine ungeteilte epitheliale
Zellmasse vorhanden wäre;
wenn aber die Blutgefäße
gefüllt sind oder durch besondere Färbung schärfer
hervortreten, dann kommt
die netzartige Anordnung
deutlich zum Vorschein
(Abb. 10). In den Epithelkörperchen älterer Perso-
nen trägt auch das ver-
mehrte Zwischenbindege-
webe dazu bei, die Gliederung des Aufbaues besser
sichtbar zu machen; stellen-
weise dringt dann auch die äußere Bindegewebshülle etwas tiefer ein und bringt
dadurch oberflächliche Einkerbungen und Läppchenbildungen hervor.

Die *Zellen* zeigen beim Menschen stärker ausgeprägte Besonderheiten und
Verschiedenheiten als bei Tieren. Die meisten, darum auch „Hauptzellen"
genannt, erscheinen im gefärbten Präparat auffallend hell und substanzarm.
Nur ihre ektoplasmatische Randschicht ist sehr deutlich und gut färbbar, so
daß sie eine ungemein scharfe membranartige Abgrenzung der sonst fast leer
erscheinenden Zellen bewirkt. Zellen dieser Art herrschen besonders im Kindesalter vor und werden bei älteren Personen zum Teil bedeutend größer. Neben
ihnen und mit den Jahren an Zahl zunehmend finden sich andere Zellen,
deren feingekörntes Cytoplasma bei Eosinfärbung einen rötlichen Ton annimmt;
sie werden als „rosarote" von den „wasserhellen" unterschieden (GETZOWA[1]).

---

[1] GETZOWA, S.: Virchows Arch. **188** (1907).

Einfacher und natürlicher würde man kurz von „hellen" (körnchenarmen) und „trüben" (körnchenreichen) Zellen sprechen (Abb. 10). Das Aussehen der „Haupt-

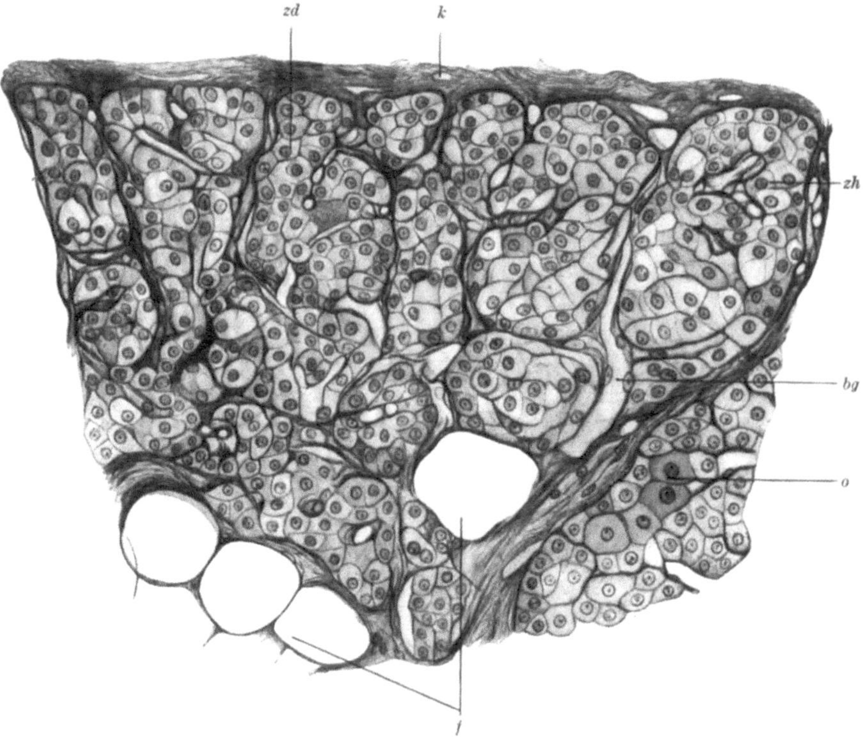

Abb. 10. Epithelkörperchen, 53 jähr. Mann; bg = Blutgefäß; f = Fettzellen; k = Kapsel; o = oxyphile Zellen; zh = Zellstränge, in denen die hellen Zellen vorherrschen; zd = Zellstrang mit dunklen (gekörnten) Zellen. Vergr. 340.

zellen" ist ein ungewöhnliches und erinnert an die Zellbilder, die man in *fetalen* Epithelien häufig antrifft. Es scheint, daß sie im Leben viel Flüssigkeit und lösliche Stoffe enthalten, die bei der üblichen Präparation leicht verlorengehen, ohne daß die mit festen ektoplasmatischen Wänden versehenen Zellen dabei schrumpfen. Sehr leicht löslich ist z. B. das Glykogen, das bekanntlich im embryonalen Gewebe sehr verbreitet ist und auch in den Hauptzellen der Epithelkörperchen, besonders im Kindesalter, reichlich vorkommt (PETERSEN, GUIZZETTI, NOODT, HERXHEIMER[1]). Daß die an das Bindegewebe anstoßenden Zellen oft säulenförmig und

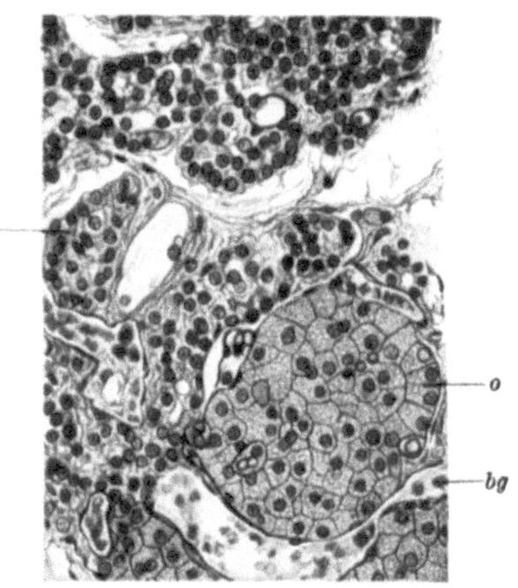

Abb. 11. Epithelkörperchen von einem erwachsenen Menschen, mit einer Gruppe oxyphiler Zellen (o); z = Zellstränge; bg = Blutgefäß.

---

[1] PETERSEN, H.: Virchows Arch. **174** (1903). — GUIZZETTI, P.: Riforma med. **1909**. — NOODT, C.: Virchows Arch. **256** (1925). — HERXHEIMER, G.: Die Epithelkörperchen. Handbuch Henke-Lubarsch (s. Zusammenfassende Darstellungen S. 3) **1926**.

senkrecht zur Grenzfläche angeordnet sind, gehört zu den Grundeigenschaften des Epithels.

Eine zweite Zellart stellen die *oxyphilen* Zellen (WELSH) dar[1]. Im frühen Kindesalter spärlich oder ganz fehlend, treten sie nach dem 10. Lebensjahre immer zahlreicher, erst verstreut, später auch gruppenweise auf und sind durch bedeutendere Größe, kleine, dunkelgefärbte Kerne, vor allem aber durch die den Zelleib gleichmäßig erfüllenden gröberen Körnchen, die sich mit Eosin und besonders schön mit dem Orange des *Mallory*gemisches färben lassen, gut gekennzeichnet. Über ihre Bedeutung vermag man keine bestimmte Auskunft zu geben, nicht einmal darüber, ob ihre eigentümliche Beschaffenheit einer funktionellen Differenzierung oder einer regressiven Veränderung[2] zuzuschreiben ist. Doch spricht ihre Zunahme im Alter nicht gerade zugunsten einer besonderen Leistungsfähigkeit. An einigen Epithelkörperchen, die von operierten Schilddrüsenstrumen stammten, ließ sich eine deutliche, durch allmähliche Umwandlung der Hauptzellen erfolgende Vermehrung der oxyphilen Zellen nachweisen.

Worin immer die *Aufgabe* der Epithelkörperchen bestehen mag, zur Erfüllung derselben steht ihnen kaum ein anderer Weg offen, als die Umsatzstoffe ihrer Zellen unmittelbar an den Säftestrom ab-

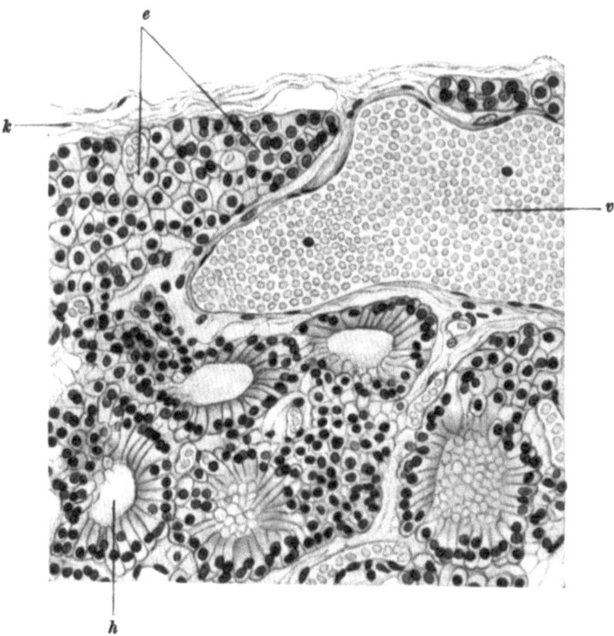

Abb. 12. Epithelkörperchen, 25 jähr. Mann; *e* = solide Epithelstränge; *h* = reichliche Hohlraumbildung; *v* = Vene; *k* = Bindegewebskapsel. Vergr. 300.

zuliefern. Denn im Gegensatz zur Schilddrüse besitzen sie im allgemeinen keine sekretspeichernden *Hohlräume*. Wenn solche auch hier und da vorkommen, gehören sie doch keineswegs zum regelmäßigen Bestande, und es ist nicht ganz klar, welchen Umständen sie ihre Entstehung verdanken. Ist es ein Übermaß an Sekretion oder eine Hemmung der regelrechten Abfuhr oder eine Änderung der normalen Wirkungsweise? Jedenfalls treten sie mit zunehmendem Alter und unter abnormen Bedingungen häufiger auf. Kleine kolloidähnliche Sekrettröpfchen findet man bei genauerem Zusehen häufig zwischen den Zellen, aber erst größere Ansammlungen drängen die Zellen auseinander und führen zur Entstehung follikelartiger Bildungen, in welchen radiär gestellte kubische oder zylindrische Zellen ein zentrales Sekretklümpchen ringsum einschließen. Diese gelegentliche und stellenweise auftretende Umgestaltung des ursprünglichen Balkenwerkes in „Follikel", die beim Erwachsenen kaum jemals ganz fehlen, hat viel dazu bei-

---

[1] WELSH, D. A.: J. Anat. Physiol. **32**, N. S. **12** (1898).
[2] HABERFELD, W.: Virchows Arch. **203** (1911). — BERGSTRAND, H.: Acta med. scand. (Stockh.) **52** (1919).

getragen, die irrige Meinung von der Umwandlungsfähigkeit des Epithelkörperchens in Schilddrüsengewebe zu stützen. Aber die Bläschenbildung bedeutet doch nur eine rein äußerliche und sehr unvollkommene Schilddrüsenähnlichkeit und scheint sich übrigens bei verschiedenen Organen dieser Bauart[1] („Typus Epithelkörper") als Folge störender oder schädigender Einflüsse häufig einzustellen. Namentlich in solchen Epithelkörperchen, die anläßlich der Operation von *Schilddrüsenstrumen* gewonnen wurden, fand ich häufig Hohlräume, deren einschichtige hohe Zellauskleidung an der freien Fläche eine deutliche Körnchenzone besaß.

Schon nach dem ersten Lebensjahre sind vornehmlich in den Hauptzellen, spärlicher in den oxyphilen Zellen, *Lipoidkörnchen* vorhanden, die ebenso wie in der Schilddrüse (ERDHEIM) mit den Jahren an Menge und Größe zunehmen[2]. Solche Einschlüsse weisen auf eine Abnahme der lebendigen Zellsubstanz und ihrer Leistungsfähigkeit hin. Im höheren Lebensalter beginnt sogar ein fortschreitender Parenchymschwund, und richtige Fettzellen siedeln sich an Stelle des untergegangenen Drüsengewebes an. Unter den Alterserscheinungen wird auch das Auftreten von Pigmentzellen längs der Arterien angeführt.

Die *Blutgefäßversorgung* der Epithelkörperchen ist reichlich. Ein eigenes Arterienästchen, zumeist aus der Art. thyr. inf. kommend, tritt am Hilus ein und liefert ein dichtes Capillarnetz für die Zellstränge. Die größeren Gefäße werden von stärkeren Bindegewebszügen begleitet. Die Capillaren sind — wie auch sonst in endokrinen Organen — ziemlich weit und von einem zarten Gitterfasergewebe umsponnen; ihre Innenwand soll nach E. LANDAU von einem retikulären Zellsystem (Reticuloendothel) ausgekleidet werden[3]. Sonst ist das Bindegewebe innerhalb des Organs im allgemeinen spärlich, wird aber im Alter etwas reichlicher. *Lymphgefäße* sind unschwer nachzuweisen; HERXHEIMER[4] fand in ihnen mehrmals, besonders bei jüngeren Personen, auch Glykogen, das er bis in feine circumcapilläre Spalträume verfolgen konnte. Über die Abfuhrwege des Sekretes ist nichts Sicheres bekannt. Die feinen *Nerven*fädchen, welche in die Epithelkörperchen eindringen, entstammen dem Sympathicus und Vagus[5].

So mannigfache Abweichungen die genauere Untersuchung insbesondere *pathologischer* Epithelkörperchen des Menschen auch zutage gefördert hat, so wird heute doch allgemein anerkannt, daß die Epithelkörperchen Organe eigener Art und Abkunft sind, daß sie auf inkretorischem Wege eine besondere und bedeutsame Rolle im Organismus spielen und daß sie einen eigenen und einfachen Typus der Drüsen mit innerer Sekretion verkörpern, welcher in der Regel der Hohlräume entbehrt und nur ein gerüstartiges vascularisiertes Balkenwerk sekretorischer Epithelzellen darstellt.

In dieser Auffassung wird man durch *vergleichende* Untersuchungen noch mehr bestärkt. So wie die Schilddrüse bei allen Wirbeltieren durch ihren typischen Follikelbau gekennzeichnet ist, so zeigen die Epithelkörperchen der Tiere im allgemeinen reiner noch als beim Menschen den soliden Aufbau ohne drüsige Hohlraumbildungen. Epithelkörperchen kommen bei allen Wirbeltieren, von den *Amphibien* aufwärts, vor. Bei diesen wurden sie — ohne Kenntnis der Arbeiten SANDSTRÖMS und des Vorkommens ähnlicher Organe bei Säugetieren — von F. MAURER aufgefunden (1887) und ihres einfachen Baues wegen „*Epithelkörperchen*" genannt[6].

---

[1] LAGUESSE, E.: Bibliogr. Anat. **21** (1911) — CELESTINO DA COSTA, A.: C.r. Assoc. Anat. **1928**.
[2] ERDHEIM, J.: Zitiert auf S. 16. — DANISCH, F.: Zitiert auf S. 17. — ARNDT, H. J.: Anat. Anz. **56** (1923).
[3] LANDAU, E.: Anat. Anz. **67** (1929).   [4] HERXHEIMER, G.: Zitiert auf S. 19.
[5] BRAEUCKER, W.: Zitiert auf S. 14.   [6] MAURER, F.: Zitiert auf S. 15.

Nicht nur der Organbau, auch die gewebliche Beschaffenheit ist bei den Tieren gleichmäßiger. In der Regel ist weder von oxyphilen, noch von wasserhellen Zellen viel zu merken; intracelluläre Lipoideinlagerungen kommen aber im höheren Alter reichlich vor (ERDHEIM).

Zum Schlusse soll kurz noch zu dem „*thyreo-parathyreo-thymischen System*" der Autoren Stellung genommen werden. Durch diese Bezeichnung will man die branchiogenen Organe über die genetische Verwandtschaft hinaus zu einer engeren *funktionellen* Gemeinschaft zusammenfassen, die sich namentlich darin kundtun soll, daß Veränderungen oder Störungen in einem der Glieder des „Systems" bestimmte Folgeerscheinungen in den anderen nach sich ziehen. Demgegenüber muß man sich aber doch vor Augen halten, wie verschiedenartig die einzelnen branchiogenen Organe untereinander sind, wie sehr z. B. der Thymus in Bau und Wesen von den anderen abweicht, und wie unberührt die Epithelkörperchen von der Schilddrüsenaplasie bleiben[1]. Wenn man weiter bedenkt, daß ganz gesetzmäßige Wechselbeziehungen auch zwischen entfernten und gar nicht verwandten endokrinen Organen bestehen — wie zwischen Hypophyse und Schilddrüse, Nebennieren und Keimdrüsen — so erscheint die funktionelle Einheitlichkeit des branchiogenen Organsystems doch sehr fragwürdig.

3. Thymus (Briesel; Glandula thymica)[2].

Zu den branchiogenen Organen gehört auch der Thymus; ob er aber auch zu den Drüsen mit innerer Sekretion gehört, ist zweifelhaft.

Er entwickelt sich beim Menschen aus paarigen ventralen Ausstülpungen der dritten und vierten Schlundtaschen[3] (s. Abb. 5 auf S. 11). Aus denen der dritten geht der Hauptthymus hervor, aus den schwächer ausgebildeten Divertikeln[4] der vierten entstehen kleinere selbständige Thymusläppchen, die — aber keineswegs regelmäßig — in der Nachbarschaft der zugehörigen Epithelkörperchen gefunden werden (s. Abb. 6 auf S. 12). Bei manchen Säugetieren ist auch das Ektoderm an der Entwicklung beteiligt[5]. Beim Maulwurf z. B. gehen nur vereinzelte Thymusläppchen, die ab und zu in der Umgebung der Schilddrüse vorkommen, aus dem Entoderm der dritten Schlundtasche hervor, während der oberflächliche Halsthymus aus dem Ektoderm des Sinus cervicalis stammt.

Bei niederen Wirbeltieren ist die Anzahl der Thymusanlagen eine größere.

Man würde nun erwarten, daß sich in Übereinstimmung mit den anderen branchiogenen Organen auch diese Abkömmlinge der Schlundtaschen zu richtigen epithelialen und inkretorischen Organen entwickeln werden. Das ist aber nicht der Fall. Zwar findet bald eine Lösung der Anlagen vom Mutterboden statt; durch rege Zellvermehrung wird der ursprüngliche Hohlraum rasch ausgefüllt und so eine solide epitheliale Thymusanlage geschaffen — dann aber vollzieht sich eine merkwürdige Umwandlung. Zwischen den auseinanderweichenden

---

[1] MARESCH, R.: Kongenitaler Defekt der Schilddrüse bei einem 11jährigen Mädchen mit vorhandenen „Epithelkörperchen". Z. Heilk. **19** (1898).

[2] HAMMAR, J. A.: Die Menschenthymus in Gesundheit und Krankheit **1**. Leipzig: Akademische Verlagsgesellschaft 1926; **2** (1929) (Überragendes Hauptwerk der Thymusliteratur mit den reichen Ergebnissen 20jähriger Spezialforschung) — Fünfzig Jahre Thymusforschung. Erg. Anat. **19** (1909). — FRIEDLEBEN, A.: Die Physiologie der Thymusdrüse in Gesundheit und Krankheit. Frankfurt a. M. 1858.

[3] KOELLIKER, A.: Entwicklungsgeschichte des Menschen und der höheren Tiere, 2. Aufl. Leipzig: Engelmann 1879. — BORN, G.: Über die Derivate der embryonalen Schlundbogen und Schlundspalten bei Säugetieren. Arch. mikrosk. Anat. **22** (1883). — PRENANT, A.: Zitiert auf S. 16. — GROSCHUFF, K.: Zitiert auf S. 16.

[4] TANDLER, J.: Anat. H. **38** (1909).

[5] SCHAFFER, J. und H. RABL: Zitiert auf S. 12. — RUBEN, R.: Anat. Anz. **39** (1911).

Epithelzellen treten *Lymphocyten* in großer Zahl auf und verwischen den ursprünglich einfachen Gewebscharakter bis zur Unkenntlichkeit.

Es ist verständlich, daß ein solches Organ den Eindruck eines „lymphadenoiden" machen mußte, bis KOELLIKER (1879) seine epitheliale Abstammung entdeckte. Aber die Stellung und Bedeutung des Thymus ist trotz einer sehr reichhaltigen Literatur, aus welcher die vortrefflichen Arbeiten J. A. HAMMARS besonders hervorragen, auch heute noch nicht befriedigend aufgeklärt, und es beruht mehr auf gutem Glauben als auf gesicherten morphologisch-physiologischen Tatsachen, wenn man ihn heute ziemlich allgemein unter die Drüsen mit innerer Sekretion einreiht. Als Gründe lassen sich allenfalls die branchiogene Abkunft, die Ergebnisse einiger Tierversuche (BASCH[1]) und gewisse Erfahrungen der Pathologie geltend machen; aber mehr als alles andere scheint die Schwierigkeit, zu einer anderen einwandfreien Auffassung zu gelangen, für die Unterbringung in dieser dehnbaren Organgruppe maßgebend gewesen zu sein. Vom Standpunkt des Morphologen muß eingestanden werden, daß weder im Organbau noch in der geweblichen Beschaffenheit ein genügender Anlaß hierfür gefunden werden kann; denn im Gegensatz zu den anderen branchiogenen Organen vermißt man beim Thymus die charakteristische bauliche Gestaltung und gewebliche Differenzierung, wie sie den echten

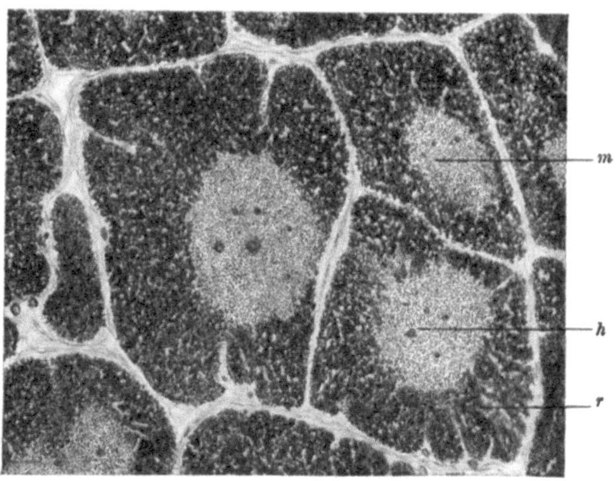

Abb 13. Thymus. Männlicher Fetus, 35 cm. Übersichtsbild. *h* = HASSALLsche Körperchen; *r* = Rindensubstanz; *m* = Marksubstanz eines Läppchens. Vergr. 30.

inkretorischen Drüsen eigen ist. Es scheint, daß nicht nur Morphologen, sondern auch manche Physiologen ähnliche Zweifel und Bedenken hegen; doch wollen wir uns vorerst mit den tatsächlichen Verhältnissen näher vertraut machen.

Gleich der Schilddrüse erfährt auch der Thymus im Laufe der Entwicklung eine Verlagerung. Die der dritten Schlundtasche entstammenden paarigen Hauptlappen liegen schließlich eng aneinander geschmiegt im vorderen oberen Mediastinum. Schon äußerlich macht sich unter der zarten Bindegewebshülle eine Felderung bemerkbar, und an Durchschnitten tritt ein deutlicher Läppchenbau zutage. Doch muß bemerkt werden, daß es sich dabei nicht um abgetrennte, allseitig von Bindegewebe umgrenzte Organteile handelt, sondern alle Läppchen hängen mit einem zentralen, gleichsam die Achse des Gesamtorgans bildenden dünnen Gewebsstrang („Markstrang") zusammen.

Im Kindesalter mächtig ausgebildet, erreicht der Thymus im Alter von 11—15 Jahren sein Höchstgewicht von rund 29 g (HAMMAR) und verfällt nach erlangter Geschlechtsreife einem rasch fortschreitenden Gewebsschwund (*Involution*) mit nachfolgender Verfettung. Im Alter findet man an seiner Stelle

---

[1] BASCH, K.: Wien. klin. Wschr. **1903** — Jb. Kinderheilk. **64** (1906).

einen formähnlichen „retrosternalen *Fettkörper*" mit spärlichen Resten des ursprünglichen Gewebes[1].

Bei der Schilderung des *Baues* gehen wir von der Entwicklung aus. Die Anlage hat anfänglich die Form eines Epithelschlauches, der mit dem embryonalen Schlund in offener Verbindung steht, wird aber bald vom Mutterboden abgeschnürt und durch Zellvermehrung und Sprossung zu einem frei im Mesenchym gelegenen gelappten Epithelgebilde umgestaltet. Hierauf setzt die schon erwähnte gewebliche Vermengung und Umwandlung ein. Der Epithelverband wird gelockert, und in den erweiterten Intercellularräumen siedeln sich Lymphocyten in solcher Menge an, daß die bodenständigen epithelialen Insassen fast ganz verdeckt werden. In kurzer Zeit ist das ursprünglich rein epitheliale Organ einem lymphoretikulären täuschend ähnlich geworden, nur mit dem wesentlichen Unterschiede, daß die auseinandergedrängten Epithelzellen selbst die

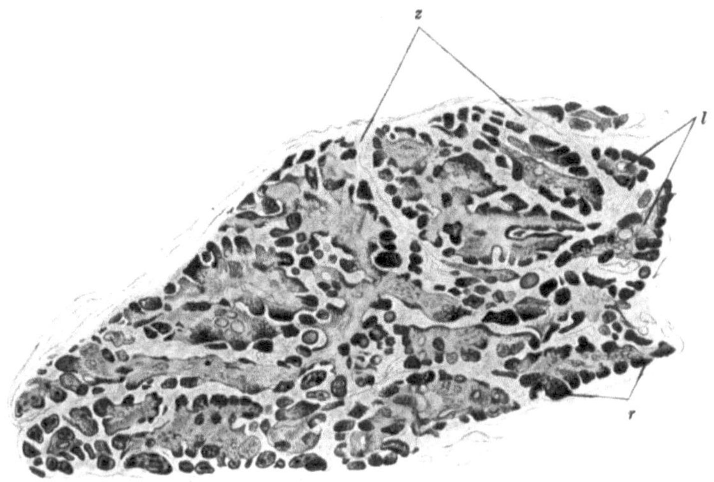

Abb. 14. Thymus eines 17jähr. Jünglings; beginnende physiologische Involution. Abnahme des Parenchyms, insbesondere der Rinde (*r*) und Zunahme des Zwischengewebes (*z*) der Läppchen (*l*). (Nach HAMMAR.)

Rolle der Reticulumzellen übernehmen mußten, während im echten lymphoretikulären Gewebe Reticulumzellen und Lymphocyten der gleichen mesenchymalen Mutterzelle entstammen[2]. Besonders die Außenschicht der Läppchen gleicht vollkommen einem lymphoretikulären Gewebe; sie ist nicht nur ungemein reich an Lymphocyten, ihr fehlen auch die feinen Faserbündelchen nicht, welche in den lymphadenoiden Organen das zellige Reticulum verstärken und ergänzen[3]. Im Inneren der Läppchen kommt dagegen allmählich der epitheliale Charakter wieder deutlicher zum Vorschein, da die retikulär gewordenen Epithelzellen sich hier beträchtlich vergrößern und dadurch einander wieder näherkommen. Die Folge davon ist, daß man nun eine lymphocytenreichere dunklere *Rindensubstanz* und eine hellere *Marksubstanz* unterscheiden kann, in welcher sich ganze Gruppen ansehnlicher plasmareicher Zellen, zuweilen aber auch Epithelbläschen und anders-

---

[1] HAMMAR, J. A.: Arch. f. Anat. **1906**. — WALDEYER, W.: Sitzgsber. Akad. Wiss. Berlin 1890.

[2] MAXIMOW, A.: Untersuchungen über Blut und Bindegewebe. II. Über die Histogenese der Thymus bei Säugetieren. Arch. mikrosk. Anat. **74** (1909).

[3] WATNEY, H.: Proc. Roy. Soc. No. 209, **31** (1881) — Philos. Trans. Roy. Soc. **3** (1882). — SCHAFFER, J.: Vorlesungen über Histologie und Histogenese, 2. Aufl. Leipzig: Engelmann 1922.

artige Epithelbildungen finden, zu denen insbesondere die *konzentrischen* oder HASSALLschen Körperchen gehören. Die eigenartige Schichtung, der diese auffallenden Gebilde ihren Namen verdanken, kommt in der Weise zustande, daß eine oder mehrere zugrunde gehende zentrale Zellen von einigen Lagen abgeplatteter, aber noch kernhaltiger Zellen konzentrisch umfaßt werden. In wechselnder Größe und Zahl bilden sie einen regelmäßigen und sehr charakteristischen Bestandteil der Marksubstanz.

Sie wurden vereinzelt von HAMMAR schon bei menschlichen Embryonen von 41 mm Sitzhöhe gesehen, werden im Laufe der Entwicklung immer zahlreicher und erfahren nach der Geburt gleichzeitig mit der Parenchymzunahme eine erhebliche Vermehrung. Bei fortwährender Neu- und Rückbildung nimmt dann ihre Zahl mit der beginnenden Involution des Organs wieder ab, um im Greisenalter den tiefsten Stand zu erreichen. Ihr Untergang ist nicht selten mit hyaliner Entartung und Verkalkung verknüpft, und unter Umständen erscheinen sie auch in Form ziemlich weiter, von abgeschilferten Zellmassen erfüllter Epithelcysten.

Man hat aber meist übersehen, daß der eben geschilderten Form der konzentrischen Körperchen stets ein progressives Entwicklungsstadium vorangeht. HAMMAR verweist nachdrücklich darauf, daß die HASSALLschen Körperchen einer jedesmaligen *Hypertrophie* einzelner oder mehrerer epithelogener Reticulumzellen der Marksubstanz ihre Entstehung verdanken und mißt diesem Vorgang eine große funktionelle Bedeutung bei. In dieser Hypertrophie und der dadurch immer wieder ausgelösten Neubildung HASSALLscher Körperchen erblickt er eine wichtige Reaktion des funktionsfähigen epithelialen Anteils des Organs auf gewisse endo- oder exogene

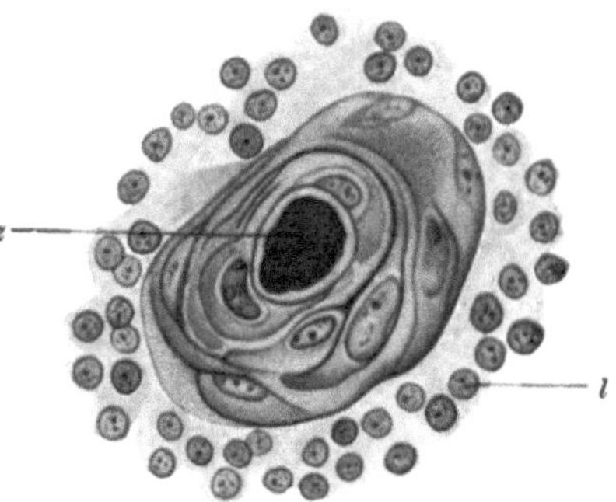

Abb. 15. Thymus, neugeborenes Kind. HASSALLsches konzentrisches Körperchen; z = zentrale abgestorbene Zelle; l = Lymphocyten. Vergr. 720.

toxische Reize. Die HASSALLschen Körperchen seien geradezu als der morphologische Ausdruck der Tätigkeit des Organs anzusehen, die in einer Schutzwirkung gegenüber gewissen toxischen Stoffen zu bestehen scheine. Die Lymphocyten sind an der Thymusfunktion nicht direkt beteiligt, aber gleichwohl nicht ohne Belang; denn ein regelrechter reichlicher Lymphocytenbestand ist die Vorbedingung für den normalen Zustand und die entsprechende Reaktionsfähigkeit der Markzellen.

Es hat sich im Thymusorgan eine merkwürdige symbiotische Gewebsgemeinschaft herausgebildet. Der epitheliale Anteil übt eine auch anderen Ortes beobachtete[1] Anziehungskraft auf die frei beweglichen Lymphocyten aus und wird dann selbst in seinem Dasein und Wirken von diesen abhängig. Durch stärkere Schwankungen der leicht veränderlichen Lymphocytenzahl werden auch die seßhaften Markzellen in Mitleidenschaft gezogen. Unter ungünstigen Lebensbedingungen (Ernährungsstörungen, Hunger, Winterschlaf) nimmt das Thymusgewebe, besonders in den Rindenpartien, beträchtlich ab — „akzidentelle Involution" (HAMMAR) —, erholt sich aber nach Besserung der Verhältnisse rasch wieder, und mit dem ansteigenden Lymphocytenbestand stellt sich auch die Hypertrophie der Markzellen mit allen ihren Folgeerscheinungen bald wieder ein.

---

[1] KOHN, A.: Med. Klin. **1925**. — ASCHOFF, L.: Beiheft z. Med. Klin. **22** (1926).

Typische konzentrisch geschichtete Körper findet man nur bei den Säugetieren; aber auch bei den anderen Wirbeltierklassen kommen hypertrophische Markzellen, einzeln oder gruppenweise, vor, die mitunter eine recht sonderbare Differenzierung aufweisen. Zuerst wurde von S. MAYER an den großen Markzellen des Froschthymus eine richtige *Muskelquerstreifung* entdeckt. In der Folgezeit wurden solche „myogene" (S. MAYER) oder „myoide Körper" (HAMMAR) von SCHAFFER bei Knochenfischen, von PENSA bei Vögeln und Reptilien aufgefunden. Es sind dies ganz rätselhafte Gebilde, deren Veränderlichkeit auf eine gewisse Reaktionsfähigkeit hindeutet; für eine inkretorische Tätigkeit dürften sie jedoch kaum in Frage kommen[1].

Die *Blutversorgung* des Thymus ist eine gute. Zahlreiche Arterienzweige dringen durch die Marksubstanz ein und versehen besonders die Rinde mit einem reichlichen Capillarnetz. Die Venen treten zumeist kurzen Weges in das

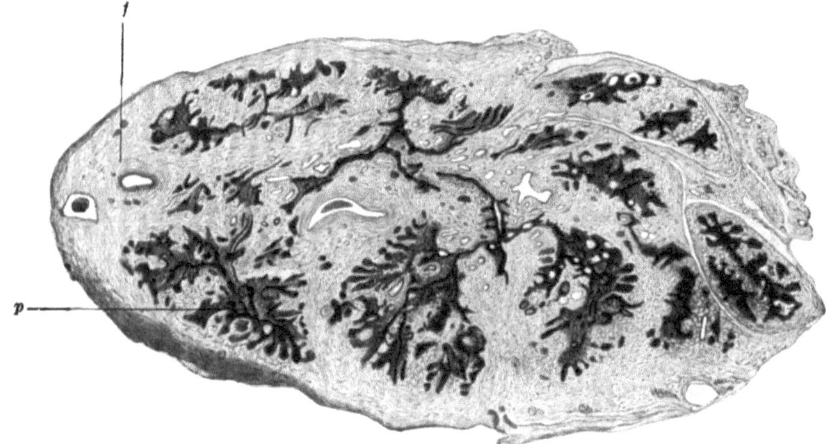

Abb. 16. Thymus eines 17jähr. Jünglings; beginnende physiologische Rückbildung, verstärkt durch akzidentelle, infolge von Krankheit eingetretene Involution. *f* = Fettgewebe; *p* = stark vermindertes Parenchym. Vergr. 5. (Nach HAMMAR 1906.)

interlobuläre Bindegewebe aus oder vereinigen sich zum Teil in Sammelvenen, welche die Arterien durch die Marksubstanz hindurch begleiten. *Lymphgefäße* findet man in den Bindegewebssepten und in der Kapsel. Die *Nerven* stammen vom Sympathicus und Vagus[2].

Die Oberfläche des Organs wird von lockerem Bindegewebe umhüllt, das allenthalben auch zwischen die Läppchen eindringt und neben den gewöhnlichen Bindegewebszellen eine ziemliche Anzahl *eosinophiler* Leukocyten enthält, die auch im Thymusparenchym selbst vorkommen.

Wenn man nun schließlich die Frage aufwirft, ob der Bau des Thymus für eine endokrine *Funktion* spricht, so kann die Antwort nur verneinend lauten. Für sekretorische Leistungen könnte doch nur der epitheliale Anteil in Betracht kommen; dann bleibt aber die Frage nach der Bedeutung der massenhaften Lymphocyten offen. Oder sind vielleicht auch diese nichts anderes als umgewandelte kleine Epithelzellen? Das ist auch schon öfter behauptet worden,

---

[1] MAYER, S.: Anat. Anz. 3 (1888). — SCHAFFER, J.: Sitzgsber. Akad. Wiss. Wien, Math.-naturwiss. Kl. 102 (1893). — VER EECKE, A.: Bull. Acad. Méd. belg. 1899. — PENSA, A.: Boll. Soc. med.-chir. Pavia 1902; 1904. — HAMMAR, J. A.: Anat. Anz. 27 (1905).
[2] BRAEUCKER, W.: Zitiert auf S. 14.

allerdings ohne besonderen Anklang zu finden[1]. Aber auch die übrigen, zweifellos epithelogenen Elemente lassen weder in ihrer Differenzierung, noch in ihrer Anordnung, noch in ihren ganz eigenartigen Bildungen (konzentrische und myoide Körper) einen Hinweis auf eine inkretorische Betätigung erkennen.

Bei unbefangener Prüfung des Baues wird man eher geneigt sein, eine Verwandtschaft zwischen dem Thymus und anderen Mischorganen gleicher Art, welche von JOLLY (1911) unter der Bezeichnung „lympho-epitheliale Organe" zusammengefaßt wurden, anzunehmen[2].

Für gewisse lymphoretikuläre Bildungen (Noduli lymphatici solitarii und aggregati) gilt es als Regel, daß sie ihren Sitz unmittelbar unterhalb des Oberflächenepithels haben. Bei größeren Anhäufungen (Tonsillen) tritt eine weitgehende Mitbeteiligung des Epithels in Erscheinung, indem sich dieses in Form von Gruben und verzweigten Krypten in das subepitheliale lymphoretikuläre Gewebslager einsenkt. Die größte Tonsille — die Tonsilla palatina — entsteht sogar in ähnlicher Weise wie der Thymus (s. Abb. 5 auf S. 11). Auf der Grundlage von Epithelsprossen der zweiten Schlundtasche kommt es zu einer mächtigen subepithelialen Lymphocytenanhäufung, welche die Hauptmasse der Tonsille, für viele „die Tonsille" überhaupt, darstellt. Aber das kryptenreiche Oberflächenepithel gehört mit dazu; keine Tonsillenbildung ohne Epithelkrypten. Diese schaffen erst die notwendige Vergrößerung des Oberflächenepithels für die Unterbringung der zahlreichen subepithelialen *lymphoretikulären* Bildungen (KOHN[3]). Zwischen beiden besteht nicht nur ein morphogenetischer, sondern offenbar auch ein funktioneller Zusammenhang. Die sonst so scharfe Basalgrenze des Epithels ist vielfach durchbrochen und sein Verband durch massenhaft eingedrungene Lymphocyten so gelockert, daß man geradezu von einem lymphoepithelialen Mischgewebe und im biologischen Sinne von einer Symbiose (MAXIMOW 1909) von Epithel und Lymphocyten sprechen kann[4].

An die Tonsillenbildung erinnert die Entwicklung des Thymus. Die Anlagen beider entsprechen einander, und hier wie dort kommt es zu der eigenartigen Vermengung von epithelialen und lymphocytären Elementen. Der Kryptenbildung der Tonsillen kann man die Sprossenbildung der epithelialen Thymusanlage vergleichen. Wie um jede Tonsillarkrypte eine zugehörige lymphocytäre Zone, so bildet sich um jede Aussprossung des epithelialen „Markstranges" eine lymphocytenreiche Rindenschicht, und so reichlich wird schließlich die epitheliale Thymusanlage von Lymphocyten durchsetzt, daß ihr Epithel durchwegs eine retikuläre Beschaffenheit annimmt. Während aber in den Tonsillen und anderen verwandten Organen (Bursa FABRICII der Vögel) nur ein Teil der Lymphocyten sich *innerhalb* des Epithels ansiedelt, ihre Hauptmasse aber ein selbständiges Gewebslager *unterhalb* der Epitheldecke bildet, erreicht die lymphoepitheliale Symbiose im Thymus ihre Vollendung. Hier scheinen die zugehörigen Lymphocyten fast restlos Aufnahme ins Epithel gefunden zu haben, so daß Gestalt und Grenzen des Organs im großen und ganzen vom epithelialen Anteil allein bestimmt werden. Gleichwohl geht die Verteilung der Lymphocyten auch innerhalb des Thymus nicht ganz gleichmäßig vor sich; denn Mark und Rinde unterscheiden sich ja gerade dadurch, daß in dieser die Lymphocyten, in jener die

---

[1] PRENANT, A.: Zitiert auf S. 16. — STÖHR, PH.: Anat. H. **31** (1906). — DE WINIWARTER, H.: Bull. Histol. appl. **1** (1924).
[2] JOLLY, J.: Sur les organes lympho-épithéliaux. C. r. Soc. Biol. **74** (1913). — HELLMANN, T.: Der lymphatische Rachenring. In Möllendorffs Handb. d. mikr. Anatomie d. Menschen **5** (1924). — ABDERHALDEN, E.: Lehrbuch der Physiologie 1. Berlin u. Wien: Urban u. Schwarzenberg 1925.
[3] KOHN, A.: Zitiert auf S. 25.   [4] MAXIMOW, A.: Zitiert auf S. 24.

epithelogenen retikulären Elemente vorherrschen. Die Markschicht steht gewebrlich dem Epithel der Anlage am nächsten, welches gleich dem der Tonsillen ursprünglich ein Oberflächenepithel war, diesen Charakter aber im Laufe der Entwicklung eingebüßt hat; nur gewisse Bildungen, wie die — zuweilen sogar verhornenden — konzentrischen Körperchen oder die durch Abschilferung absterbender Epithelzellen entstandenen Hohlräume erinnern noch an diesen Ursprung.

Das würde also heißen, daß dem Morphologen die Thymusbildungen als rudimentäre (branchiogene) lympho-epitheliale Organe erscheinen. Damit ist aber natürlich über ihre *funktionelle* Bedeutung noch lange nichts ausgesagt. Durch Funktionswechsel wurde die Schilddrüse aus einer Kiemendarmdrüse zu einem wichtigen inkretorischen Organ. Die Möglichkeit einer solchen Wandlung muß auch für den Thymus zugegeben werden; aber der gewebliche Aufbau bietet keinen Anhaltspunkt dafür, ihm einen sicheren Platz in der Reihe der inkretorischen Organe anzuweisen. Auch in den bekannten Fütterungsversuchen an Kaulquappen, die in meinem Institute von GUDERNATSCH durchgeführt wurden, konnten mit Thymussubstanz keine so eindeutig spezifischen Wirkungen erzielt werden wie durch Schilddrüsenfütterung, und nach sorgfältigster Überprüfung kommt auch ROMEIS zu dem Schluß, daß die Fütterungsversuche keinen Beweis für das Vorhandensein eines spezifischen Thymushormons liefern. HAMMAR hält auf Grund seiner reichen Erfahrung den Thymus für ein epitheliales, von Lymphocyten durchsetztes Organ, das eine Schutzwirkung gegen gewisse toxische Stoffe ausübe[1].

II. Neurotrope Drüsen mit innerer Sekretion.

1. Hypophyse[2].

Ein ganz eigenartiges Verhalten bietet die Hypophyse dar. Während Schilddrüse und Epithelkörperchen selbständige Organe von einheitlichem Gewebscharakter darstellen, setzt sich die Hypophyse aus zwei verschiedenartigen Anteilen zusammen, die als *Oro-* (oder Adenohypophyse) und *Neuro*hypophyse (auch als Vorder- und Hinterlappen, oder Drüsen- und Hirnteil) bezeichnet werden.

Die *Orohypophyse* verdankt ihren Namen dem Ursprung aus der ektodermalen Epithelauskleidung der embryonalen Mundbucht, von deren Dach sie als eine schlauchförmige Ausstülpung (RATHKEsche Tasche) entsteht. Nach Ablösung vom Mutterboden wird die Anlage bläschenförmig, und dann sprossen aus ihrer vorderen unteren Wand kräftige Zellstränge aus, während die hintere, dem nahen Zwischenhirn zugekehrte Wand ihren einfachen Bau beibehält. Dadurch wird die allmählich spaltförmig gewordene Hypophysenhöhle immer mehr nach rückwärts verlagert und hirnwärts nur von einer platten mehrschichtigen Epitheldecke umkleidet, während ihre vordere Begrenzung zu einem ansehnlichen, aus einem gefäßreichen Netzwerk von Zellsträngen bestehenden Gebilde (vom Typus „Epithelkörper") umgewandelt wurde.

---

[1] GUDERNATSCH, J. F.: Roux' Arch. **35** (1912). — ROMEIS, B.: Ebenda **41, 42** (1915) Arch. mikrosk. Anat. **104** (1925). — HAMMAR, J. A.: Klin. Wschr. **8** (1929).

[2] LUSCHKA, H.: Der Hirnanhang und die Steißdrüse. Berlin: Reimer 1860. — STENDELL, W.: Die Hypophysis cerebri. Oppels Lehrbuch d. vergl. mikr. Anat. d. Wirbeltiere. Jena: Fischer 1914. — RATHKE, H.: Über die Entstehung der Glandula pituitaria. Müllers Arch. **1838**. — MIHÁLKOVICS, V. v.: Wirbelsaite und Hirnanhang. Arch. mikrosk. Anat. **11** (1874). — RUDEL, E.: Anat. H. **55** (1918). — HOCHSTETTER, F.: Beiträge zur Entwicklungsgeschichte des menschlichen Gehirns. T. II/2: Die Entwicklung des Hirnanhanges. Wien u. Leipzig: Deuticke 1924. — ATWELL, W. J.: Amer. J. Anat. **37** (1926).

Inzwischen hat sich die Anlage immer weiter von ihrem Entstehungsort entfernt und in dauerndem Anschluß an die Hirnbasis endlich im Türkensattel angesiedelt. Nur ein geringer Rest bleibt regelmäßig nahe dem Ursprung als Keim einer kleinen epithelialen Nebenhypophyse zurück, die bei Mensch und Säugetier an der unteren Mündung des Canalis craniopharyngeus gefunden und „*Pharynx*- oder *Rachendachhypophyse*" genannt wird[1].

Die bisher geschilderte Entwicklung unterscheidet sich nicht wesentlich von der anderer gleichgebauter Organe. Die Besonderheit beginnt erst damit, daß die räumlichen Nachbarschaftsbeziehungen zum Gehirn zu einer förmlichen dualistischen Organgemeinschaft ausgestaltet werden, so daß die Hypophyse fortan geradezu als „Hirnanhang" erscheint.

An der Herstellung dieser engen Verbindung nimmt hauptsächlich das Gehirn selbst formbestimmenden Anteil. Vom Boden des dritten Ventrikels wächst ein gestieltes Verbindungsglied aus, das „Trichter- oder *Infundibularorgan*", dessen kolbig verdicktes Ende innerhalb der Sella turcica mit der *Hypophysendrüse* so fest zu einem scheinbar einheitlichen Gebilde zusammengeschlossen wird, daß es selbst als ein Hypophysenteil angesehen und als *Neurohypophyse* bezeichnet werden konnte[2]. Dieser „Neurohypophyse" schmiegt sich die angrenzende Rückwand der *Orohypophyse* als ein einfach gebauter, mehrschichtiger, gefäßarmer

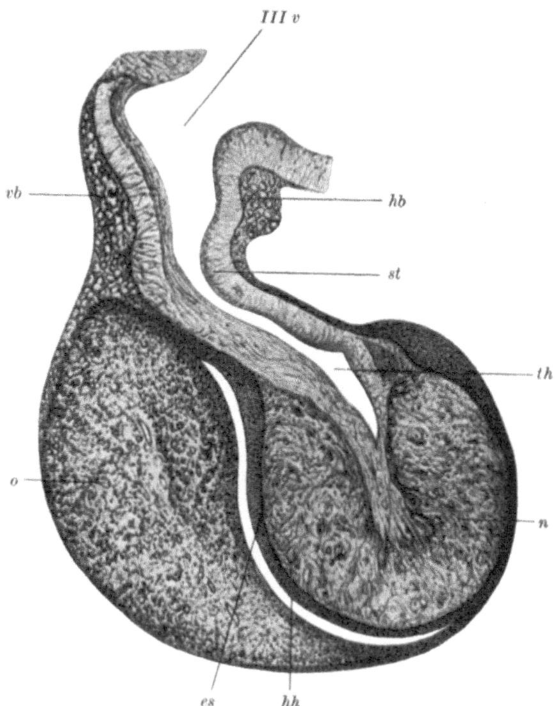

Abb. 17. Hypophyse, Katze. Übersichtsbild. *es* = Epithelsaum; *hb* = hinterer Trichterbelag; *hh* = Hypophysenhöhle; *n* = Neurohypophyse; *o* = Orohypophyse; *st* = Hirnstiel; *th* = Trichterhöhle; *vb* = vorderer Trichterbelag; *III v* = dritter Ventrikel. Vergr. 16. (Aus Schaffers Histologie.)

„Epithelsaum" innig an[3] und reicht in Form eines dünnen, den Infundibularstiel umfassenden Epithelbelags („Pars tuberalis"[4] oder „Processus infundibularis"[5]) sogar bis an die Hirnbasis heran.

Das ist die Form, welche die Hypophyse beim Menschen zur Zeit der Geburt und bei den meisten Wirbeltieren zeitlebens besitzt (Abb. 17). Sie erscheint aus zwei heterogenen Anteilen zusammengesetzt, einem Drüsenteil (Orohypophyse) und

---

[1] Erdheim, J.: Sitzgsber. Akad. Wiss. Wien, Math.-naturwiss. Kl. **113** (1904). — Haberfeld, W.: Beitr. path. Anat. **46** (1909). — Civalleri, S.: Internat. Mschr. Anat. Physiol. **26** (1909). — Pende, N.: Beitr. path. Anat. **49** (1919). — Christeller, E.: Virchows Arch. **218** (1914).

[2] Retzius, G.: Biologische Untersuchungen. N. F. **6** (1894).

[3] Lothringer, S.: Arch. mikrosk. Anat. **28** (1886).

[4] Tilney, F.: Internat. Mschr. Anat. Physiol. **30** (1913). — De Beer, G. R.: Anat. Anz. **60** (1925/26).

[5] Hochstetter, F.: Zitiert auf S. 28.

einem Hirnteil (Neurohypophyse). Die Orohypophyse selbst wird wieder durch den spaltförmigen kolloidhaltigen Rest der Hypophysenhöhle in zwei ungleiche Abschnitte geteilt, in einen vorderen größeren, nach Art eines Epithelkörpers gebauten gefäßreichen Hauptteil (Prähypophyse)[1] und eine verhältnismäßig dünne, einfacher gebaute, das Infundibularorgan umfassende *Grenzschicht*, an welcher man einen „*Epithelsaum*" und „*Stielbelag*", oder eine „*Pars intermedia (Zwischenlappen)*" und „*Pars tuberalis*" zu unterscheiden pflegt. Aber trotz der verwirrenden Menge von Namen soll daran festgehalten werden, daß es sich im Grunde doch nur um zwei Hauptanteile handelt, um die epitheliale, drüsige *Glandula pituitaria* und den cerebralen *Infundibularanteil*. Noch zutreffender aber dürfte sich das Wesen der Hypophyse in folgender Weise darstellen lassen.

Als eigenartiges inkretorisches Organ ist nur die epitheliale *Hypophysendrüse* (Orohypophyse, Glandula pituitaria) anzusehen, und diese tritt in nahe Beziehung zum *Gehirn*, das ihr ein besonderes Verbindungsglied — das Infundibularorgan —

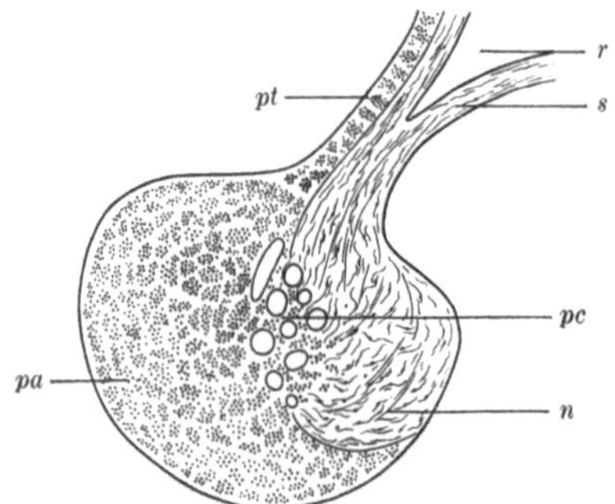

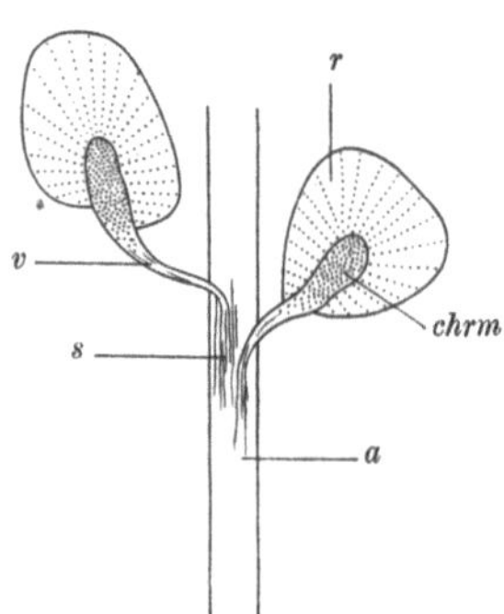

Abb. 18. Schematische Darstellung der Verbindung zwischen Glandula pituitaria und Zwischenhirn. *pa* = Pars anterior (Prähypophyse, Vorderlappen); *pc* = Pars cystica (Grenzschicht); *pt* = Pars tuberalis (Stielbelag); *s* = Verbindungsstiel (des Infundibularorgans) zum Zwischenhirn; *r* = Recessus infundibuli; *n* = Neurohypophyse.

Abb. 19. Schematische Darstellung der Beziehung zwischen Nebenniere und Sympathicus (*s*), vermittelt (*v*) durch die chromaffine Marksubstanz (*chrm*); *r* = Rinde; *a* = Aorta.

entgegensendet. Wie innig aber die Vereinigung auch sein mag, so löst sich doch das Infundibularorgan niemals von seinem Mutterboden ab, um gleich der Orohypophyse restlos und ausschließlich in den Aufbau der Hypophyse einzugehen, sondern bleibt organisch und geweblich dauernd ein Teil des Gehirns, und zwar eben der *Hirnteil*, dem die besondere Aufgabe zufällt, die räumliche und funktionelle Verbindung mit der inkretorischen Hypophysen*drüse* herzustellen.

Unter diesem Gesichtspunkte erscheint die Glandula pituitaria als eine *neurotrope Drüse der inneren Sekretion*, die in ähnlicher Weise dem zentralen Nervensystem angeschlossen ist, wie die Nebenniere dem peripheren, sympathischen. Schon LUSCHKA hat den Hirnanhang als „Nervendrüse" der Nebenniere an die Seite gestellt (Abb. 18 u. 19).

Beim *Menschen* erfährt der Zusammenschluß noch eine weitere, sicherlich nicht unwichtige Steigerung dadurch, daß bald nach der Geburt der Epithelsaum samt der Hypophysenhöhle abgebaut wird und an ihre Stelle eine Anzahl größerer und kleinerer kolloidhaltiger Spalten und Cysten tritt, die sich nun nicht mehr scharf gegen den Gehirnteil abgrenzen lassen. Vielfach strahlt das neurogene Gewebe zwischen diese Cysten ein, und umgekehrt dringen Bläschen und Zellen, einzeln oder gruppenweise, in das Infundibularorgan vor. Diese

---

[1] PENDE, N.: Siehe Zusammenfassende Darstellungen S. 3.

gegenseitige Durchdringung erleichtert offenbar die unmittelbare Abgabe von Hypophyseninkreten an die Gewebsspalten des Hirnteils und ihre Weiterleitung zum Bereich des dritten Ventrikels (Abb. 20 u. 21).

In dieser Beziehung scheint der „cystische Grenzteil" der Orohypophyse — so könnte man diesen Teil der „hirnnahen (juxtaneuralen) Grenzschicht" nennen — die Rolle des ehemaligen Epithelsaums zu übernehmen[1], und es ist daher begreiflich, daß ihm die Physiopathologen unter Beibehaltung des Namens „Zwischenlappen" oder „Pars intermedia" eine Sonderstellung einräumen wollen. Es muß aber doch betont werden, daß sich beim Menschen eine scharfe

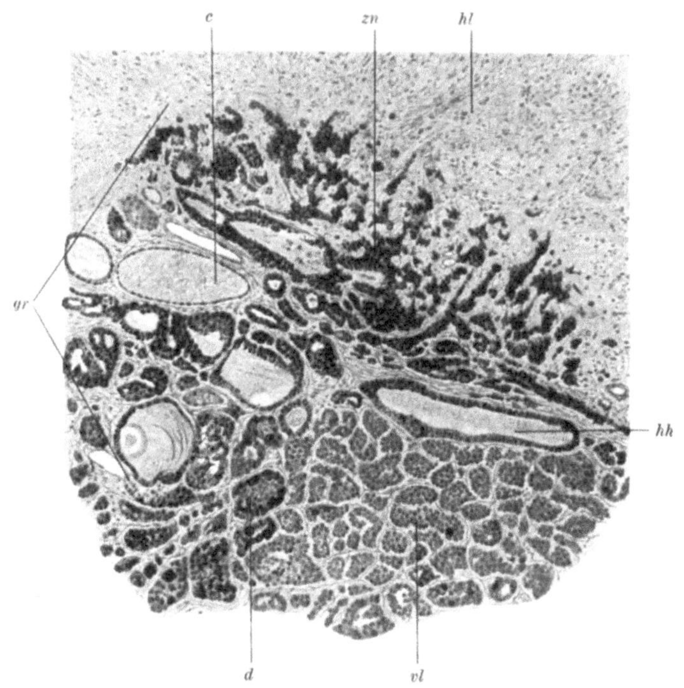

Abb. 20. Grenzteil der Hypophyse, 45 jähr. Mann. Vergr. 60. d = Drüsenbildungen mit chromophilen Zellen am Übergang von Grenzschicht und Prähyopphyse; gr = Grenzschicht; hh = Rest der Hypophysenhöhle; hl = Hinterlappen (Neurohypophyse); zn = in die Neurohypophyse verlagerte Zellstränge der Orohypophyse; vl = Vorderlappen (Prähypophyse); c = Cysten der cystischen Grenzschicht mit kolloidartigem Inhalt. (Abbildung mit geänderter Bezeichnung aus SCHAFFERs Histologie.)

Grenze zwischen Cystenbezirk und Prähypophyse nicht mehr ziehen läßt; kolloidhaltige Bläschen und solide Zellstränge vermischen sich gegenseitig, und sogar in der feineren Beschaffenheit und Färbbarkeit ihrer Zellen macht sich eine ausgesprochene Annäherung und fortschreitende *Vereinheitlichung* der gesamten Orohypophyse bemerkbar. Eine streng individuelle Sonderstellung kann daher dem „cystischen Grenzteil" weder in morphologischer noch in physiologischer Hinsicht zuerkannt werden[2] (Abb. 20 u. 21).

---

[1] RASMUSSEN, A. T.: Endocrinology 12 (1928). — HERRING, P. T.: Quart. J. exper. Physiol. 1 (1908); 8 (1914). — BIEDL, A.: Physiologie und Pathologie der Hypophyse. München u. Wiesbaden: Bergmann 1922 — Endokrinologie 3 (1929). — COLLIN, R.: C. r. Soc. Biol. 91 (1924). — MARBURG, O.: Endokrinologie 5 (1929).

[2] ERDHEIM, J.: Erg. Path. 21 (1926). — KRAUS, E. J.: Hypophyse. Im Handbuch Henke-Lubarsch (siehe Zusammenfassende Darstellungen S. 3). — KASCHE, F.: Z. mikrosk.-anat. Forschg 6 (1926). — POKORNY, F.: Z. Anat. 78 (1926). — BERBLINGER, W.: Med. Klin. 1924. — DAYTON, T. R.: Z. Anat. 81 (1926). — PLAUT, A.: Anat. Anz. 68 (1930).

In den verzweigten Zellsträngen, welche den *Hauptteil* der Orohypophyse, die Prähypophyse, aufbauen, haben die Zellen im Laufe der Entwicklung eine weit-

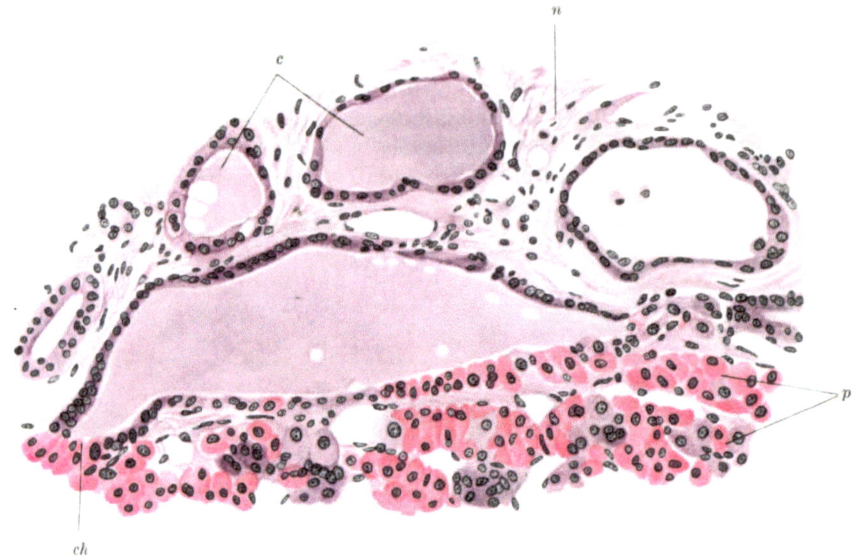

Abb. 21. Hypophyse, Mensch, Vergr. 310; Hämatoxylin-Eosinfärbung. *Cystische Grenzschicht*, deren Auskleidung z. T. aus den gleichen *chromophilen* (*ch*) Zellen besteht, wie sie sich im Hauptteil der Orohypophyse (Prähypophyse) finden; unscharfe Abgrenzung sowohl gegen die Prähypophyse (*p*), wie gegen die Neurohypophyse (*n*), welche einige verlagerte Cystchen (*c*) enthält.

gehende Differenzierung erfahren und dabei ihre ursprüngliche Gleichartigkeit verloren (Abb. 22). Ungefähr die Hälfte der Zellen sind klein, unansehnlich, oft haufenweise zusammengedrängt und kaum färbbar (*chromophobe Hauptzellen*), die anderen dagegen durch bedeutendere Größe, gute Begrenzung und außerordentliche Färbbarkeit ihres reichgekörnten Cytoplasmas ausgezeichnet. Von diesen „*chromophilen Zellen*" ist wieder die Mehrzahl — etwa zwei Drittel — oxyphil und der Rest basophil[1]. So kommt bei entsprechen-

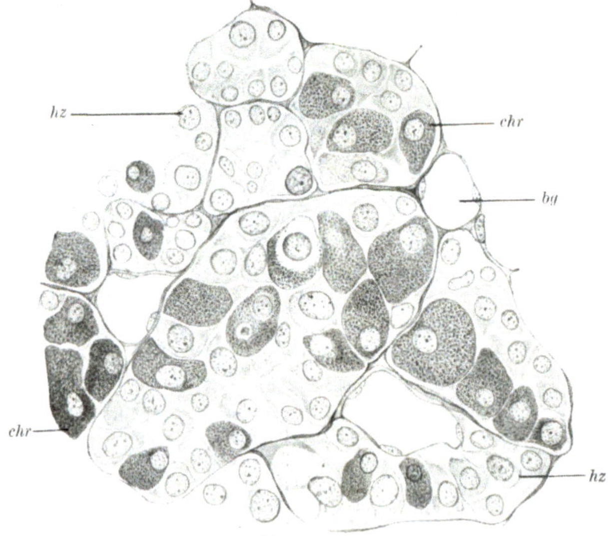

Abb. 22. Hypophyse, Vorderlappen; Mensch. Zellstränge mit chromophoben Hauptzellen (*hz*) und chromophilen Zellen (*chr*); *bg* = Blutgefäß.

der Färbung ein sehr buntes Bild der Orohypophyse zustande (s. Abb. 21). Die gesetzmäßige Größe, Verteilung und Verhältniszahl spricht dafür, daß es sich

---

[1] RASMUSSEN, A. T.: Endocrinology 8 (1924). — NUKARIYA, S.: Pflügers Arch. 214 (1926).

tatsächlich um drei verschiedene Zelltypen handelt, die aus den einfachen gleichartigen Mutterzellen hervorgegangen sind. Wenn auch der Gehalt an chromophilen Körnchen je nach dem Tätigkeitszustand der Zellen wechselt[1], so bewahrt trotzdem selbst die fast gänzlich „entgranulierte" (E. J. KRAUS) chromophile Zelle in Größe, Form und Kernbau noch immer ihre Eigenart gegenüber den chromophoben Hauptzellen.

Wie in der Schilddrüse und den Epithelkörperchen fand ERDHEIM auch in den Zellen der Hypophyse *Lipoid*einschlüsse, die mit dem Alter an Zahl und Größe zunehmen, und E. J. KRAUS konnte mittels des von ihm angegebenen Verfahrens reichliche intracelluläre *Kolloid*bildung in den chromophilen Zellen nachweisen[2].

Stellenweise und ziemlich regellos kommt es auch zu kleinen intercellulären Kolloidansammlungen, die sich zu größeren follikelähnlichen bis cystischen Bildungen erweitern können. Auch vereinzelte Flimmercysten kommen, sowohl im Grenzteil als auch — allerdings viel seltener — im Hauptteil der Orohypophyse vor.

In der *Schwangerschaft* erleidet die sonst so lebhafte Chromophilie der menschlichen Hypophyse eine Abschwächung, da große hypertrophische, aber wenig färbbare,, Schwangerschaftszellen" das Übergewicht erlangen und eine merkliche Vergrößerung, wahrscheinlich aber auch eine erhöhte und einigermaßen abgeänderte Tätigkeit des Gesamtorgans bewirken[3].

Eine Sekretionsverminderung

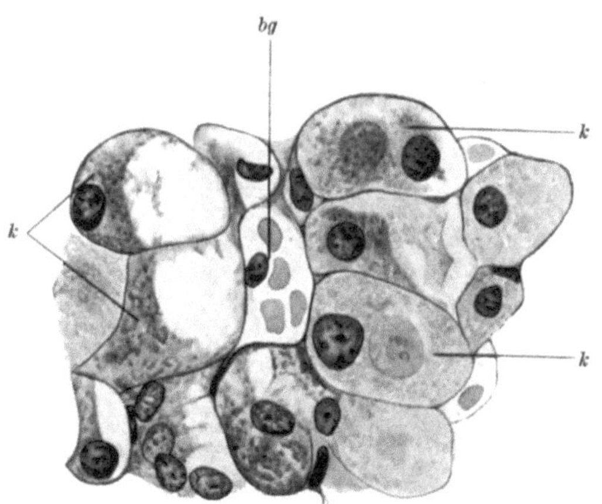

Abb. 23. Aus der Hypophyse einer männlichen Ratte, 3 Monate nach der Kastration. *k* = Kastrationszellen, zum Teil mit großen Vakuolen; *bg* = Blutgefäß. Vergr. 800. (Nach F. SCHENK.)

werden dagegen jene Veränderungen nach sich ziehen, die man bei *kastrierten* Tieren, besonders deutlich bei der Ratte, feststellen konnte[4] (Abb. 23). Sie bestehen darin, daß sich in vielen Zellen große kugelige Vakuolen bilden, welche von dem spärlichen Cytoplasmarest membranartig umsäumt werden („Kastrationszellen"). Nach längerer Zeit scheinen diese Veränderungen wieder zurückzugehen[5].

Bei den *Tieren*, bei welchen ein „*Epithelsaum*" dauernd bestehen bleibt, bewahrt dieser einen weit einfacheren Bau als die Prähypophyse. Ihm fehlt die zierliche Gliederung in reichverzweigte Zellstränge; die Blutversorgung ist spärlicher, die Zellen sind im allgemeinen von gleichartiger Beschaffenheit und durch keine besondere Färbbarkeit ausgezeichnet; intercellulär bilden sich kleinere und größere kolloidähnliche Klümpchen, die man auch in den Gewebsspalten des

---

[1] BENDA, C.: Arch. f. Physiol. **1900** — Berl. klin. Wschr. **1900**. — JORIS, H.: Mém. Acad. R. Méd. Belgique **19** (1907). — SOYER, CH.: C. r. Assoc. Anat.; Réun. **11** (1909).

[2] ERDHEIM, J.: Zitiert auf S. 16, Anm. 2. — KRAUS, E. J.: Virchows Arch. **218** (1914).

[3] ERDHEIM, J. u. E. STUMME: Zitiert auf S. 10.

[4] BIEDL-ZACHERL: In BIEDL: Innere Sekretion, 3. Aufl., **2** (1916). — SCHLEIDT, J.: Zbl. Physiol. **27** (1914). — ADDISON, W. H. T.: Anat. Rec. (Proceed.) **10** (1916). — HAYAMI: Verh. jap. Path. Ges. Tokio **1919**. — NUKARIYA, S.: Zitiert auf S. 32. — SCHENK, F.: Z. Geburtsh. **91** (1927).

[5] SCHENK, F.: Mschr. Geburtsh. **82**, (1929).

Hirnteils finden und bis in die Ventrikelgegend verfolgen kann. Die gleichen homogenen oder körnigen Schollen werden aber besonders häufig im Bereich des Infundibularstiels angetroffen (Abb. 24), und es unterliegt keinem Zweifel, daß sie aus seinem (drüsigen) Epithelbelag stammen. Dieser zeigt bei vielen Tieren (z. B. bei der Katze) nicht nur eine weit stärkere Entfaltung als beim Menschen, sondern auch einen eigenartigen, gefäßreichen follikulären Bau[1], und seine kleinen, von hohen Zellen ausgekleideten Bläschen enthalten anscheinend dasselbe Sekret, das bis zum Ventrikelependym und weit in die Gehirnsubstanz hinein nachweisbar ist[2].

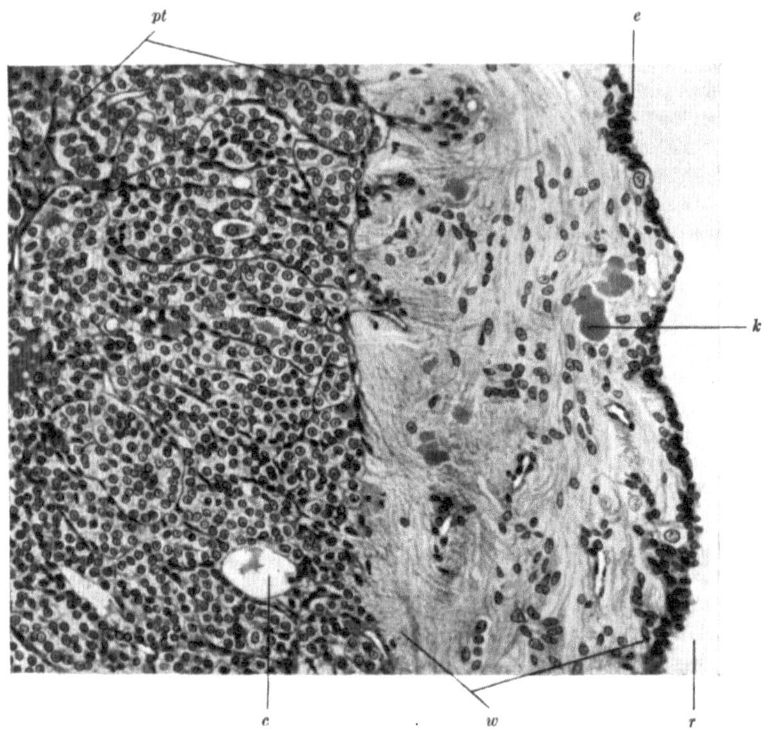

Abb. 24. Hypophyse, Katze. *pt* = Processus tuberalis (epithelialer Belag des Infundibularstiels). *c* = sekrethaltiges Cystchen im Stielbelag; *r* = Recessus infundibuli, von Ependym (*e*) ausgekleidet; *k* = Sekretklümpchen, sog. „hyaline Körper" in der Infundibularwand (*w*). Vergr. 200.

Beim *Menschen* ist ein richtiger Epithelsaum nur in der ersten Lebenszeit vorhanden und durch die Hypophysenhöhle vom Hauptteil getrennt; doch ist er stets nur ganz schmal und auf wenige Zellschichten beschränkt. Bemerkenswert ist, daß zu dieser Zeit regelmäßig kleine, beim Erwachsenen nicht mehr vorhandene *seröse Drüschen* mit der Hypophysenhöhle in Verbindung stehen[3].

Auch die „Pars tuberalis" der menschlichen Hypophyse ist nur schwach entwickelt. Sie umhüllt den Infundibularstiel als ein dünner, aus wenigen vas-

[1] KOHN, A.: Morphologische Grundlagen (siehe Zusammenfassende Darstellungen S. 3).
[2] HERRING, P. T.: Zitiert auf S. 31. — BIEDL, A.: Zitiert auf S. 31. — CELESTINO DA COSTA, A.: C. r. Assoc. Anat.; Réun. **18** (1923) — C. r. Soc. Biol. **92** (1925). — COLLIN, R.: Zitiert auf S. 31. — SOYER, CH.: Zitiert auf S. 33.
ERDHEIM, J.: Sitzgsber. Akad. Wiss. Wien, Math.-naturwiss. Kl. **1904**. — KRAUS, E. J.: Zitiert auf S. 31, Anm. 2.

cularisierten Zellbalken bestehender Epithelbelag, der stellenweise auch einige Inseln von *Plattenepithel* enthält[1].

Die *Blutgefäße* der Orohypophyse kommen aus der Carotis interna und liefern ein reichliches Netz sehr weiter Capillaren, die nur durch zarte Bindegewebshüllen vom sekretorischen Epithel geschieden werden; die größeren Gefäße sind in ein etwas stärkeres, paariges, hilusartiges Bindegewebslager eingebettet.

Der *Weg der Inkrete* ist nicht genau bekannt. Zweifellos gelangen sie größtenteils in den allgemeinen Kreislauf, aber aus dem hirnnahen (juxtaneuralen) Drüsenbereich werden sie — obgleich man diesem beim Menschen keine festumgrenzte Sonderstellung einräumen kann — wenigstens teilweise, wohl auch in den Hirnteil eindringen. Man darf die daselbst leicht auffindbaren Hyalin- oder Kolloidkügelchen zumindest als Anzeichen einer solchen ventrikelwärts gerichteten Stoffwanderung gelten lassen. EDINGER stellte durch Einstichinjektionen in die Orohypophyse pericelluläre und perivasculäre „Sekretröhren" dar, in denen die Inkrete den Gewebsspalten der Neurohypophyse — nicht aber dem Ventrikel — zugeführt werden sollen. Doch lassen sich gegen das Verfahren wie gegen die Schlußfolgerungen begründete Einwände erheben[2].

Die Nerven des Vorderlappens kommen aus dem Plexus caroticus (LUSCHKA, PINES), begleiten die Blutgefäße und sollen auch in Beziehung zu den Sekretionszellen treten[3].

Für die Pathologie ist es von Wichtigkeit, daß abgesprengte Keime oder auch die ganze Anlage der Orohypophyse irgendwo auf dem Wege vom Ursprung bis zum Türkensattel steckenbleiben können. Regelmäßig findet man die schon erwähnte kleine Pharynxhypophyse am Rachendach, und in pathologischen Fällen, besonders häufig bei Anencephalen, kann ein Teil oder auch die ganze Orohypophyse ohne Zusammenhang mit dem Gehirn im offengebliebenen Canalis craniopharyngeus gefunden werden[4].

Wenn wir auch nur die *epitheliale Glandula pituitaria* als das spezifisch inkretorische Organ ansehen, so muß doch auch der Hirnteil (Infundibularorgan), mit dem sich diese neurotrope Drüse so innig verbindet, einer näheren Betrachtung unterzogen werden. Das *Infundibularorgan* kann seinem Wesen nach weder ganz noch teilweise der Hypophyse zugezählt werden, sondern ist ein eigenartiger Gehirnabschnitt, der trotz des in älterer und neuerer Zeit behaupteten Nervenreichtums[5] nicht zu eigentlichen Hirnfunktionen berufen erscheint. Nicht Nervenzellen noch Nervenbahnen bilden das Haupt- und Eigengewebe der „Neurohypophyse", sondern große, plasmareiche, langgestreckte, spindelförmige und verzweigte Zellen, welche besonders im höheren Alter eine Menge dunkelbrauner Pigmentkörnchen enthalten[6] und den Gliazellen verwandt sind, die auch hier nicht fehlen und das dichte Faserwerk des Organs erzeugt haben. Die Art und Bedeutung dieses Gewebes ist noch unklar, aber so viel steht fest, daß es aus dem Medullarepithel abstammt. Dieses bringt nicht nur Neuronen

---

[1] ERDHEIM, J.: Zitiert auf S. 34, Anm. 3.

[2] EDINGER, L.: Arch. mikrosk. Anat. **78** (1911).

[3] LUSCHKA, H.: Zitiert auf S. 28. — PINES, J. L.: J. Psychol. u. Neur. **32** (1925).

[4] LUSCHKA, H.: Zitiert auf S. 28. — ERDHEIM, J.: Beitr. path. Anat. **46** (1909). — HABERFELD, W.: Frankf. Z. Path. **4** (1910). — MAUKSCH, H.: Anat. Anz. **54** (1921). — KOHN, A.: Arch. mikrosk. Anat. u. Entw.mech. **102** (1924).

[5] CAJAL, S. R.: Anat. Soc. españ. de Histor. natur., Ser. 2, **3** (1894). — GEMELLI, A.: Anat. Anz. **28** (1906). — TELLO, F.: Trab. Labor. Invest. biol. **10** (1912) — Rev. Clin. de Madrid **1912**. — GREVING, R.: Die zentralen Anteile des vegetativen Nervensystems. In Möllendorffs Handb. d. mikr. Anat. 4. Berlin: Julius Springer 1928.

[6] KOHN, A.: Arch. mikr. Anat. **75** (1910). — LUBARSCH, O.: Berl. klin. Wschr. **1917**. — STUMPF, R.: Virchows Arch. **206** (1911); **209** (1912). — VOGEL, M.: Frankf. Z. Path. **11** (1912).

hervor, die gleichsam seine genealogische Hauptlinie oder Primogenitur darstellen, sondern auch eine sehr vielgliedrige Nebenlinie (Sekundogenitur), zu der man das Ependym, das Gliagewebe, aber auch manche organoide Bildungen, wie die Plexus chorioidei, das Pinealorgan und schließlich die Paraganglien des peripherischen Nervensystems, rechnen kann. Alle diese Glieder der neurogenen Sekundogenitur sind nicht für nervöse, sondern mehr für stoffliche Leistungen eingerichtet, und ihnen darf wohl auch die Neurohypophyse zugezählt werden. Wenn sie auch nicht so zellreich ist wie die Epiphyse, so läßt doch ihr eigenartiger geweblicher Aufbau und die gute Blutgefäßversorgung diese Einreihung durchaus annehmbar erscheinen. Es wäre also denkbar, daß das Infundibularorgan nicht bloß als passive Leitungsbrücke für die Einfuhr von Inkreten aus dem angrenzenden epithelialen Drüsengewebe zu dienen hätte, sondern daß es vielmehr auch zu *eigenen stofflichen Leistungen* befähigt und an den wirksamen *Extrakten,* die man aus ihm bereiten kann, nicht unbeteiligt wäre. Das verdient um so mehr Beachtung, als das Infundibularorgan trotz seines abweichenden Baues doch nichts anderes als einen *Hirnteil* darstellt, der ohne scharfe Grenze in die eigentliche Hirnsubstanz des Tuber cinereum übergeht. Von den Neurologen wird dagegen in neuerer Zeit gerade sein nervöser Charakter wieder mehr in den Vordergrund gerückt, und JOSEPHY meint, daß man den Hypophysenstiel als einen *Hirnnerv* ansehen könne, der zur Hypophyse zieht[1].

Erschwert wird die Beurteilung der Eigenleistung der Neurohypophyse dadurch, daß sie eine Menge *ortsfremder Elemente* beherbergt, die aus dem benachbarten Drüsenteil eingedrungen sind. Außer freien Sekretklümpchen verschiedener Größe kann man, reichlicher bei älteren Leuten, auch kolloidhaltige Epithelcysten, ferner Epithelzellen — einzeln oder gruppenweise — meist basophiler Art, in gutem Erhaltungszustande oder in Zerfall begriffen, regelmäßig antreffen.

Eine Glandula pituitaria findet sich bei allen *Wirbeltieren,* und schon bei den niedersten Klassen tritt die besondere räumliche und funktionelle Beziehung zum Zwischenhirn deutlich in Erscheinung. Im Gegensatze zum Menschen ist bei ihnen die hirnnahe — und wohl auch in ihrer Funktion hirnwärts gerichtete — Grenzschicht sehr gut entwickelt. Sie besitzen einen deutlich unterscheidbaren ,,Zwischenlappen“, der bei Fischen, Amphibien und selbst noch bei manchen Säugetieren einen ansehnlichen und eigenartigen Hypophysenteil bildet (STENDELL[2]).

Aber der Wegfall einer eigenen abgrenzbaren ,,Pars intermedia“ beim Menschen braucht noch keineswegs eine Minderung der funktionellen Beziehungen zwischen Hypophyse und Gehirn zu bedeuten. Vielmehr könnten diese infolge der fortschreitenden *Vereinheitlichung* des gesamten epithelialen Inkretionsorgans und der Aufhebung jeglicher Grenze zwischen Oro- und Neurohypophyse sogar eine Erweiterung und Steigerung erfahren haben.

Anhang: Die Zirbel (Epiphysis cerebri, Conarium, Corpus pineale).

Die Epiphyse[3] soll im Anschluß an die Hypophyse besprochen werden, weil sie in mancher Beziehung ein Gegenstück zum Infundibularorgan (Neuro-

---

[1] JOSEPHY, H.: Das Zwischenhirn. In Hirschs Handb. d. inn. Sekr. (siehe Zusammenfassende Darstellungen S. 3).

[2] STENDELL, W.: Die Hypophysis cerebri. In Oppels Lehrbuch der vergl. mikr. Anat. der Wirbeltiere 8. Jena: Fischer 1914. — HALLER, B.: Gegenbaurs Jb. **25** (1896) — Arch. mikrosk. Anat. **74** (1909) — Anat. Anz. **37** (1910).

[3] STUDNIČKA, F. K.: Die Parietalorgane. Oppels Lehrbuch d. vergl. mikr. Anat. d. Wirbeltiere 5. Jena: Fischer 1905. — BERBLINGER, W.: Die Glandula pinealis. Handbuch Henke-Lubarsch 8 (1926) (siehe Zusammenfassende Darstellungen S. 3). — LAIGNEL-LAVASTINE, M.: Glande pinéale. Traité de Physiol. **4** (1928) (siehe Zusammenfassende Darstellungen S. 3).

hypophyse) darstellt. Ihr Wesen überhaupt und ihre inkretorische Bedeutung im besonderen sind noch nicht genügend klargestellt, und so erschien es am passendsten, ihre Besprechung vorläufig hier einzuschalten.

Sie *entwickelt*[1] sich als eine Ausstülpung am Dache des dritten Ventrikels und ist daher ein Abkömmling des Medullarepithels, das hier wiederum kein Nervengewebe, sondern ein ganz eigenartiges Organ hervorbringt, das, in der Medianfurche des vorderen Vierhügelpaares gelegen, mit seinem Mutterboden dauernd vereinigt bleibt und in seinem basalen Ansatzteil auch noch eine kleine Ausbuchtung des Ventrikels, den Recessus pinealis, beherbergt.

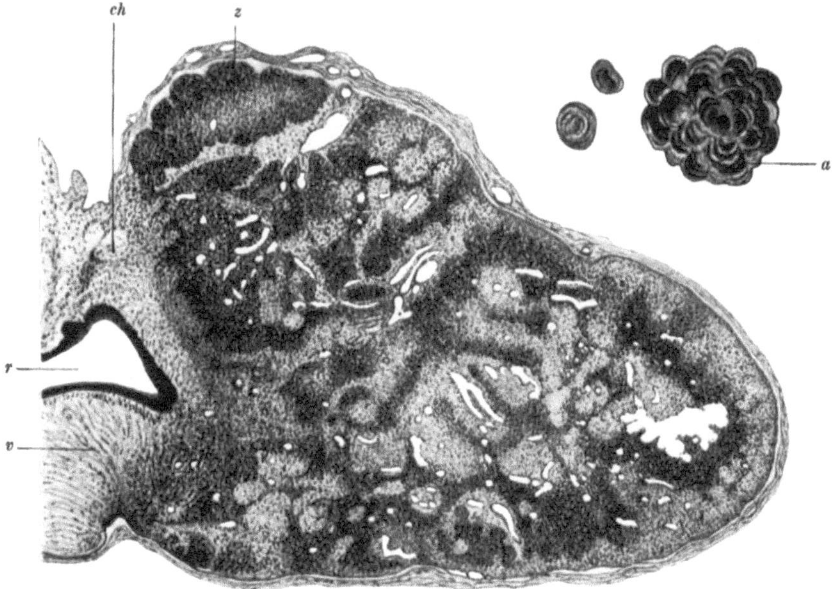

Abb. 25. Epiphyse, neugeborenes Kind, Übersichtsbild, Vergr. 32. Oben Hirnsand aus der Epiphyse einer 69jähr. Frau, Vergr. 160. *z* = Zellballen; *ch* = Commissura habenul. sup.; *v* = Verbindung zur Commissura post.; *r* = Recessus pinealis; *a* = Acervulus (Hirnsand). (Aus SCHAFFERs Histologie.)

Die Zirbel des Menschen ist zapfenförmig, etwa 8 mm lang, 6 mm breit, 4 mm dick und wiegt durchschnittlich 0,16 g[2]. Sie geht ventral in die Commissura posterior über und steht dorsal durch die „Zirbelstiele" mit den hinteren Seh-hügelpolen in Verbindung. Dieser Zusammenhang wird wahrscheinlich nicht ohne Bedeutung sein. Man darf annehmen, daß etwaige Inkrete nicht nur in den allgemeinen Kreislauf, sondern auf dem Wege der Gewebsspalten auch zum Ventrikel und zur benachbarten Hirnregion gelangen können. Allerdings bringt die histologische Untersuchung keine sichere Entscheidung darüber, ob die Zirbel auch wirklich zu den Organen mit innerer Sekretion gehört.

Ihr fehlt der charakteristische *Drüsenbau*; weder Hohlräume nach Art der Schilddrüse noch Zellstränge nach Art der Epithelkörper sind ihr eigen. Ihre zelligen Elemente lassen überhaupt keine streng epitheliale Anordnung erkennen, sondern sind stets, mögen sie auch noch so nahe beisammen liegen, in ein dichtes,

---

[1] MARBURG, O.: Arb. neur. Inst. Wien **17** (1909); **23** (1920). — KRABBE, K. H.: Anat. H. **54** (1916). — TILNEY, F. and L. WARREN: Amer. Anat. Memoirs. Philadelphia 1919. — HOCHSTETTER, F.: Beitr. z. Entwicklungsgesch. d. menschl. Gehirns I/2. Wien-Leipzig 1923. — v. MEDUNA: Z. Anat. **76** (1925).
[2] UEMURA, S.: Frankf. Z. Path. **20** (1917).

das ganze Organ durchsetzendes Fasernetz eingebettet. Das ist echtes Gliafasergewebe, gleich der Neuroglia des Gehirns von bodenständigen Gliazellen erzeugt. Aber diese machen nur einen kleinen Bruchteil des reichen Zellbestandes des Organs aus; weitaus die Mehrheit ist, obwohl gleichen Ursprungs, verschieden von den faserbildenden Gliazellen und besteht aus verzweigten und aus fortsatzlosen, epitheloiden Zellen eigener Art. Von echten Epithelzellen unterscheiden sich diese epithelogenen „*Pinealzellen*" (KRABBE) dadurch, daß sie nicht in epithelialem Verband stehen, da allenthalben feine Gliafäserchen zwischen ihnen hindurchziehen (Abb. 26). Wohl aber bilden sie dichtzellige, durch stärkere gliöse Faserzüge getrennte Anhäufungen in Form von verzweigten, plumpen Parenchymsträngen

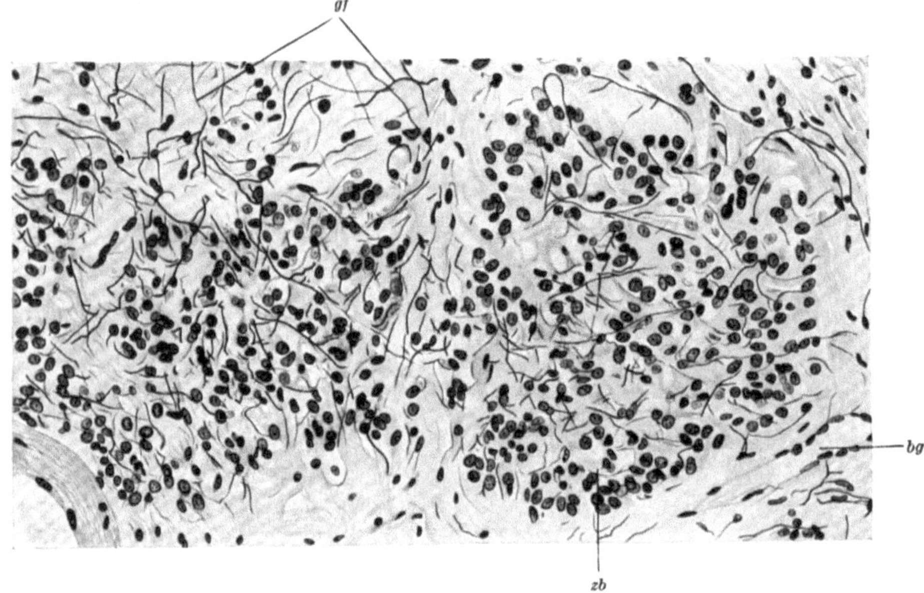

Abb. 26. Epiphyse, 18jähr. Mann; Vergr. 260. *zb* — Zellballen; *bg* = Blutgefäß; *gf* = Gliafaserwerk.

und rundlichen Läppchen, welche eine oberflächliche Ähnlichkeit mit „Lymphfollikeln" darbieten, die oft noch dadurch erhöht wird, daß ihre Außenschicht aus kleineren, dunkelkernigen, das Zentrum aus größeren, helleren Zellen besteht (s. Abb. 25). Namentlich im frühen Kindesalter ist dieses Verhalten sehr ausgesprochen; späterhin verschwinden die kleinen Zellen, und dadurch wird das Gewebsbild gleichmäßiger und eintöniger.

Das Cytoplasma der „Pinealzellen" ist im allgemeinen schwach färbbar und fein gekörnt, enthält aber zuweilen auch oxy- oder basophile Körnchen, Vakuolen und Pigment[1]. Ihre Kerne sind im Gegensatz zu den chromatinreichen Kernen der Gliazellen chromatinarm und durch auffallende färbbare Einschlüsse ausgezeichnet (DIMITROWA), die bald klein, bald größer, meist homogen und kugelig, aber auch gekörnt erscheinen und angeblich ihren Inhalt in das Cytoplasma durch „Kernexkretion" entleeren können (KRABBE, VON VOLKMANN).

Eine zarte Bindegewebskapsel umhüllt das Organ und dringt mit zahlreichen *Blutgefäßen* auch ins Innere ein; neben den gewöhnlichen fibroblastischen Binde-

[1] DIMITROWA, Z.: Le Nevraxe 2 (1901). — KRABBE, K. H.: Zitiert auf S. 37 — Endocrinology 7 (1923). — BERBLINGER, W.: Zitiert auf S. 36. — QUAST: Verh. anat. Ges. 37 (1928). — Río-HORTEGA, P. DEL: Libro en honor de D. S. Ramón y Cajal 1. Madrid 1922.

gewebszellen kommen auch vereinzelte Pigmentzellen, Lymphocyten, Leukocyten, Plasma- und ziemlich häufig Mastzellen vor. Die Gefäße, die von der
Tela chorioidea kommen und in die Venen des Plexus übergehen, sind, wie überall
im Zentralnervensystem, von perivasculären Lymphscheiden umgeben[1] (Abb. 27).
Die Mitteilungen über das Vorkommen von *Nerven* sind sehr widerspruchsvoll;
aber mit Sicherheit kann man behaupten, daß die Zirbel keine nervöse Funktion
ausübt.

Sehr bemerkenswert ist die frühzeitig einsetzende Parenchymverminderung,
die man auch als „*Involution*" zu bezeichnen pflegt. Ungefähr nach dem 7. Lebensjahr beginnt eine mit den Jahren fortschreitende Abnahme des Zellbestandes,
die mit einer Vermehrung des Fasergewebes und einer Reihe von regressiven

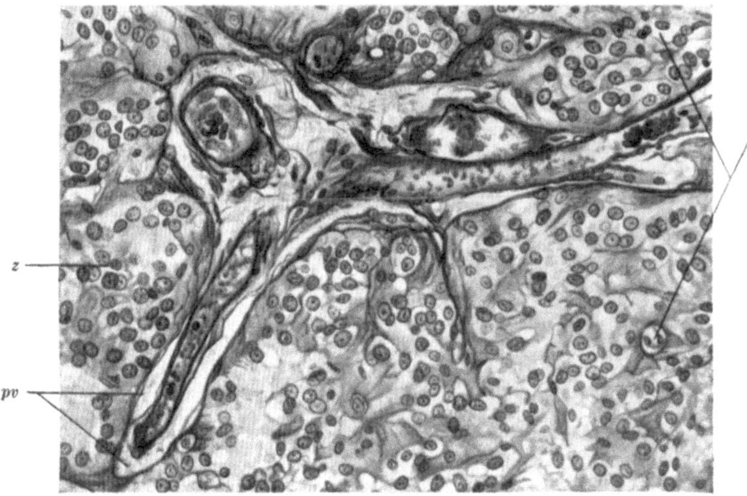

Abb. 27. Epiphyse, 53jähr. Mann; Vergr. 220. *z* = Zellparenchym (trotz des Alters reichlich); *pv* = perivasculäre Lymphräume.

Veränderungen einhergeht, Vorgänge, die alle danach angetan sind, die Leistungsfähigkeit des Organs erheblich herabzusetzen. Stellenweise kommt es zu ausgedehntem Zellschwund mit nachfolgenden Glianarben, selbst zu völliger Gewebseinschmelzung mit Cystenbildung und zu einer allgemeinen Durchsetzung des
ganzen Organs mit „Hirnsand" (Acervulus), der aus konzentrisch geschichteten
kugel- oder maulbeerförmigen Ablagerungen von Kalk und Magnesia auf organischer Grundlage besteht (s. Abb. 25, *a*). So schwere Veränderungen sind mit der
Annahme einer wichtigen Funktion der Zirbel — wenigstens für den erwachsenen
Menschen — nicht gut vereinbar, wenn auch nicht bestritten werden kann,
daß eine gewisse Menge funktionsfähigen Gewebes bis ins Alter erhalten bleibt[2]
(Abb. 27). Dagegen wird ihr für das Kindesalter eine bedeutungsvolle Rolle allgemein zuerkannt, da ihre vorzeitige Vernichtung durch Geschwülste u. dgl.
zu naturwidriger Frühreife führen soll, und es fragt sich, in welcher Weise sie
den Organismus so tiefgreifend beeinflussen könnte.

Ein typischer Aufbau, der die Einordnung in ein bestimmtes Organsystem
rechtfertigen würde, fehlt der Zirbel. Nach Abkunft, Gewebsart und organischem

---

[1] Achúcarro u. Sacristán: Trab. Lab. Inv. biol. Univ. Madrid **10** (1912); **11** (1913).
[2] Schlesinger, H.: Arb. neur. Inst. Wien **22** (1917). — Uemura, S.: Zitiert auf S. 37.
— Berblinger, W.: Zitiert auf S. 36, Anm. 3.

Zusammenhang ist sie ein Anhangsorgan des Gehirns, das aber nicht zu nervösen Leistungen befähigt ist. Sie ist auch keine Drüse, jedenfalls nicht im morphologischen Sinne; vielleicht ist sie es aber doch, wenn auch nicht dem Baue, so doch der Wirkung nach. Das ist so gemeint, daß ihre einzelnen Zellen — ohne drüsenartige Verbände zu bilden — gleichsam jede für sich, inkretorisch zu wirken imstande sein könnten, so daß ihre Gesamtwirkung der einer endokrinen Drüse gleichkommen würde.

Die Abfuhr der fraglichen Inkrete könnte wenigstens zum Teile durch den Kreislauf erfolgen, aber auch der Weg längs der perivasculären Lymphspalten

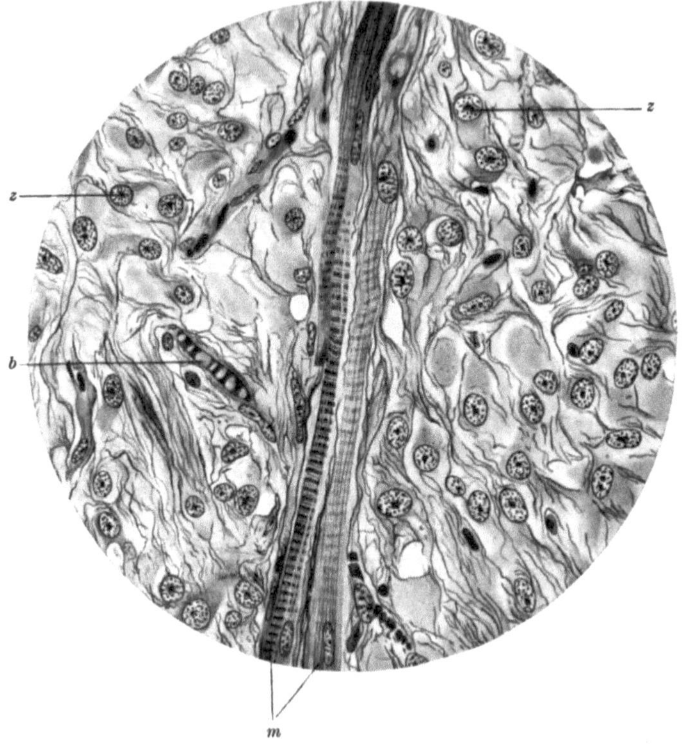

Abb. 28. Epiphyse, Rind; Vergr. 650. *m* = quergestreifte Muskelfäserchen; *z* = Pinealzellen, in ein gliöses Fasernetz eingelagert; *b* = capillares Blutgefäß mit Blutkörperchen.

der Blutgefäße zu den benachbarten (regionären) Gehirnzentren und zum dritten Ventrikel dürfte ihnen offenstehen.

Die Morphologie muß ihr Unvermögen einbekennen, der Zirbel eine bestimmte Stellung im System der Organe anzuweisen und über ihre Betätigung ein maßgebendes Urteil zu fällen. Das hat seinen Grund wohl auch darin, daß sie zu den „rudimentären Organen" gehört, die ehemals ganz anderen Zwecken dienten, in der Folge eine tiefgreifende Wandlung ihres morphophysiologischen Wesens durchmachten und neue Aufgaben im Getriebe des Organismus übernommen haben. In der Gegend, wo die Zirbel sich entwickelt, gingen und gehen sehr merkwürdige Dinge vor. Dort entstehen eigentümliche epitheliale Drüsenbläschen bei den Vögeln, das Parietalauge der Saurier und noch andere unklare Gebilde. Da wird es begreiflich, daß es nicht recht gelingen will, ein solches Organ in ein einfaches festgefügtes Schema einzuzwängen, und man wird sich nicht wundern dürfen, manchem rätselhaften

Befunde hier zu begegnen, wie den sonderbaren *quergestreiften* Muskelfäserchen in der Epiphyse des Rindes[1].

Sonst soll aus der *vergleichenden* Morphologie nur noch berichtet werden, daß bei keiner Tierart — und in der ganzen Wirbeltierreihe kommen Pinealorgane vor — so frühzeitige und schwere Rückbildungsvorgänge beobachtet wurden wie beim Menschen.

2. Nebenniere (Glandula suprarenalis)[2].

Die Nebenniere kann gleich der Hypophyse als eine *neurotrope* Drüse mit innerer Sekretion bezeichnet werden. Nur bei den Fischen bleibt sie ein rein epitheliales Organ, das bei den Haifischen zwischen den hinteren Nierenenden liegt und deshalb auch „*Interrenalkörper*" (BALFOUR 1877) oder „*Zwischenniere*" (C. RABL 1896) genannt wird[3]; bei allen höheren Wirbeltieren aber vollzieht sich eine — in der aufsteigenden Reihe zunehmende — Vereinigung mit andersartigen, dem Sympathicus entstammenden, also neurogenen Gewebselementen. Man gewinnt den Eindruck, daß sich der Sympathicus vermittels besonderer, ihm zugehöriger Gewebsbildungen mit der epithelialen Nebenniere in ähnlicher Weise in Verbindung setzt, wie das Gehirn vermittels seines Infundibularanhanges mit der Glandula pituitaria (s. Abb. 18 u. 19 auf S. 30). In einer früheren Zeit, als man den wahren Sachverhalt noch nicht kannte, wurde der neurogene Anteil wegen seiner zentralen Lage (bei den Säugetieren) als die „Marksubstanz" und die eigentliche epitheliale Nebenniere als die „Rindensubstanz" des Organs angesehen, und diese alten eingebürgerten Namen haben bis heute allen Versuchen, sie durch andere, der besseren Einsicht entsprechendere, wie etwa „Adrenal- und Interrenalgewebe" u. dgl. zu ersetzen, beharrlich widerstanden.

Die *Anlage*[4] der Nebenniere entwickelt sich bei allen Wirbeltieren aus Wucherungen des mesodermalen Cölomepithels, das die Leibeshöhle auskleidet;

---

[1] NICOLAS, A.: C. r. Soc. Biol. Paris **1900**. — DIMITROWA, Z.: Zitiert auf S. 38, Anm. 1. — KOHN, A.: Morphol. Grundlagen (siehe Zusammenfassende Darstellungen S. 3).

[2] ECKER, A.: Der feinere Bau der Nebennieren beim Menschen und den vier Wirbeltierklassen. Braunschweig 1846. — LEYDIG, F.: Zur Anatomie und Histologie der Chimaera monstrosa. Müllers Arch. Anat., Physiol. u. wiss. Med. **1851** — Beiträge zur mikroskopischen Anatomie und Entwicklungsgeschichte der Rochen und Haie. Leipzig 1852 — Untersuchungen über Fische und Reptilien. Berlin 1853 — Lehrbuch der Histologie des Menschen und der Tiere. Frankfurt 1857. — BRUNN, A. v.: Ein Beitrag zur Kenntnis des feineren Baues und der Entwicklungsgeschichte der Nebenniere. Arch. mikrosk. Anat. **8** (1872). — BALFOUR, F. M.: A Monograph on the Development of Elasmobranch Fishes. London 1878. — MITSUKURI, K.: On the Development of the Suprarenal Bodies in Mammalia. Quart. J. microsc. Sci. **22** (1882). — KOHN, A.: Die Paraganglien. Arch. mikrosk. Anat. **62** (1903) — Das chromaffine Gewebe. Erg. Anat. **12** (1903). — POLL, H.: Die Entwicklung der Nebennierensysteme. In Hertwigs Handbuch der Entwicklungsgeschichte **1904**. — LANDAU, M.: Die Nebennierenrinde. Jena: Fischer 1915. — BIEDL, A.: Nebennierensystem. In: Innere Sekretion, 3. Aufl. 1916 (siehe Zusammenfassende Darstellungen S. 3). — CELESTINO DA COSTA: Glandulas suprarenaes e suas homologas. Lisboa: Libanio da Silva. 1905. — GOLDZIEHER, M.: Die Nebennieren. Wiesbaden: Bergmann 1911. — LUCIEN, M. et J. PARISOT: Glandes surrénales et organes chromaffines. Traité d'Endocrinologie **3** (siehe Zusammenfassende Darstellungen S. 3). — JAFFÉ, R. u. J. TANNENBERG: Nebennieren. In Hirschs Handbuch der inneren Sekretion **1916**ff. (siehe Zusammenfassende Darstellungen S. 3). — DIETRICH, A. u. H. SIEGMUND: Die Nebennieren und das chromaffine System (Paraganglien, Carotisdrüse, Steißdrüse). In Henke-Lubarschs Handbuch **8** (1926) (siehe Zusammenfassende Darstellungen S. 3).

[3] RETZIUS: Obs. in anatomiam chondropterygiorum. Lund 1819 (zitiert nach ECKER). — RABL, C.: Gegenbaurs Jb. **24** (1896).

[4] JANOŠÍK, J.: Arch. mikrosk. Anat. **22** (1883). — INABA, MASAMARO: J. Coll. Sci., Imp. Univ., Japon **4** (1891). — FUSARI, R.: Arch. ital. Biol. **18** (1892). — RABL, H.: Arch. mikrosk. Anat. **38** (1891). — WIESEL, J.: Anat. H. **16** (1900); **19** (1902). — SOULIÉ, A.: C. r. Assoc. Anat. Sess. **4** (1902). — COLSON, R.: Archives de Biol. **25** (1910). — FISCHEL,

in der Folge löst sie sich vom Mutterboden ab und wird nach Art eines Epithel-
körpers zu einem verzweigten, reich vascularisierten Balkengerüst ausgestaltet.
Dieser einfache Bau bleibt aber nur bei den Fischen in seiner ursprünglichen
Reinheit erhalten, bei allen anderen Wirbeltieren mischen sich der epithelialen
Anlage reichlich neurogene Elemente aus dem Sympathicus bei. Insbesondere
bei Mensch und Säugetier wird sie von Sprossen junger unausgereifter Sym-
pathicuszellen durchsetzt, die in ihrem Innern zu einem ansehnlichen zentralen
Gewebslager heranwachsen, das man ohne Kenntnis seiner Herkunft und Eigen-
art für die „Marksubstanz" der Nebenniere halten mußte (s. Abb. 19 auf S. 30).

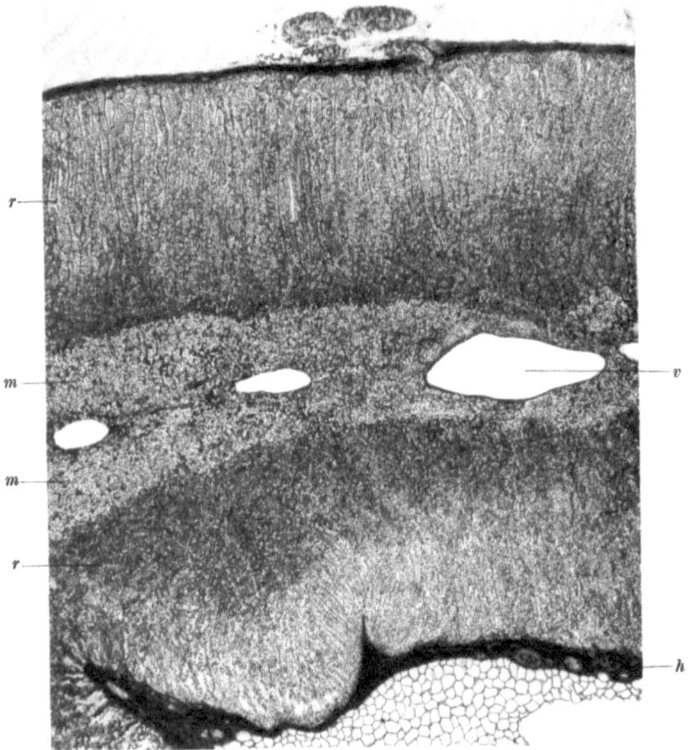

Abb. 29. Nebenniere, 31jähr. Weib, Übersichtsbild, Vergr. 25. *r* = Rinde; *m* = Marksubstanz; *v* = Vene;
h = Bindegewebshülle.

Tatsächlich handelt es sich aber um eine symbiotische Organgemeinschaft zwischen
einer epithelialen inkretorischen Drüse und eingedrungenen Sympathicusabkömm-
lingen besonderer Art. Während nämlich sonst aus dem zelligen Bildungsmaterial
des Sympathicus vorwiegend *Ganglienzellen* entstehen, liefert es innerhalb der
Nebenniere hauptsächlich nichtnervöse fortsatzlose „*Nebenzellen*", die vor allem
durch ihr Verhalten gegen Eisenchloridlösung (VULPIAN) und Chromsäure (HENLE)
gut gekennzeichnet sind. In den meisten Fixierungsflüssigkeiten werden sie durch
Verflüssigung und Auslaugung ihres Inhalts stark verändert; nur in Chromsäure
und Chromatlösungen lassen sie sich gut erhalten, wobei die feinen Körnchen

A.: Anat. H. **48** (1913). — CELSTINO DA COSTA: Mém. Soc. Portug. Sc. Nat. **4** (1917) — C. r.
Soc. Biol. Paris **83** (1920). — KOLMER, W.: Arch. mikrosk. Anat., 1 **91** (1918). — GOORMAGH-
TIGH, N.: Archives de Biol. **39** (1921). — HETT, J.: Z. mikrosk.-anat. Forschg **3** (1925). —
KOHNO, S.: Z. Anat. **77** (1925). — VULPIAN, A.: C. r. Acad. Sci. Paris **43** (1856).

ihres adrenalinerzeugenden Cytoplasmas eine dauerhafte Gelb- bis Braunfärbung annehmen. Die Chromfärbung der „Markzellen" war schon HENLE (1865) bekannt, und schon H. STILLING bezeichnete sie als „chromophile" Zellen[1]. Aber erst als ihre wahre Natur erkannt war, wurde diese sinnfällige Reaktion dazu benützt, ihnen einen bezeichnenden Namen zu verleihen. „*Chromaffine Zellen*" wurden sie von KOHN (1898) genannt, als er die Lehre vom sympathogenen „*chromaffinen Gewebssystem*" begründete; von POLL (1900) wurde die Bezeichnung „phäochrome Zellen" vorgeschlagen[2]. Wenn wir also inmitten der Nebenniere des Menschen und der Säugetiere ein mächtiges chromaffines Gewebslager antreffen, so wissen wir jetzt, daß dieses nicht gleich einer richtigen Marksubstanz aus der (epithelialen) Organanlage selbst hervorgegangen ist, sondern sein Dasein einer nachträglich eingedrungenen sympathogenen Zellsprossung verdankt und demgemäß mit dem Sympathicus auch dauernd in Verbindung steht. Ausgezeichnet ist diese intraglanduläre neurogene Kolonie vor allem durch den außerordentlichen Reichtum an *zelligen* Elementen, von denen die feinen Nervenendfasernetze ganz verdeckt werden, und weiter dadurch, daß die meisten ihrer Zellen *chromaffine* und nur ein verschwindender Bruchteil davon Ganglienzellen sind, während chromaffine Zellen im übrigen Sympathicusgebiet — von einzelnen größeren Ansammlungen (Paraganglien) abgesehen — nur in geringer Verbreitung vorkommen.

Was man „Rinde" und „Mark" der Nebenniere zu nennen pflegt, sind demnach zwei grundverschiedene Dinge. Die „Rinde" (Interrenalorgan, Zwischenniere) ist ein eigenes epitheliales inkretorisches Organ, ist die eigentliche Nebennieren*drüse*; die „Marksubstanz" dagegen wird dargestellt von einer fast nur aus chromaffinen Zellen bestehenden Ansiedlung des Sympathicus.

Der *Bau* der „Rinde" entspricht dem Typus des Epithelkörpers. Die Zellen sind zu Strängen vereinigt, die untereinander zusammenhängen und von weiten dünnwandigen Blutgefäßen umsponnen werden. Die Zellbalken halten eine ausgesprochen radiäre Richtung ein und werden durch kürzere Seitenäste zu einem Gerüstwerk verbunden. Seit J. ARNOLD unterscheidet man im Verlaufe der Zellstränge von außen nach innen drei Zonen.

Eine schmale oberflächliche Schicht, in der die Zellen zu kugeligen Ballen gruppiert sind und deren Blutcapillaren demzufolge rundliche Maschen bilden, wird „Zona glomerulosa" genannt, die mittlere breiteste Schicht aber „Zona fascicularis", weil ihr charakteristisches Aussehen durch den radiären Säulenbau der Zellstränge bestimmt wird; weiter nach innen lösen sich diese in ein kurzbalkiges Netzwerk auf, dem die innerste marknahe Rindenschicht ihren Namen „Zona reticularis" verdankt[3].

Jede dieser Schichten hat ihr besonderes Gepräge, das nicht allein durch die verschiedene Anordnung, sondern auch durch die besondere Beschaffenheit ihrer Zellen bedingt wird. Die Zellen der *Zona glomerulosa* sind plasmareich, feingekörnt, gut färbbar und machen einen indifferenten Eindruck. Ihre tiefere Lage wird — zusammen mit einer schmalen Zone der angrenzenden Fascicularis — auch als die „Keimschicht" bezeichnet; denn hier spielen sich auf mitotischem Wege die Wachstumsvorgänge ab, welche unter Umständen — so in der

[1] HENLE, J.: Z. rat. Med., Reihe 3, **24** (1865). — STILLING, H.: Rev. Méd. **10** (1890); — Rec. inaug. de l'Univ. Lausanne **1892** — Anat. Anz. **15** (1898).

[2] KOHN, A.: Über die Nebenniere. Prag. med. Wschr. **23** (1898) — Arch. mikrosk. Anat. u. Entw.mechan. **53** (1898) — Anat. Anz. **15** (1899) — Prag. med. Wschr. **27** (1902) — Die Paraganglien **1903** (zitiert auf S. 41) — Das chromaffine Gewebe. Erg. Anat. **12** (1903). — POLL, H.: Inaug.-Diss. Berlin 1900.

[3] ARNOLD, J.: Virchows Arch. **35** (1866).

Gravidität — bei Mensch und Tier zu einer merklichen Verbreiterung der Rinde führen können[1]. Allerdings scheint, nach Untersuchungen an Tieren, die Rindensubstanz beim weiblichen Geschlecht überhaupt, und auch schon vor der Geschlechtsreife, stärker entwickelt zu sein als beim männlichen[2]. Bei manchen Tieren (Pferd, Hund) sind die Zellen der Zona glomerulosa hochzylindrisch und in Form schlanker Säulen und Arkaden angeordnet. Die Zellen der *Zona fascicularis* sind hell, wenig färbbar, von glänzenden Fett- und Lipoideinlagerungen erfüllt, die sich vorwiegend als doppelbrechendes Cholesterin und dessen Ester erweisen[3] und die gelbbraune Färbung der frischen Nebenniere verursachen. Da bei der üblichen Herstellung mikroskopischer Präparate die Lipoide zumeist gelöst werden, erscheinen die Zellen gewöhnlich sehr hell, substanzarm und wabig gebaut (Abb. 30). Weiter nach innen, gegen die Marksubstanz hin, werden die Zelleinschlüsse spärlicher oder erscheinen (bei manchen Tieren) in veränderter Form als „siderophile" (mit Eisenhämatoxylin stark färbbare) Körnchen[4] im dichtergefügten Cytoplasma. Die Zellen werden dabei immer kleiner, zeigen häufig verschiedene Anzeichen der Entartung und des Verfalls und einen mit den Jahren zunehmenden Gehalt an *Pigment* (Lipofuscin)[5]. Dieses kennzeichnet geradezu die *Zona reticularis* und ist die Ursache dafür, daß sich bei älteren Leuten die gelbe Rindensubstanz mit einem dunkelbraunen Saum gegen die hellgraue Marksubstanz abgrenzt. Alle diese Anzeichen sprechen dafür, daß die Wachstums-, Lebens- und Leistungsfähigkeit der Rindenzellen von außen nach innen abnimmt.

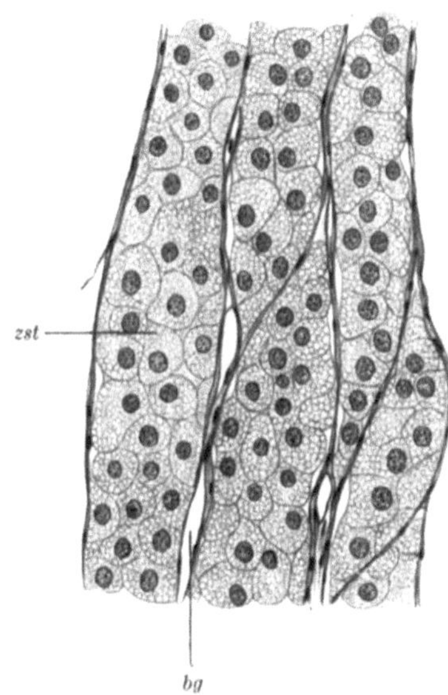

Abb. 30. Nebenniere, Mensch; Rindensubstanz, Zona fascicularis. Wabiger Bau der Lipoidzellen; *zst* = Zellstränge; *bg* = Blutgefäß.

Die Organgestaltung der fetalen menschlichen Nebenniere geht mit einer merkwürdigen *Falten-* und *Furchenbildung* einher. Insbesondere am Gefäßhilus kommt es zu einer tiefen Einziehung, derzufolge ein schmaler umgekrempelter Belag von Rindensubstanz die Hauptvene eine Strecke weit nach innen begleitet. Natürlich ist die Schichtung dieser „*zentralen Rinde*" (LANDAU) verkehrt, indem sie ihre Zona glomerulosa nach innen der Zentralvene zuwendet. Man wird

---

[1] GUIEYSSE, A.: C. r. Soc. Biol. Paris 51 (1899). — ASCHOFF, L.: Beitr. path. Anat. 46 (1909). — LANDAU, M.: Die Nebennierenrinde. Jena: Fischer 1915. — KOLMER, W.: Zitiert auf S. 42. — CELESTINO DA COSTA, A.: Assoc. Anat. 17 (1922). — HETT, J.: Z. mikrosk.-anat. Forschg 3 (1925).
[2] HETT, J.: Z. mikrosk.-anat. Forschg 13 (1928).
[3] KAWAMURA, R.: Die Cholesterinverfettung. Jena 1911. — ASCHOFF, L.: Beitr. path. Anat. 46 (1909). — CIACCIO, C.: Anat. Anz. 35 (1909). — BIEDL, A.: Innere Sekretion, 3. Aufl. 1916. (Enthält auch Literatur, Geschichte der Lipoidforschung und eigene Untersuchungen.) — LANDAU, M.: Zitiert in Anm. 1. — HUECK, W.: Verh. dtsch. path. Ges. 15, 1912; 20 (1925). — KUTSCHERA-AICHBERGEN, H.: Frankf. Z. Path. 28 (1922) — Verh. dtsch. path. Ges. 20 (1925). — MATERNA u. JANUSCHKE: Virchows Arch. 263 (1927).
[4] GUIEYSSE, A.: J. Anat. Physiol. 37 (1901). — MULON, P.: Bibliogr. Anat. 14 (1906). — CELESTINO DA COSTA, A.: Anat. Anz. 31 (1907) — C. r. Assoc. Anat. Réun. 17 (1922). — KOLMER, W.: Zitiert auf S. 42.
[5] HUECK, W.: Beitr. Path. Anat. 54 (1912). — LUCKSCH, F.: Beitr. Path. Anat. 53 (1912). — MULON, P.: C. r. Soc. Biol. Paris 74 (1913).

innerhalb der *Marksubstanz* nicht selten auf Teile dieser zentralen Rinde stoßen. Daneben kommen aber auch noch sonstige größere und kleinere abgesprengte Herde von Rindensubstanz inmitten des zentralen chromaffinen Gewebslagers vor, so wie umgekehrt chromaffine Zellen auch ins Rindengebiet einstrahlen, ja sogar bis an die Oberfläche des Organs reichen können. Aber trotz alledem sind die wesentlichen Elemente der Marksubstanz, die *chromaffinen Zellen*, Zellen besonderer Art und grundverschieden von denen der Rindensubstanz; denn sie gehören zum Sympathicus, aus dessen embryonalem Zellbestand sie neben Ganglienzellen und Nervenfasern als eigenartige „Nebenzellen" hervorgegangen sind. Gleichwohl sind sie keine eigentlichen „nervösen" Elemente, sondern offenbar für Leistungen stofflicher Art eingerichtet. Dafür spricht vor allem der

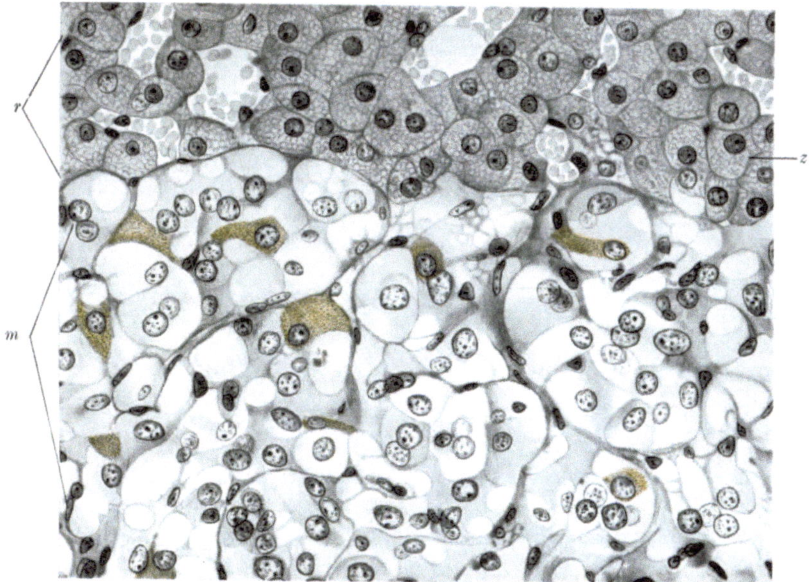

Abb. 31. Nebenniere, 31 jähr. Weib; Kaliumbichromat – Formolfixierung, Vergr. 400. Zellen (*z*) der innersten Rindenschicht (*r*) mit weiten Capillaren; *m* = Marksubstanz, von deren Zellen nur ein Teil chrombraun erscheint.

Umstand, daß man aus ihnen so leicht *Adrenalin* gewinnen kann. Schon durch die gebräuchlichen Fixierungsflüssigkeiten wird es den Zellen entzogen, welche sich deshalb nur schwer naturgetreu darstellen lassen und meist geschrumpft und unansehnlich erscheinen. Dagegen bleiben sie in *Chromsäure* und Chromat-lösungen gut erhalten, und in ihrem Cytoplasma werden dann reichlich feine gelb- bis braungefärbte Körnchen sichtbar, deren Menge und Färbbarkeit in den einzelnen Zellen sehr verschieden ist und ihrem jeweiligen Adrenalingehalt zu entsprechen scheint.

Die Markzellen sind polygonal, fast epitheloid aneinandergelagert und zu größeren Ballen und Strängen vereinigt. Mit geeigneten Methoden läßt sich aber die wichtige Besonderheit erkennen, daß sie in ein ungemein feines und eng-maschiges *Nervenfasernetz* eingebettet sind[1]. Darin gibt sich wieder ihre nahe

[1] FUSARI, R.: Arch. ital. Biol. **16** (1891). — DOGIEL, A. S.: Arch. f. Anat. **1894**. — GIACOMINI, E.: Arch. ital. Biol. **29** (1898). — ELLIOTT, T. R.: J. of Physiol. **46** (1913). — KOLMER, W.: Arch. mikrosk. Anat. I **91** (1918). — PINES, J. L.: Arch. f. Psychiatr. **70** (1924).

Beziehung zum Sympathicus kund, dem auch die wenigen Ganglienzellen angehören, die man einzeln oder in kleinen Gruppen innerhalb der „Marksubstanz"
anzutreffen pflegt.

Eine bindegewebige *Kapsel* umhüllt das Organ und entsendet in kurzen
Abständen feine, dem Parenchymgefüge angepaßte Fortsätze in Begleitung
der Blutgefäße ins Innere; das Bindegewebsgerüst des chromaffinen Marklagers
ist reich an elastischen Fäserchen.

Die zuführenden *Blutgefäße* kommen zum Teil aus der Aorta selbst, zum
Teil von Arterien der Nachbarschaft. Sie versorgen die Epithelstränge der Rinde

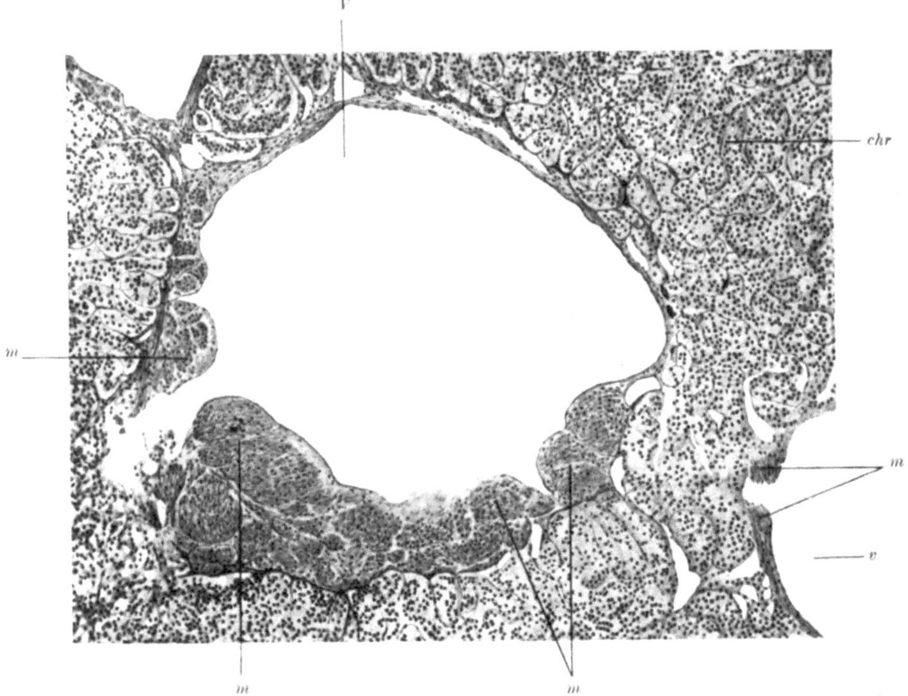

Abb. 32. Nebenniere, 25 jähr. Mann, Marksubstanz; Vergr. 60. *chr* = chromaffines Marklager. Größere (*V*) und
kleinere (*v*) Venen im Querschnitt mit (quergetroffenen) Längsmuskelbündeln (*m*) an der Einmündung zuführender Gefäßchen.

mit einem reichlichen Capillarnetz, das in der Zona reticularis am dichtesten
ist und infolge der besonderen Weite der (von einem Reticuloendothel ausgekleideten) Gefäße noch engmaschiger erscheint. Von den abführenden Venen
treten einige rückläufig durch die Kapsel aus, die meisten aber vereinigen sich
zu der inmitten des Organs verlaufenden Vena suprarenalis. Das Blut der rechten
Nebenniere wird der Vena cava, das der linken der Vena renalis zugeführt. Die
Marksubstanz bezieht ihr arterielles Blut aus einem eigenen, mehr kranial gelegenen
Arterienstämmchen, von welchem feine Ästchen, die „*Arteriae medullares propriae*" oder „Arteriae perforantes" (SRDÍNKO) direkt und unverzweigt bis zu
ihr vordringen[1]. Weitaus die Mehrzahl ihrer Gefäße hat aber venösen Charakter
und ist demgemäß im allgemeinen weit, dünnwandig und frei von Ringmuskelfasern. Die größeren sind jedoch stellenweise mit *Längsmuskelbündeln* aus

---

[1] SRDÍNKO, O.: Bull. internat. Acad. Sci. Bohême Prague **10** (1905). — TAMANN, H.:
Zieglers Beitr. path. Anat. **73** (1925).

gestattet, die sich an der Hauptvene und ihren Zuflüssen zu einem vollständigen Muskelmantel zusammenschließen. Dieser Gefäßmuskelapparat gelangt erst nach der Geburt allmählich zur vollen Ausbildung und dürfte für die Regelung des Blutabflusses von großer Bedeutung sein (MARESCH[1]), da er offenbar die Mündung der kleinen zuführenden Gefäßchen abzusperren vermag.

Lymphgefäße wurden im Bindegewebsgerüst und in der Kapsel nachgewiesen.

Der Reichtum der Nebenniere an *Nerven* ist allen Autoren aufgefallen. BERGMANN (1839) vermutet schon eine nähere Beziehung zum Nervensystem; nach HENLE ist der Nervengehalt größer als in irgendeinem anderen drüsigen Organ. KOELLIKER hat an der rechten Nebenniere des Menschen 33 Nervenstämmchen gezählt. Sie stammen hauptsächlich aus dem Plexus coeliacus, renalis und dem Nervus splanchnicus und bilden nahe der Kapsel häufig kleine Ganglien. An die Rinde geben sie nur einen geringen Teil ihres Faserbestandes ab, die Hauptmasse zieht zur *Marksubstanz*, um sich hier in ein dichtes Endgeflecht aufzulösen, von dem die einzelnen chromaffinen Zellen umsponnen werden[2]. Wenn man aber deshalb einfach sagen wollte, daß die Marksubstanz viel reicher innerviert werde als die Rinde, so würde damit das besondere Verhältnis der *chromaffinen Zellen zum Sympathicus* keineswegs entsprechend gekennzeichnet sein; denn diese beiden gehören von allem Anfang an zusammen.

Die genetische und essentielle Zugehörigkeit der chromaffinen Zellen zum Sympathicus wird auch bei der Beurteilung ihrer *Funktion* nicht unberücksichtigt bleiben dürfen. Es erscheint sehr fraglich[3], ob man der Eigenart dieses Gewebes, das ja nicht nur in der Marksubstanz, sondern auch außerhalb der Nebenniere weitverbreitet in sympathischen Nerven und Ganglien gefunden wird, genügend Rechnung trägt, wenn man seine Aufgabe lediglich darin erblickt, *Inkrete an den Kreislauf* abzugeben. Der morphologische Tatbestand würde eher dafür sprechen, auch eine engere funktionelle Beziehung zwischen chromaffiner Zelle und Nervenfaser anzunehmen, etwa in der Weise, daß die Nerven von den Zellen aus durch bestimmte, unmittelbar auf die Nervenendfasernetze wirkende Reizstoffe beeinflußt werden könnten[4], oder daß spezifische Zellerzeugnisse an die Nervenbahn abgegeben und in dieser weitergeleitet würden[5]. Dieser Vorgang würde der „*Neurokrinie*" französischer Autoren entsprechen[6].

Die *eigentliche Nebenniere* selbst — die „Rinde" in der üblichen Bezeichnung — gehört zweifellos zu den echten epithelialen Drüsen mit innerer Sekretion. Sie kann auch für sich allein bestehen, wie der Interrenalkörper der Haifische und das verbreitete Vorkommen *akzessorischer* „markloser" Nebennieren beweist. Solche werden bei Mensch und Säugetier gar nicht selten gefunden, am häufigsten in der Umgebung des Hauptorgans, manchmal aber auch ziemlich weit von ihm entfernt, längs der Vasa spermatica bis in die Nähe der Keimstöcke (Hoden — Nebenhodengrenze und Ligamentum latum). Sie enthalten in der Regel keine chromaffinen Elemente und stellen daher rein epitheliale Nebennieren dar, die

---

[1] MARESCH, R.: Wien. klin. Wschr. **1921**. — PEINDELAIRE: C. r. Soc. Biol. **83** (1920).

[2] BERGMANN, C.: Dissertatio de glandulis suprarenalibus. Göttingen 1839. — HENLE, J.: Die Blutgefäßdrüsen. Handb. d. system. Anat. d. Menschen 2. Braunschweig 1866. — BIEDL, A.: Pflügers Arch. **67** (1897). — KAHN, R. H.: Pflügers Arch. **169** (1917).

[3] ROGOFF, J. M.: Endokrinologie **5** (1929).

[4] KOHN, A.: Morphologische Grundlagen **1914**, 69 (zitiert auf S. 3) — Med. Klin. **1924**.

[5] LICHTWITZ: Arch. f. exper. Path. **58** (1908). — KOLMER, W.: Zitiert auf S. 45.

[6] MASSON, P. et L. BERGER: Sur un nouveau mode de sécrétion interne: La Neurocrinie. C. r. Acad. Sci., Paris **176** (1923). — COLLIN, R.: C. r. Assoc. Anat. Réun. **20** (1925) — La Neurocrinie hypophysaire. Paris: Doin & Cie. 1929. — CELESTINO DA COSTA, A.: C. r. Soc. Biol. Paris **97** (1927) — III. Congr. nacion. Medicina **1**, Lisboa 1928.

ihre Leistungsfähigkeit durch die im Bedarfsfalle eintretende vikariierende Hypertrophie erweisen. Die akzessorischen Nebennieren in der Umgebung des Hauptorgans werden wohl meistens aus abgesprengten Keimen seiner Anlage selbst hervorgehen, die entlegeneren aber wahrscheinlich selbständigen Nebenanlagen ihren Ursprung verdanken.

Die „Marklosigkeit" der akzessorischen Nebennieren kann als ein weiterer Beweis dafür gelten, daß das chromaffine Gewebe nicht zum Eigenbau der Nebenniere selbst gehört. Dasselbe lehrt auch die Entwicklungsgeschichte und die *vergleichende Morphologie*[1]. Bei den Amphibien treten nur wenige chromaffine Zellen mit der epithelialen Nebenniere in Verbindung; bei den Reptilien und Vögeln findet schon eine ausgiebige Vermischung der beiden Gewebsarten statt; aber erst bei den Säugetieren kommt es inmitten der Nebenniere zu der mächtigen chromaffinen Ansiedlung, welche den nicht ganz gerechtfertigten Namen „Marksubstanz" erhalten hat.

Die Zugehörigkeit des *chromaffinen Gewebes zum sympathischen Nervensystem* offenbart sich auch darin, daß chromaffine Zellen im ganzen Verbreitungsgebiet des Sympathicus gefunden werden (Abb. 33 bis 37). Darüber soll später noch ausführlicher berichtet werden. Hier wäre nur noch zu erörtern, ob die Morphologie etwas zur Lösung der Frage beitragen könne, was der in der aufsteigenden Tierreihe stetig wachsende *Zusammenschluß* der beiden Gewebsarten zu bedeuten habe. Es liegt nahe, an eine Arbeitsgemeinschaft zu denken, wie sie anscheinend zwischen Glandula pituitaria und Infundibularorgan besteht. Die eigenartigen Gefäßverhältnisse bei den Säugetieren legen die Vermutung nahe, daß das aus der Rinde in die Marksubstanz abströmende Venenblut der Tätigkeit der chromaffinen Zellen besonders förderlich sein könnte. Allerdings muß das außerhalb der Nebenniere gelegene („extraglanduläre") chromaffine Gewebe auch ohne diesen vermeintlichen Vorteil sein Auslangen finden.

Noch viele andere Fragen der Nebennierenbiologie harren ihrer Lösung. Die Nebennieren menschlicher *Feten* sind unverhältnismäßig groß; das Gewicht beider zusammen (rund 7 g)[2] bleibt nicht viel hinter dem des Erwachsenen zurück (5—10 g)[3]. Aber gleich nach der Geburt setzt eine beträchtliche Rückbildung der inneren *Rinden*schicht ein (physiologische Involution, E. THOMAS[4]), infolge deren das Gewicht auf die Hälfte herabsinkt, um erst allmählich wieder seine frühere Höhe zu erreichen. Man nimmt an, daß durch gewisse im mütter-

---

[1] LEYDIG, F.: Zitiert auf S. 41. — MAYER, S.: Sitzgsber. Akad. Wiss. Wien, Math.-naturwiss. Kl. **66** (1872) — Arch. f. Psychiatr. **6** (1876). — BALFOUR, F. M.: Zitiert auf S. 41. — DIAMARE, V.: Mem. Soc. ital. Sc., III. s. **10** (1896) — Anat. Anz. **15** (1899); **20** (1902). — GIACOMINI, E.: Proc. verb. R. Accad. Fisiocritici. Siena 1898 (Amphibien) und eine große Reihe weiterer wichtiger Arbeiten, von denen nur die Daten einiger angeführt seien: Atti Accad. Fisiocritici Siena, IV. s. **10** (1898) (Selachier) — Monit. zool. ital. **13** (1902) (Cyklostomen; Teleostier) — Mem. R. Accad. Sc. Bologna, VI. s. **5** (1908); **6** (1911); **8** (1912) — Monit. zool. ital. **13** (1902); **15** (1904) — Arch. ital. Anat. **18** (1921). — GRYNFELTT, E.: Bull. sci. France et Belg. **38**. Paris 1903. — PETTIT, A.: J. l'Anat. Physiol. **32** (1896). — VINCENT, Sw.: Proc. Birm. Nat. Hist. a. Phil. Soc. **10** (1896) — Trans. Zool. Soc. **14**, 3. London 1897 — Anat. Anz. **13, 14** (1897); **18** (1900) — J. of Physiol. **22** (1898) — Internat. Mschr. Anat. Physiol. **15** (1898) — Internal Secretion **1924** (siehe Zusammenfassende Darstellungen S. 3). — VINCENT, Sw. and F. R. CURTIS: J. of Anat. **62** (1927). — RAMALHO, A.: C. r. Soc. Biol. Paris **84** (1921) — C. r. Assoc. Anat. Réun. **18** (1923). — SRDÍNKO, O.: Arch. mikrosk. Anat. **62** (1903); **71** (1908). — BAECKER, R.: Z. mikrosk.-anat. Forschg **15** (1928).

[2] DIETRICH, A. u. H. SIEGMUND: Die Nebenniere. In Henke-Lubarschs Handbuch 8 (1926) (siehe Zusammenfassende Darstellungen S. 3).

[3] HAMMAR, J. A.. Z. mikrosk.-anat. Forschg **1** (1924). — MATERNA, A.: Z. Konstit.lehre **9** (1923).

[4] THOMAS, E.: Z. Kinderheilk. **4** (1912) — Mschr. Kinderheilk. **27** (1924). — KEENE, M. F. LUCAS and E. E. HEWER: J. of Anat. **61** (1927).

lichen Blut während der Schwangerschaft kreisende Hormone ein übermäßiges Wachstum der fetalen Nebennierenrinde angeregt wurde und erst nach Lösung der Frucht von der Mutter das der eigenen Entwicklungsstufe entsprechende Maß hergestellt wird (Synkainogenese, KOHN). Diese Erklärung erscheint um so annehmbarer, als auch die akzessorischen „marklosen" Nebennieren nach der Geburt einer Rückbildung anheimfallen.

Unaufgeklärt ist ferner die auffallende Kleinheit der Nebennierenrinde bei hirnlosen Mißgeburten (*Anencephalie*), die vielleicht durch den Ausfall des Zwischenhirns und seiner inkretorischen Anhangsorgane, besonders der Hypophyse, bedingt sein könnte[1]. Dabei tritt wieder die Artverschiedenheit von Rinde und Mark klar zutage; denn nur die Rinde allein wird von dieser Verkümmerung betroffen (WEIGERT[2]).

Anhang: Das chromaffine Gewebe[3].

Wenn ich eine kurze Besprechung des *chromaffinen Gewebes* hier einschalte, so geschieht dies hauptsächlich aus dem Grunde, weil es in so naher Beziehung zur Nebenniere steht. Ob es aber dem *endokrinen* System zuzurechnen sei, kann trotz gegenteiliger Ansicht der meisten Physiologen immer noch bezweifelt werden.

Die chromaffinen Zellen kommen im embryonalen Sympathicus zur Entwicklung, stammen also in letzter Linie vom Medullarepithel ab, das auch in diesem Falle

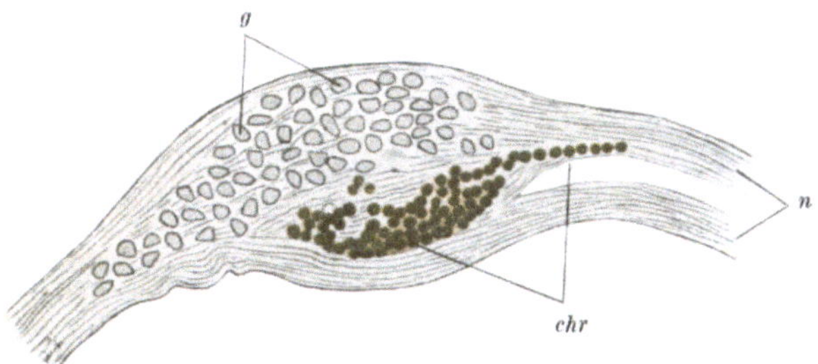

Abb. 33. Kleines sympathisches Ganglion, Katze, mit eingelagerten chromaffinen (*chr*) Zellen; nach Kaliumbichromatbehandlung durch Zupfen isoliertes und aufgehelltes Ganzpräparat. *g* = Ganglienzellen; *n* = Nervenstränge.

neben echten Ganglienzellen wieder eigenartige „Nebenzellen" hervorbringt, die durch besondere Beschaffenheit und Wirkung eine Sonderstellung einnehmen. Ihrer Herkunft entsprechend kommen sie im ganzen Verbreitungsgebiete des Sympathicus vor und sind keineswegs auf die Nebennieren allein beschränkt, wenn sie auch an keiner anderen Stelle in gleicher Reichlichkeit auftreten. Im Hals- und Brustabschnitt finden sie sich vereinzelt oder in Gruppen und Knötchen entlang und innerhalb sympathischer Nerven und Ganglien; im Bauchsympathicus aber bilden sie neben solchen kleineren Lagern auch größere Anhäufungen, die dann als selbständige, dem Sympathicus angeschlossene „chromaffine Körper" oder „*Paraganglien*" (KOHN) erscheinen.

Bei den Haifischen, deren Nebenniere (Interrenalkörper) keine Marksubstanz besitzt, stellt sich bei genauerer Untersuchung des sympathischen Grenzstranges heraus, daß jedes seiner Ganglien nur zum Teile aus Nervenzellen, zum anderen Teile aber aus einem chromaffinen Paraganglion besteht.

Beim Menschen und vielen Säugetieren begegnet man *chromaffinen Körpern* im Verlaufe der sympathischen Geflechte längs der großen Blutgefäße, und

---

[1] KOHN, A.: Arch. mikrosk. Anat. u. Entw.mechan. **102** (1924).

[2] WEIGERT, C.: Virchows Arch. **100** (1885); **103** (1886). — MEYER, R.: Ebenda **210** (1912). — ZANDER, R.: Beitr. path. Anat. **7** (1890). — KERN, H.: Dtsch. med. Wschr. **1911**. — ARMOUR, R. G. and T. R. ELLIOTT: J. of Path. **15** (1911). — MEYER, R.: Virchows Arch. **210** (1912). — LANDAU, M.: Zitiert auf S. 44. — BROWNE, F. J.: Edinburgh med. J. **25** (1920). — MAUKSCH, H.: Anat. Anz. **54** (1921).

[3] KOHN, A.: Zitiert auf S. 43.

manche von ihnen sind von solcher Größe und Beständigkeit, daß ihnen ein eigener Name verliehen werden konnte. Das gilt insbesondere von dem lang-gestreckten, durch Chromierung leicht nachweisbaren *Paraganglion aorticum abdominale*, das als einfacher oder geteilter, an der Vorderfläche der Bauchaorta hinziehender Strang bei Kaninchen, Katze und — in kräftigster Ausbildung — beim Hunde sich leicht darstellen läßt[1]. Beim neugeborenen Kinde legt es sich zu-meist hufeisenförmig um den Abgang der Arteria mesenterica inf. herum, als ein so ansehnliches und eigenartiges Gebilde, daß es von ZUCKERKANDL[2] schon durch einfache anatomische Präparation entdeckt werden konnte (Abb. 37). Während aber die außerhalb der Nebenniere gelegenen extrakapsulären oder „freien" Para-ganglien bei den Tieren zeitlebens, wenn auch mit verminderter Chromierbar-keit, fortbestehen, fallen sie beim Menschen — in auffallendem Gegensatz zur „Marksubstanz der Nebenniere" — nach einer kurzen Wachstumsfrist von etwa

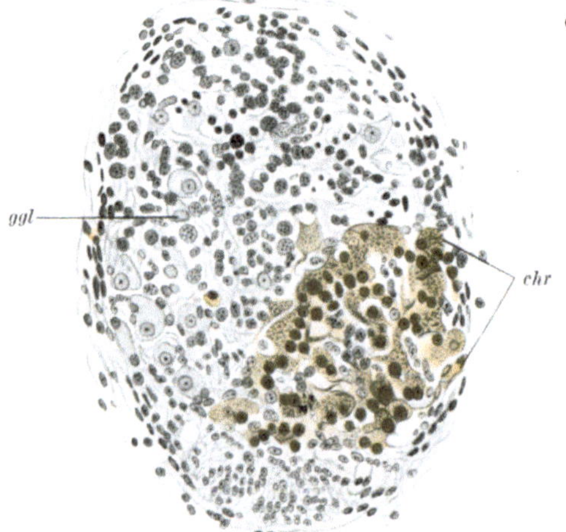

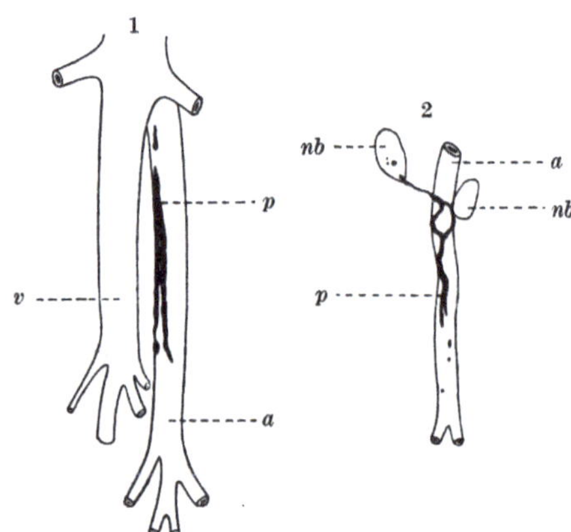

Abb. 34. Chromaffine (*chr*) Zellen innerhalb eines Ganglions (*ggl*) im Beckensympathicus eines früh-geborenen (7 Monate) Kindes.

Abb. 35. Paraganglion (*p*) aorticum abdominale 1. vom Hund. 2. vom neugeborenen Kaninchen. *a* = Aorta abdom.; *v* = Vena cava inf.; *nb* = Nebenniere.

18 Monaten frühzeitiger Rückbildung anheim (ZUCKERKANDL, IWANOW). Sie dürften dem Wettbewerb mit dem chromaffinen Gewebe der Marksubstanz, welches durch die eigentümliche Gefäßanordnung in der Nebenniere des Menschen außerordentlich begünstigt zu sein scheint, auf die Dauer nicht gewachsen sein.

Aus der weiten Verbreitung des chromaffinen Gewebes folgt, daß man sich bei der Beurteilung seiner *physiologischen Bedeutung* nicht so ausschließlich, wie dies gewöhnlich geschieht, auf die „Marksubstanz" allein beschränken darf. Be-denkt man, wie häufig chromaffine Zellen ganz vereinzelt oder in kleinen Gruppen

[1] KOHN, A.: Die Paraganglien. — Das chromaffine Gewebe. Zitiert auf S. 41. — STIL-LING, H.: Zitiert auf S. 43. — KOSE, W.: Sitzgsber. dtsch. naturw.-med. Ver. „Lotos" Prag 1898 — Anat. Anz. 22 (1902). — ASCHOFF, L.: Orth-Festschrift 1903. — POLL, H.: Zitiert auf S. 41. — ALEZAIS et PEYRON: C. r. Soc. Biol. 1906, 1907. — VINCENT, Sw.: Proc. roy. Soc. B. 82 (1910). — KAHN, R. H.: Pflügers Arch. 147 (1912); 169 (1917). — BORBERG, N. C.: Skand. Arch. Physiol. (Berl. u. Lpz.) 28 (1913). — BRUNI, A. C.: Anat. Anz. 42 (1912). — CELESTINO DA COSTA, A.: Bull. Histol. appl. 3.

[2] ZUCKERKANDL, E.: Verh. anat. Ges. 15 (1901). — BONNAMOUR et PINATELLE: Bibliogr. anatom. 11 (1902). — JACHONTOW: Inaug.-Diss. Kasan 1913. — IWANOW, G.: Z. Anat. 75 (1924); 77 (1925); 84 (1927); 91 (1930). — HANDSCHIN, E.: Beitr. path. Anat. 79 (1928). — WRETE, M.: Z. mikrosk.-anat. Forschg 9 (1927). — PELLEGRINI, E.: Monit. zool. ital. 16 (1906).

in gefäßarmen sympathischen Nerven und Ganglien vorkommen (Abb. 33 u. 34) und dabei allem Anscheine nach vollkommen funktionstüchtig-sind — im utero-cervicalen Gangliengeflecht der Maus hat man sogar gesetzmäßige physiologische Schwankungen, z. B. eine deutliche Zunahme chrombrauner Zellen in jeder Gravidität beobachtet (BLOTEVOGEL[1]) —, dann kann man sich des Eindruckes nicht erwehren, daß die Beziehungen des chromaffinen Gewebes zum Nervensystem beständiger und wohl auch bedeutsamer seien als zum Blutgefäßsystem. Es bleibt daher zweifelhaft, ob seine Funktion ausschließlich darin besteht, Adrenalin an den Kreislauf abzugeben.

Noch schwieriger wird die Frage, wenn wir in dieses Kapitel auch die *Carotis-und Steißdrüse*[2] einbeziehen. Über die Glandula carotica (Glomus caroticum) sind die Meinungen noch immer geteilt. Aber Entwicklung und Aufbau lassen kaum eine andere Deutung zu, als daß auch ihr Gewebe in einer nahen Beziehung zum Nervensystem steht. Ihre Zellen sind gleichfalls als neurogene „Nebenzellen"

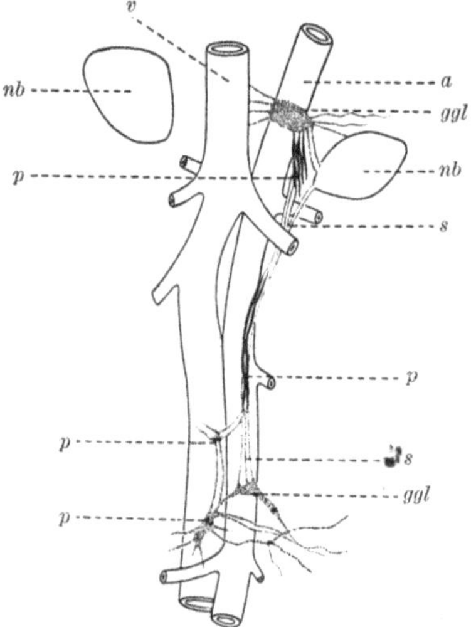

Abb. 36. Paraganglien (*p*) im sympathischen (*s*) Geflecht an der Bauchaorta (*a*) einer Katze. *ggl* = sympathische Ganglien; *nb* = Nebenniere; *v* = Vena cava inf.

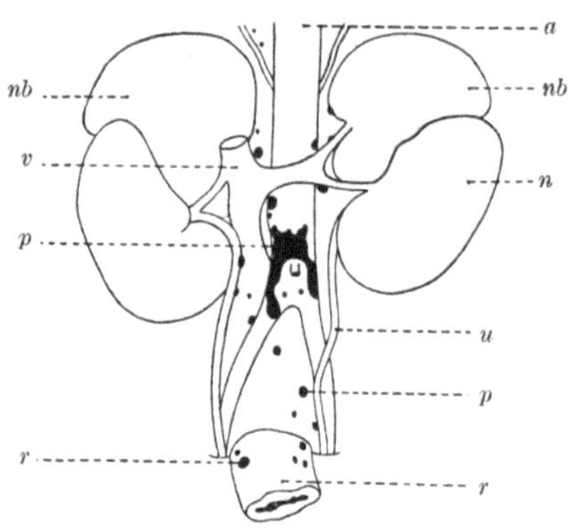

Abb. 37. Paraganglien (*p*) eines neugeborenen Kindes. *a* = Aorta; *n* = Niere; *nb* = Nebenniere; *r* = Rectum; *u* = Ureter; *v* = Vena cava inf.

und das Organ als ein in ein Nervengeflecht eingebettetes „*Paraganglion caroticum*" (KOHN) aufzufassen[3]. Die Zellen liegen gleich chromaffinen oft innerhalb der Nervenstämmchen, manchmal auch in Gesellschaft von Ganglienzellen, und an einzelnen läßt sich bei Mensch und Säugetier eine deutliche Chromfärbung hervorrufen. Aber es sind doch immer nur einzelne Zellen und Zellballen, welche diese Reaktion geben[4], und es ist bisher auch der physiologische Nachweis von Adrenalin nur äußerst selten (MULON) gelungen[5] (Abb. 38). Nach alledem wird man dem Paraganglion caroticum eine gewisse Sonderstellung unter den Paraganglien einräumen müssen. Andere bringen das Organ in nähere Beziehung zu den Blutgefäßen und wollen seine Zellen von abgeänderten Gefäßwandzellen ableiten, was diesen auch die unklare Bezeichnung „Perithelzellen" eingetragen hat[6]. Aber die

<hr>

[1] BLOTEVOGEL: Verh. anat. Ges. Wien **1925** — Z. mikrosk.-anat. Forschg **10** (1927); **13** (1928) — Anat. Anz. **63** (1927). — BLOTEVOGEL u. POLL: Med. Klin. **39** (1927).

[2] LUSCHKA, H.: Virchows Arch. **18** (1859) — Arch. Anat., Physiol. u. wiss. Med. **1862**; s. Anm. 2 auf S. 28. — ARNOLD, J.: Virchows Arch. **32, 33** (1865).

[3] KOHN, A.: Arch. mikrosk. Anat. **56** (1900).   [4] STILLING, H.: Zitiert auf S. 43.

[5] MULON, P.: Arch. gén. Méd. A. **81** II (1903).

[6] MARCHAND, F.: Internat. Beiträge z. wiss. Med. **1** (Virchow-Festschrift). Berlin 1891. — PALTAUF, R.: Zieglers Beitr. path. Anat. **11** (1892). — SCHAPER, A.: Arch. mikrosk. Anat. **40** (1892). — RABL, H.: Arch. mikrosk. Anat. **96** (1922).

Zugehörigkeit zum Nervensystem darf wohl als erwiesen gelten. Das geht auch aus allen älteren und neueren Untersuchungen hervor, die sich die Darstellung der Nerven zur Aufgabe machten[1]. Wie schon LUSCHKA und neuerdings RIEGELE für den Menschen feststellten, fand DE CASTRO auch bei der Maus, daß sich an der Bildung des Plexus intercaroticus außer dem Sympathicus auch noch der Vagus und Glossopharyngeus beteiligen. Das ist bemerkenswert, widerspricht aber keineswegs der paraganglionären Natur des Organs, wenn man unter Paraganglien *Neben*- oder *Anhangsorgane* des *peripherischen Nervensystems* versteht, deren zellreiches Gewebe im wesentlichen aus neurogenen Nebenzellen besteht. Verschiedenheiten im Gehalt an chromaffinen Zellen und Adrenalin[2] können allenfalls zur Aufstellung von Untergruppen führen, aber keineswegs die grundsätz-

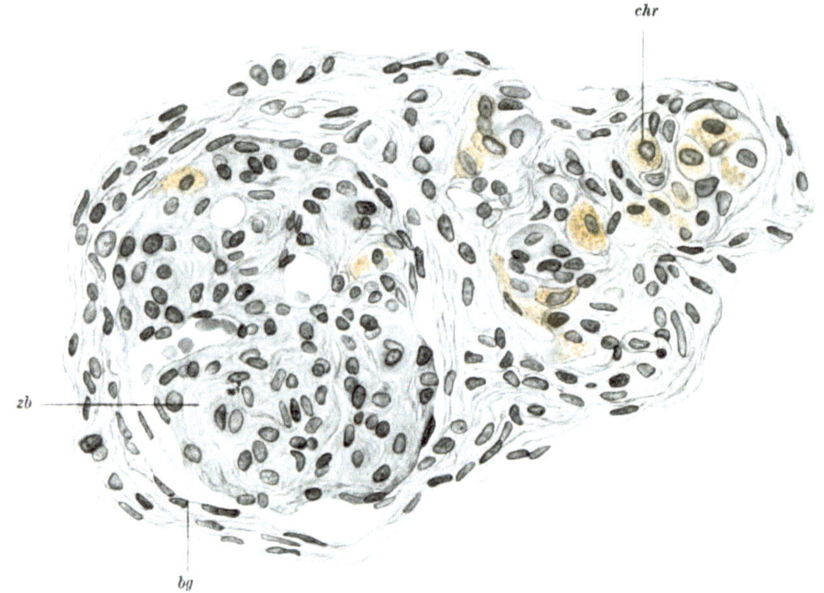

Abb. 38. Paraganglion caroticum (Carotisdrüse). 60jähr. Mann (anläßlich einer Sympathektomie gewonnen und lebensfrisch in 3,5% Kaliumbichromatlösung mit geringem Formolzusatz (5:100) fixiert). *zb* = Zellballen; *chr* = chromaffine Zellen; *bg* = Blutgefäß. Vergr. 550.

liche Zugehörigkeit zu den „neurogenen Nebenorganen" (Paraganglien) aufheben. Ob das Paraganglion caroticum sich überhaupt inkretorisch betätigt, ist unbekannt. Nachdrücklicher noch als für die chromaffinen Paraganglien ist hier die Forderung zu erheben, daß man doch auch die Möglichkeit *funktioneller Beziehungen zum Nervensystem* ernstlicher als bisher ins Auge fasse.

Von der *Steißdrüse* (Glomus coccygeum) will ich nur kurz sagen, daß ihr Bau dem des Paraganglion caroticum nicht unähnlich ist. Sie besteht aus gefäßreichen Zellballen, deren Elemente aber überhaupt keine Chromfärbung annehmen und daher ziemlich allgemein für eine besondere Art von Gefäßwandzellen gehalten werden (SCHUMACHER[3]). Da diese Deutung nicht ganz befriedigend

[1] GERARD, M. W.: Anat. Rec. **25** (1923). — DE CASTRO, F.: Trav. du labor. de rech. biol. de l'univ. Madrid **24** (1926); **25** (1927/28). — RIEGELE, L.: Z. Anat. **86** (1928).

[2] MÖNCKEBERG: Beitr. path. Anat. **38** (1905). — PAUNZ: Virchows Arch. **241** (1923). — SMITH, CHR.: Amer. J. Anat. **34** (1924). — DE WINIWARTER, H.: C. r. Soc. Biol. Paris **94** (1926). — BENOIT, A.: Archives de Biol. **38** (1928).

[3] ARNOLD, J.: Virchows Arch. **39** (1867). — STOERK, O.: Arch. mikrosk. Anat. **69** (1907). — SCHUMACHER, S. v.: Sitzgsber. Akad. Wiss. Wien, Math.-naturwiss. Kl. **94** III (1905) — Arch. mikrosk. Anat. **71** (1908).

ist, soll nicht verschwiegen werden, daß manche Forscher sich auch für eine
engere Zugehörigkeit der „Steißdrüse" zu dem die Endverzweigung der Arteria
sacralis media begleitenden sympathischen Nervengeflecht ausgesprochen haben
(Luschka, Jakobsson). Von einer Sekretionstätigkeit dieser „Drüse" ist aber
nur selten die Rede (Walker[1]).

III. Inkretorische Teilorgane.

1. Langerhanssche Inseln (Inselorgan des Pankreas).

Neben den bisher beschriebenen selbständigen inkretorischen Organen
gibt es solche, die als untergeordnete Teilorgane einem größeren, anderen Aufgaben dienenden Hauptorgan einverleibt sind. Dazu gehören die Langer-

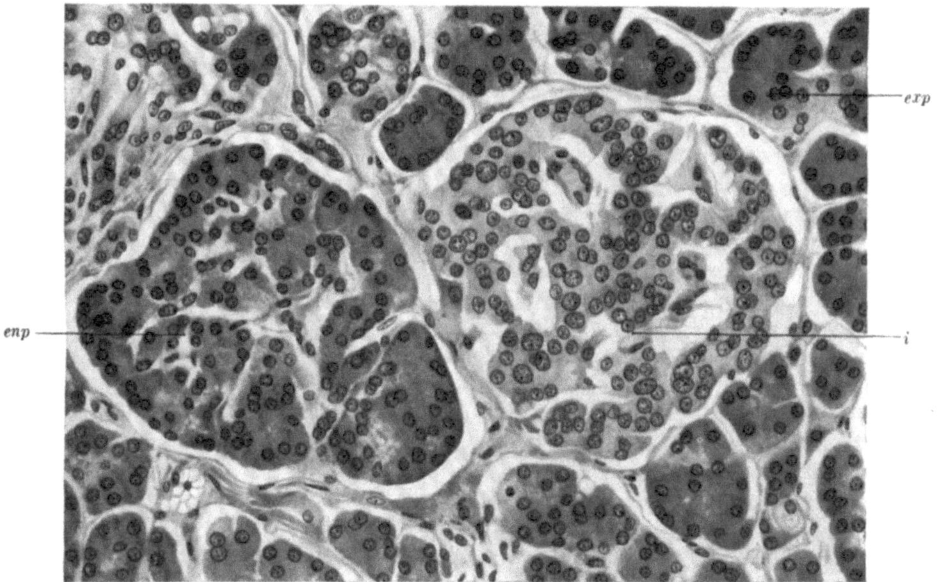

Abb. 39. Pankreas, 31 jähr. Weib; Vergr. 315. *i* = Langerhanssche Insel; *enp* = endokrines Gewebe in
Inselform, dessen Zellen den exokrinen vollkommen gleichen; *exp* = exokrines Pankreasgewebe.

hansschen Inseln (1869) des Pankreas[2]. Inmitten der Drüsenläppchen finden
sich kleine Körperchen von besonderer Bauart. Sie bestehen zwar auch aus
sekretorischen Epithelzellen, aber diese kleiden keine Hohlräume aus und stehen
daher auch mit den Ausführungsgängen nicht in offener Verbindung, sondern
sind aus soliden, verzweigten und untereinander zusammenhängenden Zellsträngen aufgebaut, zwischen denen weite Capillaren in spärlichem Bindegewebe
verlaufen. Sie gleichen kleinen, reich innervierten Epithelkörperchen und können
wie diese ihre Erzeugnisse auch nur rückläufig an den Säftestrom abgeben. Es
handelt sich demnach um eine *Vielheit inkretorischer Teilorgane*[3], die in ihrer Gesamtheit den endokrinen Anteil oder das „*Inselorgan des Pankreas*" darstellen.

[1] Luschka, H.: Der Hirnanhang und die Steißdrüse. Berlin: Reimer 1860. — Jakobsson, J. H.: Arch. mikrosk. Anat. **53** (1898). — Walker, J. W. Thomson: Arch. mikrosk.
Anat. **64** (1904). — Schaper, A.: Anat. Anz. **25** (1904).
[2] Langerhans, P.: Beiträge zur mikroskopischen Anatomie der Bauchspeicheldrüse.
Diss. Berlin 1869.
[3] Laguesse, E. G.: C. r. Soc. Biol. Paris, IX. s. **5** (1893) — J. l'Anat. Physiol. **30** (1894).
— Diamare, V.: Internat. Mschr. Anat. Physiol. **16** (1899) -- Anat. Anz. **16** (1899).

Die Inseln liegen in der Regel *innerhalb* der Läppchen und nur selten im interlobulären Bindegewebe (freie Inseln). Sie sind im Schwanzteil zahlreicher als im Kopf des Pankreas, im allgemeinen aber von sehr wechselnder Größe (75—560 μ) und Zahl und schon mit schwacher Vergrößerung leicht erkennbar (Abb. 39). Nicht nur die abweichende Bauart, sondern auch die verschiedene Zellbeschaffenheit bewirkt, daß sie sich als helle Inseln von ihrer Umgebung deutlich abheben. Ihre Zellen sind feinkörnig und daher weniger färbbar als die von Cymogenkörnchen erfüllten exokrinen Drüsenzellen, von denen sie sich auch durch einen etwas größeren Lipoidgehalt unterscheiden[1]. Nicht immer sind die Inseln scharf gegen die exokrine Umgebung abgegrenzt; mitunter besteht sogar ein unmittelbarer geweblicher Zusammenhang. Das erklärt sich daraus, daß endo- und exokrines Gewebe aus derselben einheitlichen *Anlage* abstammen; das sprossende embryonale Gangsystem hat sowohl die Inseln als auch das offene Drüsengewebe hervorgebracht[2].

Bei manchen Tieren — in der ganzen Wirbeltierreihe kommen „Inseln" vor —, besonders bei den *Knochenfischen*, machen sie allerdings vielfach den Eindruck freier, *selbständiger* Organe[3], aber es hat sich doch auch hier fast immer nachbarliches oder umhüllendes Cymogengewebe nachweisen lassen[4].

Die Doppelnatur des Pankreas als exo- und endokrines Organ ist unbestritten, und allgemein wird die inkretorische Aufgabe dem Inselanteil zugeschrieben. Fraglich ist aber, ob die einmal ausgebildete Zweiteilung ein starres, unveränderliches System darstellt oder ob eine gewisse *Wandlungsfähigkeit* dauernd bewahrt bleibt. Darüber bestand früher ein heftiger Meinungskampf; doch scheint gegenwärtig die Lehre von der Unveränderlichkeit des Inselorgans immer mehr an Boden zu verlieren[5]. Unter gewissen Bedingungen kommt es zweifellos, wie in frühembryonaler Zeit, auch beim Erwachsenen zu einer *Neubildung von Inseln* aus dem Epithel kleinerer Ausführungsgänge[6]. Aber die von Laguesse seit Jahrzehnten beharrlich vertretene Ansicht, daß sich eine stetige Umwandlung von Cymogen- in Inselgewebe vollziehe und umgekehrt („*Balancement*")[7], stößt noch immer auf entschiedenen Widerspruch. Doch läßt die Gegnerschaft auch in diesem Punkte zusehends nach, und die Stimmen derer mehren sich, die an eine unüberbrückbare Kluft zwischen exo- und endokrinem Gewebe nicht länger glauben wollen[8]. Tatsächlich findet man oft genug nicht nur unmittelbare

---

[1] Herxheimer, G.: Pankreas. In Hirschs Handbuch (siehe zusammenfassende Darstellungen S. 3). — Opie, E. L.: Bull. Hopkins Hosp. **1900**. — Helly, K.: Arch. mikrosk. Anat. **67** (1906). — Heiberg, K. A.: Erg. Anat. **19** (1909) — Anat. Anz. **37** (1910). — Clara, M.: Anat. Anz. **1922**. — de Castro, F.: Libro en honor de D. S. Ramón y Cajal **1** Madrid (1922).

[2] Küster: Arch. mikrosk. Anat. **64** (1904). — Weichselbaum, A. u. J. Kyrle: Arch. mikrosk. Anat. **74** (1909). — Minorescu, T.: Arch. mikrosk. Anat. **76** (1910). — Seyfarth C.: Neue Beiträge z. Kenntnis d. Langerh. Inseln im menschl. Pankreas. Jena: Fischer 1920. — Nakamura, N.: Virchows Arch. **253** (1924). — Wolf, J.: Bull. internat. Acad. Sc. Bohême. Prag 1921 — C. r. Assoc. Anat. Réun. **22** (1927); **23** (1928). — van Campenhout, E.: Arch. di Biol. **37** (1927).

[3] Massari: Rendic. Accad. Lincei **7** (1898). — Diamare, V.: Internat. Mschr. Anat. Physiol. **16** (1899); **22** (1905) — Anat. Anz. **16** (1899). — Osawa, G.: Anat. Anz. **43** (1913).

[4] Seyfarth, C.: Zitiert in Anm. 2. — Krüger, A.: Inaug.-Diss. Kiel 1904. — Mc Cormick: Trav. R. Canad. Inst. **1924**.

[5] Küster: Zitiert in Anm. 2. — Diamare: Zitiert auf S. 53. — Heiberg K. A.: Zitiert in Anm. 1. — Gianelli, Bergamini e Lampronti: Atti Accad. Sci. med. e natur. Ferrara **88** (1913/14).

[6] Weichselbaum u. Kyrle: Zitiert in Anm. 2. — Nakamura: Zitiert in Anm. 2.

[7] Laguesse, E.: C. r. Soc. Biol. Paris **1899**; **67** (1909); **68** (1910) — J. Physiol. Path. gén. **13** (1911) — Bull. Histol. Appl. **4** (1927). — Vincent, Sw. and F. D. Thompson: J. of Physiol. **34** (Proc. Physiol. Soc.) (1906) — Internat. Mschr. Anat. Phys. **24** (1908) — Retterer, E.: C. r. Soc. Biol. Paris **75** (1913); **96** (1927).

[8] Herxheimer, G.: Zitiert in Anm. 1. — Seyfarth, C.: Zitiert in Anm. 2.

Zusammenhänge zwischen beiden, man kann zuweilen auch mit aller Sicherheit feststellen, daß sich am Aufbau unverkennbarer *Inseln* in beträchtlicher Zahl auch körnchenreiche Zellen beteiligen, die von Cymogenzellen nicht zu unterscheiden sind (Abb. 39, *enp*).

Mit zunehmender Erfahrung scheint die Ansicht zum Durchbruch zu gelangen, daß die exo- und endokrinen pankreatischen Bildungen im allgemeinen zwar getrennt sind, eine allzu *scharfe Grenze zwischen beiden aber nicht gezogen* werden darf. Ähnlich wie in der Leber, der das Pankreas in vieler Hinsicht nahesteht[1], scheinen die Drüsenzellen nach beiden Richtungen hin wirken zu können. Aber im Gegensatz zur Leber hat sich im Pankreas ein besonderer, für die Inkretion besser geeigneter Apparat herausgebildet, der ausschließlich nur dieser Aufgabe dient und im Bedarfsfall unschwer auf Kosten der exokrinen Bildungen vergrößert werden kann.

Auf welchem Wege die Inkrete abgeführt werden, läßt sich nicht mit Bestimmtheit sagen. Es fehlt an sicheren Anhaltspunkten zur Beurteilung der auch dem Morphologen zusagenden Annahme, daß ihre Beförderung durch die *Lymphgefäße* erfolge (BIEDL[2]).

2. Corpus luteum.

Auch die Corpora lutea sind endokrine Teilorgane, die aber nicht innerhalb einer Drüse, sondern im Eierstock des Menschen und der Säugetiere ihren Sitz haben. Sie sind jedoch keine beständigen, sondern nur *Gelegenheitsorgane*, die unter Umständen entstehen, um hernach wieder zu vergehen.

Es könnte befremdlich erscheinen, daß das Corpus luteum für sich allein und nicht im Zusammenhang mit den Keimorganen besprochen wird, denen man ja auch eine innere Sekretion zuerkennt. Das geschieht deshalb, weil das Corpus luteum nach Bau und Funktion, gleich den Pankreasinseln, mit Recht den echten, rein *endokrinen Organen* zugezählt wird[3], während die Frage der Inkretion der „Keimdrüsen" noch ganz ungeklärt ist.

Auch hat das *Corpus luteum (epitheliale)* mit den *allgemeinen Wirkungen*, die man den Inkreten der Keimstöcke sonst zuschreibt, kaum etwas zu schaffen, da es nicht an der Ausbildung der Geschlechtsmerkmale beteiligt ist, sondern vor allem im Dienste der *keimenden Frucht* steht. Das geht schon daraus hervor, daß ihm nur nach erfolgter Befruchtung — also beim Vorhandensein eines Embryo — volle Entfaltung und längere Lebensdauer beschieden ist (Corpus luteum verum).

Corpora lutea entstehen in der Regel erst dann, wenn durch den Follikelsprung ein reifes, befruchtungsfähiges Ei freigeworden ist. Sie entwickeln sich aus dem zurückgebliebenen Follikelrest in der Weise, daß seine bisher zumeist gefäßlose Epithelhülle (Membrana granulosa) in kurzer Zeit von eindringenden Blutgefäßen durchsetzt[4] und dadurch in ein Organ von der Art eines Epithelkörpers und der Form einer sehr dickwandigen Kugelschale umgewandelt wird. Die reichliche Blutzufuhr läßt die Zellen um ein Vielfaches wachsen und bietet ihnen die Möglichkeit einer ausgiebigen stofflichen Betätigung. Bald füllen sie sich mit gelblichen Lipoideinlagerungen (*Lutein*) an, die bei manchen Tieren (Rind) dem „gelben Körper" geradezu Dotterfarbe verleihen, und so ist ein den früheren

---

[1] WOLF, J.: 1927. Zitiert auf S. 54.   [2] BIEDL, A.: Dtsch. med. Wschr. **1923.**
[3] PRENANT, A.: Rev. gén. sci. **1898.** — FRÄNKEL L. u. F. COHN: Anat. Anz. **20** (1901).
— FRÄNKEL, L.: Arch. Gynäk. **68** (1902) — Zbl. Gynäk. **28** (1904).
[4] SOBOTTA, J.: Arch. mikrosk. Anat. **47** (1896) — Anat. H. **11** (1901). — COHN, F.:
Arch. mikrosk. Anat. **62** (1903) — Arch. Gynäk. **87** (1909). — LOEB, L.: Anat. Anz. **28** (1906).
— Zbl. Physiol. **23** (1909).

Follikel an Größe weit übertreffendes Organ entstanden, das aus den großen, mit bläschenförmigen Kernen ausgestatteten *Luteinzellen* aufgebaut wird (Corpus luteum [epitheliale]). Beim Menschen[1] erreicht es einen Durchmesser von 3 cm und besitzt in seiner Mitte einen kleinen, mehr und mehr vernarbenden Rest der Follikelhöhle, welche noch ein wenig Liquor und mitunter auch einige Blutspuren enthält.

Das weitere *Schicksal* des Corpus luteum ist von dem der zugehörigen Eizelle abhängig. Wenn keine Befruchtung erfolgt, so bildet sich auch das Corpus

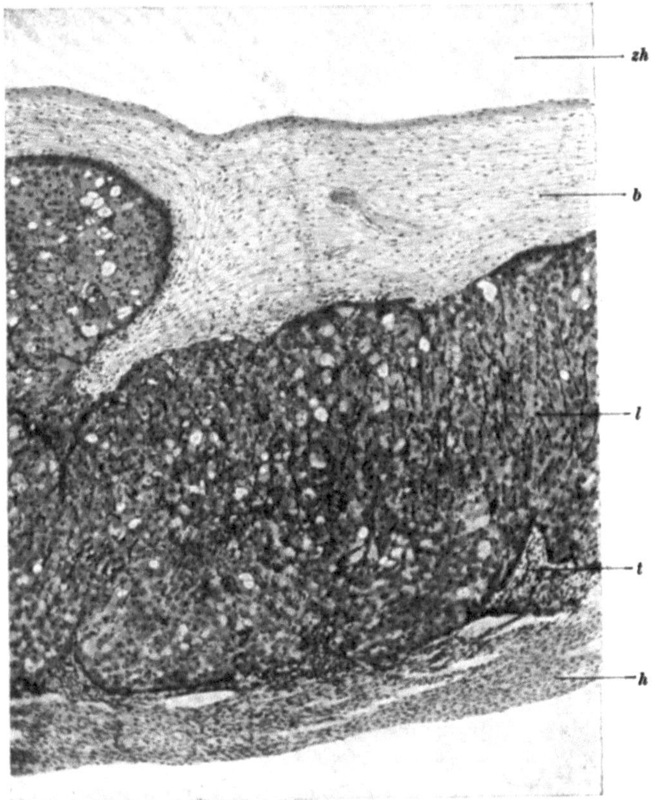

Abb. 40. Ausschnitt aus einem Corpus luteum (verum) graviditatis, Mensch (Embryo 3 cm), Übersichtsbild; Vergr. 40. *l* = Luteinzellen; *t* = Thecazellen; *zh* = zentrale Höhle, durch junges, von außen eingedrungenes Bindegewebe (*b*) verkleinert; *h* = bindegewebige Außenhülle.

luteum durch kolloide Entartung, Verfettung und Schwund seiner Zellen bald wieder zurück[2] (Corpus luteum [spurium] *menstruationis* oder *periodicum*) und hinterläßt bloß eine breite weißglänzende Narbe aus fibrösem, meist hyalin verändertem, gefäßarmem Bindegewebe (Corpus albicans); findet aber Befruchtung und die Ansiedlung eines Embryo im Uterus statt, dann erfährt das Corpus luteum seine Höchstentwicklung und bleibt lange Zeit in voller Blüte bestehen

---

[1] SEITZ, L.: Arch. Gynäk. **77** (1905). — MEYER, R.: Arch. Gynäk. **93** (1911); **100** (1912) — Zbl. Gynäk. **48** (1924). — SEITZ, WINTZ u. FINGERHUT: Münch. med. Wschr. **1914.** — DE WINIWARTER, H.: C. r. Soc. Biol. Paris. **87** (1922).

[2] MEYER, R.: Zitiert in Anm. 1. — RABL, H.: Anat. H. **11** (1898). — MILLER, J. W.: Arch. Gynäk. **91** (1910); **101** (1914) — Zbl. Gynäk. **1911.**

(Corpus luteum [verum] *graviditatis*). Dies wird von manchen auf die gesteigerte Blutversorgung während der Schwangerschaft, von anderen auf eine rätselhafte, vom Embryo ausgehende inkretorische Beeinflussung zurückgeführt.

Natürlich kann nicht bestritten werden, daß die Ursache nur im Vorhandensein eines Keims gesucht werden kann; denn ohne Embryo kann es keine Schwangerschaft und kein Corpus luteum *graviditatis* geben. Aber es ist gewagt, für alle unklaren Zusammenhänge gleich eine ganz unerweisliche innere Sekretion verantwortlich zu machen. Es sollten doch vorerst die besonderen Verhältnisse der *Säugetierkeime* berücksichtigt werden, die im Gegensatz zu den gelegten Eiern der Nichtsäugetiere nur wenig Nahrungsvorrat mitbekommen und die zu ihrer Entwicklung notwendigen Stoffe aus dem mütterlichen Organismus beziehen müssen. Da diesem aber, namentlich für die früheste Entwicklungszeit, geeignete Nahrungsstoffe kaum zur Verfügung stehen, müssen solche zunächst in einem besonderen Dotterorgan bereitet und auf dem Blutwege an die Stellen des Verbrauchs geschafft werden. Dieses Dotterorgan ist das Corpus luteum, und der *Verbrauch* seiner Erzeugnisse durch den Embryo ist als der wirksame Anreiz für seine Entfaltung und seinen Bestand in der Schwangerschaft anzusehen; mit dem Wegfall der Beanspruchung beginnt auch seine Rückbildung[1].

Das Corpus luteum wäre demnach in erster Linie dazu berufen, für den jungen Embryo am Beginn seiner Entwicklung angemessene Nahrung bereitzustellen. Ein strenger Kritiker könnte Bedenken tragen, eine solche Tätigkeit,

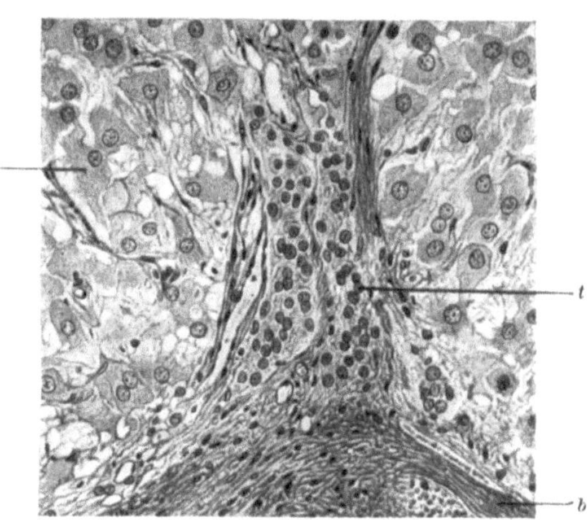

Abb. 41. Corpus luteum (verum) graviditatis, Mensch, dritter Schwangerschaftsmonat. *l* = Luteinzellen; *t* = Thecazellen; *b* = Bindegewebe.

welche Nahrungs- und nicht Beeinflussungsstoffe liefern sollte, als innere Sekretion anzuerkennen, wiewohl gerade sie der klassischen „Sécrétion interne" von CLAUDE BERNARD, der diese Bezeichnung als erster, und zwar für die Glykogenfunktion der Leber, gebrauchte, recht gut entsprechen würde. Übrigens sollen die vom Corpus luteum (vielleicht auf dem Lymphwege[2]) an den Kreislauf abgegebenen Stoffe auch noch mannigfache Reiz- und Hemmungswirkungen, ganz nach Art von richtigen Inkreten, auf Uterus, Ovar und Milchdrüse ausüben.

IV. Organe mit inkretorischer Nebenfunktion.

Die Keimorgane (Keimstöcke, Keimdrüsen; Samen- und Eierstock).

Von den Keimorganen[3] gehen bedeutungsvolle inkretorische Wirkungen aus; aber man kann sie deshalb nicht ohne weiteres den endokrinen Drüsen zurechnen,

[1] KOHN, A.: Synkainogenese. Roux' Arch. **39** (1914).
[2] STRICHT, O. VAN DER: Archives de Biol. **27** (1912).
[3] STIEVE, H.: Entwicklung, Bau und Bedeutung der Keimdrüsenzwischenzellen. Erg. Anat. **23** (1921). — HARMS, J. W.: Körper und Keimzellen. Berlin: Julius Springer 1926. — JAFFÉ, R. u. F. BERBERICH: Hoden. In Hirschs Handb. d. inn. Sekr. **1** (siehe zusammenfassende Darstellungen S. 3).

denn ihre Hauptaufgabe ist eine andere. Sie könnten — wie das Pankreas — inkretorische Teilorgane enthalten, und das *Corpus luteum* des Eierstockes kann auch tatsächlich als ein solches angesehen werden. Wenn man aber von der inkretorischen Bedeutung der „Keimdrüsen" spricht, so denkt man nicht an die *gelegentliche* Rolle des Corpus luteum, sondern an jene *allgemeine Beeinflussung* des Organismus, die vor allem in seiner geschlechtsspezifischen Prägung zum Ausdruck kommt. Hierfür können nur die ständigen Gewebsbildungen in Betracht gezogen werden, von denen in den Keimstöcken zwei Arten vorkommen: neben den *generativen* Samenkanälchen und Eifollikeln, in welchen die Keimzellen heranreifen, die *intergenerativen Zwischen- und Thecazellen.* Kurz entschlossen hat man diese für die innere Sekretion in Anspruch genommen und mit entsprechenden Namen wie „Glandula interstitialis", „interstitielle Drüse", „Zwischendrüse" oder auch „Pubertätsdrüse" belegt (BOUIN und ANCEL, STEINACH, LIPSCHÜTZ u. v. a.[1]).

Grundsätzlich ist aber daran festzuhalten, daß es sich bei diesen Bildungen um „*Drüsen*" im morphologischen Sinne überhaupt nicht handeln kann, da ihre Zellen regellos ohne jede organmäßige Anordnung und in sehr schwankender Menge im Zwischengewebe verstreut sind. Es könnte allenfalls nur im physiologischen Sinne von einer Drüse gesprochen werden, die von einer unverbundenen Vielheit gleichartiger sekretorischer Zellen verkörpert würde. Inwieweit dies zulässig ist, soll für das männliche und weibliche Keimorgan getrennt untersucht werden.

a) Hoden.

Im *embryonalen Hoden* werden frühzeitig zwischen den (generativen) Samenkanälchen Züge von großen, plasmareichen, oxyphilen (intergenerativen) Zellen sichtbar[2]. Das sind die Zwischenzellen, die wahrscheinlich aus dem mesothelialen Gonadenblastem entstanden sind und wegen ihrer Eigenart von allem Anfang an von den gemeinen mesenchymalen Bindegewebselementen unterschieden werden müssen. Bei der fortschreitenden Ausgestaltung des Hodens nach der Geburt treten sie (beim Menschen) gegenüber dem generativen Anteil sehr zurück, bleiben aber in einer gewissen Menge die ganze Lebenszeit hindurch bestehen. Nichts deutet darauf hin — um dies vorwegzunehmen —, daß sie auf die Geschlechtsbestimmung oder Geschlechtsreifung einen bestimmenden Einfluß ausüben, und daher erscheint es ganz ungerechtfertigt, sie als „Pubertätsdrüse" (STEINACH) zu bezeichnen.

Im *reifen Hoden*[3] ist allenthalben zwischen den Kanälchen ein lockeres, faserarmes, gefäßführendes Zwischengewebe vorhanden. In diesem liegen einzeln oder

---

[1] LIMON, M.: Archives Anat. microsc. 5 (1902). — BOUIN, P.: Rev. méd. de l'Est. Nancy **1902.** — BOUIN, P. et P. ANCEL: Archives de Zool. 1 (1903). — TANDLER, J. u. S. GROSZ: Die biologischen Grundlagen der sekundären Geschlechtscharaktere. Berlin: Julius Springer 1913. — STEINACH, E.: Roux' Arch. **46** (1920). — LIPSCHÜTZ, A.: Die Pubertätsdrüse und ihre Wirkungen. Bern: Bircher 1919.

[2] FELIX, W.: Die Entwicklung der Keimdrüse. In Keibel-Malls Handb. d. Entwicklungsgeschichte des Menschen. Leipzig: Hirzel 1911. — SAINMONT, G.: Archives de Biol. **22** (1905). — DE WINIWARTER, H.: Anat. Anz. **41** (1912). — BASCOM, K. F.: Amer. J. Anat. **31** (1923). — KITAHARA, J.: Roux' Arch. **52** (1923). — STIEVE, H.: Z. mikrosk.-anat. Forschg **10** (1927).

[3] LEYDIG, F.: Z. wiss. Zool. **2** (1850). — TOURNEUX, F.: Cellules interstitielles. J. l'Anat. et Physiol. A. **15** (1879). — REINKE, F.: Arch. mikrosk. Anat. **42** (1896). — BENDA, C.: Arch. Frauenkde u. Eugenik **7** (1921). — STERNBERG, C.: Verh. dtsch. path. Ges. **18** (1921) — Zieglers Beitr. path. Anat. **69** (1921). — OPPERMANN, E. u. R. JAFFÉ: Z. Konstit.lehre **10** (1924). — BUKOFZER: Virchows Arch. **248** (1924). — WAGNER: Biol. generalis (Wien) **1** (1925). — LIPSCHÜTZ, A.: Pflügers Arch. **207** (1925); **208; 211** (1926). — CEJKA, B.: Arch. mikrosk. Anat. u. Entw.mechan. **98** (1923).

gruppenweise die eigenartigen großen, epitheloiden, von LEYDIG (1850) entdeckten *Zwischenzellen*, deren gekörntes, oxyphiles Plasma sich leicht auch vital mit Pyrrolblau färben läßt und gewöhnlich reichlich lipoide und pigmentierte Einschlüsse, beim Menschen zuweilen auch stäbchenförmige, rhombische Krystalloide (REINKE) enthält. Das alles weist aber eher auf eine besondere Fähigkeit zur Stoffaufnahme, Speicherung und Abgabe hin, als auf eine spezifische inkretorische Betätigung.

Im *Greisenalter* macht sich mit zunehmender Atrophie der Samenkanälchen oft eine Vermehrung der Zwischenzellen bemerkbar. Eine solche Gegensätzlichkeit im Verhalten des generativen und intergenerativen Anteils ist überhaupt nicht selten; Abnahme (Atrophie) und mangelhafte Entwicklung, Schädigung und

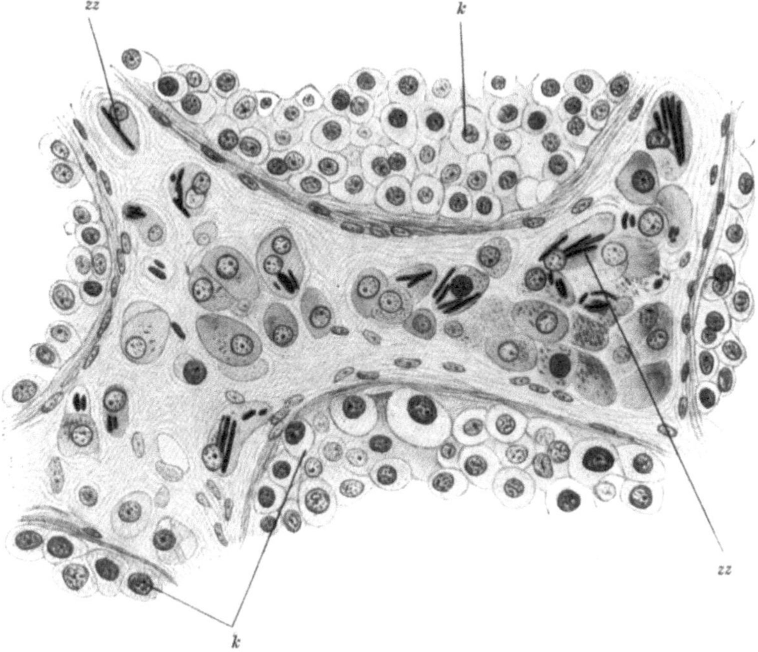

Abb. 42. Hoden, 26jähr. Mann (Dementia praecox). Vergr. 400. *k* = Hodenkanälchen; *zz* = Zwischenzellen mit reichlichen Reinkeschen Krystallen.

Entartung der Hodenkanälchen gehen häufig mit einer Zunahme der Zwischenzellen einher[1]. Alle diese Umstände sind mit der Annahme einer interstitiellen „Pubertätsdrüse", welche die geschlechtsspezifische Ausgestaltung der Keimorgane beherrschen sollte, kaum vereinbar.

Trotzdem sind viele angesehene Forscher, mit BOUIN und ANCEL an der Spitze, der Meinung, daß den Zwischenzellen eine inkretorische Bedeutung nicht abgesprochen werden könne[2]. Doch soll sich diese nicht so sehr auf die Keimorgane selbst, als vielmehr auf die Ausbildung und Erhaltung des sekundären Geschlechtscharakters oder des geschlechtsspezifischen Gepräges geltend machen.

[1] KOCH, W.: Virchows Arch. **202** (1911). — WEICHSELBAUM, A. u. J. KYRLE: Sitzgsber. Akad. Wiss. Wien, Math.-naturwiss. Kl. **121** (1912). — PRIESEL, A.: Virchows Arch. **249** (1924).

[2] BOUIN, P. et P. ANCEL: J. Physiol. et Path. gén. **6** (1904). — TANDLER, J. u. S. GROSZ: Zitiert auf S. 58. — STEINACH, E.: Zitiert auf S. 58. — ARON, M·: Arch. Biol. **36** (1926). — KRAUS, E. J.: Verh. dtsch. path. Ges. **23** (1928).

Die Bereitung reifer Spermien sei die alleinige und ausschließliche Aufgabe des *generativen* Gewebes; die Merkmale der Männlichkeit, männliches Wesen, Aussehen, Fühlen und Gebaren sollen dagegen unter dem Einflusse der Inkretion der „*Zwischendrüse*" stehen. Aber auch in dieser bestechenden Form hat die Lehre von der inneren Sekretion der Zwischenzellen keine widerspruchslose Aufnahme gefunden[1]. Ohne auf die zahlreichen Versuche einzugehen, die man zu ihrer Begründung ausgeführt hat, will ich nur einige morphologische Tatsachen zur Beleuchtung der Frage anführen.

Die Reichlichkeit der Zwischenzellen beim Embryo, ihre verhältnismäßig geringe Menge im geschlechtstüchtigen Alter und die häufige Vermehrung in

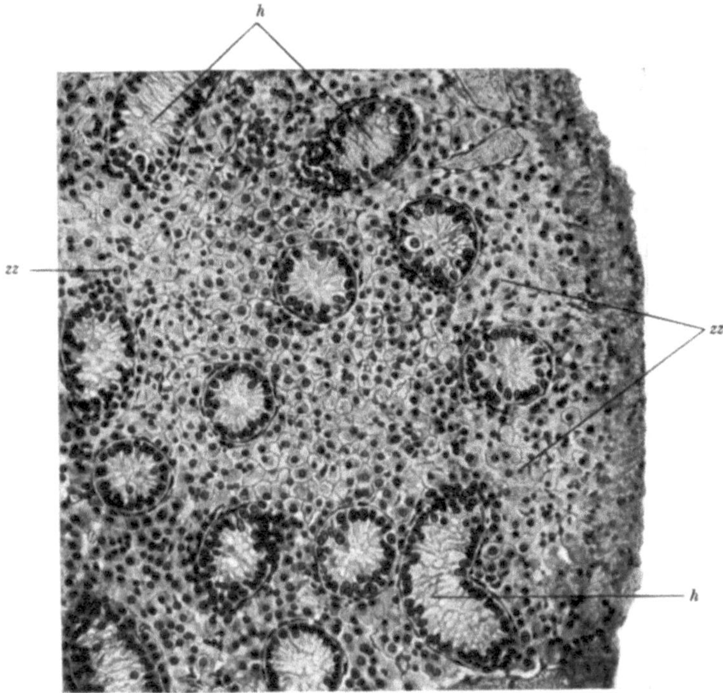

Abb. 43. Hoden, Maulwurf, Mitte September (Ruhehoden). Vergr. 150. *h* = (dünne) Hodenkanälchen; *zz* = reichliche Zwischenzellen.

untätigen, atrophischen und minderwertigen Hoden sprechen nicht gerade zugunsten der Annahme einer die „Männlichkeit" bestimmenden „Zwischendrüse". Bei vielen Tieren — bei allen Wirbeltieren kommen Zwischenzellen vor — unterliegt die Menge der Zwischenzellen regelmäßig großen jahreszeitlichen Schwankungen, die mit den allgemeinen Lebens- und Fortpflanzungsbedingungen zusammenhängen dürften, sich aber nicht leicht auf eine bestimmte einheitliche

---

[1] Plato, J.: Arch. mikrosk. Anat. 48 (1896). — Lenhossék, M.: Arch. Anat. Entwgesch. 1897. — Kyrle, J.: Sitzgsber. Akad. Wiss. Wien, Math.-naturwiss. Kl. 1911 — Verh. dtsch. path. Ges. 15 (1912). — Kohn, A.: Roux' Arch. 47 (1920) — Med. Klin. 1921. — Berblinger, W.: Verh. dtsch. path. Ges. 18 (1921). — Tiedje: Dtsch. med. Wschr. 1921. — Stieve, H.: Zitiert auf S. 57. — Harms, W.: Zitiert auf S. 57. — Sternberg, C.: Zitiert auf S. 58. — Patzelt, V.: Roux' Arch. 44 (1918). — Romeis, B.: Münch. med. Wschr. 1920; 1921 — Klin. Wschr. 1 (1922). — Leupold, E. Beziehungen zwischen Nebennieren und männlichen Keimdrüsen. Jena 1920. — Schmincke u. Romeis: Roux' Arch. 47 (1920).

Formel bringen lassen[1]. Ein bekanntes Beispiel bietet der Maulwurf dar. Nach Ablauf der Paarungszeit stellt sich eine tiefgreifende Veränderung der Hoden ein. Ihre Größe nimmt ab; die Samenkanälchen werden sehr eng und ihre Zellauskleidung vereinfacht, die Zwischenräume zwischen den Kanälchen dagegen erweitert und von einer Unzahl großer, dichtgedrängter Zwischenzellen erfüllt (Abb. 43). Aber trotz der außerordentlichen Zunahme der angeblichen „Zwischendrüse" sinkt zu dieser Zeit die Bekundung spezifisch männlicher Eigenschaften auf den Nullpunkt herab. Vor Frühjahrsbeginn aber, wenn die Samenkanälchen sich durch lebhafte Zellvermehrung weiten und die Spermatogenese in Gang kommt, die *Zwischenzellen* dagegen *fast völlig verschwinden*, ist die „Männlichkeit" aufs höchste gesteigert. Das kann doch keinesfalls durch die Inkretion der ganz unansehnlich gewordenen „Zwischendrüse" bewirkt werden (Abb. 44).

Die angeführten Tatsachen lassen sich leichter und ungezwungener verstehen, wenn man die Zwischenzellen als ein im Dienste der generativen Anteile stehendes *eigenartiges Hilfsgewebe* betrachtet[2]. In Zeiten sommerlicher Fülle speichern sie geeignete Vorratsstoffe auf und halten sie für den Bedarf des Keimgewebes bereit. Ihnen ist es zu verdanken, daß die Spermatogenese in vielen Fällen schon in der nahrungsarmen Winterzeit erfolgen kann, da sie die erforderlichen Stoffe rasch beizustellen in der Lage sind. Umgekehrt sind die Zwischenzellen aber auch befähigt, freiwerdende Abbaustoffe des ihm verwandten Keimgewebes in Fällen von physiologischer oder pathologischer Rückbildung an sich zu reißen und dadurch zu wachsen.

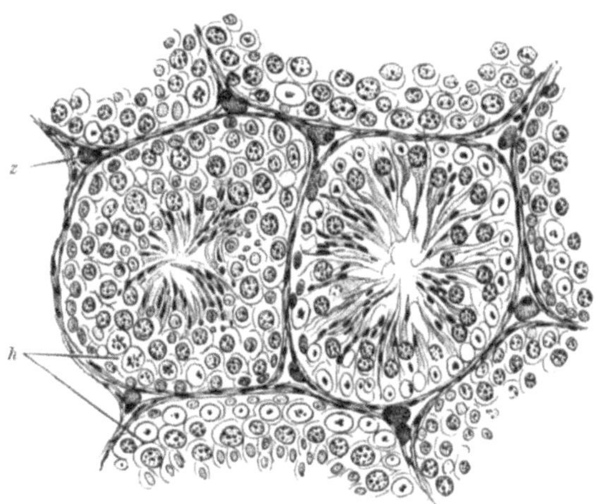

Abb. 44. Hoden, Maulwurf, zur Begattungszeit (Brunsthoden). *h* = Hodenkanälchen in voller Ausbildung und Spermatogenese; *z* = sehr spärliche Zwischenzellen.

Gerade diese Eigenschaft, in den Zeiten des Überflusses auf- und zuzunehmen und im Bedarfsfalle durch Abgabe abzunehmen, teilt das Zwischengewebe mit anderen Speichergeweben (Fettgewebe) und unterscheidet sich dadurch wesentlich vom echten Drüsengewebe, welches im Gegenteil unter dem Einfluß erhöhter Beanspruchung eine Stärkung und Zunahme erfährt.

Wenn man aber die inkretorische Bedeutung der Zwischenzellen bezweifelt, dann bleibt wieder die Frage offen, welche Elemente sonst die unleugbaren endokrinen Wirkungen der Keimdrüsen verursachen sollten. Da hat man kaum eine

[1] Hansemann, D. Virchows Arch. **142** (1895) — Roux' Arch. **34** (1912). — Rrgaud, Cl.: Bibliogr. Anatomique **1904**. — Champy, C.: C. r. Soc. Biol. **64** (1908); **90** (1924). — Marshall, F. A. H. J. of Physiol. **43** (1911). — Tandler, J. u. S. Grosz: Roux' Arch. **33** (1911). — Rasmussen, A. T.: Amer. J. Anat. **22** (1917) — Endocrinology **2** (1918). — Courrier, R.: C. r. Soc. Biol. Paris **88**; **89** (1923). — Stieve, H.: Pflügers Arch. **200** (1923). — Aron M.: C. r. Soc. Biol. **90** (1924) — Pellegrini, G.: Arch. ital. Anat. **22** (1925) — C. r. Assoc. Anat. **20** (1925). — Benoit, J.: C. r. Soc. Biol. **97** (1927) — Nakano, O.: Folia anatom. japonica **6** (1928) — Frankenberger, Z.: C. r. Assoc. Anat. **1928**. — Blount, R. F.: J. Morph. a. Physiol. **48** (1929).
[2] Siehe Anm. 1 auf S. 60.

andere Wahl, als die Quelle der wirksamen Stoffe in das *Keimgewebe* selbst zu verlegen[1] und insbesondere auch die epitheliale Auskleidung der Samenkanälchen, die SERTOLIschen Stützzellen, für die Inkretion in Anspruch zu nehmen. Aus dieser Annahme würde folgen, daß Abbau und Zerstörung von Keimgewebe — mit nachfolgender Resorption desselben — die gleichen Wirkungen im Organismus auslösen müßte wie irgendeine andere Form gesteigerter Zufuhr spezifisch wirksamer Keimdrüsenstoffe. Das ist auch tatsächlich der Fall. Führt nun aber, wie dies gewöhnlich geschieht, der Untergang der generativen Bildungen zu einer Vermehrung der intergenerativen Zwischenzellen, so kann leicht der Eindruck erweckt werden, als ob diese es wären, welche durch vermehrte Inkretion die Wirkungen hervorgerufen hätten, die wir mit STIEVE, ROMEIS u. a. auf Resorption des abgebauten Keimgewebes beziehen.

Bei der stofflichen Wechselwirkung von Keim- und Zwischengewebe wäre aber nichts natürlicher, als daß auch die Zwischenzellen unter Umständen wirksame Stoffe enthalten könnten. Wenn aber die Kennzeichnung eines Gewebes sich auf seine Haupteigenschaften gründen soll, so müssen die Zwischenzellen doch in erster Linie als ein spezifisches, *den generativen Bildungen untergeordnetes Hilfsgewebe* bezeichnet werden. Keinesfalls sind sie für die geschlechtsspezifische Ausgestaltung unerläßlich, wie man erwarten müßte, wenn sie die ausschließlichen Träger der inkretorischen Leistungen der männlichen Keimdrüse sein sollten. Die Annahme einer endokrinen „Zwischendrüse", die durch besondere, von *ihr selbst hervorgebrachte Erzeugnisse* einen wesensbestimmenden Einfluß auf den Organismus ausüben sollte, hält einer strengen Kritik nicht stand.

b) Ovarium.

Im *Eierstock* kann für die Rolle der „Zwischendrüse" im allgemeinen nur die Gesamtheit der *Thecazellen* in Betracht gezogen werden; denn andere eigenartige und ständige Gewebselemente[2] kommen neben den Follikeln hier nicht vor. Dem Corpus luteum epitheliale können, wie schon früher dargelegt wurde, die *allgemeinen* inkretorischen Aufgaben des weiblichen Keimorgans nicht zugeschrieben werden, da es nur zeitweilig und nicht vor der ersten Ovulation, also erst nach Eintritt der Geschlechtsreife, vorhanden ist und den Nichtsäugetieren überhaupt fehlt.

Menge und Verteilung der Thecazellen ist bei den einzelnen Säugetierarten sehr verschieden, überdies in gewissen Grenzen von der Reifung und Umbildung der Follikel abhängig und bei manchen Arten bedeutenden jahreszeitlichen Schwankungen unterworfen[3]. Regelmäßig finden sie sich, auch beim Menschen, in der Umgebung größerer Follikel. Diese besitzen eine eigene bindegewebige Umhüllung, Theca genannt, welche die Blutgefäße des sonst gefäßlosen Follikels und eine ziemliche Anzahl größerer fortsatzloser lipoidreicher Zellen, die „*Thecazellen*", enthält, die von den mesenchymalen faserbildenden Bindegewebszellen unterschieden werden müssen. Ihre Zahl wächst mit der Größe des Follikels, so

[1] DE WINIWARTER, H.: C. r. Soc. Biol. Paris **99** (1928). — ORBAN, F.: Archives de Biol. **39** (1929).

[2] HIS, W. Kornzellen. Arch. mikrosk. Anat. **1** (1865). — TOURNEUX, F.: Cellules interstitielles. J. l'Anat. et Physiol. (A) **15** (1879). — BOUIN, P.: Les deux glandes à sécrétion interne de l'ovaire, la glande interstitielle et le corps jaune. Rev. méd. de l'Est. **1902**. — LIMON, M.: Glande interstitielle. Archives Anat. microsc. **5** (1902).

[3] FRÄNKEL, L.: Arch. Gynäk. **75** (1905). — LANE-CLAYPON, J. E.: Proc. roy. Soc. Lond., Ser. B **77** (1906). — AIMÉ, P.: Archives de Zool., IV. s. **7** (1907). — GANFINI, C.: Arch. ital. Anat. **7** (1908). — BOUIN, P. et P. ANCEL: C. r. Soc. Biol. Paris **67** (1909). — SCHÄFFER, A.: Arch. Gynäk. **94** (1911). — KINGSBURY, B. F.: Amer. J. Anat. **16** (1914). — O'DONOGHUE, C. H.: Quart. J. microsc. Sci. **61** (1916). — ATHIAS, M.: Anat. Anz. **39** (1911) — C. r. Soc. Biol. Paris **88** (1923).

daß sie schließlich eine mehrfache, circumfollikuläre Schicht bilden[1]. Ihre Eigenart, ihr Lipoidreichtum und ihre Lage im Zwischengewebe des weiblichen Keimorgans legen einen Vergleich mit den männlichen Zwischenzellen nahe. Gleich diesen scheinen auch sie aus dem vom Keimepithel erzeugten Gonadenblastem selbst abzustammen[2], wenngleich sie späterhin keine streng epitheliale Anordnung zeigen, sondern in ein feines kollagenes Fasergewebe eingelagert sind. Es ist kaum anzunehmen, daß sie — wie vielfach behauptet wird — aus gewöhnlichen Bindegewebszellen entstehen[3]; sie dürften vielmehr als besondere epithelogene Zellen anzusehen sein, die den generativen Bildungen als eigenartiges *Hilfsgewebe*[4] zugesellt sind. Für die von mancher Seite vertretene Anschauung, daß sie sich *inkretorisch* betätigen und daher in ihrer Gesamtheit eine endokrine „*Zwischendrüse*" (Glandula interstitialis) des Eierstockes darstellen[5], fehlt es an genügenden Beweisen; selbst die überzeugten Anhänger der Lehre von der „weiblichen Zwischendrüse" wissen nicht viel Bestimmtes über ihre *inkretorischen* Leistungen zu berichten.

Beim *Menschen*[6] ist die Menge des Thecagewebes — im Vergleich mit manchen Säugetieren — im allgemeinen recht gering. Etwas reichlicher findet es sich nur in der Umhüllung größerer Follikel besonders während der Schwangerschaft, und eine noch größere Ausdehnung erreicht es in dem mächtigen Thecamantel des *Corpus luteum*. Dieses wird nämlich ringsum von Strängen und Ballen lipoidreicher Thecazellen umsäumt, die sich auch in die einstrahlenden Bindegewebssepten hinein erstrecken und stellenweise gar nicht leicht von den echten Luteinzellen zu unterscheiden sind (s. Abb. 41 auf S. 57). Noch weit reichlicher können aber Thecazellen unter Umständen an „*atretischen Follikeln*" auftreten[7]. Das sind Bläschenfollikel, die uneröffnet (atretisch) innerhalb des Eierstockes zugrunde gehen; ihre Eizelle degeneriert, und mit ihr schwindet das ihr in Schicksalgemeinschaft verbundene Follikelepithel. Junges mesenchymales Narbenbindegewebe wuchert ein, und nun setzt — regelmäßig bei mancher *Tierart* (Raubtiere, Nagetiere) und seltener auch beim *Menschen* — eine lebhafte Wucherung der

[1] LEYDIG, F.: Lehrbuch der Histologie 1857. — MACLEOD: Archives de Biol. 1 (1880). — TOURNEUX, F.: Bibliogr. anatomique 1904. — CESA BIANCHI, D.: Boll. Soc. med.-chir. Pavia 1907. — REGAUD, C. et G. DUBREUIL: C. r. Soc. Biol. Paris 64 (1908). — POPOFF, N.: Archives de Biol. 26 (1911). — RASMUSSEN, A. T.: Endocrinology 2 (1918). — KOHN, A.: Roux' Arch. 47 (1920). — DE WINIWARTER, H.: C. r. Assoc. Anat. 19 (1924). — ALTMANN: Z. Anat. Entwgesch. 82 (1927).

[2] SCHULIN, K.: Arch. mikrosk. Anat. 19 (1881). — COERT, H. J.: Proefschrift. Leiden 1898. — GANFINI, C.: Arch. ital. Anat. 7 (1908). — FELIX, W.: Zitiert auf S. 58. — RUBASCHKIN, W.: Anat. H. 46 (1912).

[3] SAINMONT, G.: Archives de Biol. 22 (1906). — MAXIMOW, A.: Beitr. path. Anat. 26 (1909). — DE WINIWARTER, H. et G. SAINMONT: Archives de Biol. 24 (1909). — STRICHT, O. VAN DER: Archives de Biol. 27 (1912). — KITAHARA, Y.: Zitiert auf S. 58.

[4] SEITZ, L.: Arch. Gynäk. 115 (1921). — LOEB, L.: Amer. J. Anat. 32 (1923) — Proc. Soc. exper. Biol. a. Med. 20 (1923). — MEYER, R.: Arch. Gynäk. 122 (1924) — Zbl. Gynäk. 48 (1924). — DE WINIWARTER, H.: C. r. Assoc. Anat. 19 (1924). — HARMS, W.: Z. Anat. 71 (1924).

[5] BOUIN, P. et P. ANCEL: Zitiert auf S. 62. — STRICHT, O. VAN DER: Zitiert in Anm. 3. — CESA BIANCHI, D.: Arch. di Fisiol. 4 (1907). — ATHIAS, M.: C. r. Soc. Biol. Paris 88 (1913). — LAHM, W.: Das Ovarium. In Hirschs Handb. d. inn. Sekretion 1 (siehe Zusammenfassende Darstellungen S. 3).

[6] WALLART, J.: Arch. Gynäk. 81 (1907) — Zbl. ges. Gynäk. 63 (1908); 76 (1914). — WOLZ, E.: Arch. Gynäk. 97 (1912). — PARDI, U.: Arch. ital. de Biol. (Pisa) 62 (1914).

[7] KOELLIKER, A.: Corpora lutea atretica. Verh. anat. Ges. 1898. — BOUIN, P.: Faux corps jaunes. Bibliogr. anatomique 7 (1899). — GANFINI, C.: Arch. ital. Anat. 6 (1907). — BENTHIN, W.: Arch. Gynäk. 94 (1911). — ATHIAS, M.: C. r. Soc. Biol. 88 (1923). — SCHOTTLÄNDER, J.: Arch. mikrosk. Anat. 37 (1891). — RABL, H.: Anat. H. 11 (1898). — BÖSHAGEN, A.: Z. Geburtsh. 53 (1904). — SEITZ, L.: Arch. Gynäk. 77 (1906). — COHN, F.: Arch. Gynäk. 87 (1909).

Thecazellen ein, durch welche schließlich ein dickwandiger, von Blutgefäßen durchsetzter Zellmantel um den Degenerationsherd herum gebildet wird. Auf diese Weise kommt ein thecales Organ (*Corpus atreticum thecale*) zustande, welches eine gewisse Ähnlichkeit mit einem Corpus luteum aufweist und daher von manchen Autoren leider auch „Corpus luteum falsum" genannt wird (Abb 45). Nach einiger Zeit verfällt es der Auflösung; durch eindringendes Bindegewebe wird der organoide Zellverband gesprengt und in getrennte Züge und Gruppen von Thecazellen zerlegt, von denen manche *tierische* Ovarien ungemein dicht bevölkert werden.

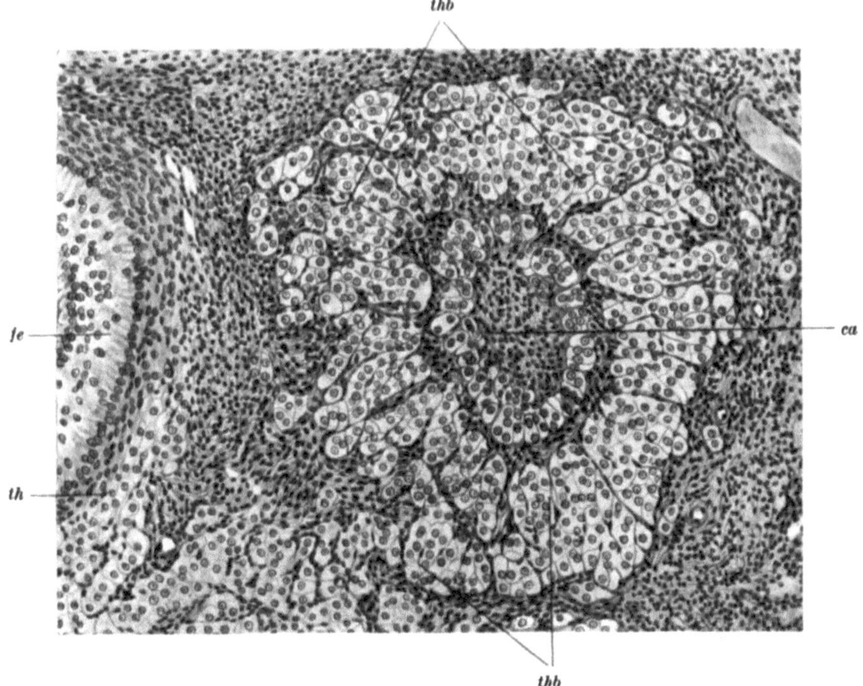

Abb. 45. Aus dem Ovarium einer Katze; Vergr. 170. *ca* = Corpus atreticum (thecale); *fe* = Follikelepithel; *th* = circumfollikuläre Thecazellen; *thb* = Thecazellballen des Corpus atreticum.

Es gibt also Eierstöcke, die arm, und andere, die außerordentlich reich an Thecazellen sind, und wir kennen weder die Ursache noch die Folgen davon. Man muß jedoch bedenken, daß sich die Fortpflanzung bei den verschiedenen Säugetierarten unter sehr verschiedenen Bedingungen vollzieht, von denen auch das Ausmaß der jeweiligen Beanspruchung des thecalen Hilfsgewebes abhängen dürfte. Jedenfalls spricht auch alles, was wir von den Thecazellen wissen, sehr dafür, daß die Bedeutung des spezifischen Zwischengewebes der Keimorgane weniger auf inkretorischer Hormonerzeugung als auf *stofflichen Hilfeleistungen* für das generative Gewebe beruhe[1]. Für die *endokrinen* Leistungen aber würden auch im Eierstock die *generativen* Bildungen selbst — vor allem das Follikelepithel — in Frage kommen.

Man pflegt die Thecazellen den männlichen Zwischenzellen gegenüberzustellen, und es ist wohl anzunehmen, daß sie im allgemeinen eine ähnliche Rolle spielen werden. Aber echte, den männlichen Zwischenzellen homologe

---

[1] Diamare, V.: Archivio Ostetr. Ginecol. II. s. 8 (1920).

Elemente sind im Ovarium nur bei manchen Säugetieren und nur sehr vereinzelt auch beim Menschen zu finden[1]. Dagegen kommen in der *Hilusgegend des menschlichen Eierstockes* regelmäßig Zellen vor, die tatsächlich in allen Stücken den Hodenzwischenzellen vollkommen gleichen[2] (BERGER). Sie sind von derselben Größe, Gestalt und Anordnung, sie enthalten ebenfalls Pigment, Lipoid, zuweilen auch REINKEsche Krystalle (Abb. 46), und die Übereinstimmung wird dadurch noch vervollständigt, daß auch im *Hilus des Hodens* „extratestikuläre Zwischenzellen" (VEROCAY) gefunden werden[3]. Diesen sind die weiblichen Hiluszellen offenbar homolog und dürfen daher mit großer Wahrscheinlichkeit unter die heterosexuellen Bildungen des weiblichen Genitales (Markstränge, Rete ovarii, Epoophoron) eingereiht werden[4].

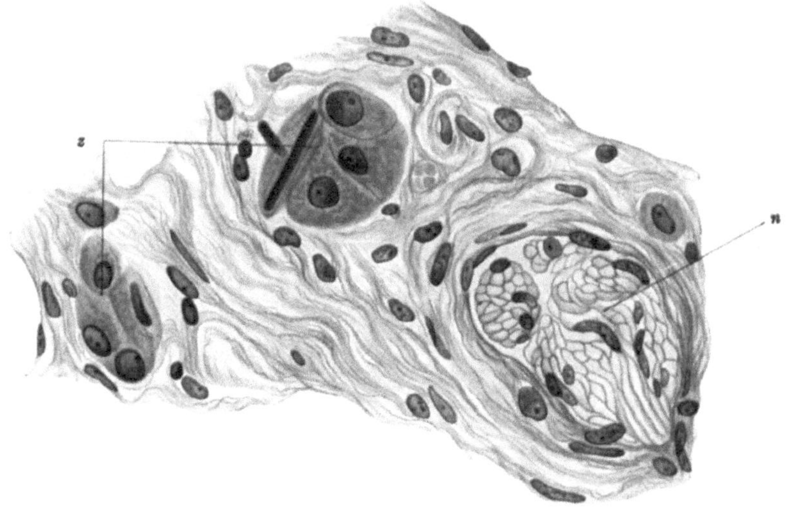

Abb. 46. Aus der Hilusgegend des Eierstockes eines schwangeren Weibes; Vergr.650. z = neurotrope Hiluszellen (extraglanduläre Zwischenzellen) mit Krystallen, n = Nerv.

Ein seltsames Verhalten ist diesen *Hiluszellen* bei beiden Geschlechtern eigen. Zumeist liegen sie entlang und oft sogar *inmitten der Nerven*, welche in dieser Gegend in die Keimstöcke eintreten (VEROCAY, BERGER). Die Entstehung und Bedeutung dieser auffallenden Beziehung ist unklar. BERGER sucht ihr dadurch Rechnung zu tragen, daß er die fraglichen Zellen als „*neuro-* oder *sympathicotrop*" bezeichnet, während sie von anderen Autoren — ungeachtet wesentlicher Verschiedenheiten — dem „*chromaffinen Gewebe*" zugerechnet werden[5].

[1] WINIWARTER, H. VON: Anat. Anz. **33** (1908).

[2] BERGER, L.: La glande sympathicotrope du hile de l'ovaire; ses homologies avec la glande interstitielle du testicule. Les rapports nerveux des deux glandes. Archives d'Anat. **2** (1923) — C. r. Assoc. Anat. **18** (1923) — Virchows Arch. **267** (1928). — MASSON, P. et L. BERGER: Sur un nouveau mode de sécrétion interne: La Neurocrinie. C. r. Acad. Sci. Paris **176** (1923). — BRANNAN, DORSAY: Amer. J. Path. **3** (1927).

[3] VEROCAY, J.: Extratestikuläre Zwischenzellen. Prag. med. Wschr. **40** (1915). — TIEDJE: Veröffentlichungen aus d. Kriegs- und Konstitutionspathol. Jena: Fischer 1921. — BERBLINGER, W.: Verh. dtsch. path. Ges. **18** (1921). — KYRLE, J.: Beitr. path. Anat. **70** (1922). — PRIESEL, A.: Virchows Arch. **249** (1924). — REICHEL, H.: (Nebenhoden Maulwurf). Anat. Anz. **54** (1921).

[4] KOHN, A.: Extraglanduläre Zwischenzellen. Endokrinologie **1**. Leipzig: J. A. Barth 1928.

[5] DE WINIWARTER, H.: Archives de Biol. **25** (1910) — Bull. Histol. appl. **1** (1924) — C. r. Assoc. Anat. **20** (1925). — NEUMANN, H. O.: Zbl. Gynäk. **1925; 1928** — Virchows Arch. **263** (1927); **270** (1928) — Arch. Gynäk. **136** (1929). — WALLART, J.: Archives d'Anat. **7** (1927) — Arch. Gynäk. **138** (1929). — PAWLOWSKI, E.: Endokrinologie **3** (1929).

Schluß.

In der vorangehenden Darstellung wurde der Versuch gemacht, aus der Morphologie der inkretorischen Organe das für den Physiologen Wissenswerte in übersichtlicher Form herauszuheben. Wo Unklarheiten, Lücken und Widersprüche fühlbar werden, möge man bedenken, daß die Lehre von der inneren Sekretion derzeit noch der gesicherten Grundlagen und der festen Umgrenzung ihres Gebietes entbehrt.

Die einen erblicken das maßgebende Merkmal inkretorischer Organe darin, daß sie irgendwelche Umsatzstoffe liefern, welche „regelnd in die Funktionen des Körpers eingreifen". Sie rechnen die Kohlensäure zu den Inkreten und den Muskel demgemäß zu den inkretorischen Organen. Was würde dann in die „Morphologie der Inkretion" nicht hineingehören?

Andere suchen die Inkretion als eine eigenartige Zellfunktion zu erfassen, die wie andere „Funktionen" (Contractilität, Irritabilität) nur bestimmten, hierfür eigens eingerichteten Zellen, Geweben und Organen zukommt.

Das ist auch für mich der leitende Grundgedanke gewesen; aber oft genug war es nicht möglich, strenge Folgerichtigkeit einzuhalten. Zum Teile liegt dies an der Unzulänglichkeit unseres Wissens, zum Teil ist es aber auch auf das Bestreben zurückzuführen, den praktischen Bedürfnissen eines Handbuches der Physiologie nach Möglichkeit gerecht zu werden.

Chemie der Hormonorgane und ihrer Hormone.

Von

OTTO FÜRTH

Wien.

A. Nebenniere.

Zusammenfassende Darstellung.

HIRSCH, R.: Die Nebennieren. Oppenheimers Handb. d. Biochemie 3 I, 308—331 (1909).
— BAYER, G.: Die norm. u. pathol. Physiologie des chromaffinen Gewebes der Nebenniere.
Lubarsch-Ostertag, Ergebn. d. pathol. Anat. 14, 1—132 (1910). — v. FÜRTH, O.: Produkte
der inneren Sekretion tierischer Organe. Abderhaldens Biochem. Handlexikon 5, 495—502
(1911). — BORBERG, N. C.: Das Adrenalin und der Nachweis desselben. Skand. Arch. Physiol.
(Berl. u. Lpz.) 27, 341—420 (1912).

Von allen Hormonen ist dasjenige der Nebenniere weitaus am besten bekannt und am eingehendsten chemisch studiert. Im Jahre 1895 haben OLIVER
und SCHÄFER in London die charakteristische Wirkung des Nebennierenextraktes
entdeckt. Diese Entdeckung bildete den Ausgangspunkt für die von vielen
Seiten her konzentrisch in Angriff genommenen Versuche, den wirksamen Bestandteil rein darzustellen. REFER. hat seinerzeit in F. HOFMEISTERS Laboratorium die Substanz frei von nachweisbaren Verunreinigungen (wie später der
Vergleich mit den kristallisierten Präparaten gezeigt hat) dargestellt und dafür
die Bezeichnung „*Suprarenin*" vorgeschlagen. Der letzte Schritt zur Reindarstellung ist jedoch erst TAKAMINE und ALDRICH 1901 gelungen, als sie fanden,
daß die Substanz, welche sie „*Adrenalin*" benannten, aus konzentrierten Lösungen
durch Ammoniak in krystallisierter Form abgeschieden werden kann. Nachdem
STOLZ (1904) die Substanz auch synthetisch dargestellt hatte, war innerhalb
eines einzigen Dezenniums der lange Weg von der Entdeckung bis zur fabrik-
mäßigen synthetischen Darstellung durchmessen worden.

Das *Adrenalin(-Suprarenin)* findet sich in anscheinend allgemeiner Verbreitung in der Nebennierenmarksubstanz bzw. analogen Gebilden der Wirbeltiere sowie in den sog. *Paraganglien* und Nebenorganen des Sympathicus. Die
Bedingungen seiner Anhäufung in den Nebennieren und seines Übertrittes in
das Blut werden in einem anderen Kapitel behandelt.

Interessanterweise enthält das Parotissekret der in Jamaika einheimischen
Kröte Bufo agua etwa 5% Adrenalin; ebenso auch das Hautdrüsensekret von
Bufo mauretanicus[1].

**a) Darstellung des Adrenalins (Suprarenins) nach TAKAMINE, Modifikation
nach FÜRTH**: Die frischen Nebennieren werden zerkleinert und mit angesäuertem

---

[1] ABEL, J. J. und D. J. MACHT: J. of Pharmacol. 4, 319 (1911). — GESSNER: Sitzgsber.
Ges. Naturwiss. Marburg 61, 138 (1926).

Wasser unter Zusatz von Zinkstaub ausgekocht. Die filtrierte Extraktionsflüssigkeit wird im Vakuum und Kohlensäurestrome stark eingeengt, mit dem mehrfachen Volumen Methylalkohol gefällt, das Filtrat sodann mit neutralem Bleiacetat gefällt. Die abgetrennte, mit Schwefelwasserstoff vom Bleiüberschusse befreite Flüssigkeit wird im Vakuum und CO_2-Strome von Alkohol befreit und stark eingeengt, die Krystallisation von Adrenalin sodann durch Zusatz von konzentriertem Ammoniak eingeleitet. Das Krystallpulver wird abgesaugt, durch Lösen in verdünnter Salzsäure und Fällen mit Ammoniak wiederholt umkrystallisiert, mit Wasser, Alkohol und Äther gewaschen und im Vakuum bei Zimmertemperatur getrocknet.

b) Chemisches Verhalten des Adrenalins (Suprarenins) $C_9H_{13}NO_3$. Die Konstitution des Adrenalins erscheint durch die Formel

$$\mathrm{OH{-}\langle\bigcirc\rangle{-}CH(OH){-}CH_2NH(CH_3)}$$
$$\mathrm{OH{-}}$$

gegeben (3,4 Dioxyphenyl-methylaminoaethanol). Das natürliche Adrenalin ist optisch aktiv, linksdrehend. Die optische Aktivität wird sowohl für das natürliche, als für das aus dem synthetischen Adrenalin mit Hilfe von Bitartrat abgeschiedene l-Adrenalin mit $(\alpha)D = -51{,}40°$ ausgegeben. Es schmilzt unter Zersetzung bei etwa $212°$. Es krystallisiert in farblosen, mikroskopischen Prismen, Nadeln und Rhomben, die meist zu zierlichen Rosetten angeordnet sind. Es ist kaum löslich in kaltem Wasser, etwas leichter in der Siedehitze, noch schwerer in Alkohol, ganz unlöslich in Äther, Benzol, Petroläther und Schwefelkohlenstoff, leicht löslich in Säuren und Alkalien. Eine Adrenalinlösung in verdünnter Salzsäure wird durch Ammoniakzusatz gefällt. Von Alkaloidfällungsmitteln wird sie nicht niedergeschlagen. Dagegen ist eine ammoniakalische Blei- und Zinklösung befähigt, Adrenalin zu fällen. Eine Adrenalinlösung ist befähigt, ammoniakalische Silberlösung schon in der Kälte zu reduzieren. Auch viele andere Metallsalzlösungen, z. B. Goldchlorid, werden von Adrenalin reduziert.

c) Eisenreaktion. Das Adrenalin ist, ebenso wie andere Brenzcatechinderivate, durch eine schöne Farbenreaktion mit Eisenoxydsalzen charakterisiert (VULPIANsche Reaktion): Mit einer verdünnten Eisenchloridlösung entsteht in saurer Lösung eine smaragdgrüne, in alkalischer eine carminrote Färbung. Bei Gegenwart von Sulfanilsäure erhält man auf Eisenchloridzusatz noch in sehr stark verdünnten Lösungen eine rotbraune Färbung (H. BAYER). Die haltbare, physiologisch hochwirksame Eisenverbindung scheidet sich aus methylalkoholischer alkalischer Lösung auf Zusatz von Eisenchlorid mit Aceton in carminroten Flocken ab. Auf die Eisenreaktion kann eine *quantitative Bestimmung* des Adrenalins basiert werden (nach FÜRTH[1]): Eine oder mehrere Nebennieren werden zerkleinert mit Zinksulfatlösung unter Zusatz von Zinkstaub ausgekocht. Die Extraktionsflüssigkeit wird mit Seignettesalz, Natriumcarbonat und etwas Eisenchlorid versetzt. Die so erhaltene entsprechend verdünnte, schön carminrote Flüssigkeit wird colorimetrisch mit einer 0,1proz. Brenzcatechinlösung verglichen. F. LIEBEN[2] empfiehlt, die Bestimmung derart auszuführen, daß außer Eisenchlorid nur eine 10proz. Natriumcarbonat- oder Acetatlösung ohne weiteren Zusatz benutzt werde.

d) Andere Farbenreaktionen: Sehr zahlreiche Oxydationsmittel geben mit Adrenalin erst rosenrote, dann braunrote Färbungen, die vielfach zur Identifizierung sowie auch quantitativen Bestimmung des Adrenalins verwendet worden sind (Literatur bei BORBERG [s. o.]): Hierher gehören die Farbenreaktionen mit *Jod* (ABELOUS, SOULIÉ und TOUJAN), *Sublimat*

<hr>

[1] FÜRTH, O. v.: Hoppe-Seylers Z. **29**, 115 (1900).
[2] LIEBEN, H.: Biochem. Z. **184**, 464 (1927).

(COMESSATI), *Goldchlorid* (GAUTIER), *jodsaurem Salz* (FRÄNKEL und ALLERS), *Ferricyankalium* (CEVIDALLI), *Kaliumpersulfat* (ERWINS), *Kaliumpermanganat* (ZANFRONGINI), *Osmiumsäure Titansäure* (DENIGÈS), *Natriumnitrit* in essigsaurer Lösung (BORBERG). Die Grenze für die Verwendbarkeit derartiger Reaktionen liegt etwa bei Verdünnungen 1 : 300000. Dieselben sind nicht spezifisch und werden meist auch von anderen Brenzcatechinderivaten gegeben. Hierher gehört auch die *Chromreaktion der chromaffinen Gewebe*, d. i. die Braunfärbung mit verdünnter Kaliumbichromatlösung[1].

Es seien hier speziell noch einige neuere colorimetrische Methoden erwähnt: *Verfahren von* SEIDELL[2]: Oxydation mit einer *Braunsteinsuspension*; colorimetrischer Vergleich mit einem Standardgemenge von Kobaltchlorid und Goldchlorid. — *Verfahren von* SCOVILLE[3]: Oxydation mit *Kaliumjodat* in salzsaurer Lösung. — *Verfahren von* MORESCHI[4]: zu einer wässerigen Adrenalinlösung fügt man eine geringe Menge von *Jodtinktur* hinzu; nachdem die zuerst auftretende Rosafärbung verschwunden ist, setzt man etwas 1proz. *Natriumpersulfatlösung* hinzu, worauf die Färbung wieder zum Vorschein kommt. Die Empfindlichkeit dieser Reaktion soll größer sein als diejenige einer anderen Reaktion (1 : 2000000). — *Verfahren von* FOLIN, CANNON und DENIS[5]: Das von FOLIN und DENIS angegebene Harnsäurereagens gibt auch mit Adrenalin eine blaue Farbenreaktion, 1 mg Harnsäure gibt dieselbe Färbung wie 0,33 mg Adrenalin.

e) Physiologische Methoden des Nachweises und der Bestimmung des Adrenalins. Dieselben werden im Kapitel, welches die Physiologie der Nebennieren betrifft, behandelt werden. Die wichtigsten sind: Der *kymographische Nachweis der Blutdrucksteigerung*; die *Meyersche Arterienstreifenmethode*; die *Löwen-Trendelenburgsche Durchströmungsmethode*; die Prüfung am überlebenden *Uterus* und die *Froschbulbusmethode*. Noch 0,000001 g Adrenalin pro Kilo/Tier intravenös bewirkt eine deutliche Blutdurcksteigerung. Die relative Wirkungsstärke von l-Adrenalin zu d-Adrenalin verhält sich wie 15 : 1. Das natürliche l-Adrenalin ist praktisch etwa doppelt so stark wirksam wie das synthetische Präparat[6].

f) Zersetzungsprodukte, Derivate. Beachtenswert ist ein Zersetzungsprodukt des Adrenalins, das beim Lösen in konzentrierten Mineralsäuren, beim Erhitzen im Vakuum auf 120, durch Benzoylierung und nachfolgende Verseifung usw. gebildet wird. Dasselbe gibt weder die Eisenreaktion, noch die charakteristische Blutdrucksteigerung, ist durch Alkaloidfällungsmittel sowie durch verdünntes Ammoniak sehr leicht in Flocken fällbar; es vermag ammoniakalische Silberlösung nicht zu reduzieren (vgl. FÜRTH, PAULY[7]).

Eine als *Oxyadrenalin* bezeichnete Substanz entsteht leicht bei Luftzutritt aus Adrenalin[8]. Dieselbe gibt die Eisenchloridreaktion nicht mehr. Dagegen gibt sie eine blaugrüne Färbung mit stark verdünnter, eisenchloridhaltiger Ferricyankaliumlösung; ferner Blaufärbung mit ammoniakalischer Phosphormolybdänsäure. Die Substanz ist löslich in ammoniakalischem Amylalkohol[9].

---

[1] STÖLTZNER, W.: Münch. med. Wschr. **66**, 584 (1919).

[2] SEIDELL, A.: J. of biol. Chem. **15**, 197 (1913).

[3] SCOVILLE, W. L.: J. Ind. and Engin. Chemistry 12, 769 — Chem. Zbl. **1920** IV, 669.

[4] MORESCHI, E.: Gazz. med. Ital. **1913**, 41, 51 — Jber. Tierchem. **1913**, 486.

[5] FOLIN, O., W. B. CANNON und W. DENIS: J. of biol. Chem. **13**, 477 (1912). Vgl. auch: AUTENRIETH, W. und H. QUANTMEYER: Münch. med. Wschr. **68**, 1007. — TAKATA, M.: Tohoku J. exper. Med. **1**, 460 (1920). — KODOMA, S.: Tokyo J. of Biochem. **1**, 281 (1922). — MAIWEG, H.: Biochem. Z. **134**, 292 (1923).

[6] FROMBERG, K.: Dtsch. med. Wschr. **1923**, Nr 25.

[7] PAULY: Ber. dtsch. chem. Ges. **37**, 1388 (1904).

[8] Die im Handel vorkommenden Adrenalinlösungen sind häufig infolge des Eintrittes von *Zersetzungsvorgängen* rötlich gefärbt. Nach R. HEISLER [Pharm. Post **51**, 677 (1918); Chem. Zbl. **1912**, II, 208] sind braunrot und trübe gewordene Lösungen unbedingt zu verwerfen, während schwach rosa gefärbte für den medizinischen Gebrauch noch für zulässig erklärt werden. RICHARD und MALMY [J. Pharmacie **23**, 209 (1921)] empfehlen als besten Zusatz zur Konservierung die *schwefelige Säure*: 1 g Adrenalin wird in 100 ccm physiol. NaCl gelöst, die 10 g SO_2 pro Liter enthält und mit steriler NaCl-Lösung auf 1 Liter aufgefüllt. Auch Ampullen, wenn sie vorher mit CO_2 gefällt waren, lassen sich mit obiger Lösung gebrauchsfertig herstellen. — Vgl. auch H. MAIWEG: Biochem. Z. **23**, 134, 292 (1922).

[9] VENTUROLI, G. und G. T. GALLERANI: Giorn. Farm. Chim. **60**, 97 (1911) — Chem. Zbl. **1911** II, 1383.

Beim Kochen des Adrenalins mit Jodwasserstoffsäure bei Gegenwart von rotem Phosphor wird *Methylamin* abgespalten. Oxydationsmittel liefern *Oxalsäure, Ameisensäure* und *Methylamin*. Bei der Kalischmelze tritt *Protocatechussäure* auf.

Von Derivaten seien das *Tribenzolsulfoadrenalin* $C_9H_{10}NO_3(C_6H_5SO_2)_3$ und das *Dibenzoyladrenalin* $C_9H_{11}NO_3$ $(C_6H_5CO)_2$ erwähnt.

g) Synthetische Darstellung des Adrenalins. Dieselbe ist zuerst (1904) F. Stolz[1] gelungen. Durch Umsetzung von Chloracetobrenzcatechin mit Methylamin entsteht ein Keton, das Methylaminoacetobrenzcatechin (*Adrenalon*):

$$C_6H_3(OH)_2-CO-CH_2Cl \rightarrow C_6H_3(OH)_2-CO-CH_2 \cdot NH(CH_3).$$

Durch Reduktion des Sulfats dieses Ketons mittels Aluminiumspänen in Gegenwart von Mercurisulfatlösung entsteht das Sulfat des entsprechenden Alkohols. Alkalien fällen aus der Lösung die Base (dl-Suprarenin = Adrenalin). Bereits das Aminoketon weist die charakteristische Blutdrucksteigerung auf. Dieselbe wird durch Reduktion des Ketons zum Aminoalkohol außerordentlich verstärkt. Auch auf katalytisch-elektrolytischem Wege kann das Adrenalon zu Adrenalin reduziert werden[2].

Die *Spaltung des synthetischen dl-Adrenalins in seine optisch aktiven Komponenten* gelingt auf dem Wege der weinsauren Salze. Das saure weinsaure l-Adrenalin ist in Mythalalkohol schwer löslich, das analoge Salz des d-Adrenalins geht leicht in Lösung (Flächer[3]).

Von synthetisch dargestellten Präparaten, welche qualitativ ähnlich dem Adrenalin auf die glatte Muskulatur wirken, sei

das	*Aminoacetobrenzcatechin*	$(OH)_2C_6H_3-CO-CH_2 \cdot NH_2$,
das	*Methylaminoacetobrenzcatechin*	$(OH)_2C_6H_3-CO-CH_2 \cdot NH(CH_3)$,
das	*Aethylaminoacetobrenzcatechin*	$(OH)_2C_6H_3-CO-CH_2 \cdot NH(C_2H_5)$,
das	*Dioxyphenyläthylamin*	$(OH)_2C_6H_3 \cdot CH_2 \cdot CH_2 \cdot NH_2$,
das	*Epinin*	$(OH)_2C_6H_3 \cdot CH_2 \cdot CH_2 \cdot NH \cdot CH_3$
und das	*Arterenol*	$(OH)_2C_6H_3 \cdot CH \cdot OH \cdot CH_2 \cdot NH_2$ erwähnt[4].

Auch das gegenwärtig viel genannte Alkaloid *Ephedrin* (aus Ephedra vulgaris)

$$C_6H_5-CH-CH-CH_3$$
$$\;\;\;\;\; | \;\;\;\; |$$
$$\;\;\;\; OH \;\;\; NH \cdot CH_3$$

steht dem Adrenalin chemisch und pharmakologisch nicht allzu ferne.

h) Aufbau des Adrenalins im Organismus. Die Vorstellungen, wie das Adrenalin im Organismus aufgebaut werde, sind durchaus hypothetischer Natur. Man hat dabei mit Recht an die cyklischen Komplexe des Eiweißmoleküles, und zwar zunächst an das *Tyrosin* und *Phenylalanin* (C. Funk), gedacht. Für eine Beteiligung des *Tryptophans* liegt kein Anhaltspunkt vor. Daß *Dioxyphenylalanin* („Dopa") $(OH)_2C_6H_3-CH_2 \cdot CH_2(NH_2) \cdot COOH$ eine Vorstufe des Adrenalins sei, ist möglich, aber keineswegs bewiesen. Man wird annehmen dürfen, daß bei Ausschaltung der Nebennierenmarksubstanz irgendein zur Melaninbildung besonders disponierter cyklischer Komplex, der unter normalen Verhältnissen in der Nebenniere zur Verarbeitung gelangen würde, im Blute zir-

---

[1] Stolz, F.: Ber. dtsch. chem. Ges. **37**, 4149 (1904), D.R.P. (Höchster Farbwerke) Kl. 129, Nr. 152814, 155652 und 157300. — Friedmann, E.: Hofmeisters Beitr. z. chem. Phys. **6**, 92 (1904); 8, 95 (1906).

[2] Ishiwara, F.: Ber. dtsch. chem. Ges. **57**, 1125 (1924).

[3] Flächer: Hoppe-Seylers Z. **58**, 189 (1908).

[4] Vgl. auch O. Hinsberg: Ber. dtsch. chem. Ges. **56**, 852 (1923). — Ferner K. Böttcher: Ber. dtsch. chem. Ges. **42**, 258 (1909) und Mannich: Arch. d. Pharm. **243**, 127 (1910).

kuliert und eine erhöhte „Pigmentbereitschaft" der Haut herbeiführt (Morbus Addisonii: Bronzed skin!). E. FRIEDMANN hat in einem hypothetischen Oxyphenylserin $(OH)C_6H_4—CH(OH)—CH(NH_2)—COOH$ die Vorstufe des Adrenalin vermutet. Gegenüber der Hypothese, die Vorstufe sei ein Dioxyphenylserin $(OH)_2C_6H_3—CH(OH)—CH(NH_2)—COOH$ hat KNOOP[1] Bedenken geltend gemacht: die Auffassung widerspreche der Erkenntnis, daß Aminosäuren im Organismus unter Eintritt eines O und Abspaltung von NH_3 in Ketonsäuren übergehen.

B. Schilddrüse.

Zusammenfassende Darstellung.

FÜRTH, O. V.: Produkte der inneren Sekretion tierischer Organe. Abderhaldens Biochem. Handlexikon **5**, 504—507 (1911). — FÜRTH, O. V.: Probleme der physiol. und pathol. Chemie I, 436—466 (1911). — BIEDL, A.: Innere Sekretion. 4. Aufl. **1**, 1. Teil, 132—338 (1922).

Für die Erforschung des Schilddrüsenhormones lagen die Verhältnisse außerordentlich viel ungünstiger als für die Nebenniere, da hier eine eindeutige Führungsreaktion der chemischen Durcharbeitung des Problems gemangelt hat. Nach Entdeckung des *Jods* in der Schilddrüse durch BAUMANN hat die von dem Genannten vertretene Vorstellung, das „*Jodothyrin*" sei der wirksame Bestandteil der Schilddrüse, auf lange Zeit hinaus die Forschung beherrscht. Daher soll von diesem zunächst die Rede sein.

1. Jodothyrin.

Chemische Stellung des Jodothyrins. Das Jodothyrin wird nach BAUMANNS Vorgange in der Art gewonnen, daß Schilddrüsen zunächst stundenlang mit 10proz. Schwefelsäure zerkocht werden. Dabei geht der größte Teil des Materiales in Lösung und es bleibt ein Rückstand zurück, der nunmehr mit Alkohol ausgekocht wird. Die Alkohollösung läßt beim Eindunsten einen Rückstand zurück, der entfettet und durch Lösen in Alkali und Fällen mit Säure gereinigt werden kann. Die so erhaltene Substanz von saurem Charakter ist das „Jodothyrin". Dieselbe weist alles andere eher als eine konstante Zusammensetzung auf; der Jodgehalt schwankt ganz außerordentlich, je nach dem Jodreichtum des Ausgangsmateriales. (Näheres bei FÜRTH[2].) Die so erhaltene Substanz ist ein braunes, amorphes Pulver, unlöslich in Wasser, löslich in konzentrierten Mineralsäuren, in Eisessig, verdünnten Ätzalkalien, leicht löslich in säurehaltigem Alkohol und Chloroform. Aus der Chloroformlösung wird die Substanz durch Äther flockig gefällt. Sie ist fällbar durch Alkaloidfällungsmittel. Das Jod befindet sich im Jodothyrin in fester Bindung. Verdünnte Schwefelsäure und Natriumnitrit vermögen kein Jod abzuspalten. Durch fixe Alkalien sowie durch Natriumamalgam wird langsam Jod abgespalten, nicht aber durch siedendes Barytwasser. Auch gegen kochende Salzsäure ist das Jodothyrin resistent.

Welche Stellung müssen wir nun dem Jodothyrin zuschreiben? Offenbar handelt es sich um ein *Spaltungsprodukt der jodhaltigen Schilddrüsenproteine.* Um ein Polypeptid kann es sich sicherlich nicht handeln, da das Jodothyrin selbst gegen stundenlange Einwirkung kochender Salzsäure widerstandsfähig ist. Es handelt sich offenbar um ein *Kondensationsprodukt.* Nun wissen wir aber, daß bei Einwirkung kochender Mineralsäuren auf Proteine die „Melanoidine" SCHMIDEBERGS entstehen, hochmolekulare Kondensationsprodukte, an deren

---

[1] KNOOP, F.: Ber. dtsch. chem. Ges. **58**, 716 (1920).
[2] FÜRTH: Zitiert auf S. 71.

Bildung die im Eiweißmoleküle enthaltenen cyclischen Komplexe vorwiegend beteiligt sind. Es liegt sicherlich sehr nahe, anzunehmen, daß das *Jodothyrin ein durch Säureeinwirkung aus dem Jodeiweiß der Schilddrüse entstandenes melanoidinartiges Kondensationsprodukt* sei.

Physiologische Wirkungen des Jodothyrins (näheres bei Fürth[1]). Man schreibt vielfach dem Jodothyrin eine starke Wirkung auf den *Stoffwechsel* zu. Es soll ähnliche Veränderungen hervorrufen wie Schilddrüsentabletten: Abnahme des Körpergewichtes, Entfettung, Mehrausscheidung von Stickstoff, günstige Beeinflussung des Myxödems. Ob es in dieser Hinsicht der Schilddrüsensubstanz gleichwertig sei und ob nicht ein großer Teil der Wirkung auf allgemeine Jodwirkung zu beziehen sei, ist auch heute trotz vieler Kontroversen noch nicht entschieden. Nach Reid Hunt soll gutes Jodothyrin gegenüber der Acetontirilvergiftung fast genau so wirksam sein wie Thyroxin (wobei zu bemerken ist, daß die Wirksamkeit der Schilddrüse in dieser Hinsicht ihrem Jodgehalte parallel geht). Romeis[2] hat das *Jodothyrin* mit dem *Jodeiweiß der Schilddrüse* und dem *Thyroxin* hinsichtlich der für die Schilddrüse charakteristischen *Beeinflussung des Wachstumes von Kaulquappen* verglichen (Entwicklungsbeschleunigung, Wachstumshemmung, Dissimilationssteigerung); er fand Jodothyrin und Jodthyreoglobulin noch wirksam in einer Verdünnung 1 : 1 Million, das Thyroxin aber noch in einer Verdünnung bis 1 : 100 Millionen. (M. Morse[3] fand in dieser Hinsicht auch *jodiertes Blutalbumin* nicht ohne Wirkung.) — Nach Schott[4] sollen hämorrhagische Metropathien, deren Zusammenhang mit Hypothereoidismus wahrscheinlich erscheint, durch Jodothyrin ähnlich wie durch Schilddrüsentabletten gebessert worden sein u. dgl. mehr.

Hinsichtlich der mit großer Leidenschaft geführten Kontroversen, welche die *Wirkung des Jodothyrins auf den Zirkulationsapparat* betrafen, vgl. Fürth und Schwarz[5]. Man hat dem Jodothyrin eine mächtige Wirkung auf intracardiale Hemmungszentren, auf die Depressoren sowie auf den Vagusapparat zugeschrieben. Zum mindesten ein Teil dieser Wirkung kommt jedoch auch künstlich *jodierten Proteinen* sowie daraus dargestellten *jodhaltigen Melanoidinen* („künstliches Jodothyrin" nach Oswald) zu. Nach Asher bewirkt Injektion von Extrakten aus Schilddrüsensubstanz, *nicht aber eine solche von Jodothyrin*, eine merkliche Beeinflussung des Zirkulationsapparates, der in einer Erhöhung der Depressorenerregbarkeit und in einer Steigerung der Blutdruckwirkung injizierten Adrenalins zum Ausdruck gelangt. Nach A. Oswald soll das Jodothyrin im allgemeinen in derselben Richtung wirksam sein wie das Jodthyreoglobulin (s. unten), jedoch in vermindertem Maße.

Eine Identifizierung des Jodothyrins mit dem wirksamen Bestandteile der Schilddrüse erscheint heute keinesfalls mehr berechtigt.

2. Jodthyreoglobulin.

Das jodhaltige Thyreoglobulin wird aus wässerigen Schilddrüsenextrakten durch Halbsättigung mit Ammonsulfat niedergeschlagen. Die Schilddrüse enthält neben dem *jodhaltigen* auch ein *jodfreies Thyreoglobulin*. Der *Jodgehalt* des Thyreoglobulins schwankt bei verschiedenen Tieren zwischen 0—0,9 %, bei normalen menschlichen Schilddrüsen zwischen 0,19—0,30 %, bei Kolloidkröpfen zwischen 0,04—0,09 %. Durch längere Trypsinverdauung wird die Hauptmenge des Jods aus seiner organischen Bindung herausgelöst; bei der *Pepsin*verdauung werden jodhaltige Albumosen abgespalten, während ein jodreicherer Rückstand zurückbleibt. Das Auftreten des jodhaltigen Globulins soll durchaus an das Vorkommen von *Kolloid* in der Drüse gebunden sein (Oswald[6]).

Hinsichtlich der außerordentlich umfangreichen Literatur über den Jodgehalt der *normalen und pathologisch veränderten Schilddrüse*[7] muß auf die Lite-

---

[1] Fürth: Zitiert auf S. 71.

[2] Romeis, B. (München): Klin. Wschr. **1**, 1262 (1922). Vgl. auch Z. exper. Med. **6**, 376 (1916).

[3] Morse, M.: J. of biol. Chem. **19**, 421 (1914).

[4] Schott, E.: Münch. med. Wschr. **1914**, 176.

[5] Fürth, O. v. und C. Schwarz: Pflügers Arch. **124**, 113 (1908).

[6] Oswald, A.: Pflügers Arch. **164**, 506 (1916). — Vgl. auch Hoppe-Seylers Z. **24**, 14 (1899) — Virchows Arch. **169**, 444 (1902) — Hofmeisters Beitr. **2**, 544 (1902) — Arch. f. exper. Path. **60**, 115 (1908).

[7] E. Zunz (Arch. internat. Physiol. **16**, 288 [1921]) fand bei Kriegsverletzten, die wenige Stunden nach der Verwundung ihrer Verletzung erlegen waren, folgende Normalmittelwerte: Gewicht der frischen Drüse 26—30 g, J. 0,23 %, N. 13,82 %. P. 0,55 % der Trockensubstanz.

ratur bei Fürth[1] und Biedl[2] sowie auf den die Physiologie der Schilddrüse behandelnden Abschnitt dieses Werkes verwiesen werden.

Hier interessiert uns zunächst die Tatsache, daß der *Jodgehalt des Thyreoglobulins* in hohem Grade vom Jodgehalte der zugeführten Nahrung abhängig erscheint. Der bei weitem größte Teil des Jods in der Schilddrüse befindet sich in fester Eiweißbindung. Daneben findet sich ein kleiner Anteil von in *Aceton löslicher Jodsubstanz.* Ein Teil davon ist *Jodalkali.* Bei Einnahme von Jodalkali erfolgt eine Anreicherung an organisch gebundenem Jod bzw. an Jodthyreoglobulin (Entionisierung). Dieser Prozeß ist für die Schilddrüse spezifisch. Nach *Wegnahme einer Schilddrüse* oder eines Schilddrüsenanteiles vermehrt sich die Menge und der Jodgehalt des Thyreoglobulins in der zurückgebliebenen Drüse (F. Blum und R. Grützner[3], E. Strauss[4], D. Marine[5]). Die Schilddrüsen der meisten *Neugeborenen* sind jodfrei. Die Schilddrüse von Hunden kann durch ausschließliche *Fleischfütterung* ganz jodfrei werden, ohne die Funktionsfähigkeit irgendwie einzubüßen (!!). Die Drüsen von *Pflanzenfressern* sind im allgemeinen jodreicher. Normale Schafschilddrüsen enthalten z. B. im Maximum 0,58%, auf den Orkneyinseln dagegen, wo die Schafe große Mengen jodreicher Meeresalgen vertilgen, im Mittel 0,709% Jod[6]. — Werden Hundeschilddrüsen mit Ringer unter Zusatz von Jodkali *perfundiert,* so absorbieren dieselben große Jodmengen (Marine[7]). Vermutlich wird das Jod aus den Jodsalzen durch Oxydationsvorgänge abgespalten und an geeignete Eiweißbausteine (Tyroxin) gebunden[8].

Durch die wichtigen Versuche von E. P. Pick und F. Pineles[9] an *thyreopriven Ziegen* ist seinerzeit dargetan worden, daß, ebenso wie Schilddrüse auch Thyreoglobulin sich vollkommen geeignet erwies, um den *Ausfallserscheinungen* entgegenzuwirken; dagegen hat das Jodothyrin hier gänzlich im Stiche gelassen. Nach Courvoisier[10] trat einige Tage nach Darreichung von Jodthyreoglobulin bei *Myxödem* eine sehr starke und langdauernde Vermehrung der N-Ausscheidung ein, sowie eine auffällige Annäherung des Blutbildes an die Norm. Bei *Basedow* wurde eine Vermehrung der N-Ausscheidung sowie eine stärkere Veränderung des Blutbildes im Sinne einer Verschlimmerung bemerkt. (Dagegen ist z. B. das *Dyjodtyrosin* bei Myxödem, Kretinismus und Basedow ohne Wirkung[11].)

Nach Oswald[12] erhöht Thyreoglobulin in ausgesprochener Weise die Ansprechbarkeit der Vagusendigungen, des Depressors und des Splanchnicus gegenüber dem faradischen Strom. Es verstärkt den hämodynamischen Adrenalineffekt. Diese Eigenschaften steigern sich mit dem Jodgehalte des Präparates. Jod allein ist aber nicht maßgebend, da ionisiertes Jod, Jodcasein, Jodthyrosin diese Eigenschaften nicht besitzen. Jodthyreoglobulin aus Kröpfen und Basedowschilddrüsen unterscheidet sich nicht von demjenigen aus normalen Schilddrüsen. Es besitzt angeblich die Eigenschaft, den „Tonus des animalen und vegetativen Nervensystems" in exquisiter Weise zu erhöhen. Seine physiologischen Eigenschaften sollen die Mehrzahl der Symptome sowohl der Hypo- als der Hyperthyreosen erklären.

In bezug auf das Vermögen, *Acetonitril* zu entgiften, erscheint das Thyreoglobulin dem Schilddrüsengewebe gleichwertig, dem Jodothyrin aber deutlich überlegen[13]. Neuerdings haben E. Abderhalden und O. Schiffmann[14] bei ihren

[1] Fürth: Zitiert auf S. 71.   [2] Biedl: Zitiert auf S. 71.
[3] Blum, F. und R. Grützner (Frankfurt a. M.): Hoppe-Seylers Z. **91**, 400 (1914).
[4] Strauss, E. (Frankfurt a. M.): Hoppe-Seylers Z. **104**, 133 (1919).
[5] Marine, D. (Cleveland): J. of biol. Chem. **22**, 547 (1915).
[6] Hunter, A. und S. Simpson: J. of biol. Chem. **20**, 119 (1915).
[7] Marine: Zitiert auf S. 73.
[8] Herzfeld, E. und R. Klinger: Biochem. Z. **96**, 260 (1919).
[9] Pick, E. P. und F. Pineles: Z. exper. Path. u. Ther. **7**, 518 (1910).
[10] Courvoisier, H.: Mitt. Grenzgeb. Med. u. Chir. **29**, 270 (1916).
[11] Strauss, S. und C. Vögtlin: J. of Pharmacol. **1**, 123 (1911).
[12] Oswald: Zitiert auf S. 72.
[13] Koch, F. C. (Chikago): J. of biol. Chem. **18**, 101 (1913).
[14] Abderhalden, E. und O. Schiffmann: VIII., IX. Pflügers Arch. **195**, 164; **198**, 128 (1922).

Wachstumsversuchen an Kaulquappen das Thyreoglobulin (ebenso wie Dyjodtyrosin und künstlich jodierte Proteine) volle Schilddrüsenwirkung entfalten gesehen (wohingegen sich Jodphenylalanin und Jodpropionsäure als unwirksam erwiesen haben). Nach ROMEIS[1] ist eine 0,000 001 proz. Jodthyreoglobulinlösung noch imstande, die Entwicklung von Kaulquappen zu beschleunigen. Diese Wirkung ist nicht an die Intaktheit des Eiweißmoleküles geknüpft, da auch biuretfreie Spaltungsprodukte nach Säure- oder Alkalihydrolyse oder Verdauung den charakteristischen Effekt erkennen lassen.

3. Thyroxin.

Einen sehr wesentlichen Fortschritt auf der Suche nach dem Hormone der Schilddrüse bedeutete die Isolierung des „Thyroxins" durch den amerikanischen Forscher E. C. KENDALL[2].

Das Darstellungsverfahren ist umständlich. Es beruht darauf, daß die Schilddrüse zunächst der Alkalihydrolyse unterworfen wird; sodann wird mit Säure gefällt. In dem dabei ausfallenden Albuminatniederschlage ist nun anscheinend die gesamte physiologisch wirksame Substanz enthalten (angeblich mit etwa der Hälfte des Jods). Wird nun dieser Niederschlag etwa mit alkoholischer Salzsäure ausgekocht und die neutralisierte Lösung mit Barytwasser erhitzt, so scheidet sich nunmehr das Thyroxin aus. Es kann aus alkalischer wässeriger Lösung mit Salzsäure bzw. aus einer Lösung in alkalischem Alkohol mit Essigsäure gefällt werden. Die Ausbeute war recht schlecht. Ende 1919 waren nach Verarbeitung von $3^1/_2$ Tonnen Schilddrüsen (hauptsächlich vom Schweine) erst 35 g Thyroxin gewonnen worden. Der Preis des Präparates ist dementsprechend ein ungeheurer. Auch handelt es sich um ein recht labiles Produkt, das bei der Gewinnung anscheinend durch die Gegenwart aller Schwermetalle (außer Gold, Silber, Platin und Nickel) zerstört wird. Beim Stehen im Sonnenlichte bei schwach alkalischer Reaktion erfolgt Jodabspaltung. Zink spaltet in saurer und alkalischer Lösung Jod ab. Gegen Säuren ist das Thyroxin wenig widerstandsfähig.

Das Thyroxin ist mikrokrystallinisch, unlöslich in den gewöhnlichen organischen Lösungsmitteln, löslich dagegen in Alkohol bei Gegenwart von Säuren oder Alkalihydroxyd. Es trägt den Charakter einer schwachen Säure und bildet gut krystallisierende Alkali- und Erdalkalisalze.

Das Thyroxin sollte nach KENDALL die Zusammensetzung

$$C_{11}H_{10}O_3NJ_3$$

haben. KENDALL hielt es für eine Trihydrotrijodoxyindolpropionsäure

$$\text{HJ, HJ, HJ}\left\langle\begin{array}{c}\text{HJ}\\ \end{array}\right\rangle\begin{array}{c}\text{C—CH}_2\cdot\text{CH}_2\cdot\text{COOH}\\ \text{CO}\end{array}\\ \text{NH}$$

Nun ist aber im Laufe der letzten Jahre das ganze Problem durch die Arbeiten der englischen Forscher BARGER und HARRINGTON[3] völlig umgestürzt worden. Dem Thyroxin kommt tatsächlich nicht obige Formel, vielmehr die Zusammensetzung $C_{15}H_{11}O_4NJ_4$ zu. Durch Schütteln einer alkalischen Lösung von Thyroxin mit Palladiumhydroxyd-Calciumcarbonat wurde das jodfreie *Desjodthyroxin* $C_{15}H_{15}O_4N$ erhalten und die Konstitution desselben als

$$\text{HO}-\bigcirc-\text{O}-\bigcirc-\text{CH}_2\cdot\text{CH(NH}_2)\cdot\text{COOH}$$

---

[1] ROMEIS, B.: Z. exper. Med. **6**, 101 (1908).

[2] KENDALL, E. C. und A. E. OSTERBERG: J. of biol. Chem. **40**, 265 (1919). Vgl. auch ebenda **39**, 40 (1919). — KENDELL, E. C.: Amer. Pat. 1 392 767 u. 1 392 768 vom 4. 10. 1922. Chem. Zbl. **1922**, 204. — Harvard-Lecture 19/12 1919; J. B. Lippincott & Co., Philadelphia-London. — Chandler-Lecture, J. of Ind. and Engeneer. Chem. **17**, 525 (1925).

[3] HARRINGTON: Biochem. J. **20**, 300 (1926). — HARRINGTON und BARGER: ebenda **21**, 169 (1927).

durch Synthese vollkommen sichergestellt. Dem *Thyroxin* kommt die Formel

$$\text{HO}-\underset{\text{J}}{\overset{\text{J}}{\bigcirc}}-\text{O}-\underset{\text{J}}{\overset{\text{J}}{\bigcirc}}-\text{CH}_2 \cdot \text{CH(NH}_2) \cdot \text{COOH}$$

zu. Es ist ein Tetrajodderivat des p-Hydroxyphenyläthers des Tyrosins und wird bereits von mehreren Fabriken synthetisch hergestellt. Diese Präparate sind von zahlreichen Untersuchern als wirksam gefunden worden[1].

Währen KENDALL aus frischen Schilddrüsen nur etwa 0,001% Ausbeute an Thyroxin gewonnen hatte, erzielte HARRINGTON eine solche von 0,025%, indem er, statt mit NaOH 5% mit Ba(OH)_2 40% hydrolysierte. Doch auch so wurde nur ein Bruchteil des in der Schilddrüse enthaltenen Jods als Thyroxin gewonnen[2].

Wie sollen wir nun die Tatsache begreifen, daß das alte unechte „synthetische Thyroxin", das doch nach einer ganz unrichtigen, dem Tryptophan nahestehenden Form synthetisiert worden ist, eine mächtige Stoffwechselwirkung entfaltet hat? Doch wohl nur so, daß wir annehmen, daß die allerverschiedensten jodierten zyklischen Komplexe eine derartige schilddrüsenähnliche Wirkung ausüben können.

Was sind nun die bisher bekannten *physiologischen Wirkungen des echten Thyroxins*?

Von ausschlaggebender Bedeutung für die kritische Beurteilung der Stellung des Thyroxins ist seine Heilwirkung beim *Kretinismus* und beim *Myxödem*. Auf Grund von Beobachtungen an einem Riesenmaterial von mehreren Hunderten von Patienten, die in den Hospitälern der Mayo Foundation von Rochester mit mehr als 100000 Einzeldosen von Thyroxin behandelt worden sind, nimmt KENDALL für das Thyroxin den *vollen therapeutischen Effekt der Schilddrüse in Anspruch.*

Ganz regelmäßig ist die durch das Thyroxin ausgelöste *Steigerung des allgemeinen Stoffwechsels*. KENDALL[3] sah nach Gaben von 1, 2, 10 mg Steigerungen des Stoffwechsels um 2, 4 und 20%. Nach E. ABDERHALDEN und WERTHEIMER[4] erfolgt die Steigerung im Wege des *sympathischen Systems* und bleibt aus, wenn man dieses durch Ergotamin ausgeschaltet hat. Bei Kohlehydratnahrung wurde eine Gaswechselsteigerung um 14%, nach Fettnahrung um 24%, bei Eiweißernährung aber eine solche um 37% bemerkt. SCHITTENHELM und EISLER[5] erzielten beim Menschen Stoffwechselsteigerungen durch 0,003—0,006 g Thyroxin. ARNOLDI[6] sah bei Ratten nach einmaligen Injektionen von 0,02—0,04 g pro kg eine Stoffwechselsteigerung von 8 tägiger Dauer. BOOTHBY[7] und seine Mitarbeiter haben den Effekt von 1 g Thyreoidea sicca von PARKER-DAVIS gleich 0,0025 g Thyroxin gewertet. BAUR und LOEWE[8] meinten, synthetisches Thyroxin Roche sei in bezug auf den Gaswechsel beim normalen Menschen etwa 100 mal so wirksam als die gleiche Menge getrockneter Schilddrüse. 2 mg Thyroxin, subcutan gegeben, erzeugte lang andauernde Grundumsatzsteigerungen von 10—37%. Bei längerem Gebrauche traten Hyperthyreoidisationserscheinungen hauptsächlich

---

[1] Vgl. diesbez. O. FÜRTH: Lehrbuch der physiologischen und pathologischen Chemie, I, 520—522 (1928).

[2] CARR, F. H.: J. Soc. chem. Ind. **45**, 241 — Chem. Zbl. **1926** II, 2320.

[3] KENDALL: J. of biol. Chem. **63**, Proc. XI, 1923.

[4] ABDERHALDEN, E. and E. WERTHEIMER: Pflügers Arch. **213**, 328 (1928) und früheres.

[5] SCHITTENHELM, E. und B. EISLER: Klin. Wschr. **1927**, 1935. — Z. exper. Med. **61**, 239 (1927).

[6] ARNOLDI, W.: Z. exper. Med. **52**, 249 (1926).

[7] BOOTHBY, J. and K. SANDIFORD, BALDES: Physiol. Kongr. Stockholm 1926. — Skand. Arch. physiol. **1926**.

[8] BAUR, H. und G. LOEWE: Dtsch. Arch. klin. Med. **159**, 275; **160**, 212 (1928).

bei Fettsüchtigen und bei Menschen mit vegetativer Labilität auf. Das Thyroxin soll auch den Stoffwechsel *überlebender Leberzellen* steigern[1].

Das Thyroxin ist ein sicher und regelmäßig wirksames *Entfettungsmittel*[2]. Sehr kleine Gaben bewirken bei Mäusen Pankreashypertrophie und Mästung, größere dagegen Pankreasatrophie und Gewichtssturz[3].

Große Thyroxingaben steigern auch den *Eiweißzerfall.* 0,007 g davon steigerten bei einem auf ein Eiweißminimum eingestellten Individuum die Stickstoffausscheidung von 2 g auf 6 g[4]. Hunde, Kaninchen und Meerschweinchen reagierten auf Thyroxin mit rascher Gewebseinschmelzung und gingen nach öfteren Injektionen zugrunde.

Die *entwicklungsbeschleunigende Wirkung* des Thyroxins bei *Kaulquappen* scheint diejenige aller anderen Substanzen zu übertreffen. Verdünnungen 1 : 1000000 und 1 : 10000000 rufen die durch Schilddrüsenfütterung zu erzielenden Veränderungen noch mit Sicherheit hervor[5]. Auch bei jungen *Axeloteln* beschleunigt das Thyroxin die Metamorphose, bei *Vögeln* bewirkt es Mauserung[6].

Ob aber das Thyroxin, insbesondere das synthetische Präparat der natürlichen Schilddrüsensubstanz *gleichwertig* sei, darüber ist allerdings noch keine Einigung erzielt worden. Nach BURMEISTER[7] ist das synthetische Thyroxin (SCHERING), wenn peroral gegeben, in Dosen wirkungslos, die beim nativen Thyroxin noch starke Effekte ergeben. Nach CAMERON und CARMICHAEL[8] ist Thyroxin weniger wirksam als das Schilddrüseneiweiß. Nach A. OSWALD[9] besitzt Thyroxin im Gegensatze zum Thyreoglobulin nicht die Fähigkeit, die Ansprechbarkeit der vago-sympathischen Nerven im akuten Tierversuch zu erhöhen. Vielleicht kommt letztere Eigenschaft der Eiweißkomponente zu. Dagegen ist es CORONEDI[10] bei Hunden gelungen, mit synthetischem Thyroxin die Erregbarkeit des Vagus und Depressor zu steigern.

4. Eiweißfreie Schilddrüsenstoffe.

Die bisher mitgeteilten Tatsachen sprechen dafür, daß das *Jodthyreoglobulin* mit dem Hormon der Schilddrüse identisch ist und daß das *Jodothyrin* sowohl wie das *Thyroxin* als Spaltungsprodukte des Jodthyreoglobulins aufzufassen seien: ersteres ein durch Säureeinwirkung entstandenes melanoidinartiges Kondensationsprodukt, letzteres ein durch Alkalihydrolyse erhaltenes jodiertes Tyrosinderivat.

Andererseits hat aber L. ASHER[11] angegeben, daß ein *eiweißfreies* und tief abgebaute Eiweißspaltungsprodukte enthaltendes *und fast jodfreies Schilddrüsenpräparat* (Thyroglandol, hergestellt von HOFMANN-LAROCHE, Basel) die gleiche Wirkung ausübt wie vollwertige Schilddrüse. (Für die praktisch brauchbarste Methode zum Nachweise von Schilddrüsensekret hält ASHER die Verstärkung der

---

[1] REINWEIN, H. und W. SINGER: Biochem. Z. **197**, 152 (1928).
[2] HARTUNG: Med. Klin. **1927**, 586.
[3] GLASER, M.: Z Anat. **80**, 704 (1926).
[4] DEUEL, I. and K. SANDIFORD, BOOTHBY: J. of biol. Chem. **76**, 391 (1928).
[5] ROMEIS: Biochem. Z. **141**, 121 (1923) — ROGOFF and MARINE: J. of Pharmacol. **9**, 57 (1926) — SWINGLE, HELFF und ZWEMER: Amer. J. Physiol. **70**, 208 (1924).
[6] JENSEN, C. O.: C. r. Soc. Biol. Paris **85**, 391 (1921). — ZAWADOWSKY und PERELMUTTER, Arch. Entw.mechan. **109**, 210 (1927) — Pflügers Arch. **216**, 67 (1927).
[7] BURMEISTER, E. A.: Münch. med. Wschr. **75**, 1073.
[8] CAMERON and CARMICHAEL: Proc. trans. roy. Soc. Canada — Chem. Zbl. **1927** II, 2074.
[9] OSWALD, A.: Z. exper. Med. **50**, 623 (1927).
[10] CORONEDI: Boll. Soc. Biol. sper. **5**, 657 (1928).
[11] ASHER, L. und J. ABELIN: Biochem. Z. **80**, 259 (1917). Vgl. auch Dtsch. med. Wschr. **42**, 1028.

Adrenalinwirkung am LÖWEN-TRENDELENBURGschen Präparate.) Das Thyroglandol erhöht bei hungernden, normalen und thyreopriven Hunden die N-Ausscheidung. ASHER folgert, daß die bisher als am meisten charakteristisch und als am konstantesten angesehene physiologische Leistung der Schilddrüse *nicht an einen Eiweißkörper geknüpft ist und unabhängig vom Jodgehalte* sei. „Die mitgeteilten Versuche liefern neben den Wachstumsversuchen von ABDERHALDEN, R. H. KAHN[1] eine neue Grundlage für die Auffassung, daß auch das innere Sekret der Schilddrüse ein relativ einfach gebautes Hormon sei und daß dem Jod eine weniger präponderierende Bedeutung zukommt, als man bisher annahm." P. SCHENK[2] fand die Stoffwechselwirkung des Thyroglandols ähnlich, aber schwächer wie die der Schilddrüse.

Angesichts der Hochwirksamkeit des Thyroxins ist gegenüber dieser Auffassung geltend gemacht worden (ROMEIS[3]), die Wirksamkeit des Thyroglandols könnte vielleicht auf eine Thyroxinbeimengung zurückzuführen sein. Jedenfalls muß die weitere Entwicklung der Frage abgewartet werden.

C. Parathyreoid-Hormon.

Nur in aller Kürze soll hier des in chemischer Hinsicht noch gänzlich unerforschten Hormons der Glandulae parathyreoideae oder Epithelkörperchen gedacht werden, welches zweifellos in enger Beziehung zum *Kalkstoffwechsel* steht.

Gewinnung des Hormons: COLLIP[4] und seine Mitarbeiter gingen dabei so vor, daß Rindsepithelkörperchen gesammelt und im Eisschranke bei −8° aufbewahrt wurden. Vor dem Gebrauch wurden einige der kleinen Organe mit 5 proz. Salzsäure im siedenden Wasserbade gehalten. Nach mechanischer Beseitigung des Fettes wurde mit Natronlauge neutralisiert und wieder Salzsäure bis zur maximalen Eiweißfällung hinzugefügt. Das das aktive Prinzip enthaltende Filtrat wurde bis zum Gebrauche im Eisschranke aufbewahrt.

Später ging COLLIP derart vor, daß frische Drüsen vom Rinde mit verdünnter Mineralsäure bei 100° extrahiert wurden. Nach isoelektrischer Fällung eiweißartiger Anteile wurde das wirksame Pranzip mit Alkohol gelöst und mit Aceton und Äther gefällt.

TWEEDY[5] wiederum ging so vor, daß er die mit Aceton behandelten Drüsen mit 3 proz. Salzsäure in der Wärme extrahierte; die wirksame Substanz wurde nach Beseitigung mit Aceton fällbarer Substanzen aus alkoholischer Lösung mit Äther gefällt.

Das Hormon erwies sich als fällbar durch Pikrinsäure und das Pikrat löslich in 70 proz. Aceton; es ließ sich (nach DUDLEYS Vorgange) in ein Hydrochlorid überführen[6].

Derartige Auszüge bewirken eine deutliche Hebung des *Kalkspiegels* im Blute (z. B. von 0,010 auf 0,020%). Sie erweisen sich fähig, bei parathyreopriven Hunden (Kaninchen scheinen dem Hormon gegenüber wenig empfindlich zu sein) die *Tetanie* evtl. monatelang hintanzuhalten oder doch zum mindesten zu mildern. Auf Grund der Beobachtung des Blutkalkspiegels ist eine *Standardisierung*

---

[1] ABDERHALDEN, E. und R. H. KAHN: Pflügers Arch. **162** und **163**.

[2] SCHENK, P. (Marburg): Arch. f. exper. Path. **92**, 1 (1922).

[3] ROMEIS: Zitiert auf S. 76.

[4] COLLIP, J. B. und Mitarb.: J. of biol. Chem. **63**, 395, 439; **64**, 485, 1926; **66**, 133 (1925/27) — Nature (Lond.) **115**, 761 (1925) — J. amer. med. assoc. **88**, 565 (1927). — Vgl. auch HANSEN, BEERMANN, SCHULTEN: Klin. Wschr. **1925**, 2487. — BARRENSCHEEN, H.: Wien. med. Wschr. **1929**, H. 3/4.

[5] TWEEDY: Proc. Soc. exper. Biol. a. Med. **24**, 147 (1926).

[6] DAVIS, DICKENS, DODDS: Biochem. J. **20**, 695 (1926).

versucht worden. Ein als „Parathormon" bezeichnetes Fabrikspräparat (von Elli, Lillie & Comp.) vermochte in Gaben von 20—60 „Einheiten" bei Menschen und 40—100 „Einheiten" bei Hunden den Blutkalkspiegel deutlich zu erhöhen[1]. — Auch liegen Berichte über Heilung der *Kindertetanie* durch das „Parathormon" COLLIPS vor[2].

Wurden die Injektionen wirksamer Extrakte in kurzen Intervallen wiederholt, so entstand eine *Hypercalämie* unter den Erscheinungen von Apathie, Koma, Erbrechen und Zirkulationsstörungen, an denen die Tiere schließlich zugrunde gingen. Dabei wurde starke Zunahme des anorganischen Phosphors und Harnstoffs im Harne, Kongestion der Darmschleimhaut mit Blutungen und Zunahme des Ca in manchen Geweben (Niere, Herz) beobachtet. Das Hormon erwies sich nicht nur intravenös und subcutan, sondern auch per os wirksam[3].

Man hat bei Hunden Rippenstücke subperiostal entfernt und die *Regeneration der Knochen* unter Einwirkung des Hormons beobachtet. Es ergab sich keine Beschleunigung, sondern eher eine Verzögerung der Verkalkung, derart, daß eine klinische Verwendung des Parathormons zur Förderung der Knochenregeneration derzeit nicht gerechtfertigt erscheint[4].

D. Hypophyse.

Zusammenfassdnde Darstellung.

FÜRTH, O.: Lehrbuch der phys. und pathologischen Chemie I, 540—552 (1928). — BIEDL, A.: Innere Sekretion. Zitiert auf S. 71. — TRENDELENBURG, P.: Ergebn. Physiol. **25**, 364—438 (1926).

Der Hypophyse wird vielfach eine lebenwichtige Funktion zugeschrieben. Der *vordere Anteil* besteht aus drüsigen Elementen. Der *hintere Anteil* besteht vorwiegend aus Neurogliaelementen und stellt anatomisch ein Divertikel der 3. Hirnkammer dar. Zwischen beide Anteile schiebt sich die *Pars intermedia* ein, der gegenwärtig vielfach eine besondere innersekretorische Bedeutung zugeschrieben wird. Die wirksamen Extrakte werden durchwegs aus den beiden letztgenannten Anteilen gewonnen.

1. Versuche zur Darstellung des innersekretorischen Prinzipes.

a) *„Hypophysin" Höchst.* Dasselbe wird nach FÜHNER[5] in der Weise gewonnen, daß enteiweißte Extrakte aus dem Hinterlappen der Rinderhypophyse mit Phosphorwolframsäure gefällt werden. Der Niederschlag wird mit Baryt zerlegt und die Lösung zur Krystallisation eingeengt. Das Hypophysin enthält 4 wirksame Alkaloidfraktionen in Form schwefelsaurer Salze, die durch fraktionierte Krystallisation trennbar sind. 3 davon drehen nach links, geben die PAULYsche Diazoreaktion sowie die Biuretreaktion, die 4. Substanz ist rechtsdrehend und gibt diese Reaktionen nicht. Die pharmakologische Wirkung des „Hypophysins" (*Uteruskontration,* Kontraktion der *Blutgefäße,* die viel länger anhält als die Suprareninwirkung *diuresenhemmende Wirkung, antiasthmatische Wirkung*) soll auf einem Zusammenwirken dieser 4 Substanzen beruhen. Die Überführung der Base in eines ihrer Salze ist unerläßlich, da die freie Base sehr wenig haltbar ist. Die schwefelsauren Salze dagegen sind unbegrenzt haltbar. Ein Überschuß freier Säure ist schädlich.

b) *„Pituglandol"* (*Hofmann-Laroche, Grenzach*[6]). Die Drüsen werden mit Natriumcarbonat verrieben und erst mit Chloroform, sodann mit Alkohol extichiert. Dabei werden

---

[1] ZIMMERMANN: Klin. Wschr. **6**, 726 (1927).

[2] Vgl. MOLL, L.: Wiener klin. Wschr. **1928**, Nr 9 (Ges. d. Ärzte 24/2. 1928).

[3] COLLIP: Zitiert auf S. 77.

[4] FINE and BROWN: New England J. of Med. **198**, 932 (1928).

[5] FÜHNER, H. (Labor. d. Höchster Farbwerke): Z. exper. Med. **1**, 337 (1913). Ferner: Berl. klin. Wschr. **51**, 248 (1914) — Biochem. Z. **76**, 232 (1916) — Ther. Mh. **34**, 437 (1920) — D.R.P. Höchster Farbwerke Nr. 26419 und 26884, Kl. 30h.

[6] *Hofmann-Laroche, Grenzach:* D.R.P. Nr. 282002 und 284148. Chem. Zbl. **1915** I, 465 und 1390.

die auf den Darm wirksamen Basen vom Chloroform, die auf den Blutdruck wirksamen vom Alkohol aufgenommen. Die wirksamen Basen sind aus alkoholischer Lösung mit Äther fällbar.

c) FENGER und HULL[1] (*Lab. Armour & Co., Chicago*): Die wirksame Substanz scheint in der frischen Drüse nicht in freier oder krystallinischer Form vorzukommen, vielmehr verknüpft an einen Eiweißkomplex oder als Teil eines solchen. Sie ist in ihrem ursprünglichen Verhalten unlöslich in Äther, Petroläther und Chloroform und sehr wenig löslich in Alkohol, liefert aber beim Behandeln mit letzterem ein hochwirksames, amorphes, hygroskopisches Produkt, das viel empfindlicher ist als das ursprüngliche Material. Die wirksame Substanz soll durch Alkaloidreagentien nur unvollkommen fällbar sein.

d) BOUIN und ANCEL[2]. Hinterlappen werden nach vorausgegangener Alkohol-Ätherextraktion 3 Tage lang mit Wasser maceriert. Das Filtrat wird nach Fällung mit ammoniakalischem Bleiacetat bei schwefelsaurer Reaktion mit Phosphorwolframsäure gefällt. Der Niederschlag wird mit Bleiacetat in der Hitze zerlegt. Aus der so erhaltenen Flüssigkeit wird das Silbersalz der angeblich reinen und zersetzlichen Base gewonnen. Man kann auch vor Darstellung des Silbersalzes die freie Base aus methylalkoholischer Lösung mit Äther als krystallinisches, hygroskopisches Pulver fällen.

e) „*Pituitrin*". *Parke, Davis e Co.*[3] (*Detroit*) Hinterlappen der Hypophyse werden mit heißem, angesäuertem Wasser extrahiert, filtriert; aus dem Filtrate wird der wirksame Bestandteil durch Sättigung mit Kochsalz gefällt.

f) DUDLEY[4]. Das Drüsenpulver wurde mit angesäuertem Wasser extrahiert, der Auszug mit kolloidalem Eisenoxyd enteiweißt. — Das Filtrat wurde mit Butylalkohol extrahiert. Im Butylalkoholextrakte des Hinterlappens konnten mindestens 3 auf glatte Muskeln wirksame Stoffe nachgewiesen werden.

g) CRAWFORD[5]: Das Organpulver wird im Soxhlet erst mehrere Tage lang mit absolutem Alkohol ausgezogen, sodann bei Zimmertemperatur unter Einleiten von CO_2 mit Wasser extrahiert. Es wird zentrifugiert und filtriert. Sodann wird es mit Quecksilberchlorid gefällt. Der Niederschlag mit H_2S zerlegt. Sodann erfolgt Fällung mit Ag_2SO_4 und Zerlegung des Niederschlages mit H_2S. Schließlich wird die blutdrucksteigernde Substanz aus methylalkoholischer Lösung mit Äther gefällt.

2. Natur der wirksamen Substanzen.

J. J. ABEL[6] hatte die Wirksamkeit des Hypophysins der Anwesenheit von Histamin (= Imodazolylamin), das als Organbestandteil verbreitet auftritt, zugeschrieben (s. unten). KÖSSLER und HANKE[7] sowie DALE und DUDLEY[8] konnten jedoch in völlig frischer Hypophyse kein Histamin auffinden und fassen es als ein Zersetzungsprodukt auf. FÜHNER[9] meinte, das Histamin sei wahrscheinlich nicht der wirksame Bestandteil des „Pituitrins", stehe diesem aber pharmakologisch nahe. Zwischen dem Verhalten des Histamin und der Hypophysenextrakte bestehen immerhin deutliche Unterschiede[10].

Die Angaben über das *Verhalten der wirksamen Substanzen* lauten begreiflicherweise recht divergierend. Langes Kochen, sowie die Einwirkung von Extraktionsmitteln und langes Aufbewahren vermag dieselben zu schädigen, dieselben sind hochgradig alkaliempfindlich. Sie sind teils leicht, teils schwer dialysabel. Bei 100°, wenn $H^+ = 10^{-5}$, scheint schnelle Zerstörung zu erfolgen. — Gewisse Unregelmäßigkeiten dürften auf den Eiweißgehalt mancher Präparate

[1] FENGER, F. und MARY HULL: J. of biol. Chem. **42**, 153 (1920).
[2] BOUIN, P. und P. ANCEL: C. r. Soc. Biol. Paris **76**, 62, 110 (1914).
[3] *Parke, Davis e Co.* (*Detroit*): Amer. Pat. 1373551. Chem. Zbl. **1921** VI, 82.
[4] DUDLEY, H. W.: J. o fPharmacol. **14**, 295 (1919); **21**, 103 — Chem. Zbl. **1920** I, 744; **1922**, 99.
[5] CRAWFORD, A. C. (Stanford Univ. St. Francisco): J. of Pharmacol. **15**, 81 (1920). — Ber. Physiol. **1**. 547.
[6] ABEL, J. J. und S. KUBOTA: J. of Pharmacol. **13**, 243 (1919).
[7] HANKE, M. T. and K. KÖSSLER (Chicago): J. of biol. Chem. **43**, 557 (1920).
[8] DALE, H. H. und H. W. DUDLEY: J. of Pharmacol. **18**, 27 (1921).
[9] FÜHNER: Zitiert auf S. 78.
[10] Vgl. diesbezügl. auch DUDLEY, H. W.: J. of Pharmacol. **14**, 295 (1919). — Cow, D.: Ebenda 275. — Dagegen ABEL, J. J. und D. J. MACHT: Ebenda 279. — GUGGENHEIM, M.: Biochem. Z. **65**, 189 (1914).

zurückzuführen sein. Die „Hormone" sollen durch Trypsin und Erepsin, nicht aber durch Pepsin und Papayin zerstörbar sein. Die Präparate geben teilweise die Biuretreaktion, die Ninhydrinreaktion sowie die Histidinreaktion nach Pauly. Es unterliegt keinem Zweifel, daß die wirksamen Stoffe auch an krystallisierbaren Substanzen, z. B. an Kreatininpikrat, stark adhärieren und selbst beim Umkrystallisieren nur schwer abgetrennt werden können[1].

3. Wirksamkeit und Standardisierung der Präparate.

Angesichts der auf diesem Gebiete herrschenden großen Unsicherheit ergibt sich die Standardisierung von Hypophysenpräparaten als eine schwierige Aufgabe. Nach Dale und Laidlow[2] erscheinen die Kontraktionen eines jungfräulichen, isolierten, in Ringerlösung unter Sauerstoffzufuhr arbeitenden *Meerschweinchenuterus* als das beste Testobjekt. — P. Trendelenburg[3] fand beim Vergleiche selbstbereiteter Hypophysenextrakte mit einigen Handelspräparaten die letzteren stark unterwertig. Die früher geübte Einstellung auf eine bestimmte Menge Drüsenausgangsmaterial erwies sich als unzulässig; nur eine pharmakologische Standardisierung kann Aufschluß über die Wirksamkeit geben. — Abel[4] empfiehlt die Reinigung der Hypophysenextrakte durch $HgCl_2$ (zum Zwecke der Beseitigung depressorisch wirksamer Verunreinigungen) und Auswertung des Hormons am Meerschweinchenuterus an Histaminmengen. Das reine Hormon dürfte 40—50mal stärker wirksam sein als Histamin. — Kochmanns Methode arbeitet derart, daß ein Meerschweinchenuterushorn in einer Ca-armen Ringerlösung unter Zusatz von $MgCl_2$ stillgestellt wird. Die Eichung erfolgt mit Hilfe von Histaminchlorhydrat. An einem Präparate lassen sich etwa 5 Hypophysenextrakte hintereinander standardisieren[5]. — Bei jeder derartigen Bestimmung ist auf den Umstand zu achten, daß schon geringfügige Verunreinigungen der Suspensionsflüssigkeit die Empfindlichkeit des Uterus beeinträchtigen können[6].

Ein anderes Prinzip zur Standardisierung von Hypophysenpräparaten ist das *Melanophorenverfahren*. Wird eine *Rana temporaria* mit Ringerlösung durchspült, so erscheint sie infolge Kontraktion der Pigmentzellen hell. Nach Durchströmung mit Hypophysenextrakthaltiger Flüssigkeit wird sie infolge Dehnung der Melanophoren ganz dunkel. Es genügt übrigens, einem Frosch etwas Hypophysensubstanz in den Lymphsack einzubringen, um seine Haut innerhalb $1/2$ Stunde nachdunkeln zu sehen. Die Melanophorenwirkung scheint spezifischer zu sein als die Uteruswirkung, insofern z. B. Histamin, Ergotoxin und Tyramin einen Effekt vermissen lassen. Die Reaktion soll fast spezifisch, außerordentlich fein, sehr konstant und klinisch zur Auswertung von Präparaten gut brauchbar sein. Man hat auch zu diesem Zwecke die Melanophoren des Fisches *Fundulus* empfohlen, welche als auf sympathische und parasympathische Reize reagierende

---

[1] Näheres bei Guggenheim: Zitiert auf S. 79, Crawford und Osterberg: Proc. Soc. exper. Biol. a. Med. New-York **11**, 126 (1918) — Adams: J. of biol. Chem. **30**, 235 (1917). — Leschke: Biochem. Z. **96**, 50 (1919). — Dale: Zitiert auf S. 79 und Dudley: Zitiert auf S. 79. — Houssay: C. r. Soc. Biol. Paris **85**, 33. — Parisot und Mathieu: J. de Phys. **18**, 1182. — Dudley: J. soc. chem. ind. **45**, 239 — Chem. Zbl. **1926** II, 2320.

[2] Dale, H. H. und Laidlow, P. P.: (Borough-Welcome-Res. Lab.) J. of Pharmacol. **4**, 75 (1912).

[3] Ttendelenburg, P.: Münch. med. Wschr. **69**, 106 (1922). — Vgl. auch P. Trendelenburg und E. Borgmann: Biochem. Z. **106**, 209 (1921). — Stern, L. und R. Peyrot: C. r. Soc. Biol. Paris **85**, 804 (1922).

[4] Abel, J. J. und Ch. A. Rouillet: J. of Pharmacol. **20**, 65 (1922).

[5] Kochmann, M.: Hoppe-Seylers Z. **115**, 305 (1920).

[6] Pittinger, P. S. und A. Quinci: J. amer. pharmaceut. Assoc. **12**, 14 (1922).

glatte Muskelfasern betrachtet werden. Das Verfahren basiert auf der zur Kontraktion einer Melanophorengruppe erforderlichen Zeitdauer[1].

Was schließlich die *Blasenfistelmethode* betrifft, gehen E. P. Pick und H. Molitor so vor, daß sie einem Hunde mit Blasendauerfistel einen Viertelliter Wasser mit der Schlundsonde verabreichen und die Hemmungswirkung beobachten, welche Hypophysenpräparate in bezug auf die Diurese entfalten. Diese ist regelmäßiger als die Uteruswirkung. Als Standardpräparat dient Vögtlinsches Acetontrockenpräparat[2].

Weiteres über die physiologische Wirkung der Hypophysenextrakte, insbesondere auch über ihre charakteristische Wirkung auf die *Gefäßmuskulatur* und den *Blutdruck*, auf die *Bronchialmuskulatur* (A. Fröhlich und E. P. Pick), sowie auf die *Nierentätigkeit* findet sich in einem anderen Abschnitte dieses Handbuches.

Einen wesentlichen Fortschritt in bezug auf die Isolierung des Hypophysenhormons scheinen Untersuchungen von Abel und Rouiller[3] zu bedeuten. Durch Kombination von Fällungsmitteln ($HgCl_2$, Phosphorwolframsäure, Tannin, Pikrolonsäure) und organischen Lösungsmitteln (Alkohol, Pyridin, Butylalkohol und Äther) wurde ein hochwirksames Tartrat erhalten, welches sich in bezug auf den Meerschweinchenuterus 1000—1250 mal wirksamer erwies als Histamin und den Blutdruck von Katzen schon in Gaben von $^1/_{100}$ mg erhöhte. Die wirksame Substanz scheint also in weit höherem Maße physiologisch aktiv zu sein, als man dies früher angenommen hatte.

4. Hypophysenvorderlappenhormon.

Nach Zondek und Aschheim[4] ist das Hormon des Hypophysenvorderlappens als *Motor der weiblichen Sexualfunktion* und als übergeordnetes Sexualhormon aufzufassen. Dasselbe geht in großem Umfange in den *Harn von Schwangeren* über.

Testreaktionen.

Als *Test* bei Versuchen am Menschen dient 1. *Follikelwachstum* bzw. Reifung, 2. *Brunstreaktion* (Vergrößerung des Uterus, Sekretfüllung, Veränderung der Scheide, Schollenstadium wie beim Allentest auf Ovarialhormon), 3. *Follikelblutung* (makroskopisch als Blutpunkt erkennbar, 4. Bildung von *Corpora lutea atretica.* — Als *Mäuseeinheit* gilt jene Menge, die imstande ist, bei einer infantilen 6—8 g schweren Maus auf 6 Portionen verteilt, 100 Stunden nach Beginn der Hormonzufuhr, die vorerwähnten Erscheinungen hervorzurufen.

Gewinnung aus Schwangerenharn. Der Harn wird mit Essigsäure schwach angesäuert, filtriert, im Vakuum bei 40° auf die Hälfte eingeengt. Das Ovarialhormon wird durch Ausschütteln mit Äther od. dgl. beseitigt. Der ätherunlösliche Teil wird der Dialyse unterworfen. Das Hormon dialysiert schneller als die Harnfarbstoffe; die Dialyse wird unterbrochen, wenn die Harnfarbstoffe durchzugehen beginnen. Die Dialysierflüssigkeit wird bei niederer Temperatur zur Trockene gebracht. Der Rest des beigemengten Ovarialhormons wird durch Äther

[1] Späth, A. R.: J. of biol. Chem. **11**, 200 (1918). — Hogben, Th. L. und F. R. Winton: Biochemic. J. **16**, 619 (1922) — Ber. Physiol. **17**, 122. — Fenn: J. of Physiol. **59**, 25 (1924). — Treuter, Zbl. Gynäk. **49**, 831 (1925). — Ehrhardt: Münch. med. Wchr. **1927**, 1879.

[2] Kestranek, W., H. Molitor und E. P. Pick: Biochem. Z. **164**, 34 (1925). — H. Molitor: Ebenda **172**, 377 (1926).

[3] Abel, J. J. und C. A. Rouiller (Baltimore): Abstr. Physiol. Congr. Edinburgh, Juli 1923 — J. of Pharmacol. **22**, 289, 317 (1923). — John: Hopkins Hosp. Rep. Bulletin **35**, 305. — Vgl. dagegen: Hogben: La Nature **120**, 803 (1927).

[4] Zondek und Aschheim: Klin. Wschr. **1928**, 831; **1929**, 157 und früheres.

beseitigt. Man erhält so schließlich das Hypophysenvorderlappenhormon in Gestalt eines weißgelblichen Pulvers, das in Wasser klar löslich ist.

Chemische Eigenschaften. Wasserlöslich, unlöslich in Lipoidlösungsmitteln, leicht dialysabel, eiweißfrei (keine Biuretreaktion, keine Trübung mit Sulfosalicylsäure), enthält anscheinend keine „biogenen Amine", empfindlich gegen Hitze, Säuren und Alkalien; (demgegenüber ist das Ovarialhormon löslich in Lipoidlösungsmitteln und unempfindlich gegen Hitze, Säure und Alkali).

Das Vorderlappenhormon wird unter dem Namen „Prolan" I. G.-Farbenfabrik) in Ampullen zu je 50 Ratteneinheiten dargestellt.

Bei *Frauen* wirkt das Präparat hyperämisierend auf den weiblichen Sexualapparat, löst zuweilen bei Amenorrhoe Blutungen aus und hebt den Cholesterinspiegel im Blute.

Nach BIEDL[1] läßt sich das Hormon gewinnen a) aus *Schwangerenharn*: Einengen im Vakuum bei 40° auf $^1/_{10}$, abfiltrieren der Salze, Fällung des Filtrates mit der 4fachen Menge Alkohol. Der Niederschlag wird in Wasser gelöst, die filtrierte Lösung mit Alkohol gefällt und der Niederschlag mit Ätheralkohol gewaschen. b) Aus den *Drüsen* durch Extraktion mit 0,5proz. Weinsäure. — Eine Mäuseeinheit ist in 0,2—0,05 mg des aus Harn gewonnenen Präparates enthalten. — Überdosierung führt bei Mäusen zu einer völligen Luteinisierung des Ovariums und zu Uterusatrophie.

Es ist gelungen, durch Hypophysenvorderlappen Oestrus bei unentwickelten Ratten, Wiederherstellung des Wachstums hypophysektomierter Tiere und bei normalen Hunden sogar *Riesenwuchs* hervorzurufen[2].

Nach O. KESTNER[3] besteht ein gewisser *Antagonismus* zwischen Hypophysenvorderlappen und Schilddrüse. Der erstere *senkt den Grundumsatz*, wirkt aber auch als *Entfettungsmittel* (Vorderlappenpräparat „Präphyson"). Man muß bei derartigen Entfettungskuren die Senkung des Grundumsatzes durch kleine Schilddrüsengaben ausgleichen. Alle anderen endokrinen Drüsen hat KESTNER ohne ausgesprochene Wirkung auf den Grundumsatz gefunden.

E. Pankreashormon.

Zusammenfassende Darstellungen.

GREVENSSTUK, A. und E. LAQUEUR: Erg. Physiol. **23 II**, 1—267 (1925); auch gesondert: J. F. Bergmann 1925. — STAUB, A.: Insulindarstellung, Chemie, Physiol. und therap. Verwendung, 2. Aufl. Berlin: Julius Springer 1925, S. 177. — AUBERTIN, E.: l'Insuline 1926. — PENAU u. BLANCHARD: Chimie de l'Insuline. Bull. Soc. Chim. biol. Paris **8**, Nr 4, 383—442 (1926). — GELLHORN, E.: Neuere Ergebnisse der Physiologie. Verlag F. C. W. Vogel, 251—255 (1926). — QUAGLIARIELLO, G.: Archivio di Science biol. **9**, 459—480 (1927). — NOORDEN, C. v. u. ISAAK, Zuckerkrankheit, 8. Aufl. 1927.

Im Jahre 1889 haben O. MINKOWSKI und J. v. MERING im Laboratorium *Naunyns* in Straßburg den *Pankreasdiabetes* entdeckt.

Ein solcher Diabetes geht in typischer Weise mit den Symptomen einer *Hyperglykämie, Abmagerung, Acidose, Glykogenverarmung und Verfettung der Leber, Polyphagie, Polydypsie und Polyurie* einher.

Nach partieller Pankreasexstirpation kann sich ein abgeschwächter Diabetes von auf viele Monate ausgedehnter Dauer herausbilden, der, wenn hinterher die Totalexstirpation vollzogen wird, alsbald in den schweren Typus umschlägt.

---

[1] BIEDL, A.: Endokrinol. **2**, 241 (1928).
[2] PUTNAM, TEEL, E. B. BENEDICT: Amer. J. Physiol. **84**, 157 (1928).
[3] KESTNER, O.: Klin. Wschr. **1928**, 1782.

Auch der menschliche Diabetes ist ein Pankreasdiabetes. Nachdem die besten Kenner desselben, wie NAUNYN, MINKOWSKI und v. NOORDEN sowie zahlreiche pathologische Anatomen immer und immer wieder auf einen Zusammenhang des Diabetes mit einer Funktionsstörung der Bauchspeicheldrüse hingewiesen hatten, ist ein solcher, allen abweichenden Meinungen entgegen, nunmehr durch die umfassenden Untersuchungen des Wiener Pathologen WEICHSELBAUM endgültig festgestellt. Derselbe hat an der Hand eines gewaltigen Materiales gezeigt, daß die *Degeneration der Langerhansschen Inseln* in der Tat als die anatomische Grundlage des Diabetes angesehen werden muß, und zwar steht die Schwere der Erkrankung in einem direkten Verhältnisse zu derjenigen der Degeneration der Inseln. WEICHSELBAUM unterschied die *hydropische Degeneration* derselben, ferner die *chronische peri- und intrainsuläre Sklerose* sowie endlich die *hyaline Degeneration*, welche durch Aufquellung des die Inselgefäße begleitenden Bindegewebes zu einer homogenen Masse charakterisiert ist. Die vorliegenden negativen Befunde anderer Autoren finden in dem Umstande eine ausreichende Erklärung, daß dieselben ohne ganz besonders aufmerksame Untersuchung und bei ungeeigneter Konservierung des Materials sehr leicht übersehen werden können.

Der Gedanke, die Folgen des Pankreasdiabetes durch Injektion von Pankreasextrakten zu bekämpfen, war naheliegend. — So manche Forscher waren auf dem Wege zum ersehnten Ziele. Wenn sie aber doch nicht dahin gelangt sind, so war dies einerseits durch die Giftigkeit parenteral beigebrachter Pankreasauszüge, andererseits aber durch die *Schädigung des „Hormones" durch die verdauenden Pankreasfermente* bedingt.

Von dem Gedanken ausgehend, daß dem so sei, hat nun im Jahre 1921 BANTING, Assistent von MACLEOD, am physiologischen Institute der kanadischen Universität Toronto, gemeinsam mit dem Studenten BEST jene Untersuchungen in Angriff genommen, die das Jahr darauf zur Darstellung des Insulins geführt und seinen Entdeckern später den wohlverdienten Nobelpreis eingetragen haben. Diese gingen zunächst, um die schädliche Trypsinwirkung auszuschalten, derart vor, daß sie den *Ductus pancreaticus unterbunden* und so das drüsige Gewebe der Bauchspeicheldrüse zur Atrophie gebracht haben. Extrakte aus derartigen Drüsen ergaben gute Erfolge bei pankreasdiabetischen Hunden. Später stellten die genannten Forscher Extrakte aus dem Pankreas von *Kalbsembryonen* her, in dem zwar schon das Hormon, nicht aber die Verdauungsfermente in Tätigkeit getreten waren. Schließlich ist es BANTING und BEST, gemeinsam mit COLLIP, mit Hilfe eines Verfahrens der *fraktionierten Alkoholfällung* gelungen, aus Rinderpankreas wirksame Extrakte zu gewinnen, für welche die Bezeichnung „Insulin" eingeführt worden ist[1].

Legen wir uns nunmehr zunächst die Frage vor, unter welchem *allgemeinen Bilde* das Insulin seine Wirkung entfaltet.

Im Vordergrunde des Bildes steht die *Blutzuckersenkung* mit den *hypoglykämischen Krämpfen*, welche durch intravenöse Zuckerzufuhr prompt kupiert werden können. Das Insulin ist befähigt, *Hyperglykämien* der verschiedensten Art zu bekämpfen, sie mögen nun durch eine diabetische Pankreaserkrankung, durch Pankreasexstirpation, durch künstliche Glucosezufuhr, Adrenalin, Piqûre, Asphyxie, Kohlenoxyd u. dgl. herbeigeführt sein. Das Insulin begünstigt unter Umständen die Ablagerung des *Glykogens* in der Leber, andererseits aber die

---

[1] BANTING und BEST: Journ. of labor. and chem. Med. **7**, 251 u. 462 (1922). — BANTING, BEST und MACLEOD, Amer. J. of Physiol. **59**, 479 (1922). — MACLEOD: Brit. med. J. 1922, 1923 und 1924 — Lancet 1923 — J. metabol. Res. **2** (1923. — COLLIP: J. of biol. Chem. **55** (1923) — Amer. J. Physiol. **63** (1923) und zahlreiche andere Publikationen dieser Autoren und ihrer Mitarbeiter.

Zuckerverbrennung im Organismus, welcher Umstand in einem Anstiege des Gaswechsels und des respiratorischen Quotienten zum Ausdrucke gelangt.

Am imposantesten tritt die Insulinwirkung zutage, wenn sie sich als Gegenwirkung gegenüber den Folgen der Pankreasexstirpation bei Hunden manifestiert. Parallel mit dem Absinken des Blutzuckers und der Glucosurie wird eine Verminderung der Acetonurie, Lipämie und Fettablagerung in der Leber bemerkt. Gleichzeitig gewinnt die Leber ihr Vermögen wieder, Glykogen zu speichern, derart, daß sich bis 12% Glykogen darin anhäufen können. Der rapide Anstieg des respiratorischen Quotienten beweist, daß aber auch eine vermehrte Zuckerverbrennung vor sich geht. Auch wurde unter der Einwirkung des Insulins ein erhöhter Zuckerverbrauch seitens des überlebenden Herzens bemerkt. Während nicht mit Insulin behandelte pankreasdiabetische Hunde unter fortschreitender Abmagerung unfehlbar innerhalb einiger Wochen zugrunde gehen, ist es gelungen, solche Tiere mit Hilfe von Insulin monate-, ja jahrelang am Leben zu erhalten.

1. Darstellung des Insulins.

Angesichts des wenig durchsichtigen chemischen Verhaltens des Insulins und vor allem des Umstandes, daß sich die wirksame Substanz durch Adsorption allen möglichen Niederschlägen anhängen kann, ist das Kapitel der *Insulindarstellung* ein recht kompliziertes und wenig erfreuliches. Ich werde mich hier damit begnügen müssen, nur die Prinzipien anzudeuten, nach denen man es mit mehr oder weniger Glück versucht hat, das Insulin von seinen Begleitsubstanzen loszutrennen. Es wird dann denjenigen, welche sich für diesen Gegenstand besonders interessieren, gewiß nicht schwerfallen, sich in den einschlägigen Monographien zu orientieren.

Der erste Heilsweg, der seinerzeit in Toronto beschritten worden ist, war die *fraktionierte Alkoholfällung.* So hat COLLIP zerkleinertes Pankreas erst unter bestimmten Kautelen mit Alkohol behandelt, wodurch die Hauptmenge der Proteine beseitigt worden ist. Das Filtrat wurde im Vakuum eingeengt, durch Äther von Lipoiden befreit, der Äther beseitigt, schließlich das Insulin durch Zusatz von starkem Alkohol gefällt. Die Fällung wurde in Wasser gelöst, die Lösung im Vakuum eingeengt und durch Berkefeldfilter filtriert. Ein Patent der „Governors of the University of Toronto" zur Darstellung von Insulin betont als wesentlich: wiederholte Extraktion mit verdünntem angesäuerten Alkohol, dann Alkoholzusatz auf 80% Gehalt, wodurch Eiweißkörper und Salze beseitigt werden. Wird dann im Filtrat der Alkoholgehalt auf 93% erhöht, so fällt das Insulin aus.

Ein anderer Umstand, der zur Insulinabtrennung dienen kann, ist seine Fällung durch genaue Neutralisation im *isoelektrischen Punkte*; ferner seine *Fällbarkeit durch Sättigung mit Kochsalz* und durch *Halbsättigung mit Ammonsulfat.* Das Insulin kann also mit den Globulinen ausfallen. Es gelingt, nach COLLIP und SCHAFFER durch passenden Salzzusatz Insulin aus der wässerigen Phase durch Salze hinauszudrängen. Man hat dies in Kombination mit Alkohol- und Ätherfällung sowie unter Ausnutzung des isoelektrischen Punktes in mannigfacher Weise verwertet.

Als besonders hilfreich hat sich die *Pikrinsäurefällung* erwiesen, wie sie von DUDLEY geübt worden ist. Das Insulin wird aus seinen Lösungen durch Pikrinsäure quantitativ niedergeschlagen. Das Insulinpikrat kann in alkoholischer Salzsäure gelöst und das Insulin durch Aceton gefällt werden. Die anhaftende Pikrinsäure wird durch Waschen mit Aceton und Äther beseitigt und man erhält so schließlich das Insulinhydrochlorid als schneeweißes, wasserlösliches Pulver. Die Pikrinsäurefällung ist mit der Verwertung von Alkohol, Ammonsulfat, Kochsalz sowie des isoelektrischen Punktes zu mannigfachen Methoden kombiniert worden.

Das Insulin ist eine in hohem Grade adsorptionsfähige Substanz. Wird eine Insulinlösung einen halben Tag unter Umrühren mit *Tierkohle* stehengelassen und diese sonach abfiltriert, so haftet die wirksame Substanz der Kohle an[1]. — Wird nach MOLONAY und FINDLEY eine Rohinsulinlösung mit benzoesaurem Natron versetzt und durch Salzsäurezusatz ein *Benzoesäurenniederschlag* darin erzeugt, so reißt dieser Insulin mit. Wird er abgetrennt, in

---

[1] MOLONAY u. FINDLEY: J. of biol. Chem. **57**, 359 (1923).

Äther gelöst und die Lösung mit Wasser angeschüttelt, so geht das Insulin in die wässerige Schicht über.

Man kann ferner nach W. WIECHOWSKI und HEDWIG LANGECKER die wirksame Substanz aus einer Rohinsulinlösung durch *Sättigung mit milchsaurem Kalium* aussalzen. Wird der Niederschlag in Wasser gelöst und die Lösung vorsichtig mit verdünnter Salzsäure gefällt, so erhält man eine hochwirksame Substanz[1].

Schließlich ist Insulin durch die Säure des Naphtholgelb S, das Fällungsmittel des Arginins, als *Flavianat* abgetrennt worden[2].

Zur *Extraktion des Insulins* aus den zerkleinerten Bauchspeicheldrüsen ist neben *angesäuertem Wasser* und *Alkohol* auch eine 1proz. Ameisensäure[3] benutzt worden. Die verdienstvolle Schule von ROCHESTER empfiehlt die Maceration der Drüsen mit 0,2 n-*Salzsäure* und schnelles Aufkochen[4].

2. Chemisches Verhalten des Insulins.

Schon aus dem Vorangehenden geht einiges über das *chemische Verhalten des Insulins* hervor. Wir stoßen hier Schritt für Schritt auf Widersprüche, die am besten durch den Umstand illustriert werden, daß man *drei Typen* des Insulins unterscheiden wollte: einen *eiweißartigen*, einen *polypeptid-peptonartigen* und einen *abiureten Typus*. Auch wissen wir nicht, inwieweit das Insulin in jenen Formen, wie es gewonnen wird, wirklich im Pankreas vorgebildet sei und inwieweit es erst durch chemische Einwirkungen Veränderungen erfahren hat. Versuchen wir es aber doch wenigstens, uns das chemische Bild des Insulins in seinen Hauptzügen zu vergegenwärtigen. Da wäre denn etwa folgendes zu sagen:

In *reinem Wasser* ist das Insulin kaum löslich; auch haben wir gehört, daß es im „isoelektrischen Punkte" ausfällt; als optimaler Flockungsbereich wird etwa p_H 5 angegeben. In *säure- oder alkalihaltigem Wasser* ist dagegen das Insulin leicht löslich, ebenso in säure- oder alkalihaltigem *verdünnten Alkohol* (bis 80—90%); von stärkerem Alkohol wird es dagegen gefällt, ebenso von *Amylalkohol, Aceton, Äther* u. dgl. Bemerkenswert ist die Fällbarkeit durch 3,3proz. *Salzsäure*. Es ist aussalzbar durch *Ammonsulfat* (mit der Globulinfraktion), aber unter Umständen auch durch Sättigung mit *Kochsalz*, nicht aber durch *Magnesiumsulfat*. Durch *Eisenchlorid* und *Kupfersulfat* wird es nicht gefällt, wohl aber durch viele typische „*Alkaloidfällungsmittel*", wie die Pikrinsäure, Trichloressigsäure, Wolframsäure, Metaphosphorsäure, das Tannin und Uranylacetat u. dgl. — Seinem kolloidalen Charakter entsprechend ist das Insulin nur *schwer dialysabel*. Beim Passieren eines *Berkefeldfilters* verliert es leicht seine Wirksamkeit; doch wird angegeben, daß, wenn man eine schwachsaure Lösung von Rohinsulin auf p_H 7,5 bringt, die Filtration glatt vonstatten geht. Durch das *Ultrafilter* wird das Insulin sicherlich größtenteils zurückgehalten. Bei der *Elektrodialyse* wandert es zur *Kathode* oder zur *Anode*, je nachdem p_H kleiner oder größer ist als 4,8. — Von *ultravioletten Strahlen* wird es zerstört. — Ähnlich anderen Kolloiden wird es *leicht adsorbiert*, so aus saurer Lösung durch *Tierkohle* oder *Kaolin*. Charakteristisch ist der Umstand, daß es aus diesen Medien durch Fettsäuren, wie Laurinsäure, besonders gut aber durch Benzoesäurelösung, eluiert werden kann[5].

ERHARD GLASER[6] im Wiener pharmakognostischen Institute hat die interessante Beobachtung gemacht, daß das Insulin im Pankreas zum Teil in *inaktivierter Form* enthalten ist und durch ein „*Koferment*" aktiviert werden kann

---

[1] LANGECKER, H. u. W. WIECHOWSKI: Klin. Wschr. **4**, 1339 (1925).

[2] FUNK, C.: Proc. Soc. exper. Biol. a. Med. **23**, 281 (1926) — Chem. Zelle **13**, 46 — Science (N. Y.) **63**, 401.

[3] DODDS u. DICKENS.

[4] MURLIN, MATILL, PIPER, KIMBALL, ALLEN, CLOUGH, GIBBS, STOKES.

[5] MOLONAY u. FINDLEY: J. of biol. Chem. **57**, 359 (1923).

[6] GLASER, E. u. HALPERN: Biochem. Z. **177**, 196 (1926).

(als solches brauchbar erwies sich die „Kinase" des Dünndarmes, sowie Hefe-preßsaft).

Wir stehen nun weiterhin folgenden, schwer miteinander zu vereinbarenden Widersprüchen gegenüber: Einerseits ist es unter Umständen gelungen[1], ein *biuretfreies* Insulin darzustellen, das auch andere typische Farbenreaktionen der Proteine (Xanthoprotein, Millon, Hopkins) vermissen ließ. Ja, noch mehr! Es scheint auch sogar unter Umständen gelungen zu sein, nach Fällung mit Phosphorwolframsäure und Beseitigung des Fällungsmittels mit Baryt oder Äther *eiweißfreie* wirksame Lösungen erhalten zu haben. Doch sind derartige Wahrnehmungen ganz vereinzelt. Ihnen steht ein gewaltiges Übergewicht von Beobachtungen gegenüber, welche dem Insulin einen *eiweißartigen Charakter zuschreiben*.

Bemerkenswert ist vor allem die vielumstrittene Frage der *Angreifbarkeit des Insulins durch Proteasen*, die durch neue Untersuchungen von SCOTT[2] in Toronto einerseits, von FELIX und WALDSCHMIDT-LEITZ[3] in München andererseits geklärt worden ist. Es hat sich dabei herausgestellt, daß das Insulin durch Pepsin sowie durch die Kombination Trypsin-Kinase zerstört wird, nicht aber durch kinasefreies Trypsin oder durch ein Erepsin allein.

3. Krystallisiertes Insulin[4].

Vor einigen Jahren hat die Mitteilung Aufsehen erregt, daß es J. J. ABEL in Baltimore gelungen sei, *krystallisches Insulin* zu gewinnen, indem Rohinsulin-lösung (nach Beseitigung von Verunreinigung durch Brucinfällung aus essig-saurer Lösung) mit *Pyridin* versetzt worden waren. Die wirksame Substanz wurde so anscheinend in großen, stark lichtbrechenden hexagonalen Krystallen gewonnen. Dieselben enthielten *Schwefel*, der durch kurzdauerndes Kochen mit $n/_{10}$-Alkali in Form von Schwefelwasserstoff *leicht abgespalten wsrdsn konnte*, gaben manche *Farbenreaktion der Proteine* (Biuret, Millon, Ninhydrin). 1 mg entsprach 100—120 Einheiten.

Weiterhin hat sich in bezug auf das krystallisierte Insulin etwa folgendes ergeben: Es dürfte sich um eine, den Proteinen oder Polypeptiden nahestehende Substanz handeln. Aus der Elementaranalyse scheint sich zu ergeben, daß darin auf 11 N etwa 45 C kommen dürften. Unter den Abbauprodukten ist bisher Leucin, Tyrosin, Cystin, Arginin, Histidin und Lysin, nicht aber Tryptophan isoliert worden. Es enthält viel Schwefel (2,9%), zum mindesten zum Teil in leicht abspaltbarer Form, und es ist behauptet worden, daß dieser S direkt ein Maß für die Wirksamkeit von Insulinpräparaten abgebe. Jedenfalls führt die Abspaltung dieses labilen Schwefels durch Erwärmen mit verdünnter Sodalösung zu einem Verluste der Wirksamkeit. Gleichzeitig erfolgt aber bei dieser Behandlung auch eine Abspaltung von Ammoniak, und zwar sollen die abgespaltenen Mengen H_2S und NH_3 im Verhältnis ihrer Molekulargewichte stehen. Das Insulin ist reich an *Arginin* (12% nach SANDBERG und BRAND). Man hat die Ammoniakaufspaltung auf die *Guanidingruppe des Arginins* zurückgeführt und dieser

[1] So ALLEN und MURLIN (Rochester). Derartige Produkte erwiesen sich allerdings als sehr labil und zersetzten sich bereits im Laufe einiger Tage.

[2] SCOTT, D. A.: J. of biol. Chem. **63**, 641 (1925).

[3] FELIX, K. u. E. WALDSCHMIDT-LEITZ: Ber. dtsch. chem. Ges. **59**, 2367 (1926).

[4] ABEL, J. J. und Mitarbeiter (GEILING, DE VIGNEAUD, JENSEN, WINTERSTEIN): J. of Pharmacol. **25**, 432 (1925); **31**, 65 (1927); **32**, 367, 387 (1928) — J. of biol. Chem. **75**, 393 (1927). — CARR, F. H.: Chemist. and Ind. **45**, 750 — Chem. Zbl. **1926** II, 5. — LAQUEUR, F.: Z. angew. Chem. **39**, 1051 (1926). — BLATHERWICK: J. of biol. Chem. **72**, 57 (1927). — SANDBERG, M. u. E. BRAND: Proc. Soc. exper. Biol. a. Med. **24**, 373 (1927). — BOWAN u. GUILLAUMET: Bull. soc. Chim. biol. Paris **12**, 415 (1928).

Guanidingruppe eine Bedeutung für die Wirkung des Insulins zugeschrieben[1]. FREUDENBERG und DIRSCHERL haben versucht, das Insulin zu acetylieren. Das Acetylinsulin erwies sich als wirkungslos. Nach Abspaltung der Acetylgruppen resultierten Produkte, denen noch ein Rest der ursprünglichen Wirkung innewohnte. Die Autoren nehmen das Vorhandensein von Hydroxylgruppen an, die für die Wirkung unentbehrlich sein sollen[2].

4. Wertbestimmung von Insulinpräparaten.

Da von einer chemischen Auswertung des Insulins vorderhand wenigstens keine Rede sein konnte, mußte man sich, wohl oder übel, mit einer *physiologischen Wertbestimmung* begnügen. Die *„alte Toronto-Einheit"* (auch „physiologische Einheit" genannt), wie sie seinerzeit von BANTING und BEST eingeführt worden ist, wird als jene Insulinmenge definiert, welche den Blutzuckerwert eines 2 kg schweren, seit 24 Stunden hungernden Kaninchens innerhalb 4 Stunden auf 0,045% herabzudrücken vermag. *Die klinische Einheit* (auch „neue Toronto-Einheit" oder „Lilly-Einheit" genannt) entspricht einem Drittel dieser Menge.

Bei der praktischen Handhabung haben sich nun freilich ungezählte Schwierigkeiten ergeben. *Mannigfache Faktoren* beeinflussen die Resultate: Der Reinheitsgrad der Präparate und die An- oder Abwesenheit einer „Antiinsulinfraktion"; die Ernährungsart der Kaninchen, ihr Körpergewicht, ihre Rasse, ihre Hautfarbe; das Vorleben des Tieres (je nachdem es bereits früher etwa schon Insulin enthalten hatte), individuelle Verschiedenheiten im Sinne einer Über- oder Unterempfindlichkeit mancher Tiere, Temperatur, Jahreszeit usw. Man hat unendlich viel Zeit und Arbeit darauf verwandt, um diesem Übelstande abzuhelfen. Schon die *Mannigfaltigkeit der Varianten* beweist, daß die Erfolge keineswegs ideal waren. So entspricht, um nur einige Varianten zu nennen, die *„Rochester-Kaninchen-Einheit"* (MURLIN und Mitarbeiter) jener Insulinmenge, welche das Blutzuckerniveau um 0,070% erniedrigt. — Die *„Französische Einheit nach Penau und Simonnet"* bedeutet jene Insulinmenge, welche bei einem nicht hungernden, vielmehr normal ernährten 2-kg-Kaninchen den Blutzucker in 2 Stunden von 0,110 auf 0,045% erniedrigt. STROSS und WIECHOWSKI injizieren, um den individuellen Faktor einzuschränken, bei einem und demselben Tiere eine Standardlösung und die zu bestimmende Lösung in Abständen von mindestens 10 Tagen und schlagen als Einheit jene Menge vor, welche eben genügt, bei einem Kilogrammkaninchen Krämpfe zu erzeugen. — Andere Methoden wiederum wollten statt an normalen, an hyperglykämischen Tieren arbeiten: an solchen, welche *Glucoseinjektionen* (BOUCKAERT und STRICKER) oder *Adrenalin* (EADIE u. MACLEOD, ALLEN) erhalten hatten; auch an *pankreasdiabetischen Hunden* (ALLEN) und *diabetischen Kindern* (PRIESEL und WAGNER) sind Versuche dieser Art ausgeführt worden. — Auch mit *Mäuseeinheiten* hat man es versucht: KROGH in Kopenhagen hat als eine solche Einheit jene Menge definiert, welche bei 50% der Tiere innerhalb 2 Stunden Krämpfe hervorruft. FRASER in Toronto dagegen hat hungernden Mäusen von 18 g Insulin intraperitoneal injiziert und festgestellt, welche minimale Menge nach einer Latenzzeit von 20 Minuten Ataxie und Konvulsionen von solcher Art hervorruft, daß sie durch Injektion von 0,25 ccm 15proz. Dextroselösung prompt behoben werden können. — Auch an *Hunden* (DESGREZ) sowie an *Ratten* (VÖGTLIN, DUNN) haben manche Autoren ihr Glück versucht.

---

[1] Das von FRANK und seinen Mitarbeitern eingeführte „*Synthalin*" ist ein *Dekamethylendiguanidin*

$$\begin{array}{cc} & NH_2 \\ & \diagup \\ C(NH) & \qquad\qquad H_2N \diagdown \\ & \diagdown \qquad\qquad\qquad\quad C(NH) \\ & NH\!-\!(CH_2)_{10}\!-\!NH \diagup \end{array}$$

„Wenn auch das *Synthalin*", schreibt H. BARRENSCHEEN (Wien. med. Wschr. **1929**, Nr 3 u. 4) „das . . . auch der wirksame Bestandteil des mit großem Apparat in Szene gesetzten *Glukhorments* ist, durchaus nicht das Ideal eines synthetischen Präparates darstellt, so bedeuten doch diese Versuche für die synthetische Forschung Wegzeichen, in welcher Richtung sich Untersuchungen mit eventueller Aussicht auf Erfolg bewegen könnten. Daß hier ein Schuß ins Dunkle vielleicht das Richtige trifft, scheint nicht unmöglich."

[2] FREUDENBERG u. DIRSCHERL: Hoppe-Seylers Z. **175**, 1 (1928).

5. Menge des im Pankreas und anderen Organen enthaltenen Insulins.

Die der Schätzung einer Insulinmenge anhaftende weitgehende Unsicherheit hängt natürlich auch allen Angaben über die *Menge des „Hormons", die in Pankreas und anderen Organen enthalten* ist, an. Die Angaben über die aus 1 kg tierischem Pankreas erzielbare Insulinausbeute schwanken zwischen 1500 und 10000 klinischen Einheiten[1]. Die Frage wird durch die Möglichkeit kompliziert, daß das Hormon im lebenden Pankreas ganz oder teilweise in Form einer unwirksamen *Vorstufe* enthalten sein könnte. Man hat wiederholt beobachtet, daß ein frisch hergestellter unwirksamer Extrakt nach einigen Tagen wirksam geworden ist[2]. Von den Beobachtungen[3], denen zufolge inaktives Insulin durch ein „Koferment" aktiviert werden kann, war schon früher die Rede.

Was die Lokalisation des Insulins betrifft, ließ sich aus getrennt liegenden *Langerhansschen Inseln von Knochenfischen* sechsmal mehr Insulin extrahieren, als aus der gleichen Gewichtsmenge Säugetierpankreas. Aber auch inselfreie Pankreasteile enthielten noch viel Insulin derart, daß es fraglich erscheint, ob das Insulin *nur* in den Inseln gebildet werde[4].

Bei *Diabetes* erfährt der Insulingehalt der Bauchspeicheldrüse zweifellos eine Abnahme. LEO POLLAK[5] schätzt den Gehalt des Pankreas beim normalen Menschen auf 200—260 Toronto-Einheiten, beim Diabetiker aber auf nur 0—140 Einheiten.

Interessanterweise hat HERXHEIMER nach *Unterbindung der Pankreasgänge beim Huhne* mit sich daraus ergebender Atrophie des Drüsengewebes eine ungeheure Hypertrophie der *Langerhansschen Inseln* erzielt, wobei der Insulingehalt verfünffacht erschien. Dementsprechend war das Blutzuckerniveau vermindert, und schließlich scheinen die Tiere hypoglykämischen Krämpfen erlegen zu sein[6].

Außer im Pankreas findet sich Insulin anscheinend auch in *anderen Organen.* So hat man es in den Muskeln, der Leber, der Milz, besonders reichlich in der Thymus nachgewiesen. Es konnte darin allerdings erst nach Beseitigung toxisch wirksamer Begleitsubstanzen nachgewiesen werden, z. B. durch Adsorption an Benzoesäure nach Extraktion mit angesäuertem Alkohol. Trotzdem z. B. die Muskulatur prozentual ungefähr 20mal ärmer daran ist als das Pankreas, hat man berechnet, daß die gesamte Muskulatur eines Hundes mindestens 20mal mehr Insulin enthalte als das Pankreas. Es mag sein, daß das Insulin überall dort vorkommt, wo ein lebhafter Umsatz von Kohlehydraten sich abspielt[7]. Auch im *Blute* ist es vorhanden; BANTING und BEST haben seine Menge auf 1 Einheit pro 30 ccm geschätzt[8]. Nach den Untersuchungen von EDGARD ZUNZ und JEAN LA BARRE[9] verursacht eine Hyperglykämie (hervorgerufen durch Zuckerinfusion oder Adrenalin) eine Hypersekretion des Insulins ins Blut hinein. Dieselbe ist vagalen Ursprunges und bleibt nach Vagusdurchschneidung oder Atropin aus.

6. Das hypoglykämische Syndrom.

Gehen wir nunmehr einen Schritt weiter, indem wir uns die Frage vorlegen, unter welchem Bilde sich denn das *hypoglykämische Syndrom* dem Auge des Beobachters darbietet. Beim Kaninchen wird nach subcutaner oder intravenöser Injektion ausreichend großer Insulinmengen ungefähr folgendes höchst charakteristisches Bild beobachtet: Es stellt sich meist zunächst ein Zustand von *Apathie* ein, während die Respiration schnell und oberflächlich wird. Plötzlich — spontan oder im Anschluß an ein Geräusch — ändert sich das Bild: Das Tier wird unruhig, rennt wie toll umher, stößt auch wohl heftig und in wilden Sprüngen gegen die

---

[1] BEST in Toronto gewann aus 1 kg 1500—5000 klinische Einheiten, GREVENSTUK und LAQUEUR in Amsterdam bis 5000 Einheiten, WIECHOWSKI in Prag bis 10000 Einheiten.

[2] MURLIN, DUDLEY u. STARLING.

[3] GLASER, ERHARD u. HALPERN: Biochem. Z. **177**, 196 (1926).

[4] SWALE-VINCENT (London): Quart. J. exper. Physiol. **15**, 313 (1925). — Bezüglich Knochenfischen auch Angaben von McCORMIK mit MACLEOD und NOBEL sowie DUDLEY.

[5] POLLAK, LEO (Wien): Arch. f. exper. Pathol. **116**, 15 (1926).

[6] HERXHEIMER, G. (Wiesbaden): Klin. Wschr. **1926**, 2229.

[7] BEST, SMITH u. SCOTT, ASHBY (Labor. v. CARLSON), NOTHMANN (med. Klin. Breslau): Arch. f. exper. Pathol. **108**, 1 (1925) u. a.

[8] Später hat T. HOSHI (med. Klin. KUMAGAI, Sendai): Tohoku J. exper. Med. **7**, 422, 446 (1926) den Gehalt des Blutes an Pankreashormon nach einer Aceton-Pikrinsäuremethode (BAKER, DICKENS u. DODDS: Brit. J. exper. Path. 1924) zu ermitteln gesucht. Der Insulingehalt des Blutes soll nach *Adrenalin* sowie nach *Vagusreizung* vermehrt, nach *Pilocarpin* eher vermindert sein.

[9] ZUNZ, E. u. J. LA BARRE: C. r. Soc. Biol. Paris **96**, 708, 710 (1926).

Wände des Käfigs. Dieses *Exzitationsstadium* ist meist nur von kurzer Dauer, um einem Erschöpfungsstadium Platz zu machen. Es kann sich aber eine weitere Phase anschließen: diejenige der *Krämpfe*. Das Tier fällt auf die Seite, rollt auch wohl um seine Achse, mit nach rückwärts gezogenem Kopfe, ausgestreckten Extremitäten und verlangsamter oder stockender Atmung. Diese Krämpfe machen auch wieder einem halbkomatösen Zustande Platz, wobei die Temperatur absinkt, die Pupillen weit und die Cornealreflexe erloschen sind. Erfolgt Exitus, so tritt die *Totenstarre* mit überraschender Schnelligkeit auf.

Die hypoglykämischen Krämpfe treten am häufigsten auf, wenn der Blutzucker in die Gegend von 0,045% abgesunken ist. Sie können unter Umständen aber auch schon viel früher auftreten. Umgekehrt kann aber auch der Blutzucker noch viel tiefer — etwa bis 0,025% — absinken, ohne daß Krämpfe eintreten müßten. Von den zahlreichen hier mitspielenden Faktoren ist schon früher die Rede gewesen. Auffallend ist die große Resistenz *weißer Mäuse* gegenüber dem Insulin; auch *Vögel* sind ziemlich resistent, vor allem aber *Kaltblütler* (wie Frösche, Kröten, Eidechsen, Schildkröten und Fische).

In ganz ähnlicher Weise wie beim Tiere gestaltet sich das *hypoglykämische Syndrom* auch beim *Menschen*.

Durch eine einzige, ausreichend starke Insulininjektion kann man unter Umständen innerhalb eines Tages das erhöhte Zuckerniveau eines Diabetikers auf die Norm reduzieren. Man kann die Hyperglykämie, welche die Folge der Verabreichung kohlehydratreicher Nahrung ist, durch (evtl. wiederholte) Insulinverabreichung kompensieren. Man vermag, ebenso wie die Hyperglykämie, auch die *Glucosurie* zu beeinflussen. Damit soll nicht gesagt sein, daß beide Phänomene notwendigerweise parallel gehen müßten: Es kann die Hyperglykämie stark und die Glucosurie nur wenig beeinflußt sein, und umgekehrt.

Bei Verabreichung allzu großer Insulindosen können sich auch beim Menschen schwere und auch gefährliche *Vergiftungserscheinungen* einstellen: Zunächst ein Gefühl allgemeinen Unbehagens; dabei — und das ist recht charakteristisch — oft die Empfindung intensiven Hungers und die Leere im Magen. Dazu kann sich Angstgefühl, Übelkeit, Schwäche, Zittern, Schwindel und Schweißausbruch gesellen. — In weiteren Stadien evtl. Verwirrtheit, Delirien, Halluzinationen und Exzitationszustände einerseits, Depressionszustände mit Aphasie, Taubheit und Koma andererseits. Schließlich kann im Koma und unter Konvulsionen der Tod eintreten. Die Vergiftungserscheinungen setzen meist bei einem Blutzuckerniveau von etwa 0,08% ein und steigern sich, wenn dasselbe unter Umständen bis 0,04% und darunter sinkt. Man beugt ihnen bei Insulinkuren vor, indem man dafür sorgt, daß die Nahrung ausreichende Mengen von Kohlehydraten enthalte. Die bereits vorhandenen Vergiftungserscheinungen kann man meist zum Verschwinden bringen, wenn man den Patienten 4—6 Stücke Würfelzucker schlucken läßt und wenn man ihm etwa 10—15 g Glucose, in Wasser oder heißem Kaffee gelöst, verabreicht.

Die außerordentlich umfangreiche Literatur über sonstige physiologische Wirkungen des Insulins wird in anderen Abschnitten dieses Werkes behandelt werden.

F. Weibliches Sexualhormon.

Das Wesentlichste über den Chemismus des weiblichen Sexualhormons ist bereits in einem früher erschienenen Bande dieses Handbuches von A. BIEDL mitgeteilt worden[1]. Die Angaben betreffen insbesondere den Einfluß von Ova-

---

[1] BIEDL, A.: Dieses Handb. XIV, I, 380—428 (1926) „Fortpflanzung, Entwicklung und Wachstum.

rial-, Placentar-, Corpus luteum-Extrakten und Follikularflüssigkeiten, von Ovarialtransplantation und -verfütterung auf Herztätigkeit und Zirkulation, auf den respiratorischen Gaswechsel, Eiweißumsatz, Fettstoffwechsel, auf den überlebenden Uterus, auf Wachstum, morphologisches Verhalten und Funktion des weiblichen Sexualapparates usw. Insbesondere werden die Versuche zur Darstellung des weiblichen Sexualhormons von S. FRÄNKEL und E. HERMANN (1915), S. FRÄNKEL und MARIA FONDA (1923), SEITZ, WINTZ und FINGERHUT (1920), E. ST. FAUST (1925), E. STEINACH, HEINLEIN und WIESNER sowie ZONDEK und ASCHHEIM (1925), ebenso auch die Versuche von ALLEN und DOISY über die Beeinflussung des Oestruszyklus bei Mäusen ausführlich erörtert[1].

Es mag daher genügen, hier diese Angaben nur durch die allerneueste Literatur, insoweit sie den Chemismus des weiblichen Sexualhormons betrifft, zu ergänzen.

1. Darstellung nach ALLEN, DOISY und Mitarbeitern.

Das Hormon wurde aus Schweineovarien in der Art hergestellt, daß zunächst der *Liquor folliculi* durch Aspiration gewonnen und unter Zusatz des zweifachen Volumens Alkohol gesammelt wurde, bis etwa 1 Liter (enthaltend etwa 850 Ratteneinheiten) beisammen war. Die koagulierten Proteine wurden abfiltriert und im Soxhlet extrahiert. Das Filtrat wurde im Vakuum zur Trockene gebracht, der trockene Rückstand in 150 ccm Wasser gelöst, mit Barytlauge neutralisiert und die wässerige Lösung viermal mit Äther ausgeschüttelt; die vereinigten Ätherextrakte wurden mit verdünntem Alkohol und Wasser gewaschen und dann von Äther befreit. Der trockene Rückstand wurde in 100 ccm 70proz. Alkohol gelöst und das Cholesterin durch fünfmalige Extraktion der alkoholischen Lösung mit je 25 ccm Petroläther entfernt. Das Hormon verblieb im Alkohol, während das Cholesterin vollständig in den Petroläther überging. Auf diese Weise werden 95% der Trockensubstanz beseitigt. 1 mg der schließlich erhaltenen Substanz entsprach 100—150 Ratteneinheiten. Das Hormon erwies sich als widerstandsfähig gegenüber Lipasen und wurde durch Brom oder Permanganat alsbald zerstört. Mehrstündiges Erhitzen in hohem Vakuum auf 179° bewirkte 60% Wirksamkeitsverlust. Für den klinischen Gebrauch wurden Ampullen hergestellt, die 5—10 Ratteneinheiten pro Kubikzentimeter enthielten[2].

Zur Darstellung von *Ovarialhormon* wurden zerkleinerte Schweineovarien mit trockener Pikrinsäure gemischt und mit Aceton extrahiert. Nach Beseitigung des Acetons wurde das trockene Pikrat mit salzsaurem Alkohol extrahiert und das Extrakt mit der 15fachen Menge Aceton gefällt. Der Niederschlag war wasserlöslich, 10 mg davon lösten bei Ratten die Brunst aus[3].

Aus *Placenta* wurde ein Hormon durch Verseifung mit Barytwasser und Extraktion mit Butylalkohol und Äther erhalten. Nach Beseitigung des Bariums wurde das Hormon schließlich in wasserlöslicher Form gewonnen[4].

Bei der Darstellung des gegen oxydative Einwirkungen empfindlichen Hormons ist mit seiner Schädigung durch im Äther oder Petroläther etwa enthaltene Peroxyde zu rechnen[5].

---

[1] Vgl. auch L. FRÄNKEL: Weibliches Sexualhormon. Referat auf der Tagung der Pharmakologischen Gesellschaft in Würzburg. Dtsch. med. Wschr. **1927**, 2109 u. 2154. — Ferner FÜRTH, O.: Lehrbuch der physiologischen und pathologischen Chemie I, 443—450 (1928).

[2] DOISY, RALLS u. JORDAN: Endocrinology **10**, 273 (1926). — Ann. Report. Invest. Council on Pharmacy and Chem. of the Amer. Med. Assoc. **15** (1926).

[3] DICKENS, DODDS, BRINKWORTH: Lancet **212**, 1015 (1928).

[4] ALLEN, DICKENS, DODDS, HOWETT: Biochem. J. **22**, 1526 (1928).

[5] THAYER, JORDAN, DOISY: J. of biol. Chem. **79**, 63 (1928).

Aus 1 kg Ovarium sind nach dem Vorgange von Allen-Doisy 200 bis 300 Mäuseeinheiten gewonnen worden, wobei als Einheit jene Menge des Hormons angenommen wurde, welche eben ausreicht, um bei einer ovariektomierten Maus den Oestrus zu erzeugen[1].

2. Darstellung nach Laqueur (Amsterdam).

Nach Enteiweißung der Follikelflüssigkeit mit kolloidalem Eisenhydroxyd wurde mit Chloroform, Benzol, Äther od. dgl. ausgeschüttelt. Nach Verdampfen des Lösungsmittels ließ sich durch Aufnehmen mit essigsäurehaltigem Wasser das Hormon in wasserlöslicher eiweißfreier Form (,,*Menformon*") gewinnen. Die Trockensubstanz betrug weniger als $^1/_{10}$ mg pro Mäuseeinheit. Der Gehalt von 1 Liter Follikelflüssigkeit wurde mit 600—1600 Mäuseeinheiten geschätzt[2].

3. Darstellung nach Steinach und Dohrn.

Ausgehend von öligen Placentarextrakten, die nach einem (nicht ausführlich beschriebenen) Vorgange weiter gereinigt worden waren, ging die wirksame Substanz in Wasser über. Es wurde eine Konzentration von 50 000 Mäuseeinheiten pro Gramm Trockensubstanz (d. i. $^1/_{50}$ mg pro Mäuseeinheit) erreicht. Die Substanz (,,Progynon" Schering) ist eiweißfrei, kochbeständig und sehr alkali- und säurebeständig. Als Hormonwirkungen werden angegeben: Auslösung des östralen Brunstzyklus bei kastrierten Weibchen, Wachstums- und Entwicklungssteigerung der weiblichen Sexualorgane (Vagina, Uterus, Mamma), Ausbau der Uterusschleimhaut bei infantilen Kastraten, Erhaltung der Geschlechtsmerkmale bei Kastraten; Hyperämie der Geschlechtsorgane; Neubildung und Ausreifung der Follikel bei senilen Individuen sowie Reaktivierung des Gesamtorganismus in somatischer und psychischer Hinsicht[3]. Mit dem in Pillenform verabreichten Präparate sind auch bei Menstruationsstörungen bei Frauen günstige Erfolge erzielt worden.

4. Verfahren der Gesellschaft für chemische Industrie in Basel[4].

a) *aus Ovarien*: Vorgereinigter Ovarialextrakt wird in Alkohol gelöst, in einer Wasserstoffatmosphäre unter Erwärmen am Wasserbade so lange alkoholische Kalilauge eingetropft, bis die Flüssigkeit alkalisch bleibt, der Laugenüberschuß durch Einleiten von Kohlensäure neutralisiert, der Alkohol im Vakuum eingedampft, der Rückstand mit Aceton versetzt, wobei die Alkaliseife ungelöst bleibt und das Hormon als Öl in Lösung geht. Dasselbe wird schließlich in Form eines hellen Öles gewonnen. — Nach Vorbehandlung des Öles mit Essigsäureanhydrid ließ sich das Hormon im Hochvakuum (nach Fränkel-Hermann) destillieren, sodann durch Alkalien verseifen, wobei ein Gemisch von höheren ungesättigten Säuren und ein wirksamer Neutralkörper erhalten worden ist.

b) *aus Placenta*: Placentarpulver wird bis zu dauernd alkalischer Reaktion mit wässerig-alkoholischer Natronlauge versetzt, die Masse im Vakuum getrocknet und zu einem feinen Pulver zermahlen, dieses bei 150 mit Aceton extrahiert und das Aceton abdestilliert.

Oder aber es wurde Placentarpulver mit gepulvertem Calciumhydroxyd vermahlen, das Gemisch mehrmals mit kaltem Alkohol extrahiert. Der nach Vertreibung des Alkohols aus dem Extrakte erhaltene Rückstand wurde in Petroläther gelöst, aus dem schließlich das Hormon in Form eines hellen Öles erhalten worden ist.

---

[1] Parkes u. Bellerby: J. of Physiol. **61**, 562 (1926). — Vgl. auch Allen: Proc. Soc. exper. Biol. a. Med. **24**, 608 (1927). — Allen u. Doisy: Physiologic. Rev. **7**, 600 (1927).

[2] Laqueur, L. u. Mitarbeiter: Dtsch. med. Wschr. **4**, 52 (1926) — Arch. Entw.mechan. **112**, 350 (1927) — Arch. Neerland **12**, 272 (1927) — Münch. med. Wschr. **1927**, 2045 — Lancet **212**, 1126 (1927).

[3] Steinach, E., Dohrn, M. u. Mitarbeiter: Biol. generalis (Wien) **2**, 815 (1926). — Anzeiger der Wiener Akad. **1927**, Nr 26 — Pflügers Arch. **219**, 306, 325 (1928).

[4] Hartmann, M.: Klin. Wschr. **1926**, 2152 — Biochem. Z. **175**, 46 (1926) — Schweizer Patente der Gesellschaft für chemische Industrie, Basel — Chem. Zbl. **1926** II, 1666; **1927** I, 958, 1706.

5. Darstellung aus Schwangerenharn nach Zondek.

Der Harn in den letzten Schwangerschaftsmonaten enthält 4000—6000 Mäuse-einheiten Sexualhormon pro Liter. Die Darstellung daraus ist wesentlich leichter als diejenige aus Placenta oder eiweißreichem Follikelsaft, insofern sich das Hormon im Harne im gelösten Zustande vorfindet. Der Darstellungsvorgang umfaßt a) Extraktion des Harnes mit einem Lipoidlösungsmittel (nicht mit Alkohol, um den Harnstoff zu entfernen); b) Behandlung des aus dem Extrakte erhaltenen Rückstandes mit Alkali in der Hitze; c) Aufnahme des Rückstandes mit Wasser, Ausschütteln mit Äther; d) Aufnahme des Ätherrückstandes mit Wasser oder verdünnter Essigsäure in der Hitze und Filtrieren. In dem Filtrate ist das Hormon in wasserklarer, farb- und geruchloser Form enthalten[1].

Wie schon früher erwähnt, tritt im Schwangerenharne außer dem *Ovarialhormon* auch *Hypophysenvorderlappenhormon* reichlich auf. Von diesen beiden Hormonen erwies sich aber das Ovarialhormon zur *Frühdiagnose* der Schwangerschaft ungeeignet, da es in 1—2 ccm des Harnes erst von der 8. bis 10. Schwangerschaftswoche an und da nicht immer sicher nachgewiesen werden kann und da auch sonst bei Ovarialstörungen, z. B. im Klimakterium, größere Hormonmengen in den Harn übergehen können. Dagegen ist der Nachweis des Hypophysenvorderlappenhormones ein ausgezeichnetes biologisches Schwangerschaftsdiagnosticum: Zur Prüfung injiziert man 1—2 ccm Morgenharn 5 infantilen Mäusen und untersucht die Wirkung auf das Ovarium: Das Auftreten von Blutpunkten oder Corpora lutea oder von beiden erscheint charakteristisch für die Hypophysenwirkung, wogegen die Beobachtung eines großen, sekreterfüllten Uterus, einer verdickten Scheide sowie des Schollenstadiums im Scheidenabstrich als charakteristische Wirkung des Ovarialhormons angesehen wird. Auf Grund klinischer Erfahrungen wird die Methode als verwertbar bezeichnet[2].

Außer den genannten liegen noch zahlreiche andere Versuche vor, das weibliche Sexualhormon oder die Hormone zu isolieren: so diejenigen der „*Ciba*", Basel („Sistomensin", „Agomensin" aus Corpus luteum[3]), von Biedl („Hormovar", Gehe & Co., Dresden)[4] von Glimm und Wadehn[5] u. a.

Aus dem im vorstehenden Mitgeteilten geht schon zur Genüge hervor, auf welchem unsicheren Boden wir uns befinden, sobald wir dieses Gebiet betreten.

Zur *biologischen Wertbestimmung des Zyklushormons* scheint noch immer die Feststellung der Brunstreaktion der Maus nach der *Scheidenabstrichmethode* am geeignetsten zu sein. Man geht dabei nach S. Löwe so vor, daß man einen Stecknadelkopf mit Watte umwickelt und damit die Vagina auswischt. Dann wird in einem Tropfen auf einem Objektträger abgeschwemmt. Man läßt eintrocknen, fixiert mit Methylalkohol, färbt mit Methylenblau und zählt mindestens 100 Zellen aus, um den Prozentgehalt an „Schuppen" festzustellen. Man hat auf viererlei Elemente zu achten: Schuppen, d. i. kernlose, verhornte Vaginalepithelien; kernhaltige Vaginalepithelien; polymorphkernige Leukocyten, kleine Lymphocyten. Bei vollem Oestrus können 100% Schuppen auftreten; bei unbehandelten Kastraten sollen nicht mehr als 30% davon vorhanden sein[6].

Nach einem derartigen Vorgange erschien die *Placenta* reicher an Hormon als die *Ovarien*. So wurden von Loewe in beiden menschlichen Ovarien zusammen 250 Mäuseeinheiten, in

[1] Zondek, B.: Klin. Wschr. **7**, 485 (1928).

[2] Aschheim u. Zondek: Klin. Wschr. **1928**, 1404, 1453 und frühere Mitteilungen.

[3] Uhlmann: Z. exper. Med. **55**, 487 (1927). — Schübel: Münch. med. Wschr. **1927**, 1571. — Löwe u. Lange: Arch. f. exper. Path. **120**, 48 (1927).

[4] Biedl, A.: Arch. Gynäk. **132**, 167 (1927) — Enokrinol. **1**, 183.

[5] Glimm u. Wadehn: Klin. Wschr. **6**, 699 — Biochem. Z. **179**, 1 (1926).

[6] Löwe, S. u. Lange: Z. exper. Med. **51**, 284 (1926).

einer reifen Placenta aber 300 Mäuseeinheiten gefunden. GLIMM und WADEHN veranschlagen 1 kg Placenta auf 100—500 Mäuseeinheiten[1].

Nach LOEWE soll es zwei Arten von Hormonen geben: solche, welche die *Brunst* bei Nagern, und solche, welche das *Genitalwachstum* betreffen. Nach FELLNER (welcher die Priorität für das Ovarialhormon auf Grund seiner Publikation aus dem Jahre 1912 für sich reklamiert) soll die *Methode der Uterusvergrößerung* angeblich besser sein als die Scheidenabstrichmethode nach ALLEN und DOISY[2]. Nach EDWIN ST. FAUST dagegen sollen das Wachstums- und Brunst-hormon miteinander identisch sein[3].

BENCAN und KELLER wiederum betonen, daß die Ovarien und Placenta zweierlei wirk-same Substanzen enthalten: Einerseits an *Lipoide gebundene*, welche das *Wachstum* der Ge-nitalien fördern und reichlich im Safte reifer Follikel enthalten sind; und andererseits *wasser-lösliche* Substanzen, welche *Hyperämie* der Genitalien und Sekretion der Uterusschleimhaut bewirken und sich reichlich im Corpus luteum finden[4].

Nach COWARD und BURN[5] wäre die Relation zwischen *Ratten-* und *Mäuseeinheit* an-nähernd wie 1 : 1, wobei als Einheit jene Menge wirksamer Substanz angesehen wird, welche bei 50% der ovariektomierten Ratten und Mäuse den Oestrus zu produzieren vermag.

In bezug auf die *chemische Natur* der weiblichen Sexualhormone kann man wohl vorläufig soviel sagen, daß es sich um *stickstoff-, phosphor- und cholesterin-freie, ätherlösliche Substanzen* handeln dürfte, die selbst der 3 tägigen Verseifung mit $^n/_2$-KOH gegenüber widerstandsfähig sind, anscheinend *ungesättigt* und gegen-über *oxydativen Einflüssen* empfindlich sind[6].

Das Hormon wird anscheinend in erster Linie in der Placenta, dem Corpus luteum und der Follikelflüssigkeit produziert, und es ist vorgeschlagen worden, diese Trias unter dem Namen „*Gestationsorgane*" zusammenzufassen[6].

Bezüglich der strengen *Spezifität* der weiblichen Sexualhormone haben sich insofern Zweifel ergeben, als auch im Harne von *Männern* auftretende Substanzen, ferner *Pflanzenbestandteile* (Zuckerrüben, Kartoffeln, Hefe), insbesondere Stoffe aus weiblichen *Blüten*, den Allen-Doisy-Test auszulösen vermögen[7].

---

[1] GLIMM u. WADEHN: Biochem. Z. **179**, 1 (1926).

[2] FELLNER, O. O.: Zbl. Gynäk. **49**, 2831 (1925). — LOEWE, S.: Ebenda **50**, 551 (1926).

[3] FAUST, E. ST.: Schweiz. med. Wschr. **57**, 368 (1927).

[4] BENCAN u. KELLER: C. r. Soc. Biol. Paris **97**, 229 (1927).

[5] COWARD, CATHERINE H. u. J. H. BURN: J. of Physiol. **63**, 270 (1927).

[6] FRANK, GUSTAVSOHN, HOLLOWAY, HYNDMAN, KRUEGER, WHITE: Endocrinology **10**, 260 (1926).

[7] DOHRN, M. u. Mitarbeiter: Klin. Wschr. 8, 359 (1927) — Med. Klin. **1926**, 1397. — LA-QUEUR, E. u. Mitarbeiter, Klin. Wschr. **1927**, 1839.

Die Physiologie der Schilddrüse.

Von

I. ABELIN

Bern.

Mit 41 Abbildungen.

Zusammenfassende Darstellungen.

ABDERHALDEN, E.: Lehrbuch der Physiologie, Teil I. Berlin u. Wien: Urban u. Schwarzenberg 1925. — ABELIN, I.: Methoden zum Nachweis der Wirkung von Schilddrüsenstoffen. Abderhaldens Handb. der biolog. Arbeitsmethoden, Abt. V, Teil III B, 285 (1926). — ASHER, L.: Physiologie der Schilddrüse. Handb. der inneren Sekretion. Hrsgeg. v. M. HIRSCH 2, 168 (1927). — BIEDL, A.: Innere Sekretion 1 u. 2. Berlin u. Wien 1916, 1922. — BAUER, J.: Innere Sekretion. Berlin: Julius Springer 1927. — BIRCHER, E.: Erg. Path. 15, 1 (1911). — BÜRGI, E.: Handb. der experim. Pharmakologie. Hrsgeg. v. HEFFTER. Abschnitt „Jod" 3, 321 (1927). — MC CARRISON: The thyroid gland in health and disease. London 1917. — CRAMER, W.: Fever, Heat regulation, climate and the thyroidadrenal apparatus. London: Longmans, Green and Co. 1928. — EGGENBERGER, H.: Kropf und Kretinismus. Handb. d. inneren Sekretion. Hrsgeg. v. M. HIRSCH 3, 684 (1927). — FALTA, W.: Die Erkrankungen der Blutdrüsen. Berlin. — GARNIER, M., u. R. HUGUENIN: Traité de Physiologie normale et pathologique 4, 159 (1928). Paris: Masson et Co. — GLEY, E.: Les sécrétions internes. 2e édition. Paris: J. B. Ballière et fils 1921. — GRAFE, E.: Die pathologische Physiologie des Gesamtstoffwechsels. München: J. F. Bergmann 1923. — KENDALL, E. C.: Thyroxine. Chemical catalog Comp. New York 1929. — KOWITZ, H. L.: Erg. inn. Med. 27, 307 (1925). — KLOSE: Neue deutsche Chirurgie, hrsgeg. von H. KÜTTNER. Ferd. Enke 1929. — LUCIEN, M., J. PARISOT et G. RICHARD: Traité d'Endocrinologie, La Thyroide. Paris: Gaston Doin 1925. — OSWALD, A.: Die Schilddrüse, ihre Physiologie und Pathologie. Leipzig: Veit & Co. 1916. — PARHON u. GOLDSTEIN: Traité d'endocrinologie, La glande thyroide 1. Jassy 1923. — QUERVAIN, F. DE: Le goitre. Genève et Paris: Edition Atar 1923. — RAAB, W.: Hormone und Stoffwechsel. Freising-München: Datterer & Co. 1926. — SCHÄFER, E. A.: The endocrine Organs. London: Longmans, Green and Co. 1916. — VINCENT, SWALE: Erg. Physiol. 11, 218 (1911). — JAUREGG, WAGNER V.: Lehrbuch der Organotherapie. Leipzig: Georg Thieme 1914. — WEGELIN, C.: Schilddrüse. Handb. d. spez. pathol. Anat. u. Histol. 8, 1 (1926). — ZONDEK, B.: Die Krankheiten der endokrinen Drüsen. Berlin: Julius Springer 1923.

Vorbemerkung.

Die „Renaissance" der Schilddrüsenlehre fällt in die 80er bis 90er Jahre des vorigen Jahrhunderts, liegt also nicht einmal 50 Jahre zurück. Bis dahin herrschten recht mysteriöse Vorstellungen über die Funktion der Thyreoidea, trotzdem der Gedanke an eine innersekretorische Bedeutung der Schilddrüse bereits in den Schriften von HALLER[1] deutlich zum Ausdruck gebracht worden war. Richtunggebend war damals die anatomische Lage des Organs. Als Hauptfunktionen der Thyreoidea galten im 18. und 19. Jahrhundert: die Regulierung der Stimme und Sprache, der Wärmeschutz der Kehlkopfknorpel, die Abrundung

---

[1] HALLER, ALB. V.: Element. Physiol. 3, 265. Napoli 1776.

des Halses und die Überwachung der Blutzirkulation. Im Jahre 1898 schreibt der verdienstvolle Forscher auf dem Gebiete der Schilddrüsenphysiologie, E. v. Cyon[1], daß die Funktion der Schilddrüse einerseits darin besteht, „die Jodsalze, welche auf das System der Vagi und Sympathici toxisch wirken, durch Überführung in Jodothyrin unschädlich zu machen". Daneben erfüllt die Schilddrüse „eine vielleicht noch wichtigere" mechanische Aufgabe. Diese „beruht darauf, daß die Schilddrüsen als Schutzvorrichtungen für das Gehirn gegen Überfüllung mit Blut fungieren". Letztere Ansicht war in der zweiten Hälfte des vorigen Jahrhunderts vorherrschend.

Die ersten drei Dezennien unseres Jahrhunderts standen ganz im Zeichen des Sammelns von Beweismaterial für die sekretorische Funktion der Thyreoidea. Die modernen physiologischen Kenntnisse beruhen größtenteils auf den Beobachtungen über die *Änderungen* des physiologischen Geschehens beim Hyper- und Hypothyreoidismus. Der unermüdlichen experimentellen und klinischen Forschung ist es vorerst gelungen, in großen Umrissen die Bahnen aufzufinden, auf denen sich die physiologische Funktion der Thyreoidea bewegt. Man weiß jetzt besser als früher, wo man suchen müßte, um auf anderen Wegen als bisher und mit anderer Methodik das Eingreifen der Schilddrüse in den *normalen Ablauf* der Lebensprozesse besser beleuchten zu können. Eine wahre Physiologie der Thyreoidea muß zum größten Teil noch geschaffen werden.

In diesem eingeschränkten Sinne soll im nachfolgendem von der „Physiologie der Schilddrüse" die Rede sein[2].

I. Die anatomisch-physiologischen Grundlagen der Schilddrüsenfunktion.

1. Entwicklung und Aufbau der Schilddrüse.

Der Beginn der Schilddrüsenentwicklung fällt in die allererste Zeit des embryonalen Lebens. Bereits bei Embryonen von 1,5—2 mm Länge findet man an der ventralen Wand der Kopfdarmhöhle eine Anhäufung von Epithelzellen, welche zuerst noch mit dem Pharynxepithel verbunden sind und sich nachträglich von ihm abtrennen. Durch einwucherndes Mesenchym wird die solide Epithelmasse in eine Reihe von Strängen zerlegt, in welchen bereits im zweiten Schwangerschaftsmonat eigentümliche Bläschen oder Follikel auftreten. Diese Umwandlung der Epithelplatten in die Bläschenform schreitet nun rasch vorwärts, bald beginnt auch die Unterteilung des ganzen Gebietes in einzelne kleinere Abschnitte, die als Schilddrüsenläppchen bezeichnet werden. Das weitere Wachstum erfolgt sowohl durch Bildung neuer als auch durch Vergrößerung der bereits bestehenden Schilddrüsenbläschen. Es scheint aber, daß nicht alle Stellen des Follikels die gleiche Wachstumstendenz besitzen. Vielmehr gibt es gewisse Partien des Bläschens, von welchen aus in erster Linie die Bildung neuen Epithels und die Entstehung weiterer Follikel erfolgt. L. Aschoff[3] bezeichnet diesen Bläschenabschnitt als „vegetativen Pol". Aber auch innerhalb des einzelnen Schilddrüsenläppchens bestehen gewisse Unterschiede in bezug auf die weitere Proliferationsfähigkeit. Besonders im Zentrum des Läppchens soll es gewisse Partien geben, die sich durch ihre längliche und vielbuchtige Form sowie durch ein gewöhnlich etwas intensiver färbbares Epithel von den fertigen, an der Peripherie gelagerten Follikeln unterscheiden. L. Aschoff[3] be-

---

[1] Cyon, E. v.: Pflügers Arch. **70**, 86 (1898).

[2] Entsprechend der allgemeinen Einteilung dieses Handbuches wurden in diesem Abschnitt nicht behandelt: a) die *Chemie* des Schilddrüsenhormons (vgl. den Beitrag von O. v. Fürth); b) *die Beziehungen der Thyreoidea zu anderen Organen mit innerer Sekretion* (vgl. das Kapitel „Correlationen der Hormonorgane untereinander"); c) die Methoden zum *Nachweis des Schilddrüsenhormons* [vgl. I. Abelin: Abderhaldens Handb. der biolog. Arbeitsmethoden, Abt. V, Tl. III B, 285 (1926). — I. R. Mørch: J. of Physiol. **67**, 221 (1929). — K. Kreitmar, Erg. Physiol. **30**, 202 (1930)]; d) ganz kurz erwähnt ist die Bedeutung des Schilddrüsenhormons für die *Wärmeregulation* [vgl. R. Isenschmid, ds. Handb. **17**, 1 (1926)].

[3] Aschoff, L.: Bericht über die Verhandlungen der internationalen Kropfkonferenz in Bern, S. 1. Bern: Hans Huber 1927.

trachtet diese Stellen als einen Ort mit einem am wenigsten differenzierten Material der Schilddrüsenanlage, von dem aus in späteren Jahren bei Einwirkung besonderer Wachstumsreize am leichtesten neues Schilddrüsengewebe gebildet wird. Diese zentral gelegenen Teile des Läppchens werden als Restkanälchen oder *Zentralkanälchen* bezeichnet (Langhans, Aschoff). Sie spielen bei den verschiedenen physiologischen und pathologischen Größenzunahmen der Thyreoidea eine wichtige Rolle. Manche Schilddrüsenadenome nehmen ihren Ausgang aus diesen Zentralkanälchen (L. Aschoff).

Form und Größe der Schilddrüsenbläschen sind sehr erheblichen Schwankungen unterworfen und stehen mit dem funktionellen Zustand der Thyreoidea und mit einer Anzahl innerer und äußerer Faktoren in Zusammenhang. Meistens handelt es sich um verschieden gestaltete Hohlräume, die nicht selten miteinander kommunizieren. Ebenso wie die Form, schwankt auch das Aussehen der epithelialen Auskleidung dieser Bläschen. Unter normalen Bedingungen wird am häufigsten ein zylindrisches oder kubisches Epithel angetroffen, dessen Höhe nach C. Wegelin[1] im Durchschnitt 8—9 μ beträgt. Das Protoplasma dieser Epithelien enthält außer Zentralkörperchen, Bürstenbelag und Pigment noch besondere, stark lichtbrechende Körnchen, über deren chemische Natur die Ansichten auseinandergehen. Das Verhalten dieser Körnchen gewissen Farbstoffen gegenüber sowie einige allgemeine chemische Reaktionen lassen vermuten, daß es sich hier um Neutralfette und Lipoide handelt. Ebenso ist mit der Anwesenheit von Cholesterin zu rechnen (vgl. H. J. Arndt[2]).

Der Hohlraum der Schilddrüsenfollikel ist von einer eigentümlichen durchsichtigen Masse erfüllt, die von alters her als Kolloid bezeichnet wird. Es ist sehr fraglich, ob es sich beim Kolloid durchwegs um eine einheitliche Substanz handelt. Die schwankenden Löslichkeitsverhältnisse, die verschiedene Färbbarkeit sowie die ungleichmäßige physiologische Wirksamkeit sprechen dafür, daß sehr verschiedene physikalisch-chemische, vielleicht aber auch chemische Modifikationen des Kolloids vorkommen können. Normalerweise färbt sich das Kolloid mit Eosin dunkel- bis blaßrot, doch gibt es auch sog. basophiles Kolloid, welches sich mit Hämatoxylin blau färbt. Beide Formen sind jodhaltig. Wenn es noch eines Beweises bedurfte, daß dieses Kolloid als ein Sekretionsprodukt der Follikelepithelien anzusehen ist, so wurde dieser durch die Gewebszüchtungsversuche von A. H. Ebeling[3] geliefert. Ebeling ist es gelungen, von 18—19 Tage alten Hühnchenembryonen einen reinen Stamm Thyreoideaepithelien zu isolieren und 7 Monate lang lebend zu erhalten. Bei einem 4 Monate alten Stamm trat im Lumen der Drüsenacini typisches Schilddrüsenkolloid auf. Es ist nicht ohne Interesse zu bemerken, daß auch beim menschlichen Embryo das Kolloid meist in der zweiten Hälfte der Schwangerschaft angetroffen wird, und daß nach Untersuchungen von L. F. Hogben und F. A. Crew[4] die Schilddrüsen von Schafs- und Rinderfeten erst nach dem 4. Monat eine dem Kolloid eigentümliche biologische Aktivität aufweisen und die Metamorphose vom Axolotl beeinflussen. Nach den Angaben vieler Autoren lassen sich in den Epithelien der Schilddrüsenfollikel gewisse Vorstufen des Kolloids in Form von feinen, leicht aufquellbaren Körnchen nachweisen. Durch Konglomerierung und weitere Aufquellung bilden sich immer größere Sekrettropfen, die schließlich das Zellinnere verlassen und in den Hohlraum übertreten.

Außer in den Schilddrüsenbläschen kommen Epithelzellen auch an manchen anderen Stellen der Thyreoidea, hauptsächlich zwischen den einzelnen Follikeln, vor. Sie werden als *interfollikuläres Epithelgewebe* bezeichnet und sollen nach Ansicht einiger Forscher nur Überreste embryonaler Elemente darstellen, was aber vielfach bestritten wird. Ihre funktionelle Stellung im System der Schilddrüsenstruktur ist bis jetzt wenig abgeklärt.

Den Blutzufluß zur Thyreoidea besorgen die Art. thyr. sup. und inferior, manchmal kommt noch ein direkter Aortenzweig, die Art. thyr. ima, dazu. Nach S. Williamson[5] wird das eigentliche Schilddrüsenparenchym vorwiegend von der Art. thyr. inferior ernährt. Doch soll auch die Art. thyr. superior etwas zur Blutversorgung der Follikel und Läppchen beitragen. F. P. Knowlton, M. S. Dooley und A. N. Curtis[6] berechnen für die Schilddrüse des Hundes einen durchschnittlichen Blutumlauf von 3,55 ccm pro Gramm und Minute, der als hoch anzusehen ist und sich nur mit dem Blutreichtum der Nebenniere und dem des Gehirnes vergleichen läßt. Dementsprechend ist auch der Eigenstoffwechsel der Thyreoidea recht intensiv und entspricht nach den Befunden der genannten Autoren einem Sauerstoffverbrauch von 0,093 ccm O_2 pro Gramm und Minute. Nach A. Chiatellino[7] nehmen 100 g Schilddrüse pro Minute 22,5 ccm O_2 auf und geben 30,63 ccm CO_2 ab.

---

[1] Wegelin, C.: Handb. d. spez. pathol. Anatomie und Histologie. Hrsgeg. v. F. Henkel und O. Lubarsch 8, 22 (1926).
[2] Arndt, H. J.: Beitr. path. Anat. 72, 517 (1924).
[3] Ebeling, Albert H.: J. of exper. Med. 41, 337 (1925).
[4] Hogben, L. F., and F. A. Crew: Brit. J. exper. Biol. 1 (1923).
[5] Williamson, S.: Brit. J. Surg. 13, 466 (1926).
[6] Knowlton, F. P., M. S. Dooley u. A. N. Curtis: Amer. J. Physiol. 59, 446 (1922).
[7] Chiatellino, A.: Arch. di biol. 14, 11 (1929).

Der Venenabfluß erfolgt in die Vena facialis commun., Ven. jugularis int. und Ven. anonyma. Die Lymphgefäße sind sehr zahlreich und sollen manchmal Kolloid enthalten. (Über die nervöse Versorgung der Thyreoidea vgl. den Abschnitt „Schilddrüse und Nervensystem" S. 220.)

2. Neuere Anschauungen über den Aufbau und die Funktion der Schilddrüse.

Eine eingehendere Schilderung der Schilddrüsenmorphologie liegt außerhalb der Aufgaben dieses Handbuches. Ausführlichere Beschreibungen der Entwicklung, der Anatomie, Histologie, vergleichender Anatomie der Thyreoidea enthalten die Zusammenstellungen von A. BIEDL[1], SWALE VINCET[2], J. SOBOTTA[3], E. A. SCHÄFER[4]. Ganz besonders sei auf die neueste Darstellung von C. WEGELIN[5] hingewiesen, wo fast die gesamte hierhergehörige Literatur kritisch verwertet ist. Es sollen daher im nachfolgenden nur diejenigen neuen Befunde besprochen werden, welche in den früheren Darstellungen keine Erörterung fanden und welche für die Schilddrüsenphysiologie von gewisser Tragweite sind.

Dazu gehören vorerst die Untersuchungen der beiden englischen Autoren G. SCOTT WILLIAMSON und JUNES H. PEARCE[6], welche in einer Reihe von Arbeiten den feineren anatomischen Aufbau sowie die Funktion der einzelnen Schilddrüsenabschnitte verfolgt haben. Nach diesen Autoren besteht die Tätigkeit der Schilddrüse nicht nur in der Bereitung und Ansammlung von Kolloid, sondern auch in der Bildung eines anderen spezifischen Produktes, das sie „Sekret" nennen. Sekretion und Kolloidanhäufung sind getrennte und unabhängige Vorgänge, die niemals gleichzeitig in einem bestimmten Schilddrüsenareal ablaufen können. Je nach Alter und Zustand des Gesamtorganismus (Hunger, Krankheit, Schwangerschaft, Pubertät, Menstruation usw.) überwiegt bald die eine, bald die andere Tätigkeit. Beide Produkte sind dauernd in der Thyreoidea vertreten. Ihre Ursprungsstätten lassen sich sogar nach G. S. WILLIAMSON, JUNES H. PEARCE und H. M. CUNNINGTON[7] mit Hilfe einer besonderen Technik voneinander abtrennen. Man findet dann: a) das „sekretorische Gewebe" (oder die „lymphogenetische Sekretion"), welches eine charakteristische Struktur besitzt, welches entweder jodfrei ist oder nur Spuren von Jod enthält, welches die Kaulquappenmetamorphose nicht beeinflußt und welches kein Thyroxin enthält. Dieses „Sekret" verläßt die Thyreoidea auf dem Lymphwege. Die sekretbildenden Zellen können Jod enthalten, dasselbe tritt aber in einer biologisch unwirksamen Form auf.

b) Daneben kommt das „kolloidhaltige Gewebe" vor. Es hat einen anderen Aufbau als das sekretorische Gewebe, enthält durchwegs Jod, ist im Kaulquappenversuch aktiv. Der Abfluß dieses Produktes erfolgt nicht auf dem Lymphwege. Die kolloidproduzierenden Zellen enthalten, ebenso wie das Kolloid selbst, eine hochwirksame jodhaltige Substanz. Bei der Analyse von 200 Proben von „sekretorischem" menschlichen Schilddrüsengewebe fanden die Autoren nur 12 mal

---

[1] BIEDL, A.: Innere Sekretion. 1911, 1916, 1922.

[2] VINCET, SWALE: Erg. Physiol. 11, 218 (1911).

[3] SOBOTTA, J.: Anatomie der Schilddrüse. Handb. d. Anat. d. Menschen 6 (III). Jena 1915.

[4] SCHÄFER, E. A.: The Endocrine Organs, 2. Aufl. London 1924.

[5] WEGELIN, C.: Handb. d. spez. patholog. Anatomie und Histologie. Hrsgeg. von F. HENKE u. O. LUBARSCH 8 (1926).

[6] WILLIAMSON, G. S., u. J. H. PEARCE: J. of Path. 26, 459 (1923); 28, 361 (1925); 29, 167 (1926); 30, 572 (1927) — J. of Anat. 57, 193 (1923) — Lancet 1923 II, 1357 — The Journal of State Medicine 34, Nr 11 (1926) — Brit. J. Surg. 13, 466 (1926) — Quart. J. Med. 22, 21 (1928).

[7] WILLIAMSON, G. S., JUNES H. PEARCE u. H. M. CUNNINGTON: Bericht über die internationale Kropfkonferenz in Bern, S. 265. Bern: Hans Huber 1927 — J. of Path. 31, 255 (1928).

geringste Jodmengen (von 0,002—0,08%) vor. Die übrigen 188 Gewebsportionen waren jodfrei. Das Kolloid von 100 menschlichen Schilddrüsen enthielt ausnahmslos Jod in einer Menge bis zu 1%. Bloß in vereinzelten Fällen wurden sehr geringe Jodmengen gefunden.

Zur Annahme einer Doppelstruktur der Thyreoidea, die übrigens auch bei K. HÜRTHLE[1] angedeutet ist, kamen G. S. WILLIAMSON und J. H. PEARCE[2] auf Grund ihrer Studien über den feineren Aufbau des Schilddrüsenparenchyms. Danach muß im anatomischen Sinne die einzelne noch faßbare Schilddrüseneinheit („gland-unit") als ein mit Endothel ausgekleideter Sack gedacht werden, dessen Hohlraum eine Anzahl gewundener Epithelreihen einschließt. Diese Epithelien werden von einem korbgeflechtartigen System von Blutcapillaren begleitet, die ihren Anfang in den intralobulären Capillaren nehmen und die dann in den Endothelialsack an dessen Hilus eintreten. Dieser Endothelsack stellt eine Ausbuchtung der perivasculären Lymphkanäle dar, welche die intralobulären Capillaren begleiten. Der Sack schließt also einen bestimmten Lymphraum ein. Zwischen den einzelnen Epithelreihen findet man oft eine dünne flüssige, lymphähnliche Masse, die auch von HÜRTHLE[1], MATSUNAGA[3], MC CARRISON[4] u. a. beschrieben wurde. Sowohl beim menschlichen Fetus, als auch beim Erwachsenen enthält dieser Lymphraum häufig Lymphocyten. WILLIAMSON und PEARCE sind daher der Ansicht, daß der „Schilddrüsenstruktur" ein Lymphsinusoid als architektonische Basis dient. Sie stützen sich dabei auf die Tatsache, daß es Fische gibt (Lophius piscatorius u. a.), bei welchen entweder die ganze Schilddrüse oder die Follikelepithelien in einem Lymphsack eingebettet sind. Ob diese Verhältnisse auch für die menschliche Schilddrüse gelten, ist allerdings bis jetzt nicht nachgewiesen. Die Bildung der Schilddrüsenläppchen geht so vor sich, daß mehrere „Thyreoideaeinheiten" vom interstitiellen Bindegewebe umschlossen werden. Die Läppchen enthalten nach WILLIAMSON und PEARCE einen zentralen Lymphkanal, der mit den einzelnen eingeschlossenen Schilddrüseneinheiten kommuniziert. Dieser zentrale Lymphkanal steht in gleichem Verhältnis zum Lymphsinus der Thyreoidea, wie die Vena hepatica zu dem Blutsinus der Vena portae. Auch sonst soll der ganze Aufbau der Schilddrüseneinheit sehr an die Struktur der Leber erinnern, wo die Leberzellbalken, umgeben von einem Netz von KUPFFERschen Lymphcapillaren, in einen Endothelialsack (dem Blutsinusoid der Venae portae) eingehüllt sind. Es ist ferner WILLIAMSON und PEARCE[5] gelungen, in der menschlichen und tierischen Schilddrüse sternförmige Zellen aufzufinden, welche in ihrem Verhalten und Aussehen ganz an die KUPFFERschen Sternzellen der Leber erinnern. Diese Zellen sind allerdings nur unter bestimmten Bedingungen nachweisbar, dürfen aber nach den englischen Autoren als Vertreter eines ausgedehnten reticulo-endothelialen Systems, das die ganze Schilddrüse und Nebenschilddrüse durchsetzt, aufgefaßt werden.

Die neuen histologischen Befunde von WILLIAMSON und PEARCE sind für die Physiologie der Thyreoidea insofern von Interesse, als sie mit besonderem Nachdruck auf die enge Verknüpfung des Schilddrüsenparenchyms mit dem lymphatischen System hinweisen. Dieses Lymphsystem soll den Abfuhrweg des Schilddrüsensekrets (nicht des Kolloids) darstellen und soll in dauernder Verbindung mit dem Lymphsystem der Parathyreoidea und der Thymus stehen[6].

[1] HÜRTHLE, K.: Dtsch. med. Wschr. 20, 268 (1894) — Pflügers Arch. 56, 1 (1894).
[2] WILLIAMSON, G. S., u. J. H. PEARCE: Brit. med. J. 1929, Nr 1.
[3] MATSUNAGA: Arch. f. Anat. 1900, 300.
[4] MC CARRISON: The Thyroid Gland. London: Baillière, Findall u. Cox 1917.
[5] WILLIAMSON, G. S., u. H. J. PEARCE: J. of Path. 29, 167 (1927).
[6] *Anmerkung bei der Korrektur:* Über die näheren Beziehungen der Schilddrüse zum Lymphsystem und zur Thymus vgl. G. S. WILLIAMSON und I. H. PEARSE: Brit. J. Surg. 17, 529 (1930).

Bei der Erforschung der anatomisch-physiologischen Verhältnisse der Thyreoidea wurden ferner in letzter Zeit zwei histologische Funktionszeichen besonders hervorgehoben: die Mitochondrien und der GOLGI-Apparat. Beide Systeme haben je nach dem Tätigkeitsgrade der Schilddrüse ein verschiedenes Aussehen. In einer normal funktionierenden oder „ruhenden" Schilddrüse sind die Mitochondrien kaum sichtbar. Sobald die Thyreoidea zur erhöhten Arbeit veranlaßt wird, kommt es zu einer starken Vergrößerung der Mitochondrien. Noch wichtiger scheint der GOLGI-Apparat zu sein. Derselbe liegt gewöhnlich zwischen dem Kern und dem Alveolarlumen und hat bei einer „ruhenden" Schilddrüse eine einfache Struktur. Das Bild ändert sich, sobald die Schilddrüse hyperaktiv wird: der GOLGI-Apparat nimmt eine gewundene und stark erweiterte Gestalt an und löst sich in einzelne Granula auf. W. CRAMER[1] hat in einer Reihe von Arbeiten auf diese histologischen Veränderungen hingewiesen und dieselben beim Studium des Funktionswechsels der Thyreoidea ausgiebig verwendet.

3. Wachstum der Schilddrüse.

Die Wachstumskurve der Schilddrüse zeigt gewisse Eigentümlichkeiten, welche vor allem mit dem Lebensalter in Zusammenhang stehen. Auffallend ist die Tatsache, daß es gewisse Altersperioden gibt, wo die Schilddrüse etwas stärker an Gewicht zunimmt, um dann bald wieder das ursprüngliche Gewicht anzunehmen. Es kann sogar zu einer Verkleinerung der Thyreoidea kommen. Solche Erhebungen und Senkungen der Lebenskurve der Thyreoidea fallen besonders in die Zeitperiode der Geburt, der Pubertät und des Greisenalters (vgl. L. ASCHOFF[2]). Daß beim Neugeborenen das Schilddrüsengewicht bald absinkt, ist eine altbekannte Tatsache. Man hat nun versucht, diesen Gewichtssturz auf das Zurückgehen der Geburtshyperämie und des Geburtsödems der Thyreoidea zurückzuführen, doch liegen Hinweise vor, daß es sich dabei nicht nur um einen Ausgleich der Zirkulation, sondern tatsächlich um eine Verminderung des Schilddrüsengewebes handelt. Bis zum 5. bis 7. Lebensjahr macht die Größenzunahme der Thyreoidea keine besonderen Fortschritte. Einen steileren Anstieg nimmt die Gewichtskurve beim 7 bis 10 Jahre alten Kind. Sie zeigt dann zur Zeit der Pubertät wieder eine charakteristische Knickung: auf die Pubertätsanschwellung folgt die Pubertätsabschwellung. Ebenso wie bei den An- und Abschwellungen der Thyreoidea von Neonaten handelt es sich auch hier nicht etwa um stärkere Durchfeuchtungen des Schilddrüsenorgans, sondern um echte Wachstumsschwankungen mit Zu- und Abnahme der Follikelzahl, der Follikelgröße und der Follikelfüllung. In die Kategorie dieser Schilddrüsenveränderungen gehören auch die Vorgänge an der Thyreoidea im Greisenalter. L. ASCHOFF betont, daß gerade bei betagten Individuen des 6., 7. und 8. Jahrzehntes das Sinken des Schilddrüsengewichtes häufig aufhört. Das Organ nimmt dann wieder an Gewicht zu und füllt sich stärker mit Kolloid an. Diese Vorgänge an der atrophischen senilen Schilddrüse erinnern an das Wiederauftreten blutbildenden Knochenmarkes in den langen Röhrenknochen während des Alters, sowie an die reichliche Bildung lymphatischer Knötchen im Knochenmark. ASCHOFF spricht von einem wahren Verjüngungsprozeß, von einem Rückfall in das Kindes- und Pubertätsalter. Diese Periodizität im Wachstum der Schilddrüse entspricht höchstwahrscheinlich den wechselnden Anforderungen des Körpers an die Leistungsfähigkeit des Organs. Letztere scheint in den einzelnen Lebens-

---

[1] CRAMER, W.: Fever, heat regulation climate and the thyroid-adrenal Apparatur. London: Longmann, Green u. Co. 1928. — CRAMER, W., u. R. J. LUDFORD: J. of Physiol. **61**, 398 (1926) — Proc. roy. Soc. Lond. B **104**, 28 (1928).

[2] ASCHOFF, L.: Verhandlungen der ersten internationalen Kropfkonferenz in Bern S. 1. Bern: Hans Huber 1927.

abschnitten etwas verschieden zu sein[1]. Ausgehend von der Auffassung der Pluralität der spezifischen Schilddrüsenprodukte, nimmt G. S. Williamson[2] an, daß die Hauptaufgabe der Schilddrüse zur Zeit der Geburt und während der ersten postnatalen Periode in der Bildung eines besonderen Sekrets besteht. Die Kolloidspeicherung tritt hier ganz in den Hintergrund, sie wird erst später erkenntlich und erreicht etwa im 5. Lebensjahr ein gewisses Maximum, während die Bildung des zweiten Sekrets jetzt abnimmt. Vom etwa 9. bis zum 15. Lebensjahr drehen sich die Verhältnisse um: die Sekretion wird vorherrschend und drängt die Kolloidansammlung zurück. In der ersten Zeit nach der Pubertät herrscht beim Mädchen die „Sekretion", beim Jüngling die Kolloidspeicherung vor. Nach dem 20. Lebensjahr verschwindet dieser Unterschied, kehrt aber bei der Frau während der Menstruation und der Schwangerschaft wieder zurück. Ist diese Ansicht von Williamson zutreffend, so handelt es sich bei der Thyreoidea nicht bloß um Schwankungen des Gewichtes, sondern hauptsächlich um funktionelle Änderungen, die in den Gewichtszu- und -Abnahmen ihren grob-anatomischen Ausdruck finden. Solche cyclisch ablaufende funktionelle Änderungen werden bei mehreren Drüsen mit innerer Sekretion angetroffen.

Ebenso wie es eine Periodizität des Thyreoideawachstums und vielleicht auch der Thyreoideafunktion gibt, gibt es auch gewisse Variationen in der Empfindlichkeit des Gesamtorganismus den Schilddrüsenstoffen gegenüber. Der kindliche Organismus reagiert am wenigsten auf die künstliche Zufuhr von Thyreoideasubstanzen (vgl. weiter unten), zur Zeit der Pubertät nimmt die Empfindlichkeit zu und scheint ihren Höhepunkt im mittleren Lebensalter zu erreichen, wobei die Frauen im allgemeinen intensiver reagieren als die Männer.

4. Gewicht der Schilddrüse.

In kropffreien Gegenden hat die Schilddrüse des erwachsenen Menschen ein Gewicht von 20—25 g. Zwischen dem 10. und 20. Lebensjahr ist beim weiblichen Geschlecht die Schilddrüse bedeutend größer als beim männlichen. C. Wegelin[3] gibt folgende Zahlen für das Schilddrüsengewicht an: beim Manne 16,8 g, bei der Frau 30,1 g. Die von E. Glimm[4] untersuchten Danziger Schilddrüsen wogen im Durchschnitt bei Neugeborenen 2,5 g; bis zum Alter von 7 Jahren 4,9 g; 8—20 Jahre 18,9 g; 21—60 Jahre 29,7 g; über 60 Jahre 34,6 g. Während der Schwangerschaft erleidet die Schilddrüse eine bedeutende Gewichtszunahme. E. Wehefritz[5] hat die Größenverhältnisse der Thyreoidea beim weiblichen Geschlecht an Hand eines reichen Untersuchungsmaterials (529 normale Schilddrüsen) studiert. Er führt folgende Durchschnittszahlen an:

Lebensalter	Durchschnittsgewicht in g			Lebensalter	Durchschnittsgewicht in g		
	Schild-drüse	Neben-niere	Ovarien		Schild-drüse	Neben-niere	Ovarien
1 Stunde bis 1 Monat	2,08	3,91	0,30	31 „ 40 Lebensjahre	28,11	12,51	9,30
2—12 Monate . . .	2,09	2,85	0,53	41 „ 50 „	29,06	11,92	6,63
1 bis 5 Lebensjahre	4,30	3,99	1,01	51 „ 60 „	30,28	12,14	4,96
6 „ 10 „	7,68	5,92	1,91	61 „ 70 „	31,64	12,31	3,97
11 „ 20 „	18,62	9,77	6,63	71 „ 90 „	27,22	11,62	4,23
21 „ 30 „	27,00	12,15	10,97				

Besonders charakteristisch ist das fast vollständige Fehlen des Schilddrüsenwachstums im ersten Lebensjahre, ferner die relativ geringen Zunahmen bis zum Alter von 10 Jahren und

---

[1] Nach der Lehre von Hippokrates macht der menschliche Körper 7 Wandlungen durch, welche durch je 7 Jahre voneinander getrennt sind: Zahnwechsel (7 Jahre), Pubertät (14 Jahre), Bartwuchs (21 Jahre), Vollreife (28 Jahre) usw. Es ist beachtenswert, daß an diesen Schnittpunkten des Lebenslaufes die Schilddrüse deutliche Veränderungen und Umstellungen erfährt.

[2] Williamson, G. S.: British Journal of Surgery, 13, 484 (1926).

[3] Wegelin, C.: Die Schilddrüse. Handb. d. path. Anat. u. spez. Histol. v. Henke und Lubarsch 8, 16 (1926).

[4] Glimm, E.: Biochem. Z. 219, 148 (1930).

[5] Wehefritz, E.: Z. Konstit.lehre 9, 161 (1923).

der Sprung zur Zeit der Pubertät und des vollreifen Alters von über 20 Jahren. Es ergibt sich, daß bis zu diesem Zeitpunkt die Thyreoidea ihr Gewicht um das 13fache vermehrt (2,08—27,0 g), während die Masse der Nebennieren nur etwa um das 3fache und das der Ovarien um das 3,7fache zunimmt. Das Gewicht der Schilddrüse wächst während der Schwangerschaft stärker an als selbst das der Ovarien. E. WEHEFRITZ gibt folgende Organgewichtszunahmen während der Gravidität an: Thyreoidea + 58,4%, Ovarien + 54,5%, Nebennieren + 17,2%. — Über das Schilddrüsengewicht bei Schafen und dessen Abhängigkeit von Alter und Geschlecht, sowie von der Rasse und von der Jahreszeit vgl. W. SPÖTTEL[1].

Zusammenfassung.

Im Gegensatz zur herrschenden Auffassung soll die Schilddrüse nach neueren Untersuchungen eine Doppelstruktur und eine Doppelfunktion besitzen. Die einen Gewebspartien sollen das Kolloid produzieren und den Jodstoffwechsel beherrschen. Die anderen Parenchymabschnitte sollen ein jodfreies Produkt absondern, welches auf dem Lymphwege die Schilddrüse verläßt. In verschiedenen Lebensabschnitten und unter variablen physiologischen und experimentellen Bedingungen soll bald die eine, bald die andere Funktion überwiegen.

Veränderungen der Schilddrüsentätigkeit rufen charakteristische Veränderungen der Mitochondrien und des GOLGI-Apparates hervor. Bei hoher Schilddrüsenaktivität nehmen diese beiden Systeme an Ausdehnung zu.

Das Wachstum der Schilddrüse erfolgt ungleichmäßig zu verschiedenen Lebenszeiten. Es gibt Lebensabschnitte mit besonders intensivem Schilddrüsenwachstum, wie z. B. zur Zeit der Pubertät. In anderen Lebensperioden, besonders im 1. Lebensjahr sowie in der Zeit vom 2. bis zum 10. Lebensjahr, nimmt das Schilddrüsengewicht relativ langsam zu. Dieser Periodizität des Wachstums entspricht vielleicht auch eine gewisse Periodizität der Schilddrüsentätigkeit und deren funktioneller Bedeutung. Nicht ohne Zusammenhang damit sind die verschiedenen Lebensstufen durch eine variable Empfindlichkeit gegenüber der Schilddrüsenintoxikation gekennzeichnet. Das Kindesalter ist am wenigsten empfindlich, im mittleren Lebensalter scheint die Empfindlichkeit am größten zu sein.

II. Einfluß der Schilddrüsenstoffe auf den Energieumsatz.

1. Allgemeines.

Seitdem A. MAGNUS-LEVY[2] im Jahre 1895 auf den Stoffwechseleffekt der Schilddrüsensubstanzen aufmerksam gemacht hat, gehören die Grundumsatzveränderungen bei Thyreoideazufuhr zu den am meisten erforschten Erscheinungen der Schilddrüsenphysiologie. Es gibt nicht viele Eingriffe, welche so tiefe Erniedrigungen des Grundumsatzes bewirken, wie die Entfernung der Schilddrüse; und auf der anderen Seite stehen uns außer der Schilddrüsenverfütterung kaum noch andere Hilfsmittel zur Verfügung, um den Grundumsatz so entscheidend zu erhöhen. Zwar können exogene Faktoren, wie Temperatureinflüsse, Arbeitsleistung u. a., oder endogene Ursachen, wie Fieber, Eiweißzerfall, toxogene Schädigungen usw. den Stoffumsatz in die Höhe treiben. Das *Ausmaß* und die *Dauer* dieser Stoffwechselveränderungen können sich aber mit dem Effekt einer Schilddrüsenbehandlung nicht messen. Warum es dabei zu so intensiven Oxydationssteigerungen kommt, ist bis jetzt völlig unaufgeklärt. Man hat an eine katalytische Wirkung und an eine Verstärkung der Verbrennungen durch den Hormonüberschuß gedacht. Bewiesen ist eine solche Annahme nicht. Etwas verständlicher werden die Oxydationssteigerungen im Lichte der neueren Stoffwechselauffassungen. In Anlehnung an die Untersuchungen von

HILL-MEYERHOF wird nun angenommen, daß dem Aufbau von zelleigenem Material 3 Hauptprozesse zugrunde liegen: Abbau, Oxydation und Aufbau[1]. Die Oxydation ist das Bindeglied zwischen dem Ab- und Aufbau, sie ermöglicht die Umwandlung der energieärmeren Zwischenprodukte in die energiereichere Körpersubstanz. Von diesen 3 Abschnitten ist für uns nur der mittlere, kleinere Teil, das Eingreifen des Sauerstoffes, sichtbar. Die beiden anderen Abschnitte bleiben der näheren Erforschung verborgen. Die Tatsache, daß der Sauerstoffwechsel sozusagen an der Oberfläche liegt, erleichtert dessen Studium; seine richtige Einschätzung ist aber nur im Zusammenhang mit den beiden anderen Stufen des Stoffumsatzes möglich.

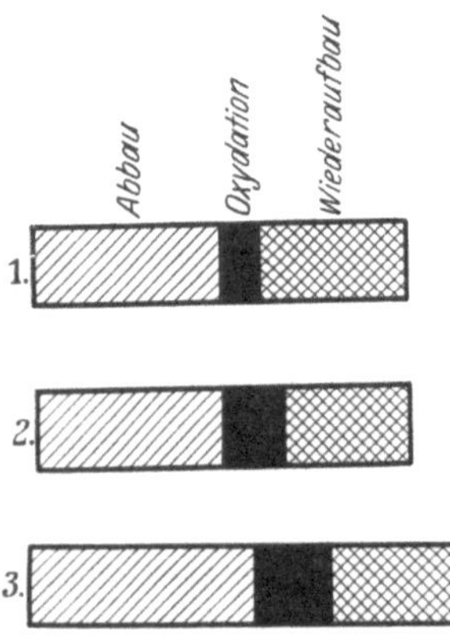

Abb. 47. Schematische Darstellung der oxydativen Stoffwechselstörung bei der Hyperthyreose. 1. Normales Verhältnis zwischen Abbau, Oxydation und Wiederaufbau; 2. Hemmung des Wiederaufbaues und damit verknüpfte Steigerung der Oxydation; 3. Kompensatorische Steigerung der Abbauvorgänge und weiteres Anwachsen der Oxydation.

Dank der Überwachung durch das Nervensystem, durch den hormonalen Apparat und dank der Selbstregulation sind unter physiologischen Bedingungen diese drei Stoffwechselabschnitte gut aufeinander abgestimmt. Man weiß, daß mehr abgebaut als wieder aufgebaut wird (Verlust durch Oxydation). Ferner wird von den Zwischenprodukten nur ein relativ geringer Teil oxydativ beseitigt, der größte Teil wird in Form von Körpersubstanz zurückbehalten. Bei der Hyperthyreose scheinen die Verhältnisse gerade umgekehrt zu sein. Das Ausbleiben der Glykogenablagerung, die mangelhafte Verwertung des Nahrungsfettes und Eiweißes, die Abnahme des Kreatin-Kreatiningehaltes der Leber- und der Muskulatur, der dauernde Verlust gewisser Mineralbestandteile, die Abwanderung des Gewebswassers, die Erhöhung der spezifisch dynamischen Nährstoffwirkung, der gestörte Arbeitsstoffwechsel, die abnorme Milchsäureanhäufung im Blut — all dieses macht eine Störung des Stoff-Wiederaufbauvermögens wahrscheinlich. Der ganze Stoffwechselapparat arbeitet mit einer übermäßigen

Innervation und unter Aufgebot sämtlicher Reserven. Das Grundprinzip des Wirkungsoptimums erleidet eine erhebliche Einbuße. Die Folge ist ein stetes Anwachsen der oxydativen Zersetzung, eine dauernde Erhöhung des Grundumsatzes[2]. Der Ruheumsatz bei der experimentellen Hyperthyrose gleicht der Arbeitsermüdung des normalen Körpers: es besteht eine Sauerstoffschuld, aber hier ohne Schuldigkeit, ohne äußerlich erkennbaren Anreiz. Dieses Mißverhältnis zwischen Bedarf und Umsatz stellt das charakteristische Kennzeichen des hyperthyreotischen Stoffwechsels dar. Gelingt es im Experiment, die Aufbaukraft der Zellen wieder zu heben und z. B. eine Glykogen- oder Fettablagerung zu erzielen, so ist auch die Grundumsatzsteigerung nicht so groß. Rein schematisch könnte die Störung desjenigen Teiles des Stoffwechsels, der unter Mitbeteiligung des Sauerstoffes erfolgt, wie folgt dargestellt werden (vgl. Abb. 47). „1" gibt ungefähr das normale Verhältnis zwischen Abbau, Oxydation und Aufbau wieder. Soll nun durch einen Überschuß an Schilddrüsenhormon der Wiederaufbau primär gestört werden, so ergeben sich die Verhältnisse von „2", wo die Oxydation auf Kosten

---

[1] Vgl. C. OPPENHEIMER, im Handb. d. Biochem., 2. Aufl., **2**, 222 (1925); JOHANSSON, J. E.: Hammarstens Lehrb. d physiol. Chem., 11. Aufl., 714 (1926). — LEHMANN, G.: Oppenheimers Handb. d. Biochem. **6**, 564 (1926).

[2] Vgl. I. ABELIN: Biochem. Z. **137**, 273 (1923); **149**, 109 (1924); **154**, 52 (1924); **174**, 232 (1926); **198**, 19 (1929) — Klin. Wschr. 8, 1009 (1929).

der Resynthese erhöht ist. Diese Verschiebung wird dann im Laufe der Hyperthyreose immer ausgeprägter. Da nun aber eine gewisse Restitution die Voraussetzung des Zellebens darstellt, wird kompensatorisch auch mehr abgebaut und verbrannt werden müssen, um wenigstens das Mindestmaß von Restitutionsmaterial zur Verfügung zu stellen. Daraus folgt, daß sich die ursprüngliche Störung des Wiederaufbaues auch auf den Abbau übertragen muß („3").

F. HAFFNER[1] verlegt den primären Angriff des Schilddrüsenhormons in die anaerobe Stoffwechselphase, K. DRESEL[2] lehnt aber auf Grund eigener experimenteller Erfahrungen diese Hypothese ab, W. KÖNIG[3] schließt sich ihr an. Für eine genauere Verfolgung dieses Fragenkomplexes liegt vorläufig ein zu geringes experimentelles Material vor.

Es ist kaum möglich, die große Anzahl von Arbeiten anzuführen, welche sich mit der Wirkung der Thyreoideasubstanzen beim Gesunden, beim Myxödematösen und bei den anderen Formen der Schilddrüsenerkrankung beschäftigen (A. MAGNUS-LEVY, FR. v. MÜLLER, TH. KOCHER, F. DE QUERVAIN, M. KROGH u. v. a.). In neuerer Zeit wurden diese Probleme von mehreren amerikanischen Autoren verfolgt. Erwähnt seien die Untersuchungen von W. M. BOOTHBY und Mitarbeitern[4], von H. S. PLUMMER[5], von J. H. MEANS und J. C. AUB[6], von TOMPKINS, STURGIS und WEARN[7] u. v. a. Über weitere Literaturangaben vgl. E. GRAFE[8], H. L. KOWITZ[9]. Besonders sei auf die beiden neueren Monographien von E. MØLLER[10] und von F. MERKE[11] hingewiesen. Da die allermeisten Autoren über gleichsinnige Erfahrungen berichten, kann von einer Betrachtung der Einzelergebnisse abgesehen werden. Erwähnenswert sind die nachfolgenden allgemeinen Erscheinungen.

a) Latenzzeit und Nachwirkung der Schilddrüsenmedikation.

Die Wirkung der Schilddrüsenstoffe auf den Gaswechsel tritt nicht unmittelbar nach Aufnahme des Präparates, sondern erst nach einer gewissen Latenzzeit auf. Dieselbe kann Tage oder sogar Wochen ausmachen. In den Versuchen von E. MØLLER an myxödematösen Patienten traten die ersten Anzeichen einer Grundumsatzerhöhung erst 3—17 Tage nach Beginn der Schilddrüsenzufuhr auf. Sogar nach intravenöser Injektion von Thyroxin dauert es gewöhnlich etwa einen Tag, mindestens 8—12 Stunden, bis die Wirkung deutlich wird. Die Latenzzeit hängt wahrscheinlich z. T. mit dem Entgiftungsvermögen und mit dem Fett-Glykogenvorrat der Leber zusammen. Im Beginn der Schildrüsenbehandlung enthält die Leber sowohl Glykogen wie Fett und vermag den Thyreoideaüberschuß unschädlich zu machen. Bald aber wird das Organ glykogenarm bis glykogenfrei, auch der Fettgehalt nimmt ab. Zugleich wird das Inaktivierungsvermögen der Leber geschwächt[12]. Der wirksame Schilddrüsenstoff häuft sich im Körper an und beginnt seine Wirkung zu entfalten. Ist aber der Effekt eingetreten, so überdauert er die eigentliche Behandlungszeit mit Thyreoidea. Selbst wochenlang nach dem Aufhören der Schilddrüsenzufuhr bleibt der Gaswechsel erhöht. Nach PLUMMER und BOOTHBY vergehen 4—7 Wochen, bis der Grundumsatz wieder zum ursprünglichen Wert zurückkehrt. Wir dürfen also bei der Thyreoidea auch mit *indirekten Wirkungen* rechnen.

---

[1] HAFFNER, F.: Klin. Wschr. **6**, 1932 (1927). — Vgl. auch L. VELAZQUEZ: Arch. f. exper. Path. **128**, 112 (1928).
[2] DRESEL, K.: Klin. Wschr. **7**, 504 (1928).
[3] KÖNIG, W.: Arch. f. exper. Path. **134**, 29 (1928).
[4] BOOTHBY, W. M., I. u. K. SANDIFORD u. J. SLOSSE: Zusammenfassende Darstellungen in Erg. Physiol. **24**, 728 (1925).
[5] PLUMMER, H. S.: Trans. Assoc. amer. phys. **31**, 128 (1916).
[6] MEANS, J. H., u. J. C. AUB: Arch. int. Med. **24**, 645 (1919).
[7] TOMPKINS, STURGIS u. WEARN: Arch. int. Med. **24**, 269 (1919); **26**, 467 (1920).
[8] GRAFE, E.: Erg. Physiol. **21**, 245—248 (1923).
[9] KOWITZ, H. L.: Erg. inn. Med. **27**, 307 (1925) — Jber. Physiol. von RONA u. SPIRO **1923**ff.
[10] MØLLER, E.: Clinical investigations into the basal metabolism in diseases of the thyroid gland. Acta med. scand. (Stockh.) Suppl.-Bd. **21** (1927); daselbst weitere Literatur.
[11] MERKE, F.: Dtsch. Z. Chir. **210**, 36 (1928).
[12] Ähnliches dürfte von der Muskulatur und den anderen Organen gelten.

b) Verhalten des respiratorischen Quotienten.

Nach längerer Fütterung mit Schilddrüse sowie in manchen Fällen von Basedow übersteigt die Zunahme des Sauerstoffverbrauches die der Kohlensäureausscheidung. In solchen Fällen tritt eine Erniedrigung des respiratorischen Quotienten ein[1]. Bei Hyperthyreosen wird nicht selten im Nüchternzustande ein R.Q. von 0,75—0,77 beobachtet, manchmal kann er noch tiefer sinken. Beim mit Schilddrüse behandelten Tier (Hund, Ratte, Kaninchen) kann man R.Q. von 0,72, 0,70 und selbst niedrigere Werte finden. Ob es sich dabei um eine vorwiegende Fettverbrennung handelt oder ob hier Störungen in den intermediären Stoffwechselprozessen vorliegen, ist natürlich aus dem respiratorischen Quotienten allein nicht abzuleiten. Solche niedrige R.Q. treten manchmal bei schweren Veränderungen des Kohlehydratstoffwechsels auf. Eine Schädigung des Zuckerumsatzes liegt eben auch bei der experimentellen Hyperthyreose vor.

Sehr auffallend ist die Tatsache, daß man auch bei *schilddrüsenlosen Tieren* hier und da abnorm niedrige R.Q. findet. Von P. SCHENK[2] wurden solche Beobachtungen am schilddrüsenlosen Kaninchen mitgeteilt. In den Versuchen von R. ISENSCHMID[3] nahm bei einigen Kaninchen der R.Q. nach der Thyreoiektomie ab, in einem Fall wurde sogar ein R.Q. von 0,641 festgestellt. Auch I. ABELIN[4] sah bei einem schilddrüsenlosen Hunde einen R.Q. von 0,64 und 0,66. Nach Behandlung des Tieres mit Tyramin und Phenyläthylamin kehrte der R.Q. des Nüchternumsatzes zum normalen Wert von 0,78—0,82 zurück.

c) Quantitative Beziehungen zwischen Schilddrüsenmenge und Stoffwechseleffekt.

Das späte Eintreten und die lange Nachdauer der Stoffwechselwirkung der Thyreoideamedikation verleiht der Frage, ob der Grundumsatzeffekt der dargereichten Schilddrüsenmenge parallel ist, eine besondere Bedeutung. Es kommt nicht nur auf die absolute Menge Thyreoideasubstanz, sondern ganz besonders auf die Art der Verteilung derselben an. Kleine Schilddrüsendosen, oftmals wiederholt, ergeben (wenigstens im Tierversuch) den gleichen, wenn nicht stärkeren Effekt, als große Thyreoideamengen auf einmal oder in massiven Quantitäten einverleibt. Einen lehrreichen Fall erwähnt E. C. KENDALL[5]. Eine Thyroxinmenge von 150 mg auf einmal gegeben, wurde von einer Ziege gut ertragen. Eine 14malige Injektion von je 10 mg Thyroxin hat den Tod des Tieres verursacht. Unzweifelhaft spielt die Art der Dosierung eine ausschlaggebende Rolle bei der Stoffwechselbeeinflussung, und aus diesem Grunde ist die Ableitung quantitativer Beziehungen zwischen Schilddrüsenmenge und -wirkung außerordentlich schwierig (vgl. auch B. ROMEIS und J. WÜST[6], H. PAAL[7]). Bei Einhalten konstanter Versuchsbedingungen und bei Anwendung geringer Thyroxinmengen fanden W. M. BOOTHBY und Mitarbeiter[8], daß beim Myxödematösen pro 1 mg Thyroxin eine durchschnittliche Grundumsatzerhöhung von 2,8% eintritt. Für größere Thyroxinmengen gilt dieses Verhältnis nicht[9]. Ebensowenig ist es bei Tierversuchen anwendbar (M. M. KUNDE[10]).

Die maximal erzielbaren Grundumsatzerhöhungen nach Schilddrüsenzufuhr betragen nach M. M. KUNDE beim normalen Hund 120%, beim schilddrüsenlosen Hund 170%.

d) Bedeutung des Lebensalters für die Stoffwechselwirkung der Thyreoideasubstanzen.

Die Wirkung der Thyreoideasubstanzen ist u. a. von der allgemeinen Stoffwechsellage und vom Alter des behandelten Individuums abhängig. Kinder und jugendliche Tiere zeichnen sich durch eine besondere Widerstandskraft gegenüber den Schädlichkeiten eines Thyreoideahormonüberschusses aus. So hat GREGOR[11] bei Kindern selbst nach Darreichung großer Schilddrüsenmengen keine Veränderungen des Körpergewichtes, des Pulses, der Respiration und des Blutdruckes gesehen. Es liegen auch Angaben vor (BÄCKER, GREGOR), wo Kinder auf einmal 82 g frischer oder sogar 30 g getrockneter Schilddrüse ohne irgendwelche schädliche Nachwirkungen aufnehmen konnten[12]. Diese zwar nicht sehr zahlreichen Erfahrungen am

[1] Vgl. z. B. SEREJSKI u. S. IISLIN: Z. exper. Med. **69**, 321 (1930).

[2] SCHENK, P.: Arch. f. exper. Path. **92**, 1 (1922).

[3] ISENSCHMID, R.: Arch. f. exper. Path. **98**, 221 (1923).

[4] ABELIN, I.: Biochem. Z. **129**, 23 (1922).

[5] KENDALL, E. C.: Collectet Papers of the Mayo Clinic **9**, 309 (1917).

[6] ROMEIS, B. und J. WÜST: Roux' Arch. **118**, 534 (1929).

[7] PAAL, H.: Arch. f. exp. Path. **148**, 232 (1930).

[8] BOOTHBY, W. M., J. u. K. SANDIFORD, J. SLOSSE: Trans. Assoc. amer. Physicians **40**, 195 (1925) — Physiologic. Rev. **4**, 104 (1924).

[9] Vgl. W. M. BOOTHBY u. E. J. BALDES: J. of Pharmacol. **25**, 139 (1925).

[10] KUNDE, M. M.: Amer. J. Physiol. **82**, 195 (1927); **78**, 127 (1926).

[11] GREGOR: Mschr. Kinderheilk. **1**, 318 (1902).

[12] Zitiert nach A. OSWALD: Schweiz. Arch. Neur. **12**, 282 (1923).

Kinde werden durch die neueren Befunde von MARK ergänzt. R. E. MARK[1] konnte zeigen, daß junge Hunde bis zu einem Alter von 4 Monaten auf Schilddrüsenaufnahme gar nicht reagieren, und daß die Empfindlichkeit gegen die Thyreoideasubstanzen mit dem Alter zunimmt (vgl. auch E. ABDERHALDEN und E. WERTHEIMER[2]).

Wirkung der Schilddrüsensubstanzen auf den Stoffwechsel junger Hunde.
(Nach R. E. MARK[3].)

Alter der Tieres	Präparat	Tägl. N-Ausscheidung pro Kilo Körpergew. in mg		Pulsfrequenz		Diurese pro Tag in ccm	
		vor	während	vor	während	vor	während
		der Schilddrüsenzufuhr		der Schilddrüsenzufuhr		der Schilddrüsenzufuhr	
5 Wochen	Jodothyrin	333	**263**	190	179	183	168
10 „	Jodothyrin	188	**154**	137	161	133	75
4 „	Thyreoidea sicca Sanabo	254	Bilanz positiv	242	238	124	109
6 „	Entfettete Schilddrüse	294	**239**	133	152	131	127
6 Monate	Jodothyrin	191	**358**	151	140	182	135

Der Einfluß des Alters kann sich bei der menschlichen Hyperthyreose insofern geltend machen, als junge Basedowiker manchmal geringere Stoffwechselerhöhungen aufweisen als Basedowpatienten in den 30er—50er Lebensjahren. Einer Arbeit von E. MøLLER[4] lassen sich z. B. folgende Zahlen entnehmen:

Durchschnittliche Grundumsatzerhöhung bei 70 Basedow-Patienten, geordnet nach dem Alter der Kranken.

	Alter in Jahren:			
	10—20	20—30	30—40	40—50
Zahl der Patienten	8	24	15	18
Durchschnittliche Grundumsatzerhöhung	+117,4%	+134,5%	+148,1%	+152,5%

Manchmal kann sogar für den wachsenden Organismus die Schilddrüsenzufuhr nicht als Abbau-, sondern sogar als Aufbaureiz dienen. Die Tabelle von MARK läßt die Abnahme des *Harnstickstoffes* während der Schilddrüsenperiode sehr deutlich erkennen. Ähnliche Beobachtungen wurden von R. HIRSCH und E. BLUMENFELDT[5], von N. JANNEY[6], von V. J. ISAACSON[7] am Tier, von VERMEHREN, von RICHTER, A. TOPPER und P. COHEN[8] an kleinen Kindern gemacht. Die jugendliche Zelle kann somit die aufbauhemmende Wirkung des Schilddrüsenhormons vollkommen unterdrücken und sogar in das Gegenteil umwandeln. Dies gilt aber nur für den gesunden, normal ernährten jugendlichen Körper. Bei nicht rationeller Ernährung, wie z. B. Vitaminmangel, sind auch junge Tiere dem Schilddrüsenhormon gegenüber sehr empfindlich.

e) Schilddrüsenwirkung und Stoffwechsellage.

Wie soeben erwähnt, besitzt der gesunde jugendliche Körper eine erhebliche Resistenz gegenüber der Schilddrüsenwirkung und gegenüber der Thyreoideaintoxikation. Ein quantitativ geringeres, aber qualitativ ähnliches Verhalten findet man auch beim erwachsenen Organismus im Laufe einer etwas längeren Behandlung mit Thyreoidea sowie in gewissen Fällen von Basedow. Betrachten wir zuerst die experimentelle Hyperthyreose beim Tier. Der Eingriff der Schilddrüsensubstanzen in die Stoffwechselprozesse ist bekanntlich ein sehr intensiver. Diese Schädigungen würden ein kaum noch mit dem Leben vereinbares Maß annehmen, falls nicht gleichzeitig die Schutzmaßnahmen des Körpers erweckt würden. Diese

[1] MARK, R. E.: Pflügers Arch. **209**, 693 (1925).
[2] ABDERHALDEN, E. u. E. WERTHEIMER: Z. exper. Med. **68**, 1 (1929).
[3] MARK, R. E.: Zitiert auf S. 104.
[4] MøLLER, E.: Acta med. scand. (Stockh.) Suppl.-Bd. **21**, 1 (1927).
[5] BLUMENFELDT, E.: Z. exper. Path. u. Ther. **19**, 494 (1918).
[6] JANNEY, N.: J. of biol. Chem. **24** (1916).
[7] ISAACSON, V. J.: Arch. int. Med. **22**, 174 (1918).
[8] COHEN, P.: Amer. J. Dis. Childr. **35**, 205 (1928).

reparatorischen Vorgänge lassen sich bei näherer Analyse unverkennbar nachweisen. Die Kurve der Gaswechselerhöhung nach Schilddrüsenzufuhr steigt zuerst ziemlich rasch an, nimmt dann aber eine ausgesprochene zickzackförmige Gestalt an. Wenn die Wärmebildung an dem einen Tag ganz abnorm hoch ist, so ist sie häufig am nachfolgenden Tag erheblich niedriger. Man begegnet nicht selten der paradoxen Erscheinung, daß trotz Dauerzufuhr von Thyreoidea der Calorienumsatz nicht weiter ansteigt, sondern im Gegenteil abnimmt. Analoge Andeutungen bemerkt man nach intravenöser Thyroxininjektion: in den darauffolgenden Stunden kommt es nicht selten zu einem periodischen Wechsel von Grundumsatzerhöhung und Grundumsatzerniedrigung (H. ARNOLDI[1]). Die kompensatorischen Vorgänge beziehen sich nicht nur auf die Calorienproduktion, sondern auch auf die Stickstoff-, Wasser-, Salzausscheidung, auf die spezifisch-dynamische Nährstoffwirkung u. v. a. (vgl. die nachfolgenden Kapitel). Experimentell lassen sich solche Schutzvorgänge gegen eine übermäßige Schilddrüsenwirkung, wie folgt, kenntlich machen. Man füttert Ratten während etwa 6—8 Tagen mit mittleren Schilddrüsenmengen. Dabei verliert die Leber die Glykogenbildungsfähigkeit. Nach einer Zwischenpause von einem oder 2 Monaten resp. nach etwa 10 Wochen füttert man die gleichen Tiere nochmals mit Thyreoidea. Die Leber und die Muskulatur vermögen dann, trotz Schilddrüsenwirkung, ansehnliche Glykogenmengen abzulagern. So fand sich bei den zum zweitenmal mit Thyreoidea gefütterten Tieren eine durchschnittliche Glykogenmenge von 1,94% in der Leber und von 0,30% in den Muskeln, gegenüber einer solchen von 0,1% in der Leber und von 0,13% in der Muskulatur bei einer erstmaligen Schilddrüsenbehandlung (I. ABELIN und R. VUILLE[2]). Diese Versuche machen es wahrscheinlich, daß auch die Zelle des erwachsenen Tieres während einer längerdauernden Schilddrüsenbehandlung eine erhöhte Abwehrkraft gegen die Stoffwechselschädigungen erwirbt. Einige klinische Beobachtungen sprechen im gleichen Sinne. Längere Zeit an Basedowerscheinungen leidende Personen haben nicht selten eine geringere Grundumsatzerhöhung als frisch daran erkrankte Personen.

Durchschnittliche Grundumsatzerhöhung bei 70 Basedowpatienten, geordnet nach der Dauer der Erkrankung (nach E. MØLLER[3]).

	Dauer der Erkrankung				
	1—3 Monate	4—6 Monate	6 Monate bis 1 Jahr	1—2 Jahre	2—4 Jahre
Anzahl der Patienten	10	17	15	13	9
Durchschnittliche Grundumsatzerhöhung	+156,8%	+135,2%	+147,3%	+135,7%	+134,2%

Es scheint also eine gewisse Angewöhnung an den Hormonüberschuß einzutreten. Dieselbe kann sich auch an dem Verhalten gegenüber künstlich verfütterter Schilddrüsensubstanz oder gegen Thyroxinzufuhr kundgeben. So fand H. BAUR[4], daß mittelschwere und schwere Fälle von Basedow auf die intravenöse Thyroxininjektion mit keiner Grundumsatzerhöhung antworten. Es tritt nicht selten sogar eine Grundumsatzerniedrigung auf. Parallel dazu bessert sich auch die Tachykardie. Ähnliche Feststellungen machten H. S. PLUMMER[5] sowie W. FALTA und F. HÖGLER[6]. Es gibt auch gesunde Menschen, welche sich durch eine abnorme Resistenz gegenüber dem Schilddrüsenhormon auszeichnen. Bei Tieren (besonders bei Hunden) wird diese Erscheinung gar nicht selten angetroffen. Es ist nicht ausgeschlossen, daß die juvenile Widerstandskraft gegen die Thyreoideaintoxikation bei einigen Individuen erhalten bleibt und daß diese unter dem Einflusse einer chronischen Schilddrüsenvergiftung allmählich wieder erwacht. Man wird dabei in erster Linie an diejenigen Basedowfälle denken,

---

[1] ARNOLDI, H.: Z. exper. Med. **52**, 249 (1926).

[2] ABELIN, I. u. R. VUILLE: Endocrinol. **2**, 248 (1928). *Anmerkung bei der Korrektur:* Nach den bisherigen Ergebnissen von E. ABDERHALDEN und E. WERTHEIMER [Z. exper. Med. **68**, 1 (1929)] scheint das Thyroxin keine Abwehrreaktion auszulösen. Eine Überprüfung der früheren eigenen Ergebnisse ergab mir das gleiche Resultat: die zum zweiten Male mit getrockneter Schilddrüsensubstanz gefütterten Ratten bildeten erhebliche Mengen von Leberglykogen.

[3] MØLLER, E.: Zitiert auf S. 105.

[4] BAUR, H.: Verh. dtsch. Ges. inn. Med., 40. Kongr., S. 288. Wiesbaden 1928 — Dtsch. Arch. klin. Med. **160**, 212 (1928).

[5] PLUMMER, H. S.: J. amer. med. Assoc. Boston. June 1921.

[6] FALTA, W., u. F. HÖGLER: Klin. Wschr. 8, 1895 (1929); vgl. auch EBSTEIN: J. amer. med. Assoc. **87**, 913 (1926); PLAT: Quart. J. Med. **23**, 129 (1929).

welche ausgesprochene Basedowsymptome bei einem normalen oder fast normalen ($+10\%$) Grundumsatz aufweisen. Die Existenz solcher Fälle wurde früher geleugnet, an der Möglichkeit einer solchen Kombination ist aber kaum mehr zu zweifeln (vgl. N. W. JANNEY und N. E. HENDERSON[1], G. W. CRILE[2], E. MØLLER[3] u. a.). Manche dieser Patienten mögen vielleicht unter den Begriff „Präbasedow" fallen, bei manchen aber ist eine konstitutionelle oder erst im Laufe der Krankheit erworbene Thyroxinfestigkeit des Stoffwechselapparates durchaus möglich.

f) Bedeutung der Tierart.

Manche Wirbellose reagieren auf Zufuhr selbst sehr großer Schilddrüsenmengen mit keiner Erhöhung des Stoffumsatzes (B. ROMEIS und L. v. DOBKIEWICZ[4], R. H. KAHN[5], B. ROMEIS[6], E. WEISS[7], J. HAHN[8], W. FLEISCHMANN[9]). Bei Schmetterlingspuppen ruft Tyroxin eine Gaswechselerhöhung hervor (B. ROMEIS und J. WÜST). Die Unwirksamkeit der Schilddrüsenfütterung beim Flußkrebs führt ROMEIS auf eine Zerlegung der Schilddrüsensubstanzen durch das Sekret der Mitteldarmdrüse zurück, wobei physiologisch unwirksame Jodprodukte entstehen.

Kaltblüter sind im allgemeinen gegen Schilddrüsenzufuhr weniger empfindlich als Warmblüter; beim Frosch sah GAYDA[10] nach Verfütterung von Thyreoidea so gut wie keine Stoffwechseländerung.

g) Grundumsatzerniedrigung bei schilddrüsenlosen Tieren.

Während beim menschlichen Kretinismus, Myxödem, Hypothyreose die Gaswechselerniedrigung eine ziemlich regelmäßige Erscheinung darstellt, ist sie beim thyreoidektomierten Tier nicht immer ausgesprochen. Positive Angaben über die Herabsetzung des Grundumsatzes nach Schilddrüsenentfernung enthalten die älteren Arbeiten russischer Autoren (JUSCHTSCHENKO, ROWINSKI, SCHNEIDER; vgl. H. G. KORENTSCHEWSKY[11]). Auch in Versuchen anderer Forscher wurden sie beobachtet. Doch sind die meisten Beobachter darüber einig, daß nicht selten die Herabsetzung des Stoffwechsels nur eine temporäre Erscheinung darstellt. Nach einigen Wochen oder Monaten kann der erniedrigte Gaswechsel sich wieder der Norm nähern, es bleibt aber eine latente Störung erhalten, die bei Arbeitsleistung oder Kälteeinwirkung manifest wird. Ja, es kann sogar vermutet werden, daß der „maximale Stoffwechsel" (oder wie er von J. GIAJA[12] „Spitzen"- oder „Gipfelstoffwechsel" genannt wird) durch die Schilddrüsenentfernung noch stärkere Veränderungen erleidet als der Grundumsatz. In den Versuchen von X. CHACHOVITSCH[13] wurden durch die Thyreoidektomie Grundumsatz und Spitzenstoffwechsel wie folgt verändert:

	Grundumsatz pro Kilo und St. Cal.	Maximaler Stoffwechsel pro Kilo u. St. (bei starker Kälteeinwirkung) Cal.
Ratte, männlich, 125 g:		
Vor der Schilddrüsenentfernung	5,83	17,64
50 Tage nach der Schilddrüsenentfernung	4,90	9,31
Ratte, männlich, 120 g:		
Vor der Schilddrüsenentfernung	5,14	27,97
50 Tage nach der Schilddrüsenentfernung	3,17	14,11
Ratte, männlich, 55 g:		
Vor der Schilddrüsenentfernung	7,98	36,26
25 Tage nach der Schilddrüsenentfernung	3,96	14,21

---

[1] JANNEY, N. W., u. H. E. HENDERSON: Arch. int. Med. **26**, 307 (1920).

[2] CRILE, G. W.: J. amer. med. Assoc. **77**, 355 (1921).

[3] MØLLER, E.: Acta med. scand. (Stockh.) Suppl.-Bd. **21**, 74 (1927); vgl. auch BOENHEIM, F.: Klin. Wschr. **9**, 497 (1930).

[4] ROMEIS, B., u. L. v. DOBKIEWICZ: Roux' Arch. **47**, 119 (1920); DOBKIEWICZ, L. v.: **113**, 96 (1928); **114**, 458 (1928).

[5] KAHN, R. H.: Pflügers Arch. **192**, 81 (1921).

[6] ROMEIS, B.: Roux' Arch. **105**, 778 (1925).

[7] WEISS, P.: Biol. Zbl. **48**, 69 (1928).

[8] HAHN, J.: Roux' Arch. **115**, 336 (1929).

[9] FLEISCHMANN, W.: Pflügers Arch. **221**, 591 (1929).

[10] GAYDA: Arch. ital. Biol. **73**, 30 (1924).

[11] KORENTSCHEWSKY, H. G.: Z. exper. Path. u. Ther. **16**, 68 (1914).

[12] GIAJA, J.: Ann. de Physiol. **1**, 596 (1925).

[13] CHACHOVITSCH, X.: C. r. Soc. Biol. Paris **100**, 1220 (1929); vgl. auch **181**, 885 (1925).

Die physiologisch so bedeutungsvolle „Dehnbarkeit" des energetischen Stoffwechsels ist bei all diesen Tieren erheblich eingeschränkt. Ebenso wie die Herztätigkeit, die Wärmeregulierung, der Blützuckernachschub usw. kann auch die Energieproduktion der schilddrüsenlosen Tiere zwar den gewöhnlichen, weniger gut aber den übermäßigen Anforderungen gerecht werden.

Nach Schilddrüsenentfernung kann es manchmal zu einer vorübergehenden Erhöhung des Gaswechsels kommen. Die Ursache dürfte in der Resorption von Organgewebe zu suchen sein[1].

2. Hyperthyreose und Arbeitsstoffwechsel.

Geht man von der Hypothese eines unökonomischen, irrationellen Stoffumsatzes bei der Hyperthyreose aus, so liefert der Arbeitsstoffwechsel ein gutes Hilfsmittel zur Prüfung dieser Voraussetzung. Wie bereits erwähnt, hat der Ruhestoffwechsel (der ja „funktionell" bedingt ist) der Hyperthyreose viel Ähnlichkeit mit dem Arbeitsstoffwechsel des normalen Organismus. In beiden Fällen liegt ein erhöhter Sauerstoffverbrauch, eine beschleunigte Blutzirkulation, ein Anstieg der Körpertemperatur, eine rasche „Ermüdbarkeit", manchmal ein starkes Schwitzen usw. vor. Die beiden springenden Punkte des normalen Arbeitsstoffwechsels, die Restitution und die Ermüdung, müssen bei der Hyperthyreose besonders deutlich zum Ausdruck kommen, da hier ja bereits vor dem Arbeitsbeginn der gesamte Stoffwechselapparat erheblich belastet ist. Die rasche Ermüdbarkeit des typischen Basedow ist eine lang bekannte Tatsache. Die Ökonomie des Arbeitsstoffwechsels wurde erst in den letzten Jahren näher untersucht. W. M. Boothby und J. Sandiford[2], W. M. Boothby[3] haben gefunden, daß Basedowpatienten für die Ausführung einer bestimmten Körperleistung bedeutend mehr Sauerstoff aufnehmen müssen, als Normalpersonen. Gegenüber einem normalen Energieverbrauch von 1,2 cal für jedes horizontale Kilogramm-Meter wiesen Basedowkranke einen solchen von 2,24 und 2,86 cal, also mehr als das Doppelte auf. Nach der Schilddrüsenoperation ging der Energieverbrauch auf 1,73 und 1,35 cal herunter.

L. Asher und G. Curtis[4] fanden ähnliche Verhältnisse bei der hyperthyreoidisierten Ratte, und die nachfolgenden Untersuchungen von F. Kisch[5], von Glose[6], von H. Bernhard und H. Schlesener[7], von Thaddea[8], S. Lauter[9] u. a. bestätigten den unökonomischen Arbeitsverlauf bei der Hyperthyreose. B. Kommerell[10] vermutet zwar keine Verschlechterung des mechanischen Wirkungsgrades beim mit Thyroxin behandelten Hund. Er will die zweifellos vorhandene Steigerung des Arbeitsumsatzes als Folge einer schlecht ausgeführten Arbeitsbewegung betrachten. Seine Kurven sprechen aber für einen engen Zusammenhang zwischen Grundumsatzhöhe und Steigerung des Arbeitsstoffwechsels. Selbst nach 1 Monat langem Training mit dem schließlich erreichten minimalen Arbeitsverbrauch ging derselbe unter Schilddrüsenfütterung sehr deutlich in die Höhe. Die unmittelbaren Beobachtungen am basedowkranken Menschen machen es fraglich, ob die Annahme einer Unexaktheit

---

[1] Abderhalden, E.: Pflügers Arch. 208, 476 (1925).
[2] Boothby, W. M., u. J. Sandiford: J. amer. med. Assoc. 81, 795 (1923).
[3] Boothby, W. M.: Physiologic. Rev. 4, 69 (1924).
[4] Asher, L., u. G. Curtis: Biochem. Z. 164, 97 (1925).
[5] Kisch, F.: Klin. Wschr. 5, 697 (1926).
[6] Glose: Z. klin. Med. 102, 1 (1925).
[7] Bernhardt, H., u. H. Schlesener: Z. klin. Med. 107, 133 (1928).
[8] Thaddea, S.: Z. klin. Med. 110, 611 (1929).
[9] Lauter, S.: Verh. d. Kongr. f. inn. Med. in Wiesbaden 1928.
[10] Kommerell, B.: Arb.physiol. 1, 586 (1929).

der Bewegungen die Steigerungen des Arbeitsumsatzes erklären kann. In den ausgedehnten Versuchen von H. ZONDEK und H. W. BANSI[1] war der Arbeitsstoffwechsel der Basedowiker durchwegs nicht normal und selbst bei geringen Arbeitsleistungen traten hohe Steigerungen des O_2-Verbrauches und verlangsamte Erholungsphasen auf. Die Milchsäureanhäufungen im Blut waren quantitativ erhöht und zeitlich verlängert. Einen abnorm hohen Milchsäuregehalt des Blutes beim Basedow fanden auch K. DRESEL und F. HIMMELWEIT[2].

Ein neues Moment in die Betrachtung des Arbeitsstoffwechsels bei der Hyperthyreose brachten die Arbeiten von E. SIMONSON[3]. Nach den Untersuchungen von A. V. HILL und O. MEYERHOF dient der bei der Arbeitsleistung mehrverbrauchte Sauerstoff der Beseitigung der Dissimilationsprodukte resp. der Milchsäure. Ein Teil derselben wird während der Arbeit selbst, ein Teil erst nach beendeter Arbeit verbrannt. Das Verhältnis dieser beiden zeitlich auseinanderliegenden Oxydationen hängt von der Arbeitsgröße in der Zeiteinheit, aber auch von individuellen Momenten ab. Einen Einblick in das Restitutionsvermögen der arbeitliefernden Person gestattet das Verhältnis der *während der Arbeit* zu der *nach der Arbeit* verbrannten Milchsäure (oder verbrauchten Sauerstoffes). Je mehr Milchsäure bereits während der Arbeit verbrennt, desto rascher tritt die Restitution und die Erholung ein. E. SIMONSON bezeichnet das Verhältnis der

$$\frac{\text{specifischen Arbeitscalorien[4] während der Hauptperiode}}{\text{specifischen Arbeitscalorien[4] während der Nachperiode}}$$

als den sog. „Restitutionskoeffizienten" (R.K.). Derselbe ist individuell und je nach der Stoffwechsellage verschieden.

Nach Schilddrüsenzufuhr ist die Sauerstoffaufnahme gesteigert, die Arbeitsmilchsäure könnte rascher beseitigt werden, der Restitutionsquotient kann ansteigen. Dieses war bei zwei von E. SIMOMSON untersuchten Versuchspersonen der Fall: R.K. *normal*: 0,50 resp. 0,40—0,54; *nach Thyreoidinaufnahme*: 0,73—1,02 resp. 1,27, 1,11. Das Erholungsvermögen stieg an, und zwar parallel zur Erhöhung des Grundumsatzes. Zugleich trat bei beiden Personen eine starke Zunahme der Ventilation während der Arbeit ein. Dieselbe kehrte nach Arbeitsabschluß bedeutend später als der Energieumsatz zur Ruhenorm zurück.

Es treten also unter Thyreoideaeinfluß auch einige, den Arbeitsstoffwechsel begünstigende Momente auf. Es ist sehr zu bedauern, daß die hochinteressanten Arbeitsversuche von E. SIMONSON kurze Zeit dauerten und nur die Anfangsstadien der Hyperthyreoidisation betrafen. Die Schilddrüseneinnahme erfolgte bloß während 5 Tagen, und an 2 dieser Tage wurden Arbeitsversuche angestellt. Die nähere Analyse der späteren Stadien wäre für das Verständnis des gestörten Stoffwechselmechanismus besonders wertvoll. Ungeachtet der fast einstimmigen Behauptung einer Verschlechterung des Arbeitsstoffwechsels ist doch nicht auszuschließen, daß beim nicht sehr schweren Basedow oder bei Basedow mit stark ausgesprochener *Stoffwechselkompensation* der Arbeitsumsatz (ebenso übrigens wie die spezifisch-dynamische Nährstoffwirkung) nicht unbedingt gestört sein muß. Vielleicht läßt sich auf diese Weise das Fehlen der abnormen Arbeitssteigerung bei den Basedowpatienten von LANGE[5] erklären.

---

[1] ZONDEK, H., u. H. W. BANSI: Dtsch. med. Wschr. **55**, 345, 347 (1929) — Klin. Wschr. **7**, 1277 (1928); **8**, 1697 (1929) — Z. klin. Med. **110**, 633 (1929).

[2] DRESEL, K. und F. HIMMELWEIT: Z. klin. Med. **112**, 528 (1930).

[3] SIMONSON, E.: Pflügers Arch. **214**, 380, 403 (1926); **215**, 716, 743, 752, 403 (1927) — Arch. f. exper. Path. **116**, 272 (1926); **120**, 259 (1927).

[4] Unter absoluten Arbeitscalorien versteht E. SIMONSON [Pflügers Arch. **214**, 385 (1926)] *sämtliche* im Arbeitsversuch umgesetzten Calorien. Als „spezifische Arbeitscalorien" wird die Differenz zwischen den absoluten Arbeitscalorien und den Grundumsatzcalorien bezeichnet.

[5] LANGE, K.: Z. klin. Med. **109**, 27 (1929). — Vgl. auch J. H. SMITH: Arch. int. Med. **42**, 47 (1928).

3. Schilddrüse und Gewebsatmung.

Zur Erforschung der Stoffwechselwirkung der Thyreoideasubstanzen wurden auch Gaswechselversuche an überlebenden Gewebsstücken herangezogen. Zur Aufklärung oder Vertiefung des Problems haben die bisherigen Untersuchungen wenig beigetragen. Insofern Thyroxinzusatz keine Veränderung des Organumsatzes ergab, steht der Befund in vollem Gegensatz zu den Erfahrungen am Gesamttier. Und insofern eine Stoffwechselsteigerung beobachtet wurde, brachte sie nicht viel Neues. Von besonderem Werte wären derartige Untersuchungen, wenn sie eine Verfolgung der intermediären Stoffwechselvorgänge oder eine Erkennung des peripheren oder zentralen Hormonangriffes ermöglichen würden. Dazu ist aber die Schilddrüsenwirkung nicht akut und die Lebensdauer des Gewebsstückes nicht lang genug. Es liegen allerdings auch über diese Fragen einige Versuche vor, doch ist der Thyroxineinfluß nicht so sicher wie der des Insulins oder Adrenalins. Während diese Hormone z. B. die Acetaldehydbildung des überlebenden Gewebes deutlich beeinflussen (C. NEUBERG und A. GOTTSCHALK und H. STRAUSS[1], A. GOTTSCHALK[2]), ist dies nach A. SIMON[3] beim Thyroxin nicht immer der Fall. Es wurden sowohl Steigerungen wie Verminderungen der Acetaldehydproduktion festgestellt. Solche inverse Thyroxinwirkungen sind aber auch bei der Gewebsatmung beobachtet worden, sie sollen nach G. AHLGREN[4] mit der Thyroxinkonzentration zusammenhängen. Auf die Dosierung ist, ebenso wie beim Insulin, besonders zu achten, und vielleicht erklärt gerade diese Tatsache die widersprechenden Literaturangaben über den Thyroxineinfluß auf die Gewebsoxydation. Denn es sind sowohl Erhöhungen, als auch Erniedrigungen und ein Unverändertbleiben der Zellatmung beschrieben.

Keine Änderung der Sauerstoffaufnahme nach Thyroxinzusatz sahen z. B. ANSELMINO, EICHLER und SCHLOSSMANN[5], G. PAASCH und H. REINWEIN[6]. L. ADLER und W. LIPSCHITZ haben mit Hilfe der Dinitrobenzolmethode festgestellt, daß eiweißfreie Auszüge aus der Thyreoidea die Atmungsgeschwindigkeit zerkleinerter Froschmuskeln erhöhen. Ähnlich wirkte Tyramin (p-Oxyphenyläthylamin) und Adrenalin. Analoge Erfahrungen an überlebenden Muskeln von Tauben, Kaninchen, Ratten machten F. VERZAR und B. VASARHELYI[7]. Interessanterweise waren dabei die Schilddrüsen von avitaminös ernährten Tieren weniger wirksam.

Ferner stellten F. VERZAR und B. VASARHELYI fest, daß Thyreoideaextrakte den Zuckerverbrauch von überlebenden normalen Kaninchenherzen erhöhen, dagegen können Extrakte aus der Thyreoidea von avitaminösen Kaninchen den Zuckerverbrauch normaler Herzen nicht steigern.

Während durch Thyroxinzusatz die Gewebsatmung nicht immer in einheitlicher Weise verändert wird, zeigen die überlebenden Organe hyperthyreoidisierter Tiere meistens einen erhöhten Sauerstoffverbrauch. A. ROHRER[8] fand die Oxydation solcher Gewebsstücke um 15—25% gegenüber der Norm gesteigert. Nach E. TSUKAMOTO[9] sollen die roten Blutkörperchen von Basedowkranken oder von hyperthyreoidisierten Tieren einen erhöhten Sauerstoffverbrauch aufweisen, während die Oxydationskraft der Erythrocyten von thyreoidektomierten Kaninchen herabgesetzt sein soll. Mit Hilfe der WARBURGschen Methode hat K. DRESEL[10] nachweisen können, daß die Organe und hauptsächlich die Leber von mit Thyroxin be-

---

[1] NEUBERG, C., A. GOTTSCHALK, H. STRAUSS: Dtsch. med. Wschr. **49**, 1407 (1923).

[2] GOTTSCHALK, A.: Biochem. Z. **155**, 348 (1925).

[3] SIMON, A.: Biochem. Z. **189**, 265 (1927).

[4] AHLGREN, G.: Klin. Wschr. **3**, 667 (1924) — Skand. Arch. Physiol. (Berl. u. Lpz.) Suppl.-Bd. **47** (1925).

[5] ANSELMINO, EICHLER u. SCHLOSSMANN: Biochem. Z. **205**, 481 (1929) — Arch. f. exper. Path. **146**, 301 (1929).

[6] PAASCH, P., u. H. REINWEIN: Biochem. Z. **211**, 468 (1929).

[7] VERZAR, F., u. B. VASARHELYI: Pflügers Arch. **206**, 675 (1924).

[8] ROHRER, A.: Biochem. Z. **145**, 154 (1924).

[9] TSUKAMOTO, E.: Tohoku J. exper. Med. **6**, 286 (1925).

[10] DRESEL, K.: Klin. Wschr. **7**, 504 (1928).

handelten Ratten besonders gierig den Sauerstoff verzehren. Die Zunahmen können einige hundert Prozent betragen.

Die Oxydationseinschränkungen beim Fehlen der Thyreoidea gehen aber nie so weit, hier wurden Werte von 15—30% festgestellt (J. A. DEY und R. A. WAGGENER[1], G. L. FOSTER[2], Y. TAKAHASI[3] u. a.). Ferner ruft die Thyreoideaentfernung nicht bei allen Tieren eine gleich starke Herabsetzung der Oxydationskraft des Gewebes hervor. Bei thyreoidektomierten Hunden wird der O_2-Verbrauch der überlebenden Organe bloß um 10—15—20% herabgesetzt, vielleicht weil die Hunde sehr häufig über versprengte akzessorische Schilddrüsen verfügen.

In neuerer Zeit haben J. A. DYE und G. M. MAUGHAM[4] nachweisen können, daß das überlebende Gewebe von schilddrüsenlosen Tieren in geringerem Grade befähigt ist, Bernsteinsäure in Fumarsäure überzuführen. Diese Reaktion läuft auf einen Wasserstoffverlust seitens der Bernsteinsäure hinaus:

$$\begin{array}{ccc}
CH_2-COOH & & CH \cdot COOH \\
| & & \| \\
CH_2-COOH & \rightarrow & CH \cdot COOH \\
\text{Bernsteinsäure} & & \text{Fumarsäure}
\end{array}$$

Der (wahrscheinlich vorerst aktivierte) Wasserstoff wird durch das überlebende Gewebe oxydiert. Dieser Mechanismus der Succinoxydasereaktion ist nach Schilddrüsenverlust teilweise geschädigt und ergibt durchschnittlich um etwa 16% geringere Werte als normal.

Schilddrüsenüberfunktion und Sauerstoffmangel.

Der hohe Sauerstoffverbrauch und die Veränderung der gesamten Stoffwechsellage, welche die Schilddrüsenzufuhr bewirkt, haben noch eine weitere Erscheinung im Gefolge — die Tiere werden gegen O_2-Mangel überempfindlich. Dieses Phänomen wurde zuerst von L. ASHER und seinen Mitarbeitern[5] beschrieben und ist besonders bei Ratten ausgesprochen. Mit Thymus resp. mit Testis, oder mit Milz gefütterte Ratten verhalten sich gegen Sauerstoffmangel wie Normaltiere (L. ASHER und H. WAGNER[6]). Entfernt man den Ratten die Thyreoidea, so werden sie zwar gegen O_2-Mangel etwas weniger empfindlich, doch zeigt aber auch hier der Hyperthyreoidismus eine viel stärkere Abweichung vom Normalzustande, als etwa die Hypothyreose oder selbst der Athyreoidismus. Die Sauerstoffmangelmethode wurde von L. ASHER zur Wertbestimmung von Thyreoideapräparaten empfohlen. Das Verfahren wurde von F. DE QUERVAIN und seinen Mitarbeitern[7], HARA[8], BRANOVACKY bei der Beurteilung der biologischen Wirksamkeit von menschlichen Schilddrüsen benutzt. Mit Thyreoidea von Basedowpatienten gefütterte Ratten ertragen die Sauerstoffverarmung der Einatmungsluft besonders schlecht. Auch die Verfütterung von Kolloidkröpfen erzeugt nach DE QUERVAIN eine hohe Überempfindlichkeit gegenüber Sauerstoffmangel.

In eine gewisse Parallele dazu ist die Beobachtung zu setzen, wonach bei Basedowpatienten manchmal ein ausgesprochener Lufthunger besteht. ALB. KOCHER[9] beschreibt einige Fälle, wo bei Basedowkranken, die an keiner Atemnot litten, ein erhöhtes Bedürfnis nach Luftzufuhr bestand. Solche Patienten mußten größtenteils im Freien gehalten werden.

Die schädlichen Folgen eines Sauerstoffdefizits stehen einerseits mit dem hohen Sauerstoffbedarf der hyperthyreoidisierten Menschen und Tiere im Zusammenhang. Doch können auch andere Faktoren dabei mitwirken, vielleicht auch Störungen des Zuckerstoffwechsels. R. YOSOMIYA[10], der sich mit der Anoxämie eingehend beschäftigt hat, fand, daß hyperthyreoidisierte Kaninchen nach Traubenzuckerinfusion resistenter werden gegen Sauerstoffmangel, während bei normalen oder thyreopriven Tiere keine ähnliche Glykosewirkung feststellbar ist. Entgegengesetzt wie Glykose wirkt Insulin: die Sauerstoffüberempfindlichkeit der mit Thyreoidea behandelten Kaninchen steigt nach Insulinzufuhr.

[1] DEY, J. A., u. R. A. WAGGENER: Amer. J. Physiol. 85, 365 (1928) — Proc. Soc. exper. Biol. a. Med. 26, 439 (1929).

[2] FOSTER, G. L.: Proc. Soc. exper. Biol. a. Med. 24, 334 (1927).

[3] TAKAHASI, Y.: Okayama-Igakkai-Zasshi (jap.) 443, 1293 (1926). (Deutsche Zusammenfassung.)

[4] DYE, J. A., u. G. M. MAUGHAM: Proc. Soc. exper. Biol. a. Med. 26, 441 (1929).

[5] ASHER, L., u. H. STREULI: Biochem. Z. 87, 359 (1918). — ASHER, L., u. M. DURAN: Ebenda 106, 254 (1920). — ASHER, L., u. H. MARTI: Z. Biol. 77, 181 (1923).

[6] ASHER, L. u. H. WAGNER: Z. exper. Med. 68, 32 (1929).

[7] QUERVAIN, F. DE u. Mitarbeiter: Schweiz. med. Wschr. 1923, Nr 1.

[8] HARA: Mitt. Grenzgeb. Med. u. Chir. 36, 558 (1923).

[9] KOCHER, ALB.: Mitt. Grenzgeb. Med. u. Chir. 9, 1 (1902).

[10] YOSOMIYA, R. (bei T. KATO): Tohoku J. exper. Med. 9, 312 (1927) (deutsch).

Diese Befunde deuten auf eine Mitbeteiligung des Zuckerstoffwechsels, der ja nach Schilddrüseneingabe tatsächlich gestört ist. Ferner sieht man manchmal bei avitaminösen Ratten, die ebenfalls einen veränderten Kohlehydratumsatz aufweisen, eine gesteigerte Überempfindlichkeit gegen O_2-Mangel. Der nähere Zusammenhang zwischen Überfunktion der Thyreoidea, Zuckerstoffwechsel und Überempfindlichkeit gegen O_2-Mangel ist noch nicht näher erforscht. In einer anderen Arbeit weist R. Yosomiya[1] darauf hin, daß mit progressiver Sauerstoffverdünnung die elektrische Erregbarkeit des Sympathicus, Vagus und der motorischen Nerven fortwährend erhöht wird. Aber auch die Hyperthyreose ist durch eine abnorme nervöse Übererregbarkeit ausgezeichnet, vielleicht ebenfalls infolge einer nicht ganz ausreichenden Sauerstoffversorgung, die bei Herabsetzung des O_2-Partialdruckes erst recht zum Ausdruck kommt. Einer experimentellen Prüfung wurde diese Hypothese nicht unterzogen. Ebensowenig ist die Frage geklärt, inwiefern durch den Sauerstoffmangel die Schilddrüse selbst beeinflußt wird. Eine solche Ansicht wurde von G. Mansfeld und F. Müller[2] vertreten. Man weiß, daß die Thyreoidea zu den blutreichsten Organen gehört; sie soll unter allen anderen Drüsen den höchsten Sauerstoffverbrauch haben (A. Chiatellino[3]). Nach G. Mansfeld soll jede Beeinträchtigung der O_2-Versorgung, sei dieselbe durch Blutverlust, durch Cyankaliinjektion oder durch effektiven Sauerstoffmangel verursacht, eine Erhöhung der Schilddrüsentätigkeit veranlassen. Dadurch wird aber zugleich die Empfindlichkeit des Gesamtorganismus gegen O_2-Mangel gesteigert. Die experimentellen Anhaltspunkte, welche von G. Mansfeld zur Begründung seiner Anschauung angeführt wurden, riefen eine lebhafte Kritik hervor, auf die später hingewiesen werden soll (vgl. Abschnitt über Schilddrüse und N-Stoffwechsel).

Zusammenfassung.

Die Stellung, die man gegenwärtig der Verbrennung und der damit verknüpften Wärmeentwicklung einräumt, ist eine andere als früher. Die Oxydation galt früher als derjenige Vorgang, mit dessen Hilfe der Organismus die chemische Energie ausnützt. Heutzutage betrachtet man den tierischen Körper nicht als eine thermodynamische, sondern als eine chemodynamische Maschine. Die Oxydation ist bei einem großen und wichtigen Teil der Stoffwechselprozesse ein Bindeglied zwischen den Abbau- und Aufbauvorgängen. Sie dient nicht nur der Zerstörung, sondern auch dem Wiederaufbau von Zellmaterial. Dementsprechend können Störungen sowohl in den Abbau- wie in den Aufbauvorgängen zu Oxydationsveränderungen führen.

Die wahre Ursache der thyreogenen Calorienerhöhung ist nicht bekannt. Rein äußerlich betrachtet, erscheint das physiologische Gleichgewicht zwischen den Abbau-, Oxydations- und Aufbauvorgängen gestört, wobei die ersten beiden Phasen erhöht, die dritte herabgesetzt ist. Dieses führt zu einer abnorm hohen kalorischen und zu einer mangelhaften stofflichen Ausnutzung der organischen Materie. Dieselben Erscheinungen dürften der Erhöhung der spezifisch-dynamischen Wirkung sowie der Verschlechterung des Arbeitsstoffwechsels zugrunde liegen. Die Gesamtheit dieser drei Phänomene wird bei der experimentellen Hyperthyreose regelmäßig, beim Basedow dagegen häufig, aber nicht durchweg angetroffen.

Der Stoffwechseleinfluß der Schilddrüsensubstanzen ist durch eine Latenzzeit und durch eine Nachwirkung ausgezeichnet. Eine etwas strenger geltende zahlenmäßige Beziehung zwischen der dargereichten Schilddrüsenmenge und dem Stoffwechseleffekt wird von einigen Autoren angenommen, von anderen abgelehnt.

Nach längerdauernder Schilddrüsenzufuhr kann es zu einer Verdoppelung des normalen Grundumsatzes kommen, unter Umständen werden noch höhere Werte erreicht. Die Grundumsatzerniedrigungen nach Schilddrüsenverlust oder bei der Hypothyreose ergaben gewöhnlich Zahlen von -20% bis -40%.

---

[1] Yosomiya, R.: Tohoku J. exper. Med. **9**, 338 (1927) (deutsch).
[2] Mansfeld, G., u. F. Müller: Pflügers Arch. **143**, 157 (1912).
[3] Chiatellino, A.: Boll. Soc. Biol. sper. **2**, 228 (1927).

Sowohl bei der Hyper- wie bei der Hypothyreose treten manchmal abnorm niedrige R.Q. auf.

Die Stoffwechselwirkung der Thyreoideasubstanzen ist von dem Alter der Tiere sowie von der allgemeinen Stoffwechsellage abhängig. Kinder und junge Tiere zeichnen sich durch eine große Widerstandskraft gegenüber der Wirkung des Schilddrüsenhormons aus.

Bei der experimentellen Hyperthyreose am Tier machen sich zugleich mit der Stoffwechselschädigung auch Abwehrmaßnahmen des Organismus geltend. Dieselben sind darauf gerichtet, den anormalen Ablauf der Stoffwechselprozesse wieder in physiologische Bahnen zu lenken und der Erhöhung des Ruheumsatzes, der N-Ausscheidung, der Wasser- und Mineralverluste usw. entgegenzuwirken. Analoge Erscheinungen werden in manchen Basedowfällen angetroffen, wo nach Thyroxinzufuhr der erhöhte Grundumsatz unverändert bleibt oder sogar sinkt.

Mit Schilddrüse vorbehandelte Tiere sind gegenüber Sauerstoffmangel überempfindlich. — Das Gewebe von hyperthyreoidisierten Tieren zeigt häufig auch im überlebenden Zustande einen erhöhten Sauerstoffverbrauch. Schilddrüsenzusatz zu normalem Gewebe bewirkt aber nicht immer eine Atmungssteigerung.

III. Die Beeinflussung des Zuckerstoffwechsels durch die Schilddrüse.

A. Schilddrüse und Glykogenstoffwechsel.

1. Leberglykogen.

a) Schwund des Leberglykogens nach Schilddrüsenfütterung.

Unsere Kenntnisse der Beziehungen der Thyreoideasubstanzen zum Kohlehydratstoffwechsel haben durch die voneinander unabhängigen Beobachtungen von W. CRAMER und KRAUSE[1] und von M. PARHON[2] eine sehr wertvolle Erweiterung gefunden. Es wurde dabei festgestellt, daß unter dem Einfluß der Schilddrüsenfütterung die Leber ihr Glykogen verliert. Diese Angaben wurden durchweg bestätigt (P. F. HERRING[3], S. KURIYAMA[4], I. ABELIN und J. JAFFÉ[5], FUKUI[6] u. v. a.). Ähnlich wie Schilddrüsenzufuhr wirkt auch Eingabe von Thyroxin (B. ROMEIS[7], O. BÖSE[8], M. DRESEL[9] u. a.). Selbst sehr gute Glykogenbildner, wie Lävulose oder Dioxyaceton, führen beim mit Schilddrüse vorbehandelten Tier zu keiner Glykogenablagerung.

Die schwere Störung des Glykogenstoffwechsels der hyperthyreoidisierten Leber könnte ernste Parenchymschädigungen des Organs vermuten lassen. Aber weder das morphologische Aussehen noch das sonstige biochemische Verhalten der Leber vermögen diese Ansicht zu stützen. Vielmehr handelt es sich dabei vorwiegend um Abweichungen im physiologischen Geschehen, über deren Wesen verschiedene Ansichten herrschen.

---

[1] CRAMER, W., u. KRAUSE: Proc. roy. Soc. Lond. B **86**, 550 (1913).
[2] PARHON, M.: J. Physiol. et Path. gén. **15**, 76 (1913).
[3] HERRING, P. F.: Quart. J. exper. Physiol. **11**, 231 (1917).
[4] KURIYAMA, S.: Amer. J. Physiol. **43**, 481 (1917).
[5] ABELIN, I., u. J. JAFFÉ: Biochem. Z. **102**, 39 (1920).
[6] FUKUI: Pflügers Arch. **210**, 410 (1925).
[7] ROMEIS, B.: Biochem. Z. **135**, 85 (1923).
[8] BÖSE, O.: Biochem. Z. **202**, 299 (1928).
[9] DRESEL, M.: Dtsch. med. Wschr. **1929**, 260.

b) Erklärungen des Glykogenschwundes.

Die Glykogenfreiheit der Leber nach Schilddrüsenzufuhr wird gewöhnlich durch die Annahme einer Schädigung der Glykogensynthese erklärt. Es sind aber ebenso wie beim Diabetes auch andere Auffassungen möglich. Der Glykogenmangel der Leber wird von mancher Seite auf eine abnorm gesteigerte Verzuckerung des Glykogens zurückgeführt. Insbesondere tritt für diese Anschauung W. Cramer[1], der Entdecker der Glykogenwirkung des Schilddrüsensekrets, ein. Cramer schließt sich der Ansicht Claude Bernards an, wonach das Glykogen ein spezifisches Produkt der Leberzelle, ihr inneres Sekret darstellt. Da beim leberlosen Hund der Blutzucker ununterbrochen sinkt, muß angenommen werden, daß beim Fehlen der Leber kein anderes Organ befähigt ist, die Glykogenfunktion und die Zuckerbelieferung des Blutes zu übernehmen. Nun hat Darreichung von Schilddrüsensubstanz eine Steigerung der Oxydationen und somit einen Mehrverbrauch von Blutzucker zur Folge. Da nun höchstwahrscheinlich der gesamte Blutzucker vom Leberglykogen abstammt, muß es dabei zu einer vermehrten Glykogenbildung kommen. Wenn trotzdem bei der experimentellen Hyperthyreose die Leber glykogenfrei gefunden wird, so kommt es nach Cramer daher, weil das neu gebildete Glykogen sofort wieder abgebaut wird und als Hexose ins Blut übertritt. Der jeweilige Glykogenvorrat der Leber muß nach W. Cramer als das Ergebnis eines dynamischen Gleichgewichtes zwischen Glykogenauf- und -abbau aufgefaßt werden. Eine erhöhte Glykogenbildung kann trotzdem einen minimalen Glykogenvorrat oder sogar ein vollständiges Fehlen von Glykogen ergeben, wenn die Verzuckerung des Glykogens pari passu mit seiner Bildung erfolgt. Steigerungen der Glykogenfunktion liegen nach W. Cramer außer bei der Hyperthyreose auch beim Diabetes mellitus, bei Adrenalinzufuhr, bei Pankreasverlust, bei Fieber und Kälteeinwirkung vor. Zu einer Hemmung der Glykogenfunktion kommt es dagegen nach Eingabe von Insulin, nach Entfernung der Schilddrüse oder der Nebenniere, resp. beim Myxödem und der Addisonschen Krankheit, ferner bei Leberschädigungen und bei Wärmeeinwirkung. Summarisch nimmt Cramer an, daß jede Steigerung der Leberfunktion von einer vermehrten, jede Schwächung der Leberfunktion von einer verminderten Glykogenbildung begleitet ist.

Diese Vorstellungen von W. Cramer bringen uns aber über gewisse Schwierigkeiten nicht hinweg. Es liegen doch einige Beobachtungen vor, welche eine *Schädigung der Glykogenbildung* in der hyperthyreoidisierten Leber sehr wahrscheinlich machen. Die von W. Cramer gegebene Einteilung ist insofern richtig, als man sowohl bei der experimentellen Hyperthyreose wie bei Adrenalinzufuhr, bei Kälteeinwirkung, Phlorrhizindiabetes usw. die Leber glykogenfrei bis glykogenarm vorfindet. Doch vermag die Leber nach Adrenalineinwirkung, nach Kälteeinfluß, nach Phlorrhizin usw. neu dargereichtes Kohlehydrat in Leberglykogen umzuwandeln. Nach Adrenalin steigt sogar die Glykogenablagerungskraft der Leber (L. Pollak[2], J. Bang[3], S. Kuriyama[4], J. Markowitz[5], I. Abelin[6], C. F. Cori[7] u. a.). Anders bei der Leber von mit Schilddrüse intensiv vorbehandelten Tieren: bei dieser läßt sich in keinem Stadium und selbst nach überreicher Kohlehydratzufuhr eine Glykogenanhäufung feststellen. Dies spricht doch eher für eine *spezifische* Schädigung des Glykogenapparates der Leber. Übrigens wird durch die Schilddrüsenzufuhr nicht nur die Glykogenablagerung, sondern auch die Zurückhaltung des Organeiweißes, des Organfettes, des Organwassers, der Mineralbestandteile der Organe gehemmt oder sogar unterdrückt. Man müßte auch in all diesen und noch anderen Fällen zuerst einen erhöhten Ansatz und einen unmittelbaren erhöhten Abbau annehmen, was zum mindesten unbewiesen ist. Die Möglichkeit einer gleichzeitigen äquivalenten Steigerung der auf- und abbauenden Kräfte läßt sich nicht leugnen, aber auch nicht beweisen. Es ist etwas befremdend anzunehmen, daß in der Leber des hyperthyreoidisierten Tieres die Glykogenbildung und Glykogenzersetzung zu jeder Zeit und unter allen Umständen mit gleichsinniger Schnelligkeit und Intensität verlaufen, so daß nach außen dauernd ein Nulleffekt resultiert. Der Versuch zeigt ferner, daß selbst wenige Tage nach der Schilddrüsenzufuhr, wo die Oxydationen noch nicht sehr erhöht sind, die Leber nur Spuren von Glykogen enthält, sie kann auch praktisch glykogenfrei sein. — Die Annahme einer Hemmung der Glykogenbildung oder der Glykogenablagerung erklärt die Tatsachen in einfacherer

[1] Cramer, W.: Fever heat regulation, climate and the thyroid-adrenal apparatus, S. 37ff. London: Longmans, Green & Co. Ltd. 1928.

[2] Pollak, L.: Arch. f. exper. Path. 61, 173 (1909).

[3] Bang, J.: Biochem. Z. 58, 236 (1913); 65, 283, 296 (1914).

[4] Kuriyama, S.: J. of biol. Chem. 34, 269 (1918).

[5] Markowitz, J.: Amer. J. Physiol. 74, 22 (1925).

[6] Abelin, I.: Biochem. Z. 205, 254 (1926).

[7] Cori, C. F., u. G. F. Cori: Proc. Sox. exper. Biol. a. Med. 25, 258 (1928) — J. of biol. Chem. 79, 309 (1928).

Weise als die Vorstellung eines überstürzten, aber andererseits doch auf das feinste ein-
regulierten Entstehens und Verschwindens des Glykogens.

Mit dieser Theorie steht auch nicht im Einklang der Befund, wonach es nicht selten
selbst beim stark hyperthyreoidisierten Tier zu einer Glykogenstapelung kommt, sobald
man ihm Adrenalin und dann Zucker zuführt. A priori würde man das Gegenteil erwarten,
da nach dem oben Besprochenen Adrenalin und Thyreoidea den Glykogenstoffwechsel
gleichsinnig beeinflussen sollen.

Seit CLAUDE BERNARD kennt man die große Bedeutung des Glykogens für den Kohlehydratstoffwechsel, und mit NAUNYN[1] betrachten viele Forscher das Glykogen als die obligate
Vorstufe des Blutzuckers. Unzweifelhaft trifft diese Vorstellung für die normalen Stoffwechselvorgänge bei Kohlehydratzufuhr zu. Das Experiment kennt aber normalen Blutzuckergehalt bei praktisch vollständigem Fehlen des Glykogens in der Leber (Schilddrüsenzufuhr, nicht zu lange dauernder Hunger u. a.). Ähnliches gilt für die Zuckerbildung aus
Fett. Ein solcher Vorgang wird vielfach angenommen (C. v. NOORDEN[2], H. CH. GEELMUYDEN[3],
S. ISAAC und R. SIEGEL[4], W. CRAMER[5] u. v. a.), doch wurde dabei niemals eine Glykogenanreicherung der Leber beobachtet.

Will man diesen Tatsachen gerecht werden, so gelangt man zur Hypothese, daß im
Bedarfsfalle die Glykogenstufe übersprungen werden kann, d. h. die Leberzelle bildet dann
direkt, ohne vorherige Polymerisation, den Blutzucker. Diese Abweichung vom normalen
Gang könnte auch bei der experimentellen Hyperthyreose vorliegen; der übliche Weg über
das Glykogen ist gesperrt, die Umbildung von Nahrungszucker in Blutzucker braucht aber
nicht eo ipso gehemmt zu sein. Die physiologische Nebenbahn wird nach Schilddrüsenzufuhr
zur Hauptbahn. Die Auffassung des Blutzuckers als eines spezifischen Produktes der Leberzelle, als ihr inneres Sekret im Sinne CLAUDE BERNARDS, erleidet dadurch keine Einschränkung.

c) Glykogenschwund und Fetteinwanderung in die Leber.

Es gibt noch einen wichtigen Punkt, welcher die Besonderheiten des Glykogenstoffwechsels nach Schilddrüsenzufuhr zeigt, nämlich die gegenseitige Beziehung
zwischen dem Fett- und dem Kohlehydratumsatz in der Leber. Aus allgemeinen
pathologischen Erfahrungen ist bekannt, daß gleichzeitig mit dem Verschwinden
des Glykogens aus der Leber gewöhnlich eine Einwanderung von Fett in das
Leberparenchym beginnt. Man findet dann, daß eine fettreiche Leber an sich
glykogenarm oder glykogenfrei ist, aber ein ausgesprochenes Vermögen der
Glykogenneubildung besitzt. Nur die mit Phosphor vergiftete und destruierte
Leberzelle vermag trotz Fettreichtum kein Glykogen zu bilden. Die Leber
nach Schilddrüsenzufuhr nimmt insofern eine Sonderstellung ein, als hier trotz
Glykogenmangel keine Leberverfettung eintritt (I. ABELIN und P. KÜRSTEINER[6]).
Zugleich ist aber auch keine Glykogenanhäufung feststellbar. Eine Übersicht
der Zusammenhänge zwischen Glykogenmangel, Leberverfettung und Glykogen-
neubildung enthält die nachfolgende Tabelle auf S. 116.

Nach Schilddrüsenzufuhr kommt es zu einer gleichzeitigen Störung des
Kohlehydrat- und des Fettumsatzes der Leber, und gerade dieses ungünstige
Zusammentreffen macht die Lage des Gesamtstoffwechsels so schwerwiegend.
Warum nach Schilddrüsenzufuhr die Leberverfettung ausbleibt, ist nicht genau
bekannt, die Fettverarmung der Organe und der rasche Fettschwund an der
Peripherie dürften dabei eine gewisse Rolle spielen.

Über den Einfluß der Fettzufuhr auf die Glykogenablagerung in der Leber
des hyperthyreoidisierten Tieres vgl. Abschnitt „über Ernährung und Schild-
drüseneinwirkung" (S. 213).

---

[1] NAUNYN: Nothnagels Handb. d. spez. Path. u. Ther., 2. Aufl., **7** (1906).
[2] NOORDEN, C. v., u. S. ISAAC: Die Zuckerkrankheit, 8. Aufl. Berlin: Julius
Springer 1927.
[3] GEELMUYDEN, H. CH.: Erg. Physiol. **21**, 274 (1923); **22**, 1 (1923).
[4] ISAAC, S., u. R. SIEGEL: Ds. Handb. **5**, 468 (1929).
[5] CRAMER, W.: Fever, heat regulation. London: Longmans, Green Co. 1928.
[6] ABELIN, I., u. P. KÜRSTEINER: Biochem. Z. **198**, 19 (1928).

Verfettung und Glykogenbildungsfähigkeit der Leber bei verschiedenartigen Schädigungen.

		Leberverfettung	Glykogenbildungs-tätigkeit nach Kohle-hydratzufuhr	Selbstheilung der Leber und spontane Leber-glykogenbildung
Chloroform	Leber glykogenfrei	vorhanden[1]	erhalten	tritt ein
As, Sb	„ „	„	„	„ „
Alkohol	„ „	„	„	„ „
Phlorrhizin	„ glykogenarm	„	„	„ „
Phosphor	„ „	„	[nicht erhalten]	tritt nicht ein
Adrenalin	„ „	vorhanden[2]	erhalten, oft verstärkt.	
Hunger	„ „	„	erhalten.	Im Laufe einer länge-ren Hungerperiode kann Leberglykogen wieder auftreten.
Überhitzung	„ „	„	„	tritt ein
Hypophysen-verletzung		„	manchmal[4] verstärkt	
Schilddrüse	„ glykogenfrei	fehlt[3]	nicht erhalten	unbekannt

d) Glykogenschwund, Fettwanderung und Ketonurie nach Schilddrüsenzufuhr.

Das Fehlen der Leberverfettung bei der experimentellen Hyperthyreose erklärt eine weitere Eigentümlichkeit, welche nach Schilddrüsenzufuhr an-getroffen wird. Verarmt die Leber aus diesem oder jenem Grunde an Glykogen, so tritt häufig Ketonurie auf. Beispiele dieser Art liefern der Diabetes des Men-schen, der Phlorrhizin- und Pankreasdiabetes des Hundes, ferner die Vergiftungen mit Alkohol, Chloroform, Arsen, Antimon, Phosphor. Nicht zuletzt trifft man die Acetonurie beim Wegfall der Kohlehydrate aus der Nahrung, sowie beim voll-ständigen Hunger[5] an. In all diesen Fällen kommt es zu einer erhöhten Fett-zersetzung in der fettreichen Leber, und dieser gesteigerte Fettzerfall soll die Grundlage der Ketonkörperausscheidung darstellen. Die fett- und glykogen-arme Schilddrüsenleber bildet nur geringe Mengen von Acetonprodukten[6]. Kommt es bei der hyperthyreoidisierten Ratte zu einer Steigerung der auch physiologisch bei dieser Tierart vorhandenen Ketonurie, so betrifft sie in höherem Maße die β-Oxybuttersäureabsonderung als die Ausscheidung des Gesamtacetons. Bei Basedow wird Acetonurie hier und da angetroffen, sie gehört aber nicht zum Bilde der Erkrankung, was mit den Erfahrungen bei der experimentellen Hyperthyreose übereinstimmt.

Weniger erforscht ist der Zuckerstoffwechsel der Leber nach Thyreoidektomie, aber auch hier soll es zu unverkennbaren Störungen kommen. Schilddrüsenlose Tiere sollen weniger Glykogen bilden als Normaltiere.

N. PENDE[7] fand bei schilddrüsenlosen Tieren trübe Schwellung der Leber, fettige Infiltration und Atrophie, eine Abnahme des Glykogen- und Zunahme des Cholesteringehaltes, sowie eine verlangsamte Gallenzirkulation.

<hr>

[1] ROSENFELD, S.: Erg. Physiol. 2 I, 85 (1903).

[2] JUNKENSDORF, P.: Pflügers Arch. 211, 414 (1926).

[3] ABELIN, I., E. GOLDENER u. B. KOBORI: Biochem. Z. 174, 232 (1926).

[4] FOSTER, G. L., u. C. D. BENNINGHOVEN: J. of biol. Chem. 70, 285 (1926).

[5] Literatur s. H. CHR. GEELMUYDEN: Erg. Physiol. 21, 274 (1923); 22, 51 (1923). — NOORDEN, C. v., u. S. ISAAC: Die Zuckerkrankheit, 8. Aufl., S. 185ff.

[6] ABELIN, I., u. A. JORDI: Z. exper. Med. 68, 20 (1929). — Vgl. auch Y. NAKANO: Ronas Ber. Physiol. 39, 217 (1927).

[7] PENDE, N.: Boll. Soc. Biol. sper. 3, 192 (1928) — zitiert nach Ronas Ber. Physiol. 47, 465 (1928) — Endokrinol. 1, 161 (1928).

Die normale Glykogenfixation der Leber wird also sowohl durch ein Zuviel wie durch ein Zuwenig von Schilddrüsenhormon gestört.

2. Muskelglykogen.

Es ist nicht entschieden, ob es sich beim Muskel- und Leberglykogen um chemisch-identische oder etwas verschiedene Stoffe handelt. Man weiß bloß, daß im Muskel der Glykogenansatz auch unabhängig von der Glykogenanhäufung in der Leber verlaufen kann. Diese Erfahrung wurde letzthin durch Versuche am leberlosen Hund bestätigt. J. MARKOWITZ, F. C. MANN und J. L. BOLLMANN[1] haben nach Zuckerdarreichung an leberlose Hunde eine Steigerung des Glykogengehaltes der quergestreiften Muskulatur gesehen. Für die autonome Glykogenbildung in der Muskulatur scheint nicht die Leber, sondern das Pankreas entscheidend zu sein, denn nach Entfernung sowohl der Leber wie des Pankreas bleibt die Muskelglykogenbildung aus. Die Ergebnisse der Insulinfoschung sprechen ebenfalls dafür, daß die Leber- und Muskelglykogenbildung gesondert beeinflußt werden können. Ferner ist aus den Erfahrungen im Hunger sowie bei verschiedenen experimentellen Eingriffen bekannt, daß das Muskelglykogen widerstandsfähiger als das Leberglykogen ist. Auch gegenüber der Schilddrüsenwirkung erweist sich das Leberglykogen empfindlicher als das Glykogen des Muskels. Letzteres erleidet in der ersten Zeit der Hyperthyreoidisation keine auffallenden Abnahmen, eine längerdauernde Schilddrüsenzufuhr setzt aber auch den Glykogengehalt des Muskels herab (M. PARHON[2], W. CRAMER[3], I. ABELIN und R. VUILLE[4], O. BÖSE[5]). Der Muskel einer normalen, 18 Stunden hungernden Ratte enthält durchschnittlich etwa 0,2% Glykogen, bei einer hungernden, stark hyperthyreoidisierten Ratte findet man 0,03—0,05% Muskelglykogen. Ebenso wie der Glykogengehalt der Leber wird auch der Glykogengehalt des Muskels erhöht, wenn man den Tieren neben der Schilddrüse auch reichlich Fett eingibt. Andererseits ist im Zusammenhang mit dem oben Besprochenen (vgl. S. 115) die Feststellung nicht ohne Interesse, daß die glykogenarme Muskulatur des hyperthyreoidisierten Tieres auch fettarm ist, die Fettabnahme kann hier 60—70% des Normalwertes betragen (vgl. den Abschnitt über den Einfluß der Schilddrüse auf den Fettstoffwechsel, S. 123).

Über das Verhalten des Glykogengehaltes des Herzmuskels unter Schilddrüsenwirkung ist wenig bekannt. M. HAENDEL und A. MUNILLA[6] berichten, daß beim Hund die Injektion von 4 oder 6 mg Thyroxin den Glykogengehalt des Herzens unbeeinflußt läßt. Die bekannte Abstufung in der Empfindlichkeit des Leber-, Muskel- und Herzglykogens gilt somit auch in bezug auf das Schilddrüsenhormon. Auch hier wird das Leberglykogen am stärksten, das Herzmuskelglykogen am wenigsten beeinflußt.

B. Einfluß der Schilddrüsenstoffe auf den Blutzucker.

a) Die Blutzuckernüchternwerte beim Hyper- und Hypothyreoidismus.

So regelmäßig und charakteristisch der Einfluß der Hyperthyreoidisation auf den Glykogenstoffwechsel ist, so wenig auffallend und beständig sind die

---

[1] MARKOWITZ, J., F. C. MANN u. J. L. BOLLMAN: Amer. J. Physiol. **87**, 566 (1929).
[2] PARHON, M.: J. Physiol. et Path. gén. **15**, 75 (1913).
[3] CRAMER, W.: J. of Physiol. **50**, 37 (1916).
[4] ABELIN, I., u. R. VUILLE: Endokrinol. **2**, 248 (1928).
[5] BÖSE, O.: Biochem. Z. **202**, 299 (1928).
[6] HAENDEL, M., u. A. MUNILLA: Biochem. Z. **212**, 35 (1929).

Veränderungen des Blutzuckers. Zwar sind Abweichungen vom normalen Blutzuckergehalt sowohl bei der Hypo- wie der Hyperthyreose mehrfach beobachtet
worden. Aber im großen und ganzen gehört eine Hyperglykämie ebensowenig
zu den Symptomen des Basedows, wie etwa eine Hypoglykämie zum Bilde
der Hypothyreose. Vielmehr werden in beiden Fällen allermeistens normale
Nüchternwerte gefunden (F. CHVOSTEK[1], FLESCH und SCHULZE[2], H. J. JOHN[3]
u. a.). Nur selten wurden bei Basedow etwas erhöhte Blutzuckerwerte beobachtet
(H. R. GEYELIN[4], J. A. KILIAN[5]).

Mit diesen Erfahrungen am Menschen stehen die tierexperimentellen Ergebnisse in
gutem Einklang. Perorale Thyreoideadarreichung ändert den Blutzuckergehalt nicht (BOE[6],
S. KURIYAMA[7]). Die abweichende Angabe von K. G. HANCHER, M. HUPPER, N. F. BLAU und
J. ROGERS[8] ist insofern wenig beweisend, als sie bloß Glycerinextrakte aus frischer Schilddrüse
betrifft. Auszüge aus getrockneter Schilddrüse und andere Schilddrüsenpräparate ließen den
Blutzucker unbeeinflußt. M. M. KUNDE[9] hat bei stark hyperthyreoidisierten Hunden mit
einer Grundumsatzsteigerung von 110% und einem Körpergewichtsverlust von 30% weder
Hyperglykämien noch Glykosurien gesehen. Etwas stärker ausgesprochen scheint die Wirkung
der parenteralen Schilddrüsenzufuhr zu sein. In diesen Fällen sahen M. BODANSKY[10] sowie
W. RAAB[11] vorübergehende Hyperglykämien, während SUNDBERG[12] nach Thyroxininjektion
eine leichte Hypoglykämie fand. Man wird sich aber fragen dürfen, ob diese geringen Ausschläge der Blutzuckerkonzentration den Ausdruck einer spezifischen Schilddrüsenwirkung
darstellen oder ob sie bloß durch den Versuchseingriff ausgelöst sind.

Die physikalisch-chemische Natur des Blutzuckers, beurteilt an dem Verhältnis der
optischen Drehung zur Reduktionskraft, wird durch die Schilddrüsenstoffe nicht geändert
(I. ABELIN und S. NAKAHAYSHI[13]).

Spontane Glykosurien sind beim mit Schilddrüse behandelten Menschen oder Tier relativ
selten. K. GEORGIEWSKY[14], M. PORGES[15], O. v. FÜRTH und SCHWARZ[16] haben beim Hund
solche Glykosurien nur ausnahmsweise gesehen, in eigenen Untersuchungen am Hund und
an der Ratte traten Zuckerausscheidungen bloß vereinzelt auf.

Man hat somit bei der experimentellen Hyperthyreose folgendes Bild des
Kohlehydratumsatzes: der Nahrungszucker wird nicht als Leberglykogen angehäuft, es besteht keine Hyperglykämie und keine Glykosurie. Welches Schicksal
erleidet nun der Zucker? Die Erhöhung der Gesamtoxydationen hat unzweifelhaft einen gesteigerten Zuckerverbrauch zur Folge. Darauf weisen W. CRAMER[17]
sowie E. C. KENDALL[18] hin. Im gleichen Sinne sprechen die älteren Versuche
von O. LÖWI[19] und G. MANSFELD[20] am isolierten Herzen. CRAMER zieht eine
weitgehende Parallele zwischen dem Zuckerumsatz nach Schilddrüsenzufuhr und
beim Diabetes. In beiden Fällen kommt es seiner Ansicht nach zu einer Steigerung
der Glykogenfunktion der Leber und zu einer logisch damit verknüpften Zuckerüberproduktion. Beim Diabetes bleibt der ausgeschüttete Zucker im Blut und

[1] CHVOSTEK, F.: Wien. klin. Wschr. **1892**, Nr 17/22.
[2] FLESCH u. SCHULZE: Beitr. klin. Chir. **82**, 207, 236 (1912).
[3] JOHN, H. J.: Endocrinology **11**, 497 (1927); daselbst weitere Literatur.
[4] GEYELIN, H. R.: Arch. int. Med. **16**, 975 (1915).
[5] KILIAN, J. A.: Proc. Sox. exper. Biol. a. Med. **17**, 91 (1920).
[6] BOE: Biochem. Z. **64**, 451 (1914).
[7] KURIYAMA, S.: Amer. J. Physiol. **43**, 431 (1917).
[8] HANCHER, K. G., M. HUPPER, N. F. BLAU u. J. ROGERS: Amer. J. Physiol. **75**, 1 (1925).
[9] KUNDE, M. M.: Amer. J. Physiol. **82**, 195 (1927).
[10] BODANSKY, M.: Amer. J. Physiol. **69**, 498 (1924).
[11] RAAB, W.: Z. exper. Med. **49**, 179 (1926).
[12] SUNDBERG: Blutzuckerregulation bei nebennierenlosen Tieren. Stockholm 1925.
[13] ABELIN, I., u. S. NAKAHAYSHI: Biochem. Z. **147**, 544 (1924).
[14] GEORGIEWSKY, K.: Z. klin. Med. **33**, 153 (1897).
[15] PORGES, M.: Berl. klin. Wschr. **37**, 300 (1908).
[16] FÜRTH, O. v., u. SCHWARZ: Pflügers Arch. **124**, 113 (1908).
[17] CRAMER, W.: Zitiert auf S. 117.
[18] KENDALL, E. C.: Thyroxine, S. 141. New York: Catalog Comp. 1929.
[19] LÖWI, O., u. O. WESELKO: Zbl. Physiol. **158**, 155 (1914).
[20] MANSFELD, G.: Pflügers Arch. **184**, 281 (1920).

führt zur Hyperglykämie und Glykosurie, bei der Hyperthyreose verbrennt er, der Blutzuckergehalt bleibt dann unverändert.

Diese Hypothese würde das Fehlen der Hyperglykämie in den späteren Stadien der Schilddrüsenfütterung gut erklären. Die Hyperglykämie fehlt aber auch in den ersten Tagen der Schilddrüsenzufuhr, wo die Oxydationen noch nicht so stark erhöht sind, wo aber die Glykogenverluste der Leber groß sind. Wenn es zu einer Glykosurie nach Schilddrüsenbehandlung kommt, so tritt dieselbe eher am Schluß, als im Beginn der Hyperthyreoidisation auf. Der Gaswechsel ist dann gewöhnlich stark erhöht. Solche Glykosurien können dann ebenso spontan verschwinden, wie sie spontan auftraten. Hier kommt man mit der Annahme der gesteigerten Zuckerverbrennung an der Peripherie nicht aus. Andere unbekannte Faktoren müssen dabei eine maßgebende Rolle spielen.

b) Der Blutzucker bei Belastungsversuchen.

Die zum großen Teil noch unbekannten Regulationen, welche eine deutliche Erhöhung oder Erniedrigung des Blutzuckers während der Hyperthyreose verhindern, reichen oft nicht aus, sobald an den Zuckerumsatz erhöhte Anforderungen gestellt werden. Bei Zuckerbelastungsversuchen sind sowohl beim Basedow wie nach Schilddrüsenzufuhr Hyperglykämien mit nachfolgenden Glykosurien beobachtet worden (Fr. Kraus und H. Ludwig[1], F. Chvostek, Zuelzer, Naunyn, Mackenzie; von neueren Autoren M. Rosenberg[2], H. R. Geyelin[3], Denis Aub und Minot[4],

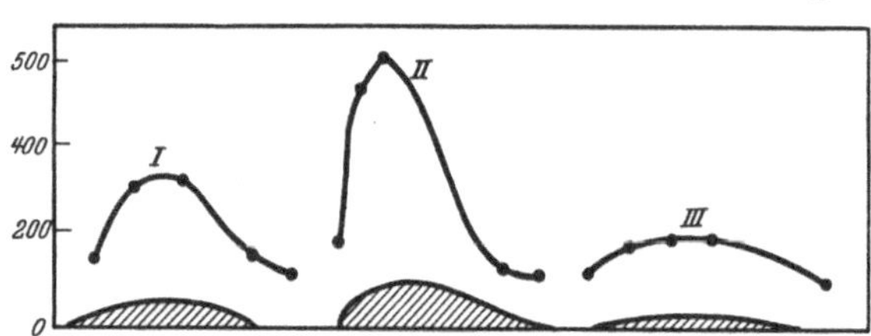

Abb. 48. Verlauf der alimentären Hyperglykämie (obere Kurven) und der Glykosurie (untere schraffierte Flächen) nach Belastung mit 100 g Zucker. *I* Hund, normal; *II* derselbe Hund nach der Hyperthyreoidisation; *III* derselbe Hund nach der Schilddrüsenentfernung. (Nach R. E. Mark.)

weitere Literatur bei C. v. Noorden[5]). Von neueren diesbezüglichen tierexperimentellen Untersuchungen sollen die Ergebnisse von R. E. Mark[6] angeführt werden, welche deutlich den Einfluß der Schilddrüsenbehandlung auf die alimentäre Hyperglykämie zeigen[7] (vgl. Abb. 48).

Bei voll ausgeprägter Hyperthyreoidisierung arbeitet die Blutzuckerregulation mit keiner so scharfen Präzision wie im Normalzustande oder im Beginn der Schilddrüsenbehandlung. Bei stark hyperthyreoidisierten Kaninchen ruft z. B. Lävulosezufuhr oftmals eine stark hyperglykämische Reaktion hervor, während die gleichen Tiere vor der Schilddrüsenbehandlung nach Lävuloseaufnahme eine nur geringe Blutzuckerveränderung aufwiesen (I. Abelin und E. Goldener[8]). Im gleichen Sinne können die älteren Erfahrungen gedeutet werden, wonach es bei normalen Personen nach Schilddrüsenaufnahme und Zufuhr von etwas größeren Kohlehydratmengen relativ leicht zu alimentären Glykosurien kommt (S. Bettmann[9], H. Strauss[10] u. a.). Nach Naunyn darf bei solchen Personen ein latenter Diabetes

[1] Kraus, Fr., u. H. Ludwig: Wien. klin. Wschr. **4**, 898 (1891).
[2] Chvostek, F., Zuelzer, Naunyn, Mackenzie u. M. Rosenberg: Klin. Wschr. **1922**, 362.
[3] Geyelin, H. R.: Arch. int. Med. **16**, 975 (1915).
[4] Aub, Denis, u. Minot: Arch. int. Med. **20**, 964 (1917).
[5] Noorden, C. v.: Die Zuckerkrankheit, 8. Aufl., 44 (1927).
[6] Mark, R. E.: Pflügers Arch. **211**, 523 (1926).
[7] Zu den Versuchen von Mark ist allerdings zu bemerken, daß in einzelnen Fällen außerordentlich große Schilddrüsenmengen zur Anwendung kamen. Mark verfütterte einem 14,5 kg schweren Hunde 112 g (!) getrocknete Schilddrüse. Ein anderer Hund von 8,3 kg Körpergewicht erhielt 80 g Thyreoidea und ein drittes Tier 20 g Jodothyrin.
[8] Abelin, I., u. E. Goldener: Klin. Wschr. **4**, Nr 36 (1925).
[9] Bettmann, S.: Berl. klin. Wschr. **34**, 518 (1897).
[10] Strauss, H.: Dtsch. med. Wschr. **33**, 309 (1897).

angenommen werden. Derselbe wird dann durch die Schilddrüsenzufuhr manifest, denn es ist gerade die leichte Diabetesform, welche gegenüber einem Thyroxinüberschuß besonders empfindlich ist (C. v. Noorden[1]).

Myxödematöse Patienten sowie schilddrüsenlose Tiere zeigen meistens einen normalen Nüchternblutzuckerwert. Die Hyperglykämien nach Traubenzuckerzufuhr oder nach Leuchtgasvergiftung (E. Geiger[2]) sind aber oft subnormal und die Zuckertoleranzgrenze nicht selten erhöht (H. Eppinger, Falta und Rudinger[3], Hunter[4], Underhill und Blatherwick[5], N. W. Janney und V. J. Isaacson[6], vgl. auch R. Hirsch[7], Bodansky, Simpson und Goldberg[8], N. Pende[9]).

Die Beeinflussung der Kohlehydratwirkung der Thyreoidea durch Insulin resp. Adrenalin.

Der Vorgang der Glykogenbildung wird durch eine große Reihe teils neurogener, teils endokriner Faktoren reguliert. Am meisten bekannt und am besten erforscht ist die dämpfende Wirkung des Pankreas und die fördernde Wirkung des Adrenalins auf den Glykogenabbau. Der Verlauf des Zusammenwirkens von Schilddrüsenhormon, Insulin und Adrenalin war Gegenstand recht zahlreicher Untersuchungen.

Schilddrüse und Insulin.

M. A. Magenta und A. Biasotti[10] fanden keinen Antagonismus zwischen Insulin und Thyreoidea in bezug auf den Zuckerstoffwechsel. Zu den gleichen Resultaten gelangten auch J. H. Burn[11] sowie L. B. Winter und W. Smith[12]. Mit der Erforschung des gleichzeitigen Einflusses von Thyreoidin und Insulin auf den Glykogenumsatz der Leber beschäftigte sich O. Ehrismann[13]. Danach gelingt es beim hyperthyroidisierten Tier nur selten, durch Insulininjektion eine Glykogenanreicherung der Leber zu erzielen. Eigene Versuche mit der Kombination Thyreoidea und Insulin ergaben keine übereinstimmenden Ergebnisse. In den meisten Fällen vermochte die Leber von hyperthyreoidisierten Ratten trotz Insulinzufuhr kein Glykogen abzulagern. Nur bei zwei solchen Tieren konnte nach Einspritzung von 2 resp. 3 Insulineinheiten und Zuckerzufuhr 0,71 resp. 1,17% Leberglykogen gefunden werden. Für das Bestehen eines physiologischen Antagonismus zwischen Thyroxin und Insulin tritt besonders R. Siegel[14] ein. Bei der Verfolgung des Zuckergehaltes der überlebenden Mäuseleber fand er nach Thyroxinzufuhr erhöhte, nach Insulininjektion verminderte Glykosezahlen. Bei thyreopriven Mäusen war der Zuckerabbau in der Leber etwas schwächer als normal. Nach der Auffassung von Siegel wirkt Insulinmangel genau so wie ein Überschuß von Thyreoideahormon, indem beide Zustände den Glykogenabbau in der Leber beschleunigen und somit einen dem Diabetes ähnlichen Zustand erzeugen. Der Gedanke, daß auch beim menschlichen Diabetes der Thyreoideafunktion mehr Beachtung geschenkt werden muß, und daß der Insulineffekt durch die Hyperthyreose geschwächt wird, wurde in letzter Zeit mehrfach diskutiert (vgl. M. Labbé und Gilbert-Dreyfuss[15]), aber experimentell ist der ganze Fragenkomplex noch nicht abgeklärt. J. H. Burn und H. P. Marks[16] machen auf die große Bedeutung des Hyperthyreoidisationsgrades aufmerksam. Im Beginn der Schilddrüsenbehandlung kann die Insulinwirkung auf den Blutzucker deutlich abgeschwächt, bei

[1] Noorden, C. v.: Die Zuckerkrankheit, 8. Aufl., 44 (1927).
[2] Geiger, E.: Pflügers Arch. **202**, 629 (1924).
[3] Eppinger, H., Falta u. Rudinger: Z. klin. Med. **66**, 1 (1908); **67**, 380 (1909).
[4] Hunter: Quart. J. Med. **8**, 1 (1914).
[5] Underhill u. Blatherwick: J. of biol. Chem. **18**, 87 (1914); **19**, 111 (1914).
[6] Janney, N. W., u. V. J. Isaacson: Arch. int. Med. **22**, 160 (1918).
[7] Hirsch, R.: Z. exper. Path. u. Ther. **3**, 393 (1906): Oppenheimers Handb. d. Biochemie, 2. Aufl., **9**, 229 (1927).
[8] Bodansky, Simpson u. Goldberg: Proc. Soc. exper. Biol. a. Med. **20**, 195 (1922).
[9] Pende, N.: Boll. Soc. Biol. sper. **3**, 192 (1928).
[10] Magenta, M. A., u. A. Biasotti: C. r. Soc. Biol. Paris **89**, 1125 (1923).
[11] Burn, J. H.: J. of Physiol. **57**, 318, 38 (1923).
[12] Winter, L. B., u. W. Smith: J. of Physiol. **58**, 327 (1924).
[13] Ehrismann, O.: Arch. f. exper. Path. **121**, 299 (1927).
[14] Siegel, R.: Klin. Wschr. **8**, 1069, 1655 (1929).
[15] Labbé, M., u. Gilbert-Dreyfuss: Paris méd. **1929**, 429 (4. Mai).
[16] Burn, J. H., u. H. P. Marks: J. of Physiol. **60**, 131 (1925).

Fortsetzung der Thyreoideazufuhr deutlich verstärkt sein. In analoger Weise wird die hyperglykämische Adrenalinwirkung beeinflußt.

In bezug auf andere, nicht gerade den Kohlehydratstoffwechsel betreffende physiologische Wirkungen ist ein Antagonismus zwischen dem Thyreoidea- und Pankreashormon eher wahrscheinlich. Nach L. ASHER und T. OKAMURA[1] gelingt es beim Kaninchen, die Stoffwechselwirkung der Schilddrüsensubstanzen herabzusetzen, wenn gleichzeitig mit den Thyreoideatabletten Insulin und Rohrzucker gegeben wird. Im Gegensatz zu gesunden Individuen reagieren z. B. nach H. MEYER[2] Basedowkranke auf Insulinzufuhr mit einem temporären Absinken des O_2-Verbrauches. Für das Bestehen eines Gegensatzes zwischen Thyreoidea und Pankreas treten ein: H. EPPINGER, FALTA und RUDINGER[3], LORAND[4], FRIEDMANN und GOTTESMANN[5], F. M. ALLEN[6], Y. IWAI[7] u. a.). Dieser Gegensatz soll nach E. LUNDBERG[8] und W. GESSNER[9] sogar so weit gehen, daß Insulin die Metamorphosewirkung der Schilddrüsenpräparate auf Amphibienlarven vollkommen unterdrückt.

Schilddrüse und Adrenalin.

Von besonderem Interesse ist das Zusammenwirken von Thyreoidea und Adrenalin auf den Glykogenstoffwechsel der Leber. Bei der bekannten hyperglykämischen Adrenalinwirkung würde man bei Eingabe von Thyreoidin und Adrenalin einen besonders intensiven Schwund des Leberglykogens erwarten. Der Versuch zeigt aber nicht selten gerade das Gegenteil, indem bei mit Schilddrüse vorbehandelten Tieren die Adrenalininjektion wieder eine, wenn auch herabgesetzte Glykogenablagerung in der Leber ermöglicht. Mit Nebennierenrinde und mit Thyreoideasubstanz vorbehandelte Ratten bilden manchmal ansehnliche Mengen von Leberglykogen[10].

Die bisher in den Vordergrund gestellte glykogenmobilisierende Aktion des Adrenalins stellt nur die eine Phase der gesamten Adrenalinwirkung dar. Ihr folgt bald eine zweite Phase, wo die Glykogenbildungskraft der Leber gesteigert ist. In diesem Stadium wird Nahrungskohlehydrat in erhöhtem Maße als Leberglykogen abgelagert, und selbst im Hunger, bei minimalen Vorräten an Glykogenbildnern, taucht nach Adrenalininjektion das Glykogen in der Leber wieder auf.

Der Glykogenansatz nach Adrenalinzufuhr wird von C. und G. CORI[11] so gedeutet, daß es unter Adrenalineinfluß quasi zu einem Platzwechsel des Glykogens kommt: das Muskelglykogen wird zu Milchsäure abgebaut und daraus bereitet dann die Leber wieder Glykogen. Dieser Ansicht treten H. MOLITOR und L. POLLAK[12] auf Grund ihrer Versuche an der vorgelagerten Leber entgegen, während sich E. GEIGER und E. SCHMIDT[13] der Auffassung von CORI anschließen.

Auch in den eigenen Versuchen dürfte es sich unter dem Adrenalineinfluß eher um eine Neubildung von Glykogen aus dem zugeführten Zucker, als um eine Translokation des Muskelglykogens handeln. Nach intensiver Fütterung mit Schilddrüse enthält der Muskel nur sehr geringe Glykogenmengen (0,03—0,06%), die bei der Ratte kaum ausreichen dürften, um in der Leber eine Glykogenanhäufung bis zu 1,6% zu erzeugen.

Anders wie das Leberglykogen verhält sich vielleicht das Glykogen des Muskels. L. ASHER und F. ZIMMERMANN[14] haben den Schwund des Muskelglykogens nach Einspritzung von Adrenalin allein und von Adrenalin und Thyroxin untersucht. Die mit Adrenalin und Thyroxin behandelten Tiere zeigten im Durchschnitt einen um etwa 12% niedrigeren Muskelglykogengehalt als nach bloßer Adrenalineinspritzung.

Abgesehen von der entgegengesetzten Beeinflussung des Leberglykogens unterstützen sich Adrenalin und Thyroxin in mehreren physiologischen Effekten (vgl. H. EPPINGER, FALTA

[1] ASHER, L., u. T. OKAMURA: Biochem. Z. **176**, 325 (1926).
[2] MEYER, H.: Z. klin. Med. **102**, 250 (1926).
[3] EPPINGER, H., FALTA u. RUDINGER: Z. klin. Med. **66**, 1 (1908).
[4] LORAND: C. r. Soc. Biol. Paris **56**, 488 (1904).
[5] FRIEDMANN u. GOTTESMANN: Proc. Soc. exper. Biol. a. Med. **19** (1922).
[6] ALLEN, F. M.: J. metabol. Res. **1**, 619 (1922); vgl. auch L. B. SHPINER: Amer. J. of Physiol. **92**, 672 (1930).
[7] IWAI, Y.: Fol. endocrin. jap. **2**, 451 (1926). (Deutsche Zusammenfassung.)
[8] LUNDBERG, E.: Acta med. scand. (Stockh.) **64**, 470 (1926).
[9] GESSNER, W.: Z. Biol. **86**, 67 (1927).
[10] ABELIN, I., u. P. KÜRSTEINER: Biochem. Z. **198**, 19 (1928); weitere, noch unveröffentlichte Versuche.
[11] C. u. G. CORI: Biochem. Z. **206**, 45 (1929).
[12] MOLITOR, H., u. L. POLLAK: Klin. Wschr. **8**, 1694 (1929).
[13] GEIGER, E., u. E. SCHMIDT: Arch. f. exper. Path. **143**, 321 (1929).
[14] ASHER, L., u. F. ZIMMERMANN: Biochem. Z. **206**, 369 (1929).

und Rudinger[1]). Dazu gehört die Überempfindlichkeit der Basedowiker gegenüber Adrenalin, die früher sogar zur klinischen Diagnose des Hyperthyreoidismus empfohlen wurde. Ferner ist bekannt, daß die Adrenalinwirkung auf den Gaswechsel bei mit Schilddrüse vorbehandelten Tieren stärker, bei thyreopriven Tieren schwächer als normal ist (L. Asher und K. Nakayama[2]).

Zusammenfassung.

Von sämtlichen Abschnitten des Gesamtstoffwechsels ist der Zuckerumsatz vielleicht derjenige, der auf Veränderungen der Schilddrüsentätigkeit am leichtesten anspricht. Zufuhr von Schilddrüsensubstanz erzeugt bei allen bis jetzt untersuchten Tierarten ein Verschwinden des Glykogens aus der Leber. Diese Glykogenfreiheit der Leber während der Hyperthyreose wird verschieden erklärt. Ebenso wie beim Diabetes, denken die einen Autoren an eine vermehrte Bildung, zugleich aber auch an einen erhöhten Wiederzerfall des Glykogens (W. Cramer). Von anderer Seite wird dagegen eine Hemmung der Glykogenneubildung bzw. der Glykogenablagerung angenommen.

Es ist bekannt, daß bei zahlreichen Eingriffen, welche das Glykogen aus der Leber verjagen, zugleich eine starke Leberverfettung eintritt. Eine solche fettreiche Leber vermag dann aus geeignetem Ausgangsmaterial Glykogen neu zu bilden. Nach Schilddrüsenzufuhr verarmt die Leber nicht nur an Glykogen, sondern zugleich auch an Fett. Dieser Fettmangel stellt dann ein weiteres hemmendes Moment der Glykogenbildung resp. der Glykogenstapelung dar.

Das Fehlen des Glykogens ist für die biochemische Leistungsfähigkeit der Leber und für die Entgiftungsvorgänge innerhalb derselben nicht ohne Bedeutung. Die thyreotoxischen Erscheinungen beruhen vielleicht nicht nur auf einer abnormen Bildung, sondern auch auf einer mangelhaften Zerstörung des Thyreoideinkrets in der dauernd glykogenfreien Leber. Auch manches andere hochaktive Stoffwechselprodukt wird dabei wahrscheinlich ungenügend entgiftet. Gelingt es bei Schilddrüsenfütterung, die Glykogenstapelung der Leber aufrechtzuerhalten, so werden zugleich auch die Vergiftungserscheinungen abgeschwächt.

Bei hyperthyreoidisierten Tieren kommt es nach Zufuhr von Insulin und Kohlehydrat nicht immer zu einer Glykogenanhäufung in der Leber, wohl aber nicht selten nach Einspritzung von Adrenalin und Darreichung von Zucker. Die mehrfach beobachtete glykogenfördernde Wirkung des Adrenalins läßt sich häufig auch an der hyperthyreoidisierten Leber nachweisen.

Ebenso wie die Leber, verarmt auch der Muskel an Glykogen, aber erst in den späteren Stadien der experimentellen Hyperthyreose.

Hyperglykämie und Glykosurie gehören nicht zu den regelmäßigen Begleiterscheinungen einer thyreogenen Schädigung. Sowohl beim Basedow wie beim experimentellen Hyperthyreoidismus bleibt die Höhe des Blutzuckers meistens unverändert. Teilweise ist dafür die gesteigerte Zuckeroxydation verantwortlich, zum großen Teil spielen hier noch unbekannte Faktoren mit.

Totaler oder partieller Verlust der Schilddrüse beeinflußt gewöhnlich den Blutzuckerspiegel nur unerheblich. Trotz normalem Blutzuckergehalt findet man nicht selten sowohl beim Hyper- wie beim Hypothyreoidismus eine gewisse Labilität der Blutzuckerregulation, die sich besonders bei Zuckerbelastungsversuchen kundgibt. Abnorme Hyperglykämien bei Überfunktion, erhöhte Zuckertoleranz bei Hypofunktion der Thyreoidea wurden mehrfach beobachtet.

---

[1] Eppinger, H., Falta u. Rudinger: Z. klin. Med. **66**, 1 (1908); **67**, 380 (1909) — Wien. klin. Wschr. **1908**.
[2] Asher, L., u. K. Nakayama: Biochem. Z. **155**, 387, 413, 436 (1925).

Im großen und ganzen darf angenommen werden, daß der Kohlehydratstoffwechsel der Leber, sowie der gesamte Zuckerumsatz des Körpers nicht nur durch das Pankreas und die Nebenniere, sondern auch durch die Thyreoidea in maßgebender Weise beeinflußt wird.

IV. Einfluß der Schilddrüsenstoffe auf den Fett- und Lipoidstoffwechsel.

a) Fettstoffwechsel.

Trotzdem die Thyreoideasubstanzen und das Thyroxin oftmals geradezu als Spezifica gegen abnorme Fettansammlungen bezeichnet werden[1], sind doch die näheren Beziehungen der Schilddrüse zum Fettstoffwechsel sehr wenig untersucht. Es wird zwar fast allgemein angenommen, daß nach Schilddrüsenzufuhr nicht nur die Kohlehydrate und das Eiweiß, sondern auch das Fett in vermehrtem Maße oxydiert wird. Nach Versuchen von B. KOMMERELL[2] erfolgt nach Schilddrüsenverfütterung die Steigerung des Hungerstoffwechsels bis zu 70% auf Kosten des Fettes. Die calorische Belastung des Fettstoffwechsels bei der Hyperthyreose ist eine feststehende Tatsache. Man kann sich nur fragen, ob daneben noch eine *spezifische* Beeinflussung des Fettstoffwechsels besteht. W. RAAB[3] verneint diese Frage und stützt sich dabei auf das Ergebnis eigener Versuche, wonach durch Thyreoideainjektionen die Blutfettkurve sowie der Acetonkörpergehalt nicht verändert werden. Bei Basedow fanden E. G. NICHOLLS und W. A. PERLZWEIG[4] den Gesamtfettsäurengehalt des Blutplasmas vermindert. Jodbehandlung und Operation brachten dann das Blutfett wieder auf normale Höhe.

Wenn der ziemlich scharf regulierte Blutzuckergehalt kein treues Bild des Kohlehydratumsatzes geben kann, so gilt das in noch höherem Maße von dem Blutfett, dessen Erhöhung und Verminderung auf noch ganz unbekanntem Wege erfolgt. Infolgedessen ist man beim Studium des Fettstoffwechsels auf andere Wege angewiesen, auf die Verfolgung des respiratorischen Gaswechsels oder des Organfettgehaltes. Versuche dieser Art zeigen, daß durch Schilddrüsenzufuhr der Fettumsatz ziemlich rasch eine starke Beeinträchtigung erfährt. Selbst 48—72 Stunden nach der Thyreoideaeingabe, wo die Gesamtoxydationen gewöhnlich unwesentlich erhöht sind, findet man erhebliche Abnahmen des Fettgehaltes der Organe, hauptsächlich der Muskulatur[5]. Analog wirkt die Injektion von Thyroxin. In diesem Falle tritt die Fettverarmung erst nach einer erheblichen Anzahl Stunden ein, es kann sogar zu einer initialen und vorübergehenden Erhöhung des Leberfettgehaltes kommen (Z. OSHIMA[6]). Fährt man mit der Schilddrüsenbehandlung fort, so sinkt der Fettgehalt der Muskeln noch weiter und erreicht bald die Hälfte oder $1/3$ des Normalwertes. In der Rattenleber findet man dann 1—2% Fett (an Stelle von durchschnittlich 4,4—4,5%)

---

[1] Über die Entfettung mittels Schilddrüsensubstanzen vgl. H. WENDELSTADT und O. LEICHTENSTERN: Dtsch. med. Wschr. **1894**, Nr 50. — MAGNUS-LEVY, A.: Berl. klin. Wschr. **1895**, Nr 30 — Z. klin. Med. **33**, 269 (1897). — v. BERGMANN: Z. exper. Path. u. Ther. **5**, 43 (1909). — C. v. NOORDEN: Die Fettsucht. Monographie 1910 — Handb. d. Ernährungslehre v. C. v. NOORDEN u. W. SALOMON, S. 1030. Berlin 1920 — C. v. NOORDEN: Klin. Wschr. **1926**, 1238 u. a.

[2] KOMMERELL, B.: Biochem. Z. **208**, 112 (1929).

[3] RAAB, W.: Hormone und Stoffwechsel, S. 59. Freising-München: Datterer u. Co. 1926.

[4] NICHOLLS, E. G., u. W. A. PERLZWEIG: J. clin. Invest. **5**, 195 (1928) — zitiert nach Ronas Ber. Physiol. **45**, 663 (1928).

[5] ABELIN, I., u. P. KÜRSTEINER: Biochem. Z. **198**, 19 (1928).

[6] OSHIMA, Z.: Z. exper. Med. **64**, 694 (1929).

und in der Lunge etwa 2% (an Stelle von etwa 4,5%). Der Grund dieser starken Fettverarmung der Organe ist nicht nur in der gesteigerten Oxydation, sondern zum großen Teil in der mangelhaften, bis fast vollständig unterdrückten Resynthese des Fettes zu suchen. Ein Ersatz des verbrauchten Organfettes durch aufgenommenes Nahrungsfett, oder durch abgelagertes Vorratsfett ist nur durch eine gleichzeitige recht erhebliche biochemische Arbeit möglich. Denn das Organfett enthält gewisse Fettsäuren mit mehreren doppelten Bindungen, welche im Nahrungs- oder Depotfett nicht vorkommen. Und ferner sind im Organfett phosphor- und stickstoffhaltige Komponenten vorhanden, welche im Nahrungs- oder Depotfett entweder überhaupt nicht, oder nur in viel geringeren Mengen vertreten sind. Die Bildung von Organfett stellt daher eine ebenso große, oder wahrscheinlich eine noch höhere synthetische Leistung dar, als etwa die Polymerisation von Nahrungskohlehydrat zu Glykogen, oder als die Verkettung von Aminosäuren zu eiweißartigen Produkten. Eine in ihrer Funktion gestörte Zelle wird eine solche Fettsynthese nur unvollständig durchführen können. Dafür sprechen die unmittelbaren Erfahrungen an hyperthyreoisierten Tieren. Werden z. B. in fortgeschrittenen Stadien der Schilddrüsenbehandlung Ratten mit Fett gefüttert, so kommt es zu keiner resp. zu einer nur unbedeutenden Erhöhung des Organfettgehaltes, in Analogie dazu, wie während der Hyperthyreose dargereichter Zucker nicht in Form von Glykogen abgelagert wird. In beiden Fällen beruht die Störung auf der Unfähigkeit der Organe, das Material zurückzuhalten und für den Stoffwiederaufbau zu verwerten. Der Fettstoffwechsel des hyperthyreoidisierten Tieres oder des

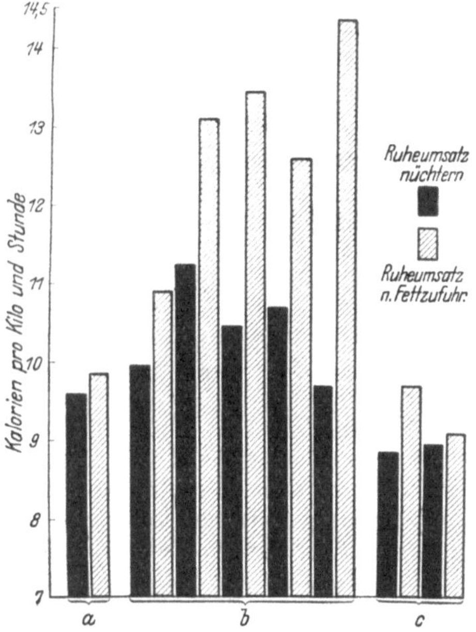

Abb. 49. Erhöhung des Ruheumsatzes der Ratte nach Fettaufnahme. a = Beginn; b = bei Fortsetzung; c = nach Abschluß der Schilddrüsenbehandlung. (Nach ABELIN und KÜRSTEINER.)

Basedowikers wird also von beiden Seiten angefacht: das Reservefett wird immer mehr verbraucht, das neu hinzukommende Nahrungsfett wird mangelhaft abgelagert. Es bildet sich rasch der gefahrvolle Zustand des fettarmen Stoffwechsels aus, wobei ganz besonders das Zentralnervensystem unter diesem Fettmangel zu leiden hat. Füttert man die Ratten in diesem Stadium mit Fett, so tritt eine noch weitere Zunahme der Oxydationen ein, das Fett wirkt jetzt stark „spezifisch dynamisch"[1]. Auch diese Tatsache spricht für eine anormale und ungenügende Fettverwertung im Stoffwechselhaushalt des stark hyperthyreoidisierten Organismus.

Eine Übertragung dieser Verhältnisse auf die Basedowerkrankung ist leider aus dem Grund nicht möglich, weil die Bedeutung der Fettnahrung beim Basedow so gut wie gar nicht erforscht ist. Soweit die überaus knappen Literaturangaben ein Urteil gestatten, kann in der Tat Fettdarreichung bei schwerem Basedow

---

[1] ABELIN, I., u. K. MIYAZAKI: Biochem. Z. **149**, 109 (1924).

eine Steigerung der Oxydationen und eine Verschlechterung des Zustandes ergeben (MELLANBY[1], H. ZONDEK[2]).

Verfährt man nun anders und gibt man reichliche Fettnahrung *zu Beginn* der Schilddrüsenfütterung, wo die Körperorgane die Fähigkeit des Fettaufbaues noch nicht verloren haben, so gelingt es, die Stoffwechselwirkung der Schilddrüse erheblich zu dämpfen[3]. Der Einfluß des Fettes auf den hyperthyreotischen Stoffwechsel ist also in verschiedenen Stadien diametral entgegengesetzt. Die Fettzufuhr ist nützlich im initialen, und schädlich beim vollausgeprägten Hyperthyreoidismus.

Es gibt somit einige Tatsachen, welche darauf hindeuten, daß zwischen der Thyreoideawirkung und dem Fettumsatz gewisse Beziehungen bestehen, und zwar, wie es scheint, antagonistischer Natur: ein Überschuß von Schilddrüsenhormon hemmt den Fettansatz, und umgekehrt hemmt Fettreichtum der Organe die Auswirkung des Schilddrüsenhormons. Auch dafür liegen einige Anhaltspunkte, allerdings indirekter Natur, vor. Nach reichlicher Fettzufuhr kann es beim Menschen und beim Tier zu einer Erniedrigung des Grundumsatzes kommen. Diese auffallende Erscheinung wurde von einer Reihe von Autoren festgestellt, so z. B. von KORAËN[4], von A. GIGON[5], von E. GRAFE[6], von MELLY und RÖTH[7]. In neuerer Zeit haben L. ASHER und HONDA[8] bei reichlich mit Fett gefütterten Ratten einen gegen die Norm herabgesetzten Ruheumsatz und eine Senkung der spezifisch-dynamischen Fleischwirkung gesehen. Ferner ist bei fettreichen Hunden die spezifisch-dynamische Wirkung des Fleisches regelmäßig geringer als bei mageren Hunden (R. GIBBONS[9]). All diese Ergebnisse können als Ausdruck eines gewissen Antagonismus zwischen dem Thyreoideahormon und dem Fett angesehen werden. Ob auch mancher Fall von thyreogener Fettsucht sowie der erniedrigte Gaswechsel einzelner Fettleibigen (vgl. A. LOEWY[10]) hinzugezählt werden darf, soll nicht entschieden werden, doch bewegen sich diese Befunde in der gleichen Richtung.

Über die Bedeutung des Fettes für die Glykogenbildungsfähigkeit der Leber vgl. den Abschnitt „Ernährung und Schilddrüsenwirkung" S. 213.

b) Cholesterinstoffwechsel.

Noch mangelhafter als über die Beziehung der Schilddrüse zum Fettumsatz sind wir über die Bedeutung des Thyreoideahormons für den Lipoid-Cholesterinstoffwechsel unterrichtet. Der Grund dafür liegt bis zu einem gewissen Grad in der noch ungenügenden analytischen Methodik. Dadurch wird die Bewertung der Literaturangaben außerordentlich erschwert. Dieselben sind tatsächlich so widersprechend und unsicher, daß eine einwandfreie Überprüfung der vorliegenden Angaben von hohem wissenschaftlichem Wert wäre. Besonders wichtig wäre die Kenntnis der Abweichungen im Cholesterinumsatz der Muskulatur und des Nervensystems, da wir es hier mit grundlegenden Stoffwechselprozessen zu tun haben. Auch für die Erforschung der Beziehungen der Thy-

---

[1] MELLANBY: J. of Physiol. (LANGLEY) **55**, 10 (1921).

[2] ZONDEK, H.: Klin. Wschr. **1927**, 795.

[3] ABELIN, I.: Klin. Wschr. **5**, Nr 9 (1926) — Schweiz. med. Wschr. **1926**, Nr 22 (Festschrift für SAHLI).

[4] KORAËN: Skand. Arch. Physiol. (Berl. u. Lpz.) **11**, 176 (1911).

[5] GIGON, A.: Pflügers Arch. **140**, 509 (1911).

[6] GRAFE, E.: Dtsch. Arch. klin. Med. **118**, 1 (1915).

[7] MELLY u. RÖTH: Biochem. Z. **154**, 127 (1924).

[8] ASHER, L., u. HONDA: Beitr. z. Phys. d. Drüsen, 105. Mitt. — Biochem. Z. **185**, 173 (1927).

[9] GIBBONS, R.: Amer. J. Physiol. **70**, 26 (1924).

[10] LOEWY, A.: Der respiratorische und der Gesamtumsatz. Oppenheimers Handb. d. Biochemie **6**, 170 (1926).

reoidea zum Wasserstoffwechsel wäre die Beantwortung dieser Frage recht wichtig, weil das Wasserbindungsvermögen und der Cholesterinreichtum der Organe oft parallel gehen (vgl. ANDRÉ MAYER und G. SCHAEFFER[1], J. B. LAETHES[2]).

Nach Zufuhr von Schilddrüsensubstanz wurde eine Abnahme des Blutcholesteringehaltes beobachtet. E. LEUPOLD und F. SEISSER[3], E. LEUPOLD[4], G. PIGHINI und M. DE PAOLI[5] sowie C. SESTINI[6] sahen ebenfalls Erniedrigungen der Blutcholesterinwerte, betrachten aber diese Verminderungen als eine vorübergehende Erscheinung, welcher im Laufe der weiteren Hyperthyreoidisation ein Anwachsen des Blutcholesterins folgt. Das Cholesterin soll dabei aus den Organen verjagt und ins Blut übergeführt werden. Das gleiche Schicksal wie das Cholesterin sollen auch die Phosphatide erleiden. Die Verfasser betonen aber, daß die Blutcholesterinwerte bei der Hyperthyreose im allgemeinen sehr schwankend sind.

E. LEUPOLD und F. SEISSER[3] geben für das Kaninchen folgende Zahlen an:

| Cholesteringehalt in 100 cm³ Serum | | Follikeldegeneration |
vor der Schilddrüsenzufuhr	nach der Schilddrüsenzufuhr	
60,7	31,0	Sehr stark
53,6	31,45	„　　„
34,8	35,7	„　　„
68,3	36,08	(Das Tier hat während des Versuches Junge geworfen.)
51,8	34,50	Stark.
72,0	57,60	Gering. (In diesem Versuche wurde neben Thyreoidea täglich 50—100 mg Cholesterin verfüttert.)

Nach A. A. EPSTEIN und H. LANDE[7] ist beim Basedow der Cholesteringehalt des Blutes vermindert, wofür auch die Befunde von J. K. BING und H. HECKSCHER[8] sprechen. Nach diesen Autoren bewirkt Fettzufuhr bei Basedowpatienten eine geringere Steigerung des Blutfett-Cholesteringehaltes als bei Normalpersonen. Der Fett- und Cholesteringehalt des Blutes beim Basedow wurde neuerdings von E. G. NICHOLLS und W. A. PERLZWEIG[9] untersucht. Der Cholesteringehalt des Plasmas war in schweren Basedowfällen erniedrigt, ging dann mit allgemeiner Besserung der Erkrankung wieder in die Höhe. Diesen mehr oder weniger einheitlichen Befunden bei der Hyperthyreose stehen widersprechende Angaben über den *Blutcholesteringehalt nach der Thyreoidektomie* entgegen. Einige Autoren berichten über Abnahmen des Blutcholesterins (F. ALBANS[10], V. NEKLJUDOW[11]), während A. REMOND, H. COLOMBIES und J. BERNARDBEIG[12], H. HECKSCHER[13] bei thyreoidektomierten Tieren umgekehrt erhöhte Blutcholesterinwerte vorfanden. Ebenso sollen kindliche Kretinen erhöhte Blutcholesterinwerte aufweisen[14]. Die letzteren Angaben stimmen mit älteren Befunden von JUSCHTSCHENKO[15] überein, wonach bei schilddrüsenlosen Hunden die Blutlipoide auf Kosten der Organlipoide anwachsen sollen[16]. Nach J. ONIZAWA[17] ist die Thyreoidektomie ohne wesentlichen Einfluß auf den Cholesteringehalt der Organe. H. SAKAI[18] fand beim Meer-

[1] MAYER, ANDRÉ, u. G. SCHAEFFER: J. Physiol. et Path. gén. 15 u. 16 (1913).
[2] LAETHES, J. B.: Lancet 208, 803, 853, 956, 1019 (1925).
[3] LEUPOLD, E., u. F. SEISSER: Arch. Gynäk. 119, 552 (1923).
[4] LEUPOLD, E.: Zbl. Path. 33, 8 (1923).
[5] PIGHINI, G., u. M. DE PAOLI: Biochimica e Ter. sper. 12, 49 (1925).
[6] SESTINI, C.: Biochimica e Ter. sper. [daselbst weitere Literatur 12, 293 (1925)].
[7] EPSTEIN, A. A., u. H. LANDE: Arch. int. Med. 30, 563 (1922).
[8] BING, J. K., u. H. HECKSCHER: Biochem. Z. 158, 403, 422 (1925).
[9] NICHOLLS, E. G., u. W. A. PERLZWEIG: J. clin. Invest. 5, 195 (1928).
[10] ALBANS, F.: Gazz. internaz. med.-chir. 1925, 185.
[11] NEKLJUDOW, V.: Med.-biol. Ž. (russ.) 3, 14 (1927) — zitiert nach Ronas Ber. Physiol. 42, 710 (1928).
[12] REMOND, A., H. COLOMBIES u. J. BERNARDBEIG: C. r. Soc. Biol. Paris 91, 445 (1924).
[13] HECKSCHLER, H.: Biochem. Z. 158, 585 (1925).
[14] BING, J., u. H. HECKSCHLER: Biochem. Z. 158, 403, 422 (1925).
[15] JUSCHTSCHENKO: Biochem. Z. 25, 49 (1910) — Hoppe-Seylers Z. 75, 49 (1911).
[16] Vgl. C. J. PARHON u. H. DEREVICI: C. r. Soc. Biol. Paris 99, 246 (1928).
[17] ONIZAWA, J.: J. of Biochem. (Japan) 10, 425 (1929).
[18] SAKAI, H.: Biochem. Z. 216, 32 (1929).

schweinchen nach Schilddrüsenzufuhr eine Erhöhung des Cholesteringehaltes der Leber und der Nebennieren, wobei die Cholesterinzunahmen der Leber ausgesprochener waren als die der Nebennieren. Über die Veränderungen des Cholesteringehaltes der Geschlechtsorgane liegen in der Literatur nur vereinzelte und widersprechende Angaben vor.

Zusammenfassung.

Der Grad der Schilddrüsentätigkeit beeinflußt neben der Höhe der Fettverbrennung auch den Fett-Lipoidgehalt und das Fettbindungsvermögen der Organe. Während der experimentellen Hyperthyreose verarmt das Körpergewebe nicht nur an Glykogen, an Wasser, an Salzen usw., sondern zugleich auch an Fett. Die stärksten Fettverluste erleidet die quergestreifte Muskulatur, ihr folgen Leber und andere Drüsen. Lipoidschädigungen des zentralen und peripheren Nervensystems sind wahrscheinlich, aber experimentell noch nicht erforscht.

Bei ausgeprägter experimenteller Hyperthyreose wird dargereichtes Fett wenig oder überhaupt nicht abgelagert. Es verfällt dann rasch der Oxydation und verursacht eine noch weitere Steigerung des an sich abnorm hohen Calorienumsatzes. Nur im Beginn der Schilddrüsenfütterung, wo das Fettbindungsvermögen der Organe noch nicht erheblich geschädigt ist, kann die Fettzufuhr nützlich sein. In diesem Fall ist der Fettverlust der Organe nicht so groß, ebenso sind die Erhöhung des Calorienumsatzes und die Störung des Glykogenstoffwechsels der Leber nicht so intensiv wie bei Zufuhr von Thyreoidea allein.

Nach den bisherigen Ergebnissen scheint der Fettgehalt der Organe für die Auswirkung des Schilddrüsenhormons von Bedeutung zu sein: je fettärmer die Peripherie ist, desto stärker reagiert sie auf einen Hormonüberschuß; umgekehrt verleiht ein normaler oder etwas erhöhter Fettgehalt einen gewissen Schutz gegen eine übermäßige Schädigung seitens des Thyreoideainkrets.

Über die Veränderungen des Fett-Cholesteringehaltes des Blutes bei Schilddrüsenmangel liegen einander widersprechende Angaben vor. Beim Basedow wurden mehrmals erniedrigte Blutcholesterinwerte beobachtet.

V. Einfluß der Schilddrüsenstoffe auf den Stickstoffumsatz.

Es gibt eine Reihe von Hormonen, welche vorwiegend nur bestimmte Abschnitte des Gesamtstoffwechsels beeinflussen. Insulin, Adrenalin regulieren hauptsächlich den Kohlehydratumsatz, das Parathyreoideahormon den Ca-Stoffwechsel usw. Beim Thyreoideainkret haben wir es dagegen mit einer Substanz zu tun, welche in sämtliche Zweige des Stoff- und Energiehaushaltes eingreift und somit befähigt ist, innerhalb kurzer Zeit eine bedeutende Umstellung der Zelltätigkeit zu bewirken. Trotzdem der Organismus immer bestrebt ist, seinen Eiweißbestand zu schonen, kann er doch auf die Dauer dem Angriff eines Thyreoideaüberschusses nicht widerstehen, und bald früher, bald später kommt es zu erheblichen Stickstoffverlusten. Eine solche Verschlechterung der N-Bilanz gehört bei der genuinen oder experimentellen Hyperthyreose durchaus zur Regel; sie wurde am Menschen in einer sehr großen Anzahl von Untersuchungen festgestellt (FR. v. MÜLLER[1], W. SCHOLZ[2], C. A. EWALD[3], RICHTER[4], VERMEHREN[5], BLEIBTREU und WENDEL-BADT[6], ORA und WHITE[7] u. v. a.).

---

[1] MÜLLER, FR.: Dtsch. Arch. klin. Med. **51**, 335 (1893). — PUTMANN: Amer. Trans. 8 (1893). — DAWIES, YORKE: Brit. med. J. **1894**.
[2] SCHOLZ, W.: Zbl. inn. Med. **16**, 1041, 1069 (1895).
[3] EWALD, C. A.: Berl. klin. Wschr. **1895**, 355.
[4] RICHTER: Zbl. inn. Med. **1896**.   [5] VERMEHREN: Dtsch. med. Wschr. **1893**, Nr 11.
[6] BLEIBTREU u. WENDEL-BADT: Dtsch. med. Wschr. **1895**, 346.
[7] ORA u. WHITE: Brit. med. J. **1893**, 217.

Die Wirkung des Jodothyrins auf den N-Stoffwechsel wurde von Baumann und Roos[1], von F. Voit[2] und von Treupel[3] u. a. untersucht. Über Veränderungen des N-Stickstoffwechsels des Hundes nach Schilddrüsenzufuhr berichten R. Georgiewsky[4], F. Voit[2], B. Schöndorff[5], Roos[6] und eine große Anzahl anderer Autoren (vgl. A. Magnus-Levy[7], A. Streyer, G. v. Bergmann, A. Orgler[8], Th. und A. Kocher und Mitarbeiter Fonio, Peillon, Frey, Courvoisier, Lanz[9], F. P. Underhill und T. Saiki[10]). Weitere Literatur siehe bei E. Grafe[11].

Nach Thyroxineingabe kommt es ebenfalls zu einer Erhöhung des Eiweißumsatzes. Außer den Arbeiten von W. M. Boothby (vgl. weiter unten) liegen darüber mehrere andere Untersuchungen vor. Es sei diesbezüglich auf die Arbeit von A. Schittenhelm und B. Eisler[12] verwiesen, die sich mit der Thyroxinwirkung auf den Eiweißstoffwechsel von Mensch und Tier beschäftigt.

a) Herkunft der erhöhten N-Ausscheidung.

Über die Herkunft des erhöht ausgeschiedenen Stickstoffs wurden verschiedene Ansichten geäußert. B. Schöndorff[13] meinte, es werden mit der verstärkten Diurese die stickstoffhaltigen Stoffwechselschlacken aus dem Körper ausgeschwemmt, ohne daß es zu einem Angriff auf das Organeiweiß kommt. Diese Auffassung wird nicht mehr geteilt. Vielfach wird die erhöhte Eiweißzerlegung mit dem erhöhten Zuckerbedarf des hyperthyreoidisierten Organismus in Zusammenhang gebracht. Die Stoffwechsellehre kennt zahlreiche Fälle, wo es bei einer Störung des Kohlehydratumsatzes zugleich zu einer gesteigerten N-Ausscheidung kommt. Beispiele dieser Art liefert der akute Diabetes nach Pankreasentfernung, der Phlorrhizindiabetes, die Injektion von Adrenalin, von Tetrahydronaphthylamin u. a. In all diesen Fällen wird die Leber glykogenfrei, die Calorienproduktion steigt an, der Kohlehydratbedarf ist erhöht, und da die Leber auch aus Eiweiß Zucker bilden kann, wird das Protein zur Zuckerlieferung herangezogen. Dazu gehört wahrscheinlich auch die Erhöhung der N-Ausscheidung im Fieber, wo die Glykogenreserven vermindert sind.

Die Umwandlung von Eiweiß in Kohlehydrat stellt einen exothermen Vorgang dar, bei welchem bloß etwa die Hälfte der im Eiweiß gespeicherten Energie in Form von Zucker erhalten werden kann (G. Lusk[14]). Etwa 50% der Calorien gehen bei einer solchen Umbildung verloren und müssen natürlich eine Steigerung des Wärmeumsatzes herbeiführen.

Ein weiterer Grund für die Zunahme der Calorienproduktion bei Störungen des Kohlehydratstoffwechsels könnte in der spezifisch-dynamischen Wirkung

---

[1] Baumann, E., u. E. Roos: Hoppe-Seylers Z. **21**, 319, 481 (1895—96). — Baumann, E.: Hoppe-Seylers Z. **22**, 1 (1896). — Roos, E.: ebenda. **21**, 19 (1895); **22**, 18 (1896).

[2] Voit, F.: Z. Biol. **35**, 116 (1897).

[3] Treupel: Münch. med. Wschr. **1896**, 117, 884.

[4] Georgiewsky, K.: Z. klin. Med. **33**, 153 (1897).

[5] Schöndorff, B.: Pflügers Arch. **67**, 395 (1897).

[6] Roos: Über Schilddrüsentherapie und Jodothyrin. Freiburg u. Leipzig.

[7] Magnus-Levy, A.: v. Noordens Handb. d. Path. d. Stoffw., 2. Aufl., **2**, 325 (1907).

[8] Streyer, A., G. v. Bergmann u. A. Orgler: Z. exper. Path. u. Ther. 4 (1907); 5 (1909).

[9] Th. u. A. Kocher u. Mitarbeiter Fonio, Peillon, Frey, Courvoisier, Lanz: Mitt. Grenzgeb. Med. u. Chir. **24** (1911); **28** (1914); **29** (1917).

[10] Underhill, F. P., u. T. Saiki: J. of biol. Chem. 5, 225 (1908).

[11] Grafe, E.: Erg. Physiol. **22**, 241 (1923).

[12] Schittenhelm, A., u. B. Eisler: Z. exper. Med. **61**, 239 (1928).

[13] Schöndorff, B.: Pflügers Arch. **67**, 395 (1897).

[14] Lusk, G.: Science of Nutrition, 4. Aufl., S. 209. Philadelphia: W. B. Sanders Co. 1928.

des Eiweißes und des Fettes erblickt werden (H. Chr. Geelmuyden[1]). Großer Zuckerbedarf bedeutet in solchen Fällen eine erhöhte Eiweißzerlegung, der verstärkte Eiweißumsatz facht die Calorienproduktion infolge der spezifisch-dynamischen Wirkung noch weiter an und so bildet sich ein Circulus vitiosus aus. Ähnliches gilt in geringerem Maße vom Fett. Diese Vorgänge dürften aber bei besonders großen Eiweißverlusten in Betracht fallen, bei den üblichen hyperthyreotischen N-Steigerungen spielen sie keine ausschlaggebende Rolle.

Es ist nicht möglich, die Erhöhung der N-Ausscheidung einzig und allein durch die Annahme einer gesteigerten Umbildung von Eiweiß in Kohlehydrat zu erklären. Man hat versucht, die Tiere während der Hyperthyreoidisation reichlich, ja sogar ausschließlich mit Zucker zu ernähren. Der Kohlehydratbedarf war vollauf gedeckt, es kam aber trotzdem zu einer erhöhten N-Ausscheidung. Einer solchen Methode[2] bedienten sich z. B. A. Rhode und M. Stockholm[3], sowie R. E. Marks[4]. Ferner haben H. J. Deuel, J. und K. Sandiford und W. M. Boothby[5] bei einem Menschen, der eiweißfrei, fettarm, aber kohlehydratreich ernährt wurde, nach Thyroxinzufuhr eine typische Erhöhung der N-Ausscheidung erzielt.

Würde die Eiweißzerlegung nur der Zuckerbildung und dem Zuckerverbrauch dienen, so müßten direkte Beziehungen zwischen der Höhe der Calorienproduktion und der Größe der N-Ausscheidung bestehen. Solche lassen sich aber nicht nachweisen. Das geht sowohl aus älteren, wie aus neueren Untersuchungen hervor[6]. In einem Hungerversuch am Hund fand B. Kommerell[7] nach Schilddrüsenzufuhr folgende Beteiligung des N- und des Fettumsatzes an der Calorienproduktion:

Tag nach Beginn der Schilddrüsenzufuhr	Grundumsatzerhöhung cal/Min = %	Die Erhöhung wird bestritten	
		durch Fett cal	durch Eiweiß cal = %
4. Tag	67,4 cal = 20,6	40	27,4 = 40,6
5. „	70,4 cal = 22	48	22,4 = 31,8
6. „	61,8 cal = 19,7	36	25,8 = 41,8
7. „	133,4 cal = 43,6	93	40,4 = 30,3
8. „	97,1 cal = 32,5	75	23,1 = 23,8
9. „	130,3 cal = 44,6	105	25,3 = 19,4

Der Grundumsatz ist während der angeführten Zeit mehr als um das Doppelte gestiegen, die Eiweißzerlegung hielt damit nicht Schritt, sie ist sogar sehr beträchtlich zurückgegangen. Die Tabelle zeigt ferner, daß nicht das Eiweiß, sondern hauptsächlich das Fett zur Deckung des gesteigerten Energiebedarfs herangezogen wurde. Man muß daher annehmen, daß die gesteigerte Eiweißzerlegung nicht nur dem teleologischen Vorgang der Kohlehydratneubildung

---

[1] Geelmuyden, H. Chr.: Erg. Physiol. **21**, 357 (1922).
[2] Rhode, A., u. M. Stockholm: J. of biol. Chem. **37**, 305 (1919).
[3] Marks, R. E.: Pflügers Arch. **209**, 435 (1925).
[4] Die Verwendung bloßer Zuckerdiät bei Hyperthyreoseversuchen ist nicht zweckmäßig. Abgesehen von der Einseitigkeit des Futters und dem Fehlen der Stickstoff-, Mineral- und Vitaminsubstanzen stellt eine solche Kohlehydratüberladung den an sich geschädigten Leberstoffwechsel vor besonders schwere Aufgaben. Selbst beim normalen Tier ruft längerdauernde Zufuhr von Glykose oder Fructose schwere *Leberschädigungen* hervor [vgl. A. Gigon: Z. exper. Med. **40**, 1 (1924). — Eisner, G.: Ebenda **52**, 214 (1926)].
[5] Deuel, H. J., J. u. K. Sandiford u. W. M. Boothby: J. of biol. Chem. **76**, 407 (1928).
[6] Boothby, W. M., J. Sandiford, K. Sandiford u. J. Slosse: Erg. Physiol. **24**, 728 (1925).
[7] Kommerell, B.: Biochem. Z. **208**, 112 (1929).

untergeordnet ist, sondern daß sie zugleich den Ausdruck einer unverkennbaren Störung des Eiweißstoffwechsels darstellt[1].

b) Verlauf der N-Ausscheidung.

Die Beeinflussung der N-Ausscheidung zeigt sich nicht unmittelbar nach Eingabe des Schilddrüsenpräparates, sondern erst nach kürzerer oder längerer Zeit. Die Ursache dürfte ebenso wie beim Hunger in dem primären Angriff der Thyreoideasubstanz auf die Kohlehydratreserven zu suchen sein. Erst etwas später kommt es zu einem Übergriff der Schädigung auf den Eiweißstoffwechsel. Ist nun die Erhöhung der N-Ausscheidung eingetreten, so verläuft sie nicht streng kontinuierlich. Vielmehr folgt einem Tag mit stark gesteigerter N-Ausfuhr ein Tag, wo die N-Bilanz sich wieder bessert usw. Diese periodischen N-Schwankungen sind ziemlich charakteristisch, machen aber bei länger fortgesetzter Schilddrüsenbehandlung einer mehr stationären Stickstoffausscheidung Platz. Auf diese Eigentümlichkeit hat bereits A. MAGNUS-LEVY[2] aufmerksam gemacht, sie trat in den ausgedehnten Untersuchungen von W. M. BOOTHBY, J. SANDIFORD, K. SANDIFORD und J. SLOSSE[3] sowohl an myxödematösen wie an normalen Personen besonders deutlich hervor.

Das Verhältnis der Stickstoffverluste zum Gesamtkörpergewichtsverlust war bei allen drei von BOOTHBY untersuchten Patienten: 1,9 oder 2,0 zu 100. Dieser Befund, sowie der allmähliche Ausgleich der N-Verluste, führte W. M. BOOTHBY und Mitarbeiter zur Vorstellung, daß durch die Thyreoideasubstanzen nicht das eigentliche Organeiweiß, sondern das sog. Vorratseiweiß angegriffen wird. Ist aber dieses erschöpft, so soll auch die erhöhte N-Abgabe aufhören. Dieses Vorratseiweiß soll nach BOOTHBY ein kolloidales System mit etwa 2% N darstellen und in bezug auf seinen N-Gehalt zwischen dem Blutplasma mit 1% und dem Muskel mit 3% N zu stehen kommen.

Es darf sowohl für den Eiweiß- wie für den Kohlehydratstoffwechsel angenommen werden, daß die erhöhte Zersetzung zuerst das Reserve- und dann das Organmaterial trifft. Fraglich bleibt aber, ob man die Beeinflussung des Eiweißumsatzes durch die Thyreoideastoffe nur auf die Ausschwemmung, Verarbeitung und Eliminierung des Vorratseiweißes beschränken soll. Höchstwahrscheinlich kommt es während einer etwas intensiveren Schilddrüsenbehandlung auch zu einer Zersetzung von Organeiweiß. Das Abklingen der zu hohen N-Verluste braucht nicht auf einer Erschöpfung des Reserveeiweißes zu beruhen. Die allgemeinen regulatorischen Vorgänge, die während einer längerdauernden Schilddrüsenzufuhr in Aktion treten (vgl. S. 105), setzen den N-Verlust herab. Auch der erhöhte Gaswechsel ist ebenso wie der vermehrte N-Umsatz großen Schwankungen unterworfen, und auch dieser wird mit der Zeit infolge einer Selbstregulation kleiner. Nur fallen die regulatorischen Vorgänge des Grund- und des N-Umsatzes zeitlich nicht zusammen. Sie treten beim N-Umsatz früher auf und haben dann zur Folge, daß nicht nur die N-Ausscheidung, sondern auch die spezifisch-dynamische Eiweißwirkung abnimmt, während Gaswechsel und Calorienproduktion noch sehr hoch sein können (vgl. Abschnitt über die spezifisch-dynamische Wirkung). Diese im Laufe der Schilddrüsenbehandlung auftretenden und dann immer intensiver werdenden Neigungen des Organismus

---

[1] Vgl. die gegenteilige Ansicht von E. C. KENDALL: Thyroxine, S. 74ff. New York: The Chemical Catalog Comp. 1929.

[2] MAGNUS-LEVY, A.: Z. klin. Med. **52**, 201 (1904) — v. Noordens Handb. d. Pathol. d. Stoffwechsels.

[3] BOOTHB , W. M., J. SANDIFORD, K. SANDIFORD u. J. SLOSSE: Erg. Physiol. **24**, 728 (1925).

zur N-Retention verleihen der Kurve der N-Ausscheidung ihr charakteristisches Aussehen. Die Quelle der erhöhten Eiweißverluste wurde auch von L. LICHT-WITZ und L. CONITZER[1] analysiert. Die Stoffwechselversuche der Autoren an einer myxödematösen Patientin ergaben keine sicheren Anhaltspunkte dafür, daß während der Zeit der negativen N-Bilanz unter der Thyreoidinwirkung ein bestimmtes einheitliches Eiweiß mit 2% N zum Zerfall kam. Vielmehr fanden L. LICHTWITZ und L. CONITZER, daß während der Schilddrüsenzufuhr zuerst bedeutend mehr Wasser, später bedeutend mehr N ausgeschieden wird, als dem berechneten Verhältnis von 2:100 entsprechen würde. Die Quelle der er-höhten N-Ausscheidung wurde letzthin wieder von W. M. BOOTHBY und Mit-arbeitern[2] studiert. Die Autoren berichten über einen Thyroxinversuch an einem gesunden Menschen, der 30 Tage lang vor der Thyroxindarreichung eine eiweißfreie Nahrung erhielt. Die Versuchsperson (H. J. DEUEL) verlor dabei 149 g N (931 g Körpereiweiß), das abgelagerte Eiweiß war also ziemlich angegriffen. Trotzdem bewirkte die Thyroxininjektion eine rasche Zunahme der N-Ausscheidung, die am 7. Tage fast um das Doppelte erhöht war. Nach-trägliche Einspritzungen von Thyroxin brachten ebenfalls erhöhte Eiweißzer-legung. Der Ausfall dieses Versuches kann verschieden gedeutet werden, ein Angriff auf das Organeiweiß ist aber in diesem Fall sehr wahrscheinlich.

Für einen Abbau des Organ- und nicht nur des Vorratseiweißes durch das Schilddrüsenhormon tritt auch B. KOMMERELL[3] auf Grund eigener Versuche ein.

c) Beteiligung der einzelnen N-Fraktionen an der erhöhten Stickstoffausscheidung.

Ein Überschuß von Thyreoideasubstanz bewirkt in erster Linie eine Erhöhung der Harnstoffausscheidung, doch können dabei auch andere stickstoffhaltige Harnbestandteile in vermehrter Menge in den Urin übergehen. Dieses trifft besonders für das Kreatin zu, dessen Anwesenheit im Harn beim mit Schilddrüse behandelten Menschen SCHOLZ[4] fest-gestellt hat. R. A. KRAUSE und W. CRAMER[5] sowie H. BEUMER und C. ISEKE[6], C. ISEKE[7], D. A. CARSON[8] u. a. haben nach Darreichung von Thyreoidea sowohl beim Erwachsenen als auch beim Kinde Zunahmen der Kreatinausscheidung beobachtet. Ebenso ruft Injektion von Thyroxin den Übertritt von Kreatin in den Harn hervor (W. M. BOOTHBY, J. SANDI-FORD, K. SANDIFORD und J. SLOSSE[9]). Sobald die Schilddrüsenwirkung abklingt, verschwindet auch das Kreatin aus dem Harne. Ebenso wie der Mensch, reagiert auch das Tier auf Schild-drüsenzufuhr mit einer Eliminierung von Kreatin (E. G. GROSS und H. STEENBOCK[10], P. SCHENK[11], R. E. MARK[12], Y. TAKAHASI[13] u. a.). Die thyreogene Kreatinurie soll beim Schwein besonders ausgesprochen sein.

Die normale Kreatinurie der Kinder scheint nur unwesentlich von der Thyreoidea abzuhängen, denn sie bleibt auch nach der Schilddrüsenentfernung, allerdings in etwas ge-schwächter Form, erhalten (A. PALLADIN und E. SSAWRON[14, 15]).

---

[1] LICHTWITZ, L., u. L. CONITZER: Z. exper. Med. **56**, 527 (1927).
[2] DEUEL, H. J., J. u. K. SANDIFORD u. W. M. BOOTHBY: J. of biol. Chem. **76**, 407 (1928).
[3] KOMMERELL, B.: Biochem. Z. **208**, 126 (1929).
[4] SCHOLZ: Z. exper. Path. u. Ther. **2** (1905).
[5] KRAUSE, R. A., u. W. CRAMER: J. of Physiol. **44**, 23 Proceedings (1912).
[6] BEUMER, H., u. C. ISEKE: Berl. klin. Wschr. **57**, 178 (1920).
[7] ISEKE, C.: Mschr. Kinderheilk. **21**, 337 (1921).
[8] CARSON, D. A.: Proc. Soc. exper. Biol. a. Med. **25**, 382 (1928).
[9] BOOTHBY, W. M., J. SANDIFORD, K. SANDIFORD u. J. SLOSSE: Erg. Physiol. **24**, 743 (1925).
[10] GROSS, E. G., u. H. STEENBOCK: J. of biol. Chem. **47**, 33, 45 (1921).
[11] SCHENK, P.: Arch. f. exper. Path. **95**, 45 (1922).
[12] MARK, R. E.: Pflügers Arch. **209**, 457 (1925).
[13] TAKAHASI, Y.: Okayama-Igakkai-Zasshi (jap.) **442**, 1171 (1926). (Deutsch.)
[14] PALLADIN, A., u. E. SSAWRON: Biochem. Z. **191**, 1 (1927).
[15] Über den Einfluß des Schilddrüsenhormons auf den Kreatinstoffwechsel vgl. auch O. NEUBAUER: Ds. Handb. **5**, 951 (1929).

132   I. ABELIN: Die Physiologie der Schilddrüse.

Schilddrüsenfütterung verursacht eine sehr starke Abnahme des Kreatin-Kreatiningehaltes der Leber und des Muskels. Ebenso wie beim Glykogen erleidet die Leber stärkere Verluste als die Muskulatur (I. ABELIN und W. SPICHTIN[1]). Diese Kreatin-Kreatininverminderung steht wahrscheinlich mit dem Mangel an Leber- und Muskelglykogen in Zusammenhang.

Die Menge des Kreatinins sowie die der Harnsäure wird nach Schilddrüsenzufuhr nur unbedeutend oder gar nicht verändert (R. A. KRAUSE und W. CRAMER[2], BOOTHBY und Mitarbeiter[3], L. LICHTWITZ und L. CONITZER[4]). Ebenso erleidet der Ammoniakgehalt des Harnes keine wesentlichen Veränderungen (W. M. BOOTHBY und Mitarbeiter[3], R. E. MARK[5], H. J. DEUEL, J. u. K. SANDIFORD, W. M. BOOTHBY[6]).

Harnsäureausscheidung bei einer Myxödematösen vor und nach Schilddrüsenzufuhr.
(Nach L. LICHTWITZ und L. CONITZER[7].)

Harnsäure in g pro 24 Stunden

a) *normal*:

0,520   0,550   0,642

b) *Von nun an Thyreoidin*:

0,637   0,764   0,622   0,627   0,616   0,651   0,659   0,748   0,340   0,578   0,406   0,093(?)
0,667   0,713   0,630   0,542   0,504   0,943   0,600   0,535   0,491   0,483   0,616   0,590
0,426   0,489   0,588   0,417   0,541

Harnsäure-N im Blut in mg.   (Nach W. M. BOOTHBY und Mitarbeitern[8].)

| Versuchsperson | Vor | Nach | Versuchsperson | Vor | Nach | | | Vor | Nach |
	Thyroxin			Thyroxin				Thyroxin	
Gesunder	1,4	1,3	Fall von	1,6	1,7	1,4	Fall von	1,7	1,5
Mensch	1,4	1,4	Myxödem	1,4	1,4	1,4	Myxödem	1,4	1,4
		1,4			1,5	1,4			1,7
		1,5			1,4	1,4			1,7
		1,5			1,2	1,4			1,7
					1,4	1,4			1,7
					1,3	1,5			1,7
					1,4	1,5			1,7
						1,6			
						1,4			

R. WAKABAYASHI[9] sah beim experimentellen und genuinen Hyperthyreoidismus ein Anwachsen des „Nicht-Harnstoff-N" (Allantoin-Harnsäure-Purinbasen-N), bei Fällen von Hypothyreoidismus umgekehrt eine Erniedrigung dieser Werte, hauptsächlich des Allantoin- und Purinbasen-N, während die Harnsäuremengen unverändert blieben. Auf Schilddrüsenzufuhr reagierten die Hypothyreosen mit einer Erhöhung sowohl des Harnstoff- wie des „Nicht-Harnstoff"-N.

Die Lage der Harnquotienten C:N und Vakat-O:N wird beim Hund weder nach Schilddrüsenzufuhr noch nach der Thyreoidektomie verändert. Beim Kaninchen ergibt die Schilddrüsenmedikation eine Senkung beider Quotienten (H. WADA[10], L. KOROWITZKY[11]).

Bei Myxodematösen wird nach Thyroxinzufuhr der Blutharnstoff und der Rest-N zuerst erhöht, dann bleibt er normal bis subnormal (W. M. BOOTHBY und Mitarbeiter[12]).

[1] ABELIN, I., u. W. SPICHTIN: Unveröffentlichte Versuche.
[2] KRAUSE, R. A., u. W. CRAMER: Zitiert auf S. 131.
[3] BOOTHBY, W. M. u. Mitarbeiter: Zitiert auf S. 131.
[4] LICHTWITZ, L., u. L. CONITZER: Zitiert auf S. 131.
[5] MARK, R. E.: Pflügers Arch. **209**, 457 (1925).
[6] DEUEL, H. J., J. u. K. SANDIFORD, W. M. BOOTHBY: J. of biol. Chem. **76**, 407 (1928).
[7] LICHTWITZ, L., u. L. CONITZER: Z. exper. Med. **56**, 529 (1927).
[8] BOOTHBY, W. M. u. Mitarbeiter: Erg. Physiol. **24**, 749—751 (1925).
[9] WAKABAYASHI, R.: Fol. endocrin. jap. **2**, 415, 478 (1926). (Deutsche Zusammenfassung.)
[10] WADA, H.: Biochem. Z. **174**, 392 (1926).
[11] KOROWITZKY, L.: Z. exper. Med. **63**, 340 (1928).
[12] BOOTHBY, W. M., J. u. K. SANDIFORD u. J. SLOSSE: Erg. Physiol. **24**, 743 (1925); vgl. die Tabellen 2 und 3.

d) Der Hunger-N-Umsatz nach Schilddrüsenverlust.

Eine lebhafte Diskussion rief die Frage des Stickstoffumsatzes hungernder schilddrüsenloser Tiere hervor. H. Eppinger, W. Falta und C. Rudinger[1] gaben an, daß der Hunger-N-Stoffwechsel schilddrüsenloser Hunde beträchtlich niedriger liegt als der von Normaltieren gleichen Körpergewichts. Für die Bedeutung der Schilddrüse im Hungerstoffwechsel traten auch G. Mansfeld und F. Müller[2] und G. Mansfeld und E. Hamburger[3] ein. Sie stellten fest, daß Sauerstoffmangel bei schilddrüsenlosen Tieren keinen gesteigerten Eiweißzerfall erzeugt, und daß bei thyreoidektomierten Kaninchen die prämortale Stickstoffsteigerung bedeutend niedriger ausfällt als bei Normaltieren. Nach Mansfeld und seinen Mitarbeitern soll die prämortale Hunger-N-Steigerung dadurch zustande kommen, daß die toxischen Zerfallsprodukte einen Reiz auf die Schilddrüse ausüben. Eine ähnliche Ansicht äußerte auch Ehrenberg[4]. Die Auffassung von Mansfeld wurde von P. Hári[5] und von E. Mangold[6] bekämpft. P. Hári behauptet, daß auch bei normalen Kaninchen während des Hungerns die prämortale N-Steigerung fehlen kann, und E. Mangold fand dann bei schilddrüsenlosen Hunden eine typische Erhöhung der N-Ausscheidung in den letzten Hungertagen. Nach W. Klein[7] soll auch der Gaswechel schilddrüsenloser hungernder Hunde ein normales Verhalten zeigen.

Diese widersprechenden Angaben erlauben kein Urteil darüber, ob bei schilddrüsenlosen Tieren der Hunger-N-Stoffwechsel atypisch verläuft. Eine erhöhte Tätigkeit der Schilddrüse am Ende einer langdauernden Hungerperiode erscheint etwas unwahrscheinlich, da man dabei, wenigstens histologisch, oftmals eine ziemlich weitgehende Atrophie und eine erhebliche Gewichtsabnahme des Thyreoideaorgans festgestellt hat. Zu bemerken ist ferner, daß schilddrüsenlose Tiere durchaus nicht immer Retentionen von N aufweisen (vgl. E. Abderhalden[8]). Andererseits wird aber berichtet, daß es einzelne Formen oder einzelne Phasen der Hypothyreose gibt, wo eine Zurückhaltung von Eiweiß deutlich in Erscheinung tritt. (Näheres über den Stoffumsatz bei Hypo- und Hyperthyreose vgl. im Abschnitt „Pathologische Physiologie der Schilddrüse" von R. Isenschmid und bei E. Grafe: Die pathologische Physiol. des Gesamtstoff- und Kraftwechsels, S. 241. München: J. F. Bergmann 1923.)

Zusammenfassung.

Die Erhöhung der N-Ausscheidung im Harn während der Schilddrüsenzufuhr betrifft fast ausschließlich die Harnstoffeliminierung. Die übrigen stickstoffhaltigen Harnbestandteile (Harnsäure, Purinbasen, Ammoniak, beim Hund Allantoin) erleiden entweder keine oder keine nennenswerten Veränderungen. Ein Auftreten von Kreatin im Harn wurde mehrfach beobachtet.

Leber und Muskel von hyperthyreoidisierten Ratten weisen starke Verluste an Gesamtkreatinin auf.

Die N-Ausscheidung nimmt keinen geradlinig aufsteigenden Charakter, sondern einen zickzackförmigen Verlauf mit abwechselnd erhöhten und erniedrigten Werten an. Sie kann während einer längerdauernden, nicht übermäßigen Schilddrüsenbehandlung, trotz bestehender Grundumsatzerhöhung, fast konstante Zahlen aufweisen, oder sogar zur Norm zurückkehren.

Der erhöhte Eiweißumsatz ist zum Teil Folge einer verstärkten Kohlehydratbildung aus Protein, zum Teil Ausdruck einer spezifischen Beeinflussung des Eiweißstoffwechsels, welche aber nicht nur das Vorrats-, sondern auch das Organeiweiß betrifft.

---

[1] Eppinger, H., W. Falta u. C. Rudinger: Z. klin. Med· **66**, 1 (1908).
[2] Mansfeld, G., u. F. Müller: Pflügers Arch. **143**, 157 (1911).
[3] Mansfeld, G., u. E. Hamburger: Pflügers Arch. **152**, 150 (1913).
[4] Ehrenberg: Theoretische Biol., S. 142. Berlin: Julius Springer 1923.
[5] Hári, P.: Pflügers Arch. **176**, 123 (1919). (Daselbst weitere Literatur.)
[6] Mangold, E.: Biochem. Z. **168**, 178 (1926).
[7] Klein, W.: Biochem. Z. **168**, 187 (1926).
[8] Abderhalden, E.: Pflügers Arch. **208**, 476 (1925).

VI. Die Beeinflussung der spezifisch-dynamischen Nährstoffwirkung durch die Schilddrüse.

a) Allgemeine Vorstellungen über die spezifisch-dynamische Wirkung.

Viel besprochen, aber auch lebhaft umstritten ist das Kapitel der spezifisch-dynamischen Nahrungswirkung und ihre Beeinflussung durch die Schilddrüsentätigkeit. Man hat, dem jeweiligen Stande der Wissenschaft folgend, eine große Reihe von Hypothesen zur Erklärung der spezifisch-dynamischen Wirkung herangezogen, ohne daß eine exakte Erfassung des Vorganges bis jetzt möglich war. Unzweifelhaft spielen hier eine große Reihe bis heute noch vollkommen unbekannter Faktoren hinein, welche selbst die plausibelsten Theorien umstoßen. Es kann sich daher im nachfolgenden bloß um eine ganz kurze Besprechung der *allgemeinen Richtlinien* handeln, denen die spezifisch-dynamische Wirkung bei der experimentellen Hyperthyreose zu folgen scheint.

Die chemische Energie wird vom tierischen Organismus normalerweise so verarbeitet, daß ein Teil derselben in Form von Wärme auftritt und der übrige Teil entweder in andere Energieformen umgewandelt oder vom Körper als chemische Energie zurückbehalten wird. (Es gilt hier die Formel: $U = F + Q$, wo „U“ den Vorrat an chemischer Energie, „Q“ die Wärmebildung und „F“ alle übrigen Energieformen bedeutet.) Die Stoffwechselstörung nach Schilddrüsenzufuhr (und wahrscheinlich auch beim Basedow) besteht höchstwahrscheinlich darin, daß die chemische Energie, die wichtigste Lebensquelle, nicht mehr so ökonomisch verwertet wird, und zwar hauptsächlich wegen des ungenügenden Wiederaufbauvermögens der Zellen. Da „F“ geringer wird, wird „Q“ anwachsen, d. h. es kommt zu einer Steigerung der Oxydationen, sei es auf Kosten der organisierten Körpersubstanz, sei es auf Kosten der aufgenommenen Nahrungsstoffe. Das erstere hat eine Erhöhung des Grundumsatzes, das letztere eine Zunahme der sog. spezifisch-dynamischen Wirkung zur Folge. Beide Erscheinungen gehören zum Stoffwechselbilde der mit Schilddrüse behandelten Tiere (I. ABELIN[1]).

In neuerer Zeit wurde versucht, die Ergebnisse der MEYERHOF-HILLschen Forschungen über den Kohlehydratstoffwechsel des Muskels auf die Vorgänge der spezifisch-dynamischen Wirkung zu übertragen. Prinzipiell ähnliche Vorgänge wie bei der Muskeltätigkeit dürften sich auch bei der Bildung von Zellsubstanz aus den Zwischenprodukten des Nahrungsstoffwechsels abspielen. Auch hier wird durch die Verbrennung des einen Teiles der Zwischenstufen der Wiederaufbau des anderen Teiles ermöglicht. Diese Ansichten sind von H. CHR. GEELMUYDEN[2] und E. AUBEL[3] geäußert worden. Sie sind geeignet, einen Teil, vielleicht sogar einen erheblichen Teil der Erscheinungen der spezifisch-dynamischen Wirkung dem Verständnis näherzubringen. Diesen Vorstellungen schlossen sich O. MEYERHOF, K. LOHMANN und R. MEIER[4], I. ABELIN und B. KOBORI[5], F. MEYER[6] an. Auch andere Ansichten wurden neuerdings über die spezifisch-dynamische Wirkung geäußert. Nach O. KRUMMACHER[7] unterliegt dieselbe dem Massenwirkungsgesetze, und nach G. MANSFELD und Z. HORN[8] bestehen (bei einzelligen Lebewesen) gewisse Beziehungen zwischen der spezifisch-dynamischen Wirkung und dem Nährstoffangebot, resp. der Nährstoffkonzentration in der Umgebung („Symmetrophie“). (Über die Ansichten von H. POLLITZER und E. STOLZ, sowie über das sogenannte prodeinodynamische Gesetz vgl.[9]).

[1] ABELIN, I.: Sitzgsber. Schweiz. Nat. Ges. **1922** — Klin. Wschr. **1922**, 2188; **1923**, 2291 — Biochem. Z. **137**, 273 (1923); **149**, 109 (1924); **152**, 29 (1924); **154**, 52 (1924); **186**, 1 (1927).

[2] GEELMUYDEN, H. CH.: Über d. spez.-dyn. Wirkg. d. Nahrungsst. Erg. Physiol. **24**, 1 (1925).

[3] AUBEL, E.: L'action dyn. spéc. Ann. de Physiol. **1**, 31 (1925).

[4] MEYERHOF, O., K. LOHMANN u. R. MEIER: Biochem. Z. **157**, 459 (1925).

[5] ABELIN, I., u. B. KOBORI: Biochem. Z. **186**, 3 (1927).

[6] MEYER, F.: Biochem. Z. **208**, 127 (1929).

[7] KRUMMACHER, O.: Erg. Physiol. **27**, 188 (1928).

[8] MANSFELD, G., u. Z. HORN: Biochem. Z. **209**, 34 (1929).

[9] POLLITZER, H. und E. STOLZ: Klin. Wschr. 4, 2114 (1925); **5**, 109 (1926) — Wien. Arch. inn. Med. **11**, 319 (1925); **12**, 169 (1926).

b) Die spezifisch-dynamische Wirkung bei der experimentellen Hyperthyreose.

Betrachten wir zuerst die Veränderungen der spezifisch-dynamischen Wirkung bei der experimentellen Hyperthyreose. Der oxydative Stoffwechsel ist erhöht, das Restitutionsvermögen der Zellen geschädigt. Die Zwischenprodukte des Nahrungsumsatzes finden keine normale stoffliche Verwendung und werden in erhöhtem Maße in den Dienst des energetischen Stoffwechsels gestellt, die spezifisch-dynamische Wirkung wächst an. Nun treten aber im Laufe der Hyperthyreoidisation auch regulatorische Vorgänge auf, welche die ausgelöste Schädigung gutzumachen suchen. Man erkennt dies an der allmählichen Erniedrigung des N-Umsatzes (vgl. S. 105), an den großen Schwankungen der Calorienproduktion, sowie besonders deutlich an der Größe der spezifisch dynamischen Wirkung[1].

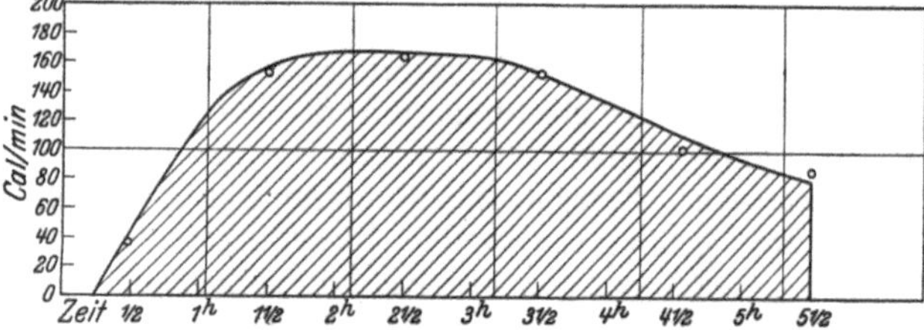

Abb. 50. Hund. Verlauf der spezifisch-dynamischen Wirkung (300 g Fleisch) *vor* der Schilddrüsenbehandlung. (Nach F. MEYER.)

Im Beginn der Schilddrüsenzufuhr kann dieselbe bei Ratten doppelt, dreifach so hoch sein als normal. Darauf wird sie geringer und auf der Höhe der Grundumsatzsteigerung können z. B. nach Eiweißzufuhr normale, oder sogar subnormale spezifisch-dynamische Werte gefunden werden.

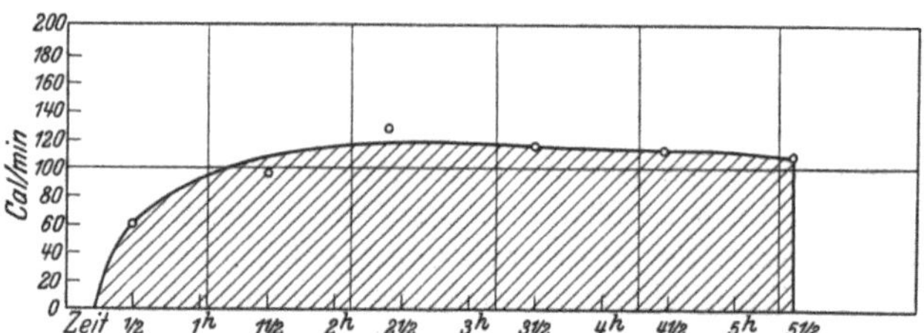

Abb. 51. Derselbe Hund. Spezifisch-dynamische Wirkung von 300 g Fleisch *nach* Behandlung des Tieres mit *mittleren Dosen* getrockneter Schilddrüsensubstanz. (Nach F. MEYER.)

Ein lehrreiches Beispiel für die Erniedrigung der spezifisch-dynamischen Eiweißwirkung im Laufe des Hyperthyreoidisationsversuchs enthält die Arbeit von F. MEYER[2]. Hier wurde ein Hund mit

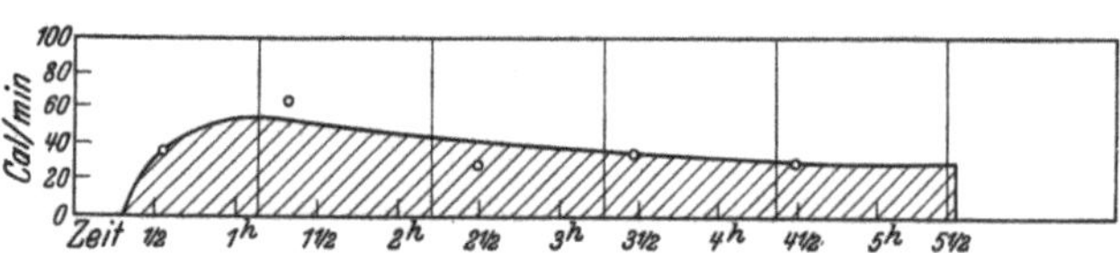

Abb. 52. Derselbe Hund. Spezifisch-dynamische Wirkung von 300 g Fleisch *nach* Behandlung des Tieres mit *großen Dosen* getrockneter Schilddrüsensubstanz. (Nach F. MEYER.)

Fleisch und mit größeren Mengen getrockneter Schilddrüsensubstanz gefüttert, die spezifisch-dynamische Fleischwirkung sank fortwährend und erreichte bei voll ausgeprägter Hyperthyreose bloß 30% der Norm. Also genau das gleiche Bild wie im Rattenversuch und bei manchen Basedowfällen.

Die initiale Zunahme der spezifisch-dynamischen Wirkung kam in den Versuchen von F. MEYER nicht zum Vorschein. Der Autor nimmt daher an, daß unter Schilddrüseneinfluß eine Abnahme der spezifisch-dynamischen Wirkung eintritt. Er ist der Ansicht, daß in seinem Versuch „die Eiweißnahrung ökonomischer als sonst im Körperhaushalt verwertet wurde"[3]. Dies kann nur für die

---

[1] ABELIN, I.: Sitzgsber. Schweiz. Nat. Ges. **1922** — Klin. Wschr. **1922**, 2188; **1923**, 2221 — Biochem. Z. **137**, 273 (1923); **149**, 109 (1924); **154**, 52 (1924).
[2] MEYER, F.: Biochem. Z. **208**, 127 (1929).
[3] Vgl. aber H. EPPINGER; E. KRAUS, G. BRUNI und R. RETTIG, zitiert auf S. 137 u. 138.

„Reparationsphase" der Hyperthyreoidisation[1] zutreffen, nicht aber für den gesamten Verlauf der Schilddrüsenwirkung. Das Ausbleiben der primären Steigerung der spezifisch-dynamischen Wirkung in den Versuchen von F. MEYER kann auf der recht intensiven Schilddrüsenzufuhr beruhen. (Es wurden pro Tag 3—10 g, später 30—45 g getrockneter Schilddrüse gegeben.) Dadurch könnte die erste Phase verdeckt bleiben oder übersprungen werden. Jedenfalls liegen noch zu wenig Anhaltspunkte vor, um mit MEYER eine generelle Einschränkung der spezifisch-dynamischen Wirkung nach Schilddrüsenzufuhr anzunehmen. Dagegen sprechen auch manche klinische Erfahrungen.

Zwischen der Grundumsatzerhöhung und der Zunahme der spezifisch-dynamischen Wirkung bestehen also ziemlich verwickelte Verhältnisse. Das Maximum der spezifisch-dynamischen Wirkung braucht nicht mit dem Maximum der Ruheumsatzerhöhung zusammenzufallen. Im großen und ganzen tritt nach Schilddrüsenzufuhr die Steigerung der spezifisch-dynamischen Wirkung rascher ein und klingt auch schneller ab, als die entsprechenden Veränderungen des Ruheumsatzes. Das schnelle Emporsteigen der spezifisch-dynamischen Wirkung bringt im Beginn eine rapide Verschlechterung der Stoffwechsellage, das allmähliche Abklingen der spezifisch-dynamischen Steigerung leitet die Besserung des Stoffhaushaltes ein. Im Stadium der voll ausgeprägten Hyperthyreose sucht der Organismus, einem weiteren Anstieg der Oxydationen auszuweichen. Der Körper gewinnt dann scheinbar die in der Jugend angebahnte Fähigkeit, mit einer geringen spezifisch-dynamischen Wirkung zu arbeiten, wieder.

Erwähnenswert ist noch die Reihenfolge der Erhöhungen der spezifisch-dynamischen Wirkung der 3 Nährstoffgruppen. Im Beginn der Schilddrüsenbehandlung ist nur die spezifisch-dynamische Wirkung des Eiweißes und des Kohlehydrats erhöht, das Fett wirkt noch nicht spezifisch-dynamisch, ja, es wirkt dann der Stoffwechselsteigerung entgegen (vgl. S. 124). Erst bei vollausgeprägter Thyreoideawirkung treten beim Tier auch nach Fettaufnahme Stoffwechselsteigerungen von 20—40% auf. In diesem Stadium wirkt Fettzufuhr direkt schädlich, indem bei reiner Fettnahrung die Tiere innerhalb von 24 Stunden eingehen. Dagegen werden Kohlehydrate und Eiweiß jetzt besser ertragen und wirken nicht mehr so stark dynamisch. Für die diätetische Behandlung des Basedow ergeben sich daraus eine Reihe von Tatsachen, die noch näher im klinischen Experiment verfolgt werden müssen.

c) Die spezifisch-dynamische Wirkung beim Basedow.

Systematische Untersuchungen über das Verhalten der spezifisch-dynamischen Wirkung im Beginn, auf der Höhe und bei der eventuellen Besserung der Basedowerkrankung liegen leider nicht vor. Beim Basedow wurden sowohl normale, als auch über- und subnormale Werte gefunden.

Vielleicht ist diese Tatsache dem Umstande zuzuschreiben, daß, wie schon erwähnt, die Größe der spezifisch-dynamischen Wirkung in verschiedenen Phasen der Stoffwechselveränderungen ganz verschiedene Werte aufweist. Erhöhungen der spezifisch-dynamischen Wirkung in Basedowfällen wurden beobachtet von O. PORGES und R. PŘIBRAM[2], von W. UNDEUTSCH[3], von ROLLY[4], von WEISZ und ADLER[5], von W. M. BOOTHBY und J. SANDIFORD[6], zum Teil auch von E. F. DU BOIS[7].

[1] ABELIN, I.: Biochem. Z. **137**, 273 (1923).
[2] PORGES, O., u. R. PŘIBRAM: Wien. klin. Wschr. **1908**, 1584.
[3] UNDEUTSCH, W.: Experimentelle Gaswechseluntersuchungen bei Morbus Basedowii. Leipzig 1913.
[4] ROLLY: Dtsch. med. Wschr. **1921**, 917.
[5] WEISZ u. ADLER: Klin. Wschr. **1922**, 1592.
[6] BOOTHBY, W. M., u. J. SANDIFORD: Amer. J. Physiol. **55**, 293 (1921).
[7] DU BOIS, E. F.: Arch. int. Med. **17**, 915 (1916).

Andere Autoren berichten über normale und selbst herabgesetzte spezifisch-dynamische Werte. R. PLAUT[1] beschreibt z. B. 3 Basedowfälle, wo bei hohem Grundumsatz die spezifisch-dynamische Wirkung kleiner war als normal. Also, eine weitgehende Analogie dazu, was man auch im Tierversuch auf der Höhe der Schilddrüsenwirkung findet.

Einen ganz analogen Fall erwähnt A. WERNER[2], wo bei einer 26jährigen Patientin mit einer Grundumsatzsteigerung von 48,4% der maximale Wert der spezifisch-dynamischen Wirkung bloß 8% betrug (vgl. auch K. BAHN[3], R. DÜRR[4], H. POLLITZER und E. STOLZ[5] u. a.). A. MAGNUS-LEVY[6], E. F. DU BOIS[7], P. LIEBESNY[8], H. BERNHARND[9], C. BARINETTI[10] u. a. sahen bei Basedow meist keine Veränderungen oder sogar geringe Abnahmen der spezifisch-dynamischen Wirkung. Unter den 10 von M. SEREJSKI und JISLIN[11] untersuchten Basedow-Patienten zeigten 9 keine Erhöhung des Sauerstoffverbrauches nach Eiweißzufuhr. In einigen Fällen wurde sogar ein geringes Sinken der Wärmebildung beobachtet. F. BOEN-HEIM[12] fand bei Basedow allermeistens (in 35 von 46 Fällen) eine Erniedrigung der spezifisch-dynamischen Wirkung. Nur in wenigen Fällen war dieselbe normal oder erhöht. Mit der Frage der Änderungen der spezifisch-dynamischen Wirkung bei der Hyperthyreose beschäftigte sich auch R. GANTENBERG[13]. Er tritt für die große Bedeutung der Schilddrüse beim Zustandekommen der spezifisch-dynamischen Wirkung ein.

Für den Verlauf der N-Ausscheidung nach Fleischaufnahme beim Basedow und beim Myxödem lieferte H. EPPINGER[14] ein interessantes Beispiel. Bei beiden

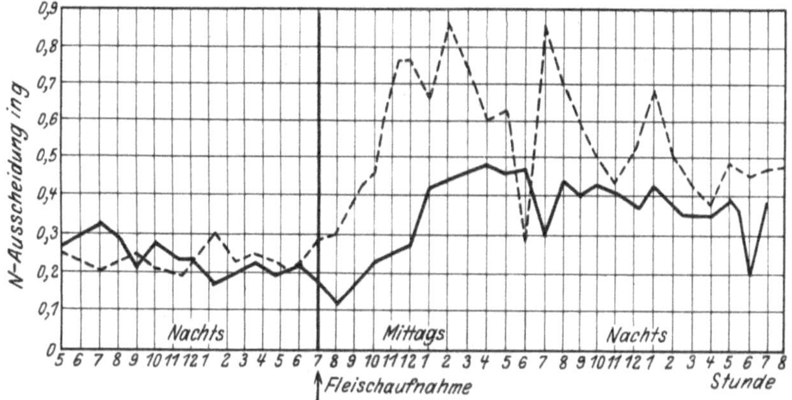

Abb. 53. Verlauf der N-Ausscheidung nach Fleischaufnahme bei einem Basedow-Patienten (obere gestrichelte Kurve) und bei einem Fall von Myxödem (untere ausgezogene Kurve). (Nach H. EPPINGER.[14])

Patienten war die N-Ausscheidung vor der Fleischeinnahme ziemlich gleich (Nachtharn). Darauf nahm der Basedowpatient 450 g, der Myxödempatient 500 g Fleisch auf. Die Kurve der N-Ausscheidung steigt beim Basedow unmittelbar nach dem Genuß des Fleisches an, hält sich stets über dem Niveau der Myx-

[1] PLAUT, R.: Dtsch. Arch. klin. Med. **139**, 285 (1922); **142**, 266 (1923).
[2] WERNER, A.: Schweiz. med. Wschr. **57**, 612 (1927).
[3] BAHN, K.: Münch. med. Wschr. **1926**, 315.
[4] DÜRR, R.: Klin. Wschr. **4**, 1496 (1925).
[5] POLLITZER, H., u. E. STOLZ: Klin. Wschr. **3**, 1653 (1924).
[6] MAGNUS-LEVY, A.: Z. klin. Med. **33**, 269 (1897).
[7] DU BOIS, E. F.: Arch. int. Med. **17**, 915 (1916).
[8] LIEBESNY, P.: Biochem. Z. **144**, 308 (1924) — Wien. klin. Wschr. **1925**, Nr. 28 — Biochem. Z. **144**, 322 (1924).
[9] BERNHARND, H.: Z. klin. Med. **99**, 147 (1924).
[10] BARINETTI, C.: Arch. Pat. e Clin. med. **4**, 201 (1925) — zitiert nach Ronas Ber. Physiol. **32**, 86 (1925).
[11] SEREJSKI, M. und S. JISLIN: Z. exper. Med. **69**, 321 (1930).
[12] BOENHEIM, F.: Klin. Wschr. **9**, 496 (1930).
[13] GANTENBERG, R.: Erg. inn. Med. **36**, 325 (1929).
[14] EPPINGER, H.: Pathologie und Therapie des menschlichen Ödems. Abb. 35 auf S. 166. Berlin: Julius Springer 1916.

ödemzahlen und bleibt sehr lange abnorm erhöht[1]. Man erkennt an der Kurve der N-Ausscheidung, daß der Eintritt und die Intensität der chemischen Verarbeitung des Fleisches beim Basedow einen ganz auffallenden Verlauf nehmen. Bemerkenswert ist auch die langanhaltende „Nachwirkung" der Fleischzufuhr, die sich auf mehrere Stunden erstreckt, und die eine gewisse Labilität der Gesamtstoffwechsellage bezeugt.

Beim Basedow sowie bei der experimentellen Hyperthyreose wird eine erhöhte Erregbarkeit des vegetativen, hauptsächlich des sympathischen Nervensystems seit langem vermutet. Die alten und neuen Erfahrungen mit sympathicuslähmenden Mitteln (Secaleextrakte, „Gynergen") haben diesen Ansichten eine gewisse Stütze verliehen. Man weiß ferner, daß die scheinbar autonomen Stoffwechselvorgänge entweder direkt oder indirekt der Herrschaft des Zentralnervensystems unterworfen sind. So haben auch neuerdings tierexperimentelle[2] wie klinische Erfahrungen[3] einen *Zusammenhang zwischen der spezifisch-dynamischen Wirkung und dem Zustande des vegetativen Nervensystems* sehr wahrscheinlich gemacht. Es ist daher die Hypothese nicht von der Hand zu weisen, daß die obenerwähnten Abweichungen der spezifisch-dynamischen Wirkung bei der Hyperthyreose als Ausdruck eines geänderten Funktionszustandes des vegetativen Nervensystems gelten können.

Die chemische Nährstoffarbeit der Zellen kann je nach den Bedingungen einen recht verschiedenen Verlauf nehmen. Das Experiment zeigt, daß durch Erregbarkeitsänderungen des vegetativen Nervensystems die spezifisch-dynamische Wirkung noch leichter als der Grundumsatz beeinflußt wird. (Näheres vgl. [2].)

d) Die spezifisch-dynamische Wirkung bei der experimentellen Hypothyreose.

Über die spezifisch-dynamische Wirkung bei thyreoidektomierten Tieren berichten E. J. Baumann und L. Hunt[4]. Nach diesen Autoren geht bei schilddrüsenlosen Kaninchen die spezifisch-dynamische Wirkung des Traubenzuckers vollständig verloren. Bleiben aber bei der Thyreoidektomie Reste von Schilddrüse erhalten, so kommt es bloß zu einer Herabsetzung, aber nicht zu einem Verschwinden der spezifisch-dynamischen Wirkung. In solchen Fällen wird sowohl durch Verfütterung von Schilddrüse, als auch durch Jodzufuhr die spezifisch-dynamische Wirkung auf normale Werte gebracht.

Nach den Erfahrungen von Y. Takahasi[5] sinkt beim schilddrüsenlosen Hunde die spezifisch-dynamische Wirkung auf ganz geringe Werte herunter, ferner tritt sie auch verspätet ein. Zu einem gerade entgegengesetzten Resultat gelangte E. Scheffer-Czillag[6], indem ihre schilddrüsenlosen Hunde keine Veränderung der spezifisch-dynamischen Wirkung aufwiesen (vgl. auch Th. Hertz[7]).

Hypothyreotische Zustände können auch auf ernährungsphysiologischem Wege, z. B. durch B-vitaminfreie Ernährung, erzeugt werden. A. v. Árvay[8] fand dabei bei Ratten eine Erniedrigung des Grundumsatzes, zugleich aber auch ein fast vollständiges Verschwinden der früher normalen spezifisch-dynamischen

---

[1] Einen abnorm erhöhten Verlauf der spezifisch-dynamischen Fleischwirkung beim Basedow sahen auch E. Kraus, G. Bruni und R. Rettig: Z. klin. Med. **112**, 19 (1930). Vgl. auch E. Kraus: Z. klin. Med. **112**, 289 (1930).

[2] Abelin, I.: Biochem. Z. **137**, 273 (1923).

[3] Jahn, D.: Dtsch. Arch. klin. Med. **159**, 335 (1928). — Ederer, S., u. J. Wallerstein: Klin. Wschr. **7**, 2298 (1928) — Biochem. Z. **206**, 334 (1929). — Lami, G.: Klin. Wschr. 8, 1030 (1929). —R. Capo: Ebenda 8, 1265 (1929).

[4] Baumann, E. J., u. L. Hunt: J. of biol. Chem. **64**, 709 (1925).

[5] Takahasi, Y.: Okayama-Igakkai-Zasshi (jap.) **1926**, Nr 436, S. 503 (1926). (Text deutsch, Zusammenfassung japanisch.)

[6] Scheffer-Czillag, E.: Biochem. Z. **200**, 195 (1928).

[7] Hertz, Th.: Z. Tierzüchtg **9**, 1 (1927).   [8] Árvay, A. v.: Biochem. Z. **192**, 369 (1928).

Wirkung. Ebenso vermißte C. Barinetti[1] bei der menschlichen Hypothyreose
eine Stoffwechselerhöhung nach Nahrungsaufnahme. Bei 4 myxödematösen
Patienten von M. Serejki und S. Jislin[2] war die spezifisch-dynamische Einwirkung entweder stark herabgesetzt oder überhaupt nicht nachweisbar. Demgegenüber berichtet F. Boenheim[3] von einem Anstieg der spezifisch-dynamischen
Wirkung beim Myxödem. Nach Boenheim zeigen Grundumsatz und spezifisch-
dynamische Wirkung ein entgegengesetztes Verhalten: tiefer Grundumsatz —
hohe spezifisch-dynamische Wirkung, und umgekehrt. Es scheinen also auch
bei der Hypothyreose verschiedene Übergangsformen der spezifisch-dynamischen
Wirkung vorzuliegen. Das Gesamtbild ist ebensowenig einheitlich wie bei der
experimentellen Hyperthyreose oder beim Basedow.

Zusammenfassung.

Während eine Erhöhung des Grundumsatzes bei allen Tieren zu den konstanten
Folgeerscheinungen der Schilddrüsenzufuhr gehört, sind die Veränderungen der
spezifisch-dynamischen Wirkung von Tierart zu Tierart verschieden. Die Aufstellung
allgemeingültiger Beziehungen zwischen der Thyreoidea und der spezifisch-dynamischen Nährstoffwirkung ist daher nicht möglich, oder zummindesten verfrüht.

Omnivore Tiere, wie z. B. Ratten, reagieren auf Schilddrüsenzufuhr nicht
nur mit Erhöhungen des Ruheumsatzes, sondern auch mit charakteristischen
Veränderungen der spezifisch-dynamischen Nährstoffwirkung. Es kommt zuerst
zu einer starken Zunahme, dann zu einem allmählichen Abfall der spezifisch-
dynamischen Wirkung, die zuletzt normale oder sogar subnormale Zahlen aufweisen kann. Die Erniedrigung der spezifisch-dynamischen Wirkung verbessert
die geschädigte stoffliche Ausnutzung der Nährsubstanzen und kann als eine
kompensatorische Maßnahme betrachtet werden. Solche regulatorische Vorgänge während der experimentellen Hyperthyreose werden auch beim N-Stoffwechsel, beim Gaswechsel usw. angetroffen. — Die spezifisch-dynamische Fett-
wirkung tritt erst bei voll ausgeprägter experimenteller Hyperthyreose ein.

Bei Hunden sah man nach Zufuhr großer Schilddrüsenmengen ein Sinken
der spezifisch-dynamischen Wirkung bis auf 30% des Normalwertes.

Bei Basedow wurden sowohl erhöhte wie normale, und häufig auch erniedrigte Werte der spezifisch-dynamischen Wirkung beobachtet.

Da nach den Ergebnissen des Tierversuches die spezifisch-dynamische Wirkung auch von der Phase der Hyperthyreoidisation abhängt, ist es möglich, daß
auch beim Basedow das Stadium der Krankheit maßgebend ist.

Der Hypothyreoseversuch ist für die Erforschung der spezifisch-dynamischen
Wirkung nicht sehr geeignet. Bei thyreopriven Tieren wurden nach Nahrungszufuhr
erniedrigte, aber auch normale Werte der spezifisch-dynamischen Wirkung
beobachtet.

VII. Einfluß der Thyreoidea auf den Wasser- und Mineralstoffwechsel.

1. Schilddrüse und Wasserstoffwechsel.

a) Wasserausscheidung.

Eine Zunahme der Harnabsonderung gehört zu den regelmäßigen Begleiterscheinungen einer etwas länger dauernden Schilddrüsenmedikation. Sie wird
häufig, besonders in den Anfangsstadien, von einer erhöhten N-Eliminierung

---

[1] Barinetti, C.: Arch. Pat. e Clin. med. **4**, 201 (1925) — zitiert nach Ronas Ber. Physiol.
32, 86 (1925).   [2] Serejski, M. u. S. Jislin: Zitiert auf S. 137.
[3] Boenheim, F.: Zitiert auf S. 137.

begleitet. Dem erhöhten Wasserverlust entspricht auch ein vermehrter Wasserbedarf, dem bei jedem Tierexperiment Rechnung getragen werden muß.

In einem Versuch von A. SCHITTENHELM und B. EISLER[1] an einer etwa 3 Jahre alten Terrierhündin wurde durch Injektion von insgesamt 12 mg Thyroxin der Wasserhaushalt wie folgt verändert.

Einfluß des Thyroxins auf die Wasserbilanz einer etwa 3 Jahre alten Hündin, die bei einer konstanten Diät täglich 500 ccm Wasser erhielt[1].

Datum	Körpergewicht kg	Thyroxinzufuhr (intravenös)	Wasserbilanz in ccm
4. V.	3,4	keine	+80
5. V.	3,4	,,	+54
6. V.	3,35	,,	−20
7. V.	3,41	,,	+10
8. V.	3,40	,,	+30
9. V.	3,30	,,	+22
10. V.	3,35	Thyroxininjektion	+45
11. V.	3,30	keine	+32
12. V.	3,40	,,	+35
13. V.	3,20	,,	+65
14. V.	3,30	,,	+59
15. V.	3,25	Thyroxininjektion	−100
16. V.	3,00	keine	−285
17. V.	2,80	,,	−276
18. V.	2,5	,,	−92
19. V.	2,5	Thyroxininjektion	−50
20. V.	2,5	,,	+21
21. V.	2,6	,,	+28
22. V.	2,4	,,	−117
23. V.	2,2	keine	−170
24. V.	2,1	Thyroxininjektion	+27
25. V.	2,1	,,	+44
26. V.	2,2	keine	+39
27. V.	2,2	,,	+40
28. V.	2,5	,,	+64
29. V.	2,7	,,	+79
30. V.	2,8	,,	+58
31. V.	2,8	,,	+80
1. VI.	2,9	,,	+48

Der Verlauf dieses Versuches ist ziemlich charakteristisch. Man erkennt erstens die physiologische „Latenzzeit" der Thyroxinwirkung[2]. Die erste Thyroxininjektion bringt keine Veränderung der Wasserbilanz mit sich, letztere bleibt nach wie vor positiv. Erst nach der zweiten Thyroxininjektion kommt es zu einer starken Vermehrung der Wasserausscheidung und zu einer Verschlechterung der Wasserbilanz (− 100 ccm, − 285 ccm, − 276 ccm). Die nachfolgenden Injektionen werden immer weniger wirksam und zuletzt bleibt der Wasserstoffwechsel trotz Thyroxinzufuhr dauernd positiv (vgl. die analogen Erscheinungen beim N-Stoffwechsel). Man ersieht ferner aus der Tabelle, daß den starken Wasserverlusten erhöhte Gewichtsabnahmen folgen.

Unter dem Einfluß der Thyreoideazufuhr wird nicht nur die Wasserabgabe durch die Niere, sondern öfters auch die Perspiratio insensibilis (H. LÖHR[3], H. BAUR und G. LOEWE[4]), sowie die Wasserausscheidung durch den Kot[4] erhöht.

Im Anschluß an die bekannten Versuche von H. EPPINGER[5] an hyperthyreoidisierten und schilddrüsenlosen Hunden haben eine große Reihe von Autoren das Eingreifen des Schilddrüsenhormons in den Wasser- und Salzhaushalt näher studiert. Ebenso wie der Grundumsatz, wird auch der Salz-Wasserstoffwechsel

[1] SCHITTENHELM, A., u. B. EISLER: Z. exper. Med. **61**, 239 (1928).

[2] Im Wasser-Belastungsversuch wirkt das Thyroxin auch unmittelbar diuretisch.

[3] LÖHR, H.: Verh. dtsch. Ges. inn. Med. (37. Kongr.) **1925**, 383 — Z. exper. Med. **53**, 599 (1926).

[4] BAUR, H., u. G. LOEWE: Dtsch. Arch. klin. Med. **159**, 275 (1928).

[5] EPPINGER, H.: Pathol. u. Ther. d. menschl. Ödems. Berlin: Julius Springer 1917.

Wasserverlust durch den Kot nach Thyroxinzufuhr bei einem Fall von Myxödem[1].

Datum	Körpergewicht in kg	Thyroxinzufuhr	Wassergehalt des Stuhles in ccm
10. III.	66,3	keine	110,3
11. III.	66,0	2 mg intravenös	104,6
12. III.	65,5	2 „ „	156,3
13. III.	65,5	keine	195,6
14. III.	64,5	„	148,4
15. III.	65,0	2 mg intravenös	186,3
16. III.	64,3	2 „ „	196,5
17. III.	63,4	keine	206,3
18. III.	63,0	2 mg intravenös	254,6
19. III.	62,7	keine	249,7
20. III.	62,2	„	263,6
21. III.	61,7	2 mg Thyroxin	310,7
22. III.	61,3	keine	242,2
23. III.	60,9	„	300,6
24. III.	60,3	„	104,7
25. III.	60,0	„	160,1
26. III.	60,0	„	100,7
27. III.	59,8	„	85,6
28. III.	59,1	„	95,3
29. III.	59,5	„	114,4

des normalen Menschen durch Thyreoidea in die Höhe getrieben. Selbst der Säugling, der sonst eine gewisse Resistenz gegenüber dem Schilddrüseneingriff aufweist, reagiert auf Thyreoideazufuhr mit einer Beschleunigung der Resorption und der Ausscheidung des aufgenommenen Wassers (ER. SCHIFF und A. PEIPER[2]).

H. SATTLER[3] gibt an, daß etwa 13% der Basedowpatienten an Polyurien leiden. Durch starkes Schwitzen, sowie durch häufige Durchfälle werden dem Basedowiker erhebliche Flüssigkeitsmengen entzogen. Nicht selten gesellen sich dazu empfindliche Fettverluste, denn Fett, Wasser und Salz erleiden häufig gleichsinnige Verschiebungen.

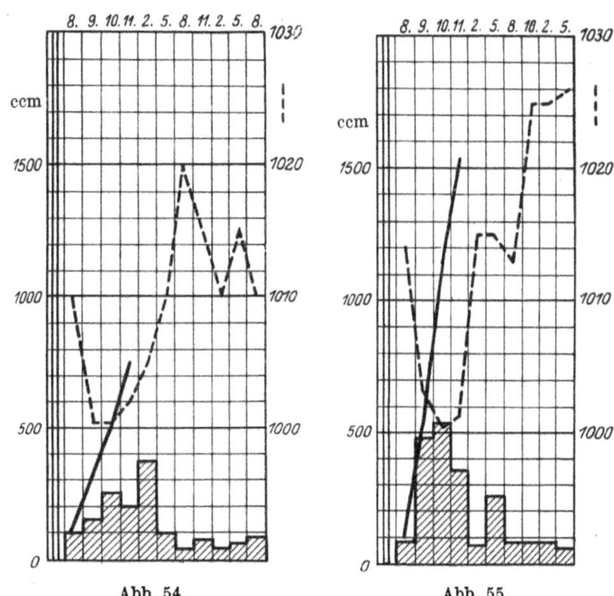

Abb. 54.   Abb. 55.

Diurese nach 1500 ccm Wasser per os bei einem Fall von Myxödem. Abb. 54 *vor*, Abb. 55 *nach* der Schilddrüsenbehandlung. Die schraffierten Kolonnen bedeuten die pro Stunde ausgeschiedenen Wassermengen, die gestrichelte Linie das spezifische Gewicht, die ausgezogene Linie die Gesamtmenge des Harnes in den ersten Stunden. (Nach L. KOWITZ.)

---

[1] SCHITTENHELM, A., u. B. EISLER: Zitiert auf S. 140.
[2] SCHIFF, ER., u. A. PEIPER: Jb. Kinderheilk. **94**, 3. Aufl., **44**, 285 (1921).
[3] SATTLER, H.: Die Basedowsche Krankheit, S. 400. Leipzig 1909.

Bei myxödematösen Personen ist die Wasserausscheidung oftmals verlangsamt, sie kann nach Schilddrüsenzufuhr zur Norm zurückkehren. Einen solchen Fall beschreibt L. Kowitz[1]. Sein Patient hat dargereichtes Wasser vor und nach der Thyreoideabehandlung wie folgt zur Ausscheidung gebracht (vgl. Abb. 54 u. 55).

Ebenso wird bei schilddrüsenlosen Tieren zwar nicht durchwegs, aber öfters ein herabgesetzter und verzögerter Wasserumsatz angetroffen. Die Organe thyreopriver Schafe sollen nach M. Parhon[2] wasserreicher sein als die von Normaltieren.

b) Wirkungsmechanismus der Thyreoideastoffe auf die Wasserausscheidung[3].

H. Eppinger[4] verlegt den Angriffspunkt des Schilddrüsenhormons an die peripheren Stätten des Wasserstoffwechsels. Diese Ansicht fand fast allgemeine Zustimmung, und zahlreiche experimentelle Ergebnisse lassen sich damit in guten Einklang bringen. So haben Y. Fujimaki und F. Hildebrandt[5] nachweisen können, daß die diuretische Thyroxinwirkung trotz Halsmarkdurchschneidung erhalten bleibt. Die Ausschaltung eines großen Teiles des Zentralnervensystems hatte in ihren Versuchen keinen Einfluß auf die Hydrämie und die Diurese. Man weiß ferner, daß peroral eingeführtes Wasser, welches die Gewebe durchtränkt hatte, unter Schilddrüsenwirkung bedeutend ausgiebiger ausgeschieden wird, als die gleiche Wasserquantität, wenn sie direkt in die Blutbahn eingespritzt wird (H. Schaal[6]). Die Wasserabwanderung von den Geweben stellt scheinbar die Voraussetzung der diuretischen Schilddrüsenwirkung dar. Wird diese z. B. durch intravenöse Injektion größerer Salzmengen verhindert, so kommt es trotz Thyreoideazufuhr zu einer Diuresehemmung (H. Schaal[6], E. Frey[7], E. Z. Epstein)[8]. Wird das Gewebswasser durch andere Hilfsmittel zurückgehalten, so ist die Diuresewirkung des Thyroxins unterdrückt (E. Z. Epstein). Diese Wassermobilisierung kann ebensogut auf osmotischem, wie auf nervösem Wege beeinflußt werden. L. Asher und seine Mitarbeiter[9] haben nach Durchschneidung der Schilddrüsen- und Sympathicusnerven eine Senkung der Wasser-, Chlor und Carbonatausscheidung bei der Euphyllindiurese beobachtet. Wird neben dem Thyroxin auch Ergotamin eingespritzt, so wird die Diurese unterdrückt (E. Z. Epstein). Ebenso wirken gewisse Schlafmittel, wie Luminal und Chloreton, wenn sie in gewisser Konzentration einverleibt werden. Andere Hypnotica, wie Paraldehyd oder Isobutylallylbarbitursäure (Sandoptal) steigern die Thyroxindiurese. Es darf daher angenommen werden, daß die Entbindung der extrarenalen Wasserdepots (eine der wichtigsten Voraussetzungen der diuretischen Thyroxinwirkung) durch osmotische, zentralnervöse wie sympathische Faktoren beeinflußt wird.

Nicht abgeklärt ist das *gegenseitige Verhältnis zwischen der Wasser- und Salzdiurese* nach Thyroxininjektion. Nach Wasser- und Thyroxinzufuhr sah E. Z. Epstein[8] durchwegs eine Erhöhung der renalen Wasserausscheidung. Seine Zahlen lauten:

[1] Kowitz, L.: Z. exper. Med. **34**, 457, 483 (1923).
[2] Parhon, M.: Bull. Assoc. psych. roum. **4**, 1 (1922).
[3] Vgl. darüber auch W. Nonnenbruch: Ds. Handb. **17**, 278 (1926).
[4] Eppinger, H.: Pathol. u. Ther. des menschl. Ödems. Berlin: Julius Springer 1917.
[5] Fujimaki, Y., u. F. Hildebrandt: Arch. f. exper. Path. **102**, 226 (1924).
[6] Schaal, H.: Biochem. Z. **132**, 295 (1922).
[7] Frey, E.: Arch. f. exper. Path. **110**, 329 (1926).
[8] Epstein, E. Z.: Arch. f. exper. Path. **142**, 214 (1929).
[9] Asher, L. u. Pflüger: Z. Biol. **87**, 115 (1928). — Asher, L. u. Wächter: Ebenda **88**, 227 (1928). — Asher, L. u. Honda: Biochem. Z. **197**, 72 (1928).

Thyroxindiurese beim Kaninchen nach peroraler Zufuhr von 50 ccm Wasser. Harnabsonderung während 3 Stunden (Mittel von 20 Tieren):

normal . . . .   22,5 ccm Harn
nach Thyroxininjektion . . . . . . ca. 55   „   „

Man erkennt, wie unter dem Schilddrüseneinflusse das Wasser den Organismus durchläuft, ohne irgendwie gebunden zu werden. Dagegen war die Kochsalzausscheidung nicht immer erhöht, sie zeigte auch normalerweise erhebliche Schwankungen auf. Nach Thyroxinzufuhr zeigten 13 Kaninchen eine absolute, aber nur 7 Tiere eine prozentuale Kochsalzvermehrung. Es ist daher nicht ausgeschlossen, daß ebenso wie beim Pituitrin auch beim Thyroxin die Absonderung des Wassers und der Salze getrennt beeinflußt wird. Eine neuere Untersuchung von HL. GOLLWITZER-MEIER und B. BRÖCKER[1] bestätigt ebenfalls die extrarenale Wirkung des Schilddrüsenhormons, liefert aber Anhaltspunkte dafür, daß der primäre Vorgang nicht in der Wasser-, sondern in der Salzmobilisierung zu suchen ist. Die Elektrolytmobilisierung unter Thyroxinwirkung betraf das Na- und das Cl-Ion, nicht aber die Ionen des K, Ca und des Phosphats, stand also mit den Ergebnissen und Auffassungen von L. ASHER[2] in gutem Einklang. Im großen und ganzen ergeben die Versuche von KL. GOLLWITZER-MEIER und B. BRÖCKER, ebenso wie die von E. Z. EPSTEIN u. a., einen nicht vollen Parallelismus zwischen der Wasser- und Kochsalzabsonderung, was für die Theorie der diuretischen Schilddrüsenwirkung von großer Bedeutung ist.

Wie man sich die periphere Gewebswirkung des Schilddrüsenhormons vorzustellen hat, d. h. ob ein lebhafterer Gewebsstoffwechsel, oder ob eine entquellende Schilddrüsenwirkung (A. ELLINGER, W. H. VEIL und H. BOHN[3]) die Wasserbewegung auslöst, ist zur Zeit unentschieden. Mit voller Berechtigung wird man an eine Permeabilitätsänderung im Sinne von H. EPPINGER[4] denken, und sich dabei außer auf die Versuche von L. ASHER[5] und R. MEYER-BISCH[6] auch auf die experimentellen Permeabilitätsstudien von E. und H. GELLHORN[7] stützen. Die Autoren haben dabei nachweisen können, daß durch kleine Dosen von Thyroxin die Durchlässigkeit tierischer Membranen (Froschhaut, Froschmuskel) erhöht wird.

Trotzdem muß die Möglichkeit einer direkten Beeinflußbarkeit der Niere durch das Thyreoideahormon immer im Auge behalten werden.

Das von den Geweben abströmende Wasser nimmt seinen Hauptweg durch die Niere, doch kommt ein Teil desselben auch auf andere Art zur Abgabe. Der erhöhte Wasserverlust durch den Kot, sowie die Verstärkung der Perspiratio insensibilis nach Schilddrüsenzufuhr wurden bereits erwähnt. Die *Beteiligung der Lunge* an der gesteigerten Wasserabgabe wurde von E. F. DU BOIS[8] studiert. Er fand bei Basedow einen vermehrten Wasserverlust durch Lunge und Haut. Die Patienten verloren auf diesem Wege im Durchschnitt 40 g Wasser pro Stunde. Ebenso spricht der Gaswechselversuch (Prinzip HALDANE) am hyperthyreoidisierten Tier für eine erhöhte Wasserabgabe durch Lunge und Haut.

---

[1] GOLLWITZER-MEIER, HL., u. B. BRÖCKER: Z. exper. Med. **62**, 105 (1928).

[2] ASHER, L.: Klin. Wschr. **5**, 2385 (1926). — CURTIS, G. M.: Biochem. Z. **163**, 109 (1925); **186**, 95 (1927). — CURTIS, G. M., u. N. F. SHAMBAUGH: Ebenda **184**, 112 (1927). — RAULSTON, R. O.: Ebenda **184**, 31 (1927). — HARTWICH, A.: Ebenda **167**, 329 (1926).

[3] ELLINGER, A., W. H. VEIL u. H. BOHN: Dtsch. Arch. klin. Med. **139**, 212 (1922).

[4] EPPINGER, H.: Path. u. Ther. d. menschl. Ödems. Berlin 1916.

[5] ASHER, L.: Zitiert auf S. 142.

[6] MEYER-BISCH, R.: Z. exper. Med. **34**, 424 (1923).

[7] GELLHORN, E. u. H.: Pflügers Arch. **221**, 247 (1928).

[8] DU BOIS, E. F.: Arch. int. Med. **17**, 915 (1916).

Ganz besonders ausgesprochen findet man dieses Verhalten bei mit Thyreoidea vorbehandelten Ratten.

Wie bei manchen anderen Wirkungen scheinen auch hier Hypo- und Hyperthyreoidismus verwandte Effekte hervorzurufen. Denn thyreoidektomierte Kaninchen sollen nach A. D'Avanzo[1] einen erhöhten Wasserverlust durch die Hautatmung aufweisen. Die Zunahme der Perspiratio insensibilis soll beim erwachsenen schilddrüsenlosen Kaninchen im Durchschnitt 10—20%, beim wachsenden thyreopriven Tier 20—40% betragen. Der erhöhte Wasserverlust soll einerseits auf einer verstärkten Durchtränkung des subcutanen Gewebes, andererseits auf einer gesteigerten Wasserdurchlässigkeit der Haut beruhen. Beim renalen Ödem ist zwar die Subcutis stärker imbibiert, aber das Wasser soll ziemlich fest zurückgehalten werden.

2. Schilddrüse und Mineralstoffwechsel.

Aus beinahe voller Vergessenheit geriet der Elektrolytstoffwechsel fast plötzlich zu allgemeiner Anerkennung. Die Dauer der ruhigen Erforschung war zu kurz, und manche Vorstellung auf diesem Gebiete bedarf noch der eingehenden experimentellen Begründung. Soviel ist aber sicher, daß die Beteiligung der Elektrolyte am Zellgeschehen eine sehr vielseitige und umfangreiche ist. Leider gestattet die derzeitige Methodik nur einen ungenügenden Einblick in den Schilddrüseneinfluß auf den Elektrolytstoffwechsel. Nur die auffälligsten und die gröbsten Abweichungen sind uns mehr oder weniger genau bekannt. Zu diesen werden seit langem die Änderungen des Ca- und des P-Stoffwechsels gezählt. Aber es besteht auch hier eine Schwierigkeit, die sich nicht leicht überwinden läßt, nämlich die Frage der Sonderbeteiligung der Thyreoidea und der Parathyreoidea an dem Ca-P-Stoffwechsel. Viele derartige Versuche wurden an thyreo-parathyreoidektomierten Tieren ausgeführt. Seit den Arbeiten von J. B. Collip kennt man die ausschlaggebende Rolle des Nebenschilddrüsenhormons für den Ca-Stoffwechsel, und H. A. Salvesen[2] macht darauf aufmerksam, daß selbst eine partielle Parathyreoideaentfernung eine Herabsetzung des Blutkalkspiegels verursacht. Vermutlich können auch bloße operative Schädigungen der Parathyreoidea Veränderungen des Ca-Stoffwechsels hervorrufen. Daraus ergibt sich eine gewisse Unsicherheit bei der Beurteilung der Ca-Veränderungen während der experimentellen Hypothyreose. Auf der anderen Seite handelt es sich beim Basedow um einen chronischen Krankheitszustand, der in verschiedenen Stufen abläuft und der eine Reihe von Regulationen und Kompensationen im Gefolge hat.

a) Ca-Stoffwechsel.

Unter der Voraussetzung einer völlig intakten Parathyreoideafunktion würden nachfolgende Versuche an schilddrüsenlosen Tieren eine Senkung des Blutkalkspiegels nach Schilddrüsenverlust wahrscheinlich machen. M. Parhon[3] gibt folgende Zahlen an:

Blutcalcium bei normalen Schafen durchschnittlich . . . . 7 mg%
„ „ schilddrüsenlosen Schafen durchschnittlich . . . . 5,3 „

Eine Herabsetzung des Ca-Gehaltes des Blutes fand auch E. Hug[4] bei schilddrüsenlosen Kälbern.

Nach Schilddrüsenzufuhr werden nicht selten erhöhte Ca-Verluste beobachtet. J. C. Parhon und M. Cahane[5] sind sogar geneigt, die nervöse Übererregbarkeit auf eine partielle Ver-

[1] D'Avanzo, A.: Riv. Pat. sper. **4**, 131 (1929).
[2] Salvesen, H. A.: Proc. Soc. exper. Biol. a. Med. **20**, 204 (1923) — Acta med. scand. (Stockh.) Suppl.-Bd. **6**, 5 (1923) — J. of biol. Chem. **56**, 443 (1923).
[3] Parhon, M.: C. r. Soc. Biol. Paris **72** (1912) — Endocrinology **7**, 311 (1923).
[4] Hug, E.: C. r. Soc. Biol. Paris **85**, 953 (1921).
[5] Parhon, C. J., u. M. Cahane: C. r. Soc. Biol. Paris **98**, 403 (1928).

minderung des Ca-Mg-Gehaltes des Zentralnervensystems zurückzuführen. Seit McCallum und Voegtlin[1] und seit den ausgedehnten Untersuchungen von L. R. Draegstaedt und A. B. Luckhard[2] gehört tatsächlich das Ca zu den vielfach benutzten Beruhigungsmitteln bei thyreoparathyreogener Schädigung. Auch bei der experimentellen Hyperthyreose der Ratten gelingt es, durch rechtzeitige Ca-Zufuhr die abnorme Übererregbarkeit zu dämpfen und die Erhöhung des Grundumsatzes erheblich einzuschränken (I. Abelin[3]). All dies spricht für gewisse Beziehungen nicht nur zwischen Parathyreoidea, sondern auch zwischen der Thyreoidea und dem Ca-Stoffwechsel. Veränderungen des Ca-Umsatzes nach Thyroxinzufuhr sahen ferner A. Schittenhelm und B. Eisler[4]. Unter Einwirkung von Thyroxin trat eine Erhöhung der Ca-Ausscheidung ein, zugleich änderte sich auch der Hauptweg der Ca-Eliminierung. Während vor der Thyroxinmedikation das Ca vorwiegend durch den Stuhl und nur zum geringen Teil im Urin ausgeschieden wurde, erfolgte nach Thyroxininjektion die Mehrausscheidung hauptsächlich in Form von Harn-Ca. Erhöhte Ca-Abgaben unter Thyreoideaeinfluß werden auch von Leicher[5] erwähnt, was allerdings von Billigheimer[6] bestritten wird; ob mit Recht, ist fraglich, denn C. W. Heath, W. Bauer und J. C. Aub[7] berichten ebenfalls von einer fast regelmäßigen Zunahme der Ca-Ausscheidung der Myxödematösen nach Thyreoid- oder Thyroxingaben. Bei Basedow fanden die Autoren vermehrte Ca-Absonderung, die nach der Operation bzw. nach Jodzufuhr erheblich zurückging. Die erhöhten Ca-Verluste sind beim Basedow manchmal (vgl. Leicher[5]), aber nicht immer von erniedrigten Blutcalciumwerten begleitet (E. Herzfeld und J. Neuburger[8], M. R. Castex und M. Steingart[9]).

Eine von H. Zondek und F. Reiter[10] beschriebene Ca-Hemmung und Umkehr der Schilddrüsenwirkung auf die Froschlarvenmetamorphose konnte von I. Abelin[11], sowie von N. Kosmina und M. Resničenko[12] nicht beobachtet werden.

b) P-Stoffwechsel.

Die häufig günstigen Wirkungen der Phosphate beim Basedow lassen gewisse Beziehungen zwischen der Thyreoidea und dem P-Stoffwechsel vermuten. Dieselben sind aber nicht bilanzmäßig festzulegen. Man hat zuerst angenommen, das Phosphat beeinflusse den Nucleoproteidstoffwechsel der Schilddrüse, doch haben sich keine sicheren Anhaltspunkte für die Richtigkeit dieser Auffassung ergeben. Inwiefern das Phosphat den gestörten Kohlehydratstoffwechsel der Hyperthyreose beeinflußt, oder inwiefern es den Muskelchemismus in der einen oder anderen Weise verändert, ist zur Zeit noch völlig unabgeklärt. Was bis jetzt über den P-Stoffwechsel bei der Hyperthyreose bekannt ist, beruht auf Untersuchungen der P-Zufuhr und der P-Ausscheidung, die im großen und ganzen für ein Anwachsen der P-Verluste nach Schilddrüseneinnahme sprechen. Solche. Befunde wurden von W. Scholz[13], K. Kotte[14], Andersson und Bergmann[15], von K. Georgiewsky[16], von E. Roos[17], von C. W. Heath, W. Bauer und J. C. Aub[7] gemacht. In neueren Arbeiten wird allerdings eine Erhöhung der P-Ausscheidung nach Schilddrüsenzufuhr nicht so häufig erwähnt

[1] McCallum u. Voegtlin: Bull. Hopkins Hosp. **19**, 91 (1908) — J. of exper. Med. **11**, 118 (1919) — Proc. Sox. exper. Biol. a. Med. **5**, 84 (1909).

[2] Draegstaedt, L. R.: J. amer. med. Assoc. **79**, 1593 (1922) — Amer. J. Physiol. **64**, 424 (1923); **65**, 368, 503 (1923). — Luckhard, A. B.: Verh. phys.-med. Ges. Würzburg, N. F. **50**, 28 (1925).

[3] Abelin, I.: Biochem. Z. **199**, 72 (1928).

[4] Schittenhelm, A., u. B. Eisler: Z. exper. Med. **61**, 239 (1928).

[5] Leicher: Dtsch. Arch. klin. Med. **141**, 85 (1922) — Biochem. Z. **150**, 183 (1924).

[6] Billigheimer: Klin. Wschr. **2**, 1083 (1923).

[7] Heath, C. W., W. Bauer u. J. C. Aub: Proc. Soc. exper. Biol. a. Med. **23**, 699 (1926) — J. clin. Invest. **7**, 97 (1929).

[8] Herzfeld, E., u. J. Neuburger: Dtsch. med. Wschr. **50**, 1324 (1924).

[9] Castex, M. R., u. M. Steingart: Rev. Soc. med. internat. **1**, 514 (1925) — zitiert nach Ronas Ber. Physiol. **39**, 405 (1927).

[10] Zondek, H., u. F. Reiter: Klin. Wschr. **2**, Nr 29 (1923) — Z. klin. Med. **99**, 1 (1927).

[11] Abelin, I.: Biochem. Z. **199**, 72 (1928).

[12] Kosmina, N., u. M. Resničenko: Zitiert nach Ronas Ber. Physiol. **42**, 497 (1928).

[13] Scholz, W.: Zbl. inn. Med. **16**, 1041, 1069 (1895).

[14] Kotte, K.: Inaug.-Dissert. Erlangen 1896.

[15] Andersson u. Bergmann: Skand. Arch. Physiol. (Berl. u. Lpz.) **8**, 326 (1898).

[16] Georgiewsky, Z. klin. Med. **33**, 153 (1897).

[17] Roos, E.: Hoppe-Seylers Z. **21**, 19 (1897).

(A. SCHITTENHELM und B. EISLER[1]). In den Versuchen von H. J. DEUEL, J. und K. SANDI-FORD, W. M. BOOTHBY[2] blieb nach wiederholter Thyroxininjektion die Phosphatausscheidung im Harn unverändert.

c) Schwefel- und Eisenstoffwechsel.

Thyroxin soll die Menge des oxydierten Schwefels steigern (A. SCHITTENHELM und B. EISLER[1]).

Gewisse Beziehungen scheinen auch zwischen dem Eisenstoffwechsel und der Schilddrüse zu bestehen. M. PARHON[3] fand bei 6 Hammeln, denen im Alter von 6 Wochen die Schilddrüsen entfernt wurden, eine Abnahme des Eisengehaltes des Blutes. Diese Eisenverminderung soll nach PARHON zur Herabsetzung der Oxydationen bei den thyreoidektomierten Tieren beitragen.

3. Schilddrüse und Jodstoffwechsel.

a) Der Jodgehalt der Schilddrüse.

Es war bereits den älteren Autoren genau bekannt, daß der Jodgehalt der Thyreoidea nicht als zuverlässiger Gradmesser ihrer biologischen Aktivität angesehen werden kann. Aber es ist erst E. C. KENDALL[4] gelungen, durch Auffindung einer wirksamen und einer unwirksamen Schilddrüsenjodfraktion die Ursache dieser Erscheinung aufzuklären. REID HUNT[5] bekämpft zwar diesen Standpunkt, aber zu Unrecht, denn an die Existenz mehrerer Jodverbindungen in der Thyreoidea ist nicht mehr zu zweifeln. Nach den Angaben von J. F. WEIR[6] sind 50% der gesamten Jodverbindungen der Thyreoidea in Säuren löslich und 50% säureunlöslich. Die neuerdings erfolgte Isolierung des Dijodtyrosins aus der Thyreoideasubstanz und aus dem Jodthyreoglobulin liefert eine weitere Stütze für das Vorkommen mehrerer organischer Jodverbindungen in der Schilddrüse. Nach neueren Untersuchungen von E. C. KENDALL und D. G. SIMONSEN enthält selbst die säureunlösliche Schilddrüsenfraktion außer dem Thyroxin noch andere jodhaltige Bestandteile. Die experimentell-biologischen Ergebnisse lassen sich mit der Vorstellung einer Pluralität der Jodbindungsformen gut vereinigen[7].

Anorganisches Jod wurde in der normalen Schilddrüse nicht aufgefunden. Aus der Schilddrüse von mit Jod behandelten Patienten wird dagegen durch Alkali anorganisches Jod abgespalten (E. C. KENDALL und D. G. SIMONSEN[8]).

Der *absolute Jodgehalt* der Schilddrüse ist von einer großen Anzahl endo- und exogener Faktoren abhängig. Von den exogenen Momenten fallen besonders die *Jahreszeit und die Ernährungsart* in Betracht. A. SEIDELL und F. FENGER[9] haben dies an einem großen Tiermaterial deutlich nachweisen können. Sie fanden folgende, sehr erhebliche Änderungen des Jodgehaltes zu verschiedenen Jahreszeiten:

---

[1] SCHITTENHELM, A., u. B. EISLER: Zitiert auf S. 145.

[2] DEUEL, H. J., J. u. K. SANDIFORD u. W. M. BOOTHBY: J. of biol. Chem. **76**, 407 (1928).

[3] PARHON, M.: Endocrinologia **1**, 39 (1922) — Ref. Ber. Physiol. **16**, 247 (1923).

[4] Vgl. E. C. KENDALL: Endocrinology **1**, 156 (1917) — Thyroxine. Chem. Catalog Comp, New York 1929. — KENDALL, E. C., u. D. G. SIMONSEN: J. of biol. Chem. **80**, 357 (1928).

[5] HUNT, REID: Amer. J. Physiol. **63**, 257 (1923) — Arch. int. Med. **35**, 671 (1925).

[6] WEIR, J. F.: Amer. J. med. Sci. **169**, 860 (1925).

[7] ABELIN, I.: Klin. Wschr. **6**, 625 (1927).

[8] KENDALL, E. C. u. D. G. SIMONSEN: J. of biol. Chem. **80**, 357 (1928).

[9] SEIDELL, A., u. F. FENGER: J. of biol. Chem. **13**, 517 (1913) — Hyg. Labor. U. S. P. K. S., Bull. **96**, 67 (1914).

Jodgehalt der tierischen Schilddrüsen zu verschiedenen Jahreszeiten.

Tierart	Jahreszeit	1911—1913 %	1914—1917 %	Durchschnittlicher Jodgehalt der Schilddrüsen während der Jahre 1911—1917 %
Rind	Juni-November: Maximum	0,43	0,43	
	Dezember-Mai: Minimum	0,04	0,04	0,205
Schaf	Juni-November	0,28	0,26	
	Dezember-Mai	0,06	0,04	0,150
Schwein	Juni-November	0,47	0,38	
	Dezember-Mai	0,17	0,15	0,300

Ebenso überzeugend sind die Angaben von E. C. KENDALL und D. G. SIMONSEN[1]. Es wurden während 24 Monaten jedesmal 45 kg frischer Schilddrüsen (von ca. 5000 Schweinen) auf ihren Gehalt an Gesamtjod und an Thyroxin untersucht. Die Resultate sind in nebenstehender Abbildung zusammengestellt. Die Zahlen geben die einzelnen isolierten Jodmengen an (Abb. 56).

Die jahreszeitlichen Jodschwankungen treten hier besonders deutlich hervor. Man erkennt den allmählichen Anstieg des Jodgehaltes im Sommer und den langsamen Abfall im Winter. Besonders beachtenswert ist die Tatsache, daß diese Variationen nicht nur das Gesamtjod, sondern auch die

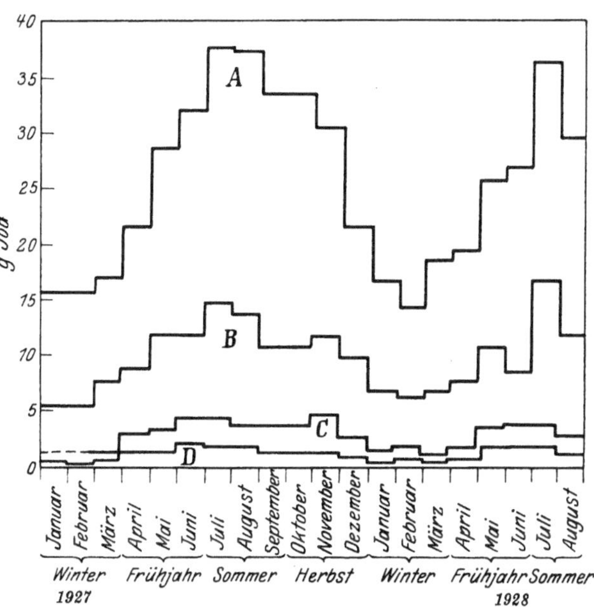

Abb. 56. Die Kurven geben die Jodmengen an, welche in der Gesamtschilddrüse von Schweinen und in den einzelnen Schilddrüsenfraktionen zu verschiedenen Jahreszeiten gefunden werden. A = Gesamtjodgehalt; B = Jodgehalt der in Säuren unlöslichen Hydrolysenprodukte; C = Jodgehalt der in Bariumhydroxyd unlöslichen Hydrolysenprodukte; D = Jodgehalt der Thyroxinfraktion. (Nach KENDALL und SIMONSEN.)

einzelnen wirksamen Jodfraktionen (B, C, D) betreffen. Die jahreszeitlich bedingten Jodunterschiede können nach KENDALL und SIMONSEN bis zu 300% betragen.

Jahreszeitliche Schwankungen des Schilddrüsenjodgehaltes wurden auch von E. HERZFELD und KLINGER[2], von H. MÜLLER[3] u. v. a. beobachtet; sie stehen vielleicht mit den Blutjodveränderungen im Zusammenhang, denn nach W. H. VEIL und A. STURM[4] ist beim Menschen der Blutjodgehalt im Spätsommer und Herbst am höchsten (12,8 γ%), im Winter aber erheblich geringer (8,3 γ%).

Außer von der Ernährungsart und von der Jahreszeit hängt der Jodgehalt der Thyreoidea vom Alter, Geschlecht, Gesundheitszustand, medikamentösen

[1] KENDALL, E. C., u. D. G. SIMONSEN: J. of biol. Chem. **80**, 357 (1928).
[2] HERZFELD, E., u. KLINGER, zit. nach H. MÜLLER: Inaug.-Dissert. Zürich 1923.
[3] MÜLLER, H.: Inaug.-Dissert. Zürich 1923.
[4] VEIL, W. H., u. A. STURM: Dtsch. Arch. klin. Med. **147**, 166 (1925).

Eingriffen, infektiösen Momenten; bei der Frau außerdem von der Menstruation, Schwangerschaft, Geburt, Menopause. Ein gleichmäßiger Jodgehalt der verschiedenen Schilddrüsen ist daher nicht zu erwarten. Bei der Beurteilung der nachfolgenden Literaturangaben ist ferner noch die nicht ausreichende Zuverlässigkeit mancher älterer Jodbestimmungsmethoden zu berücksichtigen. Eine umfassende, auf Grund von modernen Methoden durchgeführte Analyse des Schilddrüsenjods in verschiedenen Ländern wäre sehr verdienstvoll[1] (Tab. auf S. 149).

Die *Schilddrüse von Neugeborenen* wurde früher als jodfrei angesehen (E. BAUMANN[2], MIWA und STÖLTZNER[3], MORGENSTERN[4], RIETMANN[5], H. MÜLLER[6] u. a.). Die verfeinerten Methoden von E. BLUM und R. GRÜTZNER, von E. C. KENDALL und von TH. V. FELLENBERG lassen aber auch in der Schilddrüse der Neonaten Jod auffinden. TH. V. FELLENBERG[7] findet im Durchschnitt 4,3 γ Jod in 1 g frischer Schilddrüsensubstanz von Neugeborenen, führt aber auch Fälle an, wo „man tatsächlich von einer beinahe jodfreien Drüse sprechen kann". P. SCHMITZ-MORMANN[8] fand 0—4 resp. 5 γ Jod in 1 g Schilddrüsentrockensubstanz. In 10 von E. THOMAS und E. DELHOUGNE[9] analysierten Neonatenschilddrüsen waren in 7 keine resp. keine quantitativ faßbaren Jodmengen, 3 Drüsen enthielten insgesamt 0,027, 0,03 und 0,012 mg Jod. Höhere Werte werden von MAURER, DUCRUE und PALASOFF[10] angeführt, im Durchschnitt 135,3 γ Jod in 1 g Frischsubstanz. CH. ABELIN[11] findet bei der Struma congenita in Bern durchschnittlich 3,28 γ Jod pro 1 g Trockensubstanz. Jodzufuhr während der Schwangerschaft führte zu einer Jodanreicherung der fetalen Schilddrüse.

Im Danziger Gebiet findet E. GLIMM[12] in den Schilddrüsen von Neugeborenen 8 bis 14,5 γ, im Durchschnitt 11,1 γ Jod pro 1 g frischer Drüsensubstanz.

Wichtig ist die Frage, ob die jodhaltigen Verbindungen der Neonatenschilddrüsen ebenso aktiv sind wie die Jodsubstanzen der Erwachsenen. Die vorliegenden Versuche deuten darauf hin, daß in der Neugeborenenschilddrüse auch inaktive Jodsubstanzen vorkommen können, denn C. WEGELIN und I. ABELIN[13] sowie CH. ABELIN haben viele jodhaltige Schilddrüsen von Neugeborenen im Kaulquappenversuch als unwirksam gefunden.

Die Schilddrüsen von Rinderfeten sind in der Regel jodhaltig und im Kaulquappenversuch gewöhnlich hochaktiv.

b) Schilddrüsenjod und Gewebsjod.

Mit der Auffindung des Jods in fast allen Körperorganen und fast überall in der belebten und unbelebten Natur, hat TH. V. FELLENBERG[14] ein neues und wichtiges Problem des Jodstoffwechsels und dessen Beeinflussung durch die Schilddrüse aufgerollt. Nach den Feststellungen von TH. V. FELLENBERG enthält die Schilddrüse zwar prozentual mehr Jod als irgendein anderer Körperteil, absolut genommen darf aber die Thyreoidea nicht als das jodreichste Organ angesehen werden. Die Skelettmuskulatur oder die Knochen können mehr Jod enthalten als die Schilddrüse. Haut und fetthaltiges Bindegewebe sind häufig sehr jodreich. Die Jodverteilung im menschlichen Organismus stellt A. STURM schematisch wie folgt dar (vgl. Abb. 57 und 58).

Danach enthält die menschliche Schilddrüse $^1/_5$, die Muskulatur die Hälfte des Gesamtkörperjods. Beim Hund entfällt auf die Thyreoidea $^1/_{14}$, auf die Muskulatur ebenfalls etwa die Hälfte des Gesamtjods.

---

[1] Eine eingehendere Übersicht der Frage des Jodvorkommens in der Thyreoidea enthält die Arbeit von G. OCCHIPINTI und L. CASTALDI: Scritti biol. **3**, 107 (1927).
[2] BAUMANN, E.: Hoppe-Seylers Z. **22**, 1 (1896).
[3] MIWA u. STÖLTZNER: Jb. Kinderheilk. **47** (1897).
[4] MORGENSTERN: Virchows Arch. **1912**.   [5] RIETMANN: Inaug.-Dissert. Zürich 1921.
[6] MÜLLER, H.: Inaug.-Dissert. Zürich 1923.
[7] FELLENBERG, TH. V.: Erg. Physiol. **25**, 178 (1926).
[8] SCHMITZ-MORMANN, P.: Mitt. Grenzgeb. Med. u. Chir. **39**, 84 (1926).
[9] THOMAS, E., u. E. DELHOUGNE: Virchows Arch. **248**, 201 (1924).
[10] MAURER, DUCRUE u. PALASOFF: Münch. med. Wschr. **1927**, 271.
[11] ABELIN, CH.: Arch. f. exper. Path. **124**, 1 (1927).
[12] GLIMM, E.: Biochem. Z. **219**, 148 (1930).
[13] WEGELIN, C., u. I. ABELIN: Arch. f. exper. Path. **89**, 219 (1921); **105**, 137 (1924).
[14] FELLENBERG, TH. V.: Erg. Physiol. **25**, 178 (1926); daselbst weitere Literatur.

Nun entsteht die Frage der Bindungsart des Jods. Sind die Schilddrüsen- und die Gewebsjodverbindungen chemisch identisch bzw. verwandt, oder nicht? D. h. ist die Sache etwa so aufzufassen, daß die Thyreoidea aus dem Nahrungsjod spezifische Jodverbindungen aufbaut und diese dann von sich aus auf die einzelnen Gewebsarten verteilt; oder baut jedes Organ seine eigene Jodverbindung auf, die es dann neben dem Schilddrüsenjod aufspeichert? TH. V. FELLENBERG und mit ihm alle anderen Autoren nehmen einen doppelten Jodstoffwechsel, in- und außerhalb der Schilddrüse an. Nach TH. V. FELLENBERG soll die Thyreoidea

Durchschnittlicher Jodgehalt der menschlichen Schilddrüsen in verschiedenen Ländern.

Land	Ort	Autor	Methode der Jodbestimmung	Zahl der untersuchten Schilddrüsen	Jodgehalt in mg der gesamten Drüse	Jodgehalt in mg pro 100 g Trockensubstanz
Amerika	Washington	SEIDELL	BAUMANN			50—450
	Washington	SEIDELL	HUNTER			51—588
		MARINE u. LEHNHART				217
		WELLS				210
		SMITH u. BRODERS			2—5	
Belgien		C. ZUNZ	KENDALL	56	15,53	224
Danzig	DanzigerGebiet	GLIMM	v. FELLENBERG	42	10,4	
Deutschland	Freiburg i. Br.	BAUMANN	BAUMANN	30	2,5	33
	Hamburg	BAUMANN	BAUMANN	30	3,83	83
	Berlin	BAUMANN	BAUMANN	11	6,6	90
	Berlin	MIWA u. STÖLZNER		3	5,2	116
	Breslau	WEISS	BAUMANN	20	4,04	56
	München	JANSEN		7	3,34	41,26
	Baden	SCHMITZ-MOORMANN			8,84-13,50	
Frankreich	Paris (Salpetrière)	CLAUDE u. BLANCHETIÈRE	eigene		(0,4-15,7)	
	Lyon	MONERY	BAUMANN	30	4,53	63,1
	Chamberg (Kropfgegend)	MONERY	BAUMANN	6	1,54	11,5
Holland		RIETMÄRN	BAUMANN	27	2,4	
		MÜLLER	BAUMANN	12	4,5	
Italien	Padua	PELLEGRINI	PAOLINI	101	3,8	100
	Rom	NARDELLI	PAOLINI	9	5,68	
	Valtellina	MUGGIA, CASTALDI		5	7,34	
	Florenz, Stadt	OCCHIPINTI-CASTALDI			25,62	
	Florenz, Land	OCCHIPINTI-CASTALDI			20,70	
	Cagliari, Stadt	OCCHIPINTI-CASTALDI			19,31	
	Cagliari, Land				7,33	
	Messina, Stadt				27,88	
	Messina, Berg				4,93	
Japan	Tokio	TUKUSHIMA	BAUMANN	20	10,58	
Österreich	Steiermark (Kropfgegend)	v. ROSITZKY (1898)		19	3,21	
Norwegen	Oslo	LUNDE, CLOSS, WÜLFERT	v. FELLENBERG	7	9,86	155,3
Schweden	Stockholm	JOLIN	BAUMANN	108	8,05	
Schweiz	Genf	OSWALD	BAUMANN	22	9,32	95,0
	Lausanne	OSWALD	BAUMANN	12	7,07	71,0
	Basel	OSWALD	BAUMANN	21	6,48	93,0
	Bern	OSWALD	BAUMANN	18	13,04	107,9
	Bern	AESCHHACHER	BAUMANN	61	16,0	
	Zürich	MORGENSTERN		50	9,3	
	Zürich	MÜLLER	BAUMANN	69	5,10	
Ungarn	Budapest	JUSTUS	JUSTUS		10,2	
	Budapest	HERGLOZ	WINKLER	20	8,6	

die fest gebundene, schwer mobilisierbare Jodreserve darstellen. v. Fellenberg nennt das Schilddrüsenjod die „potentielle Jodreserve". Die übrigen Organe sollen das Jod in anderer Bindung enthalten und auch viel leichter das Jod abgeben können („aktuelle Jodreserve"). Der Organismus soll immer bestrebt sein, diese beiden Bindungsarten des Jods in einen gewissen Einklang zu bringen und etwaige Niveaudifferenzen zwischen der aktuellen und potentiellen Jodreserve auszugleichen. Künstliche Jodzufuhr bewirkt eine Jodanreicherung

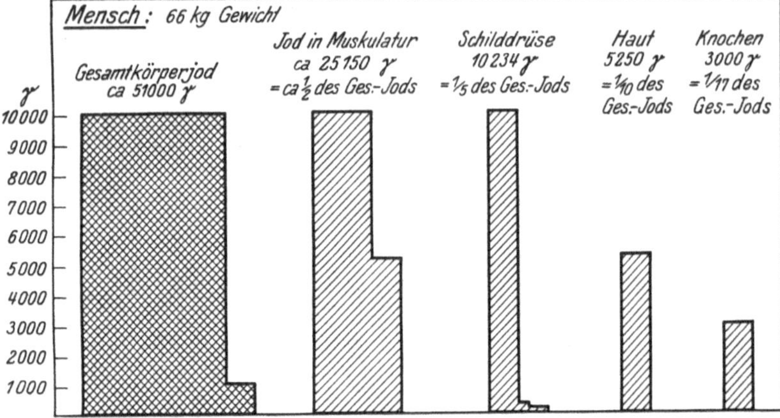

Abb. 57. Verteilung des Jods auf die einzelnen Organe beim Menschen. (Nach A. Sturm.)

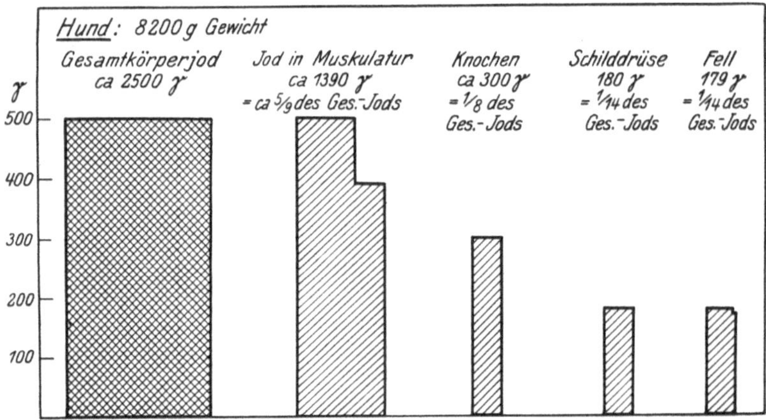

Abb. 58. Verteilung des Jods auf die einzelnen Organe beim Hund[1]. (Nach A. Sturm.)
(Aus: Verh. dtsch Ges. inn. Med., 40. Kongr., Sturm.)

des Thyreoideaorgans, die aber infolge des fortwährenden Abfließens des Jods allmählich kleiner wird. Th. v. Fellenberg[2] führt folgenden Versuch an: Zwei Meerschweinchen erhielten 6 Tage lang neben der üblichen Nahrung 600 γ KJ pro Tag (1 γ = 1 Millionstel g). Das eine Tier wurde 3 Stunden, das andere 51 Stunden nach der letzten Jodzufuhr getötet. In den Schilddrüsen dieser Tiere sowie des Kontrolltieres wurden folgende Jodmengen gefunden:

Jodgehalt der Schilddrüse	Kontrolltier ohne Jodzulage	3 Stunden nach der letzten Jodaufnahme getötet	51 Stunden nach der letzten Jodaufnahme getötet
	γ	γ	γ
a) pro 1 kg Organ.	4500	41800	2540
b) absolut	0,05	1,50	0,76

---

[1] Die Schilddrüsen vom Hund und von einigen anderen fleischfressenden Tieren sind häufig sehr jodarm.

[2] Fellenberg, Th. v.: S. 324. Zitiert auf S. 148.

Ein ähnlich angeordneter Versuch wurde von E. Maurer und H. Ducrue[1] ausgeführt. Es wurde an weiblichen Kaninchen der normale Jodgehalt der Organe, sowie die Zunahme des Organjods nach Verfütterung von Jodkalium untersucht. Die Tiere erhielten 10 γ Jod pro Gramm Körpergewicht. Ein Teil der Kaninchen wurde 24 Stunden, ein Teil 4 × 24 Stunden nach der Jodzufuhr getötet. Auf diese Weise konnte die Ablagerung und das Wiederverschwinden des Jods verfolgt werden. Die gefundenen Resultate sind in nachfolgender Übersichtstabelle vereinigt.

Jodgehalt und Jodverteilung beim Kaninchen. (E. Maurer und H. Ducrue.)

Organ	Durchschnittlicher Jodgehalt der Organe normal ernährter Kaninchen γ-%	Durchschnittlicher Jodgehalt der Organe von Kaninchen 24 Stunden nach Jodzufuhr γ-%	Steigerung der Mittelwerte in % der Norm	Durchschnittlicher Jodgehalt der Organe von Kaninchen 4 · 24 Stunden nach Jodzufuhr γ-%	Steigerung der Mittelwerte in % der Norm
Schilddrüse	15800	57000	+260	30500	+100
Ovar	700	260	(− 60)	134	− 80
Uterus	100	405	+300	54	− 50
Tube	75	85	+ 10	133	− 40
Milz	70	160	+130	12,5	− 80
Gl. submaxillaris	65	115	+ 80	35	− 50
Haare	30	15	− 50	7	− 75
Herz	20	90	+350	65	+220
Niere	20	250	+1150	370	+1750
Nägel	20	650	+4200	110	+630
Leber	14	140	+1450	8	0
Haut	9	1330	+14800	7	− 20
Lunge	9	205	+2200	35	+300
Gehirn	8	15	+ 100	2	− 75
Fett	3	80	+2600	—	—
Magen	—	90	+ 600	—	—
Dünndarm	—	15	+ 25	—	—
Dickdarm	—	9	+ 100	—	—
Galle	40	305	+ 400	26	+ 35
Blut	30	382	+1170	37	− 10
Blutplasma	40	397	+ 900	34	+ 60
Blutkörperchen	21	365	+1500	39	− 30

Die Tabelle auf S. 150 zeigt, daß nach Jodeingabe die Schilddrüse des Meerschweinchens innerhalb von 6 Tagen ihren Jodgehalt um das 30fache vergrößert hat (von 0,05 auf 1,50), daß aber bereits nach 51 Stunden der Jodgehalt um die Hälfte verringert wurde (von 1,50 auf 0,76). Beim Kaninchen stieg das Schilddrüsenjod sehr rapid an (von 15800 γ auf 57000 γ), um dann ebenso rasch zu sinken (vgl. obenstehende Tabelle). Man kann sich fragen, ob es sich hier tatsächlich um fest verankertes „Thyroxinjod" handelt, oder ob auch in der Thyreoidea, wie schließlich in jedem anderen Organ, auch andere, leicht mobilisierbare Jodreserven vorkommen. Eine 30fache Erhöhung des Hormongehaltes innerhalb von 6 Tagen und der rapide Sturz desselben innerhalb von 2 Tagen dürfte ganz starke Stoffwechselausschläge geben, die doch nach Verfütterung relativ so kleiner Mengen wie 600 γ Jod pro Tag nicht beobachtet werden. Man könnte in diesen Versuchen Anhaltspunkte für die Anschauung von E. C. Kendall erblicken, wonach das Nahrungsjod nicht unmittelbar als Thyroxin verankert, sondern als noch inaktive oder wenig aktive Vorstufe abgelagert wird. Beträgt doch nach E. C. Kendall[2] das in Thyroxinform vorliegende Jod bloß 0 bis höchstens 15% des Gesamtjodgehaltes. Vom gesamten Jodgehalt der Schilddrüse lassen sich allerhöchstens 14% als Thyroxinjod isolieren[2]. Ein großer Teil des Jods ist in der Thyreoidea als 3-5-Dijodtyrosin vertreten, eine Form des Jodes, die biologisch wenig aktiv oder sogar unwirksam ist.

An Pflanzenbestandteile gebundenes Jod wird von der Hundeschilddrüse viel besser zurückgehalten, als das in Form von Jodkalium zugeführte Jod (G. Pfiffer und H. Courth[3]).

A. Sturm[4] macht auf das besondere Jodreichtum der inkretorischen Organe aufmerksam. Bereits Th. v. Fellenberg hat die Milz und die Ovarien jodreich

[1] Maurer. E., u. H. Ducrue: Biochem. Z. **217**, 227, 231 (1930).
[2] Kendall, E. C.: Thyroxine, S. 73. New York: Chemical Catal. Comp. 1929.
[3] Pfeiffer, G., und H. Courth: Biochem. Z. **213**, 74 (1929), daselbst weitere Jodliteratur.
[4] Sturm, A.: Dtsch. Arch. klin. Med. **161**, 129, 227 (1928) — Ber. üb. den 40. Kongr. d. Dtsch. Ges. f. inn. Med., S. 295. Wiesbaden 1928.

gefunden. Die Ovarien einer Bachforelle enthielten $1030\,\gamma$ Jod und die Schilddrüse $200\,\gamma$ Jod pro 1 kg Organsubstanz. E. Maurer, H. Ducrue, W. Palasoff, E. Maurer und St. Diez[1] geben für ausgewachsene menschliche Feten folgende Jodzahlen an:

Schilddrüse. . . .	$37\,\gamma$	$352\,\gamma$	$142\,\gamma$
Ovarien	$107\,\gamma$	$84{,}2\,\gamma$ $140\,\gamma$	$222\,\gamma$

Als Mittelwert aus 12 Analysen fanden diese Autoren in der Schilddrüse einen Jodgehalt von $250\,\gamma$ und im Ovarium einen solchen von $138\,\gamma$ an. Im Ovarium der erwachsenen Frau wurden folgende Jodmengen ermittelt:

Alter in Jahren	Jodgehalt des Ovariums in γ-Proz.
23	2509
30	250
35	520
40	496
45	172
65	500

Durchschnitt $741\,\gamma$ Jod

oder ca. 13 mal mehr Jod als in der Leber, der Milz und den Nebennieren dieser Frauen. Ein ähnliches Resultat ergaben die früheren Arbeiten von P. Bourcet[2]. Die Rolle des Ovariums bei der Speicherung des Thyroxins wird ferner von G. Asimow[3] betont. Auffallenderweise wurde in den Versuchen von E. Maurer und H. Ducrue das zugeführte anorganisch gebundene Jod vom Ovarium nicht gespeichert (vgl. Tabelle auf S. 151[4]).

Außer den Ovarien weisen die meisten endokrinen Organe (Epithelkörperchen, Hypophyse, Epiphyse, Nebenniere, Thymus) einen die Jodierung des übrigen Körpergewebes erheblich überragenden Jodgehalt auf. Nach A. Sturm unterscheidet man am besten nicht potentielles und aktuelles Jod, sondern *endokrines* und *allgemeines Gewebsjod*. Das endokrine Jod ist der Träger des Schilddrüsenhormons und wird von der Schilddrüse reguliert. Die Form des allgemeinen Gewebsjods ist noch völlig unbekannt, dieses Jod ist von der Schilddrüse unabhängig. Die Menge des endokrinen Jods soll in Beziehung stehen zur Funktion des betreffenden Organs. So verarmt das Ovarium an Jod, sobald seine Tätigkeit erlischt. Nach Schilddrüsenentfernung wird der Jodgehalt der inkretorischen Organe, hauptsächlich der Nebenniere, erniedrigt.

Ebenso wie das endokrine Jod ist auch das allgemeine Gewebsjod zahlreichen Schwankungen unterworfen, die unabhängig von der Schilddrüse sind, da sie auch bei thyreopriven Tieren angetroffen werden. Sie sind auch nicht rein alimentärer Natur und stehen zum Teil mit der Jahreszeit, hauptsächlich aber mit dem allgemeinen Körperzustand in Zusammenhang.

Trotzdem wir nun einen außerhalb der Schilddrüse gelegenen und, wie es scheint, ziemlich autonomen peripheren Jodstoffwechsel kennen, bleibt doch die überragende Bedeutung der Thyreoidea für den Jodhaushalt unbestritten. Schilddrüsenlose Tiere besitzen keine so scharfe Regulation des Jodstoffwechsels und sind in ihrem Jodumsatz den alimentären und sonstigen exogenen Einflüssen

---

[1] Maurer, E., u. St. Diez: Münch. med. Wschr. **73**, 17 (1926); **74**, 271 (1927) — Biochem. Z. **193**, 358 (1928).

[2] Bourcet, P.: C. r. Acad. Sci. Paris **128**, 1120 (1899).

[3] Asimow, G.: Ž. éksper. Biol. i Med. (russ.) **6**, 125 (1927). (Deutsche Zusammenfassung.)

[4] Die Ovarien sollen im Gegensatz zum Hoden das größte Speicherungsvermögen für Schilddrüsensubstanz haben [Asimow, G.: Ž. éksper. Biol. i Med. (russ.) **6**, 125 (1927)]. (Deutsche Zusammenfassung.)

viel stärker unterworfen als Normaltiere[1]. Im Gegensatz zu Normaltieren zeigen z. B. thyreoprive Hunde keinen gleichmäßigen Verlauf der Jodausscheidung, vielmehr ist dieselbe erheblichen Schwankungen unterworfen und erfolgt mehr stoßartig.

c) Schilddrüse und Blutjod.

Die nähere Erforschung des Jodstoffwechsels und seiner einzelner Komponenten ermöglichte auch die Entscheidung der Frage des Vorkommens des Jods im Blute. Bereits vor 30 Jahren haben E. GLEY und P. BOURCET[2] das Jod im Blute nachgewiesen, dieser Befund wurde entweder wenig beachtet oder direkt bestritten. Selbst bis zuletzt galt noch die Frage als unentschieden (F. BLUM und GRÜTZNER[3]). Doch berichten viele Autoren über einen ziemlich konstanten Blutjodspiegel, der nicht etwa mit dem Nahrungsjod identifiziert werden kann.

Im Blute wurden unter normalen Bedingungen folgende Jodmengen gefunden.

Autor	100 ccm Blut enthalten im Durchschnitt Jod γ	Schwankungsbreite des Jodgehaltes γ	Ort
E. C. KENDALL u. RICHARDSON[4]	13	10—17	Amerika
W. H. VEIL u. A. STURM[5]	12,8	(8,3 im Winter)	München
E. MAURER u. ST. DIEZ[6]	9,2	4,2—15	München
W. H. JANSEN u. F. ROBERT[7]	12	10—16,2	
G. LUNDE, K. CLOSS und O. CHR. PEDERSEN[8]	13,5	11—16	Oslo
F. DE QUERVAIN u. W. E. SMITH[9]	13,12		Bern
E. GLIMM[10]	[22,7]	[14—35]	Danzig

Diese Zahlen sprechen dafür, daß, wie mancher andere Blutbestandteil, auch das Jod ziemlich scharf reguliert wird. An dieser Regulation dürfte sich die Schilddrüse in hervorragendem Maße beteiligen, denn sowohl bei Unter- wie Überfunktion der Thyreoidea wurden starke Abweichungen des Blutjodgehaltes gefunden. Beim Myxödem und Kretinismus beträgt die Blutjodmenge ungefähr die Hälfte des Normalwertes. Sie steigt unter Thyroxineinfluß rasch an, erreicht übernormale Zahlen und stellt sich zuletzt auf physiologische Werte ein. Zwischen der Höhe des Blutjodspiegels und des Grundumsatzes bestehen keine direkten Beziehungen (B. EISLER und A. SCHITTENHELM[11]).

---

[1] STURM, A.: Dtsch. Arch. klin. Med. **161**, 129 (1928).
[2] GLEY, E., u. P. BOURCET: C. r. Acad. Sci. Paris **130**, 1721 (1900).
[3] BLUM, F., u. GRÜTZNER: Hoppe-Seylers Z. **85**, 429 (1913); **91**, 293, 400, 450 (1914); **92**, 360 (1914); **110**, 277 (1920) — Schweiz. med. Wschr. **57**, 808 (1927) — Ber. über d. Intern. Kropfkonf. in Bern, S. 210. Bern 1928.
[4] KENDALL, E. C. u. RICHARDSON: J. of biol. Chem. **43**, 161 (1920).
[5] VEIL, W. H., u. A. STURM: Dtsch. Arch. klin. Med. **147**, 166 (1925) — Münch. med. Wschr. **72**, 636 (1925).
[6] MAURER, E., u. ST. DIEZ: Münch. med. Wschr. **73**, 17 (1926).
[7] JANSEN, W. H., u. F. ROBERT: Dtsch. Arch. klin. Med. **157**, 224 (1927).
[8] LUNDE, G., K. CLOSS u. O. CHR. PEDERSEN: Biochem. Z. **206**, 261 (1929).
[9] QUERVAIN, F. DE: Mitt. Grenzgeb. Med. u. Chir. **39**, 415 (1926). — QUERVAIN, F. DE u. W. E. SMITH: Endocrinology **12**, 177 (1928).
[10] GLIMM, E.: Biochem. Z. **219**, 148 (1930).
[11] EISLER, B., u. A. SCHITTENHELM: Z. exper. Med. **68**, 487 (1929).

Blutjodgehalt beim Myxödem und Kretinismus.

		Jodgehalt des Blutes in γ-Proz.	Grundumsatzerniedrigung in Proz. (BENEDICT)	Autor
Myxödem	Patient 1	7,2	−26,4	B. EISLER und A. SCHITTENHELM[1].
	„ 2	6,1	−27,2	
	„ 3	5,2	−32,0	
	„ 4	4,4	−32,1	
	„ 5	4,6	−33	
	„ 6	5,7	−30,4	
Kretinismus		2,1−5,6		TH. v. FELLENBERG[2].
		6,38		F. DE QUERVAIN und SMITH[3].

Hyperthyreosen weisen erhöhte Blutjodwerte auf (TH. v. FELLENBERG, VEIL und STURM[4]). G. LUNDE und Mitarbeiter[5] sahen sogar beim Basedow Blutjodwerte von 32, 43 und 51 γ%.

Ebenso wie etwa der Reststickstoff des Blutes, besteht auch das Blutjod aus verschiedenen Komponenten, die sich getrennt beeinflussen lassen. Nach neueren Untersuchungen von W. LIPSCHITZ[6] erfolgt die Fraktionierung der verschiedenen Jodanteile des Blutes durch die spezifische Tätigkeit der Drüsenmembranen. Thyroxinjod (sowie organisch gebundenes Jod in Form von Jodtropon) passiert die Magendrüsen nicht oder nur in Spuren. Das anorganische Jod wird dagegen in diesen Drüsen auf das Zehnfache der Blutjodmenge konzentriert. Eine Parallelbestimmung des Blut- und des Magensaftjodes (resp. des Speicheljods) gestattet eine getrennte Ermittlung der organischen und der unorganischen Blutjodkomponente. TH. v. FELLENBERG hat eine andere Methode angegeben, um wenigstens 2 Fraktionen des Blutjods voneinander trennen zu können. Beim Behandeln des Blutes mit Alkohol geht ein Teil des Jods, darunter auch das anorganisch gebundene Jod, in den Alkohol über, während das Eiweißkoagulum den Rest des Blutjods enthält. Die alkoholunlösliche Fraktion des Blutjods soll das aktive jodhaltige Prinzip der Schilddrüse enthalten und soll nach den Untersuchungen von J. HOLST[7], sowie von J. HOLST, G. LUNDE, K. CLOSS und O. CHR. PEDERSEN[8] bei Hyperthyreosen stark erhöht sein. Beim gesunden Menschen entfällt der allergrößte Teil des Blutjods auf die alkohollösliche Form, bei Hyperthyreosen finden J. HOLST und Mitarbeiter ein Überwiegen der alkoholunlöslichen Fraktion, also quasi eine Überschwemmung des Blutes mit dem jodhaltigen Schilddrüsenbestandteil. Durch die PLUMMERsche Jodbehandlung wird nach HOLST und LUNDE der anorganische, alkohollösliche Jodanteil des Blutes erhöht, während die alkoholunlösliche organische Jodkomponente heruntergedrückt wird und schließlich normale oder fast normale Werte erreicht. Zugleich kommt es in der Schilddrüse zu einer Jodanreicherung und zur Kolloidstapelung. Die spezifische Bedeutung des „anorganischen" (alkohollöslichen) und des „organischen" (alkoholunlöslichen) Blutjods ist noch nicht genau bekannt. Eines scheint aber sicher zu sein (und die Untersuchungen von J. HOLST bekräftigen dies), nämlich die große Rolle der Schilddrüsen-

[1] EISLER, B., u. A. SCHITTENHELM: Z. exper. Med. **68**, 487 (1929).

[2] FELLENBERG, TH. v.; Zitiert auf S. 148.

[3] QUERVAIN, F. DE, u. W. E. SMITH: Zitiert auf S. 153.

[4] FELLENBERG, TH. v., VEIL u. STURM: Zitiert auf S. 153.

[5] LUNDE, G. u. Mitarbeiter: Zitiert auf S. 153.

[6] LIPSCHITZ, W.: Klin. Wschr. **9**, 642 (1930); **8**, 116 (1929); Arch. f. exper. Path. **147**, 142 (1929).

[7] HOLST, J.: Die pathogenetischen Grundlagen der Thyreotoxikosetherapie, Oslo, i Kommisjon hos. Jacob Dybwad 1928.

[8] HOLST, J., G. LUNDE, K. CLOSS u. O. CHR. PEDERSEN: Klin. Wschr. **7**, 2287 (1928).

funktion für die Bindungsart des Jods und umgekehrt, den wichtigen Einfluß des Jods auf die anatomisch-physiologische Tätigkeit der Thyreoidea.

In diesem Zusammenhang ist eine Angabe von F. HILDEBRANDT[1] beachtenswert, wonach im Tierversuch kleine Mengen anorganischen Jods die Stoffwechselwirkung der Thyreoideasubstanzen abzuschwächen vermögen. Eigene Versuche an Ratten ergaben das gleiche Resultat, das Jod muß aber zu Beginn der Schilddrüsenbehandlung gegeben werden. Bei experimentell voll ausgeprägter Schilddrüsenwirkung ergibt Jodzufuhr (im Gegensatz zu Basedow) einen weiteren Stoffwechselanstieg (eigene unveröffentlichte Versuche). Analoge Erfahrungen mit der Jodwirkung bei hyperthyreoidisierten Hunden machte M. M. KUNDE[2]. In den Versuchen von Ch. M. WILHELMJ und W. M. BOOTHBY[3] erlitt der Stoffwechseleffekt einer einmaligen Thyroxininjektion durch die Jodzufuhr keine Veränderung. Der verschiedene, manchmal sogar entgegengesetzte Jodeffekt beim menschlichen Basedow und bei der experimentellen Hyperthyreose beweist nochmals die Unmöglichkeit einer Identifizierung beider Zustände.

Zusammenfassung.

Jedes Stoffwechselgeschehen ist von Veränderungen des organischen und des anorganischen Zellmaterials begleitet. Eine scharfe Trennung zwischen organischem und anorganischem Stoffumsatz läßt sich nicht durchführen. Demgemäß beherrscht die Schilddrüse auch den anorganischen Stoffhaushalt, d. h. den Wasser- und den Mineralstoffwechsel. Erhöhte Schilddrüsenwirkung führt zu vermehrter Wasserabgabe und zu verstärkten Verlusten einiger Mineralbestandteile. Die diuretische Wirkung der Thyreoideasubstanzen scheint in erster Linie auf einer peripheren Wasser- und Salzmobilisierung zu beruhen. Bei der Entbindung des Gewebswassers spielen osmotische Kräfte und nervöse Faktoren eine Rolle. Durch Injektion von hypertonischen Salzlösungen, von Ergotamin oder Pituitrin wird die diuretische Thyroxinwirkung unterdrückt oder gehemmt.

Die Rolle der renalen Schilddrüsenwirkung wird von den meisten Autoren nicht sehr hoch eingeschätzt.

Außer auf dem Harnwege kommt es bei der Hyperthyreose auch auf dem Wege des Darmes, der Haut und der Lunge zu erhöhten Wasserabgaben.

Bei der Hypothyreose erleidet der Wasserstoffwechsel die entgegengesetzten Veränderungen, allerdings auch hier in nicht so gesetzmäßiger Weise wie bei der Schilddrüsenüberfunktion.

Nach den bisherigen Forschungen unterhält die Schilddrüse besonders innige Beziehungen zum Jod- und zum Ca-Stoffwechsel.

a) Jodstoffwechsel.

Im Gegensatz zu älteren Befunden läßt sich das Jod außer in der Schilddrüse auch in sämtlichen tierischen Organen nachweisen. Obzwar die Thyreoidea prozentuell am jodreichsten ist, können die absoluten Jodmengen der einzelnen Organe und Gewebe (quergestreifte Muskulatur, Knochen, Bindegewebe, Fett) den Jodgehalt der Schilddrüse überschreiten. Die nähere Korrelation zwischen dem Schilddrüsen- und dem Gewebsjod ist noch ungenügend erforscht. Neben der Schilddrüse zeichnen sich auch mehrere andere endokrine Organe, besonders die Ovarien, durch einen relativen Jodreichtum aus.

Der Blutjodspiegel des gesunden Menschen ist nur relativ geringen, zum Teil jahreszeitlichen Schwankungen unterworfen. Er wird vorwiegend durch die

---

[1] HILDEBRANDT, F.: Arch. f. exper. Path. **96**, 292 (1923).
[2] KUNDE, M. M.: Amer. J. Physiol. **82**, 195 (1927).
[3] WILHELMJ, Ch. M., und W. M. BOOTHBY: Amer. J. Physiol. **92**, 567 (1930).

Schilddrüse reguliert und erleidet bei Schilddrüsenerkrankungen Veränderungen nach der einen oder anderen Richtung. Im Blute kommen verschiedene jodhaltige Verbindungen vor, sie lassen sich in eine „alkohollösliche" und eine „alkoholunlösliche" Fraktion zerlegen. Die biologisch aktiven jodhaltigen Schilddrüsenprodukte sollen vorwiegend in der „alkoholunlöslichen" Fraktion enthalten sein, bei manchen Hyperthyreosen wurden dieselben im Blute in erhöhter Menge vorgefunden. Die Magen- und Speicheldrüsen sollen für das Thyroxinjod sehr wenig permeabel sein.

b) Ca-Stoffwechsel.

Ebenso wie die Thyreoidea das Zentralorgan des Jodstoffwechsels ist, stellt die Parathyreoidea einen der Hauptorte des Ca-Stoffwechsels dar. Für die Beurteilung der Zusammenhänge zwischen der Thyreoidea und dem Ca-Umsatz sind nur diejenigen Versuche maßgebend, in welchen eine Mitbeteiligung oder Mitbeeinflussung der Parathyreoidea mit Sicherheit ausgeschlossen ist. Aus diesem Grunde sind zahlreiche ältere Angaben nicht verwertbar. Bei der Hyperthyreose scheinen erhöhte Ca-Verluste nicht selten vorzukommen. Die Ca-Verarmung wird von mancher Seite für die abnorme Übererregbarkeit des Nervensystems verantwortlich gemacht. Durch erhöhte Zufuhr organisch gebundenen Ca können manche Erscheinungen der experimentellen Hyperthyreose gebessert werden.

c) Übriger Mineralstoffwechsel.

Der Einfluß der Schilddrüse auf den übrigen Mineralstoffwechsel ist ungenügend erforscht. Es werden nähere Beziehungen der Schilddrüse zum Phosphatstoffwechsel angenommen.

VIII. Einfluß der Schilddrüse auf Wachstum und Entwicklung.

Postoperative Tetanie, Cachexia strumipriva und Wachstumshemmung waren die ersten und eindrucksvollen Bilder der Schilddrüsenentfernung. Von diesen drei Grundsteinen des zukünftigen großen Gebäudes der Schilddrüsenphysiologie und -pathologie mußten zwei bald wieder abgetragen werden, da es sich herausstellte, daß die Tetanie nicht mit dem Haupt-, sondern mit dem Nebenorgan, der Parathyreoidea, zusammenhängt. Die Cachexia strumipriva erwies sich als eine häufige, aber nicht als obligate Begleiterscheinung des Schilddrüsenmangels. Einzig und allein die Wachstumswirkung blieb unbestritten erhalten, und es ist zu bedauern, daß die bald darauf bekannt gewordene stoffwechselphysiologische Bedeutung der Thyreoidea das Studium dieser Wachstumsbeeinflussung in den Hintergrund geschoben hat. Vielfach wurde das ganze Schilddrüsenproblem zu einseitig, d. h. hauptsächlich vom Standpunkte des energetischen Stoffumsatzes aus beurteilt. Der Zusammenhang zwischen der Thyreoideafunktion und der Energiebildung kann selbstredend nicht in Frage gestellt werden. Es darf aber nicht übersehen werden, daß der energetische Zellumsatz nicht unbedingt auf die Mitwirkung des Schildrüsenhormons angewiesen ist. Ein schilddrüsenloses Wesen verfügt immer noch über eine recht bedeutende Energietransformation. Die Verknüpfung des Thyreoideahormons mit dem calorischen Stoffwechsel ist keine so kausale, wie etwa die des Insulins mit dem Zuckerstoffwechsel, auch nicht etwa wie die des Ca-Haushaltes mit der Parathyreoidea, der Ovarialfunktion mit dem Hypophysenvorderlappen usw. Eine Unterfunktion der Schilddrüse kann z. B. beim jugendlichen Individuum eine Grundumsatzerniedrigung von $-10, -15, -20\%$ erzeugen ($\pm 10\%$ Grundumsatzveränderung gelten noch als normal). Wieviel stärker ausgeprägt ist die begleitende

Wachstums- und Entwicklungshemmung! Durch Schilddrüsenzufuhr gelingt es mit Leichtigkeit, den herabgesetzten Grundumsatz auf normale Höhe zu bringen. Wieviel schwieriger ist es, durch diese Medikation den von der normalen Thyreoidea ausgehenden Wachstumreiz oder etwa die Beeinflussung der geistigen Entwicklung zu ersetzen. Liegt nicht eine der wesentlichen und spezifischen Wirkungen des Schilddrüsenhormons gerade in der Ermöglichung eines geregelten Ablaufes von Wachstum und Entwicklung? Ist man tatsächlich berechtigt, die Bedeutung von Thyreoidea für das Wachstum bloß als eine sekundäre Begleiterscheinung und als Folge der Zellumsatzsteigerung zu betrachten?

a) Einfluß auf das Wachstum.

Die Begleiterscheinungen des Schilddrüsenverlustes im früheren Lebensalter, die Hemmung der Skelettentwicklung, die Veränderungen der Haut und des Haarkleides, die Störung der Geschlechtsentwicklung, die mangelhafte Intelligenz sind durch zahlreiche Abhandlungen der älteren Schilddrüsenliteratur so weit beleuchtet, daß es sich erübrigen dürfte, hier nochmals all diese Erfahrungen anzuführen. Es genügt der Hinweis auf die ausführlichen Beschreibungen von A. BIEDL[1], SWALE VINCENT[2], WAGNER-V. JAUREGG[3] u. a. Es sollen an dieser Stelle einige neuere Ergebnisse besprochen werden.

Im postuterinen Leben nimmt das Wachstum keinen gleichmäßig ansteigenden Verlauf, sondern weist eine gewisse Periodizität, d. h. temporäre Verstärkungen und Abschwächungen auf. Jede Wachstumsbeeinflussung ist auch vom Zeitfaktor abhängig, indem der neue Wachstumsreiz in eine latente, aktive oder refraktäre Phase fallen kann. Auf das Schilddrüsenproblem übertragen, würde dies besagen, daß nicht nur der Schilddrüsenverlust an sich, sondern auch der Zeitpunkt der Thyreoideaentfernung maßgebend sein muß. Man würde von vornherein meinen, daß, je jünger das Tier zur Zeit der Thyreoidektomie ist, desto stärker sind auch die Ausfallserscheinungen. Dies trifft aber bei einigen Tierarten nicht ganz zu. Es gibt Lebensperioden, wo der Wachstumseinfluß des Schilddrüsenhormons von ganz besonderer Bedeutung ist. In anderen Lebensabschnitten kann der Schilddrüsenmangel weniger in Erscheinung treten. HAMMET hat z. B. bei weißen Ratten im Alter von 75, 100 und 150 Tagen entweder nur die Schilddrüse oder die Schild- und Nebenschilddrüse entfernt. Die stärksten hypothyreotischen Symptome wiesen die 100 Tage alten Tiere auf, während die um 25 Tage jüngeren Ratten den Schilddrüsenverlust besser ertrugen.

Nach den Untersuchungen von S. SIMPSON[4] liegt z. B. bei Ziegen die kritische Zeit für die Thyreoidektomie zwischen der 3. und 4. Lebenswoche. Später ausgeführte Schilddrüsenexstirpationen können unter Umständen ganz erfolglos bleiben. Man weiß auch aus den Erfahrungen am Menschen, daß zu bestimmten Lebenszeiten, z. B. während der Pubertät, die Schilddrüse von besonderer Bedeutung ist, daß sie während der Menstruation oder während der Schwangerschaft deutliche, selbst makroskopisch sichtbare Veränderungen erleidet. Man darf somit neben einer dauernden auch eine cyclische Schilddrüsenwirkung annehmen.

b) Wachstum bei der Hypothyreose.

Von den neueren Arbeiten über die Beziehung der Thyreoidea zu den Wachstumserscheinungen mag auf die zahlreichen Untersuchungen von

[1] BIEDL, A.: Innere Sekretion, 3. Aufl. 1916.
[2] VINCENT, SWALE: Erg. Physiol. **9**, 218 (1911).
[3] JAUREGG, WAGNER V.: Lehrb. d. Organother. Leipzig: Georg Thieme 1914.
[4] SIMPSON, S.: Quart. J. exper. Physiol. **14**, 161, 185, 199 (1924).

F. S. HAMMET[1] hingewiesen werden, in welchen die Bedeutung der Schilddrüse für das gesamte Wachstum sowie für die Entwicklung der einzelnen Organe systematisch verfolgt wurde. Auf Grund eines sehr großen Versuchsmaterials (Ratten) hat HAMMET nachweisen können, daß durch den Thyreoideaverlust nicht alle Organe gleichmäßig geschädigt werden. Vielmehr gibt es solche, die mehr, und solche, die weniger betroffen sind. Relativ wenig werden beeinflußt: das Auge, das Gehirn, das Rückenmark und die Röhrenknochen. Ausgesprochener ist die Atrophie des gesamten visceralen Apparates (Leber, Niere, Milz, Pankreas, Nebenniere, Speicheldrüse, Herz, Lunge), sowie ganz besonders der Thymusdrüse, welche eine weitgehende Zurückbildung erfährt. Unwesentlich sind die Veränderungen der Hoden und der Nebenhoden, während die Ovarien weitgehend an Gewicht verlieren[2]. Um so auffallender ist die fast konstant anzutreffende (kompensatorische?) Hypertrophie der Hypophyse. Es entsteht beim Fehlen der Schilddrüse quasi ein neuer Typus eines Tieres, eines Tieres mit gestörten und gegen die Norm veränderten Organproportionen und Organfunktionen. Besonders verhängnisvoll ist die Aufhebung der innersekretorischen Korrelation.

Die Fortpflanzungsfähigkeit schilddrüsen- und nebenschilddrüsenloser Ratten ist zwar nicht aufgehoben, aber gestört. Thyreoidektomierte Ratten sind weniger fruchtbar, die Jungen sind oft weniger lebensfähig, trotzdem sie mit normalem Körpergewicht auf die Welt kommen. E. ABDERHALDEN[3] stellte jahrelange Beobachtungen an schilddrüsenlosen Meerschweinchen an und fand, ebenso wie HAMMET, eine Reihe von Organveränderungen, von denen die Hypertrophie der zurückgebliebenen Epithelkörperchen am deutlichsten war. Hypertrophien der Hypophyse, sowie gelegentliche Gewichtsvermehrungen der Nebennieren wurden hier und da festgestellt. Bleiben die Tiere am Leben, so geht meistens ein großer Teil der Nebenerscheinungen zurück. Es gibt aber Tiere, welche durch den Schilddrüsenverlust unheilbare Schädigungen erleiden. Auffallend ist bei solchen thyreoidektomierten Meerschweinchen die dauernde Überempfindlichkeit gegenüber gewissen chemischen Giften, wie z. B. gegen die tellurige Säure.

c) Wachstumswirkung des Thyroxins bei der menschlichen Hypothyreose.

Es darf als erwiesen gelten, daß durch Schilddrüsenzufuhr das Wachstum hypothyreotischer Individuen angeregt werden kann. Wie bei allen inkretorischen, sowie sonstigen Wirkungen kommt es auch hier auf die Dosierung an, indem größere Schilddrüsenmengen das Wachstum wieder hemmen können. Die wachstumsfördernden Wirkungen der Thyreoideasubstanz ist in der früheren Schilddrüsenliteratur eingehend erörtert (WAGNER V. JAUREGG[4], A. BIEDL[5], vgl. auch W. SCHOLZ[6], E. BIRCHER[7] u. a.). Es mögen hier bloß einige Angaben über den Einfluß des Thyroxins auf das myxödematöse Wachstum gemacht werden. Ebenso wie die Schilddrüsenvollsubstanz vermag auch Thyroxin das Längenwachstum zu fördern. Die ersten diesbezüglichen Versuche wurden von E. C. KENDALL[8] ausgeführt. Durch tägliche Darreichung der Thyroxinfraktion während

---

[1] HAMMET, F. S.: Vgl. die zusammenfassenden Darstellungen in Psychiatr.-neur. Wschr. **27**, 231 (1925) — Amer. J. Physiol. **82**, 250 (1927) — Endokrinol. **5**, 81 (1929) — Quart. Rev. Biol. **4**, 353 (1929).

[2] Auch gegenüber einem Thyreoideaüberschuß sind die Ovarien empfindlicher als die Hoden (vgl. Abschnitt „Schilddrüse und Hautfunktionen" S. 172).

[3] ABDERHALDEN, E.: Pflügers Arch. **208**, 476 (1925).

[4] WAGNER V. JAUREGG: Lehrb. d. Organdtherapie. S. 124. Leipzig: G. Thieme 1914.

[5] BIEDL, A.: Innere Sekretion. 1916.

[6] SCHOLZ, W.: Klin. u. anatom. Unters. üb. d. Kretinismus. Berlin 1906.

[7] BIRCHER, E.: Das Myxödem und die kretinische Degeneration. Volkmanns Sammlung Nr. 357, 1910.

[8] KENDALL, E. C.: The Harvey Lectures, Series. **15**, 41 (1919—1920).

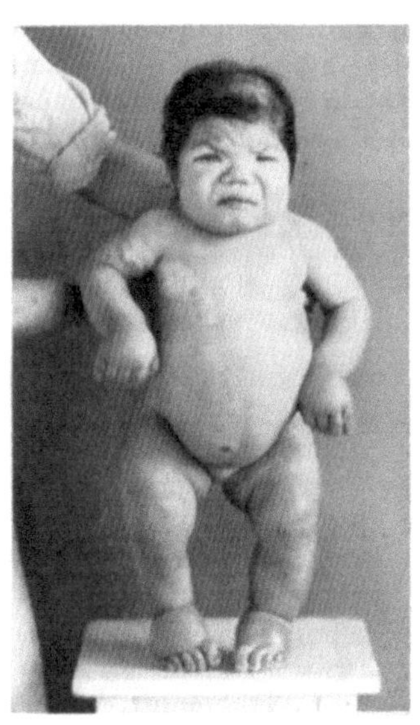

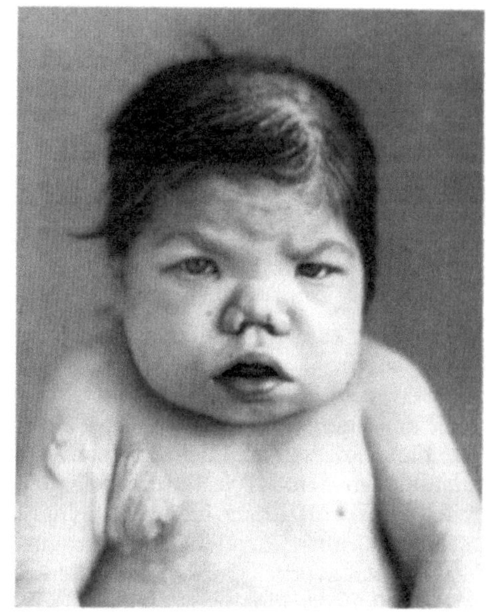

Abb. 59.   Abb. 60.

Abb 59 und 60. 17jähriges, stark myxödematöses Mädchen vor der Thyroxinbehandlung. Körperlänge 81,5 cm. Lanugobehaarung an der Stirne. Zähne aus der ersten und zweiten Dentition.
[Aus: Nobel und Kornfeld: Z. Kinderheilk. **48**, 216 (1929).]

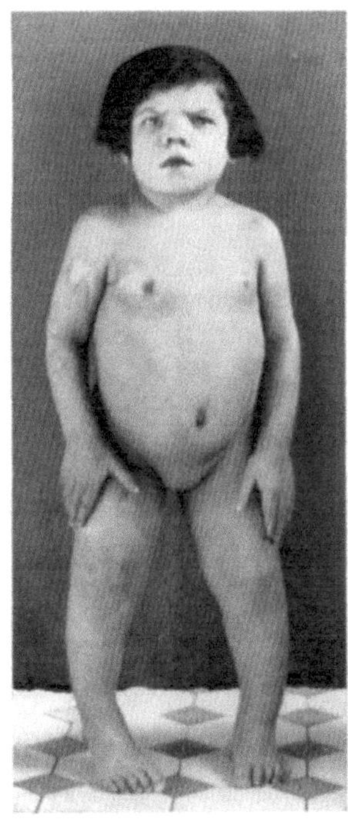

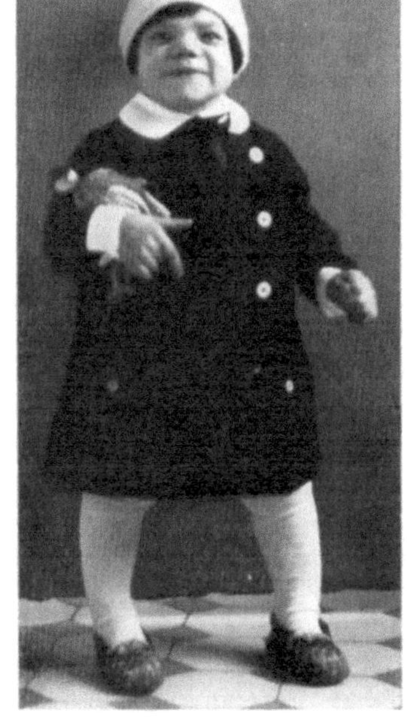

Abb. 61.   Abb. 62.

Abb. 61 und 62. Das gleiche myxödematöse Mädchen nach 13 monatlicher (Abb. 61) resp. nach $16^{1}/_{2}$ monatlicher (Abb. 62) Thyroxinbehandlung. Längenwachstum 18 cm. (Nach E. Nobel und W. Kornfeld.)

eines Jahres konnte KENDALL bei einem 9jährigen myxödematösen Kinde eine Zunahme der Körperlänge um 15 cm erzielen. Das Wachstum hielt in den nachfolgenden Jahren an, die geistige Entwicklung blieb aber weit zurück. Analoge Thyroxinwirkungen wurden auch von anderen Autoren gesehen. Das 17jährige myxödematöse Mädchen der Abb. 59—62 wuchs nach $16^1/_2$ monatlicher Thyroxinbehandlung um 18 cm, blieb aber geistig auf der Stufe eines einjährigen Normalkindes stehen (E. NOBEL und W. KORNFELD; vgl. auch R. ISENSCHMID, Die pathologische Physiologie der Schilddrüse).

d) Hyperthyreose und Wachstum.

Das Wachstumsproblem kann auch an Hand des Hyperthyreoseversuches verfolgt werden. Man würde a priori eine Wachstumsförderung voraussagen. Aber eine wahre Hyperthyreose und eine Körpergewichtsvermehrung schließen einander aus, und so führt auch ein Überschuß des Schilddrüsenhormons ebenso wie ein Mangel desselben zu einer Wachstumshemmung. Aus leicht übersehbaren Gründen eignen sich am besten für solche Versuche rasch wachsende Tiere, z. B. Ratten. Bei Verfütterung kleinerer Schilddrüsenmengen an junge Ratten kann es zu einer vorübergehenden Gewichtszunahme kommen, darauf folgt aber ein starker Gewichtsverlust mit Wachstumsstillstand. Gibt man von Anfang an größere Schilddrüsendosen, so tritt die Wachstumshemmung unmittelbar ein. Versuche dieser Art wurden von E. A. SCHÄFER[1] von A. D. FORDYCE[2], von E. R. HOSKINS[3] u. v. a. mit übereinstimmendem Ergebnis ausgeführt, wobei zwischen der Wirkung des Thyroxins und der Wirkung der Gesamtthyreoidea kein Unterschied bestand.

Widersprechend waren die ersten Angaben über das *Organwachstum* bei der experimentellen Hyperthyreose. Manche Forscher nahmen an. daß bei Hormonüberschuß zwar das allgemeine Wachstum eingestellt wird, daß aber die einzelnen Organe, wie Herz, Niere, Leber, Milz, Pankreas, Nebenniere, umgekehrt an Gewicht zunehmen. J. A. HEWITT[4] hat dann überzeugend nachgewiesen, daß eine solche Volumenvermehrung der Organe nur in den Anfangs-, nicht in den Endstadien der Hyperthyreose angetroffen wird. A. F. CAMERON und J. CARMICHAEL[5] schlossen sich dieser Ansicht an und konnten fernerhin zeigen, daß die Organhypertrophie zurückgeht, sobald die Vergiftung mit Thyreoidea aufhört. Die hyperthyreoidisierten, im Wachstum zurückgebliebenen jungen Ratten vermögen ihr normales Gewicht rasch einzuholen, ja sie können sogar einen Vorsprung gegenüber den unbehandelten Tieren gewinnen. Recht häufig kommt es bei hyperthyreoidisierten Ratten zu einer Herzhypertrophie. Es sind zwei- bis dreifache Zunahmen des Gewichts beschrieben (P. F. HERRING[6], HASHIMOTO[7] u.a.). Um so auffallender sind die Veränderungen der Schilddrüse selbst während des Hyperthyreoidismus: die Thyreoidea erscheint verkleinert, anämisch und histologisch im Zustande der Inaktivität (vgl. auch S. H. GRAY und LEO LOEB[8], J. WATRIN und P. FLORENTIN[9] u. a.).

[1] SCHÄFER, E. A.: Quart. J. exper. Physiol. 5, 203 (1912).

[2] FORDYCE, A. D.: Edinburgh med. J. 9, 55 (1912).

[3] HOSKINS, E. R.: J. of exper. Zool. 21, 295 (1916). (Daselbst ältere Literatur.)

[4] HEWITT, J. A.: Quart. J. exper. Physiol. 8, 113, 297 (1915).

[5] CAMERON, A. F., u. J. CARMICHAEL: Trans. roy. Soc. Canada 16, 57 (1922); 18, 105 (1924); 20 (III. s. 1) 307 (1926) — J. of biol. Chem. 45, 69 (1920); 46, 35 (1921) — Amer. J. Physiol. 58, 1, 7 (1921).

[6] HERRING, P. F.: Quart. J. exper. Physiol. 11, 281 (1918).

[7] HASHIMOTO: Endocrinology 5, 79 (1921).

[8] GRAY, S. H., u. LEO LOEB: Amer. J. Path. 4, 257 (1928).

[9] WATRIN, J., u. P. FLORENTIN: C. r. Soc. Biol. Paris 100, 111 (1929).

Eine solche „hyperthyreoidisierte" Schilddrüse verhält sich selbst starken Reizen gegenüber refraktär. Es ist z. B. bekannt, daß bei jüngeren Tieren nach partieller Schilddrüsenexstirpation die zurückgebliebenen Thyreoidareste stark hypertrophieren. Diese kompensatorische Hypertrophie bleibt nach L. Loeb[1] vollkommen aus, wenn man ein solches operiertes Tier nachträglich mit Schilddrüse behandelt. Diese lokalen, rein thyreoidalen Wirkungen des Schilddrüsenhormons wurden leider bis jetzt wenig beachtet.

So paradox es auch klingen mag, verhält sich ein hyperthyreoidisiertes Tier in mancher Beziehung wie ein schilddrüsenloses Individuum. Die Eigenschilddrüse ist in funktionellem Sinne teilweise ausgeschaltet. Da aber die Schilddrüsenfütterung die vitale Schilddrüsenfunktion nicht ganz zu ersetzen vermag, resultiert ein partieller, wenn auch geringgradiger Hypothyreoidismus. Die Klinik kennt ebenfalls hyperthyreotische Zustände mit Einschlag in den Hypothyreoidismus, sowie fließende Übergänge zwischen Schilddrüsenunter- und -überfunktion. Es können auch andere biologische Beispiele angeführt werden, wo der *aufsteigende* und der *absteigende* Schenkel der Gestaltungswelle scheinbar gleiche Erscheinungen hervorzurufen vermögen (W. Schultz[2]). Die hyper- und die hypothyreotischen Zustände kann man sich an den beiden Endabschnitten eines nicht vollkommen geschlossenen Kreises denken. Die Endpunkte neigen zur Vereinigung, trotzdem ihre Fortsetzungen in entgegengesetzter Richtung verlaufen.

e) Wirkung der Schilddrüse auf das Knochenwachstum.

Die experimentelle Erzeugung der Rachitis innerhalb kurzer Zeit und die frappanten Erfolge der Ergosterinbehandlung haben deutlich gezeigt, daß wir es bei der Knochenbildung mit sehr lebhaften und leicht beeinflußbaren Prozessen zu tun haben. Die Mitbeteiligung des Schilddrüsenhormons an den Vorgängen der Knochenbildung ist seit langem bekannt. Beim experimentellen Hyperthyreoidismus ist das Längenwachstum der Knochen sowie der Eintritt des Wachstumsabschlusses etwas beschleunigt. Die Knochen sind oft zarter wie sonst, sie zeigen nicht selten eine Rarefikation, bei jungen Tieren werden die Epiphysen frühzeitig verknöchert.

Ungenügende Schilddrüsenfunktion hemmt die en- und die perichondrale Ossification. Infolgedessen bleiben sowohl die Knochen wie der Schädel im Wachstum zurück. Durch Schilddrüsenzufuhr kann das Knochenwachstum angeregt werden. Den Erfolg der Thyroxinbehandlung zeigen die Abbildungen 63—65, welche einer Arbeit von E. Nobel und W. Kornfeld[3] entnommen sind. Der biologisch so bedeutungsvolle Wucherungsvorgang der Knorpelzellen an den Epiphysenlinien ist bei Schilddrüsenmangel verzögert, die präparatorische Knorpelverkalkung verläuft unregelmäßig und quantitativ ungenügend, auch die Knorpelhöhlen zeigen eine abnorme Struktur. Es entsteht ein der Rachitis teilweise ähnliches Bild. Daß es aber keine Rachitis im üblichen Sinne ist, bewiesen M. M. Kunde und L. A. Williams[4]. Bei schilddrüsenlosen rachitischen Ratten blieben selbst große Lebertranmengen wirkungslos, während die gewöhnliche Rachitis durch viel geringere Dosen von Lebertran geheilt wurde. Diese Wirkungslosigkeit des D-Vitamins beim Fehlen des Schilddrüsenhormons zeigt die besondere Bedeutung dieses Inkrets für die normale Knochenbildung. Man ist darüber auch durch die Arbeiten von F. S. Hammet unterrichtet. Analysen-

---

[1] Loeb, L.: Amer. J. Path. **5**, 71 (1929).
[2] Schultz, W.: Roux' Arch. **51**, 337 (1922).
[3] Nobel, E., u. W. Kornfeld: Z. Kinderheilk. **48**, 216 (1929).
[4] Kunde, M. M., u. L. A. Williams: Amer. J. Physiol. **83**, 245 (1927).

ergebnisse von etwa 1,400 Knochen von normalen, schilddrüsen- und nebenschilddrüsenlosen Ratten führten HAMMET[1] zum Schluß, daß infolge Fehlens des Schild-

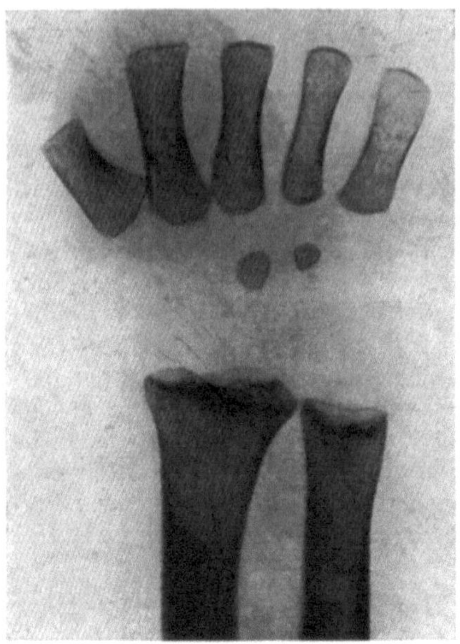

Abb. 63. Kongenitales Myxödem, 17½ Jahre altes Mädchen. *Handskelett vor der Thyroxinbehandlung.* Die distalen Enden von Radius und Ulna zeigen eine wellige Begrenzung. Von den Knochenkernen sind nur diejenigen des Capitatum und Hamatum angelegt. Der Befund entspricht demjenigen eines normalen, etwa 6 Monate alten Kindes.

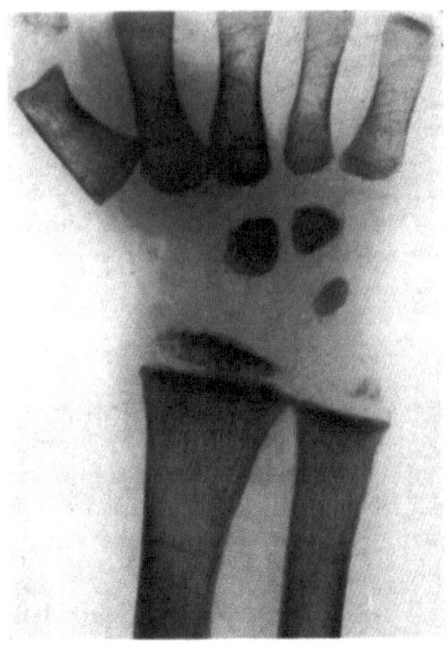

Abb. 64. Handskelett nach 3½ monatlicher Thyroxinbehandlung. Auftreten von neuen Knochenkernen.

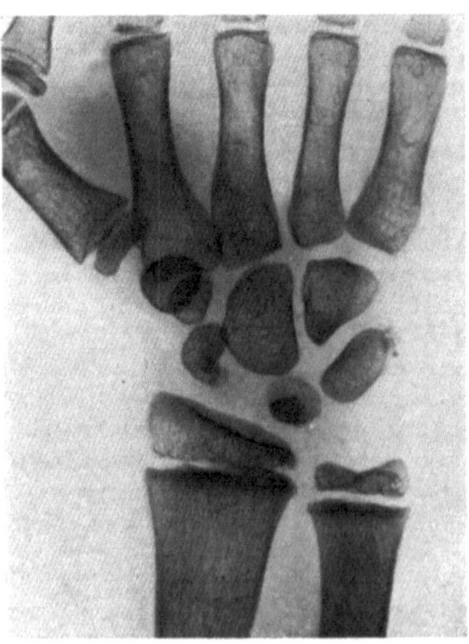

Abb. 65. Handskelett nach 17 monatlicher Behandlung mit Thyroxin. (Nach NOBEL und KORNFELD.)

drüsenhormons Veränderungen in der chemischen Beschaffenheit der Knochen entstehen. Die Humerus- und Femurknochen werden wasserärmer, zugleich aber reicher an organischem und anorganischem Material. Der wichtigste Teil der gesamten Störung ist der Wasserverlust, der dann die übrigen Abweichungen mit sich bringt. Das Verhältnis von $Ca : Mg : P_2O_5$ ist in der Knochenasche von schilddrüsenlosen bzw. thyreoparathyreoidektomierten Ratten ein etwas anderes als beim Normaltier, indem relativ zu wenig Ca, relativ zu viel Mg, und etwas mehr P_2O_5 gefunden wird. Bedeungsvoller dürften die strukturchemischen Änderungen sein, die sich durch die rein analytischen Verfahren nicht ermitteln lassen.

Ebenso wie das Knochen- ist auch das Zahnwachstum bei Schilddrüsenmangel gestört. Schilddrüsenlose Tiere,

[1] HAMMET, F. S.: Amer. J. Physiol. **67**, 69 (1926); **72**, 505, 527 (1927) — J. of exper. Zool. **39**, 465 (1924); **47**, 95 (1927).

z. B. Hunde, behalten länger als sonst ihr Milchgebiß. Die Dauerzähne beginnen nicht selten neben den Milchzähnen zu wachsen, so daß eine Zeitlang ein solches Tier eine Doppelreihe von Zähnen aufweisen kann. Fallen dann nachträglich die Milchzähne aus, so erkennt man den häufig unregelmäßigen Sitz und die teilweise veränderte Form der Dauerzähne.

f) Wirkung der Schilddrüsenstoffe auf das Wachstum vom Paramaecium.

Eingehende Versuche über den Einfluß der Thyreoideastoffe auf das Verhalten des Paramaeciums hat NOVIKOFF[1] angestellt. Er fand, daß $1-\frac{1}{2}$proz. Extrakte aus getrockneter Schafschilddrüse positiv chemotaktisch auf Paramäcien wirken und die Teilungsgeschwindigkeit derselben erhöhen. Zur ähnlichen Ansicht gelangten einige andere Autoren (SHUMWAY und BUDINGTON, HARVEY). E. ABDERHALDEN und O. SCHIFFMANN[2] stellten Versuche mit tief abgebauten Schilddrüsenpräparaten (Thyreoideaopton) an. In schwächerer Konzentration wirkten diese Produkte positiv chemotaktisch, in Verdünnungen von 1:100 aber negativ chemotaktisch und sogar tödlich. Ebenso wurde die Teilungsgeschwindigkeit der Paramäcien erhöht. E. ABDERHALDEN und O. SCHIFFMANN betrachten diese Wirkungen nicht als spezifisch und heben hervor, daß man ähnliche Resultate auch bei Anwendung anderer Optone (von Corpus luteum, von Hypophyse, von Ovarium, von Thymus) erhält. Eine gewisse Klärung des Sachverhaltes brachten die Paramaeciumversuche mit Thyroxin. Während Schilddrüsenauszüge die Entwicklung der Paramäcien meistens begünstigen, setzt das Thyroxin die Teilungsgeschwindigkeit derselben herab. Da auch Zusatz von Muskelextrakt die Vermehrung der Paramecien erhöht, handelt es sich vermutlich bei den Schilddrüsenauszügen nicht um eine Hormonwirkung, sondern bloß um eine Verbesserung der Ernährungsbedingungen (H. B. TORREY, M. C. RIDDLE und J. L. BRODIE[3], L. L. WOODRUFF und W. W. SWINGLE[4], G. T. CORI[5]).

g) Schilddrüse und Gewebswachstum.

Einen weiteren Beitrag zur Frage der Beziehungen zwischen Schilddrüse und Wachstum liefern die Untersuchungen von L. ASHER und S. UCHIDA[6]. Mit Hilfe von Gewebskulturen konnten die Autoren feststellen, daß das Plasma eines thyreoidektomierten Kaninchens nur geringe wachstumsfördernde Eigenschaften besitzt. Entfernung von Schilddrüse und Thymus wirkt noch stärker wachstumshemmend. ASHER und UCHIDA nehmen an, daß auch das Plasma des erwachsenen Tieres Wachstumsstoffe enthält und daß bei thyreoidektomierten Tieren dieselben entweder in kleineren Mengen oder vielleicht in weniger wirksamer Form auftreten. Künstlicher Zusatz von Thyroxin beeinflußt das Gewebswachstum nicht[7].

h) Schilddrüsenwirkung auf Pflanzenzellen.

Ist das Schilddrüsenhormon imstande, auch die Pflanzenzelle zu beeinflussen? Die Autoren, welche sich bisher mit diesem Problem beschäftigten, beantworten diese Frage im positiven Sinne. R. A. BUDINGTON[8] ist der Ansicht, daß die Differenzierung der Pflanzenzelle durch die Thyreoideastoffe beschleunigt, das eigentliche Wachstum aber gehemmt wird. Also ein ähnlicher Erfolg wie bei der tierischen Zelle. Nach A. NIETHAMMER[9] werden ruhende Samen und Winterknospen durch Schilddrüseneinfluß zu erhöhter Tätigkeit veranlaßt. Daß unter Umständen auch andere Wirkungen zum Vorschein kommen, bewies die Verfasserin durch das Einwirkenlassen von Schilddrüsensubstanz auf das Mark von Kartoffelknollen und auf das Rindenparenchym von Vicia-Fabawurzeln. Es traten dabei lebhaftere Zellteilungsvorgänge und Calluswucherungen auf. Zur richtigen Beurteilung dieser Ergebnisse muß beigefügt werden, daß es außer den Thyreoideastoffen auch andere, zwar chemisch verschiedene, aber ähnlich wirkende Substanzen gibt (Zinksulfat, Mangansulfat, Acetaldehyd u. a.). G. SCAGLIA[10] benutzte als Prüfungsobjekt Hyacinthen (Hyacinthus orientalis) und fand

[1] NOVIKOFF: Arch. Protistenkde **11**, 309 (1908).
[2] ABDERHALDEN, E., u. O. SCHIFFMANN: Pflügers Arch. **194**, 206 (1922).
[3] TORREY, H. B., M. C. RIDDLE u. J. L. BRODIE: J. gen. Physiol. **7**, 449 (1925).
[4] WOODRUFF, L. L., u. W. W. SWINGLE: Proc. Soc. exper. Biol. a. Med. **20**, 386 (1923) — Amer. J. Physiol. **69**, 21 (1924).
[5] CORI, G. T.: Amer. J. Physiol. **65**, 295 (1923).
[6] ASHER, L., u. S. UCHIDA: Biochem. Z. **163**, 75 (1925).
[7] Vgl. darüber F. S. HAMMET: Quart. Rev. Biol. **4**, 358 (1929).
[8] BUDINGTON, R. A.: Biol. Bull. Mar. biol. Labor. Wood's Hole **48**, 83 (1925).
[9] NIETHAMMER, A.: Protoplasma **2**, 392 (1927).
[10] SCAGLIA, G.: Scritti biol., raceolti da LUIGI CASTALDI, S. 261 (1927).

bei Schilddrüsenzugabe zur Nährlösung eine beschleunigte Entwicklung von Blatt und Wurzel. In zwei Thyreoidinserien trugen die Hyacinthen bereits Blüten zu einer Zeit, wo die Kontrollpflanzen erst Knospen hatten. Man wird somit vermuten dürfen, daß bei geeigneter Konzentration und bei passenden Versuchsobjekten die Schilddrüsensubstanz auch auf die Pflanzenzelle hormonal wirken kann.

i) Einfluß der Schilddrüsenstoffe auf die Regeneration.

Den Wachstumsvorgängen nahe verwandt sind die Regenerationserscheinungen bei verletzten Geweben. Auch diese werden, ebenso wie das Wachstum, sowohl durch einen Überschuß wie durch einen Mangel an Schilddrüsenhormon beeinflußt. So hat E. N. Pawlowsky[1] bei Fütterung von Triton taematus mit Schilddrüse eine mangelhafte und verzögerte Regeneration der Extremitäten beobachtet. Auf der anderen Seite berichtet F. Walter[2], daß schilddrüsenlose Tritone die verlorenen Extremitäten viel schwächer zu regenerieren vermögen als normale Kontrolltiere. H. Eppinger und G. Hofer[3] verfolgten am Menschen den Einfluß von Schilddrüsenextrakten auf die Wundheilung und sahen manche günstige Wirkungen, die aber bloß im Beginn der Behandlung kenntlich waren. Deutliche Besserungen traten im allgemeinen nicht ein.

Systematische Versuche mit Larven vom Frosch und vom Salamander liegen von C. C. Speidel[4] vor. Der Autor unterscheidet 3 Phasen des Regenerationsgeschehens: nach der Resektion tritt eine Phase der Regulation ein, wo sich die Zellen in der Nachbarschaft der Schnittfläche reorganisieren und verschieben. Diese Phase dauert etwa 2 Tage. Dann setzt Proliferation und Wachstum der Gewebe ein (ca. 8 Tage), und schließlich kommt es zur Zelldifferenzierung (nach ca. 14 Tagen). Schilddrüsenzufuhr beschleunigt all diese Vorgänge und kürzt die einzelnen Phasen ab. Beim Warmblüter wurden zum Teil ähnliche Wirkungen erzielt. Durch kurzdauernde Schilddrüsenzufuhr ist es beim Kaninchen möglich, die Regeneration der cornealen Epithelien zu beschleunigen. Thyreoidektomie verzögert dagegen die Heilung experimentell erzeugter Corneadefekte: schilddrüsenlose Kaninchen benötigen dazu 9—10 Tage, gegenüber 5—6 Tagen bei Normaltieren (M. Minowada[5]). Bei Kaltblütern ist der Schilddrüseneinfluß auf die Regeneration der Augenlinse nicht so groß (O. Lenhard[6]).

Zusammenfassung.

Neben dem Einfluß auf den Energieumsatz gehört die Überwachung des Wachstums zu den spezifischen Aufgaben der Thyreoidea. Mangel, wie Überschuß von Schilddrüsenhormon hemmt das Körperwachstum in fast allen seinen Teilen. Es ist dies einer der wenigen Fälle, wo der Hyper- und der Hypothyreoidismus gleiche Wirkungen entfalten. Die Erklärung liegt zum Teil in der Aufbauhemmung bei erhöhter, und in der Trägheit der biologischen Prozesse bei verminderter bzw. fehlender Schilddrüsenfunktion. Die Wachstumshemmung bei Thyreoideaüberschuß kommt aber auch von der Unterdrückung der Eigentätigkeit der Thyreoidea her. Durch Versuche an verschiedenen Tieren wurde festgestellt, daß durch größere Mengen aufgenommener Schilddrüsensubstanz die Organfunktionen der Thyreoidea stark eingeschränkt werden. Diese Ruhigstellung der Schilddrüse kann zu einer fast vollkommenen Verödung ihres Parenchyms führen. Demzufolge kann eine längerdauernde Schilddrüsenbehandlung Hypothyreoseerscheinungen erzeugen, da ja Schilddrüsenfütterung niemals die vitale Schilddrüsenfunktion ersetzen kann. Die so erzwungene ungenügende Leistungsfähigkeit der Thyreoidea ist wahrscheinlich verantwortlich für das verlangsamte Wachstum, für den Haarausfall, manchmal auch für gewisse psychische Störungen, welche Erscheinungen gerade eine Unterfunktion der Thyreoidea kennzeichnen.

[1] Pawlowsky: Arch. mikrosk. Anat. u. Entw.mechan. **99**, 620 (1923).

[2] Walter, F.: Roux' Arch. **31**, 91 (1911); vgl. auch Dtsch. Z. Nervenheilk. **38** (1909); **39** (1910).

[3] Eppinger, H., u. G. Hofer: Mitt. Grenzgeb. Med. u. Chir. **31**, 12 (1918).

[4] Speidel, C. C.: Amer. J. Anat. **43**, 103 (1929).

[5] Minowada, M.: Acta dermat. (Kioto) **11**, 431 (1928), zitiert nach Ronas Ber. Physiol. **47**, 131 (1928).

[6] Lenhard, O.: Graefes Arch. **120**, 496 (1928).

In den Anfangsstadien des experimentellen Hyperthyreoidismus findet man manchmal Organhypertrophien, welche aber im Laufe der weiteren Schilddrüsenbehandlung leicht in Atrophien übergehen.

Schilddrüsenmangel erzeugt eine Verlangsamung des Knochenwachstums und eine unregelmäßige Knorpelverkalkung. Die Knochen von schilddrüsenlosen Ratten sind wasserärmer als sonst. Dementsprechend ist der Gehalt an organischer Substanz und an Mineralbestandteilen erhöht. Der Ca-Gehalt der Knochen ist dabei relativ erniedrigt, der Mg-, und teilweise auch der P-Gehalt relativ etwas erhöht.

Überlebende Gewebskulturen wachsen auf Blutplasma von schilddrüsenlosen Tieren schlechter als auf normalem Plasma.

Die Organregeneration ist bei schilddrüsenlosen Tritonen abgeschwächt. Bei geeigneter Dosierung kann Schilddrüsenzufuhr die Regeneration fördern.

Paramäcienkulturen werden, je nach der Dosierung des Schilddrüsenpräparates, verschieden beeinflußt. Spezifisch fördernde Wirkungen sind nicht mit Sicherheit nachgewiesen.

Nicht zu große Schilddrüsenmengen sollen das Wachstum von Pflanzenzellen anregen.

IX. Schilddrüse und Amphibienmetamorphose.

a) Künstliche Erzeugung der larvalen Umwandlung.

Einen mächtigen Anstoß zur Erforschung der Beziehungen der Thyreoidea zu den Problemen des Wachstums und der Differenzierung gab die Beobachtung von J. F. GUDERNATSCH[1], wonach es bei mit Schilddrüse gefütterten Larven zu einer beschleunigten Metamorphose kommt. An diese Angabe schloß sich eine kaum noch übersehbare Literatur an, welche die Erfahrungen von GUDERNATSCH bestätigte und erweiterte (B. ROMEIS[2], M. MORSE[3], G. COTRONEI[4], LENHART[5], E. ABDERHALDEN[6], R. H. KAHN[7], E. R. HOSKINS und M. M. HOSKINS[8], E. UHLENHUTH[9], FULTON[10], A. JAHRISCH[11], ALLEN[12], ROGOFF und MARINE[13], C. WEGELIN und I. ABELIN[14], F. GROEBBELS[15], W. W. SWINGLE[16], W. SCHULZE[17], G. PIGHINI[18] und sehr viele andere).

Die Larvenmetamorphose stellt eine Differenzierungsreaktion dar, welche die Kreislaufs-, Atmungs-, Verdauungs-, Fortpflanzungs- und Bewegungsorgane grundlegend verändert. Die morphogenetische Arbeit, welche hier, selbst unter normalen Bedingungen, in relativ kurzer Zeit geleistet wird, ist eine sehr große.

---

[1] GUDERNATSCH, J. F.: Arch. Entw.mechan. 34, 457 (1912) — Amer. J. Anat. 15, 431 (1914).
[2] ROMEIS, B.: Arch. Entw.mechan. 37, (1913); 40, 571 (1915); 41 (1915); 50, 410 (1922) — Z. exper. Med. 4, 5 (1916) — Naturwiss. 1920.
[3] MORSE, M.: J. of biol. Chem. 19, 421 (1915).
[4] COTRONEI, G.: Arch. di Biol. 61 (1914). [5] LENHART: J. of exper. Med. 22 (1915).
[6] ABDERHALDEN, E.: Pflügers Arch. 162, 99 (1916) u. folg. Bände.
[7] KAHN, R. H.: Pflügers Arch. 163, 384 (1916); 192, 81 (1921).
[8] HOSKINS, E. R., u. M. M. HOSKINS: Endocrinology 4, 1 (1920), daselbst Literatur bis 1920.
[9] UHLENHUTH, E.: Amer. Naturalist 55, 193 (1921) — Endocrinology 6, 102 (1922).
[10] FULTON: Endocrinology 5 (1921). [11] JAHRISCH, A.: Pflügers Arch. 179, 159 (1920).
[12] ALLEN: J. of exper. Zool. 24 (1918).
[13] ROGOFF u. MARINE: J. of Pharmacol. 9 (1916); 12 (1918).
[14] WEGELIN, C., u. I. ABELIN: Arch. f. exper. Path. 89, 219 (1921); 105, 137 (1924).
[15] GROEBBELS, F.: Z. Biol. 75, 91 (1922).
[16] SWINGLE, W. W.: Biol. Bull. Mar. biol. Labor. Wood's Hole 33, 116 (1917) — J. of exper. Zool. 24, 521, 545 (1918) — Endocrinology 2, 283 (1918).
[17] SCHULZE, W.: Klin. Wschr. 1, 895 (1922).
[18] PIGHINI, G.: Biochimica e Ter. sper. 14, 244, 249 (1927).

Ein Überschuß von Schilddrüsensubstanz vermag aber diese Zeit noch weiter abzukürzen, so daß die Intensität all dieser biologischen Prozesse ungeheuer ansteigt.

Zum besseren Verständnis der Gudernatschen Reaktion seien einige Tatsachen über die Beteiligung der Thyreoidea an dem normalen Verlauf der Metamorphose vorausgeschickt. Dieselbe wurde von Ed. Uhlenhuth[1] am Beispiele des Amblystoma opacum studiert. Dabei zeigte sich, daß die inkretorische Schilddrüsentätigkeit zur Zeit des Metamorphoseausbruches plötzlich ansteigt. Die Schilddrüse, die sich noch vor kurzem in einem wenig entwickelten Stadium befand, erlangt innerhalb von 24 Stunden eine hohe Aktivität. Die Eigenschilddrüse der Larve ist somit an der Umwandlung intensiv beteiligt. Dafür spricht ferner auch der Umstand, daß eine thyreoidektomierte Larve niemals spontan metamorphosiert (B. M. Allen[2], E. R. Hoskins und M. M. Hoskins[3], W. Schulze[4]). Ein lehrreiches Beispiel liefert auch der blinde mexikanische Salamander „*Typhlomolge Rathbuni*". Derselbe bleibt zeitlebens im larvalen Stadium. E. Uhlenhuth[5] konnte nun nachweisen, daß dieses Tier eine weitgehend atrophische Schilddrüse besitzt, und daß es deshalb wahrscheinlich auch niemals eine Umwandlung in die Landform durchmachen kann.

Einen weiteren schönen Beweis für die Notwendigkeit der Thyreoidea und für deren spontane funktionelle Zustandsänderung während der Metamorphose lieferte S. Slowikowska[6]. Entfernt man einer jugendlichen Larve die Schilddrüse und transplantiert man an deren Stelle die Schilddrüse einer anderen, noch jungen Larve, so tritt, wie zu erwarten ist, kein Effekt ein. Implantiert man aber einer jugendlichen thyreoidektomierten Larve die *Schilddrüse einer in Metamorphose begriffenen Larve*, so metamorphosiert auch das vorher schilddrüsenlose Tier, weil es nun durch die reife Thyreoidea den nötigen Impuls erhalten hat.

Man kann bei gewissen neotenischen Amphibien durch intraperitoneale Einpflanzung von Hypophysen-Vorderlappensubstanz die Metamorphose beschleunigen, zugleich aber auch deutliche Veränderungen an der vorher fast ruhenden Schilddrüse feststellen (W. R. Ingram[7]).

Die künstliche Überschüttung des Körpers der Larve mit Schilddrüsensubstanz im Gudernatschen Versuch ahmt also in vergrößertem Maßstab einen physiologischen Vorgang nach. Je nach Menge und Wirksamkeit des benutzten Schilddrüsenpräparates gelingt es, innerhalb weniger Tage die Froschlarven in kleine, nicht durchweg gut differenzierte und wenig lebensfähige Fröschchen umzuwandeln. Die Reaktion ist außerordentlich empfindlich, indem selbst äußerste Verdünnungen von Thyreoidea oder von Thyroxin charakteristische Ausschläge ergeben. Für den positiven Ausfall der Gudernatschen Reaktion ist die Eigenschilddrüse nicht notwendig, denn selbst schilddrüsenlose Larven metamorphosieren, sobald man ihnen Thyreoideasubstanz verfüttert (Hoskins[8], Fulton[9], W. Schulze[10] u. a.).

Ebenso wie bei den Froschlarven, löst die Schilddrüsendarreichung sowie die Thyroxininjektion auch beim sog. Axolotl die Metamorphose aus (J. Huxley[11],

---

[1] Uhlenhuth, E.: Roux' Arch. **109**, 611 (1927).
[2] Allen, B. M.: J. of exper. Zool. **24**, 499 (1918).
[3] Hoskins, E. R., u. M. M. Hoskins: Endocrinology **4**, 1 (1920).
[4] Schulze, W.: Münch. med. Wschr. **1922**, 1133 — Klin. Wschr. **1**, 895 (1922).
[5] Uhlenhuth, E.: Biol. Bull. Mar. biol. Labor. Wood's Hole **45**, H. 6 (1923).
[6] Slowikowska, S.: C. r. Soc. Biol. Paris **89**, 1396 (1923).
[7] Ingram, W. R.: Proc. Soc. exper. Biol. a. Med. **25**, 730 (1928).
[8] Hoskins: Zitiert auf S. 165.   [9] Fulton: Zitiert auf S. 165.
[10] Schulze, W.: Roux' Arch. **52**, 232 (1922).   [11] Huxley, J.: Nature **1920**.

JENSEN[1], I. ABELIN[2], C. HART[3], KRESTOWNIKOW[4], W. W. SWINGLE[5], L. BLACHER und R. BELKIN[6] u. a.).

Mit der Beeinflussung der Metamorphose bei anderen neotenischen Larven beschäftigten sich eingehender B. ALLEN[7], E. R. HOSKINS[8], W. SWINGLE[9] u. a.

B. M. ZAWADOWSKY und E. V. ZAWADOWSKY[10], sowie B. M. ZAWADOWSKY und L. LIPČINA[11] (vgl. auch J. H. GADDUM[12]) haben die Anwendung der Metamorphose von Axolotln zur Standardisierung des Schilddrüsenhormons empfohlen. Die lange Zeitdauer einer solchen Umwandlung, die Unsicherheit der Resorption der Thyreoideasubstanz und eine Reihe anderer Momente lassen die Methode für diesen Zweck ungeeignet erscheinen. Sie kann aber als Kontrolle neben anderen Schilddrüsenprüfungsverfahren nutzbar sein.

Man hat die Metamorphosenwirkung auch bei der Prüfung der funktionellen Leistungsfähigkeit von normalen menschlichen Schilddrüsen und von Kröpfen verwendet. Aber auch hier genügt der Ausfall des Larvenversuches allein nicht. Er muß durch andere biologische und chemische Schilddrüsenproben ergänzt und kontrolliert werden. Versuche mit menschlichen Schilddrüsen wurden ausgeführt von C. H. LENHART[13], von GRAHAM[14], von C. WEGELIN und I. ABELIN[15], von F. DE QUERVAIN[16], E. ABDERHALDEN u. O. SCHIFFMANN[17], M. BRANOVAČKY[18] u. a.

Fast ebenso aktiv wie die normale menschliche Schilddrüse ist die Struma diffusa colloides. Bei den anderen Kropfarten findet man alle möglichen Übergangsformen vom hochaktiven bis zum biologisch unwirksamen Schilddrüsengewebe. Schilddrüsen von Neugeborenen sind meistens inaktiv; sie enthalten gewöhnlich minimalste Jodmengen oder sind praktisch jodfrei. Schilddrüsen von neugeborenen Pflanzenfressern oder selbst Feten dieser Tiere enthalten erhebliche Jodmengen und beeinflussen die Larvenmetamorphose in typischer Weise.

b) Chemie der metamorphosewirksamen Schilddrüsenstoffe.

Die chemische Seite des Metamorphoseproblems ist insoweit abgeklärt, als man genau weiß, daß nur die jodhaltigen Bestandteile der Schilddrüse wirksam sind. Ist das Organ jodfrei oder enthält der Schilddrüsenauszug kein Jod, so wird die Amphibienmetamorphose nicht beeinflußt. Die einzige, in der Literatur vorliegende gegenteilige Angabe von E. HERZFELD und R. KLINGER[19] besteht nicht zu recht. Die von diesen Autoren benutzte Methode des Jodnachweises war nicht empfindlich genug.

[1] JENSEN: C. r. Soc. Biol. Paris **83**, 315, 948 (1920); **85**, 391 (1921) — Chem. Zbl. **1920 II**, 360.

[2] ABELIN, I.: Biochem. Z. **116**, 138 (1921).

[3] HART, C.: Pflügers Arch. **196**, 127 (1922), A. N.

[4] KRESTOWNIKOW: Ber. Physiol. **14**, 175 (1922).

[5] SWINGLE, W. W.: J. of exper. Zool. **36**, 397 (1922).

[6] BLACHER, L., u. R. BELKIN: Trans. Labor. exp. Biol. (deutsche Zusammenf.) of Zoopark of Moscow **3**, 83 (1927).

[7] ALLEN, B.: Science N. **44**, 755 (1916); **52**, 274 (1920) — J. of exper. Zool. **42**, 13 (1925), daselbst frühere Literatur — vgl. auch zahlreiche Mitt. im Biol. Bull. Mar. biol. Labor. Wood's Hole 1917—1929.

[8] HOSKINS, E. R. u. Mitarbeiter: Anat. Rec. **2**, 363 (1917) —Proc. Soc. exper. Biol. a. Med. **15**, 102 (1918).

[9] SWINGLE, W.: J. of exper. Zool. **27**, 397 (1919); **36**, 397 (1922); **37**, 219 (1923).

[10] ZAWADOWSKY, B. M., u. E. V. ZAWADOWSKY: Endocrinology **10**, 550 (1926).

[11] ZAWADOWSKY, B. M., u. L. LIPČINA: Ž. eksper. Biol. (russ.) — vgl. Ronas Ber. Physiol. **44**, 805 (1928).

[12] GADDUM, J. H.: J. of Physiol. **64**, 246 (1927).

[13] LENHART, C. H.: J. of exper. Med. **22** (1915).

[14] GRAHAM: J. of exper. Med. **24** (1916).

[15] WEGELIN, C., u. I. ABELIN: Arch. f. exper. Path. **89**, 219 (1921); **105**, 137 (1924).

[16] QUERVAIN, F. DE: Erg. Physiol. **24**, 701 (1925).

[17] ABDERHALDEN, E., u. O. SCHIFFMANN: Pflügers Arch. **195**, 167 (1922).

[18] BRANOVAČKY, M.: Mitt. Grenzgeb. Med. u. Chir. **36**, 537 (1923) u. a.

[19] HERZFELD, E., u. R. KLINGER: Schweiz. med. Wschr. **50**, Nr 27 (1920); **52**, 724 (1922).

Die GUDERNATSCHsche Reaktion wurde eine Zeitlang als eine für die Thyreoidea spezifische Wirkung angesehen, sie wurde sogar bei der Bearbeitung chemischer Konstitutionsprobleme herangezogen. Nachträgliche Untersuchungen haben eine große Reihe von jodhaltigen organischen Verbindungen aufgedeckt, welche ebenso wie die Thyreoideasubstanzen die Amphibienmetamorphose beschleunigen[1]. Dazu gehören z. B. Dijodtyramin, Dijodtyrosin, das Dipeptid und das Anhydrid des Dijodtyrosins, das Jodalbacid, jodiertes Casein, jodierte Serumeiweißkörper u. a. m. Es kommt dabei nicht auf den prozentualen Jodgehalt, sondern auf die chemische Konstitution des jodhaltigen Komplexes an. Wirksame Jodkörper können durch weitere Jodierung in weniger wirksame, oder sogar in unwirksame Verbindungen umgewandelt werden (I. ABELIN[2], E. ABDERHALDEN und O. SCHIFFMANN[3], JENSEN[4], R. H. KAHN[5], W. W. SWINGLE[6]). Durch besondere Wirksamkeit in bezug auf die Kaulquappenmetamorphose zeichnen sich Dijodtyramin und Dijodtyrosin aus. Sie stehen chemisch dem Thyroxin nahe, geben aber keine anderen Schilddrüsenreaktionen und sind im Stoffwechselversuch unwirksam. Der Einfluß auf die Larvenmetamorphose ist von der oxydationssteigernden Wirkung unabhängig. Acetylthyroxin zeigt z. B. nach W. W. SWINGLE[7] folgendes Verhalten. Es erzeugt sehr leicht die Larvenumbildung[8], ist aber im Stoffwechselversuch ebenso wie das Dijodtyrosin unwirksam. Diese Unwirksamkeit in bezug auf den energetischen Umsatz hindert jedoch das Acetylthyroxin nicht, selbst bei jungen Ratten das Wachstum mancher Organe zu beschleunigen (M. M. HOSKINS[9]).

Außer den aufgezählten Verbindungen gibt es eine Reihe anderer Substanzen, welche die Metamorphose beschleunigen. Systematisch wurde die Frage von E. ABDERHALDEN[10] und seinen Mitarbeitern verfolgt.

Die Aufklärung der Konstitution des Thyroxins als einer β-[3,5-Dijod-4(3′,5′-dijod-4′-oxyphenoxy)-phenyl]-α-aminopropionsäure von der Formel

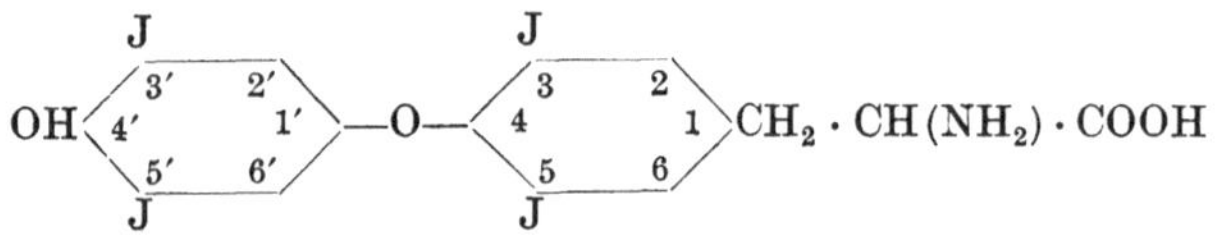

$$\text{OH} \langle \text{3′,4′,5′,2′,1′,6′} \rangle - \text{O} - \langle \text{3,4,5,2,1,6} \rangle \text{CH}_2 \cdot \text{CH(NH}_2) \cdot \text{COOH}$$

Thyroxin

hat die nähere Erforschung einiger Beziehungen zwischen dem chemischen Aufbau und der physiologischen Wirkung dieser Substanz ermöglicht. Es hat sich zuerst wieder bestätigen lassen, daß die Anwesenheit von Jod resp. von Halogen die Grundbedingung der Aktivität des Moleküls darstellt. Das „jodfreie" Thyroxin, das Desjodothyroxin

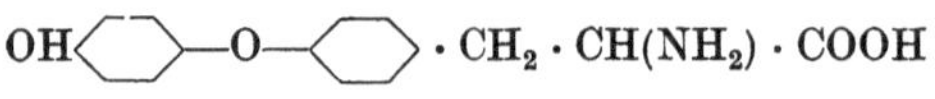

$$\text{OH} \langle \ \rangle - \text{O} - \langle \ \rangle \cdot \text{CH}_2 \cdot \text{CH(NH}_2) \cdot \text{COOH}$$

Desjodo-thyroxin

---

[1] Das Jod kann scheinbar bei gewissen chemischen Verbindungen durch Brom ersetzt werden (vgl. weiter unten).

[2] ABELIN, I.: Biochem. Z. **102**, 58 (1920); **116**, 138 (1921) — Pflügers Arch. **193**, 625 (1922).

[3] ABDERHALDEN, E., u. O. SCHIFFMANN: Pflügers Arch. **198**, 128 (1923); **201**, 432 (1923).

[4] JENSEN: Chem. Zbl. **1920 II**, 360.

[5] KAHN, R. H.: Pflügers Arch. **205**, 404 (1924).

[6] SWINGLE, W. W.: Biol. Bull. Mar. biol. Labor. Wood's Hole **45**, 229 (1923).

[7] SWINGLE, W. W.: Endocrinology 8, 832 (1924) — Amer. J. Physiol. **70**, 208 (1924).

[8] Vgl. auch TITAJEW, A. A. und B. R. SUMM; Biochem. Z. **220**, 62 (1930).

[9] HOSKINS, M. M.: J. of exper. Zool. **48**, 373 (1927).

[10] ABDERHALDEN, E.: Pflügers Arch. **201**, 432 (1923); **218**, 261 (1928). — Vgl. auch B. ROMEIS: Biochem. Z. **141**, 121 (1923) — Klin. Wschr. 4, 703 (1925). — ZAWADOWSKY, B. M., N. A. RASPOPOWA, T. P. ROLITSCH u. E. W. UMANOWA: Z. exper. Med. **61**, 526 (1928).

ist in bezug auf die Beeinflussung der Metamorphose und des Gaswechsels unwirksam (J. H. Gaddum[1], E. Abderhalden und E. Wertheimer[2]). Bereits die Einführung zweier Jodatome an den Stellen 3 und 5 bewirkt eine Hebung der Wirksamkeit des Desjodothyroxins, die aber sehr weit hinter der Aktivität des Thyroxins zurücksteht. Man gelangt ferner zu mehr oder weniger reaktionsfähigen Verbindungen auch dann, wenn man einige Jodatome des Thyroxinmoleküls gegen andere Halogenatome (Br oder Cl) austauscht. Dabei sind die bromhaltigen Verbindungen gewöhnlich wirksamer als die chlorhaltigen. Von besonderem Interesse ist die Tatsache, daß ein Bromthyroxin, d. h. eine Substanz, welche an den Stellen der 4 Jodatome *4 Bromatome* trägt, die Metamorphose von Kaulquappen, Axolotl sowie den Gaswechsel von Ratten beeinflußt (E. Abderhalden und E. Wertheimer[2]). Ein „Tetrachlorthyroxin" ist auf seine Wirksamkeit noch nicht geprüft worden.

Es kommt aber bei all solchen Verbindungen nicht nur auf die Anzahl der Halogenatome und nicht nur auf ihre charakteristische Stellung zur OH-Gruppe resp. zum O-Atom, sondern auch auf die Konfiguration des Gesamtmoleküls an. J. H. Gaddum[1] hat eine dem Thyroxin isomere Verbindung von folgender Struktur untersucht. Die beiden Benzolkerne sind hier nicht mittels einer „O"-, sondern mittels einer „CH_2"-Brücke verknüpft, die Substanz erwies sich als vollkommen unwirksam. Bei der Auslösung der Metamorphose sollen außer der Jodkomponente auch die Atomgruppen OH- und NH_2 maßgebend sein (A. A. Titajew und B. R. Summ[3]). All diese Versuche mahnen zur besonderen Vorsicht bei der Feststellung der „Wirksamkeit" eines Thyroxinoder eines Schilddrüsenpräparates. Unzweifelhaft besitzen sowohl das Thyroxin wie die native Thyreoideasubstanz eine Anzahl unspezifischer Wirkungen, die auch von Verbindungen mit ähnlicher Struktur erzeugt werden können, ohne daß dieselben aber die sonstigen physiologischen Eigenschaften des Thyreoideahormons zu entfalten vermögen. Von einer engeren Verwandtschaft zum Thyroxin kann erst dann gesprochen werden, wenn die Substanz in kleinsten Mengen das allgemeine Körperwachstum, den Ruheumsatz sowie auch die psychischen Fähigkeiten eines menschlichen Kretinen oder Athyreoten zu heben vermag.

c) Wirkung anorganischer Jodsalze.

Die ausschlaggebende Rolle der Jodkomponente bei der Auslösung der Metamorphose hat den Gedanken an die Prüfung des Verhaltens des anorganischen Jods nahegelegt. Solche Versuche wurden in großer Zahl ausgeführt. Der Aufenthalt der Larven in einer Lösung von elementaren Jod oder von Jodsalzen führt zwar zur Ausbildung einiger schilddrüsenähnlicher Symptome. Aber die stark überstürzte Metamorphose mit ihrem, für die Schilddrüse charakteristischen Verlauf tritt nicht ein (J. F. Gudernatsch, B. Romeis, E. Abderhalden, R. H. Kahn u. a.). Nur W. Swingle[4] behauptet, durch elementares Jod, Jodkalium oder Jodoform bei Rana pipiens und bei Bufo lentiginosus eine Beschleunigung der Metamorphose erzielt zu haben. Bei anderen Larven wurde eine solche Wirkung nicht beobachtet. Schwarze Axolotl können wochenlang in relativ konzentrierten Lösungen von Jod-Jodkaliumlösungen gehalten werden, sie metamorphosieren nicht. Dagegen erzeugt bei diesen Larven die intramuskuläre, oder noch besser die intraperitoneale Einverleibung von Jod oder Jod-Jodkaliumlösung eine Umwandlung in die endgültige Form (J. Hirschler[5], I. Abelin[6], I. Abelin und N. Scheinfinkel[7], L. Blacher und R. Belkin[8] u. a.[9]). Trotzdem man in diesen Versuchen vom anorganischen Jod ausgeht, ist

---

[1] Gaddum, J. H.: J. of Physiol. **64**, 246 (1927).

[2] Abderhalden, E., u. E. Wertheimer: Z. exper. Med. **63**, 557 (1928).

[3] Titajew, A. A. und B. R. Summ: Zitiert auf S. 168.

[4] Swingle, W.: Endocrinology **2**, 284 (1918).

[5] Hirschler, J.: Roux' Arch. **51**, 499 (1922).

[6] Abelin, I.: Biochem. Z. **116**, 141 (1921) — Klin. Wschr. **6**, 584 (1927).

[7] Abelin, I., u. N. Scheinfinkel: Pflügers Arch. **198**, 151 (1923).

[8] Blacher, L., u. R. Belkin: Ronas Ber. Physiol. **43**, 379 (1928).

[9] Ingram, W. R.: Anat. Rec. **41**, 43 (1928). Uhlenhuth, B., und Ch. Winter: Roux' Arch. **119**, 516 (1929); **115**, 184 (1929).

dabei vermutlich nicht das Jodion das wirksame Agens. Bei der intramuskulären oder intraperitonealen Injektion kommt das Jod in unmittelbare Berührung mit den Körpersäften und mit dem Organgewebe. Bei der sehr leichten Jodierbarkeit des Eiweißes entstehen organische jodhaltige Verbindungen, welche erst, wie vorauszusetzen ist, die Metamorphose auslösen. Eine Mitbeteiligung der Thyreoidea scheint nicht zu den Grundbedingungen dieser parenteralen Jodwirkung zu gehören. Nach E. ULENHUTH und CH. WINTER soll dabei sogar die Eigenschilddrüse des behandelten Tieres außer Tätigkeit gesetzt werden.

Im Gemeinschaft mit Schilddrüsensubstanz verfüttert, vermag Jod-Jodkalium die Metamorphose der Froschlarven zu hemmen. Diese Versuche wurden von F. MERKE und TH. HUBER[1] mit Rücksicht auf die stoffwechselherabsetzende Wirkung der LUGOLschen Lösung beim Basedow ausgeführt. Man erkennt auch hier, wie wechselvoll die Beziehungen zwischen Jod und Thyreoidea sind.

d) Einfluß der Hypophyse auf die Metamorphosewirkung der Thyreoidea.

So machtvoll auch der Schilddrüseneinfluß auf die Metamorphose ist, so zeigt sich doch, daß er der Mitwirkung anderer Faktoren bedarf, hauptsächlich seitens des Hypophysenhormons. Bereits im Jahre 1914 stellte L. ADLER[2] fest, daß hypophysektomierte Kaulquappen lebenslang im larvalen Zustande bleiben. Diese Beobachtung wurde durch B. ALLEN[3], L. SMITH[4], E. HOSKINS[5], B. HAUSSAY[6], O. SCHOTTE[7], E. UHLENHUTH und S. SCHWARTZBACH[8] u. a. bestätigt. W. W. SWINGLE[9] konnte diese Auffassung dadurch stützen, daß er hypophysektomierten Larven eine vollwertige Thyreoidea einpflanzte, die Umwandlung trat nicht ein. Ebenso blieb eine Hypophysentransplantation *in den Körper einer schilddrüsenlosen Larve* ganz ohne Erfolg.

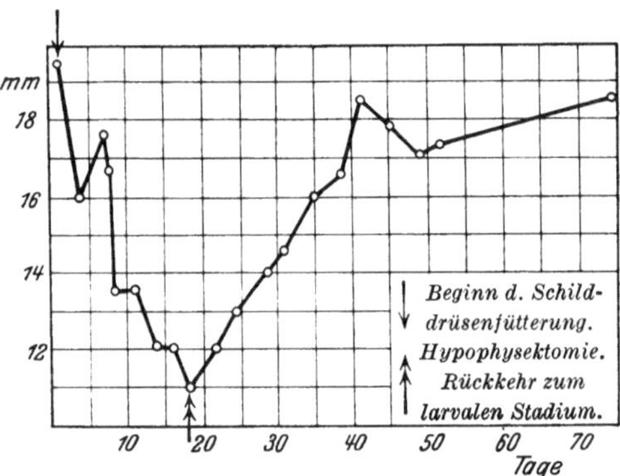

Abb. 66 Verlauf der Metamorphose beim hyperthyreoidisierten Axolotl vor und nach der Hypophysektomie. (Nach L. BLACHER.)

L. BLACHER[10] erzielte allerdings durch Jodimplantation oder durch Schilddrüsendarreichung auch bei hypophysektomierten Axolotln und bei Tritonen eine fast komplette Metamorphose, die Tiere waren aber nicht lebensfähig. B. M. ALLEN[11] erzielte durch große Jodmengen auch bei schilddrüsen- und hypophysenlosen Anurenlarven eine Metamorphose. Das Zusammenwirken von Schilddrüse und Hypophyse während der ganzen Meta-

[1] MERKE, F., u. TH. HUBER: Bruns' Beitr. 140, 432 (1928).
[2] ADLER, L.: Roux' Arch. 39, 21 (1914).
[3] ALLEN, B.: Science (N. Y.) 44, 755 (1916) — Anat. Rec. 2, 486 (1917); 14, 26, 86 (1918); 16, 137, 352 (1919) — J. of exper. Zool. 42, 13 (1925).
[4] SMITH, R.: Science (N. Y.) 44, 280 (1916) — Endocrinology 5, 448 (1921) — Brit. J. exper. Biol. 3, 239 (1926).
[5] HOSKINS, E.: Endocrinology 4, 1 (1920).
[6] HOUSSAY, B.: Rev. Asoc. méd. argent. 37, Nr 232 (1924).
[7] SCHOTTÉ, O.: C. r. Soc. Phys. Sc. nat. Genève 43, Nr 2 (1926).
[8] UHLENHUTH, E., u. S. SCHWARTZBACH: Anat. Rec. 34, 119 (1926); Brit. J. exper. Biol. 5, 1 (1927).
[9] SWINGLE, W. W.: J. of exper. Zool. 37, 219 (1923).
[10] BLACHER, L.: Zitiert auf S. 171.
[11] ALLEN, B. M.: Quart. Rev. Biol. 4, 325 (1929).

morphosedauer wird durch folgenden Befund beleuchtet. Eine im Gange befindliche Metamorphose wird sofort unterbrochen, sobald man der Larve die Hypophyse entfernt. Das Tier kehrt dann in den larvalen Zustand zurück. Versuche dieser Art wurden von L. BLACHER[1] ausgeführt. Ein 8 Monate alter Axolotl wurde zuerst mit Schilddrüse behandelt. Als die Metamorphose bereits eingeleitet war und die typische Schwanzverkürzung eintrat, wurde dem Tier die Hypophyse entfernt. Nach ca. 7 Wochen war von der begonnenen Metamorphose nichts mehr zu erkennen. Es entstand wieder eine typische Larve mit einem langen Schwanz, die ganze Metamorphose nahm also einen rückwärtigen Verlauf an. Abb. 66 zeigt den Gang der Umbildung vor und nach der Hypophysenektomie, die Zahlen beziehen sich auf die Länge des Rückensaumes.

In den Versuchen von B. M. ALLEN[2] metamorphosierten selbst thyreoid- und hypophysenektomierte Larven von Rana aurora nach Zufuhr von Thyroxin. Dieser Befund gilt allerdings für junge Larven.

e) Einfluß verschiedener Faktoren auf die Metamorphose.

Gegenüber dem Hypophyseneinfluß tritt die Wirkung anderer innerer Sekrete zurück. Antagonistische Effekte gegenüber der Schilddrüsenwirkung wurden von der Thymus sowie vom Insulin behauptet, doch vermag Thymusverfütterung keinesfalls die erzwungene Metamorphose zu unterdrücken. Wirksamer soll das Insulin sein (E. LUNDBERG[3], W. GESSNER[4]).

Unter den *exogenen Faktoren*, welche sowohl die normale wie die beschleunigte Metamorphose beeinflussen, ist die Art der Ernährung von einer gewissen Bedeutung. Fettüberschuß in der Nahrung soll das Wachstum der Larven verlangsamen und deren Umwandlung in das Endstadium hemmen (A. JAHRISCH[5], R. MC CARRISON[6]). Nach E. ABDERHALDEN und J. HARTMANN[7] begünstigt aber Zufuhr von Sterinen (Cholesterin, Ergosterin) oder von Ölsäure die Entwicklung von Kaulquappen. Eine kohlehydratfreie Kost soll die Metamorphose beschleunigen, durch reichliche Kohlehydratzufuhr soll die Lebensdauer der metamorphosierten Larven verlängert werden (C. H. LENHART[8]). Auf Beziehungen zum Eiweißstoffwechsel hat F. GROEBBELS[9] hingewiesen. Doch vermag keine dieser Ernährungsarten den Gang der Metamorphose auch nicht annähernd so zu beeinflussen wie die Thyreoidea. Es sind bloß quantitative Abstufungen, die von vornherein zu erwarten sind. Die Metamorphosenwirkung der Schilddrüse wird ferner nach W. GESSNER[4] durch Acetylcholin, Muscarin, Pilocarpin abgeschwächt, durch Atropin verstärkt.

Unsicher ist der Einfluß der Röntgenbestrahlung auf die Metamorphosewirkung der Schilddrüsensubstanzen (C. P. McCORD und C. J. MARINUS[10]). Behandlung von Frosch- und Krötenlaich mit ultraviolettem Licht bleibt ohne weitere Folgen für die Larvenentwicklung, dagegen sollen bestrahlte Kaulquappen rascher metamorphosieren (E. ABDERHALDEN und J. HARTMANN[7]).

Zusammenfassung.

Bei den Amphibien erfolgt die physiologische Umbildung der Larven in das Endstadium unter intensiver Mitbeteiligung der Schilddrüse. Künstliche Zufuhr von Schilddrüsensubstanz löst die Metamorphose auch dann aus, wenn sich das Schilddrüsenorgan der Larve noch in ganz unreifem Zustande befindet. Der Verlauf einer solchen experimentell erzeugten Metamorphose ist ein viel schnellerer als unter normalen Bedingungen.

Diese Thyreoideawirkung ist an die jodhaltigen Komponenten der Schilddrüsensubstanz geknüpft, denn jodfreie Schilddrüsenpräparate sind vollkommen unwirk-

[1] BLACHER, L.: Trans. Labor. exp. Biol. of Zoopark of Moscow **4**, 125 (1928).
[2] ALLEN, B. M.: Proc. Soc. exper. Biol. a. Med. **27**, 35 (1929).
[3] LUNDBERG, E.: Acta med. scand. (Stockh.) **64**, 470 (1926).
[4] GESSNER, W.: Z. Biol. **86**, 67 (1927).
[5] JAHRISCH, A.: Pflügers Arch. **179**, 159 (1920).
[6] MC.CARRISON, R.: Indian J. med. Res. **11**, 1 (1923) — New York med. J. **115**, 309 (1922).
[7] ABDERHALDEN, E., u. J. HARTMANN: Pflügers Arch. **218**, 261 (1928).
[8] LENHART, C. H.: J. of exper. Med. **22**, 739 (1915).
[9] GROEBBELS, F.: Z. Biol. **75**, 155 (1922).
[10] MC.CORD, C. P., u. C. J. MARINUS: Endocrinology **2**, 289 (1918).

sam. Einige organische jodhaltige Verbindungen von Typus des Dijodtyrosins vermögen ebenfalls die Larvenmetamorphose zu beschleunigen, aber quantitativ schwächer als die Thyreoideasubstanzen.

Anorganisches Jod in Form von Lugolscher Lösung oder von elementarem Jod ist nur bei parenteraler, nicht bei peroraler oder bei extracutaner Anwendung wirksam. Bei parenteraler Jodzufuhr entstehen jodierte Eiweißverbindungen, welche dann wahrscheinlich die Metamorphose auslösen. Bei unter Jodeinfluß metamorphosierenden Salamandern wird die Schilddrüse sehr rasch außer Tätigkeit gesetzt.

Außer der Thyreoidea ist auch die Hypophyse an der Larvenumbildung beteiligt. Hypophysektomierte Froschlarven sollen nicht metamorphosieren können. Nach vorläufigen Versuchen soll beim künstlich zur Metamorphose veranlaßten Axolotl der Umbildungsprozeß unterbrochen werden, sobald man dem Tiere die Hypophyse entfernt. Das Tier soll dann in den ursprünglichen larvalen Zustand zurückkehren.

X. Einfluß der Schilddrüsenstoffe auf die Funktionen der Haut[1].

a) Schilddrüse und Haarwachstum.

1. Neben dem Auge ist die Haut dasjenige, an der Oberfläche gelegene Organ, an welchem physische oder psychisch-physische Körperstörungen leicht erkannt werden. Diese oberflächliche Lage und die relative Empfindlichkeit machen die Haut zu einem brauchbaren Indicator der funktionellen Leistungsfähigkeit der Schilddrüse. Der Zusammenhang zwischen Thyreoidea und Haut ist zum Teil ein direkter, zum Teil ein indirekter. Die Haut wird wie jedes Organ auf unmittelbarem Wege, d. h. hormonal durch die Schilddrüse beeinflußt; mittelbar dagegen, insofern sie an dem Wasser-, Salz-, Fett-, Lipoidstoffwechsel und an der Wärmeregulation regen Anteil nimmt. In neuerer Zeit wird vermutet, daß auch die elektrischen Eigenschaften der Haut, ihre Polarisationskapazität, unter Schilddrüsenkontrolle stehen. Die Polarisationskapazität soll bei Hyperthyreose erhöht, bei Hypothyreose erniedrigt sein (W. Lueg und K. Grassheim[2]).

Eine dicke gefaltete Haut mit spärlichem Kopfhaar gehört zum charakteristischen Bilde des Myxödems und Kretinismus. Der Zusammenhang zwischen Haarwachstum und Schilddrüsenfunktion wurde experimentell relativ wenig studiert. Das Verhalten des Haares galt gewöhnlich als Nebenbefund. Aus zahlreichen solchen Bemerkungen verschiedener Autoren weiß man, daß hyperthyreoidisierte Tiere (Hunde, Kaninchen, Meerschweinchen, Ratten) einen vermehrten Haarausfall haben. Das Haar sitzt ganz locker in der Haut und kann selbst durch leise Berührung entfernt werden. Auf der anderen Seite ergeben sich bei Schilddrüsenunterfunktion oder bei Thyreoideaverlust Störungen im Haarwachstum. Durch Schilddrüsenzufuhr lassen sich dieselben relativ leicht bekämpfen. Ein lehrreiches Beispiel dafür lieferten die neueren Befunde von F. de Quervain[3] an einem 17 Jahre alten Athyreoten, bei dem das Fehlen der Thyreoidea bereits von Th. Kocher festgestellt wurde. Der Knabe konnte, trotz seinem fortgeschrittenen Alter, weder stehen noch gehen noch sprechen. Seine Intelligenz reichte nicht aus, um etwa selber Nahrung aufzunehmen. Das Aussehen des Patienten vermittelt Abb. 67. Nach längerdauernder Thyroxinbehandlung trat eine relativ weitgehende Besserung ein, indem sich der Knabe nun auf den Beinen halten konnte und ein gewisses Interesse für die

---

[1] Die Bedeutung der Schilddrüse für die Entstehung des Hautödems soll hier nicht besprochen werden. Vgl. darüber Bd. 17 ds. Handb.

[2] Lueg, W., u. K. Grassheim: Z. klin. Med. **110**, 531 (1929).

[3] Quervain, F. de: Endokrinol. **6**, 1 (1930).

Umgebung zeigte. Zugleich bedeckte sich sein früher fast haarloser Kopf mit ziemlich dichtem Haar (Abb. 68). Vor Beginn der Thyroxinbehandlung wurde eine Schilddrüsenimplantation gemacht, dieselbe ergab aber kein wahrnehmbares Resultat.

Beobachtungen ähnlicher Art wurden auch an thyreoidektomierten, geschorenen Schafen (SIMPSON[1]), sowie an anderen schilddrüsenlosen Tieren (Kaninchen, Ratten, Mäusen) gemacht (K. FURUJA[2], H. CH. CHANG[3], R. R. HUESTINS und H. B. JOCOM[4]). Das Haarwachstum ist gehemmt, solange keine Thyreoideasubstanz verfüttert wird. Kleine Schilddrüsenmengen erlauben dem Tiere, das verlorene Haar wieder zu ersetzen. Ist aber die Schilddrüsendosierung zu hoch, so kann das Haarwachstum gehemmt werden.

Solche thyreogene Störungen des Haarwachstums können sich manchmal auch im intrauterinen Leben abspielen. In Kropfgegenden kommen hier und da Feten von Schweinen oder Schafen fast ganz ohne Haare auf die Welt. Der Zusammenhang mit der ungenügenden Schilddrüsentätigkeit konnte in solchen Fällen sehr wahrscheinlich gemacht werden (H. WELCH[5], E. B. HART und H. STEENBOCK[6]). Der Haarausfall nach Thalliumzufuhr beruht scheinbar ebenfalls auf einer Schilddrüsenschädigung (vgl. S. 200). Über die Beziehungen der Haut zur Schilddrüsenfunktion vgl. auch A. OSWALD[7], sowie W. SPÖTTEL[8].

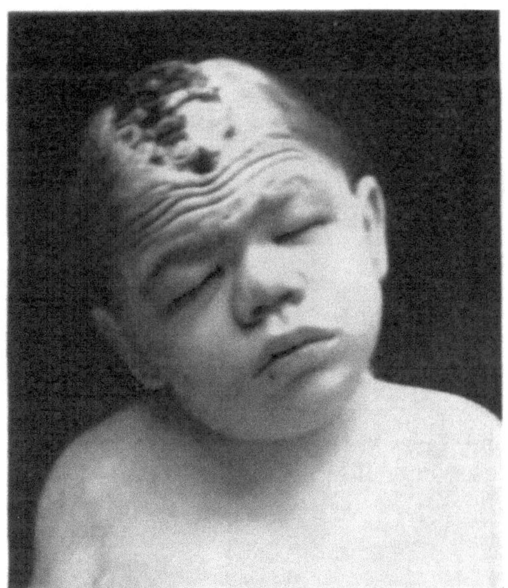

Abb. 67. Athyreot, 18 Jahre alt, vor der Schilddrüsentransplantation und vor der Thyroxinbehandlung. Spärliches Kopfhaar (inselförmig zerstreut), stark ödematöses Gesicht.

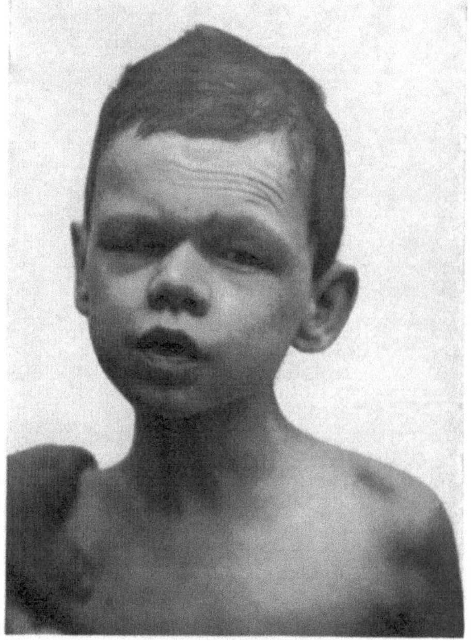

Abb. 68. Der gleiche Patient nach der Schilddrüsentransplantation und Thyroxinbehandlung. Ausgedehntes Haarwachstum, starker Rückgang des Gesichtsödems. (Nach F. DE QUERVAIN.)

[1] SIMPSON: Amer. J. Physiol. 59, 445 (1922) — Quart. J. exper. Physiol. 14, 185 (1924).

[2] FURUJA, K.: Biochem. Z. 147, 425 (1924).

[3] CHANG, H. CH.: Amer. J. Physiol. 77, 562 (1926).

[4] HUESTINS, R. R., u. H. B. JOCOM: Arch. Entw.mechan. 121, 128 (1930).

[5] WELCH, H.: Montana Agr. Coll. Expt. Stat. Circ. (amer.) 71, 37 (1917).

[6] HART, E. B., u. H. STEENBOCK: J. of biol. Chem. 33, 313 (1918).

[7] OSWALD, A.: Klin. Wschr. 9, 145 (1930).

[8] SPÖTTEL, W.: Z. Anat. 89, 654—655 (1929).

b) Schilddrüse und Federkleid.

Diese vereinzelten Befunde konnten zu einem einheitlichen Ganzen vereinigt werden, nachdem es gelungen ist, im Vogel ein Versuchsobjekt zu finden, an welchem die Bedeutung der Thyreoidea für die Hautfunktion genauer verfolgt werden konnte.

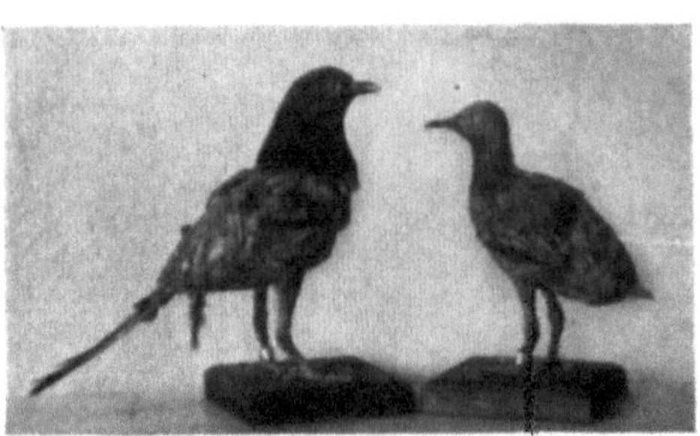

Abb. 69. Durch einmalige Schilddrüsegaben entblößte Tauben. (Nach ZAWADOWSKY.)

Die fast gleichzeitig erschienenen Arbeiten von E. GIACOMINI[1], von C. J. PARHON und M. GOLDSTEIN[2], H. B. TORREY und B. HORNING[3], sowie vor allen die grundlegenden Untersuchungen von B. M. ZAWADOWSKY[4] haben die Aufmerksamkeit auf die Bedeutung der Thyreoidea für das Federkleid der Vögel gelenkt. Diesen ersten Veröffentlichungen schlossen sich eine Reihe weiterer Arbeiten an, wie diejenigen von J. PODHRADSKY[5], J. KRIZENECKY und Mitarbeitern[6], von G. OCCHIPINTI[7] u. a.

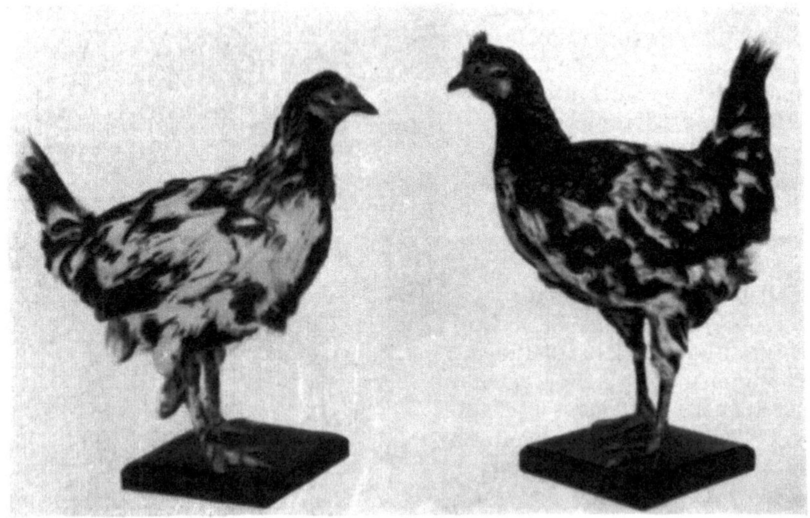

Abb. 70. Äußerste Depigmentierungsgrenze rein schwarzer Hühner als Resultat der Hyperthyreose. Zwei nach Gabe einmaliger Schilddrüsendosen von etwa 20 g getrockneter Schilddrüse depigmentierte Hühner (das rechte eine Minorkakreuzung). (Nach ZAWADOWSKY und ROCHLIN.)

---

[1] GIACOMINI, E.: Rendi conto R. Acad. Sc. d'Ist. Bologna, Cl. Sc. Fisische Sez. Sc. Nat. zr. 1922—1923 — Boll. Sc. med. 2 (1924) — Nuova annale dell'agricultura 3 (1924).
[2] PARHON, C. J., u. M. GOLDSTEIN: Traité d'endocrin. 1, 444, 445. Jassy 1923 — C. r. Soc. Biol. a. Med. 89, 683 (1923).
[3] TORREY, H. B., u. B. HORNING: Proc. Soc. exper. Biol. a. Med. 19, 275 (1922) — Biol. Bull. Mar. biol. Labor. Wood's Hole 49, 273 (1925a); 49, 363 (1925b).
[4] ZAWADOWSKY, B. M.: Ber. d. Schwerdlow-Univ. in Moskau 1 (1922/1923); 2 (1924) (russisch) — Endocrinology 9, 125 (1925) (russisch) — Roux' Arch. 107, 329 (1926); 109, 188 (1927).
[5] PODHRADSKY, J.: Roux' Arch. 107, 407 (1926).
[6] KRIZENECKY, J., M. NEVALONNYJ, J. PETROV u. J. PODHRADSKY: Roux' Arch. 112, 577, 594, 640 (1927).
[7] OCCHIPINTI, G.: Arch. ital. Anat. 24, 122 (1927).

Die Autoren haben zeigen können, daß bei Hühnern und anderen Vögeln die Hyperthyreoidisation, sei es auf oralem oder auf parenteralem Wege, zwei sehr auffallende Erscheinungen hervorruft. 10—14 Tage nach Beginn der Schilddrüsenzufuhr setzt plötzlich ein *Mausern* ein, die Vögel verlieren den größten Teil ihres Gefieders und erscheinen wie abgerupft (vgl. Abb. 69). Zugleich bemerkt man ein rasches Nachwachsen von neuem Gefieder, das aber durch ein nochmaliges Mausern wieder verlorengeht usw. Typisch ist dabei, daß das Mausern von einem beschleunigten Reifwerden der Federn begleitet ist.

Bei *Kücken* bestimmter Rassen findet man nach Schilddrüseneingabe einen beschleunigten Ersatz des Daunengefieders durch das Umrißgefieder, darauf ein vorzeitiges Herausfallen desselben und ein schnelles Ersetzen durch das defini-

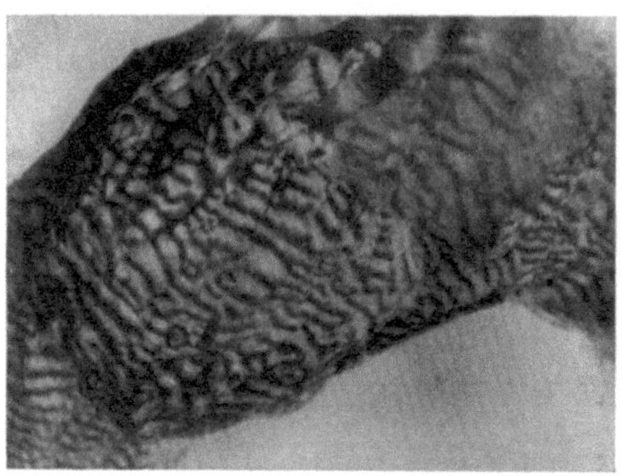

Abb. 71. Rechter Flügel eines Kontrollhahnes.

tive Reifgefieder (TORREY und HORNING[1], CREW[2], CH. CHAMPY und J. MORITTA[3]). Bei Küken gewisser Rassen (z. B. rebhuhnfarbige Italiener) muß die Hyperthyreoidisierung sehr frühzeitig begonnen werden, sonst tritt kein beschleunigter Federwechsel ein (J. KRIZENECKY und M. NEVALONNYJ[4]). Die entgegengesetzte Wirkung zeigt die Thyreoidektomie: schilddrüsenlose Kücken von Enten und Gänsen behalten lange ihr Flaumkleid, sogar zu einer Zeit, wo die Kontrolltiere bereits ihr definitives Gefieder tragen (J. C. PARHON und C. PARHON FILS[5]).

2. Ein weiteres Kennzeichen betrifft die *Farbe und den Ton* des neugebildeten Gefieders. Die rasch ausgebildeten jungen Federn haben nicht den normalen Glanz und zeigen eine deutliche Depigmentierung, welche schließlich zum Albinismus führt. Meistens werden zuerst die Federspitzen weiß, an vielen Stellen treten

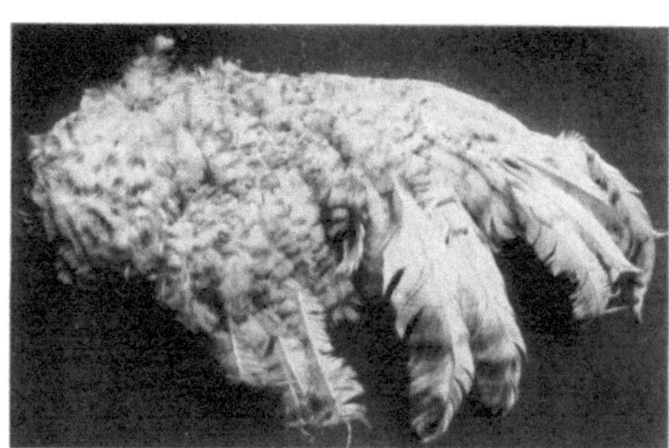

Abb. 72. Rechter Flügel eines hyperthyreoidisierten Hahnes. Die Streifung ist fast vollkommen verschwunden, die weiße Farbe herrscht vor. (Nach J. KRIZENECKY und M. NEVALONNYJ.)

in der sonst gefärbten Feder weiße Flecken auf, und manche junge, vorher schwarz oder sonstwie gefärbte Feder erscheint ganz weiß. B. M. ZAWADOWSKY hat im Zusammenhang mit diesem Befund die Frage aufgeworfen, ob nicht die weiße Winterschutzfarbe der Vögel im hohen Norden mit der veränderten Schilddrüsentätigkeit zusammenhängt. Ebenso wie ein solcher nordischer Vogel dann wieder

[1] TORREY u. HORNING: Zitiert auf S. 174.   [2] CREW: Zitiert auf S. 177.
[3] CHAMPY, CH., u. J. MORITTA: C. r. Soc. Biol. Paris **99**, 1116 (1928).
[4] KRIZENECKY, J., u. M. NEVALONNYJ, M.: Arch. Entw.mechan. **115**, 876 (1929).
[5] PARHON, J. C., u. C. PARHON FILS: Cpt. rend. Soc. Biol. **89**, 683 (1923); **91**, 765 (1924).

seine weiße Farbe verliert, ebenso besteht der künstlich erzeugte Albinismus nur, solange die Schilddrüsenwirkung andauert. Die nach dem Aufhören der Hyperthyreoidisation erfolgende normale Mauserung nimmt einen etwas anderen Verlauf als sonst, ergibt aber *das ursprünglich vorhanden gewesene Farbgefieder mit seiner früheren normalen typischen Pigmentation* (J. Krizenecky und J. Podhradsky[1]).

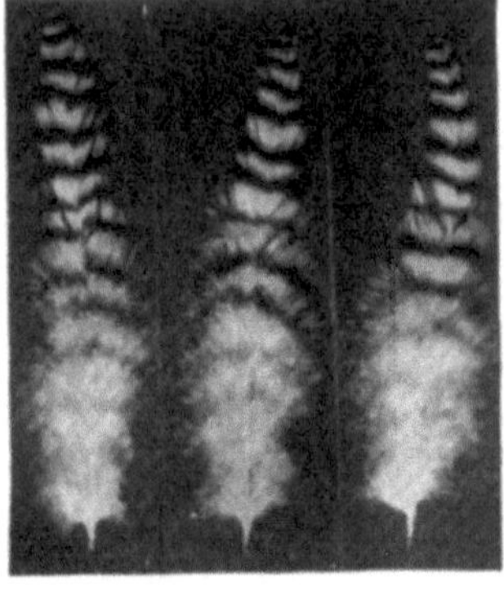

a

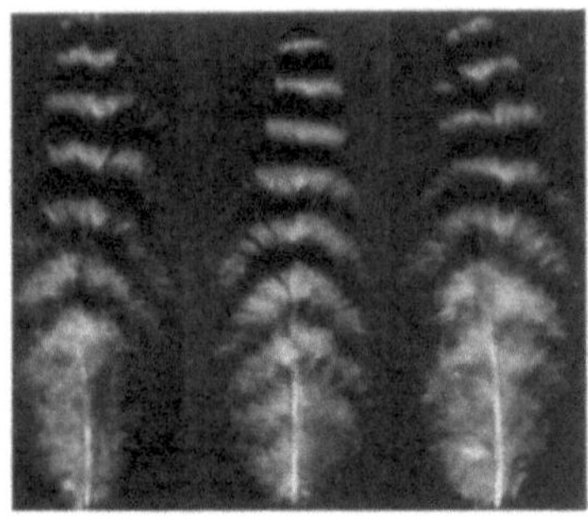

b

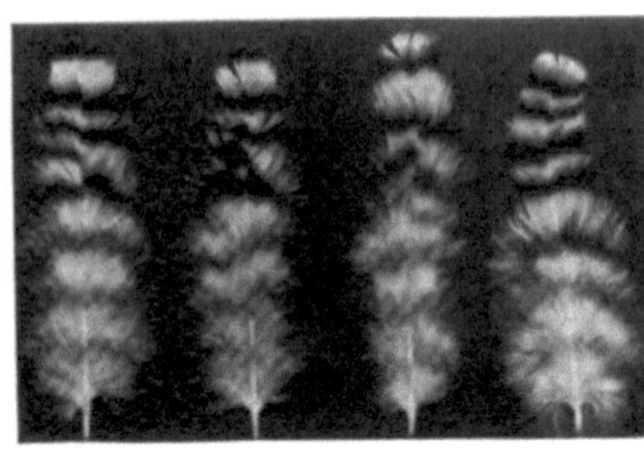

c

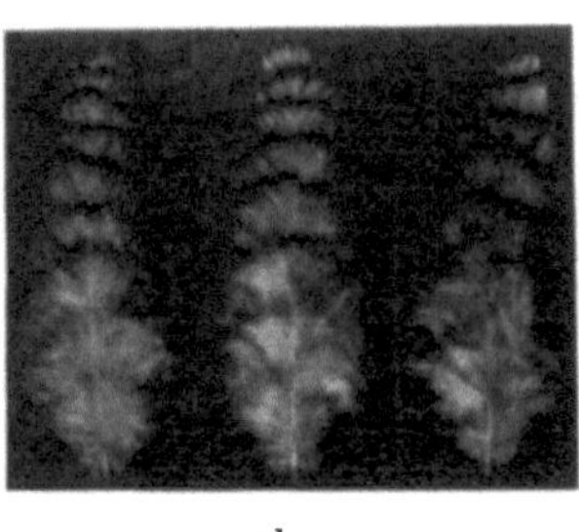

d

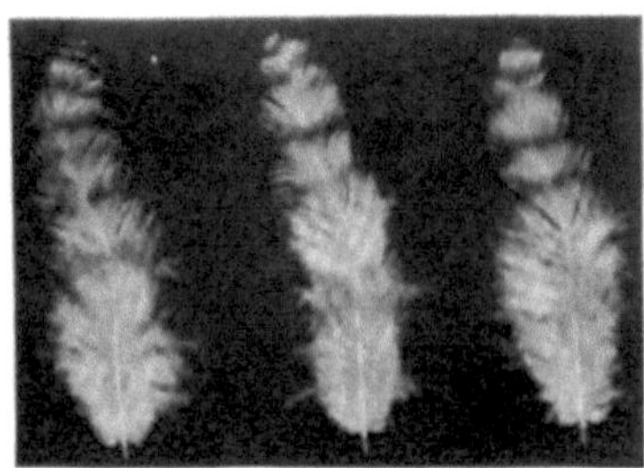

e

Abb. 73 a—e. Ausbildung einer Intersexualität im Gefieder des Hahnes nach Schilddrüsenzufuhr. Die Federnform des Hahnes nähert sich dem Hennentypus. Federn des Schwanzbehanges von Kontroll- und Versuchstieren der Rasse Plymouth-Rocks: *a* = eines normalen Hahnes; *b* = einer normalen Henne; *c* = des hyperthyreoidisierten Hahnes Nr. 10; *d* = des hyperthyreoidisierten Hahnes Nr. 36; *e* = des hyperthyreoidisierten Hahnes Nr. 32. (Nach Krizenecky und Nevalonnyj.)

3. Während der Hyperthyreoidisation wird auch die *Form und das äußere Aussehen* der jungen Feder geändert. Die Federn sind zarter und weicher, die Fahne der Flügelfedern ist schmäler, die Spule länger (B. M. Zawadowsky[2], J. Krizenecky und M. Nevalonnyj[3]).

Viel einschneidender sind die qualitativen, *sexualspezifischen* Federveränderungen, welche dabei bei vielen, obzwar nicht bei allen Vögeln auftreten. Bei *hyperthyreoidisierten Hähnen* nimmt das Gefieder nach der Mauserung oft den Charakter der *Hennenbefiederung* an. Torrey und Horning (1922) haben zuerst auf diese Erscheinungen hingewiesen. Ähnliche Beobachtungen über die Charakter-

---

[1] Krizenecky, J., u. J. Podhradsky: Zitiert auf S. 174.
[2] Zawadowsky, B. M.: Zitiert auf S. 174.
[3] Krizenecky, J., u. M. Nevalonnyj: Zitiert auf S. 174.

änderung des Hahnengefieders unter dem Einflusse der Schilddrüsenfütterung machten F. A. E. Crew und J. S. Huxley[1], F. A. E. Crew[2], L. J. Cole und D. H. Reid[3], B. M. Zawadowsky[4], J. Krizenecky und M. Nevalonyj u. a. Wird bei jungen Hähnen die Schilddrüsenfütterung zu lange fortgesetzt, so resultiert ein steriles Tier, welches keine sekundären Geschlechtsmerkmale hat und ein typisch weibliches Federkleid aufweist (H. A. Vermeulen[5]). Die Hoden eines solchen stark hyperthyreoidisierten Hahnes sind zum großen Teil zerstört (B. M. Zawadowsky[6], H. A. Vermeulen[5]). All diese Versuche haben somit wichtige Beziehungen der Thyreoidea zu den Geschlechtsdrüsen aufgedeckt.

Für den Einfluß der exogenen Faktoren auf diese Schilddrüsenwirkung ist noch die von B. M. Zawadowsky und M. Rochlin[7] gemachte Beobachtung von Interesse, wonach domestizierte Vögel (Hühner, Tauben) gegen die Hyperthyreoidisation bedeutend empfindlicher sind als wildlebende Vögel. Besonders lebhaft reagieren auf die Schilddrüsenzufuhr: Sperlinge (Passer domesticus), Kanarienvögel (Serinus serinus) und Wachteln (Coturnix coturnix). Es treten bei ihnen ausgedehnte kahle Hautstellen auf, die Haut wird trocken und zeigt eine starke Abschuppung, an Stelle der gelben kommen beim Kanarienvogel rein weiße Federn, beim jungen Sperling tritt außerdem noch Exophthalmus auf (G. Occhipinti[8]). Dagegen kommt es bei einigen freilebenden Vögeln, wie Dohlen und Saatkrähen, selbst nach Injektion großer Thyroxinmengen zu keinem Federausfall. Bei anderen freilebenden Vögeln veranlaßt die Hyperthyreoidisation eine Mauserung, aber keine Depigmentierung der neugewachsenen Federn. Beim Rebhuhn kann es sogar im Gegenteil an einigen Körperstellen zu einer verstärkten Pigmentierung kommen. Im Zusammenhang mit einer solchen Umkehr der Schilddrüsenwirkung ist die Beobachtung von Crew und Huxley[1], sowie von Crew[2] erwähnenswert, wonach bei *alten* Hennen und Hähnen verschiedener Rassen, bei denen infolge der Senilität Glanz und Farbe der Federn abgeschwächt sind, die Darreichung kleiner Schilddrüsenmengen ein farbensattes und glänzendes Gefieder entstehen läßt. Ein Dunkelwerden des Gefieders nach Eingabe kleiner Schilddrüsenmengen sah ferner B. Zawadowsky[9]. Solche inverse Schilddrüsenwirkungen werden auch beim Wachstum und bei anderen physiologischen Funktionen angetroffen.

Darf die Schilddrüsenwirkung auf das Vogelgefieder als eine spezifische Thyreoideareaktion betrachtet werden? Oder kann sie, ebenso wie die Larvenmetamorphose, mit Hilfe bestimmter, besonders gebauter organischer Jodverbindungen nachgeahmt werden? Die Frage wurde von E. Giacomini[10] geprüft, und obzwar nur ein Versuch vorliegt, ist er doch beachtenswert. Ein kastrierter Hahn, der längere Zeit hindurch mit mittleren Dosen eines jodierten Eiweißes gefüttert wurde, zeigte eine starke Mauserung und eine Depigmentierung der neuen Federn. Man könnte somit auch hier eher an eine spezifisch-organische Jodwirkung, als an eine charakteristische Schilddrüsenreaktion denken. Weitere Versuche müssen die Frage abklären.

Zu betonen ist, daß die Depigmentierung nur beim Vogel eintritt. All die bisherigen Versuche, mittels Thyreoideazufuhr die Haarfarbe des Säugetieres zu

<hr>

[1] Crew, F. A. E., u. J. S. Huxley: Vet. J. **79**, 343 (1923).
[2] Crew, F. A. E.: Proc. roy. Soc. Edinburgh **45** III (1925).
[3] Cole, L. J., u. D. H. Reid: J. agricult. Res. **29**, 285 (1924).
[4] Zawadowsky, B. M.: Zitiert auf S. 174.
[5] Vermeulen, H. A.: Arch. néerl. Physiol. **13**, 603 (1928).
[6] Zawadowsky, B. M.: Roux' Arch. **107**, 329 (1926); **110**, 149 (1927).
[7] Zawadowsky, B. M., u. M. Rochlin: Roux' Arch. **109**, 188 (1927).
[8] Occhipinti, G.: Arch. ital. Anat. **24**, 122 (1927).
[9] Zawadowsky, B. M.: Amer. J. Physiol. **90**, 565 (1929).
[10] Giacomini, E.: Boll. Soc. Biol. sper. **3**, 326 (1928).

beeinflussen, blieben erfolglos (H. B. TORREY[1]). Dagegen gehört der *Haarausfall* bei den meisten Säugetieren zu den regelmäßigen Begleiterscheinungen der Hyperthyreoidisation.

c) Mauserung und Depigmentierung bei gleichzeitiger Eingabe von Thyreoidea und von anderen innersekretorischen Drüsen.

Von der Vorstellung ausgehend, daß durch Schilddrüsenzufuhr das physiologisch bestehende interhormonale Gleichgewicht gestört wird, hat man versucht, den Hyperthyreoidismus durch gleichzeitige Eingabe anderer innersekretorischer Produkte zu bekämpfen. Zwei Hormone erwiesen sich in dieser Beziehung mehr oder weniger wirksam: das Inkret der Thymus und das der Nebenniere. Bei jungen Kücken wirkt die Thymusfütterung gerade entgegengesetzt wie die Schilddrüsendarreichung. Die Thyreoidea wirkt depigmentisierend und albinisierend, die Thymus umgekehrt pigmentisierend, d. h. melanisierend. Die Thyreoidea stimuliert die Neubefiederung, die Thymus hemmt dieselbe. Die Schilddrüsenwirkungen sind aber viel intensiver als die Thymuswirkungen, und es gelingt nicht, oder nur ganz unvollkommen, durch Thymusverfütterung das Hyperthyreoidisationsbild abzuschwächen (J. KRIZENECKY und J. PODHRASKY[2]). Nur die allgemeine Stoffwechsellage der mit Thyreoidea gefütterten Sperlinge oder Kanarienvögel kann nach G. OCCHIPINTI[3] durch Thymuseingabe gebessert werden, was sich teilweise auch an der Befiederung zeigen kann. Wirksamer soll die Nebennierensubstanz sein. Verfütterung von Nebennieren neben der Thyreoidea soll den Pigmentschwund des Federkleides verhüten können (H. A. VERMEULEN[4]).

Bei Verfütterung von Thyreoideasubstanz und Geschlechtsdrüsen waren die Mauserungserscheinungen etwas schwächer ausgeprägt und die Rückbildung der eigenen Keimdrüsen geringer, doch gelang es nicht, den Federwechsel zu verhüten, resp. deutlich zu unterdrücken (B. M. ZAWADOWSKY und L. LIPTSCHINA[5]). Das Problem des gegenseitigen Antagonismus zwischen der Schilddrüse und den Keimdrüsen und die eventuelle Möglichkeit einer Beeinflussung der Schilddrüsenwirkung durch das Hormon der Gonaden bedarf noch einer intensiven Bearbeitung, und vorerst der Auffindung einer geeigneten Dosierung, die bei ähnlichen Fragen oft entscheidend ist.

Nach Anwendung größerer Schilddrüsendosen bemerkt man bei Hühnern parallel der Keimdrüsenschädigung eine *Abnahme der Legetätigkeit* bis zur vollständigen zeitweiligen Unterbrechung derselben, die Wochen bis Monate andauern kann (PARHON und GOLDSTEIN[6], B. M. ZAWADOWSKY, L. P. LIPTSCHINA und E. N. RADSIWON[7]). Minimale Schilddrüsenmengen vermögen dagegen manchmal die Legetätigkeit zu steigern, besonders bei denjenigen Hühnern, die vorher wenig Eier legten. Eine schilddrüsenähnliche Wirkung entfaltet das Hypophysenvorderlappenhormon, durch dessen Überschuß die Legetätigkeit ebenfalls unterdrückt wird (vgl. P. NOTHER[8]). — Starke Schädigungen der Kaninchenovarien unter Schilddrüsenwirkung beschreiben M. M. KUNDE, A. J. CARLSON und T. PROND[9].

Zusammenfassung.

Die Hautfunktionen und speziell das Haar- bzw. Federwachstum stehen mit der Schilddrüsentätigkeit in engem Zusammenhang. Spärlicher Haarwuchs und leichter Haarausfall gehören zu den charakteristischen Symptomen des Myxödems. Ebenso wie das allgemeine Wachstum, wird auch die Federbekleidung durch einen Schilddrüsenhormonüberschuß geschädigt. Der hyperthyreoidisierte Vogel zeigt einen Federverlust, einen beschleunigten Federnachwuchs mit nachfolgendem Federausfall. Zugleich tritt eine Federdepigmentierung, sowie

[1] TORREY, H. B.: Science **66**, 1712 (1927).

[2] KRIZENECKY, J., u. J. PODHRASKY: Roux' Arch. **112**, 577 (1927); **115**, 876 (1929) — Z. vergl. Physiol. **8**, 16, 462, 477 (1929).

[3] OCCHIPINTI, G.: Zitiert auf S. 177.   [4] VERMEULEN, H. A.: Zitiert auf S. 177.

[5] ZAWADOWSKY, B. M., u. L. LIPTSCHINA: Roux' Arch. **113**, 432 (1928).

[6] PARHON u. GOLDSTEIN: Traité d'Endocrin., S. 439. Jassy 1923.

[7] ZAWADOWSKY, B. M., L. P. LIPTSCHINA u. E. N. RADSIWON: Roux' Arch. **113**, 419 (1928).

[8] NOTHER, P.: Arch. f. exper. Path. **138**, 164 (1928).

[9] KUNDE, M. M., A. J. CARLSON u. J. PROND: Amer. J. Physiol. **88**, 747 (1929).

eine teilweise Änderung der Federform auf. Bei manchen männlichen Vögeln entsteht nach einer solchen künstlichen Mauserung ein Gefieder mit einem Einschlag in den Hennentypus. Die Hoden sind dabei nicht selten stark atrophiert.

Domestizierte Vögel reagieren auf Schilddrüsenzufuhr stärker, als manche wildlebende Vogelarten.

Nach vorläufigen Versuchen tritt auch nach Verfütterung von jodierten Eiweißkörpern (jodiertes Eigelb) die Mauserung und Depigmentierung ein.

Der Federausfall und die Federentfärbung sollen teilweise abgeschwächt werden, sobald man neben der Thyreoidea Thymus- bzw. Nebennieren- bzw. Keimdrüsensubstanz verfüttert.

Beim Säugetier ließ sich bisher ein Farbwechsel der Haare nach Schilddrüsenzufuhr nicht erzielen.

XI. Einfluß der Schilddrüsenstoffe auf die morphologische und physikalisch-chemische Blutbeschaffenheit.

Wie fast jeder Körperabschnitt, steht auch der blutbildende Apparat unter hormonaler Kontrolle und wird u. a. auch durch die Schilddrüsentätigkeit beeinflußt. Verlust der Thyreoidea im frühesten Lebensalter hat schwere Folgen für die blutregenerierenden Stätten. Beim erwachsenen Menschen oder Tier ist aber eine erhöhte oder verminderte Schilddrüsentätigkeit, resp. die Zufuhr von Thyreoideasubstanz von keinen besonders regelmäßigen Veränderungen des Blutbildes begleitet.

a) Das Blutbild.

Im allgemeinen spricht das weiße Blutbild auf Variationen der Schilddrüsentätigkeit stärker an, als die roten Blutkörperchen. TH. KOCHER[1] und ALB. KOCHER[2] geben für die BASEDOWsche Krankheit folgendes charakteristische Blutbild an: die Gesamtleukocytenzahl ist vermindert oder normal, ebenso die Zahl der Neutrophilen, die absolute Menge der Lymphocyten ist dagegen erhöht. Auffallenderweise sollen auch die Hypothyreose und der Kretinismus durch ein ähnliches Bild ausgezeichnet sein, indem auch hier eine Lymphocytose und eine Neutropenie bestehen sollen. Die praktische ärztliche Erfahrung kennt aber eine große Reihe von Fällen, welche mit diesem Schema nicht übereinstimmen. Nach den Angaben von F. DE QUERVAIN[3], von WÄLCHLI[4], von A. NIEDERBERGER[5], von J. BAUER und J. HINTEREGGER[6] u. a.[7] sind die Veränderungen des weißen Blutbildes bei verschiedenen Schilddrüsenerkrankungen nicht konstant und nicht spezifisch genug, um ausschlaggebende diagnostische Anhaltspunkte zu ermöglichen. Die Existenz einer deutlichen Leukopenie bei Basedowpatienten wird von W. A. PLUMMER[8] bestritten.

Tierexperimentelle Untersuchungen über den Einfluß der Schilddrüse auf das Blutbild wurden von einer größeren Anzahl Autoren ausgeführt (BLUMENTHAL[9], G. MANSFELD[10], M. DUBOIS[11], MESSERLI[12], P. HÁRI[13], A. WASER[14], E. PONDER[15], J. FURUJA[16], I. ABELIN und S. SATO[17], H. NAKAO[18], W. WADI und S. LOEWE[19] und vielen anderen). Die Ergebnisse sind

[1] KOCHER, TH.: Verh. d. 23. Kongr. f. inn. Med. in München, S. 59. 1906.
[2] KOCHER, ALB.: Schweiz. med. Wschr. **1923**, Nr 9.
[3] QUERVAIN, F. DE: Le Goitre, Edit. Atar, Genève, S. 83ff.
[4] WÄLCHLI: Fol. haematol. (Lpz.) **27**, 135 (1922).
[5] NIEDERBERGER, A.: Schweiz. med. Wschr. **54**, 886 (1924), daselbst weitere Literatur.
[6] BAUER, J., u. J. HINTEREGGER: Z. klin. Med. **76**, 115 (1912).
[7] Vgl. O. NAEGELI: Blutkrankheiten, 4. Aufl., S. 556. Berlin: Julius Springer 1923.
[8] PLUMMER, W. A.: Minnesota Med. **2**, 330 (1919).
[9] BLUMENTHAL: Fol. haemat. (Lpz.) **9**, 199, 541 (1910).
[10] MANSFELD, G.: Pflügers Arch. **152**, 23 (1913).
[11] DUBOIS, M.: Biochem. Z. **82**, 143 (1917).   [12] MESSERLI: Biochem. Z. **97**, 40 (1919).
[13] HÁRI, P.: Pflügers Arch. **176**, 136 (1919).   [14] WASER, A.: Biochem. Z. **71**, 107 (1920).
[15] PONDER, E.: Quart. J. exper. Physiol. **14**, 327 (1924).
[16] FURUJA, J.: Biochem. Z. **147**, 390 (1924).
[17] ABELIN, I., u. S. SATO: Schweiz. med. Wschr. **1925**, Nr 3.
[18] NAKAO, H.: Biochem. Z. **163**, 161 (1925); **166**, 337, 350 (1925).
[19] WADI, W., u. S. LOEWE: Klin. Wschr. **3**, 1583 (1924).

aber so verschieden, daß sie sich leider nicht vergleichen lassen. Recht häufig wurden nach Schilddrüsenzufuhr Leuko- und Lymphocytosen festgestellt (S. Kostlivy[1], C. Bertelli[2], A. Waser, E. P. Tschernosatanskaya[3]). W. Stockinger[4] sah am Menschen nach intravenöser Thyroxininjektion sowohl einen Anstieg wie eine Erniedrigung, als auch eine Konstanz der Leukocytenzahl. Bemerkenswert ist die Angabe von W. Stockinger, daß ein Teil seiner myxödematösen Patienten keine oxydasepositiven Leukocyten hatte, daß jedoch nach Thyroxininjektion die Oxydasereaktion auftrat. Da aber auch Adrenalin in ähnlichem Sinne wirkte, darf kaum von einer spezifischen Thyroxinwirkung gesprochen werden. In den Versuchen von R. G. Hoskins und F. H. Sleeper[5] reagierten myxödematöse Patienten auf die Schilddrüsenzufuhr mit einer geringen, aber deutlichen Leukocytose, mit einer relativen Erniedrigung der Zahl der polymorphkernigen Leukocyten und mit einem entsprechenden relativen Anstieg der Lymphocyten.

Einen weiteren Beitrag zur Frage des Zusammenhanges zwischen der Thyreoidea und der Leukocytose liefern die Untersuchungen von L. Asher und H. Nakao[6]. Danach reagieren schilddrüsenlose Tiere auf die Injektion von nucleinsaurem Natrium mit keiner Leukocytose, während beim Normaltier parenteral eingeführtes Na-nucleinicum eine prompte und starke Vermehrung der Leukocyten auslöst. Eine gewisse, allerdings partielle Minderwertigkeit des Knochenmarks von schilddrüsenlosen Tieren stellten auch L. Wislicki und G. Gerendasi[7] fest. Doch nehmen die Autoren an, daß selbst nach Schilddrüsenverlust das Knochenmark erhebliche Leistungen aufweisen kann. Auf gewisse Eingriffe reagiert das hämatopoetische System normaler und schilddrüsenloser Tiere mit fast gleicher Intensität. Dazu gehört die von Rosental, Wislicki und Kollek[8] eingeführte Vergiftung mit bestimmten, an der Aminogruppe oxydierten Substansen, wie z. B. Hydroxylamin. Nach L. Wislicki und G. Gerendasi erhält man dabei sowohl bei gesunden wie thyreoidektomierten Kaninchen eine ausgesprochene Anämie, zugleich aber auch eine sehr starke Leukocytose (mit 13000—15000 Leukocyten). Etwa 14 Tage nach Beginn der Hydroxylaminbehandlung kehren beim normalen und schilddrüsenlosen Tier die Erythrocyten, die Leukocyten und das Hämoglobin zur Norm zurück. Die Autoren sind der Ansicht, daß das Knochenmark des thyreopriven Organismus nicht durchwegs das Vermögen verliert, mit einer Leukocytose und mit einer erheblichen Regenerationskraft zu reagieren.

Beim Studium des Thyreoideaeinflusses auf die roten Blutkörperchen bediente man sich häufig der Erythrocytenregeneration nach Schilddrüsenentfernung. Nach den Untersuchungen von Mansfeld, Asher und Furuja ist bei schilddrüsenlosen Tieren die Neubildung der roten Blutkörperchen verzögert. G. Mansfeld und S. Neuschloss[9] gaben an, daß die im Höhenklima fast stets auftretende Polycythämie bei schilddrüsenlosen Kaninchen ausbleibt. Ebenso ist beim schilddrüsenlosen Tier die Injektion von „Hämopoietinen" ohne Erfolg, indem die sonst auftretende Vermehrung der roten Blutkörperchen ausbleibt (G. Mansfeld und Orbán[10], H. Nakao[11]). Auch der Arsenreiz auf die blutbildenden Apparate fällt bei schilddrüsenlosen Tieren weg. Bei thyreoidektomierten Kaninchen erfolgt der Wiederanstieg des Hämoglobins langsam (Y. Furuja[12]).

Kleine Thyreoidindosen können beim Menschen eine vorübergehende Vermehrung der roten Blutkörperchen erzeugen (H. Zondek[13], vgl. Unverricht[14], P. Bose[15]), doch gibt es auch Fälle, wo diese Thyreoidinwirkung vermißt wird (vgl. J. Bauer[16]). Eine Erhöhung der Erythrocytenzahl sahen auch R. G. Hoskins und F. H. Sleeper[5].

b) Phagocytose.

Die Beziehungen des weißen Blutbildes zum Thyreoideahormon werden klarer, sobald man von den unsicheren Zahlenangaben absieht und das funktionelle Verhalten dieser Blutzellen ins Auge faßt. Man erkennt dann sofort,

[1] Kostlivy, S.: Mitt. Grenzgeb. Med. u. Chir. 21, 671 (1910).
[2] Bertelli, C.: J. Morgazni 56, 81 (1914).
[3] Tschernosatanskaya, E. P.: Z. exper. Med. 66, 65 (1929).
[4] Stockinger, W.: Z. exper. Med. 65, 52 (1929).
[5] Hoskins, R. G., u. F. H. Sleeper: Endocrinologie 5, 89 (1929), daselbst zahlreiche Literatur.
[6] Asher, L., u. H. Nakao: Biochem. Z. 166, 337, 350 (1925); 163, 161 (1925).
[7] Wislicki, L., u. G. Gerendasi: Z. exper. Med. 67, 76 (1929).
[8] Rosental, Wislicki und Kollek: Klin. Wschr. 7, 972 (1928).
[9] Mansfeld, G., u. S. Neuschloss: Pflügers Arch. 161, 492 (1915).
[10] Mansfeld, G., u. Orbán: Arch. f. exper. Path. 97, 285 (1923).
[11] Nakao, H.: Zitiert auf S. 179.
[12] Furuja, Y.: Biochem. Z. 147, 390 (1924).
[13] Zondek, H.: Dtsch. med. Wschr. 1922, Nr 31.
[14] Unverricht: Klin. Wschr. 2, Nr. 166 (1923).   [15] Bose, P.: Klin. Wschr. 3, S. 1357 (1924).
[16] Bauer, J.: Inn. Sekr., S. 40. Berlin: Julius Springer 1927.

wie sich die Wirkung der inneren Sekrete auch auf diese, mehr oder weniger autonomen Zellgebilde erstreckt und welche Folgen daraus für den gesamten Körperhaushalt resultieren können. Am besten eignen zu solchen Studien die Leukocyten, für deren Wirkungsweise wir ein äußeres Zeichen in Form der Phagocytose besitzen. Dieselbe wird nach Schilddrüsenentfernung herabgesetzt, aber durch Thyreoideaverfütterung wieder auf normale Höhe gebracht. Beim Normaltier ruft die Schilddrüsendarreichung eine Abschwächung des phagocytären Vermögens hervor. Diese Feststellungen wurden von L. ASHER und seinen Mitarbeitern[1] (FURUJA, MASUNO und ABE) gemacht[2]; ihnen schlossen sich dann die Untersuchungen von R. M. BIERSTEIN und A. M. RABINOWITSCH[3] und von W. FLEISCHMANN[4] an. ASHER und MASUNO stellten außerdem fest, daß durch die Thyreoidektomie auch die Konstitution des Blutplasmas verändert wird, so daß normale Leukocyten im Serum eines schilddrüsenlosen Tieres schwächer phagocytieren als in einem Normalserum. Ferner hat sich ergeben, daß auch andere Drüsen mit innerer Sekretion (Ovarien, Hoden, Milz) die Phagocytose in stärkerem oder schwächerem Maßstabe beeinflussen.

Durch diese Befunde wurden die älteren Angaben von S. MARBÉ[5] erheblich erweitert. MARBÉ bezeichnet als phagocytären Index das Verhältnis der verzehrten Mikroorganismen zur Gesamtleukocytenzahl. In den Versuchen von MARBÉ betrug beim Normaltier der phygocytäre Index 0,8, beim mit Schilddrüse vorbehandelten Tier 2,4, beim schilddrüsenlosen Tier 0,5. Ähnlich fielen die Versuche von M. STEPANOFF[6] aus. Veränderungen des opsonischen Index bei Basedow und beim Myxödem beschreiben ACHARD, BÉNARD und GAGNEUX[7]. Nach M. STEPANOFF[6] wird beim Kaninchen durch Schilddrüsenzufuhr der opsonische Index erhöht.

Durch Versuche in vitro hat man versucht, dem Mechanismus dieser inkretorischen Wirkung auf die Phagocytose näherzukommen. Durch Behandlung der Leukocyten mit Schilddrüsenextrakt fand S. MARBÉ[5] eine Phagocytoseerhöhung, ebenso wurde in Versuchen von W. FLEISCHMANN das phagocytäre Vermögen von Exsudatleukocyten schilddrüsenloser Tiere durch Thyroxin- oder Thyreoideaoptonzusatz verstärkt. Insulinzusatz erzeugt den gleichen Effekt (G. BAYER und O. FORM[8]). Nähere Angaben über die Phagocytose und ihre experimentelle Beeinflussung enthält die zusammenfassende Darstellung von W. FLEISCHMANN[4].

c) Blutgerinnung.

Ebenso wie die Phagocytose gehört auch die Blutgerinnung zu den äußerlich leicht erkennbaren Blutreaktionen. Sie wurde von der TH. KOCHERschen Schule für die funktionelle Schilddrüsendiagnostik empfohlen. Der Eintritt der Gerinnung soll bei Hyperthyreosen verzögert, bei Hypothyreosen dagegen beschleunigt sein (K. KOTTMANN und A. LIDSKY[9], TH. KOCHER[10], SCHLOESSMANN[11], ALB. KOCHER[12], K. ICHIKAWA und T. SASAKI[13] u. a.). Solche Abweichungen der Gerinnungszeit werden häufig, aber nicht durchwegs gefunden (BAUER[14]).

[1] ASHER, L. u. Mitarbeiter: Biochem. Z. 147, 410 (1921); 152, 302 (1921); 157, 103 (1925); 166, 295 (1925).

[2] Eine Vereinfachung der Methode beschreibt W. W. PRAWDI-NEMINSKI: Fermentforschg 9, 411 (1928).

[3] BIERSTEIN, R. M., u. A. M. RABINOWITSCH: Klin. Wschr. 4, 2013 (1925).

[4] FLEISCHMANN, W.: Pflügers Arch. 215, 273 (1926) — Erg. Physiol. 27, 1 (1928).

[5] MARBÉ, S.: C. r. Soc. Biol. Paris 64, 1058 (1908); 66, 432, 1073 (1909); 67, 1113 (1909); 68 (1910); 69, 462 (1910); 70, 971, 1009 (1911); 71, 179, 566 (1911).

[6] STEPANOFF, M.: C. r. Soc. Biol. Paris 66, 296 (1909).

[7] ACHARD, BÉNARD u. GAGNEUX: C. r. Soc. Biol. Paris 67, 636 (1909).

[8] BAYER, G., u. O. FORM: Dtsch. med. Wschr. 1926, 784.

[9] KOTTMANN, K., u. A. LIDSKY: Z. klin. Med. 71, H. 5 (1911).

[10] KOCHER, TH.: Arch. klin. Chir. 99, 280 (1912).

[11] SCHLOESSMANN: Beitr. klin. Chir. 79, 477 (1912).

[12] KOCHER, ALB.: Schweiz. med. Wschr. 1923, Nr 9.

[13] ICHIKAWA, K., u. T. SASAKI: Fol. endocrin. (jap.) 3, 825 (1927) — Ronas Ber. Physiol. 44, 85 (1928).

[14] BAUER: Z. klin. Med. 79 (1914).

Der ganze Fragenkomplex wurde letzthin von A. Fonio[1] näher studiert. Danach können beim Basedow sowohl verlängerte wie verkürzte Gerinnungszeiten vorkommen, in schweren Basedowfällen ist aber die Gerinnungszeit meist verlängert. Beim endemischen Kretinismus sind die Gerinnungszeiten verkürzt, die Gerinnungsvalenz (d. h. der Widerstand gegen die Gerinnungshemmung durch Magnesiumsulfat) erhöht, die Zugfestigkeit des weißen Thrombus meistens erniedrigt. Bei Versuchen in vitro zeigte sich kein Einfluß eines Schilddrüsenzusatzes. Auch das Jod und seine Derivate sind ohne direkte Wirkung auf den Gerinnungsvorgang. Wenn man daher bei Basedow gewisse Gerinnungsveränderungen antrifft, so ist dies nicht etwa Folge einer direkten Einwirkung des Schilddrüsenhormons auf das Blut, sondern nur der Ausdruck eines indirekten Stoffwechseleffektes. Im allgemeinen ergibt sich nach Fonio eine gewisse Parallelität zwischen der Blutgerinnung und dem Grundumsatz, indem bei trägem Stoffwechsel (Myxödem, Kretinismus) verkürzte, bei lebhaftem Stoffwechsel verlängerte Gerinnungszeiten beobachtet werden.

Die Angaben über den Fibringehalt des Blutes bei Basedow und bei Myxödem lauten widersprechend, indem die einen Autoren bei Basedow eine Verminderung, die anderen eine Erhöhung des Fibrins antrafen. Auch normale Fibrinwerte wurden beobachtet. K. Kottmann[2] fand beim Hunde nach Eingabe von Schilddrüsensubstanz eine Abnahme des Fibringehaltes des Blutes, während nach P. Albertoni[3] die Thyreo-Parathyreoidektomie oder die bloße Parathyreoidentfernung zu einer Erhöhung der Fibrinmenge führen soll. Beim schilddrüsenlosen Kaninchen nimmt der Fibringehalt zuerst zu, sinkt dann auf normale Werte und steigt allmählich wieder an. Ebenso verursacht die Schilddrüsenfütterung eine Zunahme des Fibrinogengehaltes. Ein näherer Zusammenhang zwischen Blutgerinnungszeit und Fibrinogengehalt soll nicht bestehen (K. Ichikawa und T. Sasaki[4]).

d) Physikalisch-chemische Blutbeschaffenheit.

Unter den physikalisch-chemischen Veränderungen des Blutes nach Schilddrüsenentfernung und bei Eingabe von Thyreoideasubstanz ist das Verhalten der Blutviscosität und der Serumeiweißkonzentration erwähnenswert.

Fano und Rossi[5], Gardella[6], Palladino[7] fanden bei Hunden und Kaninchen nach Thyreo-Parathyreoidektomie eine Erhöhung der Viscosität, eine geringe Abnahme der elektrischen Leitfähigkeit des Serums und eine Verlangsamung der Gerinnung. Nach K. Kottmann[8] ist die Viscosität des Blutes beim Basedow erhöht. Man findet aber in Basedowfällen auch normale und herabgesetzte Viscositätswerte (Blunschy[9], G. Deusch[10]). In einigen schweren Fällen von Basedow fand Deusch eine verminderte Serumviscosität. Beim Myxödem soll nach G. Deusch[11] die Viscosität erhöht sein und unter dem Einfluß von Schilddrüsenzufuhr eine Abnahme erfahren. Nach G. Deusch[10,11], A. Hellwig und S. M. Neuschloss[12] ist der Eiweißgehalt des Blutserums bei Basedow vermindert, bei Myxödem erhöht, was von Wo. v. Frey und E. Stahnke[13] nicht bestätigt werden konnte.

In den Versuchen von F. Starlinger[14] rief die Injektion von Schilddrüsenextrakt eine Abnahme des Fibrinogen- und Globulingehaltes und eine Erhöhung der Albuminfraktion des Serums hervor. Auf die gleiche Veränderung der Bluteiweißkörper machen auch M. Loeper, J. Tonnet und Lebert[15] aufmerksam. Nach den Erfahrungen dieser Autoren weisen einige Basedow-Patienten erhöhte Blutalbuminwerte auf. Thyroxininjektion veranlaßt auch beim gesunden Tier eine Zunahme der Albuminfraktion. Im Tierversuch wurde der Einfluß der Schilddrüsenfütterung auf die Blut- und Serumviscosität, auf den Eiweißgehalt des Blutserums und auf die Senkungsgeschwindigkeit der roten Blutkörperchen von I. Abelin und R. Sato[16] geprüft. Die Viscosität, die Serumeiweißkonzentration,

[1] Fonio, A.: Ber. üb. d. intern. Kropfkonf. in Bern, S. 190. Bern: Hans Huber 1928 — Ds. Handb. **6**, 306 (1928).

[2] Kottmann, K.: Z. klin. Med. **71** (1910).

[3] Albertoni, P.: Arch. internat. Physiol. **11**, 29 (1911) — R. Accad. delle science **15**, 45 (1910/1911).

[4] Ichikawa, K., u. T. Sasaki: Zitiert auf S. 181.

[5] Fano, G., u. G. Rossi: Arch. di Fisiol. **2**, 589 (1905).

[6] Gardella, E.: Arch. di Fisiol. **8**, 409 (1910).

[7] Palladino: Biochem. Z. **42**, 302 (1912).   [8] Kottmann, K.: Z. klin. Med. **71** (1910).

[9] Blunschy: Dissert. Zürich 1908.   [10] Deusch, G.: Dtsch. Arch. klin. Med. **138**, 175 (1922).

[11] Deusch, G.: Dtsch. Arch. klin. Med. **134**, 342 (1922).

[12] Hellwig, A., u. S. M. Neuschloss: Klin. Wschr. **1**, 1988 (1922); **3**, 1013 (1924).

[13] Frey, Wo. v., u. E. Stahnke: Klin. Wschr. **2**, 1472 (1923).

[14] Starlinger, F.: Wien. klin. Wschr. **37**, 617 (1924).

[15] Loeper, M., J. Tonnet, u. Lebert: C. r. Soc. Biol. Paris. **101**, 424 (1929 — Progrès méd. **1929 I**, 1109; **1929 II**, 1957.

[16] Abelin, I., u. R. Sato: Schweiz. med. Wschr. **1925**, Nr 3.

die Senkungsgeschwindigkeit der Erythrocyten erleiden beim Kaninchen wie beim Hammel deutliche Veränderungen, allerdings derart, daß, je nach der Dauer der Schilddrüsenbehandlung, die einzelnen Werte bald erhöht, bald erniedrigt werden. Es handelt sich also um einen typischen Phasenverlauf, wie man ihn auch bei manchen anderen Schilddrüsenwirkungen findet. Darauf sind zum Teil wohl auch die sich widersprechenden klinischen Befunde an einzelnen Basedowpatienten zurückzuführen. ABELIN und SATO weisen darauf hin, daß man bei Schilddrüsenzufuhr den erhöhten Organabbau berücksichtigen muß, und daß man durch parenterale Eiweißzufuhr, wo es ebenfalls zu einem vermehrten Eiweißzerfall kommt, ganz analoge Veränderungen der physikalischen und chemischen Blutbeschaffenheit erzeugen kann.

Gleichmäßigere Veränderungen der Senkungsgeschwindigkeit erhielt E. P. TSCHERNO-SATONSKAYA[1] bei Schafen. Nach ihren Ergebnissen kommt es bei Schafböcken nach Schilddrüsenfütterung fast ausnahmslos zu einer Erhöhung, nach der Thyreoidektomie zu einer Erniedrigung der Senkungsgeschwindigkeit. Eingabe von LUGOLscher Lösung wirkt qualitativ wie Schilddrüsenzufuhr, aber in viel schwächerem Maße.

Verlangsamung der Senkungsgeschwindigkeit bei Schafen nach der Thyreoidektomie.

	Gruppe I	Gruppe II	Gruppe III
Zahl der thyreoidektomierten Tiere (Schafsböcke)	58	50	18
Durchschnittliche Senkungsgeschwindigkeit pro Stunde *vor* der Thyreoidektomie	11 mm	5 mm	3 mm
Durchschnittliche Senkungsgeschwindigkeit pro Stunde *nach* der Thyreoidektomie (6 Wochen)	1,8 mm	1,5 mm (nach 3 Wochen) 1 mm	2,4 mm (nach 1 Woche) 0,7 mm (nach 2 Wochen) 0,6 mm (nach 3 Wochen) 0,5 mm

Erhöhung der Senkungsgeschwindigkeit bei mit Schilddrüse gefütterten Schafen.

	Durchschnittliche Senkungsgeschwindigkeit pro Stunde in mm	
	Normale Tiere mm	Thyreoidektomierte Tiere mm
Vor der Schilddrüsenzufuhr	5,6	1,6
Nach der Schilddrüsenzufuhr:		
1. Tag	7,8	2,3
2. ,, ...	8,0	2,5
3. ,, ...	8,3	3,0
4. ,, ...	8,3	7,4
5. ,, ...	12	7,5
6. ,, ...	12	—

Hunde scheinen in gleicher Weise wie Schafe zu reagieren, indem sie nach Schilddrüsenfütterung erhöhte, nach Schilddrüsenentfernung erniedrigte Senkungsgeschwindigkeiten aufweisen (A. VASATURO[2]). Bei Katzen, Kaninchen und Meerschweinchen führt sowohl die Hyperwie die Athyreosis zu einer Beschleunigung der Senkungsgeschwindigkeit (BOROK und MORD-WINKINA[3], UYENO[4], G. FRÄNKEL und J. WISSOTSKY[5]). Nach B. LUSTIG und G. BOTSTIBER[6]

[1] TSCHERNOSATONSKAYA, E. P.: Z. exper. Med. **66**, 67 (1929).
[2] VASATURO, A.: Fol. med. (Napoli) **11**, Nr 7 (1925).
[3] BOROK u. MORDWINKINA: Beitr. Klin. Tbk. **63**, H. 1 (1926).
[4] UYENO: Fol. endocrin. jap. **1926**.
[5] FRÄNKEL, G., u. J. WISSOTSKY: Z. exper. Med. **55**, 363 (1926).
[6] LUSTIG, B., u. G. BOTSTIBER: Biochem. Z. **220**, 192 (1930).

sollen die Serumeiweißkörper von Basedowpatienten weniger Jod zu binden vermögen als die Serumproteine von gesunden Personen.

K. Kottmann[1] hat sich die interessante Frage vorgelegt, ob bei verschiedenen Schilddrüsenerkrankungen Unterschiede im physikalisch-chemischen Verhalten der Serumkolloide vorhanden sind. Als Prüfungsmittel benutzte er das Dispergierungsvermögen des Blutserums für kolloidales Jodsilber, und fand dasselbe bei Basedow erhöht, bei Kropfträgern deutlich vermindert. W. Petersen, F. H. Doubler, S. Levinsohn und J. Laibe[2] sowie F. de Quervain[3] bestätigten die Befunde von Kottmann. Morse und Fitch[4] sind dagegen geneigt, für den Ausfall der Kottmannschen Reaktion weniger den Funktionsgrad der Thyreoidea, als vielmehr den wechselnden Kohlensäuregehalt des Serums verantwortlich zu machen. Von mancher Seite wird der diagnostische Wert der Reaktion bezweifelt (Etienne, Richard, Krall, Claude[5], Katajama[6], B. Towbin[7], N. Schereschewsky und S. Dmitriewa[8], P. van Vessem[9]).

O_2-Dissoziation.

Das Gleichgewicht Oxyhämoglobin $\rightleftarrows$ Hämoglobin wird durch eine Anzahl physikalischer und chemischer Faktoren, wie Temperatur, O_2- und CO_2-Partialdruck, H^+-Konzentration, Elektrolytgehalt, Hämoglobinkonzentration u. a. beeinflußt. Greift in diese Reaktion auch das Schilddrüsenhormon ein? Der Modellversuch mit Zusatz von Schilddrüsenpräparaten zum Blut ist wegen der trägen Entwicklung der Thyreoideawirkungen dazu wenig geeignet. Man ist auf den Versuch am Gesamttier oder auf die klinische Beobachtung angewiesen. Eingehender beschäftigen sich mit dieser Frage zuerst H. W. Davies, J. Meankins und J. Sand[10], welche eine normale oder fast normale Dissoziationskurve des Oxyhämoglobins und Blutkohlensäure fanden, wobei das Oxyhämoglobin etwas mehr O_2 als sonst enthielt. Das arterielle wie das venöse Blut war bei 13 Basedowpatienten sauerstoffreicher als sonst: 96—97% Sättigung beim arteriellen und 75—85% Sättigung beim venösen Blut. Im Zusammenhang damit war die alveoläre Sauerstoffspannung etwas hoch (103—110 mm Hg), die alveoläre Kohlensäurespannung dagegen normal (37—40 mm Hg). Erwähnenswert ist auch die hohe Blutstromgeschwindigkeit, die Davies und Mitarbeiter bei den Basedowfällen festgestellt haben. Dieselbe ist wahrscheinlich für den hohen O_2-Gehalt des venösen Blutes verantwortlich. Nach den Angaben von H. Zondek und H. W. Bansi[11] spaltet beim Basedow das Oxyhämoglobinmolekül den Sauerstoff leichter ab. Das Blut kann somit dem erhöhten Sauerstoffbedarf seitens des peripheren Gewebes besser nachkommen. Beim Gesunden kommt es erst nach starker mechanischer Arbeitsleistung zu einer erhöhten O_2-Dissoziationsfähigkeit. Beim Basedow liegen diese „Arbeitsverhältnisse" bereits in der Ruhe vor (ebenso wie der Grundumsatz). Zondek und Bansi erblicken darin eine zweckentsprechende Anpassung des Körpers an den stark gesteigerten O_2-Bedarf der Organe und eine gewisse Entlastung des Kreislaufsystems. Für eine Beteiligung des Schilddrüsenhormons an diesem Reaktionsverlauf spricht nach Ansicht der Autoren der Umstand, daß beim Myxödematösen die O_2-Dissoziationsfähigkeit des Oxyhämoglobins herabgesetzt

[1] Kottmann, K.: Schweiz. med. Wschr. **1920**, Nr 30.
[2] Petersen, W., F. H. Doubler, S. Levinsohn u. J. Laibe: Arch. int. Med. **30**, 386 (1922).
[3] Quervain, F. de: Erg. Physiol. **24**, 706 (1925).
[4] Morse u. Fitch: J. Labor. a. clin. Med. **8**, 629 (1923).
[5] Etienne, Richard, Krall, Claude: Rev. franç. Endocrin. **4**, Nr 3 (1926).
[6] Katajama: Amer. J. med. Soc. **172**, Nr 1 (Juli) (1926).
[7] Towbin, B.: Westnik Endocrin. (russ.) **3**, 51 (1929).
[8] Schereschewsky, N., u. S. Dmitriewa: Ibid. **3**, 53 (1929).
[9] van Vessem, P.: Schweiz. med. Wschr., 60. Jg., 413 (1930).
[10] Davies, H. W., J. Meankins u. J. Sand: Heart **11**, 299 (1924); **10**, 153 (1923).
[11] Zondek, H., u. H. W. Bansi: Klin. Wschr. **8**, 1697 (1929) — Dtsch. med. Wschr. **55**, 345, 347 (1929); **56**, 344, 385 (1930) — Z. klin. Med. **110**, 633 (1929).

ist. Durch Thyreoideaeinwirkung kann sie auf normale Werte gebracht werden. Die leichtere O_2-Abgabe seitens des Oxyhämoglobins kann beim Basedow als eine Art Kompensation für die erhöhte Blutstromgeschwindigkeit aufgefaßt werden. Die nachteiligen Folgen des raschen Vorbeifließens des Blutes werden dadurch zum Teil ausgeglichen. Als weitere Hilfsmittel zur Deckung des übergroßen Bedarfes des hyperthyreoidisierten Organismus treten auf: a) die Mobilisierung des Blutes aus den Depots in der Milz, in der Leber und in den anderen Organen; b) die Vergrößerung der Kapillaroberfläche. Man würde demnach der Schilddrüse eine wichtige Rolle bei der Überwachung der Blutzirkulation zuschreiben dürfen (vgl. S. 190).

Katalasegehalt des Blutes.

Bei der Erforschung des Schilddrüseneinflusses auf das Fermentsystem des Blutes wurde die Katalase häufig herangezogen. Übereinstimmend wird eine Erhöhung des Katalasegehaltes beim genuinen Hyperthyreoidismus und bei Schilddrüsenzufuhr, eine Erniedrigung dagegen bei Schilddrüsenunterfunktion und nach Thyreoidektomie angegeben (WINTERNITZ und PRATT[1], JUSTSCHENKO[2], A. STRAUSS[3], A. BACH und CHERASKOWA[4], A. TIMOFEJEWA[5], S. CASTAGNA[6] u. a.). Diese parallelen Veränderungen der Stoffwechselintensität und des Katalasereichtums des Blutes und der Organe führten einige Autoren zur Annahme eines kausalen Zusammenhanges beider Erscheinungen. Überzeugende Belege konnten aber nur teilweise beigebracht werden. Für die Theorie der Stoffwechselvorgänge und für das evtl. intermediäre Auftreten von H_2O_2 in den Zellen sind dennoch die regelmäßig angetroffenen Zu- resp. Abnahmen des Katalasegehaltes von hohem Interesse.

Über das Verhalten der übrigen Blutfermente bei Änderungen der Schilddrüsentätigkeit ist nicht vieles bekannt. Der Trypsingehalt des Blutserums soll bei Hyperthyreose, aber auch bei Schilddrüsenverlust abnehmen. Das Antitrypsin und die Serumlipase sollen bei Schilddrüsenzufuhr zu-, bei der Thyreoidektomie abnehmen (S. NAKAMURA[7]).

Anhang: Einfluß der Schilddrüsenstoffe auf die Lymph- und Ödemflüssigkeit.

Man hat sich gefragt, ob neben dem Blute auch die anderen Körperflüssigkeiten, hauptsächlich die Lymphe, durch die Thyreoidea beeinflußt werden. Daß Störungen der Thyreoideafunktion mit einer pathologischen Ansammlung von Gewebsflüssigkeit verknüpft sind, ist eine altbekannte Tatsache. Von den neueren Arbeiten über diese Frage sind zu allererst die Untersuchungen von H. EPPINGER[8] zu erwähnen, welche die diuretische Wirkung des Thyreoidins mit einer spezifischen Beeinflussung des Gewebsstoffwechsels und der Gewebsflüssigkeit in Zusammenhang bringen. EPPINGER nahm an, daß es hauptsächlich die verlangsamte und abgeschwächte Zelltätigkeit ist, welche zur pathologischen Ansammlung von ungenügend abgebauten Stoffwechselprodukten führt.

Wir besitzen gegenwärtig auch direkte experimentelle Angaben darüber, daß unter dem Einfluß von Thyroxin die Brustganglymphe Veränderungen erleidet. Über einen diesbezüglichen Versuch berichten R. MEYER-BISCH und WOHLENBERG[9]. Die Injektion von Thyroxin bewirkte zwar keine Zunahme der Lymphmenge, der Eiweißgehalt der Lymphflüssigkeit nahm aber ab, und noch

---

[1] WINTERNITZ u. PRATT: J. of exper. Med. **12**, 115 (1910).

[2] JUSTSCHANKO: Hoppe-Seylers Z. **75**, 141 (1911).

[3] STRAUSS, A.: Bull. Hopkins Hosp. **23**, 51 (1912).

[4] BACH, A. u. CHERASKOWA: Biochem. Z. **148**, 474 (1924).

[5] TIMOFEJEWA, A.: Biochem. Z. **180**, 35 (1927).

[6] CASTAGNA, S.: Arch. Farmacol. sper. **45**, 241 (1928).

[7] NAKAMURA, S.: Fol. endocrin. jap. **2**, 87 (1926). (Deutsche Zusammenfassung.) — Zitiert nach Ronas Ber. Physiol. **41**, 99 (1927).

[8] EPPINGER, H.: Zur Pathologie und Therapie des menschlichen Ödems. Berlin: Julius Springer 1917.

[9] MEYER-BISCH, R., u. WOHLENBERG (vgl. ROB. MEYER-BISCH): Erg. Physiol. **25**, 592 (1926).

ausgesprochener waren die Veränderungen der anorganischen Bestandteile. Die Alkalireserve der Lymphe sank, ebenso trat eine gewisse Abnahme des Ca- und eine Zunahme des K-Gehaltes ein. Dieser Antagonismus im K- und Ca-Gehalt der Lymphe war auch bei einigen anderen inneren Sekreten (wie Adrenalin, Insulin) deutlich.

R. MEYER-BISCH[1] hatte Gelegenheit, die Wirkung der Schilddrüsenpräparate auf die Ödemflüssigkeit eines Myxödematösen analytisch zu verfolgen und einen Vergleichsversuch mit Novasurol auszuführen. Er erhielt folgende Resultate.

Einfluß des Thyreoidins (und des Novasurols) auf die %-Zusammensetzung der Ödemflüssigkeit und des Blutes eines 37 jährigen Myxödematösen. (Nach R. MEYER-BISCH[2].)

	Ödem						Blut		
	NaCl	Zucker	Eiweiß	Sulfat mg%			NaCl	Zucker	Eiweiß
				frei	gebunden	gesamt			
Vor der Behandlung . .	0,63	0,145	1,35	59,9	—	59,9	0,56	0,160	8,60
Nach Novasurol	0,67	0,125	1,25	2,70	1,7	22,7	0,54	0,154	8,75
Nach Thyreoidin. . . .	**1,16**	**0,295**	**4,05**	**5,89**	**19,4**	**609,4**	**0,55**	**0,130**	**8,94**

Dieses interessante Ergebnis bedarf einer weiteren Bearbeitung, hauptsächlich aber der Aufklärung der Quelle der stark erhöhten Sulfatkonzentration. MEYER-BISCH führt die Zunahme des Sulfats auf einen hochgradig beschleunigten Eiweißabbau zurück, der aber in diesem Falle ganz enorm sein müßte. Charakteristisch ist auch die Eindickung der Ödemflüssigkeit, die eine Erhöhung der Kochsalz-, Zucker- und Eiweißkonzentration zur Folge hat. Das Blut wurde dagegen nicht eingedickt. Bei nicht myxödematösen Patienten erzeugte das Thyreoidin keine regelmäßige Erhöhung des Sulfatgehaltes, doch stieg auch hier nach Schilddrüsenzufuhr in mehreren Fällen die SO_4-Menge an.

Zusammenfassung.

Ein spezifischer Einfluß des menschlichen Hyper- oder Hypothyreoidismus auf die morphologische Blutbeschaffenheit scheint nicht zu bestehen. In beiden Fällen kommt es nicht selten zu einer relativen Vermehrung der Lymphocyten, die aber nicht charakteristisch ist. Kleine Schilddrüsenmengen sollen eine vorübergehende Erhöhung der Erythrocytenzahl herbeiführen.

Beim Tier wurden einige Änderungen des Blutbildes unter Schilddrüseneinfluß beschrieben. Bei schilddrüsenlosen Kaninchen ist die Blutregeneration verlangsamt, solche Tiere reagieren auf Injektion von nucleinsaurem Na mit keiner Erhöhung der Leukocyten. Auch ist das phagocytäre Vermögen dieser Zellen beim thyreoidektomierten Tier herabgesetzt, es kann durch Schilddrüsenzufuhr wieder erhöht werden.

Die Veränderungen der Blutgerinnung unter dem Einfluß eines Schilddrüsenhormonüberschusses oder -mangels sind nicht regelmäßig und nicht spezifisch. Neben Verzögerungen beim Hyper- und neben Beschleunigungen beim Hypothyreoidismus werden auch entgegengesetzte sowie normale Gerinnungsverhältnisse gefunden. Etwas ausgesprochener soll beim Tier die Senkungsgeschwindigkeit der Erythrocyten sein. Durch Schilddrüsenzufuhr soll dieselbe erhöht, durch Thyreoideaentfernung erniedrigt werden.

Das Gleichgewicht Oxyhämoglobin $\rightleftarrows$ Hämoglobin $+ O_2$ soll beim Basedow mehr nach rechts verschoben sein, d. h. der O_2 soll leichter als sonst abdissoziieren.

[1] MEYER-BISCH, R.: Z. exper. Med. **34**, 424 (1923).
[2] MEYER-BISCH, R.: Z. exper. Med. **34**, 426 (1923).

Es kann dadurch beim Basedowiker ein gewisser Ausgleich der Nachteile der beschleunigten Blutzirkulation geschaffen werden. Der Katalasegehalt des Blutes ist beim experimentellen Hyperthyreoidismus erhöht.

XII. Einfluß der Schilddrüsenstoffe auf Kreislauf und Atmung.

a) Akute Wirkung auf das Herz.

Energieumsatz, Körpertemperatur und Kreislauf erleiden häufig gleichsinnige Veränderungen. Auch auf dem Gebiete der Schilddrüsenphysiologie und Pathologie erkennt man, wie Anstieg oder Erniedrigung des Grundumsatzes von Zu- oder Abnahmen der Herztätigkeit begleitet werden. Man hat zuerst an eine akut-intensive Herzwirkung des Thyreoideainkrets gedacht und diese Voraussetzung experimentell zu stützen gesucht[1]. Doch konnte sich diese Annahme nicht behaupten. Zum Studium dieser Fragen benutzte man allermeistens eiweißhaltige, frisch hergestellte Organextrakte, welche gewöhnlich intravenös injiziert wurden. Eine Unterscheidung zwischen der Wirkung der spezifischen und der nichtspezifischen Schilddrüsenbestandteile ist bei dieser Arbeitsweise natürlich unmöglich. Es wurde z. B. bald bekannt, daß die nach Injektion von Schilddrüsenauszügen häufig beobachtete Blutdrucksenkung auch durch Einspritzung vieler anderer Gewebsextrakte hervorgerufen wird. Ferner haben die Immunologie und die parenterale Eiweißtherapie gezeigt, daß die intravenöse oder subcutane Injektion jedes körperfremden Eiweißes grundlegende Veränderungen im gesamten Verhalten des Organismus erzeugt. Viele Schlußfolgerungen, welche man früher aus der Injektion von „wirksamen Schilddrüsenauszügen" gezogen hat, erscheinen im Lichte der neueren Erfahrungen nicht mehr beweiskräftig. H. DRYERRE[2] hat neuerdings mit exakterer Methodik die älteren Versuche wiederholt. Er fand, ebenso wie E. v. CYON[3], O. v. FÜRTH und K. SCHWARTZ[4] u. a. bei Katzen und Hunden, nicht aber bei Kaninchen nach Injektion von Schilddrüsenextrakten eine Senkung des Blutdruckes. In 65% seiner ziemlich zahlreichen Versuche waren diese Blutdrucksenkungen von keinen Änderungen der Herztätigkeit begleitet, in dem Rest der Fälle trat eine geringe Verlangsamung der Herztätigkeit ein. In Übereinstimmung mit den meisten anderen Autoren betrachtet H. DRYERRE diese Wirkungen als unspezifisch, denn Injektionen von Leber- oder Tonsillenauszügen wirkten ähnlich. Ebenso unspezifisch waren die Beeinflussungen der Herznerven. Die beiden Vorbedingungen einer unmittelbaren Beeinflussung der Kreislaufes, eine akute Wirkung entweder auf das Herz oder auf das Gefäßsystem, sind beim Schilddrüsenhormon nur angedeutet. Infolgedessen ergibt eine kurzdauernde Einwirkung der Schilddrüsenpräparate, auch wenn sie eiweißfrei sind, oder selbst wenn sie reines Thyroxin enthalten, keine besonders auffälligen Kreislaufsveränderungen. Thyreoglandol, welches zuerst von E. BÜRGI und C. F. v. TRACZEWSKI[5] untersucht wurde, ist am überlebenden Säugetierherzen unwirksam (H. B. RICHARDSON[6],

---

[1] Die ältere Literatur über diese Frage ist in den Arbeiten von SWALE VINCENT [Erg. Physiol. **11** (1910/1911)], A. BIEDL (Innere Sekret., 3. Aufl. 1916), A. OSWALD [Pflügers Arch. **164**, 506 (1916)] berücksichtigt.

[2] DRYERRE, H.: Quart. J. exper. Physiol. **19**, 61 (1928), daselbst weitere Literatur.

[3] CYON, E. v.: Pflügers Arch. **70**, 161 (1898).

[4] FÜRTH, O. v., u. K. SCHWARTZ: Pflügers Arch. **124**, 113 (1908) — Erg. Physiol. **8**, 524 (1909).

[5] BÜRGI, E., u. C. F. v. TRACZEWSKI: Biochem. Z. **66**, 417 (1915).

[6] RICHARDSON, H. B.: Z. Biol. **67**, 57 (1917).

Sh. Kakehi[1]). Nach intravenöser Thyroxininjektion kommt es beim Menschen nicht selten zu einer merklichen Blutdruckerhöhung und Steigerung der Pulsfrequenz (vgl. E. Grafe[2]). Dieselben Veränderungen fand auch H. Dryerre[3] im Tierversuch, er erklärt aber dieselben nicht durch die Thyroxinwirkung, sondern durch das Alkali, welches zur Auflösung des Thyroxins benutzt wurde. Injektion gleich großer Mengen Natronlauge ergab einen ähnlichen Kreislaufeffekt. Übrigens sind aber beim Menschen die akuten Kreislaufwirkungen des Thyroxins nicht groß (H. Löhr[4]), und aus zahlreichen und übereinstimmenden Versuchen verschiedener Autoren weiß man, daß auf das überlebende Herz das Thyroxin praktisch unwirksam ist (S. J. Schermann[5], O. Krayer und G. Sato[6], V. Kalnins[7], W. König[8] u. a.). Es sind zwar auch deutliche Einflüsse von Schilddrüsenextrakten auf das überlebende Herz beschrieben worden (Burridge[9], S. Lauter und Determann[10]). Die Wirkung soll diphasisch verlaufen, zuerst negativ, dann positiv chrono- und inotrop. Es soll sogar zur Ausbildung von Extrasystolen, Arythmien, Herzblock und Schädigungen des Reizleitungssystems kommen. Doch dürfte es sich hier kaum um spezifische Schilddrüsenwirkungen handeln. In etwas höherer Konzentration beeinflussen eine Reihe von Stoffen das überlebende Herz im oben beschriebenen Sinne. Nur wenn die akuten Wirkungen am überlebenden Organ mit denen am Gesamttier übereinstimmen, darf an einen charakteristischen Einfluß gedacht werden. Dies trifft aber beim Thyreoideahormon nur in sehr beschränktem Maße zu.

b) Herztätigkeit schilddrüsenloser Tiere.

Die Thyreoidektomie als solche hat keine auffallenden Folgen für die Herztätigkeit. Aber das Verhalten eines solchen Herzens bestätigt die alte Erfahrung der Schilddrüsenpathologie: das Organ vermag den normalen Anforderungen mehr oder weniger nachzukommen, versagt aber leicht bei erhöhter Beanspruchung und reagiert auf physiologische Reize anders wie sonst. Man erkennt dies deutlich an der Reaktion gegenüber dem Adrenalin: auf das Herz eines schilddrüsenlosen Tieres wirkt Adrenalin viel schwächer. Erst durch längerdauernde Vorbehandlung des Tieres mit Thyreoidea kehrt die normale Adrenalinempfindlichkeit wieder zurück. (Von neueren diesbezüglichen Arbeiten vgl. S. J. Schermann[5], K. Kuwahata[11], V. Kalnins[7], W. König[8].) W. B. Cannon und A. S. Smith[12] haben bereits vor mehreren Jahren zeigen können, daß periphere Sympathicusreizung nur bei gleichzeitiger Anwesenheit der Schilddrüse die Schlagfolge des entnervten Herzens beschleunigt. Beim Fehlen der Schilddrüse bleibt der Erfolg dieser elektrischen Nervenreizung so gut wie vollständig aus. Auf der anderen Seite soll eine kurzdauernde Schilddrüsenmassage die Tätigkeit des entnervten Katzenherzens verstärken. Auf Grund dieser Ergebnisse vermuten Cannon

---

[1] Kakehi, Sh.: Z. Biol. **67**, 104 (1917).

[2] Grafe, E.: Innere Sekretion und Zirkulationsapparat. Slg Abh. Verdgskrkh. **10**, H. 4, 21 (1927).

[3] Dryerre, H.: Zitiert auf S. 187.

[4] Löhr, H.: 37. Kongr. f. inn. Med. in Wiesbaden, S. 383. 1925.

[5] Schermann, S. J.: Arch. f. exper. Path. **126**, 10 (1927).

[6] Krayer, O., u. G. Sato: Arch. f. exper. Path. **128**, 80 (1928).

[7] Kalnins, V.: C. r. Soc. Biol. Paris **98**, 802 (1928).

[8] König, W.: Arch. f. exper. Path. **134**, 36 (1928).

[9] Burridge: Arch. internat. Pharmacodynamie **28**, 367 (1924).

[10] Lauter, S., u. Determann: Dtsch. Arch. klin. Med. **153**, 162 (1926), daselbst weitere Literatur).

[11] Kuwahata, K.: Fol. jap. pharmacol. **5**, 315 (1927) — zitiert nach Ronas Ber. Physiol. **42**, 845 (1928).

[12] Cannon, W. B., u. A. S. Smith: Amer. J. Physiol. **60**, 476 (1922).

und SMITH, daß normalerweise das Herz einer Kontrolle seitens der Thyreoidea unterworfen ist und daß somit das Herz eines schilddrüsenlosen Tieres ein anderes Verhalten zeigen muß.

c) Die Herztätigkeit bei der Hyperthyreose.

Daß es im Laufe einer länger fortgesetzten Schilddrüsenbehandlung zu schweren Veränderungen der Herztätigkeit und zu Störungen der Respiration und Perspiration kommt, ist eine altbekannte Tatsache. Die häufigste und auffallendste Störung ist die Tachykardie, die sowohl beim Basedow, als auch beim mit Schilddrüse gefütterten Tier anzutreffen ist. Von manchen Autoren wird die Tachykardie mit einer erhöhten Erregbarkeit des N. accelerans, von manchen Forschern mit der Erhöhung des Gesamtstoffwechsels in Zusammenhang gebracht. Meistens wird bei der Hyperthyreose eine gesteigerte Erregbarkeit des extrakardialen Nervenapparates, der intrakardialen Reizbildungsorte, sowie des Myokards selbst angenommen. Neuere Untersuchungen über diese Fragen sowie über anatomische Herzschädigungen im Anschluß an die Tachykardie liegen vor von AUB und STERN[1], von STURGIS und THOMPKINS[2], von HASHIMOTO[3], von PETERSEN und WALTER[4], von READ[5], von HAMILTON[6], von H. KOWITZ[7], von SUDECK[8], von SEGALL und MEANS[9], von NOBEL und ROSENBLÜTH[10], von R. E. MARK[11], von H. W. DAVIES und J. EASON[12] u. v. a.

d) Elektrokardiogramm.

Im Elektrokardiogramm der menschlichen Hyperthyreose fällt nicht selten die abnorme Höhe der T- und P-Zacke auf. Die Veränderungen der P-Zacke sind charakteristischer als die der T-Zacke, die bei vielen anderen Erkrankungen vorkommen kann. Ferner ist das Basedow-Elektrokardiogramm häufig durch eine relativ kurze Überleitungszeit ausgezeichnet, die nach M. STOSS[13] auf vegetativ-nervöse Störungen hindeutet. Was die Veränderungen der P- und T-Zacke anbetrifft, so wird sie von einigen Autoren auf die abnorme Intensität der Herzkontraktion zurückgeführt. WEITZ[14] macht dafür den Füllungszustand, die Kontraktionskraft und die Widerstandsveränderungen verantwortlich, BICKEL[15] sieht sie dagegen eher als Ausdruck einer gesteigerten Reizbarkeit des Myocards an, während F. MERKE und W. EISNER[16] an einen Sympathicotonus denken. Diese Autoren begründen ihre Ansicht damit, daß es durch Ergotamininjektion gelingt, dem Basedow-Elektrokardiogramm ein normaleres Aussehen zu verleihen.

[1] AUB u. STERN: Arch. int. Med. **21**, 130 (1918).
[2] STURGIS u. THOMPKINS: Arch. int. Med. **26**, 467 (1920).
[3] HASHIMOTO: Endocrinology **5**, 79 (1921).
[4] PETERSEN u. WALTER: J. amer. med. Assoc. **78**, 341 (1922).
[5] READ: J. amer. med. Assoc. **78**, 1887 (1922).
[6] HAMILTON: J. amer. med. Assoc. **80**, 1771 (1923).
[7] KOWITZ, H.: Z. exper. Med. **34**, 457 (1923).
[8] SUDECK: Dtsch. med. Wschr. **49**, 538 (1923).
[9] SEGALL u. MEANS: Arch. Surg. **8**, 176 (1924).
[10] NOBEL u. ROSENBLÜTH: Z. Kinderheilk. **38**, 254 (1924).
[11] MARK, R. E.: Pflügers Arch. **209**, 437 (1925).
[12] DAVIES, H. W., u. J. EASON: Quart. J. Med. **18**, 36 (1924): vgl. auch BRAUN, L.: Z. exper. Med. **68**, 106 (1929).
[13] STOSS, M.: Klin. Wschr. **6**, 1186 (1927).
[14] WEITZ: Dtsch. Arch. klin. Med. **111**, 530 (1913).
[15] BICKEL: Schweiz. med. Wschr. **1927**, Nr 24.
[16] MERKE, F., u. W. EISNER: Dtsch. Z. Chir. **210**, 239 (1928).

Einige für das Basedowherz charakteristische Herzveränderungen lassen sich auch im Tierversuch nachahmen, es sind aber nicht alle Tierarten gleich gut dazu geeignet. Beim Meerschweinchen kommt es im Laufe der Hyperthyreoidisation außer der Tachykardie zu gelegentlichen Erhöhungen der T-Zacke des Elektrokardiogramms (E. Herzfeld[1]), der Hund reagiert dagegen auch mit deutlichen Veränderungen der Vorhofstätigkeit, welche an das bekannte Vorhofflattern- und -flimmern der Basedowschen Erkrankung erinnern. Auch Extrasystolen treten dabei nicht selten auf. Die nachfolgenden Elektrokardiogramme sind einer Arbeit von Enderlen und Bohnenkamp[2] entnommen. Das Tier wurde mehrere Wochen hindurch mit täglich 5 g getrockneter Schilddrüse behandelt. Die veränderte Vorhofsaktion nach der Thyreoideazufuhr tritt im

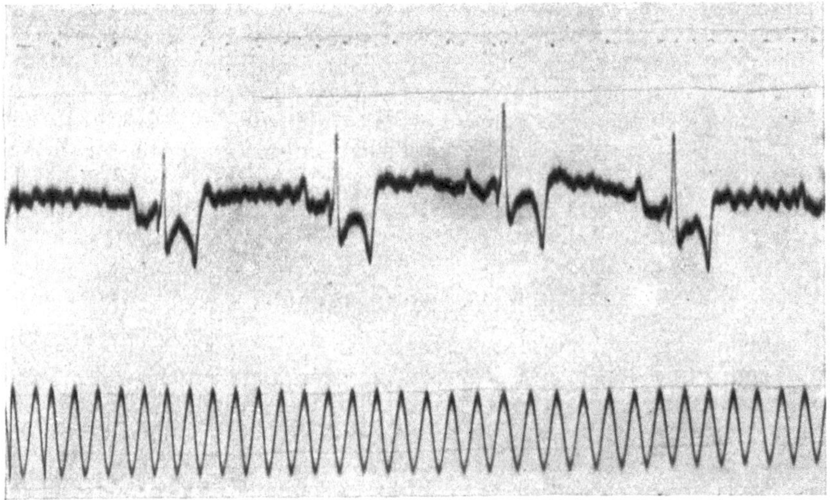

Abb. 74. Elektrokardiogramm eines Hundes *vor* der Schilddrüsenfütterung. (Nach Enderlen und Bohnenkamp.)

Elektrokardiogramm deutlich in Erscheinung. Für die Aufklärung der Entstehungsweise solcher Herzschädigungen ist die Tatsache von besonderem Interesse, daß bei 2 Hunden mit totaler Durchtrennung der extrakardialen Nerven diese thyreogenen Herzstörungen nicht eintraten.

e) Minutenvolumen.

Ein weiteres Phänomen, welches die Herztätigkeit des Basedowikers (und des hyperthyreoidisierten Tieres) auszeichnet, ist das hohe Minutenvolumen. Die Herzarbeit, ausgedrückt durch das Minutenvolumen des Herzens, ist beim vollausgeprägten Basedow weit über die Norm gesteigert (Plesch[3], J. Meakins[4], Liljestrand[5], Lauter[6], Bansi[7]). In dieser erhöhten Arbeitsleistung des hyperthyreoidisierten Herzens erblickt M. Zondek[8] eine zweckmäßige Anpassung an

[1] Herzfeld, E.: Z. exper. Med. **53**, 332 (1926).
[2] Enderlen u. Bohnenkamp: Dtsch. Z. Chir. **200**, 129 (1927).
[3] Plesch: Hämodynamische Studien. Berlin: Hirschwald Verl. 1909.
[4] Meakins, J.: Heart **11**, 299 (1924).
[5] Liljestrand: Acta med. scand. (Stockh.) **63**, 99 (1925).
[6] Lauter: Kongr. f. inn. Med. in Wiesbaden, S. 286. 1928.
[7] Bansi, H. W.: Z. klin. Med. **110**, 633 (1929) — Dtsch. med. Wschr. **55**, 347 (1929).
[8] Zondek, H., u. H. W. Bansi: Klin. Wschr. **8**, 1697 (1929).

den gesteigerten Stoffumsatz und an den gesteigerten O_2-Bedarf der Gewebe. Ein vermehrtes Blutangebot ist bei der Hyperthyreose auch deshalb sehr zweck-mäßig, weil die peripheren Organe des Basedowikers den Blutsauerstoff nicht besser, sondern manchmal sogar schlechter als normal ausnutzen. Die vermehrte Herztätigkeit kompensiert teilweise diesen Vorgang. Man würde demnach annehmen müssen, daß das Herz sekundär und teilweise regulatorisch in den ganzen Prozeß einbezogen wird. — Das allgemeine Kennzeichen des hyperthyreotischen Stoffwechsels ist die Mobilisierung der Reserven (vgl. S. 102 ff.). Ein Analogon dazu bietet das Blut: dessen Ablagerung in den Organen (Milz, Leber u. a.) ist stark vermindert bis fast ganz aufgehoben, die „aktive" zirkulierende Blutmenge dagegen stark erhöht. Auf der anderen Seite führt die Thyreoidektomie zu einem Unvermögen des Tieres, sein Blut im Bedarfsfalle zu mobilisieren (H. ZONDEK, WISLICKI, BANSI und GROSSCURTH[1], H. ZONDEK[2]).

f) Blutdruck.

Der systolische Blutdruck ist beim Basedow häufig normal, der diastolische Blutdruck häufig erniedrigt. Die Pulsamplitude ist groß und der Puls zeigt eine gewisse Celerität, auf welche von klinischer Seite schon seit langem aufmerksam gemacht wurde. Der geringere Gefäßwiderstand in der Peripherie beruht auf einer Erweiterung resp. Eröffnung der Capillaren im Sinne von KROGH. Damit steht im Zusammenhang die stärkere Durchblutung der Haut der Basedowpatienten sowie die bessere Blutversorgung des Unterhautzellgewebes und der Muskulatur, die BANSI[3] durch periphere Blutgasanalysen nachweisen konnte.

---

[1] ZONDEK, H., WISLICKI, BANSI u. GROSSCURTH: Klin. Wschr. **8**, 2399 (1929).
[2] ZONDEK, H.: Dtsch. med. Wschr. **56**, 344, 385 (1930).
[3] BANSI: Zitiert auf S. 190.

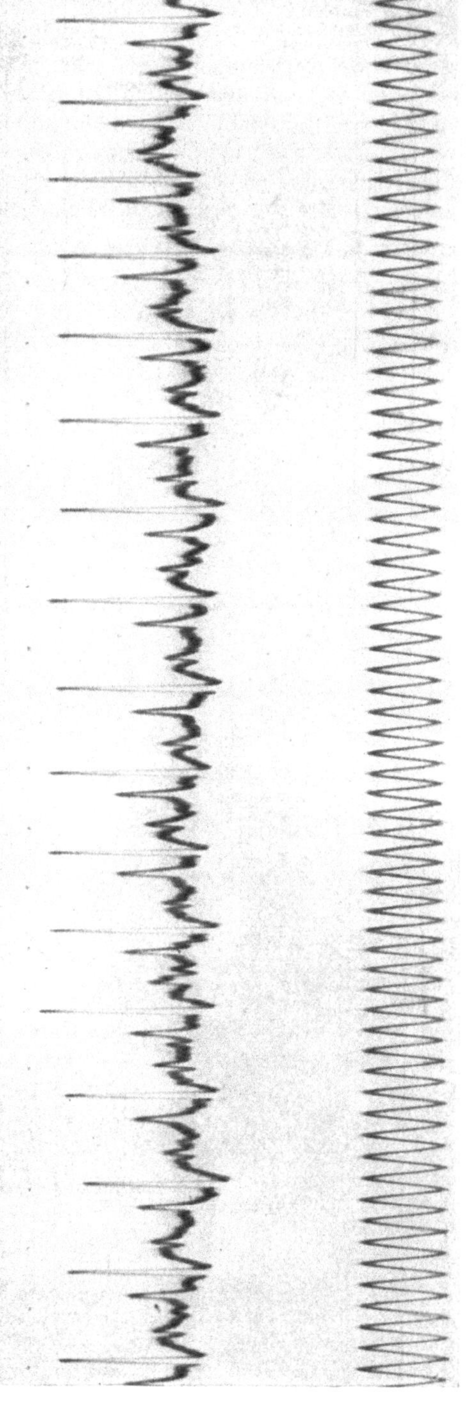

Abb. 75. Elektrokardiagramm des gleichen Hundes *nach* längerdauernder Schilddrüsenfütterung.

Thyroxininjektion beeinflußt im allgemeinen den Blutdruck nur unwesentlich. Etwaige Blutdruckschwankungen werden auf den Alkaligehalt zurückgeführt (vgl. ALDAY REDONNET[1]).

Die Beziehungen des Capillarsystems zur Schilddrüsenfunktion wurden letzthin auch in anderer Richtung lebhaft diskutiert (W. JANESCH und W. WITTNEBEN[2], TH. HOPFNER[3]). Die menschlichen Capillaren am Nagelfalz machen eine bestimmte Entwicklung durch, die in der Norm bereits im Säuglingsalter abgeschlossen ist. In den ersten Lebensanfängen erscheinen diese Capillaren baumförmig verästelt, nehmen aber dann immer einfachere Gestalt an und erhalten zuletzt die bekannte Haarnadelform (Capillarschlingen). Die Capillaren sind staketenartig, senkrecht zum Nagelfalz angeordnet. Über ihnen sieht man die Papillarschicht des Coriums als ziemlich regelmäßige, wellenförmig verlaufende Linie. In jede Erhebung dieser oberen Linie scheint eine Capillare hineinzustrahlen. Bei ungenügender Schilddrüsenfunktion treten gewisse Entwicklungsstörungen des Capillarsystems auf. W. JANESCH und WITTNEBEN[2] geben an, daß bei Kretinen die jugendlichen Entwicklungsstufen des Capillarsystems auch im späteren Leben erhalten bleiben. Dieses entspricht einer allgemeinen Wachstumshemmung, die bei Kretinen auch auf anderen Gebieten in Erscheinung tritt, z. B. im Erhaltenbleiben des Lanugo, im Offenbleiben der Epiphysen, dem Erhaltenbleiben von Knochenkernen usw.

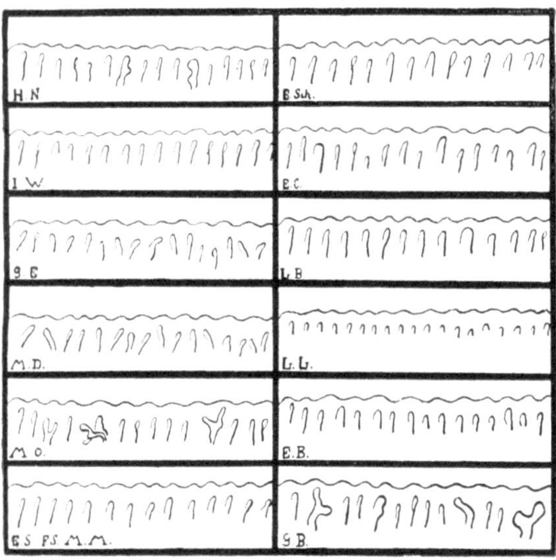

Abb. 76. Nagelfalzcapillaren normaler Menschen. (Nach JANESCH und WITTNEBEN.)

Das Wesentliche soll nun darin bestehen, daß es durch Schilddrüsendarreichung oft gelingen kann, ein pathologisches Capillarbild in ein normales umzuwandeln. Die Verfolgung der Nagelfalzcapillaren kann nach W. JANESCH und W. WITTNEBEN in diagnostischer und prognostischer Hinsicht gewisse Dienste leisten. Über die praktische Anwendbarkeit der Capillarstudien, hauptsächlich für die Zwecke der Kropfprophylaxe, sind die Ansichten geteilt (vgl. WAGNER V. JAUREGG[4]). Es muß aber hingewiesen werden, daß hier ein der Beobachtung leicht zugängliches Untersuchungsgebiet vorliegt, dessen Zusammenhang mit dem inkretorischen System und hauptsächlich mit der Thyreoideafunktion wahrscheinlich ist.

Atmung.

Änderungen der Atemtätigkeit gehören zu den konstanten Begleiterscheinungen der Hyperthyreose. Höhere Umgebungstemperaturen, welche von

[1] ALDAY REDONNET: Archivos Cardiol. **10**, 269 (1929); (dänisch mit [französischer Zusammenfassung).

[2] JANESCH, W., u. W. WITTNEBEN: Ber. üb. d. II. Kongr. f. Heilpädagogik in München, 29. Juli bis 1. Aug., S. 131. Berlin: Julius Springer 1924.

[3] HOPFNER, TH.: Die Strukturbilder d. menschl. Nagelfalzcapillaren u. ihre Bedeutung im Zusammenhang mit Schilddrüsenveränderung sowie gewissen Schwachsinns- und Neuroseformen. Berlin: Rich. Schoetz 1927.

[4] JAUREGG, WAGNER V.: Ber. üb. d. internat. Kropfkonf. in Bern, S. 469. Bern: Hans Huber 1928.

normalen Tieren anstandslos ertragen werden, erzeugen bei mit Schilddrüse vorbehandelten Tieren eine starke Zunahme der Atemfrequenz und einen abweichenden Atemtypus. Auch in bezug auf die Atmung verhält sich der hyperthyreoidisierte Organismus in der Ruhe wie das gesunde Individuum während der Arbeit. Die Respirationsstörung kann selbst in dem Frühstadium der Thyroxinbehandlung kenntlich gemacht werden, sobald die Atemtätigkeit stärker beansprucht wird. Nach einer erstmaligen intravenösen Injektion größerer Thyroxinmengen zeigen Kaninchen bei etwas erhöhter Außentemperatur bereits nach 5—8—12 Stunden eine Zunahme der Atemfrequenz (L. ASHER und LANDOLT[1]).

Ein entgegengesetztes Verhalten zeigen thyreoidektomierte Kaninchen: hier tritt die Hitzepolypnoe verspätet ein, sie kann manchmal ganz fehlen (L. ASHER und O. HAURI[2], L. ASHER und E. RUCHTI[3], F. C. NEWTON[4]). Einige Wochen nach der Schilddrüsenentfernung kehrt die Hitzepolypnoe wieder zurück. Es liegen also, besonders in der ersten Zeit nach der Thyreoidektomie gewisse Erregbarkeitsveränderungen des Atemzentrums vor, welche aber, wie manche andere Hypothyreoseerscheinungen, allmählich zurückgehen.

Die Vitalkapazität scheint beim Basedow verändert zu sein. Wegen der ungenügenden Selbstkontrolle der Basedowpatienten ist die exakte Durchführung derartiger Versuche mit erheblichen Fehlern behaftet (E. MØLLER[5]).

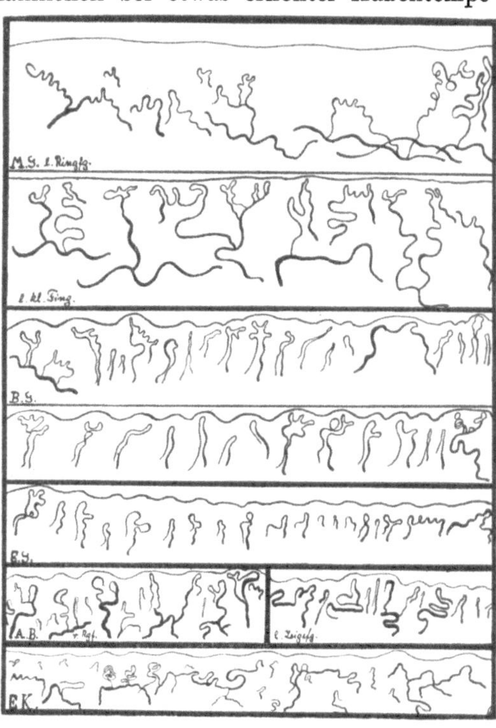

Abb. 77. Nagelfalzcapillaren von Kretinen. (Nach JANESCH und WITTNEBEN.)

Zusammenfassung.

Beim Menschen sowie im Tierversuch sind die unmittelbaren Wirkungen des Schilddrüsenhormons auf die Herztätigkeit gering. Die älteren, anders lautenden Angaben sind nicht beweisend, da sie sich auf den Einfluß von eiweißhaltigen, unspezifisch wirkenden Thyreoideaauszügen beziehen.

Das Herz eines schilddrüsenlosen Tieres vermag den üblichen Anforderungen nachzukommen, versagt aber leicht bei Überanstrengungen. Die biochemische Reaktionsfähigkeit eines solchen Herzens ist ebenfalls verändert, indem es z. B. gegen Adrenalin bedeutend weniger empfindlich ist, als ein normales Herz.

Bei mangelhafter Schilddrüsenfunktion kommt es beim Menschen zu Entwicklungsstörungen der Blutgefäßcapillaren. Dieselben verharren bei Kretinen auf der jugendlichen Stufe und zeigen eine sehr unregelmäßige Gestalt. Durch

[1] ASHER, L., u. LANDOLT: Unveröffentlichte Versuche.
[2] ASHER. L., u. O. HAURI: Biochem. Z. **98**, 1 (1919).
[3] ASHER, L., u. E. RUCHTI: Biochem. Z. **105**, 1 (1920).
[4] NEWTON, F. C.: Amer. J. Physiol. **71**, 12 (1926).
[5] MØLLER, E.: Acta med. scand. (Stockh.) Suppl. **21**, 1 (1927).

Schilddrüsenzufuhr soll es gelingen, den Capillaren ihr normales Aussehen zu verleihen.

Bei der experimentellen Hyperthyreose werden neben den Kreislaufstörungen auch Änderungen der Atemtätigkeit häufig angetroffen. Dieselben sind entweder ohne weitere Hilfsmittel erkennbar, oder werden erst bei verschiedenen Eingriffen sichtbar. Ein günstiges Studiumobjekt ist die Hitzepolypnoe: dieselbe ist bei der Hyperthyreose verstärkt, bei der Hypothyreose abgeschwächt. Eine abnorme Hitzepolypnoe kann bereits einige Stunden nach intravenöser Thyroxininjektion auftreten.

XIII. Einfluß der Schilddrüsenstoffe auf die mechanischen und chemischen Funktionen der Verdauungsorgane.

Die klinischen Angaben über den Schilddrüseneinfluß auf die sekretorische Tätigkeit der Verdauungsdrüsen erlauben keine gesicherte Stellungnahme zu dieser Frage. Es ist fast unmöglich, aus einem solchen verwickelten Krankheitsbild, wie etwa der Basedow, die primären von den sekundären und unspezifischen Erscheinungen abzutrennen. Zudem besteht ja immer die Möglichkeit, daß der Patient außer der Schilddrüsenerkrankung noch andere körperliche Schädigungen aufweist. Infolgedessen ist man beim Studium dieser Fragen auf das physiologische Experiment angewiesen, welches gerade auf diesem Gebiete, dank den Arbeiten von Pawlow, gewisse Garantien der Sicherheit bietet. Auf der anderen Seite aber sind hier akute Experimente mit einer einmaligen Injektion von Schilddrüsensubstanz kaum verwertbar.

Von einigen Autoren wird angegeben, daß kleine Schilddrüsenmengen die Sekretion anregen, daß aber größere, längere Zeit fortgesetzte Thyreoideaeingaben die Sekretion abschwächen. Dieser Befund stimmt mit zahlreichen Beobachtungen auf anderen Gebieten der Schilddrüsenphysiologie überein.

Einfluß der Schilddrüsenzufuhr auf die Drüsensekretion.

Speichelsekretion: Bei Hunden mit Fisteln im Ductus stenonianus sahen B. M. Zawadowsky und A. L. Sack[1] im Laufe der Schilddrüsenfütterung ein Anwachsen der „unbedingten" Speichelsekretion. Die Zunahme der bedingten Speichelsekretion war aber noch größer.

Magensekretion: An 2 Hunden mit Pawlowschen Magen fand S. G. Lewit[2] nach wiederholter Injektion von Thyreoideapräparaten eine Zunahme der Magensaftabsonderung, während der Säuregehalt des Magensaftes keine wesentliche Veränderung erlitt. Aus dem beigefügten Protokoll ist ersichtlich, daß nur im Beginn der Schilddrüsenbehandlung die Saftabsonderung deutlich gesteigert war, später war die Zunahme sehr gering. Bei zwei schilddrüsengesunden Patienten erzeugte die perorale Thyreoideazufuhr während einer Woche eine Steigerung der Magensekretion von 35 ccm auf 100 ccm und von 90 ccm auf 125 ccm. Erhöhungen der Magensaftabsonderung nach subcutaner Injektion von Schilddrüsenextrakten sahen ferner J. Roger, J. M. Rahe und E. Ablahadion[3] bei Hunden mit Magenfisteln. Einspritzung von Thyroxin blieb aber ohne Erfolg. Nach neueren Untersuchungen von N. Ponirowsky und H. Ischumina[4] wird die Absonderung des Magensaftes und des Speichels durch Schilddrüsenzufuhr erhöht, durch Schilddrüsenverlust erniedrigt.

Gallensekretion: Dieselbe fand G. Leone[5] nach Schilddrüsenzufuhr vermindert, zugleich auch chemisch verändert, indem besonders der Kochsalzgehalt, aber auch die Cholesterinkonzentration herabgesetzt waren.

Sofern aus dem histologischen Bild Schlüsse auf die physiologische Schilddrüsenfunktion gezogen werden dürfen, würde man mit K. Hürthle[6] annehmen, daß ein vermehrter Übertritt von Gallenbestandteilen ins Blut die Thyreoidea zur Kolloidsekretion anregt. Nach Entfernung der Gallenblase wird das Schilddrüsenepithel niedrig, die Kolloidfärbbarkeit nimmt

---

[1] Zawadowsky, B. M., u. A. L. Sack: Pflügers Arch. **220**, 155 (1928).
[2] Lewit, S. G.: Z. klin. Med. **102**, 440 (1925), daselbst Literatur.
[3] Roger, J., J. M. Rahe u. E. Ablahadion: Amer. J. Physiol. **48**, 93 (1919).
[4] Ponirowsky, N., u. H. Ischumina: Amer. J. Physiol. **90**, 476 (1929).
[5] Leone, G.: Arch. di Sci. biol. **4**, 352 (1923).
[6] Hürthle, K.: Endokrinol. **2**, 1 (1928).

ab und die Follikel nehmen an Größe zu. Es sollen nach Hürthle gewisse Beziehungen zwischen der Schilddrüse und der Leber bestehen. Verstärkungen der Darmsaft- und Pankreasabsonderung nach Schilddrüseneingabe sahen S. Marbé[1] und A. Nürnberg[2].

Einfluß der Schilddrüsenstoffe auf Fermentvorgänge.

Vor 2—3 Dezennien wurde mehrfach versucht, zwischen der Schilddrüsen- und der Fermentwirkung eine Brücke zu schlagen. Die Fermenttheorie, d. h. die Annahme einer Fermentaktivierung durch die Thyreoideasubstanz, war früher ziemlich verbreitet, sie ist auch heute nicht zu leugnen. Man beschäftigte sich aber damals hauptsächlich mit den hydrolytischen Fermenten, und da gelang es sehr schwer, ein klares Beispiel aufzufinden, wo unter Schilddrüseneinfluß ein Fermentsystem hochaktiv wird. Zudem mußte man mit stark eiweißhaltigen und nicht selten erheblich verunreinigten Schilddrüsenauszügen arbeiten, wodurch natürlich die Versuchsergebnisse erheblich getrübt waren. Eine Neubelebung erfuhr das Problem durch die Isolierung des Thyroxins, allerdings sind große Erfolge auch bis jetzt nicht bekannt geworden. Man weiß aber, daß es Bedingungen geben kann, wo das Thyroxin eine Fermentreaktion positiv beeinflussen kann (vgl. den Einfluß auf die Autolyse, weiter unten). E. Abderhalden und K. Franke[3] fanden, daß sowohl das natürliche wie das synthetische Thyroxin in geeigneter Dosis die fermentative Aufspaltung von Eiweiß, von Peptonen und von Polypeptiden beschleunigen kann. Sobald aber die günstige Thyroxindosierung etwas überschritten wird, werden die vorher aktivierten Fermente (Trypsin, Erepsin) wieder gehemmt. Möglicherweise sind dabei hauptsächlich physikalisch-chemische Zustandsänderungen im Spiele, denn durch einen geringen Thyroxinüberschuß werden die Fermentpartikelchen zusammengeballt und die Fermentlösung deutlich getrübt. Ob das die Haupt- oder die Nebenerscheinung ist, darüber ist man noch ungenügend unterrichtet.

Länger dauernder Hunger und erhöhter Gewebszerfall bedingen einen vermehrten Übertritt von Fermenten in die Ausscheidungen. Eine solche Gewebseinschmelzung liegt auch bei der Hyperthyreoidisation vor und man findet auch hier (ebenso wie beim Carcinom, bei der parenteralen Eiweißtherapie usw.) eine Anreicherung von Proteasen im Harne. Besonders stark vermehrt ist der Pepsinogengehalt des Urins, daneben findet man auch ein bei alkalischer Reaktion kräftig wirkendes proteolytisches Enzym (O. Pecznik[4]). Ob der Diastasegehalt des Harnes anwächst, ist nicht genauer erforscht, es liegt aber eine Angabe von Hashimoto vor, wonach bei Schilddrüsenzufuhr der Diastasegehalt des Pankreassaftes zunimmt. — (Über das Verhalten der Blutfermente vgl. S. 185.)

Anhang: Einfluß der Schilddrüsenstoffe auf andere Fermentvorgänge.

a) Autolyse.

Ein Fermentgebiet, an dem die Wirkung der Schilddrüsenstoffe seit langem studiert wird, ist das der Gewebsautolyse. H. G. Wells[5] hat bereits im Jahre 1904 angegeben, daß durch Zusatz von Schilddrüsenextrakt die Gewebsautolyse verstärkt wird. Mit der gleichen Frage beschäftigten sich auch K. Kottmann

[1] Marbé, S.: C. r. Soc. Biol. Paris **70**, 1028 (1917),
[2] Nürnberg, A.: Russk Vrač. **6** (1912).
[3] Abderhalden, E., u. K. Franke: Fermentforschg **9**, 485 (1928).
[4] Pecznik, O.: Fermentforschg **9**, 166 (1927).
[5] Wells, H. G.: Amer. J. Physiol. **11**, 351 (1904) — Chemic. pathology, 5. Aufl., S. 73. Philadelphia u. London: W. B. Sanders & Co. 1927.

und Lidsky. Nach E. Abderhalden[1] sowie R. Weil und M. Landsberg[2] vermag Thyroxin bei einer gegebenen Konzentration die Gewebsautolyse zu verstärken. Weil und Landsberg erblicken in dieser Autolyseverstärkung die Grundlage des erhöhten Eiweißumsatzes bei der Hyperthyreose und sind geneigt, diese Thyroxinwirkung durch die Annahme einer Permeabilitätsveränderung von Zellgrenzschichten zu erklären. Es soll dabei entweder das Ferment aus seiner Adsorptionsbindung freigelegt werden, oder es soll unter dem Thyroxineinfluß die räumliche Trennung zwischen Ferment und Substrat aufgehoben werden (analog zu Lessers Deutung des Adrenalineffektes). Die konsequenterweise zu erwartende Erhöhung des Proteasegehaltes des Serums ließ sich aber weder bei der experimentellen noch bei der genuinen Hyperthyreose nachweisen. Die eiweißspaltende Wirkung des Basedowserums sowie des Serums nach Thyroxinzufuhr war sogar deutlich vermindert (vgl. auch K. Kottmann). Weil und Landsberg wollen diesen Befund durch die gleichzeitige Ansammlung von Hemmungskörpern im Blut erklären.

Beweisender sind *Autolyseversuche an Organen von hyperthyreoidisierten Tieren*. Solche Organe zeigen tatsächlich einen vermehrten Eiweißabbau, wobei die sowohl bei saurer (Pepsinasen) wie die bei alkalischer Reaktion (Tryptasen) wirksamen Fermente aktiviert werden. In den Versuchen von O. Stepphun, G. Pewsner und A. Timofejewa[3] wurde eine Reihe von Mäusen verschieden lang mit Schilddrüse gefüttert. Zur Autolyse gelangte der ganze Körper, der vorher enthäutet und vom Darmtraktus, Milz und Pankreas befreit wurde. Der Verlauf der Proteolyse ist aus den letzten Kolonnen der nachfolgenden Tabelle ersichtlich.

Nr. des Versuches	Dauer der Schilddrüsenfütterung in Tagen	Körpergewichtsverlust in %	Eiweißzerfall in %	
			$Ph=3,8$ (Peptidasen)	$Ph=7,1$ Tryptasen
1	2	6,1	44,5	31,8
2	2	8,4	50,9	42,9
3	2	6,1	50,1	42,7
4	4	11,5	57,0	42,5
5	4	11,8	56,0	32,8
6	4	6,9	56,3	39,4
7	6	18,5	56,5	49,8
8	8	20,0	46,8	41,3
9	11	29,3	60,0	65,5
10	13	28,8	65,5	48,7
	normal		ca. 42	ca. 30

Diese erhöhte Proteolyse kann, falls sie auch in vivo besteht, die Grundlage zahlreicher hyperthyreotischer Intoxikationen bilden. Die nähere Analyse der Blutviscosität, des Eiweißgehaltes des Blutserums, der Senkungsgeschwindigkeit der Erythrocyten sowie das Aussehen des weißen Blutbildes haben I. Abelin und R. Sato[4] veranlaßt, auf die weitgehenden Analogien im Zustande des Organismus bei der Hyperthyreose und beim sonstigen vermehrten Organzerfall hinzuweisen. Bemerkenswert ist ferner die sich in beiden Fällen ausbildende Überempfindlichkeit gegen normale oder sonst nicht schwerwiegende Eingriffe, sowie die nachträgliche Umstimmung des Körpers, die sowohl nach peroraler

[1] Abderhalden, E.: Fermentforschg **9**, 243 (1927).
[2] Weil, R., u. M. Landsberg: Biochem. Z. **207**, 186 (1929); **211**, 144 (1929).
[3] Stepphun, O., G. Pewsner u. A. Fimofejewa: Biochem. Z. **175**, 471 (1926).
[4] Abelin, I., u. R. Sato: Schweiz. med. Wschr. **1925**, Nr 3.

Schilddrüsenzufuhr, wie auch nach der parenteralen Eiweißinjektion eintritt (I. Abelin und R. Vuille[1]). Einen weiteren Anhaltspunkt für den vermehrten Organzerfall bei der Hyperthyreose liefert der oben erwähnte erhöhte Übertritt von Fermenten in den Harn.

b) *Gärung.* Trotz der Angabe von M. Tomita[2], daß Thyroxin die Hefegärung verstärkt, erscheint dieser Einfluß noch fraglich, denn, den allgemeinen Erfahrungen nach, genügen minimale Veränderungen der p_H-Konzentration, um die Hefetätigkeit etwas anders zu gestalten. Man bekommt nach E. Abderhalden[3] mit dem Thyroxin, je nach den Versuchsbedingungen, eine Verstärkung oder Abschwächung des Gärungsverlaufes. Selbst dieselben Thyroxinmengen wirken in den einzelnen Versuchen nicht einheitlich.

Zusammenfassung.

Die Wirkung der Schilddrüsenstoffe auf die sekretorische Funktion des Verdauungsapparates hängt von der Zeitdauer der Schilddrüsenbehandlung und von der Menge der verfütterten Thyreoideasubstanz ab. Kleinere Thyreoideamengen vermögen zuerst eine Anregung der Speichel- und Magensaftsekretion herbeizuführen, die aber bei Fortsetzung der Schilddrüsenzufuhr in das Gegenteil umschlagen kann.

Der Einfluß des Thyroxins auf die Fermentwirkung des Trypsins und Erepsins hängt ebenfalls von der Menge ab; schwache Thyroxinkonzentrationen beschleunigen, stärkere hemmen die Eiweißaufspaltung in vitro.

Die Organautolyse wird in vivo und in vitro sowohl durch Schilddrüsensubstanz wie durch Thyroxin erhöht. Der verstärkte Organabbau veranlaßt einen reichlichen Übertritt von eiweißspaltenden Fermenten in den Harn. Der gesteigerte Eiweißzerfall ist wahrscheinlich für die abnorme Überempfindlichkeit und für die Intoxikationserscheinungen des Basedow mitverantwortlich.

XIV. Schilddrüse und Anaphylaxie, Immunität und Ablauf chemischer Reaktionen.

a) Anaphylaxie.

Der Thyreoidea wurde eine Zeitlang große Bedeutung für das Zustandekommen der Anaphylaxie beigemessen. Man hat sogar geglaubt, daß ein schilddrüsenloses Tier keine anaphylaktischen Erscheinungen zu zeigen vermag. Diese Auffassungen sind übertrieben. Es ist zweifelhaft, ob bei den meisten Tierarten die Intaktheit der Schilddrüse die Vorbedingung der Anaphylaxie darstellt, scheinbar vermag aber ein Schilddrüsenmangel oder ein Schilddrüsenüberschuß den Ablauf der Anaphylaxieerscheinungen in dieser oder jener Weise zu beeinflussen. Für die Unentbehrlichkeit der Schilddrüse traten besonders Langenberg und Kepinow[4] sowie Kepinow[5] ein. Nach ihren Versuchen bleibt bei schilddrüsenlosen Meerschweinchen die anaphylaktische Reaktion aus. Solche Tiere sind nach diesen Autoren somit unfähig, die sensibilisierenden Stoffe zu bilden. Der anaphylaktische Zustand läßt sich bei ihnen nur durch passive Übertragung von bereits sensibilisierten Tieren erzeugen. Zu betonen ist, daß sich dieses refraktäre Verhalten gegen die Anaphylaxie nur dann zeigt, wenn man die Meerschweinchen zuerst thyreoidektomiert und erst dann die Serumbehandlung einleitet. Der Verlust der Thyreoidea *nach Beginn* der Sensibili-

---

[1] Abelin, I., u. R. Vuille: Endokrinol. **2**, 248 (1928).
[2] Tomita, M.: Biochem. Z. **131**, 175 (1922).
[3] Abderhalden, E.: Fermentforschg **9**, 243 (1927).
[4] Langenberg u. Kepinow: C. r. Soc. Biol. Paris **86**, 204, 906 (1922).
[5] Kepinow: C. r. Soc. Biol. Paris **87**, 409 (1922).

sierung verhindert den Ausbruch des anaphylaktischen Shocks nicht; solche Tiere unterscheiden sich nicht von Normaltieren. Bei schilddrüsenlosen Meerschweinchen, die keine anaphylaktische Reaktion zeigen, kann dieselbe durch Thyreoideafütterung wieder hervorgerufen werden. Das Serum dieser Tiere ist dann befähigt, normale Meerschweinchen zu sensibilisieren (KEPINOW). Wie die Serumanaphylaxie, soll sich nach L. GARRDON, D. SANTENOISE und R. THUILLANT[1] auch der Peptonshock verhalten. Auch da soll die Mitbeteiligung der Thyreoidea maßgebend sein, denn nach Entnervung der Schilddrüse (Durchschneidung der Nn. laryngei sup. und der Nn. pharyng.) soll beim Hunde der Peptonshock ausbleiben. Ebenso nach Vagotomie oberhalb der Thyreoidea bzw. nach Atropininjektion, welche der Vagusdurchschneidung gleichkommt. Für eine gewisse Beteiligung der Thyreoidea an den Anaphylaxieerscheinungen sprechen ferner die Untersuchungen von H. WEALE[2], A. POPEA und J. CONSTANTINESCU[3] und von M. NECHKOVITCH[4], PISTOCCHI[5]. Bei Kaninchen, denen man einen Monat vor Beginn der Sensibilisierung die Thyreoidea entfernt hat, tritt der Shock bei der Reinjektion entweder überhaupt nicht oder nur in abgeschwächter Form ein. Nach subcutaner Zufuhr von Thyreoideaextrakt verhalten sich aber solche schilddrüsenlose Kaninchen wie Normaltiere (A. MERLINI[6]). Eine Verstärkung der anaphylaktischen Erscheinungen nach Schilddrüseneingabe sah auch CH. HAJOS[7].

Man wäre nun auf Grund dieser Erfahrungen geneigt, der Thyreoidea eine besonders maßgebende Rolle bei den anaphylaktischen Vorgängen zuzuschreiben. Aber die Versuche von KEPINOW u. a. blieben nicht unwidersprochen. Bei der Nachprüfung der KEPINOWschen Versuche kam APPELMANN[8] zu entgegengesetzten Ergebnissen. Er thyreoidektomierte eine Reihe von Meerschweinchen teils *vor*, teils *während*, teils *nach* der ersten vorbehandelnden Seruminjektion. Als 17—24 Tage darauf die Reinjektion gemacht wurde, reagierten sämtliche Versuchstiere mit einem gleichstarken Shock. Der Versuch von PARHON und BALLIF[9] nahm im allgemeinen einen ähnlichen Verlauf. Aber B. A. HOUSSAY und SORDELLI[10] und B. A. HOUSSAY und A. D. CISNEROS[11] sind auf Grund der Ergebnisse ihrer eigenen Nachprüfung doch geneigt, bei schilddrüsenlosen Tieren eine abgeschwächte Form der Anaphylaxiereaktion anzunehmen. Der Shock als solcher soll sich aber auch am thyreoidektomierten Tier auslösen lassen.

b) Immunität.

Die Beziehungen zwischen *Schilddrüse* und *Immunität* lassen sich ungefähr ebenso formulieren. Die Thyreoidektomie hat nicht ein Erlöschen, sondern eine graduelle Abschwächung der Immunitätsreaktionen zur Folge (vgl. P. B. BOTSCHKAREFF und E. P. TSCHERNOSATONSKAJA[12]). Diese Abschwächung kann oft durch Schilddrüsenzufuhr behoben werden (LAUNAY und LÉVI-BRÜHL[13], GARIBALDI[14]).

c) Entgiftungen und andere chemische Vorgänge.

Die Immunitätsreaktionen sind viel zu kompliziert, um genügenden Aufschluß über die Bedeutung der Schilddrüse für die physikalisch-chemischen oder

[1] GARRDON, L., D. SANTENOISE u. R. THUILLAND: C. r. Acad. Sc. Paris **93**, 598 (1922) — C. r. Soc. Biol. Paris **90**, 1150 (1924); **93**, 598 (1925).
[2] WAELE, H.: Arch. internat. Physiol. **21**, 204 (1923).
[3] POPEA, A., u. J. CONSTANTINESCU: C. r. Soc. Biol. Paris **90**, 720 (1924).
[4] NECHKOVITCH, M.: C. r. Soc. Biol. Paris **91**, 809 (1924).
[5] PISTOCCHI: Sperimentale **78**, 105 (1924).   [6] MERLINI, A.: Endocrinologia **2**, 68 (1927).
[7] HAJOS, CH.: Endocrinology **10**, 560 (1926).
[8] APPELMANN: C. r. Soc. Biol. Paris **87**, 1242 (1922).
[9] PARHON u. BALLIF: C. r. Soc. Biol. Paris **88**, 544 (1923); **89**, 1063 (1924).
[10] HOUSSAY u. SORDELLI: C. r. Soc. Biol. Paris **88**, 354 (1923), daselbst Literatur.
[11] HOUSSAY u. CISNEROS: C. r. Soc. Biol. Paris **93**, 886 (1925).
[12] BOTSCHKAREFF, P. B., und E. P. TSCHERNOSATONSKAJA: Westnik Endocrin (russ.) **2**, 417 (1928); **3**, 95 (1929).
[13] LAUNOY u. LÉVI-BRÜHL: C. r. Soc. Biol. Paris **75**, 352 (1913).
[14] GARIBALDI: C. r. Soc. Biol. Paris **83**, 15, 251 (1920).

chemischen Vorgänge in den Geweben geben zu können. Dazu muß man einfachere chemische Reaktionen wählen. Als geeignet erwies sich das Studium der Methylierungsreaktionen beim normalen und beim schilddrüsenlosen Organismus. Diese Prozesse sind beim Fehlen der Schilddrüse partiell geschädigt. Im Gegensatz zu normalen Tieren, sind schilddrüsenlose Kaninchen, Katzen und Hunde außerstande, die Guanidinessigsäure zu methylieren und dieselbe in Kreatin umzuwandeln (B. STUBER, A. RUSSMANN und E. A. PROEBSTING[1], B. STUBER und F. STERN[2]). Darreichung von Thyreoidea, von Jod, oder Verfütterung des Blutes von Normaltieren stellt die normale Methylierungsfähigkeit wieder her. Andere Substanzen aber werden auch vom schilddrüsenlosen Tier methyliert. So wird Pyridin glatt in Pyridyl-methyl-ammonium-hydroxyd, und telluriges Natrium größtenteils in Methyl-tellur umgewandelt (E. ABDERHALDEN und E. WERTHEIMER[3]). Die letzteren Methylierungen, besonders die des Pyridins, scheinen also unabhängig von der Funktion der innersekretorischen Drüsen zu sein, während die Methylierung der Guanidinessigsäure nur bei Anwesenheit der Schilddrüse verlaufen kann.

Ein weiterer Vorgang, bei dem die Thyreoidea erheblich beteiligt ist, betrifft die Entgiftung des Cyanmethyls oder Acetonitrils, $CH_3 \cdot CN$. Hyperthyreoidisierte Mäuse ertragen mehr Acetonitril als normale Tiere. Diese auffallende Schilddrüsenwirkung wird nur bei der Maus angetroffen. Andere Tierarten werden nach Schilddrüsenaufnahme sogar empfindlicher gegen die Acetonitrilvergiftung (R. HUNT[4]). Die Acetonitrilreaktion wird auch heute vielfach als eine spezifische Thyreoideawirkung angesehen, sie wird aber durch zahlreiche Nebenfaktoren stark beeinflußt und tritt nach E. GELLHORN[5] auch nach Hoden- und Hypophysenverfütterung auf. Bei der Standardisierung von Schilddrüsenpräparaten ist sie nur in Kombination mit einer anderen sicheren Schilddrüsenprüfungsmethode verwertbar. Die Acetonitrilreaktion wird neuerdings von klinischer Seite für die Diagnose des Basedows empfohlen, ausgedehnte Erfahrungen liegen noch nicht vor. Nach den Untersuchungen von H. PAAL[6] soll außer Thyroxin auch Glykose eine Resistenzerhöhung gegen Acetonitril bewirken. Einige andere Hormone sollen ebenfalls die Widerstandskraft der Mäuse gegen Acetonitril erhöhen, doch in quantitativ geringerem Maße als Thyroxin.

Nach Schilddrüsenentfernung resp. nach Hyperthyreoidisation sind Resistenzveränderungen auch gegen andere Gifte, besonders gegen Morphin, Chinin beschrieben worden. Nach Schilddrüsenbehandlung werden Ratten gegen die Morphinvergiftung empfindlicher (R. GOTTLIEB[7], E. M. SCARBOROUGH[8]), aber auch schilddrüsenlose Ratten sollen nach R. R. BUSSO[9] das Morphin schlechter ertragen. Diese Veränderungen sind für die Schilddrüse nicht streng spezifisch, denn nebennierenlose Ratten sind ebenfalls gegen Morphin überempfindlich. Bei solchen Ratten ruft bereits ein Zehntel der üblichen Morphiumdosis den Tod hervor (A. TORINO und J. T. LEWIS[10]).

Ob Chinin von Patienten mit Hyperthyreose besser ertragen wird als von Normalpersonen oder von Hypothyreoten (BRAM[11]), ist nicht entschieden. Dagegen ist Chinin ein altes Heilmittel beim Basedow, es vermag auch manche hyperthyreotische Erscheinung zu mildern (vgl. z. B. AOKI[12], S. OMURA[13] u. a.). Über den angeblichen Antagonismus zwischen

[1] STUBER, B., A. RUSSMANN u. E. A. PROEBSTING: Biochem. Z. **143**, 221 (1923).
[2] STUBER, B., u. F. STERN: Biochem. Z. **191**, 363 (1927).
[3] ABDERHALDEN, E., u. E. WERTHEIMER: Pflügers Arch. **208**, 476 (1925).
[4] HUNT, R.: Amer. J. Physiol. **63**, 258 (1923) — Arch. int. Med. **35**, 671 (1925).
[5] GELLHORN, E.: Pflügers Arch. **200**, 571 (1923).
[6] PAAL, H.: Arch. f. exper. Pathol. **148**, 232 (1930).
[7] GOTTLIEB, R.: Dtsch. med. Wschr. **1911**, Nr 23 — Verh. Ges. dtsch. Naturforsch. **1911**, 253.
[8] SCARBOROUGH, E. M.: J. of Pharmacol. **27**, 421 (1926).
[9] BUSSO, R. R.: C. r. Soc. Biol. Paris **92**, 820 (1925).
[10] TORINO, A., u. J. T. LEWIS: Amer. J. Physiol. **81**, 405 (1927).
[11] BRAM: Med. Rec. **98**, 887 (1920) — New York. med. J. a. med. record **118**, 339 (1923).
[12] AOKI, K.: Fol. endocrin. jap. **3**, 1331 (1928). (Engl. Zusammenfassung.)
[13] OMURA, S.: Fol. endocrin. jap. **4**, 95 (1928). (Deutsche Zusammenfassung.)

Schilddrüse und Chinin vgl. K. MORI[1], T. KAMEI[2]. — Bei Ratten soll Thallium eine Schädigung des Golgiapparates sowie des Kolloids hervorrufen. Zugleich soll es auch zu einer Grundumsatzerniedrigung kommen (W. MA und J. MU[3]).

Zusammenfassung.

Die Schilddrüse scheint gewisse Beziehungen zur Anaphylaxie zu haben. Bei schilddrüsenlosen Meerschweinchen und Kaninchen wurde von mehreren Autoren ein vollkommenes Ausbleiben oder eine starke Abschwächung des anaphylaktischen Shocks beobachtet, allerdings nur dann, wenn die Thyreoidektomie vor Beginn der Sensibilisierung ausgeführt wurde. Bei anderen Tierarten, besonders bei Hunden (vielleicht wegen der zahlreichen akzessorischen Schilddrüsen) hat die Entfernung der Thyreoidea keine so wesentlichen Folgen für die Anaphylaxiereaktion. Doch wurden auch hier graduelle Abschwächungen der Shockerscheinungen beobachtet.

Die Beziehung der Schilddrüse zur Anaphylaxie erinnert teilweise an das Verhältnis zwischen der Schilddrüse und der Wärmeregulation: in beiden Fällen ist die Thyreoidea nicht mitbestimmend, aber doch von gewisser Bedeutung.

Außer der Anaphylaxie gibt es noch einige andere Reaktionen, welche unter Mitbeteiligung der Thyreoidea ablaufen. Am besten erforscht sind die relativ einfacheren chemischen Vorgänge, wie z. B. die Methylierung. Im Gegensatz zu normalen Tieren besitzen schilddrüsenlose Tiere nicht das Vermögen, die Guanidinessigsäure zu methylieren und dieselbe in Kreatin umzuwandeln.

Das Methylcyan (Acetonitril) wird von hyperthyreoidisierten Mäusen in größeren Dosen als von normalen Mäusen ertragen. Die Verfütterung einiger anderer innersekretorischer Drüsen wirkt ähnlich, aber erheblich schwächer.

Ein Zusammenhang zwischen Schilddrüsenfunktion und Morphinentgiftung ist nicht ganz sichergestellt.

XV. Das Verhalten der wirksamen Schilddrüsenstoffe im Organismus.

Unter den bis jetzt bekannten Produkten der innersekretorischen Drüsen nehmen die wirksamen Schilddrüsenstoffe nicht nur infolge ihres Jodgehaltes, sondern auch wegen ihres Verhaltens im Organismus eine Sonderstellung ein. Während die meisten inkretorischen Substanzen nur bei parenteraler Eingabe wirksam sind und manchmal, wie z. B. das Adrenalin, bei peroraler Applikation gerade einen umgekehrten Effekt hervorbringen (I. ABELIN[4], P. BRU[5]), entfalten die Schilddrüsenstoffe auch bei der Einnahme per os ihre volle Wirkung.

Man hat zu verschiedenen Zeiten und mit verschiedenen Methoden versucht, dem Schilddrüsenhormon nach dessen Durchtritt durch den Darm zu folgen und dasselbe im Blute bzw. in den Organen nachzuweisen. Bis jetzt blieben alle diese Bemühungen erfolglos. Erstens, ist zur Zeit keine ganz sichere und spezifische Schilddrüsenreaktion bekannt. Zweitens, sind die nachzuweisenden Schilddrüsenmengen äußerst gering. Drittens, dürfen wir beim Thyroxin, ebenso wie beim Adrenalin, Insulin, Hypophysin einen ziemlich raschen Verbrauch bzw. ein Unwirksamwerden annehmen. Wie gegen jede Vergiftung, wehrt sich der Organismus gegen eine abnorme Anhäufung von Thyreoideasubstanz mit allen ihm zu Gebote stehenden Mitteln. Schließlich, bestehen zwischen der *Anwesenheit*

---

[1] MORI, K.: Zitiert nach RONAS Ber. Physiol. **53**, 96 (1930).   [2] KAMEI, J.: Ibidem.
[3] MA, W., und J. MU: Proc. of Soc. exp. Biol. and Med. **27**, 249, 251 (1930); vgl. auch A. BUSCHKE, E. LANGER und R. PEISER: Dermat. Wschr. **83**, 971 (1926).
[4] ABELIN, I.: Biochem. Z. **129**, 18 (1922).
[5] BRU, P.: C. r. Soc. Biol. **86**, 1068 (1922).

und der *Wirkung* der Thyreoideastoffe sehr verwickelte Verhältnisse. Unmittelbar nach 'einer intravenösen Thyroxininjektion dürfte man erhebliche Thyroxinmengen in den Geweben vermuten, der physiologische Effekt aber ist zu dieser Zeit gleich Null. Das Problem ist also äußerst kompliziert und bedarf einer besonders sorgfältigen und vorsichtigen Bearbeitung.

a) Versuche zum Nachweis der Schilddrüsenstoffe im Blut mittelst der Acetonitrilreaktion.

REID HUNT und A. SEIDELL[1] haben Meerschweinchen längere Zeit hindurch mit größeren Mengen Schilddrüsensubstanz gefüttert, erzielten aber bei den, mit dem Blute dieser Tiere gefütterten Mäusen keine Resistenzerhöhung gegenüber Acetonitril. Ferner fanden A. J. CARLSON und A. WOELFEL[2], daß die Verfütterung der Schilddrüsenlymphe den Ablauf der Acetonitrilreaktion nicht beeinflußt. A. CARLSON berichtet von Selbstversuchen, in welchen er nach Aufnahme größerer Schilddrüsenmengen sein eigenes Blut Mäusen verfütterte. Diese wurden aber nicht resistenter gegenüber Acetonitril. Mit negativem Ergebnis verliefen auch die Versuche von G. GHEDINI[3], mittels der Acetonitrilreaktion das Thyreoideahormon bei der Hyperthyreoidisation nachzuweisen. H. O. LUSSKY[4] hat die Frage nochmals überprüft, konnte aber das kurz vorher einverleibte Schilddrüsenhormon im Körper nicht mehr nachweisen. Er hat in verschiedener Weise (intraperitoneal, intravenös, per os) Hunde mit Schilddrüsenpreßsaft, oder mit getrockneter Thyreoidea behandelt, das Blut dieser Tiere ergab eine negative Acetonitrilreaktion. Nur das Blut *schilddrüsenloser* Tiere soll nach einer Angabe von P. TRENDELENBURG[5] die Widerstandskraft der Mäuse gegen Acetonitril erhöhen[8].

b) Versuche zum Nachweis der Schilddrüsenstoffe im Blut mittelst veränderter Nervenerregbarkeit oder der Adrenalinreaktion

wurden von L. ASHER und seinen Mitarbeitern unternommen. L. ASHER und W. v. RODT[6] fütterten Ratten mit Schilddrüsentabletten und prüften den Einfluß des arteriellen Blutes dieser Tiere auf den Blutdruck von Kaninchen. In einigen Fällen steigerte dieses Blut den Blutdruck, in andern Fällen blieb der Blutdruck unbeeinflußt. Injektion von Basedowblut steigerte die Ansprechbarkeit des Vagus und die Wirksamkeit des Adrenalins.

M. EIGER[7] benutzte zum Nachweis der Schilddrüsenstoffe die Verstärkung der Adrenalinwirkung am überlebenden Froschpräparat nach LAEVEN-TRENDELENBURG. Das Blut von mit Schilddrüse vorbehandelten Ratten erhöhte nach EIGER die Adrenalinempfindlichkeit. E. CSILLAG[8] fand aber nachträglich, daß auch das Blut von normalen Menschen sowie das Blutplasma von normalen und schilddrüsenlosen Kaninchen eine Verstärkung der gefäßverengernden Adrenalinwirkung erzeugen.

---

[1] HUNT, REID u. A. SEIDELL: Hygienic Lab. Bull., S. 47. Washington 1908.
[2] CARLSON, A. J., u. A. WOELFEL: Amer. J. Physiol. **26**, 66 (1910).
[3] GHEDINI, G.: Wien. med. Wschr. **24**, 736 (1911).
[4] LUSSKY, H. O.: Amer. J. Physiol. **30**, 63 (1912).
[5] TRENDELENBURG, P.: Biochem. Z. **29**, 396 (1910).
[6] ASHER, L., u. W. v. RODT: Zbl. Physiol. **26**, 223 (1913).
[7] EIGER, M.: Z. Biol. **67**, 253 (1917).   [8] CSILLAG, E.: Pflügers Arch. **202**, 588 (1924).
[8] *Anmerkung bei der Korrektur:* Nach neueren Versuchen von GOLDNER (Dtsch. Arch. klin. Med. **108**, 1928), und von H. PAAL (Arch. f. exper. Path. **148**, 232, 1930) vermag Basedowserum eine Resistenzerhöhung gegen Acetonitril auszulösen. Diese Schutzwirkung soll aber nicht durch das Schilddrüsenhormon selbst, sondern durch die erzeugten Stoffwechselveränderungen verursacht sein.

c) Versuche zum Nachweis der Schilddrüsenstoffe im Blut mit Hilfe der Präcipitinreaktion.

L. HEKTOEN, P. H. KANAI und L. R. DRAEGSTEDT[1] benutzen folgende Versuchsanordnung: Hunde wurden mit größeren Mengen frischer Rinderschilddrüse gefüttert. Einige Zeit nach der Fütterung wurde den Hunden Blut entweder aus dem allgemeinen Kreislauf oder aus der Pfortader entnommen. Die einzelnen Blutproben wurden auf eventuelle Anwesenheit von Thyreoglobulin mit Hilfe eines, das Rinderthyreoglobulin präzipitierenden Kaninchenserums untersucht. Dieses präzipitierende Serum wurde durch mehrmalige parenterale Behandlung eines Kaninchens mit Rinder-Thyreoglobulin erhalten. Nachfolgende Tabelle enthält eine Zusammenstellung der erzielten Ergebnisse.

Nachweis von Thyreoglobulin im Serum von Hunden, welche mit frischer Rinderschilddrüse gefüttert wurden.

	Präcipitierendes Serum für Thyreoglobulin aus Rinderschilddrüse (Anti-Thyreoglobulin-Serum)	
Hund 1 und 2.		
Blutserum vom Pfortaderkreislauf .	0[2]	Die Tiere wurden 2 Stunden nach Aufnahme von 250 g frischer Rinderschilddrüse durch Entbluten getötet.
„ „ allgem. Kreislauf. .	0	
Harn	0	
Hund 3.		
Blutserum vom Pfortaderkreislauf .	32[2]	Die Tiere wurden 2 Stunden nach Aufnahme von 250 g frischer Rinderschilddrüse durch Entbluten getötet.
„ „ allgem. Kreislauf. .	0	
Harn	0	
Hund 4.		
Blutserum vom Pfortaderkreislauf .	40	
„ „ allgem. Kreislauf. .	10	
Harn	2	
Hund 5.		
Blutserum vom Pfortaderkreislauf .	8	Das Tier wurde 30 Minuten nach Aufnahme von 500 g frischer Rinderschilddrüse getötet.
„ „ allg. Kreislauf . . .	2	
Harn	0	
Hund 6.		
Blutserum vom Pfortaderkreislauf .	0	Das Serum wurde 1, 2 und 3 Stunden nach Verfütterung einer kleinen Menge frischer Rinderschilddrüse untersucht.
„ „ allgem. Kreislauf. .	0	
Harn	0	
Hund 7.		
	8	25 Min.
Blutserum vom Pfortaderkreislauf .	16	90 „
	8	150 „
	16	25 Min.
Blutserum vom allgem. Kreislauf. .	4	90 „
	4	150 „
	4	240 „
		25 Min.
Harn	0	90 „
		150 „
Kontrollen:		
Normales Hundeserum	0	
Rinderserum	0	
Rinder-Thyreoglobulin	10000	

Spalte rechts zu Hund 7: nach Aufnahme von 500 g frischer Rinderschilddrüse.

---

[1] HEKTOEN, L., P. H. KANAI u. L. R. DRAEGSTEDT: J. amer. med. Assoc. **84**, 114 (1925).
[2] Die Zahlen geben die höchsten Verdünnungen, bei welchen eine positive Reaktion nach 1 Stunde bei Zimmertemperatur eintrat, an. „0" bedeutet keine Reaktion.

Aus diesen Untersuchungen geht hervor, daß beim Hund nach Aufnahme großer Mengen Schilddrüsensubstanz ein ganz geringer Teil des Thyreoglobulins auch in unveränderter oder wenig veränderter Form durch die Darmwand passieren kann. Vielleicht ist daran die Jodierung des Eiweißes schuld, denn die nativen Proteine werden weitgehend abgebaut. Zu beachten sind allerdings die ganz großen, dabei verfütterten Schilddrüsenmengen.

d) Versuche zum Nachweis der Schilddrüsenstoffe im Blut und in den Organen mittelst der GUDERNATschen Kaulquappenmethode.

Die sehr empfindliche und zuerst als spezifisch angesehene GUDERNATSCHsche Reaktion schien wie gegeben, um die Frage nach dem Verhalten der wirksamen Thyreoideastoffe im Organismus der Lösung näherzubringen. ROGOFF[1] machte zuerst die Angabe, wonach Schilddrüsenblut vom Hunde die Kaulquappenumwandlung beschleunigt. Dies hat sich nicht bestätigen lassen (SWALE VINCENT, SHARPEY-SHÄFER[2]). Man hat dann Basedowblut geprüft, aber dieses ist in bezug auf die Froschlarven- und Axolotlmetamorphose unwirksam (SHARPEY-SHÄFER[3], ROGOFF und GOLDBLATT[4], B. M. ZAWADOWSKY und G. ASIMOFF[5]). R. H. KAHN[6] reizte elektrisch den Nervus laryngeus superior und entnahm gleichzeitig Blut aus der Schilddrüsenvene. Das etwa im Überschuß gebildete Schilddrüsenhormon müßte ins Blut übertreten. Die Probe an den Kaulquappen ergab keine Anhaltspunkte für die Anwesenheit selbst geringer Thyroxinmengen im Blut. All diese Versuche bezweckten den Nachweis der „physiologischen" Schilddrüsenmengen im Blut. I. ABELIN[7] sowie I. ABELIN und N. SCHEINFINKEL[8] wollten eine Anreicherung des Blutes und der Organe an Thyreoideasubstanz erzielen und behandelten Ratten längere Zeit enteral oder parenteral mit Schilddrüsenpräparaten. Die Verfütterung der Organe, des Blutes, des Harns dieser Tiere an Kaulquappen verlief durchaus negativ. Nur die Leber von mit großen Schilddrüsenmengen vorbehandelten Tieren enthielt manchmal aktive Stoffe, aber die Beeinflussung der Metamorphose war eine andere, als durch die Schilddrüsensubstanzen. Das Ergebnis bleibt das gleiche, wenn man an Stelle von Thyreoideagewebe Thyroxin verwendet. Auch dieses verschwindet nach B. ROMEIS[9] mit großer Schnelligkeit aus dem Blute und aus den Organen. Der Ausfall dieser Versuche ist um so beachtenswerter, als nach E. ABDERHALDEN und E. WERTHEIMER[10] das Organgewebe in *vitro* eine recht hohe Affinität gegenüber dem Thyroxin aufweist. In Thyroxinlösung suspendierte Muskulatur bindet ziemlich viel Thyroxin und erzeugt dann bei Kaulquappen eine beschleunigte Metamorphose. Das Gewebe als solches unterdrückt also die Thyroxinwirkung nicht, und das Schilddrüsenhormon könnte also in den Organen hyperthyreoidisierter Tiere nachweisbar sein. Dies war aber auch in den Versuchen von E. ABDERHALDEN und E. WERTHEIMER nicht der Fall, denn die Muskulatur von mit Thyroxin injizierten Mäusen war ganz wirkungslos. Nur die, kurze Zeit nach intravenöser Thyroxin-

[1] ROGOFF: J. of Pharmacol. **12** (1918).
[2] SHARPEY-SHÄFER: Endocrin. Organs, S. 45. London 1924.
[3] SHARPEY-SHÄFER: Quart. J. exper. Physiol. **13**, 2 (1923).
[4] ROGOFF u. GOLDBLATT: J. of Pharmacol. **17**, 473 (1921).
[5] ZAWADOWSKY, B. M., u. G. ASIMOFF: Pflügers Arch. **216**, 68 (1927).
[6] KAHN, R. H.: Pflügers Arch. **205**, 404 (1924).
[7] ABELIN, I.: Biochem. Z. **138**, 169 (1923) — Klin. Wschr. **3**, 39 (1924).
[8] ABELIN, I., u. N. SCHEINFINKEL: Erg. Physiol. **24**, 690 (1925).
[9] ROMEIS, B.: Biochem. Z. **141**, 500 (1923).
[10] ABDERHALDEN, E., u. E. WERTHEIMER: Pflügers Arch. **221**, 82 (1929).

injektion entnommene Galle vermag nach O. KRAYER[1] beim Axolotl die Metamorphose auszulösen.

Einen anderen Standpunkt in der ganzen Frage nimmt B. M. ZAWADOWSKY ein. Er betrachtet die Kaulquappenmethode als ungeeignet und schlägt an deren Stelle die Verwendung von Axolotln vor. Die zu prüfende Substanz wird nach ZAWADOWSKY nicht verfüttert, sondern intraperitoneal eingepflanzt. Auf diese Weise ließen sich positive Resultate mit dem Blut und mit den Organen von hyperthyreoidisierten Tieren erzielen.

B. M. ZAWADOWSKY, und B. M. ZAWADOWSKY und Z. M. PERELMUTTER[2] verfütterten Hühnern auf einmal 30 g getrockneter Schilddrüse und brachten das Blut oder die Organe dieser Hühner in die Körperhöhle des Axolotls. Nach einiger Zeit trat bei der Larve, ganz wie nach Schilddrüsenverfütterung, die Umwandlung in die Amblystomaform ein. Besonders große Schilddrüsenmengen sollen in der Leber und in der Niere gespeichert werden. Im Blute hyperthyreoidisierter Hühner lassen sich nach diesen Autoren selbst noch nach 2—3 und sogar bis zu 10 Tagen wirksame Schilddrüsensubstanzen nachweisen. Säugetiere bauen nach B. M. ZAWADOWSKY und G. ASIMOFF[3] das Schilddrüseneiweiß bedeutend rascher ab als Vögel, denn im Blute des Meerschweinchens blieben die wirksamen Schilddrüsensubstanzen nur während der ersten 5—7 Stunden nach der Verfütterung nachweisbar. Auch bei den Säugetieren dient die Leber als Hauptspeicherungsort des Thyreoideahormons. In den Versuchen von G. ASIMOFF und M. LAPINER[4] an zwei mit 100—180 g getrockneter Schilddrüse (auf einmal) gefütterten Hunden, metamorphosierten von den insgesamt behandelten 48 Axolotln nur 5 Stück: 4 derselben erhielten das Blut, 1 den Harn des Hundes intraperitoneal eingespritzt. Am wirksamsten war das Blut während der 8., 12., 16. Stunde nach der Schilddrüsenaufnahme. Eine *allmähliche* Anhäufung und ein *allmählicher* Schwund des Schilddrüsenhormons ließ sich nicht feststellen.

Unentschieden bleibt bei dieser Versuchsanordnung die Frage, ob hier tatsächlich das Schilddrüsenhormon, oder bloß jodhaltige, im übrigen aber unwirksame Abbauprodukte bzw. Bestandteile der Schilddrüsensubstanzen nachgewiesen werden. Es ist C. R. HARINGTON und S. S. RANDAL[5] gelungen, aus Schilddrüsengewebe sehr große Dijodtyrosinmengen zu isolieren und auch das Jodthyreoglobulin ist sehr reich an Dijodtyrosin (G. L. FOSTER[6]). Im Metamorphoseversuch sind sowohl das Thyroxin, wie das Dijodtyrosin bzw. dessen Derivate wirksam, was zu besonderer Vorsicht bei der Beurteilung eines positiven larvalen Effektes mahnt. Man hat noch mehr Veranlassung dazu, als die Auffindung der metamorphosierenden Stoffe im Blut und in den Organen erst nach Zufuhr großer Schilddrüsenmengen gelingt. Als kleinste wirksame Menge geben B. M. ZAWADOWSKY und S. J. BESSMERTNAJA[7] für das Huhn 1—2 g getrockneter Schilddrüse pro 1000—1500 g, für das gesamte Tier etwa 5 g. Beim Hund wurden 100—180 g, beim Meerschweinchen 5—25 g, beim Huhn bis 30 g. Thyreoidea sicca auf einmal verfüttert. Bei so intensiver Intoxikation können außerdem die normalen Entgiftungsvorgänge leicht versagen. Die Autoren selbst vermeiden es, aus ihren Ergebnissen bindende Rückschlüsse auf das normale Verhalten des Schilddrüsenhormons im Blute zu ziehen.

[1] KRAYER, O.: Arch. f. exper. Path. **128**, 116 (1928).

[2] ZAWADOWSKY, B. M., u. Z. M. PERELMUTTER: Roux' Arch. **107**, 342 (1926); **109**, 210 (1927).

[3] ZAWADOWSKY, B. M., u. G. ASIMOFF: Pflügers Arch. **216**, 65 (1927).

[4] ASIMOFF, G., u. G. LAPINER: Pflügers Arch. **220**, 588 (1928).

[5] HARINGTON, C. R., u. S. S. RANDAL: Biochemic. J. **23**, 373 (1929).

[6] FOSTER, G. L.: J. of biol. Chem. **83**, 345 (1929).

[7] ZAWADOWSKY, B. M., u. S. J. BESSMERTNAJA: Pflügers Arch. **109**, 238 (1927).

e) Das Verhalten der Schilddrüsenstoffe im Organismus, beurteilt auf Grund der Jodablagerung und der Jodausscheidung.

Diese Versuchsanordnung kann nur ein Bild des Jodstoffwechsels, nicht aber des Schilddrüsenabbaues oder der Schilddrüsenretention geben. Die Jodanalysen sprechen dafür, daß ein großer Teil des zugeführten Thyroxins recht rasch ausgeschieden wird. Als Ausscheidungswege kommen beim Thyroxin vorwiegend die Galle und der Kot, beim Schilddrüseneiweiß eher die Niere in Betracht. E. C. KENDALL[1] fand beim Hunde nach intravenöser Injektion von 200 mg Thyroxin innerhalb der nächsten 50 Stunden 43% des injizierten Jods in der Galle und nur 13% im Harn wieder. Die große Beteiligung der Galle an der Thyroxineliminierung betont auch O. KRAYER[2]. In seinen Versuchen an der Ratte begann die Jodausscheidung in der Galle unmittelbar nach der intravenösen Thyroxininjektion. Das Maximum lag in der ersten, das Minimum in der sechsten und in den nachfolgenden Stunden. Auch in den nächsten Tagen erfolgte die Hauptausscheidung des Jods auf dem Gallenwege in den Darm und in den Kot.

Gegenüber dieser überwiegenden Bedeutung der Leber für die Thyroxinausscheidung spielen die anderen Ausscheidungswege und Organe eine untergeordnete Rolle. Zu betonen ist das relativ große Speicherungsvermögen der Haut für das Jod; dieselbe vermag relativ mehr Jod, als Knochen und Muskulatur zurückzuhalten (O. LOEB[3], TH. v. FELLENBERG[4], O. KRAYER[2]).

Peroral zugeführtes Schilddrüseneiweiß zeigt ein anderes Verhalten, als das intravenös einverleibte Thyroxin. Das Leber-Gallensystem ist dabei weniger intensiv beteiligt, im großen und ganzen erinnert die Jodausscheidung hier an die Eliminierung des Jodkaliums. Daraus könnte man den Schluß ableiten, daß ein erheblicher Teil des organisch gebundenen Schilddrüseneiweißjods im Magen-Darmkanal in anorganische Form übergeführt und dann in dieser Art durch den Harn ausgeschieden wird. Ein Teil gelangt aber wahrscheinlich in organischer Bindung zur Resorption (W. H. VEIL und A. STURM[5]). Die Natur dieser organischen Bindungsart ist nicht bekannt. Man kann um so mehr an den Typus des Dijodtyrosins denken, als nach O. KRAYER[2] der Verlauf der Dijodtyrosinausscheidung in wesentlichen Punkten mit dem der Thyreoidineliminierung gut übereinstimmt.

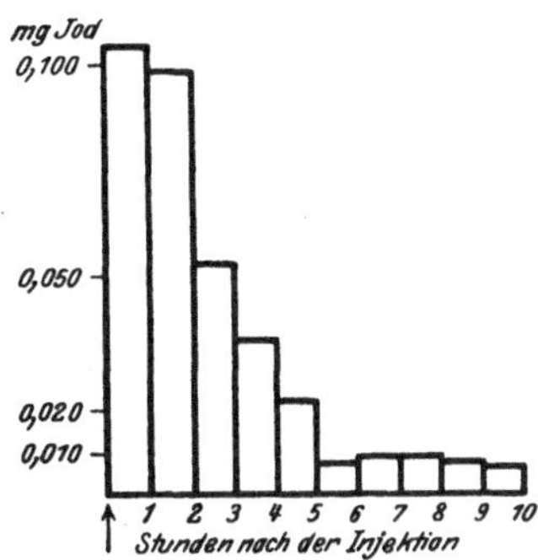

Abb. 78. Jodausscheidung in der Galle einer Ratte nach intravenöser Injektion von 0,8 mg Thyroxin. Das Jod tritt unmittelbar nach der Thyroxineinspritzung in der Galle auf und erreicht nach 1 Stunde den maximalen Wert. (Nach O. KRAYER.)

H. EGGENBERGER und TH. v. FELLENBERG[6,7] verfolgten am Menschen die Jodausscheidung im Harn nach Aufnahme von frischer Schilddrüsensubstanz. Es zeigten sich große individuelle Schwankungen, aber trotzdem war die in den ersten 24 Stunden ausgeschiedene Jodmenge relativ gering. Sie betrug bei 4 Personen 16%, bei einer Person 28% der mit der Schilddrüse aufgenommenen

[1] KENDALL, E. C.: Endocrinology 3, 156 (1919).
[2] KRAYER, O.: Arch. f. exper. Path. 128, 116 (1928).
[3] LOEB, O.: Arch. exper. Path. u. Ther. 56, 320 (1907).
[4] FELLENBERG, TH. v.: Erg. Physiol. 25, 322 (1926).
[5] VEIL, W. H., u. O. STURM: Dtsch. Arch. klin. Med. 147, 166 (1925).
[6] EGGENBERGER, H.: Handb. d. inn. Sekret., herausgeg. v. M. HIRSCH 3, 684 (1928).
[7] FELLENBERG, TH. v.: Erg. Physiol. 25, 176 (1926).

Jodmenge. Bei der kurzen Dauer der Versuche läßt sich nicht entscheiden, ob hier eine verzögerte Ausscheidung, oder eine schlechte Resorption vorliegt, oder ob beide Momente mitspielen.

Jodausscheidung im Harn beim Menschen nach Aufnahme von frischer Schilddrüsensubstanz. (H. EGGENBERGER, TH. v. FELLENBERG).

N r.	Versuchsperson	Körpergewicht	Alter	Datum De-zember	Ver-abreichte Schild-drüsen-menge (frisch)	Jodgehalt der aufge-nommenen Schild-drüsen-substanz	Im Tagesharn					Jodausschei-dung des ver-abreichten Jods
							anorganisch	organisch	Summe	anorganisch	organisch	
		kg				γ	γ	γ	γ	%	%	%
1	Mann . .	76	43	5.	keine	—			ca. 233			
				6.	60 g	48 500	3850	4330	8180	47	53	16,9
				7.	—	—	270	1410	1680	16	84	3,5
2	Mädchen .	38	14	5.	keine	—			28	—	—	—
				6.	18 g	14 500	1300	1000	2300	57	43	15,8
3	Mädchen .	23	6	5.	keine	—	—		31	—	—	—
				6.	17 g	13 700	2820	1090	3910	72	28	28,6
4	Knabe . .	19,5	5	5.	keine	—	—	—	16	—	—	—
				6.	14 g	11 300	1240	640	1880	66	34	16,6
5	Knabe . .	19,9	4	5.	keine	—	—	—	17	—	—	—
				6.	14,5 g	11 700	680	1300	1980	35	65	16,9

Einen anderen Weg zum Nachweis der wirksamen Schilddrüsenstoffe im Blute betraten F. DE QUERVAIN und seine Mitarbeiter, allerdings mehr mit Rücksicht auf die Pathologie, als auf die Physiologie der Thyreoidea. Nach den Angaben von Y. HARA[1] und M. BRANOVAČKY[2] gelingt es, mit dem Schilddrüsen-venenblut von Basedow-Patienten im Sauerstoffmangelversuch einen Ausschlag zu erhalten. Auch das Schilddrüsenvenenblut von Kropfträgern ist, je nach der anatomischen und funktionellen Beschaffenheit der Struma, mehr oder weniger aktiv. Das Schilddrüsenvenenblut des normalen Menschen ergab aber auch hier, ebenso wie die Kaulquappen- und Jodanalysenmethoden, ein negatives Resultat.

Zusammenfassung.

Der Erfassung des Schilddrüsenhormons intra vitam stehen noch unüberwundene Schwierigkeiten entgegen. Die physiologisch vorkommenden Hormonmengen sind mit unseren bisherigen Methoden nicht nachweisbar.

Die zahlreich unternommenen Versuche zur Anhäufung des Schilddrüsenhormons im Tierkörper verliefen meistens negativ. Nur einzelnen Forschern ist es gelungen, mit Hilfe der Präcipitinreaktion oder mittels der Metamorphose des Axolotls Andeutungen einer eventuellen Erhöhung der Hormonkonzentration oder der Hormonabbauprodukte im Blute, in der Galle und in einzelnen Organen (besonders in der Leber) zu erhalten.

Der tierische Organismus vermag selbst übergroße Mengen von Schilddrüsensubstanz innerhalb relativ kurzer Zeit in weniger aktive oder sogar biologisch unwirksame Verbindungen überzuführen. Durch eine besondere Resistenz gegenüber der Schilddrüsenvergiftung zeichnet sich der Vogel aus.

Bei der Ausscheidung des Thyroxins scheint der Galle eine besondere Bedeutung zuzukommen.

[1] HARA, Y.: Mitt. Grenzgeb. Med. u. Chir. **36**, 537 (1923).
[2] BRANOVAČKY, M.: Mitt. Grenzgeb. Med. u. Chir. **37**, 488 (1924).

XVI. Einfluß exogener und endogener Faktoren auf die Thyreoidea und auf die Wirkung des Schilddrüsenhormons.

1. Einfluß physikalischer Faktoren auf die Schilddrüse.

a) Das Schilddrüsenbild und die Schilddrüsentätigkeit bei erhöhter und erniedrigter Außentemperatur.

Unsere physische und psychische Leistungsfähigkeit wird durch die wechselnden Umweltsbedingungen dauernd beeinflußt. Änderungen der Jahreszeit, der Temperatur, der Belichtung, der atmosphärischen Verhältnisse, der geographischen Lage, der Meereshöhe usw. geben sich im Verhalten des Gesamtorganismus kund. Es ist kaum daran zu zweifeln, daß die innersekretorischen Drüsen, als besonders empfindliche und labile Systeme, auf all solchen Wechsel merklich reagieren. Die meisten Hormondrüsen sind aber so tief verborgen und so innig mit der Umgebung verwachsen, daß die Verfolgung ihres Zustandes schwere chirurgische Eingriffe voraussetzt. Diese sind aber beim vorliegenden Problem erst recht untersagt. Etwas günstigere Bedingungen bietet die Thyreoidea. Sie ist ihrer oberflächlichen Lage wegen manchen physikalischen Eingriffen, wie etwa starke Temperaturveränderungen, Wechsel in der Belichtung, u. a. leichter als andere innersekretorische Drüsen ausgesetzt. Ferner läßt sich die Schilddrüse relativ leicht und ohne besonders schwere allgemeine Schädigung isolieren. Aus diesem Grunde sind wir über den Einfluß physikalischer Faktoren auf dieses innersekretorische Organ besser als sonst unterrichtet. Am leichtesten lassen sich natürlich Temperaturveränderungen erzeugen; deren Einfluß auf die Schilddrüse wurde auch am meisten studiert. Untersuchungen dieser Art wurden von L. ADLER, W. CRAMER, C. A. MILLS, C. HART[1], F. MERKE u. a. ausgeführt. Es mag vorweggenommen werden, daß für solche Versuche nicht jede Tierart gleich gut brauchbar ist. Es gibt Tiergruppen, bei welchen selbst unter scheinbar normalen Verhältnissen die Thyreoidea ein recht wechselvolles Bild zeigt. Vielleicht hat man es hier mit besonders empfindlichen Schilddrüsen zu tun. Am besten eignen sich für solche Zwecke Ratten, die unter den üblichen Bedingungen ein mehr oder weniger gleichmäßiges histologisches Aussehen der Thyreoidea aufweisen. Man findet dabei die Alveolen rund und mit Kolloid gefüllt, die Epithelzellen kubisch oder säulenförmig, die Capillaren eng und wenig sichtbar, die Mitochondrien gut unterscheidbar. Bringt man eine Ratte oder eine Maus für einige Tage in einen Raum von 37° C, so findet man eine stärkere Kolloidfüllung der Alveolen, eine erhöhte Färbbarkeit des Kolloids mit HEIDENHAINS Hämatoxylin, eine Abplattung der Epithelzellen und bloß undeutliche Mitochondrien. Ein ganz entgegengesetztes Bild entsteht, sobald die Ratte einer kalten Umgebung ausgesetzt wird. Das Kolloid schwindet zum größten Teil, die verbleibenden Reste färben sich schlecht mit Hämatoxylin, manche Alveolen enthalten überhaupt kein Kolloid, die Mitochondrien sind vergrößert und gut sichtbar, die Epithelzellen sind hoch und lassen eine erhöhte Tätigkeit vermuten. Ebenso deutlich und auffallend ist das Aussehen der Capillaren. Seit den Untersuchungen von A. KROGH weiß man, daß eine verstärkte Beanspruchung eines Organs zu einer Öffnung und Füllung zahlreicher Capillaren führt. Die Schilddrüse einer der Kälte ausgesetzten Ratte weist eine sehr große Anzahl solcher offenen Capillaren innerhalb der Bläschen auf. Dieselben sind mit Blut voll gefüllt und drücken die basalen Epithelzellen in das Bläschenlumen vor. Epitheldesquamation und Übertritt von roten Blutkörperchen in das Innere des Bläschens sind nicht selten. Auch der Golgiapparat erleidet deutliche Veränderungen.

---

[1] HART, C.: Pflügers Arch. **196**, 127 (1922).

Bedenkt man, daß die Erhöhung der Umgebungstemperatur eine Erniedrigung, die Abkühlung dagegen eine Erhöhung des Grundumsatzes bewirkt, berücksichtigt man die große Bedeutung der Schilddrüse für den Grundumsatz, und ferner die Tatsache, daß die Basedowschilddrüse gewisse Ähnlichkeiten mit der „Kälteschilddrüse" hat, die normale Schilddrüse und manche Strumaformen dagegen gewisse Zeichen der „Wärmeschilddrüse" haben, — so könnte man den Schluß ableiten, daß Wärme zur verringerten, Kälte zur verstärkten Schilddrüsentätigkeit führt. Dies könnte wenigstens für einen Teil der Warmblüter gelten. Aber es ist immer besondere Vorsicht geboten, wenn man aus dem histologischen Aussehen Rückschlüsse auf die physiologische Funktion eines Organs ziehen will.

Bei manchen Tierarten gelingt eine „Ruhigstellung" der Schilddrüse auch auf andere Weise, nämlich durch Verfütterung von Thyreoideasubstanz. Die so entlastete Schilddrüse erinnert in manchen Punkten an den Aufbau einer „Wärmeschilddrüse". Wir verdanken diese Kenntnisse besonders den Arbeiten von W. CRAMER[1], auf die hier hingewiesen werden soll und welche eine Reihe instruktiver Abbildungen enthalten. Der ganze Fragenkomplex wurde eingehend auch von C. A. MILLS[2] studiert. Dieser Autor gibt ferner an, daß der Kolloidgehalt der Schilddrüse unter Chinin- oder Morphineinwirkung erhöht wird, während er nach Strychninzufuhr abnimmt. Die Erfahrungen von F. MERKE[3]

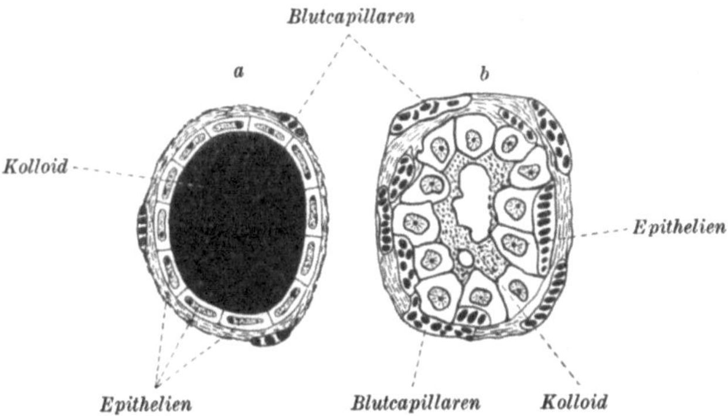

Abb. 79. Schematische Darstellung des histologischen Aussehens einer ruhenden (a) und einer intensiv tätigen (b) Schilddrüse. (Aus W. CRAMER, Fever, heat regulation, climate and the thyroid-adrenal apparatus, London 1928.)

über den Kälte- und Wärmeeinfluß auf das histologische Aussehen der Schilddrüse decken sich mit den Angaben von CRAMER und von MILLS.

Einige Kaltblüter reagieren auf Temperatureinflüsse wie die Warmblüter. L. ADLER[4] hat junge Froschlarven verschiedenen Außentemperaturen ausgesetzt und dabei das histologische Bild der Schilddrüse sowie den Gang des Wachstums und der Metamorphose verfolgt. Bei Hitzeeinwirkung war die Thyreoidea klein, Wachstum und Metamorphose waren verzögert. Die in der Kälte aufbewahrten Larven zeigten vielfach, aber nicht durchwegs eine vergrößerte Thyreoidea mit hohem Bläschenepithel und einer verflüssigten Kolloidmasse.

Man kann sich fragen, inwiefern die jahreszeitlichen histologischen Veränderungen des Schilddrüsenbildes mit den Temperatureinflüssen zusammenhängen. Solche charakteristische, saisonmäßig eintretende Strukturänderungen der Thyreoidea wurden von A. SEIDELL und F. FENGER[5], von N. H. MARTIN[6], von R. G. GUYER[7], von C. HART[8], L. ADLER[9], von E. HERZ-

---

[1] CRAMER, W.: Proc. roy. Soc. Lond. **1916**, 38 — J. of Physiol. **50**, 38 (1916); **61**, 398 (1926) — Fever, Heat Regulation. London: Longmans, Green and Co. 1928.

[2] MILLS, C. A.: Amer. J. Physiol. **46**, 329 (1918).

[3] MERKE, F.: Bruns' Beitr. **140**, 375 (1927).

[4] ADLER, L.: Pflügers Arch. **164**, 1 (1916) — Arch. f. exper. Path. **86**, 159 (1920).

[5] SEIDELL, A., u. F. FENGER: J. of biol. Chem. **13**, 517 (1913) — Hygienic. Lab. Bull. **1914**, Nr 96, 67.

[6] MARTIN, N. H.: J. of Pharmacol. **89**, 144 (1912); **91**, 126 (1913).

[7] GUYER, R. G.: J. of Pharmacol. **91**, 123 (1913).

[8] HART, C.: Pflügers Arch. **196**, 151 (1922).

[9] ADLER, L.: Arch. Entw.mechan. **43**, 343 (1917), zitiert nach RIDDLE: J. of Physiol. **72**, 486 (1925).

FELD und R. KLINGER[1], neuerdings von O. RIDDLE und W. S. FISHER[2], von V. HAECKER[3] u. a. beobachtet. Es muß aber berücksichtigt werden, daß mit der Jahreszeit nicht nur Schwankungen der Temperatur, sondern auch Änderungen der Ernährung, der Belichtung, bei vielen Tieren auch der Gonadentätigkeit auftreten, und es ist nicht möglich, die Einzelwirkung dieser Faktoren abzugrenzen. Bei Tauben (O. RIDDLE[4]) und bei vielen anderen Vögeln (V. HAECKER[5]) ist die Schilddrüse im Sommer klein und enthält wenig Kolloid, im Winter groß und kolloidreich. O. RIDDLE vermutet außer dem Temperatureinfluß einen Zusammenhang mit den Geschlechtsdrüsen, dieselben erreichen bei der Taube im Sommer ihre maximale Größe, dagegen sind sie im Winter stark verkleinert. Man findet bei Tauben einen ausgesprochenen Gegensatz zwischen der Größe der Schilddrüse und der Größe der Gonaden. Im Frühjahr und im Sommer ist das Gewicht der Gonaden am größten, das der Schilddrüse am Geringsten. Umgekehrt im Herbst und Winter. Auch hier ergeben sich somit gewisse Anzeichen des vielfach vermuteten Antagonismus zwischen der Thyreoidea und den Geschlechtsdrüsen.

Mit dem Temperatureinfluß auf die Schilddrüsentätigkeit erklärt G. MANSFELD[6] (vgl. auch O. LOEWI und WESELKO[7], P. SCHENK[8]. A. DURIG[9]) seinen Befund, wonach z. B. das isolierte überlebende Herz von schilddrüsenlosen gekühlten Kaninchen keinen vermehrten Zuckerverbrauch aufweist, während das Herz eines gekühlten normalen Tieres unter ähnlichen Bedingungen mehr Kohlehydrat konsumiert. Die Erscheinung sollte darauf beruhen, daß beim gesunden Tier durch die Abkühlung die Schilddrüse zu einer erhöhten Sekretproduktion veranlaßt wird, wodurch auch das Herz mehr Hormon speichert und deshalb mehr Zucker verbrennt. Beim Herzen des schilddrüsenlosen Tieres müssen dann Hormonspeicherung und erhöhter Zuckerumsatz ausbleiben. Zum Teil ähnliche Ergebnisse erzielte G. AMBRUS[10].

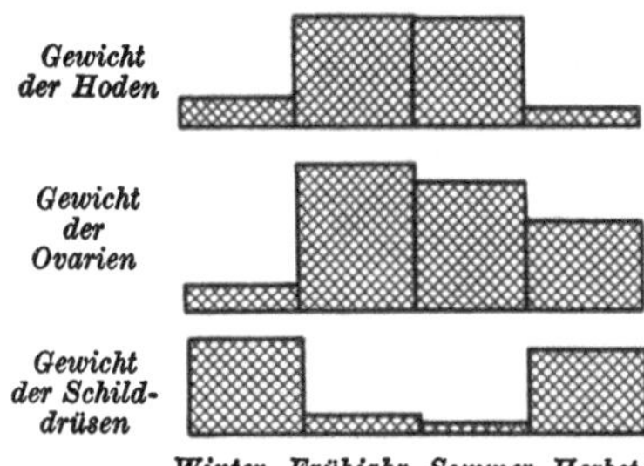

Abb. 80. Jahreszeitliche Schwankungen des Schilddrüsen- und Gonadengewichts bei Tauben. (Nach O. RIDDLE.)

Die Herzen der schilddrüsenlosen Katzen weisen oft einen erniedrigten Zuckerverbrauch auf; durch Thyroxinzufuhr wird der Zuckerverbrauch erhöht.

b) Einfluß der Meereshöhe.

Zahlreiche ärztliche Beobachtungen machen es wahrscheinlich, daß die Schilddrüsentätigkeit auch durch die örtliche Höhenlage beeinflußt wird. Bereits in den Anfängen der Schilddrüsenforschung sandte TH. KOCHER Basedowpatienten in Gegenden von 1000—1200 m Höhe und sah günstige Rückwirkungen auf das Allgemeinbefinden der Kranken. Auch heute gehört ein Aufenthalt in mittlerer Höhe zu den therapeutischen Maßnahmen bei der Hyperthyreose. Experimentell wurde die Frage in den letzten Jahren durch R. E. MARK[11] verfolgt. In einer Höhe von 2000 m (Schmittenhöhe bei Zell am See) war der Hyperthyreoidisationseffekt teilweise schwächer als in der Ebene. Es machte sich dabei auch ein Ernährungseinfluß geltend: bei einer kohlehydratreichen Nahrung war in einer Höhe von 1000 m (Semmering bei Wien) die Wirkung der verfütterten Schilddrüsensubstanz geringer als in der Ebene. Bei fleischreicher Ernährung bestand kein Unterschied zwischen der Schilddrüsenwirkung in der Höhe und in

[1] HERZFELD, E., u. R. KLINGER: Schweiz. med. Wschr. 52, 724 (1922).
[2] RIDDLE, O., u. W. S. FISHER: Amer. J. Physiol. 72, 464 (1925).
[3] HAECKER, V.: Z. Abstammgslehre 43, 121 (1926).
[4] RIDDLE, O.: Endocrinology 11, 161 (1927) — Verh. d. I. internat. Kongr. f. Sexualforsch. 1, 193 (1927) — The scientific Monthly 26, 202 (1928).
[5] HAECKER, V.: Z. Abstammgslehre 43, 121 (1926) — Schweiz. med. Wschr. 1926, Nr 15.
[6] MANSFELD, G.: Pflügers Arch. 143, 157 (1911); 152, 50, 56 (1913); 161, 399 (1915); 184, 281 (1921).
[7] LOEWI, O. u. WESELKO: Zbl. Physiol. 28, 197 (1914).
[8] SCHENK, P.: Pflügers Arch. 197 (1922).
[9] DURIG, A.: Handwörterbuch d. Naturwissenschaften 10 (1915), „Wärmehaushalt".
[10] AMBRUS, G.: Biochem. Z. 205, 194 (1929).
[11] MARK, R. E.: Arch. f. exper. Path. 116, 334 (1926); 130, 257 (1928); 139, 68 (1929).

der Ebene. Welche Rolle die verschiedene Art oder die verschiedene Intensität der Belichtung dabei gespielt hat, und inwiefern überhaupt die Schilddrüsenaktivität durch ultraviolette Strahlen beeinflußt wird, ist noch unbekannt. Bei einer diffusen Kolloidstruma sah z. B. C. WEGELIN[1] nach 3 Wochen langer Bestrahlung mit der Quarzlampe eine Zunahme des Epithelwachstums und eine teilweise Verflüssigung des Kolloids.

c) Einfluß des Lichtes, der Röntgen- und Radiumbestrahlung.

Auf manche Basedow-Patienten übt eine etwas intensivere Sonnenbestrahlung einen entschieden ungünstigen Einfluß aus.

Die Schilddrüse der Ratten reagiert nicht nur auf Temperatureinflüsse, sondern auch auf wechselnde Belichtung mit einer Änderung ihrer Struktur. Nach L. ASCHOFF[2] und SOROUR[3] weisen im Dunkeln aufbewahrte Ratten ein hohes Schilddrüsenepithel, eine Kolloidverflüssigung und eine Vergrößerung des Organs auf. Bei stark dem Lichte ausgesetzten Ratten ist die Thyreoidea klein und beinahe atrophisch. Diese Variationen der Schilddrüsenstruktur sind von keinen Änderungen des Grundumsatzes begleitet (W. BERGFELD[4]).

Von einer einheitlichen Röntgen- oder Radiumwirkung kann nicht gesprochen werden. Der Effekt hängt von der Dosierung der Strahlen und vom Zustande der Schilddrüse ab. Durch etwas stärkere Bestrahlung kann das Schilddrüsenparenchym degenerativ geschädigt. werden, während bei schwacher Dosierung es oft zu einer Verflüssigung des Kolloids und zu einer veränderten Färbbarkeit desselben kommt (REDAELLI[5], COULAUD[6] u. a.). Über die Brauchbarkeit der Röntgenbestrahlung für die Therapie des Basedows und für die Kropfbehandlung sind die Ansichten sehr geteilt (vgl. z. B. MØLLER[7], daselbst Literatur). Die starke Einschmelzung des Kolloids und die eventuelle Epitheldegeneration stellen nicht zu vernachlässigende Gefahren dar, doch wird die Röntgenbehandlung neuerdings vielfach empfohlen.

Die Wirkung der Radiumstrahlen erinnert zum Teil an den Einfluß der Röntgenstrahlen. Auch hier kommt es leicht zu Kolloidschwund und zur Epithelschädigung, und eine etwas längerdauernde Behandlung kann zu Entzündungen der Schilddrüse führen (LAZARUS-BARLOW[8], DUFFY[9]).

2. Schilddrüse und Infektion.

Es ist bis jetzt nicht entschieden, ob die Schilddrüse durch einen *kurzdauernden* Reiz (mechanisch, chemisch, elektrisch usw.) zu einer nachweisbaren Änderung ihrer Tätigkeit veranlaßt werden kann. Aber so viel steht fest, daß durch etwas länger anhaltende äußere wie innere Einflüsse sowohl die Funktion, wie die Struktur der Thyreoidea eine unverkennbare Änderung erleiden. Die Schilddrüse erweist sich labiler, als man früher angenommen hat. Ein chronischer Ernährungsfehler geht an der Thyreoidea nicht spurlos vorbei. Ja, manche alimentäre Schädigung ist zum Teil bloß der Ausdruck einer ungenügenden oder geschädigten Schilddrüsenfunktion. Es mag als Beispiel der Haarausfall und der schlechte Haarwuchs bei Vitaminmangel dienen. Diese Haarschädigungen lassen sich, wie bereits oben erwähnt, durch Schilddrüsenzufuhr erfolgreicher als durch Vitaminbeigabe bekämpfen[10].

Neben solchen, mehr chronisch sich ausbildenden Schilddrüsenveränderungen gibt es auch akute Formen. Es genügt, ein Tier für relativ kurze Zeit einer abnorm kalten oder einer abnorm warmen Umgebung auszusetzen, um eine Neugestaltung der Schilddrüsenstruktur und der Schilddrüsenfunktion zu erzielen. Daran kann heutzutage nicht mehr gezweifelt werden.

---

[1] WEGELIN, C.: Handb. d. spez. pathol. Anat. u. Histol. 8, 73 (1926).
[2] ASCHOFF, L.: Zbl. Physiol. 33, Nr 1 (1922).
[3] SOROUR: Zieglers Beitr. z. pat. Anat. u. allg. 71 (1923).
[4] BERGFELD, W.: Endocrinol. 6, 269 (1930).
[5] REDAELLI: Riforma med. 27, Nr 44 (1911).
[6] COULAUD: C. r. Soc. Biol. Paris 87 (1922).
[7] MØLLER, E.: Acta med. scand. (Stockh.) Suppl.-Bd. 21, 1 (1927).
[8] LAZARUS-BARLOW: Med. research. council. London 1922.
[9] DUFFY: Hopkins Hosp. Rep. 1919.
[10] Eigene, noch unveröffentlichte Versuche.

Gibt es nun außer dem Temperatureinfluß noch andere Bedingungen, wo an die Schilddrüse innerhalb relativ kurzer Zeit erhöhte Anforderungen gestellt werden? Bei der Beantwortung dieser Frage wird man in erster Linie an die Infektionskrankheiten denken, bei welchen der Gesamtstoffwechsel, die Wärmeregulation, die Herz- und Atemtätigkeit usw. ziemlich plötzlich angespornt werden. Man darf aber hier nicht rein schematisch vorgehen, denn nicht alle Infektionskrankheiten zeigen einen ähnlichen Verlauf. Es gibt aber einige bakterielle Infektionen, bei welchen man Grund hat, eine Affektion der Thyreoidea anzunehmen. Einige Autoren denken dabei speziell an Scharlach, Typhus und akute Tuberkuloseformen. Hier wurden Schilddrüsenhyperämien, Epitheldesquamation, Kolloidschwund und Jodverarmung der Schilddrüse gefunden. Auch Epithelproliferation, Veränderungen des Golgiapparates und der Mitochondrien, wie sie für hochaktive Schilddrüsen charakteristisch sind, wurden beobachtet. Als Regel kann dieser Befund aber nicht hingestellt werden, und es gibt eine Reihe von Infektionen, bei welchen morphologische Schilddrüsenveränderungen vermißt werden. Wo man diese findet, müssen noch die postmortalen Prozesse berücksichtigt werden. Dieselben verlaufen bei manchen Krankheiten selbst kurz nach dem Tode mit besonderer Intensität und erschweren dadurch die Beurteilung des Organbefundes.

Ohne auf Einzelheiten einzugehen, mögen einige Arbeiten angeführt werden, welche sich mit dem Einfluß der Infektion auf die Schilddrüse näher beschäftigen. Als erste verfolgten das Problem H. ROGER und M. GARNIER[1], S. KASHIWAMURA[2], dann besonders F. DE QUERVAIN[3] und seine Mitarbeiter A. AESCHBACHER[4], O. SARBAND[5], R. FARRANT[6], ferner W. CRAMER[7] u. a. Besonders Mc. CARRISON legt, teilweise im Zusammenhang mit der Kropftheorie, großes Gewicht auf die Beeinflussung der Schilddrüsentätigkeit durch Bact. coli, sowie durch die Dysenterie- und Cholerabacillen. Der Kropf wird ja von einigen Autoren als Folge einer chronischen Darminfektion betrachtet, also der höchste Ausdruck eines Zusammenhanges zwischen Bakterientätigkeit und Schilddrüsenfunktion.

Wir kennen kein besseres Hilfsmittel zur Beurteilung des Funktionsgrades der Schilddrüse, als die Messung des Energieumsatzes. Durch zahlreiche Untersuchungen von E. F. DU BOIS[8] und Mitarbeitern wurde erneut festgestellt, daß es im Beginn zahlreicher febriler Krankheiten zu einem beträchtlichen Anwachsen des Grundumsatzes kommt. Umgekehrt ist in der Rekonvaleszenz der Energieverbrauch nicht selten erniedrigt. Fußend auf den Tatsachen, a) daß Grundumsatz und Thyreoidea eng zusammenhängen; b) daß bei manchen akuten Infektionskrankheiten die Schilddrüse affiziert wird; c) daß Jodzufuhr den pathologisch erhöhten Grundumsatz des Basedows herabsetzt, — hat man sich gefragt, ob es möglich ist, die infektiös gesteigerte Calorienproduktion durch Jodzufuhr zu beeinflussen. N. A. WOMAC, W. H. COLE und A. G. HEIDEMAN[9] haben bei Hunden durch Abbindung des Appendix oder durch subcutane Injektion von lebenden Bakterien und von Bakterientoxinen Fieber erzeugt. Darauf wurde der Verlauf des Gaswechsels und das morphologische Aussehen der Thyreoidea bei

---

[1] ROGER, H., u. M. GARNIER: C. r. Soc. Biol. Paris **5**, 873, 889, 891 (1898) — Presse méd. **1899**, 181.

[2] KASHIWAMURA, S.: Virchows Arch. **166**, 373 (1901).

[3] QUERVAIN, F. DE: Mitt. Grenzgeb. Med. u. Chir. **15**, 296 (1906).

[4] AESCHBACHER, A.: Mitt. Grenzgeb. Med. u. Chir. **15**, 268 (1906).

[5] SARBAND, O.: Mitt. Grenzgeb. Med. u. Chir. **15**, 213 (1906).

[6] FARRANT, R.: Brit. med. J. **1**, 470 (1914).

[7] CRAMER, W.: Fever, Heat regulation etc. London: Longmans Green and Co. 1928.

[8] DU BOIS, E. F. u. Mitarbeiter: Arch. int. Med. **15**, 887 (1915); **21**, 627 (1918); **26**, 663 (1920) — J. amer. med. Assoc. **77**, 352 (1921).

[9] WOMAC, N. A., W. H. COLE u. A. G. HEIDEMAN: Endocrinology **12**, 773 (1928).

den Hunden mit und ohne Jodbehandlung verfolgt. Ebenso wie beim Basedow, vermochte das Jod auch hier die Energieproduktion einzuschränken. Bei einigen dieser Tiere bestanden auch deutliche Unterschiede im histologischen Bild der

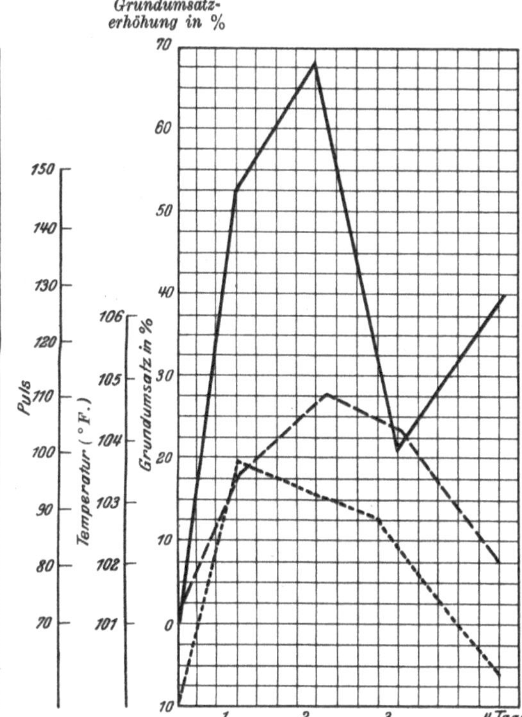

Abb. 81. Anstieg des Grundumsatzes (obere Kurve), der Temperatur (mittlere Kurve) und der Pulszahl (untere Kurve) eines infizierten Hundes.

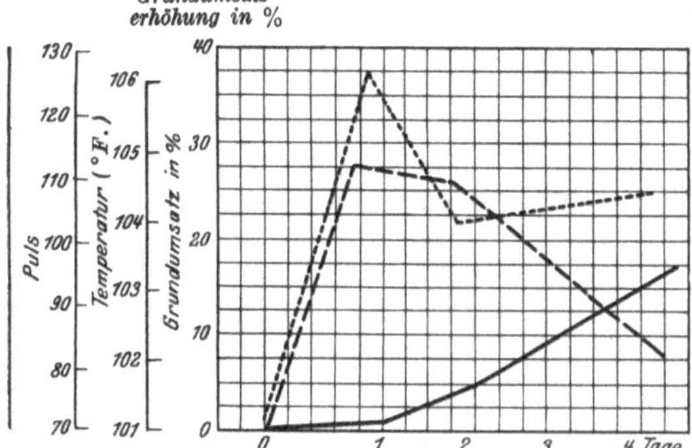

Abb. 82. Anstieg des Grundumsatzes (untere Kurve), der Temperatur (mittlere Kurve) und der Pulszahl (obere Kurve) eines infizierten, aber mit Kugolscher Lösung behandelten Hundes. (Nach Woomack, Cole und Heideman.)

Schilddrüse. Beim infizierten und nicht mit Jod behandelten Hund, dessen Gaswechsel in der Abb. 81 graphisch dargestellt ist, wies die Thyreoidea Epitheldesquamation, beginnende Hyperplasie und starken Kolloidschwund. Das Kontrolltier, das vor und während der Infektion Jod erhielt, und dessen Gaswechselhöhe Abb. 82 wiedergibt, zeigte bei der Sektion eine normale Schilddrüse mit viel Kolloid und niedrigem Epithel (Mikrophotographie im Original). Bei einigen anderen infizierten, mit und ohne Jod behandelten Hunden wurden mit gewissen graduellen Unterschieden ähnliche Verhältnisse vorgefunden. Wenn diese Jodwirkung auch in weiteren Versuchen so deutlich zutage treten sollte, hätte man in dieser Versuchsanordnung einen wichtigen Anhaltspunkt für die Rolle der Schilddrüse bei der Infektion und beim Fieberstoffwechsel. Es fehlt aber auch nicht an Angaben, wonach die Schilddrüsenentfernung keinen Einfluß auf den Verlauf gewisser Infektionskrankheiten hat. In manchen Fällen sollen sich thyreoprive Tiere sogar widerstandsfähiger gegen Infektion gezeigt haben (Maranon[1], Launoy u. Lévi-Brühl[2], Houssay und Sordelli[3], Melnik[4], Kepinow und Metalnikow[5])[6].

---

[1] Maranon, zitiert nach M. Garnier u. R. Huguenin: Traité de physiol. norm. et pathol. 4, 159 (1928).

[2] Launoy u. Lévi-Bruhl: C. r. Soc. Biol. Paris 75, 352 (1913).

[3] Houssay u. Sordelli: C. r. Soc. Biol. Paris 87, 679 (1921).

[4] Melnik: C. r. Soc. Biol. Paris 92, 474, 944 (1925).

[5] Kepinow u. Metalnikow: C. r. Soc. Biol. Paris 87, 210, 409 (1922); 86, 204, 906 (1922).

[6] *Anmerkung.* Es mögen hier folgende Befunde von F. de Quervain und von E. Nobel und W. Kornfeld (vgl. Abb. 59—62 und 67—68) erwähnt werden. Beide

Weniger abgeklärt ist die Rolle der Schilddrüse bei den langsam und chronisch verlaufenden Infektionen, speziell bei der Tuberkulose. Einige Autoren (CHARRIN[1], G. RICHARD[2], UHLMANN[3], PARHON und PARRHON[4], L. LÉVI[5] u. a.) wollen bei schilddrüsenlosen Tieren eine höhere Empfänglichkeit für Tuberkulose und einen günstigen Heilungseffekt bei Schilddrüseneingabe gesehen haben.

3. Ernährung und Schilddrüsenwirkung.

Man versteht unter einem inneren Sekret einen spezifischen physiologischen Stoff, der an einem bestimmten Orte gebildet wird und an einem anderen, nahe- oder ferngelegenen Orte zur Wirkung kommt. Diese Definition enthält zugleich die Voraussetzung, daß der ganze Wirkungsmechanismus ein zweiteiliger ist. Änderungen der innersekretorischen Wirkung können sowohl auf einer Störung des zentralen, hormonproduzierenden Organs, als auch auf einer veränderten Reaktionsfähigkeit des peripheren Wirkungsortes beruhen. Die Zahl der Faktoren, welche die periphere Auswirkung eines inneren Sekrets beeinflussen, ist sehr groß. Es gibt nun unter diesen Momenten einen physiologischen, nicht zu umgehenden Faktor, welcher in jedem Augenblick in die Wirkung der inneren Sekrete eingreift, nämlich die *Art der Ernährung*. Gerade die Schilddrüse stellt ein Organ dar, bei welchem der Zusammenhang zwischen Funktion und Ernährung besonders deutlich hervortritt. Bereits während der allerersten physiologischen Studien über die Thyreoidea war bekannt, daß z. B. thyreo-parathyreoidektomierte Tiere bei einer Fleischnahrung häufiger Tetanie bekommen, als bei einer lacto-vegetabilischen Diät (HORSLEY, F. BLUM, F. DE QUERVAIN u. a.). Die neuen ausgedehnten Versuche von LUCKHARD haben diese Erfahrungen bestätigt. Andererseits steht fest, daß künstlich hyperthyreoidisierte Tiere eine reine Fleischnahrung bedeutend schlechter ertragen als Normaltiere. Innerhalb weniger Tage treten ganz große Gewichtsabnahmen ein. Nicht selten gehen solche Tiere sehr schnell zugrunde (I. ABELIN und R. NEUBURGER[6]). Einen weiteren Beleg für diese Tatsache liefern die Versuche von E. ABDERHALDEN und E. WERTHEIMER[7]. Selbst beim gesunden Menschen und beim fleischfressenden Tier (Hund) können durch übermäßige Fleischzufuhr Stoffwechselstörungen hervorgerufen werden, die wahrscheinlich auf einer durch die Eiweißabbauprodukte gesteigerten Tätigkeit der Schilddrüse beruhen. Eine solche stimulierende Wirkung der reinen Fleischnahrung auf den Zustand der Thyreoidea wurde auf Grund von histologischen Untersuchungen mehrfach hervorgehoben (WATSON[8], TANBERG[9], vgl. auch C. WEGELIN[10], MARINE[11]). H. SCHLOSSMANN[12] fand bei

Autoren behandelten je einen Fall von schweren kongenitalen Myxödem mit Thyroxin und erzielten sehr auffallende Besserungen. Nach mehrmonatlicher Thyroxinzufuhr erkrankten beide Patienten an einer Diphterie! Weitgehende Schlüsse können natürlich nicht gezogen werden, doch bleibt es auffallend, daß die beiden 18 Jahre alten Athyreoten erst nach der Schilddrüsenbehandlung erkrankten.

[1] CHARRIN: Les défenses naturelles de l'organisme. Paris 1918.
[2] RICHARD, G.: Syndromes basedowiens chez les tuberculeux. 1907.
[3] UHLMANN: Hyperthyreoidisme et tuberculose. Thése de Montpellier 1911.
[4] PARHON u. M. PARRHON: C. r. Soc. Biol. Paris **76**, 662 (1914).
[5] LÉVI, L.: C. r. Soc. Biol. Paris **73**, 644 (1912).
[6] ABELIN, I., u. R. NEUBURGER: Inaug.-Dissert. Bern 1924.
[7] ABDERHALDEN, E., u. E. WERTHEIMER: Pflügers Arch. **213**, 328 (1926).
[8] WATSON: J. of Physiol. **32** (1904); **34** (1906) — Lancet **1910**, 1137 — Quart. J. exper. Physiol. **5** (1913).
[9] TANBERG: Dtsch. med. Wschr. **1910**, Nr 24 (Referat).
[10] WEGELIN, C.: Handb. d. pathol. Anat. v. HENKE u. LUBARSCH 8, 67 (1926).
[11] MARINE: J. of exper. Med. **21** (1915).
[12] SCHLOSSMANN, H.: Arch. f. exper. Path. **146**, 301 (1929).

Fleischnahrung keinen verstärkten Thyroxineffekt, führt aber an, daß es wesentlich auf die angewandte Thyroxinmenge ankommt.

a) Wirkung der anorganischen Jodsalze.

Die Neuzeit lieferte uns ein weiteres Beispiel für den engen Zusammenhang zwischen Ernährung und Schilddrüsenfunktion. Man mag nun Anhänger oder Gegner der Jodmangeltheorie des Kropfes sein, jedenfalls muß auf Grund der Arbeiten von Th. v. Fellenberg[1] u. a. zugegeben werden, daß in vielen Kropfgegenden tatsächlich zu wenig Jod mit der Nahrung aufgenommen wird. Umgekehrt bringt besonders im Kindesalter eine minimale Jodzulage eine unverkennbare Verkleinerung des Schilddrüsenvolumens und vermutlich auch eine Überleitung der Schilddrüsentätigkeit in mehr normale Bahnen (vgl. darüber die zusammenfassenden Darstellungen bei H. Hunziker[2], O. Bayard[3], H. Eggenberger[4], R. Isenschmid[5]).

b) Wirkung der Ca-Salze.

Nun ist das Jod mit Sicherheit nicht der einzige exogene Stoff, der hier in Betracht kommt. Daneben gibt es noch eine nicht geringe Anzahl anderer Nahrungssubstanzen, deren Wirkung erst genauer erforscht werden muß. Ein Stoff, welcher in der Schilddrüsenliteratur häufig erwähnt wird, ist das Calcium. Dessen Bedeutung ist bisher zu keiner so großen Einschätzung gekommen, wie die des Jods. Die maßgebende Rolle des Ca tritt aber bei Ernährungsversuchen an hyperthyreoidisierten Tieren mit aller Deutlichkeit auf (I. Abelin[6]). Füttert man z. B. Ratten mit getrockneter Schilddrüsensubstanz, so treten bald die bekannten Phänomene auf: abnorm hoher Stoffumsatz, nervöse Übererregbarkeit, Neigung zu Schweißausbrüchen, Tachykardie, Überempfindlichkeit gegen O_2-Mangel usw. Gibt man aber gleichalten Tieren vom gleichen Wurf die gleichen Schilddrüsenmengen, aber mit Zusatz von Ca zum üblichen Futter, so erhält man ein anderes Bild. Erstens, ist die Stoffwechselerhöhung nicht so groß, sie tritt auch später auf. Noch wichtiger ist aber die Tatsache, daß solche Tiere trotz gesteigertem Stoffwechsel ein bedeutend ruhigeres Verhalten zeigen, die Tachykardie kann nur leicht angedeutet sein, die Tiere schwitzen nicht und sind bedeutend weniger empfindlich gegen O_2-Mangel.

Bei mit Milch und Brot ernährten Ratten fand I. Abelin nach Zufuhr bestimmter Schilddrüsenmengen eine Grundumsatzerhöhung von ca. 35% (als Durchschnitt von 18 Versuchen). Nach Eingabe der gleichen Thyreoideamengen und $CaCO_3$ betrug die Grundumsatzsteigerung ca. 16% (Durchschnitt von 26 Versuchen).

Darreichung von Ca allein beeinflußt den Grundumsatz des Menschen und des Tieres nicht.

Die günstige Wirkung des Ca bei manchen Basedowfällen sowie die Ergebnisse des Experimentes machen es sehr wahrscheinlich, daß nicht nur zwischen der Parathyreoidea und dem Ca-Stoffwechsel, sondern auch zwischen der Thyreoidea und dem Ca sehr nahe Beziehungen bestehen.

---

[1] Fellenberg, Th. v.: Erg. Physiol. **25**, 176 (1926). — Clendon, J. F. Mc: Physiologic. Rev. **7**, Nr 2 (1927).

[2] Hunziker, H.: Die Prophylaxe d. großen Schilddrüse. Bern u. Leipzig: E. Bircher 1924.

[3] Bayard, O.: Beitr. z. Schilddrüsenfrage. Basel: Benno Schwabe u. Co. 1919.

[4] Eggenberger, H.: Kropf und Kretinismus. Handb. d. inn. Sekretion, herausgeg. von Max Hirsch **3**, 684. Leipzig: C. Kabitzsch 1927.

[5] Isenschmid, R.: Die pathologische Physiologie der Schilddrüse, siehe nachfolgenden Abschnitt.

[6] Abelin, I.: Biochem. Z. **199**, 72 (1928).

c) Wirkung der Phosphate.

Der oft beschriebene Antagonismus zwischen dem Phosphatanion und dem Ca-Kation läßt sich auch am Beispiele der Thyreoideawirkung verfolgen. Ruft nun ein Überschuß von Ca eine Abschwächung hervor, so erzeugt ein Phosphatzusatz eine Verstärkung der Schilddrüsenwirkung (I. ABELIN und K. MIYAZAKI[1]). Dabei ist zu betonen, daß der antagonistische Ca-Effekt intensiver ist, als der verstärkende Phosphateinfluß. Diese experimentellen Erfahrungen mit anorganischem Phosphat stehen allerdings in Widerspruch mit den therapeutischen Erfahrungen beim Basedow, wo Dinatriumphosphat oftmals gute Dienste leistet. Diese Phosphatwirkung könnte auf einer Erhöhung des Pufferungsvermögens des Basedowblutes beruhen.

d) Casein.

Aber nicht nur auf dem Gebiete der anorganischen, sondern auch unter den organischen Nahrungsstoffen gibt es solche, welche die Schilddrüsenwirkung fördern und solche, die sie hemmen. Stellt man sich auf den Standpunkt, daß ein wesentliches Moment der Schilddrüsenwirkung in einer Hemmung des Aufbaustoffwechsels besteht, so könnte man sich fragen, ob es vielleicht möglich wäre, durch Verfütterung von typischen aufbaufähigen Stoffen einem hemmenden Schilddrüseneinfluß entgegenzuwirken. Unter den Eiweißstoffen käme da zuerst der Wachstumseiweißstoff, das Casein, in Betracht. Bis zu einem gewissen Grade bestätigt sich diese Voraussetzung. Tiere, welche als *Hauptnahrung* frisch bereitetes Casein, daneben nur etwas Brot und Milch erhalten, reagieren auf die Schilddrüsenzufuhr mit keiner so intensiven Stoffwechselsteigerung und Schädigung des Nervensystems. Solche Tiere sind auch imstande, das Kohlehydrat der Nahrung in Leberglykogen umzuwandeln, während sonst bei der Schilddrüsenzufuhr die Synthese von Leberglykogen unfehlbar ausbleibt (I. ABELIN[2]).

Nach Verfütterung eines Nahrungsgemisches, bestehend aus Casein 40%, Reisstärke 40%, Gemüsepulver 6%, Ca-Lactat 5%, MC COLLUMS Salzgemisch 4%, Lebertran 5% und Zusatz von Trockenhefe und Eigelb konnten bei der Ratte der thyreogene Glykogenschwund und die Gaswechselerhöhung sehr weitgehend unterdrückt werden[3].

Die Behauptung, Eiweißreichtum der Nahrung verstärke die Schilddrüsenwirkung, ist in ihrer allgemeinen Form unzutreffend. Ebensowenig begründet ist die Vermutung, daß bei Hyperthyreosen tierisches Eiweiß schädlicher ist als Pflanzeneiweiß. Wie in vielen anderen Fällen, kommt es ganz auf die Natur des Eiweißträgers an: aus der gleichen Gruppe des tierischen Eiweißes wirkt das Fleisch verstärkend, das Casein hemmend auf die Stoffwechselsteigerung. In solchen Fällen treten die spezifischen, individuellen, aber kaum noch definierbaren Eigentümlichkeiten der einzelnen Nährstoffe deutlich in Erscheinung. Leider verfügen wir über keine sicheren Methoden zur systematischen Erforschung der verborgenen Nährstoffeigentümlichkeiten. Ihre Auffindung ist vorläufig eher dem Zufall, als der tieferen Einsicht überlassen.

e) Fett.

Lehrreich ist der Einfluß des Fettes auf die Schilddrüsenwirkung. Es haben bereits E. und M. MELLANBY[4], sowie MC CARRISON[5] darauf hingewiesen, daß man

---

[1] ABELIN, I., u. K. MIYAZAKI: Biochem. Z. **149**, 109 (1924).

[2] ABELIN, I.: Ber. üb. d. Internat. Kropfkonf. in Bern, S. 545. Bern: Hans Huber 1928 — Klin. Wschr. **8**, 1009 (1929).

[3] ABELIN, I.: Unveröffentlichte Versuche.

[4] MELLANBY, E. u. M.: J. of Physiol. (LANGLEY) **55**, VII, X (1921).

[5] CARRISON, MAC: Brit. med. J. **1922**, Nr 3188.

durch eine an Fett überreiche Ernährung beim Tier Schilddrüsenhyperplasien erzeugen kann. Der Stoffwechselversuch vermag noch andere Wirkungen der Fette aufzudecken: Fettzusatz zur üblichen Nahrung hemmt die Grundumsatzerhöhung nach Schilddrüsenzufuhr. Parallel dazu bleibt auch die Glykogenbildungsfähigkeit der Leber erhalten[1]. Diese Tatsache ist besonders wichtig, da sie ein Kernproblem der ganzen Thyreoideawirkung betrifft. Die dauernde Glykogenfreiheit der Leber hyperthyreoidisierter Tiere ist der Ausgangspunkt einer Reihe weiterer stoffwechselphysiologischer Schädigungen. Sobald die Leber wieder Glykogen anhäuft, gehen die Stoffwechselstörungen allmählich zurück. Die Aufrechterhaltung resp. Erhöhung der Glykogendepots der Leber ist eins der wesentlichsten Ziele der Ernährungstherapie des Basedow.

Die Rolle der Kohlehydrate für die normale Verarbeitung der Fette und für die Verhütung der Ketonurie ist allgemein bekannt. Aber auch die Fette beeinflussen ihrerseits den Umsatz der Kohlehydrate: eine erhöhte Fettverbrennung hat oft eine verstärkte Glykogenablagerung in den Geweben zur Folge. Die physiologische Leberverfettung, welche nach starken Glykogenverlusten eintritt, ist ein biologisch hochwichtiger Faktor. Die Leber sammelt dabei Kraft für eine starke Heranziehung der Kohlehydrate, sobald dieselben mit der Nahrung einzuströmen beginnen. Auch aus anderem geeignetem Material kann die verfettete Leber leicht Glykogen bilden, wie wir es vom spontanen Auftreten des Leberglykogens im Hunger (oder bei Wegfall jeder Kohlehydratzufuhr) kennen. Diese Selbstregulation der Leber, diese Balancierung zwischen dem Kohlehydrat- und dem Fettumsatz, wird nach Schilddrüsenzufuhr gestört, kann aber durch frühzeitige Eingabe von Fetten bewahrt bleiben. Am besten eignen sich für diesen Zweck Eigelbfett, Lebertran, Olivenöl, Knochenmark, Butter. Unwirksam erwies sich die lipoidreiche Gehirnsubstanz. Wenn man unter den bisher bekannten anorganischen Antagonisten des Schilddrüsenhormons dem Ca die erste Stelle einräumen will, so kann das Fett an die Spitze der organischen Hemmungsstoffe gesetzt werden. Nur wenn das Fett bei voll ausgebildeter Hyperthyreose gegeben wird, tritt seine dämpfende Wirkung nicht ein, es kann dann durch die Fettzufuhr die Calorienproduktion noch weiter ansteigen. Die Bedeutung dieses Phänomens wurde in einem früheren Abschnitt diskutiert (vgl. S. 124).

f) Kohlehydrate.

Bei der Behandlung des Basedow wird vielfach einem Kohlehydratreichtum der Nahrung eine gewisse Bedeutung beigemessen. Experimentell ist die Frage wenig bearbeitet. Es scheint aber, daß eine kohlehydratfreie Nahrung die Tiere überempfindlich gegen das Thyreoideahormon macht. In Übereinstimmung damit berichten E. Abderhalden und E. Wertheimer[2], daß bei reicher Kohlehydratzufuhr die Thyroxinwirkung nicht so intensiv ausfällt.

g) Vitamine.

Die Rolle der Vitamine für die Thyreoidea wurde mehrfach untersucht (C. Funk und Douglas[3], K. Tsuji[4], E. Glanzmann[5] u. a.). Eingehendere Arbeiten über diese Frage liegen auch von F. Verzar und Mitarbeitern vor. F. Verzar und B. Vasarhelyi[6] sind auf Grund von Atmungsversuchen am

---

[1] Abelin, I., u. K. Miyazaki, zitiert auf S. 215. I. Abelin, E. Goldener u. B. Kobori: Biochem. Z. **174**, 232 (1926). — Abelin, I.: Klin. Wschr. **5**, Nr 9 (1926); **8**, 1009 (1929).
[2] Abderhalden, E., u. E. Wertheimer: Pflügers Arch. **213**, 328 (1926).
[3] Funk, C., u. Douglas: J. of Physiol. **1914**.
[4] Tsuji, K.: Acta Scholae med. Kioto **4**, 471 (1922).
[5] Glanzmann, E.: Jb. Kinderheilk. **101**, 1 (1923).
[6] Verzar, F., u. B. Vasarhelyi: Pflügers Arch. **206**, 675 (1924).

überlebenden Muskel zur Ansicht gekommen, daß in der Thyreoidea von B-vitaminarm ernährten Tieren weniger vom stoffwechselanregenden Hormon vorhanden ist, als beim Normaltier. Extrakte aus der Schilddrüse von avitaminösen Kaninchen vermögen z. B. nicht, den Zuckerverbrauch normaler Herzen zu steigern, während Auszüge aus normalen Schilddrüsen dies bewirken. Es ist daher nach VERZAR und VASARHELYI möglich, daß bei B-vitaminarm ernährten Tieren die Stoffwechselsenkung auf einer Hypofunktion der Thyreoidea beruht (vgl. auch B. VASARHELYI[1]). Andererseits sind B-vitaminarm ernährte Tiere besonders empfindlich gegen Schilddrüsenzufuhr und reagieren darauf mit hohen Stoffwechselsteigerungen (A. ZIH und F. VERZAR[2]).

An einer Unterwertigkeit der Schilddrüse bei Vitaminmangel darf nicht mehr gezweifelt werden, manche avitaminöse Störung ist letzten Endes der Ausdruck einer ungenügenden Schilddrüsen-tätigkeit. Der Haarausfall bei bestimmter vita-minarmer Kost kann durch Zusatz kleiner Schilddrüsenmengen sehr erfolgreich bekämpft werden, die Nahrung kann dann vitaminarm bleiben[3]. Einen weiteren Beweis für die physiologische Minderwertigkeit der Thyreoidea B-vitaminfrei ernährter Tiere erbrachte G. PIGIHNI[4], indem er zeigen konnte, daß die Schilddrüse von beriberikranken Tauben keine Kaulquappenmetamorphose zu erzeugen vermag. Mehr als alles andere sprechen in diesem Sinne die Grundumsatzerniedrigung bei vitaminfreier Ernährung (E. ABDERHALDEN[5], W. R. HESS[6]), als auch das veränderte histologische Aussehen der Thyreoidea. Bei avitaminotischen Erkrankungen wird das Drüsenparenchym allmählich zerstört und durch ein zellenreiches, junges Bindegewebe ersetzt. Das Kolloid schwindet bis auf kleine Überreste (B. KIHN[7]). Im Beginn der avitaminösen Ernährung kann es bloß vorübergehend zu einer erhöhten Schilddrüsentätigkeit mit Vergrößerung und Neubildung von Follikeln (S. A. SATWORNIZKAJA und W. S. SIMNITZKY[8])

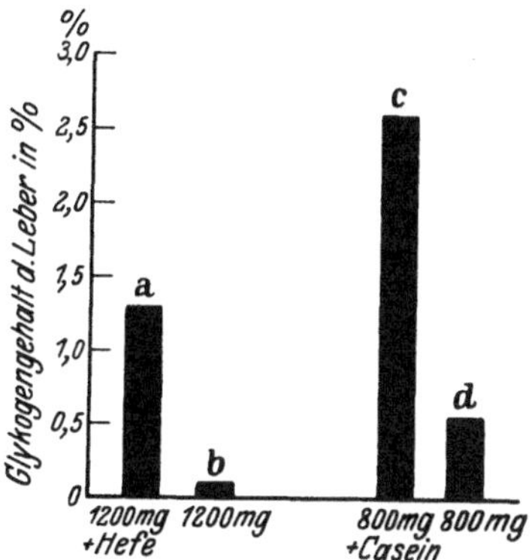

Abb. 83. Leberglykogenbildung aus Zucker bei verschieden ernährten hyperthyreoidisierten Ratten. a = Verfütterung von 1200 mg Schilddrüsensubstanz (in Form von BURROUGHS - WELLCOME - Tabletten) und tägliche Beigabe von frischer Brauereihefe zur üblichen Nahrung (Milch und Brot); b = Kontrollversuch: 1200 mg Schilddrüsensubstanz ohne Hefezusatz; c = Verfütterung von 800 mg Schilddrüsensubstanz und caseinreiche Ernährung; d = Kontrollversuch: 800 mg Schilddrüsensubstanz und übliche Ernährung (Milch und Brot). (Nach I. ABELIN.)

kommen, bald darauf tritt aber ein Follikelschwund ein. Diese Erscheinungen des B-Vitaminmangels sind bei der Ratte stärker ausgesprochen als bei der Taube.

Die Vitamine gehören zu den exogenen Stoffen und spielen beim gesamten Stoffwechselprozeß eine ausschlaggebende Rolle. Das Grundphänomen der Hyperthyreose, die Restitutionshemmung, muß sich auch bei den Vitaminen bemerkbar machen. Der gesteigerte Stoffabbau führt zu vermehrten Vitaminverlusten, daraus ergibt sich dann eine weitere Beeinträchtigung der Stoffwechselvorgänge. Ebenso wie beim Fett, erwächst daraus bei der Hyperthyreose die Aufgabe, durch reichliche Zufuhr vitaminhaltiger Nahrung den Vitaminverlust

---

[1] VASARHELYI, B.: Pflügers Arch. 212, 239 (1926).
[2] ZIH, A., u. F. VERZAR: Pflügers Arch. 214, 449 (1926).
[3] Eigene unveröffentlichte Versuche.
[4] PIGIHNI, E.: Biochimica e Ter. sper. 14, 249 (1927).
[5] ABDERHALDEN, E.: Pflügers Arch. 182, 133 (1920).
[6] HESS, W. R.: Hoppe-Seylers Z. 117, 284 (1921); 119, 176 (1922).
[7] KIHN, B.: Avitaminosen von STEPP. GYÖRGY, S. 159. Berlin: Julius Springer 1927.
[8] SATWORNIZKAJA, S. A., u. W. S. SIMNITZKY: Virchows Arch. 266, 329 (1927).

wenigstens teilweise zu kompensieren. Und ebenso wie das Fett, vermögen auch einige Vitamingruppen den Stoffwechseleffekt der Thyreoideasubstanzen zu beeinflussen. Besonders aktiv erwies sich in dieser Beziehung das B-Vitamin in Form von frischer Hefe. Mit Schilddrüse, zugleich aber auch mit frischer Brauereihefe gefütterte Tiere weisen erhebliche Glykogenmengen in der Leber auf (vgl. Abb. 83). Ebenso erfolgreich ist ein natürliches Gemisch der üblichen Vitamine. Die Vitamine C und D, für sich allein gegeben, ebenso die vitamin-reichen tierischen Organe vermochten nicht im gleichen Maße wie das B-Vitamin die Schilddrüsenwirkung zu beeinflussen (I. ABELIN[1]).

h) Tryptophan.

J. CRAMER[2] hat die Beobachtung gemacht, daß bei Ratten eine sonst zureichende, aber tryptophanarme Nahrung zu einer Atrophie der Schilddrüse führt. Man hat daraus auf enge Beziehungen des Tryptophans zur wirksamen Schilddrüsensubstanz geschlossen und bei Basedowerkrankungen tryptophanarme Nahrung vorgeschlagen. Außerdem stützte man sich auf die anfänglich von E. C. KENDALL vermutete Abstammung des Thyroxins aus dem Tryptophan, was sich aber dann als nicht zutreffend erwiesen hat. J. F. WEIR[3] hat den Tryptophangehalt von Basedowschilddrüsen bestimmt, aber keine Beziehung zwischen der Schwere des Falles, dem Thyroxingehalt, der Stoffwechselerhöhung und der Menge des Tryptophans in der Schilddrüse auffinden können. Die Ursache der Schilddrüsenatrophie bei einer tryptophanarmen Nahrung ist gar nicht zu übersehen, zumal Atrophien der Thyre-oidea beim Tier auch durch eine Reihe anderer Faktoren hervorgerufen werden können (vgl. H. C. CHANG[4], ABEL, BACHUS, BOURQUIN und GERARD[5]).

i) Ernährung und Kropf.

Nichts beweist besser die Rolle der Ernährung für die Schilddrüsenfunk-tion, als die Tatsache, daß es neuerdings gelungen ist, beim Tier auf rein ali-mentärem Weg einen Kropf zu erzeugen. Ein wichtiger Faktor ist die Ein-seitigkeit der Ernährung. Die kropfauslösende Kost wechselt von Tier zu Tier. Bei Ratten führte eine kohlehydratreiche, vitaminarme Ernährung zur Ent-stehung eines lymphadenoiden Kropfes (McCARRISON[6]). Bei Tauben ergab ein Fettüberschuß der Nahrung eine deutliche Vergrößerung der Schilddrüse. Beim Kaninchen kann durch Gemüsefütterung Kropf erzeugt werden. Zugleich sinkt der Grundumsatz (A. M. CHESNEY, T. A. CLAWSON und B. WEBSTER[7]). (Näheres über den Zusammenhang zwischen Kropf und Ernährung siehe bei R. ISENSCHMID, die pathologische Physiologie der Schilddrüse, S. 238.)

Zusammenfassung.

Die hohe Reaktionsfähigkeit und die oberflächliche Lage der Thyreoidea ver-leihen derselben eine gewisse Empfindlichkeit äußeren Einflüssen gegenüber. Am besten erforscht ist die Temperaturwirkung auf das histologische Aussehen der Schild-drüse. Eine tiefe Umgebungstemperatur führt bei Ratten zu einem Kolloidschwund und zu einer Vergrößerung der Epithelzellen und der Mitochondrien. Längerdauernde Wärmewirkung veranlaßt dagegen eine Kolloidanhäufung, eine Abplattung des Epi-thels und eine Verkleinerung der Mitochondrien. Man findet somit bei der Kälte eine (nach histologischen Begriffen) „aktive", bei der Wärme eine „ruhende" Schilddrüse.

Eine gewisse Ruhigstellung der Thyreoidea tritt auch bei Verfütterung von Schilddrüsensubstanz ein; es kann dabei sogar zu gewissen Anzeichen von Ausfallserscheinungen kommen.

[1] ABELIN, I.: Klin. Wschr. **8**, 1009 (1929).
[2] CRAMER, J.: J. of Physiol. (London) **57**, 64, Ref. (1923).
[3] WEIR, J. F.: Amer. J. med. Sci. **169**, 860 (1925).
[4] CHANG, H. C.: Amer. J. Physiol. **73**, 275 (1925) — Endocrinology **10**, 188 (1926).
[5] ABEL, BACHUS, BOURQUIN u. GERARD: Amer. J. Physiol. **73**, 287 (1925).
[6] CARRISON, MC.: Indian med. Res. **15**, 909 (1928); **17**, 442 (1929).
[7] CHESNEY, A. M., T. A. CLAWSON u. B. WEBSTER: Bull. Hopkins Hosp. **43**, 261 (1928).

Häufig, aber nicht durchwegs, gehen all solchen strukturellen Veränderungen auch funktionelle Umstellungen der Thyreoidea parallel.

Das Bild einer „aktiven" Schilddrüse wird ferner bei manchen akuten, wie experimentellen, von Fieber begleiteten Infektionen angetroffen. Durch Jodzufuhr können diese Schilddrüsenveränderungen bis zu einem gewissen Grade rückgängig gemacht werden. Zugleich kommt es bei solchen fiebernden, mit Jod vorbehandelten Tieren zu keinen so ausgedehnten Steigerungen des Grundumsatzes und der Pulsfrequenz.

Handelt es sich bei der Kälte, Wärme, Belichtung, Infektion um Faktoren, welche vorwiegend das Thyreoideaorgan selbst angreifen, so gibt es auf der anderen Seite eine Anzahl exogener Momente, welche in erster Linie die sog. „Auswirkung" des Schilddrüsenhormons an der Peripherie beeinflussen. Dazu gehört vor allem die Ernährungsart. Der Gesamteffekt der Schilddrüsenwirkung wird durch manche Ernährungsweise verstärkt, durch manche abgeschwächt. Maßgebend sind sowohl die anorganischen, wie die organischen und akzessorischen Nährbestandteile. Durch reichliche Ca-Zufuhr kann beim Tier die Stoffwechselwirkung der Schilddrüsensubstanzen herabgesetzt werden, zugleich werden die Übererregbarkeitssymptome gedämpft. Ebenso wird dem Dinatriumphosphat eine günstige Wirkung beim Basedow zugeschrieben. Eine fettreiche Ernährung (Zufuhr von Olivenöl, Eigelb, Knochenmark) vermag bei manchen Tieren die Hyperthyreoseerscheinungen abzuschwächen. Der ganze Verlauf der Hyperthyreose nimmt dabei einen milderen Charakter an. — Unter den Eiweißkörpern gibt es solche, welche die Hyperthyreose begünstigen, und solche, welche sie hemmen. Zu den ersteren gehört das Fleisch, zu den letzteren das Casein. Von besonderer Wichtigkeit erweisen sich die Vitamine, speziell das B-Vitamin (Hefe). Deren reichliche Beigabe kann die hyperthyreotischen Stoffwechselschädigungen teilweise verhüten.

XVII. Schilddrüse und Nervensystem.

1. Zusammenhang zwischen Schilddrüsen- und Nerventätigkeit.

Bereits der Anblick eines Basedowkranken mit seiner Unruhe, Hastigkeit, Schreckhaftigkeit, Tremor; oder eines typischen Hypothyreoten mit seiner Apathie und seinem verlangsamten Auffassungsvermögen, — schon diese Erscheinungen allein berechtigen zur Annahme einer Abhängigkeit der Nerventätigkeit von der Schilddrüsenfunktion. Zählt man die leichten Schweißausbrüche, die vasomotorischen Störungen, die Tachykardie, die oft gesteigerte Peristaltik beim Basedow; und andererseits die Bradykardie, die gehemmte Schweißabsonderung, die Darmträgheit beim klassischen Myxödem hinzu, so wird man außer an Störungen des cerebrospinalen auch an solche des vegetativen Nervensystems denken müssen. Man weiß ferner von anderen Drüsen mit innerer Sekretion (von der Hypophyse, Nebenniere, Pankreas u. a.), daß sie der Herrschaft des Nervensystems unterworfen sind, und es würde kaum jemand die Wechselbeziehung zwischen der Thyreoidea und dem Nervensystem leugnen wollen. Wenn nun seit über 30 Jahren auf diesem Gebiete ein verworrener Streit der Meinungen herrscht, so betrifft er weniger die Frage „ob", als vielmehr die Frage „wie" Schilddrüse und Nervensystem zusammenwirken[1]. Aber gerade dieser Punkt ist am wenigsten geklärt. Zum Teil ist daran die Unvollkommenheit der experimentellen Bearbeitung des Problems schuld. Das

---

[1] Vgl. auch die Ansichten von E. GLEY. (E. GLEY: Les grandes problèmes de l'endocrinologie S. 115 ff. Paris: J. B. Baillière et fils 1926. Quatre leçons sur les sécrétions internes, Paris: J. B. Baillière et fils, 1921; Les sécrétions internes, Paris; J. B. Baillières et fils, 1921).

auffallendste physiologische Merkmal des Schilddrüseninkrets ist nicht die akute vorübergehende (Adrenalin, Insulin, Hypophysin), sondern die chronisch andauernde Wirkung. Im Zusammenhang damit ist auch der Einfluß der Reize auf die Schilddrüse unvergleichlich schwieriger feststellbar als bei manchen anderen innersekretorischen Organen. Diese beiden wichtigen Faktoren, der langsame Eintritt der Schilddrüsenwirkung und die Trägheit des Reizeffektes, lassen den akuten Versuch von vornherein ungeeignet erscheinen. Er wurde zwar früher geübt, hat aber einer späteren Kritik nicht standhalten können.

A. Die sekretorische Innervation der Schilddrüse.

Einen besonders lebhaften Meinungsaustausch rief die Frage der sekretorischen Innervation der Thyreoidea hervor, aber nicht etwa vom anatomischen, sondern vom physiologischen Standpunkt aus. Anatomisch ist das Problem durch ältere und neuere Untersuchungen im positiven Sinne gelöst. Bereits in den 90er Jahren des vorigen Jahrhunderts wurden durch O. Andersson[1], E. Crisafulli[2], Sacerdotti[3] und M. Trautmann[4] sekretorische Schilddrüsennerven nachgewiesen, und eine neuere Überprüfung durch N. A. Popow[5] (bei Bechterew) hat die älteren Angaben durchaus bestätigt. Man findet in der Schilddrüse des Menschen und zahlreicher Säugetiere dichte sekretorische Nervengeflechte, deren Eigentümlichkeit darin besteht, daß sie *peri-* oder *intra*follikulär liegen und in die Epithelzellen nicht eindringen. Diese Tatsache läßt N. A. Popow vermuten, daß die sekretorischen Nervenendigungen vielleicht als senso-receptorische Gebilde funktionieren, und daß möglicherweise durch deren Vermittlung die vegetativen Zentren über den jeweiligen Füllungszustand der Follikel orientiert werden. Dieses Auftreten des Gesamtfollikels als „anatomische Einheit" ist natürlich auch für die Schilddrüsenphysiologie von Bedeutung. Beachtenswert ist ferner die erneute Feststellung von N. A. Popow, daß gangliöse sympathische Nervenzellen in der Schilddrüse nicht vertreten sind.

Auf die Frage nun, wie dieser sekretorische Apparat in den Mechanismus der Schilddrüsentätigkeit eingreift, wie er selbst gefördert oder gehemmt wird, wie er die empfangenen Reize zur Schilddrüse weiterleitet, darüber vermag die derzeitige physiologische Kenntnis keine gesicherte Antwort zu geben.

B. Die experimentelle Erforschung der Zusammenhänge zwischen Schilddrüse und Nervensystem.

a) Akute Versuche.

α) **Direkte Reizversuche.** Von den so schwerwiegenden Veränderungen der Herztätigkeit beim Basedow ausgehend, zog E. v. Cyon[6] die Erregbarkeit des N. depressor und N. vagus als Kriterium des Schilddrüseneffektes heran. Die Ansprechbarkeit beider Nerven soll nach v. Cyon durch das Baumannsche Jodothyrin erhöht werden. O. v. Fürth und C. Schwarz[7], L. Asher und M. Flack[8] haben die Angaben von v. Cyon über das Jodothyrin nicht bestätigen

[1] Andersson, O.: Biolog. Föreningens Förhandlingar **4**, H. 6/7 (1892).
[2] Crisafulli, E.: Bull. mens. d. Acad. Gioenia di scienz. nat. in Catania, N. S. **1892**, F. 25.
[3] Sacerdotti: Accad. di Torino **29** (1893).
[4] Trautmann, M.: Inaug.-Dissert. Halle-Wittenberg 1895 (daselbst Literatur).
[5] Popow, N. A.: Z. Neur. **110**, 383 (1927); **115**, 131 (1928).
[6] Cyon, E. v.: Pflügers Arch. **70**, 126 (1898); **73**, 42 (1898).
[7] Fürth, O. v., u. C. Schwarz: Pflügers Arch. **124**, 361 (1908).
[8] Asher, L., u. M. Flack: Z. Biol. **55**, 83 (1910).

können. L. Asher und M. Flack, sowie A. Oswald[1] geben aber an, daß Schilddrüsenextrakte oder Jodthyreoglobulin die blutsenkende Wirkung der Depressorreizung verstärken. An diese Befunde schloß sich eine lebhafte Diskussion an, und es sei in dieser Beziehung auf die kritischen Bemerkungen von L. Asher[2], H. Druyerre[3], O. Krayer und G. Sato[4], A. Carlson[5] hingewiesen.

Die späteren Versuche von Sharpey-Shäfer[6], von E. Abderhalden und E. Gellhorn[7], von H. Feldberg und E. Schilf[8], O. Krayer und G. Sato, H. Dryerre u. a. haben den älteren Ergebnissen eine andere Beleuchtung gegeben. Es stellte sich heraus, daß eine Unsumme von Nebenfaktoren, wie Tierart, Narkoseart, Narkosetiefe, Häufigkeit und Intensität der Nervenreizung usw. maßgebend sind. Besonders beachtenswert sind folgende zwei Tatsachen: a) Thyroxin und eiweißfreie Schilddrüsenextrakte geben die beschriebenen Nervenwirkungen (besonders die der Vaguserregung) nicht[9], b) Auszüge aus anderen Drüsen (Leber, Tonsillen) vermögen ähnliche Wirkungen zu erzeugen wie native Schilddrüsenauszüge (H. Dryerre). Gerade dieser letztere Befund lenkt die Aufmerksamkeit auf einen vorher nicht genügend genug gewürdigten Punkt. v. Cyon und seine Nachfolger scheuten bei ihren Experimenten nicht, größere Mengen von Schilddrüseneiweiß intravenös einzuverleiben und die darauf beobachteten Erfolge auf das spezifische Thyreoideahormon zurückzuführen. Seitdem nun bekannt ist, daß mancher andere parenteral eingeführte Eiweißkörper die Nervenerregbarkeit stark verändert (Döllken und Rosenberg[10]), hat man weiteren Grund, die früher erzielten Ergebnisse anders einzuschätzen. Die neueren Versuche von E. Flatow und M. Morimoto[11] mit Splanchnicusreizung und Eiweißinjektion geben weiteren Anlaß dazu.

β) **Indirekte Reizversuche.** Teilweise infolge der Unsicherheit der elektrischen Nervenreizung, sowie teilweise im Zusammenhang mit der damals aufgetauchten Lehre von der endokrinen Korrelation, setzte man im ersten Dezennium dieses Jahrhunderts an Stelle der direkten die chemisch-hormonale Nervenerregung. Besonders häufig wurde das Adrenalin verwendet, wozu wohl die klinische Beobachtung einer vegetativen Übererregbarkeit beim Basedow besondere Veranlassung gab. Es war aber auch hier wieder die Unsicherheit der Methodik, welche diesem an und für sich richtigen Gedanken keine genügende experimentelle Stütze zu verleihen vermochte. Die Verstärkung der Blutdruckwirkung des Adrenalins, die zuerst als spezifische Eigenschaft des Schilddrüsenhormons angesehen wurde, ließ sich nachträglich durch eine große Anzahl von Eingriffen nachahmen und stellte somit die älteren Schlußfolgerungen in Frage.

Die ersten Angaben über die Verstärkung der Adrenalinwirkung durch die Thyreoideasubstanzen stammen von F. Kraus und H. Friedenthal[12] und von L. Asher und M. Flack[13]. L. Asher und v. Rodt[14] fanden dann, daß beim mit Thyreoideasubstanz vorbehandelten

[1] Oswald, A.: Pflügers Arch. **164**, 506 (1916); **166**, 169 (1917). — Vgl. auch E. v. Cyon u. A. Oswald: Ebenda **83**, 199 (1901).

[2] Asher, L.: Handb. d. inn. Sekretion; herausgeg. v. M. Hirsch **2**, 1 (1927).

[3] Dryerre, H.: Quart. J. exper. Physiol. **19**, 61 (1928).

[4] Krayer, O., u. G. Sato: Arch. f. exper. Path. **128**, 67 (1928).

[5] Carlson, A.: Amer. J. Physiol. **71**, 549 (1925).

[6] Sharpey-Shäfer: The endocrine Organs, S. 36. New York 1916.

[7] Abderhalden, E., u. E. Gellhorn: Pflügers Arch. **199**, 320 (1923).

[8] Feldberg, W., u. E. Schilf: Arch. f. exper. Path. **124**, 94 (1927).

[9] Vgl. u. a. A. Oswald: Z. exper. Med. **58**, 623 (1927).

[10] Döllken u. Rosenberg: Z. exper. Med. **36**, 365 (1923).

[11] Flatow, E., u. M. Morimoto: Arch. f. exper. Path. **131**, 127 (1928); **127**, 245 (1928).

[12] Kraus, F., u. H. Friedenthal: Berl. klin. Wschr. **45**, 1709 (1908).

[13] Asher, L., u. M. Flack: Zitiert auf S. 220.

[14] Asher, L., u. v. Rodt: Zbl. Physiol. **26**, 223 (1912).

Kaninchen die Blutdrucksteigerung nach Splanchnicusreizung stärker ausfällt als beim Normaltier. Erhöhungen der Adrenalinwirkung durch gleichzeitige Schilddrüsenzufuhr sahen auch A. Oswald[1], Santesson[2], R. L. Levy[3], G. A. Maloff[4] und S. Ono[5]. Auf der anderen Seite aber haben die Versuche von A. Biedl und Brun, von J. B. Collip[6], von Lieb und Heymann[7], von G. E. Burget und M. B. Visscher[8], E. G. Burget und G. Crisler[9], H. Dreyerre[10], W. Feldberg und E. Schilf, E. Abderhalden und E. Gellhorn[11], O. Krayer und G. Sato[12], E. Flatow und M. Morimoto[13] u. a. gezeigt, daß zwischen der injizierten Adrenalinmenge und dem Blutdruckeffekt keine einfachen und proportionalen Beziehungen bestehen, daß es außer den Thyreoidextrakten auch zahlreiche andere, das Adrenalin sensibilisierende Stoffe gibt, und ferner, daß das Thyroxin bei dieser Versuchsanordnung unwirksam bleibt (H. Dreyerre[14], O. Krayer und G. Sato[15], Alday Redonnet[16]).

Ein wichtiger störender Faktor bei all solchen Versuchen ist die Narkose. Je nachdem, ob man mit tiefer oder schwacher Narkose arbeitet, je nach der Natur des angewandten Betäubungsmittels ergibt die Adrenalininjektion einen wechselnden Effekt. Aussagender sind daher vielleicht Versuche am intakten, nur ganz leicht narkotisierten Tier, wie sie von B. Chamberlain[17] ausgeführt wurden. Es handelt sich um Blutdruckmessungen nach Adrenalinzufuhr bei 14 normalen und bei 14 mit Schilddrüse vorbehandelten Hunden. Anbei die Resultate:

	Normale Hunde	Hyperthyreoidisierte Hunde
Durchschnittliche Dauer bis zum Eintritt der Adreanlinwirkung	9,5 Min.	9,4 Min.
Durchschnittliche Dauer bis zum Eintritt der maximalen Adrenalinwirkung	51,6 Min.	38,3 Min.
Durchschnittliche Höhe des Carotisdruckes beim Eintritt der Adrenalinwirkung	17,4 mm Hg	16,6 mm Hg
Durchschnittliche Höhe des Carotisdruckes auf die Höhe der Adrenalinwirkung	36,6 mm Hg	35,8 mm Hg
Durchschnittliche Blutdrucksteigerung nach Adrenalininjektion	22 mm Hg	25 mm Hg

	Blutdrucksteigerung nach Adrenalin			
Injizierte Adrenalinmenge	0,1 ccm	0,2 ccm	0,5 ccm	1,0 ccm
Durchschnittswert von 6 normalen Hunden	7 mm Hg	11,6 mm	18,3 mm	27,3 mm
Durchschnittswert der gleichen Tiere nach der Hyperthyreoidisation	7 mm Hg	9,3 mm	15,3 mm	25,0 mm

[1] Oswald, A.: Korresp.bl. Schweiz. Ärzte **46**, 257 (1916).
[2] Santesson: Skand. Arch. Physiol. (Berl. u. Lpz.) **37**, 187 (1919).
[3] Levy, R. L.: Amer. J. Physiol. **41**, 492 (1916).
[4] Maloff, G. A.: Pflügers Arch. **208**, 335 (1925).
[5] Ono, S.: Jap. med. World **2**, 157 (1922).
[6] Collip, J. B.: Amer. J. Physiol. **55**, 450 (1921).
[7] Lieb u. Heymann: Amer. J. Physiol. **63**, 68, 83 (1922).
[8] Burget, G. E., u. M. B. Visscher, Amer. J. Physiol. **81**, 113 (1927).
[9] Burget, G. E., u. G. Crisler: Maer. J. Physiol. **83**, 373 (1927).
[10] Dreyerre, H.: Zitiert auf S. 221.
[11] Abderhalden, E., u. E. Gellhorn: Pflügers Arch. **199**, 320, 437 (1923); **203**, 42 (1924).
[12] Krayer, O., u. G. Sato: Zitiert auf S. 221.
[13] Flatow, E., u. M. Morimoto: Zitiert auf S. 221.
[14] Dreyerre, H.: Quart. J. exper. Physiol. **14**, 221 (1924).
[15] Krayer, O., u. G. Sato: Zitiert auf S. 221.
[16] Alday Redonnet, T.: Archivos Cardiol. **10**, 269 (1929); (dänisch mit französischer Zusammenfassung).
[17] Chamberlain, B.: Proc. Soc. exper. Biol. a. Med. **26**, 459 (1929).

In anderen Versuchen wurde die Adrenalinwirkung an den gleichen Hunden *vor* und *nach* der Hyperthyreoidisation bestimmt. Eine verstärkte Adrealinwirkung auf den Blutdruck ließ sich nicht feststellen (vgl. Tabelle auf S. 222).

γ) **Überlebende Organe.** Das Verhalten der überlebenden Organe (Herz, Darm, Uterus, Gefäße usw.) ist so wechselvoll und so außerordentlich leicht durch eine Unsumme von unspezifischen Stoffen beeinflußbar, daß bei der Verwendung dieser Methodik ganz besondere Vorsicht geboten ist. Die überlebenden Organe wurden beim Studium der Schilddrüsenwirkung ebenfalls benutzt, ergaben aber unsichere und kaum verwertbare Resultate. Auf deren Besprechung darf verzichtet werden.

δ) **Operative Methoden.** Geistvoll in ihrem Aufbau, schwierig in der technischen Durchführung sind die Experimente von W. B. CANNON, C. A. L. BINGER und R. FITZ[1]. Durch direkte Anastomose zwischen Halssympathicus und N. phrenicus haben W. B. CANNON und Mitarbeiter versucht, die Impulse des Atemzentrums der Schilddrüse zuzuführen. Der Erfolg war nur ein partieller. Zudem konnten die Versuchsergebnisse nicht immer in gleicher Weise reproduziert werden. Die Resultate wurden von BURGET[2], D. MARINE, ROGOFF und STEWART[3] und von A. TROELL[4] nicht bestätigt.

Der alte Gedanke von E. v. CYON über das Zusammenwirken von Herz und Schilddrüse spiegelt sich teilweise in einer anderen Versuchsanordnung von W. B. CANNON und P. E. SMITH[5] wieder. Es wird dabei als Indicator das entnervte Herz der Katze benutzt. Dasselbe ist sehr empfindlich und soll auf Halssympathicusreizung bzw. auf Reizung der Nn. laryngei nur dann reagieren, wenn das Tier im Besitze der Schilddrüse ist. Nach Thyreoideaexstirpation soll die Herzwirkung der Sympathicusreizung ausbleiben. Der Versuch wurde als Beweis für die sekretorische Innervation der Schilddrüse betrachtet, es stehen ihm aber leider viele Versager entgegen.

ε) **Einfluß der Nervenerregung auf die chemische Zusammensetzung der Schilddrüse.** Von vornherein zum Mißerfolg verurteilt war der Versuch einiger amerikanischer Forscher, die Abhängigkeit der Thyreoidea vom Nervensystem an Hand von Änderungen des Jodgehaltes der Schilddrüse nachzuweisen (J. M. RAHE, J. ROGERS, G. G. FAWEETT und S. P. BEEBE[6]). Diese Autoren stellten bei einseitiger Reizung der zur Schilddrüse führenden Nerven eine Jodabnahme im entsprechenden Schilddrüsenlappen fest. Aber C. F. WATTS[7] ist geneigt, dieses Ergebnis auf Zirkulationsveränderungen und Variationen des Wassergehaltes der Schilddrüse zurückzuführen, während H. B. VAN DYKE[8] überhaupt keinen Unterschied im Jodgehalt der Thyreoidea auf der gereizten und auf der nichtgereizten Seite finden konnte.

ζ) **Prüfung der Erfolge der Nervenreizung mit Hilfe der Präcipitinreaktion.** Den bisher besprochenen, meistens negativ verlaufenden Versuchen, auf dem Wege der Nervenerregung die Schilddrüse zu einer „vermehrten Sekretion" zu veranlassen, schließen sich neuere, allerdings ebenfalls erfolglose Versuche von A. CARLSON, L. HEKTOEN und R. SCHULHOF[9] an. Durch Anwendung der Präcipitinreaktion (siehe S. 202) wurde untersucht, ob es nach Nervenreizung, Schild-

---

[1] CANNON, W. B., C. A. L. BINGER u. R. FITZ: Amer. J. Physiol. **36**, 363 (1915).

[2] BURGET: Amer. J. Physiol. **44**, 492 (1917).

[3] MARINE, D., J. ROGOFF u. G. STEWART: Amer. J. Physiol. **45**, 268 (1918).

[4] TROELL, A.: Arch. int. Med. **17**, 382 (1916).

[5] CANNON, W. B., u. P. E. SMITH: Amer. J. Physiol. **60**, 481 (1922).

[6] RAHE, J. M., J. ROGERS, G. G. FAWCETT u. S. P. BEEBE: Amer. J. Physiol. **34**, 72 (1914).

[7] WATTS, C. F.: Amer. J. Physiol. **38**, 356 (1915).

[8] VAN DYKE, H. B.: Amer. J. Physiol. **56**, 168 (1921).

[9] CARLSON, A., L. HEKTOEN u. R. SCHULHOF: Amer. J. Physiol. **71**, 548 (1924); **81**, 661 (1927) — J. amer. med. Assoc. **80**, 386 (1923); **81**, 86 (1923).

drüsenmassage, Adrenalin- oder Pilocarpininjektion zu einem vermehrten Übertritt von Jodthyreoglobulin ins Blut oder in die Lymphe kommt. Es konnten aber keine Anhaltspunkte für eine solche Voraussetzung gewonnen werden. Zu demselben negativen Ergebnis gelangte auch C. S. Hicks[1], als er die sympathischen, zur Schilddrüse führenden Nerven einer elektrischen Reizung unterzog. Das abfließende Thyreoglobulin ließ sich zwar im Schilddrüsenvenenblut und in der Schilddrüsenlymphe deutlich nachweisen, seine Menge war aber nach Reizung der sympathischen Nerven nicht erhöht. Wirksamer erwies sich die Eingabe von Jodtinktur, welche eine Zunahme der abfließenden Thyreoglobulinmenge ergab. Doch ist die Zahl der Versuche für eine sichere Schlußfolgerung über die Jodwirkung ungenügend, besonders wenn man die Angaben von Carlson, Hektoen und Schulhof berücksichtigt, daß selbst unter normalen Bedingungen recht wechselnde Thyreoglobulinmengen die Thyreoidea verlassen. Ferner muß bei allen solchen Versuchen auch *die gesamte* abgeflossene Blut- oder Lymphmenge berücksichtigt werden. Eine etwas geringere Blutdurchströmung kann eine Erhöhung, ein verstärkter Blutstrom dagegen eine Verminderung der Thyreoglobulinkonzentration vortäuschen.

Die von Carlson, Hektoen und Schulhof, sowie von Hicks durchgeführten Untersuchungen liefern den zur Zeit am besten gesicherten Beweis, daß es im akuten Reizversuch, sei er mechanischer, elektrischer oder chemischer Natur, nicht gelingt, die Schilddrüsensekretion anzuregen. Der Beweis ist noch deshalb wichtig, weil er sich, im Gegensatz zu vielen anderen Befunden, auf eine scheinbar ziemlich spezifische Schilddrüsenreaktion stützt.

b) Dauerversuche zum Nachweise einer sekretorischen Innervation der Schilddrüse.

In neuerer Zeit wurde versucht, die Frage der Schilddrüseninnervation nicht auf Grund des akuten, sondern des chronischen Versuches zu studieren. L. Asher und Mitarbeiter[2] setzen nun an Stelle der kurzdauernden die langdauernde Veränderung der Schilddrüsentätigkeit, indem sie (durch Exstirpation der beiden Ganglia cervic. sup. mit allen daran anschließenden Zweigen) die Schilddrüse eines großen Teiles ihrer Nervenversorgung berauben. Darauf wird der Ablauf eines physiologischen Vorganges, der mit der Schilddrüsenaktivität zusammenhängt, verfolgt. Auf diese Weise wird angestrebt, einen Vergleich zwischen der Funktionstüchtigkeit der normalen und der entnervten Thyreoidea zu gewinnen. Als thyreogener Indicator diente die Analyse der Gewebspermeabilität. Dieselbe wurde entweder als die Resorptionsdauer eines experimentell erzeugten Ödems, oder als Wirkung eines spezifischen Diuretikums näher studiert.

L. Asher und Mitarbeiter fanden, daß nach Entnervung der Schilddrüse das Ödem langsamer resorbiert wird und das Diuretikum eine geringere Harn- und Salzausscheidung erzeugt. Die nachfolgende Entfernung der entnervten Schilddrüse verzögerte noch weiter die Schnelligkeit der Resorption. Durch Einspritzung von Thyroxin konnte selbst bei entnervter Thyreoidea die normale diuretische Euphyllinwirkung wiederhergestellt werden. Das Ergebnis wird so erklärt, daß infolge Fehlens der sekretorischen Schilddrüsennerven das innere Sekret der Thyreoidea in vermindertem Umfang im Organismus kreist. Dadurch werden dann die hypothyreotischen Erscheinungen ausgelöst. Den Verlauf eines solchen Diureseversuches veranschaulicht folgendes Bild.

---

[1] Hicks, C. S.: J. of Physiol. **72**, 198 (1926).
[2] Asher, L., u. O. Pflüger: Z. Biol. **87**, 115 (1928). — Asher, L., u. E. Wächter: Ebenda **88**, 227 (1928).

Man erkennt die geringe Harnabsonderung nach der Entnervung der Thyreoidea und den Anstieg der Diurese nach Thyroxininjektion (vgl. Abb. 84).

Als weitere Form des Dauerversuches diente entweder die Hyperthyreoidisation oder die Thyreoidektomie. Man verglich den Stoffwechseleffekt des Adrenalins beim mit Thyreoidea vorbehandelten und beim schilddrüsenlosen Tier (L. ASHER und K. NAKAYAMA[1]). Das hyperthyreoidisierte Tier reagierte auf die Adrenalininjektion mit einer abnorm starken, das Tier ohne Schilddrüse mit einer abnorm geringen Grundumsatzsteigerung. L. ASHER faßt daher das Schilddrüsenhormon als einen Aktivator des Adrenalins und des ganzen autonomen Nervensystems auf.

Eine weitere Sicherung würde das Problem der Zusammenarbeit zwischen Schilddrüse und Nervensystem erfahren, wenn es gelingen sollte, durch chronische oder periodische Beeinflussung der Thyreoideanerven eine synchrone Änderung der Schilddrüsentätigkeit zu erzielen. Aber die Schwierigkeiten einer solchen Versuchsanordnung sind bis jetzt noch nicht überwunden.

Anhang: Die Bedeutung der Schilddrüse für die nervöse Wärmeregulation[2].

Unsere Körpertemperatur wird durch das Verhältnis zwischen Wärmebildung und Wärmeabgabe bestimmt und durch einen verwickelten nervös-hormonalen Apparat reguliert. Das Schilddrüsenhormon greift sowohl in die Vorgänge der Wärmeproduktion wie der Wärmeabgabe ein: in die Wärmebildung durch Beeinflussung des Grundumsatzes, in die Wärmeabgabe durch Einwirkung auf die Haut, die Schweißdrüsen, die Wasserverdampfung durch die Lunge u. a. Die Annahme einer besonderen Bedeutung der Thyreoidea für die Temperaturregulierung liegt somit auf der Hand. Diese Hypothese beherrschte eine Zeitlang das Gebiet. Die heutige Auffassung geht aber dahin, daß die Schilddrüse zwar ein sehr wichtiges, aber im Notfall auch entbehrliches Glied in der Kette der wärmeregulierenden Faktoren darstellt. Der Verlust der Thyreoidea führt zu keiner Aufhebung der Wärmeregulation. Es kommt dabei bloß zu einer gewissen Labilität des Systems, die unter physiologischen Bedingungen ganz latent bleiben kann, die aber bei erhöhten Anforderungen an die Regulationsprozesse deutlich in Erscheinung tritt. Hyperthyreoidisierte Tiere reagieren auf fiebererzeugende Eingriffe stärker, schilddrüsenlose Tiere schwächer als normal. Erniedrigung der Außentemperatur veranlaßt manchmal bei der menschlichen Hypothyreose, sowie

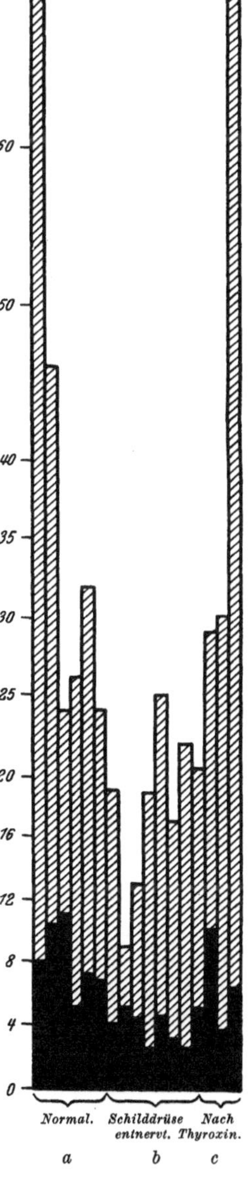

Abb. 84. Normale Harnabsonderung (schwarze Stellen) und Euphyllindiurese (schraffierte Kolonnen) beim Kaninchen. a = unter gewöhnlichen Bedingungen; b = nach Entnervung der Schilddrüse; c = nach Behandlung des operierten Tieres mit Thyroxin.

(Nach E. WÄCHTER.)

---

¹ ASHER, L., u. K. NAKAYAMA: Biochem. Z. **155**, 436 (1925).
² Die Rolle der Schilddrüse für die Wärmeregulation soll hier nur ganz kurz gestreift werden, da diese Frage bereits an einer anderen Stelle dieses Handbuches ausführlich besprochen wurde [vgl. R. ISENSCHMID **17**, 1 (1926)].

bei schilddrüsenlosen Tieren ein tieferes Sinken der Körpertemperatur, als bei gesunden Individuen. Umgekehrt sind hyperthyreoidisierte Tiere gegen höhere Umgebungstemperaturen besonders empfindlich. Letztere wird auch von vielen Basedow-Patienten schlecht ertragen.

2. Schilddrüse und vegetatives Nervensystem.

a) Für unsere Vorstellungen über den Zusammenhang zwischen der Thyreoidea und dem vegetativen Nervensystem sind in erster Linie die klinischen Erfahrungen über vegetative Störungen beim Basedow richtungsgebend. Einige Symptome lassen sich auch auf dem Wege der experimentellen Hyperthyreoidisation erzeugen. Die abnorme Übererregbarkeit des vegetativen, hauptsächlich des sympathischen Nervensystems, kann verschiedene Grundursachen haben. Man kann sowohl an direkte wie indirekte Einflüsse, sowie natürlich an eine Kombination beider Momente denken. Es ist für den Endeffekt gleichgültig, ob das Schilddrüsenhormon die vegetativen Nerven unmittelbar beeinflußt, oder ob es diese Nerven für normale physiologische Reize empfindlicher macht, oder ob es schließlich andere vegetativ aktive Organe, wie etwa die Nebennieren, zu einer erhöhten Tätigkeit anregt. Nur die Theorie ist in jedem dieser Fälle eine etwas andere.

Es ist gerade die vegetative Erregung, welche z. B. W. CRAMER[1] veranlaßt, die Funktionen der Schilddrüse und der Nebennieren unter einem gemeinsamen Gesichtspunkte zu betrachten und sie zu einem einheitlichen „Thyreo-adrenal-System" zu vereinigen. Zahlreiche Einflüsse, wie Kälte- oder Wärmeeinwirkung, Injektion von Giften u. a. erzeugen am Schilddrüsen- und am Nebennierenorgan gleichsinnige Veränderungen. Und auch die Wirkung dieser beiden innersekretorischen Drüsen weist einige gemeinsame Züge auf. Thyroxin sowie Adrenalin erhöhen den Grundumsatz, beeinflussen den Kohlehydratstoffwechsel der Leber, erzeugen nach kürzerer oder längerer Einwirkung Tachykardien, Störungen der Wärmeregulation usw. Da der Zusammenhang zwischen Nebenniere und vegetativem Nervensystem sichergestellt ist, so darf er auch für die Thyreoidea angenommen werden.

Die theoretischen Vorstellungen über den Zusammenhang zwischen der Thyreoidea und dem vegetativen Nervensystem werden etwas vertieft, wenn man zum Vergleich Stoffe mit gut abgegrenzter und bekannter Wirkung heranzieht. Es gibt in der Tat einige chemische Substanzen, welche eine auffallende Ähnlichkeit mit manchen Schilddrüsenwirkungen aufweisen. Dazu gehören die proteinogenen Amine, Tyramin und Phenyläthylamin, welche den Stickstoffwechsel[2], den Gaswechsel[2], den Kohlehydratumsatz[2], die Wärmeregulation[3], die Zelloxydationen[4], die Widerstandsfähigkeit gegenüber Acetonitril[5], die spezifisch-dynamische Nährstoffwirkung[6] in ähnlicher Weise wie das Thyreoideahormon beeinflussen. Man kann den Kreis erweitern und eine Reihe anderer Substanzen mit sichergestellter sympathomimetrischer heranziehen. Auch da ergibt sich ein Zusammenhang mit den Stoffwechselvorgängen und eine Annäherung an die Wirkung des Schilddrüseninkrets. Eine Aufzählung einiger derartiger Stoffe und ihrer Wirkungen enthält die nachfolgende Tabelle[2].

---

[1] CRAMER, W.: Fever, heat regulation, climate and the thyroidadrenal apparatus. London: Longmans, Green u. Co. 1928.
[2] ABELIN, I.: Biochem. Z. **93**, 128 (1919); **101**, 197 (1920); **102**, 39 (1920).
[3] ADLER, L.: Arch. f. exper. Path. **86**, 159 (1920).
[4] ADLER, L., u. W. LIPSCHITZ: Arch. f. exper. Path. **95**, 181 (1922).
[5] WUTH, O.: Biochem. Z. **116**, 237 (1921).
[6] ABELIN, I.: Biochem. Z. **137**, 272 (1923).

Präparat	Wirkung auf das vegetative Nervensystem	Wirkung auf den Kohlehydratstoffwechsel	Wirkung auf den Gesamtstoffwechsel	Wirkung auf die Harnabsonderung
Adrenalin	sympathisch erregend	Glykogenmobilisation Hyperglykämie, Glykosurie	N-Ausscheidung vermehrt, Gaswechsel erhöht	oft vermehrt
Tyramin, Phenyläthylamin	sympathisch erregend	Glykogenmobilisation Hyperglykämie, Glykosurie	N-Ausscheidung vermehrt, Gaswechsel erhöht	oft vermehrt
Tetrahydro-β-naphthylamin	sympathisch erregend	Glykogenmobilisation Hyperglykämie	Gaswechsel erhöht	?
Cholin	parasympathisch erregend	Hyperglykämie	Gaswechsel erhöht	
Pilocarpin	parasympathisch erregend	Hyperglykämie, Glykosurie	Gaswechsel erhöht	
Atropin	parasympathisch lähmend	Hyperglykämie	Gaswechsel erhöht	
Schilddrüsenstoffe	sympathisch, parasympathisch erregend	Glykogenmobilisation Hyperglykämie, manchmal Glykosurie	N-Ausscheidung vermehrt, Gaswechsel erhöht	oft vermehrt

Die Tatsache, daß die Stoffwechselwirkung der Thyreoideapräparate nicht, wie früher, isoliert dasteht, sondern sich in eine Gruppe von ähnlich wirkenden und vegetativ erregenden Substanzen einreihen läßt, macht die Annahme wahrscheinlich, daß wenigstens eine der charakteristischen Schilddrüsenwirkungen (der Stoffwechseleffekt) zum großen Teil über das vegetative Nervensystem erfolgt.

b) Man gelangt zu der gleichen Vorstellung, wenn man den umgekehrten Weg einschlägt und nicht von vegetativ erregenden, sondern von vegetativ lähmenden Stoffen ausgeht. Der Stoffwechseleffekt der Schilddrüse wird dann gedämpft.

Als Beispiel möge das Ergotamin dienen. Auf die manchmal recht günstige Wirkung des Secale cornutum beim Basedow hat bereits WILLEBRAND im Jahre 1855 aufmerksam gemacht. Seitdem wurden in der Basedowtherapie die Ergotinpräparate bald mehr, bald weniger empfohlen (A. STRÜMPELL[1], F. CHVOSTEK[2]). Die Isolierung eines wirksamen Mutterkornbestandteiles durch A. STOLL[3] erleichterte das Studium der sympathicuslähmenden Wirkungen des Ergotamins, auf die zuerst H. H. DALE hingewiesen hat. Das Interesse an dieser Substanz wurde noch weiter erhöht, nachdem nachgewiesen werden konnte, daß Ergotamin die Körpertemperatur und den Gaswechsel herabsetzt, also dem Thyroxin genau entgegengesetzt wirkt. D. ADLERSBERG und O. PORGES[4]. M. HALDER[5], RAYMOND-HAMET[6] und eine größere Anzahl anderer Autoren sahen bei manchen Fällen von Basedow nach Ergotamineingabe recht günstige Rückwirkungen auf den Grundumsatz und die Herztätigkeit[7]. Beim künstlich hyperthyreoidisierten Tier lassen sich mit Ergotamin ähnliche günstige Wirkungen erzielen. Vorbehandlung mit Ergotamin kann den Stoffwechseleffekt einer nachträglichen Thyroxininjektion abschwächen (E. ABDERHALDEN und E. WERTHEIMER[8]).

---

[1] STRÜMPELL, A.: Lehrb. d. spez. Path. u. Ther. d. inn. Krankh. **2**, 508. Leipzig 1920.
[2] CHVOSTEK, F.: Morbus Basedowii und d. Hyperthyreosen, S. 336. Berlin 1917.
[3] STOLL, A.: Schweiz. med. Wschr. **1921**, 525. — SPIRO, K.: Schweiz. med. Wschr. **1921**, Nr 23 u. 32. — DALE, H. H., u. K. SPIRO: Arch. f. exper. Path. **95**, 337 (1922).
[4] ADLERSBERG, D., u. O. PORGES: Klin. Wschr. **4**, 1489 (1925).
[5] HALDER, M.: Schweiz. med. Wschr. **57**, 411 (1927), daselbst weitere Literatur.
[6] HAMET, RAYMOND: C. r. Acad. Sci. Paris **183**, 761 (1926).
[7] Vgl. aber die gegenteilige Ansicht von PLATT, R.: Klin. Wschr. **9**, 258 (1930).
[8] ABDERHALDEN, E., u. E. WERTHEIMER: Pflügers Arch. **216**, 697 (1928).

Es wurde die Frage aufgeworfen, ob die Wirkung auf das Nervensystem und die Wirkung auf den Stoffwechsel durch die gleichen oder durch verschiedene Thyreoideasubstanzen ausgelöst wird (vgl. A. P. MATHEWS[1]). Da aber das Thyroxin, das doch eine einheitliche Substanz ist, beide Wirkungen entfaltet, dürfte die Frage bereits als gelöst betrachtet werden. Unentschieden ist aber, ob die nervösen und die Stoffwechselstörungen parallel verlaufen. Die klinische Erfahrung zeigt, daß sich die Stoffwechselabweichungen leichter als die nervösen Begleiterscheinungen beeinflussen lassen. Ein erhöhter Grundumsatz ist keine Vor- oder Grundbedingung einer hyperthyreosenähnlichen nervösen Übererregbarkeit. Beim genuinen Basedow kann nach dem operativen Eingriff der Grundumsatz normale Höhe erreichen, während die nervösen Symptome noch voll ausgeprägt sind (F. DE QUERVAIN[2]). Auf der anderen Seite treten beim sog. Präbasedow die typischen nervösen Erscheinungen zu einer Zeit auf, wo der Calorienumsatz noch ganz normal ist (v. BERGMANN und GOLDNER[3], H. ZONDEK und H. W. BANSI[4]).

3. Einfluß der Schilddrüsenstoffe auf den Ablauf der bedingten Reflexe.

a) Bedingte Reflexe bei der experimentellen Hyperthyreose.

Bei den sehr verwickelten Methoden der Erforschung der nervösen Funktionen und ihrer Beeinflussung durch die Thyreoidea muß es als Fortschritt bezeichnet werden, wenn A. W. WALKOFF[5] und B. M. ZAWADOWSKY[6] die exakteren Methoden der bedingten Reflexe auf das Gebiet der Schilddrüsenphysiologie und -pathologie übertrugen. Dadurch konnte nachgewiesen werden, daß eine Reihe von cerebralen Prozessen durch die Thyreoidea bald gehemmt, bald gefördert werden können. Zu solchen Versuchen wurden Hunde sowie Vögel benutzt, bei denen im Laufe einer längeren Versuchsperiode positiv bedingte Reflexe und Hemmungsreaktionen ausgearbeitet wurden. Darauf wurden die Tiere mit kleineren oder größeren, ein- oder mehrmaligen Schilddrüsengaben behandelt. Die Abweichungen vom normalen Verhalten und die abnormen Übererregungen des Nervensystems stellten sich ziemlich bald ein. In den Ver-

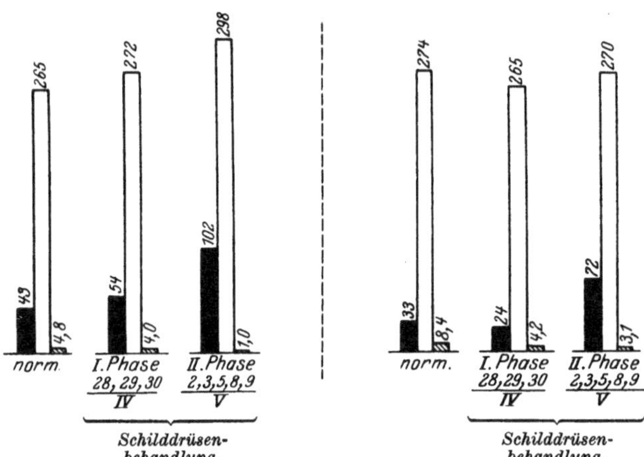

Abb. 85. Ablauf der bedingten und unbedingten Reflexe beim Hund. Durchschnittliche Werte: a = der bedingten Speichelsekretion (schwarze Säulchen); b = der unbedingten (weiße Säulchen) Speichelabsonderung in Registrator-Einteilungen; c = der Latenzperiode (schraffierte Säulchen) in Sekunden *vor* und *nach* der Gabe von 20 g getrockneter Schilddrüse. In jeder Hälfte der Diagramme entspricht die erste Säulchengruppe dem Normal- und die übrigen der Hyperthyreoidisierungsperiode. (Nach ZAWADOWSKY und SACK.)

[1] MATHEWS, A. P.: Physiological Chemistry, 4. Aufl., S. 684. London: Baillière, Tindall and Cox 1925.
[2] QUERVAIN, F. DE.: Mitt. Grenzgeb. Med. u. Chir. **29**, 415 (1926).
[3] v. BERGMANN u. GOLDNER: Z. klin. Med. **108**, H. 1/3 (1928).
[4] ZONDEK, H., u. H. W. BANSI: Klin. Wschr. 8, 1697 (1929).
[5] WALKOFF, A. W.: Festschrift für J. P. Pawlow. Leningrad 1924. (Deutsche Zusammenfassung.)
[6] ZAWADOWSKY, B. M., u. A. L. SACK: Pflügers Arch. **220**, 155 (1928).

suchen von B. M. Zawadowsky und A. L. Sack[1] erzeugte die experimentelle Hyperthyreoidisierung bei den Hunden zuerst eine Phase des allgemeinen Wegfalls der bedingten Reflexe. Dieser Zustand dauerte mehrere Tage an. Die darauffolgende zweite Phase war hauptsächlich durch einen allgemeinen Anstieg der Erregbarkeit, durch Kürzung der Latenzperiode und Verstärkung des Erfolges des bedingten Reflexes charakterisiert. Aus der Abb. 85 ist zu entnehmen, daß beim Hund unter dem Einfluß der Schilddrüsenaufnahme die bedingte, aber auch die unbedingte Speichelsekretion ansteigt, und daß zugleich die Latenzperiode bedeutend abgekürzt wird. Dieselbe dauerte normalerweise 4,8 Sekunden, ging aber unter Schilddrüsenwirkung auf 1 Sekunde herunter.

Es ist mehrfach festgestellt worden, daß kleine Schilddrüsendosen qualitativ anders wirken als große Mengen. Die ähnliche Erscheinung trifft man auch bei den bedingten Reflexen an. Durch vorsichtige Zufuhr ganz kleiner Thyreoidea-

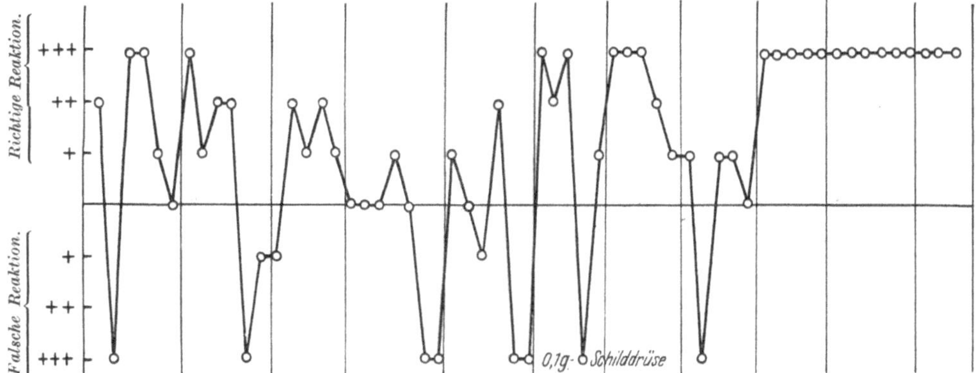

Abb. 86. Einwirkung der chronischen Fütterung mit kleinen Mengen Schilddrüsensubstanz auf die Befestigung des bedingten Reflexes beim Hühnchen. Aufwärts von der Abszissenachse wird die adäquate Reaktion des Vogels auf das rechte Fenster nach dem Dreinotensystem, der Stärke und Deutlichkeit der Reaktion entsprechend, aufgetragen. Abwärts – die falsche, unadäquate Reaktion auf das linke Fenster. Man sieht, wie sich bei der Henne nach einigen Fütterungstagen mit 0,1 g getrockneter Schilddrüse eine exakte und beständige Reaktion auf das adäquate Fenster einstellt. (Nach Zawadowsky und Rochlina.)

quantitäten gelingt es manchmal, bei den Vögeln die Arbeit des Nervensystems sehr exakt und vollkommen zu gestalten. Die bedingten Reflexe werden dann sicherer als sonst ausgeführt. Die Differenzierungstätigkeit des Nervensystems ist verbessert, die hemmenden Reaktionen werden vollkommener (vgl. Abb. 86).

Als recht brauchbare Objekte erwiesen sich Hühner. Bei denselben lassen sich bedingte Bewegungsreaktionen auf verschiedene, mit der Fütterung verknüpfte Signale leicht erzielen (positive Reflexe). Schwieriger dagegen ist die Herstellung von hemmenden und differenzierenden Reaktionen. Auch beim Huhn lassen sich nach Schilddrüsenzufuhr 2 Phasen unterscheiden. Zu Beginn kommt eine Phase des Versagens und der allgemeinen Hemmung der alimentären Bewegungsreflexe. Die Hemmung kann mitunter auch auf die unbedingte Nahrungsreaktion übergehen. In der zweiten Periode kommt es zu einer erhöhten Erregbarkeit. Die positive Bewegungsreaktion wird viel schneller ausgeführt, ihre Latenzzeit ist abgekürzt. Die hemmende Differenzierung kann vollständig oder fast vollständig fehlen: auf ein hemmendes „negatives" Signal reagiert dann der hyperthyreoidisierte Vogel positiv (B. M. Zawadowsky und M. L. Rochlina[2]).

[1] Zawadowsky, B. M., u. A. L. Sack: Zitiert auf S. 228.
[2] Zawadowsky, B. M., u. M. L. Rochlina: Z. vergl. Physiol. 9, 114 (1929).

b) Bedingte Reflexe bei der experimentellen Hypothyreose.

Wichtig ist das weitere Ergebnis dieser Untersuchungen, wonach es beim schilddrüsenlosen Hund nur schwer gelingt, *einen* bedingten Reflex auszuarbeiten und es ganz unmöglich ist, *zwei* bedingte Reflexe herzustellen (G. Asimoff[1]). Im Zusammenhang damit weist der Autor darauf hin, daß es nach klinischen Erfahrungen auch beim myxödematösen Kinde unmöglich ist, einen bedingten Reflex auszulösen. Außerdem haften bei den schilddrüsenlosen Tieren die bedingten Reflexe nur sehr oberflächlich. Die bereits erworbenen Reflexe müssen jeden Tag wieder erlernt werden, da sie von heute auf morgen bereits „ver-

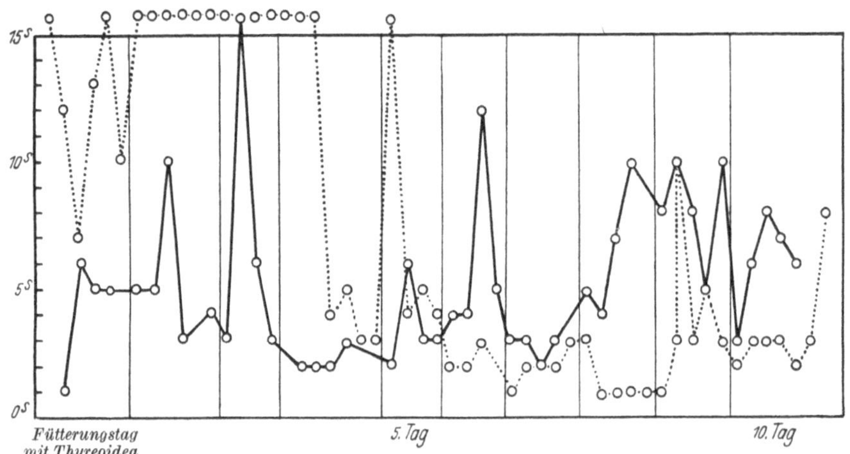

Abb. 87. Dauer der latenten Periode für den positiven Reflex beim Hahn. Bezeichnungen: Ausgezogene Linie = latente Periode des positiven Reflexes 10 Tage *vor* der Schilddrüsenfütterung; punktierte Linie = 10 Tage *nach* der Fütterung mit 15 g getrockneter Schilddrüsensubstanz. Zum anschaulichen Vergleich sind beide Kurven übereinander aufgezeichnet. Die Verlegung der Punkte über die Grenze von 15 Sekunden hinaus bedeutet ein faktisches Ausbleiben der bedingten Reflexe. Man sieht deutlich das Versagen der bedingten Reflexe am 2., 3. und teilweise am 4. Fütterungstage und eine starke Abkürzung der latenten Periode in den darauffolgenden Tagen (besonders am 7. und 8. Fütterungstage). (Nach Zawadowsky und Rochlina.)

Verlauf der Reflexe bei einem schilddrüsenlosen und bei einem normalen Hund vom gleichen Wurf. (Nach A. W. Walkoff.)

Nr. der Verbindung	Art des bedingten Erregers	Größe des bedingten Reflexes	Latenzperiode in Sekunden	Größe des unbedingten Reflexes	Datum
1. Schilddrüsen- loser Hund:					17. März 1923
178	120 Metronomschläge	0(!)	—	12 Teilungen	
179	120 ,,	0(!)	—	14 ,,	
180	120 ,,	0(!)	—	13 ,,	
181	120 ,,	0(!)	—	15 ,,	
182	120 ,,	1	3	16 ,,	
183	120 ,,	3	4	17 ,,	
184	120 ,,	2	5	16 ,,	
2. Kontrolle. Normaler Hund					17. März 1923
175	120 Metronomschläge	1	4	10 Teilungen	
176	120 ,,	3	6	14 ,,	
177	120 ,,	3	5	16 ,,	
178	120 ,,	2	4	16 ,,	
179	120 ,,	4	6	11 ,,	

[1] Asimoff, G.: Pflügers Arch. **220**, 350 (1928).

gessen" sind. Man erkennt aus nachfolgendem Protokollauszug von A. W. WALKOFF, daß beim thyreoidektomierten Hund, trotzdem derselbe bereits in 177 Verbindungen benutzt wurde, der bedingte Reflex beim Beginn jedes Tagesversuches zuerst ausbleibt. Erst nach der vierten Verbindung wird der Reflex erkennbar. Beim Kontrolltier dagegen spielt sich der Reflex regelmäßig ab und ergibt bereits während der ersten Verbindung des Tages ein positives Resultat.

Um so auffallender ist eine Angabe von H. S. LIDDEL und E. D. SIMPSON[1] und von H. S. LIDDEL und T. L. BAYNE[2], wonach schilddrüsenlose Schafe und Ziegen einen normalen Ablauf der bedingten Reflexe aufweisen. Der Widerspruch gegenüber dem Verhalten des Hundes ist nicht weiter verfolgt worden. Er beruht vielleicht auf dem verschiedenen Zeitpunkt des erfolgten Schilddrüsenverlustes. — Über weitere Beziehungen zwischen der Schilddrüse und der Nerventätigkeit vgl. C. CENI[3].

Zusammenfassung.

Fast gleichzeitig mit den modernen Lehren von der Schilddrüsenfunktion tauchte der Gedanke eines engen Zusammenhanges zwischen der Thyreoidea und dem Nervensystem auf. Diese Annahme ist nicht widerlegt, aber die experimentelle Forschung der letzten 30 Jahre hat nicht vermocht, die Art dieser Zusammenarbeit aufzudecken. Der zuerst dabei eingeschlagene Weg des akuten Versuches hat sich schließlich als nicht gangbar erwiesen. Erst die Neuzeit brachte einige experimentelle Anhaltspunkte für die nervöse Regulation der Schilddrüsentätigkeit.

Wenn auch die näheren Beziehungen der Thyreoidea zum Gesamtnervensystem noch unklar sind, so wird seit langem von klinischer und physiologischer Seite die Bedeutung des vegetativen Nervensystems besonders hervorgehoben. Diese Hypothese besitzt für die Stoffwechselwirkung der Thyreoideasubstanzen einen gewissen Grad von Wahrscheinlichkeit. Es sind relativ einfach gebaute, vegetativ erregende Stoffe bekannt, welche schilddrüsenähnliche Wirkungen entfalten. Andererseits gibt es sympathicuslähmende Substanzen, wie Ergotamin, welche die hyperthyreotischen Stoffwechselsteigerungen erfolgreich bekämpfen. Ob aber alle, oder selbst viele Thyreoideawirkungen auf dem Wege über das vegetative Nervensystem zustande kommen, und ob bei Basedow das Nervensystem primär oder sekundär erkrankt, ist bis jetzt nicht entschieden.

Die experimentelle Hyper- oder Hypofunktion der Thyreoidea beeinflußt den Ablauf der bedingten Reflexe. Die bis jetzt vorliegenden, nicht sehr zahlreichen Versuche ergaben, daß beim Hund nach einer kurzdauernden Schilddrüsenbehandlung die bedingten Reflexe temporär wegfallen können. Längerdauernde Schilddrüsenfütterung bedingt dagegen eine erhöhte Ansprechbarkeit des Tieres, eine Abkürzung der Latenzperiode und eine Verstärkung der bedingten Reflexe. — Ganz kleine Schilddrüsendosen vermögen beim Vogel die Differenzierungstätigkeit des Nervensystems zu verbessern und einen sichereren Ablauf der Hemmungsreaktionen zu gewährleisten.

Beim schilddrüsenlosen Hunde ist die Erzielung bedingter Reflexe mit gewissen Schwierigkeiten verknüpft. Die bereits eingeübten bedingten Reflexe werden sehr rasch vergessen und müssen immer wieder und wieder eingeübt werden.

---

[1] LIDDEL, H. S., u. E. D. SIMPSON: Proc. Soc. exper. Biol. a. Med. **23**, 720 (1926).
[2] LIDDEL, H. S., u. T. L. BAYNE: Proc. Soc. exper. Biol. a. Med. **24**, 289 (1927).
[3] CENI, C.: Schweiz. Arch. Neur. **19**, 56 (1926); Psiche e vita organica, Milano: Istituto editoriale Scientifico, 1925.

XVIII. Anschauungen über den Mechanismus der Schilddrüsenwirkung.

a) Ältere Auffassungen.

Reich an Tatsachen, ist die Schilddrüsenphysiologie arm an klaren Vorstellungen über die Art und Weise, wie die Thyreoidea in die zahlreichen, von ihr abhängigen Vorgänge eingreift. Jahrzehnte lang standen zwei Anschauungen gegenüber, ohne daß die eine oder die andere es vermochte, das Gebiet wesentlich zu befruchten. Es waren die tierexperimentellen Erfahrungen der Schilddrüsenexstirpation (M. SCHIFF[1]), sowie die von J. u. A. REVERDIN[2] und TH. KOCHER[3] beschriebene Kachexia thyreopriva, welche zur Aufstellung der Entgiftungstheorie führten. Die früheren Forscher mit J. A. NOTKIN[4] und E. WORMSER[5] an der Spitze, gingen von der Voraussetzung aus, daß die Hauptaufgabe der Thyreoidea in der Bekämpfung der Autointoxikation besteht. Die Gifte sollen von der Schilddrüse abgefangen und hier unter Mitwirkung des Jods unschädlich gemacht werden. Der Beweis lag klar vor: Entfernung der Thyreoidea erzeugt die heftigen tetanischen Erscheinungen und führt zum Tode, der ganz im Bilde einer akuten Vergiftung verläuft. Ein wichtiger, auch heute noch beachtenswerter Punkt dieser Theorie ist der „intraglanduläre" Mechanismus der Schilddrüsenwirkung.

Diese einfache Formel befriedigte nicht mehr, nachdem durch E. GLEY[6] nachgewiesen wurde, daß die tödlichen Ausfallserscheinungen nicht durch den Thyreoidea-, sondern durch den Parathyreoideaverlust verursacht werden. Ferner zeigte die damals neu aufgetauchte Lehre von der inneren Sekretion, daß eine Drüse ohne Ausführungsgang nicht nur auf dem Blutwege Stoffe zugeführt erhält, sondern auch neue Produkte an den Kreislauf abgibt. Mit dieser Auffassung war aber die Vorstellung eines, sich bloß im Rahmen der Schilddrüse selbst abspielenden chemischen Vorganges, ohne Auswirkung desselben in der Peripherie, unvereinbar. An Stelle der entgiftenden trat die heute gültige sekretorische Theorie, die nur von F. BLUM[7] nicht anerkannt wird. BLUM[8] hält die Abgabe eines Sekrets seitens der Thyreoidea für unbewiesen. Seiner Auffassung nach „besitzt die Schilddrüse als einziges Organ im Körper die Fähigkeit, aus Jodalkali Jod abzuspalten und es zum Aufbau eines spezifischen Jodeiweißkörpers zu verwerten". Sie entionisiert das Jod durch eine besondere, ihr spezifische Substanz, die BLUM als „Jodase" bezeichnet. „Eine zweite Eigenschaft der gesunden Thyreoidea ist die fast hermetische Zurückhaltung ihres Jodbestandes".

In ihrer ursprünglichen Fassung ist die Entgiftungstheorie heutzutage nicht haltbar. Nicht etwa deshalb, weil man der Schilddrüse eine entgiftende Wirkung absprechen möchte. Jede Zelle und jede Drüse übt eine gewisse antitoxische Funktion aus. Wir müssen annehmen, daß sich auch die Schilddrüse an den Ent-

---

[1] SCHIFF, M.: Untersuch. üb. d. Zuckerbildg. in d. Leber. Würzburg 1895 — Rev. méd. Suisse rom. **1884**, Nr 2 u. 8.

[2] REVERDIN, J. u. A.: Rev. méd. Suisse rom. **1883** u. **1887**.

[3] KOCHER, TH.: Arch. klin. Chir. **29**, 254 (1883).

[4] NOTKIN, J. A.: Virchows Arch. **144**, 224 (1896) — Wien. klin. Wschr. **9**, 980 (1896).

[5] WORMSER, E.: Arch. f. Physiol. **67**, 505 (1897).

[6] GLEY, E.: Arch. Physiol. normale et pathol. **1897**, S. 18 — V. Physiol. Kongr. Turin. Progrès méd. **1901**, 251.

[7] BLUM, F.: Hoppe-Seylers Z. **26**, 160 (1898): **85**, 427 (1913); **91**, 400 (1914); **110**, 277 (1920) — Münch. med. Wschr. **45**, 231, 267, 335 (1898); **53**, 890 (1906) — Berl. klin. Wschr. **35**, 950 (1898).

[8] BLUM, F.: Schweiz. med. Wschr. **57**, 808 (1927).

giftungen beteiligt. In der Ätiologie des Kropfes wird auch heutzutage von einer Intoxikation gesprochen. Es ist aber nicht deutlich zu übersehen, ob darunter eine spezifische Schilddrüsenvergiftung verstanden wird, oder ob es sich um die Folgen einer allgemeinen toxogenen Schädigung handelt. Solange kein endo- oder exogenes Gift bekannt ist, welches nur innerhalb der Thyreoidea unwirksam gemacht werden kann, bleibt die ganze Hypothese unbewiesen.

b) Das Kolloid.

Man braucht aber nur den Grundgedanken der Entgiftungstheorie, *die Bedeutung der intraglandulären Prozesse*, etwas mehr in den Vordergrund zu stellen, um sofort zu den Kernproblemen unserer Zeit zu gelangen. Denn unzweifelhaft stehen Sekretbildung, Sekretstapelung und Sekretabgabe in einem innigen Kontakt miteinander. Hier drängt sich aber eine Reihe von Fragen auf. Welche Bedeutung hat die intraglanduläre Speicherung des Kolloids? Verläßt der gespeicherte Stoff in seiner Ablagerungsform die Drüse, oder wird er vorher weitgehend abgebaut, etwa bis zur Stufe des Thyroxins? Ist der Grad der Kolloidspeicherung zugleich ein Kennzeichen der physiologischen Leistungsfähigkeit der Schilddrüse? Bildet und sammelt die Thyreoidea nur *einen* spezifischen Stoff, oder entstehen in ihr, wie in manchen anderen innersekretorischen Drüsen, *mehrere* Hormone mit verschiedener physiologischer Wirksamkeit? Diese und ähnliche Fragen, welche die Speicherungs- und die Sekretionstheorie in sich einschließen und auch weit darüber hinausgehen, können durch keine der gegenwärtigen Hypothesen befriedigend erklärt werden.

Bereits die Beantwortung der ersten Frage, ob das Kolloid die Grundform bzw. die obligate Zwischenstufe des Schilddrüsenhormons darstellt, stößt auf kaum zu überwindende Schwierigkeiten. Da das Kolloid jodhaltig ist und da kolloidfreie Schilddrüsen in gewissen physiologischen Experimenten unwirksam sind, wurde zuerst das Kolloid als *das* wirksame Produkt der Thyreoidea angesehen. Aber der Gegenbeweis stimmte nicht; bei weitem nicht jede kolloidreichere Drüse ist zugleich auch die biologisch wirksamere. ,,Das spärliche Kolloid eines Hyperthyreoten, eines Basedowikers ist aktiver als das reichliche Kolloid eines Euthyreoten mit Kolloidstruma; und dieses Kolloid ist wieder viel aktiver als das Kolloid eines kropfigen Kretinen'' (F. DE QUERVAIN[1]). Nimmt man aber diese Tatsache als gegeben an, so wird man zur Annahme veranlaßt, daß neben der *Menge* auch noch die *Art* des Kolloides maßgebend sein muß. Es ist nicht bewiesen, daß alle Schilddrüsen, oder sogar jede einzelne Schilddrüse unter allen physiologischen Umständen immer das gleiche Kolloid produziert. Dagegen spricht nicht nur der verschiedene Aggregatzustand oder die verschiedene Färbbarkeit der einzelnen Kolloidformen, sondern auch das biologische Verhalten derselben. Durch verschieden angeordnete Versuche läßt sich zeigen, daß hohe Schilddrüsenaktivität und Kolloidreichtum einander entgegengesetzt sind. Durch Kälteeinwirkung, durch Infektion, durch Fiebererzeugung, durch partielle Schilddrüsenexstirpation und durch eine Reihe weiterer Eingriffe kann der Thyreoidea erhöhte Arbeit auferlegt werden. In all solchen Fällen findet man die Schilddrüsenbläschen kolloidarm, stark durchblutet und mit einem hohen Epithel versehen. Das gleiche Bild bietet gewöhnlich die Basedowschilddrüse. Ebenso wie beim Leberglykogen im Diabetes, hat man auch hier die Erklärung in dem rein mechanischen Momente der Stauung und Abfuhr gesucht. Die diabetische Leber soll deshalb glykogenarm sein, weil das gebildete Glykogen sofort wieder abgebaut wird, und ebenso soll in einer stark tätigen Schilddrüse die schnelle

---

[1] DE QUERVAIN, F.: Erg. Physiol. **24**, 713 (1925).

Kolloidabfuhr der Kolloidansammlung dauernd entgegenwirken. Das gegenseitige Verhältnis zwischen Kolloidbildung und Kolloidresorption muß natürlich berücksichtigt werden, es wurde von B. Breitner[1] zu einem ganzen System der Schilddrüsenpathologie ausgebaut. Rein rechnerisch betrachtet, kann jeder Kolloidbefund mit Hilfe des Plus und Minus erklärt werden. Doch darf nicht übersehen werden, daß wir es hier mit *einer* der Möglichkeiten zu tun haben, und daß auch ganz andere Deutungen zulässig sind. Was wir positiv wissen, ist: die (physiologisch beurteilt) hochaktive Thyreoidea enthält wenig oder kein Kolloid. Ob aber das Kolloid temporär da war, — das läßt sich weder beweisen, noch leugnen. Beweisen läßt sich eine solche Annahme um so weniger, als weder im Schilddrüsen-, noch im Körpervenenblut, noch in den Organen des hyperthyreotischen Individuums größere Jod-, geschweige denn Thyreoideasekretmengen bis jetzt auffindbar waren. In dieser Beziehung ist der Vergleich mit dem Glykogenumsatz der diabetischen Leber unvollkommen, denn dort kreist im Blut tatsächlich mehr Zucker, als wenn die Leber normale Glykogenmengen stapelt. Ebenso positiv wissen wir, daß die *funktionell hochwertige* und *kolloidarme* Schilddrüse relativ leicht (in gewissen Fällen durch Jodzufuhr[2,3,4,5,6,7]) in eine *kolloidreiche* und *weniger aktive* Schilddrüse umgewandelt werden kann. Auch dieser Befund kann durch den mechanischen Faktor der Zu- und Abfuhr erklärt werden. Aber es ist durchaus unbewiesen und vielleicht sogar unwahrscheinlich, daß dieses nun fest abgelagerte Kolloid mit dem früheren, nicht haften wollenden Kolloid chemisch übereinstimmt. Ebensowenig wie Kolloidarmut für eine geschwächte, spricht Kolloidreichtum für eine gesteigerte Schilddrüsenfunktion. Die Verhältnisse liegen manchmal gerade umgekehrt. Die Kretinenschilddrüse kann noch erhebliche Kolloidmengen enthalten und ist doch physiologisch minderwertig.

Wenn nun die rein mechanischen Momente der Kolloidsammlung und der Kolloidresorption für eine befriedigende Erklärung der Schilddrüsentätigkeit ungenügend sind, so ist man genötigt, zu anderen Hypothesen zu greifen. Die experimentelle, wie klinische Erfahrung führt dabei entweder auf den Gedanken einer gewissen chemischen Mannigfaltigkeit des Kolloids; oder aber zur Voraussetzung, daß im Notfall, z. B. beim Hochbetrieb, die Kolloidstufe übersprungen werden kann und daß dabei ein besonders wirksames Produkt entsteht. Die Kolloidstapelung würde dann gewissermaßen einer Dämpfung dieser hyperaktiven Substanz gleichkommen.

Diese Probleme bringen uns weit in das Gebiet der Schilddrüsenpathologie hinein. Hier haben sich die einfachen Sätze der rein quantitativen Vorstellungen einer Hyper- und Hypofunktion, oder der Sekretanhäufung und Sekretabfuhr als viel zu eng erwiesen, um die große Vielseitigkeit der gestörten Schilddrüsenaktion aufnehmen zu können. Mit E. Gley, H. S. Plummer, F. de Quervain u. a. wird man auch an *qualitative Abweichungen* in der Kolloid- oder Sekretbeschaffenheit denken müssen, und an dem ganzen Fragenkomplex auch vom physiologischen Standpunkte aus nicht teilnahmslos vorbeigehen können.

---

[1] Breitner, B.: Vgl. Bericht üb. d. internat. Kropfkonf. in Bern. Bern: Hans Huber 1928.

[2] Leo Loeb und Mitarbeiter: Amer. J. Sourg, New Series **7**, 12 (1929); Endocrinology, Bull. Ass. of the study of intern. gecr. **13**, 1 (1929); S. H. Gray: Amer. J. Path. **4** (1928); M. Silberberg: Proc. Soc. exper. Biol. u. Med. **27**, 166 (1929). Maßgebend für den Effekt ist die Jodmenge, die Dauer der Jodzufuhr sowie die Tierart; S. H. Gray, J. Rabinovitch: Amer. J. Path. **5**, 485 (1929).

[3] Frazier, Ch. H., u. W. Blair Mosser: Ann. Surg. **89**, 849 (1929).

[4] Uhlenhuth, E.: Roux' Arch. **115**, 184 (1929), daselbst Literatur.

[5] Vgl. die älteren Versuche von D. Marine und Mitarbeiter: Arch. int. Med. **1**, 349 (1908); **4**, 253 (1909).

[6] Merke, F.: Bruns' Beitr. **140**, 375 (1927).

[7] Zondek, H.: Klin. Wschr. **9**, 637 (1930).

c) Das Thyroxin.

Nach einer jahrzehntelangen Diskussion ist man, wie erwähnt, mehr oder weniger darüber einig, daß der Kolloidgehalt einer Schilddrüse nicht ohne weiteres als ein Gradmesser ihrer biologischen Wertigkeit angesehen werden darf. Ungeklärt bleibt die Stellung des Kolloids zur innersekretorischen Schilddrüsenfunktion. Ob das Kolloid das Früh-, das Zwischen- oder das Endstadium des Thyreoideahormons darstellt, oder ob neben dem Kolloid noch andere aktive jodhaltige oder jodfreie Stoffe gebildet werden, ist nicht entschieden. Ebensowenig übersichtlich ist das Verhältnis des Thyroxins oder des Jodthyreoglobulins zum Kolloid[1].

Zeigt ein Stoff die üblichen biologischen Reaktionen der nativen Schilddrüsensubstanz, so bezeichnen wir ihn als „wirksam". Wir sind dann berechtigt, ihn in nähere Beziehung zum Thyreoideahormon zu bringen. Dann aber besitzen wir eine Kette von wirksamen Schilddrüsenstoffen. Die Reihe beginnt mit dem getrockneten Thyreoideagewebe und führt uns über das Kolloid, das Jodthyreoglobulin und die „Thyroxin-Eiweißfraktion" zum reinen Thyroxin. Falls letzten Endes nur das Thyroxin wirksam sein kann und falls die einzelnen Glieder dieser Kette bloß geringere oder größere Thyroxinmengen enthalten, dann ist die Wirksamkeit all dieser Verbindungen ohne weiteres erklärt. In diesem Fall muß das Thyroxin mit dem eigentlichen Schilddrüsensekret identifiziert werden. Es gibt keinen Forscher, welcher die hohe Wirksamkeit des Thyroxins nicht bestätigen konnte. Es gibt aber eine erhebliche Anzahl von Autoren, welche die Stellung des Thyroxins zum Schilddrüsensekret noch als unabgeklärt betrachten. Dieser Ansicht schloß sich neuerdings E. C. Kendall[2] an. Er betrachtet das krystallisierte Thyroxin als eine Zwischenstufe des wirksamen Schilddrüsenbestandteiles („Thyroxine appears to be an intermediate form of the active constituent of the thyreoid"), und weist darauf hin, daß es vollwirksame Schilddrüsenprodukte gibt, aus welchen kein Thyroxin isoliert werden kann. Kendall vermutet die Existenz einer anderen Thyroxinform, die sich chemisch vom Thyroxin unterscheidet und die er als „aktives Thyroxin" bezeichnet. Nach C. R. Harington und W. T. Salter[3] wird das Thyroxin höchstwahrscheinlich in peptidartiger Bindung dem Blute übergeben.

Bis jetzt kann nur ein Stoff genannt werden, der *in-* und *außerhalb* der Thyreoidea nachweisbar ist, nämlich das Jodthyreoglobulin, welches im Schilddrüsenvenenblut und in der Schilddrüsenlymphe mit Hilfe der von Hektoen, Schulhoff und Carlson ausgearbeiteten Präcipitinreaktion auffindbar ist. Das Thyroxin ist bis jetzt weder in der Thyreoidea, noch im venösen Kreislauf der Schilddrüse nachgewiesen worden. Ebenso ist nicht bekannt, in welcher Form es in der Schilddrüse vorliegt. Höchstwahrscheinlich wird das Thyroxin nicht als freies Molekül, sondern in Bindung an andere Komponenten (vermutlich eiweißartiger Natur) dem Kreislaufe übergeben. Ist nun diese zweite Komponente bzw. die Bindungsart für den biologischen Enderfolg belanglos? Oder können, je nachdem das Thyroxin in dieser oder anderer Weise verankert ist, graduelle Abstufungen der Wirksamkeit entstehen? Gibt es in der ganzen Tierreihe nur einen Thyroxinkomplex, oder liefern bloß die verschiedenen Thyroxinkomplexe als Endprodukt der Spaltung das gleiche Thyroxin? Mit Hilfe unserer bisherigen

---

[1] Nach neueren Ergebnissen sind gewisse Beziehungen zwischen dem Kolloid und dem Dijodtyrosin wahrscheinlich. Kolloidfreie Schilddrüsen von Ratten, welche der Kältewirkung ausgesetzt sind, speichern häufig Kolloid, sobald man den Tieren Dijodtyrosin verfüttert (unveröffentlichte Versuche von I. Abelin und C. Wegelin).

[2] Kendall, E. C., u. D. G. Simonsen: J. of biol. Chem. **80**, 357 (1928).

[3] Harington, C. R., u. W. T. Salter: Biochemic. J. **24**, 456 (1930).

Methoden können die Fragen nicht entschieden werden, obwohl die nähere Beobachtung ergibt, daß der Verlauf der Wirkung beim freien und gebundenen Thyroxin („Thyroxinfraktion") und bei der Schilddrüsensubstanz doch ein etwas anderer ist[1].

Wir identifizieren gewöhnlich die Schilddrüsen*wirkung* im Fütterungsversuch mit der Schilddrüsen*funktion* in natura, wozu wir nicht ohne weiteres berechtigt sind[1]. Die Unzulänglichkeit einer solchen Auffassung erhellt u. a. aus folgenden Überlegungen. 1. Die fetale Schilddrüse oder die Thyreoidea eines Neugeborenen ist in unseren Experimenten entweder unwirksam oder schwach aktiv. Für den Neugeborenen aber ist diese Thyreoidea von der größten Bedeutung, ihr Fehlen in diesem Stadium erzeugt die schwersten Entwicklungsstörungen. 2. Eine typische Struma diffusa parenchymatosa basedowificata kann im biologischen Versuch vollkommen versagen (C. WEGELIN und I. ABELIN[2]). 3. Die nach unseren experimentellen Begriffen unwirksame oder wenig aktive Kretinenschilddrüse ist für den ganzen Habitus ihres Trägers von einem nicht geringen physiologischen Wert. 4. Dem Athyreoten ersetzt die verfütterte Schilddrüsensubstanz keinesfalls die ihm fehlende Thyreoidea (F. DE QUERVAIN[3]). Die Grenzen der Substitutionstherapie sind nicht so weit, wie sie auf den ersten Anblick erscheinen. Wir wissen heute, daß Thyroxin viele Schilddrüsenwirkungen besitzt, vermuten aber, daß die vitale Thyreoideafunktion noch etwas mehr in sich einschließt. Ob die Schilddrüse *mehrere Sekretarten* bereitet und diese auf verschiedenen Wegen abfließen läßt (HÜRTHLE[4], ANDERSSON[5], GALEOTTI[6], G. S. WILLIAMSON und J. H. PEARSE[7]), oder ob die Abweichungen vom physiologischen Charakter nur Schattierungen der Grundwirkung *einer einzigen Substanz* vom Thyroxincharakter darstellen, darüber vermag das Wissen unserer Zeit nicht zu entscheiden. Die amerikanische Schule (H. S. PLUMMER[8], W. M. BOOTHBY[9]) will allerdings nur das Thyroxin als Schilddrüsensekret gelten lassen.

d) Selbstregulation der Schilddrüse.

Die historische Entwicklung der Schilddrüsenforschung, der auffallende Jodreichtum der Thyreoidea und die Bestrebungen zur Isolierung des wirksamen Bestandteiles aus dem Schilddrüsengewebe haben von Anfang an die Hauptaufmerksamkeit auf die Vorgänge innerhalb der Thyreoidea selbst konzentriert. Das Problem der Auswirkung des Schilddrüsenhormons in der Peripherie wurde entweder überhaupt nicht aufgeworfen, oder in den Hintergrund gestellt. Heutzutage weiß man mit Sicherheit, daß für den Enderfolg neben der Quantität oder Qualität des abgesonderten Schilddrüsensekrets auch noch dessen Schicksal am Wirkungsorte entscheidend ist. Wie bei anderen Drüsen mit innerer Sekretion, kommt es auch hier außer auf den Zustand des Senders noch auf die Verfassung des Empfängers an. Das aktivste Sekret muß an Wirksamkeit einbüßen, sobald am Erfolgsorgan ungünstige Bedingungen für seine Entfaltung vorliegen. Und umgekehrt kann bei einer Überempfindlichkeit der Peripherie (wie sie vielleicht teilweise beim Basedow vorliegt) selbst eine kleine Menge eines weniger aktiven

---

[1] ABELIN, I.: Münch. med. Wschr. **1928**, 685.
[2] WEGELIN, C., u. I. ABELIN: Arch. f. exper. Path. **105**, 137 (1924). — Vgl. auch E. ABDERHALDEN u. O. SCHIFFMANN: Pflügers Arch. **195**, 167 (1922).
[3] DE QUERVAIN, F.: Ber. d. Schweiz. Nat. Ges. in Davos 1929 — Endokrinol. **6**, 1 (1930).
[4] HÜRTHLE: Pflügers Arch. **56** (1894).
[5] ANDERSSON: Arch. mikrosk. Anat. **1894**.
[6] GALEOTTI: Arch. mikrosk. Anat. **48** (1896).
[7] WILLIAMSON, G. S., u. J. H. PEARSE: J. of Path. **28**, 361 (1925).
[8] PLUMMER, H. S.: J. amer. med. Assoc. **77**, 243 (1921).
[9] BOOTHBY, W. M.: Endocrinologie **3**, 1 (1929).

Sekrets einen ganz starken Erfolg auslösen. Hier taucht aber die Frage auf, ob die Verarbeitung des Hormons an der Peripherie für das zentrale, das Sekret bildende Organ gleichgültig ist, oder ob sich die Tätigkeit des Zentralorgans dem Schicksale des Hormons an seinen Wirkungsstätten anpaßt. Mit anderen Worten, gibt es eine rückläufige Verständigung zwischen dem abgesandten Hormon und der Hormondrüse? Für die Thyreoidea ist dieser Modus nicht ohne weiteres abzulehnen. Anhaltspunkte dafür liefert der Hyperthyreoidisationsversuch.

a) Die künstliche Überschwemmung mit Schilddrüseninkret hat einen stark depressiven Einfluß auf das Thyreoideaorgan. Die Schilddrüse schränkt dabei ihre Tätigkeit ein. Davon war bereits oben die Rede. Selbst eine hochaktive Schilddrüse kann durch Schilddrüsenzufuhr gedämpft werden, was vielleicht den alten Vorschlag einer Basedowbehandlung mit Thyreoidea gewissermaßen begründen mag. Man kann ferner durch halbseitige Schilddrüsenexstirpation die Tätigkeit der zurückgebliebenen Hälfte anregen. Es kommt dabei im zurückgebliebenen Thyreoidealappen zu einem Kolloidschwund, zu Veränderungen des Epithelbelages usw. Füttert man aber das operierte Tier mit Schilddrüse, so werden diese Aktivitätszeichen unterdrückt, es entsteht das Bild einer „ruhenden" Schilddrüse (HALSTED[1], DES LIGNERIS[2], B. BREITNER[3]). In all diesen und ähnlichen Fällen scheint die Thyreoidea beim übermäßigen Hormonangebot ihre funktionelle Leistungsfähigkeit abzuändern und sich den neuen Verhältnissen anzupassen. Die Sekretbildung wird eingeschränkt, um nicht die Stoffwechsellage noch weiter zu verschärfen.

b) Bei einer länger andauernden Übersättigung mit Schilddrüsenhormon kann es sogar zur Ausbildung gewisser hypothyreotischer Erscheinungen kommen. Solche Wendungen vom Basedow zum Myxödem sind mehrfach beobachtet worden. Im Laufe des künstlichen Hyperthyreoseversuches kann man beim näheren Zusehen ebenfalls feststellen, wie sich den Übererregbarkeitssymptomen allmählich hypothyreotische Erscheinungen beimengen. *Die innersekretorischen Drüsen sind vielleicht ihren eigenen Hormonen gegenüber am meisten empfindlich, und darin könnte man, wenigstens für die Thyreoidea, eine Art „Selbststeuerung" erblicken*[4].

Zusammenfassung.

Die Schilddrüsenforschung der letzten 40—50 Jahre beschäftigte sich vorwiegend mit der Auffindung von Einzelwirkungen des Schilddrüsenhormons und deckte eine Reihe von wertvollen Einzeltatsachen auf. Sie vermochte aber nicht, allgemeine Vorstellungen über die Wirkungsart der Thyreoidea zu entwickeln. Die Grundprobleme der Schilddrüsensekretion, das gegenseitige Verhältnis zwischen dem Schilddrüsenkolloid und dem Thyreoideasekret, die Probleme der Bildung, Ablagerung und Abgabe des Kolloids, die Frage, ob Thyroxin das einzige jodhaltige aktive Schilddrüsenprodukt darstellt, ferner, ob neben den jodhaltigen auch jodfreie aktive Substanzen gebildet werden, — all dies bedarf noch einer gründlichen und vielseitigen Bearbeitung. Der weiteren Erforschung bedarf auch das Problem der „Selbststeuerung" der Schilddrüse, d. h. die Frage der Regulierung der Schilddrüsentätigkeit durch ihr eigenes Hormon und durch dessen Schicksal am Wirkungsort.

---

[1] HALSTED: Hopkins Hosp. Rep. **1** (1896) — Amer. J. med. Sci., Januar 1914.
[2] DES LIGNERIS: Dissert. Bern 1907.
[3] BREITNER, B.: Ber. üb. d. internat. Kropfkonf. in Bern, S. 171. Bern: Hans Huber 1928.
[4] Unter diesen Begriff fällt vielleicht auch die neuerdings von französischen Autoren betonte „instabilité thyreoidienne", wo auf einen Zeitabschnitt mit einem Überwiegen der hyperthyreotischen Symptome eine Periode mit deutlich erkennbaren Myxödemzeichen folgt und vice versa. Als Folgen der „Selbststeuerung" können ferner die obenerwähnten (vgl. S. 106, 135) regulatorischen Vorgänge bei einer längerdauernden Hyperthyreose aufgefaßt werden.

Pathologische Physiologie der Schilddrüse.

Von

R. ISENSCHMID

Bern.

Mit 4 Abbildungen.

Zusammenfassende Darstellungen[1].

ASHER, L.: Physiologie der Schilddrüse. Handb. d. inn. Sekretion, herausgeg. von M. HIRSCH, **2**. Leipzig 1926. — BAYER, G. u. R. VON DEN VELDEN: Klinisches Lehrbuch der Inkretologie und Inkretotherapie. Leipzig 1927. — BIEDL, A.: Innere Sekretion. 3. Aufl. **1**. Berlin-Wien 1918; 4. Aufl. **3**. Berlin-Wien 1922 (nur Lit.). — BIRCHER, E.: Fortfall und Änderung der Schilddrüsenfunktion als Krankheitsursache. Erg. Path. (LUBARSCH-OSTERTAG) **15**, 82 (1911). — BOOTHBY, W.: Das Thyreoideaproblem. Endokrinol. **3** (1929). — BREITNER: Die Erkrankungen der Schilddrüse. 1928. — McCARRISON, R.: The Thyroid Gland in Health and Disease. London 1918. — CROTTI, A.: Thyroid and Thymus. Philadelphia u. New York 1922. — CURSCHMANN, H.: Die Hypothyreosen der Erwachsenen. Handb. d. inn. Sekretion, herausgeg. von M. HIRSCH, **3**. Leipzig 1927. — CHVOSTEK: Morbus Basedowii und die Hyperthyreosen. Berlin 1917. — DEUSCH, G.: Die Hyperthyreosen. Handb. d. inn. Sekretion, herausgeg. von M. HIRSCH, **3**. Leipzig 1927. — EGGENBERGER, H.: Kropf und Kretinismus. Ebenda **3** (1927). — EWALD: Die Erkrankungen der Schilddrüse, Myxödem und Kretinismus. Nothnagels spez. Pathol. **22**. Wien u. Leipzig 1909. — FALTA: Die Erkrankungen der Blutdrüsen. Berlin 1913 — Die Erkrankungen der Blutdrüsen. Handb. d. inn. Medizin, 2. Aufl., herausgeg. von BERGMANN u. STAEHELIN, **4** II. Berlin 1927. — JACKSON, A.: Goiter and other diseases of the thyreoid gland. New York 1926. — KOCHER, A.: Morbus Basedow und Kropf. Kraus-Brugsch' spez. Pathol. u. Therap. **1**. Berlin-Wien 1919. — KLOSE u. BÜTTNER: Cachexia strumipriva. Handb. d. inn. Sekretion, herausgeg. von M. HIRSCH, **3**. Leipzig 1927. — KLOSE, H.: Die Chirurgie der Basedowschen Krankheit. Stuttgart 1929. — Bericht über die Internat. *Kropfkonferenz* in Bern 1927. Bern 1928. — LUCIEN, PARISOT u. RICHARD: Traité d'endocrinologie; La Thyroide. Paris 1925. — MARAÑON, G.: El Bocio y el Cretinismo. Madrid 1928. — OCHSNER, A. J. u. R. L. THOMPSON: The surgery and the pathology of the Thyroid and Parathyroid glands. St. Louis 1910. — OSWALD, A.: Die Schilddrüse in Physiologie und Pathologie. Leipzig 1916. — DE QUERVAIN, F.: Le Goître. Genève 1923. — RICHARDSON, H.: The thyroid and parathyroid glands. Philadelphia 1905. — ROGER, WIDAL, TEISSIER: Nouveau traité de médecine. Fasc. VIII. Pathologie des glandes endocrines. Paris 1923. — SHARPEY-SCHAFER: The endocrine organs. 2. Aufl. London 1924. — SIEGERT: Die Athyreose im Kindesalter. Handb. d. inn. Sekretion, herausgeg. von M. HIRSCH, **3**. Leipzig 1927. — TRENDELENBURG, P.: Die Hormone. Berlin 1929. — VEIL: Die endokrinen Erkrankungen in der Praxis. Münch. med. Wschr. **1928** (Nr. 22 u. a.). — VINCENT, S.: Internal secretion and the ductless glands. 2. Aufl. London 1922. — WEGELIN, C.: Schilddrüse. Handb. d. spez. Anat. u. Histol., herausgeg. von HENKE u. LUBARSCH, **8**. Berlin 1926. — WIELAND, E.: Die Hypothyreosen im Kindesalter. Handb. d. inn. Sekretion, herausgeg. von M. HIRSCH, **3**. Leipzig 1927.

---

[1] Die Literatur über die Pathologie der Schilddrüse hat einen so großen Umfang, daß ein nur halbwegs vollständiges Literaturverzeichnis weit mehr Raum beanspruchen würde, als für das Kapitel überhaupt zur Verfügung gestellt ist. Ich verweise daher auf die großen Literaturverzeichnisse in den hier angeführten Werken von BIEDL und von WEGELIN. Ich beschränke mich darauf, eine kleine Auswahl aus den Arbeiten anzuführen, die mir bei Niederschrift dieser Abhandlung von neuem vorlagen, mit Bevorzugung der neueren.

A. Verminderung der Tätigkeit der Schilddrüse.

1. Die Folgen des vollständigen Fehlens der Schilddrüse beim Menschen.

Die Folgen des Schilddrüsenmangels bei Versuchstieren sind in einem früheren Abschnitte besprochen.

Beim Menschen ist der völlige Mangel der Schilddrüsenfunktion mit seinen Folgen aus drei ihrer Entstehung nach verschiedenen Krankheitszuständen bekannt.

1. Wenn die Schilddrüse durch einen operativen Eingriff vollständig entfernt wird, wie es in der Frühzeit der Schilddrüsenchirurgie häufig geschah, tritt ein Zustand auf, welcher dem entsprechenden Tierversuch analog ist: Die *Cachexia strumipriva* oder *thyreopriva* (TH. KOCHER), das „operative Myxödem". Die meisten solchen Beobachtungen stammen aus den 80er Jahren des vorigen Jahrhunderts, nur wenige aus den letzten Jahren[1,2]. Analoge Fälle kommen in neuerer Zeit als Folge der Zerstörung der Schilddrüse durch Röntgenstrahlen vor und scheinen mit der Zunahme der Zahl und Leistungsfähigkeit der Röntgenapparate in den letzten Jahren häufiger zu werden[3,4,5,6].

2. Die Schilddrüse kann beim neugeborenen Kind infolge einer Entwicklungsstörung fehlen oder infolge einer Mißbildung rudimentär bleiben: *Thyreoaplasie* (PINELES), auch *angeborenes Myxödem* genannt. (Die Anwendung des namentlich auch in der neueren amerikanischen Literatur gebräuchlichen Ausdruckes „sporadischer Kretinismus" möchten wir in diesem Zusammenhang vermieden wissen; vgl. Abb. 88 u. 89.)

3. Kann die schon entwickelte Schilddrüse durch pathologische Prozesse verschiedener Art, so durch akute und chronische Entzündung[7], ferner durch andere Vorgänge, die zu einer bindegewebigen Schrumpfung des Organes führen, darunter besonders den von WILLIAMSON und PEARSE[8] beschriebenen lymphadenoiden Kropf, ferner wohl auch durch Gifte, durch langdauernde Unterernährung[9,10] und möglicherweise weitere, noch unbekannte Einflüsse, zu welchen vielleicht auch eine angeborene Minderwertigkeit des Organes gehört, so schwer geschädigt werden, daß sie ihre Funktion mehr oder weniger vollständig einstellt. Es entsteht das Krankheitsbild, welches nach dem Vorgange von W. ORD[11] *Myxödem* genannt wird (Cachexie pachydermique Charcot[12]).

---

[1] Z. Bsp. O. MAU: Zwei bemerkenswerte Fälle von Zwergwuchs. Dtsch. med. Wschr. **1923**, Nr 23.

[2] Die von SUDEK [Bruns' Beitr. **133**, 533 (1925)] und amerikanischen Chirurgen wegen BASEDOWscher Krankheit hin und wieder ausgeführte, so gut wie totale Thyreoidektomie führt, weil immer mit Substitutionsbehandlung verbunden, wohl nie zu den gleichen Folgen.

[3] Vgl. H. CURSCHMANN: Über die Umwandlung des Morbus Basedow in Myxödem nach der Röntgenbehandlung. Münch. med. Wschr. **1925**, 1453.

[4] MEANS, J. H. u. G. W. HOLMES: Further observations on the Roentgen-ray treatment of toxic goiter. Arch. int. Med. **31**, 303 (1923).

[5] CORDUA, R.: Über die Umwandlung des Morbus Basedowii in Myxödem durch die Röntgenbehandlung. Mitt. Grenzgeb. Med. u. Chir. **32**, 283 (1920).

[6] Nach HOLZKNECHT [Über die Röntgentherapie der BASEDOWschen Krankheit. Fortschr. Röntgenstr. **38** (1928)] würde diese Schädigung nicht so leicht eintreten.

[7] SIMMONDS: Über chronische Thyreoiditis und fibröse Atrophie der Thyreoidea. Virchows Arch. **246**, 140 (1923).

[8] WILLIAMSON, G. SCOTT u. J. H. PEARSE: Lymphadenoid Goître and its clinical significance etc. Brit. med. J. **1929**, 4.

[9] CURSCHMANN, H.: Über die Einwirkung der Kriegskost auf die BASEDOWsche Krankheit. Klin. Wschr. **1922**, 1296.

[10] OBERNDORFER: Münch. med. Wschr. **1919**, 196.

[11] ORD, W.: On myxoedema etc. Med. et Chir. Transact. **61**, 57 (1878).

[12] CHARCOT: Myxoedème, cachexie pachydermique, état crétinoide. Gaz. Hôp. **1881**, Nr.10.

Wenn wir nur die voll entwickelten, schwersten Fälle von Myxödem ins Auge fassen und die nur halb entwickelten, die formes frustes, außer acht lassen,

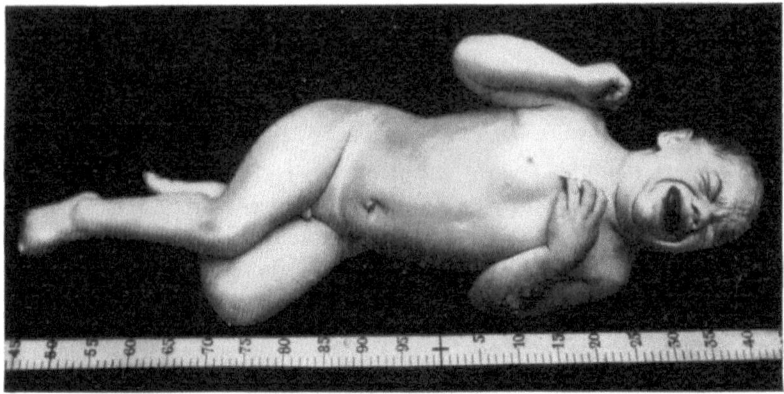

Abb. 88. Angeborener Athyreot, 17 Jahre alt (aus der Chirurgischen Universitätsklinik in Bern)[4] in seiner normalen, liegenden Stellung.   Absoluter Schwachsinn, unfähig sich aufzurichten oder fortzubewegen („Pflanzenmensch").

wie das zunächst geschehen soll, dürfen wir die drei Krankheitszustände: Cachexia thyreopriva, Thyreoaplasie und Myxödem für das pathologisch-physiologische Geschehen als identisch auffassen.

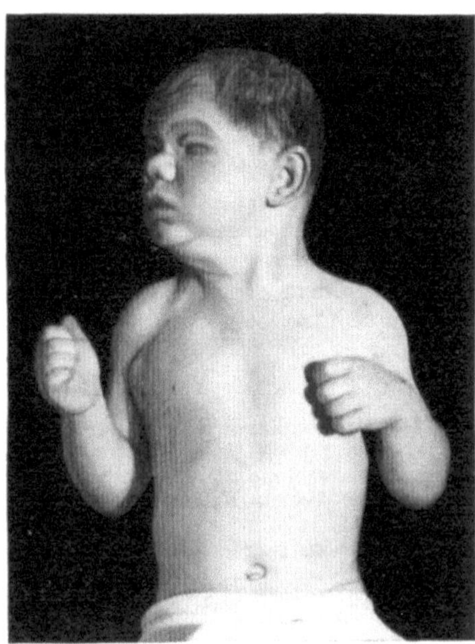

Abb. 89. Athyreot der Abb. 88 in künstlich aufgerichteter Stellung.

Angesichts des Einflusses der Schilddrüse auf **das Wachstum und die Entwicklung** ist es klar, daß der Ausfall ihrer Funktion im noch jugendlichen, unentwickelten Zustand andere Folgen zeitigen muß als beim Erwachsenen. Ob der Schilddrüsenmangel das Kind unmittelbar nach der Geburt trifft oder im Laufe der Kindheit oder gar schon im Fetalleben[1], immer hat sie eine starke Hemmung des Wachstums zur Folge, namentlich der *Knochen;* ja völliges Erlöschen der Schilddrüsenfunktion ist nahezu gleichbedeutend mit Wachstumsstillstand (Wieland[2]), so daß man aus dem Stand der Entwicklung des Skelettes ablesen kann, in welchem Alter die Schilddrüse ihre Funktion einstellte. So kann sehr hochgradiger Zwergwuchs entstehen. Wegelin[3] maß

---

[1] Abels, H.: Über Manifestwerden von Athyreosis (Myxödem) beim Neugeborenen. Wien. klin. Wschr. **1911**, 1581.

[2] Wieland, E.: Über hypothyreotische Konstitution und frühzeitig erworbene Athyreose. Z. Kinderheilk. **4** (1912).

[3] Wegelin, C.: Schilddrüse. Handb. d. spez. Anat. u. Histol., herausgeg. von Henke-Lubarsch **8**. Berlin 1926.

[4] Für die freundliche Überlassung der beiden Bilder sei Herrn Professor de Quervain auch hier unser Dank ausgesprochen.

bei einem 19 Jahre alten Mädchen 93,5 cm Körperlänge. Weitere Beispiele sind am gleichen Ort zusammengestellt[1]. Die Verknöcherung der Knorpel erfolgt verspätet, beim neugeborenen und kleinen Kinde erscheinen die Knochenkerne nicht zur normalen Zeit[2,3]. So können z. B. die Handwurzelknochen Capitatum und Hamatum, deren Verknöcherung gewöhnlich im 4. bis 5. Lebensmonat beginnt, bei angeborenen Athyreose bis zum 10. Jahre des Knochenkerns entbehren[4]. Die knorpeligen Epiphysenfugen bleiben abnorm lang erhalten, gelegentlich bis in das 5.[2,5], ja vereinzelt in Resten selbst noch in das 6. Lebensjahrzehnt[6]. Eine Insuffizienz des Knochenmarkes bei der Zerstörung des Knorpels scheint die wichtigste Ursache dieser Wachstumsstörung zu sein[5,7]. Die Wirbelkörper sind auffallend kurz, die Zwischenwirbelscheiben verhältnismäßig dick. Der Schädel, mit Ausnahme der Schädelbasis, welche kurz und im Gesichtsschädel oft auch schmal (besonders steiles Gaumengewölbe[2]) bleibt (Sattelnase), nimmt dagegen in der Regel an Volumen erheblicher zu, so daß die klein gebliebenen Athyreoten verhältnismäßig große Köpfe haben[8].

Der verminderten Tätigkeit des Knochenmarkes entspricht der Befund von DIETERLE[9], der eine Umwandlung in Fettmark bei kindlicher Athyreose feststellte.

Auch die periostale Ossification ist gestört, wenn auch nicht so vollständig, wie das Längenwachstum des Knochens[10], die Frakturheilung, namentlich die Verknöcherung des Callus verzögert[11]. Es kann ein proportioniertes Kleinbleiben des ganzen Skelettes zustande kommen, doch befällt in der Regel die Wachstumsstörung die verschiedenen Knochen in verschiedenem Maße, so daß ein disproportionierter Zwergwuchs die Regel ist, wie WEGELIN dargetan hat. Besonders charakteristisch ist, daß schilddrüsenlose Menschen in ihrem Körperbau und Skelett bis über die Pubertätszeit hinaus kindliche Proportionen beibehalten[12]. AUB[13] fand, daß bei Schilddrüsenmangel der Calciumstoffwechsel vermindert ist. Die Störung der Ossification dürfte damit im Zusammenhang stehen.

Dem Zurückbleiben der Knochenentwicklung und dem Persistieren der kindlichen Zustände entspricht auch die regelmäßig beobachtete *Verspätung der Dentition.* So erschienen in dem von OPPRECHT[14] aus der FEERschen Klinik beschriebenen Falle die ersten Zähne erst mit 3 Jahren und bei der von N. SU-

---

[1] WEGELIN, C.: Zitiert auf S. 240.

[2] WEGELIN, C.: Über die Ossificationsstörungen beim endemischen Kretinusmis und Kropf. Korresp.bl. Schweiz. Ärzte **1916**, Nr 26.

[3] MAU, O.: Dtsch. med. Wschr. **1923**, Nr 23.

[4] SIEGERT, F.: Myxödem im Kindesalter. Erg. inn. Med. **6**, 601 (1909).

[5] SUKENNIKOWA: Über einen Fall von Athyreoismus congenita. Jnaug.-Dissert. Berlin 1909.

[6] Ausführliche Beschreibung der Knochen bei Schilddrüsenmangel bei WEGELIN: Schilddrüse. Handb. d. path. Anat. von HENKE-LUBARSCH 8, 346ff.

[7] STOCCADA, F.: Untersuchungen über die Synchondrosis sphenooccipitalis etc. Beitr. path. Anat. **61** (1915).

[8] BOURNEVILLE: Fin de l'histoire d'un idiot myxoedemateux. Arch. de Neur. **16** (1903).

[9] DIETERLE, TH.: Die Athyreosis. Untersuchungen über Thyreoaplasie. Virchows Arch. **184**, 56 (1906).

[10] LUCIEN, PARISOT u. RICHARD: Traité d'endocrinologie: La Thyroide. Paris 1925.

[11] AGRESTI: Influenza della tiroide sul corso di guarigione delle fratture. Rass. internaz. Clin. **1922**, 3; ref. Endocrinology **7**, 361 (1923).

[12] WEGELIN, C.: Zitiert auf S. 240.

[13] AUB, J. C.: Relation of thyroid to calcium metabolism. Assoc. of American Physicians. J. amer. med. Assoc. **89**, 149 (1927).

[14] OPPRECHT, E.: Athyreosis. Jnaug.-Dissert. Zürich 1921.

Kennikowa[1] beschriebenen Athyreoten bestanden mit 46 Jahren noch 11 Milchzähne. Nicht selten finden sich auch zwei, wenn auch unvollständige Zahnreihen, indem trotz des Durchbruches zweiter Zähne ein Teil der Milchzähne stehen bleibt. Ob Schilddrüsenmangel die Neigung zu Zahncaries erhöht, werden wir später erörtern.

Andere Teile des Organismus scheinen nicht oder nicht in gleichem Maße im Wachstum gehemmt zu sein wie das Skelett. Das Gehirngewicht ist in der Regel nicht besonders klein[2], in einzelnen Fällen sogar auffallend groß gefunden worden. Dementsprechend ist, wie erwähnt, der Schädel verhältnismäßig groß.

Dieser Befund am Menschen steht in einem auffallenden Gegensatz zu den Resultaten der Tierversuche, deren exakteste, diejenigen von Hammett[3], eine außerordentlich starke Entwicklungshemmung des Gehirns und eine etwas weniger hochgradige, aber doch noch etwa 50% betragende des Rückenmarkes bei der weißen Ratte ohne Schilddrüse feststellten.

Die Haut umschließt den Körper häufig wie eine zu weite Hülle, „Cutis laxa", scheint also auch in der Längsausdehnung stärker zu wachsen als das Skelett. Die Muskeln erscheinen, wie wir noch sehen werden, öfters voluminös. Das Herz wurde häufig vergrößert gefunden[4,5,6,7,8], auch die übrigen Eingeweide im ganzen nicht besonders klein. Das Vorspringen des Bauches bei Hypothyreoten scheint häufig zum Teil darauf zu beruhen, daß der infolge der Kürze der Wirbelsäule und der Kleinheit des übrigen umschließenden Skelettes enge Bauchraum für die verhältnismäßig voluminösen Eingeweide nicht genügend Raum bietet (Biedl[9]). Die Verminderung des Tonus der glatten Muskulatur in der Wand des Magens und des Darmes[10] bedingt Schlaffheit dieser Organe und dadurch sogar vergrößerten Raumbedarf.

Andere Organsysteme, so z. B. die Geschlechtsorgane und besonders die Keimdrüsen, bleiben, wie wir noch sehen werden, in manchen Fällen, namentlich bei Verlust der Schilddrüse in der Kindheit, ebenso stark in der Entwicklung zurück wie das Skelett[3].

Der „dicke" Bauch mit dem tiefstehenden Nabel der Athyreoten beruht in einzelnen Fällen auch auf Ascites. Eine wichtige Rolle in der Entstehung dieser Form des Bauches spielt auch die Schwäche der Bauchmuskulatur, welche eine Überdehnung ermöglicht und die der Entstehung der fast regelmäßig bestehenden Nabelhernie Vorschub leistet.

Die gesamte Muskulatur erscheint, wie erwähnt, voluminös, ja sie imponierte in einzelnen Fällen sogar als „athletisch"[11]. Trotzdem ist eine große Schwäche und namentlich stärkste Ermüdbarkeit allen Athyreoten eigen. Ob diese Schwäche vorwiegend einer Veränderung der Innervation durch das in seiner Funktion gestörte Nervensystem zur Last zu legen ist oder den Veränderungen im Muskel

[1] Sukennikowa: Zitiert auf S 241.

[2] Bourneville: Arch. de Neur. 16 (1903).

[3] Hammett, F. S.: Studies of the thyroid apparatus. XXVIII. The relation of the thyroid and the parathyroid to the gland of internal secretion. Endocrinology 10, 385 (1926), auch J. comp. Neur. 37, Nr 1 (1924).

[4] Zondeck: Das Myxödemherz. Münch. med. Wschr. 1919, 681.

[5] Assmann: Das Myxödemherz. Münch. med. Wschr. 1919, 9.

[6] Meissner: Zur Klinik des Myxödemherzens. Münch. med. Wschr. 1920, 1316.

[7] Wegelin, C.: Zur Kenntnis der Cachexia thyreopriva. Virchows Arch. 254 (1925).

[8] Assmann: Die Röntgendiagnostik der inneren Erkrankungen. Leipzig 1921.

[9] Biedl: Innere Sekretion 1. Berlin-Wien 1918.

[10] Deusch: Schilddrüse und Darmbewegung. Dtsch. Arch. klin. Med. 142 (1923).

[11] Dieterle, Th.: Die Athyreosis. Untersuchungen über Thyreoaplasie. Virchows Arch. 184, 56 (1906).

selbst, ist nicht ohne weiteres zu sagen, da sich Zeichen einer Schädigung beider Organe finden. Wir werden noch darauf zurückkommen.

Daß bei dem Ausfall der Schilddrüsenfunktion **der gesamte Energieumsatz** und die **Wärmebildung** herabgesetzt sind, ist eine seit über 30 Jahren[1,2,3] durch zahlreiche Untersuchungen vielfach erhärtete Tatsache. MAGNUS-LEVY[4] fand in schweren Fällen von Myxödem eine Herabsetzung des Sauerstoffverbrauchs und der Kohlesäureausscheidung auf 50—60% der bei gesunden Personen unter den gleichen Versuchsbedingungen festgestellten Werte. Gewöhnlich aber werden geringere Herabsetzungen gefunden[5-7]. Nach MARINE[8] würden stärkere Herabsetzungen des Grundumsatzes als um 35—40% der Norm bei reinen Störungen der Schilddrüse nicht beobachtet[9].

Die Vergleichung des bei hochgradigem, angeborenem oder früh erworbenem Schilddrüsenmangel festgestellten Gasumsatzes bzw. der Wärmeproduktion, stößt auf große Schwierigkeiten, weil gesunde Personen gleichen Alters, gleicher Größe und gleichen Gewichtes naturgemäß nicht vorkommen und ein Vergleich mit gleichgroßen, also jüngeren, kindlichen Menschen wiederum fehlerhaft ist. (vgl. Fußnote [10]). Amerikanische Autoren haben in verdienstlicher Weise in neuester Zeit ein großes Zahlenmaterial beigebracht[11,12], das als Vergleichsbasis dienen kann, so daß die Unsicherheit der Vergleichung etwas kleiner geworden ist, sie ist aber gerade im Falle eines vollständigen früh erworbenen Schilddrüsenausfalles immer noch sehr groß. Die weitaus meisten schweren Fälle von Schilddrüseninsuffizienz weisen eine Einschränkung des Sauerstoffverbrauchs um 40% oder darunter auf, doch finden wir in der Literatur außer den angeführten von MAGNUS-LEVY auch viel erheblichere Einschränkungen, z. B. eine Reduktion um 69% bei einer 22 Jahre alten, 108 cm großen Arthyreoten[13]. Doch läßt sich über die Vergleichsbasis auch hier streiten. (Der Umsatz stieg in diesem Falle unter Schilddrüsenmedikation um das 4—5fache!) Die Herabsetzung des Grundumsatzes ist bei hypothyreoten Kindern schon in den ersten Lebensmonaten so erheblich, daß sie die in diesem Alter noch schwierige Diagnose ermöglichen kann[14].

---

[1] MAGNUS-LEVY, A.: Gaswechsel und Fettumsatz bei Myxödem und Schilddrüsenfütterung. Verh. dtsch. Kongr. inn. Med. **1896.**

[2] MAGNUS-LEVY, A.: Untersuchungen zur Schilddrüsenfrage. Z. klin. Med. **33** (1897).

[3] VOIT, FR.: Stoffwechseluntersuchungen am Hund. Z. Biol. **35** (1897).

[4] MAGNUS-LEVY, A.: Über Myxödem. Z. klin. Med. **50** (1903).

[5] Die ältere Literatur über den Einfluß des Schilddrüsenmangels auf den Stoffwechsel findet sich zusammengestellt bei E. BIRCHER: Fortfall und Änderung der Schilddrüsenfunktion als Krankheitsursache. Erg. Path. **15** (1911) und bei MAGNUS-LEVY in v. Noordens Handb. d. Pathol. d. Stoffwechsels **2.**

[6] GRAFE, E.: Die pathologische Physiologie des Gesamtstoff- und Kraftwechsels bei der Ernährung des Menschen. Erg. Physiol. **21** II (1923).

[7] KOWIK, H. L.: Die Funktion der Schilddrüse und die Methoden ihrer Prüfung. Erg. inn. Med. **27** (1925).

[8] MARINE: Thyroid function. Physiologic. Rev. **2** (1922); ref. Endocrinology **7**, 894 (1923).

[9] MEANS u. AUB: The basal metabolism in hypothyroidism. Arch. of int. Med. **24** (1919). Weitere Lit. bei GRAFE (1923).

[10] STAEHELIN, HAGENBACH, NAGER: Gaswechselversuch an einem strumektomierten Knaben. Z. klin. Med. **99**, 63 (1923).

[11] BENEDICT u. TALBOT: Carnegie Inst. of Washington, Publ. 201, 233 u. 302.

[12] BENEDICT, F. G.: The measurement and standards of basal metabolism. J. amer. med. Assoc. **77**, 247 (1921).

[13] HERMANN, H. u. E. ABEL: Effet du traitement thyroidien sur le metabolisme basal dans deux cas de myxoedème congénital typique. C. r. Soc. Biol. Paris **88**, 93 (1923).

[14] TALBOT, SOLGRUBER u. HAUDRY: Calorimetrische Untersuchungen an kindlichen Kretinen. Z. Kinderheilk. **37**, 98 (1924).

Gleichzeitig findet sich auch der *Stickstoffumsatz* erheblich herabgesetzt, und zwar häufig verhältnismäßig noch stärker als der Gasumsatz (Magnus-Levy[1-7]). Der geringe Eiweißumsatz läßt sich durch Darreichung von Kohlehydrat und Fett nicht so leicht weiter herabsetzen wie ein normaler Umsatz[8,9].

Die *Toleranz für Traubenzucker* ist gesteigert, d. h. es können sehr große Mengen Zucker gegeben werden, ohne daß Glykosurie auftritt[8,10]. Grote[11] fand, daß auch die Phlorrhizinglykosurie beim Mangeln der Schilddrüsenfunktion schwächer ausfällt als normal.

In den letzten Jahren ist, besonders nach dem Vorgange amerikanischer Autoren, die Bestimmung des Grundumsatzes, namentlich der Sauerstoffzehrung, zur gängigen klinischen Untersuchungsmethode erhoben worden und wie eine sehr umfangreiche Literatur bezeugt, gilt es als Axiom, daß ganz allgemein Herabsetzungen des Gasumsatzes auf Herabsetzung der Schilddrüsenfunktion und Steigerungen desselben auf gesteigerte Funktion der Schilddrüse zu beziehen sind[12,13,14]. Daß in der Tat eine Herabsetzung des Grundumsatzes bei Tieren ohne Schilddrüse regelmäßig beobachtet wird, ist im vorigen Abschnitt dargetan. Asher und Streuli[15] sahen die Unempfindlichkeit ihrer Versuchstiere gegen Sauerstoffmangel, die man als Ausdruck des verminderten Stoffumsatzes aufzufassen hat, schon 2 Tage nach der Operation eintreten.

Die *spezifisch-dynamische Wirkung der Nahrung* kann bei Schilddrüsenmangel normal sein[16,17,18], findet sich aber in der Regel herabgesetzt[19,20] oder verzögert[17]. (Bei Hunden fehlt auch die Fähigkeit zu „Luxus-Consumption"[19].)

Schon unvollständiger Ausfall der Schilddrüsenfunktion kann recht erhebliche Herabsetzung des Grundumsatzes auf längere oder kürzere Dauer hervorrufen (Staehelin, Hagenbach u. Nager[20], auch Grafe u. v. Redwitz[21]).

---

[1] Magnus-Levy in v. Noordens Handb. d. Pathol. d. Stoffwechsels, 2. Aufl. **2**, 311 ff. Berlin 1907.

[2] Gigon: Stoffwechsel bei Myxödem. Med. Klin. **1911**, Nr 19.

[3] Kocher, A.: Über die Wirkung von Schilddrüsenpräparaten auf Schilddrüsenkranke. Mitt. Grenzgeb. Med. u. Chir. **29**, 309 (1917).

[4] Courvoisier: Mitt. Grenzgeb. Med. u. Chir. **29** (1917).

[5] Lanz: Mitt. Grenzgeb. Med. u. Chir. **29** (1917).

[6] Peillon: Mitt. Grenzgeb. Med. u. Chir. **29** (1917).

[7] Fonio, A.: Über den Einfluß von Basedowstruma-, Kolloidstrumapräparaten und Thyreoidin auf den Stickstoffwechsel und das Blutbild von Myxödem usw. Mitt. Grenzgeb. Med. u. Chir. **24** (1911); auch Inaug.-Dissert. Bern 1911.

[8] Eppinger, Falta, Rudinger: Über die Wechselwirkungen der Drüsen mit innerer Sekretion. I. Mitteilung. Z. klin. Med. **66**, 1 (1908).

[9] Pari: Über den Einfluß der Schilddrüse auf den zeitlichen Ablauf der Zersetzungen. Biochem. Z. **1908**.

[10] Knöpfelmacher: Alimentäre Glykosurie und Myxödem. Wien. klin. Wschr. **1904**, 244.

[11] Grote: Zur Feststellung der Über- und Unterfunktion der Schilddrüse. Verein der Ärzte in Halle 13. XII. 1922. Klin. Wschr. **1923**, 470.

[12] Z. B. Rowe: The diagnosis and treatement of thyroid disease as controlled by the metabolic rate. Endocrinology **7**, 256 (1923).

[13] Lahey: Review of anothers years work in thyroid disease. Endocrinology 8, 365 (1924).

[14] Marine: Thyroid function. Physiologic. Rev. **1922**, 2; ref. Endocrinology **7**, 894 (1923).

[15] Asher u. Streuli: Das Verhalten der schilddrüsenlosen und milzlosen Tiere bei Sauerstoffmangel usw. Biochem. Z. **87** (1918).

[16] Du Bois: The total energy requirement in disease. J. amer. med. Assoc. **63** I.

[17] Nobel u. Rosenblüth: Myxödemstudien. IV. Z. exper. Med. **43** (1924).

[18] Mansfeld, G. u. E. Scheffer-Csillay: Die Rolle der Schilddrüse beim Zustandekommen der spezifisch dynamischen Stoffwechselwirkung. Biochem. Z. **200**, 194 (1928).

[19] Grafe: Pathologische Physiologie des Gesamtstoffwechsels. Erg. Physiol. **21** II (1923).

[20] Staehelin, Hagenbach u. Nager: Z. klin. Med. **99**, 63 (1923).

[21] Grafe u. v. Redwitz: Über den Einfluß ausgedehnter Strumaresektionen auf den Gesamtstoffwechsel. Mitt. Grenzgeb. Med. u. Chir. **34**.

Manche Myxödemkranke neigen stark zu Fettansatz, was bei dem verminderten Grundumsatz verständlich ist, namentlich in Fällen, in welchen der Appetit nicht daniederliegt.

Die *Adipositas dolorosa* läßt sich nicht auf mangelhafte Schilddrüsenfunktion zurückführen (SCHWENKENBECHER), wie MARINE und LENHART[1] annahmen. Diese Autoren fanden eine vorzeitige Involution der Schilddrüse bei der DERCUMschen Krankheit. Die Befunde an der Schilddrüse sind dabei aber nicht einheitlich (WEGELIN[2]). Vgl. dazu auch E. BIRCHER[3].

Die Schilddrüsenstoffe üben ihren den Stoffwechsel anregenden Einfluß wahrscheinlich in erster Linie durch direkte Einwirkung auf die Körpergewebe, vielleicht auf alle lebenden Zellen des Körpers aus. Dafür sprechen unter anderem die Versuche von L. ADLER[4], welcher fand, daß Schilddrüsenextrakt beim winterschlafenden Igel seinen den Stoffwechsel steigernden Einfluß auch noch entfaltet, nachdem durch operative und pharmakologische Eingriffe das Nervensystem ausgeschaltet war.

Dafür sprechen namentlich auch die Versuche von CARREL[5], welcher sah, daß Gewebskulturen durch Zusatz von Schilddrüsenstoffen zur Nährflüssigkeit zu rascherem Wachstum angeregt werden. Dafür sprechen besonders auch die Erfahrungen der ASHERschen Schule, welche zeigen, daß Gewebskulturen (Bindegewebe vom Hühnerembryo) in Kaninchenserum viel rascher wachsen, wenn das Kaninchen eine Schilddrüse besaß, als wenn das Serum von einem Kaninchen stammte, das dieses Organs beraubt worden war. Im gleichen Sinne spricht auch die weitere Beobachtung, daß die Phagocytose weit intensiver ist, wenn das Tier, dem die Leukocyten entstammen oder das evtl. andere Tier, in dessen Serum die Leukocyten auf ihre Fähigkeit, Fremdkörper aufzunehmen, geprüft werden, ihre Schilddrüse hatten, weit geringer, wenn die Spender der Leukocyten oder des Serums schilddrüsenlose Tiere waren[6,7,8,9,10,11]. Doch ist damit nicht ausgeschlossen, daß das Nervensystem, auf welches ja die Schilddrüsenstoffe auch stimulierend wirken (vgl. OSWALD[12]), ebenfalls an der Steigerung des Stoffwechsels mitwirkt. Da es ABDERHALDEN und WERTHEIMER[13] gelang, die Wirkung des Thyroxins auf den Stoffwechsel durch Lähmung des Nervus sympathicus mittels Ergotamin auf längere Zeit aufzuheben, scheint dieser Weg der Beeinflussung des Stoffwechsels auch von Wichtigkeit zu sein. Wir werden mit großer Wahrscheinlichkeit auch die Wachstumsstörungen beim Menschen im wesentlichen

---

[1] MARINE u. LENHART: The pathological anatomy of the human thyroid gland. Arch. int. Med. **7** (1911).

[2] WEGELIN: Schilddrüse, im Handb. d. pathol. Anat., herausgeg. von HENKE-LUBARSCH. **8**. Berlin 1926.

[3] BIRCHER, E.: Erg. Path. **15** (1911).

[4] ADLER, L.: Über den Angriffspunkt der Blutdrüsenhormone bei der Wärmeregulation. Arch. f. exper. Path. **87** (1920).

[5] CARREL: Artificial activation of the growth in vitro of connective tissue. J. of exper. Med. **17**, 14 (1913).

[6] ASHER u. UCHIDA: Biochem. Z. **163** (1925).

[7] ASHER, L.: Innere Sekretion und Phagocytose. Klin. Wschr. **1924**, 308.

[8] ASHER u. MASUNO: Fortgesetzte Untersuchungen über die Abhängigkeit der Phygocytose von inneren Sekreten. Biochem. Z. **152** (1924).

[9] ASHER u. FURUYA: Die Abhängigkeit der Phagocytose von den inneren Sekreten. Biochem. Z. **147** (1924).

[10] ASHER u. ABE: Fortgesetzte Untersuchungen über die Abhängigkeit der Phagocytose von den inneren Sekreten. Biochem. Z. **157** (1925).

[11] Vgl. dazu auch J. A. DYE u. R. A. WAGGENER: The influence of thyroidectomy on tissue respiration. Amer. J. Physiol. **85**, 365 (1928).

[12] OSWALD, A.: Die Schilddrüse in Physiologie und Pathologie. Leipzig 1916 — auch Pflügers Arch. **164**.

[13] ABDERHALDEN u. WERTHEIMER: Beziehungen der Thyroxinwirkung zum sympathischen Nervensystem. Pflügers Arch. **216**, 697 (1927).

auf den Fortfall der die Lebensfunktionen der Zellen anregenden Schilddrüsenstoffe auf den wachsenden Organismus, namentlich auch die Zellen des Knochenmarkes und des Periostes zurückführen dürfen, ja möglicherweise sind alle und jedenfalls die meisten Erscheinungen, welche wir bei Schilddrüsenmangel beobachten, Folgen des Fortfalles dieses unentbehrlichen Reizes auf sämtliche Zellen des Körpers[1].

E. Gley[2] ist geneigt, die das Wachstum fördernde Substanz der Drüse den von ihn „Harmozone" genannten morphogenetischen Substanzen zuzurechnen. Das Schilddrüsenharmozon wäre damit möglicherweise verschieden von dem Schilddrüsenhormon, von dem z. B. die Größe des Grundumsatzes abhängt. So berechtigt und anregend die begriffliche Trennung zweier so verschiedenen Funktionen in der Lehre von der inneren Sekretion im allgemeinen auch ist, so muß doch darauf hingewiesen werden, daß eine relativ so einfache, aus der Schilddrüse gewonnene chemische Verbindung wie das Thyroxin (Kendall) sowohl als „Harmozone" (Kaulquappenversuch), als auch als Hormon (Steigerung des Grundumsatzes) wirken kann.

Noch sind nicht alle Symptome des Schilddrüsenmangels genügend geklärt, als daß sie sich mit Sicherheit auf diese Weise erklären ließen. Am leichtesten werden wir das ständige Frostgefühl der Athyreoten so deuten können, ihren Appetitmangel, ihren geringeren Nahrungsverbrauch und ihre Neigung zu Untertemperaturen[3,4,5,6] bei erhaltener, wenn auch etwas beeinträchtigter (Cori) Wärmeregulation[7], wohl auch ihre Muskelschwäche und oft extreme Ermüdbarkeit[8] trotz voluminöser Muskulatur.

Das verhältnismäßig große Volumen der **Muskeln** darf nicht als Zeichen einer großen Menge aktionsfähiger Muskelsubstanz aufgefaßt werden. Einmal ist die Muskulatur, wie auch andere Gewebe, wasserreicher als in der Norm[9], und dann wissen wir durch verschiedene Untersuchungen[10,11], namentlich durch Schultz[12], daß die Muskelfasern aufgelockert und blaß färbbar mit schlecht erhaltener Querstreifung erscheinen, „schollig", degeneriert, mit hyalinen Einlagerungen zwischen Sarkolemm und contractiler Substanz (Marchand). Auch Wegelin[13] beschrieb in einem Falle von Cachexia strumipriva schollige basophile Massen in dem Musculi pectorales. Dabei ist, wie das lockere Gefüge des Perimysiums und die weiten Abstände zwischen den Muskelfasern erweisen, der Muskel

---

[1] Wenn Bohnenkamp (Über die Gültigkeit des energetischen Oberflächengesetzes usw. Kongr. inn. Med. 1929) der Vermutung Ausdruck gab, der verminderte Grundumsatz bei Myxödem könnte eine *Folge* der trägen Hauttätigkeit sein, hat er damit auf einen Faktor aufmerksam gemacht, der vielleicht sekundär mitwirkt.

[2] Gley, E.: Die Lehre von der inneren Sekretion. Bern u. Leipzig 1920.

[3] Abels: Wien. klin. Wschr. **1911**, 1881.

[4] Unger, L.: Beiträge zur Pathologie und Klinik der Neugeborenen. Münch. med. Wschr. **1912**, 901.

[5] Taillens: Myxedema congenital. Rev. méd. Suisse rom. **38**, 268 (1918).

[6] Assmann: Das Myxödemherz. Münch. med. Wschr. **1919**, 9. — Gley, E.: Die Lehre von der inneren Sekretion. Bern u. Leipzig 1920.

[7] Vgl. dies. Handb. **17**, 67; ferner R. Isenschmid: Über die Beteiligung der Schilddrüse an der Wärmeregulation. Arch. f. exper. Path. **98** (1923).

[8] Ord, W. M.: Myxoedema and allied disorders. Brit. med. J. **1898 II**, 1473.

[9] Parhon, Marie: Bull. Assoc. Psychiatr. Roum. **1922**, 4; ref. Endocrinology **7**, 901 (1923).

[10] Langhans, Th.: Anatomische Beiträge zur Kenntnis der Kretinen. Virchows Arch. **149** (1897).

[11] Maresch: Kongenitaler Defekt der Schilddrüse bei einem 11 jährigen Mädchen usw. Z. Heilk. **19** (1898).

[12] Schultz, A.: Über einen Fall von Athyreosis congenita mit besonderer Berücksichtigung der dabei beobachteten Muskelveränderungen. Virchows Arch. **232**, 302 (1921).

[13] Wegelin, C.: Zur Kenntnis der Cachexia thyreopriva. Virchows Arch. **254**, 689 (1925).

ödematös. SLAUCK[1] beschrieb in je einem Falle von Thyreoplasie und von Cachexia strumipriva eigenartige hypolemmale Faserringe, welche die Muskelfasern stellenweise umgeben. Als am stärksten verändert erweist sich die Muskulatur der *Zunge*. Dies erklärt, daß in der Kasuistik in so gut wie allen Fällen von angeborener oder früh erworbener Athyreose eine starke Verdickung der Zunge erwähnt ist. Sie ist meist so groß, daß sie nicht im Munde Platz findet, sondern zwischen den ebenfalls wulstigen Lippen herausragt.

LANGHANS[2] fand die Muskelspindeln verändert. Darin eine körnige Ausscheidung einer mit Hämatoxylin blau sich färbenden Substanz, welche er als Mucin deutete. Die Muskulatur ist häufig spontan schmerzhaft, namentlich sind starke Rückenschmerzen eine häufige Klage solcher Kranker.

Der Muskelschwäche liegen auch Störungen der Innervation zugrunde. BRUN und MOTT[3] fanden in 3 Fällen von Myxödem bei erwachsenen Frauen bei NISSLscher Färbung Chromatolyse in den *Ganglienzellen* in fast allen Teilen des Nervensystems. Insbesondere waren in einem Falle auch die motorischen Vorderhornzellen des Rückenmarkes schwer verändert und in zwei Fällen in mehr oder weniger hohem Grade auch die motorischen (BETZschen) Zellen der Großhirnrinde. Weit verbreitet war die gleiche Veränderung der Nervenzellen auch in den Teilen, welche vegetativen Funktionen dienen. Auch das Kleinhirn (PURKINJEsche Zellen) war in einem Falle nicht frei von Veränderungen. Da sich entsprechende Veränderungen auch im Tierversuche, bei thyreodektomierten Katzen erzielen lassen[4, 5], ebenso bei Schafen und Ziegen[6, 7], dürfen wir jene bei myxödematösen Menschen erhobenen, an und für sich wenig eindeutigen Befunde mit Sicherheit auf den Schilddrüsenmangel beziehen. LOTMAR[8] fand im Gehirn zweier im jugendlichen Alter gestorbener Fälle von Thyreoaplasie architektonische Störungen in der Großhirnrinde und im Kleinhirn (Zellarmut der 2. und 3. Großhirnrindenschicht, im Kleinhirn Verlagerung ziemlich zahlreicher Purkinjezellen in die Molekularschicht verbunden mit Formveränderungen, erhebliche Vermehrung der Golgizellen im Kleinhirnmark), Veränderungen, die als Entwicklungshemmungen zu deuten sind. Außerdem fand dieser Beobachter Veränderungen, die als Folgen gestörten Gewebsstoffwechsels aufgefaßt werden müssen: Ödem der Großhirnrinde mit ödematöser Ganglienzellenveränderung, Kalkniederschläge im Corpus Pallidum u. a. m.

Daß das Nervengewebe unter der allgemeinen Stoffwechselstörung schwer leidet, geht auch daraus hervor, daß bei Tieren gequetschte *Nerven* in viel größerer Ausdehnung degenerieren als bei normalen, und daß die Degenerationsvorgänge und namentlich auch die Regeneration, wesentlich längere Zeit in Anspruch

---

[1] SLAUCK, ARTHUR: Beiträge zur Kenntnis der Muskelveränderungen bei Myxödem und Myotonia atrophica. Z. Neur. **67**, 276 (1921).

[2] LANGHANS, TH.: Anatomische Beiträge zur Kenntnis der Kretinen. Virchows Arch. **149** (1897).

[3] BRUN u. MOTT: Microscopical investigation of the nervous system in 3 cases of spont. myxoedema. Proc. roy. Soc. Med. **6** (1913).

[4] ISENSCHMID, R.: Histologische Veränderungen im Zentralnervensystem bei Schilddrüsenmangel. Frankf. Z. Path. **21** (1918).

[5] Vgl. auch DE QUERVAIN: Über die Veränderungen des Zentralnervensystems bei experimenteller Cachexia strumipriva. Virchows Arch. **133** (1893) — Crétinisme, états hypothyroidiens et système nerveux. Schweiz. Arch. Neur. **12** (1923).

[6] DYE, Jos.: Cell Changes in the Central nervous System under various natural and exp. conditions. Second Paper: Cretinism in sheep and goats. Quart. J. exper. Med. **17** (1927).

[7] GOLDBERG: Changes in Organs of thyreoidectomised sheep and goats. Quart. J. exper. Physiol. **17** (1927).

[8] LOTMAR, F.: Histopathologische Befunde in Gehirnen von kongenitalem Myxödem (Thyreoaplasie). Z. Neur. **119** (1929).

nehmen[1,2]. Durch Schilddrüsenfütterung werden diese Vorgänge wiederum beschleunigt[1].

Auch die Wunden der Haut und anderer Gewebe heilen im späteren Stadium der Kachexie schwerer[3].

Niemals fehlen psychische Veränderungen[4]. Bei den angeborenen oder früh erworbenen Formen besteht *Schwachsinn* höchsten Grades, mit Unfähigkeit zu sprechen, ja zu gehen, mit vollkommener Hilflosigkeit (vgl. Abb. 88 u. 89). In später erworbenen Fällen ist namentlich eine Langsamkeit des Denkens und aller psychischen Reaktionen, bei zunächst erhaltenem Urteilsvermögen, das zuerst auffallende Symptom. Eine große Apathie gegen äußere Vorgänge besteht fast immer, Geruch, Gehör und Geschmack werden oft stumpf[5]. Die große Gleichgültigkeit und Trägheit schließt heftige Affektausbrüche und Erregungszustände bei Hypothyreoten nicht aus. Sie haben meistens zornigen oder depressiven Charakter.

In ausgeprägten Fällen leiden mit der Zeit auch die weiteren psychischen Funktionen, namentlich leidet das Gedächtnis für die Ereignisse der jüngsten Zeit, die Merkfähigkeit, frühzeitig, weiterhin ist das Gedächtnis überhaupt sowie alle intellektuellen Fähigkeiten schwer gestört.

Einzelne Fälle scheinen darauf hinzudeuten, daß verhältnismäßig geringe Reste von Schilddrüsengewebe eine leidliche Funktion des Nervensystems gewährleisten können, während das Wachstum und namentlich der Stoffumsatz gegen teilweises Fehlen der Schilddrüsenfunktion viel empfindlicher zu sein scheinen[6]. In manchen Fällen von Myxödem beim Erwachsenen finden sich eigentliche *Psychosen* mit Erregungszuständen von manischem Charakter, Wahnvorstellungen und Sinnestäuschungen[7,8]. Im einzelnen Fall ist es schwer, die Zugehörigkeit solcher Erscheinungen zu den Folgen des Schilddrüsenausfalls festzustellen oder auszuschließen. Die bei reinem Schilddrüsenmangel auftretenden Veränderungen der Ganglienzellen in den verschiedensten Teilen des Zentralnervensystems[9,10] sind geeignet, das Auftreten auch von Psychosen begreiflich zu machen.

Besonders charakteristisch für Athyreote, soweit sie überhaupt bewegungsfähig sind, ist die Langsamkeit ihrer Bewegungen, ihre Ungeschicklichkeit, ihr schwerfälliger, breitspuriger, langsamer Gang. Es ist nicht in allen Fällen möglich, diese Langsamkeit der Bewegungen einfach als Folge der psychischen Apathie anzusehen, denn es gibt Fälle mit einem hohen Grade charakteristischer Bewegungsstörungen bei wohlerhaltener Intelligenz, ja selbst guter geistiger

---

[1] Walter: Über den Einfluß der Schilddrüse auf die Regeneration der peripheren, markhaltigen Nerven. Dtsch. Z. Nervenheilk. **38** (1910).

[2] Marinesco u. Minea: Nouvelles recherches sur l'influence qu'exerce l'ablation du corps thyroide sur la dégénérescence des nerfs. C. r. Soc. Biol. Paris **68**, 188 (1910).

[3] Merlini, A.: Sulla influenza della tiroide e delle ghiandole sessuali nel processo di cicatrizzazione delle ferite. Endocrinologia **3**, 174 (1928).

[4] Oswald, A.: Die Beziehungen der inneren Sekretion zu psychischen Störungen. Klin. Wschr. **1928**, 1162.

[5] Kocher, Th.: Die funktionelle Diagnostik der Schilddrüsenerkrankungen. Erg. Chir. **3** (1911).

[6] Staehelin, Hagenbach u. Nager: Z. klin. Med. **99** (1923).

[7] Hertoghe: De l'hypothyroidie bénigne chronique. Nouv. Iconogr. Salpetr. **12**, 261 (1899).

[8] Brown, W. L.: The position of the thyroid gland in the endocrine system. Brit. med. J. **1922 I**, 85.

[9] Isenschmid, R.: Histologische Veränderungen im Zentralnervensystem bei Schilddrüsenmangel. Frankf. Z. Path. **21** (1918).

[10] Lotmar: Z. Neur. **119** (1929).

Regsamkeit. G. SÖDERBERGH[1] hat an Hand von sehr bezeichnenden Fällen wahrscheinlich gemacht, daß die Bewegungsstörungen in einem Teil dieser Fälle von Veränderungen im Kleinhirn abhängig sind. Daß das Kleinhirn in der Tat bei Athyreose öfter gestört ist, geht aus den schon erwähnten histologischen Feststellungen von BRUN und MOTT[2], ferner aus Beobachtungen anderer Autoren hervor[3]. Auch wir beobachten gegenwärtig seit längerer Zeit einen typischen Fall von Myxödem mit cerebellarer Gangstörung, die immer wieder in Erscheinung tritt, wenn die Schilddrüsenmedikation ausgesetzt wird.

Ob die bei Athyreose des Menschen beobachtete Herabsetzung der elektrischen Erregbarkeit der Muskeln[4] wirklich besteht oder nur durch erhöhten Leitungswiderstand der veränderten Haut bedingt ist, läßt sich nicht sicher entscheiden. Auch die geringere allgemeine Reaktion der Menschen mit Schilddrüsenmangel auf Gifte, welche das Nervensystem erregen, z. B. Pilocarpin[5] und Adrenalin, kann man vielleicht als Zeichen der Herabsetzung der Erregbarkeit des Nervensystems auffassen, wenn schon ORATOR[6] mit Recht geltend macht, daß schon die langsame Resorption der Gifte bei den Hypothyreoten die Abschwächung und den verspäteten Eintritt der Reaktion erklären kann.

Die *Harnausscheidung* ist vermindert[7] bei normaler Konzentrationsfähigkeit der Nieren (H. CURSCHMANN[8]).

Zu den auffallendsten Symptomen gehört die fast in allen Fällen von Athyreose bestehende Veränderung der **Haut.** Daß sie trocken ist, daß Talg- und Schweißdrüsen[9] nicht sezernieren, selbst nicht auf Pilocarpin, werden wir einfach als Teilerscheinung des allgemeinen Darniederliegens der Zellfunktionen auffassen dürfen, vielleicht auch als „Zeichen einer Herabsetzung des Tonus vegetativer Nerven"[5].

Schwerer zu erklären ist die eigentümlich dicke Beschaffenheit und Derbheit der Haut, die mit ihrer gelblich blassen Farbe stark an die ödematöse Haut von Nierenkranken erinnert. Sie ist aber elastischer als die Haut der Wassersüchtigen. Fingereindrücke hinterlassen keine Dellen, beim Einschneiden fließt keine Ödemflüssigkeit ab[10]. Bei Cachexia strumipriva treten die Hautanschwellungen in frischen Fällen nur für die Dauer von mehreren Stunden auf[11,12], um dann wieder zu verschwinden, bis sie schließlich beim weiteren Fortschreiten der Kachexie dauernd bestehen bleiben. Bräunliche Verfärbung der Haut, des Kinnes, der Schläfen und in der Umgebung der Augenlider wird öfter beobachtet. Die Oberhaut schilfert fast ausnahmslos mehr oder weniger reichlich ab. Das Fettgewebe findet sich meist recht gut entwickelt, gelegentlich serös durchtränkt[13]. Die mikroskopische Untersuchung der Haut ergab, von vereinzelten

---

[1] SÖDERBERGH, G.: Symptômes cérébelleux dans le myxoedème. Nord. med. Ark. **1912.**

[2] BRUN u. MOTT: Proc. roy. Soc. Med. **6** (1913).

[3] BARKMAN: Ein Fall von Myxödem mit Symptomen vom Zentralnervensystem. Dtsch. Z. Nervenheilk. **78**, 293 (1923).

[4] Z. Bsp. OPPRECHT: Inaug.-Dissert. Zürich 1921.

[5] FALTA: Erkrankungen der Blutdrüsen. Berlin 1913.

[6] ORATOR, V.: Neue Gesichtspunkte in der Beurteilung der pharmako-dynamischen Funktionsprüfung. Mitt. Grenzgeb. Med. u. Chir. **36** (1923).

[7] ORD, W. M.: Myxoedema and allied disorders. Brit. med. J. **1898 II**, 1473.

[8] CURSCHMANN, H.: Myxödem. Münch. med. Wschr. **1926**, 223.

[9] Eine Ausnahme machen öfter die Schweißdrüsen der Hohlhand. TH. KOCHER: Erg. Chir. **3** (1911).

[10] MARESCH: Kongenitaler Defekt der Schilddrüse. Z. Heilk. **19** (1898).

[11] KOCHER, TH.: Über Kropfexstirpation und ihre Folgen. Arch. klin. Chir. **29** (1883).

[12] KOCHER, TH.: Funktionelle Diagnostik der Schilddrüsenerkrankngen. Erg. Chir. **3** (1911).

[13] GRUNDLER, R.: Zur Cachexia strumipriva. Inaug.-Dissert. Tübingen 1885.

Fällen abgesehen, keine andere Veränderung als ein besonders lockeres Gefüge des Bindegewebes, das auf das Auftreten einer Zwischensubstanz zwischen den weit auseinanderstehenden Bindegewebsbündeln hindeutet[1]. Die chemische Untersuchung, welche durch Färbung oder durch Analyse die Beschaffenheit dieser Zwischensubstanz aufzuklären unternahm, hatte keine bemerkenswerten positiven Ergebnisse[1,2,3], namentlich konnte echtes Mucin, dessen mehr oder weniger regelmäßige Anwesenheit man früher annahm, mit neuzeitlichen Methoden darin in der Regel nicht gefunden werden[4,5].

Ausnahmsweise gelang allerdings in neuer Zeit in nicht ganz typischen Fällen der Nachweis von reichlichem Mucin in den Hautanschwellungen (Doesseker[6]).

Die Verdickung der Haut beruht anscheinend auf einem veränderten Quellungsvermögen und veränderter Wasseraufnahmefähigkeit des Bindegewebes (Biedl[7]). Man wird kaum fehlgehen, wenn man die Hautverdickungen mit den Veränderungen des Wasser- und Salzhaushaltes der Gewebe in Zusammenhang bringt, wie wir sie namentlich durch die Untersuchungen von Eppinger kennen[8]. Die Haut ist nicht gleichmäßig angeschwollen. Am regelmäßigsten ist die Haut der Stirn, der Wangen, der Nase und der Lippe von der Veränderung ergriffen. An den übrigen Körperteilen ist die Schwellung oft auf umschriebene, plattenartig verdickte Stellen beschränkt. Solche Stellen finden sich am häufigsten am Hals, um den Schultergürtel, oft oberhalb des Schlüsselbeines, können aber überall, namentlich auch an den Extremitäten, bestehen. Hände und Füße sind meistens verdickt, kalt und blaurot.

Die Lidspalten werden durch die geschwollenen Augenlider verengert. Die Lidspalten scheinen auch, abgesehen von dieser Schwellung, eng zu sein, vielleicht, wie Edmunds[9] annimmt, durch Retraktion des Augapfels. Nach Plummer[10] tritt bei unvollständigem Schilddrüsenmangel Myxödem nur ein, wenn der Stoffwechsel um mindestens 15—17% reduziert ist. Schilddrüsenmangel geringeren Grades vermag nach diesem sehr erfahrenen Beobachter kein Myxödem hervorzurufen. Doch dürfen wir derartigen Grenzen keine weitgehende Allgemeingültigkeit zuschreiben (vgl. de Quervain[11]).

Bei angeborenen Fällen kann die Lanugo bestehen bleiben, z. B. noch im 5. Lebensjahr[12]. Ja auch bei älteren Kindern[13] und selbst Erwachsenen[14] wird lanugoähnlicher Haarwuchs beobachtet. Der *Haarwuchs* ist gewöhnlich äußerst spärlich, sowohl am Haupt als namentlich auch am Stamm. Die Achsel- und Schamhaare fehlen gewöhnlich; athyreote Männer sind bartlos. In spät erworbenen Fällen von Schilddrüsenmangel fällt das Haar aus, läßt sich fast ohne Wider-

---

[1] Maresch: Zitiert auf S. 249.

[2] Rössle, R.: Wachstum und Altern. Erg. Path. (Lubarsch-Ostertag) 20 II.

[3] Schultz: Über Athyreosis congenita usw. Virchows Arch. 232 (1921).

[4] Bourneville: Arch. de Neur. 16 (1903).

[5] Vgl. auch R. Hirsch: Myxödem, Kretinismus. Handb. d. Biochem. 4 II, 183. Jena 1910.

[6] Dösseker, W.: Arch. f. Dermat. 123 (1916).

[7] Biedl: Innere Sekretion. 3. Aufl., I. Tl. Berlin-Wien 1916.

[8] Eppinger, H.: Zur Pathologie und Therapie des menschlichen Ödems. Berlin 1917.

[9] Edmunds: The Pathology and Diseases of the Thyroid Gland. Lecture II. Lancet 1901 I, 1451.

[10] Plummer: Interrelationship of function of the thyroid gland and of its active agent thyroxin in the tissues of the body. J. amer. med. Assoc. 77, 243 (1921).

[11] de Quervain, F.: Zur Frage des infantilen Myxödems. Endokrinol. 1, 22 (1928).

[12] Opprecht: Inaug.-Dissert. Zürich 1921.

[13] Staehelin, Hagenbach u. Nager: Gaswechseluntersuchung bei einem strumektomierten Knaben. Z. klin. Med. 99 (1923).

[14] Fischberg: Arteriosclerosis in Thyroid Deficiency J. amer. med. Assoc. 82, 462 (1924).

stand büschelweise ausziehen und das spärliche übrigbleibende Haar ist meist kurz, trocken, struppig.

Die Fingernägel sind dünn und brüchig. Die Wasserausscheidung durch die Haut fand sich, wo darauf untersucht wurde, in höchstem Grade herabgesetzt[1], wie bei ihrer Trockenheit zu erwarten war.

Gleich wie die Haut sind auch die *Schleimhäute* häufig verdickt, namentlich die Schleimhaut des Rachens und des Kehlkopfes. Die heisere, ausdruckslose Stimme der Athyreoten beruht wohl zum Teil darauf. Die Verdickung der Schleimhaut des Nasenrachenraumes und der Nase kann die Atmung erschweren, diejenige des Rachens das Schlucken beeinträchtigen[2]. Auch die Blasenschleimhaut zeigt gelegentlich analoge Veränderungen (H. STERN: Zitiert nach BIEDL[3,4]), auch diejenige des Mastdarmes, der Urethra und der weiblichen Genitalien[5,6].

Ödematöse Flüssigkeitsansammlungen können bei Athyreoten auch außerhalb der Haut und Schleimhäute leicht auftreten, namentlich ist Ascites kein seltenes Vorkommnis[7,8]. In der Haut, namentlich der Beine, kommt es häufig neben der typischen „myxödematösen" Hautveränderung zu eigentlichen Ödemen. Da der Flüssigkeits- und Salzaustausch zwischen Blut und Gewebe und wahrscheinlich auch zwischen Blut und Niere bei Schilddrüsenmangel wesentlich gestört ist (EPPINGER[9]) und sich die Zurückhaltung von Wasser und Salz im Tierversuch durch Entfernung der Schilddrüse reproduzieren läßt (und durch Darreichung von Schilddrüsensubstanz aufheben, ja ins Gegenteil umwandeln läßt), ist nicht zu bezweifeln, daß diese Störungen Folge des Ausfalles der Schilddrüsenfunktion sind[10].

Zu den häufigsten Störungen des Athyreoten gehört die hartnäckige *Stuhlverstopfung*, die auf Darreichung von Schilddrüsensubstanz ebenso regelmäßig prompt verschwindet. Nach DEUSCH[11] hätten wir diese thyreogene Obstipation als Folge des Ausfalles des anregenden Einflusses aufzufassen, welchen das Schilddrüsenhormon auf den AUERBACHschen Nervenplexus in der Darmwand ausübt, und zwar sowohl auf den Tonus der Magen- und Darmmuskulatur als auf die peristaltische Tätigkeit. Beim Kaninchen (Beobachtungen durch das Bauchfenster) wurde von diesem Autor Steigerung der Bewegung aller Darmabschnitte, beim Menschen in Röntgenbeobachtung vermehrte Haustrierung des Colon ascendens und transversum nach intravenösen Gaben von Schilddrüsenpräparaten beobachtet[12]. Wenn auch ein Einfluß auf die Nerven des Darmes als Erklärung am nächsten liegt, so kann doch vielleicht auch die Darmmuskulatur selbst, ähnlich wie die quergestreifte Muskulatur in ihrer Tätigkeit durch das Fehlen des Schilddrüsenhormones verändert sein. Auch wird man erwägen müssen, daß schon die verminderte Nahrungsaufnahme des Hypothyreoten eine

---

[1] STAEHELIN, HAGENBACH u. NAGER: Zitiert auf S. 250.

[2] RICHARDSON: The Thyroid and Parathyroid Gland. Philadelphia 1905 (dort Lit.).

[3] BIEDL: Innere Sekretion. 3. Aufl. Berlin-Wien 1918.

[4] SHARPEY-SCHAFER: The endocrine Organs. London 1924.

[5] ORD, W. M.: Myxoedema and allied disorders. Brit. med. J. **1898 II**, 1473.

[6] FALTA: Erkrankungen der Blutdrüsen. Berlin 1913.

[7] KOCHER, TH.: Über Kropfexstirpation und ihre Folgen. Arch. klin. Chir. **29** (1883).

[8] FABER, K.: Ugeskr. Laeg. (dän.) **1919**; ref. Endocrinology **6**, 574 (1922).

[9] EPPINGER: Zur Pathologie und Therapie des menschlichen Ödems. Berlin 1917.

[10] VEIL, W. H.: Physiologie und Pathologie des Wasserhaushaltes　Erg. inn. Med. **23**. 648 (1923).

[11] DEUSCH: Schilddrüse und Darmbewegung. Dtsch. Arch. klin. Med. **142** (1923) — Die thyreogene Obstipation. Münch. med. Wschr. **1923**, 113; auch Kongr. inn. Med. **1922**.

[12] Nach F. S. HAMMETT [The action of thyroxine on the isolated intestinal segment. Amer. J. Physiol. **56**, 386 (1921)] würde dem Thyroxin, mindestens am überlebenden Organe, gerade diese Wirkung nicht zukommen.

Verminderung der Darmbewegung mit sich bringen kann, und daß vielleicht noch uns wenig bekannte Einflüsse von dem Schilddrüsensekrete auf die Quantität und Qualität der Sekretion der verschiedenen Verdauungsdrüsen[1] ausgehen können, die ihrerseits die Beförderung des Darminhaltes zu beeinflussen vermögen.

Boehnheim[2] stellte in drei Fällen von Myxödem nach Plasmon-Probefrühstück abnorm niedrige Salzsäurewerte fest, ein Fehlen der „freien" Salzsäure. Damit stimmen auch die Befunde von Richardson[3] überein. Darreichung von Schilddrüsensubstanz ließ die Salzsäuresekretion der Magenschleimhaut ansteigen, wogegen der Pepsingehalt des Magens sich als von der Zufuhr der Schilddrüsensubstanz unabhängig erwies. Im Tierversuch erwiesen sich Schilddrüsensubstanzen, beim Hunde subcutan verabfolgt, als mächtige Förderer der Magensaftsekretion, indem die Menge und die Konzentration der Salzsäure um ein Vielfaches gesteigert wurde[4]. Auch die Sekretion der Darmschleimhaut läßt sich durch Schilddrüsensubstanz beim Hunde stark steigern[5].

Falls sich diese Beobachtungen allgemeiner bestätigen sollten, würde sich die Frage erheben, ob die mangelnde Salzsäuresekretion einfach eine Teilerscheinung der allgemeinen Störung des Chlorhaushaltes ist, oder ob etwa die Sekretion der Drüsen des ganzen Verdauungskanals bei Schilddrüsenmangel daniederliegt, ähnlich wie die Sekretion der Drüsen des Integumentes.

Zu den Organsystemen, welche bei angeborener Athyreose am weitesten zurückbleiben, gehören die **Sexualorgane.** Sie bleiben infantil, namentlich läßt sich durch viele Fälle belegen, daß die männlichen äußeren Geschlechtsteile im kindlichen Zustand verharren. Dies gilt auch von den weiblichen, immerhin scheinen gelegentlich schon sehr geringe Reste von Schilddrüsentätigkeit zu genügen, um die weiblichen Geschlechtsorgane zu einer gewissen Entwicklung zu bringen. Wir kennen Fälle von schwerstem, von Kind an bestehendem Schilddrüsenmangel, die sogar Schwangerschaften und normale Geburten hervorbrachten, bei leicht infantilem Bau der Geschlechtsorgane[6,7]. Myxödematöse Frauen sind nicht immer steril[7]. Bei Verlust der Schilddrüsenfunktion im erwachsenen Alter werden Frauen hin und wieder amenorrhoisch[8,9]. Viel häufiger treten im Gegenteil verstärkte, verfrühte und oft mit Schmerzen verbundene Menstrualblutungen auf[10,11,8 12,13,14]. Ob eine Veränderung der Blutbeschaffenheit die Neigung zu verstärkten Uterusblutungen bewirkt oder ob wir mit Kräuter[12]

---

[1] Knaus: Zur Korrelation zwischen Thyreoidea und dem weiblichen Genital. Münch. med. Wschr. **1923**, 669.

[2] Boenheim, F.: Arch. Verdgskrkh. **26** (1920).

[3] Richardson: The thyroid and parathyroid glands. Philadelphia 1905.

[4] Rogers, Rahe, Fawcett u. Hackell: The effect upon the gastric secretion of organ extracts. Amer. J. Physiol. **39**, 345 (1915/16).

[5] Marbé: Influence du corps thyroide sur la physiologie de l'intestin. C. r. Soc. Biol. Paris **1911 I**, 1028.

[6] Sukennikowa: Über einen Fall von Athyreosis congenita. Inaug.-Dissert. Berlin 1909.

[7] Scholz, W.: Myxödem, in Kraus-Brugsch: Spez. Pathol. u. Therap. inn. Krankh. **1**. Berlin-Wien 1913.

[8] Veil: Über das Verhalten der genitalen Funktionen beim Myxödem des Weibes. Arch. Gynäk. **107**, 199 (1917).

[9] Curschmann, H.: Zur Korrelation zwischen Thyreoidea und dem weiblichen Genitale. Münch. med. Wschr. **1923**, 912.

[10] Kocher, Th.: Referat am 23. Kongr. f. inn. Med., Verhandl. **1906**.

[11] Fonio, A.: Über den Einfluß von Basedowstruma- und Kolloidstrumapräparaten usw. Mitt. Grenzgeb. Med. u. Chir. **24** (1911); auch Inaug.-Dissert. Bern 1911.

[12] Kräuter, R.: Schilddrüse und essentielle Uterusblutungen. Münch. med. Wschr. **1922**, 1601.

[13] Knaus: Zur Korrelation zwischen Thyreoidea und dem weiblichen Genital. Münch. med. Wschr. **1923**, 669.

[14] Gardiner-Hill, H. u. J. F. Smith: J. Obstetr. **34**, 707 (1927).

eine Wirkung der Schilddrüse auf den Eierstock zur Erklärung herbeiziehen sollen, ist nicht ohne weiteres zu sagen. Es können bei Thyreoaplasie sogar tödliche Uterusblutungen vorkommen[1].

Ein mäßiger Grad von *Anämie*[2], d. h. Verminderung des Gehaltes an Hämoglobin[3] und roten Blutkörperchen[4], gehört zu den häufigsten Erscheinungen des Athyreoidismus[5,6,7,8] und trägt zum blassen Aussehen dieser Kranken bei. Wir werden darin ein weiteres Zeichen der verminderten Tätigkeit des Knochenmarkes erblicken dürfen, das offenbar auch bei dieser Tätigkeit der anregenden Wirkung des Schilddrüsenhormons nicht entraten kann. Das Knochenmark der Kinder im Wachstumsalter bleibt nämlich nicht rot und myeloisch, sondern es wird, wie schon erwähnt, in allen Knochen vorzeitig in Fettmark umgewandelt (WEGELIN). Immerhin stellt es offenbar bei Athyreose seine blutbildende Tätigkeit nicht so vollständig ein wie seine Arbeit am Knochenwachstum, denn in der Regel schreitet die Anämie nicht zu tödlichem Grade fort.

Wenn wir nun zu den übrigen mit dem Schilddrüsenmangel zusammenhängenden Veränderungen des Blutes übergehen, so verlassen wir damit das Gebiet der altanerkannten und durch unzählige Beobachtungen erhärteten Folgen des Schilddrüsenausfalles. Was uns noch aufzuführen bleibt, sind **Veränderungen des Blutes** und des übrigen Organismus, die bei Schilddrüsenmangel oder Daniederliegen der Schilddrüsenfunktion zwar mehr oder weniger regelmäßig oder häufig beobachtet worden sind, die aber, weil ihre Beobachtung eine besondere, nicht überall anwendbare Technik erfordert oder sie aus anderen Gründen nicht so leicht festgestellt werden können, auf einer geringeren Zahl von Beobachtungen beruhen und zum Teil in ihrer Zugehörigkeit zu den Zeichen des Schilddrüsenmangels noch umstritten sind.

Das Verhalten der *weißen Blutkörperchen* wurde sehr verschieden gefunden, ihre Gesamtzahl bald normal[9], bald erhöht[10], bald erniedrigt. Im ganzen aber nicht allzuweit von normalen Durchschnittszahlen abweichend. Auch das Mischungsverhältnis der einzelnen Arten ergibt nichts unbedingt Charakteristisches. Immerhin haben die meisten Untersucher[10,11,12,13] eine mehr oder weniger ausgesprochene Lymphocytose mit relativer oder absoluter Verminderung der polymorphkernigen, neutrophilen Leukocyten gefunden[14], die als ein weiterer

---

[1] SCHULTZE: Tödliche Menorrhagie in einem Fall von Thyreoaplasie. Virchows Arch. **216** (1914).

[2] CURSCHMANN, H.: Myxödem. Münch. med. Wschr. **1926**, 223.

[3] Wenn WÄLCHLI [Hypo- und Athyreosis und Blutbild. Inaug.-Dissert. Zürich 1922; auch Fol. haemat. (Lpz.), **27**, H. 2] bei *Kretinen* den Hämoglobingehalt häufig nicht herabgesetzt fand, steht das nicht im Widerspruch zu dieser Feststellung, denn Athyreosis und Kretinismus einfach zu identifizieren, wie es in jener Arbeit geschieht, scheint uns nicht statthaft.

[4] DEUSCH: Serumkonzentration und Viscosität des Blutes beim Myxödem und ihre Beeinflussung durch Thyreoidin. Dtsch. Arch. klin. Med. **134**, 342 (1920).

[5] VERMEHREN: Dtsch. med. Wschr. **1893**.

[6] ESSER: Blut und Knochenmark nach Ausfall der Schilddrüsenfunktion. Dtsch. Arch. klin. Med. **89** (1907).

[7] WEGELIN, C.: Schilddrüse, im Handb. d. pathol. Anat., herausgeg. von HENKE u. LUBARSCH, 8. Berlin 1926.

[8] MACKENZIE, G. M.: Anemia in hypothyroidism. J. amer. med. Assoc. **86**, 462 (1926).

[9] STOOSS: Mehrere Fälle von Myxödem und Kretinismus. Korresp.bl. Schweiz. Ärzte **1903**, 329.

[10] ESSER: Dtsch. Arch. klin. Med. **89** (1907).

[11] FONIO, A.: Mitt. Grenzgeb. Med. u. Chir. **24** (1911).

[12] TALLIENS: Myxedema congenital. Rev. méd. Suisse rom. **38**, 268 (1918).

[13] Vgl. auch E. KIND: Blutbefunde bei endemischem Kretinismus. Mitt. Grenzgeb. Med. u. Chir. **30** (1918) (dort Zusammenstellung der Literatur).

[14] BENCE u. ENGEL: Über Veränderungen des Blutbildes bei Myxödem. Wien. klin. Wschr. **1908 I**, 906.

Ausdruck der Funktionsschwäche des Knochenmarkes aufgefaßt werden kann. Doch ist dieser Befund nicht konstant. Er scheint selbst in ein und dem gleichen Fall stark zu wechseln.

So fand Opprecht[1] in einem Fall einmal 84 und dann 20% polynucleäre neutrophile Leukocyten und vermutet, daß gerade diese Inkonstanz das Charakteristische sein könnte, ein „Ausdruck des Versagens der Regulation". Klose und Büttner[2] nehmen an Hand einer Beobachtung von Förster an, daß der Blutbefund bei Myxödem je nach dem Stadium der Krankheit verschiedene Phasen durchläuft.

Vereinzelte Beobachter fanden eine Vermehrung der eosinophilen Zellen, z. B. Bence u. Engel[3] und Huguenin[4]. Die Blutbefunde, welche bei endemischen Kretinismus erhoben worden sind, führen wir nicht hier an, da es nicht ohne weiteres angeht, Schilddrüsenmangel und Kretinismus miteinander zu identifizieren. Immerhin glauben wir, daß doch Naegeli[5] und Wälchli[6] nicht fehlgehen, wenn sie die Blutbefunde der Kretinen auf die gestörte Schilddrüsenfunktion beziehen. Ob auch der Schilddrüsenmangel beim Menschen zu einer Verminderung der Phagocytose führt, wie aus den Tierversuchen des Asherschen Institutes[7,8] und den Beobachtungen weiterer Autoren[9] hervorgeht, bleibt noch festzustellen.

Auch weitere Eigenschaften des Blutes scheinen bei Schilddrüsenmangel mehr oder weniger regelmäßig verändert zu sein: Kottmann und Lidsky haben in mehreren Fällen von Cachexia strumipriva und Myxödem eine Beschleunigung der Blutgerinnung gefunden mit gegenüber der Norm verstärkten Gerinnseln[10,11] Auch fanden sie dementsprechend den Fibringehalt des Blutes bei Schilddrüsenmangel erhöht[12,13,14,15]. Die Beschleunigung der Blutgerinnung bei Schilddrüsenmangel wurde inzwischen von verschiedenen Autoren bestätigt[15,13,14].

Starlinger[16,17] machte vergleichende Bestimmungen des Fibrinogengehaltes des Blutes in dem der menschlichen Schilddrüse zuströmenden Blute und in dem aus dem Organ durch die Venen abfließenden und fand bei Hypofunktion der

---

[1] Opprecht: Inaug.-Dissert. Zürich 1921.

[2] Klose u. Büttner: Cachexia strumipriva. Handb. d. inn. Sekretion, herausgeg. von M. Hirsch, 2. Leipzig 1927.

[3] Bence u. Engel: Zitiert auf S. 253.

[4] Huguenin, B.: De l'éosinophilie dans l'hypothyroidisme. Schweiz. Rundsch. Med. 12, 809 (1912).

[5] Naegeli: Blutkrankheiten und Blutdiagnostik. 4. Aufl. Berlin 1923.

[6] Wälchli: Hypo- und Athyreose und Blutbild. Inaug.-Dissert. Zürich 1922 — Fol. haemat. (Lpz.) 27 (1922).

[7] Asher, L.: Innere Sekretion und Phagocytose. Klin. Wschr. 1925, Nr 8.

[8] Abe, Y.: Fortgesetzte Untersuchungen über die Abhängigkeit der Phagocytose von inneren Sekreten. Biochem. Z. 157 (1925).

[9] Fleischmann: Zur Frage der Beeinflussung der Phagocytose durch das Hormon der Schilddrüse. Pflügers Arch. 215, 273 (1927).

[10] Kottmann, K.: Korresp.bl. Schweiz. Ärzte 1910, 553.

[11] Kottmann u. Lidsky: Über die Beeinflussung der Blutgerinnung durch die Schilddrüse. Z. klin. Med. 71, 344 (1910).

[12] Kottmann, K. u. K. Lidsky: Über den Fibringehalt des Blutes im Zusammenhang mit der Schilddrüsenfunktion. Z. klin. Med. 71, 362 (1910).

[13] Breitner, B.: Studien zur Schilddrüsenfrage. Mitt. Grenzgeb. Med. u. Chir. 36, 284 (1923).

[14] Knaus, H.: Zur Schilddrüsenfunktion in der Schwangerschaft. Arch. Gynäk. 19, 459 (1923).

[15] Fonio, A.: Berner Kropfkonferenz 1927.

[16] Starlinger: Funktionsnachweis und Funktionsprüfung der Schilddrüse. Wien. klin. Wschr. 1922, 473.

[17] Starlinger, F.: Physikalisch-chemische Untersuchungen zum Schilddrüsenproblem. Mitt. Grenzgeb. Med. u. Chir. 36 (1923).

Schilddrüse eine Vermehrung des Fibrinogens in den abführenden Gefäßen. Er fand bei Schilddrüsen mit geringer Funktion eine „Vergröberung der Dispersität" der Eiweißstoffe in dem Plasma der abführenden Venen im Vergleich zu dem Plasma der zuführenden Arterie, während bei guter und besonders bei übermäßiger Funktion der Schilddrüse das daraus austretende Blut ein „feiner disperses" Plasma hatte als das eintretende. In dieser Veränderung des Dispersitätszustandes des Blutes resp. der Zertrümmerung von hochmolekularem Eiweiß erblickt STARLINGER die Hauptfunktion der Schilddrüse.

Dazu muß bemerkt werden, daß wir noch keine Methode kennen, welche mit Sicherheit den Grad der Dispersion der Eiweißmoleküle im Blute zu bestimmen erlaubt. Auch ist nicht ganz verständlich, wie man auf Grund einer solchen Annahme und angesichts der unbestreitbaren Wirkung von Schilddrüsenpräparaten auf Athyreote eine spezifisch-sekretorische Tätigkeit der Schilddrüse in Abrede stellen kann. Weitere Kritik bei DE QUERVAIN[1,2]. Das Fibrinogen wurde dagegen von BUSSE[3] im Gesamtblut bei Myxödem vermindert gefunden, die Gerinnungszeit nicht einheitlich verändert.

In den letzten Jahren wurde bei Störungen der Schilddrüsenfunktion vielfach die Viscosität des Blutes und des Serums und im Zusammenhang damit häufig auch der Eiweißgehalt bestimmt. In der Regel wurde die Viscosität des Blutes[4] oder mindestens diejenige des Serums[4,5,6,7,8,9] bei Schilddrüsenmangel beim Menschen erhöht gefunden. Auch der Eiweißgehalt des Serums erwies sich häufig als erhöht, und zwar sowohl in klinischen Untersuchungen am Menschen als in Tierversuchen, so bei Ratten (HAMMET[10]). Nach HELLWIG und NEUSCHLOSS würden gerade bei Störungen der Schilddrüse die Viscosität und der Eiweißgehalt des Serums nicht parallel gehen, indem die Viscosität bei Schilddrüsenmangel stärker erhöht wäre als der Eiweißgehalt[11]. Doch scheint dieses Auseinandergehen von Eiweißkonzentration und Viscosität nicht regelmäßig vorzukommen und deshalb diagnostisch nicht verwertbar zu sein[12,13].

Ein weiterer Ausdruck für die Veränderungen der Eiweißkörper der Blutflüssigkeit bei Schilddrüsenmangel findet sich in der von KOTTMANN ausgearbeiteten photochemischen Reaktion:

Es wird im Reagensglas in Gegenwart vom Serum des zu untersuchenden Individuums kolloidales Silberjodid erzeugt. Dessen Lichtempfindlichkeit ist, wie aus der photographischen Technik bekannt, vom Dispersitätsgrad abhängig. Die Photosensibilität des Präparates

---

[1] DE QUERVAIN: Einige Fragen der Schilddrüsenphysiologie vom Standpunkt der Schilddrüsenpathologie aus beurteilt. Erg. Physiol. **24** (1925).

[2] Vgl. auch E. WALDER: Ein Beitrag zur KOTTMANNschen Reaktion. Mitt. Grenzgeb. Med. u. Chir. **39** (1926).

[3] BUSSE, M.: Innersekretorische Erkrankungen, namentlich der Schilddrüse, in ihrem Einfluß auf die Blutgerinnung. Z. exper. Med. **28**, 423 (1922).

[4] HELLWIG: Viscosität und Eiweißgehalt des Serums bei Thyreosen. Dtsch. med. Wschr. **1922**, 929.

[5] CURSCHMANN, H.: Über die Umwandlung des Morbus Basedow in Myxödem usw. Münch. med. Wschr. **1925**, 1453.

[6] NEUSCHLOSS: Funktionelle Diagnostik der Schilddrüse. Verh. Kongr. inn. Med. **1922**.

[7] DEUSCH: Serumkonzentration und Viscosität des Blutes bei Myxödem. Dtsch. Arch. klin. Med. **134**, 342 (1920).

[8] KNAUS: Arch. Gynäk. **119**, 459 (1923).

[9] CURSCHMANN, H.: Myxödem. Münch. med. Wschr. **1926**, 223.

[10] HAMMET: Amer. J. Physiol. **64**, 467 (1923).

[11] HELLWIG u. NEUSCHLOSS: Klin. Wschr. **1922**, 1988.

[12] v. FREY u. STAHNKE: Untersuchungen über die Verwertbarkeit des Viscositätsfaktors zur funktionellen Schilddrüsendiagnostik. Klin. Wschr. **1923**, 1742.

[13] Es scheint, daß Schilddrüsenmangel zu einer Verarmung des Blutes an Kalk führt. Möglicherweise hängt die Verminderung der Viscosität auch damit zusammen. [Vgl. TANABE: Experimenteller Beitrag zur Ätiologie des Kropfes. Beitr. path. Anat. **73**, 415 (1925).]

wird durch das Serum, in welchem das Jodsilber erzeugt und suspendiert ist, stark beein-flußt in dem Sinne, daß bei mangelnder Schilddrüsenfunktion das Jodsilber hochgradig lichtempfindlich wird, bei übermäßiger Funktion der Schilddrüse, namentlich bei Basedow-fällen, dagegen sehr wenig lichtempfindlich. Da zu den Faktoren, welche die Lichtempfind-lichkeit herabsetzen können, wie gesagt, eine feine Verteilung der Silbersalze gehört, während bei gröberer Verteilung unter im übrigen gleichen Umständen die Lichtempfindlichkeit höher ist, wird geschlossen, daß bei geringerer Lichtempfindlichkeit, also bei übermäßiger Tätigkeit der Schilddrüse, die Eiweißmoleküle im Serum feiner verteilt sind, bei verminderter Tätigkeit der Drüse und daheriger größerer Lichtempfindlichkeit dagegen gröber. Die Rück-schlüsse auf die Tätigkeit der Schilddrüse ergeben sich daraus von selbst[1].

Daß die Kottmannsche photochemische Reaktion bei verschiedenen Funk-tionszuständen der Schilddrüse in typischer Weise verschieden ausfällt, ist von mehreren Nachuntersuchern bestätigt[2,3,4]. Ob die Rückschlüsse, die daraus auf die Beschaffenheit der Eiweißstoffe des Serums gezogen worden sind, richtig sind, läßt sich zur Zeit, angesichts der unübersichtlich großen Zahl von Faktoren, welche die Fällung von Silbersalzen in einer so komplizierten Flüssigkeit wie das Serum beeinflussen können, noch nicht absehen[5,6].

Das Serum von Myxödemkranken verzögerte die Autolyse der Kaninchen-leber[7]. Eine andere Eigenschaft des Blutes verwendeten Bauer[8], ferner Lampé und Fuchs[9], Grödel und Hubert[10] zur Diagnose von Funktionsstörungen der Schilddrüse, nämlich das Abderhaldensche Dialysierverfahren und eine Modi-fikation desselben, „die quantitative interferometrische Methode". Die Autoren fanden im Blute von Schilddrüsenkranken „pathologisch erhöhten Abbau" für verschiedene Arten von Strumagewebe. Auffallend ist, daß sowohl bei Base-dowscher Krankheit als in Fällen mit hypothyreotischen Störungen, wie Myx-ödem, Fettsucht usw., ja selbst bei scheinbar gesunden Bewohnern einer Endemie-gegend, Strumagewebe in erhöhtem Maße abgebaut wurde. Von Interesse ist, daß auch Tumorgewebe und Keimdrüsen durch Serum von Basedowkranken abgebaut wurden.

Weitere bei Schilddrüsenmangel mehr oder weniger regelmäßig beobachtete Erscheinungen betreffen den **Zirkulationsapparat**. Wie seit langem bekannt, besteht in Fällen von Athyreose sehr häufig, ja in der Regel Bradykardie: z. B. fand Abels[11] bei einem Fall von angeborener und schon unmittelbar nach der Geburt diagnostizierter Athyreose am ersten Lebenstage eine Herzfrequenz von nur 104, Opprecht[12] nur 30—40 Pulsschläge bei einem 5jährigen athyreoten

---

[1] Kottmann, K.: Kolloidchemische Untersuchungen über Schilddrüsenprobleme Schweiz. med. Wschr. **1920**, 644.

[2] Peterson, Doubler, Levinson u. Laib: J. amer. med. Assoc. **78**, 1022 (1922).

[3] Kasanni u. Levy: External factors causing variable results in the Kottmann Reak-tion. Arch. int. Med. **38** (1926).

[4] Lauda, E.: Zur Kottmannschen Jodsilbermethode. Z. Immun.forschg **34**, 472 (1922).

[5] de Quervain, F.: Einige Fragen der Schilddrüsenphysiologie vom Standpunkt der Schilddrüsenpathologie aus beurteilt. Erg. Physiol. **24** (1925).

[6] Walder, E.: Ein Beitrag zur Kottmannschen Reaktion. Mitt. Grenzgeb. Med. u. Chir. **39** (1926).

[7] Kottmann u. Lidsky: Über Schilddrüse und Autolyse. Z. klin. Med. **71**, 369 (1910).

[8] Bauer, J.: Über den Nachweis abbauender Fermente im Serum mittels des Abder-haldenschen Dialysierverfahrens. Wien. klin. Wschr. **1913**, 1103.

[9] Lampé, A. E. u. R. Fuchs: Serologische Untersuchungen mit Hilfe des Abder-haldenschen Dialysierverfahrens. III. Mitt.: Weitere Untersuchungen bei Schilddrüsen-erkrankungen usw. Münch. med. Wschr. **1913**, 2112, 2177.

[10] Grödel, F. M. u. G. Hubert: Die Artdiagnose thyreogener Funktionsstörungen mit Hilfe der interferometrischen Blutuntersuchung. Schweiz. med. Wschr. **1926**, 949.

[11] Abels: Über Manifestwerden von Athyreosis (Myxödem) bei der Geburt. Wien. klin. Wschr. **1911**, 1581.

[12] Opprecht: Inaug.-Dissert. Zürich 1921.

Mädchen. Weitere ähnliche Beobachtungen sind in der Literatur zahlreich[1,2,3,4,5]. Doch fanden viele Beobachter in ihren Fällen auch normale Herzfrequenz. Gesteigert wurde sie dagegen so gut wie niemals gefunden. Manche Autoren treten an Hand eines sehr großen Beobachtungsmaterials dafür ein, daß bei Störungen der Schilddrüsenfunktion die Pulsfrequenz parallel dem Gesamtstoffwechsel steigt und fällt[6,7], daß also auch bei fehlender und verminderter Funktion der Schilddrüse die Verlangsamung der Herzaktion in einem Abhängigkeitsverhältnis zur Herabsetzung des Grundumsatzes steht. Ja, KOWITZ[8] hält die Bradykardie einfach für eine Folge der Einschränkung des allgemeinen Stoffwechsels, der Trägheit der gesamten Lebensfunktionen, die nur eine trägere Zirkulation des Blutes erfordert. Nach FREUND und KÖNIG greift die Schilddrüse mit ihrem Sekret direkt in den Stoffwechsel des Herzens ein, und zwar in die anoxybiontischen Vorgänge[9,10].

Während noch TH. KOCHER[11] annahm, daß Schilddrüsenmangel außer der Bradykardie keine Herzstörungen verursacht, wurde das langsam schlagende Herz von verschiedenen neueren Beobachtern[12,13,14,15,16,17,18] nach links und meistens auch nach rechts vergrößert gefunden, vielleicht infolge einer Quellung der Herzmuskelfasern (WENKEBACH[19]). Eine solche Vergrößerung des Herzens bestand auch bei unserem auf S. 240 abgebildeten Athyreoten, bei welchem im Röntgenbild auch die Schatten der Blutgefäße im oberen Mediastinum auffallend verbreitert erschienen. ZONDEK hat ein für das Herz der Myxödemkranken charakteristisches Elektrokardiogramm beschrieben mit Fehlen der Vorhofszacke und Verkleinerung der terminalen Schwankung. NOBEL, ROSENBLÜTH und SAMET[20] bestätigen zwar diesen Befund, lassen aber die veränderte Form des Elektrokardiogrammes nicht als Zeichen einer veränderten Herztätigkeit gelten, sondern halten sie für eine Folge der Veränderung des Widerstandes der Haut für den elektrischen Strom, denn bei anderer Technik, Anwendung von Nadelelektroden und Thoraxableitung, gelang es diesen Autoren, die P- und T-Zacke auch in

[1] Z. B. L. TOKER: Beitrag zur Cachexia strumipriva. Inaug.-Dissert. Jena 1887.

[2] TOKER, L.: Beiträge zur Kenntnis der Neugeborenen. Wien. klin. Wschr. **1912**, 901.

[3] HARTOCH, O.: Beitrag zur Lehre vom Myxödem. Inaug.-Dissert. Bonn 1905.

[4] BRUN u. MOTT: Microscopical investigation of the nervous system in 3 cases of spont. myxoedema. Proc. roy. Soc. Med. **6** (1913).

[5] MEISSNER: Münch. med. Wschr. **1920**, 1316.

[6] Vgl. L. MARION READ: Correlation of basal metabolic rate with pulse rate and pulse pressure. J. amer. med. Assoc. **78**, 1887 (1923).

[7] SMITH, J. H.: Correlation of basal metabolic rate and basal pulse rate. Arch. int. Med. **41**, 663 (1928).

[8] KOWITZ: Die Funktion der Schilddrüse usw. Erg. inn. Med. **27**, 307 (1925).

[9] FREUND, H.: Die Abhängigkeit der Herzmittelwirkung von verschiedenen Stoffwechselbedingungen. 40. Kongr. f. inn. Med. **1928**.

[10] KÖNIG, W.: Die Bedeutung der Schilddrüse für die Herzmittelwirkung. Arch. f. exper. Path. **134**.

[11] KOCHER, TH.: Referat am 23. Kongr. f. inn. Med., Verhandl. 1906.

[12] ZONDEK: Das Myxödemherz. Münch. med. Wschr. **1918**, 1180.

[13] ASSMANN: Das Myxödemherz. Münch. med. Wschr. **1919**. 9.

[14] Vgl. auch ASSMANN: Die Röntgendiagnostik der inneren Erkrankungen, S. 34. Leipzig 1921.

[15] WEGELIN: Zur Kenntnis der Cachexia thyreopriva. Virchows Arch. **254**, 689 (1925).

[16] CURSCHMANN, H.: Myxödem. Münch. med. Wschr. **1926**, 223.

[17] WEGELIN: Schilddrüse, im Handb. d. pathol. Anat., herausgeg. von HENKE u. LUBARSCH, 8. Berlin 1926.

[18] DE QUERVAIN: Med. Bezirksverein Bern, Febr. 1929; ref. Schweiz. med. Wschr. **1929**.

[19] WENKEBACH: Quellung der Herzmuskelfasern als Ursache der schwersten Herzschwäche. Kongr. f. inn. Med. **1929**.

[20] NOBEL, E., A. ROSENBLÜTH u. B. SAMET: Das Elektrokardiogramm des kindlichen Myxödems. Z. exper. Med. **43**, 332 (1924).

Myxödemfällen darzustellen, in welchen sie bei gewöhnlicher Technik gefehlt hatten. Auch Willius und Haines[1] halten die von ihnen in sehr zahlreichen Fällen festgestellten Abweichungen des Herzens nicht für wirklich charakteristisch, weder diejenigen des Elektrokardiogramms beim Myxödem noch irgendeine sonstige Anomalie. Jedenfalls findet sie sich nicht in allen Fällen (H. Curschmann[2,3]).

Assmann fand in einem Falle auch den Blutdruck stark erniedrigt. In allen beschriebenen Fällen kehrte sowohl die Frequenz als die Herzgröße, als auch das Elektrokardiogramm und der Blutdruck durch eine Behandlung mit Schilddrüsensubstanz innerhalb weniger Wochen zu normalem Verhalten zurück. Erniedrigung des Blutdruckes gehört nicht zu den regelmäßigen Erscheinungen bei Schilddrüsenmangel, wenn schon sie öfter beobachtet wird (vgl. Oswald[4]). So war in dem Falle von H. Curschmann[5] der Blutdruck nach Zerstörung der Schilddrüsenfunktion nicht nennenswert erniedrigt.

Andere Beobachter legen Gewicht auf eine Veränderung des Unterschiedes zwischen maximalem und diastolischem Blutdruck, der bei Schilddrüsenmangel abnorm klein gefunden worden[6] ist. Nach Field und Back[7] ist beim Myxödem das Schlagvolumen des Herzens erheblich geringer als beim normalen Menschen.

Bei Schilddrüsenmangel ist die Zirkulation, namentlich der peripheren Körperteile, träg. Dafür sprechen nicht nur die Kleinheit des Pulses, die kalten blauen Hände der schilddrüsenlosen Menschen, ihre Neigung zu Pernionen und chronischen Erfrierungen, die sich durch Zufuhr von Schilddrüsensubstanz beseitigen läßt (Embden[8]), sondern auch direkte Beobachtungen der Zirkulation in den Hautcapillaren mittels des Capillarmikroskopes[9,10]. Die Blutsäule in den Capillaren bei Hypothyreoten erscheint dabei livide, die Strömung träge, die Capillarschlingen kurz, dick, gedrungen und stark gewunden[11]. Der Untersuchung mittels des Capillarmikroskopes wird von einzelnen Autoren neuerdings eine überaus große, praktische Rolle zugeschrieben, nicht nur für die Diagnostik der Erkrankungen der Schilddrüse, sondern auch für die Erkennung der im einzelnen Falle notwendigen therapeutischen Maßnahmen und deren Dosierung[12].

Minnich[13] nahm an, daß der Schilddrüsenmangel die Funktion des Herzens dadurch beeinträchtigen könne, daß die für die nervöse Regulation der Herztätigkeit unentbehrlichen Produkte der Drüse wegfallen. Oswald[14] nennt das Herz bei Schilddrüsenmangel „hypotonisch" und nimmt eine Verminderung

---

[1] Willius u. Haines: The status of the heart in myxedema. Amer. Heart J. 1925, 1; zitiert nach Endocrinology 10, 235 (1926).

[2] Curschmann, H.: Zitiert auf S. 257.

[3] Weitere Literatur ist angeführt bei W. Franke: Das Elektrokardiogramm bei Schilddrüsenerkrankungen. Dtsch. Arch. klin. Med. 159 (1928).

[4] Oswald, A.: Aus der klinischen Pathologie der inneren Sekretion. Schweiz. med. Wschr. 1926, Nr 41, 993.

[5] Curschmann, H.: Münch. med. Wschr. 1925, 1453.

[6] Vgl. L. Marion Read: Correlation of basal metabolic rate with pulse rate and pulse pressure. J. amer. med. Assoc. 78, 1887 (1923).

[7] Field u. Back, zitiert nach de Quervain: Rück- und Ausblicke in der Schilddrüsenpathologie. Mitt. Grenzgeb. Med. u. Chir. 39 (1926).

[8] Vgl. Embden: Über Behandlung der Pernionen und der chronischen Erfrierungen mit Schilddrüsenpräparaten. Münch. med. Wschr. 1922, 1101.

[9] Jänsch: Über psycho-physische Konstitutionstypen. Münch. med. Wschr. 1921, 1101.

[10] Redisch: Neue Beobachtungen mit dem Capillarmikroskop. Klin. Wschr. 1924, 2235.

[11] Doxiades u. Pototzky: Die Bedeutung der kardiovasculären Untersuchungsmethoden für die Beurteilung des Mongolismus und des Myxödems beim Kinde. Klin. Wschr. 1927, Nr 28. 1326.

[12] Jaensch: Berner Kropfkonferenz 1927.   [13] Minnich: Kropfherz. Leipzig 1904.

[14] Oswald: Aus der klinischen Pathologie der inneren Sekretion. Schweiz. med. Wschr. 1926, Nr 41, 993.

des Tonus der das Herz versorgenden motorischen Nerven infolge des Mangels an Jodthyreoglobulin als Grundlage der Herzstörung an.

Sehr häufig findet sich bei vollkommenem oder hochgradigem Schilddrüsenmangel bei Tieren[1,2] und Menschen *Arteriosklerose* hohen Grades[3,4,5,6,7,8,9,10,11]. Ob diese Veränderung der Arterienwand in Beziehung steht zur Veränderung des Stoffwechsels, z. B. zu einem erhöhten Stickstoffgehalt des Blutes[12], einer Veränderung des Lipoidgehaltes oder zu einer sonstigen toxischen Schädigung oder zu einer Wirkung des Schilddrüsenausfalls auf ein anderes Organ (Nebennieren?), läßt sich zur Zeit nicht absehen. Unser Einblick in die Entstehungsbedingungen der Arteriosklerose ist noch viel zu unvollständig, als daß sich zur Zeit zwischen diesen verschiedenen Möglichkeiten entscheiden ließe. Die Arteriosklerose betrifft sowohl große als kleine Arterien und kann namentlich die Gefäße großer drüsiger Organe, wie Pankreas, Milz und Nieren, befallen. Solche Kranken sterben nicht selten an den Folgen einer Schrumpfniere[13,14].

Auch Lebercirrhose wurde bei Athyreose hin und wieder beobachtet[15], doch nicht häufig genug, um einen nahen kausalen Zusammenhang wahrscheinlich zu machen. Da wir aber nach PENDE[16] einen Einfluß der Schilddrüse auf die Leberfunktion anzunehmen haben, eine Unterfunktion der Leber bei Fehlen der Schilddrüse, eine übermäßige Tätigkeit der Leber bei gesteigerter Schilddrüsenfunktion, dürfte das Zusammentreffen der beiden Störungen doch mehr als bloß zufällig sein.

Sehr häufig wird bei Schilddrüsenmangel auch über *Kopfschmerz* geklagt. Ob dieser Erscheinung im einzelnen Falle etwa ein Ödem der Hirnhäute zugrunde liegt oder Ödem von Nerven und Nervenscheiden oder eine Veränderung der Funktion des schmerzempfindenden Zentralapparates oder welcher Vorgang sonst, ist kaum zu entscheiden.

Von besonderer Wichtigkeit wäre die Entscheidung der Frage, ob die *Schwerhörigkeit*, wie sie bekanntlich in schwer verseuchten Kropfgebieten als endemische Erscheinung so häufig beobachtet wird, von der Hypothyreose abhängt. In der Diskussion über die Entstehung des Kretinismus wird, wie wir noch sehen

---

[1] v. EISELSBERG, A.: Wachstumsstörungen bei Tieren nach frühzeitiger Schilddrüsenexstirpation. Arch. klin. Chir. **49** (1895).

[2] GOLDBERG: Changes in the organs of thyroidectomised sheep and goats. Quart. J. exper. Physiol. **17** (1927).

[3] MARCHAND: Dtsch. med. Wschr. **1906**, 1222.

[4] PICK u. PINELES: Verh. 15. Kongr. inn. Med. **1908**, 360.

[5] ISENSCHMID, R.: Zur Kenntnis der menschlichen Schilddrüse im Kindesalter. Frankf. Z. Path. **5** (1910).

[6] FALTA: Die Erkrankungen der Blutdrüsen. Berlin 1913.

[7] LÉOPOLD-LÉVY u. DE ROTHSCHILD: La petite insuffisance thyroidienne. Paris 1913.

[8] EICHHORST: Über Veränderungen der Hypophysis cerebri bei Kretinismus und Myxödem. Dtsch. Arch. klin. Med. **124** (1917).

[9] Die Veränderung betrifft im Tierversuch die unter der Intima liegenden Teile der *Media* der Arterien, während bei der Athyreose des Menschen typische Veränderungen der *Intima* vorherrschen. Ob die Veränderungen beim Versuchstier und beim Menschen wesensgleich sind, ist deshalb unsicher, immerhin anzunehmen, daß sie von der gleichen Ursache abhängig sind.

[10] WEGELIN, C.: Zur Kenntnis der Cachexia thyreopriva. Virchows Arch. **254**, 689 (1925)

[11] WEGELIN: Schilddrüse, im Handb. d. pathol. Anat., herausgeg. von HENKE-LUBARSCH. 8. Berlin 1926.

[12] LAWRENCE: Hypothyroidism with and without myxedema. Boston med. J. **1924**; ref. Endocrinology **10**, 96 (1926).

[13] FISCHBERG: Arteriosclerosis in Thyroid Deficiency. J. amer. med. Assoc. **82**, 463 (1924).

[14] WILSON, FRANK N.: The cardiac disturbances associated with diseases of the thyroid gland. J. amer. med. Assoc. **82**, 1754 (1924).

[15] Vgl. R. RÖSSLE: Wachstum und Altern. Erg. Path. **20** II.

[16] PENDE, N.: Leber und Schilddrüse. Endokrinol. **1**, 161 (1928).

werden, die endemische Schwerhörigkeit und Taubstummheit immer wieder als
Argument gegen die thyreogene Entstehung des Kretinismus angeführt. Sicher
ist, daß nicht alle A- und Hypothyreoten schwerhörig sind, doch sind das auch
nicht alle Kretinen. Immerhin finden sich auch in der Kasuistik des reinen
Schilddrüsenmangels, namentlich der Cachexia strumipriva, hin und wieder
Angaben über Störungen des Gehörs, z. B. bei Th. Kocher[1,2], bei Grundler[3]
und bei Toker[4] (vgl. auch Fußnoten[5,6,7,8]). Wie diese Störung im einzelnen
entstanden war, ist nicht ermittelt. Möglichkeiten für eine Störung des Gehörs
bietet uns aber die pathologische Physiologie der Schilddrüse viele, von Störungen
in den Ganglienzellen der Großhirnrinde bis zu der Anschwellung der Schleimhäute
in der Tuba Eustachii und im Mittelohr. Die Schwerhörigkeit pflegt auf Schilddrüsenmedikation prompt zurückzugehen (Falta[6]).

Strittig ist auch die Frage, ob der Schilddrüsenmangel die Erhaltung der
einmal entstandenen und durchgebrochenen Zähne beeinträchtigt bzw. *ob die
Zahncaries durch Schilddrüsenmangel begünstigt wird*[9]. Über allen Zweifel erhaben
ist nur die früher besprochene Verzögerung der Dentition. Daß die Zahncaries
durch Hypothyreose begünstigt werde (Hertoghe), entspricht einer weit verbreiteten Annahme (vgl. Fußnoten[10,11,12,13]). Die Tierversuche an Nagern, welche
eine starke Hemmung des Nachwachsens der Zähne bei Schilddrüsenmangel
zeigen, haben keine direkte Beziehung zur Frage der Zahncaries, deren Entstehungsbedingungen überhaupt zu wenig bekannt sind, als daß man sich ein
genaueres Bild von der Möglichkeit einer Einwirkung des Schilddrüsenmangels
auf diesen Krankheitsprozeß machen könnte.

Bei der seelischen Stumpfheit und Apathie der schilddrüsenlosen Individuen
wird man zunächst für möglich halten müssen, daß schon allein die schlechte
Zahnpflege die weite Verbreitung der Caries bei Athyreoten und Hypothyreoten
erklärt, wobei unter Zahnpflege nicht in erster Linie der Gebrauch der Zahnbürste
und dergleichen verstanden werden soll, sondern vor allem die mehr oder weniger
unwillkürliche Zahnreinigung, die normale Individuen und namentlich solche
mit einem ansprechbaren Nervensystem besonders mittels der Zunge nach dem
Essen ausüben. Ob darüber hinaus eine Prädisposition der Zähne der Athyreoten
für Caries besteht, ist nicht sicher zu sagen. Selbst Léopold-Lévy und H. de
Rothschild[14], welche in anderen Dingen in der Zuteilung von Krankheitserscheinungen zu den Folgen des Schilddrüsenmangels sehr weit gehen, hegen
Bedenken, die Zahncaries oder die Disposition dazu der mangelhaften Funktion
der Schilddrüse zur Last zu legen.

---

[1] Kocher, Th.: Referat am 23. Kongr. f. inn. Med., Verhandl. 1906.
[2] Kocher, Th.: Die funktionelle Diagnostik der Schilddrüsenerkrankungen. Erg. Chir.
3 (1911).
[3] Grundler: Zur Cachexia strumipriva. Inaug.-Dissert. Tübingen 1885.
[4] Toker: Inaug.-Dissert. Jena 1887.
[5] Vgl. auch Léopold-Levy u. H. de Rothschild: La petite insuffisance thyroidienne
et son traitement. Paris 1913.
[6] Falta: Die Erkrankungen der Blutdrüsen. Berlin 1913.
[7] Assmann, H.: Das Myxödemherz. Münch. med. Wschr. 1919, 9.
[8] Curschmann, H.: Myxödem. Münch. med. Wschr. 1926, 226.
[9] Vgl. hierzu J. Chatelier: Essais sur le Thyroidisme et la carie dentaire. Thèse de
Paris 1928.
[10] Sharpey-Schafer: The endocrine organs. 2. Aufl. London 1924.
[11] Stiner, O.: Der Krebs und die Frage seiner Beziehungen zum endemischen Kropf.
Schweiz. med. Wschr. 1924, 605.
[12] Oswald, Ad.: Aus der klinischen Pathologie der inneren Sekretion. Die mitigierten
Formen der klassischen Syndrome. Schweiz. med. Wschr. 1916, Nr 41, 993.
[13] Lucien, M., J. Parisot u. G. Richard: Traité d'endocrinologie. La thyroide. Paris 1925.
[14] Léopold-Lévy u. H. de Rothschild: La petite insuffisance thyroidienne. Paris 1913.

Da auch beim endemischen Kretinismus, bei welchem, wie wir noch dartun werden, eine verminderte Schilddrüsenfunktion regelmäßig besteht, oft vollkommen gute und cariesfreie Gebisse angetroffen werden (MAYRHOFER[1]), dürfen wir wohl einen stärkeren Einfluß des Schilddrüsenmangels auf die Disposition zur Zahncaries ausschließen. Wir werden auf diese Frage bei der Besprechung des Kretinismus zurückkommen.

Daß Athyreote öfter an chronischen Gelenkerkrankungen leiden, besonders an Arthritis deformans, ist von jeher aufgefallen (ältere Literatur bei E. BIRCHER[2]). WEGELIN[3] hält es für möglich, daß Schilddrüsenatrophie die Entstehung dieser Gelenkveränderung begünstigt. Auf welchem Wege diese Einwirkung stattfindet, dafür geben uns ORATOR und PÖCHS[4] Angaben, nach welchen von den Trägern von nodösen Strumen die meisten einen „arthritischen Habitus" aufweisen, kaum eine brauchbare Erklärung. Dagegen ist die Feststellung LOOSERS[5], der ein Stehenbleiben von Knorpelinseln, namentlich im Hüftgelenk bei Kretinen, beschreibt, von hohem Werte. Diese Persistenz von Knorpelresten wäre analog dem sicher auf Schilddrüsenmangel beruhenden Bestehenbleiben von Knorpel an den Epiphysenfugen und geeignet, die Neigung zu Arthritis deformans zu erklären. Die von HAUMANN[6] (E. BIRCHER) beschriebenen Veränderungen in den Schulter- und Hüftgelenken von Kretinen dürften sich auf ähnliche Weise erklären, d. h. ihren Ausgangspunkt in thyreogenen Einwirkungen und Ernährungsstörungen des Knochensystems haben.

2. Der Hypothyreoidismus, die leichte und unvollständige Schilddrüseninsuffizienz, das „Myxedème fruste"

bietet naturgemäß die gleichen Erscheinungen wie der völlige Schilddrüsenmangel, nur in abgeschwächter Form und in unvollständiger Weise, indem wir von den zahlreichen Zeichen der vollständigen Arthyreose im einzelnen Falle nur wenige oder vereinzelte antreffen.

Für die Diagnostik ergeben sich oft große Schwierigkeiten, namentlich daraus, daß viele Erscheinungen des Schilddrüsenmangels auch durch Störungen anderer Teile des Organismus bedingt sein können, wie z. B. die Obstipation, die Bradykardie, die Dysmenorrhöe und manche andere Symptome, die als Folge des vollständigen Schilddrüsenmangels mehr oder weniger regelmäßig auftreten. Die Schwierigkeit der richtigen Deutung wird geringer, wenn mehrere derartige an und für sich mehrdeutige Krankheitszeichen vorhanden sind, die ihr Analogon im völligen Schilddrüsenmangel besitzen. Wenn aber nur *ein* derartiges Krankheitszeichen vorhanden ist, bleibt dem freien Ermessen zu viel Spielraum. Wer die Literatur über die leichte Schilddrüseninsuffizienz durchsieht, steht vor der Tatsache, daß einzelne Autoren sehr viele Krankheitserscheinungen aus allen Gebieten der Pathologie der mangelhaften Schilddrüsenfunktion zur Last legen. Vom verzögerten Wachstum bis zu den Beschwerden des Greisenalters, von der Frostbeule bis zur chronischen Nephritis, von der

---

[1] MAYRHOFER: Kretinismus und Gebiß. Erg. Zahnheilk. 4 (1914).

[2] BIRCHER, E.: Fortfall und Veränderung der Schilddrüsenfunktion als Krankheitsursache. Erg. Path. **1911**.

[3] WEGELIN, C.: Schilddrüse, im Handb. d. pathol. Anat., herausgeg. von HENKE-LUBARSCH, 8. Berlin 1926 — Virchows Arch. **254** (1925).

[4] ORATOR u. PÖCH: Vorversuche zu einer konstitutionell-somatischen Kennzeichnung verschiedener Krankheiten, insbesondere des Kropfes. Mitt. Grenzgeb. Med. u. Chir. **36** (1923).

[5] LOOSER: Berner Kropfkonferenz 1927.

[6] HAUMANN: Osteopathia cretinosa scapulae, nebst einem Beitrag zum Humerus varus certinosus. Bruns' Beitr. **140** (1927).

verzögerten Frakturheilung bis zur Neigung zu Anginarezidiven, vom Kopfschmerz bis zur mangelhaften Salzsäuresekretion der Magenschleimhaut, zur chronischen Arthritis und zur Anämie usw. Wenn eine derartige Störung durch Zufuhr von Schilddrüsenstoffen beseitigt wird, ist für manche der Beweis erbracht, daß die Störung wirklich auf Insuffizienz der Schilddrüse beruhte[1,2]. Doch ist hier Reserve am Platze. Die Schilddrüsenstoffe sind pharmakologisch so vielseitig wirksam, daß ein solcher Schluß ex juvantibus zu Irrtum führen kann: Läßt sich doch z. B. auch das Wachstum sicher nicht hypothyreoter Kinder öfter durch Zufuhr von Schilddrüsensubstanz beschleunigen[3].

Wir möchten hier beifügen, daß die Tatsache, daß eine Krankheitserscheinung durch Schilddrüsenstoffe *nicht* beseitigt wird, auch nicht dagegen spricht, daß sie die Folge einer zu geringen Funktion der Schilddrüse ist. Anatomisch fixierte Entwicklungsstörungen aus einer weit zurückliegenden Periode des Lebens werden vielfach nicht mehr auf Schilddrüsenmedikation ansprechen können. So liegen möglicherweise die Dinge für viele Erscheinungen des Kretinismus, gegen deren thyreogenen Ursprung die Unwirksamkeit von Schilddrüsenstoffen ins Feld geführt worden ist.

Ob der Träger der fraglichen Krankheitserscheinung eine große oder kleine Schilddrüse besitzt, ist für die Diagnose im allgemeinen auch nicht ausschlaggebend, denn normale Funktion des Organes ist mit Schilddrüsen jeden Formates vereinbar, sowohl mit der gar nicht palpablen, wirklich normalen im Sinne Eggenbergers[4] bis zum unförmlichsten Riesenkropfe. Daß immerhin in Kropfgegenden gewisse Palpationsbefunde, namentlich eine fast ausschließlich aus derben Knoten bestehende Struma den Verdacht auf Schilddrüseninsuffizienz bestärken muß, wird sich aus unseren späteren Ausführungen ergeben.

Je mehr sich die Bestimmung des Grundumsatzes als klinische Untersuchungsmethode einbürgert, um so öfter wird man in die Lage kommen, der Forderung gerecht zu werden, daß die Diagnose auf Schilddrüseninsuffizienz nicht gestellt werden sollte, ohne daß eine Herabsetzung des Grundumsatzes festgestellt worden wäre. Wenn die Herabsetzung einen erheblichen Grad erreicht, gewinnen wir ein zwar nicht unbedingt spezifisches Krankheitszeichen, so doch eines, das weit eindeutiger ist als die Mehrzahl der übrigen klinischen Symptome.

Wir geben im folgenden ein kleines Verzeichnis von Krankheitserscheinungen, die sich im Bilde des Hypothyreoidismus häufig finden, und fangen mit denjenigen an, deren Analogie mit den Teilerscheinungen der Athyreose ohne weiteres gegeben ist, um zum Schluß auch noch solche hinzusetzen, bei welchen diese Analogie etwas ferner liegt und deren Zugehörigkeit in einzelnen Fällen zum Teil nur auf dem unsicheren Schlusse ex juvantibus beruht.

Neigung zu Untertemperaturen.	Zurückbleiben im Wachstum.
Frostgefühl.	Verspätete Dentition.
Appetitmangel.	Lockerwerden und Ausfallen der Zähne.
Kälte der Hände und Füße.	Gesteigerte Ermüdbarkeit mit Glieder-
Fettleibigkeit.	und Rückenschmerzen.

---

[1] Hertoghe: De l'hypothyroidie bénigne chronique. Nouv. Iconogr. Salpêtr. **12**, 261 (1899).

[2] Bolten: Über Hypothyreoidie. Z. Nervenheilk. **57**, 119 (1917).

[3] Wir möchten z. B. aus den günstigen Erfahrungen, welche Friedrich Müller (Ther. Gegenw. **1925**) mit der Behandlung der Sklerodermie mit Schilddrüsenpräparaten gemacht hat, nicht den Schluß ziehen, daß diese Krankheit thyreogen sei.

[4] Eggenberger: Kropf und Kretinismus. Handb. d. inn. Sekretion, herausgeg. von M. Hirsch, **3** (1927).

Abnormitäten des Haarwuchses, wie Persistenz der Lanugo und Auftreten eines lanugoähnlichen Haarwuchses außerhalb der Kindheit[1]; Fehlen und Spärlichkeit der Achsel- und Schamhaare; der Augenbrauen, namentlich in deren äußerem Drittel (signe du sourcil von LÉVY und ROTHSCHILD)[2,3].

Kryptorchismus, schwache Ausbildung der sekundären Geschlechtsmerkmale.

Sterilität.

Stuhlverstopfung.

Bradykardie.

Kleinheit des Pulses (Mikrosphygmie LÉVY und ROTHSCHILD).

Amenorrhöe und Dysmenorrhöe, namentlich blutreiche und in unregelmäßigen Abständen auftretende Menstruation.

Neigung zu sonstigen Blutungen, z. B. Nasenbluten.

Psychische Depression.

Klagen über Gedächtnisschwäche.

Schlafsucht.

Kopfschmerzen[2].

Arteriosklerose.

Heiserkeit[2].

Neigung zu Ödemen bei normaler Herz- und Nierentätigkeit.

Stabilere und auch flüchtige Ödeme[4] vom QUINCKEschen Typus.

Flüchtige Gelenkbeschwerden[5].

Chronischer Muskel- und Gelenkrheumatismus[6].

Vergrößerung der Tonsillen und adenoide Wucherungen[7,8]

Asthma bronchiale?

Migräne?

Enuresis nocturna?[2,3]

Neigung zu Krankheiten der Gallenwege[2,9].

Die verschiedenen aufgezählten Symptome können in Fällen von Hypothyreoidismus in den verschiedensten Kombinationen in Erscheinung treten, einige oder einzelne von ihnen können in hohem Grade vorhanden sein, während andere stark zurücktreten oder ganz fehlen. So kann z. B. bei einem an Größe zurückgebliebenen, typische myxomatöse, runzelige Haut aufweisenden Kinde die Intelligenz normal sein, ja es kann sogar geistig flink sein, während ein anderes Individuum die seiner Altersstufe entsprechende Größe hat, dabei aber die typische geistige Schwerfälligkeit und unbeholfene Sprache des Athyreoten aufweist. Da wir nicht wissen, worauf diese große Verschiedenheit der Fälle beruht, sind wir auf großenteils hypothetische Erklärungsversuche angewiesen. Wir müssen entweder annehmen, daß die verschiedenen, von der Schilddrüse abhängigen Funktionen und Organsysteme bei verschiedenen Individuen sehr verschiedene Empfindlichkeit gegen den Ausfall des Schilddrüsensekretes haben, so daß eine Menge, die für die ungestörte Gewährleistung einer Funktion noch genügt, für die andere ganz ungenügend wäre[10]. Namentlich ist anzunehmen, daß je nach dem Alter, in welchem der Schilddrüsenmangel sich geltend macht, diese oder jene Funktion mehr leidet, kann doch z. B. das Körperwachstum

---

[1] STAEHELIN, HAGENBACH u. NAGER: Gaswechselversuch an einem strumektomierten Knaben. Z. klin. Med. **99**, 63 (1923).

[2] HERTOGHE: De l'hypothyroidie bénigne chronique. Nouv. Iconogr. Salpêtr. **12**, 261 (1899).

[3] BROWN, W.: The position of the thyroid gland in the endocrine system. Brit. med. J. **1922 I**, 85.

[4] Vgl. H. CURSCHMANN: Münch. med. Wschr. **1925**, 1453.

[5] DEUSCH: Klin. Wschr. **1922**, 2226.

[6] Vgl. C. WEGELIN: Virchows Arch. **254** (1925).

[7] SHARPEY-SCHAFFER: The Endocrine Organs. 2. Aufl. London 1924.

[8] McCARRISON: The thyroid gland in health and disease. London 1918.

[9] KLOSE u. BÜTTNER: Handb. d. inn. Sekretion, herausgeg. von M. HIRSCH, **3** (1927).

[10] Vgl. hierzu F. DE QUERVAIN: Zur Frage des infantilen Myxödems. Endokrinol. **1**, 22 (1928).

je nach dem Grade der schon erreichten Entwicklung in ganz verschiedener Weise leiden.

Oder aber wir können, wie schon früher erwähnt, an eine Mehrheit von Sekreten denken[1], wobei im einzelnen Falle die Sekretion des einen stärker gestört sein könnte als des andern, oder schließlich: Wir können auch annehmen, daß das einheitliche Schilddrüsensekret unter pathologischen Verhältnissen in seiner Zusammensetzung verändert sein kann[2,3] und daß es in dieser abnormen Zusammensetzung für die eine Funktion günstig, für die andere dagegen weniger günstig sei. Und endlich könnte die Funktion anderer von der Schilddrüsenfunktion abhängiger endokriner Drüsen von Fall zu Fall verschieden sein. Es fehlen uns die Grundlagen für die Wahl zwischen diesen verschiedenen Hypothesen. Jedenfalls aber können wir auch sonst in der Pathologie ohne die Annahme einer individuellen Verschiedenheit der Ansprechbarkeit und verschiedenen Empfindlichkeit verschiedener Funktionen des Organismus nicht auskommen, während für die anderen Annahmen weniger zwingende Gründe vorliegen.

3. Der endemische Kretinismus.

Der Kretinismus wurde und wird von vielen Autoren als eine besondere Form des Hypothyreoidismus aufgefaßt. Es ist unverkennbar, daß ein sehr großer Teil der Störungen, welche die mit endemischem Kretinismus behafteten Individuen aufweisen, mit den bei fehlender oder mangelnder Schilddrüsenfunktion auftretenden Erscheinungen die größte Ähnlichkeit haben. Gerade die Erscheinungen, welche am Kretinismus die auffallendsten sind, welche den äußeren Habitus und das äußere Gehaben des Kretin bedingen, stehen in unbestreitbarer Analogie zu den Folgen des Schilddrüsenmangels. Da der endemische Kretinismus bei Mensch und Tier[4,5] nur an Orten und in Familien vorkommt, die mit Kropf behaftet sind und viele Kretins selbst Kröpfe haben, liegt es nahe, diese Störungen einer mangelhaften Funktion der Schilddrüse zur Last zu legen[6]. In kropfigen Familien tritt Kretinismus gewöhnlich, wenn auch nicht ausnahmslos, erst in der zweiten oder dritten Generation[4,7] auf, auch sind von den Kindern einer kropfigen Mutter die spät geborenen öfter Kretins als die ersten Kinder[8]. Die Kropfursache muß also anscheinend in der Regel längere Zeit einwirken, ehe Kretinismus, ein oft angeborener Zustand, auftreten kann.

Besonders augenfällig ist die Übereinstimmung des Zwergwuchses, der in besonderem Maße dem kropflosen Kretin mit atrophischer Schilddrüse eigen ist (de Quervain), mit der Wachstumshemmung des Athyreoten. Bei erwachsenen Kretins sind Körperlängen von 115—150 cm, ja gelegentlich auch unter 1 m,

---

[1] Bolten: Hypothyreoidie. Z. Nervenheilk. **57**, 119 (1917).

[2] Osborne, O. T.: Some common types of hyposekretion of the thyroid. J. amer. med. Assoc. **59**, 1618 (1912).

[3] Lucien, Parisot und Richard (Traité d'endocrinologie. La Thyroide. Paris 1925) halten eine *qualitative* Veränderung der Schilddrüsenfunktion für die Ursache des menschlichen Myxödems, eine nur quantitativ ungenügende Funktion wird abgelehnt. Die Übereinstimmung der Funktionsstörungen im spontanen Myxödem mit denjenigen bei der Cachexia thyreopriva zwingt uns aber, im Gegensatz zu diesen Autoren, die quantitative Minderfunktion für wichtiger zu halten.

[4] McCarrison: The thyroid gland in health and disease. London 1918.

[5] v. Jauregg, Wagner: Jb. Psychiatr. **28** (1907), Sitzgsber. Wien. Ver. Psychiatr., 8. Jan. 1907 — Wien. klin. Wschr. **1907**, 178.

[6] Pfaundler: Über die Entstehungsbedingungen von endemischem Kropf und Kretinismus. Jb. Kinderheilk. **105** (1924).

[7] McCarrison: The etiology of endemic goitre. London 1913 — Referat an der Berner Kropfkonferenz 1927.

[8] Lang (München): Berner Kropfkonferenz 1927.

etwas ganz Gewöhnliches (DE QUERVAIN[1], WEGELIN[2], WYDLER[3] u. a.). Der Zwergwuchs ist gewöhnlich unproportioniert[4], die unteren Extremitäten sind in der
Regel besonders kurz[3,5]. Ganz wie beim Athyreoten treten auch beim Kretinen
die Knochenkerne verspätet auf und bleiben die Epiphysenfugen über die normale
Zeit hinaus bestehen. Die Schädelbasis bleibt kurz bei unvollständiger Verknöcherung der Synchondrosis sphenooccipitalis, was, wie beim schilddrüsenlosen Individuum, zu einer Einziehung der Nasenwurzel führt. Das Becken bleibt
eng, der Zahnwechsel verspätet sich, ja gelegentlich bleiben, ganz wie beim
Athyreoten, die Milchzähne jahrzehntelang stehen. Das verzögerte Knochenwachstum läßt sich auch bei Kretinen durch genügende Gaben von Schilddrüsensubstanz hochgradig beschleunigen[6].

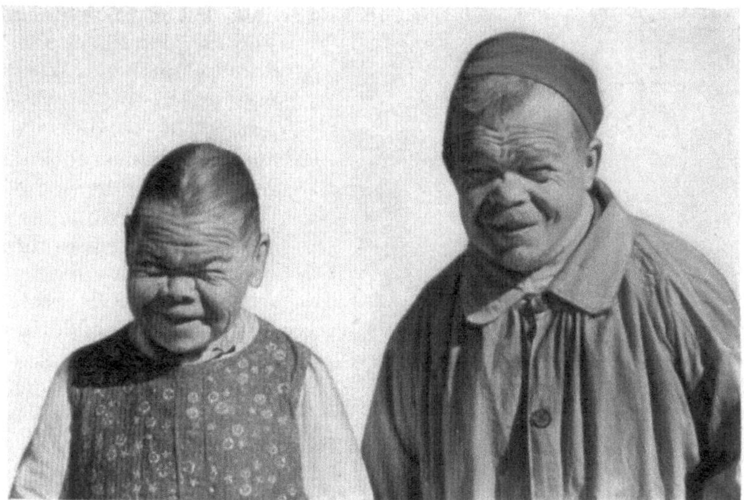

Abb. 90. Zwergkretins ohne Kropf. Aus der Armenanstalt Riggisberg, Kanton Bern. Mann 43 Jahre alt,
134 cm groß, Frau 49 Jahre alt, 124 cm groß.

Den Verhältnissen beim Schilddrüsenlosen entspricht des weiteren die so
häufig bestehende Vergrößerung der Zunge, die Verzögerung und Unvollständigkeit der Entwicklung der Geschlechtsteile, besonders der Hoden, wie sie namentlich den kropflosen Zwergkretins fast regelmäßig betrifft, der aufgetriebene
Bauch mit den schlaffen Decken und der Neigung zu Hernien, insbesondere
Nabelhernien. Bei einem großen Teil der Kretinen hat auch die Haut große
Ähnlichkeit mit derjenigen der Myxödematösen: Sie ist trocken, mit spärlicher
Schweißsekretion, oft schuppend und, namentlich am Rumpf, äußerst spärlich
behaart. Sie scheint an manchen Stellen zu weit für die umhüllten Teile und
macht infolgedessen plumpe Falten, z. B. an der Stirne; sie neigt besonders bei
den kropflosen Zwergkretinen zu myxödemähnlichen, meist umschriebenen
Verdickungen.

[1] DE QUERVAIN: Le Goître. Genf 1923.
[2] WEGELIN, C.: Schilddrüse. Handb. d. pathol. Anat. von HENKE-LUBARSCH 8 (1926).
[3] WYDLER: Die Histologie der Kretinenstruma. Mitt. Grenzgeb. Med. u. Chir. 39 (1926).
[4] FINKBEINER: Kretinismus und endemische Ossificationsstörungen. Med. Klin.
1922, 203.
[5] FINKBEINER: Die kretinische Entartung usw. Berlin 1922.
[6] v. KUTSCHERA: Organtherapie des Kretinismus. Wien. klin. Wschr. 1909, Nr 22, 771.

Ganz analog wie beim Myxödem ist vor allem auch der torpide Schwachsinn mit der äußerst verzögerten Reaktion auf Sinneseindrücke, die **Langsamkeit** und Schwerfälligkeit des Ganges und aller Bewegungen. Den Veränderungen des Nervensystems liegen histologische Befunde zugrunde, welche „denjenigen der spontanen und operativen Athyreosis durchaus analog" sind (Wegelin[1,2]).

Schließlich steht die Reduktion des Grundumsatzes (DE Quervain[3,4], Steiner[5]) beim Kretin in schönster Übereinstimmung mit den Verhältnissen beim Schilddrüsenmangel. Diese erreicht allerdings beim Kretinismus nach DE Quervain nicht den gleich hohen Grad wie bei Cachexia strumipriva und bei Myxödem, immerhin sind bei Kretinen ohne Kropf durchschnittlich Werte von minus 11% für den Gaswechsel festgestellt worden, vereinzelt auch bis minus 40%. Die etwas höheren durchschnittlichen Werte für die kropfigen Kretins (minus 8%) beruhen möglicherweise nicht nur auf einem wahrscheinlich noch bestehenden Reste von Schilddrüsenfunktion, sondern in vielen Fällen auch auf der durch den Kropf auf mechanischem Wege bedingten Dyspnöe, die an und für sich den Gaswechsel zu steigern imstande ist.

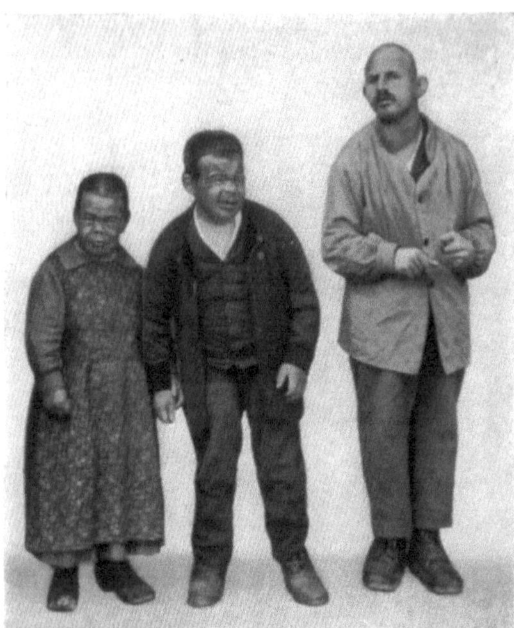

Abb. 91. Die Zwergkretinen der Abb. 90 (man beachte ihre „Maulwurfshände") neben einem kropfigen Kretin von höherem Wuchs mit normalerer Gesichtshaut und normaleren Händen

Wenn man bedenkt, daß gerade die schwersten Fälle von Kretinismus wegen ihres Schwachsinnes nicht auf ihren Grundumsatz untersucht werden können, so darf man die festgestellten Minuswerte als gute Übereinstimmung mit der bei Schilddrüsenmangel regelmäßig beobachteten Herabsetzung des Gaswechsels buchen. Ob vielleicht eine teilweise Kompensation durch andere Vorgänge im Organismus bei so früh erworbenem Schilddrüsenmangel die Abweichung des Stoffwechsels der Kretinen von der Norm im Vergleich zu demjenigen des später erworbenen Schilddrüsenmangels vermindert, kann man nur vermuten.

Auch der Eiweißumsatz, die Stickstoffausscheidung, findet sich bei endemischem Kretinismus in Übereinstimmung mit den Fällen von unzweifelhaftem Schilddrüsenmangel vermindert (Scholz, Bircher[6]).

[1] Wegelin: Schilddrüse. Handb. d. pathol. Anat., herausgeg. von Henke-Lubarsch, **8.** Berlin 1926.

[2] Vgl. besonders Lotmar: Z. Neur. **119** (1929).

[3] DE Quervain: Einiges aus dem Gebiete des Grundumsatzes. Biochem. Vereinigung Bern, Sitzung vom 26. Juni 1925. Ref. Klin. Wschr. **1925**, 1794.

[4] Pedotti, F. u. M. Branovacky: Über vergleichende Untersuchungen der Schilddrüsenfunktion mittels der direkten Bestimmung des Gaswechsels und der Untersuchung des Blutes im Asherschen Rattenexperiment. Schweiz. med. Wschr. **1923**, 516.

[5] Steiner: Über Grundumsatzbestimmungen. Schweiz. med. Wschr. **1925**, 1212.

[6] Bircher, E.: Fortfall und Änderung der Schilddrüsenfunktion als Krankheitsursache. Erg. Path. **15** (1911).

Daß der Organismus des Kretins sich in vieler Hinsicht entgegengesetzt verhält wie derjenige mit übermäßiger Funktion der Schilddrüse, geht ferner auch aus den Versuchen DE QUERVAINS und seiner Schüler hervor, welche die Wirkung des Blutes von Kretinen auf den Sauerstoffbedarf bzw. auf die Empfindlichkeit gegen Sauerstoffmangel von Ratten prüften. Im Gegensatz zu Schilddrüsenstoffen und im Gegensatz zu Blut bzw. Serum von Basedowkranken steigerte das Blut mancher Zwergkretins die Empfindlichkeit der Ratte gegen Sauerstoffmangel nicht nur nicht, sondern setzte sie herab[1,2,3]. Das Blut der Kretinen vermag sogar in vitro mit Basedowblut zusammengebracht dessen Wirkung auf den Sauerstoffbedarf aufzuheben oder abzuschwächen, wie durch mehrere übereinstimmende Versuchsreihen nachgewiesen worden ist. Diese den Schilddrüsensubstanzen entgegengesetzten Wirkungen des Kretinenblutes ließen sich, wie DE QUERVAIN und seine Schüler ausgeführt haben[2,3], am leichtesten erklären durch die Annahme einer entgiftenden Funktion der Schilddrüse, deren Fehlen beim Kretin einen Stoff ins Blut gelangen ließe, der imstande ist, die aus der normalen aktiven Schilddrüse stammenden Stoffe zu neutralisieren.

Auch die morphologischen Blutbefunde, welche bei Kretinen erhoben werden können, tragen mit den bei der Athyreose beobachteten manche gemeinsamen Züge, so namentlich die Verminderung der Zahl der roten Blutkörperchen[4,5,6], bei nach KIND stärker, nach NAEGELI und WÄLCHLI etwas weniger stark oder (im Gegensatz zum einfachen Athyreoidismus) gar nicht vermindertem Hämoglobingehalt. So resultiert oft ein leicht erhöhter Färbeindex. Als besonders auffallend bezeichnen es NAEGELI[5] und WÄLCHLI[6], daß man trotz erheblicher Verminderung der Erythrocyten im Blutbilde keine Zeichen von verstärkter Regeneration finden konnte. Es hat also nach NAEGELI wahrscheinlich bei den Kretinen eine Anpassung des Blutes an die niedrigen Bedürfnisse ihres Stoffwechsels stattgefunden. Es handelt sich bei dieser Anämie nicht um eine Krankheit, sondern um einen Anpassungszustand[7]. WYDLER[8] vermißte demgegenüber Veränderungen der Zahl der roten Blutkörperchen und des Hämoglobingehaltes.

Eine weitere Übereinstimmung liegt in der Verkürzung der Gerinnungsdauer[7,9], die sich bei Kretinen fast ganz regelmäßig findet.

Die Gesamtleukocytenzahl wurde ähnlich wie beim reinen Schilddrüsenmangel, öfter, wenn auch nicht immer, erhöht gefunden und für das Mischungsverhältnis der weißen Körperchen wurde ebensowenig wie bei reiner Athyreose ein einheitlicher Befund erhoben, indem KIND[10] und WYDLER[8] in der Regel eine Vermehrung der Lymphocyten fanden, während WÄLCHLI[9] häufiger ein normales

---

[1] DE QUERVAIN, F.: Zur pathologischen Physiologie der verschiedenen Kropfarten und ihrer Einwirkung auf das biologische Verhalten des Blutes. Schweiz. med. Wschr. **1923**, 10.

[2] DE QUERVAIN, F.: Einige Fragen der Schilddrüsenphysiologie vom Standpunkt der Schilddrüsenpathologie aus beurteilt. Erg. Physiol. (ASHER-SPIRO) **24** (1925).

[3] BRANOVACKY, M.: Die Neutralisation des Serums von Basedowkranken durch das Blutserum von Zwergkretinen mit atrophischer Schilddrüse. Mitt. Grenzgeb. Med. u. Chir. **39** (1926) — Schweiz. med. Wschr. **1926**, 453.

[4] KIND, ELISABETH: Blutbefunde beim endemischen Kretinismus. Mitt. Grenzgeb. Med. u. Chir. **30** (1918).

[5] NAEGELI, O.: Blutkrankheiten und Blutdiagnostik. 4. Aufl., S. 556ff. Berlin 1923.

[6] WÄLCHLI: Hypo- und Athyreosis und Blutbild. Fol. haemat. (Lpz.) **27** (1922) — Inaug.-Dissert. Zürich 1922.

[7] NAEGELI, O.: Blutkrankheiten und Blutdiagnostik. 4. Aufl. Berlin 1923.

[8] WYDLER, A.: Die Histologie der Kretinenstruma. Mitt. Grenzgeb. Med. u. Chir. **39** (1926).

[9] WÄLCHLI: Inaug.-Dissert. Zürich 1922.

[10] KIND, E.: Mitt. Grenzgeb. Med. u. Chir. **30** (1918).

Mischungsverhältnis feststellen konnte. Schon Peillon[1] und Kocher[2] fanden bei älteren Myxödemkranken keine Lymphocytose mehr. Auch Chaitan[3] gelangt zu dem Schlusse, daß die weißen Blutkörperchen sich bei Kretinismus nicht einheitlich oder charakteristisch verhalten. Darin, daß Serum von Kretinen die Phagocytose von Kaninchenblutkörperchen herabsetzt, liegt eine weitere Übereinstimmung mit dem Verhalten des Blutes schilddrüsenloser Organismen (de Quervain[4]).

Smith[5,6] fand bei Kretinen der de Quervainschen Klinik einen abnorm niedrigen Gehalt des Blutes an Jod (durchschnittlich nur $6,1\,\gamma$ auf 100 g Blut). Als Arznei aufgenommenes Jod erhöht den Jodgehalt des Blutes nur auf wenige Stunden, wird also abnorm rasch wieder ausgeschieden. Da wir durch Veil und Sturm[7] wissen, daß Kropfige auch weniger Jod im Blute haben als Normale, sehen wir darin ein neues bedeutsames Zeichen für die Wesensverwandtschaft von kropfiger Degeneration und Kretinismus.

Auch die Tatsache, daß die Hypophyse bei Kretinismus in gleicher Weise (Hyperplasie besonders der Hauptzellen des Vorderlappens[8]) verändert ist wie bei Schilddrüsenmangel, ist, wie besonders Wegelin[9] betont, ein Beweis dafür, daß im Kretinismus die mangelhafte Schilddrüsenfunktion eine Hauptrolle spielt. Vor allem spricht aber die Beschaffenheit der Schilddrüse bei Kretinen für eine Minderfunktion des Organes: Die Schilddrüse wird entweder verkleinert gefunden, mit sklerotischem Bindegewebe, und zwar oft auch schon bei kretinistischen Kindern (Wegelin), oder aber sie ist kropfig, und zwar im Sinne der Struma nodosa, mit Knoten aus wenig differenziertem, parenchymatösen Gewebe und Atrophie des außerhalb der Knoten liegenden Gewebes[10,11,12,13]. Die große Weite der Blutgefäße, die solchen Kröpfen vielfach eigen ist, deutet darauf hin, daß die Knoten einen regen Stoffwechsel, also doch wohl auch eine Funktion haben müssen (de Quervain, Wydler[13]). Das Gewebe dieser Kröpfe ist sehr arm an Jod und erweist sich im Kaulquappenversuch als sehr wenig wirksam oder als unwirksam[14,15].

Die Erscheinungen, welche am Kretinismus die auffälligsten sind, stehen in unbestreitbarer Analogie zu den Folgen des Schilddrüsenmangels. Die Frage, ob bei den Müttern der Kretinen oder bei ihnen selbst in der Kindheit vorüber-

---

[1] Peillon: Mitt. Grenzgeb. Med. u. Chir. **29** (1917).

[2] Kocher, A.: Mitt. Grenzgeb. Med. u. Chir. **29** (1917).

[3] Chaitan: Über die Beeinflussung des Kretinismus durch die Entfernung von Kropfgewebe. Inaug.-Dissert. Bern 1923.

[4] de Quervain: Bernische naturforsch. Ges., Sitzung vom 21. Nov. 1925.

[5] Smith, zitiert nach de Quervain: Rück- und Ausblicke in der Schilddrüsenpathologie. Mitt. Grenzgeb. Med. u. Chir. **39** (1926).

[6] de Quervain u. W. E. Smith: The iodine content of blood in ordinary goiters and in cretinism. Endocrinology **12**, 177 (1929).

[7] Veil u. Sturm: Beiträge zur Kenntnis des Jodstoffwechsels. Dtsch. Arch. klin. Med. **147** (1925).

[8] Berblinger: Die Hypophyse bei Hypothyreose usw. Mitt. Grenzgeb. Med. u. Chir. **33**, 92 (1921).

[9] Wegelin, C.: Zur Kenntnis der Cachexia strumipriva. Virchows Arch. **254**, 689 (1925).

[10] de Coulon: Über Thyreoidea und Hypophysis der Kretinen. Virchows Arch. **147** (1897).

[11] Getzowa: Über die Thyreoidea von Kretinen und Idioten. Virchows Arch. **153** (1905) — Inaug.-Dissert. Bern 1905.

[12] Wegelin, C.: Schilddrüse. Handb. d. pathol. Anat. von Henke-Lubarsch 8 (1926).

[13] Wydler, A.: Die Histologie der Kretinenstruma. Mitt. Grenzgeb. Med. u. Chir. **39** (1926).

[14] Dubois, M.: Vergleichende Untersuchungen über den biologischen Wert des Kretinenkropfes. Mitt. Grenzgeb. Med. u. Chir. **39** (1926).

[15] Branovacky, M.: Die biologische Wirksamkeit verschiedener Kropfarten im Kaulquappenversuch. Mitt. Grenzgeb. Med. u. Chir. **39** (1926).

gehend Zustände von *übermäßiger* Funktion der Schilddrüse vorkommen, wie HOTZ[1] hervorhob, ändert nichts an der Tatsache, daß die Erscheinungen des ausgeprägten Kretinismus fast durchweg Ähnlichkeit mit den Symptomen des Schilddrüsenmangels haben.

Wir sehen auch in der Beteiligung der Geschlechter keinen Grund, an der Zugehörigkeit des Kretinismus zur Kropfendemie zu zweifeln und ihn im wesentlichen als eine Folge der endemischen Degeneration der Schilddrüse aufzufassen. Wohl überwiegt beim Kretinismus das weibliche Geschlecht nicht im gleichen Maße wie etwa im Auftreten der manifesten Kröpfe an der Peripherie der Kropfterritorien (Basel 3:1), ja MC CARRISON[2] fand in Indien sogar ein Überwiegen der männlichen Kretins. Nähert man sich dagegen den Zentren der europäischen Kropfgebiete, wird die Beteiligung der Geschlechter an der Kropfkrankheit und am Kretinismus ähnlicher. So fand WYDLER[3] am großen Material der Berner Chirurgischen Klinik sowohl für die nichtkretinen Kropfträger als für die Kretins das Verhältnis von 1,6 weiblichen zu einem männlichen Patienten.

Wenn wir auch sehen, daß die weitaus meisten Symptome des Kretinismus sich zwanglos anschließen an die Erscheinungen, die dem reinen Schilddrüsenmangel eigen sind, so gilt das doch nicht von sämtlichen Eigentümlichkeiten des Kretinismus. Es erheben sich im Gegenteil Schwierigkeiten, wenn man versucht, einige häufige Begleiterscheinungen des Kretinismus durch einfachen Mangel an Schilddrüsenfunktion zu erklären. Außer dem „typischen" Kretin mit oder ohne Schwerhörigkeit, mit oder ohne Taubstummheit, dessen äußerer Erscheinung die mangelhafte Schilddrüsenfunktion das Gepräge aufdrückt, und außer einfach kropfigen Individuen umfaßt die kretinische Endemie auch zahlreiche taubstumme Individuen mit und ohne Kropf, mit und ohne Schwachsinn, mit und ohne Zwergwuchs. Auch einfach Schwachsinnige, meist torpiden Charakters, mit oder ohne Kropf, aber ohne sonstige körperliche Zeichen des Schilddrüsenmangels, sind im Endemiegebiet viel zu häufig, als daß sie nicht pathogenetisch der Endemie zugerechnet werden müßten. Gerade bei kropfigen Kretinen (im Gegensatz zu den ein viel einförmigeres Krankheitsbild darbietenden Kretinen mit atrophischen Schilddrüsen) findet man die mannigfachsten Kombinationen von erhaltenen Fähigkeiten und Funktionen und den verschiedensten Krankheitserscheinungen.

Taubheit höheren Grades gehört nicht zu den regelmäßigen oder auch nur häufigen Zeichen der Athyreose, weder der angeborenen noch der später erworbenen, noch der experimentellen, wenn auch eine mäßige Schwerhörigkeit bei Myxödem und bei Cachexia thyreopriva[4] nicht selten vorhanden ist[5]. Ja es wird dabei gelegentlich über zunehmende Vertaubung berichtet[6], vielleicht infolge Verdickung der Schleimhaut, des Mittelohres und der EUSTACHIschen Röhre. Man vergleiche unsere Ausführungen auf S. 259. Die Ursache der Taubheit der Kretinen ist noch nicht völlig aufgeklärt. Jedenfalls scheinen akzidentelle, periphere Ursachen, wie Veränderungen der Rachentonsillen und Mittelohrkatarrhe, nur in einem Teil der Fälle die Hörstörung zu erklären[7,8].

---

[1] HOTZ: Über endemische Struma, Kretinismus und ihre Prophylaxe. Klin. Wschr. **1922**, 2073.

[2] McCARRISON: The thyroid gland in health and disease. London 1918.

[3] WYDLER, A.: Zitiert auf S. 268.

[4] KOCHER, TH.: Die funktionelle Diagnostik der Schilddrüse. Erg. Chir. **3** (1911).

[5] McCARRISON: The thyroid gland in health and disease. London 1918.

[6] CURSCHMANN, H.: Myxödem. Münch. med. Wschr. **1926**, 223.

[7] HABERMANN, J.: Zur Lehre der Ohrenerkrankungen infolge von Kretinismus. Arch. Ohrenheilk. **79**, 23 (1909).

[8] ALEXANDER: Das Gehörorgan der Kretinen. Arch. Ohrenheilk. **78**, 54 (1908).

Nach den schönen Untersuchungen von Nager[1], welche nicht nur eigentlich Kretine, sondern auch andere Fälle von endemischer Hörstörung umfassen, sind die anatomischen Veränderungen durchaus charakteristisch und bestehen in Veränderungen der Labyrinthkapsel und der Gehörknöchelchen, namentlich des Steigbügels, ferner der Paukenhöhlenschleimhaut.

Der periostale Labyrinthkapselteil zeigt eine allgemeine diffuse Massenzunahme. Diese bedingt Veränderungen der ganzen Paukenhöhle, namentlich Reliefveränderungen ihrer medialen Wand in Form einer Verdickung des Promontoriums und einer Verengerung der Fensternischen, wie sie auch andere Untersucher[2,3] bei typischen Kretinen gefunden haben. Die Schleimhaut der Paukenhöhle fand sich in ihren subepithelialen Lagen verdickt durch Vermehrung des Bindegewebes und des Fettgewebes, ferner durch Einlagerung von Schleim- und Gallertgewebe. Es scheint eine unvollständige Rückbildung des fetalen Füllgewebes im Mittelohr vorzuliegen.

Nager erklärt die Veränderungen als Folge einer Entwicklungsstörung in den letzten zwei Dritteln der Fetalzeit und läßt die Frage offen, ob die „Kropfnoxe" auch direkt oder nur auf dem Umwege über die Schädigung der Schilddrüse die Entwicklung in dieser Weise beeinträchtigt.

Ob Veränderungen in der Schnecke, speziell im Cortischen Organ, wie sie Habermann[4] und namentlich Oppikofer[3] beschrieben haben, sich als spezifisch erweisen werden, müssen weitere Erfahrungen lehren. Aber auch wenn man die Veränderungen des Mittelohres als spezifisch ansehen darf, so ist damit noch nicht gesagt, daß sie eine Folge der Störung der Schilddrüsenfunktion sind. Für die Verdickungen der Schleimhaut wird man das für wahrscheinlich halten, und daß sich die Veränderungen der periostalen Ossification, wie sie ja auch sonst als Folge des Schilddrüsenmangels auftreten, auch im Mittelohr als eine Störung durch veränderte Tätigkeit der mütterlichen oder fetalen Schilddrüse im intrauterinen Leben ansehen lassen, ist sehr einleuchtend, obschon derjenige, der mit E. Bircher oder Nager darin eine direkte Einwirkung der Kropfnoxe sieht oder vermutet, naturgemäß nicht widerlegt werden kann. Experimentelle Belege über Störungen der Entwicklung des Gehörorganes durch Schilddrüsenmangel in der Fetalzeit, die hierüber entscheiden könnten, sind uns noch nicht bekannt. Scholz[5] findet einen Hauptgrund der Schwerhörigkeit der Kretinen in den von ihm öfter festgestellten Verbildungen des Schläfenlappens, ohne darin die einzige Ursache zu sehen.

Zur Erklärung der Entstehung der Erscheinungen des Kretinismus steht man vor der Wahl zwischen folgenden Möglichkeiten:

1. Schilddrüsenmangel erklärt alle Erscheinungen. Die Unterschiede gegenüber den Erscheinungen des reinen Schilddrüsenmangels, wie wir ihn aus dem Experiment und der Pathologie kennen, erklären sich dadurch, daß sich der Einfluß des Schilddrüsenmangels schon im intrauterinen Leben (Erkrankung der mütterlichen Schilddrüse), ja vielleicht schon bei der Entstehung der Keimzelle geltend gemacht hat und dadurch, daß er quantitativ und zeitlich anders dosiert ist, als das im Experiment möglich ist. Die Erklärung des Kretinismus durch Schilddrüsenmangel in dieser Form macht immerhin einige Schwierigkeiten. Hilfshypothesen könnten diese Annahme erleichtern.

<hr>

[1] Nager, F.: Weitere Beiträge zur Anatomie der endemischen Hörstörung. Z. Ohrenheilk. **80**, 107 (1920).

[2] Habermann, J.: Arch. Ohrenheilk. **79**, 23 (1909).

[3] Oppikofer: Eine dem Kretinismus eigentümliche Veränderung im inneren Ohr. Mschr. Ohrenheilk. **55** (1921).

[4] Habermann, J.: Zur Lehre der Ohrenerkrankungen infolge Kretinismus. Arch. Ohrenheilk. **63** (1904).

[5] Scholz, W.: Kretinismus und Mongolismus. Erg. inn. Med. **3** (1909).

1a. Die Ursache des Kretinismus schädigt die Schilddrüse so, daß sie nicht nur zu wenig, sondern auch ein qualitativ verändertes Sekret bildet. Dem Einfluß dieses abnorm beschaffenen Sekretes fallen die Erscheinungen zur Last, welche durch bloßen Schilddrüsenmangel nicht erklärt werden können. „Man kommt um die Vorstellung nicht herum, daß die Schilddrüse des kropfigen Kretinen noch eine Teilfunktion besitzt, die sich nicht einfach in der Frage des Plus oder Minus erschöpft, sondern die in einer verschiedengradigen Störung der einzelnen Komponenten des Sekretes begründet ist" (DE QUERVAIN[1,2]). Der Einfluß der Verfütterung von Kretinenkropfsubstanz an Kaulquappen auf die Entwicklung dieser Tiere ist nicht nur schwächer als derjenige von Schilddrüsensubstanz anderen Ursprungs, sondern zeigt auch qualitative Besonderheiten, die man als Hinweis auf eine qualitative Veränderung der Schilddrüsenfunktion, auf eine Dysfunktion auffassen kann[3].

Oder 2. Die Ursache des Kretinismus verändert nicht nur die Schilddrüse, sondern hat auch direkt einen Einfluß auf den übrigen Körper, namentlich z. B. das Gehörorgan.

Die pathologische Physiologie vermag heute nicht zwischen diesen Möglichkeiten zu entscheiden. Unsere Kenntnisse über pathologisch veränderte Schilddrüsensekrete sind heute noch viel zu gering — wissen wir doch noch nicht einmal mit Sicherheit, ob normalerweise ein oder mehrere Stoffe im Schilddrüsensekret wirksam sind[4,5,6] —, als daß sie zur Stützung oder Ablehnung einer dieser Hilfshypothesen dienen könnten[7].

Anderseits wissen wir von der oder den Ursachen der Kropfkrankheit noch viel zu wenig, als daß wir sagen könnten, ob ihnen ein direkter Einfluß nur auf die Schilddrüse oder auch auf andere Organe, z. B. das Nervensystem[8], das Ohr, das Herz, zuzuschreiben ist. Jedenfalls aber halten wir es für unzulässig, zu übersehen, daß ein ganz großer, überwiegender Teil der Erscheinungen des Kretinismus Folge eines Ausfalls der Schilddrüsenfunktion ist. Die Bedingungen für die Entstehung dieser Beeinträchtigung der Schilddrüsenfunktion kennen wir, wie wir später darlegen werden, nur zum geringsten Teil. Weder kennen wir die exogene Noxe, noch wissen wir, ob und in welchem Maße endogene Bedingungen, z. B. eine erbliche Anlage, im Spiele sind (PFAUNDLER, WEGELIN usw.; vgl. weiter unten S. 314).

B. Die übermäßige Zufuhr und Bildung von Schilddrüsenstoffen. Die Frage des Hyperthyreoidismus.

1. Die Wirkung von Schilddrüsenpräparaten auf den Menschen.

Seit mehr als 30 Jahren ist bekannt, daß Schilddrüsensubstanz von Tieren und daraus hergestellte Präparate imstande sind, alle Folgeerscheinungen des

<hr>

[1] DE QUERVAIN: Einige Fragen der Schilddrüsenphysiologie vom Standpunkt der Schilddrüsenpathologie aus beurteilt. Erg. Physiol. **24** (1925).

[2] DE QUERVAIN: Rückblicke und Ausblicke usw. Mitt. Grenzgeb. Med. u. Chir. **39** (1926).

[3] BRANOVACKY: Die physiologische Wirksamkeit verschiedener Kropfarten im Kaulquappenversuch. Mitt. Grenzgeb. Med. u. Chir. **39** (1926).

[4] BIRCHER, E.: Fortfall und Änderung der Schilddrüsenfunktion als Krankheitsursache. Erg. Path. **15**, 82ff. (1911).

[5] DE QUERVAIN, F.: Le Goître. Genf 1924.

[6] McCARRISON, R.: The thyroid gland in health and disease. London 1918.

[7] DE QUERVAIN: Zur pathologischen Physiologie der verschiedenen Kropfarten und ihrer Einwirkung auf das physiologische Verhalten des Blutes. Schweiz. med. Wschr. **1923**, 10.

[8] KUTSCHERA VON AICHBERGEN: Kropf und Kretinismus, endemische Dystrophie. Wien. klin. Wschr. **1926**, Nr 26, 741.

Schilddrüsenmangels zu beseitigen[1]. Man hat von Anfang an selbstverständlich auch die Wirkung von Schilddrüsenpräparaten auf gesunde Menschen und auf in anderer Hinsicht Kranke studiert.

a) Wirkung bei Schilddrüsenmangel.

Bei Menschen ohne Schilddrüse oder mit herabgesetzter Schilddrüsenfunktion wird durch perorale Einverleibung von Schilddrüsensubstanz oder parenterale Darreichung daraus gewonnener Stoffe der *Stoffwechsel* stark gesteigert. Wenn auch die Angabe von Hermann und Abel[2], welche bei einem 22 Jahre alten Fall von angeborenem Schilddrüsenmangel (Gewicht 27,2 kg, Körperlänge 108 cm, mit einer Verminderung des Stoffwechsels um 69%!) auf Schilddrüsenmedikation den Umsatz auf das 4- bis 5fache ansteigen sahen, so daß er unter dieser Einwirkung nun um 44—46% *über* der Norm stand, vereinzelt dasteht, so haben doch übereinstimmend alle Autoren, welche Athyreote vor und nach der Schilddrüsenbehandlung untersucht haben, einen starken Zuwachs des Gaswechsels und auch, wenn auch etwas weniger regelmäßig, des Eiweißumsatzes festgestellt, so daß der Stoffumsatz nicht nur normale Größe[3,4,5] erreichte, sondern vielfach wesentlich darüber hinaus anstieg[6,7,8,9,10,11]. Die Fähigkeit, auf Nahrungsaufnahme mit gesteigertem Gaswechsel zu reagieren, die „spezifisch-dynamische Steigerung" kann sich auf Schilddrüsenmedikation oder auf spontanes Nachwachsen eines Schilddrüsenrestes[9] früher einstellen als die Steigerung des Grundumsatzes[12]. Die Stickstoffausscheidung steigt an[13,14,15,16,17,18], oft auch die Körpertemperatur[14,15,19].

---

[1] Ob Schilddrüsenpräparate auch auf die Dauer *alle* Erscheinungen des Schilddrüsenmangels ganz restlos zu beseitigen vermögen, ist eine Frage, über die noch immer Zweifel möglich sind (Wegelin, Klose und Büttner).

[2] Hermann, H. u. E. Abel: Effet du traitement thyroidien sur le metabolisme basal dans deux cas de myxoedème etc. C. r. Soc. Biol. Paris **88**, 99 (1923).

[3] Z. B.: J. H. Means u. Aub: The basal metabolism in hypothyroidism. Arch. int. Med. **24**, 404 (1919).

[4] Bircher, M. E.: Schweiz. med. Wschr. **1923**, 143.

[5] Kowitz: Die Funktion der Schilddrüse und die Methoden ihrer Prüfung. Erg. inn. Med. **27** (1925).

[6] Magnus-Lewy: Untersuchungen zur Schilddrüsenfrage. Z. klin. Med. **33** (1897) (bis 72% Zuwachs).

[7] Steyrer: Über den Stoff- und Energieumsatz bei Fieber, Myxödem und Morbus Basedowii. Z. exper. Path. u. Ther. **4**, 721 (1907).

[8] v. Bergmann: Der Stoff- und Energieumsatz bei infantilem Myxödem. Z. exper. Path. u. Ther. **5** (1908).

[9] Staehelin, Hagenbach, Nager: Gaswechselversuche an einem strumektomierten Knaben. Z. klin. Med. **99** (1923).

[10] Weitere Literatur bei E. Grafe: Die pathologische Physiologie des Gesamtstoff- und Kraftwechsels. Erg. Physiol. **21 II** (1923).

[11] Geldrich, J.: Versuche beim Myxödem im Kindesalter. Jb. Kinderheilk. **117**, 247 (1927).

[12] Vgl. dazu auch die Tierversuche von Abelin u. Miyazaki: Über die spezifischdynamische Wirkung usw. Biochem. Z. **152** (1924).

[13] Ältere Literatur bei Falta: Die Erkrankungen der Blutdrüsen. Berlin 1913.

[14] Fonio, A.: Über den Einfluß von Basedowstruma- und Kolloidstrumapräparaten und Thyroidin auf den Stickstoffwechsel usw. Mitt. Grenzgeb. Med. u. Chir. **24** (1911) — Inaug.-Dissert. Bern 1911.

[15] Lanz, W.: Versuche über die Wirkung einiger Schilddrüsenpräparate auf den Stoffwechsel und das Blutbild von Myxödem und Kretinismus. Mitt. Grenzgeb. Med. u. Chir. **29**, 285 (1917).

[16] Courvoisier: Über den Einfluß von Jodthyreoglobulin usw. Mitt. Grenzgeb. Med. u. Chir. **29**, 270 (1917).

[17] Peillon, G.: Über den Einfluß parenteral einverleibter Schilddrüsenpräparate. Mitt. Grenzgeb. Med. u. Chir. **29** (1917).

[18] Kocher, A.: Über die Wirkung von Schilddrüsenpräparaten. Mitt. Grenzgeb. Med. u. Chir. **29** (1917).

[19] Sturgis u. Whiting: The treatment and prognosis in myxedema. J. amer. med. Assoc. **85**, 2013 (1925).

Der so gesteigerte Eiweißumsatz läßt sich nur durch sehr große Mengen von Kohlehydrat und Fett auf normale Werte herabdrücken[1], ganz wie bei Basedow-kranken (RUDINGER[2], LAUTER[3]). BOOTHBY, SANDIFORD und SLOSSE[4] konnten zeigen, daß sowohl bei Gesunden als bei Myxödemkranken bei dauernder Darreichung von Thyroxin die anfänglich negative Stickstoffbilanz, bei gleichbleibender Ernährung und trotzdem der Gesamtumsatz gesteigert bleibt, nach 14 Tagen bis 4 Wochen doch wieder zum Stickstoffgleichgewicht zurückkehrt, bei gleicher Stickstoffzufuhr wie vor dem Versuch. Während der Zeit der negativen Stickstoffbilanz ist nur der Harnstoff-N vermehrt, niemals die Harnsäure, das Kreatin nur unbedeutend, woraus geschlossen wird, daß nur Reserveeiweiß durch Thyroxin zum Zerfall gebracht wird, nicht dagegen Gewebseiweiß[5]. LICHTWITZ und CONITZER[6] gelangen zu dem gleichen Schlusse und vermuten, daß unter Thyroidin zunächst stärker hydriertes, später schwächer hydriertes Vorrats-eiweiß angegriffen wird.

Die Wirkung der Schilddrüsenpräparate auf den Stoffwechsel macht sich bei gewöhnlicher Dosierung von 3mal 0,1—0,2 getrockneter Drüse täglich frühestens nach 3—4 Tagen geltend, bei großen Dosen schon nach 24—48 Stunden[7]. Das Maximum der Wirkung wird bei mäßigen Gaben erst erreicht, wenn die Darreichung 3—4 Wochen gedauert hat[8] und geht nach dem Aussetzen der Behandlung langsam allmählich im Verlaufe von ca. 2—4 Wochen auf die Ausgangswerte zurück[9]. Bei Anwendung von Thyroxineinspritzungen tritt die Wirkung viel rascher auf, d. h. manchmal schon nach wenigen Stunden und spätestens nach 2 Tagen und klingt auch rascher wieder ab. Immerhin konnten LÖHR und FREYDANK[10] in einzelnen Fällen die Wirkung noch nach 10 Tagen nachweisen. PLUMMER sogar noch nach 5—7 Wochen. Nach der ersten Mitteilung von PLUMMER und BOOTHBY genügen 0,2—0,4 mg Thyroxin bei intravenöser täglicher Einführung, um den Grundumsatz eines schwer Myxömatösen dauernd auf normale Höhe zu heben, wogegen bei Aufnahme durch den Verdauungskanal erst die Tagesgabe von ungefähr 1,6 mg die gleiche Wirkung hervorruft[11,12]. In anderem Zusammenhange berechneten die gleichen Autoren den täglichen Umsatz des menschlichen Körpers an Thyroxin auf $^1/_2$—1,6 mg, bei Frauen wäre er etwas größer als bei Männern (PLUMMER[13]). FRIEDRICH MÜLLER fand 0,3 g getrocknete

---

[1] MAYERLE: Stoffwechsel bei künstlichem Hyperthyreoidismus. Z. klin. Med. 71, 71 (1910).

[2] RUDINGER: Über den Eiweißumsatz bei Morbus Basedowii. Wien. med. Wschr. 1908.

[3] LAUTER, zitiert nach FRIEDRICH MÜLLER: Zur Therapie der Schilddrüse. Ther. Gegenw. 1925.

[4] BOOTHBY, W. M., J. K. SANDIFORD u. S. SLOSSE: The effect of thyroxin on the respiratory and nitrogenous metabolism of normal and myxedematous subjects. Erg. Physiol. 24, 728 (1925).

[5] BOOTHBY u. SANDIFORD: The total and the nitrogenous metabolism in exophthalmic goiter. J. amer. med. Assoc. 81, 795 (1923).

[6] LICHTWITZ u. CONITZER: Beitrag zum Einfluß des Schilddrüsenhormons auf den Eiweißstoffwechsel. Z. exper. Med. 56, 527 (1927).

[7] NOBEL u. ROSENBLÜTH: Thyreoidinstudien an myxödematösen Kindern. Z. Kinderheilk. 38, 254 (1924).

[8] GRAFE: Die pathologische Physiologie des Gesamtstoff- und Kraftwechsels. Erg. Physiol. 21 II (1923).

[9] KOWITZ, H. L.: Experimentelle Untersuchungen zu dem Problem der Schilddrüsenfunktion. Z. exper. Med. 34, 457 (1923).

[10] LÖHR u. FREYDANK: Über die Wirkung des Thyroxin auf den menschlichen Organismus. Z. exper. Med. 46, 429 (1925).

[11] PLUMMER u. BOOTHBY: Amer. J. Physiol. 55, 295 (1921) (Proc. Amer. Physiol. Soc.).

[12] BOOTHBY, W. M.: The basal metabolic rate in hyperthyroidism. J. amer. med. Assoc. 77, 252 (1921).

[13] PLUMMER: Interrelationship of function of the thyroid gland and of its active agent thyroxin in the tissues of the body. J. amer. med. Assoc. 77, 243 (1921).

Schilddrüsensubstanz im Tag nötig, um bei völligem Schilddrüsenmangel einen normalen Zustand herzustellen.

Es ist auf manchen Kliniken üblich geworden, die Wirkung von Schilddrüsenpräparaten an Hand der Grundumsatzbestimmungen zu verfolgen und die Dosen nach dem Ausfall dieser Untersuchungen zu bemessen. Nobel und Rosenblüth[1] haben darauf aufmerksam gemacht, daß auch bei Kindern mit Myxödem der Grundumsatz wesentlich von der zugeführten Nahrungsmenge abhängt, daß er also nur unter Berücksichtigung der Nahrung als Maßstab für die medikamentöse Zufuhr von Schilddrüsensubstanzen dienen kann.

Durch Abderhalden und Wertheimer[2] wissen wir, daß je nach der gereichten Nahrung die Stoffwechselsteigerung auf gleiche Mengen Thyroxin bei Ratten ganz verschieden ausfällt, am größten bei eiweißreicher Nahrung; und Abelin[3] und seine Mitarbeiter wiesen nach, daß die Leber, welche auf Zufuhr von wirksamen Schilddrüsenstoffen die Fähigkeit zum Ansatz von Glykogen aus Nahrungskohlehydrat verliert, durch Zufuhr von Fett dazu wieder instand gesetzt wird. Nach Guhr[4] wäre das Schilddrüsenhormon in einem alkalischen Milieu wirksamer als in einem sauren. Dies könnte den Einfluß der Kost auf seine Wirkung teilweise erklären. Der gesteigerte O_2-Verbrauch läßt sich durch Zufuhr kleinster Mengen Jodkali herabsetzen (Hildebrandt[5]).

Die Beschaffenheit der wirksamen Schilddrüsensubstanz wird in diesem Bande anderswo beschrieben. Es wurde sogar Schilddrüsensubstanz von Reptilien im Menschen wirksam befunden[6]. Wir haben schon ausgeführt, daß das Schilddrüsensekret die Steigerung der Stoffwechselvorgänge wahrscheinlich sowohl durch direkte Einwirkung auf die Körperzellen als auch durch Vermittlung des Nervensystems bewirkt. Als Beleg dafür, daß auch der letztere Modus eine wichtige Rolle spielt, führten wir die von Abderhalden und Wertheimer[7] festgestellte Möglichkeit an, die Schilddrüsenwirkung durch Ergotamin zu unterdrücken. Jedenfalls ist nicht ausschließlich eine direkte Wirkung des Schilddrüsensekrets auf die Zellen der Gewebe im Spiele, wie J. Aub[8] in Übereinstimmung mit einer verbreiteten Anschauung annahm.

Auch die *Harnausscheidung* nimmt auf Zufuhr von Schilddrüsensubstanzen zu[9,10,11,12,13,14,15,16,17,18], mindestens so lange, als in dem verdickten Unterhautzell-

[1] Nobel u. Rosenblüth: Thyreoidinstudien usw. Z. Kinderheilk. **38** (1924).

[2] Abderhalden u. Wertheimer: Pflügers Arch. **213** (1926); **216** (1927).

[3] Abelin, Goldener u. Kobori: Über die Bedeutung des Fettes für die Stoffwechselwirkung der Schilddrüse. Biochem. Z. **174** (1926).

[4] Guhr: Kongr. f. inn. Med. 1929.   [5] Hildebrandt, F.: Arch. f. exper. Path. **96** (1923).

[6] Swingle, W. W. u. A. Martin Kirby: The effect upon mammalian heat production of feeding thyroid of cold blooded vertebrates. J. of exper. Zool. **46**, 277 (1926).

[7] Abderhalden u. Wertheimer: Beziehungen der Thyroxinwirkung zum sympathischen Nervensystem. Pflügers Arch. **216**, 697 (1927).

[8] Aub, J.: J. amer. med. Assoc. **77**, 355 (1921).

[9] Ord, W. M.: Myxoedema and allied disorders. Brit. med. J. **1898 II**, 1473.

[10] Vermehren: Über die Behandlung des Myxödems. Dtsch. med. Wschr. **1893**.

[11] Ewald: Die therapeutische Anwendung der Schilddrüsenpräparate. Verh. Kongr. inn. Med. **14**, 101 (1896).

[12] Vgl. auch Fr. Voit: Z. Biol. **35**, 116 (1897).

[13] Fonio, A.: Über den Einfluß von Basedowstruma- und Kolloidstrumapräparaten usw. Mitt. Grenzgeb. Med. u. Chir. **24** (1911) — s. auch Inaug.-Dissert. Bern 1911.

[14] Lichtwitz: Diureseversuche mit Schilddrüsenpräparaten bei Myxödem. Ther. Mh. **1917**, 339.

[15] Peillon, G.: Über den Einfluß parenteral einverleibter Schilddrüsenpräparate. Mitt. Grenzgeb. Med. u. Chir. **29** (1917).

[16] Vgl. dazu auch Fujimaki, Yonosuke u. F. Hildebrandt: Über den Einfluß des Thyroxins auf die Diurese. Arch. f. exper. Path. **102** (1924).

[17] Weitere Literatur bei W. M. Veil: Physiologie und Pathologie des Wasserhaushaltes. Erg. inn. Med. **23**, 648 (1923).

[18] Vgl. G. Claus: Die Einwirkung der Schilddrüse usw. auf die Nierenfunktion. Erg. Path. **20 I** (1922).

gewebe der „myxömatösen" Haut und sonstigen Wasserretentionen überschüssige Wasservorräte vorhanden sind. Mit der vermehrten Urinmenge wird auch viel Kochsalz ausgeschwemmt und entsprechend dem gesteigerten Eiweißzerfall unter anderem auch eine erhöhte Menge von Harnstoff[1,2] und von Kreatin[3,4]. Letzteres aber, wir wir oben sahen, nur in eng begrenztem Maße[5].

Auch Calcium wurde in den Versuchen von HEATH, BAUER und AUB[6] in vermehrter Menge durch den Harn ausgeschieden. HAUGARDIE und LANGSTEIN sahen dagegen bei einem 2 Jahre alten Myxödemkranken auf Thyreoidinbehandlung eine erhebliche Retention von Calcium eintreten[7,8].

Der Angriffspunkt für die diuretische Wirkung der Schilddrüsensubstanz scheint nicht in erster Linie in der Niere zu liegen, obschon deren Gefäße im Tierexperiment dadurch erweitert werden, sondern im Gewebe, auf welches ein entquellender Einfluß ausgeübt wird[9]. Das Resorptionsvermögen erweist sich als stark gesteigert[10]. Anscheinend stehen diese Wasserverschiebungen im Zusammenhang mit dem Abbau von Eiweiß im Gewebe. MEYER-BISCH[11] fand in einem Falle von Myxödem eine sehr starke Zunahme der Schwefelsäure in der durch Hautdrainage abgeleiteten Ödemflüssigkeit auf perorale Thyroidingaben, die kaum anders als im Zusammenhang mit Eiweißabbau zu verstehen wäre[12].

Entsprechend der Wasserausschwemmung verändert sich auch der äußere Habitus der Kranken, ihre Haut wird dünner und geschmeidiger und durch das Wiedereintreten der Schweißsekretion feuchter. Die Kranken magern ab, werden lebhafter, nicht nur bezüglich ihrer Bewegungen, sondern auch in ihrer ganzen Reaktionsfähigkeit auf psychische Einflüsse. Ihr *Interesse an der Umwelt* erwacht. Sie antworten rascher, ja schilddrüsenlose Kinder können unter Schilddrüsenbehandlung vortreffliche Schüler sein und in ihren Leistungen stark nachlassen, wenn sie auch nur wenige Tage kein Schilddrüsenpräparat zu sich nehmen[13]. Immer wieder wird aber von erfahrenen Beobachtern berichtet, daß gerade die geistige Entwicklung jugendlicher Hypothyreotiker sich oft nicht in gleichem Maße fördern läßt wie die körperlichen Funktionen.

Zu den ersten Symptomen, welche auf Schilddrüsendarreichung weichen, gehört die *Stuhlverstopfung*[14]. Sie schwindet durch Steigerung des Tonus und der Peristaltik des Darmes[15]. Wahrscheinlich auch infolge Vermehrung der Sekretion

---

[1] ORD, W. M.: Zitiert auf S. 274.   [2] CLAUS, G.: Zitiert auf S. 274.

[3] BEUMER u. ISEKE: Kreatin- und Kreatininstoffwechsel bei Myxödem und Gesunden usw. Berl. klin. Wschr. **1920**, 178.

[4] BEUMER u. KORNHUBER: Über die Wirkung des Dijodthyrosins bei Myxödem. Wien. med. Wschr. **1925**, 1925.

[5] BOOTHBY, W. M., J. K. SANDIFORD u. J. SLOSSE: The effect of thyroxin on the respiratory and nitrogenous metabolism of normal and myxedematous subjects. Erg. Physiol. **24**, 728 (1925).

[6] HEATH, CL. W., W. BAUER u. JOSEPH C. AUB: The effect of thyroid on calcium metabolism. Proc. Soc. exper. Biol. a. Med. **23**, Nr 8, 699 (1926), zitiert nach Referat in Kongreßzbl. inn. Med. **46**, 151 (1927).

[7] HAUGARDY u. LANGSTEIN: Stoffwechselversuch an einem Fall von infantilem Myxödem. Jb. Kinderheilk. **61** (1905).

[8] Dies entspricht auch neueren Erfahrungen. Vgl. TANABE: Beitr. path. Anat. **53** (1925).

[9] VEIL, W. M.: Physiologie und Pathologie des Wasserhaushaltes. Erg. inn. Med. **23** (1923).

[10] Vgl. H. EPPINGER: Zur Pathologie und Therapie des menschlichen Ödems. Berlin 1917.

[11] MEYER-BISCH, R.: Über den Einfluß des Thyreoidins auf den Wasserhaushalt und auf den Schwefelsäuregehalt der Ödemflüssigkeit. Z. exper. Med. **34**, 424 (1923).

[12] Weitere Angaben über den Einfluß von Schilddrüsenstoffen auf den Wasserhaushalt finden sich im nächsten Abschnitt S. 280, ferner bei W. NONNENBRUCH dies. Handb. **17**, 278.

[13] SIEGERT: Myxödem im Kindesalter. Erg. inn. Med. **6**, 601 (1909).

[14] SINGER, G.: Handb. d. spez. Path. u. Therap., herausgeg. von KRAUS u. BRUGSCH, 4 I 2, 820ff. Berlin-Wien 1923.

[15] DEUSCH: Schilddrüse und Darmbewegung. Dtsch. Arch. klin. Med. **142**, 1 (1923).

des Darmes[1]. Auch die bei myxödematösen Frauen so häufige *Dysmenorrhöe* bessert sich ganz gewöhnlich (vgl. auch [2][3,4,5]). Etwa bestehende Amenorrhöe wird oft beseitigt[3].

Die Bradykardie macht einer normalen *Herz*frequenz Platz, ja die Frequenz kann bei langdauernder Darreichung von Schilddrüsensubstanz weit über die Norm hinaus gesteigert werden. Besonders lehrreich ist der anscheinend leicht hyperthyreotische Fall von Aub und Stern[6]. Auf große Gaben von Thyroid-extrakt trat eine Steigerung des Vorhofspulses auf 120 auf, wogegen der Ventrikel-puls sich nicht änderte. Daraus ergibt sich der Schluß, daß das Schilddrüsen-sekret in erster Linie oberhalb der Ventrikel in das Getriebe des Herzschlages eingreift, vielleicht in den nervösen Mechanismus, wie es Asher[7] und Oswald[8] annehmen. Georgiewsky[9] vom Pawlowschen Laboratorium nahm an, daß die Schilddrüse nicht auf extrakardiale Nerven einwirke, weder auf Accelerans noch auf Vagus, denn er fand nach Ausschaltung des Accelerans den Einfluß der Schild-drüsensubstanz unverändert und den Einfluß des Vagus nicht herabgesetzt. Wenkebach und Winterberg[10] berichten über einen Fall von Sinusblock, bei welchem auf große Gaben von Schilddrüsensubstanz Vorhofflattern auftrat. Das Schilddrüsensekret scheint also jedenfalls nicht ausschließlich durch Ver-mittlung der extrakardialen Nerven auf das Herz einzuwirken. Wir werden im Abschnitt über das Kropfherz auf diese Frage zurückkommen.

Die Vergrößerung des Herzens, das „Myxödemherz", kann auf Schilddrüsen-medikation zurückgehen[11,12,13]. Ob durch zu lange und intensiv fortgesetzte Dar-reichung von Schilddrüsensubstanz auch beim Menschen Veränderungen, Ne-krosen und entzündliche Herde im Herzmuskel entstehen können, wie sie Good-pasture[14] und Hashimoto[15] im Tierversuch erzielt haben, wissen wir zur Zeit nicht, werden aber bei ärztlicher Anwendung mit einer solchen Möglichkeit rechnen müssen.

Nach relativ kurzer Zeit wird auch das einsetzende *Wachstum* bemerkbar. Die Beispiele sind zahlreich, wo athyreote Kinder unter dem Einfluß der Schild-drüsenmedikation eine Beschleunigung ihres Längenwachstums erfuhren, wie sie kaum unter irgendwelchen anderen Umständen beobachtet wird, z. B. 6 cm

---

[1] Marbé: Influence du corps thyroide sur la physiologie de l'intestin. C. r. Soc. Biol. Paris **1911 I**, 1028.

[2] Oswald: Zur Behandlung des endemischen Kretinismus. Korresp.bl. Schweiz. Ärzte **1914**, 737.

[3] Veil: Über das Verhalten der genitalen Funktion des Weibes bei Myxödem. Arch. Gynäk. **107** (1917).

[4] Kräuter, Rich.: Schilddrüse und essentielle Uterusblutung. Münch. med. Wschr. **1922**, 1601.

[5] Schereschewsky: Fieberhafte Erkrankungen bei Hyper- und Hypothyreosen. Klin. Wschr. **1923**, 2041.

[6] Aub u. Stern: The influence of large doses of thyroid extract in a case of heart-block. Arch. int. Med. **21** (1918).

[7] Asher, L.: Physiologie der Schilddrüse. Handb. d. inn. Sekretion, herausgeg. von M. Hirsch, **11** (1927).

[8] Oswald, A.: Über die Wirkung der Schilddrüse auf den Blutkreislauf. Pflügers Arch. **164** (1916); **166** (1917). — Ist Thyroxin das volle Hormon der Schilddrüse? Z. exper. Med. **58**, 623 (1927) — ferner Rev. franç. Endocrin. **5**, 254 (1927).

[9] Georgiewsky: Z. klin. Med. **33**, 153 (1897).

[10] Wenkebach u. Winterberg: Die unregelmäßige Herztätigkeit. Leipzig 1927.

[11] Zondek: Münch. med. Wschr. **1919**, 681.   [12] Assmann: Münch. med. Wschr. **1919**, 9.

[13] Meissner: Münch. med. Wschr. **1920**, 1316.

[14] Goodpasture: The influence of the thyreoid on the production of myocardial necrosis. J. of exper. Med. **34**, 407 (1921).

[15] Hashimoto: The heart in the experimental hyperthyroidism. Endocrinology **5**, 579 (1921).

in $2^{1}/_{2}$ Monaten[1], oder 15—20 cm in einem Jahr, oder 30—50 cm in 3—4 Jahren Behandlung[2,3,4,5]. Gleichen Schritt damit hält das Fortschreiten der Ossification, das Auftreten der Knochenkerne an Hand- und Fußwurzeln bei angeborenen Athyreoten, die Ossification der persistierenden Epiphysenfugen der Erwachsenen, die noch in vorgerückten Jahren zu einer Wachstumstätigkeit wieder aufwachen können. So wuchs ein 40 Jahre alter Myxödempatient noch innerhalb 2 Jahren um 6 cm (THOMSON[6]). Die verzögerte *Dentition* wird in kürzester Zeit nachgeholt. So hatte in KASSOWITZ'[7] Beobachtung ein 22 Monate altes Kind keinen einzigen Zahn, nach 6 monatiger Schilddrüsenbehandlung waren 16 Zähne durchgebrochen.

Die übergroße *Zuckertoleranz* kann einem normalen Verhalten Platz machen[8], ja die Neigung zu alimentärer Glykosurie kann unter Schilddrüsenbehandlung über normal groß werden[9]. Die verminderte Salzsäuresekretion der Magenschleimhaut kann sich heben[10].

Die Zahl der roten *Blut*körperchen und der Hämoglobingehalt, die ja bei Schilddrüsenmangel so häufig vermindert sind, werden gehoben[11,12,13]. Das abnorme Mischungsverhältnis der weißen Blutkörperchen (Vermehrung der Lymphocyten, Verminderung der polymorphkernigen Leukocyten) kann sich der normalen Proportion annähern[14,15,16,17]. Im Übermaß zugeführte Schilddrüsensubstanz kann die Zahl der Lymphocyten wieder in die Höhe treiben (A. KOCHER[16]) wie auch Zufuhr von Schilddrüsensubstanz bei normalem Menschen Lymphocytose hervorrufen kann[18,19,15,20].

Die gesteigerte Eiweißkonzentration des Serums wird herabgesetzt[21], und zwar wurden in manchen Beobachtungen sowohl die refraktometrischen Eiweißwerte des Serums als auch die Viscosität des Blutes unter dem Einfluß der Schilddrüsenmedikation niedriger gefunden[13,22], ebenso der Gefrierpunkt[19]. Auch die

---

[1] MAU: Zwei bemerkenswerte Fälle von Zwergwuchs. Dtsch. med. Wschr. **1923**, Nr 23.

[2] COMBE: Glandes à sécretion interne et leur emploi thérapeutique. Rev. méd. Suisse rom. **1895**, 250.

[3] HERTOGHE: Nouv. Iconogr. Salpêtr. **12** (1899).

[4] SIEGERT: Myxödem im Kindesalter. Erg. inn. Med. **6**, 601 (1909). — Athyreose im Kindesalter. Handb. d. inn. Sekretion, herausgeg. von M. HIRSCH, **3**. Leipzig 1927.

[5] WIELAND, E.: Die Hypothyreosen im Kindesalter. Handb. d. inn. Sekretion, herausgegeben von M. HIRSCH, **3**. Leipzig 1927.

[6] THOMSON, zitiert nach R. HIRSCH: Oppenheims Handb. d. physiol. Chemie **4 II**.

[7] KASSOWITZ: Infantiles Myxödem und Mikromelie. Wien. med. Wschr. **1902**, Nr 22, 1049.

[8] KNÖPFELMACHER: Alimentäre Glykosurie und Myxödem. Wien. klin. Wschr. **1904**, 244.

[9] Was sicher im Zusammenhang steht mit der Unfähigkeit der Leber, unter dem Einfluß von übermäßiger Zufuhr von Schilddrüsensubstanz Glykogen zu bilden [ABELIN, GOLDENER u. KOBORI: Biochem. Z. **174** (1926)].

[10] BOEHNHEIM: Arch. Verdgskrkh. **26**, 74 (1920).

[11] VERMEHREN: Dtsch. med. Wschr. **1893**.

[12] BUSCHAN: Schilddrüsenbehandlung in Eulenburgs Realenzyklopädie, 4. Aufl. (1913), Organsafttherapie, ebenda 3. Aufl., **18** (1898).

[13] DEUSCH: Serumkonzentration und Viscosität des Blutes beim Myxödem und ihre Beeinflussung durch Thyreoidin. Dtsch. Arch. klin. Med. **134**, 342 (1920).

[14] FONIO, A.: Mitt. Grenzgeb. Med. u. Chir. **24** (1911).

[15] FALTA: Die Erkrankungen der Blutdrüsen. Berlin 1913.

[16] PEILLON, LANZ u. A. KOCHER: Mitt. Grenzgeb. Med. u. Chir. **29** (1917).

[17] Vgl. auch O. NAEGELI: Blutkrankheiten und Blutdiagnostik, 4. Aufl., S. 556 ff. Berlin 1923.

[18] TURIN: Blutveränderungen unter dem Einfluß der Schilddrüse usw. Dtsch. Z. Chir. **107** (1910).

[19] KOCHER, TH.: Die funktionelle Diagnostik der Schilddrüsenerkrankungen. Erg. Chir. **3** (1911).

[20] CURSCHMANN, H.: Thyreotoxische Diarrhöen. Arch. Verdgskrkh. **20** (1914).

[21] MEYER-BISCH, R.: Über den Einfluß des Thyreoidins auf den Wasserhaushalt usw. Z. exper. Med. **34**, 424 (1923).

[22] CURSCHMANN, H.: Münch. med. Wschr. **1925**, 1453.

Blutgerinnung fand sich in einigen Beobachtungen beschleunigt[1], gewöhnlich aber verzögert und verringert[2]. Der verminderte Calciumstoffwechsel wird erhöht[3], die Calciumretention begünstigt[4], der Calciumansatz bei der Fraktur-heilung beeinflußt[5].

Nicht geringer als die objektiven Veränderungen ist die Hebung des *subjektiven Wohlbefindens*: zuerst schwindet das lästige Kältegefühl; die trübe, lustlose Stimmung macht einem lebhafteren und freudigerem Verhalten Platz, der Appetit hebt sich.

Nach Mc Carrison[6] und nach Oswald[7] kann Darreichung von Schilddrüsenpräparaten bei hypothyreoten, sterilen Frauen sogar die Konzeption erleichtern. Beim Manne kann die erloschene Libido wiederkehren (Magnus-Levy[8]). Die Milchsekretion soll durch Schilddrüsenstoffe gesteigert werden können[9].

Die Wirkung der Schilddrüsenpräparate auf den N-Umsatz und die Diurese, ferner auf das Blutbild von Menschen mit Schilddrüsenmangel ist im großen ganzen proportional ihrem Jodgehalt (Fonio[10], Peillon[11]), und zwar nach A. Kocher[12] und W. Lanz[13] dem Gehalt an Jod, das an Thyreoglobulin gebunden ist.

Es gibt aber auch Fälle von Myxödem, welche Schilddrüsenpräparate in den üblichen Dosen nicht vertragen[14]. In solchen Fällen wurde öfter über Schwindel, Appetitlosigkeit und Kopfweh geklagt, auch Albuminurie und Hautausschläge traten gelegentlich auf. Auch Opressionsgefühl in der Herzgegend und stenokardische Anfälle[14,15]. Naturgemäß ist es nicht möglich, bei diesen meist aus älterer Zeit stammenden Beobachtungen festzustellen, ob die Schilddrüsenpräparate von einwandfreier Beschaffenheit waren oder ob Produkte der Eiweißfäulnis, die, wie wir heute wissen, in der Schilddrüse so ungemein leicht auftreten[16,17], an der Erzeugung dieser Erscheinungen beteiligt waren. Immerhin sind auch in neuester Zeit hypothyreote Fälle beobachtet worden, die schon auf geringe Mengen von Schilddrüsenstoffen von einwandfreier Beschaffenheit mit Herzklopfen und schweren Erscheinungen reagierten[18]. Wie de Quervain

[1] Kräuter, R.: Schilddrüse und essentielle Uterusblutungen. Münch. med. Wschr. **1922**, 1601.

[2] Kocher, Th.: Zitiert auf S. 277.

[3] Aub, J. C.: Relation of thyroid to calcium metabolism. J. amer. med. Assoc. **89**, 149 (1927).

[4] Haugardy u. Langstein: Stoffwechselversuch an einem Fall von infantilem Myxödem. Jb. Kinderheilk. **61** (1905). — Vgl. dazu auch Tanabe: Experimenteller Beitrag zur Ätiologie des Kropfes. Beitr. path. Anat. **73**, 415 (1925).

[5] Ogawa: Experimentelle Untersuchungen über die Funktion der Epithelkörperchen. 1. Mitt. Epithelkörperchen und Schilddrüse in ihren Beziehungen zu Frakturheilung und Knochenkalk. Arch. f. exper. Path. **109**, 83 (1925).

[6] McCarrison: The thyroid gland in health and disease. London 1918.

[7] Oswald, A.: Aus der klinischen Pathologie der inneren Sekretion usw. Schweiz. med. Wschr. **1926**, 993.

[8] Zitiert nach Falta: Die Erkrankungen der Blutdrüsen. Berlin 1913.

[9] Richardson: The thyroid and the parathyroid glands. Philadelphia 1905.

[10] Fonio, A.: Mitt. Grenzgeb. Med. u. Chir. **24** (1911).

[11] Peillon: Mitt. Grenzgeb. Med. u. Chir. **29** (1917).

[12] Kocher, A.: Über die Wirkung von Schilddrüsenpräparaten auf Schilddrüsenkranke. Mitt. Grenzgeb. Med. u. Chir. **29**, 309 (1917).

[13] Lanz, W.: Versuche über die Wirkungen verschiedener Schilddrüsenpräparate. Mitt. Grenzgeb. Med. u. Chir. **29**, 285 (1917).

[14] Z. B.: Bourdenne: Accidents d'intolérance dans le traitement opothérapeutique du myxoedème. Thèse de Paris 1907/08 (Nr 60).

[15] Laache: Über Myxödem und seine Behandlung mit innerlich dargereichter Glandula thyreoidea. Dtsch. med. Wschr. **1893**, 257.

[16] Lanz, O.: Über Thyreoidismus. Dtsch. med. Wschr. **1895**, 597.

[17] Vgl. die Beobachtung von Bäumler: Münch. med. Wschr. **1921**, 599.

[18] Z. B. Fall 10 in H. Curschmann: Über den mono- und pluriglandulären Symptomenkomplex der nicht puerperalen Osteomalacie. Dtsch. Arch. klin. Med. **12**, 93 (1919).

hervorhebt, handelt es sich dabei nicht selten um radikal operierte frühere Basedowkranke.

Die meisten Fälle von Schilddrüsenmangel bedürfen dauernd der Behandlung mit Schilddrüsenstoffen, wenn sie nicht rückfällig werden sollen. Es sind Fälle bekannt, die volle 20 Jahre lang mit bestem Erfolg ununterbrochen dieser Behandlung unterzogen wurden[1].

b) Wirkung von Schilddrüsenstoffen auf den gesunden Menschen.

Im Gegensatz dazu werden gesunde Menschen oder nicht an der Schilddrüse Kranke durchaus nicht regelmäßig und nicht so stark von Schilddrüsenpräparaten beeinflußt: Vor allem treten auf Darreichung von Schilddrüsenpräparaten bei vielen Menschen gar keine auffälligen Erscheinungen ein[2], so daß ältere Autoren annehmen konnten, frische Schilddrüsenpräparate seien wirkungslos[3], und etwa auftretende Symptome beruhten ganz oder zum Teil auf Vergiftung durch zersetzte Präparate[4]. Doch wissen wir heute, daß die gleichen Erscheinungen sich bei disponierten Individuen auch durch einwandfreie Präparate erzielen lassen.

Der **Gaswechsel** wird beim gesunden Menschen durch perorale Einführung von Schilddrüsenpräparaten — im Gegensatz zu den Versuchstieren und namentlich zu den Individuen mit mangelnder Schilddrüsenfunktion — nicht regelmäßig gesteigert. Nach PLUMMER ruft die tägliche Gabe von einem Milligramm Thyroxin beim Gesunden überhaupt keine Reaktion hervor. GRAFE schließt, „daß die Beeinflussung des Gesamtstoffwechsels und des Eiweißumsatzes durch wirksame Schilddrüsenpräparate um so stärker hervortritt, je geringer die Produktion dieser Substanzen im Organismus selbst ist"[5,6]. Doch scheinen noch weitere Faktoren mitzusprechen. So betonte FALTA[7], daß zwei Fälle, in welchen auf Thyroxin keine Steigerung des Stoffwechsels eintrat, an Folgezuständen von Encephalitis litten. Bei einem Teil der Gesunden treten unter dem Einflusse von Schilddrüsenpräparaten mäßige Erhöhungen sowohl der *Eiweißzersetzung*[8,9,10,11] als auch des Gesamtumsatzes auf, letzterer wird um etwa 15—20% in den meisten Versuchen hinaufgetrieben[12]. Durch Einspritzung von 3 mg Thyroxin sogar um bis zu 50% erhöht[13]. Diese Wirkung macht sich manchmal schon zwei Stunden

---

[1] BÄUMLER: Zitiert auf S. 278.

[2] BECKER: Beiträge zur Thyreoidinwirkung. Dtsch. med. Wschr. **1895**, 600 (90 Tabletten zu 0,3 Thyreoidin von $2^1/_4$jährigem Kinde ohne Schaden auf einmal genommen).

[3] CUNNINGHAM: Experimental Thyroidism. J. of exper. Med. **1893 III**, 147 ff.

[4] LANZ, O.: Zitiert auf S. 278.

[5] GRAFE, E.: Erg. Physiol. **21 II** (1923).

[6] Vgl. dazu auch J. GELDRICH: Versuche beim Myxödem im Kindesalter. Jb. Kinderheilk. **117**, 247 (1927). — Ferner BAUER: Kongr. f. inn. Med. 1928 — auch BAUR u. LOEWE: Dtsch. Arch. klin. Med. **159, 160** (1928).

[7] FALTA: Kongr. f. inn. Med. 1929.

[8] DENNING: Über das Verhalten des Stoffwechsels bei der Schilddrüsentherapie. Münch. med. Wschr. **1895**, Nr 17, 389.

[9] VEIL u. BOHN: Dtsch. Arch. klin. Med. **139**, 212 (1922).

[10] BOOTHBY, W. M., J. u. K. SANDIFORD u. J. SLOSSE: The effect of the Thyroxin on the respiratory and nitrogenous metabolism of normal and myxedematous subjects.

[11] Die damit wahrscheinlich wesensgleiche Steigerung des Eiweißumsatzes bei der Basedowschen Krankheit läßt sich durch reichliche Fett- und Kohlehydratzufuhr verhindern, das „N-Minimum" sich ebenso tief herabdrücken wie beim Gesunden. Vgl. RUDINGER: Wien. klin. Wschr. **1908 II**, 1581. — LAUTER, zitiert bei FRIEDR. MÜLLER: Zur Therapie der Schilddrüse. Ther. Gegenw. **1925**.

[12] GRAFE: Erg. Physiol. **21** II (1923).

[13] LÖHR, H. u. W. FREYDANK: Über die Wirkung des Thyroxins auf den menschlichen Organismus. Z. exper. Med. **46**, 429 (1925).

nach der Einspritzung geltend, gewöhnlich nach 9—10 Stunden. Auf höhere Gaben können auch Steigerungen der Körpertemperatur auftreten[1].

Individuelle Unterschiede[2] sind anscheinend gerade hier, wie gesagt, sehr groß. Entsprechend dem gesteigerten Umsatz kann bei langdauernder Verabreichung von Schilddrüsenpräparaten Abmagerung eintreten, was man sich bei der Behandlung der Fettsucht zunutze macht. Doch verhalten sich Fettleibige in der Reaktion auf Schilddrüsenpräparate nicht anders als Gesunde; d. h. auch hier wird durch die üblichen Gaben der Umsatz nur bei einem Teil der Individuen wesentlich gesteigert. Kowitz[3] fand, daß gerade manche Fälle von Fettsucht besonders torpide reagieren, indem z. B. auf tägliche Gaben von 0,4 oder 0,6 g Schilddrüsentrockensubstanz die Steigerung des Umsatzes erst nach vollen 6 Wochen in Erscheinung trat.

Wichtig im Hinblick auf die Therapie des Thyreoidismus ist die Beobachtung des gleichen Autors, daß Arsen den durch Zufuhr von Schilddrüsenstoffen gesteigerten Stoffwechsel herabzusetzen vermag.

Die Gewichtsabnahme beruht zum Teil auf Wasserverlust, denn die entwässernde, diuretische Wirkung der Schilddrüsenpräparate macht sich auch bei normalen[4,5] und bei fettleibigen Menschen, aber auch bei Herz-[6] und Nierenkranken[7] recht regelmäßig geltend. Auch vermehrte Ausscheidung von Kreatin und Kreatinin wurde unter dem Einfluß von Schilddrüsenpräparaten durch Blumer festgestellt[8]. Wogegen Beumer und Iseke nur das Kreatin, entsprechend dem gesteigerten Eiweißumsatz, nicht aber das Kreatinin zunehmen sahen[9].

Daß die Zunahme des Kreatins nicht hochgradig ist, haben wir schon auf S. 273 und 275 ausgeführt. In einzelnen Fällen tritt *Glykosurie* auf[10], die Zuckertoleranz wird häufig herabgesetzt[11].

Die *Wirkung auf den Wasserhaushalt* geht mit einer Beeinflussung des Unterhautzellgewebes einher, wie die Beobachtungen von Meyer-Bisch[12] an Menschen mit kardialem Ödem nachwiesen. Anscheinend wird im Gewebe auch der Eiweißabbau gefördert, denn der gleiche Autor fand, daß in einigen Fällen von zirkulatorischen Ödemen in der durch Subcutandrainage gewonnenen Flüssigkeit unter dem Einfluß von Thyreoidin die Schwefelsäuremenge stark anstieg, wenn auch nicht im gleichen Maße wie beim Myxödem (vgl. oben auf S. 275).

Die entwässernde Wirkung von Schilddrüsenpräparaten, auch bei Schilddrüsengesunden, bewährt sich, namentlich auch bei den Ödemen von Nierenkranken, immer wieder. Fälle von Nephropathien mit „nephrotischem Ein-

---

[1] Weiss: Fieber als Nebenerscheinungen bei der Thyreoidintherapie der Adipositas. Dtsch. med. Wschr. **1928**, 831.
[2] Vgl. Oswald: Pflügers Arch. **164** (1916).
[3] Kowitz, H. L.: Experimentelle Untersuchungen zu dem Problem der Schilddrüsenfunktion. Z. exper. Med. **34**, 457 (1923).
[4] Veil u. Bohn Zitiert auf S. 279.
[5] Bettmann, S.: Über den Einfluß der Schilddrüsenbehandlung auf den Kohlehydratstoffwechsel. Berl. klin. Wschr. **1897**, 518.
[6] Kowitz: Erg. inn. Med. **27** (1925).   [7] Claus, G.: Erg. Path. **20 I** (1922).
[8] Blumer, H.: Die Beeinflussung der Thyreoidinwirkung durch Salze, gemessen an der kindlichen Thyreoidin-Kreatinurie. Klin. Wschr. **1924**, 2103.
[9] Beumer u. Iseke: Berl. klin. Wschr. **1920**, 178.
[10] Denning: Münch. med. Wschr. **1895**, Nr 17, 389.
[11] Bettmann, S.: Über den Einfluß der Schilddrüsenbehandlung auf den Kohlehydratstoffwechsel. Berl. klin. Wschr. **1897**, 518.
[12] Meyer-Bisch: Über den Einfluß des Thyreoidins auf den Wasserhaushalt und auf den Schwefelsäuregehalt der Ödemflüssigkeit. Z. exper. Med. **34**, 424 (1923). — Vgl. auch Eppinger: Zur Pathologie und Therapie des menschlichen Ödems. Berlin 1917.

schlag" gelang es uns wiederholt, nach vergeblicher Anwendung von Diureticis aus der Xanthingruppe durch Darreichung von getrockneter Schilddrüse um 20 und mehr Kilo Wasser zu erleichtern[1]. Ist doch, wie ASHER[2] betont, die -Permeabilitätsregulation eine der Grundfunktionen der Schilddrüse[3].

An weiteren Symptomen tritt bei Gesunden öfter eine leichte Steigerung der *Körpertemperatur*[4] und noch häufiger eine Zunahme der *Herzfrequenz*[5] auf, die sich hin und wieder in Form von Herzklopfen subjektiv geltend macht.

Ob die Steigerung der Herzfrequenz auf Zufuhr von Schilddrüsenstoffen (und bei Basedow) auf einer direkten Reizung des N. accelerans durch die Schilddrüsenstoffe beruht[6] oder eine Folge des erhöhten Stoffumsatzes ist, also derjenigen bei Muskelarbeit gleichzusetzen ist, oder wie sonst sie zustande kommt, wird später auf S. 292/293 besprochen (vgl. auch oben S. 276).

FALTA, NEWBURG und NOBEL[7] fanden, daß sich beim Menschen durch Fütterung mit Schilddrüsenstoffen eine Erhöhung des Blutdruckgefälles erzeugen läßt, d. h. ein Gleichbleiben des Blutdruckes an der Arteria brachialis und Sinken des Blutdruckes an der Peripherie (Messung nach GÄRTNER). ,,Durch Erhöhung des Gefälles wird die Geschwindigkeit des Blutkreislaufes erhöht, wodurch am besten dem gesteigerten O_2-Verbrauch entsprochen wird." Analoge Beobachtungen bei Basedowscher Krankheit werden wir weiter unten kennenlernen.

Die Sekretion des Magensaftes kann ebenfalls durch Einwirkung von Schilddrüsenpräparaten gesteigert werden[8]. Auch verstärkte Schweißsekretion und subjektives Hitzegefühl treten manchmal auf. Auch über Zittern, Schlaflosigkeit und auch Durchfälle[9] wird berichtet. Aufregungs- und Depressionszustände, ja sogar schwere Geistesstörungen können auftreten[10]. In anscheinend seltenen Fällen trat auf langdauernden Genuß von Schilddrüsenstoffen Sehnervenatrophie auf[11]. Übelkeit, Appetitlosigkeit und Schwindel können eintreten. Auch Rücken- und Lendenschmerzen. Oft wird über Durst geklagt[12], ja, er gehört zu den regelmäßigsten Erscheinungen[13].

---

[1] Über derartige Beobachtungen ist in den letzten Jahren mehrfach berichtet worden; so durch BAUR u. LOEWE: Dtsch. Arch. klin. Med. **159**, 275 (1928) und durch BARCZI: Zbl. Gynäk. **1929**, Nr 4, 209.

[2] ASHER, L.: Physiologie der Schilddrüse. Handb. d. inn. Sekretion, herausgeg. von M. HIRSCH, **2** (1926).

[3] Weitere Angaben über den Einfluß der Schilddrüsensubstanzen auf den Wasserhaushalt finden sich dieses Handb. **17**, 278 in dem Kapitel von NONNENBRUCH über die Pathologie und Pharmakologie des Wasserhaushaltes, ferner bei W. H. VEIL: Die Physiologie und Pathologie des Wasserhaushaltes. Erg. inn. Med. **23** (1923); dort sowie bei KL. GOLLWITZER-MEIER u. W. BRÖCKER: Z. exper. Med. **62** (1928) finden sich Angaben über den (noch wenig geklärten) Einfluß der Schilddrüsenstoffe auf den Mineralhaushalt.

[4] BOURDENNE: Accidents d'intolérance dans le traitement opothérapeutique du myxoedème. Thèse de Paris 1917.

[5] LANZ, O.: Dtsch. med. Wschr. **1895**, 2103.

[6] FALTA: Die Erkrankungen der Blutdrüsen. Berlin 1913.

[7] FALTA, NEWBURG u. NOBEL: Wechselwirkung der Drüsen mit innerer Sekretion. IV. Z. klin. Med. **72** (1911).

[8] LEWIT, S. G.: Schilddrüse und Magensekretion. Z. klin. Med. **102**, 440 (1925).

[9] CHVOSTEK: Morbus Basedowii und die Hyperthyreosen. Berlin 1917.

[10] BOINET: Troubles mentaux consecutifs à l'opothérapie thyroidienne. Semaine méd. **1899**, 424.

[11] EPPINGER, H.: Die Basedowsche Krankheit. Handb. d. Neur., herausgeg. von LEWANDOWSKY, **4 III**. Berlin 1913.

[12] EWALD: Verh. Kongr. inn. Med. **14**, 101 (1896).

[13] LÖHR u. FREYDANK: Über die Wirkung des Thyroxins auf den menschlichen Organismus. Z. exper. Med. **46**, 429 (1925).

Etwa bestehende Kröpfe werden oft kleiner[1,2]. In Analogie zu den Tierversuchen an Hunden[3], Ratten[4], Kaninchen und Katzen[5] ist anzunehmen, daß auch beim Menschen die Schilddrüse unter der Wirkung der Zufuhr von Schilddrüsensubstanz gelegentlich reicher an Kolloid und ärmer an Epithel wird. „Das überschüssige Epithel der hyperplastischen Drüse aber geht durch Atrophie allmählich zugrunde, wobei das Bindegewebe sich vermehrt, und die Wand der Arterien sich verdickt" (Wegelin[6]), vereinzelt wird aber auch über Anschwellung der Schilddrüse auf übermäßige Zufuhr von Schilddrüsensubstanz berichtet[7,8].

Bei Tieren kann, wie anderswo ausgeführt ist, Schilddrüsenfütterung zu einer starken Vergrößerung des Herzens, der Leber, der Nieren, des Pankreas, der Keimdrüsen und der Nebennieren führen[9], Veränderungen, wie sie ähnlich bei dauernder übermäßiger körperlicher Anstrengung auftreten können und die nach Aufhören der Zufuhr von Schilddrüsenstoffen wieder rückgängig werden. Analoge Veränderungen sind beim Menschen auf Schilddrüsenzufuhr nicht festgestellt worden, vielleicht weil es nicht auf der Höhe der Wirkung zu einer Sektion kam.

Auch bei Nichtschilddrüsenkranken können Schilddrüsenpräparate die Heilung von *Knochenbrüchen* beschleunigen[10,11].

Der Hämoglobingehalt und die Zahl der roten *Blut*körperchen können über die Norm gesteigert werden, und zwar merkwürdigerweise schon in Zeit von einer halben Stunde[12]. Diese Erscheinung geht nach 1—2 Stunden wieder zurück, so daß wir sie wie Zondek nur durch vermehrte Ausschwemmung und nicht auf gesteigerte Bildung der Blutzellen zurückführen dürfen. Die Wirkung des Arsen auf die Erythropoese wurde in Unverrichts Beobachtung in manchen Fällen durch Thyreoidgaben erst ermöglicht[13].

Nach den Tierversuchen der Asherschen Schule ist anzunehmen, daß die Wirkung von Schilddrüsenstoffen auf die Bildung der roten Blutkörperchen sich bei anämischen Zuständen viel stärker geltend machen wird als bei normalem Blutbefund[14]. Dementsprechend ist bei Anämie durch Schilddrüsenmangel die Wirkung stärker als bei gesunden Menschen.

Frowein[15] berichtet über Herabsetzung der (refraktometrisch festgestellten) Konzentration des Blutes auch bei Gesunden. Deusch[16] beobachtete ein Zurück-

[1] Bruns: Verh. 14. Kongr. inn. Med. **1896**.

[2] Else, J. Earl: The relationship of iodine to thyroid hyperplasia and function. Endocrinology **13**, 40 (1929).

[3] Cameron u. Carmichael: The comparative effects of thyroid and of iodine feeding on growth in white rats and rabbit. J. of Physiol. **54** (1920).

[4] Courrier, R.: C. r. Soc. Biol. Paris **86**, 869 (1922).

[5] Kliwanskaja-Kroll, E.: Zur Morphologie des experimentellen Hyperthyreoidismus usw. Virchows Arch. **272**, 430 (1929).

[6] Wegelin, C.: Schilddrüse. Handb. d. spez. Path. u. Anat., herausgeg. von Henke-Lubarsch, **8**. Berlin 1926.

[7] Boinet: Semaine méd. **1899**, 424.   [8] Nothafft: Zbl. inn. Med. **1898**, Nr 15.

[9] Sharpey-Schafer: The endocrine Organs, 2. Aufl. London 1924.

[10] Buschan: Eulenburgs Realenzyklopädie **18** (1898).

[11] Bayon: Erneute Versuche über den Einfluß des Schilddrüsenverlustes und der Schilddrüsenfütterung auf die Heilung von Knochenbrüchen. Würzburg 1903.

[12] Zondek: Der Einfluß kleiner Thyreoidinmengen auf das rote Blutbild. Dtsch. med. Wschr. **1922**, 1033.

[13] Unverricht: Thyreoidea und Erythropoese. Klin. Wschr. **1923**, 166.

[14] Asher, L.: Physiologie der Schilddrüse. Handb. d. inn. Sekretion, herausgeg. von M. Hirsch, **2**. Leipzig 1926.

[15] Frowein: Über den Einfluß des Thyreoidins auf die Blutviscosität und die Serumkonzentration bei Gesunden. Z. exper. Med. **24**, 162 (1921). — Vgl. dazu auch Hellwig u. Neuschloss: Klin. Wschr. **1922**, 1988.

[16] Deusch: Dtsch. Arch. klin. Med. **138**, 175 (1922).

gehen der Viscosität und des Eiweißgehaltes des Serums bei gesunden Menschen unter dem Einfluß von Thyroidin. In den Versuchen von KOTTMANN und LIDSKY[1] wurde bei Tieren durch Darreichung von Schilddrüsenpräparaten die Gerinnung verzögert, die Bildung der Koagula abgeschwächt, in gleicher Weise verändert wie das Blut von Basedowkranken.

Nach TSUKAMOTO[2] würden die roten Blutkörperchen von mit Schilddrüsenpräparaten gefütterten Kaninchen, ebenso diejenigen von Basedowkranken einen abnorm hohen O_2-Verbrauch aufweisen, und zwar auch, nachdem sie dem Einfluß von Plasmabestandteilen durch Auswaschen der Blutflüssigkeit entzogen sind.

Ferner kann die Aufnahme von Schilddrüsensubstanz auch bei Gesunden zu einer Vermehrung der Lymphocyten im Blut[3,4] und einer Abnahme der polynucleären Elemente führen, in einzelnen Fällen auch zu einer leichten Vermehrung der eosinophilen Zellen[5]. Die Blutgerinnung durch Darreichung von Schilddrüsenpräparaten an Gesunde zu beeinflussen, gelang FONIO[6] nicht. Die KOTTMANNsche Reaktion kann einige Tage nach einer Thyroxineinspritzung verzögert sein[7]. J. BAUER[8] sah das Serum von Menschen, welche Schilddrüsenpräparate zu sich genommen hatten, bei dem ABDERHALDENschen Dyalisierverfahren mit Schilddrüsengewebe positiv reagieren.

Die schwereren Krankheitserscheinungen auf Schilddrüsendarreichung treten, wie gesagt, nur bei einem Teil der Individuen auf. Es bedarf einer besonderen „Disposition", um auf Schilddrüsenpräparate in dieser Weise zu erkranken. Worin diese Disposition besteht, läßt sich zur Zeit nicht sagen. Daß es vornehmlich „*nervöse*" *Menschen* mit erregbarer Psyche und labiler Innervation der vegetativen Funktionen sind, welche auf diese Weise erkranken, ist eine Feststellung, mit der wir uns mangels einer präziseren Erklärung vorläufig begnügen müssen (vgl. dazu[9,10,11]).

Auch ein hereditärer Faktor scheint häufig diese Prädisposition zu bedingen, indem in der Verwandtschaft solcher Menschen gelegentlich auch andere „Idiosynkrasien", wie z. B. Heuschnupfen, mehrfach vorkommen.

Vielfach wurden, wie schon erwähnt, solche Reaktionen nicht von vorher Gesunden dargeboten, sondern sie traten bei Myxödematösen auf, gleichzeitig mit der Beseitigung der Erscheinung der Schilddrüseninsuffizienz. Erfahrenste Autoren (z. B. DE QUERVAIN[12]) neigen zu der Meinung, daß es die gleichen Personen sein können, die gegen ein geringes Minus und ein geringes Plus von Schilddrüse viel empfindlicher sind als normale Menschen. Jedenfalls beweist uns die Erfahrung der Chirurgen, daß es nach Kropfoperationen, die nur einen sehr

[1] KOTTMANN, K. u. LIDSKY: Z. klin. Med. **71**, 344, 362 (1910).

[2] TSUKAMOTO, E.: Tohoku J. exper. Med. **6**, 286 (1925); ref. Kongreßzbl. inn. Med. **43**, 229 (1926).

[3] CARO: Blutbefunde bei Morbus Basedowii und bei Thyreoidismus. Berl. klin. Wschr. **1908**, Nr 39, 1755.

[4] TURIN: Blutveränderungen unter dem Einfluß der Schilddrüse und Schilddrüsensubstanz. Dtsch. Z. Chir. **107** (1910).

[5] STAEHELIN, W.: Experimentelle Beiträge zur Veränderung des normalen Blutbildes beim Menschen nach Verabreichung der Schilddrüsensubstanz. Med. Klin. **1912**, Nr 24, 994.

[6] FONIO, A.: Berner Kropfkonferenz 1927.

[7] PETERSON, H. DOUBLER, LEVINSON u. LAIBE: Studies on the Kottmann Reaction. for thyroid activity. Arch int. Med. **30**, 386 (1922).

[8] BAUER, J.: Über den Nachweis abbauender Fermente im Serum mittels des Abderhaldenschen Dialysierverfahrens. Wien. klin. Wschr. **1913**, 1109.

[9] NOTHAFFT: Ein Fall von artifiziellem, akutem, thyreogenem Morbus Basedowii. Zbl. inn. Med. **1898**, Nr 15.

[10] OSWALD, A.: De l'iodisme constitutionnel etc. Rev. méd. Suisse rom. **1915**, Nr 9.

[11] CHVOSTEK: Morbus Basedowii und die Hyperthyreosen. Berlin 1917.

[12] DE QUERVAIN, F.: Le Goître. Genf 1924.

geringen Bruchteil des Schilddrüsengewebes zurücklassen, sehr selten zu Zeichen von Hypothyreoidismus kommt, anderseits die Tatsache, daß manche Gesunde auf Zufuhr großer Mengen von wirksamen Schilddrüsenstoffen keine oder fast keine Reaktion zeigen, daß der normale Organismus sich dank eines noch unbekannten Regulationsmechanismus innerhalb mehr oder weniger weiter Grenzen gegen die Störungen, die ein Zuviel oder Zuwenig an Schilddrüsensubstanz mit sich bringen, schützen kann. Dieser Regulationsmechanismus muß bei vielen Patienten gestört sein, welche im Sinne des Hypo- oder des Hyperthyreoidismus erkranken, nicht zum wenigsten bei dem letzteren, einschließlich der klassischen Basedowfälle. Die Grenzen, innerhalb derer reguliert wird, scheinen aber auch beim „Gesunden" verschieden weit zu sein. Möglicherweise vermindert, wie es Eggenberger[1] annimmt, die kropfige Degeneration die Regulationsfähigkeit der Schilddrüse.

Einzelne Menschen reagieren auf Darreichung von Jod mit den gleichen Erscheinungen, wie sie disponierte Individuen auf Aufnahme von Schilddrüsensubstanz aufweisen, und zwar sind es vorwiegend Kropfträger, deren Schilddrüsenanschwellung unter der Einwirkung des Jodes zur Resorption gelangt. Oswald[2] hat deshalb — wie uns scheint mit Recht — diese Erscheinungen der Jodidiosynkrasie den auf Resorption von per os gegebener Schilddrüsensubstanz auftretenden gleichgestellt. Vgl. dazu unsere Ausführungen im Abschnitt über den Kropf.

Nothafft[3] beschrieb den Fall eines nichtnervösen, fettleibigen Mannes von 43 Jahren, der zwecks Entfettung in ungefähr 5 Wochen ca. 1000 Schilddrüsentabletten der Firma Borroughs, Wellcome und Co. zu je 0,3 zu sich genommen hatte, zuletzt sogar 45 Tabletten täglich und dabei 30 Pfund an Körpergewicht verlor. Es trat eine Verdickung der Schilddrüse mit Gefäßgeräuschen auf nebst Atemnot, einer Herzaktion von 120 mit subjektivem Herzklopfen, Schweißausbrüche, Zittern der Zunge und der Hände; ferner Durst, Glykosurie, Nervosität, Schlaflosigkeit und schließlich Exophthalmus und Graefesches Symptom: kurz, das ganze Bild der Basedowschen Krankheit trat in Erscheinung. 8 Tage nach Aussetzen der Tabletten fingen alle Krankheitserscheinungen an, zurückzugehen. Nur die Struma und der Exophthalmus verschwanden erst nach einem halben Jahre. Daß bei diesem Individuum dauernd eine besonders hochgradige Disposition zur Erkrankung an hyperthyreotischen Erscheinungen vorhanden war, können wir kaum annehmen, mindestens nahm der Mann später längere Zeit hindurch ungestraft täglich 3mal 0,3 Jodothyrin.

Die Erscheinungen, welche bei langdauerndem Genuß erheblicher Gaben von wirksamer Schilddrüsensubstanz bei gesunden Menschen beobachtet werden, entsprechen in der Regel größtenteils den in jenem Falle beobachteten. Nur daß gewöhnlich nicht alle diese Symptome, sondern nur einige wenige von Fall zu Fall verschiedene auftreten, und daß es namentlich bloß in einem geringen Bruchteil der Fälle zum Exophthalmus und zu spontaner Glykosurie kommt. Neigung zu alimentärer Glykosurie dagegen scheint als Folge der Einverleibung von großen Gaben von Schilddrüsensubstanz etwas öfter aufzutreten[4,5]. Nach Biedl[6] läßt sich mindestens Tachykardie bei jedem Menschen durch genügende Gaben von Schilddrüsenstoffen erzeugen.

[1] Eggenberger: Handb. d. inn. Sekretion, herausgeg. von M. Hirsch, 3. Leipzig 1927.

[2] Oswald, O.: De l'iodisme constitutionel etc. Rev. méd. Suisse rom. 1915, Nr 9.

[3] Nothafft: Zitiert auf S. 283.

[4] Strauss, H.: Zur Lehre von der neurogenen und der thyreogenen Glykosurie. Dtsch. med. Wschr. 1897, 275.

[5] Flesch, H.: Über Blutzuckergehalt bei Morbus Basedowii und über thyreogene Hyperglykämie. Bruns' Beitr. 82 (1912).

[6] Biedl: Berner Kropfkonferenz, August 1927.

Exophthalmus, dieses eindeutigste Zeichen der BASEDOWschen Krankheit, ist beim Menschen als Folge des Genusses von Schilddrüsensubstanz sonst nur in wenigen Fällen beobachtet worden, so von I. B. LAWFORD[1] in einem Falle, der wegen Myxödems mit Schilddrüsenextrakt behandelt worden war. Ferner in dem lehrreichen Falle von BOURDENNE[2]. Demgegenüber wurden des öfteren von Menschen hohe Gaben von Schilddrüse längere Zeit, z. B. je 16 g frischer Drüse während 18 Tagen[3], genossen, ohne daß irgendwelche auffallende Krankheitszeichen, geschweige denn Exophthalmus, aufgetreten wären.

Wegen der Frage, ob die BASEDOWsche Krankheit und der Hyperthyreoidismus höchsten Grades miteinander wesensgleich sind, wäre es von größtem Interesse, an größerem Material nachzuprüfen, ob außer weniger charakteristischen Symptomen, von denen das seit langem feststeht, auch der Exophthalmus und die damit zusammenhängenden Augensymptome, wenn auch nicht mit einiger Regelmäßigkeit, so doch öfter durch Aufnahme sehr hoher Gaben von Schilddrüsenstoffen erzeugt werden kann. Da Versuche am Menschen naturgemäß nicht in größerem Maßstabe angestellt werden können und, wie wir soeben ausgeführt haben, bisher nur in wenigen Fällen Exophthalmus hervorgerufen haben, sind wir auf Tierversuche angewiesen. Leider kennen wir die Art des Zustandekommens des Exophthalmus beim Menschen bei der BASEDOWschen Krankheit nicht sicher[4] und wissen deshalb nicht, ob bei Versuchstieren etwa beobachteter Exophthalmus damit wesensgleich ist. So haben die Beobachtungen über das Auftreten von Exophthalmus nach Schilddrüsendarreichung bei Versuchstieren für die menschliche Pathologie vorläufig nur beschränkten Wert. Noch am meisten Bedeutung wird man in diesem Zusammenhang positiven Beobachtungen am Affen beizumessen haben, wie sie EDMUNDS[5] erhoben hat. Doch stehen diesen Beobachtungen auch negative gegenüber (CUNNINGHAM). Die recht zahlreichen Beobachtungen an Katzen, Hunden und Kaninchen haben, bis der Mechanismus der Entstehung des Exophthalmus beim Menschen und den Versuchstieren nicht klargestellt ist, weniger großes Interesse, so auch diejenigen von KLOSE, LAMPE und LIESEGANG[6]. Diese Forscher konnten durch intravenöse Einspritzungen von Basedow-Schilddrüsenpreßsaft, bei durch Inzucht degenerierten, reinrassigen Foxterrierhunden neben anderen Basedowsymptomen auch Exophthalmus erzeugen. Mit Preßsaft anderer Schilddrüsen konnten sie nicht die gleichen Erscheinungen hervorrufen, wohl aber mit Jodalkalien. Die Protrusio bulbi trat nur flüchtig, auf eine Reihe von Stunden, in Erscheinung und ist schon deshalb nicht mit dem Exophthalmus des Menschen gleichzustellen, der zwar rasch auftreten kann, aber in der Regel besonders hartnäckig bestehen bleibt. Beobachtungen über Auftreten von Exophthalmus bei Versuchstieren wurden auch von einigen weiteren Autoren gemacht, so bei Kaninchen auf Thyreoidin

---

[1] LAWFORD, J. B.: Lancet **1900**, 310.

[2] BOURDENNE, F.: Accidents d'intolérance dans le traitement opothérapeutique du myxoedème. Thèse de Paris **1907**, Nr 60.

[3] CUNNINGHAM: Experimental thyroidism. J. of exper. Med. **1893 II**, 147.

[4] Neuere Autoren, z. B. G. R. MURRAY (Brit. med. J. **1922 II**, 908), führen den Exophthalmus beim Menschen vorwiegend auf Ansammlungen von ödematösem Fettgewebe in der Orbita zurück, wie es schon MÖBIUS (Spez. Pathologie, herausgeg. von NOTHNAGEL, **22**) getan hat, und wie auch SATTLER(Über die Natur des Exophthalmus bei Morbus Basedowii. Münch. med. Wschr. **1911**, 2307), dem wir besondere Kompetenz zusprechen dürfen, angenommen hat. Eine davon abweichende Auffassung vertritt TILLEY [Exophthalmos: the mechanism of its production in exophthalmic goître. Ann. Surg. **84** (1926); ref. Kongreßzbl. inn. Med. **46**, 473].

[5] EDMUNDS: Lancet **1900**, 310.

[6] KLOSE, LAMPÉ u. LIESEGANG: Die BASEDOWsche Krankheit. Bruns' Beitr. **77** (1912).

von Hoennicke[1] und von Baruch[2], der durch Einspritzung von fein zermahlenen parenchymatösen und kolloiden Strumen von nichtbasedowkranken Menschen bei Hunden nebst Tachykardie, Glykosurie und Lymphocytose in einigen Fällen ausgesprochenen Exophthalmus erzeugen konnte, ja sogar einmal eine so starke Protrusio bulbi, daß ein Ulcus corneae zustande kam.

Andere Autoren[3,4,5,6] konnten bei Versuchstieren, namentlich Katzen, Kaninchen und Hunden, keinen Exophthalmus, dagegen zum Teil Tachykardie, Haarausfall, Nervosität, Glykosurie, Durchfall und Gastrointeritis usw. erzeugen.

Andere[7] sahen selbst auf sehr hohe Gaben von frischen Schilddrüsen bei den verschiedensten Tierarten weder Exophthalmus noch irgendeine abnorme Erscheinung auftreten. Lehrreich sind in dieser Beziehung die Untersuchungen von Mark[8], weil sie zeigten, daß bei erwachsenen Hunden die Folgen der Zufuhr von Schilddrüsenstoffen, namentlich die Steigerung der N-Ausscheidung, der Verlust an Körpergewicht, die Steigerung der Diurese und der Pulsfrequenz bei hohen Gaben auch Kreatinurie, so regelmäßig auftraten, daß sie zur Bestimmung der Wertigkeit von Schilddrüsenpräparaten brauchbar gefunden wurden, während die gleichen Präparate in ähnlichen Mengen bei wachsenden jungen Hunden ganz wirkungslos waren[9]. Wir sehen hier eine *Disposition des Alters*, wie sie auch beim Menschen besteht[10]. Worauf aber die individuelle Disposition sonst noch beruhen kann, wissen wir meistens nicht und wir können nur wieder darauf hinweisen, daß auch beim Menschen unbekannte individuelle Faktoren die größere oder geringere Empfindlichkeit gegen Zufuhr von Schilddrüsenstoffen von außen oder durch die Tätigkeit der eigenen Drüse beherrschen.

Die Empfindlichkeit gegen Zufuhr von Schilddrüsensubstanzen ist nicht nur von Mensch zu Mensch, nicht nur von Individuum zu Individuum der gleichen Spezies, sondern ganz besonders auch von einer Tierart zur anderen äußerst verschieden. Nach Carlson, Rooks und McKie[11] ist der Mensch bei weitem am empfindlichsten, nächstdem die Affen und die Nagetiere, während die Fleischfresser, namentlich die Katze, der Fuchs und der Hund und auch die Ente weit größere Mengen von Schilddrüsensubstanz ohne Störung vertragen.

Im folgenden stellen wir die Erscheinungen, welche nach Einverleibung von Schilddrüsensubstanz oder Extrakten oder mit sonstigen auf chemischem Wege aus der Schilddrüse gewonnenen Produkten, wenn auch nicht bei jeder Darreichungsform von wirksamer Substanz ganz regelmäßig und nicht bei *jedem* Menschen, so doch häufig beobachtet werden in Form einer einfachen Liste zusammen:

---

[1] Hoennicke: Verh. Kongr. inn. Med. **1906**.

[2] Baruch: Zbl. Chir. **39**, Nr 35, 316 (1911).

[3] Georgiewski: Über die Wirkung von Schilddrüsenpräparaten auf den tierischen Organismus. Z. klin. Med. **33**, 153 (1897); dort ältere Literatur.

[4] Carlson, Rooks u. McKie: Attempts to produce hyperthyroidism in mammals and birds. J. of Physiol. **30**, 129 (1912).

[5] Coronedi: Un coup d'œil d'ensemble sur mes expériences relatives à la glande thyroide. Arch. ital. Biol. **57**, 252 (1912).

[6] Farrant, R.: Hyperthyroidism, its experimental production in animals. Brit. med. J. **1913**, 1363.

[7] Cunningham: Experimental thyroidism. J. of exper. Med. **1893 III**, 147.

[8] Mark, R. E.: Hyperthyreoidisationsversuche an Hunden. Pflügers Arch. **209**, 437, 693 (1926).

[9] Coronedi [Arch. ital. de Biol. **57**, 252 (1912)] hat demgegenüber das Gegenteil beobachtet, d. h. stärkere Wirkung bei jungen als bei älteren Tieren.

[10] Es erkranken sehr viel mehr Menschen von über 35 Jahren an Hyperthyreoidismus als jüngere (Plummer). Vgl. auch F. Müller: Ther. Gegenw. **1925**. Echter Basedow scheint dagegen im Alter von 15—30 Jahren am häufigsten vorzukommen (Eppinger).

[11] Carlson, Rooks u. McKie: Amer. J. Physiol. **30** (1912).

Steigerung des Gasumsatzes
Steigerung des Eiweißumsatzes und der
 Stickstoffausfuhr
Abmagerung
Herabsetzung der Zuckertoleranz
Steigerung der Diurese
Durst
Aufregung
Schlaflosigkeit

Zittern
Subjektives Hitzegefühl
Steigerung der Herzfrequenz
Neigung zu Temperatursteigerung
Steigerung der Schweißsekretion
Steigerung des Hämoglobingehaltes des
 Blutes
Durchfall[1].

Von den Folgen der Aufnahme von Schilddrüsenstoffen, die erst von einer geringen Zahl von Beobachtern festgestellt sind, nennen wir die Vermehrung der Lymphocyten[2,3], ferner die Verminderung des Eiweißgehaltes des Serums[4]. Nur ausnahmsweise zur Beobachtung gelangte der Exophthalmus.

In der menschlichen Pathologie tritt uns oft nur ein Teil dieser Symptome oder gar nur ein einziges an einem Menschen entgegen, und wir sind dann im Zweifel, ob sie wirklich auf eine gesteigerte Funktion der Schilddrüse zu beziehen sind. Die Probe ex juvantibus durch Herausschneiden der Drüse anzustellen, wie in den Fällen von KOCHER[5] und von CURSCHMANN[6], ist nur ausnahmsweise möglich.

2. Krankheitszustände mit gesteigerter Tätigkeit der Schilddrüse.

a) *Die Basedowsche Krankheit.* Wenn die meisten oder gar alle diese Krankheitszeichen in einem Falle vereinigt und mit einer Vergrößerung der Schilddrüse verbunden sind, sprechen wir von *Basedowscher Krankheit.*

Mit dieser Feststellung soll nicht Stellung genommen werden zu der Frage, ob die Veränderung der Funktion der Schilddrüse bei BASEDOWscher Krankheit als primäres Leiden auftreten kann, oder ob der Anstoß zu der veränderten Tätigkeit der Drüse vom Nervensystem ausgeht[7,8,9]. Die Vorbedingung dazu ist anscheinend in der Innervation der Schilddrüse durch das vegetative Nervensystem gegeben[10,11,12,13,14,15,16,17]. Es sprechen auch manche Erfahrung der Pathologie

---

[1] Z. Bsp. SHARPEY-SCHAFER: The endocrine organs. 2. Aufl. London 1924.

[2] CARO: Blutbefunde bei Morbus Basedow und bei Thyroidismus. Berl. klin. Wschr. **1908**, Nr 39, 1755.

[3] TURIN: Blutveränderungen unter dem Einfluß der Schilddrüse usw. Dtsch. Z. Chir. **107** (1910).

[4] DEUSCH: Über die Serumkonzentration und Viscosität des Blutes bei der BASEDOWschen Krankheit. Dtsch. Arch. klin. Med. **138**, 175 (1922).

[5] Vgl. A. KOCHER: Morbus Basedowii im Handb. d. spez. Path. u. Therap., herausgeg. von KRAUS-BRUGSCH, **1**, 850. Berlin-Wien 1913.

[6] CURSCHMANN, H.: Thyreotoxische Diarrhöen. Arch. Verdgskrkh. **20** (1914) (unstillbare Durchfälle, welche auf operative Verkleinerung der Schilddrüse aufhörten).

[7] DE QUERVAIN, F.: Die akute, nichteiterige Thyreoiditis. Mitt. Grenzgeb. Med. u. Chir., Suppl.-Bd. **2** (1904).

[8] Z. Bsp. KESSEL, LIEB u. HYMAN: J. amer. med. Assoc. **1922**, 1213.

[9] KESSEL, HYMAN u. LANDE: Studies on exophthalmic goiter and the involontary nervous system. III. Arch. int. Med. **31**, 433 (1923).

[10] ASHER, L.: Physiologie der Schilddrüse. Handb. d. inn. Sekretion **2**. Leipzig 1926.

[11] RICHARDSON: The Thyroid and Parathyroid Glands. Philadelphia 1905.

[12] RAHE, MOORE, ROGERS, FAWCETT u. BABE: The nerve control of the thyroid gland. Amer. J. Physiol. **34**, 72 (1914).

[13] CANNON u. CATTELL: Amer. J. Physiol. **41**, 58 (1916).

[14] CANNON u. SMITH: Studies on the condition of activity in endocrine glands. Further evidence of nervous control of thyroid secretion. Amer. J. Physiol. **60**, 476 (1922).

[15] ASHER, L.: Nachweis der Abhängigkeit der Schilddrüsenfunktion vom zentralen Nervensystem usw. Verh. Schweiz. naturforsch. Ges., Basel **1927** (Schweiz. med.-biol. Ges.).

[16] ASHER u. PFLUGER: Nachweis der Abhängigkeit der Schilddrüsenfunktion vom Sympathicus mit Hilfe einer neuen Methode. Klin. Wschr. **1927**, Nr 34 — Nachweis der

in diesem Sinne, so die Tatsache, daß die Krankheit vorwiegend beim Menschen mit erregbarem Nervensystem entsteht und das plötzliche Auftreten der Krankheit nach Schrecken oder anderen starken seelischen Erregungen[1,2,3] (von A. Kocher bestritten), ja sogar bei geeigneter Konstitution infolge einer Art von psychischer Infektion[4]. Erfahrene Beobachter nehmen an, daß geradezu in der Regel der erste Anstoß zu der Krankheit vom Nervensystem ausgeht, z. B. Oswald[5], Aschoff[6] u. a.

Es wird allerdings auch in neuester Zeit von kompetenter Seite[7] bestritten, daß die Sekretion der Schilddrüse unter dem Einfluß des Nervensystems steht.

Eine Hypersekretion einer Drüse ohne besondere auslösende Ursache wäre eine Erscheinung ohne bekanntes Analogon. Welche Ursache und welche weiteren Bedingungen ihr aber zugrunde liegen, wissen wir nicht, müssen auch für möglich halten, daß irgendeine unbekannte Giftwirkung, vielleicht eine vom Darm ausgehende, Anlaß dazu geben kann. Gelegentlich könnte auch eine akute infektiöse Thyreoiditis im Spiele sein. Wir müssen hier auch unentschieden lassen, ob der Anstoß zu der Krankheit gelegentlich von einer oder mehreren der anderen endokrinen Drüsen, mit welchen die Schilddrüse in Wechselbeziehung steht, namentlich Thymus[8,9] und Nebennieren, ausgehen kann und ob ein Teil der weniger wichtigen, selteneren Symptome der Krankheit von anderen Inkretorganen abhängig sind (Thymus[10,8,9,11], Keimdrüsen, Hypophyse, Pankreas[12], Nebennieren, Milz). Jedenfalls kommen außer einer autochthonen Erkrankung der Schilddrüse, die in einer geringen Minderzahl der Fälle vorliegen mag, vor allem eine Auslösung der abnormen Funktion dieser Drüse auf dem Wege des Nervensystems[13] oder durch chemische, vor allem infektiöse[14] und vielleicht auch hormonale Einflüsse in Betracht.

Abhängigkeit der Schilddrüsenfunktion vom Zentralnervensystem, beziehentlich vom Sympathicus. Z. Biol. **87** (1928). — Wächter, E.: Über den Einfluß der Entnervung der Schilddrüse auf die Größe der Harnabsonderung. Z. Biol. **88**, 227 (1928). — Honda, T.: Untersuchungen über den Stoffaustausch zwischen Blut und Gewebe bei normaler und entnervter Schilddrüse. Biochem. Z. **197** (1928). — Reinhard, W.: Experimentelle Untersuchungen über die Beziehungen des Halssympathicus zur Schilddrüse. Dtsch. Z. Chir. **180**, 170, 177 (1923).

[17] Vgl. ferner das Kapitel von J. Abelin in diesem Bande.

[1] Sahli, H.: Korresp.bl. Schweiz. Ärzte **1913**, 269ff.

[2] Lucien, M., J. Parisot u. G. Richard: Traité d'Endocrinologie. La Thyroide. Paris 1925.

[3] Liek, E.: Die Basedowsche Krankheit. München 1929.

[4] Deutsch, F.: Gehäuftes Auftreten von Morbus Basedowii. Med. Klin. **1923**, 678.

[5] Oswald: De l'iodisme constitutionel et de ses rapports avec le goître exophthalmique. Rev. méd. Suisse rom. **1915**, Nr 9.

[6] Aschoff: Zur Anatomie des Kropfes. Berner Kropfkonferenz 1927.

[7] Gley, A.: A propos de l'influence du système nerveux sur les fonctions de l'appareil thyroidien. Rev. neur. et psichiatric. **23** (1926).

[8] Matti, H.: Die Beziehungen des Thymus zum Morbus Basedowii. Berl. klin. Wschr. **1914**, Nr 28/29, 130; dort Literatur.

[9] Haberer, H.: Basedow und Thymus. Mitt. Grenzgeb. Med. u. Chir. **32** (1920).

[10] Bircher, E.: Erg. Path. **15** (1911).

[11] Sklower: Über Beziehungen zwischen Schilddrüse und Thymus. Z. vergl. Physiol. **6**, 150 (1927).

[12] Vgl. Högler: Über das Auftreten von temporärem Hyperthyreoidismus während der Insulinkur. Klin. Wschr. **1929**, 205.

[13] Vgl. dazu auch D. C. Shaw: The cervical sympathetic and its relation to the thyroid gland in exophthalmic goitre. Brit. med. J. März **1929**, 495.

[14] Namentlich die tuberkulöse Infektion wurde vielfach — wohl zu unrecht — beschuldigt. Literatur bei Steck: Recherches experimentales sur les relations hypothétiques entre la maladie de Basedow et la tuberculose. Schweiz. med. Wschr. **1921**, 535.

Da die Schilddrüse ihrerseits wieder die Tätigkeit des Nervensystems und ganz besonders des vegetativen steigert, und die Funktionen anderer Drüsen mit innerer Sekretion beeinflußt, sind die Vorbedingungen zur Schließung eines Circulus vitiosus, wie er auch dieser Krankheit zugrunde liegt, gegeben.

Jedenfalls aber führt verstärkte Tätigkeit der Schilddrüse nicht bei jedem Menschen zu Basedow, und auch nicht zu einem der anderen Krankheitsbilder, zu welchen der Hyperthyreoidismus führen kann. Sehr zahlreiche Autoren stimmen darin überein, daß eine besondere Konstitution dazu gehört, um an Basedow zu erkranken[1,2,3,4,5]. Es kommt eben für die Wirkung der wirksamen Schilddrüsenstoffe viel auf die Erfolgsorgane an. Eine besondere Ansprechbarkeit des Nervensystems werden wir jedenfalls annehmen müssen[4,3], besonders des vegetativen Nervensystems[6,7]. Ob man die konstitutionelle Abwegigkeit und Minderwertigkeit, die dazu notwendig ist, um an Basedow zu erkranken, genauer umschreiben kann als durch die nicht zu bestreitende Feststellung, daß eine gesteigerte Erregbarkeit des Nervensystems dazu gehört, können wir nicht mit voller Bestimmtheit sagen. Immerhin scheint uns die Angabe von BIEDL[8] und ASCHOFF[9], daß die Minderwertigkeit der an Basedow Erkrankenden im lymphatischen System und besonders im Thymus liegt, von besonderem Interesse. „Der Status thymico lymphaticus ist ebenso charakteristisch für den Basedow, wenigstens in den jüngeren Jahren wie die Schilddrüse selbst" (ASCHOFF). Ist doch der Thymus durch zahlreiche Beobachtungen als an der Entstehung der Basedowschen Krankheit mitwirkendes Organ verdächtig[10,9,11,12,13] und haben doch die neuesten Feststellungen von WILLIAMSON[14] ergeben, daß die Lymphgefäße das Hauptsekret der Schilddrüse zu einem großen Teil nach dem Thymus zu abführen.

Auf die Frage, ob die Verschiedenheiten des klinischen Bildes des toxischen Adenomes und des Basedow[15,16], die von manchen Beobachtern nicht für groß gehalten werden[17], in erster Linie auf einer Verschiedenheit der Schilddrüse be-

---

[1] Vgl. FRIEDR. MÜLLER: Beiträge zur Kenntnis der BASEDOWschen Krankheit. Dtsch. Arch. klin. Med. **51** (1893).

[2] CHVOSTEK: Morbus Basedowii und die Hyperthyreosen. Berlin 1917.

[3] OSWALD: Berner Kropfkonferenz 1927.

[4] SAHLI, H.: Korresp.bl. Schweiz. Ärzte **1913**, 269 ff.

[5] HIS: Berner Kropfkonferenz 1927.

[6] TOBLER: Chemische und histologische Untersuchungen an Strumen. Mitt. Grenzgeb. Med. u. Chir. **37**, 622 (1924).

[7] OSWALD benutzt das Wort „Hypervegetatonie". (Zum Begriff der Dysfunktion in der Endokrinologie. Münch. med. Wschr. **1928**, 1915.)

[8] BIEDL: Berner Kropfkonferenz 1927.

[9] ASCHOFF: Zur Anatomie des Kropfes. Berner Kropfkonferenz 1927.

[10] BIRCHER, E.: Zbl. Chir. **39**, 138 (1912) — Korresp.bl. Schweiz. Ärzte **1913**, 304.

[11] PETTAVEL: Weiterer Beitrag zur pathologischen Anatomie des Morbus Basedowii. Mitt. Grenzgeb. Med. u. Chir. **27** (1914).

[12] McCASKEY: The basal metabolism and hyperglycaemic tests etc. J. amer. med. Assoc. **73**, 243 (1919).

[13] MÜLLER, F.: Ther. Gegenw. **1925**.

[14] WILLIAMSON: Berner Kropfkonferenz 1927 — vgl. auch Referat darüber von FRIEDR. MÜLLER: Münch. med. Wschr. **1927**, Nr 37, 1605.

[15] Vgl. auch M. E. BIRCHER: Der exophthalmische Kropf und das hyperthyreotoxische Adenom als zwei selbständige Krankheiten. Schweiz. med. Wschr. **1922**, 347.

[16] SZENES, A. u. F. BIRCHER: Über Basalstoffwechseluntersuchungen bei Schilddrüsenerkrankungen. Schweiz. med. Wschr. **1923**, 263.

[17] ATKINSON, D. H. LISSER u. H. C. SHEPARDSON: Pronounced exophthalmos in a case of adenomatous goitre. Endocrinology **12**, 680 (1928).

ruhen oder aber auf einer Verschiedenheit der Konstitution des Erkrankenden, können wir hier nicht eingehen, auch nicht auf die Frage, ob die Verschiedenheit der Reaktion auf Jod die beiden Krankheiten unterscheidet[1,2] oder nicht[3,4], ob, wie BIEDL angibt, echter Basedow nicht jodempfindlich ist, weil die „thymische Konstitution" nicht zu Jodempfindlichkeit führt. Wir haben hier nur festzustellen, daß eine Veränderung, und zwar vor allem Steigerung der Funktion der Schilddrüse, die meisten, und zwar die wichtigsten Erscheinungen der BASEDOWschen Krankheit erklärt.

Wie von vielen Seiten gefunden worden ist, ist eine Steigerung des Stoffumsatzes[5], insbesondere des Grundumsatzes[6-20] bei Morbus Basedowii regelmäßig vorhanden, und zwar kann der Gaswechsel in schweren Fällen dauernd um 80, ja um 100 und mehr Prozent gesteigert sein, Werte, wie sie sonst nur ganz vorübergehend im hohen Fieber oder bei angestrengter Muskelarbeit auftreten. Daß der Grundumsatz der Basedowkranken bei reiner Fleischnahrung in besonderem Maße erhöht ist[21,22], dürfte der Steigerung der spezifischdynamischen Wirkung, die bei Tieren unter dem Einfluß von Schilddrüsenstoffen eintrat (ABELIN[23]), entsprechen.

Auch eine andere Störung des Stoffwechsels, die sicher dem Hyperthyreoidismus eigen ist, die Neigung zu alimentärer Hyperglykämie, tritt bei der

[1] BOOTHBY, M.: The use of oidin in exophthalmic goiter. Endocrinology 8 (1924).

[2] PETREN, K.: Jodine and Morbus Basedow. Endocrinology 11, 1 (1927).

[3] DAUTREBANDE, L.: Quelques vues nouvelles sur le traitement iodé de l'hyperthyreoïdie. Presse méd. 1928, 1362.

[4] YOUMANS: Effect of iodine in toxic adenoma. Arch. int. Med. 41, 66 (1928).

[5] Vgl. FRIEDR. MÜLLER: Beiträge zur Kenntnis der BASEDOWschen Krankheit. Dtsch. Arch. klin. Med. 51 (1893).

[6] Ältere Literatur bei JAQUET: Der respiratorische und Gaswechsel. Erg. Physiol. 2 I.

[7] Neuere Literatur bei E. GRAFE: Die pathologische Physiologie des Gesamtstoff- und Kraftwechsels bei der Ernährung des Menschen. Erg. Physiol. 21 II (1923).

[8] Ferner MAGNUS-LEVY: Über den respiratorischen Gaswechsel und den Einfluß der Thyreoidea usw. Berl. klin. Wschr. 1895.

[9] MAGNUS-LEVY: Untersuchungen zur Schilddrüsenfrage. Z. klin. Med. 33 (1897).

[10] MEANS, J. H. u. J. C. AUB: The basal metabolism in exophthalmic goiter. Arch. int. Med. 24, 644 (1919).

[11] SANDIFORD: The basal metabolic rate in exophthalmic goitre. Endocrinology 4, 71 (1922). — BOOTHBY u. SANDIFORD: J. of biol. Chem. 50 (1922).

[12] KROGH, M.: Sur l'application en clinique de la détermination des échanges gazeuses de l'homme. C. r. Soc. Biol. Paris 87, 1222 (1922).

[13] READ, L. MARION: Correlation of basal metabolic rate etc. J. amer. med. Assoc. 78, 1887 (1922).

[14] PEDOTTI, F. u. M. BRANOVACKI: Über vergleichende Untersuchungen der Schilddrüsenfunktion. Schweiz. med. Wschr. 1923, 516.

[15] RABINOWITSCH: The vital capacity. Arch. int. Med. 31, 910 (1923).

[16] KOWITZ: Erg. inn. Med. 27 (1925) — Klin. Wschr. 1924, 2242.

[17] JESSEN, H.: Gaswechselergebnisse bei Erkrankungen der Schilddrüse. Münch. med. Wschr. 1925, 851.

[18] DE QUERVAIN u. PEDOTTI: Klinische Beobachtungen über den respiratorischen Grundumsatz. Mitt. Grenzgeb. Med. u. Chir. 39 (1926).

[19] HELMHOLTZ, H. F.: Exophthalmic goiter in childhood. J. amer. med. Assoc., Juli 1926, 157.

[20] Fernere neuere Literatur bei G. DEUSCH: Die Hyperthyreosen. Handb. d. inn. Sekretion, herausgeg. von M. HIRSCH, 3. Leipzig 1927.

[21] PRIBRAM u. PORGES: Über den Einfluß verschiedenartiger Diätformen auf den Grundumsatz bei Morbus Basedowii. Wien. klin. Wschr. 1908, 1584.

[22] LIEBESNY u. SCHWARZ: Beiträge zur Pathologie des respiratorischen Gaswechsels. Wien. klin. Wschr. 1922, 879.

[23] ABELIN, J.: Über die spezifisch dynamische Wirkung der Nahrungsstoffe. Klin. Wschr. 1922, 2188; ferner die Ausführungen dieses Autors in diesem Bande.

BASEDOWschen Krankheit so regelmäßig auf, daß ihr diagnostischer Wert zukommt[1,2,3,4,5].

EIGER[6] fand, daß das Plasma von Basedowkranken im LAEWEN-TRENDELENBURGschen Präparate bei unterschwelligen Adrenalingaben ähnlich wirkte wie dasjenige von Ratten, welche Schilddrüsenstoffe aufgenommen hatten, und sieht darin einen Beweis dafür, daß bei Basedow übermäßige Mengen von Schilddrüsensekret im Blute zirkulieren.

α) *Kropfherz.* Parallel mit dem Grundumsatz, ja proportional[7] dazu und vielleicht infolge davon[8] steigt die *Frequenz des Herzschlages* (Sinustachykardie) und anscheinend auch das Minutenvolumen des Herzens[9] in gleicher Weise wie bei übermäßiger Zufuhr von Schilddrüsensubstanz. Bei dieser gesteigerten Herzfrequenz hat die Schlagzahl die Neigung, unter geringen Einflüssen ungewöhnlich stark zu wechseln, um 50 und mehr Schläge in der Minute. Die Dauer der einzelnen Systole ist verkürzt[10,11,12,13].

In einem Teil der Fälle erscheinen im Elektrokardiogramm die T-Zacke und die P-Zacke erhöht bei kurzer Dauer der Systole. Auf Thyreoidektomie können diese Veränderungen verschwinden (Verlängerung des R.-T.-Intervalles, Niedrigerwerden oder sogar Inversion der T-Zacke[14]).

Es tritt ein Pulsus celer ein mit meist großen Ausschlägen, mit Klopfen der Arterien, oft mit Capillarpuls und großen Exkursionen der Herzkonturen im Schattenbild der Röntgenstrahlen. Unter dem Mikroskop erscheinen die Capillarschlingen lang und schlank, mit hellrotem Blute gut durchblutet, die Strömung rasch und oft jagend (REDISCH[15]).

Bei langer Dauer der Störung können auch schwerere Erscheinungen auftreten, namentlich in Form von Anomalien des Herzrhythmus, und zwar treten diese Störungen nicht nur, wie man früher glaubte, gelegentlich, sondern häufig auf. Namentlich Vorhofflimmern und Arythmia perpetua, anfallsweise und bei weiterem Fortschreiten des Leidens dauernd, sind dabei häufig auftretende Erscheinungen[8,13,16-27]. Es sei hier daran erinnert, daß sich

---

[1] STRAUSS, H.: Dtsch. med. Wschr. **1897**.   [2] FLESCH: Beitr. klin. Chir. **82** (1912).
[3] McCASKEY, G. W.: The basal metabolism and hyperglycaemic tests of hyperthyreodism. J. amer. med. Assoc. **73**, 243 (1919).
[4] LUEDERS: The use of laboratory methods in the diagnosis of early hyperthyroidism. Arch. int. Med. **24** (1919).
[5] MORRIS: Value of the alimentary test in the diagnosis of mild hyperthyroidism. J. amer. med. Assoc. **76**, 1566 (1921).
[6] EIGER: Experimentelle Studien über die Schilddrüse. Z. Biol. **67** (1917).
[7] SMITH, J. H.: Correlation of basal metabolic rate and basal pulse rate. Arch. int. Med. **41**, 663 (1928).
[8] WILSON, FRANK N.: The cardiac disturbances associated with diseases of the thyroid gland. J. amer. med. Assoc. **82**, 1754 (1924).
[9] LILJESTRAND, G. u. N. STENSTRÖM: Acta med. scand. (Stockh.) **43** (1925) — Autoreferat in Endocrinology **10**, 97 (1926).
[10] HOFFMANN: Verh. dtsch. Kongr. inn. Med. **26**, 618 (1909).
[11] HOFFMANN u. SELENIN: Pflügers Arch. **146**, 305.
[12] v. WYSS, W.: Dtsch. Arch. klin. Med. **101**, 1.
[13] FRANKE, W.: Das Elektrokardiogramm bei Schilddrüsenerkrankungen. Dtsch. Arch. klin. Med. **159** (1928); dort auch weitere Literatur.
[14] HAMBURGER, W. W., M. W. LEV, W. S. PRIEST u. H. C. HOWARD: The heart in thyroid disease. Arch. int. Med. **43**, 35 (1929).
[15] REDISCH: Neue Beobachtungen mit dem Capillarmikroskop. Klin. Wschr. **1924**, 2235.
[16] GOODPASTURE: Myocardial necrosis in hyperthyroidism. J. med. Assoc. **1921** (4. Juni) 1545 — auch J. of exper. Med. **34**, 407 (1921).
[17] LÖFFLER: Innere Sekretion und Nervensystem. Schweiz. Arch. Neur. **8**, 163 (1921).
[18] HAMILTON: Thyroidism complicated by hart failure. J. amer. med. Assoc. **80**, 1771 (1923).
[19] HAMILTON: Boston med. J. **1922**, 216 (Clinical notes on hearts in Hyperthyroidism); ref. Endocriniology **7**, 884 (1923).

(Fortsetzung S. 292.)   19*

durch Schilddrüsenstoffe sowohl beim Menschen als bei Versuchstieren Störungen der Herztätigkeit wie Vorhofflattern[27,1] und Störungen der Reizleitung[2] hervorrufen lassen.

Das Herz kann bei thyreotoxischen Störungen erweitert sein, nach links und nach rechts[3,4,5], ist es aber in der Regel nur in bescheidenem Maße. Der systolische Blutdruck kann, namentlich im ersten Beginn der Krankheit, erhöht sein, ist es aber nicht immer, ja er ist bei langer Dauer der Krankheit oft erniedrigt. Der „Pulsdruck", d. h. der Unterschied zwischen systolischem und diastolischem Blutdruck wird besonders groß gefunden[6], entsprechend der „schnellenden" Beschaffenheit des Pulses.

Unter den *Entstehungsursachen der Herzstörungen bei übermäßiger Sekretion der Schilddrüse* spielt ohne Zweifel die langdauernde Überanstrengung des Organes eine Rolle, muß es doch infolge des erhöhten Umsatzes schon in der Ruhe arbeiten wie dasjenige eines seine Muskulatur anstrengenden Menschen, ja die Frequenz steigt noch stärker als bei einer Muskelarbeit, welche die gleiche Steigerung des Umsatzes zur Folge hat[7]. Dazu wird schon bei mäßiger Muskeltätigkeit dem Herzen des Hyperthyreoten darüber hinaus wesentlich mehr Arbeit zugemutet, zumal das Organ die Mehrarbeit in besonders unwirtschaftlicher Weise leistet[8,9,10]. Der Arbeitsstoffverbrauch ist allerdings bei Basedowkranken nicht ausnahmslos höher als bei Gesunden[11], doch ist namentlich ein langdauernder und hochgradiger Mehrverbrauch nach Aufhören der Muskeltätigkeit festzustellen[12,13]. Im Gegensatz zum Herzen des Gesunden, körperlich Arbeitenden und des Sportsmannes erfährt die hohe Beanspruchung des Organes auch nachts keine völlige Unterbrechung, und so ist es verständlich, daß der Patient schließlich ein „Sportherz" bekommt. Wegelin legt besonderes Gewicht auf die Wirkung der vergrößerten Strömungs-

[20] Kerr, J. u. G. C. Hensel: Observations of the cardiovascular system in thyroid disease. Arch. int. Med. **31**, 398 (1923).

[21] Roth, O.: Wiener Arch. klin. Med. **9** (1925).

[22] Müller, Friedr.: Zur Therapie der Schilddrüse. Ther. Gegenw. **1925.**

[23] Oswald: Das Basedowherz. Schweiz. med. Wschr. **1925,** 80.

[24] Bickel, G. u. E. Frommel: Les troubles cardiaque chez les Basedowiens. Schweiz. med. Wschr. **1926,** 251.

[25] Baumgartner, E. A., C. H. Webb u. Schoonmaker: Auricular fibrillation in goiter. Arch. int. Med. **33**, 500 (1924).

[26] Parkinson, J. u. A. E. Clark-Kennedy: Heart failure with normal rhythm. J. of Med. **19,** 113 (1926).

[27] Wenkebach u. Winterberg: Die unregelmäßige Herztätigkeit. Leipzig 1927.

[1] Enderlen u. Bohnenkamp: Über die Denervierung von Herzen und ihre Folgen. Dtsch. Z. Chir. **200** (1927).

[2] Kunde, Marg.: Studies on Metabolism. VI. Experimental Hyperthyroidism. Amer. J. Physiol. **82,** 195 (1927).

[3] Löffler: Zitiert auf S. 291.

[4] Sudek: Über die Totalexstirpation der Schilddrüse. Bruns' Beitr. **133,** 533 (1925).

[5] Lauter, S.: Über den Kreislauf bei Basedow. Verh. 40. Kongr. inn. Med. **1928.**

[6] Harris: The pulse pressure in exopththalmic goitre. Brit. med. J. **1923** (14. April), 630.

[7] Means u. Minot, zitiert nach de Quervain u. Pedotti: Klinische Beobachtungen über den respiratorischen Grundumsatz. Mitt. Grenzgeb. Med. u. Chir. **39** (1926).

[8] Smith, J. H.: Basal metabolism. III. Influence of work with special reference to the thyroid gland. Arch. int. Med. **42,** 47 (1928).

[9] Boothby u. Sandiford: The total and the nitrogenous metabolism in exophthalmic goiter. J. amer. med. Assoc. **81,** 795 (1923).

[10] Asher, L.: Physiologie der Schilddrüse. Handb. d. inn. Sekretion von M. Hirsch **2.** Leipzig 1927.

[11] Herxheimer, H., R. Kost u. K. Lange: Der Arbeitsstoffverbrauch von Basedowkranken und Basedowoiden. Klin. Wschr. **1929,** Nr 5, 214.

[12] Kisch, Franz: Arbeitsstoffwechsel bei Basedow. Klin. Wschr. **1926,** Nr 16, 697.

[13] Lauter, S.: Über den Kreislauf bei Basedow. 40. Kongr. inn. Med. **1928.**

geschwindigkeit und der vermehrten Blutfüllung des Herzens[1,2]. Die chronische Überanstrengung ist wohl nicht die einzige Ursache der Schädigung des Herzens bei übermäßiger Funktion der Schilddrüse: Wahrscheinlich wirkt auch ein toxischer Einfluß mit. So scheint uns die rasche Verschlimmerung, die oft tödliche Verschlechterung der Herztätigkeit, welche sogar nicht selten auf technisch einwandfrei ausgeführte Strumektomien bei Basedow folgt, der Ausdruck einer toxischen Einwirkung auf das Herz zu sein. Die Veränderungen des Myokards, wie Verfettung[3,4,5,6] und myokarditische Schwielen[7,8], die sich zum Teil auch bei Tieren durch Schilddrüsenfütterung erzeugen lassen (GOODPASTURE[9], HASHIMOTO[10]), sprechen auch in diesem Sinne. Sie zeigen uns insbesondere auch, daß das unter dem Einfluß von erhöhten Mengen von Schilddrüsensekret stehende Herz sehr viel empfindlicher gegen sonstige schädigende Einflüsse ist, so daß z. B. Chloroform in sonst unschädlichen Gaben schwerere Störungen hervorrufen[11], namentlich den Herzmuskel schwer verändern kann oder eine zufällige, an und für sich leichte Infektionskrankheit zu tödlicher Nekrose des Herzmuskels Anlaß geben kann[9]. Wir erinnern daran, daß nach H. FREUND und W. KÖNIG[12,13] das Thyroxin in den Stoffwechsel des Herzmuskels, und zwar in die anoxybiontisch vor sich gehenden Prozesse eingreift.

ORTNER[14] und OSWALD[15,16] erklären demgegenüber die Herzstörung bei Basedow und anderen Zuständen mit erhöhter Tätigkeit der Schilddrüse durch den Einfluß des Schilddrüsensekretes auf das Herz-Nervensystem, dessen Erregbarkeit es steigert. Die Tachykardie beruht auf gesteigerter Erregbarkeit des Sympathicus (accelerans), während der schon erwähnte „Aktionstypus" der Herzkontraktion, ebenso die Neigung zu Arrhythmie in der Steigerung der Erregbarkeit des N. vagus ihren Grund hat. Auch die Ansprechbarkeit des Myokards wird durch das Schilddrüsensekret gesteigert, was die Neigung zu Extrasystolen und zu Flimmern des Vorhofs[17] und schließlich auch der Kammermuskulatur führt (vgl. dazu auch LÖFFLER[18]). Aus den Versuchen von ENDERLEN und BOHNENKAMP[19], die bei einem normalen Hunde durch Schilddrüsenfütterung Vorhofsflattern erzeugen konnten, nicht aber bei Tieren, deren Herzen entnervt worden

[1] WEGELIN: Sitzung des Med. Bezirksvereins Bern-Stadt vom 28. April 1927; ref. Schweiz. med. Wschr. **1927**.

[2] LAUTER, S.: Zitiert auf S. 292.

[3] FAHR, TH.: Histologische Befunde an Kropfherzen. Zbl. Path. **27**, 1 (1916).

[4] FAHR u. KUHLE: Zur Frage des Kropfherzens. Virchows Arch. **233** (1921).

[5] FAHR: Münch. med. Wschr. **1915**, Nr 42, 1436.

[6] PETTAVEL: Weiterer Beitrag zur pathologischen Anatomie des Morbus Basedowii. Mitt. Grenzgeb. Med. u. Chir. **27** (1914).

[7] MATTI, H.: Berl. klin. Wschr. **1914**, Nr 28 u. 29.

[8] Weitere Literatur bei WEGELIN: Schilddrüse, im Handb. d. path. Anat., herausgeg. von HENKE-LUBARSCH, **8**. Berlin 1926.

[9] GOODPASTURE: Myocardial necrosis in hyperthyroidism. J. amer. med. Assoc. **1921** (4. Juni), 1545 — auch J. of exper. Med. **34**, 407 (1921).

[10] HASHIMOTO: The heart in the experimental hyperthyroidism. Endocrinology **5**, 579 (1921).

[11] HERZFELD, ERNST: Z. exper. Med. **51**, 278 (1926).

[12] FREUND, H.: Die Abhängigkeit der Herzmittelwirkung von verschiedenen Stoffwechselbedingungen. 40. Kongr. inn. Med. **1928**.

[13] KÖNIG, W.: Herzarbeit ohne Sauerstoff. IV. Mitteilung: Die Bedeutung der Schilddrüse für die Herzmittelwirkung. Arch. f. exper. Path. **134** (1928).

[14] ORTNER: Die Zirkulationskrankheiten. Jkurse ärztl. Fortbildg **1910**, H. 2.

[15] OSWALD, A.: Das Basedowherz. Schweiz. med. Wschr. **1925**, 80.

[16] OSWALD, A.: Über die Wirkung der Schilddrüse auf den Blutkreislauf. Pflügers Arch. **164** (1916).

[17] BENJAMIN: Über thyreotoxisches Vorhofflimmern. Zbl. Herzkrkh. **16** (1924).

[18] LÖFFLER: Schweiz. Arch. Neur. **8** (1921).

[19] ENDERLEN u. BOHNENKAMP: Über die Denervierung von Herzen und ihre Folgen. Dtsch. Z. Chir. **200** (1927).

waren, scheint hervorzugehen, daß das Vorhofsflattern mit seinen Folgen auf dem Wege einer Beeinflussung des Nervensystems durch das Hormon zustande kommt. Nach Asher[1] ist der Angriffspunkt der wirksamen Schilddrüsenstoffe nicht oder nicht in erster Linie der Nerv oder seine Zentren selbst, sondern seine Endigungen im Erfolgsorgan, die „neuroplasmatische Zwischensubstanz".

Auch wenn man eine wesentliche Mitwirkung der veränderten Reizbarkeit der Herznerven an der Entstehung der Störung der Herztätigkeit bei übermäßiger Tätigkeit der Schilddrüse annimmt, so wird man doch anderseits den vorher erwähnten Faktoren, namentlich der übermäßigen Anstrengung, welcher der Herzmuskel beständig ausgesetzt ist, eine große Bedeutung jedenfalls nicht absprechen dürfen.

Da eine Trachealstenose, wie große Kröpfe sie gelegentlich durch mechanischen Druck verursachen, dem Herzen weitere Anstrengung aufbürdet, ist es möglich, daß auch dieser Faktor gelegentlich bei der Entstehung des „Kropfherzens" mitwirkt. Früher war viel die Rede von dem „mechanischen", auch Roseschen Kropfherzen, dessen Störung in erster Linie eine Folge der Kompression der Luftröhre sein sollte. Diese Auffassung, ja der Begriff des mechanischen Kropfherzens überhaupt, ist heute von den erfahrensten Untersuchern verlassen, nachdem schon Minnich[2] eingesehen hatte, daß die Verengerung der Luftröhre allein die Störung der Herztätigkeit bei Kropfigen nicht zu erklären vermag. So auch von Blauel, Müller und Schlayer[3], von Steiner[4] und von Bigler[5], welche an großem Material dartun konnten, daß die Störung des Herzens und der Grad der Trachealstenose einander in keiner Weise proportional sind. Auch Wilson[6], der bei den amerikanischen Kropfkranken etwas weniger Trachealstenosen, aber keineswegs weniger Herzstörungen sieht als die zentraleuropäischen Ärzte, lehnt diese Entstehungsart des Kropfherzens ab.

Wenn schon die Mitwirkung der Trachealstenose an der Entstehung des Kropfherzens keinesfalls mehr so hoch eingeschätzt werden darf, daß sich die Beibehaltung des Begriffes „mechanisches Kropfherz" deswegen rechtfertigte, so werden doch diejenigen Pathologen, welche mit uns fast überall eine Mehrheit von Bedingungen für die Entstehung der Krankheiten sehen, einer so starken Einwirkung auf die Zirkulation, wie sie eine hochgradige Verengerung der Luftröhre nun einmal ausübt, nicht für sämtliche Fälle von „Kropfherz" jede Bedeutung absprechen, wie es jetzt vielfach geschieht. Namentlich ist sicher, daß, wenn ein Kropf durch Zusammendrücken der Trachea zu exspiratorischer Ventilatmung führt, Lungenemphysem häufig als Folge entsteht, das seinerseits zu einer Hypertrophie des rechten Ventrikels führen kann (Wegelin[7]). Es muß, wie namentlich Ortner[8] klar auseinandergesetzt hat, die Trachealstenose durch verstärkte Saugwirkung bei der Inspiration zu stärkerer Füllung der großen Venen und damit zu Erweiterung des rechten Ventrikels führen. Die Er-

---

[1] Asher, L.: Physiologie der Schilddrüse. Handb. d. inn. Sekretion, herausgeg. von M. Hirsch, **2** (1926).

[2] Minnich: Das Kropfherz. Leipzig u. Wien 1904.

[3] Blauel, Müller u. Schlayer: Über das Verhalten des Herzens bei Struma. Bruns' Beitr. **62**, 119 (1909); dort ältere Literatur.

[4] Steiner, O.: Beziehungen zwischen Kropf und Herz. Mitt. Grenzgeb. Med. u. Chir. **35**, 39 (1922).

[5] Bigler, W.: Über die Herzstörungen bei endemischem Kropfe. Bruns' Beitr. **89** — Inaug.-Dissert. Basel 1914.

[6] Wilson, F. N.: The cardiac disturbances associated with diseases of the thyroid gland. J. amer. med. Assoc. **82**, 1754 (1924).

[7] Wegelin, C.: Schilddrüse. Handb. d. spez. path. Anat., herausgegeben von Henke-Lubarsch, **8**. Berlin 1926.

[8] Ortner: Die Zirkulationskrankheiten usw. Jkurse ärztl. Fortbildg **1910**, H. 2.

schwerung der Exspiration vermehrt andererseits den Widerstand im kleinen Kreislauf, so daß der rechte Ventrikel sich erweitern und mit der Zeit auch hypertrophieren muß. Wir wissen außerdem durch Untersuchungen von REICH und BLAUEL[1] und von BREITNER[2], daß die Atemnot andererseits wiederum auf das histologische Bild und die Funktion der Schilddrüse einwirken kann, daß also die Dyspnoe auf verschiedenen Wegen und Umwegen auf das Herz einwirken kann.

Wir möchten auch nicht, wie es zur Zeit manche Autoren tun, „Kropfherz" und „Basedowherz" einfach miteinander identifizieren, haben wir doch oben (vgl. S. 256 ff.) dargetan, daß auch mangelnde Tätigkeit der Schilddrüse zu Störungen des Herzens führen kann, und wenn MINNICH[3] in seiner sorgfältigen Studie einer verminderten Schilddrüsenfunktion für die Entstehung des Kropfherzens eine Hauptrolle zuschreibt, so trifft das für einen Teil der Fälle[4] — aber nur eine Minderheit — sicher zu. Ob die bedeutende Vergrößerung des Herzens, die FEER[5] bei kropfigen Säuglingen klinisch und die WEGELIN[6] in Form einer Erweiterung und Hypertrophie des rechten Ventrikels auch anatomisch festgestellt hat, auf einer Mehrfunktion oder Minderleistung oder gar einer Dysfunktion der Schilddrüse oder einer sonstigen Veränderung des kindlichen oder mütterlichen Organismus beruht, läßt sich zur Zeit wohl nicht beurteilen.

Ohne Zweifel ist aber die übermäßige Tätigkeit der Schilddrüse der wichtigste und häufigste Faktor in der Verursachung von Herzstörungen bei Krankheiten dieser Drüse. Es ist deshalb verständlich, daß manche Autoren in neuerer Zeit den Ausdruck „Kropfherz" nur im Sinne des KRAUSschen[7,8,9] Kropfherzens benutzen und betonen, daß alle Fälle von echten Kropfherzen Erhöhung der Sauerstoffzehrung und des Eiweißumsatzes aufweisen[10].

Wir müssen aber demgegenüber daran festhalten, daß die Einwirkung der Krankheiten der Schilddrüse auf das Herz mannigfaltiger sind, wenn auch die übrigen Arten der Einwirkung gegenüber dem Hyperthyreoidismus an Häufigkeit und Bedeutung stark zurücktreten — am wenigsten aber zurücktreten im Zentrum der Gebiete der Kropfendemie.

Es sei noch beigefügt, daß E. BIRCHER[11,12] die Meinung vertritt, daß die Kropfursache auch direkt, also ohne Umweg über die Schilddrüse das Herz zu schädigen vermag. Soweit wir sehen, läßt sich zur Zeit diese Annahme ebensowenig beweisen wie ihr Gegenteil.

Gleichzeitig mit der Pulsfrequenz und mehr oder weniger parallel damit ist bei der BASEDOWschen Krankheit auch die Frequenz der Atmung und das Minutenvolumen[13] gesteigert, bei verminderter Vitalkapazität[14].

---

[1] REICH u. BLAUEL: Über den Einfluß künstlicher Trachealstenosen auf die Schilddrüse. Bruns' Beitr. **82**, 475 (1913).

[2] BREITNER: Pathologische Physiologie der Struma. Referat an der Berner Kropfkonferenz 1927.

[3] MINNICH: Das Kropfherz. Berlin u. Wien 1904.

[4] Vgl. auch E. BIRCHER: Korresp.bl. Schweiz. Ärzte **1913**, 304.

[5] FEER: Kropf, Herz und Thymus beim Säugling. Schweiz. med. Wschr. **1923**, 717.

[6] WEGELIN, C.: Schilddrüse. Handb. d. path. Anat. **8**. Berlin 1926.

[7] KRAUS, F.: Über das Kropfherz. Wien. klin. Wschr. **1899**, Nr 15, 416.

[8] KRAUS, F.: Über Kropfherz. Dtsch. med. Wschr. **1906**, Nr 47, 1889.

[9] KRAUS, F.: Verh. Kongr. inn. Med. 1906.

[10] EPPINGER, H., W. FALTA u. C. RUDINGER: Z. klin. Med. **66**, 1 (1908).

[11] BIRCHER, E.: Erg. Path. **15**, 83 (1911).

[12] BIRCHER, E.: Weitere histologische Befunde bei durch Wasser erzeugten Kropfherzen. Z. klin. Chir. **112**.

[13] DE QUERVAIN u. PEDOTTI: Klinische Beobachtungen über den respiratorischen Grundumsatz. Mitt. Grenzgeb. Med. u. Chir. **39** (1926).

[14] RABINOWITSCH: The vital capacity etc. Arch. int. Med. **31**, 910 (1923).

Nach den vorangegangenen Ausführungen erübrigt es sich, im einzelnen darzutun, daß auch die meisten übrigen Symptome der Basedowschen Krankheit mit den Erscheinungen übereinstimmen, die durch Zufuhr von großen Mengen von Schilddrüsensubstanz hervorgerufen werden können. Man vergleiche die rechte Seite der folgenden Tabelle mit unserer Aufzählung auf S. 287.

Wir stellen im folgenden die Erscheinungen des Schilddrüsen*mangels* und die Symptome der Basedowschen Krankheit einander gegenüber:

Verminderung des Gaswechsels und der Wärmebildung.	Steigerung des Gaswechsels und der Wärmebildung.
Verminderung des Stickstoffumsatzes.	Vermehrung des N-Umsatzes.
Verminderung der „spezifisch-dynamischen"[1] Wirkung der Nahrung.	Steigerung der „spezifisch-dynamischen" Wirkung der Nahrung[1].
Verminderte Eßlust.	Gesteigerter Appetit.
Neigung zu Gewichtszunahme.	Neigung zu Gewichtsabnahme.
Steigerung der Zuckertoleranz[2].	Verminderung der Zuckertoleranz.
Neigung zu Untertemperaturen, verminderte Fähigkeit zu fiebern.	Neigung zu Steigerungen der Körpertemperatur.
Aufhören des Knochenwachstums.	Gesteigertes Längenwachstum[3].
Langes Offenbleiben der Epiphysenfugen.	Vorzeitige Verknöcherung der Knorpelfugen.
Verlangsamung der Herzfrequenz mit kleinem, trägem Puls.	Steigerung der Herzfrequenz mit großem Puls vom Typus „celer".
Kurze, geschlängelte Capillaren am Nagelfalz mit träger Zirkulation.	Gestreckte Capillaren am Nagelfalz mit raschem Blutumlauf.
Obstipation mit Schlaffheit der Darmwand.	Durchfälle.
Torpider Schwachsinn mit großer Beharrlichkeit, Verlangsamung der Apperzeption und des Gedankenganges.	Seelische Erregung, Ideenflucht, Rastlosigkeit, Unbeständigkeit.
Ruhiger, stumpfer, apathischer Gesichtsausdruck.	Erregter, ängstlicher, unruhiger, oft schreckhafter Gesichtsausdruck.
Schlafsucht.	Schlaflosigkeit oder unruhiger Schlaf.
Trägheit, Verlangsamung der Bewegungen.	Zittern, Bewegungsdrang.
Versiegen der Schweißsekretion und anderer Sekretionen.	Steigerung der Schweißsekretion und anderer Sekretionen.
Oligurie.	Häufig Polyurie.
Blässe der Haut.	Rötung der Haut.
Verdickung der Haut.	Zarte, dünne Haut.
Langsame Atmung.	Neigung zu Dyspnoe, oft oberflächliche Atmung bei verminderter Vitalkapazität und gesteigertem Minutenvolumen.
Neigung zu Menorrhagien.	Häufig Aussetzen der Menses.
Beschleunigung der Blutgerinnung[4].	Verzögerung der Blutgerinnung[4,5].

---

[1] Vgl. hierzu auch Jahn: Die spezifisch-dynamische Wirkung der Nahrung und die Gesetze des Gasstoffwechsels. Dtsch. Arch. klin. Med. 159, 335 (1928).

[2] Labbé, M., H. Labbé u. Nepveux: L'épreuve de l'hyperglycémie chez les Basedowiens. C. r. Soc. Biol. Paris 86, 1014 (1922).

[3] Holmgren: Über das Längenwachstum bei Hyperthyreosis. Med. Klin. 1910, Nr 27, 1047.

[4] Vgl. auch Fonio: Berner Kropfkonferenz 1927.

[5] Falta: Die Erkrankungen der Blutdrüsen. Berlin 1913.

Erhöhte Valenz der Gerinnung.	Erniedrigte Gerinnungsvalenz.
Gesteigerte Viscosität und gesteigerter Eiweißgehalt des Serums.	Verminderte Viscosität und verminderter Eiweißgehalt des Serums[1].
Neigung zu Anämie mit leicht erhöhtem Färbeindex (NAEGELI[2]).	Neigung zu Vermehrung der roten Blutkörperchen oder mindestens zu „hochnormalen" Werten mit reichlich Hämoglobin[3].
Verminderter Jodgehalt des Blutes.	Steigerung der Jodkonzentration im Blut.
Enge Lidspalten.	Vortreten der Bulbi.
Verminderung der Symptome durch Aufnahme von Schilddrüsenstoffen.	Verstärkung der Symptome durch Aufnahme von Schilddrüsenstoffen[4].
Herabsetzung der Tätigkeit der Leber.	Steigerung der Leberfunktionen.
Reaktion auf das Nervensystem erregende Gifte verlangsamt und abgeschwächt[5].	Reaktion auf nervenerregende Gifte beschleunigt und gesteigert[5,6].
Verzögerte Resorption.	Beschleunigte Resorption.

Gewisse andere Erscheinungen sind der BASEDOWschen Krankheit und dem Hypothyreoidismus gemeinsam, so die Neigung zur Zunahme der Lymphocyten, die übrigens (nach JASTRAM[7] u. a.) bei Basedowkranken nach operativer Reduktion der Schilddrüse zurückgehen kann. Beiden Extremen der Tätigkeit der Schilddrüse ist ferner die Neigung zu Gelenkerkrankungen[8] gemeinsam, ferner die Ermüdbarkeit und Schwäche der Muskeln[9,10] und die Neigung zu genitalem Infantilismus.

SAHLI[11] hat mit Recht darauf aufmerksam gemacht, daß in der Möglichkeit, Symptome von entgegengesetzter Beschaffenheit einander gegenüberzustellen, noch kein Beweis dafür liege, daß die Krankheiten auf entgegengesetzten Störungen des gleichen Organes beruhen. Auch wir sehen in der soeben ausgeführten Gegenüberstellung an und für sich keinen eigentlichen Beweis für das Wesen des Basedows, wenn schon die bei fortschreitender Forschung immer wachsende Zahl voneinander entgegengesetzten Symptomen für uns doch ein wertvolles Argument zugunsten der Annahme einer Steigerung der Funktion der Schilddrüse in der BASEDOWschen Krankheit ist. Noch größeren Wert legen wir neben weiteren schon angeführten Argumenten auf die weitgehende Übereinstimmung der Erscheinungen des Basedow mit denjenigen, welche auf künstliche Überfütterung mit wirksamen Schilddrüsensubstanzen bei den darauf ansprechenden Individuen auftreten.

---

[1] Vgl. auch NEUSCHLOSS: Verh. dtsch. Ges. inn. Med. **1922**.

[2] NAEGELI, O.: Blutkrankheiten und Blutdiagnostik, 4. Aufl., S. 910. Berlin 1923.

[3] Vgl. auch HOLLER: Wien. klin. Wschr. **1923**.

[4] LUCIEN, M., J. PARISOT u. G. RICHARD: Traité d'endocrinologie. La Thyroide. Paris 1925.

[5] ORATOR: Neue Gesichtspunkte in der Beurteilung der pharmako-dynamischen Funktionsprüfung. Mitt. Grenzgeb. Med. u. Chir. **36** (1923).

[6] Vgl. W. E. KAY: A study of one hundred cases diagnosed as hyperthyroidism. J. amer. med. Assoc. **79**, 2149 (1922).

[7] JASTRAM, A.: Über das Blutbild bei Strumen und seine operative Beeinflussung. Mitt. Grenzgeb. Med. u. Chir. **29** (1917).

[8] Vgl. auch DEUSCH: Polyarthritis chronica deformans und Basedowsche Krankheit. Klin. Wschr. **1922**, 2226.

[9] Vgl. z. B. LAHEY: Quadriceps test for myasthenia of thyroidism. J. amer. med. Assoc. **87**, 754 (1926).

[10] DUDGEON, L. S. u. A. L. URQUART: Lymphorrhages in the muscles in exophthalmic goiter. Brain **49**.

[11] SAHLI: Korresp.bl. Schweiz. Ärzte **1913**, 269.

Wir halten also für erwiesen, daß eine abnorme, und zwar in erster Linie zu lebhafte Tätigkeit der Schilddrüse die meisten Erscheinungen der Basedowschen Krankheit erklärt. Wegelin[1] betont auch neuerdings, daß die Schilddrüse das einzige Organ und namentlich auch die einzige endokrine Drüse ist, in welcher der Anatom bei der Basedowschen Krankheit *regelmäßig* Veränderungen findet. Daß in manchen Fällen andere Drüsen mit innerer Sekretion beteiligt zu sein scheinen, haben wir schon oben (S. 288 u. 289) angedeutet. Man vergleiche zu dieser Frage vor allem den Abschnitt über die Wechselbeziehung der Drüsen mit innerer Sekretion in diesem Bande. Die Basedowsche Krankheit aber als *reine* Schilddrüsenerkrankung aufzufassen, scheint uns nicht möglich zu sein, was hier nicht auszuführen ist.

Dagegen muß hier die Frage berührt werden, ob außer der Steigerung der qualitativ normalen Sekretion[2] der Schilddrüse auch eine Veränderung der Qualität der Schilddrüsentätigkeit bei der Entstehung der Basedowschen Krankheit im Spiele ist, ob wir mit Mc. Carrison[3] und einer großen Zahl neuerer Autoren[4-9] einen Dysthyreoidismus annehmen müssen und wir mit Möbius[10], dem Vater der thyreogenen Theorie des Morbus Basedow, anzunehmen haben, daß nicht nur zuviel, sondern auch ein schlechter Schilddrüsensaft geliefert wird.

Ein Dysthyreoidismus kann auf verschiedene Arten gedacht werden: Falls man eine Mehrheit von normalen Schilddrüsensekreten annimmt, wie es z. B. McCarrison[3] tut, könnte der Dysthyreoidismus darin bestehen, daß die verschiedenen Sekrete zwar in an und für sich normaler Beschaffenheit, aber in abnormem Mengenverhältnis ausgeschieden werden[11]. Diese Vorstellung findet eine Stütze in den Untersuchungen von Williamson und Pearse, welche auf histologischem Wege neben dem Kolloid eine zweite Art Sekretion nachwiesen, die „eigentliche" Sekretion der Schilddrüse, die ein jodfreies, also auch thyroxinfreies Produkt in die Lymphbahnen wirft, in besonders großer Menge bei Basedow[12,13,14]. Oder aber es kann an die Ausscheidung eines normalerweise nicht in die Zirkulation gelangenden Sekretes mit Giftwirkung, z. B. eines unreifen oder zu weit abgebauten oder sonstwie veränderten Sekretes, gedacht werden oder aber auch daran, daß ein normales, wenn auch reichliches Sekret im Organismus außerhalb der Schilddrüse abnorme Umwandlungen erfährt, die es zu toxischen Wirkungen befähigen.

Bevor zwischen diesen oder noch weiteren Möglichkeiten entschieden wird, müßte feststehen, ob überhaupt die Annahme eines Dysthyreoidismus, einer mehr als nur quantitativen Abweichung, zu Recht besteht.

[1] Wegelin: Schilddrüse. Handb. d. path. Anat. 8. Berlin 1926.
[2] Falta: Die Erkrankungen der Blutdrüsen. Berlin 1913.
[3] McCarrison: The Thyroid Gland in health and disease. London 1918.
[4] Z. B.: O. Schmidt: Über den Morbus Basedow. Mitt. Grenzgeb. Med. u. Chir. 33, 512 (1921).
[5] Bircher, M. E.: Der exophthalmische Kropf und das hyperthyreotoxische Adenom als zwei selbständige Krankheiten. Schweiz. med. Wschr. 1922, 347.
[6] Helmholz, H. F.: Exophthalmic goiter in childhood. J. amer. med. Assoc. 87, 157 (1926).
[7] Haines, S. F.: Exophthalmic Goiter and Myxedema. Endocrinology 12, 55 (1928).
[8] Gley, E.: Die Lehre von der inneren Sekretion. Bern u. Leipzig 1920 — J. Physiol. et Path. gén. 13 (1911).
[9] Lucien, M., J. Parisot u. G. Richard: Traité d'endocrinologie. La thyroide. Paris 1925.
[10] Moebius, J. P.: Die Basedowsche Krankheit. Nothnagels Handb. d. spez. Path. 22. Wien 1896.
[11] Vgl. dazu die Ausführungen von Groebly: Mitt. Grenzgeb. Med. u. Chir. 30 (1918).
[12] Williamson, G. S. u. J. H. Pearse: The Structure of the Thyroid Organ in Man. J. of Path. 26, 459 (1923).
[13] Williamson u. Pearse: Bericht über die internat. Kropfkonferenz in Bern 1927.
[14] Williamson, Pearse u. McCarrison: Lymphadenoid Goitre its Clinical Significance with a note on its etiology in rat. Brit. med. J. 1929, 4.

Einige Beobachtungen können, müssen aber nicht als Beleg für die Annahme eines Dysthyreoidismus bei Basedow aufgefaßt werden. So führt SUDECK[1] einen Fall von schwerem Basedow an, dessen Ödeme durch Thyreoidinzufuhr beseitigt werden konnten, während HAINES[2] von einem Fall von gleichzeitigem Vorhandensein von Exophthalmus und vermindertem Grundumsatz berichtet. Unseres Erachtens brauchen derartige Beobachtungen nicht als Beleg für das Bestehen eines Dysthyreoidismus gedeutet zu werden, denn bei älteren Basedowfällen sind Zeichen, die für eine Erschöpfung der Schilddrüsentätigkeit sprechen, nicht selten, und die Ödeme in Fällen wie dem SUDECKschen könnten auf Hypothyreoidismus beruhen, ist doch ein Übergang von Basedow in typisches Myxödem mehrfach beobachtet worden[3]. LUBARSCH[4] erblickt in der Anwesenheit von Schleim anstatt Kolloid in den Follikeln bei Basedow einen Beleg für eine abweichende sekretorische Funktion und FRIEDRICH MÜLLER[5] betont, daß Extrakte aus Basedowschilddrüsen auf das überlebende Tierherz stärker wirken als das Extrakt aus normalen Schilddrüsen.

KLOSE, LIESEGANG und LAMPÉ[6] geben, wie schon erwähnt, an, nur durch Einspritzung von Drüsenbrei von BASEDOWschen Schilddrüsen bei Hunden Basedow haben erzielen zu können, wogegen andere Kröpfe und Schilddrüsen diese Wirkung nicht hatten. Abgesehen von den Bedenken, die wir gegen die Identifikation dieses „experimentellen Basedow" mit der BASEDOWschen Krankheit des Menschen hegen, muß darauf hingewiesen werden, daß BARUCH[7], wie erwähnt, bei Hunden durch Zufuhr von nicht BASEDOWscher Kropfsubstanz anscheinend gleiche Erscheinungen hervorrufen konnte, und daß andere Autoren auf andere Eingriffe, z. B. Injektion von Thymusextrakten (E. BIRCHER) ähnliche, wenn nicht gleiche Erscheinungen beobachteten.

Zugunsten der Annahme einer Dysfunktion der Schilddrüse bei Basedow führen erfahrene Chirurgen (PLUMMER, WILSON, BOOTHBY, DE QUERVAIN[8]) auch die Erfahrung an, daß Patienten mit „genuinem Basedow" nach operativer Reduktion der Schilddrüse von den meisten Zeichen der Krankheit gewöhnlich befreit werden, aber doch in der Regel nicht völlig gesund sind, indem namentlich viele Zeichen eines abnorm erregbaren Nervensystemes übrigbleiben, selbst wenn die Funktion der Schilddrüse nach dem Grundumsatz und anderen Zeichen zu schließen, unter das normale Maß herabgesetzt ist. Dies im Gegensatz zum toxischen Adenom resp. zur Struma basedowificata (vgl. das folgende Kapitel) resp. dem Jodbasedow, wo die Beseitigung des toxischen Knotens alle Krankheitszeichen zum Schwinden bringt. Die beim echten Basedow übrigbleibenden Krankheitszeichen wären die Folge einer qualitativen Abweichung der Funktion der übriggebliebenen Teile der diffus veränderten Schilddrüse, wogegen beim toxischen Adenom die Entfernung des fehlbaren Knotens eine normal arbeitende Schilddrüse zurückläßt. Natürlich kann auch die Überlegung, daß bei Basedow nicht *nur* die Schilddrüse krank ist, die Unvollständigkeit der operativen Heilung erklären, ohne daß deshalb eine qualitative Abartung der Schilddrüsenfunktion in dieser Krankheit angenommen werden müßte.

---

[1] SUDECK: Die Jodbehandlung der Schilddrüsenerkrankungen. Klin. Wschr. **1923**, 1122.

[2] HAINES, S. F.: Exophthalmic Goiter and Myxedema. Endocrinology **12**, 55 (1928).

[3] Beispiele auch bei MCCARRISON: The Thyroid gland on health and disease. London 1918.

[4] LUBARSCH: Berner Kropfkonferenz 1927.

[5] MÜLLER, FRIEDR.: Berner Kropfkonferenz 1927.

[6] KLOSE, LIESEGANG u. LAMPÉ: Die Basedowsche Krankheit. Bruns' Beitr. **77** (1912).

[7] BARUCH: Zbl. Chir. **1911, 1912**.

[8] DE QUERVAIN, F.: Rückblicke und Ausblicke in der Schilddrüsenpathologie. Mitt. Grenzgeb. Med. u. Chir. **39** (1926).

Auch die oft günstige Wirkung des Jods bei Basedow[1-6] (gegenüber der nach einigen Autoren stets ungünstigen beim toxischen Adenom[7]) wäre erklärlich, wenn die Schilddrüse bei genuinem Basedow in qualitativ fehlerhafter, eben durch Jod korrigierbarer Weise arbeiten würde, wogegen das toxische Adenom mit seiner reinen Steigerung der Tätigkeit der qualitativ normal arbeitenden Schilddrüse durch die weitere Anregung, die die Schilddrüsentätigkeit durch Jod oft erfährt, durch dieses Element nur zu einer weiteren Steigerung der ohnehin übermäßigen Tätigkeit gebracht werden kann.

Es liegt auf der Hand, daß, abgesehen von den häufigen Übergangsformen von Basedow und toxischem Adenom, auf welche namentlich DE QUERVAIN[8,9] aufmerksam macht, kein zwingender Beweis für die Dysfunktion der Schilddrüse bei der BASEDOWschen Krankheit in diesen Beobachtungen liegt[10].

Gegen die Annahme eines qualitativ veränderten giftigeren Sekrets der Schilddrüse kann man auch die Erfahrungen der KOCHERschen Klinik anführen, nach denen es gelingt, durch perorale Verabreichung oder Implantation von Basedowschilddrüse Myxödemfälle zu heilen, genau wie mit normalen Schilddrüsensubstanzen (vgl. auch MARINE[11] und KOWITZ[12]).

Sicher scheint uns, daß der größte Teil der Erscheinungen der BASEDOWschen Krankheit durch übermäßige Wirkung von Schilddrüsensekret von normaler Beschaffenheit erklärt werden kann. Ob eine qualitative Veränderung des Sekrets gelegentlich oder regelmäßig im Spiele ist, wissen wir nicht und haben für eine solche Annahme nicht mehr als ganz vieldeutige Anhaltspunkte. DE QUERVAIN charakterisiert den derzeitigen Stand der Frage am besten, wenn er sagt: „Jedenfalls aber berechtigen uns klinische Beobachtungen und Tierexperiment zur Annahme, daß diese Dyskomponente der Hyperkomponente — gegenüber — in den Hintergrund tritt[8]."

C. Zur pathologischen Physiologie des Kropfes.

1. Die Entstehungsbedingungen des Kropfes.

In neuerer Zeit sehen manche Forscher in der *Entstehung* des Kropfes insofern ein physiologisches Problem, als sie die Vergrößerung des Organes,

---

[1] NEISSER, E.: Über die Jodbehandlung der Thyreotoxikose. Berl. klin. Wschr. **1920**, 461.

[2] LIEBESNY: Über den Einfluß des Jods auf den Stoffwechsel. Wien. klin. Wschr. **1924**, 494, 521.

[3] READ, J. MARION: The use of iodin in exophthalmic goiter. Endocrinology 8 (1924).

[4] BOOTHBY: The use of iodin in exophthalmic goiter. Endocrinology 8 (1924).

[5] MERKE, F.: Über die histologischen Veränderungen und die Jodspeicherung in Basedow-Schilddrüsen nach großen Jodgaben. Bruns' Beitr. **140**, 375.

[6] HELMHOLZ: Exophthalmic goiter in childhood. J. amer. med. Assoc. **87** (1926).

[7] HERTZLER, A. E.: The development and the nature of the so-called toxic adenomas. Endocrinology **10**, 175 (1926). — Sehr zahlreiche Berichte über günstige Erfolge von Jod bei Basedow in vielen Ländern sind im gleichen Bande (Endocrinology **10**) referiert. — Einige weitere Literaturangaben werden wir im nächsten Kapitel anführen.

[8] DE QUERVAIN: Rückblicke und Ausblicke in der Schilddrüsenpathologie. Mitt. Grenzgeb. Med. u. Chir. **39** (1926).

[9] DE QUERVAIN, F.: Einige Fragen der Schilddrüsenphysiologie vom Standpunkte der Schilddrüsenpathologie aus beurteilt. Erg. Physiol. **24** (1925).

[10] Weitere Angaben über den Einfluß des Jodes auf Krankheiten der Schilddrüse finden sich im folgenden Abschnitt S. 314.

[11] MARINE, D.: The anatomic and physiologic effects of iodin on the thyroid gland of exophthalmic goiter. J. amer. med. Assoc. Juni 1912.

[12] KOWITZ, H. L.: Die Funktion der Schilddrüse und die Methoden ihrer Prüfung. Erg. inn. Med. **27** (1925).

mindestens den Anfang derselben, als eine Art von kompensatorischer oder
Arbeitshypertrophie auffassen.

a) *Beruht der Kropf auf Arbeitshypertrophie?* Als Beleg dafür dient nicht
nur die Vergrößerung des Organes, sondern auch der histologische Bau, in welchem
Zeichen von Hyperaktivität der Drüse erblickt werden.

Welche Schilddrüsengröße als „normal" zu bezeichnen ist, läßt sich nicht
leicht angeben, weil das Organ auch außerhalb der eigentlichen Endemiegebiete
je nach den Umwelteinflüssen an Größe sehr verschieden ist. EGGENBERGER[1]
nimmt als mittleres Gewicht der normalen Schilddrüse, ohne Berücksichtigung
von Alter und Geschlecht, 17 g an und spricht Drüsen über 20 g als hypertrophisch
an. Er stützt sich dabei auf Zahlen, die in kropffreien Orten und Ländern,
namentlich in Florenz und in Japan festgestellt worden sind. FAZZARI[2] gibt das
Durchschnittsgewicht für die Bevölkerung von Palermo mit 20,38 g an, 16,58 g
bei Männern, 25,19 g bei den Frauen. In sog. kropffreien Gegenden Mitteleuropas
und der Vereinigten Staaten von Nordamerika[3] wurden durchschnittlich Gewichte
von 20—30 g und höher festgestellt. Wir verzichten darauf, die Wägungen der
verschiedenen zahlreichen Beobachter zusammenzustellen. Solche Zusammenstellungen und Angaben finden sich bei WEGELIN[4], bei EGGENBERGER[1], WEHE-
FRITZ[5] und vielen anderen; einige weitere Zahlen von Schilddrüsengewichten
werden wir weiter unten anführen.

Es liegt uns nur daran, zu zeigen, daß zwischen dem sicher normalen Gewicht der Drüse von 15—20 g in vom Kropf verschonten Gegenden und den
ansehnlicheren Durchschnittsgewichten der Schilddrüse von 50 bis gegen 100 g,
wie sie nach Ausschluß der „eigentlichen" Kröpfe in der kropfverseuchten
Schweiz festgestellt werden können, alle Übergänge zu finden sind, und daß es
Sache der Willkür ist, wo in diesem Intervall man die Grenze zwischen normaler
Größe und pathologischer Vergrößerung ziehen, von welcher Größe an man
von Hyperplasie sprechen will. — Die ersten Grade der Schilddrüsenhyperplasie
müssen unseres Erachtens als Folge eines physiologischen Vorgangs aufgefaßt
werden.

Als histologische Zeichen einer lebhaften Tätigkeit der Schilddrüse gilt in
erster Linie: Höhe des die Follikel auskleidenden Epithels, Neigung desselben
zu Mehrschichtigkeit und Wucherung in Form von Leisten und Papillen, ferner
dünnflüssige, nur schwach färbbare Beschaffenheit des Kolloides[3,6,7]. Die
Menge des in der Schilddrüse aufgespeicherten Kolloides kann dagegen nicht
ohne weiteres als Maß für die Tätigkeit der Drüse aufgefaßt werden, denn wie
DE QUERVAIN[8] treffend bemerkt, kann man aus dem Kassenstand nicht auf den
Umsatz eines kaufmännischen Unternehmens schließen. Das dünnflüssige
Kolloid der in starker Tätigkeit befindlichen Drüse tritt im Gegenteil im histo-
logischen Bilde oft sehr zurück.

---

[1] EGGENBERGER: Kropf und Kretinismus. Handb. d. inn. Sekretion, herausgeg. von
M. HIRSCH, **3**. Berlin 1927.

[2] FAZZARI: Accad. Sci. med., Palermo; ref. J. amer. med. Assoc. **89**, 306 (1927).

[3] MARINE: Certain features of the morphologic pathology of endemic goiter. Berner
Kropfkonferenz 1927.

[4] WEGELIN, C.: Schilddrüse. Handb. d. path. Anat., herausgeg. von HENKE-
LUBARSCH, **8**. Berlin 1926.

[5] WEHEFRITZ: Systematische Gewichtsuntersuchungen an Ovarien mit Berücksichtigung anderer Drüsen mit innerer Sekretion usw. Z. Konstit.forschg **9**, 161 (1923).

[6] Vgl. dazu auch B. BREITNER: Studien zur Schilddrüsenfrage. Mitt. Grenzgeb. Med.
u. Chir. **36**, 265 (1923).

[7] Ferner McCARRISON: The Thyroid Gland in health and disease. London 1918.

[8] DE QUERVAIN, F.: Le Goître. Genf 1923.

Falls Williamsons[1] Auffassung zutrifft, daß die Schilddrüse auf zwei verschiedene Weisen sezerniert, in Form der „Hauptsekretion" direkt in die abführenden Lymphbahnen, als „Kolloidsekretion" dagegen zur Anlegung eines Vorrates vorwiegend in Zeiten der Ruhe, dann ist es ohne weiteres verständlich, daß bei lebhafter Tätigkeit der Drüse häufig ein besonders geringer Kolloidbestand in den Follikeln angetroffen wird. Als weitere histologische Zeichen vermehrter funktioneller Aktivität gelten die Erweiterung der Lymphräume und der Capillaren.

Daß im Gebiete der Kropfendemie die Schilddrüse in der frühen Kindheit Zeichen einer erheblichen Epithelvermehrung aufweist, einer Wucherung, die die Wachstumsvorgänge in kropffreien Gegenden bei weitem übertrifft, wird überall beobachtet. Ja, dieser Unterschied besteht schon in der zweiten Hälfte des fetalen Daseins[2]. Die Follikel sind wesentlich kleiner als die der gleichaltrigen Drüsen aus endemiefreien Gebieten. Infolgedessen ist mehr Epithel und weniger Lumen in der Drüse vorhanden[3]. Außerdem machen sich auch früh Epithelwucherungen geltend in Form von Adenomen[4].

Wenn die Annahme einer Arbeitshypertrophie als Ausgangspunkt der Kropfbildung sich auf histologische Kriterien will stützen können, so müssen wir erwarten, daß die ersten Stadien der Kropfbildung Ähnlichkeit haben mit dem Gewebe der sicher mit Arbeit überlasteten Drüse. Mit funktioneller Überlastung werden wir am ehesten zu rechnen haben in dem im Organismus übrigbleibenden Rest einer zum größeren Teile exstirpierten Schilddrüse. Verschiedene Autoren[5,6,7,8,9] haben den histologischen Bau der im Versuchstier zurückgelassenen Schilddrüsenteile nach mehr oder weniger umfangreichen Exstirpationen untersucht und dabei Zunahme der Größe des zurückbleibenden Teiles und Zunahme der Zahl der Follikel gefunden, wie sie ja auch dem beginnenden Kropfe eigen ist.

Neuerdings wird mehrfach bestritten, daß die Schilddrüse nach teilweiser Exstirpation überhaupt eine kompensatorische Hypertrophie zeigt. Die Frage dürfte mindestens für junge Tiere und in Abwesenheit von Jod nicht nur durch die schon angeführten älteren Untersuchungen, sondern auch durch die Befunde von Wegelin[10] endgültig in positivem Sinne entschieden sein. Marine und Lenhart[7] kommen auf Grund ausgedehnter histologischer und experimenteller Erfahrungen sogar zu dem Schlusse, daß kein Unterschied besteht zwischen der Regeneration nach Entfernung oder Zerstörung der Schilddrüse und der aktiven Hyperplasie beim Kropfe[11].

---

[1] Williamson: Berner Kropfkonferenz 1927, Bericht S. 265 — auch Williamson u. Pearse: J. of Path. **26** (1923); **28** (1925); **29** (1926).

[2] Pulaski, A.: Vergleichende histologische Untersuchungen an fetalen Schilddrüsen aus Hamburg und Bern. Frankf. Z. Path. **38**, 29 (1929).

[3] Isenschmid, R.: Zur Kenntnis der menschlichen Schilddrüse im Kindesalter usw. Frankf. Z. Path. **5** (1910) — auch Inaug.-Dissert. Bern 1910.

[4] Klöppel: Vergleichende Untersuchungen über Gebirgs- und Tieflandschilddrüsen. Inaug.-Dissert. Freiburg 1911.

[5] McCarrison: Zitiert auf S. 301.

[6] Halsted, W. S.: An experimental study of the thyroid gland of dogs etc. Hopkins Hosp. Reports **1**, 373 (1896).

[7] Marine, D. u. C. H. Lenhart: The pathological anatomy of the human thyroid gland. Arch. int. Med. **7** (1911).

[8] Crawford, J. H. u. J. N. J. Hartley: The histological changes in the thyroid gland of the rabbit following lobectomy. J. of exper. Med. **42**, 193 (1925).

[9] Else, J. E., H. M. Grow u. Ch. W. Lemery: Regeneration of the thyroid. Endocrinology **10**, 165 (1926); dort Literatur.

[10] Wegelin: Zitiert auf S. 301.

[11] "The histological and cytological changes in the regeneration which follows partial removal are indistinguishible from the changes seen in the spontaneously developing or experimental produced goitres." (Marine: Berner Kropfkonferenz 1927).

Es sind uns hingegen keine Untersuchungen bekannt, in welchen die für die beginnende Entwicklung des Kropfes bei Kindern so charakteristische Vergrößerung der Epithelzellkerne bei den Versuchstieren festgestellt worden wäre.

Die Hypertrophie geht bei den Versuchstieren mit einem Höherwerden des Epithels einher, mit Faltungen desselben, mit Bildung von leistenförmigen Knospen (HALSTED[1]), Vorgängen, wie sie auch bei der Entwicklung der kropfigen Hypertrophie im Endemiegebiet, wenn auch oft in weit geringerer Ausprägung, in Erscheinung treten. Die jungen Follikel der Versuchstiere sind anfänglich kolloidarm, wie auch die beginnenden Kröpfe. Immerhin enthalten diese oft noch meist geringe Reste von altem eingedicktem Kolloid. Diese Unterschiede könnten auf der ganz verschiedenen Dauer der durch Versuche erzielten Hypertrophie und des kindlichen Kropfes beruhen, handelt es sich bei der experimentellen Erzeugung der Hypertrophie durch Reduktion der Schilddrüse doch um mehrere Tage bis Monate, bei der endemischen Schädigung in der Regel um Jahre. Vielleicht beruht aber der Unterschied in der Beschaffenheit des Epithels zum Teil darauf, daß auch im Beginne der Kropfbildung außer der Arbeitshypertrophie ein anderer ursächlicher Faktor zum Ausdrucke kommt.

Wir haben Grund, die in stark befallenen Kropfgebieten so häufige — in Bern über 80% der Neugeborenen — parenchymatöse Struma der Neugeborenen in erster Linie als kompensatorische Hypertrophie aufzufassen. Tritt sie doch auf bei Kindern von Müttern, deren Schilddrüse in einer Weise kropfig entartet ist, die in der Regel mit einer Verminderung der Funktion verbunden ist, wogegen, wenn die Mutter durch Joddarreichung[2] instand gesetzt ist, wirksames Schilddrüsensekret in die Zirkulation, also auch in den placentaren Kreislauf zu werfen, ebenso, wenn der Kropf der Mutter von einer physiologisch aktiven Form ist (CARLSON[3]), Kinder mit normalgroßen Schilddrüsen zur Welt kommen.

Auch Tierversuche sprechen in diesem Sinne, so namentlich die Beobachtungen von HALSTED[1], MARINE und LENHART[4], EDMUNDS und von MACCARRISON[5], daß Hündinnen, deren Schilddrüsen teilweise oder gänzlich herausgenommen worden waren, kropfige Junge zur Welt brachten. Die Tatsache, daß durch Darreichung von Schilddrüsenpräparaten an kropfige Mütter während der Schwangerschaft der Kropf der Kinder verhütet wird, spricht im gleichen Sinne, ebenso das Auftreten von Zeichen der BASEDOWschen Krankheit bei einem Säugling, dessen Mutter eine Thyreoidinkur machte[6].

Wir werden mit WEGELIN[2] anzunehmen haben, daß der Fetus bis zur Geburt unter dem Einfluß der mütterlichen Schilddrüse steht. Immerhin dürfen wir uns nicht verhehlen, daß, solange wir das Schilddrüsensekret im Blute nicht sicher nachweisen können, auch der Übergang dieses Stoffes aus dem Blute in den fetalen Kreislauf hypothetisch ist. Wir werden auf die Entstehungsbedingungen des angeborenen Kropfes weiter unten (vgl. S. 312) zurückkommen.

---

[1] HALSTED: Zitiert auf S. 302.

[2] WEGELIN, C.: Die Wirkung des Jods auf die fetale Schilddrüse. Med. Bezirksverein Bern, 4. Febr. 1926; ref. Klin. Wschr. **1926.**

[3] CARLSON: The correlation between the physiological state of the mother and of the fetus. Proc. Soc. exper. Biol. a. Med. **10** (1913).

[4] MARINE u. LENHART: Effects of administration of iodin containing compounds etc. Arch. int. Med. **4**, 253 (1909).

[5] McCARRISON: Referat an der Berner Kropfkonferenz 1927.

[6] LUCIEN, M., J. PARISOT u. G. RICHARD: Traité d'Endocrinologie. La Thyroide, S. 227. Paris 1925.

Eine kompensatorische Hypertrophie könnte dadurch nötig werden, daß die unbekannte Kropfnoxe die funktionierenden Elemente schädigt, so daß sie an Leistungsfähigkeit einbüßen. So nahm Wegelin[1] (1912) an, daß das Kropftoxin[2] eine primäre Schädigung des Epithels der Schilddrüse verursacht und dadurch eine epitheliale Hyperplasie der Schilddrüse von sehr wahrscheinlich regenerativem Charakter auslöst. Abgesehen von der Tatsache, daß schon angeborene Kröpfe vorkommen, sieht dieser Forscher in Befunden an Schilddrüsen von Feten und von Neugeborenen, welche in Kropfgegenden häufig Desquamation und degenerative Kernveränderungen der Epithelzellen aufweisen[3], ferner in der Tatsache, daß auch im frühesten Kindesalter das Epithel im Kropfendemiegebiet viel öfter Anzeichen von Schädigungen zeigt, ebenfalls in Gestalt der Desquamation und von Kernveränderungen als in endemiefreien Gebieten, einen Beleg für diese Auffassung.

Die kompensatorische Hypertrophie der Schilddrüse könnte auch dadurch notwendig werden, daß die unbekannte Kropfnoxe außerhalb der Schilddrüse Störungen hervorruft, die eine vermehrte Tätigkeit dieser Drüse erfordern und veranlassen[4], insbesondere müssen wir mit Abelin[5] an die Möglichkeit denken, daß Einflüsse, welche die Wirkung des Schilddrüsenhormones in den Erfolgsorganen abschwächen, als Ansporn zu einer Mehrleistung der Schilddrüse wirken könnten.

Auch wenn eine Schädigung der epithelialen Elemente der Schilddrüse die Veranlassung ist zu einer regenerativen kompensatorischen Wucherung des Organes, so muß alles, was die normale Tätigkeit der Drüse stärker beansprucht, die Tendenz zur kompensatorischen Wucherung steigern.

Der mächtige Einfluß der Schilddrüse auf das Wachstum läßt uns erwarten, daß das Organ in der Kindheit besonders tätig ist und macht uns verständlich, daß in der Kindheit das Wachstum des Kropfes besonders hervortritt. Namentlich gilt die Zeit der zweiten Dentition als disponiert zur Vergrößerung der Schilddrüse oder, was damit ungefähr zusammenfällt, die Zeit der „ersten Streckung".

Wenn Familien aus einer kropffreien Gegend in ein Endemiegebiet übersiedeln, erkranken die Kinder früher an Kropf als die Erwachsenen, ja letztere bleiben öfter verschont, trotz stärksten Befallenseins der Kinder (Erfahrungen in Bern und anderswo[6]).

Es ist bekannt, daß die Kröpfe im Frühjahr und in den ersten Sommermonaten zur Vergrößerung neigen, also in den Monaten, in welchen die Kinder am stärksten wachsen („Saisonkröpfe").

Noch bekannter ist aber die Neigung der Schilddrüse, sich zur Zeit der Pubertätsentwicklung zu vergrößern. Das Wachstum und die geschlechtlichen Vorgänge scheinen schon außerhalb des Endemiegebietes oft, wenn nicht regelmäßig, zu einer Vergrößerung der Drüse Veranlassung zu geben. Wegelin fand, daß in dem kropffreien Kiel[1] die Schilddrüse vom 15. bis zum 20. Jahr ihr Gewicht verdoppelt, und Aschoff[7] betont, daß auch in kropffreien Ländern die Schild-

---

[1] Wegelin, C.: Zur Histogenese des endemischen Kropfes. Korresp.bl. Schweiz. Ärzte **1912**, Nr 6.

[2] Vgl. McCarrison: Zitiert auf S. 301.

[3] Vgl. dazu auch C. Hesselberg: Die menschliche Schilddrüse in der fetalen Periode und in den ersten 6 Lebensmonaten. Frankf. Z. Path. **5** (1910) — auch Inaug.-Dissert. Bern 1910.

[4] de Quervain: Die pathologische Physiologie der endemischen Thyreopathie. Referat Berner Kropfkonferenz 1927.

[5] Abelin: Berner Kropfkonferenz 1927.

[6] Müller, F.: Zur Therapie der Schilddrüse. Ther. Gegenw. **1925**.

[7] Aschoff: Zur Anatomie des Kropfes. Berner Kropfkonferenz 1927.

drüse von der zweiten Dentition an bis in die Pubertätszeit eine beträchtliche Vergrößerung erfährt, die nach Abschluß der Pubertät zurückgeht[1].

Sehr viele Frauen weisen in den Tagen der Menstruation eine flüchtige, wohl in erster Linie auf stärkerer Blutfüllung beruhende Anschwellung der Schilddrüse auf, und zwar in einem Grade, der, mindestens wenn das Organ schon vorher etwas vergrößert war, den Trägerinnen ernstlich Beschwerden verursachen kann. Noch weit beträchtlicher ist der Einfluß der Schwangerschaft auf die Größe des Organes[2,3]. Nicht nur kropfige Schilddrüsen schwellen bei der Schwangerschaft mehr oder weniger regelmäßig an[4], sondern häufig auch vorher normale in kropffreien Gegenden[5], so daß angenommen werden muß, daß die Schwangerschaft das Organ zu erhöhter Tätigkeit anregt. Es findet starke Epithelwucherung statt und der Kolloidgehalt ist vermehrt, „somit spricht alles für eine funktionelle Mehrleistung der Schilddrüse während der Gravidität" (WEGELIN[3]). Auch die Untersuchungen von BERNARD[6] an Hündinnen führen zu dem Ergebnis, daß die Schwangerschaft zu einer Steigerung der Funktion der Schilddrüse führt[7].

Wir werden also annehmen dürfen, daß diese Vorgänge und vielleicht noch weitere des weiblichen Geschlechtslebens der Schilddrüse Arbeit aufbürden. Vielleicht auch, wenn auch in weit geringerem Grade, die geschlechtlichen Vorgänge des Mannes. Mindestens ist auch bei Knaben im Alter der Pubertätsentwicklung eine wenn auch geringere Neigung zur Vergrößerung der Schilddrüse wahrnehmbar.

Kröpfe sind bei Frauen häufiger und durchschnittlich größer als bei Männern. Dies gilt besonders für Gegenden, die außerhalb bzw. an der Peripherie des Endemiegebietes liegen. So fand z. B. SUDECK[8] in Hamburg, daß von seinen Kropfpatienten 93%, LIEK in Danzig[9] bei Erwachsenen sogar über 96% weiblichen Geschlechtes waren. Doch auch an Orten, die den Endemiegebieten näher liegen, und in diesen selbst, erkranken mehr Frauen als Männer. Das Verhältnis wird von den meisten Beobachtern als etwa 5:1 bis 3:1 angegeben, und zwar finden wir ähnliche Angaben aus den verschiedensten Ländern und Erdteilen[10,11,12]. Schon im Kindesalter, in der früheren Kindheit weniger, vom 12. Lebensjahr[13,9,14] an aber stärker, werden mehr Mädchen als Knaben kropfig und sind die Schilddrüsen bei Mädchen durchschnittlich etwas größer als bei den gleichaltrigen Knaben[15].

---

[1] SCHITTENHELM und WEICHARDT (Der endemische Kropf. Berlin 1912) geben im Gegensatz dazu an, daß im bayerischen Kropfgebiet die Größe der Schilddrüse bei den 9—13jährigen Kindern ihr Maximum erreicht, danach — also in der Pubertätszeit — wieder zurückgeht. Diese Angabe steht im Gegensatz zu den anderwärts gemachten Beobachtungen.

[2] MÜLLER, F.: Zitiert auf S. 304.   [3] WEGELIN, C.: Zitiert auf S. 301 u. 304.

[4] MÜLLER, B.: Das Verhalten der Glandula thyreoidea im endemischen Kropfgebiet des Kantons Bern zur Schwangerschaft, Geburt und Wochenbett. Z. Geburtsh. 75 (1913).

[5] LANGE (Königsberg): Die Beziehungen der Schilddrüse zur Schwangerschaft. Z. Geburtsh. 40 (1899).

[6] BERNARD, W.: La thyreoide au cours de la grossesse. Rev. franç. Endocrin. 1927, 395.

[7] Vgl. auch REISS, M. u. ST. PERÉNY: Thyroideahormon und Brunst. Endokrinologie 2, 181 (1928).

[8] SUDECK: Die Jodbehandlung der Schilddrüsenerkrankungen. Klin. Wschr. 1923, 1122.

[9] LIEK, E.: Über die Häufigkeit der großen Schilddrüsen in der norddeutschen Tiefebene. Dtsch. med. Wschr. 1925, Nr 43, 1779 — Das Kropfrätsel. München 1929.

[10] McCARRISON: The thyroid gland in health and disease. London 1918.

[11] OLESON, R. u. N. E. TAYLOR: Public Health Reports Washington 4, 557 (1926); zitiert nach Endocrinology 10, 232 (1926).

[12] MILLIGAN: Goitre in childhood. Brit. med. J., 28. Aug. 1926, S. 373.

[13] MESSERLI: Le développement du goître chez les enfants. Rev. méd. Suisse rom. 42 (1922).

[14] JONG, JOSSELIN DE: Berner Kropfkonferenz 1927.

[15] HUNZIKER u. WYSS: Systematische Kropftherapie und Prophylaxe. Schweiz. med. Wschr. 1922, Nr 3, 49.

Nur in den am allerstärksten befallenen Zentren der Endemiegebiete erkranken fast ebenso viele Männer wie Frauen (schweizerisches, österreichisches [Tirol][1], schlesisches[2] und indisches[3,4] Kropfgebiet). Man wird also annehmen müssen, daß da, wo die endemische, unbekannte Schädlichkeit am stärksten wirkt, der Einfluß der endemischen Noxe gegenüber den an das Geschlecht gebundenen Einwirkungen dermaßen überwiegt, daß diese sich kaum mehr geltend machen können.

In welcher Weise die geschlechtlichen Vorgänge auf die Tätigkeit der Schilddrüse einwirken, ist uns nicht sicher bekannt. Die Versuche von Knaus[5] welcher fand, daß mit Corpus luteum-Extrakt behandelte jungfräuliche Ratten vergrößerte, kolloidreiche Schilddrüsen bekamen, deuten darauf hin, daß der Einfluß der Schwangerschaft auf die Schilddrüse zum Teil durch Vermittlung des Corpus luteum stattfinden könnte. Ferner wissen wir, daß die Steigerung des Gaswechsels, welche während der Schwangerschaft und der Lactation bei Versuchstieren beobachtet werden kann, bei Schilddrüsenmangel geringer ausfällt, also zum Teil eine Funktion der Schilddrüse ist[6]. Auch diese Tatsache deutet auf eine Steigerung der Funktion der Schilddrüse während der Schwangerschaft hin. Wir können uns der Deutung von Knaus[5], welcher annimmt, daß die Schwangerschaft die Arbeit der Schilddrüse einschränkt, nicht anschließen. Bei der Menstruation wird nach Kesselkaul[7] mit dem Blute viel Jod nach außen abgegeben. Es ist anzunehmen, daß die mit dem Geschlechtszyklus verknüpften Schwankungen des Jodgehaltes des Blutes eine Wirkung auf die Schilddrüse ausüben.

Wir verweisen im übrigen für den Einfluß der Generationsvorgänge auf den von Biedl verfaßten Abschnitt in diesem Bande.

Da die Schilddrüse den Stoffwechsel zu steigern vermag, liegt die Vermutung nahe, und Versuchsergebnisse scheinen sie zu bestätigen, daß Vorgänge, die eine Steigerung des Stoffwechsels mit sich bringen, wie anstrengende Muskelarbeit[8] oder kalte Außentemperaturen[9-14], durch die Anforderungen, die sie an die Schilddrüse stellen, die Hyperplasie fördern. Histologische Zeichen von Hyperaktivität der Drüse, namentlich hohes Epithel und Kolloidarmut,

---

[1] Müller, F.: Zitiert auf S. 304.

[2] Hauke: Über Kropf in Schlesien. Mitt. Grenzgeb. Med. u. Chir. **40**, 327 (1927).

[3] McCarrison: Zitiert auf S. 305.

[4] McCarrison, R.: Report on the aetiology etc. of endemic goitre. Berner Kropfkonferenz 1927.

[5] Knaus, H.: Schilddrüsenfunktion in der Schwangerschaft. Arch. Gynäk. **119**, 459 (1923).

[6] Marine, D., A. Cipra u. L. Hunt: Influence of the thyroid gland on the increased heat production occurring during pregnancy and lactation. J. metabol. Res. **5** (1924).

[7] Kesselkaul: Die Beeinflussung des Blutjodspiegels durch Funktionsänderungen des Ovars. 40. Kongr. inn. Med. **1928**.

[8] Wenn angestrengte Muskelarbeit die Entstehung des Kropfes begünstigen sollte, wäre das vielleicht auch durch deren Einfluß auf den Jodhaushalt erklärlich, denn von Fellenberg [Biochem. Z. **142**, 246 (1923)] konnte feststellen, daß körperliche Anstrengung die gesamte Jodausscheidung steigern kann.

[9] Mills: Effect of external temperature etc. on thyroid activity. Amer. J. Physiol. **46** (1918).

[10] Hart: Zum Wesen und Wirken der endokrinen Drüsen. Berl. klin. Wschr. **1921**, 533.

[11] Hart: Der Einfluß abnormer Außentemperaturen auf Schilddrüse und Hoden. Pflügers Arch. **196**, 151 (1922).

[12] Cramer, W. u. R. L. Ludford: On cellular activity and cellular structure as studied in the thyroid gland. J. of Physiol. **61**, 398 (1926).

[13] Merke, F.: Über die histologischen Veränderungen und die Jodspeicherung in Basedowschilddrüsen nach großen Jodgaben. Bruns' Beitr. **140**, H. 3, 375.

[14] Riddle: Studies on thyroid. Endocrinology **11** (1927).

lassen sich jedenfalls durch langen Aufenthalt bei niedrigen Außentemperaturen bei manchen Versuchstieren regelmäßig erzielen[1,2]. Für gewisse Gebirgsgegenden trifft ja kaltes Klima und mühsame Lebensweise zusammen und können als mitwirkende Entstehungsbedingungen der Kröpfe in Frage kommen. Doch sind das unsichere Vermutungen. Ebenso ist die Meinung von Mac Carrison[3], daß das Höhenklima schon allein durch die Notwendigkeit, dabei eine höhere Zahl von roten Blutkörperchen zu produzieren, die Schilddrüse zu stärkerer Tätigkeit bringe und so zur Entstehung des Kropfes in Gebirgsgegenden beitrage, kaum zu beweisen. Diese Einflüsse können nur als untergeordnete Hilfsfaktoren für die Entstehung des Kropfes in Betracht kommen. Jedenfalls kann die Endemie auch in Gegenden stark sein, wo von Höhenklima und Kältewirkungen nicht die Rede sein kann, z. B. in tropischen Gegenden, wie Ceylon, Sumatra, Java[4].

Es fehlt auch sonst nicht an Vermutungen über Vorgänge, die durch Anspornung der Schilddrüse zu stärkerer Tätigkeit die kropfige Epithelwucherung anregen könnten. So vermutet Zondek[5], daß Fettsucht die Schilddrüse zu Vergrößerung und zu gesteigerter Tätigkeit irgendwie anregen könnte, um durch gesteigerten Umsatz die Neigung zu Fettansatz aufzuheben. Wir führen ferner die von Starlinger[6] geäußerte und früher (S. 254) schon erwähnte Ansicht an, weil sie vielleicht als Arbeitshypothese von Nutzen ist. Nach der Meinung dieses Autors besteht die Funktion der Schilddrüse in der Zertrümmerung von hochmolekularem Eiweiß und in der Abgabe von Eiweißspaltprodukten an das Blut. „Wenn dauerndes Angebot großer Mengen grob disperser Eiweißmoleküle herrscht, tritt funktionelle Hypertrophie und weiterhin Struma auf." Diese Theorie läßt die neue Frage erstehen, was denn im Endemiegebiet imstande ist, ein besonderes Angebot von grob dispersem Eiweiß zu veranlassen.

b) *Über den Einfluß der Nahrung auf die Entstehung des Kropfes.* Verschiedene *Zusammensetzung der Nahrung* vermag das histologische Bild der Schilddrüse zu beeinflussen[7]. Wegelin[8] hält es für erwiesen, daß eine fortgesetzte, einseitige Ernährung mit sehr eiweißreichen Nahrungsstoffen die Schilddrüse beeinflußt im Sinne einer gesteigerten Epithelwucherung mit Abnahme des Kolloids[9]. Namentlich die Versuche Tanbergs[10] sprechen in diesem Sinne. Gewisse Nahrungsmittel, namentlich auch Fett, vermögen, im Übermaße gereicht, bei manchen Versuchstieren (z. B. Butter bei Tauben[11,12]) Kröpfe zu erzeugen, und zwar auch in kropffreien Gegenden.

Wir wissen zunächst nicht, ob die Nahrung durch Mehranforderungen die Schilddrüsenepithelien zur Wucherung anregt, ob etwa ein bei der Verdauung erzeugtes Abbauprodukt die Schilddrüse in besonderer Weise reizt oder aber, ob die Nahrung sonstwie zu Giftwirkungen Anlaß gibt, vielleicht auf dem Umwege über die Beeinflussung der Darmflora, so daß das Schilddrüsenepithel dadurch geschädigt und eine kompensatorische Wucherung notwendig wird.

---

[1] Mills: Zitiert auf S. 306. [2] Merke, F.: Zitiert auf S. 306.

[3] McCarrison: Zitiert auf S. 306.

[4] Hedinger, E.: Über das Kropfproblem. Verh. Schweiz. naturforsch. Ges. **101**, 75.

[5] Zondek, H.: Über die patho-physiologische Bedeutung von Schilddrüsenhyperplasien usw. Klin. Wschr. **1927**, H. 17, 794.

[6] Starlinger: Physikalisch-chemische Untersuchungen zum Schilddrüsenproblem. Mitt. Grenzgeb. Med. u. Chir. **36** (1923).

[7] Fordyce, A. Dingwall: The relation of diet to thyroid activity. Brit. med. J., 16. März 1907, S. 619.

[8] Wegelin, C.: Zitiert auf S. 301 u. 304.

[9] Ältere Literatur bei Mills: Amer. J. Physiol. **46** (1918).

[10] Tanberg: The relation between the thyroid and parathyroid glands. J. of exper. Med. **24** (1916).

[11] McCarrison, R.: Fats in relation to the genesis of goitre. Brit. med. J. **1922**, 178.

[12] McCarrison, R.: The effect of some food deficiences and excess to the thyroid gland. Indian J. med. Res. **7**, 633 (1920).

Es scheint uns bemerkenswert, daß von den verschiedensten Autoren gerade gewisse Fette auch neuerdings als Begünstiger der kropfigen Schilddrüsenhyperplasie bezeichnet werden, so Butter und namentlich Fettsäuren in Mac Carrisons Referat an der ersten internationalen Kropfkonferenz[1], Fette und namentlich Butter von E. M. Mellanby[2], während Hoffmann[3] den Genuß von Milch beschuldigt und dabei auch auf die aus dem Milchfett entstehenden Fettsäuren hinweist. Ch. Watson[4] erzielte durch eine aus Milch und Brot bestehende Nahrung Epithelwucherung in der Schilddrüse seiner Versuchstiere.

Eine Erklärung dieser Befunde scheinen Abelins Beobachtungen zu bieten, welche zeigen[5,6,7], daß Fett, Fettsäuren, Calcium und Casein, also lauter Bestandteile der Milch, die Wirkung der Schilddrüsenstoffe im Tierversuch abschwächen. „Es ist biologisch nicht ausgeschlossen, daß eine dauernde Hemmung der peripheren Auswirkung des Thyreoideahormons schließlich eine ungünstige Rückwirkung auf die Funktion des Schilddrüsenorgans selbst ausübt und daß — — — eine chronische Dämpfung der Thyreoideawirkung der Erkrankung der Schilddrüse Vorschub leistet." In den gleichen Zusammenhang gehören vielleicht die Beobachtungen, welche darauf hinweisen, daß Vitaminmangel die Kropfentstehung begünstigen kann[8,9,10,11,12]. Wir wissen durch die Beobachtungen von Abelin, daß die spezifisch-dynamische Wirkung des Eiweißes auch bei Schilddrüsenwirkung geringer ausfällt, wenn die Vitamine fehlen. Möglicherweise kann also auch Vitaminmangel die Schilddrüse zu einer kompensatorischen Hypertrophie anregen und auf diese Weise zur Verursachung des Kropfes mitwirken. Die durch besondere Zusammensetzung der Nahrung erzeugten Kröpfe stehen zum Teil ganz außerhalb des Formenkreises der endemischen Struma, so namentlich die von McCarrison[12] bei Ratten erzielten Schilddrüsenvergrößerungen, die im Bau dem von Williamson und Pearse beschriebenen lymphadenoiden Kropfe entsprechen.

Man wird gut tun, sich vor Augen zu halten, daß nur genaue Einzelbeobachtungen darüber werden Auskunft geben können, welche Faktoren in der Ernährung für die Entstehung des endemischen Kropfes ursächlich in Betracht kommen. Wir gewinnen nicht allzu viel, wenn einige Autoren das reichliche Auftreten von Kropf in Deutschland[13] und Österreich in den Nachkriegsjahren

---

[1] McCarrison, R.: On the aetiology and epidemiology of endemic goitre. Referat an der Berner Kropfkonferenz 1927.

[2] Mellanby, E. u. M.: The experimental production of thyroid hyperplasia in dogs. J. of Physiol. **55** (1921), Proceedings.

[3] Hoffmann, P.: Beitrag zur Entstehung und Behandlung des Kropfes. Münch. med. Wschr. **1926**, 1476.

[4] Watson, Ch.: Quart. J. exper. Physiol. **1912**.

[5] Kenzuke Miyazaki u. J. Abelin: Über die spezifisch-dynamische Wirkung der Nahrungsstoffe. II. Biochem. Z. **149** (1924).

[6] Abelin, J., E. Goldener u. B. Koeori: Über die Bedeutung des Fettes für die Stoffwechselwirkung der Schilddrüse. Biochem. Z. **184** (1926).

[7] Abelin, J.: Ernährung und Schilddrüsenfunktion. Berner Kropfkonferenz 1927.

[8] Stiner, O.: Die Verbreitung des endemischen Kropfes in der Schweiz. Beilage zum Bull. Eidg. Gesdh.amtes **1924**, Nr 6; Protokoll der 3. Sitzung der Schweiz. Kropfkommission, 22. Sept. 1923.

[9] Abelin, J.: Über die Bedeutung der spezifisch-dynamischen Wirkung der Nahrungsstoffe. Klin. Wschr. **1923**, 2221.

[10] Rhein (Straßburg): Berner Kropfkonferenz 1927.

[11] Satwornitzkaja, S. A. u. Simnitzky: Experimentelle morphologische Untersuchungen über Veränderungen der Schilddrüse bei Avitaminose B. Virchows Arch. **266** (1927).

[12] McCarrison im Anhang zu G. S. Williamson u. J. H. Pearse: Lymphadenoid Goitre etc. Brit. med. J. **1929**, 4.

[13] Vgl. Schwenkenbecher: Über die Entstehungsbedingungen des Kropfes. Klin. Wschr. **1922**, 2457.

auf ungenügende Ernährung[1] und namentlich Eiweißmangel[2] zurückführen. Als Schweizer sind wir geneigt zu betonen, daß unter den am stärksten kropfverseuchten Teilen unseres Landes sich sehr wohlhabende Gegenden befinden mit einem Lebens- und Ernährungsstandard der Bevölkerung, der über dem durchschnittlichen europäischen steht. „Massenexperimente der Natur", wie die vermehrte Kropfhäufigkeit nach dem Kriege in Zentraleuropa sind doch allzu vieldeutig. Haben doch z. B. LIEK[3] und KOLLE[4] mit Recht darauf aufmerksam gemacht, daß bis vor ca. 15 Jahren durch die in großem Maßstabe betriebene Düngung mit Chilesalpeter und mit Staßfurter Abraumsalzen dem Boden Deutschlands sehr große Mengen Jod jahraus jahrein einverleibt wurden. Nach Aufhören bzw. Verminderung dieser Art Düngung müssen der Boden und die darauf wachsenden Pflanzen für die Ernährung des Menschen und der Haustiere nach und nach an Jod verarmen und auch dadurch eine langsam steigende Disposition zur Entstehung des Kropfes hervorgerufen werden. Auch weitere von der Eiweißarmut der Kost gänzlich verschiedene Faktoren könnten für die Entstehung der mitteleuropäischen „Kropfwelle" in den Nachkriegsjahren in Frage kommen.

c) *Die Rolle der Mikroorganismen, der Vererbung und anderer Faktoren.* Welche Einflüsse in den Gebieten der Kropfendemie das Epithel der Schilddrüse so schädigen, daß eine regenerative Kropfwucherung notwendig wird, ist, wie gesagt, nicht sicher bekannt. Als Schädlinge wurden selbstverständlich vor allem Mikroorganismen und ihre Toxine bezeichnet[5]. Sie sollten der wirksame Bestandteil der sog. Kropfbrunnen sein.

Trotz vieler Versuche[5-20] ist die Frage, ob überhaupt bestimmte Trinkwässer Kröpfe zu erzeugen vermögen und unter welchen Umständen, noch nicht geklärt. Die Beobachtung, daß diese Versuche an kropffreien Orten weniger leicht gelingen als in kropfverseuchten Gegenden, ja gewöhnlich mißlingen, hat man dafür ins Feld geführt, daß es überhaupt nicht auf das Kropfwasser ankommt, sondern auf andere mit der Lokalität verknüpfte Einflüsse. Doch wäre es, wenn die geprüften Kropfwässer gar keinen Einfluß hätten, kaum zu verstehen, daß z. B. in BIRCHERS[8] Versuchen die mit gekochtem Wasser getränkten Versuchstiere im Gegensatz zu den anderen keine Verände-

---

[1] SILBERSCHMIDT, W.: Prophylaxe des endemischen Kropfes. Referat an der Berner Kropfkonferenz 1927.

[2] KIRSCH, O.: Zur Frage der Hypothyreosis: Der Ernährungsfaktor in der Ätiologie des Kropfes. Z. Kinderheilk. **42** (1926).

[3] LIEK, E.: Zitiert auf S. 305.   [4] KOLLE: Berner Kropfkonferenz 1927.

[5] SCHITTENHELM u. WEICHARDT: Der endemische Kropf. Berlin 1912.

[6] GRASSI u. MUNARON: Rendiconti R. Accad. Lincei **12** (1903); **13** (1904).

[7] BIRCHER, E.: Dtsch. Z. Chir. **103** (1910); **112** (1911) — Z. exper. Path. u. Ther. **9**.

[8] BREITNER: Wien. klin. Wschr. **1912**, Nr 2.

[9] MACCARRISON: The Etiology of endemic goitre. London 1913.

[10] MACCARRISON: Collected Papers on Goitre and Cretinisme. Kalkutta 1915.

[11] MACCARRISON: Lancet 1913.

[12] DIETERLE, HIRSCHFELD u. KLINGER: Arch. f. Hyg. **81** (1913).

[13] DIETERLE, HIRSCHFELD u. KLINGER: Studien über den endemischen Kropf. Münch. med. Wschr. **1913**, Nr 33, 1813.

[14] DIETERLE, HIRSCHFELD u. KLINGER: Zum Kropfproblem. Korresp.bl. Schweiz. Ärzte **1914**, 621.

[15] RÉPIN: C. r. Soc. Biol. Paris **70** (Juli 1911).

[16] RÉPIN: Goître expérimental. C. r. Soc. Biol. Paris **71**, 225 (1912).

[17] SCHLAGENHAUFER u. WAGNER V. JAUREGG: Beiträge zur Ätiologie und Pathologie des endemischen Kretinismus. Leipzig u. Wien 1910.

[18] LANGHANS u. WEGELIN: Der Kropf der weißen Ratte. Bern 1919.

[19] WEGELIN, C.: Mitt. naturforsch. Ges., Bern **1917**.

[20] WILMS: Zbl. Chir. (Beil. d. Kongr. f. Chir.) **1910**, Nr 39 — Dtsch. med. Wschr. **1910**, Nr 13.

rungen der Schilddrüse aufwiesen, oder daß in Paris, das, soweit wir sehen, mit Recht als kropffrei gilt, durch Répin[1] mit positivem Erfolg Tränkungsversuche mit Kropfwasser ausgeführt werden konnten. In Kropfgegenden ausgeführte Tränkungsversuche fallen aber auch häufig positiv aus, wenn die Tiere gekochtes Wasser oder nur Milch als Getränk bekommen (Wegelin). In diesen Versuchen bekamen die mit gekochtem Wasser getränkten Ratten auch Kröpfe, wenn auch wesentlich kleinere als die ungekochtes Wasser trinkenden.

Welche Eigenschaften das Wasser haben muß, um Kropf zu erzeugen, ob es dabei auf bakterielle (bei Schittenhelm und Weichardt[2] ist von einem bakteriologisch sterilen Kropfwasser die Rede) oder mineralische Beimischungen[3] ankommt, wissen wir nicht sicher, ebensowenig ist sicher bekannt, welche anderen Bedingungen erfüllt sein müssen, damit wirksames Wasser seine Wirksamkeit entfalten kann.

Es ist gelungen, durch Überflutung des Darmes von Tieren mit Mikroorganismen und ihren Giften, z. B. durch Beimischung von Faeces von kropfigen Menschen zur Nahrung, auch von Filterrückstand von (stark verunreinigten) „Kropfwässern", nicht nur Hyperplasie und Epithelschädigungen in der Schilddrüse[4], sondern auch Kröpfe zu erzeugen[5,6,7]. Ob ein besonderer Mikroorganismus dabei im Spiele ist[2], ein spezifischer, vielleicht anaerober Kropferzeuger, wie Mac Carrison[6,7] vermutet oder aber ob mehrere Mikroorganismen direkt oder mit ihren Giften einwirken, wissen wir nicht. Mac Carrison beschuldigte sogar Gifte, welche im Darm parasitierende Helminthen ausscheiden, einer derartigen Wirkung auf die Schilddrüse. Daß bei der spontanen Entstehung des Kropfes bakterielle Einflüsse eine Rolle spielen, dafür sprechen manche Erfahrungen: Besonders sind die bekannten Versuche von Gaylord[8] in einer Forellenzüchterei am einfachsten so zu deuten. Mit Forellen besetzte Teiche waren nacheinander vom gleichen Wasser durchflossen. Oberhalb des ersten Teiches zeigten die Fische keine Schilddrüsenhyperplasie, im ersten Tank waren 3% der Tiere davon befallen, im zweiten Tank 8%, im dritten Behälter 45% und im vierten schließlich 84%. Analog deutet Mac Carrison[6,9] seine damit vergleichbaren Beobachtungen am Menschen: In 5 am Bergeshang übereinanderliegenden Dörfern wirkten die Abwässer der obenliegenden Dörfer an der Wasserversorgung der tiefer liegenden so mit, daß den zu unterst liegenden Dörfern das am stärksten verunreinigte Wasser zur Benutzung zufloß. McCarrison fand im ersten, obersten Dorfe 11,8% Kropfige, im zweiten 18,8%, im dritten 20,0%, im vierten 26,9% und im fünften, untersten Dorfe 45,6% der Einwohner mit Kropf behaftet. Diesem Forscher ist es direkt gelungen, mit Filterrückstand des Trinkwassers dieses untersten Dorfes an sich selbst und an zahlreichen jungen Männern Kropf zu erzeugen, während unter genau gleichen Verhältnissen unter strenger Disziplin lebende Männer, welche den gleichen Filterrückstand aber in gekochtem Zustande bekamen, keine Vergrößerung der Schilddrüse aufwiesen.

---

[1] Répin: Zitiert auf S. 309.   [2] Schittenhelm u. Weichardt: Zitiert auf S. 309.

[3] Daß Kalkgehalt des Wassers die Entstehung der Struma fördert, ist einwandfrei nachgewiesen durch Tanabe: Beitr. path. Anat. **73**, 415 (1925).

[4] Cole, W. H. u. N. A. Womack: Reaction of the thyroid gland to infections in other parts of body. J. amer. med. Assoc. **1929**, 453.

[5] MacCarrison: Zitiert auf S. 309.

[6] MacCarrison, R.: The thyroid gland in health and disease. London 1918.

[7] MacCarrison: (Report on the aetiology and epidemiology of endemic goitre. Berner Kropfkonferenz **1927**) sah, daß anaerobe Kulturen aus menschlichen Faeces bei Verfütterung an Ratten in der Kropferzeugung wirksamer waren als aerob gezüchtete Keime.

[8] Gaylord u. Marsh: Carcinoma of the thyroid in the salmonoid fishes. Washington 1914.

[9] McCarrison, R.: Zitiert auf S. 309.

Diese Erfahrungen und die weitere, daß die Kröpfe sich durch Darmantiseptica zum Schwinden bringen ließen, führten MAC CARRISON zu der Annahme, daß eine Infektion des Darmes in erster Linie an der Entstehung des Kropfes beteiligt sei. Damit in Übereinstimmung stehen zahlreiche epidemiologische Erfahrungen, die der Trinkwasserinfektion die hauptsächliche Rolle in der Kropferzeugung zuschreiben[1-7].

Sie dienen der in neuester Zeit am weitesten verbreiteten Ansicht, daß nämlich Darmbakterien[8,9] an der Entstehung des Kropfes mitwirken, die aus verunreinigter Nahrung und verunreinigtem Trinkwasser herrühren, als Basis und geben der früher so verbreiteten Trinkwassertheorie neues Leben in ein wenig präziserer Fassung. Sie sind ferner geeignet, zu erklären, warum Versuche, Kröpfe zu erzeugen, bei eng eingeschlossenen Tieren leichter gelingen als bei freier gehaltenen[10,8,11].

Vielleicht sind nicht Mikroorganismen selbst, sondern von ihnen erzeugte Toxine gelegentlich als Schädlinge im Spiele. E. BIRCHER nahm an, daß das Kropftoxin ein „Hydrosol" sei, ein an bestimmte geologische Bodenformationen gebundenes Toxin kolloid-chemischer Natur (Kritik bei SCHITTENHELM und WEICHARDT[12]).

Besonderes Interesse verdient die Beobachtung MAC CARRISONS[13], daß Ziegen, die in einem engen, durch ihre Faeces stark verunreinigten Gehege gehalten wurden, kropffrei blieben, wenn sie einen Maulkorb trugen und reinlich nur von Hand gefüttert wurden, während die den Aufenthalt mit ihnen teilenden Kontrolltiere, ohne Maulkörbe, die das Futter vom Boden aufnahmen, kropfig wurden.

Mc CARRISON vermutet, daß die Schilddrüse die Aufgabe hat, im Darme durch Bakterien entstehende Gifte zu neutralisieren, und daß die kropfige Hypertrophie eine Folge besonderer Anstrengungen dieser Art ist. Vielleicht hängt die von LIEK[14] hervorgehobene Tatsache, daß domstizierte Tiere an Kropf erkranken, dagegen nicht frei lebende, auch damit zusammen, daß der Aufenthalt in Ställen und Häusern zur Aufnahme von mehr und anderen Mikroorganismen Veranlassung gibt als das Leben in der Freiheit.

Schwere akute Infektionen können den Jodgehalt der Schilddrüse stark vermindern[15], ebenso chronische Infektionskrankheiten. STURM und BUCHHOLZ[16]

---

[1] MESSERLI: Beitrag zur Ätiologie des endemischen Kropfes. Schweiz. Rdsch. Med. **1914**, Nr 13.

[2] MESSERLI: Le goître endémique. Lausanne 1916.

[3] MESSERLI: Le problème de l'étiologie du goître endémique. Schweiz. med. Wschr. **1922**, Nr 25/26, 631 ff.

[4] MESSERLI: La fréquence du goitre dans une région du Jura. Rev. méd. Suisse rom. **1922**, Nr 1.

[5] MESSERLI: Berner Kropfkonferenz 1927.

[6] GALLI-VALERIO: L'étiologie et l'épidémiologie de l'endémie thyroidienne. Berner Kropfkonferenz 1927.

[7] BÉRARD: Etiologie du goître. Ref. Berner Kropfkonferenz 1927.

[8] McCARRISON, R.: Zitiert auf S. 309 (Lancet).

[9] PLUMMER: Interrelationship of function of the thyroid gland and of its active agent thyroxin in the tissues of the body. J. amer. med. Assoc. **77**, 243 (1921).

[10] McCARRISON, R.: Zitiert auf S. 309.

[11] MELLANBY, E. u. M.: The experimental production of thyroid hyperplasia in dogs. J. of Physiol. **55** (1921), Proceedings.

[12] SCHITTENHELM u. WEICHARDT: Zitiert auf S. 309.

[13] McCARRISON, R.: Zitiert auf S. 309.   [14] LIEK, E.: Das Kropfrätsel. München 1929.

[15] COLE, W. H. u. N. A. WOMACK: Reaction of the thyroid gland to infections in other parts of body. J. amer. med. Assoc. **1929**, 453.

[16] STURM, A. u. B. BUCHHOLZ: Beiträge zur Kenntnis des Jodstoffwechsels, 4. Mitt. Dtsch. Arch. klin. Med. **161**, 227 (1928).

wiesen nach, daß chronische Infektionen den ganzen Körper an Jod verarmen lassen. Ob auf diesem Wege ein Wachstumsreiz auf die Schilddrüse ausgeübt wird und die Kropfbildung begünstigt, ist zur Zeit wohl nicht sicher zu sagen.

Daß nicht vom Darme ausgehende Infektionen[1], namentlich Tuberkulose, an der Kropferzeugung mitwirken könnten, insbesondere daß, wie Susani[2] annahm, der nach dem Kriege in Wien so häufig auftretende parenchymatöse Jugendkropf mit der gleichzeitigen stärkeren Tuberkulosedurchseuchung zusammenhing, findet keine Stütze in den Beobachtungen anderer Gegenden, in welchen die gleiche Kropfform ständig sehr häufig vorkommt. Aber auch ein Ausschließungsverhältnis zwischen Kropf und Tuberkulose[3] oder eine Schutzwirkung des Kropfes gegen Tuberkulose, wie sie gelegentlich vermutet worden ist[4], kann nicht als gesicherter Tatbestand hingestellt werden[5]. Kretinismus scheint immerhin relativen Schutz gegen Tuberkulose zu gewähren[6].

Wenn wir als wahrscheinlich annehmen, daß Bakterien direkt oder indirekt das Schilddrüsenepithel so schädigen, daß der Kropf als regenerative kompensatorische Epithelwucherung entsteht, so ist die Frage zu erwägen, ob eine derartige Schädlichkeit auch schon auf die fetale Schilddrüse einwirken kann und an der Entstehung der kongenitalen Struma beteiligt ist. Daß die Kropfursache schon vor der Geburt einwirkt, beweist nicht nur das Vorkommen großer angeborener Strumen, die ein Geburtshindernis bilden können, sondern vor allem auch die Tatsache, daß im Endemiegebiet die Schilddrüse der Neugeborenen allgemein wesentlich größer ist als in kropffreien Gegenden[7,8]. Neuerdings liegen auch direkte Beobachtungen fetaler Schilddrüsen vor, die zeigen, daß die Vergrößerung der Drüse mit Kleinerbleiben der einzelnen Bläschen schon in der zweiten Hälfte des intrauterinen Lebens seinen Anfang nimmt[9].

Das könnte, wie wir ausgeführt haben (S. 303), darauf beruhen, daß dem Fetus durch das mütterliche Blut nicht genug Schilddrüsenstoffe zugeführt werden infolge Insuffizienz der mütterlichen Schilddrüse, so daß die kindliche Schilddrüse zu kompensatorischer Hypertrophie veranlaßt wird. Es könnte aber auch sein, daß im mütterlichen Blute die Schilddrüse schädigende Stoffe, eine Kropfnoxe, zirkuliert und durch die Placenta dem Fetus zufließt. Die Erfahrung des Experimentes und der Pathologie sprechen dafür, daß beides der Fall sein kann: Mac Carrison[10] konnte bei Ratten und bei Ziegen durch Fütterung der Muttertiere mit Faeces von kropfigen Menschen große, angeborene Kröpfe erzeugen mit zum Teil schwerer Degeneration des Epithels. Bei einem Teil der neugeborenen Ratten war die Schilddrüse ganz zugrunde gegangen. Diese Beobachtung spricht dafür, daß auch die Kropfnoxe unter Umständen aus

---

[1] Vgl. Simmonds: Die Schilddrüse bei akuten Infektionskrankheiten. Beitr. path. Anat. **63**, 127 (1917).

[2] Susani, Odorico: Über den endemischen Kropf und seine Beziehungen zur Tuberkulose. · Mitt. Grenzgeb. Med. u. Chir. **46**, 210 (1927).

[3] Fischer, J.: Kropf und Tuberkulose. Ein historischer Beitrag. Wien. klin. Wschr. **1927**, 948.

[4] Steck: Recherches expérimentales sur les relations hypothétiques la maladie de Basedow et la Tuberculose. Schweiz. med. Wschr. **1921**.

[5] Reinhardt, A.: Über Kombination von Krebs und Kropf mit Tuberkulose. Inaug.-Dissert. Bern 1917 — Virchows Arch. **224**.

[6] De Quervain, Münch. med. Wschr. **1930**, 454.

[7] Isenschmid, R.: Zur Kenntnis der menschlichen Schilddrüse im Kindesalter. Frankf. Z. Path. **5** (1910) — Inaug.-Dissert. Bern 1910.

[8] Hesselberg, C.: Die Schilddrüse in der fetalen Periode und in den ersten 6 Lebensmonaten. Frankf. Z. Path. **5** (1910) — Inaug.-Dissert. Bern 1910.

[9] Pulaski, A.: Vergleichende histologische Untersuchungen an fetalen Schilddrüsen aus Hamburg und Bern. Frankf. Z. Path. **38**, 29 (1929).

[10] McCarrison, R.: Zitiert auf S. 305.

dem mütterlichen in den fetalen Kreislauf übergehen und dort zu Schädigung des Epithels führen kann, auf welche als Reaktion die Struma entstehen kann.

Daß alle möglichen Infektionen das Epithel der Schilddrüse mehr oder weniger schädigen können, ist durch sorgfältige Untersuchungen nachgewiesen[1,2,3,4,5,6,7]. Aber gewöhnlich und namentlich an endemiefreien Orten gibt diese Schädigung nicht zur Kropfbildung Anlaß, sei es, daß dem schädigenden Agens eine noch unbekannte spezifische Eigenschaft fehlt, sei es, daß dort weitere wichtige Bedingungen dafür fehlen, daß die Schilddrüse auf diese Schädigung durch übermäßige Epithelwucherung antwortet.

Für das Verständnis des weiteren Verhaltens der Neugeborenenkröpfe wäre es wichtig zu wissen, ob das Sekret der mütterlichen Schilddrüse mit der Milch dem Säugling zufließt. Verschiedene Beobachter, so BANG[8] und MAC CARRISON[9], sahen kongenitale Kröpfe verschwinden, wenn die Mutter des Säuglings Schilddrüsensubstanz zu sich nahm. Dies wäre am verständlichsten, wenn man annehmen dürfte, daß wirksame Schilddrüsenbestandteile, einer in der älteren Literatur[10] weitverbreiteten Annahme entsprechend oder mindestens Jod in die Milch übergeht. Letzteres ist sicher der Fall[11,12,13]. Doch verkleinern sich kongenitale Kröpfe erfahrungsgemäß sehr oft auch ohne Therapie. Die Beobachtung von SUTHERLAND SIMPSON[14], daß die Folgen der Thyreoidektomie in frühester Jugend beim Lamm schon sichtbar werden, während seine Nahrung noch aus Muttermilch besteht, steht der Annahme im Wege, daß bedeutende Mengen von Schilddrüsenstoffen in die Milch übergehen. Wir verweisen dafür auch auf die Ausführungen auf S. 303.

Die Bedingungen, welche zur Kropfbildung führen, müssen längere Zeit erfüllt sein bzw. die Kropfursache länger einwirken, bis eine merkliche Vergrößerung der Schilddrüse auftritt. McCARIRSON[9], der an den am stärksten verseuchten Orten im indischen Hochlande Beobachtungen anstellen konnte, schätzt die minimale Inkubationszeit eines Kropfes bei Menschen, die aus einem kropffreien nach einem kropfdurchseuchten Orte ziehen, auf 10 Tage; Soldaten, die in eine verseuchte Gegend kommen, sah er oft nach 15—30 Tagen an Kropf erkranken[15] entsprechend den Erfahrungen am „Sommerfrischenkropf" in Mitteleuropa. Gewöhnlich geht es aber 6 Wochen bis 3 Monate, bis die beginnende Vergrößerung der Schilddrüse wahrgenommen werden kann. Bei experimenteller Kropferzeugung mit Kropfwässern oder Filterrückständen aus solchen, Ver-

---

[1] ROGER u. GARNIER: La glande thyroide dans les maladies inféctieuses. Presse méd. **1899**.

[2] GARNIER, M.: La glande thyroide dans les maladies inféctieuses. Thèse de Paris 1899.

[3] QUERVAIN, F. DE: Die akute nichteitrige Thyreoiditis usw. Mitt. Grenzgeb. Med. u. Chir. **2** Suppl. (1904).

[4] SARBACH: Das Verhalten der Schilddrüse bei Infektionen und Intoxikationen. Mitt. Grenzgeb. Med. u. Chir. **15** (1905).

[5] SIMMONDS: Die Schilddrüse bei akuten Infektionskrankheiten. Beitr. path. Anat. **63**, 127 (1917).

[6] COLE, W. H. u. N. A. WOMACK: Zitiert auf S. 311.

[7] WOMACK, N. A., W. H. COLE u. A. G. HEIDEMAN: The thyroid gland in infections etc. Endocrinology **12**, 773 (1929).

[8] BANG, IVAR: Über die Ausscheidung des Jodothyrins durch die Milch. Berl. klin. Wschr. **1897**, Nr 52, 1136.

[9] McCARRISON, R.: Zitiert auf S. 305.

[10] RICHARDSON, H.: The Thyroid and Parathyroid Glands. Philadelphia 1905.

[11] DIEUDONNÉ: Berner Kropfkonferenz 1927. [12] SCHARRER: Berner Kropfkonferenz 1927.

[13] EVVARD, J. M.: Jodine Deficiency etc. Endocrinology **12**, 540 (1928).

[14] SUTHERLAND SIMPSON, zitiert nach SHARPEY-SCHAFER: The endocrine organs. London 1924.

[15] McCARRISON, R.: Report on the aetiology and epidemiology of endemic goitre. Berner Kropfkonferenz 1927.

suche, die wie gesagt, nur im Endemiegebiet regelmäßig gelingen, betrug die Inkubationszeit mindestens etwa 2 Wochen.

Eggenberger[1], der geneigt ist, im Jodmangel die Kropfursache schlechthin zu sehen, gibt an, daß die Jodarmut bei Kindern einige Monate, bei Erwachsenen einige Jahre einwirkt, ehe es zu Hyperplasie der Schilddrüse kommen muß.

Bei der Entstehung des Kropfes, namentlich des „sporadischen", spielt, wie namentlich Siemens[2,3] und Bluhm[4] durch Stammbäume belegen, öfter ein *erbliches Moment* mit. Unter „sporadischem Kropf" ist in diesem Zusammenhang nicht etwa eine vom endemischen Kropfe verschiedene Krankheit zu verstehen, sondern nur das Auftreten des Kropfes an Orten, wo die Endemie sehr schwach ausgeprägt ist, so daß nur wenige, unter besonderen inneren und äußeren Bedingungen lebende Menschen daran erkranken. In stärker verseuchten Kropfgebieten läßt sich ein hereditäres Moment schwerer nachweisen, denn das Vorkommen von Kropf in mehreren aufeinanderfolgenden Generationen beweist im Endemiegebiet nichts, sind doch die äußeren Kropfursachen so wirksam, daß sie eine etwaige erbliche Disposition völlig zuzudecken vermögen und wirklich normale Schilddrüsen kaum vorkommen.

Immerhin hat Siemens[3] auch für das stärker verseuchte München an Hand von Zwillingsuntersuchungen eine viel größere Übereinstimmung im Befallensein eineiiger Zwillinge festgestellt, als es ohne erbliche Disposition möglich wäre. Pfaundler[5] hat bei Kindern mit „Sommerfrischenkropf" nachgewiesen, daß sie 1,8mal häufiger Kröpfe in der Familie haben als Kinder, die ohne Kröpfe aus der kropfverseuchten Sommerfrische heimkehren. Man darf also das Mitspielen einer erblichen Disposition zu Kropf als nachgewiesen betrachten. Auch andere[6], zum Teil in anderen Ländern tätige Forscher[7] nehmen die Mitwirkung eines erblichen Momentes an. Die noch ungeklärte Rolle der Erblichkeit in der Entstehung des Kropfes hat Wegelin[8] ausführlicher besprochen.

In allerletzter Zeit machen sich Tendenzen geltend, den *Funktionen des Nervensystems* eine Einwirkung auf die Entstehung der Kröpfe einzuräumen. Veil[6] hat die Meinung ausgesprochen, daß der Kropf da entsteht, wo die Umwelteinflüsse die Funktionen des vegetativen Nervensystems in Frage stellen, und Susani[9] nimmt an, daß Sympathicus und Vagus die Ausschüttung und Speicherung des Schilddrüsensekretes regeln und so mindestens das histologische Bild des Kropfes maßgebend bestimmen. Es wird noch viel Arbeit zu leisten sein, ehe der nervöse Faktor in der Kropfentstehung aus dem Bereich der Vermutungen in das Gebiet des Wissens übergeführt sein wird. Wir werden bei Besprechung des Einflusses des Jods kurz auf die Frage zurückkommen.

d) *Jodmangel.* Unter den Entstehungsbedingungen des endemischen Kropfes ist eine von besonderer Wichtigkeit: Die Abwesenheit eines gewissen Jodgehaltes der Nahrung. *Jodmangel* „ist eine conditio sine qua non"[10] zur Kropfbildung, mindestens zur Entstehung des endemischen „Gebirgs"kropfes. Welche Mengen

---

[1] Eggenberger: Kropf und Kretinismus. Im Handb. d. inn. Sekretion **3**, Herausgeg. von M. Hirsch, Leipzig 1927.

[2] Siemens: Konstitutions- und Vererbungspathologie, S. 157. Berlin 1921.

[3] Siemens: Die Erblichkeitsfrage beim Kropf. Münch. med. Wschr. **1924**, 1589.

[4] Bluhm: Erblichkeitsfrage des Kropfes. Arch. Rassenbiol. **14** (1922).

[5] Pfaundler: Über die Entstehungsbedingungen von endemischem Kropf und Kretinismus. Jb. Kinderheilk. **105**, 223 (1924).

[6] Veil: Berner Kropfkonferenz 1927.

[7] Bérard: Etiologie du goître. Ref. Berner Kropfkonferenz 1927.

[8] Wegelin, C.: Schilddrüse. Im Handb. d. path. Anat., herausgeg. von Henke-Lubarsch, **8**. Berlin 1926.

[9] Susani, Odorico: Mitt. Grenzgeb. Med. u. Chir. **1927**.

[10] Hunziker u. Wyss: Systematische Kropftherapie und Prophylaxe. Schweiz. med. Wschr. **1922**, 49.

Jod notwendig sind, um die Kropfentstehung zu verhüten, ist noch nicht über jeden Zweifel festgestellt, jedenfalls aber genügen zur Verhinderung der Kropfentstehung schon sehr geringe Mengen, die weit unterhalb den geringsten liegen, welche in Arzneiverordnungen bis vor kurzem zur Anwendung kamen. BAYARD[1] und EGGENBERGER[2,3,4,5], diese verdienten Vorkämpfer der Kropfprophylaxe durch Beimischung von Jodkali zum Kochsalz, halten den Jodgehalt des auf Vorschlag der Schweizerischen Kropfkommission von den Schweizerischen Rheinsalinen gelieferten Kochsalzes von 0,5 JK auf 100 kg Kochsalz für genügend zur Kropfverhütung, mindestens falls Lagerungsverlust vermieden werden kann. Das sind 0,0005% JK. Man kann schätzen, daß damit auf den Kopf der Bevölkerung eine Aufnahme von ungefähr 53 Gamma[6] (γ) JK oder 40 γ, also 40 millionstel Gramm oder 0,00004 Jod täglich entfallen. Diese absichtlich zugeführten Jodmengen kommen zu denen hinzu, welche jede Nahrung ohnehin enthält, und die von ähnlicher Größenordnung sind, je nach der Gegend aber sehr schwanken. Nach den Untersuchungen von FELLENBERG sind der Boden und die darauf wachsenden Nahrungsmittel in den Zentren des Endemiegebietes viel ärmer an Jod als in kropffreien Orten, so daß in schwer verseuchten Orten mit der Nahrung ein täglicher Jodkonsum von weniger als 20 γ stattfindet, gegenüber etwa 60 γ oder mehr in kropffreien Gegenden[7,8,9,10].

Nach EGGENBERGERS Zusammenstellung[5] würde ein durchschnittlicher, täglicher Jodkonsum von über 80 γ, also von nahezu 1 dmg Jod, die völlige Kropffreiheit der Bevölkerung gewährleisten. Bei einem Gehalt der täglichen Nahrung an Jod von 50—80 γ, also von über $^1/_{20}$ mg, entsprechend etwa den Verhältnissen, die für die meisten Bewohner der Norddeutschen Tiefebene bestehen sollen, tritt der Kropf selten, „sporadisch" auf, bei 30—50 γ täglichem Jodkonsums würde schon eine leichte Endemie bestehen, bei unter 30 und besonders bei einem durchschnittlichen Jodgehalt von 20 γ, also dem 50. Teil eines Milligramms und weniger in der täglichen Nahrung, würde schwerste Endemie mit Kretinismus in der Bevölkerung herrschen.

Solchen Zahlen strenge Gültigkeit, auch für den einzelnen Menschen, zuzuschreiben, wird nur geneigt sein, wer im Jodmangel die einzige Kropfursache sieht, wer aber mit uns eine Mehrheit von Kropfursachen annimmt, wird darin nur einen ungefähren Anhaltspunkt finden.

Besonders MACCARRISON[11,12] betont, daß die zur Kropfverhütung notwendigen Jodmengen verschieden sind je nach den hygienischen Verhältnissen, namentlich je nach der bakteriellen Verunreinigung, welcher die Verdauungskanäle der vor Kropf zu Behütenden ausgesetzt sind, und je nach der sonstigen Zusammensetzung der Nahrung.

---

[1] BAYARD, O.: Über das Kropfproblem. Schweiz. med. Wschr. **1923**, 703ff.

[2] EGGENBERGER: Das Vollsalz, in H. HUNZIKER: Die Prophylaxe der großen Schilddrüse. Bern u. Leipzig 1924.

[3] EGGENBERGER: Die Kropfprophylaxe. Münch. med. Wschr. **1924**, 972.

[4] EGGENBERGER: Verh. schweiz. naturforsch. Ges. Freiburg 1924.

[5] EGGENBERGER: Kropf und Kretinismus. Im Handb. d. inn. Sekretion herausgeg. von M. HIRSCH, **3** (1927/28).

[6] 1 γ = 1 millionstel Gramm = 0,000001.

[7] FELLENBERG, TH. V.: Methode der Jodbestimmung und Jodgehalt der wichtigsten Nahrungsmittel. Biochem. Z. **139**, 371 (1923).

[8] FELLENBERG, TH. V.: Untersuchungen über das Vorkommen von Jod in der Natur, 2. bis 9. Mitt. Biochem. Z. **152**; **174** (1927).

[9] FELLENBERG, TH. V.: Über den Jodstoffwechsel und die Verteilung des Jodes in den einzelnen Organen. Biochem. Ver.igg Bern, Sitzg v. 30. Mai 1926, ref. Klin. Wschr. **1926**.

[10] FELLENBERG, TH. V.: Das Vorkommen, der Kreislauf und der Stoffwechsel des Jods. Erg. Physiol. **25** (1926), dort Literatur.

[11] McCARRISON, R.: Report on the aetiology and epidemiology of endemic goitre. Berner Kropfkonferenz 1927 — Brit. med. J. **1929**, 4.

[12] McCARRISON, NEWCOMB, VISWANATH u. NORIS: Indian J. med. Res. **15**, 207 (1927).

Wie hoch die tägliche Jodmenge sein muß, um unter gegebenen Verhältnissen die Entstehung des Kropfes zu verhüten, ist keine prinzipielle, sondern eine praktische Frage, die sich zur Stunde noch nicht allgemeingültig entscheiden läßt[1]. Sicher ist aber, daß der endemische „Gebirgs"kropf nicht entstehen und nicht wachsen kann bei Gegenwart von genügenden Jodmengen im Organismus.

Schmitz-Moormann[2] schätzt, daß bei Joddarreichung der Kropf dann zu wachsen aufhört bzw. sich verkleinert, wenn der Jodgehalt der Schilddrüse auf ungefähr 1,7 mg pro 1 g Trockensubstanz gediehen ist. Marine und Lenhart halten einen Gehalt von 1,3 mg Jod pro Gramm getrockneter Schilddrüse für den niedrigsten, der ohne Hyperplasie des Epithels vorkommt[3].

Seitdem das regelmäßige Vorkommen von Jod in organischer und anorganischer Form im Blute nachgewiesen ist[4-10] und bei Kropfträgern Abweichungen des Blut-Jodspiegels vom Durchschnitt festgestellt worden sind — Verminderung bei geringer, Steigerung bei gesteigerter Funktion der Schilddrüse, besonders niedrige Werte bei Kretinen[6,7,11] —, besteht Aussicht darauf, daß die Bedeutung des Jodgehaltes der Nahrung für die Entstehung des Kropfes von einer neuen Seite verständlich werden wird.

Veil[12] sieht in der Schilddrüse geradezu das Organ zur Regulation des Jodspiegels im Blute, eines Jodgehaltes, der für die Funktion des Nervensystemes von grundlegender Bedeutung ist. Entfernung der Schilddrüse verursacht beim Versuchstiere einen ganz ungeregelten Ablauf des Jodhaushaltes: Abfall des Jodspiegels im Hunger, schroffen Anstieg bei Jodzufuhr durch die Nahrung. Der endemische Kropf könnte ein Versuch der Natur sein, unter Verhältnissen, welche die Funktionen des vegetativen Nervensystemes gefährden, den Halogen- und insbesondere den Jodhaushalt in einer diese Funktionsstörungen behebenden Weise zu gestalten. Wenn wir das Fehlen einer Jodzufuhr von bestimmter Mindestgröße als notwendige Entstehungsbedingung des endemischen Kropfes erklären, so lassen wir damit zunächst die Frage offen, ob vielleicht Jodmangel als solcher und für sich allein, ohne Mitwirkung anderer exogener Ursachen genügen kann, um die Schilddrüse zur Hypertrophie zu bringen, mit anderen Worten: Ob der Jodmangel die einzige Kropfursache ist, wie es mehrere Autoren annehmen[13,14,15] oder ob die übrigen weniger gut bekannten Kropfursachen ihre Wirksamkeit nur entfalten, wenn dem Organismus zu wenig Jod zur Ver-

---

[1] Vgl. F. de Quervain: Schilddrüse und Jod mit Rücksicht auf die Kropfprophylaxe. Beil. z. Bull. d. Eidgenöss. Gesdh.amtes 1923, Nr 5.

[2] Schmitz-Moormann: Zur Strumafrage. Mitt. Grenzgeb. Med. u. Chir. 39, 82 (1926).

[3] Marine u. Lenhart: Relation of iodin to the structur of human thyroids. Arch. int. Med. 4, 440 (1909).

[4] Veil: Über den Blutjodspiegel beim Menschen. Münch. med. Wschr. 1925, 636.

[5] Maurer, E. u. St. Diez: Untersuchungen über das Vorkommen von Jod im menschlichen usw. Organismus. Münch. med. Wschr. 1926, 17.

[6] Veil u. Sturm: Beiträge zur Kenntnis des Jodstoffwechsels. Dtsch. Arch. klin. Med. 147 (1926).

[7] Smith, zitiert nach F. de Quervain: Rückblicke und Ausblicke usw. Mitt. Grenzgeb. Med. u. Chir. 39 (1926).

[8] Leith, Ines: Berner Kropfkonferenz 1927.

[9] Jansen, W. H. u. F. Robert: Die Jodfrage beim Kropfproblem. Dtsch. Arch. klin. Med. 157, 224 (1927).

[10] Sturm, Al.: Beiträge zur Kenntnis des Jodstoffwechsels, 3. Mitt. Dtsch. Arch. klin. Med. 161, 129 (1928).

[11] Quervain, F. de u. W. E. Smith: The iodine content of blood in ordinary goiters and in cretinism. Endocrinology 12 (1929).

[12] Veil: Berner Kropfkonferenz 1927.   [13] Eggenberger: Zitiert auf S. 314 u. 315.

[14] Hunziker: Der Kropf, eine Anpassung an jodarme Ernährung. Bern 1915.

[15] J. amer. med. Assoc. 89, 114 (Juli 1927). „Editorials" „Goiter is due to a deficiency of iodine."

fügung steht. Diejenigen, welche im Jodmangel *die* Kropfursache erblicken, entsprechend einer in den letzten Jahren weit verbreiteten Ansicht [1,2,3,4], können mit Recht darauf hinweisen, daß er die einzige genauer bekannte Entstehungsbedingung für den endemischen Kropf ist. Sie stellen sich vor, daß die Schilddrüse auf die zu geringe Jodaufnahme mit Epithelwucherung reagiert, und daß diese Wucherung „der Vergrößerung der Anreicherungsfläche für das in vermindertem Maße zugeführte Jod dient" (SCHMITZ-MOORMANN [5]). „Auf alle Fälle ist das in kleinen Dosen zugeführte und die Schilddrüsensekretion anregende Jod imstande, sezernierendes Parenchym zu sparen und damit auch der Kropfentwicklung vorzubeugen" (WEGELIN [6]).

Ob wirklich Jodmangel an und für sich genügt, um die kropfige Wucherung der Schilddrüse hervorzurufen, ließe sich nur durch jodarme Ernährung an gänzlich endemiefreien Orten und unter Ausschaltung aller bekannten, die Kropfentstehung begünstigender Faktoren entscheiden, Versuche, die praktisch sehr schwer durchführbar sind. So hat MAC CARRISON [7] versucht, ob es gelingt, Tauben und Ratten durch Fütterung mit äußerst jodarmer Nahrung kropfig zu machen. Die Schilddrüsen dieser Versuchstiere vergrößerten sich nicht, sondern wurden eher kleiner. Der gleiche besonders erfahrene Beobachter betont auch, daß in manchen Gegenden Indiens äußerst jodarmer Boden und jodarme Nahrung vorhanden sind und die Bewohner doch kropffrei bleiben. Diese Beobachtungen sprechen gegen die reine Jodmangeltheorie, wenn schon die Untersuchungen auf Jod nicht mit den modernen, empfindlichsten Methoden (v. FELLENBERG) vorgenommen worden sind. Auch MAC CARRISON betont aber, daß Zufuhr von Jod die Erzeugung des Kropfes durch andere Agenzien erschwert.

Im Widerspruch zu diesen Ausführungen haben LIEK [8] und FELDMANN [9] betont, daß in Danzig Kropf sehr häufig vorkommt, obschon die Bevölkerung sehr viel Jod aufnimmt [10,11]. Dabei ist die Bevölkerung überempfindlich gegen medikamentöse Jodgaben. Es erhebt sich damit die Frage, ob der dort vorkommende Kropf von dem endemischen gänzlich und prinzipiell verschieden ist, ob diese Form des Kropfes von dem endemischen Kropfe an der Peripherie der großen, klassischen Kropfgebiete, wo, wie wir noch sehen werden, Erscheinungen von gesteigerter Funktion des Organes und Jodempfindlichkeit viel häufiger sind als in den am stärksten verseuchten Kropfzentren, sich in seinem Wesen unterscheidet. Erst weitere Untersuchungen werden uns darüber belehren können, ob hier etwas ganz anderes oder aber ein Unterschied vorliegt, den man als nur quantitativ bezeichnen könnte [12].

---

[1] MARINE: Certain features of the morphologic pathology of endemic goiter. Berner Kropfkonfernnz 1927.   [2] HUNZIKER: Zitiert auf S. 316.

[3] EGGENBERGER: Zitiert auf S. 314 u. 315.

[4] EGGENBERGER: Bulletin des Eidg. Gesundheitsamtes, Beilage Nr. 19, 1930.

[5] SCHMITZ-MOORMANN: Zitiert auf S. 316.

[6] WEGELIN, C.: Schilddrüse. Im Handb. d. path. Anat. herausgeg. von HENKE-LUBARSCH, 8. Berlin 1926.

[7] McCARRISON, R.: Zitiert auf S. 315.

[8] LIEK, E.: Über die Häufigkeit der großen Schilddrüsen in der norddeutschen Tiefebene. Dtsch. med. Wschr. 1925, Nr 43, 1779 — Ferner: Das Kropfrätsel. München 1929.

[9] FELDMANN: Berner Kropfkonferenz 1927.

[10] LIEK, E.: Ist die Jodmangeltheorie des Kropfes richtig? Münch. med. Wschr. 1927, 1786.

[11] Vgl. dazu auch G. LUNDE (Oslo): Über die Jodausscheidung durch den Harn von Bewohnern eines norwegischen Kropfgebietes. Verh. schweiz. naturforsch. Ges. 1927, 129.

[12] Weitere Orientierung über die Prophylaxe des Kropfes durch Jodzufuhr findet sich ferner bei HEINRICH HUNZIKER: Die Prophylaxe der großen Schilddrüse. Bern u. Leipzig 1924. — QUERVAIN, F. DE: Ref. Vers. dtsch. Naturf. u. Ärzte 1926. Naturwiss. 1926, H. 48/49. — SCHWENKENBECHER: Über die wirtschaftliche und doch sachgemäße Behandlung und Ver-

McCarrison[1] berichtet über eine Kropfform, den „Lymph-Adenoid type of goitre", der bei Ratten durch eine vitaminarme auch an Eiweiß und Fett karge Nahrung erzeugt werden kann, und gegen welchen Jod nicht schützt.

Besonderes Interesse verdient in diesem Zusammenhang:

α) die Wirkung, welche die Zufuhr von Jod auf die Struktur und Funktion der Schilddrüse ausübt. Solche Versuche wurden mit um ein Vielfaches größeren Jodmengen ausgeführt, als sie für die allgemeine Jodprophylaxe in Frage kommen.

Gibt man einem gesunden und namentlich jungen Versuchstiere Jod, kann man ziemlich regelmäßig eine Vermehrung des Kolloides als Folge beobachten[2-10]. Nach des Ligneris[2], nach Marine und Lenhart[3,4,5], Groebly[9] und anderen bei Hunden auch ein Niedrigerwerden des Epithels. Da die Entfernung eines Teiles der Schilddrüse in den zurückbleibenden Teilen eine Erhöhung des Epithels hervorruft, würde danach Jod entgegengesetzt wirken wie die Anregung zu mehr Arbeit, also die Drüse in einen „Ruhezustand überführen". Dies ist denn auch die Auffassung der meisten neueren Autoren. „Diese Wirkung des Jods läßt sich besonders deutlich bei der wachsenden und hypertrophischen Schilddrüse nachweisen. Die wachsende Schilddrüse wird also durch das Jod in den mehr ruhenden Typus der ausgewachsenen Schilddrüse übergeführt" (Wegelin[8]). Ja, nach Marine und Lenhart[5] ist es geradezu ein Kennzeichen der physiologischen Hyperplasie der Schilddrüse, daß sie innerhalb 2—6 Wochen auf Joddarreichung reagiert, d. h. rückgängig wird und in ein Ruhestadium übergeht. Marine betont auch neuerdings, daß sich ein hyperplastischer Kropf durch Jod in einen Kolloidkropf verwandeln läßt[10]. Darreichung von Jod verhindert die Entstehung der Hyperplasie, die bei jungen Hunden

---

hütung des Kropfes. Klin. Wschr. **1925**, Nr 21. — Wegelin, C.: Die Wirkung des Jods auf die fetale Schilddrüse. Med. Bezirksverein Bern, 4. Febr. 1926, ref. Klin. Wschr. **1926**. — Eggenberger: Fünf Jahre Kropfprophylaxe im Kanton Appenzell a. Rh. Jahresbericht 1926 des Bezirksspitals Herisau. — Ferner bei G. Lunde: Über den Jodgehalt von Nahrungsmitteln. Verh. schweiz. naturforsch. Ges., Basel **1927**, 130 — ferner: Über die Geochemie und Biochemie des Jods, mit besonderer Berücksichtigung der norwegischen Kropfprophylaxe (mittels Fisch). Wien. klin. Wschr. **1928**, 19. — Ferner in folgenden Referaten und Vorträgen auf der Berner Kropfkonferenz 1927: Jauregg, Wagner v.: Prophylaxe des endemischen Kropfes (österreichische Verhältnisse). — Silberschmidt, W.: Die Prophylaxe des endemischen Kropfes (schweizerische Verhältnisse). — Muggia: La profilassi del gozzo endemico (italienische Verhältnisse). — Ferner ebenda: Dieudonné (betr. bayerische Verhältnisse), Nicolysen u. Lunde (Oslo). — Quervain, F. de: Zur schweizerischen Basedowstatistik. Schweiz. med. Wschr. **1928**, Nr 1, 1. — Flück, W.: Die schweizerische Basedowstatistik von 1922—1924. Schweiz. med. Wochenschr. **1928**, Nr 1/2. — Roch, M.: La prophylaxie du goître endémique par l'iode. Etat de la question en Suisse. Presse méd. **1924**, Nr 36. — Trumpp: Über den gegenwärtigen Stand der Kropfbekämpfung, Insonderheit der sog. Vollsalzprophylaxe. Münch. med. Wschr. **1928**, 1663.

[1] McCarrison, R.: Zitiert auf S. 315.

[2] Des Ligneris: Experimentelle Untersuchungen über die Wirkung des Jods auf die Hundeschilddrüse. Inaug.-Dissert. Bern 1907.

[3] Marine u. Williams: The relation of iodine to structure of the thyroid gland Arch. int. Med. **15**, 349 (1908).

[4] Marine, D. u. C. H. Lenhart: The effects of the administration or the withholding of iodin etc. Arch. int. Med. **4** (1909).

[5] Marine, D. u. C. H. Lenhart: The pathological anatomy of the human thyroid gland. Arch. int. Med. **7** (1911).

[6] Langhans u. Wegelin: Der Kropf der weißen Ratte. Bern 1919.

[7] Sharpey-Schafer: The endocrine organs. 2. Aufl. London 1924.

[8] Wegelin, C.: Schilddrüse. Im Handb. d. path. Anat., herausgeg. von Henke-Lubarsch, **8**. Berlin 1926.

[9] Groebly: Über das Nucleoproteid der Schilddrüse. Mitt. Grenzgeb. Med. u. Chir. **30** (1918).

[10] Marine, D.: Certain features of the morphologic pathology of endemic goiter. Ref. Berner Kropfkonferenz 1927.

im zurückbleibenden Schilddrüsenrest entsteht, wenn größere Teile der Drüse entfernt wurden[1,2]. Trotzdem findet ein leichtes Wachstum des zurückbleibenden Drüsenteils statt, aber ohne histologische Zeichen von Hyperplasie.

L. Loeb[3] erhob neuerdings beim Meerschweinchen einen entgegengesetzten Befund, d. h. starkes Fortschreiten der kompensatorischen Hypertrophie, trotz Jodzufuhr, nur Thyroxinzufuhr verhinderte sie.

Werden Frauen während der Schwangerschaft in einer Gegend, wo sonst 60% der Neugeborenen kropfig sind, mit Jod behandelt, werden die Schilddrüsen der Neugeborenen klein und jodhaltig[4].

Große Gaben Jod können auch zu einer Bindegewebsvermehrung in der Schilddrüse, zu einer Sklerose führen (Wegelin[5]).

Marine und Lenhart[1] nehmen an, daß die hyperplastischen Schilddrüsen, zu welchen ja auch die typische Basedowschilddrüse gehört, dank ihres größeren Epithelgehaltes mehr zugeführtes Jod zu wirksamem Schilddrüsensekret umwandeln können. Die hyperplastische Drüse kann, wenn sie durch Jodzufuhr in das kolloide Stadium übergeführt ist, unter der Einwirkung dieses Elementes den Körper mit Schilddrüsensekret überschwemmen, also echten Hyperthyreoidismus herbeiführen, was sich z. B. in der Gewichtsabnahme solcher Versuchstiere äußert.

Der Jodgehalt, namentlich derjenige der jodarmen kropfigen Schilddrüse, wird durch Jodzufuhr gesteigert (vgl. Tobler[6]). Dies gilt nicht nur für das diffus hyperplastische Schilddrüsengewebe, sondern auch in manchen Fällen für Adenomknoten[7]. Ja, Kröpfe können unter Jodzufuhr ein Vielfaches der Jodmenge aufspeichern, die in den jodreichsten normalen Drüsen vorkommen. Darin liegt wahrscheinlich eine Gefahr der anormalen Überschwemmung des Organismus mit Schilddrüsensekret für die mit Jod behandelten Kropfträger.

In gleicher Weise wie normale scheinen auch die Schilddrüsen von Basedowkranken zu reagieren. Rienhoff[8] und Merke[9] fanden in Übereinstimmung mit der Auffassung von Marine und Lenhart[1,10] bei Basedowkranken, deren Schilddrüsen vor und nach der Joddarreichung, also in zwei zeitlich voneinander entfernten Operationen, teilweise herausgenommen wurden, daß die Drüse auf Jod größer wurde, die Blutgefäße sich vermindern, das Kolloid reichlicher und dichter wird, das Epithel schrumpft und so zurückgeht, daß die vorher bestehenden papillären Einbuchtungen in die Follikel sich ausgleichen, so daß die Bläschen regelmäßigere Gestalt annehmen. Die Drüse bekam also die histologischen Kennzeichen, die als diejenigen der ruhenden Drüse angesehen werden[11].

---

[1] Marine, D. u. C. H. Lenhart: Zitiert auf S. 318.

[2] Else, Earl J.: The relationship of iodine to thyroid hyperplasia and function. Endocrinology **13**, 40 (1929).

[3] Loeb, L.: Studies on compensatory of the thyroid gland. VII. Amer. J. Path. **1926**, 2 — Endocrinology **13**, 49 (1929).

[4] Wegelin, C.: Die Wirkung des Jods auf die fetale Schilddrüse. Med. Bezirksverein Bern, 4. Febr. 1926, ref. Klin. Wschr. **1926**.

[5] Wegelin, C.: Zitiert auf S. 318.

[6] Tobler: Chemische und histologische Untersuchungen an Strumen, mit besonderer Berücksichtigung von Jodbasedowfällen. Mitt. Grenzgeb. Med. u. Chir. **37**, 622 (1924).

[7] Kocher, A.: Kropf. In Spez. Path., herausgeg. von Kraus u. Brugsch, **1**. Berlin u. Wien 1919.

[8] Rienhoff, W. F.: The histological changes brought about in cases of exophthalmic goiter by the administration of iodine. Bull. Hopkins Hosp. **37**, 285; ref. Endocrinology **10**, 100 (1926) u. Kongreßzbl. inn. Med. **43** (1926).

[9] Merke: Über die histologischen Veränderungen und die Jodspeicherung in Basedowschilddrüsen nach großen Jodgaben. Bruns' Beitr. **140**, 375 (1927).

[10] Marine, D.: The anatomic and physiologic effect of iodin on the thyroid gland. J. amer. med. Assoc., Juni 1912.

[11] Merke: Berner Kropfkonferenz 1927.

Schon Th. Kocher[1] hatte beobachtet, daß die Weite der Blutgefäße des Basedowkropfes durch Joddarreichung vermindert werden kann.

Hand in Hand damit tritt klinische Besserung ein, namentlich Rückgang des Grundumsatzes und der Pulsfrequenz. Über klinische Besserung von Basedowfällen auf Jodmedikation, namentlich auch über Heruntergehen des Gaswechsels, wird in neuester Zeit immer öfter berichtet[2-15], während die meisten älteren[16] und auch einige neuere Autoren[17,18] Gegenteiliges, nämlich Verschlimmerung der Basedowfälle, beobachteten. Ja, Jod vermag bei Kropfigen, die bisher keine derartigen Symptome aufwiesen, wie die tägliche Erfahrung lehrt, Zeichen von Hyperthyreoidismus hervorzurufen. Tobler[19] berichtet, daß unter dem Einfluß der ärztlich nicht kontrollierten Jodprophylaxe bzw. Kropfbehandlung die Basedowfälle in der Basler Chirurgischen Klinik sich vervielfachten. Redlich[18] meint, daß geradezu die meisten Basedowfälle auf Jodvergiftung beruhen. In Kropfgegenden ist diese Ansicht weitverbreitet. Die Kenntnis des Jodhaushaltes ist zur Zeit noch zu unvollständig, als daß sich ein klares oder halbwegs vollständiges Bild von der Wirkung und dem Verhalten dieses Elementes geben ließe. Die gegenwärtig, besonders dank des Fellenbergschen Verfahrens, vielerorts in lebhaften Gang gekommene Forschung verspricht aber bald weitere wichtige Aufschlüsse. Holst, Lunde und Mitarbeiter[20] fanden, daß in unbehandelten Fällen von Thyreotoxikose die alkohollösliche, organische Jodfraktion im Blute stark erhöht sei, und daß die Überschwemmung des Blutes mit Jod durch Darreichung von Lugolscher Lösung, trotzdem sie den totalen Jodgehalt des Blutes und der Schilddrüse steigert, das *organisch gebundene* Jod vermindert. Dieses letztere wäre das aktive Prinzip, und seiner Verminderung im Blute bzw. Zurückhaltung in der Schilddrüse wäre die Wirkung der Jodtherapie zu verdanken.

---

[1] Kocher, Th.: Funktionelle Diagnostik der Schilddrüsenerkrankungen. Erg. Chir. **3** (1911).

[2] Neisser, E.: Über Jodbehandlung bei Thyreotoxikose. Berl. klin. Wschr. **1920**, Nr 20.

[3] Loewy u. Zondek: Morbus Basedowii und Jodtherapie. Dtsch. med. Wschr. **1921**, 1387.

[4] Liebesny: Über den Einfluß des Jods auf den Stoffwechsel. Wien. klin. Wschr. **1924**, 494, 521.

[5] Pemberton: Present day surgical treatment of diseases of the thyroid gland. J. amer. med. Assoc. **85**, 1882 (1925).

[6] de Quervain u. Pedotti: Klinische Beobachtungen über den respiratorischen Grundumsatz. Mitt. Grenzgeb. Med. u. Chir. **39** (1926).

[7] Merke, F.: Jodbehandlung der Hyperthyreose. Schweiz. med. Wschr. **1926**, Nr 4.

[8] Breitner: Pathologische Physiologie der Schilddrüse. Ref. Berner Kropfkonferenz 1927.

[9] Kessel, L. u. H. T. Hyman: Arch. int. Med. **40**, 623 (1927).

[10] Dautrebande, L. u. A. Lemort: Le traitement des goitres par l'iode à doses continues et progressives. Bull. Acad. Méd. Belg. **7**, 887 (1927).

[11] Czépai, K.: Neue Beiträge zur Diagnostik usw. der Basedowschen Krankheit und der Hyperthyreosen. Endokrinol. **1**, 250 (1928); **3**, 192 (1929).

[12] Springborn u. Gottschalk: Jod und Morbus Basedowii. Dtsch. Arch. klin. Med. **161**, 338 (1928).

[13] Boothby: Endokrinol. **3** (1929) — ferner Med. Bezirksverein Bern-Stadt, 24. Okt. 1928.

[14] Breitner, B.: Kropf und Jod. Erg. Chir. **21**, 68 (1928) — auch Klin. Wschr. **1929**, 97.

[15] Bram: Types of Graves Disease. Endocrinology **13**, 164 (1929).

[16] Ochsner, A. J. u. R. L. Thompson: The surgery and pathology of the thyroid and parathyroid glands. St. Louis 1910.

[17] Müller, Fr.: Zur Therapie der Schilddrüse. Ther. Gegenw. **1925**.

[18] Redlich, F.: Über die Gefahren der Jodtherapie des Morbus Basedow. Wien. klin. Wschr. **1925**, Nr 41.

[19] Tobler: Zitiert auf S. 319.

[20] Holst, Lunde, Closs u. Pedersen: Über den inneren Jodstoffwechsel bei primären Thyreotoxikosen. Klin. Wschr. **1928**, 2287.

Wir können kaum annehmen, daß alle menschlichen Kröpfe sich dem Jod gegenüber gleich verhalten wie die Hundeschilddrüse und die von MERKE und anderen untersuchten Basedowschilddrüsen. Namentlich wird nicht jede menschliche Schilddrüse durch Jod bezüglich der Sekretion in Ruhezustand versetzt. Wir werden im Gegenteil mit DE QUERVAIN[1] annehmen müssen, daß bei der Entstehung des Jodbasedow die Schilddrüse oder gewisse Teile derselben durch Jod in einen langdauernden Reizzustand versetzt wird. Die rasche Verkleinerung der weichen (parenchymatösen, kleinfollikulären) Adolescentenkröpfe auf Joddarreichung ist kaum vereinbar mit der Vorstellung einer Vergrößerung der Follikel durch vermehrten Kolloidgehalt. Sah doch A. KOCHER[2] solche Strumen auf eine einzige, für heutige Begriffe allerdings große Gabe von 0,2 Jodkali um mehrere Zentimeter an Größe abnehmen und klinische Zeichen von vermehrter Schilddrüsenfunktion wie Herzklopfen mit Tachykardie, Schweiß, Atemnot, Angstgefühl, Steigerung der Körpertemperatur schon eine Stunde nach der Jodaufnahme auftreten und bis zur dritten und vierten Stunde zum Maximum ansteigen. Gleichzeitig fand sich im Harn mehr Jod, als zugeführt wurde, was auf einen Austritt von jodhaltigem, in der Schilddrüse aufgestapeltem Material, also wahrscheinlich von Kolloid aus der Drüse in die allgemeine Zirkulation schließen läßt. Kolloidkröpfe schienen dagegen in diesen Versuchen Jod und Kolloid speichern zu können und wurden zunächst nicht kleiner, ähnlich wie die Kolloidschilddrüse des Hundes.

Die Klinik rechnet, das muß betont werden, mindestens in den europäischen Kropfgebieten, ganz allgemein mit einer Steigerung der Schilddrüsentätigkeit durch Jodzufuhr. Selbst bei Myxödemkranken[3] scheint durch Jod die torpide Tätigkeit des Organes gesteigert werden zu können. HARA[4] fand, daß das Blut kropfiger Kretins auf Joddarreichung für den Tierversuch (vgl. S. 337 u. 338) aktive Eigenschaften bekam, wie übrigens auch das Blut gesunder Menschen. Es ist unter Umständen damit zu rechnen, daß Joddarreichung in der Schilddrüse sogar zu akuten, entzündlichen Veränderungen führen kann[5], mindestens in großen Gaben. Daß Jod, je nach dem Zustande, in welchem sich die Drüse befindet, ganz verschieden, ja entgegengesetzt auf sie einwirken kann, ihr histologisches Bild in ganz verschiedener Weise beeinflußt, ist eine Erkenntnis, der in neuester Zeit verschiedene Autoren Ausdruck geben[6,7,8]. So sagt BREITNER[9], daß „die Wirkung der Jodzufuhr entgegen der funktionellen Richtung der Drüse erfolgt"; so werde der „atrophische Speicherkropf" durch Jod mobilisiert, während die Hyperrhöe des genuinen Basedowkropfes in Hyporrhöe gewandelt werde.

Er stützt sich dabei auf folgende experimentelle Befunde: Exstirpation der einen Schilddrüsenhälfte ruft in dem zurückgelassenen Schilddrüsenrest Kolloidschwund hervor. Verengerung der Trachea erzeugt andererseits starke Steigerung des Kolloidgehaltes. Im

---

[1] QUERVAIN, F. DE: Rückblicke und Ausblicke in der Schilddrüsenpathologie. Mitt. Grenzgeb. Med. u. Chir. **29** (1926).

[2] KOCHER, A.: Über die Ausscheidung des Jods im menschlichen Harn. Mitt. Grenzgeb. Med. u. Chir. **14** (1905).

[3] ENGLÄNDER, M.: Zur Therapie des Myxödems mit Mikrojoddosen. Wien. klin. Wschr. **1925**, 327.

[4] QUERVAIN, F. DE: Einige Fragen der Schilddrüsenphysiologie vom Standpunkt der Schilddrüsenpathologie aus beurteilt. Erg. Physiol. **24** (1925).

[5] WEGELIN, C.: Zitiert auf S. 318.   [6] MÜLLER, FR.: Zitiert auf S. 320.

[7] Man vergleiche hierzu auch FLEISCHMANN: Zur Frage der regionär verschiedenen Empfindlichkeit gegen Jod. Münch. med. Wschr. **1911**, Nr 4, 198.

[8] WOMACK, N. A., W. H. COLE u. A. G. HEIDEMAN: The thyroid gland in infections etc. Endocrinology **12**, 773 (1929).

[9] BREITNER: Zitiert auf S. 320.

ersteren Falle hinderte Jod die Verarmung an Kolloid, im zweiten die Anreicherung der Drüse mit Kolloid[1].

Susani[2] stellt sich vor, daß die entgegengesetzte Wirkung darauf beruht, daß das Jod eine hemmende Wirkung auf den Teil des vegetativen Nervensystems ausübt, der stärker erregt ist, so daß bei übermäßiger Produktion und Ausfuhr von Sekret (vielleicht Sympathicuswirkung) diese Funktion gehemmt, bei zu geringer Tätigkeit dieser Funktion sie durch Jod gesteigert werde auf dem Wege der Hemmung des Antagonisten.

Unter welchen Bedingungen Jod auf die Sekretionstätigkeit der menschlichen Schilddrüse anregend, unter welchen es hemmend wirkt, ist noch nicht allseitig erforscht: Wir wissen zunächst, daß es einesteils auf die Höhe der Jodgabe ankommt, vielleicht auch auf die Form der Darreichung. Bei Basedow scheint die Schilddrüse am ehesten in ihrer Tätigkeit gehemmt zu werden durch 2—3mal tägliche Dosen von 3—10 Tropfen 5proz. Lugolscher Lösung, also tägliche Gaben von einem bis wenigen Zentigramm Jod, während wesentlich höhere Gaben in der Regel die Schilddrüse zu erhöhter Tätigkeit zu veranlassen scheinen. Sehr viel scheint auf die Wiederholung der Jodgaben anzukommen. Liebesny[3] sah, daß das plötzliche Aussetzen der Jodmedikation den Stoffwechsel „nicht unbedeutend" ansteigen ließ, und Merke[4,5], der die gleiche Erfahrung machte, meint, daß nicht die Joddarreichung den Stoffwechsel der Basedowkranken steigert, denn sie hemmt die Sekretabfuhr, sondern daß diese Wirkung der *Unterbrechung* der Jodzufuhr zukommt, durch welche „die Schleusen geöffnet" werden. Die Unterbrechung der Jodzufuhr wäre es also, welche eine Überschwemmung des Organismus mit Schilddrüsensekret verursacht.

Nach diesen Erfahrungen ist es erklärlich, daß vereinzelte oder verzettelte Joddosen entgegengesetzt wirken können wie regelmäßig fortgesetzte. Was für Faktoren außer der regelmäßigen Wiederholung der Zufuhr die Richtung der Wirkung des Jodes zu beeinflussen vermögen, ist noch nicht genügend erforscht. Nach Liebesny[6] ist gleichzeitige Verabreichung von Thymussubstanz[7] geeignet, die dämpfende Wirkung des Jodes auf die übermäßig tätige Schilddrüse zu gewährleisten.

Verschiedene Forscher[8,9] vermuten, daß die Entstehung des Kropfes auf einer Störung des Jod-Calcium-Gleichgewichtes beruhen könnte, und einzelne verwenden neben Jod unter anderem auch Calcium zur Therapie der Kröpfe[10]. Kalkreiche Nahrung und kalkreiches Wasser wurden von jeher der Begünstigung der Kropfentstehung beschuldigt[11]. Wir haben auf S. 308 auseinandergesetzt, daß nach Abelin Calcium die Wirkung des Schilddrüsenhormons abzuschwächen scheint und es deshalb denkbar ist, daß die Schilddrüse auf diese Abschwächung ihrer Wirkung durch gesteigerte Anstrengungen, also durch Hyperplasie, reagiert.

---

[1] Breitner, B.: Zitiert auf S. 320.

[2] Susani, Odorico: Über die Sekretionssteuerung der Schilddrüse und ihre Beziehung zur Strumabildung und die Wirkung des Jodes usw. Mitt. Grenzgeb. Md. u. Chir. **40**, 154 (1927).

[3] Liebesny: Zitiert auf S. 320.   [4] Merke, F.: Zitiert auf S. 320.

[5] Merke, F.: Zitiert auf S. 319.

[6] Liebesny: Über die kombinierte Wirkung von Jod und Thymus auf Hyperthyreosen. Wien. klin. Wschr. **1924**, 783.

[7] Die von Mikulicz eingeführte Therapie des Basedow durch Zufuhr von Thymusstoffen scheint sich in den Händen mancher Beobachter immer wieder zu bewähren. Ältere Literatur bei H. Eppinger im Handb. d. Neurol., herausgeg. von Lewandowsky, **4**. Berlin 1913.

[8] Aschoff, L.: Zur Anatomie des Kropfes. Berner Kropfkonferenz 1927.

[9] McCarrison, R.: Report on the aetiology and epidemiology of endemic goitre. Berner Kropfkonferenz 1927.

[10] Bircher, E.: Die Jodtherapie des endemischen Kropfes und ihre Geschichte. Schweiz. med. Wschr. **1922**, 713.

[11] Daß Kalkgehalt des Trinkwassers die Bildung der (kolloidarmen) Schilddrüsenhyperplasie fördert, ist am genauesten nachgewiesen durch Tanabe: Beitr. path. Anat. **73**, 415 (1925).

Doch tragen diese Überlegungen zunächst noch durchaus bloß hypothetischen Charakter. Zufuhr von Kalk scheint die Jodwirkung auf die Schilddrüse unter Umständen neutralisieren und für sich allein kolloidreiche Kröpfe hervorrufen zu können[1,2].

Nach GROEBLYS[3] Versuchen wirkt auch das aus Schilddrüsensubstanz hergestellte Nucleoproteid („Thyreonucleoproteid") so auf die Schilddrüse des Hundes ein, daß der Kolloidgehalt zunimmt. Im Gegensatz zur Wirkung des Jodes ist diese Zunahme an Kolloid und die Vergrößerung der Follikel nicht mit Abplattung der Epithelzellen verbunden, sondern sie bleiben oder werden hoch. Das Kolloid ist kompakter als das auf Joddarreichung entstehende und färbt sich blau, d. h. mit Kernfarbstoffen, ist also basophil, wie wir das beim kompaktesten Schilddrüsenkolloid zu sehen gewohnt sind.

Da diesen Beobachtungen, wenn sie sich bestätigen, große Bedeutung für die Schilddrüsenpathologie und Therapie zukommen könnte, verdienen sie sorgfältige Nachprüfung. Ebenso die Angaben von TSCHIKSTE[4], COURVOISIER[5] und von A. KOCHER[6], welche zu dem Schlusse kamen, daß Thyreonucleoporoteid auf den Stickstoffumsatz entgegengesetzt wirkt wie jodhaltige Schilddrüsenpräparate, namentlich das Jodthyreoglobulin (OSWALD), nämlich eine Stickstoffretention hervorruft und die durch jodhaltige Schilddrüsenpräparate hervorgerufene Steigerung des N-Umsatzes bei gleichzeitiger Darreichung zu mildern vermag. Auch Phosphatretention würde durch diesen Stoff begünstigt werden[4]. Da anorganische Phosphate nach ABELIN die Wirkung der Schilddrüsenstoffe zu steigern vermögen, ist es wohl kaum der Phosphatgehalt des Nucleoproteides, welchem diese Wirkungen zukommen dürften.

2. Über die Funktion der Kröpfe.

Von großem Interesse ist die Frage nach der Funktion der kropfigen Schilddrüse, insbesondere diejenige nach der Funktion der verschiedenen pathologisch-anatomischen Formen des Kropfes.

Vorweg sei betont, daß im Endemiegebiet die weitaus meisten Kropfträger keinerlei nachweisbare Erscheinungen zeigen, welche auf eine Veränderung der Funktion der Schilddrüse hinweisen, namentlich auch keine Abweichung des Grundumsatzes von der Norm. Wenn also die Kropfursache oder die Kropfursachen zu einer Schädigung der Schilddrüsenfunktion führen, so scheint diese Schädigung bei der großen Mehrzahl der Kropfträger ausgeglichen zu sein. Ein Teil der Kropfträger zeigt aber über kurz oder lang vorübergehend oder länger dauernd Krankheitserscheinungen, die mit einer Funktionsstörung der Schilddrüse im Zusammenhange stehen. Namentlich zeigen Kropfträger nicht selten Zeichen von mangelnder Schilddrüsenfunktion, werden „hypothyreotisch", wenn besondere Anforderungen an das Organ gestellt werden, wie es die Schwangerschaft, die Lactation und viele Infektionskrankheiten tun[7].

a) *Einteilung der Kröpfe.* Wenn untersucht werden soll, *wie die Funktion sich bei den verschiedenen pathologisch-anatomischen Formen des Kropfes verhält,*

---

[1] McCARRISON, R.: Zitiert auf S. 322.

[2] McCARRISON, R.: The effects of the eccessive ingestion of lime on the thyroid gland. Indian J. med. Res. 13 (1926), zitiert nach Ref. im Kongreßzbl. inn. Med. 45, 283 (1927).

[3] GROEBLY: Zitiert auf S. 318.

[4] TSCHIKSTE, A.: Über die Wirkung des im Schilddrüsenkolloid enthaltenen Nucleoproteids bei Morbus Basedowii. Dtsch. med. Wschr. 1911, Nr 48, 2217.

[5] COURVOISIER, H.: Über den Einfluß von Jodthyreoglobulin und Thyreonucleoproteid und den N-Stoffwechsel. Mitt. Grenzgeb. Med. u. Chir. 29, 70 (1917).

[6] KOCHER, A.: Über die Wirkung von Schilddrüsenpräparaten auf Schilddrüsenkranke. Mitt. Grenzgeb. Med. u. Chir. 29, 309 (1917).

[7] Z. B.: A. KOCHER: Kropf. Im Handb. d. spez. Path. u. Ther., herausgeg. von KRAUS-BRUGSCH, 1. Berlin u. Wien 1919.

müssen wir uns mindestens die häufigsten und wichtigsten Formen vergegenwärtigen. Es ist nicht möglich und überflüssig, die vielen verschiedenen Einteilungen der Kröpfe, welche im Laufe der Zeit von den verschiedenen Anatomen getroffen worden sind, zu besprechen. Wir versuchen im folgenden eine möglichst einfache Einteilung zu geben, welche nur die wichtigsten Veränderungen berücksichtigt und sich der derzeitigen Erkenntnis der physiologischen Vorgänge nach Möglichkeit anpaßt.

Auf Grund dessen, was wir im Endemiegebiet selbst gesehen haben, und in Anlehnung namentlich an Wegelin[1,2], Aschoff[3], de Quervain[4], A. Hellwig[5], Marine und Lenhart[6,7], H. Bürkle de la Camp[8] ist unsere Einteilung folgende:

I. Struma diffusa.

A. *Struma diffusa parenchymatosa microfollicularis:*
a) der Neugeborenen,
b) des Adolescenten und Erwachsenen (Gebirgsschilddrüse, Pubertätsschilddrüse der am stärksten kropfbefallenen Gebiete).
B. *Struma diffusa colloides macrofollicularis:*
a) stationäre Form mit gleichmäßigen, rundlichen Follikeln.
b) proliferierende Form (Pubertätsschilddrüse der weniger stark von Kropf befallenen Gegenden).
C. *Struma diffusa basedowiana.*
D. *Struma diffusa colloides basedowificata.*

Nach Marine und Lenhart[7] sind die parenchymatöse, kleinfollikuläre Schilddrüse (A) und die Basedowsche Schilddrüse (C) einander insofern wesensverwandt, als sie beide auf einer aktiven Proliferation des Epithels beruhen und sie beide innerhalb weniger Wochen in die Form B übergehen können, also in eine kolloidreiche Struma mit niedrigem Epithel; und zwar geschieht dies häufig spontan, nach Aufhören des die Epithelwucherung auslösenden Reizes oder aber mit Regelmäßigkeit auf Jodzufuhr.

II. Struma nodosa (Adenom).

A. *Struma nodosa parenchymatosa* (ohne oder mit wenig Kolloid; entweder trabeculär oder tubulär oder kleinfollikulär).
B. *Struma nodosa colloides macrofollicularis:*
a) ohne,
b) mit Epithelwucherung.

III. Mischformen aus I und II.

IV. Maligne Strumen.

Die Mischformen aus diffuser und knotiger Struma (III) sind im Endemiegebiet am häufigsten, ja die diffus hyperplastische Schilddrüse ist der Boden, in welchem sich die Adenome — die auch außerhalb des Endemiegebietes in fast

---

[1] Wegelin, C.: Sitzung der Schweiz. Kropfkommission vom 21. Jan. 1922. Beil. z. Bull. d. Eidg. Gesdh.amtes **1922**, Nr 18.

[2] Wegelin, C.: Schilddrüse. Im Handb. d. path. Anat., herausgeg. von Henke-Lubarsch, 8. Berlin 1926.

[3] Aschoff: Zur Anatomie des Kropfes. Ref. Berner Kropfkonferenz 1927.

[4] de Quervain: Le goitre. Genf 1923.

[5] Hellwig, Alex.: Die diffuse Kolloidstruma. Mitt. Grenzgeb. Med. u. Chir. **32**, 508 (1920).

[6] Marine, D. u. C. H. Lenhart: The pathological anatomy of the human thyreoid gland. Arch. int. Med. **7** (1911).

[7] Marine, D. u. C. H. Lenhart: Relation of iodin to structure of human thyroid. Arch. int. Med. **4** (1909).

[8] Bürkle-de la Camp: Einteilung der strumösen Erkrankungen der Schilddrüse vom pathologisch-anatomischen Gesichtspunkte aus. Arch. klin. Chir. **130**, 207 (1924).

jeder erwachsenen Schilddrüse angelegt sind (ASCHOFF) — zu üppigem Wachstum entwickeln[1]. Das diffus hyperplastische Schilddrüsengewebe und die darin eingebetteten Adenome tragen gewöhnlich den gleichen histologischen Charakter, d. h. gewöhnlich sind beide vorwiegend parenchymatös oder beide kolloidreich; doch kann der Bau der Knoten und derjenige des umgebenden Schilddrüsengewebes auch voneinander in den verschiedenen Richtungen abweichen. Dazu kommen häufig noch sekundäre Veränderungen: z. B. übergroße Vascularisation bei diffusen Kröpfen, ferner Atrophie und Degeneration, welcher namentlich die Kropfknoten, wohl infolge ihrer geringeren Versorgung mit Blut- und Lymphgefäßen, besonders unterworfen sind. Die degenerativen Veränderungen treten auf in Form von fibröser, hyaliner und schleimiger Umwandlung des Bindegewebes, gelegentlich in Gestalt von hyalinen Ablagerungen, Verfettung, Verkalkung oder sogar Verknöcherung, in Gestalt ferner von Ödem, von Blutungen und Cystenbildungen, Vorgänge, welche naturgemäß die Funktion des Gewebes schwer beeinträchtigen können.

Ferner ist daran zu erinnern, daß die Arterien der Schilddrüse, vielleicht unter dem direkten Einfluß der Kropfnoxe, im Endemiegebiet häufig früh, z. B. schon im Alter von 12 Jahren[2], von schwerer Sklerose mit Intimaverdickung und Verkalkung befallen werden und durch Beeinträchtigung der Blutversorgung die Funktion des Organes erschweren können. Nach MARINE und LENHART[3] gehören Verengerungen der Arterien durch Verdickung der Wand durch obliterierende Endarteritis zu den normalen Rückbildungsvorgängen, welche eintreten, wenn die Drüse aus dem Zustande aktiver Hyperplasie in einen kolloiden Zustand relativer Ruhe übergeht. Ähnliches spielt sich in den Venen ab.

Als fünfte Form des Kropfes sollte noch der *lymphadenoide Kropf* von WILLIAMSON und PEARSE[4,5,6] angeführt werden, der in seiner weiteren Entwicklung resp. Rückbildung vielleicht zu der „*eisenharten*" Struma nach RIEDEL[7] führen kann. Im Gegensatz zu den vorher aufgezählten Kröpfen scheint diese Form mit der Kropfendemie in keinem Zusammenhang zu stehen.

Die Frage, wie die Funktion sich bei den verschiedenen Kropfformen verhält, wird naturgemäß in erster Linie beantwortet:

1. durch die klinische Beobachtung der mit den betreffenden Kropfformen Behafteten, mit allen zu Gebote stehenden Hilfsmitteln, unter welchen namentlich der Bestimmung des Grundumsatzes besondere Wichtigkeit zukommt.

2. Durch sog. „biologische" Versuche verschiedener Art.

b) *Die Funktion der verschiedenen Kropfformen auf Grund der klinischen Beobachtung.* Wer im Zentrum eines Gebietes mit hochgradiger Kropfendemie Beobachtungen anstellt, trifft bei der Bevölkerung auf Schritt und Tritt auf Erscheinungen, die denjenigen ähnlich sind, welche bei Schilddrüsenmangel auftreten: Schwerfälligkeit und Langsamkeit eines großen Teiles der Menschen, übergroße Beharrlichkeit und Unbeweglichkeit des Geistes. Er sieht zahlreiche

---

[1] KLÖPPEL: Vergleichende Untersuchungen über Gebirgs- und Tieflandschilddrüsen. Inaug.-Dissert. Freiburg 1911 — Beitr. path. Anat. **49** (1910).

[2] ISENSCHMID, R.: Zur Kenntnis der menschlichen Schilddrüse im Kindesalter. Inaug.-Dissert. Bern 1910 — Frankf. Z. Path. **5** (1910).

[3] MARINE, D. u. C. H. LENHART: Zitiert auf S. 324.

[4] WILLIAMSON, G. S. u. J. H. PEARSE: Lymphadenoid goitre and its clinical significance with a note on its etiology in rat by McCARRISON. Brit. med. J. **1929**, 4.

[5] WILLIAMSON, G. S. u. J. H. PEARSE: J. of Path. **28** (1925).

[6] McCARRISON, R.: Report on the aetiology and epidemiology of endemic goitre. Bericht üb. d. internat. Kropfkonferenz in Bern **1927**, 302 (1928).

[7] PAYR, E.: Die eisenharte Struma nach RIEDEL. Bericht üb. d. internat. Kropfkonferenz in Bern **1927**, 113.

kleinwüchsige Leute mit runzeliger, trockener Haut, breiten, tatzenartigen Händen, schwerfälligem Gang, von vorzeitig gealtertem Aussehen. Derartige Eindrücke, welche in gewissen Gegenden in großer Menge auf den aufmerksamen Beobachter einströmen, überzeugen ihn ohne weiteres davon, daß in der Bevölkerung der mit Kropf behafteten Gegend Zeichen von verminderter Schilddrüsenfunktion bei einem großen Teil der Individuen vorhanden sind. Doch vermag die Schilderung solcher Eindrücke für den Leser objektive Belege nicht zu ersetzen. An solchen ist aber kein Überfluß: DIVIAK und WAGNER V. JAUREGG[1] beobachteten, daß in dem besonders stark kropfverseuchten Murtale (in Steiermark) die Fontanellen der meisten Kinder sich mit großer Verspätung schließen. RÖSSLE[2] fand bei kropfigen Neugeborenen ein Fehlen oder Kleinheit des Knochenkernes in der unteren Femurepiphyse. P. MÜLLER[3] wies darauf hin, daß in Bern die durchschnittliche Körperlänge der Neugeborenen geringer ist, als an kropffreien Orten, auch fiel ihm auf, daß in Gegenden mit starker Kropffrequenz das allgemein verengte Becken besonders verbreitet ist. Daß die Häufigkeit des allgemein verengten Beckens und des Kropfes im Kanton Bern die gleiche geographische Verbreitung haben, ist durch B. MÜLLER[4] überzeugend dargetan worden. WEGELIN und HELLER[5] haben nachgewiesen, daß im Endemiegebiete Verzögerungen im Verknöcherungsprozeß sehr häufig vorkommen, und daß die Zahl und Größe dieser Verzögerungen dem Grade der Kropfendemie ziemlich parallel gehen, namentlich im ersten Lebensjahrzehnt. Dem ersten Jahrzehnt gehören vorwiegend die *kleinfollikulären kolloidarmen Kröpfe an*[6] (I A der vorstehenden Einteilung der Kröpfe).

Mit der Annahme, daß die kleinfollikuläre parenchymatöse Struma häufig mit Neigung zu Hypothyreoidismus einhergeht, befinden wir uns in Übereinstimmung mit den meisten Autoren, so auch mit BÜRKLE-DE LA CAMP[7], BREITNER[8] u. a.

Der aussichtsreichste Weg, über die physiologische Aktivität verschiedener Kropfarten Klarheit zu schaffen, ist die Bestimmung des Grundumsatzes und Vergleichung dieses Befundes mit dem in der Folge durch Operation gewonnenen histologischen Präparate, das Verfahren, das unter anderem namentlich die Berner chirurgische Klinik zur Anwendung bringt. DOUBLER[9], DE QUERVAIN und PEDOTTI[10, 11] fanden dabei, daß die Träger der parenchymatösen kleinfollikulären Strumen öfter leicht erniedrigten Grundumsatz hatten; und zwar selbst,

---

[1] DIVIAK u. WAGNER V. JAUREGG: Über die Entstehung des endemischen Kretinismus. Wien. klin. Wschr. **1918**, Nr 6.

[2] RÖSSLE, R.: Wachstum und Altern. Erg. Path., herausgeg. von LUBARSCH-OSTERTAG, **20** II, 419ff. (1923).

[3] MÜLLER, P.: Zur Frequenz und Ätiologie des allgemein verengten Beckens. Arch. Gynäk. **16** (1880).

[4] MÜLLER, B.: Das Verhalten der Glandula thyreoidea im endemischen Kropfgebiet des Kantons Bern zur Schwangerschaft, Geburt und Wochenbett. Z. Geburtsh. **75** (1913).

[5] HELLER: Über den Ablauf der Ossification in kropfendemischen und kropffreien Gebieten. Bruns' Beitr. **94**, 339 (1914).

[6] ISENSCHMID, R.: Zur Kenntnis der menschlichen Schilddrüse im Kindesalter. Frankf. Z. Path. **5** (1910) — auch Inaug.-Dissert. 1910.

[7] BÜRKLE-DE LA CAMP: Einteilung der strumösen Erkrankungen der Schilddrüse vom pathologisch-anatomischen Gesichtspunkte aus. Arch. klin. Chir. **130**, 207 (1924).

[8] BREITNER, B.: Studien zur Schilddrüsenfrage. Mitt. Grenzgeb. Med. u. Chir. **36**, 265 (1923).

[9] DOUBLER, FR. H.: Über den respiratorischen Gaswechsel bei der Struma vasculosa im Kindesalter. Schweiz. med. Wschr. **1922**, Nr 38, 926.

[10] DE QUERVAIN u. PEDOTTI: Klinische Beobachtungen über den respiratorischen Grundumsatz. Mitt. Grenzgeb. Med. u. Chir. **39** (1926).

[11] QUERVAIN, F. DE: Rück- und Ausblicke usw. Mitt. Grenzgeb. Med. u. Chir. **39** (1926).

wenn sie wegen besonderer Erregbarkeit des Herzens und des Gefäßsystemes Verdacht auf Hyperthyreoidismus erweckten, und selbst in Fällen, wo das Epithel der Struma hoch und in Wucherungen begriffen war, so, daß histologisch basedowähnliche Bilder vorlagen. Dieser schon von vornherein um einige Prozente unter dem Normalen liegende Grundumsatz wurde bei diesen vor der Pubertätsperiode stehenden Kindern durch Resektion eines großen Teiles der Struma vorübergehend noch weiter erniedrigt.

Im ganzen aber wiesen die Träger der weitaus meisten Kröpfe einen Gaswechsel von normaler Größe auf, und es fand sich gewöhnlich kein Unterschied zwischen den Trägern kolloider und parenchymatöser Kröpfe, trotzdem sich ihr Blut in den später zu besprechenden biologischen Versuchen (vgl. S. 337) als von verschiedener Wirksamkeit erwies. Stärkere Abweichungen des Gaswechsels nach der Plus- oder Minusseite wiesen solche Schilddrüsenkranke auf, die nach den übrigen klinischen Untersuchungsmethoden im Sinne des Hyper- oder Hypothyreoidismus von der Norm abwichen, namentlich waren auch die Pulsfrequenz und das Minutenvolumen der Atmung im großen ganzen parallel dem Grundumsatz verändert. Immerhin war doch der Parallelismus der drei Erscheinungen nicht derart, daß die Bestimmung des Grundumsatzes, namentlich in Grenzfällen, ersetzt und überflüssig gemacht werden könnte[1].

Bestimmungen des Grundumsatzes vermögen natürlich lediglich über eine Vermehrung oder Verminderung der Schilddrüsenfunktion Auskunft zu geben, dagegen nicht über etwaige qualitative Abweichungen. Trotzdem können uns genaue Bestimmungen des Grundumsatzes der Frage näherbringen, ob auch mit qualitativen Abweichungen der Schilddrüse zu rechnen ist. Verminderter Grundumsatz bei Gegenwart von Symptomen, z. B. von seiten des Herzens, die man auf vermehrte Schilddrüsentätigkeit zu beziehen gewohnt ist, läßt die Frage aufwerfen, ob vielleicht mehrere Schilddrüsensekrete vorhanden sind, von denen die einen vermehrt, die anderen gleichzeitig in vermindertem Maße in die Zirkulation gelangen können, oder ob ein einheitliches Schilddrüsensekret in seiner Beschaffenheit wechselnd, nach einer Richtung stark wirksam, für eine andere Wirkung minderwertig sein könnte.

WEGELIN[2] macht mit Recht darauf aufmerksam, daß es nicht, wie einige Autoren es taten, ohne weiteres statthaft ist, anzunehmen, daß die Epithelwucherung der Ausdruck einer vermehrten Sekretion sei. Unseres Erachtens sind sehr häufig die Epithelhyperplasien geradezu ein Ausdruck, wenn nicht die Folge einer verminderten, funktionellen Fähigkeit der Drüse, wogegen niedriges, im histologischen Sinne ruhendes Epithel sich vielfach in Drüsen findet, die ihrer funktionellen Aufgabe anscheinend ohne besondere Anstrengung gewachsen sind, z. B. in diffusen Kolloidstrumen mit reichlichem Jodgehalt.

Gerade die diffuse parenchymatöse Struma des Kindesalters scheint uns, namentlich in den stark kropfverseuchten Gegenden, ein — nicht immer gelingender — Versuch der Natur zu sein, trotz dafür ungünstiger Bedingungen, doch noch eine genügende Menge des unentbehrlichen Sekretes zustande zu bringen. *Epithelhyperplasie und lebhafte Funktion erscheinen hier also als Gegensätze.*

Ein Beleg dafür, daß parenchymatös-hyperplastische Schilddrüsen häufig ungenügend funktionieren, liegt auch in den Beobachtungen von CARLSON[3]: Hunde und Katzen mit parenchymatösen Kröpfen brachten kropfige Junge zur Welt, wogegen solche mit normalen Schilddrüsen oder mit Kolloidkröpfen Junge mit normalen Schilddrüsen hatten.

---

[1] DE QUERVAIN u. PEDOTTI: Zitiert auf S. 326.

[2] WEGELIN, C.: Schilddrüse. Im Handb. d. path. Anat., herausgeg. von HENKE-LUBARSCH, 8, 161. Berlin 1926.

[3] CARLSON: The correlation between the physiological state of the thyroid of the mother and of the fetus. Proc. Soc. exper. Biol. a. Med. 10 (1913).

Auch Klose und Hellwig[1] in Frankfurt a. M. und Stahnke[2] in Würzburg fanden wie wir, daß bei jüngeren Kindern die Struma diffusa microfollicularis vorherrscht und ·daß dabei gelegentlich, wenn auch lange nicht immer, Zeichen von Hypothyreoidismus vorlagen.

Wir glauben nicht, daß wir wie Hotz[3,4] und die eben genannten Frankfurter Autoren den scheinbaren Widerspruch zwischen der Epithelwucherung und der scheinbar verminderten sekretorischen Funktion dieses vermehrten Epithels dadurch lösen sollen, daß wir annehmen, daß ein Übermaß an Schilddrüsensekret da lähmend wirkt, also Zeichen von Schilddrüsen- mangel hervorrufen kann, wo eine geringere Sekretion anregend wirkt, sondern wir stellen uns, wie gesagt, vor, daß die Epithelwucherung einen Versuch darstellt, trotz ungünstiger Bedingungen, doch den Aufgaben der Drüse zu genügen, ein Versuch, der gelingen oder nicht gelingen oder vielleicht auch unter besonderen Umständen zu einem übermäßigen Ergebnis führen kann.

Die einzigen histologischen Untersuchungen[5] (5 Fälle) von akut entstandenen Kröpfen in einer „Kropfepidemie" ergaben bei Kindern diffuse, parenchymatöse, kolloidarme Drüsen, den Bau also, der anscheinend überhaupt das erste Stadium jeder echten Kropfbildung ist. Ist es doch die Kropfform der Neugeborenen und Kinder. Dabei wird bei den von der „Epidemie" befallenen Kindern auch nicht über Hyperthyreoidismus berichtet, sondern über ihre kümmerliche Entwicklung.

Beobachtungen über „Kropfepidemien" haben bisher über die für die Kropfentstehung maßgebenden Faktoren keinen Aufschluß gebracht. Es handelt sich dabei um ein gehäuftes Auftreten des Kropfes in einer Gemeinschaft von jungen Menschen, die in Schulen oder Kasernen — ausnahmslos in mehr oder weniger kropfverseuchten Gegenden gelegen — unter gleichartigen Lebensbedingungen standen. Die Ähnlichkeit der pathologischen Erscheinungen legt die Vermutung nahe, daß ähnliche Entstehungsbedingungen im Spiele waren wie bei den auf S. 310 erwähnten Experimenten von McCarrison.

Über die funktionelle Wertigkeit der Struma diffusa colloides macrofollicularis (I B unserer Einteilung der Kröpfe) herrscht keine einheitliche Auffassung, offenbar, weil mit dieser Form der Schilddrüsenanschwellung eine von Fall zu Fall verschiedene Leistungsfähigkeit der Drüse verbunden sein kann. Da sie namentlich in ihrer proliferierenden Form häufig in der Pubertätszeit auftritt[1,2], zu einer Zeit, da wahrscheinlich an die Schilddrüse erhöhte Anforderungen gestellt sind, ist man geneigt, ihr eine im Vergleich zur normalen Schilddrüse *gesteigerte* Tätigkeit zuzuschreiben. Das ist denn auch die Auffassung der Autoren des Aschoffschen Institutes in Freiburg i. Br.[6,7,8] und mancher anderer[9,10], ja es läßt sich nicht bestreiten, daß die Schilddrüse mancher Basedowkranker ana- tomisch das Bild der diffusen Kolloidstruma bietet (vgl. z. B. Tobler[11]). Rubens[12], der 3000 Freiburger Studenten auf Kropf und Pulszahl untersucht hat, gelangt zu dem Ergebnis, daß die Kropfigen eine durchschnittlich höhere Pulszahl auf-

[1] Klose u. Hellwig: Über Bau und Funktion der kindlichen Schilddrüsenhyperplasie. Arch. klin. Chir. **124**, 347 (1923).

[2] Stahnke: Zur Histologie und Klinik jugendlicher Strumen in Unterfranken. Arch. klin. Chir. **125**, 193 (1923).

[3] Hotz: Über endemische Struma, Kretinismus und ihre Prophylaxe. Klin. Wschr. **1922**, 2073.

[4] Hotz: Zur Kropffrage. Schweiz. med. Wschr. **1921**, 1155.

[5] Hauke: Über Kropf in Schlesien. Mitt. Grenzgeb. Med. u. Chir. **40**, 327 (1927).

[6] Bürkle-de la Camp: Zitiert auf S. 326.

[7] Aschoff: Zur Anatomie des Kropfes. Ref. Berner Kropfkonferenz 1927.

[8] Hellwig: Die diffuse Kolloidstruma. Mitt. Grenzgeb. Med. u. Chir. **32**, 508 (1920).

[9] Breitner, B.: Zitiert auf S. 326.

[10] Gold u. Orator: Über klinisch morphologische Kropfformen. Wien. klin. Wschr. **1923**, 309.

[11] Tobler, Th.: Chemische und histologische Untersuchungen an Strumen usw. Mitt. Grenzgeb. Med. u. Chir. **37**, 622 (1924).

[12] Rubens, O.: Über die Bedeutung der Schilddrüsenvergrößerung im jugendlichen Alter für die Konstitution. Z. Konstit.lehre **13**, 593 (1928).

wiesen als die übrigen, daß also die dortigen Kröpfe in der Regel mit einer gesteigerten Schilddrüsenfunktion einhergehen. Die dortigen Kröpfe sind, wie aus den Untersuchungen des Freiburger pathologischen Institutes bekannt, in diesem Alter vorwiegend Kolloidkröpfe. Demgegenüber steht die Auffassung, daß die diffuse Kolloidstruma, mindestens histologisch, einem Ruhezustand der Drüse entspricht (MARINE und LENHART[1], OCHSNER und THOMPSON[2]; vgl. auch S. 318).

Daß wir die stationäre Form des Kolloidkropfes mit WEGELIN[3] in der Regel für ein normal funktionierendes Organ halten dürfen, das den gewöhnlichen Ansprüchen durchaus gewachsen ist, ist sicher. Warum in einzelnen Fällen bei gleichem histologischem Bild Hypothyreose vorhanden ist, wissen wir nicht. Jedenfalls ist das viel seltener als bei diffuser, parenchymatöser Struma. Die wuchernde Form dagegen scheint zu Hyperthyreose zu neigen (BÜRKLE-DE LA CAMP[4], WEGELIN, ASCHOFF[5]), doch, wie gesagt, durchaus nicht regelmäßig. Wenn knotige Hyperplasie in Kolloidstrumen auftritt, können klinisch Basedowerscheinungen vorhanden sein (WEGELIN). Nach ASCHOFF sind die meisten Fälle von Jodbasedow „basedowifizierte" Kolloidkröpfe.

Daß die *Struma diffusa basedowiana*, mindestens beim erwachsenen Menschen, fast immer zu Zeichen von Hyperthyreoidismus führt, namentlich auch zu gesteigertem Grundumsatz und erhöhter Frequenz und Labilität des Pulses, darin läßt die klinische Erfahrung keinen Zweifel und findet sich eine gute Übereinstimmung unter den Autoren.

Des ferneren sind die meisten Beobachter darüber einig, daß die Träger von reinen *Knotenstrumen*, die nur geringe Reste von normalem oder diffus-kropfigem Schilddrüsengewebe haben, vielfach Zeichen von mangelnder Schilddrüsenfunktion aufweisen, sind doch die großen Knotenstrumen gerade im Zentrum der Endemiegebiete besonders verbreitet in Bevölkerungen, die den Stempel der mangelhaften Schilddrüsenfunktion besonders auffallend zur Schau tragen, und ist doch auch die typische Kretinenstruma eine Knotenstruma mit weitgehendem Mangel an sonstigem Schilddrüsengewebe (DE COULON[6], GETZOWA[7], WEGELIN[3], WYDLER[8]). Die Adenome können auch dadurch verschlechternd auf die Funktion der Schilddrüse wirken, daß sie das umgebende Schilddrüsengewebe zur Druckatrophie bringen. Es kann auf wenige Gramm reduziert sein (DE COULON[6]).

Schon darin, daß nicht in allen derartigen Fällen schwere Ausfallssymptome vorhanden sind, müssen wir mit WEGELIN[3] einen Beweis dafür erblicken, daß auch die *Adenomknoten* zur *Funktion* herangezogen werden[9]. Ja, vielleicht dürfen wir unter Umständen sogar die Entstehung der Knoten auf eine kompensatorische Hypertrophie, kompensatorisch wegen Degeneration des übrigen Schilddrüsengewebes, zurückführen. Auch MARINE[10] nennt die Entstehung der Knoten ein physiologisches Wachstum und schreibt ihnen entsprechende Funktionen zu. Die

---

[1] MARINE, D. u. C. H. LENHART: Relation of iodin to structure of human thyroid. Arch. int. Med. **4** (1909).

[2] OCHSNER, A. J. u. R. L. THOMPSON: The surgery and pathology of the thyroid and parathyroid glands. St. Louis 1910.

[3] WEGELIN, C.: Schilddrüse. Im Handb. d. path. Anat., herausgeg. von HENKE-LUBARSCH, **8**. Berlin 1926.

[4] BÜRKLE-DE LA CAMP: Zitiert auf S. 326.   [5] ASCHOFF: Zitiert auf S. 328.

[6] DE COULON: Über Thyreoidea und Hypophyse der Kretinen. Virchows Arch. **147** (1897).

[7] GETZOWA: Über die Thyreoidea von Kretinen und Idioten. Inaug.-Diss. Bern 1905 — Virchows Arch. **153**.

[8] WYDLER: Die Histologie der Kretinenstruma mit Berücksichtigung der Klinik des Kretinismus und der funktionellen Untersuchung. Mitt. Grenzgeb. Med. u. Chir. **39** (1926).

[9] STAHNKE: Zitiert auf S. 328.

[10] MARINE, D.: Certain Features of the Morphologic Pathology of Endemic Goiter. Berner Kropfkonferenz 1927.

Blut- und Lymphgefäßversorgung der Knoten ist oft eine recht geringe, ja vielleicht fehlen in der Regel die Lymphgefäße darin vollständig. Immerhin dürfen wir uns, wie gesagt, Kropfknoten nicht generell als funktionell unwirksam vorstellen, denn nicht nur sind solche Knotenstrumen zuweilen, gerade auch bei Kretinen durch sehr starke zu- und abführende Blutgefäße versorgt[1,2], was bei fehlender Funktion kaum zu verstehen wäre, sondern es sind auch Beobachtungen bekannt, wo die Entfernung eines einzigen Knotens zu Kachexia strumipriva geführt hat[3]. Die Tatsache, daß die Implantation von Kropfknotengewebe bei einem schilddrüsenlosen Individuum die Folgen des Schilddrüsenmangels beseitigen kann[3], spricht ebenfalls, wenn auch etwas weniger eindeutig, zugunsten einer physiologischen Wirksamkeit mancher Kropfknoten.

Daß Knoten aus undifferenziertem Gewebe mit trabeculärem oder tubulärem Bau, ferner solche mit weit vorgeschrittenen sekundären Degenerationen nicht stark funktionsfähig sein werden, darf man wohl von vornherein annehmen. Wohl aber wird man Adenomknoten, welche aus kolloidhaltigen Bläschen bestehen, eine Funktion eher zutrauen. Nach den Erfahrungen, namentlich amerikanischer Chirurgen (Boothby[4], Wilson[5], Plummer, Götsch[6]) und europäischer (de Quervain, Holst[7]), scheinen sogar unter Umständen einzelne Knoten lebhaft sezernieren zu können, so daß ihre Träger erhöhten Grundumsatz, Tachykardie und nervöse Symptome aufwiesen, Erscheinungen, die nach chirurgischer Entfernung dieser Knoten verschwanden („Toxic adenoma").

Es scheint sich oft um Knoten mit differenziertem, bläschenbildendem Schilddrüsengewebe gehandelt zu haben, die in Nordamerika überhaupt sehr viel häufiger zu sein scheinen als die vorwiegend den stark befallenen Endemiegegenden angehörigen parenchymatösen Knoten[8]. Wegelin macht darauf aufmerksam, daß häufig genau gleich aussehende Knoten bei Menschen bestehen, die keinerlei Zeichen von Hyperthyreoidismus aufweisen, daß es also auch hier anscheinend nicht nur auf die Schilddrüsenfunktion, sondern auch auf die Disposition des durch das Schilddrüsensekret beeinflußten Organismus ankommt (vgl. unsere Ausführungen auf S. 329). Anscheinend ist das toxische Adenom in Europa selten[9].

Jedenfalls dürfen wir annehmen, daß das Gewebe der Kropfknoten *durchschnittlich* funktionell viel weniger tätig ist als ähnlich beschaffenes, außerhalb der Adenome befindliches Kropfgewebe.

Just[10] beobachtete, daß die nach Kropfoperationen auftretenden Steigerungen der Körpertemperatur bei diffusen Kröpfen viel häufiger sind und höher ausfallen als bei Adenomstrumen. Man ist vielleicht berechtigt, mit dem Autor zu vermuten, daß die geringere biologische Aktivität der Adenome es mit sich bringt, daß bei ihrer Entfernung weniger leicht wirksame Schilddrüsensubstanz zur Resorption gelangt, als wenn diffuse Strumen gleichen Eingriffen ausgesetzt werden. Man darf sich aber nicht etwa vorstellen, daß die Kapsel

---

[1] Chaitan: Über die Beeinflussung des Kretinismus durch die Entfernung von Kropfgewebe. Inaug.-Dissert. Bern 1923.

[2] Quervain, F. de: Zitiert auf S. 326.

[3] Kocher, A.: Kropf. Im Handb. d. spez. Path. u. Ther., herausgeg. von Kraus-Brugsch, 1 (1919).

[4] Boothby: Adenoma of the thyreoid gland with hyperthyroidism. Endocrinology 5 (1921).

[5] Wilson, L. B.: The pathology of toxic and non toxic adenomatous goiters. Trans. Assoc. amer. Physicians; ref. Endocrinology 6, 952 (1922).

[6] Götsch, E.: Studies on Disorders of the Thyroid Gland. Endocrinology 6 (1922).

[7] Holst: Klinische Heilung und Rückgang des Grundumsatzes nach Ausschälung von 2 Knoten. Berner Kropfkonferenz 1926.

[8] Wegelin, C.: Zitiert auf S. 329.   [9] Aschoff: Zitiert auf S. 328.

[10] Just, E.: Die postoperative Temperatur nach Strumektomie. Mitt. Grenzgeb. Med. u. Chir. 36, 381 (1923).

eines Adenoms eine undurchdringliche Schranke für die Sekretabfuhr darstellt. Wie DE QUER-
VAIN[1] betont, ist schon das prompte Schwinden der Intoxikationserscheinungen nach Aus-
schälen eines toxischen Adenoms ein Beweis für das Gegenteil.

Daß es bei den so überaus häufigen Mischformen von diffusem und knotigem
Kropf für die Funktion auf das Mischungsverhältnis und den Charakter der
beiden Gewebsarten ankommen wird, bedarf keiner weiteren Erörterung.

Der „lymphadenoide Kropf" (WILLIAMSON, MACCARRISON) führt nach
WILLIAMSON und PEARCE[2] oft zu bindegewebiger Atrophie der Schilddrüse bis
zum völligen Erlöschen ihrer Funktion und wäre damit eine der wichtigsten
Ursachen des Myxödems.

Malignen Geschwülsten der Schilddrüse wird man im allgemeinen keine
Funktion zuschreiben dürfen. Als Ausnahme ist das metastasierende Adenom
(WEGELIN[7]) zu nennen, dessen höher differenziertes Gewebe, ähnlich wie normales
Schilddrüsengewebe, Kolloid hervorzubringen vermag. v. EISELSBERG[3] beobachtete sogar, daß die Symptome einer Kachexia strumipriva zurückgingen,
als sich eine Geschwulstmetastase im Sternum entwickelte und wieder auftrat
nach operativer Entfernung dieser Tochtergeschwulst. Es handelte sich um
ein Zylinderzellencarcinom mit kleinen Kolloidtropfen in einem Teil der Zellen-
schläuche. Auch BIEDL[4] beobachtete einen Fall, wo eine aus einem Adenom
hervorgegangene maligne Geschwulst die spezifische Funktion des Schilddrüsengewebes ausübte.

Die Einschätzung des funktionellen Wertes der anatomisch verschiedenen Kropfformen,
wie sie sich aus den vorstehenden Ausführungen ergibt, trifft vor allem für das stark kropf-
verseuchte mitteleuropäische Gebiet zu. Anderswo sind die Verhältnisse etwas anders;
namentlich sehen amerikanische Autoren diffuse parenchymatöse Kröpfe, bei welchen wir
oft eine Neigung zu Hypothyreoidismus sehen, sehr viel häufiger übermäßig funktionieren,
d. h. Zeichen von Hyperthyreoidismus erzeugen. Dagegen ist die Einschätzung der Funktion
der anatomisch verschiedenen Kropfformen durch MCCARRISON für das indische Kropfgebiet gleich wie diejenige, welche für das alpine Kropfgebiet zutrifft. Eine übersichtliche
Zusammenstellung der Anschauungen der verschiedenen maßgebenden Autoren verschiedener
Länder und Erdteile findet sich bei DE QUERVAIN[5].
Es ist nicht ausgeschlossen, daß verschiedene Kropfformen mit der Entstehung verschiedener Konstitutionstypen in ursächlicher Beziehung stehen (ORATOR und PÖCH[6]).
Und wenn ein so erfahrener und vorsichtiger Forscher wie WEGELIN[7] sagt, daß nach seinen
Erfahrungen „gerade bei Phthisikern mit ausgesprochenem Habitus asthenicus eine mäßige,
diffuse Kolloidstruma etwas Häufiges ist, kurze, gedrungene Staturen hingegen, z. B. solche
vom Habitus apoplecticus, öfters knotige Strumen haben", so deutet das auf bedeutende
Probleme der Konstitutionsforschung. Zunächst wäre es von größter Wichtigkeit, zu wissen,
ob die Konstitution die Form der Struma bedingt, oder die Sache umgekehrt liegt, oder endlich,
ob das kausale Verhältnis komplizierter evtl. reziprok ist oder beide Erscheinungen einer
gleichen übergeordneten Ursache unterstellt sind.

In allerletzter Zeit hat die Untersuchung des Blutes auf Jod nach dem
v. FELLENBERGschen Verfahren einzelne Ergebnisse gezeitigt, die für die Forschung weite Ausblicke eröffnen.

---

[1] QUERVAIN, F. DE: Zitiert auf S. 326.
[2] WILLIAMSON, G. S. u. J. H. PEARCE: Lymphadenoid Goitre and its Clinical Significance
with a note on its etiology in rat by MCCARRISON. Brit. med. J. **1929**, 4.
[3] v. EISELSBERG: Über physiologische Funktion einer im Sternum zur Entwicklung
gekommenen krebsigen Schilddrüsenmetastase. Arch. klin. Chir. **48**, 489 (1894).
[4] BIEDL: Berner Kropfkonferenz 1927.
[5] QUERVAIN, F. DE: Die pathologische Physiologie der endemischen Thyreopathie.
Berner Kropfkonferenz 1927.
[6] ORATOR u. PÖCH: Vorversuche zu einer konstitutionell-somatischen Kennzeichnung
verschiedener Krankheiten, insbesondere des Kropfes. Mitt. Grenzgeb. Med. u. Chir. **36** (1923).
[7] WEGELIN, C.: Schilddrüse. Im Handb. d. path. Anat., herausgeg. von HENKE-
LUBARSCH, **8**. Berlin 1926.

De Quervain und Smith[1] fanden bei Kretinen einen herabgesetzten, bei Basedowkranken in Übereinstimmung mit anderen Untersuchern[2,3] einen erhöhten Jodspiegel im Blut, während Veil und Sturm[4] u. a.[2] bei Kropfigen eine leichte Herabsetzung des Jodgehaltes des Blutes gegenüber der Norm feststellten. „Eine lebhaft funktionierende Schilddrüse hält sich einen höheren Jodspiegel im Blut als eine träge funktionierende" (de Quervain[5]). Es ist zu hoffen, daß sich daraus ein klinisch gangbares Unterscheidungsverfahren der verschiedenen Aktivitätszustände der Schilddrüse entwickeln wird. Jedenfalls kann mit Veil[6] angenommen werden, daß die Schilddrüse in der Regulation des Jodhaushaltes eine wichtige Rolle spielt und daß die kropfigen Veränderungen der Schilddrüse mit einer Veränderung dieser regulatorischen Funktion verbunden sind.

Die Verteilung des Jods im Körper, diejenige zwischen Blut und Schilddrüse und zwischen den übrigen jodenthaltenden Organen[7] hängt von der Funktion der Schilddrüse ab[2]. Namentlich scheinen bei fehlender Schilddrüsenfunktion nicht nur das Blut, sondern auch die jodreichsten endokrinen Organe (Ovarium, Nebenniere usw.) an Jod zu verarmen, während der Jodbestand der übrigen Organe sich nicht wesentlich ändert[3].

c) *Über die „Lebenskurve" des Kropfes und der normalen Schilddrüse.* Wie aus den vorstehenden Ausführungen hervorgeht, verändert die Schilddrüse mit dem Lebensalter nicht nur ihre Größe, sondern auch ihren Bau. Eine „Lebenskurve" der Schilddrüse zu zeichnen, haben sich namentlich Langhans und Aschoff und ihre Schüler bemüht[8-14]. Da diese morphologischen Wandlungen ohne Zweifel der Ausdruck von Veränderungen in der funktionellen Tätigkeit der Drüse sind, sollen die wichtigsten Punkte hier kurz im Zusammenhang hervorgehoben werden. Aschoff betonte, daß die Lebenskurve des Kropfes parallel derjenigen der normalen Schilddrüse in kropffreien Gegenden verläuft, wenn auch „auf einem höheren Niveau". Aus den folgenden Ausführungen wird hervorgehen, daß dies im wesentlichen zutrifft.

Die Schilddrüse übt anscheinend schon vor der Geburt ihre Funktion aus. Der Befund von zum Teil recht großen Bläschen mit ziemlich beträchtlichen Mengen von dünnflüssigem Kolloid, welchen Wegelin[15] mehrfach bei Feten von 25—40 cm Länge erhob, muß wohl so gedeutet werden.

---

[1] Quervain, F. de u. W. E. Smith: The iodine content of blood in ordinary goîters and in cretinism. Endocrinology 12, 177 (1929).

[2] Jansen, W. H. u. F. Robert: Die Jodfrage beim Kropfproblem. Dtsch. Arch. klin. Med. 157, 224 (1927).

[3] Sturm, A. u. B. Buchholz: Beiträge zur Kenntnis des Jodstoffwechsels, 4. Mitt. Dtsch. Arch. klin. Med. 161, 227 (1928), auch 40. Kongr. f. inn. Med. 1928.

[4] Veil u. Sturm: Beiträge zur Kenntnis des Jodstoffwechsels. Dtsch. Arch. klin. Med. 147 (1925).

[5] Quervain, F. de: Zitiert auf S. 331.   [6] Veil: Berner Kropfkonferenz 1927.

[7] Vgl. Maurer, Ducrue u. Palasoff: Untersuchungen über das Vorkommen von Jod im menschlichen und tierischen Organismus. Münch. med. Wschr. 1927, 271.

[8] Aschoff: Zur Anatomie des Kropfes. Ref. Berner Kropfkonferenz 1927.

[9] Büchner: Die Lebenskurve der Tieflandschilddrüse. Arch. klin. Chir. 130, 199 (1924).

[10] Schmitz-Moormann: Zur Strumafrage. Mitt. Grenzgeb. Med. u. Chir. 39, 821 (1926).

[11] Hesselberg: Die menschliche Schilddrüse in der fetalen Periode und in den ersten 6 Lebensmonaten. Frankf. Z. Path. 5 (1910).

[12] Isenschmid: Zur Kenntnis der menschlichen Schilddrüse im Kindesalter. Frankf. Z. Path. 5 (1910).

[13] Sanderson: Die Schilddrüsen vom 15.—25. Lebensjahr. Frankf. Z. Path. 6 (1911).

[14] Clerc: Die Schilddrüsen im hohen Alter vom 50. Lebensjahr an. Frankf. Z. Path. 10 (1912).

[15] Wegelin, C.: Schilddrüse. Im Handb. d. spez. path. Anat., herausgeg. von Henke-Lubarsch, 8. Berlin 1926.

Die Drüse ist in Kropfgegenden schon in der zweiten Hälfte der fetalen Periode durchschnittlich $1^1/_2$mal so groß als an kropffreien Orten, und ihre Bläschen bleiben schon in diesem frühen Alter an Größe zurück hinter denjenigen gleichaltriger Feten aus kropffreien Gebieten[1]. Die Schilddrüse wiegt bei der Geburt an kropffreien Orten 1—2 g und ist in Kropfgegenden durchschnittlich 3—4mal schwerer (Zusammenstellungen bei WEGELIN[2] und bei EGGENBERGER[3]). Die Drüse erfährt dann in den ersten Lebensmonaten eine geringe Gewichtsabnahme, die nach WEGELIN wahrscheinlich auf einem Zurückgehen der bei der Geburt bestehenden starken Hyperämie beruht. EGGENBERGER[3] betont wohl mit Recht, daß das Organ, welches im Tierreich bei den Metamorphosen eine so große Rolle spielt, auch beim Übergang des Menschen vom intrauterinen Wasserleben mit placentarer Atmung und Ernährung zum Leben in der Luft mit Lungenatmung und oraler Ernährung in besonderer Weise in Anspruch genommen werden muß und bringt damit die relative Größe des Organes bei der Geburt (und auch die große Sterblichkeit an „angeborener Lebensschwäche" im Kropf-Endemiegebiet[4]) in Zusammenhang. Im Verhältnis zum Körpergewicht erreicht die Drüse im späteren Leben nie mehr das Gewicht, das sie bei der Geburt aufwies.

Nach dem Tiefpunkt, den die Schilddrüse in ihrem Gewicht, anscheinend ungefähr nach dem ersten halben Lebensjahr, erreicht, wächst sie sowohl an kropffreien Orten wie im Endemiegebiet im Laufe der frühen Kindheit langsam weiter. Das Wachstum der rein parenchymatösen, kleinfollikulären Drüse des kleinen Kindes erfolgt an kropffreien Orten zum guten Teil durch Vergrößerung der Follikel, die ca. vom 6. Lebensjahre an beginnen, sich mit reichlicheren Mengen gut färbbaren Kolloides zu füllen, während die Vergrößerung der Schilddrüse an Kropforten zunächst fast ausschließlich durch Vermehrung der klein und fast kolloidfrei bleibenden Follikel erfolgt[5]. Die Schilddrüse des 12—15jährigen Kindes hat an kropffreien Orten gewöhnlich schon den Typus der Kolloidschilddrüse mit ziemlich großen Follikeln, während die viel größere Schilddrüse des gleichaltrigen Kindes in Kropfgebieten bezüglich Follikelgröße und Kolloidgehalt noch den Bau aufweist, der der frühen Kindheit zukommt. Sie enthält also nicht nur absolut, sondern auch relativ viel mehr Epithelzellen und viel zahlreichere Follikel als die Schilddrüse des gleichaltrigen, in einer kropffreien Gegend aufwachsenden Kindes. Schon in dieser Zeit treten im Endemiegebiet in einzelnen Schilddrüsen kleine Adenomknoten auf.

Eine besonders rasche Gewichtszunahme erfährt die Schilddrüse auch außerhalb des Endemiegebietes zur Pubertätszeit. WEGELIN fand, daß sie in Kiel vom Alter von 11—15 Jahren bis zu demjenigen von 15—20 Jahren ihr Gewicht ungefähr verdoppelt. Diese Zunahme ist auch an relativ kropffreien Orten (Kiel) bei Mädchen viel beträchtlicher als bei Knaben[2]. Die Follikel werden größer, der Kolloidgehalt beträchtlicher, und öfter wuchern reichlich epitheliale Proliferationsknospen in die Follikel vor. Noch viel beträchtlicher ist gewöhnlich (mindestens absolut) die Zunahme des Drüsengewichtes zur Pubertätszeit im Kropfgebiete. In schwächer kropfbefallenen Gegenden, z. B. in Freiburg in Br., Würzburg und Frankfurt a. M. sind die meisten Kröpfe im

---

[1] PULASKI, A.: Vergleichende histologische Untersuchungen an fetalen Schilddrüsen aus Hamburg und Bern. Frankf. Z. Path. **38**, 29 (1929).

[2] WEGELIN, C.: Zitiert auf S. 332.

[3] EGGENBERGER: Kropf und Kretinismus. Im Handb. d. inn. Sekretion, herausgeg. von M. HIRSCH, **3**. Leipzig 1927.

[4] Diese Auffassung scheint in Erfahrungen von Tierzüchtern [vgl. J. M. EVVARD: Jodine Deficiency Symptoms etc. Endocrinology **12** (1928)] ihre Bestätigung zu finden.

[5] ISENSCHMID: Zitiert auf S. 332.

Pubertätsalter ebenfalls proliferierende Kolloiddrüsen[1,2,3], wogegen in stark verseuchten Kropfgebieten (z. B. Bern[4], auch Wien in den Nachkriegsjahren[5]) die Drüse im Pubertätsalter öfter parenchymatösen, kolloidarmen Bau aufweist. Immerhin sind doch auch in Kropfgegenden im Pubertätsalter etwas größere und etwas mehr Kolloid enthaltende Follikel durchschnittlich in etwas größerer Zahl vorhanden als in der früheren Kindheit. In diesem Alter treten in einem größeren Teil der Drüsen in stark kropfbehafteten Gegenden Adenome auf. Im Kropfgebiete der Vereinigten Staaten von Nordamerika entwickeln sich die Adenome dagegen gewöhnlich erst später, im 35. bis 40. Lebensjahr (Boothby[3]).

Daß die Pubertätsschwellung bei Mädchen auch im Kropfgebiet durchschnittlich beträchtlicher ist als bei Knaben, haben wir schon erwähnt.

Vielleicht tritt die kolloide Umwandlung der kindlichen parenchymatösen Struma beim Mädchen durchschnittlich etwas früher ein als bei Knaben, entsprechend der etwas früher einsetzenden Pubertätsentwicklung beim weiblichen Geschlecht. Aschoff[6] äußerte die Meinung, daß vielleicht die Beleuchtung und die Temperatur dafür maßgebend seien, ob die Adolescentenschwellung der Schilddrüse mehr parenchymatösen oder mehr kolloidproliferierenden Charakter habe. Sicher hängt das auch davon ab, ob den Kindern Jod zugeführt wird (Wegelin). Die Feststellung von Schittenhelm und Weichardt[7], daß in Bayern die kropfige Schilddrüse im *Anfange* des 2. Jahrzehntes ihr Maximum erreicht, steht im Widerspruch mit den anderwärts gemachten Erfahrungen.

Ob die rasche Vergrößerung der Schilddrüse im Pubertätsalter eine Folge der stärkeren Anforderungen ist, die der in diesem Alter lebhaft gesteigerte Stoffwechsel an das Organ stellt, oder aber ob vorwiegend ein direkter, hormonaler, von den Geschlechtsdrüsen ausgehender Einfluß im Spiele ist, ist nicht sicher bekannt.

Nach dem 20. Jahre wächst die Schilddrüse an kropffreien Orten nur wenig. Das höchste Gewicht wird im 4. und 5. Jahrzehnt erreicht. In diesem Alter besteht kein Größenunterschied zwischen den Drüsen der beiden Geschlechter[2]. Es entwickeln sich zwar auch in kropffreien Gegenden kleine Adenome mit zunehmendem Alter immer häufiger, doch bleiben sie so klein, daß sie das Gewicht der Drüse nicht wesentlich in die Höhe treiben. Die Follikel erreichen im Alter von 20—25 Jahren ihren größten Durchmesser von bis zu $350-400\,\mu$ um dann trotz des weiteren Wachstums der Drüse wieder kleiner zu werden[8]. Das Kolloid dickt sich etwas ein[6]. Nach Zunz[9] ist der Jodgehalt der Drüsen im Alter von 25—55 Jahren durchschnittlich größer als zwischen 19 und 24 Jahren.

Ob auch an *ganz* kropffreien Orten die Schilddrüse des Weibes bei jeder Menstruation durch verstärkte Blutfüllung etwas anschwillt, ist nicht sicher bekannt, dagegen tritt, wie wir auf S. 305 erwähnt haben, bei jeder Schwangerschaft eine mäßige Anschwellung auf, die im Wochenbett wieder verschwindet.

Alle diese Erscheinungen sind im Endemiegebiet viel ausgesprochener. Die Adenome bleiben nicht stationär, sondern entwickeln sich zu oft sehr beträcht-

[1] Hellwig, A.: Die diffuse Kolloidstruma. Mitt. Grenzgeb. Med. u. Chir. **32**, 508 (1920).

[2] Schmitz-Moormann: Zur Strumafrage. Mitt. Grenzgeb. Med. u. Chir. **39** (1926).

[3] Boothby: Med. Bezirksverein Bern-Stadt, 24. Okt. 1928 — auch Endokrinol. **3**, 1 (1929).

[4] Isenschmid: Zitiert auf S. 332.

[5] Susani, Odorico: Über den endemischen Kropf und seine Beziehungen zur Tuberkulose. Mitt. Grenzgeb. Med. u. Chir. **40** (1927).

[6] Aschoff: Zitiert auf S. 332.

[7] Schittenhelm u. Weichardt: Der endemische Kropf. Berlin 1912.

[8] Schaer, H.: Vergleichende Untersuchungen an Schilddrüsen zwischen dem 25. und 50. Lebensjahr. Frankf. Z. Path. **36**, 249 (1928).

[9] Zunz, E.: Recherches sur la composition du corps thyroide. Arch. internat. Physiol. **14**, 288 (1921).

licher Größe, werden mit den Jahren immer häufiger und größer, namentlich nach dem 40. Jahre[1]. Sie zeigen eine Neigung zu Degenerationen, welche ihnen in kropffreien Gegenden abgeht.

Daß jede Menstruation zu einer vorübergehenden Vergrößerung der kropfigen Drüse führt und in noch viel höherem Maße jede Schwangerschaft, haben wir schon erwähnt, ebenso, daß die Schwangerschaftsschwellung in einem Teil der Fälle nicht oder nicht vollständig zurückgeht, so daß der Kropf mit zunehmender Kinderzahl immer weiter an Größe zunimmt.

Im allgemeinen wird auch im Kropfgebiet nach der Pubertät das Epithel der Follikel niedriger, das Kolloid konzentrierter[2], als es in der Pubertätszeit gefunden wird. Die Follikel erreichen ihren maximalen Durchmesser von nur 150—200 μ erst im 25. bis 30. Lebensjahre und werden dann trotz beträchtlichen weiteren Wachstums der Drüse kleiner (Berner Material[3]). Auch in München[4], das im Vergleich zu den schweizerischen Zentren nur als mäßig kropfverseucht gelten kann, enthalten die Schilddrüsen der Erwachsenen recht viel kolloidarmes, parenchymatöses Gewebe.

Die Arterien zeigen schon in diesem Alter regelmäßig sklerotische Veränderungen.

Der durchschnittliche Jodgehalt der Drüse nimmt auch in den Kröpfen mit den Jahren zu, und zwar fand SCHMITZ-MOORMANN[5] im badischen Gebiet, daß im Alter von 17—70 Jahren der prozentuale Jodgehalt von ungefähr 0,5 auf 1,0 mg im Gramm trockener Drüsensubstanz steigt.

Nach dem 50. Lebensjahre verfällt die Schilddrüse einem Rückbildungsprozeß (HEDINGER[2], CLERC[6], WEGELIN[7], ASCHOFF[8]), der sich im eigentlichen Greisenalter, ungefähr vom 65. Jahre an, besonders bemerkbar macht und zu einer erheblichen Verkleinerung des Organes führen kann. CLERC[6] fand für die norddeutsche Tiefebene ein Durchschnittsgewicht von 28 g für die Schilddrüsen der ca. 40 Jahre Alten, für die über 50jährigen 22,7 g. Das Schilddrüsengewicht kann im Alter bis unter 10 g hinuntergehen. „In kropfbehafteten Gegenden läßt sich freilich bei den meisten Personen eine solche Gewichtsverminderung wegen der zahlreichen und großen Adenomkranken nicht immer feststellen" (WEGELIN). In Freiburg i. Br. fand KLÖPPEL[9], daß die Schilddrüsen sich jenseits des 65. Lebensjahres sehr stark verkleinern. Greise haben oft verbreiterte Bindegewebszüge und verkleinerte Bläschen mit stark eingedicktem Kolloid. Adenome können sich weiter entwickeln „als Ausgleich für den Untergang zahlreicher Drüsenbläschen". Der Jodgehalt der Schilddrüse nimmt im höheren Alter ab (AESCHBACHER[10]). Die Abnahme der Leistungsfähigkeit der Schilddrüse entspricht der allgemeinen Abnahme der Leistungsfähigkeit des senilen Körpers, ist nicht als ihre Ursache anzusehen (WEGELIN[7]).

ASCHOFF[8] beobachtete, daß gelegentlich in höherem Alter ein weiteres Wachstum der Schilddrüse in Form eines Kolloidkropfes stattfinden kann: „recurrierender Kolloidkropf", und spricht von einem „Rückfall in das Kindes- oder Pubertätsalter". Es fehlen noch Be-

---

[1] BÜRKLE-DE LA CAMP: Einteilung der strumösen Erkrankungen der Schilddrüse. Arch. klin. Chir. **130**, 207 (1924).

[2] HEDINGER, E.: Über das Kropfproblem. Verh. schweiz. naturforsch. Ges. **101**, 75.

[3] SCHAER, H.: Zitiert auf S. 334.

[4] SPATZ, H.: Vergleichende histologische, chemische und biologische Studien am Münchner Kropfmaterial. Arch. klin. Med. **158**, 257 (1928).

[5] SCHMITZ-MOORMANN: Zitiert auf S. 334.   [6] CLERC: Zitiert auf S. 332.

[7] WEGELIN, C.: Zitiert auf S. 332.   [8] ASCHOFF: Zitiert auf S. 332.

[9] KLÖPPEL: Vergleichende Untersuchungen über Gebirgs- und Tieflandschilddrüsen. Inaug.-Dissert. Freiburg 1911 — Beitr. path. Anat. **49** (1910).

[10] AESCHBACHER, S.: Über den Einfluß krankhafter Zustände auf den Jod- und Phosphorgehalt der normalen Schilddrüse. Mitt. Grenzgeb. Med. u. Chir. **15** (1905).

obachtungen darüber, ob derartige „Verjüngungskrisen" des greisen Organes auch anderwärts beobachtet werden können.

d) *Die Funktion der verschiedenen Formen von Kropf auf Grund des Ergebnisses einiger „biologischer" Untersuchungsverfahren.* Da die rein klinische Beobachtung bisher nicht erlaubt hat, über die physiologische Wertigkeit der verschiedenen Kropfformen volle Klarheit zu schaffen, sind besondere Verfahren erdacht und angewendet worden, die sog. „*biologischen Methoden*".

Diese haben bisher zur Bestimmung der Funktion der verschiedenen Kropfarten sehr bemerkenswerte Ergebnisse gebracht, doch stehen, wie sich zeigen wird, ihrer Verwendung außer technischen auch einige grundsätzliche Schwierigkeiten und Bedenken entgegen.

Am richtigsten wäre es, bei den Trägern der verschiedenen Kropfarten im Blute nach Schilddrüsensekret zu suchen. Da ein direkter, chemischer Nachweis bisher nicht gelingt, ist man darauf angewiesen, im Blute der allgemeinen Zirkulation oder der Schilddrüsenvenen der Kropfträger das Schilddrüsensekret an Hand seiner physiologischen Wirkungen nachzuweisen. Da es sich bestenfalls nur um äußerst geringe Mengen des Sekretes handelt, die unterhalb des Schwellenwertes der wichtigsten und sichersten Methoden des Nachweises liegen, steht die Forschung vor einer schwierigen Aufgabe. Der von Eiger[1] betretene Weg, im Blute Schilddrüsenstoffe an Hand der verstärkenden Wirkung nachzuweisen, die sie auf die Adrenalinwirkung am Laewen-Trendelenburgschen Präparate (Gefäßverengerung) ausüben, scheint zu schwer gangbar zu sein, die Ergebnisse zu unsicher, als daß in nicht ganz extremen Fällen Resultate erwartet werden könnten.

Wie auf S. 165 dieses Bandes auseinandergesetzt wurde, ist eines der empfindlichsten Verfahren zum Nachweis von Schilddrüsenstoffen der Kaulquappenversuch. Bis zur Stunde ist es aber nicht gelungen, mit dem Blute von Schilddrüsenkranken, auch nicht derjenigen, bei denen man eine gesteigerte Tätigkeit der Schilddrüse annehmen durfte, einen Einfluß auf die Entwicklung der Kaulquappen zu erzielen[2]. Verfütterung von Kropfvenenblut an Salamanderlarven durch Hoche erwies sich ebenfalls als nur wenig wirksam[3].

Deutliche und sehr bemerkenswerte Ausschläge gab dagegen das von Asher und Streuli[4,5] ausgearbeitete Verfahren, welches, wie auf S. 111 dargetan, darauf beruht, daß die Empfindlichkeit der Ratten gegen Sauerstoffmangel durch Zufuhr von Schilddrüsenstoffen gesteigert wird. De Quervain[6,7] hat mit seinen Schülern Hara und Branovacky[8,9,10] Ratten das Serum von Schilddrüsenkranken subcutan eingespritzt und vor und nach dieser Behandlung unter der mit einer

---

[1] Eiger: Experimentelle Studien über die Schilddrüse. Z. Biol. **67** (1917).

[2] Wegelin, C. u. J. Abelin: Weitere Untersuchungen über die Wirksamkeit menschlicher Kröpfe im Kaulquappenversuch. Arch. f. exper. Path. **105** (1924), dort Literatur.

[3] Hoche, O.: Studien über die biologische Wirksamkeit von Kropfsubstanz sowie Kropfarterien- und -venenblut. Mitt. Grenzgeb. Med. u. Chir. **40**, 583 (1928).

[4] Streuli, H.: Z. Biol. **66** (1915).

[5] Duran, M.: Biochem. Z. **106** (1920).

[6] Quervain, F. de: Schweiz. med. Wschr. **1923**, Nr 1.

[7] Quervain, F. de: Le Goître. Genf 1924.

[8] Pedotti u. Branovacky: Über vergleichende Untersuchungen der Schilddrüsenfunktion mittels der direkten Bestimmung des Gaswechsels und der Untersuchung des Blutes im Asherschen Rattenexperiment. Schweiz. med. Wschr. **1923**, Nr 21.

[9] Hara, Y.: Untersuchungen über die pathologische Physiologie des Kropfes mittels der Asherschen Methode, der Empfindlichkeit der Ratte gegen Sauerstoffmangel. Mitt. Grenzgeb. Med. u. Chir. **36** (1923).

[10] Branovacky, M.: Der physiologische Wert der verschiedenen Kropfarten unter gleichzeitiger Berücksichtigung des physiologischen Experimentes und des Jodgehaltes. Inaug.-Dissert. Bern 1923.

Luftpumpe verbundenen Glasglocke ihre Empfindlichkeit gegenüber den verschiedenen Graden von Luftverdünnung geprüft.

Die Tiere wurden an 3 aufeinanderfolgenden Tagen mit Gaben von 2—4 ccm Serum 3mal täglich behandelt. Die Empfindlichkeit gegen Sauerstoffmangel wurde nach ihrer augenfälligen Reaktion darauf beurteilt und notiert, bei welchem Unterdruck die Tiere anfingen, unruhig zu werden, bei welchem Grade von Luftverdünnung sie sich halb auf die Seite legten, bei welchem Stand des Manometers sie anfangen, schwere Dyspnoe zu bekommen und schließlich schlaff daliegen. Es wurde ihnen Armvenenblut aber auch Kropfvenenblut eingespritzt. Je nach der Steigerung der Empfindlichkeit gegen O_2-Mangel wurde in der folgenden Tabelle, die wir reproduzieren, der Ausfall mit einem oder mehreren Kreuzen bezeichnet[1,2].

Übersichtstabelle über die Rattenversuche der DE QUERVAINschen Klinik.

Form des Kropfes	Zahl der Fälle	Arm-venenblut	Kropf-venenblut	Kropf-substanz
1. *Str. basedowiana*	17	+ +	+ + +	+ + + + +
2. *Gewöhnlicher Kropf*				
a) Str. diffusa colloides	9	+	+ +	+ + + +
b) Str. nodosa colloides	26	+	+ +	+ + +
c) Str. diffusa parenchymatosa. . . .	5	+	+ +	+ + +
d) Str. nodosa parenchymatosa . . .	19	0 bis +	+	+ +
3. *Kropf mit Kretinismus*:				
a) Str. diffusa colloides	4	0	0	+
b) Str. nodosa colloides	5	0	0 bis +	+
c) Str. diffusa parenchymatosa. . . .	1	0	0	+
d) Str. nodosa parenchymatosa . . .	27	0	0	+
4. *Kretin ohne Kropf*	6	—!		
5. *Normale*	22	0		

Wir sehen daraus, daß sich die Einwirkung des Blutes von Schilddrüsenkranken bei Ratten in der gleichen Reihenfolge in ihrer Stärke abstuft, wie wir oben auf Grund der klinischen Erfahrungen die funktionelle Wertigkeit der verschiedenen Kropfarten einschätzten: Daß das Blut der Basedowkropfträger am stärksten wirkte, entspricht der Erwartung, und daß die Träger von diffusen Kolloidkröpfen mit der Wirksamkeit ihres Blutes sich daran anreihen, stimmt ebenfalls mit den oben geäußerten Vermutungen überein; ebenso, daß das Blut der mit diffusen parenchymatösen Strumen und mit Knotenkröpfen Behafteten sich als schwächer wirksam erwies. Was dagegen nicht mit der Erwartung übereinstimmt, ist, daß auch das Blut der mit einem, wie man anzunehmen Grund hat, mit abnormal geringer Funktion einhergehenden parenchymatösen, kleinfollikulären Struma Behafteten stärker auf das O_2-Bedürfnis der Ratten einwirkte als dasjenige von schilddrüsengesunden Personen. DE QUERVAIN vermutet, daß Hypothyreoidismus einerseits und Hyperaktivität des Blutes im Rattenversuch anderseits durch eine Multiplizität der Schilddrüsensekrete erklärt werden könnte, wobei der eine Bestandteil des Sekretes in vermehrter, der andere in verminderter Menge produziert werden könnte.

Uns scheint ein anderer nicht weniger hypothetischer Erklärungsversuch ebenso nahezuliegen: Die parenchymatöse Struma produziert nicht weniger Sekret als eine normale Drüse, sondern sogar mehr. Das Sekret kann aber beim Träger der Drüse nicht zu voller Wirkung gelangen, weil die Erfolgsorgane des Kropfigen durch irgend etwas (vgl. die Ausführung auf S. 304) verhindert sind, normal auf Schilddrüsensekret anzusprechen. Da aber das Blut mehr Sekret enthält, ist es im Rattenversuch wirksamer als das Blut nichtkropfiger Menschen.

---

[1] QUERVAIN, F. DE: Zitiert auf S. 336 (6).   [2] QUERVAIN, F. DE: Zitiert auf S. 336 (7).

Noch auffallender ist, daß das Serum von kropflosen Kretinen sogar eine negative Wirkung hat, es das Sauerstoffbedürfnis der Ratten *geringer* werden läßt. Branovacky[1] konnte auch feststellen, daß das Serum solcher kropfloser Kretinen die steigernde Wirkung des Serums der Basedowkranken auf den Sauerstoffbedarf aufzuheben vermag, und zwar schon bei Mischung der beiden Serumarten in vitro. Serum von normalen Menschen wirkte, wenn es mit wirksamem Serum vermischt wurde, nur abschwächend wie eine indifferente Verdünnungsflüssigkeit, und zwar sowohl auf das positiv wirkende Serum von Basedowkranken wie auf das negativ wirkende Kretinenserum. Serum einer Ziege ohne Schilddrüse vermochte dagegen das Basedowikerserum in seiner Wirkung auf das Sauerstoffbedürfnis der Ratten in ähnlicher Weise abzuschwächen wie das Serum des kropflosen Kretins, nur in etwas geringerem Grade.

Zur Erklärung dieser Beobachtungen stellte de Quervain[2] die Hypothese auf, daß die Schilddrüse außer der stimulierenden auch eine antitoxische Funktion hat: Das Schilddrüsensekret, oder ein Anteil desselben, würde durch im Körper zirkulierende Stoffwechselprodukte gebunden, neutralisiert. Beim Kretin würde diese Bindung wegfallen, so daß sich in seinem Blute Substanzen anhäufen, welche im normalen Organismus durch die Schilddrüse neutralisiert werden. Diese Substanz würde dann ihrerseits im Experiment das Schilddrüsensekret der Ratte teilweise neutralisieren, wodurch die Ratte in einen hypothyreoten Zustand versetzt würde.

Wir sehen hier die Theorie einer entgiftenden Funktion der Schilddrüse wieder auferstehen, allerdings nicht in so ausschließlicher Form, wie sie Blum seit langem[3] und bis in die allerletzte Zeit[4] vertreten hat.

Eine solche Erklärung würde uns die Heilwirkung des Antithyroidin, des Serums von schilddrüsenlosen Tieren (nach dem Vorgange von Ballet und Enriquez[5]), bei der Basedowschen Krankheit verständlich machen. Sie wird immer wieder von Klinikern bestätigt, so neuestens wieder von Grawitz[6]. Daß mehr als zufällige Besserung der Kranken hinter solchen Beobachtungen stecken könnte, dafür spricht, daß sogar im Kaulquappenversuch das Antithyroidin Moebius die Wirkung von Schilddrüsenpräparaten aufzuheben vermochte, ja sogar, allein angewandt, die Metamorphose von Amphibienlarven verzögerte (Gessner[7,8]). Allerdings vermögen auch unspezifische Einflüsse in solchen Versuchen die Metamorphose zu verzögern[9]. Auf den Sauerstoffbedarf der Ratte hatten derartige Präparate im Gegensatz zum Blute der Kretinen keinen Einfluß (de Quervain[2], Branovacky[1]).

Ob eine solche Deutung der Versuchsergebnisse zutrifft oder nicht, ob der Rattenversuch überhaupt seinen Ausfall der Wirkung von Schilddrüsensekret

---

[1] Branovacky, M.: Die Neutralisation des Blutserums von Basedowkranken durch das Blutserum von Zwergkretinen mit atrophischer Schilddrüse. Mitt. Grenzgeb. Med. u. Chir. **39**, 593 (1926).

[2] Quervain, F. de: Einige Fragen der Schilddrüsenphysiologie vom Standpunkt der Schilddrüsenpathologie aus beurteilt. Erg. Physiol. **24** (1925).

[3] Blum, F.: Die Schilddrüse als entgiftendes Organ. Berl. klin. Wschr. **1898** — Virchows Arch. **158** (1899).

[4] Blum, F.: Berner Kropfkonferenz 1927.

[5] Ballet u. Enriquez, zitiert nach J. P. Moebius: Die Basedowsche Krankheit. Wien 1896 (Bd. 22 von Nothnagels Spezieller Pathologie).

[6] Grawitz: Basedowsche Krankheit und Antithyreoidin. Klin. Wschr. **1926**, 140.

[7] Gessner: Über Antithyreoidin Moebius. Arch. f. exper. Path. **113**, 257 (1926).

[8] Gürber, A. u. O. Gessner: Weitere Untersuchungen über das Antithyreoidin Moebius. Arch. f. exper. Path. **129** (1928).

[9] Kroszczynski u. Madrakowski: La thyroide et l'action antagoniste de la quinine. C. r. Soc. Biol. Paris **93**, 939 (1925).

verdankt, oder aber auf etwas anderem beruht, ein Maßstab der Schilddrüsentätigkeit scheint er auf jeden Fall zu sein. Dafür spricht nicht nur die Übereinstimmung seiner Resultate mit dem, was die klinische Einschätzung erwarten läßt, die Übereinstimmung der Befunde verschiedener, voneinander unabhängig und ohne Kenntnis des klinischen Befundes arbeitender Beobachter, sondern auch die Übereinstimmung mit den in der letzten Rubrik der Tabelle angeführten Versuchen mit der Einwirkung der Kropfsubstanz selbst auf die Ratte. Die vergleichende Untersuchung mittels der Bestimmung des Gaswechsels und dem Rattenversuch ergab auch im einzelnen an einem ziemlich großen Materiale gute Übereinstimmung[1].

Man hat selbstverständlich auch die Substanz der verschiedenen Kropfarten selbst auf Menschen und Tiere einwirken lassen und aus der Wirkung Schlüsse gezogen auf die funktionelle Wertigkeit der betreffenden Modifikation des Schilddrüsengewebes. Gegen die Schlüsse aus solchen Versuchen läßt sich von vornherein der Einwand erheben, daß der Gehalt an wirksamen Stoffen in der herausgetrennten Drüse nicht parallel zu gehen braucht mit der Intensität ihrer Sekretion. Es ist ja möglich, daß im Gegenteil eine Drüse, die wenig Sekret an den Körper abgibt, mehr wirksame Stoffe aufspeichert und enthält als eine andere, die lebhaft produziert und das Sekret sehr rasch dem Körper zuführt[2]. Die Ergebnisse der vorliegenden Versuche — das darf vorweg hervorgehoben werden — scheinen allerdings dieser Befürchtung nur für einzelne Fälle, namentlich manche Basedowschilddrüsen, recht zu geben: Sie stimmen mit wenigen Ausnahmen auffallend gut mit dem überein, was man aus anderen Gründen über die Funktion der betreffenden Kropfarten anzunehmen berechtigt ist. Dies geht schon aus der obigen Tabelle hervor (vgl. Tab. auf S. 337 letzte Rubrik), welche zeigt, daß alle Kröpfe, selbst die der Kretinen im Rattenversuch, wirksam sind, diese aber am schwächsten, alle übrigen stärker, an der Spitze der Basedowkropf und die diffusen Kolloidkröpfe. In ähnlicher Reihenfolge erwiesen sich die verschiedenen Kropfarten in der Beobachtung von WEGELIN und ABELIN[3,4] im Kaulquappenversuch wirksam: Wenn auch der Kaulquappenversuch nicht als unbedingt spezifischer Indicator für die Anwesenheit von auch beim Säugetier wirksamen Schilddrüsenstoffen aufgefaßt werden darf[5], so ist doch kaum anzunehmen, daß bei Fütterungsversuchen mit Kropfsubstanz vom Menschen die Wirkung auf die Entwicklung der Kaulquappen von Stoffen ausgeht, die beim Menschen unwirksam sind.

Wir stellen im folgenden aus den beiden Arbeiten der genannten Forscher[3,4] eine Tabelle zusammen, ähnlich wie sie sie selbst in ihrer ersten Arbeit geben, aber unter Miteinbeziehung der Ergebnisse der zweiten Untersuchungsreihe[3].

Die Wirkung der verschiedenen diffusen und knotigen Strumen auf die Entwicklung der Kaulquappe entspricht im ganzen durchaus der Einschätzung, die wir an Hand anderer Beobachtungen von der physiologischen Aktivität der verschiedenen histologischen Kropfarten zu geben hatten. Auch die von DUBOIS[6] festgestellte, äußerst geringe Wirksamkeit der Kröpfe der Kretinen im Kaulquappenversuch steht damit im Einklang. Nur die eine, ganz unwirksame Base-

---

[1] PEDOTTI u. BRANOVACKY: Zitiert auf S. 336.
[2] Vgl. WILLIAMSON: Berner Kropfkonferenz 1927.
[3] WEGELIN, C. u. J. ABELIN: Zitiert auf S. 336.
[4] WEGELIN, C. u. J. ABELIN: Über die Wirksamkeit der menschlichen Schilddrüse im Froschlarvenversuch. Arch. f. exper. Path. **89**, 219 (1921).
[5] Vgl. die Ausführungen von L. ASHER: Physiologie der Schilddrüse. Im Handb. d. inn. Sekretion **2** (1926).
[6] DUBOIS, M.: Vergleichende Untersuchungen über den biologischen Wert des Kretinenkropfes. Mitt. Grenzgeb. Med. u. Chir. **39** (1926).

dowstruma steht in einem scheinbaren Widerspruch dazu. Doch ist es vielleicht richtig, wie schon oben, so auch hier, darauf hinzuweisen, daß der Bestand, der Vorrat einer Drüse an wirksamer Substanz ihrer Produktion gar nicht zu entsprechen braucht. Ja, nach Willamson[1] wäre die lebhaft sezernierende Schilddrüse im Gegensatz zu der Kolloid enthaltenden, prinzipiell biologisch inaktiv und jodfrei. In den Versuchen von Branovacky[2], deren Ergebnisse im ganzen sehr gut mit den soeben angeführten übereinstimmen, erwiesen sich Basedowkröpfe, und zwar sowohl diffus verändertes Gewebe als auch Knotengewebe, im

	Starke Wirkung	Mäßig starke Wirkung	Schwache Wirkung	Keine Wirkung
Normale Schilddrüse	5	1	—	—
Neugeborene (Struma congenita)	1	1	4(?)	29
Struma diffusa colloides	13	8	3	—
Struma diffusa parenchymatosa	4	1	2	2
Struma nodosa colloides	1	5	—	5
Struma nodosa parenchymatosa	2	1	4	11
Basedowstruma	1	—	—	1
Maligne Strumen	—	—	—	4

Kaulquappenversuch sehr stark wirksam. Auch Friedrich Müller[3] berichtet über besonders starke Wirkung von Extrakten aus Basedowschilddrüsen auf die Entwicklung der Kaulquappen. Auch auf das überlebende Säugetierherz wirkten Extrakte aus Basedowschilddrüsen besonders stark. Wie aus der Tabelle ersichtlich, war nur die kleinere Hälfte der diffusen parenchymatösen Strumen im Kaulquappenversuch wirksam, und es verdient hervorgehoben zu werden, daß unter den unwirksamen sich mehr kindliche Strumen, unter den wirksamen mehr von erwachsenen Personen sich fanden.

Daß Knoten weniger wirksam waren als ähnlich gebautes Gewebe einer diffusen Schilddrüsenvergrößerung, entspricht auch unserer Erwartung, immerhin ist es bemerkenswert, daß fünf Kolloidknoten, trotz erheblichen Gehaltes an Kolloid auf die Kaulquappen keine Wirkung ausübten. Im ganzen geht im allgemeinen die Wirksamkeit im Kaulquappenversuch ungefähr parallel dem Kolloidgehalt des verfütterten Gewebes. Die Unwirksamkeit so mancher Kolloidknoten zeigt aber, daß auch bei gleichem Aussehen im Mikroskop Kolloid und Kolloid ganz verschieden wirksam, also auch (wie übrigens durch Bestimmung des Jodgehaltes direkt bewiesen) chemisch verschieden sein kann. Das Parallelgehen der Wirksamkeit im Kaulquappenversuch mit dem Kolloidgehalt erlitt auch darin eine Ausnahme, daß sich auch einzelne sehr kolloidarme Drüsen als sehr wirksam erwiesen. Daß die kolloid- und jodarmen Strumen der Neugeborenen sich als größtenteils wirkungslos erwiesen, bestätigte, was zu erwarten war. Neuere Versuche an Kaulquappen von Spatz[4] hatten damit im wesentlichen übereinstimmende Ergebnisse. Auf den Zusammenhang der Wirksamkeit in diesen Versuchen mit dem Jodgehalt werden wir unten zurückkommen.

Die Versuche von Wegelin und Abelin zeigen nicht nur quantitative Unterschiede in der Wirkung der verschiedenen Drüsen auf die Entwicklung der Kaulquappen, sondern auch qualitative, indem die Beschleunigung der Metamorphose und die Abmagerung der

[1] Williamson, G. S. u. J. H. Pearse: Report on the Physiology and Pathology of the Thyroid Apparatus. Bericht üb. d. internat. Kropfkonferenz Bern 1927/28, 265.

[2] Branovacky, M.: Die biologische Wirksamkeit verschiedener Kropfarten im Kaulquappenversuch. Mitt. Grenzgeb. Med. u. Chir. 39 (1927).

[3] Müller, F.: Berner Kropfkonferenz 1927.

[4] Spatz, H.: Vergleichende histologische, chemische und biologische Studien am Münchner Kropfmaterial. Dtsch. Arch. klin. Med. 158, 257 (1928).

Tiere nicht immer in gleicher Weise verliefen wie bei Fütterung mit normaler Drüsensubstanz: z. B. konnte die Abmagerung fehlen, trotz Beschleunigung der Metamorphose. Auch andere Unterschiede, z. B. in der Reduktion des Schwanzes, in der Ausbildung der Beine, in der Umwandlung der Mundöffnung usw. wurden von den Beobachtern notiert. Ob man daraus auf qualitative Abweichungen des Schilddrüsensekretes oder auf ein wechselndes Verhältnis seiner Komponenten bzw. eine Mehrheit von Sekreten schließen muß oder aber auf eine wechselnde Wirkung anderer nicht zum Sekret gehöriger im Gewebe befindlicher Stoffe, läßt sich zur Zeit nicht beurteilen.

Gewebe von malignen Strumen übte keinen oder sehr schwachen und unvollständigen[1] Einfluß auf die Entwicklung der Kaulquappen aus.

Es ist vereinzelt auch versucht worden, die Wirksamkeit von Kropfsubstanz von verschiedenem Bau auf hypothyreotische Menschen festzustellen (FONIO[2]), Versuche, die naturgemäß nicht in großem Maßstabe ausgeführt werden können. Wir werden im nächsten Abschnitt darauf zurückkommen.

e) *Bemerkungen über den Jodgehalt verschiedener Schilddrüsen- und Kropfformen und seine Beziehung zu ihrer „biologischen Wertigkeit".* Kropfige Schilddrüsen, ja Schilddrüsen aus Kropfgegenden überhaupt, sind, wie seit langem bekannt[3] und auch für Nordamerika bestätigt[4], durchschnittlich prozentual ärmer an Jod als Drüsen aus endemiefreien Gebieten. Ihrer beträchtlichen Größe wegen entspricht diese relative Jodarmut aber nicht ohne weiteres einer absoluten Verminderung des Jodgehaltes der ganzen Drüse. Es besteht aber durchaus nicht etwa eine genaue Proportionalität zwischen der Größe der Strumen und der Verminderung des prozentualen Jodgehaltes. Immerhin konnte SCHMITZ-MOORMANN[5], welcher diese Verhältnisse im badischen Endemiegebiet studierte, den Eindruck gewinnen, daß die besondere Vergrößerung der Gebirgslandschilddrüsen in ihren typischen Formen der mikro- und makrofollikulären Kolloidstruma im wesentlichen der Vergrößerung der Anreicherungsfläche des in vermindertem Maße zugeführten Jods dient. Dieser Autor vertritt wie ASCHOFF[6] die Ansicht, daß die Größe der Schilddrüse und der relative Jodgehalt sich ungefähr umgekehrt proportional verhalten, was aber nur zutage tritt, wenn man die knotigen Bestandteile der Drüse bei der Analyse und Berechnung wegläßt.

Künstliche Zufuhr von Jod kann, wie erwähnt, den Jodgehalt der Schilddrüse und namentlich der kropfigen Drüse vervielfachen (E. BIRCHER[7], TOBLER[8], JANSEN und ROBERT[9] u. a.). Dies ist eine Fehlerquelle von unabsehbarem Einfluß auf die Einschätzung des Ergebnisses der Jodbestimmungen von Schilddrüsen und Kröpfen, kann doch der Untersucher niemals sicher wissen, ob der Träger der untersuchten Drüse mehr oder weniger lange Zeit vor der Operation oder dem Tode, vielleicht unwissentlich, irgendein jodhaltiges Präparat genossen oder eingerieben hat oder (z. B. im Krankenhaus) flüchtiges Jod eingeatmet hat,

---

[1] BRANOVACKY-PELECH: Über den funktionellen Wert der LANGHANSschen wuchernden Struma. Mitt. Grenzgeb. Med. u. Chir. **39** (1926).

[2] FONIO, A.: Über den Einfluß von Basedowstruma- und Kolloidstrumapräparaten usw. Mitt. Grenzgeb. Med. u. Chir. **24** (1911) — Inaug.-Dissert. Bern 1911.

[3] Zum Beispiel COMBE: Contribution à l'étude de la pharmacologie de l'organothérapie. Rev. méd. Suisse rom. **1896**, 396.

[4] WELLS, zitiert nach RICHARDSON: The thyroid and parathyroid glands. Philadelphia 1905. Weitere Literaturangaben hierzu folgen.

[5] SCHMITZ-MOORMANN: Zur Strumafrage. Mitt. Grenzgeb. Med. u. Chir. **39** (1926).

[6] ASCHOFF: Zur Anatomie des Kropfes. Berner Kropfkonferenz 1927.

[7] BIRCHER, E.: Die Jodtherapie des endemischen Kröpfes und ihre Geschichte. Schweiz. med. Wschr. **1922**, 713.

[8] TOBLER: Chemische und histologische Untersuchungen an Strumen, mit besonderer Berücksichtigung von Jodbasedowfällen. Mitt. Grenzgeb. Med. u. Chir. **37**, 622 (1924).

[9] JANSEN, W. H. u. F. ROBERT: Die Jodfrage beim Kropfproblem. Dtsch. Arch. klin. Med. **157**, 224 (1927).

wie das bei der weiten Verbreitung dieses Elementes im Arzneischatze, auch im paramedizinischen, überall der Fall sein kann.

Was die Beziehungen des Jodgehaltes zum histologischen Bau betrifft, so dürfen wir mit A. Kocher[1,2] und Marine und Lenhart[3,4] annehmen, daß sehr jodreiche Drüsen immer kolloidreich sind, nicht aber umgekehrt, gibt es doch auch jodarmes, wenn nicht jodfreies Kolloid. Nicht jede kolloidfreie Drüse ist auch jodfrei, aber sicher ist sie nicht sehr reich an Jod[1]. Kleine Mengen Jod können auch an andere Bestandteile der Drüse gebunden sein[5], wahrscheinlich vor allem an das Epithel. Schon die nichtkropfige Schilddrüse des Erwachsenen wechselt in ihrem Jodgehalt stark; im Sommer findet sich ein zwei- bis dreimal höherer Jodgehalt als im Winter (Müller[6], Herzfeld und Klinger[7], Branovacky-Pelech[8]). Wahrscheinlich wegen des reichlicheren Genusses frischer jodhaltiger Vegetabilien während der Sommermonate[9]. Es ist deshalb nicht gut möglich, eine Norm für den Jodgehalt des gesunden Organes aufzustellen. Bei Wegelin[10] findet sich eine größere Zusammenstellung von Analysen von menschlichen Schilddrüsen verschiedener Herkunft. Wenn wir nur die aus einigermaßen kropffreien Gegenden stammenden berücksichtigen, sehen wir, daß die dort angeführten Jodgehalte zwischen 0,8 und 3 mg auf 1 g getrockneter Schilddrüse liegen. Auch Oswald gibt eine wertvolle größere Zusammenstellung von Jodwerten in menschlichem Materiale[11], desgleichen Jansen und Robert[12]. Die Jodgehalte der Schilddrüsen zahlreicher Tierarten sind bei Guggenheim angegeben[13].

Für die richtige Einschätzung derartiger Zahlenangaben müssen wir berücksichtigen, daß solche, auf die Trockensubstanz der Drüse bezogene relative Jodwerte um ungefähr den 4. Teil erniedrigt werden müssen — entsprechend dem Wassergehalt der Drüse —, wenn der Jodgehalt auf die frische Drüse bezogen werden soll bzw. daß die auf 1 g frischer Drüse bezogenen Werte nahezu vervierfacht werden müssen, wenn der Gehalt auf die getrockneten Drüsen soll bezogen werden können. Ferner ist bei der Verwertung der älteren in der Literatur niedergelegten Jodbestimmungen zu bedenken, daß manche ältere Bestimmungsverfahren weniger exakte Resultate ergaben als die mit neueren, vollkommeneren Verfahren ausgeführten, und zwar wohl vorwiegend zu niedrige Werte.

In den letzten Jahren ausgeführte Analysen normaler, kropffreier Schilddrüsen ergaben für die prozentual jodreichen, sehr kleinen Schilddrüsen von Japanern[14] (mit einem Durchschnittsgewicht von 13,8 g) durchschnittlich 0,86 mg

[1] Kocher, A.: Kropf. Im Handb. d. spez. Path., herausgeg. von Kraus-Brugsch, 1. Leipzig u. Wien 1919.

[2] Kocher, A.: Berner Kropfkonferenz 1927.

[3] Marine u. Lenhart: Arch. int. Med. 4 (1909).

[4] Marine, D.: The anatomic and physiologic effects of iodin on the thyroid gland of exophthalmic goiter. J. amer. med. Assoc. (Juni) 1912.

[5] Aeschbacher: Über den Einfluß krankhafter Zustände auf den Jod- und Phosphorgehalt der normalen Schilddrüse. Mitt. Grenzgeb. Med. u. Chir. 15 (1905).

[6] Müller, H.: Jod-, Chlor- und Calciumbestimmungen an normalen und kropfig veränderten Schilddrüsen. Inaug.-Dissert. Zürich 1922/23.

[7] Herzfeld u. Klinger: Untersuchungen über den Jodgehalt der Schilddrüse. Schweiz. med. Wschr. 1922, Nr 29, 724.

[8] Branovacky-Pelech: Über den funktionellen Wert der Langhansschen wuchernden Struma. Mitt. Grenzgeb. Med. u. Chir. 39 (1926).

[9] Kendall, E. C.: Seasonal and geographic variations in the iodine and thyroxin content of the thyroid. J. amer. med. Assoc. (Mai) 1928.

[10] Wegelin, C.: Schilddrüse. Im Handb. d. spez. path. Anat., herausgeg. von Henke-Lubarsch, 8. Berlin 1926.

[11] Oswald, A.: Ist Jodmangel Ursache des endemischen Kropfes? Münch. med. Wschr. 1927, 1783.

[12] Jansen, W. H. u. F. Robert: Zitiert auf S. 341.

[13] Guggenheim, M.: Die Chemie der Inkrete. Im Handb. d. inn. Sekretion, herausgeg. von M. Hirsch, 2. Leipzig 1927.

[14] Fuhushima: Mitt. med. Fak. Tokyo 30 (1923), zitiert nach Schmitz-Moormann: Zur Strumafrage. Mitt. Grenzgeb. Med. u. Chir. 39 (1926).

Jod auf 1 g *frischer* Drüse, somit einen Gesamtjodgehalt von 11—12 mg. Zunz[1] untersuchte Schilddrüsen von im Kriege gefallenen Wehrmännern in Belgien und fand einen etwas niedrigeren prozentualen Jodgehalt von durchschnittlich 0,56 mg auf 1 g frischer und 2,29 mg auf 1 g getrockneter Drüse. Da diese Drüsen schwerer waren, durchschnittlich 28 g, errechnet sich daraus ein etwas höherer totaler Jodgehalt von durchschnittlich 15,68 mg für die Drüse. Die von Marine und Lenhart[2] bestimmten Zahlen für den Jodgehalt der normalen Schilddrüse halten sich in der gleichen Höhe, nämlich 1,3—3,7 mg, im Durchschnitt 2,15 mg Jod für 1 g getrockneter Drüse.

Seit Baumann wird der Jodgehalt der verschiedenen Kropfformen als Maßstab für ihre physiologische Aktivität betrachtet. Seither herrscht auch die Meinung, daß die Wirksamkeit der verschiedenen Schilddrüsenpräparate von ihrem Jodgehalt abhängt[3], und häufig, ja in der Regel, haben sich jodarme Schilddrüsenpräparate in Tierversuchen als schwach oder gar nicht wirksam erwiesen[4]. Sogar die therapeutische Wirksamkeit verschiedener Kropfarten am hypothyreoten Menschen ging nach den Versuchen von Fonio[5] im ganzen dem Jodgehalt parallel. Doch scheint nicht jede physiologische Wirksamkeit von Schilddrüsenstoffen an den Jodgehalt gebunden zu sein: So gelang es Herzfeld und Klinger[6] mit einem für ihre Bestimmungsmethode ganz jodfreien Extrakte der Rinderschilddrüse im Froschlarvenversuch typische Wachstumshemmung und Entwicklungsbeschleunigung zu erzielen, und Wegelin und Abelin[7] fanden eine „jodfreie" Struma diffusa eines 5jährigen Mädchens im Kaulquappenversuch wirksam. Im ganzen ergeben aber auch in neuester Zeit die meisten Untersuchungen, daß bei den verschiedenen Kropfformen die funktionelle Aktivität dem Jodgehalt und dem Kolloidgehalt parallel geht (Graham[8]), wenn auch mit Ausnahmen[9,10]. Dementsprechend finden wir denn auch im ganzen die, wie wir sehen, an physiologischer Aktivität gering zu bewertende Struma diffusa parenchymatosa, entsprechend ihrem geringen Kolloidgehalt, sehr jodarm. Besonders beim Neugeborenen kann der Jodgehalt, übrigens auch der nichtkropfigen Drüse, außerordentlich gering sein, so daß sie bei den älteren Bestimmungsverfahren meist jodfrei oder nur geringe Spuren Jod enthaltend gefunden wurde[11,12,13,14,15]. Dagegen wird mit dem Fellenbergschen Verfahren[16] in jeder

[1] Zunz: Recherches sur la composition chimique du corps thyroide. Arch. internat. Physiol. **16** (1921).

[2] Marine u. Lenhart: Relation of iodin to the structure of human thyroids. Arch. int. Med. **4**, 440 (1909).

[3] Zum Beispiel Coronedi: Un coup d'œuil d'ensemble sur mes expériences actuelles relatives à la glande thyroide. Arch. ital. de Biol. (Pisa) **57**, 258 (1912).

[4] Mark, R. E. u. A. Stradal: Hyperthyreoidisationsversuche an Hunden, 4. Mitt. Wirkung von jodarmen Schilddrüsenpräparaten. Pflügers Arch. **212**, 486 (1926).

[5] Fonio, A.: Über den Einfluß von Basedowstruma- und Kolloidstrumapräparaten usw. Mitt. Grenzgeb. Med. u. Chir. **24** (1911) — Inaug.-Dissert. Bern 1911.

[6] Herzfeld u. Klinger: Zur Chemie des Schilddrüsensekretes. Schweiz. med. Wschr. **1920**, 567.

[7] Wegelin, C. u. J. Abelin: Über die Wirksamkeit der menschlichen Schilddrüse im Froschlarvenversuch. Arch. f. exper. Path. **89** (1921).

[8] Graham: A study of the physiological activity of adenomata of the thyroid gland in relation to their iodin content etc. J. of exper. Med. **24** (1916).

[9] Spatz, H.: Vergleichende histologische, chemische und biologische Studien am Münchner Kropfmaterial. Dtsch. Arch. klin. Med. **158**, 257 (1928).

[10] Jansen, W. H. u. F. Robert: Zitiert auf S. 341.

[11] Müller, H.: Zitiert auf S. 342.

[12] Bircher, E.: Fortfall und Änderung der Schilddrüsenfunktion als Krankheitsursache. Erg. d. allg. Path. (Lubarsch-Ostertag) **15** (1911), dort ältere Literatur.

[13] Richardson, H.: The Thyroid and Parathyroid Glands. Philadelphia 1905.

[14] Kraus, F. D.: Kongr. f. inn. Med. **1906**.

(Fortsetzung S. 344.)

Schilddrüse, auch dem *Kropf des Neugeborenen*, Jod nachgewiesen, wenn auch oft in sehr geringer Menge[1]. Nach Maurer[2] beträgt er durchschnittlich 250 γ auf 100 g Frischgewicht und schwankt zwischen 37 und 1400 γ. Die weitaus meisten Werte lagen zwischen 37 und 181 γ. Auch bei Kindern und Erwachsenen ist die diffuse, parenchymatöse Struma meist sehr arm an Jod[3]. Der Jodgehalt kann nur eine Spur betragen und bis gegen 1 mg im Gramm getrockneter Drüse ansteigen und beträgt nach Marine und Lenhart durchschnittlich 0,3 mg auf 1 g getrockneter Drüse und 0,1 mg auf 1 g frischer Drüse.

Der Jodgehalt der diffusen kolloiden Strumen wurde durchschnittlich wesentlich höher gefunden[3], nach Marine und Lenhart[4] 0,78 bis gegen 4 mg, durschnittlich 1,77 mg pro Gramm getrockneter Drüse, also nur wenig niedriger als der durchschnittliche Gehalt der normalen Schilddrüse. Homma[3] erhob ähnliche Befunde, fand aber auch einige Kolloidstrumen mit eingedicktem Kolloid sogar völlig jodfrei. Wenn die Kolloidstruma mit verstärktem Wachstum in ein epithelreicheres Stadium übergeht, sinkt ihr prozentualer Jodgehalt[5].

Die Basedowschilddrüse wird meist, wenn auch nicht immer[3], jodarm gefunden. Wenn aber die Basedowsche Krankheit durch Aufnahme von Jod erzeugt worden ist, dann können die Strumen ungewöhnlich große Mengen Jod enthalten (Tobler[6], E. Bircher[5] u. a.). Wegelin betont mit Recht, daß wir über den Jodgehalt der einzelnen Kropfformen noch zu wenig unterrichtet sind. Immerhin geht doch, wie gesagt, im ganzen der Jodgehalt ungefähr parallel mit dem Gehalt an Kolloid.

Daß die drei Größen: Jodgehalt, Kolloidgehalt und physiologische Aktivität der Drüse aber nicht zwangsmäßig aneinander gebunden sind, ergibt sich schon aus dem oft geringen Jodgehalt der Basedowschilddrüse. Daß dementsprechend Darreichung von Basedowschilddrüse in einem Versuche von Fonio[7] bei athyreoten Menschen den Stickstoffwechsel nicht steigerte, ist wohl ein weiterer Beleg dafür, daß der Bestand und der Umsatz an aktiver Substanz einander nicht zu entsprechen brauchen. Den Adenomen müssen wir, wie auseinandergesetzt, im allgemeinen für die Funktion eine wesentlich geringere Wirksamkeit zuschreiben als dem normalen oder diffus hyperplastischen Schilddrüsengewebe. Dementsprechend fand Dubois[8] z. B. die knotigen Kröpfe von Kretinen im Kaulquappenversuch schwach wirksam resp. fast unwirksam. Ebenso Branovacky[9], der gelegentlich sogar eine *hemmende* Wirkung des Knotengewebes des Kretinenkopfes auf die Entwicklung der Kaulquappen feststellte. Dem entspricht, daß man häufig die Adenome ärmer an Jod findet als das umgebende Kropfgewebe[10,11]. Doch ist möglicherweise der verminderte Jodgehalt nicht der eigentliche Grund für die verminderte Wirksamkeit, sondern wir haben darin nur einen Indicator dafür zu erblicken (vgl. S. 343).

---

[15] Wegelin, C. u. J. Abelin: Weitere Untersuchungen über die Wirksamkeit menschlicher Kröpfe im Kaulquappenversuch. Arch. f. exper. Path. **105** (1924).

[16] Fellenberg, Th. v.: Untersuchungen über den Jodstoffwechsel. Biochem. Z. **174**.

[1] Maurer, Ducrue u. Palasoff: Untersuchungen über das Vorkommen von Jod im menschlichen und tierischen Organismus. Münch. med. Wschr. **1927**, 271.

[2] Maurer, E.: Gibt es eine unter physiologischen Verhältnissen erfolgende Tätigkeit der fetalen Schilddrüse? Z. Kinderheilk. **34** (1927).

[3] Homma: Kropfform und Jodwert. Mitt. Grenzgeb. Med. u. Chir. **36**, 420 (1923).

[4] Marine u. Lenhart: Zitiert auf S. 343.   [5] Bircher, E.: Zitiert auf S. 341.

[6] Tobler: Zitiert auf S. 341.   [7] Fonio, A.: Zitiert auf S. 343.

[8] Dubois, M.: Vergleichende Untersuchungen über den biologischen Wert des Kretinenkropfes. Mitt. Grenzgeb. Med. u. Chir. **39** (1926).

[9] Branovacky: Die biologische Wirksamkeit verschiedener Kropfarten im Kaulquappenversuch. Mitt. Grenzgeb. Med. u. Chir. **39** (1927).

[10] Kocher, A.: Zitiert auf S. 342.   [11] Meisel: Berner Kropfkonferenz 1927.

f) Einige Bemerkungen über weitere durch den Kropf bedingte oder mit ihm zusammenhängende Funktionsstörungen. Es soll hier nicht noch einmal die Rede sein von Störungen durch ein Zuviel oder Zuwenig an Schilddrüsenfunktion, sondern es sollen einige Beobachtungen kurz angeführt werden, die vielleicht nicht auf bloßem Zufalle beruhen, ohne daß es möglich wäre, die Art des Zusammenhanges anzugeben.

Mac Carrison[1] stellte bei beginnendem, akut entstehendem Kropfe im Blute relative Lymphocytose, Verminderung der polynucleären Leukocyten und Vermehrung der eosinophilen Zellen fest, Veränderungen, die, wie wir oben ausgeführt haben, auch bei anderen Störungen der Schilddrüsenfunktionen öfter beobachtet werden. Wir führen sie an, weil sie uns erneut in leicht feststellbarer Weise zeigen, daß zwischen Kropf und Körperhaushalt Beziehungen bestehen von uns zur Zeit noch unbekannter Art, wir also nicht berechtigt sind, weitere, weniger leicht nachweisbare Zusammenhänge a priori abzulehnen. So finden wir bei erfahrensten Beobachtern die Angabe, daß Uterusmyome und Kropf zu häufig miteinander kombiniert vorkommen, als daß dieses Zusammentreffen auf bloßem Zufall beruhen könnte (Hertoghe[2], Friedrich Müller[3]).

Ferner wurde angenommen, daß Kropfverseuchung das häufige Auftreten von Carcinomen in einer Bevölkerung begünstige (Bayard[4], Hunziker[5]), und zwar begünstigt durch vorzeitiges Altern der Gewebe unter dem Einfluß ungenügender Schilddrüsenfunktion. Für das Parallelgehen von allgemeiner Krebsmorbidität und Kropfverseuchung fehlen genügende miteinander vergleichbar statistische Grundlagen. Dagegen hat Stiner[6] auf statistischem Wege wahrscheinlich gemacht, daß die Verbreitung der Struma in einer Bevölkerung die Entstehung des Krebses im Verdauungskanal begünstigen könnte. Dieser Autor stellt sich den Zusammenhang so vor, daß mangelhafte Schilddrüsenfunktion die Zahncaries, diese die Entstehung von Krebs des Digestionstraktus begünstige. Da uns, wie wir gesehen haben, die Art des Zusammenhangs zwischen Hypothyreoidismus und Zahncaries nicht recht bekannt ist, er nicht als bewiesen gelten kann, steht diese Erklärung nicht auf festen Füßen, die Tatsache selbst aber wird im Auge behalten werden müssen.

Es sei zum Schluß noch kurz darauf hingewiesen, daß die zum Tumor vergrößerte Schilddrüse, wie nicht anders zu erwarten, durch Druck auf die benachbarten Organe Störungen hervorrufen kann. Vor allem die Luftröhre, die Venen des Halses bis zur Anonyma, seltener die Speiseröhre, können durch die Geschwulst mehr oder weniger vollständig zusammengedrückt werden. Ja, auch die Nerven des Halses und der oberen Thoraxapertur werden in ihrer Funktion durch Druck öfter gestört. Ja selbst Verbiegungen der Wirbelsäule können bei retrovisceraler Lage des Kropfes zustande kommen. Wenn die Struma sich nach unten in den Thorax hinein entwickelt, kann sie Störungen, namentlich durch Druck auf die großen Blutgefäße und das Herz, erzeugen, wie jeder andere Tumor von ähnlicher Lage und Größe im Mediastinum.

---

[1] McCarrison, R.: Report on the aetiology and epidemiology of endemic goitre. Berner Kropfkonferenz 1927.

[2] Hertoghe: De l'hypothyroidie bénigne chronique. Nouv. Iconogr. Salpêtr. **12**, 261 (1899).

[3] Müller, Friedr.: Zur Therapie der Schilddrüse. Ther. Gegenw. **1925**.

[4] Bayard, O.: Über das Kropfproblem. Schweiz. med. Wschr. **1923**.

[5] Hunziker, H.: Sitzgsber. schweiz. Kropfkomm., 3. Sitzg v. 22. Sept. 1923, Beil. z. Bull. Eidg. Gesdh.amtes **1924**, Nr 6.

[6] Stiner, O.: Der Krebs und die Frage seiner Beziehungen zum endemischen Kropf. Schweiz. med. Wschr. **1924**, Nr 27.

Die Epithelkörperchen
(Glandulae parathyreoideae).

Von

FRIEDRICH PINELES
Wien.

Zusammenfassende Darstellungen.

KOHN, ALFRED: Die Epithelkörperchen (Anatomie, Embryologie, Physiologie). Erg.
Anat. **9**, 129. Wiesbaden: I. F. Bergmann 1899. — RUDINGER, CARL: Physiologie und Pathologie der Epithelkörperchen. Erg. inn. Med. **2**, 221. Berlin: Julius Springer 1908. — BIEDL,
ARTUR: Innere Sekretion, 4. Aufl., **1** u. **3** (Literatur). Berlin u. Wien: Urban & Schwarzenberg 1922. — VINCENT SWALE: Innere Sekretion und Drüsen ohne Ausführungsgang. Erg.
Physiol. **11**, 218. Wiesbaden: I. F. Bergmann 1911. — LANDOIS: Die Epithelkörperchen.
Erg. Chir. **1**, 258. Berlin: Julius Springer 1910. — MacCALLUM: Die Nebenschilddrüsen.
Erg. inn. Med. **11**. Berlin: Julius Springer 1913. — BARKER, HOSKINS u. MOSENTHAL: Endocrinology and Metabolism. **1** u. **5** (Literatur). New York u. London: Appleton & Co. 1924.
— ELIAS, HERBERT: Zur Bedeutung des Säurebasenhaushaltes und seiner Störungen. Erg.
inn. Med. **25**. Berlin: Julius Springer 1924. — JACOBSON, CLARA: Der gegenwärtige Stand
der Physiologie der Nebenschilddrüsen. Erg. Physiol. I **23** (1924).

In der Geschichte der Lehre von der inneren Sekretion nehmen die Epithelkörperchen eine eigenartige Stellung ein. Noch lange bevor man etwas von
ihrer Existenz wußte, hat man in zahlreichen experimentellen Untersuchungen
über die Funktion der Schilddrüse als Folgeerscheinungen nach Schilddrüsenexstirpation nervöse Krämpfe und andere Erscheinungen beschrieben, die nach
dem heutigen Stande unseres Wissens einzig und allein mit dem Wegfall der
Epithelkörperchen zusammenhängen. Die mehr aus therapeutischen Gründen
ausgeführten Kropfexstirpationen an Hunden durch RAYNARD[1] (1834), die
Berichte von RAPP[2] (1840) über tödlich verlaufene Operationen an kropfigen
Tieren und die ausgedehnten Experimente des Genfer Physiologen MORITZ
SCHIFF[3] (1854) beschäftigen sich vornehmlich mit der Schilderung von Ausfallserscheinungen, die auf die Funktion der Epithelkörperchen zu beziehen sind.
Es ist naheliegend, daß in dieser Zeit, wo eine Trennung des Schilddrüsenapparates in Thyreoidea und Parathyreoidea noch nicht durchgeführt war, die
Nachprüfung der einzelnen Arbeiten zu großen Meinungsverschiedenheiten und
wissenschaftlichen Diskussionen Veranlassung gab. So kam der Berliner Physiologe HERMANN MUNK[4] (1887, 1888, 1898) bei seinen Schilddrüsenexperimenten

---

[1] RAYNARD: C. r. Trav. l'Ecole roy. vétér. Lyon 1834/35.

[2] RAPP: Zitiert nach BIEDL: Innere Sekretion. 2. Aufl. I. 75.

[3] SCHIFF, MORITZ: Untersuchungen über die Zuckerbildung in der Leber. Würzburg
1859 und Bericht über eine Versuchsreihe betreffend die Wirkungen der Exstirpation der
Schilddrüse. Arch. f. exper. Path. **18** (1884).

[4] MUNK, HERMANN: Ber. d. preuß. Akad., Berlin 1887 u. 1888 und Virchows Arch.
150 (1897); **154** (1898).

an Hunden zu so widersprechenden Ergebnissen, daß er die Folgezustände gar nicht mit der Entfernung der Schilddrüse, sondern mit den Nerven in Zusammenhang brachte.

Der schwedische Forscher I. SANDSTRÖM[1] entdeckte im Jahre 1880 die Epithelkörperchen, die er scharf von akzessorischen Schilddrüsen trennte, als eigene Gebilde auffaßte und deshalb als Glandulae parathyreoideae bezeichnete. Dieser Entdeckung wurde lange Zeit keine Bedeutung beigemessen, bis der Pariser Physiologe E. GLEY[2] durch Tierversuche die Funktion dieser Organe zu ergründen suchte (1891). Die Versuche wurden an Kaninchen angestellt, von denen man damals annahm, daß ihr Schilddrüsenapparat aus der Schilddrüse und zwei abseits von der Thyreoidea gelegenen Glandulae parathyreoideae bestehe. Die Tiere überstanden die Entfernung der Schilddrüse anstandslos, ebenso zeigte die Entfernung der beiden Parathyreoideae keine Ausfallserscheinungen; wurden hingegen Schilddrüse und beide Parathyreoideae exstirpiert, so erkrankten die Tiere an einer schweren, meist tödlichen Tetanie. Aus diesen Versuchen schloß GLEY, daß die Parathyreoideae, die er glandules thyroides oder thyroidiennes benannte, rudimentäre embryonale Organe sind, die für die exstirpierte Thyreoidea vicariierend eintreten und so die durch Schilddrüsenentfernung hervorgerufene Tetanie verhüten. In dieser „Théorie de la suppléance thyro-parathyroidienne" wurde er noch dadurch bestärkt, daß er nach Exstirpation der beiden Parathyreoideae, die nach den damaligen Ansichten das gesamte Epithelkörpergewebe ausmachten, keine Störungen beobachten konnte. Die GLEYsche Theorie wurde von dem französischen Forscher MOUSSU[3] zurückgewiesen, der die physiologische Zusammengehörigkeit der Schilddrüse und der Parathyreoideae bezweifelte und letzteren Organen eine eigene Funktion zuschrieb. Die großen Differenzen in den Anschauungen der beiden Gelehrten waren wohl hauptsächlich darauf zurückzuführen, daß die anatomischen Untersuchungen bezüglich Lage und Zahl der Parathyreoideae noch unvollständig waren. Erst die klassischen Arbeiten von ALFRED KOHN[4] in Prag ergaben ein abschließendes Resultat. KOHN fand bei Hund und Katze neben den äußeren, meist an der lateralen Schilddrüsenfläche liegenden Parathyreoideae noch zwei innere, meist im Schilddrüsenparenchym gelegene Drüsen; auch in der Schilddrüse der Kaninchen wies er solche innere Parathyreoideae nach und akzeptierte die von MAURER vorgeschlagene Bezeichnung „Epithelkörperchen". Auf Grund dieser Befunde war jetzt die Möglichkeit gegeben, durch Entfernung der äußeren und inneren Epithelkörper bei Hund, Katze, Kaninchen und anderen Tierarten die Funktion dieser Organe zu ergründen. Die italienischen Forscher VASSALE und GENERALI[5] (1896) haben in ausgedehnten Untersuchungen an Hunden und Katzen die vier Ek.[6] entfernt und in der Tat nach der „totalen Parathyreoidektomie", bei der die Exstirpation aller Ek. gelungen war, fast immer eine tödliche Tetanie feststellen können. Bei Entfernung von bloß drei Drüschen trat nur in sehr seltenen Fällen eine letale Tetanie auf, meist fehlte sie ganz oder zeigte sich nur vorübergehend. Wurden ein oder zwei Ek. weggenommen, so war das Bild ganz normal. Diese Versuche wurden von zahlreichen Forschern

---

[1] SANDSTRÖM, I.: Läkareförenings Förhandlingar **15** (1880).

[2] GLEY, E.: C. r. Soc. Biol. Paris **1891**, 843; **1892**, 666; **1893**, 691.

[3] MOUSSU: C. r. Soc. Biol. Paris **1892, 1893, 1897** — Recherches sur les fonctions thyroid. et parathyroid. Paris 1897.

[4] KOHN, ALFRED: Arch. mikrosk. Anat. **44** (1895); **48** (1896) — Die Epithelkörperchen. Erg. Anat. **9**, 129. Wiesbaden: Bergmann 1899.

[5] VASSALE u. GENERALI: Arch. ital. de Biol. (Pisa) **25** (1896); **26** (1896/97); **33** (1900) — Riforma med. **1897**, 77.

[6] Ek. = Epithelkörperchen.

(BIEDL[1], PINELES[2], EHDHEIM[3], WALBAUM[4], HAGENBACH[5] u. a.) nachgeprüft und bestätigt.

Die *experimentelle Tetania parathyreopriva*. Die Technik der experimentellen Entfernung der Ek. ist im allgemeinen eine ziemlich schwierige. Eine Abtragung der kleinen Drüschen mit absoluter Schonung der Thyreoidea ist, wie aus den anatomischen Verhältnissen hervorgeht, nur in jenen äußerst seltenen Fällen möglich, wo die Ek. ganz lose mit der Schilddrüse verbunden sind. Die äußeren Ek. sind bei Hund und Katze gewöhnlich leicht zu finden, sie heben sich als winzige graurötliche Gebilde von dem braunrötlichen Schilddrüsenparenchym ab und sind treffend mit einem Miliartuberkel verglichen worden. Man schneidet sie mit einer Schere aus. Viel schwieriger gestaltet sich die Exstirpation der inneren, die meist im Schilddrüsenparenchym liegen und häufig durch das Gewebe durchscheinen. Man geht am besten so vor, daß man das Ek. samt dem umgebenden Schilddrüsengewebe entfernt. Wird man aber des Ek. nicht habhaft, so ist man auf ein Arbeiten im Dunkeln angewiesen. In diesem Falle schneidet man entweder den Teil der Schilddrüse, in dem man das Ek. vermutet, heraus oder kauterisiert die betreffende Stelle. Jedenfalls ist es notwendig, sich nachträglich durch eine genaue histologische Untersuchung der Schilddrüse auf Serienschnitten zu überzeugen, ob das gesamte Epithelkörpergewebe entfernt worden war. Verhältnismäßig leicht gelingt das Experiment bei jenen Tierarten, z. B. bei der Ratte, wo gewöhnlich nur zwei Ek. vorhanden sind, die jederseits an der lateralen Kante des Seitenlappens oder weiter rückwärts liegen und als punktförmige, lichte Fleckchen in die Augen springen. Fast immer gelingt es, die winzigen Organe mittels Galvanokauter zu zerstören.

Das Bild der Tetanie zeigt bei verschiedenen Tiergattungen gewisse Differenzen. Diese sind zum Teil darin begründet, daß bei manchen Arten häufiger akzessorische Ek. vorkommen, die nach Entfernung der Hauptorgane deren Funktion zu übernehmen imstande sind. So kann man bei bestimmten Tierarten mehr eine *akute* Tetanie und bei anderen eine mehr chronische Form beobachten. Bei der akuten Tetanie, wie man sie besonders prägnant bei Hund und Katze studieren kann, zeigen sich die ersten krankhaften Störungen 24 bis 60 Stunden nach der Operation: die Tiere werden appetitlos, haben gesteigertes Durstgefühl und bieten fibrilläres Muskelzittern und lokalisierte, klonische Muskelkrämpfe dar, die anfänglich die Kaumuskeln und die Extremitäten befallen. Die Atemzüge sind rasch und oberflächlich, die Pulsfrequenz steigert sich beträchtlich und ebenso steigt die Körpertemperatur bis 41° und darüber. Es kommt jetzt zu allgemeinen tetanischen Krämpfen, die klonischer und tonischer Natur sind und die gesamte Muskulatur, auch das Zwerchfell und die Ciliarmuskeln befallen. Im tetanischen Anfalle liegt das Tier wie sterbend auf der Seite, mit Schaum vor dem Munde und heraushängender Zunge und schlägt sich mit größter Anstrengung herum, wobei häufig die Steifheit des Ganges auffällt. Mitunter werden die gelähmten Pfoten nachgeschleppt. Die mechanische Erregbarkeit (Chvosteksches Phänomen) und die elektrische Erregbarkeit sind deutlich gesteigert. Das erstere Symptom prüft man bei Tieren am zweckmäßigsten, indem man vor dem äußeren Gehörgang mit dem Perkussionshammer

---

[1] BIEDL: Innere Sekretion. Wien: Urban & Schwarzenberg 1903.
[2] PINELES: Sitzgsber. Akad. Wiss. Wien, Math.-naturwiss. Kl. **113** (1904) — Mitt. Grenzgeb. Med. u. Chir. **14** (1904).
[3] ERDHEIM: Mitt. Grenzgeb. Med. u. Chir. **16**, 632 (1906).
[4] WALBAUM: Mitt. Grenzgeb. Med. u. Chir. **12**, 298 (1903).
[5] HAGENBACH: Mitt. Grenzgeb. Med. u. Chir. **18**, 329 (1907).

einen Schlag ausführt und dabei die durch mechanisches Beklopfen des Facialis hervorgerufenen Zuckungen in den Gesichtsmuskeln beobachtet. Die Erhöhung der galvanischen Erregbarkeit der Nerven ist gewöhnlich schon nach 24 Stunden vorhanden und kann bisweilen bis zum Tode das einzige Symptom der Tetanie bilden. Genaue Untersuchungen der galvanischen Erregbarkeit der Nerven haben ergeben, daß eine deutliche Veränderung im Sinne einer Schwellenwerterniedrigung (erhöhte galvanische Erregbarkeit) nachweisbar ist, wobei im allgemeinen folgende Reihenfolge festgestellt wird: Zuerst tritt KaSZ auf, dann AnSZ und AnÖZ und schließlich KaÖTetanus. Manchmal überwiegt AnÖZ über AnSZ. Wie Untersuchungen der letzten Jahre gelehrt haben, die mit Hilfe der zur Messung der Chronaxie (Kennzeit) angegebenen Methode angestellt wurden, findet man bei der Tetanie folgende Tatsachen. Bei der akuten Tetanie nimmt die Chronaxie zu und die Rheobase ab. Das Maximum der Abweichung fällt zusammen mit dem Höhepunkt der Muskelkontraktion. Zwischen Nerv und Muskel entsteht ein Heterochronismus, der während des tetanischen Krampfes seinen Höhepunkt erreicht. Bei latenter Tetanie finden sich häufiger Schwankungen, meist im Sinne der Erhöhung der Chronaxie (BOURGUIGNON[1], BOURGUIGNON und HALDANE[2], LESNÉ, TURPIN und GUILLAUMIN[3]). Durch Umschnürung der Pfoten läßt sich ein tetanischer Krampf auslösen (TROUSSEAUsches Phänomen), wobei meist die Vorderpfoten eingezogen und die Hinterpfoten gestreckt werden. Die Dauer der schwereren Anfälle beträgt einige Minuten bis eine halbe Stunde, gewöhnlich tritt einige Tage nach der Entwicklung des schweren Krankheitsbildes in einem tetanischen Krampfanfalle der Tod ein, infolge von Herzlähmung oder durch Erstickung infolge Lähmung des Zwerchfells und der anderen Atmungsmuskeln. Bei *jungen*, noch säugenden *Hunden* verläuft die Tetanie etwas abweichend, indem das Krankheitsbild sich erst später als bei erwachsenen Tieren entwickelt, und die Anfälle mit kurzdauernden klonischen Muskelkrämpfen einsetzen und bald von einer allgemeinen tonischen Starre abgelöst werden. Häufig zeigen sich Stimmritzenkrämpfe, die die Tiere in Erstickungsgefahr bringen. Mitunter erscheint der ganze Körper und die Hinterpfoten in tonischen Krämpfen gestreckt, und die Hunde behalten diese Stellung, sobald sie in die Luft gehoben werden, bei (Seehundstellung nach BIEDL). Einen mehr chronischen Verlauf zeigt die *Rattentetanie*. Nach ERDHEIM ist sie durch vier Intensitätsgrade gekennzeichnet. Beim leichtesten Grad sieht man an den Tieren, sobald sie an der Nackenhaut emporgehoben werden, einen feinschlägigen Tremor, wobei zuweilen eine isolierte Zuckung in einer Extremität oder in einem Rumpfabschnitt auftritt. Beim nächst höheren Grade fühlt man ein kontinuierliches Schwirren der gesamten Körpermuskulatur und beobachtet ein Zittern in allen Körperabschnitten. Zuweilen treten auch starke Zuckungen im Facialis und in anderen Körperabschnitten auf. Es schließen sich nun tonische Krämpfe an, die Tiere laufen auf geballten Pfoten und zeigen häufig an den Hinterpfoten Streckkrämpfe. Alle diese Krampferscheinungen sind recht schmerzhaft, da die Tiere hierbei oft Schmerzlaute ausstoßen. Der höchste Grad der Tetanie ist durch epileptische Anfälle gekennzeichnet. Auch bei *Affen* beobachtete PINELES eine mehr chronisch verlaufende Tetanie mit fibrillären Muskelzuckungen, raschem, feinschlägigem Tremor und Muskelkrämpfen, die hauptsächlich bei intendierten Bewegungen auftreten. Später entwickeln sich chronische Spasmen mit Paresen der Extremitäten. Die Untersuchungen an anderen Tierarten (Mäusen, Schafen, Vögeln, Fröschen) ergaben ein ähnliches,

---

[1] BOURGUIGNON: J. Méd. franc. **14** (1925).
[2] BOURGUIGNON u. HALDANE: C. r. Acad. Sci. Paris **180** (1925).
[3] LESNÉ, TURPIN u. GUILLAUMIN: Rev. franc. Pédiatr. **1**, 40 (1925).

durch tetanische Krämpfe charakterisiertes Krankheitsbild, das schließlich zum Tode führte.

Bei der parathyreopriven Tetanie begegnet man auch einem anderen Symptomenbild, der *latenten* Tetanie, wo nach der jetzt herrschenden Lehre das zurückgebliebene Ek.-Gewebe eben noch imstande ist, die Funktion der Ek. aufrechtzuhalten. Sobald aber außergewöhnliche Anforderungen an die Leistungen der Ek. gestellt werden, oder aus unbekannten Gründen die Leistungsfähigkeit des restierenden Ek.-Gewebes abnimmt, kommt es zum Ausbruch der manifesten Tetanie. So hat man bei partiell parathyreoidektomierten Hunden, die nach der Operation nur leichte Symptome darboten, während der Schwangerschaft, Geburt und Lactation schwere tetanische Anfälle beobachtet (Vassale[1], Adler und Thaler[2], Halsted[3]). Rudinger[4] sah bei Katzen, denen die äußeren Ek. entfernt waren, nach Darreichung verschiedener Gifte (Atropin, Ergotin, Morphium, Tuberkulin) Tetanie auftreten.

Angeregt durch das Bild der menschlichen, meist im Anschluß an eine Pylorusstenose auftretende Magentetanie, versuchte man auch bei Tieren (meist durch künstlichen Verschluß des Magenpförtners und Ernährung durch eine Zwölffingerdarmfistel) eine *gastrische Tetanie* zu erzeugen. In manchen Versuchen konnten Zeichen von latenter oder manifester Tetanie festgestellt werden (McCann[5] u. a.).

Außer den nervösen Erscheinungen sind noch andere Symptome, insbesondere *trophische* Störungen hervorzuheben, die mit dem Epithelkörperausfall zusammenhängen. Die Tiere magern ab, zeigen eine allgemeine Kachexie, Haarausfall und Ekzeme. Von großem Interesse sind die bei Ratten auftretenden Veränderungen an den *Zähnen*, die später besprochen werden sollen. Bei jungen, parathyreopriven Ratten beschrieb Iselin[6] Wachstumsstörungen. Die operierten Tiere blieben im Wachstum und im Körpergewicht gegenüber den normalen Kontrolltieren beträchtlich zurück. Die Knochen boten erhebliche Veränderungen dar, die sehr an die Wachstumsstörungen bei Rachitis erinnern. Auch Hammett[7] konstatierte an parathyreoidektomierten Ratten ein Zurückbleiben des Gewichts, der Körper- und Schwanzlänge, jedoch weniger stark als nach Exstirpation der Schilddrüse und der Ek. Diese Störungen[8] sollen um so ausgebildeter sein, je älter das Tier zur Zeit des Beginns des Drüsenmangels war. Der Epithelkörperausfall verzögert das Wachstum des Männchens stärker als das des Weibchens. In den Knochen der jungen Albinoratten[9] ist der Calciumgehalt geringer und der Magnesiumgehalt höher als normalerweise. Die Parathyreoidektomie[10] führt bei Ratten zwischen 75 und 150 Tagen zu einer Verzögerung des Wachstums der Hypophyse, Nebenniere und des Pankreas des Weibchens und Rückbildung von Thymus und Schilddrüse bei beiden Geschlechtern. Auch die Nebennieren des Männchens zeigen Rückbildung.

Bei Tetanietieren wird auch *Kataraktbildung* beobachtet (Erdheim[11], Possek[12], Hayano[13], Hiroishi[14] u. a.). Nach Possek sind die Linsenveränderungen vornehmlich auf ein Zugrundegehen des Kapselepithels und einen nachfolgenden

[1] Vassale: Arch. ital. de Biol. (Pisa) **30**, 49 (1897).
[2] Adler u. Thaler: Z. Geburtsh. **62**, 194 (1908).
[3] Halsted: An experiment. study of the thyroid glands of dogs. Baltimore 1896.
[4] Rudinger: Z. exper. u. Path. Ther. **5**, 205 (1908).
[5] McCann: J. of biol. Chem. **35**, 553 (1918).   [6] Iselin: Dtsch. Z. Chir. **93**, 494 (1908).
[7] Hammett: Amer. J. Physiol. **63**, 408 (1923).   [8] Endocrinology **10**, 29 (1926).
[9] J. metabol. Res. **5**, 169 (1924).   [10] Amer. J. Anat. **35** (1925).
[11] Erdheim: Mitt. Grenzgeb. Med. u. Chir. **16**, 632 (1906).
[12] Possek: Klin. Mbl. Augenheilk **45** (1907).
[13] Biedl: Innere Sekretion, 4. Aufl., **1**, 205.   [14] Hiroishi: Graefes Arch. **113** (1924).

Zerfall der Linsenfasern zurückzuführen. Die Linsentrübung erinnert oft an das Bild des menschlichen Schichtstars. HIROISHI fand bei parathyreopriven Ratten von allen mit dem Epithelkörperverlust zusammenhängenden Symptomen die Linsentrübung am konstantesten.

Die Untersuchungen in der menschlichen Pathologie waren für die Frage nach der Funktion der Ek. von Bedeutung. So zeigte PINELES[1], daß bei der menschlichen Thyreoplasie, die das reinste, durch die Natur ausgeführte Experiment eines totalen Schilddrüsenausfalls bei vollkommen normalen Verhalten der Epithelkörperchen darstellt, nur Erscheinungen des Myxoedems und des Zwergwuchses nachweisbar sind und Zeichen der Tetanie immer vermißt werden — eine Tatsache, die für den Zusammenhang der Tetanie mit den Epithelkörpern spricht. In demselben Sinne sind die Erfahrungen an Zungenkröpfen zu verwerten, nach deren totaler Entfernung manchmal Myxoedem, aber niemals Tetanie festgestellt werden konnte, da bei der Operation die abseits gelegenen Ek. geschont wurden. Bei der partiellen Strumektomie liefern jene Operationen das Hauptkontingent für eine postoperative Tetanie, bei denen durch die Topographie der exstirpierten Teile die größten Chancen für die Entfernung oder Verletzung der Ek. gegeben waren (Exstirpation der Seitenlappen der Thyreoidea, denen die Ek. anliegen). ERDHEIM[2] konnte in Fällen von tödlicher Tetanie nach Strumektomie nachweisen, daß Schilddrüsengewebe noch in genügendem Maße vorhanden war, während die Ek. entweder ganz fehlten oder der Nekrose verfallen waren.

Zwischen der experimentellen tierischen und der menschlichen Tetanie (Tetania strumipriva und idiopathischer Tetanie) bestehen nach der Ansicht mancher Autoren gewisse Unterschiede. Bei den Tieren sollen die fibrillären und klonischen Muskelzuckungen mehr in den Vordergrund treten, während beim Menschen die tonischen Spasmen eine große Rolle spielen. Andere (BIEDL[3], NOEL PATON und FINDLAY[4]) glauben wiederum, daß das Alter von Bedeutung sei. Bei jungen Hunden handelt es sich vornehmlich um tonische Krämpfe, während klonische Zuckungen nur selten beobachtet werden. BEHRENDT und FREUDENBERG[5] finden auch, daß die tierische Tetanie gewisse Züge aufweist, die der menschlichen Tetanie fehlen: wie Pfotentrommeln, Gleichgewichtsstörungen, Opisthotonus, choreiforme Zuckungen. Sie glauben, daß diese Differenzen auf den verschiedenen Bau des Zentralnervensystems und die verschiedene Motorik zurückzuführen sind.

Die Atmungstetanie. Im Jahre 1920 berichteten GRANT und GOLDMAN[6], sowie COLLIP und BACKUS[7] über das Auftreten von Tetaniesymptomen nach längerer forcierter Atmung (VERNON[8] hatte schon im Jahre 1909 nach angestrengter Atmung an Tetanie erinnernde Erscheinungen beschrieben). Die Versuche wurden von vielen Seiten bestätigt (FREUDENBERG und GYÖRGY[9], FRANK[10], PORGES und ADLERSBERG[11], BEHRENDT und FREUDENBERG[12]). Nach den Beobachtungen der

---

[1] PINELES: Mitt. Grenzgeb. Med. u. Chir. **14**, 120 (1904).
[2] ERDHEIM: Zitiert auf S. 350.
[3] BIEDL: Innere Sekretion, 4. Aufl., **1**, 191 (1922).
[4] NOEL PATON u. FINDLAY: Quart. J. exper. Physiol. **10**, 203 (1917).
[5] BEHRENDT u. FREUDENBERG: Klin. Wschr. **1923**, 866, 919.
[6] GRANT u. GOLDMAN: Amer. J. Physiol. **52**, 209 (1920).
[7] COLLIP u. BACKUS: Amer. J. Physiol. **51**, 568 (1920).
[8] VERNON: J. of Physiol. **38**, 20 (1909).
[9] FREUDENBERG u. GYÖRGY: Jb. Kinderheilk. **96** (1921) — Klin. Wschr. **1922**, 410.
[10] FRANK: Klin. Wschr. **1922**, Nr 7.
[11] PORGES u. ADLERSBERG: Klin. Wschr. **1922**, Nr 24 u. 43.
[12] BEHRENDT u. FREUDENBERG: Klin. Wschr. **1923**, 866, 919.

letzteren Autoren treten die Symptome, sobald die Versuchsperson die Technik der forcierten Atmung halbwegs beherrscht, nach ungefähr zwei bis vier Minuten auf, in Form von Parästhesien, die Gesicht, Hände und Beine befallen (eigentümliches Kribbeln und Prickeln). Zu dieser Zeit ist meist das Chvosteksche Phänomen auslösbar. Bald darauf zeigen sich vasomotorische Erscheinungen: die Personen klagen über ein ausgesprochenes Kältegefühl, die Hände fühlen sich kalt an und werden livid verfärbt. Das gerötete, leicht pastöse Gesicht und der zusammengezogene und vorgeschobene Mund (Karpfenmund) verleihen der Versuchsperson etwas Charakteristisches. Nun kann man die elektrische Übererregbarkeit, das Trousseausche Zeichen, Muskelzittern und schließlich die eigentümliche Krampfhaltung der Hände und tonische Krämpfe der Beine feststellen. Die Erscheinungen verlieren sich in der umgekehrten Reihenfolge, wie sie aufgetreten sind. Die durch die angestrengte Atmung hervorgerufene Überventilation führt zu einer Erhöhung der Blutalkalescenz und zu einer alkalischen Reaktion des Harnes. Diese alkalotische Umstimmung soll die Ionisation des Blutkalkes herabsetzen und auf diese Weise Tetanie hervorrufen.

Die erste Phase der Überventilationstetanie, die sich in dem Auftreten des Facialisphänomens und in der anodischen Übererregbarkeit äußert, bezeichnen BEHRENDT und FREUDENBERG als prätetanoiden Zustand; sie bildet die erste Stufe der Ca-Ionenverminderung. Die zweite Stufe ist die latente und die dritte die manifeste Tetanie. Durch einen einfachen Versuch konnten sie auch bei der Atmungstetanie die rein periphere Entstehung der Übererregbarkeit nachweisen. Durch Anlegen einer Binde wurde die Blutzufuhr zu einer Extremität bis zum Verschwinden des Pulses gesperrt, und hierauf die forcierte Atmung eingeleitet, die bald zu einer deutlichen Übererregbarkeit führte; nur in der abgebundenen Extremität konnte man im Gegenteil eine herabgesetzte Erregbarkeit und ein Fehlen der Spasmen feststellen. Auch Leitungsunterbrechungen der Nervenbahnen (nach Injektion von 1 bis 4% Novocainlösung in die Nervenstämme) führten zu keiner Änderung der Erregbarkeitssteigerung, woraus auch die periphere Genese der Erhöhung der Nervenerregbarkeit bei der Atmungstetanie klar hervorgeht.

Angeregt durch diese mittels willkürlich gesteigerter Atmung hervorgerufene Hyperventilationstetanie haben ADLERSBERG und PORGES[1] bei verschiedenen Kranken, die eine krankhaft erhöhte Atmung zeigten, nach Tetaniesymptomen gefahndet und in der Tat bei einer Anzahl dieser Fälle mehr oder weniger ausgesprochene Erscheinungen der Tetanie feststellen können. Sie bezeichnen diese Form der Tetanie als „neurotische Atmungstetanie".

Epithelkörpertransplantation. Die Erkenntnis, daß die Tetanie auf den Wegfall der Ek. zurückzuführen ist, legte den Gedanken nahe, die Wirkung der Ek.-Überpflanzung auf den Verlauf der Tetanie zu erproben. Solche Versuche wurden in größerer Zahl sowohl an tetaniekranken Menschen, als an parathyreopriven Tieren vorgenommen. BIEDL[2] verpflanzte Ek. von Hund und Katze in die Milz und fand, daß solche Tiere die nachfolgende Exstirpation der Schilddrüse und der Ek. gut vertrugen und nur gelegentlich an einer vorübergehenden Tetanie erkrankten. Ein Hund, dem die eigenen Ek. in die Milz überpflanzt wurden, zeigten vier Monate ein normales Verhalten, erlag aber nach Entfernung der Milz einer schweren Tetanie. Bei der mikroskopischen Untersuchung wurden in der Milz zwei wohlerhaltene Ek. nachgewiesen. Hieraus kann man schließen, daß die in die Milz transplantierten Ek. monatelang funktioniert hatten. In

---

[1] ADLERSBERG u. PORGES: Wien. Arch. inn. Med. 8 (1924).
[2] BIEDL: Innere Sekretion, 4. Aufl., 1, 249 (1922).

jenen Fällen, in denen die transplantierten Tiere nach einiger Zeit an einer Tetanie zugrunde gingen, waren die Ek., wie die Sektion lehrte, vollständig resorbiert worden. HALSTED[1] gelang die Autotransplantation von Ek. nur in jenen Fällen, in denen mehr als die Hälfte des Epithelkörpergewebes entfernt worden war; sobald aber eine geringe Menge von Ek. überpflanzt wurde, erwies sich die Autotransplantation als unzureichend. Hieraus schließt er, daß das transplantierte Gewebe, falls die Ek. intakt sind, nicht erhalten bleibt. Auch intravasculäre Transplantationen von eigenem und artgleichem Ek.-Gewebe, wie sie von LANDOIS[2] und JOANNOVICS[3] mittels Injektionen von Ek. in die Blutbahn ausgeführt wurden, ergaben manchmal ein positives Resultat. Aus diesen Untersuchungen und den Arbeiten anderer Forscher (CRISTIANI[4], LEISCHNER[5], ISELIN[6], WALBAUM[7]) geht hervor, daß in vielen Fällen transplantierte Ek. desselben Tieres und derselben Tierart für eine gewisse Zeit imstande sind, die Funktion zu übernehmen und die Ausfallserscheinungen zu verhüten. Es hat den Anschein, daß die eingepflanzten Ek. langsam resorbiert werden und unterdessen sich eine vicariierende Hypertrophie des im Organismus zurückgebliebenen Ek.-Gewebes ausbildet. Die bei Menschen vorgenommenen Ek.-Transplantationen, welche sich auf Beobachtungen von Tetania strumipriva und idiopathischer Tetanie beziehen, ergaben in manchen Fällen günstige Erfolge, die auch dafür sprechen, daß das eingeheilte Ek.-Gewebe eine Zeitlang funktionierte und die kompensatorische Hypertrophie des restierenden Ek.-Gewebes schließlich den Dauererfolg herbeigeführt hatte.

Ersatz der Ek. durch Zuführung von Ek.-Extrakt. Eine Reihe von Arbeiten beschäftigte sich mit der Frage, ob die Darreichung von Ek. oder Injektion von Ek.-Extrakt die Funktion der Ek. aufrecht erhalten könnten. Die diesbezüglichen Versuche an parathyreopriven Tieren und tetaniekranken Menschen ergaben ziemlich widersprechende Resultate, wobei die negativen Ergebnisse überwiegen. VASSALE[8] sah nach intravenöser Darreichung von Ek.-Extrakt bei parathyreoidektomierten Hunden ein Nachlassen der Krämpfe, während BIEDL[9] und PINELES[10] keinen Effekt feststellen konnten. BIEDL versuchte parathyreoprive Katzen mit Parathyreoidtabletten (FREUND und REDLICH in Berlin) und dem von VASSALE hergestellten Parathyreoidin zu behandeln, vermochte aber nie einen günstigen Erfolg zu erzielen. PINELES gelangte auf Grund von Experimenten, die an parathyreoidektomierten Katzen vorgenommen wurden, zu dem Ergebnis, daß die stomachale, subcutane und intraperitoneale Einverleibung von Ek. nicht imstande ist, die durch künstlichen Ausfall der Ek. hervorgerufene Tetanie günstig zu beeinflussen. Auch MARINE[11] hatte nach Darreichung von großen Mengen von Rinderepithelkörperchen bei parathyreopriven Hunden keine Erfolge zu verzeichnen. Die Verfütterung von Ek.-Präparaten bei Menschen mit strumipriver und idiopathischer Tetanie ergaben sehr wechselnde Resultate. Von einigen Autoren wird auch auf die günstige Beeinflussung der menschlichen und der experimentellen tierischen Tetanie durch Schild-

---

[1] HALSTED: Amer. J. med. Sci. **134**, 1 (1907) — J. of exper. Med. **1908**, 74; **1909**, 175.
[2] LANDOIS: Bruns' Beitr. **75**, 446 (1911).
[3] JOANNOVICS: Wien. klin. Wschr. **1911**, 689.
[4] CRISTIANI: C. r. Soc. Biol. Paris II **57**, 754 (1905).
[5] LEISCHNER: Arch. klin. Chir. **84** (1907).
[6] ISELIN: Neur. Zbl. **1911**, 220.
[7] WALBAUM: Mitt. Grenzgeb. Med. u. Chir. **12**, 298 (1903).
[8] VASSALE: Riv. sper. Freniatr. **16**, 439 (1890).
[9] BIEDL: Innere Sekretion, 4. Aufl., **1**, 260.
[10] PINELES: Sitzgsber. Akad. Wiss. Wien, Math.-naturwiss. Kl. **117**. Jan. 1908.
[11] MARINE: J. of exper. Med. **19**, 89 (1914).

drüsenpräparate hingewiesen (TH. KOCHER[1], POPPENS[2], BIEDL[3] u. a.). Eine plausible Erklärung hierfür kann nicht gegeben werden, da nach den Untersuchungen von PINELES[4] eine Schilddrüsentablette, die 0,3 g frische Schilddrüsensubstanz enthält, durchschnittlich einen Gehalt von 1 Milligramm Ek.-Substanz hat, und Fütterungsversuche mit der zweihundertfachen Menge jener Ek.-Substanz, die man bestenfalls mit den Schilddrüsentabletten den Tetaniekranken zugeführt hatte, keine Erfolge erzielten.

Erst in den letzten Jahren gelang es COLLIP[5] und seinen Mitarbeitern aus Ochsen-Nebenschilddrüsen durch Säurehydrolyse ein wirksames Extrakt darzustellen, das in der Tat eine Substitutionstherapie bei der parathyreopriven Tetanie ermöglichte. Die nordamerikanische Firma Ely Lilly in Indianopolis (U.S.A.) liefert dieses Epithelkörperpräparat unter dem Namen Para-Thor-Mone. Als Einheit rechnet man Einhundertstel der Dosis, die bei einem 20 kg schweren Hunde den Anstieg des Blutkalkes um 5 mg zur Folge hat. Nach der Injektion des Extraktes — am zweckmäßigsten sind die subcutanen Injektionen — steigt der Blutkalkspiegel erheblich an bis zum Doppelten der Norm. Durch wiederholte Injektionen kommt es zu einer Dauer-Hypercalcämie, die sich in Appetitlosigkeit, Erbrechen, Apathie und Schwindel äußert und schließlich zum Exitus führt. Wiewohl das Präparat standardisiert ist, kann von einer gleichartigen und konstanten Wirkung[6] noch nicht gesprochen werden, weshalb es sich auch keines verbreiteten Rufes erfreut. Seine einwandfreie physiologische Wirksamkeit ist aber von zahlreichen Autoren bestätigt worden, wie von HANSON[7], SCHULTEN[8], HJORT, ROBISON und TENDICK[9] u. a.

Über den physiologischen Entstehungsmechanismus der Tetanie. Die nach Exstirpation der Ek. auftretenden Ausfallserscheinungen legten schon lange die Annahme nahe, daß im Organismus dieser Tiere eine giftige Substanz zirkuliere, und von verschiedenen Seiten wurde der Versuch unternommen, die Anwesenheit eines solchen Giftes nachzuweisen. Die physiologische Wirkung des Ek.-Extraktes ist nicht sehr prägnant (SALVIOLI und CARRARO[10], I. OTT[11], GUSSIO[12], BECCARI[13] u. a.). Die intravenöse Injektion führt zu Blutdrucksenkung, der mitunter eine Steigerung des Blutdruckes folgt, und zu Pulsverlangsamung. Die Blutdrucksenkung ist meist größer als die durch Schilddrüsen- oder Thymusextrakt hervorgerufene. Am überlebenden Uterus und Darm beobachtet man nach Einwirkung von Ek.-Extrakt eine Verstärkung der Muskelkontraktionen. Für die Annahme eines *Giftes* sprachen eine Reihe von Erfahrungen. Manche Forscher machten die Wahrnehmung, daß eine Blutentziehung imstande sei, eine Besserung der parathyreopriven Tetanie herbeizuführen, und ebenso eine intravenöse Injektion von frischem Blut. Ferner machten MAC CALLUM und VOGEL[14] Versuche, in denen sie parathyreoprive tetanische Tiere ganz entbluteten

---

[1] KOCHER, TH.: Verh. d. Congr. f. inn. Med. (23. Kongreß), S. 59. Wiesbaden: Bergmann 1906.

[2] POPPENS: J. amer. med. Assoc. **75**, 1068 (1920).

[3] BIEDL: Innere Sekretion, 4. Aufl., **1**, 262 (1922).

[4] Arb. neur. Inst. Wien **16**, 437 (1907).

[5] COLLIP: J. of biol. Chem. **63; 64** (1925) — Ann. Clin. Med. **4** (1925).

[6] Siehe BREHME u. GYÖRGY: Jb. Kinderheilk. **118**, 143 (1927).

[7] HANSON: Proc. Soc. exper. Biol. a. Med. **22** (1925).

[8] SCHULTEN: Klin. Wschr. **1925**, 2487.

[9] HJORT, ROBISON u. TENDICK: J. of biol. Chem. **65** (1925).

[10] SALVIOLI u. CARRARO: Verh. dtsch. path. Ges. **15/16**, 264 (1912/13).

[11] OTT, I.: The parathyroid glandules from a phys. and path. standpoint. Philad. 1909.

[12] GUSSIO: Policlinico, Sez. chir. **1910**, Nr 10 u. 12.

[13] BECCARI: Zbl. Physiol. **26**, 164 (1912).

[14] CALLUM u. VOGEL: J. of exper. Med. **18**, 618 (1913).

und eine kalkfreie Flüssigkeit durchspülten; die Krämpfe verschwanden und die Nervenerregbarkeit wurde normal. PFEIFFER und MAYER[1] fanden, daß das Serum tetanischer Hunde für epithelkörperinsuffiziente Mäuse giftig war und bisweilen letale Tetanie herbeiführte. Eine weitere Anzahl von Arbeiten beschäftigte sich mit dem Nachweis eines Tetaniegiftes durch Erzeugung von Antikörpern. CENI und BESTA[2] sowie WIENER[3] immunisierten mit dem Blutserum tetanischer Tiere normale Tiere und behandelten dann mit dem gewonnenen Immunserum tetanische Tiere. Unmittelbar nach der Seruminjektion konnten sie fast immer eine eklatante Besserung bzw. vollkommenes Verschwinden der krankhaften Erscheinungen feststellen; der Gesamtverlauf zeigte aber gegenüber den unbehandelten Tieren keine Besonderheiten. WIENER, der an Katzen arbeitete, beobachtete dreimal dauernde Heilung und zweimal vorübergehende Besserung. Er ist der Meinung, daß mitunter das Ausbleiben der Tetanie nach totaler Parathyreoidektomie darauf zurückzuführen ist, daß der Organismus sich selbst durch Antikörperbildung immunisiert. F. BRUNN, der unter BIEDLs[4] Leitung arbeitete, konnte nach Entfernung aller vier Ek. bei Katzen stets eine tödliche Tetanie feststellen, während überlebenden Tieren konstant, wie die nachträgliche Untersuchung zeigte, nur drei Ek. exstirpiert worden waren. Es erscheint mithin die Annahme von zurückbleibendem Ek.-Gewebe bei jenen total parathyreoidektomierten Tieren, die keine Zeichen von Tetanie darbieten, wahrscheinlicher als die Theorie von der Selbstimmunisierung. Auch die Immunisierungsversuche von BRUNN fielen negativ aus.

Von Interesse sind die Untersuchungen von BRAHDY und BREHME[5]. Adrenalin führt zu einer Steigerung des Blut-Milchsäuregehaltes, Ergotamin zu einer mäßigen Herabsetzung. Verhindert man die Krämpfe bei der Atmungstetanie durch Ergotamin, so steigt der Blut-Milchsäurespiegel an, wie bei ausgesprochenen Krämpfen. Man muß deshalb die Möglichkeit erwägen, daß die Tetaniekrämpfe ohne Milchsäurebildung einhergehen.

F. BLUM[6] hat in umfangreichen Versuchen gefunden, daß eine Fütterung mit Milch und Blut das Auftreten einer tödlichen Tetanie bei parathyreopriven Tieren verhindert. Aus dieser Tatsache schließt er, daß das Epithelkörperhormon im Blute kreist und bei der Laktation in die Milch übergeht. Da zur Zeit seiner Untersuchungen die Verfütterung von Epithelkörperpräparaten erfolglos war, nahm er an, daß die Ek. ein Hormogen erzeugen, das ins Blut gelange und daselbst — also außerhalb der Ek. — erst zum Hormon aktiviert werde. Ein vom Sächsischen Serumwerk hergestelltes Blutpräparat, das *Hämokrinin*[7], sollte als „Schutzkost" bei der Tetanie Anwendung finden, da es das wirksame Hormon der Ek. enthalte. Die Arbeiten von COLLIP und seinen Mitarbeitern sprechen jedenfalls gegen diese Hypothese.

Die Beziehungen der Ek. zu anderen Drüsen mit innerer Sekretion. Über die Beziehungen der Ek. zur Schilddrüse wurden eine Reihe von Beobachtungen mitgeteilt. So kommt es bisweilen nach Exstirpation der Ek. zu einer Hypertrophie des Schilddrüsengewebes und nach Entfernung der Schilddrüse und der inneren Ek. zu einer Hypertrophie der äußeren Ek. Von verschiedenen Seiten wird ferner auf den günstigen Einfluß der internen Schilddrüsentherapie auf die parathyreoprive Tetanie hingewiesen. Es liegt jedenfalls kein Grund vor, aus

<hr>

[1] PFEIFFER u. MAYER: Mitt. Grenzgeb. Med. u. Chir. **18**, 329 (1907).
[2] CENI u. BESTA: Riv. sperim. Freniatr. **30**, 608 (1904).
[3] WIENER: Pflügers Arch. **136**, 107 (1910).
[4] BIEDL: Innere Sekretion, 4. Aufl., **1**, 265 (1922).
[5] BRAHDY u. BREHME: Z. exper. Med. **59** (1928).
[6] BLUM, F.: Studien über die Epithelkörperchen. Jena: Gustav Fischer 1925.
[7] Pflügers Arch. **208** (1925) — Dtsch. med. Wschr. **1926**, 1539.

der Hypertrophie auf eine vikariierende Tätigkeit der Thyreoidea und Parathyreoidea zu schließen, da die Funktion dieser beiden endokrinen Drüsen eine grundverschiedene ist. Nach EPPINGER, FALTA und RUDINGER[1] zeigen thyreoparathyreodektomierte Hunde eine Adrenalinglykosurie und eine Adrenalin-Blutdrucksteigerung wie normale Tiere, während nur thyreoidektomierte Hunde die Glykosurie vermissen lassen und eine geringe Blutdrucksteigerung aufweisen. Sie nehmen deshalb eine von der Schilddrüse ausgehende erregende und von den Ek. ausgehende hemmende Wirkung auf den Sympathicus an. Die Beziehungen der Ek. zum Thymus sind noch ungeklärt, da die Bedeutung des letzteren Organs für die Erregbarkeit des Nervensystems im Dunkeln liegt. Zwischen Ek. und Pankreas besteht nach den Stoffwechselversuchen von EPPINGER, FALTA und RUDINGER ein Synergismus. GULEKE[2] nimmt zwischen Ek. und Nebenniere einen Antagonismus an. Die nach Entfernung von Schilddrüse und Ek. auftretende Tetanie soll verschwinden, sobald die Exstirpation der Nebennieren angeschlossen wird, während die Unterbindung der Nebennierenvene nur vorübergehend die tetanischen Krämpfe beseitigt. Hieraus ergibt sich die Folgerung, daß die Nebennieren auf den Sympathicus erregend und die Ek. auf den Sympathicus hemmend wirken. Man muß BIEDL[3] beipflichten, wenn er die Stellung der Ek. im endokrinen System vorderhand als eine mehr theoretisch konstruierte ansieht.

Im Anschluß an die endokrinen Beziehungen der Ek. sei hier einiger Arbeiten Erwähnung getan, die sich mit dem Zusammenhang der Ep. mit der Leber und dem Darme beschäftigen. BLUMENSTOCK und ICKSTADT[4] nahmen an Hunden mit Eckscher Fistel die Thyreoparathyreodektomie vor und konnten bei diesen Tieren zwar eine Verzögerung und Abschwächung der tetanischen Erscheinungen feststellen, doch wurden letztere durch orale Zufuhr von Kalk unterdrückt. Hieraus schließen sie, daß die Leber als entgiftendes Organ bei der parathyreopriven Tetanie keine besondere Rolle spiele. SPADOLINI[5] findet zwischen gewissen Avitaminosen, der Tetania parathyreopriva und Folgezuständen nach Läsion der Mesenterialnerven eine große Übereinstimmung in der Kachexie, den tetanischen Anfällen und dem Darniederliegen aller Lebensvorgänge. Der gemeinsame pathogenetische Faktor liege in den Störungen des Darmes mit abnormen Resorptionen und Intoxikationen. Tiere mit Läsion der Mesenterialnerven und vitaminfreier Nahrung blieben nach Fütterung mit Weißbrot, Milch und Laktose frei von Tetanie und gingen an einer Kachexie zugrunde. Diese Versuche sprechen dafür, daß die Tetanie ein gemeinsames Symptom aller jener Krankheitszustände sei, bei denen schwere Veränderungen des Magen-Darmkanals vorliegen. Sehr unwahrscheinlich ist die Annahme von SPADOLINI und FERRI[6], daß das Fehlen von Tetanie bei manchen parathyreopriven Tieren so zu erklären sei, daß die Tetanie keine unmittelbare Folge des Epithelkörperausfalls darstelle, sondern indirekt durch anatomische und funktionelle Schädigungen des Verdauungsapparates vermittelt werde.

Epithelkörperchen und Kalkstoffwechsel. Die innigen Beziehungen des Kalkstoffwechsels zu den Ek. wurden teils durch mühsame Stoffwechseluntersuchungen (Blut, Harn, Organe), teils durch mikroskopische Untersuchungen der Organe (Knochen, Zähne) von parathyreopriven Tieren und tetaniekranken Menschen

---

[1] EPPINGER, FALTA u. RUDINGER: Z. klin. Med. **66**, 1 (1908); **67**, 380 (1909).
[2] GULEKE: Arch. klin. Chir. **94**, 496 (1911).
[3] BIEDL: Innere Sekretion, 4. Aufl., **1**, 337. Berlin u. Wien: Urban & Schwarzenberg 1922.
[4] BLUMENSTOCK u. ICKSTADT: J. of biol. Chem. **61** (1924).
[5] SPADOLINI: Arch. di Fisiol. **22** (1925).
[6] SPADOLINI u. FERRI: Arch. di Fisiol. **24** (1926).

zu ergründen gesucht. Die ersten sicheren Befunde, die diese wichtige Frage betrafen, verdanken wir dem Wiener Pathologen J. ERDHEIM[1]. Als Nebenergebnisse seiner Untersuchungen über die Rattentetanie entdeckte er konstante Veränderungen an den Nagezähnen der parathyreoidektomierten Tiere. Makroskopisch sieht man an den oberen und unteren Nagezähnen weiße Flecken im Schmelz auftreten, die mit dem wachsenden Zahne gegen die Spitze vorrücken. Sie sind der Ausdruck einer Wachstumsstörung des Schmelzes, bedingt durch eine Beschädigung des Schmelzepithels. Eine weitere, sehr charakteristische parathyreoprive Veränderung des Nagezahnes besteht darin, daß er beim operierten Tiere, im Gegensatz zur früheren transparenten Beschaffenheit, allmählich immer mehr und mehr opak wird und schließlich, meist bei einem recht unbedeutendem Anlaß ausbricht. Sowohl das Opakwerden der Nagezähne, als auch ihre leichte Brüchigkeit haben ihren Grund darin, daß das Dentin, welches die Hauptmasse des ganzen Zahnes ausmacht und seine Festigkeit bedingt, vom Tage der Parathyroidektomie an zwar weiter wächst, aber nur höchst unvollkommen verkalkt. Diese kalkarmen Zähne brechen dann sehr leicht ab. Die mikroskopischen Veränderungen des Dentins gleichen im wesentlichen der rachitischen Veränderung des Knochengewebes und die später vom Wiener Odontologen L. FLEISCHMANN[2] beschriebenen histologischen Bilder des Dentins rachitischer und tetaniekranker Kinder (Tetaniezähne) zeigen genau das gleiche Verhalten wie die parathyreopriven Rattenzähne. In einer weiteren Versuchsreihe hat dann ERDHEIM auch noch die Beziehungen der Ek. zum Skelett studiert und gezeigt, daß bei Knochenfrakturen, die parathyreopriven Ratten zugefügt werden, ein auffallend kalkarmer Callus gebildet wird, der dem Callus bei Rachitis und Osteomalacie gleichkommt. Wenn man der Ratte ihre eigenen exstirpierten Ek. in die Bauchdecken überpflanzt, so bleibt das Tier eine Zeitlang parathyreopriv, bis zur definitiven Einheilung der Ek. Diese kurze Spanne Zeit genügt, um dem Dentin das für die Ek.-Insuffizienz charakteristische Aussehen zu geben; die in dieser parathyreopriven Periode gebildeten Dentinschichten bleiben kalklos. Sind aber einmal die Ek. eingeheilt, so wird das nunmehr gebildete Dentin wieder in regelrechter Weise zugeführt, während das in der parathyreopriven Periode kalklos gebliebene Dentin in diesem kalklosen Zustande verharrt. Diese kalklose Zone nennt ERDHEIM den Transplantationsstreifen des Dentins; er beweist, daß das Dentin des Nagezahns ein außerordentlich *empfindliches Reagens* für den parathyreopriven, gestörten Stoffwechsel bildet. Da nach ERDHEIM spontan rachitische Ratten dieselben Dentinveränderungen an ihren Nagezähnen darbieten, besteht in der Tat ein Recht, die parathyreopriven Nagezahnveränderungen als Rachitis anzusprechen.

Gegenüber diesen einwandfreien Befunden treten die chemischen und physiologischen Untersuchungen an Eindeutigkeit und Klarheit etwas zurück. Über jeden Zweifel erhaben ist die günstige Beeinflussung der parathyreopriven experimentellen und menschlichen Tetanie durch *Kalkzufuhr*. Orale, subcutane und intravenöse Einverleibung von Kalksalzen führt in der Tat zur Beseitigung der tetanischen Erscheinungen, die aber bald, gewöhnlich nach 18 bis 24 Stunden, von neuem auftreten und wieder durch Kalk zum Verschwinden gebracht werden können (BERKELEY und BEEBE[3], OTT[4], MAC CALLUM und VOEGTLIN[5], NOEL

---

[1] ERDHEIM, J.: Mitt. Grenzgeb. Med. u. Chir. **16**, 632 (1906) — Frankf. Z. Path. **7**, 175, 238 (1911) — Denkschriften d. Math.-naturwiss. Kl. d. Akad. d. Wiss. in Wien **90** (1914).
[2] FLEISCHMANN, L.: Vjschr. Zahnheilk. **1909**, 868.
[3] BERKELEY u. BEEBE: J. medic. Res. II **20**, 149 (1909).
[4] OTT: The parathyroid glandules from a phys. and path. standpoint. Philadelphia 1909.
[5] MACCALLUM u. VOEGTLIN: J. of exper. Med. **11**, 118 (1909).

PATON und FINDLAY[1], FARNER und KLINGER[2] u. a.). Doch ist man meist nicht imstande, die Tiere durch längere Zeit am Leben zu erhalten. Sobald die Kalktherapie von bleibendem Nutzen ist, handelt es sich nach MARINE immer nur um partiell parathyreoidektomierte Tiere, und man ist berechtigt, aus dem Umstande, daß tetanische, mit Kalk behandelte Tiere zwei bis drei Wochen am Leben bleiben, zu schließen, daß sie noch Ek.-Gewebe besitzen.

Die chemischen Analysen haben, namentlich in der älteren Literatur, keine eindeutigen Resultate ergeben. Zum Teil trägt daran Schuld der Umstand, daß die Analysen nach verschiedenen Methoden vorgenommen wurden (manche bestimmten den Kalk im Gesamtblut, andere im Blutplasma) und daß die Benennung der Zahlenwerte des Calciums nicht in einheitlicher Weise erfolgte (Calcium wurde bald als Calciumoxyd oder Calciumchlorid, bald wiederum als Calcium-Ion berechnet). Überdies geht aus den Arbeiten von HEUBNER[3] und seinen Schülern hervor, daß der in kolloidaler Form gebundene Kalk vielfach andere Wirkungen hervorruft als der freie, ionisierte Kalk. Da bei den älteren Analysen meist nur der Gesamtkalk berücksichtigt wurde, erklärt es sich, daß oft keine Differenzen zwischen den pathologischen Fällen gegenüber den normalen gefunden wurden. Doch überwiegen bei parathyreopriven Tieren und tetaniekranken Menschen die Befunde, die über einen verminderten Kalkgehalt der Gewebe und des Blutes und eine abnorm geringe Kalkausscheidung im Harn berichten (MAC CALLUM und VOEGTLIN[4], MAC CALLUM und VOGEL[5], NEURATH[6], STHEEMAN[7], R.MAYER[8], LEICHER[9], KLEIN[10], SOFIE JACOBOWITZ[11] u.a.). LEOPOLD und REUSS[12] konnten bei jungen, im Wachstum begriffenen Ratten eine Verminderung des Gesamtkalkes feststellen, wobei sich die Knochen als kalkärmer und die Weichteile als kalkreicher erwiesen. CRUICKSHANK[13] stellte bei parathyrepriven Tieren ein Sinken des Ca-Gehaltes im Gesamtblut, im Blutplasma und in den Zellen fest; am stärksten in den Zellen. Der diffusible Ca-Anteil nimmt bei tetanischen Tieren bis zu 94% gegen 60 bis 70% bei normalen Tieren zu.

Im Gegensatz zu den Arbeiten, die in der Kalkverarmung die pathogenetische Ursache der Tetanie erblickten, versuchten in den letzten Jahren eine Anzahl von Forschern die Ionisierungsverhältnisse des Blut- und Gewebsaftkalkes zu ermitteln. TRENDELENBURG und GOEBEL[14] wiesen mit Hilfe einer biologischen Methode den niedrigen Ca-Ionengehalt des Blutes parathyreopriver Tiere nach. Sie verwendeten hierzu das ausgeschnittene Froschherz, dessen Kontraktionen mit der Abnahme der Ca-Ionen in der umgebenden Ringerschen Lösung schwächer werden. Die Amplituden der Herzkontraktionen verkleinerten sich in der Tat, sobald zur Speisung des Herzens ein mit destilliertem Wasser verdünntes Blutserum von tetanischen Katzen verwendet wurde. Gegenüber den chemischen Analysen, bei denen nur die Summe der Calciumatome, nicht aber die im Serum vorhandene Ca-Ionenkonzentration bestimmt wurde, ist

---

[1] NOEL PATON u. FINDLAY: Quart. J. exper. Med. **10**, 203 (1917).
[2] FARNER u. KLINGER: Mitt. Grenzgeb. Med. u. Chir. **32**, 353, 469 (1920).
[3] HEUBNER: Klin. Wschr. **1923**, 45.
[4] MACCALLUM u. VOEGTLIN: J. of exper. Med. **11**, 118 (1909).
[5] MACCALLUM u. VOGEL: J. of exper. Med. **18**, 618 (1913).
[6] NEURATH: Z. Kinderheilk. **1**, 3 (1911).
[7] STHEEMAN: Jb. Kinderheilk. **94**, 27 (1921).
[8] MAYER, R.: Arch. Kinderheilk. **70**, 212 (1921).
[9] LEICHER: Dtsch. Arch. klin. Med. **141**, 107 (1922).
[10] KLEIN: Dtsch. Arch. klin. Med. **135**, 161 (1921).
[11] JACOBOWITZ, SOFIE: Jb. Kinderheilk. **92**, 256 (1920).
[12] LEOPOLD u. REUSS: Wien. klin. Wschr. **1908**, 1243.
[13] CRUICKSHANK: Biochem. J. **27**, 13 (1923).
[14] TRENDELENBURG u. GOEBEL: Arch. f. exper. Path. **89**, 171 (1921).

durch diese Versuche von TRENDELENBURG und GOEBEL der Nachweis erbracht worden, daß die Ca-Ionenkonzentration im Serum der tetanischen Katze abgenommen hat. Diese Ionenkonzentration ist für die Funktion der Organe entscheidend. FREUDENBERG und GYÖRGY[1] vertreten denselben Standpunkt; sie suchen den Kernpunkt der Frage nicht in der Bestimmung des Gesamtkalkgehaltes, sondern ausschließlich in den Bindungsverhältnissen des Ca-Ions und bringen die Abnahme der Ca-Ionen mit der Verminderung der Kohlensäurespannung des Blutes in Zusammenhang. GYÖRGY[2] hat dann auch, angeregt durch die von PORGES und ADLERSBERG[3] eingeführte Ammonphosphattherapie, bei der Tetanie den Nachweis erbracht, daß eine Heilung der Tetanie ohne Erhöhung des Gesamtserumkalkwertes möglich sei. Es gelang ihm manifeste und latente Tetanie zum Verschwinden zu bringen, wobei eine Abnahme des Gesamtkalkgehaltes festzustellen war. Deshalb hält er mit Recht das Problem der Ca-Ionisation für das wichtigste, während er der Hypocalcämie nur sekundäre Bedeutung beimißt. Nach Untersuchungen von KLINKE[4] ist Calcium im Blute keineswegs, wie früher angenommen wurde, in einer übersättigten Lösung vorhanden, sondern als ein komplexes lösliches Salz; ein Teil des Calciums ist an Eiweiß adsorbiert. Bei der Tetanie ist dieses Salz vermehrt adsorbiert und dialysabel, aber nicht ultrafiltrabel; das negativ geladene Ca-Komplexsalz wird in ungenügender Menge gebildet. Die Tetanie beruht auf einer Störung des Adsorptionsgleichgewichtes zwischen den Kalksalzen des Blutes und den Kolloiden des Körpers.

Jedenfalls gilt als feststehend, daß die Ek. in innigstem Zusammenhang mit dem Kalkstoffwechsel stehen und auf die Verkalkung des Knochensystems und die Ca-Ionenkonzentration des Blutes und der Gewebe von größtem Einfluß sind. Der Ausfall dieser endokrinen Organe führt zu einer *Verarmung des Blutes an Ca-Ionen*. Die Beziehungen der Änderungen des Kalkstoffwechsels zu der Übererregbarkeit des Nervensystems und zu der Tetanie finden eine mächtige Stütze in den bekannten muskelphysiologischen Experimenten (LOEB[5], OVERTON[6]), denen zufolge überlebende Muskeln in kalkfreien Salzlösungen Zuckungen darbieten, die durch Zusatz von Kalk zum Verschwinden gebracht werden. Wie neuere Untersuchungen zeigen, ist auch der quergestreifte Herzmuskel in seiner Aktion abhängig vom Kalkgehalt des Mediums; oxalsäurevergiftete, stillstehende Herzen werden durch Kalkzufuhr sofort zum Schlagen gebracht (JANUSCHKE[7]).

Epithelkörperchen und Eiweißstoffwechsel. Eine Anzahl von Arbeiten verfolgten die Absicht, in Abbauprodukten des intermediären Eiweißstoffwechsels das Tetaniegift zu suchen. FÜHNER[8] hatte schon im Jahre 1907 auf die Möglichkeit eines Zusammenhanges zwischen Tetanie und Guanidinvergiftung hingewiesen. KOCH[9] stellte im Harn von tetanischen Hunden neben anderen toxischen Substanzen (wie Histamin, Cholin, Dimethylguanidin) stets *Methylguanidin* fest und neigte zur Ansicht, daß diese giftige Substanz in engem Zusammenhange mit der Tetanie stehe. Das Guanidin wirkt, wie man wußte, erregend auf die quer-

---

[1] FREUDENBERG u. GYÖRGY: Jb. Kinderheilk. **96**, 5 (1911) — Klin. Wschr. **1922**, 222 — Biochem. Z. **110** (1920).
[2] GYÖRGY: Klin. Wschr. **1923**, 1111.
[3] PORGES u. ADLERSBERG: Klin. Wschr. **1923**, 2024.
[4] KLINKE: Verh. dtsch. Ges. inn. Med. **1927**, 359, 373 — Dtsch. med. Wschr. **1928**, 823.
[5] LOEB: Pflügers Arch. **91**, 248 (1902).
[6] OVERTON: Pflügers Arch. **105**, 196 (1904).
[7] JANUSCHKE: Arch. f. exper. Path. **61**, 363 (1909).
[8] FÜHNER: Arch. f. exper. Path. **58** (1907).
[9] KOCH: J. of biol. Chem. **12**, 313 (1912/13); **15**, 43 (1913).

gestreiften Muskeln, löst fibrilläre Muskelzuckungen, klonische Krämpfe, Erregungszustände und mitunter auch epileptiforme Anfälle aus. A. FUCHS[1] beobachtete bei jungen Katzen nach subcutanen Guanidininjektionen eigentümliche Krämpfe, die am ehesten mit choreatischen Bewegungen zu vergleichen waren (1914). Sehr ausgedehnte Untersuchungen stellten NOËL PATON[2] und seine Mitarbeiter (FINDLAY, WATSON, BURNS, SHARPE, WISHART) an, um die Rolle der Guanidinkörper bei der Tetanie zu ergründen. Die Anregung hierzu erhielten sie durch die Beobachtungen von PEKELHARING über den Einfluß eines Harnbestandteils, des *Kreatins*, das mit der Methylguanidinessigsäure identisch ist, auf den Tonus der Muskulatur. Sie untersuchten die physiologische Wirkung von Guanidinchlorhydrat und Methylguanidinnitrat an verschiedenen Tierarten (Katzen, Kaninchen, Ratten) und konnten eine deutliche Erhöhung der elektrischen Nervenerregbarkeit, Zittern, lokalisierte Muskelkrämpfe und spastische Starre wie bei tetanischen, parathyreopriven Tieren nachweisen. Bei Katzen ruft eine intramuskuläre Dosis von drei Zentigrammen Guanidinsalz pro Kilo Gewicht deutliches Zittern, und eine Dosis von 20 Zentigramm schon Muskelkrämpfe und tetanische Anfälle hervor. Außer dieser großen Übereinstimmung im Krankheitsbilde zwischen Guanidinvergiftung und experimenteller Tetanie sprachen noch eine Reihe von anderen Tatsachen für die Annahme von engsten Beziehungen beider pathologischen Zustände: die Kalktherapie wirkt auch bei Guanidinvergiftung krampfmildernd; latente parathyreoprive Tetanie wird durch Guanidinmengen, die bei normalen Tieren unwirksam sind, manifest; das Blut tetanischer Tiere zeigt eine deutliche Vermehrung des Guanidingehaltes, guanidinvergiftete Tiere reagieren auf Dekapitation, Decerebration, Rückenmarksdurchtrennung und Durchschneidung peripherer Nerven wie parathyreoprive Tiere. In demselben Sinne sprechen die Analogie der Stoffwechselstörungen (Vermehrung der Stickstoffausscheidung bei vermindertem Harnstickstoff und Vermehrung des Ammoniakstickstoffs), wie sie von BURNS[3] festgestellt wurde, und der Nachweis einer Hypoglykämie (WATANABE[4]) bei beiden pathologischen Zuständen. NOËL PATON[5] folgert aus diesen mannigfaltigen Versuchen, daß die *parathyreogene Tetanie durch Anhäufung von Guanidin* im Organismus zustande komme, welche giftige Substanz infolge Wegfalls der Ek.-Funktion in abnormen Mengen zirkuliere. BAYER[6], der bei guanidinvergifteten Tieren eine, wenn auch gegenüber der parathyreopriven Tetanie geringere Verarmung des Blutserums an Calcium-Ionen nachweisen konnte, hält es für wahrscheinlich, daß der Ca-Ionenmangel bei der Guanidinvergiftung auf dem Wege über die Ek. zustande komme, indem diese endokrinen Organe durch die übermäßige Zufuhr von Guanidin, das sie in der Richtung gegen das Kreatin zu verarbeiten haben, derart in Anspruch genommen sind, daß sie der Funktion der Ca-Regulierung, nicht mehr entsprechen können.

E. FRANK[7] und Mitarbeiter bestätigten die Versuchsergebnisse von PATON. Es gelang ihnen durch geringere Guanidindosen das Bild der latenten Tetanie (galvanische Übererregbarkeit, Apathie, Abmagerung) und mit dem viel giftigeren Dimethylguadinin das Bild der kindlichen Spasmophilie (mit Stimmritzenkrämpfen und allgemeinen tetanischen Anfällen) hervorzurufen. Sie

[1] FUCHS, A.: Jb. Psychiatr. **36**, 165 (1914).
[2] NOËL PATON: Quart. J. exper. Physiol. **10** (1917) — Brit. med. J. **1**, 575 (1917).
[3] BURNS: Quart. J. exper. Physiol. **10**, 361 (1917).
[4] WATANABE: J. of biol. Chem. **33**, 253 (1918).
[5] NOËL PATON: Brit. med. J. **1**, 575 (1917) — Quart. J. exper. Physiol. **10**, 203 (1917).
[6] BAYER: Z. exper. Med. **27**, 119 (1922).
[7] FRANK, E.: Z. exper. Med. **24**, 341 (1921) — Arch. f. exper. Path. **90** (1921) — Klin. Wschr. **1922**, Nr 7 u. 45.

sprechen die Vermutung aus, daß zwischen der Kalkarmut der Gewebe und dem Guanidin ein Zusammenhang bestehe, indem die Bindung des Guanidins an die lebende Substanz in irgendeiner Weise Beziehungen zur Verdrängung des Kalkes aus den Geweben habe. Kühnau[1] untersuchte mit Hilfe einer neuen Methode das Blut von Kranken mit idiopathischer und postoperativer Tetanie bezüglich seines Guanidingehaltes und fand eine erhebliche Erhöhung des Dimethylguadinin. Dasselbe Ergebnis im Blut von parathyreopriven Hunden. Er hält die Tetanie für eine Selbstvergiftung mit Guanidinen. Yamaoka[2] konnte auch bei Hühnern nach Guanidinvergiftung Erscheinungen feststellen, die einer Tetania parathyreopriva glichen. Ebenso erklärte Herxheimer[3] die parathyreoprive Tetanie für eine Guanidinvergiftung, da beide Bilder sich vollkommen gleichen.

Die Guanidinhypothese ist schon in mehreren Arbeiten angegriffen worden. So besteht nach Klinger[4] zwischen dem Symptomenbild der Guanidinvergiftung und der parathyreporiven Tetanie bei der Ratte ein deutlicher Unterschied und versagt die Kalktherapie vollkommen bei der guanidinvergifteten Katze. Watanabe[5] fand, daß bei der Guanidintoxikose die Tetanie und die Hypoglykämie durch Kalk nicht beeinflußt werden. Noether[6] berichtet über eine nur minimale Erhöhung des Guanidins während der tetanischen Krämpfe. Collip und Clark[7] fanden bei der Guanidinvergiftung ein Ansteigen des Rest-N und eine Änderung des Verhältnisses von Gesamtreststickstoff und Harnstickstoff. Diese Resultate sprechen gegen die Guanidintheorie, da das injizierte Guanidin zum Teil in Harnstoff umgesetzt wird, und sich keine auf eine Giftwirkung zu beziehende Retention nachweisen läßt. *Dragstedt* und *Sudan*[8] vermißten bei parathyreopriven Hunden, die längere Zeit tetaniefrei waren, nach Verabreichung von Guanidinhydrochlorid eine Verminderung des Blutkalkgehaltes, wiewohl Symptome einer Guanidinvergiftung auftraten. Greenwald[9] bemängelte die von Sharpe angegebene Methode zwecks Bestimmung des Methylguanidin im Blut parathyreopriver Tiere.

Bezüglich der Quellen des Guanidins sind bisher nur Vermutungen ausgesprochen worden. Paton folgert aus Untersuchungen von Wishart (Vermehrung des Kreatingehaltes der Muskeln nach Injektion von Guanidin), daß das Guanidin im Organismus methyliert und zu Kreatin umgewandelt werde, so daß wir in der Kreatinbildung einen Entgiftungsprozeß des Guanidins zu sehen haben. Es könnte aber auch in umgekehrter Weise das Kreatin nur als Muttersubstanz des Guanidins in Betracht kommen. Biedl[10] denkt noch an eine dritte Möglichkeit, daß Guanidin und Kreatinin aus einer gemeinsamen Muttersubstanz hervorgehen, aus der hauptsächlich Kreatin und in geringerer Menge Guanidin de norma entstehen.

Epithelkörperchen und Säurebasengleichgewicht. In einer großen Anzahl von Arbeiten wurde der Versuch unternommen, die Veränderungen im Säurebasenhaushalt bei der experimentellen und menschlichen Tetanie zu prüfen und aus diesem Verhalten Schlußfolgerungen auf die Pathogenese der Tetanie zu machen. Manche haben eine Acidose festgestellt und diese Verschiebung gegen die saure Seite als einen pathogenetischen Faktor betrachtet, während andere wiederum auf Grund ihrer Untersuchungen für eine Alkalose eingetreten sind. Es wurden dabei die Ergebnisse von Blutanalysen, Bestimmungen der

---

[1] Kühnau: Arch. f. exper. Path. **115**, 75 (1926).
[2] Yamaoka: Acta Scholae med. Kioto **8**, 209, 241 (1925).
[3] Herxheimer: Virchows Arch. **256** (1925).
[4] Klinger: Arch. f. exper. Path. **90** (1921).   [5] Watanabe: J. of biol. Chem. **34** (1918).
[6] Noether: Arch. f. exper. Path. **111** (1926).
[7] Collip u. Clark: J. of biol. Chem. **67** (1926).
[8] Dragstedt u. Sudan: Amer. J. Physiol. **77** (1926).
[9] Greenwald: Quart. J. exper. Physiol. **16**, 347 (1927).
[10] Biedl: Innere Sekretion, 4. Aufl., **1**, 294 (1922).

Kohlensäurespannung und des Wasserstoffionengehaltes sowie Harnanalysen (Vermehrung des Ammoniaks) in Betracht gezogen.

Die Anhänger der Acidosetheorie (McCallum und Voegtlin[1], Berkley und Beebe[2], Morel[3], Elias[4] [in den ersten Arbeiten] u. a.) stützen sich hauptsächlich auf die vermehrte NH_3-Ausscheidung und die ausgesprochene alkalische Reaktion des Harnes. Morel findet vermehrte Stickstoff-, Ammoniak-, Milchsäure- und Acetessigsäureausscheidung. Andere Autoren verteidigen die Alkalosetheorie (Wilson u. Mitarbeiter[5], Freudenberg und György[6], Adlersberg und Porges[7] u. a.). Wilson und Mitarbeiter entschieden sich auf Grund von Bestimmungen der Kohlensäurespannung und der H-Ionenkonzentration im Blutdialysat für eine Alkalose, konstatierten aber beim Auftreten akuter tetanischer Krämpfe acidotische Verhältnisse. Auch bei der experimentellen Tetanie nach künstlichem Pylorusverschluß, bei der Atmungstetanie und bei der Guanidintetanie wurde eine Verschiebung des Säurebasengleichgewichtes gegen die alkalische Seite und mitunter eine ausgesprochene Alkalose nachgewiesen. Freudenberg und György nehmen an, daß die forcierte Atmung in der Lunge (Atmungstetanie) zu einer Decarbonisation und letztere zu einer Ca-Ionenverarmung führe, indem die sich entwickelnde Alkalose nur einen Teil der Ca-Ionen an die Blutkolloide herantreten lasse. Sobald das an Ca-Ionen verarmte Blut aus den Lungen in den großen Körperkreislauf gelangt, entreißt es den Geweben den Kalk, wodurch die Erregbarkeit des Nervensystems erhöht wird. Adlersberg und Porges haben auf die günstige Beeinflussung der Tetanie durch Zufuhr von saurem Ammonphosphat hingewiesen und die Ansicht vertreten, daß das Säureion eine tetanieherabsetzende, das Phosphation eine steigernde Wirkung besitzt. Adlersberg[8] nimmt an, daß das Monoammoniumphosphat und das Calciumchlorid dadurch wirken, daß sie dem Blute alkalische Valenzen entziehen; es kommt zu einer Aciditätssteigerung, die wiederum antitetanisch wirkt. Elias[9] ist in seinen letzten Arbeiten der Ansicht, daß die Störung im Säurebasenhaushalt keine ausschlaggebende Rolle bei der Pathogenese der Tetanie spielt. Ebenso Hastings und Murray[10], Grant[11], Greenwald[12] u. a. Salvesen[13] fand bei parathyreopriven Tieren in den ersten Tagen nach der Operation die Alkalescenz und den Calciumgehalt des Blutes herabgesetzt. Hollo und Weiss[14] glauben, daß alkalische Blutreaktion von tetanogener, und saure Reaktion von antitetanogener Wirkung sei, und daß Alkalose nicht zum Wesen der Tetanie gehören.

Es ist klar, daß die Frage nach dem Säurebasenhaushalt bei der Tetanie, wie bei jeder anderen Krankheit, vom Gesichtspunkt zu beurteilen ist, daß der Organismus in jeder Phase der Erkrankung sein Gleichgewicht an sauren und basischen Valenzen mit allen ihm zur Verfügung stehenden Mitteln zu wahren sucht. Wenn nun bei der parathyreopriven und bei der menschlichen Tetanie bald eine Säuerung des Blutes und bald eine Alkalosis gefunden wird, so muß vor allem die Frage aufgeworfen werden, inwiefern die beobachteten Blutveränderungen tatsächlich mit dem Ausfall der Ek. zusammenhängen oder sekundäre Veränderungen darstellen. Daß zweifellos die durch den Ek.-Ausfall bedingten sekundären Veränderungen bei den beobachteten Anomalien des Säurebasengleichgewichtes eine große Rolle spielen, geht schon daraus hervor, daß in den verschiedenen Phasen der Erkrankung die Befunde ungemein wechseln. Außerdem muß berücksichtigt werden, daß infolge der Muskelkrämpfe und der Veränderungen des Atmungstypus chemische, zum Teil unbekannte Umsetzungen hervorgerufen werden. So kommt ein derart variables Bild im Stoffwechsel-

[1] McCallum u. Voegtlin: J. of exper. Med. 11, 118 (1909).

[2] Berkley u. Beebe: J. medic. Res. 20 (1909).

[3] Morel: C. r. Soc. Biol. Paris 70, 872 (1911).

[4] Elias: Z. exper. Med. 7, 1 (1919).   [5] Wilson: J. of biol. Chem. 23, 89, 123 (1915).

[6] Freudenberg u. György: Jb. Kinderheilk. 96, 5 (1921) — Klin. Wschr. 1922, 410.

[7] Adlersberg u. Porges: Wien. klin. Wschr. 1923, Nr 29 — Klin. Wschr. 1923, 2024.

[8] Adlersberg: Klin. Wschr. 1924, 1566.

[9] Elias: Wien. Arch. inn. Med. 4, 191 (1922) — Klin. Wschr. 1923, 1206.

[10] Murray: J. of biol. Chem. 46, 233 (1921).

[11] Grant: Amer. J. Physiol. 53, 209 (1920).

[12] Greenwald: J. of Pharmakol. 11, 281 (1918) — Proc. Soc. exper. Biol. a. Med. 18, 228 (1921).

[13] Salvesen: Acta med. scand. (Stockh.) 6 (1923).

[14] Hollo u. Weiss: Orvosi Hetilap 70, Nr 41 (1926).

mechanismus zustande, daß sich der Deutung der obgenannten Befunde vorläufig kaum zu überwindende Schwierigkeiten entgegenstellen. Wenn man die pathologischen Veränderungen in den Muskeln und in der Atmung in Betracht zieht, können in gewissen Stadien Alkalose und Acidose abwechseln, ohne den Schluß zu gestatten, daß diese beiden Phänomene die Ursache des pathologischen Geschehens sind. Sie sind vielmehr die Folgen von pathologischen, in den Muskeln und in der Atmung gelegenen Veränderungen. Dazu kommt noch, daß durch zahlreiche Untersuchungen erwiesen ist, daß eine Abnahme der Ca-Ionen im Blute tetanischer Tiere erfolgt. Diese Tatsache erschwert weiter die exakte Beurteilung des Säurebasengleichgewichtes, da wir vorläufig nicht mit wünschenswerter Übersichtlichkeit zu beurteilen vermögen, welche Folgen die Abnahme des Kalkspiegels (Abnahme der Ca-Ionen) im Blut auf den, in den Blutkolloiden fester oder lockerer gebundenen Kalk hat.

Die Angriffspunkte der tetanigenen Reize. Bei der zusammenfassenden Besprechung dieses komplizierten und noch in vielen Punkten ungeklärten Problems ist es zweckmäßig, vorerst die Frage nach der Entstehung der Übererregbarkeit der peripheren Nerven zu erörtern und dann bei der manifesten Tetanie das Symptomenbild der klonischen Zuckungen zu trennen von der tonischen Muskelstarre.

Periphere Nervenübererregbarkeit. Es kann keinem Zweifel unterliegen, daß die periphere erhöhte Nervenerregbarkeit noch an dem vom Rückenmark abgetrennten Nerven ungefähr zwei bis 3 Tage bis zum Auftreten der Degenerationserscheinungen festzustellen ist (Mac Callum[1], Biedl[2]). In demselben Sinne sprechen auch die Blutaustauschversuche von Mac Callum und Noel Paton sowie die Experimente von Behrendt und Freudenberg. Die Durchblutung der Extremität eines normalen Tieres mit dem Blute eines tetanischen Tieres (durch Verbindung der Arterie und Vena femoralis mit der Carotis und Jugularis) führen zu einer Übererregbarkeit der Extremität des normalen Tieres (Mac Callum). Paton wiederum ließ durch den peripheren Anteil des Beines eines normalen Hundes das Blut eines tetanischen Hundes strömen und umgekehrt durch den peripheren Abschnitt des Beines des tetanischen Hundes das normale Blut. Beim normalen Hund war dann auch im Ischiadicusstamm, der vom Normalblut durchströmt wurde, eine Steigerung der Erregbarkeit nachweisbar, während beim tetanischen Hunde sowohl am Ischiadicusstamm, als auch in dem peripheren Anteil die Erregbarkeit herabgesetzt war, wiewohl der Ischiadicusstamm des tetanischen Tieres noch von Tetanieblut versorgt wurde. Behrendt und Freudenberg erbrachten einen weiteren Beweis für die rein periphere Entstehung der Übererregbarkeit. Sie schnürten bei Menschen eine Extremität mittels einer Binde bis zum Verschwinden des Pulses ab, erzeugten dann durch forcierte Atmung Tetanie und konnten im abgebundenen Arm ein Absinken, jedenfalls keine Zunahme der Erregbarkeit feststellen. Dasselbe Ergebnis bei einer Kranken mit postoperativer Tetanie. Auch nach Injektionen von 1 bis 4% Novocainlösung in die Nervenstämme bei Menschen mit Atmungstetanie blieb die Übererregbarkeit bestehen, woraus die rein periphere Entstehung klar hervorging.

Man suchte nun ferner zu ermitteln, ob der periphere Nerv, der Nervenendapparat im Muskel, die neuromuskuläre Substanz und der Muskel selbst Träger der Übererregbarkeit sind. Aus dem früher angeführten Blutaustauschversuch folgern Paton und Mitarbeiter, daß bei der Entstehung der Übererregbarkeit nicht die peripheren Nerven, sondern die Nervenenden im Muskel die größte

---

[1] Mac Callum: Mitt. Grenzgeb. Med. u. Chir. **25**, 941 (1913).
[2] Biedl: Innere Sekretion, 4. Aufl., **1**, 286.

Rolle spielen. Sie reizten bei parathyreopriven Katzen die Muskeln durch die Haut — ohne sie freizulegen — elektrisch und stellten eine, wenn auch die Intensität der Nervenerregbarkeit nicht erreichende Übererregbarkeit fest. Hieraus wollten sie auch eine Steigerung der Erregbarkeit des Muskels erschließen. Dagegen sind MAC CALLUM sowie BEHRENDT und FREUDENBERG der Meinung, daß der Muskel selbst kein Träger der Übererregbarkeit ist. MAC CALLUM legte bei parathyreopriven Tieren die Muskeln frei und konstatierte bei direkter Reizung der Muskeln und bei Reizung vom Nerven aus deutliche Differenzen zwischen normalen und tetanischen Tieren. Sowohl die direkte als die indirekte Erregbarkeit (vom Nerven aus) waren deutlich gesteigert. Deshalb machte er den Muskel für die Steigerung der galvanischen Erregbarkeit nicht verantwortlich. In Übereinstimmung mit diesem Forscher konnten BEHRENDT und FREUDENBERG bei der menschlichen Atmungstetanie eine besondere Steigerung der direkten galvanischen Erregbarkeit der Muskeln nicht feststellen.

Weitere Versuche, um die Frage nach dem Angriffspunkt des Tetaniegiftes zu lösen, wurden von BEHRENDT und FREUDENBERG angestellt. Sie injizierten in die Muskeln von Atmungstetanikern Kaliumchlorid und beobachteten eine Steigerung der Erregbarkeit der peripheren Nerven und der Spasmen. Die entgegengesetzte Wirkung hatte Atropin und Novocain. Da Kalium tonische Contracturen in den Muskeln von Kalt- und Warmblütern hervorruft und nach RIESSER[1] die Kaliumionen von der neuromuskulären Substanz aus die Muskelcontracturen erzeugen, neigen BEHRENDT und FREUDENBERG zur Annahme, daß die tetanigenen Reize an der rezeptiven Substanz angreifen und so auch zu Spasmen führen.

DUZÁR und HENSCH[2] haben durch Hyperventilation und nachfolgende intravenöse Adrenalinjektion deutliche Tetanie mit allen Symptomen erzeugen können. Sie sind der Meinung, daß die tonusregelnden Zentren im Hirnstamm am Zustandekommen dieser Adrenalintetanie beteiligt seien.

Manifeste Tetanie. Es wurden mannigfaltige Versuche unternommen, um die Beziehungen des Nervensystems zu den tetanischen Krämpfen zu ergründen. LANZ[3] (unter HORSLEYs Leitung) sah nach Excision der motorischen Rindenzonen die Tetanie unverändert fortbestehen, während BIEDL[4] eine Zunahme der tetanischen Krämpfe auf der mit dem exstirpierten Rindenfeld zusammenhängenden Körperhälfte konstatierte. Auch NOEL PATON[5] (und seine Mitarbeiter) fanden nach Decerebration und Durchschneidung des Hirnstammes vor den Vierhügeln ein intensiveres Auftreten der Krämpfe und wiesen darauf hin, daß die tetanischen Zuckungen oft erst bei Ausführung von willkürlichen Bewegungen beobachtet werden (Intentionskrämpfe). Aus diesen Versuchen ergibt sich die Folgerung, daß die *tetanischen Krämpfe ohne Beteiligung des Großhirns* auftreten, welch letzteres nur einen regulatorischen (hemmenden) Einfluß auf die Stärke der Erscheinungen ausübt.

Bezüglich des *Kleinhirns* liegen widersprechende Befunde vor. BIEDL beobachtete nach Entfernung der Rinde einer Kleinhirnhemisphäre Zunahme der tetanischen Krämpfe derselben Körperseite, während SPIEGEL und NISHIKAWA[6] nach fast totaler Abtragung des ganzen Kleinhirns ein unverändertes Fortbestehen der Erscheinungen konstatierten. Auf Grund ihrer zahlreichen

---

[1] RIESSER: Arch. f. exper. Path. **91** (1921); **92, 93, 94** (1922).
[2] DUZÁR u. HENSCH: Jb. Kinderheilk. **114**, 142 (1926).
[3] LANZ: Mitt. a. klin. u. med. Inst. d. Schweiz **1895**, 3 R., 511.
[4] BIEDL: Innere Sekretion, 4. Aufl., **1**, 314 (1922).
[5] NOEL PATON: Quart. J. exper. Physiol. **10** (1916).
[6] SPIEGEL u. NISHIKAWA: Arb. neur. Inst. Wien **24**, 221 (1923).

Versuche treten NOEL PATON und Mitarbeiter für die große Bedeutung des Kleinhirns bei der Entstehung der tonischen Spasmen ein. Da SPIEGEL und NISHIKAWA auch nach Durchtrennung des Querschnittes des Mittelhirnes hinter dem roten Kern keine Änderung der tetanischen Krämpfe sahen, nehmen sie an, daß die tetanischen Erscheinungen wahrscheinlich durch Reflexe zustande kommen, die vorwiegend über extracerebellare, zwischen Nucleus ruber und Rückenmark gelegene Zentren ablaufen.

Nach *Rückenmarksdurchschneidung* im mittleren oder unteren Brustmark sieht man beim gelähmten Hintertier fibrilläre und klonische Muskelzuckungen auch ausgedehnter Muskelpartien. Während der tetanischen Anfälle zeigt das Vordertier klonische und tonische Krämpfe, wogegen die tetanischen Zuckungen im allgemeinen an den hinteren Extremitäten viel schwächer auftreten und die tonischen Krämpfe fehlen (BIEDL[1], PATON). Hieraus ergibt sich die Folgerung, daß zum Zustandekommen der fibrillären und klonischen Muskelzuckungen der über das Rückenmark gehende Reflexbogen ausreicht, während die Steigerung des Muskeltonus, die tonischen Spasmen und die tonische Starre supramedullären und subcorticalen Ursprungs sind.

BEHRENDT und FREUDENBERG geben zwar eine gewisse Abhängigkeit der Karpalspasmen vom Zentralnervensystem zu, glauben aber, daß der Tonus unabhängig vom Zentralnervensystem ist. Nach ihrer Meinung werden die Spasmen nicht auf dem Wege der motorischen Bahnen innerviert, sondern auf parasympathischen Bahnen (siehe FRANK[2]). Ebenso sprechen Versuche von BREHME und POPOVICIU[3] für eine Beteiligung des autonomen Nervensystems am Zustandekommen der tetanischen Erscheinungen, da alle Symptome der Hyperventilationstetanie durch Adrenalin gesteigert und durch Ergotamin herabgesetzt werden. Eine klinische Beobachtung von SCHWAB[4] spricht für die Notwendigkeit der Erhaltung der Innervation des Muskels beim Entstehen des tetanischen Krampfes. Ein Junge mit kompletter Medianus- und Ulnarislähmung wird hyperventiliert, worauf die kranke Hand eine ausgesprochene Radialisstellung zeigt, die durch den Trousseauschen Druckversuch noch gesteigert wird. Hieraus kann man schließen, daß beim Entstehen des tetanischen Krampfes der Muskel mit dem Nervensystem durch efferente Fasern verbunden sein muß. Es greifen mithin bei der Tetanie die wirksamen Reize nicht am Muskel, sondern am Nervensystem an.

---

[1] BIEDL: Innere Sekretion, 4. Aufl., **1**, 315 (1922).
[2] FRANK: Klin. Wschr. **1922**, Nr 7.
[3] BREHME u. POPOVICIU: Z. exper. Med. **52**, 579 (1926).
[4] SCHWAB: Z. Neur. **104**, 813 (1926).

Thymus[1].

Von

JOSEF WIESEL †

Wien.

Mit 2 Abbildungen.

Zusammenfassende Darstellungen.

BARTEL, J.: Status thymicus und Status hypoplasticus. Wien 1912. — BAUER, J.:
Innere Sekretion. Berlin: Julius Springer 1927. — BAYER, G. u. VAN DER VELDEN: Lehrbuch
der Inkretologie. Leipzig: G. Thieme 1927. — BIEDL, A.: Innere Sekretion, 4. Aufl. Wien:
Urban & Schwarzenberg 1922. — CHVOSTEK, F.: Morbus Basedow. Berlin: Julius Springer
1917. — FRIEDLEBEN, A.: Die Physiologie der Thymusdrüse. Frankfurt a. M. 1858. —
HAMMAR, J. A.: Die Menschenthymus. Akademische Verlagsgesellschaft Leipzig **1926** I;
1929 II — Fünfzig Jahre Thymusforschung. Erg. Anat. **19**, 1 (1910). — HAMMETT, F. S.:
Die Physiologie der Thymus. Wien: Urban & Schwarzenberg 1928. — HART, C.: Die Lehre
vom Status thymico lymphaticus. München: J. F. Bergmann 1923. — KLOSE, H. u. H. VOGT:
Beitr. klin. Chir. **69**, 1 (1910). — LUCIEN, M., PARISOT, I. u. G. RICHARD: Traité d'Endocrinologie. Paris: G. Doin 1925. — PENDE, N.: Endocrinologie, 3. Aufl. Mailand: Vallardin 1924.
— PARK u. MC CLURE: Amer. J. Dis. Childr. **18** (1919). — SCHMINCKE: Pathologie des Thymus. Handb. der spez. pathologischen Anatomie und Histologie **8**, 760 (1926). — SCHRIDDE:
Lehrbuch der pathologischen Anatomie von ASCHOFF, 5. Aufl. (1921). — THOMAS, E.: Handb.
der inneren Sekretion von M. HIRSCH **2**, 423; **3**, 274. Leipzig 1927 — Klinik und Pathologie
des Status thymico lymphaticus. Jena: G. Fischer 1927. — WIESEL, J.: Pathologie des
Thymus. Erg. Path. **15**, 415 (1912). — ZONDEK, H.: Die Krankheiten der endokrinen Drüsen,
2. Aufl. Berlin: Julius Springer 1926.

Entwicklung und Bau.

HAMMAR[2] fand bei einem 3 mm langen menschlichen Embryo die erste Anlage des
Thymus als seichte ventrale Verlängerung der dritten entodermalen Kiementasche. Bei
8 mm langen Embryonen war sie zu einer platten, schlauchförmigen Verlängerung umgewandelt. Später, wenn die Trennung in die Thymusepithelkörperchenanlage und den Kiementaschenrest durchgeführt ist, hat der Thymus die Form eines schmalen, zylindrischen, seitlich
abgeplatteten Schlauchs, welcher dort, wo er der Aorta, resp. der Arteria anonyma anliegt,
etwas verdickt ist. Die erste Verlängerung der Thymusanlage beruht hauptsächlich auf
Dehnung, nicht auf Wachstum. Das Epithelkörperchen 3 und der Thymus bleiben noch
relativ lange durch den Kiementaschenrest in Verbindung. Dieser atrophiert dann. Die
Thymusanlage wird dann durch Epithelwucherung solide. Die Anlage bildet sich so — ich
folge jetzt der Darstellung von SCHMINCKE[3] — zum Thymusstrang um. Mit seinem caudalen
Ende bleibt der Strang mit der Aorta sowie mit der Anonyma in Verbindung und erfährt

---

[1] Vor Abschluß vorliegender Arbeit starb Prof. WIESEL an den Folgen eines seit längerer
Zeit bestehenden Leidens. Trotzdem es ihm in der letzten Zeit nicht mehr vergönnt gewesen
war, so intensiv zu arbeiten wie früher, hat er doch das vorliegende Werk fast bis zu Ende
führen können. Ich war bestrebt, es in seinem Sinne zu vollenden. JOHANNES KRETZ (Linz a. D).

[2] HAMMAR: Fünfzig Jahre Thymusforschung. Kritische Übersicht der normalen
Morphologie. Erg. Anat. **19**, 1 (1910).

[3] SCHMINCKE: Pathologie des Thymus. Handb. d. spez. pathol. Anat. u. Histol. **8**, 760 (1926).

mit den Gefäßen unter zunehmender Ausbildung des Halses eine Verschiebung nach der Brusthöhle. Neben dieser Dehnung und Verlängerung geht selbständiges Wachstum einher. Nach dem Eintritt der Thymusanlage in die Brusthöhle macht sich ein Unterschied zwischen dem Hals- und Brustteil des Organs bemerkbar. Er ist dadurch bedingt, daß mit der Aufrichtung des Kopfes und der Streckung des Halses der Halsteil stark mechanisch gedehnt und zu einem dünnen Strang umgewandelt wird, während der Bruststrang in allen Dimensionen zu wachsen fortfährt (SCHMINCKE). Die Atrophie des Thymusstranges kann auf beiden Seiten unregelmäßig vor sich gehen. Der Brustthymus liegt mit seinem caudalen Ende der Kuppe des Perikards auf und wächst von hier aus gegen den Herzbeutel noch eine Strecke weit hinaus. Oft erstrecken sich Fortsätze des Thymus als sog. Thymushörner bis zur Schilddrüse hinauf und bezeichnen so den Weg, den die fetale Thymusanlage zurückgelegt hat. Die histologische Umwandlung des ursprünglich rein epithelialen Thymus beginnt nach HAMMAR bei Embryonen von 30—40 mm Länge.

Schon sehr zeitlich beobachtet man den lobulären Bau des Thymus. Frühere Autoren sprachen von einem Ausführungsgang, den der Thymus haben solle, andererseits verglich bereits im Jahre 1826 BECKER[1] den Thymus mit Milzschilddrüsen und den Nebennieren. Anfangs war man der Ansicht, daß der Thymus einen zentralen Hohlraum aufweist, aber es dauerte ziemlich lange, bis die verschiedenen Strukturgebiete des Thymus genauer berücksichtigt wurden, und erst TOLDT[2] hat im Jahre 1877 die beiden Bestandteile des Thymus genauer präzisiert, indem er einen corticalen und medullären Abschnitt jedes Follikels annahm. WATNEY[3] wies auch zum erstenmal auf die Verschiedenheit des Reticulum in Mark und Rinde hin. Aber erst spät kam die Erkenntnis, daß das Reticulum epitheliale Natur besitze. Was die freien Zellen des Parenchyms anlangt, so unterscheidet man solche, die — obwohl mit den Reticulumzellen genetisch verbunden — frei im Parenchym liegen (HAMMAR[4]), und solche, die nicht vom Parenchym abstammen. Die Thymuslymphocyten, die auch als Rundzellen oder Kleinzellen des Thymus beschrieben werden, setzen in überwiegender Weise das eigentliche Thymusparenchym zusammen. Diese Thymuslymphocyten, welche lange Zeit nicht als solche anerkannt wurden, sondern als lymphocytenähnliche Epithelzellen angesehen wurden, sind nach den genauen Untersuchungen HAMMARS mit den kleinen Lymphocyten überhaupt identisch. Keinesfalls besteht ein Unterschied zwischen den Thymuslymphocyten gegenüber den Lymphocyten, die frei im Blute und in anderen Organen zu finden sind. Normalerweise, wenn auch innerhalb ziemlich enger Grenzen, tritt im Thymus ein Zerfall von Lymphocyten auf, ein Prozeß, der bei der akzidentellen Hungerinvolution wesentlich stärker zu beobachten ist. Neben der beschriebenen Lymphocytenform, in welcher vielfach Mitosen zu sehen sind, finden sich auch größere Leukocyten in wechselnder Zahl im Thymus. Eosinophile Zellen, die SCHAFFER[5] zuerst im Thymus beschrieb, wurden von verschiedenen Autoren gefunden. Am reichlichsten sollen sie nach DUDGEON[6] bei einem Fall von Anencephalus vorkommen. Bei älteren Menschen und Tieren fehlen dagegen Eosinophile. Über die Bedeutung der eosinophilen Zellen im Thymus ist noch wenig bekannt. Weiters sah SCHAFFER Plasmazellen in dem sich involvierenden Thymus, sowie frei im Parenchym liegende rote Blutkörperchen.

Das *Thymusreticulum* hat einen fast rein cellulären Bau. Neben diesem zelligen Reticulum besitzt der Thymus noch ein bindegewebiges, welches aus selbständigen Fasern oder Bündelchen besteht, die sich nach SCHAFFER zwischen den Septen, bzw. der Kapsel und den Gefäßscheiden, bzw. den Capillarhülsen ausspannen. Die Reticulumzellen zeigen vielfach Mitosen.

Ein wichtiger Bestandteil sind die sog. *Hassallschen Körperchen*, deren Herkunft und Bedeutung besonders durch die Arbeiten HAMMARS aufgeklärt wurden. Eine Reihe von Autoren betrachtet sie als Überreste der ursprünglich epithelialen Thymusanlage, andere wieder für Derivate intrathymischer Epithelkörperchen; wieder eine dritte Gruppe von Autoren will sie als Derivate der intrathymischen Gefäße oder als Abkömmlinge der kleinen Thymuszellen auffassen. HAMMAR aber konnte mit Sicherheit nachweisen, daß die HASSALLschen Körperchen Derivate des Reticulums seien. Er bringt die Bildung der HASSALLschen Körperchen in Beziehung zur Markhypertrophie des Thymus und hält sie für eine der vielen Bildungen, unter welchen einzelne Zellen oder ganze Zellhaufen bei verschiedenen Formen von Hypertrophie besonders betroffen werden. Die Entstehung der einzelnen HASSALLschen Körperchen als

---

[1] BECKER: De glandulis thoracis lymphaticis atque thymo. Specimen pathologicum Berolini **1826**.

[2] TOLDT: Lehrbuch der Gewebelehre. Stuttgart 1877.

[3] WATNEY: Note on the minute anatomy of the Thymus. Proc. roy. Soc. Lond. **27** (1878).

[4] HAMMAR: Beitr. pathol. Anat. **36**, 506 (1904).

[5] SCHAFFER: Zbl. med. Wissen **29**, 401 (1891).

[6] DUDGEON: A contribution to the pathology of the thymus gland. J. of Path. **10**, 173 (1905).

Differenzierungen aus hypertrophierenden und wuchernden Zellen erfolgt in der Weise, daß eine aus dem reticulären Verband losgelöste Zelle kugelförmig wird und sich daran neue Zellen konzentrisch anlegen. Die rundliche Form ist das Produkt des Gewebsdruckes der Nachbarschaft. Sie unterliegt degenerativen Veränderungen der verschiedensten Art. Einzelne Autoren sind der Ansicht, daß die Hassallschen Körperchen in direkte Beziehung zur Altersinvolution zu setzen seien. Das ist aber durchaus nicht der Fall, da sie schon im Fetalleben vorkommen und bis in das hohe Alter hinein nachweisbar sind. Man findet sie daher auch jederzeit im thymischen Fettkörper. Neben diesen Hassallschen Körperchen kommen auch einzellige Hassallsche Körperchen im Thymus vor, ferner myoide Zellen, sowie als weitere besondere Differenzierungen des Markes irreguläre epitheliale Zellverbände auch als normale Bestandteile des Organs (Hammar), ferner Körnchenzellen, Riesenzellen, Cysten und epitheliale Schläuche. Es ist von großer Wichtigkeit, ob der Thymus als ein rein epitheliales oder als ein von Lymphgewebe durchsetztes epitheliales Organ anzusehen ist. Es hat lange Zeit ein Streit bestanden in bezug auf die Histogenese des Organs. Eine Reihe von Autoren nimmt an, daß eine Pseudomorphose stattfindet, indem die ursprüngliche epitheliale Anlage durch Eindringen von lymphadenoid gebautem Gewebe ersetzt und verdrängt wird, und vertritt die Theorie der Transformation, wonach sich der größte Teil der Thymusepithelzellen in echte Lymphoidzellen umwandelt und nur ein Teil derselben als epitheliale Reticulumzellen und Hassallsche Körperchen sich erhalten sollte. Besonders durch die Annahme Stoerks[1], daß die kleinen Thymuslymphocyten nur lymphocytoid umgewandelte Epithelzellen seien, standen sich die Vertreter der beiden Anschauungen noch schroffer gegenüber. Durch die Arbeiten Hammars[2] und Maximows[3] aber ist die Frage endgültig erledigt insofern, als der Thymus ein epitheliales, von Lymphocyten durchsetztes Organ sei. Als Unterschied gegenüber den Lymphdrüsen wäre das Fehlen von Randsinus und Lymphocyten, ferner das epitheliale Reticulum und das nur spärlich entwickelte fibröse Reticulum hervorzuheben. Ferner fehlen im Thymus Keimzentren.

Gewöhnlich besteht der Thymus aus zwei Lappen, welche nur durch Bindegewebe miteinander verbunden sind; häufig wird das Vorkommen eines unpaarigen Mittellappens oder Isthmus beschrieben. Für gewöhnlich erscheint das aus dem Körper entnommene Organ platt mit abgerundeten Rändern. Daß dies aber nicht die natürliche Gestalt im Körper sei, geht aus einer Beobachtung Hammars[4] hervor. Er konnte bei einem in situ gehärteten Organ eine scharfkantige, prismatische Form feststellen, die von der des frisch herauspräparierten Organs sich wesentlich unterschied. Abweichungen von der normalen Lage sind häufig zu beobachten, so kann der Thymus von der Mittellinie nach rechts oder mehr nach links abweichen. Bald besteht eine Verlängerung nach oben, wodurch es zu einem Kontakt zwischen Thymus und Thyreoidea kommt. Freie akzessorische Thymusläppchen gewinnen an Interesse, weil A. Kohn[5] nachwies, daß akzessorische Thymen mit den äußeren resp. inneren Epithelkörperchen vergesellschaftet sind. Die Kenntnis derartiger Bildungen ist wichtig, weil hyperplastische Thymen leicht Lymphdrüsen vortäuschen können (Hart[6]). Hart verlangt bei Thymuspersistenz und Thymushyperplasie die mikroskopische Untersuchung lymphoider Knoten.

Die Arterien des Thymus ziehen längs des zentralen Strangs in das Innere des Läppchens und lösen sich an der Innenseite des Randes in ein Netz von Capillaren auf. Der innere Teil des Markes ist, soweit er rein epitheliale Bindegewebsbestandteile enthält, größtenteils frei von Capillaren. Der Thymus besitzt ein geschlossenes Lymphsystem. Die Leukocyten verlassen wahrscheinlich durch perivasculäre, wandungslose Saftströme und deren Fortsetzung in den Gefäßscheiden das Organ.

Erst in neuerer Zeit wurde auch den Innervationsverhältnissen des Thymus größere Beachtung geschenkt. Es zeigte sich, daß der Thymus mit einem sehr reichlichen Netz sympathischer und parasympathischer Nerven versorgt ist. Nach Hammar dürften die bisher wenig bekannten Innervationsverhältnisse einen wichtigen Angriffspunkt für die experimentelle Thymusforschung darstellen.

Der Thymus ist als ein epitheliales, von Lymphocyten durchsetztes Organ anzusehen (Hammar[7]). Das Mark entsteht sekundär durch Hypertrophie der

---

[1] Stoerk: Ein Beitrag zur Klinik des Lymphatismus. Mitt. Ges. inn. Med. u. Kinderheilk. in Wien **10**, 28 (1911).

[2] Hammar: Arch. mikrosk. Anat. **73**, 1 (1908).

[3] Maximow: Arch. mikrosk. Anat. **74**, 525 (1909).

[4] Hammar: Fünfzig Jahre Thymusforschung. Kritische Übersicht der normalen Morphologie. Erg. Anat. **19**, 1 (1910).

[5] Kohn, A.: Arch. mikrosk. Anat. **44**, 66 (1895); **48**, 398 (1897) — Erg. Anat. **9**, 194 (1899).

[6] Hart: Zbl. Grenzgeb. Med. u. Chir. **12**, 321, 369, 401, 449, 481, 534 (1909).

[7] Hammar: Der Menschenthymus. Akad. Verlagsges. Leipzig **2** (1929).

Epithelien, wobei die Differenzierung des Markes, wahrscheinlich unter dem Einfluß einer besonderen Innervation, erfolgt. Die Hasallschen Körperchen entstehen aus den Markzellen durch eine meist exzentrisch fortschreitende Hypertrophie unter dem Einfluß endogener oder exogener toxischer Substanzen. Sie sind labiler Natur, die rasch entstehen, aber sich auch rasch zurückbilden können. Das Vorhandensein einer reichlichen Menge von Lymphocyten ist nach Hammar die Vorbedingung für ein normal funktionierendes Mark, da mit Verringerung der Lymphocyten auch die Markdifferenzierung zurückgeht.

Die Altersinvolution des Thymus.

Die Tatsache, daß der Thymus ein Organ ist, welches nicht das ganze Leben fortbesteht wie beim Neugeborenen, ist seit längerer Zeit bekannt. Es ist von großer Bedeutung für die Physiologie, daß wir den Thymus als eine Drüse anzusehen haben, welche nicht während des ganzen Lebens in gleicher Weise zu funktionieren scheint, sondern die, soweit man aus dem anatomischen Bau auf physiologische Funktion schließen kann, unter normalen Verhältnissen in gesetzmäßiger Weise in ihrem Wachstum und in ihrer Größe eine bis zu einem gewissen Alter ansteigende Kurve zeigt, um dann zu einer Zeit, in welcher das übrige Körperwachstum noch nicht vollendet ist, sich ziemlich rasch zurückzubilden und in diesem zurückgebildeten Zustande zeitlebens zu verharren. Von größter Wichtigkeit ist die Kenntnis des normalen Involutionsvorganges des Thymus, wenn es sich darum handelt, pathologische Vorgänge, die sich im Organ abspielen, zu beurteilen. Speziell für die Frage der Thymushyperplasie und „Thymuspersistenz" ist die Kenntnis der normalen Größe, des normalen Gewichtes und Baues in den verschiedensten Altersstufen von großer Bedeutung. Die in weiten Grenzen divergierenden Angaben zur Frage nach dem dem jeweiligen Alter zukommenden normalen Thymusgewicht und der normalen Thymusgröße erklären sich in erster Linie dadurch, daß der Thymus wie kein anderes Organ auf Ernährungsstörungen verschiedener Art sofort mit Änderungen seiner Größe und seines Gewichtes reagiert. Diesen Vorgang — Thymusveränderungen unter dem Einfluß von Krankheiten und gestörter Ernährung — hat Hammar[1] unter dem Namen der akzidentellen Involution der Altersinvolution gegenübergestellt. In früheren Zeiten wurden diese beiden Formen zusammengeworfen. Die Altersinvolution kommt in der ganzen Wirbeltierreihe vor. Unter genauer Berücksichtigung der verschiedenen Gesichtspunkte hat Hammar für die verschiedenen Alter des Menschen die folgenden Mittelwerte des absoluten Thymusgewichtes festgestellt. Trotzdem wurden von anderen Autoren andere Werte gefunden, als sie Hammar[2] aufstellte, was aber auf besondere lokale Bedingungen zurückzuführen sein dürfte. Die Hammarschen Zahlen lauten:

Neugeborene	15,15 g	26—35 Jahre	19,86 g
1—5 Jahre	25,68 g	36—45 „	19,03 g
6—10 „	29,42 g	46—55 „	17,32 g
11—15 „	29,41 g	56—65 „	14,30 g
16—20 „	26,24 g	66—90 „	14,06 g
21—25 „	21,05 g		

Es erreicht also das Organ den Höhepunkt seines Wachstums im Alter von 6—10 Jahren und die Altersinvolution tritt zur Zeit der Pubertät ein. Sowohl

---

[1] Hammar: Verh. d. 16. internat. med. Kongr. in Budapest 1908. Wien. med. Wschr. **1909,** 2746, 2795, 2910.
[2] Hammar: Klin. Wschr. **1929,** 1385.

Rinde als Markelemente bleiben also bis in das hohe Alter erhalten; man kann in den verschiedenen Lebensaltern verschiedene Typen unterscheiden:

1. Der Kindertypus mit geringem interstitiellen Bindegewebe und reichlichem Parenchym, in welchem die Rinde überwiegt.

2. Der Pubertätstypus mit breitem Bindegewebe, aber ohne sichtliche Reduktion des Parenchyms.

3. Der Jünglingstypus mit breiten interstitiellen Bindegewebszügen, in denen sich Fettgewebe entwickelt, und Reduktion des Parenchyms, in welchem besonders die Rindenfollikel zurücktreten.

4. Der Mannestypus mit Zwischengewebe vom Charakter des Fettgewebes, mehr oder minder auseinander gedrängten Parenchymzügen und spärlichen, kleinen, aber deutlichen Randfollikeln.

5. Der Greisentypus mit schmalen, streckenweise unterbrochenen Parenchymzügen; die Randfollikel beinahe oder gänzlich verschwunden.

Da also der Thymus unter normalen Verhältnissen bis ins spätere Alter erhalten bleibt, so ist, um die Worte HAMMARs zu gebrauchen, der Rede von einer Thymuspersistenz als Anomalie alle Berechtigung entzogen. Als Abnormität werden bloß die Veränderungen jener Parenchymwerte, die dem Organ in dem betreffenden Alter zukommen, zu bezeichnen sein. Man muß also supranormale bzw. subnormale Parenchymwerte unterscheiden. Es ist mit Sicherheit anzunehmen, daß der Thymus auch im Stadium des Mannes- und Greisentypus funktioniert. Hierfür spricht (SCHMINCKE) das Vorkommen von Mitosen sowohl in Lymphocyten, wie in Reticulumzellen, Neubildung von HASSALLschen Körperchen, sowie die Tatsache, daß auch im späteren Alter noch jederzeit eine akzidentelle Involution einsetzen kann.

Aus den Befunden HAMMARs ergab sich ferner auch die Beantwortung der Frage, wie lange das Thymusparenchym als funktionierend zu betrachten sei. Von der wahrscheinlichen Annahme ausgehend, daß vor allem das Vorkommen der ganz jungen HASSALLschen Körperchen mit wenig oder gar nicht degenerierten Zentralzellen, ebenso wie das Vorkommen kleiner Mitosen als Zeichen einer vorhandenen funktionellen Wirksamkeit zu betrachten sei, konnte HAMMAR[1] behaupten, daß der Thymus nicht nur in der ersten Kindheit, sondern auch im Pubertätsalter und beim Erwachsenen einen durchaus zu berücksichtigenden, aber fast immer übersehenen Faktor im Haushalt des Organismus darstelle.

Die akzidentelle Involution.

Die akzidentelle Involution besteht in der Eigenschaft des Thymus, sich unter dem Einfluß aller möglichen Störungen, besonders der Allgemeinernährung, rasch zu verkleinern. Die Beeinflussung der normalen Involution durch dergleichen Momente und die sich daraus ergebenden Divergenzen, vor allem bei Feststellung des normalen Thymusgewichtes wurden betont. Es gibt kaum ein zweites Organ, welches so prompt auf Ernährungsstörungen reagiert wie der Thymus. Man muß SEYDL[2] beistimmen, wenn er den Zustand des Thymus als besten Indicator für den allgemeinen Ernährungszustand anspricht. Allerdings muß hervorgehoben werden, daß, was spezielle Krankheiten anlangt, der Thymus durchaus nicht immer mit Atrophie, bzw. akzidenteller Involution reagiert, sondern es zeigt sich das merkwürdige Verhalten, daß in einem Falle der Thymus atrophiert, während in einem anderen Falle der gleichen Krankheit das Organ normal, ja evtl. sogar hyperplastisch gefunden werden kann. So beobachtet man

---

[1] HAMMAR: Arch. f. Anat. **1906**, 91.
[2] SEYDL: Vjschr. gerichtl. Med. **7**, 226 (1894).

nicht so selten bei akuten oder chronischen Infektionskrankheiten, wie Diphtherie, Erysipel, Variola, Purpura, ferner bei chronischer Tuberkulose und Syphilis sowohl Fälle mit akzidentell involviertem, als auch hyperplastischem Thymus (WIESEL[1]).

Die Theorien zur Erklärung dieses Umstandes sind durchaus noch unbewiesen. Die akzidentelle Involution ist nicht immer etwas Abnormes, so z. B. die bei winterschlafenden Tieren vorkommende Saisoninvolution, die allerdings HAMMAR der Hungerinvolution gleichsetzt. Von Bedeutung ist die Thymusatrophie im Verlaufe der Gravidität (HENDERSON[2], SCHAFFER und RABL[3]). Letztere Autoren sprechen geradezu die Meinung aus, daß die Involution des Thymus in der Gravidität zu den Begleitumständen dieses physiologischen Zustandes zu rechnen sei.

Bei einer ganzen Reihe von Krankheitsprozessen nimmt der Thymus manchmal deutlich an Gewicht ab, welcher Abnahme auch bestimmte histologische Vorgänge entsprechen. Es ist selbstverständlich, daß vielfache, besonders bei Infektionskrankheiten auftretende entzündliche Vorgänge das Bild der akzidentellen Involution zu beeinflussen imstande sind, so daß im Einzelfalle es nicht leicht ist, das histologische Verhalten der akzidentellen Thymusinvolution von akuten und chronisch entzündlichen Prozessen zu trennen. Infolgedessen wurde experimentell dieser Frage nachgegangen, und zwar durch Studium der Thymusveränderungen bei chronischer Unterernährung (JONSON[4]), sowie durch Feststellung der Veränderungen im Thymus durch Röntgenbestrahlung.

Bei der chronischen Unterernährung zeigte sich zunächst ein Zusammenhang zwischen Thymusatrophie und dem allgemeinen Ernährungszustand. Nach vier Wochen Unterernährung betrug das Thymusgewicht bloß $1/_{30}$ von jenem des Kontrolltieres. Die Verminderung des Körperfettes hält ungefähr mit der Thymusverminderung gleichen Schritt. Das Verhältnis zwischen interstitiellem und Parenchymgewicht ändert sich derart, daß nach vierwöchentlicher Versuchszeit ungefähr nur mehr die Hälfte des Gewichts auf das Parenchym entfällt. Das Mark nimmt weit langsamer ab als die Rinde. Die histologischen Veränderungen betreffen eine auffallende Abnahme der Rindenleukocyten, während eine Vermehrung dieser Zellen im Mark, in den Venen und den peripheren Lymphbahnen stattfindet. Im vorgeschrittenen Stadium haben sich die Rinden- und Markgrenzen verwischt, die Zahl der Mitosen sinkt kontinuierlich, auch die HASSALLschen Körperchen nehmen allmählich ab. Im akuten Hungerzustand erfolgt dieser Prozeß noch rascher, obwohl gerade die Emigration der Leukocyten viel weniger stark ist, als man bei vollkommener Nahrungskarenz hätte erwarten sollen. Wird der Thymus mit Röntgen bestrahlt, wie es neben anderen RUDBERG[5] auf Vorschlag HAMMARS tat, so beobachtet man zunächst eine schnell fortschreitende pyknotische Zerstörung der Lymphocyten, die sehr rasch auftritt. Die Phagocyten verlieren nach und nach ihre verästelte Form und liegen schließlich frei in den Reticulummaschen. Oft findet man in Zerfall begriffene Phagocyten. Als Resultat des Zerfalls der Phagocyten und Lymphocyten sind dann jene Hohlräume aufzufassen, welche sich in der Rinden-Markgrenze finden. Auch ist der Lymphocytenzerfall und die Auflösung in Zelldetritus zu beobachten. Schließlich ist dann das Thymusgewebe frei von Lymphocyten und von Kernfragmenten;

---

[1] WIESEL: Der Status thymico-lymphaticus. Handb. d. Neurologie von M. LEWANDOWSKI (1913).
[2] HENDERSON: J. of Physiol. **31**, 222 (1904).
[3] SCHAFFER u. RABL: Sitzsber. ksl. Akad. Wiss. **117**, 551, 118 (1908); **1909**, 217, 549.
[4] JONSON: Arch. mikrosk. Anat. **73**, 390 (1909).
[5] RUDBERG: Arch. f. Anat. **1907**, 123 — Inaug.-Dissert. Upsala 1910.

in diesem Stadium besteht das Organ ausschließlich aus Reticulumzellen, aber schließlich werden auch die Reticulumzellen zerstört, indem sie sich zu großen, sphärischen Zellen umbilden. Man findet also durch Röntgenbestrahlung eine überaus starke Empfindlichkeit der freien Thymuselemente, während der epitheliale Abschnitt sich als widerstandskräftig erweist und die aktive Rolle der Phagocytose übernimmt.

Auch die Vaccination führt zu akzidenteller Involution.

Bei Krankheiten schreitet die Involution desto rascher und tiefgreifender fort, je schwerer die Ernährungsstörung der Krankheit gewesen ist. Auch werden bei Krankheiten in erster Linie die Lymphocyten betroffen, wenn sich auch die Reticulumzellen fraglos am Prozeß beteiligen. Die HASSALLschen Körper nehmen nur recht ungleich am Atrophieprozeß teil, indem sie einmal vollständig fehlen, das andere Mal sich reichlich finden. Nach HAMMAR erreichen die absoluten Parenchymwerte der Thymen von an Krankheit Verstorbenen niemals die Parenchymwerte der Norm. Auch konnte er zeigen, daß bei der akzidentellen Involution eine Neubildung von Bindegewebe nicht stattfindet, die gegen den Bestand der von seiten französischer Autoren angenommenen sklerosierenden Atrophie bei Kindermarasmus spricht. Bei letzterer Erkrankung, der Pädatrophie, gibt es keine bei einer anderen Krankheit nicht vorkommende histologische Veränderung.

Neuerdings unterscheidet HAMMAR[1] bei der Thymusinvolution verschiedene Formen des Involutionsverlaufes. Es kann die akzidentelle Involution bedingt sein: a) durch eine vermehrte Auswanderung der Lymphocyten aus der Rinde. Dieser Vorgang kann sich mitunter so rasch vollziehen, daß der Thymus ein paradoxes histologisches Farbenbild bietet, da durch den raschen Schwund der Lymphocyten aus der Rinde die Rinde lichter erscheint als das Mark, das überhaupt gegen Involutionsvorgänge weniger empfindlich ist. b) Ein lokaler Zerfall der Thymuslymphocyten mit Pyknose und Phagocytose findet sich vor allem bei der Thymusinvolution durch Röntgenbestrahlung und wird von HAMMAR kurzweg als Röntgeninvolution bezeichnet. c) Eine nicht unbeträchtliche Verringerung der Reticulumzellen in der Rinde mit Auftreten sudanophiler Körnchen in derselben, die nach PLENK[2] als Ausdruck phagocytierter Lymphocyten anzusehen sind, findet sich vor allem bei Influenzaerkrankungen. d) Das Auftreten freier Fettkörnchenzellen sowie Fettpunktierungen der Lymphocyten sind gleichfalls als Ausdruck eines Involutionsvorganges des Thymus anzusehen. e) Einen viel geringeren Anteil nimmt endlich auch das Markgewebe durch eine Verkleinerung der Zellen des Markreticulums an der akzidentellen Involution.

Auf Grund seiner histologischen Befunde unterscheidet nun HAMMAR zwei verschiedene Typen von akzidenteller Involution: Den „Hungertypus" mit erst langsamer Verminderung der absoluten Menge HASALLscher Körperchen, die in extremen Fällen sich später rasch verringern oder unter Umständen auch ganz verschwinden und einen „Infektionstypus" mit Zunahme der HASALLschen Körperchen, die trotz der Parenchymverminderung sogar hochgradig supranormale Werte erreichen können.

Regeneration des Thymus.

Nach diesen kurzen Bemerkungen über die akzidentelle Thymusinvolution ist die Frage der Regeneration nach Krankheiten zu erörtern. Hierüber existieren in erster Linie experimentelle Arbeiten, so die durch RUDBERG, welcher nach-

---

[1] HAMMAR: Zitiert auf S. 366.
[2] PLENK: Erg. Anat. 27 (1927).

weisen konnte, daß eine Regeneration sowohl von Reticulumzellen als von Lymphocyten in dem bestrahlten Thymus eintritt. Bei schwacher Bestrahlung spricht alles dafür, daß die Regeneration durch noch im Thymus erhalten gebliebene Zellen vermittelt werde. Bei stärkerer Bestrahlung scheint die Regeneration des Reticulum hauptsächlich von dem Markreticulum ihren Ausgang zu nehmen. Woher sich die neuen Lymphocyten bei der Regeneration rekrutieren, ist noch nicht sicher. Der Lymphocytenzuzug könnte aus den mediastinalen Lymphdrüsen her erfolgen, und zwar längs den in den inneren Teilen des Parenchyms eindringenden perivasculären Bindegewebsbündeln.

Physiologie des Thymus.

Der Thymus ist eine innersekretorische Drüse. Darüber kann kein Zweifel bestehen, trotzdem wir weder das Hormon kennen, noch aus den Wirkungen der in irgendeiner Form verabreichten Thymusextrakte verläßliche Anhaltspunkte für die physiologische Thymusfunktion gewinnen können. Nicht einmal die wichtigste Frage, ob der Thymus im postfetalen Leben ein lebenswichtiges Organ darstellt, ist vollständig befriedigend beantwortet. Ebensowenig läßt sich heute noch die Stellung präzisieren, welche der Thymus im Organismus einnimmt, ob er als lymphoepitheliales Organ den lymphatischen Organen nahesteht, oder ob wir ihn einzig und allein als Inkretdrüse anzusehen haben. Wir wissen ferner auch nicht, ob der Thymus einer oder mehreren Funktionen im Körperhaushalt vorsteht. Mit Rücksicht auf den anatomischen Bau als epitheliales Organ, das von Lymphocyten durchsetzt ist, liegt es nahe, an mehrere Funktionen zu denken, entsprechend dem Aufbau aus zwei verschiedenen Keimblättern. Aber alle bisher gemachten Versuche, Einblick in die Thymusfunktion zu gewinnen, sind bis jetzt ergebnislos geblieben, trotz Aufstellung so mancher Hypothese. Wir können mit Recht behaupten, daß unter allen innersekretorischen Drüsen der Thymus bisher das rätselhafteste Organ darstellt. Sicher ist, daß es zu anderen Organen, vor allem zu solchen, die eine vorwiegend innere Sekretion aufweisen, in Beziehung steht, und zu manchen Konstitutionsanomalien sowohl nach Größe als histologischem Aufbau deutliche Beziehungen zeigt.

Die Folgen der Thymusexstirpation.

Zur Beantwortung der Frage, ob der Thymus ein lebenswichtiges Organ darstellt, wurde der gewöhnliche Weg der Exstirpation des Organs und der sich daraus ergebenden Erscheinungen gewählt. Derartige Untersuchungen führen, wenn man von älteren Autoren, welche aber nur sehr mangelhaft arbeiteten, absieht, auf FRIEDLEBEN[1], den eigentlichen Begründer der Thymusphysiologie, zurück. Schon FRIEDLEBEN beobachtete nach Entfernung des Organes auffallende Biegsamkeit der Oberschenkel und der Schienbeine, Erweiterung der Markhöhlen und Verdünnung der periostalen Knochenschicht. Von den fünf Tieren, bei denen er angeblich den ganzen Thymus entfernte, starb eines 11 Tage, ein zweites 5 Monate nach der Operation an Erschöpfung. Allerdings ist zu den FRIEDLEBENschen Experimenten zu bemerken, daß in keinem einzigen Falle ein sicherer Beweis dafür vorliegt, daß das Organ tatsächlich vollständig entfernt wurde.

KLOSE und VOGT[2] weisen darauf hin, daß, wo vielleicht eine tödliche Thymusausschaltung wirklich vorliegt, das klinische Bild und die Sektionsergebnisse

---

[1] FRIEDLEBEN: Die Physiologie der Thymusdrüse in Gesundheit und Krankheit, vom Standpunkte experimenteller Forschung und klinischer Erfahrung. Frankfurt a. M. 1858.
[2] KLOSE u. VOGT: Beitr. klin. Chir. **69**, 1 (1910).

durch die septischen Prozesse, denen die Tiere erliegen, so verschleiert waren, daß es keinen Rückschluß auf die Funktion des Thymus zulasse. Keineswegs sind die FRIEDLEBENschen Untersuchungen geeignet, die Frage nach der Lebenswichtigkeit des Thymus zu bejahen oder zu verneinen. Die in der Folge experimentierenden Untersucher, wie LANGERHANS[1], SAWELJEW[2] u. a. kamen zu ähnlichen Resultaten, daß der Thymus kein lebenswichtiges Organ sei. Die Abmagerung nach Thymusexstirpation und den endlichen Tod sah man nicht in dem Thymusausfall, sondern in der gleichzeitig bestehenden Gastroenteritis. TARULLI und LO MONACO[3] kamen gleichfalls nicht zu eindeutigen Resultaten, ebensowenig ABELOUS und BILLARD[4], welche allerdings ihre Tiere nach 3 bis 14 Tagen unter Muskelschwäche, leichter Ermüdbarkeit, Auftreten von Lähmungen und trophischen Störungen sterben sahen. Diese Autoren operierten an Fröschen. Auch CARBONE[5], GHIKA[6] konnten keine vollgültigen Beweise für die Lebenswichtigkeit des Organes liefern.

Es folgten dann die grundlegenden Versuche von BASCH[7], der zunächst hervorhob, daß unter allen Versuchstieren der Hund am empfindlichsten auf die Herausnahme des Thymus reagiert. Man müsse aber möglichst frühzeitig operieren, da beim Hunde der Thymus nur in den ersten Lebenswochen weiterwachse; also Operation an zarten, noch saugenden Tieren. Nach diesem Autor ist die Entfernung des Thymus kein das Leben bedrohender Eingriff. FISCHL[8], der zunächst an jungen Ziegen arbeitete, konnte bei diesen Tieren absolut keine Veränderungen feststellen und spricht sich auch viel kühner dahin aus, daß die Entfernung des Thymus bei diesen Tieren einen für Gesundheit und spätere Entwicklung belanglosen Eingriff darstelle. Diese Untersuchungen FISCHLS stehen in Widerspruch zu den noch weiter zu erörternden, von anderen Autoren beschriebenen schweren Operationsfolgen, sprechen aber nicht gegen die Lebenswichtigkeit des Organes. Auch die Versuche HAMMARS an Fröschen lassen den Schluß zu, daß bei diesen das Organ ebensowenig wie bei den Säugern lebenswichtig sei. Auf dem gleichen Standpunkte stehen SOMMER und FLÖRCKEN[9], SURY[10], SOLI[11], RANZI und TANDLER[12].

PARK und MC CLURE[13] kommen auf Grund umfassender eigener Versuche und kritischer Prüfung der älteren Literatur gleichfalls zu dem Ergebnis, daß der Thymus nicht lebenswichtig sei und daß seine Entfernung keine wesentlichen Folgen für den Organismus zeitigt. Die nach Thymektomie beobachteten Erscheinungen seien keine unmittelbare Folge der Thymusentfernung. HAMMAR meint, daß mit der Thymusentfernung höchstens eine Schutzwirkung wegfalle, die normalerweise dem wachsenden Organismus und dem wachsenden Skelett zugute kommt.

Trotzdem sei hier auf die schon länger zurückliegenden Versuche von KLOSE und VOGT[14], die bei frühzeitiger Thymektomie charakteristische Veränderungen auftreten sahen, näher eingegangen.

[1] LANGERHANS: Berl. klin. Wschr. **33**, 602 (1896). — LANGERHANS u. SAWELJEW: Virchows Arch. **134**, 344 (1893).

[2] SAWELJEW, zitiert nach MAXIMOW u. KOROWIN: Lubarsch-Ostertags Erg. **5**, 711 (1909).

[3] TARULLI u. LO MONACO: 11. Kongr. Intern. medica Roma **2**, 19 (1894) — Boll. d. reale Acad. medica Roma **23**, 311 (1897).

[4] ABELOUS u. BILLARD: Arch. de Phys. norm. et pathol. **47**, 810 (1896).

[5] CARBONE: Giorn. di reale Acad. di Torino **60**, 561 (1897).

[6] GHIKA: Thèse de Paris 1901.

[7] BASCH: Wien. klin. Wschr. **1903**, 893 — Jb. Kinderheilk. **1906**, 289.

[8] FISCHL: Z. exper. Path u. Ther. **64**, 388 (1905).

[9] SOMMER u. FLÖRCKEN: Sitzgsber. physik.-med. Ges. Würzburg **1908**, H. 3—4, 45, 49.

[10] SURY: Vjschr. gerichtl. Med. III. F. **36**, 88 (1908).

[11] SOLI: Mem. d. R. accad. d. science, lettere e d'arti in Modena **1909**, 1.

[12] RANZI u. TANDLER: Wien. klin. Wschr. **22**, 980 (1909).

[13] PARK u. MC CLURE: Amer. J. Dis. Childr. **18** (1919).

[14] KLOSE u. VOGT: Zitiert auf S. 373.

Um die nach Thymektomie auftretenden Veränderungen richtig beurteilen zu können, betonen Klose und Vogt die Notwendigkeit, die Hunde, von denen wieder nur bestimmte Rassen für den Eingriff geeignet sind (Terrier, Pudel), spätestens in der 3. bis 4. Lebenswoche zu operieren. Zu einem späteren Zeitpunkt ist die totale Entfernung des Thymus nicht mehr möglich und beginnt bereits die Involution der Drüse einzusetzen. Nach einem ungefähr 14 Tage dauernden Latenzstadium entwickelt sich bei den thymektomierten Hunden das Stadium adipositatis. Die Tiere fühlen sich schwammig an, sie ermüden rasch und ihr Gang wird unbeholfen und schwerfällig. Dabei zeigen die Tiere eine große Freßgier. ([Abb. 92] Stadium adipositatis.) Nach diesem 2—3 Monate dauernden Stadium werden die Tiere plötzlich kachektisch. Sie magern stark ab und ihre Körperschwäche nimmt rapid zu.

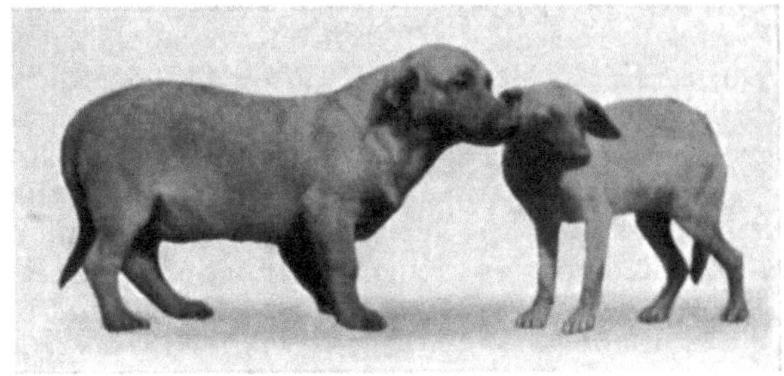

Abb. 92. Stadium adipositatis nach Thymektomie. 9. Lebensmonat. (Aus Bruns' Beiträge 69, Klose u. Vogt.)

In den letzten Wochen liegen sie komatös darnieder (Abb. 93) und sind unfähig, sich zu erheben. Der Tod erfolgt im Koma.

Hart und Nordmann[1] betonen die Wichtigkeit, die Tiere bis zur Vollendung des Wachstums leben zu lassen. Die operierten Tiere gingen an Entkräftung ein.

Es geht demnach aus den hier kurz skizzierten Operationsergebnissen hervor, daß diese Untersuchungen doch dafür sprechen, daß der Thymus für das weitere Bestehen des Lebens notwendig sei, während andere Autoren auf dem Standpunkte stehen, daß der Eingriff als solcher nicht lebensbedrohend sei. Hiermit soll aber nicht gesagt sein, daß die Entfernung des Thymus keine Folgen nach sich zieht. Die totale Entfernung sei von einer ganzen Reihe schwerer Stö-

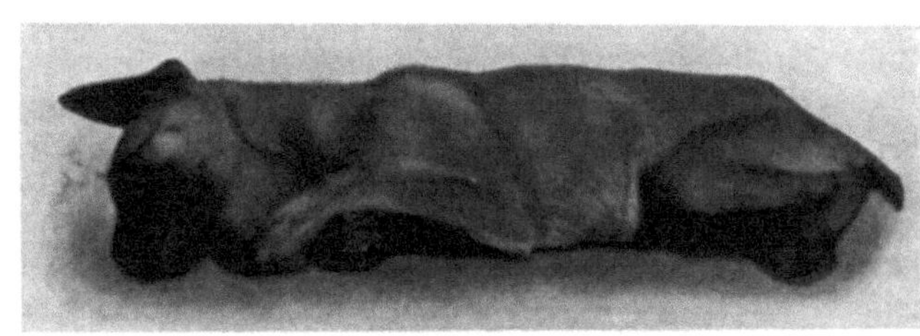

Abb. 93. Terminales Coma thymicum. 20. Lebensmonat. 5 Tage vor dem Tode. (Aus Bruns' Beiträge 69, Klose u. Vogt.)

rungen seitens verschiedener Organe sowie des gesamten Organismus gefolgt, so daß die Ansicht ausgesprochen werden kann, daß die Ergebnisse einzelner Autoren, die gar keine Folge der Thymusausschaltung beobachten, falsch sind und in erster Linie auf mangelhafter Operationstechnik oder zu weit vorgeschrittenem Alter der Versuchstiere beruhen.

Der Eingriff hat zunächst, abgesehen vom Operationschock, keinerlei schwere Folgen. Auch der meist auftretende Pneumothorax wird von den Tieren anstandslos vertragen. Eines der ersten Symptome ist die bereits von Restelli[2] betonte außerordentliche Freßgier der Tiere, wobei sie wahllos alles verschlingen. Sehr

---

[1] Hart u. Nordmann: Berl. klin. Wschr. 47, 814 (1910).
[2] Restelli: Ticini Regii 1845.

bald tritt eine Erniedrigung des Körpergewichtes nach Entfernung des Organes auf und ein deutlich schlechterer Ernährungszustand des Körpers trotz erhöhter Freßlust. Neben starker Abmagerung finden wir Angaben über Veränderungen der Haut und der Haare; das Fell wird struppig und glanzlos (TARULLI und LO MONACO, HART und NORDMANN). Die Haare sind leicht ausziehbar, es besteht eine auffallende Neigung zu Hauteiterungen.

Das Wachstum der Tiere wird fast übereinstimmend als zurückbleibend gegenüber dem der Kontrolltiere angegeben, bloß GEBELE[1] sah seine Tiere in die Höhe schießen. Die Wachstumsverlangsamung erreicht nach LUCIEN und PARISOT[2] in $1^1/_2$ Monaten den Höhepunkt, was sich auch in den Gewichtsunterschieden zwischen operierten und nichtoperierten Tieren ausdrückt. In Übereinstimmung mit anderen Autoren ist die Wachstumshemmung um so sinnfälliger, je jünger das operierte Tier ist. Beim erwachsenen Tier fehlt sie überhaupt. KLOSE und VOGT beschreiben, wie bereits erwähnt, einen späteren Fettansatz, welches Stadium sie als jenes der Adipositas bezeichnen.

Die Technik, welche von den meisten der Autoren befolgt wurde, war folgende: Schnitt in der Mittellinie, die an der Raphe des Sternums beginnt, von 2 cm über der Incisura jugularia bis zur Höhe der 7. Rippe. Nach Abtragung des Sternocleidomastoideus an seiner Ansatzstelle am Brustbein wird dieser Muskel nach oben geschlagen, die Musculi sternohyoidei werden auseinander gedrängt, worauf der untere Schilddrüsenpol, die Luftröhre und der obere Thymuspol vorliegen. Nach Durchtrennung des Sternum bis zur 7. Rippe werden die Sternalhälften auseinander gezogen und der Thymus von links her entwickelt.

Besonders dokumentiert sich die Wachstumsstörung an den langen Röhrenknochen. Die ersten exakteren Arbeiten über das Verhalten dieser Knochen sowie des Skeletts überhaupt rühren von BASCH[3] her, welcher 2—3 Wochen nach der Exstirpation die Knochen thymusloser Tiere weicher und biegsamer fand. Am deutlichsten zeigt sich das an den Hinterbeinen, und zwar an den Unterschenkelknochen. Das Tier läuft breitspuriger und ungeschickter einher als das Kontrolltier vom gleichen Wurf. Später zeigen auch die Vorderbeine eine stärkere Abbiegung. Dem mikroskopischen Befund nach scheint es sich um der Rachitis ähnliche Zustände zu handeln. Auch MATTI sah Ähnliches wie BASCH. Es handelt sich nach BASCH um eine verringerte Ossification. Um der Richtigkeit dieser Frage näherzutreten, hat BASCH sowohl beim operierten als beim Kontrolltier des gleichen Wurfes gleichzeitig und unter völlig gleichen Bedingungen Frakturen an den langen Röhrenknochen gesetzt. Schon nach wenigen Tagen zeigte sich ein deutlicher Unterschied in der Callusbildung insofern, als beim operierten Tier der Callus kleiner war und ringförmig an der Bruchstelle saß. Schon nach wenigen Tagen aber fing das thymuslose Tier an, sich auf das gebrochene Bein zu stützen, wänrend das Kontrolltier hinkte und das verletzte Bein hochgezogen hielt.

BASCH bemerkt, daß die Frakturheilung beim thymuslosen Tier mit geringer Cal usentwicklung und rascherer Gebrauchsfähigkeit der Extremität lebhaft an den Verlauf eines Knochenbruches beim rachitischen Kinde erinnert. Ähnliche Wachstumshemmung und Verzögerung der Verknöcherung hat neuerdings E. BIRCHER[4] bei Kindern beschrieben, welchen gelegentlich der Tracheotomie wegen Diphtherie ein Stück des Thymus entfernt worden war. Die Nachuntersuchungen fanden nach 6—7 Jahren statt. E. THOMAS[5] bemerkt aber hierzu, daß die Resultate wegen des nicht möglichen Ausschlusses endemischer Schilddrüsenstörungen nicht über jeden Zweifel erhaben sind. Jedenfalls konnten aber

---

[1] GEBELE: Beitr. klin. Chir. **70**, 20 (1910).
[2] LUCIEN u. PARISOT: Arch. med. exper. **22**, 98 (1910).
[3] BASCH: Jb. Kinderheilk. **64**, 289 (1906).
[4] BIRCHER, E.: Schweiz. Arch. Neur. **8**, 208 (1921).
[5] THOMAS, E.: Handb. d. inn. Sekretion **2**, 423 (1927).

BASCH[1], später SOMMER und FLÖRCKEN[2], weiter RANZI und TANDLER[3] herabgesetzte Ossificationsenergie beim ekthymierten Tiere nachweisen. Am deutlichsten sind die Veränderungen, welche an Rachitis erinnern, in der Zone zwischen Diaphyse und Epiphyse. Auch war in den Röhrenknochen der thymuslosen Tiere eine größere Menge Knorpelgewebe enthalten als in denen der Kontrolltiere. MAC LENNAN[4] beobachtete bei jungen thymuslosen Kaninchen und Katzen Verbreiterung des Epiphysenknorpels und eine große Reihe von Hohlräumen zwischen Knorpel und Knochenzellen. SOLI[5] beschreibt desgleichen ausgiebige Knochenveränderungen, und zwar am sinnfälligsten im zweiten Monat nach der Operation bei jungen Kaninchen. Die Tiere bleiben auch im Gesamtwachstum zurück, in erster Linie durch Verminderung der Knochenlänge. Weiters konnte er eine konstante Verminderung des Gewichtes der von den Weichteilen sorgfältig befreiten Knochen thymusloser Tiere feststellen. Seltener sah er Deformitäten der Knochen.

Auch KLOSE und VOGT[6] heben hervor, daß das gesamte Skelett des thymuslosen Tieres gegenüber dem des normalen ein Zurückbleiben des Längenwachstums zeige. Sie arbeiteten an Hunden. Im Röntgenbilde fanden sie im Gegensatz zu den negativen Erhebungen von LUCIEN und PARISOT[7], die allerdings nur für Kaninchen Geltung haben, deutliche Veränderungen, vor allem Knorpeligbleiben der Rippen, Auftreibung derselben ohne eine Spur perichondraler Verknöcherung, weiters erschien die Corticalis nur in sehr dünner Lage, die Spongiosa weitmaschig ohne epiphysäre Ossificationspunkte. Am Schädel ließ sich ein mangelhaftes Breitenwachstum, Ausbleiben der Nahtverbindungen und Verschmelzungen zwischen den glatten Knochen sowohl untereinander wie mit der Naht feststellen. Diese Autoren fassen die Störungen als die Folgen mangelnden Anbaues knochenbildender Substanzen auf. Im Gegensatz zu BASCH fanden KLOSE und VOGT die Extremitätenknochen nach Thymusexstirpation brüchig, während ersterer Autor sie als biegsam bezeichnet. Sämtliche Veränderungen am Skelett fassen KLOSE und VOGT als Ausdruck eines spezifischen thymektogenen Knochenleidens auf, und zwar deshalb, weil es bloß nach Thymusexstirpation auftritt, eine auffallende zeitliche Kongruenz zwischen der Existenz des Organs und den Störungen seiner Ausschaltung besteht und weil das Knochenleiden auch während längerer Zeit keine Heilungstendenz, sondern progressives Fortschreiten zeigt. Ebensowenig wie BASCH konnten KLOSE und VOGT Frakturen am Orte der Wahl bei thymuslosen Hunden setzen.

Diese Arbeiten, welche einen Einfluß der Thymusentfernung auf das Wachstum im allgemeinen und besonders der Knochen zu beweisen scheinen, stehen im diametralen Gegensatz zu jenen von FISCHL[8], sowie HART und NORDMANN[9], welche nicht ein einziges Mal makroskopische oder mikroskopische Knochenveränderungen fanden. Zunächst operierte FISCHL an Hühnern ebenso wie S. VINCENT[10], später thymektomierte FISCHL junge Ziegen und 8 Hunde in den beiden ersten Lebensmonaten, ohne daß die BASCHschen Befunde bestätigt werden konnten. BASCH wandte ein, daß vielleicht ein Thymusrest zurückgeblieben sei, Kontrolltiere fehlten und bei Pflanzenfressern der Thymus überhaupt keine

---

[1] BASCH: Jb. Kinderheilk. **64**, 289 (1906).
[2] SOMMER u. FLÖRCKEN: Physik. med. Ges. Würzburg **1908**, 45.
[3] RANZI u. TANDLER: Wien. klin. Wschr. **22**, 980 (1909).
[4] MAC LENNAN: Brit. J. Childr. Dis. **1910**, 75.   [5] SOLI: Arch. ital. Biol. **52** (1909).
[6] KLOSE u. VOGT: Beitr. z. klin. Chir. **69**, 1 (1910).
[7] LUCIEN u. PARISOT: C. r. Soc. Biol. Paris **65**, 261 (1908).
[8] FISCHL: Z. exper. Path. u. Ther. **1**, 388 (1905).
[9] HART u. NORDMANN: Berl. klin. Wschr. **47**, 814 (1910).
[10] VINCENT, S.: Arch. of Physiol. **16**, 30 (1904).

besondere Wichtigkeit habe. Mit Recht wendet hier Thomas ein, daß er auch bei den pflanzenfressenden Kaninchen die typischen Erscheinungen nach Thymektomie feststellen konnte. Gerade an hochbeinigen Tieren hätten sich die Knochenveränderungen bald einstellen müssen. Auch der Einwand Baschs, daß Fischl nicht den ganzen Thymus entfernte, sei hinfällig, da Pighini[1] bei jungen Hunden trotz dem Vorhandensein versprengten Thymusgewebes die von Basch u. a. angegebenen Veränderungen finden konnte. Hart und Nordmann sind der Ansicht, daß die von anderen beobachteten Befunde an den Knochen auf Stallfütterung zurückzuführen sei. Diese Autoren ließen die Tiere vom Tage der Operation an frei umherlaufen und gaben ihnen gemischte Kost. Unter diesen Lebensbedingungen traten, wie schon erwähnt, außer dem anfänglichen Zurückbleiben im Wachstum, das sich aber nach Abschluß der Entwicklungsperiode wieder ausglich, absolut keine Veränderungen im Knochensystem ein.

Hier wäre noch die Arbeit von Katsura[2] anzuführen, welcher bei Züchtung symmetrischer Zehenendglieder von Hühnerembryonen im Plasma von Hühnerblut nach Carell durch Extrakt des Thymus die Wirkung von Embryonenextrakt noch weiter gesteigert sah, während die Degeneration der jungen Zellen gehemmt war. Auch zeigen thymuslose Hühner gesteigertes Wachstum, die Motorik ist früher und besser entwickelt, welche Erscheinungen Katsura auf Wegfall der Differenzierungshemmung zurückführt, welches die eine Funktion des Thymus sei, während die andere mehr in Wachstumsförderung bestehe. Bei jungen Tieren soll mehr das Wachstum, bei etwas älteren die Differenzierung geschädigt sein (zitiert nach Thomas). Lindeberg[3] hat neuerdings junge Katzen und Hunde thymektomiert. Katzen zeigen keine besonderen Veränderungen, Hunde dagegen jene, wie sie Basch u. a. beschrieben, wodurch er die Ergebnisse von Hart und Nordmann widerlegt zu haben glaubt.

Man sieht, daß die Frage durchaus noch nicht als geklärt bezeichnet werden kann, ob der Thymus als Wachstumsorgan anzusehen sei. Thymusgefütterte Kaulquappen zeigen ein abnorm schnelles Wachstum, während die Metamorphose sich hierbei verzögerte oder ganz ausblieb (Literatur bei Romeis[4]). In der wachstumsfördernden, entwicklungshemmenden Funktion zeigt der Thymus gerade das umgekehrte Verhalten wie die Thyreoidea im Fütterungsversuch.

Auch die experimentell vorgenommenen Thymuseinpflanzungen scheinen wenigstens teilweise den wachstumsfördernden Einfluß des Thymusgewebes zu beweisen (Demel[5]). Wichtig ist hierbei nach Schmincke der Ort der Einpflanzung, wodurch für die Erhaltung des Implantates Gewähr geleistet wird; als ein solcher Ort hat sich die Muskulatur am geeignetsten erwiesen. Demel scheint durch seine Thymustransplantate eine weitere Hyperthymisation erzeugt zu haben. Die Tiere zeigen starken Fettansatz. Die Wirkung des Thymus auch nach der Geschlechtsreife war nachweisbar. Die Knochen wachsen rasch. Mikroskopisch zeigt sich ein beschleunigt ablaufender Reifungsprozeß im Bereiche des Epiphysenwachstums. Wir können demnach mit Thomas einige Anhaltspunkte für die Produktion eines wachstumsfördernden Hormons des Thymus annehmen. Aus der menschlichen Pathologie können wir ihm Berichte anschließen, was im Sinne einer Wachstumsförderung des Organes spricht. Thomas und Delhougne[6] haben die Möglichkeit in Erwägung gezogen,

---

[1] Pighini: Pathologica (Genova) **16**, 275 (1924); zitiert nach Ber. Zbl. f. d. ges. Physiol. **15**, 272 (1923).
[2] Katsura: Erg. Physiol. **30**, 769 (1925).   [3] Lindeberg: Ber. Physiol. **30**, 759 (1925).
[4] Romeis: Arch. mikrosk. Anat. u. Entw.mechan. **104** (1925).
[5] Demel: Mitt. Grenzgeb. Med. u. Chir. **34**, 437 (1922).
[6] Thomas u. Delhougne: Virchows Arch. **248**, 202 (1924).

ob nicht das geringe Längenwachstum athyreotisch geborener Kinder auf das vikariierende Eintreten anderer Drüsen, Thymus oder „auf den der jugendlich organisierten Materie immanenten Wachstumstrieb zurückzuführen" sei. Diese Autoren halten aber die Möglichkeit, was den Thymus anlangt, für keine sehr große.

Störungen der Motilität sowie nervöse und psychische Störungen nach Thymusausschaltung.

Eine ganze Reihe von Autoren berichtet über Störungen der Bewegungen, wie Schwäche der Beine, schwankenden Gang, Zittern des Körpers bereits eine Woche nach dem Eingriff, zu welchen Erscheinungen sich auch noch ein soporöser Zustand gesellt. Konvulsionen beschreibt AMBROSINI[1], TREUPEL[2], über Muskelzittern berichten KLOSE und VOGT. BASCH beobachtete Nachlassen der Lebhaftigkeit der jungen Tiere, häufiges Ausruhen. Genaue Untersuchungen über die hier in Frage kommenden Erscheinungen stammen von KLOSE und VOGT[3]. Die Abänderung im motorischen Verhalten der Tiere setzt sich nach diesen Autoren aus vier Komponenten zusammen: 1. Aus dem Träger- und Plumperwerden der Bewegungen (infantiler Bewegungscharakter) infolge der psychischen Störungen der Tiere, 2. aus koordinatorischen Störungen infolge mangelhafter Zuleitung der Hautreize, 3. aus Ermüdungserscheinungen und leichten Paresen, 4. aus dem geänderten elektrischen Verhalten des peripheren Nervensystems. Die Sensibilität der Hunde ist zunächst nicht gestört, später verlieren die Tiere das Vermögen, einen schmerzhaften Reiz richtig zu lokalisieren, auch sinkt die Schmerzempfindungsfähigkeit immer mehr. Das Verhalten der Reflexe ist ein inkonstantes.

Typische Krampfanfälle sahen KLOSE und VOGT nicht. Sie befinden sich hierin im Gegensatz zu BASCH u. a., die junge Tiere wiederholt von Krämpfen befallen sahen. Die von BASCH erwähnten Krämpfe waren bald tonisch, bald klonisch und erschienen zu einer Zeit, wo auch bereits die ersten Veränderungen am Knochensystem nachweisbar waren. Da die Sektion im Krampfe verendeter Tiere keinen Anhaltspunkt dieser Erscheinungen durch einen anatomischen Befund im verlängerten Mark gab, dachte BASCH, daß die Krampfzustände etwa durch eine toxische Substanz, die sich nach der Thymusausschaltung im Körper anhäufe, ausgelöst werden. Er injizierte nunmehr Blut, bzw. Blutserum krampfbefallener Tiere gesunden Kontrolltieren. Aber auf diese Weise konnten niemals Krämpfe hervorgerufen werden. Es war nunmehr naheliegend, an einen abnormen Zustand im motorischen System selbst nach Thymusausschaltung zu denken. Er fand bei Tieren, denen der Thymus exstirpiert wurde, verschiedene Zeit nach der Operation eine deutlich gesteigerte Erregbarkeit, die nicht brüsk einsetzte, sondern sich meist allmählich entwickelte. In manchen Fällen gingen die Werte für die KOeZ bis auf 1,5 und 2 mA im Laufe weniger Tage zurück. KLOSE und VOGT sowie MATTI[4] konnten die BASCHschen Befunde bestätigen.

BASCH dachte im Anschlusse an die Befunde SABBATINIS, der durch Applikation löslicher Kalksalze die corticale Erregbarkeit herabgehen sah, an eine Verarmung der Körpermuskulatur und des Nervensystems an Kalksalzen. Nach Verfütterung von Chlorcalcium an thymuslose Tiere konnte er nur ein unbedeutendes, nach subcutaner Injektion (5—10 ccm einer 5proz. Lösung) ein deutliches Herabgehen der Erregbarkeit feststellen. Immerhin muß man

---

[1] AMBROSINI: Thèse de Paris **1894**.   [2] TREUPEL: Münch. med. Wschr. **1896**, 884.
[3] KLOSE u. VOGT: Beitr. klin. Chir. **69**, 1 (1910).   [4] MATTI: Erg. inn. Med. **10**, 1 (1913).

bei diesen Erscheinungen daran denken, daß bei der Operation Epithelkörperchengewebe, das in das Thymusgewebe verlagert sein kann, mitentfernt werde. So vermißten Hart und Nordmann bei ihren Exstirpationen durchwegs alle nervösen Erscheinungen bis auf die Freßgier. Biedl[1] weist besonders auf die operative Verletzung oder Mitentfernung der thymischen Epithelkörperchen hin. Es würde sich also in derartigen Fällen nicht um Erscheinungen nach Thymektomie, sondern um parathyreoprive Erscheinungen handeln. Schon Basch war es aufgefallen, daß seine operierten Tiere weniger intelligent erschienen und eine eigentümliche Stumpfheit und Gleichgültigkeit zeigten. Sie verlernen, ihnen früher bekannte Personen zu unterscheiden, springen nicht nach dem Futter, obwohl die Freßgier enorm erhöht ist; letzteres beziehen Klose und Vogt auf ein mangelndes Sättigungsgefühl.

Weiters werden die Tiere gegen sich selbst rücksichtslos, sie weichen keiner Gefahr aus, rennen gegen Hindernisse, die Fluchtreflexe vermindern sich. Die Hunde beschränken sich auf die reinen Nachahmungsfunktionen, obwohl sie alles wesentlich ungeschickter tun als die Kontrolltiere, sie werden gleichgültig, sehen senil aus, wozu nach Klose und Vogt auch Neigung zu Selbstverstümmelung kommt. Diese hier geschilderten Erscheinungen berechtigen Klose und Vogt zur Annahme, daß sich im Anschluß an die Thymusentfernung eine ausgesprochene Idiotie entwickle. Bei der histologischen Untersuchung des Nervensystems bei thymopriven Tieren konnten Klose und Vogt Schwellung, Vergrößerung der Ganglienzellen nachweisen, verwaschenes Protoplasma und beginnende Pyknose der Zellkerne. Hierzu gesellt sich Vermehrung der Glia, die Gefäße zeigen erweiterte perivasculäre Räume. Überall im Gewebe und besonders in der Gefäßscheide waren Abbau- und Gerinnungsprodukte zu sehen.

Im Rückenmark sahen Klose und Vogt Markzerfall, in der grauen Substanz Lichtung und Aufhellung, im peripheren Nervensystem sahen sie geringe neuritische Veränderung. Auffallend war die außerordentlich geringe Menge von Liquor cerebrospinalis. Es wurde schon erwähnt, daß andere Autoren, wie Fischl, Hart und Nordmann an den Tieren nichts Auffälliges bemerkten. Thomas bezieht die Baschschen Befunde auf die partielle Epithelkörperchenentfernung, Domestikation, Käfighaltung, vielleicht sogar avitaminöse Einflüsse und stellt den spezifischen Einfluß des Thymus in Abrede. Von Bedeutung hält Thomas die nervösen Verbindungen, welche zwischen dem Organ und dem Herzen bestehen, insofern, daß, wie er sagt, manche Beeinflussungen, die auf chemisch-hormonalem Wege sich nicht erklären lassen, vom Gesichtspunkte nervöser hormonaler Beziehung zu erklären seien, ein Standpunkt, den auch Schmincke vertritt.

Einzelne Autoren sahen, daß die Ermüdung des Muskels durch intravenöse Injektionen von Thymusextrakt aufgehalten werde. Aber auch andere Organextrakte haben ähnliche Wirkung. Thurner[2] hält die Wirkung auf den normalen unermüdeten Muskel des Thymusextraktes für unbedeutend und unsicher. Aus diesen sich widersprechenden Angaben der verschiedenen Autoren kann daher ein typischer Einfluß der Thymusentfernung nicht behauptet werden.

Veränderungen in einzelnen Organen nach Thymusausschaltung. Stoffwechsel thymusloser Tiere.

Blut. Ältere Autoren beschrieben nach Thymusexstirpation Veränderungen des Blutbildes, welche aber bloß Folge des entzündlichen Reizes sein dürften.

---

[1] Biedl: Innere Sekretion, 4. Aufl. 1922. [2] Thurner: Pflügers Arch. **202**. 444 (1924).

Auch die Abnahme der roten Blutkörperchen, die CARBONE[1] feststellte, ist nicht sichergestellt. PATON und GOODALL[2] sahen Leukopenie bei thymektomierten Meerschweinchen, während KLOSE und VOGT normalen Befund erheben konnten und erst im Stadium der Kachexie ein langsames Herabgehen der Erythrocyten sahen. Diese Angaben stammen insgesamt aus der älteren Literatur. Es wäre notwendig, daß mit den Erfahrungen der modernen Hämatologie doch noch genauer das Verhalten des Blutes nach Thymusexstirpation studiert werde. An den Lymphdrüsen konnten keine sicheren Befunde erhoben werden.

Milz. Bloß KLOSE und VOGT konnten eine Gewichtszunahme der Milz nach Thymusausschaltung feststellen, während andere Autoren sich gegen eine Beeinflussung der Milz durch die Thymusausschaltung aussprachen. KLOSE und VOGT sahen im Stadium adipositatis die Milz außerordentlich follikelreich; reichlich Riesenzellen, und zwar in der Pulpa, wurden festgestellt.

An *Herz* und *Gefäßen* lassen sich keine typischen Veränderungen nachweisen, ebensowenig an der *Leber*. Bloß LUCIEN und PARISOT[3] fanden bei thymektomierten Tieren das Lebergewicht höher als bei den Kontrolltieren, ein Befund, den KLOSE und VOGT auch im *Pankreas* erheben konnten.

Schilddrüse. Bloß BÉCLARD berichtet über Schilddrüsenhypertrophie nach Thymusexstirpation, alle anderen Autoren, die sich mit dieser Frage beschäftigten, sahen niemals Veränderungen in der Thyreoidea.

Hypophyse. PERRIER[4] konstatierte keine Gewichtsveränderung der Hypophyse durch histologische Vermehrung der Anzahl der chromophilen Zellen, Befunde, welche SOLI nicht bestätigen·konnte.

Auch die Veränderungen an den *Nebennieren* schwanken. SOLI berichtet über acht Paare von Meerschweinchen: Vermehrung bei sechs Paaren und Verminderung des Gewichtes der Nebennieren bei zwei Paaren.

Über das Verhalten des chromaffinen Systems liegen keine Untersuchungen vor. TARGETTA vergleicht eine Reihe von nach Thymusausfall auftretenden Symptomen mit den Erscheinungen des Nebennierenausfalls.

Geschlechtsorgane. Zunächst berichtet PATON[5] über Gewichtsvermehrung der Hoden bei thymuslosen Meerschweinchen. Aus seinen Befunden geht hervor, daß die Thymusentfernung zu einer Zeit, wo das Organ seine Altersinvolution beginnt, von einer rapiden Gewichtszunahme der Organe gefolgt ist, während bei Meerschweinchen über 300 g das Gewicht der Testikel unabhängig vom Thymus zu sein scheint. Bei weiblichen thymuslosen Tieren konnte dieser Autor keine frühere Geschlechtsreife nachweisen, da die Weibchen erst in einem Alter geschlechtsreif werden, in welchem der Thymus sich bereits rückbildet. SOLI[6] beobachtete bei 17 des Thymus beraubten Hähnen 15mal einen bemerkenswerten Unterschied zwischen den Gewichten der Hoden der operierten und jenen der Kontrolltiere, die aus derselben Brut stammten. Die Hoden der operierten Tiere waren wesentlich gewichtsärmer als die von den Kontrolltieren. Bei jenen Fällen, wo die Hoden gewichtsärmer waren, fand er Verdickung der Albuginea und in den Tubulis seminiferis Chromatinarmut des Keimepithels und Fehlen jeglicher Zeichen von beginnender Spermatogenese. Spermatozoen fehlten durchaus, das Bindegewebe erschien verdickt. Dagegen war die interstitielle Hodendrüse bei den thymuslosen Tieren durchaus mächtiger entwickelt als bei den

---

[1] CARBONE: Giorn. di real Acad. Torino **60**, 561 (1897).
[2] PATON u. GOODALL: J. of Physiol. **31**, 49 (1904).
[3] LUCIEN u. PARISOT: Arch. internat. Méd. expér. **22**, 98 (1910).
[4] PERRIER: Rév. méd. de la Suisse Romande **30** (1910).
[5] PATON: J. of Physiol. **32**, 28 (1905).
[6] SOLI: Mem. d. acad. d. science in Modena **9**, 1 (1909).

Kontrolltieren. Die Hoden der beiden Ausnahmefälle zeigten normale Entwicklung der spermatogenetischen und des interstitiellen Anteiles. Aus diesen Versuchen, die er auch an Kaninchen und Meerschweinchen bestätigen konnte, geht hervor, daß nach der Thymusentfernung fast ausnahmslos der Hoden in einem Zustande stehen bleibt, der dem frühesten Jugendstadium entspricht. Die Gründe für die Differenz seiner Beobachtung gegenüber der von Paton sucht Soli zunächst in der zu kurzen Beobachtungszeit letzteren Autors. Die von Paton gesehene Gewichtszunahme hielt er nur für eine anfängliche, wie sie auch an anderen Drüsen nach Entfernung verschiedener Organe gesehen werden kann. Weiters meint Soli, daß Paton zur Zeit der Brunst operierte, während er selbst im Herbst seine Tiere thymektomierte. Ranzi und Tandler konnten die Angaben Patons nicht bestätigen, dagegen Klose und Vogt; sie kamen zu ähnlichen Resultaten wie Paton. Lucien und Parisot wiederum wiesen ebenso wie Soli ziemlich konstant eine Verminderung des Organgewichtes nach. Nach diesen Autoren handelt es sich, da histologisch die Testikel normal erscheinen, nur um eine Verzögerung der geschlechtlichen Entwicklung. Also auch hier lieferte die Thymusentfernung kein einheitliches Resultat.

Temperatur. Auch hier Widersprüche in den Literaturangaben. Hyperthermie wird von einzelnen Autoren behauptet, andere wieder sehen keine Veränderung.

Stoffwechsel bei thymuslosen Tieren. Schon Friedleben dachte an eine Alteration des Stoffwechsels als Ursache für die Veränderungen des Knochens. Erst Carbone fand später, daß der N-Gehalt des Harns und der Faeces beim Kaninchen in den ersten 4—5 Tagen nach der Operation eine leichte Vermehrung zeige, die beim operierten Tiere bis zum 20. Tage anhalte. In größerem Umfange studierte Sinnhuber[1] den Stoffwechsel thymusloser Tiere. Er bestimmte die tägliche Kalkausscheidung bei thymektomierten Tieren. Verwendet wurden 6 Wochen alte Hunde eines Wurfes. Dem ersten Hund wurde der Thymus entfernt, dem zweiten der herausgenommene Thymus ins Bauchfell eingenäht (später resorbiert gefunden), das dritte Tier wurde als Kontrolltier verwendet. In der Vorversuchsperiode wichen die Durchschnittszahlen der täglichen CaO-Ausscheidungen beim Hunde 1 und 2 nur innerhalb physiologischer Grenzen voneinander ab, der nichtoperierte Hund, der aber krank war, schied doppelt soviel CaO aus. Unmittelbar nach der Operation zeigte das thymektomierte Tier eine deutliche Verminderung der CaO-Ausscheidung. In der dritten Versuchsperiode, in welcher alle Tiere mit Thyreoidea gefüttert wurden, kam es wegen der Durchfälle zu starker CaO-Ausscheidung. In einer vierten Versuchsperiode erhielten die thymektomierten Tiere statt Fleisch täglich 200 g Kalbsthymus. Die CaO-Ausscheidung blieb aber konstant. Sinnhuber lehnt auf Grund seiner Befunde jeden Einfluß sowohl der Thymusausschaltung als der Thymusfütterung auf den CaO-Stoffwechsel, sowie auf die Entstehung der Rachitis ab. Zu ganz entgegengesetzten Resultaten gelangt Basch, welcher auf dem Boden seiner Versuchsreihe zu dem Resultate kommt, daß einige Zeit, etwa 4—5 Wochen, nach der Exstirpation vom thymuslosen Tier mehr CaO ausgeschieden wird als vom Kontrolltier. Bracci[2] bestätigte die Baschsche Beobachtung, daß der Einfluß der Thymusausschaltung nicht sofort, sondern erst einige Tage nach der Operation einsetze.

Soli fand, daß thymektomierte Hennen Eier mit kalkarmen Schalen legen, welche Angaben Katsura[3] zwar nicht bestätigen konnte, sondern nur den Aschegehalt der thymusexstirpierten Tiere etwas niedriger fand. Piddle[4]

---

[1] Sinnhuber: Z. klin. Med. **54**, 38 (1904). [2] Bracci: Riv. d. clin. ped. **3**, 572 (1905).
[3] Katsura: Ref. Erg. Physiol. **30**, 769 (1925). [4] Piddle: Zitiert nach Thomas.

fand bei Tauben mitunter ein Zusammentreffen von Abweichung der Eier vor. Diese waren klein und leicht, das Eiweiß spärlich und die Schale schwach. Durch Thymusfütterung wurden normale Eier erzeugt. Nach diesem Autor soll der Thymus ein Hormon — Thymovidin — hervorbringen, welches die Eileiterfunktion erhalte. KLOSE und VOGT fanden bei thymuslosen Tieren die Menge der Kalksalze auf die Hälfte verringert, ohne daß das Verhältnis Phosphor und kohlensaurer Kalk verändert worden wäre. In der betreffenden Monographie von KLOSE und VOGT beschäftigte sich LIESEGANG mit dem allgemeinen Chemismus der Erscheinungen nach Thymektomie. Zunächst konnte er den Aschegehalt in den Knochen normaler Hunde doppelt so groß finden als bei thymuslosen. Die chemische Analyse der Asche aber zeigte, daß diese die gleiche Zusammensetzung hat wie die der normalen. Die Unterschiede bewegten sich also innerhalb der in die Norm fallenden Grenzen. LIESEGANG suchte sich nun die Frage zu beantworten, womit die Armut an ungelösten Kalksalzen bei den thymektomierten Tieren in Verbindung zu bringen sei. Auf Grund seiner Überlegungen nimmt er an, daß der Thymus der wichtigste Ort der Nucleinsynthese im Körper sei. Die Armut an ungelösten Kalksalzen bei thymektomierten Hunden bringt er in Beziehung zu einer gesteigerten Säurewirkung. Wenn dies der Fall ist, so müßte zumindestens die eine Seite der Thymusfunktion darin bestehen, die Bildung von Säuren im Organismus zu verhindern oder einen Überschuß an Säuren zu neutralisieren oder zu maskieren. Beim Suchen nach der Säure, welche nach Thymusausfall zu verstärkter Wirksamkeit gelangen könnte, muß besonders der Gehalt des Thymus an Phosphorsäureverbindungen, den Nucleinen, auffallen.

Nach Thymektomie werden Bausteine der Nucleine, also vielleicht die Nucleinsäure oder selbst die anorganische Phosphorsäure im Knochen und an anderen Gegenden des Organismus frei, die Symptome der Säurevergiftung hervorrufen. Ferner ist die Bildung von Phosphorsäure aus dem Zerfall von organischen Phosphorverbindungen während der Wachstumszeit besonders groß. Diese kann zu einer Säureintoxikation führen, die der Thymus durch Nucleine fortschafft. Das Organ besäße demnach eine entgiftende Funktion, wie sie schon ABELOUS und BILLARD[1] angenommen haben. Schon in meiner Pathologie des Thymus habe ich hervorgehoben, daß in den LIESEGANGschen Untersuchungen bei der Angabe über die Blutalkalescenz solche über die Verteilung der Säure im Magen und Urin fehlen, wodurch die Ergebnisse noch als problematisch bezeichnet werden müssen. Übrigens hat LIESEGANG selbst seinen Gedankengang unter größter Zurückhaltung bekanntgegeben. Mikroskopische Veränderungen nach Thymusausschaltung konnten am Knochen nicht gefunden werden. THOMAS konnte bei Chondrodystrophia fetalis und bei Osteogenesis imperfecta wohl Thymusveränderungen finden, welche aber entweder Mißbildungen darstellen oder als sekundär aufzufassen sind. FRONTALI[2] gibt für die angeborene Knochenbrüchigkeit Degeneration des Thymus an. Ähnlich äußert sich RUGGIERI[3] über den Einfluß des Thymus auf die Osteopsathyrosis.

Beeinflussung des Thymus durch Ausschaltung anderer Organe.

Milz. Einzelne Autoren fanden nach Milzausschaltung den Thymus stark vergrößert. Außerdem zeigte sich ein sukzessives Sinken des Hämoglobingehaltes und der Zahl der rotén Blutkörperchen. In diesem Zusammenhange möge daran

---

[1] ABELOUS u. BILLARD: Arch. d. phys. norm. et path. **47**, 810 (1896).
[2] FRONTALI: Riv. Clin. pediatr. **18**, 257 (1920).
[3] RUGGIERI: Pediatr. prat. **98**, 953 (1920); zitiert nach THOMAS.

erinnert werden, daß MARFAN[1] bei schweren Läsionen der Milz den Thymus vergrößert fand.

Einfluß der Entfernung der Schilddrüse auf den Thymus. Die ersten, die über Veränderungen des Thymus nach Thyreoidektomie berichteten, sind CADÉAC und GUINARD[2]. Diese Autoren glauben nach Schilddrüsenausfall eine kompensatorische Thymusvergrößerung annehmen zu dürfen. GLEY[3] fand bei Kaninchen nach Exstirpation der Schilddrüse außerordentliche Vergrößerung des Thymus. Bei jenen Tieren aber, die bald nach dem Eingriff starben, schien das Organ eher atrophisch. Weder HOFMEISTER[4] noch andere Autoren sahen vikariierende Hypertrophie des Thymus nach Schilddrüsenentfernung.

Nebennieren. Auch hier Widersprüche der einzelnen Autoren. Während manche nach Nebennierenentfernung Hypertrophie des Thymus beschreiben, sehen andere keinerlei Einwirkung.

Geschlechtsorgane. Die erste Mitteilung über Versuche, durch Entfernung der Geschlechtsdrüsen auf den Thymus einzuwirken, stammen von CALZOLARI[5]. Nach Kastration von Kaninchen und Untersuchung des operierten Materiales 1—6 Monate später zeigte sich mit Ausnahme eines einzigen Falles eine bedeutende Gewichtszunahme des Thymus. Die Thymus der kastrierten Tiere waren nicht involviert. HENDERSON[6] beobachtete das gleiche bei kastrierten Rindern. Diese Angaben konnten von einer Anzahl von Autoren, darunter auch HAMMAR[7] bestätigt werden. Auch TANDLER und GROSZ[8] konnten feststellen, daß bei frühkastrierten Tieren (Rehbock, Ziege, Hund) der Thymus persistiert. SOLI[9] bestätigte die Angaben von CALZOLARI und HENDERSON, ist aber nicht der Ansicht, daß es sich um eine Verzögerung der normalen Involution nach Kastration handle, sondern um echte Thymushypertrophie. Hierbei zeigt sich bemerkenswerterweise, daß an menschlichen Kastraten und Eunuchoiden nach TANDLER und GROSZ der Thymus länger erhalten bleibt als beim Unverschnittenen. Sehr genaue Untersuchungen stammen von GELLIN[10], der an Kaninchen arbeitete. Er hält die Steigerung des Parenchymwertes für eine direkte Einwirkung der Kastration.

Kombinierte Exstirpation. KLOSE und VOGT[11] entfernten die Schilddrüse und den Thymus, aber die Tiere gingen sehr bald ein. Auch die Entfernung des Pankreas bei vier thymuslosen Tieren führte zu raschem Tod.

Eine Reihe von Autoren weist darauf hin, daß thymuslose Tiere gegen Infektionen eine verminderte Widerstandsfähigkeit besitzen, welcher Annahme sich eine Anzahl anderer Autoren anschloß. Ob aber nicht der schwere Eingriff als solcher die Widerstandsfähigkeit der Tiere herabsetze, ist nicht sicher (COMBA[12]).

Wie wir gesehen haben, sind die Ergebnisse der Folgen des Thymusausfalles sich sehr widersprechende und haben zu keiner Klärung der Frage, welche typische Folgen der Thymusausfall nach sich zieht, geführt, wenn auch sicher ist, daß die Thymusausrottung — große Jugend der Versuchstiere vorausgesetzt — gewiß

---

[1] MARFAN: Assoc. Franç. de Pediatr. **1910**, 45.
[2] CADÉAC u. GUINARD: C. r. Soc. Biol. Paris **47**, 508 (1894).
[3] GLEY: C. r. Soc. Biol. Paris **47**, 528 (1894).
[4] HOFMEISTER: Beitr. klin. Chir. **11**, 441 (1894).
[5] CALZOLARI: Arch. ital. de Biol. (Pisa) **30**, 71 (1898).
[6] HENDERSON: J. of Physiol. **31**, 222 (1904).
[7] HAMMAR: Wien. med. Wschr. **59**, 2746 (1909).
[8] TANDLER u. GROSZ: Arch. Entw.mechan. **1909**, 35.
[9] SOLI: Mem. d. Acad. in Modena **1909**, 1.
[10] GELLIN: Exper. Path. u. Ther. **8**, 71 (1910).
[11] KLOSE u. VOGT: Beitr. klin. Chir. **69**, 1 (1910).   [12] COMBA: Pediatria **11**, 236 (1903).

keinen belanglosen Eingriff bedeutet. Aber immerhin zeigen sich doch bei gleicher Versuchsanordnung so wesentliche Divergenzen, daß ein einheitliches, als Folge des Thymusausfalles aufzufassendes Krankheitsbild kaum aufzustellen ist.

Experimentelle Hyperthymisation.

Noch weniger sichere Resultate lieferten die Versuche, wie sich der Organismus gegen Hyperthymisation verhält. Dies betrifft in erster Linie die Folge der Injektion von Thymussäften, die zwar von ganz bestimmten Erscheinungen begleitet sind, aber vorderhand wenigstens nicht als organspezifisch gedeutet werden können.

ŠVEHLA[1] war der erste, der das Bild der Hyperthymisation aufzustellen versuchte. Das Extrakt, mit dem er arbeitete, wurde einerseits aus den Thymen von Kindern, erwachsenen Menschen, aber auch von Tieren in der Weise verwendet, daß kleine Stücke bei 50° getrocknet und pulverisiert wurden. Eine Aufschwemmung des Pulvers in destilliertem Wasser wurde injiziert. Andererseits wurde frische Drüse zerrieben, in destilliertes Wasser gebracht und das 24 Stunden später filtrierte Extrakt injiziert. Bei venöser Injektion derartig zubereiteter Extrakte sah ŠVEHLA Depression des Blutdrucks und Acceleration des Herzpulses. Für die Blutdrucksenkung macht er eine Vasomotorenlähmung verantwortlich, für die Pulsbeschleunigung nahm er direkten Einfluß auf den Herzmuskel oder auf die intrakardialen Zentren an. Bei der Injektion wässeriger Extrakte, von Thymen menschlicher Embryonen stammend, zeigte sich, daß der Thymus der Feten weder Pulsbeschleunigung noch Druckverminderung mit sich bringe; erst im Thymus ausgewachsener Früchte ist er nachweisbar. Seine Wirksamkeit nimmt mit dem Alter des Individuums zu. Die Befunde ŠVEHLAS, aus denen hervorgeht, daß Thymusextrakt als pulsbeschleunigend und blutdruckerniedrigend den Extrakten des chromaffinen Gewebes entgegenwirke, wurden von einer Anzahl von Autoren bestätigt. VINCENT[2] stellte aber fest, daß verschiedenen Organen die gleiche Wirkung wie dem Thymusextrakt zukomme. Andere Autoren, wie MOORHEAD[3], fanden keinerlei Wirkung. POPPER[4] ist der Meinung, daß die Blutdrucksenkung bloß Folge der Gerinnung sei. Wenn die Gerinnung fehlt, ist auch keine Blutdrucksenkung vorhanden. In fast allen Fällen konnte die Verwendung von Blutegelextrakt die Blutdrucksenkung aufhalten. Er fand auch tatsächlich bei mit und ohne Blutegelextrakt nach der Thymusexstirpation eingegangenen Tieren Gerinnungen im Herzen und in den Lungen. Um nun die Gerinnung aber ganz auszuschalten, entzog POPPER große Mengen von Blut und ersetzte es durch Ringerlösung. In drei Fällen gelang es, die Gerinnung zu verhüten. Es trat nicht nur keine Drucksenkung auf nach Thymusinjektion, sondern die Tiere überlebten sogar die 5—6fache Menge der sonst letalen Dosis. POPIELSKI[5] fand in den Extrakten vieler Organe, insbesondere des Verdauungstraktes, des Gehirns und des Pankreas, ebenso wie im Thymus eine blutdruckherabsetzende Substanz. Es ist also offenbar im Thymus eine blutdruckherabsetzende Substanz enthalten; aber diese Substanz ist nicht organspezifisch, da sie auch anderwärts nachweisbar ist. Offenbar spielt wie bei anderen Organen die Herstellung des Extraktes eine große Rolle (THOMAS). Ob die im Extrakt vorhandenen Stoffe im lebenden Thymus vorkommen, ist unbekannt.

---

[1] ŠVEHLA: Wien. med. Blätter **19**, 723 (1896).
[2] VINCENT: Arch. of Physiol. **16**, 30 (1904).   [3] MOORHEAD: The practitioner **75**, 733 (1905).
[4] POPPER: Akad. d. Wissensch. **114**, 539 (1905).
[5] POPIELSKI: Zbl. Physiol. **23**, 127 (1909).

Während also die Injektion von Thymusextrakt immerhin einige Wirkungen zu zeigen scheint (auch galaktogoge — OTT und SCOTT[1]), beeinflußt die Verfütterung von Thymussubstanz im allgemeinen nicht, obwohl auch einzelne Autoren gewisse Veränderungen nach Verfütterung von Thymus beobachtet zu haben glauben. So hat MINKOWSKI[2] nach Verfütterung mit Kalbsthymus oder Thymusnuclein eine bisher unbekannte, stickstoffhaltige Säure im Harn dargestellt, deren Menge im Hundeharn bisweilen 20mal so groß ist als die der Harnsäure. KLOSE und VOGT fütterten thymuslose Tiere mit Thymussubstanz, bzw. injizierten einen Preßsaft des Organs. Sie kommen auf Grund ihrer Versuche zum Schluß, daß die Verabreichung von Thymuspräparaten an thymektomierten Hunden die von ihnen beschriebenen Thymusausfallserscheinungen bis zur höchsten Toxizität steigert.

Der dritte Weg, die Tiere zu hyperthymisieren, ist der der Organimplantation. SOMMER und FLÖRCKEN[3] implantierten Hundethymen. Die implantierte Drüse verschwand nach 6 Monaten spurlos. Ähnliche Resultate hatten auch andere Untersucher. Allgemein wird betont, daß überpflanzte Thymen dem Untergange verfallen. Im allgemeinen scheint die Hyperthymisation schlechter vertragen zu werden als ein zu wenig an Thymus, wobei allerdings nicht übersehen werden darf, daß sich auch hier die verschiedenen Angaben sehr widersprechen. Man kann im allgemeinen, die Folgen der Injektion von Thymussubstanz betreffend, NORDMANN[4] beistimmen, der die Erscheinungen nach Hyperthymisation weniger als spezifische Intoxikationserscheinungen, denn als Resorptionsresultate auffaßte. Dies gilt nicht nur von den Hyperthymisationserscheinungen an intakten, sondern auch an thymuslosen Tieren, welch letztere, wie schon KLOSE und VOGT beschreiben, besonders leicht nach Thymuszufuhr zugrunde gehen. Von Bedeutung erscheint mir die Feststellung POPPERS über die gerinnungsfördernde Aktion des Thymusextraktes. Falls derartige Untersuchungen tatsächlich das Bestehen ausgiebiger Gerinnungen aufdecken würden, so ließen sich die von den einzelnen Autoren beschriebenen Anfälle von Herzschwäche und plötzlichem Tod bei Hyperthymisation zwanglos erklären.

Die Beziehungen des Thymus zur Hämatopoese und zum Stoffwechsel.

Die Vorstellung, daß der Thymus in Beziehung zur Hämatopoese stehe, ist älteren Datums. SCHAFFER[5] konnte Befunde erheben, welche ihm für eine hämopoetische Funktion des Thymus zu sprechen schienen. Er fand nämlich in den Thymen von Kaninchen und Katzen kernhaltige rote Blutkörperchen, ferner nicht nur ausgesprochene hämoglobinführende Erythrocyten, sondern auch Normoblasten in mitotischer Vermehrung — eine Annahme, die HART[6] aber völlig ablehnte. Sicher kommen unter allen möglichen Bedingungen kernhaltige rote Blutkörperchen im Thymus vor, wie auch der Thymus bei Infektionen nach ROGER und VON GHIKA[7] dieselben Elemente wie proliferierendes Knochenmark enthält. Andere Autoren stellten sich auf denselben Standpunkt

---

[1] OTT u. SCOTT: Proc. Soc. exper. Biol. a. Med. **8** (1910).

[2] MINKOWSKI: 16. Kongr. für inn. Med. **1898**, 271.

[3] SOMMER u. FLÖRCKEN: Sitzgsber. physik.-med. Ges. Würzburg **1908**, 45.

[4] NORDMANN: Arch. klin. Chir. **92**, 946 (1910).

[5] SCHAFFER: Zbl. med. Wissensch. **29**, 149 (1891).

[6] HART: Zbl. Grenzgeb. Med. u. Chir. **12**, 321, 369, 401, 449 (1909).

[7] ROGER u. v. GHIKA: J. Physiol. et Path. gén. **12**, 712 (1900).

wie GHIKA; nach Löw[1] müssen wir die Annahme, daß dem Thymus im extrauterinen Leben eine wesentliche Bedeutung für die Blutbildung zukomme, ablehnen. Das gleiche gilt von der Hämolyse.

Nach Schilddrüsenfütterung, bzw. Injektion von Schilddrüsenextrakt sah UTTERSTRÖM[2] mit der allgemeinen Abmagerung eine rasche akzidentelle Involution des Thymus infolge der Inanition eintreten. Nach Schilddrüsenexstirpation und sofortiger Thymusfütterung gehen die Tiere genau so rasch tetanisch zugrunde wie die nichtgefütterten (WORMSER[3] und GEBELE[4]).

Es wurde versucht, ein cytotoxisches Serum gegen den Thymus zu gewinnen, um seine Wirkungen auf den Organismus zu studieren. MOORHEAD[5] injizierte 2—3mal wöchentlich eine Emulsion von Thymus in das Peritoneum eines anderen Tieres. Das Blutserum dieser Tiere wurde einem Tier jener Gattung injiziert, von der der ursprünglich injizierte Thymus stammte. Es war aber vollständig wirkungslos. Auch die anderen Autoren konnten kein derartig wirksames Serum gewinnen.

Für eine wichtige Stellung im Stoffwechsel könnte die hochgradige Involution des Thymus sprechen. Im Hungerzustand findet eine rapide Verkleinerung des Organs statt und THOMAS[6] sagt mit Recht, daß „man nur wenige Versuche findet, die altbekannte Tatsache zu erklären, daß das Gewicht des Thymus der empfindlichste Indikator des Ernährungszustandes" sei. Auf die histologischen Veränderungen während des Hungers wurde schon in einem früheren Kapitel hingewiesen. Zu welcher Art von Nährstoffen der Thymus eine besondere Beziehung hat, ist unbekannt. Während KUCZYNSKI[7] bei vorwiegender Eiweißfütterung die Lymphdrüsen der Mäuse unter Follikelbildung anschwellen sah, baut sie einseitige Fettkost resorptiv ab. Die Beziehungen des Thymus und der Lymphdrüsen nicht nur zum Fettgewebe, sondern auch möglicherweise zur Mobilisierung des Fettes, seiner Spaltung, bedürfen einer genauen Untersuchung, zumal — ich folge hier den Ausführungen von THOMAS — als der Status thymico-lymphaticus mit gewissen Anomalien des Fettstoffwechsels in engen Zusammenhang gebracht wird, ebenso auch mit dem Wasserstoffwechsel. THOMAS bemerkt hier weiters, daß nach CZERNY die lymphatische Hyperplasie beim Säugling und Kleinkind in erster Linie durch fettreiche Ernährung bei gleichzeitig abwegiger Konstitution bedingt ist. THOMAS weist darauf hin, daß die Gewichtsverluste des Thymus im Hunger denen anderer Organe, auch dem der Lymphdrüsen weit vorauseile und „daß kein Gewebe sich mit dem Thymus in dieser Beziehung vergleichen kann, höchstens das Fett von Organen, aber keines, wenn man nicht das Fettgewebe als Organ bezeichnen will." JOUSSON[8] sah den Parenchymwert des Thymus bei experimenteller Unterernährung sogar auf ein Fünftel heruntergehen. Schließlich sei noch erwähnt, daß der geringe Gehalt des Thymus an Vitamin B mit dem hohen Nucleingehalt zusammenhängen soll. Die Beziehung des Thymus zu den Avitaminosen ist durchaus ungeklärt. Wir können deshalb mit THOMAS annehmen, daß eine aktive Rolle des Thymus im Stoffwechsel bisher nicht gefolgert werden kann. Auffällig ist die rasche und starke, alle anderen Organe übertreffende Abnahme im Hungerzustand, für welche aber bis jetzt die Erklärung fehlt.

---

[1] Löw: Wien. klin. Wschr. **1911**, 418.
[2] UTTERSTRÖM: Arch. de med. exper. et de anatom. path. **22**, 550 (1910).
[3] WORMSER: Arch. ges. Physiol. **67**, 505 (1897).
[4] GEBELE: Beitr. klin. Chir. **70**, 20 (1910).
[5] MOORHEAD: Practitioner **75**, 733 (1905).
[6] THOMAS: Handb. d. inn. Sekret. Von MAX HIRSCH. **1927**, 423.
[7] KUCZYNSKI: Zbl. Path. **38**, 177 (1922/23).
[8] JOUSSON: Arch. mikrosk. Anat. u. Entw.mechan. **73**, 390 (1909).

Der Thymus als lymphoexzitatorisches Organ.

Die Frage, ob der Thymus als lymphatisches Organ zu betrachten ist, wurde bereits im anatomischen Teil erörtert. Seit Hammar wissen wir, daß der Thymus ein epitheliales, von Lymphocyten durchsetztes Organ ist, das sich von den Lymphdrüsen durch das Fehlen von Randsinus mit Lymphocyten, ferner durch das epitheliale Reticulum und durch das spärlich entwickelte fibröse Reticulum unterscheidet. Ferner fehlen dem Thymus Keimzentren. Die Lymphocyten selbst dagegen weisen keinerlei morphologische und chemische Unterschiede gegenüber den echten Lymphocyten auf. Der Thymus kann sowohl bei normalem Verhalten des lymphatischen Systems hyperplastisch sein und umgekehrt findet man z. B. bei Addison mit Status thymicus fehlende oder geringe Lymphdrüsenschwellung (Wiesel).

Thomas hebt hervor, daß auch im Kindesalter Thymushyperplasie bei Lymphdrüsenschwellung vorkomme. Er meint weiter, daß auch in Fällen, wo der Thymus nicht vergrößert ist, doch die für die lymphoexzitatorische Tätigkeit verantwortlich zu machenden, bisher unbekannten Bestandteile des Organs vermehrt seien. Ein speziell lymphoexzitatorisches Hormon des Thymus anzunehmen, liegt kein Grund vor, denn ein gemeinsamer Reiz von außen trifft nach Thomas das lymphatische System einschließlich der Thymuslymphocyten. Thomas meint, daß als Zeichen einer lymphoexzitatorischen Tätigkeit des Thymus die lymphocytären Infiltrate zu betrachten seien, welche bei Status thymicolymphaticus gefunden werden. Ceelen[1] erörterte unter den Möglichkeiten für ihr Zustandekommen, daß es sich um eine Wucherung präformierter, normalerweise nicht sichtbarer Lymphknötchen handelt, die unter dem Einflusse der den Status thymicolymphaticus bedingten Noxe erfolge (zitiert nach Thomas).

Zweitens wäre eine lokale Ansammlung von Lymphocyten ähnlich wie bei der Asthenia gravis im Thymus und lymphatischen Apparat von mehr produzierten Lymphocyten möglich, oder aber es handelt sich um örtliche Wucherungen als Ausdruck eines lokalen Entzündungsprozesses. Vischer[2] fand ein Zusammentreffen der lymphocytären Infiltrate nur in wenigen Fällen mit Status thymicolymphaticus, daher kann aus diesem Befunde eine lymphoexzitatorische Wirkung des Thymus nicht angenommen werden. Hart faßt die Beziehungen des Thymus zum lymphatischen Apparat so auf, daß bei veränderter oder erhöhter Tätigkeit des Thymus es zu einer Wucherung der lymphatischen Elemente im ganzen Organismus komme, die demnach als eine sekundäre nur insofern konstitutionell bedingt anzusehen sei, als man jene primäre Störung im endokrinen System als eine Konstitutionsanomalie ansehen darf. Mit Thomas kann man zusammenfassend sagen, daß eine lymphoexzitatorische Erkrankung des Thymus als ziemlich sicher angenommen werden darf, wenigstens unter bestimmten Bedingungen (Störungen im endokrinen System). Damit ist aber nach Thomas nicht gesagt, daß der Thymus das einzige lymphoexzitatorische Organ sei.

Die Thymushyperplasie. Mors thymica und Status thymicus (Status thymicolymphaticus).

Es muß hier das Kapitel der Thymushyperplasie beim Kinde und beim Erwachsenen als Teilerscheinung des sog. Status thymicolymphaticus, welcher

---

[1] Ceelen: Berl. klin. Wschr. 192 (1920).
[2] Vischer: Beiträge zur Myokarditis im Kindesalter. Berlin 1924.

eng verknüpft ist mit der Frage nach den Ursachen des sog. Thymustodes, des genaueren besprochen werden, weil sie in das Gebiet der pathologischen Thymusphysiologie gehört.

Was zunächst die Ursachen des sog. Thymustodes anlangt, so mag vorweggenommen werden, daß trotz der außerordentlich zahlreichen Untersuchungen und Arbeiten über die Bedeutung des Thymus für plötzliche Todesfälle, sowie den eigentümlichen, bei Kindern vorkommenden Stridor thymicus wir uns hier noch auf sehr schwankendem Boden in bezug auf die Wertung und Auslegung der erhobenen Feststellungen befinden. Wir bewegen uns hier auf Gebieten der Pathologie, die noch zu den dunkelsten gehören, die es überhaupt gibt und wo noch das meiste hypothetisch ist. Obwohl es mehr als 12 Jahre sind, seit ich diesen Satz schreiben konnte, hat er auch heute noch in den wesentlichsten Punkten seine Gültigkeit. Schon das anatomische Substrat, auf das hin in einer Unzahl von Fällen die Diagnose eines Thymustodes gestellt wurde, nämlich die Thymushyperplasie, kann nur in einer verschwindenden Minderzahl der Fälle als tatsächlich beweisend für die Richtigkeit der Diagnose des Thymustodes angesehen werden.

Bei der Feststellung des Begriffes der Thymushyperplasie ist strengste Kritik geboten (SCHMINCKE). Es können nur diejenigen Thymusdrüsen als hyperplastisch gelten, deren Gewichts- und Größenverhältnisse die Normalzahlen beträchtlich in einem auch über die Variationsbreite hinausgehenden Maß überschreiten (SCHMINCKE). Man kann HAMMAR[1] nur beistimmen, wenn er sagt, daß die allermeisten veröffentlichten Fälle von Thymushyperplasie anatomisch nur recht ungenügend untersucht sind. Das Charakteristische für die Diagnose Thymustod ist bei Mangel anderer klärender krankhafter Prozesse die Vergrößerung des Thymus. Wie bedeutende Fehler durch mangelhafte Kenntnis des normalen Thymusgewichtes, sowie durch Übersehen des Einflusses der Erkrankung und der akzidentellen Involution in der Einschätzung des Thymus als hyperplastisches Organ begangen werden können, ist ohne weiteres klar (WIESEL). Den strengen Anforderungen HAMMARS genügt überhaupt kein einziger Fall.

Ferner muß bei der Betrachtung der Thymushyperplasie daran gedacht werden, daß das Organ im Körperhaushalt entsprechend seiner Beanspruchung seine Werte rasch verändert (SCHMINCKE), und daß sein jeweiliger Zustand die Resultante Thymus-depressorischer und -exzitatorischer Einflüsse wechselnder Art und wechselnder gegenseitiger Stärke darstellt (HAMMAR). SCHMINCKE sagt in sehr präziser Weise, daß „erst die Betrachtung der Thymusverhältnisse auf dem Hintergrund des Gesamtverhaltens des innersekretorischen Apparates und des ganzen Körpers uns zu einer richtigen kausal-genetischen Auffassung der Thymushyperplasie verhilft".

Die Unkenntnis des normalen Thymusgewichtes betrifft aber nicht allein den kindlichen Thymus, bzw. das kindliche Alter, in welchem die sog. Thymustodesfälle besonders häufig sind, sondern auch die Fälle von „Persistenz" des Thymus bei Erwachsenen, auf welchen Befund hin die Diagnose des plötzlichen Thymustodes gestellt worden war. Wie wenig derartige Fälle der Kritik genügen, geht aus der bereits früher zitierten Zusammenstellung HAMMARS hervor. Nicht nur, daß Fälle von Thymustumoren sich unter der Diagnose Thymuspersistenz in der Literatur finden, zeigt sogar eine nicht unbeträchtliche Anzahl derartiger Beobachtungen normale oder sogar subnormale Größen- und Gewichtsverhältnisse. Die fehlerhaften Angaben beziehen sich nicht nur auf Fälle von reiner

---

[1] HAMMAR: Arch. f. Anat. **1906**, 91.

Thymuspersistenz, sondern auch auf jene, wo außerdem Erkrankungen anderer Organe, beispielsweise der Schilddrüse oder leukämische Veränderungen, vorhanden waren.

Weiters möge noch einmal darauf hingewiesen werden, daß durch den endgültigen Nachweis eines Bestehens des Thymus durch das ganze Leben dem Begriff Thymuspersistenz der Boden völlig entzogen wurde. Man kann bloß, wie HAMMAR betont, von einer abnormalen Persistenz der Thymussubstanz, nicht von der des Thymuskörpers reden. Abgesehen davon ist es nicht sicher, ob in so manchen derartigen Fällen es sich um ein Stehenbleiben der Drüsensubstanz auf einer für eine frühere Lebensepoche normalen Größe handelt. Wir müssen an die Möglichkeit einer unter bestimmten Verhältnissen auftretenden Reviviscenz des Organs denken. Da aber die Unterscheidung, ob im speziellen Falle Persistenz oder Reviviscenz vorliegt, heute ganz unmöglich ist, so schlug ich seinerzeit vor, in weiteren Fällen die Bezeichnung des supranormalen Parenchymwertes (HAMMAR), statt des Ausdruckes Persistenz oder Reviviscenz zu gebrauchen. Selbstverständlich müssen wir für die früheren Arbeiten auf den alten Ausdruck der Thymuspersistenz zurückgreifen.

Was nun die Thymushyperplasie bei Kindern anlangt, bzw. den Thymustod derselben, so existiert darüber eine außerordentlich große Literatur aus älterer und jüngerer Zeit. Eine zusammenfassende Darstellung findet sich in meinem Referate unter Angabe der älteren Literatur sowie neuestens in der tiefschürfenden Arbeit THOMAS' über innere Sekretion in der ersten Lebenszeit sowie in der Klinik und Pathologie des Status thymicolymphaticus des gleichen Autors, welche einen besonderen Abschnitt der Klinik der Kompressionserscheinungen durch den vergrößerten Thymus behandelt. Die ältere Literatur, die wir bei FRIEDLEBEN[1], HENNIG[2], NEUMANN[3], FRIEDJUNG[4] nachlesen können, verteidigt warm die mechanische Theorie des Thymusasthmas und des Thymustodes. Vor allem war man der Ansicht, daß der vergrößerte Thymus die Luftröhre, die großen Gefäße, das Herz, bzw. die Nerven komprimieren könne und er auf diese Weise schuld an dem schweren Krankheitsbild sowie dem plötzlichen Tod sei. FRIEDLEBEN lehnte die Existenz eines Asthma thymicum ab. Erst als nach und nach eine Scheidung zwischen Laryngospasmus und Asthma thymicum auf klinischem Wege durchgeführt worden war, kam die mechanische Theorie wieder langsam zu Ehren.

HAMMAR[5] kommt auf Grund eines Materiales von 44 eigenen Fällen bezüglich der Mors thymica zunächst zu einigen negativen Schlußfolgerungen. Er fand bei Todesfällen dieser Art den Thymus in der Regel *nicht* vergrößert und führt die aus der Literatur vorliegenden Befunde einer angeblichen Thymushyperplasie auf die bisher übliche Unterschätzung der normalen Thymusgröße zurück. Ferner ließ sich auch bei den fraglichen Todesfällen ein infektiös toxischer Einfluß auf den Thymus nicht nachweisen, da sich weder die Anzeichen einer akzidentellen Involution, noch einer Verminderung der HASALLschen Körperchen vorfanden. HAMMAR glaubt daher, daß die in manchen Fällen nachgewiesene Lymphocytenvermehrung im Mark und die Verminderung der HASALLschen Körperchen „eine für den tödlichen Verlauf mehr unwesentliche Nebenerscheinung" darstellen.

---

[1] FRIEDLEBEN: Physiologie der Thymusdrüse. Frankfurt 1858.
[2] HENNIG: Lehrb. d. Krankh. d. Kindes **1859**.
[3] NEUMANN: Bl. gerichtl. Med. **59**, 303 (1908).
[4] FRIEDJUNG: Handb. d. Kinderheilk. Von PFAUNDLER u. SCHLOSSMANN. **1910**.
[5] HAMMAR: Zitiert auf S. 366.

Die Thymushyperplasie kommt sowohl bei Neugeborenen als bei älteren Kindern vor. SCHMINCKE[1] hält eine intrauterine Erwerbung der Organvergrößerung für wahrscheinlicher als die von SCHRIDDE[2] behauptete angeborene thymische Konstitution. Für erstere Auffassung sprechen experimentelle Erfahrungen. Weiter betrafen die in der Literatur erwähnten Fälle hyperplastischer Thymen bei Neugeborenen (UNGER[3], BENECKE[4], SCHRIDDE, SCHIRMER) nur große, fettreiche Kinder, was wir mit SCHMINCKE auf die Abhängigkeit der Thymushyperplasie von bereits intrauterin in Wirksamkeit getretenen Einflüssen besonders von seiten der Ernährung zurückführen. Daß die objektive Feststellung der Gewichtszahlen, sowie eine Überschreitung der für Neugeborene normalen sich nicht auch feststellen lasse, ist nach dem Vorhergehenden völlig klar. Sicher aber ist, daß ein schon intrauterin abnorm großer Thymus auf die Organe der Nachbarschaft drückt und dieselben schädigt. Vor allem ist es die Luftröhre, welche in Mitleidenschaft gezogen wird, deren Lumen in ventrodorsaler Richtung plattgedrückt und spaltförmig verengert erscheint. Mikroskopisch zeichnet sich der hyperplastische Thymus von Neugeborenen durch gleichmäßige Beteiligung von Mark und Rinde an der Hyperplasie aus. Es ist das von HAMMAR selbst, der den Thymus eines 9 Tage alten Knaben nach seiner Methode untersuchte, festgestellt worden. Die in fast allen Fällen vorhandene starke Blutfülle des Thymus bei den plötzlichen Todesfällen findet durch die Blutstauung infolge der veränderten intrathoracischen Druckverhältnisse die entsprechende Erklärung (SCHMINCKE).

Bei einer Anzahl von Neugeborenen mit Thymushyperplasie fanden sich Schwellungen des lymphatischen Apparates, des Zungengrundes, der Rachenmandeln; prominente Tonsillen, Vergrößerung der Bronchial-, Paratracheal- und Mesenterialdrüsen sind beobachtet worden, desgleichen große Milz und deutliche Ausbildung der einzelnen unreifen Lymphknötchen des Darmes. Auch fand man bei Fällen von angeborener Herzhypertrophie einen kongenital großen Thymus. Diese Fälle führen aber durchaus nicht immer bald nach der normalen Geburt zum Tode, sondern häufig erst im Laufe des ersten Lebensjahres und man kann nicht wissen, wie groß der Thymus bei der Geburt gewesen ist (THOMAS — s. o.). Bei starker Ausbildung des gesamten lymphatischen Apparates sowie bei Thymushyperplasie pflegte man von angeborenem Status lymphaticus zu sprechen (Literatur bei SCHIRMER[5], HART[6], SCHRIDDE[7]), aber weder nach den Untersuchungen SCHIRMERS, noch nach dem Material SCHRIDDEs bestehen wesentliche Unterschiede zwischen den lymphatischen und den normalen Vergleichsfällen. SCHMINCKE sagt, daß unsere Kenntnisse über die Entwicklung des lymphatischen Gewebes beim Neugeborenen im allgemeinen und seine Abhängigkeit von individuellen Verhältnissen im besonderen noch zu wenig genau sind, um auf eine derartige verhältnismäßig geringe Anzahl von Fällen und ihre zum Teil doch recht kursorische Untersuchung hin, das Vorkommen eines Status lymphaticus als angeborene Konstitutionsanomalie zu behaupten. Er fährt fort, daß es nach unseren derzeitigen Kenntnissen über die Abhängigkeit der Entwicklungsverhältnisse des lymphatischen Gewebes von Reizen mannigfacher Art näher liegt, die dem Alter vorausgeeilte Entwicklung, teils auf den Einfluß des abnorm großen Thymus, teils auf mütterliche Einflüsse, die dia-

---

[1] SCHMINCKE: Berl. klin.Wschr. **1920**, 197.   [2] SCHRIDDE: Münch. med.Wschr. **1924**, 1533.
[3] UNGER: Wien. med. Wschr. **1912**, 18.   [4] BENECKE: Münch. med. Wschr. **1907**, 1754.
[5] SCHIRMER: Beitr. path. Anat. **65** (1919).
[6] HART: Konstitution u. Disposition. Erg. Path. **20** (1922).
[7] SCHRIDDE: Thymus. Lehrbuch der pathologischen Anatomie. Von ASCHOFF, 5. Aufl. G. Fischer (1921).

placentar wachstumsanregend auf das Lymphdrüsengewebe eingewirkt haben, zurückzuführen.

Was die Thymushyperplasie bei Kindern in späteren Lebensjahren betrifft, so besteht auch hier meistens ein Mangel an gültigen Kriterien für die Hyperplasie. Hammar konnte feststellen, daß es sich auch in späteren Lebensaltern um allgemeine, zum Teil auch um Rindenhyperplasie handelt. Über die Pathogenese des hyperplastischen Thymus — Status thymicus — als Ausdruck einer besonderen Konstitutionsanomalie wird später noch gesprochen werden.

Der hyperplastische Thymus kann bei den engen Raumverhältnissen im kindlichen Thorax einen Druck auf die Nachbarorgane, besonders die Luftröhre, ausüben. Daraus ergibt sich die Lehre von der Tracheostenosis thymica und dem Asthma thymicum, das, wie schon erwähnt, von Friedleben vollständig abgelehnt wurde. Erst später, besonders seit dem Referate von Friedjung, wurde das, wenn auch seltene Vorkommen von plötzlichem Tod durch Thymuskompression zugegeben. Es sind besondere Typen des Thymus, welche zur Kompression prädisponieren (ausführliche Literatur bei Thomas). Nach diesem Autor kommen für die Kompressionswirkung besonders jene Thymusformen in Frage, deren dickster Teil durch die Jugularbegrenzung des Sternum halbiert wird, bzw. bei der Exspiration in diese Stelle hineingepreßt wird. Einzelne Autoren legten besonderes Gewicht auf die Kugelform, ferner auf das Vorhandensein von sog. Jugularzapfen, welch letztere Ursache Thomas aber ablehnt, da am Halse die Organe weitgehend ausweichen können. Der kritische Raum ist der sternovertebrale Durchmesser, die Differenz zwischen der Wirbelsäule und der vorderen knöchernen Spange des Brustbeins (Grawitz[1]). Von besonderer Wichtigkeit hält weiter Thomas die Frage, ob die an der Leiche, bzw. an gehärteten Präparaten beobachtete Dicke mit den Verhältnissen am Lebenden übereinstimmt, was bei dem knochenbegrenzten sternovertebralen Durchmesser zweifellos der Fall ist. Als weitere kritische Stelle bezeichnet Thomas nach den Ergebnissen der Literatur jene Stelle, welche die Arteria anonyma und die Trachea kreuzt. Auch in meinem Referate finden sich zahlreiche Literaturangaben über diesen Punkt. Während Gruber[2] den präthymischen Verlauf des Truncus anonymus betont, nimmt Feer[3] einen Circulus vitiosus an, nach welchem die sehr dünnwandige Vena anonyma sinistra direkt hinter dem Thymus liege und das meiste Blut desselben aufnehme. Wird nun die Vene vom Thymus gedrückt, so hindere dieser die Blutabfuhr mit ihren Konsequenzen für die Schwellung des Organs. Noch höher als der Druck auf die Luftröhre muß der durch den stark breit entwickelten Thymus verursachte Raummangel in der Brusthöhle und die dadurch bedingte mechanische Beeinträchtigung der Lunge eingeschätzt werden. Auch Schmincke hält die starke Druckwirkung des hyperplastischen Thymus auf die Luftröhre und damit die Ableitung etwaiger verderblicher Folgen bei Kindern bei der doch im allgemeinen recht beträchtlichen, in der Elastizität des Organs begründeten Druckfestigkeit für recht zweifelhaft. Ob eine abnorme Schwellfähigkeit des Organs (Literatur bei Wiesel, Thomas, Hart), bzw. eine alimentäre Blutüberfüllung Ursache eines Thymustodes sein kann, ist noch zweifelhaft. Auch die Konsistenz des Organs spielt wohl kaum eine große Rolle. Manchmal liegt die Ursache in einem angeborenen Kropf und großem Thymus (Kaufmann[4]). Ob der Druck ein kontinuierlicher sei oder zu wechselnden oder ganz plötzlichen Wirkungen führen müsse, ist nicht geklärt. Wie Thomas nahm ich schon früher

---

[1] Grawitz: Dtsch. med. Wschr. 1888, 429; 1890, 506.
[2] Gruber: Angew. Anat. 6, 320 (1920).
[3] Feer: Korresp.bl. Schweiz. Ärzte 1904, 2.
[4] Kaufmann: Spezielle pathologische Anatomie 1 (1922).

an, daß zum Zustandekommen einer plötzlichen Wirkung eine momentane Hyperämie ohne Vorboten und das Zurückbeugen des Kopfes hinzukommen müsse; sicher spielt dabei mehr die Lage als die Größe des Thymus eine Rolle, wie auch verhältnismäßig kleine Mediastinaltumoren eine bedeutende Druckwirkung entfalten können.

Was den Ort anbelangt, wo sich der Druck des Thymus auf die Nachbarorgane besonders leicht geltend machen kann, so sind es vor allem zwei Stellen, und zwar erstens die Gegend der oberen Brustapertur und zweitens jene Stelle, wo die Arteria anonyma die Trachea kreuzt (FLÜGGE[1], HEDINGER[2]). Es muß für beide Fälle aber ein besonderes Mißverhältnis der Thymusgröße zum verfügbaren Raum vorhanden sein, wenn die Drüse ein wesentliches Hindernis abgeben soll. Alles in allem muß in Übereinstimmung mit FRIEDJUNG[3], HEDINGER, HART, REHN[4], KLOSE und VOGT[5] die Möglichkeit zugegeben werden, daß ein mechanischer Thymustod durch Kompression der Trachea und vielleicht auch der Gefäße und Nerven möglich sei. Damit kann die Sektion ein völlig negatives Ergebnis liefern, da Druckmarken in akut verlaufenden Fällen fehlen und man sie auch bei chronischen Fällen vermißt, weil die Luftröhre bei der Exspiration wieder frei wird. Allerdings ist wohl nur eine ganz kleine Anzahl der in der Literatur niedergelegten Fälle als sichere Beobachtungen eines mechanischen Thymustodes zu werten, da die meisten Autoren ihr Augenmerk bloß auf den vergrößerten Thymus richteten und weniger sinnfällige Befunde, wie chronische Bronchitiden oder Darmkatarrh, welche „ein frühes Leben so leicht und fast ohne ersichtlichen Grund auslöschen können" (HART[6]), nicht berücksichtigen.

Bei älteren Kindern muß mit der Möglichkeit der Mors thymica vorsichtig umgegangen werden, da hier, wie bereits hervorgehoben, die Größenverhältnisse wesentlich günstiger liegen und ältere Kinder wohl immer so viel Energie haben dürften, ihren Kopf richtig zu lagern und die Atmung immer so zu regeln, daß keine Beschwerden entstehen (HART). Dieser Autor betont auch mit Recht, daß im späteren Alter auch in erster Linie die Größe des Thymus zur Beurteilung der Mors thymica herangezogen werden müsse. In solchen Fällen würde das Auffinden von Druckmarken an der Trachea von besonderem Werte sein.

Einzelne Autoren leugnen sie, andere behaupten ihr Vorkommen, obwohl nach RICHTER[7], HEDINGER[2] und HART die Trachea auch ohne Druck des Thymus abgeplattet erscheinen könne. Besonders v. SURY[8] wies nach, daß bei Neugeborenen die Luftröhre eng und ihr Lumen queroval sei, was an sich schon eine pathologische Abplattung vortäuschen könne. In der überwiegenden Mehrzahl der Fälle wird als unmittelbare Ursache des Todes infolge Thymusdruck Erstickung angegeben. Allerdings haben die typischen Erstickungsanzeichen wesentlich an Bedeutung eingebüßt. Besonders SURY hat das Auftreten von Ekchymosen an den serösen Häuten, Hyperämie des Gehirns, flüssiges Blut im Herzen, blutreiche Lungen usw. als charakteristische Erstickungszeichen für ungenügend erachtet und hat betont, daß zur Diagnose des Erstickungstodes unbedingt der Nachweis des erstickenden Agens erforderlich sei. Schon RICHTER hat auf dem Karlsbader Kongreß darauf hingewiesen, daß die häufigste

[1] FLÜGGE: Vjschr. gerichtl. Med. **17**, (1899)
[2] HEDINGER: Jb. Kinderheilk. **63**, 308 (1906).
[3] FRIEDJUNG: Zbl. Grenzgeb. Med. u. Chir. **3**, 344 (1900).
[4] REHN: Arch. klin. Chir. **80**, 468 (1906).   [5] KLOSE u. VOGT: Arch. klin. Chir. **69**.
[6] HART: Grenzgeb. Med. u. Chir. **12**, 321 (1909).
[7] RICHTER: 74. Vers. Dtsch. Naturforsch. u. Ärzte **1902**, 290.
[8] SURY, v.: Vjschr. gerichtl. Med. **1908**, 88.

Ursache bei derartig plötzlich verstorbenen Kindern eine Capillarbronchitis sei und in seinem großen Material fand er nur vier Fälle mit negativem anatomischen Befund. Dieser Auffassung schlossen sich eine Anzahl namhafter Kinderärzte an. Er fand bei einer großen Anzahl von Sektionen keinen einzigen Fall, den er als „Thymustod" hätte bezeichnen können.

Noch mißlicher steht es mit jenen Angaben, daß Druck auf die Gefäße und Nerven für den Thymustod verantwortlich zu machen sei (Literatur s. bei WIESEL und HART).

Da sich also in der Mehrzahl der Fälle die mechanische Theorie des Thymustodes als insuffizient erwies, suchte man nach anderen Ursachen für die Erklärung dieser Todesfälle und tatsächlich fand man in der Literatur Angaben, daß ein ähnlicher Symptomenkomplex auch ohne mechanischen Thymusdruck zustande kommen könne. Alle möglichen Erkrankungen wurden dafür verantwortlich gemacht.

Es ist nicht zu leugnen, daß alle bisher gegebenen Erklärungsversuche für den plötzlichen Tod und die Erstickungsanfälle bei Kindern mit vergrößertem Thymus nicht auf sehr festem Boden fußen, daß man in der Mehrzahl der Arbeiten die Unsicherheit empfindet, mit der die verschiedenen Autoren an die Deutung ihrer Befunde herangetreten sind. Für die überwiegende Mehrzahl der Beobachtungen reicht die mechanische Theorie im weitesten Umfange nicht aus. In einer Anzahl von Fällen von Thymushyperplasie der Neugeborenen — und nur bei Vorhandensein einer solchen kann überhaupt der Thymus als ursächliches Moment für den plötzlichen Tod verantwortlich gemacht werden — wurden auch Schwellungen des lymphatischen Apparates im Verdauungstrakt, Milzhyperplasie festgestellt. Diese so erhobenen Befunde wurden als angeborener Status lymphaticus bezeichnet. Als für die Hyperplasie gültiges Kriterium müssen wir mit SCHMINCKE auch hier ein Überschreiten der für das betreffende Lebensalter gültigen Normalgewichtszahlen um etwa das Doppelte verlangen. So wie der histologische Nachweis zeigt, muß es sich um eine allgemeine, zum Teil auch um Rindenhyperplasie handeln (HAMMAR).

Es soll nun zur Erklärung dieser Fälle und auch plötzlicher Todesfälle beim Erwachsenen der von A. PALTAUF[1] auf dem Boden anatomischer Untersuchungen aufgestellte Begriff des Status thymicolymphaticus erklärt werden. Es muß aber vorweggenommen werden, daß alle einschlägigen Fragen durchaus nicht durch Heranziehung dieser Konstitutionsanomalie in befriedigender Weise zu erklären sind. Schon in meinem Referate habe ich darauf hingewiesen, daß die Lehre vom Status thymicolymphaticus durchaus noch nicht als völlig erforscht zu betrachten sei. Es gibt Gegner dieser Lehre, die recht schwerwiegende Gründe gegen ihre Berechtigung überhaupt ins Feld führen. Besonders THOMAS[2] hat in seinen außerordentlich gründlichen Arbeiten der letzten Jahre die Lehre vom Status thymicolymphaticus sehr erschüttert; das gilt sowohl für seine Existenz beim Neugeborenen und Kind als auch beim Erwachsenen. Das hieße aber das Kind mit dem Bade ausschütten (STERNBERG, LUBARSCH[3], KRAUS, SCHMINCKE[4]), wollte man den Status thymicolymphaticus gänzlich ablehnen (J. BAUER — i. S.). Mit Recht betont letzterer Autor, daß für die Beurteilung, ob eine Hyperplasie der lymphatischen Apparate vorliege oder nicht, eine ganz andere Norm gelten müsse, als sie etwa BARTEL[5] angenommen hat, und daß jedenfalls die

[1] PALTAUF, A.: Wien. klin. Wschr. **1889**, 877.
[2] THOMAS: Klin. u. Pathol. d. Stat. thym. lymph. Jena 1927.
[3] LUBARSCH: Münch. med. Wschr. **1922**, 28.
[4] SCHMINCKE. Handb. d. spez. pathol. Anatomie. Von HENKE u. LUBARSCH. **8** (1926).
[5] BARTEL: Stat. thym. lymph. Leipzig 1912.

Hyperplasie zu den Seltenheiten gehört. BAUER fährt fort, daß diese Anomalie aber tatsächlich vorkomme, ist eigentlich angesichts der allenthalben vorhandenen quantitativen Variabilität morphologischer Merkmale a priori zu erwarten.

Es mag vorweggenommen werden, daß die PALTAUFsche Lehre vom Status thymicolymphaticus in erster Linie als ursächliches Moment für die plötzlichen Todesfälle erwachsener Personen herangezogen werde. Die Kriterien, auf deren Boden die Diagnose des Status thymicolymphaticus sowohl im Leben als an der Leiche gestellt werden kann, sind absolut unverwertbar bei Neugeborenen und kleinen Kindern. Besonders KOLISKO[1] warnt davor, die hier in Rede stehende Konstellation bei kleinen Kindern anzuwenden. So können die nun folgenden Ausführungen eigentlich nur mittelbar zur Erklärung der plötzlichen Todesfälle bei Neugeborenen und im kindlichen Alter verwertet werden und beziehen sich in erster Linie auf plötzliche Todesfälle des Alters nach Abschluß der Wachstumsperiode. PALTAUF steht auf einem völlig ablehnenden Standpunkt gegenüber dem mechanischen Thymustod der Kinder. Charakteristisch hält er bei kindlichen Leichen die große Blässe der Haut, meist gut entwickeltes Fettpolster, mehr oder minder bluthaltige Organe ohne besondere Texturveränderung, Vergrößerung der Milz, deutliche Follikelschwellung. Im Epiphysenknorpel findet man die Zeichen lebhafter rachitischer Proliferation.

Ähnliche Befunde konnte auch PALTAUF bei plötzlich verstorbenen erwachsenen Personen erheben, bei denen noch in einzelnen Fällen Enge der Aorta hinzukam. Es deckt sich wenigstens zum Teil diese Beschreibung, vor allem was die Enge des Gefäßsystems anlangt, mit der schon im Jahre 1872 von VIRCHOW[2] beschriebenen chlorotischen Konstitution. Diesen Zustand bezeichnet PALTAUF als lymphatische Konstitution. Er sucht in derartigen Fällen die Todesursache in der anomalen Körperkonstitution, bei welcher die Thymuspersistenz nur als eine Teilerscheinung der allgemeinen Störung, der Tod aber als Herztod aufzufassen sei, da ebenso wie die Herzen Herzkranker auch die der Lymphatiker leicht versagen. Von den Kinderärzten war es ESCHERICH[3], der die Lehre vom Status lymphaticus warm verteidigte. Aber in der Folge waren es in erster Linie die Kinderärzte, welche den Status thymicolymphaticus als Ursache für den plötzlichen Tod der Kinder ablehnten, während zur Erklärung der Fälle von Thymustod bei Erwachsenen die Diagnose Status thymicolymphaticus seit den Befunden PALTAUFS vielfach herangezogen wurde (Literatur und eigene Beobachtungen bei WIESEL, HART u. a.). Seit dem Referate WIESELS sind nur wenige Fälle von plötzlichem Tod hinzugekommen, bei denen Status thymicolymphaticus diagnostiziert wurde, da nach wie vor große Schwierigkeiten bestehen, mit Sicherheit die Diagnose eines Status thymicolymphaticus zu machen, obwohl ich schon seinerzeit betonte, daß die Diagnose der Konstitutionsanomalie bei Erwachsenen leicht zu stellen sei, namentlich besonders dann, wenn sich außer den charakteristischen Befunden am Thymus und lymphatischen Apparat noch mehr oder weniger andere Merkmale fehlerhafter Anlage feststellen lassen.

Als auslösendes Moment für den plötzlichen Tod bei Status thymicolymphaticus kamen in erster Linie die Todesfälle im Bade in Betracht (Literatur bei WIESEL), weiter Todesfälle nach psychischen Aufregungen jeder Art, Tod beim Beginn und während der Narkose usw. In meinem Referate habe ich die klinischen Symptome, die natürlich nicht immer alle bei einem und demselben Individuum vorhanden sein müssen, aber die Annahme eines Status thymicolymphaticus wahrscheinlich machen, genau aufgezählt. Diese verschiedenen Zeichen des

---

[1] KOLISKO, A.: Handb. d. ärztl. Sachverst. **3**. Braumüller 1913.
[2] VIRCHOW, R.: Über Chlorose u. Anomalien des Gefäßapparates. Berlin 1872.
[3] ESCHERICH: Berl. klin. Wschr. **1896**, 645.

Status thymicolymphaticus betreffen sowohl das Skelett, bei welchem man bald Hoch- und Riesenwuchs, seltener Zwergwuchs, lange Extremitäten, Schädelanomalien, weiblichen Körperbau bei männlichem Individuum und umgekehrt findet, ferner abnorme Behaarung und Fettverteilung, starke Ausbildung der mittleren Schneidezähne, Zahnanomalien, Vertiefung des Nabels bei geringem Abstand von der Symphyse, Grazilität der Schlüsselbeine, Überstreckbarkeit der Ellbogengelenke, Beckenanomalien, angewachsene Ohrläppchen, Verengerung des äußeren Gehörganges, exzentrisch gelegene Pupillen. Häufig bildet sich der Typus des dystrophischen Infantilismus und des Feminismus aus. Von inneren Störungen finden sich alle jene, die Bartel[1] als charakteristisch für seinen Status hypoplasticus beschrieben hat. Eine erweiterte Darstellung der hierbei vorkommenden Symtome findet sich bei Stoerk[2] und Pribram[3]. Diese verschieden von Wiesel, Neusser[4] und Pribram aufgestellten Zeichen wurden von einer ganzen Reihe von Autoren bestätigt, teilweise aber als nicht charakteristisch abgelehnt.

Anzuführen ist noch, daß Schridde[5] als sicheres Kriterium des Status thymicolymphaticus die Hyperplasie der Zungengrundbälge annimmt. (In enge Beziehung zum Status thymicolymphaticus ist auch die im frühesten Kindesalter beobachtete sog. idiopathische, bzw. primäre Herzhypertrophie gebracht worden, was aber Thomas[6] ablehnt.) Ferner soll beim Status thymicolymphaticus ein abnorm geringer Blutdruck bestehen, was Wiesel und Münzer[7] auf eine verminderte Funktion des chromaffinen Systems zurückführen. Abnorm niedriger Blutzuckergehalt wurde gefunden. J. Bauer und M. Bauer-Jokl[8] fanden nicht nur bei Kropfbildung, sondern auch bei Status hypoplasticus eine Herabsetzung der Gerinnungsfähigkeit des Blutes, die sich häufig mit Lymphocytose, bzw. Mononucleose des Blutes vergesellschaftet, welche Erscheinung offenbar charakteristisch ist für eine Störung im endokrinen System überhaupt. Auch weisen Bauer und Skutezky[9] darauf hin, daß bei Individuen mit wahrscheinlicher Thymushyperplasie ein auffallend hoher Gehalt des Blutes an Lipoiden bestehe. Endlich fand Pick[10] bei Individuen mit Status thymicolymphaticus häufig eine gesteigerte vasomotorische Erregbarkeit, Steigerung der Sehnenreflexe, Tremor und Hyperhydrosis.

Von Wichtigkeit für die *Diagnose des Status thymicolymphat'cus* erscheint die histologische Untersuchung des Thymus. Wie bereits auf die Details des hyperplastischen Thymus hingewiesen wurde, hat zuerst Hedinger[11] bei seinem allerdings nur Kinder betreffenden Material auf die Markhyperplasie hingewiesen. Über das Verhalten der Hasallschen Körperchen finden sich recht widersprechende Angaben. Es beobachtete Schridde eine absolute Verminderung der Hasallschen Körperchen mit degenerativen Veränderungen, während Warthin[12] die Hasallschen Körperchen normal und nur manchmal hyalin entartet fand. Wiesel fiel das Fehlen jeglicher Degenerationserscheinungen auf. Nach den Untersuchungen von Hart ist das Verhalten der Hasallschen Körperchen beim Status thymicolymphaticus absolut kein gesetzmäßiges. In dem Bestreben, die Größenverhältnisse von Rinde und Mark sowie die Zahl der Hasallschen Körperchen von jeglicher subjektiver Schätzung möglichst unabhängig zu machen, hat Hammar[13] eine Methode ausgearbeitet, die darin besteht, daß

[1] Bartel, J.: Wien. klin. Wschr. **1908**, 783.
[2] Stoerk: Med. Klin. **1912**, 1227.   [3] Pribram: Z. klin. Med. **81** (1915).
[4] Neusser: Ausgew. Kapitel d. klin. Symptomatologie. H. 4. Braumüller 1911.
[5] Schridde: Münch. med. Wschr. **1912**, 1605.
[6] Thomas: Klinik u. Pathologie des Stat. thym.-lymph. G. Fischer 1927.
[7] Wiesel u. Münzer: Wien. klin. Wschr. **1910**, Nr 38.
[8] Bauer, J. u. M. Bauer-Jokl: Z. klin. Med. **79** (1913).
[9] Bauer u. Skutezky: Wien. klin. Wschr. **1913**, Nr 21.
[10] Pick: Militärmed. u. ärztl. Kriegswiss. **1914**, H. 4.
[11] Hedinger: Korresp.bl. Schweiz. Ärzte **1905**, 260.
[12] Warthin: Arch. of Pediatr. **26**, 597 (1909).   [13] Hammar: Angew. Anat. **1** (1914).

möglichst frisch gewonnene und von Fett und Bindegewebe freipräparierte Thymusdrüsen zunächst gewogen und dann durch parallel geführte Schnitte in mehrere Scheiben zerteilt werden. In den von diesen Scheiben angefertigten histologischen Präparaten werden genau die Umrisse der Mark- und Rindregionen abgezeichnet. Die HASALLschen Körperchen werden in verschiedene Größengruppen eingeteilt und nach bestimmten Formeln ihrer Zahl und Größe nach berechnet.

Ebenso wichtig wie die histologischen Untersuchungen des Thymus selbst sind auch die Befunde an den lymphatischen Apparaten. Bei Kindern finden sich bei der histologischen Untersuchung des follikulären Apparates beim Status thymicolymphaticus mitunter einzig und allein die Anzeichen einer chronischen Entzündung. BARTEL und STEIN[1], die das Verhalten der Lymphdrüsen bei einer großen Anzahl von Individuen aller Lebensalter untersuchten, stellen als Charakteristicum in der ersten Wachstumsperiode bei bestehendem Status thymicolymphaticus ein Ausbleiben der Lymphfollikel- und Markstrangentwicklung in den Vordergrund. In der zweiten Periode sehen sie eine Atrophie des spezifischen Parenchyms in den Lymphdrüsen bei mächtiger Entwicklung des Lymphgewebes außerhalb der Lymphdrüsen. Den bei chronischen Infektionen erworbenen Lymphatismus trennt BARTEL von dem konstitutionell bedingten Lymphatismus. Als letzterer wären nur jene Fälle von Lymphatismus anzusehen, bei denen die Lymphdrüsen Neigung zu fibrösen Veränderungen zeigen oder eine Fibrose schon deutlich ausgeprägt ist (Bindegewebsdiathese), während jene Fälle, bei denen die Lymphdrüsen einfache hyperplastische Wucherungen aufweisen und bei denen in anderen Organen keine Anzeichen von Hyperplasie des lymphatischen Gewebes zu finden sind, als erworbener Lymphatismus anzusehen sind.

Über das Vorkommen des Status thymicolymphaticus liegen Beobachtungen aus allen Kulturländern vor (Literatur s. HART[2]), doch scheint seine Häufigkeit, soweit diesbezügliche Rückschlüsse aus den Mitteilungen der verschiedenen Autoren erlaubt sind, in den verschiedenen Gegenden zu variieren. Für die Frage der Häufigkeit des Status thymicolymphaticus sind die im Kriege gemachten Beobachtungen über die Hyperplasie des lymphatischen Apparates bei im Felde verstorbenen Soldaten von großer Wichtigkeit, da es sich hier durchwegs um rasch aus voller Gesundheit heraus verstorbene Individuen handelt. Diesbezügliche Untersuchungen von GROLL[3] ergaben zunächst den überraschenden Befund, daß die Lymphfollikel in der Milz bei 45% der Feldsoldaten hyperplastisch waren (gegen 22,5% bei Männern und 35% bei Frauen nach BARTEL[4]). GROLL schließt jedoch daraus nicht, daß diese Männer alle Lymphatiker gewesen seien, sondern glaubt, daß längerdauernde Erkrankungen eine Atrophie des lymphatischen Apparates zur Folge habe und deshalb bei Individuen, die nach längerer Krankheitsdauer verstorben sind, immer eine Reduktion des lymphatischen Apparates festzustellen ist. Auch die bei Selbstmördern häufig angenommenen Befunde des Status thymicolymphaticus glaubt er aus dem Umstand, daß es sich hier um aus voller Gesundheit heraus verstorbene Individuen handelt, erklären zu können. Zu ähnlichen Schlüssen wie GROLL kommt LÖWENTHAL[5], der den Status thymicolymphaticus als Ausdruck des plötzlich erfolgten Todes und nicht als Konstitutionsanomalie ansehen will.

Entgegen HAMMAR, der bei Selbstmördern normale Parenchymwerte des Thymus und normalen Rinden-Mark-Index fand, weist BARTEL darauf hin, daß der häufige Befund von Bildungsanomalien doch dafür spricht, daß es sich hier nicht um „Normalmenschen" handelt. In Ergänzung zu den Beobachtungen über das Vorkommen des Status thymicolymphaticus bei Geisteskranken (Dementia praecox), Epilepsie (KLEBELSBERG[6]) hat WIDMER[7] von rein psychologischen Betrachtungen ausgehend, eine „Unfallsdisposition", die auf dem Versagen

[1] BARTEL u. STEIN: Arch. f. Anat. **1906**, 321.
[2] HART: Konstitut. u. Dispos. Erg. Path. **20** I (1922).
[3] GROLL: Münch. med. Wschr. **1919**, 833.
[4] BARTEL: Status thymicolymphaticus. Deuticke 1912.
[5] LÖWENTHAL: Jb. Kinderheilk. **93** (1920).
[6] KLEBELSBERG: Z. Neur. **25** (1914).　　[7] WIDMER: Ther. Gegenw. **1919**, 441.

einer angeborenen automatischen „Ascendenzsicherheit" beruht und die sich
experimentell nachweisen läßt, in Beziehung zum Status thymicolymphaticus
gebracht. Culp[1] macht die beim Status thymicolymphaticus beobachtete abnorme Größe des Gehirns, das bei plötzlicher Hyperämie in der Schädelkapsel
zu wenig Platz findet und als Ursache für das plötzliche Versagen der Geistes-
gegenwart anzusehen ist, bei tödlichen Verkehrsunfällen verantwortlich.

Nach Hammar betreffen die Fälle von Thymushyperplasie im Postfetal-
leben in erster Linie Patienten mit innersekretorischen Erkrankungen. Gleichwie
bei der Involution des Thymus die Rinde sich als der labilere Parenchymanteil
erweist, ist auch bei der Hyperplasie die Rinde in überwiegenderem Grade vergrößert anzutreffen.

Eine Vergrößerung des Thymus beim Morbus Basedow wurde zuerst von
Hedinger[2] gefunden. Es findet dieser Autor eine Thymushyperplasie nicht nur bei
ausgesprochenem Morbus Basedow, sondern auch bei einfachen Strumen, ohne die
Symptome von Basedowscher Krankheit. Moebius[3] sah häufig Thymuspersistenz bei Morbus Basedow und äußerte seine Ansicht darüber folgendermaßen: „Sollte die Größe des Thymus bei Basedowkranken mehr als ein zu-
fälliger Befund sein, so würde damit dargetan, daß angeborene Bedingungen
vorhanden sind, wenn auch die Basedowsche Krankheit erst relativ spät im
Leben zu beginnen scheint."

Das häufige Zusammentreffen von Morbus Basedow und Thymushyperplasie wird übereinstimmend von einer ganzen Reihe von Autoren angegeben
(Chvostek[4], Literatur s. Hart). Insbesondere sind es die schweren und spontan
oder postoperativ zum Tode führenden Basedowfälle, bei denen häufig ein abnorm großer Thymus angetroffen wird. Die histologische Untersuchung des
Thymus ergibt nach Wiesel eine charakteristische gleichmäßige Hyperplasie
von Mark und Rinde. Hammar[5], der am eingehendsten den Basedowthymus untersuchte, fand in 72% der Fälle einen übernormalen, in 28% einen subnormalen
Parenchymwert. Der Rinden-Mark-Index ist infolge der hochgradigen Rinden-
vermehrung ein sehr großer, die Zahl der Hasallschen Körperchen vermehrt.

Mit Rücksicht auf die beim Morbus Basedow auch sonst angetroffenen Anomalien ist das abnorme Verhalten des Thymus als eine Konstitutionsanomalie aufzufassen. Es entspricht dies der Auffassung von Chvostek,
der die Entstehung des Morbus Basedow auf den Boden einer hereditärdegenerativen
Anlage annimmt. Hammar glaubt hingegen, daß es die Basedowsche Krankheit
ist, die die Hyperplasie des Thymus bewirke. In der Regel betrifft die Hyperplasie sowohl Rinde wie Mark, meist erstere jedoch in höherem Grade als letzteres.

Die Frage der Thymusvergrößerung beim Morbus Basedow hat insofern
auch eine praktische Bedeutung, als manche Chirurgen dem großen Thymus
eine weitgehende toxische Beeinflussung des Krankheitsbildes zuschreiben und
bei der operativen Behandlung deshalb neben der Strumektomie auch eine
operative Verkleinerung des Thymus empfehlen (Haberer[6]). Hingegen warnen
andere vor der Thymusverkleinerung bei Basedowoperationen, da durch die
Schwere des Eingriffes das Gefahrenmoment bei der Operation erheblich vergrößert wird und weil mit der Besserung der Basedowerscheinungen auch die
Thymushyperplasie sich rückbildet (J. Bauer[7]).

---

[1] Culp: Mschr. Unfallheilk. 7 (1920).
[2] Hedinger: Korresp.bl. Schweiz. Ärzte 35, 260 (1905).
[3] Moebius: Handb. d. spez. Path. u. Ther. Von Nothnagel. 22 (1896).
[4] Chvostek: Morbus Basedow u. Hyperthyreosen. 1917.
[5] Hammar: Beitr. klin. Chir. 104 (1917).
[6] Haberer: Wien. klin. Wschr. 1927, 1501.   [7] Bauer, J.: Zitiert auf S. 366.

Weiter wurde auch bei Nebennierenerkrankungen (Morbus Addison) öfters eine Thymushyperplasie beobachtet. Während schon in der älteren Literatur sich Beobachtungen über teilweise oder allgemeine Hyperplasie des lymphatischen Apparates beim Morbus Addison finden, wurde in späteren Beobachtungen auch über Thymushyperplasie berichtet (NEUSSER u. WIESEL). WIESEL glaubt, daß die Thymushyperplasie bei der Adynamie des Morbus Addison eine gewisse Rolle spielt.

Trotz der gegenteiligen Auffassung mancher Autoren, die in dem Status thymicolymphaticus nur eine Gleichgewichtsstörung des endokrinen Systems sehen wollen, möchte WIESEL an der Auffassung des Status thymicolymphaticus als Ausdruck einer primären Konstitutionsanomalie festhalten, wenn auch sein Vorkommen ein viel selteneres ist, als es bisher häufig berichtet wird. Da vor allem entzündliche Schwellungen der follikulären Apparate Anlaß zu Vergrößerungen der Lymphdrüsen geben, so unterliegt es keinem Anstande, daß auch eine Vergrößerung des Thymus, dessen freie Parenchymzellen den Zellen der Lymphdrüsen sehr nahestehen, ebenso zu werten ist wie die Vergrößerung der Lymphdrüsen selbst. Inwieweit eine Vermehrung auch des epithelialen Thymusabschnittes beim Status thymicolymphaticus bei Kindern vorkommt, ist nicht genau bekannt. Die Feststellung, daß bei Kindern in der überwiegenden Mehrzahl der Fälle bloß der lymphocytäre Abschnitt beteiligt ist, würde möglicherweise gegen die Annahme einer in jedem Falle vorliegenden Konstitutionsanomalie sprechen. Bloßer Nachweis von Vergrößerungen des Lymphapparates darf absolut nicht für die Diagnose eines primären Status thymicolymphaticus verwertet werden, wenn sonst keinerlei Zeichen einer abnormen Konstitution gefunden werden. Dies gilt besonders dann, wenn das Individuum schon in vorgerücktem Alter steht. WIESEL glaubt, daß diese alten Lymphatiker gar nichts mit der in Rede stehenden Konstitutionsanomalie zu tun haben, sondern durchwegs Menschen darstellen, die viele Infektionen (auch die Tuberkulose dürfte hier eine Rolle spielen) oder Intoxikationen durchgemacht haben. Nur der Nachweis einer Thymusvergrößerung nach den HAMMARschen Postulaten sowie das Auffinden anderer konstitutioneller Normwidrigkeiten berechtigen uns zur Diagnose eines echten Status thymicolymphaticus.

Anmerkung bei der Korrektur. Auf Grund eines Untersuchungsmateriales von mehr als 1000 menschlichen Thymen kommt HAMMAR zu dem Schluß, daß die Lehre vom Status thymicus in der bisherigen Auffassung als einer abnormen Konstitutionsanomalie nicht zu Recht besteht. Es ließ sich an seinem großen Material die Annahme nicht bestätigen, daß der plötzliche Tod in Fällen, bei denen sich bei der Obduktion nur geringfügige, als Todesursache nicht in Betracht kommende Veränderungen an den Organen finden ließen, auf einer abnormen Überfunktion des Thymus beruhe. Der Hauptfehler in der bisherigen Beurteilung von Fällen mit angeblicher Thymushyperplasie lag darin, daß normal große Thymen bereits als krankhaft vergrößert angesehen wurden.

Mit der Ablehnung des Status thymicus als Konstitutionsanomalie soll aber keineswegs in Abrede gestellt werden, daß eine Thymushyperplasie nicht auch tatsächlich gelegentlich vorkomme. Sie findet sich vor allem bei innersekretorischen Störungen, beim Morbus Basedow, beim Morbus Addison, ferner auch bei Hypophysentumoren und nach Kastration. Es beweist dies, daß mehrere endokrine Organe einen exzitierenden Einfluß ausüben, wie Schilddrüse, Hypophyse (Parathyreoidea?), während anderen eine antagonistische Wirkung zukommt (Keimdrüsen, Nebennieren). Eine Störung der normalen Gleichgewichtslage infolge Verstärkung eines thymusexzitatorischen oder Wegfall eines thymusdepressorischen Faktors kann dann offenbar die Thymushyperplasie zur Folge haben (Hammar[1]).

Was den plötzlichen Tod bei Erkrankungen, die mit einer Thymushyperplasie einhergehen, betrifft, so sind einerseits bei den Basedowpatienten plötzliche Todesfälle nichts Seltenes. Bei anderen Fällen von sog. Thymustod glaubt Hammar an das Vorhandensein eines anderweitigen, thymusfremden, uns noch nicht bekannten Grundleidens. So bleibt nach Hammar von der Lehre vom Status thymicus lediglich die Erkenntnis, daß die Thymushyperplasie *sekundärer* Natur sei, und daß einige dieser Zustände, bei denen sich eine Thymushyperplasie vorfindet, zu plötzlichem Tod prädisponieren.

---

[1] Hammar: Zitiert auf S. 366.

Die Hypophyse
(Hirnanhang).

Von

A. BIEDL

Prag.

Mit 33 Abbildungen.

Zusammenfassende Darstellungen.

BIEDL, A.: Innere Sekretion, 3. Aufl. 1916; 4. Aufl. 1922 — Physiologie und Pathologie der Hypophyse. München u. Wiesbaden 1922. — BLAIR BELL: The Pituitary. London 1919. — CASELLI, A.: Studi anatomici e sperimentali sulla fisiopatologia della glandola pituitaria. Reggio 1900. — CUSHING, H.: The pituitary body and its disorders. Philadelphia u. London 1910. — DELLILE, A.: L'hypophyse et la médication hypophysaire. Paris 1909. — ECKER, A.: „Blutdrüsen" in R. Wagners Handwörterbuch d. Physiol. **4**, 128 (1853). — FALTA, W.: Die Erkrankungen der Blutdrüsen, 2. Aufl. Berlin-Wien 1928. — HENKE-LUBARSCH: Handb. der speziellen pathologischen Anatomie **8**, 810 (1926). — HIRSCH: Handb. der inneren Sekretion **2**, 277. — HOUSSAY, B. A.: La accion fisiologica de los extractos hipofisarios. Buenos Aires 1918. — LEWANDOWSKY, M.: Innere Sekretion und Nervensystem. Berlin 1913. — MAYER, E. G.: Röntgenpraxis **1**, H. 1 (1929). — MOUZON: Les syndromes hypophysaires. Paris méd. **27** (1922). — PEREMESCHKO: Virchows Arch. **38**, 329 (1867). — SHARPEY-SHAFER, E. The endocrine organs, 2. edition. London 1926. — SPIEGEL, E.: Med. Klin. **1929**, 1224, 1259. — STENVERS, H. W.: Röntgenkunde in Einzeldarstellungen **1**. Berlin 1928. — THAON, P.: L'hypophyse. Paris 1907. — TRENDELENBURG, P.: Die Hormone. Ihre Physiologie und Pharmakologie. I. Bd.: Hypophyse. Berlin 1929. — VINCENT, SWALE: Internal secretion and the ductless glands, 3. edition. London 1924. — ZONDEK, H.: Die Erkrankungen der endokrinen Drüsen. Berlin 1923.

Der Hirnanhang als ein in der Schädelhöhle gelegenes, mit dem Gehirn in geweblichem Zusammenhang stehendes, doch eigenartiges Gebilde war schon im Altertum bekannt und bereits GALEN vertrat eine bestimmte Meinung über seine funktionelle Bedeutung. Nach dieser durch das ganze Mittelalter hindurch herrschenden und noch von VESAL vertretenen Anschauung sollte hier der im Gehirn gebildete Schleim (Pituita) zur Ausscheidung gelangen. VESAL sprach auch von einer „Glans pituitam excipiens". Diese vermeintliche Schleimdrüse des Gehirns, Glandula pituitaria, erhielt dann von SOEMMERING den Namen „*Hypophysis cerebri*" (von $\dot{v}\pi o$ und $\varphi \acute{v}\varepsilon\iota\nu$). Der Abfluß des Gehirnschleims sollte größtenteils durch die Lücken des Siebbeins in die Nasenhöhle stattfinden. Die Irrlehre, daß die Katarrhe durch Abfließen des übermäßig produzierten Schleims entstehen, wurde erst von C. W. SCHNEIDER (1660—1664) durch den Nachweis widerlegt, daß das Siebbein nur in getrocknetem Zustand Löcher besitze. Als unterstützendes Moment führte er weiter an, daß die Hypophyse beim Menschen im Verhältnis zum Gesamtgewichte des Gehirns viel kleiner sei als bei Tieren[1].

---

[1] Nach SCHNEIDER ist das Gewichtsverhältnis zwischen Hirnanhang und Großhirn:

beim Menschen	. . . 1:2304	bei Nagern	1:140—360
„ Raubtiere	. . . 1: 723—960	„ Wiederkäuern . .	1: 75—121
„ Schwein	. . . . 1: 480	„ Vögeln	1: 52—99
„ Pferd	. . . . . 1: 352		

26

Richard Lower äußerte 1672 die Meinung, daß das Produkt der Glandula pituitaria nicht in den Nasenrachenraum, sondern durch das Wundernetz der Carotiden in die Blutbahn gelange.

Die späteren Anatomen Willis, de le Boe Sylvius, Boerhave, Vieussens, Monroe waren im allgemeinen der Anschauung, daß die Hypophyse den im Schädelrückgratskanal und in den Hirnventrikeln befindlichen Liquor cerebrospinalis absondere. Diese Meinung vertrat noch Magendie (1847), indem er den Hirnanhang als ein lymphdrüsenähnliches Organ betrachtete, das die Lymphe des Gehirns ansammle und in den Kreislauf befördere.

Vom Beginn des 19. Jahrhunderts an wurde dann das Verhalten der Hypophyse mit gewissen pathologischen Zuständen in Zusammenhang gebracht, so von den Brüdern Wenzel (1810) mit der Epilepsie und anderen Krampfzuständen, von Josef Engel (1839) mit pathologischen Verhältnissen in der Schilddrüse und den Geschlechtsorganen.

Vom morphologischen Standpunkte ist der Gehirnanhang von Ecker in „Wagners Handwörterbuch der Physiologie" als Blutdrüse und von Liegeois (1860) als Blutgefäßdrüse, die mit der Blutbildung in Zusammenhang stehe, bezeichnet und von Luschka zur selben Zeit mit der Steißdrüse in Parallele gestellt worden.

Die erste genaue Beschreibung des Baues der Hypophyse bei Säugern und beim Menschen verdanken wir Peremeschko (1867). Er erweiterte die bereits von Albrecht v. Haller gegebene Einteilung in einen Vorder- und Hinterlappen, indem er 1. einen vorderen grauroten Hauptteil, die Korkschichte, 2. die darauf folgende Hypophysenhöhle, 3. die halbkreisförmig den Hinterlappen umgebende weiße Markschichte und 4. den grauweißen, nervösen Hinterteil der Drüse unterschied.

Der Begründer der Lehre von der inneren Sekretion, Brown-Séquard, reihte die Hypophyse in die Gruppe der innersekretorischen Organe ein, vor allem auf Grund ihrer strukturellen Ähnlichkeit mit der Schilddrüse und der funktionellen Beziehungen, welche zwischen Schilddrüse und Hypophyse vom anatomischen Gesichtspunkte zu jener Zeit bereits bekannt waren.

Unsere Kenntnisse über die funktionelle Bedeutung der Hypophyse haben seit dieser Zeit eine ungeheuere Erweiterung erfahren; zunächst durch *klinische Beobachtungen*, durch die von Pierre Marie 1886 beschriebene Akromegalie und die von A. Fröhlich 1901 gegebene Schilderung der Dystrophia adiposogenitalis sowie durch die Ergebnisse der bei pathologischen Zuständen ausgeführten Hypophysenoperationen am Menschen. Der klinischen Forschung kam die inzwischen immer mehr vervollkommnete Methode der Untersuchung der Sella turcica im Röntgenbilde zu Hilfe, da diese eine Beurteilung der Größe der Hypophyse und ihrer Beziehungen zu den Nachbargebilden schon am lebenden Menschen gestattete.

Die Klinik gab dann die Anregung zur *experimentellen Untersuchung* der Folgezustände des Hypophysenausfalls bei Tieren. Die Ergebnisse der experimentellen Hypophysenexstirpation bedürfen aber ebenso wie die klinische Symptomatologie zu ihrer Verwertbarkeit als Wegweiser in den funktionellen Erkenntnissen der genauen morphologischen Untersuchung. Nur auf diesem Wege war es möglich, in dem anscheinend einheitlichen Organ Anteile von verschiedener funktioneller Dignität zu unterscheiden.

Auf experimentellem Wege ist dann durch die Untersuchung *der Wirkung von Extrakten* aus der Hypophyse ein neues Gebiet des Funktionsstudiums erschlossen worden. Auch hier war eine Trennung der verschiedenen Anteile der Hypophyse, die als Ausgangsmaterial für die Extraktbereitung benutzt wurden, notwendig, um zu einer Klarstellung der funktionellen Bedeutung der einzelnen Anteile und in weiterer Folge zu einer näheren Charakterisierung der chemischen Beschaffenheit der Wirkstoffe aus der Hypophyse zu gelangen.

Anatomie.

Die Hypophyse des Menschen ist ein in der knöchernen Schädelkapsel an der Hirnbasis gelegenes, mit dem Gehirn durch das Infundibulum zusammenhängendes Organ, das die *Sella turcica* mehr oder weniger ausfüllt. Der Türkensattel, das Lager der Hypophyse, ist von der Dura mater ausgekleidet, welche als

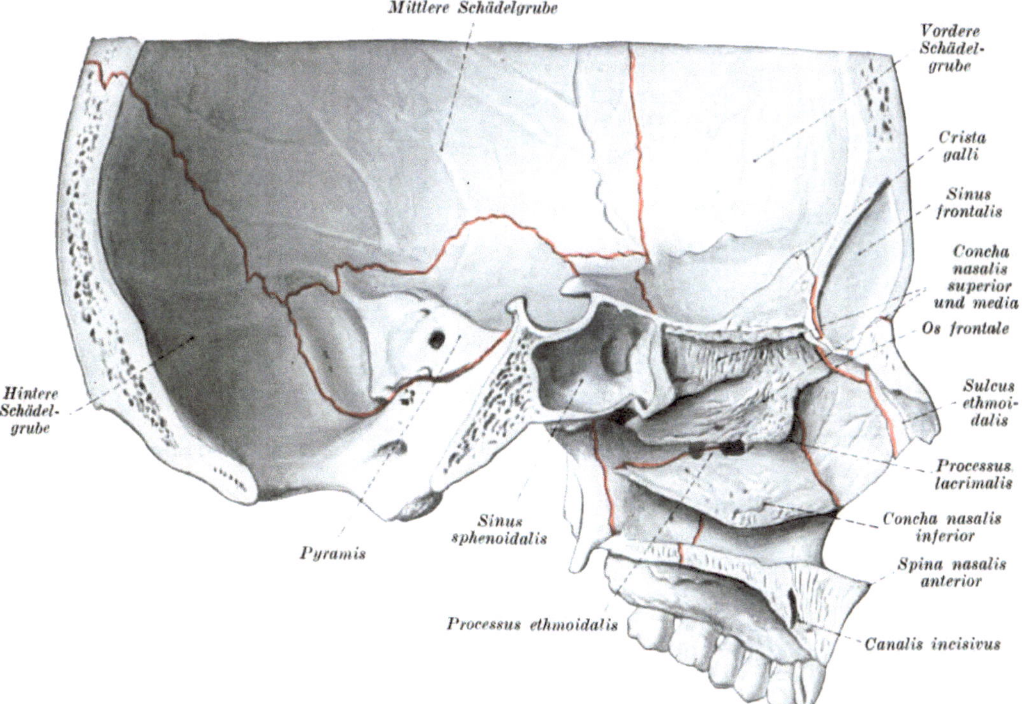

Abb. 94. (Aus TANDLER: Lehrbuch der system. Anatomie Bd. 1.)

fibröse Lamelle (*Diaphragma sellae turcicae*) auch die Oberfläche der Hypophyse bedeckt und nur in ihrer Mitte ein kreisrundes Loch zum Durchtritt des Infundibulums freiläßt. Seitlich grenzt die Hypophyse beiderseits an die Wand des Sinus cavernosus. Vordere und hintere kleine Venenästchen bilden um das Infundibulum den ringförmigen *Sinus circularis Ridleyi*. Die Venensinus trennen das Organ von der Arteria carotis interna. Die Hypophyse wird von oben in ihrem vorderen Anteile vom hinteren Winkel des *Chiasma nervorum opticorum* bedeckt, zugleich aber vom Chiasma durch das Diaphragma sellae getrennt.

Die topographischen Beziehungen der Fossa hypophyseos werden durch die Abbildungen ohne nähere Beschreibung verständlich[1] (Abb. 94 u. 95).

Am lebenden Menschen werden die Größe der Hypophyse und ihre Beziehungen zu den Nachbargebilden am Röntgenbilde der Sella turcica beurteilt. Zu diesem Zwecke wurden von

[1] TANDLER: Lehrbuch der systematischen Anatomie 1, Osteologie, S. 55 u. 103. Leipzig 1918.

verschiedenen Autoren die Sellaexkavation gemessen und ihre Tiefen- und Längsdurchmesser zahlenmäßig angegeben. Fitzgerald und Goldfarb, die am anatomischen Präparat die Messungen angestellt haben, erhielten in der Länge Werte von durchschnittlich 10,7 (10 bis 14,5 bzw. 8—14,5), in der Breite von durchschnittlich 13,8 (14—17 bzw. 10—17), in der Tiefe von durchschnittlich 8,8 mm (7 bzw. 6—11). Mit diesen anatomischen Messungen stimmen die von Busi-Balli erhobenen Messungen am seitlichen Röntgenbild annähernd überein. Der anterio-posteriore, also Längsdurchmesser, beträgt 8—15 mm. Die Messungen von Bierstedt, auf Veranlassung von Assmann durchgeführt, ergaben für den antero-posterioren Durchmesser 7—15, durchschnittlich 11,2 mm und für die Höhe, welche dem senkrechten Abstand der Eingangsebene vom Boden der Sella entspricht, 5,5—11, durchschnittlich 8,7 mm. Die genannten Autoren sowie auch Hrdlička, Zander, Peritz, Gordon-Bell u. a. ziehen aus zweidimensionalen Maßen Schlüsse auf die räumlichen Verhältnisse des Türkensattels. Diese Methoden, die aus der Bestimmung der Längs- und Tiefendurchmesser bestehen, sind schon deshalb ungenau und unzureichend, weil nur der Längendurchmesser genau gemessen werden kann. Zur Bestimmung des Tiefendurchmessers werden die Fixpunkte von den einzelnen Autoren verschieden gewählt, fallweise variiert. Sowohl diese

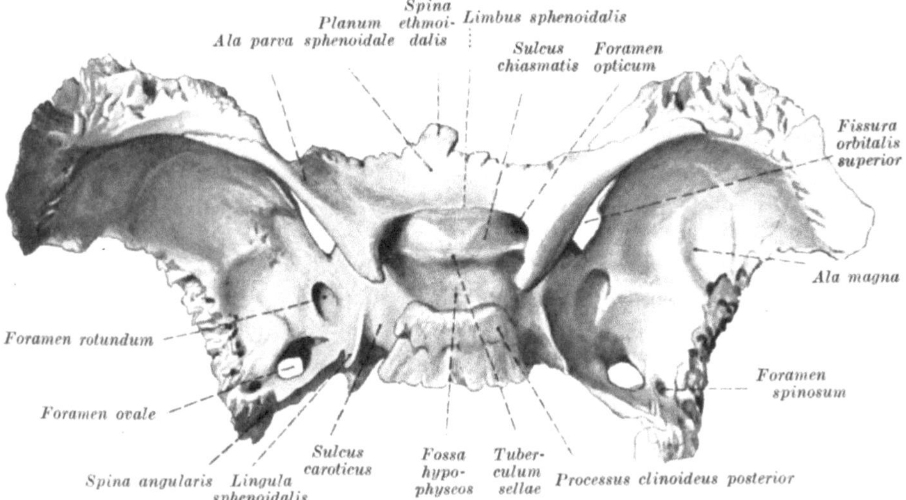

Abb. 95. (Aus Tandler.)

Methode, die auf der Bestimmung der Durchmesser der Sellaexkavation beruht, als auch die von Haas eingeführte Flächenmessung mit Millimeterpauspapier kann nicht als objektive, noch weniger als exakte Methode angesehen werden. Die früher angeführten Autoren sowie auch Haas beachteten nur die Sellaexkavation. Das Gesamtbild der Schädelbasis bleibt bei beiden Methoden unberücksichtigt. Da jedoch die Sella nur zum kleinsten Teile an der Bildung der Schädelbasis beteiligt ist und hierbei auch nur als ein Teil des in seiner Entwicklung so komplizierten Keilbeins, so ist eine Meßmethode nur dann einigermaßen verwertbar, wenn der Messung die Relation der Schädelbasis zur Sella zugrunde liegt. Aus den Messungen der oben angeführten Autoren sowie aus den von Sereghy[1], Reinert[2], Enfield[3] u. a. geht eindeutig hervor, daß der knöcherne Türkensattel schon normalerweise eine ungeheuere Variationsbreite aufweist. Reinert, der 17 Fälle untersucht hat, mahnt zur größten Vorsicht in der röntgenologischen Selladiagnostik. Namentlich gilt dies für die Verwertung der Ergebnisse der Meßmethoden für klinische Auswertung der Befunde der Messungen. Sowohl Enfield als auch Reinert, Löwbeer[4] u. a. betonen, daß die normale, nichtdestruierte Sella keine pathogenetischen Schlüsse gestattet, da die gleichen Varianten sowohl bei endokrinologisch absolut Gesunden als auch bei Fällen mit endokrinen Funktionsstörungen zu beobachten sind. Zahlenmäßige Angaben über die Größe der Hypophyse haben nur in dem Verhältnis zu den übrigen Dimensionen der Schädelbasis einen Wert. Am Röntgenbilde stellt sich nach meinen Ermittlungen das Verhältnis der Vorderlänge der Schädelbasis (ge-

[1] Sereghy, M.: Orvosképzés (ung.) 15 (1925).
[2] Reinert, H.: Fortschr. Röntgenstr. 35, 553 (1926).
[3] Enfield, C. D.: J. amer. med. Assoc. 79, 934 (1922).
[4] Löwbeer, A.: Endokrinologie 5, 170 (1929).

messen von der Spina ethmoidalis bis zum Tuberculum sellae) zum Längs- (Sagittal) -Durchmesser der Sella im Durchschnitt wie 58:14, d. h. der Längsdurchmesser der Sella beträgt 25% der Vorderlänge der Schädelbasis mit Schwankungen zwischen 22 und 31%. Bei Kindern sind die Werte mehr gegen die untere Grenze verschoben[1] (Abb. 96-98). Klinische Schlüsse sind jedoch aus diesen Zahlen nicht zu ziehen, sondern das Hauptaugenmerk bei der röntgenologischen Beurteilung des Türkensattels ist auf das Gesamtbild zu richten, wobei der Kontur und die Beschaffenheit der die Sella bildenden Skeletteile die Hauptrolle spielen.

Für die auspräparierte Hypophyse des erwachsenen Mannes gibt ERDHEIM[2] folgende Durchschnittszahlen der Längenmaße an: 14,4 mm im Quer-, 11,5 mm im Dicken- und 5,5 mm im Höhendurchmesser. Bei LIVON[3] finden sich die Werte von 12—15 mm für den transversalen, 6—8 mm für den anterio-posterioren und 6—8 mm für den vertikalen Durchmesser.

Das Durchschnittsgewicht der Hypophyse wird von COMTE[4] bei einem Durchschnittsalter von $33^1/_2$ Jahren mit 59 cg angegeben. Ohne Unterscheidung des Geschlechts wären die Durchschnittszahlen beim Neugeborenen 0,13, vom 1. bis 10. Lebensjahr 0,30, vom 10. bis 20. Lebensjahr 0,53, vom 20. bis 30. Lebensjahr 0,60, vom 30. bis 40. Lebensjahr 0,67. CASTELLI[5] fand bei 50 männlichen und 50 weiblichen Individuen im Durchschnitte für die ersteren 66,7, für die letzteren 73,1 cg. Nach ERDHEIM und

---

[1] LÖWBEER, A.: Zitiert auf S. 404.

[2] ERDHEIM, J.: Beitr. path. Anat. **33**, 158 (1903).

[3] LIVON: Hypophyse. Richet. Dictionnaire de Physiol. **1909**.

[4] COMTE: Thèse de Lausanne **1898** — Beitr. path. Anat. **23** (1898).

[5] CASTELLI: Arch. méd. expérim. d'anat. path. **26**, 185 (1914).

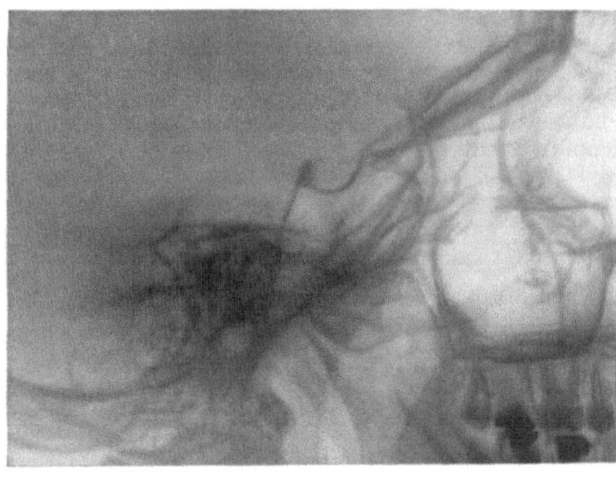

Abb. 96. Normale Sella mit ausgiebigster Pneumatisation der Keilbeinhöhle. Längenrelation wie bei Abb. 97.

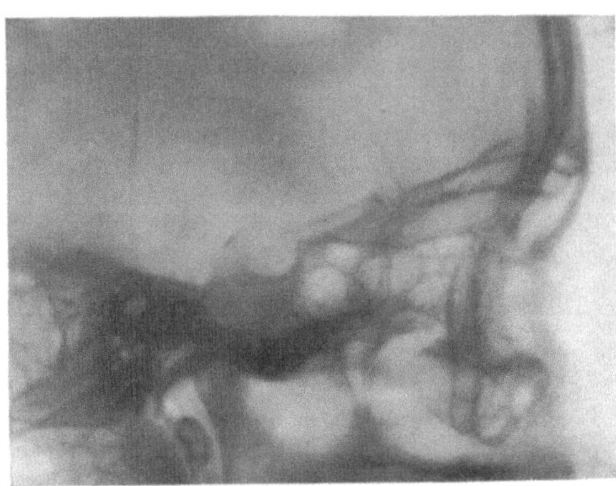

Abb. 97. Normale Sella mit partieller Pneumatisation der Keilbeinhöhle. Längenrelation eingezeichnet.

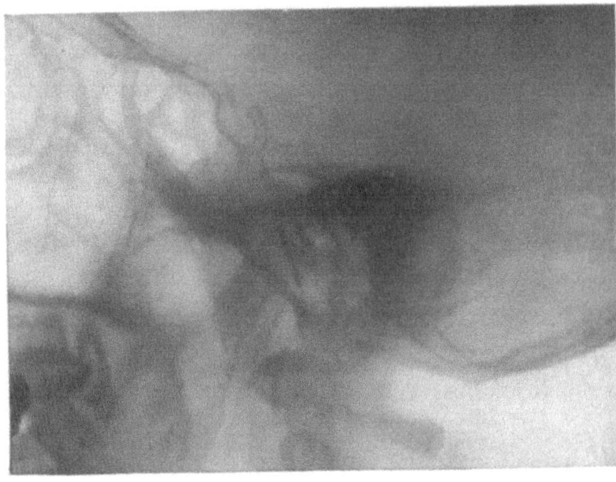

Abb. 98. Normale Sella mit partieller Pneumatisation der Keilbeinhöhle.

Stumme[1] beträgt das Durchschnittsgewicht beim Manne im 2. Lebensdezennium 56,3 cg, im 3. Dezennium 59,3 cg, im 4. Dezennium 64,3 cg. Von da an macht sich ganz allmählich ein Rückgang bemerkbar, denn im 5. Dezennium beträgt das Durchschnittsgewicht 61,4 cg, im 6. 60 cg und im 7. eine Spur mehr, nämlich 61,2 cg.

Das Durchschnittsgewicht der männlichen Hypophyse wird für das 2. bis 8. Lebensdezennium von Simmonds[2] mit 66—74 cg angegeben. Genaue Angaben über das Hypophysengewicht beim Manne liegen bei Petersilie[3] vor. Er bestimmt das Durchschnittsgewicht mit 62 cg bei beträchtlich hohen Schwankungen (zwischen 30 und 90 cg). Das Verhältnis des Hypophysengewichts zum Hirngewicht ist durchschnittlich 1:2200.

In der Schwangerschaft erfährt die Hypophyse eine *auffällige Gewichtszunahme* und *Vergrößerung*, fast ausschließlich in der Breiten- und Höhenrichtung, fast gar nicht im anterioposterioren Durchmesser. Mit dem Ende der Schwangerschaft erfolgt eine Gewichtsabnahme, die bei einer neuerlichen Schwangerschaft von einem noch erheblicheren Ansteigen gefolgt ist. Das durchschnittliche Hypophysengewicht im normalen Schwangerschaftsende ist bei der Multipara 105 cg. Diese Gewichtszunahmen sind von Strukturveränderungen gefolgt, die wir später kennenlernen werden.

Die *Gefäßversorgung der Hypophyse*[4] wird durch Arterienäste des *Circulus arteriosus Willisii*, welche wie die Speichen eines Rades zu dem in der Mitte des Kreises gelegenen Organ hinziehen, vermittelt.

Das *venöse Blut* der dorsalen Teile der Drüse wird durch kleine Venen dem Sinus circularis Ridleyi zugeführt; ein aus den ventralen Partien abführender, tiefer gelegener *Sinus circularis inferior Winslowi* ist nicht immer gut ausgebildet. Beide Sinus münden in den *Sinus cavernosus*.

Die *Nerven* zur Hypophyse entstammen dem sympathischen Carotidengeflecht und dringen mit den Gefäßen ein. Es bestehen gewisse Unterschiede in der Nervenversorgung der einzelnen Anteile der Hypophyse[5].

Makroskopisch kann man am Durchschnitt der Hypophyse des Menschen zwei Teile unterscheiden: einen vorderen, nierenförmigen, nach hinten konkaven, blaßgelben bis grauroten, harten Lappen, den *epithelialen* oder *drüsigen Anteil der Hypophyse* (*Vorderlappen, Prähypophyse, Orohypophyse, Darm*- oder *Mundteil*) und einen hinteren, kleineren, rundlichen, grauen und weicheren Lappen, den *nervösen* und *infundibularen* Teil (*Hinterlappen, Neurohypophyse, Hirnteil*), der in der Konkavität des Vorderlappens gelegen ist. Zwischen beiden Lappen findet sich eine schmale Zone von brauner Farbe (*Grenzschicht, Zwischenlappen, Mittellappen, Pars intermedia*) und ein Rest der embryonalen Hypophysenhöhle.

Die Verbindung der Hypophyse mit dem Gehirn wird durch den Trichter, *Infundibulum*, vermittelt. Dieser, eine Ausstülpung des Bodens des dritten Hirnventrikels, *des Tuber cinereum*, bildet einen Hohlkegel, der die Fortsetzung des dritten Hirnventrikels ist, und dringt durch das Diaphragma sellae turcicae mit einem etwas verdickten Ende in den Hinterlappen der Hypophyse ein. Im Hypophysenstiel befindet sich eine in den dritten Hirnventrikel hineinreichende Spalte, der *Recessus infundibuli*.

An einem medianen Sagittalschnitt durch die Hypophyse der Katze, des Hundes oder des Affen bemerkt man mit freiem Auge oder bei schwacher Vergrößerung, daß der Vorder- und Hinterlappen durch eine mehr oder weniger breite Spalte voneinander getrennt sind. Bei diesen Tierarten ist auch die *Pars*

---

[1] Erdheim u. Stumme: Beitr. path. Anat. **46** (1909).

[2] Simmonds: Verh. dtsch. Ges. path. **17**, 208 (1914).

[3] Petersilie: Das Hypophysengewicht beim Manne. Dissert. Jena 1920.

[4] Genauer studiert von Thaon: Thèse de Paris **1907**. — Herring: Quart. J. exper. Physiol. **1**, 121 (1908). — Dandy u. Goetsch: Amer. J. Anat. **1911**. — Stuart Mudd: Anat. Rec. **14**, 55 (1918). — Fuchs, B.: Z. Anat. **72**, 383 (1924).

[5] Dandy: Amer. J. Anat. **15**, 333 (1913).

intermedia (*Mittel-* oder *Zwischen-lappen*, *Pars juxtaneuralis*) gut ausgebildet und überzieht den ganzen Hinterlappen bis zur Umschlagstelle zur Vorderwand der Hypophysenhöhle. Auch beim menschlichen Fetus repräsentiert der Zwischenlappen noch eine die ganze Breite des Hypophysen-komplexes durchmessende Platte. Beim weiteren Wachstum und mit dem Schwund der Hypophysenhöhle gelangen dann beim Menschen der drüsige und nervöse Teil unmittelbar aneinander, und der Zwischenlappen wird von den beiden anderen Teilen der Hypophyse überflügelt. Schon makroskopisch oder bei schwacher Vergrößerung läßt sich auch am Hypophysenstiel ein geweblich differenter Überzug, die bis zum Tuber cinereum hinauflaufende *Pars tuberalis*, unterscheiden (Abb. 99 u. 100).

Auf Grund der vergleichend anatomischen und — wie wir später hören werden — auch genetischen Daten kann wohl die alte anatomische Einteilung des Hirnanhangs in zwei Teile, nämlich den vorderen drüsigen Anteil, den „Vorderlappen" oder die „Prähypophyse" und den davon getrennten, kleineren, aus nervösem Gewebe bestehenden Teil, den „Hinterlappen" oder die „Neurohypophyse", nicht mehr aufrechterhalten werden. Wie die schematische Abbildung lehrt, müssen wir an der Hypophyse unterscheiden (Abb. 101):

1. *den Hypophysenstiel*, der die Verbindung mit dem Gehirn durch den Infundibular-fortsatz herstellt;

2. *den Vorderlappen*, die Prähypophyse, auch „Pars distalis" genannt;

3. *den Hinterlappen*, die „Pars posterior", „Neurohypophyse" oder „Pars infundibularis" genannt;

4. den zwischen Vorder- und Hinterlappen gelegenen,

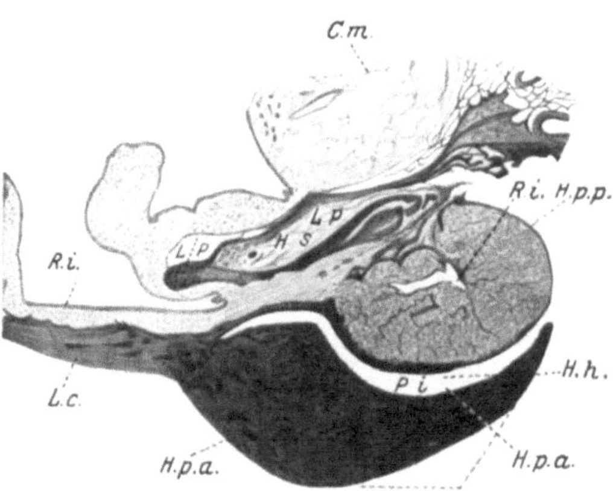

Abb. 99. Übersichtsbild eines Sagittalschnittes durch die Hypophyse der Katze. *C.m.* = Corpus mammilare. *H.p.a.* = Hypophysenvorderlappen. *H.s.* = Hypophysenstiel. *H.h.* = Hypophysenhöhle. *R.i.* = Recessus infundibularis. *P.i.* = Pars intermedia. *L.c.* = Lobulus chiasmaticus. *L.p.* = Lobulus praemammilaris. (Nach PENDE.)

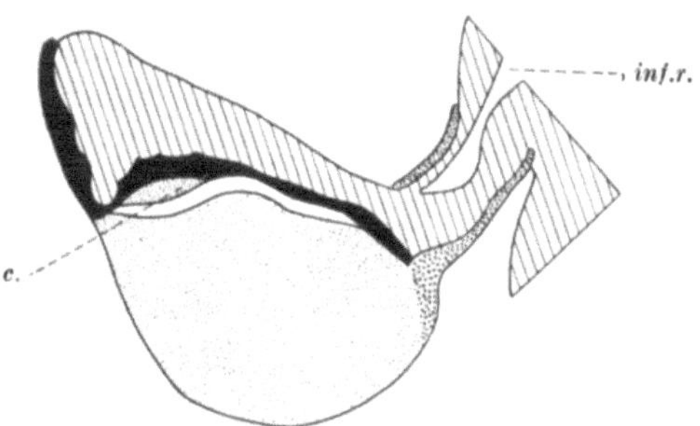

Abb. 100. Schema eines medianen Sagittalschnittes der Rinderhypophyse. Neurohypophyse, Stiel und Hirnsubstanz schraffiert. Pars intermedia schwarz. Vorderlappen grau fein punktiert *c* = durch die Hypophysenhöhle abgetrennter Anteil des Vorderlappens. Pars tuberalis: grob punktiert. *inf.r.* = Recessus infundibularis. (Nach ATWELL und MARINUS.)

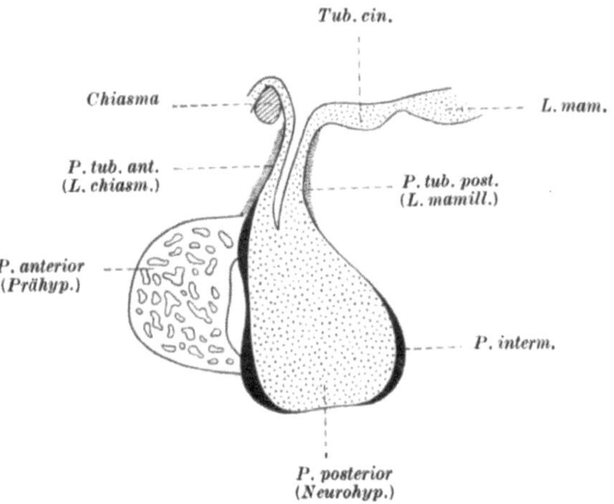

Abb. 101. (Erklärung im Text.)

übrigens auch den ganzen Hinterlappen umgebenden, vom Vorderlappen durch die Hypophysenhöhle getrennten *Mittel- oder Zwischenlappen,* die „Pars intermedia", „Pars juxtaneuralis";

5. die „*Pars tuberalis*", die von der Eminentia saccularis des Tuber cinereum beginnend, den Infundibularfortsatz ringsum bedeckt und auf Querschnitten in ihren beiden Abschnitten früher als „Lobus praemammilaris" und „Lobus chiasmaticus" bezeichnet wurde.

Vergleichend-anatomisch wird das Vorhandensein dieser fünf Anteile der Hypophyse von keiner Seite bestritten, wenn auch in bezug auf den Grad der Ausbildung der einzelnen Anteile in der Reihe der Amnioten eine gewisse Verschiebung eintritt. Der Zwischenlappen ist beispielsweise bei den Fischen am stärksten ausgebildet und hat die größte Ausdehnung. Schon bei den Amphibien übertrifft das Volumen des Vorderlappens das der anderen Anteile erheblich.

Entwicklungsgeschichte.

Die vergleichende Entwicklungsgeschichte der Hypophyse liefert uns Daten über die Genese und die genetische Verwandtschaft der einzelnen Anteile des Organs. Leider begegnen wir noch, trotz der zahlreichen Untersuchungen aus neuester Zeit, vielfach divergierenden Angaben.

Das ganze Organ entstammt zwei Quellen. Die *Neurohypophyse* wird übereinstimmend als ein Abkömmling des Gehirns geschildert, der aus einer Vorstülpung des Bodens des dritten Hirnventrikels, aus dem primären Infundibulum, entsteht, weiterhin sich zum *Processus infundibularis* erweitert und später zum soliden, nur bei manchen Tierarten einen Recessus enthaltenden *Hypophysenstiel* umgestaltet wird und mit den von der Mundhöhle hereinwachsenden glandulären Hypophysenteilen in räumliche Beziehung tritt.

Über die Entwicklung des *glandulären Teiles der Hypophyse* bestehen noch divergierende Ansichten. Die ältere Anschauung der ausschließlich ektodermalen Genese wird in neuerer Zeit von Bolk, Woerdemann und namentlich von Bruni bestritten und neben dieser auch ein entodermaler Ursprung angenommen.

Die erste Hypophysenanlage liegt am Dach der primitiven Mundhöhle unmittelbar über dem dorsalen Ende der Rachenhaut in Form einer verdickten, epithelialen Platte, die dem Zwischenhirnboden unmittelbar anliegt. Durch die Ausbildung der Kopfbeuge beim Embryo entsteht hier die zunächst flache, dann sich allmählich vertiefende Rathkesche *Tasche,* die sich weiterhin dem Processus infundibularis nähert und schließlich ihm anlagert. Das so entstandene Hypophysensäckchen schnürt sich in späterer Folge vom Mutterboden ab und bleibt mit diesem nur durch den schmalen, epithelialen Hypophysengang in Verbindung. Der zurückgelegte Weg wird in Ausnahmefällen durch einen den Keilbeinkörper durchsetzenden, knöchernen Kanal, den *Canalis craniopharyngeus* (Lanzertschen Kanal) bezeichnet. Reste des epithelialen Hypophysenganges finden sich am oralen Ende in der Form der sog. *Rachendachhypophyse (Hypophysis pharyngea),* und zwar nach den Angaben von Haberfeld[1] beim Menschen ziemlich konstant bis in das höchste Alter als in deutlicher Entwicklung begriffene, mit der Hypophyse identisch funktionierende *Nebenhypophyse.* Es finden sich auch akzessorische oder Nebenhypophysen entlang des ganzen Canalis craniopharyngeus und bei Hunden und Katzen an der basalen Fläche der Hypophyse als eine zwischen zwei Schichten der Dura gelegene Parahypophyse (Dandy und Goetsch)[2]. Nach Bolk[3] ist die beim Menschen konstante, bei vielen Tieren aber nicht vorfindliche Hypophysis pharyngea ein Abkömmling der Corda dorsalis und würde richtiger den Namen Retropharyngealkörper führen.

Nach neueren Untersuchungen[4] partizipieren an der Ausbildung der Hypophysentaschen neben ektodermalen Anteilen auch entodermale Buchten. Bei Säugern, Vögeln

---

[1] Haberfeld, W.: Beitr. path. Anat. **46**, 133 (1909).
[2] Dandy u. Goetsch: a. a. O. — Sokolow: Arch. f. Anat. **1904**, 71. — Tourneux: Journ. de l'anat. et de la phys. **48** (1912). — Christeller: Virchows Arch. **218** (1914).
[3] Bolk, L.: Nederl. Tijdschr. Geneesk. **65**, 1913, 1921.
[4] Ausführlich Bruni: Arch. Ital. di Anat. **15**, 139 (1917).

und Reptilien sind 4 Ausbuchtungen der Rachenwand und des Kopfdarmes vorhanden, zwei ektodermale, nämlich die von WOERDEMANN als *Vorraum* bezeichnete Bucht und die RATHKE*sche Tasche*, und zwei entodermale, nämlich der sog. *mittlere Divertikel* und die SEESSEL*sche Tasche*. Diese vier Einbuchtungen bilden eine gemeinsame Höhle, das *pharyngo-hypophysäre Vestibulum*, das die Rachenhöhle mit den hypophysären Einbuchtungen in Verbindung setzt und sich späterhin zu einem schmäleren Gang, dem Canalis craniopharyngeus, verwandelt. Der sog. Vorraum soll die Anlage der *Pars tuberalis* bilden, während nach der Meinung von W. J. ATWELL[1] diese Hypophysenanteile aus zwei Knospen am ventralen Ende der RATHKEschen Tasche in Form der sog. *Lobuli laterales* entstehen. Mit fortschreitender Entwicklung gelangen diese Läppchen in innige Verbindung mit dem Gehirn, verbinden sich miteinander vor und hinter dem Infundibulum und bilden dünne epitheliale Lager auf dem Boden des Diencephalon und des Hypothalamus. Dieser genetisch und morphologisch von dem übrigen Gewebe der Hypophyse verschiedene Anteil wurde unter verschiedenen Namen, als *Lobus peduncularis* (JORIS), *chiasmaticus* und *praemammillaris* (STADERINI), als *Lobus bifurcatus* (BOLK) beschrieben und wird jetzt wegen seines innigen Kontaktes mit dem Tuber cinereum als *Pars tuberalis* bezeichnet. Er ist in seiner Struktur durchaus verschieden und geweblich getrennt sowohl von der Pars intermedia als auch von der Prähypophyse.

Nach HOCHSTETTER[2] soll allerdings auch beim menschlichen Embryo der Processus infundibularis hypophyseos aus der frontalen Wand der RATHKEschen Tasche entstehen, ebenso wie die Prähypophyse. Für letztere wird auch die gleiche Genese von ATWELL angenommen, während nach BRUNI die zwei entodermalen Buchten, nämlich der mittlere Divertikel und die SEESSELsche Tasche, die Anlagen der drüsigen Prähypophyse bilden sollen.

Für die Bildung des *Zwischenlappens* wird allgemein der eigentlichen RATHKEschen Tasche die wichtigste Rolle zugeschrieben. Sowohl ATWELL als auch HOCHSTETTER schreiben der Proliferationstätigkeit der der Neurohypophyse anliegenden dorsalen Wand die nach HOCHSTETTER relativ spät, erst im 4. bis 5. Fetalmonat einsetzende Bildung des Zwischenlappens zu. Nach BRUNI entsteht der Zwischenlappen aus dem Fundus der RATHKEschen Tasche, demnach ausschließlich aus ektodermalen Elementen. Von der Prähypophyse ist dieser Anteil durch das zurückbleibende Lumen der RATHKEschen Tasche, durch die spätere *Hypophysenhöhle*, getrennt.

Vom vergleichend-entwicklungsgeschichtlichen Standpunkt muß hervorgehoben werden, daß die Entwicklung der Hypophyse im ganzen eine gleichartige ist, wenn auch die einzelnen Anteile der Hypophysenanlage in der Reihe der Amnioten in bezug auf ihre Bedeutung eine gewisse Verschiebung erfahren. Bei den niederen Formen prävalieren der Vorraum und die RATHKEsche Tasche, bei den höheren gewinnen die angeblich entodermalen Anteile eine erhöhte Bedeutung. Weitere Untersuchungen müssen erst eine Aufklärung über die rein ektodermale oder ekto-entodermale Genese der Hypophyse erbringen. Doch kann vielleicht heute schon aus dem differenten Mutterboden und aus der differenten zeitlichen Weiterentwicklung auf eine differente funktionelle Bedeutung der einzelnen Anteile geschlossen werden.

Histologie.

Prähypophyse. Der größte Anteil der Hypophyse, die Pars glandularis, der Vorderlappen oder die Prähypophyse, entspricht in der Struktur am meisten einer echten Blutdrüse. In den Maschen eines Lymphräume und Blutgefäße führenden Stroma liegen in Gruppen angeordnete, epitheliale Zellstränge, vereinzelt auch mit Lumina versehene Drüsenschläuche. Die epithelialen Parenchymzellen werden seit FLESCH[3] nach ihrer Form, Größe und ihrem färberischen Verhalten in zwei Arten, die *chromophoben* oder *Hauptzellen* und die *chromophilen* Zellen unterschieden. Letztere werden je nach ihrem Verhalten gegen Säure oder basische Farbstoffe in die *acido-* oder *eosinophile* und in die *basophile* Unterart geteilt.

Die chromophoben Hauptzellen sind an Zahl relativ spärlich, haben undeutliche Zellgrenzen, ein mit den gewöhnlichen Fixationsmitteln kaum darstellbares Protoplasma ohne

---

[1] ATWELL, W. J.: Anat. Rec. **18**, 220 (1920).
[2] HOCHSTETTER, F.: Beiträge zur Entwicklungsgeschichte des menschlichen Hirns. Wien-Leipzig 1924.
[3] FLESCH: Über die Hypophyse einiger Säuger. Verh. Ges. dtsch. Naturforsch. Magdeburg 1884.

Granulationen und große, runde oder unregelmäßige Kerne mit gut färbbarem Chromatin-netz. Sie haben keine typische topographische Lagerung, doch ist ihre Lagebeziehung zu den chromophilen insofern charakteristisch, als sie das Zentrum eines Alveoleus oder Zell-balkens einnehmen und ringsum von chromophilen Zellen umgeben sind. In diesen Zell-arten vollziehen sich jene Veränderungen, welche ERDHEIM und STUMME[1] in der vergrößerten Hypophyse der Schwangeren beschrieben haben. Es findet hierbei nicht nur eine Zunahme, Zellhyperplasie, statt, sondern es gehen in ihnen auch strukturelle Veränderungen, eine Hypertrophie im engeren Sinne, vor sich. Es entstehen die sog. *Schwangerschaftszellen* mit großen Kernen und reichlichem, deutlich granulierten Protoplasma. Diese Zellen beherrschen das Bild der Schwangerschaftshypophyse fast vollständig, während die chromophilen zahlen-mäßig zurückgedrängt werden. Nach der Geburt tritt eine Involution der Schwangerschafts-zellen ein, sie erlangen meist das frühere Aussehen von Hauptzellen, aber eine Vermehrung ihrer Zahl bleibt bestehen. An diese Zellen knüpfen sich dann bei der nächsten Gravidität die Veränderungen wieder an und erreichen einen wesentlich höheren Grad als in der ersten Schwangerschaft. Nach dem Klimakterium und im Greisenalter wird die Zahl der Haupt-zellen wieder so gering wie vor den Graviditäten.

Von den chromophilen Zellen sind die *eosinophilen*, die in ihrer Größe stark schwanken-den, im ganzen aber kleinen *Zellen* mit dicht granuliertem Protoplasma und runden, kleinen Kernen, die wichtigsten. Die andere Gruppe der chromophilen, nämlich die *basophilen Zellen*, sind der Zahl nach spärlichere, größere, regelmäßige, mit Hämatoxylin dunkel gefärbte Zellen mit grob basophilen Granulis und meist exzentrisch gelagerten, größeren Kernen und rundlichen Vakuolen im Zelleibe. Typischerweise ist die Hauptmasse der Eosinophilen in dem hinteren Anteil des Vorderlappens anzutreffen, während die Basophilen hauptsächlich vorn liegen und von da aus nach hinten ausstrahlen.

RASMUSSEN[2] hat neuestens an der Hypophyse von 100 männlichen Leichen die relative Zahl der verschiedenen Zellformen der Hypophyse bestimmt und gefunden, daß die chromo-phoben Zellen im Durchschnitt zu 52% (32—66) vorhanden sind und am wenigsten variabel erscheinen. Die eosinophilen Zellen betragen im Durchschnitt 37% (23—59) und die baso-philen 11% mit der größten Variabilität ($4^1/_2$—27). Im Alter tritt eine geringe relative Zu-nahme der Chromophoben und eine Abnahme der eosinophilen Zellen ein, während RAS-MUSSEN die Zunahme der basophilen Zellen im Alter nicht bestätigen konnte.

Die alte Streitfrage, ob die verschiedenen Hypophysenzellen stabile, von einander scharf zu trennende Typen sind oder nur verschiedene Alters- und Funktionsstadien ein und der-selben Zellart bilden, ist auch heute noch nicht ausgetragen. Der BENDAschen Meinung von der Einheit der Hypophysenzellen schließen sich auch in neuerer Zeit mehrere Autoren an, während andere der Auffassung von E. J. KRAUS[3] beipflichten. KRAUS teilt vom histo-logischen Standpunkt die Zellen der menschlichen Hypophyse in ungranulierte und granulierte ein, die verschiedene Funktionsstadien darstellen. Zu den ersteren gehören die Hauptzellen, die Übergangszellen und entgranulierten Zellen, zu den letzteren die eosinophilen, die baso-philen und die Schwangerschaftszellen. Vom biologischen Gesichtspunkte unterscheidet er zwei grundverschiedene Zellarten, die Eosinophilen und die Basophilen, die wohl beide aus Hauptzellen entstehen und sich wieder zu Hauptzellen zurückbilden, doch nie ineinander übergehen. Die eosinophilen Zellen gehen normalerweise direkt, nur in Tumoren mittels einer ungranulierten Zwischenstufe aus den Hauptzellen hervor, während die basophilen Zellen normalerweise auf dem Umwege durch ungranulierte Übergangszellen, in Tumoren auch direkt aus den Hauptzellen entstehen. Die Schwangerschaftszellen sind nach KRAUS nur eine besondere Art der Eosinophilen.

Beim menschlichen Fetus und beim Neugeborenen findet man nur kleine, blasse Haupt-zellen. Die chromophilen Elemente treten erst im 1. Lebensjahr auf und erfahren in der Zeit der Pubertät eine besondere Zunahme, die bis zum 40. Lebensjahr regelmäßig fort-schreitet. Im Alter ist dann eine Abnahme dieser Zellart zu konstatieren, die von dem Auftreten einer großen Zellform mit stark vakuolisiertem Protoplasma und mehreren Kernen, also anscheinend einer Degenerationsform, begleitet ist.

Untersuchungen der Vorderlappenstruktur bei verschiedenen Tierarten unter normalen und experimentellen Bedingungen führten mich in der Frage des Verhältnisses der einzelnen Zellarten zueinander zu folgender Auffassung: Aus der Grundtype einer einzigen Zellart, etwa vom Aspekt der ungranulierten Haupt-zellen, differenzieren sich im Verlaufe der Ontogenese *verschiedene Zelltypen*

[1] ERDHEIM u. STUMME: Beitr. path. Anat. **46** (1909).
[2] RASMUSSEN, A. T.: Proc. Soc. exper. Biol. a. Med. **26**, 424 (1929).
[3] KRAUS, E. J.: Die Hypophyse. HENKE-LUBARSCH **8** (1926). Über das Verhalten der einzelnen Zellarten s. auch R. COLLIN: C. r. Soc. Biol. Paris **102**, 853 (1929).

mit definitiven cytologischen Charakteren, so daß schon den verschiedenen Lebensaltern wohlcharakterisierte Strukturbilder entsprechen. Die einzelnen Zellarten sind in ihren Leistungen durchaus selbständig und vollenden ihren selbständigen Funktionszyklus. Meiner Meinung nach sind die ungranulierten Hauptzellen nicht etwa der Ausgangs- und Endpunkt der Sekretion, deren Höhepunkt durch die granulierten, acido- oder basophilen Zellen dargestellt wird, sondern sie sind nur die Mutterzellen, aus welchen sich die granulierten differenzieren, die dann aber weiterhin selbständige Funktionszyklen durchlaufen.

Die strukturellen Veränderungen, die sich im Hypophysenvorderlappen unter physiologischen Funktionsvariationen und experimentellen Bedingungen abspielen, sind übrigens bei den einzelnen Tierarten keineswegs die gleichen. Die Umänderung der Hauptzellen in Schwangerschaftszellen findet man nicht nur beim Menschen, sondern bei Katzen, bei Ratten, bei Meerschweinchen, während bei Kaninchen die schwach eosinophil gekörnten Zellen überwiegen. Dieselben Veränderungen wie in der Schwangerschaft erfährt die Hypophyse auch durch Dauerzufuhr von Ovarialhormon. Das Bild der Schwangerschaftshypophyse erhält man hierbei auch bei kastrierten, weiblichen Meerschweinchen, während bei männlichen, kastrierten und nichtkastrierten Meerschweinchen die Ovarialhormoninjektion auf die Hypophyse ohne Erfolg blieb[1]. LEHMANN[2] findet, daß das Placentarhormon die Hypophyse von männlichen und weiblichen nichtkastrierten Ratten vollkommen gleichwertig im Sinne der Schwangerschaftsveränderung beeinflußt, während es nicht gelingt, durch Einspritzen von unspezifischen Eiweißstoffen die Hauptzellen in Schwangerschaftszellen umzuwandeln. BLAIR BELL[3] sah Veränderungen des Hypophysenvorderlappens bei Hennen, abhängig davon, ob sie Eier legen oder nicht und speziell, ob sie dem Brutgeschäft obliegen. Bei brütenden Hennen findet man fast ausschließlich kleine, anscheinend geschrumpfte, chromophobe Zellen, die Acini bilden, deren Lumen mit einem gekörnten Inhalt erfüllt ist. Der Schwangerschaftshypophyse ähnliche Zellen erhielt BERBLINGER[4] nach Injektion von wässerigen Extrakten aus Placenten und Feten sowie von *Eiweißabbauprodukten,* speziell von Pepton-Witte.

Nach Schilddrüsenexstirpation werden an den Chromophoben eine Vermehrung, besonders aber eine Volumzunahme, Vakuolisierung, Kernveränderungen, kolloide Umwandlungen und degenerative Prozesse beschrieben. Nach BERBLINGER ist diese allerdings nicht konstante *Hauptzellenveränderung* bei der angeborenen Athyreose ebenso wie bei der erworbenen Hypothyreose die gleiche wie in der Gravidität und er glaubt, daß auch das auslösende Moment, nämlich die durch den Übertritt plasmafremder Eiweißspaltprodukte bewirkte Abänderung der Blutbeschaffenheit, in beiden Fällen das gleiche ist.

Die *Kastrationshypophyse* mit ihrer Volumvergrößerung und Vermehrung der eosinophilen Zellen ist seit den Versuchen von FICHERA[5] bei den meisten Tieren und auch beim menschlichen Kastraten bekannt. Am schönsten ist die Kastrationshypophyse am Kapaun, an der auch die Rückbildung zur Norm bei Zufuhr von Hodenextrakten am besten zu demonstrieren ist. Bei der Ratte und auch beim Hund ist neben einer relativen Vermehrung der Eosinophilen

---

[1] BANIECKI, H.: Arch. Gynäk. **134**, 693 (1928).
[2] LEHMANN, J.: Virchows Arch. **268**, 346 (1928).
[3] BLAIR BELL: The Pituitary. London 1919.
[4] BERBLINGER, W.: Verh. dtsch. path. Ges. **17** (1914).
[5] FICHERA: Arch. ital. Biol. **43**, 405 (1905). — Siehe auch S. ANDRIANI: Riv. Pat. nerv. **30**, 313 (1925).

noch das Auftreten einer eigenartigen, großen, blasigen, vakuolisierten und granulierten Zellform zu konstatieren (Biedl-Zacherl)[1].

Nach der *Epinephrektomie* werden Hypertrophie und Zeichen der Hyperaktivität im Vorderlappen beschrieben. E. J. Kraus[2] fand nach *Pankreasexstirpation* bei Katzen Veränderungen an dem eosinophilen Zellapparat, die allerdings keineswegs eindeutige waren, während er in der menschlichen Hypophyse beim Diabetes mellitus jüngerer Individuen konstant eine Verarmung an eosinophilen Zellen, eine besondere Kleinheit, abnorme Form und Anordnung sowie Kernveränderungen nachweisen konnte.

Hier wäre noch an die morphologischen Veränderungen während des Winterschlafes zu erinnern (Gemelli, Cushing und Goetsch, Blair Bell). Nach den neuesten, sehr genauen Untersuchungen von Rasmussen[3] an *Murmeltieren* (Marmota monax) erzeugt die Hibernation weder im Gewichte noch in der histologischen Struktur der Hypophyse erhebliche Veränderungen. Unmittelbar nach dem Erwachen im Frühjahr findet man eine auf alle Teile des Organs sich erstreckende Größenzunahme um etwa ein Drittel. Die konstanteste und auffallendste Veränderung betrifft die Vermehrung der relativen Zahl der Basophilen auf das Dreifache und die starke Zunahme ihrer Färbbarkeit. Rasmussen ist geneigt, die bisher als Winterschlaffolge angesehenen Veränderungen der Hypophyse den variablen Sexualzyklen zuzuschreiben. Über jahreszyklische Veränderungen in der Hypophysenstruktur des Stichlings Gasterosteus aculeatus berichtet F. Bock[4], während Satwornitzkaja und Simnitzky[5] Veränderungen im Hirnanhang von Ratten bei B-Avitaminose beschreiben.

Meiner Auffassung nach sind alle drei Zellarten des Hypophysenvorderlappens als selbständige Sekretproduzenten anzusehen, worin zugleich ein Hinweis auf die Bildung mehrerer Sekrete im Vorderlappen enthalten ist.

Morphologisch lassen sich auch verschiedene Sekretionsprodukte nachweisen. Zunächst die *Lipoidkörnchen und -tröpfchen*. Sie finden sich der Hauptsache nach in den Hauptzellen und sollen nach ihrem färberischen Verhalten zum großen Teil aus Cholesterinestern, wahrscheinlich der Ölsäure, bestehen, die von Fettsäuren und Seifen begleitet werden. Nach E. J. Kraus sind diese Lipoide keine Sekretionsprodukte, sondern als Ausdruck der gesunkenen Zellfunktion anzusehen, während wir ihre Zunahme im Alter und bei gewissen pathologischen Prozessen auf eine verminderte Abgabe und Speicherung beziehen können. Übrigens nimmt auch Kraus an, daß das eigentliche Sekret der Hypophysenzellen sich wenigstens zum Teil mit isotropen Lipoidsubstanzen innig vermengt und dadurch sudanophil wird.

Ein zweites allgemein anerkanntes Sekretionsprodukt des Vorderlappens sind die *Granula*. Sie sind in ihrem Entstehungsmodus und nach Form und Größe den Sekretgranulis in den exogen sezernierenden Drüsen derart gleich, daß in ihrem morphologischen Bild das wichtigste Beweisstück für die Auffassung der Prähypophyse als echte sezernierende Drüse begründet ist. Sie können aber begreiflicherweise nicht wie die Sekretgranula der exokrinen Drüsen in Ausführungsgängen, sondern müssen direkt oder erst nach Passage von Lymphräumen in die Blutgefäße abgegeben werden. Die reichliche Vascularisation

---

[1] Biedl, A.: Innere Sekretion, 3. Aufl., **2**, 108 (1916). — Siehe auch F. Schenk: Z. Konstit.forschg **12**, 705 (1929) — Z. Geburtsh. **91**, 483 (1929) — Mschr. Geburtsh. **82**, 424 (1929). — Satwornitzkaja, S. A.: Z. mikrosk.-anat. Forschg **6**, 443 (1926); **8**, 384 (1927).

[2] Kraus, E. J.: Beitr. path. Anat. **68** (1921) — Die Hypophyse, Henke-Lubarsch **8** (1926).

[3] Rasmussen, A. T.: Anat. Rec. **18**, 255 (1920) — Endokrinology. **5**, 33 (1921).

[4] Bock, F.: Z. Zool. **131**, 645 (1928).

[5] Satwornitzkaja, S. A. u. W. S. Simnitzky: Virchows Arch. **269**, 54 (1928).

des Vorderlappens und die innige topische Beziehung der Epithelzellstränge zu
den capillaren Blutgefäßen weisen darauf hin, daß für ihre Abfuhr in erster
Reihe der Blutweg benutzt wird.

Ob uns die Morphologie über die funktionelle Bedeutung der verschiedenen
Granulaarten nähere Auskunft wird liefern können, ist wohl fraglich. Aus dem
Verhalten der verschiedenen granulaführenden Zellen in pathologischen Fällen
gewinnen wir Anhaltspunkte in dieser Richtung. Neuere Versuche über das Verhalten der Extrakte verschiedener Anteile des Vorderlappens im Zusammenhalt
mit dem chemischen Verhalten dieser Extrakte sind vielversprechende Anfänge
einer Ergründung der Funktion einzelner Zellarten und der in ihnen erhaltenen
Granula.

Über die Bedeutung des *Kolloids* im Vorderlappen wird erst später zu berichten sein.

Pars intermedia. Die histologische Struktur des *Mittellappens* (Pars intermedia) kann am besten an jenen Tierarten studiert werden, welche wie die
Katzen und die Hunde sowie die Widerkäuer diesen Anteil in gut ausgebildetem
Zustand besitzen. Bei der Katze wird das Gewebe von mehreren Zellagern von
geschichtetem Epithel aufgebaut und von der Pars neuralis durch eine zarte,
blutgefäßreiche Bindegewebsschicht getrennt. Die epithelialen Zellen der Pars
intermedia haben im allgemeinen ein wenig scharf begrenztes, fast ungefärbtes,
fein granuliertes Protoplasma mit großen, rundlichen, chromatinarmen Kernen.
Die geringe Färbbarkeit dieser Zellen verschaffte diesem Hypophysenabschnitt
die Bezeichnung *chromophober Teil*. Bei intensiver Färbung erscheint das Zellprotoplasma im allgemeinen schwach basophil. Neben dem gleichmäßigen
Epithellager findet man an einzelnen Stellen die Zellen derart angeordnet, daß
sie rundliche oder unregelmäßig geformte Acini bilden, deren Lumen von einer
amorphen, zuweilen auch fein granulierten, mit Hämatoxylin rot oder violett
gefärbten hyalinartigen Masse erfüllt ist. Nach den genauen Untersuchungen
von Lewis und Mauer[1] sind sowohl die um Bläschen angeordneten als auch die
in Lagern befindlichen Zellen sekretorische Elemente der Pars intermedia.

Die Verhältnisse beim Menschen müssen besonders ins Auge gefaßt werden,
um so mehr, als die meisten Autoren, welche die Hypophyse des Menschen beschreiben, den Mittellappen entweder gar nicht kennen oder mit wenigen Worten
abfertigen, seine Bedeutung als besonderen Hypophysenanteil aber völlig leugnen.
Erdheim[2], der bei Tieren die Bildung eines Drüsengewebes aus der Hinterwand
des Hypophysenbläschens anerkennt, das nicht nur räumlich vom Vorderlappen
durch die Hypophysenhöhle getrennt, sondern auch histologisch und damit gewiß
auch physiologisch von ihm verschieden ist, betont ausdrücklich, daß der Mensch
keinen Zwischenlappen hat. Beim Embryo und beim Neugeborenen findet man
aber auch beim Menschen den epithelialen Saum. Nach Erdheim ist beim Fetus
diese aus mehreren Epithelschichten bestehende hintere Wand der Hypophysenhöhle gar nicht ausdifferenziert und daher nicht als Zwischenlappen anzusehen,
während beim Neugeborenen diese epitheliale Formation sich als aus typischen
Schleimdrüsen (Mundbuchtdrüsen) bestehend entpuppt. Beim erwachsenen
Menschen erscheint die embryonale Hypophysenhöhle durch eine Reihe von
cystischen, mit Kolloid gefüllten Hohlräumen ersetzt. Diese Rathkeschen
Cysten sind von einem Epithel ausgekleidet, in dem man die für den Vorderlappen
charakteristischen chromophilen Zellen vorfindet. Aus diesen Befunden sowie
aus der Variabilität des Cysteninhalts schließt Erdheim, daß hier eine Differen-

---

[1] Lewis, D. D. u. S. Maurer: Anat. Rec. **18**, 238 (1920).
[2] Erdheim, J.: Erg. Path. **21**, 482 (1926). — Siehe auch Dayton, T. R.: Z. Anat.
81, 359 (1926).

zierung der embryonalen Hypophysenhöhle in der Richtung des Vorderlappens vorliege. Funktionell wären demnach die Rathkeschen Taschen dem Vorderlappen gleichzusetzen, wenn auch diesem gegenüber minderwertig. Die Schule Aschoffs (Tölken[1], Vogel[2], Schönig[3]) vertritt demgegenüber die Meinung, daß es sich in diesem Anteile der Hypophyse nicht um eingewanderte Vorderlappenepithelien und auch nicht um eine Differenzierung in der Richtung des Vorderlappens handelt, sondern daß die Pars intermedia auch beim Menschen ihrem morphologisch-cytologischen Aufbau nach als ein besonderer, selbständiger Teil der Hypophyse aufzufassen sei, der aus der Hypophysenhöhle in Follikel aufgespalten wird, deren Epithelien die Fähigkeit des ursprünglichen Epithels der Hypophysenhöhle, nämlich die Bildung von Kolloid und Umwandlungsfähigkeit in große Basophile, bewahrt haben. Von dem Mittellappen wandern mit zunehmendem Alter basophile Zellen in die Neurohypophyse ein. Neuestens betont Marburg[4] einerseits auf Grund der Untersuchungen von Guizetti[5], andererseits auf Grund eigener Beobachtungen, daß es sich für die Hypophysenforschung als vorteilhaft erweisen werde, meine Annahme des Vorhandenseins eines Zwischenlappens nicht einfach von der Hand zu weisen und mehr den vergleichend-anatomischen und entwicklungsgeschichtlichen Tatsachen Rechnung zu tragen. R. Maresch[6] hingegen leugnet das Bestehen eines dem Zwischenlappen der Säugetiere analogen Hypophysenteiles beim Menschen und betrachtet auch die Pars tuberalis nur als einen Teil der Adenohypophyse, die aus dieser ohne scharfe Grenze hervorgeht und der man auch auf Grund entwicklungsgeschichtlicher Untersuchungen keine Sonderstellung einräumen kann.

Hier sei daran erinnert, daß cystische Hohlräume und follikelähnliche Bläschen auch in der Prähypophyse, insbesondere in ihrem hinteren Anteil, anzutreffen sind, die zunächst als Abkömmlinge der embryonalen Hypophysenhöhle betrachtet werden können. Die an die Schilddrüsenfollikel erinnernden Bildungen im Vorderlappen, die mit Kolloid erfüllt sind, erfordern eine andere Betrachtung und legen den Gedanken nahe, daß es sich um ein gespeichertes Sekret handeln kann, das sich bei einer Überproduktion oder Behinderung des normalen Sekretabflusses in den Follikeln sammelt, in analoger Weise, wie die Vorgänge der Sekretbildung und -speicherung in der Schilddrüse von manchen Autoren betrachtet werden. Neuestens nimmt übrigens Frazer[7] an, daß auch die Cysten im hinteren Abschnitt der Hypophyse sowie zum Teil die Hypophysenspalte Reservoire für von den Blutgefäßen nicht vollständig aufgenommene Sekrete darstellen. Vom genetischen Standpunkt ist es sehr wohl verständlich, daß die Hypophysenhöhle eine gemeinsame Vorratskammer des Vorderlappens und Zwischenlappens sein kann, was uns auch die oft betonten färberischen Differenzen des Kolloids in dieser Gegend verständlich machen würde.

Die Sekretion des Zwischenlappens kann man sich auf Grund der morphologischen Bilder folgendermaßen vorstellen. Die epithelialen Zellen der Pars intermedia bilden die Auskleidung von follikelartigen Hohlräumen, bereiten eine Kolloidsubstanz (gelegentlich sieht man feinste Kolloidtröpfchen nahe der dem Lumen zugekehrten Oberfläche der Zellen) und geben diese Substanz an den Follikelraum ab. Das kolloide Sekret ergießt sich dann in die Gewebsspalten des Zwischenlappens selbst und weiterhin in die Spalten des Binde- und Stütz-

---

[1] Tölken, R.: Mitt. Grenzgeb. Med. u. Chir. **24**, 633 (1912).
[2] Vogel, M.: Frankf. Z. Path. **11**, 166 (1912).
[3] Schönig, A.: Frankf. Z. Path. **34**, 482 (1926).
[4] Marburg, O.: Endokrinol. **5**, 198 (1929).   [5] Guizetti: Sperimentale **80**, 665 (1927).
[6] Maresch, R.: Wien. klin. Wschr. **1930**, Nr 2, 33.
[7] Frazer: Edinburgh med. J. **27**, 136 (1921); zitiert nach Phys. Ber. **10**, 272 (1922).

gewebes der Neurohypophyse und des Hypophysenstiels. Die im Hypophysenstiel und in der Pars distalis der Hypophyse von HERRING[1] beschriebenen sog. hyalinen Körperchen bilden eine recht überzeugende Grundlage für die Meinung, daß das Sekretionsprodukt der Pars intermedia nicht direkt den Blutweg betritt, sondern durch Lymphräume der Neurohypophyse und weiterhin durch Gliaspalten des Hypophysenstiels in die Hirnmasse bzw. in den Liquor cerebrospinalis gelangt[2].

Die *Pars nervosa* der Hypophyse, die **Neurohypophyse**, dokumentiert in ihrer Struktur einerseits ihre Abstammung vom Gehirn und ihren Charakter als modifizierter Hirnanteil, andererseits ihre funktionelle Bedeutung als eine Durchzugsstraße für das Sekret der Hypophyse und stellt in Verbindung mit dem Hypophysenstiel eine Sekretbahn dar. Dieser Hypophysenteil ist aus lockerem Stroma aufgebaut, welches aus Bindegewebselementen und Neurogliagewebe mit Blutgefäßen und Lymphspalten besteht. Es finden sich dann aber Drüsenzellen in Form von Inseln, zuweilen ganze Züge von Epithelsträngen, vereinzelte Zellen oder Zellgruppen, die alle strukturelle Identität mit dem Gewebe des Zwischenlappens erkennen lassen. Für die Auffassung, daß es sich um eingewanderte Zellen des Vorderlappens handelt, läßt sich kein triftiger Grund beibringen. Es finden sich ferner in diesem Hypophysenanteil kleinere und größere Kolloidkugeln, freies Pigment und pigmenthaltige Zellen. Das Grundgewebe ist aber nach A. KOHN[3] als primitive Glia in dem Sinne aufzufassen, daß ihre Elemente dem Ependym, der Matrix aller Gliaelemente, dauernd nahestehen. Das mit dem Alter zunehmende Pigment ist sicherlich ein Abbauprodukt. Es ist zum großen Teil eisenhältig, also hämoglobinogen; daneben findet sich auch ein eisenfreies Pigment. Nach LUBARSCH[4] sprechen die Pigmentablagerungen dafür, daß in diesem Hypophysenanteile ein am Eisenstoffwechsel beteiligtes, wahrscheinlich blutkörperchenzerstörendes Organ zu suchen sei.

Das die Verbindung der Neurohypophyse mit dem Gehirn darstellende **Infundibulum** ist ein aus kernarmen Gliafasern bestehendes Gebilde, welches im oberen Teile den mit Epidermiszellen ausgekleideten Recessus infundibuli als Fortsetzung des dritten Hirnventrikels enthält.

Der bisher in der menschlichen Anatomie wenig berücksichtigte fünfte Anteil der Hypophyse, die das Infundibulum rings umgebende **Pars tuberalis**, unterscheidet sich strukturell wesentlich vom Vorderlappen durch den Mangel an eosinophilen Zellen und vom Zwischenlappen durch ihre reichliche Gefäßversorgung. Die Parenchymzellen sind in Form von Strängen angeordnet, nicht selten sind auch Acini anzutreffen, die manchmal einen mit einer schwach eosinophilen Masse erfüllten Hohlraum enthalten. Auf Grund färberischer Differenzen wird die Identität dieser Massen mit den in der Intermedia befindlichen hyalinen Körpern von HERRING, ATWELL und MARINUS[5] bestritten. Nach COLLIN[6] sollen die Zellen der Pars tuberalis bei Katze und Hund denen der Intermedia gleichen. KOSTER und GEESINK[7] betonen auch den Unterschied der Pars tuberalis gegenüber der Prähypophyse und bemerken, daß die Pars tuberalis sich caudal und ventral ohne Grenze in die Pars intermedia fortsetzt und strukturell von ihr nicht zu unterscheiden ist[8].

---

[1] HERRING: Quart. J. exper. Physiol. **1**, 121, 161 (1908); **6**, 1 (1913).
[2] Siehe auch R. COLLIN: C. r. Acad. Sci. Paris **188**, 89 (1929).
[3] KOHN, A.: Arch. mikrosk. Anat. **75**, 337 (1910).
[4] LUBARSCH, O.: Berl. klin. Wschr. **1917**, Nr 3.
[5] ATWELL, W. J. u. MARINUS: Amer. J. Physiol. **47**, 76 (1918).
[6] COLLIN, R.: C. r. Soc. Biol. Paris **95**, 686 (1926).
[7] KOSTER u. GEESINK: Pflügers Arch. **222** (1929).
[8] Über die feinere Struktur der Pars tuberalis siehe W. J. ATWELL: Endokrinol. **5**, 1 (1929).

Die Histologie liefert zu der auf Grund der vergleichenden Anatomie und Entwicklungsgeschichte vollzogenen Fünfteilung des Hypophysenorgans wichtige Bestätigungen und Ergänzungen. Sie zeigt, daß der Hypophysenstiel sowie die Neurohypophyse strukturell keine Inkretgewebe, sondern nur modifizierte Hirnanteile darstellen und für die Inkretion nur als Sekretbahnen in Betracht kommen. Der Vorderlappen, die Prähypophyse, ist seinem Baue nach der Typus einer Blutdrüse, die das in spezifischen Zellarten produzierte Sekret bzw. die Sekrete in der Art der typischen Blutdrüsen in die Blutbahn abgibt, wobei für eine etwaige Speicherung des Sekretes noch eigene follikelartige oder cystische Bildungen zur Verfügung stehen. Die Pars intermedia, deren Existenz für den Menschen von einer Anzahl von pathologischen Anatomen geleugnet, von anderen allerdings zugegeben wird, ist nicht nur bei den niederen Tierformen, sondern auch bei den Säugern in hinreichender Größe und mit einer Struktur zu erkennen, in der man zwanglos die Merkmale der Inkretion nachweisen kann. Die typischen Follikelbildungen mit einem eigenartigen Inhalt, das Vorkommen der morphologisch gleichen Bildungen in der Neurohypophyse und auch der gleichen Massen in den Gewebsspalten sowie entlang des Infundibularfortsatzes liefern hinreichende Anhaltspunkte für die Annahme, daß es sich hier um ein eigenartiges Sekret handelt, das auf dem besonderen Wege der Gewebsspalten zum Gehirn und in den Liquor cerebrospinalis gelangt. Weitere Beweise für diesen Sekretionsmodus werden aus anderen Beobachtungen abgeleitet werden können. Die Pars tuberalis endlich hat auch eine von der Prähypophyse und der Pars intermedia deutlich unterscheidbare Struktur, die ihre Einreihung in die Gruppe der epithelialen Inkretorgane begründet, ohne daß wir heute noch Näheres über die Wege des Sekretabflusses anzugeben imstande wären.

Physiologie.

Aufklärungen über die funktionellen Leistungen der Hypophyse sowie jedes anderen Inkretorganes können auf verschiedenen Wegen gewonnen werden. Doch ist die Deutung der gewonnenen Ergebnisse bei einem komplex gebauten, aus mehreren Teilen bestehenden Organ überaus schwierig. Die in der Endokrinologie gebräuchlichen Erkenntnisquellen wie die klinischen Symptome bei Erkrankungen des Organs in Zusammenhalt mit Sektionsbefunden, die Folgen der Exstirpation und sonstiger experimenteller Eingriffe an Tieren, die Wirkungen der Substitution beim Funktionsausfall bei Mensch und Tier durch etwaige Transplantation oder Zufuhr von Organextrakten und schließlich die natürlichen Konsequenzen oder eigentlich notwendigen Vorarbeiten dieser substitutiven Organtherapie, nämlich das Studium der pharmakodynamischen Wirkungen der Extrakte und in weiterer Folge der aus den Extrakten gewinnbaren reinen Wirkstoffe, alle diese und die sonst noch üblichen Methoden der endokrinologischen Forschung sind für die Hypophyse in Anwendung gezogen worden, lieferten auch zahlreiche und sehr bemerkenswerte Ergebnisse, trotzdem konnte aber bisher ein abgeschlossenes und in allen Einzelheiten befriedigendes Bild über die funktionellen Einzelleistungen und die Beziehungen zum Gesamtorganismus nicht geliefert werden.

Exstirpationsversuche. Seit Victor Horsley[1] 1886, anscheinend als erster, beim Tiere die Hypophyse zu entfernen versuchte, um die Folgen der Hypophysektomie mit jenen der Thyreoidektomie zu vergleichen, wurden insbesondere im Anschluß an die Erörterung der Pathogenese der Akromegalie eine große Anzahl von Versuchen der Hypophysenentfernung an verschiedenen

---

[1] Horsley: Lancet **1**, 5 (1886).

Tierarten unternommen. Die Ergebnisse dieser Versuche waren einander vielfach widersprechend, nicht nur infolge differenter Operationsmethoden, sondern vor allem deswegen, weil die notwendigen anatomischen und mikroskopischen Verifikationen der stattgehabten Hypophysenentfernung vielfach fehlten. Man entfernte die Hypophyse an Fröschen und Schildkröten, an Hühnern und Kaninchen und am häufigsten an Katzen und Hunden auf dem intrakraniellen und auf dem buccalen Wege, zumeist ohne nachträgliche genaue Sektionen. Die einen behaupteten, daß die Tiere die vollständige Exstirpation der Hypophyse wochen-, ja monatelang ohne Erscheinungen überleben können, während die anderen das Organ als lebenswichtiges erkannten, dessen vollständige Exstirpation nach relativ kurzer Zeit vom Tode gefolgt sei. Viele Tiere gingen an der Schwere des Eingriffes, an Nebenverletzungen, an Blutungen und an sekundären Infektionen zugrunde. Bei den überlebenden Tieren konnten Symptome beobachtet werden, die weder einzeln noch in ihrer Gruppierung irgendwelche Charakteristica aufwiesen. Die Unverwertbarkeit der älteren Exstirpationsversuche zu Folgerungen über die physiologische Bedeutung der Hypophyse ist vielleicht am deutlichsten aus den Versuchen von LO MONACO und VAN RYNBERK[1] zu erkennen, die bei ihrer überaus eingreifenden transcerebralen Methode, wobei der Balken durchbohrt wurde, fanden, daß Tiere, Hunden und Katzen, mit einer schweren Läsion des Infundibulum und Eröffnung des dritten Hirnventrikels ohne Krankheitssymptome überlebten, während andere, deren Hypophyse, wie die Obduktion zeigte, unversehrt blieb, Erscheinungen darboten, die angeblich für den Wegfall des Organs charakteristisch waren. Andere Tiere mit fehlender Hypophyse wiesen allerdings keine Störungen auf. Bei dieser Sachlage erübrigt sich wohl die Kritik der Versuche dieser ganzen Epoche.

Neue, aussichtsreichere Bahnen betrat die Forschung erst mit PAULESCO[2], der 1906 die Sichtbarmachung des zu entfernenden Organs bei der Operation als erste Hauptbedingung aufstellte und ein neues Verfahren zur Hypophysektomie bei Tieren angab. Der Zugang zur Hypophyse wird lateral unter dem Temporallappen gesucht und dank der Möglichkeit einer ziemlich großen Dislokation des Gehirns auch relativ leicht gefunden, nicht nur nach Anlegung entsprechender Trepanationslücken in beiden Schläfenbeinschuppen, sondern auch am überhängenden Gehirn (KARPLUS u. KREIDL[3]) nach Anlegung einer relativ kleinen Öffnung in einem Schläfenbein (BIEDL, SILBERMARK[4]). Mit der intrakraniellen Methode von PAULESCO haben eine große Reihe Experimentatoren gearbeitet und sind im allgemeinen zu dem Resultate gelangt, daß erwachsene Tiere die Totalentfernung der Hypophyse nur kurze Zeit überleben und innerhalb 18 Stunden bis längstens 5 Tagen zugrunde gehen (CROWE, CUSHING u. HOMANS[5], CUSHING[6], eigene Versuche, BLAIR BELL[7]). Junge Tiere können die Totalentfernung der Hypophyse längere Zeit, bis zu Wochen, überleben.

Neuere Berichte von HOUSSAY und HUG[8] über Hypophysenexstirpationen bei einer großen Anzahl von Hunden nach der PAULESCOschen Methode sprechen

---

[1] LO MONACO, u. V. RYNBERK: Atti Accad. naz. Lincei **10**, 117, 212, 265 (1901).

[2] PAULESCO, N.: Journ. de Phys. et path. gen. **9**, 441 (1907) — L'hypophyse du cerveau. Paris 1908.

[3] KARPLUS u. KREIDL: Wien. klin. Wschr. **1910**, Nr 28 — Z. biol. Techn. u. Meth. **2**, 14 (1910).

[4] SILBERMARK: Wien. klin. Wschr. **1910**, 467.

[5] CROWE, CUSHING u. HOMANS: Bull. Hopkins Hosp. **21**, 127 (1910).

[6] CUSHING: The pituitary body and its disorders. Lippincott 1912.

[7] BELL, BLAIR: The Pituitary. London 1919.

[8] HOUSSAY u. HUG: C. r. Soc. Biol. Paris **89**, 51 (1923).

von einem längeren Überleben auch erwachsener Tiere, doch bemerken sie ausdrücklich, daß sie bei der Sektion ansehnliche Reste der Pars intermedia und konstant die Pars tuberalis intakt vorfanden.

Die Lebenswichtigkeit der Hypophyse wird von Camus und Roussy[1] bestritten. Sie haben den temporalen Weg bei 24 Hunden gewählt und fanden, daß 7 innerhalb 24 Stunden, 8 in wenigen Tagen, 2 in wenigen Wochen starben, 7 Tiere aber längere Zeit überlebten. Bailey und Bremer[2] (im Laboratorium von Cushing) erhielten auch anscheinend ältere Tiere nach der Hypophysektomie am Leben, sahen aber in Übereinstimmung mit Camus und Roussy verschiedene Störungen eintreten, wenn sie die Hirnbasis in der Nähe der Hypophyse verwundet hatten. Sie sagen zwar, „man kann kaum daran zweifeln, daß auf Totalexstirpation der Hypophyse gewöhnlich der Tod des Tieres folgt", glauben aber, daß der Tod der Tiere von einer Verletzung der angrenzenden nervösen Zentren herrühre. Auch nach Camus und Roussy ist die Hypophyse nicht lebensnotwendig. In einer Versuchsreihe von Dandy und Reichert[3] wurden 31 erwachsene und 18 wenige Wochen alte Hunde nach der intrakraniellen Methode hypophysektomiert. In ihrer Technik war die Verwendung einer intravenösen Injektion von hypertonischer Salzlösung zur möglichsten Volumverminderung des Gehirns eine Neuerung. Sie haben überdies den Hypophysenstiel kauterisiert. Die mikroskopische Untersuchung der sieben den Eingriff längere Zeit überlebenden erwachsenen Hunde ergab das völlige Fehlen von Hypophysengewebe.

Die schon früher von vielen Seiten benutzte buccale Methode hat B. Aschner[4] zur Exstirpation bei jungen und erwachsenen Tieren benutzt. Viele seiner Versuchstiere starben bald, andere innerhalb der nächsten 3—8 Tage. Eine nicht genauer angegebene Zahl von Tieren überlebten. Symptome des Hypophysenausfalls waren nur bei jungen Tieren deutlich ausgeprägt. Den Einwand, daß er keine wirkliche Totalexstirpation ausgeführt habe, sucht Aschner neuestens[5] dadurch zu widerlegen, daß er zwischen physiologischer und histologischer Totalexstirpation unterscheidet und von der ersteren spricht, wenn die Hypophyse unter möglichster Schonung des Infundibulums und soweit dies mit freiem Auge konstatierbar ist, restlos entfernt wird. Er betont, daß in seinen Versuchen Vorder- und Hinterlappen der Hypophyse restlos entfernt worden und die zurückgebliebenen Teile der Pars intermedia bedeutungslos seien. Den Tod der nach der Paulescoschen Methode hypophysektomierten Tiere bezieht Aschner auf Verletzungen des Infundibulum bzw. des Bodens des dritten Hirnventrikels, während er für die bei überlebenden Tieren auftretenden Symptome den Ausfall der Gesamthypophysenfunktion verantwortlich macht.

In den neueren Versuchen von Camus und Roussy wurde an 122 Hunden und 27 Katzen die Hypophysenexstirpation nach der buccalen Methode durchgeführt und bei 24 Hunden und 7 Katzen ein Überleben von über 2 Monaten bis zu 11 Monaten festgestellt. Wie bereits erwähnt, betrachten Camus und Roussy auf Grund ihrer Versuche die Hypophyse nicht als lebensnotwendiges Organ und glauben, daß der nach Totalentfernung der Hypophyse eintretende Tod durch Blutung, Meningitis oder eine ausgedehnte Läsion des dritten Hirnventrikels erklärt werden kann. Von diesen Autoren werden auch die hypophyseopriven Symptome (Polyurie, Glykosurie, adiposo-genitale Dystrophie)

---

[1] Camus u. Roussy: J. Physiol. et Path. gén. **20** (1922).
[2] Bailey u. Bremer: Arch. int. Med. **1921**, 28, 773.
[3] Dandy u. Reichert: Bull. Hopkins Hosp. **37**, 1 (1925).
[4] Aschner: Pflügers Arch. 1, 146 (1912).
[5] Aschner: Hirschs Handb. der inn. Sekr. **2**, Lfg II.

nicht auf den Ausfall der Hypophyse zurückgeführt, sondern als tubero-infundibulare betrachtet. Noch schärfer betonen BAILEY und BREMER diesen Standpunkt, indem sie sagen, daß das adiposo-genitale Syndrom von einer Läsion der Kerne des Hypothalamus herrühre und die Hypophyse an seiner Entstehung nicht beteiligt sei. BAILEY[1] scheint es kaum logisch zu sein, den Tod der hypophysektomierten Tiere Läsionen des Tuber cinereum und die Symptome der wenigen überlebenden Tiere dem Fehlen der Hypophyse zuzuschreiben, wie dies ASCHNER tut.

Neuestens berichten KOSTER und GEESINK[2] über eine Versuchsserie an 9 erwachsenen und 19 jungen, aus 3 Würfen stammenden Hunden, an denen die Hypophysektomie nach der Paulescomethode und mit stumpfen Instrumenten durchgeführt wurde. Die genaue Untersuchung der genügend lange überlebenden Tiere zeigte, daß die Hypophyse bei fünf erwachsenen und sechs jungen Hunden total oder größtenteils entfernt war. Die zur Beantwortung der Frage, ob nach dem Totalverlust des Hypophysenorgans das Weiterleben noch möglich ist, angestellte Untersuchung von drei jungen Tieren ergab, daß bei ihnen die Hypophyse als ganzes Organ völlig fehlte und weder vom Vorderlappen noch vom Hinterlappen noch auch vom Zwischenlappen irgendwelche Reste zurückgeblieben waren. Wohl aber fand sich in allen drei Fällen eine mächtig entwickelte und gegenüber der normalen zweifellos stark *hypertrophe Pars tuberalis* (die nach der Anschauung der Autoren aus Intermediagewebe besteht). Bei zwei Tieren fanden sich in der Medianlinie intradural auf dem Keilbein gelegene Zellgruppen von epithelialem Charakter, die von den Autoren als Nebenhypophysen im Zustande der Hypertrophie aufgefaßt werden. Sie gelangen zu der Schlußfolgerung, daß bei jungen Hunden nach der totalen Hypophysektomie (mit selbstverständlicher Erhaltung der Pars tuberalis) das Leben unbeschränkt möglich ist. Es tritt dabei eine starke Hypertrophie der Pars tuberalis und der sog. Parahypophyse ein. Daß bei erwachsenen Hunden die totale Hypophysektomie den Tod verursacht, kann zwar nicht aus den Experimenten geschlossen werden, denn bei keinem der Tiere wurde eine totale Entfernung mikroskopisch konstatiert, scheint aber dadurch wahrscheinlich, daß bei älteren Tieren die Nebenhypophysen gewöhnlich fehlen und auch die Pars tuberalis das Vermögen der Hypertrophie nicht mehr in dem Ausmaße besitzt wie bei jungen Tieren.

Überblicken wir die Ergebnisse der neueren exakten Exstirpationsversuche, die, sowohl mit der intrakraniellen als auch mit der buccalen Methode durchgeführt, eine Antwort auf die Frage der Lebensnotwendigkeit des Gesamthypophysenapparates suchen, so ergeben sich scheinbar unlösbare Widersprüche. Eine annähernde Übereinstimmung herrscht nur darin, daß erwachsene Tiere in der größten Mehrzahl der Fälle nach der Hypophysektomie bald zugrunde gehen und nur vereinzelte eine längere Lebensdauer aufweisen, während bei jungen Tieren der Eingriff öfters längere Zeit überstanden wird.

Bei dem heutigen Stande der anatomischen Kenntnisse über die Hypophyse muß aber die Frage der Möglichkeit der Totalexstirpation des Organs nochmals aufgeworfen werden. Es ist durchaus fraglich, ob es möglich ist, bei der Benutzung welchen Weges immer das Gewebe total zu entfernen. Man wird mehr oder weniger große Anteile der Pars intermedia hinterlassen, man wird stets die das Infundibulum rings umgebende Pars tuberalis erhalten. Daß die zurückgelassenen Gewebeanteile für die Lebenserhaltung eine Rolle spielen können, ist von vornherein nicht abzuweisen. Die von KOSTER gefundene Hypertrophie der Pars tuberalis spricht gewiß für ihre funktionelle Leistung nach der

---

[1] BAILEY: Erg. Physiol. **20** (1922).
[2] KOSTER u. GEESINK: Pflügers Arch. **222**, 293 (1929).

Hypophysektomie. Die Rolle des Nebenhypophysengewebes darf wohl nicht überschätzt werden, doch scheint auch diese bei jugendlichen Tieren für das Überleben eine Bedeutung zu haben. Daß nicht die Eröffnung des dritten Hirnventrikels und die Verletzung der im Hypothalamus gelegenen trophischen Zentren die Ursache des Todes nach der Hypophysektomie ist, wie Aschner meint, geht daraus hervor, daß in vielen Versuchen nach weiter Eröffnung des Hirnventrikels ein längeres Überleben und andererseits nach Exstirpation der Hypophyse ohne Eröffnung des dritten Hirnventrikels ein baldiges Ableben der Tiere konstatiert werden konnte.

Auf Grund der Exstirpationsversuche kann die Lebenswichtigkeit und Lebensnotwendigkeit des gesamten Hypophysenapparates nicht bestritten werden. Der bei so vielen, namentlich erwachsenen Tieren nach der Totalentfernung der Hypophyse eintretende Tod kann nicht auf eine Verletzung der angrenzenden nervösen Zentren bezogen werden, wie Bailey meint, denn diese Verletzungen fehlen in vielen Fällen. Das Überleben der angeblich völlig hypophysenlosen Tiere ist durch unvollständige totale Hypophysektomie, durch Zurücklassung von Anteilen der Pars intermedia, durch Erhaltenbleiben der Pars tuberalis, durch eine Hypertrophie dieser sowie der Nebenhypophysen wohl zwanglos erklärt. Die Versuche französischer und amerikanischer Autoren scheinen die Hypophyse ihrer gesamten funktionellen Bedeutung zu berauben, doch kommen Camus und Roussy[1] in Übereinstimmung mit Lereboullet[2] zu der Schlußfolgerung, „que l'hypophyse intervient peut-être dans le fonctionnement, la nutrition de centres organiques importants situés à son voisinage dans la base du cerveau".

Die Nähe des Stoffwechselzentrums und seine humorale Verbindung mit der Pars intermedia haben mich[3] zu der Auffassung geführt, daß der Zwischenlappen als Hormondrüse des nervösen Stoffwechselzentrums zu betrachten sei. Die nähere Analyse der nach partieller Hypophysektomie auftretenden Symptome wird die Berechtigung dieser Auffassung des näheren dartun.

Für die Lebenswichtigkeit des gesamten Hypophysenapparates erbringen die Klinik und die pathologisch-anatomischen Befunde einen später zu erörternden, wichtigen Beitrag.

Dem nach der totalen Hypophysektomie bei älteren Tieren rasch, bei jüngeren etwas später eintretenden Tod gehen Symptome voran, die man keineswegs als charakteristische ansehen kann. Motorische Reizerscheinungen, wie etwa tonische Krämpfe, wird man auf Nebenverletzungen, Blutung, Hirnverletzung, Meningitis beziehen können. Eindeutig scheint es wohl zu sein, wenn die Tiere nach vorübergehendem Wohlbefinden Depressionszustände verschiedenen Grades, von der Mattigkeit, Appetitlosigkeit bis zu Paralyse, hochgradiger Schlafsucht und Koma aufweisen. Hashimoto[4] stellt auf Grund seiner Versuche an Kaninchen und Katzen fest, daß die hypophysektomierten Tiere nur kurze Zeit überleben, erwachsene 1—3 Tage, junge 3—5 Tage und nach der Stieldurchtrennung 5—7 Tage. Er betrachtet die Hypophyse als unbedingt lebenswichtiges Organ, dessen Entfernung zu einer bei längerer Lebensdauer deutlicher werdenden Kachexia hypophyseopriva führt. Als wichtigstes Symptom ist die Erniedrigung der Körpertemperatur und das poikilotherme Verhalten der Tiere zu betrachten. Nach Perez[5] ist die Hypophysektomie bei

[1] Camus u. Roussy: J. Physiol. et Path. gén. **20**, 535 (1922).
[2] Lereboullet: Rapport au 2e Congrès de l'Ass. des Péd. Paris 1922.
[3] Biedl, A.: Physiol. u. Pathol. der Hypophyse. München 1922.
[4] Hashimoto: Arch. f. exper. Path. **101**, 218 (1919).
[5] Perez, M. L.: Zitiert nach Phys. Ber. **9**, 557 (1922).

schwangeren Tieren in 100% der Fälle, bei nichtschwangeren in 66% der Fälle tödlich.

Partielle Hypophysenexstirpationen. Aus dem Vorangehenden ergibt sich, daß wir den größten Teil der sog. Totalexstirpationen keineswegs als wirkliche totale anerkennen können, daher die nach solchen Eingriffen auftretenden Symptome der partiellen Hypophysektomie zuschreiben und den Versuch unternehmen müssen, aus diesen klinischen Erscheinungen Schlüsse auf die Bedeutung der einzelnen Hypophysenanteile zu ziehen.

Die Totalexstirpation der Prähypophyse wurde von PAULESCO, CUSHING und seinen Schülern, in neuerer Zeit auch noch von BLAIR BELL auf Grund ihrer Versuchsergebnisse als tödlicher Eingriff angesehen, namentlich bei erwachsenen Tieren, ebenso wie die vollständige Entfernung der Hypophyse. Es ist wohl kaum zu bezweifeln, daß in diesen Versuchen keine isolierten Totalexstirpationen der Prähypophyse vorgenommen, sondern daß die übrigen Anteile in geringerem oder höherem Grade lädiert wurden. Partielle Exstirpationen der Prähypophyse sind von einer unbeschränkten Lebensdauer und keinerlei nachweisbaren Symptomen gefolgt. Einzelne Tiere von PAULESCO lebten fast ein Jahr und waren von den Kontrollen mit unversehrter Hypophyse in keiner Hinsicht verschieden. Auch in meinen Versuchen hatte der Verlust selbst beträchtlicher Anteile der Prähypophyse keine weiteren Folgen. CUSHING konnte an 5 Hunden (4 erwachsenen und 1 jungen) nach partieller Exstirpation der Prähypophyse eine Fettsucht und Atrophie des Genitales nachweisen. Polyurie, Glykosurie, leicht subnormale Temperaturen, leichte Schlafsucht waren die vorübergehenden, Hypotrichose, gelegentliche Ödeme die gewöhnlichen Symptome. Auch in meinen Versuchen war nach partieller Zerstörung des Vorderlappens nach wochen- und monatelangem Überleben bei der Sektion eine auffallende Anhäufung von Fett im Omentum und im Retroperitonealraum und eine hochgradige Unterentwicklung des gesamten Genitales zu verzeichnen. Die genaue Durchmusterung der anatomischen Präparate zeigte, daß neben der Prähypophyse auch der Zwischenlappen in mehr oder weniger großem Umfang fehlte und die Reste desselben destruktive Veränderungen aufwiesen. BLAIR BELL fand nach partieller Entfernung des Vorderlappens außer einem vorübergehenden Schlafsuchtzustande nur eine deutliche Atrophie der Ovarien und des Uterus vor. Auch B. ASCHNER fand bei erwachsenen, hypophysektomierten Tieren eine leichte Schädigung der Keimdrüsen, bezog aber die Rückbildung des Genitales auf die Hirnverletzung. CAMUS und ROUSSY vermißten die Brunst bei einigen ihrer hypophysektomierten Hunde, während bei anderen die Genitalaktivität erhalten blieb, sogar Befruchtung eintrat. Auch bei den hypophysektomierten Hunden von NORMAN DOTT[1] wird der Befund von degenerativen Veränderungen in den Keimdrüsen erwähnt. PHILIPP E. SMITH fand bei hypophysektomierten Ratten eine Genitalatrophie, die er durch die Zufuhr von Vorderlappenauszügen wieder aufheben konnte. Wie man sieht, bestehen zwischen den Befunden der einzelnen Experimentatoren in bezug auf die Genitalstörung bei erwachsenen Tieren Differenzen.

Bei jungen Tieren sind die Symptome nach partieller Hypophysektomie deutlicher ausgesprochen. Es gebührt zweifellos B. ASCHNER das Verdienst, durch seine schönen Versuche unsere Kenntnisse über die Wachstums- und Entwicklungsstörungen erweitert und vertieft zu haben. Er konnte zeigen, daß die operierten Tiere in der Weiterentwicklung gehemmt sind. Es äußerte sich dies nicht nur in einer Hemmung des Knochenwachstums mit längerem Offenbleiben

---

[1] DOTT, NORMAN: Quart. J. exper. Physiol. **13**, 241 (1923).

der Epiphysenfugen, sondern auch in der Persistenz des Milchgebisses und der Lanugobehaarung, in einem Stehenbleiben der Entwicklung des Genitalapparates auf kindlicher Stufe. Bei männlichen Tieren bleibt der Hoden in Größe und histologischer Entwicklung zurück. Die Spermatogenese tritt verspätet auf, die Hilfsapparate des Genitales sind in der Entwicklung gehemmt. Beim weiblichen Hunde bleibt der gesamte Genitalapparat auf infantiler Stufe. In den Ovarien fehlen Zeichen der Follikelreife und in späteren Stadien ist eine auffallende Vergrößerung des interstitiellen Gewebes vorhanden. Die Brunst tritt verspätet und rudimentär ein. Der Uterus bleibt klein, mit kleinem Lumen und mangelhaft entwickelten Drüsen. Es fand sich ferner bei diesen Tieren eine besonders hochgradige Fettsucht mit Fettablagerungen in der Haut und in den inneren Organen, die den im Wachstum stark zurückgebliebenen, stillen und apathischen Tieren einen eigenartigen Aspekt verleihen. Aschner fand bei seinen operierten Tieren auch Veränderungen im Stoffwechsel, niedrige Körpertemperatur, Verringerung des Sauerstoffverbrauches, Herabsetzung des Eiweißumsatzes im Hunger, eine Herabsetzung der Adrenalinglykosurie nicht nur in der ersten Zeit nach der Operation, sondern auch Monate später.

Die Versuchsergebnisse von Aschner sind in der Folgezeit von verschiedenen Seiten im wesentlichen bestätigt worden, wenn auch einzelne auffällige Abweichungen in den Resultaten verzeichnet werden können. Ascoli und Legnani[1] haben auch an jungen Hunden mit der buccalen und später mit der temporalen Methode gearbeitet und ausdrücklich betont, daß man, je sicherer man die Operationsmethode beherrscht, um so eher zu der Überzeugung von der lebenswichtigen Bedeutung der Hypophyse gelangt, denn man findet, daß ihre Entfernung, von jeder Komplikation unabhängig, einen äußerst gefährlichen, gewöhnlich mit der längeren Fortdauer des Lebens unvereinbaren Eingriff darstellt. Bei ihren überlebenden Tieren fanden sie eine starke Wachstumseinschränkung mit Erhaltenbleiben der Epiphysenfugen, kalkarme, dünne Knochen, eine Hemmung der Geschlechtsreife bei beiden Geschlechtern und Veränderungen an den innersekretorischen Organen. Die starke Fettentwicklung war nur bei einzelnen ihrer Tiere anzutreffen, bei anderen trat von Anfang an eine fortdauernde Unterernährung in Erscheinung.

Eine genaue Beschreibung geben die Autoren von den Veränderungen der innersekretorischen Organe. Die Thymusdrüse der hypophysektomierten Tiere ist frühzeitig rückgebildet, fettdurchwuchert und erreicht kaum $^1/_5 - ^1/_6$ des Kontrollorgans. Auch mikroskopisch sind auffallende Zeichen der Involution nachweisbar. Die Schilddrüse hat weite, kolloiderfüllte Follikel mit flachem, sogar ganz abgeplatteten Epithel und bietet im ganzen das Bild einer frühzeitigen Kolloidatrophie. In den Nebennieren finden sich diffuse oder herdförmige Blutungen und eine Strukturveränderung in der Rinde, deren Zona fasciculata und reticularis zu einer einzigen, gleichförmigen Schicht mit großen, intracellulären Lipoidtropfen verschmelzen.

Norman M. Dott, der auf Grund seiner Versuche an Katzen und Hunden die Lebenswichtigkeit des Hypophysenapparates betont, fand, daß nach partieller Exstirpation der Prähypophyse die charakteristischen Hypophysensymptome, nämlich Abfall der Temperatur, nervöse Depression bis zur Lethargie, Fettsucht, Verlangsamung des Wachstums und degenerative Veränderungen in der Thyreoidea und an den Keimdrüsen auftreten.

---

[1] Ascoli u. Legnani: Boll. Soc. med.-chir. Pavia **24** (1911) — Münch. med. Wschr. **1912**, Nr 10.

Houssay und Hug[1] fanden bei ihren jungen hypophysektomierten Hunden eine vorübergehende Polyurie und Glykosurie, eine nach etwa $1-2^1/_2$ Monaten wahrnehmbare Wachstumshemmung und ein Infantilbleiben im Gesamtexterieur. Sie bemerken allerdings, daß bei manchen ihrer Tiere die Wachstumshemmung vorhanden war, obwohl bei der Sektion noch nennenswerte Anteile der Prähypophyse und auch der Pars intermedia angetroffen wurden. Sie fanden ferner eine mehr oder minder deutliche Fettsucht, infantile Beschaffenheit der Haut, gelegentlich auch myxödematöse Infiltrationen. Das apathische Benehmen und stupide Verhalten der hypophysektomierten Tiere wird besonders hervorgehoben. In bezug auf die Keimdrüsen und den Genitalapparat betonen diese Autoren die Übereinstimmung mit der allgemeinen Entwicklung. Wenn die Tiere sich mangelhaft entwickeln, bleiben die Genitalorgane hypoplastisch, bei anderen aber sind sie gut entwickelt und es tritt die normale Brunst ein. An der Thymusdrüse ist die Atrophie und an der Schilddrüse die kolloide Atrophie bemerkenswert. Nach der Auffassung dieser Autoren spricht viel dafür, daß die Gesamtheit der Symptome auf den Wegfall der Hypophyse zu beziehen sei, doch scheint ihnen der Einfluß des Nervensystems beim Zustandekommen noch nicht definitiv geklärt.

Camus und Roussy haben in ausgedehnten Versuchsreihen eine Entscheidung in der Frage zu treffen versucht, ob die nach der Hypophysektomie auftretenden Erscheinungen glandulären oder nervösen Ursprungs seien. Sie konnten zeigen, daß bei hypophysektomierten Tieren diese sog. Ausfallserscheinungen vollständig vermißt werden können, während Tiere, denen kleine Verletzungen in der Nähe der Hypophyse zwischen Chiasma und Corpora mammillaria beigebracht wurden, eine längerdauernde Polyurie und Polydipsie analog dem Diabetes insipidus des Menschen aufwiesen. In einzelnen Fällen war auch eine anscheinend hypophysäre Kachexie vorübergehend vorhanden, obwohl histologisch die Integrität der Hypophyse verifiziert werden konnte. Auch eine Glykosurie ist bei den hirnverletzten Tieren gelegentlich anzutreffen. Adiposität und genitale Dystrophie fanden sich in einer Anzahl von Fällen. Über die Genese sprechen sich die Autoren nicht mit Bestimmtheit aus. Auch über Wachstumsstörungen wird nichts Näheres berichtet. Camus und Roussy kommen zu dem Schlusse, daß die Syndrome der Polyurie und der genitalen Dystrophie nicht als hypophysäre, sondern als infundibulo-tuberale aufzufassen sind.

Bezüglich der Polyurie schließt sich Houssay auf Grund seiner neueren Versuche ihrer Auffassung an. Bailey und Bremer fanden in einer Versuchsreihe nach dem Einschnitt in den Hypothalamus zwischen Processus infundibuli und Corpora mammillaria folgende Symptome: Adiposität und genitale Atrophie, Diabetes insipidus, Glykosurie, Kachexie (Schlafsucht, Adynamie, Krämpfe, subnormale Temperatur usw.) und Tod. Es zeigte sich, daß die Hypophyse unversehrt und die Läsion histologisch genau lokalisiert war[2].

---

[1] Houssay u. Hug: C. r. Soc. Biol. Paris **85**, 1215 (1921).

[2] In einer mir im dänischen Original nicht zugänglichen Arbeit [Experimenteller Beitrag zur Frage über die Lebenswichtigkeit der Hypophyse. Kopenhagen: Levin u. Munksgaard 1929. Zitiert nach Phys. Ber. **51**, 307 (1929)] weist Felding Svend darauf hin, daß sowohl der Tod der hypophysektomierten Tiere als auch die dem Hypophysenmangel zugeschriebenen Symptome auf Verletzungen des Infundibulum (des sog. Tuber basale) zurückgeführt werden können. Bleibt dieser Teil bei Operationen in der Hypophysengegend intakt, dann treten keinerlei lebensgefährliche Symptome ein, während Verletzungen des Tuber basale schwere Verletzungen und den Tod zur Folge haben, ob die Hypophyse intakt, teilweise oder total exstirpiert oder zerstört ist.

Eine neuere Versuchsreihe von großer Bedeutung, allerdings an einer anderen Tierart, nämlich der Ratte, liegt von PHILIPP E. SMITH[1] vor. Die Totalentfernung der Hypophyse führt bei jungen Tieren zu vollständiger Wachstumshemmung, bei erwachsenen zu progressivem Gewichtsverlust und Kachexie, Atrophie des Genitalsystems mit Verlust der Libido sexualis und unmittelbarem Aufhören des Oestruszyklus, Atrophie der Thyreoidea, der Parathyreoideen und der Nebennierenrinde, verminderter körperlicher Widerstandsfähigkeit, Abnahme der Freßlust und Schwäche. Eine Anzahl zur Zeit der Sexualreife operierter Tiere ist 5 Monate später mit den für die Senilität von DONALDSON angeführten Charakteristicis eingegangen. Die Ovarien jugendlicher hypophysektomierter Tiere zeigen normales interstitielles Gewebe und Primordialfollikel, degenerierte, kleine Follikel und keine Corpora lutea. Die Bilder der Ovarien in späterem Lebensalter operierter Tiere sind durchaus ähnlich, nur persistieren die Corpora noch mehrere Wochen nach der Operation.

Isolierte Verletzungen der Gegend des Tuber cinereum unter Schonung der Hypophyse verursachen vor allem Fettsucht, die ein enormes Ausmaß erreichen kann. Das Körpergewicht solcher Tiere besteht zu 50—75% aus Fett, im Gegensatz zu normalen, gut genährten Ratten, bei denen das Fett nur 15% oder weniger beträgt. Die Genitalatrophie ist zwar vorhanden, doch nicht annähernd so schwer wie nach der Hypophysektomie. Der Oestruszyklus zeigt Unregelmäßigkeiten. Gelegentlich kommt Polyurie vor. Die Körperlänge ist meist normal, Wachstumshemmungen werden mitunter beobachtet. Thyreoidea und Nebennierenrinde zeigen keinerlei Veränderungen.

Bei gleichzeitiger Hypophysektomie und Tuberverletzung erhielt der Autor beim jungen Tier den adiposo-genitalen Symptomenkomplex nach FRÖHLICH.

Sehr bemerkenswert und beweiskräftig sind die Versuche einer Substitutionstherapie, über die wir noch später berichten werden.

Sehr genaue, allerdings nur an einer kleinen Anzahl von Tieren ausgeführte Versuche der Hypophysektomie liegen von KOSTER und GEESINK[2] vor. Von den beobachteten Symptomen ist zunächst die Wachstumshemmung hervorzuheben, die die Autoren auf die Totalentfernung der Prähypophyse beziehen, indem sie darauf hinweisen, daß bei Hunden, bei welchen Reste dieser Hypophysenanteile zurückgeblieben sind, das Wachstum mehr oder weniger ungestört weiterging. Dem gestörten Knochenwachstum entspricht auch ein Zurückbleiben des Zahnwuchses, längeres Erhaltenbleiben des Milchgebisses, längeres Offenbleiben der Epiphysenfugen und eine allerdings geringgradige Verminderung des Calciumgehaltes im Blutserum. Eine weitere deutliche Erscheinung bildet die an jugendlichen Tieren stets beobachtete Veränderung der Haarbeschaffenheit. Die Haare bleiben dünn, wollig und gekraust, die Haarwurzeln gehen nicht so tief und enthalten weniger Mark als bei den Kontrollen, die Epidermis ist dünner, das subcutane Fett ist verhältnismäßig dicker und ebenso die Hornschicht. Die Differenz in der Haarbeschaffenheit ist mikroskopisch deutlich nachweisbar. Der Haarwuchs ist verzögert, an rasierten Stellen wachsen die Haare viel langsamer oder gar nicht nach. Auch diese Veränderungen im Haarkleide schreiben die Autoren der Entfernung der Prähypophyse zu.

Eine zweite Gruppe von Symptomen betrifft den Stoffwechsel. Sie fanden eine Herabsetzung des Sauerstoffverbrauches, eine Erniedrigung der Körpertemperatur und damit einhergehende geringe Regsamkeit der Tiere, dann eine Verminderung des Blutzuckergehaltes und Änderungen im Wasserhaushalt in

---

[1] SMITH, PHILIPP E.: J. amer. med. Assoc., 158, **1927**.
[2] KOSTER u. GEESINK: — Pflügers Arch. **222**, 293 (1929).

dem Sinne, daß in den ersten Tagen nach der Operation eine Polyurie, dann eine deutliche Verringerung der durchschnittlichen Urinmengen festgestellt werden konnte. Schließlich war auch eine Fettsucht mäßigen Grades zu konstatieren. Diese Änderungen im Stoffwechsel beziehen die Experimentatoren zu einem erheblichen Teil auf einen Wegfall des Inkretes der Pars intermedia und der Neurohypophyse, wodurch die im Tuber cinereum gelegenen Stoffwechselzentren eine geringere Tonisierung erfahren[1].

Die hier begreiflicherweise nur in großen Zügen geschilderten Befunde der einzelnen Experimentatoren über die Folgen der partiellen Entfernung der Hypophyse ergeben ein recht buntes Bild und dementsprechend stark divergierende Anschauungen über die funktionelle Bedeutung der einzelnen Hypophysenanteile. Die zwei Extreme bilden ASCHNER, der alle Symptome auf die Totalentfernung der Hypophyse bezieht, ohne die Bedeutung der einzelnen Hypophysenanteile für das eine oder andere Symptom anzuerkennen, und BAILEY, der den endgültigen Nachweis vermißt, daß irgendeines der Symptome, welche auf die Hypophysektomie folgen, auf das Fehlen dieses Organs zurückzuführen ist und manche, anscheinend sogar alle Symptome auf Läsionen der Kerne des Hypothalamus bezieht. Der letztere Autor entfernt sich hierbei sogar von CAMUS und ROUSSY, die zumindest die Bedeutung der Hypophyse für die normale Tätigkeit der tuberalen Zentren konzedieren. Der entscheidende Versuch für die letztere Auffassung, in welchem die Hypophysenentfernung ohne Symptome bliebe und dann bei demselben Tier durch Verletzung des Hypothalamus die Syndrome hervorgerufen würden, ist, wie schon BAILEY bemerkt, noch nicht ausgeführt und wird auch schwer durchzuführen sein. Bis dahin scheint es mir namentlich unter Berücksichtigung der später anzuführenden, anderweitigen Erfahrungen durchaus wahrscheinlich, daß den einzelnen Anteilen der Hypophyse Funktionsleistungen zukommen und daß wir einzelne Folgen der Hypophysektomie auf den Wegfall dieser Hypophysenanteile direkt oder indirekt durch Fehlen des Hormons für die Zentren beziehen können.

Schon aus den Exstirpationsversuchen darf der Schluß gezogen werden, daß das *Fehlen der Prähypophyse zu Wachstums- und Entwicklungsstörungen im Sinne einer Hemmung führt*. Die Tiere bleiben klein, ihre Epiphysenfugen offen, der Zahnwechsel vollzieht sich nicht, die Haarbeschaffenheit bleibt eine infantile, aber gleichzeitig ist auch die somatische und psychische Entwicklung gehemmt. Dementsprechend bleibt auch der Genitalapparat, die Keimdrüsen und ihre Hilfsapparate, in der Weiterentwicklung zurück und die Keimdrüsen erfahren nur eine geringgradige Weiterausbildung, so daß ein genitaler Infantilismus zustande kommt. Das Wachstum, die Dimensionierung, der Habitus des Körpers, aber auch die wichtigste Blutdrüse für die Evolution, die Keimdrüsen, erfahren eine Hemmung ihres weiteren Wachstums und ihrer Differenzierung. Beim erwachsenen Tier können diese Wirkungen des Mangels der Prähypophyse naturgemäß nicht in Erscheinung treten. Ob hier die Trophik speziell der Keimdrüsen ungünstig beeinflußt wird, ist wahrscheinlich, aber noch nicht sichergestellt. Die Beteiligung der Läsionen des Zentralnervensystems am Zustandekommen der Entwicklungshemmung im allgemeinen und an der Hemmung des Knochenwachstums im besonderen konnte bisher experimentell nicht erwiesen werden. In bezug auf die Genitalatrophie liegen positive Angaben von CAMUS und ROUSSY und von BAILEY und BREMER vor. Ob demnach die genitale Trophik von der Hypophyse allein oder von ihr in Verbindung mit den tuberalen Zentren beherrscht wird, läßt sich bisher noch nicht entscheiden.

---

[1] Über den Einfluß der Hypophysektomie auf das Knochenwachstum auf Grund von Röntgenbildern berichtet W. G. GINSBURG: J. méd.-biol. **4**, 63 (1927).

Die zweite Gruppe von Erscheinungen, die in ihrer Gesamtheit den Stoffwechsel betreffen und zu einer vorübergehenden Polyurie evtl. Glykosurie, zur Herabsetzung des Sauerstoffverbrauches und schließlich zum Fettansatz führen, können *nicht auf den Wegfall des Vorderlappens* bezogen werden. Sie können fehlen, wenn der Vorderlappen total entfernt wurde, wenn nur andere Hypophysenanteile wie die Pars intermedia und die Pars tuberalis erhalten geblieben sind. Sie können vorhanden sein bei relativ gut erhaltenen Anteilen der Prähypophyse, wenn die übrigen Anteile stark lädiert sind. Diese Syndrome finden sich auch bei Läsionen des Hypothalamus bei unverletzter Hypophyse. Wenn daraus der Schluß gezogen wird, daß es sich hier um infundibulo-tubuläre Erscheinungen handelt, so ist damit die Beteiligung des Wegfalls der Prähypophyse wohl ausgeschlossen, nicht aber die Möglichkeit, daß die anderen Anteile der Hypophyse, die ihr Sekret in den Liquor cerebrospinalis abgeben, an dem Zustandekommen dieser Erscheinungen dann beteiligt sind, wenn isolierte Läsionen ohne Affiziertsein der hypothalamischen Region vorliegen oder wenn, wie bei der Hypophysenstieldurchtrennung, die Sekretabgabe an den Liquor eingeschränkt oder aufgehoben ist.

Eine weitgehende Übereinstimmung herrscht in bezug auf die *Folgen der Exstirpation des Hinterlappens,* richtiger der *Neurohypophyse.* Alle Autoren konnten bei längerer Überlebensdauer der so operierten Tiere mit Ausnahme einer vorübergehenden Polyurie oder evtl. Glykosurie die völlige Symptomlosigkeit bei Fehlen der Neurohypophyse konstatieren.

Über die Folgen der *Durchtrennung des Hypophysenstiels* sind die Angaben wieder divergierend. Während einzelne Autoren (Handelsmann u. Horsley[1], Moravski[2]) betonen, daß beim Affen die vollständige Durchtrennung des Hypophysenstiels einen Eingriff darstellt, der nicht nur sehr gut vertragen wird, sondern wenigstens beim erwachsenen Tier symptomlos verläuft, wird von Hunden und Katzen angegeben, daß die Stieldurchtrennung sowie mechanische Insulte und eine experimentelle Kompression zunächst von einer vorübergehenden Glykosurie, später von einer Erhöhung der Assimilationsgrenze mit einer Tendenz zum Fettansatz und, wie z. B. in den Versuchen von Blair Bell, sogar von einer ausgeprägten Fettsucht gefolgt ist. Die geschilderten Folgen der Hypophysenstielläsionen können völlig unabhängig von Läsionen der Hirnbasis sein.

Hypophysenexstirpationen bei Amphibienlarven. Für die Erkenntnis der physiologischen Funktionen der Hypophyse bedeutsame Aufklärungen brachten die Arbeiten amerikanischer Experimentatoren, in welchen ausgedehnte und sehr bemerkenswerte Versuchsreihen über die Hypophysenexstirpation an Amphibienlarven mitgeteilt wurden.

Die Anlage der epithelialen Hypophyse kann bei ganz jungen Froschlarven sehr leicht exstirpiert werden. Bei $3^1/_2$—4 mm langen Larven sieht man unter dem Mikroskop diese Hypophysenanlage zwischen der Vorwölbung des Vorderhirns und dem Pharynx, an der ventralen Fläche des Gehirns liegend, und kann nach der Durchtrennung des Oberflächenektoderms und Auseinanderdrängen von Gehirn und Pharynx das Gewebe ohne wesentliche Schädigung der Nachbarteile separieren bzw. entfernen. Bei richtiger Haltung und Fütterung überleben diese Tiere sehr lange (Abb. 102).

Experimente dieser Art hat zuerst Leo Adler[3] mittels Kauterisation der Hypophyse durchgeführt. Exaktere Versuche sind dann gleichzeitig von

---

[1] Handelsmann u. Horsley: Brit. med. J. **1911**.
[2] Morawski: Z. Neur. **7** (1911).
[3] Adler, L.: Arch. Entw.mechan. **39**, 21 (1914).

B. M. Allen[1], Ph. E. Smith[2] und E. R. Hoskins und M. M. Hoskins[3] angestellt worden. Einen ausführlichen Bericht über die Ergebnisse dieser Versuche gibt Ph. E. Smith, den wir im nachfolgenden wiedergeben.

Die nach der Hypophysektomie beobachteten Störungen betreffen den *Pigmentapparat, die Metamorphose, das Wachstum und die Struktur einzelner endokriner Drüsen.* Die *Pigmentveränderungen* bestehen in einer Verminderung des freien Epidermalpigments, in einer Verringerung der Zahl und des Melaningehaltes der in einem anhaltenden Kontraktionszustand befindlichen epidermalen Melanophoren, in einer maximalen Ausdehnung der Xantholeukophoren und einer partiellen Kontraktion der tiefen Melanophoren. Daraus resultiert ein eigentümliches Bild des Albinismus mit einem charakteristischen, metallischen Silberglanz. Die Veränderungen an den tiefen Melanophoren sind nicht wesentlich für die Entstehung dieser Färbung, denn die Erweiterung an den tiefen Melanophoren, wie sie durch Licht oder Hintergrund bewirkt wird, ändert nichts an der Farbe. Die Kontraktion dieser Zellen in der Dunkelheit erzeugt bei normalen Larven zwar Durchsichtigkeit, aber keinen Albinocharakter. Bei diesen albinotischen Tieren erscheinen die epidermalen Melanophoren später und in geringerer Zahl als bei normalen, ferner ist das freie epidermale Melanin relativ noch stärker vermindert, wogegen die Xantholeukophoren gleichzeitig und in annähernd normaler Zahl erscheinen, aber von vornherein eine starke Expansion gegenüber ihrem punktförmigen Aussehen bei den nichtoperierten Kaulquappen aufweisen. Während die tiefen Melanophoren der Albinos und der normalen Kaulquappen

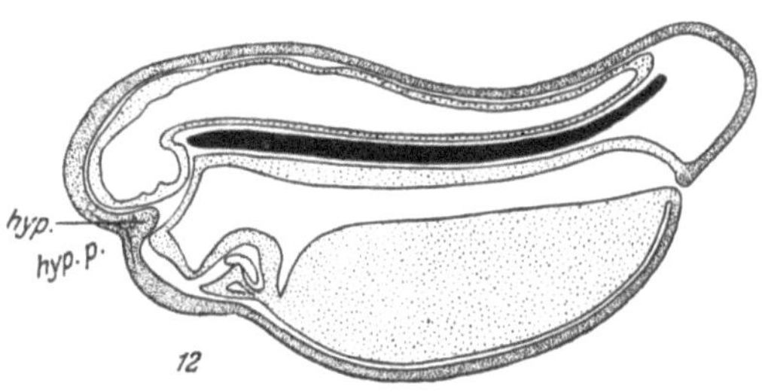

Abb. 102. Mediansagittalschnitt durch eine Froschlarve. *hyp.* = Hypophyse; *hyp. p.* = Hypophysenhöhle. (Nach P. E. Smith.)

verschiedene physiologische und pharmakologische Reize in der gleichen Weise beantworten, behalten die Xantholeukophoren ihren Expansionszustand unter allen experimentellen Bedingungen bei.

Die operierten Tiere zeigen eine Verlangsamung des Wachstums, die anfänglich weniger ausgesprochen, später aber, etwa in der Mitte der Larvenperiode, sehr auffällig ist. Bei den hypophysektomierten Tieren ist nicht nur das Wachstum, sondern, wie besonders B. M. Allen hervorhob, auch die Metamorphose gehemmt.

An den *Inkretorganen* ist festzustellen, daß die Schilddrüse und die Nebennierenrinde der Albinos stark verkleinert sind. Auch die Epithelkörperchen zeigen eine Diminution, während am Nebennierenmark keine sichtbaren Quantitätsveränderungen, gelegentlich eine leichte Hypertrophie wahrzunehmen sind. Histologisch zeigen die Markzellen Gleichmäßigkeit in ihrer Färbung gegenüber der Variabilität in Aussehen und Größe der normalen chromaffinen Zellen. Bei allen Albinos findet sich eine wesentliche Verkleinerung, asymmetrische Form und atypische Position des Hinterlappens der Hypophyse.

Ist die Hypophysektomie unkomplett, so resultieren sog. partielle Albinos, die zwar die Pigmentanomalien, aber nicht die Hemmung der Metamorphose

[1] Allen, B. M.: Science **44**, 755 (1916) — Anat. Rec. **11**, 486 (1917); **15**, 353 (1919).
[2] Smith, Ph. E.: The Amer. Anat. Memoirs **1920**, Nr 11.
[3] Hoskins, E. R. u. M. M. Hoskins: Anat. Rec. **16**, 151 (1919) — Endocrinology **4**, 1 (1920).

aufweisen. Sie zeigen zugleich keine Atrophie, sondern eine erhebliche Hypertrophie der Thyreoiden und häufig akzessorische Schilddrüsen.

Die Pigmentanomalien sind zweifellos hormonal bedingt. Wenn man Hautstücke einer hypophysektomierten Albinokaulquappe einer normalen Kaulquappe transplantiert, dann haben in längstens 4 Stunden die Xantholeukophoren und in etwas längerer Zeit die epidermalen Melanophoren des Transplantates alle Charakteristica der entsprechenden Zellen des Wirtsorganismus erworben. Für die funktionelle Bedeutung des *Hinterlappens* bzw. dieses in Verbindung mit der *Pars intermedia* führt Smith an, daß die partiellen Albinos mit vollständiger Pigmentanomalie nur Veränderungen an diesen Teilen aufweisen, daß ferner die Fütterung von Hinter- und Mittellappen einen partiellen Wiederersatz des epidermalen Melanins beim Albino erzeugen und schließlich, daß kein anderer Extrakt als der der Pars intermedia einen physiologischen Zustand des Pigmentapparates bewirken kann. Die Bedeutung des *Vorderlappens für die Wachstumshemmung* erhellt aus den Versuchen, in welchen die ständige Zufuhr von Vorderlappen der Rinderhypophyse ein normales Wachstum der hypophysektomierten Kaulquappen erzeugt. Da diese Tiere nicht metamorphosieren, wachsen sie über die normale Kaulquappenperiode hinaus und erreichen übernormale Größe. Diese Wachstumssubstanz des Vorderlappens findet sich weder im alkoholischen noch im wäßrigen Extrakt, sondern nur im Rückstand bei Extraktion mit siedendem Wasser oder siedendem Alkohol. Auch die Kolloidsubstanz der Hypophyse enthält das wachstumsfördernde Prinzip nicht.

In neueren Versuchen bestätigt Lore Marx[1] den Einfluß der Hypophyse auf die Entwicklung und Ausbildung des Farbenkleides beim Feuersalamander und kommt zu dem Schlusse, daß der Vorderlappen, für die Metamorphosierung notwendig, mit der Färbung wenig oder nichts zu tun hat, der Mittellappen hingegen das färbungswichtigste Element darstellt[2].

Hypophysenerkrankungen beim Menschen.

Den Anstoß zu Untersuchungen über die Physiologie der Hypophyse verdanken wir zweifellos der Beschreibung des Krankheitsbildes der *Akromegalie* durch Pierre Marie (1886)[3]. Aber auch weiterhin bildete die Klinik ein weites Feld neuer Erkenntnisse, denn aus der genauen Beschreibung von Krankheitsbildern in Verbindung mit exakten Sektionsbefunden sind neue funktionelle Zusammenhänge aufgedeckt worden. Diese Erkenntnisquelle scheint noch lange nicht erschöpft zu sein, was die eingehendere, über den Rahmen des Physiologischen hinausgehende Darstellung der Erkrankungen des Hypophysenapparates beim Menschen rechtfertigt.

Hyperpituitarismus. Überfunktion der Prähypophyse. Hypophysomegalie (Beclaire). An erster Stelle stehen hier jene pathologischen Zustände, die auf eine Überfunktion bezogen werden müssen, denn für diese bietet das Experiment bisher keine verwertbaren Ergebnisse. Trotz zahlreicher Versuche ist es bisher nicht geglückt, abgesehen von gewissen indirekten, inkretorisch vermittelten Hyperplasien, direkte spezifische Volumzunahmen oder gar Tumoren der Hypophyse zu erzeugen. Die Angaben von Chiasserini[4], daß bei Hunden nach experimenteller Infektion der bloßgelegten Hypophyse mit Tuberkelbacillen Wucherungen des Parenchyms

---

[1] Marx, L.: Roux' Arch. **114**, 512 (1929).
[2] Über die Beziehungen von Thyreoidea und Hypophyse zur Metamorphose der Amphibien siehe W. R. Ingram: J. of exper. Zool. **53**, 387 (1919) — Proc. Soc. exper. Biol. a. Med. **25**, 730 (1928).
[3] Marie, P.: Rev. Méd. **1886**, 298.
[4] Chiasserini: Policlinico **20**, 314 (1913); **25**, sz. chir., 97 (1918).

zustande kommen, die auch akromegalieähnliche Veränderungen an der Haut und an den Knochen zur Folge haben, bedürfen einer Nachprüfung. Eigene Versuche, auf verschiedene Weise Tumoren der Hypophyse zu erzeugen, blieben erfolglos. Das gesamte Organ oder seinen Stiel komprimierende, ja sogar allmähliche Volumzunahmen zeigende Tumoren konnten wir wohl einige Male sehen, doch niemals solche mit Zunahme der spezifischen Parenchymzellen. Der experimentelle Hyperpituitarismus, über den noch später berichtet werden soll, ist mit dem beim Menschen pathologisch auftretenden nicht ohne weiteres zu vergleichen.

Beim Menschen kennen wir *zwei typische Krankheitsbilder* hyperpituitärer Genese, nämlich die Akromegalie und den Riesenwuchs, die übrigens durch fließende Übergänge miteinander verbunden sind.

Akromegalie. Die Akromegalie ist eine Erkrankung, die in ihrer vollständigen Ausbildung durch eine auffällige und entstellende Vergrößerung der akralen Teile im Gesicht und an den Extremitäten charakterisiert ist. Das Initialstadium wird durch allgemeine nervöse Erscheinungen wie Mattigkeit und Muskelschmerzen, Apathie und Schläfrigkeit, vor allem häufig durch ein Symptom eingeleitet, das der englische Arzt LEONARD P. MARK[1] an sich selbst beobachtet und genau beschrieben hat, nämlich durch den in den Jochbogen einseitig oder auf beiden Seiten lokalisierten, anhaltenden Schmerz (faceache), der von den später einsetzenden Kopfschmerzen durchaus verschieden und leicht unterscheidbar ist. Als erstes Zeichen der somatischen Veränderungen ist das Auseinanderrücken der Zähne, namentlich im Unterkiefer, bemerkenswert. Dann kommt erst ein unförmiges Wachstum der Weichteile, Vergrößerung der Nase, der Lippen, der Zunge und allmählich auch eine Volumzunahme des Skeletts, Vergröberung der Gesichtszüge, Vorwölbung der Arcus superciliares, Verdickung der Jochbögen, Verbreiterung und Verdickung des Kinns und allmählich zunehmende Verunstaltung der Hände und Füße. Diese werden größer und breiter, plump, tatzenförmig, die Finger werden dicker, namentlich an den Endphalangen, wobei für die Volumzunahme nicht nur eine Verdickung der Weichteile, sondern auch ein Breitenwachstum der Finger- und Zehenknochen verantwortlich zu machen ist. Die langen Röhrenknochen beteiligen sich an diesem abnormen Wachstum nur in sehr geringem Grade. Am Rumpfe dagegen sind auf der Krankheitshöhe gewöhnlich deutliche Deformitäten wahrzunehmen (cervico-dorsale Kyphose und Vorwölbung des Brustkorbes nach vorne, der sog. „Doppelbuckel des Polichinelle"). Röntgenologisch sieht man an den Extremitätenknochen Verbreiterungen und Vergrößerungen der Endphalangen, doch in erster Linie Exostosen, unregelmäßige Porosen der Rindenschichte, Knochenauswüchse an den Gelenkenden (Abb. 103). Die Clavicula zeigt meist eine beträchtliche Massenzunahme. Am knöchernen Schädel sind abgesehen von den Veränderungen am Keilbein frühzeitiges Verstreichen der Nähte, Exostosen, insbesondere an den Muskelansätzen, eine Erweiterung der pneumatischen Räume, Massenzunahme der Arcus superciliares, der Jochbögen und des Unterkiefers zu konstatieren. F. HERZOG[2] weist darauf hin, daß bei vielen Akromegalen eine passive Beweglichkeit der distalen Gelenke, hauptsächlich an der Hand, nachzuweisen ist, so daß bei einer passiven Dorsalflexion der Hand die Längenachse der Finger ganz oder fast parallel zum Unterarm gestellt werden kann. Es handelt sich hierbei nicht um eine Hypotonie der Muskeln, sondern um eine Schlaffheit der Gelenksbänder und dadurch bedingte Vergrößerung der Gelenkskapsel. Diese Arthromegalie ist zur Vergrößerung der Weichteile und der Knochen in Parallele zu stellen und könnte beim Zustandekommen der bei der Akromegalie

---

[1] MARK, L. P.: Acromegaly. London 1912.
[2] HERZOG, F.: Klin. Wschr. **1925**, 1545.

nicht selten beobachteten Subluxationen und beim Entstehen der oft vorhandenen typischen Skoliose eine Rolle spielen.

Die Massenvermehrung der Weichteile wird durch eine Verdickung der Epidermis, Hypertrophie der Hautpapillen und starke Infiltration der Subcutis erzeugt. Das Wachstum der Haare ist insbesondere in der ersten Zeit wesentlich verstärkt. Zunächst ist der Haarwuchs am Kopf auffallend dicht. Gelegentlich ist eine Umänderung der Haarfarbe (von blond in schwarz) zu beobachten.

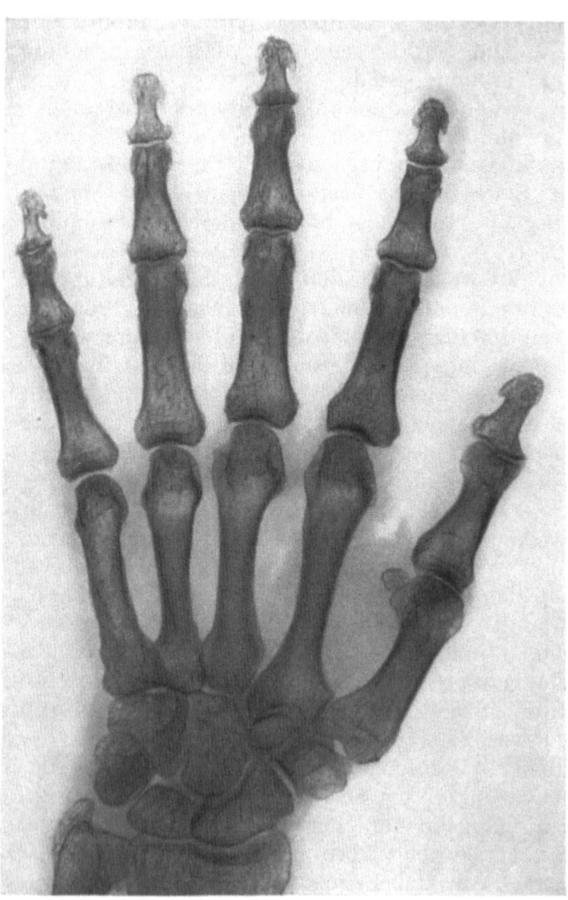

Abb. 103. Deutliche Verdickung der Mittelhandknochen und der Phalangen, namentlich der Endphalangen mit Randwulst und Zapfenbildungen.

Auffallend erscheint eine starke Bartbehaarung und eine außergewöhnlich starke Stammesbehaarung bei Männern und Frauen, die mit einem Haarausfall am Kopfe verknüpft sein kann. Bemerkenswert ist die abnorm starke Schweißsekretion. Die Veränderungen an den Genitalorganen und in ihren Funktionen im Sinne einer Einschränkung und völligen Aufhebung werden häufig als charakteristische Merkmale der beginnenden, aber namentlich der fortentwickelten Akromegalie angeführt. Meine Erfahrungen lauten anders. Verstärkung des Geschlechtstriebes, Vergrößerung der äußeren Genitalien und auch der Hoden, auch bei Frauen gesteigerte Libido, verstärkte Menstruation, starke Entwicklung der sekundären Geschlechtscharaktere sind sehr häufige Initialerscheinungen, die auch während des Fortschreitens der Krankheit jahrelang persistieren können. In einzelnen Fällen erleiden allerdings die Sexualfunktionen eine allmähliche Abnahme. Bei Frauen tritt Amenorrhöe ein und die Konzeptionsfähigkeit hört auf. In seltenen Fällen vermißt man die primäre Überfunktion der Keimdrüsen und die Zeichen des Erlöschens der Genitalfunktionen treten frühzeitig in den Vordergrund. In einzelnen Sektionsbefunden wird über die Zeichen gesteigerter Keimdrüsentätigkeit berichtet, in anderen über Atrophie der Keimdrüsen und des Genitalapparates.

Eine zweite Gruppe von Erscheinungen weist auf das Vorhandensein und allmähliche Wachstum eines *cerebralen Tumors* hin. Zu diesen gehören die sich steigernden Kopfschmerzen, Schwindel und Erbrechen, psychischer Torpor,

Somnolenz, Sehstörungen im Sinne einer *bitemporalen Hemianopsie*, Amblyopie, die schließlich zur Amaurose führen kann.

Die röntgenologischen Veränderungen an der Schädelbasis bei Akromegalie sind verschieden je nach dem Sitz des Tumors. Geht der Tumor von intrasellar gelegenen Abschnitten der Hypophyse aus, so finden sich am Knochengerüst der Sella charakteristische Veränderungen: Erweiterung und Vertiefung der Sella, Verdünnung bis Usur des Bodens, Sattellehne ,,verdünnt, reponiert, rekliniert und verlängert" (SCHÜLLER[1]). Processus clinoidei anteriores normal, emporgedrückt, an ihrer Unterfläche gehöhlt oder auffallend plump bis total destruiert. Bei intrasellaren Tumoren fehlen oft die Zeichen eines erhöhten Hirndrucks am Schädeldach (keine vertiefte Impression; Abb. 104 und 105). In

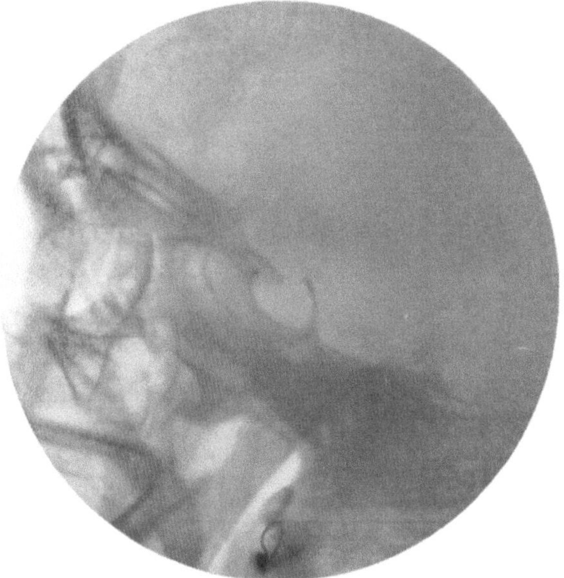

Abb. 104. Leichte Vertiefung des Sellabodens in den hinteren Anteilen; deutliche Verdünnung des Dorsum sellae.

vielen Fällen ist aber die Differentialdiagnose der intrasellar bedingten Destruktion gegenüber suprasellar bedingten Tumoren aus dem Sellabild äußerst schwierig.

Das Fehlen der Sellausur bei klinischer Akromegalie (CLUZET-LEVY[2]) stellt eine große Seltenheit dar. Es kann sich hierbei um Tumorbildung an einer atypischen Stelle (Keilbeinhöhle, Keilbeinkörper, Rachendach) oder um einen sehr kleinen Tumor handeln (Abb. 106).

E. G. MAYER[3] hat nach grundlegenden Arbeiten SCHÜLLERs die lokalisatorische Röntgendiagnostik der Schädelbasis der intra- und extrasellaren raumbeschränkenden Prozesse ausgebaut.

Die Beteiligung der Inkretorgane äußert sich klinisch am auffälligsten an der *Schilddrüse*. Es findet sich ziemlich häufig, zuweilen den akromegalen Symptomen vorangehend oder mit ihnen gleichzeitig eintretend, die Entwicklung einer parenchymatösen Struma, die nicht selten mit mehr oder weniger deutlichen Symptomen der Hyperthyreose verknüpft ist. Die Strumaoperation hatte in einem Falle meiner Beobachtung einen Stillstand in der Weiterentwicklung der

[1] SCHÜLLER: Schittenhelms Lehrb. Röntgendiagn. 1924.
[2] CLUZET-LEVY: Iconogr. de la Salpètr. 1914/15.
[3] MAYER, E. G.: J. Radiol. Soc. North. Am. 1928 — Fortschr. Röntgenol. **35**, 187 (1926).

akromegalen Zeichen zur Folge. In späteren Stadien der Akromegalie findet
man auch Atrophie der Schilddrüse mit zunehmenden hypothyreotischen Er-

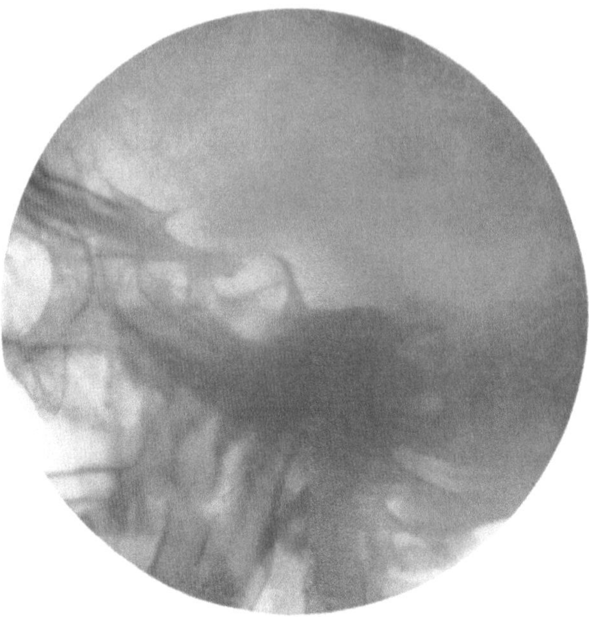

Abb. 105. Starke Erweiterung der Sella. Sellaboden arodiert. Proc. clin. ant. von unten etwas ausgehöhlt;
Proc. clin. post. verlängert und antecliniert. Dorsum sellae verdünnt.

scheinungen. Die Sektionsbefunde der Schilddrüse bei Akromegalen berichten
über hyperplastische Strumen und in späteren Stadien von degenerativen,

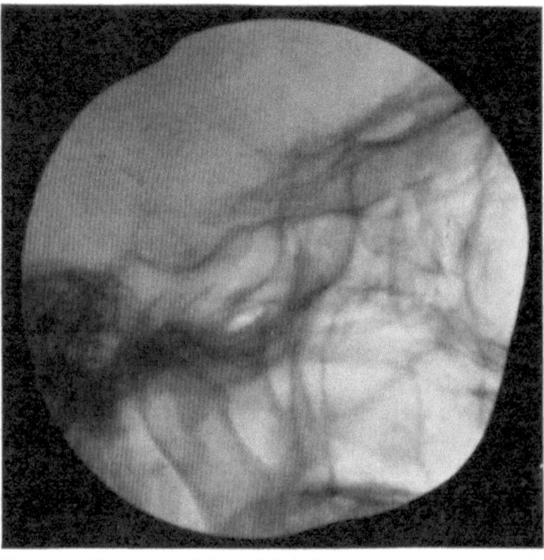

Abb. 106. Keilbeinhöhle ausgiebig pneumatisiert; Sellaboden in den mittleren Anteilen etwas eleviert. Im
Bereiche der Sella mit dem Sellaboden zusammenhängende Schatten, die dem erhöhten und usurierten Sellaboden entsprechen. Die Konkavität der Schatten nach unten spricht für einen von unten nach aufwärts
wachsenden, raumbeschränkenden Prozeß.

sklerotischen und atrophischen Veränderungen. Nach einer neueren, systematischen Zusammenstellung[1] sind in 215 Fällen von Hypophysenaffektionen bei 91 Fällen Schilddrüsenveränderungen — häufig Hypo-, seltener Hyperthyreoidismus — nachgewiesen. Hier sei erwähnt, daß in manchen Fällen bei der Sektion eine Thymushyperplasie und Status lymphaticus angetroffen wurden, daß Hypertrophie des Rindenteils der Nebenniere und sklerotische Prozesse im Pankreas beschrieben wurden[2].

An der *Massenzunahme* können sich auch die *Eingeweide* beteiligen. Zur Splanchnomegalie ist die mächtige Massenzunahme der Leber und Nieren, des Magen-Darm-Kanals und auch die Hypertrophie des Herzens zu rechnen.

Der *Verlauf* der Krankheit ist zumeist ein chronischer, auf mehrere Jahre bis Jahrzehnte sich erstreckender. R. EHRMANN[3] hat als erster darauf aufmerksam gemacht, daß neben der schweren, nach kürzerer oder längerer Zeit zum Tode führenden Form der typischen Akromegalie auch mitigierte Formen vorkommen: zunächst leichteste Fälle vom *familiären akromegaloiden Typ* während der Pubertät und in der Gravidität; dann etwas schwerere von *Akromegaloidismus* mit mehr oder minder ausgesprochenen, röntgenologischen Merkmalen wie einer leichten Erweiterung und Vertiefung der Sella turcica, atrophischen Prozessen an den Proceccus clinoidei und daneben charakteristischen Veränderungen im Röntgenbilde der Hände und Füße. Die Prognose dieser Formen ist quoad vitam durchaus günstig, so daß man eigentlich weniger von einer Krankheit als von einem verunstaltenden Gebrechen sprechen kann. Ähnliches gilt für die senile Form der Akromegalie. Akuter, rasch zum Tode führender Verlauf ist nur bei rapid wachsenden, malignen Tumoren unter allgemeinen Hirndruckerscheinungen zu erwarten. Infolge von interkurrenten Erkrankungen kommt die progressive Kachexie und Abmagerung nur selten zur Beobachtung.

Im Verlaufe der Akromegalie finden sich die verschiedenartigsten Störungen des *Stoffwechsels*. Sie sind aber keineswegs konstant und typisch. Der Gesamtumsatz ist in zahlreichen Fällen der Norm entsprechend, in anderen so weit gesteigert, daß manche (CUSHING[4]) die Umsatzsteigerung als Kardinalsymptom anzusehen geneigt sind. Weder diese noch auch der übrigens keineswegs konstant gesteigerte KESTNER-PLAUT-Effekt sind ohne weiteres auf die Hypophyse zu beziehen, da ja stets die die Akromegalie begleitenden Schilddrüsenveränderungen, durch welche der Stoffwechsel in den Anfangsstadien gesteigert und späterhin vermindert werden kann, in Rechnung gestellt werden müssen.

Relativ häufig findet man bei Akromegalie eine *Glykosurie*, nach den vorliegenden Angaben in 10—35% der Fälle. Die anfängliche Herabsetzung der Assimilationsgrenze für Kohlehydrate weicht später einer normalen Toleranz. In anderen Fällen ist eine alimentäre Glykosurie, ja sogar ein echter Diabetes nachzuweisen. Die Genese dieser Störungen im Kohlehydratstoffwechsel ist bisher noch gar nicht aufgeklärt. Es könnten die von mehreren Seiten beschriebenen anatomischen Schädigungen des Inselapparates bei Akromegalie zur Erklärung herangezogen werden. Nach neuesten Angaben von A. OPPENHEIMER[5] unterscheidet sich der Diabetes mellitus bei Hypophysenerkrankungen vom echten insulären Diabetes mellitus dadurch, daß für letzteren ein träger und verlängerter Abfall der alimentären Blutzuckerkurve, für den ersteren hingegen eine tiefe und lange andauernde, alimentäre reaktive Hypoglykämie charakteristisch sind,

[1] ANDERS, J. M., u. H. L. JAMESON: Amer. J. med. Sci. **163**, 190 (1922).
[2] CUSHING, H., u. L. M. DAVIDOFF: Monogr. Rockefeller Inst. med. Res. **1927**, Nr 22 (1927).
[3] EHRMANN, R., u. L. DINKIN: Klin. Wschr. **1922**, 2139 (1922).
[4] CUSHING, H. u. L. M. DAVIDOFF: Arch. int. Med. **39**, 673 (1927).
[5] OPPENHEIMER, A.: Klin. Wschr. **1930**, 17. — Siehe auch K. VELHAGEN: Ebenda **1929**, 1577.

was daran denken läßt, daß bei Hypophysenerkrankungen abnorme Impulse aus den erkrankten, cerebralen Zentren die Leberzellen für das Angreifen des Insulins sperren können, so daß trotz ausreichender Insulinproduktion dieselbe Störung entsteht wie bei mangelhafter Insulinproduktion. Auch für die Fettsucht der Akromegalen nimmt E. J. Kraus an, daß sie dadurch zustande komme, daß das eosinophile Adenom eine Schädigung des antagonistischen Inselapparates, damit eine herabgesetzte Kohlehydrattoleranz und auf diesem Wege eine vermehrte Fettablagerung bedinge. Die Störungen im Stoffhaushalt. wozu noch die gelegentliche Polyurie und die mehr oder minder ausgesprochene Fettsucht zu rechnen sind, gehören zu Symptomen, die man als Kombinationsformen der Akromegalie mit Fröhlichscher Krankheit auffassen kann und über die noch gesprochen werden soll.

Der pathologisch-anatomische Befund an der Hypophyse ist für die Akromegalie absolut charakteristisch. Es findet sich stets eine *diffuse Hyperplasie* oder ein *Tumor*, der als Adenom oder als Adenocarcinom aus dem Gewebe der Prähypophyse oder seltener aus gleichwertigem, akzessorischen Gewebe besteht. In den meisten Fällen handelt es sich um *eosinophile Adenome*. Daß es aber nicht ausschließlich die Vermehrung der eosinophilen Zellen ist, die zum akromegalen Riesenwuchs führen kann, beweist das Auftreten von akromegaloiden Erscheinungen in der Schwangerschaft, während welcher eine Hypophysenvergrößerung durch die sog. Schwangerschaftszellen zustande kommt, die nach den exakten Angaben von Erdheim und Stumme ausschließlich aus chromophoben Hauptzellen hervorgehen. Die These, daß für das Wachstum in der Akromegalie nur die eosinophilen Bestandteile der Prähypophyse eine Bedeutung besitzen, kann durch die gezwungene Deutung von E. J. Kraus, daß die Schwangerschaftszellen den eosinophilen näherstehen als den Hauptzellen, nicht gerettet werden, sintemal Erdheim noch neuestens, die Genese der Schwangerschaftszellen aus den Hauptzellen hervorhebend, von einer Zurückdrängung der chromophilen Zellen spricht. Meines Erachtens sind die *Hauptzellen* bzw. ihre Abkömmlinge, die Schwangerschaftszellen, für *den Weichteilwuchs*, die *Eosinophilen* für das *periostale* und die Basophilen für das *enchondrale* Wachstum verantwortlich zu machen. Dementsprechend wird in Hinkunft auf die Art der Vorderlappenzellen, welche an der Hyperplasie und Adenombildung in besonderem Ausmaße partizipieren, besonders geachtet werden müssen, um die Rolle der einzelnen Zellarten bei den einzelnen Komponenten des Wachstums genauer erkennen zu können[1].

Der pathologisch-anatomische Befund bei der Akromegalie ist so eindeutig, daß wohl mit recht behauptet werden kann: Es gibt *keine Hyperplasie der Zellen der Prähypophyse ohne akromegaloide Erscheinungen* und es gibt *keine Akromegalie ohne Hyperplasie der Prähypophyse* bzw. der ihr gleichwertigen *Parahypophysen*. Morphologisch, aber insbesondere patho-physiologisch müssen wir den hyperplastischen Zellen eine Hyperfunktion zuerkennen.

Der *operativen Chirurgie* war es vorbehalten, in einer an die Beweiskraft des Experiments heranreichenden Weise die Abhängigkeit der Akromegalie vom Hypophysenvorderlappen zu zeigen und ein letztes, abschließendes Glied in die Beweiskette jener Theorie einzufügen, welche das Wesen der Akromegalie in einer *Hypersekretion des Hypophysenvorderlappens* erblickt. Es wurden folgende Operationsmethoden beim Menschen in Verwendung gezogen: 1. die transsphenoidale Methode in ihren verschiedenen Modifikationen (die Schloffersche Methode der Nasenaufklappung, die endonasale septale Methode von O. Hirsch und die von Cushing geübte Abänderung der letzteren, die sublabiale Methode);

---

[1] Petényi: Fortschr. Med. **40**, Nr 10 (1922). — Siehe auch P. Bailey u. L. M. Davidoff: Amer. J. Path. **1**, 185 (1925).

2. die intrakranielle Methode, die den Weg zur Hypophyse durch die mittlere oder vordere Schädelgrube sucht. Hochenegg[1] gelang es zum ersten Male, in zwei Fällen von Akromegalie die Resektion des Tumors mit Erfolg auszuführen und einen Rückgang der akromegalen Erscheinungen in weitem Ausmaße zu erzielen. Seither ist die Operation mit gutem Erfolg vielfach durchgeführt worden. Allerdings ist die primäre Mortalität keine unerhebliche. Nebenbei sei bemerkt, daß die wegen der Gefährlichkeit der Operation in neuerer Zeit stärker geübte Methode der Röntgen- und Radiumbestrahlung der Hypophyse zwar wünschenswerte Besserungen in den Hirndruck- und Augensymptomen, aber bisher keine nennenswerten Erfolge betreffend den Rückgang der akromegalen Erscheinungen gezeitigt hat[2]. Es wird allerdings auch von einem Rückgang der abnorm gesteigerten Osteogenese, speziell bei der Akromegalie, von einer Hemmung der Breitenzunahme der Extremitäten berichtet.

Für die Erkenntnis der Physiologie der Hypophyse und ihrer Anteile liefert die gut durchgearbeitete Frage der Akromegalie wichtige Beiträge. Zunächst wird die wichtige Rolle der Prähypophyse beim Wachstumsprozeß des Körpers in der Beleuchtung der Hyperfunktion dargestellt. Die funktionellen und anatomischen Veränderungen am Genitalapparat bei der Akromegalie enthalten deutliche Hinweise auf den Einfluß der Prähypophyse auf die genitale Trophik, auf die Beeinflussung der Funktion und Struktur der wichtigsten Evolutionsdrüse, der Keimdrüsen, insbesondere wenn man die alte Anschauung, daß die Akromegalie mit einer Atrophie der Keimdrüsen und des ganzen Genitalapparates und zunehmender Einbuße an den sekundären Sexualmerkmalen verknüpft ist, fallen läßt und an deren Stelle auf Grund genauer Beobachtungen feststellt, daß primär eine Überfunktion der Keimdrüsen mit ihren sekundären Folgen vorhanden ist, der dann weiterhin eine regressive Veränderung der Keimdrüsen mit einem Rückgang der Sexualmerkmale folgen kann, aber nicht muß. Daß man gelegentlich nur letzteren als primären Symptomen begegnet, findet in einem rascheren Ablauf der ersten Phase seine Erklärung. Die bisherigen Erklärungen der Genitalatrophie bei der Akromegalie, Verlegung der Sekretbahnen in Hinterlappen und Stiel (Berblinger[3]), der durch den Druck des wachsenden eosinophilen Tumors auf die anderen Zellarten der Prähypophyse zum partiellen Hyperpituitarismus hinzutretende Hypopituitarismus (Erdheim) sind unbewiesene und unbefriedigende Annahmen. Wir werden später sehen, daß die aus neueren Methoden gewonnene Erkenntnis der Bedeutung der Prähypophyse für die Genitalentwicklung und Trophik das Verhalten des Genitalapparates bei der hyperpituitären Akromegalie restlos erklärt.

Riesenwuchs (*Gigantismus*). Das zweite Krankheitsbild, bei dessen Pathogenese die Prähypophyse eine ausschlaggebende Rolle spielt, ist der Riesenwuchs. In der besonderen Körpergröße, dem abnormen Längen- und Breitenwachstum der Knochen und der Massenzunahme der Organe ist der Ausdruck einer krankhaften Störung der Wachstumsvorgänge zu erblicken, die aber stets mit Störungen in den Funktionen und in der anatomischen Beschaffenheit von einzelnen oder vielen Organen verknüpft ist. Normale Riesen, d. h. Individuen mit besonderer Körpergröße und normalen Proportionen ohne sonstige Deformitäten und Krankheitszeichen sind in neuerer Zeit anscheinend niemals beobachtet worden. v. Langer[4], der das Vorkommen normaler Riesen angenommen

---

[1] Hochenegg, J.: 37. Kongr. dtsch. Ges. Chir. **1908** — Wien. klin. Wschr. **1908**.
[2] Siehe J. Bourget: Ann. d'Ocul. **8**, 89 (1928). — Nemenow, M., u. A. Udenburg: Strahlenther. **30**, 239 (1928).
[3] Berblinger: Virchows Arch. **228** (1920).
[4] Langer: Denkschr. Akad. d. Wissensch. Wien **31** (1872).

hat, konnte nur die Skelette von drei solchen Fällen beschreiben und seine Beschreibung läßt am ehesten einen infantilen Riesenwuchs vermuten. Eine potenzierte Wachstumstendenz, die sowohl die Anlage aller Organe als auch die Anlage des ganzen Blutdrüsensystems betrifft, ist durchaus hypothetisch, denn die Vergrößerung der Blutdrüsen kann ja eine Folge des Riesenwuchses sein. Es ist zwar nicht zu leugnen, daß gewisse Grade des Hochwuchses zahlenmäßig bereits zum Riesenwuchs gerechnet werden können. Der präpuberal Kastrierte sowie der infolge der Unterentwicklung der Keimdrüsen Eunuchoide können im Vergleich zu normal Dimensionierten als Riesen bezeichnet werden und sind tatsächlich von Launois und Roy[1] als *infantile Gigantismen* betrachtet worden. Doch auch diese Fälle sprechen für die prähypophysäre Genese des Riesenwuchses, denn infolge des Wegfalls oder der Einschränkung der Keimdrüsentätigkeit entwickelt sich eine zunehmende Vergrößerung der Hypophyse, der man beim Zustandekommen des gesteigerten Wachstums sicherlich eine gewisse Bedeutung zuschreiben muß.

Bei den echten Riesen findet man in der überwiegenden Mehrzahl der Fälle Veränderungen, die auf eine Volumzunahme der Hypophyse hinweisen, starke Erweiterung der Sella turcica, gelegentliche Zerstörung des Sellabodens, bei der Sektion Hyperplasie der glandulären Anteile, Adenombildungen, manchmal auch maligne Adenome der Prähypophyse. Klinisch ist das Prävalieren der Unterlänge gegenüber der Oberlänge, ein lange persistierendes Offenbleiben der Epiphysenfugen, kyphoskoliotische Verkrümmung der Wirbelsäule, vorspringende Jochbögen, starkes Hervortreten der Margines superciliares, Prognatie des Unterkiefers, Verdickung der Schädelknochen und Erweiterung der pneumatischen Höhlen in ähnlicher Weise anzutreffen wie bei der Akromegalie. In bezug auf die Keimdrüsen werden die Herabsetzung der sexuellen Tätigkeiten, mangelnde Zeugungsfähigkeit beim Manne, Fehlen der Menstruation und der Konzeptionsfähigkeit bei Frauen, atrophische und degenerierte Keimdrüsen, ungenügende Entwicklung der Hilfsapparate des Genitales und mangelhafte sekundäre Sexualmerkmale als Charakteristica hervorgehoben. Selten wurde auch ein vorangehendes Stadium der sexuellen Hyperaktivität beschrieben. Im allgemeinen treffen wir aber einen infantilen Habitus, geringe geistige Fähigkeiten, geistige Apathie und Trägheit, geringen Tonus und Kraft der Muskulatur und geringe Widerstandsfähigkeit gegen äußere Einflüsse, vor allem gegen Infektionskrankheiten.

Die weitgehende Ähnlichkeit der Erscheinungen beim Riesenwuchs und bei der Akromegalie, die Feststellung, daß viele Riesen späterhin typische Zeichen der Akromegalie aufweisen — nach Sternbergs[2] Statistik sind etwa 40% aller Riesen Akromegale und etwa 20% aller Akromegalen Riesen — haben Brissaud und Meige[3] zu der Auffassung geführt, daß beide Erkrankungen identischen pathologischen Prozessen ihre Entstehung verdanken und nur in bezug auf den Beginn der pathologischen Störungen differieren. Nach Brissaud ist der *Gigantismus die Akromegalie der Wachstumsperiode, die Akromegalie der Riesenwuchs nach beendetem Wachstum und der akromegale Gigantismus das Ergebnis eines pathologischen Prozesses, welcher in der Wachstumsperiode beginnt und in die Zeit der vollendeten Wachstumsperiode hinüberreicht.* Launois und Roy, die zwar einen infantilen und akromegalen Riesenwuchs unterscheiden, betonen aber ausdrücklich, daß der infantile Riese akromegal wird, wenn er so lange lebt, bis seine Epiphysen verknöchern.

<hr>

[1] Launois u. Roy: Etudes biologiques sur les géants. Paris 1904.
[2] Sternberg: Akromegalie. Nothnagels Handb. 7 (1897).
[3] Brissaud u. Meige: Revue neur. **1904**, 1101.

Bei einer objektiven Betrachtung des Riesenwuchses, der übrigens einer erneuerten Bearbeitung dringend bedarf, muß aber doch hervorgehoben werden, daß sich nicht alle Fälle gut in das Schema der Franzosen einfügen. Es ist zwar zumeist zutreffend, daß das zum Riesen führende, verstärkte Wachstum in der präpuberalen Zeit beginnt und sehr lange anhält, weil eben die den Abschluß des Längenwachstums bedingende Reife der Keimdrüsen spät eintritt (daher findet man bei Riesen noch im dritten Lebensdezennium offene Fugen und vielfach genitale Hypoplasie) und weiter, daß nach endlichem Abschluß des Wachstums zumeist deutliche Erscheinungen der Akromegalie wahrnehmbar werden und viele Riesen ebenso wie die Akromegalen unter dem Bilde der zunehmenden Entkräftung und der hypophysären Kachexie zugrunde gehen. Doch Fälle, wie etwa der portugiesische Riese José Lopez, bei dem die Akromegalie schon im frühesten Kindesalter manifest war, der Fall von SALLE (Akromegalie bei einem $2^{1}/_{2}$ jährigen Kind) und noch eine Reihe anderer Fälle von sog. *Frühakromegalie*[1], in denen die Wachstumsänderung ins Akromegale vor oder gerade zur Zeit der Pubertät eintrat, obwohl angesichts der offenen Fugen die Bedingungen für einen gigantischen Längenwuchs gegeben waren, legen den Gedanken nahe, daß, wenn auch Riesenwuchs und Akromegalie eine Übertätigkeit der Prähypophyse zur gemeinsamen Grundlage haben, doch in ihrer Genese noch verschiedene, bisher kaum genügend erforschte Faktoren eine Rolle spielen dürften.

Ein von JEDLIČKA[2] beschriebener Fall von Riesenwuchs im Kindesalter zeigt deutlich die Mitbeteiligung anderer Blutdrüsen. Bei einem 14jährigen Knaben von 171 cm Länge mit beträchtlichen Fettpolstern, Hypergenitalismus und starker männlicher Behaarung fand sich bei der Sektion ein Gliom des Kleinhirnwurms, Vergrößerung der Epiphyse mit zahlreichen kolloiden Cysten, in der vergrößerten Hypophyse ein erbsengroßes Fibrom der Pars intermedia, starkes Überwiegen der eosinophilen Zellen in der auf das Doppelte vergrößerten Prähypophyse, teilweises Erhaltenbleiben des Canalis craniopharyngeus, im Hoden starke Spermatogenese neben Vermehrung der Zwischenzellen, in den Nebennieren deutliche Hypoplasie.

Die Tatsache, daß alle Formen von echtem Riesenwuchs mit mehr oder weniger deutlichen hyperplastischen Veränderungen an der Prähypophyse verknüpft sind, verleiht der Tatsache, daß der Hypophysenvorderlappen eine Wachstumsdrüse ist, eine weitere wertvolle Stütze.

Akromikrie, hypophysärer Zwergwuchs, hypophysäre Ateleiosis. — Die Klinik zeigt uns auch Gegenstücke der prähypophysären Wachstumssteigerung. Als ein solches Gegenstück der Akromegalie wurde in letzter Zeit von BRUGSCH die *Akromikrie* beschrieben. Die bisher mitgeteilten Fälle von BRUGSCH[3], BALLMANN[4], ROSENSTERN[5], OCHS[6], zu denen noch ein weiterer fraglicher von BERTINOTTO hinzugefügt wird, zeigen neben Kleinwuchs eine auffällige und zunehmende Verkleinerung der Akren, der nicht nur ein Knochenschwund, sondern auch eine Hypoplasie der Weichteile zugrunde liegt, eine mangelhafte oder fehlende Genitalfunktion und eine Verkleinerung bzw. Abflachung der Sella. In den einzelnen Fällen sind dieser Akromikrie oder Dystrophia osteogenitalis verschiedene Züge von anderen hypophysären Erkrankungen, wie Diabetes insipidus bei BRUGSCH und abnorme Fettsucht bei ROSENSTERN, beigesellt. Übereinstimmend wird von

---

[1] Zusammengestellt bei FALTA: Erkrankungen der Blutdrüsen, 2. Aufl. Wien-Berlin 1928.
[2] JEDLIČKA: Sifilitická onemocněni hypofysy. Čas. lék. česk. **1924**, Nr 7—9.
[3] BRUGSCH: Med. Klin. **1927**, 81.
[4] BALLMANN: Z. Konstit.lehre **13**, 241 (1927).
[5] ROSENSTERN: Endokrinol. **2**, 269 (1928).
[6] OCHS, A.: Ärztl. Z. **10**, 738 (1928).

allen Autoren als Ursache eine Unterfunktion der Prähypophyse angenommen. Nur Ballmann geht auf Grund der von mir geäußerten funktionellen Differenzierung der einzelnen Vorderlappenzellen soweit, die Akromikrie auf eine Minderfunktion der eosinophilen Zellen des Vorderlappens zu beziehen. Im ganzen ist dieses neue Krankheitsbild noch zu wenig studiert, vor allem liegen noch keinerlei anatomische Befunde vor.

Wesentlich mehr, wenn auch noch immer nicht genügend, wissen wir über das Gegenstück des Riesenwuchses, den *Zwergwuchs, Nanosomia*. An Beschreibungen über verschiedene Formen des Zwergwuchses ist kein Mangel. Es gelang

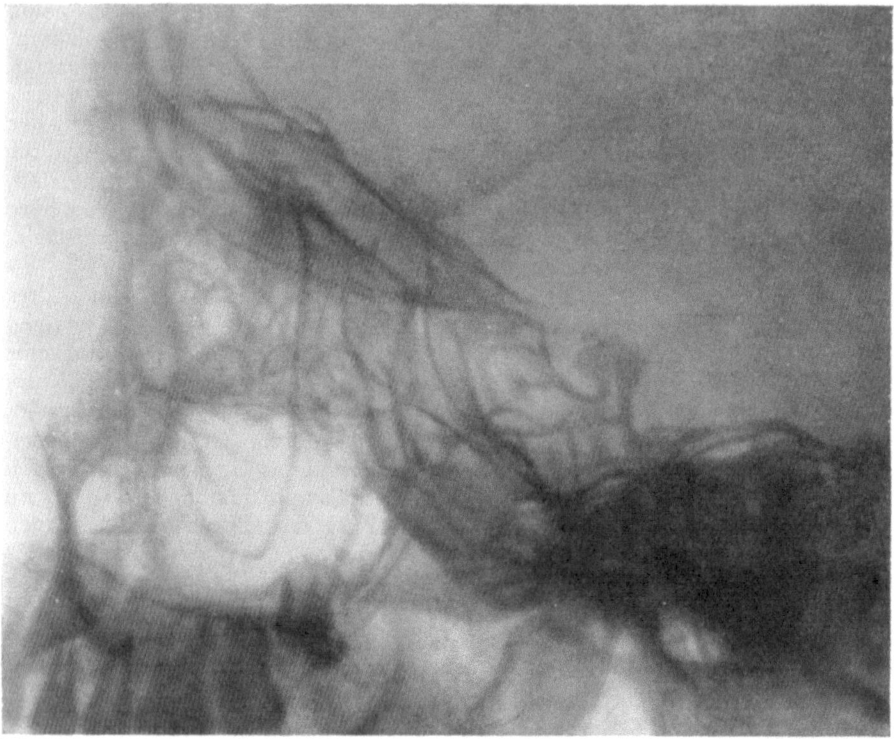

Abb. 107. F., 15jährig. Mit hochgradiger genitaler Hypoplasie und leichter Adiposität. Vielleicht Kombinationsform mit Fröhlichscher Krankheit. Sattelgrube hat die Gestalt einer flachen Bohne. (Aus Biedl: Hypophyse.)

sogar, aus diesen unterschiedliche Typen zu differenzieren. Auf die Bedeutung der Einschränkung der Funktion des Hypophysenvorderlappens bei der Entstehung des Zwergwuchses habe ich, wie ich glaube, als erster 1910 hingewiesen. Ich dachte zunächst daran, daß vielleicht eine schon im Fetalleben bestehende Hypofunktion der Prähypophyse für die der *Mikromelie* zugrunde liegende Chondrodystrophie, bei welcher vor allem das Längenwachstum der Extremitäten stark gehemmt ist, verantwortlich gemacht werden könnte. Die röntgenologisch nachweisbare, auffallende Abflachung und Kleinheit der Sella turcica bei relativ geräumigem Schädel war eine Stütze dieser Anschauung, die ich aber angesichts der völligen Wirkungslosigkeit einer Organotherapie mit Hypophysenextrakt alsbald fallengelassen habe, um so mehr, als mich die röntgenologischen Untersuchungen über die Sellamaße immer mehr davon überzeugten, daß für eine abnorme Kleinheit der Sella auch die abnormen Ossifikationsverhältnisse, wie sie bei der Chondrodystrophie bestehen, verantwortlich zu machen sind. Wichtiger scheint mir jedoch der zu gleicher Zeit gemachte Hinweis, daß manche Fälle von sog. echten Zwergwuchs und die zum anscheinend echten Zwergwuchs führende Formung des Knochenwachstums und der ganzen Körperentwicklung, für welche HASTINGS GILFORD[1] die zutreffende Bezeichnung *Ateleiosis* (Nichterreichen des Entwicklungsendes) geprägt hat, hypophysären Ursprungs sind und durch eine Einschränkung der Tätigkeit der Prähypophyse bedingt sein können. Die nähere Analyse einer Reihe von genauer beschriebenen Fällen von echtem Zwergwuchs mit hinreichenden Angaben über das Verhalten des Türkensattels bei der Sektion, speziell auch des von ARNOLD PALTAUF beschriebenen echten Zwerges, zeigte, daß Hypophysentumoren mit oder ohne Symptome der Dystrophia adiposogenitalis, aber auch destruktive Prozesse der Hypophyse zu einer Entwicklungshemmung führen können, die einen Zwergwuchs mit relativ gut

erhaltenen kindlichen Proportionen, mangelhafter Genitalentwicklung mit Fehlen der sekundären Geschlechtsmerkmale, Fehlen der Intelligenzstörung und mehr oder weniger deutlichen Zeichen der *Progeria* zur Folge hat[2].

Zur klinischen Charakteristik des *hypophysären Infantilismus* und *Zwergwuchses* gehört in erster Reihe die in einer bestimmten Entwicklungsstufe einsetzende *Wachstumshemmung* und das Erhaltenbleiben der Merkmale dieses Zeitpunktes, wenn auch eine Weiterentwicklung aller-

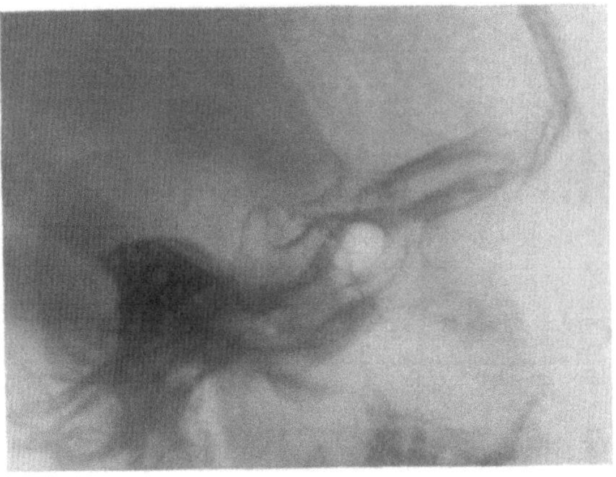

Abb. 108. (Erklärung im Text.)

dings in stark eingeschränktem Ausmaße noch stattfindet. Der Zustand des Genitalapparates bleibt gleichfalls auf der zur Zeit der Entwicklungshemmung erreichten Stufe und seine Entwicklung schreitet nur in sehr unbedeutendem Maße fort.

Es ist aber meines Erachtens nicht zutreffend, wenn PERITZ[3] die Hypoplasie des Genitales und die starke Fettentwicklung als gemeinsames Merkmal des hypophysären Zwergwuchses und der FRÖHLICHschen Krankheit bezeichnet. Die universelle Adiposität gehört nicht zum reinen Bild des pituitären Zwergwuchses. Die mit Fettsucht verknüpften Fälle sind Kombinationsformen, deren experimentelles Paradigma in den hypophyseopriven Tieren gegeben ist, bei denen nicht nur große Anteile des Vorderlappens, sondern auch andere Abschnitte der Hypophyse entfernt worden sind. In solchen Fällen beim Menschen müssen wir auch an eine analoge Genese denken, neben der Funktionseinschränkung des Vorderlappens noch an jene pathologischen Momente, die wir bei der Besprechung der Dystrophia adiposogenitalis näher erörtern werden.

Andere klinische Merkmale der Beteiligung der Hypophyse, namentlich die Hirndrucksymptome und der Röntgenbefund, müssen von dem gleichen Gesichtspunkt beurteilt werden. Bei Vorhandensein von intrasellaren Tumoren

---

[1] HASTINGS GILFORD: Disorders in postnatal growth and development. London 1911.
[2] Siehe auch O. MAAS: Mschr. Kinderheilk. **39**, 493 (1928).
[3] PERITZ, G.: Kraus-Brugschs Spez. Path. u. Ther. inn. Kr. **1** (1919).

gehören Hirndruck- und Augensymptome zur Regel. In anderen Fällen vermissen wir die Hirndrucksymptome ebenso wie im Röntgenbilde die Zeichen eines Hypophysentumors. Relativ häufig sieht man eine starke Größenabnahme der Sattelgrube, nicht gleichmäßig in allen Dimensionen, sondern auch in unregel-

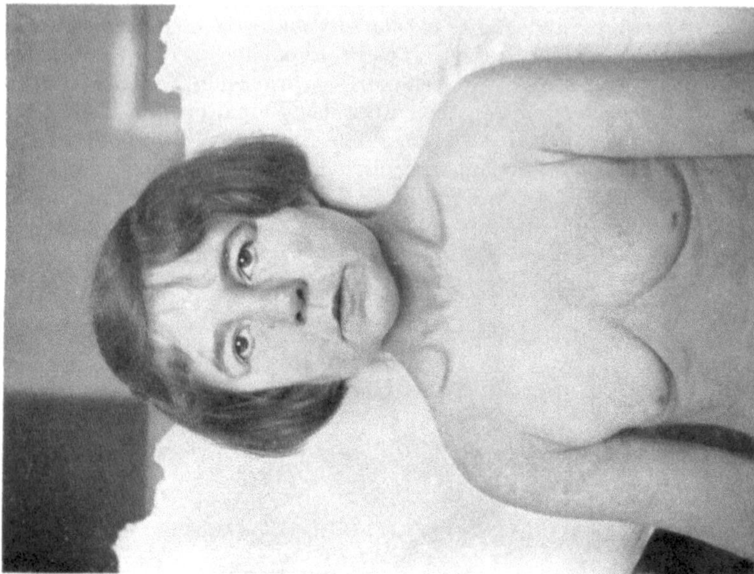

Abb. 110. En face-Bild von Abb. 109. (Aus Biedl: Hypophyse.)

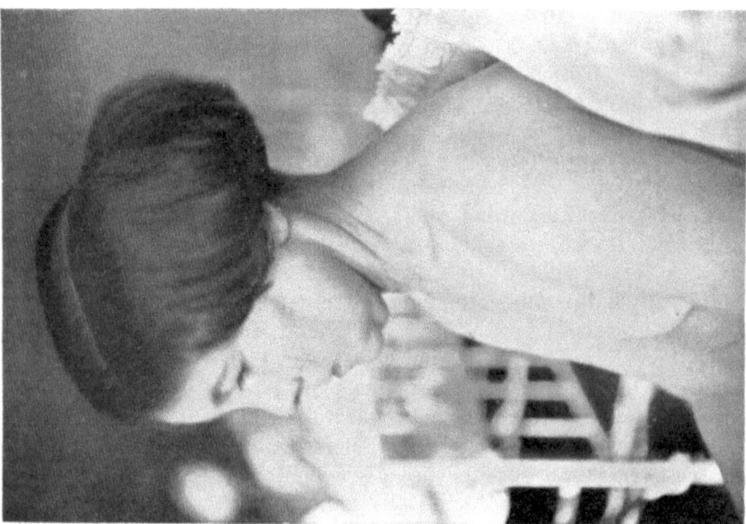

Abb. 109. Profilansicht von Abb. 110, an welcher die schlaffen Halsfalten besonders gut erkennbar sind. (Aus Biedl: Hypophyse.)

mäßigen, zackigen Formen. Sie erscheint in Gestalt einer kleinen, flachen, gequetschten Bohne (Abb. 107 u. 108).

Ein klinisches Merkmal ist bei der hypophysären Ateleiosis besonders ausgeprägt und das ist das frühzeitige Altern.

Die Progeria gehört mit zu den Erscheinungen, die man an allen Infantilen mehr oder weniger deutlich antrifft. Eine verzögerte Evolution hat anscheinend stets eine beschleunigte Involution zur Folge. Be-
sonders auffallend sind die Zeichen der Senilität bei den Ateleiotikern schon im frühen Alter.

In einem Falle meiner Beobachtung hatte ein 10 jähriges Mädchen das Aussehen, den Stoffwechsel und das somatische und psychi-
sche Befinden einer Greisin (Abb. 109 u. 110).

Ein abschließendes Be-
weisstück liefert die anatomische Untersuchung. ERD-
HEIM[1] hat als erster den sog. Paltaufzwerg als hypo-
physär bedingt erkannt und diese Zwergwuchsform als *Nanosomia pituitaria* bezeichnet. Für die Wachs-
tumsstörung und die stets vorfindlichen mehr oder minder schweren Verände-

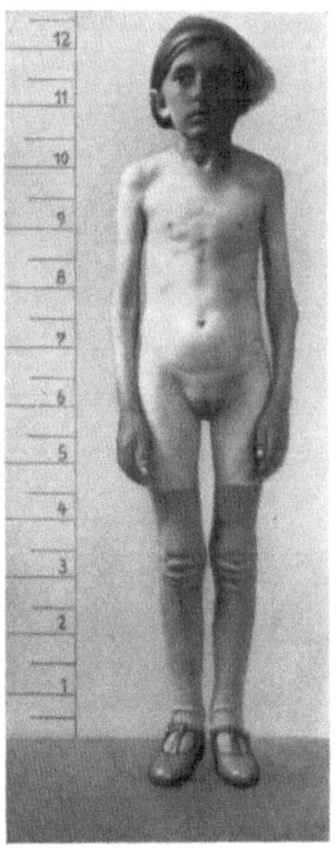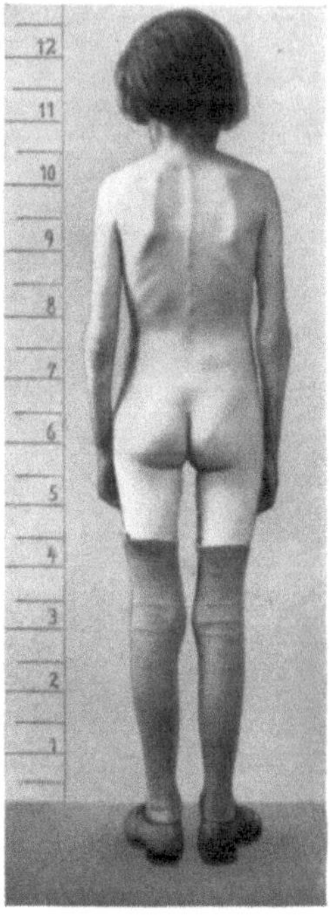

a) Vorderansicht.　　　　b) Rückansicht.
Abb. 111. Hypophysäres Ateleiosis.

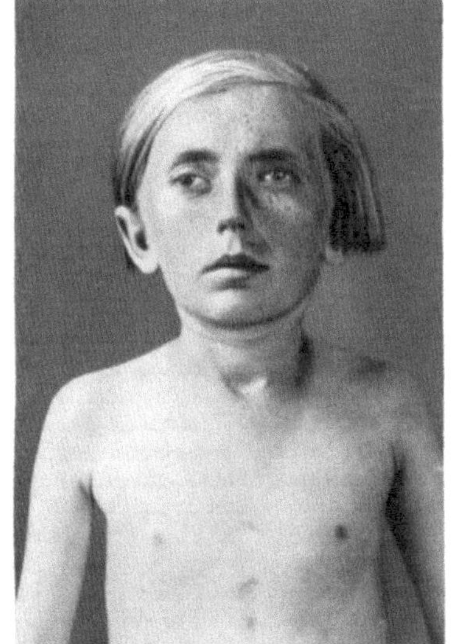

Abb. 112. En face-Bild von Abb. 111.

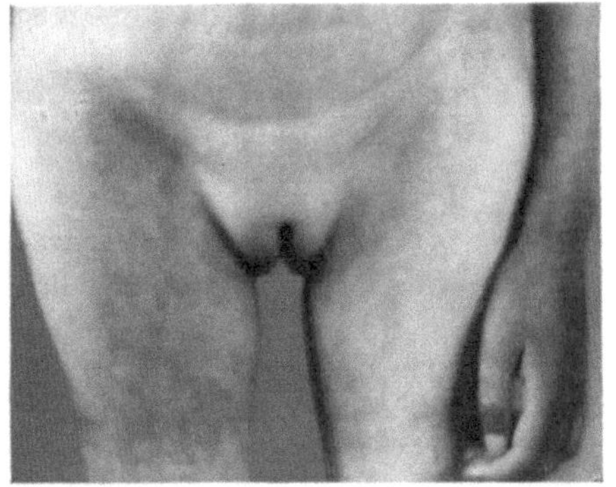

Abb. 113. Genitale von Abb. 111.

rungen in den Keimdrüsen macht er die Hypophysenschädigung im allgemeinen verantwortlich. Mit Recht hebt SIMMONDS hervor, daß bei Geschwulst-

---

[1] ERDHEIM, J.: Beitr. path. Anat. **62**, 302 (1916).

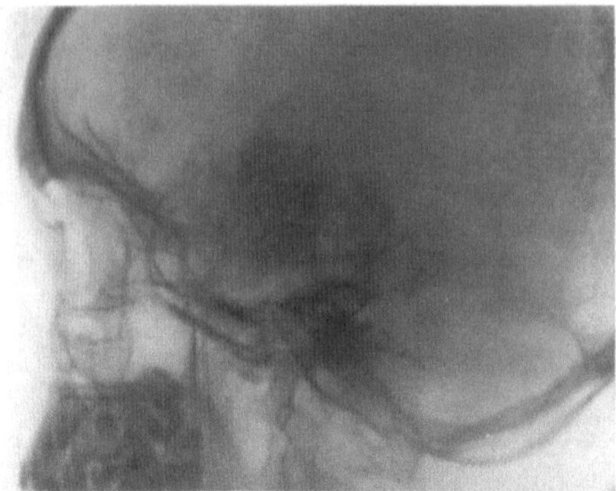

Abb. 114. Seitliche Schädel-Röntgenaufnahme von Patientin auf Abb. 111.

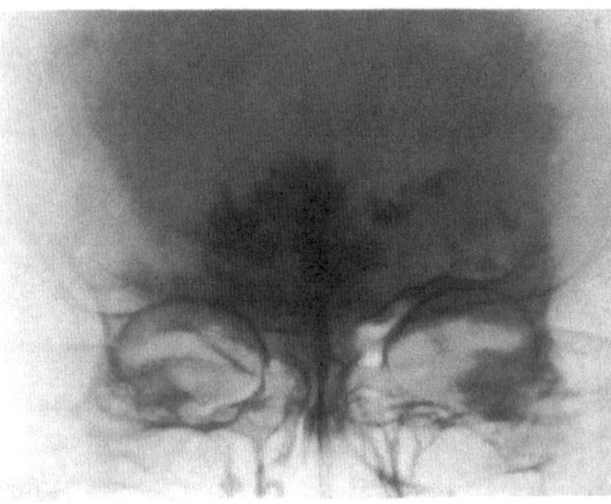

Abb. 115. Anterioposteriores Schädel-Röntgenbild der Patientin Abb. 111.

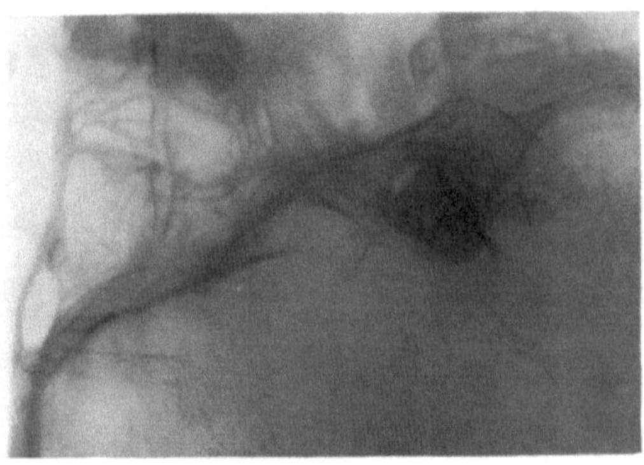

Abb. 116. Röntgenbild eines intrasellaren Tumors in einem Falle von Zwergwuchs.

bildungen, die die ganze Hypophyse geschädigt hatten, die Frage offen bleiben muß, ob eine Schädigung des Vorder- oder des Hinterlappens das Wesentliche war. Der von ihm publizierte Fall, in welchem der Hinterlappen die übliche Form und Größe und auch im mikroskopischen Bilde normale Verhältnisse zeigte, während das Zwischenlappengewebe in Form von größeren und kleineren Cysten vorlag, der Vorderlappen aber makroskopisch gar nicht und mikroskopisch nur in Spuren zu erkennen war, beweist, daß die Atrophie des Vorderlappens allein zu einem sog. infantilen Zwergwuchs führen kann. Auch E. I. Kraus anerkennt, daß der Ausfall des Vorderlappens und zwar wahrscheinlich der eosinophilen Zellen für die Wachstumshemmung und auch für die Keimdrüsenschädigung verantwortlich zu machen ist.

Ein besonders illustrativer Fall von hypophysärer Ateleiosis eigener Beobachtung möge hier Platz finden.

Es wird ein Kind von 115 cm Körperhöhe und 16$\frac{1}{2}$ kg Körpergewicht vorgestellt, das wegen Körperschwäche und äußerst geringer Nahrungsaufnahme die Klinik aufsucht. Abb. 111 zeigt die Vorder- und Rückansicht. Dem Aussehen nach wird das Lebensalter auf 6—7 Jahre geschätzt, doch ist ein gewisser ausgeprägter Zug im Gesicht und Andeutung von Faltenbildung im Gesicht auffällig (Abb. 112). Das äußere Genitale entspricht dem eines 7jährigen Mädchens (Abb. 113). Die Mutter gibt an, daß das Kind in seinem 6. Lebensjahre zu wachsen aufgehört hat und heute, nach vollendetem 17. Lebensjahr, nur um ein geringes größer ist als zur Zeit des Beginns der Erkrankung, die mit zunehmend heftigen Kopfschmerzen und Ab-

nahme des Sehvermögens einhergeht. Die Augenuntersuchung ergibt eine einfache Opti-
cusatrophie beiderseits mit völliger Amaurose links. Das Röntgenbild zeigt einen zum
Teil supra-, zum Teil intrasellar gelegenen und nach hinten wachsenden, verkalkten Tumor,
bei der anterioposterioren Aufnahme eine vorwiegende Linkslagerung (Abb. 114 u. 115).

Analoge Fälle sind meines Wissens in der Literatur insgesamt nur fünf — auffallenderweise betreffen vier Mädchen — beschrieben worden, davon drei von LUGER[1] aus der Klinik
CUSHINGS.

Abb. 116 ist das Röntgenbild eines intrasellaren Tumors in einem Falle von Zwergwuchs.

Die hypophysäre Ateleiose und der hypophysäre Zwergwuchs liefern uns in
teilweisem Parallelismus mit den Ergebnissen der Exstirpationsversuche einen
überaus wichtigen Beweis für die Bedeutung der Prähypophyse als Wachstums-
oder richtiger Evolutionsdrüse.

Hypophysäre Kachexie (Simmonds'sche Krankheit). Aus der großen Gruppe
der Kachexien hat SIMMONDS 1914[2] als erster ein einheitliches Krankheitsbild
hervorgehoben, das durch hochgradige Magerkeit, vorzeitiges greisenhaftes Aussehen, Runzelung des Gesichts, Trockenheit der Haut, Ausfallen der Haare,
Augenbrauen und der sekundären Sexualbehaarung, Rückbildung des Genitalapparates und seiner Funktionen, Herabsetzung der psychischen Tätigkeiten
charakterisiert ist; unter komatösen Erscheinungen tritt der Tod ein. Bei
der Sektion findet sich eine hochgradige Atrophie der inneren Organe (*Splanchno-
mikrie*). Schon früher wurden ähnliche Krankheitsbilder beschrieben und namentlich von französischen Autoren auf eine „insuffisance polyglandulaire" bezogen. FALTA hat in einem von ihm beobachteten Falle schon 1913 die Kachexie
und Rückbildung der sekundären Geschlechtscharaktere als Folgen einer funktionellen Beeinträchtigung der Hypophyse betrachtet und die Sektion zeigte, daß
die Hypophyse fast vollständig durch eine Cyste ersetzt war, wobei auch eine
hochgradige Atrophie der Nebennierenrinde bestand. Erst SIMMONDS hat die
Hypophyse in den Mittelpunkt der Pathogenese dieser progressiven Kachexie
gestellt und in einer Reihe von Fällen gezeigt, daß das pathologische Substrat
in der Zerstörung des ganzen Hirnanhanges bzw. nur seines Vorderlappens durch
die verschiedenartigsten Prozesse besteht. Destruktionen der verschiedensten
Art, maligne Tumoren, chronische Infektionen mit Tuberkulose und Syphilis,
septisch-embolische Prozesse, kurz alles, was den Schwund des Hypophysen-
gewebes zur Folge hat, sind seither als Sektionsbefund bei den untersuchten Fällen
erhoben worden[3]. Die Tatsache, daß die Blutdrüsen nur eine dem Grade der
Kachexie entsprechende Verkleinerung und atrophische Veränderungen aufweisen, veranlaßte FALTA, die hypophysäre Kachexie von der multiplen Blutdrüsensklerose, mit der sie von mancher Seite identifiziert wird, scharf abzutrennen, denn bei der letzteren handelt es sich um eine primäre und gleichzeitige Erkrankung mehrerer endokriner Drüsen mit schweren destruktiven
Veränderungen, die auch klinisch zum Ausdruck gelangen. Nach FALTA, dem
sich auch E. I. KRAUS anschließt, ist die Zerstörung der glandulären Prähypophyse der ausschließliche pathogenetische Faktor, wofür insbesondere die isolierte
Zerstörung dieses Hypophysenanteiles bei Intaktsein des Hinterlappens sprechen
soll. Die daraus gezogene Folgerung, daß von der Prähypophyse ein hormonaler
Einfluß ausgeht, der für das Gedeihen aller Organe von größter Bedeutung ist,
ist meines Erachtens nicht schlüssig. Auf Grund sonstiger Erfahrungen kann
ohne weiteres zugegeben werden, daß auch die SIMMONDS'sche Krankheit auf die
große Bedeutung der Prähypophyse für den morphologischen und funktionellen
Zustand der Keimdrüsen, des Genitalapparates und der sekundären Sexusmerk-

---

[1] LUGER: Fortschr. Röntgenol. **21**, 605 (1914) — J. amer. med. Assoc. **61** (1913).
[2] SIMMONDS, M.: Verh. dtsch. path. Ges. **17**, 208 (1914) — Dtsch. med. Wschr. **1916**.
[3] GRAUBNER: Z. klin. Med. **101**, 249 (1925).

male hinweist. Die Kachexie jedoch und die in einigen Fällen bereits nachgewiesene Verminderung des Grundumsatzes können wir wohl kaum ohne weiteres auf einen Wegfall der Prähypophysentätigkeit beziehen. Meines Erachtens liegt es viel näher, die hypophysäre Kachexie als einen Beweis der Lebensnotwendigkeit des gesamten Hypophysenapparates den Erfahrungen der experimentellen Totalhypophysektomie an die Seite zu stellen.[1]

Dystrophia adiposo-genitalis. Das von A. Fröhlich 1901[2] beschriebene Krankheitsbild, dem Bartels[3] den Namen Dystrophia adiposo-genitalis gegeben hat, umfaßt trotz der äußerlichen Einheitlichkeit und Monotonie eine Reihe von pathogenetisch differenten Zuständen, deren Kenntnis erst allmählich gewonnen wurde. Im wesentlichen handelt es sich um ein gemeinsames Vorkommen einer durch die Lokalisation der Fettverteilung eigenartigen Fettsucht mit einer Hypoplasie der Keimdrüsen und dementsprechend mangelhafter Entwicklung der sekundären Sexusmerkmale. Der in der ursprünglichen Beschreibung Fröhlichs als wesentlich betonte Hypophysentumor und die durch diesen hervorgerufenen Hirndrucksymptome werden seit dem enormen Anwachsen der Kasuistik und der Untersuchungen über die Pathogenese nicht mehr als unerläßliche Merkmale zur Diagnose der adiposogenitalen Dystrophie angesehen. Die Bezeichnung Fröhlichsche Krankheit könnte m. E. die mit Hypophysentumor einhergehenden Fälle passend von den sonstigen abgrenzen.

Für die Fettsucht ist die Verteilung der Fettanhäufung am Körper soweit charakteristisch, daß man zumeist die *cephalogene* Fettsucht, unter welche auch die hypophysäre zu subsummieren ist, von der *primär genital* bedingten unterscheiden kann. Für die letztere ist der *Rubenstypus* (J. Bauer[4]) mit hauptsächlichem Fettansatz an den Darmbeinkämmen, am Gesäß, an den Brüsten und in der Unterbauchgegend und insbesondere der *Reithosentypus* (J. Bauer) mit vorzugsweisem Fettansatz in der Gegend der Trochanteren ziemlich charakteristisch, während bei der Dystrophia adiposo-genitalis die Fettanhäufungen in der Brustgegend beim Manne, in der Unterbauchgegend und speziell am Mons Veneris bei beiden Geschlechtern und besonders deutlich oberhalb der Darmbeine in den Weichen angetroffen werden. Nach Marañon ist die typische Lokalisation die Epigastriumgegend. Die Fettmanschetten oberhalb der Maleolen kommen äußerst selten und die Fettwucherung am Nacken niemals zur Beobachtung. Die Fettansammlungen sind gewöhnlich ziemlich derb und es ist eine weitgehende Besonderheit dieser Fettsucht, daß sie diätetisch kaum oder vielleicht nur äußerst schwer beeinflußbar ist.

Die Hautbeschaffenheit ist eigenartig. Die Haut ist zart, weich, fühlt sich meist kühl an und ist dementsprechend nicht gut durchblutet. Seltener trifft man eine trockene, schilfernde oder gar myxödematöse Haut an. Haarausfall und trophische Veränderungen an den Nägeln kommen auch, allerdings selten, vor.

Die Entstehung der reichlichen Fettansammlungen konnte vom stoffwechselphysiologischen Standpunkte bisher nicht geklärt werden. Die Untersuchung des Grundumsatzes ergab keineswegs übereinstimmende Ergebnisse. Man fand normale, ja sogar übernormale, häufig unternormale Werte. Berücksichtigt man den Umstand, daß hier fettleibige mit normalen Individuen des gleichen Alters, der gleichen Körpergröße und des gleichen Körpergewichtes verglichen werden, so ist es selbstverständlich, daß der Grundumsatz herab-

---

[1] Therapeutische Versuche mit befriedigendem Erfolg siehe C. H. Frazier: Arch. of Neur. **21**, 1 (1929). — Reye: Münch. med. Wschr. **1926**, 902. — Bolsi, D.: Siena **1925**. Zitiert nach Endocrinology **10**, 213 (1926).

[2] Fröhlich, A.: Wien. klin. Rundschau **1901**.

[3] Bartels: Z. Augenheilk. **16** (1906).   [4] Bauer, J.: Wien. klin. Wschr. **1926**, Nr 9.

gesetzt gefunden wird, wenn das größere Körpergewicht ausschließlich durch Fettablagerungen erzeugt wird, während der gleichgewichtige Normale zweifellos größere Muskelmassen hat. Daß der niedrige Grundumsatz die Ursache und nicht etwa die Folge der Fettleibigkeit sei, wäre erst zu beweisen. Von der Schule KESTNERS wurde eine Herabsetzung oder gar Fehlen der spezifisch-dynamischen Eiweißwirkung als charakteristisch für die Dystrophia adiposo-genitalis beschrieben. Abgesehen davon, daß man bei der benutzten Versuchsanordnung von einer spezifisch-dynamischen Nahrungswirkung nicht sprechen kann[1] — ich habe dementsprechend für die gewählte Versuchsanordnung den Namen KESTNER-PLAUT*sche Reaktion* vorgeschlagen —, ist das wesentliche Argument, die Steigerung des KESTNER-PLAUT-Effektes durch Verabfolgung von Präphyson an hypophysektomierte Tiere ebenso wie an hypophysenaffizierte Menschen bei kritischer Beurteilung von vornherein abzulehnen. Das Präphyson ist ein Fabrikspräparat von unbekannter Zusammensetzung, dessen therapeutische Wirksamkeit für die Klarstellung der physiologischen Verhältnisse nichts beweisen kann. Wie wir später sehen werden, hat das rein dargestellte Hormon der Prähypophyse keine stoffwechselsteigernde Wirkung. Ausgedehnte Untersuchungen über den KESTNER-PLAUT-*Effekt* haben übrigens gezeigt, daß man mit diesem Kriterium vorderhand nicht viel anfangen kann[2]. Von Stoffwechselveränderungen ist bisher nur die in den meisten Fällen nachweisbare Steigerung der Assimilationsgrenze für Kohlehydrate festgestellt.

Die Fettsucht ist selten allein, zumeist assoziiert mit einer Hypoplasie des Genitales, mit Zeichen der mangelhaften Tätigkeit der Keimdrüsen, Fehlen der Libido und der Erektionen, Amenorrhöe oder hochgradiger Unregelmäßigkeit der Menstruation, mit mangelhafter Entwicklung der sekundären Geschlechtscharaktere, vor allem geringer Ausbildung der Bart-, Achsel- und Schamhaare verknüpft. Die genitale Hypoplasie, deren geringsten Grad die präpuberale Kryptorchie bildet, ist selten isoliert und auch in diesem Falle ist eine abnorme Fettverteilung mehr oder weniger deutlich. Die von v. FRANKL-HOCHWART[3] bei der echten FRÖHLICHschen Krankheit beobachteten Blasenstörungen habe ich auch bei der Dystrophia adiposo-genitalis einige Male gesehen.

Besonders hervorzuheben ist, daß eine Wachstumshemmung, aus welcher ein Zwergwuchs mit infantilem Habitus resultieren würde, weder zum typischen Bilde der FRÖHLICHschen Krankheit noch zur Dystrophia adiposo-genitalis im allgemeinen gehört. Die sog. „Fettkinder", die man ja im ganzen der adiposo-genitalen Dystrophie beigesellen kann, zeigen, soweit ich meine eigenen und fremde Erfahrungen überblicke, keine Wachstumsstörung und eigentlich auch keine Entwicklungshemmung. Die Fettkinder sind für ihr Alter nicht nur groß, sondern sogar sehr groß. Der präadolescente Typus (CUSHING) der adiposo-genitalen Dystrophie, der nach meinem Dafürhalten am häufigsten zur Beobachtung gelangt, weist im allgemeinen keine Wachstumsstörung auf. Bei längerer Dauer der Erkrankung ist gerade in diesen Fällen später ein eunuchoider Hochwuchs zu beobachten. Bei der echten FRÖHLICHschen Krankheit, die mit einem Tumor in der Hypophysengegend verknüpft ist, finden sich naturgemäß Wachstumsstörungen im Sinne eines Minderwuchses und Erhaltenbleiben der infantilen Proportionen, die man auf eine Schädigung und Funktionseinschränkung der Prähypophyse beziehen kann. Man sieht auch Kümmerwuchs mit adiposo-genitaler Dystrophie bei hypoplastischer Unterentwicklung des Vorderlappens (kleine Sella). (Abb. 117.)

---

[1] BIEDL: Ges. f. Verd. u. Stoffw.krankh., V. Tagung, Wien **1925**, 39.
[2] FALTA: Erkrankungen der Blutdrüsen, S. 317. Wien 1928.
[3] FRANKL-HOCHWART: 16. internat. med. Kongr., Budapest 1909.

Pathologische Anatomie. Der Satz von L. Pick (1911)[1], daß die pathologisch-anatomischen Befunde bei der Dystrophie jeder Einheitlichkeit in Qualität, Ursprung und Verbreitung entbehren, gilt auch heute noch vollinhaltlich. Die Zusammenstellung von K. Gottlieb[2] und auch die neueren Arbeiten zeigen, daß man aus den anatomischen Befunden für jede pathogenetische Theorie und ebenso gegen eine jede Beispiele beibringen kann. Es sind eben die morphologischen Prozesse, die man antreffen kann, äußerst mannigfaltig.

Eine Sichtung des Materials wird bis zu einem gewissen Grade doch erleichtert, wenn wir die Fälle, welche der ursprünglichen Beschreibung Fröhlichs entsprechen, nämlich die von *Hypophysentumor ohne Akromegalie,* gesondert betrachten. Es ergibt sich hiebei, daß Tumoren der verschiedensten Art, Adenome, Sarkome, Carcinome, von dem Hypophysengang ausgehende Plattenepithelcarcinome, aber auch Gliome, Teratome, Cysten, kurz, Geschwülste aller Art, als anatomische Befunde erhoben wurden, die vom Hypophysengewebe

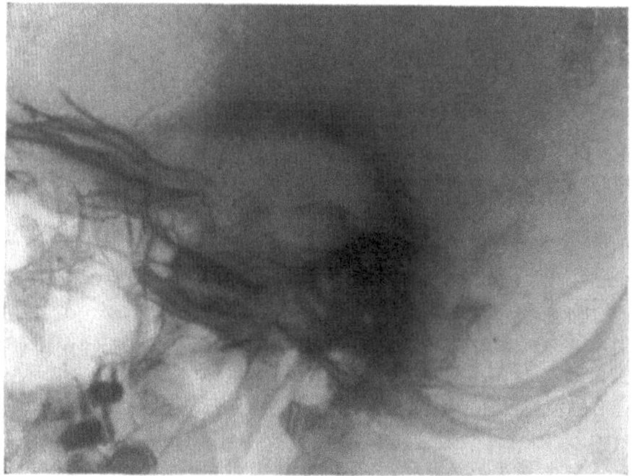

Abb. 117. (Erklärung im Text.)

ausgehen, aber in ihrem Aufbau nichts Charakteristisches an sich haben. Der Kliniker, der ja nur bei bestehenden Hirndruck- und Augensymptomen die röntgenologisch nachweisbaren Veränderungen an der Sella turcica erkennen kann, wird auch jene Fälle hierher rechnen müssen, in welchen Tumoren in der Hypophysengegend vorhanden sind, wie suprasellare Tumoren, von den Hirnhäuten, vom Knochen oder auch von der Hirnsubstanz ausgehende Tumoren. Aus den verschiedenen Statistiken geht ziemlich übereinstimmend hervor, daß in ungefähr zwei Drittel der Fälle die Neubildung die Hypophyse selbst betraf. Aber auch dort, wo die Neubildung in der Umgebung der Hypophyse saß, ist eine mehr oder minder starke Schädigung der Hypophyse selbst bei der Obduktion nachweisbar.

Die für die Pathogenese der Erkrankung und ebenso für die Erkenntnis der funktionellen Bedeutung wichtige Frage, welchen Anteil der Hypophyse die Schädigung betrifft, ist aber aus den anatomischen Befunden nicht zu entscheiden. Es gibt viele Fälle, in welchen Vorder- und Hinterlappen ganz oder teilweise zerstört waren. Es gibt Fälle, wo ausschließlich der Vorderlappen zugrunde gegangen war bei mehr oder weniger unverändertem Hinterlappen. Es gibt auch Fälle, wo nur der Hinterlappen bei Unversehrtheit des Vorderlappens von dem pathologischen Prozeß ergriffen war (Gottlieb fand in einem Falle eine multilokuläre Cyste der Pars intermedia, während der Vorderlappen intakt war). Bei den Sektionsbefunden der adiposogenitalen Dystrophie sind

---

[1] Pick, L.: Dtsch. med. Wschr. **1911,** Nr 42/45.

[2] Gottlieb, K.: Lubarsch-Ostertags Ergebnisse **19,** 575 (1921). — Siehe auch W. Hartoch: Virchows Arch. **270,** 561 (1928).

zwei von Marañon erwähnte Fälle mit ausschließlich auf die Hypophyse beschränkten Läsionen hervorzuheben.

Nach dem Gesagten können die Fälle *echter Fröhlichscher Krankheit* (Tumor der Hypophyse oder der Hypophysengegend) eine Entscheidung über die pathogenetische Bedeutung des Gesamthypophysenapparates oder seiner beiden Anteile, Vorder- und Hinterlappen, begreiflicherweise nicht bringen. Das Gemeinsame der von der Hypophyse oder ihrer Umgebung ausgehenden Tumoren ist, daß sie Störungen in der Abgabe jenes Hypophysensekretes erzeugen, das seinen Weg durch den Hinterlappen, den Stiel und das Infundibulum zum dritten Hirnventrikel nimmt.

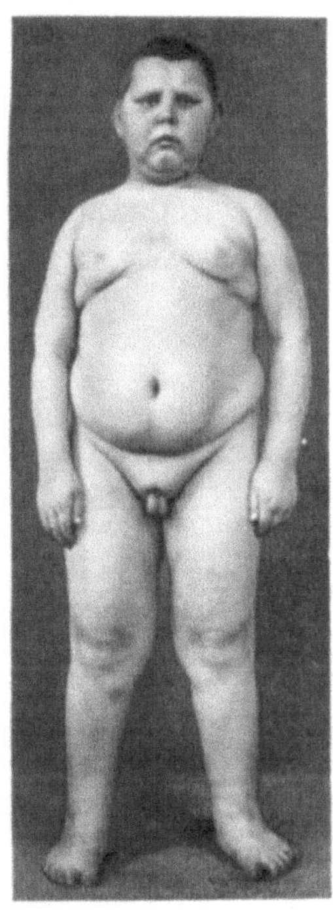

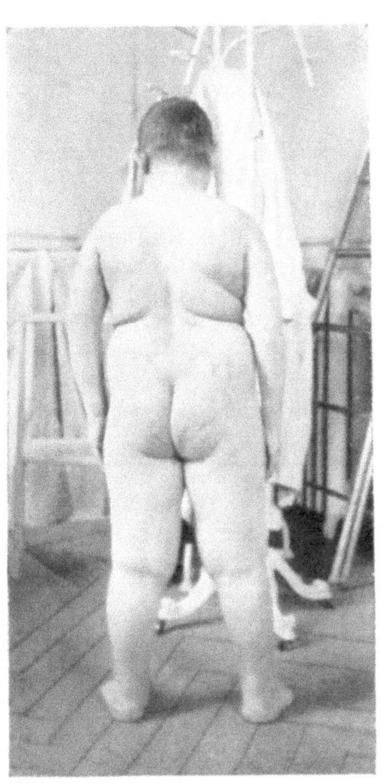

Abb. 118. Hochgradige Fettsucht mit geistigem Torpor (Vorderansicht).

Abb. 119. Rückansicht des Patienten von Abb. 118.

(Aus Biedl: Hypophyse.)

Etwas weiter gelangen wir in der Analyse, wenn wir alle Befunde in Betracht ziehen, die bei der *cephalogenen Fettsucht* erhoben worden sind. Da zeigt es sich zunächst, daß traumatische Läsionen der Hypophyse (Madelung[1], E. Frank), des Hypophysenstiels (Marañon u. Pintos[2], Verron[3]) und des Tuber cinereum (Marañon[4]) das adiposogenitale Syndrom mit oder ohne gleichzeitigen Diabetes insipidus hervorrufen können. Die genaue Untersuchung zahlreicher Fälle von Fettsucht mit oder ohne genitale Hypoplasie bei Kindern und im Pubertätsalter zeigt das häufige Vorkommen eines chronischen Hydrocephalus[5]. Das

[1] Madelung: Arch. klin. Chir. **73**, 1066 (1904).
[2] Marañon u. Pintos: Nouvelle Iconographie de la Salpetrière **28**, 185 (1926).
[3] Verron: Zbl. Path. **31**, 521 (1921).
[4] Marañon: Endocrinology **5** (1921).   [5] Lange, W.: Endokrinol. **4**, 273 (1929).

Röntgenbild zeigt außer den Erscheinungen des Hirndrucks keine Veränderungen am Türkensattel. Auch anatomisch ist in einzelnen Fällen von Dystrophia adiposo-genitalis ein starker Hydrocephalus als einziger Befund beschrieben worden. Der Hydrocephalus bzw. meningeale Veränderungen können verantwortlich gemacht werden, wenn anamnestisch überstandene Infektionskrankheiten (Scharlach, Keuchhusten, Gelenkrheumatismus, Influenza, Meningitis epidemica, Angina) angegeben werden. RAAB[1] konnte zeigen, daß sich der Hypophysenstiel bogenförmig über die Dorsumkante nach rückwärts legt und so verständlich machen, daß ein leichter Druck von oben oder von unten genügen kann, um eine Drosselung der Sekretbahn im Hypophysenstiel zu erzeugen. Tatsächlich findet man nicht zu selten ein

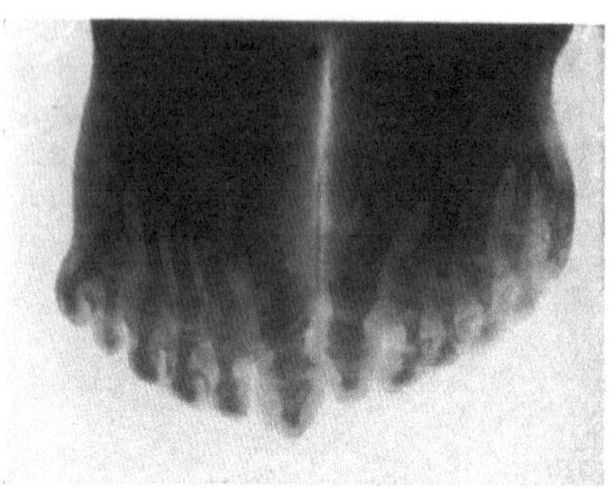

Abb. 120. Röntgenbild der Füße des Patienten auf Abb. 118. (Aus BIEDL: Hypophyse.)

plumpes, breites und hohes Dorsum sellae. Die pathogenetische Bedeutung des letzteren wird allerdings durch neuere Untersuchungen einigermaßen eingeschränkt[2].

Die zuerst von ERDHEIM[3] hervorgehobene Bedeutung der durch Läsionen des Stoffwechselzentrums hervorgerufenen cerebralen Fettsucht gewinnt in der neueren Zeit eine zunehmende Anerkennung.

Ein eigenartiges Bild hochgradiger *Fettsucht mit genitaler Hypoplasie, verbunden mit Schädeldeformitäten, geistiger Entwicklungshemmung und einer Reihe von angeborenen Mißbildungen* (Atresia ani, Polydaktylie, Retinitis pigmentosa) bei gleichzeitigem Fehlen von Veränderungen an der Hypophyse und Kompressionserscheinungen von seiten des Gehirns habe ich (1922) auf eine primäre Entwicklungshemmung des Zwischenhirns bezogen[4] (Abb. 118, 119, 120, 121). Seither ist über gleiche Fälle von verschiedenen Seiten berichtet worden, so daß

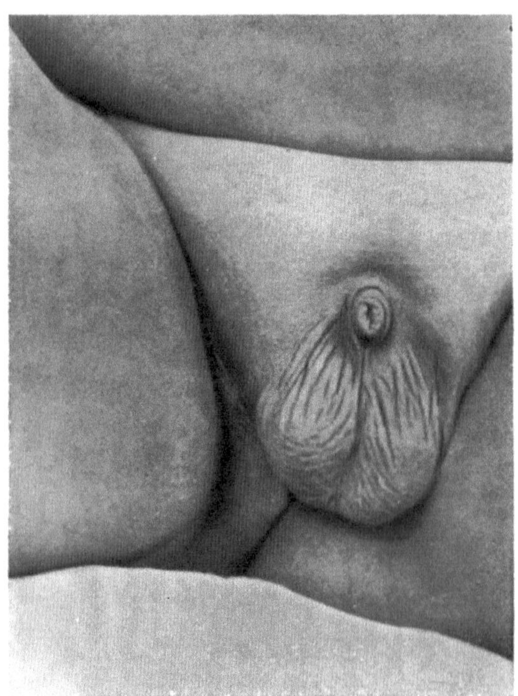

Abb. 121. Genitalregion des Patienten auf Abb. 118. (Aus BIEDL: Hypophyse.)

[1] RAAB: Klin. Wschr. **2**, Nr 43, 1984 (1923).

[2] LÖWBEER: Endokrinol. **1929**.   [3] ERDHEIM: Beitr. path. Anat. **46** (1909).

[4] Auf ein analoges Syndrom haben schon im Jahre 1866 die Ophthalmologen LAURENCE und MOON [Brit. Ophthalm. Rev. **2** (1866)] die Aufmerksamkeit gelenkt und BARDET (Thèse de Paris **1920**) hat fünf analoge Fälle beschrieben.

die Zahl der bisher beschriebenen Fälle ungefähr 30 betragen dürfte[1]. Sektionsbefunde liegen bisher meines Wissens nicht vor.

Das Vorkommen einer cerebralen, durch Erkrankung der subthalamischen
Stoffwechselzentren hervorgerufenen Fettsucht mit genitaler Dystrophie wird
zur Evidenz bewiesen nicht nur durch die seltenen Fälle reiner Zwischenhirn-
schädigungen ohne die geringsten Veränderungen an der Hypophyse, wobei
auch Fettsucht und genitale Hypoplasie dissoziiert beobachtet wurden, sondern
noch mehr durch die zahlreichen und wahrscheinlich nur zum geringsten Teil
veröffentlichten Beobachtungen von Fettsucht und genitaler Hypoplasie nach
Encephalitis, wobei entzündliche Herde am Boden des dritten Ventrikels gefunden
wurden.

Ein Überblick über die anatomischen Befunde bei der Dystrophia adiposo-
genitalis zeigt, daß wir pathogenetisch verschiedene Formen dieser Krankheit
unterscheiden können: die rein hypophysäre und die rein cerebrale Form sind
die Extreme. Diejenigen Fälle, in welchen ein Tumor der Hypophyse oder der
Hypophysengegend vorhanden ist, für die ich den Namen der FRÖHLICHschen
Krankheit reserviert wissen möchte, ferner jene Fälle, in welchen abnorme intrakranielle Druckverhältnisse (intracerebraler Tumor, chronischer Hydrocephalus)
angetroffen werden, sind als Zwischenglieder der beiden Extremformen zu
betrachten, denn es ist vielleicht auch auf Grund des Sektionsbefundes nicht oder
nur äußerst schwierig, zu entscheiden, ob beide, die Hypophyse oder das Zwischenhirn, betroffen sind. Wahrscheinlich dürfte in den meisten Fällen sowohl die
Schädigung des Zwischenhirns als auch eine solche der Hypophyse durch den
gleichen Prozeß bewirkt werden.

Vom physiologischen Gesichtspunkt ist das Verständnis der Veränderungen
des Stoffwechsels und der Trophik der Gewebe verständlich, wenn wir die hypothalamischen Stoffwechselzentren und die Hypophyse als funktionelle Einheit
auffassen. Schwierigkeiten entstehen nur bei dem Versuch einer genaueren Angabe der in Betracht kommenden Hypophysenanteile. Meiner Auffassung nach,
die sich auf die Exstirpationsversuche an Tieren und gleichzeitig auf die später
zu besprechenden Extraktversuche gründet, ist die *Pars intermedia eine Hormondrüse des nervösen Stoffwechselzentrums*, und es muß die gleiche Funktionsstörung
zustande kommen, wenn das Zentrum lädiert ist (*cerebrale Fettsucht*), wenn das
durch das Sekret der Intermedia repräsentierte Hormon nicht gebildet wird
(*hypophysäre Fettsucht*) oder wenn dieses Hormon nicht zu seinem Erfolgsorgan,
dem Zwischenhirnzentrum, gelangen kann (*durch Drosselung des Abfuhrweges
bedingte Fettsucht*).

Die Berechtigung meiner Auffassung wird allerdings von den pathologischen
Anatomen bestritten, nicht nur von jenen, die behaupten, der Mensch habe keinen
Zwischenlappen, sondern auch von den anderen, die die Produkte der mit Kolloid
erfüllten Cysten der Grenzschicht nicht als Hormon, sondern als Degenerations-
produkte ansprechen. Ich muß es ablehnen, zwischen Tier und Mensch mehr
als graduelle, etwa gar prinzipielle Differenzen zu statuieren. Ich bin eher
geneigt, minimalen, nur aus wenigen Zellgruppen bestehenden Formationen
beim Menschen Funktionen zuzuschreiben, wenn diese für das gleiche, aber
ungleich besser entwickelte Gewebe des Tieres festgestellt sind, als Annahmen
zu akzeptieren, die schon aus den nur beim Menschen erhobenen Befunden als

---

[1] BERNHARDT: Z. klin. Med. **107**, 5 (1928). — DENZLER: Z. Kinderheilk. **104** (1925). —
SOLIS-COHEN u. WEISS: Amer. J. med. Sci. **169** (1925). — RICALDONI u. ASOLA: Bull. Soc.
méd. Hôp. Paris **1928**, Nr 23. — SEREJSKI: Encéphale **1928** — Med. Klin. **1929**, 1552. —
BECK, H. G.: Endocrinology **13**, 375 (1929). — BOENHEIM, F.: Endokrinol. **4**, 263 (1929). —
RICALDONI u. ISOLA: Presse méd. **36**, 794 (1928).

unzulässig erkannt werden müssen. Ich meine damit die Annahme, daß der Vorderlappen bzw. dessen Schädigung für das adiposogenitale Syndrom als ausschließlicher ursächlicher Faktor zu betrachten sei. Es ist bisher keine Tatsache bekannt, die den Einfluß des Vorderlappens auf den Stoffwechsel einwandfrei dartun würde. Auf Grund der anatomischen Verhältnisse ist die Vorstellung, daß das Inkret der glandulären Prähypophyse den Weg durch den Hypophysenstiel nähme, in keiner Weise begründet. Es kann demnach die Unterbrechung dieser Sekretbahn für die Pathogenese der Fettsucht nicht in Frage kommen.

Völlig unvereinbar mit einer Vorderlappentheorie ist mir aber das Zusammenvorkommen von *adiposogenitaler Dystrophie* und *Akromegalie.* Es sind nicht wenige Fälle dieser Art beschrieben worden. Man findet diese nicht nur in der älteren Literatur, sondern auch in der Zusammenstellung von Gottlieb[1], und in neuerer Zeit beschreibt auch Nedelkowitsch[2] einen Fall von Akromegalie, der während des Bestehens der Erkrankung um 30 kg zunahm. Auf Grund der Vorderlappentheorie müßte man für diese Fälle annehmen, daß die hyperplastischen, adenombildenden Vorderlappenzellen zu gleicher Zeit durch ihre Überfunktion die Wachstumsanomalie und durch ihre Unterfunktion die Stoffwechselstörungen hervorrufen.

Wenn man an die Vorstellung die Anforderung stellt, daß eine unzweifelhaft bewiesene Überfunktion des Vorderlappens wie die Akromegalie mit einer Unterfunktion desselben Vorderlappens verknüpft sei, dann stellt sich als Hilfe in der logischen Not der Begriff des *Dyspituitarismus* ein. Dann ist aber verständlich, wenn Gottlieb sagt:

„Daß ein chemisch anderes als das gewöhnlich geartete Sekret bei der Akromegalie ebensolche oder ähnliche Wirkungen auf die gleichen Zentren ausübt wie ein Fehlen dieses Sekretes (Hypopituitarismus) oder auch ein solches wieder anderer Zusammensetzung (Dyspituitarismus), kann man unschwer annehmen.“

Die Annahme einer Dysfunktion ist keine Erklärung, sondern nur eine Umschreibung der fehlenden Erkenntnis des Sachverhaltes und hat meines Erachtens nicht einmal den Wert einer vorläufigen Arbeitshypothese. Wenn auch die Möglichkeit der Produktion eines abnorm zusammengesetzten Hormons a priori nicht in Abrede gestellt werden kann, so erlangt die Annahme einer solchen qualitativen Dysfunktion nur dann eine Grundlage, wenn es gelingt, dieses abnorme Hormon zu demonstrieren. Das ist bisher meines Wissens bei keinem endokrinen Organ gelungen. Viel ungezwungener scheint mir daher die Vorstellung, daß die Stoffwechselstörungen bei der Akromegalie nicht direkte Folgen des Vorderlappentumors, sondern nur Zeichen für eine Beeinflussung anderer Teile des Hypophysenapparates durch den Tumor sind. Es ist auffällig, daß bei den Fällen von Akromegalie, die keine Hirndrucksymptome zeigten, niemals Fettsucht beschrieben wurde. Dies legt uns den Gedanken nahe, daß erst der wachsende Tumor durch Schädigung der übrigen Hypophysenanteile oder durch Einengung der Sekretbahn oder schließlich durch den Druck auf den Zwischenhirnboden die zur Fettsucht führende Stoffwechselstörung erzeugt.

Die hypophysäre Kachexie und die hypophysäre Ateleiosis, Krankheitsformen, bei denen eine Destruktion der Prähypophyse unzweifelhaft ist, gehen nicht mit Fettsucht einher und umgekehrt: zum Bilde der echten Fröhlichschen *Krankheit* gehört, wie wir bereits bemerkt haben, keine mit Sicherheit auf die Prähypophyse zurückzuführende Wachstumshemmung. Alle diese hier nur in Kürze angeführten Argumente beweisen, daß für das Zustandekommen der hypophysären Fettsucht der Vorderlappen nicht zur Verantwortung gezogen

[1] Gottlieb: Lubarsch-Ostertags Erg. d. allgem. Path. u. path. Anat. **19** II, 575 (1921).
[2] Nedelkowitsch, I.: Observations sur l'acromégalie. Dissertations. Lausanne 1920.

werden kann und daß, wenn man sich weigert, die Bedeutung der Pars intermedia für den Menschen anzuerkennen, nichts übrig bleibt, als die völlige Ungeklärtheit des Problems der hypophysären Fettsucht offen zu gestehen.

Die Versuche, die adiposogenitale Dystrophie therapeutisch zu beeinflussen, können bisher wenig Erfolge aufweisen. Sie haben aber auch für die Erkenntnis der Erkrankung keine wesentlichen Beiträge liefern können. Die Hypophysenmedikation ist in den meisten Fällen unwirksam. Doch liegen auch Berichte von günstigen Erfolgen auf die übermäßige Fettablagerung und auf die darniederliegende Keimdrüsentätigkeit vor, so daß namhafte Kliniker wie CUSHING und neuestens MARAÑON[1] die hypophysäre Opotherapie empfehlen und LEREBOULLET[2], der im ganzen die hypophysäre Genese der Erkrankung ablehnt, auf Grund seiner persönlichen therapeutischen Erfahrungen zu dem Satze gelangt: „Les résultats thérapeutiques à eux seuls suffiraient à justifier la théorie hypophysaire."

Die operative Behandlung, die von EISELSBERG[3] zuerst an dem von FRÖHLICH beschriebenen Patienten vorgenommen wurde, hatte ebenso wie die seither nach den verschiedenen Methoden vollzogenen zahlreichen Hypophysenoperationen bei Dystrophia adiposogenitalis zumeist nur den wichtigen Erfolg der Beseitigung der Hirndrucksymptome und der Gefahr der völligen Erblindung. Nur in wenigen Fällen war eine Besserung der Adiposität und der genital-dystrophischen Erscheinungen zu konstatieren, die man auf eine Beseitigung der Wirkungen des gesteigerten Hirndruckes durch Verminderung der Drosselung des Hypophysenstiels oder auch auf eine Verminderung des Druckes auf die Regio subthalamica beziehen kann.

In neuerer Zeit wird auch die Röntgen- und Radiumbestrahlung der Hypophyse angewendet.

Diabetes insipidus. Ein zweites hypophysäres oder vielleicht allgemein cephalogenes Krankheitsbild ist der *Diabetes insipidus*. Dem Wesen nach handelt es sich um die Ausscheidung übernormaler (3—4 l), sehr großer (7—10 l), selbst exzessiver (20—50 l) Mengen eines stark verdünnten Harns in 24 Stunden ohne pathologische Bestandteile. CAMUS u. GOURNAY[4] fanden eine Verminderung der Harnsäureausscheidung und Vermehrung des Gesamturins. Diese Polyurie ist naturgemäß von einer Polydipsie begleitet, die aber nicht die primäre Ursache darstellen kann. Bei der primären Polydipsie klingt bei Wasserentzug die konsekutive Polyurie spätestens innerhalb weniger Tage ab. Beim Diabetes insipidus besteht auch bei der Wasserentziehung noch eine sozusagen zwangläufige Wasserausscheidung, die zumeist zu schweren Störungen des Allgemeinbefindens führt[5]. Sonstige klinische Symptome sind beim Diabetes insipidus zumeist nicht anzutreffen. Selbst bei jahrelangem Bestehen der Wasserharnruhr vermißt man die bei der enormen Überlastung des Kreislaufapparates zu erwartenden Störungen der Zirkulation.

Bei den in Prag relativ häufigen Fällen von Diabetes insipidus fand ich eine meines Wissens nirgends noch erwähnte, *sinnfällige Änderung in der Farbe der Lippen und Mundschleimhaut*, die allerdings schwer zu beschreiben ist. Das Lippenrot hat eine andere, etwas dunklere Nuance als beim Normalen und beim Cyanotischen. Die Farbe ähnelt jener, die man durch eine gewisse Sorte französischer Lippenstifte künstlich erzeugen kann. Sie ist so charakteristisch,

---

[1] MARAÑON: Dtsch. Arch. klin. Med. **151**, 129 (1926).

[2] LEREBOULLET: Les syndromes hypophysaires et epiphysaires. Paris 1924.

[3] EISELSBERG: Wien. klin. Wschr. **1907**.

[4] CAMUS, J., u. J. J. GOURNAY: C. r. Soc. Biol. Paris **91**, 1137 (1924) — C. r. Acad. Sci. Paris **180**, 172 (1925). — Siehe auch J. CAMUS u. J. J. GOURNAY u. A. LE GRAND: Bull. Acad. Méd. Paris **1924**.

[5] BAUER, R.: Wien. Arch. inn. Med. **11**, 201 (1925).

daß sie den Verdacht auf Diabetes insipidus wachruft und es mir wiederholt gelungen ist, die Diagnose ohne anamnestische Angaben des Vieltrinkens und Vielharnens zu stellen.

Manchmal ist die Erkrankung in Gemeinschaft mit Fettsucht und genitaler Atrophie, seltener auch mit Akromegalie anzutreffen. Man findet sie bei cerebralen Affektionen, vorübergehend auch in der Schwangerschaft und manchmal bei der auf die Schwangerschaft folgenden Amenorrhöe und Fettleibigkeit.

Der Verlauf der Krankheit ist sehr chronisch. Ich habe ungefähr zwei Dutzend Fälle seit 12—15 Jahren in Beobachtung.

Auf Grund des Blutchemismus und seines Verhaltens unter verschiedenen diätetischen und medikamentösen Maßnahmen hat W. H. Veil[1] zwei verschiedene Formen unterschieden: den *hyperchlorämischen* Diabetes insipidus, bei dem die Injektion einer kleinen Menge von Pituitrin die Harnmenge rasch unter Zunahme des spezifischen Gewichtes zum Absinken, den Durst zum Verschwinden bringt, Theocin nur eine geringfügige Wirkung entfaltet und die molenarme und besonders die kochsalzarme Kost eine weitgehende Besserung erzeugt, und den *hypochlorämischen* oder *normochlorämischen* Diabetes insipidus, bei dem das Pituitrin fast gar nicht wirkt, das Theocin eine starke Hyperchlorurie hervorruft und die kochsalzarme Diät die Polyurie fast gar nicht beeinflußt. Die scharfe Trennung dieser beiden Formen wird aber nicht mehr anerkannt, insbesondere seitdem Falta und seine Schüler gezeigt haben, daß die Reaktion der Fälle auf Pituitrin bei der differenten Wirkungsstärke der erhältlichen Pituitrinpräparate als unterscheidendes Merkmal nur wenig brauchbar ist und daß bei entsprechender Dosierung und Verteilung der Pituitrininjektionen auch die normochlorämischen Fälle, die bisher als pituitrinresistent galten, Pituitrinwirkungen aufweisen.

Über das Zustandekommen der Wasserhaushaltstörung liegen verschiedene Meinungen vor. Die Ursache der Polyurie wird in einer primären Vermehrung der Wasserausscheidung oder in einer Verminderung der Konzentrationsfähigkeit der Nieren und schließlich auch in einer Verringerung des Wasserbindungsvermögens der Gewebskolloide gesucht. Die günstige Wirkung des Pituitrins legt den Gedanken nahe, in der später noch ausführlich zu besprechenden Pituitrinwirkung ein Gegenstück des Diabetes insipidus zu erblicken und bei dem letzteren eine Störung der Wasserausscheidung bei fast ungestörter Molenausscheidung anzunehmen. Nach Falta[2] scheint kein Anhaltspunkt dafür vorhanden zu sein, daß die Quellungs- bzw. Entquellungsfähigkeit der Kolloide durch Salze abnormal ist.

Die anatomischen Befunde beim Diabetes insipidus[3] betreffen einerseits die Hypophyse, andererseits das Zwischenhirn bei Intaktheit der Hypophyse. Neben den bisher erwähnten Hypophysenerkrankungen sind Verletzungen, metastatische Geschwülste, Basistumoren mit Übergreifen auf die Hypophyse angetroffen worden. Marañon[4] hat aus der Literatur 22 Fälle zusammengestellt, in welchen die Erkrankung der Hypophyse sich nur auf den Hinterlappen beschränkte. Am Zwischenhirn wurden gleichfalls die verschiedenartigsten Erkrankungen, Traumen, Entzündungen, Tuberkulose, Sepsis und Geschwülste vorgefunden; in neuerer Zeit wurden Fälle von Diabetes insipidus nach Encephalitis beschrieben. Neben der gleichzeitigen Schädigung der Hypophyse und des Zwischenhirns in manchen Fällen von Tumoren sind insbesondere Fälle von ausschließlicher schwerer Schädigung des Tuber cinereum ohne Mitbeteiligung der Hypophyse bemerkenswert.

Durch diese differenten Befunde wird die einheitliche pathogenetische Auffassung des Diabetes insipidus wesentlich erschwert. Ausgehend von den Reiz-

---

[1] Veil: Erg. inn. Med. **23**, 648 (1923).
[2] Falta: Die Erkrankungen der Blutdrüsen, 2. Aufl. Wien-Berlin 1928.
[3] Zusammenstellung von E. Leschke: Z. klin. Med. **87** (1919).
[4] Marañon: Dtsch. Arch. klin. Med. **151** (1926).

versuchen E. A. SCHÄFERS, in welchen eine mechanische oder thermische Reizung der freigelegten Hypophyse eine anhaltende Polyurie hervorrief, hat E. FRANK[1] die Anschauung vorgebracht, daß der Diabetes insipidus des Menschen auf eine Mehrtätigkeit der Pars intermedia zurückgeführt werden könne[2]. Auf Grund der Untersuchungen über die Wirkung des Hypophysenextraktes auf die Diurese gewann dann die Meinung das Übergewicht, daß ein Fehlen oder eine Verminderung der Funktion des Zwischen- und Hinterlappens die Ursache der Krankheit sei. Diese Auffassung wird noch heute von namhaften Experimentatoren und Klinikern, MARAÑON, MOTZFELDT, EISNER, RÖMER, SCHUHMANN und DESOUTTER, J. R. WILLIAMS, GORKE, KENNEWAY und MOTTRAM u. a. vertreten. Sie ist aber stark erschüttert worden durch die Zusammenstellung der Gegenargumente aus den Experimenten und den anatomischen Befunden beim Menschen.

Die pathogenetische Bedeutung des Zwischenhirns wurde von LESCHKE besonders betont. Gleichzeitig und unabhängig von ihm hat auch ÖHME[3] auf Grund der pharmakologischen Analyse der harntreibenden und harnhemmenden Komponente der Hypophysenextrakte darauf hingewiesen, daß der Diabetes insipidus keine reine Hyper- noch Hypofunktion der Hypophyse sein könne, sondern daß hierbei eine Zentrumzerstörung vorliegen müsse. Die Bedeutung des Zentrums erhellt vor allem aus einer großen Anzahl von pathologisch-anatomisch verifizierten Fällen, in denen bei Diabetes insipidus eine ausschließliche Affektion der Zwischenhirnbasis oder ihrer nächsten Umgebung unter Intaktbleiben der Hypophyse vorlag. Andererseits sind allerdings auch Fälle bekannt, wo eine Erkrankung ausschließlich die Hypophyse betraf und das Zwischenhirn sicher intakt blieb. Angesichts der letzteren Fälle ist die Möglichkeit nicht von der Hand zu weisen, daß ein Mangel an Intermediasekret für den geänderten Wasserhaushalt direkt in Betracht kommen kann.

Die Sachlage ist für den Diabetes insipidus eine analoge wie für die adiposogenitale Dystrophie. Die ausschlaggebende Bedeutung des Zwischenhirns ist aber hier noch evidenter bewiesen durch die schönen Versuche von CAMUS und ROUSSY, die von BAILEY und BREMER in vollem Umfange bestätigt worden sind. Sie zeigen, daß eine oberflächliche Läsion in der Gegend der grauen Substanz des Tuber cinereum eine primäre Polyurie mit allen Charakteren des anhaltenden Diabetes insipidus zur Folge hat. Das Auftreten der Harnflut ist von der Hypophyse völlig unabhängig. Sie wird durch das Fehlen der Hypophyse nicht verhindert, während die Hypophysektomie nur gelegentlich, wahrscheinlich durch Schädigung des wasserregulatorischen Nervenzentrums, zu einer vorübergehenden Polyurie führt.

Der Diabetes insipidus führt für den Wasserhaushalt zu derselben physiologischen Schlußfolgerung wie die cephalogene Fettsucht für den Fettstoffwechsel. Im Hypothalamus liegt das regulatorische Zentralorgan mit autonomer Tätigkeit, die durch den autochthonen Stoffwechsel bestimmt und durch afferente Nervenimpulse und ebenso durch Blutreize modifiziert werden kann. Eine

---

[1] FRANK, E.: Berl. klin. Wschr. **1910**, 1256.

[2] Wenn E. I. KRAUS (Henke-Lubarsch, S. 921) bemerkt, daß „gleich FRANK auch BIEDL den Diabetes insipidus auf eine Mehrtätigkeit der Pars intermedia zurückführt", so ist dies eine vollkommen falsche Darstellung des Sachverhaltes. Denn 1. mußte KRAUS aus meiner Darstellung (Innere Sekretion, 3. Aufl., **2**, 180) ersehen, daß ich die Meinung von FRANK nur referierend wiedergegeben habe, 2. aber kann es ihm, der sich auf meine „Physiologie und Pathologie der Hypophyse (1922)" wiederholt bezieht, nicht entgangen sein, daß ich für die Pathogenese des Diabetes insipidus eine ganz andere Anschauung vertrete, die der Hypophysenzerstörung und der Läsion des Zwischenhirns bei intakter Hypophyse Rechnung trägt.

[3] ÖHME, C.: Med. Klin. **1919**, Nr 36 — Z. exper. Med. **9**, 251 (1919) — Arch. f. exper. Path. **89**, 301 (1921) — ÖHME, C. u. M. ÖHME: Dtsch. Arch. klin. Med. **127** (1918).

besondere Stellung muß jenem hormonalen Reiz zuerkannt werden, der das
Zentrum von der Hypophyse aus auf dem kurzen Wege der Lymphbahnen
erreicht.

Die pathogenetische Bedeutung eines wasserregulierenden Zentrums im
Hypothalamus hat E. Frank[1] mit dem Hinweise darauf bestritten, daß die
Polyurie bei einer Verletzung der Infundibulargegend erst nach einiger Zeit
eintritt und meist lange dauert, was seiner Meinung nach viel zwangloser durch
eine infolge des Eingriffes bedingte Behinderung des Sekretabflusses durch den
Hypophysenstiel erklärt werden könnte. Ein weiteres wichtiges Argument gegen
die nervöse Genese der Polyurie findet E. Frank darin, daß der Einstich in den
Hypothalamus die Polyurie in unverminderter Stärke und Dauer auch dann
erzeugt, wenn zuvor die Nieren vollständig enerviert worden sind (Bailey u.
Bremer, Houssay u. Carulla[2], Camus u. Gournay[3]). Daß die Exstirpation
der Hypophyse nicht zu Diabetes insipidus führt, erklärt E. Frank dadurch,
daß am Hypophysenstiel noch Reste der Pars tuberalis stehenbleiben. Er fordert
demnach für die Hypophyse in der Pathogenese dieser Erkrankung eine dominierende Rolle. Es würde sich aber nach seiner Auffassung nicht um eine Verminderung der Sekretabgabe, sondern um eine sog. „Parasekretion", einen
unphysiologischen Vorgang, handeln, durch welchen das Inkret stoßweise unmittelbar in die Blutbahn abgegeben wird, anstatt sich der Ventrikelflüssigkeit
beizumischen und mit dieser ganz allmählich in den Kreislauf zu gelangen. Diese
Form der Inkretabgabe wirke aber nicht diuresehemmend, sondern diurese-
fördernd. Dieser stark gezwungenen Hypothese ist durch Versuche von Daniel
und Högler[4] der Boden vollständig entzogen worden; es ergab sich nämlich, daß
das Pituitrin bei intravenöser Injektion ebenso diuresehemmend wirkt wie bei
subcutaner. Frank selbst scheint seine frühere Annahme vollständig verlassen
zu haben, denn in seinen neuesten Ausführungen[5] erwähnt er die Parasekretion
mit keinem Worte mehr. Hier betont er noch einmal, daß die Polyurie nach
Tuber-cinereum-Verletzung bei entnervter Niere sowie die Versuchsergebnisse
von H. Bourquin[6], in welchen die Polyurie nach Rückenmarksdurchtrennung
und Unterbrechung aller vegetativen Nerven eintrat, nur schwer mit der Vorstellung vereinbar seien, daß die hypothalamischen Zentren den Wasserhaushalt
nicht auf dem Wege der Niere, sondern durch nervöse Beeinflussung des Wasserbindungsvermögens der Gewebe beherrschen. Die negativen Hypophysen-
exstirpationsversuche erklärt er aus der Feststellung von Koster[7], daß bei der
Hypophysenexstirpation die Pars tuberalis geschont wird und sogar hypertrophiert. Die später noch zu erwähnenden Versuche von Trendelenburg
und Sato, in denen sich nach Hypophysenexstirpation der antidiuretisch wirksame Hypophysenstoff im Tuber cinereum in erheblich größerer Menge vorfindet als vorher, deutet er als Speicherung des Inkretes, das in diesem Falle
aus der Pars tuberalis stammt. Wenn man auch der Auffassung von Frank,
daß die Rolle der vegetativen Zentralapparate bei der Entstehung des
Diabetes nur eine sehr problematische ist, nicht beipflichten kann, so wird
man doch seinen Satz, daß das Krankheitsbild des Diabetes insip. lehrt, daß
ohne den dämpfenden Einfluß des Hypophyseninkretes die Niere ständig einen
maximal diluierten Harn produzieren würde, als zutreffend bezeichnen müssen.

[1] Frank, E.: Klin. Wschr. 1924, 847.
[2] Houssay u. Carulla: C. r. Soc. Biol. Paris 83, 1252 (1920).
[3] Camus u. Gournay: C. r. Soc. Biol. Paris 91, 1127 (1924).
[4] Zitiert nach Falta: Erkrankungen der Blutdrüsen, S. 346.
[5] Frank, E.: Med. Klin. 1929, Nr 18.
[6] Bourquin, H.: Amer. J. Physiol. 76, 181 (1926); 79, 362 (1927); 88, 519, (1929).
[7] Koster: Z. exper. Med. 60, 135 (1928); 63, 799 (1928).

Erst die genauere Analyse der Pituitrinwirkung wird uns die Frage beantworten, ob der Inkretstoff auf dem Wege des Wasserzentrums wirkt oder einen peripheren Angriffspunkt besitzt.

In neuerer Zeit wird von anatomischer Seite hervorgehoben, daß Hypophysenerkrankungen nur dann einen Diabetes insipidus hervorrufen, wenn der Hinterlappen zerstört oder schwer geschädigt wird, der Vorderlappen aber intakt oder zumindest genügend funktionstüchtig bleibt. Dies ist die einzige Stütze für die Annahme, daß der Vorderlappen einen diuresefördernden Stoff produziere, eine Anschauung, die, von v. HANN[1] und von FLECKSEDER[2] geäußert, neben Zustimmung (FODOR u. JANKOWITSCH[3], E. I. KRAUS) auch starke Ablehnung gefunden hat (BAUER, FALTA).

In bezug auf die Therapie des Diabetes insipidus sei auf einen späteren Abschnitt verwiesen.

SCHÜLLER[4] hat zuerst im Jahre 1915, später im Jahre 1921[5] im ganzen 3 Fälle beschrieben, in welchen bei kindlichen Individuen Schädeldefekte, einseitiger Exophthalmus und Polyurie vorhanden waren und hat dieses im übrigen schon vorher von KAY[6] und HAND[7] beschriebene Symptomenbild als *hypophysäre Dysostose* (*hypophysärer Landkartenschädel*) bezeichnet. Seither wurde dieses Krankheitsbild wiederholt beobachtet und beschrieben (CHRISTIAN, THOMPSON, DUNN, KYRKLUND) und wird namentlich in Amerika als CHRISTIANs *Syndrom* bezeichnet.

ROWLAND[8], der sich neuestens ausführlich mit dieser Erkrankung beschäftigte, berichtet über charakteristische Veränderungen im Knochen, namentlich über das Auftreten xanthomatöser Zellen, und glaubt, daß der Diabetes insipidus auf die Zerstörung des Türkensattels und Kompression des Hypophysenhinterlappens, die Protrusio bulbi auf Vordringen von Xanthommassen in die Augenhöhle zurückzuführen seien. Er faßt den *Morbus Gaucher*, die PICK-NIEMANN-*sche Erkrankung* und das CHRISTIANs *Syndrom* als einheitlich durch Xanthomatose des Knochenmarks bedingte Erkrankung auf und betont, daß zwischen den drei Symptomenbildern nur das Alter der Kranken unterscheidend sei. Den *Gaucher* sieht man bei Erwachsenen, den *Pick-Niemann* bei Säuglingen und das *Christians-Syndrom* bei Kindern.

Der Auffassung, daß die Xanthomatose das Primäre und die hypophysären Veränderungen (die auch vollständig fehlen können wie im Falle PICKHAN und JOEL) das Sekundäre seien, stimmen auch neuere Autoren bei. Diese betrachten die Störung des Lipoidstoffwechsels als das Wesentliche[9].

Anhang[10].

Röntgenbestrahlungen der Hypophyse. An dieser Stelle sei anhangsweise die Röntgenbestrahlung der Hypophyse besprochen, hauptsächlich aus dem Grunde, weil diese Prozedur in erster Reihe beim Menschen in Anwendung gezogen wird.

Die bisher vorliegenden Berichte über die Folgen der Hypophysenbestrahlung an Tieren sind spärlich. Die *anatomische* Untersuchung der Hypophysen bestrahlter Kaninchen ergab

[1] v. HANN: Frankf. Z. Path. **21** (1918).
[2] FLECKSEDER: Wien. med. Wschr. **1916**.
[3] FODOR u. JANKOWITSCH: Orv. Hetil. (ung.) **1919**, Nr 22.
[4] SCHÜLLER: Fortschr. Röntgenstr. **23** (1915).
[5] SCHÜLLER: Wien. med. Wschr. **1921**.
[6] KAY, T. W.: Pennsylvania med. J. **9**, 520 (1905/06).
[7] HAND: Amer. J. med. Sci. **62** (1921).
[8] ROWLAND, R. S.: Arch. int. Med. **42**, 611 (1928).
[9] PICKHAN u. JOËL: Röntgenpraxis 1929. — HERZENBERG, H.: Virchows Arch. **1928**. — PICK, L.: Sitzgsber. Berl. med. Ges. März 1929.
[10] BIEDL u. BORAK: Handb. d. ges. Strahlenheilkde. **1,** 577 (1928).

Zeichen der Atrophie bzw. der degenerativen Atrophie der glandulären Anteile, vor allem der eosinophilen und nur in geringerem Ausmaße der basophilen Zellen und der Hauptzellen der Prähypophyse. Nur STRAUSS[1] berichtet über ein Schwinden des Kolloids im Mittellappen. *Physiologisch* ergab sich nach Bestrahlung junger Tiere ein Zurückbleiben im Wachstum und Körpergewicht. Am Genitalapparat zeigten sich die Ovarien verkleinert, mit Verringerung der Zahl und Degenerationserscheinungen der Follikel, und eine hypoplastische Unterentwicklung des Uterus. Diese Folgeerscheinungen können nicht auf eine unspezifische Allgemeinwirkung der Bestrahlung und auch nicht auf eine solche auf das Gehirn bezogen werden. Bei älteren Tieren beschreibt HOFBAUER[2] als Früheffekt der Bestrahlung eine Hyperämie und ödematöse Durchtränkung des Uterus mit Veränderungen im Plasma und in den Kernen der Epithelien. Im allgemeinen haben bei geschlechtsreifen Tieren auch starke Bestrahlungen keine erkennbaren Folgen, weder im Allgemeinbefinden noch am Genitale im besonderen.

Diese im ganzen negativen Ergebnisse der Hypophysenbestrahlung normaler Tiere weisen darauf hin, daß auch beim Menschen in erster Reihe die *pathologisch veränderte Hypophyse* den Gegenstand der Strahlenbehandlung bilden könne. Die Erfolge dieser Behandlungsmethoden bei Akromegalie und auch bei der cephalogenen Fettsucht sind, soweit die allgemeinen Hirndrucksymptome in Betracht kommen, schon besprochen worden. Daß auch die Folgen der Hyperaktivität, die sich im Knochen- und Weichteilwuchs manifestieren, beeinflußt werden können, zumindest durch einen Stillstand, evtl. auch durch eine Rückbildung der Erscheinungen, konnte BORAK in zwei Fällen dartun. Von sonstigen Symptomen, die gebessert werden können, erwähnt derselbe Autor die *Akroparästhesien,* die *Amenorrhöe* und die *Glykosurie.*

Vom praktischen Gesichtspunkt hat die Hypophysenbestrahlung eine große Bedeutung erlangt, seitdem man diese Methode zur Behandlung der sog. *klimakterischen Ausfallserscheinungen* (anfallweises Auftreten von Kälte und Hitze, Wallungen, Schweiße, Akroparästhesien) in Anwendung gezogen hat. Es wird in 75, ja sogar in 82% der Fälle über Heilung oder wesentliche Besserung berichtet. Für die refraktären Fälle erwies sich gelegentlich die Bestrahlung der Thyreoidea als wirksam. BORAK vermutet auf Grund dieser erstaunlichen strahlentherapeutischen Erfolge, daß als Grundlage des klimakterischen Symptomenkomplexes eine Hypertrophie oder wenigstens eine Hyperfunktion der Hypophyse angenommen werden muß. Hierzu muß aber bemerkt werden, daß für die vermutete Hyperfunktion hypophysärer und vielleicht auch thyreoidealer Zellgruppen bisher keine Beweise beigebracht werden konnten und daß der Charakter der Ausfallserscheinungen in erster Reihe für eine Beteiligung des vegetativen Nervensystems spricht. Wenn wir demnach auch unsere Unkenntnis über den Mechanismus der Wirkung offen bekennen müssen, berechtigen doch die bisherigen Erfolge zur Anwendung des Verfahrens in größerem Ausmaß[3].

Von Erfolgen der Röntgenbestrahlung bei der Dystrophia adiposo-genitalis in bezug auf die endokrinen Störungen kann bisher nicht gesprochen werden, ebensowenig von solchen beim Diabetes insipidus. Die Bestrahlung von Fällen von hypophysärem Zwergwuchs ist kontraindiziert. Der einzige Fall, der bisher bestrahlt wurde, erfuhr eine Verschlechterung.

Versuche einer substitutiven Therapie.

Die Substitution der operativ entfernten Hypophyse durch eine unmittelbar darauf durchgeführte Autotransplantation kann, wie CUSHING als erster gezeigt hat, die Lebensdauer der total hypophysektomierten Versuchstiere verlängern. Eine der Entfernung vorangehende Transplantation des Vorderlappens hatte zuweilen den gleichen Erfolg. Im gleichen Sinne lauten die Angaben von CROWE, CUSHING und HOMANS[4] über 23 Transplantationsversuche an hypophysektomierten Hunden. Die Autoren schließen aus ihren Versuchen, daß die Transplantation die Lebensdauer der total hypophysektomierten Tiere wesentlich verlängere, wobei die besten Resultate bei einer unmittelbar nach der Entfernung durchgeführten Reimplantation erhalten werden. Die Homoiotransplantation ein, zwei Tage nach der Hypophysektomie ist für das Überleben der Tiere günstiger als eine vor der Hypophysenentfernung ausgeführte Implantation fremder Hypophysen.

---

[1] STRAUSS: Strahlenther. **1920**.   [2] HOFBAUER: Arch. Gynäk. **1923**.
[3] STEINHARDT, B.: Klin. Wschr. **1928**, 1358. — Siehe auch G. DELLA DRIPS u. F. A. FORD: J. amer. med. Assoc. **91**, 1358 (1928).
[4] CROWE, CUSHING u. HOMANS: Quart. J. exper. Physiol. **2**, 389 (1909).

Die nach der partiellen Hypophysektomie ausgeführte Transplantation konnte in vielen Fällen das Auftreten bzw. das Fortschreiten der Kachexia hypophyseopriva hemmen. Besonders interessant war folgender Fall: Bei einem jungen Hunde traten nach partieller Hypophysektomie und gleichzeitiger Implantation des Organs in den Musc. rectus leichte Erscheinungen auf, die wieder zurückgingen, einen Monat später schwere Erscheinungen der Kachexie, welche nach einer Homoiotransplantation prompt zurückgingen.

Einen interessanten Versuch der Substitution an einem Hunde veröffentlicht REICHERT[1]. Bei diesem Tiere wurde im Alter von 6 Wochen die Hypophyse exstirpiert und gleichzeitig die Hirnbasis im Gebiete des Infundibulum mit dem Thermokauter zerstört. Es resultierte mangelhaftes Wachstum und Stehenbleiben auf infantiler Stufe, Erhaltenbleiben der Milchzähne und des infantilen Genitales. Nach halbjähriger Beobachtung, während welcher Zeit das Kontrolltier seine Wachstumsperiode beendet hatte, wurde beim operierten Tier mit der Substitution begonnen. Der Hund erhielt täglich eine ganze Kaninchenhypophyse subcutan oder auch zerkleinert intramuskulär injiziert. Schon nach 48 Stunden trat eine Schwellung des äußeren Genitales auf, die während der ganzen Zeit der Behandlung anhielt. Es war auch das Knochenwachstum, allerdings in geringerem Grade, beschleunigt. Bei der nach viermonatiger Substitutionstherapie ausgeführten Sektion zeigte das Ovar des behandelten Tieres cystische Degeneration, am Endometrium reichliche Wucherung des Drüsenapparates. Die Nebennieren waren vergrößert und an den Thyreoideen fand man Zeichen der parenchymatösen Hyperplasie.

Besonders bemerkenswert sind die Substitutionsversuche von PH. E. SMITH an seinen hypophysektomierten Ratten. Er implantierte frische Hypophysen erwachsener Ratten. Durch tägliche Implantation erreichte das hypophysektomierte Tier schon nach kurzer Zeit das normale Wachstumstempo. Beim Weibchen tritt stets der Oestrus in 5—7 Tagen auf und der Uterus wird aus einem infantilen zu einem der Brunst entsprechenden Organ. Die Ovarien erreichen normale oder übernormale Größe und enthalten viele Follikel und Corpora lutea. Auch die Hoden, die nach Hypophysektomie stark atrophieren, erreichen ihr normales Gewicht und Aussehen wieder und die Tiere belegen Weibchen und zeugen normale Würfe, wogegen sie vor der Behandlung ein brünstiges Weibchen unbeachtet ließen. Dieser Effekt tritt sowohl bei jungen als auch bei reifen Tieren auf. Die strukturellen Veränderungen der endokrinen Drüsen werden durch diese Substitution ebenfalls rückgängig gemacht.

Transplantationsversuche zur Erzeugung eines Zustandes des *Hyperpituitarismus* liegen auch vor. Dauererfolge sind durch diese Einpflanzungen nicht zu erzielen, wie die Versuche von E. A. SCHÄFER zeigen, der nur eine vermehrte Harnsekretion, aber keinerlei Veränderungen in bezug auf Wachstum und Ernährungszustand beobachten konnte.

A. EXNER[2], der jungen Ratten 7—10 Hypophysen gleichartiger Tiere in den Retroperitonealraum implantierte, fand eine Gewichtsvermehrung gegenüber den Kontrollen, einen vermehrten Fettansatz und ein vermehrtes Längenwachstum namentlich der Röhrenknochen. Auch in seinen Versuchen zeigte die Sektion, daß die implantierten Hypophysen resorbiert waren und nur in einzelnen Fällen konnten noch an der Implantationsstelle Reste nekrotischer Massen nachgewiesen werden.

Die Gesamtheit der bisher ausgeführten Substitutionsversuche mittels Transplantation zeigt, daß wir es hier nur mit einer besonderen Form der sub-

---

[1] REICHERT: Endocrinology 12, 451 (1928).   [2] EXNER: Dtsch. Z. Chir. 107 (1910).

stitutiven Therapie, aber keineswegs mit echten Transplantationen zu tun haben. In keinem der bisher veröffentlichten Versuche wird über den morphologischen Nachweis einer echten Einheilung berichtet. Die eingepflanzten Organe sind nekrotisch zerfallen und bei ihrem substitutiven Effekt handelt es sich nur um die Resorption der in ihnen enthaltenen aktiven Substanzen. Die Differenz zwischen dem Erfolg der Transplantation des frischen Organs und der Injektion des Organextraktes, die Ph. E. Smith besonders hervorhebt, wird verständlich, wenn man berücksichtigt, daß bei der Extraktion eine oder die andere Wirksubstanz verloren gegangen ist. Um einer Verwirrung in den Begriffen vorzubeugen, hielte ich es für zweckmäßig, bei Versuchen, in welchen Gewebestücke implantiert wurden, ohne daß man ihrem weiteren Schicksal nachgegangen wäre, nicht von Transplantationen zu sprechen, denn diese Bezeichnung ist ja nur für jene Fälle reserviert, in welchen das Implantat tatsächlich auf kürzere oder längere Zeit einheilt. Bei einer täglichen Einpflanzung handelt es sich nur um funktionelle Substitutionen im Sinne von W. Roux.

Extraktwirkungen.

Die Erfahrung, daß eine Organimplantation ohne Einheilung auch imstande ist, vorübergehend den Funktionsausfall eines Inkretorganes zu decken, bildete die Grundlage der Organotherapie. Ihre Voraussetzung war, daß das in einem Organ produzierte Inkret in dem Gewebe bzw. in dem Preßsafte enthalten ist. Wie oben erörtert, sind die als Transplantationen bezeichneten Versuche eigentlich in die Gruppe der organotherapeutischen einzureihen. Über ihre spärlichen Ergebnisse im Tierexperiment und ebenso über die geringen Erfolge der echten Organotherapie bei Hypophysenerkrankungen des Menschen wurde schon berichtet. Wenn man aber unter Organotherapie nicht nur die substitutiven Aktionen der Organpräparate, sondern auch ihre rein medikamentöse Anwendung sowie die Verwendung der aus ihnen gewonnenen Substanzen versteht, wenn man schließlich auch die Feststellung der spezifischen pharmako-dynamischen Wirkungen dieser Stoffe heranzieht, so kann man aus den Extraktwirkungen sehr willkommene Bereicherungen unserer Kenntnisse über die Funktionen eines Inkretorganes bzw. seiner einzelnen Anteile gewinnen.

Das Studium dieser Wirkungen bei der Hypophyse schloß sich an die Entdeckung der blutdrucksteigernden Wirkung der Hypophysenextrakte durch Oliver und Schäfer (1894)[1] an.

Zu experimentellen Untersuchungen wurden ebenso wie zur medikamentösen Verabreichung zunächst nur getrocknete Hypophysen von verschiedenen Tierarten, dann Extrakte aus frischen oder getrockneten Organen in physiologischer Kochsalzlösung benutzt. Alsbald gelangten von den verschiedenen Fabriken Hypophysenpräparate in den Handel. Sie wurden anfänglich aus der Gesamthypophyse bereitet und später nach der Feststellung der eigenartigen Wirkungen der Hinterlappenextrakte fand man fast ausschließlich nur aus dem Hinterlappen bereitete Auszüge unter den verschiedensten Namen im Handel. Extrakte aus dem glandulären Vorderlappen wurden zunächst nur von einzelnen Fabriken zu Versuchszwecken zur Verfügung gestellt.

Die Versuche dieser Zeitperiode haben sich begreiflicherweise zunächst mit der Frage der allgemeinen Toxizität solcher Extrakte, dann auch mit der Feststellung einzelner Wirkungsarten beschäftigt, konnten aber in der letzteren Richtung infolge der differenten Zusammensetzung keine allgemeingültigen Ergebnisse liefern. Erst langsam und allmählich vollzog sich eine tunlich rein-

---

[1] Oliver u. Schäfer: Proc. phys. Soc. **1894** — J. of Physiol. **1895**.

liche Scheidung beim Studium der Wirkungen des Vorder- und sog. Hinterlappens, die uns die grundlegende Differenz in der Aktion dieser beiden Hypophysenanteile zeigte, eine bessere Kenntnis der Wirkungsweise der einzelnen
Extrakte lieferte und damit auch die Möglichkeit ergab, aus den Wirkungen der
Extrakte auf die Funktion der einzelnen Hypophysenanteile Rückschlüsse zu
ziehen.

Die Extraktwirkungen können heute neben den Exstirpationsversuchen und
den klinisch-anatomischen Befunden als dritte gleichwertige Erkenntnisquelle
der funktionellen Bedeutung der einzelnen Hypophysenanteile betrachtet werden.

Vorderlappenextrakte. In der Literatur aus dem Beginne dieses Jahrhunderts finden sich zahlreiche, übrigens einander vielfach widersprechende
Angaben über den Einfluß der Vorderlappenextrakte bei der intravenösen und
subcutanen Applikation und am häufigsten bei der Verfütterung auf den Gesamtorganismus, auf seine Entwicklung, auf das Wachstum, auf die Entwicklung
des Genitalapparates, auf den Stoffwechsel, auf das Blutbild. Aus den angeführten Gründen können wohl heute alle diese Angaben nur als Ballast
der Literatur betrachtet werden. Von unserem heutigen Standpunkte aus verdienen doch vielleicht die Angaben über die Beschleunigung des Wachstums
und der Genitalentwicklung eine gewisse Beachtung. GOETSCH[1] hat bei jungen
Ratten durch Fütterung von getrocknetem Vorderlappenextrakt eine Beschleunigung des Wachstums, Zunahme des Körpergewichts und der Körperlänge
gegenüber den Kontrollen, insbesondere aber eine Beschleunigung der sexuellen
Entwicklung mit entsprechenden histologischen Veränderungen in den Keimdrüsen nachweisen können. Er hat die Vorderlappensubstanz auch klinisch in
anscheinend hypophyseogenen Fällen von Störungen der sexuellen Funktionen
mit gutem Erfolge in Anwendung gezogen.

Auf Grund meiner Auffassung über die wachstumsfördernde Aktion des
Vorderlappens habe ich seit dem Jahre 1913 fast 10 Jahre hindurch in Fällen
von Wachstumsstörungen die orale Zufuhr von getrocknetem Vorderlappen
unter Beachtung strengster Kontrollen durchgeführt und konnte mitunter
eine überraschende Steigerung des Wachstums konstatieren. Auffallenderweise
war dieser Erfolg besonders bei jenen Individuen eingetreten, die im Pubertätsalter standen, bei denen aber Wachstum und Entwicklung nicht eintraten.
Verstärktes Wachstum war dann zugleich mit einer Beschleunigung der Pubertätsentwicklung verknüpft. Wachstumshemmungen in einem früheren Lebensalter, etwa zwischen dem 8. und 13. Lebensjahr, reagierten fast gar nicht, auch
dann nicht, wenn die sonstigen Zeichen für eine hypophysäre Genese sprachen.
Bei jüngeren Kindern war die wachstumssteigernde Wirkung der Hypophysenmedikation wieder mehr oder weniger deutlich.

Über die Erfolge dieser Organotherapie habe ich unter Beibringung von
Beispielen[2] berichtet. In der Erklärung der nachweisbaren Wirkung der Vorder-
lappenfütterung in der Periode der sog. ersten Streckung, des Versagens in der
insensiblen Periode zwischen dem 8. und 13. Lebensjahr und der prägnanten
Wirkung in der Periode der Pubertätsstreckung habe ich mich der Meinung
von B. T. ROBERTSON[3] über das verschiedene Verhalten der drei Wachstumsperioden angeschlossen. ROBERTSON hat in Gemeinschaft mit seinen Schülern
exakte Untersuchungen über das Wachstum der weißen Maus durchgeführt und

---

[1] GOETSCH: Bull. Hopkins Hosp. **77**, 29 (1916).
[2] BIEDL, A.: Physiologie u. Pathologie der Hypophyse, S. 43. München 1922.
[3] ROBERTSON, T. B.: Arch. Entw. mechan. **25**, 581 (1908); **26**, 108 (1908); **37**, 497
(1913) — Amer. J. Physiol. **37**, 1 (1915); **37**, 74 (1915); **41**, 535 (1916) — J. of biol. Chem.
24 (1916); **27** (1917); **31** (1917); **37** (1919).

feststellen können, daß die von ihm verwendete Wachstumssubstanz, die in der ersten und dritten Periode das Wachstum wesentlich beschleunigt, in der zweiten Periode in dieser Richtung unwirksam ist und nur eine Gewichtszunahme erzeugt. Seine Wachstumssubstanz gewann er aus getrockneten Hypophysenvorderlappen des Rindes durch Extraktion mit kochendem, absoluten Alkohol und Fällung mit Äther. Diese protagonartige Lipoidsubstanz nannte er *Tethelin* und glaubte sie auf Grund seiner Analysen als einheitliche Substanz von bestimmter Zusammensetzung ansprechen zu können. Die Nachprüfung seiner Angaben durch I. C. Drummond und R. K. Cannan[1] ergab jedoch, daß es sich beim Tethelin um ein sehr unreines Lipoidgemisch handelt, dessen wachstumsfördernde Wirkung auch aus den eigenen Protokollen Robertsons nicht eindeutig hervorgeht, und bei der Nachprüfung der Versuche unter Vermeidung der vorgefundenen Fehler ergaben sich keinerlei konstante Unterschiede in den Wachstumskurven der mit Tethelin gefütterten und der normalen Mäuse.

Exakte Beweise einer wachstumsfördernden Substanz im Vorderlappen erbrachten erst die nach der Methode von Gudernatsch durchgeführten Fütterungsversuche an Amphibienlarven. Von verschiedenen Autoren (F. B. Allen[2], Ph. E. Smith[3], E. R. Hoskins u. M. M. Hoskins[4], Ph. E. Smith u. I. Smith[5], Abderhalden) konnte gezeigt werden, daß nicht nur die Implantation von Vorderlappengewebe und die Injektion von Extrakten dieses Gewebes, sondern auch die Verfütterung von Hypophysen-Vorderlappengewebe sowohl bei hypophysektomierten Kaulquappen als auch bei normalen das Wachstum fördert und die Metamorphose beschleunigt. Bald tritt die eine, bald die andere, gelegentlich auch eine Kombination beider Wirkungen zutage. Trotz der relativ hohen Toxizität der Hypophysensubstanz, namentlich auf jüngere Kaulquappen, gelingt es, durch Zufuhr von Extrakten aus Vorderlappen von Rinderhypophysen das Wachstum bzw. die Metamorphose an normalen, an hypophysektomierten und an thyreoidektomierten Tieren, zu beschleunigen. Die Wirkung ist ähnlich wie bei Verfütterung von Schilddrüsensubstanz oder Jod. Je nach der ursprünglichen Länge der Larven und je nach dem Verhältnis zwischen Wachstum und Metamorphosebeschleunigung ist die Größe der resultierenden Frösche verschieden. Wenn die Metamorphose nicht beschleunigt ist, kann man auf diese Weise Riesenkaulquappen erhalten.

B. M. Allen[6] betonte auf Grund seiner Experimente, in welchen die verschiedenen Hypophysenanteile hypophysektomierten Kaulquappen implantiert wurden, daß der Vorderlappen das Wachstum und die Metamorphose fördere, der Zwischenlappen hauptsächlich der Regulation der Pigmentierung diene und der Hinterlappen eine durch Muskelwirkung erzeugte Schrumpfung der Körperwand und eine deutliche Verzögerung des Wachstums bewirke.

Ph. E. Smith und I. Smith[7] versuchten neuestens die Rinderhypophyse in bezug auf ihre substitutive Wirkung bei hypophysektomierten Kaulquappen näher zu differenzieren. Sie fanden im Vorderlappen zwei am Durchschnitt durch verschiedene Färbung voneinander abgrenzbare Teile. Histologisch besteht der innere aus chromophoben und basophilen Zellen, der äußere aus eosinophilen und chromophoben mit einzelnen verstreuten basophilen. Gesonderte

[1] Drummond, I. C. u. R. K. Cannan: Biochemic. J. **16**, 23 (1922).
[2] Allen, F. B.: Anat. Rec. **15**, 353 (1919); **16**, 137 (1919).
[3] Smith, Ph. E.: The Am. anat. Memoirs **1920**, Nr 11.
[4] Hoskins, E. R. u. M. M. Hoskins: Anat. Rec. **16**, 151 (1919) — Endocrinology 4, 1 (1920).
[5] Smith, Ph. E. u. I. Smith: Endocrinology **7**, 579 (1923).
[6] Allen, B. M.: Science **52**, 274 (1920).
[7] Smith, Ph. E. u. I. Smith: Anat. Rec. **25**, 150 (1923).

Extrakte aus diesen beiden Abschnitten wirken an hypophysektomierten Kaulquappen verschieden. Extrakte der überwiegend eosinophilen Zone fördern das Wachstum, ohne auf Thyreoidea und Metamorphose einzuwirken, während Extrakte aus der mittleren Partie die Metamorphose unter gleichzeitiger Hypertrophie der Thyreoidea beschleunigen. Obwohl es keineswegs leicht gelang, die einzelnen Zellarten für die Extraktbereitung reinlich zu sondern, scheint es doch wahrscheinlich, daß Extrakte der eosinophilen Zone das Wachstum fördern, während die Extrakte mit dem Überwiegen der chromophoben und basophilen Zellen das Inkretsystem (Thyreoidea und Nebennierenrinde) beeinflussen.

E. UHLENHUTH[1] konnte bei metamorphosierten Salamandern von Amblystoma tigrinum durch Hypophysenvorderlappenfütterung Körpergrößen erzielen, die jene der normalen Exemplare um 25% übertrafen. Nach neueren Angaben desselben Autors[2] ist die Jodwirkung von der Wirkung der Schilddrüse und des Vorderlappens durchaus different. Die Wirkung der Hypophysensubstanz kommt auf dem Umwege über die Schilddrüse zustande, denn nicht nur verursacht sie Veränderungen in der histologischen Struktur der Schilddrüse, sondern sie ist ohne Wirkung, wenn die Schilddrüse vorher exstirpiert wurde. SCHWARTZBACH und UHLENHUTH[3] konnten durch Injektion von Vorderlappenextrakt bei Axoloteln eine Steigerung des Sauerstoffverbrauches um 30—114% beobachten, wobei diese Wirkung bei fehlender Schilddrüse nicht zustande kam.

Über die Wirkung der Hypophysensubstanz auf Wirbellose hören wir aus den Versuchen von ABDERHALDEN[4], daß Raupen, welche Hypophysensubstanz als Futter erhalten hatten, zum Teil auffallend große Schmetterlinge, bei einzelnen mit kleinen Flügeln und rötlich gefärbten Vorderflügeln, ergaben. THOMPSON[5], der Seidenraupen mit Extrakt aus Hypophysenvorderlappen aufzog, konstatierte eine deutliche Verzögerung des Wachstums, eine Verlangsamung der Metamorphose und eine Erhöhung der Sterblichkeit gegenüber den Kontrolltieren.

R. WULZEN[6] berichtet über Versuche an einem kleinen Süßwasserwurm, Planaria maculata, in welchen durch Fütterung mit Hypophysensubstanz eine wesentliche Beschleunigung der Teilung und des Wachstums erzielt wurde.

Den *ersten einwandfreien Beweis einer Wachstumswirkung* des Hypophysenvorderlappens erbrachte H. M. EVANS. Er konnte im Jahre 1921 in Gemeinschaft mit LONG[7] zeigen, daß bei Ratten, wenn man ihnen von ihrem 25. Lebenstage an täglich intraperitoneal zerriebene Vorderlappensubstanz aus dem Vorderlappen der Rinderhypophyse in steigenden Dosen injiziert, die bis dahin mit den Kontrollen identische Wachstumskurve vom 70. Tage an eine plötzliche Steigerung erfährt, und daß bei längerer Behandlung (bis etwa 1 Jahr und darüber) Riesentiere resultieren, die bis zu 400—600 g schwer sind im Vergleich zu den Kontrollen von 230—250 g. Bei den nach 11 Monaten untersuchten Tieren von etwa doppeltem Gewicht der Kontrollen waren sämtliche Organe vergrößert, mit Ausnahme des Uterus, der im Wachstum zurückgeblieben war. Die Körpergewichtszunahme ist zum Teil auch durch Zunahme des Fettes bewirkt.

Als zweiten Wirkungseffekt der Vorderlappeninjektionen beschreibt EVANS[8] Veränderungen an den Keimdrüsen, in funktioneller Richtung dahingehend,

[1] UHLENHUTH, E.: J. gen. Physiol. **4**, 321 (1922) — J. of exper. Zool. **37**, 101 (1923).
[2] UHLENHUTH, E.: Proc. Soc. exper. Biol. a. Med. **26**, 149 (1928).
[3] SCHWARTZBACH, S. S., u. E. UHLENHUTH: Proc. Soc. exper. Biol. a. Med. **26**, 389 (1929).
[4] ABDERHALDEN: Pflügers Arch. **176**, 236 (1919).
[5] THOMPSON, J. H.: Roux' Arch. **114**, 578 (1929).
[6] WULZEN, R.: J. of biol. Chem. **25**, 625 (1916).
[7] EVANS u. LONG: Anat. Rec. **21**, 62 (1921) — Proc. nat. Acad. Sci. U. S. A. **8**, 38 (1922).
[8] EVANS, H. M.: Harvey Lectures. Baltimore 1923/24.

daß die östrischen Zyklen in immer zunehmend längeren Intervallen und schließlich überhaupt nicht eintreten und der Vaginalabstrich das diöstrische Bild darbietet. Anatomisch erwiesen sich die Ovarien gegenüber denen der Kontrolltiere fast doppelt so groß, enthielten aber keine Zeichen der Follikelreifung, sondern massenhaft Luteingewebe. Schon in dieser Arbeit betonte Evans, daß allem Anscheine nach im Vorderlappen zwei Hormone vorhanden seien, die durch ihr verschiedenes Verhalten gegenüber einer alkoholischen Extraktion differenziert werden können. Bei einer Alkoholkonzentration zwischen 8—50% ist das Wachstumshormon im Extrakt nicht mehr anzutreffen, während das die Ovulation verhindernde Hormon erst durch 50proz. Alkohol zerstört wird.

Beide Wirkungsarten des Vorderlappenhormons sind in neuerer Zeit Gegenstand näherer Untersuchung geworden. Was zunächst das *Wachstumshormon* anbelangt, so ist dieses nach den Angaben von Evans und Simpson[1] wasserlöslich, unlöslich in Lipoidlösungsmitteln, thermolabil und kann aus der frischen Drüse durch Alkali extrahiert werden.

T. J. Putnam, H. M. Teel und E. B. Benedict[2] haben die Resultate von Evans an Ratten bestätigt, im wesentlichen den Evansschen Angaben folgend durch alkalische Extraktion ein Präparat hergestellt und konnten mit diesem nicht nur bei Ratten, sondern auch bei zwei Hunden nach mehrmonatlicher Injektion erhebliche Wachstumszunahme nicht nur im ganzen, sondern speziell an den Schädelknochen solche von akromegaloidem Charakter, bei hypophysektomierten Hunden und Ratten Besserung der Ausfallserscheinungen beobachten. Das Protokoll, das über die Behandlung eines Hypophysenzwerges mit dieser Substanz berichtet, ist allerdings nicht sehr ermutigend.

Evans und Simpson geben eine Methode zur Gewinnung eines eiweißarmen Extraktes an, der bereits in der Dosis von 0,5 ccm täglich bei erwachsenen Ratten das Wachstum anregt. Sie finden allerdings auch, daß diese Substanz dem andern, den Genitalzyklus anregenden Hormon gegenüber antagonistisch wirkt, indem sie bei gleichzeitiger Applikation die Wirkungen des Genitalhormons vollständig vernichtet. Versuche, die beiden Hormone in den verschiedenen Zelltypen der Prähypophyse zu lokalisieren, werden in Übereinstimmung mit den bereits erwähnten Angaben von Ph. E. Smith angedeutet und es wird wahrscheinlich gemacht, daß das Wachstumshormon von den eosinophilen, das Genitalhormon von den basophilen Zellen des Vorderlappens produziert werde.

Über analoge Versuchsresultate berichten Brouha und Simmonet[3], während Larson, Bergeim, Barber und Fisher[4] die Existenz einer wachstumsfördernden Substanz im Vorderlappenextrakt leugnen und bei Albinoratten nur eine toxische Wirkung auf die Ovarialfollikel gesehen haben.

Wir selbst[5] haben an männlichen Ratten und Mäusen nach Vorderlappenextraktapplikation schon nach wenigen Tagen ein Zurückbleiben des Wachstums der Hoden und der Samenblasen bis zur Hälfte gegenüber normalen Tieren beobachtet, Wirkungen, die entweder auf die allgemeine Toxizität der Extrakte oder auf die antagonistische Wirkung des mitenthaltenen wachstumsfördernden Hormons bezogen werden können. Auch Evans und Simpson[1] berichten über einen absoluten Gewichtsverlust der Hoden bei den mit Wachstumshormon behandelten Rattenmännchen.

---

[1] Evans, H. M. u. M. E. Simpson: J. amer. med. Assoc. **91**, 1337 (1928).
[2] Putnam, T. J., H. M. Teel, u. E. B. Benedict: Amer. J. Physiol. **84**, 157 (1928).
[3] Brouha u. Simmonet: C. r. Soc. Biol. Paris **99**, 759 (1928).
[4] Larson, E., Bergeim, O., Barber, D. J., u. N. F. Fisher: Endocrinology **13**, 63 (1929).
[5] Biedl, A.: Arch. Gynäk. **132**, 167 (1927).

An männlichen kastrierten Ratten zeigte WAGENEN[1], daß Vorderlappenhormon (hergestellt von EVANS) die Gewichtsabnahme, welche man nach Kastration bei diesen Tieren typisch erhält, in vollem Ausmaße aufzuhalten imstande ist, so daß gelegentlich auf diese Weise auch Riesenwuchs erzeugt werden kann.

Außer dem früher erwähnten Versuch von PUTNAM und seinen Mitarbeitern liegen bisher über die Wirkung des Wachstumshormons beim Menschen keine klinischen Versuche vor. Das isolierte Vorderlappenhormon habe ich[2] in zwei Fällen bei männlichen Individuen mit hypophysärer Ateleiosis in Anwendung gezogen. Das Röntgenbild der Sella turcica zeigte in beiden Fällen eine abnorme Kleinheit. Die Patienten erhielten jeden zweiten Tag zunächst zwei Mäuseeinheiten intramuskulär, dann 20 Einheiten. Nach einer etwa 3 Wochen dauernden Behandlung war nur eine geringe Gewichtsabnahme, aber keine Änderung in der Körperlänge wahrzunehmen. In einem der beiden Fälle konnte aber eine Vergrößerung des Penis, der Hoden und eine deutliche Behaarung der Schamgegend konstatiert werden.

ARON[3] findet Veränderungen an der Schilddrüse von Meerschweinchen nach Applikation von Hypophysenvorderlappen. Schon nach wenigen Tagen zeigt sich ein Schwund des Kolloids und Wucherung der Follikelepithelien. Das Gesamtorgan nimmt an Volumen und Gewicht bis auf das Dreifache gegenüber den Kontrollen zu.

KLEIN[4], der die Wirkung von Placentarextrakt mit Vorderlappenextrakt verglich, fand, daß die ersteren zwar die für den Hypophysenvorderlappen typischen Veränderungen am Ovar, aber keine an der Schilddrüse erzeugt und schließt daraus, daß im Hypophysenextrakt mehrere Hormone enthalten sind. Der auf die Thyreoidea wirkende Stoff wäre meines Erachtens mit dem Wachstumshormon zu identifizieren, während der Keimdrüsenwirkstoff in gleicher Weise auch in der Placenta enthalten ist.

Im Gegensatz dazu findet McCORDOCK[5] durch Verfütterung mit Hypophysenvorderlappen degenerative Veränderungen in der Schilddrüse und ferner, daß Fütterung von Vorderlappen die hypertrophierende Wirkung des Jodkalis kompensiert.

Viel weitergehend sind die Forschungen über jenes Hormon der Prähypophyse, daß die *Tätigkeit der Keimdrüsen* beeinflußt·

Ein Schüler von EVANS, PH. E. SMITH[6], kam in Fortsetzung seiner Versuche über die Folgen der Hypophysenexstirpation bei der Ratte und seiner weiteren Bemühungen einer Substitutionstherapie der Folgeerscheinungen durch Implantation von frischen Drüsen zu einer Versuchsreihe, in welcher sich ergab, daß die täglich wiederholte Implantation frischer Hypophysen von verschiedenen Tieren (Mäusen, Ratten, Kaninchen, Meerschweinchen, Katzen und Tauben) bei jugendlichen, noch nicht geschlechtsreifen Ratten und Mäusen eine sexuelle Frühreife erzeugt. Schon nach kurzer Zeit finden sich im Ovar zahlreiche vor der Ruptur stehende Follikel, bald darauf zahlreiche Corpora lutea, die das Ovar wesentlich vergrößern. Für die stattgefundene Ovulation sprechen die Befunde zahlreicher Eier in den Tuben (bis zu 48 Eiern in einer Tube, eine Zahl, die man bei dieser Tierart normalerweise nie vorfindet). Das relative Anwachsen des Ovars liegt zwischen dem 2—20fachen Gewichte gegenüber der Kontrolle.

[1] WAGENEN, G.: Amer. J. Physiol. **84**, 468 (1928).
[2] BIEDL, A.: Endokrinol. **2**, 241 (1928).
[3] ARON, M.: C. r. Soc. Biol. Paris **102**, 682 (1929).
[4] KLEIN, M.: C. r. Soc. Biol. Paris **102**, 1070 (1930).
[5] McCORDOCK, H. A.: Amer. J. Path. **5**, 171 (1929).
[6] SMITH, PH. E.: Proc. Soc. exper. Biol. a. Med. **24** (1926).

Der Uterus der behandelten Tiere zeigt gleichfalls eine mächtige Vergrößerung. In einer späteren Phase erscheinen die Ovarien durch die zahlreichen und mächtigen Corpora lutea wesentlich vergrößert, der Uterus jedoch bereits klein. Große Unterschiede bei den einzelnen behandelten Tieren ergeben sich allerdings in der Wirkung sowohl auf den Uterus als auch auf die Ovarien. Je jünger die Empfänger, um so mehr Drüse muß implantiert werden. Doch sind die Hypophysen unreifer Spender, die selbst noch keine reifen Ovarien besitzen, ebenso wirksam, woraus geschlossen werden kann, daß nur das Plus an Vorderlappenhormon die sexuelle Frühreife hervorruft. Smith konnte auch zeigen, daß die Hypophysenimplantation *nach der Kastration keinen Effekt* in bezug auf den Uterus und in bezug auf die Eröffnung der Vagina erzeugt.

Unabhängig von Smith und nach dem Publikationsdatum sogar etwas früher als er haben Zondek und Aschheim[1] feststellen können, daß die Implantation

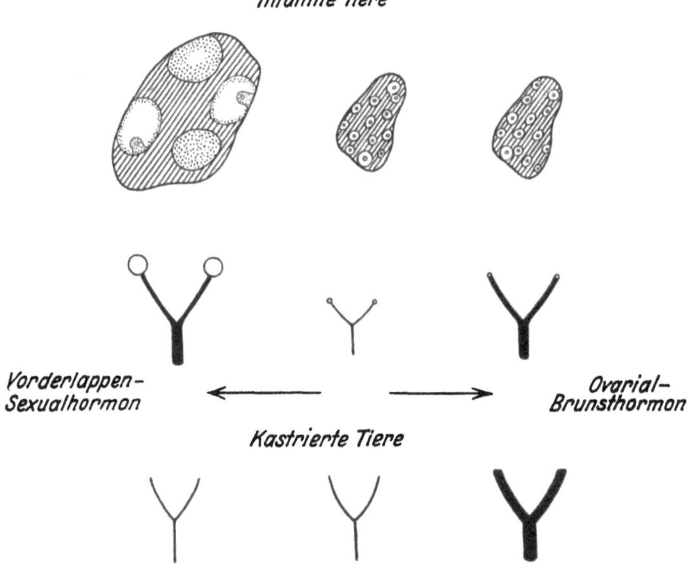

Abb. 122. (Erklärung des Schemas im Text).

eines kleinen Stückchens frischen Vorderlappens von Mensch und Tier infantile, 6—8 g schwere Mäuse nach etwa 100 Stunden brünstig macht, wobei die Brunstzeichen im Vaginalabstrich nachzuweisen sind. Von den Einzelheiten ihres Befundes sei erwähnt, daß die Scheide sich verdickt, im Sekret das reine Schollenstadium nachzuweisen und der Uterus mächtig vergrößert ist, die Ovarien, makroskopisch vergrößert, mit Blut erfüllte Follikel und Corpora lutea enthalten. Histologisch zeigen sich neben einer starken Hyperämie Vergrößerung der Follikelhöhle, deutliche Ausbildung der Theca interna, Reifeteilungen im Ei, Follikelsprung oder atretische Follikel mit Umwandlung der Granulosazellen in Luteinzellen. Bei der kastrierten Maus fanden auch diese Autoren das Vorderlappenhormon unwirksam.

Die beigegebenen Schemen (Abb. 122) verdeutlichen die Wirkungsunterschiede zwischen Brunsthormon und Vorderlappenhormon bei infantilen und kastrierten Tieren. Durch Ovarialhormon werden beim infantilen Tier Uterus-

[1] Zondek u. Aschheim: Dtsch. med. Wschr. **1926**, Nr 8 — Z. Geburtsh. **90** (1926) — Arch. Gynäk. **130** (1927) — Klin. Wschr. **1927**, Nr 28; **1928**, Nr 1, 18, 30, 31.

vergrößerungen und Brunstveränderungen in der Vagina hervorgerufen, während das Ovar keine Reifeerscheinungen zeigt. Das Hypophysenvorderlappen hormon bewirkt hingegen Ovarien-, Uterus- und Vaginalveränderungen parallel. Am kastrierten Tier zeigt sich, daß das Brunsthormon direkt auf die Erfolgsorgane — Uterus und Vagina — wirkt, während der Hypophysenvorderlappen beim Fehlen des Ovars keine Wirkungen hevorruft. ZONDEK und ASCHHEIM

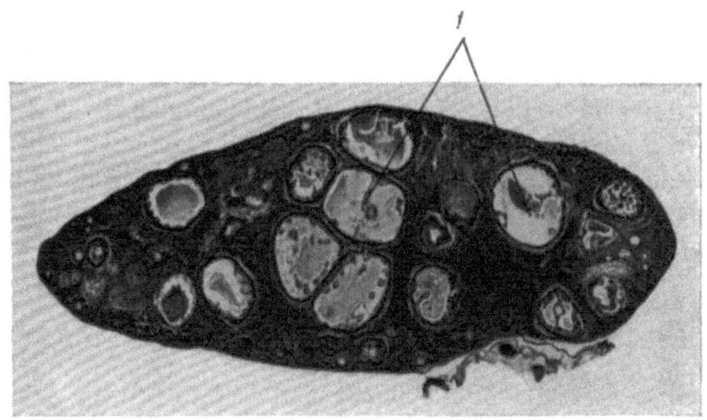

A

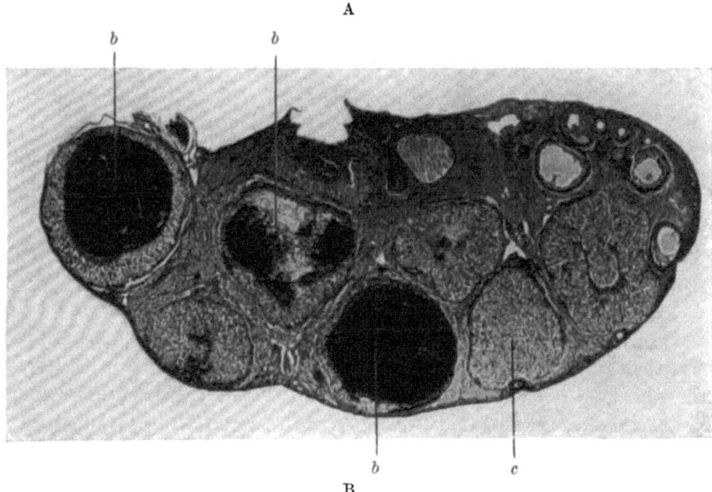

B

Abb. 123 A und B. Ovarium von Tieren aus dem gleichen Wurf, wobei das infantile Tier A unbehandelt blieb, während das Tier B mit Hypophysenvorderlappensexualhormon behandelt wurde. *f* = unreife Follikel; *b* = Blutpunkte mit beginnender Luteinisierung; *c* = Corpus luteum.

empfehlen daher als Testobjekt für das Vorderlappenhormon das Ovar und die Scheide der nichtkastrierten, infantilen Maus.

In eigenen Untersuchungen konnten wir die Resultate von ZONDEK und ASCHHEIM bzw. SMITH bestätigen[1]. Wir arbeiteten zunächst mit feinst gemahlenem Brei von Hypophysenvorderlappen und mit daraus hergestellten Extrakten und erzielten die beschriebenen Befunde bei infantilen Mäusen und Ratten schon mit Mengen von 0,05 g der frischen Substanz, bei Mäusen in 5 Tagen, bei Ratten in 4—12 Tagen.

In weiteren Untersuchungen in meinem Laboratorium konnten auch die Wirkungen dieses Vorderlappenhormons bei infantilen und erwachsenen Kanin-

---

[1] BIEDL, A.: Arch. Gynäk. **132**, 167 (1927).

chen und bei erwachsenen Hunden festgestellt werden (Reiss u. Langendorf[1]). Es zeigten sich frühestens 4 Tage nach dem Beginn der Hormoninjektion Veränderungen am äußeren Genitale, Schwellung der Vagina, Schwellungen der Zitzen, die bei einzelnen Hunden sogar bis zur Milchproduktion führten. Aus der Vagina tropfte ein blutig tingiertes Sekret ab. Makroskopisch waren die Ovarien beim Kaninchen vergrößert, ihre Oberfläche rauh und höckrig. Es fanden sich bald stark vergrößerte Follikel, bald große Blutpunkte, bald die den reifen gelben Körpern entsprechenden Erhebungen. Die Hundeovarien entsprachen in der Größe Schweineovarien, an ihrer Oberfläche waren zahlreiche cystisch vergrößerte Follikel. Die Uteri aller behandelten Tiere waren stark hyperämisch, vergrößert und bei erwachsenen Kaninchen geschlängelt.

Mikroskopisch findet man im Ovar von virginellen, behandelten Kaninchen vollständig entwickelte Follikel und zahlreiche Corpora lutea, von denen einige durch großen Blutreichtum im Zentrum auffallen. Die Corpora lutea unterscheiden sich in keiner Weise von den echten und sind von den auch häufig

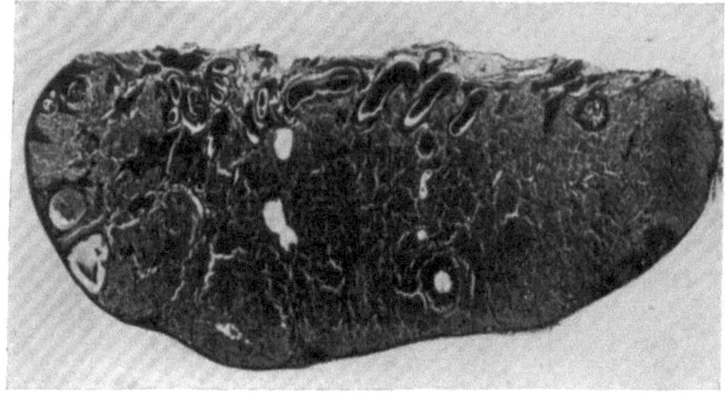

Abb. 124. Ovarium eines erwachsenen Kaninchens.

anzutreffenden Ansammlungen von Thecazellen durchaus verschieden. Sie sind aus richtigen Luteinzellen aufgebaut, gehen zweifellos aus dem Stratum granulosum der Follikel hervor und sind mit vollem Recht als Corpora lutea epithelialia anzusehen. Ihrer Bildung gehen zweifellos Ovulation, Follikelsprung und Freiwerden der Eier voran (Abb. 123).

In den Ovarien der behandelten erwachsenen Kaninchen finden sich reichliche, bluthaltige Corpora lutea. Der größte Teil wird von Cysten eingenommen, während beim unbehandelten Vergleichstier massenhaft gewucherte Thecazellen den Hauptbestandteil des Organs bilden (Abb. 124 u. 125). Bei behandelten erwachsenen weiblichen Hunden enthalten die Ovarien Corpora lutea und große Cysten (Abb. 126).

Anläßlich dieser Versuche konnte auch festgestellt werden, daß das Vorderlappenhormon den Cholesterinstoffwechsel normaler weiblicher Kaninchen und Hunde im Sinne einer Blutcholesterinsteigerung beeinflußt, die auf dem Umwege über das Ovar zustande kommt, denn sie fehlt bei ovarektomierten Tieren und auch bei Tieren, in deren Ovarien keine Follikel vorhanden sind.

Auch Bellerby[2] konnte durch Vorderlappenextrakt bei Kaninchen ausgelöste Luteinisation der Follikel und Ausbildung so zahlreicher Follikel finden, daß das Ovar fast aus lauter Follikeln bestand.

---

[1] Reiss, M. u. K. Langendorf: Endokrinol. 3, 161 (1929).
[2] Bellerby, C. W.: J. of Physiol. 67, XXXII (1929).

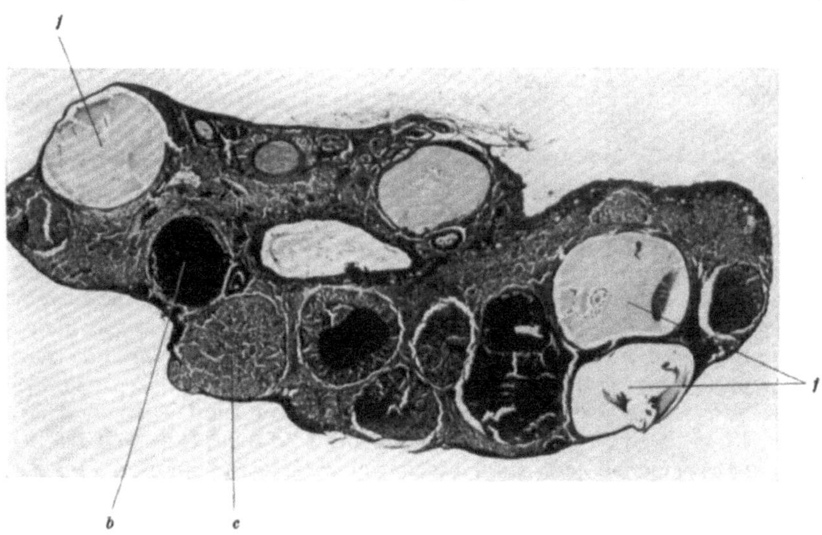

Abb. 125. Ovarium eines mit Hypophysenvorderlappensexualhormon behandelten Kaninchens.
f = vergrößerte Follikel; c = Corpus luteum; b = Blutpunkte.

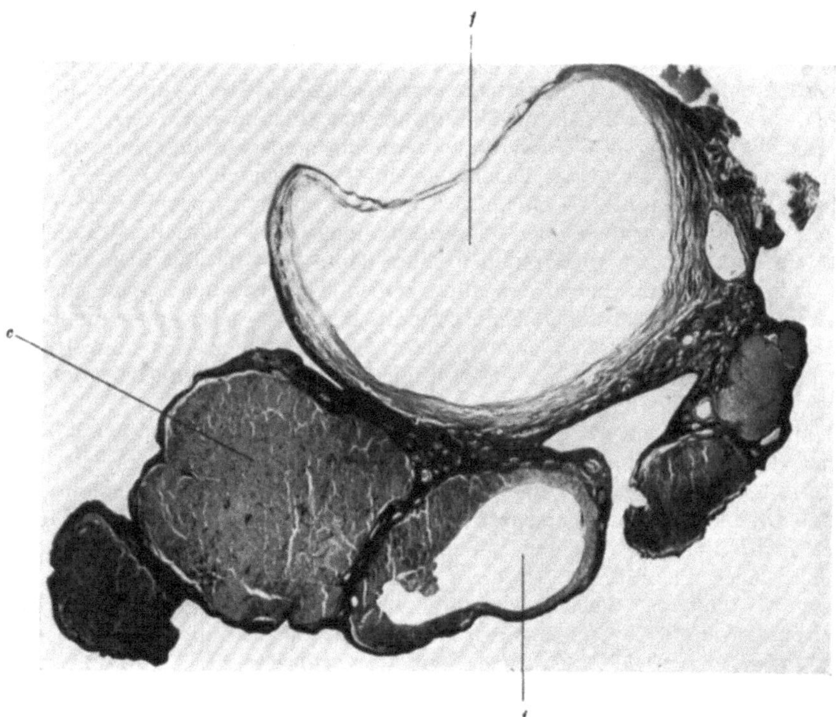

Abb. 126. Ovarium einer erwachsenen Hündin, die einige Tage lang mit Hypophysenvorderlappensexualhormon
behandelt worden war. f = Follikelcysten; c = Corpus luteum.

Seine Versuche[1] weisen auch darauf hin, daß auch der sog. „provozierte
Follikelsprung" beim Kaninchen durch Vorderlappenhormon auf dem Umwege
einer Mehrsekretion zustande kommt.

---

[1] BELLERBY, C. W.: J. of Physiol. **67**, XXXIII (1929).

In diesem Sinne sprechen auch Versuche von Fee und Parkes[1], die beim Kaninchen den durch Kopulation provozierten, nach 11 Stunden eintretenden Follikelsprung vermißten, wenn sie eine Stunde nach Kopulation die Hypophyse exstirpierten.

Auch Zondek[2] konnte bei juvenilen Kaninchen durch Behandlung mit Prolan mächtige Hyperämie und weitgehende Luteinisierung der Ovarialfollikel, einhergehend mit einer enormen Vergrößerung der Uterushörner mit polypöser Schleimhautwucherung wie im prägraviden Zustand hervorrufen. Er zeigte ferner, daß das Kaninchen wesentlich empfindlicher gegenüber dem Hypophysenvorderlappensexualhormon ist als Ratte oder Maus. Auf das Körpergewicht berechnet, braucht die Ratte nur etwa ein Fünftel soviel wie die Maus.

Courrier und Kehl[3] berichten über eine analoge, stimulierende Wirkung des Hypophysenvorderlappens auf das Katzenovar.

Mitteilungen über Hypophysenimplantationen von Affen liegen von E. Allen und von Ehrhardt vor, desgleichen auch von Courrier, Kehl und Raynaud[4].

Allens[5] Versuche mit Implantation von Affenhypophysen ergaben bei unreifen weiblichen Affen schon in 8 Tagen deutliche Entwicklung der sekundären Sexuscharaktere, beträchtliches Wachstum des Genitaltraktes und der Brustdrüsen. In den vergrößerten Ovarien ist eine Zunahme der Zahl und der Größe der Follikel anzutreffen. Vorderlappen vom Hunde ergab bei der Implantation negative Resultate.

Ehrhardt, Wiesbader und Foscaneanu[6] haben Hypophyse der Kuh zwei Rhesusaffen implantiert und konnten Vergrößerung des Uterus und livide Verfärbung, aber keine Corpora-lutea-Bildung in den Ovarien nachweisen.

Über die Wirkung des Vorderlappensexualhormons auf das reife funktionierende und schwangere Ovar liegen folgende Angaben vor:

Zondek und Aschheim[7] haben gezeigt, daß durch die Implantation von Hypophysenvorderlappen bei der trächtigen Maus die Ovulation in Gang gebracht werden kann. Im Ovar reifen Follikel heran, platzen und Eier gelangen in die Tuben. Man fand neben den alten gelben Körpern auch junge, aus den geplatzten Follikeln hervorgegangene Corpora lutea. Dabei bleiben die Feten im Uterus lebendig und die Placenta bleibt fest. In der Vagina können Veränderungen der Schleimhaut bis zur beginnenden Schollenbildung vorkommen, aber auch vollständig fehlen.

Demgegenüber zeigen allerdings E. T. Engle und C. Mermod[8], daß bei täglichen Transplantationen von Vorderlappensubstanz die Reaktion der Versuchstiere (Ratten und Mäuse) eine verschiedene ist. Beginn der Transplantation im ersten Drittel der Schwangerschaft verhindert die Nidation des Eies und führt zu einer frühzeitigen Resorption. Beim Beginn im mittleren Drittel findet eine Resorption oder Ausstoßung der Feten statt. Weniger häufig ist die Unterbrechung der Schwangerschaft, wenn die Transplantation im letzten Drittel der Schwangerschaft begonnen wurde; es kommt hierbei zu einer normalen Geburt zur normalen Zeit. Zu einer Ovulation während der Schwangerschaft unter dem Einfluß des eingeführten Vorderlappenhormons kommt es nie, sondern die Ovulation setzt erst ein, wenn die Schwangerschaft unterbrochen worden ist.

[1] Fee, A. R., u. A. S. Parkes: J. of Physiol. 67, 383 (1929).
[2] Zondek, B.: Zbl. Gynäk. 1929, 834.
[3] Courrier, R., u. R. Kehl: C. r. Soc. Biol. Paris 100, 711 (1929).
[4] Courrier, R., Kehl, R., u. R. Raynaud: C. r. Soc. Biol. Paris 101, 1093 (1929).
[5] Allen, E.: Anat. Rec. 39, 315 (1928).
[6] Ehrhardt, K. A., Wiesbader u. L. Foscaneanu: Endokrinol. 3, 401 (1929).
[7] Zondek, B., u. S. Aschheim: Endokrinol. 1, 10 (1928).
[8] Engle, E. T., u. C. Mermod: Amer. J. Physiol. 85, 518 (1928).

Dieser Widerspruch gegenüber ZONDEK und ASCHHEIM dürfte aber, wie aus neueren Untersuchungen von ZONDEK[1] hervorgeht, auf der Verwendung verschieden hoher Hormonmengen beruhen. Denn auch ZONDEK findet, daß chronische Hormonzufuhr im Gegensatz zu den oben beschriebenen Befunden, die durch Zufuhr von 2—4 Einheiten hervorgerufen worden waren, Abortus und Absterben der Feten auslöst.

In einer Arbeit aus der Klinik L. FRÄNKEL zeigt A. WALTER[2], daß das Ovarium der röntgenbestrahlten, infantilen Maus auf Hypophysenimplantationen in den ersten Wochen, also solange noch nicht alle Eier abgestorben sind, in der gewöhnlichen Weise mit Follikelreifung und Bildung von Corpora lutea atretica reagiert. Später aber, wenn keine Eier mehr vorhanden sind und das Ovar nur aus Luteingewebe besteht, reagiert es nicht mehr auf die Implantation von Hypophysenvorderlappen. Das mit Röntgenstrahlen schwerst geschädigte Ovar, in dem keine Follikel und fast nur Thecazellen zu finden sind, vermag den Brunstzyklus sogar häufig in der Form der Dauerbrunst aufrechtzuerhalten.

ENGLE[3] hat reife Ovarien männlichen Tieren implantiert und fand bei nachfolgender täglicher Implantation von frischem Hypophysenvorderlappen Follikelentwicklung im Transplantat und bei den Männchen Hypertrophie der Mamma.

Das Vorderlappensexualhormon ist aber nicht nur der Tätigkeit des Ovars übergeordnet, auch auf die Entwicklung des Hodens hat es einen fördernden Einfluß. Voss und LÖWE[4] zeigten, daß schon die einmalige Implantation von weniger als 0,02 g Vorderlappensubstanz des Schafes genügt, um eine präpuberale, männliche Maus zur Pubescenz zu bringen. Dabei kommt es zum Wachstum des Hodens und sekundär auch zum Wachstum des übrigen männlichen Genitaltraktes. STEINACH und KUHN[5] kamen gleichzeitig zu analogen Ergebnissen an infantilen, eunuchoidalen und senilen Rattenmännchen mittels Injektion von Vorderlappensexualhormon, wobei sie bei den im Wachstum sehr weit fortgeschrittenen Hoden auch eine Vermehrung der LEYDIGschen Zwischenzellen beobachteten. Aus den Protokollen dieser Autoren geht hervor, daß die Hoden infantiler Männchen nach den Injektionen auf das Zwei- bis Dreifache, die Samenblasen auf das Vier- bis Fünffache und die Prostata auf das Fünf- bis Siebenfache anwächst. ZONDEK und ASCHHEIM haben diese Befunde STEINACHs an der Maus bestätigt.

HOUSSAY, GIUSTI und LASCANO-GONZALEZ[6] konstatierten bei Kröten — Bufo arenarum — durch subcutane Implantation des Vorderlappens derselben oder nahestehender Tierarten eine Anregung der Hodenentwicklung und der Kopulation sowie eine Anregung der Ovulation und schließen, daß der Vorderlappen für die Entwicklung und Erhaltung der Gonaden und der sekundären Sexualcharaktere eine bedeutsame Rolle spielt. ZONDEK und ASCHHEIM sehen im Vorderlappenhormon das übergeordnete, geschlechtsunspezifische Sexualhormon, das als „Motor der Geschlechtsdrüsen" angesprochen wird.

Die Untersuchungen über das Hypophysenvorderlappenhormon wurden seither in verschiedenen Richtungen fortgesetzt. ZONDEK und ASCHHEIM konnten über den Nachweis des Hypophysenvorderlappenhormons im Schwanger-

---

[1] ZONDEK, B.: Endokrinol. 5, 425 (1929).
[2] WALTER, A.: Endokrinol. 4, 1 (1929).
[3] ENGLE, E. T.: Amer. J. Anat. 44, 121 (1929).
[4] VOSS, H. E., u. S. LOEWE: Pflügers Arch. 218, 604 (1928).
[5] STEINACH, E., u. H. KUN: Akad. Anz. d. Akad. d. Wiss., Wien 1928, Nr 7, 8.
[6] HOUSSAY, B. A., GIUSTI, L., u. J. M. LASCANO-GONZALEZ: C. r. Soc. Biol. Paris 102, 864 (1929).

organismus, und zwar in der Decidua parietalis, in der Placenta, im Corpus luteum graviditatis berichten und haben seither seinen Nachweis im Harn als besonderes *Graviditätsdiagnosticum*, insbesondere zur Frühdiagnose, empfohlen. Über die praktische Verwertbarkeit dieser Schwangerschaftsdiagnose sind bereits mehrere Publikationen erschienen[1].

Der Wert der Reaktion wird auch dadurch nicht eingeschränkt, daß man gelegentlich auch positive Reaktion ohne Schwangerschaft findet.

Im Harne fanden wir bei Akromegalie sowohl bei weiblichen als auch bei männlichen Patienten das Sexualhormon in relativ großer Menge vor. Auch in der Pubertät fanden wir bei zwei männlichen und einem weiblichen Individuum das Sexualhormon im Harne vor. Ebenso wie wir konnte Aschheim[2] im Harn bei Carcinomen das Sexualhormon nachweisen. Er berichtet, daß er auch bei Myomen, bei entzündlichen gynäkologischen Erkrankungen, bei innersekretorischen Störungen, bei Amenorrhöen und auch im Harn eines gesunden Mannes den Test, wenn auch schwächer, positiv gefunden hat. Diese Befunde sprechen gegen die Annahme, daß das Hormon während der Gravidität von der Placenta produziert wird und machen es wahrscheinlich, daß die Placenta nur eine der Speicherstätten ist.

Der Zondek-Aschheimsche Test ermöglichte auch weitere Untersuchungen über das Vorkommen des Hormons im Tierkörper.

Siegmund und Mahnert[3], Hauptstein[4], Lipschütz[5], Schultze-Rhonhof und Niedenthal[6] haben gezeigt, daß das Sexualhormon schon in der fetalen Hypophyse von Mensch und Tier enthalten ist. Nach Lipschütz enthält auch der Vorderlappen kastrierter männlicher und weiblicher Meerschweinchen das Hormon, auch wenn die Kastration mehr als ein Jahr zurückliegt. Sein Schüler Kallas[7] fand, daß das Hormon auch bei parabiotischer Vereinigung eines kastrierten Tieres mit einem infantilen Weibchen eine sexuelle Frühreife auslöst. Einen ähnlichen Befund konnte Fels[8] erheben. Nach neuesten Untersuchungen von Evans und Simpson[9] ist der Gehalt des Hormons in der Hypophyse kastrierter männlicher Ratten vermehrt. Weiters enthält der Vorderlappen eines Rattenmännchens mehr von dem Hormon als der eines Rattenweibchens. Endlich findet sich im Vorderlappen einer Schwangeren eine größere Hormonmenge als im Vorderlappen einer Nichtschwangeren und im Vorderlappen einer Multipara mehr als in dem einer Nullipara. Ehrhardt[10] fand das Hormon im Liquor normaler oder schwangerer Frauen nicht vor, ebensowenig bei Patienten mit Hypophysentumor. In geringem Maße fand er es im Liquor eklamptischer Gravider und auch bei Schwangerschaftsdermatosen. Weiters fand Ehrhardt das Hormon im Reizexsudat der Cantharidenblase. Er stellte auch Untersuchungen über sein Vorhandensein im Pflanzenreich an, konnte es aber weder in Blüten noch in Früchten oder Wurzeln finden.

In einer anderen Richtung bewegen sich weitere Versuche von Zondek und Aschheim sowie *unsere eigenen*: es handelt sich um die Darstellung des

[1] Zondek, B., u. S. Aschheim: Zitiert auf S. 464. — Siehe auch E. Vogt: Med. Klin. **1929**, 1649.

[2] Aschheim, S.: Zbl. Gynäk. **1929**, Nr 1.

[3] Siegmund, H., u. A. Mahnert: Münch. med. Wschr. **1928**, 1835.

[4] Hauptstein, P.: Endokrinol. **4**, 248 (1929).

[5] Lipschütz, A.: Pflügers Arch. **221**, 695 (1929) — S. auch C. r. Soc. Biol. Paris **99**, 693 (1928); **100**, 28 (1929); **100**, 30 (1929).

[6] Schultze-Rhonhof, F., u. R. Niedenthal: Zbl. Gynäk. **1929**, 902.

[7] Kallas, H.: C. r. Soc. Biol. Paris **102**, 280, 621 (1929).

[8] Fels, E.: Arch. Gynäk. **138**, 16 (1929).

[9] Evans, H. M., u. M. E. Simpson: Amer. J. Physiol. **89**, 371, 375, 379, 381 (1929).

[10] Ehrhardt, K.: Klin. Wschr. **1929**, 2044, 2330.

Hormons des Hypophysenvorderlappens. Die Berliner Experimentatoren und wir sind in dieser Richtung insofern zu gleichen Ergebnissen gelangt, als wir beide das Hypophysenvorderlappenhormon als Trockensubstanz in der Hand haben. Während ZONDEK und ASCHHEIM als Ausgangsmaterial den Schwangerenharn benutzten, haben wir das Hypophysenvorderlappenhormon sowohl aus dem Schwangerenharn als auch aus der frischen Drüse gewonnen.

Nach unseren Ermittlungen ist das Sexualhormon des Vorderlappens wasserlöslich und leicht dialysabel. In Lipoidlösungsmitteln wie Alkohol, Aceton usw. ist es unlöslich. Im Gegensatz zum Wachstumshormon, das durch Basen aus der Drüse extrahierbar ist, ist das Sexualhormon durch schwach dissoziierte Säuren extrahierbar. Das Hormon wird durch starke Säuren und starke Basen zerstört, ebenso auch durch Oxydationsmittel wie H_2O_2, es ist thermolabil und wird durch Temperaturen über $65°$ zerstört.

In neueren Untersuchungen stellten REISS und HAUROWITZ[1] fest, daß das Hormon des Hypophysenvorderlappens sich an Tonerde-Gel adsorbieren oder mit Uranylacetat niederschlagen und aus den Adsorbaten mit schwach ammoniakalischen Lösungen eluieren läßt. Die Ausbeute bei diesem Verfahren ist fast quantitativ. Durch proteolytische Enzyme wird das Hormon gespalten, und zwar durch die Polypeptidasen. Es dürfte daher den Peptonen nahestehen. Im Einklang mit dieser Auffassung wird es durch Ammonsulfat nicht ausgesalzen und tritt durch semipermeable Membranen leicht hindurch. Vermutlich kommt ihm die Konstitution *eines Peptons mit wirksamer prosthetischer Gruppe* zu. Der aus dem Harn schwangerer Frauen gewonnene Stoff verhält sich chemisch in allen untersuchten Punkten wie das Drüsenhormon. Er dürfte daher mit dem letzteren identisch sein oder ihm chemisch sehr nahestehen.

Die Beeinflussung des Genitaltraktes durch den Vorderlappen ist auch bereits *klinisch-therapeutisch* zur Anwendung gelangt. EHRHARDT und WIESBADER[2] haben den Vorderlappen steril entnommener Rinderhypophysen vorübergehend für etwa 6—8 Tage subcutan eingepflanzt und nach Ablauf dieser Zeit wieder weggenommen. Sie behandelten im ganzen 25 Kranke mit den verschiedensten hypophysären Störungen, konnten in bezug auf das Auftreten der Menstruation einzelne Erfolge verzeichnen, faßten aber ihre Methode nur als den Anfang einer hypophysären Substitutionstherapie auf.

Mit dem *von uns hergestellten Hypophysenvorderlappenhormon*, das eine Mäuseeinheit in etwa 0,2—0,5 mg der Trockensubstanz enthält, haben wir klinisch-therapeutische Versuche am Menschen unternommen und über deren Ergebnisse vorläufig berichtet[3]. Auch die seither fortgesetzten, ziemlich zahlreichen Versuche bestätigen unsere damalige Schlußfolgerung, daß gewisse Formen der Amenorrhöe auf die Applikation des Hypophysenhormons in der Menge von 20—30 Mäuseeinheiten ein- oder maximal dreimal mit dem Einsetzen der Menstruation reagieren. Es liegt natürlich nahe, hier nicht an eine echte Menstruation, sondern an eine Blutung zu denken, und weitere Untersuchungen, die bei uns im Gange sind, sollen an der Uterusschleimhaut die Frage entscheiden. Manche unserer Fälle zeigen, daß durch die Vorderlappenhormoninjektion die ruhende Ovarialtätigkeit in Gang gesetzt wird, so daß die weiteren Menstruationen spontan erfolgen können.

Über Experimente an Frauen, die zur Operation bestimmt waren, mit dem von ZONDEK hergestellten Vorderlappenextrakt *Prolan* berichtet *Wagner*[4], daß der Effekt der Injektion auf das Genitale bei der Autopsie in viva in folgendem

---

[1] REISS, M., u. F. HAUROWITZ: Z. exper. Med. **68**, 371 (1929).
[2] EHRHARDT, K., u. H. WIESBADER: Münch. med. Wschr. **1928**, 812.
[3] BIEDL, A.: Endokrinol. **2**, 241 (1928).　　[4] WAGNER, G. A.: Med. Klin. **1929**, 524.

beobachtet wurde: Hyperämie des inneren Genitales, die den Uterus wie einen jungen graviden erscheinen ließ, vorzeitige Follikelreifung und Corpora-lutea-Bildung, aber in atypischer Weise. Die therapeutische Anwendung des Prolans lieferte bei ovarigener Amenorrhöe zum Teil gute Erfolge, doch gelang es nie, mehr als zweimal rhythmische Wiederkehr der Menstruation zu erreichen. Es konnte eine rapide und beträchtliche Steigerung des Cholesterinspiegels bei unverändertem Lecithinspiegel festgestellt werden. Die Dosierungsfrage hält auch WAGNER noch nicht für erledigt und warnt, ebenso wie ich es bereits getan habe, vor einer Überdosierung, nicht nur bei einmaliger Applikation größerer Mengen von Mäuseeinheiten, sondern namentlich auch vor der längeren Applikation des Hypophysenvorderlappenhormons.

Nach neueren Angaben ZONDEKs[1] ruft das Prolan bei genital gesunden Frauen derartige Hyperämisierung der Beckenorgane hervor, daß die Scheidentemperatur statt wie gewöhnlich um 0,5° um 1° höher ist als die in der Achselhöhle gemessene Temperatur. Dieses Verhalten verwendet ZONDEK bei Behandlung von Adnextumoren. Nach seiner Meinung eignen sich zur Prolanbehandlung nur solche Fälle von Amenorrhöe, bei denen nicht hyperhormonale, sondern hypohormonale Ursachen anzunehmen sind. Nach seinen Angaben kommt es nur dann zum gewünschten Erfolg, wenn die Amenorrhöe noch nicht allzu lange Zeit besteht.

Neuestens vertritt ASCHHEIM[2] (im Gegensatz zu der früheren Auffassung von ZONDEK und ASCHHEIM) die Meinung, daß jenes Hormon, welches die Follikelreifung zur Folge hat, nicht identisch sei mit dem, daß die Follikelluteinisation herbeiführt. Er postuliert im Vorderlappen drei Hormone, das Wachstumshormon von EVANS, das luteinisierende Hormon und das Follikelreifungshormon und möchte sogar den histologischen Befund dreier Zellarten im Vorderlappen damit in Zusammenhang bringen. Die Frage kann meines Erachtens so lange nicht entschieden werden, als die postulierten drei Hormone nicht isoliert dargestellt wurden. Bemerkenswert ist jedoch, daß das wachstumsfördernde Hormon nach den Angaben von EVANS der Follikelreifung entgegenarbeitet und dementsprechend mit einem Vorderlappenhormon, aus welchem das Wachstumshormon nicht isoliert wurde, Entwicklungshemmungen der Keimdrüsen erzeugt werden können. Schon in der ersten Arbeit von EVANS und LONG wurde angegeben, daß die abnorm wachsenden Follikel sich vorzeitig in Corpora lutea umwandeln. Das Ei wird nicht ausgestoßen, sondern von dem Gewebe des gelben Körpers umhüllt, so daß die östrische Periode nicht eintritt. In der Fortsetzung dieser Versuche hat dann A. T. WALKER[3] gezeigt, daß die intraperitoneale Zufuhr von frischer Vorderlappensubstanz die Ovulation bei Hühnern verhindert. NOETHER[4] fand, daß bereits eine einzige Injektion des nach EVANS hergestellten Vorderlappenextraktes ausreicht, um die Eilegetätigkeit der Henne auf 20 Tage zu sistieren, so daß er dieses Verfahren als Testmethode für das Hormon empfiehlt.

Als Ergebnisse der Erforschung der Wirkungen der Vorderlappenextrakte lassen sich bisher die folgenden deduzieren:

Die Extrakte enthalten eine *wachstumsfördernde* und eine *die Genitalentwicklung beeinflussende* Substanz. Die Reindarstellung des Vorderlappenhormons ist so weit fortgeschritten, daß wir bereits eine Trockensubstanz mit äußerst deutlichen Genitalwirkungen in der Hand haben und über die chemische Natur

[1] ZONDEK, B.: Zbl. Gynäk. **1929**, 834.
[2] ASCHHEIM, S.: Z. Geburtsh. **95** (1929).
[3] WALKER, A. T.: Amer. J. Physiol. **74**, 249 (1925).
[4] NOETHER: Schmiedebergs Arch. **138**, 164 (1928).

dieser Substanz bereits etwas aussagen können. Es gelang auch bis zu einem gewissen Grade die Isolierung der Wachstumssubstanz, wenn auch bisher im Tierexperiment deutliche, am Menschen noch keineswegs greifbare Ergebnisse vorliegen.

Es ist wahrscheinlich, daß die Wachstumssubstanz die die Genitalfunktion fördernde antagonistisch beeinflußt. Ob die am infantilen Genitale wahrnehmbaren Erscheinungen, die überstürzte Follikelreife und Luteinisation mit der Dosierung zusammenhängen oder ob zwei Substanzen, eine luteinisierende und eine follikelreifende, nebeneinander anzunehmen sind, ist bisher noch nicht zu entscheiden. Die bisherigen Untersuchungen deuten wohl darauf hin, daß die im Vorderlappen enthaltenen Hormone in den einzelnen Zellarten spezifisch gebildet werden, doch ist bisher die Rolle der einzelnen Zellarten nicht einwandfrei sichergestellt.

Der *Einfluß der Vorderlappenextrakte auf den Stoffwechsel* ist viel bearbeitet, viel umstritten und bis heute noch in keiner Richtung vollständig geklärt. In den Versuchen von Ph. E. Smith[1], in welchen durch Hypophysen- und gleichzeitige Tuberläsionen eine Wachstumshemmung, eine Fettsucht und genitale Unterentwicklung herbeigeführt wurden, konnte durch die Injektion von Extrakten aus dem Rindervorderlappen das Wachstum beschleunigt, aber weder die Fettsucht noch die genitale Hypoplasie gebessert werden.

Alle Versuche aus früherer Zeit, in welchen die Stoffwechselwirkung der Vorderlappenpräparate untersucht wurde, können vom heutigen Standpunkte aus als wertlos angesehen werden, denn es wurde zumeist nicht mit reinen Vorderlappenpräparaten, aber sicher nicht mit dem isolierten Vorderlappenhormon gearbeitet. Speziell ist der aus der Schule Kestners stammenden Angabe, daß die bei hypophysektomierten Tieren und bei hypophysenkranken Menschen nachweisbare Herabsetzung des Grundumsatzes und der sog. spezifisch-dynamischen Wirkung durch das Präphyson behoben werden kann, keinerlei Bedeutung zuzumessen angesichts der Tatsache, daß das Präphyson zwar nach einem nicht näher mitgeteilten Verfahren aus dem Vorderlappen gewonnen wird, aber die spezifischen Wirkungen des echten Vorderlappenhormons nach unseren Ermittlungen überhaupt nicht oder höchstens in geringstem Ausmaße aufweist.

Meine Assistenten Reiss und Winter haben neuestens[2] nachgewiesen, daß jenes Vorderlappenhormon, das die Sexualentwicklung bei Mäusen — übrigens auch bei Hunden und anderen Tieren — beeinflußt, in ganz enormen Dosen, bis zu 4000 Mäuseeinheiten, auf den Stoffwechsel urethanisierter Kaninchen keinen nachweisbaren Einfluß ausübt. Stoffwechselversuche unter Einbeziehung des Kestner-Plautschen Effektes sind auf meiner Klinik gegenwärtig in Gang.

Nach den Angaben von B. Zondek[3] bewirkt das Prolan, wie H. Zondek zeigen konnte, beim Menschen eine Herabsetzung des Grundumsatzes.

Ob das Vorderlappenhormon Beziehungen zum *Kohlehydratstoffwechsel* hat, läßt sich trotz gelegentlicher Hinweise in dieser Richtung nicht mit Sicherheit sagen. Die Versuche von Johns, O'Mulvenny, Potts und Laughton[4], in welchen proteinfreie, wäßrige Extrakte des rein präparierten Vorderlappens, intramuskulär bei Tieren injiziert, eine Hyperglykämie, Polyurie und Glykosurie hervorriefen — bei fortgesetzten Injektionen verschwand die Hyperglykämie, aber die Glykosurie

---

[1] Smith, P E.: J. amer. med. Assoc. **88**, 158 (1927).
[2] Reiss, M. u. K. A. Winter: Endokrinol. **3**, 174 (1929).
[3] Zondek, B.: Klin. Wschr. **1929**, 157 — Siehe auch Koehler, G.: Klin. Wschr. **1930**, 110.
[4] Johns, W. S., T. O. O'Mulvenny, E. B. Potts u. N. B. Laughton: Trans. Roy. Soc. Canada **20**, 243 (1926).

blieb bestehen —, weisen darauf hin, daß die Vorderlappensubstanz einen gesteigerten Glykogenzerfall, später eine Glykogenfreiheit der Leber und zugleich eine vermehrte Durchlässigkeit der Nieren für Zucker hervorzurufen imstande ist. Diese Versuche bedürfen dringend der Nachprüfung.

Von den Veränderungen des Fettstoffwechsels ist bisher nur der von Reiss und Langendorf bei Tieren sowie von Kaufmann[1] beim Menschen erhobene Befund, daß nach Vorderlappenhormoninjektion eine starke Blutcholesterinsteigerung eintritt, bekannt.

Die zahlreichen Angaben, in welchen über Veränderungen des Blutdrucks, der Atmung, der Tätigkeit der Organe berichtet wird, die den Vorderlappenextrakten zugeschrieben werden, beziehen sich, wie wir heute mit Bestimmtheit sagen können, nicht auf den Vorderlappen selbst, sondern auf Extrakte, bei deren Bereitung Hinterlappengewebe in mehr oder minder reichlicher Menge mitgenommen wurde.

Hinterlappenextrakte[2]. Die Bezeichnung „Hinterlappenextrakte" wurde gewählt, weil sie in der pharmakologischen Literatur üblich geworden ist und sicherlich unpräjudizierlicher ist als die von den Fabriken gebräuchlichen verschiedenen Namen für solche Extrakte und aus ihnen gewonnene mehr oder minder reine Substanzen. Die Bezeichnung „Pituitrin", ursprünglich ein Fabriksname, ist für bis zu einem gewissen Grade gereinigte Hinterlappenextrakte mit den typischen Wirkungen gebräuchlich.

Man muß sich aber von vornherein klar sein darüber, aus welchen Teilen der Hypophyse diese Extrakte bzw. ihre wirksamen Stoffe stammen. Nach dem vorher Gesagten kommt die Prähypophyse nicht weiter in Betracht und wenn einzelne Präparate noch immer aus der Gesamthypophyse gewonnen werden, so sind die Vorderlappenstoffe nur als Ballastsubstanzen anzusehen. Als wesentliches Ausgangsmaterial kommen nur die Pars intermedia, die Neurohypophyse, der Hypophysenstiel und die den Stiel umgebende Pars tuberalis in Frage. Auf Grund der später zu erwähnenden Versuche von Trendelenburg käme überdies noch konstant oder zumindest unter besonderen Bedingungen auch das Gewebe des Tuber cinereum in Betracht.

Die Frage, ob wir es bei den Wirkstoffen dieser Extrakte wirklich mit intravital gebildeten, echten Hormonen oder nur mit den durch den spezifischen Gewebsabbau einigermaßen abgeänderten, allgemeinen, postmortalen Zellzerfallsprodukten zu tun haben, ist für unsere Einschätzung des Ausgangsmaterials als Produktionsquelle von wesentlicher Bedeutung. In neuerer Zeit ist nun durch den Nachweis des intravitalen Vorkommens dieser Wirkstoffe im Blute und vor allem im Liquor cerebrospinalis im Sinne der echten Inkretion entschieden worden.

Der zuerst von Miura[3] unter Trendelenburgs Leitung erbrachte Nachweis, daß die aus dem vierten Ventrikel entnommene Cerebrospinalflüssigkeit den uteruserregenden Stoff enthält, während nach Entfernung der Hypophyse der Liquor diese Wirkung zunächst verliert, sowie die neueste Feststellung von Mc Lean[4], daß die uteruswirksame Substanz nicht nur im Liquor des Hundes, sondern gelegentlich auch im Lumbalpunktate beim Menschen, regelmäßig aber

---

[1] Kaufmann: Literatur nach Zondek: Klin. Wschr. **1929**, 157.

[2] Trendelenburg, P.: Erg. Physiol. **25** (1926). — Barger, G.: Ebenda **27** (1928). — Guggenheim: Handb. d. inn. Sekr. **2**. Leipzig. — Abel: Harvey Lectures. Baltimore **19** (1924). — Dale: Chemical control of bodily functions in: Certain aspects of biochemistry. by H. H. Dale. London 1926.

[3] Miura, Y.: Schmiedebergs Arch. **207**, 76 (1925). — Siehe auch J. Jànossy u. B. Horvàth: Klin. Wschr. **1925**, Nr 50.

[4] Mc Lean, A. I.: Endocrinology **12**, 467 (1928).

im Liquor der Zisterne und der Ventrikel in nicht unerheblichem Maße enthalten ist, sprechen doch wohl deutlich für eine intravitale Produktion und Abgabe, also eine echte Inkretion dieses Stoffes.

In einer neueren Arbeit prüften GEESINK und KOSTER[1] den mittels Suboccipitalstiches erhaltenen Liquor von normalen Hunden und fanden, daß seine Konzentration mit einer Verdünnung von Parke-Davies-Pituitrin 1:400 (also (also etwa $1/_{40}$ Vögtlineinheit im ccm) übereinstimmt. Bei total hypophysektomierten Hunden war der Pituitringehalt des Liquors weitgehend vermindert. Spuren von uteruswirksamer Substanz konnten allerdings noch 8—14 Monate nach der Operation im Liquor gefunden werden.

Die intravitale Sekretion einer antidiuretischen Substanz in der Hypophyse konnte VERNEY[2] am STARLINGschen Herz-Lungen-Nierenpräparat dadurch nachweisen, daß der mit diesem Präparate gewonnene verdünnte und an Chloriden arme Harn an Menge ab- und an Konzentration zunahm, wenn die Blutzirkulation durch den Kopf eingeschaltet wurde, aber nur so lange, als die Hypophyse vorhanden war.

Die Versuche von HOFF und WERMER[3], aus welchen eine Vermehrung des diuresesteigernden Stoffes im Liquor nach Darreichung von diuretisch wirkenden Stoffen bei Hunden und Menschen sowie eine Steigerung dieses Stoffes im Zisternenliquor von Hunden bei psychischen Erregungen hervorgeht, während die letzterwähnten Versuche nach vorhergehender Darreichung von Narkoticis negativ ausfallen, sind wesentliche Beweise für eine echte Sekretionstätigkeit.

Man wird den Vorgang dieser Sekretion in erster Reihe in ein Gewebe verlegen müssen, dem *vom histologischen Standpunkt* die Fähigkeit einer echten Sekretion zukommt. Als ein solches Gewebe habe ich die *Pars intermedia* angesprochen. Das hyalin-kolloide Sekretionsprodukt aus den Zellen der Pars intermedia gelangt durch die Neurohypophyse und in weiterer Folge durch den Hypophysenstiel in den dritten Hirnventrikel. Daß die Neurohypophyse und der Infundibularfortsatz Wirkstoffe enthalten können, geht zunächst aus dem Nachweise der Sekrettröpfchen in diesen Geweben hervor und ist übrigens durch Extrakte aus diesen Anteilen sichergestellt. Die morphologische Struktur der beiden letztgenannten, ausschließlich aus nervösem und Gliagewebe bestehenden Anteile spricht allerdings gegen ihre primäre sekretorische Tätigkeit. Der von SATO[4] unter TRENDELENBURGS Leitung erbrachte Nachweis, daß im Tuber cinereum schon normaliter geringe Mengen von Wirkstoffen vorhanden sind, könnte dazu verleiten, auch dem nervösen Gewebe eine produktive Sekretion zuzuerkennen. Doch wurde im ABELschen Laboratorium wiederholt und zuletzt noch von GEILING[5] betont, daß jenseits des Hypophysenstiels in der Gegend des Tuber cinereum normaliter Intermediagewebe angetroffen werden kann, das nach Entfernung der Hauptteile kompensatorisch hypertrophieren könnte.

Die *Pars tuberalis* besteht schließlich, vom morphologischen Standpunkt betrachtet, aus einem zur Sekretion befähigten Gewebe und die spärlichen bisher vorliegenden Untersuchungen über die Wirkung der Extrakte (ATWELL u. MARINUS[6]) weisen darauf hin, daß auch in diesem Teile Wirkstoffe vorhanden sind.

Entscheidende Feststellungen über die Produktionsstätten sind dadurch erschwert, daß die Frage, ob es sich um eine oder mehrere wirksame Substanzen

[1] GEESINK, A., u. S. KOSTER: Z. exper. Med. **65**, 163 (1929).
[2] VERNEY: Proc. roy. Soc., S. B **99**, Nr B 699, 487 (1926).
[3] HOFF u. WERMER: Klin. Wschr. **1927**, 1180.
[4] SATO: Arch. f. exper. Path. **128**, 114 (1928).
[5] GEILING, E. M. K.: Physiologic. Rev. **6**, 62 (1928).
[6] ATWELL, W. J. u. MARINUS: Amer. J. Physiol. **47**, 76 (1918).

handelt, erst in der allerletzten Zeit zur Entscheidung gelangt ist. Handelt es sich aber um mehrere Wirkstoffe, so könnte man für die einzelnen verschiedene Produktionsstätten postulieren. Auch von diesem Gesichtspunkt aus können wir vorläufig von einem Hinterlappenextrakt sprechen und nur durch besondere Versuche in der verschiedenen Intensität und zum Teil in der verschiedenen Art der Wirkung die Bedeutung der einzelnen Anteile festzustellen suchen.

Die *Hinterlappenextrakte* entfalten charakteristische Wirkungen bei Säugetieren auf den *Kreislauf*, die *Atmung*, die *glatte Muskulatur*, die *Diurese* bzw. den Salz- und Wasserhaushalt, auf den *Stoffwechsel* und einzelne seiner Komponenten.

Kreislauf. Die intravenöse Injektion bewirkt nach einer kurzdauernden Senkung eine beträchtliche, Minuten anhaltende *Steigerung des Blutdrucks*. Gleichzeitig tritt namentlich beim Hunde nach einer kurzen Beschleunigung auch eine anhaltende *Verlangsamung des Pulses* ein. Die vor der Steigerung auftretende *Senkung* des Blutdrucks ist unspezifisch. Sie tritt bei Verwendung frischer Extrakte seltener und bei in Alkohol bereiteten Extrakten überhaupt nicht ein. Bemerkenswert ist, daß bei einer nach kurzer Zeit vollzogenen *Reinjektion* und ebenso bei den folgenden eine Blutdrucksenkung eintritt, die nur von immer geringeren Schwankungen des Blutdrucks gefolgt ist. Erst frühestens nach einer Stunde sieht man wieder den pressorischen Effekt. Die Senkung des Blutdrucks bei der Reinjektion wird nach SWALE VINCENT und CURTIS[1] durch Substanzen hervorgerufen, die beim Trocknen des Präparates entstehen.

An dem zirkulatorischen Effekt sind das *Herz* und die *Gefäße* beteiligt. Die Pulsverlangsamung ist durch zentrale Vaguserregung ausgelöst, aber auch nach der Vagotomie und nach Atropinverabfolgung bleibt eine geringe Pulsverlangsamung erhalten, die wohl nur auf eine Wirkung auf die Sinusautomatie bezogen werden kann. Auch nach Atropin erhält man gelegentlich Extrasystolen, Verlängerung der Überleitungszeit und partiellen Herzblock mit Ausfall einzelner Kammersystolen. Die durch das Herzplethysmogramm bei der Katze und beim Hunde nachweisbare *Zunahme des Schlagvolumens* weist auf eine kontraktionssteigernde Wirkung hin. Bei einzelnen Tierarten, vor allem beim Kaninchen, konnte eine Abnahme des Minutenvolumens festgestellt werden. Die Blutdrucksteigerung beruht auf einer peripheren Vasokonstriktion. Die Beteiligung der Vasomotorenzentren an dieser Vasokonstriktion ist nicht abzulehnen, aber bisher nicht einwandfrei bewiesen. Die Blutdrucksteigerung bleibt auch nach Ausschaltung des Gehirns und der Medulla oblongata erhalten und in Durchströmungsversuchen läßt sich die direkte konstringierende Wirkung auf die Gefäßwände nachweisen. Die einzelnen Gefäßgebiete beteiligen sich in ungleichem Maße an der Vasokonstriktion. Auffallend sind die widersprechenden Angaben über das Verhalten der Nierengefäße bzw. des Nierenvolumens (Verengerung und Erweiterung, letztere beim narkotisierten Tier).

Die Angaben über die Wirkung auf die Blutgefäße des Frosches sind einander widersprechend. Gegenüber den Angaben, daß durch Hinterlappenextrakte eine Verengerung der Blutgefäße erzeugt werden kann, fanden FRÖHLICH und PICK[2], daß schwache Konzentrationen erweitern, starke verengern können. A. KROGH[3] erblickt in dem Sekret des Hinterlappens ein den Capillartonus der Gefäße der Amphibien aufrechterhaltendes Hormon. In Gemeinschaft

---

[1] VINCENT, SWALE u. F. R. CURTIS: Endocrinology **10**, 567 (1926). — Siehe auch R. L. STEHLE: Amer. J. Physiol. **88**, 724 (1929).
[2] FRÖHLICH u. PICK: Arch. f. exper. Path. **74** (1913).
[3] KROGH, A.: The Anatomy and Physiology of Capillaries. New Haven 1922.

mit REHBERG konnte er zeigen, daß bei Fröschen nach Hypophysenexstirpation die Spannung der Capillaren der Schwimmhaut absinkt und Ödeme eintreten, aber bereits geringe Mengen des der Durchströmungsflüssigkeit zugesetzten Hinterlappenauszuges die Ödembildung verhindern. Beim Vogel erzeugt die intravenöse Einspritzung von Hinterlappenextrakt eine längerdauernde Blutdrucksenkung, der manchmal eine Steigerung folgt. Die abschwächende Wirkung beim Wiederholen der Injektion fehlt. Die Blutdrucksenkung, auf die Vagotomie und Atropin ohne Einfluß sind, ist die Folge einer Gefäßerweiterung (HOGBEN[1]).

Der *Kreislauf des Menschen* wird durch subcutane Applikation der therapeutisch üblichen Dosen von Hinterlappenextrakten nicht wesentlich beeinflußt. Auffällig und in jedem Falle nachzuweisen ist ein auf starke Capillarkontraktion zurückzuführendes Abblassen bzw. eine *grünliche Verfärbung der Haut*, namentlich des Gesichts und hier besonders der Nasengegend nach etwa 10 Minuten und etwa eine halbe Stunde anhaltend, ein Symptom, das derart charakteristisch ist, daß es das Erkennen einer vorangegangenen Injektion mit Sicherheit gestattet. Die intravenöse Applikation beim Menschen führt nach kleinen Mengen der Wirksubstanz zu einer etwa 2 Minuten dauernden Blutdrucksteigerung von 15—25 ccm Wasser (CSÉPAI u. WEISS[2]), wobei die vorangehende depressorische Wirkung gleichfalls deutlich ist.

Atmung. Die Atmung wird durch intravenöse Injektion von Hinterlappenauszügen in besonders typischer Weise beeinflußt. In der Phase der primären Blutdruckerniedrigung tritt eine zunehmende hochgradige Abflachung und unter Umständen sogar ein Stillstand der Atmung ein. Mit dem Druckanstieg oder auf der Höhe vertieft sich die Atmung, wird verlangsamt und es kommt zu einem lang anhaltenden, zuweilen sehr bedrohlichen Atemstillstand, der aber doch schließlich von zunehmend vertieften und dann normalen Atemexkursionen gefolgt ist. Die Genese dieser respiratorischen Effekte, die übrigens bei der nach kurzer Zeit erfolgten Reinjektion gleichfalls vermißt werden, ist noch nicht aufgeklärt. Beim Menschen fehlt der Atmungseffekt, nur große intravenöse Dosen können ein Periodischwerden der Atmung bewirken.

Von den Wirkungen auf die *glatte Muskulatur* ist die auf die Bronchialmuskulatur noch völlig ungeklärt. Während nach einzelnen Angaben mit den Hinterlappenauszügen bei Meerschweinchen und Hunden anhaltender Bronchospasmus erzeugt werden kann, der durch Atropin gelöst wird, ergibt die isolierte Bronchialmuskulatur keinen Krampf. Beim Menschen verwendet man Hinterlappenauszüge in Verbindung mit Adrenalin als sog. Asthmolysin mit gutem Erfolg zur Lösung des Bronchialmuskelkrampfes.

Die Angaben über das Verhalten der Muskeln des *Oesophagus, des Magens und des Darmes* sind einander vielfach widersprechend. Nach den neuesten Untersuchungen von M. KAUFMANN[3] unter TRENDELENBURGS Leitung sind vom überlebenden Darm von Kaninchen und Katzen Duodenum und Jejunum fast unempfindlich, das Ileum reagiert mit lebhafter Tonus- und Rhythmussteigerung, noch stärker der Dickdarm in der gleichen Weise nach vorangegangener Hemmung.

Eine praktische Bedeutung hat die von KALK und SCHÖNDUBE[4] (Klinik von BERGMANN) beim Menschen festgestellte kontrahierende Wirkung subcutan oder intravenös injizierter Hinterlappenextrakte auf die menschliche Gallenblase.

[1] HOGBEN, L. T.: Quart. J. Physiol. **15**, 155 (1925).
[2] CSÉPAI u. WEISS: Z. exper. Med. **50**, 745 (1926).
[3] KAUFMANN, M.: Arch. f. exper. Path. **120**, 322 (1927). — Siehe auch C. A. MCINTOSH u. J. C. OWINGS: Arch. Surg. **17**, 996 (1928).
[4] KALK u. SCHÖNDUBE: Klin. Wschr. **1927**, Nr 47.

Dieser cholekinetische Effekt wird zu diagnostischen und therapeutischen Zwecken in der Klinik vielfach verwendet. Nach den Versuchen von D. Adlersberg und Noothman v. Goor[1] ist beim Kaninchen im akuten Experiment dieser cholekinetische Effekt des Pituitrins nicht nachzuweisen, vielmehr zeigt sich eine Wirkung im Sinne der Hemmung der Cholerese, die durch Vagotonie nicht beeinflußt wird.

Die *Muskulatur der Harnblase* wird bei Katzen und Hunden nach Frankl-Hochwart und Fröhlich[2] in mäßigem Grade erregt, aber die Erregbarkeit des parasympathischen Nervus pelvicus gegenüber dem faradischen Strom wird stark gesteigert.

Am besten studiert ist seit den Arbeiten von Dale (1906)[3] und von Frankl-Hochwarth und Fröhlich die Wirkung der Hinterlappenauszüge auf den *Uterus*. Da diese Wirkung praktisch-therapeutisch vielfach benutzt wird, ist sie auch die Grundlage der biologischen Wertbestimmung der Präparate.

Bei allen Säugetieren ist die erregende Wirkung auf den Uterus nachweisbar, am deutlichsten am ausgeschnittenen Organ. Am überlebenden, virginellen Uterus des Meerschweinchens, der spontan rhythmische Kontraktionen ausführt, tritt auf Zusatz von genügenden Mengen Hinterlappenextrakt eine hochgradige, langanhaltende Tonussteigerung ein, die mit Aufhören oder starker Abschwächung der rhythmischen Kontraktionen einhergeht. Nach dem Auswaschen des Präparates setzen die spontanen Wellen wieder ein. Am ausgeschnittenen, virginellen Kaninchenuterus hat der Zusatz geringer Mengen eine erschlaffende Wirkung, größere Mengen haben unter Erschlaffung des Uterus ein nahezu vollständiges Sistieren der spontanen Wellen zur Folge. Am Uterus in situ tritt nach intravenöser Injektion schon nach wenigen Sekunden manchmal die Tonuswirkung, manchmal die Erregung zu starken Kontraktionsserien ausgesprochener zutage. Die Wirkung dauert ungefähr 15 Minuten. Am deutlichsten ist sie am schwangeren und am puerperalen Organ wahrzunehmen. Trotz der Wirkung auf den Uterus in allen Funktionsphasen im Sinne einer tetanischen Kontraktion läßt sich doch weder bei Tieren noch bei Menschen vor dem Ende der Gravidität ein Abortus auslösen. Die wiederholte Zufuhr hat, wenn auch in geringerem Grade wie am Kreislauf, eine abgeschwächte Wirkung zur Folge.

Die Wirkung der Substanz ist peripher. Nach Frankl-Hochwart und Fröhlich wird die Uterusmuskulatur viel erregbarer für die in den Nervis hypogastricis verlaufenden Nerven. Der Angriffspunkt wird auf Grund der Versuche von Ogata[4] am entnervten und ganglienzellenfreien Uterus in die Muskulatur verlegt. Die Versuche von Douglas und Cow[5] über die antagonistischen Wirkungen zwischen Adrenalin und Pituitrin am Uterus beanspruchen zwar ein großes Interesse, sind aber für den Angriffspunkt an nervösen Elementen nicht beweisend.

Die in weitem Ausmaße mit der größeren Gabe parallel gehende Wirkungsstärke der Hinterlappenpräparate auf den ausgeschnittenen, jungfräulichen Meerschweinchenuterus ist die Grundlage der zuerst von Dale und Laidlaw[6] angegebenen Wertbestimmungsmethode, die in der neuesten Zeit von verschiedenen Seiten genauer ausgearbeitet worden ist. Bei der Verschiedenheit der Empfindlichkeit und des Verhaltens der Uteri in verschiedenen Nähr-

[1] Adlersberg, D. u. Noothman v. Goor: Arch. f. exper. Path. **134**, 88 (1928).
[2] Frankl-Hochwarth u. Fröhlich: Arch. f. exper. Path. **63**, 347 (1910).
[3] Dale: J. of Physiol. **34**, 163 (1906).
[4] Ogata: J. of Pharmacol. **18** (1921).
[5] Douglas u. Cow: J. of Physiol. **52**, 301 (1919).
[6] Dale u. Laidlaw: J. of Pharmacol. **4**, 75 (1912).

flüssigkeiten ist die Schwellenreaktion und die Grenzdosis als Maßeinheit nicht benutzbar. Aus diesem Grunde werden die Auszüge gegen ein Standardpräparat ausgewertet. Als solches diente eine Zeitlang Histamin oder die von Späth[1] angegebene Lockeflüssigkeit mit einem KCl-Gehalt von 0,14%. Derzeit steht das von Voegtlin angegebene Hinterlappentrockenpulver in allgemeiner Anwendung und 0,5 mg dieses durch Acetonextraktion und Trocknung gewonnenen Pulvers werden als eine *Voegtlineinheit* bezeichnet, nach welcher die Stärke aller Extrakte des Hypophysenhinterlappens bezeichnet werden soll. Die internationale Konferenz, welche von der Hygieneorganisation des Völkerbundes behufs Vereinheitlichung der Wertbestimmung von Heilmitteln veranstaltet wurde, hat diese Standardeinheit angenommen.

Als Testobjekt empfiehlt Trendelenburg[2] neuestens den Uterus nicht ausgewachsener Schafe.

Es ist in der Natur der Sache begründet, daß alle Prüfungsmethoden mit einer Fehlerbreite von 10—15% arbeiten. Neuestens empfiehlt Schübel[3], die Wirksubstanz am puerperalen Katzenuterus in situ mit einer Genauigkeit von 10—15% einzustellen. Die ermittelte Katzeneinheit entspricht etwa 0,05 bis 0,06 Voegtlineinheiten.

Die *Wertbestimmung der Hinterlappenextrakte* erscheint aus dem Grunde notwendig, weil solche Präparate am Menschen vielfach in Anwendung kommen, zunächst in der Geburtshilfe, bei Wehenschwäche und Atonie des Uterus post partum, in der Gynäkologie und Chirurgie, vor allem bei postoperativer Darmund Blasenparese. Die anderweitige Verwendung am Krankenbett bei Kreislaufschwäche, bei Bronchialasthma, bei Gallenblasenerkrankungen und vor allem beim Diabetes insipidus würde eigentlich die Titration der übrigen Wirkungsprinzipien im einzelnen erfordern. Man kann aber auch hierfür die *Voegtlineinheit* benutzen und die Blutdruckwirkung an der dekapitierten Katze oder am narkotisierten Hunde und die antidiuretische Wirkung nach dem Vorschlag von Kestranek, Molitor und Pick[4] am Hunde mit permanenter Blasenfistel auswerten.

Die von I. Ott 1910[5] entdeckte *galaktagoge Wirkung der Hinterlappenextrakte* wurde von nahezu allen Nachuntersuchern bestätigt. Bei lactierenden Tieren folgt auf eine enorme Steigerung der Milchsekretion eine längere Senkung, so daß das Tagesquantum meist nicht verändert ist. Ob hier eine wirkliche Anregung der Milchdrüse zur Produktion (Maxwell u. A. C. H. Rothera[6]) oder nur eine Auspressung der vorhandenen Milch durch Kontraktion der glatten Muskulatur vorliegt, ist nicht entscheidbar. Es muß auch dahingestellt bleiben, ob es sich hier um eine spezifische oder nur um eine den verschiedenartigsten Organextrakten zukommende Wirkung handelt.

In der Beurteilung der Beeinflussung der *Nierensekretion* und des *Wasserhaushalts* durch Pituitrin hat sich in letzter Zeit ein vollständiger Wandel vollzogen. Auf Grund der Versuche von Magnus und Schäfer, die von manchen Seiten bestätigt wurden, betrachtete man die Hypophysenextrakte als ein Diureticum, das auf die Gefäße erweiternd und auf die Drüsenzellen der Niere in spezifischer Weise sekretionsanregend einwirkt. Hoskins und Means betonen

---

[1] Späth: J. of Pharmacol. **11**, 209 (1918).
[2] Trendelenburg, P.: Arch. f. exper. Path. **138** (1928).
[3] Schübel u. Gehlen: Arch. f. exper. Path. **132**, 145 (1928). — Schübel u. Teschendorf: Ebenda **128**, 83 (1928).
[4] Kestranek, Molitor u. Pick: Biochem. Z. **164**, 34 (1925).
[5] Ott, I.: Proc. Soc. exper. Biol. a. Med. **1911**, 48ff — Ther. Gaz. **1911**.
[6] Maxwell u. A. C. H. Rothera: J. of Physiol. **49**, 483 (1915).

besonders die Wirkung auf die Nierenepithelien, während King und Stoland die Gefäßwirkung in den Vordergrund stellen. Die Untersuchungen von Knowlton und Silvermann zeigen allerdings, daß der Sauerstoffverbrauch der Niere nicht gesteigert ist und die gesteigerte Diurese nur auf einer gesteigerten Blutdurchflutung der Niere beruhen kann. Ein Einfluß der Hypophyse auf die Steigerung der Diurese bei oraler Zufuhr von Flüssigkeit wird von Cow in dem Sinne angenommen, daß hierbei aus der Magendarmschleimhaut hormonale Substanzen in die Blutbahn gelangen, welche die Hypophyse zur verstärkten Tätigkeit anregen sollen[1].

Seitdem aber durch van den Velden[2] und gleichzeitig durch Farini[3] gezeigt worden ist, daß beim Menschen die subcutane Pituitrinzufuhr eine Verminderung der Harnausscheidung zur Folge hat, und daß diese Wirkung bei Diabetes insipidus noch viel deutlicher zutage tritt, wird heute allgemein anerkannt, daß das Pituitrin, von einer nur unter besonderen Umständen nachweisbaren initialen Harnflut abgesehen, eine *Hemmung der Wasserdiurese mit gleichzeitiger Steigerung der Harnkonzentration*, also eine Förderung der Molendiurese zur Folge hat. Ob in einem gegebenen Falle eine Dieresförderung oder Diuresehemmung zur Beobachtung gelangt, ist von mehreren Umständen abhängig. In Tierversuchen ist zunächst die Narkose maßgebend. Ohne Narkose tritt auf eine subcutane Einspritzung eine stundenlang andauernde, bis zur Anurie gehende Hemmung der Diurese ein, die nachträglich von einer gesteigerten Harnabgabe gefolgt ist, so daß das Tagesquantum im ganzen unverändert bleibt oder sogar vermehrt sein kann. Ein zweiter Faktor ist die Dosis bzw. die Geschwindigkeit, mit welcher diese in den Kreislauf gelangt. Je langsamer dies erfolgt, um so ausgesprochener ist die Hemmung. Am wichtigsten ist der *Einfluß des Wasser- und Salzgehaltes des Organismus*. Die stärkste Diuresehemmung erhält man bei reichlicher Wasserzufuhr. Nachdem Öhme[4] auf den Antagonismus zwischen Kochsalz und Pituitrin auf die Diurese hingewiesen hat, konnte dann F. Brunn[5] auf meiner Klinik zeigen, daß die wasserdiuresehemmende Wirkung des Pituitrins nach Trinken von reinem Wasser durch Aufnahme von Kochsalzlösungen statt Wasser zunehmend geringer wird und schließlich bei einer entsprechenden Erhöhung der Konzentration der Salzlösung sogar eine diuretische Wirkung in Erscheinung tritt.

Molitor und E. P. Pick[6] konnten zeigen, daß im Kaninchenversuch stark hypertonische Lösungen von Harnstoff oder Kochsalz oder Zucker in die Blutbahn eingespritzt, die Diuresehemmung durchbrechen.

Mit der Verminderung der Harnmenge kommt eine zunehmende *Steigerung der molaren Konzentration* zustande. Der Harnstoff, das Chlor, aber auch Na und K sind wesentlich vermehrt und das spezifische Gewicht steigt stark an.

Nach Kishi[7] werden durch Hinterlappeninjektion in der Harnausscheidung Veränderungen in vier verschiedenen Stadien ausgelöst: 1. eine antidiuretische, 2. eine diuretische, 3. eine antidiuretische und 4. eine diuretische. Die Gesamtausscheidung während dieser vier Stadien ist geringer als normal. Die beiden ersten Stadien sind vasculärer Natur. Im dritten Stadium ist das Wesentliche die verstärkte Molendiurese. Art und Mechanismus des vierten Stadiums konnten bisher nicht bestimmt werden.

---

[1] Ambard, L., u. F. Schmid: C. r. Soc. Biol. Paris **101**, 180 (1929).
[2] Velden, van den R.: Berl. klin. Wschr. **1913**, 1156.
[3] Farini, F.: Gazz. Osp. **1913**, Nr 109.
[4] Oehme: Z. exper. Med. **9**, 251 (1919).
[5] Brunn, F.: Z. exper. Med. **25**, 170 (1921).
[6] Molitor u. Pick: Arch. f. exper. Path. **107**, 180 (1925); **112**, 113 (1926).
[7] Kishi, K.: Proc. imp. Acad. Tokyo **4**, 244 (1928).

Das Zustandekommen der Harnbeeinflussung durch Hinterlappenextrakte, der Anteil von *renalen* und *extrarenalen* Faktoren, der Angriffspunkt des Pituitrins (*zentral* oder *peripher*) und der Mechanismus seines Eingreifens in den Wasserhaushalt bilden den Gegenstand lebhafter Diskussionen.

Für die renale Genese werden nicht nur die älteren Beobachtungen über die Beeinflussung der Gefäßweite und der Epithelien in der Niere, sondern auch neuere, anscheinend entscheidende Versuche angeführt. Es sei hier nur an den bereits früher erwähnten Versuch von VERNEY, der neuestens von GREMELS[1] bestätigt wurde, erinnert, ferner daran, daß TANGL und HAZAY[2] an überlebenden Froschnieren bei Durchströmung mit Pituitrinzusatz Ausscheidungsverhältnisse, wie sie den Warmblütern entsprechen, antrafen, nämlich Verminderung der Wasserdiurese bei erhöhter Konzentration.

MIURA[3] und JANSSEN[4] beobachteten bei Perfusion einer Niere im lebenden Organismus mit Pituitrinzusatz, daß die Diuresehemmung in jener Niere, die durchströmt wurde, die also mit dem Pituitrin zuerst in Berührung kam, wesentlich früher eintrat.

Alle diese Versuche sprechen dafür, daß eine Nierenwirkung vorhanden ist, eine Annahme, die auch durch die Versuche von MOLITOR und PICK nicht erschüttert wird, denn diese Autoren konnten nur zeigen, daß gefäßerweiternde Pharmaka die Diuresehemmung nicht durchbrechen, diese daher *nicht eine Folge der Nierengefäßwirkung* sein kann. Ihre Versuche, in welchen bei durch Gifte erzeugten Nephrosen die harnhemmende Wirkung des Pituitrins nicht eintrat, sprechen meines Erachtens zugunsten eines renalen Angriffspunktes des Pituitrins, wenn auch nicht in den Gefäßen, so doch in den epithelialen Elementen der Niere.

Andererseits lassen sich aber auch für eine *extrarenale* Wirkung, für eine primäre Beeinflussung des Gewebswasserbestandes eine Reihe von Beobachtungen anführen, so die von BIASOTTI[5] bestätigte von BRUNN[6], daß bei Fröschen nach Einspritzung von Pituitrin in den Lymphsack das Gewicht ansteigt, auch wenn vorher die Nieren entfernt worden sind, jene von KROGH und REHBERG, daß die mit Ringerlösung durchströmten Froschbeine eine geringere Ödembildung aufweisen, wenn der Durchströmungsflüssigkeit Hinterlappenauszug zugesetzt wird, die Verringerung der Lymphbildung und Eindickung der Lymphe nach Pituitrin (E. MEYER u. MEYER-BISCH[7], W. J. PETERSEN u. T. P. HUGHES[8]), die Angaben über adsorptionshemmende und resorptionshemmende Wirkung des Pituitrins (P. SAXL u. F. DONATH[9], DONATH u. TANNE[10]).

Die Untersuchungen der Blutzusammensetzung bei Wasserzufuhr oder ohne eine solche zeigen nach Pituitringabe keine eindeutigen Verhältnisse. Trotzdem gelangt TRENDELENBURG zur Schlußfolgerung, daß für die Harnbeeinflussung durch Hinterlappenauszüge neben der Nierenwirkung auch noch extrarenale Faktoren eine Rolle spielen. Neuere Untersuchungen von RAAB[11] zeigen allerdings, daß die Blutkonzentration grundsätzlich von der Intensität der Diurese abhängig

[1] GREMELS: Arch. f. exper. Path. **130**, 61 (1928).
[2] TANGL u. HAZAY: Biochem. Z. **191**, 337 (1927).
[3] MIURA, Y.: Arch. f. exper. Path. **107**, 1 (1925).
[4] JANSSEN: Klin. Wschr. **1927**, 1826; **1928**, 1680.
[5] BIASOTTI: C. r. Soc. Biol. Paris **88**, 361 (1919).
[6] BRUNN: Z. exper. Med. **25**, 170 (1921).
[7] MEYER, E. u. MEYER-BISCH: Dtsch. Arch. klin. Med. **137**, 225 (1921).
[8] PETERSEN, W. J. u. P. T. HUGHES: J. of biol. Chem. **66**, 223 (1925).
[9] SAXL, P. u. F. DONATH: Klin. Wschr. **1925**, 1866.
[10] DONATH, F. u. A. TANNE: Arch. f. exper. Path. **119**, 222 (1927).
[11] RAAB: Wien. Arch. inn. Med. **17**, 471 (1929).

ist und erbringen weitere Belege für die *nierensperrende Wirkung* des Pituitrins. Für die Frage einer gleichzeitigen primären gewebswasserbindenden Pituitrinwirkung liefern sie keine eindeutigen Anhaltspunkte [1].

Molitor und Pick haben die Diuresehemmung durch Pituitrin darauf zurückgeführt, daß diese Substanz an jenen hypothalamischen Zentren angreift, die den Wassergehalt der Gewebe auf nervösem Wege regulieren, und haben für diese Annahme eine Reihe von Beobachtungen angeführt, von denen die von Hoff und Wermer [2], daß beim Menschen im Schlafe, in der Hypnose und bei gewissen Erkrankungen des Gehirns (Hirndruck, Encephalitis) die diuresehemmende Wirkung des Pituitrins erlischt, am bemerkenswertesten ist.

Durch die neuesten Versuche von Janssen [3] ist aber diese Annahme stark erschüttert worden. Er konnte keinen experimentellen Beweis für die Nervenbahnen, die direkt den Wassergehalt der Gewebe beeinflussen, erbringen. Durch Halsmarkdurchschneidung und Ausräumung des Gehirns bis zu den Vierhügeln konnte die antidiuretische Wirkung der Hypophysensubstanz nicht aufgehoben werden. Es konnte eine renale antidiuretische Wirkung und eine renale Aufhebung der Antidiurese durch Urethan experimentell gezeigt werden [4].

Wenn man zum Schlusse die enorme, kaum übersehbare Literatur über die harnbeeinflussende Wirkung der Hinterlappenextrakte überblickt, gelangt man zu dem Ergebnis, daß hierbei renale und extrarenale Faktoren in derzeit quantitativ nicht abgrenzbarem Ausmaße beteiligt sind.

Neben der direkten Beeinflussung der Nierensperre greifen die Hinterlappensubstanzen auch in das Getriebe des hypothalamischen Wasserzentrums ein und sind bei der Regelung und Ausbalancierung der Wasser- und Molendiurese physiologisch-regulatorisch wirksam. Für den Pituitrinreiz ist sowohl das zentrale als auch das periphere Ende des Wasserneurons ansprechbar. Ersteres käme für minimale Wirkstoffmengen der spontanen Pituitrinsekretion seiner Lage wegen allein als Erfolgsorgan in Betracht, letzteres würde erst von den abnormen Dosen parenteral einverleibten Pituitrins erreicht (Raab [5]).

Die Wirkung der Hinterlappenauszüge beim *Diabetes insipidus* wurde schon früher erörtert. Hier sei nur darauf hingewiesen, daß diese Substanz in der Therapie der Erkrankung zumindest symptomatisch eine sehr bedeutsame Rolle spielt. Durch ihre regelmäßige parenterale Zufuhr bringt man den Wasserhaushalt der Norm weitgehend nahe und vermindert das quälendste Symptom des Leidens, das unerträgliche Durstgefühl. Unsere eigenen Versuche einer peroralen oder rectalen Zufuhr der Substanz scheiterten. Auch die neuesten Angaben (Adlersberg u. Porges [6], André u. Choay [7], Blumgart [8], E. Barath u. F. Bornely [9], Elmer u. Scheps [10], Campbell u. Blumgart [11], Pratt u. Smeltzer [12],

---

[1] Siehe auch M. Lomikowskaja: Arch. f. exper. Path. **144**, 123 (1929). — Kurose, J.: Okayama-Igakkai-Zasshi (jap.) **41**, 937 (1929); **41**, 315 (1929); **41**, 518 (1929). Zitiert nach Phys. Ber. **51**, 308 (1929) u. **52**, 448 (1929).

[2] Hoff u. Wermer: Arch. f. exper. Path. **119**, 153 (1926). — Über Hypnotica und Diurese s. auch M. A. Kugel: Ebenda **142**, 166 (1929).

[3] Janssen: Klin. Wschr. **1928**, 1680.

[4] Siehe im Gegensatz hierzu Ozu: Okayama-Igakkai-Zasshi (jap.) **40**, 971 (1928) — Ref. Physiol. Ber. **47**, 515 (1929).

[5] Raab: Klin. Wschr. **1928**, 1381.

[6] Adlersberg, D. u. O. Porges: Wien. klin. Wschr. **1928**, 1467.

[7] André u. Choay: C. r. Soc. Biol. Paris **99**, 359 (1928).

[8] Blumgart, H. L.: Arch. int. Med. **29**, 508 (1922).

[9] Barath, E. u. F. Bornély: Klin. Wschr. **1929**, 623.

[10] Elmer, A. W., u. M. Scheps: Münch. med. Wschr. **1929**, 1917.

[11] Campbell, J. R., u. H. L. Blumgart: Amer. J. med. Sci. **176**, 769 (1928).

[12] Pratt, J. P., u. M. Smeltzer: Endocrinology **13**, 320 (1929).

CHOAY u. CHOAY[1]), daß das Schnupfen mit Hypophysenhinterlappenpulver die Symptome des echten Diabetes insipidus fast vollständig beseitige, können wir auf Grund eigener Versuche nicht bestätigen. Abgesehen davon, daß die hierzu notwendigen enormen Quantitäten der Substanz aus fabrikatorischen und finanziellen Gründen kaum zu beschaffen sind, waren unsere Resultate gegenüber jenen mit subcutaner Einverleibung durchaus unbefriedigend.

Wirkungen auf den Stoffwechsel. Außer dem Wasser- und Salzhaushalt beeinflußt die Hypophysenhinterlappensubstanz auch andere Komponenten des Stoffwechsels. Im *Kohlehydratstoffwechsel* ist eine Beeinflussung des Blutzuckers nachzuweisen. Sie tritt bei subcutaner Einverleibung geringer Mengen von Pituitrin in einer geringgradigen Erhöhung des Blutzuckerspiegels, bei größeren Dosen in einer einige Stunden anhaltenden Hyperglykämie mit oder ohne Glykosurie in Erscheinung.

Der Mechanismus des Zustandekommens der Pituitrinhyperglykämie ist noch ungeklärt. Es liegt einerseits die Angabe vor, daß die Hyperglykämie auf dem Wege einer durch das Pituitrin ausgelösten Adrenalinabgabe des Nebennierenmarks zustande kommt (FRITZ[2], Versuche an epinephrektomierten Ratten.) Andererseits weist aber CLARK[3] auf den Gegensatz zwischen der Qualität der Pituitrin- und der Adrenalinwirkung hin und zeigt, daß Ergotamin, das ja die Adrenalinhyperglykämie aufhebt, die Pituitrinhyperglykämie nicht beeinflussen kann. Er nimmt an, daß das Pituitrin direkt auf die Leber wirke, und daß seine Wirkung vom Vorhandensein des Leberglykogens abhängig sei; denn bei Glykogenverarmung der Leber und bei eviscerierten Tieren kommt es zu keiner Hyperglykämie. Gegen die Hypothese einer durch Adrenalinmehrabgabe ausgelösten Wirkung sprechen auch die weiter unten noch näher zu erörternden Befunde von GEILING, BRITTON und CALVERY[4], nach denen das Pituitrin auch an Tieren, deren Mark ausgeschaltet ist, die Insulinkrämpfe beheben kann.

Der Pituitrinhyperglykämie folgt öfter eine längere Zeit anhaltende Hypoglykämie, die von VELHAGEN[5] als Folge einer Insulinmehrabgabe gedeutet wird.

Bemerkenswert ist die antagonistische Beeinflussung der Blutzuckerkurve durch Pituitrin und Adrenalin einerseits und Pituitrin und Insulin andererseits. Es ist auch mehrfach im Wasserhaushalt ein Antagonismus zwischen Pituitrin und Insulin beobachtet worden.

STENSTRÖM[6] berichtete, daß Pituitrin imstande ist, die hyperglykämische Wirkung des Adrenalins zu hemmen. Mit diesem Phänomen beschäftigten sich in meinem Institute auch PARTOS und KATZ-KLEIN[7], die fanden, daß die hemmende Wirkung des Pituitrins auf die Adrenalinhyperglykämie zum Teil auf die Pituitrinhydrämie zurückzuführen ist.

Mit dem Pituitrin-Insulinantagonismus hat sich zunächst BURN[8] beschäftigt, der fand, daß Pituitrininjektion den nach Insulin auftretenden Symptomenkomplex bessert und bei gleichzeitiger Injektion verhindern kann. Später wurde diese Tatsache von zahlreichen anderen Autoren, zum Teil auch mit exakteren Methoden, bestätigt (VOEGTLIN, THOMPSON u. DUNN[9], MOEHLIG u. AINSLEE[10],

---

[1] CHOAY, A., u. L. CHOAY: Presse méd. **73**, 1155 (1928).
[2] FRITZ: Pflügers Arch. **220**, 101 (1928).
[3] CLARK: J. of Physiol. **62**, 8 (1926).
[4] GEILING, E. M. K., BRITTON, S. W., u. H. O. CALVERY: J. of Pharmacol. **36**, 235 (1929).
[5] VELHAGEN, K.: Arch. f. exper. Path. **142**, 127 (1929).
[6] STENSTRÖM, TH.: Biochem. Z. **58**, 472 (1914).
[7] PARTOS, A., u. F. KATZ-KLEIN: Z. exper. Med. **25**, 98 (1921).
[8] BURN, J. H.: J. of Physiol. **57**, 318 (1923).
[9] VOEGTLIN, C., J. W. THOMPSON, u. E. R. DUNN: J. of Pharmacol. **25**, 137 (1925).
[10] MOEHLIG, R. C., u. H. AINSLEE: J. amer. med. Assoc. **84**, 1398 (1925).

Geiling u. Britton[1], Winter u. Smith[2]). In neuerer Zeit haben auch Houssay und Magenta[3] gezeigt, daß diese Wirkung der oxytocischen Komponente des Pituitrins zukommt, während das Vasopressin in dieser Richtung unwirksam ist.

Im Anschluß an diese Befunde ist es von großem Interesse, daß Houssay und Magenta[4] hypophyseoprive Hunde gegenüber Insulin überempfindlich fanden. Hunde, denen lange vorher (47 bis 370 Tage) die Hypophyse entfernt worden war und die sich ausgesprochen gut befanden, bekamen schon nach Applikation von $1^1/_2$ Einheiten Insulin heftige Krämpfe und starben nach wenigen Stunden. Die mit der gleichen Dosis injizierten, nichtoperierten Kontrollhunde zeigten keinerlei Symptome. Auch der Blutzucker der hypophyseopriven Hunde sank schneller und tiefer als der der Kontrollen.

In weiteren Experimenten stellten die Autoren fest, daß die Insulinüberempfindlichkeit der Tiere durch den Hypophysenausfall und nicht etwa durch Verletzungen des Tuber cinereum hervorgerufen werde. Geiling, Campbell und Ishikawa[5] bestätigten diese Ergebnisse und erweiterten sie dahin, daß Durchschneidung des Hypophysenstiels gleichfalls zu Überempfindlichkeit gegen Insulin führen, während Exstirpation des Vorderlappens allein sie nicht auslösen kann.

Über den Pituitrin-Insulinantagonismus sind in den letzten Jahren zahlreiche Arbeiten erschienen. Hier seien nur noch die Befunde von Geiling, Britton und Calvery erwähnt, die besagen, daß sowohl bei normalen als auch bei solchen Katzen, deren Nebennierenmark ausgeschaltet war, das Auftreten von Insulinkrämpfen durch gleichzeitige Zufuhr von Pituitrin verhindert werden konnte. Bei den Tieren mit ausgeschaltetem Nebennierenmark wurde zur Erzielung dieses Effektes wegen ihrer primär größeren Überempfindlichkeit eine größere Pituitrindosis benötigt.

Durch wiederholte Zufuhr von Hinterlappensubstanz läßt sich die Wirkung des im Körper kreisenden Insulins nicht aufheben; es tritt kein Diabetes mellitus auf. Hypophysäre Glykosurien können nicht auf einer Mehrabgabe von Hinterlappensekret und dadurch bedingter Hemmung der Insulinwirkung beruhen (Velhagen).

Ausgedehnte Untersuchungen, die allerdings die Klärung der einschlägigen Fragen nur anbahnen, ohne sie zu entscheiden, wurden in der neueren Zeit über den Einfluß der Hinterlappensubstanz auf den *Fettstoffwechsel* angestellt. Coope und Chamberlain[6] fanden bei Kaninchen nach subcutaner Einspritzung solcher Extrakte einen starken Anstieg der Fettsäuren in der Leber mit einer auch makroskopisch sichtbaren Verfettung, die durch Insulin verhindert werden konnte. Diese Versuche konnten allerdings bei der Nachprüfung von van Dyke[7] nicht bestätigt werden, während neuerdings Oshima[8] wieder über eine Steigerung des Fettsäuregehalts der Leber nach subcutaner Pituitrineinspritzung berichtet.

In den ausgedehnten Versuchen, die W. Raab[9] in meinem Institute ausgeführt hat, konnte gezeigt werden, daß beim Hunde nach der Injektion von größeren Pituitrinmengen der *Blutfettgehalt* deutlich *absinkt* und gleichzeitig die *Ketonkörper vermindert sind.* Beide Wirkungen werden durch Insulin und

[1] Geiling, E. M. K., u. S. W. Britton: Amer. J. Physiol. **81**, 478 (1927).
[2] Winter, L. R., u. W. Smith: J. of Physiol. **58**, 327 (1924).
[3] Houssay, B. A., u. M. A. Magenta: C. r. Soc. Biol. Paris **102**, 428 (1929).
[4] Houssay, B. A., u. M. A. Magenta: C. r. Soc. Biol. Paris **102**, 429 (1929).
[5] Geiling, E. M. K., D. Campbell u. Y. Ishikawa: J. of Pharmacol. **31**, 247 (1927).
[6] Coope, R., u. E. N. Chamberlain: J. of Physiol. **60**, 69 (1925).
[7] van Dyke, H. B.: Arch. f. exper. Path. **114**, 261 (1926).
[8] Oshima: Z. exper. Med. **64**, 694, 707 (1920).
[9] Raab, W.: Z. exper. Med. **49**, 179 (1926).

durch Adrenalin gehemmt. Da die Reaktion an der Blutfettkurve bereits nach einem Bruchteil der bei der subcutanen Applikation erforderlichen Dosen eintritt, wenn das Pituitrin direkt in den Hirnventrikel injiziert wird, dagegen ausbleibt, wenn das Tuber cinereum und das Infundibulum zerstört oder das Halsmark am 5. bis 6. Segment durchschnitten worden ist, ist anzunehmen, daß der Angriffspunkt des Pituitrins im Zentrum liege, von dem aus Impulse durch das Halsmark in die Peripherie zur Leber gelangen und den Fettstoffwechsel beeinflussen. RAAB schließt aus dem gegensätzlichen Verhalten des *Fettregulators Pituitrin* auf der einen und der *Kohlehydratregulatoren Adrenalin und Insulin* auf der anderen Seite, daß ein gegenseitiges hormonales Kontrollsystem besteht mit der Aufgabe, eine zweckmäßige Verteilung der Fette auf ihre beiden Verwertungsarten zu garantieren: 1. die Umwandlung der Kohlehydrate als Energiespender unter dem indirekten Einfluß von Adrenalin und Insulin und 2. die unmittelbare Verbrennung in der Leber als Wärmespender unter dem direkten Einfluß des Pituitrins.[1]

Die Ursache der *hypophysären und der cerebralen Fettsuchtformen* ist im wesentlichen in einer mangelhaften Zerstörung der nicht unmittelbar zur Kohlehydratneubildung erforderlichen Fettüberschüsse zu suchen. Das Versagen der pituitären Substitutionstherapie bei der Fettsucht beruht einerseits auf der zu niedrigen Dosierung der Präparate, andererseits auf der vielfach gestörten Reaktionsfähigkeit der Zentren.

Über das Verhalten des *Eiweißumsatzes* nach Zufuhr von Pituitrin liegen noch keine genügenden Untersuchungen vor.

Über das Verhalten des *Gesamtstoffwechsels* besitzen wir keine eindeutigen Ergebnisse. Es wird über eine mäßige Erhöhung des Sauerstoffverbrauches bei Mensch und Tier, über völliges Gleichbleiben und auch über eine geringe Senkung der Oxydation unter Pituitrineinfluß berichtet. Nach den Untersuchungen in meinem Laboratorium (WEISS u. REISS[2]) bewirkt das Pituitrin bei gefütterten bzw. an Kohlehydraten reichen Tieren eine Steigerung des Gesamtumsatzes unter Erhöhung des respiratorischen Quotienten und gleichzeitiger mäßiger Erhöhung des Blutzuckerspiegels. Bei hungernden Tieren bewirkt die intravenöse Injektion großer, unphysiologischer Dosen eine Senkung des Sauerstoffverbrauches[3]. Am Froschgewebe konnte AHLGREN[4] mit Hilfe der THUNBERGschen Methylenblaumethode eine Steigerung der Gewebsatmung durch Pituitrin feststellen.

Über den Einfluß der Hinterlappenextrakte auf die *Körpertemperatur* liegen verschiedene Angaben vor. Bei der intravenösen oder subcutanen Injektion wird über geringe, weniger als 1° betragende Senkung berichtet. Bei Injektion unmittelbar in den Seitenventrikel folgt eine tiefe Temperatursenkung. An Tauben, die durch Zerstörung des Thalamus poikilotherm geworden sind, beobachtete ROGERS[5] einen starken Anstieg der Körpertemperatur. HASHIMOTO[6] konnte bei den hypophysektomierten Tieren mit Untertemperatur auf Einspritzung von Pituitrin ein Wiederansteigen der Temperatur beobachten.

Wenn auch unsere Kenntnisse über die Stoffwechselwirkung der Hinterlappenextrakte keineswegs genügend sind, so heben sich doch die bisherigen

---

[1] Siehe auch A. PIEKAT: Med.-biol. Ž. (russ.) **5**, 32 (1929). — MISSAL, M. E., u. M. W. JOHNSTON: J. Labor. a. clin. Med. **14**, 314 (1929).

[2] WEISS, R. u. M. REISS: Z. exper. Med. **38**, 428 (1923).

[3] Über die Wirkung auf den respiratorischen Stoffwechsel s. auch E. SCHILL u. J. v. FERNBACH: Z. exper. Med. **67**, 551 (1929).

[4] AHLGREN: Klin. Wschr. **667** (1924).

[5] ROGERS, F. T.: Proc. Soc. exper. Biol. a. Med. **19**, 125 (1921).

[6] HASHIMOTO, M.: Arch. exper. Path. **101**, 218 (1924).

Feststellungen klar ab von den angeblichen Stoffwechselwirkungen der Vorderlappenextrakte.

Wirkung auf die Pigmentzellen. Swingle[1] fand als erster, daß Kaulquappen, denen Gewebe der Hypophysenintermedia implantiert wurde, dunkel pigmentiert erscheinen, was auf eine Expansion der Melanophoren der Haut und der tiefen Melanophoren der Gewebe bezogen wird. Allen, Atwell, Ph. E. Smith konnten, wie bereits erwähnt, bei der Transplantation desselben Gewebes eine Expansion der Melanophoren an hypophysektomierten und dadurch albinotisch gewordenen Kaulquappen erzielen. Veränderungen an den Pigmentzellen der Haut und an den Pigmentepithelien der Retina des Frosches im Sinne einer starken Kontraktion konnte als erster Lieben[2] durch Adrenalin erzeugen. Hogben und Winton[3] haben nun feststellen können, daß nach Einspritzung eines Hinterlappenauszuges in den Lymphsack schon in wenigen Minuten eine starke Dunkelfärbung der vorher durch Belichten aufgehellten Temporarien und Äsculenten hervorgerufen wird, wobei die Melanophoren der Haut aus der kleinen, kugeligen Gestalt unter Expansion in Stern- und Netzformen übergehen, während die Xantholeukophoren sich kontrahieren. Hogben konnte zeigen, daß diese Wirkung eine periphere ist, die sich auch an ausgeschnittenen Froschhautstückchen durch Einlegen in Hinterlappenauszüge darstellen läßt.

Diese eigenartige Wirkung auf die Melanophoren ist nur bei den Amphibien zu konstatieren. An den Reptilien hatte sie Houssay[4] vermißt, während Späth[5] am Knochenfisch *Fundulus heteroclitus* ein durch Kontraktion der Melanophoren bedingtes Abblassen beobachtete.

Auf das Retinalpigment von Bufo hat weder das Pituitrin noch das Adrenalin einen nachweisbaren Einfluß[6]. Nach Nadler[7] kommt bei den Cephalopoden durch Einspritzung von Hinterlappenextrakten eine Ausbreitung der Melanophoren, die auf einer Kontraktion der chromophoren Muskeln beruht, zustande.

Nach Ehrhardt[8] ist die Melanophorenreaktion ein fast spezifischer, außerordentlich feiner und sehr konstanter Indicator für die Substanz aus dem Mittelbzw. Hinterlappen der Hypophyse[9]. Neuestens[10] zeigt er, daß das Melanophorenhormon fast regelmäßig in der menschlichen Hypophyse sowohl im Greisenalter als auch bei Neugeborenen nachweisbar ist und daß er in einem Falle von progressiver Paralyse und in einem von Lännecscher Lebercirrhose kein Melanophorenhormon nachweisen konnte.

Fenn[11] empfiehlt ebenso wie vorher schon Hogben und Winton und nachher Loewe[12] die Melanophorenreaktion als Prüfungsmethode für Hinterlappenextrakte, obwohl er selbst mit Extrakten aus verschiedenen Organen ähnliche

[1] Swingle, W. W.: J. of exper. Zool. **34**, 119 (1921).

[2] Lieben, S.: Zbl. Physiol. **20** (1906).

[3] Hogben, L. T., u. F. R. Winton: Proc. roy. Soc. Lond. B **94**, 151 (1922). — Über die Metamorphosenwirkung s. auch H. H. Knaus, N. B. Dreyer, u. A. J. Clark: J. of Physiol. **60**, XVII (1925).

[4] Houssay, B. A.: Biol. soc. Argent., Buenos Aires 1924.

[5] Späth, R. A.: J. of Pharmacol. **11**, 209 (1918).

[6] Chen, T. Y., u. R. K. S. Lim: Trans. 6. Congr. far-east. Assoc. trop. Med. Hong-Kong **1925**, 1047.

[7] Nadler, J. E.: J. of Pharmacol. **30**, 489 (1927).

[8] Ehrhardt, K.: Münch. med. Wschr. **1927**, 1879.

[9] Seine Angabe, daß auch Vorderlappensubstanzen die Melanophorenreaktion erzeugen können, bezieht sich auf das Präphyson, bei dessen Bereitung zweifellos der Zwischenlappen nicht vollständig entfernt wurde.

[10] Ehrhardt, K.: Münch. med. Wschr. **1929**, 321.

[11] Fenn, W. O.: J. of Physiol. **59**, XXXV (1924).

[12] Loewe, S.: Arch. f. exper. Path. **111** — Verh. dtsch. pharmak. Ges. **39** (1926).

Wirkungen erzeugen konnte. DI MATTEI[1] äußert schwere Bedenken gegen dieses Testobjekt, denn er konnte mit den den käuflichen Hypophysenpräparaten beigemengten Konservierungsmitteln die gleichen Reaktionen erzeugen.

Neuestens empfiehlt McLEAN[2] die Durchströmung eines Froschpräparates zum Nachweise der wirksamen Hinterlappensubstanz und beschreibt zu diesem Zwecke eine gut arbeitende, rasche Methode.

Chemie der Hinterlappenextrakte.

Die chemische Erforschung knüpft unmittelbar an die Entdeckung der pharmakologischen Wirksamkeit der Hypophysenextrakte an. Zu jener Zeit wurde als Ausgangsmaterial das ganze Organ verwendet und erst später hat man, speziell in der fabriksmäßigen Herstellung, den vom Vorderlappen befreiten hinteren Anteil allein benutzt. Es sind verschiedene Methoden zur Trocknung, zum Enteiweißen der Extrakte und zur Fällung des Wirkstoffes des Hinterlappens benutzt worden. Wiederholt tauchten Nachrichten auf, daß es gelungen sei, den Wirkstoff in Form von Kristallen zu gewinnen. Die Höchster Farbwerke haben nach den Angaben von FÜHNER[3] aus den Extrakten durch Behandlung mit Phosphorwolframsäure und anschließende fraktionierte Kristallisation vier reine Basen dargestellt, die in der Wirkungsstärke, zum Teil auch in der Wirkungsart, voneinander verschieden sein sollten. Durch die Untersuchungen von JOHN ABEL[4] konnte aber gezeigt werden, daß die FÜHNERschen Fraktionen nur Niederschläge von Albumosen und Peptonen waren, die die wirksamen Substanzen adsorbiert enthielten.

ABEL selbst vertrat auf Grund eigener Untersuchungen, in welchen relativ beträchtliche Mengen von Histamin und histaminähnlichen Substanzen in den Hinterlappenextrakten nachgewiesen werden konnten, zunächst die Meinung, daß das Histamin der wichtigste wirksame Bestandteil sei. Die Wirkungsdifferenz auf den Rattenuterus zwischen Histamin und Hinterlappenextrakt veranlaßte GUGGENHEIM[5], diese Auffassung vollständig abzulehnen und die Differenzen im chemischen Verhalten (DUDLEY[6]) ließen den Standpunkt von GUGGENHEIM gerechtfertigt erscheinen. ABEL hat später in Gemeinschaft mit NAGYAMA[7] die Bedeutungslosigkeit des Histamins anerkannt, da gezeigt wurde, daß das Histamin in allen tierischen Geweben als Eiweißzerfallsprodukt enthalten ist und gerade die frischen Hinterlappenextrakte nur Spuren von Histamin enthalten. ABEL und ROUILLIER[8] sowie später beide gemeinschaftlich mit GEILING[9] haben dann durch eine Reihe aufeinanderfolgender Fällungen die Wirksubstanz als ein kristallinisches Tartrat dargestellt, das am ausgeschnittenen Meerschweinchenuterus 1000—1250 mal so stark wirksam war wie Histamin und in Bruchteilen von Milligramm auch die stärksten Wirkungen auf Kreislauf und Harnsekretion ausübte. Chemisch ist der ABELsche Stoff durch die Löslichkeit in Wasser und in 95 proz. Äthylalkohol, Unlöslichkeit in Äther, Chloroform, Benzol und Aceton, große Empfindlichkeit gegenüber Alkalien und durch starke Adsorbierbarkeit charakterisiert.

ABEL und seine Mitarbeiter vertraten den Standpunkt, daß diese Substanz für alle Wirkungseffekte verantwortlich zu machen sei und wiesen insbesondere darauf hin, daß bei der Herstellung des Tartrats mit der fortschreitenden Reinigung parallel gehend eine Verstärkung aller Wirkungsqualitäten nachzuweisen sei und umgekehrt durch Alkali, Säurehydrolyse und Dialyse eine Abnahme aller Wirkungsqualitäten einträte.

Gegenüber diesem *unitarischen Standpunkt* sind englische Autoren (DUDLEY[10], DALE[11], SCHLAPP[12]) der Meinung, daß *mehrere voneinander verschiedene wirksame Substanzen* vorhanden

[1] DI MATTEI: Arch. internat. Pharmacodynamie **34**, 389 (1928) — Ref. Endokrinol. **3**, 56 (1929).

[2] McLEAN J.: Journ. Pharm. exp. ther., **33**, 302, 1928.

[3] FÜHNER: Münch. med. Wschr. **1912**, Nr 6 — Z. exper. Med. **1**, 397 (1913) — Dtsch. med. Wschr. **1913**, Nr 11.

[4] ABEL u. PINKOFFS: Proc. nat. Acad. Sci. U. S. A. **3**, 507 (1917). — ABEL u. KUBOTA: J. of Pharmacol. **13**, 243 (1919).

[5] GUGGENHEIM: Biochem. Z. **65**, 189 (1914).

[6] DUDLEY: J. of Pharmacol. **14**, 295 (1919).

[7] ABEL u. NAGYAMA: J. of Pharmacol. **15**, 347 (1920).

[8] ABEL u. ROUILLIER: J. of Pharmacol. **20**, 65 (1923).

[9] ABEL, ROUILLIER u. GEILING: J. of Pharmacol. **22**, 289 (1924).

[10] DUDLEY: J. of Pharmacol. **14**, 295 (1919); **21**, 103 (1923).

[11] DALE: Chem. control of bodily functions. In: Certain aspects of biochem. London 1926 — Lancet, pp. 1179, 1233, 1285, (1929/I).

[12] SCHLAPP: Quart. J. exper. Physiol. **15**, 327 (1925).

seien. Nach Schlapp ist die uteruserregende, oxytocische Wirkung einerseits und die pressorische und Melanophorenwirkung andererseits zwei verschiedenen Substanzen zuzuschreiben, während er eine Differenzierung von Substanzen für den blutdrucksteigernden und den Melanophoreneffekt nicht erzielen konnte. Draper[1] bestätigte im ganzen die Versuchsergebnisse von Schlapp und meint, daß die blutdrucksteigernde und die diuretische Wirkung von einer und derselben Substanz herrühren, die Uteruserregung aber sicher durch eine andere Substanz bedingt werde.

Den endgültigen Beweis hierfür erbrachten Kamm, Aldrich, Grote, Rowe und Bugbee[2] im Laboratorium von *Parke, Davies & Co.*, denen es gelungen ist, die beiden Körper fast vollständig und ohne großen Wirksamkeitsverlust voneinander zu trennen. Die Autoren geben in ihrer ausführlichen Arbeit eine Darstellung dieser Trennungsmethode, die auf dem Gebiet ganz neuartig ist und deren Grundlagen die folgenden sind:

Die gesamte Wirksubstanz wird aus dem essigsauren Extrakt durch Ammonsulfat ausgesalzen. Der Niederschlag wird mit Eisessig extrahiert. Der Eisessig wird mit Äther und Petroläther gefällt. Der Niederschlag wird wieder in Eisessig gelöst und mit Äther gefällt. Wird diese Prozedur noch einmal wiederholt, dann bleibt die Hälfte der uteruswirksamen Substanz in Lösung, die andere Hälfte und die Gesamtmenge der blutdruckwirksamen Substanz geht in den Niederschlag. Dieser Niederschlag wird nun weiter fraktioniert, während die essigsaure Lösung nur noch einmal mit Petroläther versetzt zu werden braucht, um die gereinigte uteruserregende Substanz zu gewinnen.

Das auf diese Weise gereinigte *Vasopressin* (das die Autoren als β-Hypophamin bezeichnen) enthält noch 3—4% uteruswirksamer Substanz. Das *Oxytocin* (das die Autoren als α-Hypophamin bezeichnen) enthält höchstens 1—2% Vasopressin.

Die *antidiuretische Wirkung* geht *parallel* mit dem *Vasopressingehalt*. Das Vasopressin ist etwa 80mal, das Oxytocin etwa 150mal so wirksam wie die internationale Standardhinterlappensubstanz. Die Substanzen liegen als Pulver vor. Beide Substanzen sind basische Körper, wahrscheinlich Amine, und sind sehr gut in Wasser löslich. Gargle, Gilligan und Blumgart[3] haben bereits klinische Versuche mit diesen Stoffen ausgeführt. Das „Vasopressin" verhinderte die Absonderung von 1 l Harn während 5—6 Stunden bei vier normalen Männern und hemmte Durst und Polyurie bei zwei Patienten mit Diabetes insipidus. Das uteruserregende „Oxytocin" war in beiden Kategorien unwirksam.

Auch G. Wagner[4] berichtet über klinische Versuche. Die uteruswirksame Substanz (Oxytocin-Pitocin) erwies sich als ausgezeichnetes Uterusmittel, das niemals zur Erhöhung des Blutdrucks führte und auch in jenen Fällen die Anwendung gestattete, wo Hinterlappenextrakte bedenklich oder kontraindiziert sind. Das pressorische und gleichzeitig Diurese-Antidiurese bewirkende Vasopressin-Pitressin erzeugt, intravenös appliziert, momentan starke Blutdrucksteigerung mit äußerst bedrohlichen Erscheinungen. Intramuskulär angewandt bewirkt es nicht immer und meist nur in geringem Grade oder vorübergehend Blutdrucksteigerung, auch bei akut Anämischen.

Den Parallelismus der antidiuretischen und der pressorischen Wirkung bestätigen auch Bugbee und Simmond[5] sowie Gaddum[6]. Der letztere wirft aber angesichts der Tatsache, daß die Melanophoren des Frosches sowohl durch Oxytocin als auch durch Vasopressin erweitert werden, die Frage auf, ob diese Wirkung nicht etwa durch eine dritte Substanz bewirkt sein könne. Rowe[7], der die melanophorenausbreitende Substanz nur im Vasopressin vorfand, hält sie nicht für identisch mit diesem, sondern glaubt an ein drittes Prinzip, das mit der pressorischen Substanz enger verbunden ist als mit der oxytocischen.

Die chemische Erforschung der Hinterlappenextrakte hat, wie wir gesehen haben, zu Ergebnissen geführt, die nicht nur vom theoretischen Gesichtspunkte großes Interesse verdienen, sondern auch für die praktisch-therapeutische Anwendung der einzelnen Substanzen schon heute sehr bedeutungsvoll sind und noch bedeutungsvoller zu werden versprechen[8].

---

[1] Draper: Amer. J. Physiol. **80**, 90 (1927) — Amer. J. Physiol. **89**, 273 (1929).

[2] Kamm, Aldrich, Grote, Rowe u. Bugbee: J. amer. chem. Soc. **50**, 573 (1928).

[3] Gargle, Gilligan u. Blumgart: The new England J. of exper. Med. **98**, 169 (1928).

[4] Wagner, G.: Med. Klin. **1929**, Nr 13.

[5] Bugbee u. Simmond: Amer. J. Physiol. **86**, 171 (1928).

[6] Gaddum: J. of Physiol. **65**, 434 (1928).   [7] Rowe: Endocrinology **12**, 663 (1928).

[8] Über die einzelnen isolierten Wirkstoffe des Hypophysenvorderlappens ist im letzten Halbjahr eine reiche Literatur erschienen, aus der folgende Arbeiten erwähnt werden sollen: Bijlsma, U. G., J. H. Burn u. J. H. Gaddum: Quart. J. Pharm. **1**, 493 (1928) — Gruber, Ch. M.: J. of Pharmacol. **36**, 155 (1929). — Gruber, Ch. M., u. P. I. Robinson: Ebenda **36**, 203 (1929). — Hemingway, A., u. J. M. Peterson: J. of Physiol. **67**, XIV (1929); **68**, 238 (1929). — Isaac, S., u. R. Siegel: Klin. Wschr. **1929**, 1700. — Mautner, H., u. E. P. Pick: Z. exper. Med. **68**, 283 (1929). — Nitzescu, I. I., u. J. Gavrila: C. r. Soc. Biol. Paris **102**, 184 (1929).

Die physiologische Bedeutung der sog. Hinterlappenhormone für den Organismus.

Nach dem früher Gesagten scheint es wohl überflüssig, nochmals die wirkliche Inkretnatur der Wirksubstanzen in den Hinterlappenextrakten ausführlich zu begründen. Der Nachweis von Wirkungsprinzipien im Liquor cerebrospinalis, die auf den Uterus, auf die Blutgefäße, auf die Milchdrüse wirken, und auch der in letzter Zeit gelungene Nachweis der melanophorenausbreitenden Substanz im Liquor[1] legen Zeugnis für die Inkretnatur aller dieser Wirkstoffe ab. Sie weisen aber auch mit Evidenz auf den Weg hin, den diese Inkrete de norma einschlagen, dies insbesondere mit Rücksicht darauf, daß dieselben Wirkprinzipien im Blute bisher nicht einwandfrei nachgewiesen werden konnten.

Mit der Anerkennung der Hormonnatur ist aber auch die Beantwortung der Frage nach den Produktionsstätten angebahnt. Trotz der Benutzung des Ausdrucks „Hinterlappenextrakte" muß ich auch weiterhin nachdrücklich meinen Standpunkt betonen, daß *diese Hormone* in erster Reihe oder ausschließlich nur in solchen Geweben gebildet werden können, die aus *sekretorischen Zellen* aufgebaut sind. Der nervöse Hinterlappen, die Neurohypophyse, und der aus nervösem Gewebe bestehende Hypophysenstiel haben keine sekretorischen Gewebselemente, der erstere vielleicht noch einige aus dem Zwischenlappen eingewanderte. Beide weisen morphologisch nur Sekretionsprodukte auf. Für die tierische Hypophyse kann ich der relativ ausgedehnten *Pars intermedia* und vielleicht der histologisch glandulär sich präsentierenden *Pars tuberalis* die Funktion der Inkretproduktion zuerkennen[2]. Der Ausspruch der pathologischen Anatomen, der Mensch habe keinen Zwischenlappen, kann mich in dieser Auffassung nicht irremachen, denn von dieser Seite wird, bisher wenigstens, auch über die Existenz einer Pars tuberalis nicht ein Wort gesprochen. Selbst wenn es richtig ist, daß beim Menschen nur spärliche Zellgruppen und rudimentäre cystische Bildungen die Pars intermedia repräsentieren, so will ich lieber noch diesem quantitativ geringen Gewebe eine Funktion zuschreiben als dem nervösen Gewebe des Hinterlappens und des Hypophysenstiels. Wenn einzelne Wirkstoffe in den letzteren in größeren Mengen angetroffen werden als in der Pars intermedia, so ist das kein Beweis für die Produktion, sondern nur der Nachweis des Sekretes in den Abfuhrwegen und einer eventuellen Speicherung daselbst. Völlig unverständlich erscheint es mir aber, die in den Extraktversuchen sich darstellenden Wirkungen auf den Vorderlappen zu beziehen, wie es von einzelnen Seiten geschieht, denn nichts ist so feststehend wie die Tatsache, daß die Vorderlappensubstanz mit diesen Wirkungseffekten nichts zu tun hat.

Wegen der vielfach widersprechenden Angaben über das Vorkommen und die differente Wirkungsstärke der einzelnen Prinzipien in den verschiedenen Hypophysenanteilen habe ich auf eine Wiedergabe dieser verzichtet. Doch in bezug auf die Melanophorenwirkung möchte ich nur hervorheben, daß HOUSSAY und UNGAR für die Wirkungsstärke der Extrakte folgendes ermitteln konnten: Vorderlappen erwies sich aktiv bei 1:500, selten bei 1:100000, Mittellappen bei

---

[1] TRENDELENBURG: Arch. f. exper. Path. **114**, 254 (1926). — HOUSSAY u. UNGAR: Rev. Asoc. med. argent. **37**, 173 (1924) — Ref. Phys. Ber. **34**, 479 (1926).

[2] Nach den Untersuchungen von ATWELL und MARINUS [Amer. J. Physiol. **47**, 76 (1918)] haben Extrakte der reinen Pars tuberalis des Rindes oxytocische und pressorische Effekte, allerdings in geringerem Ausmaß als die Extrakte der Pars intermedia und des Hypophysenstiels, während neuestens ATWELL [Proc. Soc. exper. Biol. a. Med. **24**, 864 (1927)] darauf hinweist, daß solche Pars-tuberalis-Extrakte einen diuretischen Effekt erzeugen, der von der Hinterlappenextraktdiurese einigermaßen differiert.

1:4—5000000, der Neurallappen bei 1:100000, selten bei 1:150000. Die Produktionsstätte dieser Melanophorensubstanz wird übrigens übereinstimmend von allen Experimentatoren in die Pars intermedia verlegt.

Die aus dem Mittellappen abgegebene Inkretmenge unterliegt *Variationen*. Daß mechanische und thermische Reize Mehrabgabe bewirken können, zeigen die in den Versuchen von E. A. Schäfer beobachteten Veränderungen des Wasser- und Kohlehydratstoffwechsels, die Polyurie und transitorische Glykosurie, die man, wenn die hypothalamischen Zentren von der Reizung nicht betroffen waren, wohl kaum anders als durch eine Vermehrung der Hormonabgabe erklären kann. Aber auch der direkte Nachweis dieser vermehrten Sekretion ist dadurch erbracht, daß Dixon[1] zeigen konnte, daß der Gehalt des Liquor an uteruserregender Substanz durch zahlreiche Gifte gesteigert wird. Nach Dixon und Marshall[2] besteht eine vermehrte Abgabe der uteruserregenden Substanz am Ende der Schwangerschaft, die für den Wehenbeginn von Bedeutung sein könnte. Extrakte aus den Ovarien hochgravider oder puerperaler Tiere steigern bei Katzen den Gehalt des Liquor an oxytocischen Substanzen. Nach Siegert[3] ist die in der Hypophyse des Meerschweinchens vorhandene Pituitrinmenge nach Exstirpation des Ovars vermindert, woraus er auf eine verminderte Hinterlappensekretion nach Kastration schließt. Auch eine Verminderung konnte von Pak[4] bei der Sublimat- und Diphtherietoxinvergiftung und in geringerem Maße auch bei Schilddrüsenfütterung nachgewiesen werden. Eine Arsenvergiftung oder intensive Röntgenbestrahlung blieben ohne Einfluß.

Es ist wahrscheinlich, daß die sekretorische Innervation, die durch diese Beobachtungen nahegelegt wird, von derselben Stelle aus erfolgt, wo das Hormon des Zwischenlappens seine Wirksamkeit entfaltet, das ist die hypothalamische Zentrenregion. Die Versuche, am Halssympathicus oder Halsvagus sekretorische Fasern nachzuweisen, zeigten widersprechende Ergebnisse. Nach Shamoff[5] führt die Reizung des Ganglion cervicale supremum bei der Katze zur Ausschüttung des Hypophysensekretes. Nach Houssay und Ungar[6] bewirkt die Reizung des Ganglion cervicale superius bei Fröschen eine Hemmung der Abgabe der melanophorenexpandierenden Substanz.

Über die Morphologie der Nervenversorgung sind von Pines[7], Greving[8] und Stengel[9] Untersuchungen angestellt worden, die ergaben, daß aus dem gesamten Zellgebiet des Nucleus supraopticus (Nucleus hypophyseus) beiderseits an der Zwischenhirnbasis Fasernbündel in den Hypophysenstiel eintreten, um sich im Hinterlappen bzw. auch in den Zwischenlappen aufzuteilen. Nach Greving ziehen zum Zellareal des Nucleus supraopticus Fasernzüge aus dem Höhlengrau des dritten Ventrikels herab, die dem Nucleus paraventricularis entstammen. Demnach bestünde das nervöse Regulationssystem des Hypophysenhinterlappens aus dem Nucleus paraventricularis, Tractus paraventricularis cinereus, Nucleus supraopticus, Tractus supraoptico-hypophyseus.

Die *Hormone des Mittellappens* beeinflussen, wie wir gesehen haben, verschiedene Funktionen des Tierkörpers. Bei Fröschen reguliert das Melanophoren-

---

[1] Dixon: J. of Physiol. **57**, 129 (1923).
[2] Dixon u. Marshall: J. of Physiol. **59**, 276 (1924).
[3] Siegert: Klin. Wschr. **21**, 979 (1929).
[4] Pak: Arch. f. exper. Path. **114** (1926).
[5] Shamoff: Amer. J. Anat. **39**, 279 (1916).
[6] Houssay, B. A. u. Ungar: C. r. Soc. Biol. Paris **91**, 318 (1924).
[7] Pines, J. L.: J. Psychol. u. Neur. **32**, 80 (1925).
[8] Greving, R.: Z. Neur. **104**, 466 (1926).
[9] Stengel, E.: Arb. neur. Inst. Wien **28**, 25 (1926).

hormon des Mittellappens die Hautfarbe sowohl bei den Larven als auch beim ausgewachsenen Tier. Nach der durch genügende Versuche gestützten Theorie von KROGH dient das Mittellappenhormon zur Aufrechterhaltung und Regulierung des Capillartonus bei den Amphibien. Daß auch der Wasserhaushalt und der eigentliche Kohlehydratstoffwechsel bei dieser Tierart durch das Hormon direkt oder unter Vermittlung der nervösen Zentren reguliert wird, ist wahrscheinlich.

Bei Säugetieren ist der Einfluß des Hormons auf den Wasserhaushalt, auf den Kohlehydrat- und Fettstoffwechsel bewiesen, für die Temperaturregulierung wahrscheinlich. Die physiologische Rolle der oxytocisch und vasopressorisch wirkenden Substanzen als Hormon wird durch die bisherigen Versuche nahegelegt, bedarf aber noch einer besonderen Klarstellung.

An allen vegetativen Organen können wir Zeichen des regulatorischen Einflusses des Hormons wahrnehmen. Ziehen wir aber in Betracht, daß es auch direkt auf das vegetative Stoffwechselzentrum einwirkt, dann wird auch ein Eingreifen in die Funktionen des animalischen Körpersystems verständlich.

Auf die gegenseitigen Beziehungen zwischen animalem Nervensystem und endokrinen Organen hat bereits L. ASHER hingewiesen. Nach der geistreichen Hypothese von W. R. HESS[1] sind alle Glieder des animalen Regulationssystems, von der Großhirnrinde bis zum Skelettmuskel, Erfolgsorgane vegetativer Regulierungen. Auf Grund von hübschen Versuchen gelangt er zu der Überzeugung, daß die Funktionsbereitschaft des Großhirns, wie sie im Wachzustande vorhanden ist, vom sympathischen Nervensystem abhängig bzw. daß der Schlafzustand auf ein Überwiegen cerebral angreifender, parasympathischer Einflüsse zurückzuführen sei. Da das subthalamische, am Boden des vierten Ventrikels gelegene Stoffwechselzentrum vom Hypophyseninkret regulatorisch im Sinne einer Hemmung der sympathischen Zentren beeinflußt wird, kann die Hypophyse als wichtiges Glied in der Kette jener endokrinen Organe angesprochen werden, welche mit ihrer Einwirkung auf das vegetative System den Schlafzustand regulieren. Ältere Erfahrungen aus der Pathologie und neuere aus dem Gebiete der Röntgenbestrahlung der Hypophyse, auf welche neuestens A. SALMON[2] hingewiesen hat, stützen diese Auffassung.

Die ausgedehnten physiologischen Wirkungsgebiete der Pars intermedia (und die vielleicht in mancher Richtung gleichartigen Hormone der Pars tuberalis) machen es uns zur Pflicht, dieser Tatsache auch bei den Hypophysenerkrankungen genügend Rechnung zu tragen. Man wird in der Pathologie nicht mehr von Erkrankungen schlechtweg sprechen und darunter eigentlich nur Funktionsstörungen des Vorderlappens verstehen dürfen — der Mensch hat keine Pars intermedia! —, sondern wird auch hier die anatomische und funktionelle Mehrteilung des Hypophysenorgans zunehmend anerkennen müssen. Ich kann es nicht bezweifeln, daß eine vorurteilsfreie und zielbewußte Bearbeitung des pathologischen Materials Bestätigungen und neue Beweisstücke für nachfolgende Thesen beibringen wird:

1. *Die Prähypophyse ist eine echte Wachstumsdrüse, die mit Hilfe ihrer in die Blutbahn abgegebenen Inkrete in der Phase der noch nicht vollendeten Entwicklung das Wachstum, die Dimensionierung und den Habitus des Körpers zum Teil direkt, zum Teil dadurch mitbestimmt, daß sie die anderen Evolutionsdrüsen und unter diesen in erster Linie die Keimdrüsen korrelativ beeinflußt.*

---

[1] HESS, W. R.: Schweiz. Arch. Neur. **15**, 260 (1924).
[2] SALMON, A.: Rev. Neur. (tschech.) **1**, 841 (1927).

2. *Der Zwischenlappen der Hypophyse ist eine Stoffwechseldrüse, deren Inkret auf die Tätigkeit der vegetativen Organe, auf die Art des Bedarfs und Verbrauchs an einzelnen Stoffen, auf die Regulation der Körperwärme einen Einfluß ausübt, der direkt oder indirekt unter Vermittlung des in der Regio subthalamica gelegenen Stoffwechselzentrums zustande kommt. Sie ist gewissermaßen eine Hormondrüse des nervösen Stoffwechselzentrums.*

3. *Der Pars tuberalis darf im wesentlichen die gleiche funktionelle Bedeutung zuerkannt werden wie der Pars intermedia.*

4. *Der Hypophysenstiel und ebenso die Neurohypophyse sind keine Inkretorgane, sondern bilden die Abfuhrwege des Intermediahormons hirnwärts, in den Liquor des dritten Hirnventrikels und vermitteln auf diese Weise die Beziehung zum nervösen Zentralorgan.*

Die Physiologie der Zirbeldrüse
(Glandula pinealis, Epiphyse).

Von

O. MARBURG
Wien.

Zusammenfassende Darstellungen.

BERBLINGER, W.: Die Glandula pinealis, im Handb. der spez. patholog. Anatomie und Histologie **8**, 681. Berlin: Julius Springer 1926. — BIEDL: Innere Sekretion, 3. Aufl. Wien-Berlin: Urban & Schwarzenberg 1916. — FALTA, W.: Die Erkrankungen der Blutdrüsen, 2. Aufl. Wien-Berlin: Julius Springer 1928. — MARBURG, O.: Zur Kenntnis der normalen und pathologischen Histologie der Zirbeldrüse. Arb. neur. Inst. Wien **12**, 217 (1919) — Neue Studien über die Zirbeldrüse. Ebenda **23**, 1 (1920).

Einleitung.

Wohl bei keinem Organe spielen die anatomischen, pathologischen und klinischen Verhältnisse so in die Physiologie hinein wie bei der Zirbeldrüse. Man wird die Funktion des Organes besser verstehen, wenn man sich zunächst mit dem Aufbau desselben bekannt macht. Die Untersuchungen, besonders von KRABBE[1], HOCHSTETTER[2], BOZZA[3], haben gezeigt, daß sich die Zirbeldrüse aus dem Zwischenhirndach entwickelt. Es entsteht knapp vor der Commissura posterior eine kleine Ausbuchtung der Zwischenhirndecke (schon bei 10,3 mm Länge nach HOCHSTETTER). Aus dieser Ausbuchtung und aus einem knapp vor derselben und neben derselben gelegenen Areal entwickeln sich durch Proliferation die späteren Zirbelzellen, die demnach Abkömmlinge des Zwischenhirndaches sind. Den erstangeführten Umstand der Entwicklung aus 2 Arealen benutzt KRABBE, um von einer doppelten Anlage der Zirbel zu sprechen, während HOCHSTETTER nur eine einheitliche Anlage annimmt und meint, daß die freien Zellen des Zwischenhirndaches, die zu Zirbelzellen werden, und die Zellen der Vorderwand der Zirbelausbuchtung sich zeitlich früher entwickeln als die anderen Zellen. Wir können also höchstens von einem Zirbelvorderlappen und Hinterlappen sprechen, die aus einer nur zeitlich differenten, aber einheitlichen Anlage hervorgehen. Der ursprüngliche Hohlraum der Ausstülpung — die Zirbelbucht — schwindet, die Zellen der Wand der Bucht verwandeln sich gleichfalls in Zirbelzellen. Bei der Entwicklung, die durch einfache Vermehrung der Matrixzellen erfolgt, gibt es ein Stadium, in welchem die sonst haufenförmig angeordneten

---

[1] KRABBE, KNUD: Sur la glande pinéale chez l'homme. Nouvelle Iconographie de la Salpetr. **24**, 257 (1911) — Histologische und embryologische Untersuchungen über die Zirbeldrüse. Anat. H. **54**, 191 (1916) — Corpus pineale, en Oversigt. Ugeskr. Laeg. (dän.) — Valeur reciproques des syndrômes hypophysaires et epiphysaires. Revue neur. **19**, 698 (1922).

[2] HOCHSTETTER, F.: Die Entwicklung der Zirbeldrüse. Wien-Leipzig: Deuticke 1923.

[3] BOZZA, G.: Contributo alla conoscenza dello sviluppo della regione epiphisaria in alcuni mammiferi comporeso l'uòmo. Arch. ital. Anat. **24**, 532 (1927).

Elemente den Eindruck einer schlauchförmigen Anordnung machen, eine Tatsache, die ich seinerzeit hervorhob und die Hochstetter bestätigte.

Die weitere Entwicklung der Zirbel geht in der Weise vor sich, daß die Zellen sich in Haufen anordnen, welche durch Glia resp. Bindegewebe voneinander, allerdings nicht sehr vollkommen, abgeschieden werden. Die anfangs sehr dunklen Zellen werden etwa vom 6. Monat aufwärts heller, größer, auch ihr Kern wird heller, ein Prozeß, der im Zentrum der Haufen beginnt und gegen die Peripherie derselben fortschreitet. Ob man diesen offenbaren Reifungsvorgang als Metamorphose bezeichnen soll, wie Krabbe will, ist wohl fraglich.

Schließlich präsentiert sich die Zirbel als ein Organ, das eine bindegewebige Kapsel besitzt, in der allerdings auch Gliabalken eingelagert sind, welche bindegewebigen und Gliabalken auch die einzelnen Zellhaufen einscheiden und so einen alveolären Bau des Organs bedingen. Aus der Art des Aufbaues — außen bindegewebige Kapseln, dann Glia, dann Parenchym — schließt Pastori, daß das Organ eher einem nervösen Zentrum als einer Drüse ähnelt.

Es hat sich aber gezeigt, daß dieses Bindegewebe und besonders auch die Glia in das Innere der Haufen zwischen die Zellen eindringen, so daß man eigentlich nur von einem pseudo-alveolären Bau sprechen kann. Demzufolge hätten wir in der Zirbel schon drei verschiedene Arten von Gewebe. Das sind die eigentlichen Zirbelzellen, dann Gliazellen, von denen besonders die protoplasmatischen hervorgehoben seien, und schließlich bindegewebige.

Wenn man nun die neueren Untersuchungen über die Morphologie der Zirbelzelle ins Auge faßt, also jene von Ramon y Cajal[1], Acucharro und Sacristan[2], Walter[3], Krabbe[4], Josephy[5], Rio de Hortega[6], v. Meduna[7], Pastori[8], Herring[9], um nur die prominentesten zu nennen, so zeigt sich, daß die eigentliche Zirbelzelle morphologisch ganz besonders charakterisiert ist. Der Kern dieser Zelle ist hell, wenige Chromatinschollen enthaltend, in denen gewöhnlich eine größer ist, die anderen kleiner. Gelegentlich finden sich in diesen Kernen kugelige oder auch andersartig geformte Gebilde, die bereits von Dimitrowa[10] beschrieben, eine ganz verschiedene Deutung erfahren haben (Kernkugeln). Um die jüngste Anschauung wiederzugeben, meint Sacristan[11], der sie hauptsächlich in Kernen fand, deren Wandungen Veränderungen im Sinne einer Schrumpfung oder Ausbuchtung aufwiesen, daß man es hier mit degenerativen Produkten zu tun habe, im Gegensatz zu Dimitrowa und Krabbe, die hier von Zeichen einer Sekretion sprachen. Es gelangen nämlich diese eigentümlichen Elemente in das Zellplasma, weshalb Krabbe von Kernexkretionsvorgängen spricht. Sie finden sich nach diesem Autor schon im 8. Lebensjahr und lassen sich bis zum 14. verfolgen.

Volkmann[12] hat jüngst besonders über diese letzteren Elemente Untersuchungen angestellt und zeigen können, daß die Kernkugeln in keiner Beziehung zu den regressiven Prozessen stehen, zu denen sie die spanischen Autoren in Beziehung gebracht haben. Sie nehmen wohl im Alter gewöhnlich zu, können aber auch im hohen Alter sehr geringfügig sein. Dabei braucht es keinesfalls zu Kernschrumpfungen zu kommen. An der Berührungsstelle einer solchen Kugel kommt es zu einer Auflösung der Kernmembrane, worauf die Kugel in das Plasma der Zelle austritt. Volkmann behauptet, daß solche Kernkugeln sich nur in den Pinealzellen selbst und im Ependym des Recessus pinealis finden. Es ist immerhin

---

[1] Cajal, Ramon y: Histologie du système nerveux. 1909 Maloine: Paris.

[2] Acucharro u. Sacristan: Investigaciones histologicas e histopathologicas sobre la glandula pineal humana. Trab. Labor. Invest. biol. Univ. Madrid 10, 185 (1912).

[3] Walter, F. K.: Beiträge zur Histologie der menschlichen Zirbeldrüse. Z. Neur. 17, 65 (1913). — Derselbe: Zur Histologie und Physiologie der menschlichen Zirbeldrüse. Ibidem 74, 314 (1922).

[4] Krabbe, Knud: Zitiert auf S. 493.

[5] Josephy, H.: Die feinere Histologie der Epiphyse. Z. Neur. 62, 91 (1920).

[6] Hortega, Rio del: Constitution histologique de la glande pinéale. Trav. Labor. rech. Biol. Univ. Madrid (Cajals trabajos) 21, 95 (1923) — s. auch Siglo méd. 77, 470 (1926).

[7] Meduna, L. v.: Die Entwicklung der Zirbeldrüse im Säuglingsalter. Hirnpathol. Beitr. hirnhistol. Inst. Univ. Budapest 4, 535 (1925).

[8] Pastori, Josephine: Contribution à l'étude de l'épiphysis cerebri. Arch. ital. Biol. 78, 1 (1927).

[9] Herring, P. T.: The pineal region of the mammalion brain. Quart. J. exper. Physiol. 17, 125 (1927).

[10] Dimitrowa, Z.: Recherches sur la structure de la glande pinéale chez quelques Mammifères. Le Névraxe 2, 257 (1901).

[11] Sacristan, J. M.: Einige Bemerkungen zu H. Josephys Artikel der feineren Histologie der Epiphyse. Z. Neur. 69, 142 (1921).

[12] Volkmann, R. v.: Histologische Untersuchungen zur Frage der Sekretionsfunktion der Zirbeldrüse. Z. Neur. 84, 593 (1923).

auffällig, daß diese Kernkugeln sich gewöhnlich erst, wie KRABBE meint, im 8. Lebensjahre finden (UEMURA[1] fand sie schon im 4. Lebensjahre) und auch ich fand sie nicht in der frühesten Kindheit, so daß ich trotz allem glauben möchte, daß es sich hier um einen Involutionsvorgang und nicht um Sekretionsäußerungen handelt. Denn die Zellen, in welche solche Kernexkrete eintreten, gehen gewöhnlich zugrunde. Soviel über den Kern.

Das Plasma der Pinealzelle ist ganz verschieden entwickelt. Bald kaum angedeutet, bald in beträchtlicher Menge vorhanden, zeigt es gewöhnlich eine feine Netzstruktur. Charakterisiert ist es ferner durch eine große Anzahl ganz eigenartig gebauter Fortsätze, die, wie HORTEGA ausführt, je nach der Lage der Zelle verschieden sind. So macht die Zelle bald den Eindruck einer Meduse, wobei vom Körper derselben aus eine Unzahl ziemlich derber Fortsätze ausgehen, und zwar ganz gleichmäßig. Bald wieder gehen die Fortsätze dieser Zellen nach einer Richtung und sind dann ziemlich lang, fast so, wie man es bei Ependymzellen zu sehen gewohnt ist. Andererseits gibt es aber auch Zellen, bei denen die Fortsätze mehr den Charakter etwas geschwollener Dendriten aufweisen, etwa wie die Spitzenfortsätze einer Pyramidenzelle, wobei die Enden sich nicht vielfach verästeln, sondern lappige Excrescenzen bilden. Es ist nun wichtig, zu wissen, daß mit diesen lappigen Excrescenzen die Zellen sich an die Gefäße legen, wobei sie gelegentlich, wie dies WALTER besonders betont und auch RIO DE HORTEGA hervorhebt, die bindegewebige Barriere durchbrechen können und in die adventitiellen Räume eintauchen. Andererseits brechen sie aber mit diesen Excrescenzen auch in die Interstitien ein. In den Gefäßen bilden sie dann die von WALTER beschriebenen Randgeflechte, die von allen Nachuntersuchern, besonders von JOSEPHY, bestätigt wurden. Doch ist dessen Meinung durch die Untersuchungen HORTEGAS und wohl auch WALTERS widerlegt. Es handelt sich nicht, wie JOSEPHY meint, vielfach um Axone von außerhalb der Zirbel stammenden Nervenfasern, sondern um die eigenartigen Fortsätze der Pinealzellen. Man hat auch versucht, acidophile und basophile Granula in den Zellen nachzuweisen. Auch diesbezüglich ist man sich jetzt klar. Schon BIONDI[2] hat gemeint, daß Mitochondrien in den Zirbelzellen vorkommen. Die Untersuchungen HORTEGAS haben dieses sehr wahrscheinlich gemacht, und ich glaube mit Rücksicht auf ein ganz analoges Verhalten in den Plexuszellen annehmen zu können, daß ein Teil der rundlichen Granula in den Zirbelzellen Abkömmlinge solcher Mitochondrien sind. Sie sind argentophil. SAITO[3] hat Analoges an den Zellen des Plexus chorioideus nachweisen können. Ob diese argentophilen Körnchen die basophilen UEMURAS sind, ist nicht ganz sicher. Aber sicher ist eines, daß solche Körnchen, wenigstens in den Plexuszellen, sich in lipoide umwandeln können und wohl auch die Grundlage jener kleinen Vakuolen in den Plexuszellen sind, die mit der Sekretion in Verbindung gebracht wurden. Lipoide Granuli aber wurden auch in der Zirbelzelle gefunden, und zwar von JORDAN[4] (beim Schaf). Er konnte auch zwischen den granulären Mitochondrien und den lipoiden Kugeln ein nahezu festes Verhältnis finden und sieht gerade in diesen lipoiden Granulationen ein Zeichen der Sekretion. In einzelnen der Pinealzellen verhalten sich die argentophilen Granula ganz analog wie die von SAITO beschriebenen der Ependymzellen. Auch VOLKMANN beschreibt in den Zirbelzellen Sekretgranula und es ist wichtig, daß er die Unabhängigkeit der Kernexkretionen von diesen Sekretgranulis hervorhebt.

Ähnlich den Plexuszellen habe ich auch feinste Vakuolen in den Pinealzellen beschrieben, die auch RIO DE HORTEGA hervorhebt. So sehen wir denn, daß auch die Zellstruktur eine ganze Reihe von Momenten erkennen läßt, die für eine Sekretion zu sprechen scheinen, was auch HORTEGA annimmt. Nur ist es natürlich sehr schwer, Zellen zu beurteilen, die wie die Zirbelzellen einem ständigen Wechsel unterworfen sind. Derselbe ist zum Teil durch die Funktion bedingt, zum Teil aber durch Involutionsvorgänge. Man wird also bei der Beurteilung einer solchen Zelle immer diesen beiden Momenten Rechnung tragen müssen. Sicher ist, daß die unter der Auffassung CAJALS von den spanischen Forschern aufgestellte Meinung, wir hätten in den Zirbelzellen ganglienzellähnliche Gebilde, die dem Sympathicus nahestehen, zu erblicken, ebensowenig zu Recht bestehen kann, wie die, daß es sich in der Zirbel um ein gliöses Organ handle. Es handelt sich sicher bei den Zirbelzellen um Zellen sui generis, die trotz ihrer ganz anderen Form, bloß infolge der inneren Struktur den Zellen des Plexus chorioideus oder Ependyms näherstehen als den Ganglienzellen und Gliazellen. Sie sind ektodermaler Genese und weder ihr Aussehen noch ihre Struktur enthält sichere Zeichen einer Sekretion. Es ist nicht zu leugnen, daß vereinzelt Ganglienzellen in der Zirbel vorkommen, aber ihre funktionelle Bedeutung ist gewiß keine besondere. Dagegen darf man

[1] UEMURA, SHUNJI: Zur normalen und pathologischen Anatomie der Glandula pinealis der Menschen und einiger Haustiere. Frankf. Z. Path. **20**, 381 (1917).

[2] BIONDI, G.: Histologische Beobachtungen an der Zirbeldrüse. Z. Neur. **9**, 43 (1912).

[3] SAITO, M.: Zur Pathologie des Plexus chorioideus. Arb. neur. Inst. Wien **23**, 49 (1922).

[4] JORDAN u. EYSTER: The physiological action of extraits of the pineal body. Amer. J. Physiol. **29**, 115 (1911/12).

nicht vergessen, daß in der Zirbeldrüse Nervenfasern ziemlich reichlich vorhanden sind. Von Cajal zuerst beschrieben, habe ich gleich Favaro[1] nachweisen können, daß die Nerven der Zirbel aus oral von dieser gelegenen Gebieten stammen, und zwar aus der Gegend der Commissura habenularum resp. dem Thalamus (Taenia thalami), und wie einzelne Autoren meinen, auch aus der hinteren Commissur (Pines[2], Herring[3]). Sie bilden zwei Faserzüge, die Fibrae pineales superiores und inferiores. Letztere stammen nur scheinbar aus der hinteren Commissur, in Wirklichkeit auch aus dem gleichen Gebiete wie die oberen Fasern, nur daß sie sich ventral senken und so scheinbar in das Gebiet der hinteren Commissur gelangen. Die dichten Geflechte dieser Fasern finden sich an der Zirbelbasis und brechen von da aus in die Zirbel ein. Antonow[4] hat auch feinste, aus der Pia stammende Nervenfasern nachweisen können, die auch Pines und Herring fanden, die übrigens sonst Fasern aus der Taenia, dem Ggl. habenuleae und der Commissura post. in die Zirbel gelangen ließen.

Die Struktur der Glia in der Zirbel ist für die Physiologie nicht von Belang. Meine Annahme, daß die an die Gefäße sich ansetzenden Randgeflechte Walters von protoplasmatischen Gliazellen stammen, ist angesichts der neueren Untersuchungen über die Zirbelzelle hinfällig geworden.

P. Löwy[5] hat versucht, Sekretionswege der Zirbeldrüse zu erschließen, indem er Tusche nach Edingers Methode in die Zirbel einspritzte. Es ist allerdings gegen die Methode allein schon einzuwenden, daß sich die Tusche im Wege des geringsten Widerstandes ausbreiten wird und man je nach dem Druck ganz verschiedene Bahnen wird finden müssen. Es zeigte sich, daß die Tusche zunächst pericelluläre Räume füllt, in die innerste Schicht des intralobulären Gewebes vordringt, von hier aus durch die trabeculare Schicht des an die Zirbelkapsel bindegewebig festgehefteten Plexus chorioideus vordringt und zwar bis an dessen Epithelschicht, um sich dann wieder pericellulär zu ergießen. Einen ähnlichen Weg hat ja auch Walter angenommen.

Wenn wir nun noch die anderen für die Funktion der Zirbel maßgebenden Befunde der Anatomie heranziehen wollen, so ist in erster Linie der Umstand hervorzuheben, daß die Zirbel relativ weitgehende Involutionserscheinungen zeigt. Sie hat eigentlich drei Stadien der Entwicklung. Das erste reicht bis zum 6. Fetalmonat (Stadium der Entwicklung). Das zweite reicht vom 6. Monat bis etwa zum 7. Lebensjahr (Stadium der Reife). Von hier beginnen Involutionserscheinungen (drittes Stadium, das der Involution). Diese sind nach allen Untersuchern sichergestellt, und ich kann nur wiederholen, daß man ganz genau sehen kann, wie die Zirbelzellen zugrunde gehen und wie sich um die zugrunde gegangenen Elemente Kalksalze ablagern, die als Grundlage der Corpora arenacea, die so reichlich in der Zirbel vorkommen, zu gelten haben. Es ist meines Erachtens nur Askanazi, der eine so frühe Involution der Zirbel negiert hat. Was aber ebenso sicher ist, ist der Umstand, daß diese Involution nicht zur völligen Vernichtung des Organes führt, sondern daß, wie besonders H. Schlesinger, Uemura, Berblinger[6] und ich selbst zeigen konnten, die Zirbel bis in das höchste Alter hinein funktionsfähiges Gewebe enthält.

Aus dem Gewicht der Zirbel auf ein Funktionieren schließen zu wollen, geht wohl nicht an. Trotzdem erscheinen die Untersuchungen von Uemura, Berblinger und Volkmann von großer Bedeutung, da sie zeigen, daß auch in den

[1] Favaro, G.: Intorno al sacco dorsale del Pulvinar pineale nell'encefalo dei mammiferi. Monitore Zoolog. 14, 275 (1903).

[2] Herring, P. T.: Zitiert auf S. 494.

[3] Pines, L.: Über die Innervation der Epiphyse. Z. Neur. 111, 356 (1927).

[4] Antonow, A.: Zur Frage von dem Bau der Glandula pinealis. Anat. Anz. 60, 21 (1925).

[5] Löwy, P.: Die Sekretwege der Zirbeldrüse. Arb. neur. Inst. Wien 20, 130 (1912).

[6] Berblinger, W.: Zur Frage der genitalen Hypertrophie bei Tumoren der Zirbeldrüse und zum Einfluß embryonalen Geschwulstgewebes auf die Drüsen mit innerer Sekretion. Virchows Arch. 227, Beiheft, 38 (1920) — Zur Frage der Zirbelfunktion. Ebenda 237, 144 (1922).

späteren Jahren die Zirbel an Gewicht zunehmen kann, ja im 30. bis 40. Jahre ein besonders hohes Gewicht hat, das wohl auf die Bindegewebszunahme und die Corp. arenacea zu beziehen ist. Das Durchschnittsgewicht wird mit 0,157 g angenommen.

Als letzter Beweis für die Funktion der Zirbeldrüse wird ihre Stellung zu den Organen des Zwischenhirndaches angesehen. Wir haben im Zwischenhirndach von oral nach caudal zunächst die Paraphyse, die HOCHSTETTER auch beim Menschen nachgewiesen hat, caudal eine Ausstülpung der dünnen Decke des Ventrikels — den Dorsalsack —, worauf die Habenularregion folgt mit der Commissura habenulae und der Zirbeldrüse. Zwischen dieser und dem Dorsalsack tritt nun, bei den Sauriern noch nachweisbar, ein Rest des Parietalauges auf mit dem Ggl. parietale und dem N. parietalis. Caudal von der Zirbel folgt nun die Commissura posterior, an deren ventraler, dem Ventrikel zugekehrten Seite eine ziemlich schmale Schicht von mit Flimmerhaaren besetztem Zylinderepithel sich findet. Dieses eigenartige Organ wurde im Jahre 1902 erst von DENDY[1] entdeckt, als Subcommissuralorgan bezeichnet und weiter von SARGENT[2], DENDY und NICHOLS, BAUER-JOKL[3], HORSLEY[4], KOLMER[5] und mir genauer beschrieben. Es steht mit dem REISSNERschen Faden in Verbindung und hat gleichfalls, wie die Zirbeldrüse, eine eigene Nervenversorgung — den Fasciculus subcommissuralis —, den ich beschrieben habe. ISHIKAWA[6] konnte an Hunden gleichen Wurfes zeigen, daß das Subcommissuralorgan bei Weibchen wesentlich besser entwickelt war als bei Männchen, während umgekehrt die männliche Zirbel größer war als die weibliche, eine Differenz, die deutlich in die Augen fiel und wohl auch funktionell von Bedeutung sein dürfte.

Klinische Untersuchungen über die Funktion der Zirbeldrüse.

Für die Kenntnis der Bedeutung der Zirbel hat *die klinische Beobachtung* zunächst wohl das Wesentlichste geliefert. Deshalb seien auch diese Befunde an die Spitze gestellt. Trotzdem in den letzten Jahren wiederum neuere Beobachtungen bekannt geworden sind, lassen auch diese eine endgültige Schlußfassung nicht zu. Einwandfrei ist bis jetzt nur festgestellt: das Zusammentreffen von Zirbeldrüsengeschwulst mit sexueller Frühreife. Zu den von mir in den früheren Arbeiten angeführten 11 Fällen treten noch solche von HORRAX[7], HORRAX und BAILEY[8], O. MEYER[9], LEREBOULLET, MAILLET und BRISSAUD[10] und STEINER[11] und JOHAN[12] hinzu. Alle betreffen wiederum Knaben genau wie

---

[1] DENDY, A. u. G. E. NICHOLS: On the occurence of a Mesocoelic Recess in the human brain, and its relation to the subcomissural Org. Anat. Anz. **37**, 496 (s. auch S. 453) (1910).

[2] SARGENT: The ependymal grooves in the Roof of the Diencephalon of Vertebrates. Science **17**, 487 (1903).

[3] BAUER-JOKL, M.: Über das sog. Subcommissuralorgan. Arb. neur. Inst. Wien **22**, 41 (1917).

[4] HORSLEY, V.: Libro en honor de D. S. Ramon y Cajal **1**, 315 (1922).

[5] KOLMER, W.: Ein rätselhafter Organkomplex der Wirbeltiere. Zbl. Physiol. **33** (1918).

[6] ISHIKAWA, E.: Vergleichende Untersuchungen der Zirbeldrüse bei männlichen und weiblichen Tieren. Arb. neur. Inst. Wien **29**, 337 (1927).

[7] HORRAX, G.: Studies on the pineal gland. Arch. int. Med. **17**, 607, 627 (1916).

[8] HORRAX, G. u. P. BAILEY: Tumor of the pineal body. Arch. of Neur. **13** (1925).

[9] MEYER. O.: Teratom der Zirbeldrüse bei einem 11jährigen Knaben mit Zeichen pathologischer Frühreife. Allg. Z. Psychiatr. **74**, 521 (1918).

[10] LEREBOULLET, MAILLET et BRISSAUD: Rôle de l'hypophyse et de l'épiphyse dans les dystrophies infantiles. Gaz. Hop. **95**, 951 (1922) — Pathologie de l'épiphyse chez les enfants. Progrès méd. **49**, 75 (1922).

[11] STEINER, BÉLA: Corp. pineale tumor bei einem 7jährigen Knaben. Orv. Hetil. (ung.) **66**, 367 (1922).

[12] JOHAN, BÉLA: Frühe Pubertät, verursacht durch Corp. pineale-Tumor, mit Veränderungen anderer innersekretorischer Drüsen. Orv. Hetil. (ung.) **66**, 369 (1922) — Ref. Zbl. Neur. **31**, 276 (1923).

die früheren Fälle. Bei allen vieren zeigt sich sexuelle Frühreife in der Entwicklung des Geschlechtsapparates einerseits und der sekundären Geschlechtscharaktere andererseits. Leider ist auch in diesen Fällen die Untersuchung der anderen Drüsen keine solche, um eine isolierte Affektion der Zirbel gelten zu lassen. Wir finden nur bei Steiner-Johan die Angabe, daß alle Drüsen vergrößert sind, bei Meyer, daß die Hypophyse frei ist. Was die Natur der Tumoren anlangt, so ist sie nur bei Meyer ein Teratom, bei Horrax angeblich ein Struma, oder wenn man lieber den Ausdruck von Loewenthal[1] verwenden will, ein Adenoma malignum. Die Anführung dieser letzteren Tatsache ist deshalb von Bedeutung, weil bekanntlich Askanazy[2] den Charakter des Tumors als wesentlich für das Zustandekommen der sexuellen Frühreife hält. Es genügt, einzig und allein den Fall von Horrax anzuführen, der ebensowenig wie der von Raymond und Claude[3] ein Teratom ist, um den Gedanken Askanazys[4] zurückzuweisen. Aber es genügt auch der Hinweis auf einen Fall von Klappholz[5], um zu zeigen, daß trotz Bestehens eines Zirbeldrüsenteratoms sexuelle Frühreife nicht eintreten muß.

Ich habe seinerzeit bereits angeführt, daß der beste Beweis für die Beziehung Zirbel-Geschlechtsapparat dadurch zu erbringen wäre, daß man Fälle heranzieht, die eine Zirbelschädigung ohne Tumor zeigen. Askanazy[6] selbst hat mit Brack eine derartige Beobachtung erbringen können, die allerdings eine mikrocephale Idiotin betrifft, mit einer Hypoplasie der Zirbel und vorzeitiger Entwicklung der sekundären Geschlechtscharaktere. Ich habe Ähnliches bei einem Idioten gefunden und Krabbe beobachtete nach Berblinger einen Fall sexueller Frühreife bei einem 10 Monate alten Knaben, bei dem auch die Zirbel in bezug auf das Zwischengewebe wesentlich dichter war. Diese Fälle sprechen jedenfalls dafür, daß es sich bei sexueller Frühreife nach Geschwülsten der Zirbel nicht um Geschwulstwirkung handelt, sondern um Wirkung der Drüse. Aber das Problem wird noch komplizierter dadurch, daß es Fälle von Zirbelaffektion gibt, die das Gegenteil der sexuellen Frühreife, eine Hypoplasie der Testikel gleichzeitig mit Infantilismus aufweisen.

Von den obduzierten Fällen letzterer Art ist der von Klappholz ein Teratom der Zirbel gewesen mit einem Adenom, während sich bei Zandrén[7] eine Aplasie der Zirbel fand. Klinisch sind solche Fälle schon mehrfach bekannt geworden. Ihre Deutung aber ist infolge der gegensätzlichen Befunde von Klappholz und Zandrén eine sehr schwere. Jedenfalls genügt es bei solchen Fällen nicht, die zwei genannten Drüsen zu untersuchen, sondern man muß eben den gesamten Drüsenapparat des Menschen nachkontrollieren. Fälle, wie den von Berblinger, bei dem ein 35 jähriger Mann eine besonders mächtige Entwicklung des Testikels bei bestehendem Zirbeltumor aufwies, oder jener von Giebel[8], bei dem ein

[1] Loewenthal, K.: Zur Pathologie der Zirbeldrüse: Epiphysäre Fettsucht bei geschwulstförmiger Entartung des Organs. Beitr. path. Anat. 67, 207 (1920).

[2] Askanazy: Chemische Ursachen und morphologische Wirkungen bei Geschwulstkranken, insbesondere über sexuelle Frühreife. Z. Krebsforschg 9, 3 (1910).

[3] Raymond u. Claude: Les tumeurs de la glande pinéale chez l'enfant. Bull. Acad. Méd. Paris 63, 265 (1910).

[4] Askanazy: Teratom und Chorionepitheliom der Zirbel. Verh. dtsch. path. Ges. Jena 1906, 8 — Die Zirbel und ihre Tumoren in ihrem funktionellen Einfluß. Frankf. Z. Path. 24, 58 (1921).

[5] Klappholz, W.: Teratom der Zirbel kombiniert mit Adenom. Zbl. Path. 32, 617 (1922).

[6] Askanazy u. Brack: Sexuelle Frühreife bei einer Idiotin mit Hypoplasie der Zirbel. Virchows Arch. 234, 1 (1921).

[7] Zandrén, Sven: A contribution to the study of the function of glandula pinealis. Acta med. scand. (Stockh.) 54, 323 (1921).

[8] Giebel: Über primäre Tumoren der Zirbeldrüse. Frankf. Z. Path. 25, 176 (1921).

25 jähriger Mann mit einem Dermoid der Zirbel geistige Frühreife besessen haben soll, kommen als beweisend für die Beziehung der Zirbel zum Genitalapparat nicht in Frage. *Wir können derzeit aus den klinischen Befunden nur schließen, daß Zirbelaffektionen, die mit einer Verminderung des funktionierenden Gewebes einhergehen, vor der Pubertät bei männlichen Individuen zu einer frühzeitigen Geschlechtsreife führen können. Diese kommt entweder dadurch zum Ausdruck, daß der Genitalapparat in toto die Charaktere des Erwachsenen trägt und sich auch funktionell entsprechend äußert, oder aber, daß es nur die sekundären Geschlechtscharaktere sind, die total oder partiell zur Entwicklung gelangen. Von ihnen seien besonders die Behaarung, dann der Stimmwechsel und ein gewisses Größenwachstum körperlich und die von* FRANKL-HOCHWART[1] *besonders hervorgehobene geistige Frühreife betont.*

Es fragt sich nun, welche Teile des Testikels ihre besondere Entwicklung erfahren. Es scheint, daß dort, wo Untersuchungen vorliegen, der Zwischenzellapparat beträchtlicher entwickelt ist als der eigentlich generative. Das geht besonders aus den Fällen von RAYMOND und CLAUDE und BERBLINGER hervor. Man muß aber aus gewissen klinischen Zeichen auch schließen, daß in einzelnen Fällen der generative Apparat gleichfalls vorzeitig zur Entwicklung gekommen sein muß.

Ich möchte also den in meiner ersten Arbeit bereits aufgestellten Satz: „die Involution der Zirbel bedinge die Pubertät. Die Zirbel sei also eine Drüse, deren Funktion hemmend auf die Genitalien wirken muß", aufrechterhalten.

Es ist unzweifelhaft, daß die Zirbeldrüsenaffektionen vorwiegend Männer betreffen. Es mehren sich jedoch die Befunde, wonach auch bei Frauen eine vorzeitige Geschlechtsentwicklung, besonders eine solche der sekundären Geschlechtscharaktere, mit Zirbelaffektion einhergehen kann. Über einen sehr schönen Fall dieser Art berichtet HORRAX. Leider ist derselbe ohne Obduktionsbefund. Er betrifft ein 11 Jahre altes Mädchen, das neben vorzeitiger Geschlechtsentwicklung auch eine gewisse Fettsucht aufwies. Die klinischen Erscheinungen sprechen für einen Zirbeldrüsentumor.

Bedeutungsvoller erscheint die Beobachtung von ASKANASY und BRACK, wo sich bei einer Idiotin im 11. Lebensjahre bereits die sekundären Geschlechtscharaktere besonders deutlich zu entwickeln begannen, die Menstruation allerdings erst 2 Jahre später einsetzte. Die Anzahl solcher Fälle ist jedoch noch eine viel zu geringe, und die Frage, ob eine analoge Beziehung wie beim Manne auch bei der Frau besteht, kann vorläufig noch nicht sicher bejahend beantwortet werden.

Eine weitere strittige Frage ist die *Frage der pinealen Adiposität.* Die cerebrale Fettsucht steht heute wieder zur Diskussion, und es unterliegt keinem Zweifel, daß ganz verschiedene Faktoren hier ein gleiches Resultat hervorbringen können. Ob sie das direkt oder auf dem Wege über ein Zwischenhirnzentrum tun, ist gleichfalls noch strittig. Ich selbst habe durch NAITO[2] einen Fall exzessiver Fettsucht untersuchen lassen und neben einem kleinen, sicher kongenitalen Hydrocephalus des 3. Ventrikels, Veränderungen am Boden desselben in jenen Kernen gesehen, die erfahrungsgemäß mit dem Stoffwechsel in Beziehung gebracht werden. Es zeigte sich aber daneben auch ein merkwürdig drüsiger Abschnitt am Infundibulum.

---

[1] FRANKL-HOCHWART: Über die Diagnose der Zirbeldrüsentumoren. Dtsch. Z. Nervenheilk. **37**, 455 (1909) — Über den Einfluß der Zirbelzerstörung auf die Psyche. Jb. Psychiatr. **35**, 159 (1914).

[2] NAITO, INASABURO: Zur Frage der cerebralen Fettsucht. Arb. neur. Inst. Wien **25**, 183 (1924).

Raab[1], der die Frage der cerebralen Fettsucht an einem großen Material zusammenfassend darstellte, spricht sich trotz mangels eigener Erfahrungen gegen eine epiphysäre Fettsucht aus.

Nehmen wir aber die vorliegenden Beobachtungen ganz ohne Präjudiz, so zeigt sich, daß die reinste Beobachtung die von mir selbst beschriebene eines 9 Jahre alten Mädchens ist, bei dem sich das Zirbelgewebe vermehrt erwies. Schon einer der ersten hierhergehörigen Fälle, der von Nothnagel[2], beschriebene Vierhügeltumor, zeigte Fettsucht, und Bailey und Jeliffe[3] konnten bereits im Jahre 1911 unter 60 Fällen von Zirbelaffektion 14 finden, die mit Fettsucht einhergingen. Nehmen wir aber die neueren Fälle mit Obduktion, so kommen hier außer den schon erwähnten eigenen nur noch die vier von Apert und Porak[4], Horrax, Loewenthal[5] und Luce[6] in Betracht.

Der Loewenthalsche Fall betrifft einen Patienten, der bereits über die Pubertät hinaus war (23 Jahre alt) und bei dem im Augenblick, als die Erscheinungen des Tumors manifest wurden, Fettsucht auftrat, die mit Progression des Tumors zunahm. Bei der Obduktion zeigte sich nun, daß der Tumor entschieden ein Plus an Zirbelgewebe enthielt. Er wurde als Adenoma malignum aufgefaßt. Alle Drüsen wurden genau untersucht. Die Hypophyse war frei, ganz analog wie in meinem eigenen Fall, und an den Testikeln waren die Zwischenzellen gegenüber den generativen vermehrt. Letztere waren eher funktionell geschädigt. Der Fall, der sonst ganz ähnlich liegt wie der von Apert und Porak, unterscheidet sich von diesem nur durch die Intaktheit der Hypophyse. Bei den letztgenannten fand sich ein Zirbeltumor (nähere Natur unbekannt) mit einem Hydrocephalus des 3. Ventrikels und plattgedrückter Hypophyse; die anderen Drüsen intakt. Die Fettansammlung präsentierte sich wie jene bei Dercumscher Krankheit. Frowein[7] bezieht die Adipositas dolorosa, allerdings ohne Beweise erbringen zu können, auf die Zirbeldrüse.

Der Fall von Horrax ist deshalb nicht absolut verwendbar, wenn er auch von einer Struma der Zirbel spricht, weil in diesem Fall eine Einsprengung des Tumors im Hypophysenvorderlappen vorhanden war und wir aus diesem Grunde eine Schädigung der Hypophyse und ihrer hormonalen Wirkung auf den Fettstoffwechsel nicht ausschließen können. Interessant ist der Fall Luces[6]. Er betrifft ein $5^{1}/_{2}$jähriges Mädchen. Trotzdem in diesem Falle ein Teratom vorhanden war, eigentlich kein Pubertus praecox. Luce meint, daß der Druck auf die Hypophyse durch einen komplizierenden Ventrikelhydrops oder der Ventrikelhydrops selbst die Fettsucht bedinge.

Schon Raymond und Claude[8] haben in ihrem Falle eine Eindellung der Hypophyse gefunden, die vielfach als die Ursache der Fettsucht bezeichnet wird. Auch darf man nicht vergessen, daß in einzelnen der Fälle, die mit Fettsucht einhergehen, gelegentlich auch eine sexuelle Frühreife vorhanden ist. Wenn man auch hier auf ein ähnliches Verhalten wie bei der Thyreoidea hinweisen kann — Basedow und Myxödem —, so ist doch die Zahl der vorhandenen Fälle zu gering, um zu einem sicheren Urteil zu gelangen.

Ich möchte also mit Rücksicht auf das bisher vorhandene Material nur die Möglichkeit zugeben, daß ein Plus an Zirbelsubstanz gelegentlich mit einer Fettsucht einhergeht. Ob diese letztere aber hormonal direkt bedingt ist oder indirekt, indem eine gleiche Wirkung auf den Zwischenhirnboden ausgeübt wird wie etwa

---

[1] Raab, W.: Klinische und röntgenologische Beiträge zur hypophysären und cerebralen Fettsucht und Genitalatrophie. Wien. Arch. inn. Med. 7, 443 (1924).

[2] Nothnagel, H.: Geschwülste der Vierhügel. Wien. med. Blätter 1888, 162.

[3] Bailey u. Jeliffe, S. E.: Tumors of the pineal body. Arch. int. Med. 8, 851 (1911).

[4] Apert u. Porak: Tumeur de la glande pinéale chez une obèse; Atrophie mécanique de l'hypophyse, revidiscence de thymus. Revue neur. 21 I, 388 (1911).

[5] Loewenthal, K.: Zitiert auf S. 498.

[6] Luce, H.: Zur Diagnostik der Zirbelgeschwülste und zur Kritik der cerebralen Adipositas. Dtsch. Z. Nervenheilk. 68/69 (1921).

[7] Frowein, Bernhard: Zur Kenntnis der Adipositas dolorosa. Dtsch. Z. Nervenheilk. 72, 56 (1921).

[8] Raymond u. Claude: Zitiert auf S. 498.

*bei Hypophysentumoren, oder ob es sich nur um eine Schädigung des Zwischen-
hirnbodens durch einen begleitenden Hydrocephalus oder einen Tumor selbst handelt,
läßt sich aus dem klinischen Material ebensowenig entscheiden als die Frage, ob
die sekundäre Schädigung der Hypophyse Anlaß zur Fettsucht gibt, eine Schädigung,
die sich allerdings nicht in allen Fällen erweisen läßt.*

Experimentelle Untersuchungen über die Funktion der Zirbeldrüse.

Die experimentellen Forschungen über die Funktion der Zirbeldrüse haben
zu noch widersprechenderen Resultaten geführt als die klinischen und pathologisch-anatomischen Untersuchungen. Es ist schwer, die Ursache für die so
überaus divergenten Resultate herauszufinden. Zum Teil scheint sie darin
gelegen, daß wir für die Tiere nicht wissen, wann es zur Involution der Zirbel
kommt, ob hier ähnliche Verhältnisse obwalten wie beim Menschen. Es wäre
natürlich zunächst notwendig, diese Frage an einem größeren Material zu studieren
und dann Tiere noch vor der natürlichen Involution zu operieren. Es ist nicht
unmöglich, daß die domestizierten Tiere hier ganz andere Verhältnisse aufweisen
als die nicht domestizierten, und daß bei den verschiedenen Rassen auch ganz
verschiedene diesbezügliche Verhältnisse herrschen mögen. Bevor also die Frage
nach der natürlichen Involution der Zirbel beim Tier nicht gelöst ist, erscheinen
alle Experimente auf unsicherem Boden. Ferner handelt es sich bei der Mehrzahl
der Exstirpationsversuche um totale Entfernung der Drüse — also ein Aufhören jeder Funktion, während die Untersuchungen beim Menschen nur von
Unter- resp. Überfunktion sprechen.

Notwendig ist es unter allen Umständen, daß sehr junge Tiere operiert
werden und es erscheint von vornherein natürlicher, die positiven Resultate
gegenüber den negativen als beweisender anzusehen. Es ist KOLMER[1] zu danken,
daß er sich der Mühe unterzog, die makroskopische Lage und Größe und Erreich-
barkeit der Zirbel für den experimentellen Eingriff festzustellen. Es zeigte sich
dabei, daß die Zirbel bei den Vögeln so groß ist, daß sie von der Oberfläche aus
vor dem Kleinhirn leicht erreicht werden kann, um einfach herausgerissen zu
werden. Unter den Nagern ist es das Meerschweinchen, das die Zirbel leicht
erreichen läßt, während das Kaninchen eine schwerere Zugänglichkeit der Zirbel
zeigt. Die Ratte steht ungefähr zwischen den beiden genannten Spezies. Von
den Carnivoren ist der Hund und die Katze als Objekt der Untersuchung verwendet worden. Der Zugang ist hier ein unendlich schwerer. Der Umstand,
daß die großen Venen des Gehirns in unmittelbarer Nähe der Zirbel gelegen sind,
erschwert den Eingriff, und in der Tat sind die Resultate sehr dürftig. Man muß
mit einer Mortalität von 50—70% rechnen.

Die Exstirpationsversuche an der Zirbel begannen im Jahre 1910. In diesem
Jahre haben BIEDL[2], EXNER-BÖSE[3] und SARTESCHI[4], die ersteren an Kaninchen,
der letztere an jungen Hunden, ihre Versuche unternommen. Die Resultate
waren vollständig negativ. Erst die Untersuchungen von FOÀ[5] ergaben positive
Resultate. Er operierte an jungen Hühnern. Drei Hähne und 12 Hennen blieben
bis zur Reifung am Leben. Die Operation vollzog sich in folgender Weise:

---

[1] KOLMER, W.: Technik der experimentellen Untersuchungen über die Zirbeldrüse.
Handb. der biolog. Arbeitsmeth. S. 177 (1924).

[2] BIEDL: Innere Sekretion, 3. Aufl. Wien: Urban & Schwarzenberg 1916.

[3] EXNER, E. A. u. J. BOESE: Über experimentelle Exstirpation der Glandula pinealis.
Dtsch. Z. Chir. **107**, 182 (1910).

[4] SARTESCHI: Ricerche istologice sulla glandula pineale. Fol. neurol. **4** (1910).

[5] FOÀ CARLO: Ipertrofia dei testicoli e della cresta dopo l'asportatione della ghiandola pineale nel gallo. Patologica **4**, 90 (1912); Arch. ital. de Biol. **57**, 233 (1912).

Freilegung des Gehirns, und zwar über dem Klein- und Großhirn. Unterbindung des Sinus, Incision der Dura und damit Freilegung der Epiphyse. Letztere wird mit einer stumpfen Pinzette mit einem Ruck herausgerissen, die von der Vena magna Galeni erfolgende Blutung kommt rasch von selbst zum Stillstand, weshalb man die Wunde sofort schließen kann. Die Erfolge Foàs waren überraschend. Nicht nur, daß er eine Vergrößerung der Hoden gegenüber den Kontrolltieren fand, zeigten sich auch die sekundären Geschlechtscharaktere — der Hahnenkamm und die Sporen — sehr wesentlich vergrößert. Sarteschi[1] gelang es dann, beim Hunde bestätigende Resultate im Jahre 1913 zu erreichen, und zwar an zwei jungen Hunden und 3 Meerschweinchen. Auch Sarteschi unterband den Sinus longitudinalis. Bei dem einen Hunde zeigte sich eine stärkere Gewichtszunahme und eine beschleunigte Sexualentwicklung. Die Testikel waren nach der Tötung bestimmt größer als beim Kontrolltier. Der zweite Hund hatte kein Kontrolltier, doch zeigten sich auch hier die Testikel größer als es der Norm entspricht. Das gleiche gilt für die Meerschweinchen. Auch Foà nahm seine Untersuchungen später wieder auf, gleichfalls mit gutem Resultat. Er verlangt, daß man womöglich Tiere von gleichem Wurf miteinander operiert, und daß man auch bezüglich der Ernährung vorsichtig sei und besonders fettreiche Nahrungsmittel vermeide. Er operiert, ähnlich wie bei den Hähnen, mit Unterbindung des Sinus longitudinalis und Durchschneidung der Dura und der Falx zwischen den Ligaturen. Auch in seiner zweiten Arbeit hat Foà an Hühnern gute Resultate erzielt, allerdings nur bei Männchen. Auch bei Ratten hatte er günstige Resultate. Die mikroskopische Untersuchung der Testikel solcher Tiere zeigte eine Verlängerung der Canaliculi und Tubuli, während in den anderen Drüsen keine Veränderungen nachzuweisen waren. Christea[2] findet bei Hühnern nach totaler Zirbelentfernung Kachexie, woraus hervorzugehen scheint, daß ein Teil der negativen Resultate auf die Art der Entfernung — ob sie vollständig oder unvollständig ist — zu beziehen sei. Zoïa[3] bestätigt Foàs Resultate vollinhaltlich, ebenso Jzawa[4] und später Clemente[5], der außerdem die bemerkenswerte Tatsache fand, daß die sexuelle Frühreife auch auf die Nachkommenschaft übergeht, allerdings nur väterlicherseits. Bei Ratten gleichten sich diese Erscheinungen sehr bald wieder aus.

Sehr wertvoll erscheinen die Untersuchungen von Dandy[6], dessen Methode der Entfernung der Zirbeldrüse eine erfolgreichere als die bisher geübte war. Während er früher ähnlich vorging wie die italienischen Forscher, hat er im Jahre 1915 eine Methode publiziert, die hauptsächlich die schweren Blutungen, welche die schlechten Resultate bei der Zirbelexstirpation bedingten, hintanhält. Es wird das Gehirn ähnlich freigelegt wie bei den früheren Methoden. Neben dem Sinus wird die Dura eröffnet und schließlich der Balken freigelegt. Derselbe wird nun in einer Länge von 2 cm vom Splenium nach vorn, genau in der Mittellinie, sagittal gespalten und nun liegt die Tela chorioidea frei. Auf ihr befinden sich rechts und links die Wurzeln der Vena magna Galeni. Mit einer winkelig gebogenen Pinzette wird nun die Tela zwischen den beiden Venen durchstoßen, damit der 3. Ventrikel eröffnet und man hat nun einen Einblick in das Zirbelgebiet. Mit einer Kugelzange wird die sichtbare Zirbel abgezwickt. Dandy operierte an jungen Hunden im Alter von 10 Tagen bis 3 Wochen. Einer lebte 15 Monate nach der Operation, einer starb 1 Jahr danach, einzelne überlebten 3—8 Monate. Mit Ausnahme vielleicht eines einzigen Tieres, das einen leichten Anstieg des Wachstums zeigte, der sich aber bald wieder verlor, hatte es vollständig negative Resultate.

Es ist nun nicht ohne Interesse zu sehen, daß unter der gleichen Leitung — die Versuche Dandys begannen unter Cushing — Gilbert Horrax[7] zu einem ganz entgegengesetzten Resultat kam. Horrax arbeitete an Meerschweinchen und Ratten.

Er ging ungefähr so vor wie die italienischen Autoren, indem er unter peinlichster Asepsis den Knochen entfernte, und zwar in ziemlich großem Umfange, um so einen leichteren Zugang zu sichern. Er unterband dann den Sinus doppelt, um ihn inkl. der Dura zwischen

---

[1] Sarteschi: Zitiert auf S. 501.

[2] Christea, Grigoriu: Die Genitalorgane und die Zirbeldrüse. Ref. Münch. med. Wschr. **1913**, 1051.

[3] Zoïa: Demonstration von Tieren, denen die Zirbel entfernt wurde. Zbl. Path. **25**, 789 (1914).

[4] Izawa: On the experimental removal of the pineal body in chickens. Trans. jap. path. Soc. **1922**, 12 — A contribution to the study of the pineal body. Amer. J. med. Sci. **1923**, 166.

[5] Clemente: Contributo allo studio della glandola pineale. Palermo 1925.

[6] Dandy, Walter, E.: Exstirpation of the pineal body. J. of exper. Med. **22**, 237 (1915) — An operation for the removal of pineal tumors. Surg. etc. **33**, 113 (1921).

[7] Horrax, G.: Zitiert auf S. 497.

den beiden Ligaturen zu durchschneiden. Wenn man nun den rückwärtigen Teil der Dura zurückzog, wurde die Zirbel freigelegt. Letztere wurde dann mit einer feinen Klemme gefaßt und entfernt. Die Operation gelang relativ leicht. Er hatte allerdings 144 Meerschweinchen operiert; 82, um die Drüse zu entfernen, 62, bei denen nur eine Kontrolloperation vorgenommen wurde. Von den 82 Tieren blieben 48 bis zur Reife am Leben, von den 62 Kontrolltieren 42.

Überraschend sind die Resultate. Er fand, daß bei den Meerschweinchen eine raschere Entwicklung der Sexualorgane, eine Zunahme des Wachstums und des Gewichtes der Testikel und Samenbläschen erfolgte. Histologisch ließ sich ein Unterschied schwerer erkennen. Doch war auch hier die Samenproduktion eine ausgiebigere bei den operierten als bei den nichtoperierten Tieren. Auch die Zwischenzellen waren gut entwickelt. Auffallenderweise hat auch bei weiblichen Tieren eine Tendenz zur früheren Entwicklung stattgefunden. Bei den Ratten zeigten sich ebenfalls analoge Verhältnisse. Es ist allerdings auffällig, daß er das eine Mal (13) Tiere, die er im Alter von 9 Wochen getötet und 4 Wochen vorher operiert hatte, mit auffallender Vergrößerung der Testikel findet, während in einem anderen Falle (12) unter ganz analogen Verhältnissen die Differenzen im Alter von 9 Wochen noch nicht vorhanden waren. Und doch meint HORRAX, daß die Ratte ein ausgezeichnetes Untersuchungsobjekt abgebe.

KOLMER und LÖWY[1] haben einen anderen Weg zur Entfernung der Zirbel versucht.

Da bei Ratten, besonders bei den jungen Tieren, die Zirbel ziemlich oberflächlich liegt und man durch den dünnen Schädel die Sinus durchscheinend findet, so kann man nach Entfernung der Haare am Hinterkopf und Fixation des mit Äther narkotisierten Tieres an den Ohren, durch einen queren Hautschnitt das Gebiet der Zirbel im Schädel freilegen. Dann wird mit einem Thermokauter der Knochen in der Gegend des Confluens sinuum durchstoßen. Die Blutung steht gewöhnlich durch die Kauterisation. Nun stößt man den Thermokauter senkrecht in der Mitte ca. 2—3 mm vor. Man muß dieses Vorstoßen einige Male wiederholen, da durch das ausfließende Blut und das Gehirngewebe der 0,2 mm haltende Draht sehr leicht auskühlt.

Es ist den Autoren in der Tat gelungen, die Zirbel bei einer ganzen Reihe von Tieren zu zerstören, ohne mehr als 5% Mortalität zu erreichen. Die Resultate der genannten Autoren sind jedoch negativ gewesen, ebenso die analogen Versuche E. HOFMANNS[2], ein Umstand, der nur verständlich wird, wenn man die differenten Resultate von HORRAX heranzieht. Nur bei 3 Tieren waren bei HOFMANN die Samenblasen größer als bei den Kontrolltieren. Weiter haben URECCHIA und GRIGORIU[3] wieder an Hähnen gearbeitet und anfangs bis zum 2. Monat eher einen Rückgang in der Entwicklung gefunden, der später wettgemacht wurde, wobei die Zwischenzellen der Hoden stärker entwickelt waren, die Hypophyse 3mal größer wurde als normal. Sie fanden bei der mikroskopischen Untersuchung die acidophilen Zellen vermehrt.

Auf meine Anregung hin hat DEMEL[4] die Zirbelentfernung an 4 Wochen alten Schafen vorgenommen, und zwar nur an Widdern, da gerade diese Tiere ausgesprochene sekundäre Geschlechtscharaktere besitzen.

Es wurden 7 Tiere operiert. Vom rechten Scheitelbein aus wird eine kleine Knochenlücke angelegt, von der aus mit der LUERschen Zange der Knochen so weit entfernt wird, daß die Lücke rechts bis zum Ansatz des Ohres, oral bis zum rechten Hornansatz reicht und nach links nur 1 cm die Medianlinie überschreitet. Caudal erreicht sie den vorderen Rand

---

[1] KOLMER, W. u. R. LÖWY: Beiträge zur Physiologie der Zirbeldrüse. Pflügers Arch. **196**, 1 (1922).

[2] HOFMANN, ERNST: Zur Frage der inneren Sekretion der Zirbeldrüse bei der Ratte. Pflügers Arch. **209**, 685 (1925).

[3] URECCHIA, C. u. CH. GRIGORIU: L'extirpation de la glande pinéale et son influence sur l'hypophyse. C. r. Soc. Biol. Paris **87**, 815 (1922).

[4] DEMEL: Experimentelle Studien zur Funktion der Zirbeldrüse. I. Teil: Mitt. Grenzgeb. Med. u. Chir. **40**, 302 (1927); II. Teil: Arb. neur. Inst. Wien **30**, 13 (1927).

des Kleinhirns, so daß man eben das Confluens sinuum sichtet. Die Dura wird nun $1^1/_2$ cm
nach rechts vom Sinus eingeschnitten, und zwar der Länge nach und ein zweiter darauf
senkrechter Schnitt spaltet den rechten Duralappen in zwei Teile. Nun wird die rechte
Großhirnhemisphäre durch Einschieben von Wattetupfern zur Seite gedrückt, so daß die
Falx in ihrer ganzen Ausdehnung sichtbar wird. Ferner wird der Balken mit seinem Splenium
sichtbar. Vor dem Kleinhirn liegen nun die Corpora quadrigemina, die man ziemlich leicht
von beiden Seiten zur Ansicht bringen kann. Unterhalb des Splenium und des unteren
Randes der Vena magna Galeni gelangt man nun an die Zirbel, von der man etwa zwei Drittel
zur Ansicht bekommt. Die Zirbel entfernt man mit einer eigens dazu angefertigten Pinzette,
deren im Winkel abgebogene Spitzen in scharfe Löffelchen von der Größe der Glandula pinealis
umgewandelt werden. Zwei Tiere gingen durch Ventrikelblutung zugrunde, ein drittes
am 49. Tage nach der Operation, während das Kontrolltier am 19. Tage einer Enteritis erlag.
Zur Kontrolle wurden auch zwei Widder gleicher Rasse und gleichen Alters am Gehirn
operiert ohne Zirbelentfernung, um sicher zu sein, daß die Hirnverletzung allein nicht Ursache
der Folgeerscheinungen sein könne.

Als wichtigstes Resultat dieser Untersuchungen ist zunächst der Nachweis
einer genitalen Hypertrophie zu vermerken. Die Testikel der unoperierten Kontrolltiere geben ein Verhältnis von $6:3^1/_2$ resp. $7:4^1/_2$ cm. Bei zirbellosen Tieren
ist dieses Verhältnis $7,7:5$, $7,8:5,2$, $8^1/_2:5,3$ und $8,7:5,8$ cm. Das Gewicht der
Hoden normaler Tiere beträgt 85—98 g, erhöht sich bei zirbellosen auf ca. 100
bis 125 g. Man kann auch von einem früheren Auftreten der Libido sprechen.
Mikroskopisch ließ sich eine deutliche Änderung im Bau der Testikel nicht feststellen.

Das zweite positive Moment ist eine deutliche Steigerung der Körpertemperatur der zirbellosen Tiere. Sonst ließ sich wohl kein Zurückbleiben im
Wachstum, aber am Gewicht der Tiere feststellen. Die Schädelknochen waren
zarter, dünner und weicher, die Entwicklung der Hörner bleibt zurück, wie
denn überhaupt der Apinealismus die Ausbildung der sekundären Geschlechtscharaktere verhütet. Die Wolle der zirbellosen Tiere war länger, lanugoartig
und fast ausschließlich marklos und elastischer als die der normalen Tiere. Auffallend ist auch die Reduktion des Fettgewebes. Ein Versuch mit Epiglandol-
verfütterung bei solchen Tieren führte dahin, daß die Hörner fester wurden, und
daß die Tiere an Gewicht zunahmen. Auch die Klauen der zirbellosen Tiere sind im
Wachstum zurückgeblieben und zeigen auch noch weitergehende Veränderungen.

So kann man denn auch bei den experimentellen Untersuchungen schließen,
daß die positiven Resultate die negativen weitaus überwiegen, und daß bezüglich
der Rattenversuche darauf hingewiesen werden muß, daß hier offenbar ein sehr
rascher Ausgleich erfolgt. Allerdings ist auch hier das letzte Wort noch nicht
gesprochen worden. Doch zeigt sich immerhin eine korrelative Beziehung zwischen
Zirbel und Genitalapparat, wobei, ähnlich wie beim Menschen, auch bei den
Tieren die Veränderungen beim Männchen beträchtlicher sind als beim Weibchen.

Es scheint aus den Untersuchungen DEMELS hervorzugehen, daß die Zirbel
auch bei Tieren irgendeinen Einfluß auf die Wärmeregulation und den Fettstoffwechsel nimmt, wie ich das für den Menschen wahrscheinlich gemacht habe.
Sie fördert aber offenbar auch die Ausbildung der sekundären Geschlechtscharaktere, denn bei Apinealismus scheinen diese gehemmt.

Bis zu einem gewissen Grade werden auch die Versuche von DEMEL durch
HÖLLDOBLER[1] bestätigt, der Zirbelsubstanz von Rindern Anurenlarven implantierte und bei diesen, wie bei jüngeren Unkenlarven Entwicklungsbeschleunigung wahrnahm. Das gleiche konnte er auch durch Epiglandol erreichen, weshalb
er in der Zirbel ein innersekretorisches Organ von morphogenetischer Bedeutung
erblickt.

---

[1] HÖLLDOBLER, KARL: Die Zirbeldrüse ein inkretorisches Organ mit morphogenetischer
Bedeutung. Roux' Arch. **107**, 605 (1926).

Anhangsweise soll noch einer Methode gedacht werden, die sich bemüht, beim Tiere analoge Verhältnisse zu schaffen wie beim Menschen. Novak[1] trepanierte ein fünfkronengroßes Stück aus der Schläfegegend, eröffnete die Dura und drängte den Occipitallappen durch eingelegte Wattebäuschchen heraus. Auf diese Weise gelangte er in die Gegend der Epiphyse, injizierte nun geschmolzenes Paraffin (Schmelzpunkt etwa 38°) in die Epiphysengegend, wo dasselbe rasch erstarrte. Rücklagerung des Hinterhauptlappens, Schluß der Wunde. Es wurden Kontrolltiere vergleichsweise ohne Injektion von Paraffin operiert. Technisch ließ sich die Operation leicht durchführen; die Resultate können jedoch nicht verwendet werden, da das männliche Tier nach wenigen Tagen infolge Räude getötet werden mußte, bei einem anderen Versuch die Kontrolltiere starben und ein dritter Versuch weibliche Tiere betraf.

Eine Stütze der Annahme eines Zusammenhanges zwischen Zirbel und Genitalorganen bilden auch die Untersuchungen, welche die Veränderungen der Zirbel an kastrierten jungen Tieren gezeigt haben. Biach und Hulles[2] fanden, ähnlich wie Andriani[3], Atrophie der Zirbel nach Kastration, wobei letzterer an Hunden operierte. Pellegrini[4] dagegen findet eher hypertrophische Veränderungen.

Bedeutungsvoll erscheinen für diese Frage die Untersuchungen von Desogus[5] bei Hennen, die eben gelegt haben, indem er bis zum 60. Tage nach Ausschlüpfen des Hühnchens aus den Eiern eine deutliche Hypofunktion der Epiphyse im Gegensatz zur Hyperfunktion der Hypophyse wahrnahm. Er findet in der Epiphyse der brünstigen Hündin Zellen mit an Chromatin reichen Kernen und relativ geringfügigem leicht basophil gefärbtem Plasma. Besonders aber fallen ihm hyalin-kolloide Massen im Zwischengewebe auf. Umgekehrt kann man bei einer geschlechtsreifen Hündin, die nicht brünstig ist, die Kerne eher pyknotisch und eine relativ geringfügige hyalin-kolloide Substanz im Zwischengewebe finden. Das geschlechtsreife männliche Tier steht zwischen diesen beiden Phasen. Desogus nimmt einen Parallelismus zwischen Keimdrüsen und Zirbel an und setzt den genitopinealen Apparat in einen gewissen Antagonismus zum thyreosuprarenohypophysären System. Jedenfalls geht aus diesen Angaben doch hervor, daß der Genitalapparat und die Zirbeldrüse irgendeinen inneren Zusammenhang haben müssen.

In einer etwas merkwürdigen Art sucht Reich[6] diesen Zusammenhang aufzuklären. Er findet, daß die Zirbel im goldenen Schnitt des Gehirns in sagittaler Richtung liegt und meint, daß ein kleiner Teil der Urkeimzellen des Embryo statt zum caudalen Pol oralwärts wandert, wobei er in die Zirbel gelangt und hier ein den Keimdrüsen kongruentes Organ formiert. Dieses diene als Organ der sexualen Mneme, einer Art cerebraler Steuerung der Fortpflanzungstätigkeit und Arterhaltung im weitesten Sinne.

Untersuchungen mit Zirbeldrüsenextrakten.

Um festzustellen, daß die Zirbel wirklich glanduläre Funktionen besitzt, wurde auch der Weg eingeschlagen, durch Injektion von *Extrakten* oder durch

---

[1] Novak, Josef: Über künstliche Tumoren der Zirbeldrüsengegend. Wien. klin. Wschr. **27**, 974 (1914).

[2] Biach u. Hulles: Über die Beziehungen der Zirbeldrüse (Glandula pinealis) zum Genitale. Wien. klin. Wschr. **25**, 373 (1912).

[3] Andriani, S.: Contributo alla conoscenza delle alterazioni istologiche dell'ipofisi e dell'epifisi nella castrazione. Riv. Pat. nerv. **30**, 313 (1925).

[4] Pellegrini, B.: Gli effetti della castrazione nella ghiandola pineale. Arch. Sci. med. **38**, 121 (1914).

[5] Desogus, V.: Contributo allo studio della pineale e dell'ipofisi degli nielli in stato di maternita. Monit. zool. ital. **37**, 273 (1926) — Revue neur. **34**, 362 (1927).

[6] Reich, Heinrich: Über die anatomische Lage der Zirbeldrüse nebst einer Bemerkung zu ihrer Funktion. Z. Neur. **104**, 818 (1926).

Verfütterung Einfluß auf die verschiedenen Organe zu nehmen. Die letzten diesbezüglichen Untersuchungen stammen von E. A. SPIEGEL und S. SAITO[1] aus meinem Institut. Wie diese Autoren ganz richtig bemerken, sind die schon im Jahre 1898 von HOWELL[2] zum ersten Male vorgenommenen Injektionsversuche von Zirbeldrüsenextrakt, genau so wie diejenigen von CYON[3], DIXON und HALLIBURTON[4], JORDAN und EYSTER[5], OTT und SCOTT[6], deshalb nicht sehr beweisend, weil über das Alter der Tiere, aus denen der Extrakt gewonnen wurde, keine genaueren Angaben vorliegen. Das gilt wohl auch für die Versuche von BATELLI und STERN[7]. So bezog CYON die bei kleinen Dosen auftretende Tachykardie mit gleichzeitiger Druckherabsetzung auf Lähmungen des Vagus, während bei größeren Dosen eher eine Erregung des zentralen Vagus, und zwar eine Verstärkung und Verlangsamung des Pulses bei gleichzeitiger Unregelmäßigkeit desselben auftrat. CYON meinte, diese Wirkung dadurch erklären zu können, daß sich große Mengen von Kalksalzen in der Zirbel fänden, die jene Erscheinungen, bedingen. JORDAN und EYSTER hatten dagegen wiederum eine leichte Blutdrucksenkung verzeichnet, gleichzeitig mit einer Gefäßerweiterung der Intestinalgefäße, transitorischer Diurese und Glykosurie. Letzteres haben auch OTT und SCOTT bestätigt. Die ersten beweisenderen Versuche rühren eigentlich von HORRAX. Er nahm getrocknete Substanz junger Tiere, zum Teil mit Lactose gemischt, im Verhältnis von 1:3, gelöst in normaler Salzlösung. Er injizierte in die linke äußere Vena saphena mittelgroßer Hunde. Geringe Mengen gaben keine greifbaren Resultate. Von 0,5 g Pulver angefangen zeigte sich eine konstante Blutdrucksenkung zwischen 10 und 24 mm. Die Senkung dauerte immerhin einige Minuten. Eine Blutdrucksteigerung wurde nachher nicht bemerkt. Sehr wichtig ist, daß HORRAX auch Untersuchungen über die Liquorausscheidung vornahm. Parallel mit der Blutdrucksenkung fand sich eine Verlangsamung des Ausflusses aus der in den 4. Ventrikel versenkten Injektionskanüle, schließlich ein absoluter Stillstand. Frische Drüsen hatten den gleichen Erfolg. Er konnte schließlich durch Atropinzusatz zeigen, daß es nicht der Cholingehalt der Drüse sei, der die Druckveränderung bedingt. Auch die Untersuchungen BATELLIS und STERNS ergaben nach Extraktinjektion vorwiegend depressorischen Effekt mit Schlafsucht, Lähmungserscheinungen, Temperatursenkung und Atemverlangsamung. Ähnliches ergab sich nach Injektion von Extrakten des Hypophysenhinterlappens. DEL PRIERES[8] Angaben über Modifikation des Blutdrucks bei Kaninchen waren mir nicht zugänglich. SPIEGEL und SAITO arbeiteten in meinem Institut ähnlich wie LUDWIG FRÄNKEL[9] mit Epiglandol.

---

[1] SPIEGEL, E. A. u. S. SAITO: Über die hormonale Erregbarkeit vegetativer Zentren. Arb. neur. Inst. Wien **25**, 247 (1924).

[2] HOWELL, W. H.: The physiological effects of Extracts of the Hypophysis cerebri and infundibulae Body. J. of exper. Med. **3**, 245 (1898).

[3] CYON, E.: Zur Physiologie der Zirbeldrüse. Pflügers Arch. **98**, 327 (1903) — Gefäßdrüsen 124 (1910). Berlin: Julius Springer.

[4] DIXON, W. E. u. HALLIBURTON: The pineal body. Quart. J. exper. Physiol. **2**, 283 (1909).

[5] JORDAN u. EYSTER: Zitiert auf S. 495.

[6] OTT, J. u. J. C. SCOTT: The action of corpus luteum and of the pineal body. Month. Cycl. Med. Bull. **1911**, 540; **1912**, 207.

[7] BATELLI, F. u. L. STERN: Effets produits par les extraits de la glande pinéale, des capsules surrénales, du foie, du testicule et de l'ovarie injectés dans les ventricules latérales du cerveau. C. r. Soc. Biol. Paris **86**, 755 (1922).

[8] DEL PRIERE, N.: Modifications dans la pression sanguine et dans l'acroissement somatique des lapins à suite des injections d'extrait de la glande pinéale. Arch. ital de Biol. (Pisa) **63**, 122 (1915).

[9] FRÄNKEL, LUDWIG: Wirkung von Extrakten endokriner Drüsen auf die Kopfgefäße. Z. exper. Path. u. Ther. **17**, 177 (1914).

Es ist das ein eiweiß- und lipoidfreier Extrakt der Drüse, der nur die wasserlöslichen Anteile enthält. Es wurden die Untersuchungen derart angestellt, daß das Epiglandol in den Liquor des Seitenventrikels eingebracht wurde. In 45 Versuchen an 22 Tieren konnte durch Einbringen des Epiglandols 5 mal eine Blutdrucksenkung zwischen 1 und 5 mm, 14 mal eine solche zwischen 5 und 10 mm, 4 mal eine zwischen 10 und 15 mm und ebenso oft eine zwischen 15 und 20 mm erreicht werden. Einmal sogar wurde eine Senkung von 22 mm erreicht, während in 13 Fällen der Blutdruck konstant blieb, in 4 Fällen sogar eine Steigerung zwischen 5 und 10 mm nach der Injektion aufwies.

Man muß hier mit verschiedenen Momenten rechnen. Zunächst mit der Ansprechbarkeit der Tiere, dann aber wohl auch mit der Verschiedenheit der Zusammensetzung des Extraktes. Immerhin kann man mit Epiglandol in mehr als 50% der Versuche eine Blutdrucksenkung von über 5 mm erzielen, während bei Kontrolltieren mit Ringerlösung eine solche in höchstens 15% erzielt wurde. Die Autoren nahmen an, daß die Wirkung des Epiglandols wohl eine intraventrikuläre sein muß, da bei intravenöser Injektion die fünffache Menge (1 cm^3) keinen Einfluß auf den Blutdruck hatte. Es muß also eine zentrale Wirkung des Epiglandols bestehen. Ob es sich nun um eine direkte Einwirkung auf die nervösen Zentren oder eine lokale Beeinflussung der Gefäße handelt, ist fraglich. JAKOBJ[1] hat freilich seinerzeit behauptet, daß die Hypophyse die Gefäße im 3., die Epiphyse im 4. Ventrikel beeinflusse, was wohl zu weit gegangen ist. LUDWIG FRÄNKEL hat den Blutdruck im zentralen und peripheren Schenkel der Carotis nach der Methode von HÜRTHLE gemessen und gezeigt, daß nach Epiglandolinjektionen die gesamten Kopfgefäße eine Erweiterung aufwiesen, also auch die Hirngefäße. SPIEGEL hat dann in Gemeinschaft mit KUBO[2] Untersuchungen der Wirkung des Epiglandols auf die Hirngefäße vorgenommen, indem er das Hirnvolumen mittels des Hirnplethymographen registrierte. Es zeigte sich, daß nach Injektion von Epiglandol intravenös bei Kaninchen keine sicheren Veränderungen der Hirnzirkulation auftraten. Da nun das Epiglandol und das Pituglandol bei intraventrikulärer Applikation die gleiche blutdrucksenkende Wirkung haben, die beiden Substanzen aber nach LUDWIG FRÄNKEL auf die Kopfgefäße entgegengesetzt einwirken, muß man eher eine direkte Wirkung auf die vasomotorischen Zentren annehmen, welche die Blutdrucksenkung besorgen.

Auch die Versuche von SPIEGEL und SAITO sind noch nicht als endgültig anzusehen, deshalb nicht, weil es sich ja hier nur um die wasserlöslichen Anteile der Drüsen, nicht aber um die darin auch enthaltenen Lipoide und Eiweißstoffe handelt.

Im Jahre 1903 hat CYON Versuche von elektrischer Reizung der Zirbeldrüse veröffentlicht. Er hat damals nachzuweisen sich bemüht, daß die Drüsen kleiner werden und gleichzeitig vielleicht auch den Aquädukt komprimieren und auf diese Weise die Liquorzirkulation beeinflussen können. Er ging von der Voraussetzung aus, daß in der Zirbel Muskelfasern contractiler Natur vorhanden seien, was nach meinen Erfahrungen kaum nennenswert der Fall sein kann. Diese rein mechanische Auffassung der Beeinflussung der Liquorzirkulation hat durch HORRAX, wie erwähnt, eine andersartige Auslegung erfahren, nachdem auch schon WALTER aus anatomischen Gründen und nach pathologischen Untersuchungen die Zirbeldrüse als maßgebend für das Zustandekommen des Hydrocephalus bezeichnet hatte. Diese Untersuchungen des Einflusses der Zirbeldrüse auf den Liquor hat HOFF[3] in meinem Institute wieder aufgenommen, und

---

[1] JAKOBJ: Über die Beziehungen der Blutdrüsen zu den Lymphräumen mit besonderer Berücksichtigung der Hypophysis und der Gehirnventrikel als Teile des Wärmeregulationsapparates. Ther. Mh. **25**, 291 (1911).

[2] SPIEGEL u. KUBO: Persönliche Mitteilung.

[3] HOFF, H.: Versuche über die Beeinflußbarkeit des Hirndrucks. Arb. neur. Inst. Wien **24**, 397 (1923).

zeigen können, daß Injektionen von Epiglandol den Liquordruck für längere Zeit beträchtlich herabsetzen. Es ist interessant, daß hier offenbar 2 Momente in Frage kommen, nämlich eine Verbesserung der Resorption, gleichzeitig mit einer Verminderung der Sekretion des Liquors. Hoff konnte eine Senkung des Liquordruckes beim Kaninchen um 15—20 mm, beim Hund um 30—40 mm nachweisen, welche Senkung bei 6 Versuchstieren über 3 Stunden anhielt.

Es ist erinnerlich, daß Hofstätter[1] zum erstenmal bei Epileptikern Epiglandol verwendete und damit die Anfälle günstig beeinflußte. Ich verwende seit Jahren in schweren Fällen von Epilepsie neben dem Luminal das Epiglandol gleichzeitig und kann nur bestätigen, daß es selbst in schwersten Fällen damit fast immer gelingt, die Anfälle zu vermindern oder ganz zum Schwinden zu bringen. Es ist nicht unmöglich, daß diese Wirkung des Epiglandols, wenn es dauernd fortgenommen wird, durch eine Hirndrucksenkung herbeigeführt wird. Andererseits wäre es aber auch möglich, daß die Wirkung des Epiglandols auch hier über den Genitalapparat geht, da erfahrungsgemäß eine Reihe besonders degenerativer Epileptiker durch Masturbationsakte die Anfälle steigern und Hofstätter gleichfalls zeigen konnte, daß die Epiglandolinjektionen bei Masturbanten nicht ohne Erfolg sind, was ich für einen Teil bestätigen kann.

Neben der Verwendung von Injektionen haben verschiedene Autoren versucht, die getrockneten Drüsen per os zu verabreichen. Die diesbezüglichen Versuche stammen von W. N. Berkeley[2] sowie von diesem in Gemeinschaft mit Dana[3] und auch von Pratt Mc Cord[4]. Es zeigte sich nach Verfütterung von Zirbeldrüsensubstanz bei jungen Meerschweinchen und Kaninchen eine Gewichtszunahme schon nach wenigen Wochen. Die gleichen Versuche von Mc Cord, der gleichfalls mit getrockneter Zirbelsubstanz mit Lactose gemischt arbeitete, gelangen auch an Meerschweinchen, Hühnern und jungen Hunden, bei denen eine Gewichtszunahme erzielt wurde, die bei den Meerschweinchen 23% über das Gewicht der Kontrolltiere betrug. Auch Injektionsversuche Mc Cords ergaben bei Meerschweinchen eine Gewichtszunahme um 26%.

Die Versuche, die Horrax von Böhm[5] zitiert, sind jedoch in dieser Beziehung nicht eindeutig. Ich habe bei heruntergekommenen Patienten gleichfalls den Versuch gemacht, eine Arsenkur mit Epiglandolinjektionen zu verknüpfen und glaube, soweit in diesen Fällen eine Sicherheit zu erzielen ist, daß eine raschere Gewichtszunahme durch diese Kombination erreicht wird. Es sprechen ja auch Demels Versuche für eine günstige Beeinflussung des Fettstoffwechsels durch die Zirbel. Bezüglich des Auftretens von Glykosurie sind die experimentellen Erfahrungen noch zu geringfügig, um sie als Stütze für das Auftreten einer solchen nach Zirbelaffekten anzusehen, wie sie von französischer Seite (Hyperglykämie) auch beim Menschen beobachtet wurde (Weil[6], Lerreboullet[7]).

[1] Hofstätter, R.: Ergebnisse und Ansichten der experimentellen Zirbelforschung. Jb. Psychiatr. 37, 179 (1916) — Über Versuche der therapeutischen Verwendung von Pinealextrakten. Mschr. Geburtsh. 45, 220 (1917).

[2] Berkeley, W. N.: The use of pineal gland in the treatment of certain classes of defective children. Med. Rec. 85, 513 (1914).

[3] Dana, Ch. L. u. W. N. Berkeley: The functions of the pineal gland. Med. Rec. 83, 835 (1913) — Month. Cicl. Pract. med. 28, 78 (1914).

[4] Mc Cord, Carey Pratt: The pineal gland in relation to somatic sexual and mental developement. J. amer. med. Assoc. 63, 232 (1914).

[5] Böhm, E.: Zirbeldrüsenteratom und genitale Frühreife. Frankf. Z. Path. 22, 121 (1919).

[6] Weil, M.: A propos des syndromes epiphysaires. Bull. Soc. Pédiatr. Paris 1922, 35.

[7] Lerreboullet: Pathologie de l'épiphyse chez les enfants. Progrès méd. 49, 75 (1922).

Und schließlich darf noch eines Momentes nicht vergessen werden. FRANKL-HOCHWART[1] hat die Aufmerksamkeit darauf gelenkt, daß die Kranken mit Zirbelaffektionen auffallende geistige Frühreife zeigen. Diese geistige Frühreife ist offenbar gleichzuwerten dem Auftreten der sekundären Geschlechtscharaktere. DANA und BERKELEY haben nun versucht, schwachsinnige Kinder mit Epiglandol zu behandeln. Der Erfolg war bei leichteren Fällen ein überraschender. Wenn auch FRANKL-HOCHWART meint, daß es sich hier vielleicht um eine direkte Beeinflussung des Gehirns handelt, so ist doch auch bei diesen Fällen, genau wie bei den Epileptikern, nicht zu verkennen, daß unter den Schwachsinnigen eine ganze Reihe schwerster Masturbanten sich finden. Der Wegfall der Masturbation unter dem Einfluß der Epiglandolinjektionen allein kann den psychischen Zustand sehr wesentlich beeinflussen. Denn der Fall von RORSCHACH[2] als Beweis eines psychischen Einflusses der Zirbel ist wohl nicht stichhaltig. Hier hat eine der Dementia praecox ähnliche Psychose mit dem Einsetzen eines Zirbeltumors abzuklingen begonnen, um schließlich auf der Höhe der Entwicklung des Tumors ganz zu schwinden. Versuche, die PILCZ[3] in dieser Richtung bei Dementia praecox-Kranken unternommen hat, schienen anfänglich aussichtsreich. Ich habe mich aber im Laufe der Jahre überzeugen können, daß die Epiglandolinjektionen bei der Dementia praecox keinen wie immer gearteten Effekt erzielen.

Wenn auch noch vieles in der Frage der Zirbelfunktion kontrovers ist und es noch vieler Arbeit bedarf, um das Wahre vom Falschen zu sondern, so wird es doch heute kaum einem Zweifel begegnen, die Zirbeldrüse unter die Blutdrüsen einzureihen, und deren enge Beziehungen zu den Genitaldrüsen festzulegen. Wie sie zu den metabolischen Veränderungen, zum Blutdruck steht, ist noch nicht ganz sichergestellt. Aber auch hier finden wir die Ansätze zu einem Verständnis der Drüsenfunktion.

Der Umstand, daß bei gewissen Tieren, besonders den Kaltblütlern, den Dickhäutern, die Zirbel sehr wenig entwickelt ist, hat mir den Gedanken nahegelegt, daß ihr eine gewisse Rolle im Wärmehaushalt zukommt, besonders jenen Teilen der Drüse, die nach der Pubertät bis in das höchste Alter erhalten bleiben.

Anhangsweise soll noch erwähnt werden, was über das *Subcommissuralorgan* bisher bekannt wurde. SARGENT[4] meint, im Subcommissuralorgan sei ein Reflexzentrum für optische Reflexe. Der REISNERsche Faden vermittle diese den tieferen Zentren. DENDY und NICHOLS[5] meinen ebenfalls, daß es sich um ein Sinnesorgan handle. Der REISNERsche Faden, mit dem es in Verbindung steht, wird durch die Neigung der Wirbelsäule in Erregung versetzt und auf diese Weise könne das Organ eine Regulierung der Körperhaltung vermitteln. Auch KOLMER[6] faßt das Subcommissuralorgan als einen intrazentral gelegenen Sinnesapparat der Wirbeltiere auf, da es sich bei dessen Zellen um Zentralgeiselzellen handelt.

Ich habe zeigen können, daß selbst Tiere, die eine Zirbel entbehren, diesen Apparat besitzen, der auch beim Menschen vorhanden ist, und habe versucht, ihn in Beziehung zu bringen zu den Druckschwankungen des Liquors, zur Regulierung und Ausgleichung dieses. Der REISNERsche Faden vermittelt die leisesten Druck- und Zugwirkungen aus den Liquorschwankungen. Es wäre auch möglich, daß die Seitenteile des Organs eine andere Bedeutung hätten als das Mittelstück, da sie sich gelegentlich zottenförmig umwandeln und den Plexuszotten gleichzustellen sind. Es ist ganz interessant, daß, wie DENDY meint, diese Zellen des Subcommissuralorgans eine gewisse Ähnlichkeit mit den Sinneszellen des Vestibularapparates haben, bei denen ja auch Druckschwankungen und Flüssigkeitsströmungen als Reiz auf die Zellen wirkten. Jedenfalls ist bezüglich des eben genannten Organes ein abschließendes Urteil noch nicht möglich.

---

[1] v. FRANKL-HOCHWART: Über den Einfluß der Zirbelzerstörung auf die Psyche. Jb. Psychiatr. **35**, 159 (1914).

[2] RORSCHACH: Zur Pathologie und Operabilität der Tumoren der Zirbeldrüse. Beitr. klin. Chir. **83**, 451 (1913).

[3] PILCZ: Zur Organotherapie der Dementia praecox. Psychiatr.-neur. Wschr. **19**, 303 (1917).

[4] SARGENT: Zitiert auf S. 497.

[5] DENDY, A. u. G. E. NICHOLS: Zitiert auf S. 497.

[6] KOLMER, W.: Zitiert auf S. 497.

Nebennieren.

Von

J. WIESEL †

Wien.

Mit 2 Abbildungen.

Zusammenfassende Darstellungen.

Aschoff: Über die ortho- und pathologische Morphologie der Nebennierenrinde. Vorträge. Jena 1925. — Bauer, J.: Die konstitutionelle Disposition zu inneren Krankheiten, 3. Aufl. Berlin: Julius Springer 1924. — Vorlesungen über allgemeine Konstitutions- und Vererbungslehre, 2. Aufl. Berlin: Julius Springer 1923. — Innere Sekretion, ihre Physiologie, Pathologie und Klinik. Berlin: Julius Springer 1927. — Bayer, G.: Normale und pathologische Physiologie des chromaffinen Systems. Erg. Path. **14**, H. 2 (1911). — Nebennieren. Handb. d. inn. Sekretion. Herausgegeben von Hirsch **2**, 467 (1927). — Biedl: Innere Sekretion, 2. Aufl., Berlin-Wien. — Bittorf: Die Pathologie der Nebennieren. Jena 1908. — Chvostek: Pathologische Physiologie der Nebennieren. Erg. Path. **92** (1905). — Dietrich u. Siegmund: Die Nebenniere und das chromaffine System. Handb. d. speziellen pathologischen Anatomie und Histologie 8, 951 (1926). — Ehrmann und Dinkin: Klinische Pathologie der Nebennieren. Handb. d. inn. Sekretion. Herausgegeben von Hirsch **3**, 283 (1927). — Falta: Die Erkrankungen der Blutdrüsen. Handb. d. inneren Medizin. Herausgegeben von Mohr-Staehelin, 2. Aufl. **1927**. — Fröhlich, A.: Pharmakologie des vegetativen Nervensystems. Dieses Handbuch **10**, 1099 (1927). — Gierke: Das chromaffine System und seine Pathologie. Erg. Path. **10** (1906). — Drüsen mit innerer Sekretion. Aschoffs Lehrb. d. pathol. Anat. **2** (1922). — Goldzieher: Die Nebennieren. Wiesbaden 1911. — Kaufmann: Lehrbuch der speziellen Anatomie **2** (1922). — Landau: Die Nebennierenrinde. Jena 1915. — Lubarsch: Nebennieren und chromaffines System. Erg. Path. **3**. — Neusser u. Wiesel: Die Erkrankungen der Nebennieren, 2. Aufl., Hölder **1912**. — Poll, Beitzke u. Ehrmann: Biologie der Nebennierensysteme. Berl. klin. Wschr. **1909**. — Schwarz, E.: Die Beziehungen der Nebenniere zum weiblichen Geschlechtsapparat. Biologie und Pathologie des Weibes. Herausgegeben von Halban-Seitz **5** IV, 897 (1928). — Thomas: Drüsen mit innerer Sekretion. Handb. d. Pathol. d. Kindesalters. Herausgegeben von Schwalbe-Brüning **2** (1913). — Trendelenburg: Adrenalin und adrenalinverwandte Substanzen. Handb. d. exp. Pharmak. **2**, II, 1130 (1924). — Wiesel: Nebennieren. Handbuch der Neurologie **4**, 348 (1913). — Wiesel: Pathologie des Thymus. Erg. Path. **1912**, 416.

Entwicklungsgeschichte der Nebenniere.

Zum Verständnis der bisher bekannten Funktionen des einheitlichen Organes: *Nebenniere* muß von vornherein daran festgehalten werden, daß diese Organe aus zwei morphologisch und entwicklungsgeschichtlich völlig differenten Abschnitten bestehen, von denen jeder einzelne seine anatomischen, embryologischen und funktionellen Eigentümlichkeiten hat: Diese beiden Abschnitte sind der interrenale (Rinde) und der adrenale (Mark). Ersterer stammt aus dem Coelomepithel, ist also mesodermalen Ursprungs, letzterer stammt einzig und allein aus dem sympathischen Nervensystem. Bloß bei den Amnioten haben wir ein einheitliches Organ „Nebenniere", das durch einen eigentümlichen Verschmelzungsprozeß beider erwähnten Abschnitte zustande kommt, während bei den Anamniern keine einheitliche Nebenniere besteht, sondern eine große Anzahl kleiner, entweder aus Interrenal- oder Adrenalgewebe aufgebauten Körperchen vorkommt. Eine einheitliche Nebenniere besitzen aber auch unter den Amnioten bloß die Säugetiere: Bei ihnen umschließt ein peripherer Interrenalkörper — die Nebennierenrinde — den zentral gelegenen Adrenalkörper — das Mark. Neben diesem einheitlichen Organ besitzen die Säugetiere jedoch in variabler Ausdehnung auch außer der einheitlichen Nebenniere eine verschiedene Anzahl voneinander räumlich getrennter Anhäufungen von Interrenal- oder Adrenalgewebe. Bei den Anamniern bestehen also vollständig voneinander getrennte Interrenal- und Adrenalorgane, bei höheren Anamniern kommt es zu einer bloßen Anlagerung des Interrenal- an das Adrenalorgan, bei den Vögeln sind beide Gewebsarten wenigstens teilweise miteinander durchflochten, während die einheitliche Nebenniere bloß Säugetiere und der Mensch besitzen, wobei man aber nicht vergessen darf, daß, wie schon erwähnt, auch außerhalb der Nebenniere liegende Teile beider Systeme sich finden. Demnach ist man berechtigt, auch bei letzteren Tieren von einem Interrenal- und Adrenalsystem zu sprechen. Embryologisch macht die Nebenniere des Menschen, bevor es zu ihrer endgültigen Ausbildung kommt, sämtliche Stadien einer Entwicklung durch, die für die tiefer unten stehenden Wirbeltiere den bleibenden Zustand darstellen.

Diese wichtige Tatsache, das Bestehen eines Organs, das aus zwei ganz differenten Anlagen stammt, ist für das Verständnis der Physiologie und Pathologie der Nebennieren von größter Bedeutung, ebenso die Tatsache, daß die beiden Hauptbestandteile der Nebenniere auch räumlich weit voneinander getrennt, für sich vorkommen. An dem einheitlichen Organ Nebenniere des Menschen unterscheiden wir in ausgebildetem Zustand an der Rinde drei Abschnitte: eine unterhalb der Kapsel aus bogenförmigen Zellreihen bestehende Schicht, die Zona glomerulosa, an welche sich Zellstränge schließen, die untereinander parallel, gegen das Zentrum des Organs gerichtet sind (Zona fasciculata); hierauf folgt an der Mark-Rindengrenze die Zona reticularis mit netzartig angeordneten Zellsträngen.

Das Mark besteht aus Zellreihen, die venöse Hohlräume umschließen und deren wichtigstes histologisches Merkmal die Braunfärbung nach Behandlung mittels chromsaurer Salze ist, welchem Umstand sie den Namen chromaffine (Kohn[1]) bzw. phäochrome (Poll[2]) verdanken. Diese Zellen reduzieren auch Chlor-Goldlösung, bzw. werden sie durch Silberlösung geschwärzt (histochemische Darstellung des Adrenalins (Kutschera[3]).

Es wurde schon erwähnt, daß die einheitliche Nebenniere durch Verschmelzung der Interrenal- und der Adrenalorgane („Suprarenalkörper" der älteren Nomenklatur) entsteht. Unabhängig vom Adrenalgewebe entwickelt sich das Interrenalorgan — die Zwischenniere — aus dem Mesoderm. Soulié[4] fand sie bei einem 23 Tage alten Embryo, Wiesel[5] sah sie bei einem 9 mm langen Embryo bereits freiliegen. Zunächst liegen diese Zellmassen voneinander getrennt, später tritt eine Vereinigung der einzelnen Knospen ein. In diesem Abschnitt des Coelomepithels haben wir die künftige Nebennierenrinde des Menschen zu erblicken.

Das Adrenalgewebe stammt einzig und allein aus dem sympathischen Nervensystem; aus seiner Anlage differenzieren sich einerseits die sympathischen Ganglienzellen, andererseits die Zellen des (chromaffinen) Systems. Durch einen eigentümlichen Umbildungsprozeß gehen aus den undifferenzierten „Bildungszellen des Sympathicus" (Wiesel[5]), „Sympathogonien" (Poll[2]), entweder Sympathoblasten hervor, als Vorstufe der sympathischen Gang-

---

[1] Kohn: Arch. mikrosk. Anat. u. Entw.mechan. 53, 281 (1898). — Prag. med. Wschr. 27, 27 (1902). — Erg. Anat. 12, 254 (1903).
[2] Poll: Arch. mikrosk. Anat. u. Entw.-mechan. 12, 101 (1898) — Handb. d. vergl. u. exper. Entwicklungslehre 1 III, 443 (1905).
[3] Kutschera: Frankf. Z. Path. 28, 262 (1922).
[4] Soulié: C. r. Assoc. Anat., IV. Session 1892.   [5] Wiesel: Anat. H. 19, 483 (1902).

lienzellen oder Phäochromoblasten, als Vorstufen der chromaffinen Zellen. Die endgültige Umwandlung der Phäochromoblasten in die reife chromaffine Zelle (Phäochromocyt) fällt zum Teil erst in das postfetale Leben. Die weitere Entwicklung zur definitiven Nebenniere sind durch die Arbeiten WIESELS[1], KOHNS[2], SOULIÉS[3] und POLLS[4] erforscht. Sobald die sympathischen Elemente in die unmittelbare Nähe der Zwischennierenanlage gekommen sind, welche bereits eine zarte Kapsel besitzt, durchbrechen Anhäufungen von sympathischen Bildungszellen die Kapsel und liegen zunächst ganz peripher, um in späteren Embryonalstadien immer mehr zentralwärts zu wandern, so daß in diesen Stadien Rinden- und Markzellen zwischeneinander liegen. Eine Reihe der aus sympathischen Bildungszellen bestehenden Haufen ist durch feine Nervenstränge mit außerhalb des Interrenalorgans liegenden sympathischen Elementen verbunden. Nur ein geringer Teil der eingewanderten sympathischen Zellen hat sich bereits zu Phäochromoblasten bzw. Phäochromocyten umgewandelt und erst bei einem Embryo von 95 mm Länge konnte ein zentrales Mark mit bereits ausgebildeten chrombraunen Zellen nachgewiesen werden. Ein großer Teil aber der sympathischen Bildungszellen ist auch noch nach der Geburt als solche leicht erkennbar, wie auch noch lange nachher, ungefähr bis zum 10. Lebensjahr (WIESEL[5]) Bildungsmaterial aus den außerhalb der Nebenniere gelagerten Abschnitten des sympathischen Nervensystems in das Organ einwandert und sich erst innerhalb desselben zu Phäochromocyten umbildet.

Die ersten phäochromen Zellen, die die Grundlage nicht nur des Nebennierenmarkes, sondern auch des besonders beim Embryo und in den ersten Lebensjahren besonders stark ausgebildeten phäochromen Systems (Paraganglien — KOHN[6]) bilden, erscheinen zuerst im Bauchgeflecht. Die Vorstufen der chromaffinen Zellen, die nicht in die Nebenniere einwandern, ziehen distal bis zur Teilung der Aorta. Bei einem Embryo von 27 mm Länge tritt die Sonderung der nervösen und der chromaffinen Bestandteile auf. Später bilden die distalwärts von den Zwischennieren liegenden phäochromen Körperchen einen Zug, der längs der Wirbelsäule vom Hals bis zum Steiß reicht, und den Bauchfellgeflechtszug, welcher die mächtigsten Anhäufungen chromaffinen Gewebes enthält. Die wichtigsten, dieser außerhalb der Nebenniere liegenden Abschnitte der phäochromen Körper sind die ZUCKERKANDLschen Organe am Abgang der unteren Gekrösearterie, ferner die längs der Vasa spermatica liegenden Körperchen, sowie die Carotisdrüse, deren Bau und Entwicklung übrigens ihre Besonderheiten hat (KOHN[7]).

Durch die Einwanderung des Bildungsmaterials von seiten des Sympathicus in die Nebennierenrinde werden Teile der Rinde abgelöst, die dann später als selbständige Gebilde — falls sie nur aus Rindengewebe bestehen, als Beizwischennieren, falls sie auch Mark enthalten, als Beinebennieren, teils auf dem Hauptorgane sitzen, teils auch an weiter entfernt liegenden Organen in der Niere oder deren Kapsel, in der Leber, an den Keimdrüsen, im Ligamentum latum usw. — gefunden werden. Sie stellen in ihrer Gesamtheit den außerhalb der Nebenniere gelegenen, allerdings außerordentlich variablen Anteil des Interrenalsystems dar, während die chromaffinen Körper außerhalb der Nebenniere mit den Adrenalkörperchen der niedrigen Tiere verglichen werden können. Ebenso wie das einheitliche Organ der Nebenniere eine postfetale Entwicklung, aber auch Umwandlung erfährt, sehen wir auch die außerhalb der Nebennieren liegenden Abschnitte, vor allem des Adrenalsystems sich nach der Geburt zunächst weiter entwickeln, bzw. zum Teil zugrunde gehen, indem ein großer Teil der phäochromen Körper durch Hyalinisierung der Gefäße allmählich verschwindet. Die Reduktion beginnt ungefähr im 5. bis 6. Lebensjahr und hat größtenteils zur Zeit der Pubertät ihr Ende gefunden; trotzdem finden wir auch beim Erwachsenen oft sehr erhebliche Reste dieser außerhalb der Nebenniere liegenden Phäochromkörper, die sicherlich physiologisch von Bedeutung sind und Ursache verschiedener pathologischer Prozesse bilden können.

Es wurde schon erwähnt, daß die Nebenniere von der Geburt an im Laufe des Lebens durchaus nicht unverändert bleibt, sondern sie ist ein Organ, das eigentlich im ständigen Umbau, vor allem, was seinen interrenalen Abschnitt anlangt, begriffen ist. Besonders im ersten Säuglingsalter — das betrifft nur den Menschen — gehen tiefgreifende Veränderungen in der Nebenniere vor sich, die durch einen Degenerationsprozeß der inneren Rindenschicht eingeleitet (THOMAS[8]), den ersten Abschnitt der postfetalen Weiterentwicklung vorstellen.

Beim neugeborenen Menschen ist die Nebenniere wie bei allen anderen Säugetieren ein glattes, außerordentlich großes und dickes Organ, das etwa 7 g wiegt, also ein sehr hohes

---

<table>
<tr><td>[1] WIESEL: Zitiert auf S. 510.</td><td>[2] KOHN: Zitiert auf S. 511.</td></tr>
<tr><td>[3] SOULIÉ: Zitiert auf S. 511.</td><td>[4] POLL: Zitiert auf S. 511.</td></tr>
<tr><td>[5] WIESEL: Zitiert auf S. 511.</td><td>[6] KOHN: Zitiert auf S. 511.</td></tr>
<tr><td>[7] KOHN: Zitiert auf S. 511.</td><td>[8] THOMAS: Z. Kinderheilk. 1912, 95.</td></tr>
</table>

Geburtsgewicht hat, da es beim Erwachsenen zwischen 10—14 g schwankt. Die die erwachsene Nebenniere charakterisierenden Furchenbildungen fehlen fast noch durchaus. Aber bereits in der zweiten Hälfte des Embryonallebens (LANDAU[1]) entwickelt sich eine tiefe Furche dort, wo die zentrale Vene austritt, und das weitere Wachstum der Nebenniere erfolgt derart, daß sie sich entlang der Vene nach innen einstülpt. Dadurch gelangt ein Teil der Rinde in die zentralen Partien des Organs, wodurch wieder eine viel größere Berührungsfläche zwischen Mark und Rinde zustande kommt, eine viel größere, als wenn der Rindenabschnitt sich bloß konzentrisch an das Mark schließen würde. Auch jener erwähnte eigenartige Umwandlungsvorgang führt zu einer weiteren Vergrößerung der Kontaktfläche zwischen Mark und Rinde. KERN[2], LANDAU unterscheiden vier Stadien des Umbildungsprozesses. Das erste ist charakterisiert durch Hyperämie der inneren Rindenschichten, die besonders die spätere Reticularis (denn die Sonderung in die drei beim Erwachsenen vorkommenden Rindenzonen ist nur undeutlich erkennbar) betrifft; es folgt dann ein degenerativer Prozeß dieser inneren Rindenschicht durch Kernzerfall und Auftreten kolloider Tropfen, die im zweiten Stadium zunimmt. Die inneren Rindencapillaren sind maximal erweitert, die Rindenzellen vakuolisiert, degeneriert, wobei DIETRICH und SIEGMUND[3] auf die starke Beteiligung der Capillarendothelien an der Resorption der zugrundegehenden Zellen hinweisen, weil sie damit die Verdickung des Reticulum und die Ausbildung der späteren Markkapsel in Zusammenhang bringen. Das dritte Stadium, welches gewöhnlich mit dem Ende des ersten Lebensjahres zusammenfällt, ist charakterisiert durch die Verdickung des Fasergerüstes bei Schwund der degenerierten Rindenpartien, wobei aber noch Reste nekrotischer Rindenzellen gefunden werden. Nunmehr finden wir das durch den Degenerationsprozeß verdünnte, schmale Organ. Im vierten Stadium verschwinden in der Degenerationszone die Rindenzellen völlig, aber sie markiert sich noch lange Zeit als Bindegewebsstreifen; er verschwindet endlich, wie DIETRICH und SIEGMUND meinen, unter dem Einfluß des nun starken Markwachstums. Ob dieser Umbau der Nebenniere, der mit Einschmelzung des stark lipoidhaltigen Rindengewebes mit der Markreifung des Hirns insofern in Verbindung zu bringen sei, als die Fettsubstanzen zum Aufbau der Markscheiden verwendet werden (LANDAU), ist nach DIETRICH und SIEGMUND bisher nicht bewiesen. Ihrem Wesen nach ist die Nebennierenmißbildung bei Anencephalie eine primäre Störung in der Entwicklung des Rindengewebes, während die Entwicklung der Marksubstanz sich in gewöhnlicher Weise vollzieht (DIETRICH und SIEGMUND). Nach diesen Autoren besteht aber durchaus kein gesetzmäßiger Parallelismus zwischen dem Grad der Gehirn- und Nebennierenmißbildung (DIETRICH und SIEGMUND). Um die Zeit der Pubertät beginnt ein neuer, starker Wachstumsabschnitt in der Nebenniere (ASCHOFF[4]). Beim Erwachsenen ist nach DIETRICH und SIEGMUND die Unterscheidung der drei Rindenschichten beim Manne deutlicher ausgeprägt als bei der Frau. Beim weiblichen Geschlecht tritt während der Menstruation und Gravidität in der Glomerulosa, als Hauptträgerin der Lipoide, starke Verbreiterung auf, die Graviditätshypertrophie (LANDAU, ASCHOFF[5]), die sich während des Puerperiums wieder zurückbildet. Jedenfalls ist die Breite der Glomerulosa in erster Linie abhängig von ihrem Lipoidreichtum. Im weiteren vorgerückten Alter wird die Glomerulosa lipoidärmer, sie verschmälert sich, während in der Reticularis reichlich Pigmente eintreten, die als Abnützungspigmente gedeutet werden können. In noch höherem Alter wird das Organ immer schmäler, es treten Verfettungen der Fasciculata ein, während das Pigment der Reticularis zunimmt. Viel weniger ausgesprochen sind die Veränderungen der Marksubstanz, also des Adrenalgewebes der Nebenniere. Veränderungen, die sich nicht auf das Verschwinden der chrombraunen Substanz als spezifischer Trägerin des Hormons der chromaffinen Zellen beziehen, sind unter normalen Verhältnissen nicht zu beobachten. Es wurde schon erwähnt, daß die Marksubstanz sich großenteils postfetal entwickelt, besonders zur Zeit der Geschlechtsreife tritt auch hier eine neue Wachstumsperiode durch Einwanderung manchmal beträchtlicher Teile von außerhalb der Nebenniere liegendem sympathischem Bildungsmaterial ein, während sich während der Gravidität die Marksubstanz nicht gesetzmäßig an der Hypertrophie zu beteiligen scheint. Dagegen kommt es im höheren Alter zu starker Verfettung eines Teiles der Markzellen, wodurch dieselben ihre Chromierbarkeit einbüßen, so daß in höherem Alter die Marksubstanz entschieden reduziert ist und sie als Ganzes gleichfalls an der senilen Fibrose teilnimmt.

Jedenfalls muß die Nebenniere in ihren beiden Abschnitten, vor allem in ihrem Rindenteil als ein Organ bezeichnet werden, welches zeitlebens lebhaften

---

[1] LANDAU: Dtsch. med. Wschr. **1913**, Nr 39.
[2] KERN: Dtsch. med. Wschr. **1911**, Nr 21.
[3] DIETRICH u. SIEGMUND: Handb. d. spez. path. Anat. u. Histol. 8, 951 (1926).
[4] ASCHOFF: Über die ortho- und pathologische Morphologie der Nebennierenrinde. Vorträge. Jena 1925.
[5] ASCHOFF: Zitiert auf S. 510.

Rückbildungs- und Wiederaufbauprozessen ausgesetzt ist, und das bei vielen pathologischen Prozessen durch anatomisch faßbare Degenerationszeichen in einer Weise reagiert, die auch das klinische Krankheitsbild beispielsweise bei akuten Infektionen und Intoxikationen in mancher Richtung zu beeinflussen vermag.

Nach diesen kurz gehaltenen Bemerkungen über Entwicklung und Bau der menschlichen Nebenniere empfiehlt es sich, bevor auf die Physiologie des Adrenal- und Interrenalsystems eingegangen wird, auf die Gefäßversorgung des uns hier beschäftigenden Organes des näheren einzugehen, weil dieselbe für das Verständnis der Abfuhrwege des bis jetzt bekannten Nebennierenhormons, des Adrenalins, von größter Bedeutung ist.

Zunächst sei bemerkt, daß in gewissen Tierklassen die Nebennieren ein eigenes Pfortadersystem besitzen. Sowohl die Reptilien als die Vögel (BIEDL[1]) besitzen einen portalen Kreislauf. Bei den Säugetieren geschieht die Blutversorgung der Nebenniere fast ausschließlich auf dem Wege arterieller Gefäße, obwohl nach PETTIT[2] auch hier Ausnahmen im Tierreiche vorkommen. Genauere neue Studien über die Gefäßversorgung der Nebenniere verdanken wir KUTSCHERA[3], der der Frage nachging, auf welchem Wege das im Mark produzierte Adrenalin in die Rindencapillaren gelange, da er diese Substanz dort mikrochemisch nachweisen konnte. Jede Nebenniere besitzt zwei Arterien, die ohne Anastomosen durch die Rinde ziehen (Arteriae perforantes). Beide Arteriensysteme anastomosieren in der Tiefe der Zona reticularis, welche Anastomosen als besonders weit beschrieben werden (KOLLMER[4]). Capillaren umgeben jede einzelne Zelle; die Capillarendothelien rechnet ASCHOFF[5] zum reticuloendothelialen System. Das Blut fließt im wesentlichen durch die Zentralvene ab, aber auch die Rindencapillaren, die mit den Kapselvenen der Nebennieren anastomosieren (BIEDL[6], KUTSCHERA[7]), kommen als Abflußgebiet für das Blut und daher auch für das Adrenalin in Betracht. Es anastomosieren also Peripherie und Zentrum durch ein Capillarnetz. Für die Verteilung des Blutes in die beiden Abflußwege (Vena centralis und Rindencapillaren) existieren Regulierungsvorrichtungen. FERGUSSON[8], KOLLMER[9], LICHTWITZ[10] machten auf Längsmuskelwülste in der Wand der Markvenen aufmerksam. MARESCH[11] konnte dann zeigen, daß durch Zusammenziehung dieser Muskeln die Mündungen der zahlreichen Mark- und Rindengefäße, welche diese muskuläre Venenwand durchbohren, gesperrt werden können. In diesem Falle gelangt also kein Blut und Adrenalin in die Zentralvene; es kann das Blut nur durch die Kommunikation zwischen Mark und Zona reticularis abfließen. KUTSCHERA hebt hervor, daß dieser Sperrmechanismus im Nebennierenmark auch als Regulator für die Verteilung des Adrenalins in dem zentralen und peripheren Abflußweg fungiert. Es besteht also auch beim Menschen wie bei verschiedenen Tieren eine doppelte Venenversorgung. Der Zweck dieses eigenartigen Mechanismus liegt nach KUTSCHERA darin, daß das Sperrsystem die Aufgabe habe, den direkten Adrenalinübertritt in das Körperblut besonders bei hohem Blutdruck zu drosseln, einer Erklärung, die aber durch das Ausbleiben der Blutdrucksenkung nach Abklemmen der Zentralvene (STREHL und WEISS[12], KAHN[13]) unwahrscheinlich ist. Weiter meint KUTSCHERA, daß durch unmittelbare Einwirkung der Rindenzellen das Adrenalin bei Passage der Rindencapillaren verändert werden könne, eine noch durchaus hypothetische Annahme. Dagegen ist es von größter Bedeutung, daß durch diese Befunde KUTSCHERAS die gleiche innige Wechselbeziehung der Mark- und Rindenzellen festgestellt werden konnte, wie sie etwa bei den Vögeln besteht, bei welchen Interrenal- und Adrenalelemente unter- und zwischeneinander liegen. Es ist dadurch festgestellt, daß das Adrenalin führende Blut in innigem Kontakt auch mit den Rindenzellen gesetzt werden kann. Die zweite wichtige Feststellung KUTSCHERAS besteht in dem Nachweis eines Abflusses des Nebennierenvenenblutes in die Pfortader. Nach Injektion in die Vena centralis der linken

[1] BIEDL: Innere Sekretion, 3. Aufl., **2**, 73 (1916).
[2] PETTIT: C. r. Soc. Biol. Paris. **32**, 301, 369 (1896).
[3] KUTSCHERA: Zitiert auf S. 511.
[4] KOLLMER: Arch. mikrosk. Anat. **91** (1918).
[5] ASCHOFF: Zitiert auf S. 510.   [6] BIEDL: Innere Sekretion **2**, 75 (1916).
[7] KUTSCHERA: Zitiert auf S. 511.   [8] FERGUSSON: Amer. J. Anat. **5** (1906).
[9] KOLLMER: Arch. mikrosk. Anat. **91** (1918).
[10] LICHTWITZ: Dtsch. Arch. klin. Med. **99**, 567 (1908).
[11] MARESCH: Wien. klin. Wschr. **1921**, Nr 34.
[12] STREHL u. WEISS: Pflügers Arch. **86** (1901).
[13] KAHN: Pflügers Arch. **128** (1909); **140** (1911); **144** (1912).

Nebenniere fand sich der Farbstoff nicht nur in der Vene, sondern auch in der Pfortader und Leber, desgleichen ließ sich nach Injektionen in die Milzvene der Farbstoff in der linken Nebenniere auffinden, weiter fand sich der Farbstoff nach Injektion in die linke Zentralvene im Wurzelgebiet der Pfortader, wodurch der Nachweis gelungen ist, daß Adrenalin mit Umgehung eines Capillarsystems direkt von der Nebenniere in die Pfortader gelangen könne; rechterseits war der Nachweis nicht mit Sicherheit zu erbringen. Obwohl TAMANN[1] die KUTSCHERAschen Befunde einer direkten Verbindung der Nebennierenvene mit dem Pfortadersystem nicht bestätigen konnte, wäre es von großer Bedeutung für die Wechselbeziehungen Leber-Nebenniere, wenn weitere Untersuchungen KUTSCHERAS Angaben fixieren würden. Wir werden darauf noch bei Besprechung der Adrenalinhyperglykämie zurückkommen.

Die Nebennieren enthalten zahlreiche Nerven, die aus dem Ganglion semilunare, dem Plexus renalis und suprarenalis stammen. Hauptsächlich im Mark sind die einzelnen Zellen maschenförmig von Nervengeflechten umgeben. Genauere Studien stammen von DOGIEL[2]. Ferner finden sich multipolare sympathische Ganglienzellen. Der Verlauf vasokonstriktorischer Nerven ist nicht bekannt (DIETRICH, SIEGMUND).

Physiologie der Nebennieren.

Wie schon mehrfach erwähnt wurde, haben wir auch im Organismus des Menschen neben dem einheitlichen Organ Nebenniere, das sich aus einem interrenalen (Rinden) und adrenalen (Mark) Bestandteil zusammensetzt, noch von diesem Hauptorgan räumlich getrennte, entweder aus Rinde oder Mark aufgebaute Körperchen zu unterscheiden, die, obwohl an Zahl und Fundort sehr variabel, doch bei der Betrachtung der Funktion der Nebenniere nicht außer acht gelassen werden dürfen. Es wurde auch festgestellt, daß in der Tierreihe abwärts die räumliche Verbindung zwischen Rinde und Mark immer weniger durchgeführt wird und es Tierklassen gibt, in welchen das Interrenal- und Adrenalgewebe zwei räumlich völlig voneinander getrennte Systeme repräsentiert, mit selbständiger Entwicklung und, soweit sie bekannt ist, verschiedener funktioneller Bedeutung. Warum bei Säugetieren und Menschen das Markgewebe vom Rindengewebe umgeben ist und beide Bestandteile in so innige topographische Beziehungen getreten sind, ein Gefäßsystem besitzen, das nunmehr für außerordentlich innige, gemeinsame Funktionen beider Systemabschnitte spricht, wissen wir nicht. Wir wissen auch nicht viel von der gemeinsamen Funktion beider Systeme. Von jener des interrenalen Abschnittes sind unsere Kenntnisse ebenfalls sehr mangelhaft, am besten bekannt ist jene des Adrenalgewebes, also der Marksubstanz, welche wir als die alleinige Bildungsstätte des spezifischen Nebennierensekretes, des Adrenalins, ansehen müssen.

Physiologie des Adrenalsystems.

Da also von einer Physiologie des Gesamtorgans noch sehr wenig bekannt ist, empfiehlt es sich, zunächst die Funktionen des Interenal- und Adrenalgewebes getrennt zu betrachten, was um so mehr gestattet ist, als speziell die Funktion des Adrenalgewebes, was die Adrenalinproduktion anlangt, völlig unabhängig von der topographischen Beziehung und sicher auch von der Funktion der Rinde ist, da, wie zahlreiche Untersuchungen lehren, die Produktion des Adrenalins auch in dem außerhalb der Nebenniere liegenden Teile des Adrenalsystems vor sich geht.

Die Produktion des Adrenalins, um mit diesem wichtigsten Hormon der Nebenniere zu beginnen, ist nicht an das Vorhandensein der Nebennierenrinde

---

[1] TAMANN: Virchows Arch. **73**, 307 (1927).　　[2] DOGIEL: Arch. f. Anat. **1894**, 90.

gebunden, sondern einzig und allein an jenes von phäochromen Zellen. Daß die phäochromen Zellen allein als Träger jenes Hormons anzusehen sind, welche den für das Adrenalin charakteristischen physiologischen Wirkungen zukommen, beweisen die Arbeiten Biedls[1] an Selachiern, welcher durch Extrakte der Adrenalorgane jene charakteristischen physiologischen Wirkungen hervorbringen konnte, wie sie die Nebennierenextrakte ergeben, ferner jene von Biedl und Wiesel[2], welche die gleichen Wirkungen durch Verwendung der Extrakte aus Zuckerkandlschen Nebenorganen des Sympathicus, also reinen Phäochromkörpern erzielten. Es steht mit Sicherheit fest, daß das Adrenalin bloß jene Zellen absondern, welche sich histologisch durch die Chromaffinität ihres Protoplasmas auszeichnen. Ältere Arbeiten (Literatur bei Biedl), welche sich mit der Produktion von Adrenalin aus dem Interrenalabschnitt beschäftigen, dürften als nicht stichhältig übergangen werden. Das gleiche gilt für jene Arbeiten, welche einer postmortalen Entstehung des Adrenalins das Wort reden. Diese Arbeiten wurden durch G. Bayer[3] widerlegt. Es ist demnach das Adrenalin ein Produkt der Marksubstanz der einheitlichen Nebenniere sowohl als der phäochromen Zellen, welche außerhalb dieses Organs liegen.

Das Adrenalin war das erste Hormon, das synthetisch rein dargestellt und dessen Struktur genau erforscht wurde. Nachdem S. Fraenkel[4] und Fürth[5] Vorarbeiten geliefert hatten, krystallisierte im Jahre 1901 Takamine[6] und gleichzeitig Aldrich[7] das Adrenalin.

Adrenalin ist ein substituiertes Orthodioxybenzol, an dessen Seitenkette eine Methylamidogruppe hängt. Alle Reaktionen auf Adrenalin sind Brenzkatechinreaktionen. Der Nebennierenextrakt ist linksdrehend, das synthetische Adrenalin ist optisch inaktiv und besteht aus einem d-l-Suprarenin. Letzteres ist weit weniger wirksam als der Nebennierenextrakt oder der Extrakt aus anderen chromaffinen Zellen und das l-Suprarenin. Bevor auf die Physiologie des Adrenalins eingegangen wird, muß die Frage erörtert werden, ob die chromaffine Substanz mit dem Adrenalin identisch ist oder nicht. Das wichtigste histologische Merkmal der chromaffinen Substanz ist ihre Eigentümlichkeit, sich nach Fixierung in einem Chromgemisch braun zu imprägnieren, welchem Umstand sie ja ihren Namen verdankt. Die chromaffine Substanz wird von Protoplasmagranula der Markzellen sezerniert. Sie ist sehr labil, d. h. die Chromreaktion verschwindet schon einige Stunden nach dem Tod. Die Chromreaktion deckt sich also nach Kutschera[8] nicht mit der Brenzkatechin- und Adrenalinreaktion der Nebenniere; nach 20stündiger Aufbewahrung des frischen Organs wurde die silberreduzierende Substanz, i. e. Adrenalin, in den Capillaren gefunden, während die Chromreaktion stets negativ ist. Es wird also postmortal die chromaffine Substanz rascher zerstört als die silberreduzierende, mit dem Adrenalin identische. Trotzdem also die quantitativen Schwankungen des Adrenalingehaltes mit der chromaffinen Substanz eine weitgehende Übereinstimmung zeigen, dürfen beide Substanzen nicht identifiziert werden, auch dann nicht, wenn diese Differenzen erst postmortal erkennbar sind (Kutschera). Die Chromierbarkeit kann unter den verschiedensten Bedingungen verschwinden oder zumindest abnehmen, unter gleichzeitiger Abnahme des Adrenalingehaltes der Nebenniere, wodurch allein bewiesen erscheint, daß zumindest eine enge Beziehung der chromierbaren Substanz zur Adrenalinproduktion besteht. Auch physiologische Zustände können zu einer Verminderung des Adrenalingehaltes in der Nebenniere bei gleichzeitigem Verlust der Chromierbarkeit führen, wie forcierte Muskelarbeit (Battelli und Roatta[9], Schur und Wiesel[10]); unter pathologischen

[1] Biedl: Innere Sekretion, S. 1.
[2] Biedl u. Wiesel: Pflügers Arch. **91**, 434 (1902).
[3] Bayer, G.: Biol. Z. **20**, 1878 (1909).
[4] Fraenkel, S.: Wien. med. Blätter **1896**, Nr 13—15.
[5] Fürth: Z. physik. Chem. **24**, 142 (1897); **26**, 15 (1898). — Beitr. chem. Phys. u. Path. **1**, 243 (1901).
[6] Takamine: J. of Physiol. **27**, 29 (1901). — Amer. J. Physiol. **1901**.
[7] Aldrich: Amer. J. Physiol. **5**, 457 (1901); **7**, 359 (1902).
[8] Kutschera: Zitiert auf S. 511.
[9] Battelli u. Roatta: C. r. Soc. Biol. Paris **54**, 1203 (1902).
[10] Schur u. Wiesel: Verh. dtsch. path. Ges., Dresden 1911. — Wien. klin. Wschr. **1907**, Nr 40.

Verhältnissen, beispielsweise nach photodynamischer Schädigung oder Verbrühung, desgleichen hie und da nach langdauernden Narkosen, Verbrennungen (LUCKSCH[1]), nach Eingriffen, welche eine Blutdrucksenkung hervorrufen, sieht man Verlust der Chromierbarkeit des Nebennierenmarkes und Vermehrung des Adrenalingehaltes des Blutes (SCHUR und WIESEL[2]). Da aber trotz Verlust der Chromierbarkeit der Marksubstanz unter den vorhergehenden Bedingungen der KUTSCHERAsche Reduktionsnachweis auf Adrenalin sich findet, wenn auch in reduzierterem Maße, ist das Vorhandensein der chromaffinen Substanz für die Adrenalinbildung notwendig, da die Nebennierenextrakte in ihrer physiologischen Wirksamkeit keine oder nur abgeschwächte Adrenalinwirkung zeigen. So beobachtete PFEIFFER[3] Abnahme der Adrenalinproduktion nach photodynamischer Schädigung, welche sich durch eine stark ausgeprägte, progrediente Blutdrucksenkung dokumentierte. KUTSCHERA konnte ferner durch chemische und physikalische Prüfung die chromaffine von der silberreduzierenden Substanz, i. e. Adrenalin, differenzieren. Er konnte feststellen, daß die chromaffine Substanz als eine nur in kolloidalem Zustand wirksame Substanz anzusehen sei. Er hält sie, da sie sich physikalisch-chemisch wie ein Zellferment verhält, mit dem adrenalinbildenden Ferment für identisch. Die chromaffine Substanz ist nach diesem Autor als Emulsionskolloid charakterisiert, während das Adrenalin ein optisch aktives Brenzkatechin ist. Durch diese Feststellungen, die allerdings noch weiterer Bestätigung bedürfen, hat die Annahme eines hypothetischen Proadrenalins als eine modifizierte Verbindung des Neurins und Brenzkatechins viel an Wahrscheinlichkeit verloren. Im folgenden werden wir uns bloß mit dem Adrenalin und nicht mit seiner Muttersubstanz, der chromaffinen, beschäftigen. Anscheinend ist das Adrenalin im Nebennierenmark als Flüssigkeit vorhanden und gelangt in flüssiger Form in die Blutgefäße. KOLLMER[4] kommt auf Grund des Studiums der feineren Zellstruktur des Nebennierenmarkes zu dem Schlusse, daß, wenn überhaupt von einer Sekretion die Rede sein soll, es sich nur um Abgabe gelöster Stoffe handeln könne.

Es sei noch mit einigen Worten der Frage nach der Anteilnahme der *Nebennierenrinde* an der Adrenalinbildung gedacht. Schon oben wurde betont, daß Adrenalin sich nicht bloß im Nebennierenmark, sondern in allen Abschnitten des Adrenalgewebes nachweisen läßt, wo von dem Vorhandensein von Rindengewebe keine Rede ist. Trotzdem wurde von den verschiedensten Autoren behauptet, daß die Rinde an der Adrenalinproduktion beteiligt sei, hauptsächlich deswegen, weil mit Rindenextrakten gleiche Wirkungen wie mit Adrenalin hervorgerufen wurden, wie Blutdrucksteigerung, glykosurische Wirkungen, Pupillenreaktion usw. Allerdings behaupten andere, daß die vasomotorischen Rindenwirkungen durch andere Substanzen als durch Adrenalin erzeugt werden. Auch durch chemische Reaktionen wurde Adrenalin in der Rinde nachgewiesen. Alle diese Beobachtungen aber können sich dadurch erklären lassen, daß, wie auch BAYER[5] hervorhebt, bekanntlich fast immer Adrenalgewebe in der Rinde sich findet, andererseits kann Adrenalin leicht durch Diffusion nach dem Tode in die Nebennierenrinde gelangen. Hierfür gibt es experimentelle Belege (BANTING und GAIRNS[6]). INGIER und SCHMORL[7] konnten sogar postmortal im suprarenalen Fettgewebe Adrenalin nachweisen. Auch durch Sperrung des Blutabflusses durch die Markvenen oder durch Kontraktion der Muskulatur der Zentralvene (MARESCH[8], KUTSCHERA-AICHBERGEN[9]) kann Adrenalin in die äußeren Rindenschichten diffundieren. Sowohl für das Entstehen von Adrenalin und nicht bloß für das Vorkommen desselben in der Nebennierenrinde setzen sich einzelne Autoren ein, ohne aber vollgültige Beweise hierfür zu liefern. Gegen diese Annahme spricht, daß weder akzessorische Rindenknötchen noch Tumoren aus der Nebennierenrinde Adrenalin enthalten. Weiter kann die Chromierbarkeit der Marksubstanz selbst bei weitgehender Zerstörung der Rinde, wie sie bei Rinden-Addison beschrieben wurde, erhalten bleiben. Man kann also

---

[1] LUCKSCH: Wien. klin. Wschr. **1905**.   [2] SCHUR u. WIESEL: Wien. klin. Wschr. **1908**.
[3] PFEIFFER: Z. exper. Med. **10** (1919) — Münch. med. Wschr. **1914**, 1099, 1329.
[4] KOLLMER: Zitiert auf S. 514.   [5] BAYER: Handb. d. inn. Sekretion **2**, 469 (1927).
[6] BANTING u. GAIRNS: Amer. J. Physiol. **77**, 100 (1926).
[7] INGIER u. SCHMORL: Dtsch. Arch. klin. Med. **104** (1911).
[8] MARESCH: Zitiert auf S. 514.   [9] KUTSCHERA-AICHBERGEN: Zitiert auf S. 511.

mit BAYER annehmen, daß die bis jetzt bekannten Tatsachen dagegen sprechen, daß Adrenalin in der Rinde gebildet wird. Wir müssen demnach das Adrenalin bloß als Produkt der chromaffinen Zellen — gleichgültig ob es sich um das Nebennierenmark oder die übrigen Abschnitte des chromaffinen Systems handelt — betrachten.

Lebenswichtigkeit des chromaffinen Gewebes.

Um zu erforschen, ob das chromaffine Gewebe als Produzent des Adrenalins, also des einzigen, bis jetzt bekannten Inkretes der Nebenniere, eine lebensnotwendige Inkretdrüse darstellt, empfiehlt es sich, zunächst der Ergebnisse der Ausschaltungsversuche dieses Gewebes zu gedenken. Um das Nebennierenmark auszuschalten, wurden von den verschiedenen Autoren verschiedene Methoden angegeben — ich folge im nachstehenden in erster Linie der erschöpfenden Darstellung des hier interessierenden Gegenstandes durch BAYER[1] und im engsten Anschlusse an seine ausgezeichneten Darlegungen.

Die eine Methode, um die Lebenswichtigkeit des chromaffinen Gewebes nachzuweisen, bestand in der operativen Entfernung beider Nebennieren — eine zur Lösung dieser Frage vollständig ungeeignete Methode, weil ja hier die Rinde mitentfernt wurde. Die zweite Methode besteht in der Auslöffelung des Marks aus dem gespaltenen Organ, eine weitere in der Einführung einer mit Emanation oder mit Radium beschickten Glascapillare in die Markschicht, weiter in der freien Transplantation der gesamten Nebenniere, in der Entnervung des Organs, in der Abbindung — dauernd oder temporär — der Nebennierenvene, in dem Versuche, das Mark durch spezifische cytotoxische Sera zu vernichten und in den Ausschaltungsversuchen durch Einbringung von gewebszerstörenden Infektionserregern (Tuberkelbacillen) oder von Tumorzellen in die Marksubstanz. Mit Ausnahme der letztgenannten Methode sind von vornherein alle diese Versuche insofern ergebnislos geblieben, als sie nur, wenn es überhaupt zu einer isolierten Zerstörung der Marksubstanz kommt, die gesamten übrigen Abschnitte des Adrenalsystems unbeeinflußt lassen.

Es ist unbedingt notwendig, um die Frage der Lebenswichtigkeit des chromaffinen Gewebes festzustellen, sich endlich von dem Gedanken freizumachen, daß dieses Gewebe ein integrierender Bestandteil bloß der Nebenniere sei, und die übrigen Abschnitte des Systems in ihrer Bedeutung zu unterschätzen. Alle Paraganglien enthalten Adrenalin, und die Wirksamkeit ihrer Extrakte ist nicht geringer als jene des Nebennierenmarkes (KAHN[2], BIEDL und WIESEL[3]). Auch das Argument, daß bis jetzt keine vikariierende Hypertrophie oder Hyperplasie der Paraganglien nach Zerstörung des Nebennierenmarkes beobachtet wurde, ist schon allein aus dem Grunde nicht stichhaltig, weil Addisonfälle bekannt sind, bei welchen es zu einer deutlichen vikariierenden Hypertrophie der Paraganglien kommt (WIESEL[4]), die ja beweiskräftiger ist, als das Ausbleiben einer solchen bei experimenteller Markausschaltung, welche ja doch meist vom baldigen Tode der Versuchstiere gefolgt ist. Mit Recht betont BAYER[5], daß quantitative histologische Untersuchungen des extrasuprarenalen chromaffinen Gewebes notwendig wären. Auch SVALE VINCENT[6] ist der Meinung, daß bei manchen Tieren mehr chromaffines Gewebe außerhalb als innerhalb der Nebennieren liegt.

---

[1] BAYER: Handb. d. inn. Sekretion 2, 467 (1927).   [2] KAHN: Zitiert auf S. 514.
[3] BIEDL u. WIESEL: Zitiert auf S. 516.   [4] WIESEL: Z. Heilkunde 24, 7 (1903).
[5] BAYER: Zitiert auf S. 510.
[6] SVALE VINCENT: J. of Physiol. 22, 270 (1897). — Quart. J. exper. Physiol. 13, 319 (1925). — J. of Physiol. 61, 3 (1926).

Die geringe Masse der Paraganglien spricht nicht gegen ihre funktionelle Bedeutung (BAYER[1]). Jedenfalls konnte KAHN nachweisen, daß eine Adrenalinabgabe aus den Paraganglien in das Blut stattfinde, sei es auf dem Blutwege, sei es auf dem Nervenwege (LICHTWITZ[2]). Die Paraganglien werden also durch die gleichen Momente beeinflußt wie das Nebennierenmark (BAYER). Das Paraganglion aorticum des Hundes verliert durch Insulininjektionen ebenso seine Chromierbarkeit wie das Nebennierenmark. BAYER betont auch, daß möglicherweise das Adrenalin nicht nur in den Paraganglien gebildet wird, sondern auch in den sympathischen Ganglienzellen, mit denen sie ja eine gemeinsame Wurzel haben, die Sympathogonie. Bei wirbellosen Tieren fanden verschiedene Autoren chromaffine Substanz in den Ganglienzellen. Ich möchte bei dieser Gelegenheit erinnern, daß ich bei einzelnen Fällen von Morbus Addison mit weitgehender Zerstörung des paraganglionären Gewebes deutliche Chromierbarkeit der sympathischen Ganglienzellen, vor allem des Plexus solaris, nachweisen konnte. Keinesfalls kann aus den bisherigen experimentellen Forschungen der Schluß gezogen werden, daß mit Sicherheit das chromaffine Gewebe kein lebensnotwendiges Gewebe ist.

Die Beeinflussung der Adrenalinsekretion.

Die Frage, ob *intravital Adrenalin aus dem Nebennierenmark* abgegeben wird, hat zahlreiche Forscher beschäftigt. Schon die histologische Untersuchung ließ in den Venen des Marks Körnchen nachweisen, bzw. homogene Massen in den Bluträumen, die als Sekret angesehen wurden. Da sich diese angeblichen Gebilde auch in den Arterien und den Nervenscheiden fanden, kann man daraus allerdings keine sicheren Schlüsse auf die innere Sekretion im Bereiche des Markes ziehen (BAYER[3]). Auch die übrigen hierhergehörigen Versuche haben zu keinem sicheren Ergebnis geführt. Tierexperimentell wurden zur Lösung der Frage, ob eine Abgabe von Adrenalin an das Blut stattfindet, folgende Methoden verwendet. Das aus den Nebennierenvenen stammende Blut wurde möglichst rein in die Vene des Versuchstieres direkt oder mittels einer Gefäßanastomose (TOURNADE und CHABROL[4]) geleitet und nachgesehen, ob es die für das Adrenalin charakteristischen Wirkungen entfalte. Der zweite Weg war der, ob Splanchnicusreizung, Giftwirkung, Muskelarbeit usw. die Abgabe von Adrenalin aus dem Nebennierenmark fördere, insofern als ein durch Entnervung besonders adrenalinempfindliches Organ jene Veränderungen aufweist, wie sie durch Adrenalinzufuhr ausgelöst werden, z. B. am Herzen oder an den Gefäßen der hinteren Extremitäten. Der Wert dieser Experimente wurde bezweifelt und betont, daß diese Reaktionen durch Splanchnicusverletzungen hervorgerufen werden können.

Diese verschiedenen Versuche, deren Details bei BAYER nachzulesen sind, haben aber doch festgestellt, daß gewisse Reize auf die Nebennierensekretion anregend wirken. Solche sind nach BAYER periphere elektrische Splanchnicusreizung, die zentrale experimentelle Sympathicusreizung durch Zuckerstich, starke sensible Erregungen durch Reizung von Nervenstämmen, verschiedene Gifte, Muskelarbeit usw. BIEDL[5] war der erste, der nach Reizung des Splanchnicus eine Vermehrung der Adrenalinabgabe durch den Blutdruckversuch nachweisen konnte. Diese Untersuchungen wurden durch eine ganze Reihe von Autoren bestätigt

---

[1] BAYER: Zitiert auf S. 510.   [2] LICHTWITZ: Zitiert auf S. 514.
[3] BAYER: Zitiert auf S. 510.
[4] TOURNADE u. CHABROL: C. r. Soc. Biol. Paris **85** (1921); **86** (1922); **90** (1924); **91** (1924); **93** (1925); **94** (1926).
[5] BIEDL: Pflügers Arch. **67** (1897).

und erweitert. Ob es sich bei dieser Verstärkung um eine echte Sekretionsförderung handle oder um Beeinflussung der Nebennierengefäße durch Splanchnicusreizung, bleibt vorläufig noch fraglich. Ebenso ist die Frage nach einer parasympathischen, sekretionshemmenden Innervation des Nebennierenmarkes noch unentschieden. DRESEL[1] ist der Ansicht, daß eine solche Innervation besteht.

Nach Zuckerstich und der durch ihn bedingten Hyperglykämie und Glykosurie war man der Ansicht, daß eine vermehrte Adrenalinausfuhr aus den Nebennieren zu beobachten sei, was aber nicht für das periphere Venenblut und das Arterienblut gilt. Allerdings ist es trotz der negativen Ergebnisse in hohem Grade wahrscheinlich (BAYER), daß im arteriellen Blut eine wirksame Adrenalinkonzentration vorhanden ist. Durch psychische Einflüsse sah man Adrenalinentladungen, ebenso durch Asphyxie und Hirnanämie, welche Sekretionsreizung der Nebennieren durch zentralen Sauerstoffmangel bedingt ist (BAYER). Sensorische Reize führen gleichfalls zu einer vermehrten Ausschüttung des Adrenalins, das gleiche wird von Kälte behauptet, wie ja auch die Entstehung des Fiebers seit SAJOUS[2] auf eine Erhöhung der Adrenalinsekretion zurückgeführt wurde.

Wichtig ist die Frage, ob Muskelarbeit eine vermehrte Adrenalinreaktion zur Folge habe. SCHUR und WIESEL[3] sahen zuerst bei Hunden nach intensiver Muskelarbeit am Tretrad eine Veränderung der Chromierbarkeit der Nebennieren, welche Befunde zum Teil angezweifelt (KAHN[4]), zum Teil bestätigt wurden (BATELLI und ROATTA[5] u. a.). Andere Autoren behaupten sogar, daß schon ganz geringfügige Muskelleistung (CANNON[6] u. a.) zu einer am entnervten Herzen nachweisbaren Adrenalinvermehrung führen.

Langdauernde Narkosen, um kurz die pharmakologische Beeinflussung der Adrenalinsekretion zu streifen, vermindern die Chromierbarkeit des Nebennierenmarkes — zuerst festgestellt von SCHUR und WIESEL[7], bestätigt durch eine große Reihe anderer Autoren; andere wieder hatten negative Ergebnisse. Jedenfalls wurden diese Befunde nicht nur bei der Chloroform-, sondern von einzelnen Autoren auch bei der Urethannarkose erhoben. Vielfache Versuche mit anderen chemischen Substanzen lieferten teils positive, teils negative Ergebnisse (Ausführliches bei BAYER).

Praktisch von Wichtigkeit ist die Bedeutung von *Infektionsgiften* auf die Adrenalinsekretion. Auch hier gibt es sich widersprechende Resultate, indem sowohl Vermehrung des Adrenalins nachgewiesen wurde, als auch Verminderung desselben und Verlust der Chromierbarkeit der Markzellen. Allerdings wurde von der Mehrzahl der Autoren ein Verlust der Chromierbarkeit, bzw. des Adrenalingehaltes der Nebennieren nachgewiesen. Wenn man bedenkt, welch schwere Veränderungen die Nebenniere durch akute Infektionskrankheiten oft aufweist und auch klinisch im Verlaufe akuter Infektionskrankheiten sich genügende Zeichen von Hypoadrenalismus, bzw. Unterfunktion der Nebennieren auffinden lassen (siehe unten), so darf es nicht wundernehmen, daß auch im Tierexperiment Veränderungen an den hier in Betracht kommenden Organen zu beobachten sind, obwohl die Verhältnisse ganz anders liegen als bei den Infektionskrankheiten des Menschen, von denen einzelne, wie beispielsweise die Diphtherie, aber auch der Typhus und manche Formen der Grippe, wenigstens im klinischen Verlauf, niemals Zeichen der Nebennierenunterfunktion vermissen lassen.

[1] DRESEL: Z. exper. Path. u. Ther. **16**, 365 (1914); **22**, 34 (1921). — Kraus-Brugschs Handb. **10 III**, 35 (1925).
[2] SAJOUS: Internat. Secret. and princ. of med **1917**.
[3] SCHUR u. WIESEL: Zitiert auf S. 516.   [4] KAHN: Zitiert auf S. 514.
[5] BATELLI u. ROATTA: Zitiert auf S. 516.
[6] CANNON: Science (N. Y.) **45**, 464 (1917). — Amer. J. Physiol. **50**, 399 (1919).
[7] SCHUR u. WIESEL: Wien. klin. Wschr. **1908**, Nr 8.

Ich kann aus eigener Erfahrung hinzufügen, daß auch die übrigen Paraganglien bei Kindern durch akute Infektionen deutlich geschädigt werden, ihre Chromierbarkeit vielfach verlieren, Blutungen aufweisen bis zu mächtiger Hämatombildung, ganz analog wie man es im Nebennierenmark bei akuten Infektionen zu sehen gewohnt ist. All das spricht dafür, daß akute Infektionen das Adrenalgewebe in weitgehendem Maße nicht nur funktionell, sondern auch anatomisch zu stören imstande sind, wenn auch einzelne Autoren im Tierexperiment über negative Ergebnisse berichten.

Die Versuche, die *Adrenalinsekretion* durch *Organextrakte verschiedener anderer Inkretorgane* zu beeinflussen, die aus dem Grunde unternommen worden waren, um die Beziehungen der Inkretdrüsen zueinander zu studieren, haben keine verwertbaren Resultate geliefert, weil sie mit Organextrakten ausgeführt wurden, deren Hormongehalt nicht festgestellt worden war (BAYER, der über derartige Versuche unter Verwertung der Literatur berichtet). Man ist in diesem Belange zu keinem anderen Schlusse gekommen als bereits vor 20 Jahren EPPINGER, FALTA und RUDINGER[1], die einen Korrelationstypus aufstellten, der mit Ausnahme ihrer Vermutung, daß das Pankreas eine Hemmung des chromaffinen Systems ausübe, noch heute als grundlegend für diese Frage angesprochen werden muß. Auch die Frage der *Ruhesekretion der Nebennieren* ist heute noch durchaus ungeklärt, wie schon TRENDELENBURG[2] im Jahre 1923 behauptete, der auch die Meinung vertritt, daß möglicherweise in völliger Ruhe von seiten der Nebennieren kein Adrenalin abgegeben wird. Desgleichen ist die Frage nach einem Adrenalinsekretionszentrum noch ungelöst; vielleicht besteht neben dem bulbären ein spinales tonisches Sekretionszentrum.

Widersprechende Angaben finden sich auch über die Menge des von den Nebennieren abgegebenen Adrenalins, ebenso wie auch der Einfluß des Alters auf den Adrenalingehalt der Nebennieren nicht völlig geklärt ist trotz zahlreicher daraufhin gerichteter Untersuchungen.

Pharmakologie des Adrenalins.

Was die *pharmakologischen Wirkungen des Adrenalins* anlangt, so beobachtet man an isolierten Gefäßstreifen Verkürzung durch Adrenalin; auf die Coronararterien wirkt Adrenalin aber erschlaffend. An den übrigen Gefäßen ergibt sich entweder keinerlei Einwirkung oder Kontraktion. Ausgesprochen ist die venenverengende Wirkung des Adrenalins. Bei Durchströmung überlebender Organe mit Adrenalin kommt es gleichfalls teils zur Kontraktion, manchmal in gewaltigem Ausmaße, teils zu mehr oder weniger indifferentem Verhalten der betreffenden Gefäße; bei künstlicher Durchspülung des überlebenden Darms mit Adrenalin beobachtet man Vasoconstriction, desgleichen im Gehirn, während die künstlich durchströmte Lunge nur eine schwach dilatierende Wirkung durch Adrenalin aufweist. Ganz widersprechend sind die Durchströmungsversuche an den Coronararterien. Die Wirkungen auf die Capillaren, die vielfach studiert wurden, ergaben teils keine Beeinflussung auf das Capillarlumen, teils Capillarkontraktion, wobei die Adrenalinempfindlichkeit der Capillaren an verschiedenen Stellen ungleich ist. Es ist dabei nicht sicher, ob das Adrenalin direkt auf die contractilen Elemente der Capillaren oder auf die sie wahrscheinlich innervierenden Nerven wirkt. KYLIN[3] beobachtete sogar eine Capillarperistaltik

[1] EPPINGER, FALTA u. RUDINGER: Z. klin. Med. **66**, 1 (1908).
[2] TRENDELENBURG: Erg. Physiol. **21**, 500 (1923).
[3] KYLIN: Dtsch. Arch. klin. Med. **149**, 354 (1925). — Die Hypertoniekrankheiten. Berlin: Julius Springer 1926.

unter Adrenalineinwirkung. Unter bestimmten Umständen kann Adrenalin je nach Dosierung sogar eine Umkehrung auf die Blutgefäße bedingen.

Von großer Wichtigkeit ist die Wirkung des Adrenalins auf die Herzfunktion, die immer im Sinne einer Förderung erfolgt, gleichgültig, um welchen Herzteil es sich handelt. Allerdings kann es hierbei zu einer Verschlechterung der Herztätigkeit durch Rhythmusstörungen kommen. Auch beim Menschen kann unter gewissen Bedingungen Adrenalin tödliches Herzflimmern hervorrufen. Die Ursachen dieser Herzwirkung des genaueren zu besprechen, würde zu weit führen (ausführliche Literatur bei Bayer). Von Bedeutung ist die Wirkung des Adrenalins auf den Blutdruck im großen Kreislauf, die sich vor allem nach intravenöser, weniger nach subcutaner Einverleibung bemerkbar macht. Bei intraarterieller Injektion ist die allgemeine Blutdruckwirkung wesentlich schwächer als bei intravenöser. Die intrakardiale Injektion erzeugt besonders rasch auftretende Wirkungen. Allerdings ist die Wirkung von Pause zu Pause bei gleicher Konzentration verschieden. Weiter soll während der Menstruation nach Marian Franke[1] die Adrenalinwirkung auf den Blutdruck und auf den Zuckerhaushalt ausbleiben, dagegen sind Schwangere hinsichtlich der glykosurischen, bzw. hyperglykämischen Wirkung des Adrenalins besonders empfindlich. Was den Verlauf der Druckkurve anlangt, so tritt wenige Sekunden nach intravenöser Einverleibung Blutdrucksteigerung auf, die rasch bis zur höchsten Höhe führt, während sich schon im aufsteigenden Schenkel die zentrale Vaguserregung durch große Vaguspulse und Pulsverlangsamung dokumentiert. Das Maximum des erregbaren Druckes beträgt nach Kretschmer[2] beim Kaninchen 75 bis 100% des Normaldrucks; der Druck fällt aber sehr bald wieder zur Norm ab. Eine ganze Reihe von Umständen (Dosis, Art und Tiefe der Narkose, verschiedene Vergiftungen) können diese Kurve wesentlich modifizieren. Bei Katzen und Hunden kommt es durch kleine Adrenalindosen zur Blutdrucksenkung. Diese drucksenkende Wirkung ist allerdings bei der Katze nur in Äther- oder Urethannarkose hervorrufbar.

Auch nach subcutaner Einverleibung sieht man beim Menschen eine initiale vorübergehende drucksenkende Adrenalinwirkung. Es handelt sich dabei nach Dresel[3] um vagotonische Individuen. Die Drucksenkung dürfte die Folge einer Depressorreizung sein. Auch der Venendruck steigt nach Adrenalininjektion, desgleichen nach Kylin[4] der capillare Kompressionsdruck. Der Druckanstieg im kleinen Kreislauf dürfte bloß durch Vasoconstriction der Lungengefäße erhöht werden, was besonders bei vagotomierten Hunden deutlich in Erscheinung tritt. Der Blutgehalt einzelner Organe wird gleichfalls durch Adrenalin in verschiedener Weise beeinflußt.

Über die Wirkung des Adrenalins auf die glatte Muskulatur liegt eine sehr große Literatur vor, welche aber gleichfalls nicht zu durchaus gleichmäßigen Ergebnissen gelangte, indem zum Teil Hemmung, zum Teil Förderung des Tonus der einzelnen Organe gefunden wurde. Keinesfalls ist die Frage als abgeschlossen zu betrachten. Die Wirkung des Adrenalins auf drüsige Organe anlangend, sei hervorgehoben, daß das Adrenalin auf die Schweißsekretion entschieden fördernd wirke, besonders tritt sie bei Meerschweinchen auf nach subcutaner Injektion großer Adrenalingaben (Falta und Ivkovic[5]), während beim Menschen die Förderung nur sehr selten zur Beobachtung gelangt. Einige Fälle zitiert Julius Bauer[6]. Es wird im Gegenteil beim Menschen über schweiß-

---

[1] Marian Franke: Zitiert nach Bayer, S. 588.
[2] Kretschmer: Zitiert nach Bayer, S. 589.
[3] Dresel: Zitiert auf S. 520.   [4] Kylin: Zitiert auf S. 521.
[5] Falta u. Ivkovic: Wien. klin. Wschr. 22, 1780 (1909). — Berl. klin. Wschr. 1909, 1929.
[6] Bauer, Julius: Innere Sekretion. Berlin: Julius Springer 1927.

hemmende Wirkung durch Adrenalin berichtet. BAYER ist aber der Ansicht, daß es sehr unwahrscheinlich sei, daß eine physiologische Adrenalinsekretion die Funktion der Schweißdrüsen beeinflusse. Die Speicheldrüsen scheinen bei Katzen mit Hypersekretion zu reagieren, desgleichen die Tränensekretion. Ganz widersprechende Angaben findet man über die Wirkung des Adrenalins auf die Magensekretion, das gleiche gilt hinsichtlich der Sekretion der Galle. Auch über die Wirkung des Adrenalins auf die Pankreassekretion stehen sich widersprechende Angaben gegenüber.

Was die Nierensekretion betrifft, so wurde meistens beobachtet, daß besonders konstant nach intravenöser Adrenalininjektion eine Verminderung der Diurese auftritt, während sehr kleine Dosen die Diurese hemmen. Auch beim Menschen sah man Diuresehemmung, welche länger dauerte als die Blutdrucksenkung. Diureseförderung beobachtet man im Anschluß an die Diureseverminderung an der entnervten Niere nach subcutaner Injektion beim Kaninchen und Meerschweinchen, manchmal auch bei anderen Tieren und beim Menschen (EPPINGER und HESS[1], HESS und WIESEL, FALTA, NEWBURGH und NOBEL[2]). Adrenalin beeinflußt auch die Ausscheidung fester Stoffe in der Niere, wie aus einer ganzen Reihe von Untersuchungen hervorgeht. Ob die Sekretion des Liquor cerebrospinalis durch Adrenalin direkt gefördert wird oder ob die Vermehrung des Liquors durch Adrenalin nur eine Folge der Blutdrucksteigerung ist, ist noch nicht entschieden.

Wirkung des Adrenalins auf den Stoffwechsel.

Der Gesamtstoffwechselumfang unter Adrenalin wird übereinstimmend als erhöht gegenüber der Norm bezeichnet. Diese stoffwechselsteigernde Wirkung des Adrenalins dürfte mit seiner zuckermobilisierenden in engem Zusammenhang stehen. Nicht nur im Gesamtkörper, sondern auch an isolierten Geweben und Zellen wurde die sauerstofffördernde Wirkung des Adrenalins nachgewiesen.

Die wichtigste Wirkung des Adrenalins ist jene auf den Kohlehydratstoffwechsel. Zuerst hat BLUM[3] die zuckermobilisierende Wirkung der Nebennierenextrakte nachgewiesen. Die nach jeder Form der Adrenalineinverleibung auftretende Adrenalinglykosurie ist die Folge einer Hyperglykämie. Schon nach intravenöser Einverleibung von $^1/_{1000}$ g tritt Zunahme des Blutzuckers beim Menschen auf. Für das Kaninchen wiesen POLLAK[4] u. a. nach, daß die subcutane Injektion etwas stärker blutdrucksteigernd wirke als die intravenöse. Besonders wirksam ist die intraportale Injektion. Nach KUTSCHERA soll das Adrenalin nur dann glykosurisch wirken, wenn es via Pfortader zur Leber kommt. Nach Ablauf der Adrenalinhyperglykämie beobachtet man Hypoglykämie. Verschiedene Stoffe hemmen oder fördern die Adrenalinglykosurie, je nachdem durch dieselbe die Zuckerdichtheit der Niere erhöht oder vermindert wird.

Die Blutzuckervermehrung ist von einer Verminderung des Leberglykogens gefolgt, welche gelegentlich zu einem völligen Verschwinden des Glykogens aus der Leber führt, wobei Lävuloseglykogen schwerer zum Verschwinden gebracht werden kann als durch Dextrose erzeugtes Glykogen. Nicht mobilisiert wird das Herzmuskelglykogen des lebenden Tieres, wohl aber das Glykogen der übrigen Muskel. Jedenfalls ist die Mobilisierung des Leberglykogens für das

---

[1] EPPINGER u. HESS: Z. klin. Med. **67**, 345 (1909); **68**, 205 (1909); **69**, 231 (1909).
[2] FALTA, NEWBURGH u. NOBEL: Z. klin. Med. **72**, 97 (1910).
[3] BLUM: Dtsch. Arch. klin. Med. **71** (1901). — Pflügers Arch. **90**, 617 (1902).
[4] POLLAK: Arch. Pathol. u. Pharmakol. **61**, 149 (1909); **61**, 376 (1909); **64**, 415 (1911). — Erg. inn. Med. **23**, 337 (1923).

Zustandekommen der Adrenalinhyperglykämie von größter Bedeutung. Sein Angriff an der Leber ist ein peripherer, wofür auch die Versuchsprotokolle sprechen, daß die glykosurische Wirkung durch Splanchnicusdurchschneidung beim Kaninchen nicht verhindert wird. Die Frage, ob nicht die Adrenalinwirkung via Pankreas durch Hemmung der Sekretion der Langerhansschen Zellen zustande kommt, ist noch nicht entschieden, möglich ist es aber, daß das Adrenalin die Abgabe des Insulins hemmt. Zuelzer hat den Antagonismus von Pankreasextrakt und Adrenalin experimentell festgestellt. Aber immerhin ist die Leber in erster Linie jenes Organ, welches zur Glykogenmobilisierung führt, wenn auch der Mechanismus durchaus noch nicht klar ist. Es ist jedoch noch fraglich, ob nicht noch andere, den Zuckerstoffwechsel mobilisierende Vorgänge durch Adrenalin ausgelöst werden, so die allerdings noch nicht sicher festgestellte Beeinflussung der Insulinproduktion durch das Adrenalin und die Hemmung der physiologischen Insulinwirkung (Bayer).

Die Wirkung des Adrenalins auf den Eiweißstoffwechsel ist noch nicht geklärt. Vermehrung der Stickstoffausscheidung scheint vorzukommen, ebenso der Schwund von Reserveeiweiß in der Leber. Die Beeinflussung des intermediären Stoffwechsels anlangend, zeigt die Harnsäure- und Allantoinausscheidung nach Adrenalin eine starke Zunahme (Falta); die Harnstoffbildung scheint ebenfalls vermehrt zu sein. Kreatinin findet sich im Harn bei mit Adrenalin behandelten Menschen vermehrt, desgleichen ist die Phosphorausscheidung eine gegen die Norm erhöhte.

Auf den Fettstoffwechsel nimmt das Adrenalin insofern einen Einfluß, als es die Phlorrhizinleberverfettung beim Hunde hemmt.

Erhöhung der Körpertemperatur beobachtet man besonders nach mehrtägiger Verabfolgung von Adrenalin, während dieser Stoff wieder bei fiebernden oder experimentell hyperpyretisch gemachten Tieren temperaturherabsetzend zu wirken scheint. Die Wirkung des Adrenalins in dieser Beziehung scheint mindestens zum Teil eine zentral angreifende zu sein (Bayer).

Das Adrenalin bewirkt eine Ausstoßung von roten Blutkörperchen aus dem Knochenmark. In welcher Weise aber diese Wirkung zustande kommt, daß Jugendformen der roten Blutkörperchen nach Adrenalin im strömenden Blute auftreten, steht nicht fest. Die Blutkonzentration soll nach Adrenalininjektionen erhöht werden, die Blutmenge vermindert. Nach Adrenalininjektion wird Lymphocytose beobachtet, manchmal eine ziemlich hochgradige, während die Eosinophilen entschieden vermindert werden, allerdings beim Menschen nicht so konstant. Die Blutgerinnung soll eine beschleunigte sein.

Die durch Adrenalin bewirkten chemischen Veränderungen des Blutes.

Calcium steigt unter Adrenalinwirkung flüchtig an, erreicht nach kurzer Zeit seinen höchsten Stand und sinkt dann unter das Ausgangsniveau; jedenfalls steht sicher, daß das Blutcalcium unter Adrenalin abnimmt. Die Phosphate vermindern sich zunächst, dann kommt es zu einer Vermehrung. Das Kalium sinkt im Blute nach subcutaner Injektion ab, um dann gewöhnlich nach kurzer Zeit zur Norm zurückzukehren. Über den Chlorgehalt des Plasmas lauten die Untersuchungen nicht übereinstimmend. Auch die Fette und Lipoide verhalten sich nach den verchiedenen Autoren nach Adrenalininjektion verschieden. Das Säure-Basenverhältnis des Blutes dürfte sich regelmäßig nach Adrenalin nach der Seite der Säure hin verschieben.

Jedenfalls kann die Adrenalininjektion zentral nervöse Erscheinungen nach sich ziehen; es existiert wahrscheinlich eine direkte Erregung des Wärmeregulationszentrums. Für manche Tiere, besonders Kaltblüter, wirkt es lähmend; ähnliches wurde aber auch bei Warmblütern beobachtet. Auf das Atmungszentrum hat Adrenalin einen je nach der Tierart, Menge und Verabreichungsweise verschiedenen Einfluß. Neben einer erregenden Wirkung gibt es aber auch eine Adrenalinapnoe, deren Ursache noch durchaus nicht klar ist. Auf das Vasomotorenzentrum wirkt es entweder gar nicht, oder es kommt zu keiner wesentlichen Erregbarkeitsverminderung. Am Vaguszentrum beobachtet man eine Steigerung. Erwähnt sei noch die resorptionshemmende Wirkung des Adrenalins, die vielfach auch therapeutisch verwendet wurde.

Toxikologie.

Die akute Adrenalinvergiftung beim Tier dokumentiert sich durch tonische und klonische Krämpfe, Zittern, gefolgt von einem Lähmungsstadium. Der Tod erfolgt durch zentrale Atemlähmung und Lungenödem. Beim Menschen sind von GERSTER 19 Fälle von tödlicher Adrenalinvergiftung aus der Literatur zusammengetragen worden, hervorgerufen durch kleine Adrenalindosen bei Chloroformnarkose, in vier weiteren Fällen trat der Tod als Folge der Adrenalin-Cocain-Injektionen auf. Hier sei der von mir beobachtete Fall angeführt, wo nach einer Cocaininjektion plötzlich der Tod eintrat und die Obduktion einen mächtigen chromaffinen Tumor der Nierengegend aufdeckte mit massenhaften Adrenalinmengen im Blut[1]. In diesem Falle dürfte durch das Cocain eine Mobilisierung des Adrenalins stattgefunden haben und der Tod als echter Adrenalintod bezeichnet werden. Es gibt eine Adrenalingewöhnung und Adrenalinüberempfindlichkeit, erstere wurde besonders bei Tieren beobachtet, denen behufs Erzeugung der Adrenalinsklerose dauernd diese Substanz injiziert wurde. Diese wichtigste Veränderung der Blutgefäßwände durch Adrenalin beim Tiere wurde zuerst von JOSUÉ[2] nachgewiesen. Ohne auf die ungeheure Literatur dieser Adrenalinsklerose eingehen zu wollen, sei nur betont, daß analoge Veränderungen, welche sich an den Arterien in erster Linie als Mediaprozesse dokumentieren, auch noch durch eine Menge anderer Substanzen hervorgerufen werden können, also durchaus nichts für das Adrenalin Charakteristisches darstellen. Ähnliche anatomische Veränderungen an der Media der Blutgefäße, wie sie das Adrenalin hervorruft, sieht man in der Schwangerschaft manchmal im Gefolge von Hypernephromen. Hier scheint es sich um echte Adrenalinsklerose zu handeln. Es dürften hierbei aber durchaus nicht vasomotorische Einflüsse im Spiele sein, sondern höchstwahrscheinlich auch toxische. Auch an anderen Organen finden sich Veränderungen, so z. B. in der Leber, an der Muscularis, am Magen und Darm; im Zentralnervensystem wurde Schrumpfung und Vakuolisierung an den sympathischen Ganglienzellen beobachtet.

Adrenalin und vegetatives Nervensystem.

Es besteht die Tatsache zu Recht, daß Adrenalin an den Erfolgsorganen nicht immer die gleichen, sondern je nach Dosis und unter anderen Bedingungen

---

[1] *Anm. bei der Korrektur:* Die Auswirkungen chronischer Hyperadrenalinämie und den plötzlichen Tod durch akute Hyperadrenalinämie bei Menschen mit chromaffinen Tumoren behandelt eine Arbeit von F. PAUL (Wien) (Virchows Archiv 1930, im Erscheinen).

[2] JOSUÉ: C. r. Soc. Biol. Paris **55**, 1374 (1903) — Presse méd. (1904).

verschiedene, ja entgegengesetzte Effekte hervorrufen kann. Es könnte also das Adrenalin, wie BAYER hervorhebt, nicht nur das sympathische Nervensystem erregen, sondern auch das parasympathische. So könnte die drucksenkende Wirkung kleinster Adrenalinmengen auf eine Reizung der parasympathischen Dilatatoren zurückgeführt werden. Die Frage nach der Existenz peripherer Reizwirkung des Adrenalins auf den Parasympathicus ist noch offen. BAYER meint bei Zusammenfassung der sich widersprechenden Angaben über die normale und die inverse Adrenalinwirkung, daß man dieselbe durch Einwirkung auf ein und dasselbe Substrat erklären könnte, indem das Adrenalin unter verschiedenen Bedingungen verschiedene, entgegengesetzte Stoffwechselvorgänge — Dissimilation oder Assimilation — oder entgegengesetzte Ionenveränderungen veranlassen könnte. Die Frage nach den Veränderungen des Adrenalins am Orte seines Angriffes ist völlig ungelöst.

Die Adrenalinwirkung ist vom Kationengehalt des Milieus des Erfolgsorgans abhängig, besonders vom Kalium- und Calciumgehalt. Für die Herzwirkung des Adrenalins ist das Vorhandensein von Calcium notwendig. Es besteht ein Synergismus von Calcium und Adrenalin, obwohl auch Beobachtungen vorliegen, die für einen Antagonismus zwischen Adrenalin und Calcium sprechen. Das Studium der Beeinflussung der Herzwirkung des Adrenalins durch Kalium hat keine gleichmäßigen Resultate geliefert. Die Gefäßwirkung des Adrenalins wird durch Calcium gefördert, wenn auch diese Substanz hierfür nicht notwendig ist. Kaliumüberschuß setzt die Adrenalinerregbarkeit des TRENDELENBURGschen Präparates herab, hemmt also die Adrenalinwirkung. Das Studium anderer Kationen auf Adrenalinwirkung hat bis jetzt noch keinerlei gleichmäßiges Ergebnis geliefert. Durch Säure wird die Adrenalinwirkung abgeschwächt, durch Alkali verstärkt. Die glykogenolytische Wirkung des Adrenalins wird durch Alkali gehemmt. Was nun das Schicksal des Adrenalins im Organismus anlangt, so ist wohl mit Sicherheit anzunehmen, daß diese Substanz in der Leber zerstört wird, ebenso wie dem Muskel und besonders dem arbeitenden Muskel eine deletäre Wirkung auf das Adrenalin zugeschrieben wird; dagegen soll das Blut keine derartige Wirkung haben. Möglicherweise aber sind die Gefäßelemente bzw. das Capillarendothel für die Flüchtigkeit der Adrenalinwirkung von Bedeutung. Nichts Sicheres kann über die Art der Veränderung, welche das Adrenalin bei seiner Inaktivierung im Körper erfährt, gesagt werden (Oxydation?). Nach Injektion großer Dosen von Adrenalin wird die Substanz zum Teil durch die Nieren ausgeschieden. Mydriatische Substanzen im Harn fand PAL[1] bei Nephritikern in 78%, bei Graviden in 33% der untersuchten Fälle.

Die Beziehungen des chromaffinen Gewebes und des Adrenalins zu anderen Inkretdrüsen.

a) *Pankreas.* Das Insulin scheint einen fördernden Einfluß auf die Sekretion des Adrenalins zu haben. Eine Hemmung der inneren Pankreassekretion besteht sicher nicht[2].

---

[1] PAL: Dtsch. med. Wschr. **1907**.

[2] Bei dieser Gelegenheit möchte ich einer von mir wiederholt gemachten klinischen Beobachtung Erwähnung tun. Nach Insulininjektionen bei Diabetes sieht man gelegentlich kurze Zeit nach der Injektion *ohne* hypoglykämischen Insult, d. h. ohne Hypoglykämie, Erscheinungen, die außerordentlich jenen gleichen, wie man sie nach Adrenalininjektionen beim Menschen sieht. Tachykardie mit Arhythmien, gefolgt von Vaguspulsen, kongestive Zustände, heftige Schweiße, Zittern der Extremitäten gehören hierher. Mit diesen klinischen Erscheinungen stehen die Beobachtungen POLLS, der nach Insulininjektionen im Tier-

b) *Schilddrüse.* Das Hormon der Thyreoidea regt wahrscheinlich die Sekretionstätigkeit des chromaffinen Gewebes an, wofür eine große Menge von Untersuchungen sprechen, die im wesentlichen aber auf die schon mehrfach erwähnten von Falta, Eppinger und Rudinger zurückzuführen sind.

c) und d) *Hypophyse* und *Epithelkörperchen.* Die Beziehungen des Adrenalins zur Hypophyse sowie zu den Epithelkörperchen sind bis jetzt noch unklar.

e) *Thymus.* Nach einer Reihe von Untersuchungen kann es als feststehend gelten, daß an thymektomierten Tieren das Nebennierenmark hypertrophiert, während bei Hypoplasie des Nebennierenmarkes häufig ein Thymus persistens gefunden wird. Näheres über dieses Verhalten findet sich im Kapitel „Thymus" in diesem Handbuch.

f) *Keimdrüsen.* Keimdrüsenextrakte scheinen auf die Adrenalinproduktion fördernd zu wirken. Reine Markausschaltung, die aber, wie bereits oben betont, nur mit Vorsicht zu verwerten ist, hat nach Lewis[1] keinen Einfluß auf die Vermehrungsfähigkeit der Tiere. Die Beeinflussung der Adrenalinwirkung durch Sexualhormone anlangend, sei hervorgehoben, daß möglicherweise hier eine synergistische Wirkung vorliegt, obwohl auch Gegenteiliges behauptet wird. Während der Gravidität hypertrophiert das Mark (Neusser und Wiesel[2], Stoerk und Haberer[3], Aschoff[4] u. a.).

Physiologie der Nebennierenrinde.

Es ist nach den Ergebnissen der Nebennierenausschaltung sichergestellt, daß völlige Entfernung der Nebennierenrinde nach kürzerer oder längerer Zeit einen absolut tödlichen Eingriff darstellt. Auch die Transplantationsversuche sprechen durchaus in dieser Richtung. Die Überlebensdauer der vollständig der Nebenniere beraubten Tiere ist bei den verschiedenen Tieren sicher sehr verschieden. Säugende Tiere überleben den Verlust der Nebenniere länger als bereits abgesetzte; nach anderen Autoren (Huldgren und Anderson[5]) verdoppelt Gestation die Lebensdauer nach Nebennierenexstirpation. Fleischnahrung soll einen ungünstigen Einfluß ausüben. Thyreoprive Tiere überleben die vollständige Entfernung der Nebenniere länger als Schilddrüsentiere. Die Symptome können sich rein nur bei den zweizeitig operierten Tieren auswirken, welche so lange überleben, daß die unspezifischen Folgen des Eingriffes das Bild nicht verschleiern (Bayer). Nach Überwindung des Operationsshoks tritt Appetitlosigkeit ein, der Gang wird träge, müde, die Tiere werden immer adynamischer; knapp vor dem Tode wurden Muskelzuckungen beobachtet. Erbrechen und Durchfälle sind ein häufiges Symptom, ebenso starke Blutdruckherabsetzung, Pulsverlangsamung. Der Tod erfolgt durch Atemlähmung. In den ersten Tagen

---

experiment Adrenalinmangel und Verschwinden der chrombraunen Substanz sah, in sehr guter Übereinstimmung. Die erwähnten klinischen Zustände sprechen für eine Adrenalinausschüttung, bedingt durch das Insulin; es gelang mir sogar, in einem Fall durch die Froschpupillenmethode während eines derartigen Anfalles mydriatische Substanzen im Serum des Patienten nachzuweisen. Diese Adrenalinmobilisierung scheint häufig in ihren klinischen Folgen mit hypoglykämischen Insulten verwechselt zu werden. Erwähnt sei noch, daß — im Gegensatz zum hypoglykämischen Insult — die sofortige Einnahme von Kohlehydraten beim Adrenalininsult wirkungslos ist. Der Symptomenkomplex kann bis zu einer Stunde dauern.

[1] Lewis: J. of biol. Chem. **23**, 281 (1915); **24**, 249 (1916).
[2] Neusser u. Wiesel: Zitiert auf S. 510.
[3] Stoerk u. Haberer: Arch. mikrosk. Anat. **72**, 481 (1908).
[4] Aschoff: Zitiert auf S. 510.
[5] Huldgren u. Anderson: Skand. Arch. Physiol. (Berl. u. Lpz.) **9**, 73 (1899).

ist die Temperatur gesteigert, später sinkt sie ab. Überleben die Tiere die Operation möglichst lange, so tritt beträchtlicher Gewichtsverlust ein. Jugendliche Tiere reagieren mit Zurückbleiben im Wachstum. Die Tiere bleiben infantil, ähnlich wie man das bei jugendlichen Addisonikern beobachtet, sowie bei manchen Fällen von pluriglandulärer Sklerose. Die Nachkommenschaft der der Nebenniere zum Teil beraubten Tiere ist teils normal, teils gegenüber den Kontrollwürfen unterentwickelt, auch Augenmißbildungen und Gehirnmißbildungen wurden beobachtet. Das Haarkleid reagiert durch Ausfall; bei jugendlichen Tieren ist die Behaarung ebenso wie bei den Fällen menschlicher Hypoepinephrie nur sehr mangelhaft ausgebildet.

Über die Beschaffenheit des Blutes existieren widersprechende Ansichten; sicher scheint nur die Eindickung des Blutes zu sein. Eine charakteristische Beeinflussung des roten und weißen Blutbildes dürfte nicht vorkommen. Das Blutcholesterin soll nach Entfernung der Nebenniere vermehrt sein. Calcium und Phosphate wurden vermehrt, die Chloride vermindert gefunden. Das Zentralnervensystem dürfte gleichfalls geschädigt sein. Abnorme Pigmentanhäufungen werden fast nie gefunden, so daß die experimentelle Hypoepinephrie keine Erklärung gibt für die Addisonpigmentierung.

Der gesamte Stoffwechsel ist nach kurzdauerndem Anstieg vermindert, die Temperatur anfangs gesteigert, dann vermindert, wie bereits erwähnt. Der Eiweißstoffwechsel verhält sich nach Nebennierenausschaltung normal.

Kohlehydratstoffwechsel. PORGES[1] fand zuerst bei nebennierenlosen Hunden mehr oder weniger vollständiges Fehlen des Leberglykogens, eine Beobachtung, die von verschiedenen Nachuntersuchern bestätigt wurde. Der Blutzuckerspiegel ist vermindert, einzelne Autoren aber fanden eine starke Hypoglykämie nur als terminale Erscheinung. Ob aber an den verschiedenen Störungen des Kohlehydratstoffwechsels die Rinde schuld sei oder nicht, und zwar in erster Linie das Mark, dafür liegen noch wenige Anhaltspunkte vor. Die Bedeutung des Nebennierenausfalls für den Vitaminstoffwechsel ist gleichfalls noch nicht geklärt, immerhin scheinen zwischen Nebennierenrinde und Vitaminstoffwechsel Beziehungen zu bestehen.

Nach Nebennierenausschaltung werden verschiedene andere Organe anatomisch geschädigt. Die Leber ist häufig fettig degeneriert, vielfach kommt es sogar zum Auftreten wirklicher Lebernekrosen. Die Lymphdrüsen sind ebenso wie bei an Addison Verstorbenen häufig vergrößert, der Thymus wird stark hyperämisch, manchmal hypertrophiert dieses Organ ganz bedeutend. Nicht eindeutig sind die Veränderungen an Nieren, Magendarmkanal, der Bauchspeicheldrüse und dem Gehirn. Diese Symptome und pathologisch-anatomischen Befunde könnten, um auch hier wieder BAYER zu folgen, entweder als Folge des Ausfalles der Nebennierenrinde betrachtet werden, insofern, daß entweder ein inneres Sekret fehlt oder daß eine entgiftende Funktion der Nebenniere nach Entfernung des Organs zum Ausfall gekommen ist. Zunächst sei noch kurz erwähnt, daß die Nebennierenrinde Neigung zu kompensatorischer Hypertrophie hat, d. h. daß die Reste des interrenalen Organs nach Entfernung eines großen Teiles desselben stark hypertrophieren, was auch für die kompensatorischen Nebennieren Geltung hat.

Die Giftempfindlichkeit der Tiere nach Entfernung der Nebenniere wurde von zahlreichen Autoren studiert. Sowohl für endogene als für exogene Gifte gilt der Satz, daß die Nebennierenentfernung die Giftempfindlichkeit erhöhe, zum Teil für Diphtherietoxine, Staphylokokken und andere Mikroorganismen.

---

[1] PORGES: Z. klin. Med. **69**, 341 (1909).

O. Schwarz[1] behauptete eine Steigerung der Giftempfindlichkeit nach Nebennierenentfernung bei der Ratte gegenüber Phlorrhizin und Adrenalin. Loewi und Gettwert[2] fanden erhöhte Giftwirkung des Cholins, Lewis[3] eine besondere Empfindlichkeitssteigerung gegenüber Morphin, Histamin, Curare usw. Gegen alle diese Versuche aber wurde der Einwand erhoben, daß die Tiere an dem Nebennierenmangel als solchem eingingen und daß in der Periode der hohen Sterblichkeit die Giftversuche keine prinzipielle Bedeutung haben. Endogene Giftstoffe sollen sich nach einzelnen Autoren im Organismus nebennierenloser Tiere vorfinden. Verschiedene Gifte setzen in der Nebennierenrinde frühzeitig schwere histologische Veränderungen. Diese Tatsache spricht dafür, daß die Rinde als ein Abwehr- und Abfangorgan für die den Organismus schädigenden Substanzen anzusehen ist.

Besonders Allgemeininfektionen führen, wie schon erwähnt, zu regressiven und destruktiven Veränderungen in den Nebennieren, welche sich nach Dietrich[4] in drei Typen ordnen lassen. Die früheste Veränderung ist eine Verkleinerung der Lipoidtropfen (Aufsplitterung der Lipoide nach Dietrich). Schließlich schwinden die Lipoide bis zum völligen Freiwerden der Zellen von diesen Substanzen. An sich erhaltenden Lipoidtropfen beobachtete Dietrich dann als zweite Veränderung Vakuolisierung, die schließlich zu einer „wabigen Degeneration" führt. Der Ausgang ist Zellzerfall mit Karyolysis. Diese hochgradige Zellveränderung ist die dritte Art der Toxikose auf die Nebennierenrinde. Gleichzeitig werden bei Infektionen und Intoxikationen lokale Zirkulationsstörungen im Sinne von Hyperämie, Blutungen und Ödem beobachtet.

Alle diese Veränderungen an der Nebennierenrinde führen, wie später noch erörtert werden soll, zu charakteristischen klinischen Symptomen im Verlaufe von akuten Infektionen, Symptome, welche für eine Hypoepinephrie bei diesen Krankheiten sprechen und vielfach bis jetzt in ihrer Abhängigkeit von der Nebenniere verkannt wurden. Andererseits scheint die Entgiftung von Giften durch die Nebennierenrinde zugunsten der Entgiftungshypothese zu sprechen, desgleichen das reichliche Vorkommen von Cholesterin und dessen Entgiftungsvermögen (vgl. auch Leupold, dieses Handbuch, Bd. 5, S. 1140). Über die Natur der unter normalen Verhältnissen in den Nebennieren zu entgiftenden Stoffe können nur Vermutungen aufgestellt werden, möglicherweise könnte die Nebenniere durch die Cholesterinproduktion in der Weise entgiften, indem sie nicht nur die Toxine in ihrem Inneren bindet an das dort befindliche Cholesterin, sondern indem sie, Cholesterin produzierend, es an die Blutbahn abgibt, innerhalb welcher es gewisse Stoffe unschädlich macht (Bayer). Nun ist nach den sich widersprechenden Angaben der Literatur allerdings der Beweis für eine lebenswichtige Lipoidsekretion seitens der Nebenniere bis jetzt nicht erbracht (Bayer), desgleichen ist auch die Frage, ob das Cholin als inneres Sekret der Nebennierenrinde anzusehen ist, bis heute nicht entschieden. Wichtig ist, daß die Lipoide der Nebenniere sich zwar wechselnd, aber doch offenbar gesetzmäßig in quantitativer Beziehung unter verschiedenen physiologischen und pathologischen Verhältnissen verhalten; es weist dies auf ihre physiologische Bedeutung für einen wichtigen Sekretionsprozeß der Nebennierenrinde hin (Bayer).

Von besonderer Bedeutung auch für die menschliche Pathologie ist die Wirkung von Corticalextrakten auf die sexuelle Entwicklung. Sowohl die Ver-

---

[1] Schwarz, O.: Wien. klin. Wschr. **1909**, 1783 — Pflügers Arch. **134**, 259 (1910).
[2] Loewi u. Gettwert: Pflügers Arch. **158**, 155 (1914).
[3] Lewis: Zitiert auf S. 527.
[4] Dietrich: Zbl. Path. **29**, Nr 6 (1918).

fütterung als auch die Injektion von Nebennierenextrakten bei Versuchstieren lieferten den Beweis, daß der Nebennierenrinde eine bedeutende Förderung des Wachstums auf die Keimdrüsen, vor allem auf das Hodengewebe, zuzuschreiben sei. Auch beim Menschen, worauf noch später eingegangen werden wird, findet man sexuell-morphologische Störungen bei Hypercorticalismus. Diese Frage ist besonders, was die Beziehungen der Nebenniere zum weiblichen Geschlechtsapparat anlangt, in erschöpfender Weise von Emil Schwarz behandelt worden.

Rindenhyperplasien und Tumoren beeinflussen die Genitalsphäre in ganz bestimmter Richtung. Betrifft es geschlechtsreife Individuen, welche an Rindentumoren erkranken, so treten unter Zurückbilden der Geschlechtsmerkmale heterosexuelle Merkmale auf, indem Frauen amenorrhoisch werden, männlichen Bartwuchs bekommen; die Stimme wird tiefer, und auch die Psyche entwickelt sich im Sinne des anderen Geschlechtes. Bei männlichen Erwachsenen liegen allerdings nur wenige derartige Beobachtungen vor: von Bittorf[1], Matias[2] und Weber[3]. Daß diese Erscheinungen tatsächlich durch Überfunktion infolge Hypercorticalismus hervorgerufen werden, zeigen die gelegentlichen Resultate von Operationen, bei denen hypernephroide Tumoren entfernt wurden, worauf die heterosexuellen Merkmale sich wieder rückbildeten.

Im präpuberalen Alter entwickeln sich die Erscheinungen der ausgesprochenen Frühreife, die sogenannte Macrogenitosomia praecox, bei der iso- und heterosexuelle Geschlechtscharaktere zu vorzeitiger und übermäßiger Ausbildung gelangen und meistens eine Hypertrichose, häufig Folgen von Fettleibigkeit, bestehen (J. Bauer[4]). Auch hier beweisen die Erfolge der Nebennierenexstirpation (Collet[5]) die Richtigkeit der Annahme, daß die Nebennierenrindenhyperplasie die Ursache derartiger Vorkommnisse ist.

Auch bei kongenitalen Intersexen, d. h. beim sogenannten Pseudohermaphroditismus, kommt Hypercorticalismus vor, wie seit der ersten Beschreibung Marchands[6] in vielen Fällen nachgewiesen werden konnte. Hier handelt es sich um einen Pseudohermaphroditismus femininus, in seltenen Fällen masculinus. Bauer ist überzeugt, daß, obwohl auch Fälle von Pseudohermaphroditismus ohne Nebennierenrindenhyperplasie häufiger sind als solche mit diesem Befunde, hier ein kausaler Zusammenhang bestehe. Bauer stellt sich das Zustandekommen derart vor, daß das Nebennierenhormon im besonderen Ausmaße die Manifestation von überdeckten, normalerweise latent bleibenden heterosexuellen Geschlechtsmerkmalen stütze. Diese abnorm stark ausgebildete Nebennierenrinde (Tumoren) verhilft dieser normal überdeckten Geschlechtsanlage zu einer abnormen Prävalenz und wirkt in dieser Beziehung den Keimdrüsenhormonen entgegen. Allerdings sind die verschiedenen Theorien, auch die von Bauer und von E. Schwarz aufgestellte, über die Bedeutung der Nebennierenrindenhyperplasie zu den erwähnten klinischen Erscheinungen noch nicht völlig spruchreif. Von Bedeutung ist hierbei, daß unter allen morphogenetischen Effekten der Nebennierenrindenhyperplasie gerade die Hypertrichose in den Vordergrund tritt. Es hat ja dazu geführt, den ganzen Symptomenkomplex mit dem Namen des Hirsutismus zu belegen. Es scheint, daß die Rindenhormone unter allen anderen sexuell differenzierten Erfolgsorganen gerade zu den Haarbälgen eine besondere Affinität haben (Falta).

---

[1] Bittorf: Berl. klin. Wschr. **1919**, Nr 33.
[2] Matias: Virchows Arch. **236**, 446 (1922).
[3] Weber: Brit. J. Dermat. **38**, 1 (1924).
[4] Bauer, J.: Innere Sekretion. Berlin: Julius Springer 1927.
[5] Collet: Amer. J. Dis. Childr. **27**, 204 (1924).
[6] Marchand: Virchows Arch. **81**, 477 (1881); **92**, 44 (1883) — Verh. d. 12. Tag. d. dtsch. path. Ges. **1908**, 90.

Auch die Fettsucht bei derartigen Fällen scheint auf den Hypercorticalismus zu beziehen zu sein. Nach BAUER scheint die Hypertrichose ein besonders konstantes und frühzeitiges Zeichen einer Rindenüberfunktion darzustellen, um das sich die übrigen Symptome gruppieren, und welches in erster Linie den Übergang herstellt von der Norm über die rudimentären Fälle übermäßiger Nebennierenrindenfunktion bis zum vollentwickelten genito-suprarenalen Syndrom. Nach BAUER gehören hierher auch die im Klimakterium nicht seltenen Fälle von abnormer Gesichtsbehaarung.

Beziehungen der Nebennierenrinde zu anderen Organen mit innerer Sekretion.

Hypophyse. Nach Nebennierenentfernung sahen manche Autoren Mitosen im Vorderlappen und Hypertrophie, andere wieder beobachteten bei Tieren, welche entweder Gesamthypophysen- oder Hinterlappenextrakt bekommen hatten, Hyperplasie der Nebennierenrinde. Die Beziehungen zur Epiphysis cerebri sind noch durchaus dunkel.

Schilddrüse. Die Funktion der Schilddrüse soll durch Nebennierenrinde gehemmt werden. Nach teilweiser Entfernung der Nebenniere wird Vermehrung der Schilddrüsenfunktion mit Hyperplasie angenommen, andererseits weisen Angaben auf eine Hemmung der Nebennierenrinde durch die Schilddrüse hin. Diese Hemmungsverhältnisse zwischen Schilddrüse und Nebennierenrinde sollen sich auch in dem Zusammentreffen von Basedow mit Addison-Symptomen auswirken, obwohl die diesbezüglichen Angaben durchaus diskutabel sind. Umgekehrt wieder werden die Nebennieren nach Entfernung der Schilddrüse beträchtlich vergrößert gefunden (PICK und PINELES[1]). Nach HAMET[2] ist das Wachstum der Nebennieren im selben Maße wie die übrige Körperentwicklung von der Schilddrüse abhängig. Unverständlich dabei bleibt, welchen Einfluß die Schilddrüse auf die eingangs skizzierten physiologischen Nebennierenveränderungen des Neugeborenen ausübt.

Epithelkörperchen. Nach BIEDL werden die Epithelkörperchen durch Nebennierenentfernung nicht verändert, dagegen tritt eine beträchtliche Vergrößerung der Nebenniere nach Entfernung der Carotisdrüse auf. Der Thymus vergrößert sich nach Nebennierenentfernung, wie auch die Befunde bei primärem Morbus Addisoni am Thymus, wie noch besprochen werden soll, auf eine innige Beziehung hinweisen. Der innersekretorische Teil des Pankreas und die Nebennierenrinde scheinen Synergisten zu sein.

Beziehungen zu Hoden und Ovarien.

Es besteht scheinbar, wie BAYER hervorhebt, eine hochgradige morphologische Übereinstimmung zwischen gewissen Zellformen der Keimdrüsen und der Nebennierenrinde, was besonders die interstitiellen Zellen betrifft, die unter den gleichen Bedingungen, ähnlich wie die Nebennierenrindenzellen, Schwankungen hinsichtlich des Gehaltes an Lipoideinschlüssen erkennen lassen. Besonders deutlich ist die Ähnlichkeit zwischen Nebennierenrindenzellen und Gluteinzellen des Corpus luteum. Während der Brunst vergrößert sich die Nebenniere sowohl beim Vogel als auch bei Säugetieren, ebenso wie die Nebennierenrinde während der Schwangerschaft, wie dies seit langem bekannt ist und

---

[1] PICK u. PINELES: Biochem. Z. **12**, 473 (1908).
[2] HAMET: C. r. Acad. Sci. Paris **180**, 2074 (1925).

von einer großen Reihe von Autoren beobachtet wurde. Besonders ist es die Zona reticularis der Rinde, welche an dieser Massenzunahme der Rinde teilnimmt, außerdem vergrößern sich die Lipoide während der Schwangerschaft in der Nebennierenrinde in bedeutendem Maße. Ob es sich hierbei um eine biologische Gleichwertigkeit der Zellen des Corpus luteum und der Nebennierenrindenzellen für die Schwangerschaft handelt oder ob während der Schwangerschaft die entgiftende Funktion der Nebenniere besonders beansprucht wird, ist noch nicht sicher. H. Sternberg[1] hält die Hypertrophie der Rinde durch die Graviditätshypercholesterinämie bedingt. Bedeutende Größe der fetalen Nebenniere sowie die zahlreichen Paraganglien beim Neugeborenen sind vielleicht die Folge einer Synkeinogenese (A. Kohn[2]). Nach Kastration tritt Hypertrophie der Nebennierenrinde auf, die in erster Linie die Fasciculata betrifft, aber auch an anderen Rindenschichten beobachtet wird. Nach Bayer könnte diese Hypertrophie nach Kastration vielleicht als kompensatorisch aufgefaßt werden, im Bestreben, den Ausfall des Sexualhormons durch das Rindenhormon zu ersetzen, oder es könnte die Hypertrophie eine Folge der durch die Kastration auftretenden Cholesterinämie sein. Auch darauf sei hier verwiesen, daß im Klimakterium Erscheinungen corticaler Hyperepinephrie vorkommen, wie Hochdruck, Gefäßveränderungen, die durchaus jenen gleichen, die man nach Injektionen von Adrenalin sieht, also reine Mediaprozesse. Allerdings wird im Klimakterium auch nach meinen Erfahrungen das Mark hypertrophisch gefunden.

Beziehungen zwischen Mark und Rindengewebe.

Zum Schlusse dieses Kapitels möge die Frage der funktionellen Zusammengehörigkeit von Mark und Rindengewebe noch erörtert werden. Trotz von verschiedener Seite behaupteter gegenteiliger Meinung kann es heute als sichergestellt gelten, daß die beiden Gewebe — Rinde und Mark — in ihren Leistungen voneinander abhängig sind, sich gegenseitig erhalten. Daß Rinde ohne Mark, aber auch Mark ohne Rinde funktionieren und Ausfallserscheinungen verhindern können und daß ein lokalinniges Zusammenarbeiten und eine enge räumliche Beziehung beider zueinander zumindest entbehrlich ist, wie es wörtlich W. Kovács[3] zitiert, spricht nicht gegen die funktionelle Zusammengehörigkeit des interrenalen und des Adrenalgewebes.

Wir wissen, daß die Addisonsche Krankheit sowohl durch reine Rindenerkrankung und reine Markerkrankung die ganz gleichen klinischen Symptome machen kann. Im letzteren Falle kann man annehmen, wie ich es zuerst nachgewiesen habe, daß auch der außerhalb der Nebenniere liegende Teil des chromaffinen Gewebes miterkrankt ist oder von Haus aus unterentwickelt ist, wie bei jenen Fällen von Morbus Addisoni, welche mit einer Hyperplasie des chromaffinen Gewebes und Thymuspersistenz einhergehen. Außerdem sei darauf hingewiesen, daß in der ganzen Tierreihe nach abwärts Mark und Rinde voneinander getrennt sind und trotzdem nach allen bisherigen Erfahrungen die physiologischen Wirkungen für ein synergistisches Verhalten beider Gewebsabschnitte sprechen. Jedenfalls ist bis jetzt kein Beweis erbracht, daß trotz räumlicher Entfernung der einzelnen Gewebsabschnitte dieselben doch nicht gleichsinnig und miteinander arbeiten, und daß die Insuffizienz des einen — sei sie funktionell oder durch schwere anatomische Veränderungen bedingt — nicht wenigstens funktionell den anderen Gewebsabschnitt beeinflussen könnte.

---

[1] Sternberg, H.: Zieglers Beitr. path. Anat. **60**, 91 (1915).
[2] Kohn, A.: Zitiert auf S. 511.
[3] Kovács, W.: Zieglers Beitr. path. Anat. **79**, 213 (1928).

Gerade das Verhalten bei den verschiedenen Formen des Addison, aber auch
klinische Züge im Verlaufe verschiedener Infektionskrankheiten sprechen für
eine funktionelle Zusammengehörigkeit des interrenalen und Adrenalgewebes.

Auf ein antagonistisches Verhalten der Rinden- und Markfunktion weist
die bis jetzt nicht bewiesene Annahme, daß das parasympathicotrope Cholin
noch ein Hormon der Nebennierenrinde sei. Möglich ist, daß die Rinde zu
ihrer Funktion oder zur Erzeugung spezifischer Stoffe kleinster Adrenalinmengen bedarf (BAYER), obwohl es sich hier nur um eine Vermutung handelt.
Neben anderen Hypothesen haben jene noch einige Wahrscheinlichkeit für sich,
daß das Zusammenarbeiten von Mark und Rinde darin besteht, daß das Sekret
des Markes erst durch ein Rindensekret aktiviert wird (BAYER), dadurch fänden
z. B. die Symptome des reinen Rinden-Addison, die auf eine Hypoadrenalinämie
hinweisen, eine Erklärung.

Alle diese Vorstellungen sind aber noch ziemlich vage, und wir müssen
trotz der ungeheuren Arbeit, die zur Lösung dieses Problems verwendet wurde,
zur Erkenntnis kommen, daß weder die morphologischen noch experimentellen
Arbeiten genügen, um uns über die Funktion der gesamten Nebenniere aufzuklären. Wir müssen uns damit bescheiden, einzugestehen, daß wir nur über
die Funktion des chromaffinen Gewebes, bzw. über die Wirkungen seines
Hormons, des Adrenalins, informiert sind, dagegen die Funktion des interrenalen Gewebes, sowie der Gesamtnebenniere noch völlig im Dunkeln liegt.
In dieser Hinsicht hat auch die jüngst mit dieser Frage sich beschäftigende
Arbeit von W. Kovács keine weitere Erkenntnis gebracht, denn aus morphologischen Befunden allein auf die Funktion eines Organs zu schließen, ist ebenso
verfehlt, wie aus den experimentellen Ergebnissen allein bindende Schlüsse für
den Ablauf normaler physiologischer Vorgänge zu ziehen.

Klinik der Nebennierenerkrankungen.

Haben wir in den vorhergehenden Abschnitten versucht, die bisherigen
Ergebnisse der experimentellen Nebennierenforschung wiederzugeben, so wollen
wir im folgenden die Klinik der Nebennierenerkrankungen, sowie die hierbei
sich ergebenden pathologisch-anatomischen Befunde skizzieren, vor allem von
dem Gesichtspunkte aus, ob sich dadurch weitere Einblicke in die Nebennierenfunktion eröffnen. Es kann nicht meine Aufgabe sein, die Klinik der Nebennierenerkrankungen in allen ihren Details an dieser Stelle zu erörtern, sondern wir
müssen uns begnügen, die Symptomatologie dieser Prozesse zu studieren, um
zu sehen, ob sie mit den Ergebnissen der experimentellen Nebennierenforschung
in Einklang zu bringen sind oder nicht.

Störungen der Nebennierenfunktion bei infektiösen
Erkrankungen.

Neben den vielfach bekannten und beschriebenen klinischen Bildern der
chronischen Nebenniereninsuffizienz, also jenem Symptomenkomplex, den zuerst
Addison beschrieben hat, hat es sich im Verlaufe der vertieften klinischen
Forschung ergeben, daß es auch Fälle von akutem Nebennierenausfall gibt, die
ganz bestimmte klinische Symptome machen, andererseits auch die Symptomen-
komplexe von erhöhter Nebennierentätigkeit klinisch wenigstens in manchen
Fällen faßbar sind. Schon zum Schlusse des ersten Abschnittes wurde einiges
Derartiges in Kürze angeführt. Es wurde gleichfalls schon vorher die schwere

Schädigung der Nebennieren durch infektiöstoxische Schädigungen hervorgehoben.

Von pathologisch-anatomischer Seite sind diese Prozesse schon vor langer Zeit — der Beginn dieser Forschung reicht bis auf Virchow zurück — studiert worden, dagegen sind die Klinik bzw. die klinischen Symptome durch derartig infektiös-toxische Schädigungen noch wenig bekannt mit Ausnahme jener, welche (siehe oben) auf experimenteller Basis gewonnen wurden. Im allgemeinen handelt es sich hier klinisch um die Zeichen einer temporären Hypofunktion der Nebenniere, und, soweit sich dies aus den histologischen Bildern erschließen läßt, in erster Linie um eine Unterfunktion der Rinde (Kutschera[1]).

Die Endausgänge dieser akuten Prozesse der Nebenniere sind genauer studiert, in letzter Zeit vor allem von Dietrich und Kaufmann[2] sowie von Kovács. Schon oben wurde erwähnt, daß Dietrich drei Formenkreise von Zellveränderungen bei akuten Infektionen beschreibt, mit denen der Lipoidschwund einhergeht. Diese drei Formenkreise wurden oben bereits des näheren beschrieben. Von Wichtigkeit ist auch die Beteiligung des Kreislaufes im Sinne von Hyperämie und Erweiterung der Capillaren sowohl in der Rinde wie im Mark. Weiter beobachtet man Leukocytenanhäufung in einzelnen Bezirken der Rinde bis zur Ausbildung von Leukocyteninfiltraten. Bei schweren Störungen der Nebenniere kommt es bei den Infektionen außer zu kleinen Rindenblutungen zu hämorrhagischer Infarzierung, weiterhin zu vollständigen Zerstörungen. Diese hämorrhagische Zerstörung ist meist mit einer Thrombose der Zentralvene verbunden. Diese nur kurz skizzierten Veränderungen kommen nach Dietrich in geringem Grade bei Typhus vor, auch bei der Pneumonie, nach Fraenkel[3] besonders bei septischen Formen der Grippe, am häufigsten aber bei Scharlach und Diphtherie. Desgleichen sieht man bei Endokarditis derartige Nebennierenveränderungen.

Daß diese Befunde sich auch im Tierversuch darstellen lassen, wurde bereits erwähnt. Ob es sich hier um Zeichen einer allgemeinen Giftwirkung nach Pfeiffer handelt oder nach Dietrich um eine Reaktionsart gegen infektiös-toxische Schädigungen, ist noch nicht vollständig festgestellt. Die Endausgänge sind entweder, wenn Heilung der Grundkrankheit erfolgt, wie es scheint, restitutio ad integrum, oder es entwickelt sich das von Kovács pathologisch-anatomisch genau geschilderte Bild der cytotoxischen Schrumpfnebenniere, welches der letztere Autor mit der Ausbildung der Lebercirrhose vergleicht, obwohl dieser Autor im Gegensatz zu Dietrich es nicht für wahrscheinlich hält, daß die von ihm skizzierte Schrumpfnebenniere mit Ausbildung von regenerativen Herden in der Rinde aus der infektiös-toxischen Nebennierenschädigung Dietrichs hervorgegangen sei. Dietrich sieht den Endausgang in einer schwieligen Atrophie des Organs. An den Markzellen und, wie ich hinzufügen kann, an den übrigen Teilen des chromaffinen Systems sind die Veränderungen durch akute Infektionen durchaus nicht so sinnfällig wie an den Rindenzellen. Es bestehen die differentesten Angaben über den Adrenalingehalt, bzw. die Chromierbarkeit des Markes während derartiger Prozesse.

Finden sich nun in der Klinik von akuten Infektionsprozessen Erscheinungen, welche auf die eben kurz skizzierten pathologisch-anatomischen Veränderungen zurückzuführen sind? Diese Frage ist für eine Reihe von Infektionskrankheiten unbedingt zu bejahen, vor allem für den Scharlach und die Diphtherie, aber auch für manche Formen der infektiösen Grippe.

---

[1] Kutschera: Wien. Arch. inn. Med. **18**, 209 (1929).
[2] Dietrich u. Kaufmann: Z. exper. Med. **14**, 357 (1921).
[3] Fraenkel: Zbl. Path. **33** (1923), Sonderbeilage.

Hierher gehören meines Erachtens vor allem die Erscheinungen von seiten des Zirkulationsapparates, für welche zwar sicher auch toxisch-infektiöse Momente anzunehmen sind, die aber in einzelnen Fällen so frühzeitig auftreten und in gewissem Widerspruch zu den übrigen klinischen Erscheinungen stehen, daß man wohl daran denken kann, daß hier die Erkrankung der Nebenniere eine Rolle spielt. So sehen wir auch bei nicht hochgradigen Fällen von Grippe Herabgehen des Blutdruckes schon in den ersten Tagen ohne wesentliche klinisch nachweisbare Schädigung des Zirkulationsapparates — eine Prostration, die vielfach in einem Mißverhältnis steht zu dem übrigen klinischen Befund und der Höhe der Temperatur, die viel eher als eine Adynamie zu bezeichnen ist und lange Zeit auch in der Rekonvaleszenz das Krankheitsbild noch beherrscht.

Des weiteren sprechen Diarrhöen vom Charakter der Addisondiarrhöen eventuell ebenfalls für eine Beteiligung der Nebennieren. Auch möchte ich darauf hinweisen, daß sich manchmal — ich selbst sah dieses Vorkommnis einige Male — im Verlaufe von akuten Infektionen — auch dies gilt für die Grippe in erster Linie, aber auch in manchen Fällen von Sepsis und Endokarditis bei chronischem Verlaufe — starke Pigmentierungen ausbilden, allerdings vor allem an schon vorher pigmentierten Stellen, beispielsweise an den Brustwarzen, den Achselfalten usw.

Auch die Abmagerung, von der gelegentlich derartige Kranke befallen werden, trotz genügender Nahrungszufuhr und nicht höherer Temperaturen, ähnelt jener, besonders durch ihre schwere Beeinflußbarkeit auch in der Rekonvaleszenz, wie man sie nach Nebennierenausfall bzw. akuten Fällen von Morbus Addisoni zu sehen gewohnt ist. Bei einem Falle von grippöser Erkrankung bildete sich in der Rekonvaleszenz ein deutlich ausgesprochener Hirsutismus aus von genito-suprarenalem Charakter, vielleicht als Zeichen einer Überfunktion der vorher geschädigten Nebenniere, wofür auch spricht, daß nach einem halben Jahr diese Abnormität wieder spurlos verschwand.

Bei Scharlach sieht man in einzelnen Fällen schon in den ersten Tagen deutlichen Druckanstieg, der bei fehlendem Nierenbefund allerdings auf eine im Anzuge befindliche Nephritis bezogen werden kann, aber häufig von einem rasch folgenden Herabgehen des Druckes bis tief unter die Norm gefolgt wird, womit im Einklang steht, daß ich seinerzeit gerade bei Scharlach eine deutliche Hyperadrenalinämie in den ersten 48 Stunden der Erkrankung nachweisen konnte, andererseits aber sich die Nebennieren von Scharlachkranken im histologischen Präparat meistens als frei von chromierbarer Substanz erweisen. Auch bei der Diphtherie können wir die sogenannte Herzschwäche auf Störungen der Nebennierenfunktion beziehen, denn gerade bei dieser Krankheit sehen wir nach Injektion von Adrenalin sehr erhebliche Besserung der darniederliegenden Herztätigkeit, bzw. der Blutdrucksenkung. Es ist das Adrenalin sozusagen fast ein Specificum bei der Behandlung der diphtherischen Zirkulationsstörungen im genannten Sinne.

In einzelnen Fällen schließen sich an eine Infektionskrankheit ausgesprochene Zeichen des Morbus Addisoni an, der eventuell bestehen bleiben oder aber auch nach einiger Zeit verschwinden kann. Es handelt sich hierbei nicht um Tuberkulose, sondern, wie die Obduktionen ergeben, um Atrophie des Organs im Sinne DIETRICHs oder um cytotoxische Schrumpfnebennieren oder vasculäre Schrumpfnebennieren, wie sie KOVÁCS geschildert hat. Ich habe schon vor längerer Zeit auf derartige cirrhotische Prozesse in der Nebenniere hingewiesen bei Fällen von Morbus Addisoni, die freilich in erster Linie Menschen von konstitutionell degenerativem Habitus betrafen, und diese Prozesse als Endausgang einer multiplen Bindegewebssklerose gedeutet. Allerdings scheint mir besonders durch die Forschungen Dietrichs und Kovács, als neueste Arbeiten, aber auch nach den Befunden von Beitzke[1], Simmonds[2] u. a., es sich eher um Schrumpfnebennieren bzw. Atrophie, wie sie jene Autoren beschreiben, zu handeln. Auch die von einer Reihe von Autoren (Literatur bei Ehrmann) beobachtete Cutis marmorata und Akrocyanose können mit der Nebenniere in Zusammenhang gebracht werden.

Jedenfalls kann man mit Ehrmann und Dinkin sowie anderen Autoren annehmen, daß es eine akute Nebenniereninsuffizienz bei Infektionskrankheiten gibt, an die sich, wie schon erwähnt, hier und da ein Addisonismus, also eine temporäre Hypoepinephrie, anschließt. Einen derartigen sehr instruktiven Fall bringen die letztgenannten Autoren. Ähnliches beschreibt Tiekeen[3] nach einer doppelseitigen Pyelonephritis. Bei genauer klinischer Beobachtung sind die Erscheinungen eines temporären Addison in der Rekonvaleszenz nach Infektionskrankheiten gar nicht so selten. Ich verweise nochmals auf den lange Zeit bestehenden Tiefstand des Blutdruckes, auf das Auftreten abnormer Pigmentierungen, Adynamie und Magerkeit, Diarrhöen. Einzelne oder alle der genannten, wohl mit Sicherheit auf die Nebenniereninsuffizienz beziehbaren Erscheinungen wird man kaum je, vor allem nicht bei hereditär-degenerativen Prozessen, vermissen. Daß diese Prozesse schließlich zur Ausheilung kommen, dafür sprechen die pathologisch-anatomischen Befunde, welche lebhafte regenerative Vorgänge der Nebennierenrinde vor allem aufzeigen. Auch andere Schädigungen können vorübergehend derartige Zeichen einer Nebennierenunterfunktion hervorrufen. Hierher gehört die Salvarsanvergiftung, über welche eine Reihe von Autoren berichtet, Verbrennungen und anaphylaktischer Shok. Auch bei Avitaminosen werden Nebennierenschädigungen angenommen, und einzelne Autoren sahen Lipoidverminderung und Hypoadrenalinämie.

Von weiteren Schädigungen, bei welchen eine Beteiligung der Nebennieren angenommen wird, sind, obwohl darüber widersprechende Angaben vorliegen, die Chloroformnarkose, welche das chromaffine Gewebe erschöpft und die lipoidhaltige Rinde beeinflußt, weiter die Kriegsgase zu nennen, von denen einzelne Autoren behaupten, daß sie zu einer Zerstörung der Nebenniere mit nachfolgenden Nebenniereninsuffizienzerscheinungen führen, sowie lang andauernde Anstrengungen. Allerdings betreffen diese Prozesse an den Nebennieren vor allem das Mark, bzw. das Adrenalin, welches unter der Einwirkung der genannten Schädlichkeiten verschwindet. Ob es eine suprarenale Dyspepsie gibt, wie sie von Loeper[4] und einer Reihe anderer Autoren beschrieben wurde, ist noch unsicher, desgleichen ist die Frage nach einem suprarenalen Ulcus noch nicht gelöst. An dieser Stelle sei auch die besondere Schädigung der Nebennierenrinde nach intensiven Röntgenbestrahlungen hervorgehoben, desgleichen nach Bestrahlung mit natürlichem Sonnenlicht, sowie der Befunde von Wiesel[5] bei Hitzschlag gedacht, die eine Hypoplasie der Nebenniere, bzw. Verlust der Chromierbarkeit feststellen konnten.

Fassen wir zusammen, was die Ergebnisse dieses Kapitels anlangt, so kann wohl im Zusammenhang mit den Ergebnissen der pathologischen Anatomie als feststehend betrachtet werden, daß während und nach akuten Infektionen die verschiedensten Symptome von seiten der Nebenniere auch klinisch zu beobachten sind. Es wird sich vielleicht herausstellen bei genauer klinischer

[1] Beitzke: Berl. klin. Wschr. 1909, Nr 39, 1769.
[2] Simmonds: Virchows Arch. 153, 138; 172, H. 3 (1903).
[3] Tiekeen: Amer. J. med. Sci. 152, 422 (1916).
[4] Loeper: Bull. Soc. méd. Hôp. Paris 41, 903 (1917).
[5] Wiesel: Virchows Arch. 183, 163 (1906).

Durchforschung dieses Gebietes, daß manche Symptome, vor allem was den Zirkulationsapparat anlangt, auf die Nebenniere eher zu beziehen sind als auf Vasomotorenlähmung oder direkte Schädigung des Herzmuskels, für welch letztere ja so überaus häufig ein sicheres anatomisches Substrat nicht nachzuweisen ist (KUTSCHERA[1]).

Das gleiche gilt von manchen Symptomen von seiten des Respirationsapparates, von cerebralen Symptomen u. dgl. m. Selbstverständlich ist es nicht angängig, den ganzen Symptomenkomplex, wie ihn die Infektionskrankheiten darbieten, ohne weiteres auf die Nebenniere, bzw. deren Unterfunktion zu beziehen. Wir dürfen hierbei auch nicht vergessen, daß auch andere intern sezernierende Drüsen während und nach akuten Infektionen mit zu erkranken pflegen, beispielsweise die Schilddrüse, von der ich nachweisen konnte, daß sie fast regelmäßig bei akuten Infektionen im Sinne einer akuten Entzündung erkrankt, wobei ich noch bemerken will, daß sich auch in der Rekonvaleszenz nach Infektionskrankheiten Erscheinungen von seiten dieses Organs finden, wie man sie bei Dys- und Hyperthyreosen zu sehen gewohnt ist, obwohl auch hypothyreotische Züge sich manchmal auffinden lassen. Es wäre eben dringend erwünscht, sämtliche intern sezernierende Drüsen vom Standpunkte toxischinfektiöser Schädigung genauer zu studieren, und zwar sowohl was die Klinik als die pathologische Anatomie betrifft. Jedenfalls nehmen nach meinen Erfahrungen die Nebenniere und neben ihr die Schilddrüse einen weiten Raum in der Symptomatologie akuter Infektionen ein.

Schließlich sei noch zweier chronischer Infektionskrankheiten gedacht, welche unter Umständen Symptome herabgesetzter Nebennierenfunktion erkennen lassen, ohne daß die Obduktion irgendwelche charakteristische Prozesse an den in Rede stehenden Organen zeigen würde; es sind das die Tuberkulose und die Lues. Besonders bei der ersterwähnten Krankheit finden wir, auch wenn der Prozeß nicht rasch verläuft, sondern fibröse Formen vorliegen, welche weder hoch fieberhaft verlaufen noch Zeichen rascher Einschmelzung darbieten, häufig genug eine Adynamie, Abmagerung und vor allem die Ausbildung von Pigmentationen, wie wir sie ganz ähnlich beim Morbus Addisoni zu sehen gewohnt sind. Gleichzeitig besteht niedriger Blutdruck, eventuell Tachykardie, auch Haarausfall, Unregelmäßigwerden der Menses und frühzeitiger Verlust der Potenz, ein ebenfalls für Addison recht charakteristisches Symptom. Diese Krankheitszeichen, wozu ich auch in manchen Fällen Appetitlosigkeit rechne, können sich im Verlaufe der Krankheit verlieren oder aber, wenn auch nicht insgesamt, bestehen bleiben oder gelegentlich nach Verschwinden wieder auftreten. Bei genauer Beobachtung tuberkulöser Individuen wird sich das eine oder andere Symptom, das immerhin auf eine Unterfunktion der Nebennierensysteme hinweist, kaum je vollständig vermissen lassen, wobei, wie erwähnt, anatomische Veränderungen an den Nebennieren völlig fehlen. Es liegt hier Ähnliches vor, wie LOEWI und ich[2] es für die Schilddrüse im Verlaufe der Tuberkulose des näheren auseinandergesetzt haben, indem wir zeigen konnten, daß so manches Symptom, welches bei initialen Spitzenprozessen gefunden wird, sich zwanglos auf die Thyreoidea beziehen läßt.

Auch bei der Lues, besonders dort, wo es sich um eine derartige Affektion innerer Organe handelt, vor allem der Leber oder der Bauchspeicheldrüse, kommt Ähnliches vor, wie wir es eben kurz für die Tuberkulose erwähnt

---

[1] KUTSCHERA: Wien. Arch. inn. Med. 18, 209 (1929).

[2] LOEWI u. J. WIESEL: Handb. d. ges. Tuberkulosetherapie, herausgegeben von LÖWENSTEIN, 2, 1767 (1923).

haben. Allerdings sind die einschlägigen Beobachtungen noch wenig zahlreich, wie überhaupt die Beziehungen von Nebenniere und Syphilis kaum studiert sind.

Eine weitere chronische Infektionskrankheit, bei welcher man klinische Nebennierensymptome finden kann im Sinne von Prostration, Adynamie, Pigmentierungen, ist die chronische Malaria in jenem Stadium, wo typische Anfälle bereits fehlen und bloß die Anamnese, bzw. ein bestehender Milztumor auf das Vorhandensein einer latenten Malariainfektion hinweist. Auch hier ist es wieder die addisonähnliche Pigmentierung, die Adynamie und Abmagerung, welche nicht immer als Folge der Malariakachexie angesehen werden können, sondern eher für eine Hypoepinephrie sprechen. In einem derartigen Falle wurde bei der Obduktion eine cytotoxische Schrumpfnebenniere im Sinne Kovács gefunden.

Der konstitutionelle Addisonismus.

Aber auch ohne sichere infektiös-toxische Basis kommen Fälle vor, die auf Hypofunktion der Nebenniere zu beruhen scheinen. Man kann sie mit Ehrmann und Dinkin als einen konstitutionellen Addisonismus bezeichnen, eine eminent hereditäre Krankheit. Diese Krankheitsbilder, die entweder nach Ehrmann auf einem gestörten innersekretorischen Neurochemismus oder einer Konstitutionsanomalie des neuroglandulären Systems (Bauer) beruhen, treten klinisch meistens erst dann in Erscheinung, wenn das Zusammenspiel mit anderen innersekretorischen Drüsen gestört ist. Ein einzelnes Symptom, wie Ehrmann und Dinkin mit Recht hervorheben, ein habituell niedriger Blutdruck, spricht noch nicht für eine Hypoplasie des chromaffinen Systems, da es sich ja auch anderweitig nachweisen läßt, ohne daß man eine herabgesetzte Nebennierenfunktion annehmen muß. Pende[1] war der erste, der den Begriff eines konstitutionellen hyposuprarenalen Typus aufzustellen versuchte. Nach seiner Beschreibung handelt es sich einfach um einen asthenischen Typus. Ich habe seinerzeit mit Neusser nachweisen können, daß es sich hierbei um nichts anderes handelt als um Individuen von hereditär-degenerativem Typus, welche meistens die Zeichen einer hypoplastischen Konstitution erkennen lassen und vielfach Träger eines abnorm großen Thymus sind, also unter den Begriff des Status thymico-lymphaticus einzureihen sind.

Bei derartigen Individuen findet man tatsächlich — diese Beobachtungen wurden von einer großen Anzahl von Autoren bestätigt — eine Hypoplasie des chromaffinen Systems; sie ist meistens vergesellschaftet mit Enge des Gefäßsystems und Hypoplasie der Genitalien. Unter gewissen Umständen kann es zu einem mehr oder weniger plötzlichen Versagen des unterentwickelten Adrenalsystems kommen, und so sind viele Fälle von plötzlichem Tod im Wasser, in der Narkose, nach körperlicher Anstrengung zu erklären. Unter normalen Umständen aber braucht ein derartiger Hypoadrenalismus klinisch nicht in Erscheinung zu treten. Oft genug aber zeichnen sich derartige Kranke zeitlebens durch abnorm niedrigen Blutdruck, Asthenie, abnorme Pigmentierungen, Unregelmäßigkeiten der Menses aus, sind für akute Infektionen besonders empfänglich und unterliegen denselben schnell unter den Erscheinungen einer ausgesprochen akuten Hypoepinephrie. Manche Fälle von myasthenischem Typ gehören hierher, wie neuerlich wieder ein sehr instruktiver Fall von Ehrmann und Dinkin lehrt.

Auch Magen- und Darmerscheinungen, habituelles Erbrechen, unklare Schmerzen in der Oberbauchgegend werden von verschiedenen Autoren, bei-

---

[1] Pende: Patologia dell' aparechio surrenale etc. Milano 1909 — New York Med. J. **118**, 469 (1923) — Rev. franç. Endocrin. **9** (1925).

spielsweise MÜNZER[1], J. BAUER, erwähnt. Ferner kann ein verminderter Blutzuckergehalt als hierhergehöriges Symptom gedeutet werden, ebenso die von MÜNZER hervorgehobene geringe Wurfkraft des Pulses. Diese chronisch sozusagen benigne Hypofunktion der Nebenniere ist nicht so selten. Eine Rolle hierbei scheint kongenitale Lues zu spielen und vielleicht auch andere, bis jetzt nicht näher bekannte hereditäre Momente. Allerdings sind die Magen- und Darmsymptome bei dem in Rede stehenden konstitutionellen Addisonismus nicht sehr häufig und leiten, wenn sie bestehen, wie EHRMANN und DINKIN betonen, bereits zum ausgesprochenen Addison über. Einen derartigen, in dieser Hinsicht nicht ganz klaren Fall beobachtete BAUER, wie ja überhaupt die Abgrenzung der konstitutionellen Hypofunktion vom progredienten Morbus Addison nicht leicht ist.

NEUSSER und ich waren der Ansicht, daß diese Formen, die eventuell zum ausgesprochenen Morbus Addison führen, immer auf konstitutioneller Basis beruhen, und bezeichneten sie als primären Morbus Addisoni. Er ist, wie erwähnt, fast regelmäßig mit den Zeichen des Status thymico-lymphaticus verbunden, was auch HEDINGER[2], KOLISKO, GOLDZIEHER, BARTEL[3], J. BAUER u. a. bestätigen konnten. Mit Recht aber betonen EHRMANN und DINKIN, daß man den Begriff des Addisonismus wohl aufstellen kann, aber bei seiner Diagnose sich größte Zurückhaltung auferlegen muß. Sie fordern, daß mindestens zwei Symptome, beispielsweise Pigmentierung und Adynamie oder erniedrigter Blutdruck vorhanden sein müssen, um Addisonismus anzunehmen. Man darf bei der Beurteilung der Fälle von konstitutionellem Addisonismus auch nicht übersehen, daß es sich hierbei wohl kaum je um eine uniglanduläre Erkrankung handelt. Wir finden nämlich Addisonismus entweder als Frühsymptom oder aber als Endausgang von pluriglandulärer Erkrankung, in deren Mittelpunkt allerdings die Nebenniere, besonders die Nebennierenrinde steht. Solche Fälle wurden von BRISSAUD und BAUER[4], FALTA[5], GOUGEROT[6], J. BAUER, WIESEL[7] beschrieben. Es handelte sich hierbei um ein genito-suprarenales Syndrom, dessen klinische Erscheinungen schon oben erwähnt wurden. Besonders bei Frauen ist diese Beziehung zwischen Nebenniere, bzw. Nebennierenerkrankungen und Geschlechtsdrüsen deutlich. E. SCHWARZ hat die gesamte einschlägige Literatur unter Beibringung zahlreicher, außerordentlich interessanter theoretischer Erwägungen genau studiert, besonders Fälle, die eigentlich ganz an chronischen Morbus Addison erinnern, wie jene von SOURDEL[8], Lévi und ROTHSCHILD[9], DONATH und LAMPL[10] u. a., bereits einen ausgesprochenen Morbus Addison zeigen, bzw. an den suprarenalen genitalen Typus mit Ausbildung vor allem des Hirsutismus erinnern.

Die anatomische Grundlage ist die chronische multiple Bindegewebssklerose FALTAS oder Bindegewebsdiathese (WIESEL[11]). Man findet nämlich hier

---

[1] MÜNZER: Z. exper. Path. u. Ther. **16**, 281 (1914) — Med. Klin. **1910**, 927 — Z. exper. Path. u. Ther. **4**, 157 (1907).

[2] HEDINGER: Frankf. Z. Path. **1**, 527 — Verh. dtsch. path. Ges. **15**, 193 (1912).

[3] BARTEL: Status thymico-lymphaticus und Status hypoplasticus. Wien: Deuticke 1912.

[4] BRISSAUD u. BAUER: Bull. Soc. méd. Hôp. Paris. **24**, 39 (1907).

[5] FALTA: Zitiert auf S. 510.

[6] GOUGEROT: Nouv. Iconogr., Salpetr. **1911**, Nr 6.

[7] WIESEL: Handb. d. Neurologie, herausgegeben von LEWANDOWSKY, **3** (1912).

[8] SOURDEL: Contribution à l'étude anatomo-clinique des syndromes pluriglandulaires. Thèse de Paris **1912**.

[9] Lévi u. ROTHSCHILD: Gaz. Hôp. **80**, 879 (1907).

[10] DONATH u. LAMPL: Wien. klin. Wschr. **1920**, 962.

[11] WIESEL: Zitiert auf S. 510.

cirrhotische Prozesse an den verschiedensten Organen mit innerer Sekretion, darunter auch an den Nebennieren, und zwar das gesamte Organ betreffend. Wir haben also wohl das Recht, den Begriff eines konstitutionellen Addisonismus aufzustellen, müssen aber eingestehen, daß die Symptomatologie eine recht dürftige ist, insofern als es nicht mit Sicherheit zu sagen ist, welches der einzelnen Symptome auf die Nebenniere zu beziehen sei, und ob nicht in diesen Fällen insgesamt pluriglanduläre Erkrankungen vorliegen, bei welchen zwar die Nebenniere eine Rolle spielt, aber doch nicht allein für den ganzen Symptomenkomplex verantwortlich gemacht werden kann.

Obwohl es gewiß verfehlt ist, wie es jetzt oft vorkommt, uniglanduläre Erkrankungen überhaupt in Abrede zu stellen, so erscheint es mir doch von Belang hervorzuheben, daß überall dort, wo auch die Nebennieren anatomisch erkrankt gefunden werden, entweder klinische Zeichen einer Beeinflussung der innersekretorischen Drüsen sich finden oder sogar die Obduktion ziemlich charakteristische Veränderungen an anderen intern secernierenden Drüsen aufzeigt. So sei die Beobachtung erwähnt, daß ich in vier Fällen von Morbus Addisoni auf dem Boden chronischer Tuberkulose beider Nebennieren die Schilddrüse cirrhotisch verändert fand und auch die Hypophyse deutliche Zeichen einer Bindegewebssklerose aufwies.

Ich will hiermit nicht unerwähnt lassen, daß bei Fällen, die auf eine Unterfunktion der Schilddrüse im Sinne einer myxödematösen Erkrankung schließen lassen, Pigmentierungen vorkommen, asthenische Symptome, die durchaus der herabgesetzten Nebennierenfunktion vergleichbar sind, Haarausfall und sklerodermieähnliche Prozesse, wie sie auch gelegentlich bei ausgesprochenem Addison zur Beobachtung gelangen — Symptome, welche auch nach erfolgreicher Schilddrüsenbehandlung nicht immer zu verschwinden pflegen und darauf hindeuten, daß es sowohl einen Addisonismus mit thyreoidealen Symptomen gibt als auch Hypothyreosen mit Zeichen veränderter Nebennierenfunktion. Hier liegt noch ein weites Feld für klinische und anatomische Beobachtungen brach. Aber obwohl ich selbst nur über wenige einschlägige Fälle verfüge, erscheint es mir wichtig, sie an dieser Stelle zu erwähnen, weil ihr genaueres Studium uns vielleicht einen weiteren Einblick in dieses Zusammenspiel der einzelnen Inkretdrüsen gewähren wird.

Ich möchte sogar bemerken, daß ganz reine Fälle von konstitutionellem Addisonismus wohl sehr selten sind und im Verlaufe dieser Erkrankung Züge auftreten, welche zumindest auf eine funktionelle Mitbeteiligung anderer Inkretdrüsen sprechen. Es mag in diesem Zusammenhange eines Falles Erwähnung getan werden, der mir aus einem bestimmten Grunde wichtig erscheint. Es ist die allerdings nur einmalige Beobachtung von Auftreten isolierter Pigmentierungen bei einem Falle einer chronischen destruktiven Arthropathie der kleinen Gelenke. Es handelte sich um eine Frau, welche in ihrem 30. Lebensjahre unter Verlust der Menses, Fettwuchs, Haarausfall und ausgesprochener Adynamie erkrankte und wo in kurzer Zeit sich eine chronisch destruktive Arthritis der Finger- und Zehengelenke entwickelte, über welchen erkrankten Gelenken die Haut bei sicherem Ausschluß irgendwelcher äußerer Maßnahmen sich dunkel pigmentierte. Dieser Fall gehört in die Gruppe des vielleicht von Erkrankungen der Keimdrüsen ausgehenden arthritischen Prozesses, der ein scharf umrissenes Krankheitsbild darbietet und bei welchem Adynamie, myasthenische Symptome zum Krankheitsbild gehören. Die über den erkrankten Gelenken auftretenden Pigmentierungen können neben anderen Symptomen als suprarenal bezeichnet werden und sind jedenfalls in diesem Zusammenhange bemerkenswert.

Störungen der Nebennierenfunktion im Senium.

Schließlich sei am Schlusse dieses Abschnittes gewisser Symptome des normal verlaufenden Seniums gedacht, welche vielleicht auf ein langsames Absinken der Nebennierentätigkeit schließen lassen, wogegen auch nicht die bereits obenerwähnten anatomischen Veränderungen der senilen Nebenniere sprechen. Meines Wissens ist auf diese Symptome bisher nicht im Zusammenhang mit der Nebenniere hingewiesen worden. Auch in der großen Arbeit RÖSSLES[1] über Wachstum und Altern findet sich darüber nichts. Wir sehen im Senium manchmal Adynamie, für die kein wesentliches anatomisches Substrat vorhanden ist, die durchaus an die Adynamie bei Addison erinnert; das gleiche betrifft die Abmagerung, die ebenfalls in vielen Fällen weder klinisch noch gegebenenfalls auch anatomisch eine hinreichende Erklärung findet. Von Belang erscheinen hier auch Pigmentierungen, Ausbildung ephelidenartiger Flecke, aber auch tiefbraune Pigmentanhäufungen an den verschiedensten Körperstellen, darunter auch an solchen, die für die Addison-Pigmentierung charakteristisch sind, wie am Nagelfalz, den Achselfalten, den Schenkelbeugen usw. Auch Auftreten von Schleimhautpigmentierungen im höheren Alter wird beobachtet, ganz ähnlich jenen Pigmentierungen der Mund- und Rachenschleimhaut, wie man sie bei Addison sieht.

Ferner möchte ich erinnern, daß auch gastrointestinale Störungen im Sinne von Diarrhöen vorkommen, weiter nervöse Störungen, die bei Hypoepinephrie gesehen werden. Diese Symptome bedürfen noch eines eingehenden klinischen und anatomischen Studiums, ihr außerordentlich häufiges Vorkommen aber im höheren Lebensalter ist zweifellos. Welcher Zusammenhang zwischen den eben kurz skizzierten Veränderungen und den Nebennieren, bzw. den anderen Inkretdrüsen besteht, ist unbekannt, möglicherweise spielt die senile Bindegewebssklerose anatomisch eine Rolle.

Die Addisonsche Krankheit.

Schon der erste Beschreiber dieses Leidens hat die Symptomatologie dieser Erkrankung erschöpfend dargestellt, und zu dem typischen Krankheitsbild konnten alle späteren Untersucher kaum etwas Neues, Prinzipielles hinzufügen. Auch die Ursache dieser Erkrankung erkannte ADDISON[2], indem er sie auf eine Tuberkulose der Nebenniere zurückführte. Diese Erkrankung ist wohl die häufigste Ursache für das Leiden, und alle übrigen hierbei gefundenen anderweitigen Prozesse, wie Atrophien, cirrhotische Umwandlungen, chronisch entzündliche Vorgänge, Tumoren usw., treten gegenüber der Häufigkeit der tuberkulösen Ursache in den Hintergrund. Nur eines ist wichtig: Es handelt sich bei den Addisonkranken insgesamt um degenerative Menschen, die fast regelmäßig andere Zeichen einer Konstitutionsanomalie aufweisen und bei denen die Lokalisation des tuberkulösen Prozesses in den Nebennieren wir auch nach BARTEL als Ausdruck ihrer hypoplastischen Anlage auffassen.

Es handelt sich um eine eminent chronische Erkrankung, von der Männer häufiger befallen werden als Frauen. Das hereditäre und familiäre Moment spielt insofern keine große Rolle, obwohl auch hierfür Beobachtungen der Literatur vorliegen (BITTORF, TSCHIRKOFF[3], ANDREWES[4], FLEMING[5] u. a.). Aber man findet in

---

[1] RÖSSLE: Erg. Path. **20 II**, 369 (1923).

[2] ADDISON: On the constitutional and local effect of disease of the suprarenal bodies. London 1855.

[3] TSCHIRKOFF: Z. klin. Med. **10** (1891).   [4] ANDREWES: J. Obstetr. **5** (1914).

[5] FLEMING: Brit. med. J. **1**, 951 (1922).

der Aszendenz meistens andere Zeichen konstitutioneller Minderwertigkeit, wovon auch noch später bei Besprechung der Pathogenese die Rede sein wird. Es wäre gut, wenn man den Ausdruck Morbus Addison für die chronischen Fälle reservieren würde und den akuten Nebennierenausfall nicht mit dem klassischen Morbus Addison in einen Topf werfen würde.

Über den akuten Ausfall der Nebenniere wurde bereits in einem früheren Abschnitt das Wesentliche mitgeteilt. Sein anatomisches Substrat sind, wie oben erwähnt, degenerative Rindenprozesse oder Blutungen, Embolien und Thrombosen. Mit EHRMANN und DINKIN kann man das Krankheitsbild dieses seltenen Vorkommnisses des plötzlichen Nebennierenausfalls mit Erscheinungen der doppelseitigen Nebennierenexstirpation vergleichen. Schwäche, Singultus, Durchfälle, schwere Zirkulationsstörungen, Bewußtlosigkeit und Koma werden beobachtet. Andere Fälle wieder verlaufen unter dem Bilde der Peritonitis (LANDOW[1]), einer akuten Appendicitis oder einer schweren gastrointestinalen Toxikose. J. SCHNITZLER[2] u. a. wiesen darauf hin, daß durch die den akuten Nebennierenausfall begleitenden Spasmen ein Ileus vorgetäuscht werden könne. Neben diesen sozusagen abdominellen Formen wurden cerebrale und nervöse Erscheinungen der verschiedensten Art beobachtet, eventuell ein Verlauf wie bei einer Meningitis, wobei aber das KERNIGsche Phänomen fehlt. Während des Lebens ist die Diagnose kaum je zu stellen — am ehesten noch, wenn der Verlauf mehr perakut ist —, sondern es ist meist erst die Obduktion, welche Klarheit in derartig klinisch dunkle Fälle bringt. Es erübrigt sich daher, noch differentialdiagnostische Erwägungen, beispielsweise gegenüber einer Perforationsperitonitis oder einer Pankreashypoplasie, anzustellen.

Allgemeiner Verlauf und Symptomatologie der Addisonschen Krankheit.

Seit der ersten Beschreibung der Klinik des Leidens durch ADDISON ist zur Symptomatologie der von ihm beschriebenen Krankheit kaum etwas Wesentliches hinzuzufügen. ADDISON selbst erwähnt bei dem von ihm als idiopathische Anämie bezeichneten Leiden sowohl die Adynamie als Apathie, die Störungen von seiten des Digestionstraktes und des Nervensystems, die Pigmentierung, die bei chronischem Verlauf auftretende Kachexie, das Ende, das unter unstillbaren Diarrhöen, komatösen Zuständen und Konvulsionen naht, in überaus exakter Weise.

Die Addisonsche Krankheit ist nicht sehr häufig. Nach den verschiedensten Statistiken kommt sie bei Männern etwas häufiger vor als bei Frauen. Ihre ersten Symptome beobachtet man in den Lebensaltern nach der Pubertät bis zum beginnenden Senium. In ausgeprägter Form ist sie bei Kindern ebenso selten wie bei Greisen, obwohl bei letzteren, wie oben erwähnt, Züge von Addisonscher Krankheit nicht so selten sind. Der Rasse nach sind es in erster Linie Weiße, die von dem Leiden befallen werden, jedoch liegen in der Literatur auch Angaben über Addison bei Negern vor.

Als ätiologische Momente wurden die verschiedensten Ursachen angenommen, die aber wohl kaum eine Rolle spielen, am wenigsten das Trauma (BITTORF[3]); Heredität und familiäre Disposition scheinen nur eine untergeordnetere Rolle zu spielen, obwohl in der Literatur einige Fälle von familiärem Vorkommen beschrieben wurden (BITTORF und CROOM[4]). *Von Wichtigkeit ist aber,*

---

[1] LANDOW: Z. Chir. **101**, 67 (1909).   [2] SCHNITZLER, J.: Wien. klin. Wschr. **1926**, 646.
[3] BITTORF: Zitiert auf S. 510.   [4] BITTORF u. CROOM: Lancet **1**, 603 (1909).

daß dieses Leiden in erster Linie Menschen von degenerativem Typus befällt. In der Aszendenz von Addisonikern findet man zwar fast niemals Addison, dagegen andere hereditär-degenerative Erkrankungen, wie Basedow, Akromegalie; auch Avitaminosen in der Aszendenz (Rachitis) scheinen eine gewisse Rolle zu spielen. Über die Bedeutung der hypoplastischen Konstitution für das Zustandekommen des Morbus Addison wird bei der Besprechung der Pathogenese noch einiges hervorgehoben werden.

Der *Beginn* der Erkrankung ist fast immer ein schleichender. Das erste, was dem Kranken gemeiniglich auffällt, ist eine gewisse Unlust zur Arbeit, leichte Ermüdbarkeit, welches Symptom anfangs mehr intermittierend auftritt, allmählich aber immer mehr zunimmt und schließlich zu einem dauernden Gefühl von allgemeiner Schwäche und Mattigkeit führt. Auch psychisch macht sich bereits in diesen Frühstadien eine gewisse Apathie geltend: Veränderung des Charakters insofern, als die Kranken stark depressiven Stimmungen unterliegen, moros sind; diese Zustände stehen in unkomplizierten Fällen anfangs in einem gewissen Widerspruch zu dem guten Aussehen und dem gut entwickelten Panniculus adiposus.

Neben der Adynamie treten in typischen Fällen fast regelmäßig als zweites Kardinalsymptom die Störungen *von seiten des Magendarmkanals auf.* Zunächst klagen die Kranken über Appetitlosigkeit, die zu einer völligen, therapeutisch kaum beeinflußbaren Anorexie führt und sich anfangs meist durch Widerwillen gegen Fleischnahrung, ganz ähnlich wie bei Pankreaserkrankungen, dokumentiert. Bald tritt auch lästiges Druckgefühl im Magen auf, es wird über einen schlechten, salzigen Geschmack im Munde geklagt, wobei eine atrophische Glossitis gesehen wird, wie überhaupt die Zunge der Addisonkranken lange Zeit glänzend und ohne Belag gefunden wird. Sodbrennen, Übelkeiten, Aufstoßen sind an der Tagesordnung, gegen das letale Ende zu ist Singultus häufig zu beobachten. In diesem Zusammenhang sei daran erinnert, daß bei total der Nebennieren beraubten Tieren Magen- und Darmgeschwüre gefunden wurden. Neben anderen Autoren beobachteten EHRMANN und DINKIN in einem Falle multiple Erosionen der Magenschleimhaut, in einem Fall von Addisonismus ein Ulcus. Während zu Beginn des Leidens Verstopfung vorherrscht, treten bald hartnäckige, ja, unstillbare Diarrhöen auf, evtl. abwechselnd wieder mit Obstipation. Diese Magen- und Darmsymptome gehen bei manchen Kranken mit heftigen Epigastralgien oder nach beiden Seiten hin ausstrahlenden Schmerzen einher, die an gastrische Krisen erinnern, ja manchmal sogar an peritoneale Reizungen denken lassen. Eine Folge dieser schweren Störungen von seiten des Magen- und Darmkanals ist hochgradige Abmagerung. Objektiv findet man Fehlen der Salzsäure im Magen, besonders in den vorgeschrittenen Fällen, während zu Beginn der Krankheit nach BOENHEIM[1] normale Salzsäurewerte gefunden wurden, was EHRMANN und DINKIN bestätigen. Jedenfalls sind die unstillbaren Diarrhöen sehr charakteristisch für den Morbus Addison, charakteristischer als das von BITTORF hervorgehobene plötzliche Versiegen der Magensaftsekretion.

Der Kreislaufapparat ist in hervorragendem Maße am Krankheitsprozeß beteiligt. Besonders wichtig und konstant ist die *Blutdruckerniedrigung*, die kaum je fehlt und in den Endstadien bis unter 50 mm Hg beträgt. Häufig beobachtet man *hypotonische Krisen* unter dem Bild des Kollaps, hochgradige Schweiße, konvulsivische Vorgänge, Krampfzustände, die an Morbus sacer erinnern. Die objektive Untersuchung ergibt einen kaum fühlbaren Spitzenstoß; schwach gefüllte Arterien, dumpfe, leise Herztöne; ein fast regelmäßiges Symptom ist die Tachykardie, meist ohne Arhythmie. Schon geringe Bewegungen können in schweren Stadien zu einem Versagen der Herzkraft führen. Das Röntgenbild zeigt meistens ein hypoplastisches Tropfherz mit enger Aorta, wie ich es seinerzeit für den Morbus Addisoni als charakteristisch beschrieben habe.

Der *Blutbefund* ist sehr wenig charakteristisch. Die manchmal zu beobachtende Lymphocytose ist wohl in den meisten Fällen mit dem Status thymico-lymphaticus, bzw. der Tuberkulose in Zusammenhang zu bringen. Hier und da sieht man das Blutbild der sekundären Anämie, aber auch Fälle von Polyglobulie sind in der Literatur verzeichnet. EHRMANN und DINKIN sind der Ansicht, daß diese Polyglobulie auf die Bluteindickung durch Erbrechen und Diarrhöen zurückzuführen sei. Die gelegentlich zu beobachtende Eosinophilie ist gleichfalls als Zeichen einer hypoplastischen Konstitution zu werten. Knochenmarksschädigungen scheinen bei einzelnen Fällen vorzukommen.

Von Bedeutung sind die Erscheinungen von seiten des *Nervensystems.* Neben allgemeinen vagen Schmerzen in den Extremitäten beobachtet man Neuralgien, besonders im Trigeminusgebiete; weiter Schlaflosigkeit, Kopfschmerzen der verschiedensten Intensität, gerade diese

---

[1] BOENHEIM: Arch. Verdgskrkh. **26**, 74 (1920); **35**, 186, 337 (1925).

Kranken klagen manchmal über Schwindel, Ohrensausen, Flimmerskotome, Neigung zu Synkope.

Wichtig sind auch, wie schon erwähnt, *Veränderungen im psychischen Verhalten* des Kranken: Abnahme der Intelligenz, Gedächtnisschwäche, Apathie, aber manchmal auch periodische Reizungs- und Aufregungszustände, Angstgefühl, Ruhelosigkeit oder Jaktationen, obwohl auch hier das charakteristische Merkmal der Asthenie deutlich zutage tritt. Choreatische Zuckungen, Muskeltremor werden beobachtet; dagegen kommen eigentliche Lähmungen auch bei größter Adynamie kaum vor, außer bei Komplikationen, wie Wirbelcaries, Hirnhämorrhagien oder Tumormetastasen. Auch Parästhesien sind seltener, die dann unter dem Bilde einer vasomotorischen Neurose zur Beobachtung gelangen. Fälle, die unter dem Bilde einer spastischen Spinalparalyse verlaufen, wurden erwähnt. Bittorf und auch ich sah Kombination mit Paralysis agitans.

Die Reflexe sind kaum je gesteigert.

Von seiten der *Atmungsorgane* sind, wenn man von jenen Störungen absieht, die auf eine etwa bestehende gleichzeitige Lungentuberkulose zu beziehen sind, keine charakteristischen Veränderungen zu sehen.

Am *Knochensystem* finden sich keine typischen Abweichungen, dagegen ist es von Wichtigkeit, daß die Addisonkranken meistens hochgewachsene Menschen sind, von grazilem Knochenbau, wie es der hypoplastischen Konstitution entspricht.

Von seiten der *Genitalorgane* kommen Störungen insofern vor, als bei Frauen die Krankheit durch Dysmenorrhöe, bzw. vollkommene Amenorrhöe eingeleitet werden kann und rasche Potenzabnahme bei männlichen Addisonkranken zur Regel gehört. Gravidität führt zu einer raschen Progression des Leidens.

An den *Nieren* wurden (Rosenow[1]) Verschlechterung des Wasserausscheidungsvermögens und der Konzentrationsfähigkeit gefunden. Ehrmann und Dinkin dagegen sahen keine Störungen der Nierenfunktion. Die von einzelnen Autoren beschriebene dunkle Verfärbung des Harns ist nicht durch irgendeine Pigmentausscheidung bedingt. Albuminurie ist selten.

Die *Körpertemperatur* ist bei unkomplizierten Fällen meistens normal, obwohl auch *Hyperpyrexien* vorkommen, desgleichen Fieber von invertiertem Typus. Auch das Ende der Krankheit kann durch hohes Fieber eingeleitet werden.

In diesem Zusammenhange sei noch erwähnt, daß *Narkosen* im allgemeinen von Addisonkranken schlecht vertragen werden, was mit der von Hornowsky[2], Schur und Wiesel[3] sowie Elliots[4] beobachteten Erschöpfung des chromaffinen Systems in Zusammenhang gebracht werden kann.

Die *Stoffwechseluntersuchungen* bei Morbus Addison haben keine besonderen Abänderungen von der Norm ergeben. Es wird sowohl von Stickstoffansatz als von erhöhtem Stickstoffverlust berichtet. Im Gegensatz zu gesunden Personen beobachtet man nach Adrenalininjektionen bei Addisonkranken sowohl Ansteigen des Grundumsatzes als des respiratorischen Quotienten. Es besteht also beim Addison nicht nur eine Kohlehydratausschwemmung, sondern auch eine Verbrennung, die auf Eingreifen von Insulin hinweist (Ehrmann und Dinkin). Einzelne Autoren erwähnen ungenügende Fettausnutzung. Entsprechend den in einem früheren Kapitel auseinandergesetzten Beziehungen des Adrenalins zum Zuckerstoffwechsel sieht man bei Addisonkranken hohe Toleranz gegen Traubenzucker und keine Glykosurie nach Adrenalininjektion (Eppinger, Rudinger und Falta[5]). 200 g Traubenzucker per os, nüchtern verabreicht, bewirken keine Glykosurie, außer bei gleichzeitiger Injektion von Adrenalin. Porges[6] beschrieb Hyperglykämie bei Addison mit Blutzuckerwerten bis 0,33 %. Da aber der Blutzuckerspiegel auch bei demselben Addisonkranken Schwankungen aufweist, darf man mit Ehrmann und Dinkin annehmen, daß die Blutzuckersenkung bei Morbus Addisoni kein ganz konstantes Symptom darstellt.

Obwohl die Ergebnisse nicht einheitlich sind, sei bemerkt, daß verschiedentlich bei Nebenniereninsuffizienz durch Morbus Addisoni eine Senkung des Blutzuckerspiegels festgestellt wurde.

Zu den wichtigsten Symptomen gehören die *Pigmentierungen*. Nur in den seltensten Fällen ist die Pigmentierung ein Frühsymptom, gewöhnlich gehen ihr die Erscheinungen der Adynamie und Asthenie, sowie Störungen von seiten des Digestionskanals voraus. Die Entwicklung der Pigmentierungen erfolgt gewöhnlich allmählich, schubweise, selten akut. Ihre Intensität geht meist ziemlich parallel mit der Zunahme der übrigen Symptome. Bei den noch zu beschreibenden Remissionen im Verlaufe der Krankheit wird Zurückgehen der Pigmentierung in einzelnen Fällen beschrieben. Es wurde auch ein Fall beobachtet, wo

---

[1] Rosenow: Med. Klin. **1925**, 202.   [2] Hornowsky: Arch. Mal. Cœur **21**, 712 (1909).
[3] Schur u. Wiesel: Zitiert auf S. 520.   [4] Elliots: J. of Physiol. **32**, 401 (1905).
[5] Eppinger, Rudinger u. Falta: Zitiert auf S. 521.
[6] Porges: Z. klin. Med. **69**, 341 (1909).

die Pigmentierung unmittelbar vor dem Tode verschwand. Sowohl die einseitigen, wie doppelseitigen Nebennierenerkrankungen können, müssen aber nicht mit Pigmentierung einhergehen, weil durch Nekropsie verifizierte Fälle von doppelseitiger Nebennierentuberkulose beschrieben wurden, wo bis an das Ende die Pigmentierung fehlte. Trotzdem müssen wir auch solche Fälle zu Morbus Addisoni rechnen, obwohl ja sicherlich der Melanodermie, vor allem in diagnostischer Hinsicht, eine hohe Bedeutung in der Pathologie des Addison zukommt.

Was nun die Lokalisation und den klinischen Charakter der Pigmentierung beim Morbus Addisoni anlangt, so sei hervorgehoben, daß die Pigmentablagerung zunächst die schon von Natur aus dunkel pigmentierten oder äußeren Einflüssen, beispielsweise der Witterung oder dem Kleiderdruck, besonders ausgesetzten Stellen befällt. Beginnen wir am Kopf, so sehen wir einerseits Fälle, in welchen die Pigmentierung an der Haargrenze mehr oder weniger scharf absetzt und der Haarboden völlig unpigmentiert bleibt; andererseits kommen aber auch Fälle vor, wo die Kopfhaut nicht nur fleckweise, sondern gleichmäßig verfärbt erscheint. Bei dieser Gelegenheit sei hervorgehoben, daß *Haarausfall* nicht zum Bilde des Morbus Addisoni gehört, besonders nicht in jenen Formen, welche auf tuberkulöser Basis beruhen. Die Haare verlieren wohl ihren Glanz, werden brüchig, in einzelnen Fällen wird angegeben, daß es sich etwas dunkler gefärbt hätte, aber bedeutender Haarausfall wird kaum je verzeichnet. Die Gesichtshaut wird meist besonders dunkel. Die Pigmentierung ergreift die Stirne, dann Wangen und Nase, erst zuletzt die Lider, auch die Conjunctiva und die Scleren. Am Stamme sind es die Brustwarzen, die Achselfalten; Stellen, welche durch den Gürtel, das Korsett, den Kragen normalerweise gedrückt werden, erweisen sich frühzeitig und besonders intensiv pigmentiert. Am übrigen Körper werden die Analfalten, der Penis und das Scrotum besonders dunkel, ja manchmal geradezu schwarz. Die Linea alba gravid gewesener Frauen ist ebenfalls auffallend dunkel. Auch die Haut über den Darmbeinkämmen ist pigmentiert. An den Extremitäten sind die der Sonnenwirkung ausgesetzten Teile, die Streckseiten und Sehnenvorsprünge an den Gelenken gewöhnlich die dunkelstpigmentierten Stellen. Weiter sind die Falten der Hohlhand manchmal sehr frühzeitig Sitz einer schmutzigbraunen Verfärbung, während die übrigen Teile der Hohlhand und auch der Fußsohlen wenig oder gar nicht pigmentiert erscheinen. Das Fehlen der Pigmentierung an den Nagelbetten und Fingerbeeren ist sehr charakteristisch für den Morbus Addisoni, allerdings kommt in Ausnahmefällen Pigmentierung der Nagelbetten in Form diskreter Longitudinalstreifen vor. Die Verfärbungen selbst sind meistens ganz diffus, obwohl man nicht selten tintenklecksartige, noch tiefer pigmentierte Flecken auf den schon verfärbten Stellen beobachten kann, ein Vorkommnis, das besonders an ohnehin pigmentreichen Stellen, wie der Glutäalgegend, am Genitale, zu sehen ist.

Von Wichtigkeit sind die *Schleimhautpigmentierungen*, die entweder gleichzeitig, oder, nachdem schon Hautpigmentierungen aufgetreten sind, zur Erscheinung gelangen. Eine der frühzeitig ergriffenen Schleimhäute ist die Analschleimhaut; ferner findet man Pigmentierungen im Mund, an der Innenfläche der Wangen, der Lippen, auf dem Gaumen, an der Zunge und am Zahnfleisch. Es handelt sich entweder um nicht scharf begrenzte, bläulich verfärbte Flecke oder Streifen. Ein feiner, pigmentierter Streif wurde von Dornhoefer am Lidrande beschrieben. Auch Pigmentierungen an der Conjunctiva tarsi und am Limbus corneae kommen vor. Die Scleren bezeichnet Addison selbst als perligweiß. Ob die von Bittorf beobachtete dunkle Verfärbung des Augenhintergrundes charakteristisch ist für Morbus Addisoni, ist nicht sicher. Auch Pigmentierung der inneren Organe — Peritoneum, Lymphdrüsen, Hirnhäute, Lunge, Darm und Leber — wurde beobachtet. Ob es sich dabei aber immer um echte Addisonpigmentierungen handelt, ist ebenfalls noch fraglich.

Hervorhebenswert ist schließlich noch der *Einfluß akzidenteller Hautveränderungen* auf die Pigmentierung. Alle abnormen Reize, desgleichen lokale parasitäre Erkrankungen oder Ekzeme, welche mit Jucken einhergehen, bedingen eine sehr dunkle Pigmentierung. Ein gleicher Effekt zeigt sich an den Einwirkungsstellen von Vesikantien und Schröpfköpfen. An der Haut befindliche Narben sind entweder deutlich pigmentiert, oder aber sie erscheinen völlig pigmentfrei, sind aber von einem tiefdunkelbraunen Hof umgeben. Auch das Vorkommen von völligem Pigmentmangel, vitiliginösen Scheckungen inmitten der pigmentierten Haut sieht man gelegentlich, besonders in Fällen, wo sklerodermieartige Hautveränderungen den Morbus Addisoni begleiten. Auf diese sklerodermieartigen Hautveränderungen beim Morbus Addisoni sei übrigens ausdrücklich verwiesen, weil sie bis jetzt in der Literatur kaum Erwähnung finden. Ich selbst sah hochgradige Sklerodermie bei vitiliginöser Scheckung der Hände und Füße im Verlaufe des M. Addisoni.

Ein sehr konstantes Symptom der Addisonschen Krankheit sind die *Abmagerung* und die *Kachexie*. Wie nachstehende Abbildungen von J. Bauer zeigen, kann es zu einer rasch fortschreitenden Ergreisung kommen, die neben den Hautpigmentierungen der Erkrankung ein sehr charakteristisches Aussehen verleiht. (Abb. 127 und Abb. 128).

Das *Endstadium* der Krankheit ist charakterisiert entweder durch äußerste Kachexie infolge des unstillbaren Erbrechens und der Diarrhöen oder durch sehr stürmische Erscheinungen von seiten des Nervensystems, die sich als Delirien und Halluzinationen äußern, oder aber durch ein Koma gekennzeichnet, welches mit schwersten Formen des Cheyne-Stokeschen Atemtypus einhergeht. In vereinzelten Fällen wurde im letzten Stadium Nackenstarre, hochgradige Verengerung der Pupillen bis zu Stecknadelkopfgröße, Ungleichheit der Pupillen beobachtet, ohne daß bei der Obduktion eine Meningitis gefunden wurde. Übrigens kommen auch terminale Komplikationen mit Meningitis tuberculosa oder solitären Gehirntuberkeln vor. Daß selbstverständlich jede interkurrente Krankheit das letale Ende beschleunigt, ist sicher.

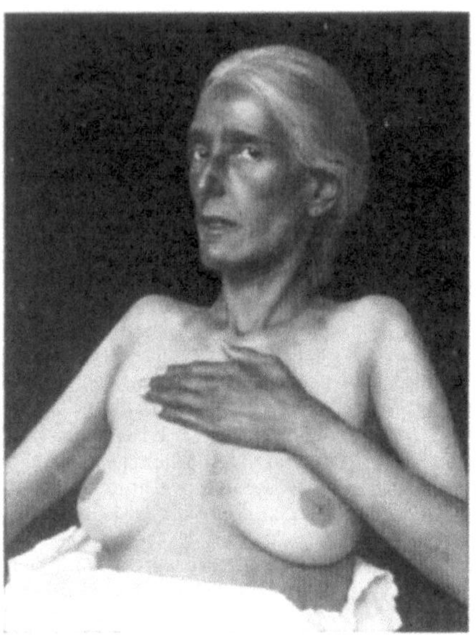

Abb. 128. Derselbe Fall mit ausgeprägtem Morbus Addison. Rapide Ergreisung 20 kg Gewichtsabnahme. Obduktion: Doppelseitige Nebennierentuberkulose. (Aus J. Bauer: Innere Sekretion. 1927.)

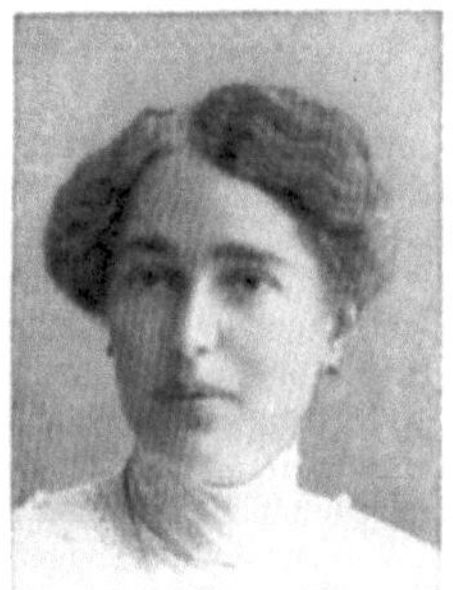

Abb. 127. 44 jährige Frau vor der Erkrankung an Morbus Addison. (Aus J. Bauer: Innere Sekretion. 1927.)

Diagnose und Differentialdiagnose.

Obwohl aus der vorstehenden Beschreibung hervorzugehen scheint, daß die Diagnose des ausgesprochenen Morbus Addisoni eine leichte sei, besonders wenn die fortschreitende Asthenie, die Pigmentierung, der niedrige Blutdruck, die charakteristischen Erscheinungen von seiten des Magendarmkanals, die Hypoglykämie bei erhöhter Toleranz gegen große Traubenzuckergaben, die Lymphocytose deutlich ausgebildet sind, so ist die Differentialdiagnose häufig doch nicht leicht. Zunächst ist zu bedenken, daß es Fälle von Morbus Addisoni gibt ohne charakteristische Pigmentierung; allerdings betrifft dies, wie auch Ehrmann und Dinkin hervorheben, den akuten Addison, aber auch bei vorhandener Pigmentierung kann die Differentialdiagnose Schwierigkeiten bereiten. Vor allem ist daran zu erinnern, daß es auch verschiedene Grade physiologischer Pigmentierung gibt, die jenen bei Morbus Addisoni ähneln. In solchen Fällen kann außer den Allgemeinerscheinungen vielleicht das Verhalten der Nagelbetten in bezug auf die Pigmentierung, sowie die Pigmentierung der Mundschleimhaut uns in der Diagnose weiterbringen, obwohl ja bei dunklen Rassen die Schleimhautpigmentierung physiologisch ist und wir, wie schon erwähnt, auch im Greisenalter Pigmentierungen finden, die allerdings oft genug an eine mitigiert verlaufende, senile Nebenniereninsuffizienz denken lassen müssen. Von den pathologischen Pigmentierungen seien zunächst jene bei der Malaria zu erwähnen; auch in den Endstadien von Lungenphthise und Krebskachexie sehen wir ähnliche Pigmentierungen, ohne daß eine Lokalisation der Erkrankung in den Nebennieren vorhanden wäre. Hier kann selbst ein mäßiger Hydrops der Haut differentialdiagnostisch von Wichtigkeit sein, da die Addisonkachexie niemals mit Hydropsien einhergeht. Eine weitere Krankheit, die mit ausgebreiteten Pigmentierungen der Haut vergesellschaftet sein kann, ist die Pellagra. Es betrifft das weniger die nach den spezifischen torpiden und indolenten Pellagra-Erythemen zurückbleibenden, circumscripten Pigmentationen an Hals, Händen und Fußrücken als die diffusen, selten fleckigen Pigmentierungen der übrigen Haut, wobei zu bemerken ist, daß Neusser[1] diese Art der Pigmentierung auch bei blonden und nicht nur dunkelhaarigen Pellagrösen fand. Ja, Neusser

---

[1] Neusser: Die Pellagra in Österreich und Rumänien. Hölder, Wien 1887.

behauptet, daß es eine Form von Pellagra gäbe, welche unter dem Bilde des Morbus Addisoni verlaufe. Gegen die Pellagra ist differentialdiagnostisch manchmal der an Perniciosa erinnernde Blutbefund zu verwerten, obwohl diese Anämie meistens durch Komplikationen mit Malaria oder Lues bedingt ist. Tuberkulose findet sich dagegen bei Pellagra fast niemals, was als wichtiges differentialdiagnostisches Moment hervorzuheben wäre. Weniger charakteristisch ist die Eosinophilie, weil man dieselbe sowohl bei der Pellagra als beim Addison beobachten kann.

Allgemeine Pigmentierungen der Haut, die an Addison erinnern können, findet man in einzelnen Fällen von Lymphogranulomatose. Es ist hierbei vielleicht von Bedeutung, daß besonders jene Fälle von Lymphogranulomatose addisonähnliche Pigmentierung zeigen, wo durch Druck retroperitonealer und mesenterialer Drüsen der Bauchsympathicus und seine Adnexe betroffen werden. Auch bei der sog. Vagantenkrankheit findet man addisonähnliche Pigmentierungen; sind derartige Patienten auch gleichzeitig kachektisch, so kann die Differentialdiagnose schwierig sein, wenn auch bei diesem Leiden die Lokalisation der Pigmente an den bedeckten Stellen, wo die Kleider dem Körper unmittelbar anliegen, Hände und Füße dagegen weniger pigmentiert erscheinen, von differentialdiagnostischer Bedeutung sein kann. Diffuse Pigmentierung der Haut kann ferner durch primäres Melanosarkom der Haut entstehen. Auch durch Medikamente bedingte Pigmentierungen können differentialdiagnostische Schwierigkeiten bereiten. Es wäre hier in erster Linie der Arsenmelanose zu gedenken. Bleiintoxikation kann am Zahnfleischrand addisonähnliche Pigmentierung bedingen. Eine Hämochromatose ohne Zuckerausscheidung liefert in seltenen Fällen Krankheitsbilder, die dem Addison ähnlich sind, wie von verschiedenen Autoren, darunter von BITTORF, NAKANO[1] beschrieben wurde. Allerdings bietet die bei der Hämochromatose terminal sich ausbildende Lebercirrhose differentialdiagnostische Anhaltspunkte. Lebercirrhosen überhaupt können gleichfalls Pigmentierungen, die an Addison erinnern, hervorrufen, wie auch manche Fälle von Ikterus differentialdiagnostische Schwierigkeiten bereiten können. Beim Bronzediabetes, der durch Polydipsie, Polyurie und Glykosurie vom Addison sich unterscheidet, kann die Pigmentierung doch in manchen Fällen circumscript sein, und es können auch Schleimhautverfärbungen auftreten. Diffuse und fleckige Hautpigmentierungen wurden bereits bei der Kombination von Addison mit Sklerodermie und Sklerodaktylie erwähnt; aber auch ohne gleichzeitig bestehenden Addison kommen bei diesen erwähnten Erkrankungen neben Hautpigmentierung auch Schleimhautpigmentierungen vor.

Eine eigene Gruppe bilden die Erkrankungen des *weiblichen Sexualapparates*, welche ebenfalls zur Pigmentierung der Haut führen. Besonders Ovarialtumoren können durchaus an Addison erinnernde Pigmentierungen erzeugen, und es ist ein Fall bekannt, bei welchem nach Operation eines Ovarialtumors die Pigmentierung zurückging.

Im allgemeinen kann man sagen, daß das Fehlen von Scheimhautpigmentierung wohl gegen Addison sprechen kann, aber durchaus nicht sprechen muß, denn man findet sie sowohl physiologisch, ferner bei Tabakkauern, bei Cirrhosen, bei Magencarcinom, im hohen Alter und schließlich auch normalerweise bei dunklen Rassen. Viel seltener sind chronische Addisonfälle, die ohne Pigmentierung verlaufen.

In seltenen Fällen kann die erkrankte Nebenniere als Tumor getastet werden. Dumpfe Schmerzen und Druckempfindlichkeit der Nebennierengegend müssen auch bei Fehlen oder nur angedeutetem Vorhandensein der Hauptsymptome an einen Addison denken lassen. Vielleicht wird es einmal möglich sein, auf röntgenologischem Wege die Nebennieren zur Darstellung zu bringen, wie ein Fall von PEIPER[2] lehrt.

Pathologische Anatomie.

Schon in früheren Kapiteln wurde darauf hingewiesen, daß eine *Unterentwicklung der Nebennierensysteme* Anlaß geben kann zur Ausbildung des Morbus Addisoni. Das anatomische Substrat ist dann Kleinheit der Nebenniere, ohne daß aber wesentliche anatomische Veränderungen nachzuweisen wären. Die Unterentwicklung betrifft in erster Linie die Marksubstanz, seltener die Rinde. Auch die gewöhnlichen Fundstätten des chromaffinen Gewebes außerhalb der Nebenniere weisen nur spärliche chromaffine Zellen auf. Die häufigste Ursache des Morbus Addisoni ist aber die doppelseitige Tuberkulose, welche bei allgemeiner Hypoplasie gefunden wird und meist als großknotige käsige Tuberkulose auftritt; die Verkäsung ist meist trocken, fest, und man kann häufig, entsprechend dem fortschreitenden Wachstum, Jahresringe feststellen. Manchmal kommt es auch zur Einschmelzung, und es entsteht ein mit eiterähnlichen Zerfallsmassen erfüllter Hohlraum. Die Zerstörung kann so weit gehen, daß nichts von den Nebennieren mehr vorhanden ist. Gelegentlich aber lassen sich Reste von Nebennierengewebe nachweisen.

---

[1] NAKANO: Münch. med. Wschr. **919** (1914). [2] PEIPER: Z. Urol. **17**, 40 (1923).

Eine zweite Form, in welcher die Tuberkulose verläuft, ist die indurierende fibröse Form, die sich, wie auch in anderen Organen, mit der käsigen bei chronischem Verlauf vereint. Dietrich und Siegmund[1] heben hervor, daß in den geschrumpften Nebennieren wohl kaum etwas von erhaltenem Gewebe nachzuweisen ist. Es sind darin lediglich Reste von Mark und Rinde enthalten. Diese Autoren weisen im Einklang mit Kayserling[2] auf die Rolle der akzessorischen Rindenknötchen hin, die erhalten bleiben können oder vielleicht eine kompensatorische Vergrößerung erfahren im Beginne der Erkrankung.

Es ist nun des Verhältnisses der Nebennierentuberkulose zu tuberkulösen Erkrankungen des übrigen Körpers mit einigen Worten zu gedenken. Auffallend ist das ungemein häufige doppelseitige Auftreten, für das ich gleichfalls die Hypoplasie der Nebennieren verantwortlich gemacht habe. Allerdings ist diese Frage noch nicht völlig geklärt, so viele analoge Beobachtungen auch in der Literatur, die Unterentwicklung des chromaffinen Systems betreffend, vorliegen.

Seltenere Ursachen für den Morbus Addisoni sind Tumoren und chronisch entzündliche Prozesse.

Sowohl bei der primären Erkrankung der Nebennieren als bei ihrer sekundären warf ich schon vor längerer Zeit die Frage auf, welcher Teil — Mark oder Rinde — für das Auftreten des ganzen oder eines Teiles des Symptomenkomplexes verantwortlich zu machen sei. Die vielfachen Arbeiten, welche zur Klärung dieser Frage unternommen wurden, führen zu dem Ergebnisse, daß sowohl das Mark als auch die Rinde für die einzelnen Symptome verantwortlich zu machen seien, d. h. mit anderen Worten, daß der Morbus Addisoni nicht bloß durch eine Erkrankung des Rindenapparates allein oder der Marksubstanz, bzw. des chromaffinen Systems allein zu erklären wäre. Allerdings harren jene Fälle, wo eine doppelseitige Zerstörung der Nebenniere ohne Addisonsymptome verlief, der Aufklärung als auch die Fälle von klinisch sichergestelltem Morbus Addisoni ohne Erkrankung der beiden Nebennieren. Erstere Fälle können durch ein gut ausgebildetes akzessorisches Nebennierengewebe erklärt werden, letztere Fälle dagegen sind außerordentlich schwierig zu deuten. Freilich muß eine zu Kachexie führende und mit Pigmentation einhergehende Erkrankung, wie Bauer im Anschluß an Neusser und Wiesel hervorhebt, noch kein Morbus Addisoni sein. Für diese Fälle, vor allem aber auch für solche, wo das eine Organ erkrankt, das andere intakt erscheint, dürfte doch die von Neusser und *mir* erwogene reflektorische oder chemische (Bittorf) Beeinflussung des gesunden Organs durch das kranke bedingt sein, wie überhaupt vielleicht manche Fälle, bei welchen beide Nebennieren gesund gefunden werden, durch eine Erkrankung des Sympathicus hervorgerufen werden, über deren Ursache und Natur wir noch nichts Genaueres sagen können. Sicher ist, daß zur Hervorbringung des Symptomenkomplexes eine funktionelle oder anatomische Erkrankung der Nebennierensysteme notwendig ist, bzw. jene des Sympathicus, durch dessen Erkrankung das Erfolgsorgan — Nebenniere — insuffizient wird. Von diesem Gesichtspunkte aus, daß die Nebenniere gleichsam in das Neuronsystem des Sympathicus eingeschaltet ist, lassen sich noch am ehesten die Fälle von Morbus Addisoni ohne anatomische Nebennierenerkrankung erklären.

Wenn man bei Betrachtung der einzelnen Symptome des Morbus Addisoni die Marksymptome und die Rindensymptome auseinanderhalten will, so wird im allgemeinen angenommen, daß der niedrige Blutdruck, der niedrige Blutzuckerspiegel, die abnorm hohe Toleranz für Traubenzucker, das Ausbleiben der alimentären Glykosurie, die Blutdrucksenkung nach Adrenalininjektion, die Adynamie und die Lymphocytose wahrscheinlich auf Funktionsverminderung des chromaffinen Systems zurückzuführen ist. Ehrmann und Dinkin heben hervor, daß in mancher Hinsicht tatsächlich das Bild der Hyperadrenalinämie einen gewissen Gegensatz zu diesen Erscheinungen bietet. Die große Ermüdbarkeit und die Muskelschwäche hält allerdings Bauer im Gegensatz zu Neusser und Wiesel, Falta u. a. nicht bloß für eine Folge des Adrenalinmangels, sondern als Folge des Ausfalls einer Rindenfunktion. Hierfür spricht auch ein von diesen Autoren herangezogener Fall einer paroxysmal auftretenden schwersten Adynamie ohne Addisonsymptome, bei welchem Falle die Autopsie eine Destruktion der Nebennierenrinde durch Amyloid bei relativ intaktem Nebennierenmark ergab. Die schweren gastro-intestinalen Symptome dürfen wohl mit Recht auf den Rindenausfall bezogen werden, obwohl beispielsweise Pende[3] sie eher als Marksymptom und als Ausdruck einer Sympathicushypotonie und konsekutiver relativer Vagotonie anspricht. Dieser Symptomenkomplex könnte vielleicht durch eine Läsion des Plexus coeliacus hervorgerufen werden. Die schweren cerebralen Erscheinungen, Konvulsionen, das Koma, die verminderte Resistenz gegen verschiedene Vergiftungen können Rindensymptome sein. Aber im allgemeinen muß daran festgehalten werden, was auch Ehrmann und Dinkin ausführlich hervorheben, daß Rinde und auch Mark funktionell zu sehr zusammenhängen, als daß es

---

[1] Dietrich u. Siegmund: Zitiert auf S. 513.
[2] Kayserling: Berl. klin. Wschr. Nr. 4 (1917).
[3] Pende: Zitiert auf S. 538.

berechtigt wäre, von Mark- und Rindensymptomen zu sprechen, insbesondere bei der Addisonschen Krankheit. Aber dieser Satz ist doch nicht in dieser Form völlig geeignet, den ganzen Symptomenkomplex des Morbus Addisoni und vor allem auch nicht die funktionelle Bedeutung der gesamten Nebennieren zu erklären, denn dagegen spricht auch, wie Kovács auf Grund seiner morphologischen Untersuchungen behauptet, daß Rinde ohne Mark, aber auch Mark ohne Rinde sich erhalten, funktionieren und Ausfallserscheinungen verhindern können und daß ein lokal inniges Zusammenarbeiten und eine enge räumliche Beziehung beider zueinander zumindest entbehrlich ist. Auch das ist eine alte Wahrheit. Denn, wie aus den früheren Abschnitten hervorgeht, ist schon zur Entfaltung der Markfunktion und der Adrenalinbildung Rinde überhaupt nicht notwendig, wie vor allem aus den Untersuchungen von BIEDL und *mir* an ZUCKERKANDLschen Körpern sich ergeben hat. Weniger Genaues wissen wir davon, ob tatsächlich Rinde ohne Mark existieren kann. In dieser Hinsicht hat auch nicht die sonst sehr genaue Arbeit von KOVÁCS völliges Licht gebracht.

Fragen wir uns nunmehr schließlich, ob wir durch das genaue klinische Studium des Morbus Addisoni tieferen Einblick in die normale Funktion der Nebenniere als Gesamtorgan und der einzelnen Abschnitte des Systems gewonnen haben, so müssen wir diese Frage verneinen. Weder die pathologische Anatomie noch die Physiologie des Addisonkranken haben mehr bewiesen, als man längst schon wußte, daß die Nebennieren unbedingt lebenswichtige Organe sind. Die Frage, welcher Abschnitt allein der lebenswichtige ist, ist nach wie vor als ungeklärt zu bezeichnen; wahrscheinlich sind sowohl die Rinde als das Mark lebenswichtig und die Rinde nicht lebenswichtiger als das Mark. Es scheint, daß der eine Abschnitt den anderen funktionell außerordentlich beeinflussen kann, und zwar nicht nur im Hauptorgan selbst, sondern diese funktionelle Beeinflussung des einen Abschnittes des Hauptorgans betrifft auch die außerhalb der Nebenniere liegenden Abschnitte des Systems. In welcher Weise diese Beeinflussung erfolgt, ob auf dem Nervenwege oder hormonal, ist ungeklärt, so daß wir trotz der ungeheuren Arbeit, die zum Verständnis dieses geheimnisvollen Organs verwendet wurde, resigniert eingestehen müssen, daß wir nach wie vor die Funktion der Nebenniere bis auf einzelne Punkte als noch durchaus rätselhaft bezeichnen müssen.

Pathogenese.

Die Schwierigkeit, die Klinik des Morbus Addisoni in ein System zu bringen, liegt in erster Linie darin, daß wir über die Funktion des Organs nur sehr mangelhaft unterrichtet sind. Von der Funktion der Rinde wissen wir so gut wie nichts, von den Beziehungen der Rinde zur Marksubstanz, der Art ihres funktionellen Zusammenwirkens ebensowenig, wie aus den früheren Kapiteln hervorgeht. Besser unterrichtet sind wir über die Funktion der Marksubstanz, bzw. ihres Sekretes, des Adrenalins, obwohl auch die vielen Untersuchungen wenig Klarheit geschaffen haben, welche physiologische Wirksamkeit das Adrenalin hat, da sich ja die Ergebnisse des Experimentes, vor allem die der Einverleibung von Adrenalin in den Tierkörper, wohl nicht ohne weiteres mit dem physiologischen Geschehen decken. Gleichwohl sind die Beziehungen des Morbus Addisoni zu den Nebennieren so konstant, daß der Kausalnexus außer Zweifel steht. In den allermeisten Fällen findet man schwere anatomische Veränderungen an den Nebennieren, und jene Fälle, wo Nebennierenerkrankungen fehlen bei klassischem Morbus Addisoni, sind überaus spärlich. Nicht jede Bronzekrankheit berechtigt natürlich zur Diagnose Addison, da es auch Cachexien anderer Ursachen gibt, wie wir hörten, die unter starker Pigmentierung zum Tode führen. Was bei den meisten Hypothesen über die Pathogenese des Morbus Addisoni übersehen wurde, war die Ignorierung der Tatsache, daß außer dem einheitlichen Organ Nebenniere im menschlichen Körper noch andere Organe von gleichem Bau bestehen, nämlich die Beizwischennieren und die übrigen Abschnitte des chromaffinen Systems.

Besonders was die übrigen Abschnitte des chromaffinen Systems, die außerhalb der Nebennieren liegen, anlangt, so konnte gezeigt werden, daß sie nicht nur funktionell dem Nebennierenmark gleichwertig sind, sondern auch unter Umständen vikariierend nach Zerstörung des Nebennierenmarkes in Funktion treten.

Die besondere Elektivität der Tuberkulose zu den Nebennieren spricht für eine besondere konstitutionelle Beschaffenheit des Individuums. Wir finden tatsächlich, daß der Morbus Addisoni in erster Linie Individuen ergreift, welche unter dem Begriff des Status hypoplasticus zu subsumieren sind, wie eine ganze Reihe von Autoren feststellen konnte. Es handelt sich hier um den Begriff einer besonderen Organminderwertigkeit, also, wie Bauer sagt, um erbanlagemäßig bedingte Abweichungen und biologisch minderwertige Beschaffenheiten der Nebennieren gegenüber der Norm. Beim Status thymico-lymphaticus — diese Beobachtung wurde von einer großen Anzahl von Autoren bestätigt — findet sich eine Unterentwicklung des chromaffinen Systems mindestens vergesellschaftet mit Hypoplasie des Genitales und Enge des Gefäßsystems und den übrigen klinischen Zeichen des Status thymico-lymphaticus, wie sie Neusser[1] in klassischer Weise beschrieben hat. Die Hyperplasie des lymphatischen Apparates, die Lymphocytose, wie wir sie bei Morbus Addisoni zu sehen gewohnt sind, sprechen gleichfalls für das Bestehen einer derartigen Konstitutionsanomalie. Träger dieser Anomalie, die natürlich nie in allen Fällen von Morbus Addisoni sämtliche klassische Symptome zeigen müssen, sind es, die besonders leicht Erkrankungen der Nebennieren aufweisen, sei es nun in Form lokalisierter Tuberkulosen oder cirrhotischer Prozesse oder Tumoren.

Das Primäre beim Auftreten eines Morbus Addisoni scheint mir noch immer in einer Funktionsuntüchtigkeit des chromaffinen Systems zu liegen. Menschen, die mehr oder weniger die hyposuprarenale Konstitution aufweisen (J. Bauer, Pende), die eigentlich zeitlebens Zeichen einer minderfunktionierenden Nebenniere zeigen und bei denen man bei der Obduktion eine Hypoplasie des Nebennierenmarkes, bzw. des gesamten chromaffinen Gewebes feststellen konnte, lassen aber auch eine Hypoplasie der Nebennierenrinde erkennen.

Zusammenfassend muß also gesagt werden, daß man beim Morbus Addisoni fast regelmäßig die Zeichen entweder eines Status thymico-lymphaticus mit Unterentwicklung des chromaffinen Systems findet oder die Zeichen des hyposuprarenalen Typus; daß es Träger derartiger, von vornherein minderwertiger Nebennieren sind, die unter Umständen an chronischem Morbus Addisoni erkranken, sei es als Folge von Tuberkulose, Infektionskrankheiten, cirrhotischen Prozessen oder infolge von pluriglandulären Erkrankungen.

Einem bestimmten Nebennierenanteil eine dominierende Rolle bei der Entstehung des Morbus Addisoni zuzuschreiben, ist nicht angängig, und ich muß auch hier einem noch immer in der Literatur vorkommenden Irrtum widersprechen, als hätte ich einzig und allein das chromaffine System für die verschiedenen Symptome des Morbus Addisoni verantwortlich gemacht. Schon in meiner ersten Publikation über dieses Thema habe ich ausdrücklich betont, daß die wichtigsten klinischen Symptome des Morbus Addisoni sicherlich auf die Erkrankung der Nebennierenrinde zurückzuführen seien[2]. Ich betonte schon damals bloß die besondere Bedeutung der Unterentwicklung (Hypoplasie) des

---

[1] Neusser: Zur Diagnose des Stat. thymico-lymphatic. Wien: Braumüller 1911.
[2] Wiesel: Z. Heilk. **24**, H. 7 (1903).

chromaffinen Abschnittes der Nebenniere für die primäre Lokalisation des Leidens.

Es unterliegt gar keinem Zweifel, daß wichtige Symptome — die Pigmentgenese, die Intoxikationserscheinungen, die Erscheinungen von seiten des Magendarmkanals — auf den Rindenausfall zurückzuführen sind; man muß eben beim Addison eine Korrelationsstörung und einen Funktionsausfall beider Organteile annehmen. Bei den unsicheren Kenntnissen der Funktion der beiden Nebennierenabschnitte allein und der Nebenniere als Ganzem ist es fast müßig, genauere Untersuchungen über Rinden- und Marksymptome anzustellen. Festzuhalten ist also, daß der chronische Morbus Addisoni eine Erkrankung der Nebennieren darstellt, aber hypoplastischer Nebennieren. Der primäre Sitz der Erkrankung scheint in der Marksubstanz zu liegen, die bei Addisonträgern ebenso wie die übrigen Abschnitte des chromaffinen Systems hypoplastisch ist. Die Rinde scheint nur selten der Sitz der primären Lokalisation der Erkrankung zu sein, dürfte aber funktionell bei Erkrankung des Markes sofort in Mitleidenschaft gezogen werden und im weiteren Verlaufe auch anatomisch faßbar bis zur völligen Vernichtung sich verändern.

Besondere Aufmerksamkeit für die Ätiologie der pathologisch-anatomischen Veränderungen muß bei der chronischen primären idiopathischen Atrophie und Cirrhose (BITTORF) oder bei den chronischen hämorrhagischen Entzündungen in den Fällen von FAHR und REICHE[1] der *luetischen Genese* gewidmet werden. Ohne auf dieses Kapitel näher eingehen zu wollen, möchte ich nur darauf hinweisen, daß hereditärluetische Kinder häufig Mißbildungen der Nebennieren im Sinne von kongenitalen Hypoplasien aufweisen und in der Anamnese, bzw. der Klinik von Individuen des hyposuprarenalen Typus kongenitale Lues nicht selten verzeichnet wird. Es sei noch daran erinnert, wie in früheren Kapiteln abgehandelt wurde, daß *Infektionskrankheiten* der verschiedensten Art zu vorübergehenden addisonähnlichen Erscheinungen führen, die schweren Veränderungen der Organe ihren Ursprung verdanken. In der Mehrzahl der Fälle kommt es durch regenerative Vorgänge wieder zu einer vollen Funktion des Organs, in manchen aber entwickelt sich ein mehr schleichender, addisonähnlicher Zustand, welcher evtl. in eine ausgesprochene Nebennniereninsuffizienz mit allen Zeichen des Addison übergehen kann. Auch bei der Obduktion derartiger Fälle, wo der Addison sich im Anschluß an eine akute Erkrankung entwickelt, konnte ich mit Sicherheit Zeichen einer hypoplastischen Konstitution, vor allem im Sinne eines Status thymico-lymphaticus nachweisen.

Die Erklärung der Pigmentierung, einem Kardinalsymptom, ist in ihrer Abhängigkeit von der Erkrankung der Nebenniere noch durchaus dunkel. Wir wissen, daß dieses Pigment nicht hämatogenen Ursprungs ist und daß frisch entnommene Hautstücke im Brutschrank eine Pigmentvermehrung erfahren. Man hat den Prozeß der Pigmentbildung als einen oxydativen Fermentvorgang aufgefaßt und die Hyperpigmentierung des Addison mit einer Speicherung oxydabler Melanogene in der Haut erklären wollen, die, wie BAUER ausführt, vielleicht wegen der mangelhaften Adrenalinproduktion des chromaffinen Systems vorhanden waren (BLOCH und LÖFFLER[2]). BITTORF ist der Ansicht, daß bei dem Ausfall der Nebennieren die Melanose durch Vermehrung des pigmentbildenden Fermentes in der Haut verursacht werde. HEUDORFER[3] vertritt den Standpunkt, daß die Pigmentierung beim Addison als ein sichtbarer Ausdruck der gesteigerten Tätigkeit der Haut aufzufassen sei, die den Versuch einer Kompensation des Nebennierenausfalls darstellt. Wir wissen aber nicht, ob der funktionelle Ausfall des Markes (PENDE, FALTA) oder der Rinde für das Zustandekommen der Pigmentation verantwortlich zu machen sei. Da diese Pigmentation mit Sicherheit auch ohne Beeinträchtigung der Nebennieren durch eine bloße

---

[1] FAHR u. REICHE: Frankf. Z. Path. **12**, 1474 (1919).
[2] BLOCH und LÖFFLER: Dtsch. Arch. klin. Med. **121**, 262 (1917).
[3] HEUDORFER: Münch. med. Wschr. **1921**, 226.

Affektion des Sympathicus zustande kommen kann (v. Neusser und Wiesel), so besteht die Annahme noch immer zu Recht, daß die Pigmentierung als ein indirektes Nebennierensymptom anzusehen und auf eine hemmende Beeinflussung der Sympathicusinnervation zu beziehen ist, welcher Annahme sich auch Bauer anschließt, der noch weitergeht, indem er als Ursache der Schädigung der für die Pigmentierung maßgebenden sympathischen Fasern möglicherweise auch die Rindenaffektion heranzieht.

Einige Worte seien noch der Prognose und der Therapie des uns hier interessierenden Leidens gewidmet.

Die *Prognose* ist als schlecht zu bezeichnen. Es kommen zwar Remissionen vor, die bis zu zwei Jahren anhalten können, aber im allgemeinen führt dieses Leiden unaufhaltsam zum Tode. Das betrifft sowohl die Tuberkulosen der Nebenniere als die auf chronische, hämorrhagische, cirrhotische Entzündungen, bzw. auf Atrophie beruhenden Addisonerkrankungen. Heilungen sind am ehesten noch bei den seltenen luetischen Erkrankungen der Organe zu erwarten, desgleichen bei den ebenfalls seltenen Fällen von Hypernephrom mit Addisonerscheinungen.

Die *Therapie* hat gleichfalls bis jetzt nichts Wesentliches geleistet. Da der Morbus Addisoni einen Symptomenkomplex darstellt, bei welchem die Hypoadrenalinämie eine zwar wichtige, aber nicht ausschlaggebende Rolle spielt, hat die Substitutionstherapie mit Adrenalin zu keinem nennenswerten Erfolg geführt. Weder die subcutanen noch die intramuskulären Injektionen haben eine wirkliche Besserung des Leidens zur Folge, dasselbe gilt für die orale Applikation, obwohl derartiges von einzelnen Autoren behauptet wird. Das gleiche betrifft die Behandlung mit Ephedrin; einzelne Autoren — ich selbst konnte mich davon nicht überzeugen — berichten über günstige Resultate bei der Verabreichung von Nebennierensubstanz (z. B. Schilling[1], Kinnikut[2], Leitner[3] u. a.). Unter dieser Behandlung sollen sich die verschiedenen, vor allem gastrointestinalen Symptome bessern, die Pigmentierung selbst wird nicht beeinflußt. Auch die Behandlung mit Präparaten anderer innersekretorischer Drüsen, beispielsweise mit Schilddrüsenpräparaten, wird von einzelnen Autoren gelehrt, ich selbst sah aber nur Besserung bei der Kombination mit myxödematösen Symptomen. Ehrmann und Dinkin verweisen auf einen möglicherweise günstigen Erfolg mit Parathyreoideapräparaten. Das Cholesterin wurde wegen der Beziehung der Nebennierenrinde zum Cholesterinstoffwechsel angeblich mit Erfolg verwendet, und auch G. Bayer empfiehlt die Darreichung mit Lipojodin. Günstig wirkt die intravenöse Traubenzuckerinjektion auf den Allgemeinzustand.

Auch operativ wurde der Morbus Addisoni angegangen durch Exstirpation des einen erkrankten Organs bei Tuberkulose. Nebennierenüberpflanzungen hatten keinen Erfolg, obwohl in neuester Zeit Leschke[4] von einer erfolgreichen Nebennierentransplantation bei Morbus Addisoni berichtet.

Von günstiger Wirkung sind allgemein roborierende Maßnahmen sowie zur Behebung der gastrointestinalen Erscheinungen häufige Magenspülungen, durch welche tatsächlich manchmal das unstillbare Erbrechen günstig beeinflußt wird. Gegen die Diarrhöen verwendete ich in letzter Zeit — von Adrenalinklysmen, welche z. B. von Eppinger angegeben wurden, sah ich keinen Erfolg — muskuläre Injektionen von Peptonlösungen und Chlorcalcium.

Hypofunktion der Nebenniere mit vorwiegender Störung der Funktion der Rinde.

Auf die sicher bestehenden funktionellen Beziehungen der Nebennierenrinde zu dem allgemeinen Wachstum der Organe, besonders des Gehirns, wurde schon hingewiesen. Diese Zusammenhänge sind bis jetzt allerdings weniger klinisch als durch die experimentelle und pathologisch-anatomische Forschung bekannt. Als Beitrag der Beziehungen der Rinde zum Wachstum könnte die Förderung von Nebennierenextrakten auf die Entwicklung von Neoplasmen hervorgehoben werden. Adler[5] sah nach Verfütterung eines Rindenadenoms starkes Wachstum

---

[1] Schilling: Münch. med. Wschr. **1897**.   [2] Kinnikut: Amer. J. med. Sci. **1897**, 114.
[3] Leitner: Münch. med. Wschr. **1918**, 1571.
[4] Leschke: Med. Klin. **1928**, 501.   [5] Adler: Münch. med. Wschr. **797** (1922).

bei Fröschen. Auch Daphnien werden durch Zufuhr von Nebennierenrinde in ihrem Wachstum gefördert.

Manche Fälle der sog. *Progerie* sind vielleicht Folge einer Nebenniereninsuffizienz, ebenso wie manche Fälle von juvenilem Morbus Addisoni ein auffälliges Zurückbleiben im Wachstum aufweisen. Schon in früheren Abschnitten wurde die herabgesetzte Widerstandskraft bei Nebennierenrindenhypoplasie erwähnt. Sicher ist, daß hypoplastische Individuen und Menschen mit Hypoepinephrie eine verminderte Widerstandsfähigkeit gegen Infektionen und Intoxikationen aufweisen. Ob das tatsächlich auf die Hypoplasie der Nebennierenrinde zurückzuführen ist und nicht auf den allgemein degenerativen Typus dieser Individuen, läßt sich nicht mit Sicherheit sagen, mir erscheint es wahrscheinlich, daß die allgemein degenerative Anlage hier eine größere Rolle spielt als die spezielle einer Unterentwicklung der Nebennierenrinde.

Hyperfunktion der Nebenniere.

Ebenso wie einzelne Autoren eine konstitutionelle Hypofunktion annehmen, beschreiben andere eine analoge Hyperfunktion (KAPLAN[1], GUTTMANN[2]). PENDE, den wir als ersten Beschreiber des hyposuprarenalen Typus kennengelernt haben, wies auch auf die Existenz eines hypersuprarenalen Typus hin, den er zunächst auf eine Hyperadrenalinämie zurückführt, aber welches Bild auch einzelne Züge aufweist, die mit einer Funktionsstörung der Rinde in Zusammenhang zu bringen sind.

Der Franzose APERT[3] hat unter dem Namen des Hirsutismus ein Krankheitsbild beschrieben, das auf reiner Hyperfunktion der Nebennierenrinde beruht und dessen charakteristisches Merkmal die Ausbildung einer reichlichen Körperbehaarung ist. Es treten hierbei Comedonen und Furunkel auf, starkes Fettpolster, Verdickung, Sprödigkeit, Rauheit der Haut. Es handelt sich hierbei um Tumoren der Nebennierenrinde, wie schon oben erwähnt, mit morphogenetischer Wirkung auf die Genitalsphäre und die Geschlechtsmerkmale. Diese verlaufen dann als genito-suprarenales (oder genito-interrenales) Syndrom. Einzelne Autoren versuchen das Bild eines konstitutionellen Hirsutismus zu umgrenzen, ohne daß dabei Nebennierentumoren auftreten. Es sind Menschen von hyperadrenalem Temperament, wie BAUER sich ausdrückt, das sozusagen das Spiegelbild eines hyperthyreotischen ist. Die Träger des konstitutionellen Hirsutismus zeichnen sich durch gedrungenen Körperbau, starker Entwicklung der Muskulatur, außerordentlich stark entwickelter Körperbehaarung, bei Frauen von ausgesprochen virilem Typus, hyperplastischer Haut, starker Talgdrüsensekretion aus und sind Träger von Naevi oder Fibromata mollusca. Sie zeigen auch starke Entwicklung des Gebisses (im Gegensatz zu den Zähnen von Menschen von hyposuprarenalem Typus).

Diese konstitutionelle Hyperepinephrie kann sich auch in späterem Lebensalter erst entwickeln, besonders bei Frauen, und ich selbst beschrieb einen durch Ausbildung der eben erwähnten körperlichen Merkmale ausgezeichneten Typus der klimakterischen Frau. RATNER[4] glaubt mit WIESEL und K. H. BAUER[5], daß hier eine mesenchymale Minderwertigkeit vorliegt, die auf einer embryonal bedingten Schwäche des Bindegewebes beruht. Auf die Ausbildung des Hirsutismus bei Nebennierentumoren wurde in einem früheren Kapitel bereits ausführ-

---

[1] KAPLAN: New York med. J. **111**, 241 (1920).
[2] GUTTMANN: Med. Research **97**, 558 (1920).
[3] APERT: Bull. Soc. Pédiatr. Paris **1910**.   [4] RATNER: Med. Klin. **775** (1925).
[5] K. H. BAUER: Klin. Wschr. **1923**, 2000.

lich hingewiesen und ihre Bedeutung für das weibliche Geschlecht, die in neuester Zeit durch E. Schwarz[1] eine tiefschürfende Untersuchung erfuhr, bereits hervorgehoben.

Es wurde auch in diesem Zusammenhange erwähnt, daß diese Tumoren, welche insgesamt als Rindentumoren anzusprechen sind, unter dem Bilde von vorzeitiger Geschlechtsentwicklung verlaufen, ähnlich dem Verlaufe von Keimdrüsen- und Zirbeldrüsengeschwülsten bei Kindern. Eine ganze Reihe von Autoren hat dazu kasuistische Beiträge geliefert. Diese pathologisch gesteigerte Überfunktion der Nebennierenrinde bei kindlichen Individuen charakterisiert sich also durch vorzeitige Ausbildung der sekundären Geschlechtscharaktere, wobei die psychischen Funktionen aber dem kindlichen Alter entsprechen. Betreffen die Rindentumoren aber erwachsene Individuen, so beherrscht das klinische Bild die Entwicklung von kontrasexuellen Merkmalen. Dieses Krankheitsbild wird fast ausschließlich bei Frauen beobachtet.

Die erste Beschreibung erfolgte durch Marchand, in der Folge wurde eine ganze Reihe ähnlicher Fälle beschrieben. Bei Mädchen und Frauen kommt es zunächst zu Menstruationsstörungen, dann Ausbildung der männlichen Geschlechtscharaktere, Bartwuchs, starke Körperbehaarung, Ausbildung einer tiefen Stimme, Maskulinisierung des Kehlkopfes, und manchmal entwickelt sich ein typischer Pseudohermaphroditismus und ausgesprochen männlicher Geschlechtssinn. Auch in manchen Fällen von angeborenem Pseudohermaphroditismus sind Nebennierenrindentumoren und -Hyperplasie gefunden worden. Auf die Ausbildung eines derartigen Typus im Klimakterium wurde bereits hingewiesen (Wiesel[2]).

Ehrmann und Dinkin sondern auf Boden der Literatur und eigener Beobachtungen drei Gruppen einschlägiger Fälle: 1. Mädchen in den ersten Lebensmonaten und im Pubertätsalter sowie erwachsene Frauen mit Pseudohermaphroditismus. In ganz jugendlichen Fällen findet man hierbei Nebennierenrindentumoren, bei den erwachsenen Frauen benigne Nebennierenhyperplasie. 2. Mädchen im Kindesalter mit Frühreife und Hirsutismus, wozu noch einzelne Beobachtungen an erwachsenen Frauen kommen, die nach völlig normaler Entwicklung nach der Pubertät heterosexuelle Umstimmung erfahren. Die Autopsie ergab in diesen Fällen einen malignen Nebennierentumor. 3. Die bereits abgehandelten einschlägigen Veränderungen des Klimakteriums mit Hypertrophien der Nebennierenrinde. Der Hirsutismus kann mit Sicherheit als eine Folge der Hyperfunktion der Nebennierenrinde aufgefaßt werden, dagegen ist die Entwicklung der heterosexuellen Charaktere verschiedenen Deutungen zugänglich; so bezieht sie Schmidt[3] auf eine von Haus aus bestehende Scheinzwitteranlage, aus welcher sich dann später die Ausbildung der männlichen Charaktere bei weiblichen Individuen mit Nebennierenrindentumoren entwickelt. Auch Halban[4] steht dieser Auffassung nahe. Krabbe[5] macht für den Symptomenkomplex die hermaphroditische Natur der Ovarien verantwortlich, während der Hoden rein testikuläres Gewebe enthalte.

Ehrmann und Dinkin analysieren die Wirkung dieser Nebennierentumoren des genaueren und sagen zusammenfassend, daß bei den weiblichen Individuen unter dem Einflusse der Nebennierenhyperfunktion einerseits eine Atrophie der Ovarien, andererseits ein allgemein überstürztes Wachstum mit einer Hypertrichose auftritt. Dieser Zustand ist aber nicht als ein Umschlag aus dem weiblichen Typus

---

[1] Schwarz, E.: Zitiert auf S. 510.
[2] Wiesel: Biologie des Weibes, herausgegeben von Halban-Seitz **3** (1924).
[3] Schmidt: Virchows Arch. **251**, 8 (1924).   [4] Halban: Wien. klin. Wschr. **1925**, 475.
[5] Krabbe: New York med. J. **114**, 4 (1921).

in den männlichen aufzufassen, sondern als ein Nachlassen der spezifisch weiblichen Inkretion unter Auftreten einer neuen spezifisch männlichen Inkretion. Sie sehen als spezifische Funktion des Rindenhormons bloß einen hemmenden Einfluß auf die Tätigkeit der Ovarien und eine Förderung des Allgemeinwachstums, insbesondere der Haut, der Muskulatur, des Fettpolsters und des Haarkleides an, aber leugnen, daß hier noch ein Wuchern und eine Hyperfunktion einer heterosexuellen Keimanlage, insbesondere des Hodens, vorliege. Sie heben mit Recht hervor, daß die eben entwickelte Auffassung auch durch die Ergebnisse der experimentellen Untersuchungen und die Beziehungen zwischen Nebennierenrinde und dem Geschlechtsapparat (s. oben) gestützt werde. Das Wesentliche für sie liegt in der Hemmung der Ovarien durch die Nebennierenrinde.

Die wenigen bekannten Fälle von Nebennierenrindentumoren bei männlichen Individuen, die unter dem Bilde der allgemeinen Frühreife verlaufen, zeigen entsprechend der hier erwähnten Hypothese keine Zeichen einer Heterosexualität. Die Spermatogenese ist spärlich, der Sexualtrieb wenig ausgesprochen, feminine somatische und psychische Erscheinungen fehlen, so daß aus der klinischen Beobachtung allein kaum eine fördernde Wirkung der Nebennierenrinde auf die Hoden angenommen werden kann.

Die Prognose dieser Nebennierenrindentumoren ist im allgemeinen schlecht. Vielleicht wird die operative Behandlung Erfolge erzielen.

Was nun die *Hyperfunktion* des *chromaffinen Anteiles der Nebenniere* und des chromaffinen Systems betrifft, so wurde schon erwähnt, daß PENDE für seinen hypersuprarenalen Typus eine Hyperfunktion des Markes annimmt. Diese Menschen zeigen einen hyperplastischen Habitus, mächtige Muskulatur, reichliche Stammbehaarung, ein großes Herz, hohen Blutdruck, Neigung zu Fettsucht usw. Der Beweis, daß es sich hierbei um eine Hyperadrenalinämie handle, steht aber noch aus, und auch die pathologische Anatomie dieser Fälle ist noch außerordentlich spärlich (PAUL).

Daß die *Hypertonie* mit Hyperadrenalinämie einhergehe, wurde von verschiedenen Autoren angenommen. Allerdings haben die ersten Autoren, die sich mit dieser Frage beschäftigten, hierfür die Rindensubstanz verantwortlich gemacht. PILLIET[1] sah bei chronischer Nephritis Nebennierenadenome, AUBERTIN und AMBARD[2] beobachteten häufig Hypertrophien der Rinde und Rindenadenome. Später haben SCHUR und ich[3] auf dem Boden pharmakologischer und anatomischer Untersuchungen die Behauptung ausgesprochen, daß die bei Nierenerkrankungen auftretenden Blutdrucksteigerungen, Herzhypertrophien und Gefäßschädigung auf einer verstärkten Funktion des chromaffinen Systems beruhen — Beobachtungen, die von einer Reihe Autoren bestätigt, denen aber von anderen widersprochen wurde. Die Frage ist bis heute noch nicht entschieden, aber zweifellos kommen bei chronischen Nephritiden, die mit Hochdruck verlaufen, Hypertrophien und hyperplastische Zustände im Nebennierenmark vor, und auch die von FALTA angeführten Momente — eine der künstlichen Hyperadrenalinämie ähnliche Blutverteilung bei den Nephritikern, teilweise ähnliches Blutbild — sind für die Richtigkeit der Hyperadrenalinämie in Zusammenhang mit chronisch-nephritischer Hypertonie zu verwerten, bedürfen aber noch eines ausgedehnten Studiums.

Auch analoge Befunde bei der essentiellen Hypertonie wurden erhoben, eine Erkrankung, die ja in engster Beziehung mit der frühzeitigen konstitutionellen

---

[1] PILLIET: Bull. Soc. Ann. **66**, 1891.

[2] AUBERTIN u. AMBARD: Semaine méd. **63** (1904).

[3] SCHUR u. WIESEL: Wien. klin. Wschr. **1907**, 699 — Verh. dtsch. path. Ges. **1907** — Dtsch. med. Wschr. **1907**, 2136.

Arteriosklerose steht. Hier vermuten Zusammenhänge mit einer Hyperfunktion des chromaffinen Systems neben Wiesel auch andere Autoren, wie Munk[1], Pal[2]. Hülse und Strauss[3] fanden im Blute der Hypertoniker Stoffe, die für eine Adrenalinwirkung besonders sensibilisieren, so daß die Blutdrucksteigerung allerdings auf einem Umwege doch durch das Adrenalin bewirkt sein soll. Nach Becher[4] soll es sich hierbei um eine Retention von Phenolabkömmlingen handeln. Collip[5] sah bei Zusatz von verschiedenen Organextrakten eine blutdrucksteigernde Wirkung von Adrenalindosen, die sonst unwirksam waren. Kylin[6] nimmt bei den Hypertonien dagegen eine Überempfindlichkeit gegen Adrenalin an. Nach Ehrmann und Dinkin spielen aber bei dieser vermuteten Überempfindlichkeit die Elektrolytkonzentrationen im Blute und Gewebe, die Beziehungen der Alkalien und Erdalkalien zum vegetativen Nervensystem (Frankl und Ehrmann[7]), ferner die Zusammenhänge zwischen dem Lipoidgehalt der Gewebsflüssigkeit und des Blutes usw. eine Rolle.

In welcher Weise der Diabetes mit einer Hyperfunktion des chromaffinen Systems zusammenhängt, ist noch nicht sicher. Eppinger, Falta und Rudinger nehmen an, daß der Insulinausfall eine Hyperadrenalinämie bedinge, die den Zucker mobilisiere, und Falta verteidigt später mit Priestley[8] diese Lehre gegen verschiedene widersprechende Angaben (Bittorf[9], Borberg[10] und Löwit). Den verschiedenen Beziehungen zwischen Nebennieren und Insulin zum Adrenalin wurde schon in einem früheren Kapitel Rechnung getragen. Es ist wohl anzunehmen, wie auch Ehrmann und Dinkin meinen, daß eine überschüssige Adrenalinabsonderung die Insulinwirkung im Körper lähmt, bzw. seine Absonderung hemmt. Daß aber bei der Pathogenese des Diabetes eine Hyperadrenalinämie eine Rolle spielt, ist bis jetzt noch nicht bewiesen.

Der Vollständigkeit halber sei erwähnt, daß man auch die Epilepsie mit einer Überfunktion des chromaffinen Systems in Beziehung brachte. Die hierfür angeführten Hypothesen haben aber keine Beweiskraft. Es wurde darauf sogar die Behandlung der Epilepsie durch Exstirpation einer Nebenniere vorgeschlagen und durchgeführt. Die Operationen verliefen ergebnislos.

Die Geschwülste des Markes haben bis jetzt fast nur pathologisch-anatomisches Interesse. Es handelt sich hierbei um Neuroblastome, Ganglioneurome und Paragangliome. In einer Anzahl derartiger Fälle wurden Hyperfunktionserscheinungen im Sinne einer Hyperadrenalinämie beschrieben (Paul[11]). Ich selbst sah bei einem zweijährigen Kinde mit einem Paragangliom der rechten Nebenniere mächtige Herzhypertrophie und ausgesprochene Arteriosklerose. (Literatur bei Dietrich und Siegmund, Ehrmann und Dinkin.)

---

[1] Munk: Berl. klin. Wschr. **1919**, 1205.   [2] Pal: Klin. Wschr. **1913, 1925.**
[3] Hülse u. Strauss: Z. exper. Med. **39**, 413 (1924).
[4] Becher: Dtsch. Arch. klin. Med. **148**, 78 (1925).
[5] Collip: Endocrinology **6**, 402 (1922).   [6] Kylin: Zitiert auf S. 521.
[7] Frankl u. Ehrmann: Pflügers Arch. **130**, 346 (1909).
[8] Priestley: Berl. klin. Wschr. **1911**, 47.   [9] Bittorf: Münch. med. Wschr. **1911**, 42.
[10] Borberg: Skand. Arch. Physiol. (Berl. u. Lpz.) **27**, 341 (1912).
[11] Paul: Zitiert auf S. 525.

Pankreas.

Von

H. Staub
Basel-Düsseldorf.

Zusammenfassende Darstellungen.

Allen, F. M., Stillman, E. u. R. Fitz: Total dietary Regulation in the treatment of Diabetes. Monogr. Rockefeller Inst. med. Res. **1919**, Nr 11 (ausführliche historische Darstellung der Diabeteskunde). — Aubertin, E.: L'insuline. Paris; Doin 1926. — Barger, G.: Die Chemie der Hormone. Erg. Physiol. **27**, 780 (1928). — Biedl, A.: Innere Sekretion. 2. Aufl., II. Tl., 344 (1913). — Embden, G.: Chemismus der Muskelkontraktion und Chemie der Muskulatur. Ds. Handb. **8, I**, 369. — Falta, W.: Die Erkrankungen der Blutdrüsen, S. 413. Berlin: Julius Springer 1913. — Geelmuyden, Ch.: Die Neubildung von Kohlehydrat im Tierkörper. Erg. Physiol. **21 I**, 274; **22**, 51, 220 (1923) — Die Hyperlipämie beim Diabetes mellitus des Menschen. Ebenda **26**, 1 (1928). — Gottschalk, A.: Der Kohlehydratumsatz in tierischen Zellen. Handb. d. Biochemie, 2. Aufl., **2**, 485. — Grafe, E.: Pathologische Physiologie des Gesamtstoff- und Kraftwechsels. Erg. Physiol. **21 II**. Abtlg (1923). — Grevenstuk, A. u. E. Laqueur: Insulin. Erg. Physiol. **23 II** (1925). — Guggenheim, M.: Die Chemie der Inkrete. Handb. d. inneren Sekretion **2**, 36. Leipzig 1926. — Hédon, E.: Diabète pancréatique. Trav. de Physiol., Univ. de Montpellier, S. 1. Paris: Doin 1898. — Hédon, E. u. L. Hédon: Pancréas, Sécrétion interne. Traité de physiologie normale et pathologique **4**, 19. Paris: Masson 1928. — Isaak, S. u. R. Siegel: Physiologie u. Pathol. d. intermed. Kohlenhydratstoffwechsels. Ds. Handb. **5**, 469 (1928). — Lesser, E. J.: Wechselbeziehungen zwischen Glykogen und Traubenzucker in der Leberzelle und ihre Bedeutung für die Lehre vom Pankreasdiabetes. Erg. inn. Med. **16**, 279 (1919) — Die innere Sekretion des Pankreas. Handb. d. Biochemie, 2. Aufl., **9**, 159 (1925). — Lombroso, U.: Die Gewebselemente, welche die innere Sekretion des Pankreas besorgen. Erg. Physiol. **9**, 1 (1909). — Macleod, J. J. R.: Carbohydrate Metabolism a. Insulin. London: Longmans, Green 1926. — Magnus-Levy, A.: Die Kohlehydrate im Stoffwechsel. Handb. d. Biochemie, 2. Aufl., **8**, 338 (1924). — Meyerhof, O.: Atmung und Anaerobiose des Muskels usw. Ds. Handb. **8 I**, 476. — Minkowski, O.: Störung der Pankreasfunktion als Krankheitsursache. Erg. Path. **1**, 69 (1896). — Naunyn, B.: Der Diabetes mellitus, 2. Aufl. Wien: Hölder 1906. — Noorden, C. v. u. S. Isaak: Die Zuckerkrankheit und ihre Behandlung, 8. Aufl. Berlin: Julius Springer 1927. — Oppenheimer, C.: Die Fermente und ihre Wirkungen, 5. Aufl. Leipzig: Thieme 1926. — Pollak, L.: Physiol. u. Pathol. d. Blutzuckerregulation. Erg. inn. Med. **23**, 337 (1923). — Rosenberg, M.: Normale und patholog. Physiologie der inneren Pankreassekretion. Handb. d. inneren Sekretion **2**, 1015 (1928). — Staub, H.: Insulin, 2. Aufl. Berlin: Julius Springer 1925 — Über Insulin und seinen Wirkungsmechanismus. Erg. inn. Med. **31**, 121 (1927).

Einleitung.

Die Entwicklung der Erkenntnis von Zusammenhängen zwischen Zuckerstoffwechsel und Pankreas läßt drei durch bestimmte Forschungsrichtungen ziemlich scharf begrenzte Zeitabschnitte hervortreten.

In einer *ersten Periode* wurde auf Grund klinischer Beobachtungen eine kausale Beziehung krankhafter Veränderungen der Bauchspeicheldrüse zur Zuckerkrankheit zunächst nur vermutet, dann durch gehäufte Beobachtungen wahrscheinlich gemacht. Diese erste Zeitspanne beginnt mit Cawley[1], der 1788

---

[1] Cawley, T.: Lond. med. J. **9**, 286 (1788).

bei einem schweren Diabetiker Atrophie des Pankreas bei Steinbildung sah. Sie schließt ab mit den Arbeiten von LANCERAUX[1] und seines Schülers LAPIERRE[2]. Im Jahre 1888 gab LANCERAUX seine glänzende Darstellung des Krankheitsbildes des Diabète maigre und bezeichnete diese akute Form der Zuckerkrankheit als Diabète pancréatique.

Eine zweite Periode wurde durch v. MERING und MINKOWSKI[3] eingeleitet, als es ihnen 1889 gelang, durch Totalexstirpation des Pankreas die schwere Form der Zuckerkrankheit am Tier zu reproduzieren. Auf diese Entdeckung baute die experimentelle Forschung der folgenden 30 Jahre auf. Die Stoffwechselstörung des Pankreasdiabetes wurde weitgehend aufgeklärt. Die Histologie kam zu wichtigen Ergebnissen über die gegenseitigen Beziehungen von Acini und LANGERHANSschen Inseln. Schließlich wurde der Beweis für die Existenz einer inneren Sekretion der Bauchspeicheldrüse erbracht.

Die dritte Periode beginnt 1922 mit der Darstellung eines wirksamen Pankreasextraktes durch BANTING und BEST[4]. Sehr rasch arbeiteten diese beiden Forscher unter Mithilfe von COLLIP[5] eine ergiebige und praktische Darstellungsmethode aus. Sie erreichten ein aktives Prinzip von hoher spezifischer Wirkung und therapeutischer Verwendbarkeit, das „*Insulin*". Damit setzten die Untersuchungen über den Wirkungsmechanismus des neuen Hormons ein. Sie kamen 1926 zu einem gewissen Abschluß, als durch die Arbeiten von BISSINGER und LESSER[6], BEST, DALE, HOET und MARKS[7] und C. F. CORI und G. T. CORI[8] die Grundwirkungen des Insulins, Beschleunigung der Zuckerverbrennung und Glykogenbildung in der Muskulatur, einwandfrei erkannt wurden.

Die folgenden Ausführungen sind ein kurzer Überblick 1. der experimentellen Tatsachen, welche vor der Darstellung des Insulins als Beweis für die Existenz einer inneren Sekretion der Bauchspeicheldrüse zu gelten haben, 2. des derzeitigen Standes der Diskussion über die Lokalisation des Produktionsortes des Pankreashormons.

Frühere Beweise der Existenz eines Pankreashormons.

MINKOWSKI[9] und HÉDON[10] zeigten bald nach der Entdeckung des experimentellen Pankreasdiabetes, daß die antidiabetische Wirkung der Bauchspeicheldrüse von ihrer äußeren Sekretion unabhängig war. Wurde der Ausführungsgang der Drüse unterbunden oder ein Pankreasstück mit mesenterialem Gefäßstiel unter die Haut verlagert („Greffe sous-cutanée") und der übrige Pankreasteil entfernt, so trat kein Diabetes mellitus auf. In drei besonders günstigen Fällen, in denen das transplantierte Pankreasstück genügend eingeheilt war, konnte HÉDON[11] auch den Gefäßstiel durchtrennen, ohne daß unmittelbar Gly-

[1] LANCERAUX, E.: Bull. Acad. Méd. Paris, II. Serie **6**, 1215 (1877); **19**, 588 (1888).

[2] LAPIERRE: Sur le diabète maigre dans ses rapports avec les altérations du pancréas. Thèse de Paris 1879.

[3] MERING, J. v. u. O. MINKOWSKI: Semaine méd. 22. Mai (1889) — Zbl. klin. Med. **10**, 393 (1889) — Arch. f. exper. Path. **26**, 371 (1889).

[4] BANTING, F. G. u. C. H. BEST: Communication of the Academy of Medecine Toronto (7. Febr.) 1922. J. Labor. a. clin. Med. **7**, 251, 464 (1922).

[5] COLLIP, J. B.: J. of biol. Chem. **55**, XL (1923).

[6] BISSINGER, E. u. E. J. LESSER: Biochem. Z. **168**, 398 (1926).

[7] BEST, DALE, HOET u. MARKS: Proc. roy. Soc. Lond. B **100**, 55 (1926).

[8] CORI, C. F. u. G. T. CORI: J. of biol. Chem. **70**, 557 u. 577 (1926).

[9] MINKOWSKI, O.: Berl. klin. Wschr. **1892**, Nr 5 (nach einem am 18. XII. 1891 gehaltenen Vortrag) — Verh. d. XI. Kongr. f. inn. Med. Leipzig 1892.

[10] HÉDON, E.: C. r. Soc. Biol. **44**, 307, 678 (1892).

[11] HÉDON, E.: Diabète pancréatique. Trav. de Physiol. de l'Univ. de Montpellier **1898**, 49.

kosurie auftrat. Dieser Befund und vor allem die später von PRATT und MURPHY[1] ausgeführten Transplantationen von Pankreasteilchen in die Milz, welche die Intensität der Zuckerkrankheit verminderten oder ihr Auftreten verhinderten, zeigten als weiteren Fortschritt, daß die antidiabetische Funktion der Bauchspeicheldrüse nicht an nervöse Verbindungen gebunden war. Durch diese Feststellungen war aber noch keineswegs der Beweis für das Vorhandensein einer inneren Sekretion der Drüse erbracht. Es war ja ebenso berechtigt, anzunehmen, die Wirkung auf den Kohlehydratstoffwechsel erfolge durch Vorgänge, die sich innerhalb der Drüse selbst abspielen. Der schlüssige Beweis für die Existenz eines inneren Sekrets war erst geleistet, wenn sich aus der Bauchspeicheldrüse der Körper darstellen ließ, der, auf das pankreaslose Tier übertragen, die fehlende Drüsenfunktion bezüglich des Kohlehydratstoffwechsels substituierte; oder wenn im Blut normaler Tiere, nicht aber im Blut apankreatischer Tiere, der spezifisch wirksame Stoff nachgewiesen werden konnte. Bedeutungslos für die strikte Beweisführung, ob eine innere Sekretion des Pankreas existiere oder nicht, waren die Parabioseversuche von FORSCHBACH[2], die Versuche mit gekreuzter Gefäßanastomose von HÉDON[3] oder die Versuche mit Pankreasexstirpation beim trächtigen Tier von CARLSON und DRENNAN[4]. In diesen Versuchen bestanden zwischen dem normalen Tier und dem pankreaslosen Tier oder dem gesunden Fetus und der pankreasdiabetischen Mutter arterielle und venöse Gefäßverbindungen. Das Pankreas des gesunden Tieres war in den Kreislauf beider Tiere eingeschaltet, das Blut des kranken Tieres konnte durch die vorhandene Bauchspeicheldrüse des gesunden Tieres zirkulieren. Die Feststellung, daß unter diesen Bedingungen die Symptome der Zuckerkrankheit beim apankreatischen Tier vermindert wurden oder nicht auftraten, kann ohne innere Sekretion auch durch die Annahme eines Vorganges im Pankreas selbst, z. B. durch eine entgiftende Funktion der Drüse, erklärt werden. Auch alle Befunde, welche nach intravenöser Applikation irgendeines Pankreasextraktes oder von Körperflüssigkeiten normaler Tiere über eine erst nach Stunden einsetzende und über Tage dauernde Besserung von Symptomen der diabetischen Stoffwechselstörung berichten, müssen retrospektiv als mißlungene Nachweisversuche einer Pankreasinkretwirkung angesehen werden. Wir wissen ja jetzt, daß Insulin bei intravenöser Zufuhr außerordentlich rasch und nur wenige Stunden die Glykämie beeinflußt.

GLEY[5] war der erste, der ein wirksames Pankreasextrakt darstellte. Durch Extraktion von Drüsen, welche nach Ölinjektion in den Ausführungsgang atrophisch geworden waren, wurde ein Präparat erhalten, welches nach intravenöser Injektion an diabetische Tiere alle bekannten Symptome der Zuckerkrankheit verminderte. Eine diese Versuchsergebnisse enthaltende Mitteilung wurde 1905 der „Société de Biologie" verschlossen übergeben und ihre Publikation vom Autor nach der Entdeckung des Insulins 1922 veranlaßt. ZUELZER[6] teilte 1907 Untersuchungen über ein Extrakt mit, das bei Injektion an Kaninchen die Adrenalinglykosurie verhinderte. Später[7] gab er solche Extrakte pankreaslosen Hunden und zuckerkranken Menschen intravenös und sah Rückgang der Glykosurie und der Ketokörperausscheidung. Es läßt sich aber aus diesen zuletzt erwähnten Versuchen nicht mit Sicherheit eine Pankreashormonwirkung heraus-

[1] PRATT, J. N. u. F. T. MURPHY: J. of exper. Med. **17**, 252 (1913).
[2] FORSCHBACH, J.: Dtsch. med. Wschr. **1908**, 910 — Arch. f. exper. Path. **60**, 131 (1909).
[3] HÉDON, E.: Arch. internat. Physiol. **13**, 4, 255 (1913).
[4] CARLSON, A. J. u. F. M. DRENNAN: Amer. J. Physiol. **28**, 391 (1911).
[5] GLEY, E.: C. r. Soc. Biol. Paris **87**, 1322 (1922).
[6] ZUELZER, G.: Verh. d. Kongr. inn. Med. **24**, 258 (1907).
[7] ZUELZER, G.: Berl. klin. Wschr. **1907**, 474 — Dtsch. med. Wschr. **1908**, 1380 — Z. exper. Path. u. Ther. **5**, 307 (1909).

lesen, da der Abfall der Glykosurie erst am zweiten Tag nach der intravenösen Injektion in Erscheinung trat. Wahrscheinlich war die hohe Toxizität und das schlechte Allgemeinbefinden für den Rückgang dieser diabetischen Symptome größtenteils verantwortlich. Die Darstellungsmethode des Extraktes wurde erst 1923 nach der Entdeckung des Insulins bekanntgegeben[1]. Von Scott[2] wurde durch Extraktion mit essigsaurem Wasser ein Präparat erhalten, welches nach intravenöser Injektion Glykosurie und D:N-Quotient bei pankreasdiabetischen Hunden für kurze Zeit herabsetzte. Murlin und Kramer[3] injizierten ein nach Knowlton und Starling[4] durch Aufkochen mit angesäuerter Ringerlösung gewonnenes und nachher mit Soda neutralisiertes Drüsenextrakt. An pankreasdiabetischen Hunden wurde Urinzucker und D:N-Quotient vermindert; der respiratorische Quotient stieg nicht an. Nach dem raschen Auftreten und Abklingen der Wirkung und nach der Darstellungsmethode dürfte es sich um eine spezifische Wirkung des Pankreasextraktes gehandelt haben, obschon die Autoren eher geneigt waren, die Wirkung auf das zugesetzte Alkali zurückzuführen. Intravenöse Zufuhr eines wässerigen Pankreasauszuges mit Glykose zusammen führte in den Versuchen an diabetischen Hunden von Kleiner und Meltzer[5] zu rascherem Ablauf der Hyperglykämie, als wenn nur Glucose gegeben wurde. Von *Achard, Ribot* und Binet[6] ist später am gesunden Hund der gleiche Befund erhoben worden. Die langsame intravenöse Injektion von ca. 100 ccm eines wässerigen Pankreasextraktes bewirkte nach Kleiner[7] auch Herabsetzung von Hyperglykämie und Glykosurie an diabetischen Hunden. Daß es sich um Pankreashormonwirkung gehandelt hat, geht aus dem raschen Eintritt und der nur wenige Stunden dauernden Wirkung hervor. Am eindrücklichsten konnte Paulesco[8] sowohl am pankreasdiabetischen wie auch am normalen Tier die spezifische Wirkung eines wässerigen Pankreasextraktes zeigen. Bei intravenöser Zufuhr trat unmittelbar Verringerung von Blutzucker bis zu Hypoglykämie und Verschwinden der Glykosurie auf. Die maximale Wirkung war 1—2 Stunden nach der Injektion erreicht und nach ca. 12 Stunden abgelaufen. Auffallend sind in den Versuchsprotokollen von Paulesco die manchmal sehr niedrigen Blutzuckerwerte vor und nach Pankreatektomie (z. B. 0,04 resp. 0,14%); diesen Zahlen dürfte nur relativer Wert zukommen.

Weitere Beweise für das Vorliegen einer inneren Sekretion der Bauchspeicheldrüse wurden durch Bluttransfusionsversuche gegeben. Drennan[9] transfundierte 150 ccm defibriniertes Normalblut auf pankreasdiabetische Tiere und setzte damit Zucker- und N-Ausscheidung für kurze Zeit herab. Transfusionen von Blut diabetischer Tiere oder von gleichen Mengen physiologischer Kochsalzlösung waren unwirksam. Zu gleichem Resultat kamen Carlson und Ginsburg[10]; durch Transfusion normalen, arteriellen Hundeblutes wurden Hyperglykämie und Glykosurie pankreasloser Hunde für 4—8 Stunden verringert. Blut von diabetischem Tier war wirkungslos. Die übertragene Blutmenge betrug etwa ein Zehntel der Blutmenge des Empfängers.

[1] Zuelzer, G.: Med. Klin. **1923**, 1551.
[2] Scott, E. L.: Amer. J. Physiol. **29**, 306 (1911/12).
[3] Murlin, J. R. u. B. Kramer: J. of biol. Chem. **15**, 365 (1913).
[4] Knowlton, F. P. u. E. H. Starling: J. of Physiol. **45**, 146 (1912/13).
[5] Kleiner, J. S. u. J. S. Meltzer: Amer. J. Physiol. **49**, 67 (1914).
[6] Achard, Ch., Ribot, A. u. L. Binet: C. r. Soc. Biol. Paris **82**, 788 (1919).
[7] Kleiner, J. S.: J. of biol. Chem. **40**, 153 (1919).
[8] Paulesco, N. C.: Arch. internat. Physiol. **16**, 85 (1921) — C. r. Soc. Biol. Paris **85**, 555, 558, 559 (1921).
[9] Drennan, F. M.: Amer. J. Physiol. **28**, 396 (1911).
[10] Carlson, A. J. u. H. Ginsburg: Amer. J. Physiol. **36**, 280 (1915).

Der Produktionsort des Pankreashormons.

Die von LAGUESSE[1] 1893 aufgestellte Theorie, daß die antidiabetische Funktion der Bauchspeicheldrüse von den LANGERHANSschen Inseln besorgt werde, ist in dieser absoluten Fassung auch heute noch umstritten. Ihr steht die Theorie entgegen, daß sowohl insuläres wie acinäres Gewebe sich an der inneren Sekretion beteiligen. Es waren und sind in der Hauptsache morphologische Gründe, welche sowohl für die eine, wie für die andere Theorie verwertet wurden (M. LOMBROSO[2]). Die Diskussion fand ein so weites Feld, weil keine reinen Versuchsanordnungen zu reproduzieren waren. Weder in den Gangunterbindungsversuchen, noch in den Transplantationsversuchen konnte an den atrophischen Stücken das acinöse Gewebe restlos zum Schwinden gebracht werden. Immerhin wurde wohl allgemein aus diesen Experimenten, in denen trotz hochgradigen Schwundes des acinösen Teiles der Drüse, aber relativ intaktem Inselsystem, keine Zuckerkrankheit auftrat, der Schluß gezogen, daß die Inseln die dominierende Rolle in der inkretorischen Funktion der Bauchspeicheldrüse spielen.

Die Darstellung des Pankreashormons hat auch in dieser Beziehung die Kenntnisse gefördert. Es ist das Verdienst MACLEODS und seiner Mitarbeiter, auf Grund eingehender Untersuchungen über die anatomischen Verhältnisse von Insel- und Acinusgewebe an Fischen zunächst eine einwandfreie Versuchsbasis geliefert zu haben. Nach MACLEODS Schlußfolgerungen ist die „Inseltheorie" Tatsache. Die Beweisführung MACLEODS und seiner Mitarbeiter stützt sich auf folgende Punkte:

1. Die Zellen der sog. BROCKMANNschen Körperchen der Teleostier sind in ihrem strukturellen und färberischen Verhalten mit den Zellen der LANGERHANSschen Inseln im Pankreas der höheren Wirbeltiere identisch (JACKSON[3], BOWIE[4]).

2. Bei vielen Fischen finden sich in den BROCKMANNschen Körperchen („principal islets") Inselzellen und Acinizellen nebeneinander gelagert. Bei Lophius piscatorius aber oder Myoxocephalus, Zoarces und Pseudopleuronectes sind die Hauptinseln von bindegewebiger Kapsel eingeschlossen und vom acinösen Gewebe scharf getrennt (BOWIE[4], MC CORMICK[5]). Diese letztgenannten Spezies sind die geeigneten Versuchsobjekte.

3. Alkoholische Extrakte der isolierten Hauptinseln von Lophius und Myoxocephalus verursachten in kleinen Mengen bei Kaninchen den hypoglykämischen Symptomenkomplex. In gleicher Weise bereitete Extrakte aus dem acinösen Hauptpankreas dieser Fische erzeugten dagegen in großen Mengen keinen nennenswerten Blutzuckerabfall oder sogar Hyperglykämie (MACLEOD[6]).

4. Exstirpation der zwei größten BROCKMANNschen Körperchen bei Myoxocephalus führte zu Hyperglykämie, die länger dauerte und meist höher war als bei Kontrollfischen, welche nur laparotomiert wurden (MACLEOD u. McCORMICK[7]). Die inselexstirpierten Fische hatten durchschnittlich einen höheren Leberfettgehalt als Kontrolltiere (SIMPSON[8]). (Die Differenzen im Leberglykogengehalt zwischen normalen und operierten Tieren sind nicht überzeugend.)

---

[1] LAGUESSE, E. G.: C. r. Soc. Biol. Paris **44**, 622, 819 (1893).
[2] LOMBROSO, U.: Erg. Physiol. **9**, 1 (1909).
[3] JACKSON, F. S.: J. metabol. Res. **2**, 141 (1922).
[4] BOWIE, D. J.: Anat. Rec. **29**, 57 (1924).
[5] MC CORMICK, N. A.: Trans. Roy. Canadian Inst. **15**, 57 (1924) — Bull. Biol. Board of Canada (Dez.) 1924 (zitiert nach MACLEOD: Carbohydrate metabolism. **1926**, 29, 33.
[6] MACLEOD, J. J. R.: J. metabol. Res. **2**, 149 (1922) — Monogr. Carbohydrate metabolism and insulin **1926**, 31, 32.
[7] MACLEOD, J. J. R. u. N. A. MC CORMICK: Proc. roy. Soc. Lond. B **98**, 1 (1925).
[8] SIMPSON, zitiert nach MACLEOD: Carbohydrate metabolism, S. 37.

Nach diesen Versuchen kann nicht mehr bezweifelt werden, daß die Inseln das hormonreichste Gewebe des Pankreas sind. Dafür sprechen auch die Ergebnisse von Hormonbestimmungen von VINCENT, DODDS und DICKENS[1] an Teleostiern und der Versuch von HERXHEIMER und CARPENTIER[2] (Versuchstier Nr. 10), in welchem einer hochgradigen Hypertrophie des Inselsystems nach Gangunterbindung beim Huhn auch ein gegenüber der Norm mehrfach vermehrter Insulingehalt entsprach. Streng genommen ist aber aus dieser Tatsache nur zu schließen, daß die *Inseln Speicherungsort für das Hormon sind.* Ob das Hormon auch an den Anhäufungsstellen gebildet worden ist, wie es die Inseltheorie annimmt, liegt nicht ohne weiteres auf der Hand. Es spricht für die Inseln als *Produktionsort des Inkretes,* weil nach ihrer Entfernung spezifische Ausfallserscheinungen, bestehend in Hyperglykämie und Leberverfettung, auftreten. Es spricht weiter dafür der häufig erhobene Befund von Ausbleiben eines Diabetes mellitus nach Gangunterbindung, wo die acinösen Teile der Drüse schwinden und die Inseln mehr oder weniger intakt bleiben. Der bereits zitierte Versuch von HERXHEIMER und CARPENTIER ist in dieser Hinsicht besonders beweiskräftig. Hier kam das Tier etwa einen Monat nach Gangunterbindung in schweren hypoglykämischen Zustand mit einem Blutzucker von 0,019%! Die Untersuchung des Pankreas ergab außer viel Bindegewebe und wenig Acinigewebe sehr reichlich Inselgewebe, oft in Form von Riesenzellinseln. Wären die Inseln nur Stapelungsorte, dagegen die Acini Bildungsorte des Hormons, so ist nicht verständlich, warum bei zunehmendem Schwund des acinösen Teils, wie im eben erwähnten Beispiel der Gangunterbindung, der Hormongehalt der geschrumpften Drüse zunehmen sollte. Ganz abgesehen von morphologischen Ergebnissen an den Inselzellen in verschiedenem Tätigkeitszustand ist aus den erwähnten Gründen die LANGERHANSsche Insel als ein Produktionsort des Inkretes zu betrachten. Ob die Insel aber der einzige Bildungsort ist, oder ob auch das acinöse Gewebe inneres Sekret zu bilden vermag, steht noch nicht sicher. Wäre der Befund MACLEODS vom Fehlen des Hormons im acinösen Pankreas bei Teleostiern allseitig bestätigt, so wäre auch diese Diskussion gegenstandslos. VINCENT, DODDS und DICKENS haben aber im inselfreien Teleostierpankreas noch ungefähr gerade soviel Hormon gefunden wie im Säugetierpankreas. Es ist wohl nicht gut möglich, diesen gegen die Inseltheorie sprechenden Befund damit zu erklären, daß es sich in dem acinösen Teil des Pankreas um Hormon handle, das auf dem Blutweg von den Inseln auch sonst an andere Organe abgegeben werde, wie MACLEOD[3] meint. Dafür sind diese im acinösen Drüsenabschnitt gefundenen Insulinmengen zu groß. Die Lokalisation der Hormonbildung noch weiter zu präzisieren und, wie ALLEN[4] auf Grund von Veränderung an Bauchspeicheldrüsen menschlicher Diabetiker es tut, die sog. β-Zellen der Inseln als einzige Hormonproduzenten anzusehen, ist zur Zeit noch zu wenig begründet. *Nach dem gegenwärtigen Stand der Forschung ist die Inseltheorie des Diabetes soweit zur Tatsache geworden, als man sagen kann, daß den Inseln eine dominierende Rolle in der Inkretproduktion zukommt.* Diese Auffassung steht im Einklang mit den anatomischen Befunden von Degeneration und Zahlverminderung der LANGERHANSschen Inseln bei menschlicher Zuckerharnruhr.

Es sei an dieser Stelle noch eine kurze, mehr allgemeine Bemerkung über die Inselfunktion angeführt. Im allgemeinen wird der Nachweis von Inseln von einigermaßen normaler Form und Zahl als Kriterium funktioneller Suffizienz

---

[1] VINCENT, S., DODDS, E. C. u. F. DICKENS: Quart. J. exper. Physiol. **15**, 313 (1925).
[2] HERXHEIMER, G. u. E. CARPENTIER: Beitr. path. Anat. **76**, 270 (1927).
[3] MACLEOD, J. J. R.: Carbohydrate metabolism, S. 39.
[4] ALLEN, F. M.: J. metabol. Res. **1**, 5ff. (1922).

erachtet, und umgekehrt wird bei einem Diabetes mellitus mit der Annahme einer verminderten Insulinproduktion das Kausalitätsbedürfnis befriedigt. So einfach liegen die Verhältnisse, auch wenn alle innersekretorischen Korrelationen außer acht gelassen werden, wohl nicht.

Die Insel hat, bevor das Hormon für den Stoffwechsel des Organismus nutzbar wird, nicht nur zu produzieren, sondern auch zu speichern und ins Blut zu sezernieren. Vielleicht hat sie auch die Aufgabe, das evt. in inaktiver Form produzierte Inkret zu aktivieren. Jede dieser Funktionen kann theoretisch isoliert für den Kohlehydratstoffwechsel pathogenetisch werden. Man könnte sich vorstellen, daß eine Speicherungsfunktion der Inseln dann von physiologischer Wichtigkeit ist, wenn das Hormon auch extrainsulär gebildet wird. Eine Deponierung dieses Hormons in den Inseln würde dann ein jederzeit disponibles Hormonquantum schaffen, weil die Inseln infolge ihrer reichen glomerulusartigen Capillargefäßversorgung für rasche Inkretabgabe besonders günstig gebaut sind. Ob der Insulinmangel nach Hunger auf ein ungenügendes Hormondepot zurückzuführen ist, ist nur Vermutung. Eine Erkrankung der Capillaren der LANGERHANSschen Inseln, etwa an Arteriosklerose, wie die pathologische Anatomie in den Fällen von Altersdiabetes anzunehmen geneigt ist, könnte nicht nur eine Ernährungsstörung, sondern eine Störung der Inkretabgabe an das Blut bedingen. Vielleicht läßt sich mit einer solchen Funktionsstörung der Befund erklären, daß aus der Bauchspeicheldrüse schwerer Diabetiker noch recht große Mengen spezifisch wirksamer Substanz dargestellt werden konnten. Eine Aktivierungsstörung würde natürlich zur Erklärung auch genügen, wenn vorausgesetzt wird, daß die Darstellungsmethode das Hormon aktiviert. Alle diese Überlegungen sind reine Hypothesen, sie sollen nur ein Hinweis auf mögliche Partialfunktionsstörungen sein.

In engem Zusammenhang mit der Frage des Produktionsortes des Hormons steht diejenige über *Zusammenhänge zwischen innerer und äußerer Sekretion des Pankreas*. Es ist heute noch umstritten, ob die LANGERHANSschen Inseln Organe sui generis sind oder ob ein „Balancement"-Vorgang mit wechselseitiger Umwandlung von Acinizellen in Inselzellen, wie ihn LAGUESSE postulierte, wenigstens teilweise existiert. Die Diskussion über diesen Gegenstand auf morphologischer Grundlage ist an anderer Stelle dieses Bandes zu finden[1]. Physiologen und Kliniker interessieren diese anatomischen Untersuchungen, weil sie von ihnen Belege für funktionelle Varianten erhoffen. Es liegen auch einige Ergebnisse funktioneller Prüfungen vor, welche eine Art „*funktionellen Balancements*" zwischen äußerer und innerer Sekretion annehmen lassen. In erster Linie sind die Abbindungsversuche MANSFELDs[2] anzuführen. Wurde bei Hunden eine partielle sog. Massenligatur eines Bauchspeicheldrüsenteils mit Schonung der Gefäße vorgenommen, so traten nach sehr verschiedenen Zeiten (12 Tagen bis 12 Monaten) Zeichen vermehrter Pankreashormonproduktion, gemessen an der Karenzhypoglykämie und am Nüchternblutzuckerwert, auf. Dieser Befund wurde von ALPERN und Mitarbeitern[3] und JORNS[4] am Hund und am Kaninchen bestätigt,

---

[1] Ich weise im speziellen hin auf die neueren ausführlichen Darstellungen von S. UKAI: Mitt. Path. (Sendai) **3**, 1, 27, 65, 89, 173 (1927). — HERXHEIMER, G. u. E. CARPENTIER: Zitiert auf S. 562. — SEYFARTH, C.: Neue Beiträge zur Kenntnis der Langerhansschen Inseln im menschlichen Pankreas. Jena: G. Fischer 1920 — Klin. Wschr. **1924**, 1085. — NEUBERT, K.: Arch. Entw.mechan. **111** Festschrift Driesch **1**, 29 (1927).

[2] MANSFELD, G.: Klin. Wschr. **1924**, 2378; **1928**, 14 — Arch. f. exper. Path. **130**, 1 (1928).

[3] ALPERN, D. E. u. LEITES: Klin. Wschr. **1925**, 1551. — ALPERN, D. E. u. BESUGLOW: Ebenda **1928**, 586.

[4] JORNS: Klin. Wschr. **1926**, 2434.

Nather, Priesel und Wagner[1] konnten dagegen das Mansfeldsche Phänomen im Tierversuch nur vereinzelt und Galehr, Ladurner und Unterrichter[2] gar nicht reproduzieren. Am Blutzuckerablauf nach Kohlenhydratzufuhr finden die letztgenannten Autoren sogar Toleranzverminderung. Mansfeld[3] will die negativen Resultate anderer Autoren auf methodische Differenzen zurückführen, er betont vor allem, daß es sich bei seinen Versuchen nicht um Gangunterbindung, sondern um Abschnürung von Drüsenteilen handle. Unterbindung der Ausführungsgänge gebe negative Resultate, weil die Gänge bald wieder durchgängig werden, während Abbindung von Drüsensubstanz auch nach Loslösung des Fadens zu einer dauernden Strangulierung führe. Jorns[4] behauptet aber, daß gerade solche Kaninchen, deren Gänge nach Unterbindung später wieder durchgängig werden, Zeichen erhöhter Insulinproduktion aufweisen, während komplette und dauernde Abschnürung der Gänge zu Schädigungen sowohl des acinösen wie des insulären Teils der Drüse führe. Die Versuche von Wohlgemuth und Seo[5] scheinen für diese Auffassung zu sprechen, aber der bereits erwähnte Versuch am Huhn von Herxheimer und Carpentier[6] mit vermehrter Insulinproduktion nach gelungener totaler Unterbindung der Ausführungsgänge ist wieder nicht mehr mit dieser Auffassung vereinbar. Fügt man noch die Ergebnisse der Boldyreffschen[7] Arbeit hinzu, nach der kurze temporäre Abklemmung des Pankreasganges zu Hyperglykämie führt und allgemein während Hemmung oder Verminderung der Pankreassekretion der Blutzucker hoch, während den Sekretionsperioden dagegen niedrig ist, so sind die Widersprüche hier so zahlreich, daß kaum eine Erklärung von einheitlichem Gesichtspunkt aus möglich ist. Die Mansfeldschen Experimente haben aber trotzdem bereits zu therapeutischen Versuchen am menschlichen Diabetes geführt.

Wie wenig Übereinstimmung herrscht in den Versuchsergebnissen über die Beziehungen zwischen äußerer und innerer Sekretion des Pankreas, zeigen auch die folgenden Angaben. Beim menschlichen Diabetes soll nach Monteleone[8], Gavrila und Paraschivesco[9]; Labbé, Nepveux und Adlersberg[10] der Fermentgehalt des äußeren Sekrets vermindert sein. Durch Insulinzufuhr werde die Fermentproduktion zur Norm zurückgebracht (Monteleone[8]; Deusch u. Drost[11]). Beim stoffwechselgesunden Hund soll nach la Barre und Destrée[12] auf Insulinzufuhr Menge und Fermentgehalt des äußeren Sekrets fallen, nach Collazo und Dobreff[13] dagegen steigen. Auf Reize, welche die äußere Sekretion anregen, wie HCl, Peptone, Secretin, Pilocarpin, soll, weil Blutzuckersenkung eintritt, auch die innere Pankreassekretion angeregt werden (Boldyreff[14]; Coelho u. Oliveira[15]). Nach la Barre und Destrée[16] aktiviere Dextrose nicht nur die Insulinproduktion, sondern vermehre auch Menge und Fermentgehalt

[1] Nather, K., Priesel, R. u. R. Wagner: Klin. Wschr. 1927, 2089.
[2] Galehr, O., Ladurner, P. u. L. Unterrichter: Pflügers Arch. 218, 477 (1927).
[3] Mansfeld, G.: Klin. Wschr. 1928, 14.   [4] Jorns: Klin. Wschr. 1926, 2434.
[5] Wohlgemuth, J. Mochizuki u. Seo: Biochem. Z. 150, 123 (1924) — Klin. Wschr. 1925, 1443.
[6] Herxheimer u. Carpentier: Zitiert auf S. 562.
[7] Boldyreff, E. B.: Pflügers Arch. 218, 553 (1927) — Amer. J. Physiol. 85, 353 (1928)
[8] Monteleone, R.: Ref. in Ber. Physiol. 36, 283 (1926).
[9] Gavrila, J. u. M. Paraschivesco: C. r. Soc. Biol. Paris 95, 761 (1926).
[10] Labbé, M., Nepveux, F. u. L. Adlersberg: Arch. des Mal. Appar. digest. 15, 9 (1925).
[11] Deusch, G. u. E. Drost: Klin. Wschr. 1927, 2180.
[12] la Barre, J. u. P. Destrée: C. r. Soc. Biol. Paris 98, 1237 (1928).
[13] Collazo, J. A. u. M. Dobreff: Biochem. Z. 165, 352 (1925).
[14] Boldyreff, E. B.: Pflügers Arch. 218, 553 (1927) — Amer. J. Physiol. 85, 353 (1928).
[15] Coelho, E. u. J. C. Oliveira: C. r. Soc. Biol. Paris 98, 477 (1928).
[16] la Barre, J. u. P. Destrée: C. r. Soc. Biol. Paris 98, 1240 (1928).

des äußeren Sekretes. Die Wirkung des Traubenzuckers sowohl auf innere wie äußere Sekretion sei eine zentral-nervöse, durch den Vagus vermittelte, geschlossen nach Versuchen mit isolierter Kopfdurchströmung nach J. F. HEYMANS und C. HEYMANS[1].

Allgemein ist aus den angeführten Daten bald ein gleichsinniges, bald ein entgegengesetztes Verhalten von Größe der äußeren und inneren Sekretion ersichtlich. Ein entgegengesetztes Verhalten scheint mehr bei jenen Versuchen aufzutreten, in denen eine längerdauernde Unterdrückung eines Funktionsanteils, im speziellen der äußeren Sekretion, besteht. Hier kommt es, wie in den erwähnten Unterbindungsversuchen, zu einem Anstieg der innersekretorischen Funktion. Hierher ist auch der Fall von JORNS[2] zu rechnen, in welchem bei einem Hungerkünstler nach 42 tägigem Hungern eine bedeutende Vermehrung und Vergrößerung der Inseln gefunden wurde; oder die Versuche von ALLEN[3], in denen nach Hunger oder Unterernährung die Kohlehydrattoleranz sich allmählich besserte. Hunger ist ja vergesellschaftet mit erheblicher Unterdrückung speziell der äußeren Sekretion. Auf Grund dieser Befunde könnten wir von einer Art „funktionellen Balancements" sprechen. Wir dürfen aber bei dieser Wechselwirkung nicht annehmen, daß eine gewisse chemische Verwandtschaft zwischen äußerem und innerem Sekret bestehe und etwa äußeres Sekret plötzlich mit Funktion eines Inkretes ausgestattet sei. (Das äußere Pankreassekret enthält nach PENAU und SIMONNET[4] kein Insulin.) Viel glaubwürdiger scheint, daß bei Unterfunktion der Acini eine andere Blutverteilung zugunsten der Inseln zu ihrer Überfunktion führt; oder daß durch Stauung des äußeren Sekrets bei Unterbindung ein Wachstumsreiz zur Bildung neuer inkretorischer Elemente gesetzt wird. Die morphologischen Befunde von Vermehrung der Inseln stützen die letzterwähnte Annahme. Wir müssen hier eher an mechanische Einflüsse denken, welche langsam zu morphologischer und funktioneller Verschiebung führen, weil ja in den gelungenen Unterbindungsversuchen erst nach Wochen bis Monaten die Zeichen von inkretorischer Überfunktion erschienen. Die Vorstellung, daß etwa die zunehmende Atrophie des acinösen Teils zur Verminderung des Trypsins oder eines „Antiinsulins" (MEYER-BISCH[5]) und damit zu ausgiebigerer Wirkung des Insulins führe, ist deshalb für die Erklärung der Gangunterbindungsversuche nicht haltbar, weil ja histologisch eine Vermehrung der Inseln nachweisbar ist und weil in den MANSFELDschen Versuchen nur vorübergehende Ausschaltung der äußeren Sekretion eines kleineren Drüsenteils vorgenommen wird.

In den mehr akuten, kurzdauernden Versuchen kommt es zu gleichsinniger Änderung sowohl der außersekretorischen wie der innersekretorischen Funktion. Beispiele sind die erwähnten Versuche BOLDYREFFs, nach denen Unterdrückung der äußeren Sekretion durch Gangunterbindung auch zu Hyperglykämie führt; eine solche initiale Hyperglykämie findet sich manchmal auch in den Protokollen der Autoren, die im späteren Verlauf der Versuche dann Hypoglykämie finden (Sympathicotonie nach WOHLGEMUTH[6]). Beispiele für gleichsinniges Verhalten sind ferner in den Versuchen gegeben, in denen Reizmittel der inneren oder äußeren Sekretion, wie HCl, Peptone usw., beide Funktionen aktivieren.

---

[1] HEYMANS, J. F. u. C. HEYMANS: Internat. Physiol. Kongr. Stockholm **1926**, 75.
[2] JORNS, G.: Dtsch. med. Wschr. **1927**, 1339.
[3] ALLEN, F. M., E. STILLMANN u. R. FITZ: Total dietary regulation in the treatment of Diabetes. Monogr. Rockefeller Inst. med. Res. **1919**, 597 ff.
[4] PENAU, H. u. H. SIMONNET: Bull. Soc. Chim. biol. Paris **7**, 17 (1925).
[5] MEYER-BISCH, R.: Verh. dtsch. Ges. inn. Med. **1927**, 207.
[6] WOHLGEMUTH, J. u. S. HAYASHI: Biochem. Z. **196**, 309 (1928).

Ob unter diesen Umständen tatsächlich eine vermehrte Insulinproduktion eintritt oder ob der Blutzuckerabfall durch ein im Pankreassaft vorhandenes und resorbiertes glykolytisches Ferment verursacht wird, wie BOLDYREFF glaubt, ist nicht sichergestellt. Ganz unklar ist auch der Vorgang, warum Insulin beim Diabetiker die daniederliegende äußere Sekretion anregen, dagegen beim gesunden Hund hemmen soll.

Die gleiche diastatische Wirksamkeit des *Speicheldrüsen-* und Pankreassekrets war wohl seinerzeit, kurz nach Entdeckung des Pankreasdiabetes, der Anstoß zu den Untersuchungen von DE RENZI und REALE[1] über den Einfluß von Speicheldrüsenexstirpation auf den Zuckerstoffwechsel. Die beiden Autoren fanden nach Speicheldrüsenentfernung beim Hund Glykosurie. Der Befund wurde von MINKOWSKI[2] bestätigt, doch darauf hingewiesen, daß es sich im Gegensatz zum Pankreasdiabetes nur um eine sehr viel geringere und vorübergehende Glykosurie handle. MINKOWSKI glaubte nicht an einen Ausfall einer spezifischen Funktion der Speicheldrüse, sondern an eine passagere Zuckerausscheidung, wie sie nach chirurgischen Eingriffen manchmal zu beobachten sei. In der Folgezeit weisen vereinzelte experimentelle und klinische Befunde auf Zusammenhänge zwischen Parotis und Pankreas hin. Bei experimenteller Pankreasatrophie wurde Parotishypertrophie und bei epidemischer Parotitis auch Pankreatitis und Glykosurie gefunden (Literatur bei S. SEELIG[3]). Nach UTIMURA[4] haben Gld. submaxillaris und Gld. parotis gegensätzlichen Einfluß auf den Kohlehydratstoffwechsel. Nur nach Exstirpation der Parotis treten Vergrößerung und Vermehrung der LANGERHANSschen Inseln, Verminderung des Blutzuckers und Vermehrung des Leberglykogens auf, während nach Exstirpation der Submaxillaris gegenteilige Folgen und nach Exstirpation beider Drüsen keine Effekte erzielt werden. In jüngster Zeit ist in Analogie zu Pankreasgangunterbindungen der Effekt von Unterbindung des STENONschen Ganges auf den Zuckerstoffwechsel untersucht worden (MANSFELD[5]; SEELIG[3]). Danach ergab sich nach Unterbindung eines oder beider Parotisausführungsgänge zunehmende Senkung des Nüchternblutzuckerwertes, stärkere Karenzhypoglykämie und höhere Kohlehydrattoleranz. Nach Exstirpation der unterbundenen Drüse stieg der Blutzucker wieder an (MANSFELD). Wurde die Ligatur der STENONschen Gänge bei pankreasdiabetischem Hund ausgeführt, so war keine Wirkung auf den Blutzucker ersichtlich; wurden dagegen zuerst die Parotisgänge abgebunden und nachher das Pankreas exstirpiert, so war die Hyperglykämie geringer (SEELIG). Es scheinen danach Korrelationen zwischen Speicheldrüsen und Bauchspeicheldrüse in bezug auf den Kohlehydratstoffwechsel zu bestehen. Welcher Art dieser Mechanismus ist, bleibt aber unklar. Wir wissen nach den Ergebnissen nicht, ob Unterbindung der Parotis der Drüse eine neue innere Funktion verleiht oder ob eine normale Funktion verlorengeht. Nach UTIMURA führt Exstirpation der Parotis, nach MANSFELD und SEELIG Unterbindung des Ausführungsganges der Parotis zu gesteigerter insulinartiger Wirkung. Beide Ergebnisse könnten mit Hemmung einer antiinsulinartigen Funktion der Parotis erklärt werden. Damit steht aber im Widerspruch der Befund von MANSFELD von Blutzuckeranstieg nach Exstirpation der unterbundenen Drüse. Nach UTIMURA besitzt die Gld. submaxillaris eine der Insulinwirkung gleichgerichtete Funktion, denn ihre Entfernung erhöht den Blutzucker und vermindert den

[1] DE RENZI u. REALE: Verh. 10. int. med. Kongr. Berlin V **2**, 97 (1890).
[2] MINKOWSKI, O.: Arch. f. exper. Path. **31**, 140 (1893).
[3] SEELIG, S.: Klin. Wschr. **1928**, 1228.
[4] UTIMURA, S.: Ref. in Ber. Physiol. **45**, 666 (1927).
[5] MANSFELD, G.: Arch. f. exper. Path. **130**, 28 (1928).

Leberglykogengehalt. Die früheren Angaben von BEST, SMITH und SCOTT[1], DODDS und DICKENS[2] über Vorkommen von reichlichen Mengen insulinartig wirkender Substanz in der Submaxillaris könnten als Stütze für diese Auffassung verwertet werden. UTIMURAS Untersuchungen sprechen im ganzen aber eher für eine indirekte Wirkung der Speicheldrüsen auf den Kohlehydratstoffwechsel via Pankreas (oder Schilddrüse).

Die Unterbindung des Parotisausführungsganges ist auch bereits als therapeutischer Eingriff beim Menschen von GOLJANITZKI und SMIRNOWA[3] versucht worden, die Erfolge an den mitgeteilten Fällen sind aber nicht überzeugend.

I. Der experimentelle Pankreasdiabetes.

Die totale Pankreasexstirpation.

Die Technik der totalen Exstirpation des Pankreas besonders am Hund, dem hauptsächlich verwendeten Versuchstier, ist von MINKOWSKI[4], HÉDON[5] und WITZEL[6] genau beschrieben. Die großen Erfahrungen HÉDONS[7] sind hervorzuheben. Bedingung für das rasche Auftreten der schweren Stoffwechselstörung ist restlose Entfernung. Die Operation kann ein- oder zweizeitig durchgeführt werden. Bei der zweizeitigen Methode werden in einer ersten Sitzung Pankreaskopf und horizontale Teile entfernt und der übrigbleibende bewegliche, absteigende Teil des Pankreas unter die Bauchhaut verpflanzt. Durch einen zweiten, recht geringfügigen Eingriff wird später das subcutane Transplantat exstirpiert. Die innere Sekretion des verpflanzten Drüsenstücks gewährleistet gute Wundheilung nach dem ersten schweren Eingriff. Heutzutage ist diese zweizeitige Technik der Exstirpation überflüssig. Man kann die Funktion, welche die „Greffe sous-cutanée" erfüllt, durch Insulininjektion ersetzen und dann die Wundheilung nach totaler Exstirpation wie beim stoffwechselgesunden Tier gestalten. Nach Weglassen der Insulininjektionen liegt der gewünschte totale Pankreasdiabetes vor.

Außer beim Hund ist die Pankreasexstirpation noch ausgeführt worden an Selachiern durch DIAMARE[8], Hauptinselexstirpation bei Teleostiern durch SIMPSON[9], Pankreasexstirpation bei Fröschen durch ALDEHOFF[10], MARKUSE[11], VELICH[12], LÖWIT[13], BANG[14], LESSER[15]; bei Schildkröten durch ALDEHOFF, NISHI[16]; bei Vögeln durch MINKOWSKI[17], WEINTRAUD[18], KAUSCH[19], KOPPÁNYI, IVY, TATUM

[1] BEST, C. H., R. G. SMITH u. D. A. SCOTT: Amer. J. Physiol. **68**, 161 (1924).
[2] DODDS, E. C. u. F. DICKENS: Lancet **1924 I**, 330.
[3] GOLJANITZKI, J. A. u. SMIRNOWA, N. N.: Z. klin. Med. **105**, 661 (1927).
[4] MINKOWSKI, O.: Arch. f. exper. Path. **31**, 86—92 (1893).
[5] HÉDON, E.: Le diabète pancréatique **1898**, 10, 46.
[6] WITZEL, O.: Pflügers Arch. **106**, 173 (1905).
[7] HÉDON, E.: Arch. internat. Physiol. **10**, 350 (1911).
[8] DIAMARE, V.: Zbl. Physiol. **19**, 545 (1905).
[9] SIMPSON, W. W.: Amer. J. Physiol. **77**, 409 (1926).
[10] ALDEHOFF, G.: Z. Biol. **28**, 293 (1891).
[11] MARCUSE, W.: Z. klin. Med. **26**, 225 (1894).
[12] VELICH, A.: Allg. Wien. med. Ztg **1895**, 502, 515, 527, 536.
[13] LOEWIT, M.: Arch. f. exper. Path. **62**, 47 (1910).
[14] BANG, J.: Biochem. Z. **49**, 40 (1913).
[15] LESSER, E. J.: Biochem. Z. **103**, 1 (1920).
[16] NISHI, M.: Arch. f. exper. Path. **62**, 170 (1910).
[17] MINKOWSKI, O.: Berl. klin. Wschr. **1892**, Nr 5.
[18] WEINTRAUD, W.: Arch. f. exper. Path. **34**, 303 (1894).
[19] KAUSCH, W.: Arch. f. exper. Path. **37**, 274 (1896).

und Jung[1]. An Säugetieren wurde die Operation noch vorgenommen bei Katzen durch Minkowski[2], Hédon[3], Loewi[4], Epstein und Baehr[5], Murlin, Clough, Gibbs und Stockes[6], Burn und Dale[7], Iljin[8], Aszódi[9], am Schwein durch Minkowski[2], am Affen durch Hédon[3]. Es ist zweifelhaft, ob bei den verschiedenen Tieren tatsächlich immer ein totaler Pankreasdiabetes durch die Operation reproduziert wurde. Ganz abgesehen von der Technik der Operation, die bei den erwähnten Tieren weniger gut ausgebildet ist als beim Hund, ist das Vorkommen akzidenteller Nebendrüsen zu berücksichtigen. Wir wissen durch neuere Untersuchungen von Bowie[10], daß z. B. beim normalen Hund in 25% der Fälle Pankreasfragmente im Duodenum vorkommen. Dieser Befund ist für individuelle Variationen in der Reaktion auf Pankreasentfernung in Rechnung zu setzen. Beim Kaninchen ist das Pankreas so ausgedehnt im Mesenterium verbreitet, daß eine totale Exstirpation mit längerem Überleben des Tieres unvereinbar ist.

Nicht bei allen aufgezeichneten Tierarten treten nach Wegnahme der Bauchspeicheldrüse alle Kardinalsymptome des Pankreasdiabetes, Glykosurie, Hyperglykämie und Glykogenverarmung in Erscheinung. So ist in den Versuchen an Fischen, welche Diamare[11] ausführte, kein einziges dieser Hauptsymptome und damit auch der Pankreasdiabetes nicht nachgewiesen. Bei den körnerfressenden Vögeln (Huhn, Enten, Gänse, Tauben, Raben) fehlt die Glykosurie häufig oder ist von kurzer Dauer, während Hyperglykämie und Glykogenverarmung eher regelmäßig beobachtet wurden. Bei den fleischfressenden Vögeln dagegen (Bussard, Habicht, Falke) sind alle drei Kardinalsymptome vorhanden.

Allgemeiner Krankheitsverlauf und Lebensdauer der pankreasexstirpierten Tiere.

Hund: Bald nach der totalen Exstirpation treten Polyphagie, Polydipsie und Polyurie auf. Der unersättliche Hunger der Tiere ist Folge der ungenügenden Verwertung der Nahrung wegen Mangel der äußeren Pankreassekretion. Er ist deshalb auch vorhanden, wenn ein transplantiertes Pankreasstück die innersekretorischen Funktionen genügend erfüllt oder durch Insulinzufuhr der Inkretausfall gedeckt wird (Hédon[12]). Polydipsie und Polyurie sind Folgen des innersekretorischen Ausfalles; sie treten bei zweizeitiger Operation erst auf, wenn das subcutane Transplantat entfernt wird. Präagonal geht die Intensität dieser Symptome zurück. Das pankreaslose Tier zeigt einen rapiden Körpergewichtsabfall. Die Abmagerung kann zu einer Reduktion bis auf die Hälfte des ursprünglichen Körpergewichtes führen. Im letzten Stadium besteht das Tier sozusagen nur noch aus Haut und Knochen und kann sich zuletzt nicht mehr auf den Beinen halten. Der Tod erfolgt in der Regel ohne Koma. Komatöser Ausgang beim Hund ist früher als Seltenheit von Allard[13] und von Stenström[14] beob-

[1] Koppányi, T., A. C. Ivy, A. L. Tatum, u. F. T. Jung: Amer. J. Physiol. **76**, 212 (1926).
[2] Minkowski, O.: Zitiert auf S. 567.
[3] Hédon, E.: Diabète pancréatique **1898**, 21.
[4] Loewi, O.: Arch. f. exper. Path. **59**, 83 (1908).
[5] Epstein, A. A. u. G. Baehr: J. of biol. Chem. **24**, 1 (1916).
[6] Murlin, J. A., H. D. Clough, C. B. F. Gibbs u. A. M. Stokes: J. of biol. Chem. **56**, 253 (1923).
[7] Burn, A. u. H. H. Dale: J. of Physiol. **59**, 164 (1924).
[8] Iljin, W. S.: Z. exper. Med. **52**, 24 (1926).
[9] Aszódi, Z.: Biochem. Z. **192**, 14 (1928).
[10] Bowie, D. J.: Trans. roy. Soc. Canada **20**, 19 (1926).
[11] Diamare, V.: Zbl. Physiol. **19**, 545 (1905).
[12] Hédon, E.: C. r. Soc. Biol. Paris **95**, 187 (1926) — J. Physiol. et Path. gén. **25**, 1 (1927).
[13] Allard, E.: Arch. f. exper. Path. **59**, 388 (1908).
[14] Stenström, zitiert nach J. Bang: Biochem. Z. **150**, 243 (1924).

achtet worden. Wenn man aber pankreaslose Tiere mit Insulin vorbehandelt und dann die Insulinzufuhr einstellt, ist komatöser Ausgang die Regel. Es wird bei Besprechung der Ketokörperausscheidung auf diese genaueren Zusammenhänge einzugehen sein. Hunde überleben die Totalexstirpation im günstigsten Falle 25—30 Tage (MINKOWSKI, HÉDON). Die Sektion zeigt Schwund der Fettdepots und Fettleber; die Nieren sind vergrößert. *Mit Insulin behandelte apankreatische Tiere* zeigen nach Aussetzen des Hormons in der Regel kürzere Lebensdauer und etwas anderen Krankheitsverlauf; fette und magere Tiere verhalten sich verschieden (MACLEOD u. MARKOWITZ[1]). Fette Tiere sind schon am folgenden Tag nach Aussetzen des Insulins schwer krank, erbrechen, verfallen dann rasch, werden schläfrig und gehen nach 4—5 Tagen ein. Bei mageren Tieren sind diese Erscheinungen weniger ausgesprochen, sie überleben 10—14 Tage.

Katzen überstehen die Pankreasexstirpation nach ASZÓDI[2] und anderen höchstens 5 Tage und enden zum Teil im Koma, zum Teil unter heftigen Krämpfen. Mit Anstieg des Blutzuckers steigt auch der Harnstoffgehalt im Blut erheblich an (bis zu 350 mg %). Die Ursache des Todes wird vom erwähnten Autor in der Urämie gesehen. Über die Lebensdauer der übrigen operierten Säugetiere sind nach den vereinzelten Befunden keine schlüssigen Angaben zu machen.

Vögel: Körnerfressende Vögel überlebten die Operation bis zu 50 Tagen. Der Tod soll z. B. beim Haushuhn nach KOPPÁNYI[3] und Mitarbeitern nicht infolge des Hormonausfalls, sondern wegen des Fehlens der äußeren Sekretion eintreten.

Kaltblüter; Schildkröten überleben die Exstirpation je nach Art und Jahreszeit verschieden lang. Männliche ungarische Landschildkröten blieben nach NISHI[4] „viele Tage" am Leben. Ähnlich verhalten sich die Frösche. Auch diese überleben verschieden lang je nach Jahreszeit. In den Monaten August bis Oktober können sie meist 8 Tage, in den Monaten Juni und Juli dagegen nur 2—3 Tage am Leben erhalten werden (LESSER[5]).

Symptome des totalen Pankreasdiabetes.

Fast alle Kardinalsymptome der Stoffwechselstörung apankreatischer Tiere sind bereits von MINKOWSKI[6] beschrieben worden. Es sind dies *dauernde bis zum Tode anhaltende Glykosurie und Hyperglykämie, Glykogenverarmung von Leber und Muskeln, vermehrte N-Ausscheidung, Leberverfettung und auch Ketonurie.* Die spätere Forschung hat im wesentlichen nur das Verhalten des Gasstoffwechsels und der Oxydationsgröße zur Vervollständigung des symptomatologischen Bildes beigetragen. Die meisten Befunde, welche im folgenden aufgezählt sind, betreffen den Pankreasdiabetes des Hundes. Wenn nichts Spezielles erwähnt ist, beziehen sich die Angaben auf dieses gebräuchliche Versuchstier.

Glykosurie: Die Zeit zwischen Totalexstirpation und erstem Auftreten des Zuckers im Urin, ebenso die Intensität der Zuckerausscheidung sind recht variabel. Ernährungszustand, Nahrungszufuhr und Operationsart sind die bestimmenden Faktoren. Wird die einzeitige Operation bei abgemagerten Hunden ausgeführt, so kann, wie in den Beispielen von MINKOWSKI[7], erst 18—23 Stunden später Zucker im Harn erscheinen. Die Zuckerausscheidung ist dann nur gering und erreicht langsam ihren Höhepunkt. Bei gutgenährten Tieren enthält bereits die

[1] MACLEOD, J. J. R. u. J. MARKOWITZ: Trans. Assoc. amer. Physicians **41**, 147 (1926).
[2] ASZÓDI, Z.: Biochem. Z. **192**, 26 (1928).   [3] KOPPÁNYI: Zitiert auf S. 568.
[4] NISHI: Zitiert auf S. 567.   [5] LESSER: Zitiert auf S. 567.
[6] MINKOWSKI, O.: Arch. f. exper. Path. **31**, 85 (1893).
[7] MINKOWSKI: S. 99. Zitiert auf S. 567.

erste Harnportion, welche wenige Stunden nach der Operation entleert wird, Zucker; die Glykosurie nimmt rasch an Stärke zu. Wird die Operation zweizeitig ausgeführt, so tritt nach Entfernung des subcutanen Drüsenstückes in der Regel Zucker rascher im Harn auf, als wenn einzeitig operiert wird. Hédon[1] hat manchmal bereits einige Minuten nach Entfernung des Transplantates Glykosurie gefunden. Die Zuckerausscheidung tritt unter diesen Umständen schon so früh auf, weil die ungenügende Funktion des Transplantates zu Hyperglykämie führt. Die Nierenschwelle für Zucker wird dann nach Entfernung des Drüsenrestes sehr rasch erreicht. Das unterschiedliche Verhalten in der Größe der Glykosurie in den ersten Tagen nach der Exstirpation ist durch den verschiedenen Glykogengehalt der Tiere und nach den neueren Untersuchungen an insulinbehandelten pankreaslosen Tieren auch durch die Größe der Fettdepots bedingt. Die absolute Menge des ausgeschiedenen Zuckers im weiteren Verlauf des Diabetes ist abhängig von Art und Menge der Nahrung. Zugeführte Kohlehydrate werden zum großen Teil wieder im Harn eliminiert. Die Glykosurie persistiert auch im Hunger. Im Hunger oder bei gleicher Ernährung kann die Tagesmenge des ausgeschiedenen Zuckers längere Zeit annähernd konstant erhalten werden. Kurz vor dem Tod nimmt die Zuckerausscheidung ab und kann präagonal ganz fehlen. Über Verlauf und Größe der Zuckerausscheidung orientieren die Angaben der folgenden Autoren. Nach Minkowski[2] finden sich nach einzeitiger Exstirpation am ersten Tage meist nur Spuren bis 1%, am folgenden Tag etwa 4—6% und erst am dritten Tage erreicht die Glykosurie ihr Maximum mit 8—10% Zucker. Hungert das Tier, so sinkt der Zuckergehalt allmählich wieder ab. Wird dagegen reichlich Nahrung zugeführt, so ist es keine Seltenheit, daß Hunde von 8—10 kg Körpergewicht täglich 1—1$^1/_2$ l Urin mit 10—12% Zucker entleeren. Nach Hédon[1] stellt sich nach Ablauf der größeren Schwankungen in den ersten Tagen die tägliche Zuckerausscheidung bei reichlicher Fleischzufuhr auf ca. 3—4 g pro kg Körpergewicht ein. Lépine[3] fand das Maximum der Zuckerausscheidung in der Regel vor der 20. Stunde. Dieses Maximum lag meist bei 6—8%; nur in 7 von 84 untersuchten Tieren wurden 10% Zucker im Urin erreicht.

Bei Enten und Gänsen sah Kausch[4] nur in 7% von zahlreichen Untersuchungen eine Glykosurie von maximal 3,7%. Beim Haushuhn dauert nach den neuen Ergebnissen von Koppányi[5] und Mitarbeitern der Diabetes nur 6 bis 8 Tage nach der Totalexstirpation.

Bei *Kaltblütern* (Fröschen und Schildkröten) tritt die Glykosurie nur langsam und in der Regel nur geringgradig auf. Unter günstigen Bedingungen hat Lesser[6] an Fröschen in der Regel 24 Stunden nach der Operation „reichlich" Traubenzucker im Urin gefunden. In den Versuchen von Nishi[7] war bei der Schildkröte erst vom dritten Tage an Glykosurie von 0,3—4,8% nachweisbar.

Hyperglykämie: Im Gegensatz zum Phlorhizindiabetes geht der Pankreasdiabetes mit bis zum Tode andauernder Hyperglykämie einher. Erhöhter Blutzuckergehalt ist hier Vorbedingung der Glykosurie. Bei zweizeitiger Exstirpation steigt nach Hédon[8] der Blutzucker bereits einige Minuten später an und erreicht nach einigen Stunden den Wert von 0,3—0,4%. Wird, mit Dauerkatheter entnommen, gleichzeitig der Urin untersucht, so treten bei einem Blutzuckerwert

[1] Hédon, E. u. L. Hédon: Pancréas, Secrétion interne. Traité de Physiologie normale et pathologique **4**, 28ff. (1928).

[2] Minkowski: S. 96. Zitiert auf S. 567.

[3] Lépine, R.: C. r. Acad. Sci. Paris **121**, 457 (1896).

[4] Kausch: Zitiert auf S. 567.   [5] Koppányi: Zitiert auf S. 568.

[6] Lesser: Zitiert auf S. 567.   [7] Nishi: Zitiert auf S. 567.

[8] Hédon, E. u. L. Hédon: Pancréas, Secrétion interne. Traité de Physiologie normale et pathologique **4**, 28ff. (1928).

von 0,2% bereits die ersten Spuren Zucker im Harn auf. Bei einem Blutzuckerwert von ca. 0,3% steigt der Zuckerprozentgehalt plötzlich zu hohen Werten an. Im späteren Verlauf des Diabetes stehen aber Höhe des Blutzuckers und Größe der Glykosurie in keinem engen Abhängigkeitsverhältnis. Der Schwellenwert der Niere für Glucose ist variabel, besonders unter pathologischen Zuständen. Auch die menschliche Pathologie weist dafür reichlich Beispiele auf. Nach Lépine[1] beginnt der Blutzucker wenige Stunden nach der Totalexstirpation anzusteigen, erreicht nach 25 Stunden etwa 0,3—0,4%. Das Maximum tritt aber meist erst zwischen der 25. und 30. Stunde ein. In der Regel wird ein Blutzuckerwert von 0,4% nicht überschritten; Hyperglykämien von 0,8% sind als seltene Ausnahmefälle zu betrachten. In zwei Hundeversuchen fand Bang[2] vor der Pankreasexstirpation 0,10% Blutzucker, unmittelbar nach der Exstirpation 0,25 und 0,22%; nach 1 Stunde 0,27 und 0,34%; nach 2 Stunden 0,22, nach 3 Stunden 0,20 und nach 4 Stunden 0,23%. Nach einer Steigerung des Blutzuckergehaltes in der ersten Stunde nach der Operation sank zunächst der Wert etwas ab, stellte sich dann aber im weiteren Verlauf auf ein Niveau ein mit geringen Schwankungen, meist zwischen 0,25—0,30%. Terminal trat ein geringer Anstieg ein. Bei einem Hund von Stenström ist, wie Bang mitteilt, im terminalen Koma der Blutzucker von 0,26 auf 0,83% angestiegen. Bei Katzen hat Aszódi[3] am auf die Operation folgenden Tage meist um 0,3% Blutzucker gefunden; seine Maximalwerte in den späteren Tagen liegen zwischen 0,6 und 0,7%. Bei Vögeln hat Kausch[4] Blutzuckerwerte von 0,2—0,7 gegenüber 0,12—0,18% in der Norm beobachtet. Nishi[5] bestimmte bei Schildkröten, deren Blut normalerweise kein Reduktionsvermögen zeigte, 0,17—0,24% Blutzucker nach Pankreasexstirpation. Die Unterschiede in der Höhe des Anstieges und die Schwankungen des Blutzuckergehaltes in den ersten Stunden nach der Pankreasentfernung sind wie die entsprechenden Schwankungen in der Zuckerausscheidung vom Ernährungszustand des Versuchstieres abhängig. Bei fetten insulinbehandelten, apankreatischen Tieren wird nach Weglassen des Insulins eine besonders hohe Hyperglykämie erreicht (Macleod u. Markowitz[6]).

Die angeführten Blutzuckerwerte beziehen sich auf den sog. freien Zucker im Blut. Außer den Veränderungen im freien Blutzuckergehalt sind nach Pankreasexstirpation auch Verschiebungen im Gehalt anderer reduzierender Fraktionen des Blutes beobachtet worden. Diesen Angaben soll zum besseren Verständnis eine tabellarische Übersicht über die reduzierenden Fraktionen des Blutes vorangestellt werden; es ist dies auch im Hinblick auf die Insulinwirkung von Bedeutung.

Die Zusammenstellung in Tabelle 1 stützt sich auf die Arbeiten von Lépine[7], Feigl[8], Bierry[9], Stepp[10], Condorelli[11], Bisceglie[12], Sjollema[13], Grevenstuk[14],

---

[1] Lépine, R.: Le sucre du sang, S. 200. Paris: Félix Alcan 1921.
[2] Bang, J.: Biochem. Z. **150**, 243 (1924).   [3] Aszódi: Zitiert auf S. 568.
[4] Kausch: Zitiert auf S. 567.   [5] Nishi: Zitiert auf S. 567.
[6] Macleod u. Markowitz: Zitiert auf S. 569.
[7] Lépine, R.: Le sucre du sang. Paris 1921.
[8] Feigl, J.: Biochem. Z. **77**, 189 (1916) (Literatur besonders z. Methodik).
[9] Bierry u. Mitarbeiter: Zahlreiche Arbeiten in C. r. Acad. Sci. Paris **156**ff. seit 1913 — C. r. Soc. Biol. Paris **72**ff. seit 1912. — Ausführlich zitiert in A. Grevenstuk u. E. Laqueur: Insulin. Erg. Physiol. II **23** (1925) — Neue Arbeiten: C. r. Soc. Biol. Paris **96**, 606, 1152 (1927); **97**, 659, 1456 (1927); **98**, 287, 431, 744 (1928).
[10] Stepp, W.: Hoppe-Seylers Z. **107**, 264 (1919).
[11] Condorelli, L.: Policlinico (Sez. Medica) **1924** (Separat) — Presse méd. **35**, 962 (1927).
[12] Bisceglie, V.: Clin. med. ital. **56**, 215 (1925).
[13] Sjollema, B.: Biochem. Z. **182**, 453; **185**, 355; **188**, 465 (1927).
[14] Grevenstuk, A.: Arch. néerl. Physiol. **12**, 265 (1928).

Tabelle 1. Fraktionen der Reduktion im Blut.

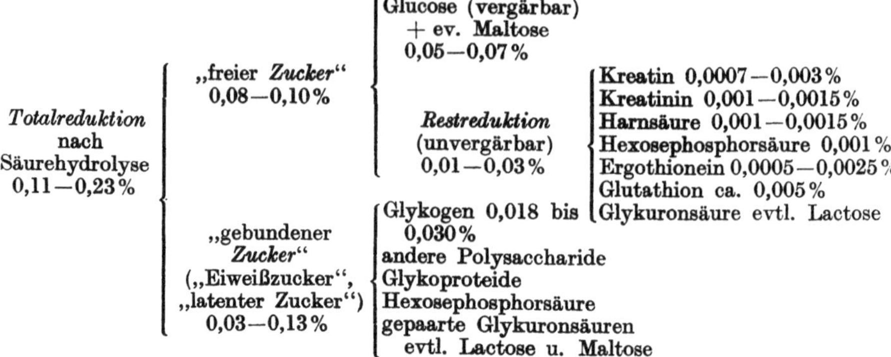

Gabbe[1], Lawaczeck[2], Somogyi[3], v. Slyke und Hiller[4], Hubbard und Deegan[5], Blanchetière, Binet und Mélon[6], Hunter[7], Hunter und Eagles[8], Gabbe[9] (eigene Bestimmungen). Es sei betont, daß die Tabelle nur eine Orientierung darstellt. Die Zahlen bedeuten Reduktionswerte als Prozent Glucose berechnet. Sie sind nicht absolut, sondern der Größenordnung nach verwertbar, da ohne Auswahl Werte sowohl des Gesamtblutes wie des Plasmas und die Ergebnisse sowohl am gesunden Menschen wie an verschiedenen Tieren für die Zusammenstellung verwendet wurden. Werte aus der Literatur, welche zu weit von denjenigen anderer Autoren abliegen, wie z. B. die Zahlen von Glassmann[10] oder von Bigwood und Wuillot[11] für gebundenen Zucker, sind in der Tabelle nicht berücksichtigt. Die Werte für Ergothionein und Glutathion sind sehr unsicher, weil weder der Gehalt im Blut noch ihr Reduktionsvermögen im Vergleich zur Glucose nach den spärlichen Literaturangaben konstant sind. Die beiden Formen des Glutathions weisen verschiedenes Reduktionsvermögen auf, und die relativen Mengenverhältnisse der SH- und SS-Form im Blut variieren (vgl. dazu Sjollema[12] u. Gabbe[1]). Die verschiedenen Bestimmungsmethoden sind für die großen Variationsbreiten in den Zahlen für die Totalreduktion und den gebundenen Zucker verantwortlich zu machen.

Über die *Zusammensetzung des „freien Zuckers"* und seiner beiden Komponenten des vergärbaren und unvergärbaren (Restreduktions-) Anteils sind wir ziemlich weitgehend orientiert. Besonders besteht über die „Restreduktion" in quantitativer Hinsicht recht gute Übereinstimmung. Die einzelnen bekannten Bestandteile der Restreduktion decken mit den angeführten Annäherungswerten etwa 50% der totalen Restreduktionsgröße. Der größere Anteil der Restreduktion fällt auf die zelligen Bestandteile des Blutes. Über die Natur des „gebundenen Zuckers" sind dagegen die Kenntnisse spärlicher, unsicher und widersprechend. Die Methodik trägt daran, wie bereits erwähnt, die Haupt-

[1] Gabbe, E.: Verh. physik.-med. Ges. Würzburg **52**, 67, 126 (1927).
[2] Lawaczeck, H.: Dtsch. Arch. klin. Med. **159**, 223, 257, 267 (1928).
[3] Somogyi, M.: J. of biol. Chem. **75**, 33 (1927).
[4] Slyke, D. D. v. u. A. Hiller: J. of biol. Chem. **68**, 323 (1926); **64**, 625 (1925).
[5] Hubbard, R. S. u. J. K. Deegan: J. of biol. Chem. **78**, LVII (1928).
[6] Blanchetière, A., L. Binet u. L. Mélon: C. r. Soc. Biol. Paris **97**, 1049 (1927).
[7] Hunter, G.: Biochemic. J. **22**, 4 (1928).
[8] Hunter, G. u. B. A. Eagles: J. of biol. Chem. **72**, 133 (1927).
[9] Gabbe, E.: Klin. Wschr. **1928**, 2273.
[10] Glassmann, B.: Hoppe-Seylers Z. **158**, 113 (1926).
[11] Bigwood, E. J. u. A. Wuillot: C. r. Soc. Biol. Paris **96**, 410, 414 (1927).
[12] Sjollema: Zitiert auf S. 571.

schuld. Die verschiedenen Methoden, die in der Stärke der Hydrolyse, in der Art der Enteiweißung und in der Wahl des Ausgangsmaterials — Gesamtblut oder Plasma — voneinander abweichen, führen zu sehr unterschiedlichen Mengen von „gebundenem Zucker". Mit verschiedener Methodik gefundene Veränderungen im Verhalten des gebundenen Zuckers dürfen deshalb nur mit Vorsicht quantitativ verglichen werden.

Was wir bis jetzt über verschiedene *Fraktionen des gebundenen Zuckers* mit einiger Sicherheit wissen, ist etwa folgendes: Sowohl im Gesamtblut wie im Plasma, in letzterem etwas weniger, findet sich Glykogen im Betrag von 15 bis 30 mg% (GABBE[1]). Das Glykogen wurde durch die Blutamylase gespalten und als gereinigtes Produkt identifiziert. Nach BIERRY[2] besteht die durch Plasmahydrolyse auftretende reduzierende Substanz in 2 Versuchen einmal zu 82 und einmal zu 90% aus Traubenzucker, geschlossen aus typischer Osazonbildung und spezifischer Drehung. Vorher enteiweißtes Plasma gab nach Hydrolyse keinen Reduktionszuwachs. Auf Grund des letzteren Befundes wurde der Name „Eiweißzucker" geprägt. Die Vergärbarkeit dieses Eiweißzuckers wird von anderer Seite (SOMOGYI u. RONZONI[3], BIGWOOD u. WUILLOT[4]) bestritten. SOMOGYI hält den reduzierenden Körper, der nach alkalischer Hydrolyse der Bluteiweißkörper zurückbleibt, wie früher PAVY, für ein an Eiweiß gebundenes amyloseartiges Kohlehydrat. Über den Anteil der anderen Stoffe, welche noch als Quelle des gebundenen Zuckers in der Tabelle 1 angeführt sind, ist nichts Näheres bekannt.

Glykogen und andere Polysaccharide, wahrscheinlich zum Teil an Eiweiß gebunden, können zur Zeit als wesentlichste Bestandteile des „gebundenen Zuckers" angesehen werden, und diese neue Erkenntnis hat auch die biologische Bedeutung dieser Kohlehydratfraktion des Blutes dem Verständnis etwas nähergerückt. Diese Polysaccharide sind als zweite Transportform, vielleicht auch als Reserveform der Blutkohlehydrate anzusehen. LANGSTEIN[5] hat seinerzeit den in „lockerer, glykosidartiger chemischer Bindung mit dem Eiweiß" stehenden Zucker des Blutes als „Transportzucker" bezeichnet. Für eine Transportform sprechen die quantitativen Beziehungen zwischen Gehalt an Glykogen in der Leber und gebundenem Zucker (GABBE[6]). Einflüsse, die Leberglykogen mobilisieren, geben z. B. bei reichlichem Glykogenbestand auch große Schwankungen im gebundenen Zucker des Blutes (vgl. dazu GREVENSTUK[7]). Die Leber gibt an das Lebervenenblut Glykogen und Zwischenkohlehydrate ab (ISHIMORI u. MACLEOD[8], CONTI[9]). Daß die Leber der Lieferungsort der Polysaccharide ist, dafür spricht auch ihr hoher Gehalt an Zwischenkohlehydraten. Ob dieser gebundene Blutzucker auch als eine an Ort und Stelle rasch disponible Reserveform in Betracht kommt, und welche Rolle er im intermediären Stoffwechsel in dieser Beziehung unter normalen und pathologischen Zuständen spielt, ist nicht bekannt. Erwähnenswert, aber in der Bedeutung unklar, ist der Befund, daß bei Mollusken und niederen Wirbeltieren neben geringen Spuren oder Fehlen von „freiem Zucker" große Mengen gebundenen Zuckers vorkommen (MOREL u. BELLION[10] bei Schnecken; FANDARD u. RANC[11] bei Schildkröten; SIMPSON[12] bei

---

[1] GABBE: Zitiert auf S. 572.   [2] BIERRY: Zitiert auf S. 571.
[3] SOMOGYI, M. u. E. RONZONI: Proc. Soc. exper. Biol. a. Med. **24**, 220 (1926).
[4] BIGWOOD u. WUILLOT: Zitiert auf S. 572.
[5] LANGSTEIN, L.: Erg. Physiol. **3**, I 490 (1904).
[6] GABBE, E.: Verh. physik.-med. Ges. Würzburg **52**, 126 (1927).
[7] GREVENSTUK, A.: Arch. néerl. Physiol. **12**, 265 (1928).
[8] ISHIMORI u. MACLEOD: Zitiert nach GABBE [1].
[9] CONTI, F.: Zitiert nach Ber. Physiol. **44**, 530 (1928).
[10] MOREL, A. u. M. BELLION: C. r. Soc. Biol. Paris **69**, 27 (1910).
[11] FANDARD, L. u. A. RANC: C. r. Soc. Biol. Paris **74**, 740 (1913).
[12] SIMPSON, W. W.: Amer. J. Physiol. **77**, 409 (1926).

Fischen). *Auf Grund dieser Ausführungen ist als besonders wichtig hervorzuheben, daß die Änderungen im Gehalt des Blutes an gebundenem Zucker in der Hauptsache von außerhalb des Blutes, in den Geweben, vorwiegend in der Leber sich abspielenden Vorgängen abhängig sind und nicht eine direkte im Blut vor sich gehende Umwandlung von freiem Zucker in gebundenen anzunehmen ist.* Der umgekehrte Vorgang dagegen, nämlich Übergang von gebundenem Zucker in freien Zucker im Blut selbst, ist wegen der Gegenwart von Amylase wahrscheinlich. *Der Gehalt an gebundenem Zucker ist eine weitgehend selbständige, unabhängig vom freien Zucker sich ändernde Größe.*

Bei pankreaslosen Hunden und bei menschlichem Diabetes haben nun Bierry und Rathery[1] und Condorelli[2] gegen die Norm erniedrigte Werte oder sogar Fehlen des gebundenen Zuckers gefunden. Nach Condorelli[2] vermindert sich der gebundene Zucker des Blutes nach Pankreasexstirpation in dem Maße, wie sich Hyperglykämie entwickelt. Lépine[3] bestimmte bei einem pankreasdiabetischen Hunde 23 Stunden nach Exstirpation der Drüse einen absolut erhöhten, bei einem anderen, abgemagerten diabetischen Tier einen niedrigen Wert für gebundenen Zucker. Nach den vorstehenden allgemeinen Ausführungen sind diese Befunde über Verminderung des gebundenen Zuckers wohl ungezwungen durch Glykogenmangel zu erklären. Es wird auf den Grad der Stoffwechselstörung, den Zeitpunkt nach der Pankreasexstirpation und den Ernährungszustand ankommen, ob normale oder herabgesetzte Werte zu finden sind.

Beim pankreasdiabetischen Hund und menschlichen Diabetes ist die *Verteilung des freien Zuckers zwischen Plasma und Körperchen* zuungunsten der letzteren verschoben (Höber[4], Lépine[3], Wiechmann[5]). Die Auswertung dieses Befundes für eine Permeabilitätstheorie des Diabetes mellitus wird später besprochen.

Glykogen: Nach totaler Pankreasexstirpation nimmt das *Leberglykogen* rasch ab, ohne aber völlig zu verschwinden. Auch der *Skelettmuskel* verarmt an Glykogen, aber langsamer als die Leber. Nach Minkowski[6], Hédon[7], Bang[8], Hinselmann[9], Cruickshank[10] sind meist 2—5 Tage nach Entfernung der Bauchspeicheldrüse weniger als 0,1% oder nur noch Spuren Leberglykogen nachweisbar. Bei mit Insulin behandelten apankreatischen Hunden hat Chaikoff[11] 3 Tage nach Aussetzen von Insulin und Nahrung durchschnittlich 0,29, nach 5 Tagen durchschnittlich 0,109% Glykogen in der Leber gefunden. Im Skelettmuskel bestimmte Minkowski[6] am 3. bis 5. Tage 0,18—0,28%, am 10. bis 26. Tag nur noch Spuren Glykogen. Chaikoff[11] findet unter den eben erwähnten Bedingungen 3 Tage nach Aussetzen von Nahrung und Insulin durchschnittlich 0,42, nach 5 Tagen durchschnittlich 0,35% Glykogen im Skelettmuskel. Im *Herzmuskel* dagegen findet sich bei diabetischen Tieren beträchtlich mehr Glykogen als in der Norm (Cruickshank[11]). Auch in der Niere ist der Glykogengehalt beim experimentellen Pankreasdiabetes nach Fahr[12] vermehrt, ein Be-

---

[1] Bierry, H. u. F. Rathery: C. r. Soc. Biol. Paris **90**, 615 (1924); **83**, 896 (1920).
[2] Condorelli, L.: Presse méd. **35**, 962 (1927).
[3] Lépine, R.: Le sucre du sang, S. 205, 206.
[4] Höber, R.: Biochem. Z. **45**, 217 (1912).
[5] Wiechmann, E.: Z. exper. Med. **41**, 462 (1924).
[6] Minkowski: Zitiert auf S. 567.   [7] Hédon, E.: Arch. de physiol. **5**, 57 (1891).
[8] Bang, J.: Beitr. chem. Physiol. u. Path. **10**, 320 (1907).
[9] Hinselmann, H.: Hoppe-Seylers Z. **61**, 265 (1909).
[10] Cruickshank, E. W.: J. of Physiol. **47**, 1 (1914).
[11] Chaikoff, J. L.: J. of biol. Chem. **74**, 203 (1927).
[12] Fahr, Th.: Virchows Arch. **223**, 193 (1917).

fund, der den pathologischen Anatomen beim menschlichen Diabetes seit Ehr-
lich[1] bekannt ist. Der Eiter eines pankreasdiabetischen Hundes enthielt nach
Minkowski[2] ca. 4 mal mehr Glykogen als derjenige eines nichtdiabetischen Tieres.
Die Glykogenzunahme im Blut, wie sie Kaufmann[3] fand, ist von anderer Seite
bestritten (vgl. dazu vorstehende Ausführungen über den „gebundenen Zucker"
S. 572 ff.).

Ketokörper. Die Ketonurie ist beim apankreatischen Tier eine recht unregel-
mäßige Erscheinung, und so hohe Werte, wie sie beim schweren Diabetes des
Menschen gesehen werden, wurden nicht beobachtet. Bei vielen diabetischen
Hunden fehlt sie (Minkowski[2], Brugsch[4]). Minkowski hat einmal bei einem
Hund in vorgerücktem Stadium der Zuckerkrankheit nahezu 4 g β-Oxybutter-
säure, in anderen Fällen 0,5—2 g in 24 stündiger Harnmenge gefunden. Beim
mit Fleisch ernährten Hunde finden Bierry und Rathery[5] 24 Stunden nach
Pankreasexstirpation bis 0,5$^0/_{00}$ Aceton und bis 1,7$^0/_{00}$ β-Oxybuttersäure bei
fettgefüttertem Tier 0,7$^0/_{00}$ Aceton und 5,8$^0/_{00}$ β-Oxybuttersäure. Beim
Vergleich mit den Mengen, wie sie beim schweren menschlichen Diabetes vorkommen, 5—6 g Aceton und Acetessigsäure und 30—40 g β-Oxybuttersäure in
24 Stunden (vgl. Noorden u. Isaak[6]), sind diejenigen beim experimentellen
totalen Pankreasdiabetes, auch bei Berücksichtigung des Körpergewichtes,
erheblich geringer. In jüngster Zeit wurde aber von Hédon[7] und von der Mac-
leodschen Schule angegeben, daß apankreatische Tiere, welche mit Insulin und
Pankreasfermenten oder rohem Pankreas nachbehandelt waren, bei Absetzen
von Insulin und Nahrung, Ketokörper regelmäßig und in größeren Mengen aus-
schieden, als nicht mit Insulin und Pankreasferment vorbehandelte Tiere. In
den 6 Versuchen von Chaikoff[8] an 3 Hunden berechnet sich als Mittelwert
eine Ketokörperausscheidung von 0,19 g pro kg und 24 Stunden während der
ersten 5 Tage nach Aussetzen des Insulins. Die erwähnten Zahlen von v. Noorden
und Isaak[6] ergeben für ein Durchschnittskörpergewicht von 70 kg ca. 0,5 bis
0,6 g Ketokörper pro kg und 24 Stunden, also immer noch ca. 3 mal mehr als
beim apankreatischen Hund. Daß der Ernährungszustand der Tiere die Größe
der Ketonurie wesentlich beeinflusse, hat durch die neuen Untersuchungen
Chaikoffs[8] nicht verifiziert werden können. Wurde der gleiche Hund einmal
bei hohem und einmal bei niedrigem Körpergewicht durch Weglassen von Insulin
in den diabetischen Zustand gebracht, so differierten die ausgeschiedenen Keto-
körpermengen nur unwesentlich. Im Gegensatz zu den Erwartungen waren die
Mengen pro kg und 24 Stunden in der Periode des schlechteren Ernährungszustandes regelmäßig etwas höher. Ich glaube nicht, daß der durch vorausgehende Insulinbehandlung erzielte bessere Ernährungszustand für das regelmäßige und stärkere Auftreten der Ketonurie bei apankreatischen Tieren verantwortlich zu machen ist. Der Unterschied zwischen den früheren und den
neueren Ergebnissen am pankreasdiabetischen Hund ist durch die vorausgehende
Ernährung verursacht. Der carnivore Hund bekommt bei ausschließlicher
Fleischzufuhr keine Acidosis, es herrschen also normalerweise Bedingungen,
welche auch ohne entsprechende Kohlehydratzufuhr die Ketokörperzwischenstufe im intermediären Stoffwechsel mit der nötigen Geschwindigkeit durchlaufen

[1] Ehrlich, P.: Z. klin. Med. **6**, 33 (1883).   [2] Minkowski: Zitiert auf S. 567.
[3] Kaufmann, M.: C. r. Soc. Biol. Paris **47**, 153 (1895).
[4] Brugsch, J.: Ther. Gegenw. **8**, 337 (1908).
[5] Bierry, H. u. F. Rathery: C. r. Soc. Biol. Paris **91**, 534 (1924).
[6] Noorden, C. v. u. S. Isaak: Die Zuckerkrankheit, 8. Aufl., S. 192 (1927).
[7] Hédon, E.: J. Physiol. et Path. gén. **25**, 1 (1927).
[8] Chaikoff, J. L.: J. biol. of Chem. **74**, 203 (1927).

lassen (Oxydation, Shaffer[1]; Zuckersynthese aus Nichtkohlehydraten, Geel-muyden[2]). Die durch Insulin überlebend erhaltenen Tiere erhielten nun neben Fleisch noch reichlich Kohlehydrate als Nahrung. Es dürfte durch diese Kohlehydratzufuhr der Mechanismus, der normalerweise beim carnivoren Hund die Ketonurie verhindert, außer Funktion gesetzt sein. Bei plötzlicher starker Beanspruchung dieser Funktion nach Aussetzen des Insulins ist sie dann nicht „gebahnt" und führt zu Anhäufung von Ketokörpern. Für die Wahrscheinlichkeit einer solchen Erklärung spricht die Angabe von v. Noorden[3], daß Hunde, die mit viel Brot ernährt werden, reichlich Ketonurie zeigen, wenn sie plötzlich auf reine Fleischkost gesetzt werden. Ferner fand Langfeldt[4] bei teilweise pankreasexstirpierten Hunden, welche kohlehydratreich gefüttert worden waren, beträchtliche Ketonurie. Auch beim Menschen ist die Ketonurie stärker beim Übergang von reichlich Kohlehydratnahrung zu kohlehydratfreier Kost oder Hunger, als beim Übergang von kohlehydratarmer Kost zu kohlehydratfreier oder Hunger (Forssner[5]). Es spricht auf der anderen Seite für die Möglichkeit einer Angewöhnung oder „Bahnung" des Mechanismus, welcher Ketokörper bei ungenügender Kohlehydratzufuhr zum Verschwinden bringt, wenn beim Menschen nach längerdauernder Kohlehydratkarenz oder ungenügender Kohlehydratzufuhr die Ketonurie allmählich zurückgeht. Der Unterschied in der Höhe der Ketonurie zwischen menschlichem und experimentellem Hundediabetes besteht aller Wahrscheinlichkeit deshalb, weil der Hund ein Carnivore und der Mensch ein Omnivore ist. Veränderungen in der Kostform beider Individuen, welche die beiden Ernährungsformen einander nähern, bringen auch die Höhe der Ketokörperausscheidung unter verschiedenen Bedingungen näher zusammen.

Die stoffwechselphysiologische Bedeutung der Ketokörper ist von H. Jost, in Bd. 5, S. 662ff. ds. Handb. referiert, ferner sei auf die Bearbeitung dieses Gegenstandes von H. Ch. Geelmuyden in den Ergebnissen der Physiologie Bd. 21 I. 1923 und von A. Magnus-Levy in Oppenheimers Handb. der Biochemie, 2. Aufl., Bd. 8, S. 464. 1925 verwiesen. An dieser Stelle sei nur allgemein hervorgehoben, daß als Hauptgrund für das vermehrte Auftreten von Ketokörpern ein stärkerer Abbau oder Umbau von Fett bei ungenügender Umsatzgeschwindigkeit der Kohlehydrate angesehen werden muß. Es ist Tatsache, daß die Leber ein Bildungsort der Ketokörper ist. Zur Diskussion stehen noch hauptsächlich die beiden Ansichten, ob die Ketokörper lediglich Intermediärprodukte im oxydativen Abbau der höheren Fettsäuren (und Aminosäuren) sind oder ob sie normale Zwischenprodukte bei der Umwandlung von Fett in Kohlehydrat darstellen. Die erste Ansicht ist durch physiologisch-chemische Befunde gut begründet (Knoop, Embden, Wieland). Für die zweite Auffassung ist der Beweis nicht erbracht Daß in der Leber Zucker aus Fett gebildet wird, ist doch wohl nach den neueren Versuchen von Burn und Marks[6] an der isolierten Säugetierleber nicht mehr zu bestreiten. Es ist aber nicht bewiesen, daß diese Kohlehydratsynthese über die Ketokörperzwischenstufe geht.

Fettsubstanzen. Wie allgemein bei Glykogenarmut und Ketonurie aus irgendwelcher Ursache, so findet sich auch beim experimentellen Pankreasdiabetes Fettwanderung nach der Leber (Rosenfeld[7], Geelmuyden[2]). Schwund des Depotfettes, Hyperlipämie und Fettleber sind die Folgen dieser Fettwanderung.

[1] Shaffer, P. A.: J. of biol. Chem. **47**, 433, 449 (1921); **49**, 143 (1921); **54**, 399 (1922).
[2] Geelmuyden, H. Ch.: Erg. Physiol. **21 I**, 274 (1923).
[3] Noorden, C. v. u. Isaak: Zuckerkrankheit, 8. Aufl., S. 184.
[4] Langfeldt, E.: Acta med. scand. (Stockh.) **53**, 1 (1920).
[5] Forssner, G.: Skand. Arch. Physiol. (Berl. u. Lpz.) **22**, 349, 393 (1909); **23**, 305 (1910).
[6] Burn, J. H. u. H. P. Marks: J. of Physiol. **61**, 497 (1926).
[7] Rosenfeld, G.: Erg. Physiol. **1 I**, 651 (1902); **2 I**, 50 (1903).

Der Umfang dieses Prozesses hängt, teilweise wenigstens, von der Größe der Fettdepots ab. Sind die Tiere bei der Operation stark abgemagert, so bleibt die Leberverfettung aus. Sie blieb nach ALEXANDER und EHRMANN[1] ferner aus, wenn Zucker verfüttert wurde. Bei jungen Tieren ist die Fetteinwanderung etwa doppelt so groß wie bei alten (LOMBROSO u. MIRABILE[2]). Bereits v. MERING und MINKOWSKI[3] gaben an, daß die Leber pankreasdiabetischer Tiere an Größe zunimmt und 30—40% des Feuchtgewichts an Fett enthalten kann. SEO[4] bestimmte bei totalexstirpierten Hunden 9,91—39,91% Gesamtalkoholätherextrakt der Leber gegenüber 6,5% beim normalen Hund. Von diesem Gesamtextrakt fielen bei pankreaslosen Hunden 8,51—36,48% auf Neutralfett, 1,27 bis 3,31% auf Lecithin und 0,13—0,86% auf Cholesterin; es nahm hauptsächlich die Neutralfettfraktion zu. Im Blut fand SEO den Gesamtextrakt an Fettsubstanzen sowohl im Gesamtblut wie in den Blutkörperchen nach totaler Exstirpation durchweg größer als in der Norm. Die einzelnen Fraktionen weichen nicht eindeutig von der Norm ab. Lecithin und Neutralfett waren meist gegenüber dem Wert beim normalen Hund vermehrt. Die Cholesterininfraktion zeigte dagegen ein wechselndes Verhalten, manchmal war sie erniedrigt. In einem Fall bestand Lipämie mit 2,444% Rohfett und 0,516% Lecithin im Gesamtblut.

Es ist aber hervorzuheben, daß der experimentelle Pankreasdiabetes keineswegs immer mit einer Zunahme des Blutfettgehaltes einhergehen muß. Das geht aus der zusammenfassenden Darstellung von GEELMUYDEN[5] deutlich hervor. Nach ALLEN[6] tritt beim totalpankreasdiabetischen Tier die Lipämie weniger leicht auf als beim partiellexstirpierten, was von der schlechten Fettresorption im ersteren Fall herrühren soll. ALLEN sieht nämlich, wie BLOOR[7], das Nahrungsfett als Quelle des erhöhten Blutfettes an. Nach den Angaben von WISHART[8] bekamen diabetische Hunde nur geringgradige Hyperlipämie. Die Zunahme betraf ausschließlich das Neutralfett, während die übrigen Fraktionen weitgehend variierten. BANG[9] fand bei zwei apankreatischen Hunden bei täglicher Bestimmung der Lipämie normale Werte bis zum Tode. SAVOLIN[10] sah bei zwei von drei pankreasdiabetischen Katzen normale Werte, bei der einen eine geringgradige Erhöhung des Blutfettwertes. In der ersten Woche nach Pankreasexstirpation nimmt nach NITZESCU und Mitarbeitern[11] das Blutcholesterin zu, um nachher wieder abzufallen. Auf Hypercholesterinämie als häufigem Vorkommen beim menschlichen Diabetes weist BLOOR[7] hin, während BLIX[12] die Vermehrung dieser Fraktion der Blutlipoide bei der menschlichen Zuckerkrankheit nur selten beobachtete. Nach alimentärer Fettzufuhr sah BANG[9] bei apankreatischen Hunden im Gegensatz zu normalen Hunden keinen Anstieg des Blutfettes, selbst nicht, wenn den Tieren mit dem Fett zusammen noch Pankreas gegeben wurde. (Über die Unterschiede von experimentellem und genuinem menschlichen Diabetes vgl. S. 583.)

---

[1] ALEXANDER, A. u. R. EHRMANN: Z. exper. Path. **5**, 367 (1908).
[2] LOMBROSO, U. u. MIRABILE: Ref. in Ber. Physiol. **23**, 393 (1924).
[3] MERING, J. v. u. O. MINKOWSKI: Arch. exper. Path. **26**, 371 (1890).
[4] SEO, Y.: Arch. f. exper. Path. **61**, 1 (1909).
[5] GEELMUYDEN, H. CH.: Erg. Physiol. **26**, 1 (1928).
[6] ALLEN, F. M.: J. metabol. Res. **2**, 219 (1922).
[7] BLOOR, W. R.: J. of biol. Chem. **26**, 417 (1916).
[8] WISHART, M. B.: J. metabol. Res. **2**, 199 (1922).
[9] BANG, J.: Biochem. Z. **150**, 249 (1924).
[10] SAVOLIN: Zitiert nach GEELMUYDEN [5].
[11] NITZESCU, J. J., C. POPESCU-INOTESTI u. J. CADARIU: C. r. Soc. Biol. Paris **90**, 1067 (1924).
[12] BLIX: Studies in diabetic lipemia. Lund 1925.

Auch vermehrtes Auftreten von Fett in den Exkreten pankreasdiabetischer Tiere ist beobachtet worden. So sahen ALEXANDER und EHRMANN[1] bei einigen Hunden Lipurie, und LOMBROSO[2] fand im Kot mehr Fett, als mit der Nahrung zugeführt wurde. Den letzteren Befund deutet GEELMUYDEN[3] mit vermehrter Fettausscheidung aus der verfetteten Leber durch die Galle.

Eiweißumsatz und Quotient D:N. Im experimentellen totalen Pankreasdiabetes ist der Eiweißumsatz um das 2—4fache gesteigert [vgl. Literatur bei E. GRAFE: Erg. d. Physiol. Bd. 21 II, S. 321. 1923)]. Die höchste Steigerung der N-Ausscheidung im Harn gegenüber der Hungerperiode vor der Operation fanden FALTA, GROTE und STAEHELIN[4] mit 0,202 auf 0,939 g N pro kg und 24 Stunden. Die N-Ausscheidung steigt gewöhnlich in den ersten Tagen nach der Exstirpation allmählich an und sinkt gegen den Tod ab.

Über das Verhalten einzelner N-Fraktionen in Urin und Blut orientiert eine Arbeit von v. FALKENHAUSEN[5]. Danach tritt nach Entfernung der Bauchspeicheldrüse trotz erheblichen Anstiegs der Gesamt-N-Ausscheidung keine wesentliche Mehrausscheidung von Amino-N auf. Amino- und Rest-N des Blutes steigen an. Auf subcutan zugeführte Aminosäuren folgte beim diabetischen Tier eine geringere Mehrausscheidung von Amino-N im Urin als beim normalen Kontrolltier. Der Gesamt-N im Urin steigt nach Aminosäurenzufuhr bei den pankreasdiabetischen Tieren auch an, doch nicht in dem Maße, daß der Mehrwert die zugeführte Amino-N-Menge deckt. Es wird aus diesen Befunden geschlossen, daß beim apankreatischen Tier im Gegensatz zum Normaltier eine restlose oder beschleunigte Desaminierung zum Zweck der Zuckerbildung aus Eiweiß erfolgt.

Beim hungernden oder mit Fleisch gefütterten apankreatischen Tier stellt sich das Verhältnis von Harnzucker:Harnstickstoff, der Quotient D:N, auf einen ziemlich konstanten Wert, die MINKOWSKISCHE Zahl 2,8, ein. Die Zahl ist von MINKOWSKI als Maß für die Größe der Zuckerbildung aus Eiweiß angesehen worden. Nach GEELMUYDEN[6] kommt dem Quotienten D:N diese Bedeutung nicht zu. Die Berechtigung, aus dem Quotienten die Größe der Zuckerbildung aus Eiweiß zu berechnen, setzt nach GEELMUYDEN voraus, daß beim pankreasdiabetischen Tier aller aus Eiweiß gebildete Zucker ausgeschieden und nichts verbraucht wird und daß aus Fett im Tierkörper kein Zucker gebildet wird. Beide Voraussetzungen sind falsch. So muß man GEELMUYDEN zustimmen, „daß der Quotient D:N keine Naturkonstante darstellt, sondern daß er nur als der Ausdruck eines stationären Stoffwechselzustandes aufzufassen ist, welcher durch mehrere wirksame Faktoren bestimmt wird". Die Konstanz des Quotienten D:N trotz wechselndem Eiweißumsatz wird verständlich, „wenn die Verbrennung von Kohlehydraten im diabetischen Organismus mit dem Eiweißumsatz proportional steigt und abnimmt". Das gleiche gilt auch für den Quotienten D:N beim Phlorhizindiabetes. Will man den D:N-Quotienten beim apankreatischen oder phlorhizindiabetischen Tier als Basis zum Nachweis einer Zuckerbildung aus Fett verwenden, so muß mit der maximalen Zuckerbildung aus Eiweiß, einem Quotienten von ca. 6,5, gerechnet werden. Erst wenn dieser Quotient bei kohlehydratfreier Ernährung, oder unter Abzug der mit der Nahrung zugeführten Kohlehydrate, längere Zeit überschritten wird, kann

[1] ALEXANDER u. EHRMANN: Zitiert auf S. 577.
[2] LOMBROSO, U.: Arch. f. exper. Path. **56**, 357 (1907).
[3] GEELMUYDEN, H. CH.: Erg. Physiol. **21 I**, 300 (1923).
[4] FALTA, W., F. GROTE u. R. STAEHELIN: Beitr. chem. Physiol. u. Path. **10**, 199 (1907).
[5] FALKENHAUSEN, M. v.: Arch. f. exper. Path. **109**, 249 (1925).
[6] GEELMUYDEN, H. CH.: Erg. Physiol. **22**, 136 (1923).

dies als Beweis für Kohlehydratbildung aus Fett angesehen werden. So sind auch die neuerlichen Versuche von CHAIKOFF[1] an pankreaslosen Hunden, in denen Leber- und Muskelglykogenverlust während der Versuchsperiode und die Glycerinkomponente des errechneten umgesetzten Fettes zur Korrektur des D:N-Quotient berücksichtigt wurden, nicht beweisend für eine Zuckerbildung aus Fettsäuren; denn die auf diese Weise reduzierten Quotienten waren in einem Versuch 4,0 und ohne Glycerinkorrektur 5,8. Nach Adrenalinzufuhr an apankreatische Hunde haben CHAIKOFF und WEBER[2] in 8 Versuchen D:N-Quotienten von 5,0—44,1 (!) gefunden. Bei Korrektur dieses Quotienten nach der möglichen Verzuckerung von Glykogenbestand in Leber und Muskel und von Glycerin finden die Autoren auch bei Berücksichtigung des Maximalen D:N-Quotienten in der Mehrzahl der Fälle einen Überschuß von ausgeschiedenem Zucker, den sie als aus Fettsäuren gebildet ansehen. Zu den Versuchen ist zu bemerken, daß sie recht ungleichmäßig ausgefallen sind, auch birgt die Berechnung des Glykogenbestandes mit Hilfe von Durchschnittszahlen aus anderen früheren Versuchsreihen Fehlerquellen. Aber ganz abgesehen von diesen individuellen Differenzen ist doch bei diesen Versuchen, in denen es sich um Tiere mit erheblich erhöhtem freiem Blut- oder Gewebszucker handelt, auch dieser freie Zucker in die Bilanz mit einzubeziehen. Es ist nicht ausgeschlossen, daß Adrenalin Mobilisierung dieses freien Gewebszuckers und damit Ausscheidung bewirkt. *Es muß als prinzipiell wichtig bezeichnet werden, daß bei solcher bilanzmäßiger Behandlung des Problems der Zuckerbildung aus Fett auch der Faktor freier Zucker in Rechnung gesetzt wird.* Die Methodik von BURN und MARKS[3] ist in dieser Beziehung vollständig, und ihre Ergebnisse sind für die Existenz einer Zuckerbildung aus Fett in der Leber beweiskräftig. Sie verfolgten die Änderungen von Glykogen- und freiem Zuckergehalt in der Leber und die Mengen von Zucker, Stickstoff und Milchsäure in der Durchströmungsflüssigkeit. Dabei ergab sich, daß der neugebildete Zucker zum größten Teil weder aus Milchsäure noch aus Eiweiß stammt, also aus Fett gebildet worden sein muß.

Die Grundursache des vermehrten Eiweißumsatzes im pankreaslosen Zustand ist nicht sicher bekannt. Man ist wohl seit LANDERGREEN[4], FALTA, GROTE und STAEHELIN[5] u. a. noch meist der Ansicht, daß der Kohlehydratmangel beim diabetischen Tier die Ursache der vermehrten Zuckerproduktion aus Eiweiß sei. Analoge Verhältnisse beim Phlorhizindiabetes und bei der Phosphorvergiftung werden als Stütze dieser Ansicht herbeigezogen. EPPINGER, FALTA und RUDINGER[6] denken auch an die Möglichkeit, daß beim Ausfall des inneren Sekretes der Bauchspeicheldrüse die Korrelation zwischen Pankreasinkret und Thyreoidea zugunsten der Schilddrüse verschoben ist und deshalb ein gesteigerter Eiweißzerfall eintritt. Diese Erklärungen sind ungenügend und teilweise nicht den Tatsachen entsprechend. Man kann nicht von Kohlehydratmangel des Organismus sprechen, wenn in einem diabetischen Organismus der Blutzucker und wahrscheinlich auch der freie Gewebszucker auf das 3—4fache erhöht ist. Trotz dieser Überschwemmung des Organismus mit Zucker wird aber im apankreatischen Tier fortdauernd mehr Eiweiß und Fett in Zucker umgesetzt. Meiner Ansicht nach liegt die Grundursache der vermehrten Zuckerbildung in einem kompensatorischen Vorgang. Der Organismus sucht durch Erhöhung der Zucker-

---

[1] CHAIKOFF, J. L.: J. of biol. Chem. **74**, 203 (1927).
[2] CHAIKOFF, J. L. u. J. J. WEBER: J. of biol. Chem. **76**, 813 (1928).
[3] BURN, J. H. u. H. P. MARKS: J. of Physiol. **61**, 497 (1926).
[4] LANDERGREEN, E.: Skand. Arch. Physiol. (Berl. u. Lpz.) **14**, 112 (1903).
[5] FALTA, GROTE u. STAEHELIN: Zitiert auf S. 578.
[6] EPPINGER, H., W. FALTA u. C. RUDINGER: Z. klin. Med. **66**, 1 (1908); **67**, 380 (1909).

konzentration in den Gewebsflüssigkeiten die durch Ausfall des Pankreashormons verlangsamte Zuckerverbrennung und Glykogenbildung zu forcieren. Zur Erhöhung der Zuckerkonzentration zieht er alle verfügbaren Reserven, auch Eiweiß und Fett, herbei. Ich werde am Schluß der Ausführungen über die Symptomatologie des Diabetes die Erscheinungen der Zuckerkrankheit auf einen solchen kompensatorischen Vorgang zurückzuführen und zu begründen versuchen.

Gaswechsel und Gesamtumsatz. Der *respiratorische Quotient* (R.Q.) liegt beim total pankreasdiabetischen Tier niedrig, und zwar um den Fettwert von 0,71. FALTA, GROTE und STAEHELIN[1] bestimmten an ihren beiden Hunden Werte von 0,67—0,72 im Nüchternversuch. Dieser Tiefstand des R.Q. ist durchweg bestätigt (vgl. die ältere Literatur bei GRAFE[2]). Die neuen Untersuchungen von L. HÉDON[3] sind hervorzuheben. Bei fortlaufenden Bestimmungen des Gaswechsels an zweizeitig operierten Hunden wurden als Mittelwerte aus 7 Tieren folgende R.Q. gefunden:

Tage nach Exstirp. des Transplant.	1.	2.	3.	4.	5.	6.	7.	8.		Tag vor Tod
R.Q.	0,727	0,720	0,722	0,730	0,732	—	0,744	0,745	0,753	0,837

Der R.Q. sinkt also sehr rasch nach Erstellung des diabetischen Zustandes auf den niedrigen Wert von 0,72 (Wert des nüchternen normalen Tieres 0,757). Vom 4. Tage an steigt er langsam und kommt nach dem 8. Tag in die Nähe des normalen Nüchternwertes. Ein auffallendes Phänomen ist der hohe Anstieg am Tage vor dem Tod. Dieser Anstieg fällt zeitlich mit dem früher erwähnten Abfall des Blutzuckers und dem Aufhören der Glykosurie zusammen. Ein Abfall des R.Q. bis auf den Fettwert wurde in den Versuchen HÉDONs nur ausnahmsweise und ein Unterschreiten dieser Zahl nur einmal gefunden. Der Autor glaubt, daß Werte unter dem Quotienten der Fettverbrennung auch durch die reichliche Ketokörperausscheidung hervorgerufen werden, weil damit Stoffe in Verlust gehen, welche einen höheren Verbrennungsquotienten haben. Er deutet so auch die niederen Werte bis zu 0,636, welche MACLEOD[4] und Mitarbeiter bei Tieren fanden, welche nach Pankreasexstirpation mit Insulin nachbehandelt worden waren, und führt selbst einen entsprechenden Versuch an, in welchem gleichzeitig mit Abfall der Alkalireserve des Blutes und der Ausbildung eines Komas der R.Q. auf 0,688 fiel.

Der Grundumsatz ist zuerst von FALTA, GROTE und STAEHELIN[1] mit einwandfreier Methode als erhöht gefunden worden (33—88,5%). Der Befund ist später vielfach bestätigt (vgl. GRAFE[2]), doch wurde meist keine so starke Erhöhung nachgewiesen. An neuesten Versuchen sei wieder besonders auf diejenigen von L. HÉDON hingewiesen. Sie sind an zweizeitig operierten und deshalb in gutem Allgemeinzustand befindlichen Tieren durchgeführt. Der Gaswechsel wurde häufig während des Krankheitsverlaufs, jeweils während einer Dauer von ca. 6 Stunden, mit einwandfreier Methodik bestimmt. Die folgenden Resultate sind der zusammenfassenden Darstellung von E. und L. HÉDON[5] entnommen. Der Grundumsatz ist beim diabetischen Tier um ungefähr 30% gegenüber dem Wert vor Entfernung des Transplantates und gegenüber dem-

[1] FALTA, GROTE u. STAEHELIN: Zitiert auf S. 578.
[2] GRAFE, E.: Erg. Physiol. **21 II**, 319 (1923).
[3] HÉDON, L.: Arch. internat. Physiol. **27**, 254 (1926).
[4] MACLEOD, J. J. R.: Carbohydrate Metabolism and Insulin, S. 126 (1926).
[5] HÉDON, E. u. L. HÉDON: Traité de physiol. norm. et path. **4**, 46 (1928).

jenigen im Normalzustand erhöht. In absoluten Werten bleibt der O_2-Verbrauch pro Stunde etwa bis zum 10. Tage nach Eintritt des apankreatischen Zustandes auf dem erwähnten hohen Niveau. Dann fällt er bis gegen den Tod unter den mittleren Wert von Normaltieren. Wird der O_2-Verbrauch pro kg und Stunde berechnet, so bleibt, weil das Tier allmählich abmagert, der Grundumsatz bis zum Tode auf ungefähr um 30% höherem Niveau als beim Normaltier. Es ist allein das Fehlen des Pankreashormons für diese Steigerung der Energieabgabe verantwortlich, denn sie tritt erst auf, wenn das unter die Haut verpflanzte Stück der Bauchspeicheldrüse entfernt wird. Sie tritt in gleichem Maße auf, wenn bei einem pankreaslosen Tier, das mit Insulin und Pankreassaft vorbehandelt war, das Insulin abgesetzt wird. Durch die zunehmende Kachexie wird nach Vergleich mit hungerndem, abgemagertem Tier die Umsatzerhöhung nicht hervorgerufen.

Die Erniedrigung des R.Q. und die vermehrte Calorienproduktion sind Folgen der vermehrten Einbeziehung von Eiweiß und Fett in den Stoffwechsel. Da die spezifisch-dynamische Wirkung des vermehrt umgesetzten Eiweißes nicht den ganzen Betrag der Erhöhung des Energieumsatzes deckt, sind unter anderem vielleicht noch exotherme Vorgänge bei der Umwandlung von Fett in Zucker in Betracht zu ziehen. Detaillierte Angaben über diese Zusammenhänge sowie auch über die Auswertung des R.Q. im Problem der Zuckerbildung aus Fett sind in Bd. 5 ds. Handb. an verschiedenen Stellen, besonders im Kapitel von Jost[1], zu finden. Ferner sei auf die Ausführungen von Geelmuyden[2] verwiesen.

Im speziellen interessiert uns in diesem Zusammenhang nur die Frage, ob aus dem Verhalten des R.Q. Schlüsse zu ziehen sind über die Kohlehydratverbrennung beim pankreaslosen Tier. Beim apankreatischen Tier läßt das Verhalten des R.Q. keinen Schluß über das letzten Endes zur Verbrennung kommende Material zu wie beim Normaltier, da der Eiweißumsatz qualitativ nicht bekannt ist. Wir wissen nicht, ob Aminosäuren direkt verbrannt werden oder nach Desaminierung zuerst zu Zucker synthetisiert und dann der Zucker verbrannt wird. In beiden Fällen ist das Ausgangsmaterial das gleiche und deshalb auch der R.Q. gleich. Der niedrige R.Q. beim pankreaslosen Hund sagt also nicht aus, daß in letzter Staffel der intermediären Umsetzungen kein Zucker zur Verbrennung kommt. Ein Beweis, daß das total pankreasdiabetische Tier noch Zucker verbrennt, ist aber im Anstieg des R.Q. nach Zuckerzufuhr zu sehen (Falta, Grote u. Staehelin[3], Moorhouse, Patterson u. Stephanson[4], Murlin u. Kramer[5], Verzár u. Mitarbeiter[6]; L. Hédon[7]). Daß diese Erhöhung nur in den ersten 4 Tagen nach der Exstirpation der Bauchspeicheldrüse nachweisbar ist und immer geringer wird, schwächt die prinzipielle Bedeutung dieser Tatsache nicht ab. Wenn der Befund in vorgeschrittenem Stadium der Stoffwechselstörung nicht mehr nachweisbar ist, sagt das, wie Lesser[8] mit Recht hervorhebt, nur aus, „daß der pankreasdiabetische Organismus (auch ohne Zuckerzufuhr von außen) bereits das Maximum an Kohlehydrat verbraucht, das er unter den Versuchsbedingungen verbrauchen kann".

[1] Jost, H.: Ds. Handb. 5, 611ff.
[2] Geelmuyden, H. Chr.: Erg. Physiol. 22, 150ff. (1923).
[3] Falta, Grote u. Staehelin: Zitiert auf S. 578.
[4] Moorhouse, V. H. K., S. W. Patterson u. M. Stephanson: Biochemic. J. 9, 171 (1915).
[5] Murlin, R. J. u. B. Kramer: J. of biol. Chem. 27, 481, 499, 517 (1916).
[6] Verzár, F.: Biochem. Z. 44, 201 (1912); 53, 140 (1913); 66, 48 (1914).
[7] Hédon, L.: Arch. internat. Physiol. 27, 254 (1926).
[8] Lesser, E. J.: Handb. d. Biochemie 9, 178 (1925).

Die Symptome nach partieller Pankreasexstirpation.

Die teilweise Exstirpation der Bauchspeicheldrüse führt im großen ganzen zu den qualitativ gleichen Symptomen wie die vollständige Entfernung, nur stehen sie in ihrer Stärke denjenigen nach Totalexstirpation nach. Es gibt aber doch einige Unterschiede im Verlaufe, welche deshalb hervorgehoben werden müssen, weil sie eine Kontinuität in symptomatischer Hinsicht zwischen experimentellem und menschlichem Diabetes schaffen. Sandmeyer[1] hat zuerst an 2 Hunden, denen er das Pankreas bis auf $^1/_5$ und $^1/_9$ entfernte, ausgedehnte Stoffwechseluntersuchungen vorgenommen (deshalb Sandmeyerdiabetes). Als grundlegend sind weiter die Arbeiten von Langfeldt[2] und Allen[3] anzuführen. Allen läßt bei seinen Exstirpationsversuchen den Rest um die Ausführungsgänge zurück, so daß eine Abgabe von äußerem Sekret ins Duodenum noch möglich ist.

Nach Allen tritt beim Hund ein leichter Diabetes auf, wenn der zurückbleibende Rest $^1/_8 - ^1/_9$ des ganzen Pankreas beträgt. Bleibt nur $^1/_{10}$ oder weniger zurück, so entsteht ein schwerer Diabetes. Unter leichtem Diabetes wird derjenige Grad von Stoffwechselstörung verstanden, bei welchem erst nach Kohlehydratzufuhr Zucker im Harn erscheint. Der schwere Diabetes dagegen zeigt auch bei reiner Eiweißnahrung Glykosurie. Unter geeigneten diätetischen Maßnahmen, besonders Unterernährung mit kohlehydratfreier und eiweißarmer Kost, kann das zurückgebliebene Stück erheblich (bis auf das Vierfache) hypertrophieren und damit die Kohlehydrattoleranz sich bessern. Der Drüsenrest kann aber auch je nach der Gefäßversorgung regressive Veränderungen erleiden, so daß es bei einer Reduktion des Pankreas, die an sich noch nicht genügt, um eine Störung des Kohlehydratstoffwechsels auszulösen, schließlich zu Diabetes kommt. Es kann sich auch unter Degenerationserscheinungen am Pankreasrest (Schrumpfung und hydropische Degeneration der Inseln) ein ursprünglich leichter Diabetes in einen schweren verwandeln. Nach Allen werden solche regressive Vorgänge vor allem bei Überfütterung erhalten. Er hat diese experimentellen Befunde zur Begründung seiner Hungertherapie des Diabetes verwendet. Atrophie mit Sklerosierung und allmählichem Funktionsausfall des Drüsenrestes tritt regelmäßig dann ein, wenn das äußere Sekret des Pankreas nicht freien Abfluß zum Darm hat. Die Lebensdauer der partiell exstirpierten Tiere ist länger als diejenige der total exstirpierten. Sie hängt natürlich vom Grad der Reduktion des Drüsengewebes ab und davon ob Hypertrophie oder Atrophie des Restes auftritt. Durch geeignete Diätbehandlung können Tiere mit leichtem Diabetes über Jahre am Leben erhalten werden.

Im Gegensatz zum akuten fehlt beim langsam sich entwickelnden Diabetes nach teilweiser Exstirpation die große Fettleber (Sandmeyer). Der Eiweißumsatz ist nicht erhöht, eine nennenswerte Steigerung des Gesamtumsatzes tritt nicht ein (Murlin u. Kramer[4], Moorhouse u. Mitarbeiter[5], Allen, Langfeld), der Quotient D:N ist weniger konstant; die Minkowskische Zahl wird bald unterschritten (Sandmeyer, Pflüger[6] 0,20 und 0,215), bald treten erhöhte

---

[1] Sandmeyer, W.: Z. Biol. **31**, 12 (1894).

[2] Langfeldt, E.: Acta med. scand. (Stockh.) **53**, 1 (1920).

[3] Allen, F. M.: J. of. exper. Med. **31**, 363, 381, 555, 575, 587 (1920). — Allen, F. M. u. M. B. Wishart: J. of biol. Chem. **42**, 415; **43**, 129 (1920) — Amer. J. med. Sci. **160**, 781 (1920); **161**, 16, 165, 350 (1921) — Amer. J. Physiol. **54**, 375, 451 (1920/21) — J. metabol. Res. **1**, 5, 165, 615 (1922).

[4] Murlin u. Kramer: Zitiert auf S. 581.

[5] Moorhouse u. Mitarbeiter: Zitiert auf S. 581.

[6] Pflüger, E.: Pflügers Arch. **108**, 115 (1905).

Zahlen auf (LANGFELD über 4,0). Ketokörper werden nach SANDMEYER nicht ausgeschieden. In den Versuchen LANGFELDS kommt es dagegen zu stärkerer Ketonurie, als sie sonst beim total pankreasdiabetischen Tier gefunden wird.

In der Symptomatologie des partiell pankreasexstirpierten Tieres sind streng auseinanderzuhalten diejenigen Symptome, welche ihr unterschiedliches Verhalten gegenüber dem apankreatischen Tier einzig nur der unvollständigen Entfernung der Drüse verdanken und diejenigen, welche durch eine weitere Abänderung in der Versuchsanordnung bedingt sind. Zu den letzteren gehören die Beobachtungen LANGFELDTs von Erhöhung der Ketokörperausscheidung und höheren Quotienten D:N. LANGFELDT zog 6 Wochen alte Hunde nur mit Brot und Milch auf und erzielte dadurch, wie der Autor annimmt, eine „Transformierung" des Stoffwechsels, indem solche Prozesse, welche bei Fleischfütterung weniger entwickelt sind, bevorzugt und beschleunigt werden. Auf S. 575 ff. ist auf eine solche „Bahnung" von normalerweise beim carnivoren Hund wenig benutzte Stoffwechselwege bei Besprechung der Ketokörperbildung im apankreatischen Tier hingewiesen. Die höheren Werte des D:N-Quotienten sind auch auf eine Umstimmung des Stoffwechsels des Hundes zurückzuführen. Die schon erwähnten Versuche von CHAIKOFF an Insulin-behandelten und mit Fleisch und Kohlehydraten ernährten apankreatischen Hunden haben auch höhere D:N-Quotienten ergeben.

Fehlen von ausgesprochener Fettleber und Ketonurie, Fehlen von erhöhtem Eiweißumsatz, niedriger D:N-Quotient, Ausbleiben von Gesamtumsatzsteigerung sind Stoffwechselunterschiede gegenüber dem pankreaslosen Tier, die einzig durch die *unvollständige* Entfernung der Bauchspeicheldrüse hervorgerufen sind. Da der Diabetes nach Totalexstirpation akut, nach partieller Exstirpation dagegen langsam sich zu voller Stärke ausbildet, liegt es nahe, die Gegensätze in der Symptomatologie in der akuten oder chronischen Entwicklung der Stoffwechselstörung zu suchen. Man kann der Deduktion GEELMUYDENs[1] durchaus beistimmen, wenn er die verschiedenen Adaptionsmöglichkeiten der Stoffwechselregulatoren bei akutem oder chronischem Auftreten der Störung zur Erklärung der unterschiedlichen Symptome in den Vordergrund rückt. Es scheint aber noch zu wenig begründet, sich einseitig darauf festzulegen, daß bei chronischem Diabetes auf Pankreasausfall sich sekundäre, ungleichmäßige pathologische Veränderungen an Teilfunktionen des „nervöshormonalen" Regulationssystems entwickeln. Die Symptome nach partieller Exstirpation zeigen doch im Vergleich zu denjenigen nach Totalexstirpation allgemein eine Verschiebung gegen die Norm zu, so daß die Annahme einer Anpassung eines intakten Regulationssystems *ohne* sekundäre Neuerkrankung einer Teilfunktion den Tatsachen eher gerecht wird.

II. Symptome und pankreatogener Ursprung des menschlichen Diabetes.

Alle Symptome des genuinen menschlichen Diabetes sind auch beim totalen und partiellen experimentellen Pankreasdiabetes gefunden worden. In qualitativer Hinsicht ist die Gleichartigkeit der beiden Krankheitsbilder schon lange erkannt. In quantitativer Hinsicht besteht jetzt nach den Versuchen an Hunden, die mit reichlich Kohlehydrat gefüttert und dann diabetisch gemacht

---

[1] GEELMUYDEN, H. CH.: Erg. Physiol. **26**, 101, 102 (1928).

wurden, auch kein Unterschied mehr. Der chronische experimentelle Diabetes des omnivor gemachten Hundes ist in jeder Beziehung, sowohl was Symptomatologie, Verlauf und therapeutische Beeinflussung anbetrifft, mit dem menschlichen genuinen Diabetes identisch. Der komatöse Ausgang bei akuter Verschlimmerung ist auch im Experimente reproduziert. Es sei in dieser Beziehung an die Versuche mit apankreatischen Hunden, welche mit Insulin und Pankreasferment lange Zeit am Leben erhalten wurden, erinnert. Die zweimaligen Insulininjektionen pro Tag haben in diesen Versuchen die physiologische Insulinabgabe des Normalzustandes sicher nicht genau nachgeahmt, so daß zu bestimmten Zeiten zwischen den Insulingaben diabetischer Zustand, im ganzen genommen also während der Insulinbehandlung ein leichter Diabetes bestand. Absetzen des Insulins führte dann zu akuter Verschlimmerung und, wie im Fall von Hédon[1], zu ausgesprochenem Koma.

Der menschliche Diabetes mellitus ist pankreatogen! Diese Behauptung stützt sich 1. auf die eben erwähnte Gleichartigkeit des Symptomenbildes von experimentellem und genuinem Diabetes; 2. auf den Nachweis pathologisch-anatomischer Veränderungen im Pankreas bei menschlicher Zuckerkrankheit; 3. auf die Wirksamkeit des Insulins; und 4. ist die Behauptung gegenwärtig deshalb zutreffend, weil bis jetzt noch durch keinen anderen experimentellen Eingriff als durch Schädigung der Pankreasfunktion ein bis zum Tode andauernder Diabetes erzeugt werden konnte. Die selten beschriebenen Fälle von Insulinresistenz bei echtem, nicht renalem Diabetes mellitus sind sehr vorsichtig zu beurteilen. Meist bedeutet in diesem Fall „insulinresistent" nur im Verhältnis zur Großzahl der Diabetiker herabgesetzte Wirkung der Insulineinheit und nicht völlige Unwirksamkeit des applizierten Hormons. v. Noorden und Isaak[2] glauben, daß in diesen Fällen vorausgehende Verschlimmerungen der Stoffwechsellage die verminderte Wirksamkeit des Insulins verursachten oder Dosierung des Insulins und Dauer der Behandlung ungenügend waren. Wie v. Noorden und Isaak an ihrem reichen Diabetikermaterial, so habe auch ich noch keine dauernde Unwirksamkeit des Insulins beim echten Diabetes gesehen. Daß hormonale Gegenwirkungen die Empfindlichkeit gegenüber Insulin beeinflussen können, muß natürlich ohne weiteres zugegeben werden, das schwächt aber die vorangestellte Behauptung nicht ab. Bei der individuellen Empfindlichkeit gegenüber Insulin, wie sie der Arzt dauernd beobachtet, muß man sich, in der Therapie wenigstens, vom Gedanken frei machen, daß ein mehr oder weniger konstantes Glucoseäquivalent für die Insulineinheit existiere. Zum letzten der angeführten 4 Punkte, daß sich bis jetzt noch durch keinen anderen experimentellen Eingriff habe ein dauernder Diabetes auslösen lassen, ist zu bemerken, daß es Camus, Gournay und le Grand[3] gelang, durch Zerstörung einer Hirnpartie in der Gegend des Tuber cinereum eine mehrere Wochen, in einem Fall sogar 3 Monate anhaltende Glykosurie beim Kaninchen zu erzeugen. Es ist in diesen Versuchen nur die Glykosurie bestimmt und nichts Genaueres darüber mitgeteilt, ob die anderen Symptome eines Diabetes mellitus vorhanden waren. Die Untersuchungen, welche zur Annahme eines zentral bedingten „paläostriären" Diabetes (Dresel u. Lewy[4]) geführt haben, müssen auf jeden Fall in ihrem Stoffwechselverhalten noch eingehender untersucht werden, bevor sie die Behauptung, daß jeder echte Diabetes mellitus pankreatogen sei, umstoßen können.

---

[1] Hédon: Zitiert auf S. 580.
[2] Noorden, C. v. u. S. Isaak: Die Zuckerkrankheit, 8. Aufl., S. 536 (1927).
[3] Camus, J., J. J. Gournay u. A. le Grand: Presse méd. **1925**, 249.
[4] Dresel, K. u. F. H. Lewy: Berl. klin. Wschr. **1921**, 739.

III. Der Mechanismus der diabetischen Stoffwechselstörung.

Die an dieser Stelle in anderen Zusammenfassungen gebräuchliche Überschrift „Theorie des Diabetes" ist ersetzt, weil das neue Tatsächliche das früher Theoretische teilweise verdrängt hat. An die Spitze der Ausführungen wird die Tatsache gestellt:

Im zuckerkranken Organismus ist die Geschwindigkeit des Zuckerumsatzes gegenüber der Norm vermindert. Im folgenden ist dieser Satz zu begründen. Ferner ist zu untersuchen, ob diese Feststellung den Angelpunkt im diabetischen Stoffwechselgeschehen bedeutet. Kommt ihr diese Bedeutung zu, so müssen alle Symptome der Zuckerkrankheit aus dieser Tatsache heraus erklärt werden können. Die Worte „Zuckerverbrauch" und „Zuckerumsatz", welche in den folgenden Ausführungen vielfach verwendet werden, sind Sammelbegriffe, welche sowohl Zuckeroxydation wie Glykogenbildung und evtl. auch Umwandlung von Zucker in Fett einschließen!

Früher stand die Frage zur Diskussion: Kann der apankreatische Organismus überhaupt Zucker verwerten? Alle zur Lösung dieser Frage unternommenen Versuche und Überlegungen führten zum Schluß, daß das pankreasdiabetische Tier Zucker verbrauchen muß. Die Frage wurde deshalb auf das Quantitative verschoben, ob der Zuckerverbrauch im diabetischen Organismus vermindert sei.

Zuerst wurde mit einwandfreier Methodik der Nachweis geführt, daß die Geschwindigkeit der Zuckerzersetzung im *Kaltblütermuskel* nach Exstirpation des Pankreas nicht gegenüber der Norm verändert ist. Ich erwähne die hierher gehörigen Untersuchungen von PARNAS[1], der zeigte, daß im isolierten Froschgastrocnemius pankreasexstirpierter Tiere Kohlehydratverbrauch, Milchsäurebildung und Verbrennung in gleichem Maße vor sich gehen wie beim Normaltier; auch bestand kein Unterschied im Kohlehydratverbrauch arbeitender Muskeln. LESSER[2] fand die Glykolyse von Froschmuskulatur nach Strukturzerstörung bei diabetischen Tieren von gleicher Größenordnung wie bei Normaltieren.

Im Gegensatz zu denjenigen am Kaltblüter steht eine Anzahl Versuchsergebnisse am Warmblüter. STARLING und LOWATT EVANS[3] verglichen am Herz-Lungenpräparat den Gasstoffwechsel von Herzen normaler und pankreasdiabetischer Hunde. Die Mittelwerte sind in folgender Tabelle zusammengestellt:

	Normale Herzen (51)	Diabet.-Herzen (17)
Resp.-Quotient	0,85	0,708
cm³ O_2 pro Gramm Herz u. Stunde . . .	3,2	3,08
cm³ CO_2 „ „ „ „ „ . . .	2,7	2,18
Energieproduktion pro Gramm und Stunde	15,6 cal	14,4 cal

Durch Zuckerzufuhr zum Durchströmungsblut ließ sich beim normalen Herz der R.Q. steigern (LOWATT EVANS[4]), beim diabetischen Herz dagegen nicht. Die Autoren schlossen aus ihren Versuchen auf herabgesetztes oder aufgehobenes Zuckerverwertungsvermögen der diabetischen Gewebe, betonen aber, daß andere Änderungen im Gewebsstoffwechsel evtl. einen mäßigen Kohlehydratverbrauch noch maskieren könnten. Auf die Unsicherheiten, aus dem R.Q. auf das zur Verbrennung kommende Material in kurzdauernden Versuchen an isolierten Organen Schlüsse zu ziehen, sei auch hier hingewiesen. Die niedrigen

---

[1] PARNAS, J. K.: Biochem. Z. **116**, 71, 89 (1921).
[2] LESSER, E. J.: Biochem. Z. **103**, 1 (1920).
[3] STARLING, E. H. u. C. LOWATT EVANS: J. of Physiol. **49**, 67 (1915).
[4] LOWATT-EVANS, C.: J. of Physiol. **47**, 407 (1913).

respiratorischen Quotienten, welche von Starling und Lowatt Evans gefunden wurden, können aber wohl nicht anders erklärt werden als durch Mitverbrennung von Eiweiß und Fett. Neuere Feststellungen im Meyerhofschen Institut an Warmblütermuskeln (Rattenzwerchfell) haben auch ergeben, daß der Kohlehydratschwund in der Ruhe höchstens die Hälfte des O_2-Verbrauchs deckt (Meyerhof, Lohmann u. Meier[1], Takane[2]). In den Versuchen von Starling und Lowatt-Evans ist, in guter Übereinstimmung mit den Angaben von Meyerhof und Mitarbeitern, am isolierten schlagenden Herzen von Normaltieren 42,5% als Anteil der Kohlehydrate an der Oxydationsgröße berechnet worden. Wir haben damit einen Hauptpunkt der Diskussion über den energetischen Stoffwechsel berührt, nämlich die Frage, ob auch der Warmblütermuskel wie der Kaltblüter seine Oxydationsenergie nur aus Kohlehydraten bestreitet. Wenn diese Annahme richtig ist, und dazu neigt eine Reihe namhafter Physiologen, so muß im isolierten Warmblütermuskel mit niedrigem R.Q. zuvor eine Umwandlung von Fett oder Eiweiß in Kohlehydrat erfolgen, ehe sie im Muskelstoffwechsel energetisch nutzbar werden (vgl. dazu O. Meyerhof[3]). Die definitive Lösung dieser Frage, welche vor allem noch die bilanzmäßige Einbeziehung des Fettstoffwechsels in den Muskelstoffwechsel zu berücksichtigen hat, ist für den Mechanismus des Pankreasdiabetes von Wichtigkeit. Kann der Muskel letzten Endes seine energetischen Bedürfnisse nur aus Kohlehydrat bestreiten, so ist die Annahme, daß im apankreatischen Tier keine Kohlehydrate verwertet werden, sicher falsch; die Muskeltätigkeit bleibt ja im apankreatischen Tier bis zum Tode erhalten.

Burn und Dale[4] durchströmten isolierte Kaninchen- und Katzenherzen mit zuckerhaltiger Lockescher Lösung und bestimmten die aus der Durchströmungsflüssigkeit verschwundene Glucose, die gebildete CO_2 und die Schlagzahl. Die direkt vergleichbaren Resultate an Herzen von normalen und diabetischen Katzen sind in der folgenden Tabelle zusammengestellt. „%-Wert CO_2" bedeutet die totale Menge der bestimmten Kohlensäure, ausgedrückt in Prozent derjenigen CO_2-Menge, welche bei vollständiger Verbrennung der verschwundenen Dextrose gebildet würde. Die Versuchsdauer war jeweils 2 Stunden. Die Zahlen der Tabelle für „verschwundene Dextrose" und „gebildete CO_2" sind Milligramm pro Gramm Herz und Stunde.

	Zuckergehalt der Durchströmungsflüssigkeit %	Verschwundene Dextrose	Gebildete CO_2	Prozentwert CO_2	Schlagzahl	Herzgewicht g
Normale Herzen	1. } ca. 0,2	1,9	3,38	121	130—192	5,8
	2.	3,7	4,06	74,8	170—234	6,1
Diabet. Herzen	1.	0,19	0,83	2,14	176	124—152	10,5
	2.	0,28	1,4	2,94	143	100—180	8,1
	3.	0,13	2,46	4,1	113	172—262	5,9

Die wenigen Versuche ergeben, wenn man die Schlagzahl berücksichtigt, geringeres Verschwinden von Zucker und geringere CO_2-Produktion der diabetischen Herzen. Burn und Dale wollen aber in diesem Befund keinen Beweis für herabgesetzten Zuckerverbrauch sehen, sondern führen ihn auf die durch die diabetische Stoffwechselstörung hervorgerufene schlechtere Beschaffenheit

[1] Meyerhof, O., K. Lohmann u. R. Meier: Biochem. Z. **157**, 459 (1925).
[2] Takane, R.: Biochem. Z. **171**, 403 (1926).
[3] Meyerhof, O.: Biochem. Z. **158**, 218 (1925).
[4] Burn, J. H. u. H. H. Dale: J. of Physiol. **59**, 164 (1924/25).

des Herzmuskels zurück. Sie heben auch die Lücken in der Versuchsanordnung hervor, welche den O_2-Verbrauch und damit den R.Q. nicht bestimmen läßt und auch über den Glykogengehalt des Herzens keine Orientierung gibt. MANS-FELD und GEIGER[1] durchströmten Katzenherzen nach LOCKEscher Methode. Der Zuckerverbrauch von Herzen diabetischer Tiere betrug im Mittel aus 11 Versuchen 0,33 mg pro Gramm Herz und Stunde. Derjenige von Herzen normaler Tiere im Mittel aus 8 Versuchen 1,59 mg pro Gramm und Stunde. Es bestand also im pankreasdiabetischen Herzen ein erheblich herabgesetzter Zuckerverbrauch.

Da in der Leber quantitativ nicht genau faßbare Synthesen von Kohlehydraten aus Nichtzuckern vor sich gehen, welche R.Q. und Zuckerverbrauch in unübersichtlicher Weise beeinflussen, ist schon früh an apankreatischen Tieren, denen die *Leber exstirpiert oder aus der Zirkulation ausgeschaltet* war, klarere Auskunft über die Frage des Zuckerverbrauchs im Diabetes gesucht worden. KAUFMANN[2] schaltete an Hunden die Leber durch Unterbindung von Aorta und Vena cava zwischen Herz und Zwerchfell aus. Der Blutzucker fiel darauf, wie das schon MINKOWSKI[3] nach Leberausschaltung gefunden hatte, rasch ab. Bei einem Normaltier nahm der Blutzucker nach diesem Eingriff um 0,062% pro Stunde ab. Bei diabetischen Hunden bestimmte KAUFMANN Abnahmen von 0,023, 0,088, 0,094, 0,125 und 0,092% pro Stunde. Bei normalen wie pankreasdiabetischen Hunden zeigte sich demnach Zuckerschwund im Blut. Wenn aber der Autor aus den Versuchen schließt, daß im Blutzuckerabfall kein Unterschied zwischen diabetischem und nichtdiabetischem Tier bestehe, so entspricht das nicht den Versuchsergebnissen. Mit Ausnahme eines Falles ist doch die Geschwindigkeit des Blutzuckerschwundes bei diabetischen Tieren größer. KAUSCH[4] schloß aus Versuchen an Enten und Gänsen, daß bei apankreatischen Tieren der Blutzucker nach Leberausschaltung in etwa der gleichen Zeit verschwand wie beim nichtdiabetischen leberexstirpierten Tier. Führte er Zucker zu, so schien das zuckerkranke, leberlose Tier sein Kohlehydrat etwas langsamer zu verbrauchen als das Tier mit Pankreas. MACLEOD und PEARCE[5] verfolgten den Blutzuckergehalt bei eviscerierten und decerebrierten normalen und diabetischen Hunden. Die diabetischen Tiere zeigten nach Evisceration keine Änderung der Geschwindigkeit des Zuckerschwundes im Vergleich mit den Normaltieren.

Diese früheren Versuche an Tieren mit Leberausschaltung, auch diejenigen von PORGES und SALOMON[6], haben im wesentlichen ergeben, daß die Gewebe des pankreaslosen Tieres in gleicher Weise Zucker verbrauchen wie diejenigen von Normaltieren. Nur KAUSCH glaubt, nach Zuckerzufuhr beim pankreas- und leberlosen Vogel einen etwas langsameren Zuckerverbrauch gefunden zu haben. Neue Untersuchungen mit besserer Methodik haben den eben erwähnten Befund von KAUSCH bestätigt. KAUSCH hat an für Leberexstirpationen günstigeren Versuchstieren gearbeitet und war deshalb auch erfolgreicher.

MANN und MAGATH[7] haben ihre bekannte Methode der Leberexstirpation auch an pankreasexstirpierten Hunden ausgeführt und dabei Ergebnisse erhalten,

---

[1] MANSFELD, G. u. E. GEIGER: Arch. f. exper. Path. **106**, 276 (1925).

[2] KAUFMANN, M.: C. r. Acad. Sci. Paris **118**, 656 (1894) — Arch. internat. Physiol. **28**, 151 (1896).

[3] MINKOWSKI, O.: Arch. f. exper. Path. **21**, 41 (1886).

[4] KAUSCH, W.: Arch. f. exper. Path. **39**, 219 (1897).

[5] MACLEOD, J. J. R. u. R. G. PEARCE: Zbl. Physiol. **26**, 1311 (1913) — Amer. J. Physiol. **33**, 378 (1914).

[6] PORGES, O. u. H. SALOMON: Biochem. Z. **27**, 143 (1910).

[7] MANN, F. C. u. TH. B. MAGATH: Arch. int. Med. **30**, 73, 171 (1922); **31**, 797 (1923).

welche für den Mechanismus der diabetischen Stoffwechselstörung von entscheidender Bedeutung sind. Es ist das große Verdienst Lessers[1], aus den Versuchsresultaten von Mann und Magath die Konsequenzen zur Erklärung des Mechanismus des Diabetes gezogen zu haben. Die nach der Methode von Mann und Magath leberexstirpierten Hunde erholen sich etwa innerhalb einer Stunde von Operation und Narkose und verhalten sich dann während 3 bis 8 Stunden wie normale Tiere. Während dieser Zeit fällt, wie das auch durch frühere Untersuchungen festgestellt worden war, der Blutzucker stetig ab. Bei einem Blutzuckerwert von 0,05% im Mittel tritt plötzlich der hypoglykämische Symptomenkomplex mit muskulärer Übererregbarkeit und Krämpfen auf. In einer späteren Arbeit geben Bollman, Mann und Magath[2] den kritischen Blutzuckerwert mit 0,035—0,025% an. Innerhalb 2 Stunden nach Beginn dieser Symptome gehen die Tiere ein. Wird beim Auftreten der Krämpfe Glucose gegeben, so kehrt das Tier rasch zum Normalzustand zurück und bei dauernder Glucosezufuhr kann es meist 24 Stunden, ausnahmsweise auch länger am Leben erhalten werden. Wird gleichzeitig mit der Leber auch das Pankreas exstirpiert, so verhält sich das Tier gleich, wie wenn nur die Leber entfernt worden wäre. Wird aber die Bauchspeicheldrüse 24—96 Stunden vor der Leberexstirpation entfernt, so verändert sich das Verlaufsbild in wesentlichen Punkten. Sie sind. in der folgenden Tabelle von Lesser übersichtlich zusammengestellt.

Versuchsbedingungen	Blutzucker vorher %	Abnahme des Blutzuckers pro 100 g Blut in 1 Stunde mg	Gesamte aus 100 g Blut verschwundene Zuckermenge in mg bis zum Auftreten der hypoglykämischen Symptome	Pathologische Symptome wieviel Stunden nach Leberexstirpation	Blutzucker beim Eintritt der pathologischen Symptome in %
Leberexstirpation	0,1	12	60	5	0,04
Leberexstirpation, Pankreasexstirpation 24 Stunden vorher . .	0,2	64	160	2,5	0,07
Leberexstirpation, Pankreasexstirpation 48 Stunden vorher . .	0,49	145	290	2	0,2
Leberexstirpation, Pankreasexstirpation 72 Stunden vorher . .	0,38	33	230	7	0,14
Leberexstirpation, Pankreasexstirpation 96 Stunden vorher . .	0,44	67	300	4,5	0,14

Aus Stab 3 der Tabelle geht hervor, daß die Geschwindigkeit des Zuckerverschwindens aus dem Blut pankreasexstirpierter Tiere das Vielfache desjenigen beim nichtdiabetischen Tier beträgt. Durch die Niere wird kein Zucker abgegeben, denn die leberlosen Tiere sind meist anurisch. Verschwinden des Blutzuckers ist strenggenommen nicht gleichbedeutend mit Zuckerverbrauch. Von Bollman, Mann und Magath[2] ist aber wenigstens für das nichtdiabetische leberlose Tier nachgewiesen, das mit der Abnahme des Blutzuckers auch eine Verminderung des Muskelglykogens und mit Erhöhung des Blutzuckers durch Zuckerzufuhr auch wieder eine Speicherung von Muskelglykogen einhergeht. Gehalt an Kohlehydrat in Blut und Muskulatur verändern sich also gleichsinnig. Das gleiche wird auch beim pankreasdiabetischen leberlosen Tier der Fall sein, so daß wir aus den erwähnten Zahlen über Zuckerschwund vorerst auf Zuckerverbrauch in den Muskeln des pankreaslosen Tieres schließen dürfen. Ein weiterer Beweis für Zuckerverbrauch im apankreatischen Tier liegt darin, daß auch das

[1] Lesser, E. J.: Handb. d. Biochemie 9, 171 (1925).
[2] Bollman, J. L., F. C. Mann u. Th. B. Magath: Amer. J. Physiol. 74, 238 (1925).

leberlose diabetische Tier in den hypoglykämischen Symptomenkomplex kommt und durch Zuckerzufuhr vorübergehend wieder gerettet werden kann.

Die mehrfach beschleunigte Abnahme des Blutzuckers gegenüber dem normalen leberlosen Tier bedeutet nicht einen vermehrten Zuckerverbrauch im pankreaslosen Tier, denn das diabetische Tier ist glykogenarm und deshalb nach Leberentfernung fast ausschließlich auf seinen Blutzuckergehalt angewiesen. LESSER betont mit Recht, daß der aus dem Blut verschwindende Zucker nur dann einigermaßen als Maß für den aus dem ganzen Tier verschwindenden Zucker gelten kann, wenn der Glykogenbestand der Organe sehr gering ist und verlangt Kontrolle über den Blutzuckerabfall an leberlosen *glykogenarmen* Tieren. Die weiteren Überlegungen LESSERS über die Geschwindigkeit der Zuckerzersetzung an Hand der Zahlen der vorstehenden Tabelle sind von großer Bedeutung und sollen deshalb teilweise wörtlich angeführt werden. Anschließend an die Angabe, daß nur bei glykogenarmen leberlosen Tieren die Größe des Blutzuckerabfalls ein Maß für den Zuckerverbrauch sei, sagt er: „Das ist im Pankreasdiabetes der Fall; beim normalen leberlosen Tier aber erst dann, wenn Hypoglykämie eintritt. Es besteht auch beim normalen leberlosen Tier eine große Diskrepanz zwischen der Zuckermenge, die aus 100 g Blut pro Stunde verschwindet, solange keine hypoglykämischen Symptome vorhanden sind, und der Zuckermenge, welche pro kg Tier und Stunde zugeführt werden muß, um den hypoglykämischen Symptomenkomplex wieder zurückzubilden. Diese beiden Werte verhalten sich wie 12:250 mg." (MANN und MAGATH haben nämlich festgestellt, daß einem leberlosen Tier 0,25—0,5 g Glucose pro kg und Stunde zugeführt werden müsse, um Hypoglykämie zu vermeiden.) „Die aus dem Blute des leberlosen pankreasdiabetischen Tieres pro 100 g Blut und Stunde verschwindenden Zuckermengen erreichen den Wert von 250 mg niemals." — „Der hiernach aus den Versuchen von MANN und MAGATH zu ziehende Schluß ist also der folgende: *Im Pankreasdiabetes ist die Zersetzungsgeschwindigkeit des Zuckers herabgesetzt, aber nicht aufgehoben.*"

Aus den späteren Versuchen von BOLLMAN, MANN und MAGATH[1] läßt sich berechnen, daß das Muskelglykogen nach Leberexstirpation mit annähernd konstanter Geschwindigkeit abnimmt. Aus den 4 Versuchen sind folgende Glykogenabnahmen zu entnehmen:

In 2 Stunden Abnahme um 0,10% = 0,05 % pro Stunde
„ 5   „   „   „ 0,21% = 0,042%   „   „
„ 8   „   „   „ 0,31% = 0,039%   „   „
„ 4   „   „   „ 0,18% = 0,045%   „   „

Das ergibt eine mittlere Geschwindigkeit der Muskelglykogenabnahme von 44%. Damit ist die Grundlage gegeben, um festzustellen, ob beim pankreaslosen Tier auch die Geschwindigkeit des Muskelglykogenverbrauchs vermindert ist. Der schlüssige Beweis ließe sich führen, wenn an pankreasexstirpierten leberlosen Tieren Muskelkohlehydrate, Blutzucker und Gaswechsel verfolgt und mit leberlosem Normaltier verglichen würden. Sollte sich dabei herausstellen, daß bei *sehr niedrigem* Muskelglykogengehalt überhaupt kein Verbrauch von Muskelglykogenreserven mehr vor sich geht, was nach Bauchspeicheldrüsen- und Leberentfernung durchaus möglich ist, so müßte bei gleicher Zuckerzersetzungsgeschwindigkeit wie im nicht diabetischen Tier die Geschwindigkeit des Blutzuckerabfalls um 17,6 mg%, also um etwa das 15,5fache, ansteigen (Verhältnis von Blutmenge zu Muskelmasse wie 1:4 gerechnet. In den

---

[1] BOLLMAN, J. L., F. C. MANN u. TH. B. MAGATH: Amer. J. Physiol. **74**, 238 (1925).

Pankreasexstirpationsversuchen der vorstehenden Tabelle (Seite 588) ist nie eine solche Geschwindigkeit erreicht.

Einen weiteren wichtigen Befund aus den Ergebnissen von Mann und Magath wertet Lesser aus. Der sog. hypoglykämische Symptomenkomplex tritt bei pankreasdiabetischen leberlosen Hunden stets bei höheren Blutzuckerwerten auf als beim normalen leberlosen Tier. Nach Lessers Auffassung treten hypoglykämische Erscheinungen dann auf, „wenn die Zersetzungsgeschwindigkeit des Traubenzuckers in den Geweben unter ein gewisses Maß sinkt. Diese ist, zumindesten unterhalb einer gewissen Konzentrationsgrenze, eine Funktion der Zuckerkonzentration im Gewebe". Wenn diese Symptome beim pankreasdiabetischen Tier schon bei hyperglykämischen Werten auftreten, so muß nach Lesser die *Geschwindigkeit* der Zuckerzersetzung vermindert sein. „Um das Minimum der Geschwindigkeit der Zuckerzersetzung zu erreichen, das ‚hypoglykämische' Erscheinungen hintanhält, ist beim pankreasdiabetischen, leberlosen Tier eine sehr viel höhere Blutzuckerkonzentration notwendig als beim normalen leberlosen." Diese Schlußfolgerungen Lessers sind in dieser allgemeinen Fassung auch nach den neueren Untersuchungen von Bollman, Mann und Magath über das Muskelglykogenverhalten im hypoglykämischen Komplex nicht erschüttert. Mann und Mitarbeiter fanden, daß bei leberlosen Tieren die Symptome stets bei einem bestimmten Blutzuckergehalt von 0,035—0,025% auftraten, aber von dem Muskelglykogengehalt ziemlich unabhängig sind. Wenn manche Tiere schon bei 0,35% Muskelglykogen die Symptome zeigten, so spricht das lediglich dafür, daß der Symptomenkomplex nicht primär durch Kohlehydratverarmung des Muskels, sondern primär wahrscheinlich vom Zentralnervensystem infolge Kohlehydratarmut des Blutes ausgelöst wird. Die infolge Hypoglykämie oder Fehlen des Pankreashormons herabgesetzte Geschwindigkeit der Zuckerzersetzung beeinträchtigt dann zuerst die Funktion des Nervensystems und wirkt sich bei den engen Zusammenhängen, welche zwischen Nervensystem und Muskelkohlehydratstoffwechsel in neuerer Zeit vor allem von Wertheimer[1] nachgewiesen sind, erst sekundär am Muskel aus. Die Lesserschen Deduktionen verlieren dadurch nicht an Beweiskraft.

Einen weiteren Beweis für Herabsetzung der Geschwindigkeit des Zuckerumsatzes im pankreasdiabetischen Muskel geben die Versuche von Burn und Dale[2]. Diese beiden Autoren bestimmten die Oxydationsgeschwindigkeit an normalen und pankreasdiabetischen, eviscerierten und dekapitierten Katzen, also an Präparaten, die in der Hauptsache nur aus Haut, Muskulatur, Herz und Lunge bestanden. Den diabetischen Tieren war das Pankreas 2 Tage vor dem Versuch entfernt worden. Ich setze ihre Resultate in folgender Tabelle zusammen:

Normale Tiere			Pankreasdiabetische Tiere		
Gewicht und Versuchs-Nr.	Blutzucker %	O_2-Verbrauch pro 5 Minuten ccm	Gewicht und Versuchs-Nr.	Blutzucker %	O_2-Verbrauch pro 5 Minuten ccm
3,1 kg			2,0 kg		
Nr. 6	0,414—0,420	62—58	Nr. 14	0,322	29,5
Nr. 6	0,304	54	2,5 kg		
Nr. 6	0,240	40	Nr. 15	0,354—0,283	47,2
2,8 kg					
Nr. 7	0,262—0,227	44—48			
3,9 kg					
Nr. 8	0,18	60			

[1] Wertheimer, E.: Pflügers Arch. **213** (1926); **215**; **218** (1927).
[2] Burn, J. H. u. H. H. Dale: J. of Physiol. **59**, 164 (1924).

Die Versuche ergaben zunächst, daß auch das diabetische Präparat Zucker verbrannte, denn der R.Q. war um 1,0 und der Blutzuckergehalt nahm ab. Ferner war die Oxydationsgröße, wie aus dem Versuch Nr. 6 der Tabelle hervorgeht, von der Höhe des Blutzuckerspiegels abhängig; sie nahm bei sinkendem Blutzuckergehalt ab. Vergleicht man den O_2-Verbrauch der normalen und diabetischen Tierreste, so ist ersichtlich, daß bei diabetischen Tieren die Oxydationsgeschwindigkeit gegenüber den Normalversuchen mit ähnlich hohem Blutzuckergehalt vermindert ist.

Warum beim diabetischen Kaltblütermuskel diese Verminderung der Geschwindigkeit des Zuckerverschwindens von PARNAS und LESSER nicht gefunden werden konnte, wird verschieden erklärt. BURN und DALE glauben, daß normalerweise im Muskel nur ein geringer Vorrat an Pankreashormon sei. Wenn dann Muskel oder Herz aus normalem Tier herausgeschnitten werden, so müsse sich der Insulinmangel rasch geltend machen und deshalb könne im Kohlehydratstoffwechsel der isolierten Muskeln kein Unterschied zwischen diabetisch und nichtdiabetisch bestehen. Die eigenen Versuche von BURN und DALE am eviscerierten Spinaltier sprechen aber gegen diese Erklärung. Es kommt offenbar gerade auf dieses geringe Hormondepot im isolierten Muskel oder im eviscerierten Spinalpräparat der Normaltiere an, welches den Unterschied in der Zersetzungsgeschwindigkeit gegenüber dem diabetischen Tier ausmacht. LESSER denkt daran, daß das Pankreashormon im Kaltblüterorganismus nach Entfernung der Bauchspeicheldrüse nur sehr langsam verschwinde und deshalb kein Unterschied nachweisbar sei. Es ist aber noch auf einen Punkt, welcher die Differenzen in den Untersuchungsresultaten bedingen könnte, aufmerksam zu machen. Vielleicht entfaltet das Pankreashormon seine *volle* Wirkung auf den Kohlehydratstoffwechsel nur via Nervensystem. Die Untersuchungen über Insulinwirkung und Nervensystem geben dafür Anhaltspunkte (vgl. S. 630 ff.). Damit würde erklärt, daß am isolierten und besonders am strukturzerstörten Skelettmuskel eine erhebliche Hormonwirkung ausbleibt, diese aber im eviscerierten, nichtdiabetischen Spinaltier nachweisbar ist. Sie ist dann im isolierten Herzmuskel auch vorhanden, weil Herznerven und Herzmuskel eine automatisch funktionierende Einheit bilden.

Wie kommt diese Herabsetzung der Zuckerumsatzgeschwindigkeit zustande?

Auf diese Frage ist zur Zeit keine befriedigende Antwort zu geben. *Wir sprechen ganz allgemein von Zuckerumsatz, weil damit alle Phasen des Muskel-Kohlehydratkreislaufs einbezogen werden sollen!* Eine qualitative Abänderung dieses Kreislaufs konnte beim pankreaslosen Tier nicht gefunden werden. v. FALKENHAUSEN und HIRSCH-KAUFFMANN[1] finden zwischen hungernden und apankreatischen Tieren keinen wesentlichen Unterschied im Lactacidogen- und Milchsäuregehalt der Muskulatur. Der diabetische Muskel besitzt, wie der normale, die Fähigkeit, Milchsäure aus Kohlehydrat zu bilden und zu verbrennen (PARNAS[2], FORSCHBACH[3], VERZÁR[4]). Es ist sehr unwahrscheinlich, daß der Ausfall des Pankreasinkretes nur eine einzelne bestimmte Phase im Kohlehydratkreislauf schädigt; denn die Vorgänge der Glucoseoxydation und Glykogenbildung und die anoxybiotische und oxybiotische Phase sind gekoppelte Vorgänge (vgl. MEYERHOF[5]). Außerdem müßte isolierte Hemmung einer dieser Reaktionen zu An-

[1] FALKENHAUSEN, M. V. u. H. HIRSCH-KAUFFMANN: Z. exper. Med. **58**, 567 (1928).
[2] PARNAS, J. K.: Biochem. Z. **116**, 89 (1921).
[3] FORSCHBACH, J.: Biochem. Z. **58**, 339 (1914).
[4] VERZÁR, F. u. v. FEJÉR: Biochem. Z. **53**, 140 (1913).
[5] MEYERHOF, O.: Ds. Handb. 8 I, 476 (1925).

häufung eines Produktes (Glykogen oder Milchsäure) im Muskel führen; das ist aber nicht der Fall.

Es sind deshalb noch andere Möglichkeiten in Betracht zu ziehen. Einmal ist daran zu denken, daß die Verringerung der Zuckerzersetzungsgeschwindigkeit im Pankreasdiabetes durch Änderungen, welche außerhalb dieses Kreisprozesses liegen, hervorgerufen werden könnten. Takane[1] (aus dem Meyerhofschen Institut) betrachtet z. B. die geringe Wirkung des Insulins auf die Muskelatmung nur als sekundär und glaubt, daß das Hormon bei der Umwandlung von Glucose in Glykogen angreift. Es beschleunige diesen Vorgang und versehe damit den Muskel mit demjenigen Kohlehydrat — Glykogen —, das er allein mit größerer Geschwindigkeit umsetzen könne. Auf den Pankreasdiabetes übertragen müßte beim Fehlen des Hormons die Geschwindigkeit der Glykogenbildung aus Traubenzucker herabgesetzt und wegen Mangel an Glykogen die Zuckerumsatzgeschwindigkeit vermindert sein. Mit einer solchen Auffassung des Mechanismus der diabetischen Stoffwechselstörung steht aber die Tatsache im Widerspruch, daß pankreasdiabetische Tiere intravenös oder subcutan zugeführtes Glykogen nicht verwerten (Iljin[2], Lombroso[3]). In den Versuchen von Lombroso wurde das Glykogen bei intravenöser Zufuhr an diabetische Hunde in Mengen von 1 g pro kg nahezu quantitativ als Polysaccharid wieder ausgeschieden, so daß es sicher als Glykogen zur Muskulatur kam. Ich möchte hier wieder darauf hinweisen, daß die primäre Schädigung infolge Ausfall des Pankreashormons vielleicht am Nervensystem angreift. Die verminderte Nervenmuskelerregbarkeit, wie sie von Behrendt und Hopmann[4] und erst kürzlich von Marton[5] bei menschlichen Diabetikern gefunden worden sind, können als Unterlagen für eine solche Auffassung angesehen werden (vgl. dazu auch Insulinwirkung auf Nervensystem S. 630 ff.). Auch die Permeabilitätstheorie des Diabetes von Höber[6] und Wiechmann[7] oder die „Adsorptionstheorie" von Loewi[8] und seinen Mitarbeitern Häusler und Dietrich werden der Auffassung, daß die Wirkung auf den Kohlehydratstoffwechsel des Muskels als sekundäre anzusehen ist, gerecht. Nach den letzterwähnten Theorien wäre anzunehmen, daß im Diabetes die Permeabilität der Zellgrenzen oder die Adsorption an Zellgrenzflächen für Traubenzucker *primär* herabgesetzt und damit sekundär der Zuckerumsatz in den Zellen verlangsamt ist. Diese Theorien basieren auf Untersuchungen über die Differenz von Zuckergehalt im arteriellen und venösen Blutplasma von Diabetikern und Gesunden und auf dem Nachweis von Verschiebungen im Verteilungsverhältnis von Zucker zwischen Blutplasma und Blutkörperchen. Die Übertragung dieser Befunde am Blut auf die Gewebe, im speziellen die Muskeln, ist aber nicht einwandfrei gelungen (Lesser[9], Cuenca[10], Ammon[11]), so daß ihre allgemeine Bedeutung für den Zuckerumsatz in Frage gestellt ist. Zudem hat Loewi[12] in letzter Zeit selbst mitgeteilt, daß seine Resultate am Blutmodell nicht mehr zu reproduzieren seien.

[1] Takane, R.: Biochem. Z. **171**, 403 (1926).
[2] Iljin, W. S.: Z. exper. Med. **52**, 24 (1926).
[3] Lombroso, U.: Ref. in Ber. Physiol. **43**, 65 (1928).
[4] Behrendt, H. u. P. Hopmann: Z. exper. Med. **46**, 564 (1925).
[5] Marton, St.: Wien. Arch. inn. Med. **16**, 309 (1929).
[6] Höber, R.: Biochem. Z. **60**, 253 (1914).
[7] Wiechmann, E.: Z. exper. Med. **41**, 462 (1924) — Dtsch. Arch. klin. Med. **150**, 186 (1926).
[8] Loewi, O.: Verh. Ges. Verdgskrkh. (Okt.) **1927**, 250.
[9] Lesser, E. J.: Ref. a. d. Verh. dtsch. pharmak. Ges. **1927** — Arch. f. exper. Path. **128**, 32 (1928).
[10] Cuenca, B. S.: Biochem. Z. **190**, 1 (1927).
[11] Ammon: Zitiert nach Lesser. (Zitat 9 dieser Seite.)
[12] Loewi, O.: Klin. Wschr. **1929**, 391.

An eine andere Erklärungsmöglichkeit für den verminderten Umsatz denkt LESSER. Nach ihm fehlt durch Ausfall des Hormons ein Faktor, der die Wirkung des Fermentkomplexes, welcher den Kohlehydratumsatz im Muskel beherrscht, günstig beeinflußt. Die Übersicht der verschiedenen Auffassungen über das Zustandekommen des verlangsamten Zuckerumsatzes dokumentiert das Nichtwissen.

Die zweite Hauptfrage, die sich aus der Tatsache der herabgesetzten Zuckerumsatzgeschwindigkeit ergibt, ist: *Läßt sich die ganze Symptomatologie des Diabetes aus dieser Verminderung der Geschwindigkeit des Zuckerumsatzes erklären?*

Hyperglykämie, Glykosurie, vermehrte Zuckerbildung aus Eiweiß und Fett und gesteigerte Oxydationsgeschwindigkeit sind zweifellos Symptome, welche auf quantitativ veränderte Funktionen der Leber zurückzuführen sind. Während die Muskeln als dominierender Verbrauchsort der Kohlehydrate die Hauptlokalisation der primären Störung im Zuckerverbrauch sind, ist die Leber der Ursprungsort der sekundären Symptome. Wir sind berechtigt, der Leber eine dominierende Rolle beim Zustandekommen der herabgesetzten Umsatzgeschwindigkeit abzusprechen, weil dieser Mechanismus am leberexstirpierten Tier nachgewiesen ist und weil auch am leberlosen Tier Pankreashormonwirkung vorhanden ist. Wir sind ferner berechtigt, als Bildungsort der diabetischen Symptome die Leber anzusehen, weil nach MANN und MAGATH[1] ein Tier mit auf die Hälfte reduzierter Leber und ECKscher Fistel, also mit eingeschränkter Leberfunktion, nach Pankreasexstirpation die Hauptsymptome, Hyperglykämie und Glykosurie, nicht zeigt. Die gesteigerte Glykogenverzuckerung ist in der exstirpierten Leber von pankreasdiabetischen Hunden von HINSELMANN[2] und ZUELZER[3], in der Leber diabetischer Frösche von LESSER[4] und LESSER und ZIPF[5] nachgewiesen. Die Geschwindigkeit der Glykogenhydrolyse der diabetischen Leber stieg beim Warm- und Kaltblüter übereinstimmend bis auf das Sechsfache der Norm. Daß eine erhöhte Zuckerbildung aus Eiweiß im pankreasdiabetischen Tier erfolgt, muß nach dem erhöhten Eiweißumsatz als Tatsache angesehen werden; das Hungertier zeigt diese Erhöhung lange nicht in solchem Ausmaß. Nach den Durchströmungsversuchen an isolierten Lebern von BURN und MARKS[6] findet in der Leber sicher eine Zuckerbildung aus Fett statt. In dem einen Versuch an der Leber einer mit Fett gemästeten und 3 Tage vor dem Versuch pankreasexstirpierten Katze war aber die Geschwindigkeit der Zuckerneubildung von etwa gleicher Größe wie in Lebern nichtdiabetischer, fettgemästeter Tiere. Die Ergebnisse dieses einzelnen Versuchs können noch nicht als sicherstehend betrachtet werden. Sollten sie aber bestätigt werden und könnte gezeigt werden, daß glykogenarme Lebern fettarm ernährter pankreasdiabetischer Tiere mehr Zucker aus Eiweiß bilden, so wäre damit ein neuer Beweis für die Zweckmäßigkeit der PETRÉNschen Fettdiät bei Diabetes gegeben. Die Versuchsanordnung von BURN und MARKS ist geeignet, in dieser Beziehung und auch über die Frage der Abhängigkeit von Ketokörperbildung und Gluconeogenie aus verschiedenen Quellen schlüssige Ergebnisse zu liefern.

In welchem Zusammenhang steht nun diese vermehrte Zuckerbildung in der Leber mit der herabgesetzten Zuckerumsatzgeschwindigkeit? Es wurde schon von MINKOWSKI[7], auf rein teleologischen Überlegungen basierend, die Annahme

---

[1] MANN, F. C. u. TH. B. MAGATH: Arch. int. Med. **31**, 797 (1923).
[2] HINSELMANN, H.: Hoppe-Seylers Z. **61**, 265 (1905).
[3] ZUELZER, G.: Berl. klin. Wschr. **1907**, 474.
[4] LESSER, E. J.: Biochem. Z. **55**, 355 (1914); **103**, 1 (1920).
[5] LESSER, E. J. u. K. ZIPF: Biochem. Z. **140**, 435, 439 (1923).
[6] BURN, J. H. u. H. P. MARKS: J. of Physiol. **61**, 497 (1926).
[7] MINKOWSKI, O.: Arch. f. exper. Path. **31**, 179 (1893).

gemacht, daß der infolge des gesteigerten Zuckerverbrauchs bestehende Zuckerhunger der Gewebe durch regulatorische Vorrichtungen die Zuckerproduktion auslöse. Diese Erklärung der vermehrten Zuckerbildung konnte natürlich nicht als zu Recht bestehend angesehen werden, solange nicht durch experimentelle Tatsachen wenigstens die Zweckmäßigkeit dieser vermehrten Zuckerbildung für den diabetischen Stoffwechsel erwiesen werden konnte. Moorhouse[1] hat schon eine präzisere Formulierung dieser Zusammenhänge gegeben. Darin, daß bei pankreasdiabetischen Tieren durch Zufuhr großer Mengen Zuckerlösung der R.Q. für kurze Zeit ansteigen kann, glaubt er eine Massenwirkung des Zuckers zu sehen, welche die verlangsamte Kohlehydratverbrennung für kurze Zeit beschleunige. Ich glaube auf Grund jetzt vorliegender Tatsachen in der teleologischen Auffassung der diabetischen Symptome noch einen Schritt weitergehen zu dürfen und stelle den Satz auf: *Die vermehrte Zuckerproduktion in der Leber und die dadurch verursachten Symptome der Zuckerkrankheit sind kompensatorische Vorgänge, welche die verringerte Zuckerumsatzgeschwindigkeit zu erhöhen und soweit wie möglich der Norm zu nähern versuchen.*

Eine Begründung dieser These muß in erster Linie den Nachweis leisten, daß die Zuckerumsatzgeschwindigkeit von der Zuckerkonzentration abhängig ist, und zweitens hat sie den Beweis für die Existenz eines Regulationsmechanismus zu erbringen.

Den eindeutigsten *Beweis für die Abhängigkeit der Zuckerumsatzgeschwindigkeit von der Zuckerkonzentration* im Blut geben die Versuche von Burn und Dale[2] am eviscerierten Spinaltier (vgl. Exp. Nr. 6 in der Tab. S. 590). Abfall der Zuckerkonzentration im Blut ist mit Verringerung der O_2-Aufnahme und Erhöhung der Blutzuckerkonzentration mit Steigerung des O_2-Verbrauchs begleitet. Dabei ist der R.Q. dieser Präparate = 1, so daß Größe des O_2-Verbrauchs der Größe der Zuckeroxydation gleichzusetzen ist.

In den neuen Versuchen von Bayliss, Müller und Starling[3] über den Stoffwechsel des Herz-Lungen-Präparates konnte gezeigt werden, daß mit Erhöhung der Zuckerkonzentration allein, gerade wie mit Insulin, das Herz für längere Zeit funktionstüchtig überleben kann. „Eine hohe Konzentration von Zucker kann bis zu einem bestimmten Grad ein Insulindefizit kompensieren." Auch für das Herz-Lungen-Präparat von pankreasexstirpierten Hunden konnte das gleiche festgestellt werden. Die Tatsache, daß auch beim apankreatischen Tier durch Zuckerzufuhr eine Erhöhung des R.Q. erzielt werden kann, ist ebenfalls beweiskräftig (vgl. Literatur bei Grafe[4]). Hervorzuheben sind die Versuche von Verzár und Fejér[5], in welchen bei einzeitig totalexstirpierten Hunden der Anstieg des R.Q. auf Zuckerzufuhr bis zum 4. Tage nach der Operation immer geringer wurde und vom 5. Tage an ausblieb. Allan[6] fand am pankreasexstirpierten Hund, daß bei konstanter Insulinzufuhr das Glucoseäquivalent für die Insulineinheit mit steigender Kohlehydratzufuhr bis zu einem bestimmten Grenzwert erhöht wird. Auf Grund dieses Befundes wäre verständlich, daß in isolierten Organen oder in pankreaslosen Tieren in den ersten Tagen nach der Exstirpation der Zuckerumsatz durch Zuckerzufuhr gesteigert wird, weil dann die geringen Mengen Insulin, welche wahrscheinlich noch vorhanden sind, bei hohem Angebot an Substrat stärkere Hormonwirkung entfalten. Es würde also

[1] Moorhouse, zitiert nach Starling u. Lovatt Evans: J. of Physiol. **49**, 76 (1915).
[2] Burn, J. H. u. H. H. Dale: J. of Physiol. **59**, 182 (1924/25).
[3] Bayliss, L. E., E. A. Müller u. E. H. Starling: J. of Physiol. **65**, 33 (1928).
[4] Grafe, E.: Erg. Physiol. II **22**, 322 (1923).
[5] Verzár, F. u. A. v. Fejér: Biochem. Z. **53**, 140 (1913).
[6] Allan, F. N.: Amer. J. Physiol. **67**, 275 (1923/24).

nicht die erhöhte Zuckerkonzentration allein, sondern noch die Gegenwart von Insulin, den Zuckerumsatz steigern. Auch ein solcher Mechanismus reiht sich aber ungezwungen in unsere Beweisführung ein. Es wird beim Zuckerkranken durch Erhöhung der Zuckerkonzentration die Wirkung der reduzierten Hormonmenge gesteigert.

Schließlich sind als Stütze der hier vertretenen Anschauung noch die Resultate von Leberdurchströmungsversuchen verwertbar. BARRENSCHEEN[1] erzielte erst bei einer Konzentration von ca. 1% Glucose in der Durchströmungsflüssigkeit Glykogenansatz in der Leber, während bei einer Konzentration von 0,5% keine Neubildung von Glykogen erfolgte. Aus den neuesten, mit vollkommener Technik durchgeführten Durchströmungsversuchen von BODO und MARKS[2] ist ebenfalls eine Abhängigkeit der Größe der Glykogenbildung von der Zuckerkonzentration der Durchströmungsflüssigkeit herauszulesen. Die Höhe der Blutzuckerkonzentration wirkt sich also sowohl an der Zuckerverbrennung als an der Glykogenbildung aus.

In einem gewissen Gegensatz zu den erwähnten Befunden stehen die Feststellungen von MEYERHOF und Mitarbeitern[3], wonach im Kaltblütermuskel die Geschwindigkeit der Milchsäurebildung vom Gehalt an Glucose und Glykogen unabhängig ist und Glucose- oder Fructosezusatz keine Erhöhung des O_2-Verbrauchs und der Glykogensynthese verursachte. Das gilt aber offenbar nur für den Kaltblüter, denn an Schnitten von Warmblütermuskeln und -lebern konnte durch Traubenzuckerzusatz eine geringgradige Erhöhung der Atmungsgröße gefunden werden, und Zugabe von Traubenzucker an in Ringerlösung suspendierte Schnitte von Rattenzwerchfell erhöhte den Kohlehydratschwund sofort erheblich.

Es ist klar, daß vor allem nur die Versuchsergebnisse an pankreaslosen Tieren oder isolierten Organen die Frage über den Einfluß der Zuckerkonzentration auf den Zuckerumsatz eindeutig zu beantworten vermögen, denn beim intakten Organismus führt Zuckerzufuhr zu Hormonabgabe des Pankreas (vgl. STAUB[4]) und das Insulin bedingt dann, wie wir jetzt wissen, Beschleunigung des Zuckerumsatzes. Die Steigerung des Umsatzes nach Zuckerzufuhr beim intakten Organismus dürfte die Summe darstellen von Erhöhung der Zuckerumsatzgeschwindigkeit infolge Insulinwirkung einerseits und erhöhter Zuckerkonzentration andererseits. Eine Orientierung über den relativen Einfluß der beiden Faktoren könnten wahrscheinlich Versuche ergeben, in denen am gleichen Organismus einmal im Hungerzustand und das andere Mal im Ernährungszustand die gleiche Menge Zucker mit gleicher Geschwindigkeit intravenös zugeführt wird. Da nach STAUB der hungernde Organismus unter Insulinmangel ist, muß sich unter dieser Bedingung nur die Konzentrationswirkung, beim ernährten Tier dagegen Konzentrations- und Insulinwirkung geltend machen. Um noch genaueren Einblick über die Abhängigkeit der Zuckerumsatzgeschwindigkeit von der Zuckerkonzentration zu bekommen, haben zukünftige Untersuchungen auch den Zuckergehalt der Gewebe, nicht nur des Blutes, zu berücksichtigen.

Die Berechtigung zur Annahme, daß es sich bei der Ausbildung der diabetischen Symptome um einen regulatorischen Vorgang handelt, ist, wie bereits

---

[1] BARRENSCHEEN, H. K.: Biochem. Z. **58**, 277 (1914).

[2] BODO, R. u. H. P. MARKS: J. of Physiol. **65**, 48 (1928) (vgl. besonders Exp. 10 und Exp. 8, 9 und 11 S. 58 und 59 der Arbeit).

[3] MEYERHOF, O.: Ds. Handb. **8 I**, 494. — MEYERHOF, O., K. LOHMANN u. R. MEIER: Biochem. Z. **157**, 459 (1925). — TAKANE, R.: Ebenda **171**, 403 (1926).

[4] STAUB, H.: Erg. inn. Med. **31**, 130 (1927).

erwähnt, erst dann gegeben, wenn auch die *Existenz* solcher *Regulationsmechanismen* zum mindesten wahrscheinlich gemacht werden kann. Es sind vor allem Belege dafür beizubringen, daß nervöse Zentren Zusammenhänge zwischen den Stoffwechselvorgängen vermitteln. Die nervöse Beeinflussung des Kohlehydratstoffwechsels ist seit Claude Bernards[1] Zuckerstich bekannt. Von Aschner[2], Brugsch, Dresel und Lewy[3] und Camus, Gournay und le Grand[4] wurde dann ein weiteres Zuckerzentrum im Zwischenhirn festgestellt, und zwar konnten die letztgenannten Autoren durch Schädigung des Nucleus paraventricularis und Tuber cinerum eine wochenlang dauernde Glucosurie erzeugen. Nach Raab[5] liegt in der Gegend des Tuber cinereum aber auch ein Zentrum für den Fettstoffwechsel, da Zerstörung dieser Hirnpartie die depressorische Wirkung des Pituitrins auf das Blutfett (gesteigerte Fettaufnahme durch die Leber) aufhebt. Schon einzig die Lokalisation dieser Zentren an gleichen oder eng beieinander liegenden Orten lassen nervöse Regulationen zwischen Fett- und Kohlehydratstoffwechsel wohl möglich erscheinen. Eine willkommene Ergänzung zu den eben angeführten Untersuchungsergebnissen bilden die Wertheimerschen[6] Erhebungen über Stoffwechselregulationen. Es konnte gezeigt werden, daß Mobilisierung von Fettdepots und Ausbildung einer Fettleber nach Phlorhizin durch Durchschneidung des Brustmarks in der Höhe des 1. bis 7. Brustwirbels verhindert wurde. Auch die Ketokörperbildung wird vermindert. Die Nervenbahnen, welche die Fettmobilisierung regulieren, verlaufen mit den großen Nervenstämmen, denn Durchschneidung des Nervus ischiadicus beim Hund läßt auch nach langem Hungern das Fettdepot der Kniekehle unverändert. Auch der Glykogenstoffwechsel unterliegt einer nervösen Regulation. Nach Durchschneidung des Nervus ischiadicus behalten die entnervten Muskeln trotz Hunger und Phlorhizin ihren Glykogenbestand und vermögen bei Mästung nach vorausgegangenem Hungern auch kein Glykogen anzusetzen. Nach Durchschneidung der Rami communicantes wird der Glykogenbestand der zugehörigen Muskeln ebenfalls mehr oder weniger fixiert. Zwischen Kohlehydrat- und Fettstoffwechsel wäre damit wohl eine genügende Möglichkeit für nervöse Korrelationen festgestellt. Für den Eiweißstoffwechsel sind sicher auch nervöse Regulationen vorhanden, doch sind, nach dem jetzigen Stand der Forschung, die Zusammenhänge mit dem Kohlehydratstoffwechsel noch unklar (vgl. Grafe[7]).

Es fällt jetzt nicht mehr schwer, auf Grund der reproduzierten Versuchsergebnisse zur Stütze der aufgestellten These sich vorzustellen, daß die herabgesetzte Zuckerumsatzgeschwindigkeit auf nervösem Wege das Signal für vermehrte Zuckerbildung im Diabetes ist. Als Erfolgsort des Signals kann man sich die nahe zusammenliegenden Zentren im Zwischenhirn denken. Wie weit dann noch hormonale Korrelationen in den Regulationsvorgang hineinspielen (Adrenalin, Pituitrin, Insulin), ist für die vorliegende Argumentierung nicht von Belang.

Durch den Nachweis der Abhängigkeit der Zuckerumsatzgeschwindigkeit von der Zuckerkonzentration im Blut und den Nachweis nervöser Regulationsmöglichkeiten zwischen Kohlehydrat- und Fettstoffwechsel sind die Unter-

[1] Bernard, Cl.: Leçons (Cours du semstre d'hiver 1854/55), S. 289.
[2] Aschner, B.: Pflügers Arch. 146, 1 (1912).
[3] Brugsch, Th., Dresel, K. u. F. H. Lewy: Verh. dtsch. Ges. inn. Med. 34, 346 (1922).
[4] Camus, J., Gournay, J. J. u. A. le Grand: Presse méd. 33 I, 249 (1925).
[5] Raab, W.: Z. exper. Med. 49, 179 (1926).
[6] Wertheimer, E.: Pflügers Arch. 213, 262, 298 (1926); 215, 779, 796 (1927). — Wertheimer, E. u. A. Hoffmann: Ebenda 218, 176 (1927).
[7] Grafe, E.: Die nervöse Regulation des Stoffwechsels. Handb. d. Biochemie, 2. Aufl., 9, 60 (1925).

lagen gegeben, welche die Annahme, daß die Symptome des Diabetes der Ausdruck eines zweckmäßigen kompensatorischen Vorgangs sind, sehr wahrscheinlich machen. Es bleibt noch übrig, einzelne Tatsachen im Rahmen dieser Auffassung zu diskutieren. Wenn nach VERZÁR und v. FEJÉR[1] vom 5. Tage nach der Pankreasexstirpation an auf Zuckerzufuhr kein Anstieg der Oxydationsgeschwindigkeit und des R.Q. mehr eintritt, so kann das damit erklärt werden, daß in diesem Stadium der Krankheit bereits die maximal mögliche Kompensation durch die vermehrte Zuckerproduktion erreicht ist. In den neuen Versuchen von L. HÉDON[2] hat sich auch ergeben, daß der R.Q. des diabetischen Tieres vom 2. bis 5. Tage nach Exstirpation der „greffe" ansteigt und dann auf etwa gleicher Höhe verbleibt bis kurz vor dem Tode. Auch daraus ließe sich vielleicht entnehmen, daß das Maximum der unter diesen Bedingungen möglichen Geschwindigkeit der Kohlehydratverbrennung am 5. Tage nach Pankreatektomie erreicht ist. Ich bin mir dabei wohl bewußt, daß der Schluß durchaus gewagt ist, den Anstieg des R.Q. von ca. 0,72 auf 0,74 auf eine Zunahme der Zuckerverbrennung zurückzuführen.

In der Versuchsanordnung von HÉDON erreicht der Blutzucker bereits 6—7 Stunden nach Entfernung der „greffe sous-cutanée" den Wert von 0,3 bis 0,4%, der bei Fleischnahrung im weiteren Verlauf der Krankheit meist ziemlich konstant beibehalten wird. Bei Übertragung der Auffassung von Abhängigkeit der Zuckeroxydationsgeschwindigkeit von der Blutzuckerkonzentration auf diese Tatsache erscheint ein Widerspruch darin, daß nicht gleichzeitig mit der Erhöhung des Blutzuckers auch der R.Q. ansteigt. Dieser Widerspruch läßt sich nicht auf begründete Weise entfernen. Die Einstellung des Blutzuckerniveaus beim apankreatischen Tier auf einen ziemlich konstanten Wert von 0,3—0,4% läßt vermuten, daß damit eine Grenzkonzentration für optimale Kompensation eingestellt ist.

Auf einen weiteren wichtigen Befund ist hinzuweisen, der geeignet ist, die Hyperglykämie als zweckmäßigen regulatorischen Zustand zu stützen. Es ist dem Kliniker eine bekannte Tatsache, daß in den meisten Fällen von Diabetes mellitus der Schwellenwert der Niere für Zuckerausscheidung über den Normalwert von ca. 0,18% erhöht ist. Das gleiche ist auch im experimentellen Pankreasdiabetes der Fall. ALLEN[3] hat diese Verhältnisse am genauesten verfolgt und gefunden, daß bei normalem Hund der Schwellenwert zwischen 0,143 bis 0,173, bei partiell pankreasexstirpiertem Tier mit leichtem Diabetes bei 0,20 bis 0,22 und bei schwerem experimentellem Diabetes bei 0,22—0,29% Plasmazucker liegt. Mit der Schwere der diabetischen Stoffwechselstörung wird demnach auch der Schwellenwert der Niere für Glucose erhöht. Mit Wahrscheinlichkeit handelt es sich hier um einen nervös regulierten Vorgang, der eine Hyperglykämie bis zu einer bestimmten Höhe (maximal 0,30%) ohne Zuckerverlust garantiert und damit den zur Rede stehenden Kompensationsvorgang unterstützt. Versagt dieser Regulationsmechanismus in der Niere, und wird der Zucker zu einer Nichtschwellensubstanz (CUSHNY), so sind, wie im Phlorhizindiabetes, die gleichen Kompensationsmaßnahmen zweckmäßig wie beim apankreatischen Diabetes. Es kommt deshalb auch beim phlorhizinvergifteten Tier zu vermehrter Zuckerbildung aus Nichtkohlehydraten, um eine Blutzuckerkonzentration aufrechtzuerhalten, welche für die einigermaßen genügende Zuckerumsatzgeschwindigkeit bei physiologischer Insulinmenge notwendig ist. Wird einem Phlorhizintier Glucose per os zugeführt, so werden bekanntlich

---

[1] VERZÁR u. FEJÉR: Zitiert auf S. 594.
[2] HÉDON, L.: Arch. internat. Physiol. **27**, 254 (1926).
[3] ALLEN, F. M. u. M. B. WISHART: J. of biol. Chem. **43**, 129 (1920).

ca. 90%, aber auch weniger des eingegebenen Zuckers in den folgenden 12 Stunden als Extrazucker ausgeschieden. RINGER[1] bezeichnet dieses Defizit an ausgeschiedenem Zucker als erlaubten Versuchsfehler. Es kann aber auch angenommen werden, daß dieses Defizit zwischen Einnahme und Ausgabe umgesetzter Zucker ist infolge vorübergehender Erhöhung der Blutzuckerkonzentration nach Zuckerzufuhr. Nach oraler Zufuhr von 10—70 g Glucose konnte LUSK[2] am Phlorhizinhund zwar keine sichere Veränderung des R.Q. und der Calorienproduktion nachweisen, dagegen war in dem Versuch von GESSLER[3] nach oraler Zufuhr von 40 g Traubenzucker in 500 Ringerlösung sowohl die Geschwindigkeit der Wärmeproduktion wie der R.Q. etwas erhöht; die Extrazuckerausscheidung betrug 34 g. ROSENFELD[4] gab dem gleichen phlorhizinierten Hund einmal 100 g Dextrose oral, das andere Mal die gleiche Menge intravenös. Nach oraler Applikation wurden 78 g, nach intravenöser nur 36 g Zucker ausgeschieden. Nach WOODYATT[5] nimmt nach intravenöser Zuckerzufuhr der Muskelglykogengehalt des hungernden Phlorhizintieres zu. Dieser auffällige Unterschied in der Wirkung oraler und intravenöser Zuckerzufuhr kann für unsere Auffassung verwertet werden: aus der Arbeit von LANGFELDT[6] geht hervor, daß der 24 Stunden hungernde normale Hund auf orale Zufuhr der großen Menge von 100 g Glucose maximale Blutzuckerwerte von 0,13—0,21% erreicht. Das sind auffallend geringe Erhöhungen, sie werden am Phlorhizintier noch geringer sein. Wird aber, wie z. B. im Versuch ROSENFELDS, die Dextrose intravenös zugeführt, so kommt es zu einem vielfach höheren Blutzuckeranstieg, und diese höhere Blutzuckerkonzentration beschleunigt den Zuckerumsatz stärker. Aus unseren Überlegungen folgt, daß Phlorhizinapplikation an einen pankreasdiabetischen Hund katastrophal wirken muß, weil infolge der vermehrten Durchlässigkeit der Niere die Kompensationsmöglichkeit durch Blutzuckererhöhung fehlt. Bemerkungen von REACH[7] über die Verschlechterung des Zustandes eines apankreatischen Tieres nach Phlorhizin scheinen dies zu bekräftigen.

Für den menschlichen Diabetes folgt aus diesen Überlegungen, daß die jeweilige Stoffwechsellage die Resultante ist von Größe des Defizits an Pankreashormon einerseits und Größe der Kompensation durch Erhöhung der Zuckerkonzentration der Gewebsflüssigkeit andererseits. Das Minus in der Geschwindigkeit des Zuckerumsatzes durch ungenügende Hormonwirkung wird durch das Plus infolge der erhöhten Zuckerkonzentration verringert. Die Größe der nichtkompensierten Verringerung der Umsatzgeschwindigkeit geht der Schwere der diabetischen Stoffwechselstörung parallel. An der üblichen Beurteilung der Schwere einer diabetischen Stoffwechselstörung nach der Höhe des Nüchternblutzuckers wird durch diese Auffassung nichts geändert. Die Größe der Blutzuckerkonzentration ist durch den Grad der Herabsetzung der Umsatzgeschwindigkeit, infolge Hormanausfall, reguliert. Beim apankreatischen Tier ist der Blutzucker bei einem Wert von 0,3—0,4% stabilisiert. Es wurde oben der Schluß gezogen, daß damit wahrscheinlich das Optimum der möglichen Kompensation eingestellt ist. Auf den menschlichen Diabetes übertragen, würde das bedeuten, daß bei einem Nüchternblutzuckerwert von 0,3—0,4% ein absoluter Pankreas-

[1] RINGER, M.: J. of biol. Chem. **58**, 483 (1923).
[2] LUSK, G.: J. of biol. Chem. **20**, 605 (1915).
[3] GESSLER,: Zitiert nach E. GRAFE in Erg. Physiol. **21** II, 327 (1923).
[4] ROSENFELD, G.: Berl. klin. Wschr. **44**, 1663 (1907).
[5] WOODYATT, R. T.: J. of biol. Chem. **14**, 441 (1913).
[6] LANGFELDT, E.: Acta med. scand. (Stockh.) **53**, 54 (1920).
[7] REACH, F.: Biochem. Z. **33**, 441 (1911).

diabetes vorliegt. Ich glaube, daß durch diese Überlegung die Bedeutung der Höhe des Nüchternblutzuckerwertes in ein neues Licht gerückt wird. PETRÉNS Erfahrungstatsache, daß jeder Diabetes, dessen Nüchternwert 0,25% erreicht, als schwerer aufzufassen sei, ist jetzt besser verständlich und berechtigt. Die durchschnittlichen Werte von 0,4—0,5% bei Komatösen (v. NOORDEN und ISAAK[1]; eigene Beobachtungen) liegen in der Nähe der stabilisierten Blutzuckerhöhe des apankreatischen Tieres und lassen die Überlegungen, welche in dieser Höhe des Blutzuckers das Zeichen eines totalen Versagens der inneren Pankreassekretion erblicken, als zu Recht bestehend erscheinen. Betrachten wir, wie das oben geschehen ist, auch die Erhöhung des Nierenschwellenwertes für Zucker beim Diabetiker als einen kompensatorischen Vorgang, so ist auch die Höhe dieses Nierenschwellenwertes ein Maß für die Stoffwechsellage. Dabei sei nochmals betont, daß der Grad der diabetischen Stoffwechselstörung einzig und allein durch die Größe der Herabsetzung der Zuckerumsatzgeschwindigkeit bedingt angesehen wird. Es paßt in den Rahmen unserer Auffassung, wenn Diabetiker trotz eingreifender diätetischer Maßnahmen einen erhöhten Blutzuckerwert mit großer Zähigkeit festhalten; je niedriger die Zuckerumsatzgeschwindigkeit infolge Fehlens des Pankreashormons ist, um so notwendiger wird eine genügende Kompensation durch Erhöhung der Blutzuckerkonzentration.

Im Hunger und bei zweckmäßiger Diät sinkt bei Zuckerkranken, mit Ausnahme des schweren Diabetikers, die Blutzuckerkonzentration ab. Die zweckmäßige Diät vermeidet Überernährung und beschränkt die Eiweiß- und Kohlehydratzufuhr. Wenn die Blutzuckerkonzentration sinkt, so ist nach unserer Auffassung die Stoffwechsellage besser geworden, das Manko in der Zuckerumsatzgeschwindigkeit gegenüber der Norm vermindert. Da der Anteil der Zuckerkonzentration an der Umsatzbeschleunigung vermindert worden ist, kann nur angenommen werden, daß entweder die Hormonproduktion zugenommen oder der Zuckerumsatz unter den Bedingungen von Hunger und zweckmäßiger Diät auf niedrigere Geschwindigkeit eingestellt ist. Im Hunger und auch bei kohlehydratarmer Diät hat die Insulinproduktion sicher nicht zugenommen, denn Kohlehydrate bilden ja nach STAUB[2] den adäquaten Reiz für die Hormonproduktion oder -abgabe. Es bleibt deshalb nur übrig, anzunehmen, daß unter den Bedingungen von Hunger und geeigneter Diät die Zuckerumsatzgeschwindigkeit schon normalerweise herabgesetzt ist, und das entspricht auch den Tatsachen der Physiologie des Gesamtstoffwechsels im Hunger und bei vorwiegender Fettzufuhr; „das lebendige Protoplasma setzt seine Zersetzungsgröße herab" (GRAFE[3]). Um diese herabgesetzte Zersetzungsgröße aufrechtzuerhalten, reicht die Kompensation durch geringere Erhöhung der Blutzuckerkonzentration aus. Die Toleranzverbesserung nach langdauernder zweckmäßiger Diät ist natürlich, wie das allgemein angenommen wird, auf die Schonung des Inselapparates zurückzuführen.

Ein letzter Punkt aus der Therapie der Zuckerkrankheit, für den bis jetzt noch eine genügende Erklärung fehlt, soll unter dem neuen Gesichtspunkt noch beleuchtet werden, nämlich die v. NOORDENsche Haferkur. Als Indikation ist hauptsächlich die Acidosis genannt. Durch die reichliche Zufuhr von Kohlehydraten, sei es nun in Form von Hafer, Mehlfrüchten usw., wird eine Hyperglykämie erzeugt, diese steigert nach der hier vertretenen und begründeten Auffassung die Zuckerumsatzgeschwindigkeit, d. h., es wird sowohl Glykogenbildung wie Zuckeroxydation als gekoppelter Prozeß beschleunigt. Da, wie z. B.

---

[1] NOORDEN, C. v. u. S. ISAAC: Die Zuckerkrankheit, 8. Aufl., 150 (1927).
[2] STAUB, H.: Biochem. Z. **118**, 93 (1921).
[3] GRAFE, E.: Erg. Physiol. **21** II, 108ff. (1923).

auch LESSER annimmt, die Ketokörperanhäufung in der Leber deshalb auftritt, weil die Zuckerzersetzungsgeschwindigkeit nicht genügend hoch ist, so wäre der antiketogene Effekt der Kohlehydratzufuhr in großen Mengen erklärt. Auch der Anschluß an die Deduktion von EMBDEN und ISAAK, daß die Ketokörperbildung in der Leber gehemmt werde, wenn die Milchsäurebildung aus Kohlehydrat in genügendem Umfange vor sich gehe, ist mit dem dargelegten Mechanismus der hohen Kohlehydratzufuhr gewonnen. Die durch Erhöhung der Zuckerkonzentration beschleunigte Umsatzgeschwindigkeit beschleunigt auch die Glykogenbildung in der Leber und führt zu Glykogenansatz.

Ich habe die Ansicht zu begründen versucht, daß die Symptomatologie des Diabetes der Ausdruck eines zweckmäßigen Vorgangs sei, welcher die Grundursache der Stoffwechselstörung, die herabgesetzte Zuckerumsatzgeschwindigkeit, zu kompensieren versucht. Diese Auffassung paßt sich in bekannte Zusammenhänge ungezwungen ein und gewinnt damit zum mindesten heuristische Bedeutung. Die letzte Ursache der diabetischen Stoffwechselstörung, nämlich der Mechanismus, wie es zu der herabgesetzten Umsatzgeschwindigkeit kommt, ist noch unbekannt. Es ist der größte Fortschritt seit der Entdeckung von v. MERING und MINKOWSKI, daß man jetzt sicher weiß, daß im Pankreasdiabetes die Zuckerumsatzgeschwindigkeit herabgesetzt ist. Diese Erkenntnis ist zum großen Teil ein Verdienst von LESSER. Vielleicht bedeutet die hier vertretene Auffassung der Symptomatologie als Folge kompensatorischer Vorgänge einen weiteren Fortschritt; sie ist eine naheliegende Konsequenz aus den LESSERschen Deduktionen.

IV. Das Insulin.

Das wirksame antidiabetische Prinzip ist ein von Fett- und Eiweißsubstanzen gereinigtes alkoholisches Extrakt der gesamten Bauchspeicheldrüse. Die Darstellung der zahlreichen Handelspräparate lehnt sich an die ursprüngliche COLLIPsche Methode[1] an. Für fabrikmäßige Darstellung ist diese Methode hauptsächlich von BEST und SCOTT[2] ausgearbeitet worden. Die Ausbeute schwankt zwischen 1000 und 2000 Einheiten pro kg Pankreas.

Das handelsübliche Insulin enthält nach ABEL[3] höchstens 10% des Gewichtes an spezifisch wirksamer Substanz; 90% sind Verunreinigung. ABEL und Mitarbeiter[4] haben durch Fällung von saurer Lösung des Handelsinsulins mit brucinacetathaltigem Pyridin ein „krystallines Insulin" erhalten. Die Substanz hat ohne Krystallwasser die Bruttoformel $C_{45}H_{69}O_{14}N_{11}S$. Sie zeigt scharfen Schmelzpunkt bei 233° und hat, nach der Bruttoformel mit einem Atom S berechnet, ein Molekulargewicht um 1000. Sie ist linksdrehend und hat in saurer Lösung eine spezifische Drehung von − 40°. Die Krystalle sind dimorph und gehören teils dem rhombischen, teils dem regulären System an. Die genauere chemische Bearbeitung des krystallinen Insulins durch die Mitarbeiter von ABEL[5] haben bis jetzt ergeben, daß nach Hydrolyse aus dem Präparat Cystin, Tyrosin, Arginin, Histidin, Leucin und wahrscheinlich auch Lysin dargestellt werden

---

[1] COLLIP, J. B.: Trans. roy. Soc. Canada **16**, 28 (1922).

[2] BEST, C. H. u. D. A. SCOTT: J. of biol. Chem. **57**, 709 (1923). — BEST, C. H.: Handb. d. biol. Arbeitsmethoden V III B, H. 4.

[3] ABEL, J. J.: Proc. nat. Acad. Sci. U. S. A. **12**, 132 (1926) (zitiert nach Naturwiss. **1926**, H. 46).

[4] ABEL, J. J., GEILING, E. M. K., ROUILLER, C. A., BELL, F. K. u. O. WINTERSTEINER: J. of Pharmacol. **31**, 65 (1927).

[5] VIGNEAUD, V. DU, JENSEN, H. u. O. WINTERSTEINER: J. of Pharmacol. **32**, 367, 397 (1928).

können. Der Schwefelgehalt ist 3,13%; nur zwei Drittel des im Insulin als Disulfid vorhandenen S sind Cystin-S, der Rest stammt aus einer unbekannten Verbindung, welche mit Phosphorwolframsäure nicht fällbar ist. DINGEMANSE[1] hat durch wiederholte Adsorption an Tierkohle amorphe Insulinpräparate erhalten, welche manchmal noch 4—5mal stärker wirksam waren als das ABELsche krystallisierte Insulin. Sie schließt daraus, daß das krystallisierte Insulin nicht reines, sondern wahrscheinlich nur an die Oberfläche von Krystallen adsorbiertes Insulin sei. DU VIGNEAUD, GEILING und EDDY[2] aus dem ABELschen Institut halten aber an der Reinheit ihrer Präparate fest. Es gelang ihnen nicht, nach dem Verfahren von DINGEMANSE eine unwirksame Fraktion aus krystallinem Insulin abzutrennen. Dagegen, daß die wirksame Substanz nur an Krystalle adsorbiert sei, spreche Umkrystallisation ohne Wirksamkeitsverlust, Unabhängigkeit der Wirkungsstärke von der Bildungsgeschwindigkeit der Krystalle und ferner, daß an Benzoesäure adsorbiertes Insulin nach Auslösen mit Äther wieder Krystalle ergebe. (Genauere Angaben über die Chemie des Insulins finden sich in diesem Band ds. Handb. unter Chemie der Inkrete.)

Durch Pepsin und Trypsin wird Insulin irreversibel zerstört. Diese Tatsache ist schon durch die Entdecker des Inkrets gefunden und mit den gereinigten Proteasen von FELIX und WALDSCHMIDT-LEITZ[3] bestätigt worden. Die letztgenannten Autoren haben außerdem Erepsin gegenüber Insulin unwirksam gefunden und glauben, daß nach dem fermentchemischen Verhalten das Insulin den Proteinen näherstehe als den einfachen Dipeptiden. Aus der destruktiven Wirkung von Pepsin und Trypsin folgt, daß Insulin nur nach parenteraler Applikation wirksam sein kann, und von parenteralen Applikationen sind bis jetzt nur subcutane oder intravenöse brauchbar. Alle anderen Einverleibungsarten sind entweder gänzlich erfolglos oder lassen jede quantitative Relation vermissen, oder haben gegenüber der subcutanen oder intravenösen Zufuhr keinen Vorteil.

Die Standardisierung des Insulins.

Die Wirksamkeit des Präparats wird bis jetzt biologisch nach seinem blutzuckerherabsetzenden Effekt am Kaninchen ausgewertet. Die Wertigkeit der Insulineinheit ist durch die Hygienekommission des Völkerbundes international geregelt. Als Insulineinheit gelten 0,125 mg des Standardtrockeninsulins, das vom National Institute for medical Research, London dargestellt ist. Über die Wirksamkeit dieser internationalen Einheit sind aber widersprechende Angaben gemacht worden. Nach MACLEOD ist die Wirkung der internationalen Einheit ein Drittel der früher gebräuchlichen Kanincheneinheit, d. h. $1/_3$ derjenigen Menge Insulin, welche, subcutan appliziert, den Blutzucker eines mit Heu und Hafer gefütterten 18—24 Stunden hungernden, etwa 2 kg schweren Kaninchens innerhalb 4—5 Stunden auf 0,045% (Krampfgrenze) erniedrigt. LAQUEUR und DE JONGH[4] finden dagegen die internationale Standardeinheit etwa der früheren Kanincheneinheit gleichwertig. Als Kriterium beim Vergleich eines neuen Präparates mit dem Standardinsulin wird entweder die Differenz zwischen vorausgehendem Blutzuckerwert und dem arithmetischen Mittel der Blutzuckerwerte, welche in bestimmten Intervallen innerhalb 5 Stunden nach der

[1] DINGEMANSE, E.: Verh. dtsch. pharmak. Ges. Würzburg **1927** — Arch. f. exper. Path. **128**, 44 (1928).
[2] VIGNEAUD, V. DU, GEILING, E. M. K. u. C. A. EDDY: J. of Pharmacol. **33**, 497 (1928).
[3] FELIX, K. u. E. WALDSCHMIDT-LEITZ: Ber. dtsch. chem. Ges. **59**, 2367 (1926).
[4] LAQUEUR, E. u. S. E. DE JONGH: Biochem. Z. **163**, 338 (1925).

Injektion ermittelt werden, benutzt (MACLEOD[1], MARKS[2]). Es kann aber auch nur der erreichte minimale Blutzuckerwert, unabhängig vom Ausgangswert, verwendet werden (DE JONGH u. LAQUEUR[3]). Als Beispiel einer Eichung sei den Angaben MARKS folgendes entnommen: eine Serie von mindestens 6 Kaninchen von etwa 2 kg Gewicht wird 24 Stunden hungern gelassen. Dann wird der Blutzucker im Blut aus einer Ohrvene bestimmt. Die eine Hälfte der Kaninchen erhält nun genau $^1/_3$ oder $^1/_2$ der internationalen Standardeinheit in destilliertem Wasser gelöst subcutan. Die andere Hälfte der Tiere bekommt von dem zu bestimmenden Insulinpräparat eine Menge, die schätzungsweise etwa der verwendeten Standardmenge entspricht (also ca. $^1/_3$ oder $^1/_2$ internationale Einheit). Nach 1, 2, 3, 4 und 5 Stunden wird der Blutzuckerwert bestimmt. Der Anfangsblutzucker sei 106 mg%, die Werte nach der Injektion 65, 64, 83, 88 und 99 mg. Der Mittelwert dieser 5 Bestimmungen nach der Injektion ist 80. Daraus berechnet sich der hypoglykämische Effekt in Prozent des Anfangswertes zu $\frac{106-80}{106} \cdot 100 = 24,5\%$. Die Summe der so erhaltenen Prozentzahlen der Blutzuckerverminderung der einen Hälfte der Tiere wird mit derjenigen bei der anderen Hälfte der Kaninchen verglichen und daraus entnommen, ob das zu prüfende Insulinpräparat stärker oder schwächer ist als die verwendete Standardmenge. Nach wenigstens 3 Tagen wird die Prüfung wiederholt, indem jetzt diejenige Hälfte der Tiere, welche zuerst das Standardpräparat bekam, von der unbekannten Insulincharge und die andere Hälfte das Standardinsulin erhält. Schließlich wird die Summe der prozentualen Blutzuckerherabsetzungen aller Versuche mit Standardinsulin mit der Summe aller Versuche mit dem zu prüfenden Insulin verglichen. Der mittlere Versuchsfehler beim Vergleich der Wirkung gleicher Mengen des Standardpräparates nach der beschriebenen Methode ist um 3%. Differieren die beiden bestimmten Werte nicht mehr als um diesen mittleren Fehler, so entspricht der Gehalt der zu untersuchenden Lösung dem Vergleichsstandardwert. Bei ungleichem Gehalt gibt das Verhältnis der Summe des hypoglykämischen Effekts annähernd das Verhältnis im Gehalt an wirksamer Substanz an. Bei größeren Abweichungen im Gehalt der verglichenen Probe an wirksamer Substanz ist der Fehler größer, dann muß eine weitere Eichung folgen. Eine Vereinfachung der Methode besteht darin, daß die 5 Blutproben, welche nach der Injektion entnommen werden, zusammen auf ihren Zuckergehalt untersucht werden. Zu diesem Zweck werden jeweils 0,4 ccm Blut entnommen, die einzelnen Proben zusammengegeben und die Gesamtmenge auf ihren Zuckergehalt untersucht. Bei Anwendung dieser vereinfachten Methode sollen aber, wie MARKS angibt, 10—20 Kaninchen verwendet werden, um den Versuchsfehler zu verringern. Von HARRISON und LAWRENCE[4] wurde die Wirksamkeit von Insulinpräparaten verschiedener Stärke an Diabetikern austestiert und dabei recht gute Übereinstimmung mit den Kaninchen-Testwerten gefunden.

Bei der Ausarbeitung der Eichungsmethoden mußte eine Reihe von Faktoren auf ihren Einfluß auf den Ablauf der Blutzuckerkurve nach Insulin untersucht werden. So wurde gefunden, daß die hypoglykämischen Symptome als Testwert für die Eichung unbrauchbar sind, daß gleiche Kaninchen zu verschiedenen Zeiten recht verschiedene Reaktionen auf die gleiche Insulinmenge zeigen, daß zwischen Körpergewicht und Wirksamkeit der Insulindosis keine Proportionalität besteht u. a. m. Die Einführung eines internationalen Standardtests hat vor allem die

[1] MACLEOD, J. J. R. u. ORR: J. Labor. a. clin. Med. **9**, 591 (1924).
[2] MARKS, H. P.: Brit. med. J. **2**, 1102 (1925).
[3] JONGH, S. E. DE u. E. LAQUEUR: Arch. néerl. Physiol. **12**, 277 (1927).
[4] HARRISON, G. A. u. R. D. LAWRENCE: Brit. med. J. **2**, 1104 (1925).

Unsicherheiten, welche die jahreszeitlichen Schwankungen der Insulinempfindlichkeit der Kaninchen mit sich brachte, behoben. Bei Besprechung der Insulinwirkung auf den Blutzucker sind noch weitere Punkte zu erwähnen. Es ist darauf aufmerksam zu machen, daß eine einigermaßen sichere Bestimmung des Insulingehaltes einer Flüssigkeit die Austestierung an mindestens 6 Tieren in der beschriebenen Weise erfordert.

Die Insulinwirkung auf den normalen Organismus.

In gleicher Weise, wie es in den vorausgehenden Kapiteln über den Pankreasdiabetes geschehen ist, sollen zunächst die Symptome der Insulinwirkung am ganzen Tier geschildert werden. Der Stoff wird unterteilt in Wirkungen auf den normalen und solche auf den diabetischen Organismus. Es werden vorerst nur die hauptsächlichsten Effekte auf den Blutzucker, Glykogengehalt, Gasstoffwechsel, Fett- und Eiweißstoffwechsel im einzelnen behandelt, während die Resultate der bilanzmäßigen Verknüpfung dieser Stoffwechselgrößen in das Schlußkapitel über Insulinmechanismus einbezogen werden.

Die Wirkung auf den Blutzucker.

Subcutane oder intravenöse Insulinzufuhr in genügender Dosis führt zu Senkung des Blutzuckerspiegels. An diesem Effekt haben die Entdecker des Pankreasinkretes BANTING und BEST[1] die Wirksamkeit ihrer Extrakte erkannt. Das Verhalten des Blutzuckers ist als biologischer Test der Insulinwirkung gewählt worden. Am physiologischen Institut in Toronto (MACLEOD), am National Institute for medical Research in London (DALE) und am pharmakologischen Institut Amsterdam (LAQUEUR) sind dann die Faktoren, welche die Insulinwirkung auf den Ablauf der Blutzuckerkurve beeinflussen, eingehend untersucht worden. Die folgenden Ausführungen stützen sich in der Hauptsache auf die Ergebnisse in den genannten Instituten, denn allgemeingültige Angaben sind nur auf Grund einer sehr großen Zahl von Versuchen und peinlich genau eingehaltenen Versuchsanordnungen zu geben.

Die geringste Insulinmenge, welche beim 24 Stunden hungernden Kaninchen eine sicher auf das Hormon zu beziehende Blutzuckersenkung hervorruft, liegt zwischen 0,1 und 0,2 Einheiten bei subcutaner Zufuhr in physiologischer NaCl-Lösung. Beim 14—16 Stunden nüchternen Menschen ist dieser sog. Schwellenwert fast stets unter zwei Einheiten, also in Relation zum Körpergewicht niedriger als beim Kaninchen. Wird die Insulindosis über diesen Schwellenwert gesteigert, so fällt die Blutzuckerkurve steil zu einem tieferen Wert ab. Wird, wie es LAQUEUR und DE JONGH[2] angeben, eine Konzentrationswirkungskurve gebildet, indem die Blutzuckerwerte als Ordinate und die Insulinquantität als Abszisse geschrieben werden, so entsteht eine Parabel, deren steilstes Stück zwischen 0,1 und 0,2 Einheiten liegt. Nur bei kleinen Dosen, bis etwa $^{1}/_{3}$—$^{1}/_{2}$ der früheren krampferzeugenden Kaninchendosis, ist einigermaßen Proportionalität zwischen Größe des Blutzuckerabfalls und Höhe der Insulindosis vorhanden. Es wird deshalb bei der vergleichenden Eichung auch nur eine Dosierung angewandt, welche gerade noch eine auffällige Wirkung auf den Blutzucker hat, also etwa, wie im vorhergehenden Abschnitt über Eichung erwähnt wurde, ein Drittel der Kanincheneinheit. Werden höhere Insulindosen verwendet, so sinkt

---

[1] BANTING, F. G. u. C. H. BEST: Communication of the Acad. of Med. Toronto, 7. Febr. 1922. J. Labor. a. clin. Med. **7**, 251 (1922).
[2] LAQUEUR, E. u. S. E. DE JONGH: Biochem. Z. **163**, 344 (1925).

der Blutzuckerwert nicht mehr entsprechend; die Konzentrationswirkungskurve wird flacher und allmählich parallel der Abszisse. Die niedrigste Grenzdosis, welche zu hypoglykämischem Wert von 0,045% führt, kann um das Vielfache überschritten werden, ohne daß sich der Verlauf des ersten steilen Kurvenabschnittes verändert. Übersichtlich sind diese Verhältnisse durch Zahlen, welche einer Kurve von LAQUEUR und DE JONGH[1] entnommen sind, darzustellen. Die Blutzuckerzahlen sind stets Mittelwerte aus 11—32 Versuchen. 1 Einheit = $^1/_3$ der Kaninchenkrampfdosis. Nach DE JONGH und LAQUEUR[2] ist am

Insulineinheiten	0,05	0,1	0,2	0,3	0,4	1,0	1,5	2,0	2,5	3,0	4,5
Tiefster Blutzuckerwert in mg% .	100	101	88	80	79	69	59	57	51	39	41

Kaninchen der erreichte minimale Blutzucker von der Höhe des Ausgangswertes unabhängig, vorausgesetzt, daß es sich nicht um seltene Tiere handelt, deren Nüchternblutzuckerwert abnorm hoch oder tief liegt. Während die Größe des Blutzuckersturzes oberhalb einer Dosis von etwa 2,0 Einheiten nicht mehr wesentlich verstärkt werden kann, verlängern aber größere Dosen die Dauer der Hypoglykämie, eine Proportionalität besteht jedoch nicht.

Die Empfindlichkeit der Tiere in bezug auf die blutzuckersenkende Wirkung des Hormons ist außer *jahreszeitlichen Einflüssen* noch von einer Reihe anderer Faktoren abhängig, von denen als die wichtigsten *Ernährungszustand* und *vorausgehende Ernährungsform* hervorgehoben werden. Gut genährte Tiere sind in der Regel widerstandsfähiger als solche, die in reduziertem Ernährungszustand sind. Die Abhängigkeit von der Zusammensetzung der Nahrung ist noch nicht in jeder Beziehung klar. Im allgemeinen zeigen kohlenhydratreich ernährte Tiere eine stärkere Reaktion, während Fettzufuhr sie vermindern kann (ABDERHALDEN u. WERTHEIMER[3]). Werden aber gleiche Mengen Kohlehydrat und wechselnde Mengen Eiweiß oder Fett zugeführt, so zeigt sich, daß auch der Eiweißgehalt der Nahrung eine Rolle spielt, indem Mangel an Eiweiß die Empfindlichkeit steigert. Tiere, welche „physiologische Eiweißmengen" erhalten, sind die widerstandsfähigsten (GREVENSTUK, DE JONGH und LAQUEUR[4]). (Die Versuche über den Einfluß der verschiedenen Nahrungsformen sind an Ratten ausgeführt, der Insulineffekt ist an der Temperatur gemessen.) Von PAGE[5] und später von BLATHERWICK und Mitarbeitern[6] und ABDERHALDEN und WERTHEIMER[3] wurde gefunden, daß bei einer Ernährung mit Hafer, welche zu einer Verminderung der Alkalireserve des Blutes führt, die Tiere weniger empfindlich sind als bei einer Ernährung mit Rüben, Kohl und Heu. PAGE glaubt, daß die Säuerung im ersteren Falle die Diastasewirkung in der Leber verstärkt und dadurch der Blutzuckersenkung entgegenwirke. Wieweit dieser Einfluß der Acidität der Nahrung auch für die verschiedene Empfindlichkeit bei Variationen in der Menge der drei hauptsächlichsten Nahrungsstoffe mitspielt, ist noch eingehender zu untersuchen. Die größere Empfindlichkeit kohlehydratreich ernährter Tiere hat STAUB[7] mit durch die Kohle-

[1] LAQUEUR, E. u. S. E. DE JONGH: Zitiert auf S. 603.

[2] JONGH, S. E. DE u. E. LAQUEUR: Arch. néerl. Physiol. **12**, 277 (1927).

[3] ABDERHALDEN, E. u. E. WERTHEIMER: Pflügers Arch. **203**, 439 (1924); **205**, 547, 559 (1924); **206**, 451 (1924).

[4] GREVENSTUK, A., S. E. DE JONGH u. E. LAQUEUR: Biochem. Z. **163**, 357 (1925).

[5] PAGE, J. H.: Amer. J. Physiol. **66**, 1 (1923).

[6] BLATHERWICK, LONG, BELL, MAXWELL u. HILL: J. of biol. Chem. **59**, XXXVI (1924).

[7] STAUB, H.: Insulin, 2. Aufl. S. 91 (1925).

hydratzufuhr angeregter höherer endogener Insulinproduktion erklärt. Die Empfindlichkeit ist ferner abhängig von der Außentemperatur. Je höher diese ist, um so schneller und stärker reagieren die Tiere. Besonders auffällig ist diese Tatsache bei Kaltblütern. Bei niederen Temperaturen tritt hier toxische Insulinwirkung erst nach 1—4 Tagen auf (MANN, BOLLMAN u. MAGATH[1], HOUSSAY u. Mitarbeiter[2]). Untersucht man aber bei steigenden Außentemperaturen (HUXLEY u. FULTON[3], OLMSTED[4], v. ISSEKUTZ[5]), so ist mit der Temperaturzunahme eine fast gesetzmäßige Beschleunigung des Eintritts der Insulinwirkung zu finden. Eine auffallend geringe Insulinempfindlichkeit haben nach RIDDLE[6], CASSIDY, DWORKIN und FINNEY[7] und ZAGAMI[8] auch die Vögel. Es werden über 100 Einheiten pro kg Tier vertragen. HOLM[9] hat festgestellt, daß am Kaninchen wiederholte kleine Dosen Insulin den Blutzucker stärker senken, als wenn die gleiche Insulinmenge auf einmal gegeben wird.

Das typische Bild einer Blutzuckerkurve am hungernden Kaninchen nach Insulin ist folgendes: Innerhalb 5 Minuten nach intravenöser und innerhalb etwa 15 Minuten nach subcutaner Hormonzufuhr beginnt der Blutzucker zu sinken. Die Kurve erreicht in steilem Abfall je nach der Hormonmenge innerhalb 1—4 Stunden ein Minimum. Erholen sich die Tiere spontan, so steigt der Blutzucker, nachdem er je nach der angewandten Dosis mehr oder weniger lang ungefähr auf dem Minimalwert verharrt hat, langsam wieder an. Der aufsteigende Schenkel der Kurve ist meist viel weniger steil als der absteigende. Werden keine toxischen Dosen und Tiere in normalem Ernährungszustand verwendet, so ist nach etwa 5 Stunden der normale Blutzuckerwert wieder erreicht. Tiere mit geringem Glykogenbestand erholen sich langsamer. Die für das Kaninchen beschriebenen Insulinwirkungen auf den Blutzucker gelten im großen und ganzen auch für den Menschen.

Fällt der Blutzucker bei genügender Insulindosis auf einen Wert von 0,045% und darunter, so tritt sowohl beim Menschen wie beim Kaninchen und anderen Tieren der *hypoglykämische Symptomenkomplex* auf. Der Verlauf dieser Symptome ist von BANTING, BEST und ihren Mitarbeitern[10] eingehend beschrieben. Kaninchen bekommen zunächst Durst und Hunger, werden dann matt und bewegungsarm, dann ängstlich und schreckhaft. Dauert die Hypoglykämie weiter an oder nimmt sie zu, so treten klonische Krämpfe des ganzen Körpers auf, so daß sich z. B. Kaninchen ganz plötzlich während des Versuchs hoch aufwerfen, nachher auf die Seite legen und frequente periodische Atmung zeigen. Solche Anfälle wiederholen sich bei andauernder toxischer Insulinwirkung immer häufiger. Jedes Geräusch vermag weitere klonische Zuckungen auszulösen. Schließlich kommen die Tiere in einen komatösen Zustand, die Temperatur fällt auf unternormale Werte. Schließlich erfolgt Tod an Atemlähmung. Nach Exitus folgt auffallend rasch Totenstarre (BAUR, KUHN u. WACKER[11] u. Mitarbeiter). Bei verschiedenen Versuchstieren verläuft die Entwicklung des hypoglykämischen Symptomenkomplexes etwas anders. So zeigen *Hunde* und *Katzen*

[1] MANN, F. C., J. L. BOLLMAN u. TH. B. MAGATH: Amer. J. Physiol. 68, 115 (1924).
[2] HOUSSAY, B. A. u. Mitarbeiter: C. r. Soc. Biol. Paris 89, 744 (1923); 91, 27 (1924).
[3] HUXLEY, J. S. u. J. F. FULTON: Nature 113, 234 (1924).
[4] OLMSTED, J. M. D.: Amer. J. Physiol. 69, 137 (1924).
[5] ISSEKUTZ, B. v.: Biochem. Z. 147, 264 (1924).
[6] RIDDLE, O.: Proc. Soc. exper. Biol. a. Med. 20, 244 (1923).
[7] CASSIDY, G. J., S. DWORKIN u. W. H. FINNEY: Amer. J. Physiol. 75, 609 (1926).
[8] ZAGAMI, V.: Zitiert nach Ber. Physiol. 44, 317 (1928).
[9] HOLM, K.: Klin. Wschr. 5, 2157 (1926).
[10] BANTING, BEST, COLLIP, MACLEOD u. NOBLE: Amer. J. Physiol. 62, 559 (1922).
[11] BAUR, H., R. KUHN u. L. WACKER: Münch. med. Wschr. 71, 169, 541 (1924).

profuse Salivation. *Mäuse* und *Ratten* bekommen bei gewöhnlicher Raumtemperatur außer dem Abfall der Körpertemperatur meist nur wenig ausgesprochene hypoglykämische Begleitsymptome, dagegen treten bei 28° Außentemperatur die charakteristischen Konvulsionen und Koma wie beim Kaninchen auf (Krogh[1], Voegtlin u. Dunn[2]). Bei *Vögeln* wird selbst bei sehr hohen Dosen nur selten ein Krampfstadium beobachtet. Taube und Haushuhn können nach großen Dosen eingehen, ohne Krämpfe zu bekommen. Zagami[3] berichtet, daß er bei Vögeln, von denen 9 Arten untersucht wurden, erst bei 300—400 Einheiten pro kg Krämpfe habe auslösen können. Auch die *Kaltblüter* brauchen das Vielfache der beim Kaninchen krampferzeugenden Insulindosis, um den Symptomenkomplex zu zeigen. Die Krämpfe treten zudem erst nach 24 und mehr Stunden auf. Untersucht sind Frösche, Kröten, Schildkröten, kleine Flußkrokodile, Fische, Muscheln und Krabben. Es sei auf die neueren Untersuchungen über Insulinwirkung bei poikilothermen Tieren von Collip[4], Houssay und Rietti[5], Gabbe[6], Olmsted[7], Issekutz u. Végh[8] und Gray[9] hingewiesen.

Beim Menschen tritt der Symptomenkomplex unter recht wechselnden Bildern auf. Als Prodromalerscheinungen sind Hungergefühl, Schweißausbruch, Herzklopfen, fibrilläre Muskelzuckungen und allgemeine Unruhe zu beobachten. In anderen Fällen besteht nur Schläfrigkeit und häufiges Gähnen. Ferner können vasomotorische Störungen, die sich in abwechselndem Hitze- und Kältegefühl, Rot- und Blaßwerden des Gesichts äußern, dieses Vorstadium beherrschen. Diese Präliminarsymptome pflegen nach Rosenberg[10] bei einem Blutzuckergehalt von ca. 0,07% aufzutreten, doch hat fast jeder Diabetiker seinen individuellen Blutzuckerwert, bei dem „hypoglykämische" Symptome in Erscheinung treten. Prodromalsymptome bei normalen oder übernormalen Blutzuckerwerten sind bei Diabetikern wiederholt beschrieben worden. Ich glaube aus eigenen Beobachtungen schließen zu dürfen, daß dieser Blutzuckerwert um so höher liegt, je schwerer die diabetische Stoffwechselstörung ist. Sinkt der Blutzucker weiter, so verstärken sich die erwähnten Prodromalerscheinungen. Motorische Reizerscheinungen treten in den Vordergrund. In einzelnen Muskelgruppen zeigen sich klonisch-tonische Zuckungen oder Tetanus. Sehstörungen (Hemianopsie, Diplopie, corticaler Konvergenzkrampf) sind von Priesel und Wagner[11] bei Kindern beschrieben worden; auch Aphasien sind häufig. Daneben kommen psychische Alterationen vor, die sich in Angstzuständen, manischen und hysteriformen Erregungen äußern. Schließlich folgt Koma. Der Übergang von Schläfrigkeit in komatösen Zustand kann nach eigenen Beobachtungen auch ohne jede motorische Reizerscheinung erfolgen. In zwei in letzter Zeit beobachteten Fällen von hypoglykämischem Koma wurden Blutzuckerwerte von 0,031 und 0,029% gefunden, also Reduktionswerte, welche nahe an der Durchschnittszahl der nicht vergärbaren Restreduktion (0,023%) liegen.

Der erste, welcher diesen Symptomenkomplex genauer beschrieben und ihn in ursächliche Beziehung zur Hypoglykämie brachte, war Fischler[12]. An

[1] Krogh, A.: Dtsch. med. Wschr. **1923**, 1321.
[2] Voegtlin, C., E. R. Dunn u. J. W. Thompson: J. of biol. Chem. **59**, XXXVII (1924).
[3] Zagami, V.: Zitiert auf S. 605. [4] Collip, J. B.: Amer. J. Physiol. **72**, 181 (1925).
[5] Houssay, B. A. u. C. T. Rietti: Zitiert nach Ber. Physiol. **35**, 366 (1926).
[6] Gabbe, E.: Arch. f. exper. Path. **105**, 208 (1925).
[7] Olmsted, J. M. D.: Amer. J. Physiol. **76**, 200 (1926); **78**, 28 (1926).
[8] Issekutz, B. v. u. F. Végh: Biochem. Z. **192**, 383 (1928).
[9] Gray, J. E.: Amer. J. Physiol. **84**, 566 (1928).
[10] Rosenberg, M.: Handb. der inneren Sekretion **2**, 4. Lfg, 1046 (1928).
[11] Priesel, R. u. R. Wagner: Erg. inn. Med. **30**, 536 (1926).
[12] Vgl. P. Erdélyi: Hoppe-Seylers Z. **90**, 32 (1914). — F. Burghold: Ebenda S. 60.

hungernden und phlorhizinierten Eckfistelhunden traten mit einem Blutzuckerabfall auf 0,03—0,0% Krämpfe und Tod im Koma auf. Durch Traubenzuckerinjektion konnten die „epileptiformen" Krämpfe vorübergehend behoben werden. Der gleiche Symptomenkomplex ist dann wieder von Mann und Magath[1] an leberexstirpierten Hunden beobachtet worden, wenn der Blutzuckergehalt auf ca. 0,05%, nach späteren Mitteilungen auf 0,03—0,025%, abgefallen ist. Da unter diesen verschiedenen experimentellen Bedingungen der gleiche Symptomenkomplex immer dann auftritt, wenn der Blutzuckerwert auf 0,05 bis 0,025% gesunken ist, kann kein Zweifel bestehen, daß Hypoglykämie und Symptome in ursächlichem Zusammenhang stehen. Dafür spricht natürlich auch, daß Traubenzucker das exquisite Antidot bei diesen Zuständen ist.

Zum Verständnis des Entstehungsmechanismus der Symptome ist in erster Linie darauf aufmerksam zu machen, daß eine allgemeine Kohlehydratverarmung des Körpers keine conditio sine qua non für ihr Auftreten ist, denn nach den Versuchen von Mann, Bollman und Magath[2] braucht beim Eintritt der Symptome der Muskelglykogengehalt gar nicht erniedrigt zu sein. Es wurde bei verschieden hohem Muskelglykogengehalt, sogar bei 0,35%, der Komplex beobachtet. Das weist darauf hin, daß die Höhe des Zuckergehaltes des Blutes für die Symptome verantwortlich ist. Weil aber die Symptome beim apankreatischen Tier und oft auch beim menschlichen Diabetes bei hyper- oder normoglykämischen Werten auftreten, sind nicht nur die absolute Höhe des Blutzuckers, sondern unter verschiedenen Bedingungen wechselnde, in Relation zum Blutzuckerwert stehende Vorgänge für das Eintreten des Symptomenkomplexes mit als Ursache anzusehen. Unter Hinweis auf das vorausgehende Kapitel über den Mechanismus der diabetischen Stoffwechselstörung[3] kann mit Lesser angenommen werden, daß der Symptomenkomplex dann auftritt, wenn die Zuckerumsatzgeschwindigkeit unter ein Minimum sinkt. Die Größe der Zuckerumsatzgeschwindigkeit ist normalerweise, wie im vorausgehenden angenommen wurde, die Summe von Insulinwirkung und Zuckerkonzentrationswirkung. Ist im Normaltier die Zuckerkonzentration minimal, so kann die normale oder im Überschuß vorhandene Insulinmenge wegen Mangel an spezifischem Substrat keine genügende Zuckerumsatzgeschwindigkeit mehr aufrechterhalten. Besteht aber Insulinmangel wie beim Diabetiker, so wird beim Ausfall dieses einen Faktors, der an der Größe der Zuckerumsatzgeschwindigkeit beteiligt ist, das Minimum der verträglichen Zuckerumsatzgeschwindigkeit schon bei einer geringeren Verminderung des Einflusses des zweiten Faktors, also bei höherer Blutzuckerkonzentration, erreicht und der Symptomenkomplex ausgelöst. Es ist sehr wahrscheinlich, daß diese verminderte Umsatzgeschwindigkeit in erster Linie das Nervensystem in Mitleidenschaft zieht und die Symptome einen nervös bedingten Komplex darstellen. Dafür sprechen folgende Befunde: Nach Olmsted und Mitarbeitern[4] treten bei großhirnlosen Katzen die Krämpfe auch auf, sie bleiben aber aus, wenn gleichzeitig die Medulla oblongata entfernt wird. Die Autoren schließen auf sekundäre Einflüsse toxischer Insulindosen auf bulbäre Zentren. Bei Fröschen beeinflußt nach Gabbe[5] Dekapitieren die Krämpfe nicht, erst nach Zerstören des Rückenmarks sistieren sie. Es besteht, wie auch Olmsted angibt, im hypoglykämischen Stadium eine erhöhte Reflexerregbar-

<hr>

[1] Mann, F. C. u. T. B. Magath: Arch. int. Med. **30**, 73 (1922).
[2] Mann, Bollman u. Magath: Zitiert auf S. 589.   [3] Vgl. S. 585ff.
[4] Olmsted, J. M. D. u. Logan u. Taylor: Amer. J. Physiol. **66**, 437 (1923); **69**, 142 (1924).
[5] Gabbe, E.: Verh. physik.-med. Ges. Würzburg **49**, 128 (1924).

keit. Nach Untersuchungen der Asherschen Schule (Takahashi[1], Uchida[2], Kobori[3] hat das Gehirn einen autonomen Glykogenstoffwechsel. Erregungszustände oder Krämpfe, im speziellen auch Insulinkrämpfe, verringern den Glykogenbestand. Peyer[4] hat in unserem Laboratorium die gesamten reduzierenden Substanzen des Kaninchenhirns nach Säurehydrolyse bestimmt. Bei Normoglykämie wurden 0,49%, bei Erregungshyperglykämie 0,24%, bei Synthalinhypoglykämie mit Krämpfen 0,36% und bei langdauernder Insulinhypoglykämie (0,05% Blutzucker) 0,50% reduzierende Substanz, als Zucker berechnet, bestimmt. Nach diesen Untersuchungen dürften die Krämpfe nach Insulin nicht Ursache, sondern Folge der Kohlehydratverarmung des Gehirns sein. Nach Noble und Macleod[5], Gabbe[6] und Fischler[7] sollen toxische Stoffwechselprodukte, welche nach Insulinvergiftung auftreten, Reizwirkung auf das Zentralnervensystem ausüben. Wären tatsächlich toxische Stoffe für den Symptomenkomplex verantwortlich, so müßte sich durch Übertragung genügender Mengen Blut aus einem Krampfstadium bei einem Normaltier sofort der Komplex auslösen lassen, das ist aber meines Wissens nicht der Fall. Zudem kommt ja der gleiche Symptomenkomplex auch beim leberexstirpierten Tier ohne toxische Insulinwirkungen vor, und Traubenzuckerzufuhr hebt ihn fast momentan auf. Es scheint mir wahrscheinlicher und mit den Tatsachen vereinbar, daß die herabgesetzte Zuckerumsatzgeschwindigkeit als primäre Ursache ein erstes Stadium der Übererregbarkeit bestimmter nervöser Gebiete auslöst, dem später das Stadium der Lähmung folgt. Nach dieser Auffassung müßte sich der gleiche Symptomenkomplex auslösen lassen, wenn einem pankreasdiabetischen Hund Phlorhizin gegeben wird.

Besondere Bedingungen, welche beim Menschen Eintritt und Intensität des hypoglykämischen Symptomenkomplexes beeinflussen, sind von Klein aufgedeckt worden. Bei Leberkranken mit diffuser Parenchymschädigung und bei dekompensierten chronischen Herzkranken besteht größere Neigung zu Insulinshock, die Hypoglykämie dauert länger. Sowohl beim Stoffwechselgesunden wie beim Diabetiker und besonders beim Leberkranken wird durch reichliche Wasserzufuhr im Stadium der Hypoglykämie die Blutzuckersenkung noch verstärkt (Klein[8]). Bei Hypercholesterinämie kann trotz erheblicher Senkung des Blutzuckerspiegels (bis 0,03%) ein typischer „Insulinshock" ausbleiben. Diabetiker mit hochnormaler Alkalireserve des Blutes zeigten erhöhte Neigung zum Auftreten der hypoglykämischen Symptome (Klein u. Holzer[9]). Die letzterwähnten Beobachtungen sind in Parallele zu setzen mit der früher beschriebenen stärkeren Resistenz fettgefütterter Tiere und höherer Insulinempfindlichkeit „alkalisch" gefütterter Tiere. An weiteren Beobachtungen im Insulinshock sind noch beschrieben: Zunahme der Blutkonzentration (Drabkin u. Edwards[10] am Hund, Klein[11], Staub[12] am Menschen), Abnahme der Gesamtblutmenge (Drabkin u. Edwards[10]), Volumabnahme des einzelnen Erythro-

[1] Takahashi, K.: Biochem. Z. **154**, 444 (1924).
[2] Uchida, S.: Biochem. Z. **167**, 9 (1926).
[3] Kobori, B.: Biochem. Z. **173**, 166 (1926).
[4] Peyer, G. (unter Staub): Biochem. Z. **206**, 1 (1929).
[5] Noble, E. C. u. J. J. R. Macleod: Amer. J. Physiol. **64**, 547 (1923).
[6] Gabbe, E.: Klin. Wschr. **1924**, 1606.
[7] Fischler, F.: Münch. med. Wschr. **1927**, 680 — Hoppe-Seylers Z. **165**, 68 (1927).
[8] Klein, O.: Z. klin. Med. **102**, 229 (1925) — Med. Klin. **1927**, 312.
[9] Klein, O. u. H. Holzer: Z. klin. Med. **107**, 94 (1928).
[10] Drabkin, D. L. u. D. J. Edwards: Amer. J. Physiol. **70**, 273 (1924).
[11] Klein, O.: Z. klin. Med. **100**, 458 (1924) — Z. exper. Med. **43**, 663 (1924).
[12] Staub, H. u. R. Fröhlich: Insulin, 2. Aufl. S. 63 (1925).

cyten (KLEIN u. KMENT[1]), Hyperleukocytose (KLEIN u. HOLZER[2]), Sauerstoffsättigung des venösen Blutes am Menschen (HOLZER u. KLEIN[3]). Schließlich sei noch auf zwei interessante Befunde hingewiesen: Bei wiederholten Bestimmungen des arteriellen Blutzuckers in Zwischenräumen von 30 Sekunden fanden KLEIN und HOLZER[4] während des Insulinshocks am Menschen sehr große Schwankungen, z. B. von 0,027—0,071%. Auch im Venenblut finden sich solche kurzfristigen Schwankungen, sie sind aber geringer als im Arterienblut. Nach KATSURA und KOZUKA[5] bekommen Kaninchen, bei denen die Lymphe aus der Blutzirkulation ausgeschaltet wurde, keine Krämpfe, selbst nicht bei einem Blutzuckerwert von 0,051%. Es gelang aber nicht, durch Injektion von Lymphe insulinisierter Tiere bei anderen Tieren Krämpfe zu erzeugen.

Das prompt und nachhaltig wirkende *Antidot des hypoglykämischen Symptomenkomplexes ist Glucose*. Der Traubenzucker wirkt bei jeder Art Zufuhr und ist wirksam, wenn er durch Verzuckerung der Glykogenbestände des Organismus, z. B. durch toxische Dosen Adrenalin, dem Körper zur Verfügung gestellt wird (NOBLE u. MACLEOD[6]). Die Wirksamkeit anderer Zucker und anderer Substanzen hängt davon ab, ob sie erst im hypoglykämischen Zustand oder genügend lange Zeit vorher gegeben werden. Im hypoglykämischen Komplex ist Mannose etwa gleich wirksam wie Glucose. Dann folgen mit geringerem Effekt Maltose, Galaktose, Lactose, Saccharose, Lävulose, Stärke. Von substituierten Zuckern ist Tetraacetylfructose wirksam; ferner zeigt Glycerin geringen Effekt (HERRING, IRVINE u. MACLEOD[7]); auch durch Dioxyaceton ist von HEWITT und REEVES[8] und CAMPBELL und HEPBURN[9] ein günstiger Effekt gesehen worden. Wird, wie es VOEGTLIN, DUNN und THOMPSON[10] an Ratten machten, die Substanz sofort nach der Insulininjektion oral gegeben, so waren in folgender Abstufung bei letaler Insulindosis lebensrettend: Maltose, Lactose, Glycerin, Lävulose, Rohrzucker, Trehalose, Alanin, Galaktose. Aus der Wirksamkeit von Zucker und Zuckerderivaten im voll entwickelten Symptomenkomplex sind ziemlich weitgehend Schlüsse über die sog. *biologische Reaktionsform* gezogen worden. IRVINE[11] glaubt, daß allgemein folgender Typus des Kohlehydratmoleküls wirksam sei:

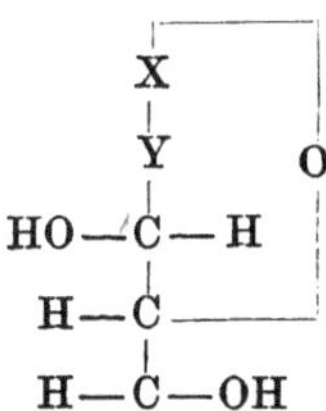

in welchem X oder Y eine reduzierende Gruppe bedeute. Ob eine besondere Reaktionsform des Traubenzuckers im tierischen Organismus vorkommt, ist durchaus fraglich. Versuche, welche sie z. B. auf Grund von Drehungsänderungen

---

[1] KLEIN, O. u. M. KMENT: Z. klin. Med. **107**, 476 (1928).
[2] KLEIN, O. u. H. HOLZER: Z. klin. Med. **106**, 360 (1927).
[3] HOLZER, H. u. O. KLEIN: Münch. med. Wschr. **1928**, 1284.
[4] KLEIN, O. u. H. HOLZER: Med. Klin. **1928**, 1081.
[5] KATSURA, S. u. K. KOZUKA: Tohoku J. exper. Med. **8**, 91 (1926).
[6] NOBLE, E. C. u. J. J. R. MACLEOD: Amer. J. Physiol. **64**, 547 (1923).
[7] HERRING, P. T. J. IRVINE, u. J. J. R. MACLEOD: Biochemic. J. **18**, 1023 (1924).
[8] HEWITT, J. A. u. H. G. REEVES: Lancet **211**, 703 (1926).
[9] CAMPBELL, W. R. u. J. HEPBURN: J. of biol. Chem. **68**, 575 (1926).
[10] VOEGTLIN, C., E. R. DUNN u. J. W. THOMPSON: Amer. J. Physiol. **71**, 574 (1925).
[11] IRVINE, J., nach J. J. R. MACLEOD: Carbohydrate metabolism a. insulin S. 288 (1926).

nachgewiesen zu haben glaubten, sind kläglich in sich zusammengebrochen[1]. Wir dürfen mit dieser hypothetischen Form nicht rechnen, solange uns andere Erklärungsmöglichkeiten offenstehen; man braucht diese besonders reaktive Zuckerform zur Zeit nicht. Die Versuche über die Wirksamkeit verschiedener Substanzen, wenn sie prophylaktisch eine gewisse Zeit vor dem Symptomenkomplex gegeben wurden, haben gezeigt, wie schnell diese Substanzen in Zucker umgewandelt werden können. Wenn sich in diesen Versuchen Inulin, Rhamnose, milchsaures Na, brenztraubensaures Na, Methylglyoxal, Glycerinaldehyd, Glykokoll und Glutaminsäure unwirksam erwiesen, so sagt das, daß sie in der Zeit zwischen Eingabe und toxischer Insulinwirkung nicht oder nicht in genügender Menge zu Zucker wurden. Aus den Versuchen an Phlorhizintieren wissen wir ja, daß der Großteil dieser Stoffe, Inulin und Rhamnose ausgenommen, Zuckerbildner sind. Macleod hebt hervor, daß diejenigen Zucker prompt die hypoglykämischen Symptome beseitigen, welche durch Hefe gut vergärbar sind.

In einem vorhergehenden Abschnitt wurden allgemeine Richtlinien über Bewertung und Bedeutung des sog. *gebundenen Zuckers* gegeben (vgl. S. 572). Die Untersuchungen über Beeinflussung dieser recht schlecht definierten reduzierenden Substanz im Blut durch Insulin haben wechselnde Resultate ergeben. Bald wird von Zunahme (Bierry, Rathery u. Kourilsky[2], Condorelli[3], Bisceglie[4]), bald von Gleichbleiben (Grevenstuk[5], Toscano[6]), bald von Abnahme (Staub u. Fröhlich[7]), bald von unregelmäßigen Veränderungen (Bierry, Rathery u. Kourilsky[8], Gabbe[9]) berichtet. Betrachtet man, wie das S. 573 geschehen ist, den durch Vergärung tatsächlich als Zucker identifizierten relativ geringen Anteil des gebundenen Zuckers als „zweite Transportform", so wären diese verschiedenen Ergebnisse verständlich, weil sie dann ganz vom Glykogenbestand und der Geschwindigkeit der Glykogenhydrolyse in der Leber abhängig sind. Eindeutige Versuchsergebnisse sind wahrscheinlich nur dann zu erhalten, wenn peinlich auf die Art der Versuchsanordnung geachtet wird. Für die Frage des Insulinmechanismus sind diese Untersuchungen über den „gebundenen Zucker" im Blut bis jetzt ohne Bedeutung gewesen.

Die *Hämoglykolyse* wird durch Insulin in vitro und vivo nicht beeinflußt. Die Glykolyse im Blut ist wie diejenige aller Organe eine anoxydative Spaltung von Zucker in Milchsäure (vgl. Isaak u. Siegel[10] u. Lipschitz u. Rosenthal[11]). Sie ist eine Strukturkatalyse, deren Geschwindigkeit von p_H, Temperatur und Konzentration des Zuckers abhängig ist. Das Optimum liegt bei p_H 7,52 (Rona u. Wilenko[12]) und bei einer Zuckerkonzentration von 0,3—0,5% (Rona u. Wilenko[12], Mauriac u. Servantie[13]). Es ist darauf hinzuweisen, daß dieses Optimum der Zuckerkonzentration etwa dem Wert entspricht, bei welchem sich der Blutzucker des total pankreasdiabetischen Tieres stabilisiert (vgl. S. 570 u. 597).

---

[1] Vgl. die zahlreichen Arbeiten von Lundsgaard und Holbøll und schließlich ihre letzte Mitteilung in Biochem. Z. **201**, 341 (1928).

[2] Bierry, H., F. Rathery u. R. Kourilsky: C. r. Soc. Biol. Paris **90**, 36 (1924).

[3] Condorelli, L.: Policlinico **32**, 317 (1925) — Presse méd. **35**, 962 (1927).

[4] Bisceglie, V.: Clin. med. ital. **56**, 215 (1925).

[5] Grevenstuk, A.: Arch. néerl. Physiol. **12**, 265 (1928).

[6] Toscano, C.: Policlinico **34**, 354 (1927).

[7] Staub, H. u. R. Fröhlich: Insulin, 2. Aufl. S. 54 (1925). (Druckfehler: im 3. Versuch der Tabelle freier Zucker nach Insulin 0,043 statt 0,143.)

[8] Bierry, H., F. Rathery u. R. Kourilsky: C. r. Soc. Biol. Paris **90**, 417 (1924).

[9] Gabbe, E.: Verh. dtsch. Ges. inn. Med. **1927**, 192.

[10] Isaak, S. u. R. Siegel: Ds. Handb. **5**, 485ff.

[11] Lipschitz, W. u. B. Rosenthal: Handb. d. Biochemie, 2. Aufl., **2**, 642 (1925).

[12] Rona, P. u. G. G. Wilenko: Biochem. Z. **62**, 1 (1914).

[13] Mauriac, P. u. L. Servantie: C. r. Soc. Biol. Paris **87**, 200 (1922).

Die *Verteilung des Zuckers zwischen Plasma und Körperchen* wird nach WIECHMANN[1] beim Diabetiker durch Insulin zugunsten der Formelemente verschoben, d. h. es wird der beim Diabetiker herabgesetzte Zuckergehalt der Formelemente wieder der Norm zugeführt. WIECHMANN konnte diesen Insulineffekt nur durch in vivo-Applikation des Hormons erzeugen, während HÄUSLER und LÖWI[2] auch in vitro diese Vergrößerung von Zuckeradsorption oder Permeabilität der Erythrocyten nachwiesen. Die Resultate der in vitro-Versuche der letztgenannten Autoren sind aber durch ihre eigenen Nachuntersuchungen jetzt in Frage gestellt (vgl. LÖWI[3]).

Der *Vergleich von Zuckergehalt im arteriellen und venösen Blut* aus bestimmten Gefäßbezirken des intakten Organismus hat folgende Ergebnisse gezeigt: Nach CORI und Mitarbeiter[4], FRANK, NOTHMANN und WAGNER[5], BORNSTEIN, GRIESBACH und HOLM[6] findet sich am Tier nach Insulin eine stärkere Differenz im Zuckergehalt des arteriellen und venösen Blutes; der venöse Blutzuckergehalt nimmt mehr ab. Nach Versuchen am gesunden und zuckerkranken Menschen sind FABER[7], WERTHEIMER[8], LAWRENCE[9] beim Vergleich von Capillarblut und Venenblut zu gleichen Resultaten gekommen. WIECHMANN[10] hat den Plasmazuckergehalt in Vena cubiti und Art. radialis am Menschen verglichen und hat beim Diabetiker unter Insulin ebenfalls eine größere Zuckerabnahme im venösen Blut, d. h. Verschiebung gegen die Norm, beobachtet.

Der Zucker- und Glykogengehalt der Gewebe.

Die Aufarbeitung *ganzer Tiere* durch BISSINGER, LESSER und ZIPF[11] ergab, daß der reduzierende Zucker im Blut nicht einfach deshalb verschwindet, weil er irgendwo im Gewebe deponiert wird, sondern daß im ganzen Körper nach Insulin eine größere Abnahme des freien Zuckers stattfindet. In der ersten halben Stunde nach Insulin war eine Mehrbildung von Glykogen vorhanden, aber eine Stunde nachher bestand auch Glykogenverminderung gegenüber den Kontrolltieren. Glykogenneubildung deckte auf jeden Fall nicht das Mehrverschwinden von freiem Zucker. Eine Abnahme des freien Zuckers im *Muskel* nach Insulin ist von STAUB und FRÖHLICH[12], HETÉNYI[13], EADIE, NOBLE und ORR[14] und CUENCA[15] nachgewiesen. Es hat sich bei genauer Untersuchung des Verteilungsverhältnisses zwischen Muskelzucker und Plasmazucker durch CUENCA[15] gezeigt, daß beim Normaltier ohne Insulin der Quotient reduzierende Substanz in 100 ccm Blutplasma : reduzierende Substanz in 100 g Muskel kleiner als 1 ist. Wird dagegen Insulin zugeführt, so steigt dieser Quotient über 1. Er erreicht besonders bei gleichzeitiger Zucker- und Insulinzufuhr Werte von 2 und darüber. Insulin beschleunigt nach CUENCA den Einstrom von Zucker in den Muskel. Der freie

[1] WIECHMANN, E.: Z. exper. Med. **41**, 462 (1924).
[2] HÄUSLER u. O. LOEWI: Biochem. Z. **156**, 295 (1925).
[3] LOEWI, O.: Klin. Wschr. **1929**, 391.
[4] CORI, C. F., G. T. CORI u. H. GOLTZ: Proc. Soc. exper. Biol. a. Med. **21**, 121, 122 (1923).
[5] FRANK, E., M. NOTHMANN u. A. WAGNER: Klin. Wschr. **1924**, 581.
[6] BORNSTEIN, A., W. GRIESBACH u. K. HOLM: Z. exper. Med. **43**, 391 (1924).
[7] FABER, K.: Insulin og Diabetes. Kopenhagen 1923.
[8] WERTHEIMER, E.: Klin. Wschr. **1923**, 2362.
[9] LAWRENCE, R. D.: Brit. med. J. **1924 I**, 516.
[10] WIECHMANN, E.: Dtsch. Arch. klin. Med. **150**, 186 (1926).
[11] BISSINGER, E., E. J. LESSER u. K. ZIPF: Klin. Wschr. **1923**, 2233.
[12] STAUB, H. u. R. FRÖHLICH: Insulin, 2. Aufl. S. 55 (1925).
[13] HETÉNYI, G.: Z. exper. Med. **45**, 439 (1925).
[14] EADIE, NOBLE u. ORR, zitiert nach MACLEOD: Carbohydrate metabol. a. Insulin, S. 317 (1926).
[15] CUENCA, B. S.: Biochem. Z. **190**, 1 (1927).

Zucker in der *Leber* fällt nach Insulin etwa parallel mit dem Blutzucker (Cori, Cori u. Pucher[1]). Nach Durchströmungsversuchen an der isolierten Rattenleber von Bernhard[2] und von Bissinger[3] an isolierter Froschleber ist der Verteilungsquotient Konzentration an freiem Zucker in der Leber: Zuckerkonzentration in der Durchströmungsflüssigkeit etwa gleich hoch wie beim Muskel des Hungertiers (ca. 0,7). Durch Insulin wird dieser Quotient nicht verändert, also die Permeabilität der Leber für Traubenzucker nicht beeinflußt.

Bei der Reproduktion der Versuchsergebnisse über den *Glykogengehalt der Gewebe des Normaltieres nach Insulin* ist streng zu unterscheiden zwischen den Resultaten, welche mit hohen toxischen Insulindosen und solchen, welche mit kleinen Dosen erhalten wurden. Es ist ferner zu beobachten, ob hungernde oder nichthungernde Tiere zum Versuch kamen und ob gleichzeitig Zucker gegeben wurde oder nicht und wie lange die Versuchsdauer war. Es hängt von der Versuchsanordnung ab, ob wir mit der applizierten Insulindosis einen mehr oder weniger physiologischen Effekt auslösen oder ob wir mit der gleichen Dosis toxisch wirken. Werden Hungertiere verwendet, so wird, weil das Hungertier unter Insulinmangel steht, bei gleichzeitiger Glucose- und Insulinzufuhr, wenigstens während kurzer Zeit der normale physiologische Effekt nachweisbar sein, im späteren Verlauf des Versuchs dagegen muß es zu toxischer Insulinwirkung kommen, weil die Wirkung von endogenem und exogenem Insulin sich addieren. Wird einem Hungertier eine hohe Insulindosis ohne Zucker zugeführt, liegt toxische Insulinwirkung vor. Sehr kleine Insulindosen können aber am Hungertier wohl physiologische Wirkung entfalten. Bei nichthungernden Normaltieren ohne Zuckerzufuhr sind alle Insulingaben als toxisch anzusehen, weil endogenes Insulin in normalphysiologischer Menge schon vorhanden ist (vgl. dazu Staub[4]).

Nach toxischen Insulindosen, die zu einem Blutzuckerabfall bis auf den Wert von 0,05 bis 0,04% führen, verlieren Muskel und Leber an Glykogen (Dudley u. Marrian[5], Mc Cormick u. Macleod[6], Staub[7]). Tiere mit hohem Leberglykogengehalt können nach toxischen Insulindosen noch reichlich Leberglykogen enthalten, wenn die Muskulatur schon sehr glykogenarm ist. In einem Beispiel von Staub und Fröhlich[7] wurden beim Kaninchen im hypoglykämischen, adynamischen Stadium vor Eintritt der Krämpfe, in der Leber 4,3, in der Muskulatur 0,025% Glykogen bestimmt. Schon diese Beobachtung weist darauf hin, daß Insulin besonders intensive Wirkung in der Muskulatur entfaltet.

Dem Normalphysiologischen näherkommende Insulinwirkungen sind in den zahlreichen Versuchen von C. C. Cori und G. T. Cori[8] erhalten, in welchen an 48 Stunden hungernden Ratten eine Insulinmenge gegeben wurde, welche bei gleichzeitiger Zuckerzufuhr nicht zum hypoglykämischen Symptomenkomplex führte. Die Ratten erhielten 15 Einheiten Insulin pro 100 g Körpergewicht, sie sind auffallend insulinresistent. Zucker wurde in den Magen eingeführt in einer Menge, welche für die ganze Versuchszeit von 4 Stunden genügte. Es wird im Rattendarm pro 100 g Körpergewicht und Stunde bei einer bestimmten Konzentration der eingegebenen Glucoselösung eine annähernd gleiche Menge Zucker resorbiert, so daß während der 4stündigen Versuchsdauer ein gleich-

[1] Cori, C. F., G. T. Cori u. G. W. Pucher: J. of Pharmacol. **21**, 377 (1923).
[2] Bernhard, F.: Biochem. Z. **157**, 396 (1925).
[3] Bissinger, E.: Biochem. Z. **185**, 229 (1927).
[4] Staub, H.: Insulin, 2. Aufl., S. 88 (1925) — Erg. inn. Med. **31**, 130, 159 (1927).
[5] Dudley, H. W. u. G. F. Marrian: Biochemic. J. **17**, 435 (1923).
[6] Mc Cormick, N. A. u. J. J. R. Macleod: Trans. roy. Soc. Canada V, **1923**.
[7] Staub, H.: Insulin, 2. Aufl., S. 58, 59 (1925).
[8] Cori, C. F. u. G. T. Cori: I. bis VIII. Mitt. im J. of biol. Chem. **66, 70, 72, 73, 74, 76** (1925/1928).

mäßiger Zuckerzustrom aus dem Darm vorhanden ist. Unphysiologische Insulinwirkung wird in diesen Experimenten durch die lange Versuchsdauer verursacht. In der zweiten Hälfte der Versuchszeit liegt sicher toxische Insulinwirkung vor, weil infolge der Zuckerzufuhr auch körpereigenes Insulin abgegeben wurde. Die Insulindosis von 15 Einheiten ist aber auch als toxisch zu betrachten, das zeigen Versuche der gleichen Autoren mit geringeren Insulinmengen.

Die folgende Tabelle von Cori und Cori[1] ist eine Zusammenstellung von Mittelwerten aus Rattenversuchen. Das präformierte Glykogen ist subtrahiert. Die Werte sind auf 100 g Körpergewicht berechnet.

	Glykogen in Leber g	Glykogen in anderen Geweben g	Gesamtglykogen g	Leberglykogen in Proz des totalen	Glykogen in and. Organen in Proz. des totalen
Glucose allein . . .	0,118	0,270	0,388	30,0	70,0
Glucose + Insulin .	0,035	0,289	0,324	10,8	89,2
Differenz	−0,083	+0,019	−0,064	−19,2	+19,2

Aus der Tabelle ist ersichtlich, daß unter dieser Versuchsanordnung durch große Dosen Insulin der Glykogenansatz in der Leber nach Glucosezufuhr gehemmt, die Glykogenbildung in den übrigen Geweben, hauptsächlich in der Muskulatur, beschleunigt wird. Der gesamte Glykogengehalt ist am Schluß der 4 Stunden Versuchszeit bei den Insulintieren geringer als bei den Kontrolltieren. Prinzipiell das gleiche Ergebnis wurde mit Lävulose erhalten.

Die normalphysiologische Insulinwirkung auf den Glykogengehalt der Leber wird auffälliger, wenn die Wirkung kleiner Insulindosen mit großen verglichen wird. Aus einer Arbeit von Cori[2] sind in der folgenden Tabelle die Durchschnittswerte der 1. bis 3. Stunde nach 1 und 15 Einheiten Insulin pro 100 g Körpergewicht nebeneinander gestellt. Die Ratten sind 48 Stunden hungernd.

Glucose allein			Glucose + 1 Einheit Insulin			Glucose + 15 Einheiten Insulin			
Blutzucker mg	Glykogenbildung pro 100 g Leber g	Gebild. Leberglykog. in Proz. des absorb. Zuckers	Blutzucker mg	Glykogenbildung pro 100 g Leber g	Gebild. Leberglykog. in Proz. des absorb. Zuckers	Blutzucker mg	Glykogenbildung pro 100 g Leber g	Gebild. Leberglykog. in Proz. des absorb. Zuckers	Versuchsdauer Stdn.
169	0,38 ± 0,11	6,1	130	0,25 ± 0,13	3,9	73	0	0	1
201	0,91 ± 0,27	7,0	67	0,89 ± 0,18	7,9	68	0,71 ± 0,11	6,1	2
189	2,66 ± 0,49	14,7	—	—	—	60	0,73 ± 0,20	4,0	3

Aus der Zusammenstellung geht deutlich hervor, daß die Dosis von 15 Einheiten pro 100 g Körpergewicht jede Glykogenneubildung in der Leber während 1 Stunde unterdrückt und während der 2. Stunde im Vergleich zu den Versuchen ohne Insulin hemmt. Nach 3 Stunden Versuchsdauer ist die Hemmung noch größer. Nach 1 Einheit pro 100 g ist die Hemmung der Leberglykogenbildung in der 1. Stunde wesentlich geringer und nach 2 Stunden wird etwa die gleiche Menge Glykogen neu gebildet wie ohne Insulin.

Physiologische Insulinwirkung am Normaltier ist nachgeahmt in den Versuchen von Frank, Hartmann und Nothmann[3] und Bissinger und Lesser[4]. Die ersteren gaben 0,1 Einheiten Insulin pro kg an 4 bis 6 Tage hungernde

[1] Cori, C. F. u. G. T. Cori: J. of biol. Chem. 70, II. Mitt., 572 (1926).
[2] Cori, C. F.: J. of biol. Chem. 70, 579, 581 (1926).
[3] Frank, E., E. Hartmann u. M. Nothmann: Klin. Wschr. 1925, 1067 — Arch. f. exper. Path. 127, 35 (1927).
[4] Bissinger, E. u. E. J. Lesser: Biochem. Z. 168, 417 (1926).

Kaninchen und fanden 4 Stunden nach Hormonzufuhr Leberglykogenzuwachs von meist unter 0,2% bei Kontrolltieren, bis über 2% bei den Insulintieren. Einwandfrei ist die Versuchsanordnung von Bissinger und Lesser; hier wurde an weiße Mäuse, die 18 Stunden hungerten, gleichzeitig mit der kleinen Insulinmenge von 0,09 klin. Einheiten pro 100 g Tier Traubenzucker gegeben und nur 15—40 Minuten nachher auf den Glykogenbestand des ganzen Tieres untersucht. In diesen Versuchen ist normaler physiologischer Insulineffekt nachgeahmt, weil die beim Hungertier fehlende disponible Insulinmenge durch die kleine Insulindosis ersetzt und damit sofort die normale Bereitschaft für Verwertung zugeführten Kohlehydrats erstellt wird. Die Veränderungen im Glykogengehalt gegenüber dem insulinfreien Tier sind einzig auf das zugeführte Insulin zurückzuführen, weil bei der kurzen Versuchszeit noch keine toxische Wirkung durch Summation von exogenem und endogenem Insulin vorhanden ist. Die Versuche ergaben eine beschleunigte Glykogenbildung nach Hormonzufuhr. 30 Minuten nach alleiniger Traubenzuckerzufuhr waren 4 mg Glykogen pro 100 g Tier mehr gebildet, mit Insulin zusammen 19 mg. Die Glykogenneubildung erreichte unter Insulin bereits nach 15 Minuten ihr Maximum von 19—20 mg pro 100 g Tier.

Der normalphysiologische Insulineffekt am gesunden, glykogenarmen Organismus besteht demnach in Beschleunigung der Glykogenbildung im ganzen Organismus und wahrscheinlich auch in der Leber. Mittlere toxische Dosen vermindern nur den Glykogengehalt der Leber und reichern denjenigen des übrigen Organismus etwas an; es kommt aber im ganzen zu einem Glykogendefizit. Hochtoxische Insulindosen verringern sowohl Leber- wie Muskelglykogengehalt erheblich (vgl. dazu auch die Insulinwirkung an der isolierten Leber, S. 623ff.). An der *isolierten* Leber ist nämlich eine Glykogensynthese nach Insulin nicht nachgewiesen.

Über den Gehalt an freiem Zucker und an reduzierender Substanz (nach Totalhydrolyse) in den verschiedenen Kaninchenorganen nach Insulin orientiert die folgende Tabelle. Die Zahlen über den freien Zucker sind der Arbeit von Hetényi[1], diejenigen über reduzierende Substanz nach Totalhydrolyse derjenigen von Peyer[2] (unter Staub) entnommen.

Gewebsart	Freier Zucker in Proz.		Totalreduktion nach Hydrolyse in Proz. Zucker	
	ohne Insulin	mit Insulin 20 Einheiten	ohne Insulin	mit Insulin 20 Einheiten
Extremitätenmuskulatur	0,144	0,029	0,20	0
Bauchmuskulatur	—	—	0,35	0,05
Herzmuskel	0,063	0,068	0,35	0,12
Leber	0,712	0,187	10,08	2,43
Lunge	0,116	0,032	0,24	0,31
Niere	0,172	0,051	0,17	0,35
Nebenniere	—		0,03	0,11
Milz	0,157	0,099	0,22	0,27
Hirn	0,065	0,040	0,49	0,50
Hoden	—	—	0,17	0,18
Haut	—	—	0	0
Fettgewebe	—	—	0	0
Sehnengewebe	—	—	0	0
Freier Blutzucker in Proz. . . .	0,103	0,044	0,100	0,050

Der freie Gewebszucker nimmt nach der hochtoxischen Dosis — das Tier wurde 185 Minuten nach der Insulininjektion beim Auftreten des ersten Krampf-

[1] Hetényi, G.: Z. exper. Med. **45**, 444, 445 (1925) (Tier Nr. 1 u. Tier Nr. 13).
[2] Peyer, G.: Biochem. Z. **206**, 9 (1929).

anfalles getötet — in allen von HETÉNYI untersuchten Organen ab. Bestimmt man aber die Totalreduktion nach Säurehydrolyse, so findet man wohl auch in Muskulatur, Herz und Leber eine erhebliche Verminderung, in der Skelettmuskulatur sogar vollständiges Verschwinden der reduzierenden Substanz. Dagegen nimmt in Lungen-, Nieren- und Nebennierengewebe ihre Menge nach Insulin zu. Der Gehalt des Gehirns wird nicht verändert. Der interessante Befund über Zunahme der reduzierenden Substanzen in den erwähnten Organen bei Hypoglykämie bedarf noch der Aufklärung durch Fraktionierung des Reduktionswertes. Die Versuche von PEYER zeigen auch wieder augenfällig den vornehmlich muskulären Angriffspunkt des Insulins.

Eiweißstoffwechsel.

Über das Verhalten der N-Substanzen in Blut und Urin des gesunden Organismus nach Insulin bestehen verschiedene Ansichten. Vorherrschend sind die Befunde, welche, wie STAUB und FRÖHLICH[1], nach Insulin beim Nichtzuckerkranken keine Veränderung im Gehalt der verschiedenen N-Fraktionen des Blutes feststellten. Wenn Änderungen gefunden wurden, so ist in erster Linie die durch das Hormon verursachte Verschiebung in der Blutkonzentration und nicht ein direkter Einfluß auf den intermediären Eiweißstoffwechsel dafür verantwortlich zu machen. Unter gewissen pathologischen Bedingungen, welche zu Verschiebungen im Gehalt der Eiweißfraktionen im Blut führen, scheint allerdings unter Insulin eine Normierung einzutreten. So wurde nach BICKEL und COLLAZO[2] der erhöhte Aminosäurenwert im Blut avitaminotischer Tauben durch Insulin zur Norm gebracht und von KLEIN und KMENT[3] im Insulinshock beim leberkranken Menschen eine besonders starke Zunahme der Fibrinogenfraktion gefunden.

MILHORAT und CHAMBERS[4] haben neuerdings in zahlreichen Versuchen an 2—4 Tage hungernden Hunden einen Anstieg der *N-Ausscheidung* im Urin gefunden und damit die früheren Befunde von SOKHEY und ALLAN[5], BLATHERWICK und Mitarbeitern[6], LABBÉ[7], NASH[8] an Hunden und COLLAZO und HAENDEL[9] an Tauben bestätigt. MACLEOD und ALLAN[10] sahen dagegen bei einem Hund, der reichlich mit Kohlehydraten gefüttert war, Verminderung der Gesamt-N-Ausscheidung, vor allem auch des Harnstoff- und Kreatinin-N. Nach JANNEY und SHAPIRO[11] war bei Menschen im N-Gleichgewicht nach Eingabe von Glucose + Insulin eine geringere N-Ausscheidung vorhanden, als wenn nur Glucose gegeben wurde. Es liegt nahe, die gegensätzlichen Resultate einfach auf den verschiedenen Bestand an Kohlehydraten der Versuchsobjekte zurückzuführen und anzunehmen, daß beim Hungertier deshalb eine Steigerung der N-Ausscheidung nach Insulin eintritt, weil aus Eiweiß das spezifische Substrat für Insulinwirkung, Zucker, neu gebildet wird. Im anderen Fall dagegen bei Vorhandensein von reichlich Kohlehydratreserven, wird Eiweiß eingespart. Diese eiweißsparende Wirkung tritt ja besonders auffällig im Pankreas- und Phlorhizindiabetes zutage (vgl.

---

[1] STAUB, H. u. R. FRÖHLICH: Insulin, 2. Aufl. S. 63, 64.
[2] BICKEL, A. u. J. A. COLLAZO: Dtsch. med. Wschr. **1923**, 1408.
[3] KLEIN, O. u. M. KMENT: Z. klin. Med. **107**, 476 (1928).
[4] MILHORAT, A. T. u. W. H. CHAMBERS: J. of biol. Chem. **77**, 595 (1928).
[5] SOKHEY, S. S. u. F. M. ALLAN: Biochemic. J. **18**, 1170 (1924).
[6] BLATHERWICK, N. R., M. BELL u. E. HILL: J. of biol. Chem. **61**, 241 (1924).
[7] LABBÉ, H. u. THEODORESCO: C. r. Acad. Sci. Paris (15. März 1925).
[8] NASH, T. P.: J. of biol. Chem. **58**, 453 (1923).
[9] COLLAZO, J. A. u. M. HAENDEL: Dtsch. med. Wschr. **1923**, 1546.
[10] MACLEOD, J. J. R. u. F. M. ALLAN: Trans. roy. Soc. Canada V **17**, 47 (1923).
[11] JANNEY, N. W. u. J. SHAPIRO: Arch. int. Med. **38**, 96 (1926).

folgendes Kapitel). Die eben gegebene Erklärung für das verschiedene Verhalten der N-Ausscheidung beim gesunden Organismus hat nur für den akuten Versuch Gültigkeit. Bei langdauernder Versuchsperiode, wie sie Zinsser[1] an fünf stoffwechselgesunden Menschen bei gleichmäßiger Ernährung durchführte, bleiben Gesamt-N- und Amino-N-Ausscheidung in der Insulinperiode (bei Untersuchung 12stündiger Urinportionen) gleich wie in der Vorperiode. Nach Kürti und Györgyi[2] verzögert Insulin beim Menschen die Harnsäureausscheidung. Nach Zufuhr von nucleinsaurem Na mit Insulin zusammen kommt es zu einer erheblichen Harnsäureretention im Blut.

Fettstoffwechsel.

Der normale Fett- und Lipoidgehalt des Blutes gesunder Individuen wird nach Nitzescu, Popescu-Inotesti und Cadariu[3] (Cholesterin) und Katsura und Kozuka[4] (Fett und Lipoide) durch Insulin nicht beeinflußt. Dagegen werden, wie im intermediären Eiweißstoffwechsel, pathologische Erhöhungen normiert. Die Lipämie bei Diabetes mellitus und Phlorhizindiabetes wird herabgesetzt (vgl. folgendes Kapitel). Aber auch die Hypercholesterinämie bei Leberkranken wird vermindert (Fellegi[5], Klein u. Holzer[6]). Ebenso wurden Hyperlipämie und Hypercholesterinämie bei Nephrosen (Shih-Hao u. Mills[7]), die Narkoselipämie (Mahler[8]) und die Hyperlipämie bei Avitaminose (Bickel u. Collazo[9]) durch Insulin herabgesetzt.

Über den Fettgehalt der Organe liegen folgende Ergebnisse vor: Nach Dudley und Marrian[10] bleibt der Fettgehalt der Leber von Kaninchen bis zum Eintritt der hypoglykämischen Symptome unverändert. Raper und Smith[11] haben bei Bestimmung des Gesamtfettgehaltes von Mäusen ebenfalls keine Veränderungen unter Insulin im Vergleich zu Kontrolltieren gefunden. Dagegen nimmt nach Omura und Nitta[12] der Gesamtfettgehalt der Maus sowohl nach Insulin allein wie nach Insulin und Traubenzucker zu. Beim Kaninchen wird nach den letztgenannten Autoren nach Insulin allein der Fettgehalt in Herz, Nieren und Skelettmuskulatur vermehrt, während in der Leber Tendenz zur Verminderung besteht; wird dagegen Insulin und Traubenzucker gegeben, so wird auch der Leberfettgehalt vermehrt. Ähnliche Ergebnisse fanden auch Raper und Smith an decerebrierten Katzen; der Leberfettgehalt nahm um etwa 10% ab, während das Muskelfett um etwa 10% zunahm. An eviscerierten und dekapitierten Katzen blieb der Muskelfettgehalt nach Insulin unverändert.

Den Veränderungen im Organfettgehalt nach Insulin kommt eine außerordentlich wichtige Bedeutung zu für die Erklärung des Zuckervakuums nach toxischen Insulindosen. Es ist dieser rapide Zuckerschwund im ganzen Körper nach hohen Hormondosen weder durch vermehrte Zuckeroxydation noch durch vermehrte Glykogenbildung quantitativ erklärt. Der Glykogengehalt wird ja im Gegenteil im hypoglykämischen Komplex auch auf ein Minimum reduziert. Es ist möglich,

---

[1] Zinsser, F.: Dtsch. Arch. klin. Med. **152**, 219 (1926).

[2] Kürti, L. u. G. Györgyi: Klin. Wschr. **1927**, 1426.

[3] Nitzescu, J. J., C. Popescu-Inotesti u. J. Cadariu: C. r. Soc. Biol. Paris **90**, 538 (1924).

[4] Katsura, S. u. K. Kozuka: Tohoku J. exper. Med. **8**, 91 (1926).

[5] Fellegi, G.: Ann. Méd. **22**, 320 (1927).

[6] Klein, O. u. H. Holzer: Z. klin. Med. **107**, 94 (1928).

[7] Shih-Hao, L. u. C. A. Mills: Proc. Soc. exper. Biol. a. Med. **24**, 191 (1926).

[8] Mahler, A.: J. of biol. Chem. **69**, 653 (1926).

[9] Bickel u. Collazo: Zitiert auf S. 615.

[10] Dudley, H. W. u. G. F. Marrian: Biochemic. J. **17**, 435 (1923).

[11] Raper, H. S. u. E. C. Smith: J. of Physiol. **60**, 41 (1925).

[12] Omura, S. u. K. Nitta: Zitiert nach Ber. Physiol. **40**, 383 (1927).

daß die vermehrte Fettbildung aus Kohlehydrat eine Ursache für das Zuckerverschwinden nach toxischen Insulindosen ist. Die bilanzmäßige Einbeziehung
des Fettes in die Kohlehydratbilanz verspricht hier wesentlichen Fortschritt. Da
der Muskelfettgehalt nach Evisceration unverändert bleibt, kommt die Leber
als Haupterfolgsorgan bei der Umwandlung von Kohlehydrat in Fett in Betracht. In dieser Richtung weisen auch die Untersuchungen über das Fett-
abbauvermögen bei der Autolyse von Leberbrei von HEPNER und WAGNER[1].
Wurden Hungertieren in vivo große Dosen Insulin gegeben, so bestand Tendenz
zur Fettbildung im Leberbrei, wurden dagegen an Hungertiere nur kleine Insulinmengen appliziert, so stieg die sog. „lipodiäretische" Funktion des Autolysates,
wie in den früheren Autolyseversuchen von LOMBROSO[2] an Lebern pankreasdiabetischer Hunde nach großen Dosen Insulin, an. Wie im Kohlehydratstoffwechsel bezüglich des Glykogens, so ist auch im Fettstoffwechsel ein völlig
gegensätzlicher Effekt vorhanden, je nachdem toxische oder normal-physio-
logische Insulinwirkung untersucht wird. Eine pathologisch vermehrte Organ-
verfettung bei Insulinmangel im Diabetes mellitus wird durch Insulin behoben,
während nach toxischen Insulindosen am Normalorganismus Tendenz zu vermehrter Fettbildung besteht. Nach den Untersuchungen WERTHEIMERS[3] haben
wir allen Grund anzunehmen, daß die engen Beziehungen zwischen Fett- und
Kohlenhydratstoffwechsel und wahrscheinlich auch zwischen Eiweiß- und Kohlehydratstoffwechsel (GRAFE[4]) nervös vermittelt und hormonal reguliert sind.
Diese nervös-hormonalen Vorgänge bilden den Mechanismus für die RUBNER-
sche[5] Isodynamie der Nährstoffe. Aus den Untersuchungen von RAPER und
SMITH kann in Analogie zu den WERTHEIMERschen Befunden geschlossen werden,
daß die nervösen Vermittlungen auch extracerebral erfolgen.

Wegen des Vorhandenseins solcher nervös-hormonaler Regulationsmechanismen ist es bis jetzt eher wahrscheinlich, daß die Wirkung des Insulins sowohl
auf den Eiweiß- wie auch den Fettstoffwechsel eine indirekte ist. LOMBROSO[2]
schließt aber aus den „Lipodiärese"-Versuchen auf ein spezielles, den Fettstoffwechsel beeinflussendes Hormon des Pankreas, das neben dem Kohlen-
hydrathormon vorkomme, weil Pankreasextrakte manchmal den Fettabbau
beeinflussen, ohne die Hyperglykämie herabzusetzen, und weil auch oral zugeführter Pankreasextrakt diese Wirkung hatte. Es ist zu erwarten, daß Versuche mit krystallinem Insulin in dieser Beziehung etwas Klarheit schaffen.

Ketokörper und Acidosis.

Es ist unbestrittene Tatsache, daß Insulin vor allem die diabetische Ketosis
in Blut und Urin und dann die Acidosis verringert; aber auch jede nicht diabetische Ketosis oder Acidosis wird vermindert. So wird die Karenzketosis (HERZ-
BERG[6], TANNHAUSER[7]), die postoperative Acidose (THALHIMER[8], STEHLE u.
BOURNE[9]) und die Acidose beim Nephritiker (STAUB u. FRÖHLICH[10]) herabgesetzt.
Auch das ketonurische Erbrechen Schwangerer und Kinder wird, besonders bei
gleichzeitiger Zufuhr von Glucose, mit Insulin rasch beseitigt. Wie auf dem Ge-

---

[1] HEPNER, J. u. O. WAGNER: Biochem. Z. **193**, 187 (1928).
[2] LOMBROSO, U.: Arch. internat. Physiol. **23**, 321 (1924). — Vgl. ferner F. GENTILE:
Ebenda **23**, 357 (1924); **26**, 280 (1926).
[3] WERTHEIMER: Zitiert auf S. 611.   [4] GRAFE: Zitiert auf S. 599.
[5] RUBNER, M.: Ds. Handb. **5**, 138.
[6] HERZBERG, K.: Klin. Wschr. **1924**, 1816.
[7] TANNHAUSER, S. J. u. H. MEZGER: Klin. Wschr. **1924**, 1989.
[8] THALHIMER, W.: J. amer. med. Assoc. **81**, 383 (1923).
[9] STEHLE, R. L. u. W. BOURNE: J. of biol. Chem. **60**, 17 (1924).
[10] STAUB, H. u. R. FRÖHLICH: Insulin, 2. Aufl. S. 63.

biet des Glykogen-Eiweiß- und Fettstoffwechsels findet also auch hier eine Normierung pathologisch erhöhter Werte statt. Auch hier haben wir aber zwischen toxischen und normal-physiologischen Insulindosen, welche ein Insulindefizit ausgleichen, die gleichen Gegensätze wie im Eiweiß- und Fettstoffwechsel. *Toxische Insulindosen führen zu Ketonurie!* Collip[1] fand bei Kaninchen nach Insulinkrämpfen Ketonurie. Burn und Ling[2] sahen bei fettgefütterten Ratten nach Insulininjektionen einen hohen Anstieg der Ketonurie. Vermehrung der Ketokörperausscheidung trat am 2. Tage nach Beginn der Insulinisierung mit wiederholten kleinen Insulindosen (1,5 Einheiten im Tage) ein und fiel, nach Absetzen des Insulins am 3. Tage, vom 4. Tage wieder zur Norm ab. Der Anstieg der Ketonurie fiel zeitlich zusammen mit erheblicher Hypoglykämie von 0,035—0,055% und Verminderung des Leberglykogens. Kehrte die Ketonurie zur Norm zurück, so waren auch Blutzucker und Leberglykogengehalt wieder angestiegen. Größe der Ketonurie und des Leberglykogengehaltes zeigten demnach entgegengesetztes Verhalten. Auch an nichtdiabetischen Kindern ist von Freise und Boeringer[3] gleichzeitig mit geringen hypoglykämischen Symptomen Ketonurie beobachtet worden.

Burn und Ling[2] erklären dieses Phänomen der Insulinketonurie durch die bekannte allgemeine Tatsache, daß bei Glykogenarmut der Leber Ketonurie auftritt. Die Wirkung des Insulins auf die Ketosis wäre demnach eine indirekte durch Beeinflussung des Kohlehydratstoffwechsel bedingte. Diese Erklärung ist mehr nur eine Umschreibung der Tatsachen. Nach der einen Theorie der antiketogenetischen Wirkung der Kohlehydrate wird zwischen Glucose und Ketokörpern eine leicht oxydable Verbindung gebildet; nach der anderen Theorie ist die ketolytische Wirkung der Kohlehydrate von ihrer Oxydationsgeschwindigkeit abhängig. Für die erste Theorie ist bis jetzt diese leicht verbrennbare Glucose-Ketokörperverbindung nicht nachgewiesen (vgl. dazu Martens[4]). Für die zweite Theorie spricht der Nachweis von Cori und Cori[5], daß bei ketonurischen Ratten in der Tat die Oxydationsgeschwindigkeit zugeführten Traubenzuckers herabgesetzt ist. Durch Insulin wird die Oxydationsgeschwindigkeit der Kohlehydrate gesteigert und bei Gegenwart von Zucker antiketogene Wirkung ausgeübt. Fehlt das spezifische Substrat bei Glykogenarmut der Leber und wird kein Traubenzucker zugeführt, so kann Insulin nicht ketolytisch wirken. Es ist aber nach dieser Auffassung nicht erklärlich, warum bei toxischer Insulinwirkung sogar das Gegenteil, *vermehrte* Ketokörperbildung, eintritt in dem Zeitpunkt, in welchem die Zuckerumsatzgeschwindigkeit nach der Abnahme des Leberglykogens zu schließen (vgl. Burn u. Ling) gesteigert ist. Der Verminderung des Glykogengehaltes der Leber kann unter diesen Bedingungen nicht ursächliche Bedeutung für die *Vermehrung* der Ketonurie zukommen. Betrachtet man die Ketokörper als normale Zwischenstufe bei der Zuckerbildung aus Fett und wird die Zuckerbildung aus Fett durch Insulin gehemmt (Geelmuyden[6], Laufberger[7], Lesser[8]) oder sogar die Fettbildung aus Zucker beschleunigt (s. vorhergehenden Abschnitt), so wäre eine hypothetische Erklärung für die Insulinketonurie die, daß infolge Hemmung der Kohlehydratsynthese aus Fett die Ketokörperzwischenstufe sich anhäuft.

---

[1] Collip, J. B.: J. of biol. Chem. **55**, XXXVIII (1923).
[2] Burn, J. H. u. H. W. Ling: J. of Physiol. **65**, 191 (1928).
[3] Freise, R. u. H. Boeringer: Mschr. Kinderheilk. **32**, 269 (1926).
[4] Martens, J. H.: Arch. néerl. Physiol. **12**, 309 (1927).
[5] Cori, G. T. u. C. F. Cori: J. of biol. Chem. **72**, 615 (1927).
[6] Geelmuyden, Ch.: Erg. Physiol. **22**, 292 (1923).
[7] Laufberger, V.: Z. exper. Med. **42**, 570 (1924).
[8] Lesser, E. J. u. K. Zipf: Biochem. Z. **140**, 435 (1923).

Gas- und Kraftstoffwechsel.

Aus den zahlreichen Versuchen über Gaswechsel und Calorienproduktion nach Insulin (vgl. Literatur bei STAUB[1]) kann etwas schematisiert folgendes Bild für den normalen hungernden Organismus gegeben werden.

In einer *ersten Periode*, die etwa von 15 Minuten bis 3 Stunden nach der Insulingabe dauert, tritt ein mehr oder weniger steiler Anstieg der CO_2-Produktion bei Gleichbleiben des O_2-Verbrauches ein; dadurch steigt der R.Q. Die Gesamtcalorienproduktion nimmt manchmal etwas zu oder bleibt unverändert.

In einer *zweiten Periode*, etwa von 2.—5. Stunde, immer dann, wenn die Hypoglykämie ausgesprochen ist, fällt die CO_2-Ausscheidung zur Norm, der O_2-Verbrauch verändert sich nicht eindeutig und der R.Q. nimmt ungefähr den Ausgangswert an.

In einer *dritten Periode*, kurz vor dem Auftreten der hypoglykämischen Konvulsionen, können Lungenventilation und mit ihr O_2-Verbrauch und CO_2-Produktion wieder ansteigen, der O_2-Verbrauch kann dabei so groß sein, daß der R.Q. trotz vermehrter CO_2-Abgabe erniedrigt wird. Meist ist aber in diesem Stadium ein verminderter Gesamtstoffwechsel vorhanden, mit verminderter CO_2-Produktion und O_2-Aufnahme, verminderter Wärmeproduktion und erniedrigter Körpertemperatur.

Für die Frage, ob eine vermehrte Zuckeroxydation unter Insulin zustande kommt, sind nur die Veränderungen des Gaswechsels in der ersten Periode, vor oder während des Absinkens des Blutzuckers maßgebend. Die zweite und dritte Periode sind in dieser Beziehung nicht zu verwerten, weil sie durch interkurrente Zufälle toxischer Insulinwirkung getrübt sind. Der Ablauf der Reaktion des Gasstoffwechsels ist natürlich auch von dem gegenseitigen Verhältnis von Insulindosis und dem Kohlehydratbestand abhängig. Höhere Insulindosis an Hungertiere läßt die erste Periode rascher durchlaufen und die toxischen Wirkungen der zweiten und dritten Periode schneller erreichen und ausgesprochener in Erscheinung treten als kleine Dosen. Wird gleichzeitig mit Insulin Zucker zugeführt, so treten die Symptome der ersten Periode besonders deutlich hervor. Ferner ist für die Intensität der Insulinwirkung unter bestimmten Versuchsbedingungen nicht nur die Größe der zugeführten, sondern auch die veränderliche endogene Insulinproduktion maßgebend. Auf diese letztere soll im folgenden speziell hingewiesen werden.

Bei *Hungertieren* führt einmalige Kohlehydratgabe zu keiner oder nur geringer Erhöhung des R.Q. Gibt man einem Hungertier gleichzeitig Insulin und Glucose, so folgt hoher und rascher Anstieg des R.Q. Wird aber das Versuchstier vor der Insulinzufuhr reichlich mit Kohlehydrat gefüttert, so macht Insulin keine oder nur sehr geringe Erhöhung des R.Q. (HEYMANS u. MATTON[2], GABBE[3]). Hunger- und gut genährtes Tier verhalten sich also verschieden gegenüber Insulin. Dieser Befund ist mit alten Untersuchungen von JOHANSSON[4] am hungernden Menschen und am Zuckerkranken vergleichbar. Er hat gefunden, daß beim hungernden Stoffwechselgesunden die Steigerung der CO_2-Abgabe nach Zuckerzufuhr, wie sie im normalen Ernährungsstadium auftritt, kleiner ist oder ganz ausbleibt. GIGON[5] hat die gleichen Resultate erhalten. Es hat sich weiter gezeigt, daß der schwere Diabetiker sich nach Zuckerzufuhr gleich verhält wie der hungernde normale Organismus. Auch beim schweren Diabetiker

[1] STAUB, H.: Erg. inn. Med. **31**, 158 (1927).
[2] HEYMANS, C. u. M. MATTON: Arch. internat. Pharmacodynamie **29**, 311 (1924).
[3] GABBE, E.: Klin. Wschr. **1924**, 612.
[4] JOHANSSON, J. E.: Skand. Arch. Physiol. (Berl. u. Lpz.) **21**, 1 (1908).
[5] GIGON, A.: Pflügers Arch. **140**, 509 (1911).

bleibt die Erhöhung des R.Q. nach einmaliger Zuckerzufuhr aus oder ist gering. Erst bei einer zweiten Kohlehydratzufuhr, einige Stunden nach der ersten Zuckergabe, tritt der Anstieg des R.Q. beim Hungernden und Diabetiker ausgesprochen in Erscheinung (JOHANSSON[1], LÖFFLER[2] u. a.). Dieses Phänomen kann als „*Johansson*effekt" bezeichnet werden.

Der „Johanssoneffekt" hat Analogien im Verhalten des Blutzuckers. Er entspricht dem Phänomen der stärkeren alimentären Hyperglykämie im Hungerzustand und Diabetes (STAUB[3]) und dem Befund, daß durch vorausgehende Kohlehydratzufuhr die alimentäre Hyperglykämie verringert oder aufgehoben wird (STAUB[3], TRAUGOTT[4]). Wie für die Veränderungen der alimentären Hyperglykämiekurve, so ist auch für den „Johanssoneffekt" die Variabilität der Insulinabgabe des Pankreas verantwortlich zu machen. Liegt der Insulinspiegel niedrig, wie es im Hunger oder Diabetes der Fall ist, so fehlt auch die Erhöhung des respiratorischen Quotienten nach Kohlehydratzufuhr. Wird aber der niedrige endogene Insulinspiegel durch vorausgehende Kohlehydratzufuhr erhöht, so tritt bei zweiter Zuckerzufuhr Ansteigen des R.Q. ein. Oder mit anderen Worten, *die Erhöhung des R.Q. nach Zuckerzufuhr ist ein Zeichen verstärkter Wirkung endogenen Insulins.*

Wenn diese Annahme zu Recht besteht, dann werden auch die Differenzen im Gaswechsel nach Insulin zwischen hungernden und gut gefütterten Tieren verständlich. Wenn GABBE[5] bei Tieren, welche vor der Insulininjektion Glucose bekommen hatten, eine viel größere Menge Insulin brauchte, um noch einen Anstieg des R.Q. zu erzielen, so ist anzunehmen, daß durch die Glucosezufuhr die endogene Insulinproduktion vermehrt und dadurch der R.Q. bereits so weit gesteigert wurde, daß exogenes Insulin nur noch geringen Ausschlag geben konnte. Von den gleichen Überlegungen aus ist auch verständlich, warum HEYMANS und MATTON[6] an Tieren, welchen sie vor der Insulinapplikation große Mengen Glucose infundierten, überhaupt keinen Anstieg der CO_2-Produktion nach Hormonzufuhr mehr feststellen konnten. Schließlich ist auch die Angabe von LUBLIN[7], daß der Diabetiker manchmal erst nach Zufuhr von Glucose auf eine vorausgehende Insulingabe mit Erhöhung des R.Q. reagiert, verständlich; es kommt zur Summationswirkung von exogenem und endogenem Insulin.

Besondere Aufmerksamkeit verdient das Verhalten der *Oxydationsgeschwindigkeit*. Bei hungernden normalen Menschen und Tieren ist nach der Mehrzahl der Autoren die Oxydationsgeschwindigkeit nach nicht zu hohen Insulindosen in der ersten und zweiten Periode unverändert (DALE[8], KELLAWAY u. HUGHES[9], LYMAN, NICHOLLS u. MCCANN[10], KROGH[11], LESSER[12], CORI[13] u. a.). Eine Zunahme der Oxydationsgeschwindigkeit stellten dagegen am hungernden Kaninchen WEISS und REISS[14], HAWLEY und MURLIN[15] und CHAIKOFF und MACLEOD[16] fest.

[1] JOHANSSON. J. E.: Zitiert auf S. 619.   [2] LÖFFLER, W.: Z. klin. Med. **87**, 309 (1919).
[3] STAUB, H.: Biochem. Z. **118**, 93 (1921) — Z. klin. Med. **91**, 44 (1921); **93**, 89 (1922); **104**, 587 (1926).
[4] TRAUGOTT, K.: Klin. Wschr. **1922**, 892 (Abdruck eines Vortrages vom 25. IX. 1920) — Verh. dtsch. Ges. inn. Med. **1921**, 328.
[5] GABBE: Zitiert auf S. 619.   [6] HEYMANS u. MATTON: Zitiert auf S. 619.
[7] LUBLIN, A.: Verh. dtsch. Ges. inn. Med. **1924**, 122.
[8] DALE, H. H.: Lancet **204**, 594 (1923).
[9] KELLAWAY, C. H. u. T. A. HUGHES: Brit. med. J. Nr 3252, 710 (1923).
[10] LYMAN, R. S., E. NICHOLLS u. W. S. MCCANN: Proc. Soc. exper. Biol. a. Med. **20**, 485 (1923).
[11] KROGH, J.: Dtsch. med. Wschr. **1923**, 1321.
[12] LESSER, E. J.: Biochem. Z. **153**, 39 (1924).
[13] CORI, C. F.: J. of biol. Chem. **70**, 557 (1926).
[14] WEISS, R. u. M. REISS: Z. exper. Med. **38**, 496 (1923).
[15] HAWLEY, E. E. u. J. R. MURLIN: Proc. Soc. exper. Biol. a. Med. **23**, 130 (1925).
[16] CHAIKOFF, J. L. u. J. J. R. MACLEOD: J. of biol. Chem. **73**, 725 (1927).

Hohe toxische Insulindosen verringern die Oxydationsgeschwindigkeit unter starker Abkühlung der Tiere (DUDLEY u. Mitarbeiter[1], LAUFBERGER[2], GABBE[3], LESSER[4]). Der Widerspruch in den Ergebnissen über die Oxydationsgeschwindigkeit nach nicht zu hohen Dosen am normalen hungernden Organismus ist nicht aufgeklärt.

Aus der Zunahme des R.Q. bei unveränderter Oxydationsgeschwindigkeit wurde zuerst von DALE und dann von KROGH und LESSER auf eine *gesteigerte Kohlehydratoxydation unter Insulin geschlossen.* Eine vermehrte Lungenventilation konnte nach LESSERS Berechnungen nicht für die vermehrte CO_2-Ausscheidung in Betracht kommen. Es werden also nach diesen Versuchen mit gleichbleibender O_2-Aufnahme *die Kohlehydrate vermehrt in die Verbrennung einbezogen, während Fett- und Eiweißverbrennung entsprechend zurücktreten* (vgl. KROGH). Diese Ansicht ist durch die späteren vollständigen Bilanzversuche von CORI und CORI[5] bestätigt worden (vgl. Kapitel über Mechanismus der Insulinwirkung). Einen weiteren Fortschritt brachten die grundlegenden Versuche von BURN und DALE[6]. Sie wiesen an der dekapitierten und eviscerierten Katze nach, daß *Insulin auch die Zuckeroxydationsgeschwindigkeit steigert.* Bei gleichbleibendem R.Q. von 1 nahm nach Insulin in diesen Präparaten die Oxydationsgeschwindigkeit im Mittel im Verhältnis von 100:122 zu. Da im Gegensatz zu den Versuchen am eviscerierten Spinaltier am ganzen Tier die Oxydationsbeschleunigung in der Regel vermißt wird, gewinnt eine frühere Annahme von LESSER[7], daß in der Leber gleichzeitig eine Verminderung der Oxydationsgeschwindigkeit eintrete, welche die Steigerung in der Muskulatur kompensiere, an Bedeutung. In der Tat haben auch CORI und CORI[8] festgestellt, daß die gesteigerte Kohlehydratverbrennung nach Insulin zu einer äquicalorischen Verdrängung der Fettoxydation führt. Diese Equilibrierung der Verbrennungsgröße ist eine Funktion der Leber. Ein Faktor bei dieser Regulation ist, wie LAUFBERGER[9] annahm, die Hemmung der Gluconeogenie in der Leber. Es wäre auch möglich, daß schließlich Fettbildung aus Kohlehydrat, also Bildung eines sauerstoffarmen Körpers aus O_2-reichem, den Sauerstoffbedarf der Leber herabsetzt (vgl. vorstehende Ausführungen über Fettstoffwechsel). An der isolierten, mit verbesserter Methodik durchströmten Säugetierleber konnten zwar BODO und MARKS[10] keine Wirkung des Insulins auf die Neubildung von Zucker nachweisen. Es ist aber möglich, wie diese Autoren wohl mit Recht betonen, daß die Leber im Zusammenhang mit dem ganzen Organismus anders reagiert. Erhöhung des R.Q. über 1, wie sie GABBE[11] an Ratten und LUBLIN[12] am Menschen nach Insulin fanden, können als Zeichen für Fettbildung aus Zucker angesehen werden.

Die Insulinwirkung auf Pankreas- und Phlorhizindiabetes.

In den vorangehenden Ausführungen wurde wiederholt darauf hingewiesen, daß beim nichtzuckerkranken Organismus, der durch eine besondere Versuchsanordnung oder durch einen krankhaften Zustand bestimmte Abweichungen von

[1] DUDLEY, H. W., P. P. LAIDLAW, J. W. TREVAN u. E. M. BOOCK: J. of Physiol. **57**, XXXXVII (1923).
[2] LAUFBERGER, V.: Z. exper. Med. **42**, 570 (1924).
[3] GABBE, E.: Klin. Wschr. **1924**, 612.   [4] LESSER, E. J.: Biochem. Z. **153**, 39 (1924).
[5] CORI, C. F. u. G. T. CORI: J. of biol. Chem. **70**, 557 (1926).
[6] BURN, J. H. u. H. H. DALE: J. of Physiol. **59**, 164 (1924).
[7] LESSER, E. J.: Handb. d. Biochemie, 2. Aufl., **9**, 223 (1925).
[8] CORI, C. F. u. G. T. CORI: J. of biol. Chem. **79**, 321 (1928).
[9] LAUFBERGER, V.: Klin. Wschr. **1924**, 264.
[10] BODO, R. u. H. P. MARKS: J. of Physiol. **65**, 48 (1928).
[11] GABBE: Zitiert auf S. 619.   [12] LUBLIN, A.: Arch. f. exper. Path. **115**, 101 (1926).

der Norm zeigt (Glykogenarmut im Hunger; Acidosis nach Narkose oder bei
Nephritis, Hypercholesterinämie bei Leberkrankheiten und Nephrose), durch
Insulin eine Korrektur dieser pathologischen Stoffwechselveränderung erzielt
wird. In besonders auffälliger und gründlicher Weise übt das Pankreashormon
aber seinen normierenden Einfluß auf Störungen des Zuckerstoffwechsels aus.
Alle Arten *nichtdiabetischer Hyperglykämien*, wie alimentäre Blutzuckererhöhung,
Piqûre-, Asphyxie-, CO-, Äther- und Adrenalinhyperglykämie, werden durch
Insulin verringert oder verhindert (BANTING, BEST, COLLIP, MACLEOD u. NOBLE[1]).
    Im experimentellen Pankreasdiabetes und menschlichen Diabetes mellitus
beseitigt Insulin alle krankhaften Symptome, wie Hyperglykämie, Glykosurie,
Ketosis, Acidosis, Glykogenmangel, Lipämie, Leberverfettung, erhöhten Eiweißumsatz. Das Insulin ist ein vollkommener Ersatz des durch Pankreasexstirpation
oder Pankreaserkrankung hervorgerufenen Hormonmangels. Am apankreatischen
Tier sind auch zuerst von den Entdeckern des Insulins, BANTING und BEST[2],
die Grundwirkungen des Inkretes, vermehrte Zuckerverbrennung und Glykogenbildung, richtig erkannt worden. Daß Insulin das vollkommene Substitutions-
mittel des Pankreashormonausfalls ist, geht aus der unbegrenzten lebensver-
längernden Wirkung am apankreatischen Tier hervor. Bei Ersatz der Verdauungssekrete der Bauchspeicheldrüse, durch Füttern von frischem Pankreas oder
Pankreassaft aus einer Duodenalfistel eines normalen Hundes, konnten apankreatische Hunde jahrelang in gutem Zustand und fortpflanzungsfähig am Leben
erhalten werden (MACLEOD u. Mitarbeiter[3], HÉDON[4], PÉNAU u. SIMMONET[5]).
Die maximale Lebensdauer berichtet bis jetzt CHAIKOFF[6] aus MACLEODS Laboratorium mit $3^1/_2$ Jahren.
    Um Wiederholungen zu vermeiden, werden im folgenden nur einige für den
Mechanismus der Insulinwirkung besonders wichtige Befunde über die Hormonwirkung am zuckerkranken Organismus angeführt.
    Der *Glykogengehalt der Leber* apankreatischer Tiere wird, wie zuerst
MACLEOD und Mitarbeiter[7] zeigten, nach Insulin und Zuckerzufuhr gesteigert
(bis 13,27%). CORI[8] erzielte bei diabetischen Katzen und Hunden, die 8 Tage
nach der Operation hungerten und nur Insulin bekamen, einen Leberglykogengehalt von 1,5—3,7%. Nach FISHER und LACKEY[9] nimmt auch der Glykogengehalt der Skelettmuskulatur zu, während MACLEOD und Mitarbeiter das
Muskelglykogen unverändert fanden. Bei einem mit Insulin behandelten
menschlichen Coma diabeticum fanden ALLEN und SHERILL[10] 6,9% Leberglykogen und STAUB[11] bei einem Koma, das innerhalb 15 Stunden vor dem
Exitus 200 Einheiten Insulin bekommen hatte, 1,95% Glykogen in der Leber,
0,14% im Herzmuskel und 0,02% im M. ileo psoas. Der niedrige *R.Q.* des apankreatischen Tieres und des menschlichen Diabetikers wird durch Insulin nach zahlreichen übereinstimmenden Angaben gesteigert. Wird gleichzeitig Zucker zugeführt, so nähert er sich der Einheit oder kann sie sogar überschreiten. Erhöhte *Oxydationsgeschwindigkeit und gesteigerter N-Stoffwechsel* des apankreatischen Tieres

    [1] BANTING, F. G., C. H. BEST, J. B. COLLIP, J. J. R. MACLEOD u. E. C. NOBLE:
Amer. J. Physiol. **62**, 559 (1922).
    [2] BANTING, F. G. u. C. H. BEST: J. Labor. a. clin. Med. **7**, 251, 464 (1922).
    [3] MACLEOD, J. J. R. u. J. MARKOWITZ: Trans. Assoc. amer. Physicians **41**, 147 (1926).
    [4] HÉDON, E.: J. Physiol. et Path. gén. **25**, 1 (1927).
    [5] PÉNAU, H. u. H. SIMMONET: C. r. Acad. Sci. Paris **180**, 702 (1925).
    [6] CHAIKOFF, J. L.: J. of biol. Chem. **74**, 203 (1927).
    [7] BANTING, BEST, COLLIP u. MACLEOD: Trans. roy. Soc. Canada V, **16**, 43 (1922).
    [8] CORI, C. F.: J. of Pharmacol. **25**, 1 (1925).
    [9] FISHER, N. F. u. R. W. LACKEY: Amer. J. Physiol. **72**, 43 (1925).
    [10] ALLEN, F. M. u. J. W. SHERILL: J. metabol. Res. **2**, 904 (1923).
    [11] STAUB, H.: Insulin, 2. Aufl. S. 61 (1925).

werden nach HÉDON[1] durch Insulin zur Norm gebracht, aber nur wenn neben Fleisch auch Kohlehydrate gefüttert werden. *Allgemein kann gesagt werden, daß zwischen der Wirkung kleiner im Bereich des Physiologischen liegenden Insulindosen am hungernden gesunden und dem Insulineffekt am* pankreasdiabetischen Organismus kein prinzipiell wichtiger Unterschied besteht. Die Erhöhung des R.Q. und vermehrte Glykogenbildung sind in beiden Fällen nachgewiesen. Die Übereinstimmung war auch zu erwarten, da man ja jetzt weiß, daß das Hungertier unter Insulinmangel steht. Unter beiden Bedingungen wird also ein Hormonmangel durch Insulinzufuhr ausgeglichen. Der Hormonmangel ist im diabetischen Tier größer als im Hungertier, darum wirken beim Hungertier Insulindosen schon toxisch, welche beim apankreatischen Tier erst den physiologischen Effekt herbeiführen. Weil man toxische Insulinwirkungen am Normaltier mit normalem Blutzuckergehalt mit physiologischen Wirkungen am diabetischen Tier mit erhöhtem Blutzucker verglich, hat man so lange die Hormonwirkung am Normaltier und am diabetischen Organismus für verschieden gehalten.

Die Insulinwirkung auf den Phlorhizindiabetes ist zuerst von RINGER[2] untersucht worden. Er fand, daß Insulin allein Zucker- und N-Ausscheidung in der ersten 12-Stundenperiode senkte, in der zweiten 12-Stundenperiode folgte aber ein Anstieg der Zuckerausscheidung um den gleichen Betrag. Insulin mit Zucker zusammen verringerte die Extrazucker- und N-Ausscheidung. Von diesem in der ersten Periode assimilierten Zucker wurde in der Mehrzahl der Versuche ein Teil in der zweiten folgenden Periode als Extrazucker wieder ausgeschieden. Von diesem nachträglich ausgeschiedenen Extrazucker nimmt RINGER an, daß er vorübergehend als Glykogen gespeichert war. Der nicht ausgeschiedene Anteil des assimilierten Zuckers ist nach Erhöhung des R.Q. als oxydiert zu betrachten. RINGER hat damit schon frühzeitig die beiden Insulinwirkungen, Beschleunigung der Glykogenbildung und Zuckeroxydation, erkannt. Die Glykogenzunahme in der Leber des Phlorhizintieres nach Insulin ist dann durch CORI[3] mit der Bauchfenstermethode bewiesen worden. Außerdem fand RINGER, daß die beim Phlorhizindiabetes erhöhte Wärmeproduktion durch Insulin erniedrigt wird und daß die Ketonurie herabgesetzt wird. Der Phlorhizindiabetes wird also in genau gleicher Weise durch das Hormon korrigiert wie der Pankreasdiabetes. Daraus schloß RINGER auf eine Hemmung der Insulinbildung infolge Schädigung des Pankreas durch Phlorhizin. Diese Annahme konnte aber späteren Feststellungen nicht standhalten, denn NASH und BENEDICT[4] konnten aus Pankreas phlorhizindiabetischer Tiere reichliche Insulinmengen darstellen und nach CORI[5] unterscheidet sich der Insulingehalt des Pankreas phlorhizindiabetischer Katzen nicht von demjenigen normaler Tiere. Man kann sich diese Insulinwirkung auch bei rein renalem Angriffspunkt des Phlorhizins erklären. Durch die Beschleunigung der Zuckeroxydation und Glykogensynthese wird der endogen und exogen zur Verfügung gestellte Zucker auch bei niedrigem Blutzuckerwert teilweise umgesetzt, bevor er durch die Nieren ausgeschieden werden kann.

Die Insulinwirkung auf isolierte Organe.

Leber.

Die Versuche an isolierter Leber sollten in der Hauptsache feststellen, ob durch Insulin eine vermehrte Glykogensynthese oder eine Hemmung der Gluco-

---

[1] HÉDON, E. u. L.: C. r. Acad. Sci. Paris **178**, 1633 (1924).
[2] RINGER, M.: J. of biol. Chem. **58**, 483 (1923).
[3] CORI, C. F.: J. of Pharmacol. **25**, 1 (1925).
[4] NASH, T. P. u. S. R. BENEDICT: J. of biol. Chem. **61**, 423 (1924).
[5] CORI, G. T.: Amer. J. Physiol. **71**, 708 (1925).

neogenie aus Glykogen oder anderen Substanzen eintritt. Bernhard[1] durchströmte isolierte Rattenlebern mit O_2-gesättigter Ringerlösung und Traubenzuckerzusatz. Erst bei einem Gehalt von 2% in der Durchströmungsflüssigkeit wurde die Glykogenhydrolyse gehemmt. Insulinzusatz zur Durchströmungsflüssigkeit vermehrte aber diese Hemmung nicht. Dagegen wird durch Insulin mehr als doppelt so viel Traubenzucker zum Verschwinden gebracht als ohne Hormonzusatz. Was mit diesem verschwundenen Zucker geschieht, ist nicht bekannt, er wird weder zu Glykogen, noch ist der freie Leberzucker entsprechend erhöht. Der Zuckergehalt der Leber war demjenigen der Durchströmungsflüssigkeit direkt proportional, die Permeabilität der Leberzelle für Zucker wurde durch Insulin nicht beeinflußt. Nach v. Issekutz[2] wird an der isolierten Kaninchenleber durch Insulinzusatz zur Durchströmungsflüssigkeit weder Glykogensynthese noch Verminderung der Zuckerbildung erreicht. Dagegen vermindert Insulin die Säurebildung in der Leber und hemmt die Glykogenhydrolyse nach Adrenalin. Die besonders sorgfältigen Durchblutungsversuche isolierter Katzen- und Hundelebern von Burn und Marks[3] und Bodo und Marks[4] zeigten folgende Resultate: Bei einem Zuckergehalt des Durchströmungsblutes von 0,2—0,4% wurden 2—4 mg Zucker pro Gramm Leber und Stunde neu gebildet, ferner trat eine geringe Neubildung von Glykogen (0,10—0,23% während der Versuchsdauer) ein. Der neugebildete Zucker konnte nach den Bilanzen der Stickstofffraktionen und der Milchsäure nur zum kleinen Teil aus Eiweiß und nicht von Milchsäure stammen, mußte also wohl aus Fett gebildet sein. Durch Insulin, Adrenalin oder Pituitrin wurde die Zuckerneubildung nicht beeinflußt. Auch die Leber einer pankreasdiabetischen Katze zeigte gleiches Verhalten. Die Lebern dieser fettgefütterten Tiere produzierten reichlich Ketokörper; Insulin war ohne Einfluß auf die Ketokörperbildung. In einer zweiten Versuchsreihe wurde die Durchströmungsmethode noch dahin verbessert, daß sowohl Leberarterie und Pfortader durchströmt und mit isolierten Lungen geatmet wurde. Ohne Insulin wurde sowohl in Lebern von normal ernährten als auch von hungernden oder fettgefütterten Tieren eine Glykogenneubildung beobachtet. Mit Insulin (5—7 Einheiten) wurde entweder die Glykogensynthese verhindert oder Glykogenverminderung verursacht. Die Neubildung von Zucker des fettgefütterten Tieres wurde durch Insulin nicht beeinflußt. Bodo und Marks weisen aber darauf hin, daß vielleicht die Mitwirkung anderer Organe nötig ist, um den physiologischen Effekt des Insulins auf den Kohlehydratstoffwechsel der Leber auszulösen, da es ihnen auch nicht gelang, vermehrte Glykogenneubildung nachzuweisen.

Im Gegensatz zu den angeführten Untersuchungen konnte aber Issekutz[5] an der überlebenden Froschleber eine Herabsetzung der Zuckerneubildung im Durchströmungsversuch nachweisen, wenn das Insulin den Fröschen 15 bis 23 Stunden vor dem Versuch gegeben wurde. Die Zuckerbildung wurde im Mittel von 2,59 auf 0,53 mg pro Gramm Leber und Stunde herabgesetzt. Die verminderte Zuckerneubildung war nicht durch herabgesetzten Leberglykogengehalt der Insulintiere bedingt; denn wenn durch gleichzeitige Insulin- und Zuckerzufuhr der Leberglykogengehalt der Insulintiere so hoch wie derjenige der normalen Vergleichstiere gehalten wurde, war durch das Pankreashormon die Zuckerbildungsgeschwindigkeit doch auf etwa ein Viertel herabgesetzt.

[1] Bernhard, F.: Biochem. Z. **157**, 396 (1925).
[2] Issekutz, B. v.: Biochem. Z. **183**, 283 (1927).
[3] Burn, J. H. u. H. P. Marks: J. of Physiol. **61**, 497 (1926).
[4] Bodo, R. u. H. P. Marks: J. of Physiol. **65**, 48 (1928).
[5] Issekutz, B. v.: Biochem. Z. **147**, 264 (1924).

BINDI[1] will auch an der isolierten Hundeleber eine Verminderung der Zuckerabgabe an die Durchströmungsflüssigkeit und eine Glykogensynthese in der Leber von normalen und pankreasdiabetischen Tieren nach Insulinzusatz gefunden haben. Diese letzteren Angaben sind aber, angesichts der erwähnten negativen Befunde an Warmblüterlebern von BODO und MARKS und ISSEKUTZ, welche mit besserer Versuchstechnik ausgeführt wurden, recht zweifelhaft.

Im *Leberbrei* ist von AHLGREN[2] mit der THUNBERGschen Methylenblaumethode durch Insulin keine Oxydationssteigerung erzielt worden. TAKANE[3], aus dem MEYERHOFschen Institut, bestimmte Atmung und Kohlehydratumsatz von *Leberschnitten* von Ratten nach der WARBURGschen Methode. Insulinzusatz in vitro schien die Synthese von Kohlehydrat aus Milchsäure zu fördern. Manchmal steigerte Hormonzusatz, besonders an der Hungerleber in Serum, die Atmung. GRAFE und Mitarbeiter[4] untersuchten die Atmung von Leberschnitten vor und 1—2 Stunden nach Insulininjektion bei Kaninchen, Meerschweinchen und Hunden mit der WARBURGschen Methode und bestimmten die Änderungen im Zuckergehalt der Suspensionsflüssigkeit. Der Zuckerübertritt aus den Gewebsstücken in die Flüssigkeit wurde als Maß der Glykogenolyse angesehen. Es wurde bei normalen 24 Stunden hungernden Tieren Abnahme der Glykogenolyse nach Insulin, in einem Fall sogar Zuckeransatz gefunden. Die NH_3-Bildung nahm ab. Glykolyse und Atmung wurden beim Normaltier nicht beeinflußt. An Leberschnitten pankreasexstirpierten Hunden wurde nach Hormongabe 3—6mal mehr Zucker aus der Suspensionsflüssigkeit zum Verschwinden gebracht, R.Q. und O_2-Verbrauch stiegen nur in einzelnen Fällen an.

Mit dem Sulfitabfangverfahren nach NEUBERG[5] fanden NEUBERG, GOTTSCHALK und STRAUSS[6] am Leberbrei von Meerschweinchen eine Zunahme der *Acetaldehyd*bildung durch Insulinzusatz. Die Steigerung war besonders ausgesprochen dann, wenn außer Insulin noch Kohlehydrate zugesetzt wurden. Am wirksamsten war der Zusatz von Glykogen. Nach NEUBERG und GOTTSCHALK[7] ist der Acetaldehyd ein Zwischenprodukt des oxydativen Kohlehydratabbaues. Nach GOTTSCHALK[8] entsteht Acetaldehyd als obligate Zwischenstufe bei der Verbrennung von Kohlehydrat durch Decarboxylierung von Brenztraubensäure. Vermehrte Acetaldehydausbeute nach Insulin ist demnach als Beweis einer beschleunigten Zuckeroxydation anzusehen.

CORI, CORI und GOLTZ[9] fanden unter Insulin ein stärkeres Sinken des Zuckergehaltes des Lebervenenblutes als in demjenigen der Vena jugularis. KOTSCHNEFF[10] hat mit der Angiostomiemethode nach LONDON Zuckergehalt in Vena portae und Lebervenenblut verglichen und nach Insulin eine verminderte Zuckerabgabe der Leber gefunden. Beide Resultate zeigen wohl eine verminderte Zuckerabgabe der Leber, doch kann es sich dabei sowohl um eine herabgesetzte Glykogenhydrolyse als auch um erhöhte Glykogensynthese handeln.

Der Überblick über diese wichtigsten Versuche an isolierter Leber und an Lebergewebe zeigt keine befriedigende Lösung des Problems. Wir sehen unter

---

[1] BINDI, N.: Arch. di Fisiol. **23**, 99 (1925).
[2] AHLGREN, G.: Zur Kenntni der tierischen Gewebsoxydation, S. 163. Lund 1925.
[3] TAKANE, R.: Biochem. Z. **171**, 414 (1926).
[4] GRAFE, E., H. REINWEIN u. H. SINGER: Arch. f. exper. Path. **119**, 91 (1926). — BALTZER, A., E. GRAFE u. F. PARTSCH: Ebenda **120**, 359 (1927).
[5] NEUBERG, C.: Ber. dtsch. chem. Ges. **55**, 3624 (1922).
[6] NEUBERG, C., A. GOTTSCHALK u. H. STRAUSS: Dtsch. med. Wschr. **1923**, 1407.
[7] NEUBERG, C. u. A. GOTTSCHALK: Biochem. Z. **146**, 164, 185 (1924).
[8] GOTTSCHALK, A.: Klin. Wschr. **1924**, 713, 1356.
[9] CORI, C. F., G. T. CORI u. H. L. GOLTZ: J. of Pharmacol. **22**, 355 (1922).
[10] KOTSCHNEFF, N.: Pflügers Arch. **219**, 407 (1928).

Insulinwirkung ein Mehrverschwinden von Zucker (Bernhard, Grafe u. Mitarbeiter) und haben auch Anhaltspunkte für einen gesteigerten oxydativen Kohlehydratabbau (Neuberg u. Gottschalk, Takane, Grafe u. Mitarbeiter). Eine Glykogenneubildung ist aber nicht nachgewiesen, es ist im Gegenteil Glykogenverminderung festgestellt worden (Bernhard, Bodo u. Marks). Es fehlen eben zur Zeit noch, wie Lesser[1] mit Recht hervorhebt, lückenlose Bilanzen, welche Gaswechsel und die einzelnen direkt ermittelten Mengen der Kohlehydrate (freier Zucker, Glykogen und Milchsäure) in quantitative Beziehung bringen. Ob zwar die Bestimmung dieser Faktoren schon genügt, ist unwahrscheinlich. Bei den komplizierten intermediären Stoffwechselvorgängen in der Leber wird auch der Eiweiß- und Fettstoffwechsel etwa in der Weise, wie es Burn und Marks durchführten, bei der Bewertung des Gasstoffwechsels berücksichtigt werden müssen.

Es ist wahrscheinlich, daß auch in der Leber eine Beschleunigung der gekoppelten Reaktionen von Zuckeroxydation und Glykogensynthese stattfindet. (Vgl. Versuche am *ganzen* Tier S. 613.) Dafür sprechen die Ergebnisse der Untersuchungen von Takane und Baltzer, Grafe und Partsch. Aber bewiesen ist dieser Vorgang für die *isolierte* Leber noch nicht. Ob in der Versuchsanordnung von Bodo und Marks vielleicht erst dann eine Glykogensynthese in der durchströmten Leber nachweisbar wird, wenn das Insulin einige Zeit vorher dem Tier in vivo gegeben wird, ist nach den Erfahrungen von Grafe und Mitarbeitern möglich und bleibt noch zu untersuchen. Auf diese Weise ließe sich vielleicht auch der *Issekutzeffekt*, die Hemmung der diastatischen Wirkung, an der durchströmten Säugetierleber nachweisen. Die Hemmung der Gluconeogenie aus Nichtkohlehydraten durch Insulin konnte von Bodo und Marks an der isolierten Leber nicht nachgewiesen werden. Dieser Vorgang ist aber, wie zuerst Laufberger[2] begründete, durchaus notwendig, es ist sogar die Umwandlung von Zucker in Fett notwendig, um das rasch auftretende Zuckervakuum im ganzen Organismus nach toxischen Insulindosen zu erklären. Ich glaube, besonders auf Grund der Wertheimerschen[3] Untersuchungen, daß dieser Mechanismus nervös ausgelöst wird, und daß es erst dann gelingen wird, ihn an der isoliert durchströmten Leber nachzuweisen, wenn mit geeigneter Methodik der Einfluß des autonomen Nervensystems erhalten und variiert werden kann.

Herz.

Hepburn und Latchford[4] durchströmten isolierte Kaninchenherzen nach Locke. Durch kontinuierliche Insulinzugabe an die zuckerhaltige Durchströmungsflüssigkeit wurde das Zuckerverschwinden beschleunigt (Mittelwert ohne Insulin 0,87 mg, mit Insulin 3,06 mg pro Gramm Herz und Stunde). Der Glykogengehalt des Herzens war nach Insulin nicht erhöht. Die Beschleunigung des Zuckerverschwindens durch Insulin ist von Burn und Dale[5], Mansfeld und Geiger[6] und Bodo und Marks[7] an isolierten, mit zuckerhaltiger Lockescher Lösung durchströmten Kaninchen- und Katzenherzen bestätigt worden. Auch an Herzen pankreasdiabetischer Katzen wurde der gleiche Effekt erzielt. Burn und Dale bestimmten gleichzeitig noch die CO_2-Produktion. Dabei ergab sich,

[1] Lesser, E. J.: Referat a. d. Tag. d. Verh. dtsch. pharmak. Ges. Würzburg 1927 — Arch. f. exper. Path. 128, 30 (1928).
[2] Laufberger, V.: Klin. Wschr. 1924, 264 — Z. exper. Med. 42, 570 (1924).
[3] Wertheimer: Zitiert auf S. 596.
[4] Hepburn, J. u. J. K. Latchford: Amer. J. Physiol. 62, 177 (1922).
[5] Burn, J. H. u. H. H. Dale: J. of Physiol. 59, 164 (1924).
[6] Mansfeld, G. u. E. Geiger: Arch. f. exper. Path. 106, 276 (1925).
[7] Bodo, R. u. H. P. Marks: J. of Physiol. 63, 242 (1927).

daß ohne Insulin in den meisten Fällen die CO_2-Produktion größer war, als dem verschwundenen Zucker entspricht. Mit Insulin dagegen war die CO_2-Abgabe meist geringer als bei der Verbrennung des verschwundenen Zuckers hätte gebildet werden sollen. Da das Zuckerdefizit nach Insulin weder durch vermehrte Glykogenbildung noch durch vermehrte Verbrennung gedeckt wird, muß der Zucker entweder als solcher im Muskel angereichert oder in eine andere Form umgewandelt worden sein. Im Institut von E. H. STARLING ist neuerdings mit neuer Methodik der Gaswechsel nach Insulin am isolierten Herz-Lungenpräparat untersucht worden. VISSCHER und MÜLLER[1] stellten dabei fest, daß Insulin sowohl am normalen wie am diabetischen Säugetierherzen die Dilatation des Herzens, welche im Herz-Lungenpräparat allmählich eintritt, verhindert und eine bessere Ökonomie der Herztätigkeit, wie unter physiologischen Bedingungen, herbeiführt. Das Insulin übt bei intravenöser Injektion adrenalinähnliche Wirkung aus; es erhöht den Blutdruck und vermindert das diastolische Herzvolumen. Eine Erhöhung des O_2-Verbrauchs konnte nach Insulin nur gefunden werden, wenn Insulin diese adrenalinähnliche Wirkung ausübte. Die Zunahme der Oxydationen kann demnach nicht als Beweis für eine direkte beschleunigende Wirkung des Insulins auf oxydative Stoffwechselvorgänge im Herzmuskel angesehen werden, sondern ist eine Folge der verbesserten Herztätigkeit nach Insulinzusatz. Zum gleichen Schluß kamen BAYLISS, MÜLLER und STARLING[2] auch in weiteren Untersuchungen, sowohl am normalen wie diabetischen Präparat. Es wurde ferner noch folgender wichtiger Befund erhoben. Durch Erhöhung der Zuckerkonzentration allein in der Durchströmungsflüssigkeit kann die Herzfunktion, wie mit Insulin allein, über mehrere Stunden in gutem Zustand erhalten werden. Die Herzerweiterung wird für längere Zeit verhindert als ohne Zuckerzufuhr. Es kann also eine hohe Zuckerkonzentration bis zu einem gewissen Grade ein Defizit von Hormon kompensieren. Wird gleichzeitig Zucker und Insulin kontinuierlich zugeführt, so kann das Herz am längsten funktionstüchtig erhalten werden. Insulin bewirkt dann auch an diesem Präparat ein beschleunigtes Verschwinden von Zucker ohne Zunahme der Oxydation (vgl. auch S. 594).

Darin besteht nach den angeführten Befunden Übereinstimmung, daß das isolierte Herz unter Insulinwirkung mit größerer Geschwindigkeit Zucker zum Verschwinden bringt. Es ist aber nicht bekannt, was aus dem Zucker wird. BAYLISS, MÜLLER und STARLING denken an eine komplexe Glucoseverbindung, deren Bildungsgeschwindigkeit nach dem Massenwirkungsgesetz sowohl von der Konzentration an Glucose wie Insulin abhängig sei. Um eine solche Hypothese zu stützen, wird es bei weiteren Untersuchungen nötig sein, nicht nur den Glykogen-, sondern auch den Gesamtkohlehydratgehalt des Herzmuskels nach Hydrolyse mit der aus der Durchströmungsflüssigkeit verschwundenen Zuckermenge zu vergleichen. Der Herzmuskel scheint gegenüber dem Skelettmuskel einen qualitativ verschiedenen Kohlehydratstoffwechsel zu haben, dafür spricht schon das gegensätzliche Verhalten im Glykogengehalt beim Pankreasdiabetes (vgl. u. a. FISHER u. LACKEY[3]).

Skelettmuskulatur.

STAUB und FRÖHLICH[4] haben zuerst bei Durchblutung isolierter hinterer Extremitäten von Hunden, einzeln oder paarweise, nach hohen Dosen Insulin eine Beschleunigung des Zuckerverschwindens aus der Durchströmungsflüssigkeit

---

[1] VISSCHER, M. B. u. E. A. MÜLLER: J. of Physiol. **62**, 341 (1927).
[2] BAYLISS, L. E., E. A. MÜLLER u. E. H. STARLING: J. of Physiol. **65**, 33 (1928).
[3] FISHER, N. F. u. R. W. LACKEY: Amer. J. Physiol. **72**, 43 (1925).
[4] STAUB, H.: Insulin, 2. Aufl., 81 (1925).

gefunden. Diese Versuche waren unvollständig, weil der Kohlehydratgehalt der Muskulatur nicht verfolgt wurde. Best[1] hat gleiche Untersuchungen mit besserer Methodik und kontinuierlicher Zuckerzufuhr an Hinterteilen von Katzen durchgeführt. Die pro Stunde verschwundene Zuckermenge stieg nach Insulin fast auf das Doppelte an. Von Choi[2] ist bei Durchströmung von Hinterschenkeln von Katzen nach Insulin auch eine beschleunigte Glykogenbildung bis zu 40% des verschwundenen Zuckers nachgewiesen worden. An nach Sherrington dekapitierten und eviscerierten Katzen, also an Präparaten, welche in der Hauptsache nur aus Muskulatur bestanden, fanden Burn und Dale[3] nach Insulin- und Zuckerzufuhr Zunahme des Sauerstoffverbrauchs. Da der R.Q. dieser Präparate stets 1 ist, so war nach Insulin die Zuckerverbrennung beschleunigt. Es verschwand jedoch mehr Zucker, als, nach der Zunahme der Oxydationen berechnet, verbrannt wurde. Von Dale und seinen Mitarbeitern[4] ist dann in Bilanzversuchen am eviscerierten und dekapitierten Tier gezeigt worden, daß die gesamte Menge des verschwindenden Zuckers zum Teil verbrannt und zum Teil zu Muskelglykogen wird. Insulin beschleunigt also an diesem Muskelpräparat Zuckerverbrennung und Glykogensynthese. (Diese grundlegenden Versuchsergebnisse werden im Kapitel „Mechanismus der Insulinwirkung" S. 650 nochmals gewürdigt.)

An feinzerschnittener Muskulatur von Kalt- und Warmblütern hat Ahlgren[5] mit der Methylenblaumethode eine Beschleunigung der Oxydationsgeschwindigkeit nachgewiesen, wenn gleichzeitig Insulin in bestimmter niedriger Konzentration und Glucose zugeführt wurden. Diese oxydationssteigernde Wirkung des Insulins im System Gewebsaufschwemmung-Glucose ist von Ahlgren als streng spezifische Funktion des Hormons erkannt worden. Ahlgren sowie Blix[6] haben eine große Reihe von verschiedenen Kohlehydraten untersucht und gefunden, daß nur Mannose wie Glucose im angeführten System mit Insulin zu einer eindeutigen Oxydationsbeschleunigung führt. In Übereinstimmung damit ist, wie früher erwähnt wurde, Mannose auch als der Glucose gleichwertiges Antidot gegen Insulinvergiftung gefunden worden. Brahme[7] hat mit dem Thunbergschen Mikrorespirometer O_2-Verbrauch und CO_2-Produktion von Froschmuskulatur bei 18° bestimmt und nach Insulin bei einem R.Q. von 1 eine Atmungssteigerung bis 200% nachgewiesen; bei zu hoher Insulinkonzentration wurde Hemmung gefunden. Mit der gleichen Methode fand Ahlgren[8] an Froschmuskulatur mit Insulin eine Atmungssteigerung von 20—50%. Nach einer Anmerkung von Takane[9] ließ sich dagegen mit der Warburgschen Methode durch Insulin keine sichere Änderung der Atmungsgröße zerschnittener Froschmuskulatur nachweisen. An Zwerchfell hungernder Ratten, in Serum suspendiert, hat dagegen auch Takane nach Insulin bei Gegenwart von Traubenzucker Erhöhung des Kohlehydratschwundes und des R.Q. und Steigerung der Atmungsgröße um etwa 20% gefunden.

Zahlreiche Untersucher haben beim Vergleich des Zuckergehaltes im arteriellen und venösen Blut von Extremitäten sowohl beim gesunden wie diabetischen

[1] Best, C. H.: Proc. roy. Soc. Lond. B **99**, 375 (1926).
[2] Choi, Y. O.: Amer. J. Physiol. **83**, 406 (1928).
[3] Burn, J. H. u. H. H. Dale: J. of Physiol. **59**, 164 (1924).
[4] Best, C. H., J. P. Hoet u. H. P. Marks: Proc. roy. Soc. Lond. B **100**, 32 (1926). — Best, C. H., Dale, H. H., J. P. Hoet u. H. P. Marks: Ebenda **100**, 55 (1926).
[5] Ahlgren, G.: Zur Kenntnis der tierischen Gewebsoxydation. Lund 1925.
[6] Blix, G.: Skand. Arch. Physiol. (Berl. u. Lpz.) **47**, 292 (1926).
[7] Brahme, L.: Acta med. scand. (Stockh.) **62**, 188 (1925).
[8] Ahlgren, G.: Skand. Arch. Physiol. (Berl. u. Lpz.) **47**, 271 (1926).
[9] Takane, R.: Biochem. Z. **171**, 409ff. (1926).

Menschen und Tier nach Insulin einen stärkeren Abfall des venösen Blutzuckers gefunden (CORI u. CORI[1] an Kaninchen und Menschen, FRANK, NOTHMANN u. WAGNER[2] an Kaninchen und pankreaslosen Hunden nach intraarterieller Insulininjektion und WERTHEIMER[3], FABER[4], LAWRENCE[5] u. WIECHMANN[6] am menschlichen Diabetes). Es geht aus diesen Untersuchungen übereinstimmend hervor, daß unter Insulinwirkung die Muskulatur mehr Zucker aus dem Blut aufnimmt. Eine veränderte Strömungsgeschwindigkeit, wie GREVENSTUK und LAQUEUR[7] meinten, kann nach den WIECHMANNschen Befunden nicht für die vermehrte Zuckeraufnahme der Muskulatur verantwortlich gemacht werden. KIMURA und TAKAHASHI[8] bestimmten Zucker- und Sauerstoffverbrauch des Musc. gastrocnemius am Hund in situ aus dem Vergleich von arteriellem und venösem Blut. Der O_2-Gehalt des Blutes wurde nach BARCROFT untersucht. Nach Injektion von 1—2 Einheiten Insulin pro kg Körpergewicht (etwa 8—26 Einheiten) in die Art. femoralis verschwand meist mehr Zucker aus dem Blute beim Passieren durch den Muskel. Der O_2-Verbrauch sank stets rasch nach der Insulinzufuhr ab und konnte auch 30 und 60 Minuten später noch verringert sein. In 4 von 10 Versuchen war aber der O_2-Verbrauch 30 oder 60 Minuten nach Hormonzufuhr gegenüber dem Ausgangswert erhöht. Die Blutstromgeschwindigkeit war meist vermindert.

Aus allen diesen Ergebnissen ist der Schluß zu ziehen, daß die Skelettmuskulatur ein Haupterfolgsort der Insulinwirkung ist. Insulin beschleunigt den Kohlehydratkreislauf im Muskel, ohne ihn qualitativ zu verändern. *Bei genügendem Angebot an Glucose, also nicht toxischer Insulinwirkung*, werden Zuckerverbrennung und Glykogensynthese beschleunigt. Eine Anhäufung eines Zwischenproduktes des normalen Kohlehydratabbaues, welche etwa der Menge des mehrverschwundenen Zuckers gleichkäme, tritt nach nichttoxischen Insulindosen nicht auf. Der Lactacidogengehalt des Muskels nimmt nach BEST und MARKS[9] und MACLEOD[10] nicht zu; ebensowenig kommt es nach CORI[11] zu einer Vermehrung der Muskelmilchsäure, noch nach MAC GRATH[12] zu einer Milchsäurevermehrung im ganzen Tier nach Insulin. In den bereits schon mehrmals zitierten Versuchen von TAKANE schien Insulin sogar die Kohlehydratsynthese aus Milchsäure zu fördern. Es ist aber wahrscheinlich, daß toxische Insulinwirkung bei ungenügendem Kohlehydratangebot zu Anhäufung von Milchsäure in Blut und Geweben führt, denn hohe Insulindosen hemmen nach AHLGREN und BRAHME und auch nach KIMURA und TAKAHASHI die Gewebsatmung und setzen am ganzen Tier Oxydationsgeschwindigkeit und Körpertemperatur stark herab. Es werden also Bedingungen erstellt, von denen schon seit langem bekannt ist, daß sie zu vermehrter Milchsäurebildung führen. Es überwiegt bei dieser toxischen Hormonwirkung die Geschwindigkeit der anoxybiotischen Milchsäurebildung diejenige der oxydativen Resynthese.

---

[1] CORI, C. F. u. G. T. CORI: Amer. J. Physiol. **71**, 688 (1925).

[2] FRANK, E., M. NOTHMANN u. A. WAGNER: Arch. f. exper. Path. **110**, 225 (1925).

[3] WERTHEIMER, M.: Klin. Wschr. **1923**, 2362.

[4] FABER, K.: Insulin og Diabetes. Kopenhagen 1923.

[5] LAWRENCE, R. D.: Brit. med. J. **1924** I, 516.

[6] WIECHMANN, E.: Dtsch. Arch. klin. Med. **150**, 194 (1926).

[7] GREVENSTUK, A. u. E. LAQUEUR: Erg. Physiol. **23** II, 74 (1925).

[8] KIMURA, K. u. H. TAKAHASHI: Tohoku J. exper. Med. **10**, 215 (1928).

[9] BEST, C. H. u. K. P. MARKS: Proc. roy. Soc. Lond. B **100**, 171 (1926).

[10] MACLEOD, J. J. R.: Carbohydrate metabolism a. Insulin **1926**, 334.

[11] CORI, C. F.: J. of biol. Chem. **63**, 253 (1925).

[12] MAC GRATH, zitiert nach LESSER: Insulinreferat in Arch. f. exper. Path. **128**, 31 (1928).

Insulin und Nervensystem.

Peripheres Nervensystem.

BEST, DALE, HOET und MARKS[1] durchschnitten bei Kaninchen den Nervus ischiadicus einer Seite und gaben einige Tage später letale Insulindosen. Die Tiere starben unter heftigen Krämpfen. In Muskeln der entnervten Seite fand sich dann ungefähr normaler Glykogengehalt, während auf der innervierten Seite eine erhebliche Verarmung der Muskeln an Glykogen eingetreten war. GREISHEIMER[2] bestimmte an decerebrierten 24 Stunden hungernden Hunden die Reizschwelle des Nervus femoralis und radialis und die Reflexerregbarkeit. Mit fallendem Blutzucker stieg die Erregbarkeit, mit steigendem nahm sie ab. Nach 100 Einheiten Insulin war gewöhnlich mit Abfall des Blutzuckers auch ein Anstieg der Nervenerregbarkeit vorhanden. Von BERENDT und HOPMANN[3], WALTNER[4] und BAAR[5] ist beim Menschen nach Insulin eine Steigerung der galvanischen Erregbarkeit der peripheren Nerven gefunden worden. Nach BERENDT und HOPMANN[3] und MARTON[6] ist beim Diabetes mellitus des Menschen die Nervenmuskelerregbarkeit herabgesetzt. Die erregbarkeitssteigernde Wirkung des Insulins wird von BERENDT und HOPMANN als durch Alkalose bedingt angesehen. MARTON macht vornehmlich die Dehydratation der Gewebe infolge hohen Glucose- und Kalkspiegels und Acidose für die Verminderung der Erregbarkeit beim Diabetes verantwortlich. Ich glaube eher an eine direkte Wirkung des Insulins auf das periphere Nervensystem. Am eviscerierten und dekapitierten Kaninchen ließ sich nämlich beobachten (vgl. STAUB[7]), daß unmittelbar nach intravenöser Insulinzufuhr eine recht auffällige Steigerung der Reflexerregbarkeit auftrat. Diese ist so rasch nach der Hormongabe nachweisbar, daß weder Änderungen im Blutzuckerspiegel, noch solche im Säurebasengleichgewicht, noch eine Erhöhung des Glykogenbestandes der Muskulatur für den Effekt verantwortlich gemacht werden kann.

Ein nervöser Angriffspunkt des Insulins hat für den Mechanismus der Hormonwirkung recht große Bedeutung. Nach den Untersuchungen von WERTHEIMER[8] setzt beim Hund oder bei der Katze ein entnervter Muskel entweder gar kein Glykogen oder viel weniger an als der innervierte Kontrollmuskel. Der Glykogenansatz im entnervten Muskel kann nach HOFFMANN und WERTHEIMER[9] erhöht werden, wenn man den Muskel über längere Zeit elektrisch reizt. Es ist deshalb sehr wohl möglich, daß an der Beschleunigung der Glykogensynthese und Zuckerverbrennung im Muskel nach Insulin die direkte Wirkung auf das periphere Nervensystem (Reflexbogen) einen wesentlichen Anteil hat. Vielleicht ist das Fehlen dieser Wirkungskomponente schuld daran, daß an Muskelschnitten die Grundwirkungen des Insulins nur in geringem Ausmaß festgestellt werden können, dagegen am ganzen Tier oder am Spinaltier größere Ausschläge erhalten werden. Sind die motorischen Nervenendigungen durch Curare gelähmt, so ist wie in den Versuchen von FÖRSTNER[10] nach Insulin trotz Blutzuckerabnahme keine wesentliche Änderung des Gaswechsels nachweisbar.

---

[1] BEST, C. H., H. H. DALE, J. P. HOET u. H. P. MARKS: Proc. roy. Soc. Lond. B **100**, 51 (1926).

[2] GREISHEIMER, E. M.: Amer. J. Physiol. **72**, 213 (1925).

[3] BERENDT, H. u. R. HOPMANN: Klin. Wschr. **1924**, 2233.

[4] WALTNER, K.: Klin. Wschr. **1925**, 168.   [5] BAAR, H.: Klin. Wschr. **1925**, 1822.

[6] MARTON, ST.: Wien. Arch. inn. Med. **16**, 309 (1929).

[7] STAUB, H.: Z. klin. Med. **107**, 645 (1928).

[8] WERTHEIMER, E.: Pflügers Arch. **215**, 796 (1927).

[9] HOFFMANN, A. u. E. WERTHEIMER: Pflügers Arch. **216**, 337 (1927).

[10] FÖRSTNER, B.: Biochem. Z. **194**, 422 (1928).

Zentrales Nervensystem.

Die Bedeutung des zentralen Nervensystems für das Auftreten der hypoglykämischen Symptome nach toxischen Insulindosen wurde S. 607 besprochen. Nach WINTERSTEIN und HIRSCHBERG[1] bewirkt Insulin am überlebenden, in O_2 gesättigter NaCl-Lösung aufbewahrten, zentralen Nervensystem des Frosches in großen Dosen Abnahme von Glykogen und Cerebrosidzucker, in kleinen Dosen dagegen Zunahme. Durch Reizung und durch Zugabe von Traubenzucker wird die Glykogenanreicherung nach Insulin noch befördert. WOLF[2] untersuchte mit der gleichen Versuchsanordnung die Atmung des Froschrückenmarks mikrospirometrisch. Beim Winterfrosch mit reichlichem Glykogengehalt wurde nach Insulin die Atmung um 33% gesteigert, dagegen nicht beim Sommerfrosch mit geringem Glykogengehalt. Wurde neben Insulin noch Glucose zugefügt, so stieg die Atmung für längere Zeit um ca. 100%. Zu hohe Insulindosen waren entweder unwirksam oder hemmten die Atmung. Es sind demnach am überlebenden Zentralnervensystem genau die gleichen Insulinwirkungen vorhanden wie am überlebenden Muskel; und wie an der Skelettmuskulatur von WERTHEIMER, so ist auch am Zentralnervensystem von WINTERSTEIN bei Reizung oder Tätigkeit noch eine Förderung des Glykogenaufbaues unter Insulin erzielt worden.

Sympathisches und parasympathisches Nervensystem.

Die depressive Wirkung des Insulins auf die vorwiegend durch zentrale Sympathicusreizung hervorgerufenen Hyperglykämien (Narkose, Asphyxie usw.) wurde bereits erwähnt (vgl. S. 622). Der Mechanismus dieser erregenden Einflüsse auf die Zuckerzentren in Zwischenhirn und Medulla oblongata ist in der Monographie von POLLAK[3] eingehend dargestellt; darauf sei verwiesen. Die Hyperglykämie durch Sympathicusreizung kommt nach POLLAK sowohl durch direkte Erregung glykosesekretorischer Lebernerven, als auch auf dem Umweg über eine durch Splanchnicuserregung hervorgerufene Adrenalinausschüttung der Nebennieren zustande. Im letzteren Fall bewirkt dann Adrenalin eine periphere Reizung der zuckerausschüttenden Nerven der Leber, so daß neben dem zentralen auch noch ein peripherer Angriffspunkt auf das sympathische System vorhanden ist. Auch eine direkte Wirkung des Adrenalins auf die Leberzellen ist anzunehmen, das geht aus der von GOTTSCHALK[4] nachgewiesenen hemmenden Wirkung auf die Acetaldehydbildung im Leberbrei hervor. Die direkte Zellwirkung des Adrenalins interessiert aber in diesem Zusammenhang weniger.

Es bestehen die Möglichkeiten, daß Insulin diese Sympathicushyperglykämien vermindert oder hemmt, indem es entweder das parasympathische System tonisiert und dann das sympathisch-parasympathische Gleichgewicht wiederherstellt, oder indem es, unabhängig vom vegetativen Nervensystem, den vermehrt ausgeschütteten Leberzucker beschleunigt oxydiert und als Glykogen speichert. Der letztere Mechanismus ist Tatsache. Die erstere vagotonisierende Wirkung des Insulins ist von verschiedenen Seiten bestritten. Im großen ganzen läßt sich aber aus den experimentellen Resultaten schließen, daß zwischen Insulin und Parasympathicus sehr ähnliche Beziehungen bestehen wie zwischen Adrenalin und Sympathicus. GARRELON und SANTENOISE[5] schlossen aus der Verstärkung

[1] WINTERSTEIN, H. u. E. HIRSCHBERG: Biochem. Z. **159**, 351 (1925).
[2] WOLF, H. J.: Pflügers Arch. **216**, 322 (1927).
[3] POLLAK, L.: Erg. inn. Med. **23**, 374ff (1923).
[4] GOTTSCHALK, A.: Klin. Wschr. **1924**, 1356 — Biochem. Z. **155**, 348 (1925).
[5] GARRELON, L. u. D. SANTENOISE: C. r. Soc. Biol. Paris **90**, 470 (1924).

der Bradykardie beim Bulbusdruck, der Verlangsamung von Herzschlag und Atmung, dem Abfall des Blutdrucks und der erhöhten Empfindlichkeit gegenüber dem Peptonshock nach Insulin auf einen vagotonisierenden Effekt des Hormons, der unabhängig von der Höhe des Blutzuckerspiegels sehr rasch nach intravenöser Insulinzufuhr am isolierten Frosch- und Kaninchenherzen nachgewiesen werden kann. Vagusreizwirkung, d. h. Bradykardie bis zu Überleitungsstörungen, sind am isolierten Frosch- und Kaninchenherzen von Kogan[1], Citron und Zondek[2] und Boden Determann und Wankell[3] u. a. am stoffwechselgesunden Menschen auch von Mendel und Mitarbeitern[4] gefunden worden. Auch am Magen und Darm sind von Bulatao und Carlson[5], Dickson und Wilson[6], Boden, Determann und Wankell, Simici und Mitarbeitern[7] Steigerung von Motilität und Tonus und auch Vermehrung der Magensaftsekretion, also wieder vagotonisierende Wirkungen des Hormons, nachgewiesen worden. Nach Collazo und Dobreff[8] soll das Pankreashormon auch eine Steigerung der äußeren Pankreassekretion verursachen, also auch Vagusreizwirkung ausüben. Über alle diese Insulinwirkungen auf vago-sympathisch innervierte Organe existieren zwar auch gegenteilige Angaben. Nach Cannon[9] tritt bei Insulinvergiftung am Katzenherzen, das seiner Nervenverbindung beraubt ist, Beschleunigung der Herzfrequenz auf. Die Tachykardie bleibt aber aus, wenn beide Nebennieren exstirpiert waren; sie ist also durch vermehrte Adrenalinabgabe verursacht. Ebenso ist an gesunden Hunden von Edwards und Page[10] nach 25—35 Einheiten Insulin pro kg Tachykardie gefunden worden. Die von Pick[11] an menschlichen Papillarmuskeln des Herzens und von Starling und Mitarbeitern[12] am Herz-Lungenpräparat gefundene Verbesserung der Tätigkeit nach Insulin und Traubenzucker ist eine adrenalinähnliche Wirkung, die aber wahrscheinlich durch direkte Wirkung auf den Kohlehydratstoffwechsel der Muskelzellen zustande kommt. Sehr hohe Insulindosen hemmen nach Stewart und Rogoff[13] die Bewegungen des isolierten Kaninchendarmes.

Man hat den Eindruck, daß der Widerspruch in den Ergebnissen zum größten Teil auf die verschiedene Dosierung zurückzuführen ist. Toxische Insulindosen führen, wie aus den Untersuchungen von Cannon[9], Abe[14], Riddle[15], Poll[16], Kahn[17], Tscheboksaroff und Malkin[18] wohl mit Sicherheit hervorgeht, zu einer Adrenalinausschüttung aus den Nebennieren, und zwar durch Vermittlung des Sympathicus, also zentral, so daß eine sympathicotonische Wirkung in den Vordergrund tritt. Diese Erklärung gilt natürlich nur für den intakten Organismus. Die gegensätzlichen Ergebnisse an den isolierten Organen sind nicht mit gleicher Sicherheit zu erklären. Es kann nur aus Analogie mit anderen vago-

[1] Kogan, V. M.: Z. exper. Med. 42, 25 (1924).
[2] Citron, J. u. S. G. Zondek: Klin. Wschr. 1924, 1243.
[3] Boden, Determann u. Wankell: Klin. Wschr. 1926, 1761.
[4] Mendel, B., A. Wittgenstein u. E. Wolffenstein: Klin. Wschr. 1924, 470.
[5] Bulatao, A. u. A. J. Carlson: Amer. J. Physiol. 69, 107 (1924).
[6] Dickson, W. H. u. M. J. Wilson: J. of Pharmacol. 24, 33 (1924).
[7] Simici, D. u. Mitarbeiter: Arch. des Mal. Appar. digest. 17, 17, 28 (1927) — Zitiert nach Ber. Physiol. 40, 679.
[8] Collazo, J. A. u. M. Dobreff: Biochem. Z. 165, 352 (1925).
[9] Cannon, W. B., M. A. Mc Iver u. S. W. Bliss: Amer. J. Physiol. 69, 46 (1924).
[10] Edwards, D. J. u. J. H. Page: Amer. J. Physiol. 69, 177 (1924).
[11] Pick, E. P.: Klin. Wschr. 1924, 665.
[12] Starling u. Mitarbeiter: Zitiert auf S. 627.
[13] Stewart, G. N. u. J. M. Rogoff: Amer. J. Physiol. 65, 331 (1923).
[14] Abe, Y.: Arch. f. exper. Path. 103, 73 (1924).
[15] Riddle, O., H. E. Honeywell u. W. S. Fisher: Amer. J. Physiol. 68, 461 (1924).
[16] Poll, H.: Med. Klin. 1925, 1717.   [17] Kahn, R. H.: Pflügers Arch. 212, 54 (1926).
[18] Tscheboksaroff, M. N. u. Z. J. Malkin: Z. exper. Med. 47, 580 (1925).

tropen Giftwirkungen vermutet werden, daß toxische Wirkungen schließlich peripher vaguslähmend sind.

Lähmung des Splanchnicus durch Novocaininfiltration führt nach Rupp[1] beim Hund zu einer Verstärkung der Insulinhypoglykämie, ebenso Splanchnicusdurchschneidung beim Kaninchen (Dresel u. Omonsky[2]). Auch vorherige Gaben von Ergotoxin, das nach Dale bekanntlich die Sympathicusendigungen lähmt, verstärken die hypoglykämisierende Wirkung des Pankreashormons (Burn[3]). Die antagonistische Wirkung des sympathicusfördernden Adrenalins gegenüber der Blutzuckerwirkung des Insulins ist bekannt. Durchschneidung der präganglionären Fasern des Parasympathicus verstärkt die Insulinhypoglykämie mehr als Splanchnicotomie (Dresel u. Omonsky[2]). Die Autoren halten es für möglich, daß, in Analogie zu anderen Befunden am vegetativen Nervensystem, nach Durchschneidung der präganglionären Fasern bei intaktem postganglionärem Neuron eine erhöhte Reizbarkeit des Erfolgsorgans besteht. Nach Clark[4] ist Durchschneidung des rechten Vagus am Hals ohne Einfluß auf die Insulinhypoglykämie; der Vagus soll nämlich nicht nur sekretionsanregende Fasern, sondern auch solche, welche den Langerhansschen Inseln einen mehr sekretionshemmenden Tonus verleihen, führen. Mit einer solchen Annahme wäre erklärbar, warum vom parasympathisch lähmenden Atropin, aber auch vom erregenden Pilocarpin bald eine Abschwächung, bald auch kein Einfluß auf die Blutzuckersenkung des Insulins gefunden wurde. Der Effekt hängt sehr von der gegenseitigen Dosierung ab und muß noch genauer untersucht werden. Elektrische Vagusreizung steigert nach Britton[5], Ahlgren[6], Lehmann[7] und la Barre[8] die Insulinabgabe der Bauchspeicheldrüse, gemessen am Blutzuckerabfall oder an der Steigerung der Oxydasereaktion des Muskelbreies. Durch gleichzeitige Splanchnico- und Vagotomie wird die Insulinhypoglykämie sehr erheblich verstärkt (Dresel u. Omonsky). Gleichzeitige periphere Lähmung des Sympathicus- und Parasympathicus durch Ergotamin und Atropin verhindert nach Pollak[9] den alimentären Blutzuckeranstieg nach oraler oder parenteraler Zuckerzufuhr. Pollak nimmt zur Erklärung dieser Wirkung einen Mechanismus in der Leber an, der unter dem Einfluß des vegetativen Nervensystems die Zuckeraufnahme der Leber reguliert. Normalerweise sei diese Aufnahmefähigkeit der Leber für Zucker teilweise gesperrt, werde aber der normale Tonus des Vagosympathicus durch Ergotamin und Atropin aufgehoben, so könne aller Zuckerüberschuß des zufließenden Blutes von der Leber abgefangen werden. Um diese Pollaksche Theorie zu stützen, ist noch der Nachweis zu erbringen, daß derartig vergiftete Tiere bei Zuckerzufuhr tatsächlich reichliche Mengen von Zucker oder Glykogen in der Leber speichern.

Überblicken wir das Tatsachenmaterial, so folgt aus der Mehrzahl der Befunde, daß dem Insulin gegenüber dem Parasympathicus weitgehend die gleichen Wirkungen zukommen wie dem Adrenalin gegenüber dem Sympathicus. Beide Hormone verleihen dem zugehörigen Anteil des vegetativen Nervensystems einen erhöhten Tonus, die Abgabe beider Hormone aus ihrem Bildungsort steht unter der nervösen Kontrolle des betreffenden Teils des autonomen Nerven-

---

[1] Rupp, F.: Z. exper. Med. 44, 476 (1925).
[2] Dresel, K. u. F. Omonsky: Z. exper. Med. 55, 371 (1927).
[3] Burn, J. H.: J. of Physiol. 57, 325 (1923).
[4] Clark, G. A.: J. of Physiol. 61, 576 (1926).
[5] Britton, S. W.: Amer. J. Physiol. 74, 291 (1925).
[6] Ahlgren, G.: Skand. Arch. Physiol. (Berl. u. Lpz.) 48, 1 (1926).
[7] Lehmann, J.: Skand. Arch. Physiol. (Berl. u. Lpz.) 52, 169 (1927).
[8] la Barre, J.: C. r. Soc. Biol. Paris 96, 193 (1927).
[9] Pollak, L.: Klin. Wschr. 1927, 1942.

systems. Der Antagonismus in der Wirkung der beiden Hormone auf Funktionen, die durch das vegetative Nervensystem zentral reguliert und peripher ausgelöst werden, ist so weitgehend, daß das *Insulin auch als Hormon des Parasympathicus* bezeichnet werden darf. Am pankreasexstirpierten Tier sind diese Zusammenhänge noch zu wenig beobachtet worden. Einen morphologischen Beleg für die funktionelle Zusammengehörigkeit von Vagus und Pankreas ist der durch HESS und POLLAK[1] erhobene Befund von degenerativen Veränderungen in den parasympathischen Ganglien (Ganglion jugulare und nodosum) nach Pankreasexstirpation.

Insulin und Wasser- und Mineralstoffwechsel.

Zunächst werden die Veränderungen erwähnt, welche der Wasser- und Mineralstoffwechsel nach Zufuhr von Kohlehydraten an Stoffwechselgesunden erfährt und die Abweichungen bei der diabetischen Stoffwechselstörung aufgezählt. Auf die eingehende Abhandlung über diese Zusammenhänge durch MEYER-BISCH[2] wird hingewiesen.

Beim stoffwechselgesunden Mensch bewirkt orale oder intravenöse Zufuhr von Dextrose Blutverdünnung. Diese beginnt gleichzeitig mit dem Blutzuckeranstieg und kehrt mit dem Blutzuckerabfall zur Norm zurück (MEYER-BISCH, MARX[3]; eigene Beobachtungen). Nach oraler Lävulosezufuhr findet beim stoffwechselgesunden Menschen in der Regel eine Bluteindickung statt. Beim Hund und Kaninchen sollen sowohl Dextrose wie Lävulose zu Bluteindickungen führen (MEYER-BISCH). Auch die Zunahme des Blutkohlenstoffs, die GIGON[4] nach oraler Zufuhr von 10 g Dextrose am Kaninchen fand, ist als Konzentrationssteigerung des Blutes zu deuten. Nach eigenen Kaninchenversuchen, in denen fortlaufend Hämoglobin, Erythrocytenzahl, Refraktometerwert und Zucker im Blut bestimmt wurden, erhielt ich aber wechselnde Ergebnisse. Nach Zufuhr von 10 g Traubenzucker per os nahm die Blutkonzentration ab, wobei der Abfall der Blutkonzentration dem Anstieg des Blutzuckers etwas nachfolgte. Wurden 2 g Glucose in 4 ccm H_2O intravenös gegeben, so war keine sichere Änderung in der Blutkonzentration festzustellen. Wurde dagegen einem mit Somnifen narkotisierten Kaninchen 10 g Glucose mit Magensonde gegeben, so war mit dem Anstieg des Blutzuckers eine eindeutige parallele Zunahme der erwähnten Blutwerte nachweisbar. VOLLMER und SEREBRIJSKI[5] haben nach intravenöser Dextrosezufuhr am Kaninchen eine erhebliche Hydrämie bestimmt. Die widersprechenden Ergebnisse am Tier sind vielleicht einfach eine Frage der einverleibten Zuckermenge und der Applikationsart. Zwischen der Wirkung kleiner, mittlerer und großer Zuckermengen und der Art der Zufuhr dürften ähnliche gegensätzliche Effekte auftreten, wie sie von MEYER-BISCH und GÜNTHER[6] bezüglich der lymphagogen Wirkung von Traubenzucker gefunden worden sind. An der entgegengesetzten Wirkung von oraler Lävulose- und Traubenzuckerzufuhr am Menschen ist vielleicht auch die erhebliche Differenz in der enteralen Resorptionsgeschwindigkeit der beiden Zucker beteiligt. Auf jeden Fall ist man nicht berechtigt, eine grundsätzlich andere Wirkung beim Tier als beim Menschen anzunehmen. Da nach MARX[7] beim Menschen selbst das Trinken von nur 50 ccm Wasser eine wesentliche Blutverdünnung macht, läge es nahe, die Verminderung der Blutkonzentration nach Zufuhr von Zucker-

[1] HESS, L. u. E. POLLAK: Z. exper. Med. **48**, 724 (1926).
[2] MEYER-BISCH, R.: Erg. inn. Med. **32**, 267 (1927).
[3] MARX, H.: Klin. Wschr. **1927**, 1750.   [4] GIGON, A.: Erg. Physiol. **24**, 201 (1925).
[5] VOLLMER, H. u. J. SEREBRIJSKI: Biochem. Z. **158**, 366 (1925).
[6] MEYER-BISCH, R. u. F. GÜNTHER: Pflügers Arch. **209**, 92 (1924).
[7] MARX, H.: Klin. Wschr. **1925**, 2339.

lösung einfach als Wirkung der Flüssigkeitsmenge anzusehen. Da aber die Verdünnung des Blutes dem Blutzuckeranstieg parallel geht, Eingabe von Zucker
in Sirupform den gleichen Effekt hat und die Adrenalinhyperglykämie ebenfalls
zu Verschiebungen in der Blutkonzentration führt (Konzentrationszunahme
HESS[1] u. a.; Konzentrationsabnahme am Hungerkaninchen auf 0,2 mg Adrenalin
subcutan nach eigenen Versuchen[2]), so ist anzunehmen, daß die Veränderungen
im intermediären Wasserwechsel mit dem Zuckerstoffwechsel direkt zusammenhängen. In gleiche Richtung weisen auch die Versuche von MAUTNER[3], nach
denen intravenöse Zufuhr von Glucose, Lävulose und Maltose zu Vergrößerung
und Wasseranreicherung in der Leber führen, während nach Zufuhr von Zuckern,
die keine guten Glykogenbildner sind, die Volumzunahme der Leber vermißt
wird. Bei stündlicher Zufuhr von Wasser verursacht eine Glucosegabe beim stoffwechselgesunden Menschen Zunahme der Blutkonzentration und Abnahme der
Diurese (KLEIN u. RISCHAWY[4]).

Über den *Mineralstoffwechsel* beim Gesunden *nach Zuckerzufuhr* sind folgende
Beobachtungen wichtig. Nach MEYER-BISCH und Mitarbeitern[5] wird beim
gesunden Menschen und Tier durch Zuckerbelastung eine Kochsalzretention im
Gewebe hervorgerufen; eine Kochsalzzulage wird verzögert ausgeschieden. Der
Blutkochsalzgehalt verändert sich beim gesunden Menschen nicht, es wird aber
beim Hund der Cl-Gehalt der Lymphe meist verringert. In gleicher Weise wie
eine Zuckerbelastung wirkt auch Adrenalin. Der Blut-Ca-Gehalt des gesunden
Menschen wird durch Zuckerzufuhr nicht beeinflußt. Beim gesunden Hund
verursacht dagegen Glucose eine Abnahme des Kalkgehaltes der Lymphe, Lävulose in der Regel eine Zunahme. Beim stoffwechselgesunden Mensch und Hund
bewirken Glucose, Fructose und in geringerem Ausmaß auch Galaktose, oral
(Glucose auch intravenös) zugeführt, zuerst einen geringen Anstieg, dann einen
Abfall des anorganischen Blutphosphates. Der tiefste Phosphatwert wird in der
Regel im Blut erreicht, wenn die Blutzuckerkurve ihr Maximum schon überschritten hat. Mit der Abnahme des Blutphosphates geht eine Verminderung
der Phosphorsäureausscheidung im Harn einher, der eine vermehrte Phosphatausscheidung nachfolgt (EADIE, MACLEOD u. NOBLE[6], BARRENSCHEEN, DOLE-
SCHALL u. POPPER[7] u. a.).

Beim schweren unbehandelten Diabetiker, und vor allem im Coma diabeticum,
besteht sehr oft Bluteindickung, Hypochlorämie und Hypochlorurie. Auf Wasserzufuhr tritt hochgradige Wasserretention und Zunahme des Blutwassergehaltes
ein (MEYER-BISCH[8], KLEIN[9]). Auch beim pankreasexstirpierten Hund ist der
Chlorgehalt von Blut und Urin herabgesetzt, aber eine Bluteindickung besteht
nicht. Zugeführtes' Kochsalz wird im Gewebe „trocken" retiniert (KLEIN,
MEYER-BISCH). Erhöhter Chlorgehalt in der Muskulatur pankreasdiabetischer
Hunde ist von MEYER-BISCH und BOCK[10] in der Mehrzahl der untersuchten
Fälle bestimmt worden; Leber und Haut dagegen waren an Chlor verarmt. Der
Na-Gehalt des Blutes nimmt nach Exstirpation der Bauchspeicheldrüse ab,

[1] HESS, O.: Dtsch. Arch. klin. Med. **79**, 128 (1903).
[2] Nicht veröffentlichte Untersuchungen.
[3] MAUTNER, H.: Arch. f. exper. Path. **126**, 255 (1927).
[4] KLEIN, O. u. E. RISCHAWY: Z. exper. Med. **51**, 652 (1926).
[5] MEYER-BISCH, R.: Erg. inn. Med. **32**, 278, 288 (1927).
[6] EADIE, G. S., J. J. R. MACLEOD u. E. C. NOBLE: Amer. J. Physiol. **72**, 614 (1925).
[7] BARRENSCHEEN, H. K., DOLESCHALL u. L. POPPER: Biochem. Z. **177**, 39, 50, 67
(1926).
[8] MEYER-BISCH, R.: Zitiert auf S. 634; dort auch Literaturangaben.
[9] KLEIN, O.: Zusammenfassung in Klin. Wschr. **1926**, 2364, 2414 (Literaturangaben).
[10] MEYER-BISCH, R. u. D. BOCK: Z. exper. Med. **54**, 131, 145 (1927).

der K-Gehalt manchmal zu oder ist unverändert (Meyer-Bisch u. Günther[1]).
Entsprechende Befunde an Blut und Organen von Diabetikerleichen sind früher
von Dennstedt und Rumpf[2] erhoben worden. Die Analysen von Haut und
Muskeln diabetischer Hunde durch Meyer-Bisch und Mitarbeiter ergaben für
das Na keine eindeutigen Resultate, der Na-Gehalt änderte unabhängig vom
Chlorgehalt. Der Ca-Gehalt des Blutes nimmt nach Entfernung der Bauchspeicheldrüse ab, der Quotient K:Ca steigt an. Die Menge des anorganischen
Phosphates im Blut pankreasdiabetischer Hunde weicht nicht eindeutig von der
Norm ab (Chaikoff, Macleod, Markowitz u. Simpson[3]). Sowohl beim menschlichen Diabetes wie beim experimentellen Pankreasdiabetes ist die Ausscheidung
von P_2O_5, CaO und MgO im Harn vermehrt (Gerhardt u. Schlesinger[4], Moraczewski[5], Falta u. Whitney[6], Shokhey u. Allan[7]). In den genauesten und
langdauernden Bilanzversuchen an menschlichen Diabetikern von Moraczewski
besteht eine zum Teil erhebliche negative Phosphorsäure- und auch eine negative
Kalkbilanz. Nach Takeuchi[8] ist auch die Ausscheidung von Kalium und Natrium
beim apankreatischen Hund vermehrt.

Auf Zuckerzufuhr tritt beim menschlichen Diabetes in der Regel Blutverdünnung, vermehrte renale Wasserausscheidung, vorübergehende Zunahme
des Blutkochsalzgehaltes und der Salzausscheidung im Urin auf (Klein u.
Rischawy[9], Marx[10]). Nach Meyer-Bisch[11] zeigen dabei Lävulose und Dextrose
wieder unterschiedliche Wirkungen. Während Dextrosezufuhr keine wesentlichen Ausschläge gab, war nach Lävulose die Bluteindickung geringer als beim
Stoffwechselgesunden, oder es konnte Blutverdünnung nachgewiesen werden.
In einigen Fällen war nach Lävulosebelastung auch eine Verminderung des
Gesamtwasserbestandes eingetreten. Durch Lävulosezufuhr wurde eine „ab-
norme Labilität des Calciumions" im diabetischen Blut manifest, der Blut-
kalkgehalt stieg manchmal an, Kalium nahm ab. Im wesentlichen die gleichen
Verhältnisse wurden beim pankreasdiabetischen Hund gefunden. In theo-
retischer und praktischer Bedeutung besonders wichtig ist folgender von Meyer-
Bisch und Mitarbeitern erhobener Befund. Beim pankreaslosen Hund bewirkt
Adrenalin wie beim normalen Tier Kaliumzunahme im Blut; der Ca-Gehalt des
Blutes bleibt unverändert. Wird aber einem diabetischen Hund vor der Adrenalin-
zufuhr eine Infusion von Na. bic. gegeben, so nimmt der Ca-Gehalt zu und das
Na bleibt unverändert oder nimmt ab. Der Quotient K:Ca wird im letzteren
Fall verkleinert. Nach der Elektrolytverschiebung geschlossen wird die Adrenalin-
wirkung umgekehrt; das Nebennierenhormon wirkt unter diesen Bedingungen
insulinähnlich. Im Gegensatz zum Stoffwechselgesunden zeigt der menschliche
Diabetiker nach Zuckerzufuhr nur einen geringen Abfall des anorganischen
Blutphosphates; im Harn wird vermehrt Phosphorsäure ausgeschieden (Bolliger u. Hartmann[12], Barrenscheen, Doleschall u. Popper[13]). Beim pankreaslosen Hund kommt es nach Glucosezufuhr statt zu einem Abfall der Phos-

[1] Meyer-Bisch, R. u. F. Günther: Z. exper. Med. 56, 344 (1927).
[2] Dennstedt, M. u. Th. Rumpf: Z. klin. Med. 58, 84 (1906).
[3] Chaikoff, J. L., J. J. R. Macleod, J. Markowitz u. W. W. Simpson: Amer. J.
Physiol. 74, 36 (1925).
[4] Gerhardt, D. u. W. Schlesinger: Arch. f. exper. Path. 42, 83 (1899).
[5] Moraczewski, W.: Zbl. inn. Med. 18, 921 (1897) — Z. klin. Med. 34, 59 (1898).
[6] Falta, W. u. J. L. Whitney: Beitr. chem. Physiol. u. Path. 11, 224 (1908).
[7] Shokhey, S. S. u. F. N. Allan: Biochemic. J. 18, 1170 (1924).
[8] Takeuchi, S.: Tohoku J. exper. Med. 10, 388 (1928).
[9] Klein, O. u. E. Rischawy: Z. exper. Med. 51, 652 (1926).
[10] Marx, H.: Klin. Wschr. 1927, 1750.   [11] Meyer-Bisch: Zitiert auf S. 634.
[12] Bolliger, A. u. F. W. Hartmann: J. of biol. Chem. 64, 91 (1925).
[13] Barrenscheen u. Mitarbeiter: Biochem. Z. 177, 76 (1926).

phorsäureausscheidung im Urin wie beim Normaltier zu einer geringgradigen Vermehrung.

Insulin bedingt bei *stoffwechselgesunden* Menschen, Hunden und Katzen in Dosen, welche zu ausgesprochener Hypoglykämie führen, Bluteindickung (STAUB u. FRÖHLICH[1] an Nephritikern, KLEIN u. RISCHAWY[2], WIECHMANN u. LIANG[3] am erwachsenen Menschen, MEYER, SECKEL u. KALLNER[4] bei Säuglingen und Erwachsenen, OLMSTED u. TAYLOR[5] an decerebrierten Katzen, DRABKIN u. EDWARDS[6] und TAKEUCHI[7] an normalen Hunden). Am Kaninchen ist dagegen von OLMSTED, HALDANE, KAY und SMITH[8] und von VOLLMER und SEREBRIJSKI[9] Blutverdünnung gefunden worden. Die Diurese ist im hypoglykämischen Stadium gehemmt, was besonders bei gleichzeitiger Wasserzufuhr manifest wird. Der Chlorgehalt des Blutes wird nicht eindeutig beeinflußt, ebenso wird die Chlorausscheidung im Urin bald als vermehrt, bald als vermindert angegeben. Im allgemeinen kann man sagen, daß kleine Insulindosen, die keinen erheblichen Blutzuckersturz hervorrufen, auch keine auffälligen Änderungen im Wasser-Kochsalzhaushalt des gesunden Organismus verursachen. Große Hormonmengen dagegen bewirken Wasser- und Kochsalzretention im Gewebe. Große Insulindosen führen am Kaninchen nach GIGON[10] zu Vermehrung des Wassergehaltes der Muskulatur, während derjenige der Leber nach GIGON und nach PARHON, CAHANE und MARZA[11] abnimmt. Außerdem ist, wie besonders aus der wichtigen Arbeit von MEYER, SECKEL und KALLNER hervorgeht, die wasser- und kochsalzretinierende Funktion des Pankreashormons unter denjenigen Bedingungen in hervorragendem Maße ausgesprochen, in denen eine erhöhte Labilität des Wasserstoffwechsels besteht. Diese Annahme, welche nach MEYER und Mitarbeitern für den Säugling ihre Geltung hat, dürfte auch für die Verhältnisse beim Diabetes eine Rolle spielen.

Über die Veränderungen der übrigen Salze im Blut und Urin beim stoffwechselgesunden Hund nach Insulin hat TAKEUCHI die eingehendsten Untersuchungen vorgenommen. Danach nimmt im Blut Kalium zu, Natrium bleibt unverändert, Calcium nimmt ab, und Magnesium zeigt wechselndes Verhalten. Die Calciumausscheidung im Urin ist vermehrt, ebenso diejenige von Kalium, während Natrium und Magnesium keine sicheren Veränderungen zeigen. Die Abnahme des anorganischen Phosphates in Blut und Urin nach Insulin ist von zahlreichen Autoren (HARROP u. BENEDICT[12], BRIGGS, KOECHIG, DOISY u. WEBER[13], STAUB, GÜNTHER u. FRÖHLICH[14] u. a.) übereinstimmend gefunden worden. Der Abnahme der Phosphorsäureausscheidung in den ersten Stunden nach Hormonapplikation folgt ein kompensatorischer Anstieg (SHOKHEY u. ALLAN[15], TAKEUCHI[16]).

[1] STAUB, H.: Insulin, 2. Aufl., S. 63.
[2] KLEIN, O. u. E. RISCHAWY: Z. exper. Med. **51**, 652 (1926).
[3] WIECHMANN, E. u. S. LIANG: Dtsch. Arch. klin. Med. **163**, 282 (1929).
[4] MEYER, W. B., H. SECKEL u. A. KALLNER: Z. klin. Med. **105**, 552 (1927).
[5] OLMSTED, J. M. D. u. A. C. TAYLOR: Amer. J. Physiol. **69**, 142 (1924).
[6] DRABKIN, D. L. u. D. J. EDWARDS: Amer. J. Physiol. **70**, 273 (1924).
[7] TAKEUCHI, S.: Tohoku J. exper. Med. **11**, 327 (1928).
[8] HALDANE, J. B. S., KAY u. SMITH: J. of Physiol. **59**, 193 (1924).
[9] VOLLMER u. SEREBRIJSKI: Zitiert auf S. 634.
[10] GIGON, A.: Schweiz. med. Wschr. **1925**, 968.
[11] PARHON, C. J., M. CAHANE u. V. MARZA: C. r. Soc. Biol. Paris **97**, 1115 (1927).
[12] HARROP, G. A. u. E. M. BENEDICT: Proc. Soc. exper. Biol. a. Med. **20**, 430 (1923).
[13] BRIGGS, KOECHIG, DOISY u. WEBER: J. of biol. Chem. **58**, 721 (1923).
[14] STAUB, GÜNTHER u. FRÖHLICH: Klin. Wschr. **1923**, 2337.
[15] SHOKHEY, S. S. u. F. N. ALLAN: Biochemic. J. **18**, 1170 (1924).
[16] TAKEUCHI, S.: Tohoku J. exper. Med. **10**, 388 (1928).

Die Einwirkung von Insulin auf den Wasserstoffwechsel des *Diabetikers* hat Klein[1] am eingehendsten untersucht. Die folgenden wichtigsten Angaben sind seiner zusammenfassenden Darstellung entnommen. Die unmittelbare Folge einer einzelnen Insulingabe beim schweren Diabetiker ist meist ein Anstieg der Blutkonzentration und ein Sinken des Blutkochsalzgehaltes. Dieser Vorgang ist um so deutlicher, je schwerer die Zuckerkrankheit, je größer die Insulindosis und je steiler der Blutzuckerabfall ist. Die Zunahme der Blutkonzentration ist auch nach langdauernder Insulinbehandlung nach jeder Insulininjektion vorübergehend zu sehen (Staub[2]). Unter Fortdauer der Insulinbehandlung und genügender Kohlehydratzufuhr kommt es zu erheblicher Wasseranreicherung des Körpers bis zu Ödemen. Die Blutkonzentration nimmt ab, der Blutkochsalzgehalt zu. Im späteren Verlauf der Insulinbehandlung nähern sich die Werte der Norm. Bei Verwendung geringer Insulindosen und bei leichten Diabetesfällen sind diese Veränderungen weniger ausgeprägt. Die Wirkung des Pankreashormons auf die Diurese beim Diabetiker hängt hauptsächlich vom Wasserbestand des Körpers und der Kohlehydratzufuhr ab. Im Gegensatz zum unbehandelten Diabetiker wird vom Zuckerkranken, der unter Insulinwirkung steht, eine Wasserzulage oft mit überschießender Salz- und Wasserausscheidung beantwortet, und bei gleichzeitiger Zucker- und Wasserzufuhr erfolgt Wasserretention.

Nach Takeuchi[3] bewirkt Insulin am pankreasdiabetischen Hund Abnahme von Kalium und Calcium im Blut, Natrium steigt eher an, Chlor nimmt zu, Magnesium ist unverändert. Die Ausscheidung von Chlor, Kalium, Calcium, Magnesium und in besonders hohem Grade diejenige von Natrium im Urin nimmt ab. Besonders das Natrium wird unter Hormonwirkung im Körper zurückgehalten. Beim menschlichen Diabetes (Harrop u. Benedict[4], Staub, Günther u. Fröhlich[5]) und beim pankreaslosen Hund (Shokhey u. Allan[6], Takeuchi[3]) sinken unter Insulinwirkung sowohl der anorganische Phosphorgehalt im Blut als auch die Phosphorsäureausscheidung im Urin.

Versuchen wir die Zusammenhänge zwischen Kohlehydratstoffwechsel und Pankreashormon einerseits und Wasser- und Mineralstoffwechsel andererseits von mehr einheitlichem Gesichtspunkt aus zu ordnen, so sind in der Hauptsache folgende 3 Gesichtspunkte zu berücksichtigen:

1. Jeder normal unter Einwirkung des Pankreashormons vor sich gehende Kohlehydratumsatz — beim Stoffwechselgesunden nach alleiniger Kohlehydratzufuhr oder Insulingabe, beim Diabetiker nach Insulin und Kohlehydrat — geht mit temporärer Wasser- und Kochsalzretention einher.

2. Jeder unter Insulinwirkung eintretende Kohlehydratumsatz vermindert vorübergehend den Gehalt an anorganischem Phosphat im Blut und setzt die Phosphorsäureausscheidung im Urin herab.

3. Die diabetische „Demineralisation" wird durch Insulin aufgehoben. Die Einsparung von Natrium steht dabei im Vordergrund.

Ad 1. In der Diskussion über den Mechanismus der Insulinwirkung auf den Wasser-Salzstoffwechsel führt Klein[1] drei Möglichkeiten an: Entweder erfolgt die Wirkung nur indirekt über den Kohlehydratstoffwechsel oder Insulin beeinflußt daneben noch die Austauschvorgänge von Wasser und Salzen zwischen Geweben und Körperflüssigkeiten direkt oder es könnte eine zentrale Wirkung

---

[1] Klein, O.: Klin. Wschr. **1926**, 2364, 2414 (Literatur).
[2] Staub, H.: Insulin, 2. Aufl., 65. [3] Takeuchi: Zitiert auf S. 636.
[4] Harrop u. Benedict: Zitiert auf S. 637.
[5] Staub, Günther u. Fröhlich: Zitiert auf S. 637.
[6] Shokhey u. Allan: Zitiert auf S. 636.

des Pankreashormons auf die Stoffwechselzentren im Zwischenhirn vorliegen. Für die beiden letzteren Annahmen bestehen nach den Ausführungen Kleins keine Beweise. Eine zentrale Wirkung auf den Wasser-Salzstoffwechsel glaube ich auch deshalb als fraglich ansehen zu müssen, weil z. B. die Bluteindickung nach Olmsted und Taylor[1] unter Insulinwirkung auch an decerebrierten und dekapitierten Katzen eintritt. Es ist ja das Wahrscheinlichste, und auf diesem Standpunkt steht auch Klein, daß die Wirkung des Insulins auf den Wasserhaushalt indirekt über die Veränderungen im Kohlehydratstoffwechsel erfolgt. Es ist aber unbekannt, für welche Phase des Kohlehydratumsatzes das retinierte Wasser benötigt wird oder ob es schließlich nur zum Ausgleich osmotischer oder onkotischer Druckdifferenzen bei vermehrtem Zuckereinstrom und Zuckerabbau in den Geweben verwandt wird. Ich halte den letzteren Mechanismus für den wahrscheinlicheren und stütze mich dabei auf unpublizierte Versuche, welche ich 1925 ausführte.

Es wurde Kaninchen in Somnifennarkose vor und nach Insulin Muskelstückchen entweder aus den Hinterläufen oder aus der Abdominalmuskulatur excidiert und mit Doppelmesser und kreisförmigem Messer möglichst gleichmäßige Stückchen ausgeschnitten. Diese Muskelstückchen wurden an der Torsionswaage gewogen, an Platindrähten in Fleischsche Lösung mit und ohne Glucosezusatz eingehängt und die Gewichtsveränderungen nach verschiedener Zeit festgestellt. In zwei Versuchen wurden auch Glykogen und freier Zucker in den Muskelstückchen vor und nach Insulin bestimmt. In der folgenden Tabelle sind 4 Beispiele aufgeführt. Alle Werte sind Durchschnitte aus 2—3fachen Parallelbestimmungen.

	Quellung der Muskelstückchen in Proz. des Anfangsgewichts nach Stunden					Bluthämoglobin Sahli	Refraktionswert	Blutzucker in Proz.	Insulindosis
	1	2	3	12	24				
Kaninchen 86 vor Insulin .	39	—	74	—	—	—	—	0,099	20 Einheit.
120 Stdn. Hunger nach ,, . .	43	—	68	—	—	—	—	0,123	subcutan
Kaninchen 87 vor ,, . .	41	46	43	—	48	71	51,7	0,255	30 Einheit.
80 Stdn. Hunger nach ,, . .	45	51	50	—	72	89	58,5	0,105	subcutan
Kaninchen 88 vor ,, . .	36	—	55	—	91	59	55,0	0,088	40 Einheit.
nicht hungernd nach ,, . .	55	—	75	—	127	63	52,5	0,041	subcutan
Kaninchen 85 vor ,, . .	—	44	—	74	—	—	—	0,102	40 Einheit.
nicht hungernd nach ,, . .	—	79	—	92	—	—	—	0,052	subcutan

Die Zahlen über das Quellungsverhalten der Muskelstückchen zeigen dort, wo der Blutzucker unter Insulin erheblich erniedrigt wird, eine vermehrte Wasseraufnahme. Die Beschleunigung des Wassereintritts ist besonders in den ersten zwei Stunden bei Kaninchen 88 und 85 erheblich größer als ohne Insulinwirkung. Weder ein erhöhter Gehalt an freiem Zucker noch an Glykogen kann für den beschleunigten Wassereintritt verantwortlich gemacht werden, denn die Kohlehydratbestimmungen in den Muskelstückchen ergaben z. B. bei Kaninchen 85 folgende Werte:

freier Zucker in Muskulatur vor Insulin 0,136%

,,   ,,   ,,   ,,   nach ,, ... 0,096%

Glykogen in Muskulatur   vor   ,, ... 0,265%

,,   ,,   ,,   nach ,, ... 0,121%

---

[1] Olmsted u. Taylor: Zitiert auf S. 637.

Es bestand also erhebliche Beschleunigung des Wassereintrittes trotz Abnahme von freiem Zucker und Glykogen.

Ad 2. Aus dem Abfall des anorganischen Blutphosphates und der verminderten Phosphorsäureausscheidung im Urin nach Insulin oder nach Glucose allein beim Stoffwechselgesunden, wo ja Glucosezufuhr allein auch zu vermehrter Insulingabe führt, wurde geschlossen, daß die verschwindende Phosphorsäure zur Synthese eines Hexosephosphates oder des Embdenschen Lactacidogens im Gewebe verwandt wird (Blatherwick, Bell u. Hill[1] u. v. a.). Es konnte aber weder von Shokey und Allan[2] an Kaninchen, nach von Best und Marks[3] an der eviscerierten und dekapitierten Katze nach Insulin und Glucosezufuhr eine Zunahme des Muskel-Lactacidogens gefunden werden. Nach Marks und Morgan[4] vermag auch weder Hexosemono- noch -diphosphorsäure die Insulinhypoglykämie bei Kaninchen und Mäusen zu beeinflussen. Es kann daher nicht angenommen werden, daß die Phosphorsäure deshalb verschwindet, weil sie zur Bildung eines reaktionsfähigen phosphorylierten Zuckers verwandt wird. Ihr Verschwinden scheint nicht mit der beschleunigten Glykogenbildung und Zuckeroxydation nach Insulin zusammenzuhängen, sondern einem anderen Vorgang anzugehören, der vielleicht auch durch Insulin acceleriert wird. Shokey und Allan denken an eine Fettsynthese unter Insulinwirkung, wobei das Phosphat zur Bildung eines Phosphatides herbeigezogen werde. Eine ähnliche Theorie über den Zusammenhang zwischen Phosphorsäure- und Kohlehydratstoffwechsel begründet auch Geelmuyden[5]. Er hält es für möglich, daß die Phosphatide eine Durchgangsstufe bei der Zuckerbildung aus Fett darstellen. Mit einer solchen Auffassung wären auch die Befunde von Abelin[6] über die Veränderungen im Kohlehydratstoffwechsel bei gleichzeitiger Na-Phosphatzufuhr vereinbar. Wenn aber tatsächlich unter Insulin noch eine Phosphatidsynthese aus Traubenzucker erfolgt, so ist nicht recht verständlich, daß in den Bilanzversuchen von Dale und Mitarbeitern[7] am eviscerierten und dekapitierten Tier unter der Insulinwirkung kein Zucker zu Verlust kommt, denn auch im Dalepräparat nimmt der Gehalt des Blutes an anorganischem Phosphat ab. Vielleicht sind die während der Versuchsdauer synthetisierten Mengen zu gering oder die Umrechnungen auf Körperflüssigkeit und Totalmuskelmenge zu ungenau, um geringe Zuckerverluste mit Sicherheit erfassen zu können. Während den nur 30—40 Minuten dauernden Bilanzversuchen von Lesser[8] dürfte ein solcher synthetischer Vorgang kaum eine Rolle spielen. Es wäre möglich, daß das Defizit in den Bilanzversuchen von Cori[9] durch einen solchen Prozeß hervorgerufen ist. Beweiskräftige Versuche dürften nur erhalten werden, wenn auch Fett- und Eiweißstoffe mit in die Bilanz gezogen werden.

Ad 3. Die Verschiebung im Ionengleichgewicht nach Insulin wird von Rothschild und Jacobsohn[10] als Vaguseffekt des Hormons aufgefaßt; auf ähnlichem Standpunkt steht auch Meyer-Bisch[11]. Unterfunktion des Pankreas oder Überfunktion der Nebennieren bzw. des Sympathicus bewirkt Anstieg des

[1] Blatherwick, N. R., M. Bell u. E. Hill: J. of biol. Chem. 59, XXXV (1924).
[2] Shokey u. Allan: Zitiert auf S. 636.
[3] Best, C. H. u. H. P. Marks: Proc. roy. Soc. Lond. B 100, 171 (1926).
[4] Marks, H. P. u. W. T. J. Morgan: Biochemic. J. 21, 530 (1927).
[5] Geelmuyden, Ch.: Erg. Physiol. 26, 118ff. (1928).
[6] Abelin, J.: Klin. Wschr. 1925, 1732 — Biochem. Z. 175, 274 (1926).
[7] Best, Dale, Hoet u. Marks: Proc. roy. Soc. Lond. B 100, 55 (1926).
[8] Bissinger u. Lesser: Biochem. Z. 168, 398 (1926).
[9] Cori u. Cori: J. of biol. Chem. 70, 557 (1926).
[10] Rothschild, F. u. M. Jacobsohn: Z. klin. Med. 104, 70 (1926).
[11] Meyer-Bisch: Zitiert auf S. 634.

Quotienten K:Ca. Insulin vermindert den K-Gehalt und den Quotienten K:Ca. Die Einsparung von Natrium nach Zufuhr des Hormons beim Diabetiker wird zum gleichen Endeffekt führen wie die Zufuhr von Natriumbicarbonat nach MEYER-BISCH, nämlich zu Abschwächung oder Umkehr der Adrenalinwirkung bezüglich des Ionengleichgewichtes.

Inkretkorrelationen.

Nebenniere.

Bei dem schon oft erwähnten Antagonismus Adrenalin-Insulin kommen in der Hauptsache zwei Wirkungsmechanismen in Frage. Erstens kann eine direkte antagonistische Wirkung auf den Kohlenhydratstoffwechsel vorliegen und zweitens können Nebennierenhormon mit Sympathicuseffekt und Insulin mit *Parasympaticus*effekt auf dem Umweg über das vegetative Nervensystem gegensätzliche Wirkungen auf eine Reihe autonom regulierter Funktionen und auch wieder indirekt auf den Kohlehydratstoffwechsel ausüben.

Die antagonistische Beeinflussung des Blutzuckerspiegels durch Insulin und Adrenalin ist seit ZUELZER[1] bekannt und auch von den Entdeckern des Insulins BANTING und BEST[2] zur Wirksamkeitsprüfung ihrer Präparate verwendet worden. Durch geeignete Applikationsweise, nach Zeit und Menge, kann die Wirkung des einen oder anderen Hormons auf die Glykämie unterdrückt oder abgeschwächt werden (RAAB[3]). Adrenalin beseitigt bei genügendem Glykogenbestand des Organismus den hypoglykämischen Symptomenkomplex. Als Erfolgsorgan dieser gegensätzlichen Wirkung der Inkrete wurde die Leber angesehen. Insulin sollte die diastatische Wirkung hemmen, Adrenalin beschleunigen. Die Versuche an isolierten Lebern haben aber entgegengesetzte Resultate ergeben. v. ISSEKUTZ[4] konnte an der Froschleber eine Hemmung der Zuckerabgabe erzielen, wenn er das Insulin 15—23 Stunden vorher dem Tier injizierte; eine Adrenalingabe führte dann zu geringerer Zunahme der Zuckerbildung als in Lebern von Tieren ohne Insulin. An der isolierten Kaninchenleber änderte Insulinzusatz die Zuckerbildung nicht, hemmte aber die Säurebildung. Adrenalin steigerte bei einem p_H von 6,8—7,4 in der Durchströmungsflüssigkeit die Zucker- und Säurebildung erheblich. Wurde nach Insulin Adrenalin gegeben, so war die zucker- und säurebildungsteigernde Wirkung des Adrenalins gehemmt. Mit besonders einwandfreier Durchströmungstechnik, mit der auch, im Gegensatz zu ISSEKUTZ, Glykogenansatz erzielt wurde, haben BODO und MARKS[5] dieses Problem untersucht. Sie konnten aber die durch Adrenalin hervorgerufene Glykogenolyse durch vorausgehende Insulinzufuhr nicht hemmen. Zu einer neuen Auffassung führten die Versuche von CORI und CORI[6]. Die beiden folgenden Tabellen sind der Arbeit von CORI und CORI[7] entnommen.

In beiden Versuchsreihen nimmt unter Adrenalin der Leberglykogengehalt zu, das Muskelglykogen ab. Nach Insulin wird dagegen der Leberglykogengehalt vermindert, das Muskelglykogen in geringerem Maße herabgesetzt. Noch eindeutiger waren die Gegensätze zwischen Insulin- und Adrenalinwirkung bei

---

[1] ZUELZER, G.: Dtsch. med. Wschr. **1908**, 1380.
[2] BANTING, F. B. u. C. H. BEST: J. Labor. a. clin. Med. **7**, 251 (1922).
[3] RAAB, W.: Z. exper. Med. **42**, 723 (1924).
[4] ISSEKUTZ, B. v.: Biochem. Z. **147**, 264 (1924); **183**, 283 (1927).
[5] BODO, R. u. H. P. MARKS: J. of Physiol. **65**, 48 (1928).
[6] CORI, C. F. u. G. T. CORI J. of biol. Chem. **74**, 473 (1927); **79**, 321, 343 (1928) — Biochem. Z. **206**, 39 (1929).
[7] CORI, C. F. u. G. T. CORI: Biochem. Z. **206**, 45, 49 (1929).

Durchschnittlicher Glykogengehalt von 24 Stunden hungernden Ratten, 3 Stunden nach Insulin (0,1—0,3 Einheiten pro 100 g) und Adrenalin (0,02 mg pro 100 g) in Milligramm pro 100 g Tiergewicht:

	Leber	Übriger Körper	Total	Blutzucker	Kohlehydrate oxydiert
Kontrollen (4) . . .	6 ± 2	128 ± 9	134 ± 10	92	0
Insulin (4)	4 ± 2	94 ± 3	98 ± 5	80	56
Adrenalin (6)	42 ± 8	71 ± 8	113 ± 15	110	0

Änderungen im Glykogen- und Zuckerbestand von Ratten während der ersten 3 postabsorptiven[5] Stunden in mg pro 100 g Tiergewicht; Durchschnitt von je 4—5 Versuchen.

	Leberglykogen	Glykogen des übrigen Körpers	Zucker in Blut und Gewebe	Gesamt-Kohlehydrat-Schwund	Oxyd. Kohlehydrat	Blutzucker
Kontrollen	$- 49$	-167	$- 22$	238	220	113
Adrenalin 0,02 mg pro 100 g	$+ 26$	-298	$+ 8$	264	263	174
Insulin 0,75 E. pro 100 g .	-141	-188	-47	376	434	69

Bilanzversuchen in der Resorptionsperiode[1]; es wurde dann unter Insulin mehr Glykogen im übrigen Körper und weniger in der Leber abgelagert, während Adrenalin weniger im übrigen Körper und mehr in der Leber fixiert. Während nach Adrenalin hauptsächlich eine Kohlehydratverbrennung auf Kosten des Muskelglykogens erfolgt, verbrennt nach Insulin vorwiegend Zucker aus Leberglykogen. Der Anstieg des Leberglykogens unter Adrenalin erfolgt nach der Annahme von Cori und Cori auf Kosten des Muskelglykogens, indem das Muskelglykogen über Milchsäure zu Leberglykogen umgewandelt wird. Ob es nach Adrenalin zu Glykogenansatz oder Glykogenverlust in der Leber kommt, ist nach den genannten Autoren eine Frage der Dosierung und des Leberglykogengehaltes. Nach großen Dosen Adrenalin und hohem Glykogenwert der Leber nimmt der letztere ab, weil infolge der Glykosurie ein Kohlehydratverlust eintritt, der durch die Synthese aus Milchsäure nicht ganz gedeckt werden kann. Bei geringem Glykogenbestand überwiegt aber selbst bei großen Dosen Adrenalin die Glykogensynthese über die Glykoseabgabe. In der Norm wird der Adrenalinspiegel so ausbalanciert sein, daß Glykogenauf- und -abbau zweckmäßig nebeneinander hergehen. Der wichtigste Schluß, den die beiden Autoren aus ihren Versuchen ziehen, ist aber der, daß Adrenalin die Verwertung des Blutzuckers in den peripheren Geweben herabsetzt und dadurch Hyperglykämie und Glykosurie bedingt. Insulin aber steigert die Blutzuckerverwertung in den Geweben.

Auf Grund dieser wichtigen Feststellungen ist an einer direkten antagonistischen Wirkung von Adrenalin und Insulin auf den Kohlehydratstoffwechsel wohl nicht mehr zu zweifeln. Wir haben uns diese Wirkung aber wesentlich anders vorzustellen, als es früher gebräuchlich war. Nicht ohne weiteres vereinbar mit dieser neuartigen Auffassung ist der häufig erhobene Befund von vermehrter Glykogenolyse an der isolierten Leber unter Adrenalinwirkung. Ob es sich dabei immer um toxische Dosen Adrenalin gehandelt hat, welche die Zirkulation veränderten, oder ob eben das spezifische Substrat für die Resynthese (Milchsäure) fehlte, bleibt noch zu untersuchen. Auch der Gegensatz zwischen Issekutz und Bodo und Marks bezüglich Insulin und Adrenalinwirkung auf die Zucker-

---

[1] Die Ratten erhielten nach 24stündigem Hungern 1,065 g Glucose pro 100 g Körpergewicht in 2,5 ccm Wasser mit Schlundsonde. Die folgenden 4 Stunden werden als Resorptionsperiode und die weiterfolgenden Stunden als postabsorptive Stunden bezeichnet. Zu Beginn der postabsorptiven Periode wurde Insulin oder Adrenalin zugeführt.

produktion der isolierten Säugetierleber bedarf noch der Aufklärung. Es ist nachzutragen, das AHLGREN[1] eine Aufhebung der Beschleunigung der Gewebsoxydation sah, wenn Insulin und Adrenalin gleichzeitig zu glucosehaltigem Muskelbrei zugefügt wurden, und daß nach GOTTSCHALK[2] die Acetaldehydausbeute nach Insulin durch Adrenalin gehemmt wurde.

Auf die antagonistische Wirkung auf autonom regulierte Organfunktion wurde in vorhergehenden Abschnitten wiederholt hingewiesen. Es sei erinnert an die gegensätzliche Wirkung von Adrenalin und Insulin auf Frequenz und Amplitude des isolierten Herzens und die erhöhte Wirkung des Vagusdruckversuches nach Insulin, auf den Antagonismus im Mineralstoffwechsel, auf die Wirkung der beiden Hormone am isolierten Meerschweinchendarm. Auch bezüglich der Leukocytose und des Blutdruckverhaltens ist auf Antagonismus geschlossen worden. An widersprechenden Angaben fehlt es aber nicht, so daß eine eingehende Besprechung sich noch nicht lohnt. Es dürfte mit erheblichen methodischen Schwierigkeiten verbunden sein, den Antagonismus zwischen Nebennieren- und Pankreashormon an den Funktionen des vegetativen Nervensystems bis in die letzten Details nachzuweisen, weil zu verschiedenartige Regulationsmöglichkeiten bestehen. Am intakten Tier kommt vor allem die jetzt wohl sicherstehende, auf Insulinzufuhr eintretende, vermehrte Adrenalinabgabe der Nebenniere als Faktor in Betracht, welcher die Beurteilung der Versuchsergebnisse erschwert (CANNON[3], ABE[4], HOUSSAY, LEWIS u. MOLINELLI[5], POLL[6], HOFFMANN[7], KAHN[8]). Trotz gegenteiliger Angaben von STEWART und ROGOFF[9] dürfte an diesem Befund nicht mehr zu zweifeln sein. Nebennierenlose Tiere sind auch gegenüber Insulin empfindlicher (zuerst von CANNON u. Mitarbeiter[3] festgestellt und nachher vielfach bestätigt). Die der Insulinapplikation folgende vermehrte Adrenalinabgabe soll via zentrales Nervensystem vermittelt werden. Sie bleibt z. B. nach KAHN und MÜNZER[8] nach Splanchnicusdurchschneidung aus, und nach Splanchnicusdurchschneidung ist auch die Insulinwirkung verstärkt (BURN u. MARKS[10]). Umgekehrt verursacht nach den Transfusionsversuchen von ZUNZ und LA BARRE[11] Adrenalinapplikation vermehrte Insulinsekretion (aus dem Verhalten des Blutzuckers geschlossen), und zwar auch bei durchschnittenem oder gelähmtem Vagus, so daß eine direkte Wirkung des Nebennierenhormons auf das Pankreas in Frage kommt.

Schilddrüse.

Experimentell und klinisch bestehen Abhängigkeiten zwischen Schilddrüsenfunktion und Kohlehydratstoffwechsel. Beim Normaltier vermindert Zufuhr von Schilddrüsensubstanz die Glucosetoleranz und vermindert den Leberglykogengehalt. Nach Schilddrüsenexstirpation wird beim normalen und pankreasdiabetischen Tier die Kohlehydrattoleranz erhöht. Beim Hyperthyreoidismus wird häufig Glykosurie und geringgradige Hyperglykämie und verminderte Kohlehydrattoleranz gefunden.

[1] AHLGREN, G.: Zur Kenntnis d. tier. Gewebsoxydation, S. 211. Lund 1925.
[2] GOTTSCHALK, A.: Biochem. Z. **155**, 348 (1925).
[3] CANNON, W. B., M. A. MC IVER u. S. W. BLISS: Amer. J. Physiol. **69**, 46 (1924).
[4] ABE, Y.: Arch. f. exper. Path. **103**, 73 (1924).
[5] HOUSSAY, B. A., J. T. LEWIS u. E. A. MOLINELLI: C. r. Soc. Biol. Paris **91**, 1011 (1924).
[6] POLL, H.: Med. Klin. **1925**, 1717.   [7] HOFFMANN, E.: Krkh.forschg **2**, 295 (1926).
[8] KAHN, R. H.: Pflügers Arch. **212**, 54 (1926). — KAHN u. MÜNZER, F. T.: Ebenda **217**, 521 (1927).
[9] STEWART, G. N. u. J. M. ROGOFF: Amer. J. Physiol. **65**, 342 (1923).
[10] BURN, J. H. u. H. P. MARKS: J. of Physiol. **60**, 131 (1925).
[11] ZUNZ, E. u. J. LA BARRE: C. r. Soc. Biol. Paris **96**, 421, 710 (1927); **97**, 917 (1927).

Bodanski[1], Ducheneau[2] u. a. haben die größere Insulinempfindlichkeit thyreoidektomierter Tiere festgestellt. Nach Versuchen von Britton und Myers[3] an Katzen besteht diese Insulinüberempfindlichkeit nur 10—12 Tage nach Schilddrüsenentfernung, später folgt normale und schließlich herabgesetzte Empfindlichkeit. Im Stadium der Überempfindlichkeit konnte die Hypoglykämie durch Adrenalin beseitigt werden, die Leber enthielt Glykogen.

In der anderen Versuchsanordnung, nämlich bei Hyperfunktion der Schilddrüse nach Fütterung mit Schilddrüsenpräparaten, sind von Burn und Marks[4], in guter Übereinstimmung mit Britton und Myers, je nach der Länge der Schilddrüsenvorbehandlung auch entgegengesetzte Wirkungen auf die Insulinreaktion gefunden worden. Erhielten Kaninchen neben gewöhnlichem Futter eine Woche lang Schilddrüsenextrakt, so waren die Tiere widerstandsfähiger gegenüber Insulin; auf Adrenalin war die Hyperglykämie stärker, der Leberglykogengehalt war nicht verändert. Wurde die Verfütterung von Schilddrüsenextrakt über 10—14 Tage fortgesetzt, so war die Empfindlichkeit der Tiere gegen Insulin erhöht, gegen Adrenalin erniedrigt, also gegenüber dem Verhalten in der ersten Periode der Schilddrüsenfütterung umgekehrt. Das Leberglykogen nahm ab, die Tiere wurden hypoglykämisch. Wurde solchen Tieren Zucker injiziert, so stieg der Blutzucker nur wenig an und war gefolgt von einem starken Abfall und Auftreten von schweren, oft tödlichen hypoglykämischen Symptomen. Der letztere Befund ist als Überempfindlichkeit gegenüber endogenem Insulin anzusehen. Der Mechanismus der gegenseitigen Beeinflussung des Kohlehydratstoffwechsels durch die beiden Hormone läßt sich noch nicht erkennen. Ein Antagonismus bezüglich des Kohlehydratstoffwechsels ist nicht mit Sicherheit erwiesen. Die calorigene Wirkung von Thyreoidin wird nach Asher und Okumura[5] bei gleichzeitiger Zufuhr von Insulin und Zucker vermindert. Wiederholt ist auch über Besserung oder sogar Heilung von Basedowkranken durch Insulin berichtet worden, während Rosenberg[6] bei einer größeren Zahl von Fällen weder eine Änderung der klinischen Symptomatologie noch des Grundumsatzes nach Insulin beobachten konnte. Es wäre sehr wohl denkbar, daß die stoffwechselsteigernde Wirkung des Thyroxins durch Insulin deshalb gehemmt wird, weil das Pankreashormon durch beschleunigte Kohlehydratverbrennung den Eiweißumsatz zurückdrängt. Es wäre dann die analoge Wirkung zwischen Thyroxin und Insulin bezüglich des Eiweißstoffwechsels, wie zwischen Adrenalin und Insulin bezüglich des Fettstoffwechsels vorhanden. Die vermehrte Wärmeproduktion nach Adrenalin geschieht nach Cori[7] vorwiegend auf Kosten einer gesteigerten Fettverbrennung. Das Insulin selbst läßt in nichttoxischen Dosen die Wärmeproduktion unverändert. Unter bilanzmäßiger Bearbeitung, etwa nach der Methode von Cori, läßt sich hier ein genauerer Einblick in die Vorgänge gewinnen.

Hypophyse.

Die Wirkung des Hypophysenhinterlappens auf die Stoffwechselgröße entspricht etwa derjenigen der Schilddrüse. Exstirpation der Hypophyse vermindert die Verbrennungsintensität und setzt die Körpertemperatur herab. Zufuhr von Präparaten aus dem Hinterlappen und der Pars intermedia steigert den Grundumsatz, Extrakte des Vorderlappens setzen ihn dagegen herab (vgl.

[1] Bodanski, A.: Proc. Soc. exper. Biol. a. Med. 20, 538; 21, 46 (1923).
[2] Ducheneau, L.: C. r. Soc. Biol. Paris 90, 248 (1924).
[3] Britton, S. W. u. W. K. Myers: Amer. J. Physiol. 84, 132 (1928).
[4] Burn u. Marks: Zitiert auf S. 643.
[5] Asher, L. u. T. Okumura: Biochem. Z. 176, 325 (1926).
[6] Rosenberg, M.: Handb. d. inn. Sekretion 2, 1117 (1928).
[7] Cori, C. F. u. G. T. Cori: J. of biol. Chem. 79, 331 (1928).

Literatur bei GRAFE[1]). Die Insulinwirkung wird durch Hypophysenhinter-lappenextrakt in ähnlicher Weise beeinflußt wie durch Thyroxin.

Nach Exstirpation der Hypophyse ist die blutzuckersenkende Wirkung des Pankreasinkretes größer (OLMSTED u. TAYLOR[2]). Nach GEILING, CAMPBELL und ISHIKAWA[3] nimmt nach Durchschneiden oder Abbinden des Hypophysen-stiels bei Hunden die Insulinempfindlichkeit allmählich zu. HOUSSAY u. MA-GENTA[4] finden dagegen in neuen Versuchen keinen Unterschied in der Insulin-wirkung auf den Blutzucker zwischen normalen und hypophysenlosen Hunden. BURN[5] hat gezeigt, daß Hypophysenhinterlappenextrakt, gleichzeitig mit Insulin subcutan gegeben, die Hypoglykämie verhindert oder verringert. Hypoglyk-ämische Krämpfe wurden durch diesen Extrakt rasch behoben. Dieser gegen-sätzliche Effekt ist in der Folge vielfach bestätigt worden. Hypophysenvorder-lappenextrakte waren in dieser Beziehung wirkungslos. Einen Einblick in den Mechanismus der hemmenden Wirkung des Hypophysenhinterlappenextraktes auf die Insulinhypoglykämie geben folgende Befunde: Pituitrin verursacht am Normaltier eine rasch eintretende Hyperglykämie. Diese Hyperglykämie tritt nach CLARK[6] nicht ein, wenn die Leber exstirpiert oder aus der Zirkulation aus-geschaltet wird, oder wenn durch Strychninkrämpfe die Leber glykogenarm gemacht wird. Sie beruht also auf einer vermehrten Zuckerabgabe durch die Leber. Diese letztere ist aber von der sympathischen Innervation unabhängig, sie tritt auch auf nach Durchschneidung der Lebernerven und Exstirpation der Nebennieren. An decerebrierten und eviscerierten Katzen bleibt die hyper-glykämisierende Wirkung des Pituitrins aus, die Insulinhypoglykämie wird nicht beeinflußt. Da der Vorgang, der zur Pituitrinhyperglykämie führt, nicht genauer bekannt ist, kann noch nicht von einem Antagonismus Insulin-Pituitrin auf den Kohlehydratstoffwechsel gesprochen werden. Ebensowenig steht bei den widersprechenden Befunden (vgl. VOLLMER u. SEREBRIJSKI[7], KLISSIUNIS[8], KOREF u. MAUTNER[9], ADLERSBERG[10], KLEIN u. HOLZER[11]) eine antagonistische Wirkung der beiden Hormone bezüglich des Wasserwechsels fest.

BLOTNER und FITZ[12] und LA BARRE[13] schließen aus Transfusionsversuchen, daß Pituitrin in gleicher Weise wie Adrenalin die Insulinabgabe des Pankreas stimuliert.

Die Korrelationen zwischen Insulin einerseits und den Inkreten von *Neben-schilddrüse, Epiphyse, Thymus und Keimdrüse* andererseits sind so wenig ge-klärt, daß sich eine Besprechung erübrigt.

Regulation der Insulinsekretion; Verteilung und Ausscheidung.

Von STAUB[14] ist schon vor der Darstellung des Insulins aus dem Verhalten der alimentären Hyperglykämiekurve unter verschiedenen Bedingungen (Hunger,

[1] GRAFE, E.: Erg. Physiol. **21 II**, 275 (1923).
[2] OLMSTED, J. M. D. u. A. C. TAYLOR: Amer. J. Physiol. **69**, 142 (1924).
[3] GEILING, E. M. K., D. CAMPBELL u. Y. ISHIKAWA: J. of Pharmacol. **31**, 247 (1927).
[4] HOUSSAY, B. A. u. M. A. MAGENTA: C. r. Soc. Biol. Paris **97**, 596 (1927).
[5] BURN, J. H.: J. of Physiol. **57**, 318 (1923).
[6] CLARK, G. A.: J. of Physiol. **64**, 324 (1928).
[7] VOLLMER, H. u. J. SEREBRIJSKI: Biochem. Z. **164**, 1 (1925).
[8] KLISSIUNIS, N.: Biochem. Z. **160**, 246 (1925).
[9] KOREF, O. u. H. MAUTNER: Arch. f. exper. Path. **113**, 124, 151 (1926).
[10] ADLERSBERG, D.: Biochem. Z. **169**, 129 (1926).
[11] KLEIN, O. u. H. HOLZER: Dtsch. Arch. klin. Med. **156**, 111 (1927).
[12] BLOTNER, H. u. R. FITZ: J. clin. Invest. **5**, 51 (1927) — Zitiert nach Ber. Physiol. **45**, 222.
[13] LA BARRE, J.: C. r. Soc. Biol. Paris **97**, 1416 (1927).
[14] STAUB, H.: Helvet. chim. Acta **4**, 281 (1921) (Vortrag 26. II. 1921) — Biochem. Z. **118**, 93 (1921) — Z. klin. Med. **91**, 44 (1921); **93**, 89, 123 (1922).

verschiedener Ernährungszustand, mehrmalige Zuckerzufuhr in kürzeren Zwischenräumen, verschiedene vorausgehende Diät, Muskelarbeit) der Schluß gezogen worden, daß durch Kohlehydratzufuhr ein aktivierender Einfluß auf die fermentativen Vorgänge im Zuckerhaushalt ausgeübt wird. Etwa zur gleichen Zeit sind gleichartige Versuche über das Verhalten der alimentären Blutzuckerkurve im Hunger und nach mehrmaliger Zuckerbelastung bei Gesunden und Diabetikern von Traugott[1] angestellt worden. Traugott schließt aus dem Verlauf der Blutzuckerkurve nach wiederholten Zuckergaben auf eine Änderung der Leberfunktion, „daß die erste Dextrosegabe die Leberzellfunktion derart beeinflußt, daß eine Mehrleistung der Zellen bezüglich der weiteren Zuckerverwertung resultiert". Er glaubte mit dieser Methode die Leberfunktion prüfen zu können. Traugott hat zu einseitig nur die Leberfunktion als bestimmend für die Erklärung der Befunde berücksichtigt. Wie Transfusionsversuche von Staub[2] und eine große Zahl von späteren Befunden über Insulinwirkung zeigten, war die Erklärung, Kohlehydratzufuhr rege die spezifische Fermenttätigkeit an, die richtige. Nach der Entdeckung des Insulins konnten die früheren Befunde mit variabler Insulinproduktion oder -abgabe erklärt werden. Das „Gleichgewichtsferment" (Spiro), dessen Bildung durch Kohlehydratzufuhr angeregt wird, ist das Pankreashormon (Staub[3]).

Aus den erwähnten Untersuchungen und einer Reihe von späteren Versuchsresultaten (vgl. Staub[4]) geht hervor, daß die Insulinproduktion oder -abgabe im normalen Organismus nicht fortwährend eine gleichmäßige ist, sondern jeweiligen Bedürfnissen sich anpaßt. Im Hunger oder nach längerer Kohlehydratkarenz besteht Insulinmangel, durch Kohlehydratzufuhr wird die Hormonabgabe oder Hormonproduktion der Bauchspeicheldrüse angeregt. *In der Regel ist beim gesunden Organismus die Insulinabgabe auf Zuckerzufuhr eine überschießende.* Es kommt zu einer stärkeren Hormonabgabe, als für den Umsatz von zugeführten üblichen Mengen Kohlehydrat nötig ist. Deshalb kommt es zur hypoglykämischen Nachschwankung in der alimentären Blutzuckerkurve, und eine nachfolgende Zuckergabe macht einen geringeren oder keinen Blutzuckeranstieg mehr und wird rascher umgesetzt (Johansson[5]). Die Zeit, welche verläuft von der Zuckerzufuhr bis zum Manifestwerden der vermehrten Insulinabgabe, wird verschieden angegeben. Nach oraler Zufuhr kleiner oder mittlerer Glucosemengen beträgt sie nach Pollak[6] und Staub[7] ca. 1 Stunde. Nach Zufuhr einer reichlichen stärkehaltigen Mahlzeit ist nach den Transfusionsversuchen von Staub[7] erst später als $2\frac{1}{2}$ Stunden oder früher als 12 Stunden, sicher 4 bis 7 Stunden nach der Kohlehydratmahlzeit, eine vermehrte Insulinabgabe ins Blut nachweisbar. Nach oraler oder intravenöser Zufuhr sehr großer Zuckermengen konnten Porges und Adlersberg[8] manchmal 2 Stunden später noch keinen Insulineffekt feststellen. Die wahrscheinliche Erklärung für diese Beobachtung von Porges und Adlersberg ist die, daß zu früh mit der zweiten

[1] Traugott, K.: Klin. Wschr. **1922**, 892 (wörtlicher Abdruck eines Vortrages vom 25. IX. 1920) — Verh. dtsch. Kongr. inn. Med. **1921**, 328.

[2] Staub, H.: Vgl. Karlsbad. ärztl. Vortr. von K. Spiro 5, 194 (1923) — Staehelin, R.: Ebenda **6**, 226 (1924) — Z. klin. Med. **104**, 587 (1926).

[3] Staub, H.: Klin. Wschr. **1923**, 2091; **1927**, 401.

[4] Staub, H.: Erg. inn. Med. **31**, 130 (Literatur).

[5] Johansson, J. E.: Skand. Arch. Physiol. (Berl. u. Lpz.) **21**, 1 (1908).

[6] Pollak, L.: Klin. Wschr. **1927**, 1942 (hier auch Literatur).

[7] Staub, H.: Vgl. Karlsbad. ärztl. Vortr. von K. Spiro 5, 194 (1923). — Staehelin, R.: Ebenda **6**, 226 (1924) — Z. klin. Med. **104**, 587 (1926).

[8] Porges, O. u. D. Adlersberg: Die Behandlung der Zuckerkrankheit mit fettarmer Kost, S. 27ff. (1929).

Zuckergabe untersucht wurde. Bei reichlicher erster Zuckerzufuhr wird mehr Insulin für den Umsatz dieser großen Zuckermenge verbraucht; es fehlt dann ein genügender Überschuß von Hormon für die Verwertung der zu rasch folgenden zweiten Zuckerabgabe. Die Insulinabgabe des Pankreas dürfte ja unter physiologischen Bedingungen ein bestimmtes Maximum nicht überschreiten.

Den Ablauf der alimentären Hyperglykämie bestimmt nicht nur die Insulinwirkung, sondern es besteht nach POLLAK[1] außerdem noch ein im genaueren unbekannter Mechanismus, der, vom vegetativen Nervensystem abhängig, die Zuckeraufnahme der Leber bei Zuckerzufluß aus dem Darm beeinflußt. Bei Ausschaltung des vegetativen Nervensystems durch Ergotamin und Atropin werde die sog. „Lebersperre" geöffnet, so daß aller aus dem Darm resorbierter Zucker sofort von der Leber abgefangen wird und keine Hyperglykämie im peripheren Kreislauf entsteht. Normalerweise sei diese „Sperre" geschlossen und verursache den Anstieg der alimentären Blutzuckerkurve.

Die Regulation der Insulinsekretion ist vornehmlich auf zwei Wegen möglich. Es kann erstens eine vermehrte Sekretion oder Produktion des Hormons durch *direkte Wirkung auf die Inselzellen* auftreten und zweitens kann hyperglykämisches Blut oder irgendein anderer Faktor Wirkungen auf die vegetativen Zwischenhirnzentren ausüben, welche die Insulinsekretion oder -abgabe auf *nervösem Wege* verändern. Für beide Regulationsmöglichkeiten sind Belege beigebracht worden. Für eine direkte, stimulierende Wirkung auf die Hormonproduktion der Inseln, unabhängig vom vegetativen Nervensystem, sprechen Versuche von POLLAK[1], in denen auch nach Ausschaltung von Vagus oder Sympathicus mit Atropin oder Ergotamin nach oraler Zuckerzufuhr vermehrte Insulinausschüttung gefunden wurde. Da nach Ausschaltung des vegetativen Nervensystems die Hyperglykämie in der Peripherie nach Zuckerzufuhr ausbleibt, aber trotzdem eine vermehrte Insulinsekretion auftritt, da ferner nach intravenöser Zuckerzufuhr trotz erheblicher Hyperglykämie die Insulinsekretion geringer ist als nach oraler Zuckergabe mit geringerem Blutzuckeranstieg (POLLAK[1], PORGES u. ADLERSBERG[2]), kommt nach PORGES und ADLERSBERG und POLLAK außer der Blutzuckerhöhe noch ein anderer Mechanismus bei oraler Zuckerzufuhr in Betracht, welcher die Insulinsekretion reguliert. PORGES und ADLERSBERG halten es für wahrscheinlich, daß dieser Regulationsmechanismus von der Leber aus erfolgt. POLLAK macht die Annahme, daß nach Zuckerfütterung in der Darmwand ein Hormon gebildet werde, daß unmittelbar auf das Inselorgan wirke. Belege für die Existenz dieses neuen Mechanismus sind nicht vorhanden.

Experimentell viel besser und klarer fundiert ist der zweite, nervöse Regulationsmechanismus. Durch BRITTON[3], CLARK[4], AHLGREN[5] und ZUNZ und LA BARRE[6] ist bewiesen, daß der Vagus der Sekretions- und Regulationsnerv der innersekretorischen Tätigkeit der LANGERHANSschen Inseln ist. Besonders überzeugend sind die Transfusionsversuche von ZUNZ und LA BARRE. Die Vena pancreatica des Spenderhundes wurde mit der Vena jugularis des Empfängerhundes vereinigt. Wurde beim Spenderhund der Nervus vagus gereizt oder parenteral Zucker zugeführt, so trat beim Empfänger Hypoglykämie als Zeichen der vermehrten Insulinabgabe aus der Bauchspeicheldrüse des Spenders auf. Wurde der Spender vagotomiert oder atropinisiert, so fehlte nach Dextrosezufuhr an den Spender die Hypoglykämie beim Empfänger. Die vermehrte Insulinabgabe

---

[1] POLLAK: Zitiert auf S. 646.
[2] PORGES, O. u. D. ADLERSBERG: Die Behandlung der Zuckerkrankheit mit fettarmer Kost, S. 45 (1929).
[3] BRITTON, S. W.: Amer. J. Physiol. **74**, 291 (1925).
[4] CLARK, G. A.: J. of Physiol. **61**, 576 (1926).
[5] AHLGREN, G.: Skand. Arch. Physiol. (Berl. u. Lpz.) **48**, 1 (1926).
[6] ZUNZ, E. u. J. LA BARRE: C. r. Soc. Biol. Paris **96**, 193, 421, 708 (1927).

nach parenteraler Zuckerzufuhr wird also unter Vermittlung des Vagus auch nervös ausgelöst. Zunz und La Barre[1] machten außerdem noch folgende wichtige Beobachtungen: Adrenalininjektion an den Spenderhund führt auch zu vermehrter Insulinabgabe; diese letztere tritt auch auf, wenn der Vagus ausgeschaltet ist, so daß sie nicht als Vaguswirkung anzusehen ist. Wird ein Pankreas eines normalen Hundes durch Arterie und Vene mit Carotis und Jugularis eines pankreaslosen Tieres vereinigt, so genügt diese Einschaltung der normalen Bauchspeicheldrüse noch nicht, um den Blutzucker des diabetischen Tieres zu senken. Wird aber der Vagus der transplantierten Drüse gereizt oder dem Tier Adrenalin injiziert, so folgt Blutzuckersenkung. Außer den beiden obenerwähnten Regulationsmechanismen käme demnach noch ein dritter durch Adrenalin in Funktion gesetzter hinzu, der noch unklar ist. Es ist möglich, daß Adrenalin direkt auf die Inselzellen wirkt, denn Grafe und Meythaler[2] haben bei Eingabe des Nebennierenhormons direkt in die Arteria pancreatico-duodenalis vermehrte Insulinproduktion, nach dem Verhalten des peripheren Blutzuckerspiegels, nachgewiesen. Nach Pollak[3] kann man auf Grund der vorliegenden Tatsachen annehmen, daß bei oraler, also physiologischer Zuckerzufuhr, sowohl die direkte als auch die indirekte, über nervöse Zentren erfolgende anregende Wirkung auf die Insulinsekretion in Funktion tritt, während bei parenteraler Zuckerzufuhr vorwiegend der indirekte, zentral-nervöse Regulationsmechanismus spielt.

Auf die *absolute Größe der täglichen Insulinproduktion oder -abgabe des Pankreas* im normalen Organismus kann aus dem täglichen Insulinbedarf pankreasloser Tiere geschlossen werden. Nach den Versuchen von Macleod und Mitarbeitern[4] brauchte ein pankreasdiabetischer Hund von 7,25 kg Körpergewicht täglich 32 Einheiten Insulin; er nahm an Körpergewicht zu, der Blutzucker blieb hoch. Der pankreasdiabetische Hund Holms[5] von 6,3 kg Gewicht brauchte pro Tag 9,6 Einheiten Insulin, wenn der Gesamtruheumsatz mit Kohlehydraten gedeckt wurde. In dem erstgenannten Versuch von Macleod wurden zweimal täglich 16 Einheiten Insulin gegeben, in dem Versuch von Holm wurden Insulin und Dextrose kontinuierlich intravenös zugeführt. Die letztere Applikationsart dürfte der physiologischen Insulinsekretion am nächsten kommen. Durch Verzettelung von kleinen Dosen Insulin wird, wie Holm[6] zeigte, eine stärkere und anhaltendere Insulinwirkung erhalten als bei Applikation der gleichen Gesamtdosis auf einmal. Auch bei der kontinuierlichen intravenösen Zufuhr von 0,4 E. Insulin pro Stunde, wie im erwähnten Versuch von Holm, kommt es zu einer ausgiebigeren Insulinwirkung (mit normalem Blutzucker), als wenn das Hormon nur zweimal täglich in größerer Menge zugeführt wird. Der tägliche Insulinbedarf ist deshalb bei Holm ca. dreimal geringer als bei Macleod für etwa gleich schweren Hund. Unter Berücksichtigung von Körpergewicht und Calorienbedarf rechnet Holm für einen 60 kg schweren Menschen einen minimalen täglichen Insulinbedarf von 7,8 Einheiten im Hunger und von 48 Einheiten für den Ruheumsatz von 1642 Kohlehydratcalorien. Im Vergleich zu den therapeutischen Dosen beim menschlichen Diabetes ist dieser Insulinbedarf auffallend klein. Eine Erklärung für diesen Gegensatz sieht Holm darin, daß bei exogener Insulinzufuhr einmal Gegenwirkungen, z. B. vermehrte Adrenalinsekretion, in Aktion treten,

---

[1] Zunz, E., u. J. La Barre: C. r. Soc. Biol. Paris **97**, 917 (1927) u. **98**, 858 (1928).
[2] Grafe u. Meythaler: Verh. dtsch. pharmak. Ges. 1927. — Arch. f. exper. Path. **128**, 96, 1928.
[3] Pollak, L.: Zitiert auf S. 646.
[4] Macleod, J. J. R.: Carbohydrate metabolism a. Insulin, S. 83 (1926).
[5] Holm, K.: Arch. f. exper. Path. **121**, 368 (1927).
[6] Holm, K.: Klin. Wschr. **1926**, 2157.

welche einen Teil der Insulinwirkung paralysieren, und daß außerdem das Pankreas die endogene Insulinproduktion einstellt.

Der Abfluß des Insulins aus dem Pankreas erfolgt .sowohl auf dem Blut wie auf dem Lymphweg. Das Blut der Vena pancreatico-duodenalis ist unter Bedingungen, welche zu Insulinsekretion führen, insulinreich. Die Ductus thoracicus-Lymphe gesunder Hunde verursacht bei intravenöser Zufuhr an Kaninchen (BIEDL[1]) oder an pankreasexstirpierte Hunde (KLUG[2]) Blutzuckerabfall.

Insulingehalt von Blut und Organen. Im peripheren *Blut* gesunder Tiere und Menschen ist Insulin durch Isolierung nachgewiesen von BANTING und BEST[3], BEST, SMITH und SCOTT[4] und HOSHI[5]. Nach BANTING und BEST[3] soll etwa 1 Einheit Insulin pro 30 ccm Blut vorhanden sein. Nach HOSHI und auch nach den Transfusionsversuchen von STAUB[6] ist viel weniger Insulin im peripheren Blut vorhanden. Insulinartig wirkende Substanzen sind aus verschiedensten Organen dargestellt worden. Da die Testierung der gewonnenen Extrakte aber jeweilen an einer ungenügenden Anzahl Kaninchen erfolgte, hat es keinen Sinn, absolute Zahlen in Einheiten, besonders nicht bis auf Hundertsteleinheiten, anzugeben. Aus den Bestimmungen von BEST, SMITH und SCOTT[2], BAKER, DICKENS und DODDS[7] und NOTHMANN[8] können die Organe nach ihrem Insulingehalt pro Gewichtseinheit etwa in folgender Reihenfolge geordnet werden. Am meisten Insulin enthält das Pankreas, dann folgen mit erheblich geringerem Gehalt die Speicheldrüsen, Milz, Leber und Muskulatur. Über den Gehalt der anderen Organe sind zu wenig übereinstimmende Angaben vorhanden. Insulin wird überall im Organismus vorhanden sein und dort vermehrt gefunden werden, wo es produziert wird und wo der größte Kohlehydratumsatz besteht. Nach Pankreasexstirpation verschwindet das Insulin bald aus den Organen (ASHBY[9], NOTHMANN[8]). Nur in der Leber soll nach NOTHMANN[8] noch etwa gleich viel insulinartig wirkende Substanz vorhanden sein wie im nichtdiabetischen Tier. Aus Pankreas von menschlichen Diabetikern läßt sich viel weniger Insulin darstellen als aus solchem nichtzuckerkranker Individuen. Immerhin ist der Ertrag aus Pankreas von Diabetikern noch recht beträchtlich, z. B. 425 Einheiten pro kg aus Pankreas eines im Coma diabeticum Gestorbenen (BAKER, DICKENS u. DODDS[7]). Nach POLLAK[10] enthält Pankreas von Diabetikern meist unter 100 Einheiten im Kilo, während aus Bauchspeicheldrüse von Nichtzuckerkranken über 200 Einheiten im Kilo dargestellt werden können. Nach dem Tode verschwindet Insulin sehr rasch.

Über *das weitere Schicksal des Insulins* ist bis jetzt bekannt, daß durch den Urin Insulin ausgeschieden wird (BEST u. SCOTT[11], COBET u. NOTHMANN[12], PARTOS[13]). Nach den letztgenannten Autoren besteht eine Parallelität zwischen Größe der Insulinproduktion des Pankreas und der Menge im Urin ausgeschiedenen Hormons. Wird die Ausscheidung des Insulins durch Ureterenunterbindung

---

[1] BIEDL, A.: Ref. in Klin. Wschr. **1923**, 1910.

[2] KLUG, W. J.: Dtsch. Z. klin. Chir. **195**, 210 (1926).

[3] BANTING, F. G. u. C. H. BEST: Quart. J. exper. Physiol. **1924**, Suppl.-Nr 48 (zitiert nach GREVENSTUK u. LAQUEUR).

[4] BEST, C. H., H. G. SMITH u. D. A. SCOTT: Amer. J. Physiol. **68**, 161 (1924).

[5] HOSHI, T.: Tohoku J. exper. Med. **7**, 422 (1926).　　[6] STAUB: Zitiert auf S. 646.

[7] BAKER, S. L., F. DICKENS u. E. C. DODDS: Brit. J. exper. Path. **5**, 327 (1924).

[8] NOTHMANN, M.: Arch. f. exper. Path. **108**, 1 (1925).

[9] ASHBY, J. S.: Amer. J. Physiol. **67**, 77 (1923/24).

[10] POLLAK, L.: Arch. f. exper. Path. **116**, 15 (1926).

[11] BEST, C. H. u. D. A. SCOTT: J. amer. med. Assoc. **1923 II**, 382.

[12] COBET, R. u. M. NOTHMANN: Verh. dtsch. Ges. inn. Med. **1927**, 196.

[13] PARTOS, A.: Pflügers Arch. **221**, 562 (1929).

verhindert, so ist beim Kaninchen die Hormonwirkung auf den Blutzucker stärker und nachhaltiger (Loeper, Ravier u. Tonnet[1]). Die quantitative Relation zwischen Insulinproduktion und Ausscheidung entzieht sich noch unserer Kenntnis. Wir wissen nicht, ob schließlich alles Insulin durch den Urin ausgeschieden wird oder ob nur überschüssiges Hormon zur Ausscheidung kommt. Es ist unbekannt, ob ein Teil des Insulins im Körper unwirksam gemacht wird oder in den Reaktionen, welche es beschleunigt, aufgeht. Ein Teil des Insulins wird, nach dem Gehalt der verschiedensten Organen zu schließen, in den Geweben gespeichert. Es ist nicht erklärt, warum diese in den Geweben deponierten Insulinmengen nicht zu Hypoglykämie führen, denn sie sind um Vielfaches größer als eine zu Krämpfen führende Insulindosis. Injiziertes Insulin verschwindet nach Heymans und Heymans[2] und Képinov und Ledebt-Petit Dutaillis[3] in wenigen Minuten aus dem Blut.

Der Mechanismus der Insulinwirkung.

Unter Insulinwirkung verschwindet Zucker sowohl im Blut als in den Geweben mit beschleunigter Geschwindigkeit. Das gilt sowohl für den Tierkörper als ganzem (Bissinger, Lesser u. Zipf[4], Cori u. Cori[5]) als auch für isolierte Organe (Bernhard[6] an der Leber, Grafe u. Mitarbeiter[7] an Leberschnitten, Hepburn u. Latchford[8] u. a. an isolierten Herzen, Staub u. Fröhlich[9], Best[10] an isolierter Muskulatur). Nicht nur zugeführter Zucker, sondern auch im Körper vorhandene Kohlehydratreserven (Mac Grath[11] am Hungertier) verschwinden unter Pankreashormonwirkung mit größerer Geschwindigkeit. Es kommt schließlich unter toxischer Insulinwirkung zu einer hochgradigen Erschöpfung der Kohlehydratbestände des Körpers, so daß, wie Baur, Kuhn und Wacker[12] zeigten, im Insulintod die postmortale Milchsäurebildung in der Muskulatur fast völlig ausbleibt.

Vergleicht man die Änderungen im Kohlehydratbestand und Gasstoffwechsel eines Tieres unter Insulin mit demjenigen eines Tieres ohne Insulin, so ergibt sich, *daß das Pankreashormon die Glucoseoxydation und die Glykogensynthese beschleunigt.* Solche Versuche, welche eine bilanzmäßige Erfassung des Kohlehydratstoffwechsels gestatten, sind am ganzen Tier von Bissinger und Lesser[13] und Cori und Cori[5] und am eviscerierten und dekapitierten Tier von Best, Dale, Hoet und Marks[14] vorgenommen worden.

Bissinger und Lesser injizierten an hungernde weiße Mäuse entweder Glucose allein oder Glucose mit Insulin zusammen intraperitoneal. Die Insulinmenge betrug 0,09 klinische Einheiten pro 100 g Tier. Die Resultate in Mittelwerten in mg pro 100 g Tier sind in der folgenden Tabelle von Lesser[11] enthalten.

[1] Loeper, M., Ravier u. Tonnet: C. r. Soc. Biol. Paris **99**, 20 (1928).
[2] Heymans, J. F. u. C. Heymans: C. r. Soc. Biol. Paris **96**, 719 (1927).
[3] Képinov, L. u. S. Ledebt-Petit Dutaillis: C. r. Soc. Biol. Paris **96**, 371 (1927).
[4] Bissinger, E., E. J. Lesser u. K. Zipf: Klin. Wschr. **1923**, 2233.
[5] Cori, C. F. u. G. T. Cori: J. of biol. Chem. **70**, 557 (1926).
[6] Bernhard, F.: Biochem. Z. **157**, 396 (1925).
[7] Grafe, E. u. Mitarbeiter: Arch. f. exper. Path. **119**, 91 (1926); **120**, 359 (1927).
[8] Hepburn, J. u. J. K. Latchford: Amer. J. of Physiol. **62**, 177 (1922).
[9] Staub, H.: Insulin, 2. Aufl., S. 81 (1925).
[10] Best, C. H.: Proc. roy. Soc. Lond. B **99**, 375 (1926).
[11] Mac Grath, J.: Zitiert nach E. J. Lesser: Arch. f. exper. Path. **128**, 24 (1928) — Verh. dtsch. pharmak. Ges. **1927**.
[12] Baur, H., R. Kuhn u. L. Wacker: Münch. med. Wschr. **1924**, 169, 187, 544.
[13] Bissinger, E. u. E. J. Lesser: Biochem. Z. **168**, 398 (1926).
[14] Best, C. H., H. H. Dale, J. P. Hoet, u. H. P. Marks: Proc. roy. Soc. Lond. B **100**, 55 (1926).

Versuchsdauer	Injizierte Glucose	Verschwundene Glucose	Glykogen-synthese	Verbrannte Glucose	Glucose wiedergefunden in Proz.	Mittelwert aus
			Glucose injiziert:			
30 Minuten	219	67	4	0	69,5	38 Tieren
		Glucose + 0,09 Einheiten Insulin pro 100 g injiziert:				
30 Minuten	218	141	} 17	128	90,0	48 Tieren
40 Minuten	220	155		159	103,0	46 Tieren

CORI und CORI gaben hungernden Ratten bekannte Zuckermengen mit der Schlundsonde. Nach 4 Stunden Versuchsdauer wurde der Zuckerrest im Darm bestimmt und daraus die absorbierte Zuckermenge berechnet. Die folgende Tabelle enthält Mittelwerte pro 100 g Körpergewicht und 4 Stunden Absorptionsperiode aus einer späteren Arbeit von CORI und CORI[1].

Resorbierte Glucose mg	Verbrannte Glucose mg	Glykogen-bildung in der Leber mg	Glykogen-bildung im übrigen Körper mg	Wieder-gefundener Zucker in %	R. Q.	Calorien-produktion	Blutzucker mg
			Glucose allein				
1065	465	192	263	86,5	0,884	2,98	158
		Glucose + 15 Einheiten Insulin pro 100 g		Körpergewicht			
1128	550	75	392	90,2	0,903	3,15	72

Aus den beiden Versuchsreihen von LESSER und von CORI geht deutlich die Beschleunigung der Zuckerverbrennung unter Insulinwirkung am ganzen Tier hervor. Der auf Grund chemischer Analysen unter Insulin verschwundene Zucker wird in den kurzdauernden Versuchen von LESSER nahezu vollständig als verbrannter Zucker oder als Glykogen wiedergefunden, während in den 4-Stunden-Versuchen von CORI noch durchschnittlich 90% des verschwundenen Zuckers als oxydiert oder als Glykogen wiederbestimmt werden. Ein wichtiger Unterschied zwischen den beiden Versuchsreihen besteht darin, daß LESSER auch eine beschleunigte Glykogenbildung bei Aufarbeitung der ganzen Tiere findet, während CORI nur eine Beschleunigung der Glykogenbildung in der Muskulatur und eine entsprechende Abnahme des Leberglykogens feststellt, so daß im ganzen Körper der Glykogenbestand unverändert ist oder abnimmt. Nach CORI werden bei 24 Stunden hungernden Ratten von 100 Teilen resorbierten Zuckers in 4 Stunden ohne Insulin 44 Teile oxydiert, 18 als Leberglykogen und 25 als Körperglykogen deponiert. Mit Insulin werden 49 Teile oxydiert, 6 Teile als Leberglykogen und 36 als Teile als Körperglykogen gespeichert. Der Unterschied darf, wie LESSER und CORI annehmen, wohl auf die von den beiden Autoren angewandte verschieden große Insulinmenge zurückgeführt werden. Je kleiner die Insulinmenge ist, um so geringer ist, wie CORI[2] nachgewiesen hat, auch die hemmende Wirkung auf die Glykogendeponierung in der Leber (vgl. Tab. S. 613).

Der *physiologische*, nichttoxische *Wirkungsmechanismus des Insulins* ist experimentell dann reproduziert, wenn pankreasexstirpierte Tiere Insulindosen erhalten, welche die Hyperglykämie zur Norm zurückführen oder wenn Hungertiere entweder kleine Insulinmengen allein oder größere Insulinmengen mit Glucose zusammen bekommen, ohne daß hypoglykämische Symptome auf-

---

[1] CORI, C. F. u. G. T. CORI: J. of biol. Chem. **76**, 775 (1928).
[2] CORI, C. F.: J. of biol. Chem. **70**, 579, 581 (1926).

treten. Unter allen diesen Bedingungen werden *Glucoseoxydation und Glykogenbildung durch Insulin beschleunigt.* Daß diese beiden Prozesse in ungleichem Maße beschleunigt werden, hängt nach Cori und Cori davon ab, ob der eine oder andere der beiden Prozesse unter den getroffenen Versuchsbedingungen vor der Hormongabe mehr oder weniger gehemmt war. Im 48 Stunden hungernden Tier ist vorwiegend die Zuckeroxydation erniedrigt und die Glykogenbildung in der Muskulatur hoch; Insulin beschleunigt hier die Zuckeroxydation, während die Muskelglykogenbildung nicht beeinflußt wird. Im 24 Stunden hungernden Tier ist die Geschwindigkeit der Zuckeroxydation hoch und die Glykogenbildung im Muskel relativ langsam; Insulin beschleunigt unter diesen Bedingungen hauptsächlich die Glykogenbildung, während die Oxydation nur geringgradig beschleunigt wird. Eine Glykogenanreicherung in der Leber läßt sich durch Insulin am Normaltier nur erreichen, wenn, wie beim Hungertier, durch die Insulinzufuhr ein Hormondefizit ausgeglichen wird; es dürfen dann aber nur so geringe Insulinmengen gegeben werden, daß das Hormondefizit eben ausgeglichen wird und nicht ein Überschuß an Insulin zur Wirkung kommt (vgl. Insulin und Glykogen S. 611). Im normalen Organismus führt ein Überschuß von Insulin zu Mobilisierung von Leberglykogen, welches der Menge nach dem im übrigen Körper vermehrt verbrannten und zu Glykogen synthetisierten Zucker entspricht. Am pankreasdiabetischen Tier ist die leberglykogenspeichernde Wirkung des Pankreashormons leicht zu reproduzieren, weil hier Überdosierung gut zu vermeiden ist.

Beschleunigung von Zuckeroxydation und Glykogenbildung durch Insulin haben Best, Dale, Hoet und Marks[1] an der eviscerierten und dekapitierten Katze nachgewiesen. Die Leber wird bei der Darstellung des Präparats im Abdomen zurückgelassen, die zuführenden Gefäße aber unterbunden. Burn und Dale[2] zeigten, daß an diesem Tierpräparat, das praktisch einer isolierten Durchströmung von Muskulatur und Haut gleichkommt, der R.Q. stets 1 ist. Mit steigendem Blutzucker steigt beim eviscerierten und dekapitierten Tier die Oxydationsgeschwindigkeit und fällt ab mit sinkender Blutzuckerkonzentration. Insulin steigert die Oxydationsgeschwindigkeit um durchschnittlich 12% und die Geschwindigkeit des Verschwindens infundierten Zuckers um das Mehrfache. Wurde gleichzeitig mit dem Gaswechsel und der aus dem Blut verschwindenden Zuckermenge auch der Zucker und Glykogenbestand in Muskulatur und Leber dieser Tierpräparate verfolgt, so konnten von Dale und seinen Mitarbeitern folgende Kohlehydratbilanzen aufgestellt werden:

Gewicht des Präparates kg	Versuchsdauer	Verschwundener Zucker g	Verbrannter Zucker g	Neugebildetes Muskelglykogen g	Wiedergefundener Zucker %	Insulinmenge Einheiten	Blutzucker %
3,2	2 Std. 30 Min.	5,364	2,97	2,82	108	2×10	0,24—0,13
2,6	3 Std. 30 Min.	5,255	2,595	2,470	96	3×10	0,44—0,51
2,8	4 Std. 10 Min.	4,242	3,079	1,008	96	2×10; 1×5	0,36—0,034

Innerhalb erlaubter Fehlgrenzen konnte also aller unter Insulin verschwundene Zucker zum Teil als verbrannt, zum Teil als Glykogen wiedergefunden werden. Ohne Insulin bleibt der Muskelglykogengehalt unverändert, während mit Insulin 53, 47 und 24% des verschwundenen Zuckers zu Muskelglykogen wird. Mit dieser Daleschen Methodik konnte auch Staub[3] in den

[1] Best, C. H., H. H. Dale, J. P. Hoet u. H. P. Marks: Proc. roy. Soc. Lond. B **100**, 55 (1926).

[2] Burn, J. H. u. H. H. Dale: J. of Physiol. **59**, 175 (1924/25).

[3] Staub, H.: Z. klin. Med. **107**, 645 (1928).

Bilanzversuchen am Kaninchen nach Insulin eine Oxydationsbeschleunigung von 17% bei etwa gleichbleibendem Glykogenbestand der Muskulatur nachweisen. Der Bilanzfehler war in diesen Versuchen größer als derjenige von DALE und Mitarbeitern. Die Leber war bis auf einen kleinen Rest exstirpiert. An diesen Präparaten ist auch gleichzeitig gezeigt, daß *die quergestreifte Muskulatur ein Haupterfolgsorgan der Insulinwirkung ist,* was schon von MANN und MAGATH[1] am leberlosen Tier bewiesen worden war.

Diese drei bedeutsamsten Versuchsreihen von LESSER, DALE und CORI haben übereinstimmend eine Beschleunigung der Zuckeroxydation und Glykogensynthese in der Muskulatur durch Insulin ergeben. In einwandfreier Weise ist dadurch dieser Endeffekt der Insulinwirkung, auf welchen schon die Entdecker des Hormons, BANTING und BEST[2] aus Versuchen am pankreasdiabetischen Tier, und RINGER[3] und NASH[4] aus Versuchen am phlorhizindiabetischen Tier schlossen, bewiesen. Mit Sicherheit haben die Bilanzversuche von LESSER und CORI auch erwiesen, daß am ganzen Tier der Zucker unter mehr oder weniger *physiologischer* Insulinwirkung nicht in eine unbekannte Substanz übergeführt wird. Es kommt unter diesen Bedingungen nicht zur Anhäufung einer noch unbekannten „komplexen" Verbindung oder eines Zuckerabbauprodukts. Insbesondere kommt es, wie zahlreiche Versuche übereinstimmend ergeben haben, nicht zu einer Milchsäurevermehrung weder in den Geweben noch im Blut (MENDEL, ENGEL u. GOLDSCHEIDER[5], CORI[6], BEST u. RIDOUT[7] u. a.). In den Versuchen von CORI bestand in der Regel ein Bilanzdefizit von oxydiertem und als Glykogen gespeichertem Zucker gegenüber dem resorbierten Zucker von ca. 10%. Aber dieses Defizit war mit alleiniger Glucosezufuhr noch etwas größer als mit Insulin und Glucose zusammen, so daß das Hormon nicht für diesen Bilanzfehler verantwortlich gemacht werden kann.

Die *Wärmebildung* wird nach CORI und CORI am intakten Tier durch Insulin in nichttoxischen Dosen entweder überhaupt nicht beeinflußt oder geringgradig erhöht. Die gesteigerte Kohlehydratverbrennung wird durch ein äquikalorisches Zurückdrängen der Fettoxydation ausgeglichen. Sehr wahrscheinlich kommt es im eviscerierten und dekapitierten Tier deshalb zu einer Beschleunigung der Oxydationsgeschwindigkeit, weil infolge weitgehender Ausschaltung der Leberfunktion und Ausschaltung der Hirnzentren die Regulation der Wärmebildung unmöglich ist.

Die physiologische Insulinwirkung, bestehend in Beschleunigung der Zuckeroxydation und Glykogensynthese in den Geweben, ist das genaue Gegenteil der herabgesetzten Zuckerumsatzgeschwindigkeit im pankreasdiabetischen Tier (vgl. S. 585ff.). Damit ist in bezug auf den Endeffekt der Ring in der Erkenntnis des Mechanismus der Hormonwirkung und des Hormonausfalls geschlossen.

Noch durchaus unbekannt ist aber der feinere Mechanismus, der einerseits zu der gesteigerten Umsatzgeschwindigkeit der Kohlehydrate nach Insulin und andererseits zu der herabgesetzten Umsatzgeschwindigkeit nach Hormonausfall führt. Der oft versuchte Nachweis einer unter Insulinwirkung gebildeten besonders reaktiven Zuckerform ist als gescheitert zu betrachten. Es hat sich bis jetzt auch nicht nachweisen lassen, daß das Hormon in eine bestimmte

[1] MANN, F. C. u. T. B. MAGATH: Amer. J. Physiol. **65**, 403 (1923).
[2] BANTING, F. G. u. C. H. BEST: J. Labor. a. clin. Med. **7**, 251, 464 (1922).
[3] RINGER, M.: J. of biol. Chem. **58**, 483 (1923).
[4] NASH, T. P.: J. of biol. Chem. **66**, 869 (1925).
[5] MENDEL, B., W. ENGEL u. J. GOLDSCHEIDER: Klin. Wschr. **1925**, 804.
[6] CORI, C. F.: J. of biol. Chem. **63**, 253 (1925).
[7] BEST, C. H. u. J. H. RIDOUT: J. of biol. Chem. **63**, 197 (1925).

Phase des oxydativen Kohlehydratabbaues eingreift. Oxydation und Glykogenbildung nach Dioxyacetonzufuhr werden durch Insulin wohl quantitativ verschieden, aber qualitativ in gleicher Weise wie nach Glucosegaben beeinflußt
(Cori u. Cori[1]). Es ist noch eine umstrittene Frage, ob die Triose Dioxyaceton
vom Organismus erst nach Synthese zu Glucose oxydiert und zu Glykogen
polymerisiert oder ob sie als obligates Zwischenprodukt im Kohlehydratabbau
direkt sowohl im normalen wie im diabetischen Organismus verwertet wird.
Im letzteren Fall müßte Insulin, da es ja den Umsatz der Triose beschleunigt,
auf der 3-Kohlenstoff-Stufe des Kohlehydratabbaues eingreifen. Als typisches
Produkt der Glykolyse ist jetzt das Methylglyoxal durch Neuberg und Kobel[2]
sichergestellt. Ob das Insulin den weiteren oxydativen Abbau von Methylglyoxal beeinflußt, ist nicht bekannt. Auf jeden Fall ist daran festzuhalten,
daß das Pankreashormon ausschließlich den oxydativen Kohlehydratabbau und
die Glykogensynthese acceleriert und auf die anaerobe Glykolyse direkt in vitro
ohne Einfluß ist. Insulin fördert deshalb auch, wie aus einigen Befunden von
Takane[3] an Leberschnitten hervorgeht, die Synthese von Kohlehydrat aus
zugesetzter Milchsäure.

Es ist ferner die Theorie aufgestellt worden, daß Insulin aktivierend auf
Fermente des Zuckerabbaues wirke (Virtanen[4], Brugsch u. Horsters[5]) oder
daß, nach Lesser[6] noch allgemeiner gefaßt, das Pankreashormon irgendwie
den Fermentkomplex des Kohlehydratumsatzes im Muskel beherrscht. Dazu
ist aber zu bemerken, daß nach Meyerhof[7] Insulin die Geschwindigkeit der
Kohlehydratspaltung durch das milchsäurebildende Ferment aus Muskulatur
nicht beeinflußt.

Eine gewisse Berechtigung hat zur Zeit die Theorie, daß Insulin die Zellfunktion irgendwie verändert, so daß der Zucker mit größerer Geschwindigkeit
an die Umsatzstätte gelangt oder an dem Verbrauchsort vermehrt fixiert wird.
Diese Annahme stützt sich auf folgende Befunde: Zuerst wurde von Wiechmann[8] gefunden, daß beim menschlichen Diabetes unter dem Einfluß des Insulins
der Zuckergehalt der Erythrocyten zunahm und daraus auf einen die Zell-
permeabilität steigernden Einfluß des Insulins geschlossen. Während Wiechmann diesen Insulineffekt nur in vivo nachweisen konnte, gelang es Loewi[9]
und seinen Mitarbeitern, eine Zeitlang diesen Effekt auch in vitro nachzuahmen;
doch scheinen diese in vitro-Resultate in letzter Zeit nicht mehr reproduzierbar
zu sein. Nach Cuenca[10] (im Lesserschen Laboratorium) tritt bei der Maus
Zucker schneller in den Muskel ein, wenn Insulin gegeben wird. Als Erklärung
wird angegeben, daß vielleicht die Zahl der offenen Capillaren im Muskel
nach Insulin größer sei. Dieses Ergebnis war nur in vivo, nicht an der
herausgeschnittenen Muskulatur zu erhalten (vgl. auch die Versuche von
Staub S. 639). Nach Pollak[11] wird der Zuckerabfluß bei Einbringen von isotonischer zuckerhaltiger Ringerlösung in die Peritonealhöhle von Kaninchen
beschleunigt. Auch aus der stärkeren Abnahme des Zuckers im venösen Blutplasma gegenüber dem arteriellen Plasmazucker nach Insulin ist auf gesteigerte

[1] Cori u. Cori: Zitiert auf S. 651.
[2] Neuberg, C. u. M. Kobel: Biochem. Z. 207, 232 (1929).
[3] Takane, R.: Biochem. Z. 171, 403 (1926).
[4] Virtanen, A. J.: Ber. dtsch. chem. Ges. 58, 696 (1925).
[5] Brugsch, T. u. H. Horsters: Biochem. Z. 155, 459 (1925).
[6] Lesser, E. J.: Ref. in Verh. dtsch. pharmak. Ges. 1927 — Arch. f. exper. Path. 128, 33.
[7] Meyerhof, O.: Biochem. Z. 183, 181 (1927).
[8] Wiechmann, E.: Z. exper. Med. 41, 462 (1924).
[9] Loewi, O.: Klin. Wschr. 1929, 391.   [10] Cuenca, S. B.: Biochem. Z. 190, 1 (1927).
[11] Pollak. E.: Arch. f. exper. Path. 125, 102 (1927).

Zuckerpermeabilität der Capillarendothelien geschlossen worden (WIECHMANN[1]). Damit aber diese Theorie des Wirkungsmechanismus des Insulins an Wahrscheinlichkeit gewinnt, muß nachgewiesen werden, daß die Vorgänge von vermehrter Adsorption von Zucker an Zellgrenzflächen oder beschleunigtem Eindringen von Zucker in Zellen den Endeffekt der Hormonwirkung, Beschleunigung von Zuckerverbrennung und Glykogenansatz, veranlassen. Ferner kann nach dieser Theorie eine Insulinwirkung nur an intakten Zellen möglich sein. Daß an Leberbrei von NEUBERG, GOTTSCHALK und STRAUSS und an zerkleinerter Muskulatur von AHLGREN und BRAHME bei Gegenwart von Zucker Insulinwirkung erhalten wurde, spricht nicht unbedingt gegen die letzterwähnte Voraussetzung, denn in diesen zerkleinerten Organmassen waren doch wohl noch genügend intakte Zellen vorhanden.

Der Hauptangriffsort der Insulinwirkung in quantitativer Hinsicht ist die Muskulatur. Daneben wird Insulin in allen übrigen Zellen qualitativ gleiche Wirkungen entfalten wie in der Muskelzelle; zu dieser Annahme ist man nach den bisher vorliegenden Befunden an verschiedenen Organen berechtigt. *Die Wirkung des Insulins auf die Leber ist, soweit es sich nicht um den Eigenstoffwechsel der Leberzelle handelt, eine sekundäre.* Die Leber ist das Erfolgsorgan der hormonalen oder nervösen Regulationsmechanismen, welche durch ein Minus oder ein Plus von Insulinwirkung in der Muskulatur ausgelöst werden. Auf diesem Wege gewinnt das Pankreashormon sekundären Einfluß auf den Umsatz von Eiweiß und Fett.

---

[1] WIECHMANN, E.: Dtsch. Arch. klin. Med. **150**, 186 (1926).

Correlationen der Hormonorgane untereinander.

Von

H. Zondek und **Gertrud Koehler**
Berlin.

Mit 3 Abbildungen.

Zusammenfassende Darstellungen.

Aschner, B.: Die Blutdrüsenerkrankungen des Weibes. Wiesbaden: J. F. Bergmann 1918. — Bauer, J.: Innere Sekretion. Berlin u. Wien: Julius Springer 1927. — Biedl, A.: Innere Sekretion. Berlin u. Wien: Urban & Schwarzenberg 1913 u. 1916. — Blum: Studien über Epithelkörperchen. Jena: G. Fischer 1925. — Bittorf: Die Pathologie der Nebennieren u. des Morb. Addisonii. Jena: G. Fischer 1908. — Bayer, G., u. R. v. d. Velden: Klinisches Lehrbuch der Inkretologie u. Inkretotherapie. Leipzig: G. Thieme 1927. — Falta, W.: Die Erkrankungen der Blutdrüsen. Wien u. Berlin 1928. — Frankl-Hochwart: Die Tetanie. 2. Aufl. Wien 1907. — Fellner: Die Beziehungen innerer Krankheiten zu Schwangerschaft, Geburt u. Wochenbett. Leipzig-Wien: F. Deuticke 1903. — Gutzeit: Ein Teratom der Zirbeldrüse. Dissert. Königsberg 1896. — Halban-Seitz: Biol. u. Path. des Weibes 1. Berlin-Wien 1924. — Hart: Lehre vom Status thymico-lymphaticus. München: J. F. Bergmann 1923 — Handb. der inneren Sekretion. Herausgeg. von M. Hirsch. Leipzig: Kabitsch 1926 — Handb. der speziellen path. Anatomie u. Histologie 8. Herausgeg. von F. Henke u. O. Lubarsch. Berlin: Julius Springer 1926 — Handb. der Neurologie 4. Herausgeg. von M. Lewandowsky. Berlin: Julius Springer 1913. — Noorden, C. v., u. S. Isaac: Die Zuckerkrankheit und ihre Behandlung. Berlin: Julius Springer 1927. — Seitz: Innere Sekretion u. Schwangerschaft. — H. Zondek: Die Krankheiten der endokrinen Drüsen. 2. Aufl. Berlin: Julius Springer 1926.

I. Allgemeiner Teil.

Zu den gesicherten Tatsachen in der Lehre der inneren Sekretion gehört die der funktionellen Zusammengehörigkeit der einzelnen Drüsen des gesamten hormonalen Systems. Es ist kein Zweifel, daß diese Erkenntnis die Grundlage für das Verständnis zahlreicher experimenteller wie klinischer Tatsachen geworden ist. Hat sich doch namentlich in der klinischen Pathologie immer mehr gezeigt, wie sehr die Erkrankung einer Drüse diejenige einer oder mehrerer anderer im Gefolge hat. Als besonders instruktiv können diejenigen klinischen Bilder angesehen werden, bei denen nebeneinander oder in kurzen zeitlichen Intervallen nacheinander eine große Reihe endokriner Drüsen erkranken, so daß es zu einem charakteristischen Krankheitsbild kommt, das Claude und Gougerot als insuffisance pluriglandulaire endocrinienne, Falta als multiple Blutdrüsensklerose und Wiesel als Bindegewebsdiathese bezeichnet haben. In der Regel sind bei dieser Erkrankung Schilddrüse, Hypophyse, Keimdrüsen und Nebennieren, gelegentlich auch Pankreas-Inselapparat sowie Epithelkörperchen erkrankt. Es muß indes hervorgehoben werden, daß man neuerdings ohne Zweifel in der Aufstellung pluriglandulär bedingter Krankheitsbilder erheblich zu weit gegangen ist. Die überwiegende Mehrzahl der als endokrin bedingt anzusprechenden Phänomene geht auf die Affektion einer Drüse zurück, wobei sekundär unter Umständen das eine oder das andere Inkretorgan mit ergriffen wird.

Es ist versucht worden, die Beziehungen der einzelnen endokrinen Drüsen zueinander näher zu analysieren, indem man Gruppen gegenüberstellte, die einander fördern bzw. hemmen sollten. FALTA, EPPINGER, HESS und RUDINGER stellten ein inzwischen bekannt gewordenes Schema auf, das später von ASCHNER ergänzt wurde, und das ich im folgenden wiedergebe (Abb. 129). Nachstehendes Schema will besagen, daß die durch Minuszeichen verbundenen Gruppen sich gegenseitig hemmen, die durch das Pluszeichen verbundenen einander fördern. Ist z. B. die Funktion der Schilddrüse herabgesetzt oder aufgehoben, so kommt es infolge Fortfalls von Hemmungen zu einem relativen oder auch absoluten Übergewicht der Funktion des Pankreas-Inselapparates. Da von diesem die Assimilationsgröße für Kohlehydrate abhängig ist, ist beim thyreopriven Tier und auch beim myxödematösen, d. h. mit Schilddrüseninsuffizienz behafteten Menschen die Zuckertoleranz abnorm gesteigert. Ein anderes Beispiel: Nach Entfernung des Pankreas kommt es wieder infolge Fortfalls von Hemmungen zu einem relativen Überwiegen der Funktion des chromaffinen Systems, d. h. zu einer vermehrten Adrenalinwirkung. Das Adrenalin, das klassische Reizmittel für den Sympathicus, wirkt bei subcutaner Applikation von 0,01—1 mg mobilisierend auf den Glykogenbestand der Leber, steigert den Blutzuckergehalt und führt so zur Glykosurie (BLUM).

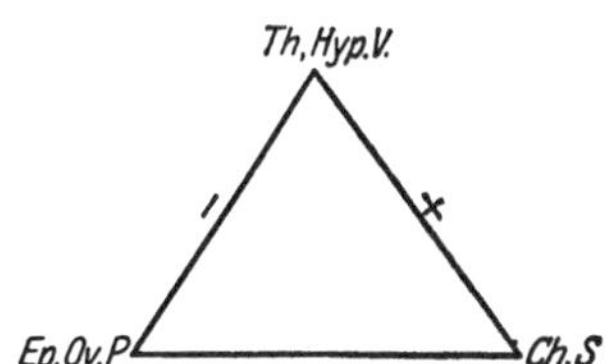

Abb. 129. *Th.* = Thyreoidea; *Hyp. V.* = Hypophysenvorderlappen; *Ep.* = Epithelkörperchen; *Ov.* = Ovarium; *P* = Pankreas; *Ch. S* = Chromaff. System.

So müßte es nach Entfernung des Pankreas zur Glykosurie kommen, was tatsächlich der Fall ist. Ein anderes sinnfälliges Zeichen gesteigerter Adrenalinwirkung beim pankreaslosen Tier ist das Auftreten von Mydriasis nach Adrenalineinträufelung ins Auge infolge erhöhter Erregung der Sympathicusendigungen im M. dilatator iridis (O. LOEWY). Ebenso läßt sich die Vorstellung der gegenseitigen Hemmung von Pankreas-Inselapparat und chromaffinem System begründen, wenn wir von Störungen der letzteren ausgehen. Beim Morbus Addisonii, bei dem die Funktion des chromaffinen Gewebes stark beeinträchtigt ist, konnte FALTA eine Erhöhung der Assimilationsgrenze für Kohlehydrate nachweisen, was er als Funktionssteigerung des Inselapparates, zustande gekommen auf Grund des Wegfalls der physiologischen Hemmungen von seiten der Nebenniere, auffaßte.

Es ist begreiflich, daß der Fortfall z. B. des Pankreas-Inselapparates zwar ein relatives, nicht aber ein absolutes Überwiegen der Funktion des Nebennierenmarkes zur Folge hat. Darum scheint es uns nicht verwunderlich, wenn GLEY mitteilt, daß die Nebennieren pankreasloser Hunde nicht mehr Adrenalin als die der Kontrolltiere enthalten, und daß nach BAYER auch histologisch keine vermehrte Zelltätigkeit zu erkennen sei. Allerdings müßte man erwarten, daß nach Pankreasentfernung eine dauernde Mydriasis eintritt, was indes nicht der Fall ist. Im übrigen ließe sich die Zahl der Beispiele vermehren, die gegen die Annahme sprechen, daß sich die Art der gegenseitigen Beziehungen der einzelnen endokrinen Drüsen stets nach obigem Schema gestalte. Die klinischen Bilder, die auf Funktionsstörung der einen oder anderen Drüsen bezogen werden, können vielfach auch nicht als Stütze des Systems herangezogen werden. Dies leuchtet schon deshalb ein, weil wir niemals wissen, ob bei Erkrankung des einen Organes sein korrelatives nicht deshalb die physiologische Funktionsänderung vermissen läßt, weil es ebenfalls organisch verändert ist. Vor allem aber ist es, wie wir glauben, irrig anzunehmen, daß der gesteigerte Funktionszustand einer Hormondrüse denjenigen ihres Correlationsorganes nicht auch, und zwar ebenfalls im Sinne der Funktionssteigerung, beeinflußt. Das gleiche gilt natürlich auch vom Zustand der Funktionsverminderung. Ist auf diese Weise wieder ein Gleichgewichtszustand — wenn auch auf einem höheren Niveau — geschaffen, so bleibt der erwartete pathologische Effekt aus. Aus alledem erhellt, daß wir uns hüten müssen, die sicher vorhandenen, ohne Zweifel aber nach Art und Richtung sehr komplizierten Wechselbeziehungen der einzelnen Hormondrüsen im Sinne eines starren Schematismus analysieren zu wollen.

Während wir von einzelnen Drüsen, wie unten zu erörtern sein wird, sowohl über die Tatsache als über die Art ihrer gegenseitigen Beziehungen relativ gut unterrichtet sind, sind wir bei den meisten anderen auf mehr oder weniger unzureichende experimentelle und klinische Hinweise angewiesen. Wir haben hier nach vieler Richtung ein Gebiet z. T. hemmungsloser Spekulation seitens mancher Untersucher vor uns, und es ist wichtig, die Literatur in dieser Beziehung von allem Scheinwissen zu säubern. Wollen wir uns nun über den Mechanismus der gegenseitigen Beeinflussung des hormonalen Drüsensystems Vorstellungen machen, so kann folgendes gesagt werden:

Eines der biologischen Grundgesetze, das schon im Leben der Zelle von fundamentaler Wichtigkeit ist, ist durch das Bestreben der Natur gekennzeichnet, alle antagonistisch wirkenden Elemente im Gleichgewicht zu halten. Dies kommt z. B. schon in der Anlage der Ionenkonzentration an der Zelloberfläche zur Geltung. Es sei hier vor allem der Löbschen Versuche gedacht, die zeigen, daß Fundoluseier sich nur dann in normaler Weise entwickeln, wenn der Ionengehalt der Nährflüssigkeit ein bestimmtes Niveau hat, wobei es nur darauf ankommt, daß die antagonistisch wirkenden Ionen sich einander die Waage halten. Zu gleichen Resultaten führten die Untersuchungen von S. G. Zondek, der zeigte, daß das Froschherz in reinem Wasser immer noch besser existieren könnte als in physiologischer NaCl-Lösung, d. h. in einer Nährlösung, in der das Natrium allein, nicht aber sein Antagonist vorhanden sei. *Ich glaube, daß dieses Grundprinzip von der für das Leben notwendigen Nivellierung der Gegensätze auch auf das Correlationsverhältnis der endokrinen Drüsen zutrifft,* zumal ja diese insofern zum Ionengleichgewicht der Zellen in Beziehung stehen, als letzteres von den vegetativen Nerven aus reguliert zu werden scheint (S. G. Zondek). Befindet sich, um ein spezielles Beispiel zu gebrauchen, der Sympathicus in gesteigertem Erregbarkeitszustand, so hat der Körper immer das Bestreben, dies durch möglichste Steigerung des Vagustonus zu kompensieren. So erklärt sich z. B. die verschiedene Reaktionsweise verschiedener Menschen auf Adrenalinzufuhr, wobei allerdings auch — das sei nebenbei bemerkt — die Resorptionsverhältnisse eine Rolle spielen. Als Beleg für die Richtigkeit dieser Anschauung können in gewissem Sinne die Ergebnisse der von H. Zondek und Petow unternommenen Versuche angegeben werden, die sich auf die Feststellung beziehen, in welchem Sinne der Calcium-Kaliumspiegel des Blutes durch Sympathicus- bzw. Vagusreizmittel beeinflußt wird. Dabei ergab sich, daß sowohl nach Adrenalin- als Pilocarpinzufuhr in der Regel ein Ansteigen des Calcium- und Absinken des Kaliumspiegels erfolgt. Diese Befunde wären kaum erklärlich, wenn man Vagus und Sympathicus unter allen Umständen als Antagonisten auffassen wollte; sie werden jedoch verständlich, wenn man sie wenigstens bis zum gewissen Grade als Synergisten ansieht. Ähnliche Ergebnisse sind auch von Dresel mitgeteilt worden. *Die Stärke der Reaktion geht proportional dem Niveauunterschied, der bei äußerstem Bestreben des Körpers, der Sympathicusreizung durch Vagustonisierung zu begegnen, doch noch bestehen bleibt.* Das Entsprechende gilt natürlich für die Vagusreizung sowie für die Lähmung der beiden Systeme. Um das Gesagte zu veranschaulichen, verweise ich auf nebenstehendes Schema (Abb. 130). Die gleichen Vorgänge und Tendenzen zeigen sich auch innerhalb des Hormondrüsensystems. Auch hier bestimmt meines Erachtens das Gleichgewichtsbestreben, wie es oben analysiert wurde, den Charakter der gegenseitigen Beziehungen, und wenn wir z. B. bei Zuständen von Überfunktion der Schilddrüse eine in der Mehrzahl der Fälle sogar sichtbare Vergrößerung des Thymus feststellen, so wird man am ehesten darin eine Abwehrmaßregel von seiten des mit Sympathicusreizstoffen überschwemmten Organismus erblicken müssen.

Eine andere zur Thyreoidea antagonistisch gerichtete Drüse ist, wie aus dem FALTAschen Schema hervorgeht, der Pankreas-Inselapparat, der, wie es scheint, bei Zuständen von Schilddrüsenüberfunktion sogleich zu kompensatorischer Funktionssteigerung strebt. Auch hier wird natürlich nicht immer ein völliger Ausgleich hergestellt, wohl aber in manchen Fällen, und darum treten, wie unten zu erörtern sein wird, die Symptome, die wir bei relativem Darniederliegen der Funktion des Pankreas-Inselapparates zu sehen gewohnt sind, nur bei einer gewissen Zahl von Fällen in Erscheinung, womit sich z. B. erklärt, daß nicht alle Fälle von Morb. Basedowii mit alimentärer Glykosurie einhergehen. Auf Grund dieser Vorstellungen müßte man erwarten, daß bei Reizung oder Lähmung einer Hormondrüse auch die antagonistisch gerichtete im gleichen Sinne beeinflußt wird und entsprechende klinische Erscheinungen hervorruft. In der Tat konnten wir auch nach *Darreichung* von *Pankreastabletten* (deren biologische Wirksamkeit groß war) bei basedowischen Individuen eine rapide Verschlechterung der subjektiven und objektiven Erscheinungen beobachteten, wie sie ausgesprochener auch nach Zufuhr von Thyreoidin

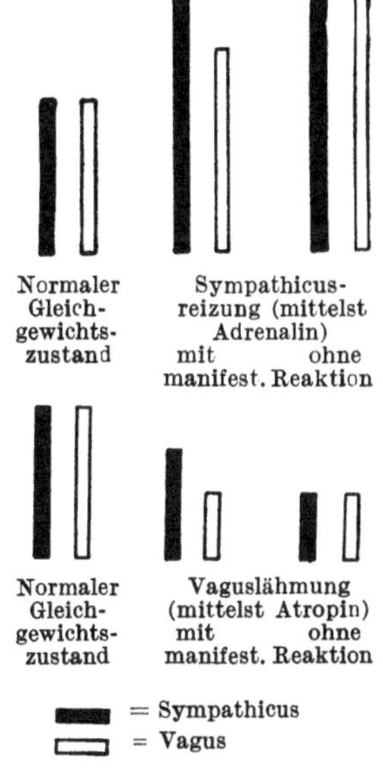

Abb. 130. Schema der Vagus-Sympathicuscorrelationen.

nicht sein konnten. In dem gleichen Sinne ist auch die Tatsache zu bewerten, daß man die Tachykardie Basedowkranker häufig allein unter Gebrauch von Atropin, das bekanntlich den Vagustonus herabsetzt, sich bessern sieht (gleichzeitiges Herabgehen der Sympathicuserregbarkeit). Ist ein neuer Gleichgewichtszustand, wenn auch auf einem veränderten Niveau, wiederhergestellt, so treten alle abnormen klinischen Erscheinungen zurück. Wird z. B. bei einem Hunde, bei dem nach partieller Pankreasexstirpation Glykosurie auftritt, auch die Schilddrüse entfernt, so verschwindet die Zuckerausscheidung wieder und der erhöhte Blutzuckergehalt senkt sich zur Norm (FRIEDMANN und GOTTESMANN).

Es ist bisher dargelegt worden, daß innerhalb des hormonalen Drüsenapparates sich einzelne Drüsen oder Drüsengruppen im Sinne gegenseitiger Förderung oder Hemmung gegenüberstehen. Es fragt sich, ob wir uns über die diesen Beziehungen zugrunde liegenden Vorgänge irgendwelche Vorstellungen machen können. An der Tatsache, daß zwischen einzelnen Hormondrüsen direkte Abhängigkeiten in dem Sinne bestehen, daß das Produkt der einen den Sekretionsgrad einer oder mehrerer anderer Drüsen anregt oder hemmt, ist, wie hervorgehoben wird, nicht zu zweifeln (z. B. hemmt Thyreoidin sowie Adrenalin in manchen Fällen die Sekretion des Pankreas-Inselapparates). Wir haben es hier mit einer relativ groben *interhormonalen Regulation* zu tun, die der oben angegebenen, sich vom Zentralnervensystem auf die Inkretorgane erstreckenden (s. Regulationsschema Abb. 131) an die Seite zu stellen ist. Neben dieser groben Regulation muß unseres Erachtens jedoch noch ein feinerer, an der Peripherie spielender Vorgang berücksichtigt werden. Man wird sich den Vorgang folgendermaßen denken müssen: Nehmen wir an, daß bei dem Basedowiker wie alle Zellen so auch die Leberzellen mit Schilddrüsenprodukten überschwemmt werden, so sucht der Organismus dem durch eine Änderung der kolloiden Struktur der Zellmembran vielleicht durch eine veränderte Calciumkonzentration hierselbst oder eine andersartige Ionenverschiebung zu begegnen. Die Zellmembran wird so, da bestimmte Mengen disponiblen Calciums durch Thyroxin gebunden sind, relativ calciumarm und damit, wenn zwischen fortschreitender Thyroxinüberschwemmung und Calciumnachschub ein Mißverhältnis entsteht, ein für das an der Leberzelle physiologisch angreifende Hormon (z. B. das Insulin) unphysiologisches Milieu.

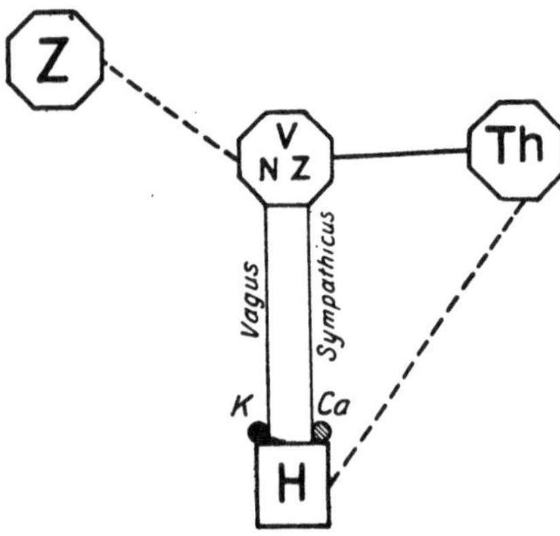

Abb. 131. Schema des hormonalen Regulationssystems. Z = Zentralnervensystem; VNZ = vegetatives Nervensystem; Th = Thyreoidea; H = Herzzelle; K = Kaliumion; Ca = Calciumion. (Nach H. Zondek.)

Das Insulin gelangt nun nicht zu seiner vollen Wirksamkeit, entweder weil es eben nur in einem Calciummilieu bestimmten Grades aktiviert wird oder durch die geringe an der Zelloberfläche disponible Calciummenge gehemmt wird. In beiden Fällen ist die Insulinwirkung herabgesetzt, wir sprechen von Hemmung derselben, es kommt bei dem betreffenden Basedowiker zu alimentärer Glykosurie, und zwar dann, wenn, wie erwähnt, zwischen Thyroxinüberschüttung und Calciumnachschub ein Mißverhältnis besteht. Ähnliches käme etwa für die Hemmung der Adrenalinhyperglykämie durch Pituitrin in Betracht. Ich möchte betonen, daß uns eine irgendwie genaue Kenntnis der an der Zelle vor sich gehenden Abwehrvorgänge durchaus fehlt. Die supponierte Änderung der Calciumionenkonzentration ist nur als Paradigma bedacht. Soviel möchte ich indes sagen: *Die Hormone fördern oder hemmen sich zunächst insofern, als sie auf andere Düsen, sowohl im Sinne der Produktionsanregung oder Hemmung wirken können. Es kommt hinzu, daß sie im verschiedenartigen Milieu wirksam werden und sich gegebenenfalls die Bedingungen und Möglichkeiten für ihre Wirksamkeit einander nehmen oder beeinträchtigen.* Diese am Erfolgsorgan sich abspielende gegenseitige Hemmung und Förderung der Inkrete muß neben den interglandulär vor sich gehenden Einflüssen als wichtig für die Art der Auswirkung der Hormone angenommen werden.

So, denke ich, können wir uns auch eine Vorstellung darüber machen, warum die Erkrankung einer endokrinen Drüse Funktionsanomalien im Bereiche einer oder mehrerer anderer zur Folge hat, klinisch ausgedrückt, warum die meisten endokrinen Krankheitsbilder unter dem Bilde pluriglandulärer Ausfallserscheinungen verlaufen. Die Organe sind deshalb voneinander abhängig, weil sie, wie das gesamte endokrine Drüsensystem, den gleichen Regulationsmechanismus besitzen, und weil, wenn der Organismus gezwungen ist, die Hyper- oder Hypofunktion einer Hormondrüse mittels der schon erwähnten Änderung der physikalisch-chemischen Struktur der Zellen des Erfolgsorganes zu kompensieren, diese Zellen nun ein gegenüber anderen Hormonen unphysiologisches Milieu repräsentieren. So kommt es denn dazu, daß es nicht allein von seiten der primär erkrankten Drüse zu Funktionsanomalien kommt, sondern auch von seiten aller derjenigen, deren Hormone das gleiche Erfolgsorgan zu versorgen haben.

Zweifellos handelt es sich in praxi um ein äußerst kompliziertes und verwickeltes Ineinandergreifen der verschiedensten Korrelationen, das wir zwar zur Zeit noch gar nicht übersehen, von dem wir uns nach dem Gesagten aber doch in seinen Grundrissen gewisse Vorstellungen machen können.

Es ist oben auf die Tatsache und Bedeutung der Zweiphasenwirkung der Hormone hingewiesen worden. Die zweite den Blutdruck senkende Phase des Adrenalins ist für die Aufrechterhaltung des normalen Gefäßtonus ebenso wichtig wie die blutdrucksteigernde erste Wirkungsphase der Substanz. Die Hormone sind somit in gewissem Sinne ihre eigenen Antagonisten. Liest man unter Vernachlässigung der feinen Ausschläge die im groben Versuch auftretenden Wirkungen der Hormone ab — namentlich nach Zufuhr relativ großer Quantitäten —, so ist zunächst ein Antagonismus zwischen verschiedenen einzelnen Inkreten bzw. Inkretgruppen auffällig (Hyperglykämie nach Adrenalinzufuhr — Hypoglykämie nach Darreichung von Insulin u. a.). Ist dieser Antagonismus indes ein reeller oder nur scheinbarer? Bei Verwendung kleinster Quanten bzw. bei Kombination von Hormon und Elektrolyt in bestimmtem Maße lösen sich die bisher angenommenen Antagonismen auf und statt dessen werden die unter gewöhnlichen Bedingungen gegensätzlich wirkenden Substanzen zu Synergisten. So wirken nach H. ZONDEK und BERNHARD auch Thymus und Thyreoideasubstanzen unter Umständen gleichsinnig auf die Diurese und Körpertemperatur, und zwar im Sinne einer Steigerung derselben, unter Umständen aber als Antagonisten, namentlich was Anregung bzw. Herabsetzung des Grundumsatzes betrifft. Nach SIEGEL wirkt das Adrenalin in niedrigster Konzentration wie das Insulin glykogenfixierend in der Leber, bei höherer Konzentration dagegen antagonistisch, nämlich glykogenverzuckernd infolge Reizung der Sympathicusendigungen in der Leber. Wir sind gewohnt, in Antagonismen zu denken und Lebenserscheinungen und Lebensäußerungen unter dem Gesichtspunkt polarer Schwankungen zu betrachten. Damit ist nicht gesagt, daß auch die Körper, von denen die gegensätzlich wirkenden Impulse der Zelltätigkeit ausgehen, an und für sich Antagonisten sind. Soweit die Hormone in Betracht kommen, scheint mir dies nicht erwiesen zu sein. Insulin senkt bekanntlich in großen Mengen den Blutzucker, bei Verabreichung kleinster Quantitäten und bei bestimmter Elektrolytkombination steigert es ihn. Vom Adrenalin gilt das Umgekehrte. Für andere Inkretstoffe ließe sich wahrscheinlich Entsprechendes beweisen. Der Antagonismus der Hormone scheint uns kein den Körpern an sich eigentümlicher zu sein, vielmehr erst jeweils aufzutreten, wenn die Substanz zu einem bestimmten, an sich veränderlichen Zellmilieu in Beziehung tritt. So ist der Organismus in seinen lebenswichtigen Funktionen in doppelter Weise gesichert. Mehrere Hormone können ähnliche oder gleiche Wirkungen auslösen. Es sind hierfür nur jeweils verschiedene Quanten bzw. verschiedene Elektrolytbindungen der einzelnen Inkrete notwendig, oder andere uns bisher noch unbekannte Regulationsvorrichtungen.

II. Spezieller Teil.

Schilddrüse und Hypophyse.

Die dominierende Stellung der Schilddrüse innerhalb des inkretorischen Systems äußert sich nicht zuletzt in ihren wechselseitigen Wirkungen zu den übrigen endokrinen Drüsen. Besonders deutlich treten diese Wechselbeziehungen gegenüber der Hypophyse hervor. Schon in phylogenetischer Hinsicht zeigen Hypophyse und Schilddrüse große Ähnlichkeit, da sie beide ursprünglich Drüsen mit äußerer Sekretion waren. Auch in ihrem anatomischen Bau findet sich weitgehende Übereinstimmung und ihre physiologischen Wirkungen liegen im ganzen in der gleichen Richtung, indem beide das Wachstum und die vegetativen Vorgänge, namentlich im wachsenden Organismus, maßgeblich beeinflussen. Der enge Konnex, der auf diese Weise zwischen beiden Drüsen besteht, erklärt zum Teil die mannigfachen Wechselbeziehungen, die durch Tierexperiment und klinische Beobachtung sichergestellt sind.

Zahlreich sind die Arbeiten über Veränderungen der Hypophyse nach Schilddrüsenexstirpation oder bei Schädigungen der Thyreoidea. Die ersten Versuche stammen aus dem Jahre 1882 von Rogowitsch[1], der an thyreoidektomierten Hunden und Kaninchen die Beobachtung machte, daß bereits 1 bis 2 Wochen nach erfolgter Schilddrüsenexstirpation die protoplasmatische Substanz der Hypophyse zunahm unter gleichzeitiger Vakuolenbildung und Auftreten von gekörnten Zellen. Diese Veränderungen deutete Rogowitsch[1] als eine Funktionssteigerung der Hypophyse. Die in den nächsten Jahren von anderen Autoren nach dieser Richtung hin durchgeführten Untersuchungen führten zu ähnlichen Ergebnissen. Gley[2], Tizzoni und Centanni[3], Hofmeister[4], Horsley[5], Leonhardt[6], Guerrini[7], Hagenbach[8], Lucien und Parisot[9], Cimorani[10], Viguier[11], Degener[12], Stieda[13] u. a. stellten nach Schilddrüsenexstirpation Gewichtszunahme und Vergrößerung der Hypophyse fest, die sich vorzugsweise auf eine Hypertrophie der drüsigen Anteile des Hirnanhangs beschränkt. Histologisch findet sich im Hypophysenvorderlappen eine Vermehrung der Hauptzellen bei nur geringer Zunahme der eosinophilen Zellen. Im Hinterlappen hingegen konnten keine Veränderungen nachgewiesen werden. Dagegen fand Biedl[14] bei Hunden eine Vergrößerung des Mittellappens mit einer Vermehrung des Sekretes und scharfer Abgrenzung des Zwischenlappens gegenüber dem Vorder- und Hinterlappen. Livingston[15] kam zu den gleichen Ergebnissen. Er konnte außerdem die Beobachtung machen, daß sich die Veränderungen an der Hypophyse, speziell am Zwischenlappen, nicht zeigten, wenn man den thyreoektomierten Tieren Schilddrüsensubstanz zu fressen gab. Die meisten der genannten Autoren vertreten die Ansicht, daß die sich durch Volumenzunahme der Hypophyse ausdrückende Funktionssteigerung als Zeichen eines kompensatorischen oder vikariierenden Vorganges für den Ausfall der Schilddrüse aufzufassen sei.

Trautmann[16], der bei thyreoektomierten Ziegen hochgradige Veränderungen vorwiegend degenerativer Natur nicht nur im Bereiche des drüsigen Vorderlappens, sondern auch des Zwischenlappens und des Hirnanteiles gefunden

---

[1] Rogowitsch: Beitr. path. Anat. **4**, 455 (1889).
[2] Gley: C. r. Soc. Biol. Paris **43**, 841 (1891).
[3] Tizzoni u. Centanni: Arch. ital. de Biol. (Pisa) **17** (1891).
[4] Hofmeister: Bruns' Beitr. **11** (1894).
[5] Horsley: Internat. Beitr. wiss. Med. **1891**, Nr 1, 367.
[6] Leonhardt: Virchows Arch. **149**, 341 (1897).
[7] Guerrini: Riv. Pat. nerv. **1914**.
[8] Hagenbach: Mitt. Grenzgeb. Med. u. Chir. **107**, H. 2.
[9] Lucien u. Parisot: C. r. Soc. Biol. Paris **65**, 771 (1908).
[10] Cimorani: Arch. ital. de Biol. (Pisa) **48** (1907).
[11] Viguier: Thèse en méd. Alger 1911.
[12] Degener: Quart. J. exper. Physiol. **1913**, 111.
[13] Stieda: Beitr. path. Anat. **7**, 535 (1890).
[14] Biedl: Innere Sekretion. Berlin u. Wien 1913 u. 1916.
[15] Livingston, A. E.: Proc. Soc. exper. Biol. a. Med. **11** (1914).
[16] Trautmann: Frankf. Z. Path. **18**, 161 (1916).

hat, glaubt, daß die Wechselerkrankungen zwischen Thyreoidea und Hypophyse in ihrer Bedeutung weit überschätzt werden, und daß von einem vikariierenden Einsetzen der Hypophyse für die exstirpierte Schilddrüse nicht die Rede sein kann. Der Auffassung TRAUTMANNs, daß die Volumenzunahme der Hypophyse nicht als ein kompensatorischer Prozeß zu deuten sei, schließen sich HUNTER und SIMPSON[1] an, da sie bei schilddrüsenlosen Lämmern kein Jod in der Hypophyse nachweisen konnten.

Von einer großen Zahl von Untersuchern wurden nennenswerte Änderungen an der Hypophyse nach Thyreoidektomie vermißt (BLUMENREICH und JACOBI[2], KATZENSTEIN[3], SCHWARZ[4], VASSALE[5], THAON[6] u. a.).

Diese tierexperimentellen Ergebnisse fanden zum Teil durch klinische Beobachtungen ihre Ergänzung und Bestätigung. WEGELIN[7] sah bei Fällen von *Kachexia thyreopriva* eine vergrößerte Hypophyse mit starker Vermehrung der Hauptzellen und erheblicher Abnahme der eosinophilen Zellen. Andere Autoren hingegen, z. B. LANGHANS[8], wiesen eine verkleinerte Hypophyse ohne histologische Veränderungen nach. MARESCH[9] sah bei einem 11jährigen Mädchen, bei dem sich ein vollständiges Fehlen einer Schilddrüsenanlage zeigte, eine Vermehrung des Kolloids in der Hypophyse bei sonst normalen Größenverhältnissen.

Bei *kongenitalem* und *erworbenem Myxödem* beobachtete eine große Zahl von Untersuchern (BERBLINGER[10], ASCHOFF[11], ZUCKERMANN[12], SCHILDER[13], PONFICK[14], CEELEN[15], FABYAN und MAC CALLUM[16], UHTHOFF[17], BAYON[18] u. a.) eine Vergrößerung der Hypophyse bei gleichzeitiger struktureller Veränderung, die sich hauptsächlich in einer Vergrößerung der Hauptzellen und Vermehrung der Zwischenzellen äußerte. Im Gegensatz dazu stehen Befunde von DIETERLE[19], ROCAZ und CRUCHET[20], PEUCKER[21], die bei derartigen Zuständen eine verkleinerte, unveränderte Hypophyse feststellen konnten.

Beim *endemischen Kretinismus* finden sich nicht selten strumöse Entartungen im Bereiche der glandulären Hypophyse, worauf besonders ROMEIS[22] hingewiesen hat, der bei Hunden mit kropfig entarteter Schilddrüse innerhalb des Hypophysenvorderlappens zahlreiche eigenartige Zellen („Strumazellen") auftreten sah neben Vermehrung von acidophilen und Verminderung von basophilen Zellen. Andere Autoren (BOYCE und BAEDLES[23], BAYON[24], KON[25] u. a.) beobachteten auch beim Kretinismus eine Vergrößerung der Hypophyse, die histologisch eine Vermehrung der Hauptzellen und des Kolloids zeigte mit Bindegewebsvermehrung und Gefäßreichtum. Zu einer gegenteiligen Meinung kamen VIRCHOW[26], SCHÖNE-

[1] HUNTER u. SIMPSON: Quart. J. exper. Physiol. **1910**, 3; **1911**, Nr 4.
[2] BLUMENREICH u. JACOBI: Pflügers Arch. **64** (1896).
[3] KATZENSTEIN: D. med. Wschr. **1899**, 25.
[4] SCHWARZ: Arch. ital de Biol. (Pisa) **1892**, Nr 17.
[5] VASSALE: Arch. ital de Biol. (Pisa) **1892**, Nr 17.
[6] THAON: Thèse de Paris 1907. [7] WEGELIN: Virchows Arch. **254**, 702 (1925).
[8] LANGHANS: Virchows Arch. **149** (1897). [9] MARESCH: Z. Heilk. **19** (1898).
[10] BERBLINGER: Mitt. Grenzgeb. Med. u. Chir. **33** (1921).
[11] ASCHOFF: Dtsch. med. Wschr. **1899** (Vereinsbeilage S. 203).
[12] ZUCKERMANN: Frankf. Z. Path. 14 (1913). [13] SCHILDER: Virchows Arch. **205** (1911).
[14] PONFICK: Z. klin. Med. **38** (1899). [15] CEELEN: Beitr. path. Anat. **69** (1921).
[16] MAC CALLUM u. FABYAN: Bull. Hopkins Hosp. **18** (1907).
[17] UHTHOFF: Dtsch. med. Wschr. **1898**. [18] BAYON: Neur. Zbl. 4 (1897).
[19] DIETERLE: Virchows Arch. **184**, 56 (1906).
[20] ROCAZ u. CRUCHET: Arch. Méd. Enf. **6**, 97 (1903) — Neur. Zbl. **1903**, Nr 24, 321.
[21] PEUCKER: Z. Heilk. **20** (1899). [22] ROMEIS, B.: Virchows Arch. **251** (1924).
[23] BOYCE u. BAEDLES: J. of Path. **1**, Nr 3 (1893).
[24] BAYON: Neur. Zbl. 4 (1897). [25] KON: Beitr. path. Anat. **44**, 233 (1908).
[26] VIRCHOW: Gesammelte Abhandlungen, S. 979.

Mann[1], de Coulon[2], denen bei Kretinismus und Degeneration der Schilddrüse eine Verkleinerung und sogar vollständiger Schwund der Hypophyse auffiel.

Was das Verhalten der Hypophyse bei der *Basedowstruma* anbetrifft, so vertritt Salmon[3] die Ansicht, daß beim Morb. Basedowii eine Atrophie der Hypophyse vorliegt. Auch Kon sah in einzelnen Fällen von Basedow eine atrophische Hypophyse. Rautmann[4], Pettavel[5], Bender[6] u. a. hingegen konnten eine Vergrößerung der Hypophyse nachweisen.

Bei Zuständen von Überfunktion des Hypophysenvorderlappens, der *Akromegalie*, findet sich nach unseren Erfahrungen nicht selten eine mit thyreotoxischen Symptomen einhergehende Basedowstruma. Als Beispiel sei folgender Fall angeführt, der die nahen Beziehungen zwischen Thyreoidea und glandulärer Hypophyse illustriert:

Es handelt sich um eine 39jährige Patientin, bei der sich seit 4 Jahren eine Veränderung der Gesichtszüge, d. h. Größerwerden der Nase, der Zunge usw. einstellte, wobei Hände und Füße dicker und klobiger wurden. Zugleich hatte sie unter starker Müdigkeit und Mattigkeit zu leiden. Ungefähr gleichzeitig mit dem Auftreten dieser Symptome nahm der Hals an Umfang zu, es kam Haarausfall, Herzklopfen und Hervortreten der Augen hinzu. Puls etwa 100 Schläge in der Minute. Herzgrenzen normal, Herztöne rein, Neigung zur Extrasystolie, Blutdruck: 80/130 mm Hg R. R. Von Augensymptomen: leichter Exophthalmus, positiver Stellwag. Mäßig starker Tremor der Hände, normales Blutbild (keine Lymphocytose). Blutzucker 0,117 g%. Sella turcica erweitert. Unter unsrer Beobachtung, die ca. $1^1/_2$ Jahre dauerte, nahm die Sellavergrößerung deutlich zu, wodurch das Bestehen eines Hypophysentumors sichergestellt wurde.

In diesem Zusammenhang muß hervorgehoben werden, daß sich, wie wir des öfteren beobachteten, mit akromegalen Erscheinungen ein *myxödematöser Symptomenkomplex* verbindet, wie man umgekehrt auch beobachten kann, daß bei myxödematösen Patienten akromegale Züge auftreten können.

Es mag an dieser Stelle darauf hingewiesen sein, daß ein bestimmter Grad an Auswirkung eines Hormons auf sein Erfolgsorgan bzw. auf andere Inkretdrüsen offenbar nur dann erfolgt, wenn das betreffende Hormon in quantitativ begrenzter Menge produziert wird und zur Wirksamkeit gelangt. Ein Zuviel an Produktion kann zu Auswirkungen führen, die den gewöhnlich beobachteten diametral entgegengesetzt sind. So wird man sich eine Erklärung für die völlig divergierenden Untersuchungsergebnisse der verschiedenen Autoren konstruieren können. Neben dem Beispiel Schilddrüse-Hypophyse sei unter anderem an die Beziehung Ovarien-Uterus erinnert. Neben der gewöhnlichen Form von Amenorrhöe, die auf Mangel an Ovarialhormon beruht, gibt es eine auf Überproduktion von Hormon beruhende „hyperhormonale Amenorrhöe" (B. Zondek). Es sind das klinische Beispiele, die als Unterlage der Anschauungen von H. Zondek und Ucko[7] angesehen werden dürfen, nach denen die Hormonwirkung zweiphasig verläuft bzw. verlaufen kann. (Z. B. kann Insulin unter gewissen Bedingungen, d. h. Änderungen des Zellmilieus des Erfolgsorgans auch Hyperglykämie, Adrenalin Blutdrucksenkung usw. hervorrufen!)

Schilddrüse und Thymus.

Daß der Thymus in Konnex mit den übrigen innersekretorischen Drüsen steht, zeigt sich vor allen Dingen in seinen Beziehungen zur Schilddrüse.

[1] Schönemann: Virchows Arch. 129 (1892).
[2] de Coulon: Virchows Arch. 147 (1897).   [3] Salmon: Zbl. Path. 16 (1905).
[4] Rautmann: Mitt. Grenzgeb. Med. u. Chir. 28, 489 (1915).
[5] Pettavel, Ch.: Mitt. Grenzgeb. Med. u. Chir. 1914, 694.
[6] Bender: Berl. klin. Wschr. 1900, 1205.
[7] Zondek, H. u. Ucko: Hoppe-Seylers Z. 148 (1925) — Klin. Wschr. 1924, Nr 29 u. 34; 1925, Nr 1.

Über die pathologisch-anatomischen Veränderungen des Thymus beim *Morbus Basedow* besteht eine sehr umfangreiche Literatur. Nach KOCHER[1], v. HANSEMANN[2], GIERKE[3], KLOSE und HELLWIG[4], SIMONDS[5], W. CAPELLE[6], MATTI[7], PETTAVAL[8], von HABERER[9], HART[10] u. a. besteht makroskopisch eine deutliche Hyperplasie und Vergrößerung des Thymus, der zuweilen mehr als das Doppelte des normalen Gewichtes beträgt. Histologisch zeigt sich häufig eine starke Vermehrung lymphocytärer Zellen in der Rinde sowie eine Markhyperplasie, indem die HASSALschen Körperchen vergrößert sind und eine reichliche Eosinophilie vorhanden ist. Diesen Befunden stehen die Ergebnisse einzelner Autoren (SCHRIDDE[11], WIESEL[12]) gegenüber, die beim Basedowthymus keine Hyperplasie der Marksubstanz nachweisen konnten, während GIERKE[13] und RAUTMANN[14] wiederum eine Rindenhyperplasie fanden. Es ist kein Zweifel, daß der Thymus beim Basedow zuweilen absolut normale Verhältnisse zeigt.

Sehr widersprechend sind die Beobachtungen, die nach *Schilddrüsenexstirpation* an Thymus gemacht wurden. BIEDL[15], KLOSE und VOGT[16] sahen Hypertrophie, während DIETERLE[17], SCHILDER[18], HOFMEISTER[19], MARINE[20] sowie BLUMREICH und JAKOBY[21], MAC LEMAN[22] u. a. eine Verkleinerung des Thymus fanden, und endlich werden Fälle mitgeteilt, in denen bei Schilddrüsenexstirpationen sowie bei angeborener Athyreose ein normal großer Thymus bestand (MARESCH[23], BROCCIO[24]).

Die histologischen Veränderungen bei Aplasie der Schilddrüse sind sehr wechselnd. Teils war Vermehrung der HASSALschen Körperchen (HAMMAR und HELLMANN[25] u. a.) nachweisbar, teils konnten nur wenige HASSALsche Körperchen nachgewiesen werden (SCHILDER[18] u. a.) bei deutlicher Atrophie des Thymusbindegewebes. Beim Kretinismus wird der Thymus meist als klein, hart und mit einem spärlichen Gehalt an HASSALschen Körperchen beschrieben (FALTA[26], WEGELIN[27], SCHLAGENHAUFER[28]). Interessant sind in diesem Zusammenhange die Versuche an Kaulquappen, bei denen W. SCHULZE[29] nach Schilddrüsenexstirpation eine Hyperplasie des Thymus fand.

---

[1] KOCHER: Kongreßzbl. inn. Med. **1906** — Arch. klin. Chir. **29** (1883).
[2] v. HANSEMANN: Berl. klin. Wschr. **1905**.
[3] GIERKE: Münch. med. Wschr. **16** (1907).
[4] KLOSE u. HELLWIG: Arch. klin. Chir. **128**, 175 (1924).
[5] SIMONDS: Münch. med. Wschr. **1921**, 760 — Zbl. Chir. **41** (1914).
[6] CAPELLE, W.: Dtsch. med. Wschr. **1911**, Nr 38.
[7] MATTI, H.: Zbl. Chir. **116**, 425 (1912).
[8] PETTAVAL: Mitt. Grenzgeb. Med. u. Chir. **27**, 694 (1914).
[9] v. HABERER: Mitt. Grenzgeb. Med. u. Chir. **32**, 329 (1920).
[10] HART, R.: Arch. klin. Chir. **104**, 347 (1914).
[11] SCHRIDDE: Münch. med. Wschr. **48** (1912).
[12] WIESEL: Path. d. Thymus in Lubarsch-Ostertags Erg. Path. **15**, 416 (1912).
[13] GIERKE: Münch. med. Wschr. **1907**, 775.
[14] RAUTMANN: Mitt. Grenzgeb. Med. u. Chir. **28**, 489 (1915).
[15] BIEDL: Innere Sekretion. Berlin u. Wien 1913 u. 1916.
[16] KLOSE u. VOGT: Beitr. klin. Chir. **69**, 1 (1910).
[17] DIETERLE: Virchows Arch. **184**, 56 (1906).
[18] SCHILDER: Virchows Arch. **203**, 246 (1911).
[19] HOFMEISTER: Berl. klin. Wschr. **1896**, 327 — Beitr. klin. Chir. **11**, 441 (1894).
[20] MARINE: J. of exper. Med. **40**, 429 (1920).
[21] BLUMREICH u. JAKOBI: Pflügers Arch. **64**, 1 (1896).
[22] MAC LEMAN, zitiert nach WIESEL: Der Status thymico lymphaticus. 1910.
[23] MARESCH: Z. Heilk. **19**, 249—270 (1898).   [24] BROCCIO: Pediatria **19**, 680 (1911).
[25] HAMMAR u. HELLMANN: Z. angew. Anat. **5**, 218 (1920).
[26] FALTA: Erkrankung der Blutdrüsen. 1928.
[27] WEGELIN: Lubarsch-Henke 1926.
[28] SCHLAGENHAUFER: Beitr. zur Ätiologie u. Pathol. d. end. Kretinismus. Leipzig-Wien 1910.
[29] SCHULZE, W.: Arch. Entw.mechan. **1923**, 232.

Für das funktionelle Zusammenspiel von Thymus und Schilddrüse sprechen Versuche von Sklower[1], der die durch Verfütterung von Thyreoidin bewirkte Stoffwechselsteigerung bei weißen Mäusen durch gleichzeitige Verabreichung von Thymussubstanz aufheben konnte. Klinisch haben H. Zondek und Bernhardt[2] den Nachweis führen können, daß die durch Schilddrüsenverabfolgung hervorgerufene Steigerung des Grundumsatzes beim Menschen durch Verabfolgung wirksamer Thymussubstanz aufgehoben werden kann. Diese Untersuchungen lassen den Thymus als einen Antagonisten der Schilddrüse erkennen.

Die Annahme, daß zwischen Thymus und Schilddrüse ein Antagonismus besteht, findet klinisch ihre Bestätigung in der beim Morbus Basedow so häufig nachweisbaren Thymushyperplasie, die offenbar als Ausdruck dafür anzusehen ist, daß der Organismus bestrebt ist, den gesteigerten Tonus des sympathischen Systems durch einen entsprechenden des Vagus zu kompensieren (H. Zondek). Es ist wahrscheinlich, daß vom Thymus Stoffe produziert werden, die einen tonisierenden Einfluß auf das Vagussystem ausüben. Jedenfalls dürfte wohl, wie bereits oben erwähnt, die beim Morbus Basedow zeitweise vorhandene Funktionssteigerung des Thymus die Grundlage sein, auf welcher das vagische Syndrom im Gefüge des Basedow zustande kommt. Ein Beleg für die vagotonisierenden Eigenschaften des Thymushormons, eine Auffassung, die zuerst von Wiesel ausgesprochen wurde, ist die häufige Vergesellschaftung von Vagotonie und Status lymphaticus sowie der reichliche Gehalt des Thymus an eosinophilen Zellen.

Indes kann von einem durchgehenden Antagonismus zwischen Schilddrüse und Thymus nicht die Rede sein. Auf Grund klinischer Beobachtungen konnten H. Zondek und Bernhardt[3] mitteilen, daß Thymus und Thyreoideasubstanzen unter Umständen gleichsinnig auf die Diurese und Körpertemperatur, und zwar im Sinne einer Steigerung derselben wirken.

Schilddrüse und Epithelkörperchen.

Die morphologischen Untersuchungen, die zur Klärung der Frage angestellt wurden, ob Schilddrüse und Epithelkörperchen in wechselseitiger Beziehung stehen, haben bisher nicht zu eindeutigen Ergebnissen geführt. Thompson[4], Edmunds[5], Blum[6] u. a. konnten nachweisen, daß nach Exstirpation der Epithelkörperchen die Schilddrüsenfollikel hypertrophieren bei Verlust ihres Kolloids. Umgekehrt zeigt sich bei Schilddrüsenexstirpation eine Hyperthrophie der Epithelkörperchen mit Vermehrung des Kolloidgehalts (Biedl[7]). Tannberg[8], der Untersuchungen nach gleicher Richtung hin unternahm, konnte diese Befunde nicht bestätigen.

Gley[9], Rautmann[10], Schilder[11], Biedl[12], Pettavel[13], Humphry[14] prüften die makroskopischen und mikroskopischen Veränderungen bei Aplasie, Kretinismus und Basedow, ohne zu übereinstimmenden Resultaten zu gelangen.

[1] Sklower: 31. Tag. d. Zoo. Ges. Kiel 1926.
[2] Zondek, H. u. Bernhardt: Klin. Wschr. 4, Nr 31 (1925).
[3] Zondek, H. u. Bernhardt: Zitiert auf S. 666.
[4] Thompson: Amer. J. med. Sci. 134, 502 (1907).
[5] Edmunds: Proc. of the. phys. soc. May 18. 1895.
[6] Blum: Studien über die Epithelkörperchen. Jena: G. Fischer 1925.
[7] Biedl: Innere Sekretion. Berlin u. Wien 1922.
[8] Tannberg: J. of exper. Med. 24, 547 (1916).
[9] Gley, E.: Pflügers Arch. 66, 308 (1897).
[10] Rautmann: Mitt. Grenzgeb. Med. u. Chir. 28, 489 (1915).
[11] Schilder: Virchows Arch. 203 (1911).
[12] Biedl: Innere Sekretion. Berlin u. Wien 1913 u. 1916.
[13] Pettavel: Mitt. Grenzgeb. Med. u. Chir. 27, 694 (1914).
[14] Humphry: Lancet 2, 1390 (1905).

Eine große Reihe von *physiologischen* Untersuchungen über die Wechselwirkung der beiden Drüsen lassen die Schilddrüse und Epithelkörperchen teils als Antagonisten, teils als Synergisten erscheinen. Die klinische Erfahrungstatsache, daß bei Tetanie infolge Entfernung der Epithelkörperchen durch Verabreichung von Schilddrüsensubstanzen eine günstige Beeinflussung auftritt, spricht für eine gewisse Gleichsinnigkeit (RUDINGER[1]), während die tierexperimentellen Untersuchungen durch GUDERNATSCH[2] und ROMEIS[3] mehr ein antagonistisches Verhalten erkennen lassen.

Beweisend für den Zusammenhang von Epithelkörperchen und Schilddrüse sind die Beobachtungen von v. FRANKL-HOCHWART[4], der bei der chronischen Tetanie myxödematöse Züge leichten Grades auftreten sah. FALTA und KAHN[5] hingegen fanden häufig bei der akuten Tetanie thyreotoxische Symptome, wie Schweiße, Herzklopfen, Tremor, geringe Vergrößerung der Schilddrüse und Temperatursteigerungen leichten Grades. Als Erklärung für diese scheinbar widersprechenden Beobachtungen gibt FALTA an, daß sich bei manchen Fällen von Tetanie im akuten Stadium eine Hyperfunktion der Schilddrüse mit Vergrößerung derselben einstellt, die dann später im Stadium der chronischen Tetanie in eine Schilddrüsenhypofunktion übergeht.

Schilddrüse und Pankreas.

Die Beziehungen des Pankreas-Inselapparates zur Thyreoidea können bisher nicht als restlos geklärt betrachtet werden. Immerhin sprechen klinische und experimentelle Beobachtungen dafür, daß wir in der Schilddrüse eine dem Pankreas antagonistisch gerichtete Drüse erblicken können.

Für das Zustandekommen der häufig bei Thyreotoxikosen auftretenden Glykosurien nimmt FALTA[6] an, daß das im Übermaß produzierte Schilddrüsensekret die innersekretorische Tätigkeit des Pankreas hemme, wodurch es zu einem beschleunigten und vermehrten Glykogenabbau in der Leber kommt. ROSENBERG[7] beobachtete, daß die bei Basedowikern bestehende oder bei Gesunden durch Darreichung von Thyreoidin artifiziell erzeugte Glykosurie gegenüber Insulin refraktär ist. Jedoch ließ sich bei Diabetikern, die unter diätetischer oder medikamentöser Behandlung aglykosurisch geworden waren, durch Thyreoidindarreichung wiederum eine Zuckerausscheidung erzielen. Zu demselben Ergebnis kam ALLEN[8], der nach Thyreoidinzufuhr eine Verschlechterung des Diabetes auftreten sah.

Ist die Funktion der Schilddrüse herabgesetzt oder aufgehoben, so kommt es infolge Fortfalls von Hemmungen zu einem relativen oder auch absoluten Übergewicht der Funktion des Pankreas-Inselapparates. Da von diesem die Assimilationsgröße für Kohlehydrate abhängig ist, so ist beim thyreopriven Tier und auch beim myxödematösen, d. h. mit Schilddrüseninsuffizienz behafteten Menschen, die Zuckertoleranz abnorm gesteigert. EPPINGER, FALTA und RÜDINGER[9] wiesen auf tierexperimentellem Wege nach, daß bei schilddrüsenlosen Hunden eine Adrenalininjektion, die normalerweise eine starke Zuckerausscheidung sowie eine Steigerung des Hungereiweißumsatzes hervorruft, keine

[1] RUDINGER: Erg. inn. Med. **2**, 221 (1908).
[2] GUDERNATSCH: Amer. J. Physiol. **36** (1915).
[3] ROMEIS: Arch. Entw.mechan. **40** (1915).
[4] FRANKL-HOCHWART: Die Tetanie, 2. Aufl. Wien 1907 — Neur. Zbl. **1906**, 14—15.
[5] FALTA u. KAHN: Z. klin. Med. **74**, H. 1/2, 108 (1912).
[6] FALTA: Erkrankungen der Blutdrüsen. 1928.
[7] ROSENBERG: Klin. Wschr. **1927**.   [8] ALLEN: J. metabol. Res. **1**, 619 (1922).
[9] EPPINGER, FALTA u. RÜDINGER: Z. klin. Med. **66** (1908).

Glykosurie erzeugt, selbst dann nicht, wenn gleichzeitig Zucker verfüttert wird. Janney und Isaacsohn[1] beobachteten nach Exstirpation der Schilddrüse ein Sinken des Blutzuckers. Friedmann und Gottesmann[2] konnten den Diabetes bei einem apankreatischen Hunde durch Thyreoidektomie zum Verschwinden bringen. Desgleichen konstatierte Allen[3] eine Besserung des Pankreasdiabetes nach Schilddrüsenexstirpation. Minkowskis[4] Untersuchungen aus dem Jahre 1896 zeigten in keinem Falle eine Beeinflussung des Pankreasdiabetes durch die Thyreoidektomie.

Bodansky[5] beobachtete, daß bei thyreoektomierten Schafen nach Insulininjektionen das Sinken des Blutzuckers längere Zeit anhält als bei normalen Tieren. Durch diesen Befund glaubt Bodansky seine Annahme, daß die Schilddrüse bei den hypoglykämischen Erscheinungen eine bedeutende Rolle spielt, bestätigt zu sehen. Duchenau[6] fand, daß die schilddrüsenlosen Tiere eine größere Empfindlichkeit gegenüber Insulin besitzen, da die letale Dosis geringer ist als bei normalen Tieren. Zu ähnlichen Ergebnissen hinsichtlich der Insulinempfindlichkeit kamen Burn und Marks[7], Houssay und Busso[8]. G. Boe[9] u. a. konnten diese Befunde nicht bestätigen, sie glauben daher eine Wechselwirkung zwischen Schilddrüse und Pankreas ablehnen zu müssen.

Was die pathologisch-anatomischen Veränderungen am Pankreas-Inselapparat beim Morbus Basedowii betrifft, so beobachteten einige Autoren eine Verminderung des Anteils der Langerhansschen Inseln. Pettavel[10] und Holst[11] regressive Veränderungen derselben, Falta[12] nach Schilddrüsenexstirpation eine Vergrößerung derselben. Die Ergebnisse der Untersuchungen beim Kretinismus sind wechselnd: Nièpce[13] fand teils Vergrößerung des Pankreas, teils keinerlei Abnormitäten

Was die Beeinflussung des Gasstoffwechsels durch Thyreoidin und Insulin anbetrifft, so sprechen die Beobachtungen auch für ein antagonistisches Verhalten dieser beiden Inkrete. Asher und Okumura[14] vermochten die nach Darreichung von Thyreoidin erzielte Stoffwechselsteigerung durch Insulin wieder herabzusetzen. Die beim Basedow durch zahlreiche Autoren (Mendel[15], H. Zondek, Goffin[16], Merklen, Wolf und Kayser[17] u. a.) nach Injektion von Insulin beobachtete Besserung soll auf einer stoffwechselherabsetzenden Wirkung des Insulins beruhen. Erwähnt sei außerdem der verschiedenartige Effekt des Thyreoidins und des Insulins auf den Wasserstoffwechsel. Ob es sich hier um eine rein antagonistische Wirkung handelt, ist bisher noch nicht restlos geklärt.

Schilddrüse und Keimdrüsen.

Veröffentlichungen über die gegenseitige Beeinflussung von Schilddrüse und Keimdrüsen, speziell der Ovarien, liegen in großer Zahl vor. Eppinger[18], H. Zon-

---

[1] Janney u. Isaacsohn: Arch. f. Internat. Med. **22**, 160 (1918).
[2] Friedmann u. Gottesmann: Proc. Soc. exper. Biol. a. Med. **19**, 209, 215, 388 (1922).
[3] Allen: Zitiert auf S. 667.   [4] Minkowski: Verh. Kongr. inn. Med. **14**, 149 (1896).
[5] Bodansky: Amer. J. Physiol. **69**, Nr 3, 198 (1924).
[6] Duchenau: C. r. Soc. Biol. Paris **90**, 248 (1924).
[7] Burn u. Marks: J. of Physiol. **60**, 3, 131 (1925); **57**, 318 (1923).
[8] Houssay u. Busso: C. r. Soc. Biol. Paris **91**, 1037 (1924).
[9] Boe, G.: Biochem. Z. **64**, 450 (1914).   [10] Pettavel: Dtsch. Z. Chir. **116** (1912).
[11] Holst: Schweiz. med. Wschr. **31**, 725 (1923).   [12] Falta: Zitiert auf S. 667.
[13] Nièpce, A.: Quelques considérations sur le cretinisme. Paris 1871.
[14] Asher u. Okumura: Biol. Z. **176**, 325 (1926).
[15] Mendel: Münch. med. Wschr. **1925**, 218.
[16] Goffin: Le Scalpel **16**, 498 (1924).
[17] Merklen, Wolf u. Kayser: Bull. Soc. méd. Hôp. Paris **40**, 1394 (1924).
[18] Eppinger: Handb. d. Neurol. von Lewandowski. 1913.

DEK[1], FALTA[2], WEIL[3], ENGELHORN[4], ASCHNER[5], LANGE[6], LESCHKE[7] RÜBSAMEN[8] u. a. haben dieses Thema ausführlich bearbeitet.

Es ist eine seit langem bekannte Tatsache, daß zur Zeit der *Pubertät* Schwellungen der Schilddrüse beobachtet werden, die zuweilen erhebliche Grade erreichen (Pubertätskropf!). Morphologisch weist die Schilddrüse in diesem Falle vielfach (z. B. in Wien) den Typus der Struma diffusa parenchymatosa auf. In anderen Gegenden (z. B. Schweiz, Süddeutschland, Amerika) herrscht das Bild des gewöhnlichen Kolloidkropfes vor. In diesem Zusammenhang müssen auch die Menstruationsstörungen bei jungen Mädchen erwähnt werden, die häufig mit Pubertätsstrumen einherzugehen pflegen.

Auch während des *Klimakteriums* der Frau treten nicht selten Schwellungen der Schilddrüse auf.

Interessant ist auch die Beobachtung, daß bei manchen Frauen, bei denen eine Struma vorhanden ist, das Klimakterium relativ spät eintritt. Man findet bei diesen Frauen häufig vergrößerte Ovarien mit erweiterten Follikeln.

Besonders deutlich treten die Wechselwirkungen zwischen Schilddrüse und Ovarien zur Zeit der *Gravidität* hervor, wo es nach SEITZ[9] in 75% der Fälle zu einer meistens schon makroskopisch erkennbaren Schwellung der Thyreoidea kommt. BAYARD[10] faßt sie als kompensatorische Hyperplasie (Versorgung auch des Foetus mit Schilddrüsenstoffen) auf. KRAUS[11] hingegen erklärt die während der Gravidität auftretende Vergrößerung der Schilddrüse als Folge einer Unterfunktion derselben, da die Graviditätsstruma sich durch Verminderung des Jodgehalts auszeichnet. Der KRAUSschen Schlußfolgerung dürfte indes noch nicht beizupflichten sein, da Jodgehalt und Funktionsgrad der Schilddrüse nicht parallel gehen. Morphologisch handelt es sich beim Schwangerschaftskropf in der Regel um einen Kolloidkropf.

Bei Besprechung der Bedeutung der Schilddrüse für die Gravidität sind die Untersuchungen von F. E. MAURER[12] über den Jodgehalt des Blutes von Interesse. MAURER fand, daß in den letzten Monaten der Schwangerschaft und während der Geburt der Jodgehalt des Venenblutes erheblich ansteigt, um kurze Zeit nach der Geburt weit unter die Norm zu sinken. Als Erklärung für die Erhöhung des Jodgehaltes im Blute gegen Ende der Schwangerschaft führt MAURER an, daß zu dieser Zeit eine Vermehrung des Umlaufes von Jod und jodhaltigen Sekreten der Thyreoidea besteht.

Die Tatsache, daß gelegentlich während der Gravidität ein bestehender Morbus Basedow gebessert wird oder ein vorhandenes Myxödem stärker in Erscheinung tritt, spricht für die Annahme, daß die Schwangerschaft auf die Funktion der Schilddrüse hemmend einwirkt.

Ungemein häufig sind Störungen der Menstruation beim *Morbus Basedow.* Meist werden die Menses mit dem Anfang der Krankheit schwächer, sistieren unter Umständen längere Zeit hindurch gänzlich und nur in seltenen Fällen tritt Dysmenorrhöe und abnorm starke Menstruation auf. Anatomisch findet sich häufig Hypoplasie oder Atrophie der Ovarien mit Verminderung der Zahl der Primitivfollikel (ASCANAZY[13]). Schwere Fälle von BASEDOWscher Krankheit können mit Verlust der Libido sexualis sowie der Potentia coeundi einhergehen.

---

[1] ZONDEK, H.: Klin. Wschr. **1922**, Nr 20.   [2] FALTA: Erkrank. d. Blutdr. 1928.
[3] WEIL: Arch. Gynäk. **107** (1918).   [4] ENGELHORN: Gynäk. Rundschau **1912**, Nr 8.
[5] ASCHNER: Ther. Halbmh. **1920**, 8.   [6] LANGE: Zbl. ges. Gynäk. **40** (1899).
[7] LESCHKE: Wien. med. Wschr. **1921**, Nr 1.   [8] RÜBSAMEN: Arch. f. Physiol. **98**, 268 (1912).
[9] SEITZ: Innere Sekretion u. Schwangerschaft. Leipzig 1913.
[10] BAYARD: Schweiz. med. Wschr. **1923**, Nr 30.
[11] KRAUS: Langenbeck Arch. **131** (1924) — Arch. Gynäk. **119**, 459 (1923).
[12] MAURER, F. E.: Arch. Gynäk. **130**, H. 1 (1927). [13] ASCANAZY: Langenbeck Arch. **61** (1898).

Eine Beeinflussung eines Basedows durch das Eintreten der Menstruation konnten wir in zahlreichen Fällen beobachten. Und zwar gehen unsere Erfahrungen dahin, daß sich während des Bestehens der Menstruation und bereits einige Tage vor Einsetzen derselben eine Verschlechterung im Befinden des Basedowikers bemerkbar macht in Form von Erhöhung der Pulzfrequenz, Gewichtsabnahme und Steigerung des Grundumsatzes. Unsere Annahme, daß zur Zeit der Menstruation eine Erhöhung des Blutjodspiegels besteht, findet ihre Bestätigung in den Untersuchungen von Maurer, der intra menses eine Vermehrung des Jodgehaltes im Blute fand, die sich vermutlich durch vermehrte Ausschwemmung aus der Schilddrüse erklären läßt.

Auch beim *Myxödem* treten Beziehungen zwischen Schilddrüse und Ovarien zutage. Auch hier kommt es zum Nachlassen der Libido sexualis, Geringerwerden der Menstrualblutungen, für gewöhnlich sogar zum Auftreten von Amenorrhöe. Bei der erwachsenen Frau kann es gleichzeitig zu einer Atrophie der Geschlechtsorgane kommen, während beim Auftreten des Myxödems im jugendlichen Alter das Genitale meist infantil ist.

Befunde beim *Kretinismus* liegen von Wegelin[1] u. a. vor, die atrophische Ovarien und cystische Degenerationen der Follikel beobachteten.

Diese klinisch nachweislichen Wechselwirkungen zwischen Schilddrüse und Ovarien fanden ihre Bestätigung im Tierexperiment.

Hofmeister[2], Richon und Jean Delise[3], v. Eiselsberg[4] u. a. konnten bei thyreoektomierten jungen Tieren ausgesprochenen Infantilismus der Genitalorgane nachweisen. Histologisch zeigten diese Ovarien teils Hypertrophie der Follikel, teils cystische Degeneration. Entfernung der Schilddrüse bei erwachsenen Tieren bot keine charakteristischen Veränderungen.

Bezüglich der Beeinflussung der Genitalfunktion nach Exstirpation der Schilddrüse sah Lanz[5] bei Hündinnen Konzeptionsunfähigkeit.

Entfernung der weiblichen Keimdrüsen verursacht nach Engelhorn[6] eine Funktionssteigerung der Schilddrüse. Nach Demel[7] kommt es nach der Kastration zu Steigerung der Kolloidsekretion der Schilddrüse. So umfangreich die Zahl der Arbeiten über die Wechselwirkungen zwischen *Schilddrüse* und *Ovarien* sind, so gering ist ihre Zahl bezüglich der Beziehungen zwischen Hoden und Schilddrüse. Wegelin[8] u. a. berichten über Unterentwicklung und Atrophie des Testes bei Aplasie der Schilddrüse und beim Kretinismus. Verfütterung von Schilddrüsensubstanz soll bei Säugetieren ohne Einfluß auf die Testes sein (Courrier[9]). Klinische Erfahrungen sprechen u. E. dafür, daß Schilddrüsendarreichung zu einer Anregung der Hodenentwicklung führt! Die Entfernung der Testes bewirkt bei Säugetieren eine Volumenabnahme der Schilddrüse.

Schilddrüse und Nebenniere.

Unter den Korrelationen, die zwischen dem Nebennierensystem und den übrigen innersekretorischen Drüsen bestehen, gehören die zur Schilddrüse zu den interessantesten. Zu eindeutigen Ergebnissen hat die Forschung allerdings

[1] Wegelin: In Lubarsch-Henkes Handb. der path. Anatomie. 1926.
[2] Hofmeister: Dtsch. med. Wschr. 1896, 22.
[3] Richon u. Jean Delise, zitiert bei B. Aschner: D. Blutdr. Erkrank. des Weibes. 1918.
[4] v. Eiselsberg: Der Chirurg 1901, 38. Lieferung.
[5] Lanz: Arch. klin. Chir. 74, 882 (1904).
[6] Engelhorn: Mitt. Grenzgeb. Med. u. Chir. 36, 316 (1923); 29, 392.
[7] Demel: Mitt. Grenzgeb. Med. u. Chir. 36, 306 (1923); 29, 392 (1917).
[8] Wegelin: In Lubarsch-Henkes Handb. der path. Anatomie. 1926.
[9] Courrier, R.: C. r. Soc. Biol. Paris 85, 484 (1921).

auch hier nicht geführt. Levy[1], Harring[2], Hopkins[3], Gley und Quinquaud[4], Broening[5] u. a. sahen nach Injektionen von Thyreoideaextrakten oder Verfütterung von Thyreoidin eine Erhöhung des Adrenalingehaltes im Blut, dabei Hypertrophie der Nebennieren sowie Vermehrung des Adrenalins in den Nebennieren. Aus diesen Versuchen geht hervor, daß das spezifische Schilddrüseninkret die Adrenalinproduktion verstärkt.

Eppinger, Falta und Rüdinger[6] stellten an thyreoektomierten Tieren Herabsenkung oder sogar Ausbleiben der Adrenalinwirkung fest. Auch diese Ergebnisse bestätigen die Annahme, daß die Schilddrüse in förderndem Sinne auf die Nebennieren einwirkt. Pick und Pineles[7], Lieb und Heymann[8] konnten diese Befunde indes nicht bestätigen, da sie keinerlei Herabsetzung der Adrenalinwirkung bei thyreoektomierten Tieren konstatieren konnten. Auch Czarnecki und Sarabia[9] kommen auf Grund ihrer Versuche zu dem Resultat, daß die Nebennierenfunktion von der Schilddrüse unabhängig ist. Die Frage, ob für die Produktion des Schilddrüseninkretes das Adrenalin eine Rolle spielt, ist ebenfalls noch ungeklärt. Black, Hupper und Rogers[10] bestimmten den Jodgehalt der Schilddrüse nach Verabreichung von Adrenalin und fanden keinerlei Vermehrung des Jods.

In diesem Zusammenhang sei der pathologisch-anatomische Befund der Schilddrüse eines Falles von *Addison* (Zondek[11]), der zur Sektion kam, mitgeteilt: makroskopisch fand sich eine Verdickung und Kolloidarmut sowie auffallende Lappung und Gelbfärbung der Schilddrüse. In der Schilddrüse war Jod nur in geringen Mengen nachweisbar. Mikroskopisch zeigte die Schilddrüse kleine Tubuli mit stark verfetteten Epithelzellen, verhältnismäßig wenig Kolloid, ungemein reichlich eingesprengte Lymphknötchen, zum Teil mit Keimzentren und Verfettung der Zellen der Keimzentren, reichlich Hämosiderinablagerungen in den Reticulumzellen sowohl der Follikel- wie der Schilddrüsensubstanz. Diesem Befund entspricht eine Beobachtung von Tsuji[12], der bei Ratten nach Exstirpation der Nebennieren eine Struma parenchymatosa entstehen sah.

Über die *pathologisch-ananatomischen* Veränderungen der Nebennieren bei Schilddrüsenerkrankungen liegen zum Teil widersprechende Angaben vor. Rautmann[13] hebt beim Basedow eine Verminderung des Lipoidgehaltes sowie eine Verschmälerung der Rinde hervor, Bauer[14] fand die Nebennieren beim Basedow hypoplastisch sowohl im Mark wie im Rindenteil. Demgegenüber stehen die Mitteilungen von Pettavel[15], der von einer Verbreiterung des Nebennierenmarkes sowie der Rinde berichtet. Ebensowenig übereinstimmend sind die Ergebnisse der anderen Untersucher, wie Fahr[16], Ceelen[17], Gley[18], Biedl[19],

[1] Levy, R. L.: J. Anat. et Physiol. **41**, 492 (1916).
[2] Harring: Quart. J. Physiol. **12**, 115 (1920).
[3] Hopkins, R. S.: J. amer. med. Assoc. **55**, 1142 (1910).
[4] Gley u. Quinquaud: Arch. internat. Physiol. **14** H. 11, 152, (1914).
[5] Broening, A.: Pflügers Arch. **205**, 571 (1924).
[6] Eppinger, Falta u. Rüdinger: Z. klin. Med. **66** (1908).
[7] Pick u. Pineles: Biochem. Z. **12**, 473 (1908).
[8] Lieb u. Heymann, Th.: Amer. J. Physiol. **63** (1922/23).
[9] Czarnecki u. Sarabia: C. r. Soc. Biol. Paris **97**, Nr 23, 455—456 (1924) — Ref. Ber. ges. Physik **43**, 448 (1928).
[10] Black, Hupper u. Rogers: Amer. J. Physiol. **59**, 222 (1922).
[11] Zondek, H.: Die Krankheit der endokr. Drüsen. Berlin: Julius Springer 1926.
[12] Tsuji: Z. exper. Med. **46**, 176 (1925).
[13] Rautmann, Herm.: Mitt. Grenzgeb. Med. u. Chir. **28**, 489 (1915).
[14] Bauer: Innere Sekretion. Berlin: Julius Springer 1924.
[15] Pettavel: Mitt. Grenzgeb. Med. u. Chir. **1914**, 694.
[16] Fahr: Klin. Wschr. **24**, 1109 (1923).   [17] Ceelen: Beitr. path. Anat. **69**, 342 (1921).
[18] Gley: C. r. Soc. Biol. Paris **1892**.   [19] Biedl: Pflügers Arch. **67**, 433 (1897).

Hofmeister[1]. Igura[2] fand bei Ratten, denen die linke Nebenniere total und die rechts zu ungefähr zwei Drittel entfernt war, 2—3 Wochen nach dieser Exstirpation eine Zunahme des Gewichtes der Schilddrüse unter dem Bilde der Hyperfunktion.

Wenn diese widersprechenden Resultate auch beweisen, daß die Schilddrüse auf den Lipoidstoffwechsel nicht ohne Einfluß ist, so läßt sich doch über die Art der Beziehungen des Lipoids zum endokrinen Apparat, speziell zur Schilddrüse, etwas Abschließendes zur Zeit nicht sagen.

Erwähnt sei noch besonders die Beziehung der Schilddrüse zur Nebennieren*rinde*. Auch hier sind die Verhältnisse noch ungeklärt, indem einige Autoren eine Hemmung der Nebennierenrinde (Oppenheim und Loeper[3], Ishibashi und Katsumi[4] u. a.) durch die Schilddrüse, andere eine gegenseitig fördernde Einwirkung (Marine und Baumann[5], Brown-Séquard[6], Kwanji[7], Carra[8]) konstatieren konnten.

Schilddrüse und Epiphyse.

Foa[9] fand nach Exstirpation der Glandula pinealis die Schilddrüse ohne Veränderungen. Neumann[10] sah bei einer Geschwulst der Zirbeldrüse gleichzeitig Auftreten einer Struma. Umfangreichere Untersuchungen über die Beziehungen zwischen Schilddrüse und Epiphyse stammen von Zietschmann[11] und in neuerer Zeit von Trautmann[12]. Makroskopisch zeigt die Zirbeldrüse bei thyreopriven Ziegen in den Versuchen von Trautmann keine wesentlichen Veränderungen, auch in Bezug auf Größe und Gewicht konnte wenigstens bei erwachsenen thyreopriven Ziegen keinerlei Abweichung von der Norm beobachtet werden. In mikroskopischer Hinsicht machen sich nach Schilddrüsenexstirpation um so auffälligere Veränderungen an der Zirbeldrüse bemerkbar. Es kommt zu einer ausgesprochenen Verstärkung des Bindegewebsgerüstes, die Weiterentwicklung der Pinealzellen, die sog. Metamorphose nach Krabbe[13], ist bei jungen Tieren deutlich verzögert. An den Parenchymzellen machen sich Degenerationserscheinungen geltend bei gleichzeitiger Wucherung des Gliagewebes. Ferner kommt es zeitweise zum Auftreten besonderer Zellen, die sich durch einen großen chromatinarmen Kern und schlecht färbbares Protoplasma auszeichnen. Nicht selten kommt es außerdem zum Auftreten von Kalkkonkrementen, die durch Verkalkung der Gefäßwände und des Bindegewebes bedingt sind. Beiläufig sei bemerkt, daß die Glandula pinealis in einem nicht unerheblichen Prozentsatz der Fälle, auch ohne daß hieraus irgendwelche Schlüsse auf funktionelle Störungen des Organs gezogen werden können, Zeichen starker Verkalkung zeigt (auch im Röntgenbild!). Nach Ansicht von Trautmann handelt es sich bei den durch Thyreoektomie zur Funktionsherabsetzung führenden Veränderungen an der Zirbeldrüse bei unerwachsenen Tieren um reine degenerative Erscheinungen, bei erwachsenen Tieren um Involutionsvorgänge.

[1] Hofmeister: Dtsch. med. Wschr. 1896, 354.
[2] Igura: Fol. endocrin. jap. 3, 611—629 (1924) — Ref. Ber. Physiol. 43, 819 (1928).
[3] Oppenheim u. Loeper: Maladies des capsules survénales. Paris 1906.
[4] Ishibashi u. Katsumi: Ref. Ber. Physiol. 37 B, 164 (1926.
[5] Marine u. Baumann: J. metabol. Res. 1/6, 777 (1922).
[6] Brown-Séquard: C. r. Soc. Biol. Paris 1889.
[7] Kwanji: Acta Scholae med. Kioto 3, 713 (1920).   [8] Carva: Endocrinologia 84 (1925).
[9] Foa, C.: Arch. ital. de Biol. (Pisa) 57 (1912); 61 (1914).
[10] Neumann, P.: Ein neuer Fall von Teratom der Zirbeldrüse. Inaug.-Dissert. Königsberg 1910.
[11] Zietschmann, O.: Arch. Tierheilk. 33 (1907) — Mitt. Grenzgeb. Med. u. Chir. 19 (1908).
[12] Trautmann, A.: Z. Neur. 94, 742 (1925).   [13] Krabbe: Anat. H. 54 (1916).

Hypophyse und Keimdrüsen.

Die Beziehungen zwischen Hypophyse und Keimdrüsen sind die sowohl klinisch als auch tierexperimentell wohl am genauesten studierten und am meisten sichergestellten[1-4].

Vor allem waren es Exstirpationsversuche, die die Art dieses Zusammenspieles der Klärung näherbrachten und dabei die Bedeutung der verschiedenen Hypophysenanteile sowie ihrer Beziehungen zu den im Hypothalamus des Gehirns gelegenen vegetativen Hirnzentren beleuchteten.

Totalexstirpation der Hypophyse schien nach Auffassung älterer Autoren den Tod des Versuchstieres zur Folge zu haben, ohne daß sich nennenswerte Veränderungen in der körperlichen Entwicklung, speziell an den Genitalien, zeigten. Es wurde die Ansicht vertreten, daß der nach Totalexstirpation der Hypophyse beobachtete Tod durch eine gleichzeitige Hirnschädigung verursacht sei. ASCHNER[5] hingegen konnte Tiere, denen die Hypophyse total entfernt war, monatelang am Leben erhalten und beobachtete bei jungen Hunden einen dauernden Infantilismus des Genitale. Bei männlichen jungen Hunden bleibt der Hoden im Wachstum zurück und weist in histologischer Hinsicht Abweichungen auf. Die Samenkanälchen zeigen abnorm niedriges Epithel, die Lumina der Samenkanälchen sind sehr weit und enthalten eine nur geringe Anzahl von Spermatozoen, die regellos durcheinander liegen. Die Zwischenzellen sind ebenfalls sehr spärlich entwickelt, desgleichen bleiben Prostata, Penis und Vas deferens wesentlich im Wachstum zurück. Die Spermatogenese setzt verspätet ein, und der Geschlechtstrieb dieser Tiere ist erheblich herabgesetzt.

Entsprechende Verhältnisse machen sich auch bei weiblichen jungen Tieren nach Hypophysenexstirpation geltend. Die interstitielle Eierstockdrüse bildet sich in den ersten Wochen fast vollkommen zurück, die Entwicklung der Follikel tritt verspätet auf, und es kommt auch dann größtenteils nur zu spärlicher Follikelbildung, desgleichen sind Corpora lutea nur selten zu finden. Nach einigen Monaten ist die interstitielle Eierstocksdrüse gut ausgebildet, wahrscheinlich infolge der verhinderten Reife und der damit einhergehenden vermehrten Atresie der Follikel (ASCHNER). Der Uterus bleibt ebenfalls anfangs in seinem Wachstum zurück. Die Muskulatur ist abnorm dünn, die Schleimhaut wenig entwickelt, das Uteruslumen erscheint klein. Auch nach einigen Monaten ist der Uterus noch im ganzen infantil. Gravidität bei hypophysipriven Hunden wurde bisher nicht beobachtet. Exstirpiert man graviden Hunden die Hypophyse, so kommt es zu frühzeitiger Unterbrechung der Schwangerschaft.

Diese bei jungen Tieren nach Hypophysenexstirpation deutlich in Erscheinung tretenden Folgen treten beim erwachsenen Tiere bei weitem nicht in dem gleichen Ausmaße auf. Es kommt zu geringen Veränderungen der Epithelien der Samenkanälchen sowie zeitweise zum Sistieren der Spermatogenese. Das äußere Genitale bleibt im wesentlichen unbeeinflußt. Beim erwachsenen weiblichen Tiere machen sich geringe Veränderungen an den Follikeln bei gleichzeitiger mäßiger Abnahme des Fettgewebes der interstitiellen Eierstocksdrüse geltend. Die Brunst dieser Tiere ist deutlich abgeschwächt, und bei bestehender Gravidität kommt es auch hier zur vorzeitigen Unterbrechung.

---

[1] BIEDL: Innere Sekretion. Berlin 1916 u. 1913.
[2] PAULESCO: J. Physiol. et Path. gén. **9**, 441 (1907).
[3] CASSELLI: Riv. sper. Freniatr. **37** (1900).
[4] VASSALE u. SOCCHI: Arch. ital. de Biol. (Pisa) **22**, 133 (1895).
[5] ASCHNER: Handb. d. inneren Sekretion v. HIRSCH **2**, Lieferung 2.

Die genannten Folgeerscheinungen nach totaler Hypophysenexstirpation bei jungen und erwachsenen Tieren sahen Biedl[1], Aschner[2], Cushing[3], Paulesco[4] u. a. in demselben Ausmaße auch bei alleiniger Exstirpation des *Hypophysenvorderlappens* auftreten. Hingegen scheint der *Hypophysenhinterlappen* keinerlei Bedeutung für die Genitalentwicklung zu haben. Was die *Pars intermedia* betrifft, so betonen Biedl[1], Lewis und Miller[5], daß die bei der Totalexstirpation der Hypophyse auftretende Genitalhypoplasie teilweise auf den Funktionsausfall der Pars intermedia zurückzuführen ist, eine Anschauung der durch neuere Untersuchungen wohl die Grundlage entzogen ist. Übrigens ist auch die Rolle, die Biedl der Pars intermedia als eine den Umsatz regulierende Zentrale gibt, kaum genügend gestützt. Vielmehr haben gerade neuere Untersuchungen (Kestner, Liebeschütz-Plaut und Schadow[6], H. Zondek und Koehler[7] u. a.) gezeigt, daß auch die Regulation des Stoffhaushaltes vom Vorderlappen ausgeht, wenigstens insoweit, als gezeigt werden konnte, daß Vorderlappenverabreichung den Gaswechsel herabsetzt und die spezifischdynamische Wirkung der Nahrungszufuhr in der Regel steigert (H. Zondek und Koehler).

Die von Cushing und Biedl auch bei erwachsenen Tieren nach Hypophysenexstirpation beobachteten *hochgradigen* Veränderungen der Genitalien führt Aschner auf methodische Operationsschwierigkeiten zurück, indem bei der Hypophysenexstirpation gleichzeitig Läsionen des Zwischenhirns gesetzt wurden. Aschner gelang es, durch Verletzung der genannten cerebralen Partie ohne Schädigung der Hypophyse stärkere Genitalatrophien zu erzeugen als bei alleiniger Exstirpation der Hypophyse. Diese Befunde konnten durch Camus[8], Bailey[9] u. a. bestätigt werden, die ebenfalls durch Verletzungen einzelner Bezirke im Gebiet des Hypothalamus, zwischen dem Processus infundibularis und den Corpora mammillaria, bei Schonung der Hypophyse Erscheinungen im Sinne der Dystrophia adiposo genitalis auftreten sahen.

Diese Versuche weisen mit aller Deutlichkeit auf die Schwierigkeiten in der Beurteilung der Bedeutung der Hypophyse und ihrer einzelnen Anteile und der zwischen der Hypophyse und der Regio hypothylamica bestehenden hormonalen Correlationen für die Genitalfunktion hin. Gleichwohl steht heute fest, daß der Hypophysenvorderlappen die engsten Beziehungen zur Genitalentwicklung besitzt.

Diese Sicherheit verdanken wir nicht zuletzt den Arbeiten von B. Zondek und Aschheim[10].

(Für das Studium der Ovarialfunktion wurde der durch die Untersuchungen von Stockard und Papanicolaon[11], Long, Evans[12] sowie Allen und Doisy[13] zur Testmethode ausgearbeitete Scheidenzyklus der Maus oder Ratte [Scheidenabstrichmethode] verwandt.) Durch Implantation eines Stückchens eines frischen Hypophysenvorderlappens gelang es B. Zondek u. Aschheim, bei der infantilen 6—8 g schweren Maus nach 80—100 Stunden die Brunst auszulösen. Durch

---

[1] Biedl: Wien. klin. Wschr. **195** (1897).   [2] Aschner: Zitiert auf S. 673.
[3] Cushing: J. amer. med. Assoc. **53**, 249 (1909).   [4] Paulesco: Zitiert auf S. 673.
[5] Lewis u. Miller: Arch. ital. Med. **12** (1913).
[6] Kestner, Liebeschütz-Plaut u. Schadow: Klin. Wschr. **1926**, Nr 36.
[7] Zondek, H., u. G. Koehler: Dtsch. med. Wschr. **1928**, Nr 47.
[8] Camus: C. r. Soc. Biol. Paris **85**, 296 (1921).
[9] Bailey: Erg. Physiol. **20**, 162 (1922).
[10] Zondek, B. u. Aschheim: Z. Geburtsh. **90** (1926) — Arch. Gynäk. **130** (1927) — Dtsch. med. Wschr. **1926**, 8.
[11] Stockard u. Papanicolaon: Amer. J. Anat. **1917**, 22.
[12] Long u. Evans: Mem. univ. Californ. **6**.
[13] Allen u. Doisy: J. amer. med. Assoc. **1923**, 81 — Amer. J. Physiol. **69**.

Implantation von Hypophysenvorderlappen wird die ruhende Ovarialfunktion angeregt und bei der infantilen Maus die sexuelle Frühreife herbeigeführt. Implantiert man aber einer kastrierten Maus Hypophysenvorderlappen, so bleibt jede Wirkung auf den Oestrus aus. Es zeigt sich also, daß das Hypophysenvorderlappenhormon im Gegensatz zum Ovarialhormon (Folliculin [ZONDEK und BRAHN[1], ZONDEK und ASCHHEIM[2]]), das bei der kastrierten Maus die Brunst auslöst, nur auf dem Wege über die Ovarien, wirkt. Das Vorderlappenhormon ist also das Primäre, das Ovarialhormon das Sekundäre. Das Vorderlappenhormon bringt den follikulären Apparat des Ovariums in Gang, löst die Follikelreifung aus und mobilisiert sekundär in den follikulären Zellen das Ovarialhormon. Dieses wirkt in spezifischer Weise auf das Erfolgsorgan, d. h. den Uterus und die Scheide. Das Hypophysenvorderlappenhormon ist somit als „Motor der Sexualfunktion" zu bezeichnen.

Durch weitere Versuche konnten B. ZONDEK und ASCHHEIM zeigen, daß es durch Zuführung des Hypophysenvorderlappenhormons gelingt, bei alten und sexuell degenerierten, monatelang nicht brünstigen Mäusen die Sexualfunktion wieder in Gang zu bringen. Arbeiten von LAQUEUR[3], LOEWE[4], SIEGMUND[5] und EHRHARDT und WIESBACH[6] haben diese Befunde bestätigt.

Was die Beeinflussung der männlichen Geschlechtsorgane durch das Hypophysenvorderlappenhormon anbetrifft, so fand BIEDL[7] eher einen hemmenden Einfluß auf den Genitalapparat. SMITH[8] stellte nach wiederholter Implantation (8—10 Tage) eine Vergrößerung des Hodens und vor allem der Nebenorgane fest. B. ZONDEK und ASCHHEIM[9] sahen nach mehrtägiger Injektion des von ihnen hergestellten wasserlöslichen, eiweißfreien Hypophysenvorderlappenhormons (Prolan) eine einwandfreie Wirkung auf den Sexualapparat. Während die Hoden an Größe und Gewicht nur wenig zunehmen, sind die Nebenorgane ganz auffallend vergrößert. E. STEINACH und KUN[10] haben ebenfalls Beeinflussung des Hodens durch Hypophysenvorderlappenhormon wahrgenommen. Klinisch hat sich allerdings bisher nach unseren Erfahrungen ein Einfluß des Prolans auf die Entwicklung infantil gebliebener Hoden nicht gezeigt.

Wie das Hypophysenvorderlappenhormon beim weiblichen Tier nur auf dem Wege über das Ovarium wirkt, so ist auch bei männlichen Tieren nur eine Wirkung über die Testes möglich, so daß also das Vorderlappenhormon *als das allgemeine, das übergeordnete, das nicht geschlechtsspezifische Sexualhormon zu betrachten ist.*

Von praktisch großer Bedeutung ist die Tatsache, daß es B. ZONDEK und ASCHHEIM[11] gelang, nachzuweisen, daß die schon im frühesten Beginn der Schwangerschaft im Überschuß produzierten Hormone des Ovariums und des Hypophysenvorderlappens während der ganzen Dauer der Gravidität im Harn nachweisbar sind. Die Ausscheidung des Ovarialhormons steigt in den ersten 8 Wochen der Schwangerschaft allmählich an, es erfolgt dann ein ziemlich steiler Anstieg, der in den letzten beiden Monaten den Höhepunkt erreicht. Im

---

[1] ZONDEK u. BRAHN: Klin. Wschr. **1925**, 51.
[2] ZONDEK u. ASCHHEIM: Arch. Gynäk. **1926**, 127.
[3] LAQUEUR: Münch. med. Wschr. **1927**, 2045 — Klin. Wschr. **1927**, Nr 39.
[4] LOEWE: Pflügers Arch. **218**, 604 (1928) — Klin. Wschr. **1928**, 1376 — Endocrinology **1928** I, 323.
[5] SIEGMUND: Zbl. Gynäk. **1928**, 1189.
[6] EHRHARDT u. WIESBACH: Münch. med. Wschr. **1928**, 812.
[7] BIEDL: Arch. Gynäk. **132**, 175 (1927).
[8] SMITH: Proc. Soc. exper. Biol. a. Med. **24**, 327—328 (1927).
[9] ZONDEK u. ASCHHEIM: Klin. Wschr. **1928**, 18, 831—835.
[10] STEINACH u. KUN: Med. Klin. **1928**, 524.
[11] ZONDEK u. ASCHHEIM: Klin. Wschr. **1928**, Nr 1, 11 u. 30/31.

Wochenbett tritt ein steiler Abfall der Kurve ein, und am 8. Wochenbettstage ist der Harn frei von Ovarialhormon. Ein anderes Verhalten zeigt das Hypophysenvorderlappenhormon. Schon gleich nach der Befruchtung erfolgt eine Massenausschüttung des Hormons in den Harn, die während 8 Schwangerschaftsmonaten unvermindert anhält und dann allmählich absinkt, so daß am 8. Tage des Wochenbetts der Harn ebenfalls frei von Hypophysenvorderlappenhormon ist. Die Ausscheidung dieses Hormons ist so charakteristisch, daß Zondek und Aschheim auf seinen Nachweis im Harn eine biologische Frühdiagnose der Schwangerschaft gründen konnten. Als Test für die Schwangerschaftsreaktion wurde der Nachweis von anatomischen Veränderungen am Ovarium der infantilen Maus nach Injektion von Harn der Schwangeren verwandt. Als positiv ist eine Schwangerschaftsreaktion zu bewerten, bei der es entweder zum Auftreten von Massenblutungen in den vergrößerten Follikeln (sog. Blutpunkte) oder zur Bildung von Corpora lutea atretica kommt.

Nachdem der Nachweis des Ovarialhormons und Hypophysenvorderlappenhormons im Harn der Schwangeren gelungen ist, stößt die Darstellung dieser Hormone, die bisher nur aus Eierstöcken, Follikelsaft, Placenten und Hypophyse gewonnen werden konnte, auf weniger große Schwierigkeiten. Wenn von den Beziehungen der Keimdrüsen zum Hypophysenvorderlappen die Rede ist, darf nicht außer acht gelassen werden, daß der Vorderlappen nicht Produktionsstätte nur *eines* Hormons, sondern mehrerer biologisch im hormonalen Sinne aktiver Körper ist. B. Zondek gelang es neuerdings ein Prolan A (Follikelreifungshormon) von einem Prolan B (Luteinisierungshormon) zu trennen. Die den Stoffwechsel regulierende Substanz ist nicht mit der die Ovarialtätigkeit mobilisierenden identisch, da es Präparate gibt, die wohl die eine Wirkung, aber nicht die andere erkennen lassen. Neben den genannten wird offenbar noch ein dritter das allgemeine Körperwachstum anregender Körper vom Vorderlappen produziert (Evans, H. M. und Miriam E. Simpson). Nach Evans und Simpson soll die Produktion des Wachstumshormons an die eosinophilen, die der auf die Ovarialfunktion wirkenden an die basophilen Zellen des Vorderlappens geknüpft sein.

Was nun den Einfluß der Keimdrüsen auf die Hypophyse unter physiologischen Bedingungen anbetrifft, so haben sich zur Zeit der Pubertät und während der Menstruation sowohl klinisch wie pathologisch-anatomisch keine Veränderungen an der Hypophyse nachweisen lassen. Es unterliegt hingegen keinem Zweifel, daß sich während der Gravidität erhebliche Zustandsänderungen an der Hypophyse bemerkbar machen. Es kommt zu einer ausgesprochenen Vergrößerung, Gewichtszunahme und größerem Saftreichtum des Organs (Comte[1], Erdheim und Stumme[2], Kolde[3]) infolge Vermehrung der Hauptzellen (Umwandlung derselben in sog. Schwangerschaftszellen). Es handelt sich um Zellen, die große vielgestaltige Kerne und stark granuliertes Protoplasma aufweisen. Im Hinterlappen kommt es während der Gravidität nicht zu histologischen Veränderungen. Auch das Hinterlappensekret ist im graviden Zustand nicht in vermehrter Menge vorhanden. Nach Beendigung der Gravidität bilden sich die Schwangerschaftszellen wieder zu Hauptzellen zurück. Klinisch manifestiert sich die Schwangerschaftshypertrophie nicht selten durch Auftreten leichterer akromegaler Erscheinungen. Es gibt Frauen, bei denen sich im Gefolge der Schwangerschaft sogar erneutes Längenwachstum des Körpers einstellt.

---

[1] Comte: Beitr. path. Anat. **23**, 90 (1898).
[2] Erdheim u. Stumme: Berl. klin. Wschr. **1908** — Beitr. path. Anat. **46** (1909).
[3] Kolde: Arch. Gynäk. **98** (1912).

Erwähnenswert sind die Versuche von Dixon und Marschall[1], die über indirekte Einwirkungen der Ovarien auf den Uterus auf dem Umwege über die Hypophyse berichten. Die Prüfung geschah mittels Feststellung der Wirkung der Cerebrospinalflüssigkeit auf den Uterus. Nach Untersuchungen von P. Trendelenburg[2] zeigt der durch Punktion des IV. Ventrikels gewonnene Liquor cerebrospinalis, geprüft am isolierten Uterus des Meerschweinchens, die typischen Wirkungen des Hypophysenextraktes. 2—48 Stunden nach Exstirpation der Hypophyse oder nach Stieldurchtrennung (bei Katzen) wird der Liquor cerebrospinalis unwirksam gefunden. Dixon und Marschall[1] konnten beobachten, daß durch Zufuhr von Ovarialsubstanz besonders zur Zeit der stärksten Tätigkeit des Ovars, d. h. gegen Ende der Gravidität sowie in der prämenstruellen Phase, die Ausschüttung von Hypophysenhormon gesteigert wird. Durch Zufuhr von Corpus luteum soll sie gehemmt werden.

Die sich im Gefolge der Kastration geltend machenden Veränderungen der Hypophyse bestehen in einer Volumenzunahme der Hypophyse mit Vermehrung der eosinophilen Zellen des Vorderlappens (Berblinger[3]) und gesteigerter Lipoidanhäufung im Hinterlappen.

Es ist selbstverständlich, daß sich bei dem engen Konnex zwischen Hypophyse und Keimdrüsen die verschiedenartigen Funktionsstörungen der Hypophyse in irgendeiner Form an den Genitalien dokumentieren werden.

So treten bei Akromegalie bereits frühzeitig Funktionsstörungen der Keimdrüsen auf. Die Frauen verlieren in manchen Fällen frühzeitig, in anderen aber erst nach Jahren ihre Menstruation, später auch häufig die Libido sexualis. Die Konzeptionsfähigkeit ist so gut wie aufgehoben. Fälle, in denen akromegale Frauen geboren hätten, sind kaum bekannt. Auch beim Manne pflegen Libido und Potenz früher oder später zu erlöschen. Es scheint, daß der Wachstumsstoff des Vorderlappens die Follikelreifung bzw. die Wirksamkeit des sie auslösenden Hormons (Prolan A) hemmt. Die Beeinflussung der Geschlechtsfunktion ist nun bei der Mehrzahl akromegaler Individuen nicht von einer entsprechenden Rückbildung der sekundären Geschlechtsmerkmale begleitet. Das äußere Genitale kann bei beiden Geschlechtern seine normale Größe behalten, die spezifischen Geschlechtscharaktere können sogar stärker als sonst hervortreten. Bei Frauen können unter Umständen, was Behaarung, Stimme und psychische Eigenart anbelangt, virile Züge auftreten.

Bei der Dystrophia adiposogenitalis tritt die Entwicklungshemmung der Genitalien besonders stark in Erscheinung und ist eines ihrer charakteristischen Symptome. Diese Anomalie betrifft nicht nur die äußeren Teile des Geschlechtsapparates, sondern auch die als Ausgangspunkt der sekundären Geschlechtscharaktere in Betracht kommenden. Befinden sich die Kranken bei Beginn des Leidens noch vor der Geschlechtsreife, so tritt die Involution des Genitale besonders auffällig zutage. Männliche Kranke zeigen starkes Zurückbleiben im Wachstum des Penis, der Testes, des Scrotums und der genitalen Anhangsgebilde. Häufig sind die Hoden gar nicht oder nur unvollkommen deszendiert. Ein entsprechendes Zurückbleiben auf infantiler Entwicklungsstufe zeigen auch die weiblichen Individuen, bei denen noch die Armut der Brüste an sezernierender Drüsensubstanz ins Gewicht fällt. Das Fehlen der sekundären Geschlechtscharaktere äußert sich durch mangelhafte Behaarung (Mons veneris, Bartgegend, Achselhöhlen usw.), durch Ausbleiben des Stimmwechsels sowie durch Daniederliegen der Vita sexualis. Beim Weibe wird für gewöhnlich völliges Ausbleiben

---

[1] Dixon u. Marschall: Klin. Wschr. **1925**, 1551 u. 640.
[2] Trendelenburg: Klin. Wschr. **1924**, Nr 18.
[3] Berblinger: Klin. Wschr. **1928**, 9.

der Menstruation beobachtet. Tritt die Krankheit im späteren Lebensalter auf, so ist die sexuelle Insuffizienz naturgemäß nicht deutlich ausgeprägt, aber auch hier kann es noch nachträglich zum Verschwinden der sekundären Geschlechtscharaktere sowie der Libido sexualis kommen, so daß männliche Individuen, namentlich dann, wenn die dem weiblichen Körper eigentümliche Fettverteilung hinzutritt, eine feminine Umgestaltung ihres Äußeren erkennen lassen.

Hypophyse und Nebennieren.

Hinsichtlich des Wechselspiels zwischen Hypophyse und Nebennieren liegen bisher relativ wenig eindeutige klinische Tatsachen vor. Fischer und Schulze[1] sahen in einzelnen Fällen bei Akromegalie und akromegalem Riesenwuchs eine deutliche Hypertrophie der Nebennieren. E. I. Kraus[2] fand beim Morbus Addison eine Abnahme der eosinophilen Zellen, Vermehrung der Hauptzellen und Verminderung granulierter Basophiler im Hypophysenvorderlappen.

Um so mehr wurde das Experiment herangezogen. Im Vordergrund stehen Beobachtungen über Beeinflussung der Adrenalinwirkung nach Verabreichung von Hypophysenextrakten. Als Testobjekt wurde benutzt: das Verhalten des Blutdrucks, der Gefäße und der Atmung, die Wirkung auf den Darm und Uterus und Veränderungen im Zuckerstoffwechsel. Zum Teil stehen diese Ergebnisse in Widerspruch zueinander.

Kepinow[3] gelang es, am Kaninchen die Wirkung des Adrenalins auf den Blutdruck sowie die auf isolierte Froschblutgefäße und die Pupille durch Verabreichung von Hypophysenextrakten zu steigern. Als Erklärung dieser Befunde nahm Kepinow an, daß der Angriffspunkt des Adrenalins durch Hypophysensubstanzen sensibilisiert werde. Niculescu[4], v. Airila[5], Parisot und Mathieu[6] konnten die Verstärkung der Adrenalinwirkung auf den Kaninchenblutdruck und die Vasoconstrictoren durch Hypophysensubstanzen bestätigen.

Helene Börner[7] meint, daß es sich bei der Erhöhung des Adrenalineffektes durch Hypophysensubstanzen nicht um chemische Prozesse am Zellelement handelt, wie Kepinow[3] vermutete, sondern daß der potenzierte Synergismus dieser Substanzen auf einer Störung des Kreislaufmechanismus beruhe, in dem es durch die Hypophysenextrakte, die für Kaninchen ein intensives Herzgift sind, zu einem Sinken des Minutenschlagvolumens bis auf die Hälfte oder ein Drittel kommt. Infolge dieser Veränderungen des Kreislaufs wird das in einer bestimmten Zeiteinheit injizierte Adrenalin von einer geringeren Blutmenge aufgenommen, so daß die Adrenalinkonzentration im Blut vergrößert ist und es somit zur blutdrucksteigernden Wirkung kommt.

Ein antagonistisches Verhalten zwischen Hypophyse und Nebennieren nimmt Niculescu[4] in bezug auf den Uterus an, da er die lähmende Wirkung des Adrenalins auf den Uterus des Meerschweinchens nach vorheriger Verabreichung von Hypophysenextrakten in eine erregende umwandeln konnte. Desgleichen sollen Hypophyse und Nebenniere antagonistisches Verhalten in ihrer Einwirkung auf den Darm (Houssay und Beruti[8]) zeigen.

---

[1] Fischer u. Schulze: Mitt. Grenzgeb. Med. u. Chir. **24**, 607 (1912).
[2] Kraus, E. J.: Virchows Arch. **247** (1923).
[3] Kepinow: Arch. f. exper. Path. **67** (1912).
[4] Niculescu: Z. Path. u. Ther. **1914**, 15.
[5] v. Airila: Skand. Arch. Physiol. (Berl. u. Lpz.) **1914**, 31.
[6] Parisot u. Mathieu: C. r. Soc. Biol. Paris **76**, 225 (1914).
[7] Börner: Arch. f. exper. Path. **1916**, 79.
[8] Houssay u. Beruti: Presse méd. **1913**, 613.

Die Bedeutung der Hypophyse für den Kohlehydratstoffwechsel ist in einer großen Zahl von experimentellen Arbeiten dargelegt worden. FRANCHINI[1], BORCHARDT[2] sahen nach subcutaner Injektion von Hypophysenextrakten beim Kaninchen Hyperglykämie und Glykosurie auftreten. GOETSCH, CUSHING und JACOBSEN[3] konnten bei Tieren, deren Hypophyse exstirpiert war, nach subcutaner und intravenöser Verabreichung von Hypophysenhinterlappenpräparaten die erhöhte Assimilationsgrenze für Zucker zur Norm fallen sehen und in einigen Fällen Glykosurie erzeugen.

Im Gegensatz dazu stehen die Untersuchungsergebnisse von STENSTRÖM[4], der an Kaninchen beobachtete, daß durch Pituitrin die hyperglykämische Wirkung des Adrenalins gehemmt wird, so daß nach seiner Anschauung ein Antagonismus zwischen Hypophyse und Nebenniere vorliegt. Seine Angaben wurden durch DRESEL[5] bestätigt.

PARTOS und KATZ-KLEIN[6] kamen zu dem Ergebnis, daß die hemmende Wirkung des Pituitrins auf die Adrenalinhyperglykämie zum Teil durch die Änderung des Trockensubstanzgehaltes im Blute zu erklären sei.

Auch an Exstirpationsversuchen hat es nicht gefehlt. Nach Hypophysenexstirpation konnte HASHIMOTO[7] keinerlei Veränderungen bezüglich der Wirkung auf den Blutdruck und die Atmung konstatieren. Pathologisch-anatomisch wurde eine deutliche Verdickung der Nebennierenrinde gefunden unter gleichzeitiger Abnahme des Nebennierenmarkes.

Hypophyse und Epithelkörperchen.

Bei den zu Ausgang des vorigen Jahrhunderts vorgenommenen Untersuchungen an der Hypophyse nach Schilddrüsenexstirpation durch ROGOWITSCH[8], TIZZONI und CENTANNI[9] u. a., bei denen eine Hypertrophie der Hypophyse nachgewiesen werden konnte, wurde die Bedeutung der Epithelkörperchen noch nicht mit in Erwägung gezogen.

Auch HAMMETT[10] konnte in neuerer Zeit gelegentlich experimenteller Versuche hinsichtlich der Bedeutung des Schilddrüsenapparates und der Epithelkörperchen für das Wachstum der Hypophyse keine spezifischen Wachstumsbeziehungen zwischen Hypophyse und Epithelkörperchen feststellen. Desgleichen fand CIMORONI[11] bei den nach Exstirpation der Epithelkörperchen unter den Erscheinungen der Tetanie zugrunde gegangenen Hunden bei der Autopsie keinerlei morphologische Veränderungen an der Hypophyse.

Die Verwendung von Hypophysenextrakt in der Behandlung der Tetanie durch OTT und SCOTT[12] sowie die Hypophysenexstirpation bei tetanischen Zuständen durch CASELLI[13] ließen keinen einwandfreien Effekt erkennen, so daß sie auch für die Klärung der Frage nach den Beziehungen zwischen Epithelkörperchen und Hypophyse ohne Bedeutung blieben.

[1] FRANCHINI: Berl. klin. Wschr. **1910**, 14—16.
[2] BORCHARDT: Dtsch. med. Wschr. **1908**, 946.
[3] GOETSCH, CUSHUNG u. JACOBSEN: Bull Hopkins Hosp. **22**, 243 (1911).
[4] STENSTRÖM: Biochem. Z. **58**, 472 (1914).
[5] DRESEL: Z. exper. Path. u. Ther. **16** (1914).
[6] PARTOS u. KATZ-KLEIN: Z. exper. Med. **25** (1921).
[7] HASHIMOTO: Arch. f. exper. Path. **1924**, 218.
[8] ROGOWITSCH: Beitr. path. Anat. **4**, 453 (1889).
[9] TIZZONI u. CENTANI: Arch. Sci. med. **1890**, 14, 315.
[10] HAMMETT: Endocrinology B **10**, 2 (1926).
[11] CIMORONI: Arch. ital. de Biol. (Pisa) **1907**, Teil 48, 387.
[12] OTT u. SCOTT: Zbl. Chir. **1909**, 1584 (Ref.).
[13] CASELLI: Hildebrandts Jahresber. **1902**, 333 (Ref.).

Hypophyse und Epiphyse.

Irgendwelche sicheren Wechselbeziehungen zwischen Hypophysen- und Epiphysenfunktion sind nicht bekannt. E. v. Cyon[1] nimmt an, daß ein Zusammenhang zwischen Hypophyse und Zirbeldrüse vorhanden ist. Izawa[2] beobachtete nach Zirbeldrüsenexstirpation bei jungen männlichen und weiblichen Ratten ein beschleunigtes Körperwachstum. Die Hoden und Nebenhoden sowie Eierstöcke und Uterus waren bei den zirbeldrüsenlosen Tieren größer als bei normalen Kontrolltieren. Hingegen machte sich eine Hemmung im Wachstum der Augäpfel und bei den weiblichen Ratten außerdem der *Hypophyse* bemerkbar.

Hypophyse und Thymus.

Bei Tieren konnten Ascoli und Legnani[3] nach Hypophysenexstirpation beobachten, daß es zu einer frühzeitigen Rückbildung des Thymus kommt, der fettdurchwuchert ist und kaum ein Fünftel des Gewichtes der Kontrollorgane erreicht. Biedl[4] erwähnt, daß bei Akromegalie Thymus persistens keine Seltenheit ist. Nach Wiesel und Falta[5] soll die Akromegalie häufig mit dem Status thymico lymphaticus vergesellschaftet sein. An der Hypophyse sind nach Thymusexstirpationen keine Veränderungen erkennbar. Die von Soli[6] bei thymektomierten Tieren gefundenen Veränderungen an der Hypophyse sollen sekundär infolge Störungen der Keimdrüsen bedingt sein.

Hypophyse und Pankreas.

Die in der Klinik gemachten Erfahrungen über das Vorkommen von Störungen im Kohlehydratstoffwechsel bei Erkrankungen der Hypophyse, speziell der Akromegalie, lassen ein Zusammenspiel zwischen Hypophyse und Pankreas vermuten. Ob es sich bei der Glykosurie der Akromegalen wirklich um eine korrelativ bedingte Funktionsstörung des Pankreas handelt, ist allerdings noch nicht geklärt. Was die Häufigkeit des Auftretens von Glykosurie bei der Akromegalie betrifft, so werden von einer Reihe von Autoren verschiedene Zahlen genannt. Hansemann[7] sah von 94 Fällen 12,4% mit Diabetes kompliziert, Hinsdale[8] von 130 Fällen 10,8%, Borchardt[9] von 176 Fällen 35,5% und Yater[10] von 79 Patienten 6%. Nach Blum und Schwab[11] soll die bei der Erkrankung der Hypophyse auftretende Glykosurie auf Insulin zurückgehen. Cushing und Davidoff[12] hingegen beobachteten, daß das Insulin bei dem mit Akromegalie einhergehenden Diabetes weniger wirksam ist. Die beiden Autoren vertreten die Ansicht, daß der Diabetes der Akromegalen hypophysären und nicht sekundär pankreatogenen Ursprungs sei. Was die pathologisch-anatomischen Veränderungen bei der Akromegalie anbetrifft, so fand Hetzel[13] bei einem Fall von Akromegalie, der von einem schweren Diabetes begleitet war, einen völlig normalen Pankreas; andererseits sollen Wucherungen des Bindegewebes im Pankreas bei Akromegalie häufig beobachtet worden sein. Beim echten Diabetes

[1] v. Cyon: Pflügers Arch. **81**, 267 (1900).   [2] Izawa: Amer. J. Physiol. **77** (1926).
[3] Ascoli u. Legnani: Münch. med. Wschr. **10** (1912).
[4] Biedl: Innere Sekretion. Wien u. Berlin 1913 u. 1916.
[5] Wiesel u. Falta: Erkrankungen der Blutdrüsen. Von Falta. Wien 1928.
[6] Soli: Presse méd. **1907**.   [7] Hansemann: Berl. klin. Wschr. **1897**, 417.
[8] Hinsdale: Amer. Med. **1898**, 4.   [9] Borchardt: Z. klin. Med. **66** (1908).
[10] Yater: Arch. int. Med. **41**, 883, 912 (1928).
[11] Blum u. Schwab: C. r. Soc. Biol. Paris **89**, 195 (1923).
[12] Cushing u. Davidoff: Arch. int. Med. **39**, 751 (1927).
[13] Hetzel: Lancet **210**, 440 (1926).

mellitus hingegen fand Kraus[1] sehr häufig eine starke Verminderung der Eosinophilen und Entartung der basophilen Elemente in der Hypophyse.

Die Ergebnisse der zahlreichen experimentellen Untersuchungen zur Klärung der Beziehungen zwischen Hypophyse und Pankreas sind zum Teil noch recht widerspruchsvoll. Houssay[2], Livon[3] und andere sahen bei Hunden, denen die Hypophyse exstirpiert war, ein völlig normales Pankreas. Sweet und Allen[4] hingegen beobachteten unter gleichen Bedingungen Rötung und Kongestionierung des Pankreas bei fehlenden mikroskopischen Veränderungen. Nach Eaves[5] kommt es nach Injektionen mit Insulin beim Kaninchen zu einer Volumzunahme des Vorderlappens und Zwischenlappens mit Vermehrung der eosinophilen Zellen. Die Empfindlichkeit der hypophysektomierten Tiere gegenüber dem Insulin soll nach Houssay und Magenta[6] erheblich zunehmen, wie sie in ausgedehnten Versuchen nachweisen konnten. Geiling, Campbell und Ishikawa[7] bestätigten den Befund. Hier scheint der Hypophysenhinterlappen von ausschlaggebender Bedeutung zu sein. Die genannten Autoren beobachteten, daß die Exstirpation des Hypophysenvorderlappens allein keine größere Sensibilität der Tiere gegenüber dem Insulin zur Folge hatte, sondern daß dazu der Ausfall des Hinterlappens erforderlich sei.

In vielfacher Beziehung dokumentiert sich das antagonistische Verhalten zwischen dem Hypophysenextrakt und dem Insulin. So fanden Burn[8], Moehlig und Ainsler[9], Lawrence und Hewlett[10] einen Antagonismus zwischen dem Insulin und der Hinterlappensubstanz in bezug auf den Blutzuckergehalt. Beim Menschen steigt der Blutzucker innerhalb einer halben Stunde nach subcutaner Injektion von Hinterlappenextrakt an, um nach 2 Stunden wieder zur Norm zurückgekehrt zu sein. Bei intravenöser Zuführung größerer Mengen Hinterlappensubstanz kommt es zu einer Glykosurie bei gleichzeitiger, nicht unerheblicher Blutzuckererhöhung (Borchardt[11], Stenström[12], Dresel[13], Sloczower[14], Lindlau[15]). Yater[16] gibt an, daß durch Injektion von Hypophysenextrakt vorübergehend eine Hyperglykämie und Glykosurie erzeugt werden kann, so daß der Hypophysenextrakt durch Überinsulinierung verursachte hypoglykämische Erscheinungen ausgleichen kann. Auch Kogan[17], Heymanns und Pupco[18] konnten bei Kaninchen und Hunden eine Beseitigung hypoglykämischer Zustände erzielen durch Verabreichung von Hypophysenhinterlappenextrakt. Bum betont, daß es sich hier um eine spezifische Eigenschaft des Hinterlappenextraktes handele, da er sie beim Vorderlappenextrakt vermißte.

Auf den Uterus zeigen nach Joachimoglu und Metz[19] Hypophysenextrakte und Insulin gegensätzliches Verhalten, indem Pituitrin gemeinsam mit dem In-

[1] Kraus: Handb. der spez. pathol. Anatomie. Von Henke u. Lubarsch 8 (1926).
[2] Houssay: Endokrinol. 5 (1929).   [3] Livon: C. r. Soc. Biol. Paris 71, 49 (1911).
[4] Sweet u. Allen: Ann. Surg. 57, 485 (1913).   [5] Eaves: J. of Physiol. 1926, 62.
[6] Houssay u. Magenta: Rev. Asoc. méd. argent. 37, Nr 236 (1924).
[7] Geiling, Campbell u. Ishikawa: J. of Pharmacol. 31, 247 (1927).
[8] Burn: J. of Physiol. 57, 318 (1923).
[9] Moehlig u. Ainsler: J. amer. med. Assoc. 84, 1398 (1925).
[10] Lawrence u. Hewlett: Brit. med. J. 1, 998 (1925).
[11] Borchardt: Z. klin. Med. 66, 332 (1908).
[12] Stenström: Biochem. Z. 58, 472 (1914).
[13] Dresel: Z. exper. Path. u. Ther. 16, 365 (1914).
[14] Sloczower: Z. exper. Med. 37, 68 (1923).
[15] Lindlau: Z. exper. Med. 58, 507 (1927).
[16] Yater: Arch. int. Med. 41, 883, 912 (1928).
[17] Kogan: Ref. Kongreßzbl. inn. Med. 43, 661 (1926).
[18] Heymanns u. Pupco: C. r. Soc. Biol. Paris 94, 1253 (1926).
[19] Joachimoglu u. Metz: Dtsch. med. Wschr. 1924, Nr 51.

sulin verabfolgt Kontraktionen am Uterus des Meerschweinchens verhindert. Die diuresehemmende Wirkung des Hinterlappenextraktes kann nach Klissiunis[1], Serebrijski und Vollmer[2] durch gleichzeitige Injektion von Insulin antagonistisch beeinflußt werden, während jede Substanz für sich verabreicht, oligurische Wirkung hat. Untersuchungen über die Beeinflußbarkeit des Mineralhaushaltes im Blute durch Insulin und Hypophysenextrakte verliefen nach der Richtung, daß der anorganische Phosphorgehalt des Blutes durch Insulin vermindert, durch Hinterlappenextrakt vermehrt wird (Bollinger und Hartmann[3]). Weiterhin macht sich der Antagonismus geltend in bezug auf die Salzausscheidung im Harn (Dale[4]) und schließlich auf den Blutdruck (Pogany und Pinter-Kövats[5]), indem das Insulin die durch Hinterlappenextrakt erzielte Blutdrucksteigerung vermindert.

Thymus und Epiphyse.

Nach Thymektomie bei jungen Hunden fand W. Lindeberg eine Verkleinerung des Gesamtvolumens der Epiphyse, welche geschrumpften Eindruck machte. Mikroskopisch zeigte sich dichte Anhäufung der Kerne an der Peripherie sowie Verlust des typischen Bildes der Zirbelzellen. In der prompten Reaktion der Epiphyse auf die Ausschaltung der Thymusdrüse sieht Lindeberg[6] einen neuen Beweis für die Zugehörigkeit der Epiphyse zu den innersekretorischen Drüsen.

Thymus und Pankreas.

Nach Exstirpation des Thymus fanden Klose und Vogt[7] bei Tieren eine Volumenzunahme des Pankreas. Matti[8] konnte außerdem eine Vermehrung des Inselapparates beobachten. Nach der Ansicht von Seckel[9] besteht zwischen Thymus und Pankreas ein Synergismus. Als Begründung für diese Annahme führt Seckel an, daß im ersten Lebensjahr, in dem die Funktion der Thymus noch stark entwickelt ist, selten ein Diabetes mellitus besteht. Außerdem scheinen für die synergetische Wirkung von Insulin und Thymus die Versuche von Lundberg[10] zu sprechen, der mit Insulin bei Amphibienlarven dieselben Veränderungen erzielen konnte wie Gundernatsch[11] mit Thymusextrakten.

Thymus und Epithelkörperchen.

Für die Annahme, daß zwischen Thymus und Epithelkörperchen irgendwelche Zusammenhänge vorhanden seien, konnten bisher greifbare Tatsachen im Sinne morphologischer oder funktioneller Veränderungen nicht mit Sicherheit nachgewiesen werden (Biedl[12], Klose und Vogt[13], Basch[14], Gebele[15]). Die

[1] Klissiunis: Biochem. Z. **155**, 246 (1925).
[2] Serebrijski u. Vollmer: Klin. Wschr. **1925**, Nr 47, 2256 — Biochem. Z. **164**, 1 (1925).
[3] Bollinger u. Hartmann: J. of biol. Chem. **64**, 91 (1925).
[4] Dale: Lancet **1**, 989 (1923).
[5] Pogany u. Pinter-Kövats: Z. exper. Med. **55**, 744 (1927).
[6] Lindeberg, W.: Fol. neuropath. eston. **2**, H. 1, 42—108 (1924) — Ref. Kongreßzbl. inn. Med. **40**, 264 (1926).
[7] Klose u. Vogt: Bruns' Beitr. **69**.
[8] Matti: Mitt. Grenzgeb. Med. u. Chir. **24**, 665 (1912).
[9] Seckel: Z. Kinderheilk. **44** (1927).
[10] Lundberg: Acta med. scand. (Stockh. **64**, 470 (1926).
[11] Gundernatsch: Stud. int. secret. **4** — Anat. Rec. **11** (1917).
[12] Biedl: Innere Sekretion. Wien 1913 u. 1916.
[13] Klose u. Vogt: Bruns' Beitr. **69**, 1 (1910).
[14] Basch: Zbl. exper. Path. u. Ther. **12**, 180 (1912).
[15] Gebele: Bruns' Beitr. **70**, 20 (1910).

Untersuchungen über die Veränderungen nach Epithelkörperchenexstirpation an den übrigen innersekretorischen Drüsen stoßen auf große Schwierigkeiten, da die Totalexstirpation der Epithelkörperchen in kürzester Zeit zum Tode führt.

Es besteht jedoch kein Zweifel darüber, daß sowohl der Thymus wie die Epithelkörperchen engste Beziehungen zum Kalkstoffwechsel haben. Wie sich der Ausfall der Epithelkörperchen an den Knochen bei Tieren durch abnorme Weichheit und Brüchigkeit sowie verzögerte Callusbildung geltend macht, so hat auch Entfernung des Thymus ein deutliches Zurückbleiben der Entwicklung und des allgemeinen Wachstums der Tiere zur Folge. Es kommt zu auffälliger Weichheit und Biegsamkeit (BASCH) oder Brüchigkeit (KLOSE und VOGT) der Röhrenknochen, mangelhafter Callusbildung infolge herabgesetzter Ossification, Pseudarthrosenbildung und Störungen an den Epiphysenlinien.

Ferner konnte nach Thymusexstirpation durch BASCH, KLOSE und VOGT eine Steigerung der Nervenerregbarkeit festgestellt werden, die sich nach BASCH in tonisch-klonischen Zuckungen äußert, die den tetanischen Krampfanfällen nach Epithelkörperchenausfall ähneln. KLOSE und VOGT halten indeß diese Muskelzuckungen nicht für charakteristisch im Sinne von Epithelkörperchentetanie. LUST[1] hält es nicht für ausgeschlossen, daß der Thymus für die Entstehung der Tetanie neben den Epithelkörperchen von ausschlaggebender Bedeutung ist.

Thymus und Keimdrüsen.

Eine umfangreiche Literatur beleuchtet den Konnex, der zwischen Thymus und Keimdrüsen besteht.

Die Geschlechtsreife, Gravidität und Kastration gehen mit deutlichen Veränderungen am Thymus einher. Mit dem Auftreten der Geschlechtsreife kommt es zur Involution des Thymus. Zur Zeit der Gravidität wird der Thymus atrophisch, wie RONCONI[2], UTTERSTRÖM[3], HAMMAR[4] u. a. nachweisen konnten. Bei kastrierten Kaninchen fand CALZOLARI[5] gegenüber Kontrolltieren eine Gewichtszunahme des Thymus, die als echte Hypertrophie angesprochen wurde, von HAMMAR allerdings nur als verhinderte Involution aufgefaßt wird. In diesem Zusammenhang interessiert die auffallend geringe Involution des Thymus, die bei Fällen von genitaler Fettsucht beobachtet wird. TAUDLER und GROSZ sahen bei früh kastrierten Rehböcken, Ziegen und Hunden eine Subinvolution des Thymus; außerdem geben sie an, daß bei Individuen mit hyperplastischen Hoden oder Eierstöcken des Thymus länger erhalten bleibt als bei normalen; dasselbe soll an menschlichen Kastraten und Eunuchoiden der Fall sein.

Exstirpation des Thymus vor Eintritt der Geschlechtsreife führt nach BASCH[6], KLOSE und VOGT[7], LIESEGANG und LAMPE[8] u. a. zu dem Bilde des Infantilismus mit Hypoplasie des Genitale. NOËL PATON konnte am Meerschweinchen feststellen, daß Thymektomie, wenn sie vor erreichter Geschlechtsreife ausgeführt wurde, zu einem rapiden Wachstum der Hoden führt, während bei geschlechtsreifen Tieren, wo der Thymus bereits seine Altersinvolution beginnt, seine Entfernung das Gewicht der Hoden nicht mehr beeinflußt. Bei

---

[1] LUST: Dtsch. med. Wschr. **1913**, 1087.

[2] RONCONI, Z., u. E. THOMAS: Handb. d. inneren Sekretion v. HIRSCH **2**, Liefrg 3.

[3] UTTERSTRÖM: Arch. Med. exper. Anat. et Path. **22**, 550 (1914).

[4] HAMMAR: Wien. med. Wschr. **1909**, 2746.

[5] CALZOLARI: Arch. ital. de Biol. (Pisa) **30**, 71 (1898).

[6] BASCH: Mschr. Kinderheilk. **7**, 541 (1908).

[7] KLOSE u. VOGT: Beitr. klin. Chir. **74**, 1 (1910).

[8] LIESEGANG u. LAMPE: Beitr. klin. Chir. **77**, 1 (1912).

weiblichen Tieren konnten entsprechende Einflüsse des Thymus auf das Ovar nicht festgestellt werden. Während Klose und Vogt die Befunde Noël Patons bestätigten, lehnt U. Soli sie ab. Nach ihm findet sich bei thymuslosen Hähnen eine Verminderung des Hodengewichts gegenüber den Kontrolltieren. Ist auch der Charakter der Beziehungen von Thymus und Keimdrüsen nicht vollends geklärt, so ist doch schon aus klinischer Erfahrung heraus nicht zu bezweifeln, daß engste Beziehungen in der Tat vorliegen. Mit dem Eintritt der Geschlechtsreife beginnt die physiologische Involution der Thymus.

Verabreichung von Thymussubstanz bewirken nach Hart und Nordmann[1] und Basch[2] keine eindeutigen Veränderungen. Hingegen konnte Mandelstamm[3] an Hunden, bei denen infolge einer Läsion der Hypophysengegend eine Rückbildung der Genitalorgane aufgetreten war, eine Beschleunigung des Wachstums der Genitalorgane durch Verabreichung von Kalbsthymusextrakt erzielen.

Thymus und Nebennieren.

Die experimentellen und klinischen Beobachtungen lassen die Beziehungen zwischen Thymus und den Nebennieren als vorwiegend antagonistisch erscheinen.

Die Folgen der Nebennierenexstirpation machen sich auf den Thymus in mannigfacher Weise geltend: Jaffé[4], Baumann, Marine und Manley[5], Crowe und Wislocki[6] u. a. fanden nach Exstirpation der Nebennieren an Tieren, daß nicht nur die physiologische Involution des Thymus verhindert wird, sondern daß es sogar bei alten Tieren zu einer Regeneration bzw. bei jungen Tieren zu einer deutlichen Vergrößerung des Thymus bis zu 85% kommt, die in einzelnen Fällen mit einer Vermehrung der Lymphknoten und Follikel einhergehen.

Die Untersuchungsergebnisse über Veränderungen an den Nebennieren nach Thymusexstirpation sind nicht so sichergestellt und weniger zahlreich. Überwiegend wurde eine Hypertrophie des Nebennierenmarkes gefunden (Matti[7], Demel[8], Lindeberg[9], Pighini[10] u. a.). Auf Grund der Tatsache, daß Exstirpation des Thymus das Gewicht der Nebenniere reduziert, vermutet Pighini, daß es neben der Hypertrophie des Markes zu einer Abnahme der Rindensubstanz kommt.

Die Versuche zur Klärung der Frage über die Beeinflussung der Adrenalinwirkung durch Verabreichung von Thymusextrakten und nach Thymusexstirpation haben bisher zu keinem abschließenden Ergebnis geführt.

Die durch das Tierexperiment sicher erwiesenen Zusammenhänge zwischen Thymus und Nebennieren sind klinisch von größtem Interesse besonders für die Genese des Morbus Addisonii. Nach eigenen Erfahrungen sowie nach denen anderer Untersucher (Hart[11], Probst[12], Pansani und Benenati[13], Bittorf[14] u. a.) scheint der Status thymico lymphaticus oft mit dem Morbus Addison vergesell-

---

[1] Hart u. Nordmann: Berl. klin. Wschr. 1920 — Stat. thymico lymphaticus. München 1923.
[2] Basch: Handb. d. Kinderheilk. 68, 668 (1908); 64, 289 (1906).
[3] Mandelstamm: Presses modernes, S. 47. 1927 — Ref. Kongreßzbl. inn. Med. 48, 214 (1928).
[4] Jaffé, H.: J. of exper. Med. 40 (1924).
[5] Baumann, Marine u. Manley: J. of exper. Med. 40 (1920).
[6] Crowe u. Wislocki: Bull. Hopkins Hosp. 33 (1922).
[7] Matti: Mitt. Grenzgeb. Med. u. Chir. 24, 665 (1912).
[8] Demel: Mitt. Grenzgeb. Med. u. Chir. 34, 437 (1922).
[9] Lindeberg: Fol. neuropath. eston. 2 (1914).
[10] Pighini: Riv. sper. Freniatr. 45, 1 (1921) — Ref. Zbl. Neur. 30, 514 (1922).
[11] Hart: Lehre vom Status thymico lymphaticus. München 1923.
[12] Probst: Inaug.-Dissert. Basel 1909.   [13] Pansani u. Benenati: Policlinico 1902.
[14] Bittorf: Die Path. der Nebennieren u. des Morb. Addisonii. Jena 1908.

schaftet aufzutreten. Welche Bedeutung man hier der Thymus persistenz beimessen soll, wird neuerdings lebhaft diskutiert. Es scheint sich immer mehr herauszustellen, daß der persistierende Thymus als ein die Körperresistenz beeinträchtigender Konstitutionsfaktor überbewertet wurde. Es möchte uns scheinen, daß die Thymushyperplasie vielmehr auf einen reaktiven Vorgang innerhalb des Organismus hinweise als Zeichen lebhafter Abwehrmaßnahme des Organismus. Es wurde hervorgehoben, daß bei jungen Menschen die gute Entwicklung des lymphatischen Apparates ein normaler Befund sei und die Kriegserfahrungen haben gezeigt, daß ein reichlich vorhandenes lymphatisches Gewebe gerade als Kennzeichen einer jugendlich-kräftigen Körperverfassung gelten kann (GROLL, LÖWENTHAL u. a.).

Es scheint, daß die über das physiologische Alter hinausreichende Persistenz des Thymus so gut wie immer mit einer Funktionsherabsetzung und Hypoplasie speziell des Nebennierenmarks einhergeht.

Epithelkörperchen und Pankreas.

Die Beziehungen des Inselapparates zu den Epithelkörperchen bedürfen noch der Klärung. EPPINGER, FALTA und RÜDINGER[1] konnten hinsichtlich des Kohlehydratstoffwechsels nachweisen, daß sowohl die Epithelkörperchen wie das Pankreas auf den Kohlehydratstoffwechsel einwirken. Auch andere Untersucher kommen zu der Annahme, daß zwischen den Epithelkörperchen und dem Inselapparat ein Synergismus besteht. FORREST[2] stellte bei Diabetikern bei gleichzeitiger Verabreichung von Insulin und Parathyreoidextrakt eine stärkere Senkung des Blutzuckers fest als durch Insulin allein. CAMMIDGE und HOWARD[3] sahen eine besondere Steigerung der Toleranz für Kohlehydrate durch Darreichung von Insulin und Epithelkörperchenextrakt.

Epitelkörperchen und Epiphyse.

Korrelationen zwischen der Funktion der Epithelkörperchen und der Epiphyse sind zur Zeit nicht genauer bekannt.

Epithelkörperchen und Nebenniere.

Daß die Beziehungen zwischen Epithelkörperchen und chromaffinem System, speziell dem Nebennierenmark, vorwiegend im Sinne eines Antagonismus verlaufen, dürfte sich aus den Arbeiten von FALTA, EPPINGER und RÜDINGER[4], GULEKE[5] ergeben. Die genannten Autoren konnten durch Epithelkörperchendarreichung eine Hemmung der nach Verabreichung von Adrenalin erzielten Stoffwechselsteigerung hervorrufen. Außerdem sahen sie nach Exstirpation der Epithelkörperchen bei Hunden eine deutliche Verstärkung der Adrenalinwirkung, die sich in ausgesprochener Glykosurie infolge Fortfalls der Hemmungen von seiten der Epithelkörperchen dokumentierte. GULEKE konnte nach Exstirpation der Nebennieren Abschwächung oder Verschwinden der bei thyreo-parathyreopriven Hunden und Katzen erzeugten tetanischen Krämpfe erzielen. Dasselbe Resultat erreichte er, wenn er statt der Nebennierenexstirpation eine Unterbindung der ableitenden Gefäße vornahm, so daß die Abgabe des Adrenalins

[1] EPPINGER, FALTA u. RÜDINGER: Z. klin. Med. **66** (1908).
[2] FORREST: Brit. med. J. **2**, 916 (1923).
[3] CAMMIDGE u. HOWARD: J. amer. med. Assoc. **83**, 1423 (1924).
[4] EPPINGER, FALTA u. RÜDINGER: Z. klin. Med. **66** (1908).
[5] GULEKE, N.: Arch. klin. Chir. **94**, 496 (1911).

in die Blutbahn verhindert wurde. Allerdings war der Erfolg nur ein vorübergehender, da es nach Ausbildung eines Kollateralkreislaufes erneut zur Ausschüttung des Adrenalins kam, wodurch es wiederum zu tetanischen Symptomen kam.

In demselben Sinne sprechen die Erfahrungen von Falta und Kahn[1], Georgopulos[2], Falta und Rüdinger[3], Bondy[4] u. a., die durch Adrenalininjektionen eine Verstärkung des tetanischen Krampfanfalles erzeugen konnten.

Epithelkörperchen und Keimdrüsen.

Die klinische Beobachtung, daß während der Gravidität, seltener während der Lactationsperiode eine Neigung zum Auftreten tetanischer Symptome bemerkbar ist, läßt einen Konnex zwischen Ovarien und Epithelkörperchen vermuten. Kehrer[5] fand bei ein Drittel aller Schwangeren ein positives Facialisphänomen. Seitz[6] konnte sogar in 80% der Fälle, besonders deutlich in den letzten Schwangerschaftsmonaten, eine Steigerung der elektrischen Erregbarkeit feststellen. Im Gegensatz hierzu gehört das Auftreten manifester Tetanie während der Schwangerschaft zu den Seltenheiten (v. Frankl-Hochwart[7], Schmidlechner[8], Adler und Thaler[9], Neumann[10], Pick[11], Fellner[12]). Wie es scheint, ist gerade diese so genannte Maternitätstetanie häufig von besonders schwerer Art. Die Ursache der Maternitätstetanie dürfte in einer Insuffizienz der Epithelkörperchen zu suchen sein, die dadurch zustande kommt, daß die während der Schwangerschaft von seiten der Ovarien auf die Epithelkörperchen ausgehenden hemmenden Einflüsse eine Mehrfunktion der Epithelkörperchen erfordern, die zu einem Nachlassen der Funktionsfähigkeit derselben und damit zur Insuffizienz führen kann. Pathologisch-anatomisch beobachtete Haas bei Gravidität eine erhebliche Vergrößerung der Epithelkörperchen mit deutlicher Vermehrung der chromophilen Zellen. Seitz[13] sah bei seinen histologischen Untersuchungen an den Epithelkörperchen Gravider eine stärkere Durchtränkung und reichlichere Vascularisierung sowie eine stärkere Entwicklung der chromophilen Zellen. Diese Befunde stimmen mit den Erhebungen von Pepere[14] überein.

Während der Menstruation kommt es zuweilen, wie an den endokrinen Drüsen überhaupt, so auch an den Epithelkörperchen zu mehr oder weniger starker Hyperämie. Es ist die Frage diskutiert worden, ob nicht die Epithelkörperchen für das Auftreten der Corea minor zur Zeit der Pubertät von Bedeutung sind.

Nach der Kastration kommt es zu einer geringen Hypertrophie der Epithelkörperchen, während das Klimakterium keine wesentliche Veränderung derselben verursacht.

Zu erwähnen wäre noch die Bedeutung sowohl der Epithelkörperchen wie der Keimdrüsen für den Kalkstoffwechsel. Wir wissen, daß wir in den Epithel-

---

[1] Falta u. Kahn: Z. klin. Med. **74**, 108 (1912).
[2] Georgopulos, N.: Z. klin. Med. **75**, 411 (1912).
[3] Falta u. Rüdinger: Berl. klin. Wschr. **1909**, 618.
[4] Bondy: Wien. klin. Wschr. **1908**, 1724.
[5] Kehrer, E.: Arch. Gynäk. **99**, 372 (1913).
[6] Seitz: Mschr. Geburtsh. **67**, 131 (1924).
[7] v. Frankl-Hochwart: Spez. Path. u. Therapie **11 II** (1897).
[8] Schmidlechner: Zbl. Gynäk. **1905**, 100.
[9] Adler u. Thaler: Z. Geburtsh. **62**, 194 (1908).
[10] Neumann: Arch. Gynäk. **48**, 499 (1895).   [11] Pick: Zbl. Gynäk. **1902**, 1312.
[12] Fellner: Die Beziehungen innerer Krankheiten zu Schwangerschaft, Geburt u. Wochenbett. Leipzig u. Wien: F. Deuticke 1903.
[13] Seitz: Arch. Gynäk. **89**, 53 (1909).
[14] Pepere: La Gynecologia **2**, H. 14 — Arch. ital. de Biol. (Pisa) **48**, H. 1 (1907).

körperchen Organe vor uns haben, die für die Assimilation des Calciums von größter Wichtigkeit sind, daß andererseits auch die Keimdrüsen eine gewisse Rolle für den Kalkstoffwechsel spielen, wofür z. B. der günstige Einfluß der Kastration bei der Osteomalacie sowie das Auftreten von Ostitis fibrosa bei Ovarialtumoren sprechen. Es ist wahrscheinlich, daß die Keimdrüsen den Kalkstoffwechsel anregen und daß deren Überfunktion zu gesteigerter Kalkausscheidung und verminderter Kalkretention führt. Offenbar wird durch die Steigerung der Ovarialfunktion während der Gravidität die für den Foetus notwendige Kalkmenge modifiziert.

Keimdrüsen und Epiphyse.

Die Frage der Stellung der Epiphyse im Ring der endokrinen Drüsen, speziell ihrer Beziehungen zum Genitale ist noch sehr umstritten. Die experimentellen Versuche über Ausschaltung der Epiphyse durch Exstirpation, Thermokauter usw. stoßen wegen der überaus subtilen Technik auf große Schwierigkeiten. EXNER und BÖSE[1] sahen nach Kauterisation der Epiphyse an Kaninchen keine Veränderungen an den Genitalien auftreten. FOA[2] beobachtete nach Entfernung der Drüse bei Hähnen eine frühzeitig einsetzende genitale Entwicklung. Entsprechende Befunde wurden von IZAWA[3] bei Hennen und Ratten erhoben. Desgleichen sah DEMEL[4] bei 4 Wochen alten Widdern, denen die Zirbel exstirpiert war, eine stärkere Entwicklung der Hoden als bei normalen Kontrolltieren. Demgegenüber vermochten KOLMER und LOEWY[5] bei Ratten nach Exstirpation der Zirbel weder Abweichungen im sexuellen Verhalten, noch in der Fettentwicklung festzustellen.

P. BIACH und E. HULLES[6], ASCHNER[7] konnten an Rindern, Katzen, Hunden, Kaninchen und Meerschweinchen eine Beeinflussung der Epiphyse während der Schwangerschaft und nach der Kastration feststellen. Die genannten Autoren fanden übereinstimmend nach der Kastration atrophische Vorgänge an der Epiphyse. Es kommt zu einer Lockerung des Zellkomplexes bei gleichzeitiger Schrumpfung der einzelnen Zellen. Bestätigungen über derartige Befunde an der Epiphyse beim Menschen nach Kastration finden sich bisher nicht in der Literatur. Noch deutlicher sollen Veränderungen an der Epiphyse während der Gravidität hervortreten, die sich vorzugsweise in Formveränderungen äußern. Die normalerweise spitze Form der Drüse nimmt mehr rundlichen Charakter an bei gleichzeitiger Vermehrung der Kalkausscheidung in die Drüse (ASCHNER).

Beobachtungen über Veränderungen an den Genitalien nach Injektionen von Zirbeldrüsenextrakt liegen von OTT und SCOTT[8] vor, die beim Kaninchen eine Verstärkung der Kontraktionen am graviden Uterus sahen, ASCHNER und LINDEMANN[9] sahen erhöhte Venentätigkeit bei Gebärenden.

Auch die klinischen Erfahrungen hinsichtlich des Zusammenhanges von Zirbel und Keimdrüsen gestatten zur Zeit noch kein abschließendes Urteil, doch dürfte wohl mit großer Wahrscheinlichkeit die Zirbeldrüse für manche

---

[1] EXNER u. BÖSE: Z. Chir. **197** (1910).
[2] FOA, C.: Arch. ital de Biol. (Pisa) **57**, 233 (1912); **61**, 79 (1914).
[3] IZAWA, Y.: Amer. J. med. Sci. **166**, 185 (1923).
[4] DEMEL: Mitt. Grenzgeb. Med. u. Chir. **40**, 302—312 (1927).
[5] KOLMER, W., u. K. LOEWY: Pflügers Arch. **196** (1922).
[6] BIACH, P., u. E. HULLES: Über d. Bezieh. d. Zirbeldr. zum Genitale. Wien. klin. Wschr. **1912**, Nr 10 u. 25.
[7] ASCHNER, zitiert bei HALBAN-SEITZ: Biol. u. Path. des Weibes **1** (1924).
[8] OTT u. SCOTT: Proc. Soc. exper. Biol. a. Med. **10**, 179 (1913) — Ther. Gaz. p. k. **1913**.
[9] ASCHNER u. LINDEMANN, in B. Aschners Blutdr. Erkr. d. Weibes. 1918.

Fälle von Fettsucht und vor allen Dingen von Hypergenitalismus (Pubertas praecox) von Bedeutung sein.

Von Horrax und Bailey[1], Berblinger[2], O. Meyer[3], Goldzieher[4], Schulz[5], Frank[6], Gutzeit[7], Ascanacy[8], Jacobi[9], Marburg[10], Slawyk und Oestreich[11], W. Herzog[12], Pellizi[13] u. a. sind Tumoren der Pinealis, die vor der Pubertät auftraten und mit Erscheinungen des Hypergenitalismus einhergingen, beschrieben. Die Ursache für die Entstehung der Pubertas praecox dürfte in einer durch die Tumoren bedingten verminderten Funktionsfähigkeit der Zirbeldrüse zu suchen sein (Marburg[10], Biedl[14], Uemura[15]).

Keimdrüsen und Nebennieren.

Auf Grund vielfältiger klinischer Erfahrungen und experimenteller Untersuchungen ist es sichergestellt, daß zwischen Keimdrüsen und Nebennieren, die schon in entwicklungsgeschichtlicher Hinsicht engste Beziehungen aufweisen, weitgehendste Korrelationen vorhanden sind.

Was den Einfluß von Pubertät, Menstruation, Gravidität, Klimakterium und Kastration betrifft, so ist hervorzuheben, daß zur Pubertätszeit ein schnelles Größenwachstum der Nebennieren erfolgt mit erheblichem Dickenwachstum der Rinde, wie Kolmer[16] an Meerschweinchen nachweisen konnte. Während der Menstruation kommt es wie auch an den übrigen endokrinen Drüsen zu einer beträchtlichen Hyperämie mit gleichzeitiger Schwellung der Nebennieren. Auffallende Veränderungen machen sich während der Gravidität bemerkbar. Die Nebennieren weisen eine nicht unerhebliche Hypertrophie auf, die besonders die Rinde betrifft, wie durch Aschoff[17], Kolde[18], Wiesel[19], Herring[20], Stoerk und Haberer[21] u. a. besonders an Meerschweinchen, Kaninchen und Ratten bestätigt wurde. Die Volumenzunahme der Rinde, die als Folge der vermehrten Inanspruchnahme des Organs (Entgiftung?) angesehen wird, beruht vorwiegend auf einer Zunahme der Säulenschichtzellen. Sehr eklatant ist die Vermehrung des Lipoidgehaltes in der Rinde, und von Neumann und Hermann[22] wurde die Vermutung ausgesprochen, daß hier die Ursache für die während der Schwangerschaft vorhandene Lipoidvermehrung zu suchen ist.

Hinsichtlich der Veränderung des Nebennierenmarkes während der Schwangerschaft stehen sich verschiedene Meinungen gegenüber. Eine große Reihe von

---

[1] Horrax u. Bailey: Arch. of Neur. **13**, Nr 4 (1925).
[2] Berblinger: Virchows Arch. **227**, Beiheft 38 (1920).
[3] Meyer, O.: Allg. Z. Psychiatr. **74**, 521 (1918).
[4] Goldzieher: Virchows Arch. **213**, 353 (1913).
[5] Schulz: Neur. Zbl. **1886**, 439.   [6] Frank: Z. angew. Anat. **5** (1919).
[7] Gutzeit: Ein Teratom d. Zirbeldrüse. Dissert. Königsberg 1896.
[8] Askanazy: Verh. Pathol., S. 58. Stuttgart 1906.
[9] Jacobi: Dtsch. Z. Nervenheilk. **71**, 350—357 (1921).
[10] Marburg, O.: Erg. inn. Med. **10** (1913).
[11] Slawyk u. Oestereich: Virchows Arch. **157**, 475 (1899).
[12] Herzog, W.: Münch. med. Wschr. **1915**, Nr 6 u. 7.
[13] Pellizi: Riv. neuropath. **1910** — Ref. Neur. **1911**.
[14] Biedl: Innere Sekretion, 3. Aufl. Wien 1916.
[15] Uemura: Frankf. Z. Path. **20** (1917).
[16] Kolmer, W.: Pflügers Arch. **144**, 361 (1912).
[17] Aschoff, in Aschners Blutdr. d. Weibes. 1918.
[18] Kolde, W.: Arch. Gynäk. **99**, 272 (1913).
[19] Wiesel: Virchows Arch. **170**, 27 (1902).
[20] Herring: Quart. J. Physiol. **12**, 115 (1919).
[21] Stoerk u. v. Haberer: Virchows Arch. **72** (1908).
[22] Neumann, J., u. E. Hermann: Wien. klin. Wschr. **1911**, Nr 12 u. 15.

Untersuchern wie KOLDE[1], DA COSTA[2] u. a., konnten keinerlei morphologische Änderungen des Markes nachweisen, während STOERK und v. HABERER[3], ASCHOFF[4] eine Zunahme der Markzellen konstatierten. Nach NEU[5] kommt es zu einer deutlichen, wenn auch weniger hervortretenden Hypertrophie des Nebennierenmarkes mit gleichzeitiger Erhöhung des Adrenalingehaltes im Serum der Graviden. HERRINGS Versuche an weißen graviden Ratten bestätigen diese Befunde, während die Untersuchungen von TRENDELENBURG[6] und NEVAK[7] normalen Adrenalingehalt des Blutes ergaben.

Im Klimakterium finden sich an den Nebennieren keine auffallenden Veränderungen morphologischer Art, auch Verschiebungen hinsichtlich der Adrenalinsekretion sind nicht sicher bekannt.

Als Folge der Kastration wurde eine Hypertrophie der Nebennierenrinde, speziell der Zona fasciculata, mit ausgesprochener Anhäufung von Lipoiden bei Verschmälerung des Markes von KOLMER[8], SCHENK[9], ALTENBURGER[10], THEODOSIEFF[11], RÉNON und DELILLE[12] u. a. nachgewiesen. Ferner kommt es nach DECIO[13] zu einer Verminderung des Adrenalingehaltes bei Kaninchen. Das Nebennierenmark bleibt im wesentlichen unverändert.

Weitere Beweise für die engen Beziehungen zwischen Keimdrüsen und Nebennieren sind durch die Beobachtungen nach Exstirpationsversuchen und Verabreichung entsprechender Drüsenextrakte wahrscheinlich gemacht. Nach Exstirpation der Nebennieren sah NOVAK[14] bei Ratten eine Hypoplasie der Genitalien auftreten. Die Ovarien zeigen nur geringe Reifung der Follikel. Bei männlichen Tieren wurde Sistieren der Spermatogenese festgestellt. Die in jüngster Zeit von K. MASUI[15] vorgenommenen Untersuchungen hinsichtlich des Einflusses der Entfernung der Nebennieren auf die weiblichen Genitalorgane bei Mäusen bestätigen die Befunde von NOVAK. Auch MASUI beobachtete eine schwere Atrophie der Genitalorgane mit Degeneration der Eizellen und Vermehrung des interstitiellen Gewebes. Die Uterusatrophie äußert sich besonders in einer hochgradigen Atrophie der Schleimhaut und des Muskels. MASUI vertritt die Anschauung, daß die Atrophie des Uterus nicht eine direkte Folge des Nebennierenausfalles ist, sondern vielmehr sekundär durch die Ovarienatrophie bedingt ist.

Nach Injektion von Testes und Ovarialextrakten beobachteten OTT und SCOTT eine Zunahme der Adrenalinkonzentration im Blute der Vena cava, GLEY und QUINQUAUD[16] im Blute der Nebennierenvenen. Da es sich hier um mehr oder weniger unspezifische Extrakte handelte, können aus den Befunden kaum Schlüsse gezogen werden. Ob es auch nach Verabreichung von Keimdrüsenextrakten zu einer Verschiebung des Adrenalingehaltes in den Nebennieren selbst kommt, steht noch nicht fest.

---

[1] KOLDE, W.: Zitiert auf S. 688.
[2] DA COSTA: Glandulas suprarenais e suas Monologas. Lissabon 1905 (zit. nach SCHENK).
[3] STOERK u. v. HABERER: Zitiert auf S. 688.   [4] ASCHOFF: Zitiert auf S. 688.
[5] NEU, M.: Münch. med. Wschr. 58 (1911).
[6] TRENDELENBURG, P.: Pflügers Arch. 201, 39 (1923).
[7] NOVAK: Gynäk. Rdsch. 8, 123 (1914).
[8] KOLMER: Pflügers Arch. 144 (1912).
[9] SCHENK: Beitr. klin. Chir. 67, 316 (1910) — Arch. f. exper. Path. 64.
[10] ALTENBURGER: Pflügers Arch. 202, 668 (1924).
[11] THEODOSIEFF: Russk. Wratsch. 1905, 5.
[12] RÉNON u. DELILLE: Soc. med. hôp. 1908.
[13] DECIO: Riv. ital. Ginec. 2, 675 (1923/24).
[14] NOVAK: Arch. Gynäk. 101, 36 (1913).
[15] MASUI: Endocrinol. 2, H. 1 (1928).
[16] GLEY u. QUINQUAUD: Arch. internat. Physiol. 14, 152 (1913).

Es ist die Auffassung geäußert worden, daß von der Nebennierenrinde in besonderem Maße regulatorische Einflüsse auf die heterosexuellen Geschlechtsmerkmale ausgingen. Nach Aussetzen der geschlechtsspezifischen Keimdrüsenfunktion treten dann auch häufig heterosexuelle Geschlechtsmerkmale stärker hervor. Entwickeln sich bei geschlechtsreifen Menschen Hyperplasien oder Tumoren der Nebennierenrinde, so kommt es zu einem Umschlagen mancher sekundärer Geschlechtsmerkmale in das andere Geschlecht. Es vollzieht sich wenigstens teilweise eine geschlechtliche Umstimmung, wobei die Keimdrüsen atrophieren. Es tritt bei Frauen viriler Bartwuchs und Hypertrichose der Brust auf, die Menstruation bleibt aus, sie werden fettleibig, die Stimme wird tiefer, die heterosexuelle Libido verschwindet, die Clitoris kann hypertrophisch werden. Beim Manne kommen derartige Umstimmungen nur sehr selten zur Beobachtung. Operative Entfernung der Tumoren der Nebennierenrinde pflegt die eigenartigen Erscheinungen zu beseitigen. Es hat den Anschein, als ob, wie schon hervorgehoben wurde, die Nebennierenrinde die Regulation der heterosexuellen Merkmale, die jedes Individuum latent besitzt, besorgt. Das ist in gewissem Sinne Minoritätenschutz (J. Bauer). In diesem Sinne wirkt es also dem Keimdrüsenhormon entgegen, das ja bekanntlich die normale Prävalenz der Geschlechtsanlage bedingt.

Keimdrüsen und Pankreas.

Das Auftreten von Zucker im Harn von Schwangeren hat schon seit langer Zeit Veranlassung zu lebhaften Diskussionen über die Ursache dieser Zuckerausscheidung gegeben.

In der Frage, ob es sich hierbei um Störungen der Leberfunktion (Umber[1]) oder um einen latenten renalen Diabetes (Zuckerausscheidung im Harn bei niedrigem Blutzuckergehalt) handele (Frank-Nothmann[2], Porges und Strisower[3], E. Frank[4]), ist eine sichere Entscheidung nicht getroffen. In neuerer Zeit ist von Klein und Rischawy[5] die Vermutung ausgesprochen worden, daß der Schwangerschaftsglykosurie eine Störung im Zusammenspiel der endokrinen Drüsen, in gewissem Sinne eine pluriglanduläre Insuffizienz zugrunde liege. Welche Rolle in diesem Zusammenhang speziell das Pankreas spielt, ist zur Zeit nicht völlig geklärt, doch dürfte ein rein pankreatogener Ursprung mit Wahrscheinlichkeit abzulehnen sein, da wir bei der Graviditätsglykosurie ein vom echten Diabetes abweichendes Verhalten der Blutzuckerkurve nach Belastung mit Kohlehydraten finden, und da außerdem viele Fälle gegen Insulin refraktär sind.

Wenn also auch die klinische Beobachtung dafür spricht, daß wir es bei der Schwangerschaftsglykosurie meistens mit einer nur vorübergehenden und daher weniger bedeutungsvollen Zuckerausscheidung zu tun haben, so sind doch genügend Fälle in der Literatur bekannt, die zwischen Graviditätsglykosurie und Pankreas enge Beziehungen erkennen lassen. Bei ihnen schloß sich an die Gravidität, die mit einer anfangs harmlos erscheinenden Glykosurie einherging, ein echter Diabetes an, der allmählich unter den Zeichen des Komas zum Exitus führte. Die Sektion deckte in solchen Fällen eine Pankreasatrophie auf. Pathologisch-anatomische Veränderungen des Pankreas in der Schwangerschaft werden einerseits von Rebaudi[6], der eine Zunahme der Zellipoide fand,

---

[1] Umber: Dtsch. med. Wschr. **1920.**
[2] Frank-Nothmann: Arch. f. exper. Path. **72** (1913).
[3] Porges u. Strisower: Z. klin. Med. **78** (1913).
[4] Frank, E.: Z. exper. Path. u. Ther. **18**, 112 (1916).
[5] Klein u. Rischawy: Arch. klin. Med. **148** (1925).   [6] Rebaudi: Zbl. Gynäk. **1908,** Nr 41.

andererseits von SIRTORI[1] erwähnt, der eine Atrophie der LANGERHANSschen Inseln beobachtete.

POLL[2] fand während der Gravidität eine Vermehrung der Granula in den Zellen der LANGERHANSschen Inseln.

Daß ein bestehender Diabetes durch die Gravidität beeinflußt werden kann, ist hinreichend bekannt. Allerdings dürften die Beobachtungen der älteren Autoren, die vorwiegend eine Verschlimmerung des Diabetes mit großer Mortalitätsziffer sahen, mit unseren jetzigen Erfahrungen nicht mehr übereinstimmen, da es auf Grund unserer modernen Diabetestherapie möglich ist, die durch die Gravidität verursachte Verschlechterung der diabetischen Stoffwechsellage wieder auszugleichen. Als Erklärung für die Verschlechterung des echten Diabetes durch die Gravidität führt C. v. NOORDEN[3] an, daß sich bei der Schwangerschaft die Stoffwechselvorgänge nach gleicher Richtung verschieben wie beim Diabetes.

Während der Menstruation befindet sich das Pankreas gewöhnlich im Zustand der Hyperämie. Bekannt ist das Vorkommen von Glykosurien in der prämenstruellen Phase oder während der Menstruation bei gesunden Frauen. Sehr wechselvoll ist das Verhalten der Menstruation bei diabetischen Frauen. Bei manchen kommt es frühzeitig zu einer Amenorrhöe, bei anderen zu unregelmäßig verstärkten Blutungen. Die Menopause pflegt entweder verfrüht oder verspätet einzutreten. Nicht selten findet sich während der Menstruation bei diabetischen Frauen eine ausgesprochene Verminderung der Zuckertoleranz.

Nach der Kastration konnte REBAUDI eine Hyperämie und Hyperplasie, sowie eine Vermehrung der fuchsonophilen Körnchen in den Inselhaufen beobachten. KONEWSKAIA[4] sah nach der Kastration eine Zunahme der LANGERHANSschen Inseln. ALLEN[5] hingegen konnte keinerlei Veränderungen durch die Kastration feststellen.

Wenn es auch unverkennbar ist, daß eine gegenseitige Beeinflussung zwischen den Keimdrüsen und den Pankreas besteht, so läßt sich bisher nicht mit Sicherheit entscheiden, ob es sich um synergistische oder antagonistische Wechselwirkungen handelt.

Nebennieren und Epiphyse.

Sichere Anhaltspunkte für Korrelationen zwischen den Nebennieren und der Epiphyse sind zur Zeit nicht vorhanden. TOKUMITSU[6] will nach Injektionen von Zirbeldrüsenextrakt eine Verstärkung der Adrenalinsekretion gesehen haben, desgleichen beobachteten URECHIA und ELEKES[7] eine Beeinflussung der Funktion der Nebennieren, indem sie nach Verabreichung von Pinealextrakten beim Morbus Addisonii in therapeutischer Hinsicht Erfolge erzielen konnten.

Nebenniere und Pankreas.

Für eine hemmende Wirkung des Pankreassekretes auf die Nebennieren spricht die Tatsache, daß es nach Exstirpation des Pankreas infolge Fortfalls

---

[1] SIRTORI: Ann. Ann. Ostetr. **1**, 28 (1910).
[2] POLL: Berl. med. Ges. **26**, 1 (1927) — Med. Klin. **1927**
[3] NOORDEN, C. v., u. S. ISAAC: Die Zuckerkrankheit und ihre Behandlung. Berlin, Julius Springer 1924.
[4] KONEWSKAIA: Med. Sci. **3**, 286 (1919).   [5] ALLEN: Amer. J. Physiol. **54** (1921).
[6] TOKUMITSU: Jap. med. World **1923**.
[7] URECHIA u. N. ELEKES: Rev. franç. Endocrin. **2**, 281 (1914).

von Hemmungen zu einem relativen Überwiegen der Funktion des chromaffinen Systems, d. h. zu einer vermehrten Adrenalinwirkung, kommt, die sich im Auftreten von Glykosurie äußert. Eine große Reihe von Autoren (Eppinger, Falta und Rüdinger[1], Noël Paton[2], Velich[3], Hédon[4], Frank und Isaac[5] u. a.) will in dem Auftreten der Glykosurie beim pankreaslosen Tiere den Beweis sehen, daß das Pankreas für die Adrenalinhyperglykämie nicht erforderlich ist.

Ein anderes sinnfälliges Zeichen gesteigerter Adrenalinwirkung beim pankreaslosen Tier ist das Auftreten von Mydriasis nach Adrenalineinträufelung ins Auge infolge erhöhter Erregung der Sympathicusendungen im M. dilatator iridis (O. Loewy). Nach Collazo und Haendel[6] und Bauer[7] wird allerdings am isolierten Froschauge die durch Adrenalin erzeugte Mydriasis durch Insulin nicht beeinflußt.

Nach partieller Pankreasexstirpation beobachteten Antinore und Moscati[8] eine Erhöhung des Adrenalingehaltes in den Nebennieren unter gleichzeitigem Ansteigen des Gewichtes der Nebennieren (Moskati). Die Annahme einer gegenseitigen Hemmung von Pankreas-Inselapparat und chromaffinem System läßt sich auch begründen, wenn wir von Störungen des letzteren ausgehen. Beim Morb. Addisonii, bei dem die Funktion des chromaffinen Gewebes stark beeinträchtigt ist, konnte Falta[9] eine Erhöhung der Assimilationsgrenze für Kohlehydrate nachweisen, was er als Funktionssteigerung des Inselapparates, zustande gekommen auf Grund des Wegfalls der physiologischen Hemmungen von seiten der Nebennieren, auffaßt.

Eine große Reihe weiterer experimenteller Arbeiten über den Einfluß der Nebennierenexstirpation auf den Pankreasdiabetes zeitigte die verschiedensten Ergebnisse. Zuelzer[10] sah bei Hunden, denen in größeren Zeitintervallen Pankreas und Nebennieren exstirpiert waren, keine Glykosurie auftreten. Mayer[11] und Mackensie[12] beobachteten ein deutliches Zurückgehen der Glykosurie beim Pankreasdiabetes nach beiderseitiger Entfernung der Nebennieren. Im Gegensatz hierzu stehen die Befunde von Stewart und Rogoff[13], die beim Tier durch Nebennierenexstirpation keinerlei Beeinflussung des Diabetes feststellen konnten. Auch Houssay und Lewis[14] sahen unter gleichen Bedingungen deutliche Glykosurie und Hyperglykämie.

Seit der Entdeckung des Hormons des Pankreas-Inselapparates, des Insulins, durch Banting und Best[15] hat es nicht an Versuchen gefehlt, die näheren Beziehungen des Insulins zu den Nebennieren, speziell ihre Wirkungen auf den Zuckerstoffwechsel, zu klären.

---

[1] Eppinger, Falta u. Rüdinger: Z. klin. Med. **66** (1908).
[2] Paton, Noël: J. of Physiol. **1903**, 286.
[3] Velich: Virchows Arch. **184**, 355 (1906).
[4] Hédon: Arch. internat. Physiol. **18**, 213 (1921).
[5] Frank u. Isaac: Z. exper. Path. u. Ther. **7**, 326 (1909) — Arch. f. exper. Path. **64**. 292 (1911).
[6] Collazo u. Haendel: Dtsch. med. Wschr. **1923**, 1546.
[7] Bauer: Klin. Wschr. **1924**, 302.
[8] Antinore u. Moscati, zitiert nach Dietrich-Siegmund, in Henke-Lubarschs Handb. **8**, 951 (1926).
[9] Falta: Erkr. d. Blutdr. 1928.   [10] Zuelzer: Dtsch. med. Wschr. **1907**, 741.
[11] Mayer: C. r. Soc. Biol. Paris **54**, 219 (1918).
[12] Mackensie: Arch. int. Med. **19**, 593 (1917).
[13] Stewart u. Rogoff: Amer. J. Physiol. **65**, 319, 342 (1923).
[14] Houssay u. Lewis: C. r. Soc. Biol. Paris **85**, 1212 (1921); **91**, 1011 (1924).
[15] Banting u. Best: Amer. J. Physiol. **62**, 559 (1922).

Cannon[1], McIver und S. W. Bliss[2], Houssay[3], Lewis und Mollinelli[4], Tokomitsu[5] u. a. gelangten durch umfangreiche Arbeiten auf den verschiedensten Wegen zu dem Ergebnis, daß das Insulin die Adrenalinsekretion der Nebennieren anrege unter der Voraussetzung, daß, wie Houssay, Lewis und Mollinelli angeben, durch Insulin ein Sinken des Blutzuckers unter 50 mg% erreicht wird, da angeblich nur bei erheblicher Hypoglykämie die Nebennierensekretion vermehrt wird, s. u.

Ob das auslösende Moment für die Sekretionsverstärkung in der Hyperglykämie zu suchen ist oder andere Ursachen dafür in Frage kommen, ist noch nicht mit Sicherheit entschieden. Stewart und Rogoff vertreten die Meinung, daß keinerlei Beeinflussung der Adrenalinsekretion durch intravenöse oder subcutane Darreichung von Insulin zu erzielen sei.

Antagonistisches Verhalten zwischen Insulin und Adrenalin auf den Blutzuckergehalt wurde von Raab[6] beobachtet. Müller, Lewi und Myers[7] hingegen stellen einen direkten Antagonismus auf den Blutzucker bei ihren Versuchen an Kaninchen in Abrede. Die Wirkungsweise beider Inkrete auf das Glykogen in der Leber wurde von Bornstein, Griesbach und Holm[8] und Griesbach und Holm[9] und von Issekutz[10] studiert, die auch hier einen ausgesprochenen Antagonismus fanden. Im Gegensatz hierzu stehen die Untersuchungen von Bissinger, Lesser und Zipf[11], die an der Froschleber keinen strikten Antagonismus hinsichtlich des Glykogenabbaues konstatieren konnten. Nach R. Siegel[12] wirkt das Adrenalin in niedrigster Konzentration in der Leber im gleichen Sinne wie das Insulin, nämlich Glykogen fixierend. In der Körperperipherie ist es wohl insofern der Antagonist des Insulins — als es gleichzeitig den Zuckernachschub vom Blute in die Muskulatur hemmt. Auf den oxydativen Zuckerumsatz der Kohlehydrate scheint das Adrenalin nur geringen Einfluß zu besitzen. Es ist anzunehmen, daß der Körper sich für gewöhnlich minimaler Adrenalindosen, soweit die Regulation des Zuckeraufbaues und -abbaues in Frage kommt, bedient. Unter außergewöhnlichen Bedingungen aber, z. B. bei stärkster Hypoglykämie im Insulinshock, tritt regulatorisch eine starke Ausschwemmung von Adrenalin aus den Nebennieren in das Blut ein, die zu einer starken Adrenalinkonzentration im Blute gegenüber der Norm führt, wodurch es zur ·Glykogenmobilisation in Leber und Blutzuckeranstieg kommt. Kogan[13] fand gegensätzliche Wirkung von Insulin und Adrenalin auf den Blutdruck, Redisch auf die Contractilität der Capillaren.

Was die histologischen Veränderungen an den Nebennieren nach Insulindarreichung betrifft, so fand Poll[14] den Adrenalingehalt der Nebennieren vermindert. Neue Arbeiten von E. Hoffmann[15] und Kahn[16] bestätigen diese Be-

---

[1] Cannon: Amer. J. Physiol. **50**, 399 (1919).
[2] Mc Iver u. S. W. Bliss: Amer. J. Physiol. **68**, 620 (1924).
[3] Houssay: Ref. Ber. Physiol. **6**, 419 (1921).
[4] Lewis u. Molinelli: Amer. J. Physiol. **77**, 76 (1926).
[5] Tokomitsu: Beitr. path. Anat. **73** (1925).
[6] Raab: Z. exper. Med. **42**, 723 (1924) — Klin. Wschr. **1924**, 1678.
[7] Müller, Lewi u. Myers: Proc. Soc. exper. Biol. u. Med. **22**, 142 (1924).
[8] Bornstein, Griesbach u. Holm: Z. exper. Med. **43**, 391 (1924) — Klin. Wschr. **1924,**, 555, 681.
[9] Griesbach u. Holm: Klin. Wschr. **1923**, 2266.
[10] Issekutz: Biochem. Z. **147**, 264 (1924).
[11] Bissinger, Lesser u. Zipf: Brit. J. exper. Path. **4**, 310 (1923).
[12] Siegel, R.: Klin. Wschr. **1929**, Nr 36, 1655.
[13] Kogan: Z. klin. Med. **104**, 457 (1926).   [14] Poll, H.: Med. Klin. **21**, 1717 (1925).
[15] Hoffmann, E.: Krkh.forschg **2**, 295 (1926).
[16] Kahn: Pflügers Arch. **212**, 25 (1926) — Pankreas u. Epiphyse.

funde. Hoffmann sah unter Insulininjektionen eine starke chromaffine Herabsetzung mit Abnahme des Fettgehaltes in der Rinde. Kahn beobachtete im
Nebennierenmark Zellverkleinerungen und Vakuolenbildungen.

Pankreas und Epiphyse.

Sehr spärlich sind bisher die Versuche, die die gegenseitige Beeinflußbarkeit von Pankreas und Epiphyse zum Gegenstand haben.

Nach Untersuchungen von Popescu-Inotesti[1] soll Extrakt aus der Epiphyse auf die Insulinwirkung hemmenden Einfluß haben.

---

[1] Popescu-Inotesti: Rev. franç. Endocrin. **2**, 346 (1924).

Regulation von Wachstum und Entwicklung.

Der Einfluß der inkretorischen Drüsen und des Nervensystems auf Wachstum und Differenzierung.

Von

WERNER SCHULZE

Würzburg - München.

Mit 55 Abbildungen.

Zusammenfassende Darstellungen.

1. BIEDL: Innere Sekretion, 4. Aufl. Berlin u. Wien: Urban & Schwarzenberg 1922 — 2. Zur Charakteristik der Pubertät. Mschr. Kinderheilk. **31**, H. 3/4, 347 (1926). — 3. FROMHERZ: Wege, Erfolge und Ziele der Erforschung der Hormone. Jkurse ärztl. Fortbildg **16** (1925). — 4. FULTON: The controlling factors in amphibian metamorphosis. A review. Endocrinology **5**, Nr 1 (1921). — 5. GLEY: Die Lehre von der inneren Sekretion. Ihre physiologischen Grundlagen und ihre Anwendung in der Pathologie. Bern: Bircher 1920. — 6. HARMS: Körper und Keimzellen. Berlin: Julius Springer 1926. — 7. HENKE-LUBARSCH: Handb. der speziellen pathologischen Anatomie und Histologie **8** — Drüsen mit innerer Sekretion. Berlin: Julius Springer 1926. — 8. HIRSCH: Handb. der inneren Sekretion. Leipzig: Kabitzsch 1926. — 9. HOGBEN: Thyroid feeding and growth. Lancet **104**, Nr 5200 (1923). — 10. HUXLEY: Ductless glands and development. Amphibian metamorphosis considered as consecutive dimorphism controlled by the glands of internal secretion. J. Hered. **13**, Nr 8 (1922); **14**, Nr 1 (1923). — 11. ROMEIS: Der Einfluß innersekretorischer Organe auf Wachstum und Entwicklung von Froschlarven. Naturwiss. **8**, H. 44 (1920. — 12. RÖSSLE: Wachstum und Altern. Zur Physiologie und Pathologie der postfetalen Entwicklung. München: Bergmann 1923. — 13. RÖSSLE u. BÖNING: Das Wachstum der Schulkinder. Jena: G. Fischer 1924. — 14. SKLOWER: Das innersekretorische System im Lebenszyklus der Frösche. Z. vergl. Physiol. **2**, 474 (1925). — 15. UHLENHUTH: The internal secretions in growth and development of Amphibians. Amer. Naturalist **55** (1921). — 16. WEIL: Die innere Sekretion. Berlin: Julius Springer 1921. — 17. WOLFF: Über fetale Hormone. Oppenheimers Handb. der Biochemie des Menschen und der Tiere. Erg.-Bd. Jena: G. Fischer 1913. — 18. THOMAS: Innere Sekretion in der ersten Lebenszeit vor und nach der Geburt. Jena: G. Fischer 1926 — Oppenheimers Handb. der Biochemie des Menschen und der Tiere, 2. Aufl., Lieferung 43, **9**. — 19. ZUCKER: Die Ausbildung der Geschlechtscharaktere und ihre Beziehung zu den Keimdrüsen. Inaug.-Dissert. Freiburg i. Br. 1925.

Der Ausspruch OSCAR WILDES: ,,Die Form ist alles. Sie ist das Geheimnis des Lebens", gilt nicht nur in dem Gebiet der Kunst, für das WILDE ihn gültig sein lassen wollte, sondern das Problem der Form und ihrer Entstehung ist auch eines der Grundprobleme der Biologie [1, 2, 3]. Durch 2 Vorgänge, Vermehrung

---

[1] DRIESCH: Die Lokalisation morphogenetischer Vorgänge. Arch. Entw.mechan. **8**, 35 (1899).

[2] FISCHEL: Entwicklung und Organdifferenzierung. Arch. Entw.mechan. **15**, H. 4, 679 (1903).

[3] BRAUS: Lehrbuch der Anatomie **1**. Berlin: Julius Springer 1921.

der Masse, *Wachstum*, und Aufteilung der neugebildeten Massen in Gewebe und Zwischengewebe mit spezifischer Arbeitsleistung, *Differenzierung*, vollzieht sich die Entwicklung der befruchteten Eizelle zum fertigen Organismus.

Es können diese Vorgänge nun so ablaufen, daß die späteren unterschiedlichen Gewebsarten schon in bestimmten Teilen des Eizellplasmas und später in bestimmten Zellen des Keimlings vorgebildet sind, wie es für verschiedene wirbellose Tiere nachgewiesen wurde. Bei den Entwicklungsvorgängen dieser Tierarten wird während der Keimentwicklung alles das durch „Selbstdifferenzierung" zur Entwicklung gebracht, was schon endogen in bestimmter Verteilung in der Eizelle vorgebildet war. Bei dieser Art der Entwicklung des Keimlings, z. B. Ctenophoren, Rippenquallen[1], entwickeln sich die einzelnen Keimteile in gewisser Unabhängigkeit voneinander. Entfernt man einen Teil des Keimlings, so gelangen bestimmte Teile des Organismus nicht zur Entwicklung. Diese Art des Entwicklungsgeschehens macht Einrichtungen zur gegenseitigen Beeinflussung der entstehenden Keimteile überflüssig. Ganz anders verhält es sich bei den Wirbeltieren, vor allen Dingen bei den höheren Wirbeltieren. Hier haben die entwicklungsmechanischen Untersuchungen der letzten Jahrzehnte (ROUX[2], BRAUS, HARRISON, SPEMANN, MANGOLD[3] u. a.) gezeigt (s. Literatur bei MANGOLD[3]), daß nach Entfernung von Keimteilen bei jungen Entwicklungsstadien, nach Abtragung von Teilen ganz junger Organanlagen usw. die übrigbleibenden Reste in bestimmten Grenzen die Fähigkeit besitzen, den ganzen Embryo oder das ganze Organ doch noch zur Entwicklung zu bringen. Man bezeichnet diesen Vorgang als *Regulation*. Er ist nur möglich, wenn die einzelnen Teile des Embryos die Fähigkeit besitzen, andere zu ersetzen und zu beeinflussen.

Schon zur frühen Embryonalzeit hat nach den Untersuchungen SPEMANNS und seiner Schüler[4] ein bestimmter Keimteil die Fähigkeit, seine nähere und weitere Umgebung zu bestimmten Formbildungsvorgängen zu veranlassen (*Organisationszentrum*). Nach Transplantation behalten solche Organisationszentren die Fähigkeit, ihre neue Nachbarschaft zu Formbildungsvorgängen anzuregen, bei. SPEMANN äußert die Ansicht, daß es *Inkrete* seien, chemische Stoffe mit spezifischer Wirkung auf andere Zellen des Keimlings, die diese Fernwirkung vermitteln. Sie würden bei einer normalen Entwicklung die harmonische Entwicklung des ganzen Organismus während dieser Entwicklungsspanne gewährleisten. Zur Kennzeichnung als echte Inkrete fehlt diesen von SPEMANN geforderten Botenstoffen das Kennzeichen, daß sie durch den Blutstrom zu dem beeinflußbaren Gewebe gebracht werden, denn zur Zeit der Ausbildung der Organisatoren ist das Blutgefäßsystem noch nicht entwickelt oder erst in seiner ersten Entstehung begriffen. HARMS[5] glaubt ebenfalls, daß die Wirkung der von SPEMANN gefundenen Organisatoren auf die Abgabe bestimmter „aktivierender Stoffe" zurückzuführen sei. Er unterscheidet sie von den echten Inkreten und bezeichnet sie als Harmenzyme.

Während der späteren Entwicklung des Wirbeltierembryos gibt es nun nachweislich bestimmte Organe, *inkretorische Drüsen: Schilddrüse, Epithel-*

---

[1] FISCHEL: Zitiert auf S. 697.

[2] ROUX: Gesammelte Abhandl. über Entwicklungsmechanik der Organismen. Leipzig: Engelmann 1895.

[3] MANGOLD: Das Determinationsproblem I und II. Erg. Biol. **3** u. **5**. Berlin: Julius Springer 1928/29.

[4] SPEMANN: Über Organisatoren in der tierischen Entwicklung. Naturwiss. **12** (1924); **15** (1927).

[5] HARMS: Individualzyklen als Grundlage für die Erforschung des biologischen Geschehens. Schr. Königsberg. gelehrte Ges., Naturwiss. Kl. **1**, H. 1 (1924).

körperchen, Thymus, Hypophyse, Epiphyse, Interrenalorgane und Keimdrüsen, deren spezifische Sekretionsstoffe (Harmozone, GLEY[1]) so weit Einfluß auf Wachstum und Differenzierung ausüben, daß durch ihr geregeltes Zusammenarbeiten eine harmonische Entwicklung des im Keimplasma Gegebenen zum ausgebildeten Organismus zustande kommt. Die weitgehende Selbstdifferenzierung mechanisch abgetrennter, größerer Teile von Amphibienlarven (BORN[2]) und in neuerer Zeit von Hühnerkeimteilen (VERA DANCHAKOFF[3]) zu gut ausgebildeten *Teilembryonen* zeigt zwar, daß auch ohne übergeordneten *Regulationsmechanismus* durch weitgehende Selbstdifferenzierung eine Entwicklung beim höheren Wirbeltier möglich ist. Sie können uns aber nicht darüber hinwegtäuschen, daß die inkretorischen Drüsen und das Nervensystem für gewöhnlich unerläßliche Faktoren sind, um die Entwicklung des vielzelligen, komplizierten Wirbeltierkeimlings zu einem harmonisch gestalteten Ganzen zu leiten. Die oben aufgezählten inkretorischen Drüsen entstehen und reifen nun selbst erst in bestimmter Reihenfolge heran (HAMMAR[4], RABL[5] u. a.). Sie werden ihre spezifische Wirkung infolgedessen zu verschiedenen Zeiten der Ontogenese ausüben. Auch wenn sie schon sämtlich ausgebildet sind, zeigt uns eine zeitweise sehr starke, verhältnismäßige Größe einer bestimmten inkretorischen Drüse an, daß sie zu diesem Zeitpunkt eine besonders wichtige Rolle für die Weiterformung des ganzen Embryos spielt (SWINGLE[6], SKLOWER[7] u. a.).

Bekanntlich spielen äußere Faktoren, wie sie im vorangehenden Handbuchabschnitt behandelt wurden, eine große Rolle für die Entwicklungsvorgänge. Ihre Wirkung auf den ganzen Keimling wird nun nachweislich häufig durch die inkretorischen Drüsen übertragen (ADLER[8], HART[9], STIEVE[10]). Das ist so zu verstehen, daß die inkretorischen Organe unter Umständen als erste Teile des Embryos auf die Änderung eines Außenfaktors, z. B. Temperatur, mit bestimmter Eigenveränderung ansprechen und infolge ihrer Veränderung nun wiederum die anderen Keimteile beeinflussen. Nach den Untersuchungen LEO ADLERS[11] bewirkt übermäßiger Wärme-Kälte-Wechsel des Aquariumwassers in gewissen Grenzen bei Froschlarven eine übermäßige Entwicklung der Schilddrüse, während die anderen Organe auf diese Veränderung noch nicht ansprechen. Die veränderte Schilddrüse ihrerseits bewirkt eine Beschleunigung der Entwicklung der Froschlarve und frühzeitige Metamorphose, ferner bewirkt sie eine Ausdifferenzierung der bisexuell angelegten Keimdrüsen zu Hoden. Dies

---

[1] GLEY: Zusammenfassende Darst. Nr 5.

[2] BORN: Verwachsungsversuche mit Amphibienlarven. Leipzig 1897.

[3] DANCHAKOFF, VERA: Grafts in the allantois of embryonic anlages of the chick. Anat. Rec. **23** (1922).

[4] HAMMAR: A quelle époque de la vie foet. de l'homme appar. 1. prem. signes d'une activ. endocrine? Uppsala Läk.för. Förh. Ny Foljd **30**, Nr 5—6 (1925).

[5] RABL: Weitere Beiträge zur Entwicklungsgeschichte der Derivate des Kiemendarmes beim Meerschweinchen. I—III. Arch. mikrosk. Anat. I u. II **96** H. 1/2 (1922).

[6] SWINGLE: Thyroid transplant. and anuran metamorphosis. J. of exper. Zool. **37**, Nr 2 (1923).

[7] SKLOWER: Zusammenfassende Darst. Nr 14.

[8] ADLER: Die Wirkungsweise des Milieus auf die Gestaltung der Organismen. Verh. der Berliner physiol. Ges. Mai 1914.

[9] HART: Zum Wesen und Wirken endokriner Drüsen. Berl. klin. Wschr. **57**, Nr 5 (1920) — Konstitution und endokrines System. Z. angew. Anat. **6**, H. 1 (1920) — Beiträge zur Bedeutung der innersekretorischen Organe. II. Mitt. Pflügers Arch. **196**, H. 2 (1922).

[10] STIEVE: Über den Einfluß der Umwelt auf die Eierstöcke der Tritonen. Arch. Entw.mechan. **49**, 179 (1921).

[11] ADLER: Untersuchungen über die Entstehung der Amphib. neotenie. Inaug.-Dissert. Frankfurt 1916.

Beispiel zeigt, daß die inkretorischen Drüsen nicht nur harmonisch die Entfaltung des keimplasmatisch Gegebenen regeln, sondern auch die Wirkung von Außenfaktoren auf den Organismus in bestimmter Weise übermitteln können. Ähnlich kann auch die Fütterung mit bestimmter Kost (SCHEPELMANN[1], McCARRISON[2], GROEBBELS[3], FISCHER[4], NEUBAUER[5] u. a.) auf dem Umweg über die inkretorischen Drüsen die Formentwicklung des Körpers beeinflussen. Es muß an dieser Stelle betont werden, daß der Einfluß äußerer Faktoren auf die Entwicklung des Keimlings naturgemäß nicht stets zwangsläufig durch die inkretorischen Drüsen vermittelt wird. Schon vor dem Auftreten der inkretorischen Drüsen können durch Einwirkung chemischer (GURWITSCH[6]) und physikalischer Reize Wachstums- und Differenzierungsstörungen des Embryos hervorgerufen werden. Sie beruhen auf einer verschieden starken Empfindlichkeit der einzelnen Gewebe und Gewebsgegenden auf die einwirkenden Reize (GURWITSCH[6], DOMS[7], GOLDSCHMIDT[8]). Auch nach Einsetzen der Tätigkeit der inkretorischen Drüsen kann ein unmittelbarer Einfluß äußerer Faktoren auf alle Gewebe wirksam sein, wenn auch wiederum verschieden stark, je nach der Empfindlichkeit der einzelnen Gewebe (RENSCH[9]). Immerhin hat es sich gezeigt, daß nach ihrer Entstehung die inkretorischen Drüsen häufig am schnellsten und stärksten auf Umgebungseinflüsse ansprechen und in der oben geschilderten Form die weitere Entwicklung des ganzen Embryos umgestalten (ADLER[10]).

Ein weiterer endogener Faktor, der die harmonische Entwicklung des Embryos regelt, ist das Nervensystem. Während wir für die Wirkung der Blutdrüsen bestimmte chemische Stoffe, die in geringen Mengen in den Kreislauf abgegeben werden, verantwortlich machen können, ist uns der Mechanismus der formbildenden und trophischen Nervenwirkung bislang verschlossen. Während der Ontogenese tritt die regulierende Funktion der inkretorischen Drüsen viel früher auf als die des Nervensystems. Die Blutdrüsen sind entweder Abkömmlinge des Kiemendarmes (GROSSER[11]) oder, wie Interrenalorgane und Keimdrüsen, Abkömmlinge des Entoderms, die frühzeitig ausdifferenziert werden. Nach den Untersuchungen von BRAEUCKER[12], HELLMAN, E. MÜLLER und WIKSTRÖM (bei HAMMAR)[13] wissen wir, wie spät verhältnismäßig nach den bisherigen Unter-

[1] SCHEPELMANN: Gestaltende Wirkung verschiedener Ernährung auf die Organe der Gans. Arch. Entw.mechan. **21**, 500 (1906); **23**, 183 (1907).

[2] McCARRISON: Observations on the effect of fat excess on the growth and metamorph. of tadpoles. Proc. roy. Soc. Lond. B **92**, 647 (1921) — Effects of faulty foods on endocrin glands. New York med. J. **115**, Nr 6 (1922).

[3] GROEBBELS: Unzureichende Ernährung und Hormonwirkung. I. bis VI. Mitt. Z. Biol. **75**, 91, 155; **77**, 249 (1922); **78**, H. 1/2 (1923); **79** (1923).

[4] FISCHER: Schädelform und Vererbung. Z. Abstammgslehre **33** (1924).

[5] NEUBAUER: Experimentelle Untersuchungen über die Beeinflussung der Schädelform. Z. Morph. u. Anthrop. **23**, H. 3, 411 (1925).

[6] GURWITSCH: Über die formative Wirkung des veränderten chemischen Mediums auf die embryonale Entwicklung. Arch. Entw.mechan. **3** (1894).

[7] DOMS: Über den Einfluß der Temperatur auf Wachstum und Differenzierung der Organe während der Entwicklung von Rana escul. Arch. mikrosk. Anat. **87** (1910).

[8] GOLDSCHMIDT: Einige Materialien zur Theorie der abgestimmten Reaktionsgeschwindigkeiten. Arch. mikrosk. Anat. u. Entw.mechan. **98** (1923).

[9] RENSCH: Das Dépéretsche Gesetz und die Regel von der Kleinheit der Inselformen, als Spezialfall des Bergmannschen Gesetzes und ein Erklärungsversuch desselben. Z. Abstammgslehre **35**, H. 2 (1924).

[10] ADLER: Zitiert auf S. 699.

[11] GROSSER: Entwicklung des Kiemendarms und des Respirationsapparates. Handb. der Entwicklungsgeschichte von KEIBEL und MALL **2**, 436. Leipzig: Hirzel 1911.

[12] BRAEUCKER: Die Nerven der Schilddrüse und der Epithelkörperchen. Anat. Anz. **56**, Nr 9—10 (1922).

[13] HELLMAN, E. MÜLLER u. WIKSTRÖM, zitiert nach HAMMAR auf S. 699.

suchungen die peripheren Nerven in ihre späteren Erfolgsorgane, z. B. Thymus und Schilddrüse, hineinwachsen. Zwar treten bei den Gliedmaßen die Nerven schon frühzeitig in die sich ausdifferenzierende Gliedmaßenknospe ein, doch bei den obengenannten inkretorischen Drüsen beispielsweise gelangen die Nerven erst so spät zu ihren Erfolgsorganen, daß die hauptsächlichen Formbildungsvorgänge schon vorher abgelaufen sind. Noch später, vornehmlich beim Menschen, kommt es zur Ausbildung der intramedullären Verbindungen mit den beherrschenden Zentren des Hirnstammes und Zwischenhirnes. So kann man mit gutem Recht annehmen, daß auf die allererste Zeit, in der die Selbstdifferenzierung des in der befruchteten Eizelle Gegebenen noch ohne übergeordnete Regelung statthat, ein Abschnitt der Ontogenese folgt, in dem nur die inkretorischen Drüsen das Feld beherrschen. Diesem erst folgt als dritte Periode eine Zeit, in der zur inkretorischen Steuerung des Wachstums und der Formbildung sowie Ausdifferenzierung der Organe nun noch die Einflüsse des Nervensystems hinzutreten. Infolge der ganz anderen Art der Brutpflege ist uns der zweite Abschnitt der Entwicklung, in dem zur Selbstdifferenzierung schon die Steuerung durch Inkrete hinzutritt, bei jenen Wirbeltierarten gut untersuchbar, bei denen die Entwicklung außerhalb des mütterlichen Organismus und ohne den Schutz fester Eihüllen stattfindet. So ist es nicht weiter verwunderlich, daß dieser Entwicklungsabschnitt bei den Amphibien bisher am eindeutigsten und weitgehendsten erforscht worden ist. Am schwierigsten liegen die Verhältnisse bei den Säugern, bei denen außer den eigenen Blutdrüsen und dem Nervensystem des Embryos auch noch die inkretorischen Drüsen des mütterlichen Organismus für Wachstum und Differenzierung des Keimlings eine Rolle spielen. Dadurch werden die Verhältnisse so unübersichtlich und schwer auflösbar, daß sich hier trotz aller Arbeit der letzten 15 Jahre die Forschung noch in ihren Anfängen befindet. Vornehmlich alle älteren Beobachtungen und Experimente über den Einfluß der Blutdrüsen auf die Säugerentwicklung kranken daran, daß die untersuchten Objekte und das Tiermaterial der Experimente schon bei Versuchsbeginn in der Entwicklung so weit vorgeschritten waren, daß meist nur noch die letzten Ausgestaltungsvorgänge sowie die Entwicklung der Keimdrüsen und der sekundären Geschlechtsmerkmale für die Forschung faßbar waren.

Die Untersuchungsmethoden zur Feststellung des Blutdrüsen- und Nerveneinflusses auf Wachstum und Differenzierung sind mannigfach. Zunächst bietet uns die entwicklungsgeschichtliche Untersuchung, wann die einzelnen Inkretdrüsen histologisch ausdifferenziert sind, und welche Veränderungen sie im weiteren Leben durchmachen, Anhaltspunkte für die Erforschung ihres morphogenetischen Einflusses. Beim Nervensystem gilt es in entsprechender Weise entwicklungsgeschichtlich mit histologischen Methoden die Ausdifferenzierung des zentralen und peripheren Nervensystems und den Zeitpunkt ihrer Verbindung mit den Erfolgsorganen festzustellen. Die maßstatistische Methode ermöglicht uns durch Vergleich von Größe und Gewicht der inkretorischen Drüsen im Verhältnis zum Gewicht des Gesamtkörpers und der anderen Organe die Bedeutung der Blutdrüsen für die Entwicklung festzustellen (MARGARETE MEISSNER[1], HAMMETT[2]). Wohl die meisten Erkenntnisse vermittelte uns das entwicklungsmechanische Experiment. Einmal durch Entfernung einer oder mehrerer Blutdrüsen, andererseits durch Herstellung einer Überfunktion durch

---

[1] MEISSNER: Die Schilddrüse beim Zwerghund. Z. Anat. 70 (1924).

[2] HAMMETT: Studies of the thyroid. apparatus. 50. Interpretative generalizations from the differential development observed in conditions of thyroid and parathyroid deficiency. Amer. J. Physiol. 82, Nr 2, 250 (1927).

Aufpfropfung inkretorischer Drüsen wurde viel neues Forschungsmaterial beigebracht. Stoffe, die man als spezifische Inkrete ansah, wurden durch Fütterung oder Injektionsversuche auf ihre Wirkung untersucht und die Ergebnisse mit den Erfolgen der Exstirpation und Implantation verglichen. Entsprechend kann man durch Ausschaltung zentraler oder peripherer Teile des Nervensystems seine formbildende Wirkung erforschen. In den Mißbildungen und Erkrankungen der inkretorischen Drüsen und des Nervensystems liefert uns die Natur ein breites, aber schwer auszuwertendes Untersuchungsmaterial.

Der Weg der Forschung ist gerade auf dem zu besprechenden Gebiete sehr verwickelt gewesen. Wenn man aber den Abschnitt von Bruno Wolff[1] über die formbildende Wirkung der inkretorischen Drüsen in der ersten Auflage von Oppenheimer: Handb. der Biochemie, mit dem heutigen Stande der Forschung vergleicht, so muß man doch feststellen, daß auf diesem Gebiet in den letzten 15 Jahren ein Fortschritt möglich war.

Im 19. Jahrhundert ist das ganze Forschungsgebiet neu entstanden. Nach den bekannten Bertholdschen Hühnerversuchen und den Experimenten Brown-Séquards[2] gegen Ende des Jahrhunderts kam die neue Anregung von seiten der Chirurgie. Die restlose operative Entfernung von Kröpfen ließ so schwere, zum Tode führende Krankheitsbilder entstehen (Kocher u. a.[3]), daß ihre Erforschung zwingend notwendig wurde. Und so kam es zu den bekannten klassischen *Schilddrüsenexstirpationsversuchen* v. Eiselsbergs[4] an jungen Schafen und Ziegen, Hofmeisters[5] an jungen Kaninchen, die weitere Anregung für zahlreiche andere Forscher gaben. In jüngster Zeit entstand ein ganz neues entwicklungsmechanisches Forschungsgebiet im Anschluß an die Beobachtung von Gudernatsch, der durch Verfütterung von Schilddrüse an Amphibienlarven Wachstumsstillstand und dabei überstürzte Entwicklung und Metamorphose der Versuchslarven erhielt[6] (1912 sog. Gudernatschsche Reaktion). Sie wurde der Anlaß für zahlreiche deutsche, italienische, amerikanische, polnische, russische und englische Forscher, an den hierfür außerordentlich geeigneten Amphibienlarven systematisch den morphogenetischen Einfluß der inkretorischen Drüsen zu untersuchen.

Die Experimente Steinachs[7] gaben Anlaß zu den Untersuchungen über den Einfluß der Keimdrüsen auf die Ausgestaltung des Körpers und vor allem der *sekundären Geschlechtsmerkmale.* Hier haben uns vor allen Dingen die Versuche von Goldschmidt an Schmetterlingen[8] von Witschi an Anuren[9] und

---

[1] Wolff, Bruno: Zusammenfassende Darst. Nr. 17.

[2] Siehe bei Biedl u. Gley: Zusammenfassende Darst. Nr. 1 u. 5.

[3] Kocher: Die Schilddrüsenfunktion im Lichte neuerer Behandlungsmethoden verschiedener Kropfformen. Korresp.bl. Schweiz. Ärzte 1895.

[4] v. Eiselsberg: Die Krankheiten der Schilddrüse. Dtsch. Z. Chir. 38. Stuttgart: Enke 1901.

[5] Hofmeister: Experimentelle Untersuchungen über die Folgen des Schilddrüsenverlustes. Beitr. klin. Chir. 11 (1892).

[6] Gudernatsch: Fütterungsversuche an Amphibienlarven. Zbl. Physiol. 1912.

[7] Steinach: Geschlechtstrieb und echte sekundäre Geschlechtsmerkmale als Folgen der inneren Sekretion der Keimdrüsen. Zbl. Physiol. 24, 551 (1910) — Künstliche und natürliche Zwitterdrüsen und ihre analogen Wirkungen. Arch. Entw.mechan. 46 (1920).

[8] Goldschmidt: Mechanismus und Physiologie der Geschlechtsbestimmung.. Berlin: Bornträger 1920 — Weitere morphologische Untersuchungen zum Intersexualitätsproblem. Z. Morph. u. Ökol. Tiere 8, H. 1/2 (1928).

[9] Witschi: Studien über die Geschlechtsbestimmung bei Fröschen. Arch. mikrosk. Anat. 86 (1909) — Der Hermaphroditismus der Frösche und seine Bedeutung für das Geschlechtsproblem und die Lehre von der inneren Sekretion der Keimdrüsen. Arch. Entw.mechan. 49, H. 3/4 (1921).

die Untersuchungen von HARMS[1] u. a. weitergeführt und uns bemerkenswerte Einblicke tun lassen in die grundlegenden Unterschiede zwischen Wirbellosen und Wirbeltieren.

Die Fortschritte der experimentellen Forschung geben uns in viel höherem Maße als früher die Möglichkeit zur Auswertung des reichen Materials der tierischen und menschlichen Pathologie an die Hand.

Ich habe schon in der Einleitung betont, daß bei den meisten Wirbellosen gar keine Regulationseinrichtungen für einen harmonischen Ablauf der Entwicklung zu erwarten sind. Trotzdem bleibt eine Umschau zu halten, wieweit im Pflanzenreich und bei wirbellosen Tieren ähnliche Einrichtungen bestehen. Von HABERLANDT[2] ist behauptet worden, daß bei der Pflanze Hormone und hormonbildende Gewebe vorkommen. Die Zellteilungen sowohl bei der normalen *Befruchtung* wie *parthenogenetischen Entwicklung* wie auch die Zellteilungen an Wundflächen sollen durch bestimmte Reizstoffe, sog. *Wundhormone*, ausgelöst werden. In Scheibchen von Kartoffel- und Kohlrabiknollen, in aufgespaltenen Blättern und anderen unter Wundbildung isolierten Pflanzenteilen soll die Abgabe von Wundhormonen an das Vorkommen von *Leitbündelfragmenten* geknüpft sein. Eine Reihe von Untersuchern, wie TSCHIRCH[3] und GURWITSCH[4], sind derselben Ansicht, während andere die eben kurz angedeuteten Versuchsergebnisse HABERLANDTS anders zu deuten geneigt sind und bezweifeln, daß im pflanzlichen Organismus bestimmte Organe, die Sekrete mit spezifischer Fernwirkung abgeben, vorkommen (FRIEDEL, WEBER[5], FITTING und KÜSTNER (nach WEBER).

Ähnlich umstritten ist bei den wirbellosen Tieren das Vorkommen von Organen, die man den Drüsen mit innerer Sekretion, speziell mit Wirkung auf die Formentwicklung wie bei den Wirbeltieren, gleichsetzen kann. Es gibt nur eine neuere Arbeit von HARMS[6], in der morphologisch und experimentell bei einem Wirbellosen ein inkretorisch wirksames Organ sicher nachgewiesen wurde. Er stellte bei *Physcosoma lanzarotae nov. spec.* (einem zu den *Sternwürmern* [*Gephyreen*] gehörigen Wurm) ein *Internephridialorgan* fest, das dem *Interrenalorgan* der niederen Wirbeltiere vergleichbar ist, und zwar dem *Nebennierenrindenapparat*. Nach den Untersuchungen von HARMS zeigen die Zellen dieses Organs in ihren Plasmaleibern nucleolarartige und lipoide Granula, die der Ausdruck für die Speicherung eines spezifischen Inkretes sein sollen. Die vollständige

---

[1] HARMS: Experimentelle Untersuchungen über die innere Sekretion der Keimdrüsen und deren Beziehung zum Gesamtorganismus. Jena: G. Fischer 1914 — Über Versuche zur Verlängerung des Lebens und zur Wiedererweckung der Potenz. Zool. Anz. **51**, Nr 8/10 (1920) — Das Problem der Geschlechtsbestimmung und die sog. Verjüngung. Naturwiss. **1921**, H. 11 — Keimdrüse und Alterszustand. Fortschr. naturwiss. Forschg **11**, H. 5 (1922) — Untersuchungen über das Biddersche Organ der männlichen und weiblichen Kröten. II. Z. Anat. **69**, H. 4/6 (1923) — Morphologische und experimentelle Untersuchungen an alternden Hunden. Ebenda **71**, H. 4/6 (1924) — Körper und Keimzellen. Berlin: Julius Springer 1926.

[2] HABERLANDT: Zur Physiologie der Zellteilung. Über Auslösung von Zellteilung durch Wundhormone. VI. Mitt. Sitzgsber. preuß. Akad. Wiss., Physik.-math. Kl. **1921** (Sitz. 6—8) — Wundhormone als Erreger von Zellteilungen. Beitr. allg. Bot. **2**, H. 1 (1921) — Über Zellteilungshormone und ihre Beziehung zur Wundheilung, Befruchtung, Parthenogenese und Adventivembryonie. Biol. Zbl. **42**, Nr 4 (1922).

[3] TSCHIRCH: Besitzt die Pflanze Hormone? Vjschr. naturforsch. Ges. Zürich **66**, H. 1/2 (1921).

[4] GURWITSCH: Die Natur des spezifischen Erregers der Zellteilung. Arch. mikrosk. Anat. **100**, H. 1/2 (1923).

[5] WEBER: Hormone im Pflanzenreiche. Naturwiss. Wschr. **19**, Nr 16 (1920).

[6] HARMS: Morphologische und kausalanalytische Untersuchungen über das Internephridialorgan von Physcosoma lanzarotae. Arch. Entw.mechan. **47** (1921).

Entfernung dieses Organes bewirkt einen Farbwechsel der ganzen Tiere, die grau bis schwarz werden. Die glatte Muskulatur erschlafft und die Tiere gehen zugrunde. Zurücklassung eines kleinen Teiles dieses Organes verhindert die eben geschilderten Folgeerscheinungen. Der Organrest wuchert, und Farbe, wie Funktion der Muskulatur bleiben erhalten. Ebenso vermag nach einer Totalexstirpation ein auf die Darmwand oder in die Leibeshöhle überpflanztes Internephridialorgan alle schweren Folgeerscheinungen hintanzuhalten. Auch *Parabiose* mit einem normalen Tier vermag ein anderes ohne Internephridialorgan vor den schweren Ausfallserscheinungen zu schützen.

In neuester Zeit hat KOLLER[1] eine Übersicht über alle Befunde an Wirbellosen gegeben, die eine innere Sekretion wahrscheinlich machen, und hat das vorliegende Material durch bemerkenswerte eigene Versuchsergebnisse an Schmetterlingsraupen und Sandgarneelen vermehrt. Am längsten bekannt ist die parasitäre Kastration von Krabben (Carcinus, Inachus, Pagurus) durch Wurzelkrebse (Rhizocephalen). Männliche und weibliche Krabben zeigen einen deutlichen Geschlechtsdimorphismus. Wird bei einem Krabbenmännchen durch den wuchernden Wurzelkrebsparasiten die Keimdrüse zerstört, so tritt eine Umwandlung der sekundären Geschlechtsmerkmale auf, die der weiblichen Form angeglichen werden. Von Wurzelkrebsen infizierte Weibchen zeigen nur wenig Veränderungen ihrer Körperform und ihrer sekundären Geschlechtsmerkmale. Bei den männlichen Krabben schwankt der Grad der Formumwandlung je nach dem Alter des infizierten Tieres und dem Grad der Zerstörung der Keimdrüse. In Analogie mit den Ergebnissen der experimentellen Kastration von Haushühnern wird der Schluß gezogen, daß bei den Krabben das weibliche Tier einen der „neutralen Form" nahestehenden Körperbau aufweist, während Entstehung und Erhaltung der sekundären Geschlechtsmerkmale des männlichen Tieres von einem Inkret des Hodens abhängig ist (MALM[2], GIARD[3], COURRIER[4], VAN OORDT[5] (nach KOLLER).

Auch durch experimentelle Kastration wirbelloser Tiere wurde der Nachweis inkretorischer Funktion der Keimdrüsen festzustellen gesucht. HARMS[6] wies nach, daß bei Regenwürmern eine bei der Begattung wichtige Hautverdickung (Clitellum) nach Hodenexstirpation schwindet, nach Ovarektomie wie für gewöhnlich cyclisch gebildet wird (die Regenwürmer sind Zwitter). Die Entstehung des Clitellum ist also von einem Inkret des Hodens abhängig. Nach Versuchen von HAEMMERLI-BOVERI[7] ist bei der Wasserassel (Asellus aquaticus) die Brutsackbildung von der inkretorischen Funktion des Ovars abhängig.

Im Gegensatz zu den Crustaceen ist bei den Insekten die Ausbildung der Körperform (vornehmlich der sekundären Geschlechtsmerkmale) für gewöhnlich

---

[1] KOLLER: Die innere Sekretion bei wirbellosen Tieren. Biol. Rev. Cambridge philos. Soc. **4**, Nr 3 (1929).

[2] MALM: Om cirripedor funna vid Bohnsläns Kust. Göteborgs naturhist. Mus. Zool. zoot. afdelning **3**, Arskr. (1881).

[3] GIARD: Comment la castration agit-elle sur les caractères sexuels secondaires? C. r. Soc. Biol. Paris **106**, 502 (1904).

[4] COURRIER: Sur le déterminisme des caractères sexuels secondaires chez les arthropodes. C. r. Acad. Sci. Paris **173**, 668 (1921).

[5] VAN OORDT: Über die Abhängigkeit der Geschlechtsunterschiede von der Geschlechtsdrüse bei der Krabbe Inachus. Zool. Anz. **76**, 306 (1928).

[6] HARMS: Überpflanzung von Ovarien in eine fremde Art. I. Mitt. Versuche an Lumbriciden. Arch. Entw.mechan. **34** (1912).

[7] HAEMMERLI-BOVERI: Über die Determination der sekundären Geschlechtsmerkmale (Brutsackbildung) der weiblichen Wasserassel durch das Ovar. Z. vergl. Physiol. **4**, 668 (1926).

von den Keimdrüsen völlig unabhängig (Oudemans[1], Meisenheimer[2], Kopeć[3]). Dies gilt vornehmlich für Schmetterlinge, aber auch für andere Insekten, z. B. Grillen (Gryllus campestris), nach den Versuchen von Regen[4]. Eine Ausnahme scheint der Grasspinner zu bilden (Cosmotriche potatoria), bei dem schon früher in Wärmeversuchen eine Unbeständigkeit der geschlechtsbedingten Form und Farbmerkmale des Körpers gefunden wurden. Prell[5] fand, daß bei dieser Schmetterlingsart kastrierte männliche Tiere oder mehr noch kastrierte Männchen mit Ovarialtransplantaten in ihrer Flügelfarbe weibchenähnlich werden, also einen inkretorischen Einfluß der Keimdrüsen auf die Körperbildung vermuten lassen. Bei den Insekten finden sich, meist in räumlichem Zusammenhang mit den Fettkörpern, große besondere Zellen, sog. Önocyten, die nach den Untersuchungen der neuesten Zeit einen Stoff mit unbekannter Wirkung in die Blutbahn abgeben[6].

In bemerkenswerten Arbeiten der letzten Jahre hat Koller[6] festgestellt, daß in der Hämolymphe von verpuppungsreifen Raupen ein Stoff gebildet wird, der, injiziert, bei jungen Raupen Verpuppungserscheinungen auslöst. Schon Tauber[7] hatte vermutet, daß in der Hämolymphe von Raupen vor der Verpuppung Stoffe entstehen, die die Metamorphose auslösen. So ist anzunehmen, daß bei den Insekten für die Einleitung von Vorgängen, die wie die Verpuppung den ganzen Körper gleichzeitig betreffen, Inkrete wirksam sind.

Auch bei den Sandgarneelen (Crangon vulgaris), zu den dekapoden Krebsen gehörig, konnte Koller[6] inkretorische Vorgänge wahrscheinlich machen. Diese Tiere besitzen die Fähigkeit, sich an farbigen Untergrund durch die Annahme entsprechender Eigenfarbe des Körpers anzupassen. Die Aufnahme der Umgebungsreize geschieht hierbei, wie Blendungsversuche bewiesen, durch die Augen. Die Chromatophoren sind nicht innerviert. Bei der Überleitung des Reizes von Auge zu den Chromatophoren sind inkretorische Vorgänge beteiligt. Durch Einspritzen von Blut eines dunkel angepaßten Tieres in ein hell angepaßtes wird dieses auch in heller Umgebung dunkel. Der umgekehrte Versuch gelingt bei Crangon vulgaris nicht, gelang aber Perkins[8] bei der Garneele Palaemonetes, an der er zu parallelen Versuchsergebnissen wie Koller kam. Perkins[8] konnte ferner durch Exstirpationsversuche nachweisen, daß bei Palaemonetes in den Augenstielen ein Organ liegt, dessen in die Blutbahn abgegebener Stoff die Chromatophoren zur Zusammenziehung bringt („Weißorgan"). Koller[6] fand durch Exstirpationsversuche ein „Schwarzorgan" in der vordersten, medianen, dorsalen Gegend des Cephalothorax. Durch Injektion oder sogar durch Verfütterung von Extrakten dieser umschriebenen Körperstelle konnte Dunkelfärbung weiß angepaßter Garneelen erzwungen werden.

Häufig ist der Versuch unternommen worden, ob Extrakte inkretorischer Drüsen von Wirbeltieren einen morphogenetischen Einfluß auf wirbellose Tiere

---

[1] Oudemans: Falter aus kastrierten Raupen, wie sie aussehen und wie sie sich benehmen. Zool. Jb. (Abtlg Syst.) **12** (1899).

[2] Meisenheimer: Experimentelle Studien zur Soma- und Geschlechtsdifferenzierung. Jena: G. Fischer 1909, 1912, 1924.

[3] Kopeć: Untersuchungen über Kastration und Transplantation. Arch. Entw.mechan. **33** (1924).

[4] Regen: Kastration und ihre Folgeerscheinungen bei Gryllus campestris. I u. II. Zool. Anz. **34**, 477 (1909); **35**, 427 (1910).

[5] Prell: Über die Beziehungen zwischen den primären und den sekundären Sexualcharakteren bei den Schmetterlingen. I u. II. Zool. Jb. (Abtlg f. allg. Zool.) **35**, 183, 593.

[6] Schrifttum bei Koller: Zitiert auf S. 704.

[7] Tauber: Exometamorphose der Schmetterlinge und Einwirkung von Hormonen. Biol. Listy (tschech.) **10**, Nr 6 (1925).

[8] Perkins, nach Koller zitiert auf S. 704.

oder deren Larven ausüben. Solche Versuche sind vornehmlich mit Schilddrüsen-, Nebennieren- und Hypophysenextrakt angestellt worden. 1912 wies HANKO[1] nach, daß beim Zusatz von Hypophysenextrakt zum Aquariumwasser bei Wasserasseln (Asellus aquaticus) das Körperwachstum der geschlechtsreifen Tiere beschleunigt und die Häutung und Regeneration abgeschnittener Teile gefördert wird. NOWIKOFF[2] behandelte 1908 Ciliaten (Infusorien) mit Zusatz von wässerigen Schilddrüsen-, Hypophysen- und Nebennierenextrakten zum Kulturwasser. In stärkeren Extraktlösungen gingen alle so behandelten Paramäcien zugrunde. Auch die schwachen Hypophysen- und Nebennierenextrakte wirkten nach längerer oder kürzerer Zeit giftig, wohingegen schwache Schilddrüsenlösungen außerordentlich starke Vermehrung der Tiere unter starker Erhöhung des Teilungsrhythmus bewirkten. Die einzelnen Tiere teilten sich dreimal in 24 Stunden, die Kontrolltiere nur einmal. Von späteren Nachuntersuchern dieser Paramaeciumexperimente haben SHUMVAY, BUDINGTON und HARVEY[3] NOWIKOFFS Ergebnisse bestätigt. TORREY, BEAL, RIDDLE und BRODIE[4] setzten Thyroxin zum Aquariumzuchtwasser zu und stellten einen hemmenden Einfluß fest. Die einzelnen Versuchstiere boten bei Zusatz von krystallinischem *Thyroxin* wie Schilddrüsentrockensubstanz Zeichen gesteigerter Dissimilation. Die teilungshemmende Wirkung des Thyroxins halten die Genannten für eine direkte Wirkung. Die Steigerung des Teilungsrhythmus bei Zusatz von Schilddrüsentrockensubstanz halten sie für eine unspezifische Wirkung „guten", d. h. besonders viel assimilierbare Stoffe enthaltenden, Futters. WOODRUFF und SWINGLE[5] kamen zu denselben Ergebnissen. Sie stellten ihre Versuche mit frischer *Schildkrötenschilddrüse*, mit einem Schilddrüsentrockenpräparat des Handels und mit Thyroxin an. CORI[6] hat ebenfalls Paramaeciumversuche durchgeführt. Bei Zusatz schwach alkalischen Schilddrüsenextraktes zum Heuinfus beobachtete er eine starke Vermehrungsbeschleunigung. Eine entsprechend starke Thyroxinlösung hatte nur geringe Beschleunigung zur Folge. Diese Beobachtungen decken sich mit denen der Voruntersucher und machen es unwahrscheinlich, daß die positiven Versuchsergebnisse auf einer spezifischen Schilddrüsenwirkung beruhen. Nach ABDERHALDEN und SCHIFFMANN[7] wirkt Schilddrüsenoptonzusatz auf die Teilungsgeschwindigkeit von Paramäcien beschleunigend, ebenso der Zusatz von Thymus- und Hodenopton. Die Teilungsgeschwindigkeit wird durch Hypophysen- und Corpus luteum-Opton vermindert. Durch Gewöhnung kann die hemmende Wirkung des Hypophysenoptons verlorengehen, so daß die Teilungsgeschwindigkeit gegenüber den Kontrollen erhöht wird.

Unter weiterer Verbesserung der Methodik hat LWOFF[8] Infusorienversuche unternommen. Er unterhielt völlig sterile Kulturen und setzte dem reinen

---

[1] HANKO: Über den Einfluß einiger Lösungen auf die Häutung, Regeneration und das Wachstum von Asellus aquaticus. Arch. Entw.mechan. **34** (1912).

[2] NOWIKOFF: Über die Wirkung des Schilddrüsenextraktes und einiger anderer Organstoffe auf Ciliaten. Arch. Protistenkde **11** (1908).

[3] SHUMVAY, BUDINGTON u. HARVEY: Schrifttum bei CORI: Zitiert auf S. 706.

[4] TORREY, BEAL, RIDDLE u. BRODIE: Thyroxin as a depressant of the division rate of paramaecium. J. gen. Physiol. **7**, Nr 4, 449 (1925).

[5] WOODRUFF u. SWINGLE: The effect of thyroid products on paramaecium. Proc. Soc. exper. Biol. a. Med. **20**, H. 7 (1923).

[6] CORI: Der Einfluß von Schilddrüsenextrakt und Thyroxin auf die Vermehrungsstärke von Paramäcien. Amer. J. Physiol. **65**, Nr 2 (1923).

[7] ABDERHALDEN u. SCHIFFMANN: Weitere Untersuchungen über die von einzelnen Organen hervorgebrachten Substanzen mit spez. Wirkung. VII. Pflügers Arch. **94**, H. 1/2 (1922).

[8] LWOFF: Influence d'extraits de glandes et d'organes sur la vitesse de multiplication des infusoires. C. r. Soc. Biol. Paris **93**, Nr 35, 1352 (1925).

Peptonnährboden Extrakte verschiedener inkretorischer Drüsen zu. Er schaltete so die sich sonst reichlich bildenden Bakterien als Nahrungsquelle aus und umging die Gefahr, daß ein verschieden starkes Bakterienwachstum in den verschiedenen inkretorischen Drüsenextrakten spezifische Wirkungsunterschiede der Extrakte vortäuscht. Bei dieser Versuchsanordnung erwiesen sich die Extrakte aller untersuchten inkretorischen Drüsen als wachstums- und teilungsfördernd, aber alle wirkten sie gleichmäßig stark. Mit Recht glaubt LWOFF die Annahme eines spezifischen Einflusses inkretorischer Drüsenextrakte auf Wachstum und Teilung von Paramäcien durch seine Versuche widerlegt zu haben.

In mehreren Arbeiten hat VAN HERWERDEN[1] nachgewiesen, daß der Zusatz getrockneter Nebennierenrinde vom Rind zu Flohkrebskulturen (Daphnia pulex) die Fruchtbarkeit der parthenogenetischen Weibchen stark erhöht und die Tiere schneller geschlechtsreif werden läßt. Die Generationen folgen schneller aufeinander, und die Tiere sollen widerstandsfähiger gegen schädliche Einflüsse der Außenwelt sein. Schilddrüsen-, Hypophysen- und Nebennierenmarkzusatz zum Zuchtwasser sind weniger wirksam. Nebennierenmark soll gelegentlich schädlich wirken und tödlich auf Kulturen der Süßwasserschnecke (Limnea ovata). Nebennierenrinde soll auch bei Zuchten von Limnea ovata Wachstum und Entwicklung fördern. Trotz der eingehenden und schönen Versuche sind auf Grund der Paramäcienversuche von TORREY nebst Mitarbeitern und LWOFF Bedenken vorhanden, ob es sich bei diesen Nebennierenwirkungen um einen wirklich spezifischen Einfluß handelt.

Bei *Crustaceen* hat ROMEIS[2] *Flußkrebse* (Astacus fluviatilis) 5 Monate ausschließlich mit Schilddrüse gefüttert, ohne daß Giftwirkungen bemerkbar waren oder das Körpergewicht abnahm. Der *Glykogengehalt* verschiedener Organe war nicht vermindert. Die Krebse können aus der verfütterten Schilddrüse sogar Glykogen aufbauen. Da im Froschlarvenversuch weder *Mitteldarmdrüse* noch Darmexkremente wirksam sind, bauen die Fermente der Mitteldarmdrüse die wirksamen Schilddrüsenstoffe zu unwirksamen Stoffen ab. Es kommen infolgedessen gar keine wirksamen Schilddrüsenstoffe zur Resorption! Mit Recht führt ROMEIS die Unwirksamkeit der Schilddrüsenfütterung auch bei anderen Wirbellosen auf den Abbau der Schilddrüsenstoffe im Darm bis zur Unwirksamkeit zurück.

COTRONEI[3] untersuchte den Einfluß von Schilddrüsensubstanz auf die Entwicklung von Insekten und fand keinerlei spezifische Wirkung. ROMEIS und v. DOBKIEWICZ[4] fütterten die Larven der Schmeißfliege (Calliphora vomitoria) mit Kalbsschilddrüse. Die behandelten Larven holten eine anfängliche Entwicklungshemmung später wieder ein. Die ausgebildeten Tiere zeigten keinen Unterschied gegenüber den Kontrollen.

ABDERHALDEN[5] stellte Versuche über den Einfluß inkretorischer Drüsenextrakte auf die Entwicklung von Wolfsmilchschwärmerraupen an. Die Lösungen

---

[1] VAN HERWERDEN: Der Einfluß der Nebennierenrinde auf das Wachstum und die Fruchtbarkeit von Daphnia pulex. Arch. mikrosk. Anat. u. Entw.mechan. **98** (1923) — Der Einfluß von kleinen Quantitäten Nebennierenrinde des Rindes auf das Wachstum der Süßwasserschnecke Limnea ovata. Ebenda **98** (1923).

[2] ROMEIS: Experimentelle Untersuchungen über die Wirkung von Wirbeltierhormonen auf Wirbellose. II. Arch. Entw.mechan. **105**, H. 4, 778 (1925).

[3] COTRONEI: Osservazioni sull'influenza della tiroide sullo sviluppo degli insetti. Rendiconti della R. Accademia dei Lincei **27**, H. 11 (1918).

[4] ROMEIS u. v. DOBKIEWICZ: Experimentelle Untersuchungen über die Wirkung von Wirbeltierhormonen auf Wirbellose. I. Arch. Entw.mechan. **47**, H. 1 u. 2, 119 (1920).

[5] ABDERHALDEN: Weitere Studien über die von einzelnen Organen hervorgebrachten Substanzen mit spezifischer Wirkung. II. Mitt. Pflügers Arch. **176**, H. 5/6, 236 (1919).

blies er auf die Futterpflanzen aus. Die Schmetterlinge von „Hypophysenraupen" zeichneten sich durch größeren Körper und kleinere Flügel gegenüber den Kontrolltieren aus. Die „Schilddrüsenraupen" entwickelten sich vielfach zu kleinen mißbildeten Schmetterlingen.

Von KOPEĆ[1] wurden Schwammspinnerraupen (Lymantria dispar) mit Weidenblättern gefüttert, die er mit wässerigen Schilddrüsenauszügen benetzt hatte. Andere Raupen hielt er auf Futter, das er mit LUGOLscher Lösung besprengte. In keinem Falle sah KOPEĆ einen Einfluß auf die Dauer der Larvalzeit, auf den Zeitpunkt der Verpuppung und des Ausschlüpfens. Die „Schilddrüsenraupen" wiesen keine größere Sterblichkeit auf, nur das Puppengewicht war etwas vermindert.

Versuche von PATTERSON[2], die Entwicklung und das Wachstum von Fleischfliegenmaden durch Hypophysenstoffe zu beeinflussen, blieben erfolglos.

Trotz ernstester Bemühung zahlreicher Forscher ist rückschauend der Nachweis inkretorischer Drüsen mit morphogenetischer Bedeutung bei wirbellosen Tieren nur in wenigen Fällen gelungen.

Ich hebe nochmals hervor das morphologisch wie experimentell gesicherte Internephridialorgan bei dem Sternwurm Physcosoma lanzarotae mit seinem Einfluß auf Körperfarbe und -turgor[3], die Auslösung der Verpuppung durch einen Stoff der Hämolymphe bei manchen Schmetterlingen[4] und das „Weißorgan" und „Schwarzorgan" bei Garneelen, deren in die Blutbahn abgegebene Stoffe auf die Chromatophoren einwirken[5].

Bevor wir zu den Verhältnissen bei den Wirbeltieren übergehen, möchte ich auf die jüngst bekanntgewordenen Versuche von PAUL WEISS[6] an Ascidienlarven hinweisen. Die Ascidien gehören zu den Manteltieren (Tunicaten). Ihre Larven besitzen wichtige Merkmale, wie Chorda dorsalis und Lagerung des zentralen Nervensystems über der Chorda u. a., die sie mit den Wirbeltieren gemeinsam haben (MAURER[7]). Bei Fütterung von Schilddrüse an Cionalarven (Ascidienart) erhielt WEISS eine Entwicklungsbeschleunigung, die durch Kontrollversuche als spezifische Schilddrüsenwirkung gesichert wurde. Er konnte so den Nachweis erbringen, daß nicht nur morphologisch, sondern auch experimentell physiologisch von allen Wirbellosen die Ascidien den Wirbeltieren am nächsten stehen.

Von allen inkretorischen Drüsen, die auf das Wachstum und die Formbildungen des Wirbeltierkörpers einen Einfluß haben, ist während der Frühentwicklung die *Schilddrüse* die wichtigste. Schon beim *Amphioxus* auftretend, kommt sie bei allen höheren Wirbeltieren mit Ausnahme gewisser *Perennibranchiaten* vor. Als Abkömmling des *Hypopharynx* (GROSSER[8]) und bei manchen Arten des Hypopharynx und seitlicher Kiemenspalten wird sie in der Ontogenese schon früh angelegt und histologisch ausdifferenziert. Vergleichende statistische und histologische Untersuchungen haben ergeben, daß sie beim Menschen erst

---

[1] KOPEĆ: Is the insect metamorphosis influenced by thyroid feeding? Biol. Bull. Mar. biol. Labor. Wood's Hole **50**, Nr 4, 339 (1926).

[2] PATTERSON: The influence of feeding pituitary gland on the growth and development of the flesh flies. Amer. J. Physiol. **72**, Nr 1, 231 (1925).

[3] HARMS: Zitiert auf S. 703.

[4] KOLLER: Zitiert auf S. 704.

[5] KOLLER u. PERKINS: Zitiert auf S. 704.

[6] WEISS: Experimentelle Untersuchungen über die Metamorphose der Ascidien. I. Biol. Zbl. **48** (1928).

[7] MAURER: Die Entwicklung des Darmsystems. In Hertwigs Handb. der vergleichenden Entwicklungsgeschichte **2**, 1 (1906).

[8] GROSSER: Zitiert auf S. 700.

im Greisenalter einen absoluten und relativen Gewichtsverlust erleidet (WEHE-FRITZ[1]; vgl. Tab. 1).

Tabelle 1. Gewichtsuntersuchungen an Ovarien unter Berücksichtigung anderer Drüsen mit innerer Sekretion, sowie über ihre Beziehung zum Uterus.
[Z. Konstit.lehre **9**, 161 (1923). Tabelle 4 nach WEHEFRITZ.]

Lebensalter	Ovarien	Uterus	Schilddrüse	Nebennieren
1. Stunde bis 1. Monat	0,296	1,88	2,08	3,91
2. bis 12. Monat	0,53	1,36	2,09	2,85
1. bis 5. Lebensjahr	1,01	1,85	4,30	3,99
6. „ 10. „	1,91	2,35	7,68	5,92
11. „ 20. „	6,63	16,17	18,62	9,77
21. „ 30. „	10,97	46,43	27,0	12,15
31. „ 40. „	9,30	50,7	28,11	12,51
41. „ 50. „	6,63	57,01	29,06	11,92
51. „ 60. „	4,95	49,18	30,28	12,14
61. „ 70. „	3,97	39,51	31,64	12,31
71. „ 90. „	4,23	37,55	27,22	11,62

In gewissen Entwicklungsspannen, die nachweislich zusammenfallen mit Zeiten erhöhter Formausgestaltung, zeigt die Schilddrüse eine relative Größenzunahme im Verhältnis zu den anderen Organen. Es spricht dies für eine erhöhte Funktion während dieser Entwicklungsspanne. Das hat SKLOVER[2] für die Amphibienlarven, besonders die Anurenlarven (Frosch-, Kröten-; Unkenarten) für die Zeit der sog. Prometamorphose und für die Zeit vor und während des Beginnes der Metamorphose selbst nachgewiesen. MAYEROWNA[3] hat es für die Entwicklungsphase der Metamorphose bestätigt. Auch bei den höheren Wirbeltieren und dem Menschen ist zeitweilig ein relatives Schilddrüsenübergewicht festzustellen. Ganz allgemein bekannt ist beim Menschen die Zunahme der Schilddrüse vor und während der *Pubertät* und bei der Frau während der *Schwangerschaft*. HAMMAR[4] hat auch nachgewiesen, daß während der intrauterinen Entwicklungszeit Perioden relativ stärkerer und schwächerer Funktion der Schilddrüse abwechseln, soweit sich das histologisch bestimmen läßt. Schon daraus kann man entnehmen, daß die Schilddrüse „etwas mit der Entwicklung zu tun hat".

Durch die Forschungen der letzten 2 Jahrzehnte sind wir durch entwicklungsphysiologische Amphibienexperimente näher in das Wesen dieser morphogenetischen Schilddrüsenfunktion eingedrungen. Die anuren Amphibien, deren befruchtete Eier ihre Entwicklung im Wasser durchmachen, entwickeln sich zunächst bekanntlich innerhalb der *Gallerthüllen* und dann außerhalb derselben zu den typischen *Froschlarven* (Kaulquappen), die dem ganzen Aufbau ihrer Organe nach vollständig dem Wasserleben angepaßt sind. Nachdem sie während dieser Larvenzeit herangewachsen und ausgereift sind, machen sie eine schnell ablaufende, ganz gewaltige Umgestaltung ihres ganzen Organismus durch, Metamorphose, nach deren Vollendung sie zum Landleben befähigt das Wasser verlassen. Später suchen sie nur noch zeitweise, vor allem während der Brunstzeit, das Wasser auf. 1912 gelang es GUDERNATSCH[5], durch Verfütterung von Schild-

---

[1] WEHEFRITZ: Gewichtsuntersuchungen an Ovarien unter Berücksichtigung anderer Drüsen mit innerer Sekretion sowie über ihre Beziehung zum Uterus. Z. Konstit.lehre **9**, 161 (1923).
[2] SKLOVER: Zusammenfassende Darst. Nr. 14.
[3] MAYEROWNA: La glande thyroide des amphib. au moment de la métamorph. C. r. Soc. Biol. Paris **87**, 233 (1922).
[4] HAMMAR: Zitiert auf S. 699.
[5] GUDERNATSCH: Fütterungsversuche an Amphibienlarven. Zbl. Physiol. **1912** — Feeding experiments on tadpoles. I. Arch. Entw.mechan. **35**, 456 (1913) — II. Amer. J. Anat. **15**, Nr 4, 431 (1914).

drüse an Froschlarven die Vorgänge der Metamorphose früher als normal und stark überstürzt auszulösen. Schon einige Tage nach Aufnahme der Schilddrüsennahrung hört jedes Wachstum der Froschlarven auf, und unter Rückbildung des Ruderschwanzes und unter gleichzeitigem Wachstum und Ausdifferenzierung der Beine setzt eine überstürzte Metamorphose ein. Diese *Schilddrüsenwirkung* im Fütterungsversuch ist insofern spezifisch, als sie sich durch die Verfütterung irgendwelcher anderen inkretorischen Organe nicht hervorrufen läßt. Die Fütterung von *Hypophyse* und *Thymus* ist auch von spezifischer Wirkung, jedoch ganz anderer Art, begleitet, auf die wir später zu sprechen kommen. Die Schilddrüsenwirkung wird gleichmäßig durch Säugetierschilddrüse, durch Schilddrüse von Reptilien, Vögeln und ausgewachsenen Amphibien nnd Fischen (Giacomini[1]) erhalten. Die Larven der anuren Amphibien aller Arten der Alten wie Neuen Welt werden durch Schilddrüsenfütterung gleichartig beeinflußt. Die ersten Ergebnisse von Gudernatsch wurden bald von einer ganzen Reihe von Forschern voll bestätigt und erweitert (Romeis[2], Cotronei[3], Abderhalden[4], Kahn[5], Swingle[6], Hoskins[7], Allen[8], Jarisch[9], Abelin[10], Schulze[11] u. a.). Die Erweiterung der Versuchsergebnisse erfolgte nach verschiedenen Richtungen hin.

---

[1] Giacomini: Experimenti di nutrizione di girini di rana con tiroide di vertebrati inferiori (Rettili e Pesci). Letta allo R. Acc. della Sc. dell'Istituto di Bologna. Nov. 1918. Bologna 1919.

[2] Romeis: Der Einfluß verschiedenartiger Ernährung auf die Regeneration bei Kaulquappen. Arch. Entw.mechan. 37 (1913) — Experimentelle Untersuchungen über die Wirkung innersekretorischer Organe. II. Ebenda 50, 51 (1912 — III. Z. exper. Med. 4, H. 6 (1916) — IV. Ebenda 5, H. 1/2 (1916) — V. Ebenda 6, H. 2/4 (1918) — VI. Pflügers Arch. 173 (1919) — Der Einfluß innersekretorischer Organe auf Wachstum und Entwicklung von Froschlarven. Naturwiss. 8, H. 44, 820 (1920) — Versuche zur Isolierung des Schilddrüsenhormones. I. Teil. Arch. Entw.mechan. 50, H. 3/4 (1922) — II. Teil. Biochem. Z. 133, H. 1/3 (1922) — Quantitative Untersuchungen über die Wirkung von Thyroxin, Dijodtyrosin, Jodothyrin und Jodthyreoglobulin. Klin. Wschr. 1 Nr 25 (1922) — Untersuchungen über die Wirkung des Thyroxins. I. Biochem. Z. 135, H. 1/3 (1923) — II. Ebenda 141, H. 1/3 (1923) — III. Ebenda 141, H. 4/6 (1923) — Histologische Untersuchungen zur Analyse der Wirkung der Schilddrüsenfütterung auf Froschlarven. I. Arch. mikrosk. Anat. u. Entw.mechan. 98 (1923) — II. Ebenda 101 (1924).

[3] Cotronei: Primo contributo sperimentale allo studio delle relazioni degli organi nell'accrescimento e nella metamorfosi degli Anfibi anuri. Bios. 2, H. 1 (1913) — Ulteriori osservazioni sulle relazioni degli organi e sulla nutrizione con tiroide di mammiferi. Rendiconti della R. Accad. dei Lincei 23. Rom 1914 — Première contribution expérim. à l'étude des rapports des organes dans la croissance et dans la métamorph. des Amphibiens anoures. Arch. ital. de Biol. (Pisa) 61, 305 (1915) — Ricerche sperimentali sull'accrescimento larvale e sulla metamorfosi degli Anfibi anuri. Roma 1919 — I processi di inibizione differenziale nel vestibulo boccale degli Anfibi anuri. Riv. Biol. 3, H. 4 (1921) — Sull'influenza della nutrizione con tessuti jodati d'invertebrati sulle larve di Bufo vulgaris. Atti Accad. naz. Lincei. 30, H. 3 (1921) — Nuove ricerche sperimentali sullo sviluppo e sulla metamorfosi degli Anfibi anuri. Ebenda 30, H. 10 (1921).

[4] Abderhalden: Studien über die von einzelnen Organen hervorgebrachten Substanzen mit spez. Wirkung. Pflügers Arch. 162 (1915). — Abderhalden u. Brammertz: Dasselbe I. Ebenda 186, H. 4/6 (1921) — II. Ebenda 176 (1919). — Abderhalden u. Gellhorn: Dasselbe III. Ebenda 182 (1920). — Abderhalden u. Schiffmann: Dasselbe IV. Ebenda 183 (1920). — Abderhalden u. Brammertz: Dasselbe V. Ebenda 186, H. 4/6 (1921). Abderhalden: Fortgesetzte Studien über die Beeinflussung der Entwicklung von Kaulquappen durch Verbindungen mit bekannter Struktur. Ebenda 201, H. 3/6 (1923). — Abderhalden u. Schiffmann: Studien über die von einzelnen Organen hervorgebrachten Substanzen mit spez. Wirkung. VIII. Ebenda 195, H. 1/2 (1922) — IX. Ebenda 198, H. 1 (1923).

[5] Kahn: Zur Frage der Wirkung von Schilddrüse und Thymus auf Froschlarven. Pflügers Arch. 113, 384 (1916) — Zur Fütterungswirkung von Schilddrüse und Jodpräparaten auf Froschlarven. Ebenda 205, H. 3/4 (1924).

So benutzte man einmal das typische Versuchsresultat als eine Art biologische Reaktion für die Erforschung der chemischen Natur des Schilddrüseninkretes. ABDERHALDEN[1] untersuchte zu diesem Zweck die Einwirkung von Schilddrüsenabbaustufen und stellte fest, daß die Entwicklungs- und Metamorphosebeschleunigung auch noch von abiureten Abbauprodukten (*Optonen*) der Schilddrüse gegeben wird, also nicht an ein unversehrtes Eiweißmolekül gebunden ist. Auch ROMEIS[2] untersuchte mit positivem Erfolg die Wirksamkeit zahlreicher Schilddrüsenabbaustufen. Die beiden genannten Forscher, ABELIN[10] u. a. stellten ferner Versuche mit Jodaminosäuren und Jodeiweißverbindungen verschiedener Art an, über deren Ergebnisse Tabelle 2 Auskunft gibt.

Es erhob sich nun die Frage, ob der beobachtete Erfolg bei dem GUDERNATSCHschen Versuch nicht einfach eine Jodwirkung sei. Das konnte widerlegt werden. HERZFELD und KLINGER[3] erhielten auch beim Zusatz jodfreien Schilddrüsenextraktes zum Zuchtwasser von Froschlarven Wachstumshemmung und Metamorphosebeschleunigung. ABDERHALDEN und SCHIFFMANN[4] wiesen nach, daß manche Jodaminosäureverbindungen (z. B. Jodacetyldijodtyrosin, β-Jodpropionsäure, p-Jodphenylalanin) unwirksam sind und ebenso Mischungen von Tyrosin und Jodkalium[4]. ROMEIS[5] zeigte ferner, daß anorganische Jodlösungen, Jodkalium, Jodnatrium und LUGOLsche Lösung bei Zusatz zum Zuchtwasser die Entwicklung von Froschlarven nicht beeinflussen. ABELIN[6] bewies, daß Jodcasein, Jodgelatine, Dijodsalicylsäure, Dijodsalol, Jodopyrin, Kaliumsozojodolicum, Dijodthymol und Jodgallicin keinen Einfluß auf die Froschlarven haben. SCHULZE (unveröffentlicht) stellte fest, daß die anorganischen

---

[6] SWINGLE: The metamorphosis of neotenous amphibians. J. of exper. Zool. **36** (1922) — Interrelation of thyroid and pituitary in producing metamorphosis. Anat. Rec. **23**, Nr 1 (1922) — Experiments on the metamorphosis of neotenous amphibians. J. of exper. Zool. **36**, Nr 4 (1922) — Thyroid transplantation and anuran metamorphosis. Ebenda **37**, Nr 2 (1923).

[7] HOSKINS and HOSKINS: Growth and development of Amphib. as Affected by Thyroidectomy. J. of exper. Zool. **29** (1919) — The inter-relation of the thyroid and hypophysis in the growth and development of frog larvae. Endocrinology **4**, Nr 7 (1920) — The relation of the thyroid to certain stages of metamorphosis in frog larvae. Anat. Rec. **23**, Nr 1 (1922).

[8] ALLEN: The results of thyr. removal in the larvae of rana pipiens. J. of exper. Zool. **24**, 499 (1918) — The parathyroid glands of thyroidless bufo larvae. Ebenda **30** (1920) — The influence of Thyroid-gland feeding upon tadpoles from which the thyroid gland and the buccal anlage of the hypophysis have been removed. Anat. Rec. **23**, Nr 1 (1922).

[9] JARISCH: Über die Wirkung der Schilddrüse auf Kaulquappen. Pflügers Arch. **179** (1920).

[10] ABELIN: Beitr. zur Kenntnis der physiologischen Wirkung der proteinogenen Amine. IV. Biochem. Z. **102** (1920) — Über den Einfluß spezifisch gebauter Jodverbindungen auf die Metamorphose von Froschlarven und Axolotl. Ebenda **116**, H. 1/6 (1921) — Zur Frage der Wirkung jodierter Eiweißkörper auf die Metamorphose der Froschlarven. Pflügers Arch. **193**, H. 5/6 (1922). — ABELIN u. SCHEINFINKEL: Gaswechsel und Metamorphose von Amphibienlarven nach Verfütterung von Schilddrüsen oder von jodhaltigen Substanzen. Ebenda **198**, H. 2 (1923).

[11] SCHULZE, WERNER: Versuche über den Einfluß endokriner Drüsensubstanzen auf die Morphogenie. Arch. Entw.mechan. **48**, H. 4 (1921) — Weitere Untersuchungen über die Wirkung inkretorischer Drüsensubstanzen auf die Morphogenie. II. Ebenda **52**, H. 1 u. 2 (1923) — III. Arch. mikrosk. Anat. u. Entw.mechan. **101**, H. 1/3 (1924). — SCHULZE, WERNER, SCHMITT u. HÖLLDOBLER: Untersuchungen über die morphogenetische Wirksamkeit der embryonalen Schilddrüsen der Säugetiere, besonders des Menschen. Endokrinol. **2** (1928).

[1] ABDERHALDEN: Zitiert auf S. 710 (vgl. Tab. 2).   [2] ROMEIS: Zitiert auf S. 710.

[3] HERZFELD u. KLINGER: Zur Chemie des Schilddrüsensekretes. Schweiz. med. Wschr. **50**, H. 27 (1920).

[4] ABDERHALDEN u. SCHIFFMANN: Zitiert auf S. 710.

[5] ROMEIS: Zitiert auf S. 710.   [6] ABELIN: Zitiert auf S. 711.

Tabelle 2. Übersicht über Behandlung von Amphibienlarven mit Schilddrüse und Jodverbindungen.

Untersucht durch	Art der Anwendung	Stoffart	Behandelte Tierart	Beobachtete Wirkung	Schrifttum
ABDERHALDEN	Fütterung	Frische Schilddrüse und Abbaustufen (Schilddrüsenopton)	Froschlarven	Beschleunigte Metamorphose	Pflügers Arch. **162** (1915).
ABDERHALDEN und SCHIFFMANN	Fütterung	Frische Schilddrüse, mit Schwefelsäure hydrolisierte Schilddrüse, Dijodtyrosin, Dijodtyramin, Glycyldijodtyrosin, Dijodtyrosinmethylester, Jodacetyldijodtyrosin, β-Jodproprionsäure, Alival, Tyrosin	Kröten- und Froschlarven	Beschleunigte Metamorphose	Pflügers Arch. **195**, H. 1/2 (1922)
ABDERHALDEN und SCHIFFMANN	Teils Fütterung, teils Zusatz zum Aquariumwasser	Frische und abgebaute Schilddrüse	Frösche vor dem Ablaichen, befruchtete Eier, junge Larvenstadien	Keine Wirkung	Pflügers Arch. **198**, H. 1 (1923)
	Fütterung	Jodeiweißpräparate: Thyreoglobulin, Jodserumalbumin, Jodovalbumin, jodiertes Jodserumalbumin	Froschlarven	Absteigende typische Wirkung	
		3-5, l-Dijodtyrosin, 3-5, d-l-Dijodtyrosin, jodiertes Seidenpepton-		Typische Wirkung	
		Tyrosin und Jodkalium, Dibromtyrosin, Phenylalanin, p-Jodphenylalanin, Seidenpepton		Keine Wirkung	
ABDERHALDEN und HARTMANN	Zusatz	„Natürliches" Tyroxin nach KENDALL, synthetisches Tyroxin (nach HARINGTON), 3-5-Dijodtyrosyl, 3-5-Dijodtyrosin	Froschlarven	Gleiche Metamorphosebeschleunigung, schwache Wirkung	Pflügers Arch. **217**, H. 3/4 (1927)
ABELIN	Fütterung	Dijodtyramin und Tyramin, Phenyläthylamin	Froschlarven	Tyramin: Entwicklungsbeschleunigung, Dijodtyramin: noch stärker, Phenyläthylamin: narkotisch wirkend	Biochem. Z. **102** (1920)
ABELIN	Fütterung	Jodcasein, Jodgelatine	Froschlarven	Nur Schwanzresorption, sonst unwirksam	Pflügers Arch. **193**, H. 5/6 (1922)
ABELIN	Fütterung	Dijodtyrosin, Jodalbacid	Froschlarven	Typische Wirkung	Biochem. Z. **116**, H. 1/6 (1921)
		Dijodsalicylsäure, Dijodsalol, Jodopyrin, Kaliumsozojodolicum, Dijoddithymol, Jodgallicin	Froschlarven	Unwirksam	
BRENDGEN	Fütterung	Frische Schilddrüse	Überwinternde Alytes obstreticans-Larven	Beschleunigte Metamorphose	Anat. Anz. **146** (1914)

				...lung und Metamorphose, Stillstand des Wachstums	
COTRONEI	Fütterung	Fleisch von Wirbellosen und Wirbeltieren, das in anorganischer Jodlösung gelegen hat	Froschlarven	Typische Wirkung	Atti Accad. naz. Lincei **30**, H. 3/4 (1921)
COTRONEI	Zusatz	Endothyreoidin	Froschlarven, deren Mundöffnung durch Lithiumbehandlung zugewachsen ist	Typische Wirkung	Riv. Biol. **3**, H. 4 (1921)
GUDERNATSCH	Fütterung	Schilddrüse vom Pferd und anderen Säugern	Froschlarven	Überstürzte Entwicklung und Metamorphose	Arch. Entw.mechan. **35** (1913)
HERZFELD und KLINGER	Fütterung	Jodfreier Schilddrüsenextrakt	Froschlarven	Typische Wirkung	Schweiz. med. Wschr. **50**, Nr 27
HIRSCHLER	Injektion	Reines Jod, Jodkali, Jodjodkalilösung	Froschlarven	Typische Wirkung	Arch. Entw.mechan. **51** (1922)
HOSKINS (MARGARET)	Zusatz	Acetylthyroxin	Froschlarven	Metamorphosebeschleunigung	Proc. Soc. exper. Biol. a. Med. **25**, Nr 1 (1927)
			Junge weiße Ratten	Beschleunigte Entwicklung	
JARISCH	Zusatz	Schilddrüsentabletten (Borroughs, Wellcome & Co.)	Krötenlarven	Überstürzte Metamorphose bei Wachstumsstillstand	Pflügers Arch. **179** (1920)
JENSEN	Fütterung und Injektion	Frische Schilddrüse, Jodotyrin	Froschlarven u. Axolotl	Wirksam	C. r. Soc. Biol. Paris **83**, Nr 10 (1920)
		Jodcasein, Jodserumglobulin	Frosch- u. Krötenlarven	Wirksam	
		Jodserumalbumin, Jodovalbumin	Frosch- u. Krötenlarven	Keine Wirkung	
JENSEN	Fütterung und Injektion	Tyrosin, jodierte Serumeiweißpräparate	Jugendliche Axolotl	Wirksam	
		Jodgliadin, Jodovalbumin, Dijodtyrosin	Jugendliche Axolotl	Keine Wirkung	
		Tyrosin, Schilddrüsenextrakt	Schilddrüsenlose Axolotl	Beschleunigte Metamorphose	
KAHN	Fütterung	Frische Säugerschilddrüse	Froschlarven	Beschleunigte Entwicklung und Metamorphose	Pflügers Arch. **163** (1916)

Tabelle 2. (Fortsetzung.)

Untersucht durch	Art der Anwendung	Stoffart	Behandelte Tierart	Beobachtete Wirkung	Schrifttum
KAHN	Fütterung, Zusatz	Jodalbacid, Jodglidine, Jodmehl, Dijodtyrosin, Dijodtyramin; Jodtinktur u. gleichzeitig Mehlfütterung	Froschlarven	Metamorphosebeschleunigung	Pflügers Arch. **205**, H. 3/4 (1924)
		Körper metamorphosierender Froschlarven	Froschlarven	Keine Wirkung	
KAHN und POTTHOFF	Fütterung	Frische Schilddrüse, Thyreoidea (MERCK), Thyreoideaopton	Froschlarven	Typische Wirkung	Z. exper. Med. **29**, H. 5/6 (1922)
		Thyreoglandol (GRENZACH)		Keine Wirkung	
PIGHINI	Zusatz	Jodfrei { Schilddrüsenlipoide (Aceton, Petroläther, Benzinextrakt	Froschlarven	Keine Wirkung	Biochimica e Ter. sper. **14**, H. 7, 244 (1927)
		Schilddrüsenäther-alkoholextrakt		Geringe Wirkung	
		Jodhaltig { Wässeriger Schilddrüsenextrakt		Volle Wirkung	
ROMEIS	Fütterung	Frische Säugerschilddrüse	Froschlarven	Beschleunigte Metamorphose	Arch. Entw.mechan. **38, 40, 41**
ROMEIS	Zusatz bzw. Fütterung	Schilddrüsentabletten des Handels	Froschlarven	Typische Wirkung	Z. exper. Med. **4**, H.6
ROMEIS	Zusatz bzw. Fütterung	Jodotyrin, Schilddrüsentabletten	Ungefurchte Froscheier	Keine Wirkung	Z. exper. Med. **5**, H. 1/2
			Ganz junge Larvenstadien	Nachhinkende Wirkung	
			Ältere Larven	Typische Wirkung	
ROMEIS	Zusatz bzw. Fütterung	Entfettete Schilddrüsentrockensubstanz, eingetrocknetes Schilddrüsendialysat; entfettete Schilddrüsentrockensubstanz nach Dialyse u. Alkoholkoagulation, jodiertes Serumalbumin, Jodipin, Jodotyrin (BAYER) u. verschiedene wässerige u. alkoholische Extrakte, Abbaustufen bis zu Aminosäuren und Jodfreiheit	Froschlarven	Modifizierte, aber im Grund typische Wirkung	Z. exper. Med. **6**
		Anorganisches Jod		Keine Wirkung	

	rung	sche Lösung		wirksam, stärkere: giftig, keine typische Wirkung	(1919)
		Thyreoglandeol, Dijodtyramin		Geringe Wirkung oder unwirksam	
		Dijodtyrosin		Stoffwechselsteigerung bei Entwicklungsbeschleunigung u. Wachstumshemmung	
ROMEIS	Zusatz	Thyroxin bis 1:10 000 000 Jodotyrin, Jodthyreoglobulin, Dijodtyrosin	Froschlarven	Typische Wirkung	Klin. Wschr. **1**, H. 25 (1922)
SWINGLE	Fütterung	Dijodtyrosin	Schilddrüsenlose Larven	Beschleunigte Metamorphose	J. of exper. Zool. **37**, Nr 2 (1923)
		Tyrosin, Dibromtyrosin		Keine Wirkung	
SWINGLE	Fütterung	Jodierte Blutproteine, jodiertes Serumalbumin und -globulin	Normale, thyreoidektomierte und hypophysektomierte Froschlarven	Starke Entwicklungsbeschleunigung	
SWINGLE	Fütterung	Jodfibrin	Thyreoidektomierte u. hypophysektomierte Froschlarven	Entwicklungsbeschleunigung	Proc. Soc. exper. Biol. a. Med. **24**, Nr 2, 205 (1926)
SWINGLE	Fütterung	Jodedestin, Jodgliadin	Thyreoidektomierte u. hypophysektomierte Froschlarven	Schwache Wirkung	
WILLIAMSON, SCOTT, PEARSE und CUNNINGTON	Fütterung	Suchten „sekretorisches‟ und „Kolloidgewebe‟ getrennt zu verfüttern	Froschlarven	Sekretorisches Gewebe: keine Wirkung, Kolloidgewebe: beschleunigte Metamorphose	J. of Path. **31**, Nr 2, 255 (1928)
WILLIAMSON, SCOTT, PEARSE und CUNNINGTON	Fütterung	Getrocknetes Fleisch + Jod	Froschlarven	Keine Wirkung	
		Getrocknetes Fleisch + Thyroxin		Metamorphosebeschleunigung	
ZAWADOWSKI u. Mitarbeiter	Implantation, Zusatz	Anorganisches Jod	Thyreoidektomierte Froschlarven	Beschleunigte Metamorphose	Z. exper. Med. **61**, 526 (1928)

Salze vorsichtig veraschter Schilddrüsen unwirksam sind. Es schien sich um spezifische Verbindungen zu handeln, die den positiven Ausfall des GUDERNATSCH-schen Versuches bewirkten, Verbindungen, bei denen ein bestimmter Eiweiß-körper oder eine bestimmte Eiweißabbaustufe das Jod in bestimmter Bindung enthält. Im Gegensatz zu den bisher berichteten eindeutigen Versuchsergebnissen bekamen GIACOMINI[1] und COTRONEI[2] Entwicklungsbeschleunigung und Wachs-tumsstillstand bei Froschlarven auch nach Verfütterung von Fleisch und be-liebigen Organen von Wirbeltieren und wirbellosen Tieren, die in anorganischer Jodlösung gelegen hatten. SWINGLE[3] erzielte eine positive GUDERNATSCHsche Reaktion durch Verfütterung von jodierten Bluteiweißkörpern. KAHN[4] erhielt bei Mehlfütterung an Froschlarven unter Zusatz von Jodtinktur zum Zucht-wasser Entwicklungsbeschleunigung und überstürzte Metamorphose.

Es zeigt sich also, daß die positive Reaktion nicht spezifisch für das Schild-drüseninkret ist. Immerhin ist festzustellen, daß es eine Reihe von Jodamino-säureverbindungen gibt, die sich gegenüber den anderen Jodverbindungen dadurch auszeichnen, daß sie in viel geringerer Konzentration und in kürzerer Zeit eine positive Wirkung zeitigen. So kommen nach ABDERHALDEN[5] unter anderem Dijodtyrosin, Dijodtyramin, Glycyldijodtyrosin und Dijodtyrosinmethylester (vgl. Tab. 2) in der Stärke ihrer Wirksamkeit der Schilddrüse selbst nahe. Es ist bemerkenswert, daß auch ROMEIS[6] und SWINGLE[7] zu ähnlichen Versuchs-ergebnissen kamen, während JENSEN[8] Dijodtyrosin unwirksam fand. Nach der Entdeckung des Schilddrüseninkretes durch KENDALL stellte sich heraus, daß dieses im Vergleich zu allen anderen untersuchten Körpern mit chemisch be-kanntem Aufbau die stärkste spezifische Wirksamkeit im Froschlarvenversuch entfaltet. Noch in einer Konzentration von 1:10000000 bewirkt Thyroxin eine starke Entwicklungsbeschleunigung bei gleichzeitigem Wachstumsstillstand (ROMEIS[6]). Nach neueren Untersuchungen ist das Thyroxin seiner Konstitution nach ein Äther zwischen Hydrochinon und Tyrosin unter Wasserausscheidung, bei Anlagerung von 4 Atomen Jod in bestimmter Stellung. Daraus erhellt, warum sich in den früheren Untersuchungen besonders die Jod-Tyrosin-Ver-bindungen wirksam gezeigt haben.

Die nach Schilddrüsenbehandlung auftretende Entwicklungsbeschleunigung und Metamorphoseauslösung wurde auch zur Klärung anderer Probleme als „biologische Reaktion" benutzt, so zur Entscheidung der Frage, ob beim Säuger die fetalen inkretorischen Drüsen eine morphogenetische Bedeutung haben. HOGBEN und CREW[9] erhielten bei Verfütterung embryonaler Schafs-und Rinderschilddrüse an Axolotl, SCHULZE, SCHMITT und HÖLLDOBLER[10] bei Überpflanzung embryonaler menschlicher Schilddrüse auf Froschlarven positive Ergebnisse. Wir werden später noch darauf zurückkommen müssen.

Eine zunehmende Bedeutung erlangte der GUDERNATSCHsche Versuch für das Kropfproblem. Bekanntlich besteht zwischen klinischer Giftigkeit und

[1] GIACOMINI: Ulteriori esperimenti di nutrizione di girini di Rana con diversi organi e tessuti iodati. Bologna 1920. Rendic. Acc. delle Sc. dell Istituto di Bologna nella sess. del 25. III. 1919.

[2] COTRONEI: Zitiert auf S. 710.

[3] SWINGLE: The effect upon amphibian differentiation of feeding iodofibrin, iodoesterin and iodogliadin. Proc. Soc. exper. Biol. a. Med. **24**, Nr 2 (1926).

[4] KAHN: Zitiert auf S. 710.   [5] ABDERHALDEN: Zitiert auf S. 710.

[6] ROMEIS: Zitiert auf S. 710.   [7] SWINGLE: Zitiert auf S. 711.

[8] JENSEN: Recherches sur la provocat. artific. de la métamorph. chez les batrac. et notamment chez l'axolotle. C. r. Soc. Biol. Paris **83**, Nr 10 (1920).

[9] HOGBEN u. GREW: Studien über innere Sekretion. II. Brit. J. exper. Biol. **1**, Nr 1 (1923).

[10] SCHULZE, WERNER, SCHMITT u. HÖLLDOBLER: Zitiert auf S. 711.

morphologischem und histologischem Bild des Kropfes keine Beziehung, wohl aber entspricht die stärkere Wirkung im Froschlarvenversuch einer klinischen Hyperthyreose. Die gesammelten Erfahrungen sind in der Tabelle 3 (folg. Seite) zusammengestellt. Die stärkste Wirkung auf Froschlarvenentwicklung und Metamorphosebeschleunigung hat der Basedowkropf und die wuchernde, metastasierende LANGHANSsche Struma. Es ist auffällig, daß diese im Froschlarvenversuch am stärksten wirksamen Kropfarten in ihrer Wirkung der zur Kontrolle gegebenen, normalen tierischen Schilddrüse eben gleichkommen, sie aber nicht übertreffen. Am schwächsten wirksam ist der Kretinkropf. Völlig unwirksam im Fütterungsversuch ist der angeborene jodfreie Neugeborenenkropf. BÜRKLE DE LA CAMP und SCHULZE haben den Fütterungsversuch zur Prüfung der Kropfwirksamkeit durch die subcutane Einpflanzung gleicher Gewichtsmengen getrockneter, entfetteter und zermahlener Kropfsubstanz ersetzt. Die beigegebenen Bilder zeigen, wie gut mit dieser Methode die Unterschiede zwischen hyper- und hypothyreotischen Kröpfen faßbar sind. Während nach Einpflanzung von Kretinkropf (Abb. 132) Entwicklung und Metamorphose der Froschlarven (Abb. 133) gegenüber den Kontrolltieren (Abb. 134) nur geringen Vorsprung zeigen, ist dieser sehr groß bei denjenigen Versuchstieren (Abb. 135), die hyperthyreotische Kropfsubstanz (klinische Merkmale, Grundumsatzerhöhung) erhielten (Abb. 136).

Als biologischer Versuch diente die Schilddrüsenbehandlung von Froschlarven

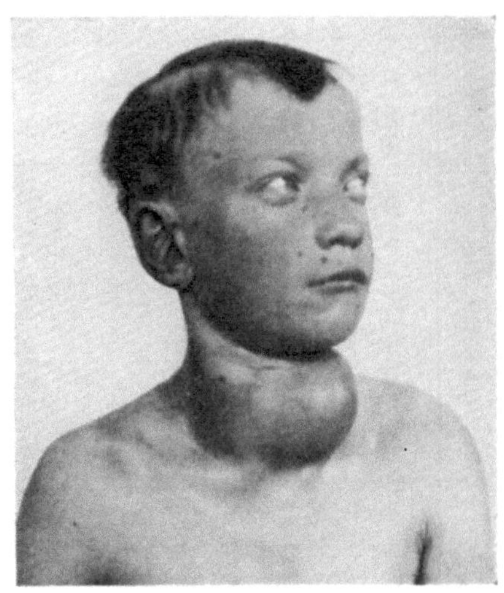

Abb. 132. 16 jähr. ♂. Hypothyreot. Struma. Grundumsatz herabgesetzt.

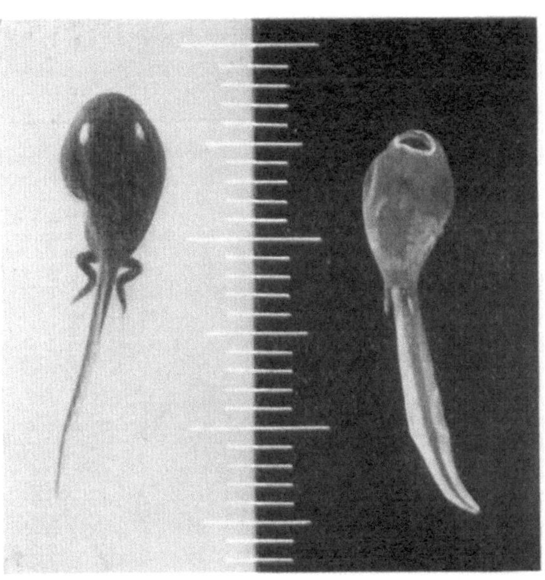

Abb. 133. Froschlarven, 6 Tage nach Einpflanzung von hypothyreot. Kretinenstrumatrockensubstanz (Thyr. L.).

letzthin noch zur klinisch wichtigen Prüfung von Mitteln, die für die Bekämpfung von Hyperthyreoseerscheinungen empfohlen worden sind (vgl. Tab. 4). Neben dem Pankreasinselpräparat Synthalin wurde Blut thyreoidektomierter Tiere Froschlarven verabreicht, die in normaler Metamorphose oder in überstürzter Metamorphose unter Schilddrüsenwirkung standen. Synthalin hemmte die Schilddrüsenwirkung (GESZNER[1]). Während bei Verwendung des

---

[1] GESZNER: Zitiert auf S. 722 (Tab. 4).

Tabelle 3. Untersuchungen über die Wirksamkeit verschiedener Kropfarten im Froschlarvenversuch.

Untersucht durch:	Art der Behandlung	Kropfart	Versuchstiere	Beobachtete Wirkung	Schrifttum
WEGELIN und ABELIN	Fütterung	Basedowkropf, Struma diff. colloides	Froschlarven	Stark beschleun. Metamorph.	Arch. f. exper. Path. u. Pharm. **89**, H. 5/6 (1921)
		Struma diff. parenchymatosa 12 Neugeborenenstrumen (jod- u. kolloidfrei)	Froschlarven Froschlarven	Geringere Wirkung Keine Wirkung	
		1 Neugeborenenstruma (jod- u. kolloidhaltig)	Froschlarven	Beschleunigte Metamorph.	
ABDERHALDEN und SCHIFFMANN	Fütterung	Basedowstruma	Froschlarven	Geringe Metamorphosenbeschleunigung	Mitt. Grenzgeb. Med. u. Chir. **37**, H. 4 (1924)
KAHN	Fütterung	Basedowkropf	Froschlarven	Geringere Wirkung als Hundeschilddrüse	Pflügers Arch. **205**, H. 3/4 (1924)
WEGELIN und ABELIN	Fütterung	Kongenitale Strumen (Kolloid- u. mangel)	Froschlarven	Keine Wirkung	Arch. f. exper. Path. u. Pharm. **105**, H. 3/4 (1925)
		Diffuse Strumen	Froschlarven	Starke Metamorphosebeschleunigung	
		Eine jodarme Basedowstruma Knotige Strumen	Froschlarven Froschlarven	Auffällig geringe Wirkung Geringere Wirkung als diffuse Strumen	
BRANOVACKY-PEHECTH	Fütterung	Struma maligna: Zwischengewebe Knotengewebe Beide Gewebe zusammen	Froschlarven	schwächste stärkere starke } Metamorphosebeschleunigung	Mitt. Grenzgeb. Med. u. Chir. **39**, H. 4/5 (1926)
DUBOIS	Fütterung	Kretinkropf	Froschlarven	Teils keine, teils geringe Wirkung. Klinischer Befund und Froschlarvenwirksamkeit gehen von Kretin-Basedowkropf einander parallel	Mitt. Grenzgeb. Med. u. Chir. **39**, H. 4/5, (1926)

		2. Struma diffusa colloides (jodreich)	Froschlarven	Metamorphosebeschleunigung	u. Pharm. **124**, H. 1/2 (1927)
		3. Struma nodosa (geringerer Jodgehalt	Froschlarven	Inkonstante Wirksamkeit	
		4. Struma diffusa basedowificata (rel. geringer Jodgehalt)	Froschlarven	Unwirksam	
		5. Wuchernde Struma Langhans (metastasierend, jodhaltig)	Froschlarven	Metamorphosenbeschleunigung	
Cooksey u. Rosenblatt	Fütterung	Normale Schilddrüse Struma Hyperthyreotischer	Froschlarven	Steigende Metamorphosebeschleunigung. Hierfür Jodgehalt ohne Bedeutung	Arch. int. Med. **42**, H. 1 (1928)
		Struma Basedowkranker Mit Röntgenbestrahlung vorbehandelte Schilddrüse	Froschlarven Froschlarven	Geringere Wirksamkeit	
Bürkle de la Camp und Schulze	Implantation getrockneter und entfetteter, zerriebener Substanz in gleichen Gewichtsmengen	Basedowkropf Gewöhnlicher Gebirgskropf (Schwarzwald) Kretinkropf	Froschlarven	Starke Metamorphosebeschleunigung Mittelstarke Metamorphosebeschleunigung Geringe Metamorphosebeschleunigung (Kontrolle: Rinderschilddrüse, so stark wie Basedowschilddrüse wirkend)	Noch nicht veröffentlicht

gesamten Blutes schilddrüsenloser Tiere keine (KAHN, Tab. 4) oder nur geringe Hemmung (ROMEIS[1]) der Schilddrüsenwirkung erzielt wird, bringt die Anwendung der Euglobuline des Serums thyreopriver Tiere nach GÜRBER und GESZNER[2] eine starke Hemmung der in Gang befindlichen Metamorphose.

Die von GUDERNATSCH gefundene Reaktion von Froschlarven auf Schilddrüsenfütterung ist nun auch nach anderen Richtungen hin als Untersuchungsmethode für die Erforschung der morphogenetischen Bedeutung der Schilddrüse verwandt worden. So wurde von ABDERHALDEN und SCHIFFMANN[3] und von ROMEIS[1] nachgewiesen, daß nur während einer gewissen Entwicklungsspanne die Gewebe des Froschembryos auf die Schilddrüsenbehandlung ansprechen. Macht man etwa den Versuch, die Elternfrösche durch starke Fütterung mit Schilddrüse hyperthyreotisch zu machen, so zeigen trotzdem die Nachkommen dieser Tiere keinerlei Entwicklungsunterschiede gegenüber den Nachkommen normaler Frösche. Auch die Behandlung unbefruchteter und befruchteter Eier in ihren Eihüllen bleibt wirkungslos. Die von DEUTSCH[4] bei ganz frühen Entwicklungsstadien nach Schilddrüsenbehandlung gefundene Entwicklungshemmung ist meiner Ansicht nach als unspezifische Wirkung der angewandten Extraktlösungen zu deuten. Die jungen Froschlarven vor dem Stadium der Rückbildung der äußeren Kiemenbüschel (sog. urodeloides Stadium [SKLOVER[5]]) verhalten sich

---

[1] ROMEIS: Zitiert auf S. 722 (Tab. 4).
[2] GÜRBER u. GESZNER: Zitiert auf S. 722 (Tab. 4).
[3] ABDERHALDEN u. SCHIFFMANN: Zitiert auf S. 710.
[4] DEUTSCH: Über die Beeinflussung frühester Entwicklungsstufen von Amphibien durch Organsubstanzen. II. Arch. Entw.mechan. **109**, H. 1 (1927).
[5] SKLOVER: Zus. fass. Darstell. Nr. 14.

zunächst ebenfalls der Schilddrüsenbehandlung gegenüber unbeeinflußbar. An diesen Tieren ist jedoch eine nachträgliche Wirkung zu beobachten. Nach Erreichung des beschriebenen Entwicklungszustandes, der durch die Rückbildung der äußeren Kiemenbüschel leicht gekennzeichnet ist (sog. Prometamorphose SKLOVERS[1]), zeigen die mit Schilddrüsenextrakt vorbehandelten Froschlarven plötzlich gegenüber den Kontrolltieren eine beschleunigte Entwicklung. Die larveneigene Schilddrüse ist zu dieser Zeit bereits gebildet und zeigt auch bei unbehandelten Froschlarven während der Prometamorphose eine starke relative Vergrößerung. Es fällt also die Zeit der ersten Anspruchsfähigkeit der Froschlarven auf Schilddrüsenbehandlung mit der ersten relativen Schilddrüsenvergrößerung während der Prometamorphose zusammen.

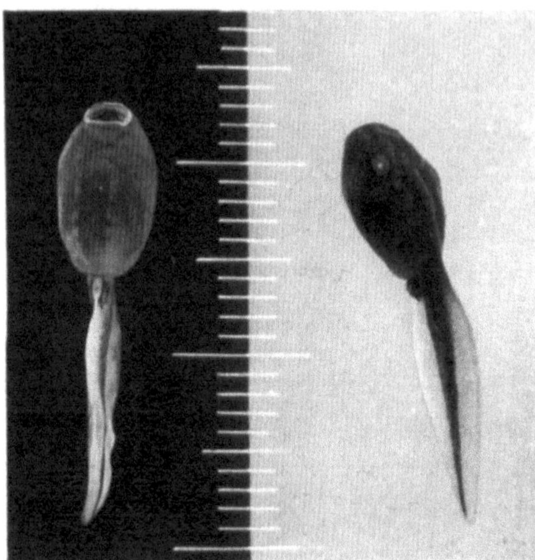
Abb. 134. Kontrollfroschlarven, 6 Tage nach Versuchsbeginn.

Von SKLOVER[1] und MAYEROWNA[2] ist auch während der Metamorphose eine relative Vergrößerung der Froschlarvenschilddrüse nachgewiesen worden. SWINGLE[3] und SLOWIKOWSKA bei HIRSCHLER[4] haben nun auch den experimentellen Nachweis für die zeitweilige Wirksamkeitssteigerung der Froschlarvenschilddrüse während der Metamorphose erbracht (vgl. Tab. 5). Die Überpflanzung der Schilddrüse junger Froschlarven auf gleichalterige andere war ohne jeden Erfolg. Die

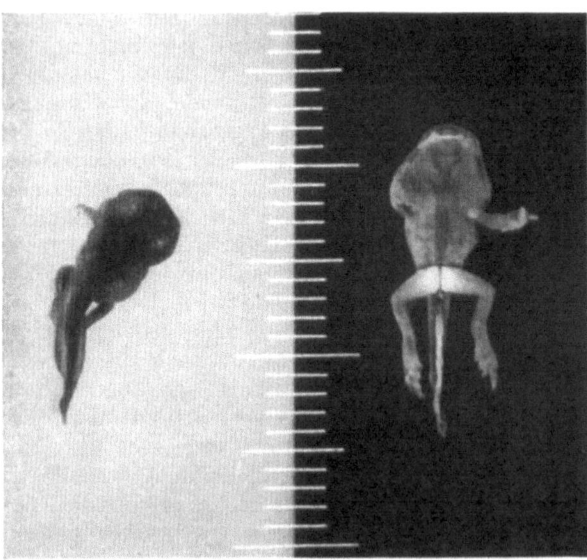
Abb. 135. Froschlarven, 6 Tage nach Einpflanzung hyperthyreot. Strumatrockensubstanz (Thyr. E.).

Überpflanzung der Schilddrüse älterer Froschlarven bewirkte eine mäßig starke, die von Froschlarven während und kurz vor der Metamorphose eine starke Beschleu-

---

[1] SKLOVER: Zusammenfassende Darst. Nr 14.   [2] MAYEROWNA: Zit. auf S. 709.
[3] SWINGLE: Zit. auf S. 711.
[4] SLOWIKOWSKA: Rech. expér. sur le role de la glande thyr. dans la métamorph. des Batrac. C. r. Soc. Biol. Paris **89**, Nr 37 (1923).

nigung der Entwicklung und überstürzten Metamorphosebeginn bei jungen Wirtslarven derselben Froschart. Während der letzten Zeit des Larvenlebens nimmt also die Schilddrüse so stark an Wirksamkeit zu, daß sie für gewöhnlich in der Lage ist, die Metamorphose des Trägers in Gang zu bringen.

Wenn die Metamorphose bis zum Freiwerden der Froschlarvenvorderbeine fortgeschritten ist, wird zum weiteren Fortgang (z. B. Schwanzrückbildung) die larveneigene Schilddrüse nicht mehr benötigt. Überpflanzte HOSKINS[1] die Froschlarvenschilddrüse auf den Schwanz der Larve und schnitt während der eben angegebenen Phase der Entwicklung den Schwanz ab, so wurde die Metamorphose trotzdem bis zum Ende durchgeführt.

Wie man sich im Abschnitt der Schilddrüse andernorts in diesem Handbuch vergewissern kann, hat die Schilddrüse außer ihren morphogenetischen noch andere, betriebsphysiologische Funktionen im Wirbeltierkörper. KENDALL[2] hat nun festgestellt, daß das Acetylderivat des Thyroxins (Acetylthyroxin) den

Stoffwechsel von Säugern nicht beeinflußt, während es noch starke Wirksamkeit im Froschlarvenfütterungsversuch besitzt. SWINGLE[3], der diese Ergebnisse bestätigte, schloß daraus, daß die Wirkung des Schilddrüseninkretes auf den Säugetierorganismus und auf den Froschlarvenorganismus auf zwei verschiedene Gruppen des Schilddrüseninkretes zu beziehen seien. Sein Schluß erscheint nicht mehr ganz zwingend, nachdem HOSKINS[4] nachweisen konnte, daß das Acetylthyroxin nicht nur die Entwicklung von Froschlarven, sondern in Injektionsversuchen auch die von jungen Ratten fördert. Die Versuchsergebnisse KENDALLS und SWINGLES lassen sich demnach nicht

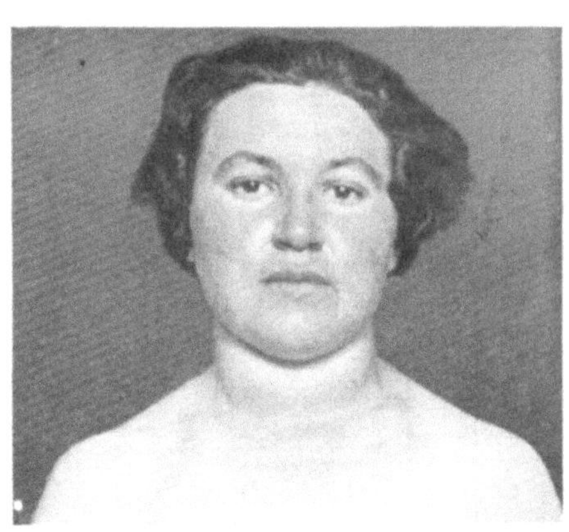

Abb. 136. 18jähr. ♀. Hyperthyreot. Struma (E.). Grundumsatzsteigerung.

ohne weiteres gegen die Einheitlichkeit des Schilddrüseninkretes auswerten (vgl. auch die Ergebnisse der Froschlarvenversuche mit menschlichen Kröpfen, Tab. 3).

Wenn wir uns jetzt der Kernfrage zuwenden, wieweit uns die Fütterungsversuche von GUDERNATSCH und seinen Nachfolgern einen Einblick in das eigentliche Wesen der morphogenetischen Schilddrüsenwirkung gestatten, so ist zunächst ein grundsätzlicher Einwand gegen die Eindeutigkeit von Larvenfütterungsversuchen zu machen.

Bei der oralen Zufuhr von Schilddrüse im Larvenversuch werden die mit der Nahrung aufgenommenen Schilddrüsenstoffe im Darm der Tiere abgebaut, und es entzieht sich unserer Kenntnis, was und wieviel nach der Resorption im tierischen Organismus wirksam wird (vgl. auch die Flußkrebsversuche von ROMEIS[5]). Die Larven haben außerdem ihren eigenen Schilddrüsenapparat; da ist es leicht vorstellbar, daß *er* der Vermittler der beobachteten Wirkung ist.

---

[1] HOSKINS: Zitiert auf S. 711.

[2] KENDALL (nach SWINGLE): Zitiert auf S. 711.

[3] SWINGLE, HELFF and ZWEMER: The effect of thyroxin and its acetylderivative on amphib. and mammals. Amer. J. Physiol. **70**, Nr 1 (1924).

[4] HOSKINS, MARGARET M.: The effect of acetylthyroxin on the teeth of newborn rats. Proc. Soc. exper. Biol. a. Med. **25**, Nr 1 (1927).

[5] ROMEIS: Zitiert auf S. 707.

Tabelle 4. Versuche, die Schilddrüsenwirkung aufzuheben.

Untersucht durch	Art der Behandlung	Stoffart	Versuchstiere	Beobachtete Wirkung	Schrifttum
ROMEIS	Zusatz zum Zuchtwasser	Antithyreoidin Moebius (MERCK) Rodagen (KNOLL)	Froschlarven unter Schilddrüsenwirkung u. Froschlarven vor Schilddrüsenbehandlung	Hemmung der Schilddrüsenwirkung nur bei geringer Hyperthyreoidisation	Z. exper. Med. **5**, H. 1/2 (1916)
KAHN	Zusatz	Antithyreoidin Moebius	Froschlarven unter Schilddrüsenwirkung	Auch bei geringer Hyperthyreoidisation keine Wirkung	Pflügers Arch. **205**, H. 3/4 (1924)
ASIMOFF	Suspension dem Zuchtwasser zugesetzt	Getrocknetes und zerriebenes Blut einer vor $1\frac{1}{2}$ Monaten thyreoidektomierten Ziege	Axolotl, die gleichzeitig Schilddrüsentrockensubstanz erhalten	Hemmung und Aufhebung der Schilddrüsenwirkung	Pflügers Arch. **215**, H. 1/2 (1926)
PIGHINI	Verfütterung	Schilddrüse beriberikranker Tauben	Froschlarven	Keine Schilddrüsenwirkung	Biochimica e sper. **14**, H. 7 (1927)
MERKE und HUBER	Zusatz hoher Joddosen bei gleichzeitiger Schilddrüsenfütterung		Froschlarven	Hemmung der Schilddrüsenwirkung	Bruns' Beitr. **140**, H. 3 (1927)
GESSNER	Zusatz ($1:10^7$n, $1:10^9$)	Synthalin	Froschlarven unter Thyradenwirkung	Hemmung der Schilddrüsenwirkung	Naunyn-Schmiedebergs Arch. **127**, H. 3/4 (1928)
GÜRBER und GESSNER	Zusatz	1. Alkohol-Ätherextrakt. 2. Filtrat der vollkommenen Eiweißfällung. 3. Dialysat der Eiweißfällung. 4. Euglobinfraktion 5. Normales Hammelserum } des Blutes eines thyreoidektomierten Hammels	Froschlarven in Metamorphose · Froschlarven in durch Schilddrüse beschleunigter Metamorphose	1. bis 3. ohne Wirkung · 4. Starke Metamorphosehemmung. 5. Geringe Hemmung.	Arch. f. exper. Path. **129**, H. 5/6 (1928)

Tabelle 5. Zusammenstellung über Schilddrüsentransplantation auf Froschlarven.

Autor	Inkret. Drüse	Behandlung	Stoffart	Behandelte Tierart	Beobachtete Wirkung	Schrifttum
W. Schulze	Schilddrüse	Überpflanzung	Rinderschilddrüse	Unkenlarven	Stark überstürzte, disharmonische Metamorphose	Klin. Wschr. 1 (1922)
W. Schulze	Schilddrüse	Überpflanzung	Arteigene Schilddrüsen von erwachsenen Unken	Unkenlarven	Überstürzte, harmonische Metamorphose	Ebenda
Swingle	Schilddrüse	Überpflanzung	Schilddrüse eines Jungfrosches	Froschlarven derselben Art	Beschleunigte Metamorphose	J. of exper. Zool. 37, Nr 2 (1923)
Swingle	Schilddrüse	Überpflanzung	Schilddrüsen weit entwickelter Larven	Jüngere Larven derselben Art	Mäßig beschleunigte Metamorphose	
Swingle	Schilddrüse	Überpflanzung	Schilddrüsen junger Froschlarven	Andere junge Froschlarven	Keine Wirkung	
Slowikowsha (bei Hirschler)	Schilddrüse	Überpflanzung	Schilddrüsen junger Froschlarven	Andere junge Froschlarven	Keine Metamorphosebeschleunigung	C. r. Soc. Biol. 89, Nr 37 (1923)
Slowikowsha	Schilddrüse	Überpflanzung	Schilddrüse von in Metamorphose begriffenen Larven	Junge Larven	Beschleunigte Metamorphose	
Slowikowsha	Schilddrüse	Überpflanzung	Schilddrüsen erwachsener Frösche	Junge Larven	Beschleunigte Metamorphose	
Slowikowsha	Schilddrüse	Überpflanzung	Säugerschilddrüse	Junge Froschlarven	Beschleunigte Metamorphose	
Schulze, Schmitt u. Höll-Dobler	Schilddrüse	Überpflanzung	Schilddrüse menschlicher Embryonen vom 3. Monat an	Unkenlarven	Beschleunigte Entwicklung und Metamorphose	Endokrinol. 2 (1928)
Sembrat	Schilddrüse	Überpflanzung (intraperitoneal)	Schilddrüse von Fischen (Selachier [z. B. Haie, Rochen] u. Teleostier [Knochenfische])	Froschlarven	Beschleunigte Entwicklung und Metamorphose	C. r. Soc. Biol. Paris 97, H. 33, 1508 (1927)

46*

Um es anders auszudrücken: Das Versuchsresultat wäre nicht das Ergebnis der Wirkung der zugeführten Schilddrüse auf die Gewebe des Larvenkörpers, sondern die zugeführten Stoffe beeinflussen etwa nur die Schilddrüsen der Versuchslarven, wie die Zufuhr bestimmter Medikamente für sie empfängliche Organe zu Leistungssteigerung oder -änderung anstachelt. Wir hätten es in diesem Falle nicht mit einer spezifischen Schilddrüsenwirkung auf die Gewebe des Versuchstieres, sondern mit den Folgen der veränderten Sekretion der larveneigenen Schilddrüse zu tun. Das ist nun aus mehreren Gründen sehr unwahrscheinlich. Sahen wir zunächst schon, daß die Überpflanzung von Froschlarvenschilddrüsen auf andere gleichaltrige Larven wirkungslos ist, so ist von allen Untersuchern außerdem festgestellt worden, daß die larveneigenen Schilddrüsen bei den Schilddrüsenfütterungsversuchen klein und atrophisch bleiben. Das spricht gegen eine Vermittlerrolle bei der beobachteten Wirkung. COTRONEI[1] hat außerdem Versuche angestellt, die beweisen, daß die Wirkung von Schilddrüsenextrakten auf Froschlarven keineswegs an den Resorptionsweg durch die Darmschleimhaut gebunden ist. Wenn er Froschlarven ganz junger Entwicklungsstadien mit Lithiumsalzlösungen behandelte, so entwickelten sich mißbildete Tiere, bei denen die Mundöffnung vollkommen zugewachsen war. Brachte er solche Larven zur parabiotischen Verwachsung mit normalen Larven, so rief der Zusatz von Schilddrüsenextrakt zu ihrem Aquariumwasser auch bei den Lithiumlarven typische Entwicklungsbeschleunigung hervor. Schon KAHN[2], ROMEIS[3] u. a. hatten wahrscheinlich gemacht, daß auch Stoffaufnahme durch die Körperhaut und den Kiemendarm den typischen Versuchserfolg auslösen kann. Das konnte COTRONEI bestätigen.

Will man nun dem eigentlichen Wesen der morphogenetischen Schilddrüsenfunktion näherkommen, so gilt es, wie ich 1924 in meiner Arbeit im Archiv für Entwicklungsmechanik ausgeführt habe, mit möglichst eindeutigen Versuchsbedingungen zu arbeiten. Zunächst suchte ich darum die Frage zu lösen: Was bewirkt die vollständige Exstirpation der Schilddrüse bei Anurenlarven? Dem Ergebnis dieser Versuche von experimenteller Athyreose galt es dann das der experimentellen Hyperthyreose entgegenzusetzen. Schon seit BORNS[4] Versuchen wissen wir, daß im Gegensatz zu den Warmblütern bei Amphibienlarven homoioplastische Transplantationen, d. h. Transplantation von Tierorganen derselben Art, mit gutem Dauererfolg gelingen, besonders während der Larvenzeit. So suchte ich durch homoioplastische Überpflanzung von Unkenschilddrüsen auf Unkenlarven einen Zustand der Hyperthyreose zu erreichen. Das Versuchsergebnis stimmte weitgehend mit dem der Schilddrüsenfütterungsversuche überein, und es gelang auf diese Weise weitgehendst, ein Spiegelbild der Athyreosewirkung zu erhalten.

COTRONEI[5] war es aufgefallen, daß die überstürzte Larvenentwicklung beim Fütterungsversuch *keine harmonische* war. Zuerst setzten Darmumwandlungsvorgänge ein, während andere Körperteile noch keine Veränderung zeigten. Auch ABDERHALDEN[6] regt schon in seiner ersten Arbeit dazu an, man solle durch vergleichende Zellmessungen und andere Methoden feststellen, ob die Schilddrüsenwirkung den Larvenorganismus gleichmäßig treffe. Auch CHAMPY spricht nach WEGELIN[7] davon, daß bei den Froschlarven einzelne Körper,,zonen‘‘

---

[1] COTRONEI: Nuove ricerche sperimentali sullo sviluppo e sulla metam. degli Anf. anuri. Atti Accad. naz. Lincei **30**, H. 10 (1921).

[2] KAHN: Zitiert auf S. 710.   [3] ROMEIS: Zitiert auf S. 710.

[4] BORN: Zitiert auf S. 699.   [5] COTRONEI: Zitiert auf S. 710.

[6] ABDERHALDEN: Zitiert auf S. 710.

[7] WEGELIN u. ABELIN: Über die Wirksamkeit der menschlichen Schilddrüse im Froschlarvenversuch. Arch. f. exper. Path. **89**, H. 5—6 (1921).

gegenüber der Wirkung empfindlicher seien. Es gelang mir nun, durch Hyper- und Athyreoseversuche hier weitere Klärung zu schaffen.

Bei der harmonisch entwickelten älteren Froschlarve, nach Vollendung der Prometamorphose, entspricht zu einem bestimmten Zeitpunkt der Entwicklungszustand eines Organs einem innerhalb bestimmter Grenzen genau gearteten Entwicklungszustand der anderen Organe. Die Tiere, von eiähnlicher Form ihres Gesamtkörpers, haben einen langen Ruderschwanz mit breitem Flossensaum. Am hinteren Körperende sitzen seitlich die hinteren Gliedmaßen als kleine kegelförmige Zapfen. Die Larven besitzen einen verwickelt gebauten Freßapparat: Das Maul ist umsäumt von zahlreichen kleinen Papillen und Fransen. Der Abraspelung faulender tierischer und pflanzlicher Stoffe, die sie als Nahrung aufnehmen, dient ein System von feinen Hornkiefern und Hornzähnchen. Die weitere Verarbeitung der aufgenommenen Nahrung besorgt ein langer, spiralig aufgewundener Darm, der bis auf den Anfangsteil ein einfaches, flaches Epithel trägt und in den peripheren Schichten spärliche glatte Muskulatur enthält. Die große, weitverzweigte Leber, durch große Epithelzellen ausgezeichnet, enthält in diesem Stadium viel blutbildendes Gewebe; das Pankreas ist ebenfalls recht groß. Die inneren Kiemen sind voll ausgebildet, mit zahlreichen kleinen Zöttchen auf den Oberflächen versehen, durch deren flaches einschichtiges Epithel sich der Gaswechsel vollzieht. Die Schilddrüse besteht aus zwei kleinen kugel- oder schlauchartigen Bildungen, die 0,2—0,3 mm lang beiderseits neben dem Zungenbein liegen. Im größten Querschnitt findet man 8—10 Follikel mit flachem, kubischem Epithel und leicht eosinophilem Kolloid. Die seitlich zwischen Labyrinthkapsel und inneren Kiemen liegenden Thymusdrüsen sind recht groß. Die kleinen Thymuszellen beherrschen das Bild. In der Zirbel und im Hypophysenhinterlappen sind die spezifischen Epithelien ausdifferenziert. Die Vornieren sind voll ausgebildet, die Urnieren im Beginn ihrer Entwicklung; die Keimdrüsen junge, indifferente Anlagen. Die Lungenanlagen sind noch unentwickelt. Der Stützapparat des Kopfes besteht aus einem Knorpelgerüst und Membranen. Das Achsenskelett wird außer von der Chorda von knorpeligen Wirbelanlagen gebildet. Gehirn und Rückenmark sind von weiten Lymphräumen umgeben, ihr Zellgehalt ist im Vergleich zum Jungfrosch relativ spärlich. Von den Sinnesorganen sind die Augen klein, Lidfalten sind nicht gebildet. Das Cornealepithel wird durch eine zweischichtige Lage flacher Epithelzellen gebildet, ebenso die Körperhaut, bei der das Epithel geradeswegs einer dünnen, homogenen Membrana propria aufsitzt. Bis auf zwei dorso-laterale Drüsenreihen fehlen die mukösen und serösen Giftdrüsen der Haut, und das Zwischengewebe des Körpers besteht aus feinverästelten lockeren Bindegewebszellen mit weiten flüssigkeitsgefüllten Intercellularmaschen.

Beim Heranwachsen der Larven findet nun zunächst ein allmählicher Ausbau des Organismus, verbunden mit Wachstum und Differenzierung der Beine, statt, und dann kommt es unter der Einwirkung, vor allem der ausgebildeten Schilddrüse, aber wohl auch unter dem Einfluß von Hypophyse und Zirbel zu jenen Vorgängen, die man als Metamorphose bezeichnet und als deren Endergebnis wir dann das fertige Jungfröschchen vor uns haben.

Wenn wir, wie soeben bei der Froschlarve, jetzt auch beim eben umgewandelten Jungfrosch einen Querschnitt durch den Entwicklungszustand der verschiedenen Organe legen, so stellen wir fest, daß die Umwandlungen während der Metamorphose fast alle Organe betrafen und daß nach ihrem Ablauf auch hier innerhalb gewisser Variabilitätsgrenzen der Entwicklungszustand der Organe ein harmonischer ist.

Die äußere Körperform des Fröschchens ist der eines kurzen Torpedos vergleichbar. Der Kopf ist apikal breit geworden und durch einen gedrungenen Hals vom Rumpf abgesetzt. Durch Einschmelzung erst der Schwanzflossensäume und dann des ganzen Schwanzes wird das hintere Rumpfende spitzkegelig. Die Hinterbeine sind kräftige, ausdifferenzierte Gliedmaßen geworden. Die Vorderbeine, ebensoweit entwickelt wie die hinteren Gliedmaßen, werden auf der Höhe der Metamorphose durch Bildung eines „Perforationsloches" im Operculum (Kiemendeckel) frei. Der After rückt vom unteren Schwanzflossensaum auf das ventrale Körperende. Wie so die ganze Körperform eine Umwandlung des Wassertieres zur Landform anzeigt, so auch die Ausgestaltung der einzelnen Organe. Beim Verdauungsapparat wird die verwickelte Hornkiefer- und Zähncheneinrichtung abgeworfen. Die Papillen um die Mundöffnung werden zurückgebildet. Durch Rück- und Umbildung des Knorpel-Muskel-Systems am Kopf rückt das verbreitete Maul an das apikale Rumpfende. Die Zunge bildet zahlreiche Drüsen und ein feindifferenziertes Muskelsystem aus. Ein System von Mundhöhlendrüsen ist entstanden. An Stelle des langen Spiraldarms der Larve hat der Jungfrosch ein außerordentlich verkürztes Darmrohr. Im Magen- und Duodenalabschnitt beginnen während der Metamorphose durchgreifende Veränderungen des Epithels und der Drüsen, die auf das ganze Darmrohr übergreifen. Sie gehören mit zu den ersten Metamorphosevorgängen. Das Darmepithel gerät in Wucherung, fältelt sich und bildet Cysten. Der größte Teil wird in die Darmlichtung abgestoßen und von den übriggebliebenen Resten aus eine hochzylindrische Epitheldecke regeneriert. Eine dicke, in Ring- und Längslage geschiedene Muscularis entsteht am ganzen Darm. Ebenso stark wie am Darmrohr selbst sind die Umbildungen an den großen Anhangsdrüsen. Leber und Pankreas des Jungfrosches sind verhältnismäßig klein. Die Leberepithelien sind kleiner als bei der Larve. Stärkerer Pigmentgehalt und geringere Menge der blutbildenden Gewebe bilden einen weiteren Unterschied. Am Kiemenapparat folgt auf eine Sinterung des Epithels die Rückbildung der feinen Zöttchen und ihrer Gefäße. Die beiden Schilddrüsen zeichnen sich durch starke Größe, höheres Epithel und sehr eosinophiles Kolloid aus. Die Thymus ist beiderseits im Beginn der „sekundären Involution". Hassalsche Körperchen sind entstanden, und große Epithelien mit hochkubischem Zelleib und großem Bläschenkern bilden im Drüsenzentrum kleine Follikel. Wie die inneren Kiemen sind die Vornieren beim Jungfrosch zurückgebildet. Die restlichen Epithelien sind mit Pigment beladen. Die Urnieren sind stark herangewachsen. Die harnbildenden und -ableitenden Kanälchen haben sich vom Glomerulus an ausdifferenziert.

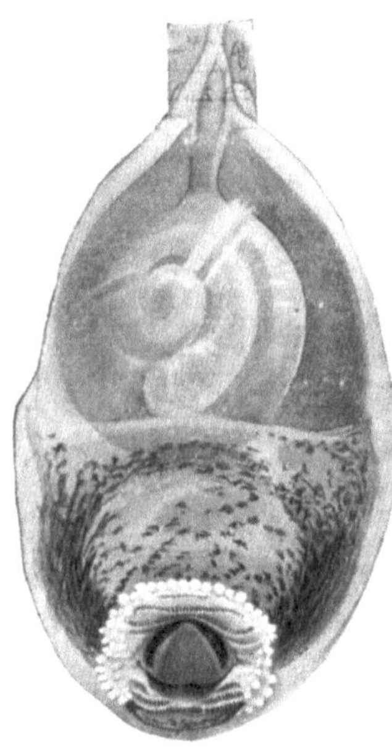

Abb. 137. Freßapparat einer normalen Fuscalarve. Etwa 3 mal vergrößert. (Aus Schulze: Roux' Arch. 101.)

Zwischen den Kanälchen liegt viel blutbildendes Gewebe. Die Fettkörper sind verhältnismäßig groß. Die Keimdrüsen sind im Begriff, sich zu Hoden oder Ovarien zu entwickeln. Die Lungensäcke haben ihre wandständigen Halbkammern gebildet und weisen reichlich Gefäße und glatte Muskelzüge in ihrer Wand auf. An der Schädelbasis und um die dorsolateralen Schädelknorpelspangen sind Knochenplatten und -schalen entstanden. Die Chorda ist schmaler, ihr peripherer Bindegewebsmantel ist dicker geworden. An den Wirbelkörpern, -bögen und -querfortsätzen ist die Osteogenese im Gange. Der aktive und passive Bewegungsapparat der 4 Beine ist bis in die Zehen hinein ausdifferenziert. Auch hier wird oder ist der Knorpelstützapparat der Larve weitgehend durch neugebildeten Knochen ersetzt. Im Zusammenhang mit der Ausgestaltung der peripheren Nerven sind Gehirn und Rückenmark zellreicher geworden, besonders im Bereich der Kerne für die Beinmuskulatur. Die Augen sind verhältnismäßig größer als bei der Larve. Das Cornealepithel ist vielschichtig. Dorsal und ventral sind Lidfalten gebildet. Ebenso finden sich neben den Bulbi Drüsen in der Orbita. Die Körperhaut des landlebenden Jungfrosches zeigt gewaltige Unterschiede gegen den Hautaufbau bei der wasserlebenden Larve. Die Epidermis besteht aus vielschichtigem Pflasterepithel, dessen obere Lagen verhornt sind. Ein System von mukösen und serösen Drüsen, deren kleinere noch intraepidermoidal liegen, während die größeren schon in die Tiefe gerückt sind, sorgt durch Abgabe seiner Sekrete an die Körperoberfläche dafür, daß die Oberfläche gegen Austrocknung geschützt ist und mit Giftstoffen bedeckt angreifende Feinde abschreckt. Die Haut- und Hautdrüsenentwicklung ist am Kopf und kranialen Rumpfende weiter als an der caudalen Rumpfhälfte. Das Corium besteht aus einer gleich unter dem Epithel und einer zweiten tiefer gelegenen basalen Bindegewebsplatte. Senkrechte Faserzüge verbinden beide wie die Leitersprossen die beiden Leiterbäume, und in den Maschen liegen die größeren Schleim- und Giftdrüsen. Das Zwischengewebe zwischen den einzelnen Organsystemen ist dichter, der Flüssigkeitsgehalt des ganzen Körpers ist entsprechend der geringeren Körperlymphmenge in den Intercellularmaschen gesunken.

Die eben gegebenen Querschnittsbilder des Entwicklungszustandes einer Froschlarve und eines ausmetamorphosierten Jungfrosches machen keinen Anspruch auf Vollständigkeit, sie sind aber unerläßlich zum Verständnis der Schilddrüsenentfernungs- und der Hyperthyreoseversuche.

Die harmonische Abstimmung der Organentwicklung des tierischen Organismus wird sowohl durch vollständige Ausschaltung der Schilddrüse wie durch Schaffung einer zu großen Drüse vollständig über den Haufen geworfen.

Entfernte ich bei Larven des braunen Grasfrosches (Abb. 137) die beiderseitige Schilddrüse vollständig (über die Technik vgl. Werner Schulze 1923[1]

---

[1] Schulze, Werner: Zitiert auf S. 711.

und später Hirschler[1]), so kommt zunächst keine Metamorphose in Gang. Die Tiere wachsen heran, ich konnte sie bis zu 14 Monaten am Leben erhalten. Ihre Körpergröße geht schließlich weit über die sonst normal erreichte Larvengröße hinaus (Abb. 138 u. 139). Dabei behalten nun die Tiere, wie die Abbildungen zeigen, ihre Larvenkörperform, den Ruderschwanz und den larvalen Freßapparat bei, wohingegen die Hinterbeine stark wachsen und sich gliedern. Die Vorderbeine werden nicht frei, sondern bleiben unter dem Operculum verborgen. Untersucht man histologisch die einzelnen Gewebe und Organe durch, so stellt man fest, daß bei völligem Fehlen der Schilddrüse alle epithelialen Elemente und das Gehirn — bis auf wenige zu besprechende Ausnahmen — einen vollständigen Entwicklungsstillstand und larvale Verhältnisse aufweisen. Der ganze Bewegungsapparat der Tiere, sowohl der aktive wie der passive, und der Bewegungsapparat des Darmes hingegen wachsen weiter und differenzieren sich aus, wohl, wie ich ausführen werde, in Abhängigkeit von der Keimdrüse, deren Reifung weitergeht, als sei nichts geschehen. Auch Allen[2] beobachtete bei thyreoidektomierten bzw. schilddrüsen- und hypophysenlosen Anurenlarven bei einzelnen Tieren nach anfänglicher Hemmung Weiterentwicklung der Gliedmaßen. Die lange Beanspruchung des larvalen Freßapparates, den die Larve bei meinem am längsten beobachteten und deshalb hier beschriebenen Versuchstier im 14. Monat gut das 3—4fache der sonst üblichen Zeit benutzt hat, bringt es mit sich, daß der Kauapparat schließlich vollständig abgenutzt wird (Abb. 140). Er wird einem „Greisengebiß" vergleichbar. Mustern wir weiter die einzelnen Organsysteme in der Reihenfolge durch, die wir bei unseren „Querschnittsbildern" oben wählten, so treffen wir überall diese auffällige Harmoniestörung. Der Darm besitzt ein einschichtiges, flaches Epithel (Abb. 141) wie die Kontrollen (Abb. 142), aber dies larvale Epithel sitzt auf einer gut entwickelten Múscularis, die eine deutliche Sonderung in Ring- und Längsschicht besitzt. Pankreas und Leber sind als Drüsen, für deren Formbildung wie Funktion das Epithel und seine Anordnung ausschlaggebend ist, larval geblieben. Die inneren Kiemen sind

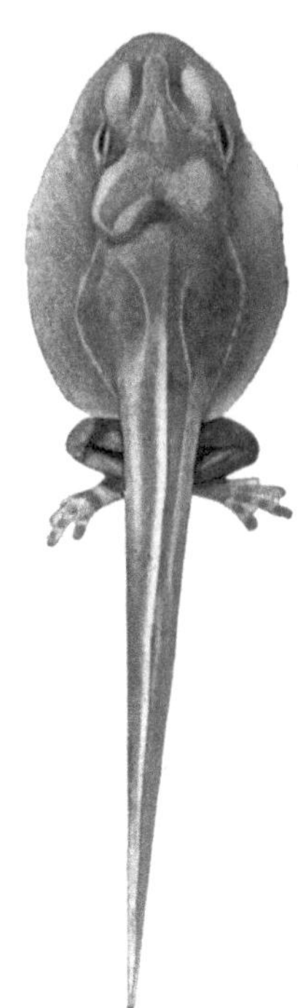

Abb. 138. Froschlarve, 5 Monate nach Entfernung der Schilddrüsen. Vergr. $1^1/_2 : 1$. (Aus Schulze: Roux' Arch. **52**.)

voll ausgebildet. Wie der larvale Freßapparat schließlich unter der übermäßigen Inanspruchnahme zugrunde geht, so können die Kiemen einer Schimmelpilzinfektion erliegen. Fulton[3] beschreibt bei thyreoidektomierten Froschlarven, daß Leber, Darm,

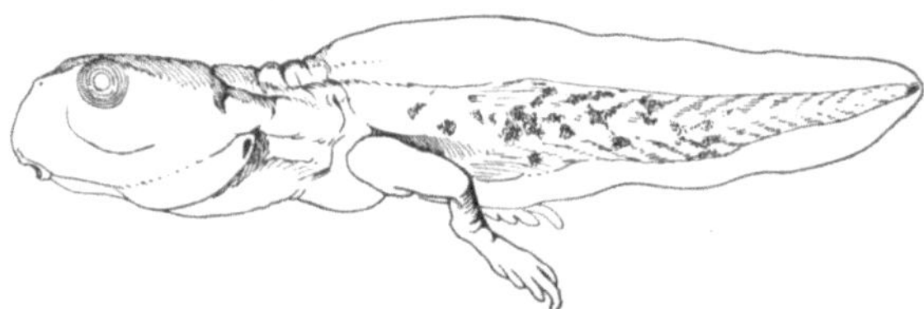

Abb. 139. Thyreoprives Versuchstier F_{25} nach der Fixierung. (13 Monate nach Entfernung der Schilddrüsen.) Maul-, Kopf- und Körperform larval. Langer Ruderschwanz mit breitem Flossensaum, dagegen große und weitentwickelte hintere Gliedmaßen. Vergrößerung etwa 2 mal.

---

[1] Hirschler: Hinweise zum operativen Vorgehen an Amphibien- und Insektenlarven. Arch. mikrosk. Anat. u. Entw.mechan. **103** (1924).

[2] Allen: The effects of exstirpation of the thyroid and pituitary glands upon the limb development of anurans. J. of exper. Zool. **42**, Nr 1 (1925).

[3] Fulton: The controlling factors in amphibian metamorphosis. A review. Endocrinology **5**, Nr 1 (1921).

Thymus, Gehirn, Niere und Milz einen Entwicklungsstillstand zeigen, während Keimdrüsen und Lungen sich angeblich normal weiter entwickeln. Von den Kiemenspaltenderivaten fehlt in der lückenlosen Schnittserie die exstirpierte Schilddrüse völlig. Der Thymus hat sich weiter entwickelt und befindet sich im Zustand der „sekundären Involution". An der Hypophyse findet sich eine starke, verhältnismäßige Vergrößerung des epithelialen Hinterlappens (vgl. Tab. 6). Thymus wie Hypophyse fallen also nicht in den sonstigen Rahmen der Störungen. Sie sind selbständig, und es hat den Anschein, als ob sie — wenn auch erfolglos — versuchen, als Ersatz für die ausfallende Schilddrüse einzutreten. Die Zunahme des epithelialen Hypophysenhinterlappens findet sich

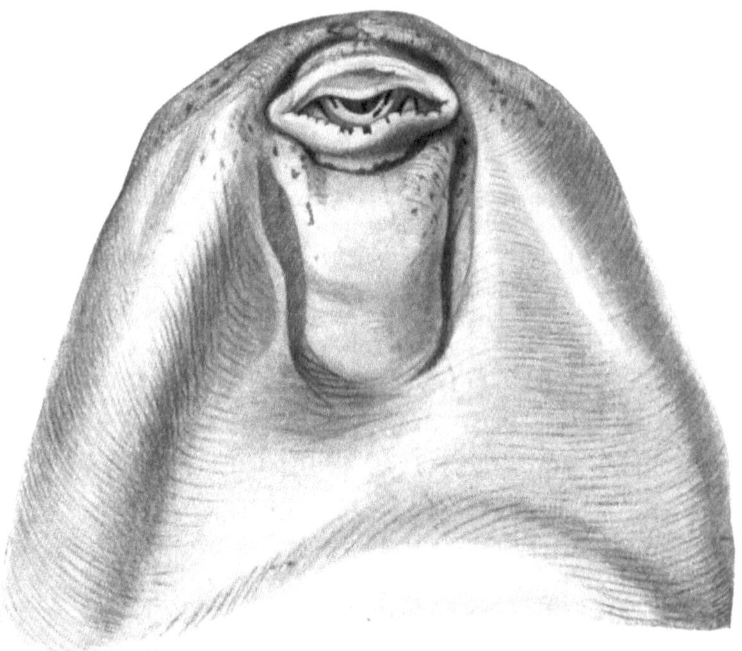

Abb. 140. Freßapparat des thyreopriven Versuchstieres F_{25}. Schwund und Abnutzung der Hornkiefer und -zähnchen. Vergrößerung etwa $7\frac{1}{2}$ mal.

nämlich auch, wenn die Thyreoidektomie nur teilweise gelingt (vgl. Tab. 6). Stets findet sich eine geringe Vergrößerung der Epithelkörperchen (ALLEN).

Die Vornieren sind bei der thyreopriven Larve noch voll entwickelt und die Urniere zeigt ebenfalls larvale Verhältnisse. Wie Thymus und Hypophyse bleibt auch die Keimdrüse selbständig, auch FULTON[1] fand, daß sie sich bei seinen thyreoidektomierten Tieren weiter entwickelte. Sie reift heran, ohne, wie es sonst die epithelialen Organe der thyreopriven Larve tun, in der Differenzierung haltzumachen. Ich bilde ein weit entwickeltes Ovar ab (Abb. 143), dessen Eizellen hoch ausgebildet sind. Nach den Untersuchungen WITSCHIS[2] wissen wir, daß die einwachsenden Sexualzellstränge, Zellen mesodermaler Herkunft, für die Ausgestaltung und Ausreifung der Keimdrüsen bedeutungsvoll sind. Das erleichtert uns das Verständnis, warum die Keimdrüse weiterreift, während sonst die epithelialen Larvenorgane stehenbleiben. Die Lungensäckchen sind larval. Am

---

[1] FULTON: Zitiert auf S. 727.   [2] WITSCHI: Zitiert auf S. 702.

Stützapparat des Schädels, der in Übereinstimmung mit dem erhaltenen larvalen Freßapparat noch die zu diesem gehörigen Knorpel und Muskeln besitzt, findet man an Schädelbasis und dorsolateralen Knorpeln so starke Verknöcherung, wie sie sonst nur entsprechend gut bei ausmetamorphosierten Jungfröschen gefunden wird. Denselben fortgeschrittenen Differenzierungsgrad weisen die Wirbelkörper, -bögen und -querfortsätze auf. Skelet wie Muskulatur der Gliedmaßen sind entsprechend wie beim fertigen Jungfrosch (Abb. 144). Die bei Versuchsbeginn am Oberarm schon angelegten Drüsen sind, im Gegensatz zur übrigen Körperhaut, ausdifferenziert. Dabei liegen aber die Vorderbeine unter dem Operculum verborgen, und ihre Epidermisepitheldecke (Abb. 145) ist aus einer Doppellage flacher Zellen gebildet, während sonst bei entsprechendem Entwicklungszustand der Vorderbeine eine vielfache Lage von Pflasterepithelien mit verhornenden obersten Schichten vorhanden ist (Abb. 146). Die Haut ist beim thyreopriven Tier auch sonst sehr interessant. Epidermis und Corium fallen in ihrem Ausbildungszustand weit auseinander. Die Epidermis (Abb. 147) ist aus flachen Epithelien in zweifacher Schicht aufgebaut. Die Hautdrüsen fehlen bzw.

Tabelle 6. Maßtabelle der endokrinen Drüsen. Aus den Querschnittsserien errechnete Längenausdehnung in mm.

SCHULZE: Arch. Entw.mechan. **101** (1924)

	Schnittserienbezeichnung	Thyreoidea rechts	Thyreoidea links	Thymus rechts	Thymus links	Epiphyse	Hypophyse (drüsiger Teil)	Operation
Athyreose und Kontrollen	F_{25}	—	—	0,37	0,39	**0,62**	**0,60**	Thyreoidea beiderseits restlos entfernt.
	F_{24}	—	—	0,26	0,26	**0,65**	**0,54**	Thyreoidea beiderseits restlos entfernt. Thyreoidea nachgefüttert.
	12c	0,14	—	0,27	0,27	**0,25**	**0,12**	Thyreoidea teilweise reseziert. Tier bei Metamorphosebeginn fixiert.
	12b	subcutan verlagert	0,3	0,23	0,24	0,25	0,12	Thyreoidektomie mißlungen. Nach vollendeter Metamorphose fixiert.
Hyperthyreose und Kontrollen	E_7(m)	0,16	0,17	0,17	0,17	0,25	0,16	Arteigene Thyreoidea implantiert. Bei Umwandlungsbeginn fixiert.
	E_{11}(11)	0,14	0,15	0,21	0,20	0,18	0,23	Arteigene Thyreoidea implantiert. Nach vollendeter Metamorphose fixiert.
	g_1(0)	0,18	0,18	0,17	0,14	0,15	0,26	Rinderthyreoidea implantiert. Während Metamorphose gestorben und fixiert.
	$h_{\alpha 1}$(2)	0,27	0,29	0,20	0,20	0,29	0,24	Menschl. Thyreoidea implantiert. Während Metamorphose fixiert.
	$h_{\beta 1}$(1)	0,21	0,15	0,27	0,29	0,30	0,27	Basedowstruma implantiert. Während Metamorphose fixiert.
	c_7(7)	0,20	0,19	0,24	0,24	0,29	0,16	Arteigener Brunsthoden implantiert. Als Larve fixiert.
	Kontrolle (n)	0,25	0,25	0,26	0,27	0,22	0,13	Kontrolltier. Als Larve fixiert.

finden sich nur als intraepidermoidale Drüsenknospen. Die unter der Epidermis liegende Lederhaut ist im Gegensatz zur Oberhaut weiter entwickelt. Sie besteht aus zahlreichen Lagen fibrösen Bindegewebes parallel zur Körperoberfläche, die von senkrechten Faserzügen gekreuzt werden. In Abhängigkeit von dem Mangel in die Tiefe rückender Drüsen sind die Maschen in der Lederhaut nicht so weit wie sonst. Was Querschnittsgröße und Zellreichtum anlangt, sind Gehirn und Rückenmark larval. Auch bei den thyreoidektomierten Froschlarven von FULTON[1] und ALLEN[2] blieb das Gehirn auf larvalem Entwicklungszustand stehen. Ich erinnere in diesem Zusammenhang an das häufig beobachtete gleichzeitige Auftreten angeborener Gehirn- und Schilddrüsenstörungen beim Menschen (KRAUS und HOLZER[3]).

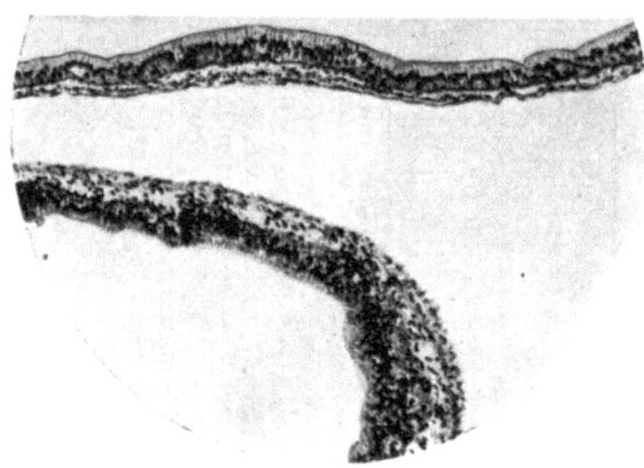

Abb. 141. Darm des thyreopriven Tieres. Larvales Epithel. Muscularisschichten gebildet. Vergrößerung 83 mal.

Der Entwicklungszustand der Augen, bei denen Lidfalten fehlen, bleibt ebenfalls larval. Bemerkenswert ist, daß MINOWADA[4] bei jungen Kaninchen, denen er die Schilddrüse entfernt hatte, eine verzögerte Regeneration künstlich gesetzter Wunden des Hornhautepithels beobachtete.

Auffallend ist die *Pigmentarmut* der Haut und der Hüllen des Zentralnervensystems, ein deutlicher Hinweis auf die Herkunft der *Pigmentzellen* aus dem Ektoderm. Die schilddrüsenlosen Froschlarven sehen infolge dieses Pigmentmangels und der stark entwickelten Lederhaut weißlich-undurchsichtig aus. Besonders auffällig ist das an der Bauchseite der Tiere zu beobachten. Wie die normale Froschlarve hat auch die thyreoprive ein ausgebreitetes System lockeren Bindegewebes zwischen den verschiedenen Organen mit einem hohen Flüssigkeitsgehalt seiner Maschen.

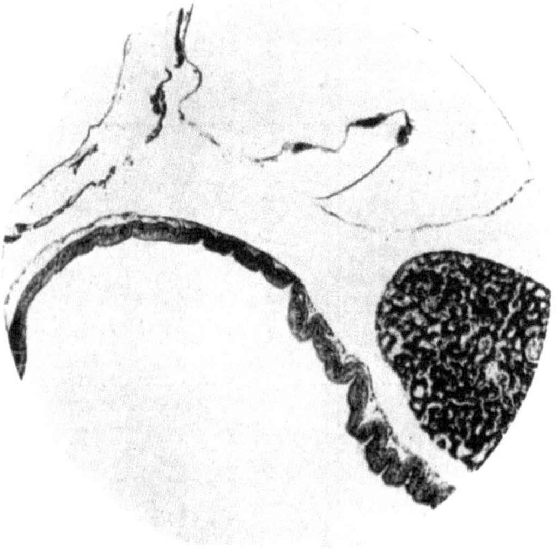

Abb. 142. Typischer, larvaler Darm einer Anurenlarve. Larvales Epithel auf sehr zarter Bindegewebsunterlage. Muskelschichten noch nicht gebildet. Vergrößerung 83 mal.

Im ganzen stellt die thyreoprive Froschlarve einen ganz eigenartigen Organismus dar mit Mischung von larvalen und Froschmerkmalen. Bei weitgereifter

---

[1] FULTON: Zitiert auf S. 727.

[2] ALLEN: Brain development in anuran larvae after thyroid or pituitary gland removal. Endocrinology 8, Nr 5, 639 (1924).

[3] KRAUS u. HOLZER: Über Beziehungen zwischen Gehirn, Schilddrüse und Körperwachstum. Virchows Arch. 251, 253 (1924).

[4] MINOWADA: Der Einfluß der Schilddrüse auf die Regeneration der cornealen Epithelien. Acta dermat. (Kioto) 11, 431 (1928).

Keimdrüse und hochentwickeltem Bewegungsapparat besitzt sie Larvenform und bis auf Ausnahmen larvale epitheliale Organe. So entsteht durch die vollständige Schilddrüsenentfernung bei Froschlarven eine Tierform, die eine künstliche *Neotenieform* der Anuren darstellt. Um von echter Neotenie sprechen zu können, verlangt man neben der Aufrechterhaltung larvaler Körperbaumerkmale Geschlechtsreife. HOSKINS[1] und ALLEN[2] fanden bei ihren thyreoidektomierten Froschlarven neben völliger Metamorphosehemmung in den zu Hoden ausdifferenzierten Keimdrüsen reife Spermien. Damit ist der Nachweis gelungen, daß völlig thyreoprive Anurenlarven neotenisch werden.

Man hat seit langer Zeit häufig in der freien Natur Larven von Anuren — aber auch von Urodelenarten — gefunden (EIDMANN[3], JENSEN[4], ADLER[5], KUHN[6], INGRAM[7], BOLTEN[8] und HIRSCH[9], die aus irgendwelchen Gründen verzögert oder überhaupt nicht zur Umwandlung in die Dauerform gekommen waren. Oft fand man, daß diese Tiere unentwickelte oder schlecht entwickelte inkretorische Drüsen besitzen. Man war stets geneigt, die allgemeine Hemmung der Tiere auf eine Blutdrüsenstörung zu beziehen, zumal häufig histologisch unentwickelte oder mißbildete Schilddrüsen und Hypophysen gefunden wurden. Man konnte aber nie ausschließen, daß nicht die schädigenden Umweltfaktoren die inkretori-

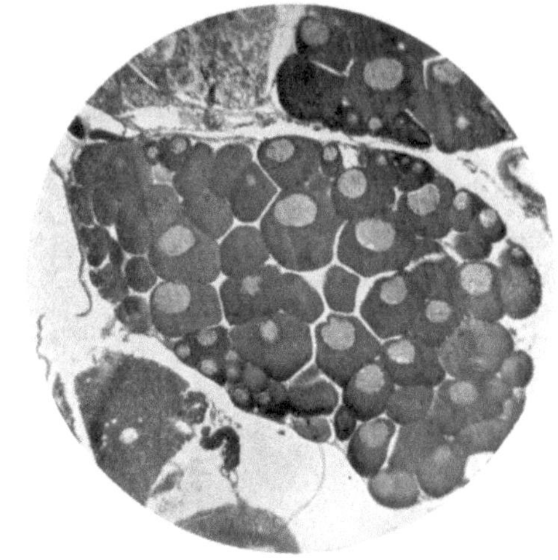

Abb. 143. Weitentwickeltes Ovarium des thyreopriven Tieres F_{25}. Vergrößerung 33 mal.

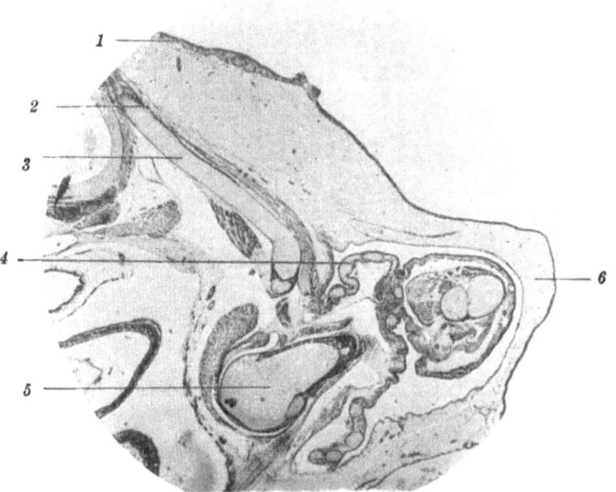

Abb. 144. Differente Entwicklung von Rückenhaut und Haut über vorderer Gliedmaße (unter Operculum) des thyreopriven Tieres F_{25}. Vergrößerung 17 mal.
1 = Körperhaut (Rücken). 2 = Knochenschale der Suprascapula. 3 = Suprascapula. 4 = Gliedmaßenhaut (vgl. Abb. 145). 5 = Oberarmkopf. 6 = Operculum.

[1] HOSKINS: Zitiert auf S. 711.
[2] ALLEN: Zitiert auf S. 711.
[3] EIDMANN: Über Wachstumsstörungen bei Amphibienlarven. Arch. Entw.mechan. **49** (1921).
[4] JENSEN: La glande thyroide et les anomalies de métamorphose chez les anoures. C. r. Soc. Biol. Paris **83**, Nr 21, 948 (1920).
[5] ADLER: Zitiert auf S. 699.
[6] KUHN: Schilddrüsenfunktion und Neotenie bei Urodelen. Biol. Zbl. **45**, H. 8, 483 (1925).
[7] INGRAM: Interrelation of pituitary and thyroid in metamorphosis of neotenic amphibians. Proc. Soc. exper. Biol. a. Med. **25**, 730 (1928).
[8] BOLTEN: Ein Fall von Thyreoideainsuffizienz bei einer Froschlarve. Nederl. Tijdschr. Geneesk. **70 I**, Nr 17, 1711 (1926).
[9] HIRSCH: Metamorphose, Brunst, Neotenie und Schilddrüse bei Triton taeniatus, Mikrokosmos **22**, H. 4, 65 (1928/29).

schen Drüsen wie die übrigen Körperorgane gleichmäßig schädigend getroffen hatten. Der in der Einleitung erwähnte Nachweis ADLERS[1], daß die Umweltstörungen zunächst ausschließlich Veränderungen inkretorischer Drüsen, vor allem der Schilddrüse, zur Folge haben, und die jetzt nachgewiesene Neotenie nach Schilddrüsenentfernung machen es sehr wahrscheinlich, daß auch die in der Natur gefundenen neotenischen Anuren- und Urodelenlarven in der Weise neotenisch wurden, daß primäre Umweltstörungen zunächst den Standard der inkretorischen Drüsen ändern. Die Blutdrüsenstörung ihrerseits zieht dann Mißbildung und Entwicklungshemmung des Gesamtorganismus nach sich. Besonderer Besprechung bedürfen die Verhältnisse beim *Axolotl* sowie bei *Necturus* und *Thyphlomolge rathbuni*. Auf sie komme ich bei der Besprechung der morphogenetischen Bedeutung der Schilddrüse bei den Urodelen zurück.

Die beschriebene Neotenie und Störung der harmonischen Entwicklung durch Schilddrüsenentfernung bei Froschlarven bleibt, wie ich nachweisen konnte, aus, wenn ein kleines Stück Schilddrüse bei der Operation zurückbleibt (SCHULZE[2]). Füttert man an völlig schilddrüsenlose und entwicklungsgehemmte Froschlarven Rinderschilddrüse, so kommt die hintangehaltene Metamorphose nachträglich in Gang. Der Darm, die Haut (Abb. 148) wandeln sich um, und nach Abschluß ihrer Differenzierung kommt es auch zur Entstehung eines Perforationsloches im Operculum und zum Freiwerden der vorderen Gliedmaße. Damit war das Experimentum crucis für die Notwendigkeit der Schilddrüse für die Metamorphose gelungen.

Das nach unseren Ausführungen wohl dem Thyroxin nahestehende Dijodtyrosin vermag

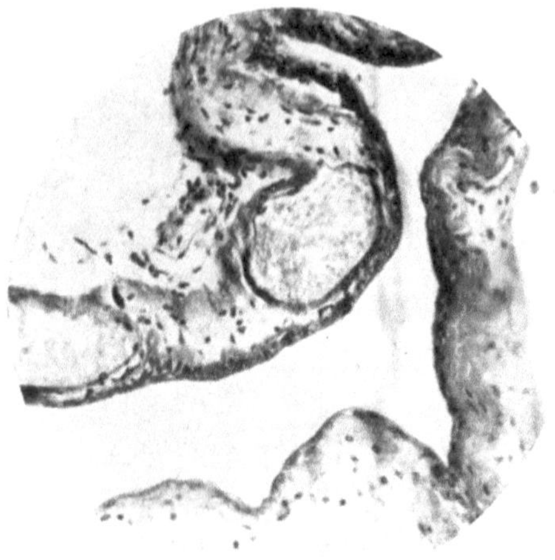

Abb. 145. Haut über vorderer Gliedmaße des thyreopriven Tieres F_{25} bei stärkerer Vergrößerung. Disharmonie zwischen Epidermis und Corium nebst Drüsen. Vergrößerung 150 mal.

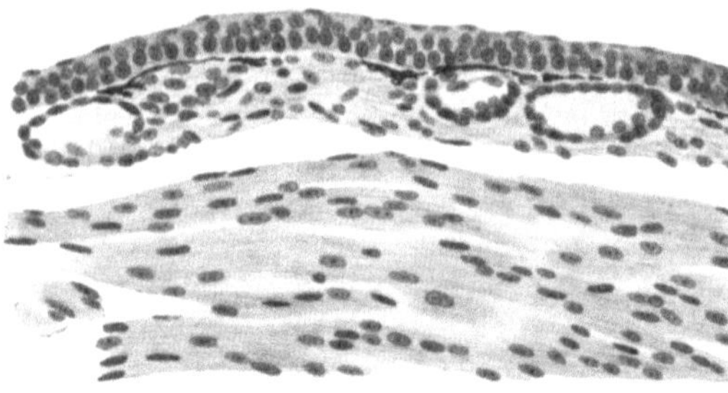

Abb. 146. Vielschichtige Epidermis mit verhornter oberster Zellage, große Hautdrüsen bei ausmetamorphosierter Kontrolle zu F_{25}. Vergrößerung 233 mal. (Entsprechende Stelle der Haut der vorderen Gliedmaße.)

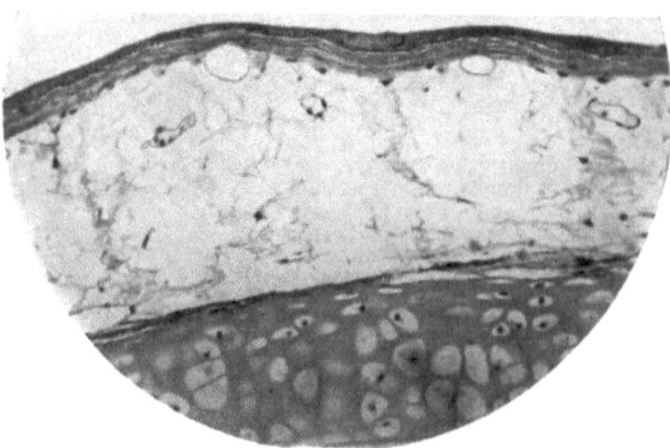

Abb. 147. Rückenhaut des thyreopriven Tieres F_{25}. Larvale Epidermis, dickes, vielschichtiges Corium mit schönen senkrechten Faserzügen. Vergrößerung 117 mal. (Die Grenze zwischen Epidermis und Corium ist nach dem Präparat durch einen feinen weißen Strich betont.)

---

[1] ADLER: Zitiert auf S. 699.
[2] SCHULZE: Zitiert auf S. 711.

nach SWINGLE[1] ebenfalls bei schilddrüsenlosen Froschlarven die Metamorphose anzuregen. Nach ZAWADOWSKI nebst Mitarbeitern[2] soll es sogar schon durch Behandlung mit anorganischem Jod gelingen, schilddrüsenlose Froschlarven zur Entwicklung und Umwandlung zu bringen.

Es galt nun zu untersuchen, inwieweit die Beziehungen zwischen Epitheldifferenzierung und Schilddrüse sich durch Hyperthyreoseversuche ergänzen lassen. Schilddrüsenüberpflanzungsversuche gaben darüber Auskunft (SCHULZE[3]). Pflanzte ich Larven unserer einheimischen Feuerunke (Bombinator pachypus; vgl. Tab. 5) eine Schilddrüse einer erwachsenen Unke ein, so heilte das homoioplastische Transplantat so

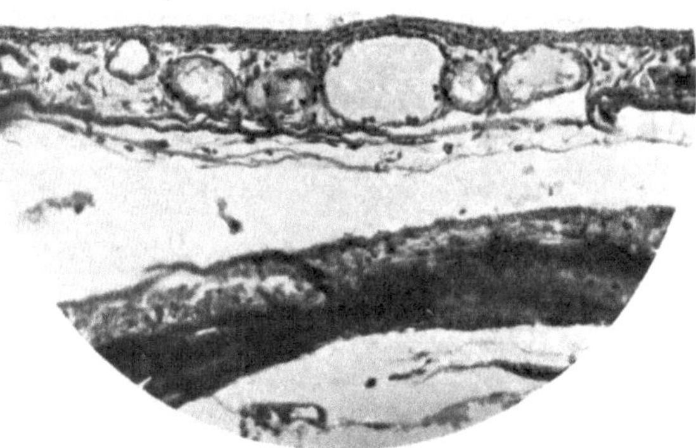

Abb. 148. Zum Vergleich mit Abb. 147. Entwicklung der Epidermis und Hautdrüsen, Ausdifferenzierung des Coriums bei einem thyreopriven Tier mit Schilddrüsennachfütterung. Vergrößerung 117 mal. (Die Kerngrenzen in der Epidermis sind nach dem Präparat verstärkt.)

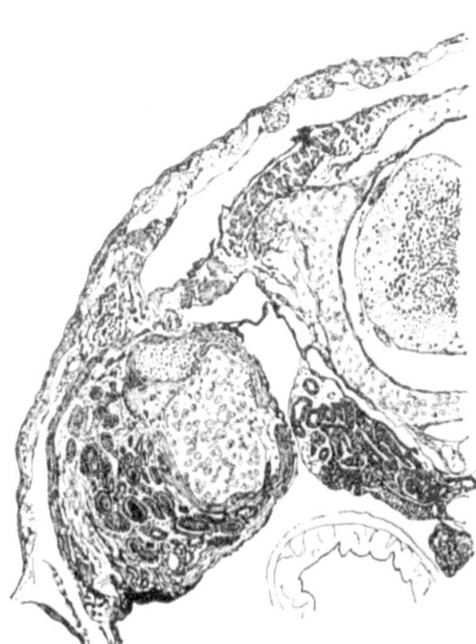

Abb. 149. Arteignes Thyreoideaimplantat einer Unkenlarve. Zahlreiche Follikel mit ihrem Epithel gut erhalten, ebenso die mitüberpflanzten Bindegewebsteile. Vergrößerung 25 mal.

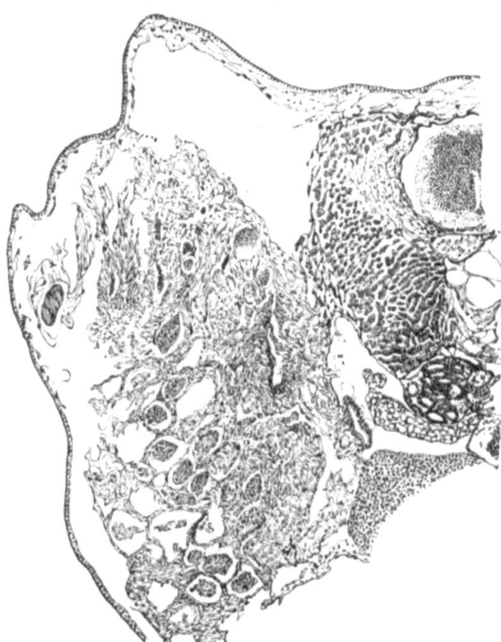

Abb. 150. Implantierte Rinderthyreoidea bei einer Unkenlarve. Völlige Auflösung und Untergang des transplantierten Gewebsstückes. Vergrößerung 20 mal.

gut ein, daß die Vollkommenheit der histologischen Verhältnisse auf eine erhaltene Funktion der überpflanzten Schilddrüse schließen läßt (Abb. 149). Eingepflanzte heteroplastische Rinder- oder Menschenschilddrüse geht zugrunde

[1] SWINGLE: Zitiert auf S. 711.
[2] ZAWADOWSKI, RASPOPOWA, ROLITSCH u. UMANOWA-ZWADOWSKAJA: Über die Rolle der Jodkomponente im Thyroxinmolekül. Z. exper. Med. **61**, 526 (1928).
[3] SCHULZE: Zitiert auf S. 711.

(Abb. 150) und wird durch Bindegewebe der Wirtslarve ersetzt. Nach einer „refraktären Phase" von 14 Tagen trat im ersten Falle eine überstürzte, aber bis zum Schluß durchgeführte Metamorphose ein (Abb. 151), die bei gleichzeitigem Wachstumsstillstand zur Entstehung kleiner mißbildeter Zwergunken

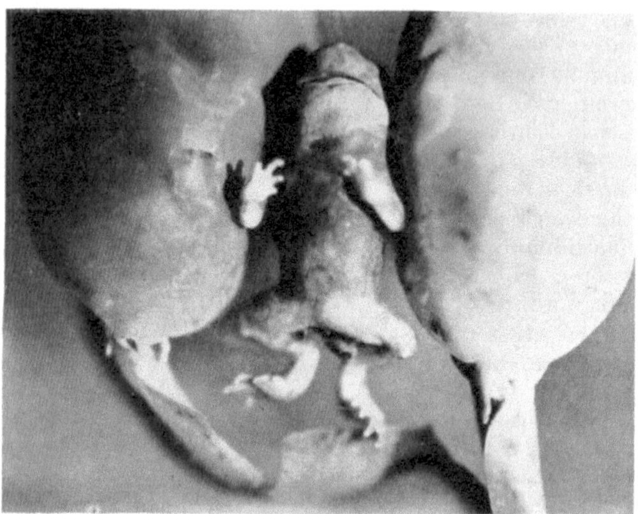

Abb. 151. Ausmetamorphosierte Zwergunke nach Überpflanzung von arteigener Unkenschilddrüse (Links ein Tier mit arteigenem Hodentransplantat, rechts Kontrolle.)

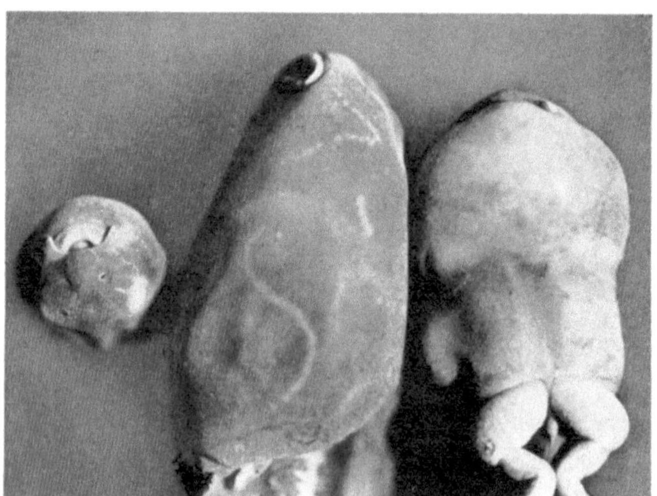

Abb. 152. Überstürzt ausmetamorphosierte, mißbildete Zwergunken mit Rinderthyr. Implantaten. Gleichalte Kontrolle in der Mitte. Gestörte Proportionen. Ödembildung.

führte. Im zweiten Falle, z. B. nach Rinderschilddrüseneinpflanzung, war die nach 10—12 Tagen auftretende Umwandlung bei Wachstumsstillstand so disharmonisch, daß die Tiere vor Abschluß der Vorgänge zugrunde gingen (Abb. 152). Ich führte das darauf zurück, daß durch den Zerfall des Implantates bei den Rinderschilddrüsen in der Zeiteinheit größere Inkretmengen den Geweben zugeführt werden, und verglich die Versuchsergebnisse mit denen schwacher (Abb. 153) und starker (Abb. 154) Schilddrüsenfütterung.

Die überstürzt und disharmonisch entwickelten Unken der homoioplastischen Implantationsversuche zeigen makro- wie mikroskopisch die spiegelbildlichen Merkmale der völlig thyreopriven Froschlarven.

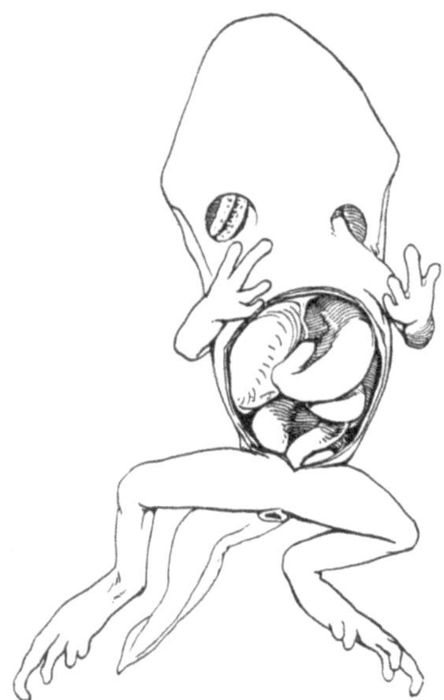

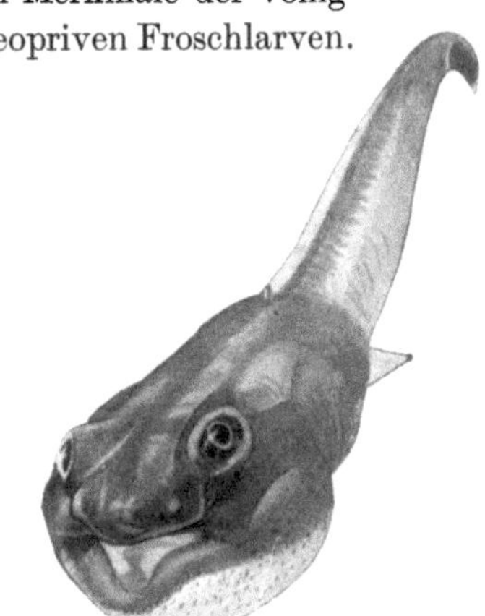

Abb. 153. Fuscalarve, die nur 24 Stunden Thyreoidea zu fressen erhielt. Überstürzte Metamorphose. Proportionsverhältnisse wenig gestört. Vergrößerung 6 mal.

Abb. 154. Fuscalarve, die 8 Tage mit Rinderthyreoidea gefüttert wurde (XI, 20). Vergrößerung 6 mal. Körperproportionen stark gestört (Maul, Kopf. Rumpf, Gliedmaßen). Ödem an Bauchseite.

Der larvale, vom Ektoderm gebildete Kieferapparat, wird schnell abgestoßen. Die Mundhöhlendrüsen sind überreichlich ausgebildet. Die Zunge zeigt lebhafte Epithelwucherung der Oberfläche, der eine Entwicklung der Zungenmuskulatur folgt. Das Darmrohr wird zum Darmrohr des Jungfrosches umgewandelt, wobei die Teilungs- und Umbildungsvorgänge des Epithels sehr stark im Vordergrund stehen. Leber und Pankreas wandeln sich um (Abb. 155 u. 156). Die inneren Kiemen werden zurückgebildet. Die eigenen Schilddrüsen bleiben klein. Thymus, Hypophyse und Zirbel verhalten sich wie beim Jungfrosch. SPEIDEL[1] fand bei Rana clamata-Larven nach Schilddrüsenfütterung im Thymus entsprechend vermehrte Lymphocyten. Die Vornieren sind von den weit entwickelten Urnieren abgelöst. Die Keimdrüsen sind klein, und wo sich Anzeichen einer bestimmt

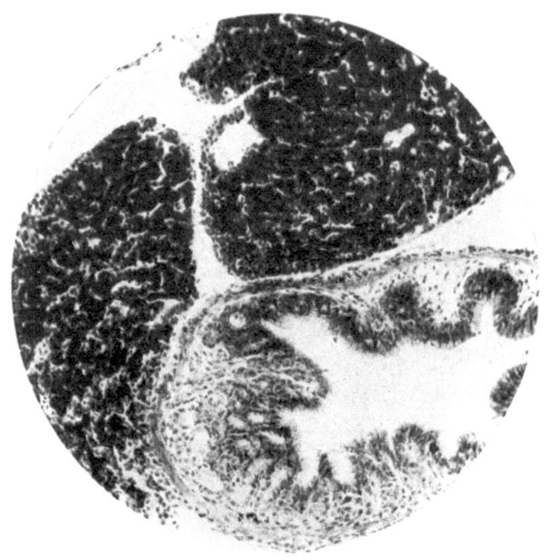

Abb. 155. Darm einer Unkenlarve mit arteigenem Schilddrüsentransplantate in voller Umwandlung. Kleine, engverzweigte Leber mit starker inter- und intracellulärer Pigmenteinlagerung. Vergrößerung 83 mal.

---

[1] SPEIDEL: Studies of hyperthyroidism. II. Amer. J. Anat. **37**, Nr 1, 141 (1926).

gerichteten Ausbildung zeigen, handelt es sich stets um junge Hoden. Entsprechend fand Speidel[1] nach Schilddrüsenfütterung an Froschlarven besonders die „interstitiellen Zellen" stark gewuchert, die von den Sexualstrangzellen abstammen. Ihre Wucherung bedingt nach Witschi[2] die Umdifferenzierung einer unausdifferenzierten Keimdrüse oder eines Ovars in einen Hoden.

Die Lungensäckchen zeigen große Vielschichtigkeit und Fältelung des Epithels, das von einer dicken Schicht Bindegewebe und glatter Muskulatur umgeben wird.

In vollstem Gegensatz zu den beschriebenen Epitheldifferenzierungen steht der Reifezustand des Bewegungsapparates. Schon äußerlich verleihen die kümmerlichen, wie bei Rachitikern gekrümmten Beine (Abb. 151), mit denen sich die jungen Unken an Land nur mühsam fortbewegen können, den Tieren ein groteskes Aussehen. Das langausgezogene apikale Kopfende, welches das Maul unterständig — statt wie normal endständig — werden läßt, zeigt uns an, daß das Stützgerüst des larvalen Freßapparates nicht gehörig zurückgebildet wurde. Histologisch ist die Verknöcherung des Schädels, der Wirbel und der Gliedmaßen weit zurück, und auch die Ausbildung der Muskeln an den distalen Gliedmaßenteilen ist im Rückstand. Der in der Entwicklung zurückgebliebene Schädel ist zu eng. Da nun Gehirn und Rückenmark sehr zellreich sind, zahlreiche Mitosen der Nervenzellen aufweisen und sehr groß werden, kommt es zu einer Raumenge im Schädel, die in einem Falle zu Ausbildung einer Encephalocele an der Schädelbasis führte (Abb. 157). Dasselbe Mißverhältnis zwischen Gehirn- und Schädelentwicklung fanden Schulze, Schmitt und Hölldobler[3] bei Überpflanzungsversuchen menschlicher embryonaler

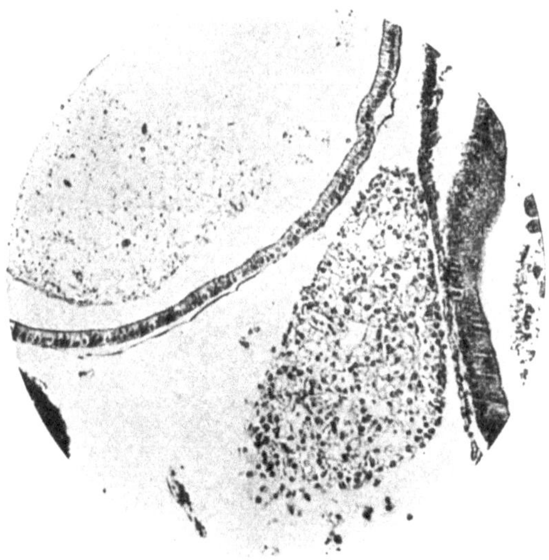

Abb. 156. Völlig larvaler Darm einer gleich alten Unkenlarve zum Versuchstier der Abb. 155. Vergrößerung 83 mal.

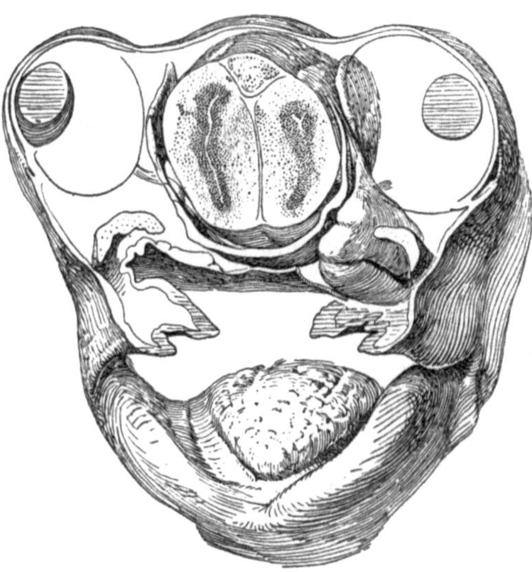

Abb. 157. Graphische Rekonstruktion der Encephalocele einer ausmetamorphosierten Unke mit arteigenem Schilddrüsentransplantat. Vergrößerung ungefähr $12^{1}/_{2}$ mal.

[1] Speidel: Studies of hyperthyroidism. I. Anat. Rec. 31, Nr 1, 65 (1925).
[2] Witschi: Zitiert auf S. 702.
[3] Schulze, Schmitt u. Hölldobler: Zitiert auf S. 711.

Schilddrüse auf Unkenlarven (Abb. 158 u. 159) und Cooksey[1] bei Schilddrüsenfütterung an Froschlarven.

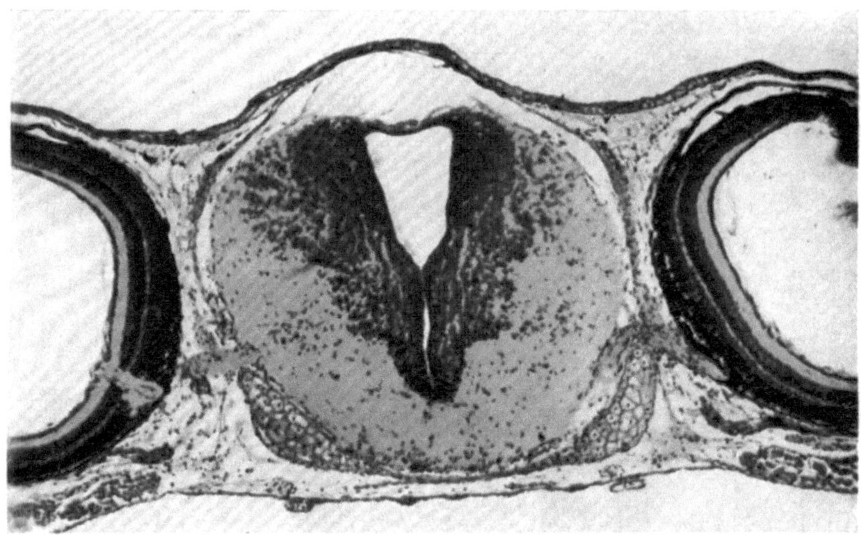

Abb. 158. Gehirnquerschnitt einer Unkenlarve, die menschliche embryonale Schilddrüse eingeflanzt erhielt,
in Höhe des Opticus. (Zeiss Homal, Leitz-Obj. 1.) Vergrößerung lin. 110 mal. (Aus Schulze, Schmitt,
Hölldobler: Endokrinologie 2.)

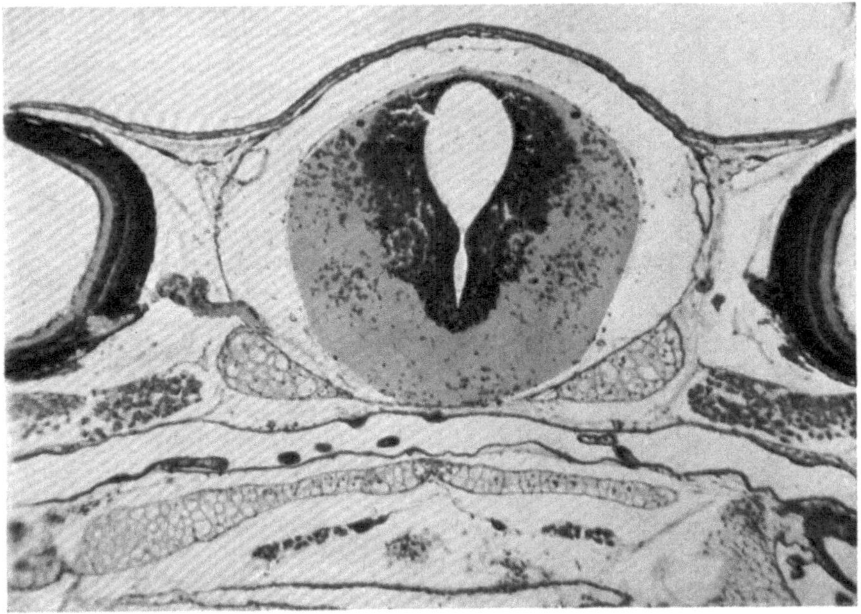

Abb. 159. Gehirnquerschnitt in Höhe des N. opticus bei gleichalter Kontrolle, die embryonalen menschlichen
Muskel eingeflanzt bekam. Vergrößerung und Optik wie Abb. 158. (Aus Schulze, Schmitt, Hölldobler:
Endokrinologie 2.)

---

[1] Cooksey: Changes produced in the larval brain of rana pipiens by thyroid feeding.
Endocrinology 6, Nr 3 (1922).

Die Augen sind verhältnismäßig übergroß, so daß sie wie beim menschlichen Basedow weit vorstehen. HOGBEN[1] und JENSEN (nach HOGBEN) beschreiben diese Erscheinung auch für schilddrüsengefütterte Axolotl, SPEIDEL[2] auch für Froschlarven nach Schilddrüsenfütterung. Die Lidfalten sind gebildet. Das Hornhautepithel ist vielschichtig und kann cystische Mißbildungen aufweisen (Abb. 160), die an Hautdrüsen erinnern.

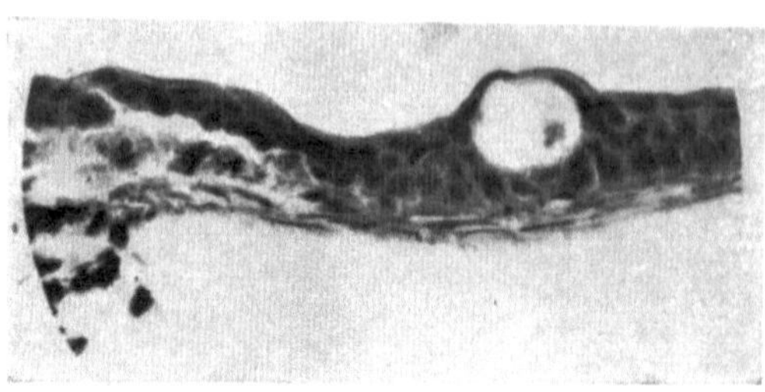

Abb. 160. Cornealcyste bei einem Versuchstier mit arteigenem Thyreoideaimplantat. Vergrößerung 267mal.

Bei schwächlicher Ausbildung der Lederhaut fällt die Vielschichtigkeit des Epidermisepithels und der Reichtum an intraepidermoidalen und in die Tiefe gerückten Drüsen besonders im Kopfgebiet auf (Abb. 161 u. 162). Haut, Netzhaut und Hirnhäute sind überreich an Pigmentzellen, für deren epitheliale Herkunft die Ergebnisse der Schilddrüsenentfernung wie Hyperthyreose sprechen. In den Abb. 163 u. 164 sind die beobachteten Wirkungen der Schilddrüsenentfernung und der übermäßigen Schilddrüsenvergrößerung in graphischen Modellen dargestellt.

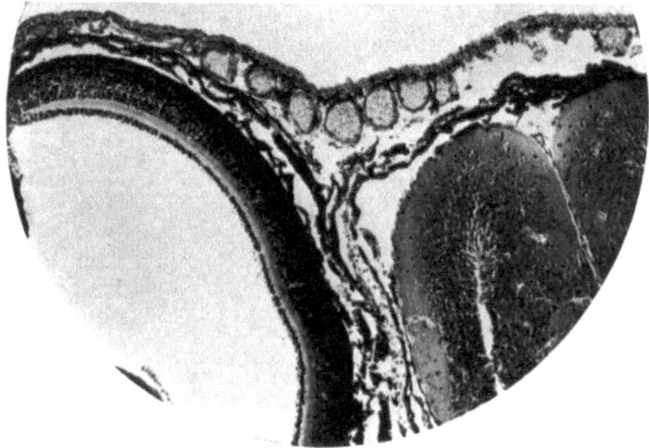

Abb. 161. Rückenhaut einer Unke mit arteigenem Schilddrüsentransplantat. Relative Größe von Gehirn und Auge im Verhältnis zum Querschnitt des Kopfes. Vielschichtige Epidermis und zahlreiche seröse Hautdrüsen. Ausdifferenziertes, dünnes Corium. Vergrößerung 58mal. (Die Kerngrenzen in der Epidermis sind nach dem Präparat verstärkt.)

Sie zeigen die Entwicklungshemmung der epithelialen (ihrer Herkunft nach meist ekto- und entodermalen) Elemente sowie des (ebenfalls ektodermalen) Zentralnervensystems bei den thyreopriven Versuchstieren und die spiegelbildliche Förderung der genannten Gewebe und Organe bei Hyperthyreose. Gerade umgekehrt wie die epithelialen Gewebe verhält sich der Stützapparat des Froschlarvenkörpers.

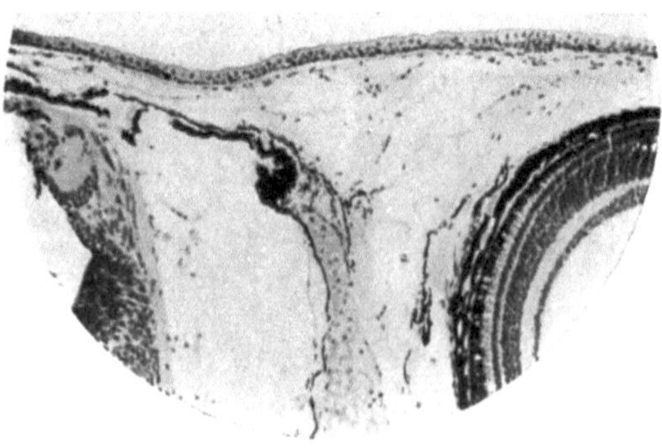

Abb. 162. Kopfquerschnitt einer gleich alten Kontrolle zur Unke Abb. 161. Anderes Größenverhältnis Gehirn, Auge zu Kopf. Larvale Epidermis und larvales Corium. Hautdrüsen noch nicht gebildet. Vergrößerung 58mal.

Nach den geschilderten Befunden meiner Hyperthyreoseversuche mit Anurenlarven gibt die Schilddrüse ein Inkret ab, das die Zellteilung in den epithelialen

[1] HOGBEN: Thyroid feeding and growth. Lancet **204**, Nr 5200, 861 (28. IV. 1923).
[2] SPEIDEL: The effect of thyroid administration on the eye of the frog tadpole. J. amer. med. Assoc. **83**, Nr 2, 118 (Juni 1924).

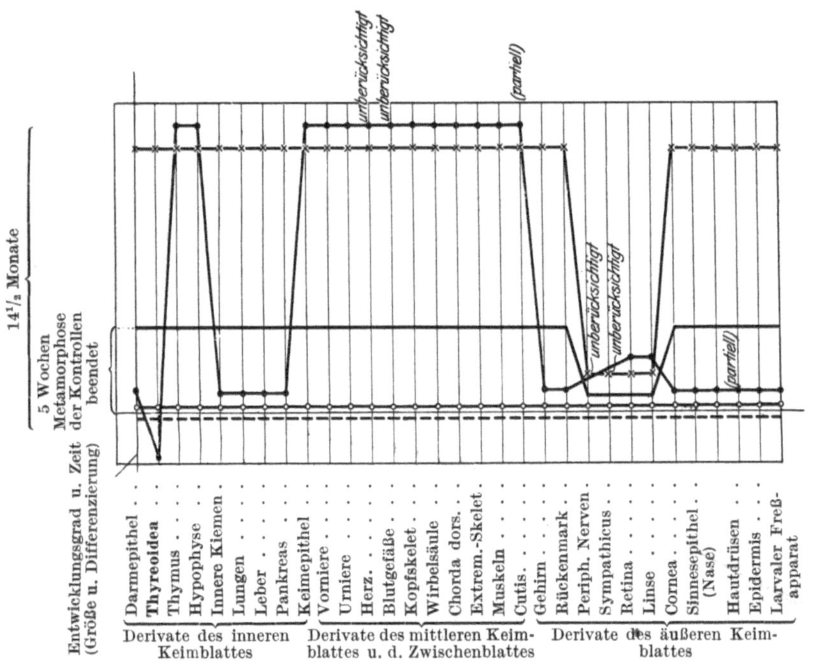

Abb. 163.

– – – – Kontrollen bei Versuchsbeginn; o—o—o Versuchstiere bei Versuchsbeginn; ——— Kontrolle nach Abschluß der Metamorphose; ×—×—× Kontrollfrosch von 14¹/₂ Monaten; ●—●—● Thyreoprives Versuchstier nach 14¹/₂ Monaten Larvenleben.

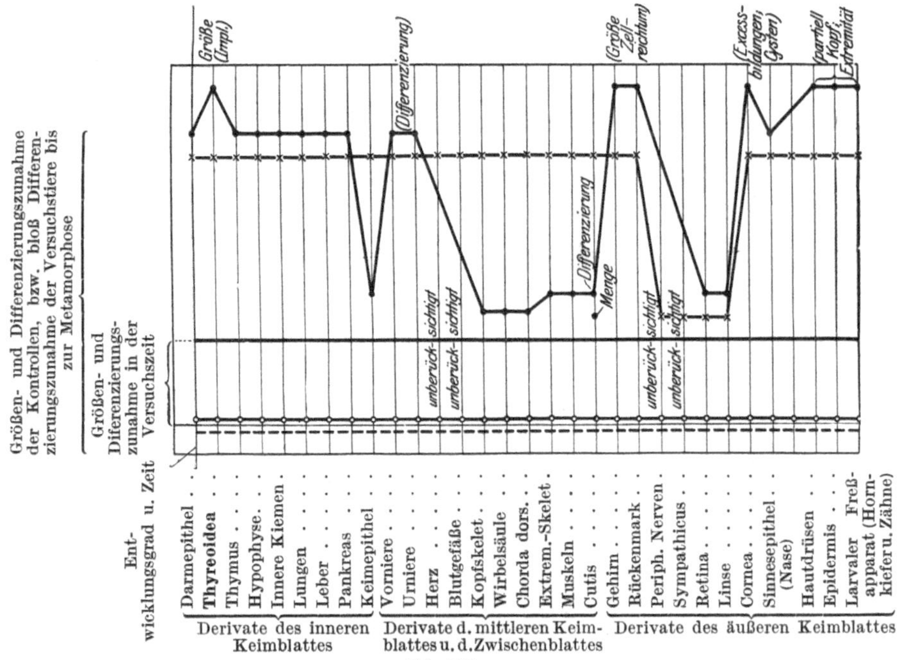

Abb. 164.

– – – – Kontrollen bei Versuchsbeginn; o—o—o Versuchstiere bei Versuchsbeginn; ——— Noch rein larvale Kontrolle, gleichzeitig mit Versuchstieren fixiert; ×—×—× Kontrolle: Unke gleich nach Abschluß der Metamorphose; ●—●—● Versuchstiere mit arteignen Thyreoideaimplantaten nach Ablauf der Versuchsfrist.

Abb. 163 und 164. Graphische Modelle über die Wirkungen der Schilddrüsenentfernung (163) und der übermäßigen Schilddrüsenvergrößerung (164).

Geweben und im Zentralnervensystem anregt und Veranlassung zu Differenzierungsvorgängen gibt, die je nach Stärke und Dauer der Wirkung verschieden stürmisch verlaufen.

Da die Epithelien während der Ausgestaltungsvorgänge in der Ontogenese die Entwicklung der anderen Körpergewebe nach sich ziehen, bestätigt sich die Ansicht HARTS[1], der die Schilddrüse das Organ der harmonischen Ausgestaltung des Körpers nannte.

Die nach homoioplastischer Schilddrüsentransplantation bei Unkenlarven beobachtete überstürzte Entwicklung und Metamorphose ist grundsätzlich sehr ähnlich den Veränderungen, die man durch Schilddrüsenfütterung oder sonstige Schilddrüsenbehandlung erhält. Homoioplastische Schilddrüsenüberpflanzungen auf Froschlarven haben auch SWINGLE[2] und SLOWIKOWSKA[3] ausgeführt und ebenso wie SCHULZE beschleunigte Entwicklung und Metamorphose erhalten. In Bestätigung schon erwähnter maßstatistisch-histologischer Untersuchungen SKLOWERS[4] war nach den Versuchen SWINGLES (Tab. 5) die Schilddrüse junger Froschlarven bei Transplantation auf andere Froschlarven ohne Wirkung, während die Schilddrüse metamorphosierender Froschlarven beschleunigte Entwicklung und Metamorphose hervorruft. In schöner Ergänzung zu allen Hyperthyreoseversuchen stellte JENSEN[5] histologisch bei vorzeitig metamorphosierten, in der freien Natur gefundenen Krötenlarven (Bufo vulgaris) Besonderheiten der larveneigenen Schilddrüse fest, die für eine Hyperfunktion sprechen. Die Follikel waren stärker mit Kolloid gefüllt, und dieses zeichnet sich durch besonders große Eosinophilie aus.

SEMBRAT[6] konnte auch durch intraperitoneale Überpflanzung von Fischschilddrüse (Selachier, z. B., Haie und Teleostier [Knochenfische]) die Froschlarvenentwicklung beschleunigen, so daß nach diesen Untersuchungen auch die Überpflanzung der Schilddrüse niederer Wirbeltiere bei Froschlarven die gleiche Wirkung auf die Entwicklung hat wie die Überpflanzung von arteigenen oder Säugetierschilddrüsen.

Wie beschrieben, war bei der histologischen Untersuchung meiner hyperthyreotischen Unkenlarven die erhöhte Zellteilung in allen epithelialen Organen, vor allem auch in der Epidermis und ihren Abkömmlingen besonders auffällig.

Verfütterte DRZEWICKI[7] an Krötenlarven (Pelobates fuscus) nur ganz geringfügige Schilddrüsenmengen, so war die Epidermis das einzige Organ, an dem er erhöhte Zellteilungstätigkeit und Differenzierungsvorgänge feststellen konnte, während die übrigen Organe der Froschlarven auf die geringe Schilddrüsenmenge nicht ansprachen. Auch SPEIDEL[8] hat bei Schilddrüsenfütterungsversuchen an Froschlarven eine auffällige Zellteilung in den basalen Schichten der Epidermis und eine vermehrte Abstoßung der abgenutzten oberflächlichen Epidermiszellschichten bemerkt.

Wie ich schon 1924[9] erwähnte, erscheint auch für die konstitutionellen Grundlagen der Blastombildung, vor allem der epithelialen, die in den Froschlarvenversuchen gefundene besondere Beziehung zwischen Epithel und Schilddrüse von Bedeutung, gelingt es doch, durch eine einfache quantitative Verschiebung des inkretorischen Gleichgewichtes selbständiges Wachstum und

---

[1] HART: Zitiert auf S. 699.   [2] SWINGLE: Zitiert auf S. 711 (Tab. 5).
[3] SLOWIKOWSKA: Zitiert auf Tabelle 5.
[4] SKLOWER: Zusammenfassende Darst. Nr 14.
[5] JENSEN: La glande thyroide et les anomalies de métamorphose chez les anoures. C. r. Soc. Biol. Paris **83**, Nr 21, 948 (1920).
[6] SEMBRAT: Influence de la glande thyroide des sélaciens et des téléostéens sur la métamorphose des têtards des anoures. C. r. Soc. Biol. Paris **97**, H. 33, 1508 (1927).
[7] DRZEWICKI: La métamorphose partielle de la peau des têtards de Pelobates fuscus Laur, sous l'influence de quantités minimales de substance de la glande thyroide. C. r. Soc. Biol. Paris **90**, Nr 17 (1924).
[8] SPEIDEL: Studies of hyperthyroidism. IV. J. Morph. a. Physiol. **43**, Nr 1, 57 (1926).
[9] SCHULZE, WERNER: Zitiert auf S. 711.

Differenzierung von Epithel und Bindegewebe im weitesten Sinne im Wirbeltierkörper hervorzurufen.

Differenzierungsstörungen, die ausgedehnte Abkömmlinge eines Keimblattes treffen, kommen auch spontan in der Ontogenese vor, ohne daß wir vorerst etwas über die auslösenden Faktoren aussagen könnten. GAWRILENKO[1] beschrieb einen Hühnerembryo, bei dem sich neben unregelmäßigen Neuroblastenwucherungen eine disharmonische, gesteigerte Vermehrung der Grundschicht der Epidermis zeigte.

Eine merkwürdige örtliche Reizung der Epidermiszellteilung beobachteten SCHULZE, SCHMITT und HÖLLDOBLER[2]. Bei einer hyperthyreotischen Unkenlarve fand sich neben einer erhöhten Zellteilung und Differenzierung der Epider-

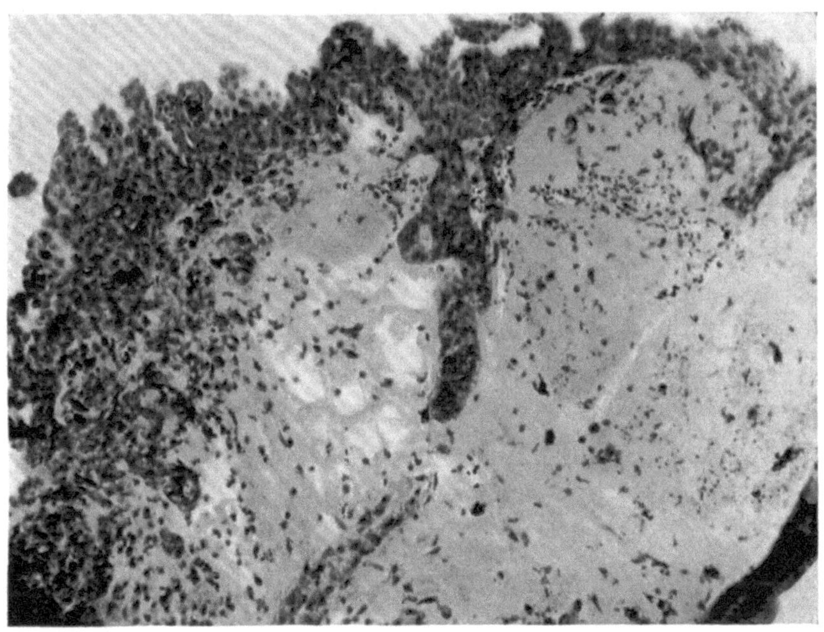

Abb. 165. Örtliche Epidermiswucherung in ein subcutan eingepflanztes Stück menschlicher, embryonaler Schilddrüse bei einer Unkenlarve. Zeiss Homal, Obj. 76 mm. Lin. Vergrößerung 130 mal. (Aus SCHULZE, SCHMITT, HÖLLDOBLER: Endokrinologie 2.)

mis im allgemeinen eine ungeordnete, mitosenreiche Wucherung der Epidermiszellen in ein zugrunde gehendes embryonales heteroplastisches Schilddrüsentransplantat hinein. Nach der Tiefe zu wuchert das Epithel in Zapfen oder in ungeordnet ausschwärmenden Zellhaufen (Abb. 165). An der Oberfläche bildet es pigmentreiche Zotten. Das als Nährboden dienende Schilddrüsentransplantat scheint also hier neben der allgemeinen Epithelsensibilisierung eine besondere örtliche Reizung der anliegenden Epidermiszellen zu bedingen. Bei andersartigen Transplantaten, z. B. Muskel, Hoden, haben wir, auch wenn sie unmittelbar unter der Epidermis lagen, nie eine ähnliche Reizung der angrenzenden Epidermis beobachtet.

Über die Beziehungen zwischen der Entstehung und dem Wachstum epithelialer Geschwülste und den inkretorischen Drüsen ist bisher wenig Sicheres bekannt (vgl. B. FISCHER[3]).

---

[1] GAWRILENKO: Die anormale Entwicklung des Zentralnervensystems bei einem Hühnerembryo. Anat. Anz. **59**, Nr 1 (1924).

[2] SCHULZE, SCHMITT u. HÖLLDOBLER: Zitiert auf S. 711.

[3] FISCHER, B.: Metaplasie und Geschwulstbildung. Handb. der norm. und pathol. Physiologie 14 II. Berlin: Julius Springer 1927.

Aus mehrfachen Zusammenstellungen (RÖSSLE[1] und WEHEFRITZ[2]) geht hervor, daß die Schilddrüse im Alter, zur Zeit des gehäuften Auftretens epithelialer Geschwülste, im Verhältnis zu den anderen inkretorischen Drüsen und zum Gesamtkörper beim Menschen besonders groß bleibt (vgl. Tab. 1).

DREVERMANN und SCHULZE verglichen in bisher unveröffentlichten Versuchen das Wachstum eines überpflanzbaren Mäusemammacarcinoms bei Überpflanzung auf normale Mäuse und auf Mäuse, deren Schilddrüse 3 Wochen vor der Tumorüberpflanzung möglichst ausgedehnt mit der Glühschlinge zerstört worden war. Die so behandelten Mäuse zeigten im Verhältnis zu normalen Mäusen eine Herabsetzung des Grundumsatzes. Bei jahrelangen Untersuchungen mit mehreren hundert Mäusen war das Wachstum des praktisch in 100% angehenden Tumors außerordentlich konstant. Übertrug man ein hirsekorngroßes Tumorstück auf eine normale Maus, so wuchs es im Laufe von 3—4 Wochen zu einer Geschwulst von durchschnittlich $7^1/_2$—8 g Gewicht heran. Diese durchschnittliche Gewichtszunahme wurde bei den verschiedensten Mäusestämmen und in

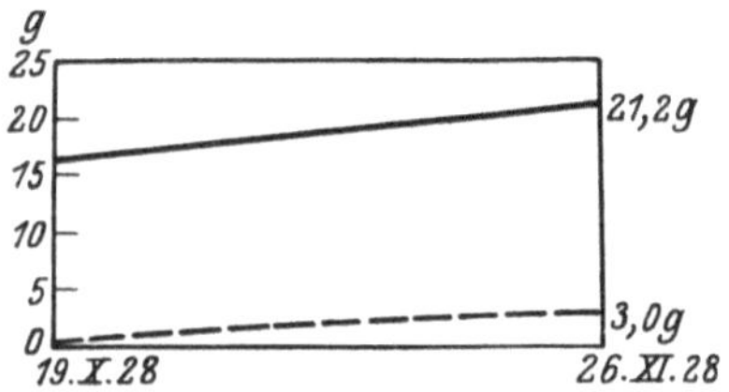

Abb. 166. —— Durchschnittliche Körpergewichtszunahme der hypothyreotischen Mäuse; – – – Tumorgewichtszunahme bei den hyperthyreotischen Mäusen.

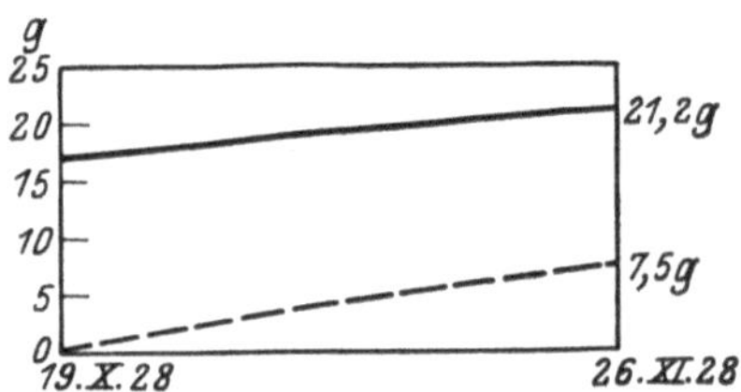

Abb. 167. —— Durchschnittliche Körpergewichtszunahme bei den Kontrollmäusen; – – – Tumorgewichtszunahme bei den Kontrollmäusen.

verschiedenen Jahren immer wieder nach der Geschwulstüberpflanzung gefunden. Bei Mäusen mit starker Zerstörung der Schilddrüse kam es häufig nur zur Bildung ganz kleiner Geschwulstknoten, die frühzeitig an der Oberfläche geschwürig zerfielen und sich dann noch stärker zurückbildeten. Die histologische Kontrolle der Halsorgane zeigte, daß bei starker Zerstörung der Schilddrüse die Tumorempfänglichkeit der Mäuse am kleinsten war. Im Durchschnitt war im Vergleich zu den Kontrollen bei den teilweise thyreoidektomierten Mäusen das Tumorwachstum in der gleichen Beobachtungszeit noch nicht halb so groß (vgl. Abb. 166 u. 167). Histologisch neigte der Tumor bei den Mäusen mit Schilddrüsenschädigung stärker zum Zerfall. Auf den beiden Tabellen sind in Kurven die Werte des durchschnittlichen Tumorzuwachses bei normalen und hypothyreotischen Carcinommäusen eines Versuches dargestellt. Der hier wiedergegebene Versuch umfaßte 50 hypothyreotische Mäuse und ein Dutzend Kontrollen. Die anderen Versuche hatten dasselbe Ergebnis. Experimente, Tumorempfänglichkeit und Tumorwachstum bei hyperthyreotischen Mäusen zu untersuchen, sind aus technischen Gründen noch nicht abgeschlossen.

Von vielen Forschern, so von JARISCH[3], SKLOWER[4] und THOMAS[5] ist die Schilddrüsenwirkung im GUDERNATSCHschen Versuch als Folge einer einfachen Stoffwechselsteigerung gedeutet worden. Sowohl vor der gewöhnlichen Metamorphose wie bei der beschleunigten Metamorphose unter Schilddrüsenwirkung ist eine Stoffwechselsteigerung festzustellen (HELFF[6], ABELIN und SCHEINFINKEL[7]).

[1] RÖSSLE: Zusammenfassende Darst. Nr 12.   [2] WEHEFRITZ: Zitiert auf S. 709.
[3] JARISCH: Zitiert auf S. 711.   [4] SKLOWER: Zusammenfassende Darst. Nr 14.
[5] THOMAS: Zusammenfassende Darst. Nr 18.
[6] HELFF: Studies on amphibian metamorphosis. II. J. of exper. Zool. **45**, Nr 1, 69 (1926).
[7] ABELIN u. SCHEINFINKEL: Gaswechsel und Metamorphose von Amphibienlarven nach Verfütterung von Schilddrüse oder von jodhaltigen Substanzen. Pflügers Arch. **198**, H. 2 (1925).

Auch die Gewebsatmung von isolierten Organen ausgewachsener Tiere (Kaninchen) erfährt nach MAEDA[1] durch Schilddrüseninkretzusatz eine Steigerung. Ob zwangsläufig unter Schilddrüseninkreteinfluß bei isolierten Geweben und Organen eine Stoffwechselsteigerung auftritt, erscheint zweifelhaft. FLEISCHMANN[2] erhielt durch Zusatz von Thyroxin und Schilddrüsenopton zu Exsudatleukocyten thyreopriver Kaninchen zwar eine Beschleunigung der Glykolyse, aber keine Beeinflussung der Zellatmung.

Wir sind nach unseren Versuchen der Ansicht, daß das Schilddrüseninkret einen spezifischen Einfluß auf die Epithelien und Nervenzellen ausübt, sie zu einer Leistungssteigerung veranlaßt („sensibilisiert"). Da die Epithelien im weitesten Sinne derjenige Teil des Organismus sind, durch dessen Vermittlung äußerer und innerer Stoffaustausch stattfindet, so muß eine erhöhte Lebenstätigkeit dieser Gewebe eine sekundäre Stoffwechselsteigerung zur Folge haben. Um die Bedeutung der Stoffwechselsteigerung für die Entwicklung und Metamorphose zu klären, behandelten HILDEBRANDT und SCHULZE 1921 in bisher unveröffentlichten Versuchen Grasforschlarven (Rana esculenta) mit stark verdünnten Chininlösungen und untersuchten den Gaswechsel im BARKROFTschen Apparat. Unter dem Einfluß des Chinins zeigten die Versuchslarven eine starke Stoffwechselsteigerung, ohne daß es gegenüber den Kontrolltieren zu einer beschleunigten Entwicklung oder Metamorphose gekommen wäre. Nach diesen Versuchen scheint die Stoffwechselsteigerung also nicht das Primäre und Wesentliche der Schilddrüsenwirkung beim Froschlarvenfütterungsversuch zu sein, sondern eine sekundäre Folge der Epithelbeeinflussung durch das Schilddrüseninkret.

Fragt man sich, wodurch die besondere Empfindlichkeit des Epithels und der Nervenzellen gegenüber dem Schilddrüseninkret bedingt ist, so hat uns die Forschung der letzten Jahre wenigstens einen Hinweis auf eine Erklärungsmöglichkeit gegeben.

ZONDEK und UCKO[3] konnten glaubhaft machen, daß die Schilddrüsenwirksamkeit an einen bestimmten Gehalt der Erfolgsorgane an K-, Ca-, H- und OH-Ionen gebunden ist. Ebenso betont ABDERHALDEN[4] die Bedeutung der Reaktionsfähigkeit der Peripherie für die Wirksamkeit der Inkrete. Gelegentlich der Untersuchung der Elektrolytverteilung bei der Osteogenese sahen SCHULZE und ORNSTEIN[5], daß das embryonale Epithel und die Nervenzellen, vor allem der Spinalganglien, sich gegenüber der bindegewebigen Nachbarschaft durch eine stärkere Kalium- und Calciumreaktion auszeichnen. Vielleicht gelingt es, zur weiteren Aufklärung der Schilddrüsenwirkungsart beide Beobachtungen zu verbinden und zu zeigen, daß die Epithelien und Nervenzellen der Amphibienlarven gerade ihrem besonderen Elektrolytgehalt ihre spezifische Beeinflußbarkeit durch das Schilddrüseninkret verdanken. KEISER[6] fand bei quantitativen Analysen von Froschlarven vom Verlassen der Eihüllen bis zur Metamorphose eine ständige Konzentrationszunahme der Körperelektrolyte besonders von K und Cl. Kurz vor der Metamorphose erfährt der absolute und relative Calciumgehalt einen raschen Anstieg.

---

[1] MAEDA: Über die verschiedenen Hormone und die Gewebsatmung. I. Fol. endocrin. jap. **3**, H. 4, 796 (1927).

[2] FLEISCHMANN: Zur Beeinflussung des Zellstoffwechsels durch das Hormon der Schilddrüse. Biochem. Z. **187**, H. 4/6, 324 (1927).

[3] ZONDEK u. UCKO: Hormonwirkung und Wasserstoffionenkonzentration. Klin. Wschr. **3**, Nr 39, 1752 (1924).

[4] ABDERHALDEN: Probleme der Inkretwirkungen. Erg. Physiol. **24**, 176 (1925).

[5] SCHULZE u. ORNSTEIN: Die Anwendung mikrochem. Elektrolytreaktionen auf das Verkalkungsproblem bei der Osteogenese. II. Z. mikrosk.-anat. Forschg **13**, H. 3/4, 410 (1928).

[6] KEISER: Die spezifische Bedeutung der Ionen, besonders des Kaliums, für das Kaulquappenwachstum. Z. vergl. Physiol. **2**, H. 5, 453 (1925).

Tabelle 7. Schilddrüsenbehandlung von Urodelen.

Autor	Sekretor.Drüse	Behandlungsart	Stoffart	Behandelte Tierart	Beobachtete Wirkung	Schrifttum
LAUFBERGER	Schilddrüse	Fütterung	Schilddrüse vom Rind	Axolotl	Umwandlung i. Landform.	Biol. Listy (tschech.) 2 (1913)
LUTHER	Schilddrüse	Fütterung (5malig)	Rinderschilddrüse	Axolotl	Umwandlung i. Landform.	Mead. of Soc. proc. Fauna et Flora Fennica 43 (1917)
C. O. JENSEN	Schilddrüse	Fütterung nach intraabdominaler Injektion	Schilddrüsenpräparate nach Jodotyrin	Axolotl	Metamorphose in 20 bis 27 Tagen	Oversigt Kgl. Danske Vidensk. Sels. Forhandl. 1916, Nr 3, 1920
C. O. JENSEN	Schilddrüse	Intraabdominale Injektion	Jodcasein	Axolotl	Teilweise Metamorphose (Verschwinden des Rückenflossensaumes, Verschmälerung des Schwanzflossensaumes, teilw. Rückbildung der Kiemen, Bildung beweglicher Lider)	C. r. Soc. Biol. Paris 84, Nr 8 (1921)
C. O. JENSEN	Schilddrüse	Intraabdominale Injektion	Thyroxin, jodierte Serumeiweißpräparate	Jugendl. Axolotl	Metamorphose	C. r. Soc. Biol. Paris 85, Nr 26 (1921)
			Jodgliadin, Jodovoalbumin, Dijodtyrosin	Jugendl. Axolotl	Keine Wirkung	
			Schilddrüsenextrakt und Thyroxin	Thyreoidektomierte Axolotl	Metamorphose	
UHLENHUTH	Schilddrüse	Fütterung	Sängerschilddrüse	Junge Salamanderlarven	Entwicklung der Beine und Pigmentierung unbeeinflußt Entwicklung der Zunge u. Gaumenzähne unbeeinflußt	Amer. Naturalist 55, Nr 638 (1921)
UHLENHUTH	Schilddrüse	Zusatz zum Aquariumwasser	Jodotyrin Anorganisches Jod	Axolotl Axolotl	Metamorphose nach 13 Tag. Keine Wirkung	Endocrinology 6 Nr 1 (1922)
UHLENHUTH	Schilddrüse	Fütterung	Anorganisches Jod u. Thymus	Salamanderlarven	Keine Aufhebung der Thymushemmung der Metamorphose durch d. Jodbeigabe	J. gen. Physiol. 4, Nr 3 (1922)
HUXLEY und HOGBEN	Schilddrüse	Zugabe zum Aquariumwasser Fütterung	Verdünnte Jodlösung Säugerschilddrüse	Salamanderlarven Axolotl Axolotl	Metamorphose keine Wirkung Metamorphose	Proc. roy. Soc. Lond. B 93, Nr B 649 (1922)

Hogben	Schilddrüse	Fütterung	Rinderschilddrüse	Axolotl	Metamorphose und Exophthalmus	Lancet **1923**, Nr 5200
		Verpflanzung	Schilddrüse anderer Axolotl	Axolotl	Unwirksam	Proc. roy. Soc. Lond. B **94**, Nr B 660 (1923)
		Fütterung	Organische Jodverbindungen	Axolotl	Unwirksam	Lancet **1923**, Nr 5200
Hirschler	Schilddrüse	Fütterung	Reines Jod	Axolotl	Angebliche Metamorphose	Arch. Entw.-mechan. **51**(1922)
		Intraabdominale Injektion	Jodoformlösung	Axolotl	Schwinden des Schwanzflossensaumes, Kiemenrückbildung, Tier stirbt	C. r. Soc. Biol. Paris **85**, Nr 35 (1921)
		Intraabdominale Injektion	Jodjodür	Axolotl	Tier metamorphosiert	
Krostownikoff	Schilddrüse	Fütterung	3—4 g fr. Katzenschilddrüse wöchentlich	Axolotl	1 Tier metamorphosiert, 2 während der Metamorphose gestorben	Ssetschenofts Russ. J. f. Physiol.**3**,H.1/5(1921)
Swingle	Schilddrüse	Intraperitoneale Injektion	Jodtyrosin, jodiertes Serumglobulin, jodiertes Casein	Axolotl	Verwandeln sich	Biol. Bull. Mar. biol. Labor. Wood's Hole **45**, Nr 5 (1923)
			Tyrosin, 3—5-Dibromtyrosin, nicht jod. Serumglobulin	Axolotl	Keine Wirkung	
Kuhn	Schilddrüse	Fütterung	Säugerschilddrüse	Triton alpestris-Larven	Anfänglich Wachstumssteigerung, dann Stillstand und Metamorphose	Biol. Zbl. **45**, H. 8 (1925)
				Feuersalamanderlarven	Wachstumsstillstand und Metamorphose	
Zawadowski u. Nowikov	Schilddrüse	Injektion	Hühnerserum Hühnererythrocyten } nachSchilddrüsenfütterung	Axolotl Axolotl	Metamorphose ausgelöst Keine Metamorphose	Endocrinology **10**, Nr 6, 541 (1926)
Zawadowski u. Zawadowski	Schilddrüse	Zusatz getrockneter Schilddrüse zum Wasser	Über 0,1 g aufs Liter Unter 0,001 g aufs Liter	Axolotl Axolotl	Unterschiedslos Metamorphose bewirkt Keine Metamorphose	Endocrinology **10**, Nr 6, 550 (1926)
		Zusatz zum Wasser	Thyreoidin	Axolotl	Metamorphose ausgelöst. Grenzdosis 0,000 001 g	
Zawadowski u. Novikova	Schilddrüse	Implantation (intraperitoneal)	Schilddrüse von Hund, Huhn, Taube, Katze, Kaninchen, Meerschweinchen. 30—50 mg	Axolotl	Schilddrüse der verschiedenen Tierarten gleich aktiv. Metamorphose ausgelöst	Ž. eksper. Biol. i Med. (russ.) **8**, Nr 19, 51 (1927)

Tabelle 7. (Fortsetzung.)

Autor	Sekretor. Drüse	Behandlungsart	Stoffart	Behandelte Tierart	Beobachtete Wirkung	Schrifttum
ZAWADOWSKI, TITAJEV, PERELMUTTER u. RASPOPOWA	Schilddrüse	Implantation (intraperitoneal)	Thyroxin	Axolotl	0,01 mg bewirkt, einmalig gegeben, Metamorphose	Pflügers Arch. **217**, H. 2, 198 (1927)
			Aminosäuren des Thyroxins und jodhaltige Derivate dieser Aminosäuren	Axolotl	Durch Dosen bis 30 mg nur erste Metamorphosestadien erreichbar (Exophthalmus, Kiemenverkürzung, Rükkenflossenverschm älerung)	
ZAWADOWSKI, RASPOPOWA, ROLITSCH u. UMANOWA-ZAWADOWSKAJA	Schilddrüse	Implantation	0,5 mg anorganisches Jod (hohe Dosis!)	Axolotl	Metamorphose ausgelöst	Z. exper. Med. **61**, 526 (1928)
		Zusatz	Lugollösung 1: 0,00001	Axolotl	Ohne Wirkung	
			Dagegen Thyroxin 1: 0,000 000 01	Axolotl	Wirksam!	
ABELIN	Schilddrüse	1. Intraperitoneale Injektion	LUGOLsche Lösung	Axolotl	1. bewirkt Metamorphose, 2 u. 3 unwirksam. Jod muß mit Körpersäften in direkte Berührung kommen u. Jod-Eiweißstoffe bilden, um wirksam zu sein	Klin. Wschr. **6**, Nr 13, 584 (1927)
		2. Enterale Jodgabe	Anorganisches Jod	Axolotl		
		3. Züchtung in Jodlösung	Anorganisches Jod	Axolotl		
ROLIČ	Schilddrüse	Subcutane Implantation	36 Schilddrüsen von 18 Axolotln (Gesamtgewicht 764 g)	Ein Axolotl von 9 g Gewicht	Metamorphose trat nach 5 Monaten ein	Ž. eksper. Biol. i Med. (russ.) **8**, Nr 19, 60 (1927)
	Schilddrüse	Subcutane Implantation	78 Schilddrüsen von 39 Axolotln (Gesamtgewicht 1072 g)	Ein Axolotl von 20,9 g Gewicht	Metamorphose nach 11 Monaten	
	Schilddrüse	Subcutane Implantation	38—39 Schilddrüsen von Amblystoma tigrinum	Axolotl von 10—12 g Gewicht	Metamorphose nach 37 bis 39 Tagen	
NAGEL	Schilddrüse	Schlundsondenfütterung	Thyreoideadispert Thyroxin	Axolotl	Gaswechselsteigerung (maximal 30—40%), Metamorphose ausgelöst. Dispert unter 0,4 g: keine Metamorphose	Arch. f. exper. Path. **120**, H. 1/2 (1927)

Da KOSMINA und ROSNIČENKO[1] die Versuchsergebnisse von ZONDEK und UCKO neuerdings in Zweifel stellten, wäre eine wiederholte experimentelle Prüfung des Problems angezeigt.

Seit langem weiß man, daß bei den Urodelen der Axolotl, Siredon mexicanus, als Larvenform eines Landsalamanders (Amblystoma tigrinum) anzusprechen ist. Schon früher war es gelungen, Axolotl durch Veränderung äußerer Umgebungseinflüsse zur Umwandlung in die Landform zu zwingen. So lag es nahe, die Wirkung von Schilddrüsenfütterung auf Axolotl zu prüfen. Schon 1913 wies LAUFBERGER[2], später LUTHER[3], JENSEN[4] und UHLENHUTH[5] u. a. nach, daß man beim Axolotl durch Schilddrüsenfütterung die Metamorphose in die Landsalamanderform erreicht (vgl. Übersicht auf Tab. 7). Ähnlich wie bei den Froschlarven sind bestimmte Jodeiweißkörper und Jodaminosäuren ebenfalls wirksam, so Jodotyrin, jodierte Serumeiweißpräparate und vor allem Thyroxin (JENSEN[4]). JENSEN[4] wie auch ZAWADOWSKI[6] benutzten den Axolotlversuch geradeswegs zur Eichung von Schilddrüsenpräparaten.

Mit den Aminosäuren des Thyroxins und mit ihren jodhaltigen Abkömmlingen bekamen ZAWADOWSKI und Mitarbeiter[7] im Injektionsversuch am Axolotl nur die ersten Stadien der Metamorphose. Ihnen wie auch HIRSCHLER[8] und ABELIN[9] gelang es jedoch, auch durch Injektion oder intraperitoneale Einpflanzung von anorganischem Jod die Axelotlumwandlung in Gang zu bringen. Enterale Zufuhr von anorganischem Jod ist nach ABELIN unwirksam. Auch bei den übrigen Versuchen sind verhältnismäßig hohe Jodmengen notwendig, um an die Wirkung kleiner Schilddrüsen- oder Thyroxindosen heranzukommen (vgl. Tab. 7).

Durch neuere histologische Untersuchungen (JENSEN[4] und SWINGLE[10]) wissen wir, daß die Axolotlschilddrüse zwar angelegt wird, daß sie aber später nicht weiterwächst und nicht ausdifferenziert wird, ja sogar zur Rückbildung neigt. So wird uns die Wirkung der künstlichen Schilddrüsenbehandlung des Axolotls als eine Art „Ersatztherapie" leicht verständlich. Bei den positiven Injektions- und Implantationsversuchen mit Jodaminosäuren und anorganischem

---

[1] KOSMINA u. ROSNIČENKO: Über den Einfluß der Ca- und K-Ionen auf die Wirksamkeit des Thyroxins. Trudy laboratori eksperimentalnoj biologii. Moskov. zoopaska **3**, 9 (1927).

[2] LAUFBERGER: O vzbuzéni metamorfosy axolotlu krmenim žlazon stituon. Lékařske Rozhledy, Beilage des Čas. lék. česk. **1913**.

[3] LUTHER: Über den Einfluß von Thyreoideanahrung auf die Metamorphose beim Axolotl. Mead of Soc. pro Flora et Fauna Fennica **43**, 270 (1917).

[4] JENSEN: Mit Thyreoideapräparaten hervorgerufene Umwandlung beim Axolotl. Oversigt kgl. Danske Videnskabernes Selsk. Forhandl. **1916**, Nr 3 — Récherches sur la provocation artificielle de la métamorphose chez les batraciens et notamment chez l'axolotle. Mesure biologique de l'effacité des préparations-thyroides. C. r. Soc. Biol. Paris **83**, Nr 10 (1920) — Demimétamorphose chez l'Amblystoma mexicanum. Ebenda **84**, Nr. 8 (1921) — Métamorphose provoquée par l'injection de préparations thyroïdiennes et de thyroxine (Kendall) à des Axolotles ayant soubi la thyroïdectomie. Ebenda **85**, Nr 26 (1921).

[5] UHLENHUTH: The internal secretions in growth and development of amphibians. Amer. Naturalist **55**, 638 (1921) — The effect of iodine and iodothyrine on the larvae of salamanders. I. Endocrinology **6**, Nr 1 (1922) — II. Biol. Bull. Mar. biol. Labor. Wood's Hole **41** (1921) — III. Ebenda **42**, Nr 3 (1922) — IV. J. of Physiol. **4**, Nr 3 (1922).

[6] ZAWADOWSKI u. ZAWADOWSKAJA: Die Metamorphose des Axolotls als Methode der quantitativen Bestimmung des Schilddrüsenhormons. Ž. eksper. Biol. i Med. (russ.) **4**, Nr. 12, 304 (1926).

[7] ZAWADOWSKI, TITAJEV, PERELMUTTER u. RASPOPOWA: Über die Wirkung der Jodpräparate auf die Metamorphose der Axolotl. Pflügers Arch. **217**, H. 2, 198 (1927).

[8] HIRSCHLER: Über Erzwingung und Beschleunigung der Amphibienmetamorphose mittels Jod. Arch. Entw.mechan. **51**, H. 3/4 (1922).

[9] ABELIN: Über eine schilddrüsenähnliche Wirkung des anorganischen Jods. Klin. Wschr. **6**, Nr 13, 584 (1927).

[10] SWINGLE: Experiments on the metamorphosis of neotenous amphibians. J. of exper. Zool. **36**, Nr 4 (1922).

Jod bezieht man die positive Wirkung auf eine Reizung der axolotleigenen Schilddrüse. Die Axolotlschilddrüse löst bei Überpflanzung auf Froschlarven nach Swingle[1] die Metamorphose der Versuchstiere aus. Die Unwirksamkeit der Axolotlschilddrüse bei ihrem Besitzer selbst führt Swingle darauf zurück, daß die Abgabe des Schilddrüseninkretes an die Blutbahn behindert sei, während nach Zawadowski und Zawadowski[2] die von der rudimentären Axolotlschilddrüse abgegebene Inkretmenge quantitativ unzureichend ist. Für die zweite Annahme sprechen die Versuchsergebnisse von Rolič[3], der durch Transplantation zahlreicher Axolotlschilddrüsen auf einen Axolotl bei diesem

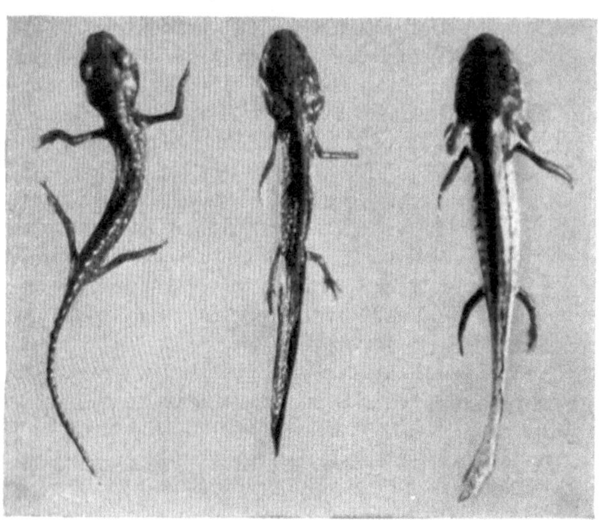

Abb. 168. Triton alpestris. 1 = Schilddrüsenfütterung; 2 = Thymusfütterung. Die Kiemen sind dicht angelegt, daher nicht sichtbar; 3 = Kontrolle. (Nach Kuhn.)

schließlich die Metamorphose auslösen konnte. Die Schilddrüsen der Landform (Amblystoma tigrinum) erwiesen sich bei entsprechenden Überpflanzungsversuchen auf Axolotl als wirksamer (vgl. Tab. 7).

Bei manchen amerikanischen Salamanderarten schätzt Uhlenhuth[4] die Entwicklungsabhängigkeit gewisser Organe und Organkomplexe von der Schilddrüse sehr gering ein. Nach Uhlenhuth wird die Entwicklung der Beine, die Pigmentierung des Körpers und die Zungenentwicklung dieser Salamander gar nicht oder nur wenig von der Schilddrüse beeinflußt.

Demgegenüber kam Kuhn[5] an deutschen Salamanderarten zu anderen Ergebnissen. Ähnlich wie die Anurenlarven zeigen die Larven des Alpenmolches (Triton alpestris) nach Schilddrüsenzufuhr eine kurzdauernde Wachstumssteigerung, später aber Wachstumsstillstand und beschleunigte Metamorphose, deren rascher Ablauf zur Bildung kleiner, zierlicher Tiere führt, wie aus Abb. 168 und 169 zu ersehen ist.

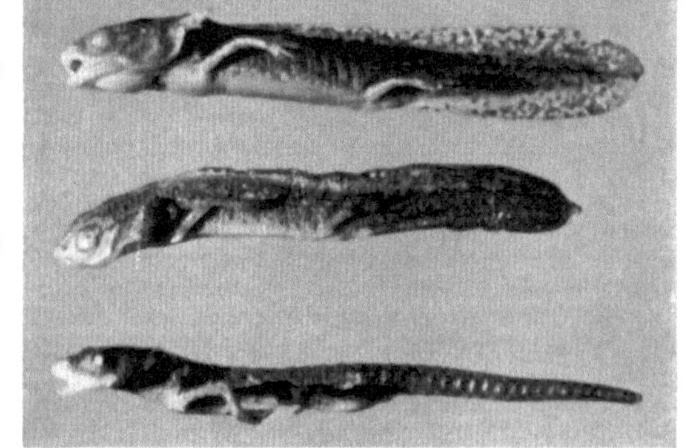

Abb. 169. Triton alpestris. 1 = Schilddrüsenfütterung; 2 = Thymusfütterung; 3 = Kontrolle. (Nach Kuhn.)

[1] Swingle: Zitiert auf S. 747.
[2] Zawadowski and Zawadowski: Application of the axolotl metamorphosis reaction to the quantitative assay of thyroid gland hormons. Endocrinology 10, Nr 6, 550 (1926).
[3] Rolič: Relative Aktivität der Schilddrüse von Axolotln und Amblystomen. Ž. eksper. Biol. i Med. (russ.) 8, Nr 19, 60 (1927).
[4] Uhlenhuth: Zitiert auf S. 744.　　[5] Kuhn: Zitiert auf S. 745.

Ebenso antworten junge Feuersalamanderlarven (Salamandra maculosa) auf Schilddrüsenbehandlung mit völligem Wachstumsstillstand und beschleunigter Metamorphose (Abb. 170 und 171). Diese Versuche zeigen, daß auch bei den Urodelenlarven ein Zuviel an Schilddrüse Differenzierungsvorgänge und Metamorphosebeginn auslöst und beschleunigt ablaufen läßt. Huxley und Hogben[1] haben Salamander- und Tritonlarven auch durch Aufzucht in verdünnter an-

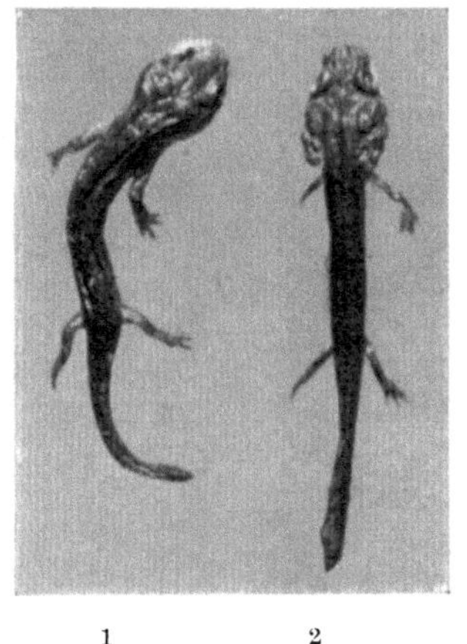

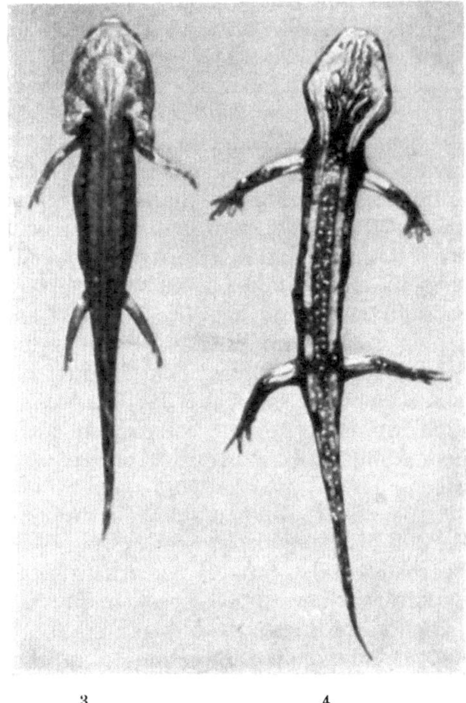

Abb. 170. Salamandra maculosa. 1 = Schilddrüsenfütterung; 2 = Thymusfütterung; 3 = Kontrolle im Alter von 1 und 2; 4 = Kontrolle nach der Metamorphose. (Nach Kuhn.)

organischer Jodlösung zur beschleunigten Entwicklung und Metamorphose gebracht.

Bei den Urodelen gibt es Salamanderarten, die nicht wie der Axolotl nur unter bestimmten Bedingungen im Larvenzustand verharren, sonst aber auch in der Landform vorkommen, sondern die unter allen Umständen dauernd ein Wasserleben führen. Diese Arten werden wegen

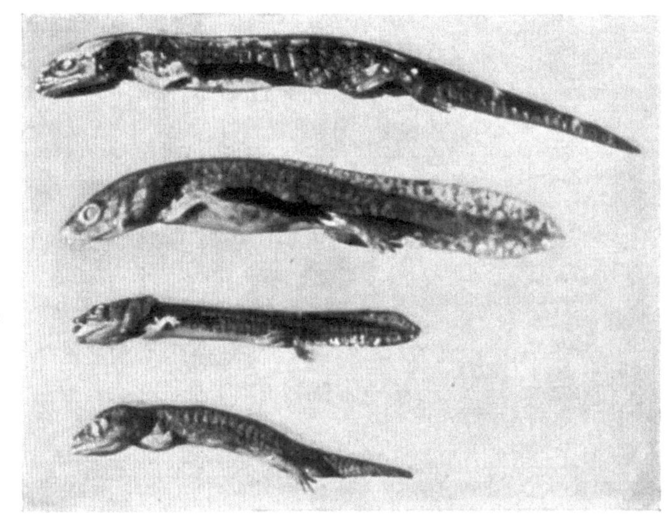

Abb. 171. Salamandra maculosa. 1 = Schilddrüsenfütterung; 2 = Thymusfütterung; 3 = Kontrolle im Alter von 1 und 2; 4 = Kontrolle nach der Metamorphose. (Nach Kuhn.)

---

[1] Huxley and Hogben: Experiments on amphibian metamorphosis and pigment responses in relation to internal secretions. Proc. roy. Soc. Lond. B **93**, Nr B 649 (1922).

ihres auf die Dauer erhaltenen Kiemenapparates „Perennibranchiaten" (Olme) genannt. Von diesen Tieren haben Proteus anguineus und Necturus nach Swingle[1] eine eigene kleine Schilddrüse, die aber gut entwickelte, kolloidhaltige Follikel aufweist. Obwohl wirksam im Froschlarvenversuch, genügt sie nicht zur Auslösung der Metamorphose bei Proteus und Necturus selbst (Swingle[2]). Anders verhalten sich die Typhlomolgearten. Emmerson[3] und später Swingle[4] konnten bei ihnen Schilddrüsen nicht auffinden. Uhlenhuth[5] wies nach, daß die Schilddrüsen manchmal fehlen, bei anderen Exemplaren aber rudimentär vorkommen. Sie werden dann gebildet durch kleine undifferenzierte Epithelzellhaufen oder kleine inhaltslose Follikel. Alle Untersuchungen stimmen darin überein (Swingle[4], Uhlenhuth[6], Huxley und Hogben[7] und Jensen[8]), daß bei den Perennibranchiaten auch durch reichliche Schilddrüsenzufuhr keine Verwandlung in eine Landform erzwungen werden kann. Es kann also offenbar das Schilddrüseninkret bei diesen Tieren mit lang vererbter Schilddrüsenatrophie keinen Einfluß auf die Körpergewebe mehr gewinnen. Wir können nicht durch Schilddrüsenbehandlung eine Tierart zur Umwandlung in eine andere veranlassen, sondern stets nur das auslösen, was der Anlage nach auslösbar, wenn auch, wie beim Axolotl, seit langem nicht mehr verwirklicht worden ist. Auf die Bedeutung dieser Versuche für das Problem der sog. „Vererbung erworbener Eigenschaften" sei nur kurz hingewiesen.

Bei den Reptilien und Vögeln sind unsere Kenntnisse vom morphogenetischen Einfluß der Schilddrüse noch gering. Bei den Reptilien fehlt jede experimentelle Bearbeitung der Frage. Bemerkenswert ist nur eine einzige Arbeit von Drzewicki[9], der bei ausgewachsenen Zauneidechsen (Lacerta agilis L.) die Schilddrüsen entfernte und Störungen erhielt, die darauf hinweisen, daß auch bei den Reptilien besondere Beziehungen zwischen Schilddrüse und Epithel bestehen. Die schilddrüsenlosen Eidechsen hören auf, sich zu häuten, und die histologische Untersuchung zeigt, daß im Stratum germinativum die hier gewöhnlich vorhandenen Zellteilungen fehlen. Da die Verhornung in den oberen Epidermislagen weiter geht, kommt es zu Hautstörungen. Die Tiere sehen glanzlos und runzelig aus. Auch an der Hornhaut sind Störungen der Epithelneubildung nachzuweisen.

Bei den Vögeln sind erst in den letzten 6 Jahren systematische Versuche unternommen worden, den morphogenetischen Einfluß der inkretorischen Drüsen zu klären. Eine Gruppe dieser Untersuchungen betrifft Versuche am Vogel-, besonders am Hühnerembryo in der Eischale, eine andere Gruppe eben ausgeschlüpfte Jungvögel, besonders Kücken.

Willier[10] verpflanzte die Schilddrüsen 2 Monate bis 2 Jahre alter Hühner auf die Chorioallantois von Hühnerembryonen. Bei einer Reihe von Versuchs-

---

[1] Swingle: The thyroid glands of perennibranchiate amphibians. Anat. Rec. **23**, Nr 1 (1922).

[2] Swingle: Experiments on the metamorphosis of neotenous amphibians. J. of exper. Zool. **36**, Nr 4 (1922).

[3] Emmerson: General anatomy of Typhlomolge rathbuni. Proc. Soc. nat. History Boston **32**, 43 (1905).

[4] Swingle: Zitiert auf S. 750.

[5] Uhlenhuth: Observations on the distribution and habits of the blind texan cave Salamander, Typhlomolge rathbuni. Biol. Bull. Mar. biol. Labor. Wood's Hole **40**, Nr 2 (1921) — The endocrine system of Typhlomolge rathbuni. Ebenda **45**, Nr 6 (1923).

[6] Uhlenhuth: Zitiert auf S. 747.   [7] Huxley u. Hogben: Zitiert auf S. 748.

[8] Jensen: Zitiert auf S. 747.

[9] Drzewicki: Examen histologique des lézards thyroidectomisés (Lacerta agilis L.). C. r. Soc. Biol. Paris **97**, Nr 26, 925 (1927).

[10] Willier: The endocrine glands and the development of the chick I. The effects of thyroid grafts. Amer. J. Anat. **33**, Nr 1, 67 (1924).

tieren heilten die Transplantate gut an unter Bildung eines Blutkreislaufes im Transplantat. Die so behandelten Kücken waren durch geringe Größe, Magerkeit und unterschiedlich starke Unterentwicklung verschiedener innerer Organe ausgezeichnet. WILLIER deutet sie als Folgen erhöhten dissimilatorischen Stoffwechsels. Die Veränderungen sind insofern spezifisch, als Überpflanzung von Hypophyse, Leber, Milz und Muskel ähnliche Wirkungen nicht gibt.

HAMMAR[1] versuchte durch teilweisen Ersatz des Eiklars von Hühnereiern durch Hypophysin, Farbstoffe u. a. eine humorale Beeinflussung des Hühnerembryos zu erhalten. Er beobachtete bei den Farbversuchen, daß die dem Eiklar beigemischten Stoffe in den Körper des Embryos aufgenommen werden. Einen spezifischen Einfluß des Hypophysins hat er nicht beobachtet. Er beschreibt eine geringe unspezifische Entwicklungshemmung seiner Versuchsembryonen sowie gelegentliche Mißbildungen der Augen. SCHULZE und GÜRSCHING prüften in bisher unveröffentlichten Versuchen 1924—1925 den Einfluß homoioplastischer Schilddrüsenüberpflanzung auf Hühnerembryonen. Sie beobachteten eine höhere Sterblichkeit der Schilddrüsenembryonen gegenüber Muskelkontrollen. Den von WILLIER beschriebenen Zwergwuchs konnten sie nicht sicherstellen, obwohl die Versuche besonders darauf eingestellt waren, hatte doch MEISSNER[2] seinerzeit auf Veranlassung von SCHULZE festgestellt, daß bei Zwerghunden gegenüber normal großen entsprechenden Hunderassen eine relativ große Schilddrüse zu finden ist, und zeichneten sich doch die hyperthyreotischen Unken von SCHULZE[3] ebenfalls durch ihre Kleinheit aus. OKADA[4] konnte durch Injektion eines Schilddrüsenpräparates in das Eiklar von Hühnerembryonen eine Beeinflussung der Entwicklung erreichen. Die Schilddrüsenkücken waren durch Zwergwuchs und Untergewicht gekennzeichnet. HANAU[5], der Thyroxin in die Luftkammer von Hühnereiern einspritzte, konnte keine Veränderung der Entwicklungszeit und des Tiergewichtes feststellen.

Die bisherigen Versuche sind also wenig eindeutig ausgefallen. Wohl ist durch Einbringen spezifisch wirksamer Stoffe eine Beeinflussung des Vogelembryos möglich, doch fehlen uns vornehmlich histologische Untersuchungen zur Feststellung, inwiefern hierdurch Wachstum und Entwicklung beeinflußt werden.

PARHON und PARHON JR.[6] haben bei eben ausgeschlüpften Gänsekücken die Schilddrüse entfernt. Die Versuchstiere blieben im Körpergewicht zurück und behielten übermäßig lange ihr gelbes Flaumgefieder. Zur Zeit, als die Kontrollen bereits das endgültige Federkleid besaßen, zeigte sich bei den schilddrüsenlosen Versuchstieren erst der erste Ansatz des Federkleidwechsels an Schwanz und Flügeln. An diesen Versuchen erscheint mir bemerkenswert, daß wie bei den Amphibien auch bei den Vögeln die Schilddrüsenentfernung eine Störung des Körperoberflächenepithels hervorruft. Die Schilddrüsenentfernung bei Vögeln ist besonders schwierig, da die Schilddrüsen weit rumpfwärts im Bereich des Brustkorbes liegen, so daß man leicht eine tödliche Verletzung der sehr dünnen Luftsäcke setzt (VERMEULEN[7]).

---

[1] HAMMAR: Über Vitalfärbung sowie hormonale und überhaupt humorale Beeinflussung des wachsenden Vogelembryos im Ei. Arch. mikrosk. Anat. u. Entw.mechan. **98**, H. 1/2 (1923).

[2] MEISSNER: Zitiert auf S. 701.   [3] SCHULZE: Zitiert auf S. 711.

[4] OKADA: Experimentelle Untersuchung über den Einfluß der Schilddrüsen auf die Entwicklung des Hühnerembryos. Fol. endocrin. jap. **3**, H. 1, 1 (1927).

[5] HANAU: Effect of thyroxin on growth rate and carbon dioxide production of chick embryo. Proc. Soc. exper. Biol. a. Med. **25**, Nr 6, 422 (1928).

[6] PARHON et PARHON JR.: Contribution à l'étude des suites de la thyroiadectomie chez les jeunes oiseaux. C. r. Soc. Biol. Paris **91**, Nr 27, 765 (1924).

[7] VERMEULEN: Sur la fonction de la glande thyroide des oiseaux. Arch. néerl. Physiol. **13**, 603 (1928).

An ausgeschlüpften Jungvögeln sind in den letzten Jahren zahlreiche Schilddrüsenfütterungsversuche vorgenommen worden. Ihre Ergebnisse stimmen gut überein mit den Exstirpationsversuchen der beiden Parhon[1]. Fanden die Parhon nach Thyreoidektomie verzögerten Ersatz des Daunenfederkleides, so sah Blasi[2] nach Schilddrüsenbeifütterung an vierwöchige Kücken raschen Federwechsel, Störungen des Darmes und Übererregbarkeit des Nervensystems. Während Kücken nach Schilddrüsenfütterung rasch eingehen, erholten sich zwei Monate alte Tauben wieder. Bei ihnen ging der rasch auftretende Federausfall in einen stürmischen Federkleidwechsel über, der sich unentwegt wiederholte. Der Federwechsel ging so rasch vor sich, daß die erstgebildeten Federn beim Nachwachsen der neuen Federn noch nicht ausgefallen waren, zumal sie nach Form und Farbe noch unvollendet waren. So bildeten Federn zweier oder mehrerer aufeinanderfolgender Federgenerationen Gebilde vom Aussehen einer einzigen, mit Einschnürungen versehener Feder. Auch die Tauben zeigten neben der Störung des Körperoberflächenepithels, die sich in überstürzter Federbildung äußerte, Störungen des Zentralnervensystems, die in Unruhe und „ticartigen Bewegungen" von Kopf und Hals bestanden. Wir finden also auch hier dieselbe gleichzeitige Hyperthyreosereaktion von Oberflächenepithel und Zentralnervensystem, die ich bei hyperthyreotischen Unken beschrieben habe[3]. Wurde die Schilddrüsenfütterung der jungen Tauben über längere Zeit ausgedehnt, so gingen sie zugrunde. Bei der Sektion fiel eine Atrophie der Schilddrüse, Hypophyse, des Thymus, der Nieren und der Hoden bei männlichen Tieren auf.

Die von Blasi entdeckte überstürzte und unvollständige Mauserung bei Schilddrüsenbehandlung junger Vögel (Fütterung wie Injektion) wurde in der Folgezeit von vielen Forschern bestätigt (Krizenecky[4], Zawadowski[5], Occhipinti[6], Champy et Morita[7], Vermeulen[8], Nevalonnyj[9], Horning und Torrey[10], Giacomini[11], Zawadowski und Rochlin[12], Biedermann[13]. Die Erscheinungen unterliegen großen Rasse- und Individualverschiedenheiten

---

[1] Parhon u. Parhon jr.: Zitiert auf S. 751.

[2] Blasi: Effetti della somministrazione di tiroide fresca di bue a pulcini e piccioni. Riv. Biol. 7, H. 6, 613 (1925).

[3] Schulze, Werner: Zitiert auf S. 711.

[4] Krizenecky: Das Gefieder des Geflügels in seiner Abhängigkeit von den Drüsen mit innerer Sekretion. I. Arch. Geflügelkde 1, H. 7, 246 (1927). — Ders. Importance du thymus et du corps thyroide pour la régénération du plumage. C. r. Soc. Biol. Paris 96, Nr 18, 1427 (1927).

[5] Zawadowski: Eine neue Gruppe der morphogenetischen Funktionen der Schilddrüse. Arch. Entw.mechan. 107, H. 2, 329 (1926).

[6] Occhipinti: Effetti della somministrazione di tiroide e di timo in fringillidi e in fasianidi. Arch. ital. Anat. 24, H. 1, 122 (1927) — Influenza della tiroide sui caratteri sessuali del piumaggio della quaglia. Monit. zool. ital. 38, Nr 8, 192 (1927).

[7] Champy et Morita: Déterminisme thyroïdien de la poussée du plumage adulte chez les poulets. C. r. Soc. Biol. Paris 99, 1116 (1928).

[8] Vermeulen: Zitiert auf S. 751.

[9] Nevalonnyj: Influence de l'hyperthyroïdisme sur l'origine des formes intersexuelles chez les poules. C. r. Soc. Biol. Paris 97, Nr 36, 1745 (1927).

[10] Horning and Torrey: Thyroid and gonad as factors in the production of plumage melanins in the domestic-fowl. Biol. Bull. Mar. biol. Labor. 53, Nr 4, 221 (1927).

[11] Giacomini: Effetti della somministrazione di sostanze iodate, in confronto a quelli della tiroide sul piumaggio dei polli. Boll. Soc. Biol. sper. 3, H. 3, 326 (1928) — Le recenti ricerche sperimentali intorno all'influenza della tiroide sullo sviluppo, sulla muta, sul colorito e nulla struttura dell'piumaggio degli uccelli. Ebenda 1, Nr 4, 449 (1926).

[12] Zawadowski u. Rochlin: Über den Einfluß der experimentellen Hyperthyreodisierung auf verschiedene Vogelgattungen. Arch. Entw.mechan. 109, 188 (1927).

[13] Biedermann: Vergleichende Physiologie des Integuments der Wirbeltiere. T. III. Erg. Biol. 3, 354 (1928).

(KRIZENECKY[1] und ZAWADOWSKI und ROCHLIN[2]). Bei der überstürzten Mauser ist die Depigmentierung der neugebildeten Federn auffällig (BLASI[3], ZAWADOWSKI[4] u. a.). HORNING und TORREY[5] halten diesen Pigmentverlust nicht für spezifische Schilddrüsenwirkung, sondern bezeichnen ihn als unspezifische Hungerfolge. Bei Vögeln mit gut ausgebildetem Geschlechtsdimorphismus verschiebt sich bei langer Schilddrüsenfütterung die Pigmentierung männlicher Tiere in der Richtung nach dem weiblichen Gefieder (NEVALONNYJ[6] und OCCHIPINTI[7]).

Bei den Hyperthyreoseversuchen an jungen Vögeln beschreiben außer BLASI[3] auch noch OCCHIPINTI[7] und ZAWADOWSKI[4] neben den Mauserungsbesonderheiten Störungen des Zentralnervensystems, und zwar meist im Sinne einer übermäßigen Erregbarkeit.

Bei hohen Schilddrüsendosen fand VERMEULEN[8] eine Degeneration der Keimdrüsen. Die Hoden der Versuchstiere gingen in 8 Tagen auf den vierten Teil ihres Gewichtes zurück. Das Ovar degenerierte. Die Eierproduktion hörte auf. GIACOMINI[9] konnte jedoch durch Schilddrüsenversuche an kastrierten und alten Vögeln zeigen, daß die Störungen der Mauserung nach Schilddrüsenfütterung von dem Zustand der Keimdrüsen unabhängig sind. Sie sind als unmittelbare Schilddrüsenwirkung aufzufassen.

Wie bei den Fütterungsversuchen an Amphibienlarven kann auch bei den Versuchen an Vögeln die Fütterung von Schilddrüse und Thyroxin durch Zufuhr jodierten Eidotters ersetzt werden (GIACOMINI[10]). Die hiernach beobachtete Störung der Gefiederbildung ist derjenigen nach Schilddrüsenbehandlung grundsätzlich gleich.

Schon in der Einleitung habe ich betont, wie schwer sich die Untersuchung morphogenetischer Eigenschaften der inkretorischen Drüsen bei den Säugern und besonders beim Menschen gestaltet, da sowohl der mütterliche wie der kindliche Organismus ein inkretorisches System besitzt. BRUNO WOLFF[11] und ebenso THOMAS[12] haben noch vor kurzem die Ansicht ausgesprochen, daß es einen Einfluß der eigenen inkretorischen Organe des Säugetierembryos auf die Entwicklung für gewöhnlich nicht gäbe. Es konnte das aber in der letzten Zeit durchaus glaubhaft gemacht werden, und zwar besonders für die Schilddrüse, die uns hier beschäftigt. Nach dem Vorgang von SCHREIBER, HESSELBERG, NORRIS u. a.[13] untersuchte HAMMAR 1925[14] aufs genaueste die Entwicklung und den Eintritt der „histologischen Reife" der einzelnen inkretorischen Drüsen beim menschlichen Embryo. Die Schilddrüse ist schon im dritten Monat so weit ausdifferenziert, daß sie sekretionsfähig erscheint (vgl. Tab. 8). RABL[15] fand bei der Untersuchung der Schilddrüsenentwicklung des Meerschweinchens sie schon auf einem Stadium von 50 mm Gesamtkörperlänge so weit entwickelt, daß sie funktionsfähig erscheint. Schon ältere Experimente bemühten sich, experimentell Beweise für die Funktion der embryonalen Schilddrüse zu erbringen. SVEHLA spritzte nach HAMMAR[16] den Extrakt menschlicher embryonaler

---

[1] KRIZENECKY: Zitiert auf S. 752.   [2] ZAWADOWSKI u. ROCHLIN: Zitiert auf S. 752.
[3] BLASI: Zitiert auf S. 752.   [4] ZAWADOWSKI: Zitiert auf S. 752.
[5] HORNING u. TORREY: Zitiert auf S. 752.   [6] NEVALONNYJ: Zitiert auf S. 752.
[7] OCCHIPINTI: Influenza della tiroide sui caratteri sessuali del piumaggio della quaglia. Monit. zool. ital. **38**, Nr 8, 192 (1927).
[8] VERMEULEN: Zitiert auf S. 751.   [9] GIACOMINI: Zitiert auf S. 752.
[10] GIACOMINI: Zitiert auf S. 752.
[11] WOLFF, BRUNO: Zusammenfassende Darst. Nr 7.
[12] THOMAS: Zusammenfassende Darst. Nr 18.
[13] SCHREIBER, HESSELBERG, NORRIS u. a.: Zitiert auf S. 699 bei HAMMAR.
[14] HAMMAR: Zitiert auf S. 699.
[15] RABL: Zitiert auf S. 699.   [16] HAMMAR: Zitiert auf S. 699.

**Tabelle 8. Übersicht über den Zeitpunkt der histologischen „Reife"
der inkretorischen Drüsen menschlicher Feten.**
(Aus Hammar: Zitiert auf S. 699.)

Organ	Stadium, in welchem die sekretorischen Zellen auftreten	Stadium. in dem die Tätigkeit der Drüse beginnt
Hypophyse (Vorderl.)	22—27 mm	51 mm
Thyreoidea	27—28 „	27—28 mm
Parathyroidea	10—11 „ (?)	10—11 „ (?)
Thymus	41—45 „	51—53 „
Nebenniere (Rinde)	15—16 „	17—18 „ (?)
Nebenniere (Mark)	22—23 „	90 mm (?)
Hoden (interstit. Zellen) . . .	27—28 „	27—35 „
Ovar („ „) . . .	Ende des Embryonallebens	

und embryonaler Kälberschilddrüsen Hunden intravenös ein und beobachtete
Veränderungen des Gewichts und des Blutdrucks nach Einspritzung des Kälberextraktes, während die Versuche mit menschlicher embryonaler Schilddrüse
negativ ausfielen. Wegelin und Abelin[1] verfütterten die Schilddrüse von
16 Neugeborenen, darunter 13 angeborene Kröpfe, an Froschlarven und erhielten
nur durch eine einzige Drüse von diesen 16 eine positive Larvenbeeinflussung.
Diese Drüse zeichnete sich gegenüber den andern durch ihren Kolloid- und
Jodgehalt aus. Tanberg[2] fand demgegenüber auch im Fütterungsversuch an
Froschlarven die Neugeborenenschilddrüse wirksam, wenn auch nicht so stark
wie die Schilddrüse Erwachsener. Hogben und Crew[3] haben 1923 durch
Fütterungsversuche embryonaler Schilddrüsen an Axolotl den Funktionsbeginn
der embryonalen Schilddrüse bei Schaf und Rind festgestellt. Beim ersteren
wirkt schon die dreimonatige, beim Rind die viermonatige Schilddrüse metamorphoseauslösend und ebenso alle untersuchten Schilddrüsen älterer Embryonen
dieser beiden Tierarten. Rumph und Smith[4] haben den Funktionsbeginn der
Schilddrüse des Schweineembryos histologisch und experimentell bestimmt.
Die Schilddrüse eines 7 cm langen Embryos war histologisch frei von Follikel-
und Kolloidbildung. Intraperitonale Injektion eines Extraktes aus ihr vermochte
entwicklungsgehemmte, hypophysektomierte Froschlarven nicht zur Metamorphose anzuregen. Bei einem 9 cm langen Embryo waren histologisch in der
Schilddrüse Follikel und Kolloid nachweisbar. Injizierten die Forscher einen
Extrakt dieser Drüse hypophysektomierten, entwicklungsgehemmten Froschlarven, so trat beschleunigte Metamorphose auf. Schulze, Schmitt und Hölldobler[5] haben zur Lösung dieser Frage systematische Versuche mit histologisch
geprüften, menschlichen, embryonalen Schilddrüsen angestellt, deren Wirksamkeit sie durch Implantation auf Unkenlarven untersuchten. Während sie bei
früheren Fütterungsversuchen mit solchen Drüsen wie Wegelin und Abelin[6]
nie eine Metamorphosebeeinflussung erhalten hatten, lösten im Implantationsversuch sämtliche untersuchten Schilddrüsen vom 3. bis 10. Embryonalmonat

---

[1] Wegelin u. Abelin: Über die Wirksamkeit der menschlichen Schilddrüse im Froschlarvenversuch. Arch. f. exper. Path. **89**, H. 5—6 (1921).

[2] Tanberg: Enthält die fetale Thyreoidea spezifische Stoffe? Norsk Mag. Laegevidensk.
88, Nr 8, 692 (1927).

[3] Hogben and Crew: Studies on internal secretion. II. Endocrine activity in foetal
and embryonic life. Brit. J. exper. Biol. **1** (1923).

[4] Rumph and Smith: The first occurance of secretory products and of a specific structural differentiation in the thyroid and anterior pituitary during the development of the
pig foetus. Anat. Rec. **33**, Nr 4, 289 (1926).

[5] Schulze, Schmitt u. Hölldobler: Zitiert auf S. 711.

[6] Wegelin u. Abelin: Zitiert auf S. 754.

eine beschleunigte, disharmonische Metamorphose aus. Ein- und zweimonatige Drüsen standen ihnen leider nicht zur Verfügung. Schon seit längerer Zeit wissen wir, daß das menschliche embryonale Pankreas funktionsfähig ist (HAMMAR[1]) und nach Untersuchungen von TACHIBANA[2] wird vom 4. Monat ab im Magen menschlicher Feten eine wirksame Lipase gebildet. Unsere Versuche beweisen, daß die embryonale Schilddrüse beim Menschen vom 3. Monat an in Übereinstimmung mit den histologischen Untersuchungen HAMMARs Harmozone bildet.

Sprechen schon histologische Reife und Nachweis von Harmozonen im Froschlarvenversuch für eine morphogenetische Funktion der embryonalen Säuger- und besonders Menschenschilddrüse, so wird diese Auffassung weiter bestätigt durch gesetzmäßige Schwankungen des relativen, embryonalen, menschlichen Schilddrüsengewichtes, wie sie von LUCIEN und GEORGE[3] gefunden wurden.

Nach LUCIEN und GEORGE steigt das relative Schilddrüsengewicht bis zum 6. Monat, um dann einen relativen Rückgang zu erfahren. Nach RÖSSLE[4] zeigt das relativ hohe Gewicht der menschlichen embryonalen Schilddrüse in den späteren Fetalmonaten und in der Zeit um die Geburt zusammen mit der histologischen Ausbildung der Drüse eine besondere funktionelle Inanspruchnahme in dieser Zeit an. MAURER[5] fand ferner das Jod in der Schilddrüse von Neugeborenen und im gesamten Organismus des Neugeborenen gesetzmäßig verteilt und schloß daraus, „daß die Schilddrüse bereits im intrauterinen Leben eine der innersekretorischen Funktion des mütterlichen Organismus parallele und sie 'ergänzende Tätigkeit ausübt".

Wie verhält es sich nun mit der Schilddrüse der Mutter? Ist für sie ein morphogenetischer Einfluß auf den Embryo sichergestellt? Die gewöhnliche Beobachtung der Schilddrüsenvergrößerung während der Schwangerschaft und der *histologische* Nachweis einer erhöhten Tätigkeit sprechen dafür (vgl. Tab. 9).

Tabelle 9. (Nach WEHEFRITZ: Zitiert auf S. 709.)

	Gewichte	
	bei Schwangeren	bei Nichtschwangeren[6]
Ovarien	13,60 g	8,8 g
Schilddrüse.	40,69 „	25,68 „
Nebennieren	13,57 „	11,57 „

Einzelne Beobachter, UKITA[7], TANBERG[8] DAVENPORT und SWINGLE[9] u. a. behaupten, Entwicklungsstörungen (Größe, Gewicht und Hautschädigungen) bei neugeborenen Kaninchen und Mäusen künstlich thyreopriver Elterntiere gesehen zu haben, so daß demnach für eine normale Entwicklung der Embryonen die Funktion der mütterlichen Schilddrüse unentbehrlich wäre. PARHON

---

[1] HAMMAR: Zitiert auf S. 699.

[2] TACHIBANA: Physiological investigation of fetus. III. Jap. J. Obstetr. **11**, Nr 1, 20 (1928).

[3] LUCIEN et GEORGE: Considérations sur l'évolution pondérale de quelques organes glandulaires et endocriniens chez le foetus humain. Rev. franç. Endocrin. **5**, Nr 3, 161 (1927).

[4] RÖSSLE: Zusammenfassende Darst. Nr. 12.

[5] MAURER: Gibt es eine unter physiologischen Verhältnissen erfolgende Tätigkeit der fetalen Schilddrüse? Z. Kinderheilk. **43**, H. 1/2, 163 (1927).

[6] Durchschnittsgewichte weiblicher Drüsen für das 19. bis 46. Lebensjahr.

[7] UKITA: On the influence of complete thyroidectomy during pregnancy upon the development of the fetus and on the duration of gestation. Acta Scholae med. Kioto **3** (1919).

[8] TANBERG: Internal secretions between mother and foetus. Acta med. scand. (Stockh.) **56** (1922).

[9] DAVENPORT and SWINGLE: Effects of operations upon the thyroid gland of female mice on the growth of their offspring. J. of exper. Zool. **48**, H. 2, 395 (1927).

und MARZA[1] haben nur eine Verschiebung in der Häufigkeit der männlichen gegenüber den weiblichen Nachkommen gefunden. In eigenen bisher unveröffentlichten Untersuchungen, die ich zusammen mit GÜRSCHING unternahm, bekamen wir von thyreopriven wie hyperthyreotischen Kaninchenmüttern normale Junge, die sich weder durch Größe noch Gewichts-, noch Differenzierungsunterschieden vor den Kontrollen auszeichneten. Leider waren unsere Kaninchen der Rasse nach nicht ganz einheitlich. Auch ein Parallelversuch mit einem schwangeren Hunde verlief negativ. Das Versuchsergebnis stimmt überein mit dem von KNAUS[2], der nach Thyreoidektomie schwangerer Meerschweinchen keine Störung des Schwangerschaftsverlaufes und keine Entwicklungsstörungen des Wurfes beobachten konnte. Im ganzen erscheinen diese Verhältnisse noch nicht genügend geklärt. Die Schilddrüsen der Embryonen scheinen den Ausfall der Schilddrüse des Muttertieres zu ersetzen. UKITA[3] fand bei den Jungen thyreopriver Kaninchen eine größere Schilddrüse mit weiterer histologischer Differenzierung als bei den Kontrollen. Auch die Hypophyse der Nachkommen thyreopriver Tiere zeigt nach den Untersuchungen von SEITZ[4] und SEITZ und LEIDENIUS[5] eine starke Vergrößerung. Hier müßten weitere Versuche eingreifen mit Schilddrüsenexstirpation der Elterntiere *und* der Embryonen. Nach meinen Vorversuchen sind Experimente bei Tieren mit Ringplacenta (z. B. Katzen) möglich. Erschwert werden sie durch den Umstand, daß bei thyreopriven Tieren, wie ich es bei meinen Hunden beobachtete, die Geschlechtstätigkeit vollständig aufhört. Auch ABDERHALDEN[6] stellte bei thyreopriven Meerschweinchen eine Herabsetzung der Vermehrung fest.

Die Nachkommen hyperthyreotischer Kaninchen waren nach Versuchen von SCHULZE und GÜRSCHING in ihrer Entwicklung ungestört. GIACOMINI[7] fand die Körpergröße der Nachkommen hyperthyreotischer Säugetiere kleiner als normal. Die hyperthyreotischen Weibchen abortierten häufig.

THOMAS[8] hat noch 1926 einem morphogenetischen Einfluß der embryoeigenen Schilddrüsen auf die Entwicklung nur bei Störung der inkretorischen Drüsen der Mutter zugestimmt. Nachdem HAMMAR[9] histologisch die Reife der inkretorischen Drüsen schon während der frühen Embryonalzeit feststellen konnte, und nachdem SCHULZE, SCHMITT und HÖLLDOBLER auch experimentell die Abgabe von Harmozonen durch die embryonale Schilddrüse nachgewiesen haben, halte ich mich für berechtigt, auch für die normale Entwicklung eine doppelte Beeinflussung der Entwicklungsvorgänge durch das mütterliche und das kindliche inkretorische System anzunehmen.

Nach der Geburt, spätestens nach Beendigung der Lactationszeit, hört die doppelte Schilddrüsenbeeinflussung des jungen Säugerorganismus auf. Da scheint es zunächst verwunderlich, wenn nach der Geburt das Schilddrüsen-

---

[1] PARHON et MARZA: La sexe des descendants des animaux éthyroïdés. C. r. Soc. Biol. Paris **90**, Nr 4 (1924).

[2] KNAUS: Die Beziehungen der Schilddrüse zu den weiblichen Genitalorganen und zur Schwangerschaft. Arch. klin. Chir. **131**, 412 (1924).

[3] UKITA: Zitiert auf S. 755.

[4] SEITZ: Die biologischen Beziehungen zwischen Mutter und Kind vom Standpunkt der inneren Sekretion. Klin. Wschr. **3**, Nr 51, 2337 (1924).

[5] SEITZ u. LEIDENIUS: Über den Einfluß experimenteller Schädigung von Schilddrüse und Nebenniere auf das endokrine System der Nachkommenschaft. Z. Konstit.lehre **10**, H. 5, 559 (1925).

[6] ABDERHALDEN: Beitr. zur Kenntnis der Folgen der Schilddrüsenexstirpation. Pflügers Arch. **208**, H. 3/4, 476 (1925).

[7] GIACOMINI: Ric. sperim. intorn. all'infl. di alcune ghiandole e secrez. interna sull'accresc. Boll. Soc. Biol. sper. **2**, H. 1, 135 (1927).

[8] THOMAS: Zusammenfassende Darst. Nr. 18.   [9] HAMMAR: Zitiert auf S. 699.

gewicht des Neugeborenen abnimmt, wie es von KLOEPPEL[1] u. a. für den neugeborenen Menschen sichergestellt ist. Diese relative Gewichtsabnahme der Schilddrüse erscheint uns aber erklärlich, wenn wir uns vergegenwärtigen, daß ja die Haut mit ihren Drüsen, Darmepithel, Darmdrüsen, Lungen und in gewissem Grade auch das Gehirn schon während der intrauterinen Entwicklungszeit in großen Zügen ausdifferenziert werden und ausgebildet sein müssen, wenn nach der Geburt der kindliche Organismus plötzlich zu anderer Ernährung, Atmung und einem regeren·Reflexleben übergeht. Im Verhältnis zu dem, was vor der Geburt an epithelialer und nervöser Gewebsdifferenzierung geleistet werden muß, erscheinen die entsprechenden Aufgaben in den ersten Lebensjahren doch kleiner, so daß die der Geburt direkt folgende Schilddrüsenabnahme nichts Befremdendes mehr hat. Während der ersten 5 Lebensjahre wächst die Schilddrüse absolut, bleibt aber relativ hinter der Körpergewichtszunahme zurück. Ein neuer plötzlicher Wachstumsschub der Schilddrüse wird vor der Pubertät beobachtet (BIEDL[2] und FINKELSTEIN[3]). Wir sehen hier denselben gesetzmäßigen Wechsel wie während der intrauterinen Entwicklung (vgl. LUCIEN und GEORGE[4]).

Die Erforschung der morphogenetischen Bedeutung der Säugetierschilddrüse fanden wir erschwert durch die doppelte Beeinflussung der Entwicklung durch die mütterliche und embryonale Schilddrüse. Die Forschung wird weiter behindert durch die Schwierigkeit, das Schilddrüsensekret in den einzelnen Geweben und Organen chemisch oder biologisch nachzuweisen. Bisher ist ohne Überschwemmung des Organismus mit dem Schilddrüseninkret nur ein indirekter Nachweis durch Jodbestimmungen gelungen. GLEY und CHEYMOL[5] fanden in 1000 ccm Schilddrüsenvenenblut 0,05—0,5 mg Jod, in der Carotis 0,04—0,26 mg und konnten so wahrscheinlich machen, daß das Schilddrüseninkret durch die Blutbahn im Körper verteilt wird, also ein echtes Inkret darstellt. MAURER[6] stellte entsprechend beim Neugeborenen eine systematische Jodverteilung in der Schilddrüse und im Organismus selbst fest.

Ein direkter Nachweis des Schilddrüseninkretes in den einzelnen Geweben und Organen, der uns Anhaltspunkte für den Angriffsort des Inkretes liefern könnte, gelingt mit Hilfe der GUDERNATSCHschen Reaktion nicht. ROGOFF und GOLDBLATT[7] konnten durch Fütterung getrockneten Blutes aus der Schilddrüsenvene von Basedow- und anderen Kröpfen die Froschlarvenentwicklung nicht beeinflussen. Ebenso unwirksam war Armvenenblut von Basedowkranken. Ein negatives Versuchsergebnis erhielt ROMEIS[8] bei Froschlarvenfütterungsversuchen mit Blut, Leber, Galle und Harn von Tieren, denen er intravenös Thyroxin verabfolgt hatte. Thyroxin, das in Körperhöhlen eines Warmblüters gewesen war oder mit frischem Blut oder gewaschenen Blutkörperchen durchgeschüttelt wurde, beeinflußte die Kaulquappenentwicklung nicht mehr. Mit Serum geschütteltes Thyroxin verlor an Wirksamkeit. Der Froschlarven-

[1] KLOEPPEL: Vergl. Untersuchungen über Gebirgs- und Tieflandsschilddrüsen. Inaug.-Dissert. Freiburg 1911.

[2] BIEDL: Zusammenfassende Darst. Nr. 2.

[3] FINKELSTEIN: Über die nichtendemischen Schilddrüsenvergrößerungen im Kindesalter. Jkurse ärztl. Fortbildg 16, H. 6 (Juni 1925).

[4] LUCIEN u. GEORGE: Zitiert auf S. 755.

[5] GLEY et CHEYMOL: Présence de l'iode dans le sang veineux de la thyroide. C. r. Acad. Sci. Paris 179, Nr 18, 930 (1924).

[6] MAURER: Zitiert auf S. 755.

[7] ROGOFF and GOLDBLATT: Attempt to detect thyroid secretion in blood obtained from the glands of individuals with exophthalmic goiter and other conditions involving the thyroid. J. of Pharmacol. 17, Nr 6 (1921).

[8] ROMEIS: Zitiert auf S. 710.

fütterungsversuch war negativ, als ABELIN[1] Blut, Milz, Leber, Niere, Harn und Gehirn von Ratten verfütterte, denen er reichlich Schilddrüsentabletten verabfolgt hatte. ABELIN und SCHEINFINKEL[2] konnten kurze Zeit nach oraler, intravenöser und subcutaner Zufuhr von Schilddrüsenextrakt mit den Organen und dem Blut der Versuchstiere keine Froschlarvenbeeinflussung erreichen. Ebenso ergebnislos verliefen Fütterungs- und Implantationsversuche, die SCHULZE und AMMON 1923 mit Schilddrüsenvenenblut von Hunden und Kaninchen anstellten. ABDERHALDEN und WERTHEIMER[3] lieferten in Réagensglasversuchen den Nachweis, daß zerkleinerte Säugetiergewebe und Organe aus Thyroxinlösung in unterschiedlicher Stärke Thyroxin entnehmen und wahrscheinlich adsorptiv binden. Dieses Bindungsvermögen der Säugetiergewebe für Schilddrüseninkret ist die Ursache, daß für gewöhnlich der Inkretnachweis in den Organen mißlingt, wodurch wir uns einer Einblicksmöglichkeit in das Wesen der morphogenetischen Funktion der Schilddrüse bei den Säugern begeben müssen. ZAWADOWSKI mit Mitarbeitern[4] überschwemmte durch intensive Schilddrüseninkretbehandlung den Organismus von Säugetieren und Hühnern mit Schilddrüseninkret. Ihm gelang es dann, durch Implantation bzw. Injektion verschiedener Gewebe (besonders der Leber) und Körperflüssigkeiten bei Axolotln die Metamorphose auszulösen, doch glaube ich nicht, daß man aus diesen Versuchen bindende Schlüsse auf Verteilung und Angriffspunkt des Schilddrüseninkretes unter normalen Verhältnissen ziehen kann.

Die älteren Athyreose- und Hyperthyreoseversuche, die den Entwicklungseinfluß der Säugetierschilddrüse zum Gegenstand haben, leiden für die Auswertung daran, daß die Versuchstiere sämtlich schon so alt waren, daß die Schilddrüse, die ihr in der Frühentwicklung sicher zeitweilig zukommende vorherrschende Stellung nicht mehr besaß. Dadurch werden die Versuchsergebnisse unübersichtlich und mit den Ergebnissen der Amphibienexperimente schwer vergleichbar. Zwar beobachtete v. EISELSBERG an thyreoidektomierten Lämmern neben den im Vordergrund stehenden Wachstumsstörungen des Bewegungsapparates, besonders des Skelettes, auch Störungen der Haut-, Horn- und Gehirnentwicklung,[5] die mit den Beobachtungen an thyreopriven Froschlarven in Einklang stehen. Während aber bei den schilddrüsenlosen Froschlarven die Keimdrüse und der Bewegungsapparat sich weiterentwickeln, kommt es bei den Versuchen an jungen Säugern zu einer schweren Störung der Keimdrüsenentwicklung und Wachstumsstörung, die am Skelettsystem mit den von HOFMEISTER schon klassisch beschriebenen Schädigungen verbunden ist[6].

Auch HOSKINS[7] betont bei Gelegenheit von Schilddrüsenversuchen an jungen Ratten die ausschlaggebende Bedeutung des physiologischen Alters der Versuchstiere für den Versuchsausfall.

---

[1] ABELIN: Über das Verhalten der wirksamen Schilddrüsenstoffe im tierischen Organ. Biochem. Z. **138**, H. 1/3 (1923).

[2] ABELIN u. SCHEINFINKEL: Über das Verhalten der Schilddrüsenstoffe und des Dijodtyrosins i. Organ. Erg. Physiol. **24**, 690 (1925).

[3] ABDERHALDEN u. WERTHEIMER: Studien über das Verhalten von Thyroxin i. tier. Organ. Pflügers Arch. **221**, 82 (1928).

[4] ZAWADOWSKI u. BESSMERTNAJA: Über minimale Hyperthyreoidisationsdosen, bei denen Thyroxin im Gewebe der Hühner festgestellt werden kann. Arch. Entw.mechan. **109**, H. 2, 238 (1927). — ZAWADOWSKI u. PERELMUTTER: Über das Schicksal des Thyroxins im Blute und in den Geweben der hyperthyreoidisierten Hühner. Ebenda **101**, H. 2, 210 (1927). — ZAWADOWSKI u. ASIMOFF: Zur Frage der Feststellung von Thyroxin i. Organ. hyperthyreoidisierter Säugetiere. Pflügers Arch. **216**, H. 1/2, 65 (1927).

[5] v. EISELSBERG: Zitiert auf S. 702.   [6] HOFMEISTER: Zitiert auf S. 703.

[7] HOSKINS: The effect of acetylthyroxin on the newborn white rat. J. of exper. Zool. **48**, Nr 2, 373 (1927).

Von den neueren Versuchen, durch Thyreoidektomie oder übermäßige Schilddrüsenzufuhr bei ausgetragenen Säugern einen Einblick in die morphogenetische Bedeutung der Schilddrüse zu bekommen, sei folgendes erwähnt. In Bestätigung der älteren Versuchsergebnisse wird von allen Forschern nach Thyreoidektomie eine allgemeine Wachstums- und Entwicklungshemmung beschrieben (HAMMETT[1], GOLDBERG[2], LIDDLE und SIMPSON[3]). Stets wird betont, daß die Hemmung um so größer ist, je jünger die Versuchstiere sind. Die Störungen betreffen nach den Untersuchungen der verschiedenen Autoren fast alle Organe und Organsysteme, doch lassen sich einige große Gruppen von Organen herausschälen, bei denen besonders häufig und genau Störungen beschrieben werden.

Hier sind zunächst Hautstörungen und Störungen des Nervensystems zu vermerken, wie wir sie auch bei jüngeren Entwicklungsstufen von Amphibien nach Thyreoidektomie fanden. ISENSCHMID[4] entfernte bei jungen und alten Katzen die Schilddrüse. Nach einigen Wochen traten Fellstörungen auf. Die Haare fielen aus, die Tiere sahen struppig aus. ISENSCHMID untersuchte histologisch Gehirn und Rückenmark. Er beobachtete Zerstäubung und Umlagerung, schließlich Auflösung des Tigroids in den Vorderhornzellen des Rückenmarks und den Nervenzellen des Hypoglossuskernes. MINOWADA[5] hat ebenfalls bei Katzen die Schilddrüse entfernt und degenerative Haut- und Hornhautveränderungen erhalten. 14 Tage nach der Operation ließ die Schweißabsonderung an den Pfotenballen nach. Später waren die Rückbildungsvorgänge an den Haut- und Schweißdrüsen der Pfoten auch histologisch nachzuweisen. Setzte MINOWADA mit einem Trepan Verletzungen des Hornhautepithels, so war bei den thyreoidektomierten Tieren die Epithelregeneration gegenüber den Kontrolltieren um 9—10 Tage verzögert.

Degenerative Veränderungen am Fell schilddrüsenloser Meerschweinchen beschreibt ABDERHALDEN[6]. Die Haare büßen ihre Elastizität ein und werden leichter zerreißlich. TAYLOR und SCHLOTTHAUER[7] stellten bei thyreopriven jungen Schweinen fest, daß die Borsten trocken, länger und struppig wurden. Auch hier waren bei älteren Tieren die Veränderungen weniger ausgeprägt. Ferner wurde das Nervensystem beeinflußt. Die Lebhaftigkeit der Tiere nahm ab. NEWTON[8] erschloß die Störung des Zentralnervensystems seiner thyreoidektomierten Versuchstiere aus der Abnahme der normalen Hitzehyperpnoe gegenüber der Norm. Wurde der Thymus zusammen mit der Schilddrüse entfernt, so war die Störung angeblich noch größer. LIDDLE[9] glaubt sogar im Irrgartenversuch bei schilddrüsenlosen Schafen eine Herabsetzung der Ansprechbarkeit des Zentralnervensystems und eine Besserung nach Thyroxinbehandlung beobachtet

[1] HAMMETT: Studien über die Schilddrüse. Psychiatr.-neur. Wschr. **27**, 231 (1925).

[2] GOLDBERG: Changes in organs of thyroidectomized sheeps and goats. Quart. J. exper. Physiol. **17**, 15 (1927).

[3] LIDDLE and SIMPSON: Heat regulation in the thyroidectomized sheep and goat. Amer. J. Physiol. **72**, Nr 1, 56 (1925).

[4] ISENSCHMID: Histologische Veränderungen am Zentralnervensystem bei Schilddrüsenmangel. Frankf. Z. Path. **21**, 321 (1921).

[5] MINOWADA: Der Einfluß der Schilddrüsenexstirpation auf die Haut und die Hautdrüsen mit besonderer Berücksichtigung der Schweißdrüsen. Acta dermat. (Kioto) **11**, H. 3, 221 (1928) — Der Einfluß der Schilddrüse auf die Regeneration der cornealen Epithelien. Ebenda **11**, 431 (1928).

[6] ABDERHALDEN: Zitiert auf S. 756.

[7] TAYLOR and SCHLOTTHAUER: Cretinism and myxedema produced experimentally in swine. Amer. J. Physiol. **79**, Nr 1, 141 (1926).

[8] NEWTON: Quantitative measurements of the exzitability of the central nervous system after thyroidectomy and thymectomy. Amer. J. Physiol. **71**, Nr 1, 12 (1924).

[9] LIDDLE: Higher nervous activity in the thyroidectomized sheep and the effect of thyroxin thereon. Amer. J. Physiol. **72**, Nr 1, 221 (1925).

zu haben. Nach Hammett[1] verlieren nach Schilddrüsen- und Epithelkörperentfernung Gehirn und Rückenmark an Wassergehalt. Das Gehirnwachstum ist angeblich stärker beeinträchtigt als das des Rückenmarks.

Derselbe Autor berichtet über Wachstumshemmung und Atrophie der Ovarien thyreo-parathyreopriver junger weißer Ratten. Die Hoden und Nebenhoden sollen im Gegensatz dazu nur geringe Wachstumsstörungen zeigen. Bei jungen Meerschweinchen beschreibt Barberi[2] nach Thyreoidektomie ein Zurückbleiben von Wachstum und Entwicklung der Ovarien und der ganzen übrigen Geschlechtsorgane. Bei alten Tieren soll die Thyreoidektomie den Zustand der Ovarien und Geschlechtsorgane unbeeinflußt lassen.

Eine dritte große Gruppe von Störungen nach Entfernung der Schilddrüse junger Säugetiere betrifft den Bewegungsapparat. Nach Goldberg[3] und Goldberg und Simpson[4] betreffen die Veränderungen Muskulatur und Skelett. Bei thyreopriven Ziegen und Schafen sind die Skelett- und Herzmuskeln blaß und schlaff. Histologisch soll die Querstreifung fast völlig fehlen. Auch die Aortenwand soll Störungen zeigen, und die Tiere sollen auch sonst Zeichen von Bindegewebs- und Muskelschwäche zeigen. Noch bei älteren Tieren ist der Epiphysenknorpel erhalten und weist zentrale Degeneration auf. Die Knochen zeichnen sich durch erhöhte Zerbrechlichkeit aus und haben einen verminderten Aschengehalt der Trockensubstanz. Ähnliche, auf Hypothyreose bezogene Entwicklungsstörungen sind auch am menschlichen Skelett beschrieben worden (v. Seemen[5]). Die von Kunde und Carlson[6] und von Stefanescu[7] bei jungen Kaninchen nach Schilddrüsenentfernung gefundenen Skelettstörungen decken sich im wesentlichen mit den von Goldberg und Simpson beschriebenen. Nach Hammett[8] verlieren Oberschenkel- und Oberarmknochen nach Schilddrüsen- und Epithelkörperentfernung bei jungen weißen Ratten bis zu 30% an Wassergehalt. Die Gewichts- und Größenminderung gegenüber den Kontrollen soll außer auf den Wasserverlust noch auf den geringeren Gehalt an organischer Substanz und Aschenbestandteilen zurückzuführen sein.

Im ganzen sind aus den schon bei den Amphibien erörterten Gründen die Ergebnisse der Thyreoidektomie ausgetragener junger Säuger nicht ganz einheitlich, und ebenso unbefriedigend für die Auswertung sind die angestellten Hyperthyreoseversuche. Orale Schilddrüsenzufuhr bei jungen Kaninchen (Utterström[9]), bei jungen Hunden und Katzen (Courrier[10]) und bei weißen Mäusen (Sklower[11]) bewirkten eine allgemeine Stoffwechselsteigerung, die unter zunehmender Atrophie aller Organe und vor allem der physiologischen Reservestoffspeicher entweder zu kachektischen Zuständen (Sklower[11]) oder zum Tode führt.

---

[1] Hammett: Zitiert auf S. 759.

[2] Barberi: Contributo sperimentale allo studio dei rapporti di tiroide et altri organi endocrini. Endocrinologia e patol. costituz. 1, H. 3, 241 (1926).

[3] Goldberg: Zitiert auf S. 759.

[4] Goldberg and Simpson: Osseous and muscular changes in thyroidectomized sheep. Proc. Soc. exper. Biol. a. Med. 23, Nr 2, 132 (1925).

[5] v. Seemen: Osteochondropathia cretinoidea. Arch. klin. Chir. 152, 616 (1928).

[6] Kunde and Carlson: Experimental cretinism. I. Amer. J. Physiol. 82, Nr 3, 630 (1927).

[7] Stefanescu: Les modifications des cartilages de conjugaison à la suite de l'ablation de la glande thyroide chez les jeunes Lapins. C. r. Soc. Biol. Paris 95, Nr 27, 790 (1926).

[8] Hammett: Studies of the thyroid apparatus. XVI. J. of exper. Zool. 39, Nr 3 (1924).

[9] Utterström: Contribution à l'étude des effets de l'hyperthyroidisation, spécialement en ce qui concerne le thymus. Arch. méd. exp. et anat. path. 4 (1910).

[10] Courrier: Réactions histologiques du corps thyroïde des animaux sonnis à l'alimentation thyroïdienne. C. r. Soc. Biol. Paris 91, Nr 35, 1274 (1924).

[11] Sklower: Über die Beziehungen zwischen Schilddrüse und Thymus. Zool. Anz. Suppl.-Bd. 2, 177 (1926).

Hoskins[1] hat jungen weißen Mäusen Acetylthyroxin injiziert. Setzt die Behandlung gleich nach der Geburt ein, so kommt es zu einer erheblichen Entwicklungsbeschleunigung, bei der besonders deutlich Veränderungen am Haarkleid, an den Nägeln, Augen, Ohren und Epiphysen der Röhrenknochen zu beobachten sind. In kürzester Frist entstehen Zwergmäuse, die nach Schädelproportionen und Differenzierung der Gewebe ausgewachsenen Mäusen gleichen. Ähnlich wie bei Amphibienversuchen ist also auch bei den an neugeborenen Säugern angestellten Hyperthyreoseversuchen eine starke Entwicklungsbeschleunigung bei Wachstumsstillstand festzustellen. Der Wachstumsstillstand wurde von Giacomini[2] bei Schilddrüsenbehandlung neugeborener Meerschweinchen und Kaninchen bestätigt. Giacomini sah auch eine Förderung des Haarwachstums bei vermindertem Haarausfall. Hoskins[3] beobachtete bei jungen weißen Ratten nach Acetylthyroxininjektionen beschleunigte Bildung der Schneidezähne. So finden wir auch bei den Hyperthyreoseversuchen an jungen Säugetieren manchen Hinweis auf eine besondere Förderung der Differenzierung von Ektodermabkömmlingen.

Die Veränderungen des Skelettes bei Hyperthyreose sind das Spiegelbild der Skelettveränderungen nach Schilddrüsenentfernung. Die Epiphysenlinien sind verschmälert (Hoskins[1], Nihsimura und Kiyonari[4]), das Längenwachstum der Knochen an den Epiphysenlinien ist gestört (dieselben und Stefanescu[5]). Es kommt zu vorzeitiger Verknöcherung der Epiphysenfugen.

Bevor wir unsere Untersuchungen über die morphogenetische Bedeutung der Schilddrüse abschließen, haben wir uns noch mit jenen „Naturexperimenten" beim Menschen auseinanderzusetzen, wie sie uns die Krankheitsbilder der angeborenen Thyreoaplasie, der angeborenen Thyreohypoplasie, des angeborenen Kretinismus und des Basedow bieten.

Folgen eines angeborenen Schilddrüsenmangels sind in den letzten Jahrzehnten häufig beschrieben worden. Ich verweise auf die zusammenfassenden Darstellungen von Rössle[6] und Wegelin[7]. Die schweren Folgezustände bilden sich erst einige Zeit nach der Geburt aus. („Einen angeborenen Kretinismus gibt es nicht", Rössle.) Um es vorwegzunehmen: Bei allen Thyreoaplasien finden sich für den darauf eingestellten Beobachter ganz besonders zahlreiche Störungen der Oberhaut mit ihren Anhangsgebilden, des Darmkanals und seiner Drüsen sowie des Gehirns und der Sinnesorgane (Ekto- und Entodermabkömmlinge). Daneben kommen nun auch schwere Skelettstörungen vor, die denen nach Schilddrüsenentfernung beim jungen Säuger ähnlich sind, aber hier wie dort findet sich dabei eine Störung der Keimdrüsenentwicklung, die, wie ich schon oben angab, das reine Bild des Schilddrüsenmangels zu verwischen scheint. Den Kretinismus möchte ich in Anlehnung an Rössle[6] als Wachstumsstörung mit besonderem Hervortreten hypothyreotischer Merkmale ansehen. Bei ihm, wie beim angeborenen Schilddrüsenmangel, ist die Oberhaut im Gegensatz zu dem oft pseudoödematös veränderten Lederhaut- und Unterhautgewebe dünn. Es finden sich Mißbildungen und Unterentwicklung der Hautdrüsen, mangelhafte Kopfhaarentwicklung, Fehlen der Schambehaarung, Störungen der Nagel-

---

[1] Hoskins: Zitiert auf S. 758.   [2] Giacomini: Zitiert auf S. 756.
[3] Hoskins: Zitiert auf S. 758.
[4] Nishimura u. Kiyonari: Histologische Untersuchungen über die Beeinflussung der Entwicklung des Knochens, insbesondere der Epiphysenlinie der jungen Tiere durch Schilddrüsenfütterung nach Thyreoidektomie. Verh. jap. Ges. inn. Med. **1926**, 85.
[5] Stefanescu: Les modifications des cartilages de conjugaison chez les animaux hyperthyroïdés. C. r. Soc. Biol. Paris **95**, Nr 38, 1570 (1926).
[6] Rössle: Zusammenfassende Darst. Nr. 12.
[7] Wegelin: Zusammenfassende Darst. Nr. 7.

entwicklung, verspäteter und unvollständiger Zahnersatz. Oft sind zu Lebzeiten Darmstörungen aufgetreten. Degenerative Veränderungen der Leber und des Pankreas werden beschrieben. Die Lungen zeigen ihre Dysplasie durch erhöhte Neigung zu Erkrankungen an. Die Nebennieren können unterentwickelt sein und eine Verdrängung ihrer epithelialen Elemente durch Bindegewebe aufweisen. Dazu kommen die stets beobachteten schweren Funktionsstörungen des Gehirns. Die mangelhafte Entwicklung des Hirnschädels im Gegensatz zum Gesichtsschädel mag mit der Unterentwicklung des Gehirns in Zusammenhang zu bringen sein. Schon diese kurze Aufzählung zeigt, wie sich in großen Zügen auch hier die Schädigung als hauptsächliche Unterentwicklung der Körperepithelien in weitestem Sinne und des Gehirns äußert. Bei mancher Übereinstimmung mit den Ergebnissen der eindeutigeren Amphibienexperimente lassen sich bedeutsame Abweichungen natürlich nicht verkennen. Aber der rein uniglandulären Störung im Larvenversuch steht im „Naturexperiment" die biglanduläre Störung von Schilddrüse und Keimdrüse oder sogar eine multiglanduläre Störung gegenüber.

JAENSCH und seine Mitarbeiter[1] stellten bei entwicklungsgestörten und teilweise kretinistischen Schulkindern eigentümliche Hauptcapillarveränderungen fest. Diese Kinder zeigten neben Störungen der Oberhaut und des Gehirns (Schwachsinn) Hautcapillarformen, wie man sie sonst nach JAENSCH nur beim Embryo und Neugeborenen findet. Wohl mit Recht nehmen die Autoren an, daß diese Unterentwicklung der Capillaren abhängig ist von der Unterentwicklung der deckenden Haut.

Ohne die Ergebnisse der Amphibienexperimente zu kennen, faßten sie das als eine Systemunterentwicklung von Abkömmlingen des Ektoderms auf. Sie stellten ferner fest, daß diese bedingt war durch eine Hypothyreose. Auf mehr oder minder lange vorsichtige Zufuhr von Schilddrüsenpräparaten erfolgte nicht nur eine nachträgliche Ausdifferenzierung der Haut und ihrer Capillaren, sondern es äußerte sich auch die Besserung der Gehirndifferenzierung, wenn man so sagen darf, in einer raschen Intelligenzsteigerung. Ebenso rasch besserten sich häufig vorher beobachtete Magen-, Darm- und Pankreasstörungen (Entoderm!).

Der Basedow ist nicht als reine Hyperthyreose aufzufassen, und trotzdem gibt es bei ihm nicht nur funktionelle, sondern auch morphologische Störungen, die man, wie die allgemeine Überansprechbarkeit des Nervensystems, das abnorme Wachstum der Haare, die übermäßige Schweißabsonderung und Hauttalgbildung (Acne) und die nach SATTLER in 18% aller Basedowfälle gefundene übermäßige Hautpigmentierung (WEGELIN[2]), mit den Veränderungen bei experimenteller Hyperthyreose vergleichen kann.

Während ich so im vorhergehenden die morphogenetische Bedeutung der Schilddrüse für die harmonische Ausdifferenzierung des Wirbeltierkörpers an einem großen Untersuchungsmaterial nachweisen konnte, ist es für einen anderen Kiementaschenabkömmling, die Epithelkörperchen, schwer, überhaupt einen Hinweis auf eine morphogenetische Funktion zu finden. Allen[3] wie SCHULZE[4] fanden nach Schilddrüsenexstirpation von Froschlarven eine geringe Vergrößerung der Epithelkörperchen, die aber nicht so stark ist wie etwa die der Hypophyse. Die vergrößerten Epithelkörperchen können auch nicht funktionell die schweren Störungen der Schilddrüsenentfernung verhüten.

---

[1] JAENSCH u. WITTNEBEN: Archicapillaren, endokrines System und Schwachsinn. Bericht über den II. Kongreß für Heilpädagogik, München 1924. Berlin: Julius Springer 1924.
[2] WEGELIN: Zusammenfassende Darst. Nr. 7.
[3] ALLEN: Zitiert auf S. 711.
[4] SCHULZE: Zitiert auf S. 711.

Füttert man an Froschlarven Epithelkörperchen, so findet man außer einer anfänglichen unspezifischen Wachstumssteigerung (ROMEIS 1916[1] und SCHULZE[2]) keinen Einfluß auf Wachstum und Differenzierung.

Bei den ausgewachsenen Fröschen machen die Epithelkörperchen nach ROMEIS[3] jahrescyclische Veränderungen durch, Harmozone scheinen sie aber nicht zu bilden. Sie spielen eine wichtige Rolle im Kalkstoffwechsel des Organismus. Die von ISELIN[4] 1908 nach Entfernung der Epithelkörperchen bei jungen weißen Ratten beschriebenen Zahn- und Skelettstörungen wurden neuerdings von IKUTA[5] bzw. HAMMETT[6] bestätigt. Über die Bedeutung der Epithelkörperchen während der kindlichen Entwicklung ist alles in diesem Zusammenhang Bemerkenswerte aus den Veröffentlichungen des einschlägigen pädiatrischen Schrifttums zu entnehmen (GYÖRGY[7]).

Von jeher scharf umstritten war die Frage, ob der Thymus als eine inkretorische Drüse und besonders als eine Blutdrüse anzusprechen sei, die Wachstum und Differenzierung beeinflußt. Wie die Epithelkörperchen entsteht er aus dem Epithel der dritten und vierten beiderseitigen Kiemenspalte (GROSSER[8]) und bildet sich bekanntlich später zu einem lymphoepithelialen Organ um. Namhafte Pathologen, wie v. HANSEMANN[9], wollten den Thymus nur als lymphatisches Gewebe gewertet wissen. Demgegenüber sehen KLOSE und VOGT[10] auf Grund beobachteter Wachstumsstörungen nach völliger Thymektomie von jungen Hunden das Organ als Blutdrüse an, das Harmozone liefert, die das Wachstum fördern können.

In den letzten 15 Jahren ist ohne ganz eindeutige Ergebnisse viel darüber gearbeitet worden, die Funktion des Thymus zu klären.

GUDERNATSCH[11] und nach ihm ROMEIS[12], ABDERHALDEN[13], STETTNER[14], HART[15] u. a. führten Fütterungsversuche mit Säugetierthymus an Amphibienlarven durch. Während Schilddrüsenfütterung Wachstumsstillstand und überstürzte Entwicklung und Metamorphose bewirkte, kam es durch Thymusfütterung nach den anfänglichen Versuchen zu vermehrtem Wachstum unter häufigem Ausbleiben der Metamorphose. Die Metamorphosehemmung war aber kein ganz

---

[1] ROMEIS: Zitiert auf S. 710.   [2] SCHULZE: Zitiert auf S. 711.
[3] ROMEIS: Morphologische und experimentelle Studien über die Epithelkörperchen der Amphibien. I. Z. Anat. **80**, 547 (1926).
[4] ISELIN: Wachstumshemmung infolge von Parathyreoidektomie bei Ratten. Dtsch. Z. Chir. **93** (1908).
[5] IKUTA: On the relation between endocrine organs and the development of teeth. Acta medicin. Keijo **11**, 35 (1928).
[6] HAMMETT: Zitiert auf S. 760.
[7] GYÖRGY: Die Behandlung und Verhütung der Rachitis und Tetanie nebst Bemerkungen zu ihrer Pathogenese und Ätiologie. Berlin: Julius Springer 1923.
[8] GROSSER: Zitiert auf S. 700.   [9] v. HANSEMANN: Zitiert nach HART S. 699.
[10] KLOSE u. VOGT: Klinik und Biologie der Thymusdrüse mit besonderer Berücksichtigung ihrer Beziehungen zu Knochen- und Nervensystem. Beitr. klin. Chir. **69** (1910).
[11] GUDERNATSCH: Zitiert auf S. 709.
[12] ROMEIS: Zitiert auf S. 710. — Experimentelle Studien zur Konstitutionslehre. I. Münch. med. Wschr. **1921**, Nr 14 — Die Wirkung der Verfütterung frischer Thymus auf Froschlarven. Arch. mikrosk. Anat. u. Entw.mechan. **104**, H. 1/2, 273 (1925) — Weitere Versuche über den Einfluß der Thymusfütterung auf Amphibien und Säugetiere. Klin. Wschr. **5**, Nr 22, 975 (1926).
[13] ABDERHALDEN: Zitiert auf S. 710. — Über das Wesen der Wirkung der Verfütterung von Thymusgewebe auf Wachstum und Entwicklung von Froschlarven. Pflügers Arch. **211**, H. 1/2, 324 (1926).
[14] STETTNER: Beeinflussung des Wachstums von Kaulquappen durch Verfütterung von Thymus und Geschlechtsorganen. Jb. Kinderheilk. **83**, H. 1.
[15] HART: Zum Wesen und Wirken endokriner Drüsen. Berl. klin. Wschr. **57**, Nr 15 (1920).

regelmäßiges Versuchsergebnis. Auf Grund maßstatistischer und histologischer Untersuchungen von SKLOWER[1] vertritt auch HARMS[2] die Ansicht, daß der Thymus der Anurenlarven im Gegensatz zur Schilddrüse eine wachstumsfördernde und entwicklungs- sowie metamorphosehemmende Funktion besitzt.

Zu abweichenden Versuchsergebnissen kamen bei Wiederholung der Fütterungsexperimente an Urodelenlarven (Amblystoma maculatum, opacum, tigrinum) UHLENHUTH[3] und an Anurenlarven ROMEIS[4]. Sie stellten fest, daß bei ausschließlicher Thymusfütterung nicht nur die Entwicklung, sondern auch das Wachstum der urodelen wie auch der anuren Amphibienlarven gehemmt ist. Wurde Thymus nur als Beifutter gegeben, so trat neben der Metamorphosehemmung gegenüber den Kontrollarven eine Wachstumsbeschleunigung auf. UHLENHUTH wie ROMEIS sind nach diesen neuerlichen Versuchsergebnissen der Meinung, daß die Metamorphosehemmung bei Amphibienlarven nach Thymusfütterung unspezifisch ist und nur darauf beruht, daß bei ausschließlicher Thymusfütterung ein Stoff im Futter fehlt, der sonst die Larvenschilddrüse so weit zur Ausdifferenzierung kommen läßt, daß sie die Metamorphose in Gang bringen. ABDERHALDEN[5] bestätigte die Versuchsergebnisse von ROMEIS, und ebenso fand CAMPORA[6] bei ausschließlicher Thymuskost Wachstum und Metamorphose von Froschlarven gehemmt.

Ein stets wiederkehrender Versuchserfolg bei nicht ausschließlicher Thymusfütterung ist die Vermehrung des Körperwachstums durch Thymuszufuhr, d. h. eine vermehrte Anlagerung von Körpergewebe. „Kümmerlinge" in Froschlarvenzuchten konnte ROMEIS[7] durch Thymusbeifütterung so weit zum Wachstum anregen, daß aus den gehemmten, kleinen Tieren normale Larven wurden. Die nämliche Wachstumssteigerung durch Thymusfütterung erreichte KNIPPING[8] angeblich auch durch Lymphknotenfütterung. RASPI[9] konnte durch Behandlung mit Extrakt aus Thymus wie auch aus Lymphknoten das Wachstum von Amphibienlarven beschleunigen.

Die Exstirpation der beiden Thymusdrüsen von Amphibienlarven, durch ADLER[10] und durch ALLEN[11] und HOSKINS[12] ausgeführt und technisch nicht sehr schwer, hatte einen gänzlich negativen Erfolg. Die vollständige Thymektomie zog bei den Versuchstieren keinerlei Störung von Wachstum und Metamorphose nach sich. Auch der Gegenversuch, Überpflanzung arteigener Thymus durch HOSKINS[13] auf Amphibienlarven, bewirkt keine Veränderungen des Wachstums und der Entwicklung.

So ist das Ergebnis der Amphibienlarvenversuche unbefriedigend, doch wollen wir festhalten, daß nach maßstatistisch-histologischen Untersuchungen

[1] SKLOWER: Zusammenfassende Darst. Nr 14.

[2] HARMS: Innere Sekretion und ihre Störungen. Dtsch. med. Wschr. 51, Nr 16, 631 (1925).

[3] UHLENHUTH: Nature of the retarding influence of the thymus upon amphibian metamorphosis. J. gen. Physiol. 1, Nr 3, 305.

[4] ROMEIS: Zitiert auf S. 763.   [5] ABDERHALDEN: Zitiert auf S. 763.

[6] CAMPORA: Ricerche comperative con alimentazione mono- e pluriglandolari in larve di anfibi. Patologica 18, Nr 422, 602 (1926).

[7] ROMEIS: Zitiert auf S. 763.

[8] KNIPPING: Beitr. z. Physiol. d. Thymus. Dtsch. Arch. klin. Med. 141, H. 3/4 (1922).

[9] RASPI: Azioni di disintegrati vari sull'accrescimento o corporeo. Riv. Clin. pediatr. 25, H. 10, 750 (1927).

[10] ADLER: Metamorphosestudien an Batrachialarven. I. Arch. Entw.mechan. 40, H. 1 (1914).

[11] ALLEN: The results of earlist removal of the thymus glands in rana pipiens tadpoles. J. of exper. Zool. 31, Nr 2 (1920).

[12] HOSKINS: Exstirpation and transplantation of the thymus in larvae of rana sylvatica. Endocrinology 5, Nr 6 (1921).

[13] HOSKINS: Zitiert auf S. 764.

von HARMS und Mitarbeitern in Übereinstimmung mit den ersten Froschlarvenfütterungsversuchen dem Thymus eine wachstumssteigernde und entwicklungshemmende Wirkung zuzuschreiben ist.

Über die Funktion des Thymus bei den Vögeln sind wir noch weniger unterrichtet. Nach KRICENECKY[1] soll im Gegensatz zur Schilddrüsenfütterung Thymusfütterung den Ersatz des Daunengefieders durch das erste Umrißgefieder hemmen. RIDDLE und FREY[2] schreiben dem Vogelthymus einen Einfluß auf Wachstum und Geschlechtsreife zu. In Übereinstimmung mit später zu besprechenden Säugetierversuchen verliert während der Ausbildung der Geschlechtsreife der Thymus die Hälfte seines Gewichtes.

Im Gegensatz zu den Beobachtungen und Versuchen an niederen Wirbeltieren sprechen die Exstirpations- wie Hyperthymisationsversuche an jungen Säugetieren für eine spezifische morphogenetische Wirkung des Thymus. Man muß daher gegen die Amphibienversuche den Einwand erheben, daß wir vielleicht bei den Amphibienlarven gerade ein Entwicklungsstadium zu den Versuchen gewählt sehen, auf dem die Körpergewebe nicht so gut „ansprechen" wie während des verhältnismäßig sehr viel älteren Entwicklungszustandes, den junge Säugetiere darstellen.

Ganz einheitlich sind auch bei den Säugetieren die Ergebnisse der Thymusforschung nicht.

LUCIEN und GEORGE[3] fanden maßstatistisch beim Menschen einen raschen absoluten und relativen Gewichtsanstieg des Thymus bis zur Geburt. Nach der Geburt fiel das relative Gewicht ab. Das absolute steigt bis zur Pubertät, um dann beim Erwachsenen (vgl. auch HAMMAR[4]) stark abzufallen. Das hohe relative Gewicht um die Zeit der Geburt spricht dafür, daß der Thymus während dieser Entwicklungsspanne seine größte Bedeutung besitzt.

Einige Autoren haben auch bei Säugetierversuchen durch übermäßige Thymuszufuhr ein negatives Ergebnis erhalten. So konnten DOWNS und EDDY[5] durch subcutane Injektionen von Thymusextrakt keine ständigen Wachstums- und Entwicklungsveränderungen außer einer Gewichtszunahme von Schilddrüse und Milz erzielen. ROMEIS[6] bekam entsprechend seinen Amphibienversuchen bei jungen Ratten durch ausschließliche Thymuskost eine starke, schließlich tödliche Wachstums- und Entwicklungshemmung, bei der neben dem Skelettsystem, dem Knochenmark, der tiereigenen Thymus und dem lymphoiden Gewebe die Keimdrüsen und Geschlechtsorgane die stärkste Unterentwicklung zeigten. In jüngster Zeit hat HAMMAR[7] eine direkte Förderung des Wachstums durch den Thymus auf Grund ausgedehnter eigener histologischer und maßstatistischer Untersuchungen und auf Grund einer Übersicht über das einschlägige Schrifttum als unbewiesen bezeichnet.

Demgegenüber stellte DEMEL[8] nach Einpflanzung und Beifütterung von Thymus an junge Ratten eine erhebliche Wachstumssteigerung fest, die mit den Ergebnissen der Thymusbeifütterung an Amphibienlarven übereinstimmt.

---

[1] KRICENECKY: Zitiert auf S. 752.

[2] RIDDLE and FREY: The growth and age involution of the thymus in male and female pigeons. Amer. J. Physiol. **71**, Nr 2, 413 (1925).

[3] LUCIEN et GEORGE: Zitiert auf S. 755.

[4] HAMMAR: Die Menschenthymus in Gesundheit und Krankheit. I. Leipzig 1926.

[5] DOWNS and EDDY: Effect of subcutaneous injections of thymus substance in young rabbits. Endocrinology **4**, Nr 3 (1920).

[6] ROMEIS: Zitiert auf S. 763.

[7] HAMMAR: Die Funktion der Thymusdrüse im Lichte der Organreaktionen unter anormalen Körperverhältnissen. Klin. Wschr. **8**, Nr 50 (1929).

[8] DEMEL: Beobachtungen über die Folgen der Hyperthymisation. Mitt. Grenzgeb. Med. u. Chir. **34**, 437 (1922).

Die jungen Thymusratten waren kräftiger als die Kontrollen, das Knochenlängenwachstum war stärker. Die Tiere zeigten reichlichen Fettansatz. Der Thymus junger Tiere war dabei wirksamer als der Thymus älterer, schon geschlechtsreifer Tiere.

Auch ASHER und RATTI[1] fanden nach Thymusbeifütterung und mehr noch nach intramuskulärer Injektion von Thymusextrakten bei jungen Ratten das Wachstum stark beschleunigt und gesteigert. In weiteren Versuchen konnte durch Thymusbehandlung eine sonst sicher zur Entstehung von Rachitis führende Art der Aufzucht unwirksam gemacht werden. Bei jungen Hunden konnte AMATO[2] durch Injektion wässerigen Thymusextraktes das Skelettwachstum fördern. RASPI[3] sah nach Thymus- und Lymphknotenextraktbehandlung junger Ratten beschleunigtes Wachstum. MIYAGAWA und KAORU WADA[4] beobachteten bei Thymusinjektionsbehandlung von Ratten und Hunden nach geringen Dosen Förderung, nach großen Dosen Hemmung von Entwicklung und Wachstum.

Während gegen die Thymusexstirpationsversuche des älteren Schrifttums der Einwand gemacht werden kann, daß der Operationserfolg durch die Schwere des Eingriffes bedingt war und somit nicht einer spezifischen Wirkung des Thymusausfalles entsprach, gilt das für die neueren Thymusexstirpationsversuche nicht mehr. BIRCHER[5] unternahm einmal Thymusexstirpationen an jungen Säugetieren und entfernte zum anderen bei Kindern den Thymus bei mediastinalen Verdrängungserscheinungen zum großen Teil. Bei den Versuchstieren wie bei den operierten Kindern beobachtete er eine Wachstumshemmung. Die Individuen blieben kleiner, das Skelettwachstum blieb zurück und war mit mangelhafter Knochenfestigkeit verbunden. FRONTALI[6] beobachtete bei einem Säugling mit hochgradiger angeborener Thymusatrophie und Sklerose eine abnorme Knochenbrüchigkeit. LUCIEN und PARISOT[7] fanden nach Thymektomie bei jungen Kaninchen allgemeine Wachstumshemmung und Störungen der Skelettentwicklung. PIGHINI[8] sah nach Thymusentfernung an jungen Hühnern und Hunden neben anderen Entwicklungsstörungen ebenfalls ein Zurückbleiben der Skelettentwicklung, und zu ähnlichen Ergebnissen kam LINDEBERG[9] bei teilweiser und völliger Thymektomie von verschiedenartigen jungen Säugetieren. Bei älteren Versuchstieren, 4—6 Monate alte Kaninchen, bleibt nach ALLEN[10] der Thymusverlust ohne Folgen auf Wachstum und Entwicklung.

Die Exstirpation der Milz (SMITH und ASHAM[11]) junger Ratten zeitigt keine Entwicklungsstörung, und auch das Wachstum bleibt unbeeinflußt. Es besteht

---

[1] ASHER u. RATTI: Der Einfluß der Thymus auf das Wachstum unter normalen und anormalen Bedingungen. Klin. Wschr. 8, Nr 44, 2051.

[2] AMATO: Ricerche sulla fisiopatologia del timo. I. Sperimentale 81, H. 1/2, 5 (1927).

[3] RASPI: Zitiert auf S. 764.

[4] MIYAGAWA and KAORU WADA: Influences of the constituents of thymus gland cells on the growth of young organism. Jap. med. World 5, Nr 10, 277 (1925) — Sci. Rep. Gov. Inst. for int. Dis. Tokyo 3, 43 (1924).

[5] BIRCHER: Beiträge zur Pathologie der Thymusdrüse. I. Wachstumsstörungen nacl Thymektomie. Z. Neur. 8, H. 2 (1921).

[6] FRONTALI: Fragilità ossea congenita e timo. Riv. Clin. pediatr. 18, Nr 5 (1920).

[7] LUCIEN et PARISOT: Contributions à l'étude des fonctions du thymus. Arch. Méd. exper. anat. Path. 22 (1910).

[8] PIGHINI: Studi sul timo IV. Sugli effetti della timectomia. Riv. sper. di freniatr. arch. ital. per le malatt. nerv. e ment. 46, H. 1/2, 1 (1922).

[9] LINDEBERG: Über den Einfluß der Thymektomie auf den Gesamtorganismus und auf die Drüsen mit innerer Sekretion, insbesondere die Epiphyse und Hypophyse. Fol. neuropath. eston. 2, H. 1, 42 (1924).

[10] ALLEN: Thymectomy in the rabbit. J. of exper. Med. 43, Nr 1, 119 (1926).

[11] SMITH and ASHAM: The relation of splenectomy to growth and apetite in the rat. J. of biol. Chem. 50, Nr 2 (1922).

ein Unterschied zwischen den Folgen der Entfernung des Thymus und der Entfernung lymphatischer Organe.

In ihren Hauptergebnissen stimmen die Beobachtungen an jungen Säugern nach Entfernung des Thymus und nach Hyperthymisation insofern überein, als nach Thymusentfernung das Wachstum gehemmt und nach übermäßiger Thymuszufuhr das Wachstum beschleunigt wird. Wir können demnach den Thymus als Organ auffassen, das den Massenzuwachs des Körpers, also das Wachstum im engeren Sinne, fördert.

Vielleicht beruht diese Funktion zum Teil wenigstens auf dem hohen Lymphocytengehalt des Thymus. Dafür spricht folgendes: Züchtet man Gewebsstückchen auf Blutplasma, so tritt nur dann dauerndes Wachstum auf, wenn dem Plasma Embryonalextrakt oder andere bestimmte Stoffe zugesetzt werden. Serumzusatz zum Plasmatropfen der Kultur gibt keinen dauernden Wachstumsreiz. Behandelt man das Serum mit Lymphocytenzusatz vor (CARREL und EBELING[1]), so genügt der Zusatz des vorbehandelten Serums zum Plasma, Hühnerfibroblastenkulturen zu dauerndem Wachstum zu veranlassen. CARREL und EBELING nehmen an, daß die Lymphocyten die Funktion haben, aus der „Körperlymphe" oder aus dem Serum wachstumsanregende Stoffe zu bilden, und heben die Bedeutung dieses Geschehens für jede Art von Wundheilung und Regeneration im Organismus hervor.

Durch diese Versuchsergebnisse von CARREL und EBELING gewinnen wir ganz neue Gesichtspunkte für das Verständnis der Thymusfunktion, soweit es sich um das Thymusparenchym handelt. Nach HAMMARS Aufstellung (vgl. RÖSSLE[2]) ist während der ersten 19 Lebensjahre beim Menschen das relativ hohe Thymusgewicht besonders auffällig. Das absolute Thymushöchstgewicht wird zwischen dem 11. und 15. Lebensjahr erreicht, und vom 25. Lebensjahr an, d. h. zu einer Zeit, in der das harmonische Wachstum des Organismus im Sinne der Anlagerung neuer Gewebsmassen aufhört, sinkt das Thymusgewicht ständig. Das Kindesalter ist im Vergleich zum Erwachsenen durch eine Lymphocytose des Blutes ausgezeichnet. Nach schweren Krankheiten im Kindesalter findet man häufig eine Involution des Thymus mit einer Rückbildung aller lymphatischen Organe verknüpft. Bei Anerkennung der CARREL-EBELINGSchen Theorie muß man diese Wachstumsstörungen mit den Involutionsvorgängen des Thymus in Zusammenhang bringen. Nach SCHMINCKE[3] ist sowohl beim Status thymolymphaticus wie auch bei jungen kräftigen Männern ein hoher Blutlymphocytengehalt festzustellen (GROLL, LÖWENTHAL nach SCHMINCKE). Auch das hierbei beobachtete Zusammentreffen erhöhten Wachstums mit erhöhter Lymphocytenbildung läßt sich mit den CARREL-EBELINGSchen Versuchsergebnissen gut in Einklang bringen. Für den Thymus als morphogenetisch wirksames Organ legt es die Annahme nahe, daß die von ihm hervorgerufene Wachstumsförderung durch die Lymphocyten seines Parenchyms vermittelt wird. Die Bedeutung des epithelialen Thymusanteiles bleibt uns bei dieser Betrachtungsweise zunächst verschlossen. Wahrscheinlich besitzt er noch eine besondere Funktion, wie die von HAMMAR[4] nach Einwirkung von Toxinen beschriebene vermehrte Bildung HASSALscher Körperchen zeigt.

Bei maßstatistischen Untersuchungen beobachtet man nach Ausreifung der Keimdrüsen einen zunehmenden Gewichtsverlust und Rückbildung des Thymus. Die Thymusrückbildung besteht vornehmlich in einem Verlust des

---

[1] CARREL u. EBELING, zitiert bei SCHULZE: Explantation. Klin. Wschr. 4, Nr 16 (1925).
[2] RÖSSLE: Zusammenfassende Darst. Nr 12.
[3] SCHMINCKE: Zusammenfassende Darst. Nr 7.
[4] HAMMAR: Zitiert auf S. 765.

Thymusparenchyms an Thymuslymphocyten (Hammar[1]). Die gleiche Rückbildung läßt sich nach Hammar[2] durch Injektion des Serums geschlechtsreifer Tiere, aber nicht durch Injektion des Serums von Kastraten erreichen. Kastration hemmt entsprechend die Thymusrückbildung (Trentini[3]). Nach Thymektomie ist das Hodengewicht junger Meerschweinchen fast doppelt so groß als bei den Kontrollen (Paton[4]), und umgekehrt kommt es durch übermäßige Thymuszufuhr an weißen Ratten (Hever[5]) zu einer Keimdrüsendegeneration. Weibliche Tiere bleiben steril. So läßt sich aus den verschiedenen Versuchen insofern ein Antagonismus zwischen Keimdrüsen und Thymus erschließen, als beide Drüsen nach der Entfernung der Gegendrüse sich vergrößern und nach übermäßiger Zufuhr der Gegendrüse eine Rückbildung zeigen. Entsprechend beherrschen die beiden Drüsen einander ablösend je eine Entwicklungsspanne. Während der Vorherrschaft des Thymus stehen die Wachstumsvorgänge des Körpers im Vordergrund. Sie wird abgelöst durch jene Entwicklungsphase, bei der unter Rückbildung des Thymus die Keimdrüse endgültig ausdifferenziert wird. Während dieser Zeit hört das Wachstum auf, und die Differenzierungsvorgänge am Skelett werden mit Verschluß der Epiphysenfugen beendet.

Die Erforschung der morphogenetischen Funktion der Hypophyse ist aus mehreren Gründen erschwert. In dem makroskopisch einheitlichen Gebilde sind mindestens drei funktionell verschiedene Organe zusammengefaßt, epithelialer Vorderlappen, epithelialer Zwischenlappen und Hinterlappen (Neurohypophyse). Biedl[6] hat neuerdings wieder mit Recht darauf hingewiesen, daß dieser Umstand bei Untersuchungen über die Hypophysenfunktion besondere Beachtung verdient, zumal darauf bis in die jüngste Zeit vornehmlich bei experimentellen Untersuchungen nicht genügend Rücksicht genommen wurde. Von den drei genannten Teilen der Hypophyse hat nur der Vorderlappen eine morphogenetische Bedeutung, was wir im einzelnen begründen werden. Eine weitere Erschwerung ergibt sich aus dem Umstand, daß der Hormazone liefernde Hypophysenvorderlappen in engsten Wechselbeziehungen zu den anderen inkretorischen Drüsen steht, vor allem zur Schilddrüse und zu den Keimdrüsen, wodurch die Analyse der Versuchsergebnisse erschwert wird. Eine weitere, mehr äußere Erschwerung für die Untersuchung der morphogenetischen Hypophysenfunktion ist der Umstand, daß das Hypophysenvorderlappengewebe bei Fütterungsversuchen an die Larven der Schwanzlurche (Urodelen) und an Säugetiere im Darmkanal so weitgehend abgebaut wird, daß es nach der Resorption keine Wirkung mehr entfaltet.

Sklower[7] hat für die Hypophyse der Frösche maßstatistisch ein Verhalten gefunden, das weitgehend dem der Schilddrüse entspricht. Es läßt sich schon hieraus der Analogieschluß ziehen, daß die Hypophyse bei den Amphibienlarven ihren morphogenetischen Einfluß während derselben Entwicklungsphasen entfaltet wie die Schilddrüse, auch weist der Befund auf enge funktionelle Wechselbeziehungen zwischen beiden Drüsen hin.

---

[1] Hammar: On the assorted non—existence of the age involution of the thymus gland. Endocrinology **11**, Nr 1, 18 (1927).

[2] Hammar: Zur Frage der Thymusfunktion. III. Z. mikrosk.-anat. Forschg **16**, H. 1/2, 50 (1927).

[3] Trentini: L'influenza del sero di sangue di conigli castriti adulti sullo sviluppo del timo di conigli giovani. Riv. Pat. sper. **18**, H. 18, 392 (1926).

[4] Paton: The relationsship of the thymus and testis to growth. Edinburgh med. J. **33**, Nr 6, 351 (1926).

[5] Hever: The functional connexion between the reproductive organs and other glands of internal secretion. Brit. med. J. **1920**, Nr 3087 (1920).

[6] Biedl: Physiologie und Pathologie der Hypophyse. München u. Wiesbaden: Bergmann 1922.

[7] Sklower: Zusammenfassende Darst. Nr. 14.

Durch vollständige Hypophysektomie von Froschlarven erhielt ADLER[1] eine völlige Entwicklungs- und Metamorphosehemmung. Die Versuchslarven wurden über ein halbes Jahr nach der Operation unter den günstigsten Aufzuchtsbedingungen gehalten, ohne daß es zur Umwandlung kam. In der ersten Zeit nach der Operation war das Wachstum ungestört. Später trat Riesenwachstum auf. ADLER beobachtete bei seinen hypophysenlosen Versuchslarven eine überaus große Sterblichkeit, so daß nach diesen Versuchen die Hypophyse sogar lebenswichtiger schien als beispielsweise Schilddrüse und Thymus. Bei allen vollständig hypophysenlosen Froschlarven fand ADLER eine starke Atrophie und Sklerose der Schilddrüse, auf deren Funktionsstörung er die Entwicklungs- und Metamorphosehemmung zurückführte. Schwierigkeit macht die Erklärung des Riesenwachstums, da man für gewöhnlich durch übermäßige intraperitoneale Zufuhr von Hypophysenvorderlappengewebe bei Amphibienlarven wie Säugetieren ebenfalls Riesenwachstum erhält. Bei den hypophysektomierten Froschlarven ist der Thymus unverändert, und die Keimdrüsen sind in ihrem gonalen Abschnitt stark unterentwickelt, so daß diese beiden Drüsen zur Erklärung des Riesenwachstums nicht herangezogen werden können. ADLER hat bei seinen Versuchen die Hypophyse möglichst vollständig entfernt. Wahrscheinlich ist hierauf die von ihm berichtete hohe Sterblichkeit seiner Versuchstiere zurückzuführen, denn auch bei Säugetieren (BIEDL[2]) führt die wirklich vollständige Hypophysektomie stets zum Tode. HOSKINS und HOSKINS[3], SAUTH[4], SMITH und SMITH[5], ALLEN[6] und SWINGLE[7] haben ebenfalls bei verschiedenen Froscharvenarten die Hypophyse entfernt. Während SAUTH feststellte, daß die Hypophyse unbedingt lebensnotwendig sei, beobachteten die anderen Autoren, daß die Froschlarven den Eingriff lange Zeit überleben können. Die genannten Forscher haben sich bei ihren Operationen auf die Entfernung des epithelialen Teiles der Hypophyse beschränkt, der morphologisch bei den Fröschen den Hinterlappen bildet (vgl. Abb. 2 [BIEDL[2]]). Nur der einheitlichen Namengebung halber bezeichne ich im folgenden auch den epithelialen Hypophysenhauptlappen der Amphibienhypophyse als „Vorderlappen".

Alle Untersucher fanden in Bestätigung der Ergebnisse von ADLER nach Hypophysektomie bei Froschlarven ein völliges Ausbleiben der Entwicklung und Metamorphose, auch bei sehr langer Beobachtungszeit bis zu $1^1/_2$ Jahren (SMITH und SMITH). Auch die von ADLER beschriebene Schilddrüsenatrophie

---

[1] ADLER: Metamorphosestudien an Batrachierlarven. I. Exstirpation endokriner Drüsen. A. Exstirpation der Hypophyse. Arch. Entw.mechan. **39** (1914).

[2] BIEDL: Zitiert auf S. 768.

[3] HOSKINS and HOSKINS: The interrelation of the thyroid and hypophysis in the growth and development of frog larvae. Endocrinology **4**, Nr 1, 1 (1920).

[4] SAUTH: Über die Wesentlichkeit der buccalen Komponente der Hypophyse für die Fortdauer des Lebens. Anat. Rec. **21**, Nr 1 (1921).

[5] SMITH and SMITH: The effect of intraperitoneal injection of fresh anterior lobe substance in hypophysectomized tadpoles. Anat. record. **23**, Nr 1, 38 (1922) — The repair and activation of the thyroid in the hypophysectomized tadpoles by the parenteral administration of fresh anterior lobe of the bovine hypophysis. J. metabol. Res. **43** (1922).

[6] ALLEN: Experiments in the transplantation of the hypophysis of adult rana pipiens to tadpoles. Science, N. S. **52**, 274 (1925) — The influence of thyroid-gland feeding upon tadpoles from which the thyroid gland and the buccal anlage of the hypophysis have been removed. Anat. Rec. **23**, Nr 1 (1922) — Brain development in anuran larvae after thyroid or pituitary gland removal. Endocrinology **8**, Nr 5, 639 (1924) — The effects of the thyroid and pituitary glands upon the limb development of anurans. J. of exper. Zool. **42**, Nr 1, 13 (1925) — The influence of different parts of the hypophysis upon size growth of rana tadpoles. Physiologic. Zool. **1**, Nr 2, 153 (1928).

[7] SWINGLE: Zitiert auf S. 711. — Interrelation of thyroid and pituitary in production of metamorphosis. J. of exper. Zool. **36** (1922).

wurde von ihnen histologisch bestätigt. Neben der Entwicklungshemmung trat in allen Untersuchungen ein Wachstumsstillstand auf, so daß das von ADLER beobachtete Riesenwachstum wohl auf einen zufälligen äußeren Faktor der Entwicklung zurückzuführen ist.

Die Hypophysektomie bewirkt bei Froschlarven also einen Wachstums- und Entwicklungsstillstand. Die eben genannten Forscher haben nun versucht, die Folgen der Hypophysenentfernung experimentell auszugleichen. HOSKINS und HOSKINS konnten durch Verfütterung von Hypophysenvorderlappengewebe an hypophysenlose Froschlarven nur eine ganz geringe Anregung des Wachstums erreichen, ohne daß die Entwicklung wieder in Gang kam, wohl aber gelang es ihnen, durch Verfütterung von Hypophyse entwicklungsgehemmte schilddrüsenlose Froschlarven zur Entwicklung und Metamorphose zu bringen, ein Beweis für die enge funktionelle Verbindung beider Drüsen.

SAUTH[1] konnte durch Parabiose der hypophysenlosen Froschlarven mit normalen die Folgen der Hypophysenentfernung aufheben. Die hypophysenlosen Partner metamorphosierten normal zusammen mit den gesunden Froschlarven. SMITH und SMITH[2] injizierten hypophysenlosen Larven Hypophysenvorderlappenextrakt in die Bauchhöhle und sahen hierauf die Folgen der Hypophysenentfernung schwinden. Die Tiere wuchsen und wandelten sich um. Wie bei gleichen Versuchen von HOSKINS und HOSKINS[3] konnten SMITH und SMITH durch Fütterung von Hypophysenvorderlappengewebe Wachstum und Entwicklung hypophysenloser Froschlarven nicht wieder anregen, so daß anzunehmen war, daß das Vorderlappensekret im Darmkanal zu unwirksamen Stoffen abgebaut wurde. Bei den durch Vorderlappenextrakteinspritzung zur Metamorphose gebrachten hypophysenlosen Versuchslarven war die atrophische Schilddrüse der hypophysenlosen Tiere durch eine gewucherte, manchmal sogar übergroße Schilddrüse ersetzt. Durch weitere Versuche glaubten SMITH und SMITH nachweisen zu können, daß das Hypophysenvorderlappeninkret nur über die Schilddrüse wirkt und die Froschlarvengewebe nicht unmittelbar beeinflußt. So konnten sie die Metamorphose hypophysenloser Froschlarven auch durch Schilddrüsenfütterung erreichen, SWINGLE gelang dies sogar durch Behandlung mit Jod-Eiweiß-Verbindungen, die bei normalen und thyreopriven Froschlarven Metamorphose bewirkten[4]. Ferner war es SMITH und SMITH unmöglich, bei entwicklungsgehemmten thyreopriven Versuchslarven durch Injektion von Hypophysenvorderlappenextrakt Entwicklung oder Metamorphose auszulösen. Nur wenn die Schilddrüse, wie sie histologisch feststellten, nicht restlos entfernt war, trat nach Vorderlappenextraktbehandlung thyreopriver Versuchstiere Metamorphose ein. Der Schilddrüsenrest war bei der histologischen Überprüfung dann stets hypertrophisch. Die Einspritzung eines Vorderlappenextraktes von Froschlarven in die Bauchhöhle anderer normaler Larven bewirkte entsprechend bei diesen Tieren eine Schilddrüsenhypertrophie.

Die Auffassung von SMITH und SMITH[5], daß das Hypophyseninkret nur auf dem Weg über die Schilddrüse einen Einfluß auf Wachstum und Entwicklung gewinnt, scheint zu eng zu sein. Es muß auch eine unmittelbare Wirkung des Vorderlappeninkretes auf die Froschlarvengewebe statthaben können. Denn HOSKINS und HOSKINS[3] konnten, wie erwähnt, auch schilddrüsenlose und dadurch in ihrer Entwicklung voll gehemmte Froschlarven durch Hypophysenvorderlappenzufuhr zur Verwandlung bringen. Dabei war in ihren Versuchen nicht nur die Einspritzung in die Bauchhöhle wirksam, sondern auch die Verfütterung

[1] SAUTH: Zitiert auf S. 769.   [2] SMITH and SMITH: Zitiert auf S. 769.
[3] HOSKINS and HOSKINS: Zitiert auf S. 769.
[4] SWINGLE: Zitiert auf S. 711 (Tab. 2).   [5] SMITH and SMITH: Zitiert auf S. 770.

von Vorderlappengewebe, so daß demnach dies Inkret auch nach Resorption vom Darm aus wirksam sein *kann*.

ALLEN[1], der ebenfalls bei verschiedenen Froschlarvenarten nach operativer Entfernung der Hypophyse Wachstums- und Entwicklungsstillstand beobachtete, hat wie SMITH und SMITH durch Implantate von Hypophysenvorderlappengewebe die durch die Entfernung der Schilddrüse entstandenen Störungen beheben können. Er konnte ferner bei schilddrüsenlosen und hypophysenlosen Froschlarven durch Fütterung von Schafsschilddrüse die Entwicklung und Metamorphose anregen[1], und SWINGLE[2] erreichte dasselbe durch Behandlung der Larven mit Dijodtyrosin.

Die Ergebnisse der Versuche, Froschlarven unter übermäßige Wirkung von Hypophysenvorderlappeninkret zu setzen, lassen sich mit den eben berichteten Ergebnissen gut in Einklang bringen. HOSKINS und HOSKINS[3] veranlaßten durch Hypophysenfütterung normale Froschlarven zu überstürzter Metamorphose. Dieser Versuch gelang ihnen, wie erwähnt, sogar mit schilddrüsenlosen Froschlarven, und die genannten Forscher vertreten infolgedessen die Ansicht, daß sich in bezug auf den Entwicklungseinfluß Hypophyse und Schilddrüse weitgehend ähneln und einander vertreten können. Hierfür spricht auch der Versuchsbefund von SWINGLE[4], der Froschlarven mit unentwickelter Schilddrüse durch Hypophysenfütterung zur Entwicklung und Metamorphose brachte. Nach der Behandlung zeichnete sich die Schilddrüse der Versuchslarven durch erhöhten Kolloidgehalt vor den Schilddrüsen der Kontrollen aus.

INGRAM[5] pflanzte normalen, aber für gewöhnlich spät metamorphisierenden Froschlarven von Rana catesbiana und Rana clamata Hypophysenvorderlappengewebe in die Bauchhöhle und konnte dadurch eine beschleunigte Metamorphose erzwingen. Die larveneigenen Schilddrüsen wiesen eine Vergrößerung und Wucherung ihrer Epithelzellen auf. SPAUL[6] injizierte Vorderlappenextraktpräparate des Handels Froschlarven intraperitoneal und beschleunigte hiermit stark die Metamorphose. Die Hypophysenvorderlappenversuche zeigen insgesamt ein eindeutiges Ergebnis. Die Entfernung des epithelialen Hypophysenvorderlappens bringt Wachstum und Entwicklung der Froschlarven zum Stillstand. Übermäßige Zufuhr beschleunigt Wachstum und Entwicklung und führt zu vorzeitiger Metamorphose. Dabei ist die enge Verknüpfung der Hypophysenvorderlappenfunktion mit der Funktion der Schilddrüse besonders bemerkenswert.

Hatte das Schilddrüseninkret bei der Entwicklung von Froschlarven nur eine Förderung der Differenzierungsvorgänge geleistet und das Thymusinkret das Wachstum in engerem Sinne begünstigt, so muß dem Inkret des Hypophysenvorderlappens ein fördernder Einfluß auf Wachstum *und* Differenzierung zuerkannt werden.

Von EIDMANN[7] und HAHN[8] wurden frei lebende Froschlarven mit Entwicklungsstörungen auf der Grundlage inkretorischer Störungen gefunden. Die an diesen Larven erhobenen Befunde stimmen mit den eben beschriebenen

---

[1] ALLEN: Zitiert auf S. 769.   [2] SWINGLE: Zitiert auf S. 711 (Tab. 2).
[3] HOSKINS and HOSKINS: Zitiert auf S. 769.   [4] SWINGLE: Zitiert auf S. 769.
[5] INGRAM: Interrelation of pituitary and thyroid in metamorphosis of neotenic amphibians. Proc. Sox. exper. Biol. a. Med. **25**, 730 (1928).
[6] SPAUL: Accelerated metam. of frog tadpoles by injections of extr. of ant lobe pituitary gland and the administration of jodine. Brit. J. exper. Biol. **1**, Nr 3 (1924).
[7] EIDMANN: Über Wachstumsstörungen bei Amphibienlarven. Arch. Entw.mechan. **49**, H. 3 u. 4 (1921).
[8] HAHN: Beobachtungen an Riesenlarven von Rana esculenta. Arch. mikrosk. Anat. **80**, 1 (1912).

Versuchsergebnissen sehr gut überein. Eidmann stellte in einer Grasfroschlarvenzucht eine allgemeine Wachstums- und Entwicklungshemmung fest und fand bei histologischer Untersuchung dieser Tiere eine Unterentwicklung der Hypophyse mit sekundärer Schilddrüsenatrophie als wesentlichste Merkmale. Hahn[1] beschrieb neotenische Riesenlarven des Grasfrosches mit Hypertrophie des epithelialen Hypophysenvorderlappens, während die anderen inkretorischen Drüsen, wie die Ovarien, dem physiologischen Lebensalter gemäß entwickelt waren. Auch von Voss[2] wurde eine ähnliche Beobachtung gemacht. Er fand bei einer auffällig großen Froschlarve als Ursache der Wachstumsstörung eine Hypophysenhyperplasie.

Der Hypophysenmittellappen und die Neurohypophyse sind entgegen dem Hypophysenvorderlappen ohne jeden Einfluß auf Wachstum und Entwicklung. Smith und Smith[3] versuchten vergeblich den Wachstums- und Entwicklungsstillstand nach operativer Entfernung der Hypophyse durch Überpflanzung von Hypophysemittenllappen und Neurohypophyse zu beheben, auch Allen[4] konnte hypophysenlose Froschlarven durch Einpflanzung von Hypophysenmittellappen und Hinterlappengewebe nicht beeinflussen. Swingle[5] transplantierte die Neurohypophyse ausgewachsener Frösche auf Froschlarven derselben Art. Eine Beschleunigung von Wachstum und Entwicklung, wie man sie durch die Überpflanzung von Vorderlappengewebe erreicht, war nicht festzustellen. Eine anfängliche Schrumpfung und Gewichtsabnahme der Versuchslarven führt Swingle auf die „diuretische" Wirkung des Hinterlappentransplantates zurück. Nach Resorption des Transplantates zeigten die operierten Froschlarven normales Verhalten. Bei ausgewachsenen Fröschen wird durch Einspritzung eines Neurohypophysenextraktes eine Zusammenziehung der Melanophoren erhalten (Fenn[6]).

Über die Beeinflussung des Wachstums und der Differenzierung von Schwanzlurchlarven (Urodelen) durch Hypophysektomie liegen aus neuester Zeit Untersuchungen von Schotté[7] vor. Wie bei den Froschlarven wird durch vollständige Entfernung der Hypophyse vom Rachen aus bei Kamm- wie Alpenmolchlarven (Triton cristatus und alpestris) die weitere Entwicklung völlig gehemmt. Auch bei einer Beobachtungszeit bis zu 22 Monaten tritt keine Umwandlung in die Landform ein. Je jünger die Larven operiert werden, um so sicherer ist der Erfolg der Operation. Kommt es nach der Entfernung der Hypophyse doch zur Metamorphose, so fand Schotté stets eine von einem zurückgebliebenen Rest aus regenerierte Hypophyse. Sind die Larven zur Zeit des Eingriffes schon weit entwickelt, und ist die Schilddrüse schon genügend weit ausgebildet, so läßt sich durch die Hypophysektomie die Metamorphose nicht mehr verhindern. Greenwood[8] kam bei Amblystoma tigrinum-Larven zu dem gleichen Ergebnis.

Auch bei Feuersalamanderlarven hat Schotté[7] durch Hypophysenentfernung die Metamorphose verhindern können.

Bei Feuersalamanderlarven (Salamandra maculata) war nach Hypophysenentfernung auch die Regenerationsfähigkeit geschädigt. Abgetrennte Glied-

---

[1] Hahn: Zitiert auf S. 771.

[2] Voss: Studien zur künstlichen Entwicklungserregung des Froscheies. III. Arch. mikrosk. Anat. u. Entw.mechan. **99** (1923).

[3] Smith and Smith: Zitiert auf S. 769.   [4] Allen: Zitiert auf S. 769.

[5] Swingle: Transplantation of the pars nervosa of the pituitary. Anat. Rec. **23**, Nr 1 (1922).

[6] Fenn: Active principles of the pituitary posterior lobe. J. of Physiol. **59**, Nr 4/5, 35 (1924).

[7] Schotté: Hypophysectomie et métamorphose des batraciens urodèles. C. r. Phys. hist. nat. de Genéve **43**, Nr 2, 95 (1926).

[8] Greenwood: The growth rate in hypophysectomized salamander larvae. Brit. J. exper. Biol. **2**, Nr 1, 75 (1924).

maßen und der Schwanz konnten bei solchen Tieren nicht regeneriert werden. Auch dies ist ein weiteres Zeichen dafür, daß die Hypophysenentfernung sowohl die Entwicklung wie auch das Wachstum hemmt. Bei ausgewachsenen Molchen wurde die Regenerationsfähigkeit durch Hypophysektomie ebenfalls völlig aufgehoben, dagegen war bei Molchlarven keine Beeinflussung festzustellen. Den Unterschied führt SCHOTTÉ auf unterschiedliches Verhalten der Schilddrüse bei den Molchlarven im Verhältnis zu den ausgewachsenen Molchen zurück.

Durch übermäßige Zufuhr von Hypophysenvorderlappengewebe durch Verfütterung wird die Metamorphose von Urodelenlarven, besonders die des Axolotls, nicht beeinflußt (HUXLEY und HOGBEN[1], HOGBEN[2], UHLENHUTH und SCHWARTZBACH[3]), dagegen erhielten die genannten Forscher durch intraperitoneale Einspritzung von Vorderlappenextrakt eine beschleunigte alsbald einsetzende Umwandlung junger und geschlechtsreifer Axolotl in die Landform. Wie nach Schilddrüsenfütterung traten bereits 2—3 Wochen nach der ersten Einspritzung die ersten Anzeichen der beginnenden Metamorphose auf. Während HOGBEN die Verwandlung auch bei thyreoidektomierten Axolotln erzwingen konnte, blieb in den Versuchen von UHLENHUTH und SCHWARTZBACH[3] bei thyreopriven Axolotln die Metamorphose nach Hypophysenextrakteinspritzung aus. An den Schilddrüsen normaler Axolotl beobachteten UHLENHUTH und SCHWARTZBACH[3] nach intraperitonealer Vorderlappenextraktzufuhr Zunahme der Epithelhöhe und Vermehrung und Vergrößerung der Neutralrotgranula der Epithelzellen. UHLENHUTH und SCHWARTZBACH glauben, daß die Vorderlappenextraktzufuhr einen Reiz auf die Axolotlschilddrüse ausübt. Die Schilddrüse gerät in einen Zustand der Hyperfunktion und löst dann ihrerseits die Metamorphose aus. Wir beobachten hier denselben Widerspruch wie bei den entsprechenden Versuchen an Froschlarven. Während ein Teil der Autoren glaubt, daß das Vorderlappeninkret unmittelbar auf die Axolotlgewebe einwirkt, wird von anderen eine Wirksamkeit nur auf dem Wege über die Schilddrüse zugegeben. Die Thyroidektomieversuche von SCHULZE[4] sprechen zugunsten der zweiten Annahme. Nach restloser Entfernung der Froschlarvenschilddrüse beobachtete ich eine erhebliche Vergrößerung des epithelialen Hypophysenlappens (vgl. Tab. 6), ohne daß die Hypophyse den Funktionsausfall der Schilddrüse ersetzen kann.

SPAUL[5] hat die intraperitoneale Injektion bei Axolotln zur Eichung von Hypophysenpräparaten benutzt. Nach seinen Versuchen bewirkte nur eines der zahlreichen von ihm benutzten Präparate bei seinen Versuchslarven die beschleunigte Metamorphose, womit der Nachweis geliefert war, daß es Vorderlappenextrakt enthielt. Die anderen Präparate bewirkten nur Veränderungen der Melanophoren, enthielten also Bestandteile des Hinterlappens.

Bei ausmetamorphosierten Exemplaren von Amblystoma opacum und tigrinum erhielt UHLENHUTH[6] durch Hypophysenvorderlappenfütterung Riesen-

---

[1] HUXLEY and HOGBEN: Experiments on amphibian metamorphosis and pigment responses in relation to internal secretions. Proc. roy. Soc. Lond. B **93**, Nr B 649 (1922).

[2] HOGBEN: Studies on internal secretion. I. The effect of pituitary (ant. lobe) injection upon normal and thyroidectomized axolotls. Proc. roy. Soc. Biol. Sci. B **94**, 204.

[3] UHLENHUTH and SCHWARTZBACH: Anterior lobe substance, the thyroid stimulator. I. Proc. Sox. exper. Biol. a. Med. **26**, 149 (1928) — III. Ebenda **26**, 152 (1928) — IV. Ebenda **26**, 153 (1928).

[4] SCHULZE: Zitiert auf S. 711.

[5] SPAUL: Experiments on the injection of pituitary body (ant. lobe) extracts to axolotls. Brit. J. exper. Biol. **2**, Nr 1, 33 (1924).

[6] UHLENHUTH: The influence of feeding the anterior lobe of the hypophysis on the size of Amblystoma tigrinum. J. gen. Physiol. **4**, Nr 3, 321 (1922) — Further facts regarding the influence of feeding the anterior lobe of the hypophysis on the rate of growth and the size of Amblystoma tigrinum. J. of exper. Zool. **37**, Nr 1 (1923).

wachstum. Die Versuchstiere (vgl. Abb. 172—174) übertrafen die Kontrollen bis zu 25% an Größe.

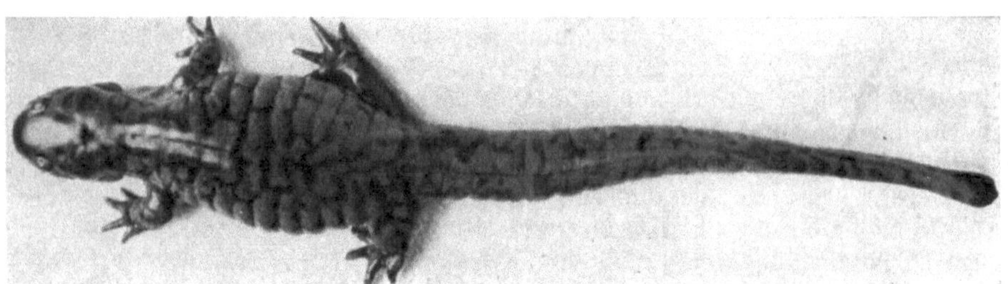

Abb. 172. Ambl. tigrinum nach Leberfütterung. (¹/₂ natürlicher Größe.)

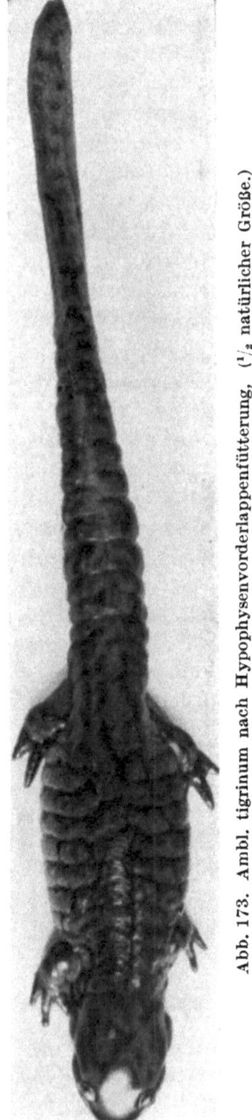

Abb. 173. Ambl. tigrinum nach Hypophysenvorderlappenfütterung, (¹/₂ natürlicher Größe.)

Nach diesen Ergebnissen fördert das Hypophysenvorderlappeninkret auch bei Urodelen und Salamandern Wachstum und Differenzierung.

Bei den Vögeln ist die Bedeutung des Hypophysenvorderlappens für Wachstum und Entwicklung ungeklärt. Nach Verfütterung von Hypophysengewebe hat CLARK[1] erhöhte Eierablage beobachtet, doch konnte das von SIMPSON[1] nicht bestätigt werden. ERHARDT[2] sah bei jungen Tauben einige Male nach Behandlung mit Hypophysenvorderlappeninkret vorzeitige Bildung schalenloser Eier. Dies Versuchsergebnis trat nicht regelmäßig auf. Eine enge Wechselbeziehung zwischen Keimdrüse und Hypophyse scheint aber auch bei den Vögeln vorhanden zu sein.

Bei den Säugern und beim Menschen steht wie bei den niederen Wirbeltieren nur der Vorderlappen der Hypophyse in Beziehung zu Wachstum und Differenzierung (BIEDL[3]). Nach maßstatistischen Untersuchungen von LUCIEN und GEORGE[4] steigt während der Embryonalzeit des Menschen das absolute Hypophysengewicht vom 2. bis 9. Monat rasch an, während das relative Hypophysengewicht langsam absinkt. Nach der Geburt steigt das absolute Gewicht weiter bis zum 35. Lebensjahre, das relative hält sich vom 20. bis 30. Jahre ab in gleicher Höhe. HAMMAR[5] stellte durch histologische Untersuchungen fest, daß im fetalen menschlichen Hypophysenvorderlappen die ersten Sekretionszellen bei einer Körperlänge von 22—27 mm auftreten. Nach seinen histologischen Befunden beginnen die Zellen bei einer Körperlänge von 51 mm ab, also im 3. Monat,

[1] CLARK, zitiert nach SIMPSON: Pituitary feeding and egg production in the domnestic fowl. Proc. Soc. exper. Biol. a. Med. New York 17, Nr 5 (1920).
[2] ERHARDT: Beitrag zur Hypophysenvorderlappenreaktion unter besonderer Berücksichtigung der Aschheim-Zondekschen Schwangerschaftsreaktion. Klin. Wschr. 8, Nr 44, 2044 (1929).
[3] BIEDL: Zitiert auf S. 768.
[4] LUCIEN et GEORGE: Zitiert auf S. 755.
[5] HAMMAR: Zitiert auf S. 699.

histologisch die Merkmale eines Funktionsbeginns zu zeigen. Wie für die fetale menschliche Schilddrüse gibt es auch für die fetale Hypophyse experimentelle Beweise der Harmozonbildung. Nach Einspritzung eines Hypophysenextraktes, der von 4 Monate alten menschlichen Embryonen stammte, erhielt HOGBEN[1] eine charakteristische Ausdehnung der Melanophoren von Fröschen und Lurchen, womit die Anwesenheit eines Hinterlappeninkretes bewiesen scheint. SIEGMUND und MAHNERT[2] überpflanzten Hypophysen von menschlichen Neugeborenen und Feten bis herab zum 5. Monat der Schwangerschaft auf junge Mäuse und erhielten bei den Versuchstieren vorzeitige Geschlechtsreife. Nach den Untersuchungen von amerikanischen Autoren und von ZONDEK und ASCHHEIM[3] stellt das Versuchsergebnis die Anwesenheit von Vorderlappeninkret in der fetalen Hypophyse außer Frage. Somit ist auch der Nachweis einer Harmozonbildung durch den embryonalen menschlichen Hypophysenvorderlappen gelungen. RUMPH und SMITH[4] konnten durch intraperitoneale Einspritzung eines Hypo-

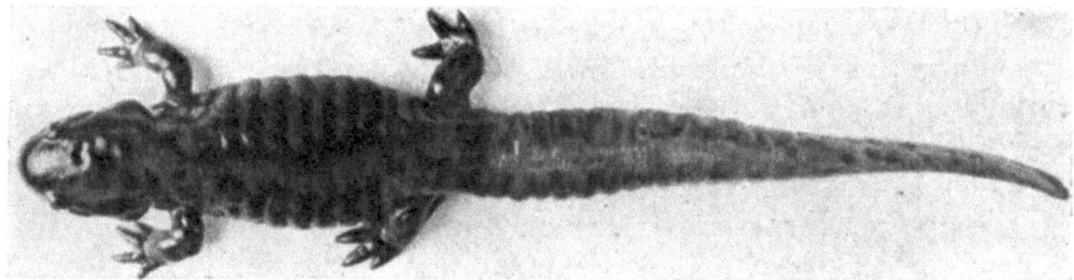

Abb. 174. Ambl. tigrinum nach Wurmfütterung. ($^1/_2$ natürlicher Größe.)

physenextraktes aus den Hypophysen von Schweineembryonen von 26—28 cm Länge die Wachstums- und Entwicklungshemmung hypophysenloser Froschlarven ausgleichen, während der Extrakt aus der Hypophyse eines 14—16 cm langen Embryos noch unwirksam war. Auch hier beginnt also die Harmozonbildung schon gegen Ende des Embryonallebens. Histologische Untersuchungen der genannten Autoren ergänzen ihre experimentellen Versuchsergebnisse.

Hypophysenentfernungen bei Säugerembryonen sind mir nicht bekannt. EVELYN[5] beschreibt einen mißbildeten 40 mm langen Schweineembryo, bei dem der Vorderlappen der Hypophyse fehlt, während die Neurohypophyse normal angelegt war. Der Embryo lebte, die Gewebe zeigten Wachstum (Mitosennachweis). Wachstums- und Entwicklungsstörungen der übrigen Organe und inkretorischen Drüsen waren nicht vorhanden. EVELYN weist selbst darauf hin, daß der Embryo noch unter dem inkretorischen Einfluß der Mutter steht. Die Frage, ob die mütterliche *und* die embryonale Hypophyse Einfluß auf das Wachstum und die Entwicklung der Embryonen haben, ist nach den eben angegebenen Befunden zu bejahen. Wir haben hier dieselbe „doppelte Sicherung" wie bei der Schilddrüse.

---

[1] HOGBEN: The pigmentary effector system. IV. Brit. J. exper. Biol. **1**, Nr 2 (1924).

[2] SIEGMUND u. MAHNERT: Tierexperimentelle Untersuchungen über die Wirkung infantilen und fetalen Hypophysenvorderlappenhormons auf infantile Keimdrüsen. Münch. med. Wschr. **1928 II**, 1835.

[3] ZONDEK u. ASCHHEIM, zitiert nach ZONDEK: Hormone des Hypophysenvorderlappens. Klin. Wschr. **9**, Nr 6, 245 (1930).

[4] RUMPH and SMITH: The first occurence of secretory products and of a specific structural differentiation in the thyroid and anterior pituitary during the development of the pig foetus. Anat. Rec. **33**, Nr 4, 289 (1926).

[5] EVELYN: Absence of the pars buccalis of the hypophysis in a 40 mm pig. Anat. Rec. **22**, Nr 3 (1921).

In der Analyse des Einflusses der mütterlichen Hypophyse auf die Frucht sind wir noch nicht weit. Die Hypophysektomie trächtiger Tiere (ASCHNER[1]) führt regelmäßig zum Abort. Die mütterliche Hypophyse ist für den Embryo also lebensnotwendig.

Die übermäßige Hypophysenvorderlappenzufuhr mit Extrakteinspritzung in das Muttertier brachte verschiedene Versuchsergebnisse. MOLČANOV[2] sah keinen Einfluß auf die Entwicklung von Feten von Kaninchen und Meerschweinchen, bei denen er dem Muttertier Vorderlappenextrakte eingespritzt hatte. TEEL[3] beobachtete nach intraperitonealer Vorderlappenextrakteinspritzung bei trächtigen Ratten Graviditätsstörungen, die zur Totgeburt übermäßig großer Feten führten. Das übermäßig große Gewicht der Feten spricht für den Übergang des Vorderlappenwachstumshormones auf die Embryonen.

Auch die Entwicklung des menschlichen Embryos steht unter dem Einfluß der Hypophyse der Mutter. Während der Schwangerschaft werden im mütterlichen Organismus (dessen Hypophysenvorderlappen vergrößert ist [ERDHEIM und STUMME[4]]) Harmozone gebildet. Sie sind außer im Vorderlappen selbst durch Tierversuche noch im Schwangerenserum, -urin, in der Placenta, in der Decidua graviditatis und in den Corpora lutea graviditatis durch Tierversuche nachgewiesen worden, während sie im Serum und Harn nichtgravider Frauen fehlen (ZONDEK und ASCHHEIM[5]).

Dies Hypophysenvorderlappenhormon enthält nach ZONDEK[6] ein Wachstumshormon, ein „übergeordnetes Sexualhormon", das die cyclischen Veränderungen an Ovarien und Geschlechtsorganen auslöst, und ein den Stoffwechsel beeinflussendes Hormon (vgl. Tab. 10). Der Hypophysenvorderlappen hat also während der Schwangerschaft eine sehr bedeutungsvolle Funktion. Die schweren Folgen der Hypophysektomie trächtiger Tiere (ASCHNER[1]) sind uns jetzt leicht verständlich.

Tabelle 10. [Nach ZONDEK: Klin. Wschr. 9, 245 (1930).]

Hypophysenvorderlappen bildet:

1. Wachstumshormon

Prolan
2. Prolan A = Follikelreifungshormon } = übergeordnetes
3. Prolan B = Luteinisierungshormon } Sexualhormon
4. ein den Stoffwechsel beeinflussendes Hormon (Stoffwechselhormon?).

Zur Klärung des Hypophyseneinflusses auf Wachstum und Entwicklung sind an jungen Säugetieren nach der Geburt seit BIEDL[7] zahlreiche Versuche unternommen worden. In Übereinstimmung mit den Versuchsergebnissen an niederen Wirbeltieren wurden nach Entfernung der Hypophyse stets schwere Wachstums- und Entwicklungsstörungen gefunden. BIEDL[8] hebt mit Recht hervor, daß die Unterschiede in den Einzelheiten der Versuchsergebnisse der

[1] ASCHNER: Der Einfluß der Hypophyse auf die weiblichen Geschlechtsorgane. Med. Klin. 20, Nr 48, 1681 (1924).

[2] MOLČANOV: Zur Frage des Einflusses von Hypophysenextrakten auf das Wachstum. Ž. éksper. Biol. i Med. (russ.) 1925, Nr 2, 32.

[3] TEEL: The effects of injecting ant. hypophyseal fluid on the course of gestation in rat. Amer. J. Physiol. 79, Nr 1, 170 (1926).

[4] ERDHEIM u. STUMME: Über die Schwangerschaftsveränderungen bei der Hypophyse. Beitr. path. Anat. 46 (1909).

[5] ZONDEK u. ASCHHEIM: Das Hormon des Hypophysenvorderlappens. Darstellung chemischer Eigenschaften, biologische Wirkungen. Klin. Wschr. 7, Nr 18, 831 (1928).

[6] ZONDEK: Zitiert auf S. 775.

[7] BIEDL: Hypophysisexstirpation. Wien. klin. Wschr. 1897, 195.

[8] BIEDL: Zitiert auf S. 768.

älteren Autoren darauf zurückzuführen sind daß verschiedene Anteile und Mengen der Hypophyse von den einzelnen Forschern entfernt wurden. In neuerer Zeit ist meist genau festgestellt worden, welcher Teil der Hypophyse abgetragen wurde. Die Entfernung des Hypophysenhinterlappens ist für die Entwicklung bedeutungslos, auch zeigen die übrigen inkretorischen Drüsen keinerlei Störungen (FOSTER und SMITH[1]).

Außerordentlich schwer sind die Störungen der Entwicklung nach Fortfall des Vorderlappens. Nach Hypophysektomie junger Hunde bleiben Wachstum und Entwicklung stehen (HOUSSAY u. HUG[2]). Zwergwuchs ist die Folge. Die Epiphysenfugen verknöcherten vorzeitig. Haut und Haarpelz behalten die Kennzeichen jugendlicher Unterentwicklung. Oft ist übermäßiger Fettansatz zu beobachten. Auffällig ist die geringe Lebhaftigkeit, die auf Entwicklungsstörungen des Gehirns hinweist. Von den übrigen inkretorischen Drüsen werden Thymus und Schilddrüse atrophisch gefunden. Keimdrüsen und Geschlechtsorgane bleiben häufig auf infantiler Entwicklungsstufe stehen. Wachstumsstillstand wurde bei jungen Kaninchen nach Hypophysenbestrahlung von FRAENKEL und GELLER[3], Ausbleiben der Geschlechtsreife und Wachstumsstillstand von BROWN[4] bei einem jungen Hunde nach Hypophysektomie gefunden. Die von anderen Forschern nach Hypophysektomie beobachteten Störungen betreffen gleichfalls hauptsächlich Haut-, Gehirn- und Knochenentwicklung sowie den allgemeinen Stoffwechsel. In den Versuchen von DOTT[5] an jungen Katzen und Hunden war das Haarwachstum gestört, die Haut trocken. ASCHNER[6] wie auch KOSTER[7] beobachteten bei hypophysenlosen jungen Hunden Beibehaltung der infantilen Behaarung und des Milchgebisses. Beide bestätigen den Stillstand der Gehirnentwicklung als Folge der Hypophysenexstirpation. Auch die Hemmung des Längenwachstums der Röhrenknochen wurde von ihnen regelmäßig beobachtet. KOSTER[7] beobachtete offenbleibende Epiphysenfugen, GUINSBOURG[8] sah frühzeitige Verknöcherung der Epiphysenfugen. Dabei war der Knochen verändert, die Compacta dünn und die Spongiosa atrophisch. Der Kalkstoffwechsel ist nach KOSTER[7] stark gestört, der Serumkalkgehalt ist vermindert. KOSTER fand noch andere Stoffwechselstörungen, so ist der Grundumsatz erniedrigt, der Blutzuckerspiegel herabgesetzt. Die hypophysenlosen Hunde zeigen Hypothermie, Blutdruckerniedrigung und Blutbildveränderungen.

Übereinstimmend wurde nach Hypophysenentfernung Atrophie der Schilddrüse und Keimdrüsen beobachtet. Daneben fand KOSTER noch Veränderungen der Epithelkörperchen, und SMITH[9] stellte Veränderungen an den Nebennieren fest. Keimdrüsen und Geschlechtsorgane bleiben nach Hypophysenentfernung infantil (ASCHNER[6]). Soweit es sich bei den aufgezählten Organstörungen um

---

[1] FOSTER and SMITH: Some effects of posterior pituitary ablation in the rat. J. of biol. Chem. **67**, Nr 2, 29 (1926).

[2] HOUSSAY et HUG: Action de l'hypophyse sur la croissance. C. r. Soc. Biol. Paris **85**, Nr 37 (1921).

[3] FRAENKEL u. GELLER: Hypophysenbestrahlung und Eierstockstätigkeit. Berl. klin. Wschr. **58**, Nr 22 (1921).

[4] BROWN: The effects of complete exstirpation of the hypophysis in the dog. Proc. Soc. exper. Biol. a. Med. **20**, Nr 5 (1923).

[5] DOTT: An investigation into the functions of the pituitary and thyroid glands. Part. I. Quart. J. exper. Physiol. **13**, Nr 3/4 (1923).

[6] ASCHNER: Zitiert auf S. 776.

[7] KOSTER: Etude expérimentale de la fonction de l'hypophyse chez le chien. Arch. néerl. Physiol. **13**, 601 (1928).

[8] GUINSBOURG: Über das Knochenwachstum bei hypophysektomierten jungen Hunden. Med.-biol. Ž. (russ.) **3**, H. 4, 63 (1927).

[9] SMITH: The experimental feeding of fresh anterior pituitary substance to the hypophysectomized rat. Amer. J. Physiol. **81**, Nr 1, 20 (1927).

Störungen der Differenzierung handelt, stimmen die Veränderungen nach Hypophysenentfernung wie die Unterentwicklung der Haut, des Knorpels und des Gehirns überraschend mit den nach Schilddrüsenentfernung beobachteten Entwicklungsstörungen überein. Es liegt daher nahe, diese Störungen auf die nach Hypophysenentfernung beobachtete Schilddrüsenatrophie zu beziehen. Es fehlen zur Klärung dieser Frage Versuche mit Entfernung der Hypophyse und der Schilddrüse. Auch so deuten alle Befunde darauf hin, daß bei den Säugern wie bei den niederen Wirbeltieren die Hypophyse durch Vermittlung der Schilddrüse einen Einfluß auf die Differenzierung der einzelnen Organe hat. Ebenso wie die Schilddrüse scheint auch die Keimdrüse unter einem regelnden Einfluß der Hypophyse zu stehen, worauf wir gleich noch näher eingehen werden.

Die nach Hypophysenentfernung beobachteten Wachstums- und Differenzierungsstörungen lassen sich bei den Säugern ebensowenig wie bei den Urodelen durch Fütterung mit Hypophysengewebe, wohl aber durch Einpflanzung oder parenterale Injektion von Vorderlappengewebe beheben (Smith[1]).

Die übermäßige Zufuhr von Hypophysengewebe durch Fütterung an unvorbehandelte junge Säugetiere war entsprechend in der Mehrzahl der Versuche erfolglos. Nur Dott[2] gibt an, durch Hypophysenverfütterung gesteigertes Knochenwachstum, Schilddrüsenhypertrophie und raschere Entwicklung und Hypertrophie der Geschlechtsorgane erreicht zu haben. Sisson und Broyles[3], Evans[4] wie auch Smith[5] konnten durch Verfütterung von Hypophysenvorderlappengewebe Wachstum und Entwicklung junger weißer Ratten nicht beeinflussen. Ebenso negativ fielen Fütterungsversuche mit Hypophysenvorderlappengewebe an jungen weißen Mäusen aus, die Robertson, Brailsford und Ray[6] anstellten.

Im Gegensatz zur Fütterung ist die intraperitoneale Zufuhr von Hypophysenvorderlappengewebe oder -extrakt sehr wirksam. Exner[7] pflanzte jungen Hunden Hypophysen älterer Hunde retroperitoneal ein und sah danach gesteigertes Wachstum und vermehrten Fettansatz.

Evans und Long[8] erhielten durch intraperitoneale Einspritzung von fein zerriebenem Vorderlappengewebe bei Ratten echtes Riesenwachstum, das nicht auf bloßen Fettansatz, sondern auf übermäßige Größe vieler Organe (Bewegungsapparat, Herz, Lunge, Verdauungskanal, Nieren) zurückzuführen war. Nach 330 Tagen wog vergleichsweise eine Versuchsratte 596 g, eine Kontrolle 248 g. Riesenwachstum bzw. Wachsstumssteigerung sahen nach Hypophysenvorderlappeneinspritzung bei Kaninchen und Meerschweinchen Molčanov[9], bei Hunden Putnam, Teel und Benedict[10] und Robb[11].

---

[1] Smith: Zitiert auf S. 777.   [2] Dott: Zitiert auf S. 777.

[3] Sisson and Broyles: The influence of the anterior lobe of the hypophysis upon the development of the albino rat. Bull. Hopkins Hosp. **32**, Nr 359 (1921).

[4] Evans: The function of the anterior hypophysis. Harvey lectures, Ser. XIX, 212 (1924).

[5] Smith: The alleged effects on body growth and gonad development of feeding pituitary gland substance to normal white rats. Amer. J. Physiol. **65**, Nr 2 (Juli 1923).

[6] Robertson, Brailsford and Ray: Experimental studies on growth. XVIII. Austral. J. exper. Biol. a. med. Sci. **2**, Nr 4, 173 (1925).

[7] Exner: Über Hypophysentransplantation und die Wirkung dieser experimentellen Hypersekretion. Dtsch. Z. klin. Chir. **107** (1910).

[8] Evans and Long: Characteristic effects upon growth, oestrus and ovulation induced by the intraperitoneal administration of fresh anterior hypophyseal substance. Anat. Rec. **23**, Nr 1 (1922).

[9] Molčanov: Zur Frage des Einflusses von Hypophysenextrakt auf das Wachstum. Ž. éksper. Biol. i Med. (russ.) **1925**, Nr 2, 32.

[10] Putnam, Teel and Benedict: The preparation of a sterile active extract from the anterior lobe of the hypophysis, with some notes on its effects. Amer. J. Physiol. **84**, Nr 1, 157 (1928).

[11] Robb: Is pituitary secretion concerned in the inheriditance of body size? Proc. of the nat. Acad. Sci. **14**, Nr. 5, 394 (1928).

Besonderer Besprechung bedarf die Wirkung der übermäßigen Hypophysenvorderlappenzufuhr auf Keimdrüsen und Geschlechtsorgane. Nach Einpflanzung von Hypophysen geschlechtsreifer Ratten kommt es bei infantilen weiblichen Ratten zu beschleunigter Reife. Im Ovarium entstehen teils reife Follikel, teils unmittelbar gelbe Körper. Uterus und Vagina wachsen und zeigen Brunstzeichen (Smith[1], Erhardt[2]). Entsprechend konnten Smith und Engle[3] bei jungen 2—3 Wochen alten männlichen Mäusen durch Einpflanzung der Hypophyse erwachsener Mäuse an drei aufeinanderfolgenden Tagen vorzeitige Geschlechtsreife hervorrufen. Die Hoden zeigten zwar nur geringe Größenzunahme, doch waren Nebenhoden und Samenblasen stark vergrößert, und als Zeichen beschleunigter Reife wurde schon am 19. Lebenstage Paarung beobachtet. So bewirkt bei infantilen Mäusen die parenterale Zufuhr von Hypophysengewebe beschleunigte Reife. Die Wirkung auf die Geschlechtsorgane wird durch die Keimdrüsen vermittelt, denn nach Kastration beobachteten Smith und Engle[3] und Smith[4] keinen Einfluß auf die Geschlechtsorgane. Heteroplastische Hypophysentransplantationen von Kaninchen auf junge Mäuse wirken ebenso wie homoioplastische. Hinterlappenüberpflanzungen sind unwirksam. Voss und Loewe[5] konnten bei heteroplastischen Überpflanzungen ganz geringer Mengen von Schafshypophysenvorderlappengewebe auf infantile männliche Mäuse die Ergebnisse der Versuche von Smith und Engle[3] voll bestätigen. Den Wachstumseinfluß und die beschleunigte Entwicklung von Keimdrüsen und Geschlechtsorganen führten Evans und Simpson[6] auf zwei verschiedene Harmozone des Vorderlappeninkretes zurück. Alkalische wässerige Vorderlappenextrakte bewirkten bei herangewachsenen Ratten nur Riesenwachstum, hatten keinen Einfluß auf die Keimdrüsen. Sauren, wässerigen Extrakten fehlte der Wachstumseinfluß, doch verursachten sie bei infantilen Tieren vorzeitige Reife.

Bei bereits geschlechtsreifen Ratten kommt es unter dem Einfluß injizierten Vorderlappenextraktes zu rascher vorzeitiger Bildung von Corpora lutea, während die Brunst unregelmäßig wird oder ausbleibt (Evans[7], Evans und Long[8] und Putnam, Teel und Benedict[9]).

Zondek und Aschheim[10] konnten das Hypophysenvorderlappenhormon, welches Keimdrüsen und Geschlechtsorgane beeinflußt, im Urin schwangerer Frauen nachweisen. Der aus dem Harn gewonnene Stoff wird Prolan genannt. Zondek[11] konnte aus ihm zwei Stoffe trennen, von denen der eine infantile Ovarien zur Reife bringt (Prolan A), während der zweite (Prolan B) die überstürzte Bildung gelber Körper im Ovarium hervorruft (vgl. Tab. 10). Das im Harn gefundene Vorderlappeninkret vermag wie das von den amerikanischen Forschern im Vorderlappen selbst gefundene Inkret seine Wirkung an kastrierten Tieren

---

[1] Smith: Hastening development of female genital system by daily homoplastic pituitary transplants. Proc. Soc. exper. Biol. a. Med. **24**, Nr 2, 131 (1926).

[2] Erhardt: Hypophysenvorderlappen und Genitale. Münch. med. Wschr. **75**, Nr 18, 785 (1928).

[3] Smith and Engle: Induction of precocious sexual maturity in the mouse by daily pituitary homeo- and hetero-transplants. Proc. Soc. exper. Biol. a. Med. **24**, Nr 6, 561 (1927).

[4] Smith: Genital system responses to daily pituitary transplants. Proc. Soc. exper. Biol. a. Med. **24**, Nr 4, 337 (1927).

[5] Voss und Loewe: Geschlechtsprägende Wirkungen des Hypophysenvorderlappens am Männchen. Pflügers Arch. **218**, H. 5/6, 604 (1928).

[6] Evans and Simpson: Antagonism of growth and sex hormons of the anterior hypophysis. J. amer. med. Assoc. **91**, 1337 (1928).

[7] Evans: Zitiert auf S. 778.   [8] Evans and Long: Zitiert auf S. 778.

[9] Putnam, Teel and Benedict: Zitiert auf S. 778.

[10] Zondek u. Aschheim: Zitiert auf S. 776.

[11] Zondek: Zitiert auf S. 775.

nicht mehr zu entfalten. Ein weiterer Beweis, daß die Einwirkung auf die Geschlechtsorgane an die Keimdrüsen gebunden ist.

Der Einfluß des Hypophysenvorderlappeninkretes auf Keimdrüsen und Geschlechtsorgane von Nagern wird im Tierversuch ebenso bei der Behandlung von Affen mit Vorderlappeninkret gefunden (Allen[1], Erhardt[2]).

Die amerikanischen und deutschen Forschungsergebnisse der letzten Jahre über den morphogenetischen Einfluß des Hypophysenvorderlappens lassen uns mehr und mehr im Hypophysenvorderlappen ein Organ erkennen, dessen Harmozone Schilddrüsen und Keimdrüseninkretbildung regeln. Auf dem Umweg über diese beiden inkretorischen Drüsen gewinnt die Hypophyse Einfluß auf Wachstum und Differenzierung der übrigen Gewebe und Organe.

Auf Grund dieser Erkenntnis bieten sich neue Gesichtspunkte für die Beurteilung der Folgen von Hypophysenmißbildungen und -erkrankungen beim Menschen. Beim menschlichen hypophysären Zwergwuchs ist der Hypophysenvorderlappen oder die ganze Hypophyse durch cystische Tumoren verkleinert (Rössle[3], Biedl[4], Kraus[5]). Wird der Vorderlappen während der Wachstumszeit zerstört, so ist der Zwergwuchs als regelmäßige Folge zu beobachten (Abb. 175). Bei diesen Zwergwuchsformen wird stets eine auffällige Unterentwicklung der Keimdrüsen und Geschlechtsorgane gefunden (Abb. 176) (Rössle[6], Benda[7]). Berblinger hat[8] die funktionellen Wechselbeziehungen zwischen menschlicher Hypophyse und Keimdrüsen genau analysiert. Es gibt nach seinen Untersuchungen eine sichere Hodenatrophie nach Schädigung des Vorderlappens. Neben der Unterentwicklung der Keimdrüse ist beim hypophysären Zwergwuchs die regelmäßig beobachtete Schilddrüsenatrophie besonders auffällig[9] (Priesel[10]).

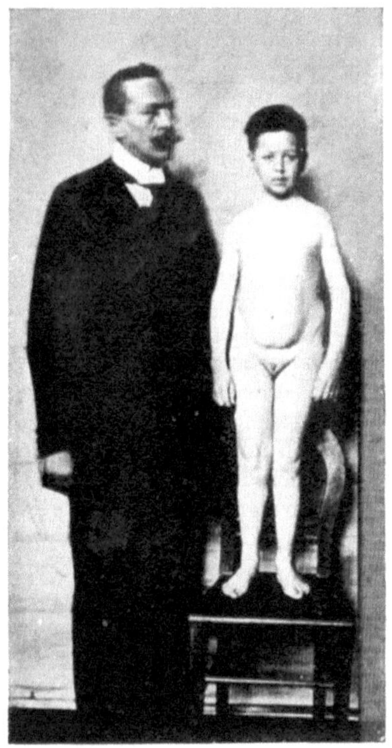

Abb. 175. 26jähriger hypophysärer Zwerg, 123 cm lang, mit kindlichen Proportionen. (Aus Biedl: Hypophyse.)

Am Skeletsystem werden die Epiphysenfugen teils verschlossen gefunden (Priesel[10]), teils sind trotz des Zwergwuchses auch bei älteren Leuten die Epi-

[1] Allen: Precocious sexual development from anterior hypophysis implants in a monkey. Anat. Rec. **39**, 315 (1928).

[2] Erhardt: Zitiert auf S. 779.

[3] Rössle: Zusammenfassende Darst. Nr. 12.   [4] Biedl: Zitiert auf S. 768.

[5] Kraus: Hypophyse, in Henke-Lubarschs Handb. d. spez. pathol. Anat. u. Histol. 8. Berlin: Julius Springer 1926.

[6] Rössle: Zusammenfassende Darst. Nr. 12.

[7] Benda: Beitr. zur normalen und pathologischen Histologie der menschlichen Hypophysis cerebri. Berl. klin. Wschr. **1900**, Nr 52.

[8] Berblinger: Die genitale Dystrophie in ihrer Beziehung zu Störungen der Hypophysenfunktion. Virchows Arch. **228**, 150 (1926).

[9] Kraus: Zitiert auf S. 780, — Benda: Zitiert auf S. 780, — Berblinger: Zitiert auf S. 780.

[10] Priesel· Ein Beitrag zur Kenntnis des hypophysären Zwergwuchses. Beitr. path. Anat. **67** (1920).

physenfugen noch erhalten (ERDHEIM[1], JUTAKA KON[2] [bei RÖSSLE]). Von den übrigen Organstörungen weisen Unterentwicklung des Gehirnes, dünne trockene Haut, mangelhafte Kopfbehaarung und Fehlen der Schamhaare (JUTAKA KON[3], KRAUS[4]) auf jenes Ektodermsyndrom, das wir beim Ausfall der Schilddrüse so oft zusammen auftreten sahen. Da nun als Folge des Hypophysenausfalles beim menschlichen Zwergwuchs stets eine Schilddrüsenatrophie auftritt, liegt es nahe, die Störungen der Differenzierung von Ektodermabkömmlingen (Gehirn, Haut) als Folge der Schilddrüsenatrophie anzusehen. Es ist verständlich, daß vor Klärung der funktionellen Wechselbeziehungen zwischen Hypophyse, Schilddrüse und Keimdrüse durch die Tierversuche der letzten Jahre die Folgen des Hypophysenausfalles oft fälschlich als primäre Schilddrüsen- bzw. Keimdrüsenschädigungen gedeutet wurden.

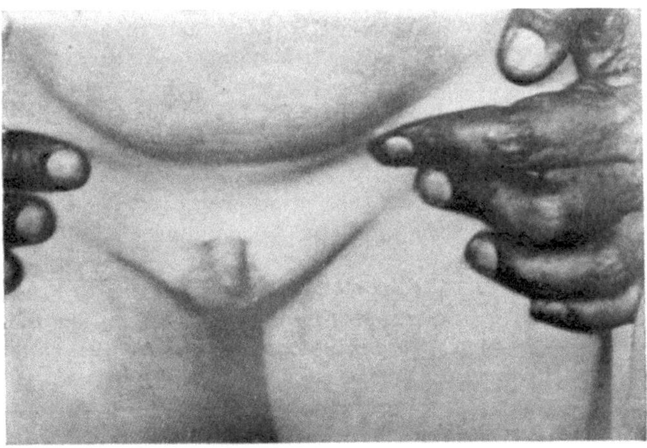

Abb. 176. Unterbauch mit Genitalregion von Abb. 175. (Aus BIEDL, Hypophyse.)

Die Dystrophia adiposogenitalis ist nach BIEDL[5] nicht wie der hypophysäre Zwergwuchs auf einen Funktionsausfall des Hypophysenvorderlappens, sondern auf eine Störung des Zwischenlappens zu beziehen. Seitdem aber durch die Forschung der letzten Jahre bei niederen Wirbeltieren wie Säugern durch Tierversuche im Hypophysenvorderlappen neben einem das Wachstum anregenden Harmozon noch ein Harmozon, das die Keimdrüsen und Geschlechtsorganentwicklung regelt und ein Harmozon, das Einfluß auf den Stoffwechsel hat, gefunden wurde, ist wohl auch für die Entstehung der Dystrophia adiposogenitalis eine Hypofunktion des Vorderlappens mit als Ursache anzunehmen. Pathologisch-anatomisch sind bei dieser Erkrankung neben Zwischenlappenstörungen häufig auch degenerative Vorderlappenveränderungen gefunden worden (GOTT-LIEB[6]).

Ebenso wie beim Menschen nach Hypophysenvorderlappenausfall Zwergwuchs auftritt, bedingt umgekehrt ein gewisses Übermaß an Vorderlappengewebe Riesenwuchs. Auch dieser Befund steht in guter Übereinstimmung mit den Tierversuchen, in denen sowohl bei niederen Wirbeltieren wie

---

[1] ERDHEIM: Nanosomia pituitaria. Beitr. path. Anat. **62** (1916).
[2] JUTAKA KON, zitiert nach RÖSSLE: Hypophysenstudien. Beitr. path. Anat. **44** (1919).
[3] JUTAKA KON, bei ERDHEIM: Zitiert auf S. 776.
[4] KRAUS: Zitiert auf S. 780.   [5] BIEDL: Zitiert auf S. 768.
[6] GOTTLIEB: Zur pathologischen Anatomie und Pathogenese der Dystrophia adiposogenitalis. Z. angew. Anat. **7** (1921).

bei jungen Säugern durch übermäßige parenterale Zufuhr von Vorderlappengewebe Riesenwuchs erzwungen wurde. Es ist bekannt, daß häufig bei proportioniertem menschlichen Riesenwuchs (Abb. 177) das Schädelskelet eine auffällig große Sella turcica aufweist (vgl. das Skelet eines von STRAUSS beschriebenen Riesen der Würzburger anatomischen Sammlung[1]). Bei gut- oder bösartiger Adenombildung eosinophiler Zellen des Hypophysenvorderlappens (B. FISCHER[2]) kommt es zum disproportionierten Spitzenwachstum der Akromegalie. Die übermäßig starke Behaarung (KRAUS[3]) bei dieser Erkrankung ist als Symptom spiegelbildlich dem bei Hypophysenvorderlappenausfall beobachteten Haarmangel.

Unsere Kenntnis von der Zirbeldrüse und ihrer morphogenetischen Funktion ist sehr gering. Die Zirbel stellt ein Gebilde dar, das sowohl nach seiner Entwicklung (v. MEDUNA[4]) wie nach seiner histologischen Beschaffenheit (Auffindung von Sekretionsgranula im Zelleib durch v. VOLKMANN nach BERBLINGER[5]) als drüsiges Organ aufgefaßt werden muß.

ADLER[6] hat bei Amphibienlarven die Epiphyse operativ entfernt. Ein Teil seiner Versuchstiere zeichnete sich gegenüber den Kontrollen durch leicht gesteigertes Wachstum aus. Sämtliche zirbellosen Tiere gingen unter Ödembildung vor Beendigung der Metamorphose zugrunde.

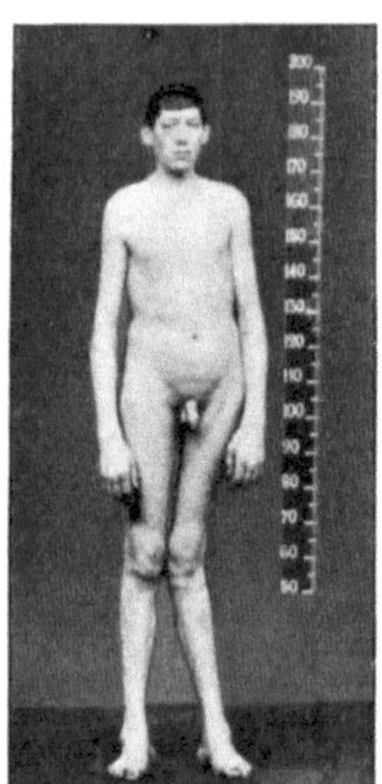

Abb. 177. Kindlicher Riesenwuchs. Türkensattel röntgenologisch vergrößert. (Aus HARMS.)

Fütterung von Zirbelsubstanz an Froschlarven bewirkte in Versuchen von GROEBBELS und KUHN[7] Wachstumssteigerung. ROMEIS[8] beobachtete neben einer geringen Wachstumssteigerung auch eine leichte Entwicklungsbeschleunigung.

Auf meine Anregung hin überpflanzte HÖLLDOBLER[9] Rinderzirbel auf Frosch- und Unkenlarven. Die Ergebnisse der Einpflanzungsversuche zeigten, daß ein Zuviel an Epiphyse eine harmonische Entwicklungsbeschleunigung und Wachstumssteigerung bei jungen Larven hervorruft.

Die Amphibienversuche zeigen, daß einmal die Zirbel zur normalen Vollendung der Entwicklungsvorgänge nötig ist und daß ein Überschuß von Zirbelsubstanz eine Steigerung der Wachstums- und Differenzierungsvorgänge zur Folge hat. Über die weiteren Einzelheiten des Wirkungsmechanismus des Zirbelinkretes wissen wir noch nichts, nur konnte HÖLLDOBLER[9] schon wahrscheinlich machen, daß die Zirbelwirkung

[1] STRAUSS: Anatomische Untersuchungen eines noch im Wachstum begriffenen übergroßen Skelettes eines 27jährigen. Z. Konstit.lehre 8 (1922).

[2] FISCHER, B.: Die Beziehungen des Hypophysentumors zu Akromegalie und Fettsucht. Frankf. Z. Path. 5 (1910).

[3] KRAUS: Zitiert auf S. 780.

[4] v. MEDUNA: Die Entwicklung der Zirbeldrüse im Säuglingsalter. Z. Anat. 76 (1925).

[5] BERBLINGER: Zirbel, in Henke-Lubarschs Handb. d. spez. Anat. u. Histol. 8. Berlin: Julius Springer 1926.

[6] ADLER: Metamorphosestudien an Batrachierlarven. I. Exstirpation endokriner Drüsen. C. Exstirpation der Epiphyse. Arch. Entw.mechan. 40, H. 1 (1914).

[7] GROEBBELS u. KUHN: Unzureichende Ernährung und Hormonwirkung. 4. Mitt. Z. Biol. 78, H. 1/2, 1 (1923).

[8] ROMEIS: Zitiert auf S. 710.

[9] HÖLLDOBLER: Die Zirbeldrüse, ein inkretorisches Organ mit morphogenetischer Bedeutung. Arch. Entw.mechan. 107, H. 4, 605 (1926).

an den Geweben des Körpers selbst angreift, ohne daß andere inkretorische Drüsen wie bei der Funktion des Hypophyseninkretes zwischengeschaltet sind. Die Zirbelversuchsergebnisse an höheren Wirbeltieren und die Erfahrungen der menschlichen Pathologie über die Zirbelfunktion sind wenig eindeutig.

Foà[1] exstirpierte bei jungen Hühnern die Zirbeldrüse und sah nach anfänglichem Zurückbleiben des Wachstums eine erhebliche Wachstumssteigerung bei längerer Beobachtung und frühzeitige Ausdifferenzierung der vergrößerten Keimdrüsen und sekundären Geschlechtsmerkmale, vor allem bei männlichen Tieren. Foà hat dieselben Versuche in jüngster Zeit mit dem gleichen Ergebnis wiederholt[2]. Seine Versuchsergebnisse wurden von Jzawa[3] und Jokoh[4] bestätigt. Andere Forscher (Orechia und Grigorin[5]) stellten nach Zirbelentfernung bei jungen Hühnern keinen Unterschied zwischen Versuchs- und Kontrolltieren fest. Ebenso erfolglos verliefen Exstirpationsversuche der Zirbel junger Kücken durch Badertscher[6]. Christea[7] sah im Gegensatz zu Foà und Izawa nach Zirbelentfernung sogar Atrophie der Hoden und der Kämme auftreten.

Ebenso widerspruchsvoll wie die Zirbelentfernungsversuche an Vögeln sind die Versuchsergebnisse der Zirbelentfernung bei jungen Säugetieren. Kolmer und Loewy[8], ebenso Hofmann[9] entfernten die Zirbel junger Ratten und stellten keine Veränderung von Wachstum und Differenzierung fest.

Demgegenüber fand Jzawa[10] das Körperwachstum zirbelloser junger männlicher und weiblicher Ratten beschleunigt. Hoden, Nebenhoden, Ovarien und Uterus der operierten Tiere waren größer als die der Kontrollen. Zu gleichen Versuchsergebnissen kam Sarteschi (nach Berblinger[11]) an männlichen jungen Hunden und Ratten. In völligem Gegensatz zu diesen Versuchsergebnissen beobachtete Demel[12] nach Zirbelentfernung bei jungen Widdern und Schafen keine Beschleunigung des Körperwachstums, dagegen ein Untergewicht der Versuchstiere. Hoden, Nebenhoden, Schilddrüse und Geschlechtsorgane fand er ähnlich wie Jzawa hypertrophiert. Die Haare des Felles, Klauen und Gehörn zeigten Wachstumsstörungen.

Übermäßige Zirbelzufuhr durch Fütterung prüften Sisson und Finney[13] an Albinoratten. Versuchstiere und Kontrollen zeigten gleiche Entwicklung.

---

[1] Foà: Ipertrofia dei testicoli e della cresta dopo l'asportazione della ghiandole pineale nell gallo. Pathologica (Genova) 4 (1912).

[2] Foà: Nuovi esperimenti sulla fisiologia della ghiandola pineale. Arch. di Sci. biol. 12, 306 (1928) — Boll. Soc. Biol. sper. 3, 385 (1928).

[3] Jzawa: A contribution to the physiology of the pineal body. Amer. J. med. Sci. 166, Nr 2 (1923).

[4] Jokoh: Experimentelle Untersuchungen über die Doppelexstirpation der Epiphyse und der Keimdrüse. Z. exper. Med. 55, H. 3/4, 349 (1927).

[5] Orechia u. Grigorin: L'exstirpation de la glande pineale et son influenze sur l'hypophyse. C. r. Soc. Biol. Paris 87, Nr 28 (1922).

[6] Badertscher: Results following the exstirpation of the pineal gland in newty hatched chicks. Anat. Rec. 28, Nr 3, 177 (1924).

[7] Christea: Die Genitalorgane und die Pinealdrüse. Ref. in Zbl. inn. Med. 1913.

[8] Kolmer u. Loewy: Beitr. z. Physiol. d. Zirbeldrüse. Pflügers Arch. 196, H. 1 (1922).

[9] Hofmann: Zur Frage der inneren Sekretion der Zirbeldrüse bei der Ratte. Pflügers Arch. 209, H. 5/6, 685 (1925).

[10] Jzawa: On some anatomical changes which followed removal of the pineal body from both sexes of the immature albino rat. Amer. J. Physiol. 77, Nr 1, 126 (1926).

[11] Berblinger: Zirbel, in Henke-Lubarschs Handb. d. spez. pathol. Anat. u. Histol. 8. Drüsen mit innerer Sekretion. Berlin: Julius Springer 1926.

[12] Demel: Exper. Studien zur Funktion der Zirbeldrüse. I. Mitt. Grenzgeb. Med. u. Chir. 40, H. 3, 302 (1927) — Exper. Studien zur Funktion der Zirbeldrüse. II. Arb. neur. Inst. Wien 30, H. 1/2, 13 (1927).

[13] Sisson u. Finney: Effect of feeding the pineal body upon the development of the albino rat. J. of exper. Med. 31, Nr 3 (1920).

Mc Cord[1] (nach Berblinger) erhielt demgegenüber in grundsätzlicher Über-
einstimmung mit den Amphibienversuchen Hölldoblers[2] durch Verfütterung
kleiner Mengen von Zirbeltabletten an junge Hunde, Meerschweinchen und
Hühner eine raschere Gewichtszunahme und eine beschleunigte Entwicklung der
Keimdrüsen und Geschlechtsorgane. Die Wirkungen waren bei den männlichen
Tieren stärker ausgeprägt als bei den weiblichen. Nach Berblinger[3] hat auch
Berkley durch Epiphysenfütterung Katzen zu beschleunigtem Wachstum an-
regen können.

Widerspruchsvoll sind auch die Beobachtungen der menschlichen Pathologie.
Nach zahlreichen gründlichen Untersuchungen, vor allem Berblingers[3,4], bedingt
die Zerstörung der Zirbel durch einen Tumor beim noch unentwickelten Knaben
eine frühzeitige Entwicklung der Keimdrüsen und Ausbildung der sekundären
Geschlechtsmerkmale, öfters verbunden mit geistiger Frühreife. Dieselben Beobachtungen machte Marburg[5]. Das Wachstum pflegt in solchen Fällen frühzeitig zum Stillstand zu kommen. Auch von Fein[6] wurde ein ähnlicher Fall
beschrieben.

Während die drei genannten Forscher demnach der Zirbeldrüse des Menschen
während der Jugendzeit einen hemmenden Einfluß auf die Entwicklung der
Keimdrüse und der Geschlechtsmerkmale zuweisen, glauben Zandrèn[7] und
Askanazy[8] auf Grund ihrer Beobachtungen der Zirbeldrüse umgekehrt einen
fördernden Einfluß auf die Entwicklung der Keimdrüsen und Geschlechtsmerkmale zuerkennen zu müssen. Zandrèn beschreibt einen 16 jährigen Jungen, bei
dem die Unterentwicklung der Zirbeldrüse verbunden war mit Zurückbleiben des
Wachstums in der Entwicklung, verzögertem Zahndurchbruch, unterentwickelten
Hoden und unvollständiger Ausbildung der Geschlechtsmerkmale. Askanazy
beschrieb einen Fall von Zirbeltumor im jugendlichen Alter und führt die beobachtete vorzeitige Entwicklung der Keimdrüse und Geschlechtsmerkmale darauf
zurück, daß die Zirbeltumorzellen eine ähnliche Wirkung wie die epithelialen
Zirbelzellen besitzen, wodurch seiner Meinung nach eine Hyperfunktion der
Zirbel zustande kommt. Mit dieser Ansicht steht in Widerspruch, daß bei Epi-
physengeschwülsten, die bei erwachsenen Männern entstehen, Störungen der
Samenzellbildung auftreten.

Auf Grund der angegebenen Ergebnisse der Tierversuche und der Beobachtungen aus der menschlichen Pathologie sind wir heutzutage noch außerstande, sicher anzugeben, ob die Zirbeldrüse Wachstum und Differenzierung
fördert oder hemmt. Bei den Amphibien scheint die Zirbeldrüse eine gleichmäßige
geringgradige Förderung des Wachstums und der Entwicklung zu bewirken.
Sicher nachgewiesen ist für die Säuger und den Menschen die enge Beziehung der
Zirbeldrüse zu den Keimdrüsen, vor allem zur männlichen Keimdrüse, doch
werden die einschlägigen Verhältnisse noch unübersichtlicher durch den Umstand,

---

[1] McCord, vgl. Berblinger: Zitiert auf S. 783.

[2] Hölldobler: Zitiert auf S. 782.

[3] Berblinger: Zitiert auf S. 783.

[4] Berblinger: Zur Frage der genitalen Hypertrophie bei Tumoren der Zirbeldrüse
und zum Einfluß embryonalen Geschwulstgewebes auf die Drüsen mit innerer Sekretion.
Virchows Arch. 227, 38 (1920) — Zur Frage der Zirbelfunktion. 237, H. 1—2 (1922).

[5] Marburg: Neue Studien über die Zirbeldrüse. Arb. neur. Inst. Wien 23, H. 1 (1920).

[6] Fein: Ein Fall von kindlichem Riesenwuchs mit vorzeitiger Geschlechtsreife. Münch.
med. Wschr. 70, Nr 265, 772 (1923).

[7] Zandrèn: A contribution to the study of the function of gl. pineales. Acta med.
scand. (Stockh.) 54, H. 4, 323 (1921).

[8] Askanazy: Die Zirbel und ihre Tumoren in ihrem funktionellen Einfluß. Frankf.
Z. path. 24, H. 1, 58 (1920).

daß beim Menschen bösartige Geschwülste der Nebennierenrinde und der Hoden dieselben Folgen haben wie Zirbeldrüsengeschwülste[1].

Daß die männliche und weibliche Keimdrüse einen geschlechtsspezifischen Einfluß auf Wachstum und Differenzierung des Körpers besitzt, steht heute außer Frage. Sie gehört ganz zweifellos zu den morphogenetisch wichtigsten inkretorischen Drüsen. Die ganze Lehre von der Beeinflussung des Körperwachstums und der Körperformbildung durch chemisch wirksame Drüsenprodukte ging ja von der uralten Beobachtung aus, daß der kastrierte Vogel- und Säugetierorganismus ganz bestimmte Formveränderungen erleidet. Auch die neuere Blutdrüsenforschung erhielt ihren Anstoß in Deutschland durch die Kastrations- und Hodenwiedereinpflanzungsversuche BERTHOLDS[2] an Hähnen und in Frankreich durch die historischen Selbstversuche BROWN-SÉQUARDS[3]. Wir müssen dabei unterscheiden zwischen dem Einfluß der Keimdrüsen auf den Gesamtkörperbau und dem besonderen Einfluß auf die Ausgestaltung der Geschlechtswege und der äußeren Geschlechtsmerkmale. Beide Fragen sind in den letzten Jahrzehnten von zahlreichen Forschern bearbeitet worden und besonders die zweite Frage ist oft der Gegenstand erbitterten literarischen Streites gewesen. Eine erschöpfende Bearbeitung des ganzen Problemkreises gab uns 1926 HARMS durch sein Werk „Körper- und Keimzellen"[4].

Im vorliegenden soll uns hauptsächlich nur die Frage des morphogenetischen Einflusses auf die Ausgestaltung des Gesamtkörpers beschäftigen.

Wir beginnen hier zunächst wieder mit den niederen Wirbeltieren, und zwar den Amphibien. Die Bedeutung der Keimdrüsen im Lebenszyklus der Frösche hat SKLOVER dargestellt[5]. Besonders bei den ausmetamorphosierten, geschlechtsreifen Tieren läßt sich eine jahreszeitlich schwankende Ausbildung der Keimdrüsen und von ihr beeinflußte Gestaltung des Gesamtorganismus feststellen. GUDERNATSCH[6], ROMEIS[7], ABDERHALDEN[8] u. a. erhielten durch Verfütterung von Säugetierhoden und -ovarien keine stets wiederkehrenden Veränderungen des Wachstums und der Differenzierung von Froschlarven. Die Verpflanzung arteigenen Hodens erwachsener Tiere auf Unkenlarven, die ich 1922/23 vornahm[9], war ebenfalls ergebnislos. Schon früher hatte LAUCHE[10] durch Hodenüberpflanzung von erwachsenen Fröschen auf Froschlarven Entwicklung und Differenzierung sowie Umstimmung des Geschlechtes nicht erhalten. Während bei meinen Schilddrüsenüberpflanzungen arteigenes Schilddrüsengewebe von Unken auf Unkenlarven überpflanzt unter günstigen Bedingungen funktionstüchtig einheilte, wurden die Hodenstückchen wie ein heteroplastisches Transplantat beschleunigt resorbiert, ohne daß dabei bestimmte Änderungen der Formbildungsvorgänge an den Unkenlarven zu beobachten waren. Das zeigt meines Erachtens mit aller Deutlichkeit, daß der formbildende und Wachstumseinfluß der Keimdrüsen erst während einer späteren Entwicklungszeit einsetzt. Im Larvenstadium fehlt den Amphibiengeweben die Fähigkeit, auf den inkretorischen Reiz der

---

[1] RÖSSLE: Zusammenfassende Darst. Nr. 12.

[2] BERTHOLD: Transplantation der Hoden. Arch. f. Physiol. **1849**, 42.

[3] BROWN-SÉQUARD: Des effets produits chez l'homme par des injections souscoutanées d'un liquide retiré des testicules frais de cobaye et de chien. C. r. Soc. Biol. Paris **1889**, 415.

[4] HARMS: Zusammenfassende Darst. Nr. 6.

[5] SKLOVER: Zusammenfassende Darst. Nr. 14.   [6] GUDERNATSCH: Zitiert auf S. 709.

[7] ROMEIS: Der Einfluß innersekretorischer Organe auf Wachstum und Entwicklung von Froschlarven. Naturwiss. 8, H. 44, 860 (1920).

[8] ABDERHALDEN: Zitiert auf S. 710.   [9] SCHULZE: Zitiert auf S. 711.

[10] LAUCHE: Experiment, Untersuchungen an den Hoden, Eierstöcken und Brunstorganen erwachsener und jugendlicher Grasfrösche (Rana fusca Rös.). Arch. mikrosk. Anat. **86 II**, 51 (1915).

Keimdrüsen anzusprechen. Das ist nicht erstaunlich, seit wir wissen, daß bei den sog. differenzierten Froschrassen die Keimdrüsendifferenzierung erst gegen Ende des Larvenlebens einsetzt, und daß bei den undifferenzierten Lokalrassen die Umwandlung der indifferenten Keimdrüse in Hoden und Ovarien zum Teil sogar erst nach der Metamorphose beginnt[1,2]. Entsprechend konnten entgegen den Versuchsergebnissen Minowas[3], Kemp[4] wie Greenwood[5] durch Überpflanzung von Hoden- und Ovarstückchen auf die Eihäute von Vogelembryonen Wachstum und Differenzierung der Embryonen nicht beeinflussen.

Bei den Amphibienlarven wollte ich den gegen Ende des Larvenlebens zu erwartenden Einfluß auf den Gesamtkörper durch Keimdrüsenexstirpationsversuche ausschalten. Das mißlang. Bei den braunen Grasfroschlarven (Rana fusca) und Unkenlarven (Bombinator pachypus) gelang die gesonderte Abtragung der Keimdrüsenanlage ohne größere Blutung, doch ließen sich die zarten Bauchdecken nicht genügend fest nähen. Bei Esculentenlarven gab es stets entweder unstillbare Blutungen, oder aber die Tiere gingen ohne ersichtlichen Grund einige Tage nach der Operation zugrunde. Wahrscheinlich wurde bei der Operation die benachbarte Urniere oder ihre Verbindung mit der Keimdrüse zu stark beschädigt, oder aber die Keimdrüse ist bei den Froschlarven trotz des nicht nachweisbaren inkretorischen Einflusses so lebenswichtig, daß ihre Entfernung nicht auf die Dauer vertragen wird.

Bemerkenswert ist, daß nach vollständiger Entfernung der Schilddrüse (eigene Versuche und Versuche der Amerikaner Swingle[6], Allen[7] und Hoskins[8]) die Keimdrüsen selbständig weiterwachsen und sich ausdifferenzieren, worauf ich im Abschnitt über die Schilddrüse schon hinwies. Die bei den schilddrüsenlosen Froschlarven beobachteten disharmonischen Wachstums- und Reifeprozesse sind nach dem Wegfall der Schilddrüse weitgehend dem Einfluß der normal zur Differenzierung kommenden Keimdrüse unterstellt, da zu dieser Zeit die anderen inkretorischen Drüsen mit Ausnahme der Hypophyse für die Differenzierungsvorgänge keine wesentliche Rolle zu spielen scheinen. Der Vergleich mit dem, was wir sonst über den allgemeinen Einfluß der Keimdrüsen auf den wachsenden Wirbeltierkörper wissen, mit den Differenzierungsvorgängen schilddrüsenloser Froschlarven zeigt uns dann, ob wir diese Differenzierungsvorgänge mit Recht dem Einfluß der Keimdrüsen zuzuschreiben haben.

Ich habe die Veränderungen nach völliger Schilddrüsenentfernung bei Froschlarven im Schilddrüsenabschnitt genauer beschrieben und kann mich hier kurz zusammenfassend dahin äußern, daß bei diesen Tieren der gesamte Bewegungsapparat des Larvenkörpers in weitestem Sinne einen hohen Reifegrad erreicht. Der Knorpelstützapparat des Rumpfes und der Beine wird durch Knochen ersetzt, die glatte wie quergestreifte Muskulatur wird ausdifferenziert. Wir haben somit im folgenden zu beweisen, daß auch die Wachstumsphysiologie

---

[1] Witschi: Experimentelle Untersuchungen über die Entwicklungsgeschichte der Keimdrüsen von Rana temporaria. Arch. mikrosk. Anat. **85** (1914) — Studien über die Geschlechtsbestimmung bei Fröschen. Ebenda **86** (1915) — Der Hermaphroditismus der Frösche und seine Bedeutung für das Geschlechtsproblem und die Lehre von der inneren Sekretion der Keimdrüsen. Arch. Entw.mechan. **49**, H. 3/4 (1921).

[2] Dürken: Einführung in die Entwicklungsphysiologie. Berlin: Julius Springer 1919.

[3] Minowra: A study of testis and ovary grafts on the Hen's egg and their effects on the embryo. J. of exper. Zool. **33**, Nr 1 (Mai 1921).

[4] Kemp: Recherches sur le rapport entre les caractères sexuels et les hormones des glandes génitales chez les embryons de poulet. C. r. Soc. Biol. Paris **92**, Nr 16, 1318 (1925).

[5] Greenwood: Gonad grafts in embryonic chicks and their relation to sexual differentiation. Brit. J. of exper. Biol. **2**, Nr 2, 165 (1925).

[6] Swingle: Zitiert auf S. 711.   [7] Allen: Zitiert auf S. 711.

[8] Hoskins: Zitiert auf S. 711.

und Pathologie der Vögel und Säugetiere dafür spricht, daß das Inkret der Keimdrüsen die Differenzierungsvorgänge des Bewegungsapparates fördert.

Bei allen Wirbeltieren wird die Keimdrüse zweigeschlechtlich angelegt, und aus einem indifferenten oder indifferent scheinenden aber bereits progam festgelegtem Stadium entwickelt sich dann im Laufe der Ontogenese der Hode oder Eierstock. Diese Differenzierung beginnt bei den Säugetieren wie beim Menschen bei den männlichen Keimdrüsen früher als bei den weiblichen, die Umbildungsvorgänge dauern aber durchgehends bei der männlichen Keimdrüse länger als bei der weiblichen, deren endgültige Reife früher erreicht wird. Entsprechend dem früheren Abschluß des Entwicklungsganges des Ovariums kommen die endgültigen Reifungsvorgänge des Skelettsystems, die sich im endgültigen Verschluß der Epiphysenfugen leicht feststellen lassen, bei den weiblichen Tieren früher zum Abschluß. Das Wachstum in engerem Sinne hört infolgedessen früher auf, und bei weiblichen Tieren ist die Folge eine kleinere und zierlichere Körperform gegenüber dem männlichen Tier derselben Rasse. Grundsätzlich ebenso ist die Abhängigkeit der Skeletdifferenzierung von den Keimdrüsen beim Menschen. Beim Menschen gibt es Zirbeldrüsen- und Nebennierenwindengeschwülste, die eine vorzeitige histologische und funktionelle Reife der Keimdrüse bewirken können. Die Folge ist neben anderem eine frühzeitige Ausreifung des Stützapparates, die zum Zwergwuchs führt (Abb. 178 u. 179[1]). RÖSSLE[2] führt entsprechend manche Formen von Zwergwuchs auf frühzeitige Keimdrüsenreife zurück. Auch in der neueren Rassenforschung hat man, wenn auch wohl nicht ganz zu Recht, Rassenkleinheit mit frühzeitiger Keimdrüsenreifung, bedingt durch Außenweltseinflüsse, in Zusammenhang gebracht[3,4].

Umgekehrt ist es allbekannt, daß die Kastration bei Vögeln, Säugern und bei Menschen im Wachstumsalter eine spätere oder überhaupt ungenügende Ausreifung des Skelettsystems zur Folge hat, so daß infolge des anhaltenden Mengenwachstums Hochwuchs oder Riesenwuchs auftritt. Nicht nur das Längenwachstum der Knochen kann weiter gehen, sondern auch das Dickenwachstum, so daß die Schnitzkalbin der Murbodener Rinderrasse den männlichen Tieren in der Wuchsform weitgehend ähnelt (TANDLER und GROSS[5]). Beim Menschen gibt es einen sog. eunuchoiden Riesenwuchs, der bei angeborener Keimdrüsenunterentwicklung auftritt (Abb. 180[6]). Bei diesem eunuchoiden Hochwuchs ist die Unterentwicklung der Muskulatur in diesem Zusammenhang bemerkenswert, da sie auf eine gemeinsame Systemabhängigkeit der Differenzierung des gesamten Bewegungsapparates von der Keimdrüse hinweist. Dieselben Folgen hat die Kastration in jugendlichem Alter, wie wir sie bei manchen Skopzen beobachten (Abb. 181[7]). Die Skopzen sind eine bekannte russisch-rumänische Kastratensekte, die von TANDLER und GROSS[5] sowie von KOCH[8] auf ihre Körperbauverhältnisse eingehend untersucht wurde. Neben dem Hochwuchs fand KOCH häufig schlaffe Gelenke und Bänder, schlecht entwickelte Muskeln, dünne, leicht zerbrechliche Knochen, dünnwandige Venen usw.

---

[1] HARMS: Körper- und Keimzellen (Abb. 202a u. b).
[2] RÖSSLE: Zusammenfassende Darst. Nr. 12.
[3] STEINACH u. KAMMERER: Klima und Mannbarkeit. Arch. Entw.mechan. **46** (1920).
[4] STEFANSSON: Temperature factor in determining the age of maturity among the eskimos. J. amer. med. Assoc. **75**, Nr 10 (1920).
[5] TANDLER u. GROSS: Die biologischen Grundlagen der sekundären Geschlechtscharaktere. Berlin: Julius Springer 1913.
[6] HARMS: Körper- und Keimzellen (Abb. 247).
[7] HARMS: Körper- und Keimzellen (Abb. 238).
[8] KOCH: Über die russisch-rumänische Kastratensekte der Skopzen. Jena: G. Fischer 1921.

Diese Befunde bilden einen weiteren Anhaltspunkt dafür, daß durchgehend von den niederen bis zu den höchsten Wirbeltierformen und dem Menschen der Einfluß der reifen Keimdrüse auf die Formbildung des Gesamtorganismus, vor allem in einer Förderung der Differenzierung des Bewegungsapparates besteht. Es ist hier der Ort, darauf hinzuweisen, daß nach dem Beginn der Keimdrüsenrückbildung auch jene große Gruppe degenerativer, pathologischer Veränderungen des Bewegungsapparates beginnt, die von den Gesichtsfältchen der

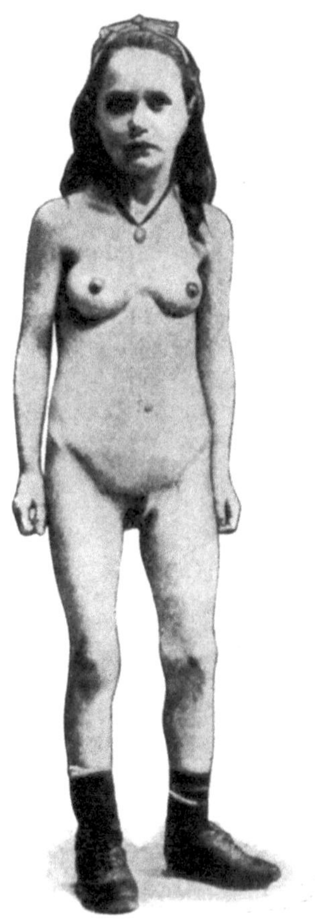 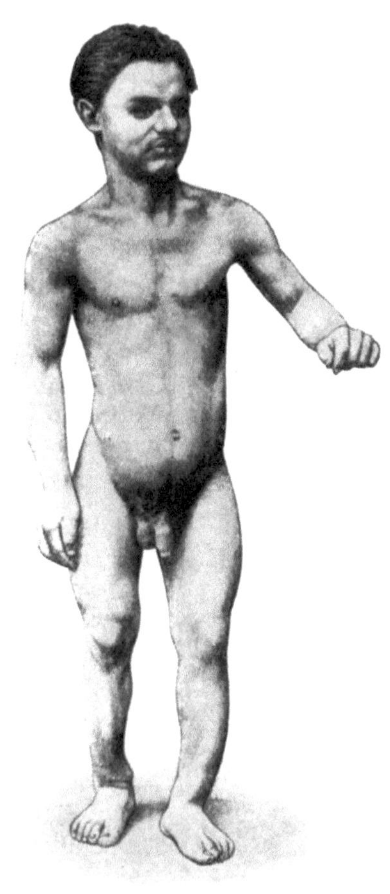

Abb. 178. Frühreifes 6¹/₄jähriges Mädchen. (Nach Lenz.) Abb. 179. Frühreifer 6¹/₂jähriger Knabe. (Nach Lendesdorf.)

zeitlich eher in die Lebensphase eintretenden Frau bis zu den hochgradigen Rückbildungen des Greisenskeletes führt. Bei jungen Menschen beobachtet man ferner eine Hochwuchsform, die mit einem geringen Grad von Keimdrüsenunterentwicklung verbunden ist und bei der die Skeletreifung verspätet auftritt. Auch bei ihr weist die Häufigkeit von Bruchveranlagung, Neigung zur Krampfaderbildung, Versagen des Bandapparates (Plattfuß), des Skeletes und des Bandapparates (statische Skoliose) und Muskelschwäche auf die Abhängigkeit der Reifungsvorgänge des Bewegungsapparates von den Keimdrüsen hin.

Zu diesem allgemeinen Einfluß auf die Ausbildung des Gesamtkörpers kommt der besondere Einfluß der Keimdrüsen auf die Ausbildung der Geschlechtsorgane und der äußeren Geschlechtsmerkmale. Hier verweise ich zur genaueren Kenntnis auf das genannte Werk von HARMS „Körper- und Keimzellen". Die ganze Frage ist sehr verwickelt. Zunächst lehrt uns schon die allgemeine Wachstumsphysio-

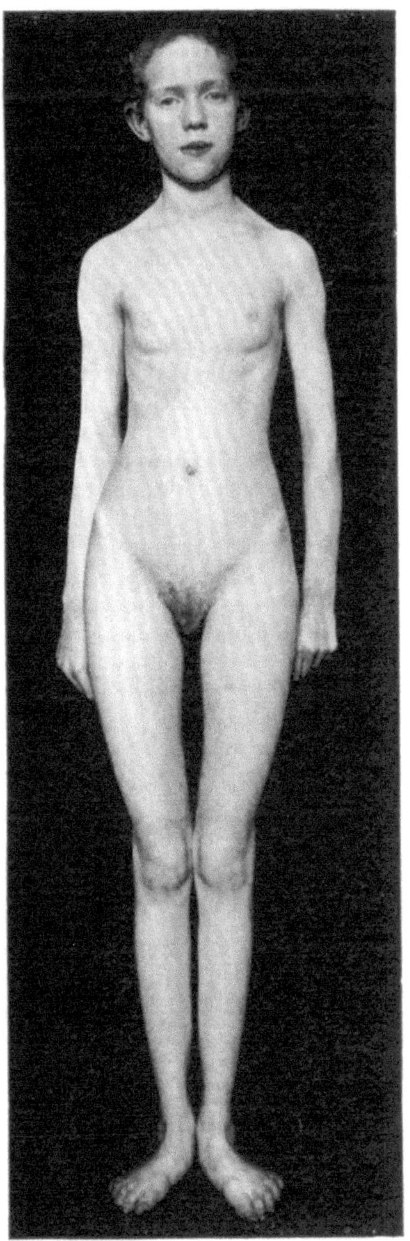

logie, daß die histologische Ausdifferenzierung der Keimdrüsen und die Ausbildung der Geschlechtsmerkmale beim Säuger und besonders beim Menschen ziemlich gleichzeitig erfolgt. Übt da die reifende Keimdrüse Schritt für Schritt einen Einfluß aus, oder gibt es da andere wichtigere Regulationseinrichtungen?

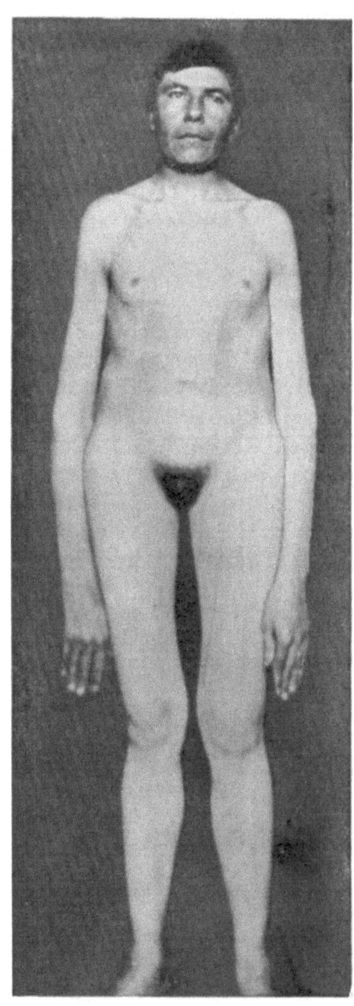

Abb. 180. Weiblicher Infantilismus. Marie B., 16 Jahre alt. Gesamtlänge 179 cm, Unterlänge 100 cm, Oberlänge 79 cm. (Nach TANDLER und GROSZ.)

Abb. 181. Skopze, 24 Jahre alt, angeblich im 5. Lebensjahre kastriert. Das Bild veranschaulicht die ganz auffällige Extremitätenlänge. Gesamtlänge 184 cm, Spannweite 204 cm. Unterlänge 108 cm. (Nach TANDLER und GROSZ.)

Im Abschnitt über die Hypophyse haben wir darauf hingewiesen, daß nach den neueren amerikanischen und deutschen Arbeiten der Hypophysenvorderlappen eine übergeordnete Stellung besitzt, indem sowohl die Reifung der Keimdrüsen wie auch die Ausbildung der äußeren Geschlechtsmerkmale von dem Hypophysenvorderlappen abhängig ist.

Es kommt hinzu, daß man schon seit langem weiß, daß die sekundären Geschlechtsmerkmale unabhängig von den Keimdrüsen angelegt werden können (HERBST[1], RIDDLE[2], BELFIELD[3], COURRIER[4]).

Besonders interessant sind die Verhältnisse bei den Vögeln. Hier hat die Forschung der letzten Jahre nachgewiesen, daß eine Reihe von Merkmalen, die man früher als abhängig von der Keimdrüse ansah, von ihr vollkommen unabhängig sind. Kastrationsversuche an Hähnen haben gezeigt, daß die Sporenbildung und das sog. männliche Gefieder nicht unter dem Einfluß des Hodeninkretes entstehen, sondern zur asexuellen Grundform Huhn gehören (KUHN[5], BIEDERMANN[6]). Während andere sekundäre Geschlechtsmerkmale des Hahnes, wie Kammbildung, Bartlappen, Ohrenscheiben und Kampflust direkt abhängig von dem Hodeninkret entstehen (BENOIT[7]) und sich nach Kastration zurückbilden (FINLAY[8], CARIDROIT und PÉZARD[9]), bleiben bei kastrierten Hähnen die sog. männlichen Sporen und das männliche Federkleid erhalten. Diese gleichen Merkmale, Sporenbildung und männliches Federkleid, beobachtet man nach Kastration von Hennen (PÉZARD, SAND et CARIDROIT[10]). Es zeigt sich also, daß diese beiden Merkmale der asexuellen Grundform der Hühnervögel zugehörig sind und bei den Hennen durch das Inkret der Ovarien in ihrer Entstehung und Ausbildung gehemmt werden bzw. völlig unterdrückt werden. Es gibt eine Reihe von Hühnerrassen (Sebright-, Bantam- und Campinerasse), bei denen auch die Hähne ein hennenfedriges Gefieder besitzen (MORGAN[11]). Bei ihnen ist die Kastration der Hähne von der Entstehung eines hahnenfedrigen Federkleides gefolgt, das normalerweise bei diesen Rassen weder bei Hähnen noch bei den Hennen auftritt.

Bei den Hennen sämtlicher Hühnerrassen kommt für gewöhnlich nur die linksseitige Keimdrüse zur normalen Ausbildung als Ovar. Die rechtsseitige Keimdrüse bleibt unterentwickelt. Sie kann nach Entfernung des linksseitigen Ovars sich zu einem Hoden ausdifferenzieren, wodurch es zur Entwicklung männlicher sekundärer Geschlechtsmerkmale kommt (BENOIT[12], DOMM[13], ZAWA-

<hr>

[1] HERBST: Formative Reize. Leipzig 1901.

[2] RIDDLE: Birds without gonads: their origin, behavior and bearing on the theory of the internal secretion of the testis. Brit. J. of exper. Biol. 2, Nr 2, 211 (1925).

[3] BELFIELD: Some phases of rejuvenation. J. amer. med. Assoc. 82, Nr 16 (April 1924).

[4] COURRIER: Sur l'indépendance de la glande séminale et des caractères sexuels secondaires chez les poissons. Étude expérimentale. C. r. Acad. Sci. Paris 174, Nr 1 (1922).

[5] KUHN: Untersuchungen über die Geschlechtsumkehr beim Haushuhn. Züchtungskde 2, H. 11, 568 (1927).

[6] BIEDERMANN: Vergleichende Physiologie des Integuments der Wirbeltiere. III. Erg. Biol. 3, 354 (1928).

[7] BENOIT: Sur l'activité endocrine du testicle impubère chez les gallinacés. C. r. Acad. Sci. Paris 178, Nr 10, 881 (1924).

[8] FINLAY: Studies on sex differentiation in fowls. Brit. J. of exper. Biol. 2, Nr 4, 439 (1925).

[9] CARIDOIT u. PÉZARD: La présance de l'hormone testiculaire dans le sang du coq normal. C. r. Soc. Biol. Paris 95, Nr 23, 296 (1926).

[10] PÉZARD, SAND u. CARIDROIT: L'évolution des potentialités chez la ponlette. C. r. Soc. Biol. Paris 92, Nr 7, 495 (1925).

[11] MORGAN: Castration of hen-feathered campines. Proc. Soc. exper. Biol. a. Med. New York 17, H. 4 (1920) — The endocrine secretion of hen-feathered fowls. Endocrinology 4, Nr 3 (1920).

[12] BENOIT: Transformation expérimentale du sexe par ovariotomie précoce chez la poule domestique. C. r. Acad. Sci. Paris 177, Nr 21, 1074 (1923).

[13] DOMM: New experiments on ovariotomy and the problem of sex inversion in the fowl. J. of exper. Zool. 48, Nr 1, 31 (1927).

DOWSKY[1]. Bei alten Hennen treten nach Degeneration des linksseitigen Ovars diese Umwandlungen manchmal ohne äußeren Anlaß auf (CREW[2], KUHN[3]). RIDDLE[4] beobachtete sie bei einer Taube, deren linksseitiges Ovar durch Tuberkuloseerkrankung zerstört war. Wir haben also die bemerkenswerte Tatsache festgestellt, daß gewisse sekundäre Geschlechtsmerkmale, die man von alters her wie die Sporenbildung und das männliche Federkleid unter der Abhängigkeit des Hodeninkretes entstanden wähnte, durch Kastrationsversuche als Merkmale der asexuellen Grundform erkannt wurden. Die Forschung der nächsten Zeit wird zeigen, ob bei den Säugern ein Teil der sog. männlichen Geschlechtsmerkmale nicht ähnlich zu werten ist. Ich erinnere in diesem Zusammenhang an die Abhängigkeit der Körperbehaarung und Bartentwicklung beim Menschen von der Hypophyse (BERBLINGER[5]) und auf den oft beobachteten Bartwuchs bei Frauen nach Kastration oder Zerstörung der Ovarien durch Entzündung oder Geschwülste.

Die Untersuchung spontan aufgetretener Zwischenformen, Hermaphroditen, bei Säugetieren und beim Menschen hat ergeben, daß wahrscheinlich nicht nur die Keimdrüse, sondern auch die anderen Gewebe des ganzen Körpers bestimmten Vererbungsgesetzen folgend, progam sexualspezifisch festgelegt sein können. So kann es z. B. bei männlichen Keimdrüsen nebenbei zur Ausbildung weiblicher Geschlechtswege und weiblicher äußerer Geschlechtsmerkmale beim Menschen kommen (Fälle von ROMEIS[6], PATZELT[7], SCHAUERTE[8], HARMS[9] u. a.). Andererseits ist für gewöhnlich trotz der progamen Festlegung die endgültige Differenzierung der Keimdrüse wie auch der Geschlechtswege und der äußeren Geschlechtsmerkmale infolge einer für die Wirbeltiere charakteristischen Schwankungsfähigkeit noch wandelbar und von inneren wie äußeren Bedingungen während der Entwicklung abhängig (HARMS[9]).

So kann bei undifferenzierten Froschrassen durch eine bestimmt gerichtete Wucherung der sog. Sexualstrangzellen eine schon zum Ovarium entwickelte Keimdrüse sich in einen Hoden umbilden (WITSCHI[10]). Für gewöhnlich ist diese Umwandlung gefolgt von einer Entwicklung der Geschlechtswege und -merkmale in männlicher Richtung. Sowohl bei den niederen Wirbeltieren wie bei den Säugern und Menschen können aber der caudale und kraniale Abschnitt der Keimdrüse sich in verschiedener Richtung entwickeln, wobei dann stets aus dem kranialen Ende ein Ovarium und aus dem caudalen Ende ein Hoden entsteht. Diese verschieden gerichtete Entwicklung kann auch die rechte und die linke Seite betreffen und zur Entstehung von echten Halbseitenzwittern führen, wie sie besonders bei den Vögeln häufiger beobachtet werden. Es ist in solchen Fällen anzunehmen, daß die Abhängigkeit der Formbildung auf einer progamen festgelegten unterschiedlichen Beeinflußbarkeit der rechts- und linksseitigen Körperzellen durch die Keimdrüseninkrete des Hodens und Ovariums beruht.

[1] ZAWADOWSKY: Bisexual nature of the hen experimental hermaphroditism in hens. Biol. generalis (Wien) 3, H. 1/2, 129 (1927).

[2] CREW: Sex reversal in the fowl. Proc. roy. Soc. Lond. 95, Nr B 667, 256 (1923).

[3] KUHN: Zitiert auf S. 790.

[4] RIDDLE: Complete sex-transformation in adult animals. New republic. 41, 225 (1925).

[5] BERBLINGER: Klimakterische Geschlechtsbehaarung und endokrine Drüsen. Z. Konstit.lehre 10 (1925).

[6] Zitiert bei ROMEIS: Geschlechtszellen oder Zwischenzellen? Klin. Wschr. 1, 960, 1005, 1064 (1922).

[7] PATZELT: Hermaphroditismus beim Menschen. Anat. Anz. 58, Erg.-Bd. (1924).

[8] SCHAUERTE: Ein Fall von Hermaphroditismus verus beim Menschen. Z. Konstit.lehre 9 (1924).

[9] HARMS: Zusammenfassende Darst. Nr. 6.

[10] WITSCHI: Der Hermaphroditismus der Frösche und seine Bedeutung für das Geschlechtsproblem und die Lehre von der inneren Sekretion der Keimdrüsen. Arch. Entw.-mechan. 49, H. 3/4 (1921).

Die Doppelgeschlechtlichkeit der ursprünglichen Keimdrüsenanlage der Wirbeltiere findet ihren besonders merkwürdigen Ausdruck in dem Keimdrüsenbauplan bei den Kröten (HARMS[1], HOEPKE[2], PONSE[3]). Hier gibt es am kranialen Keimdrüsenende bei den ausgebildeten männlichen Kröten ein Organ (BIDDERsches Organ), das für gewöhnlich einem ausdifferenzierten Hoden ähnlich, sich nach operativer Entfernung des caudal anschließenden Hodens bei geeigneter cholesterin- und fettreicher Ernährung der Tiere in ein Ovarium umwandeln kann (HARMS[1]). Während nach Entfernung beider Hoden das BIDDERsche Organ die männlichen Geschlechtsmerkmale zunächst erhält, kommt es nach Umwandlung des BIDDERschen Organes zu einem Ovarium auch zu einer Umwandlung der Geschlechtswege und äußeren Geschlechtsmerkmale in diejenigen eines Weibchens, womit gezeigt wurde, daß für gewöhnlich die Ausbildung der Geschlechtswege und Geschlechtsmerkmale auch bei niederen Tieren von dem spezifischen Keimdrüseninkret abhängig ist.

Bei den Fröschen können neben den inneren auch äußere Bedingungen die ursprüngliche Entwicklungsrichtung der Keimdrüsen, Geschlechtswege und Geschlechtsmerkmale umstimmen. RICHARD HERTWIG[4] erreichte das durch Überreife der Froscheier, ADLER[5] durch übermäßige Hitze-Kälteschwankungen, denen er Froschlarvenzuchten aussetzte. GUDERNATSCH[6] beobachtete in seinen Schilddrüsenverfütterungsversuchen einen unverhältnismäßig großen Prozentsatz männlicher Tiere. Ein Teil der ursprünglich weiblich angelegten Keimdrüsen differenzierte sich später unter dem Einfluß der Schilddrüsenwirkung zu Hoden um. Die genannten Versuche und Beobachtungen zeigen, wie umstimmungsfähig bei den niederen Wirbeltieren trotz ursprünglich progam festgelegter Entwicklungsrichtung die Keimdrüsenentwicklung ist. Das ist besonders augenfällig gegenüber den in ihrer Geschlechtsdifferenzierung zygotisch festbestimmten Insekten (GOLDSCHMIDT[7] u. a.). Bei den durch einen äußeren oder inneren Entwicklungsfaktor in ihrer Geschlechtsentwicklung umgestimmten Tieren entwickeln sich die Geschlechtswege und sekundären Geschlechtsmerkmale für gewöhnlich gleichsinnig wie die Keimdrüsen. Hoden und Ovarien bilden also Harmozone, von denen für gewöhnlich die Entwicklung der Geschlechtswege und sekundären Geschlechtsmerkmale bestimmt wird.

STEINACH[8] hat bekanntlich die Lehre aufgestellt, daß diese Harmozone nicht von den eigentlichen Keimepithelien, sondern von dem sog. Zwischengewebe der Keimdrüse gebildet werden. LIPSCHÜTZ[9]. u. a. haben durch zahl-

---

[1] HARMS: Zusammenfassende Darst. Nr. 6.

[2] HOEPKE: Das BIDDERsche Organ von Bufo vulg. Lauer. Z. Anat. **68**, H. 4/6, 491 (1923).

[3] PONSE: L'organe de BIDDER et le déterminisme des caractères sexuals secondaires du crapand. Rev. Suisse zool. **31**, Nr 7, 117 (1924).

[4] HERTWIG: Über den Einfluß der Überreife der Eier auf das Geschlechtsverhältnis von Fröschen und Schmetterlingen. Sitzgsber. Akad. München **1921**, H. 2, 269; **1922**.

[5] ADLER: Untersuchungen über die Entstehung der Amphibienneotonie. Inaug.-Dissert. Frankfurt 1916.

[6] GUDERNATSCH: Feeding experiments on tadpoles. II. Amer. J. Anat. **15**, Nr 4, 341 (1914).

[7] GOLDSCHMIDT: Mechanismus und Physiologie der Geschlechtsbestimmung. Berlin: Bornträger 1920.

[8] STEINACH: Pubertätsdrüsen und Zwitterbildung. Arch. Entw.mechan. **42** (1916) — Künstliche und natürliche Zwitterdrüsen und ihre analogen Wirkungen. Arch. Entw.mechan. **46** (1920) — Verjüngung durch experimentelle Neubelebung der alternden Pubertätsdrüse. Ebenda **46** (1920).

[9] LIPSCHÜTZ: Die Gestaltung der Geschlechtsmerkmale durch die Pubertätsdrüsen. Arch. Entw.mechan. **44**, H. 2, 396 (1917) — New experimental data on the question of the seat of the endocrine function of the testicle. Endocrinology **7**, Nr 1 (1923) — Bemerkungen zur Arbeit von H. Stieve: Neue Untersuchungen über die Zwischenzellen. Anat. Anz. **56**, Nr 23/24, 564 (1923) — The internal secretions of the sex glands. The problem of

reiche Arbeiten die Theorie STEINACHS zu erhärten gesucht, und andere Forscher, wie HAMMAR[1] stehen ihr nicht ablehnend gegenüber.

Trotzdem haben STIEVE[2], ROMEIS[3], CHAMPY[4], HARMS[5] u. a. in ihren Arbeiten diese Lehre zu widerlegen vermocht. So beobachtete HARMS bei seinen Krötenversuchen die zeitweise Aufrechterhaltung männlicher sekundärer Geschlechtsmerkmale in bloßer Abhängigkeit von dem BIDDERschen Organ, das keinerlei Zwischenzellen enthält. CHAMPY[4] konnte bei gewissen niederen Wirbeltieren (Tritonen) nachweisen, daß die ersten unterschiedlichen Geschlechtsmerkmale vor der Entstehung von Zwischenzellen in den männlichen und weiblichen Keimdrüsen in Erscheinung treten. Bei männlichen Tieren entstehen ferner die sekundären Geschlechtsmerkmale in Abhängigkeit von der Spermatogenese und sind zu einer Zeit am stärksten entwickelt, zu der das Zwischengewebe seiner Masse nach die geringste Entwicklung zeigt oder überhaupt nicht vorhanden ist. Umgekehrt ist bei diesen Tieren zu einer Zeit der zyklisch geringsten Ausbildung der sekundären Geschlechtsmerkmale das Zwischengewebe am stärksten gewuchert. Wie weit die Entwicklung der sekundären Geschlechtsmerkmale abhängig ist von der bloßen Masse einer bestimmten Zellart, ist fraglich. VON LANZ[6] konnte zeigen, daß auch bei geringer Hodenmenge noch eine volle inkretorische Wirkung vorhanden ist.

Auch bei den höheren Wirbeltieren und beim Menschen sind für gewöhnlich Geschlechtswege und sekundäre Geschlechtsmerkmale gleichsinnig mit den Keimdrüsen entwickelt und bilden sich unter dem Einfluß von Inkreten, die von den Keimdrüsen geliefert werden. Über Ausnahmen, die bei Hermaphroditen vorkommen, haben wir oben bereits berichtet. Im übrigen beobachtet man dabei, daß als Spontanmißbildungen nur die Ausbildung weiblicher Geschlechtswege und sekundärer Geschlechtsmerkmale neben der Bildung männlicher Keimdrüsen beobachtet werden. Als Ursache kann man eine progame unterschiedliche Determination von Körper und Keimzellen annehmen, soweit nicht das Inkret anderer inkretorischer Drüsen, vor allem der Schilddrüse, Hypophyse, Zirbel und Nebennieren dieses Auseinanderfallen der Differenzierung von Keimdrüsen, Geschlechtswegen und sekundären Geschlechtsmerkmalen bewirkt. Vor allem beim Auftreten von Nebennierengeschwülsten (DIETRICH und SIGMUND[7], SCHMIDT[8]) können bei Mädchen vorzeitige Ausbildung der Geschlechtsmerkmale

the „puberty gland". With a prefave by F. H. A. Marshall. Cambridge: W. Heffer a. Sons ltd. and Baltimore: Williams and Wilkins Comp. 1924.

[1] HAMMAR: A quelle époque de la vie foetale de l'homme apparaissent les premiers signes d'une activité endocrine? Uppsala Läk. för. Förh. Ny földj **30**, 375 (1925).

[2] STIEVE: Entwicklung, Bau und Bedeutung der Keimdrüsenzwischenzellen. Erg. Anat. **23** (1921). München u. Wiesbaden: Bergmann 1921 — Vergleichend physiologisch-anatomische Beobachtungen über die Zwischenzellen des Hodens. Pflügers Arch. **200**, H. 5/6, 470 (1923).

[3] ROMEIS: Untersuchungen zur Verjüngungshypothese Steinachs. Münch. med. Wschr. **1921**, Nr 20.

[4] CHAMPY: Sur les corrélations entre les caractères sexuels mâles et les divers éléments du testicule chez les amphibiens. C. r. Acad. Sci. Paris **172**, Nr 8 (1921) — Sur les conditions de la genèse de l'harmozone sexuelle chez les batraciens anoures. Ebenda **174**, Nr 7 (1922) — Sur les caractères sexuels annexes chez les amphibiens. C. r. Soc. Biol. Paris **88**, Nr 1 (1923). — Sur la „source de l'hormone sexuelle" chez les batraciens. Ebenda **88**, Nr 13 (1923).

[5] HARMS: Zusammenfassende Darst. Nr. 6.

[6] v. LANZ: Ein neuer Weg zum Nachweis des Hodenhormones. Ges. Morph. u. Physiol. München **39** (1930).

[7] DIETRICH u. SIEGMUND: E. Die Nebenniere und das chromaffine System. In Henke-Lubarschs Handb. d. spez. pathol. Anat. u. Histol. **8**. Berlin: Julius Springer 1926.

[8] SCHMIDT: Der suprarenal-genitale Syndrom (Kraus). Über Zusammenhänge zwischen Nebennieren und Geschlechtsentwicklung. Virchows Arch. **251**, 8 (1924).

und Entwicklung in männlicher Richtung beobachtet werden. Die Vielzahl der Entwicklungsfaktoren erschwert hier die Deutung der erhobenen Einzelbefunde.

Die Bedeutung der Nebennieren für das Körperwachstum und die Körperentwicklung ist noch recht ungeklärt. Die Nebennierenrinde ist entwicklungsgeschichtlich der Histogenese ihrer Zellen nach ein unmittelbarer Nachbar der Keimdrüse. Ein Einfluß der Nebennierenrinde auf die Körperentwicklung ist also eigentlich schon aus diesem Grunde wahrscheinlich, und tatsächlich findet man bei Nebennierenrindengeschwülsten des Menschen bedeutende Entwicklungsstörungen, die durch die Nebennierenrindengeschwulstzellen bewirkt werden.

GIACOMINI[1] und HERWERDEN[2] u. a. haben nach Fütterung von Nebennierenrinde an Froschlarven eine Beschleunigung von Wachstum und Entwicklung gegenüber den Kontrolltieren beobachtet. ADLER[3] bestätigte diese Beobachtungen in Fütterungsversuchen mit Nebennierenrindengeschwülsten. Maßstatistisch sind nach HAMMAR[4] die Nebennierenrindenzellen histologisch beim Menschen schon frühzeitig bei einer Körperlänge von 15—16 mm ausdifferenziert und beim 17—18 mm langen Embryo sekretionsfähig. LUTZ und MURIEL[5] prüften die Pupillenwirkung von Nebennierenextrakten von 7—20 Tage alten Hühnerembryonen an enucleierten Froschbulbi. Bis zum 8. Tage war keine Pupillenwirkung zu beobachten, von 8—10 tägigen Hühnerembryonen war die Wirkung unsicher und vom 10. Entwicklungstage an zeigte eine mydriatische Wirkung an, daß die Nebennieren der Hühnerembryonen bereits Adrenalin enthielten. BIEDL[6] schreibt bei der menschlichen Entwicklung der Nebennierenrinde in der Zeit vor und während der Geburt und während der Jugendzeit eine hohe inkretorische Bedeutung zu. Nach den Untersuchungen von SCAMMON[7] nimmt das Gewicht der Nebenniere beim Menschen bis zur Geburt in Übereinstimmung mit der Gewichtszunahme des Körpergewichtes zu, doch kommt es nach der Geburt zu einem erheblichen Gewichtssturz.

Exstirpationsversuche der Nebennieren an niederen Wirbeltiere (z. B. Froschlarven) sind mir nicht bekannt. Beim Säugetier ist die völlige Entfernung der Nebennieren unbedingt tödlich, so daß eine Beobachtung der Ausfallserscheinungen junger Säugetiere nach Nebennierenexstirpation unmöglich ist. Hunde überleben nach den Versuchen von STEWART und ROGOFF[8] bei zweizeitiger Entfernung den Verlust der zweiten Nebenniere nicht länger als 6 Tage.

Die übermäßige Zufuhr pulverisierter Nebennierenrinde von Ochsen an junge Meerschweinchen in Fütterungsversuchen von CASTALDI[9] und von frischer Schafsnebenniere an junge Mäuse (FERREIRA DE MIRA[10]) bewirkte eine über-

---

[1] GIACOMINI: Zitiert nach BAYER: Nebennieren. Handb. der inneren Sekretion von MAX HIRSCH **2**, Lieferung 13. Berlin, Leipzig: Kabitzsch 1926.

[2] HERWERDEN: Zitiert auf S. 707.

[3] ADLER: Über die Funktion der Nebennierenrinde. Verh. dtsch. Kongr. inn. Med. **1922**, 405.

[4] HAMMAR: Zitiert auf S. 793.

[5] LUTZ, R. BRENTON u. MURIEL A. CASE: The beginning of adrenal function in the embryo chick. Amer. J. Physiol. **73**, Nr 3, 670 (1925).

[6] BIEDL: Zur Charakteristik der Pubertät. Mschr. Kinderheilk. **31**, H. 3/4, 347 (1926).

[7] SCAMMON: The prenatal growth and natal involution of the human suprarenal gland. Proc. Soc. exper. Biol. a. Med. **23**, Nr 8, 809 (1926).

[8] STEWART u. ROGOFF: Studies in adrenal insufficiency. Proc. Soc. exper. Biol. a. Med. **28**, Nr 3, 190 (1925).

[9] CASTALDI: Corticale surrenale e accrescimento somatico. Ricerche sperimentali in cavia cobaya. Arch. ital. Anat. **22**, H. 3, 297 (1925).

[10] FERREIRA de MIRA FILS: Effets de l'alimentation surrénalisée sur le développement de l'organisme et sur la fonction sexuelle. C. r. Soc. Biol. Paris **97**, Nr 25, 709 (1927).

mäßige Gewichts- und Größenzunahme der Versuchstiere gegenüber den Kontrollen. Dabei kommt es nach CASTALDI angeblich auch zu einer Beschleunigung der Knochenbildung und bei ausgewachsenen Tieren zu einer Verlängerung der Fellhaare und zu einer Vermehrung des Hämoglobins und der roten Blutkörperchen. Grundsätzlich stimmt dieses Versuchsergebnis mit den Beobachtungen an Froschlarven überein.

Wir wiesen schon oben darauf hin, daß in der menschlichen Pathologie das Auftreten von Nebennierengeschwülsten mit der Ausbildung heterosexueller Geschlechtsmerkmale und der beschleunigten Entwicklung der Geschlechtsmerkmale verknüpft ist (SCHMIDT[1]). Auch sonst deuten zahlreiche Beobachtungen auf eine enge Verbindung zwischen Nebennierenrinde und Keimdrüsen hin (FALTA[2], ASHER[3], BAYER[4]). Ähnlich wie nach Kastration eine mangelhafte Rückbildung des Thymus beobachtet wird, bleibt nach einseitiger Nebennierenentfernung die Rückbildung des Thymus lange Zeit aus (JAFFE[5]) und es tritt eine Regeneration des etwa bei Versuchsbeginn schon rückgebildeten Thymus auf.

Daneben wird das gleichzeitige Auftreten einer Nebennierenrindenhypoplasie und mangelhafte Entwicklung der Neurohypophyse (KOHN[6]) im Sinne einer engen Verbindung dieser beiden inkretorischen Drüsen gedeutet.

So unbestimmt unsere Kenntnisse über den morphogenetischen Einfluß der Nebennierenrinde auch noch sein mag, die Tatsache, daß ein solcher Einfluß statthat, ist nicht zu leugnen. Bei Säugetieren können auch die Inkrete der Nebennierenrinde der Mutter als wirksam für Wachstum und Entwicklung der Embryonen angesehen werden, sind doch nach den Versuchen von LEIDENIUS[7] die Nachkommen nebennierenbeschädigter Tiere kleiner als die der normalen Kontrollen.

Über die Wirkung des Nebennierenmarkes auf die Entwicklung sind wir noch vollkommen im unklaren. Wir wissen nur, daß es für die Entwicklung der Pigmente (BAYER[8]) bedeutungsvoll ist, und daß es mit den anderen inkretorischen Drüsen in funktionellen Wechselbeziehungen steht.

Bei der Besprechung der morphogenetischen Funktion der einzelnen Blutdrüsen habe ich die funktionellen Wechselbeziehungen der einzelnen Drüsen nur so weit erwähnt, als sie einheitlich bei verschiedenen Wirbeltieren auftreten. Wenn natürlich auch erst das Zusammenspiel aller Blutdrüsen ein harmonisches Wachstum und harmonische Entwicklung des Körpers gewährleistet, so ist es nach dem Stand der heutigen Kenntnisse doch noch recht gefährlich, innerhalb der Blutdrüsen verschiedene Gruppen als ständige Synergisten und Antagonisten gruppenweise zusammenzufassen. Stoffliche Angriffspunkte und zeitlicher Funk-

---

[1] SCHMIDT: Zitiert auf S. 793.

[2] FALTA: Die Funktion der Nebennierenrinde. Wien. klin. Wschr. **38**, Nr 45, 1203 (1925).

[3] ASHER: Beitr. z. Physiol. der Drüsen. 82. KICHIKAWA: Untersuchungen über die Beziehungen der Nebennieren zu der Entwicklung der sekundären Geschlechtsmerkmale. Biochem. Z. **163**, H. 1/3, 176 (1925).

[4] BAYER: Nebennieren. Handb. der Inneren Sekretion. Von MAX HIRSCH **2**, Lieferung 13, Berlin u. Leipzig: Kabitzsch 1926.

[5] JAFFE: The influence of the suprarenal gland on the thymus. I. J. of exper. Med. **40**, Nr 3, 325 (1924) — The influence of the suprarenal gland of the thymus. II. Ebenda **40**, Nr 5, 19 (1924) — The influence of the suprarenal gland of the thymus. III. Ebenda **40**, Nr 6, 753 (1924).

[6] KOHN: Anencephalie und Nebenniere. Arch. f. mikrosk. Anat. u. Entw.mechan. **102** (1924).

[7] SEITZ u. LEIDENIUS: Über den Einfluß experimenteller Schädigung von Schilddrüse und Nebennieren der Eltern auf das endokrine System der Nachkommenschaft. Z. Konstit.-lehre **10**, H. 5, 559 (1925).

[8] BAYER: S. 742. Zitiert auf S. 794.

tionsbeginn der einzelnen Blutdrüsen sind, wie wir aus zahlreichen Beispielen entnahmen, außerordentlich schwankend. Während der verschiedenen Entwicklungsphasen ein und desselben Tieres können infolgedessen wahrscheinlich Zusammenarbeit und Gegenspiel zweier inkretorischer Drüsen unter Umständen wechseln. Aus diesen Gründen verzichte ich absichtlich auf die Wiedergabe eines der bekannten mehr oder minder verwickelten Ringschemata. Ebenso bin ich bewußt naturgemäß nur auf den morphogenetischen Einfluß der einzelnen Blutdrüsen eingegangen und habe dabei die Veränderungen des Allgemeinstoffwechsels bei einem Zuviel oder Zuwenig einzelner Blutdrüsen nicht in den Kreis unserer Betrachtungen einbezogen, da sie in den einzelnen Abschnitten des Handbuches über die Betriebsphysiologie der inkretorischen Drüsen eine ausführliche Darstellung erfahren.

Der Einfluß, den das Nervensystem auf das Wachstum und die Differenzierung hat, ist noch weit weniger erforscht als die morphogenetische Wirkung der inkretorischen Drüsen. Wie ich schon in der Einleitung betonte, hat man überhaupt erst in jüngster Zeit angefangen sich damit zu beschäftigen, wann die inneren Organe, vor allem die Blutdrüsen, ihren Anschluß an das Reizleitungssystem gewinnen (vgl. HAMMAR und Mitarbeiter[1]). Viele Organe durchlaufen sicher ihre wichtigsten Formbildungs- und Wachstumszeiten, bevor dieser Anschluß erreicht ist, so daß sie in der Hauptsache nur unter chemischer Regulation im weitesten Sinne ihre Hauptentwicklung vollziehen (WINTREBERT[2]). Ebenso steht es mit der Formbildung des Gesamtkörpers. Wir werden aber sehen, daß auch für die Zeit nach Erreichung des Nervenanschlusses die Wirkung des Nervensystems auf Wachstums- und Differenzierungsvorgänge noch umstritten ist.

Zunächst muß betont werden, daß Blutdrüsen- und Nervenregelung von Wachstum und Differenzierung nicht zwei Einrichtungen darstellen, die unabhängig voneinander wirken, sondern beide hängen aufs engste miteinander zusammen. Diese Verknüpfung beider, die harmonische Entwicklung verbürgenden, Systeme war schon nach manchen älteren Versuchen und Beobachtungen (GALL 1819[3], VILMONT[3] 1835, NUSSBAUM 1915[4]) wahrscheinlich geworden. Wie eng diese Beziehungen sind, darauf haben in neuester Zeit ABDERHALDEN[5], ASHER[6], SCHILF[7], MAJEWSKY[8] u. a. hingewiesen. Einmal stehen die ausgebildeten Blutdrüsen unter der Kontrolle des sympathisch-parasympathischen Nerven-

---

[1] HAMMAR u. Mitarbeiter: Zitiert auf S. 793.

[2] WINTREBERT: La contraction rythmée aneurale des myotomes chez les embryons des sélaciens. I. Archive de Zool. **60**, H. 4 (1920) — L'influence de la température sur le fonctionnement des chaines myotomiques aneurales des sélaciens. C. r. Soc. Biol. Paris **83**, Nr 34 (1920).

[3] Zitiert nach PRZIBRAM: Experimentalzoologie **5**. Leipzig u. Wien: Deuticke 1914.

[4] NUSSBAUM: Innere Sekretion und Nerveneinfluß. In Merkel-Bonnets Erg. Anat. **15** (1915).

[5] ABDERHALDEN: Über das Wesen der Innervation und ihre Beziehung zur Inkretbildung. Klin. Wschr. **1**, Nr 1 (1922). — ABDERHALDEN u. WERTHEIMER: Beziehungen der Thyroxinwirkung zum sympath. Nervensystem. Pflügers Arch. **216**, 697 (1928).

[6] ASHER: Prinzipielle Fragen zur Lehre von der Inneren Sekretion. Klin. Wschr. **1**, Nr 3 (1922) — Beiträge zur Physiologie der Drüsen. Mitt. 79. — UCHIDA: Die Abhängigkeit der Erregbarkeit des zentralen Nervensystems von den Ovarien, geprüft durch die Hyperglykämie nach Diuretininjektion. Biochem. Z. **163**, H. 1/3, 95 (1925) — Beiträge zur Physiologie der Drüsen. Mitt. 110. — ASHER u. PFLÜGER: Nachweis der Abhängigkeit der Schilddrüsenfunktion vom Zentralnervensystem, beziehentlich vom Sympathicus. Z. Biol. **87**, H. 2, 115 (1928).

[7] SCHILF: Über die Erregung autonom innervierter Organzellen durch nervöse und humorale Reize. Krk.forschg **2**, H. 4, 327 (1926).

[8] MAJEWSKY: Zur Frage von der sensibilisierenden Wirkung der Extrakte der Schilddrüse auf den Halssympathicus. Z. Biol. **85**, H. 4, 342 (1926).

systems, das die Inkretabgabe insofern reguliert, als der erregte Nerv Stoffe abgibt, welche die innervierte Drüsenzelle zur Inkretabgabe erregen (ENGEL[1], POPOW[2], PINES[3]). Dann gibt es im Gehirn und zwar vor allem im Boden des dritten Ventrikels Zentren, von denen aus die richtenden Reize für die inkretorischen Drüsen dem autonomen Nervensystem zugeleitet werden. Umgekehrt ist die Ausbildung wie Regeneration der Nerven an das Vorhandensein der Inkrete bestimmter Blutdrüsen im Organismus gebunden (WALTER[4], MARINESCO und MINEA [zitiert nach MACKAWA[5, 6]]). Darüber hinaus ist auch nach vollendeter Entwicklung im normalen Funktionsleben das Zentralnervensystem ein Erfolgsorgan für verschiedene im Organismus kreisende Inkrete. Alle diese Annahmen lassen sich durch experimentelle Erfahrungen und Beobachtungen aus der menschlichen Pathologie stützen.

Die Entfernung des abdominalen Sympathicusgrenzstranges im Tierversuch hat eine homolaterale Hodenatrophie zur Folge (TAKAHASHI[7]), während die Massen der gleichseitigen Niere, Nebenniere, des Ovariums, des Hinterschenkels usw. unverändert bleiben. Die Exairese des Vagus bewirkt im Tierversuch nach PIGHINI[8] histologische Veränderungen des Thymus.

Ebenso wie eine Störung der peripheren autonomen Innervation die Funktion der inkretorischen Drüsen schädigt, so naturgemäß auch die Vernichtung der zugehörigen übergeordneten Hirnzentren. Bekannt ist die Funktionsstörung der Hypophyse und der Keimdrüsen bei experimentellen oder krankhaften Veränderungen des Bodens des III. Ventrikels. Die Hirnschädigung wirkt sich hier also auf den Organismus auf dem Umweg über bestimmte Blutdrüsen aus und zeigt so sehr deutlich die Verknüpfung beider Regulationssysteme (Wiener Schule, NAITO[9], CAMUS und RUSSY[10], LESCHKE[11], BAILEY und BREMER[12] u. a.). Häufig wird bei angeborenen schweren Mißbildungen des Gehirns eine Hypoplasie der Nebennieren beobachtet (KOHN[13], DE VECCHI[14], GAIFAMI[15], BROWNE[16] u. a.). Bei

---

[1] ENGEL: Zur Innervation der Schilddrüse. Pflügers Arch. **211**, H. 5/6, 433 (1926).

[2] POPOW: Über die Innervation der Gl. thyr. beim Menschen und bei Säugetieren. II. Z. Neur. **115**, 131 (1928).

[3] PINES: Über die Innervation der Hypophysis cerebri. I. J. Psychol. u. Neur. **32**, H. 1/2, 80 (1925).

[4] WALTER: Schilddrüse und Regeneration. Arch. Entw.mechan. **31** (1911).

[5] MARINESCO u. MINEA, zitiert nach Walter auf S. 797.

[6] MACKAWA: Über den Einfluß der Präparate aus den innersekretorischen Organen auf die Regeneration der peripheren Nerven. Acta Scholae med. Kioto **5**, H. 4, 367 (1923) — Experimentelle Untersuchungen über den Einfluß des Thyreoidins auf die Wiederherstellung der Funktion der durch Quetschung gelähmten Nerven. Ebenda **5**, H. 4, 393 (1923).

[7] TAKAHASHI: Hodenatrophie nach Exstirpation des abdominalen Grenzstranges. Pflügers Arch. **196**, H. 2 (1922).

[8] PIGHINI: Studi sul timo. V. Alterazioni del timo nella vagotomia unilaterale ne polli. Pathologica (Genova) **16**, Nr 373 (1924).

[9] NAITO: Histologische Störungen am Boden des 3. Ventrikels, in Verbindung gebracht mit Fettsucht. Arb. neur. Inst. Wien **25**, H. 2/3 (1924).

[10] CAMUS u. RUSSY: Experimental researches on the pituitary body. Endocrinology **4**, Nr 4 (1920).

[11] LESCHKE: Zur klinischen Pathologie des Zwischenhirnes. Verh. dtsch. Kongr. inn. Med. **1921**.

[12] BAILEY u. BREMER: Experimental diabetes insipidus and genital atrophy. Endocrinology **5**, Nr 6 (1921).

[13] KOHN: Anencephalie und Nebenniere. Arch. f. mikrosk. Anat. u. Entw.mechan. **102** (1924).

[14] DE VECCHI: Le ghiandole a secrezione interna nell'acrania. Riv. Biol. **4**, H. 6 (1922).

[15] GAIFAMI: A proposito della iperplasia del timo negli anencefali. Riv. Biol. **5**, H. 2 (1923).

[16] BROWNE: The anencephalic syndrome in its relation to apituitarism. Edinbourgh med. J. **25**, Nr 5 (1920).

einem sehr genau von WRETE[1] unter HAMMAR durchuntersuchten Falle von Encephalo-Myeloschisis totalis bei einem menschlichen Embryo betrug das Nebennierengewicht fast nur die Hälfte des normalen Gewichts. Daß bei Anencephalie ständig eine Thymushyperplasie (DE VECCHI und BROWNE) und Hypophysenveränderungen (KOHN, BROWNE) auftreten, wird von anderen Autoren bestritten (GAIFAMI). CENI[2] und seine Mitarbeiter glauben im Vorder- und Mittelhirn eine ganze Reihe von fördernden und hemmenden Zentren für die verschiedenen inkretorischen Drüsen gefunden zu haben. CENI wies sie bei Hühnern und Vögeln nach. Sein Mitarbeiter DE LISI[3] zeigte, daß sie bei Schildkröten fehlen. Es sollen die Verbindungen zwischen Zentralnervensystem und inkretorischen Drüsen bei niederen Wirbeltieren (Reptilien) demnach weniger entwickelt sein als bei höheren Wirbeltieren. Dies sind nur einige Beispiele, die den engen Zusammenhang der Zentren des autonomen Nervensystems mit den Blutdrüsen aufzeigen. Auch andere Hirnteile sollen mit Blutdrüsen in enger Verbindung stehen. GALL[4] hat (nach PRZIBRAM) schon 1818 beobachtet, daß die einseitige Kastration beim Kaninchenbock zu einer Verkleinerung der gegenseitigen Kleinhirnhemisphäre führt, und VILMONT[5] gab (nach PRZIBRAM) 1835 an, daß beim Wallach mit Regelmäßigkeit ebenfalls eine Verkleinerung beider Kleinhirnhemisphären auftritt.

Auch die reziproke Abhängigkeit des Zentralnervensystems von den Blutdrüsen hat man durch Versuche glaubhaft machen können. WALTER[6] sowie MARINESCO und MINEA (nach MACKAWA[7]) stellten fest, daß die Nervenregeneration, besonders das Wiederauswachsen der Achsenzylinder bei thyreopriven Tieren gehemmt ist. Umgekehrt zeigte MACKAWA[8] in jüngster Zeit, daß die Nervenregeneration durch orale oder parenterale Zufuhr kleiner Mengen von Schilddrüse bei der Maus beschleunigt wird. Die Zufuhr von Jodpräparaten und Inkreten anderer Blutdrüsen war erfolglos, so daß eine spezifische Wirkung des Schilddrüseninkretes vorzuliegen scheint. (Vgl. die im Schilddrüsenteil dargestellten Beziehungen zwischen Nervensystem und Schilddrüse.)

Wenn wir die Wirkung des Nervensystems auf Wachstums- und Differenzierungsvorgänge nun näher untersuchen wollen, so müssen wir uns folgende Fragen zu beantworten suchen:

Wie weit ist eine (harmonische) Entwicklung und Regeneration bei vollkommener Ausschaltung des Nervensystems möglich? Soweit ein Nerveneinfluß nötig ist, bleibt ferner festzustellen, durch welche peripheren Nervenbahnen (spinale, afferente, efferente; sympathische) er vermittelt wird. Gibt es schließlich im Rückenmark und Gehirn Wachstums- und Differenzierungszentren? Diese Fragen sind je nach der verschiedenen Tierart und bei derselben Art je nach dem verschiedenen untersuchten Entwicklungsstadium unterschiedlich beantwortet worden.

Wie bei den inkretorischen Drüsen beginnen wir zunächst wieder mit der Betrachtung der Befunde bei Wirbellosen und niederen Wirbeltieren.

---

[1] WRETE: Ein Fall von Encephalo-Myeloschisis totalis bei einem menschlichen Embryo in der 7. Woche der Schwangerschaft. Z. mikrosk.-anat. Forschg 1, H. 4, 565 (1924).

[2] CENI: Das Gehirn und die Nebennierenfunktion. Arch. Entw.mechan. 49 (1921) — Der Einfluß der Sehkraft auf die Funktion des Hodens und auf die äußeren Geschlechtscharaktere. Arch. Entw.mechan. 51 (1922) — Das Gehirn und die Schilddrüsenfunktion. Arch. Entw.mechan. 47 (1921).

[3] DE LISI: Über die Funktion der Hoden und des Eierstockes der enthirnten Schildkröten. Arch. Entw.mechan. 47 (1921).

[4] GALL: Zitiert auf S. 796.   [5] VILMONT: Zitiert auf S. 796.

[6] WALTER: Zitiert auf S. 797.

[7] MACKAWA: Zitiert auf S. 797.   [8] MACKAWA: Zitiert auf S. 797.

Bei den Wirbellosen sind da zunächst die Untersuchungen HERBSTs[1] anzuführen, der im Regenerationsversuch bei Krebsen nach Entfernung eines Auges und des zugehörigen Cerebralganglions eine Antennula als Regenerat erhielt und nachwies, daß diese Heteromorphose durch Nerveneinflüsse bedingt wird, durch das Einwachsen sensibler Nerven an Stelle der früheren spezifischen, sensorischen.

KOPEĆ[2] hat für Lymantria dispar festgestellt, daß ohne den Einfluß des Ganglion supraoesophageum die Raupen keine normale Metamorphose beginnen können. Während der Gesamtvorgang der Metamorphose unter dem Einfluß des Nervensystems steht, gilt das nach KOPEĆ bei demselben Untersuchungsobjekt für die Entwicklung zahlreicher Gewebe und Körperteile wie Chitinhülle, Flügel, Beine, Fühler u. a. nicht. Sie können sich auch ohne den Einfluß des Nervensystems ausdifferenzieren.

In neuester Zeit hat weiter an Wirbellosen NONNE[3] bei HERBST die morphogene Funktion des Nervensystems bei Pulmonaten geprüft. Bei Entfernung eines Augententakels nebst zugehörigen Cerebralganglions erhielt er in einer Anzahl von Fällen bei Tachea hortensis eine Wiederbildung des Augententakels. Die dazu nötigen Differenzierungsvorgänge sind also hier vom Nervensystem unabhängig. Ein quantitativer Einfluß ist jedoch insofern vorhanden, als die entstandenen Regenerate häufig langsamer wuchsen und kleiner waren. Das würde also heißen, daß bei Unabhängigkeit der Differenzierung das Wachstum im engeren Sinne doch unter dem fördernden Einfluß des Nervensystems steht, so daß, wie schon bei der Untersuchung des Einflusses der inkretorischen Drüsen, Wachstum und Differenzierung sich verschieden verhalten können.

Bei den Wirbeltieren ist ebenso wie bei den Wirbellosen die Unabhängigkeit der Differenzierungsvorgänge vom Nervensystem sehr groß, vor allem während der ersten Embryonalzeit. Schon normalerweise durchlaufen die Wirbeltierembryonen anscheinend wichtige Entwicklungsstufen, ohne daß bereits ein Nervenanschluß der sich entwickelnden Teile besteht. So zeigte das in neuerer Zeit WINTREBERT[4] für Selachierembryonen (Scylliorhinus canicula), bei denen sich in den Myotomen des Rumpfes die Muskulatur nicht nur nervenfrei ausdifferenziert, sondern während dieser nervenlosen Zeit sogar rhythmisch bewegt, wobei die Bewegungen durch äußere Reize ausgelöst werden können. Im Experiment konnte BRAUS[5] diese Unabhängigkeit der Differenzierung sehr eindringlich nachweisen. Explantierte er das Herzbildungsmaterial von Unkenlarven, so entwickelten sich unter bestimmten Bedingungen vollkommen nervenfreie Herzen, die trotz des Fehlens jeglicher nervöser Elemente rhythmische Zusammenziehungen ausführten. STÖHR JR.[6] hat die BRAUSschen Versuche wiederholt und

---

[1] HERBST: Über Regeneration von antennenähnlichen Organen an Stelle von Augen. I. Arch. Entw.mechan. **2** (1896) — II. Vjschr. naturforsch. Ges. Zürich **41** (1896) — III. Arch. Entw.mechan. **9** (1900) — IV. Ebenda **9** (1900) — V. Ebenda **13** (1901).

[2] KOPEĆ: Studies on the necessity of the brain for the inception of insect metamorphosis. Biol. Bull. Mar. biol. Labor. Wood's Hole **42**, Nr 6 (1922) — The influence of the nervous system on the development and regeneration of muscles and integument in insects. J. of exper. Zool. **37**, Nr 1 (1923).

[3] NONNE: Versuche über den Einfluß des Nervensystems auf die Regeneration der Augen bei Pulmonaten. Arch. Entw.mechan. **105**, H. 2 (1925).

[4] WINTREBERT: Zitiert auf S. 796.

[5] BRAUS: Demonstration und Erläuterung von Deckglaskulturen lebender Embryonalzellen und -organe. Münch. med. Wschr. **1911** (Ref. über Naturhistor. Med. Ver. Heidelberg 11. VII. 1911) — Mikro-Kino-Projektion von in vitro gezüchteten Organanlagen. Verh. Ges. dtsch. Naturforsch. Karlsruhe **2** (1911).

[6] STÖHR JR.: Experimentelle Studien an embryonalen Amphibienherzen. I. Arch. mikrosk. Anat. u. Entw.mechan. **102**, 426 (1924) — Experimentelle Studien an embryonalen Amphibienherzen. II. Ebenda **103**, H. 3/4, 555 (1924).

durch Transplantationsversuche erweitert. VERA DANCHAKOFF[1] hat in Auspflanzungsversuchen von Hühnerkeimteilen in die Allantois anderer Embryonen nachgewiesen, daß auch bei Vogelembryonen weitgehendes Organwachstum und Organdifferenzierung in vollkommener Unabhängigkeit vom Nervensystem möglich ist. BRAUS[2] verdanken wir noch ein anderes klassisches Beispiel, wie weitgehend Wachstum und Differenzierung vom Nervensystem unabhängig sein können. Beinknospen von Unkenlarven, in eine andere Körpergegend überpflanzt, entwickeln sich am neuen Ort zu vollständigen Beinen, wobei von der Unterlage der Wirtsstelle aus Nerven und Gefäße hineinwachsen. In einer Anzahl von Fällen entsteht aus undurchsichtigen Gründen eine spiegelbildliche Doppelbildung. Diese Doppelbildung bleibt im Gegensatz zur überpflanzten Beinanlage völlig nervenfrei, steht aber weder im Wachstum noch in der Differenzierung dem eigentlichen Transplantat irgendwie nach. Skeletsystem, Gelenke, Muskeln usw. kommen normal ohne jeden Nerveneinfluß zur Entwicklung. SCHAPER[3] gelang es, junge R. esculenta-Larven, denen er frühzeitig fast das gesamte Hirn und Rückenmark entfernte, eine Zeit lang am Leben zu halten. Trotzdem ging während dieser Zeit die Entwicklung der Organe weiter, und HARRISON vermochte sogar bei ähnlichen Versuchen einen nervenfreien Frosch bis zur Metamorphose groß zu ziehen, dem zentrales wie peripheres Nervensystem fehlte. Weitere Beispiele der Unabhängigkeit der Differenzierung vom Nervensystem bei anuren Amphibienlarven lieferten GRÄPER[4], LEBEDINSKY[5] und HAMBURGER[6]. Ein Einfluß auf das Wachstum ist insofern vorhanden, als die nervenfreien Gliedmaßen kleiner als die normalen Gliedmaßen sind. Auch bei Urodelen (Axolotl) trat in Versuchen von JACQUES LOEB[7] unter bestimmten Versuchsbedingungen trotz Durchtrennung des Rückenmarks eine Metamorphose auf.

Obwohl es somit sicher erwiesen ist, daß bei den Amphibienlarven die Entwicklung ganzer Teile ja selbst des ganzen Organismus unter Ausschaltung des Nervensystems harmonisch ablaufen kann, gibt es andererseits wiederum Beweismaterial dafür, daß auch schon während der Larvenzeit dem Nervensystem wichtige korrelative Funktionen zuzuschreiben sind. Das lehren vor allem die Untersuchungen DÜRKENS[8]. Nach Entfernung eines Auges oder eines Beines bei Froschlarven traten Entwicklungsstörungen auch des anderen Auges und der nicht geschädigten Beine auf. DÜRKEN konnte nachweisen, daß diese Fernschädigungen durch Vermittlung des zentralen Nervensystems zustande kommen. Die Schädigung eines Beines führt zu Veränderungen im Rückenmark, anschließend kommt es zu Störungen im Mittelhirn, die sich fortpflanzen auf die Rückenmarkszentren der anderen Beine und schließlich gefolgt sind von einer Entwicklungs-

---

[1] DANCHAKOFF, zitiert nach SCHULZE: Explantation. Klin. Wschr. **4**, Nr 16 (1925).

[2] BRAUS: Zitiert auf S. 799.

[3] SCHAPER: Experimentelle Studien an Amphibienlarven. I. Arch. Entw.mechan. **6**, H. 1 (1898).

[4] GRÄPER: Extremitätentransplantationen an Anuren. IV. Arch. mikrosk. Anat. u. Entw.mechan. **102** (1924).

[5] LEBEDINSKY: Entwicklungsmechanische Untersuchungen an Amphibien. I. Arch. mikrosk. Anat. u. Entw.mechan. **102** (1924).

[6] HAMBURGER: Entwicklungsphysiologische Beziehungen zwischen den Extremitäten der Amphibien und ihrer Innervation. Naturwiss. **15**, H. 32, 657 (1927).

[7] LOEB, JACQUES, zitiert nach SCHAPER auf S. 800.

[8] DÜRKEN: Über das Verhalten des Nervensystems nach Exstirpation der Extremitätenanlagen beim Frosch. Nachr. Ges. Wiss. Göttingen, Math.-physik. Kl. **1910** — Frühzeitige Exstirpation von Extremitätenanlagen beim Frosch. Z. wiss. Zool. **99** (1911) — Über einseitige Augenexstirpation bei jungen Froschlarven. Ebenda **105** (1913) — Das Verhalten transplant. Beinknospen von Rana fusca. Ebenda **116** (1916) — Über Entwicklungskorrelationen und Lokalrassen bei Rana fusca. Biol. Zbl. **37** (1917) — Einführung in die Experimentalzoologie. Berlin: Julius Springer 1919.

hemmung der im Versuch geschonten Gliedmaßen. Es wird durch diese Versuche das Vorhandensein wichtiger nervöser Korrelationsketten auch schon während der Larvalzeit klargestellt. Die an Rana fuscalarven erhaltenen Versuchsergebnisse Dürkens wurden zunächst von Luther[1] bestritten, doch konnten Dürken und Hamburger[2] bei Spemann nachweisen, daß die abweichenden Ergebnisse Luthers auf Unterschiede in der Reaktion verschiedener Lokalrassen zurückzuführen sind. Obschon bei manchen örtlichen Rassen die nervösen Korrelationen fehlen, sind sie bei anderen vorhanden. Während bei den Dürkenschen Versuchen Schädigungen des Nervensystems von neurogenen Mißbildungen der Glieder gefolgt werden, gibt es in der Literatur auch Versuche, bei denen umgekehrt durch Belastung, d. h. Vergrößerung der Peripherie eine Entwicklung des zugehörigen zentralen Nervensystems über das gewöhnliche Maß hinaus bewirkt wird. Detwiler[3] verpflanzte die Anlage von Vorderbeinen bei Amblystoma punctatum-Larven mehrere Segmente weiter rückwärts. War die Verschiebung weit genug, so wachsen in die verpflanzten Gliedmaßen Nerven von Rückenmarkssegmenten ein, die für gewöhnlich kein Bein versorgen, sondern Rumpfwand. Die Vergrößerung der „Peripherie" für diese Rückenmarkssegmente hat eine durch Wägung, Messung und Zellzählung nachweisbare Zellvermehrung der entsprechenden Spinalganglien zur Folge, während die motorischen Rückenmarkszentren unbeeinflußt bleiben. Agduhr[4] konnte durch vermehrte funktionelle Belastung bei jungen wachsenden Säugetieren die zu den Gliedmaßen führenden Neuronen des Rückenmarks und der Spinalganglien auch nach der Geburt zur Vermehrung bringen. Auch diese Versuche beweisen wie diejenigen Detwilers die Bedeutung der nervösen Korrelationen während der Entwicklung.

Bei den erwachsenen Amphibien ist die morphogenetische Bedeutung des Nervensystems häufig im Regenerationsversuch der Beine bei Tritonen untersucht worden. Die normale harmonische Regeneration amputierter Beine bei Tritonen blieb in Versuchen Wolffs[5], Rubins[6], Walters[7], Paul Weiss'[8] u. a. aus, wenn die Nervenversorgung des Stumpfes unterbrochen wurde. Goldfarb[9] ist der einzige, der nach Untersuchungen an Diemyctylus viridescens (Wassermolchart) auch nach Schädigung der Stumpfinnervation normale Regeneration beobachtet hat. Während man früher annahm, daß es die afferenten, zum Spinalganglion führenden Nervenbahnen sind, von deren Unversehrtheit die normale Regeneration abhängt (Walter), konnte schon Paul Weiss[8] wahrscheinlich

---

[1] Luther: Über die angebliche echte Entwicklungskorrelation zwischen Auge und Extremitäten bei den Anuren und über einen Fall von Beinmißbildung und Polydaktylie beim Frosch. Öfversigt af Finska Vetensk.-Soc. Förhandlingar **58**, Nr 18 (1915/16).

[2] Hamburger: Über den Einfluß des Nervensystems auf die Entwicklung der Extremitäten von Rana fusca. Roux' Arch. **105**, H. 1 (1925).

[3] Detwiler: On the hyperplasia of nerve centers resulting from excessive peripheral loading. Proc. Acad. natur. Sci. Philad. **6**, Nr 2 (1920) — Experimental studies on morphogenesis in the nervous system. Quart. Rev. Biol. **1**, Nr 1, 61 (1926).

[4] Agduhr: Studien über die postembryonale Entwicklung der Neuronen und die Verteilung der Neuriten in den Wurzeln der Spinalnerven. J. of Neur. **25**, Erg.-Heft 2 (1920).

[5] Wolff: Zitiert nach Walter auf S. 801.

[6] Rubin: Zitiert nach Walter auf S. 801.

[7] Walter: Über den Einfluß der Schilddrüse auf die Regeneration der peripheren markhaltigen Nerven. Arch. Entw.mechan. **29**, H. 1 (1910) — Welche Bedeutung hat das Nervensystem für die Regeneration der Tritonextremitäten? Ebenda **33**, H. 1/2 (1912) — Schilddrüse und Regeneration. Ebenda **31** (1911) — Experimentelle Untersuchungen über die morphogenetische Bedeutung des Nervensystems. Anat. Hefte **57** (1919).

[8] Weiss, Paul: Abhängigkeit der Regeneration entwickelter Amphibienextremitäten vom Nervensystem. Arch. mikrosk. Anat. u. Entw.mechan. **104** (1925).

[9] Goldfarb: Zitiert nach Walter auf S. 801.

machen, daß der Zusammenhang mit dem Sympathicus die Bedingung für eine normale Regeneration bildet. In neuester Zeit konnte Schotté[1] in systematischen Versuchen unmittelbar beweisen, daß bei erwachsenen Tritonen die sympathische Innervation für die Regeneration ausschlaggebend ist, daß sie also trophische und formative Bedeutung für die peripheren Organe besitzt. Die Regenerationsversuche zeigen, daß bei den Amphibien zwar während der ersten Entwicklungszeit, in der Selbstdifferenzierung und chemische Korrelationen überwiegen, der morphogene Einfluß des Nervensystems fehlen darf, daß er aber im späteren Leben, im Stadium der hochausgebildeten Verknüpfung der Einzelteile zu einem Ganzen, für Wachstums- und Differenzierungsvorgänge unentbehrlich wird.

Grundsätzlich gilt dasselbe auch für die morphogenetische Bedeutung des Nervensystems bei den Säugern und vor allem beim Menschen. Darauf hat in neuerer Zeit vor allem Anders[2] hingewiesen. Schwalbe (nach Anders) hat eine Mißbildung, einen sog. Acardius amorphus, beschrieben, bei dem der ganze Organismus aus einem formlosen Klumpen besteht, der mit Haut und stellenweise auch mit Haaren bedeckt ist. Der Fall ist in diesem Zusammenhang wertvoll, weil diesem Organismus jede Anlage eines Zentralnervensystems, auch des sympathischen, völlig fehlt, eine neurogene Beeinflussung der Entwicklung also sicher ausgeschlossen werden kann. Trotzdem sind, soweit das Anlagematerial dazu vorhanden war, Organe und Organteile durch Selbstdifferenzierung ausgebildet worden. Außer Haut nebst Haaren findet sich so ein Darmrudiment, Rudimente verschiedener Teile des Skeletsystems und unter anderem ein sehr gut ausgebildeter Oberschenkelknochen mit Knochenmark, unterem Epiphysenkern und Wachstumszone, der in der Entwicklung dem Femur eines 8—9monatigen Fetus entspricht. Auch neben dem Femur gelegene Muskelteile sind histologisch ausdifferenziert, so daß also Formbildung wie histogenetische Ausreifung sich in weitgehendster Unabhängigkeit vom Nervensystem durch Selbstdifferenzierungsvorgänge vollzogen haben müssen. Nach Anders beobachtet man auch sonst häufiger in Teratomen und acardii gut ausdifferenzierte Teile des Darms oder der Luftröhre, die eine gut entwickelte glatte Muskulatur besitzen. Auch ihre Histogenese kann also unabhängig von jeder Nervenbeeinflussung stattfinden. Weitere beachtenswerte Beispiele von Selbstdifferenzierung von Organanlagen ohne morphogenen Einfluß des Nervensystems bietet der von Heijl[3] beschriebene Sakralparasit. Nun gibt es aber auch Fälle in der pathologischen Literatur (Weber, Alessandrini nach Ernst[4] u. a.), in denen bei mißbildeten Säugetierjungen (Kälber, Schweine) angeborene Rückenmarksausfälle begleitet waren vom Fehlen peripherer Nerven sowie von einem Ersatz der Muskulatur durch Fettgewebe im Bereich der Störung. Die Wirbelsäule, das ersetzende Fettgewebe und die Haut sind normal entwickelt. Soweit man da, den Autoren folgend, annehmen

---

[1] Schotté: Influence de la section tardive des nerfs sur les pattes de Tritons en régénération. C. r. Soc. phys. et hist. nat. de Genève **40** (1923) — La suppression partielle de l'innervation et la régénération des pattes chez les Tritons. Ebenda **40** (1923) — Régénération et système nerveux chez les larves de Batraciens urodèles. Ebenda **40** (1923) — Le Grand Sympathique est le seul facteur nerveux dans la régénération des membres de Tritons. Ebenda **14**, Nr 1 (1924).

[2] Anders: Die entwicklungsmechanische Bedeutung der Doppelbildungen, nebst Untersuchungen über den Einfluß des Zentralnervensystems auf die quergestreifte Muskulatur des Embryo. Arch. Entw.mechan. **47** (1921).

[3] Heijl: Aus dem Grenzgebiet zwischen Mißbildung und Geschwulst. Beitr. path. Anat. **67** (1920).

[4] Ernst: Mißbildungen des Nervensystems. — Schwalbe: Morphologie der Mißbildungen des Menschen und der Tiere. Teil III. 3. Lieferung. Jena: G. Fischer 1909.

will, daß die Entwicklung der Muskulatur infolge Nervenmangels ausblieb, liegt die Annahme nahe, daß die Störung vielleicht in einem späteren Entwicklungsstadium auftrat, in dem schon morphogene nervöse Korrelationen bestehen, die nicht unbeschadet ausfallen dürfen. Für wahrscheinlicher halte ich es, daß

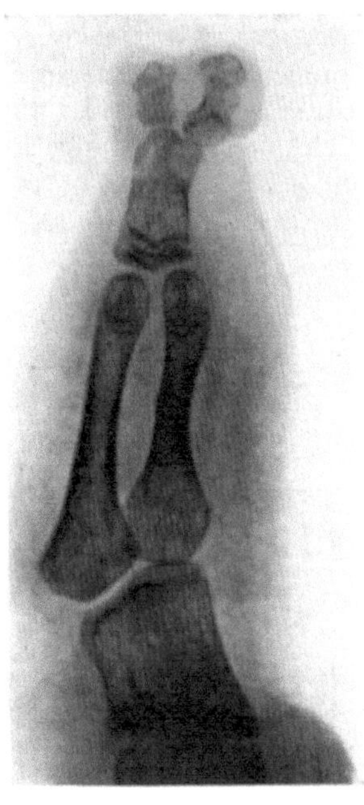
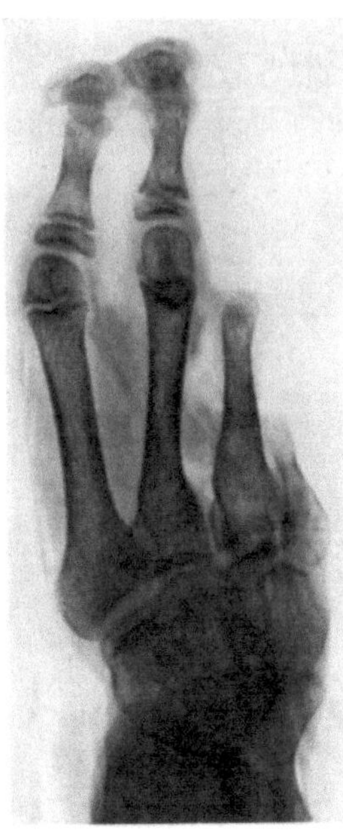

a   b

Abb. 182a und b. Fußskelet des rechten (a) und linken (b) Fußes bei Stummelfußbildung. (Aus SCHULZE.)

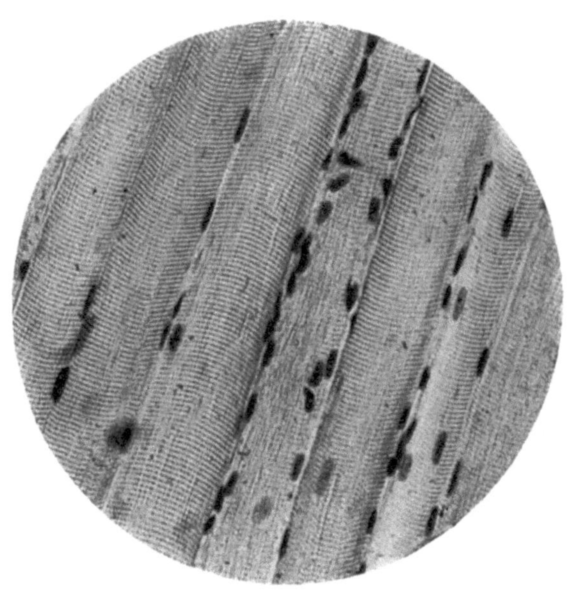

Abb. 183. Normal ausdifferenzierte Muskelfasern eines Interosseus des Stummelfußes der Abb. 182a. (Muskelursprung und -ansatz ließen *Funktionen* unmöglich erscheinen.) (Aus SCHULZE.)

sich diese scheinbaren Beispiele einer frühzeitigen morphogenen Funktion des Nervensystems so erklären lassen, daß die frühzeitige, die Mißbildung determinierende Störung Neurotom und Myotom betraf, während die anderen Segmentteile verschont blieben. Mir scheinen deshalb die positiven Beispiele beweisender, die dartun, wieviel ohne Einfluß des Nervensystems zur Entwicklung kommen kann, als die negativen.

Vor kurzem konnte ich einen Fall von angeborenem doppelseitigem Stummelfuß untersuchen[1], bei dem neben mißbildeten Unterschenkel- und Fußknochen, an die sich nur je eine Doppelzehe distal anschließt (Abb. 182a u. b) und neben

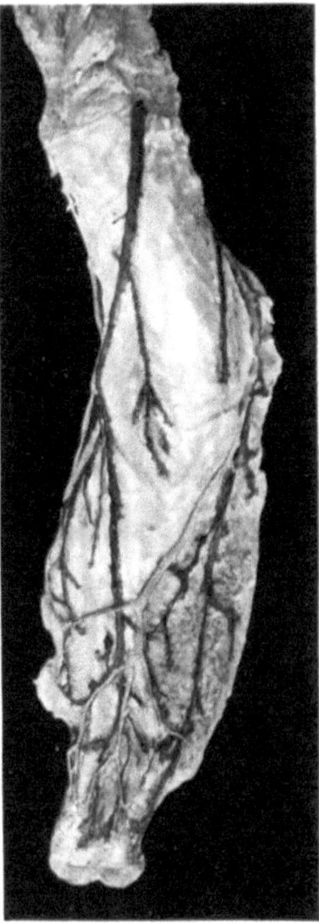

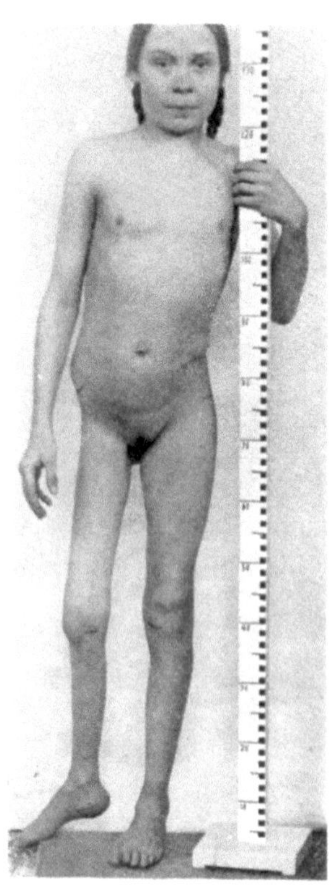

Abb. 184. Normale Hautnervenentwicklung bei Stummelfußbildung (linker Fußrücken). (Aus SCHULZE.)

Abb. 185. Wachstumsstörung des rechten Beines bei Nervenlähmung nach Poliomyelitis acuta.

einer kaum mißbildeten und histologisch ausgereiften Muskulatur (Abb. 183) das Nervensystem im wesentlichen normal angelegt ist (Abb. 184). So werden Dorsal- wie Plantarseite der Doppelzehe von je 10 Hautnervenästen versorgt. Beweist der Fall für seine Entstehungsgeschichte, daß die Mißbildung sehr früh, schon vor dem Einwachsen der Nerven determiniert gewesen sein muß, so gibt er uns in diesem Zusammenhang Veranlassung, darauf hinzuweisen, daß ein normales Nervensystem, das Anschluß an ein unterentwickeltes Gliedmaßenblastem gewinnt, nicht in der Lage ist, mehr zum Wachstum und zur Differenzierung zu

---

[1] SCHULZE: Chirurgisch-anatomische Beobachtungen. B. Über Stummelfußbildung. Dtsch. Z. Chir. **220**, H. 1/2 (1929).

bringen, als der Anlage nach durch Selbstdifferenzierung entstehen kann[1]. Dürfen
wir so anscheinend die morphogene Bedeutung des Nervensystems für die Früh-
entwicklungszeit der Säuger und des Menschen nicht allzu hoch veranschlagen,
so geben uns experimentelle Tierpathologie und menschliche Pathologie Beweise
genug, wie bedeutungsvoll während der Spätentwicklung und während der Reifezeit das Nervensystem für die Wachstums- und Differenzierungsvorgänge ist.
Schon einige Beispiele dürften das hinreichend beleuchten.

So ist es bekannt, daß nach Verletzungen des Gehirns wie peripherer Nerven
Wunden und Knochenbrüche der Ausfallsgebiete schlecht zur Heilung kommen
(LEXER[2] und LEHMANN nach MORAL und HOSEMANN[3]). Nach Durchschneidung
des Nervus alveolaris inferior ist das Wachstum des Unterkieferschneidezahns
beim Kaninchen gestört (MORAL und HOSEMANN).

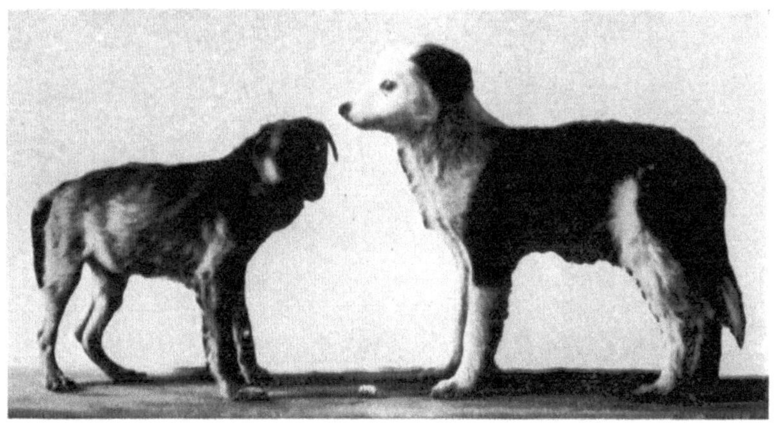

Abb. 186. Rechts unbestrahlter, links bestrahlter Hund des gleichen Wurfes.

Bei Verletzungen und Erkrankungen des Rückenmarks (z. B. poliomyelitis
anterior) in jugendlichem Alter kommt es zu Wachstumsstörungen der Beine
(Abb. 185). Da zur Erklärung die Annahme einer Atrophie infolge Ausfalls
der Funktion nicht hinreicht, muß man eine Störung von Wachstumsfunktionen
des Nervensystems annehmen.

Durch Bestrahlung des Großhirns von jungen Hunden erhielt DEMEL[4] eine
auffällige, je nach den Besonderheiten der Bestrahlung mehr oder minder große,
harmonische Wachstumsstörung, während die histologische Ausdifferenzierung
der Gewebe anscheinend normal blieb (Abb. 186). Auffällig ist hier neben der
offenbaren Abhängigkeit des Wachstums von übergeordneten Hirnzentren die
verschiedene Beeinflussung von Wachstum und Differenzierung. ERIK JOH.
KRAUS[5] beschreibt einen Zwerg, bei dem außer einer Hypoplasie der rechten
Großhirnhemisphäre (besonders des Stirnhirns) eine ausgesprochene Unterentwicklung des linken Armes festzustellen war. RÖSSLE[6] rechnet diesen Fall

---

[1] Dieselbe Beschränkung mußten wir bei der Darstellung der morphogenetischen Wirkung der Schilddrüse feststellen.

[2] LEXER: Allg. Chirurgie **2**, 224, 17. Aufl. Stuttgart: Enke 1928.

[3] MORAL u. HOSEMANN: Über den Einfluß der Nerven auf das Wachstum der Zähne.
Anat. Hefte **57** (1919).

[4] DEMEL: Über die Wirkung der Röntgenstrahlen auf das wachsende Gehirn im Tierexperiment. Arb. neur. Inst. Wien. Leipzig u. Wien: Deuticke 1926.

[5] KRAUS: Zur Kenntnis der Nanosomie. Beitr. path. Anat. **65** (1919).

[6] RÖSSLE: Zusammenfassende Darst. Nr. 12.

zu einer Gruppe von Zwergwuchs, den er als dyscerebral bezeichnet und dessen Besonderheit darin liegt, daß in Abhängigkeit von einer Hirnschädigung Wachstumsstörungen auftreten.

Erwähnung verdient, daß man versucht hat, die Bildung von Neurofibromen und partiellem Riesenwuchs beim Menschen mit traumatischen Schädigungen des sympathischen Nervensystems in Zusammenhang zu bringen (HEUSCH[1]). Demzufolge besäße auch beim Menschen wie bei den ausmetamorphosierten Amphibien im Wachstumsalter nach der Geburt und während der Reifezeit das sympathische Nervensystem eine morphogenetische Funktion.

[1] HEUSCH: Über die Beziehungen des Sympathicus zur Neurofibromatose und dem partiellen Riesenwuchs. Virchows Arch. **255**, 71 (1925).

Regulation von Wachstum, Entwicklung und Regeneration durch Umweltsfaktoren.

Von

GÜNTHER und PAULA HERTWIG

Rostock und Berlin.

Mit 43 Abbildungen.

Zusammenfassende Darstellungen.

BARFURTH, D.: Regeneration und Transplantation. Rückblick auf die Ergebnisse 25jähr. Forsch. Erg. Anat. **22** (1916). — DAVENPORT, B.: Exper. Morphology. New York: The Macmillan Company. — DRIESCH, H.: Resultate und Probleme der Entwicklungsphysiologie der Tiere. Erg. Anat. 8 (1898). — DÜRKEN, B.: Experimental-Zoologie. 2. Aufl. 1928. — HERBST, C.: Entwicklungsmechanik der Tiere. Handb. der Naturwissenschaften **3**. Jena: G. Fischer 1913 — Über die Bedeutung der Reizphysiologie. Biol. Zbl. **15** (1895). — HERTWIG, O.: Allg. Biologie. 6. u. 7. Aufl. bearbeitet von O. u. G. HERTWIG. Jena: G. Fischer 1923. — HARTMANN, M.: Allgemeine Biologie. Jena: G. Fischer 1927. — JENKINSON, J. W.: Experim. Embryologie. Oxford 1909. — KANITZ, A.: Temperatur u. Lebensvorgänge. Leipzig: Bornträger 1915. — KORSCHELT u. HEIDER: Lehrb. der vergl. Entw.-Gesch. Allg. Teil 1. Exp. Entwicklungsgesch. Jena: G. Fischer 1902. — MORGAN, TH. H.: Experim. Zoology. Leipzig: Teubner 1909 — Experimental Embryology. 1927. — PRZIBRAM, H.: Experimentalzoologie. Wien-Leipzig 1907 u. 1929. — ROUX, W.: Gesammelte Abhandlungen über Entwicklungsmechanik der Organismen. Leipzig 1895. — SCHLEIP, W.: Die Determination der Primitiventwicklung. Leipzig 1929.

Einleitung.

Jeder Entwicklungsvorgang, gleichviel ob embryonaler oder regenerativer Art, wird bedingt durch die Artspezifität der an ihm beteiligten Zellen und ihrem jeweiligen Differenzierungszustand, als auch durch den Einfluß zahlreicher Faktoren der Umwelt. Es ist die Aufgabe der *Vererbungslehre*, unsere Kenntnis von der Artzelle mit ihrem Idioplasma, das wir uns zusammengesetzt aus diskreten Erbanlagen oder Genen vorstellen, zu erweitern (Beitrag LENZ, Bd. 17). Wie sich die Entfaltung der *Erbanlagen* im Laufe der Ontogenese gestaltet, wurde als entwicklungsphysiologisches Problem von G. HERTWIG in Band 14, 1. Hälfte behandelt. An dieser Stelle ist klarzulegen, wie die *Faktoren der Umwelt* in die Entwicklung eingreifen und das Abhängigkeitsverhältnis derselben von diesen Faktoren zu erörtern.

Unter dem Begriff „Umweltsfaktoren" wollen wir die Summe der Einflüsse zusammenfassen, die auf die Artzelle und die höheren Organisationseinheiten der lebenden Masse einwirken. Zweckmäßigkeitsgründe, die eine übersichtlichere Darstellung ermöglichen, bestimmen uns, sie, einer Einteilung H. SPENCERS folgend, in 2 Gruppen zu sondern. Die eine umfaßt die „äußeren Faktoren" der organischen Entwicklung, d. h. diejenigen Faktoren, die die Beziehungen des Organismus zur Außenwelt charakterisieren. Die andere Gruppe setzt sich zusammen aus den Bedingungen, die durch den Organismus selbst im Laufe des Entwicklungsprozesses geschaffen werden, also innerhalb des lebenden Systems liegen und daher als „innere" Faktoren zu bezeichnen sind.

Als solche inneren Faktoren sind die gegenseitigen chemischen und mechanischen Beeinflussungen der einzelnen Zellen, Gewebe und Organe, die von bestimmten Drüsen oder Zellkomplexen produzierten Hormone und die nervösen Einflüsse anzusehen, die in ihrer Gesamtheit die korrelative Geschlossenheit des ganzen Organismus ausmachen.

Wir sind gewohnt, die Einwirkung von inneren und äußeren Faktoren auf die organische Entwicklung als *Reizwirkung* zu bezeichnen und erklären die Reaktionsfähigkeit auf Reize häufig als eine Grundeigenschaft der lebenden Substanz. Wenn wir uns im folgenden des Begriffs „Reiz" bedienen, so verstehen wir darunter keine besondere Kraft, die grundsätzlich Organisches und Anorganisches trennt, sondern bedienen uns dieses Begriffes nur, weil wir bei der komplizierten Zusammensetzung eines organischen Systems fast nie in der Lage sind, den Reizvorgang in seine einzelnen physikalischen und chemischen Komponenten zu zerlegen.

Wie beeinflussen und regulieren nun innere und äußere Faktoren die Entwicklung? Wir werden uns weniger mit Einwirkungen zu beschäftigen haben, die zum Zelltod oder zur Desorganisation führen. Sie interessieren uns nur insofern, als wir auch durch den pathologischen Verlauf einer Entwicklung Schlüsse auf ihren normalen Ablauf ziehen können. Anders Einflüsse, die, meist beständig und in der gleichen Richtung wirkend, die lebendige Masse zur Ausbildung bestimmter Strukturen oder Differenzierungsprodukte veranlassen (trophische und formative Reize; HERBST[1]). Ohne diese ist eine normale Entwicklung unmöglich. Indem sie als „determinierende Bedingungen" (SCHLEIP[2]) bestimmen, welche Anlagen sich verwirklichen, gestalten sie den *Phänotypus*, d. h. das jeweilige reale Bild, unter welchem uns das Individuum entgegentritt. So klar und allgemein anerkannt es ist, daß das Individuum während seiner Ontogenese auf äußere Reize antwortet, also „paravariabel" oder „modifizierbar" ist, so heiß umstritten ist die Frage, ob auch das Idioplasma in einer dem Umwelteinfluß entsprechenden Weise verändert werden kann, ob also Umweltsfaktoren über die individuelle Entwicklung hinaus den Genotypus, d. h. die Abstraktion, die wir uns aus der Kenntnis der Einzelindividuen von der artspezifischen Konstitution machen, verändern können. Eine abschließende Antwort hierauf zu geben, ist bei dem jetzigen Stand der biologischen Wissenschaft unmöglich. Wir werden uns damit begnügen müssen, anzuführen, was für Vorstellungen man sich heute über die regulative Wirkung der Umweltsfaktoren auf die phylogenetische Entwicklung bilden kann.

A. Die äußeren Faktoren der Entwicklung.

I. Physikalische Faktoren. (P. HERTWIG.)

1. Mechanische Faktoren (Schwerkraft, Zentrifugalkraft, Druck).

Jeder Organismus ist den physikalischen Gesetzen der Massenwirkung unterworfen, wird also in allen seinen Entwicklungsphasen statisch beansprucht. Es

---

[1] HERBST: Biol. Zbl. **14** (1894); **15** (1895) — Handwörterbuch der Naturwissenschaft **3** (1913).
[2] SCHLEIP: Handb. der Vererbungswissenschaft Abt. III A. Berlin: Bornträger 1927.

ist selbstverständlich, daß keine Struktur und Form gebildet werden oder sich erhalten kann, die der Beanspruchung durch die Schwerkraft nicht genügt. Da im Laufe der Ontogenese sowie bei Regenerationsprozessen sich die statische Beanspruchung vielfach ändert, sei es durch Änderungen der physikalischen Bedingungen innerhalb des Systems oder im spezifischen Gewicht des umgebenden Mediums, so muß jede dieser Änderungen eine entsprechende des Organismus nach sich ziehen. Noch eine weitere Wirkung der Schwerkraft auf die Entwicklung ist denkbar und auch realisiert, nämlich die Ablagerung bestimmter Stoffe an Stellen, wo sie als Reize wirken und die Wachstumsrichtung und Differenzierungsart bestimmen. Da der *Geotropismus* bei Pflanzen und festsitzenden Tieren sowie verwandte Erscheinungen, die man auf diesem Wege zu deuten versucht hat, in Bd. 11 behandelt werden, können wir uns auf diesen Hinweis beschränken.

Experimentell läßt sich eine Änderung der statischen Beanspruchung hervorrufen durch die gleichartig, aber intensiver wirkende *Zentrifugalkraft*, oder indem wir die richtende Wirkung der Schwerkraft durch den Klinostaten oder ähnliche Apparate aufheben. Wollen wir die Bedeutung der Schwere für den Ablauf der Entwicklung — ein heiß umstrittenes Gebiet entwicklungsphysiologischer Forschung — analysieren, so haben wir festzustellen, wie der Organismus auf natürlich oder künstlich veränderte statische Beanspruchung reagiert und ob ihm durch die Schwerkraft eine spezifische Entwicklungsrichtung aufgezwungen wird.

Jede Eizelle zeichnet sich durch den Besitz von mehr oder weniger Deutoplasma aus, das in Form von Dotterplättchen, Öltropfen, Granula im Zellkörper gespeichert ist, enthält also Stoffe von verschiedenem spezifischem Gewicht. Während der Ontogenese erhält das Ei seine eigene Struktur, genau wie es seine eigene chemische Zusammensetzung bekommt. Es zeigt sich, daß diese spezifische Struktur, die meist radiär, selten schon bilateral ist, stets unabhängig von der Schwerkrafteinwirkung entsteht, hingegen in Abhängigkeit von den Ernährungs- und Anheftungseinrichtungen der jungen Eizelle. Besonders deutlich läßt das Insektenei mit seinen Nährzellen die polare Differenzierung als Folge eines Ernährungsstromes erkennen, und SCHLEIP[1] hat gleiches für Clepsine und Ascaris, JENKINSON[2] für Paracentrotus liv. nachgewiesen. Diese primäre Struktur kann zunächst von der Schwerkraft nicht beeinflußt werden, da das Protoplasma der unreifen Eizelle sehr zäh ist und der Verlagerung der verschieden schweren Bestandteile einen starken Reibungswiderstand entgegensetzt. Selbst an der deutlich polaren, der Schwere entsprechenden Differenzierung vieler dotterreichen Eier ist die Schwerkraft nicht beteiligt, wie man sich leicht durch die Untersuchung eines Froschovars oder der Laichmasse im Uterus überzeugen kann; denn die Eier liegen dort ungeordnet, d. h. nicht ihrer Gleichgewichtsachse entsprechend orientiert, durcheinander. Nach der Eiablage ändert sich aber, vielleicht durch die Befruchtung oder auch durch andere, uns noch unbekannte Reize, die Viscosität des Zellinnern (HEILBRUNN[3], ÖDQUIST[4], LYON[5], PENNERS[6]), vielleicht auch das spezifische Gewichtsverhältnis der einzelnen Zellkomponenten zueinander. Wenn wir auch über die Einzelheiten der Vorgänge wenig orientiert sind, so steht doch fest, daß die Gleichgewichtsverhältnisse im Ei andere geworden sind, und daß plötzlich eine Umorientierungsfähigkeit des Eiinhalts besteht, die zu einer neuen Eistruktur führen kann. In welcher Beziehung steht diese nun zur Schwerkraft?

---

[1] SCHLEIP: Verh. dtsch. zool. Ges. 1914 — Arch. f. mikrosk. Anat. **100** (1924).
[2] JENKINSON: Roux' Arch. **32** (1911).   [3] HEILBRUNN: J. exper. Zool. **34** (1921).
[4] ÖDQUIST: Arch. Entw.mechan. **51** (1922).   [5] LYON: Arch. Entw.mechan. **23** (1907).
[6] PENNERS: Arch. Entw.mechan. **116** (1929).

Bei den meisten Eiern der Teleostier ist die Keimscheibe beim reifen, eben ins Wasser entleerten Ei noch nicht oder nur undeutlich erkennbar. Das Protoplasma umschließt den mittelständigen Dotter als eine Rindenschicht und durchzieht ihn in zahlreichen Kanälen. Nach längerem Liegen im Wasser und erheblich rascher nach erfolgter Befruchtung strömt das Protoplasma nach dem animalen Pol, was die Bildung der Keimscheibe zugleich mit dem Verschwinden der Rindenschicht und Aufhellung des nunmehr nicht vom Plasma durchsetzten Dotters zur Folge hat. Es kann nun die Keimscheibe aus leichterem Material bestehen und sich nach oben lagern, oder aber das Deutoplasma ist in Form von Ölkugeln gespeichert, die dann ihrerseits spezifisch leichter als die Keimscheibe sind. Es schwimmen daher alle Eier mit Ölkugeln so, daß die Keimscheibe, d. h. der animale Pol nach unten orientiert ist. MORGAN[1] zentrifugierte eben befruchtete Eier pelagischer Fische. Die Keimscheibe wurde in 1 Minute anstatt wie sonst in einer Stunde gebildet, wodurch also eine zeitliche Beeinflussung des Vorganges durch die Gesetze der Schwere nachgewiesen ist. Trotzdem scheint die Einwirkung der Schwerkraft für die Keimscheibenbildung nicht absolut notwendig zu sein; denn sie erfolgt auch, wenn die Eier auf dem Klinostaten rotiert werden. Leider macht MORGAN hier keine Angaben, ob eine Verzögerung zu bemerken ist.

Wenn wir nun auf ein besonders genau untersuchtes Objekt, das *Froschei*, zu sprechen kommen, so muß von vornherein hervorgehoben werden, daß die alte Ansicht von PFLÜGER[2] und O. SCHULZE[3], die Schwerkraft sei *nötig* für die Entwicklung und beherrsche sie in allen Einzelheiten, nach den Versuchen von BORN[4], ROUX[5], MORGAN[6], KATHARINER[7], WEIGMANN[8] nicht mehr aufrechterhalten werden kann; die Sache liegt vielmehr hier, wie bei den meisten Eiern so, daß die primäre Struktur der Eizelle eine derartige ist, daß die Schwerkraft normalerweise keine oder nur unerhebliche, für die weitere Entwicklung nicht unumgänglich notwendige Umordnungen des Eiinhalts bewirkt. Wie ich vorhin schon hervorgehoben habe, erhält ja das Froschei bereits im Ovar unabhängig von der Schwerkraftsbeeinflussung seine polare Differenzierung, die in einer Sonderung der leichteren und schwereren Eibestandteile besteht. Möglicherweise ist das Froschei auch schon bilateral symmetrisch organisiert, wenn auch äußerlich die bilaterale Symmetrie erst mit dem Auftreten des sog. grauen Halbmondes, der sich keilförmig zwischen den dunkel pigmentierten dotterarmen animalen und den pigmentarmen dotterreichen vegetativen Pol einschiebt, erkennbar wird. — Es ist eine bemerkenswerte Tatsache, daß im unbefruchteten, beliebig orientierten Eierstocks- und Uterusei keine Umordnung der Dotterelemente nach den Gesetzen der Schwere und dadurch eine Störung der primären Eistruktur stattfinden kann, und daß das befruchtete Ei, in dem eine Viscositätsänderung eingetreten ist, und in dem daher, wie wir schon durch die Versuche von PFLÜGER und BORN wissen, eine Umordnung möglich ist, sich als Ganzes im perivitellinen Raum orientiert. Denn wir werden sehen, daß experimentell erzwungene Substanzverlagerungen sowohl Einfluß haben auf die künftige Richtung der Bilateralität als auch weitgehend auf den normalen Ablauf der Gastrulation. Durch die Wiederaufnahme der Pressungs- und Umdrehungsversuche von O. HERTWIG

[1] MORGAN: J. exper. Zool. **9** (1910).
[2] PFLÜGER: Pflügers Arch. **31, 32, 34** (1883/84).
[3] SCHULZE, O.: Anat. Anz. **9** (1894) — Arch. Entw.mechan. **1** (1895).
[4] BORN: Arch. mikrosk. Anat. **24** (1885) — Anat. Anz. **8** (1893).
[5] ROUX: Gesammelte Abh. **2**, Nr 19 (1895).
[6] MORGAN: Arch. Entw.mechan. **12** (1906).
[7] KATHARINER: Arch. Entw.mechan. **18** (1904).
[8] WEIGMANN: Zool. Anz. **69** (1926) — Z. Zool. **29** (1927).

und O. Schultze (1894) durch Schleip und seine Schüler haben wir gerade in den letzten Jahren tieferes Verständnis für die Frage gewonnen, wie weit die Schwerkraft organisierend einen Entwicklungsablauf beeinflussen kann.

Schon Born, Roux[1], Moszkowsky[2] und später Brachet[3] überlegten, ob die Schwerkraft beim Froschei die Richtung der *Medianebene* bestimmte. Wie schon vorhin erwähnt, ist das erste Anzeichen einer bilateralen Symmetrie durch das Deutlichwerden des grauen Halbmondes gegeben, der mikroskopisch dadurch gekennzeichnet ist, daß die dunkle oberflächliche Pigmentschicht des animalen Poles sich plötzlich ganz stark verdünnt (Roux, Weigmann). In der Mitte des grauen Halbmondes bildet sich im normal gelagerten Ei die Urmundrinne aus mit der konkaven Seite zum vegetativen Pol. Eine dieselbe genau halbierende Mediane entspricht der späteren Mediane des Embryos. Indem Moszkowski und mit ihm Keibel das graue Feld als entstanden durch ein leichtes Absinken des schweren weißen Dotters und Unterlagerung der pigmentierten Randschicht mit diesem abgesunkenen Dotter ansahen, glaubten sie an eine durch die Schwerkraft normalerweise bewirkte Strömung und nahmen ein Zusammenfallen der Normalebene des Embryos mit der Strömungsrichtung an. Erst als man durch cytologische Untersuchung erkannte, daß der graue Halbmond nicht durch Unterlagerungsvorgänge entsteht, sondern dadurch gekennzeichnet ist, daß die dunkle oberflächliche Pigmentschicht des animalen Poles sich plötzlich ganz stark verdünnt (Roux[4]), mußte die Ansicht von der die Bilateralität ausschließlich bestimmenden Wirkung der Schwerkraft aufgegeben werden. Wie die Verhältnisse wirklich liegen, erfahren wir durch die neuen Untersuchungen von Weigmann[5]. Er drehte Eier von Rana temp. in Plattenzwangslage oder in Pflügerscher Kompression um 90°. Wie schon durch die alten Versuche von Born[6] bekannt, fließt dann der schwere weiße Dotter nach unten ab. Nur die Rindenschicht des Eies ist einer solchen Umlagerung nicht unterworfen, und so bleibt auch der graue Halbmond erkennbar. Die Urmundrinne tritt nach wie vor im grauen Halbmond auf, aber jetzt liegt die Urmundöffnung nicht mehr konkav zum vegetativen Pol, sondern sie öffnet sich stets zur größten Ansammlung des weißen Dotters. Hieraus folgt aber, daß innerhalb des grauen Halbmondes die Urmundbildung und die darauf folgenden Einrollungsvorgänge nicht präformiert, sondern abhängig von der Lage des weißen Dotters sind. Somit hat die Schwerkraft, wenn sie auch nicht die Bilateralität selbst bestimmt, so doch Einfluß auf die Richtung derselben (Weigmann).

Aus der Wiederholung der Schultzeschen Umdrehungsversuche durch Schleip und Penners[7] lassen sich noch weitere Folgerungen ziehen in bezug auf den Einfluß, den eine Substanzverlagerung vor oder während der ersten Furchung auf die Entwicklung der Amphibieneier hat. Im sog. Schultzeschen Versuch (genauere Methodik in Schleip und Penners[7]), werden die Eier zwischen zwei parallelen Glasplatten so weit gepreßt, daß sie in Zwangslage festgehalten werden. Die Eier müssen dabei sorgfältig nach der senkrechten vom animalen zum vegetativen Pol führenden Achse orientiert sein und werden dann um 120 oder 180° gedreht. Diese Zwangslage wird erst ca. 20 Minuten vor Beginn der Gastrulation aufgehoben. Das Resultat der Behandlung ist eine doppelte bisweilen sogar dreifache Urmundinvagination, die zu Doppelbildungen, meist zu der sog. Duplicitas cruciata, führt, und zwar nicht nur bei Anuren, sondern auch bei Urodelen. Ich

[1] Born u. Roux: Zitiert auf S. 810.
[2] Moszkowsky: Arch. mikrosk. Anat. **60, 61** (1902).
[3] Brachet: Arch. Entw.mechan. **111** (1927).   [4] Roux: Anat. Anz. **23** (1903).
[5] Weigmann: Zitiert auf S. 810.   [6] Born: Zitiert auf S. 810.
[7] Schleip u. Penners: Z. Zool. **130** (1928); **131** (1928) — Roux' Arch. **116** (1929).

reproduziere eine sehr weit entwickelte Duplicitas cruciata von Triton aus der Arbeit von CH. WITTMANN[1] (Abb. 187). Als Erklärung für die vielfache Urmundbildung wird von SCHLEIP und PENNERS angenommen, daß eine Gastrulation an allen Stellen des Keimes ausgelöst werden kann, wo infolge der Substanzverlagerungen „an der Blastula oberflächlich gelegenes weißes Material an dunkleres anstößt, gleichgültig, ob dies in der Region des grauen Halbmondes ist oder nicht". Die Versuche zeigen, wie wichtig es für die normale Entwicklung des Froscheies ist, daß durch die freie Orientierbarkeit des Gesamteies im perivitellinen Raum Strömungen und Umlagerungen im Eiinnern vermieden werden, und Ähnliches wird für alle Eier gelten, die während der Entwicklung in verschiedene Gleichgewichtslagen kommen und deren Substanzen durch die Schwerkraft verlagerbar sind.

Einer noch stärker anormalen statischen Beanspruchung setzen wir die Eier beim *Zentrifugieren* aus. O. HERTWIG erreichte hierdurch beim Froschei, daß sich auch diejenigen kleineren und leichteren Dotterplättchen, die sonst im oberen Eidrittel suspendiert sind, nach dem vegetativen Pol verlagern, daß also, ähnlich wie beim Fischei, eine vollkommene Sonderung von Protoplasma und Deutoplasma eintritt. Solche Froscheier furchen sich nach dem discoidalen Typus (Abb. 188) und entwickeln sich weiter zu Embryonen, denen an der Ventralseite eine ungeteilte Dottermasse anhängt (Abb. 189). Hieraus schließt O. HERTWIG, daß, „wenn eine der unsrigen entsprechenden Lebewelt auf einem vielmals größeren Planeten, als die Erde ist, existierte, sie unter dem Einfluß einer stärkeren Gravitation vielfach abgeänderte Züge in ihrer Organisation aufweisen müßte".

Genau so kann man bei andern Eiern, auch bei alecithalen, deren Struktur normalerweise überhaupt nicht durch die Sonderung schwerer und leichter Substanzen bestimmt wird, durch Zentrifugieren eine polare Struktur erzwingen. Am bekanntesten sind die Versuche von BOVERI[2] mit Ascariseiern, von SCHLEIP[3] mit Clepsine, von LILLIE[4] mit Chätopterus, von CONKLIN[5] mit Limnaea, von PARSEVAL[6] mit Tubifex. Man erreicht häufig einen abgeänderten Furchungstypus, wie z. B. die Ballfurchung bei Ascaris (Abb. 190). Das weitere Schicksal zentrifugierter Eier ist sehr

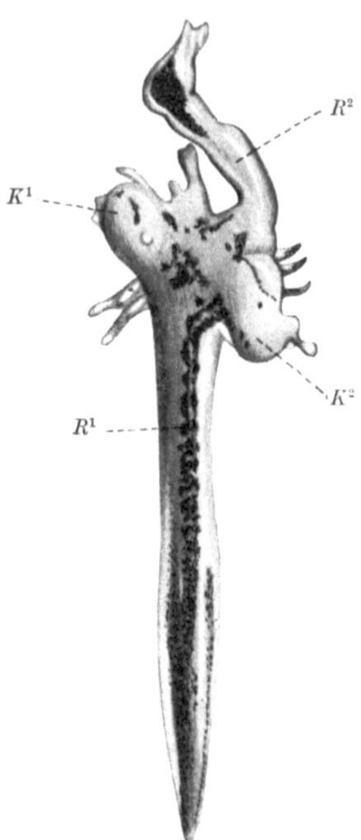

Abb. 187. Schwimmende 10 Tage alte Tritonlarve, die durch das SCHULTZEsche Umkehrexperiment erzielt wurde. Kiemen, Kieferbogenanhänger, Flossensäume und 4 Beinhöcker sind erkennbar. (Nach WITTMANN.)

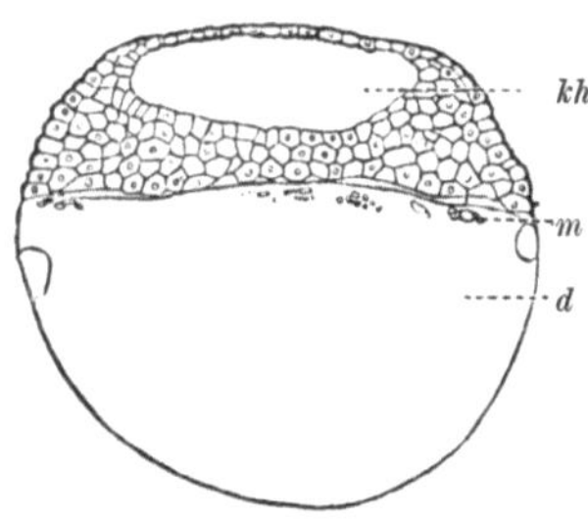

Abb. 188. Froschei, durch den Einfluß der Zentrifugalkraft während der Entwicklung gesondert in eine „Keimscheibe" und in eine ungeteilt gebliebene Dottermasse, in der sich nur einige Zellkerne befinden. (Nach O. HERTWIG.)

[1] WITTMANN, CH.: Z. Zool. **134** (1929).
[2] BOVERI: Arch. Entw.mechan. **30 II** (1910).
[3] SCHLEIP: Verh. dtsch. zool. Ges. Freiburg 1914.
[4] LILLIE: Biol. Bull. **16** (1908).
[5] CONKLIN: J. of exper. Zool. **9** (1910).
[6] PARSEVAL: Arch. Entw.mechan. **50** (1922).

verschieden und natürlich weitgehend abhängig von der Stärke und Dauer der Einwirkung. Normale Entwicklung kann noch auf starke Umlagerung und Änderung des Furchungstypus folgen, z. B. bei Ascaris und bei Limnaea. Bei anderen Objekten dagegen, wie z. B. bei der Ascidie Cynthia (CONKLIN[1]) wird durch die Störung in der Anordnung der organbildenden Stoffe nur noch ein unorganisierter Zellkomplex gebildet.

Direkt durch die Schwerkraft wird von späteren Entwicklungsstadien vielleicht noch nach der Ansicht von VAN BENEDEN und JULIN[2] (1884) auch die Amnionbildung bei Reptilien und Vögeln beeinflußt, denn man kann in dem Einsinken des Embryos in den flüssigen Dotter die Ursache für die Erhebung der schützenden Falten sehen. Sollte diese Hypothese richtig sein, so müßte dem Einsinken eine Veränderung des ursprünglich ja schwereren Dotters vorangegangen sein. SELENKA[3] ist ebenfalls der Ansicht, daß rein mechanische Ursachen zur Amnionbildung führen, wie das Wachsen der bereits frühzeitig mit Harn gefüllten Allantois.

Je weiter die Entwicklung fortschreitet, desto komplizierter und schwerer verständlich werden die mechanischen Bedingungen des Orga-

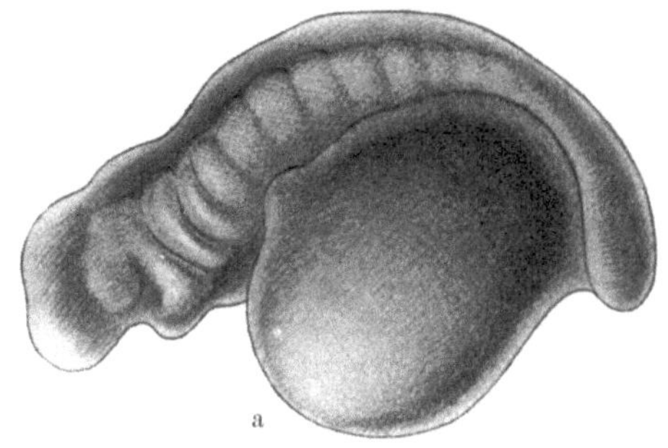

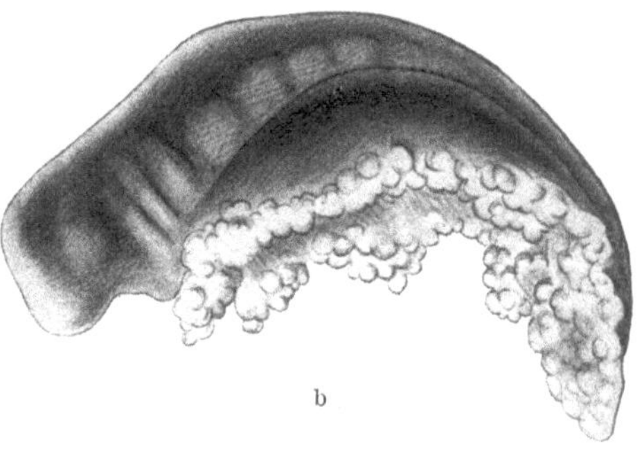

Abb. 189a und b. Embryonen von Axolotl nach der discoidalen Furchung im Zentrifugierversuch. Bei *b* ist die ungeteilte Dottermasse von *a* durch Anstich zum Ausfließen gebracht und der Zugang zur offenen Darmanlage freigelegt. (Nach SCHAXEL.)

nismus. Jedoch sind es dieselben Gesetze der Schwere, die die Anordnung der Massen innerhalb der Zellen in bestimmte Bahnen lenken und sich im Aufbau der Gewebe und Organe bemerkbar machen. Indem wir die Fälle der korrelativen Druck- und Zugwirkungen der Gewebe und Organe aufeinander vorläufig zurückstellen, da wir diese Kräfte zu den inneren Faktoren der Entwicklung rechnen, wollen wir hier nur ein Beispiel kurz anführen, wie eine veränderte statische Beanspruchung eine Veränderung der Struktur bewirkt.

Die Wirbelsäule des Neugeborenen weist noch nicht die charakteristischen Krümmungen, die wir am erwachsenen Skelett kennen, auf. Sie zeigt nur Andeutungen derselben. Ihre definitiven Krümmungen, sowie die Gestalt einzelner Wirbelkörper und des Beckens erhält sie erst durch die aufrechte Körper-

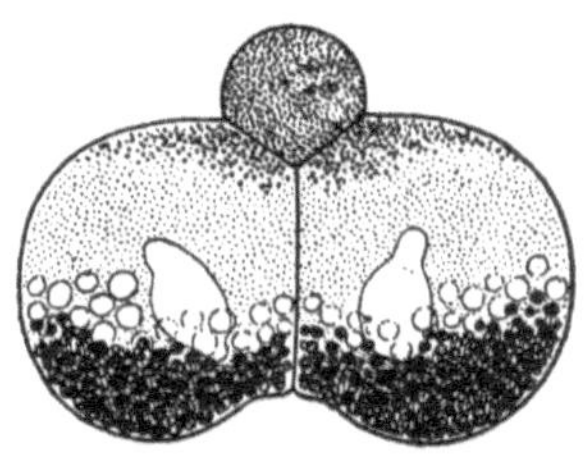

Abb. 190. Zentrifugiertes Ei von Ascaris mit Ballfurchung. (Nach BOVERI aus DÜRKEN.)

haltung als Folge der Belastung durch das Schädelgewicht und natürlich auch durch die Zug- und Druckwirkung der Muskulatur (Abb. 191). Individuen, die

---

[1] CONKLIN: Cellular differentiation. Chicago 1924.
[2] VAN BENEDEN und JULIN: Zitiert nach O. HERTWIG, Handbuch der Entwicklungslehre **1 II**, 203 (1906).
[3] SELENKA: Zitiert nach O. HERTWIG, Handb. der Entwicklungslehre **1 II**, 203 (1906).

durch Krankheit behindert, von Kindheit an dauernd liegen, behalten den infantilen Habitus der Wirbelsäule dauernd bei.

Außer der Schwer- und Zentrifugalkraft kommen als äußere mechanische Faktoren der Entwicklung noch Druck- und Zugkräfte in Frage, die aber, da meistens nur vorübergehend wirkend oder auch nur künstlich gesetzt, weniger tief in die organische Gestaltung eingreifen.

Man kann durch Druck leicht die Eizellen und die folgenden Furchungsstadien abplatten. Da nun nach O. HERTWIGS[1] Teilungsregel „die beiden Pole der Teilungsfigur durch die Richtung der größten Protoplasmamassen" bestimmt werden, die Lage der größten Protoplasmamassen aber durch den Druck auf die Zelle verschoben werden kann, so ist es möglich, durch Druck die Richtung der ersten Furchungsebenen umzustimmen. Man kann z. B. durch vertikale Pressung beim Froschei erreichen, daß bereits die 2. Teilungsspindel sich vertikal einstellt. Solche Versuche sind am Frosch- und Seeigelei, ferner bei Cerebratulus, von O. HERTWIG[2], BORN[3], ZIEGLER[4], DRIESCH[5], DEDERER[6] u. a. m. ausgeführt worden, meistens in Hinsicht auf die Frage der Potenzbestimmung der ersten Furchungszellen. Wenn der Druck rechtzeitig aufgehoben wird, so können, trotz der abnormen ersten Furchungsstadien, normale Organismen entstehen. Auch auf späteren Entwicklungsstadien kann man natürlich die Gestaltung durch äußeren Druck bestimmen und auch dauernd fixieren, wenn man mit Geweben und Organen experimentiert, die anfänglich noch weich und elastisch, während der Druckeinwirkung diese Eigenschaft verlieren und so die aufgezwungene Form dauernd beibehalten müssen. Fälle von derartig aufgezwungenem Wachstum im Pflanzenreich sind jedem bekannt. Bei tierischen Organismen läßt sich das Gesagte am besten an der Beeinflussung der Stützsubstanzen erläutern. Mechanischer Druck auf den sich entwickelnden Flügel einer Schmetterlingspuppe ruft eine dauernde Deformation desselben hervor. Durch dauernden Druck mittels Binden usw. auf den noch umgestaltungsfähigen Fuß oder Schädel eines Kindes kann man die Form des Fußes oder Schädels dauernd umgestalten, wie es ja beim Fuß der Chinesin und den Schädeln der Flatheadindianer auch geschieht (Abb. 192). Aber schon weniger barbarische Behandlung wirkt sich in

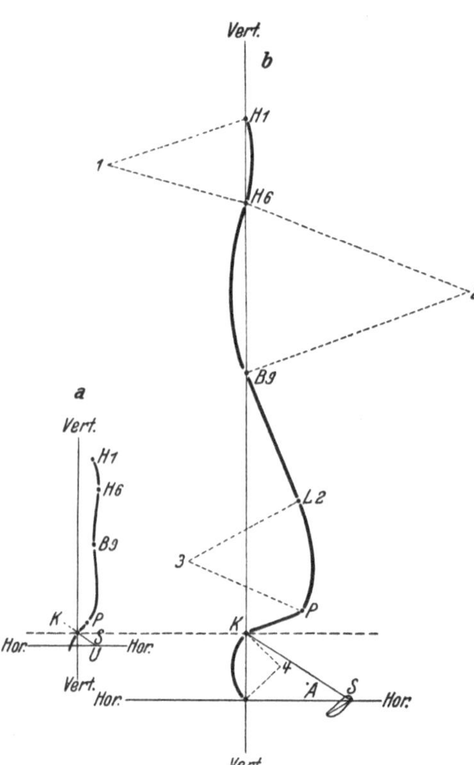

Abb. 191. *a* Schema der Wirbelsäule des Neugeborenen. *b* Schema der „Ruhehaltung". Etwa ein Siebentel der Naturgröße. (Nach R. FICK.)

[1] HERTWIG, O.: Allg. Biologie. 6. bis 7. Aufl., 246 (1923).
[2] HERTWIG, O.: Arch. mikrosk. Anat. **42** (1893).
[3] BORN: Anat. Anz. **8** (1893).   [4] ZIEGLER: Anat. Anz. (Erg.-Heft) **9** (1894).
[5] DRIESCH: Anat. Anz. **8** (1893).   [6] DEDERER: Arch. Entw.mechan. **29** (1910).

einer meßbaren Verschiebung der Schädelmaße aus, wie WALCHER[1] zeigen konnte. Er veränderte den in der Anthropologie als Rassemerkmal viel verwendeten Längenbreitenindex des Schädels durch verschiedenartige Lagerung der Säuglinge. Damit wurde auch die Gesichtsbildung verändert. Neuere Zwillingsuntersuchungen, namentlich von SIEMENS[2] und von v. VERSCHUER[3], zeigen, daß gerade bei den erbgleichen eineiigen Zwillingen die Kopfform häufiger verschiedener ist als bei den zweieiigen. Dies wird auf die Lagerung der Embryonen

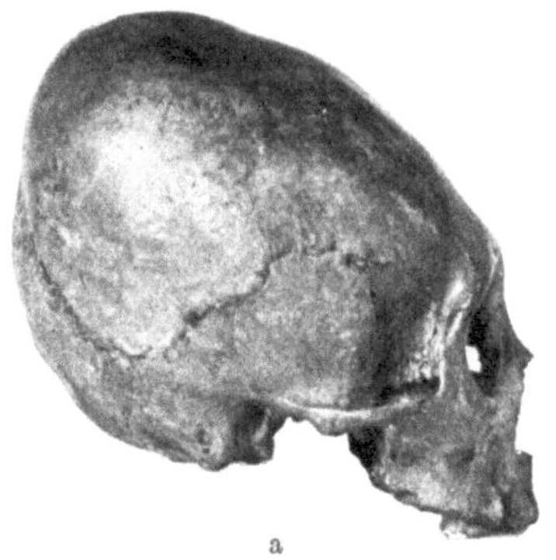
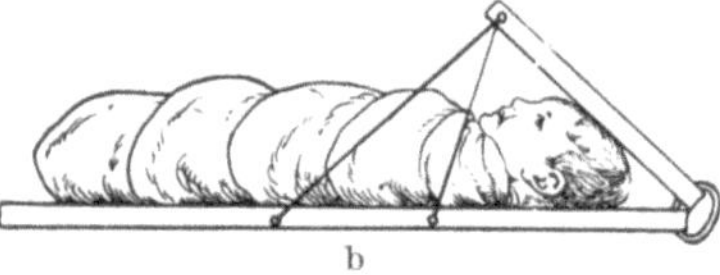

Abb. 192. Künstliche Deformierung des Kopfes. a) Schädel eines Flathead-Indianers. (Photo, Anthropol. Sammlg. Heidelberg.) b) Einrichtung zur Abplattung des Schädels beim Kinde. (Zeichnung von TH. MOLLISON. Nach BRAUS.)

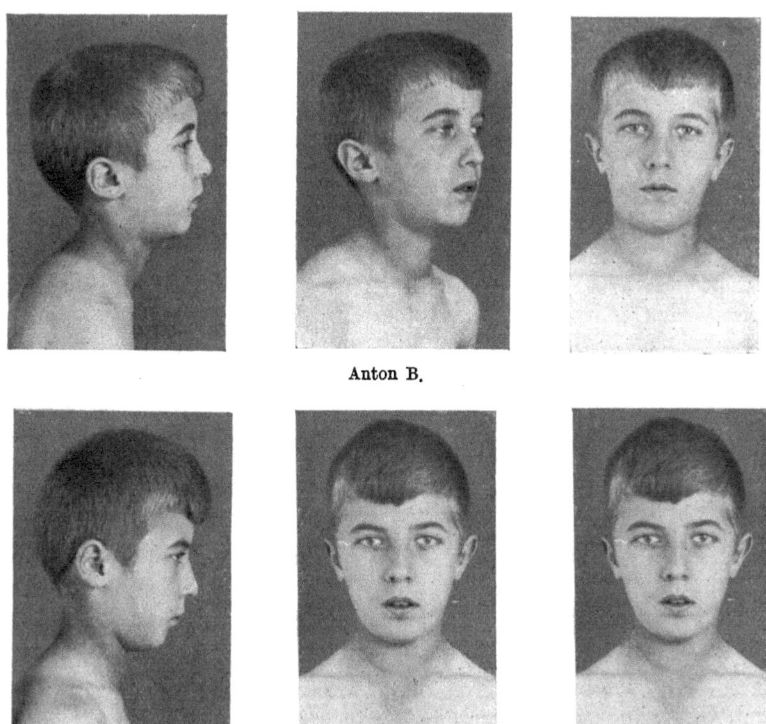

Anton B.

Michael B.

Abb. 193. Michael und Anton B. 8jährige, eineiige Zwillinge. Michael, der ältere, hat einen schon bei der Geburt auffallenden Turmschädel. (Nach SIEMENS.)

<hr>

[1] WALCHER: Münch. med. Wschr. **3** (1911).
[2] SIEMENS: Virchows Arch. **253** (1924).
[3] v. VERSCHUER: Erg. inn. Med. **1927**.

im Uterus und die für die beiden Embryonen verschiedenen Druckverhältnisse zurückgeführt. Nach SIEMENS findet man bei Eineiern verhältnismäßig häufig angeborene Hypsicephalie des einen Zwillings (Abb. 193). v. VERSCHUER konnte durch wiederholte Untersuchungen und Messungen bei den gleichen Zwillingspaaren feststellen, daß eine anfänglich bestehende Ungleichheit in den Schädelmaßen im späteren Leben wieder ausgeglichen wird. Er möchte „diesen Befund dahin deuten, daß sich die durch die intrauterinen Verhältnisse der Zwillingsschwangerschaft bedingten auffälligen Schädelverschiedenheiten bei eineiigen Zwillingen durch die gleiche erbliche Veranlagung im Laufe des extrauterinen Lebens z. T. wieder ausgleichen".

Durch Beobachtungen und Versuche an botanischen Objekten wissen wir, daß der Zug auf das Längenwachstum hemmend wirkt (HEGLER[1]), während wahrscheinlich eine Dickenzunahme des Stammes stattfindet. Wenn ein mechanischer Faktor derartig in die Wachstumsart eingreifen kann, so wird dadurch die Erscheinung des Thigmotropismus unserem Verständnis etwas nähergebracht. Die Druck- oder Zugwirkung, die durch den Berührungsreiz auf die eine Seite des Organs ausgeübt wird, verursacht ein stärkeres oder geringeres Wachstum nach dieser Seite und folglich eine Zu- oder Abkehr von dem als Reiz wirkenden Körper. Die Beobachtungen über Thigmotropismus bei Pflanzen sind zahlreich, spärlicher diejenigen bei Tieren. JACQUES LOEB[2] beobachtete, daß Stücke von Tubularia, die in einem Glaszylinder derartig getan wurden, daß das untere Ende im Sande eingegraben war, jedoch das obere die Wand des Gefäßes berührte, senkrecht zu der Wand des Gefäßes, d. h. horizontal regenerierten (negativer Thigmotropismus).

2. Temperatur.

a) Einfluß der Temperatur auf die Wachstumsgeschwindigkeit.

Alle Entwicklungsvorgänge sind gebunden an die Lebenstätigkeit des Protoplasma, die weitgehend temperaturabhängig ist, da sie vorwiegend auf chemischen Prozessen beruht. Wir kennen eine obere und untere Temperaturgrenze, deren Überschreitung den zeitweisen oder dauernden Stillstand aller Reaktionen zur Folge hat, und wissen, daß der Ablauf der Lebensvorgänge innerhalb der Schwellenwerte ein ungleich rascher ist. Nehmen wir als einfachstes, wenn auch sicher recht ungenügendes Maß für die Geschwindigkeit eines Entwicklungsvorganges die Zellteilungs- oder die sog. Wachstumsgeschwindigkeit an, so können wir leicht drei wichtige Temperaturwerte, die *3 Kardinalwerte* der Entwicklung, feststellen. Es sind dies die *niedrigsten* und die *höchsten* Temperaturen, unter denen Wachstum noch möglich ist, und 3. die *optimale* Wachstumstemperatur. Aus Tabelle 1, die ich ihrer Übersichtlichkeit halber bringe, obgleich neuere Untersuchungen noch exaktere Daten geben (KANITZ[3]), sehen wir, daß die Kardinalpunkte für jedes Objekt verschieden sind, ja sogar bei nahe verwandten Arten. Sie sind außerdem, wie DAVENPORT hervorgehoben hat, zueinander korreliert. Die optimale Temperatur liegt meistens in der Nähe der maximalen, und wenn beide hoch oder niedrig sind, ist das Minimum ebenfalls hoch oder niedrig. Von dieser Regel ist allerdings manche Ausnahme zu verzeichnen, so bei den Rotatorien und Tartigraden, die Temperaturen von -271 bis $+150°$ vertragen (RAHM[4]). Sehr bemerkenswert ist ferner die Übereinstimmung der

---

[1] HEGLER: Beitr. Biol. Pflanz. **6** (1893).
[2] LOEB, JACQUES: Unters. zur physiologischen Morphologie der Tiere. Würzburg (1891 und 1892).
[3] KANITZ: Zitiert auf S. 805.   [4] RAHM: Z. allg. Physiol. **20** (1922).

optimalen Temperatur mit der für das betreffende Objekt normalen Umwelts-temperatur. Der Tuberkelbacillus hat sein Optimum bei 38°, der Körperwärme der Säuger entsprechend; der in heißen Quellen lebende Bac. thermophilus bei 63—70°. Das Optimum von Rana virescens liegt bei 30°, die später und daher in wärmeres Wasser laichende Bufo lentiginosus entwickelt sich am besten bei 32°. Genau so ist Minimum und Maximum den Umweltsbedingungen angepaßt.

Tabelle 1. (Nach DAVENPORT[1].)

Objekt	Optimum °C	Minimum °C	Maximum °C	Autor
Bacillus phosphorescens	20	0	37	FORSTER 87
„ anthracis	37	14	45	FISCHER 97
„ tuberculosis	38	30	42	FISCHER
„ thermophilus	63—70	42	72	FISCHER
Linum usitatissimum	27,4	1,8	37,2	DE VRIES
Triticum vulgare	28,7	5	42,5	SACHS
Zea mays	33,7	9,5	46,2	SACHS
Forellen und Lachseier	—	0	12—15	ROMBER
Rana fusca ⎫ ⎧ . . .	22—24	0	24—26	O. HERTWIG
„ esculenta ⎬ (Larven) ⎨ . . .	—	—	32—33	O. HERTWIG
„ virescens ⎭ ⎩ . . .	30	3	—	LILLIE u. KNOWLTON
Bufo lentiginosus	32	6	—	LILLIE u. KNOWLTON
Huhn.	38	25	42	RAUBER
Planaria torvia, Regeneration des Kopfes	29	3	32—33	LILLIE u. KNOWLTON

Ja auch bei ein und derselben Art besteht eine unterschiedliche Temperatur-empfindlichkeit je nach der geographischen Herkunft. So sind nach PLOUGH und STRAUSS[2] tropische Obstfliegen (Drosophila) viel weniger empfindlich gegen Temperaturerhöhung als die Rassen der gemäßigten Zone. Bac. tuberculosis kann nur Temperaturen zwischen 30—42° ertragen, Körpertemperaturen, an deren Unter- und Überschreiten das Leben des Wirtes gebunden ist. Bac. phos-phorescens hingegen lebt auf der Oberfläche des Meeres. Seine Umweltstempera-tur ist großen Schwankungen unterworfen und dementsprechend liegen Minimum und Maximum zwischen 0° und 37°.

Es ist ein interessantes Gebiet, die Gründe für das Abgestimmtsein von Objekt zur Umgebungstemperatur zu erörtern, treffen wir hier doch auf ähnliche Fragen, wie wir sie uns bei der Feststellung von Übereinstimmung von Struktur und Beanspruchung durch die Gravitation gestellt haben. Bei der Beurteilung fällt in die Wagschale, daß, wie Versuche gezeigt haben, manche Organismen ihre Maximaltemperatur überschreiten können, wenn sie nur allmählich an die höheren Temperaturen gewöhnt werden.

DAVENPORT und CASTLE[3] teilten Laichballen von Kröten in 2 Hälften. Sie entwickelten sich bei 15 und 25°. Nach 4 Wochen wurden die Maximal-temperaturen bestimmt, die für Serie 1 bei 41°, für Serie 2 bei 43°, also 2° höher lag. Hier sei auch noch ein älterer Versuch von DALLINGER[4] erwähnt, den zu wiederholen sich vielleicht lohnen würde. DALLINGER gewöhnte Flagellaten, die zuerst bei 23 starben, nach 2 Monaten an Temperaturen von 25,5°. Während acht weiterer Monate scheiterte jeder Versuch, die Temperatur zu erhöhen, schließlich war es aber nach Jahren doch möglich, auf 70° zu kommen. Die

---

[1] DAVENPORT: Exp. Morphology. 1899.
[2] PLOUGH u. STRAUSS: J. gen. Physiol. **6** (1924).
[3] DAVENPORT u. CASTLE: J. of exper. Morphol. **1** (1927).
[4] DALLINGER: J. roy. microsc. Soc. **3** (1880).

Erklärung sucht DALLINGER in der allmählich erfolgten Anpassung an den dauernden gleichsinnigen äußeren Reiz. Heute wird man wohl geneigter sein, die Beobachtung auf Grund von Selektionsvorgängen zu erklären.

Bis zur Erreichung des Temperaturoptimums entspricht einer Temperaturerhöhung ein beschleunigtes Wachstum. Diesen, für alle Organismen geltenden Satz veranschaulichen sehr gut die Kurven, die O. HERTWIG[1] seinen Temperaturexperimenten mit Fröschen beigegeben hat (Abb. 194). Die Kurven zeigen das Verhältnis zwischen der Zahl der Tage, die die Froschlarven brauchen, um ein bestimmtes Stadium zu erreichen, und der Temperatur, bei der die Entwicklung stattfindet. Stadium I bedeutet Schluß des Blastoporus; II Medullarwulstbildung; III geschlossenes Medullarrohr; IV der Schwanz wird abgesetzt; V Embryo 5 mm lang; VI 7,5 mm lang; VII 9 mm; VIII 11 mm; IX 11,5 mm.

Da Teilung und Wachstum in erster Linie von chemischer Arbeit, die von den Zellen geleistet wird, abhängig sind, vermutete als erster O. HERTWIG, daß die Beschleunigung der Entwicklung tierischer Eier bei höheren Temperaturen auf der Beschleunigung beruhen müsse, die chemische Reaktionen, wie z. B. die Oxydationsgeschwindigkeit, durch Temperaturerhöhungen erfahren.

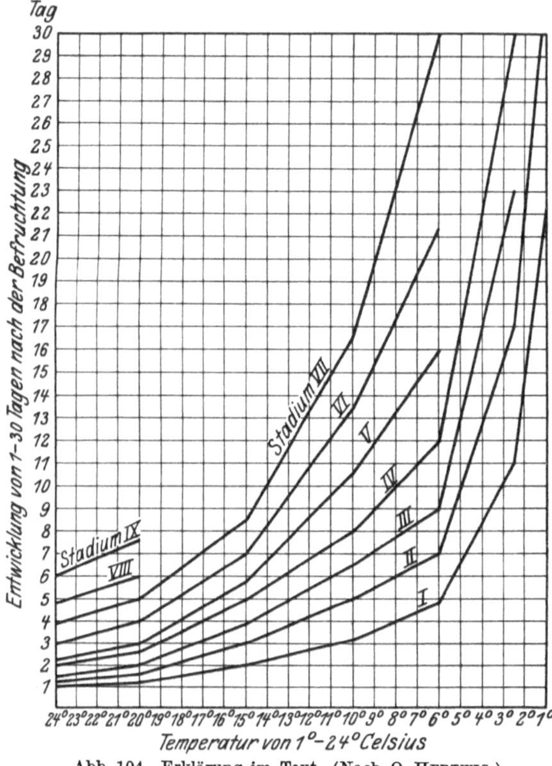

Abb. 194. Erklärung im Text. (Nach O. HERTWIG.)

Der Einfluß der Temperatur auf chemische Reaktionen ist uns durch die Untersuchungen von VAN 'T HOFF bekannt. Man drückt die Temperaturabhängigkeit am besten durch den Koeffizienten Q_{10} aus. Q_{10} gibt das Verhältnis an, das besteht zwischen der Geschwindigkeit einer Reaktion k bei $x° + 10°$, zu der Geschwindigkeit der Reaktion k bei $x°$, also

$$Q_{10} = \frac{k(x+10)}{kx}.$$

Das von VAN'T HOFF aufgestellte Gesetz lautet nun, daß sich bei einer Temperaturerhöhung um $10°$ die Ablaufsgeschwindigkeit einer chemischen Reaktion verdoppelt bis verdreifacht. Die Regel hat für Organismen einen etwa 20grädigen Geltungsbereich, den KANITZ[2] als das biochemische Gebiet bezeichnet und das bei Pflanzen und Kaltblütern etwa bei $5°$, bei Warmblütern bei $20°$ beginnt. Der Chemiker COHEN[3] hat das Verdienst, auf Grund der Zahlenwerte von O. HERTWIGS

[1] HERTWIG, O.: Sitzgsber. preuß Akad. Wiss., Physik.-math. Kl. 1896 — Arch. mikrosk. Anat. 51 (1898).
[2] KANITZ: Tabulae Biolog. 2 (1925).   [3] COHEN: Vorlesungen über physikal. Chemie. 1901.

Frosch- und PETERS[1] Seeigelversuchen als erster gezeigt zu haben, daß auch die Teilungs- und Wachstumsgeschwindigkeit tierischer Organismen annähernd denselben Gesetzen gehorcht. Die von COHN ermittelten Werte von Q_{10} sind für

Sphaerechinus 2,15
Echinus micr. 2,13
Rana temp. 2,86

Schon diese wenigen Daten zeigen, daß Q_{10} für jedes Objekt etwas verschieden ist, ja nach HÖRSTADIUS[2] ist Q_{10} sogar ungleich für dasselbe Objekt zu verschiedenen Jahreszeiten, denn er konnte für die Seeigelfurchung im Winter einen niedrigeren Temperaturkoeffizienten ermitteln als im Sommer. Q_{10} ist auch verschieden für verschiedene Entwicklungsstadien, wie aus der Zusammenstellung von HERBST[3] nach den Versuchen von PETER hervorgeht, die wir durch Angaben von LOEB[4] über Drosophila ergänzen:

Sphärechinusfurchung Q_{10} 2,29
,,   spätere Stadien Q_{10} . . . 2,03
Echinusfurchung Q_{10} 2,30
,,   spätere Stadien Q_{10} 2,23
Ranafurchung Q_{10} 2,23
,,   spätere Stadien Q_{10} 3,34

Drosophila . . . . Temperatur	Q_{10} Larve	Q_{10} Puppe	Q_{10} Imago
15—20	4	5	5,25
20—25	1,78	2,24	1,99

Außerdem ist Q_{10} bei niedriger Temperatur meistens größer als bei höherer, d. h. gleiche Temperaturerhöhung macht sich bei Kältezuchten stärker wachstumsbeschleunigend bemerkbar als bei Wärmezuchten. Sehr schön zeigen das Versuche von LOEB mit Arbaciaeiern (Tab. 2).

In einem Regenerationsexperiment mit Sphodromantis bioculata findet PRZIBRAM[5] Ähnliches. Die Entwicklungsgeschwindigkeit des Regenerates findet für ein 10grädiges Intervall zwischen 35 und 25° eine Verdoppelung. Bei

35:30° tritt Erhöhung der Geschwindigkeit auf das 1,2fache ein
30:20° tritt Erhöhung der Geschwindigkeit auf das 3,6fache ein
25:20° tritt Erhöhung des Geschwindigkeit auf das 6,3fache ein.

Tabelle 2. (Aus HERBST.)

Temperaturintervall	Temperaturkoeffizient Q_{10} für die Furchungsgeschwindigkeit des Arbaciaeies
7—17	7,3
8—18	= 6
9—19	> 4
10—20	3,9
12—22	3,3
15—25	2,6
16—26	2,6
17,5—27,5	2,2
20—30	1,7

Einen sehr ähnlichen Verlauf nehmen die Kurven für den Sauerstoffverbrauch bei verschiedenen Temperaturen. Auch hier erhöht eine Temperatursteigerung bei niedriger Temperatur den Stoffwechsel stärker als die gleiche Steigerung bei hohen Temperaturen. Die Tabelle von KROGH[6] (Tab. 3) über den Sauerstoffverbrauch von Mehlwurmpuppen zeigt sehr schön die Analogie.

Man kann aber keineswegs Entwicklung und Wachstum als nur abhängig von der Oxydation auffassen. So beobachtete schon LOEB[7] bei Arbacia, daß bei

---

[1] PETERS: Arch. Entw. mechan. **20** (1906).   [2] HÖRSTADIUS: Biologia generalis **1** (1925).
[3] HERBST: Handwörterbuch der Naturwissenschaften **3**.
[4] LOEB: J. physiol. Chem. **32** (1917).   [5] PRZIBRAM: Arch. Entw. mechan. **43**.
[6] KROGH: Biochem. Z. **62, 66** (1914).
[7] LOEB: Die Dynamik der Lebenserscheinungen. Leipzig 1906.

niederen Temperaturen Q_{10} für die Oxydationsgeschwindigkeit nicht so hohe Werte annahm wie für die Furchungsgeschwindigkeit. Er erklärt dies durch die Mitbeteiligung von noch andern als oxydativen Prozessen. So sei z. B. sicher noch die Wasseraufnahme wichtig, die ja ebenfalls temperaturabhängig ist.

Tabelle 3.

Temperatur	0-Verbrauch pro Kilogramm und Stunde	
	ccm	Q_{10}
10	43,5	5,7
15	104	3,2
20	185	2,6
25	300	2,2
30	445	2,2
32,5	529	2,2

FAURÉ-FREMIET[1], der ebenfalls eigene Untersuchungen angestellt hat, weist darauf hin, daß in bezug auf die Teilungsgeschwindigkeit kleine Zellen, wie z. B. die der Alge Chilomonas, gekernte Erythrocyten, oder Zellen mit viel Zellsaft (Tradescantiazellen) während einer ziemlich großen Temperaturspanne einen recht konstanten Temperaturkoeffizienten haben, dagegen voluminöse Zellen und Zellen mit viel Deutoplasma zwischen 0° und 40° einen sehr variablen Koeffizienten besitzen. Bei der zweiten Gruppe muß bei der Teilung ein viel größerer äußerer mechanischer Widerstand überwunden, also mehr mechanische Arbeit geleistet werden. Die Zellteilungsgeschwindigkeit wird also auch durch Faktoren beeinflußt, die nicht chemischer Art sind, und es scheint nach obigen Beobachtungen, als ob der Temperaturkoeffizient dieser physikalischen Faktoren einen höheren Wert besitzt.

Auch OSTERHOUT[2] macht darauf aufmerksam, daß physikalische Vorgänge einen höheren Temperaturkoeffizienten besitzen als chemische. Namentlich wo Substanz gebildet und gleichzeitig andere abgebaut wird, kann die bildende Reaktion einen anderen Koeffizienten haben als die abbauende. Ähnlich überlegt WITSCHI[3] anläßlich seiner Froschexperimente. Zwar werden Assimilations- und Dissimilationsvorgänge durch Wärme beschleunigt, aber es scheint, als ob in der *Kälte* die *Assimilation*, in der *Hitze* die *Dissimilation* vorwiegt. Da die Geschwindigkeit eines komplexen Prozesses im wesentlichen durch die langsamste Teilreaktion bestimmt wird, so erklären sich die Schwankungen des Temperaturkoeffizienten, wie WITSCHI durch ein Schema (Abb. 195) veranschaulicht.

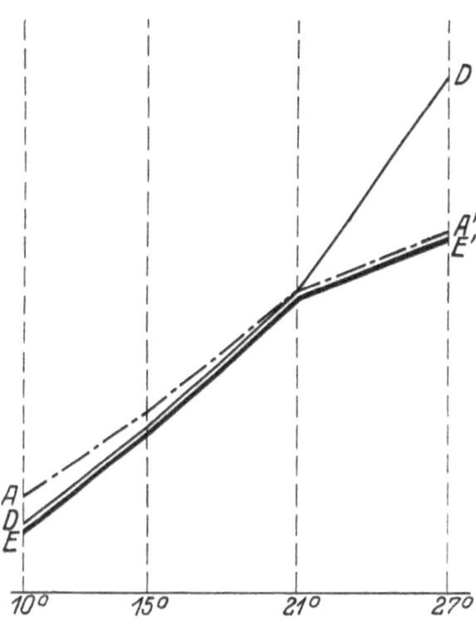

Abb. 195. Die Entwicklungsdauer bei 4 verschiedenen Temperaturen in ihrer Abhängigkeit von Assimilation und Dissimilation (Schema). *A A'* Assimilationskurve, *DD'* Dissimilationskurve, *EE'* Kurve der Entwicklungsdauer. (Nach WITSCHI.)

Er fand in Übereinstimmung mit LOEBs Arbaciaversuchen[4] bei Rana temporaria:

Bei 10—15° Q_{10} = 6,06 (Kältekultur)
„ 15—21° Q_{10} = 2,65 (Normalkultur)
„ 21—27° Q_{10} = 1,37 (Wärmekultur).

Weitere Zusammenhänge ergeben sich bei der mikroskopischen Untersuchung von Wärmelarven. Von CHAMBERS[5], ERDMANN[6], KOEHLER[7], HARTMANN[8] u. a. m.

---

[1] FAURÉ-FREMIET: La Cinétique du Développement. Paris 1925.
[2] OSTERHOUT: J. of physiol. Chem. **32** (1917).   [3] WITSCHI: Z. Abstammgslehre **29** (1922).
[4] WITSCHI: Die Dynamik der Lebenserscheinungen. Leipzig 1906.
[5] CHAMBERS: Arch. mikrosk. Anat. **72** (1908). [6] ERDMANN: Arch. exper. Zellforschg **2** (1908).
[7] KOEHLER: Arch. exper. Zellforschg **8** (1912).
[8] HARTMANN: Arch. Entw.mechan. **44** (1918) — Arch. exper. Zellforschg **15** (1918).

wurde festgestellt, daß die Zell- und Kerngröße mit steigender Temperatur abnimmt. Es ist klar, daß diese spezifische Einwirkung der Temperatur der im übrigen beschleunigten Längen- und Volumzunahme entgegenwirkt. Die möglichen Ursachen der kleineren Zellen und Kerne sowie die bei Temperaturwechsel nicht konstante Kernplasmarelation (R. Hertwig[1]) erörtert Hartmann[2] eingehender in seinen experimentellen Arbeiten. Er glaubt, daß auf niedrigere Temperaturen eingestellte Organismen, nicht ohne weiteres fähig sind, erhöhten Stoffaufbau, wie er bei Wärme nötig wird, zu bewältigen und daß „Körpersubstanz zur Deckung des Mehrverbrauches verwendet werden muß, bis durch Zellverkleinerung das Stoffwechselgleichgewicht hergestellt ist" (S. 185).

Diese Hinweise auf die sehr schwierige und jetzt überhaupt noch nicht voll zu beantwortende Frage nach der Temperaturabhängigkeit der Wachstumsvorgänge müssen hier genügen.

b) Einfluß der Temperatur auf die Differenzierung.

Wir haben bisher den Einfluß der Temperatur auf die Entwicklung derart besprochen, als ob Wachstum und Entwicklung identisch wären, und haben alle mit dem Wachstum Hand in Hand gehenden Differenzierungsprozesse außer acht gelassen. Ziehen wir diese nun noch ins Bereich unserer Betrachtungen, so stehen wir vor einer neuen Fülle der Temperaturabhängigkeiten, von derem kausalem Verständnis wir noch außerordentlich weit entfernt sind. Da sie aber wesentlich dazu beitragen werden, uns Einblick in die Vorgänge zu liefern, die wir als „Differenzierung" bezeichnen, so lohnt es sich zu versuchen, zu einer einigermaßen übersichtlichen Aufstellung der Einwirkungsmöglichkeiten zu kommen. Am leichtesten sind Einwirkungen auf Teilvorgänge der Primitiventwicklung zu verstehen, da hier Ursache und Wirkung in einem verhältnismäßig übersichtlichen Zusammenhang stehen. Schwieriger ist der Anteil der Temperatureinwirkung auf den Ausbildungszustand von später sich differenzierenden Organen klarzulegen. Hier ist es wohl zweckmäßig, zu unterscheiden zwischen einem Entwicklungsgeschehen, das im wesentlichen auf Selbstdifferenzierung beruht ohne funktionelle Komponente, und den Fällen, wo die temperaturveränderte Organausbildung eine sekundäre Folge des veränderten Stoffwechsels ist.

α) Einfluß der Temperatur auf die Primitiventwicklung.

Nach O. Hertwig läßt sich jeder Entwicklungsvorgang in eine chemische und dynamische Komponente zerlegen. Vorwiegend dynamische Vorgänge sind die Kern- und Zellteilung, die Formveränderungen und Umlagerungen der Zellen, die Sonderungsprozesse bei der Keimblattbildung usw. Diese dynamischen Prozesse können durch die Temperatur differentiell beeinflußt werden. Driesch[3] beobachtete, daß Seeigeleier in Wärmekulturen während der ersten Furchungen keine Abrundung und normale Anordnung der Zellen zeigten. Die Zellen liegen locker und unregelmäßig angeordnet nebeneinander, es unterbleibt außerdem die Sonderung in Mikro- und Makromeren. Bringt man die Eier auf dem 16-Zellen-Stadium in normale Temperatur zurück, können noch normale Pluteilarven entstehen. Läßt man die Wärme aber weiter einwirken, so wird die Trennung in 2 Zellgruppen, deren Ursprung in dem ausbleibenden Aneinanderfügen der beiden ersten Furchungszellen zu suchen ist, eine konstante und führt zu Zwillingsbildungen.

---

[1] Hertwig, R.: Biol. Zbl. **23** (1903).
[2] Hartmann: Zitiert auf S. 820.   [3] Driesch: Z. Zool. **55** (1832).

Eine weitere wichtige Beobachtung teilt O. HERTWIG[1] in seinen Froschversuchen mit: Die Zellteilungen am animalen und vegetativen Pol werden ungleichartig von der Temperatur beeinflußt. Eier von Rana temp., die sich bei 23—26° entwickelten, furchten sich zwar außerordentlich rasch am animalen Pol, jedoch gar nicht oder nur wenig und unregelmäßig am vegetativen Pol. Es entstehen Blastulen, wie Abb. 196, die meroblastischen Eiern ähneln. Sie bestehen aus kleinzelligen Keimscheiben und einem dem Nahrungsdotter vergleichbaren, nicht in Zellen zerlegten, aber Kerne enthaltenden größeren Abschnitt. Beide Teile sind scharf gegeneinander abgesetzt. Die Ursache für die unterbleibende Furchung der dotterhaltigen Partie scheint mir in einer Inkongruenz des Kern- und Zellteilungsrhythmus zu liegen. Die Kernvermehrung erfolgt infolge der Wärme so rasch, daß der dynamische Apparat, der zur Zerlegung der großen, dotterhaltigen Zellen nötig ist, versagt. Im weiteren Verlauf der Entwicklung erhält man Mißbildungen, Embryonen mit totaler Urmundspalte, die sich aber durch die sehr weite Entwicklung von Nervenplatte, Chorda, Ursegmente auszeichnen. Weniger intensiv geschädigte Embryonen der Wärmekulturen sind

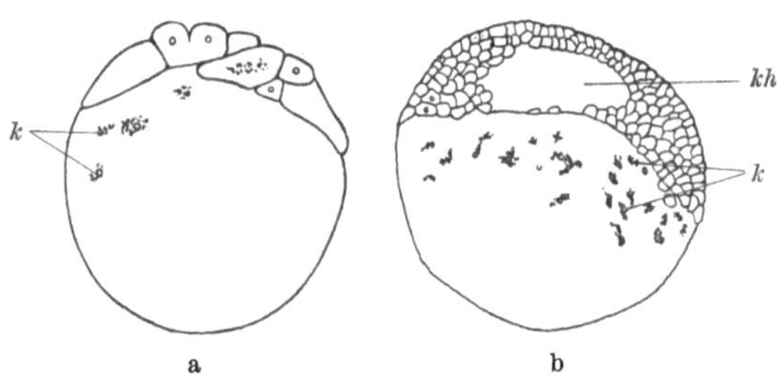

Abb. 196. a) Bei einer Temperatur von 26¹/₂° entwickeltes Ei von Rana fusca. 5 Stunden 10 Minuten nach der Besamung. b) Bei einer Temperatur von 23,1° entwickeltes Ei, 12 Stunden nach der Besamung. (Beide Abbildungen nach O. HERTWIG.)

charakterisiert durch Doppelschwanzbildungen. HUXLEY[2] brachte Frosch-, Hühner- und Insekteneier in ein Temperaturgefälle. Er erzielte mittels eines besonderen Durchströmungsapparates bei Froscheiern Temperaturunterschiede von Eipol zu Eipol von 10° 15°. Es ist nicht gleichgültig, ob die Wärme den animalen oder den vegetativen Pol trifft.

Im ersten Fall, in dem der normale Unterschied zwischen vegetativen und animalen Zellen noch verstärkt wird (Abb. 197 a), wird der Einfluß als fördernd, im zweiten als hemmend bezeichnet. Hier sind (Abb. 197 b) die animalen Zellen fast ebenso groß wie die vegetativen. Die „geförderten" Eier eilen in ihrer Gesamtentwicklung den „gehemmten" weit voran, trotzdem die Durchschnittstemperatur in beiden Gefäßen die gleiche ist. Aus beiden Versuchsserien können normale Embryonen entstehen, die sich, abgesehen von ihrem physiologischen Alter, wenig unterscheiden. Nur scheint es, als ob die „geförderten" Embryonen großköpfiger werden. Bei Hühnerembryonen war bei seitlichem Temperaturgefälle ein besonders starkes Wachstum des Blastoderms und der Blutgefäße zu verzeichnen (Abb. 198). Diese und noch andere Asymmetrien gleichen sich aber nach aufgehobener Beeinflussung wieder aus.

VOGT[3] arbeitete ebenfalls mit Amphibieneiern und ließ Temperaturunterschiede rechts- und linksseitig einwirken, indem sich die eine Seite in Wasser von 2—5°, die andere in Wasser von 19—20° befand. Er wollte halbseitige Hemmungen erhalten, um den Anteil der Selbst- und abhängigen Differenzierung an der Entwicklung zu bestimmen. Er erhielt, wie übrigens ähnlich nach halbseitiger Entwicklungshemmung durch Sauerstoffentzug, asymmetrische Larven, von denen er zeigen konnte, „daß die nachentwickelte Keimhälfte nicht nur schwächer, sondern vor allem in ganz anderer Weise zum Aufbau verwendet wird,

[1] HERTWIG, O.: Arch. mikrosk. Anat. **51** (1898).
[2] HUXLEY: Arch. Entw.mechan. **112** (1927).
[3] VOGT: Zool. Anz. — Verh. dtsch. zool. Ges. München 1928.

wie in der normalen Entwicklung". So entsteht z. B. der nachentwickelte Medullarwulst um fast 90° verschoben, und unterscheidet sich durch seine Pigmentierung deutlich von dem normal zuerst gebildeten Wulst. Die geförderte Seite ist deutlich *überentwickelt*, indem sie der schwächeren Seite Medullaranlagen- und Mesodermmaterial entzieht.

Eine dynamische Komponente können wir deutlich in den Einstülpungsprozessen erkennen, die zur Bildung der Gastrula, des Nervenrohres, der mittleren Keimblätter usw. führen. Die physikalischen Bedingungen dieser Formbildungsvorgänge werden für jeden Einzelfall sehr verschieden sein. Für die Seeigelgastrulation hat SPECK[1] versucht, eine Erklärung zu geben und sie an Hand von Gelatinemodellen erläutert. Nach ihm entsteht die Einstülpung dadurch, daß die späteren Ektodermzellen an ihrem nach innen liegenden Pol stärker Wasser aufnehmen als am äußeren Pol. Wie DRIESCH[2] zeigte, ist die Seeigelgastrula temperaturempfindlich. Wenn Sphaerechinuseier 26 Stunden nach der Befruchtung für 18 Stunden einer Temperatur von 30° ausgesetzt werden, so wächst der Urdarm nach außen statt nach innen. Sowohl der Darm wie der übrige Larvenkörper bleibt entwicklungsfähig. Der Darm gliedert sich in 3 Teile, beginnt jedoch bald zu schrumpfen und sich ganz zurückzubilden, so daß darmlose Larven („Anenteria") entstehen (Abb. 199). Nach SPECK erklärt sich die Wärmewirkung folgendermaßen: Die Entodermplatte ist empfänglicher für quellungsfördernde Reize wie das Ektoderm. Da nun aber Temperaturerhöhung auf die Zellen nicht nur quellungsfördernd, sondern auf die Eiweißkörper und Lipoide der Zellen auch fällend wirkt, so wird die Quellung der inneren Zellhälfte

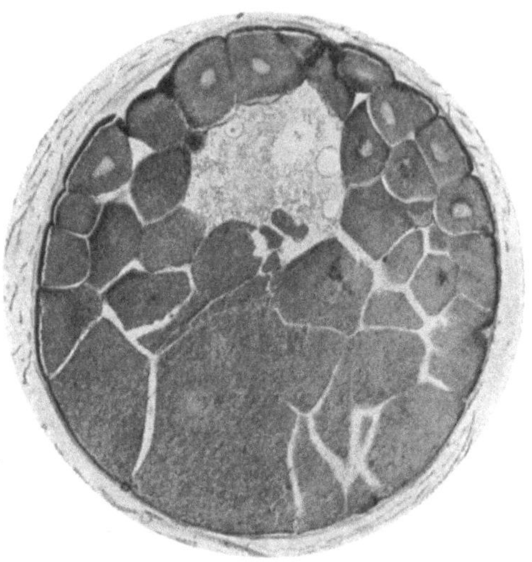

a

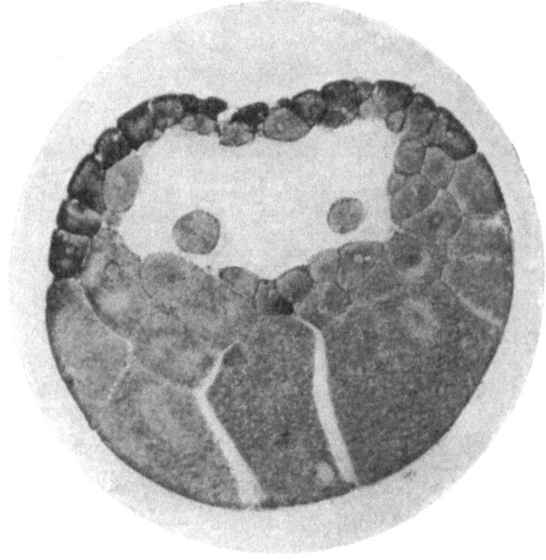

b

Abb. 197. a) Das Ei wurde auf dem 8-Zellenstadium 10 Stunden lang im Temperaturgefälle gehalten. Kalter Abfluß mindestens −2°, warmer Abfluß meistens 32°. Der *vegetative* Pol wurde erwärmt. Die animalen Zellen sind sehr groß geblieben, die erhitzten Dotterzellen, namentlich rechts, sind kaum wesentlich größer. 5¹/₂ Stunden nach der Behandlung. b) Das Ei wurde im umgekehrten Temperaturgefälle wie a) gehalten. Es ist der sehr große Unterschied zwischen animalen und vegetativen Polzellen zu beachten. Behandlung auf dem 32. bis 64. Zellenstadium während 10¹/₂ Stunden. (Nach HUXLEY)

[1] SPECK: Biol. Zbl. **1919**.
[2] DRIESCH: Mitt. Zool. Station Neapel **11** (1895).

im Verhältnis zur äußeren behindert. Es läßt sich also durch die mit der Temperaturerhöhung verbundene Fällungssteigerung eine Exogastrula erreichen.

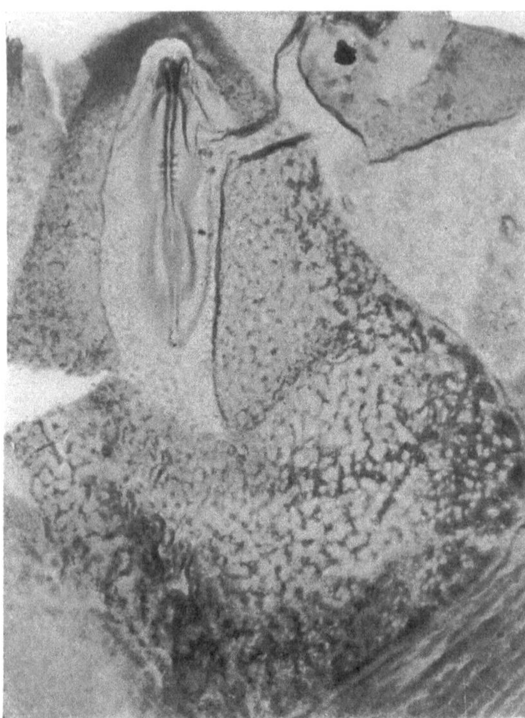

Abb. 198. 17 Stunden alter Hühnerembryo, der während 3 Tagen mit antagonistischem Temperaturgefälle behandelt wurde (26° bis 46° C). Bemerkenswert ist die enorme Ausdehnung des hinteren Blastoderms. (Nach HUXLEY.)

Um eine spezielle Beeinflussung eines relativ selbständigen Entwicklungsvorganges handelt es sich auch bei der Wärmebeeinflußbarkeit der Spermiogenese. Für den Säugetierhoden scheint eine relative Kälteunempfindlichkeit (YOUNG[1], MOORE[2]) zu bestehen, hingegen tritt nach Wärmebehandlung, nach einer Bespülung des Hodensackes mit Wasser von 46—47° während 15—30 Minuten Sterilität ein, infolge einer Reduktion des Keimepithels. Nach einiger Zeit wird es wieder aus den Spermiogonien regeneriert. Diese Versuche tragen zum Verständnis der Sterilität der *Kryptorchen* bei. Unter Kryptorchie versteht man das Verbleiben der Hoden in der Leibeshöhle bei Tieren, deren Hoden normalerweise im Hodensack nach erfolgtem Descensus testiculorum lagern. Kryptorche Tiere sind stets steril infolge gestörter Spermiogenese. Sterilität stellt sich auch ein, wenn der Hoden operativ in die Leibeshöhle verlagert wird. CREW[3] macht die in der Leibeshöhle im Gegensatz zum Hodensack erhöhte Temperatur für die Sterilität verantwortlich (Abb. 200).

β) Temperaturbeeinflussung der Organentwicklung.

1. Beeinflussung der afunktionellen Entwicklung.

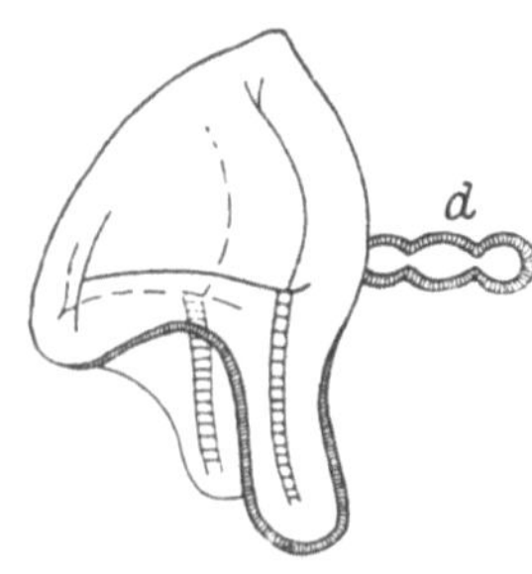

Abb. 199. Pluteus von Sphaerechinus granularis mit gegliedertem Außendarm, entstanden durch Wirkung hoher Temperatur. (Nach DRIESCH, aus DÜRKEN.)

Am besten untersucht ist die Temperaturabhängigkeit der Organentwicklung bei Insekten, besonders bei Drosophila und bei Lymantria dispar. In den Arbeiten von KRAFFKA[4], ZELENY[5], SEYSTER[6], PLUNKETT[7], STERN[8] wird gezeigt, daß Organe, die bei der normalen Fliege von Temperatureinflüssen wenig verändert werden, bei manchen genetisch

---

[1] YOUNG: J. of exper. Zool. **49** (1927).   [2] MOORE: Anat. Rec. **31** (1925).
[3] CREW: Verh. Ges. Sex.forschg Berlin 1926.
[4] KRAFFKA: J. gen. Physiol. **3** (1920).   [5] ZELENY: Biol. Bull. **44** (1923).
[6] SEYSTER: Biol. Bull. **37** (1919).   [7] PLUNKETT: Biol. Bull. **46** (1927).
[8] STERN: Biol. Zbl. **47** (1927).

genau bekannten „Mutanten" stark variabel sind. So konnte KRAFFKA zeigen, daß
die Mutante „Bandauge" (bar), die, verglichen mit dem normalen Auge, eine starke
Reduktion der Facetten aufweist, diese bei erhöhter Temperatur noch stärker reduziert. Das gleiche Ergebnis erhielt man für eine zweite Augenmutante „ultrabar",
die, wie der Name besagt, noch kleinere Augen besitzt. Die temperaturempfind-
liche Entwicklungsperiode ist auf das Larvenleben beschränkt, und zwar auf die
kurze Spanne von 32—45% der Zeit, die vom Auskriechen der Maden bis zum
Schlüpfen der Fliegen verstreicht. Ähnliche Untersuchungen wurden über die Temperaturabhängigkeit der Borstenzahl bei der Mutante „Dichaete" und der Flügellänge
bei „Stummelflügel" ausgeführt. Für alle diese Versuche ist charakteristisch, daß
die Temperaturvarianten nicht erbfest sind, also als Modifikationen bezeichnet
werden müssen, obgleich sie vielfach mit den erbfesten Mutationen phänotypisch

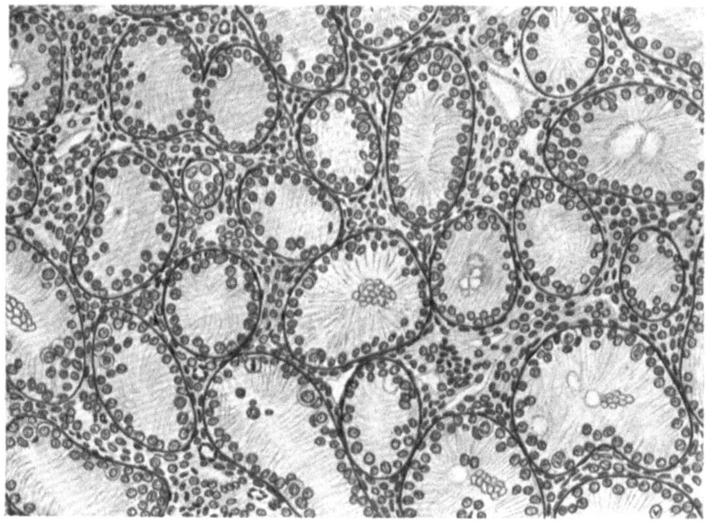

Abb. 200. Experimentell kryptorcher Hoden vom Kaninchen. 14 Tage nach der Verlagerung. Keine Spermiogenese, enge Hodenkanälchen. (Nach VAN OORDT[1].)

identisch sind, und ferner, daß jede einzelne Mutante eine für dieselbe typische Temperaturmodifizierbarkeit hat. Die Übereinstimmung von genotypischen und Temperaturvarianten ist von GOLDSCHMIDT[2] zugunsten seiner quantitativen Theorie der
Vererbung ausgelegt worden. GOLDSCHMIDT löst eine determinierte Entwicklung
in eine Reihe von aufeinander abgestimmte und ineinander greifende Reaktions-
ketten auf. Die Geschwindigkeit des Ablaufes einer jeden Einzelreaktion, die
zur Determination einer Organanlage führt, ist sowohl abhängig von der Quantität
des die Reaktion katalysierenden Erbfaktors, als auch von den Außenbedingungen,
namentlich von der Temperatur. Änderungen der Genquantität, also das,
was wir als einen mutativen Vorgang bezeichnen, ebenso wie modifizierende
Temperatureinflüsse, können daher ein und dasselbe Entwicklungsgeschehen
zum gleichen Endresultat führen. Eine ähnliche Erklärung, wenn auch in etwas
anderer Ausdrucksweise, wird auch von einigen der amerikanischen Autoren
gegeben (PLUNKETT, ZELENY[3]).

In einem besonderen Fall, bei einer von STERN[4] untersuchten Mutante mit
weit nach oben gebogenen Flügeln, läßt sich noch Genaueres über die Temperatur-

[1] OORDT: Roux' Arch. 113 (1928).
[2] GOLDSCHMIDT: Physiologische Theorie der Vererbung. Berlin: Julius Springer 1927.
[3] PLUNKETT u. ZELENY: Zitiert auf S. 824.   [4] STERN: Biol. Zbl. 47 (1927).

abhängigkeit der Entwicklung sagen. Wenn die Fliegen bei 16° schlüpfen, sind die Flügel fast so flach wie bei den normalen. Bei 30° Schlupftemperatur sind sie extrem aufwärts gebogen. Es ist nun bekannt, daß die Fliege bald nach dem Schlüpfen ihren Kropf mit Luft füllt, hierdurch einen Druck auf die Hämolymphe ausübt, diese in die noch zusammengefalteten Flügel preßt und sie so zur Ausbreitung bringt. Dieser Vorgang ist bei der normalen Fliege nicht temperaturabhängig, jedoch bei der STERNschen Mutante, wo bei hoher Temperatur der Streckungsdruck offenbar zu früh aufhört, um den in seiner Struktur durch den mutierten Erbfaktor veränderten Flügel ganz zu strecken.

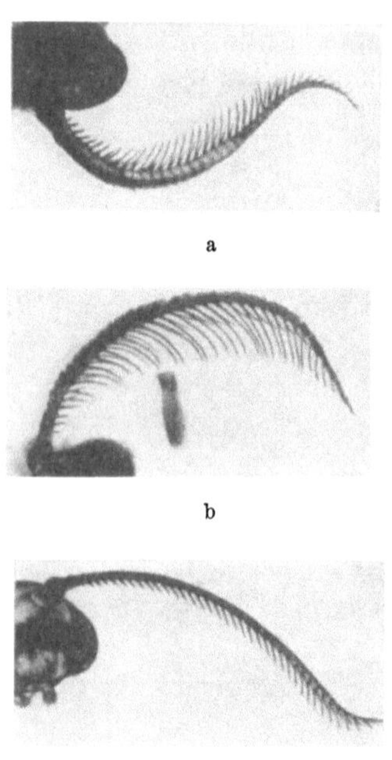

a

b

c

Abb. 201 a – c. Antenne eines Weibchens, das aus einer für 30 Tage bei + 9° gehaltenen Puppe schlüpfte. Die Fiedern sind verlängert. (Intersexueller Typ.) b) Tochter des gleichen Weibchens, mit ebenfalls verlängerter Befiederung des Fühlers. c) Antenne eines normalen Kontrollweibchens. (Nach GOLOWINSKAJA.)

Unter den Gesichtspunkten der GOLDSCHMIDTschen Theorie, um also in das Problem der Gleichartigkeit von erblichen und temperaturbedingten Entwicklungsänderungen einzudringen, wurden von GOLDSCHMIDT[1], KOSMINSKY[2], EMELJANOFF[3], GOLOWINSKAJA[4] Temperaturversuche zur Erzeugung von Intersexen bei Lymantria dispar und Stilpnotia salicis ausgeführt. Es konnten, ähnlich wie nach den Rassekreuzungen in GOLDSCHMIDTs Versuchen, in denen die Intersexualität auf die rassenmäßige Verschiedenheit der Erbfaktoren zurückgeführt wird, sexuelle Zwischenstufen hinsichtlich der Ausbildung des Kopulationsapparates und der Fühler erzielt werden (Abb. 201). Besonders interessant sind die Resultate von GOLOWINSKAJA, weil vielleicht die niedrige Temperatur ihren Einfluß nicht nur auf die somatischen Zellen, sondern auch auf die Geschlechtszellen ausübte, denn von den 8 Töchtern des behandelten Weibchens konnte nur eines als normal angesprochen werden, die andern waren alle nach dem männlichen Typ hin verändert (vgl. S. 835).

In einem recht schwierigen Fall, bei den Versuchen über die Verschiebung der Geschlechtsproportion bei Fröschen durch Wärme, versucht WITSCHI[5] in Anlehnung an GOLDSCHMIDTs Gedankengänge eine Analyse der die Entwicklung bestimmenden Differenzierungsvorgänge zu geben.

Es sei vorausgeschickt, daß, obwohl Wärmekulturen eine raschere Zellteilungsgeschwindigkeit und dementsprechend anfangs ein schnelleres Wachstum aufweisen, sie doch bald in der absoluten Körpergröße hinter Kältezuchten zurückbleiben. Wie leicht erkennbar, ist die Ursache in der durch die Wärme stark beschleunigten Differenzierungsgeschwindigkeit zu suchen. Froschlarven brauchen bei 10° = 128 Tage; bei 15° = 51,75 Tage bei 21° = 28,65 Tage bis zur Metamorphose (WITSCHI[6]). Eine Puppe von Vanessa io hat bei 5,3° eine Entwicklungsgeschwindigkeit pro Stunde = $^3/_{10\,000}$ der Gesamtmetamorphosenzeit, bei 20,3° von $^{34}/_{10\,000}$, bei 32,6°° von $^{63}/_{10\,000}$, d. h. die Ruhezeit der Puppe ist bei 5° etwa 10mal so lang wie bei 20° und 20mal so lang wie bei 32° (PROCHNOW[7]).

[1] GOLDSCHMIDT: Z. Abstammgslehre 29 (1922).
[2] KOSMINSKY: Biol. Zbl. 47 (1927).   [3] EMELJANOFF: Biol. Zbl. 44 (1924).
[4] GOLOWINSKAJA: Biol. Zbl. 47 (1927).   [5] WITSCHI: Z. Abstammgslehre 29 (1922).
[6] WITSCHI: Zitiert auf S. 820.   [7] PROCHNOW: Biol. Zbl. 1914.

Worauf beruht die Disharmonie zwischen Wachstums- und Differenzierungs-geschwindigkeit? Wie schon auf S. 820 hervorgehoben, glaubt WITSCHI, daß Wärme die Relation von Assimilations- und Dissimilationsprozessen ändert, indem durch Wärme der Stoffabbau besonders beschleunigt wird. Nach HART-MANN[1] kann die Nahrungsverwertung sich dem erhöhten Stoffumsatz nicht an-passen, was sich in Unfähigkeit zu erhöhter Nahrungsaufnahme bemerkbar macht, so daß „Körpersubstanz zur Deckung des Mehrverbrauchs verwendet werden muß". Hitze wirkt dadurch ebenso wie Hunger, der ja nach BARFURTH[2] die Metamorphose beschleunigt. Dieser Annahme entspricht die Beobachtung, daß bei Kaulquappen aus Wärmezuchten die Stoff- und Fett-speicherung unterbleibt, was sich besonders in der geringen Größe der Fettkörper, der Ausbildung der Leber, und was hier besonders interessant ist, auch in der Differenzierung der Geschlechts-organe bemerkbar macht. Die noch indifferenten Gonaden (von WITSCHI Ovarien genannt) von Kälte- und Hitzegeschwistern sind typisch ver-schieden. Die Hitzegonaden sind klein geblieben und besitzen weite Hohl-räume; die Kältegonaden sind groß, die Hohlräume sind zu schmalen Spal-ten zusammengepreßt. Die Gonocyten der ersteren sind plasmareich, die-jenigen der letzteren verfallen der Degeneration (Abb. 202). Der Gegen-satz von Stoffabbau und Speicherung ist deutlich ausgeprägt. Bei Weiter-zucht stellt sich heraus, daß die Kälte-gonaden sich vorwiegend zu Ovarien, die Hitzegonaden zu Hoden umwan-deln, daß also durch die Temperatur eine Verschiebung des Geschlechtsver-hältnisses hervorgerufen wird, denn sie beeinflußt die Anlage trophischer

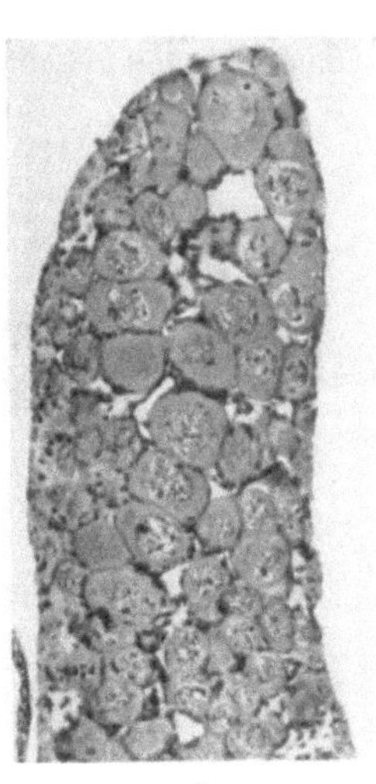
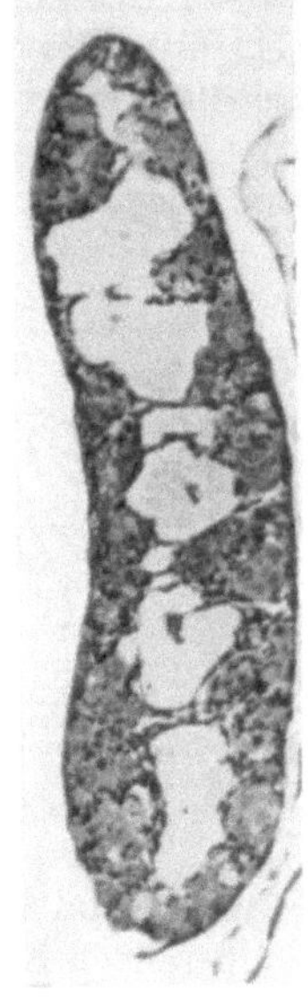

a   b

Abb. 202. a) Gonade aus Kältekultur (10°), 2¹/₂ Monate nach der Metamorphose. b) Hitzegonade aus Wärme-kultur (27°), 3 Wochen nach der Metamorphose. Mit Rücksicht auf die Temperaturwirkung ist dieses Tier eher das „ältere". (Nach WITSCHI.)

Einrichtungen, wie die Nähreinrichtungen des Keimepithels, die Blutversorgung und die Beschaffenheit der Stütz- und Follikelzellen. „Temperatur gestaltet die trophischen Bedingungen im Keimplasma tiefgreifend um. Stoffspeicherung ist das charakteristische Merkmal der weiblichen Geschlechtszellen und plasmatische Reduktion ein ebensolches für die männlichen."

Ob durch diese Erklärung die Temperaturabhängigkeit der Gonadenentwick-lung voll erfaßt ist, muß noch dahingestellt bleiben. Außer acht gelassen ist die bei Wirbeltieren wohl immer irgendwie mitsprechende endokrine Komponente. Und darum darf der Versuch von LEO ADLER[3] zur Erklärung der verschiedenen Differenzierungsgeschwindigkeit von Kälte-, Wärme- und Hitzetieren nicht unerwähnt bleiben. ADLER nimmt eine spezifische Einwirkung der Temperatur auf die inkretorischen Drüsen, namentlich auf Thymus und Thyreoidea, an. Sie sind es, die den Körperbau und die Metamorphosenzeit bestimmen, und so vielleicht indirekt eine Rolle bei der Geschlechtsbestimmung spielen. Diese Hypothese müßte aber noch nachgeprüft werden.

<hr>

[1] HARTMANN: Arch. Entw.mechan. **44** (1918).
[2] BARFURTH: Arch. mikrosk. Anat. **29** (1887).   [3] ADLER, LEO: Pflügers Arch. **164** (1916).

2. *Einfluß der Temperatur auf die funktionelle Entwicklung der Organe.*

Wir haben auf den vorherigen Seiten von der Temperaturabhängigkeit der Wachstums- und Stoffwechselvorgänge gesprochen. Als sekundäre Folge der Temperaturwirkungen sind nun noch die funktionellen Veränderungen derjenigen Organe zu erwähnen, die in erster Linie mit Stoffaufbau und -abbau zu tun haben. Die funktionelle Beanspruchung macht sich sogar cytologisch bemerkbar.

Während bei den meisten Zellen die Kernplasmarelation durch Wärme zuungunsten des Kernes verschoben wird, ist dies bei dem funktionierenden Erythrocyten (HARTMANN[1]) nicht der Fall. Der Kern wird funktionell stärker beansprucht wie in Kältekulturen, da er an der Hämoglobinproduktion, die dem erhöhten Gasaustausch angepaßt sein muß, beteiligt ist. Er zeigt infolgedessen eine funktionelle Hypertrophie.

Die Kiemen von Kaulquappen, die bei höherer Temperatur gezogen wurden, sind reicher verästelt als diejenigen gleichalter Kontrolltiere (HARTMANN[1], DOMS[2]).

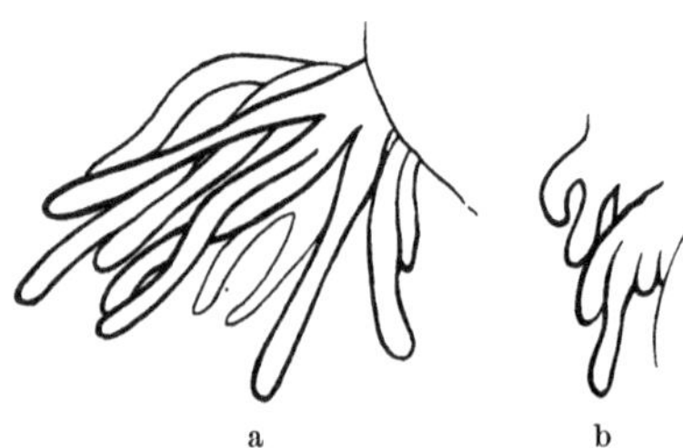

Abb. 203. a) Kiemen einer bei 33° gezüchteten Froschlarve. b) Kiemen einer ungefähr gleich weit entwickelten Larve bei 15° gezüchtet. (Nach DOMS.)

Auch die Urnieren sind typisch verschieden. Die Kälteniere ist sehr reich an lymphoidem Gewebe, die Wärmeniere zeichnet sich durch eine größere Anzahl und besonders durch stärkere Aufknäuelung der Urnierenkanälchen aus. In der Ausbildung der bleibenden Niere von Bufo vulg., in der Differenzierung der Leber macht sich nach HARTMANN ebenfalls die funktionelle Hypertrophie bemerkbar.

Weniger klar sind die Beziehungen der Temperaturmodifikationen von Ratten und Mäusen zur funktionellen Beanspruchung.

SUMNER[3] und PRZIBRAM[4] arbeiteten mit Ratten und Mäusen, die in verschieden temperierten Kammern gehalten wurden. Die Hitzetiere waren dünner behaart, die freien peripheren Körperteile, wie Pfoten, Ohren und Schwänze, waren länger und übertrafen bei SUMNERs Versuchen diejenige der Hitzetiere um 12—50%. Das Gesamtgewicht des Haarkleides bei den Kältemäusen war um 13,6% vergrößert. Die Zahl der Haare war vermehrt, wenn man gleich große, sich entsprechende Hautflächen verglich. Der Stoffwechsel obiger Versuchstiere ist temperaturabhängig, weil die Tiere nicht homoitherm sind. PRZIBRAM gibt an, daß einer Zunahme der Außenwärme eine Steigerung der inneren Temperatur um $^3/_4$% entspricht. Nach BIERENS DE HAAN[5] erhöht eine Steigerung von 5° die Bluttemperatur von $3^1/_2$ Wochen alten Ratten um 0,7°. Derselbe Autor zeigte, daß der für die Kältetiere so charakteristische kurze Schwanz eine Folge der niederen Körpertemperatur, also eine indirekte Temperaturwirkung ist. Er fütterte Versuchstiere mit Antipyrin und setzte dadurch die Körpertemperatur erheblich herab. Die Tiere entwickelten kurze Schwänze. Diese Versuche und neuere sind von PRZIBRAM[6] zur Erörterung der Frage über die Nachwirkung induzierter Modifikationen herangezogen worden.

Es liegt auf der Hand, daß bei einer so tiefgehenden Beeinflussung des Gesamtstoffwechsels durch die Temperatur die Ausbildung der Geschlechtsorgane und -produkte nicht unberührt bleiben kann. Eine größere Anzahl von Ver-

[1] HARTMANN: Arch. Entw.mechan. **44** (1918).   [2] DOMS: Arch. mikrosk. Anat. **87** (1915).
[3] SUMNER: J. exper. Zool. **15** (1913); **18** (1915).
[4] PRZIBRAM: Arch. Entw.mechan. **50** (1922).
[5] BIERENS DE HAAN: Arch. Entw.mechan. **48** (1921); **50** (1922).
[6] PRZIBRAM: Arch. Entw.mechan. **43** — Verh. V. int. Kongr. f. Vererbungswiss. **1927**.

suchen sind in den letzten Jahren mit Ratten und Mäusen gemacht worden. STEINACH und KAMMERER[1] einerseits, STIEVE[2] andererseits, kommen dabei zu entgegengesetzten Resultaten. Übereinstimmung besteht nur darin, daß Wärme das Eintreten der Geschlechtsreife fördert. Während nun aber STEINACH und KAMMERER eine Vermehrung der interstitiellen Zellen der Gonaden, also eine Wucherung der sog. Pubertätsdrüse behaupten, und in deren Hyperthophie die Ursache für den frühen Eintritt der Brunst erblicken, kann STIEVE im Gegenteil eine rasche Entwicklung der Keimzellen, aber ein Zurückbleiben der Zwischenzellen im Hitzehoden, eine Zwischenzellenarmut, konstatieren. Längerer Aufenthalt in erhöhter Temperatur schädigt die Ratten und führt nach STIEVE zu Degenerationserscheinungen bei der Keimzellbildung. Die Wiener Autoren glauben, daß bei 25° die Fruchtbarkeit maximal ist. Letztere Angabe wird von STIEVE meiner Ansicht nach mit Recht kritisiert (vgl. S. 825).

γ) Beeinflussung der Pigmententwicklung.

1. Bei Insekten.

Als ein Sondergebiet der Beeinflussung von Entwicklung und Differenzierung durch thermische Reize hat sich das Studium der *Pigment*bildung und Ablagerung erwiesen. Die Versuche mit Schmetterlingen standen und stehen im Vordergrund des Interesses seit den grundlegenden Arbeiten von DORFMEISTER[3], WEISMANN[4], FISCHER[5], STANDFUSS[6], Gräfin LINDEN[7] u. a. m. Die Fülle des Materials steht freilich im umgekehrten Verhältnis zu unserem Verständnis der Versuchsresultate. Phylogenetische Spekulationen, die sich mit Vorliebe an die Temperaturversuche knüpften, haben unzweifelhaft die Forscher von der primären Aufgabe, die entwicklungsphysiologischen Bedingungen der normalen und aberranten Pigmentierung zu studieren, abgelenkt, und so die Lösung des Problems weit eher gehindert als gefördert.

Die klimatischen geographischen Variationen und der Saisondimorphismus der Schmetterlinge veranlassen zunächst den Beobachter, eine Temperaturabhängigkeit von Färbung und Zeichnung anzunehmen. Nun wirken zwar hier noch eine ganze Menge anderer Faktoren, wie besonders Licht und Feuchtigkeit, mit, doch konnte WEISMANN aus Puppen von Pieris napi durch Aufbewahrung derselben während des ganzen Winters bei kühler Temperatur die Winterform Pieris bryoniae erhalten oder auch den Neapler Chrysophanus phlaeas durch Kälte der deutschen Abart annähern.

Die Versuche mit abändernden Temperaturen wurden fast durchweg auf die Einwirkung auf das Puppenstadium eingestellt und lassen sich sondern in: Wärme-, Kälte-, Frost- und Hitzeversuche. Für die Warm- und Kaltkulturen ist charakteristisch, daß die Puppen längere Zeit (1—3 Tage oder auch länger) im Wärmeschrank bei 37—39° gelassen werden oder während Wochen und Monaten in niederen Temperaturen zwischen 4—6° verblieben. Bei den Hitze- und Frostexperimenten hingegen werden Temperaturen zur Anwendung gebracht, die auf die Dauer zum Tode führen, also nur kurze Zeit einwirken dürfen (+ 40 bis + 50° und − 1 bis − 20°). Bei diesen Versuchen kommt es sehr darauf

---

[1] KAMMERER: Arch. Entw.mechan. **46** (1920).
[2] STIEVE: Arch. mikrosk. Anat. **99**, 528 (1923).
[3] DORFMEISTER: Mitt. naturw. Ver. Steiermark **1864**.
[4] WEISMANN: Zool. Jb. Abt. f. Systematik **8** (1895).
[5] FISCHER: 1895 und andere Arbeiten. Zitiert bei DÜRKEN.
[6] STANDFUSS: Zur Frage der Gestaltung und Vererbung. Zürich 1905.
[7] Gräfin LINDEN: Biol. Zbl. **24** (1904). Zusammenfassendes Referat.

an, die Puppen in der *sensiblen* Periode, die z. B. von PROCHNOW[1] für Vanessiden auf das Ende des ersten Zehntels der gesamten Entwicklung in der Puppe an-

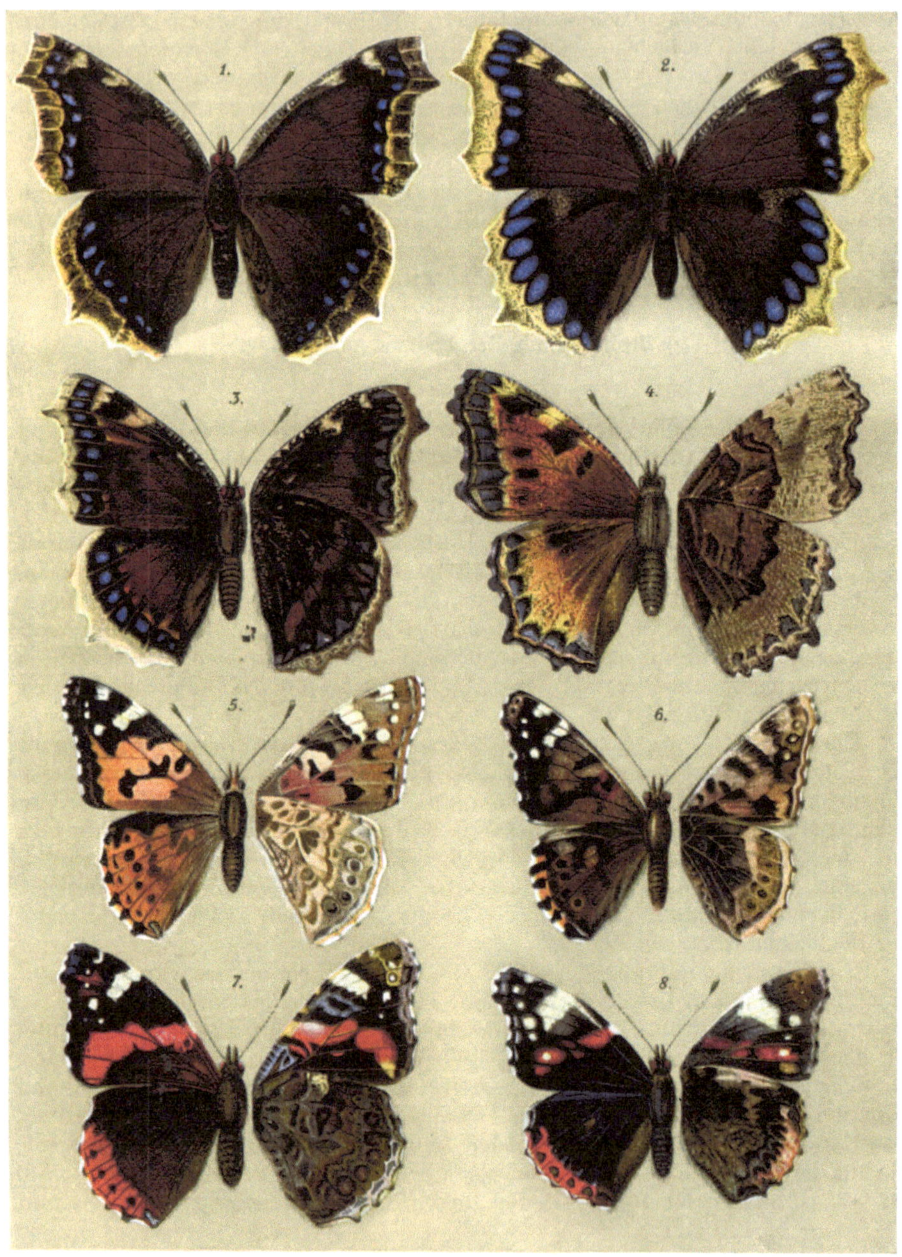

Abb. 204. Einfluß von Wärme und Kälte auf einige Schmetterlinge. Vanessa antiopa: Abb. 1. Wärmewirkung, 2. bis 3. Kältewirkung. Vanessa cardui: Abb. 5. Wärmewirkung, 6. Kältewirkung. Vanessa atalanta: Abb. 7. Wärmewirkung, 8. Kältewirkung. Vanessa polychloros: Abb. 4. Kältewirkung. (Nach STANDFUSS aus MORGAN.) (Aus STANDFUSS: Paläarktische Großschmetterlinge. 1896.)

[1] PROCHNOW: Biol. Zbl. **34** (1914).

gegeben wird, zu beeinflussen. Für Argynnis paphia hat Kühn[1] freilich gezeigt, daß es für die verschiedenen Systeme des Zeichnungsmusters, d. h. für das Randfleckensystem, das Augenfleckensystem, die Hohlelemente usw. ganz verschiedene sensible Perioden gibt, ebenso für Vorder- und Hinterflügel. Tabelle 4 zeigt die Resultate der Vanessaexperimente, hauptsächlich nach Fischer zusammengestellt (Abb. 204). Wir sehen daraus, daß Kälte die Ausbildung des dunklen Untergrundes und der schwarzen Beschuppung fördert, daß in der Wärme die roten und gelben Farben leuchtender werden und eine Aufhellung erfolgt. Frost und Hitze wirken gleichsinnig. Es unterbleibt häufig eine Aufhellung des Flügelrandes und gleichzeitig tritt eine Verdeckung jeglicher Flügelzeichnung durch die starke Ausbreitung des melanotischen Pigmentes ein. Im übrigen wird es aber nötig sein, die Temperaturveränderungen von Objekt zu Objekt zu studieren.

Tabelle 4.

Objekt	Kälte	Wärme	Frost und Hitze
Vanessa urtica.	Var. polaris Aufhellung der Flügelgrundfarbe, Ausbreitung der schwarzen Schuppen	Var. ichnusa. Das Rot ist satter und feuriger, die dunkle Zeichnung ist reduziert	Var ichnusoides. Im Vorderflügel fließen die schwarzen Bindenflecke zusammen. Im Hinterflügel schwindet die rote Beschuppung
Vanessa io.	Var. Fischeri. Der Vorderflügel verliert das Auge, die Zeichnung wird V. urtica ähnlich	Die Grundfarbe ist dunkler, braunrot. Das Blau schwindet	Var. antigene. Es tritt eine Schwärzung im Vorderrande der Flügel auf. Die Augenzeichnung schwindet
Vanessa antiopa	Var. artemis. Die Grundfarbe hellt sich auf. Einzelne Stellen werden gelbrot statt braunrot	Var. epione. Verbreiterte gelbe Seitenbinden, verkleinerte blaue Flecken. Braune Grundfarbe staubig	Var. hygiaea. Der Seitenrand ist stark verbreitert. Die Costalflecke des Vorderflügels fließen zusammen
Vanessa atalanta.	Var. Merrifieldi. Die roten Prachtbinden sind durch schwarze Schuppen verdrängt. Vergrößerung der weißen Costalflecke. Auftreten blauer Schuppen	Verbreiterung der roten Binden. Verschwinden von Blau. Weiße Flecke sind verkleinert	Zusammenfließen der schwarzen Costalflecke
Vanessa cardui	Var. Wiskotti. Vermehrung der dunklen Beschuppung. Verdüsterung der roten und weißen Zeichnungsmerkmale	Vermehrung von Rot. Abnahme von Schwarz. Aufhellung	Var. elymi. Zusammenfließen der schwarzen Zeichnungselemente

Wie kommt die temperaturinduzierte Farbänderung zustande? Man könnte zunächst an eine direkte Beeinflussung des chemischen Vorgangs der Pigmentbildung denken. Bekanntlich wird das Melanin durch Oxydierung eines Chromogens bei Anwesenheit eines Fermentes, einer Oxydase, gebildet. Oxydasen, so z. B. die Tyrosinase, ist temperaturempfindlich, sie kann durch Erhitzen ihre fermentative Wirkung verlieren. Fredericq[2] beobachtete, daß die melanotische Verfärbung des Insektenblutes an der Luft ausbleibt, wenn das Insekt vorher auf 50—55° erwärmt wird. Gräfin Linden[3] erhielt gänzlich pigmentlose,

---

[1] Kühn: Ges. d. Wissensch. Göttingen 1926.
[2] Fredericq: Bull. Acad. Sc. Belg. III. s., 1 (1881).   [3] Gräfin Linden: Biol. Zbl. 1904.

perlmutterfarbige Puppen von Vanessa urtica, wenn sie die Raupen kurz vor
der Verpuppung auf 32—35° erwärmte. Exakter sind die Reagensglasversuche
von L. BRECHER[1], die bei einer Vorerwärmung der Tyrosinase auf 40° fand,
daß die „Angehfarbe" damit versetzter Tyrosinproben von Violettschwarz auf
Rot abgeschwächt wurden, und meint, daß sich manche rote Pigmente als
niedrigere oxydative Zwischenstufen zu den Melaninen erklären lassen. Die
Tyrosinase selbst wird zunächst durch Erhitzen aktiviert, und zwar maximal
bei 35—40°. Bei 80° ist ein Abklingen ihrer Wirksamkeit bemerkbar, die
bei 90° ganz erloschen ist. In der Lymphe mancher Tiere kann aber auch
eine hitzebeständige Komponente nachgewiesen werden, durch die die Pigmentbildung bei Anwesenheit des Chromogens Dioxyphenylalanin ausgelöst wird. Wir
werden diesen, seiner Natur nach noch ganz unbekannten Stoff, nicht zu den
Fermenten rechnen dürfen (SCHMALFUSS[2], KOSSWIG[3]).

Es ist aber trotz der Wärmeempfindlichkeit der Oxydasen nicht wahrscheinlich, daß die chemische Seite des Prozesses bei der Erzielung von Temperatur-
aberrationen eine wesentliche Rolle spielt, der Vorgang ist viel komplizierter.
Eine gewisse Rolle kommt z. B. auch dem Gesamtstoffwechsel zu, da die Farbbildung von Chromogenen, von Gallenpigmenten, von Farbstoffen der Purinreihe,
also von Abbaustoffen abhängig ist. Von diesem Gesichtspunkt aus kann man
vielleicht einen Einblick in den sexuellen Farbendimorphismus gewinnen, soweit
derselbe durch Temperaturreiz in das Farbkleid des anderen Geschlechtes ab-
änderbar ist. So läßt sich das Weibchen von Parnassius apollo aus dem Wallis
in den männlichen Typus überführen. Die Weibchen von Dixippus morosus
zeigen, bei 25° gezüchtet, die rötliche Färbung der Männchen (NACHTSHEIM[4]).
Durch die Untersuchungen von FARKAS[5] wissen wir aber, daß der Stoff- und
Energieverbrauch des Männchens während der Metamorphose intensiver ist als
beim Weibchen.

Für die Flügelzeichnung und Färbung der Schmetterlinge sind aber noch
weitere Faktoren von Bedeutung, die in den letzten Jahren besonders von GOLD-
SCHMIDT[6], SÜFFERT[7], KÜHN[8] u. a. m. untersucht worden sind. Wir haben da
zuerst auf das Zeichnungsmuster des Flügels zu achten, das nach GOLDSCHMIDT[6]
„völlig unabhängig von der Färbung gebildet wird und als strukturelles Relief
auf der ungefärbten Flügeloberfläche vorhanden ist". Es wird bedingt durch das
differentielle Wachstum des Flügels. Ebenso wie nach STANDFUSS[9], der eine
Zackung des Außenrandes als Kältewirkung bei Vanessiden beobachtete, der
Flügel in seiner Gesamtform durch Temperatureinflüsse verändert werden kann,
so ist auch eine experimentelle Abänderung des Zeichnungsmusters möglich
(SÜFFERT, KÜHN).

Für die Ausfüllung des Musters mit Pigment ist ferner der Ausbildungsgrad
der Schuppen zur Zeit der Pigmentbildung von hoher Bedeutung. SÜFFERT und
GOLDSCHMIDT wiesen nach, daß die einzelnen Elemente komplizierter Zeichnungsmuster durch verschiedene Differenzierungsgeschwindigkeiten der Schuppen in
den Einzelbezirken zustande kommen. FEDERLEY[10] meint, daß Wärme die Zirkulation der Hämolymphe anrege und dadurch zur Zeit der Schuppenentwicklung

[1] BRECHER, L.: Arch. Entw.mechan. **44** (1918); **45** (1919).
[2] SCHMALFUSS: Z. Abstammgslehre **41** (1926).
[3] KOSSWIG: Z. Abstammgslehre **45** (1927).
[4] NACHTSHEIM: Z. Abstammgslehre **30** (1923).   [5] FARKAS: Pflügers Arch. **98** (1903).
[6] GOLDSCHMIDT: Arch. Entw.mechan. **98** (1923).
[7] SÜFFERT: Z. Morph. u. Ökol. Tiere **1** (1924).   [8] KÜHN: Zitiert auf S. 831.
[9] STANDFUSS: Zitiert nach BIEDERMANN in Wintersteins Handb. d. Physiol. **3 I**.
[10] FEDERLEY: Zitiert nach BIEDERMANN in Wintersteins Handb. d. ges. Physiol. **3 I**.

reichlichere Chitinabsonderungen ermögliche. Auch die Größe der Schuppen sei eine Funktion der Temperatur. Sie werden größer bei Kältezuchten.

Etwas einfacher liegen die Verhältnisse bei Insekten mit holometaboler oder hemimetaboler Entwicklung. HUXLEY[1] und seine Schüler untersuchten die Temperaturabhängigkeit der Augenpigmentierung bei verschiedenen Rassen von Gammarus chevreuxi. Auf Veranlassung von KÜHN[2] experimentierte HENKE[3] mit der Feuerwanze, SCHLOTTKE[4] mit Habrobacon juglandis, eines kleinen gut züchtbaren Schlupfwespe. Bei Habrobacon ist *eine* Beobachtung von besonderem Interesse. Hier ist nicht *nur* das Puppenstadium temperaturempfindlich. Auch die Behandlung noch junger wachsender Oocyten beeinflußt die spätere Färbung der Imagines.

Ältere Beobachtungen und Versuch sind bei BIEDERMANN[5] und PROCHNOW[6] zu finden. Besonders erwähnen will ich nur noch die viel besprochenen Versuche von TOWER[7] mit dem Coloradokäfer. Bei Temperaturänderungen von $\pm 5°$ über oder unter der Normaltemperatur fand er melanistische Formen bei stärkeren $\pm$ Abweichungen hellere bis albinistische Formen. TOWER führt diese Erscheinung auf die Tätigkeit von Enzymen zurück, die durch geringe Temperaturänderungen gefördert, durch stärkere gehindert wird. Diese sehr einfache Erklärung dürfte aber kaum zutreffen. Auch als Beweis für die gleichsinnige Abänderung bei Eltern und Kindern sind die Coloradokäferversuche nicht stichhaltig, da TOWER nicht mit genetisch reinem Material gearbeitet hat.

2. Bei Wirbeltieren.

Nur in wenigen Experimenten ist die Temperatureinwirkung auf die Bildung des melanotischen Pigmentes der Wirbeltiere studiert worden. FISCHEL[8] züchtete Larven von Salamandra maculosa in kaltem und wärmerem

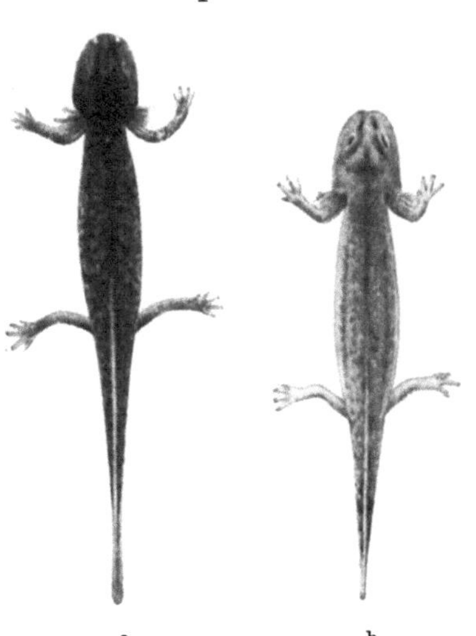

Abb. 205. a) In kaltem Wasser gehaltene Salamanderlarve. b) Durch Wärme helle Larve. (Nach FISCHEL.)

Wasser. Letztere blieben heller, die Melaninbildung in der Haut und in den Körperzellen war gering (Abb. 205). KAMMERER fand eine Beschleunigung der Pigmentbildung bei Licht und Wärme, eine Beschleunigung der Reduktion bei Dunkelheit und Wärme, mithin beschleunigt die Temperatur den jeweils charakteristischen Reaktionsablauf, gleichviel, ob er in vermehrter oder herabgesetzter Pigmentbildung besteht. PRZIBRAM[9] konnte bei Ratten rote Pigmentierung durch Steigerung der Temperatur über 37° hervorrufen, wodurch er eine direkte Oxydation des Chromogen ohne Mitwirkung von Tyrosinase erreichte. Schließlich sind noch die Versuche von WALTHER SCHULTZ[10] zu erwähnen. SCHULTZ geht von der Beob-

[1] HUXLEY: Brit. J. exper. Biol. **5** (1928).
[2] KÜHN: Ges. d. Wissensch. Göttingen, S. 407. 10. II. 1928.
[3] HENKE: Z. vergl. Physiol. **1** (1924).
[4] SCHLOTTKE: Z. vergl. Physiol. **3** (1926).   [5] BIEDERMANN: Zitiert auf S. 832.
[6] PROCHNOW: Handb. d. Entomologie (SCHRÖDER) **2** (1926).
[7] TOWER: Carnegie Institution Publ. **1906**, Nr 48.
[8] FISCHEL: Arch. mikrosk. Anat. **47** (1896).
[9] PRZIBRAM: Arch. Entw.mechan. **46**, 232 (1919).
[10] SCHULTZ, WALTHER: Arch. Entw.mechan. **51** (1922).

achtung aus, daß manche Tiere im Winter eine spezifische Pelzfärbung, das sog. Winterschwarz, ausbilden. Andeutungen des Winterschwarzes glaubt er auch bei einigen Haustieren, z. B. den Russenkaninchen in der sog. „Gipfelfärbung", d. h. der schwarzen Färbung von Nase, Ohren und Pfoten und dem im Winter dunkleren Fleck unter den Augen zu finden. Werden Russenkaninchen z. B. am Bauch kahl rasiert und die enthaarten Stellen kalt gehalten, so wächst das Haar schwarz nach. Packt man die Stellen in Watte warm ein, so bleibt das Haar weiß. Schultz[1], L. Kaufmann[2], Iljin[3], Kosswig[4] haben sich um die Erklärung der Kälteschwärzung bemüht. Nach Kosswig ist „in der Kälte die Blutzirkulation in der Haut eine geringere als in der Wärme. Verbunden mit der geringeren Zirkulation ist ein schwächerer Abtransport der Stoffe, die als Bestandteile der Pigmentbildung in Frage kommen". Da nun bei den fast weißen Russenkaninchen die erblich bedingte Bildung der für die Pigmentierung nötigen Stoffe sehr gering ist, so ist für gewöhnlich nur an den Stellen mit normalerweise niedrigem Stoffabtransport, also an den sog. Gipfeln, die Bedingung für eine Schwärzung vorhanden. Erst durch die durch die Kälte herabgesetzte Blutzirkulation wird sie auch an andern Stellen der Haut möglich. Umgekehrt kann man die Schwärzung der Ohren verhindern, wenn man mittels eines Gummiringes eine besonders lebhafte Blutzirkulation erzielt hat (Kosswig).

c) Temperatur und Evolution.

Eine sehr schwierige und heiß umstrittene Frage ist, ob die Artbildung, namentlich die geographische Variabilität, durch Temperatureinwirkungen beeinflußt werden kann. Daß die Keimzellen direkt und indirekt in ihrer Genese und Funktion von Außentemperaturen abhängig sein können, ist selbstverständlich und wurde häufig genug einwandfrei nachgewiesen. Hier seien nur noch einige interessante Beobachtungen angeführt, die uns gestatten, die Temperaturmodifizierbarkeit ganz spezieller Vorgänge in den Keimzellen kennenzulernen. Seiler[5] brachte Weibchen der Psychidenart Talaeporia tubulosa unmittelbar vor Beginn der Legetätigkeit in einen auf 40° geheizten Brutschrank. Weibchen und frisch gelegte Eier vertragen auf kurze Zeit diese Temperatur. Die Reifeteilungen der Eier verlaufen 2—3mal so rasch als normalerweise und weisen einige charakteristische Abweichungen auf, von denen uns besonders das Verhalten des X-Chromosoms interessiert. Unter 100 Fällen bleibt es 62mal im Ei und gelangt nur 38mal in den Richtungskörper. Infolgedessen wird das Geschlechtsverhältnis zugunsten der Männchen verschoben. Bei Kälteversuchen haben wir genau die umgekehrte Erscheinung, das X-Chromosom bevorzugt den Richtungskörper, und somit bewirkt Kälte während der Eiablage eine größere Anzahl von Weibchen.

Plough[6] züchtete Drosophilabastarde bei wechselnden Temperaturen. Er fand, daß der Mechanismus des Faktorenaustausches, daß „crossing over" temperaturabhängig sei, und zwar derart, daß bei 13° und bei 31° der Austauschprozent am höchsten, für darunter- und dazwischenliegende Temperaturen geringer ist.

Ergibt sich hier eine direkte, dem morphologischen Verständnis einigermaßen nahegerückte Beeinflussung der Keimzellen, so kann an einer indirekten, über den Gesamtstoffwechsel gehenden ebensowenig zu zweifeln sein. Ich erinnere

[1] Schultz: Arch. Entw.mechan. **104** (1925).
[2] Kaufmann, L.: Biol. generalis (Wien) **1** (1925).
[3] Iljin: Trans. Lab. exper. Biol. Moskau **1** (1926).
[4] Kosswig: Z. Abstammgslehre **45** (1927).   [5] Seiler: Arch. exper. Zellforschg **15** (1919).
[6] Plough: J. of exper. Zool. **24** (1917); **32** (1921).

nur an die Beobachtungen an Ratten und Mäusen (vgl. S. 828) von WITSCHI
bei Fröschen (S. 827).

Schwieriger wird erst das Problem, wenn wir die Frage zu erörtern haben,
ob eine Temperaturaberration eine gleichsinnig veränderte Nachkommenschaft
hervorbringen kann, wenn auch auf deren Eigenleben der gleiche Temperaturreiz
nicht mehr wirkt. Die viel besprochenen Experimente und Beobachtungen über
Instinktänderungen bei Alytes von KAMMERER[1], über Vererbung modifizierter
Färbungen von FISCHER[2] bei Arctia caja, von SCHRÖDER[3] bei Abraxas, von TOWER[4]
bei Leptinotarsa, bilden noch nicht die Grundlage für eine abschließende
Beurteilung. Auf eine neue Basis wird die Diskussion durch die kürzlich er-
schienene Mitteilung von GOLDSCHMIDT[5] über „experimentelle Mutationen und
das Problem der sog. parallelen Induktion" gestellt. GOLDSCHMIDT arbeitete,
um die Zuchtschwierigkeiten der älteren Autoren zu vermeiden, mit Drosophila.
Er brachte 5—6 Tage alte Fliegenlarven für 10—12 Stunden in 37°. Aus
diesen Kulturen schlüpften nur wenig Fliegen, und von diesen war ein großer
Teil abnorm. Sehr verbreitet war Sterilität, die anderen Abänderungen lassen
sich in 3 Gruppen teilen. Ein Teil, namentlich die Flügel und Borstenverände-
rungen, lassen sich mit großer Sicherheit als Modifikationen bezeichnen, denn
ähnliche Abänderungen traten nie in der Nachkommenschaft auf. Zweitens
wurden Veränderungen beobachtet, die sich auch nie vererbten und überhaupt
nicht in der Nachkommenschaft behandelter Tiere auftraten, aber zum
Unterschied von den Varianten der ersten Gruppe bekannten Genmutationen
von Drosophila entsprachen (Flügelmutanten ski, curled, balloon, cut usw.).
Und schließlich wurden als wichtigste Gruppe Fliegen beobachtet, „die von
behandelten Larven schlüpften, selbst den Phänotypus einer bekannten Mutante
zeigten und den Typus vererbten". GOLDSCHMIDT teilt 5 sichere und 2 wahrscheinliche Fälle mit, bei den sicheren Fällen handelt es sich um die Mutation
„sooty", bei der der Thorax und die Flügel geschwärzt sind. Man kann nun
aber die Bedeutung dieser dritten Gruppe für die Frage nach der Vererbung
erworbener Eigenschaften nur dann richtig einschätzen, wenn man gleichzeitig
die Mutabilität der Nachkommenschaft *aller* behandelten Fliegen untersucht.
Dann sieht man, daß die erbfesten Varianten, also die Mutationen in der Sprache
der Genetiker, in der allerdings durch Sterilität stark eingeschränkten Nachkommenschaft der behandelten Fliegen außerordentlich hoch ist, und daß die
uns hier ganz besonders interessierende Mutation sooty in 21 Fällen auch ohne
sichtbare Veränderung der Elterntiere auftrat. Angesichts dieser Tatsache
scheidet nach GOLDSCHMIDT die Annahme einer Vererbung erworbener Eigenschaften vollständig aus, desgleichen die der Parallelinduktion. Es bleibt übrig,
den Fall als „Zufallsparallelinduktion" (GOLDSCHMIDT) oder als fakultativ
identische Scheinvererbung (HÄCKER) aufzufassen, d. h. als das zufällige Zusammentreffen einer Modifikation mit der ihr phänotypisch gleichen Mutation.
Am wahrscheinlichsten liegt aber nach GOLDSCHMIDT ein gleichzeitiges Zusammentreffen einer somatischen mit einer Keimzellenmutation vor.

3. Das Licht.

a) Beeinflussung des Wachstums.

Lichtstrahlen sind chemisch aktiv und können daher den Reaktionszustand
und den Stoffwechsel von Zellen, Geweben und Organen, die ihrer Einwirkung

---

[1] KAMMERER: Arch. Entw.mechan. **45** (1919).
[2] FISCHER: Transmutationen bei Schmetterlingen. 1895 — Arch. Rassenbiol. **4** (1907).
[3] SCHRÖDER: Allg. Z. Entomol. **8** (1903).
[4] TOWER: Zitiert auf S. 833.   [5] GOLDSCHMIDT: Biol. Zbl. **49** (1929).

ausgesetzt sind, beeinflussen. Da für die Organismen eine möglichst weitgehende Unabhängigkeit von variablen Umweltsfaktoren von Vorteil zu sein scheint, finden wir fast überall, namentlich bei den höher organisierten Formen, Schutzvorrichtungen, die die Einwirkung des Lichtes auf tiefer liegende Organe verhindern. Pigmentablagerungen an der Oberfläche erfüllen meistens diesen Zweck. Durchsichtige Organismen finden wir nur dort, wo sie den Lichtstrahlen mehr oder weniger entzogen sind, nämlich im beschatteten oder tiefen Wasser, in der Erde oder parasitär. Eier, die häufig keinen natürlichen Lichtschutz besitzen, werden in der Erde oder an beschatteten Stellen abgelegt.

Bei der Wirksamkeit des Lichtes ist zweierlei zu beachten, nämlich der Intensitätsgrad und die Zusammensetzung aus Strahlen verschiedener Wellenlänge. Je nach der Abstufung der Helligkeit oder nach Ausschaltung beliebiger Teile des Spektrums, wird man eine verschiedene Wirkung erhalten.

Der Einfluß des Lichtes auf das *Wachstum* ist nicht so bedeutend wie derjenige der Wärme und viel weniger genau untersucht worden. Man wird, ehe man zu Verallgemeinerungen gelangen kann, genauer wie bisher auf die Eigenart des Objektes, auf das Entwicklungsstadium sowie auf die Gleichmäßigkeit der übrigen äußern Faktoren achten müssen. — DRIESCH[1] untersuchte die Wirkung von monochromatischem Licht auf die ersten Entwicklungsstadien von Rana esculenta, Planorbis und Echinus. Er fand keine Beeinflussung von Teilung und Wachstum. Zu entgegengesetzten Resultaten kam HERTEL[2], der ebenfalls mit Seeigeleiern arbeitete und eine verzögernde Wirkung verschiedener Strahlen feststellte. — Die Wirkung des Lichtes auf spätere Entwicklungsstadien untersuchten BECLARD[3], VERNON[4], YUNG[5] und FISCHEL[6]. Die Resultate von YUNG mit Kaulquappen, von VERNON mit Seeigellarven sind in folgenden 2 Tabellen aus DAVENPORT[7] zusammengestellt.

Tabelle 5. YUNGs Beobachtungen an Kaulquappen.

Farbe des Lichtes	Durchschnittslänge nach 2 Monaten mm	Vergleich mit der Länge im weißen Licht
Weiß	31,58	100
Violett	42,32	134
Blau	33,92	107
Gelb	32,24	102
Rot	27,17	86
Grün	alle tot	

Tabelle 6. Prozentuale Abweichungen der Länge von Stronglyocentrotus-Larven bei verschiedenfarbigem Licht, gezogen von der Länge von Larven, die bei weißem Licht gezogen wurden. (Nach VERNON.)

Farbe des Lichtes	Mittlere Abweichung
Halb dunkel. . .	+2,5%
Ganz dunkel . .	−1,3%
Blau	−4,5%
Grün	−4,8%
Rot	−6,9%
Gelb	−8,9%

Grünes Licht scheint schädlich zu sein, violette Strahlen hingegen fördernd. Ultraviolette Strahlen in starken Dosen hemmen die Teilungen und führen bei längerer Einwirkung den Zelltod herbei, wie die Untersuchungen von HERTEL,

[1] DRIESCH: Z. Zool. **53** (1891).
[2] HERTEL: Z. allg. Physiol. **5** (1905).
[3] BECLARD: C. r. Acad. Sci. Paris **46** (1858).
[4] VERNON: Phil. Trans. roy. Soc. Lond. B **186** (1894).
[5] YUNG: Mitt. Zool. Stat. Neapel **2** (1878) — C. r. Acad. Sci. Paris **65** (1892).
[6] FISCHEL: Anat. Hefte **58**, H. 174 (1919).
[7] DAVENPORT: Zitiert auf S. 817.

Stevens[1], Dürken[2], Tschachotin[3] und Schleip[4] übereinstimmend ergaben. Richtig dosiert hingegen scheint die Entwicklung durch ultraviolette Strahlen gefördert zu werden, wie kürzlich von Cholevcick[5] für die Embryonalentwicklung des Huhns gezeigt wurde. Durch eine tägliche Bestrahlung von 15' verbessert sich das Schlupfresultat. — (Über die Gleichsetzung von ultravioletten mit mitogenetischen Strahlen vgl. S. 846).

Fischel[6] fand bei Salamandra, daß Lichttiere den Dunkeltieren in der Entwicklung etwas voraus sind. Merkwürdigerweise scheint das Auge eine Hemmung auf die Wachstumsbeschleunigung auszuüben, denn geblendete Larven sind größer als normale. —

Wenn das Licht die Wachstums*richtung* in einer bestimmten positiven oder negativen Richtung beeinflußt, sprechen wir von Phototropismen, die in Band 11 behandelt werden. — Unter dem Einfluß des Lichtes werden aber auch

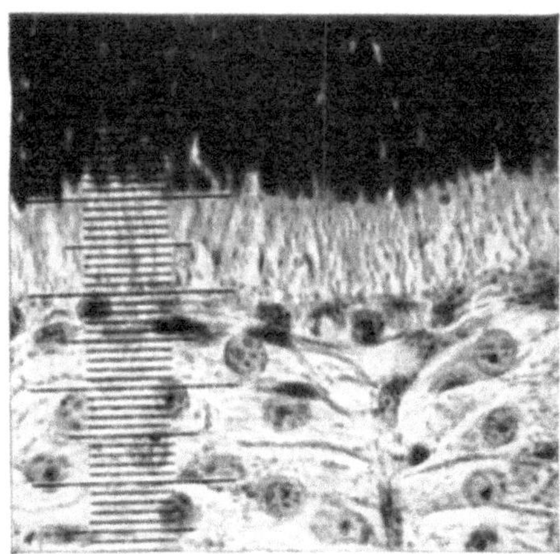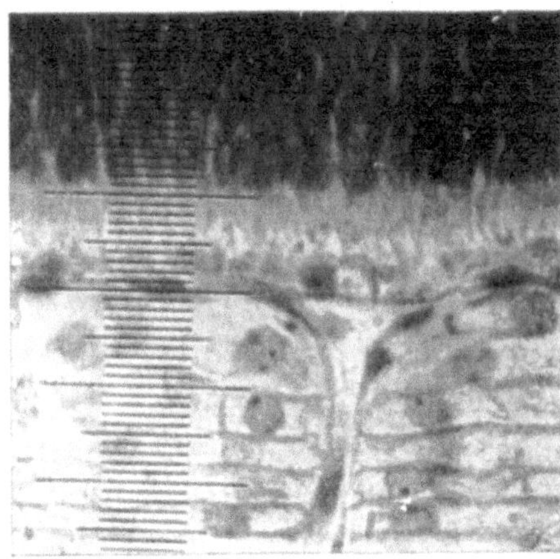

Abb. 206. Belichtete und unbelichtete Retinaschichten. (Nach Murr.)

für gewisse Differenzierungen notwendige Reiz- und Bildungsstoffe produziert oder an bestimmten Stellen lokalisiert, so daß der Lichtreiz für die Anlage einiger Organe notwendig sein kann. Für die Pflanzen sind uns solche Erscheinungen, wie z. B. Bildung von Blütenknospen, nur an der Lichtseite ganz geläufig, aber auch für die tierischen Organismen kann das Licht ein „lokalisierender oder notwendiger Faktor der Entwicklung sein" (Herbst[7]). — Driesch[8] beobachtete, daß der Entstehungsort von Stolonen bei Sertularella polyzona durch die Lage zur Lichtquelle bestimmt wird, und Loeb[9] und Peebles[10] stellten fest, daß Eudendrium racemosum im Dunkeln und bei rotem Licht gar keine oder wenig Polypen regenerierten, sondern nur Stolonen ausbildeten. Namentlich bei Anwendung von blauem Licht wurde die Polypenbildung gefördert. — Hierher scheint mir auch der bekannte Versuch von Kammerer[11] zu gehören, der bei

<hr>

1 Stevens: Arch. Entw.mechan. **27** (1909).
2 Dürken: Experimental Zoologie **1919**, 47.
3 Tschachotin: Biol. Zbl. **32.**   4 Schleip: Zellarchiv **17** (1923).
5 Cholevcick: C. r. Soc. Biol. Paris **100** (1929).
6 Fischel: Zitiert auf S. 836.   7 Herbst: Handb. d. Naturwissenschaften **3.**
8 Driesch: Zool. Jb. System. **1890** V.
9 Loeb: Pflügers Arch. **47** (1890) — Untersuchungen zur physiol. Morph. Würzburg 1891.
10 Peebles: Arch. Entw.mechan. **10** (1900); **14** (1902).
11 Kammerer: Arch. Entw.mechan. **33** (1912).

dem blinden in dunklen Grotten lebenden Proteus anguineus durch 5jährige Zucht im Tageslicht die rudimentären Augen zur vollen Ausbildung bringen konnte. Auch bei den blindgeborenen Säugern scheint nach MURR[1] das Licht als ein die Entwicklung beschleunigender Faktor eine Rolle zu spielen. MURR öffnete operativ bei neugeborenen Katzen die Augenlider und ließ möglichst viel Licht auf die Augen fallen. Nach 14 Tagen maß er die Länge der Receptoren in behandelten und unbehandelten Augen. Er fand (Abb. 206):

$$\text{Operiert und belichtet} = 17{,}11 \pm 0{,}07 \text{ Receptorenlänge in } \mu$$
$$\text{nicht operiert, dunkel} = 11{,}04 \pm 0{,}05 \qquad \text{,,} \qquad \text{,, } \mu$$

b) Beeinflussung der Pigmententwicklung.

α) Während der ontogenetischen Entwicklung.

Das eigenste Gebiet der Gestaltung des Phänotypus durch das Licht ist dasjenige der *Pigmententwicklung* in der Oberhaut. Auch hier, wie bei der Temperaturbeeinflussung der Pigmentierung sind wir noch weit davon entfernt, die Kette von Ursache und Wirkung in allen Einzelheiten zu übersehen, doch wird es hier wahrscheinlich eher gelingen, weil die Wirkung der Lichtstrahlen auf bestimmte Organe, wie die Haut und die Augen, lokalisiert ist und daher weniger tief in den Gesamtmetabolismus und die Gesamtentwicklung eingreift.

Wenn auch ältere Angaben noch voller Wiederspruch sind, so kann man doch wohl mit ziemlicher Sicherheit von einer *fördernden* Wirkung des Lichtes auf die Bildung des melanotischen Pigmentes sprechen. Es sprechen dafür die Beobachtungen von LIST[2] bei Mollusken, von KAPTEREV[3] am Auge der Daphniden, von LOEB[4] über die Chromatophoren von Fundulus u. a. m. — Nach CUNNINGHAM[5] entstehen an der Unterseite von jungen Plattfischen (Pleuronectes) Chromatophoren, wenn sie, abweichend vom Normalzustand, von unten beleuchtet wird. Die älteren Versuche von CUNNINGHAM regten HERBST[6] dazu an, bei Salamandra maculosa die Lichtbeeinflußbarkeit der Bauchzeichnung zu prüfen. Er hatte einen positiven Erfolg, wenn er als Versuchsmaterial Larven oder frisch metamorphosierte Tiere benutzte. Als Folge der Belichtung von unten wird die Bauchseite in bezug auf die Intensität der gelben und schwarzen Töne der Rückenseite sehr ähnlich, nicht aber, was die Verteilung und Anordnung der Flecken betrifft. Die Rückenseite verändert sich infolge der fehlenden Belichtung nicht (Abb. 207).

Die Beeinflußbarkeit der Zeichnung von Salamandra mac. und damit die Frage der Farbanpassung an gelben oder schwarzen Untergrund ist seit den Versuchen KAMMERERS[7], der seine Resultate zur Stütze der Annahme einer Vererbung erworbener Eigenschaften auswertete, viel diskutiert worden (KAMMERER[7], v. FRISCH[8], PRZIBRAM[9], MAC BRIDE[10], HERBST[11]). Ich glaube, daß die von 1915—1923 sich erstreckenden Versuche von HERBST[11] die Kontroverse endgültig geklärt haben. Nach HERBST sprechen nur die Larven und die bis 1 Jahr alten metamorphosierten Tiere im Sinne von KAMMERER[7] und v. FRISCH[8] auf die Belichtung bzw. die Umgebungsfarbe an, sie erhalten also auf Gelb mehr gelbe Flecken, verdunkeln sich auf Schwarz. ,,Nach der Verwandlung aber wird das infolge des physiologischen Farbwechsels während des Larvenlebens erworbene

---

[1] MURR: Biol. Zbl. **49** (1929).   [2] LIST: Roux' Arch. **8** (1899).
[3] KAPTEREV: Zitiert nach HERBST Roux' Arch. **112** (1927).
[4] LOEB: Pflügers Arch. **66** (1897) — J. Morph. a. Physiol. **8** (1893).
[5] CUNNINGHAM: Zool. Anz. **14** (1891).   [6] HERBST: Roux' Arch. **112** (1927).
[7] KAMMERER: Roux' Arch. **36** (1913); **50** (1922).
[8] v. FRISCH: Biol. Zbl. **40** (1920).   [9] PRZIBRAM: Roux' Arch. **50** (1922).
[10] MAC BRIDE: Proc. zool. Soc. Lond. 3 (1925).   [11] HERBST: Roux' Arch. **112** (1927).

Farbkleid mehr oder weniger zurückgebildet, indem jetzt die angeborene Vererbungstendenz des Versuchsmaterials zur Geltung kommt" (Abb. 208). — HERBST konnte bei seinen Versuchen nie eine Induzierbarkeit älterer, etwa 2jähriger Salamander beobachten, wie sie KAMMERER angibt. Versuche mit der zweiten Generation wurden von HERBST nicht gemacht, aber schon die Beobachtung, daß das „während des Larvenlebens angelegte Kleid unter farbigem Einfluß kein definitives ist", macht den Schluß KAMMERERS, daß infolge der Farbanpassung in der Natur auf gelberem Boden gelbere Rassen als auf schwarzem Boden anzutreffen seien, hinfällig.

Alle die eben erwähnten Versuche machen es wahrscheinlich, daß zwischen *physiologischem* und *morphologischem* Farbwechsel ein Zusammenhang besteht. Denn die Lichtbeeinflußbarkeit der Pigmentierung ist eigentlich immer nur bei solchen Tieren deutlich, die einen physiologischen Farbwechsel zeigen, die also mit Bewegung ihrer Chromatophoren auf einen Lichtreiz reagieren. — Als weitere Beispiele nenne ich noch die Versuche von FLEMMING[1] und FISCHEL[2] mit Salamandra atra in weißen und hellen Schalen,

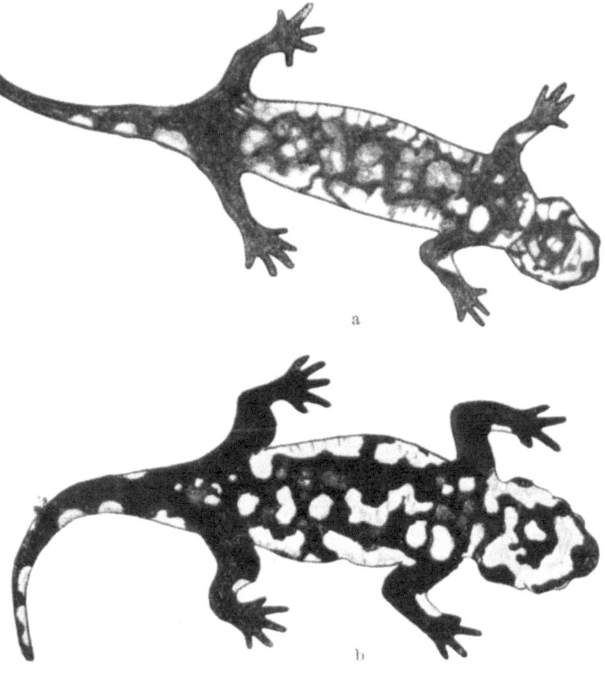

Abb. 207a und b. Von der Bauchseite belichtete Salamanderlarve. a) 9 Monate, b) 25 Monate alt. In a) zeigt der Bauch des Tieres nur vorn 2 scharf umrissene gelbe Flecke, ist sonst von verwaschener Färbung. In b) ist die Reaktion auf die Belichtung deutlich. (Nach HERBST und ASCHER.)

die Beobachtungen von LAURENS[3] und von BABAK[4] an Amblystomalarven, die Versuche von SECEROW[5] mit der Bartgrundel, Nemachilus barbatus. — VAN RYMBECK[6], v. FRISCH[7], KAMMERER[8], KEEBLE und GAMBLE[9] sprachen zuerst die Vermutung aus, daß dauernde Expansion günstig auf die Vermehrung der Chromatophoren, dauernde Kontraktion ungünstig wirke. HIMMERS[10] exakte histologische Untersuchung haben die Annahme bestätigt. — Sogar die merkwürdige Erscheinung, daß bei Blendung der Tiere die Fähigkeit zur Anpassung und Farbänderung verlorengeht, kann man, wenn vielleicht auch nicht restlos, mit obiger Hypothese vereinigen. Nach BABÁK wird bei jungen Amblystomalarven eine dauernde Expansion der Chromatophoren durch Zucht von ge-

---

[1] FLEMMING: Arch. mikrosk. Anat. **48** (1897).   [2] FISCHEL: Anat. Hefte **58** (1919).
[3] LAURENS: J. of exper. Zool. **16** (1914).   [4] BABÁK: Pflügers Arch. **149** (1913).
[5] SECEROW: Roux' Arch. **28** (1909) — Biol. Zbl. **34** (1914).
[6] VAN RYMBECK: Erg. Physiol. **5** (1906).   [7] v. FRISCH: Biol. Zbl. **40** (1920).
[8] KAMMERER: Roux' Arch. **50** (1922).
[9] KEEBLE u. GAMBLE: Phil. Trans. roy. Soc. Lond. B **196** (1904).
[10] HIMMER: Roux' Arch. **112** (1927).

blendeten Tieren im Licht, von *sehenden* im Dunkeln, eine Kontraktion durch die entgegengesetzten Bedingungen erreicht. Bei den ersteren konnte zahlenmäßig eine Vermehrung der Pigmentzellen nachgewiesen werden.

Analoge Versuche hat LAURENS[1] ebenfalls mit Amblystoma, FISCHEL[2] KAMMERER[3], v. FRISCH[4] mit Salamandra gemacht. Merkwürdig ist, daß sowohl Finsternis Zuchten wie auch geblendete Tiere nach Durchlaufung des dunklen Stadiums allmählich ganz ausbleichen (PRZIBRAM[5]). — Eine gewisse Korrektur gewinnt die Expansions-Kontraktionshypothese durch ASCHER[6], der an dem Material von HERBST die Zunahme des Epidermispigmentes (Melanin und Lipochrom) auf Induktion durch das Guanin zurückführt, dessen Ablagerung nur an lichtzugänglichen Stellen möglich ist, und abhängig von der Ausdehnung der Chromatophoren.

Ein vielversprechender Anfang zur exakten Bearbeitung des Problems von der Lichtreaktion der Pigmentbildung ist in den letzten Jahren von PRZIBRAM[7] und L. BRECHER[8] gemacht worden. Das Versuchsobjekt waren die schon von POULTON[9] und einigen andern Forschern (MENZEL[10], DÜRKEN[11]) als farbempfindlich erkannten Raupen und Puppen von Pieris brassica, dem Kohlweißling; die Puppen zeigen in der

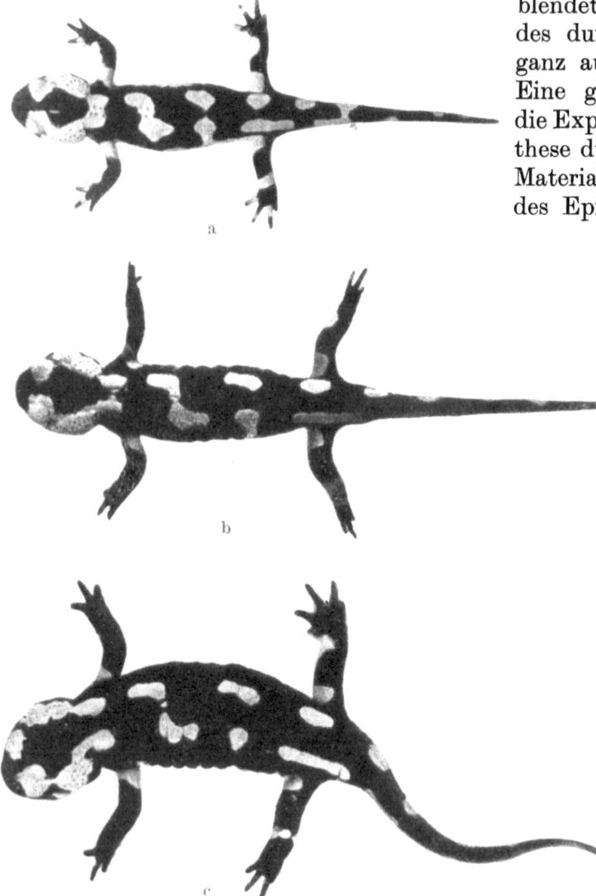

Abb. 208 a – c. Auf gelbem Untergrund gezogener junger Salamander. a) 31. VII. 1918. b) 12. IX. 1919. c) Sommer 1921. Die fortschreitende Abnahme der gelben Flecke, obgleich das Tier dauernd auf gelbem Untergrund gehalten wurde, ist deutlich (Nach HERBST.)

Natur weitgehende Übereinstimmung von Färbung und Untergrund. — Die neueren Versuche zeichnen sich besonders aus durch ein genaues Studium des Chemismus der Farbbildung sowohl an Extrakten wie am Objekt selbst.

---

[1] LAURENS: Zitiert auf S. 839.   [2] FISCHEL: Zitiert auf S. 839.
[3] KAMMERER: Zitert auf S. 838.   [4] v. FRISCH: Zitiert auf S. 838.
[5] PRZIBRAM: Roux' Arch. 45 (1919).   [6] ASCHER: Roux' Arch. 112 (1927).
[7] PRZIBRAM: Arch. Entw.mechan. 45 (1919).
[8] BRECHER, L.: Arch. Entw.mechan. 43 (1917); 45 (1918); 48 (1921); 50 (1922).
[9] POULTON: Philos. Transaction B 178 (1887).
[10] MENZEL: Zool. Jb. Abt. f. allg. Zool. 33 (1913).
[11] DÜRKEN: Arch. mikrosk. Anat. 99 (1923).

Wenn wir hier zunächst nur die Melaninbildung in Betracht ziehen, so sind, wie schon erwähnt, 3 Momente für die Entstehung notwendig, nämlich das Vorhandensein eines Chromogens, einer reaktionsfähigen Tyrosinase und von Sauerstoff. — Bestrahlungen von Tyrosinaseextrakten (PRZIBRAM, BRECHER[1] 1916) erwiesen, daß diese lichtempfindlich sind, und zwar weniger gegen Intensitätsunterschiede, als gegen Strahlen verschiedener Wellenlänge. „Blaue Strahlen hemmen zunächst die Wirksamkeit, gelbe befördern sie; bei längerer Einwirkung auf die Tyrosinase kehrt sich das Verhältnis um" (1918). Das Mittel, wodurch die Strahlen verschieden wirken, ist die Änderung der Alkaleszenz bzw. der Acidität. Blaue, und ebenso ultraviolette Strahlen erhöhen die erstere, gelbe bis rote säuern an. Basische Reaktion veranlaßt langsame Tyrosinasewirkung, trägt aber zur Erhaltung ihrer Funktionstüchtigkeit bei, saure Reaktion ruft rasche Pigmentausfällung hervor, vernichtet aber gleichzeitig die Wirksamkeit. — Es galt nun, die Beobachtungen an den Extrakten in Übereinstimmung zu bringen mit den Vorgängen in der Raupe und Puppe.

Nach POULTON und BRECHER werden von den verpuppungsreifen Raupen 3 Stadien durchlaufen, deren Chemismus wie folgt von BRECHER beschrieben wird: 1. Raupen, die noch fressen, haben gelbgrünes Blut und eine alkalische Bluttyrosinase; 2. nicht mehr fressende, nach einer Anheftungsstelle suchende Raupen haben rötlich-gelbes Blut und ihre Tyrosinase geht von einem alkalischen in stark sauren Zustand über. Sie ist sehr wirksam, wenn man mit ihr Probeausfällungen macht; 3. die fixierten, d. h. angehefteten Raupen, haben eine stark saure, sehr wirksame Tyrosinase; 4. die Tyrosinase der jungen Puppen schließlich ist weniger sauer und schwächer. — Hervorzuheben ist, daß die Reaktionsänderungen für die Puppen anderer Arten verschieden sein können. So findet bei Vanessa io der Umschlag von sauer zu weniger sauer zwischen Fixierung und Aufhängen statt.

Wie auf die verschiedenen Stadien chromatisches Licht, resp. die Umgebung wirkt, zeigt am besten die kleine, von BRECHER[2] gegebene Tabelle.

Tabelle 7.

Raupe bis zum Fixieren (empfindliches Stadium) sauer	Beim Aufhängen gegen Ende des empfindlichen Stadiums:	Bei Verpuppung: Zunahme des Säuregrades, also Richtung auf Ansäuerung
Wirkung von *gelben* Strahlen (gelbe und grüne Umgebung) ansäuernd →	Umschlag in weniger saurer, also Richtung nach Alkalescenz	
	+ Ansäuerung = Neutralisierung (Opt. der Wirksamkeit)	+ Ansäuerung = Erschöpfung der Tyrosinase (Puppen ohne Melanin)
Ultraviolette Strahlen (schwarze Umgebung): alkalescierend →	Alkalescenz + Alkalescenz = Hemmung der Tyrosinasewirksamkeit	Ansäuerung + Alkalescenz = Neutralisierung. Optimum der Tyrosinasewirksamkeit (dunkle Puppen)

Die größte Farbempfindlichkeit zeigen also die wandernden Raupen (Stad. 2). — Bestrahlung mit gelben und gelbgrünen Strahlen bewirkt durch Übersäuerung eine Erschöpfung der Tyrosinase, mithin Ausbleiben der Pigmentierung. Rot bis Ultraviolett, d. h. schwarze Umgebung, verzögert die normale Ansäuerung,

[1] PRZIBRAM u. BRECHER: Akad. Anz. Wien **16** (1916).
[2] BRECHER: Arch. Entw.mechan. **50**, 269 (1922).

daher stärkste Melaninbildung. Weiße Umgebung wirkt durch die hyperalkalescierenden ultraroten Strahlen hemmend auf die Melaninbildung und es entstehen die hellsten Puppen. — Wenn man nun noch berücksichtigt, daß im weißen Licht die Puppen entgrünt, im gelben das Grün am meisten geschützt wird, so erkennt man, daß „die Vorgänge so ineinander abgestimmt sind, daß eine Farbanpassung der Puppen an die Umgebungsfarben resultiert", um so mehr „da es in der Natur weder orangefarbige noch hochrote, noch himmelblaue oder andere Flächen gibt, die keine gleichgerichtete Farbänderung den Puppen induzieren" (BRECHER 1919. Abb. 209).

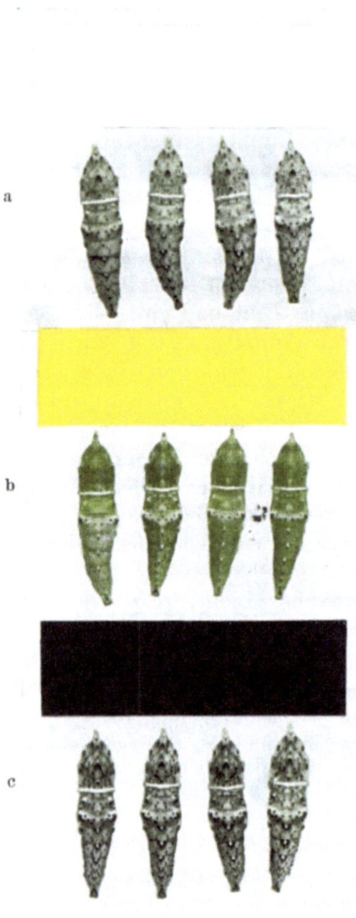

Ganz so geklärt, wie es nach obiger Darstellung scheint, ist die Farbanpassung der Pierispuppen leider doch noch nicht. Auch bei Pieris spielen die Augen hierbei eine Rolle, die sich nicht durch die Theorie der Verkoppelung von physiologischem und morphologischem Farbwechsel erklären läßt, da es keinen physiologischen Farbwechsel gibt. Festgestellt wurde (BRECHER 1919), daß nach elektrokaustischer Blendung oder nach Dekapitierung (PRZIBRAM[1]) die Wirkung der Farben aufgehoben ist. BRECHER[2] vermutet, daß den Augen eine Rolle bei der Atmung zukommt, daß der Einfluß der Farben auf die Tyrosinase nur unter Vermittlung des Sauerstoffes vor sich gehen kann und daß die Augen in den verschiedenen Farben verschiedene Quantitäten von Sauerstoff an die Tyrosinase vermitteln, wodurch sie ihren Reaktionszustand beeinflussen. „Die Abwesenheit der Augen hebt die Verschiedenheit des Gasaustausches in den verschiedenen Farben auf" und bewirkt so dasselbe, wie das luftfreie Zuschmelzen der Tyrosinase in Epouvretten. — PRZIBRAM (1919) sieht in den Augen Organe, die von allen Körperregionen den größten Umsatz der lichtempfindlichen Chemikalien haben, und daher bei intensiver Inanspruchnahme eine „Senke für den Zustrom dieser Chemismen, insbesondere der Fermente" bilden können. Hierin, sowie in der Tatsache, daß die Anwesenheit sehender Augen die Atmung der Tiere steigert (MOLESCHOTT und FUBINI 1878, zitiert nach PRZIBRAM), liegt seiner Meinung nach die Rolle der Augen bei der Farbanpassung sowohl bei wirbellosen als bei höheren Tieren.

Abb. 209 a–c. Puppen von Pieris brass ca, die sich verpuppten: a) auf weißem, b) auf gelbem, c) auf schwarzem Untergrund. (Nach BRECHER.)

β) Das Verhalten der Nachkommenschaft bei lichtinduzierter Färbung.

Die lichtinduzierten Farbänderungen während der Ontogenese und von erwachsenen Tieren bezeichnen wir nach unserer heute gebräuchlichen Nomen-

---

[1] PRZIBRAM: Arch. Entw.mechan. **50** (1922).
[2] BRECHER: Arch. Entw.mechan. **50** (1922).

klatur, ebenso wie die entsprechenden Temperaturvariationen, als Modifikationen, d. h. als „Resultate von Reaktionen auf Umweltsfaktoren, welche auf genotypischer, also erblicher Reaktionsfähigkeit beruhen" (WEIDENREICH[1]). Genau wie bei den Temperaturversuchen ist auch hier wiederholt die Frage untersucht worden, wie sich die Nachkommenschaft lichtbeeinflußter Tiere verhält, und ob eine Nachwirkung der „erworbenen Eigenschaft" auch bei unter indifferenten Außenbedingungen gehaltenen Kindern zu beobachten ist. — Eine größere Anzahl von Versuchen, die im großen und ganzen exakter als die älteren Temperaturexperimente durchgeführt sind, wollen den Beweis erbringen, daß auch die unbeeinflußte Nachkommenschaft farbinduzierter Tiere, die gleiche Färbung wie die Eltern reproduziert. — Am meisten umstritten hinsichtlich der experimentellen Grundlagen ist die Arbeit von KAMMERER[2] mit Feuersalamandern (vgl. S. 838). Wichtiger sind die Beobachtungen von PRZIBRAM und BRECHER[3] an Dixippus, von BRECHER an Pieris br. und Vanessa io[4], von DÜRKEN an Pieris brassica[5], von HÁRRISON[6] an Pieris napi und von WLADIMIRSKI[7] an der Kohlmotte Plutella maculipennis. —

Dixippus zeigt eine deutliche Anpassung an die Umgebungsfarben, indem die Tiere auf hellen Flächen hell, auf dunklen dunkel und im Finstern bläulich grau werden. Charakteristisch ist jedoch, daß immer nur etwa die Hälfte der Tiere sich beeinflussen lassen. Setzt man die zweite Generation dem gleichen Lichteinfluß wie die Muttertiere aus, so steigt die Anzahl der farbbeeinflußten Imagines auf etwa $^3/_4$.

Die ausgedehnten und sorgfältigen Untersuchungen DÜRKENs mit Pieris haben etwa die gleichen Ergebnisse. Er erzielte weder bei Kontrollen noch bei lichtbeeinflußten Zuchten eine gleichartige Färbung der Individuen und legte daher das Studium der Variabilität zugrunde. In orangefarbenem oder rotem Licht nahm die Zahl der schwarz oder weiß gezeichneten Puppen ab, *grüne* Puppen überwiegen. Wie die Zusammenstellungen DÜRKENs zeigen, von denen wir eine folgen lassen, bleibt der hohe Prozentsatz von *grünen* Puppen erhalten, oder wird noch gesteigert, wenn wir mit der F_1-Generation arbeiten und sie indifferenten oder den gleichen Bedingungen wie die Elterngenerationen aussetzen. Zum Verständnis der folgenden Tabelle V sei bemerkt, daß der Buchstabe $F =$ viel Pigmentfarbstoff in den Puppen, $G =$ grüne Puppen bezeichnet.

Tabelle 8. Anteil der Gruppe G an verschiedenen Zuchten.

1. Kontrollzuchten = Normalfärbung in der freien Natur . . . . $G = 3{,}72\%$
2. P_1; Aufzucht teils in rotem ($G = 55{,}33\%$), teils in orangefarbenem ($G = 72{,}94\%$) Licht; direkte Beeinflussung durch den Versuchsfaktor $G = 69{,}11\%$
3. P_2; Nachkommen der Gruppe G der P_1-Generation.
   a) Aufzucht in orangefarbenem Licht; wiederholte Einwirkung des Versuchsfaktors . . . . $G = 94{,}89\%$
   b) Aufzucht mit Fortfall des ursprünglichen Versuchsfaktors.
1. bei Tageslicht in grauer Umgebung . . . . $G = 48{,}48\%$
2. in Dunkelheit . . . . $G = 37{,}31\%$
3. Alle Zuchten mit Fortfall der Versuchsbedingungen zusammen . . . . . $G = 41{,}00\%$

Das folgende Schema, in welchem der Anteil von F durch schwarze, von G durch gestrichelte Flächen dargestellt ist, veranschaulicht gut die oben gegebene Übersicht (Abb. 210).

[1] WEIDENREICH: Evolutionsproblem, S. 28. Berlin: Julius Springer 1921.
[2] KAMMERER: Arch. Entw.mechan. **50** (1922).
[3] PRZIBRAM u. BRECHER: Arch. Entw.mechan. **50** (1922).
[4] BRECHER: Z. Abstammgslehre **30** (1923).
[5] DÜRKEN: Arch. mikrosk. Anat. **99** (1923).
[6] HÁRRISON: Proc. roy. Soc. Lond. B **102** (1928).
[7] WLADIMIRSKI: Biol. Zbl. **48** (1928).

Von einer etwas anderen Seite hat L. BRECHER das Problem behandelt. Sie geht davon aus, daß Raupen, die im empfindlichen Stadium in vollkommener

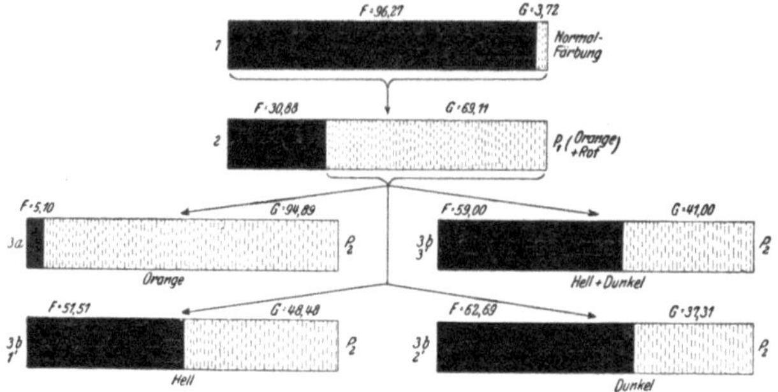

Abb. 210. Graphische Darstellung der Färbungsverhältnisse der Nachkommen von Puppen der Gruppe *G*, deren Pigmente durch Aufzucht in rotem oder orangefarbenem Licht reduziert waren. Der Anteil der Gruppe *F* ist durch schwarze, derjenige der Gruppe *G* durch eine gestrichelte Fläche dargestellt. (Aus DÜRKEN: Roux' Arch. **99**.)

Finsternis jedem Lichteinfluß entzogen, sich verpuppt hatten, ein Nebeneinander von mittleren und grünen Puppen ergaben. Sie vermutet hierin den Ausdruck einer Nachwirkung der Elternfarbe. Um diesen Gedanken nachzuprüfen, wurden die Nachkommen von „hellen" Puppen (Pieris br.), deren helle Färbung durch weiße Umgebung hervorgerufen worden war (vgl. S. 842), in Finsternis gebracht und ergaben eine geringere Anzahl von grünen Puppen im Vergleich mit gleichartig gezogenen Puppen unbekannter Herkunft ($^1/_7 : ^1/_9$). Bei Vanessa io erhielt BRECHER auf Gelb grüne Puppen, deren Nachkommen im Dunkeln $^1/_6$ grün gegenüber $^1/_{20}$ grün bei Kontrollen ergaben.

HARRISON[1] sieht seine Versuche mit Pieris Napis als eine Bestätigung der Angaben von BRECHER und DÜRKEN an.

Am schönsten sind die Versuche von WLADIMIRSKY[2] mit der Kohlmotte, weil das Versuchsobjekt leicht züchtbar ist und sehr schöne lichtvariable Pigmentierung zeigt.

Die Abb. 211 zeigt sehr gut die Größe der verschiedenen Puppenklassen unter verschiedenen Filtern während der kritischen Periode der Pigmentation. Auch WLADIMIRSKY züchtete weitere Generationen und die erste Generation fiel durchaus entsprechend den Angaben der andern Autoren aus. Die direkten Nachkommen von experimentell hellen und desgleichen die von dunklen Puppen wurden in 3 Gruppen auf grün, dunkel und schwarz gezogen. Die Auswirkung der induzierten Farbe auf die Nachkommenschaft ist deutlich (Abb. 212). Trotz

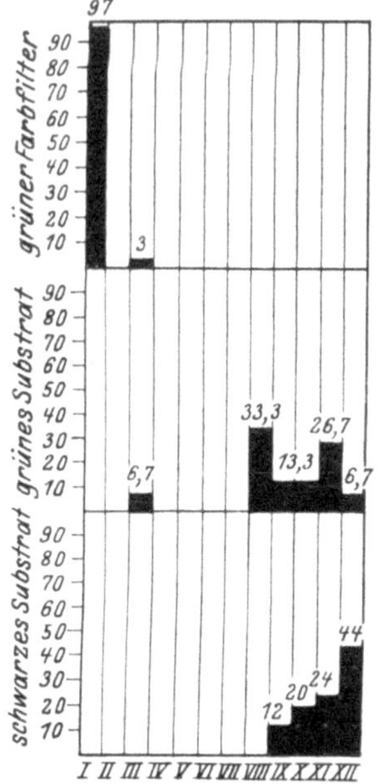

Abb. 211. Prozente der verschiedenen Puppenklassen unter verschiedenen Bedingungen. Grüner Farbfilter, grünes und schwarzes Substrat. Die Ordinate gibt die Prozentzahlen, die Abszisse die Puppenklassen an. (Nach WLADIMIRSKY.)

dieses positiven Erfolges ist aber WLADIMIRSKY noch sehr vorsichtig in der Auswertung seines Ergebnisses als eines Beweises für die Möglichkeit einer somatischen

---

[1] HARRISON: Proc. roy. Soc. B. **102** (1928).   [2] WLADIMIRSKY: Biol. Zbl. **48** (1928).

Induktion. Es ist sicher, daß die Reaktionsnorm der Puppen verlagert ist, aber nicht auszuschließen ist nach WLADIMIRSKY die Möglichkeit einer unbewußten Auslese, denn seine sich über 12 Generationen erstreckenden Zuchtversuche zeigen, daß das Material genotypisch in bezug auf Pigmentierungsfaktoren nicht einheitlich war.

Ehe nicht experimentell entscheidendes Material beigebracht wird, hat eine Diskussion der Frage, worauf eine „somatogene Induktion" (DÜRKEN) beruhen könnte, hier nicht viel Wert. — Es sei nur hervorgehoben, daß zwischen der Lichtinduzierbarkeit und den Temperaturmodifikationen ein grundlegender Unterschied besteht, und daß die GOLDSCHMIDTsche Annahme des zufälligen Zusammentreffens von somatischer und Keimzellenmutation (vgl. S. 835) hier nicht gegeben werden kann. Denn das Licht bei der obigen Versuchsanordnung wird überhaupt nicht, wie die Wärme direkt auf die Keimzellen

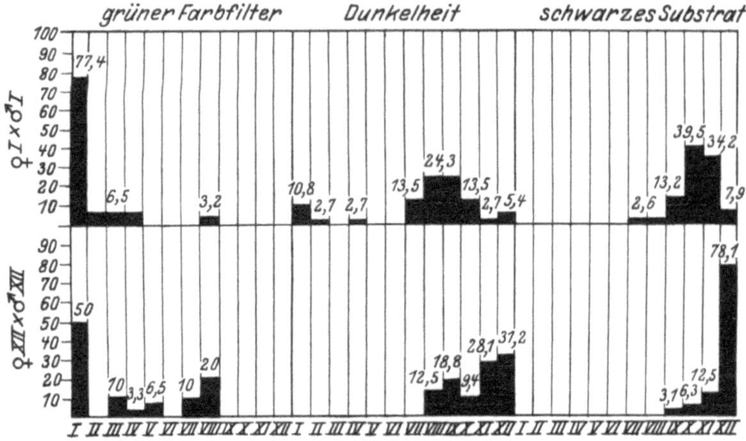

Abb. 212. Nachwirkung der Puppenfärbung von den Eltern auf die Nachkommen. Prozente der verschiedenen Puppenklassen unter verschiedenen Bedingungen in zwei von verschiedenen Eltern stammenden Kulturen. (Nach WLADIMIRSKY.)

wirken können. Das Licht, welches bis zu den Keimzellen vordringt, ist ein anderes nach Durchdringung des Integumentes, als dasjenige, das auf die somatischen, oberflächlich gelegenen Zellen wirkt. Nach SECEROW[1] z. B. dringt bei Salamandra nur $1/_{173}$ der die Körperfläche treffenden Lichtmenge bis zu den Keimdrüsen, bei der Eidechse höchstens $1/_{6000}$. Auch gibt DÜRKEN an, daß „der bei der Verpuppung wirksam gewesene Lichtfaktor bei den Nachkommen nur dann wieder zur Geltung kommt, wenn das Soma der Eltern auf den Lichtfaktor reagiert hatte".

4. Mitogenetische Strahlen.

Es ist das Verdienst von GURWITSCH[2], die Frage nach der Ursache der Kern- und Zellteilungen angeregt zu haben, indem er die Alternative: autonomer oder induzierter Prozeß, stellte. GURWITSCH entschied sich auf Grund zahlreicher in seinem Laboratorium ausgeführter Arbeiten für die zweite Möglichkeit, und glaubt die Induktionsquelle in Strahlungen, die von manchen pflanzlichen und tierischen Geweben ausgehen, und die er *mitogenetische* Strahlen nennt, gefunden zu haben.

[1] SECEROW: Roux' Arch. **33, 34** (1912).
[2] GURWITSCH: Roux' Arch. Zahlreiche Arbeiten: 1923—1929. Monographisch: Das Problem der Zellteilung. Berlin: Julius Springer 1926 — Protoplasma **6** (1929).

Als Sender haben nach GURWITSCH zu gelten: die Spitzen von Pflanzenwurzeln, die sog. Sohle der Küchenzwiebel, die Hefeart Nadsonia, der Kopf junger Kaulquappen, das Blut der Wirbeltiere, das Gewebe bösartiger Geschwülste u. a. m. — Als *Receptoren*, d. h. als Substrate, bei denen eine vermehrte Zell- und Kernteilung sicher nachzuweisen ist, werden gebraucht: das Meristem von Pflanzenwurzeln, Hefe- und Bakterienkulturen. — Durch Beschattungs-, Brechungs- und Reflexionsversuche wurden die biologischen mitogenetischen Strahlen als kurzwellig-ultraviolette bestimmt. Nach GURWITSCH sind zum Zustandekommen der Strahlen zwei hypothetische Substanzen notwendig, das hitzebeständige Mitotin und ein Ferment, die Mitostase, die, auf 66° erhitzt, ihre Wirksamkeit verliert.

Es ist hier nicht der Ort, das Für und Wider der GURWITSCHschen Versuche und Erklärungen zu besprechen. Es sei daher nur erwähnt, daß bei der Nachprüfung der Grundversuche SCHWARZ[1], ROSSMANN[2] und GUTTENBERG[3] zu negativen Resultaten kamen, und daß auch SCHWEMMELE[4] in kritischen Erörterungen zur Vorsicht mahnt. Die meisten Autoren aber bestätigten im großen ganzen die Angaben von GURWITSCH. Die wichtigste Nachuntersuchung ist die von REITER und GABOR[5], die sowohl was ihre biologischen, als auch physikalischen Grundlagen betrifft, von BELAR und HOUTERMANS[6] sehr günstig kritisiert wurde. In einigen wichtigen Punkten weichen aber auch die Angaben von REITER und GABOR von denjenigen von GURWITSCH ab. Sie können dem defibrinierten Blut von Menschen und Säugern keine induzierende Wirkung zuschreiben, ebensowenig einer Hefekultur, und sie bestimmen die Wellenlänge der mitogenetischen Strahlen auf 338—340 mμ während GURWITSCH und FRANK 200—220 mμ annehmen. — Sowohl GURWITSCH, FRANK[7] als auch REITER und GABOR versuchten die biologische Strahlungsquelle durch eine physikalische zu ersetzen, beide mit Erfolg für die von ihnen postulierte Wellenlänge. Dieser Widerspruch bedarf noch der Aufklärung. — REITER und GABOR werfen noch die Frage auf, warum das Sonnenlicht, das ja auch die Strahlen der fraglichen Wellenlänge besitzt, nicht auch mitogenetisch wirkt. Sie führen dies auf die Wirkung der sog. anatagonistischen Strahlung zurück. Wenn sie Strahlen von 290—320 mμ den mitogenetischen beimischen, so unterbleibt der zellteilungsanregende Effekt.

5. Elektrizität und Magnetismus.

Eine große Anzahl von experimentellen Arbeiten, die meisten freilich älteren Datums, sind unternommen worden, um die Wirkung von elektrischen Strömen, von atmosphärischer Elektrizität und von Strömen, die von Magneten oder Stromfeldern in dem Organismus induziert wurden, zu erforschen. Sie sind kürzlich von SCHEMINZKY[8] übersichtlich zusammengestellt und kritisch referiert worden. Ihre Ergebnisse sind sehr widerspruchsvoll, namentlich was die das Wachstum fördernde Wirkung schwächerer elektrischer Ströme und der Luftelektrizität anbetrifft. Mehrere Autoren berichten, daß Keimung, Wachstum und Assimilationsvorgänge von Bakterien und Pflanzen durch schwache Ströme

---

[1] SCHWARZ: Biol. Zbl. **48** (1928).

[2] ROSSMANN: Zitiert GUTTENBERG, Biol. Zbl. **48** (1928).

[3] GUTTENBERG: Biol. Zbl. **48** (1928).

[4] SCHWEMMELE: Biol. Zbl. **49** (1928).

[5] REITER u. GABOR: Zellteilung und Strahlung. Verhandl. aus d. Siemens-Konzern. Berlin: Julius Springer 1928.

[6] BELAR u. HOUTERMANS: Naturwiss. **17** (1929).

[7] FRANK: Arch. Entw.mechan. **109** (1927) — Biol. Zbl. **49** (1929).

[8] SCHEMINZKY: Arch. mikrosk. Anat. **98** (1923).

beschleunigt werden. Busconi[1] u. a. m. beobachteten das gleiche bei der Entwicklung tierischer Eier. — Übereinstimmend sind die Angaben, daß stärkere Ströme das Wachstum hemmen und bald zum Zelltod führen, da eine Gerinnung des Zellplasma (Jürgensen[2], Velten[3]) oder Globulinausfällung (Scheminzky[4]) eintritt. Die Plasmabewegung der Pflanzen wird gehemmt. Scheminzky beobachtete als primäre Wirkung des Stromes eine Veränderung der Eimembran bei Forelleneiern, sie wird für Elektrolyte permeabel. Die Schädigung hat zur Folge, daß die Embryonen frühzeitiger als Kontrolltiere ausschlüpfen. — Es ist klar, daß man durch die zellschädigende Wirkung des elektrischen Stromes leicht Mißbildungen, die sich wohl in die Kategorie der Hemmungsmißbildungen einreihen lassen, erzeugen kann (Windle[5], Dareste[6]). — Interessant sind die Beobachtungen von Roux[7] über das Verhalten von Froscheiern und Embryonen im elektrischen Strom. Befruchtete, noch ungefurchte Eier zeigen an den den Elektroden zugewandten Polen Verfärbungen der Oberfläche, die sich durch Ringfurchen vom stärker pigmentierten mittleren Gürtel abgrenzen. Sind diese „Polfelder" nicht sehr groß, so kann sich das Ei noch weiter entwickeln, wobei häufig die Substanz der Polfelder eliminiert wird. Die Spindel stellt sich meistens senkrecht zu der die beiden Pole verbindenden Achse, da sie sich, der Hertwigschen Regel zufolge, in die Richtung der größten aktiven Protoplasmamenge einstellt, und die Polfelder ja kein funktionstüchtiges Protoplasma mehr besitzen. Gesunde Morula- und Gastrulastadien zeigen die charakteristischen Polfelder bei jeder einzelnen Zelle, geschwächte Keime reagieren als Ganzes. Roux nimmt eine als Elektrolyt wirksame Substanz an, die die einzelnen Blastomeren bei gesunden Eiern trennt.

Kurz sei darauf hingewiesen, daß der atmosphärischen Elektrizität eine hohe biologische Bedeutung zugeschrieben wird. Aber auch hier sind die Experimente über ihre wachstumsfördernde Wirkung nicht eindeutig. Der Einfluß von Wärme und Feuchtigkeit, sowie die Wahl der Objekte bestimmt das jeweilige Versuchsresultat. — Stoppel[8] macht Angaben über die Steigerung der Pflanzenatmung bei zunehmender Ionisation, auch bringt sie die periodischen Bewegungen der Pflanzen in Zusammenhang mit der Zu- und Abnahme der Luftelektrizität. Arrhenius[9] hielt es für wahrscheinlich, daß die Ablösung und das Ausschwärmen der Geschlechtsglieder von Eunice viridis, die als „Palolowurm" in großen Massen an der Oberfläche des Meeres erscheinen, von der atmosphärischen Elektrizität bestimmt wird. Der Palolowurm schwärmt nur 2mal im Jahr, im Oktober und November, und zwar nur in der Nacht vor der Vollendung des letzten Mondviertels.

Studien über den Einfluß der Elektrizität auf die organische Polarität und die Regenerationsfähigkeit hat in neuester Zeit Lund[10] unternommen. Obelia regeneriert normalerweise Hydranthen zuerst am apikalen, später am basalen Abschnitt der Internodien. Die Internodien sind also polar differenziert. Durch den elektrischen Strom wird die Bildung von Hydranthen an dem Teil der Internodien, der zur Kathode gewendet ist, verzögert oder ganz verhindert, während

---

[1] Busconi: Arch. f. Anat. u. Physiol. 1840.
[2] Jürgensen: Stud. physiol. z. Breslau (hrsgeg. v. Heidenhain). 1861.
[3] Velten: Sitzgsber. Akad. Wiss. Wien, Math.-naturwiss. Kl. 123 I.
[4] Scheminzky: Arch. mikrosk. Anat. 101 (1924).
[5] Windle: J. Anat. Phys. London 29 (1895).
[6] Dareste: C. r. Acad. Sci. Paris 1, 121 (1895).
[7] Roux: Ges. Abh. 2, 25.
[8] Stoppel: Z. Bot. 12 (1920).
[9] Arrhenius: Skand. Arch. Physiol. (Berl. u. Lpz.) 8 (1898).
[10] Lund: J. of exper. Zool. 34 (1921); 37 (1923).

am entgegengesetzten Pol Hydranthen entstehen. Es kann also die bestehende Polarität durch den elektrischen Strom umgedreht werden. Als Ursache der Umkehr ist nach LUND der schnellere *Beginn* der Regeneration an Teilen, die zur Anode gewandt sind, anzusehen, nicht etwa ein rascheres Tempo derselben.

6. Röntgen- und Radiumstrahlen.

Da die Wirkungen von Röntgen- und Radiumstrahlen auf Zellen und Gewebe eingehender in Bd. 17 dieses Handbuches behandelt werden, liegt uns hier nur die Aufgabe ob, kurz auf ihren Einfluß auf Wachstum und Differenzierung einzugehen. Kurze Bestrahlungen mit schwachen Radiumpräparaten scheinen beschleunigend auf Zellteilung (LAZARUS-BARLOW und BONNEY[1] bei Ascaris) und auf das Wachstum einzuwirken. MOLISCH und SCHWARZ[2] beobachteten rascheres Wachstum bei Bohnen und Gartenkresse, desgleichen P. REIS[3] ein frühzeitiges Antreiben ruhender Fliederknospen durch Radiumbestrahlung. HÄCKER und LEBEDINSKY[4] erreichten eine schon nach 2 Tagen bemerkbare raschere Entwicklung von Axolottlembryonen, die auf dem Blastulastadium mit Radium- oder Röntgenstrahlen behandelt wurden. Auch AD. HARTMANN[5] bemerkte nach kurzer Röntgenbestrahlung eine Wachstumsbeschleunigung, die sie allerdings als eine kompensatorische nach anfänglicher Schädigung auffaßt. — Bei Wirbeltieren, jungen Mäusen glaubt GUYOT[6], Wachstumsförderung bemerkt zu haben.

Stärkere Bestrahlungen haben eine intensive Schädigung der Zellen zur Folge, und zwar wird in erster Linie das Chromatin der Kerne betroffen, wie es die Untersuchungen von O., G. und P. HERTWIG[7], OPPERMANN[8] u. a. m. gezeigt haben. Nach PACKARD[9] wird auch die oberflächliche kolloide Schicht des Eiplasmas von Nereis stark verändert und zwar soll die Bestrahlung die Viscosität erhöhen. — Infolge der Schädigung der Kernsubstanz weisen Embryonen und Larven aus radiumbestrahlten Keimen zahlreiche Hemmungsmißbildungen auf, wie Spina bifida, Anencephalie, Störung in der Entwicklung des Blutkreislaufes, Wucherungen der Epidermis. — Es ist dabei zu bemerken, daß, je stärker die Wachstums- und Teilungsenergie einer Zelle ist, desto früher und intensiver sich die schädliche Wirkung bemerkbar macht (embryonale Zellen, Keimzellen, Zellen von Tumoren). Auch sind diejenigen Zellen am meisten verändert, aus denen die höher differenzierten Gewebe entstehen, also die Zellen der nervösen Zentralorgane, des Blutes und der Muskulatur, während Bindegewebe und Epidermiszellen relativ wenig beeinflußt werden (G. HERTWIG[10]). Eine besondere Untersuchung hat AD. HARTMANN[11] dem Einfluß der Röntgenstrahlen auf die Blutbildung bei Kaulquappen gewidmet, die als Embryonen bestrahlt worden waren. Sie stellt fest, daß die weißen Blutzellen vermindert sind, namentlich die kleinen Lymphocyten. Thymus und Milz sind kleiner und ebenso wie das Bindegewebe arm an Lymphocyten.

---

[1] LAZARUS-BARLOW u. BONNEY: Arch. of the Middlessex Hosp. **15** (1909).
[2] MOLISCH u. SCHWARZ: Zitiert nach HEINEKE: Naturwiss. Wschr. **13** (1913).
[3] HAECKER u. LEBEDINSKY: Arch. mikrosk. Anat. **85** (1914).
[4] REIS, P.: C. r. Soc. Biol. Paris **92** (1926).
[5] HARTMANN, AD.: Arch. mikrosk. Anat. **77, 79, 81, 82, 87.** — Arch. Entw. mechan. **47** (1921).
[6] GUYOT: Zbl. Path. **20** (1909).
[7] HERTWIG, O. G., u. P.: Arch. mikrosk. Anat. **77, 79, 81, 82, 87.**
[8] OPPERMANN: Arch. mikrosk. Anat. **83.**
[9] PACKARD: J. of exper. Zool. **16** u. **19** (1915).
[10] HERTWIG, G.: Strahlentherapie **11** (1920).
[11] HARTMANN, AD.: Arch. Entw.mechan. **47** (1921).

Es ist auch möglich, durch die Strahlen einzelne Bestandteile des Kerns, entweder ganze Chromosome oder einzelne Gene selektiv zu beeinflussen und dadurch eine entscheidende Wirkung auf die spätere Differenzierung des Organismus auszuüben.

Aberrante Chromosomenzahlen nach Bestrahlung konnten verschiedentlich nachgewiesen werden. Cytologisch z. B. durch POLITZER[1], durch genetische Analyse durch MAVOR[2], MULLER[3], BLAKESLEE[4] bei Drosophila und Datura.

Noch schwieriger gestaltet sich der Nachweis von Genschädigungen. — G. HERTWIG[5] erhielt Augenmißbildungen bei Froschlarven infolge ganz kurzer Bestrahlung von Samenfäden vor der Befruchtung. Er glaubt, daß die Bestrahlung einige besonders empfindliche Teile des Chromatins geschädigt hat, vielleicht die Gene, die die Differenzierung des Auges bestimmen. — Kürzlich ist nun dem Drosophilaforscher MULLER[6] der endgültige Beweis, daß Genmutationen durch Röntgenstrahlen ausgelöst werden können, gelungen. Er konnte über 100 mutierte Gene durch 3—4 Generationen verfolgen. Andere Untersuchungen in gleicher Richtung wurden von LITTLE und BAGG[7] bei Mäusen, von BLAKESLEE[4] bei Datura, von STUBBE[8] bei Anthirrhinum unternommen.

Eine durch Radiumbestrahlung der Samen verursachte Gewebsentartung beim Löwenmäulchen beschreibt E. STEIN[9]. — In jungen Vegetationskegeln, aber auch in Blütenblättern und an andern Stellen, fallen zuerst Haufen von Riesenzellen auf. Es bilden sich Entartungsherde, indem die Riesenzellen zugrunde gehen, so daß Hohlräume und Spalten im Gewebe entstehen (Abb. 213). Derartige Gewebsauflockerung und Nekrosen

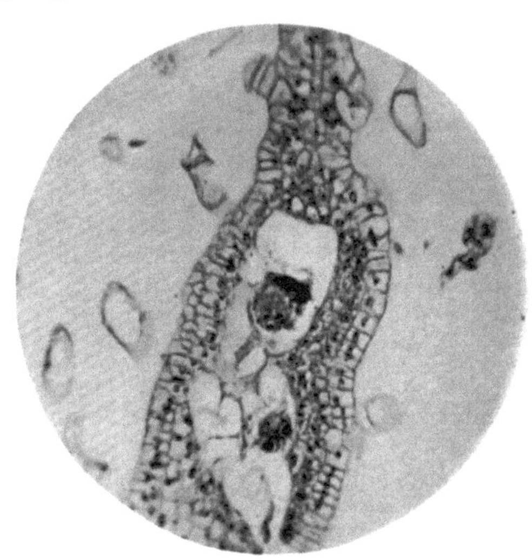

Abb. 213. Blattspitze mit einem Herd extremer Gewebeentartung. Zusammengeballte Kern- und Plasmamassen. Riesenhafte Kernkörper, teils aufgelöste, teils noch in Auflösung begriffene Zellwände. (Nach STEIN.)

sind bei genauem Zusehen fast überall zu finden, so daß es sich um eine Veränderung des ganzen Stoffwechsels der Pflanze zu handeln scheint. Bevorzugt sind die Punkte, an denen der Stoffwechsel am intensivsten ist. Die hier durch Radiumstrahlen hervorgerufenen Entartungen bei einer Pflanze ähneln, wie Stein meint, auffallend tierischen Carcinomen, und sie gewinnen dadurch erhöhtes Interesse.

Da man durch starke Bestrahlungen das Chromatin ganz abtöten und vermehrungsunfähig machen kann, ohne das Plasma wesentlich zu schädigen, haben wir in den Röntgen- und Radiumstrahlen ein vorzügliches Mittel, um eine arrheno- oder thelykaryotische Parhogenese auszulösen. Es genügt, entweder die Spermatozoen oder die Eier vor der Kopulation intensiv zu bestrahlen. Der

[1] POLITZER: Z. Zellforschg 3 (1925). [2] MAVOR: Gentics 9 (1924).
[3] MULLER: Genetics 10 (1925).
[4] BLAKESLEE: Amer. Naturalist 56 (1926).
[5] HERTWIG, G.: Verh. anat. Ges. 54 (1921). [6] MULLER: Genetics 13 (1928).
[7] LITTLE u. BAGG: J. of exper. Zool. 41 (1924).
[8] STUBBE: Der Züchter 1 (1929). [9] STEIN, E.: Biol. Zbl. 49 (1929).

männliche bzw. der weibliche Kern ist dann vermehrungsunfähig geworden und nimmt nicht mehr an der embryonalen Entwicklung teil. Nähere Angaben sind in den HERTWIGschen Arbeiten[1] und bei P. HERTWIG[2] zu finden.

II. Chemische Umweltsfaktoren.
(G. HERTWIG.)

Eine besonders wichtige Rolle für die Regulation von Wachstum und Entwicklung spielen die chemischen Umweltsfaktoren, sei es, daß sie als lebensnotwendige Nahrungsstoffe das Wachstum und die Entwicklung überhaupt erst ermöglichen, oder durch besondere Reizwirkungen die Entwicklung in ganz bestimmte Bahnen lenken und an Stelle der typischen, als normal bezeichneten Entwicklungsprodukte die verschiedensten Modifikationen und schließlich ganz abnorme, nicht mehr lebensfähige Mißbildungen treten lassen.

Wir besprechen hier vor allem den Einfluß der Nahrung im weitesten Sinne auf das Wachstum und die Entwicklung. Ohne weiteres ist klar, daß der wachsende noch viel mehr als der ausgewachsene Organismus von der Zufuhr von Nahrung abhängig ist, weil er ja nicht nur seinen Betriebsstoffwechsel, sondern gleichzeitig auch seinen Anbaustoffwechsel mit der Nahrung bestreiten muß. So sind denn die im allgemeinen Teil (Bd. 1 ds. Handb.) besprochenen allgemeinen Lebensbedingungen Wasser, Sauerstoff, Salze, ebenso wie die Nahrungsstoffe im engeren Sinne unentbehrliche Entwicklungsfaktoren, weil sie dem Aufbau neuer lebender Substanz dienen.

1. Die Rolle des Sauerstoffes für Wachstum und Entwicklung.

In Bd. 1 ds. Handb. ist bereits die Frage erörtert worden, ob Organismen dauernd ohne freien Sauerstoff leben und sich vermehren können. Es sei dahingestellt, ob niederst organisierte Lebewesen völlig anaerob die gesamten zum Wachstum nötigen chemischen Reaktionen vollziehen können; von der Hefe wissen wir, daß sie ihren Betriebsstoffwechsel ohne freien Sauerstoff allein durch Gärung vollziehen kann, in ihrem Wachstum dagegen ohne Zufuhr von freiem Sauerstoff stark gehemmt ist und schließlich zugrunde geht, wenn sie nicht Gelegenheit zum Atmen erhält.

Bei den höheren Organismen ist eine Entwicklung ohne Sauerstoff nicht möglich. Durch die Befruchtung vermehrt sich beim Seeigelei der Sauerstoffverbrauch um das 6fache (O. WARBURG[3]) und steigt mit fortschreitender Entwicklung, wenn auch langsam, weiter, entsprechend der sich vergrößernden Oberfläche des Kernes (WARBURG[3], GODLEWSKI[4], BATAILLON[5]). Ja selbst die Eier von Ascaris megalocephala, die als Darmparasit durch gärungsartige Prozesse anaerob ihre Energie gewinnt, bedürfen zu ihrer Entwicklung des freien Sauerstoffes (SAMASSA[6]). Abschluß vom Sauerstoff bringt die Eientwicklung stets zum Stillstand; wo dies nicht sofort geschieht, wie etwa beim Fundulusei nach LOEB[7] und beim Froschei nach GODLEWSKI[4], ist dafür der Sauerstoffgehalt der Eihüllen verantwortlich zu machen, da wenigstens die Froscheier nach den Untersuchungen von GODLEWSKI noch sehr kleine Mengen Sauerstoff (1%) zur Furchung verwerten können.

<hr>

[1] HERTWIG: Zitiert auf S. 848 und Handb. der ges. Strahlenkunde 1. J. F. Bergmann 1928.
[2] HERTWIG, P.: Keimeschädigungen. Handb. der Vererbw. Bornträger 1927.
[3] WARBURG, O.: Hoppe-Seylers Z. **57** (1908).
[4] GODLEWSKI, E. JUN.: Arch. Entw.mechan. **11** (1901).
[5] BATAILLON: Arch. Entw.mechan. **12** (1901).
[6] SAMASSA: Verh. nat.-hist. med. Ver. Heidelberg, N. F. **6** (1898).
[7] LOEB: Pflügers Arch. **55** (1894); **62** (1895).

Meist führte Mangel an Sauerstoff rasch den Tod des sich entwickelnden Keimes herbei (PREYER[1]), nur in Ausnahmefällen, namentlich in frühen Entwicklungsstadien, steht die Entwicklung still, um nach Zufuhr von Sauerstoff wieder weiter fortzuschreiten. So sollen frisch gelegte Hühnereier in einer Wasserstoffatmosphäre 24 Stunden am Leben bleiben; Ascariseier kann man in Stickstoff 45 Tage, in Kohlensäure 50 Tage in den Anfangsstadien der Entwicklung ohne weitere Schädigung ihrer Entwicklungsfähigkeit unverändert aufheben (SAMASSA[2]).

Ein gegen die Norm vermehrter Partialdruck des Sauerstoffes wirkt auf die Mehrzahl der tierischen, sich furchenden Eier schädlich ein; besonders empfindlich sind die Eier von Ascaris megalocephala, welche Sauerstoffmangel so gut vertragen, bei erhöhtem O-Gehalt der Luft dagegen eine starke Entwicklungshemmung erfahren. Auf späteren Entwicklungsstadien beschleunigt dagegen bei manchen Objekten ein hoher Sauerstoffpartialdruck die Entwicklung. So wird nach den Untersuchungen von DVASTICH das Wachstum und die Metamorphose von Salamanderlarven in sauerstoffreichem Milieu sehr beschleunigt. „Dabei leben die Larven in reinem O_2 viel ökonomischer und nutzen den energetischen Wert ihrer Nahrung viel besser aus" als die Tiere, welche in sauerstoffarmem Milieu gezüchtet wurden; „es scheint gleichsam, als ob der Sauerstoff nach Art eines assimilatorischen Reizes wirken würde" DVASTICH[3] (1925).

Auch in formativer Richtung ist der verschiedene Sauerstoffgehalt des Milieus für die Ontogenese von Bedeutung. Wie schon BABÁK[4] (1907) nachgewiesen und wie DVASTICH neuerdings ausführlich beschrieben hat, werden „bei Salamanderlarven unter dem Einfluß des verschiedenen Sauerstoffpartialdruckes die Kiemenorgane quantitativ (insbesondere was die Ausdehnung der Atmungsfläche betrifft) und qualitativ (strukturell) abgeändert". „Unter dem Einfluß des

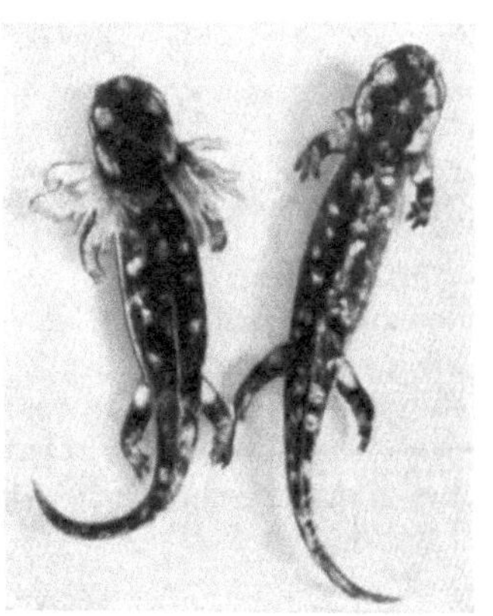

Abb. 214. Salamanderlarven: links im O_2-Mangel, rechts in reinem O_2-Milieu gezüchtet. (Nach DVASTICH 1925.)

dauernden Sauerstoffmangels vergrößern sie sich mächtig, die Kiemenfäden werden lang und abgeplattet, so daß sich eine große respiratorisch tätige Atmungsfläche entwickelt. Im Gegensatz dazu atrophieren die Kiemen in reinem Sauerstoff bis auf stummelartige Gebilde" (Abb. 214). „Was den histologischen Bau der Kiemenfäden betrifft, so besteht das Epithel der im sauerstoffarmen Milieu erzogenen Larven aus völlig abgeplatteten Zellen (mit zahlreichen Mitosen), was einen ausgesprochenen Gegensatz bietet zu dem rundzelligen Epithel der Sauerstofftiere (Abb. 215). Die Kernplasmarelation der Epithelzellen verhält sich wie 1:1,33 bei den ersten und wie 1:1,05 bei den letzteren. Ein noch größerer Unterschied ist in der Kernplasmarelation der Erythrocyten zu bemerken (1:3,43 und 1:2,05), wie Abb. 216 deutlich zeigt.

Aber nicht nur auf die direkt an der Sauerstoffübertragung beteiligten Organe ist der Sauerstoff formativ wirksam, so ist der Wassergehalt der Sauerstoffmangellarven vermehrt, und es bestehen ferner, worüber DVASTICH eine besondere Untersuchung ankündigt, „ganz merkliche Unterschiede, insbesondere was die

[1] PREYER: Spez. Physiol. des Embryos. 1883.
[2] SAMASSA: Zitiert auf S. 850.
[3] DVASTICH, L.: Z. vergl. Physiol. **2** (1925).
[4] BABÁK, E.: Zbl. Physiol. **21** (1907).

Gesamtgröße und die Struktur der Schilddrüsen betrifft, zwischen den Sauerstoff-
und den Sauerstoffmangeltieren". Es ist also wohl denkbar, daß der Sauerstoff
auf dem Wege über die Drüsen mit innerer Sekretion die soeben erwähnte Beschleunigung der Metamorphose
auslöst.

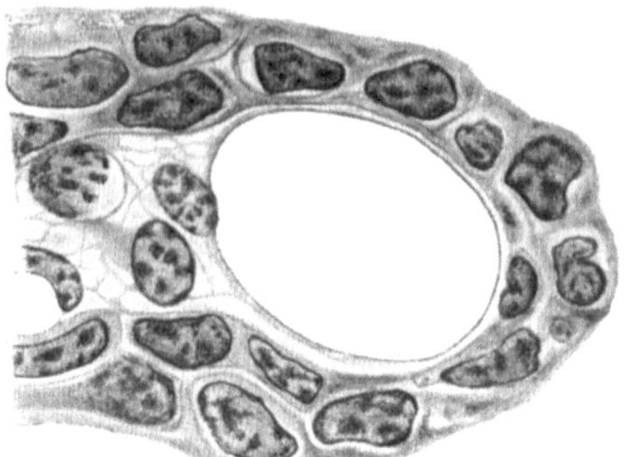
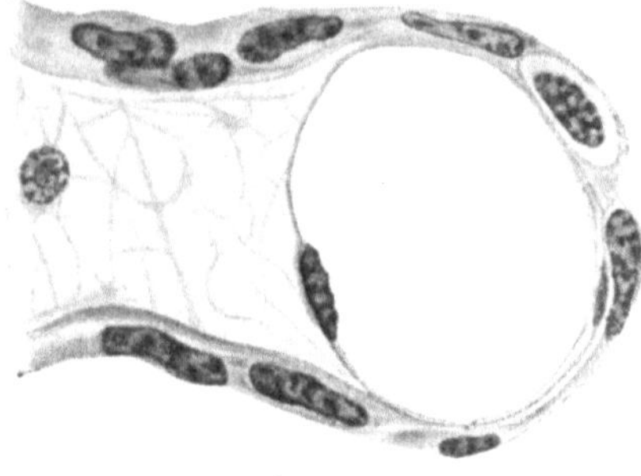

a   b

Abb. 215a und b. Querschnitt eines Kiemenfadens a) von Sauerstoff-, b) von Sauerstoffmangel-Salamander-
larve. (Nach DVASTICH 1925.)

2. Das Wasser als Entwicklungsfaktor; der osmotische Druck des Milieus.

Als ebenso wichtiger Entwicklungsfaktor ist das Wasser zu nennen, das
schon in den frühesten Entwicklungsstadien eine maßgebende Rolle spielt, insofern, als die Quellung der Zellkolloide bzw. die Wasseraufnahme durch Osmose
die ersten Wachstumsvorgänge, die zur Gastrulation und Keimblattbildung
führen, auslösen. In Bd. 14, 1, S. 1041 ff ist die Rolle des Wassers für die pflanzliche und tierische Entwicklung bereits ausführlich gewürdigt worden. Ohne
Wasseraufnahme ist eine Entwicklung
und ein Wachstum nicht möglich (SCHA-
PER[1] DAVENPORT[2]), es wird daher den
an das Land abgelegten Eiern der Reptilien und Vögeln in den sehr wasser-
haltigen Eiweißhüllen (85—88% H_2O)
ein beträchtlicher Vorrat an Wasser
mitgegeben.

Der Mechanismus der Wasseraufnahme ist in hohem Maße abhängig von
dem Verhältnis des osmotischen Druckes
zwischen Milieu intérieur und extérieur.
Bei Hypotonie des äußeren Mediums
erfolgt die Wasseraufnahme zum Teil

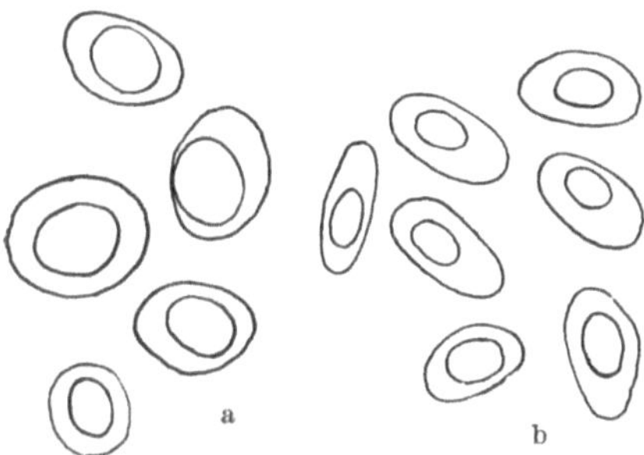

Abb. 216a und b. Erythrocyten von Salamanderlarven. a) aus reinem O_2, b) aus O_2-Mangel.
(Nach DVASTICH 1925.)

sicher durch rein osmotisch wirksame Kräfte, falls die Grenzschicht semipermeabel
ist. Beispiele liefern die Eier und Embryonen, die sich im Süßwasser entwickeln.
Läßt man Froscheier sich in destilliertem Wasser entwickeln, so ist das Wachstum
zunächst beschleunigt, weil die osmotische Druckdifferenz durch das salzlose
äußere Milieu gegen die Norm noch gesteigert und das Wasser so leichter eindringen kann (GODLEWSKI[3], KRIŽENECKY[4], G. HERTWIG[5]).

[1] SCHAPER: Arch. Entw.mechan. 14 (1902).
[2] DAVENPORT: Proced. of the Bovon Soc. of nat. hist. 18 (1897).
[3] GODLEWSKI: Arch. Entw.mechan. 11 (1901).
[4] KRIŽENECKY: Arch. Entw.mechan. 42 (1917).
[5] HERTWIG, G.: Anat. Anz. Erg.-Heft, 58 (1924).

In einer stärker als das Brunnenwasser konzentrierten Salzlösung vermögen dagegen die Froscheier nicht genügend Wasser aufzunehmen, bleiben daher im Wachstum zurück und sterben bei höher konzentrierten physiologischen Salzlösungen oder Rohrzuckerlösungen frühzeitig, mit dem Beginn des Wachstums ab (BATAILLON[1], BACKMANN und RUNNSTRÖM[2], G. HERTWIG[3]).

Neben den osmotischen Kräften spielen aber auch noch andere Mechanismen bei der Wasseraufnahme des wachsenden Organismus eine Rolle. Trifft dies schon für die Fälle zu, wo die Entwicklung in einem hypotonischen Milieu verläuft, so sind diese Kräfte allein wirksam, wenn die Umwelt hypotonisch zum Organismus ist, wie bei den Eiern der Teleostier und den Vögelembryonen, bei denen in den Anfangsstadien der Entwicklung vom 6. bis 10. Bruttage die Amnionflüssigkeit hypotonisch zum Embryo ist (BIALESZEWICZ[4]), um später allerdings wieder mit ihm isotonisch und schließlich hypotonisch zu werden. Hier kommen als Ursachen der Wasserbindung des wachsenden Organismus in Frage: einmal die Quellung kolloidaler Zellbestandteile (Wo. OSTWALD[5]), ferner eine aktive Tätigkeit der Zellen der Oberfläche, welche Salze, und zwar besonders das stark wasserbindende K', wie KEISER[6] gezeigt hat, ins Körperinnere sezernieren (BIALESZEWICZ[4]). Auch in diesen Fällen ist jedoch die Entwicklung in hohem Maße beeinflußbar durch den osmotischen Druck der Umgebung. Als Ausnahme ist der Fisch Fundulus zu nennen, der nach den Untersuchungen von LOEB[7] sich gleich gut in Meerwasser und destilliertem Wasser entwickelt. Die meisten marinen Eier sterben im Süßwasser sofort ab, wie z. B. die Seeigeleier. Bei nicht so extremen Druckunterschieden verläuft die Entwicklung abnorm. So beobachtete KONOPACKI[8], daß bei einer Verdünnung des Meerwassers mit destilliertem Wasser im Verhältnis 70:30 die Entwicklung befruchteter Seeigeleier normal, wenn auch verlangsamt verlief. Bei einer Verdünnung 60:40 stockte dagegen die Teilung schon sehr bald, bei noch stärkerem Zusatz von destilliertem Wasser 30:70 trat bei den Eiern rasch Cytolyse ein. Daß tatsächlich der verminderte osmotische Druck und nicht die Verarmung an Salzen für die Wirkung verantwortlich zu machen ist, haben Versuche von LILLIE[9] gezeigt. Denn wenn man das Meerwasser anstatt mit destilliertem Wasser mit einer dem Meerwasser isotonischen Rohrzuckerlösung versetzt, so wird die Furchung erst bei einem Verhältnis von 20 Teilen Meerwasser:80 Teilen isotonischer Rohrzuckerlösung verlangsamt, und erst eine Mischung 4% Meerwasser:96% Rohrzuckerlösung stellt das Minimum an Elektrolytgehalt für die Furchung dar.

Sehr empfindlich sind die Seeigeleier gegen eine Erhöhung des osmotischen Druckes. Nach den Untersuchungen von KONOPACKI[10] und GRAY[11] leiden im hypertonischen Meerwasser vor allem die mehr physikalischen Vorgänge, die zur Plasmateilung führen, während die Chromatinsynthese erst bei hoher Konzentration des Meerwassers gehemmt wird.

In diesem Zusammenhang sei auf die Versuche von SCHMANKEWITSCH[12] an Artemia salina hingewiesen; bei erhöhtem Salzgehalt wird die Körpergröße herabgesetzt, und es entsteht durch Verkürzung der Endlappen des letzten Segmentes eine Modifikation, wie sie für eine andere Art, die Artemia Mühl-

---

[1] BATAILLON: Arch. Entw.mechan. **11** (1901).
[2] BACKMANN u. RUNNSTRÖM: Biochem. Z. **22** (1909).
[3] HERTWIG, G.: Zitiert auf S. 852.　　[4] BIALESZEWICZ: Arch. Entw.mechan. **34** (1912).
[5] OSTWALD, WO.: Leipzig 1908.
[6] KEISER: Z. vergl. Physiol. **2** (1925).　　　[7] LOEB: Arch. Entw.mechan. **31** (1911).
[8] KONOPACKI: Arch. Entw.mechan. **44** (1908).
[9] LILLIE: J. gen. Physiol. **5** (1923).　　[10] KONOPACKI: Arch. Zellforschg **7** (1911).
[11] GRAY: Quart. J. microsc. Sci. **58** (1913).
[12] SCHMANKEWITSCH: Z. Zool. **25** (1875).

hausenii charakteristisch ist. Bei vermindertem Salzgehalt des äußeren Mediums bildet sich die Artemia salina in eine Form um, die der Gattung Branchipus sehr ähnelt, wobei die Körpergröße zunimmt, und die Beborstung eine ausgiebigere wird (SAMTER und HEYMONS[1]).

3. Die Bedeutung der Salze für Wachstum und Entwicklung.

Während wir die Unentbehrlichkeit einer Sauerstoff und Wasser enthaltenden Umgebung vom Beginn der tierischen Entwicklung an feststellen konnten, liegen die Verhältnisse für die anderen lebensnotwendigen Nährstoffe, die Salze und organischen Substanzen insofern etwas anders, als bei der Mehrzahl der tierischen Eier dem werdenden Embryo ein gewisser Vorrat an diesen Stoffen von dem Mutterorganismus mitgegeben wird, so daß am Anfang der Embryonalentwicklung bis zu den Stadien, wo eine Nahrungsaufnahme von außen her erfolgen kann, diese Substanzen in der Umwelt entbehrt werden können. So können sich namentlich die Eier der Süßwasserfauna, wo die osmotischen Druckverhältnisse dies leichter zulassen, als bei den Meerbewohnern, eine Zeitlang ganz normal in destilliertem Wasser entwickeln. Solche Züchtungsversuche sind bei dem marinen Teleostier Fundulus von LOEB[2], beim Frosch von KRIŽENECKY[3] und G. HERTWIG[4] ausgeführt worden. Wir schildern kurz die Ergebnisse, die G. HERTWIG erhielt, weil sie zum erstenmal die Frage exakt entscheiden, wie lange ein Froschei sich in destilliertem Wasser entwickeln kann, und warum nach einer bestimmten Zeit die Weiterentwicklung stockt.

Das befruchtete Froschei ist durch seinen geringen Wassergehalt (52,5%), seinen hohen Gehalt an organischer Trockensubstanz und Salzen ausgezeichnet (WETZEL[5], KOLB[6], SCHAPER[7], DAVENPORT[8]). Trotzdem ist der osmotische Druck im Eiinnern nach den Untersuchungen von BACKMANN und RUNNSTRÖM[9] ein sehr niedriger; er ist kaum größer als der des Wassers, indem das Ei nach der Befruchtung sich entwickelt. Nach beendeter Furchung werden die hochmolekularen, osmotisch unwirksamen Dottersubstanzen durch fermentative Einwirkungen des Kerns (G. HERTWIG[10]) abgebaut, zum Teil wieder in artspezifisches Protoplasma und Kernsubstanz synthetisiert, zum andern Teil aber in osmotisch wirksamen Substanzen überführt, wobei wahrscheinlich die ursprünglich an die Eikolloide absorbierten und deshalb osmotisch wenig wirksamen Salze in Ionenform übergehen. Nur ein geringer Bruchteil dieser osmotisch wirksamen Substanzen wird nach außen zur Erweiterung des perivitellinen Raums abgesondert, der größte Teil bleibt im Innern des Keimes, der dadurch in den Stand gesetzt wird, große Mengen von Wasser aufzunehmen. Schwimmende Larven mit ausgebildeten Keimen haben bei gleichbleibendem Gesamtgehalt an organischer und anorganischer Trockensubstanz ihr Volumen vervierfacht, sie bestehen jetzt zu 85% aus Wasser, 14% organischer Substanz und 1% Asche; dabei ist trotz der gewaltigen Wasseraufnahme der osmotische Druck von $\varDelta = {}^-0{,}045$

---

[1] SAMTER u. HEYMONS: Abh. preuß. Akad. Wiss., Physik.-math. Kl. Berlin 1902. Anhang Abt. II.
[2] LOEB: Arch. Entw.mechan. **31** (1911).
[3] KRIŽENECKY: Arch. Entw.mechan. **42** (1917).
[4] HERTWIG, G.: Verh. anat. Ges. — Anat. Anz. Eg.-Bd. **58** (1924).
[5] WETZEL: Arch. Entw.mechan. **26** (1908).
[6] KOLB: Dissertation Basel 1901.
[7] SCHAPER: Arch. Entw.mechan. **14** (1902).
[8] DAVENPORT: Proc. Boston Soc. Nat. Hist. **28** (1897/98).
[9] BACKMANN u. RUNNSTRÖM: Pflügers Arch. **146** (1912); **148** (1912).
[10] HERTWIG, G.: Verh. anat. Ges. Erlangen **1** (1922) — ferner ds. Handb. **14** I.

auf $\Delta = {}^-0{,}38$ gestiegen. (BACKMANN und RUNNSTRÖM[1], BIALESCEWICZ[2]). Bis zu diesem Alter lassen sich die Froschembryonen in destilliertem Wasser züchten, ja im Vergleich zu Kontrollarven in gewöhnlichem Brunnenwasser ist, wie auch zu erwarten, die Wasseraufnahme infolge der größeren osmotischen Druckdifferenz zwischen dem inneren und äußeren Milieu in destilliertem Wasser größer und daher auch das Wachstum erheblicher. Setzt man den Versuch in destilliertem Wasser aber noch einige Tage weiter fort, so ändert sich das Größenverhältnis, die Larven in destilliertem Wasser bleiben im Wachstum gegen diejenigen im Brunnenwasser zurück und stellen bald überhaupt jedes Wachstum ein. Die vergleichende mikroskopische Untersuchung ergibt als Hauptursache für das Kleinerbleiben der Larven im destillierten Wasser eine verminderte Produktion von intercellulärer Gewebs- und endocoeler Körperflüssigkeit, dagegen ein Aufquellen der Zellen und ihrer Kerne, beides Zeichen dafür, daß der Salzvorrat der Embryonen erschöpft ist, aus dem die osmotisch wirksamen Substanzen erzeugt werden, die zur Aufnahme neuen Wassers und gleichzeitig zur weiteren Steigerung des osmotischen Druckes (bis $\Delta = {}^-0{,}42$) dienen. Trotzdem der Dotter noch nicht verbraucht ist, sterben deshalb die Larven in destilliertem Wasser nach einigen Tagen ab, nachdem sie vorher immer schwächer beweglich geworden sind; werden sie rechtzeitig in Brunnenwasser gebracht, so können sie sich aber noch wieder erholen; ihre Zellen werden dann auch wieder kleiner, sie entquellen, ein deutliches Zeichen dafür, daß aus dem Brunnenwasser Salze aufgenommen werden. Aus den Untersuchungen von G. HERTWIG ergibt sich also, daß das Froschei sich bis zur freischwimmenden Larve auf Kosten des in der Eizelle gespeicherten Dotter- und Salzvorrats entwickelt, daß zuerst der Salzvorrat erschöpft ist und die Larve schon etwa 1 Tag, bevor sie Nahrung aufnimmt, Salze aus dem Wasser resorbiert, die zur Produktion osmotischer wirksamer Substanzen und zur weiteren Verwertung des Dotters benutzt werden. Dagegen ist der Dottervorrat erst viel später erschöpft und die Larve ist bereits einige Tage vor seinem Verbrauch imstande, feste Nahrung von außen aufzunehmen.

Das weitere Versuchsergebnis, daß die Froschlarve nach Verbrauch des Salzvorrates auf Kosten des Dotters ohne organische Nahrungsaufnahme von außen noch weiter wachsen kann, falls ihr Salze im Wasser dargeboten werden, ermöglicht nun auch die Frage exakt in Angriff zu nehmen, welche Salze lebensnotwendig, welche etwa nur lebensnützlich sind, Versuche, die bei Pflanzen, die ihre organische Nahrung aus der Luft beziehen, sehr leicht, bei Tieren bisher trotz mehrfacher darauf hinzielender Experimente (vor allem von HERBST[3] am Seeigel) nicht ganz einwandfrei gelungen sind.

Bei pflanzlichen Organismen ist durch die Kultur in wässerigen Salzlösungen (SACHS, KNOOP) gezeigt worden, daß für die Pilze C, H, O, N, S, P, K, Fe, ferner Mg oder Ca lebensnotwendige Elemente sind, während bei den höheren Pflanzen sowohl Mg als Ca in der Nährlösung vorhanden sein müssen, um eine volle Entwicklung zu gewährleisten. Fehlt ein oder mehrere von den lebensnotwendigen Elementen, so stirbt die wachsende Pflanze vor ihrer völligen Entwicklung ab, so bewirkt z. B. der Eisenmangel die bekannte Erscheinung der Chlorose, d. h. die Unfähigkeit, Chlorophyll zu bilden. Neben den lebensnotwendigen Elementen enthält die Mehrzahl der Pflanzen aber, falls sie Gelegenheit zur Aufnahme haben, noch andere Elemente, so namentlich Cl, dann Na, Si, J, Al, die unter Umständen sogar in großen Mengen gespeichert werden und wichtige Funktionen zu erfüllen haben, wie z. B. die Kieselsäure, die vielen Gräsern ihre Festigkeit erst verleiht. Es

---

[1] BACKMANN u. RUNNSTRÖM: Zitiert auf S. 854.

[2] BIALESCEWICZ: Arch. Entw.mechan. **34** (1912).

[3] HERBST: Arch. Entw.mechan. **5** (1897).

hat sich ferner durch Aschenanalysen von in gleichem Medium wachsenden Pflanzen, wie z. B. der Meeresalgen, gezeigt, daß die einzelnen Arten in artspezifischer Weise unabhängig von der Konzentration in der Umwelt die Salze zu speichern vermögen, daß aber die Verwendbarkeit der einzelnen Elemente von dem im *Minimum* vorhandenen Stoff abhängig ist. (Gesetz des Minimums von LIEBIG[1]). Erst bei einem Überfluß an sämtlichen Salzen kann die besonders starke Konzentration eines Elementes die Speicherung desselben begünstigen, so schwanken der Kaligehalt der Kleeasche je nach dem Boden zwischen 9 und 50%, der Ca-Gehalt des Hafers zwischen 4 und 38% der Asche. Untersuchungen haben ferner ergeben, daß K partiell durch Na, Ca ebenfalls partiell durch Mg ersetzt werden kann.

Diese kurzen Angaben aus der botanischen Literatur mögen hier genügen. Wir werden gleich sehen, daß die tierische Physiologie ähnliche Beziehungen zwischen Wachstum und Entwicklung und Salzgehalt des ernährenden Milieus aufgedeckt hat, wenngleich die tierischen Objekte der Forschung erhebliche Schwierigkeiten bereiten, weil die Aufnahme der meist salzhaltigen organischen Nahrung hier ebenfalls durch das Wasser bzw. die Nährflüssigkeit erfolgt, ferner aber die höhere kompliziertere Organisation den Salzstoffverlust viel schwerer in seinen Einzelheiten analysierbar macht.

Betrachten wir zunächst die Ergebnisse, zu denen G. HERTWIG bei seinen Froschuntersuchungen gekommen ist, weil dieselben, obgleich noch nicht abgeschlossen und veröffentlicht, doch recht eindeutige Resultate ergeben. Wie bereits erwähnt, haben Froschlarven auf dem Stadium, wo die äußeren Kiemen maximal entwickelt sind, ihren im Ei enthaltenen Salzvorrat erschöpft und sterben deshalb im destillierten Wasser bald ab. Im Brunnenwasser dagegen können sie ohne Zufuhr von organischer Nahrung allein auf Kosten des noch nicht verbrauchten Dottervorrats noch etwa 10 Tage wachsen und dann noch unter Umbau und Abbau einzelner Organe auf Kosten derselben weitere 2 Wochen leben. Sie vollführen also sogar noch komplizierte Regulationsprozesse, auf deren Einzelheiten wir später noch in anderem Zusammenhang zu sprechen kommen; alles mit Hilfe der Salze, die im Brunnenwasser gelöst von den Larven aufgenommen und gespeichert werden. Im Brunnenwasser sind also die lebenswichtigen Salze alle enthalten, soweit sie wenigstens für diese Entwicklungsperiode nötig sind.

Wie gestaltet sich nun das Ergebnis, wenn wir aus dem Brunnenwasser einzelne Salze fortlassen bzw. Salzlösungen mit nur einem einzigen Salz benutzen? Bisher haben sich folgende Resultate ergeben: Die für den erwachsenen Froschorganismus sonst indifferente Ringerlösung in einer dem Brunnenwasser ungefähr isotonischen Konzentration von $^n/_{100}$, gibt nicht viel bessere Resultate als destilliertes Wasser; in Gegensatz zum Brunnenwasser ist der Zuwachs nur minimal, wobei der Schwanz eine auffällige Verdickung erfährt; dann stockt die Weiterentwicklung und die Larven sterben fast ebenso rasch ab wie im destillierten Wasser. In reiner $^n/_{100}$ NaCl oder $^n/_{100}$ KCl-Lösung gestaltet sich die Entwicklung noch erheblich schlechter, beidemal erfolgt der Tod schon früher als in destilliertem Wasser. In $CaCl_2$ + KCl $^n/_{100}$ 1:1 bleiben dagegen die Embryone wieder länger am Leben, sogar etwas länger als in der Ringerlösung, allerdings ist auch hier das Wachstum gleichfalls minimal. Wie erklären sich nun diese Resultate?

Zunächst können wir aus dem Vergleich der Entwicklung in Brunnenwasser und Ringerlösung den Schluß ziehen, daß in letzterer lebensnotwendige Salze fehlen, so namentlich Mg', SO$_4''$, wahrscheinlich auch OH', die nötig sind, um die

---

[1] LIEBIG: Die Chemie in ihrer Anwendung auf die Agrikultur. 8. Aufl. Braunschweig 1865.

Weiterassimilation des Dotters und damit formative Wachstumsprozesse zu ermöglichen bzw. daß vielleicht eine gewisse Dotterassimilation durch die Resorption von Ca, K, Na, Cl ermöglicht wird, aber die anschließenden formativen Prozesse in ihrer normalen Correlation gestört sind, so daß durch einseitige Hemmung des Längenwachstums bei fortdauerndem Breitenwachstum die erwähnten dickern Schwänze zustande kommen. Wir sehen aber aus dem Ausfall der NaCl- und KCl-Versuche ferner, daß diese Erklärung allein noch nicht genügt. Denn diese Salzlösungen entfalten ja, wie der Vergleich zum destillierten Wasser ergibt, direkt eine positiv schädliche Wirkung. Wir haben also die Frage nach dem Mechanismus dieser Schädigung zu beantworten. Die Versuche von G. HERTWIG gestatten folgende Antwort zu geben. In der KCl/100-Lösung wurde festgestellt, daß der Herzschlag der Larven von normal 70 Schlägen pro Minute auf 20 sinkt, in einer $n/10$ KCl-Lösung sogar rasch zum völligen Stillstand kommt und die Larven durch gleichzeitige Muskellähmung unbeweglich werden. Bringt man die bewegungs- und pulslosen Larven in destilliertes Wasser, so erholen sie sich nicht, dagegen kehrt in Ringerlösung bzw. Brunnenwasser nach einigen Stunden wieder Herztätigkeit und Beweglichkeit zurück. Die Versuche sind wohl nur so zu deuten, daß die KCl-Salze trotz ihrer geringen Konzentration im Außenmedium von der Larve resorbiert und gespeichert werden, durch diese einseitige KCl-Speicherung wird das normale Verhältnis der Salze im Larveninneren gestört und durch den relativen Überschuß von K die bekannte Kalilähmung der Muskulatur und des Herzens ausgelöst. Die Entgiftung in Ringer- oder Brunnenwasser erfolgt dadurch, daß nunmehr auch Na und Ca resorbiert und dadurch der normale Ionenantagonismus im Körperinnern wieder hergestellt wird. Wir erhalten aber auch gleich die Erklärung dafür, daß die reine Kalisalzlösung für die Larve schädlicher ist als destilliertes Wasser, weil durch die Hemmung der Blutzirkulation im ersten Fall das Absterben der Larve beschleunigt wird.

Die Untersuchung der in der reinen NaCl-Lösung gezüchteten Larven ergibt zum Unterschied von den Kaliembryonen normale Blutzirkulation, dafür aber einen elektiven Zerfall der Zellen und Kerne des Zentralnervensystems, während z. B. die Kerne des Augenbechers völlig intakt sind. Durch die einseitige Resorption des NaCl-Salzes wird das normale Salzequilibrium im Larveninnern gestört und die im Überschuß vorhandenen Na-Ionen wirken nun elektiv zerstörend auf die Zellen des Zentralnervensystems ein.

Wir haben bisher angenommen, daß die resorbierende Larvenoberfläche durch die reinen nicht aequilibrierten Salzlösungen in ihrer Tätigkeit bzw. Durchlässigkeit nicht oder nur unerheblich beeinflußt wird. Bei der geringen Konzentration der benutzten Salzlösungen ($n/100$ und $n/200$) scheint uns dieser Schluß auch bis zu einem gewissen Grade berechtigt zu sein, um so mehr, als ältere Froschlarven, die über einen gewissen Salzvorrat im Körperinnern wieder verfügen, in solchen Lösungen längere Zeit am Leben bleiben. Bei höher konzentrierten Lösungen ist aber eine solche „Außen"wirkung der reinen Salze auf die Permeabilität der Epitheloberfläche durchaus in Rechnung zu ziehen und tatsächlich auch einwandfrei beim Frosch festzustellen. Wir brauchen ja nur Froscheier und frühe Embryonalstadien, auf denen normalerweise keine Salzresorption stattfindet (sicher vorher) in verschiedenen reinen Salzlösungen zu züchten; erfolgt dann ebenfalls eine spezifische Schädigung der Entwicklung, so kann sie nur auf einer Beeinflussung der Oberfläche beruhen.

Versuche über die Einwirkung von Salzlösungen auf die Entwicklung von Frosch- und anderen Amphibieneiern sind bereits häufig angestellt worden und haben eine große Anzahl interessanter Mißbildungen, so namentlich Spina bifida und Anencephalie geliefert (O. HERTWIG[1], MORGAN[2], GURWITSCH[3], BATAILLON[4], JENKINSON[5], BACKMANN und RUNNSTRÖM[6], ROUX[7], WILSON[8], FISCHEL[9], GIERSBERG[10]). Stets zeigte sich, daß die Salzlösungen, um Störungen der Entwicklung hervorzurufen, in ziemlich hoher Konzentration (Kochsalz z. B. 0,5—1%) benutzt werden mußten, während schwache Salzlösungen unwirksam blieben. Es erhob sich natürlich die Frage, ob nicht ausschließlich der osmotische Überdruck die Ursache für die Entwicklungsstörungen ist, eine Anschauung, die von BATAILLON und neuerdings wieder von BACKMANN und RUNNSTRÖM vertreten wurde, werden doch auch durch isoosmotische Nichtelektrolyte Lösungen (z. B. Rohrzucker) ähnliche Mißbildungen erzielt. Trotzdem müssen wir aber neben den Schädigungen durch den osmotischen Überdruck (behinderte Wasseraufnahme, vgl. S. 852) spezifische für die verschiedenen Ionen charakteristische Salzwirkungen annehmen, wie JENKINSON, wenn auch nicht in einwandfreier Weise, weil er nicht mit „reinen" Salzlösungen arbeitete, für das Froschei wahrscheinlich machte, und wie es dann J. LOEB[11] für das Fundulusei in einer größeren Reihe von Untersuchungen exakt nachwies.

Unsere bisher an einem speziellen Objekte gewonnenen Anschauungen über den Mechanismus der Salzwirkung des Milieus auf den sich entwickelnden Organismus können wir zusammenfassend folgendermaßen formulieren:

1. Die Salze der Umwelt können auf den sich entwickelnden Organismus Wirkungen ausüben, die seine Oberfläche verändern. Sie sind nicht charakteristisch für den wachsenden Organismus, da sie in gleicher Weise auch bei dem nicht mehr wachsenden Organismus auftreten. Trotzdem spielen sie für das Wachstum und seine Regulation eine wichtige Rolle, weil die Beschaffenheit der Oberfläche, die den Eintritt der zum Wachstum nötigen Stoffe reguliert, hier besonders wichtig ist.

2. Die Salze der Umwelt gelangen durch die Oberfläche ins Innere des wachsenden Organismus und lösen dort für den normalen Ablauf der Entwicklung unentbehrliche Innenwirkungen aus, sei es, daß sie das Ionengleichgewicht im Innern balancieren und hauptsächlich kolloidchemisch wirksam sind, oder als Aufbaumaterial rein chemisch benutzt werden.

Wir wollen die zuerst genannten Oberflächenveränderungen als Außenwirkungen den Innenwirkungen gegenüberstellen und uns von diesem Einteilungsprinzip bei der folgenden Darstellung leiten lassen.

Betreffs der Außenwirkungen der Salze auf den sich entwickelnden Organismus können wir uns hier kurz fassen, da die Ionenwirkungen auf die Zelloberfläche und ihre Permeabilität bereits im Bd. 1 ds. Handb. ausführlich besprochen worden sind. Sie interessieren uns hier nur insoweit, als dadurch der Entwicklungsprozeß beeinflußt wird.

HERBST[12], LOEB[13] und O. WARBURG[14] haben die Wirkung der Hydroxylionen auf die Entwicklung der Seeigeleier studiert, bei Stronglyocentrotus muß der

[1] HERTWIG, O.: Arch. mikrosk. Anat. 44 (1895).
[2] MORGAN: Arch. Entw.mechan. 16 (1903).
[3] GURWITSCH: Arch. Entw.mechan. 3 (1896).
[4] BATAILLON: Arch. Entw.mechan. 11 u. 12 (1901).
[5] JENKINSON: Arch. Entw.mechan. 21 (1906).
[6] BACKMANN u. RUNNSTRÖM: Biochem. Z. 22 (1909).
[7] ROUX: Ges. Abhandl. Leipzig, S. 887.   [8] WILSON: Arch. Entw.mechan. 5 (1897).
[9] FISCHEL: Arch. Entw.mechan. 41 (1915).
[10] GIERSBERG: Arch. Entw.mechan. 103 (1924).
[11] LOEB, J.: Zusammenfassend in: Handb. d. Biochemie von OPPENHEIM
[12] HERBST: Arch. Entw.mechan. 5 (1897).
[13] LOEB: Chem. Entw.-Erregung. Berlin: Julius Springer 1909.
[14] WARBURG: Hoppe-Seylers Z. 57 (1908); 66 (1910).

Gehalt an OH′ im Meerwasser = oder $> 10^{-6}$ sein und kann bis 10^{-4} steigen. WARBURG hat durch Vitalfärbung der Eier mit Neutralrot gezeigt, daß die OH-Ionen aus dem mit NaOH alkalisch gemachten Meerwasser nicht ins Eiinnere eindringen, denn die rote Färbung der Eier blieb im alkalischen Meerwasser unverändert. Es handelt sich also bei der Einwirkung der OH′ um eine reine Außenwirkung; durch die Einwirkung auf die Zelloberfläche werden die Zelloxydationen beschleunigt und so der Entwicklungsprozeß ermöglicht bzw. in seinem Ablauf reguliert.

Eine weitere reine Oberflächenwirkung hat HERBST[1] festgestellt, als er Seeigeleier in kalkfreiem Meerwasser zu züchten versuchte. In diesem verlieren die Zellen sehr rasch ihren normalen Zusammenhang und trennen sich voneinander, so daß es auf diesem Wege leicht gelingt, beliebige Furchungszellen zu isolieren und getrennt voneinander weiter zu züchten. Durch das Fehlen der Ca′ lockert sich die normalerweise zwischen den Zellen befindliche Kittsubstanz, während die Anwesenheit des Ca auf dieselbe verfestigend einwirkt, eine spezifische Wirkung des Ca-Ions, die sich auch sonst an anderen Zellverbänden feststellen läßt (Abb. 217).

Schließlich sind in diesem Zusammenhang auch die wichtigen Untersuchungen von J. LOEB[2] über die Einwirkungen verschiedener Salzlösungen auf das Fundulusei zu nennen. Auch bei ihnen handelt es sich primär um reine Oberflächenwirkungen, hier allerdings hauptsächlich auf die Eihüllen, weniger auf den lebenden Keim selber. Da aber die Permeabilität der Eihüllen für den normalen Ablauf der Entwicklung von entscheidender Bedeutung ist, so müssen wir die Versuche von LOEB hier wenigstens kurz besprechen, um so mehr, als sie ja für

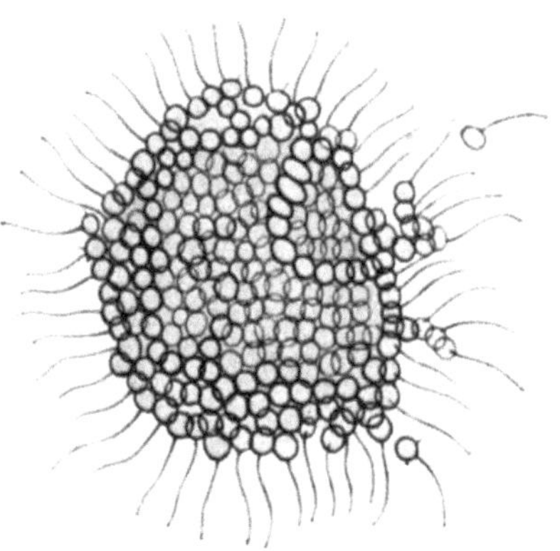

Abb. 217. In Zellen sich auflösende Blastula von Echinus microtuberculatus aus Seewasser ohne Ca. (Nach HERBST.)

unsere ganzen modernen Anschauungen über die Salzwirkungen auf den lebenden Organismus von entscheidender Bedeutung geworden sind.

Das Ei des marinen Knochenfisches Fundulus kann sich sowohl im Meerwasser wie in destilliertem Wasser bis zum aus den Eihüllen schlüpfenden Embryo entwickeln. In reiner mit dem Meerwasser isotonischen Salzlösung, z. B. NaCl stirbt das Ei aber bald ab. Durch Ca-Zusatz kann diese Giftwirkung neutralisiert werden, so daß sich wieder Embryonen bilden. Auch andere 2 und 3 wertige Ionen können diese günstige, die Eihüllenoberfläche abdichtende Wirkung entfalten, so Ba, Zn, Mn, Ni, Pb, alles Ionen, die sonst als schwere Zellgifte bekannt sind. Daß es sich um eine Oberflächenwirkung auf die Eihaut handelt, wird dadurch bewiesen, daß die Entgiftung der reinen NaCl-Lösung durch die Schwermetalle Zn oder Pb nur so lang gelingt, als die Embryonen sich in der Eihülle befinden, während die ausgeschlüpften kleinen Fische in Kochsalzlösung mit Zinksulfat oder Bleiacetat sogar noch rascher absterben, als ohne diese Zusätze.

LOEB[2] nimmt an, daß die Eimembran globulinähnliche Eiweißkörper enthält, die bei Abwesenheit von Elektrolyten koagulieren, durch kleine Mengen Salz in Lösung gebracht und durch große Salzmengen wieder gefällt werden. Durch die Koagulation wird die Eimembran abgedichtet. Zur Stützung dieser Theorie

---

[1] HERBST: Arch. Entw.mechan. **9** (1900).
[2] LOEB: J. of biol. Chem. **27** (1916); **28** (1916).

verwertet LOEB noch folgende Versuche: In einer reinen KCl-Lösung wird nach einiger Zeit das Herz des in der Eihülle eingeschlossenen Fundulusembryo gelähmt. Diese Lähmung bleibt aber ganz aus oder tritt doch viel später ein, wenn die Eier vor ihrem Verbringen in die Kalilösung 24 Stunden lang in destilliertes Wasser oder in eine Rohrzuckerlösung gebracht worden waren. Umgekehrt verläuft die Entgiftung sehr verschieden rasch, wenn wir die Eier aus der Kalilösung einerseits in Meerwasser oder NaCl, andererseits in destilliertem Wasser bzw. Rohrzuckerlösung versetzen. Im ersten Falle ist sie durch Herausdiffundieren des K' nach 24 Stunden bei 100% der Embryonen, deren Herz wieder normal schlägt, beendet, im elektrolytfreien Medium dagegen selbst nach 48 Stunden nur bei einem geringen Prozentsatz erfolgt.

Diese Beispiele mögen genügen, um zu zeigen, daß die Salze des umgebenden Mediums durch reine Oberflächenwirkungen, sei es auf die Eihüllen, sei es auf den Keim selber, die Entwicklung zu beeinflussen vermögen. Sie sind übrigens nicht sehr oft in dieser reinen Form realisiert, viel häufiger gesellt sich zu den primären Veränderungen der Oberfläche als Folge der gestörten Permeabilität derselben das Eindringen der Salze ins Zellinnere, wo sie nun sekundäre Innenwirkung ausüben können. Allerdings sind während der Eifurchung bis zur Morulabildung die Amphibieneier (GIERSBERG 1924), in geringerem Ausmaß auch die Seeigeleier (FISCHEL) durch eine weitgehende Impermeabilität ihrer Zellen ausgezeichnet, so daß sie durch chemische Reize nur schwer beeinflußt werden. Mit Beginn der Gastrulation ändern sich dagegen die Permeabilitätsverhältnisse der Keime erheblich (GIERSBERG), sie nehmen ja Wasser auf, und sind, namentlich solange die Oberfläche noch nicht wie bei älteren Embryonen in typisches Schutz- und resorbierendes Epithel differenziert ist, auf chemische Reize ausgesprochen empfindlich. Bei Anwendung verschiedener Salze treten dann die schon erwähnten Mißbildungen beim Frosch auf, die kürzlich von GIERSBERG[1] (1924) einer genaueren Analyse unterzogen worden sind. Weitere Belege liefern uns die ausgedehnten Experimente von HERBST[2] am Seeigelei, welche SPEK[3] (1918) kolloidchemisch zu deuten versucht hat. Sehr bekannt sind die sog. Lithiumlarven des Seeigels durch die Untersuchungen von HERBST geworden. HERBST fand, daß schon ein geringfügiger Zusatz von Li-Salzen zum Meerwasser (97 Teile + 3 Teile 3,7 proz. Lithiumsalzlösung) die normale Entwicklung des Seeigeleies in typischer Weise stört, wenn man die Eier während der Furchung in diese Lösung bringt. Bei den noch normal gebauten Lithium-Blastulae stülpt sich der Urdarm nicht nach innen, sondern nach außen und es entstehen so Exogastrulae, bei denen außerdem noch die Entodermbildungszone auf Kosten des Ektoderms sich vergrößert hat (Abb. 218). SPEK gibt für diese Wirkung der Li-Salze folgende Erklärung. Normalerweise kommt die Gastrulation dadurch zustande, daß die polardifferenzierten Entodermbildungszellen der Blastula an der nach dem Blastocoel gerichteten Innenhälfte stärker quellen, als an ihrer äußeren Hälfte (vgl. Bd. 14 1, S. 1046). Durch das Eindringen der Lithiumsalze in die äußeren Partien der Entodermbildungszellen wird nun das Quellungsverhältnis umgekehrt. Die Lithiumsalze wirken einmal stark *quellend*, außerdem aber auch *fällend* auf die Plasmakolloide ein; ihre quellende Wirkung bleibt infolge der Kolloidfällung also auf die äußere Hälfte der Zellen beschränkt, diese quillt stärker als die Innenhälfte und so resultiert an Stelle der normalen Einstülpung eine Ausstülpung des Urdarms. Dieselbe Wirkung wie die Lithiumsalze kann ferner durch Kaliumrhodanid und das hydrolytisch gespaltene Natriumbutyrat nach den Versuchen von HERBST

---

[1] GIERSBERG: Arch. Entw.mechan. **103** (1924).
[2] HERBST: Arch. Entw.mechan. **5** (1897) — Mitt. Zool. Stat. Neapel **11** (1895).
[3] SPEK: Kolloidchem. Beih. **9**, H. 10—12 (1918).

erzielt werden, ebenfalls Stoffe, die quellungsfördernd und fällend wirken. Ebenfalls Exogastrulae können aber auch durch das Weglassen von quellungshemmend und fällend wirkenden Ionen aus dem Meerwasser erhalten werden, ein solches Ion ist nach SPEK das SO_4'', dessen Fehlen im künstlichen Meerwasser deshalb nach den Versuchen von HERBST bei Sphaerechinus auch zur Bildung von Exogastrulae führt.

Die Sulfate sind durch ihre stark entquellenden und fällenden Wirkungen auf Kolloide in alkalischem, saurem und neutralem Medium ausgezeichnet; ihr Wirkungsmechanismus auf das sich entwickelnde Seeigelei ist nach SPEK etwa folgender: „Die fällende Wirkung hält die SO_4'' hauptsächlich in der Außenhälfte der Zellen fest. Sie bilden unter den normalen physiologischen Verhältnissen offenbar die Hauptmasse der Niederschlagsbildungen in den Zellen, in die sie eindringen, sind in ihnen reicher vertreten als die zwar in viel größeren Konzentrationen im Außenmedium vorhandenen, aber wesentlich schwächer fällenden Chloride und rufen so in der Außenhälfte der Zellen eine Entquellung hervor.

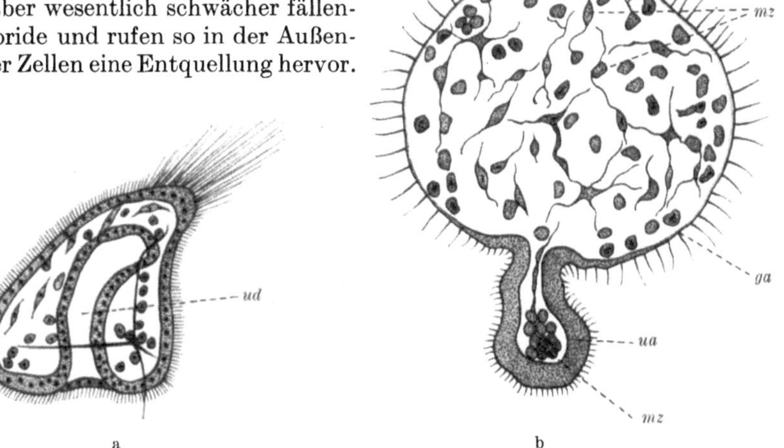

Abb. 218a und b. a) Normale Gastrula von Echinus microtuberculatus. b) Exogastrula von Sphaerechinus granularis aus einer Lithiumkultur. *ga* = Gastrulawandabschnitt, *mz* = Mesenchymzellen, *ua* = Urdarmabschnitt, *ud* = Urdarm. (Nach HERBST.)

Läßt man sie nun aus der Lösung weg, so kommt auch diese Entquellung der Außenfläche in Wegfall, die Quellungsdifferenzen an der Zellplatte der Urdarmanlage schlagen in das Gegenteil um, der Niederschlag wird beim Sulfatmangel nur von den quellenden Chloriden gebildet und das Resultat ist, daß diese Entfernung fällender und entquellender Ionen ebenso wie ein Zusatz fällender und quellungsfördernder Ionen (Li) zum Meerwasser wirkt, es tritt Exogastrulation ein.‘‘

Als drittes Beispiel wählen wir die Wirkung des Kaliums auf die Entwicklung des Seeigeleies. HERBST stellte fest, daß eine Vermehrung des Kaliumgehaltes im Meerwasser Larven entstehen läßt, die eine vollständige Pluteusorganisation, aber keine Pluteusfortsätze besitzen, was dadurch bedingt wird, daß die Anlage des Kalkskeletts ganz unterbleibt, oder doch rudimentär ausfällt. Züchtung von Seeigeleiern in kalifreiem Meerwasser ergibt dagegen schon frühzeitigen Entwicklungsstillstand, bestenfalls entstehen kleine Blastulae mit trübem Plasma (Abb. 219). SPEK deutet diese Experimente wie folgt:

Kalium gehört zu den stark quellenden, aber im Gegensatz zum Lithium schwächer fällenden Kationen. Kaliummangel bedingt deshalb kleine trübe Larven ohne die typischen Vacuolen der Blastulazellen und mit kleinem Blastocoel, Kaliumüberschuß dagegen eine starke Quellung der Zellmembranen und des

Zellplasmas, ferner da es leicht infolge seines geringen Fällungsvermögens durch die ganze Zelle hindurchdiffundiert, eine Vermehrung des K-Gehaltes der Blastocoelflüssigkeit. Kommt aber ein Überschuß von z. B. KCl in die Blastocoelflüssigkeit, so werden CO_3''-Ionen an K- und Cl'-Ionen an Ca'' ausgetauscht, also die Molekülzahl des leichtlöslichen Carbonats K_2CO_3 erhöht und diejenige des schwerlöslichen $CaCO_3$ vermindert, was die Verminderung der Kalkskelettabscheidung, die zum großen Teil aus kohlensaurem Kalk besteht, zur Folge haben muß, wodurch wieder der formative Prozeß der Bildung der Pluteusfortsätze in Mitleidenschaft gezogen wird.

Wir wollen uns auf diese Beispiele für die kolloidchemische Wirkungsweise der Salze beschränken und verweisen wegen weiterer Einzelheiten auf die erwähnten Arbeiten von Spek und Giersberg. Dagegen müssen wir nun noch auf die Fälle eingehen, wo die Salze als Baumaterialien zum Wachstum des sich entwickelnden Organismus verwandt werden und dadurch entwicklungsnotwendig sind.

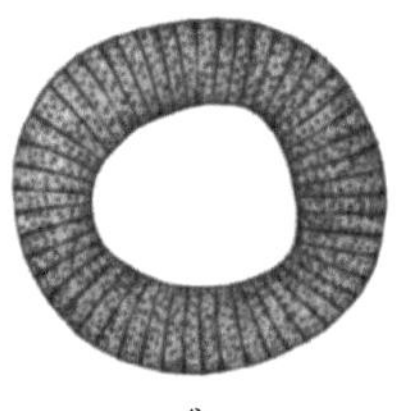

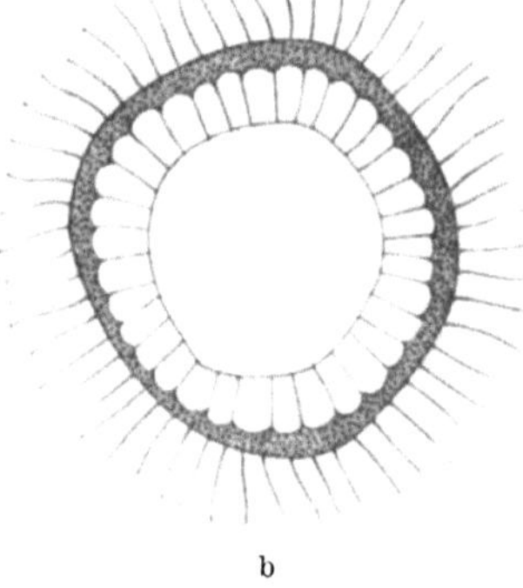

a   b

Abb. 219a und b. a) Kleine dickwandige trübe Blastula aus einer K-freien Kultur. b) Normale Blastula aus derselben Mischung mit K. Die Larven in der letzteren wurden in der Folge zu normalen Plutei, während die in K-freier Lösung als kränklich trübe Blastulae abstarben. (Nach Herbst.)

Pouchet und Chabry beobachteten, daß in $CaCO_3$ armen Meerwasser die Skelettbildung der Seeigellarven eine mangelhafte ist. Da die Ovarialeier der Seeigel nur wenig, die Plutei dagegen reichlich Kalksalze enthalten, so ist die Deutung klar. Die Larven speichern aus dem Meerwasser zur Skelettbildung Kalksalze, sind diese künstlich aus dem Seewasser durch Natriumoxalat entfernt, so unterbleibt infolge des mangelnden Bildungsmaterials die Ausbildung der Kalkstäbe. Ein weiteres eindeutiges Beispiel dieser Art liefert die Feststellung von Herbst, daß im SO_4''-freien Medium die Seeigellarven pigmentlos bleiben, offenbar eine rein chemische Wirkung, denn das Echinochrom, das Pigment der Plutei ist SO_4-haltig. Daß das Eisen lebensnotwendig ist, erklärt sich zum Teil rein chemisch durch seine Notwendigkeit zum Aufbau des eisenhaltigen Hämoglobins, und wenn z. B. die Milch sehr arm an Eisen ist, so wird dieser für die Hämoglobinbildung des neugeborenen Säugers gefährliche Mangel durch den Eisenvorrat ausgeglichen, den das Neugeborene von seiner Mutter mitbekommen hat und der ausreicht, bis es zu anderer eisenhaltigerer Nahrung übergeht. — Schließlich sei in diesem Zusammenhang noch auf das Jod hingewiesen, das obgleich in der Nahrung nur in geringen Quantitäten vorhanden, vom Wirbeltierorganismus in der Schilddrüse gespeichert und als Bestandteil des Jodothyrin eine wichtige Rolle auch als wachstumsregulierendes Hormon spielt.

Wenn wir auch bei weitem nicht alle Funktionen kennen, die die Salze für die Regulation von Wachstum und Entwicklung spielen, so geben uns doch die angeführten Beispiele einen Einblick in die verschiedenen Mechanismen, wie die Salze ihre Wirksamkeit zu entfalten vermögen. Wir können im allgemeinen wohl sagen, daß in den Anfangsstadien die kolloidchemischen Innenwirkungen mehr im Vordergrund stehen, später daneben mit fortschreitender Zell- und Organdifferenzierung auch die rein chemischen Wirkungen sich nachweisen lassen. Dabei spielt das Entwicklungsstadium, auf das die Salze ihre Wirksamkeit ausüben, eine sehr wichtige Rolle für den Effekt, so sind z. B. für das Seeigelei nach den Feststellungen von HERBST vom Beginn der Entwicklung an im Außenmedium notwendig: Na, K, Ca, Cl und OH, erst später dagegen Mg, SO_4, HCO_3.

Ebenfalls von HERBST[1] rühren Versuche her, die die Ersetzbarkeit bzw. Vertretbarkeit lebensnotwendiger Elemente durch andere ähnlicher chemischer Konstitution erforschte. Er fand beim Seeigel, daß von den Kationen nur das K bis zu einem ziemlich hohen Grade durch Rb oder Cs ersetzt werden kann, dagegen das Ca nicht durch Sr oder Ba. Im Seewasser, das an Stelle von Cl Jod enthält, entstehen Pluteuslarven, die allerdings nicht völlig normal sind, Brom kann dagegen Cl nicht ersetzen.

Die Sulfate können in ziemlich hohem Grade durch Thiosulfate ersetzt werden, aber nicht durch aethylschwefelsaure Salze, die keine freien SO_4''-Ionen abspalten. Schon HERBST hat auf die Ähnlichkeit seiner Resultate am tierischen Objekt mit den Untersuchungen der Botaniker bei Pflanzen über die Vertretbarkeit der Ionen aufmerksam gemacht, wir verweisen auf das S. 856 Gesagte.

Überhaupt ergibt der Vergleich der Salzwirkungen auf wachsende pflanzliche und tierische Organismen zahlreiche Übereinstimmungen. Bei Pflanzen hemmt Salzmangel das Wachstum; dasselbe ist bei Tieren der Fall; denn als KRIŽENECKY[2] Froschlarven im destillierten Wasser mit Froschfleisch reichlich fütterte, blieben sie doch im Wachstum erheblich gegen Kontrolltiere zurück, die bei gleicher Nahrung im Brunnenwasser gehalten wurden und aus diesem Salze resorbieren bzw. das salzhaltigere, weil nicht so stark durch das destillierte Wasser ausgelaugte Fleisch fressen konnten. Wachsende Hunde, denen FORSTER mit Wasser ausgelaugtes, salzarmes Fleisch zu fressen gab, gingen bei dieser Kost sogar zugrunde. Beim wachsenden Hammel spielt nach den Untersuchungen von O. HAGEMANN[3] der Reichtum der Nahrung an Mineralsubstanzen, vornehmlich an Kalk und Phosphorsäure eine sehr große Rolle, so daß bei einem Mangel an diesen sogar die Assimilation der stickstoffhaltigen Nahrung erheblich leidet.

Ja auch das von LIEBIG bei den Pflanzen entdeckte Gesetz des Minimums (siehe S. 856) scheint bei der tierischen Entwicklung gleichfalls gültig zu sein. Um ein besonders rasches Wachstum zu erzielen, ist es günstig, wenn dem betreffenden Organismus die einzelnen Salze in derjenigen Mischung dargeboten werden, wie er sie zum Zuwachs braucht. Interessant sind in dieser Hinsicht die Untersuchungen von BUNGE, der die Aschenbestandteile des neugeborenen Hundes, der Hundemilch und des Hundeblutes miteinander verglich:

Es sind enthalten in 200 g Asche von

Tabelle 8.

	Neugeborener Hund	Hundemilch	Hundeblut	Hundeserum
K_2O	11,14	15,0	3,1	2,4
Na_2O . . .	10,06	8,8	45,6	52,1
CaO	29,5	27,2	0,9	2,1
MgO	1,8	1,5	0,4	0,5
P_2O_5	39,4	34,2	13,3	5,9
Cl	8,4	16,9	35,6	47,6

[1] HERBST: Arch. Entw.mechan. **11** (1901).
[2] KRIŽENECKY: Arch. Entw.mechan. **42** (1917).
[3] HAGEMANN, O.: Pflügers Arch. **146** (1912).

Beim Hund entspricht die Asche der Milch, der einzigen Nahrung des Neugeborenen, in ihrem prozentualen Aschengehalt an den einzelnen Salzen fast völlig der des Säuglings während das Blut und das Serum, aus dem die Milchdrüse ihre Stoffe sezerniert, ganz anders zusammengesetzt sind. Die Drüse arbeitet offenbar also darauf hin, dem Säugling die Salze in solchen Relationen zu bieten, wie er sie direkt zum Aufbau seiner Körpersubstanz benutzen kann. Ähnliche Beobachtung hat BUNGE bei den ebenfalls rasch wachsenden Kaninchen und Meerschweinchenjungen und ihrer Milch gemacht, während bei dem viel langsamer wachsenden Menschen die entsprechende Übereinstimmung vermißt wird.

Auf weitere Beziehungen der Zusammensetzung der Milchasche und der Wachstumsgeschwindigkeit verschiedener Säugetiere machen v. WENDT[1] (1909) und F. KEISER[2] (1925) aufmerksam. WENDT hat gezeigt, daß der K-Gehalt der Milchasche um so größer ist, je länger das Wachstum dauert:

Tabelle 9.

	Mensch	Pferd	Rind	Ziege	Schaf	Hund	Kaninchen
Verdoppelungsdauer des Gewichts in Tagen	180	60	47	22	15	9	6
K	38,6	31,0	27,4	20,7	14,1	13,1	13,5
Ca	13,6	(31,8)	23,4	22,4	30,4	36,5	40,9

KEISER bemerkt dazu, daß diese Wachstumsperiode der Säuger nach der Geburt durch eine relative Wasserabnahme gekennzeichnet ist, welche um so rascher sich vollzieht, je schneller das Wachstum verläuft. „Es ist darum zu erwarten, daß Tiere mit langer Wachstumsperiode, also mit kleiner Wasserabgabe im Zeitintervall einer relativ K-reichen Milch bedürfen, die ihnen den Stoff in proportional vermehrtem Maße zuführt, welches wie das K die Wasserretention begünstigt. Gleichzeitig muß diese Milch den Stoff in geringem Maße enthalten, welches den Eintritt des Wassers in die Zellen hemmt, nämlich das Ca (Mensch). Umgekehrt aber müssen Tiere mit kurzer Wachstumsdauer (schneller Entwässerung) eine Milch haben, die Ca-reich, aber K-arm ist (Kaninchen)."

In guter Übereinstimmung hiermit fand nun KEISER, als er die spezifische Bedeutung der Ionen, insbesondere des Kalium für das Kaulquappenwachstum untersuchte, folgendes: „Die Analyse der Mineralbestandteile führt dazu, in der Froschlarvenentwicklung zwei Wachstumsperioden zu unterscheiden: die Anfangsentwicklung ist durch eine starke Wasserzunahme und einen hohen Quotienten $\frac{K + Mg}{Na + Ca}$ charakterisiert. In der folgenden Entwicklungsperiode bis zur Metamorphose wird der Organismus wieder wasserärmer und der Quotient sinkt, d. h. es kommt zu einem K-Verlust und einer relativen Ca- und Na-Anreicherung.

Schließlich sei noch darauf hingewiesen, daß auch bei wachsenden Tieren Beobachtungen gemacht worden sind, die zeigen, daß ebenso wie bei Pflanzen sonst giftige Metallsalze in minimalen Mengen einen wachstumsfördernden Effekt haben. Besonders bekannt sind die günstigen, beschleunigenden Wirkungen von kleinen As- und P-Gaben auf das Knochenwachstum (KASSOWITZ[3], ROUSSIN und GIES[4]). Neuerdings beschreibt POPOFF[5] sowohl bei pflanzlichem wie tierischem Versuchsmaterial einen wachstumsstimulierenden Einfluß von Mg-, Mn-, Fe-, Cu-, Hg-Salzen.

[1] v. WENDT: Skand. Arch. Physiol. (Berl. u. Lpz.) **21** (1909).
[2] KEISER, F.: Z. vergl. Physiol. **2** (1925).   [3] KASSOWITZ: Z. klin. Med. **7** (1884).
[4] ROUSSIN u. GIES: Arch. exper. Path. **8** (1878).   [5] POPOFF: Biol. Zbl. **43** (1923).

4. Der Einfluß der „Nahrung im engeren Sinne" auf Wachstum und Entwicklung.

In diesem Abschnitt besprechen wir den Einfluß der organischen, namentlich der als Nahrung im engeren Sinne zu bezeichnenden chemischen Verbindungen auf das Wachstum und die Differenzierung der tierischen Organismen. Im Vergleich zu den im vorigen Abschnitt geschilderten Einwirkungen der anorganischen Stoffe liegen hier die Verhältnisse insofern einfacher, als die spezifische Ionenwirkungen auf die Plasmakolloide nur eine ganz geringe Rolle spielen; ganz im Vordergrund stehen dagegen die Beeinflussungen mehr chemischer Natur, liefern die organischen Substanzen doch die unentbehrlichen Bildungsstoffe zum Aufbau des wachsenden tierischen Organismus. Um eine Übersicht über ihre Wirkungsweise zu bekommen, betrachten wir zunächst den Einfluß des Nahrungsmangels, dann den des Nahrungsüberschusses, schließlich denjenigen spezifisch wirkender Nahrungsstoffe.

Während die grüne Pflanze aus anorganischem Material ihre organischen Bestandteile durch Synthese aufbaut, ist der tierische Organismus auf organische Verbindungen für sein Wachstum angewiesen. Sobald der Vorrat an solchen, die in Form von Dotter und Deutoplasma in der Eizelle gespeichert sind, aufgebraucht ist, ist der tierische Organismus auf die Zufuhr von Nahrung durch das Milieu angewiesen, zu deren Aufnahme er besondere Resorptionsorgane entwickelt. Als solche dienen ihm der meist schon frühzeitig funktionstüchtige Darm, bei einigen Formen auch die Kiemen (Salamanderlarven), bei den Säugern die Placenta während der Embryonalperiode. Allen diesen Organen ist gemeinsam die große Oberfläche und das an ihr zur Ausbildung gelangte resorbierende Epithel, das durch Fermentwirkung die Nahrungsstoffe verändert, sie durch Abbau ihres artspezifischen Charakters entkleidet, um dann die artunspezifischen Baustoffe wieder zu artspezifischen höheren Verbindungen zu synthetisieren.

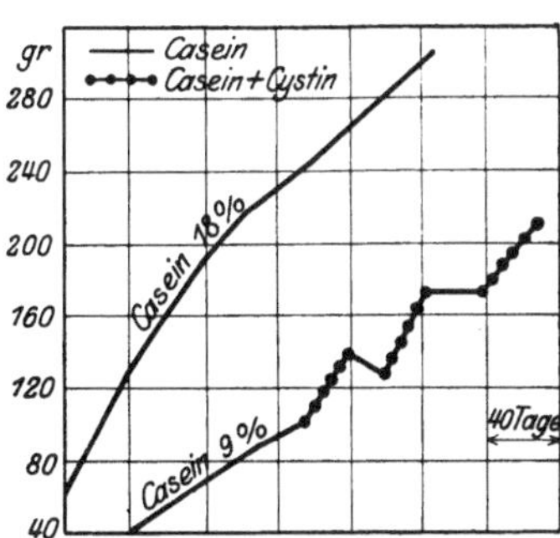

Abb. 220. Wachstumsbeschleunigung durch Cystin bei unzureichender Ernährung von Ratten mit Casein. (Nach OSBORNE und MENDEL aus HÖBER: Physiologie.)

Um normales Wachstum zu erzielen, ist es notwendig, daß alle diese organischen Baustoffe in genügender Menge in der Nahrung vorhanden und aus ihr durch fermentativen Abbau zu gewinnen sind, genau so wie wir das ja auch bei den anorganischen lebensnotwendigen Salzen feststellen konnten (S. 863). Fehlt z. B. eine oder mehrere Aminosäuren in der Nahrung, so bleibt das Wachstum stehen. Solche Versuche von partieller Unterernährung sind besonders von RÖHRMANN, OSBORNE und MENDEL an jungen Säugetieren angestellt worden. Die Kurve (Abb. 220) zeigt das Wachstum junger Ratten bei einer Ernährung mit Casein als Eiweiß. Bei 18% Casein in der Nahrung ist dasselbe normal, bei 9% stark verlangsamt. Die Ursache ist aber nicht der Eiweißmangel im ganzen, sondern die Armut des Caseins an dem Cystin, dessen Bedarf für den wachsenden Organismus durch die Darreichung von 9% Casein nicht gedeckt wird. Denn sobald man zu den 9% Casein etwas reines Cystin zusetzt, geht das Wachstum ebensogut vonstatten, wie bei 18% Casein, wie die punktierten Kurvenstücke der unteren Kurve deutlich zeigen. Ebenso wie bei den anorganischen Nahrungsstoffen gilt offenbar auch hier das Gesetz des Minimums; der Mangel bestimmter Aminosäuren — und dasselbe gilt z. B. auch für die Lipoide —

bremst das Wachstum trotz eventuellen Überflusses an anderen Eiweißbaustoffen; ein geringer Zusatz an solchen *Baustoffen*, der nach seinem Energiegehalt fast wertlos ist, kann aus einer unzureichenden eine vollwertige Nahrung schaffen.

Daß natürlich ein gleichmäßiger Mangel an sämtlichen organischen Nahrungsstoffen wachstumshemmend wirkt, ist selbstverständlich. Von der Wachstumsstörung werden aber bei dieser totalen Unterernährung bzw. beim absoluten Hunger nicht alle Organe gleichmäßig getroffen. Meist wächst sogar der Organismus trotz gleichbleibendem bzw. abnehmendem Gewicht noch eine Zeitlang weiter in die Länge; namentlich wächst das Skelett weiter, natürlich auf Kosten anderer Organe, so namentlich des Fettgewebes, später auch der Muskulatur. Ist die Unterernährung nur vorübergehend, so wird das Wachstum wieder nachgeholt, sobald genügend Nahrung zur Verfügung steht (Abb. 221). Selbst wenn durch Nahrungsmangel das Wachstum bis über die Zeit der normalen Wachstumsperiode hinaus gehemmt wird, zeigt sich, daß durch reichliche Nahrung das Wachstumsdefizit wenigstens teilweise noch nachgeholt werden kann, der Wachstumstrieb inzwischen also noch nicht erloschen war.

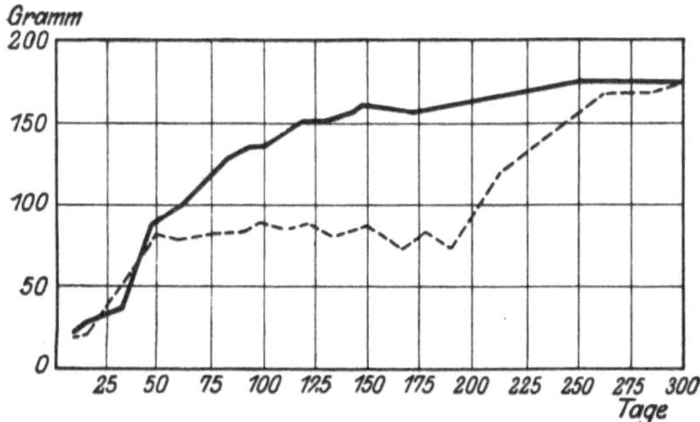

Abb. 221. Gewichtskurve zweier Ratten bei zureichender (———) und bei zeitweise unzureichender (– – –) Ernährung. (Nach H. Aron aus Höber: Physiologie.)

Derartige Versuche mit mangelhafter Ernährung bzw. absolutem Hunger sind an wachsenden Ratten und Hunden von H. Aron und L. B. Mendel[1] an Froschlarven von Podhradsky[2] und G. Hertwig[3] mit übereinstimmendem Erfolg angestellt worden. Namentlich die Froschlarven vertragen absoluten Hunger erstaunlich lange Zeit. Werden Froschlarven sofort nach Verlassen der Gallerthüllen, die normalerweise als erste äußere Nahrung dienen, in Brunnenwasser gezüchtet, so vermögen sie den Untersuchungen von G. Hertwig zufolge nach Verbrauch des im Ei gespeicherten Dottermaterials noch ca. 30 Tage bei Zimmertemperatur ohne Zufuhr von organischer Nahrung zu existieren. Dabei kommt es zu einem weitgehenden Umbau der inneren Organe. Die lebenswichtigen, namentlich das Zentralnervensystem, die Sinnesorgane bleiben ziemlich unverändert, sehr stark werden dagegen abgebaut die Leber, die Thymus und der Darm, der als funktionslos eine weitgehende Verkürzung erfährt, indem er sich in Falten legt; ganze, ausgedehnte Partien desselben zerfallen dann und werden ins Lumen abgestoßen, wo sie dann wieder als „Nahrung" von den tiefer gelegenen Darmabschnitten resorbiert werden. Dieser Vorgang erinnert sehr an ähnliche Prozesse, die Nusbaum und Oxner[4] an hungernden Würmern (Nemertinen) beobachtet und unter dem Namen der Autophagie beschrieben haben. An diesem Beispiel der hungernden Froschlarven sehen wir, wie der jugendliche Organismus äußeren Nahrungsmangel durch weitgehende innere Regulationen, durch den Abbau nicht unmittelbar lebenswichtiger Organe soweit kompensiert, daß er unter zeitweiligem Verzicht auf weiteres Wachstum nur den Betriebsstoffwechsel aufrecht erhält.

[1] Aron, H., u. L. B. Mendel: Biochem. Z. **30** (1911).
[2] Podhradsky: Arch. Entw.mechan. **52** (1923).
[3] Hertwig, G.: Anat. Anz. Erg.-Bd. **58** (1924).
[4] Nusbaum u. Oxner: Arch. Entw.mechan. **34** (1912).

Wir gewinnen so gleichzeitig auch ein Verständnis für die auf den ersten Blick auffällige Tatsache, daß Unterernährung bzw. absoluter Hunger die Regeneration nicht oder nur wenig stört. Glieder, Schwanzspitzen von Amphibien, Teile von Würmern werden regeneriert, auch wenn das betreffende Tier hungert (Barfurth, T. H. Morgan).

Ja bei manchen Entwicklungsprozessen kann der Hunger direkt als „förderndes Prinzip" wirksam sein, wie bei der Metamorphose der Amphibien, die nach den Untersuchungen von Barfurth durch Futtermangel in einer bestimmten Entwicklungsperiode direkt begünstigt bzw. ausgelöst werden kann. Es ist interessant, daß sich nach den Untersuchungen von Reuter[1] und Reichenow[2] während der Metamorphose der Darm sehr stark verkürzt, ebenso wie es G. Hertwig bei den Hungerversuchen an den viel jüngeren Froschlarven feststellen konnte.

Wenn wir uns nunmehr den Einwirkungen überreichlicher Nahrung auf den wachsenden Organismus zuwenden, so liegen die Verhältnisse hier wesentlich einfacher. Soweit ein Überschuß von Nahrung überhaupt aufgenommen wird, bewirkt er nicht ein beschleunigtes aktives Wachstum, sondern wird als Reservematerial in den dazu dienenden Organen ebenso wie im ausgewachsenen Zustand gespeichert. Interessant ist der Einfluß überreichlicher Ernährung (Mast) auf die Fortpflanzungstätigkeit. Es war schon lange bekannt, daß gemästete Tiere wenig geeignet zur Fortpflanzung sind. Stieve[3] hat neuerdings den Einfluß der Mast genauer anatomisch bei weiblichen Molchen und männlichen Gänsen untersucht. In beiden Fällen war das Ergebnis ein ähnliches. Überreichliche Nahrungsaufnahme vor Beginn der Brunst führte Gewichtszunahme herbei, namentlich bedingt durch Fettablagerung in den Fettdepots, ferner aber auch Verfettung anderer Organe, namentlich der Leber. Solche Tiere blieben aber durch Rückbildung der Eifollikel bzw. mangelhafte Hodenvergrößerung infolge Ausbleiben der Spermiogenese steril. Beginnt dagegen die Mast erst nach Auftreten der Brunst, so findet das reichliche Futter zu vermehrter Produktion von Eiern bzw. zu verstärktem Hodenwachstum Verwendung. Es findet keine Gewichtszunahme statt, vielmehr wird nur die sonst als Regel bei den brünstigen Tieren zu beobachtende Gewichtsabnahme verhindert, die dadurch zustande kommt, daß die Keimorgane auf Kosten der Reservedepots des Körpers wachsen.

Daß die Menge der Nahrung und vor allem ihre physikalische Beschaffenheit durch die Ansprüche, die sie an den Darm als Resorptionsorgan stellt, diesen in hohem Grade in seiner Ausbildung beeinflußt, soweit er sich nicht mehr in der afunktionellen Entwicklungsperiode (Roux) befindet, haben namentlich Versuche von Babák[4] gezeigt. Froschlarven, die reine Pflanzennahrung bekamen, hatten am Ende des Versuches einen erheblich längeren Darm, als Tiere, die mit leicht resorbierbarer Fleischkost gezüchtet worden waren.

Daß schließlich mit der Nahrung dem wachsenden Organismus ganz spezifische Stoffe zugeführt werden, die in formativer Hinsicht für ihn von der größten Bedeutung sind, dafür haben wir namentlich in neuerer Zeit immer mehr Beispiele kennengelernt, mögen wir dieselben nun als Wuchshormone oder als Vitamine bezeichnen. Wir verweisen bezüglich der letzteren auf Bd. 6, bezüglich der Hormone auf den nachfolgenden Abschnitt, wobei wir nur hier darauf hinweisen wollen, daß die spezifische Wirkung der innersekretorischen Organe auf das Wachstum und die Entwicklung nach den Versuchen von Gudernatsch[5],

---

[1] Reuter: Anat. Hefte **14** u. **15** I (1900).
[2] Reichenow: Arch. mikros. Anat. **72** (1908).
[3] Stieve: Arch. Entw.mechan. **49** (1921); **52** (1923).   [4] Babák: Biol. Zbl. **23** (1903).
[5] Gudernatsch: Arch. Entw.mechan. **35** (1912) — Amer. J. Anat. **15** (1914).

ROMEIS[1] u. a. an Froschlarven durch die Zufuhr von außen, also als Wirkung äußerer Faktoren erzielt werden kann. Offenbar werden die Hormone von der Darmwand im wirksamen Zustand resorbiert und wirken, wie WERNER SCHULZE[2] feststellen konnte, nicht etwa auf dem Umwege über die betreffenden inner-sekretorischen Drüsen der Larve durch Speicherung in denselben, sondern direkt an denjenigen Zellen und Organen, die ihren Angriffspunkt dann darstellen, wenn die Hormone, wie es der Norm entspricht, von den eigenen Hormonorganen produziert und von ihnen aus in die Blutbahn gelangen. Ihr Wirkungsmechanismus auf Wachstum und Entwicklung wird daher zweckmäßiger bei der Wirkung innerer Faktoren besprochen.

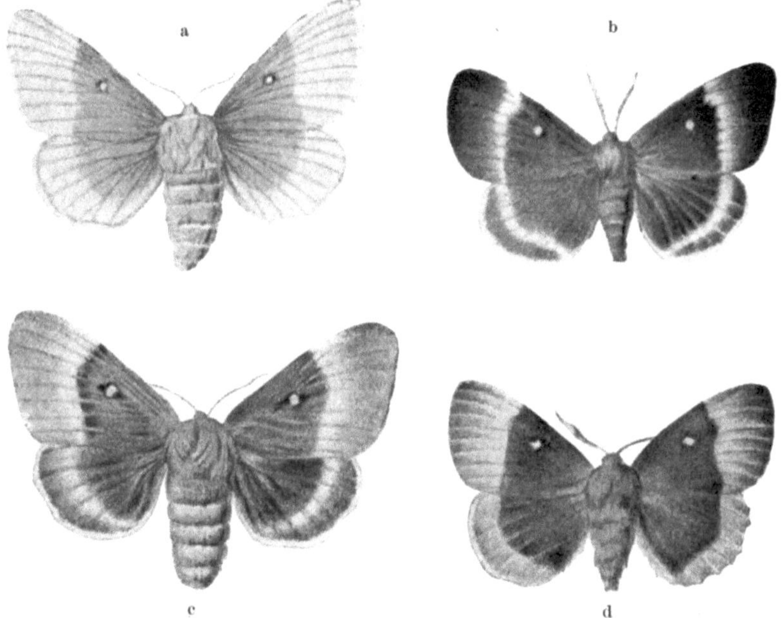

Abb. 222a–d. Lasiocampa quercus. a) Normales Weibchen (Eiche); b) Weibchen, aufgezogen mit Esparsette, c) normales Männchen (Eiche); d) Männchen, aufgezogen mit Esparsette. (Nach PICTET[1].)

Wir wollen uns hier nur mit solchen Beispielen für spezifische Wirkungen auf das Wachstum beschäftigen, die ausschließlich durch die spezifische Beschaffenheit der Nahrung ausgelöst werden.

Schon lange ist bekannt, daß die Art der Nahrung, die die Raupen zu sich nehmen, die Ausbildung der Schmetterlinge stark beeinflußt. Vor allem KOCH und PICTET[3] hatten eine große Anzahl von Fütterungsversuchen an Raupen von Ocneria dispar und Lasiocampa quercus angestellt. Namentlich die Pigmentierung und die Größe der Imagines wird durch die spezifische Beschaffenheit der Nahrung stark beeinflußt (Abb. 222).

Auch für die Klasse der Vögel liegt eine Reihe von ähnlichen Beobachtungen vor, die DARWIN und WALLACE gesammelt haben. So bewirkt Fütterung mit Hanfsamen eine Schwarzfärbung des Gimpels und gewisser anderer Vögel, der gewöhnlich grüne Papagei bekommt durch Fütterung mit dem Fett bestimmter welsartiger Fische ein prächtiges rotgelbes Gefieder. Besonders deutliche Bei-

[1] ROMEIS: Arch. Entw.mechan. 37 (1913); 40 (1915).
[2] SCHULZE: Arch. Entw.mechan. 52 (1923).
[3] PICTET: Mémoir. de la Soc. phys. hist. nat. Genève. T. 35 (1905).

spiele für den großen Einfluß verschiedener Ernährung liefern die Bienen, Termiten und Ameisen, wo wir nach dem Vorschlag von EMERY direkt von einem Nahrungspolymorphismus der verschieden genährten Individuen eines Stockes bzw. Volkes sprechen können. Bei den Bienen sind die Königin und die sterilen Arbeiterinnen, bei den Termiten und Ameisen die Geschlechtstiere, die Arbeiter und Soldaten das Resultat nicht nur einer quantitativ, sondern höchstwahrscheinlich auch qualitativ verschiedenen Ernährung, welcher die Larven meist von Beginn ihrer Entwicklung an ausgesetzt waren.

Ein ganz extremes Beispiel von Nahrungspolymorphismus liefert uns nach den Untersuchungen von BALTZER[1] der Wurm Bonellia viridis mit seinem mehrere Zentimeter langem Weibchen und dem mikroskopisch kleinen, im Oviduct des Weibchens schmarotzendem Männchen. Das befruchtete Ei und die junge Larve ist, wie BALTZER festgestellt hat, noch geschlechtlich indifferent. Erhält diese im Meerwasser umherschwärmende Larve Gelegenheit zu parasitierender Lebensweise am Rüssel eines alten Weibchens, so setzt sie sich an ihm fest, nimmt aus dem Wirtstier gewisse Substanzen als Nahrung auf und entwickelt sich unter dem Einfluß dieser geschlechtsbestimmenden, vom Rüssel des Weibchens abgesonderten Wuchsstoffe zu einem Männchen. Fehlt dagegen die Gelegenheit zum Parasitismus, sind die Larven also auf andere Nahrung, die sie sich selber suchen müssen, angewiesen, so entstehen weibliche Tiere. Unterbricht man nun den Parasitismus bei solchen Larven, die sich am Rüssel eines Weibchens festgesetzt haben, vorzeitig, so entstehen nach BALTZER Zwitter verschiedenen Grades. Denn es hängt von der Dauer der Aufnahme der spezifischen Nahrung ab, ob bei dem Ablösungsexperiment zweigeschlechtliche Hermaphrodite oder ob Gynandromorphe entstehen, bei denen zwar Keimorgane nur des einen Geschlechtes, daneben aber die sekundären Geschlechtsmerkmale beider Geschlechter als Mosaik gemischt, vorhanden sind. Daß es tatsächlich Stoffe des Rüsselgewebes sind, welche auf die indifferenten Larven vermännlichend einwirken, konnte BALTZER[2] durch Extraktversuche beweisen. „Man kann getrocknetes Rüsselgewebe in Meerwasser legen. Dann gehen Stoffe aus dem Gewebe in das Wasser über. Solche wässerigen Extrakte veranlassen indifferente Larven, die in normalem Seewasser indifferent bleiben oder Weibchen würden, im Laufe von etwa 1—2 Wochen zu männlicher Entwicklung. Es entstehen zwar nicht vollkommene Männchen. Aber immerhin ist die Vermännlichung sehr deutlich: Die Spermiogenese wird kräftig eingeleitet. Der äußere Habitus wird völlig männlich. Dagegen wird ein männliches Charakterorgan, der Samenschlauch, nur schlecht entwickelt.

Die wichtigen Experimente von BALTZER zeigen also, daß bei Bonellia die Differenzierung des Geschlechtes metagam durch äußere Faktoren und zwar durch die spezifische Beschaffenheit der Nahrung ausgelöst wird.

B. Die inneren Faktoren der Entwicklung mit Ausnahme der genetischen.

(P. HERTWIG.)

Im Laufe der Entwicklung werden die Beziehungen der einzelnen Teile zueinander und zum Ganzen immer mannigfaltiger und komplizierter. Jeder Teil beeinflußt räumlich und stofflich, physikalisch und chemisch das Schicksal der Nachbarteile und indem so die Gesamtentwicklung durch Relationen und Korre-

---

[1] BALTZER, F.: Mitt. Zool. Stat. Neapel **22** (1914).
[2] BALTZER, F.: Pubbl. Staz. zool. Napoli **6** (1925) — Verh. dtsch. Zool. Ges. **1928**.

lationen bestimmt wird, gewinnen die innerhalb der lebenden Masse lokalisierten und sich ausbildenden physikalischen und chemischen Kräfte mehr und mehr an Bedeutung für die Gestaltung des Phänotypus. — Schon das Schicksal der ersten Furchungszellen wird durch die chemischen und mechanischen Beziehungen der einzelnen Blastomeren zueinander festgelegt. ROUX[1], DRIESCH[2] und RHUMBLER[3] beobachteten, daß zwischen den Furchungszellen von Amphibien und Seeigeln Cytotaxis zu beobachten wäre. Gegenseitige chemische Beeinflussung ist die Ursache ihrer Zusammenlagerung und damit die Grundbedingung für die Bildung eines einheitlichen Organismus. — Eine ähnliche, die Differenzierung der einzelnen Blastomeren mitbestimmende Rolle spielt die *Reibung*, welche die benachbarten Zellen aufeinander ausüben. Bei den ROUXschen[4] durch Abtötung der einen Blastomere entstandenen Hemiembryones laterales von Rana temp. verhindert die Reibungsfläche mit der toten Eihälfte die Umordnung der Plasmabestandteile der lebenden Zelle zu einer totipotenten Blastomere. Wirkt man dem Reibungswiderstand dadurch entgegen, daß man durch Umkehrung der Eier eine Protoplasmaströmung hervorruft (Versuche von MORGAN[5], vgl. auch S. 811), so entsteht aus der halben Blastomere eine ganzer Embryo. Ist es nun bei den ersten Entwicklungsstadien verhältnismäßig einfach, die mechanischen und chemischen Kräfte innerhalb des Organismus zu erkennen, so wird diese Aufgabe schon von der Gastrulation ab schwierig. Immer kompliziertere *mechanische* Verhältnisse entstehen innerhalb des Organismus und bedingen durch Druck-, Zug- und Schubwirkungen Strukturen, die dieser Beanspruchung gewachsen sind. — Von einzelnen Zellen und Zellkomplexen werden *chemische Stoffe* spezifischer Art gebildet, die die Differenzierung benachbarter Teile bestimmen, Die Produktion solcher Stoffe kann bestimmten Organen, inkretorischen Drüsen, übertragen sein, die die Reizstoffe oder *Hormone* an das Blut oder andere Körpersäfte abgeben, so daß sich auch auf nicht benachbarte Gewebe und Organe wirken können. Schließlich spielen beim höher entwickelten Organismus *nervöse Einflüsse* eine bedeutende Rolle bei der Differenzierung, indem das Nervensystem dank seiner spezifischen Funktion bei der Übermittlung physikalischer und chemischer Reize an bestimmte Körperstellen in Tätigkeit tritt.

Ist es, wie die vorangehenden Kapitel gezeigt haben, schon schwer, den Anteil der äußern Umweltsfaktoren am Ablauf der Entwicklung zu erkennen. weil wir meistens nur die Intensität und Quantität der Faktoren experimentell beeinflussen können (Schwerkraft, Temperatur), seltener sie auch qualitativ verändern bzw. ihre Wirksamkeit ganz ausschalten können (Licht), so ist die uns jetzt gestellte Aufgabe, die Wirkung der im Organismus selbst gelegenen Faktoren zu analysieren, noch viel schwieriger. Experimentell können wir zwar eine Abänderung der im normalen Entwicklungsverlauf entstehenden gegenseitigen Beeinflussungen erreichen. Es ist aber dabei zu bedenken, daß durch einen solchen Eingriff wieder neue, uns in ihrer Eigenart ebenfalls unbekannte Relationen entstehen. —

ROUX unterscheidet vier verschiedene Entwicklungsperioden. In der ersten Periode ist die Entwicklung eine *typische* (afunktionelle), weil die Gestaltung nur durch ererbte Determinationsfaktoren bestimmt wird. In der dritten herrscht die funktionelle Reizgestaltung vor, es ist die Periode, wo die uns hier interessierenden „inneren" Faktoren der Entwicklung die Vorherrschaft haben. Wenn nun auch nach ROUX sich die einzelnen Perioden nicht scharf voneinander

[1] ROUX: Arch. Entw.mechan. **3** (1896).
[2] DRIESCH: Mitt. Zool. Stat. Neapel **11** (1895).
[3] RHUMBLER: Zitiert nach DÜRLEN: Experimentalzoologie, S. 131.
[4] ROUX: Anat. Anz. **9** (1894).   [5] MORGAN: Anat. Anz. **10** (1895).

absondern lassen und seine zweite Periode z. B. durch ein Ineinandergreifen von Selbstdifferenzierung und abhängiger Differenzierung charakterisiert ist, so möchte ich noch weiter gehen und sagen, daß es überhaupt keine Periode einer *nur* typischen und *nur* funktionellen Gestaltung gibt. Das Ineinandergreifen beider Momente ist, wie auch die vorhin angeführten Beispiele der gegenseitigen Beeinflussung der ersten Furchungsblastomeren lehren, von Anfang an charakteristisch für jede organische Entwicklung. Jede Zelle, jede Struktur und jede Organanlage, die neu gebildet wird, kann sich nur innerhalb der durch den vorangegangenen Entwicklungsschritt gesetzten Grenzen ausbilden. „Selbstdifferenzierung" ist also nur dort möglich, wo das Differenzierungsprodukt in den Bauplan des Ganzen harmonisch eingepaßt ist, oder wo wenigstens die Gegenwirkung einer anders gerichteten Entwicklungstendenz fehlt. Fick[1] sagt mit Recht, daß „Selbstdifferenzierung sicher die mechanischen Gesetze nicht verletzt, auch sie erfolgt nach mechanischen Gesetzen, nicht gegen sie". — Das, was wir schon bei der Beanspruchung des Organismus durch die Schwerkraft hervorgehoben haben, daß keine Struktur bestehen bleiben kann, die der funktionellen Beanspruchung nicht entspricht, gilt auch hier in Hinblick auf die gegenseitige Beeinflussung der Teile untereinander und durch das Ganze. Nur innerhalb der so gezogenen Grenzen ist den Teilen eine gewisse Selbständigkeit gelassen zur Wiederholung dessen, was, aus der phylogenetischen Entwicklung übernommen, in der

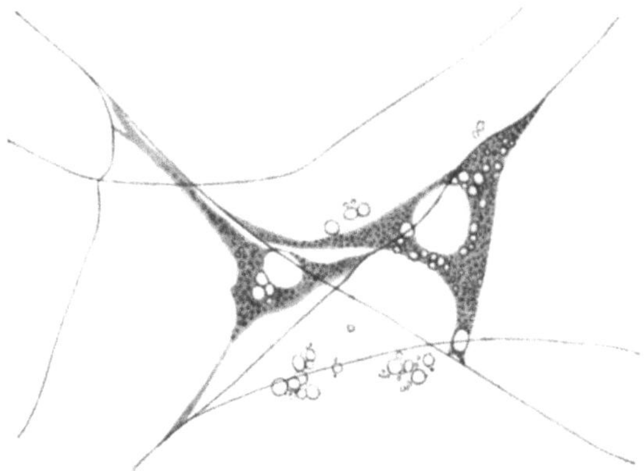

Abb. 223. Kultur embryonaler Zellen in vitro. (Nach Harrison.)

Erbmasse bewahrt wird und wieder reproduziert werden kann, falls keine anderweitig abändernden Einflüsse einwirken.

I. Mechanisch bedingte Zell-, Gewebs- und Organcorrelationen.

Jede isolierte Zelle hat den Gesetzen der Oberflächenspannung entsprechend, das Bestreben, Kugelgestalt anzunehmen. Zellen, die im Verband sind, geben die Kugelgestalt auf und werden in ihrer Form bestimmt durch die Gesetze, die für die Formbildung des Ganzen gelten. So ordnen sich die ersten Furchungszellen nach dem Prinzip der kleinsten Oberflächenbildung an, sie legen sich mit breiten Berührungsflächen aneinander, die anfangs höckrige Oberfläche der Morula geht in die glatte der Blastula über. Die Zellen sind durch die Druckwirkung zu mehr oder minder typischen Epithelzellen umgeformt.

Berührungsreize sind nach Harrison[2] die Veranlassung, daß das Medullarrohr und die Chorda der Wirbeltiere frühzeitig von Mesenchymzellen umscheidet werden. Er kultivierte undifferenzierte embryonale Zellen in vitro und brachte feine Fäden in die Kulturen. Die embryonalen Zellen hefteten sich mit langen Fortsätzen den Fäden an (Abb. 223). Harrison glaubt nun, daß zu der Zeit, wo das Mesenchym die Zwischenräume zwischen den Keimblättern auszufüllen

---

[1] Fick: Z. Abstammgslehre **31** (1923).
[2] Harrison: J. of exper. Zool. **16** (1914).

beginnt, die Oberfläche des Medullarohres und der Chorda eine feste Basis darbietet „auf welcher die Zellen kriechen können", und daß aus diesem Grunde
die genannten Organe frühzeitig von mehreren Zellagen eingehüllt werden"
(vgl. S. 880).

Um ein gerichtetes Wachstum der Fibroblasten zu erreichen, ist es aber
durchaus nicht nötig, ihnen ein so grobes Gerüstwerk, wie es die Fäden von
Harrison u. a. Autoren sind, zu bieten. Schon das Fibrinnetz, das sich bei der
Koagulation des Blutplasmas, in dem die Kulturen in vitro gezogen we:den,
bildet, genügt dazu. Den schönen Beobachtungen von Paul Weiss[1] verdanken
wir einen Einblick in die „Experi-
mentelle Organisierung des Ge-
webewachstums in vitro". Das
Zuchtmedium (Hühnerblut und
Embryonalextrakt) kam in Form
eines in einen kleinen dreieckigen

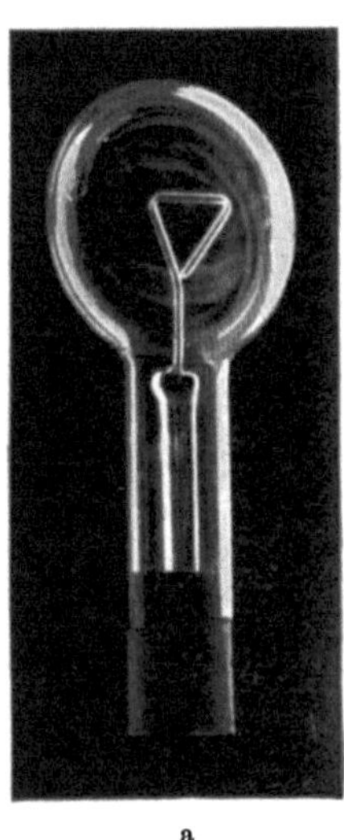

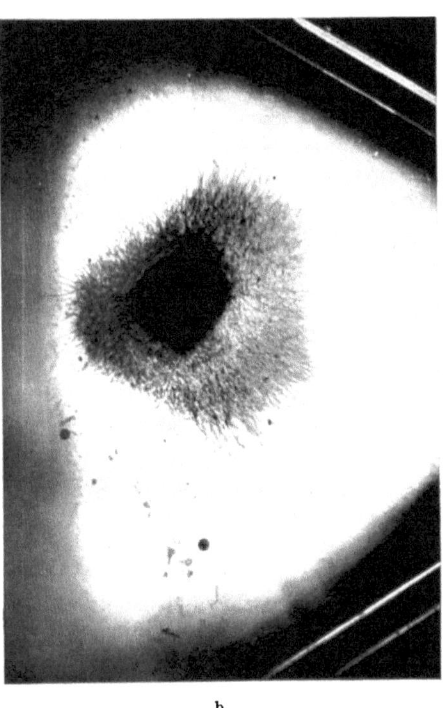

a   b

Abb. 224a und b. a) Das Kulturgefäß. Im Innern des wasserdampfgesättigten Glaskölbchens der zur Aufnahme des Mediums bestimmte dreieckige Glasrahmen. b) Fibroblasten, Kultur im dreieckigen Rahmen,
nach 72 Stunden. Wachstumsrand in Form eines dem Rahmendreieck eingeschriebenen Dreiecks.
(Nach P. Weiss.)

Rahmen gespannten Häutchens in Anwendung (Abb. 224a). Die Spannung, die
durch das Dreieck während der Gerinnung auf das Medium ausgeübt wird, wirkt
sich in einem Fibrinnetz mit drei Hautspannungsrichtungen aus. Dieser primären,
dem Medium aufgezwungenen Struktur, passen sich die Fibroblasten sekundär
an, und das Wachstum der Kultur wird in drei bevorzugte Wachstumsrichtungen
gelenkt, die senkrecht auf die Seiten des Dreiecks gerichtet sind. Die Abb. 224b
läßt aber nicht nur den eben geschilderten „Direktionseffekt", sondern auch
einen „Intensitätseffekt" erkennen. Das Wachstum schreitet in den bevorzugten
Richtungen auch am raschesten fort. Weiss macht hierfür die Flüssigkeits-
verteilung im Medium verantwortlich, denn er meint, daß die „capillare Bindung des Wassers in den organisierten fibrillären Zonen eine viel losere ist, als
in den maschigen, nicht oder mangelhaft geordneten Zonen." Weiss bemerkt,

----

[1] Weiss, Paul: Biol. Zbl. **48** (1928).

daß auch im Organismus den Zellen eine Grundsubstanz zur Verfügung steht, und daß vielleicht auch hier auf dem Umweg über die Organisation der Grundsubstanz das Zellgefüge organisiert wird.

Nur wenige Fälle sind bekannt, wo der *Ort einer Organanlage* anscheinend ausschließlich auf eine innere mechanische Reizung zurückzuführen ist. L. LOEB[1] wies bei Meerschweinchen nach, daß die Bildung einer Placenta nur auf den Berührungsreiz des sich anheftenden Eies zurückzuführen ist, und nicht, wie man wohl zunächst anzunehmen geneigt ist, auf einen spezifisch chemischen Reiz. Er konnte Placentabildung auch durch Einschnitte oder durch Einlagerung steriler kleiner fester Körper in die Uteruswand hervorrufen, freilich nur 2 bis 9 Tage nach der Ovulation, so daß die Uteruswand nicht immer auf die mechanische Reizung reaktionsfähig zu sein scheint. — HERBST[2] beobachtete, daß nur dann, wenn die frühzeitig gebildeten Kalknadeln der Seeigelgastrula einen Druck auf die Wimperringgegend ausüben, die Anal- und Oralarme der Plutei gebildet werden. Bleiben die Armstützen aus irgend welchen Gründen klein, dann hört auch das Wachstum der häutigen Armbestandteile auf, da diese zum Wachsen des kontinuierlichen Druckreizes bedürfen. Eine rein mechanische Ausstülpung der Epidermis durch die Kalknadeln kommt nach HERBST nicht in Frage, da bei einer solchen die Nadeln einfach die Haut durchstechen würden.

Zahlreich sind die Beispiele für die *Formbestimmung* der Organe durch *osmotischen Druck*, durch die *mechanische Beeinflussung der Nachbarteile* und durch ihre *funktionelle Beanspruchung.*

HERBST[3] führt die Entstehung der Exogastrula in Lithiumwasser auf den entstandenen osmotischen Überdruck im Innern der Larve zurück (vgl. S. 861). — Die Ventrikelhöhlen des Zentralnervensystems der Wirbeltiere erhalten ihre charakteristische Ausbildung durch den osmotischen Druck, der durch Ausscheidung von Salzen in die Ventrikelflüssigkeit entsteht. Die Ventrikel sind anfänglich ohne offene Verbindung nach außen, erst später bildet sich das Foramen magendii, wodurch ein Druckausgleich geschaffen wird. Wenn pathologischerweise der Durchbruch im Dach des 4. Ventrikels unterbleibt und der Liquor encephalicus nicht mit der subarachnoidalen Lymphe kommuniziert, kommt es infolge des Überdruckes zur Ausbildung eines Hydrocephalus internus.

Sehr schön zeigen bisher unveröffentlichte Versuche von G. HERTWIG, welche Rolle der osmotische Druck in der Augenkammer für die Ausbildung des Augenbechers spielt. Normalerweise sezernieren die Epithelzellen des Augenbechers Salze in den Humor aqueus, und da das Augenkammerendothel als semipermeable Membran funktioniert, entsteht ein Überdruck im Innern des Augenbechers, der seine Abrundung sowie das Dünnerwerden seiner Wandungen bewirkt. G. HERTWIG züchtete Kaulquappen in destilliertem Wasser, benahm also den Tieren die Möglichkeit, neue Salze aus dem Wasser aufzunehmen. Da nun zur Zeit der Ausbildung des Augenbechers der dem Tier im Ei ursprünglich mitgegebene Salzvorrat bereits verbraucht ist, kann kein osmotischer Überdruck im Innern des Auges entstehen, die Wandungen des Augenbechers bleiben daher dick, die ganze Augenanlage kleiner. Sehr schön zeigt die Abb. 225 die Verhältnisse bei einem normalen Auge (Abb. 225a) und bei einem Auge aus der Kultur in destilliertem Wasser (Abb. 225b).

Auch das Auswachsen der kubischen Zellen des Linsenepithels zu den langgestreckten Linsenfasern führt FISCHEL[4] auf mechanische Ursachen zurück.

[1] LOEB, L.: Zbl. Physiol. **22** (1908).
[2] HERBST: Handb. der Naturwissenschaften **3**, 620.
[3] HERBST: Mitt. Zool. Stat. Neapel **11** (1895).
[4] FISCHEL: Arch. Entw.mechan. **49** (1921).

„Ihre Entwicklung vollzieht sich unter dem Einfluß des Druckes, der innerhalb des Linsenbläschens herrscht, und dieser Druck ist es offenbar, der die Linsenfasern zwingt, eine bestimmte Form und Lagerung anzunehmen." Zu dieser Annahme kommt FISCHEL durch einen abnormen Befund im Auge einer Salamanderlarve, den er als einen hohen Grad der beim Menschen als *Lenticonus* bekannten Fehlbildung der Linse betrachtet. Der Lenticonus besteht in einer Vorwölbung der Linsenoberfläche und wird auf einen in der Linsenkapsel entstandenen Riß zurückgeführt. Bei jeder abnormen Entwicklung der Linse kann man beobachten, wie sich die Linsenfasern den neuen Drucklinien entsprechend angeordnet haben (HESS[1], FISCHEL[2]). —

Die *Formbestimmung* der Organe durch Zug- und Druckwirkung der Nachbarteile tritt besonders bei solchen Organen in Erscheinung, deren Funktion nicht an eine bestimmte Form gebunden ist. Es liegt auf der Hand, daß hier eine große Formenmannigfaltigkeit ohne Schädigung für den Organismus möglich ist, und so sehen wir denn auch, daß, wenn Unabhängigkeit von Form und Funktion besteht, die definitive Gestalt des Organs fast immer erst im Laufe der individuellen Genese bestimmt wird. Wir finden hier typische Beispiele von abhängiger Differenzierung. — ROUX[3] und ältere Autoren machten bereits darauf aufmerksam, wie die Leber bei den Fischen abgußartig die Lücken zwischen den Darmschlingen ausfüllt. — Fehlt bei Säugetieren die eine Niere und

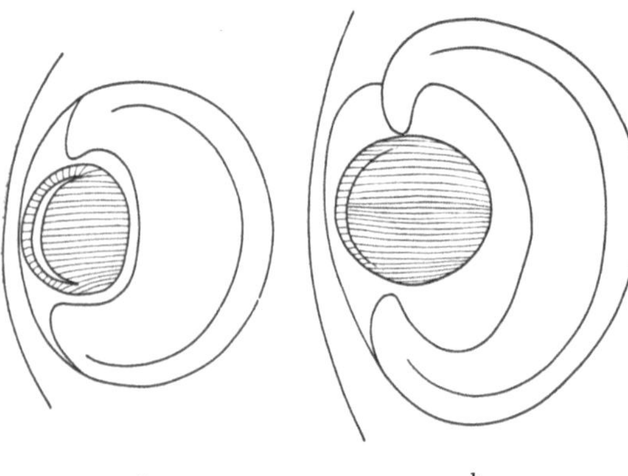

a   b

Abb. 225a und b. Augen zweier 15 Tage alten Froschlarven. a) Bei Kultur in destilliertem Wasser, b) bei Kultur in Leitungswasser. (Nach G. HERTWIG.)

Nebenniere, so besitzt auch die Leber nicht die normalerweise vorhandenen entsprechenden Gruben (ROTT[4]). Nach ASCHOFF[4] nimmt die Leber bei Bauchbrüchen, deren Ursache eine mangelhafte Ausbildung der Bauchwand ist, eine abweichende Gestalt an. Die Leber wird häufig von vornherein im Bruchsack angelegt und kann kugelrund, birnförmig, halbkugelig, ganz flach usw. sein. Eine ähnliche Plastizität zeigen die Lunge, die Nebenniere, die Milz und die Hirnsubstanz. Sogar das Herz hat keine fest fixierte Form, sondern kann auf Druckwirkungen hin runde oder platte Gestalt annehmen (MECKEL). Es handelt sich in allen diesen Fällen wohl kaum um eine direkte Druckwirkung, so daß etwa das härtere Organ sich in das weichere hineindrückt, sondern viel eher um eine Wachstumsbeeinflussung durch mechanische Faktoren. Das ist besonders deutlich in den Fällen, wo es sich um eine Modellierung der Form von Hartgebilden, von Knochen, durch weichere Teile handelt. — ROUX hebt hervor, daß die Bildung des Sulcus intertubercularis von der Bicepssehne teilweise abhängig ist, denn wenn die Sehne fehlt, erreicht der Sulcus nicht seinen normalen Ausbildungsgrad. Weitere Literatur ist bei BERNHARD[5], in der Abhandlung über den Einfluß der Muskulatur auf die Formgestaltung des Skeletes zu finden. — Die Gefäß- und Hirnfurchen

[1] HESS: Handb. der ges. Augenheilkunde, 2. Aufl., **6** (1905).
[2] FISCHEL: Anat. Hefte **1900**, H. 44.   [3] ROUX: Kampf der Teile. 1881.
[4] Zitiert nach WEIDENREICH: Evolutionsproblem **1921**, 48.
[5] BERNHARD: ROUX' Arch. **102** (1924).

des Schädels entstehen nach FRANKE[1] durch den periodischen Druck der pulsierenden Hirngefäße. WEIDENREICH[2] bemerkt, „daß die Impressiones digitatae und Juga cerebralia der Schädelbasis in ihrer Form und Anordnung durch die ihnen genau entsprechenden Gyri und Sulci der Großhirnoberfläche bedingt sind und mit diesen in ihrer individuellen Ausbildung wechseln."

Die letzten Beobachtungen leiten nun schon über zu der Übereinstimmung von *Struktur und Funktion*, die wir an allen den statischen und mechanischen Bedürfnissen dienenden Geweben wahrnehmen können.

Dort, wo das *Epithel* in erster Linie zum Schutz und zur Abgrenzung dient, ist es der Dehnung und Zerrung ausgesetzt. Infolge dessen sind seine Zellen mehr oder weniger stark abgeplattet, es entstehen die verschiedenen Formen des Plattenepithels. Wo ein wechselnder Druck vorhanden ist, wie in der Harnblase und dem Harnleiter, finden wir das sog. Übergangsepithel, dessen Zellen, je nach der mechanischen Beanspruchung bald zylindrisch gestreckt, bald schirmförmig abgeplattet sind. Die Produkte der Epidermis, die Schuppen der Fische, die Federn und Haare der Wirbeltiere sind so angeordnet, daß ihre Verlaufsrichtung stets mit der Bewegungsrichtung parallel geht (SCHWALBE[3]). — KRIEG[4] hat kürzlich die Dynamik des geschichteten Plattenepithels behandelt. Die Zellen der Keimschicht sind infolge gegenseitiger Pressung zylindrisch und senkrecht zur Keimschicht angeordnet. Je weiter sie an die Oberfläche rücken, desto stärker findet ihre Verhornung statt, sie verlieren an Elastizität und sitzen als derbe Zellschicht der Oberfläche auf und bilden einen Widerstand für die nachrückenden jüngeren Zellen, die also unter Druck stehen und sich abplatten müssen.

Das klassische Gewebe für das Studium der Gestaltsbestimmung durch Druck- und Zugkräfte ist das Binde- und Stützgewebe geworden. Alle Strukturen, die das *faserige Bindegewebe* annehmen kann, sind seiner mechanischen Beanspruchung angepaßt. Als lockeres Bindegewebe dient es dazu, die Abscherung sich verkürzender Organe gegen ihre Umgebung zu erleichtern. Seine sich nach allen Richtungen kreuzenden schlaffen Fasern, die weiten Lymphspalten, die es durchziehen, ermöglichen leichte und ausgedehnte Verschiebungen. Auf Druck und Zug beansprucht, ordnen sich die Fasern in bestimmten Richtungen und es entstehen Sehnen, Aponeurosen, Fascien und Bänder. Die den Experimentator interessierende Frage ist, wie weit die Funktion an dem Zustandekommen der zweckmäßigen Struktur beteiligt ist. Viel besprochen ist die Regeneration der Achillessehne im Tierexperiment und nach Tenotomie beim Menschen. Die Bildung eines leistungsfähigen Gewebes erfolgt bekanntlich sehr rasch. So berichtet PAGET[5], daß bereits nach 6 Tagen die Sehnenenden bei einem Kaninchen wieder vereinigt sind, und daß die herauspräparierte junge Sehne bereits eine Belastung von 10 kg getragen hätte, nach 10 Tagen sogar schon von 28 kg. Es ist nun wohl kaum richtig, daß, wie O. LEVY[6] festgestellt zu haben glaubte, das funktionsfähige Regenerat nur unter der Einwirkung des intermittierenden Zuges der Muskeln gebildet wird. BIER spricht sich dagegen aus, weil die gleiche Regeneration auch im Gipsverband erfolgt, wo die Funktion zwar ausgeschlossen ist, dafür aber eine Lücke besteht, in die das Regenerat hineinwachsen kann. Wenn man freilich wie O. LEVY[6] nach Tenotomie die Muskeln fortschnitt, und in das junge Regenerat einen Seidenfaden einheilen

[1] FRANKE: Z. Laryng. usw. **10** (1921).   [2] WEIDENREICH: Zitiert auf S. 874.
[3] SCHWALBE: Selenkas Studien über d. Entw. d. Tiere **4** (1911).
[4] KRIEG: Arch. mikrosk. Anat. **100** (1924).
[5] PAGET: Zitiert nach BIER: Dtsch. med. Wschr. **1917**, Nr 27—30, 14.
[6] LEVY, O.: Arch. Entw.mechan. **18** (1904) — Handwörterbuch der Naturwiss. **4** (1913).

ließ, mit dessen Hilfe ein dauernd *quer* gerichteter Zug ausgeübt wurde, entwickelte sich, dem Zug entsprechend, ein quergerichteter Strang von Bindegewebsfasern. — Wahrscheinlich hat jede Art von Bindegewebe, auch wenn es bereits differenziert ist, die Fähigkeit, sich noch in spezifisch geformtes Bindegewebe umzuwandeln. SCHEPELMANN[1] transplantierte ein Venenstück zwischen 2 Sehnenstümpfe. Es wurde in sehnenartiges Gewebe umdifferenziert.

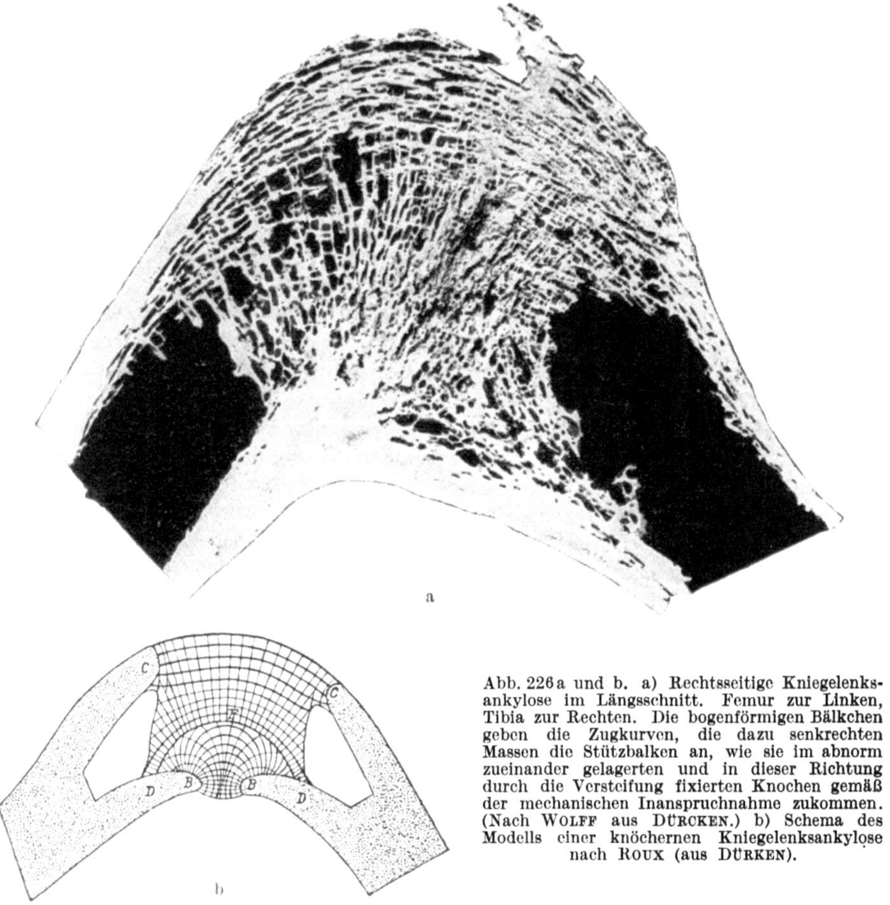

Abb. 226a und b. a) Rechtsseitige Kniegelenksankylose im Längsschnitt. Femur zur Linken, Tibia zur Rechten. Die bogenförmigen Bälkchen geben die Zugkurven, die dazu senkrechten Massen die Stützbalken an, wie sie im abnorm zueinander gelagerten und in dieser Richtung durch die Versteifung fixierten Knochen gemäß der mechanischen Inanspruchnahme zukommen. (Nach WOLFF aus DÜRCKEN.) b) Schema des Modells einer knöchernen Kniegelenksankylose nach ROUX (aus DÜRKEN).

Viel diskutiert ist auch heute noch das Zustandekommen der funktionsentsprechenden Knochenstrukturen und Knochenformen.

Seit den epochemachenden Beobachtungen von HERMANN VON MEYER[2] und JULIUS WOLF[3] wissen wir, daß die Architektur der Knochensubstanz, namentlich auch die Anordnung der Knochenbälkchen in der Spongiosa auf das genaueste mit der an die Knochen gestellten mechanischen Beanspruchung übereinstimmt. Bälkchen von Knochengrundsubstanz werden nur entsprechend den Zug- und Drucklinien gebildet. Bei der normalen Ontogenese wird die Knochenarchitektur in ihren Grundzügen bereits festgelegt, ohne daß Zug und Druck die Richtung der Knorpel- und Knochenbälkchen bestimmen können, da noch keine ent-

---

[1] SCHEPELMANN: Zitiert nach DÜRKEN: Experimentalzool., S. 79.
[2] MEYER: Arch. f. Anat. u. Physiol. **67** (1867).
[3] WOLF, JULIUS: Virchows Arch. **50** (1870).

sprechende Belastung der Organe stattfindet. Besonders deutlich spricht die
Ausbildung funktionsloser Extremitäten, wie sie bei Amphibientransplantationen
erzielt werden können dafür, daß die Funktion in der Embryonalentwicklung
nicht formbildend ist (HAMBURGER[1]). Trotzdem ist das Resultat dieser „funktionslosen" Entwicklung ein derartiges, daß es der späteren Beanspruchung entspricht, und nur unerhebliche sekundäre Ummodellierungen nötig sind. Es ist
hier wie BRAUS in seinem Lehrbuch Anatomie des Menschen Bd. 1 sagt, „der
historische Entwicklungsvorgang unbestritten der, daß in Abhängigkeit vom
Milieu entstandene Strukturen und Formungen, also einst erworbene Eigenschaften
erblich wurden und in einer, im einzelnen noch nicht aufgeklärten Weise auf die
folgenden Generationen übertragen worden sind." — Dabei ist aber die Reaktionsfähigkeit auf veränderte Beanspruchung nicht geschwunden, wie die zahlreichen uns bekannten Fälle von Anpassungen der Knochenarchitektur an neuartige Belastungen lehren. An einer großen Anzahl von Frakturenpräparaten
hat schon JUL. WOLFF eine Architektur des Knochens beobachtet, die bei schief

verheilten Brüchen auf das genaueste den neuen
statischen Verhältnissen entsprach und zwar
auch noch weit von der Bruchstelle entfernt,
so z. B. bei Diaphysenbrüchen langer Röhrenknochen an den Gelenkenden. Das berühmteste
Beispiel einer solchen sekundären Anpassung
ist die von WOLFF und ROUX[2] untersuchte
Kniegelenksankylose, bei welcher die Zug- und
Drucklinie in Präparat und Modell vortrefflich
übereinstimmen (Abb. 226). BRAUS betont also
mit Recht als wesentlich, „daß unser Organismus auch heute noch die Reaktionsfähigkeit

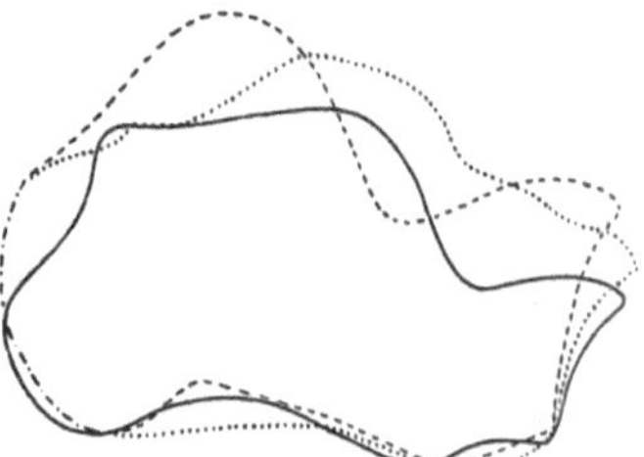

Abb. 227. (Nach WEIDENREICH, Erklärung im Text.) (Aus WEIDENREICH:
Roux' Arch. **51.**)

der Knochen auf äußere Einflüsse besitzt und das Erbgut korrigierend und um-
gestaltend modeln kann, wie es der jeweilige Gebrauch oder abnorme Ereignisse verlangen." Weitere Beispiele sind bei KORSCHELT[3] zu finden.

Hiermit steht nicht im Widerspruch, daß für die Herstellung einer normalen
Knochenarchitektur bei Regeneration eine funktionelle Beanspruchung nicht
nötig ist. Unterbleibt jede irgendwie geartete mechanische Einwirkung, kann
Selbstdifferenzierung nach dem ursprünglich vorhandenen ererbten Bauplan
erfolgen wie BIERS[4] Mitteilungen erweisen. Bei der Entnahme eines Knochen-
spans, der zu einer autoplastischen Transplantation gebraucht wurde, aus der
seitlichen Rinde der Tibia entsteht eine Lücke, die durch Knochenregeneration
wieder ausgefüllt werden kann. Die Stelle ist wohl ganz entlastet und doch wird
ein der künftigen Belastung entsprechendes Regenerat gebildet. Es ist dies eine
Parallelerscheinung zu der auf S. 875 erwähnten Regeneration der Achillessehne
im Gipsverband.

Es ist nach dem Gesagten schon eigentlich selbstverständlich, daß nicht
nur die Architektur, sondern auch die Form der einzelnen Knochen abhängig ist
von ihrer statischen Beanspruchung. Neues Material hierfür hat WEIDENREICH[5]
bei seinen Untersuchungen über die Ausbildung des menschlichen Calcaneus
gebracht. Abb. 227 zeigt die Seitenprojektion des Calcaneus bei einem neugeborenen
Menschen (— — —), einem erwachsenen Menschen (———), einem hochgradigen
Spitzfuß (. . . . .) auf die gleiche Länge gebracht. „Das Zustandekommen der
typischen normalen menschlichen Form des Erwachsenen ist die Folge einer ganz

[1] HAMBURGER: Roux' Arch. **114** (1928).　　[2] ROUX: Arch. f. Anat. **1885.**
[3] KORSCHELT: Regeneration. Bornträger 1927.　　[4] BIER: Zitiert auf S. 875.
[5] WEIDENREICH: Arch. Entw.mechan. **51** (1922).

bestimmten Beanspruchung, und die typische Skeletform kann nur entstehen, wenn bei jedem Individuum die typische Beanspruchung stattfindet." Wird bei autoplastischen Knochentransplantationen Knochensubstanz mehr der Form als der Funktion entsprechend eingefügt, so führt, wie die Beschreibungen von Els[1] über Tibiaregenerationen lehren, das Streben zur Wiederherstellung der Funktion sehr bald zu einer zweckmäßigen Umgestaltung von Regenerat und Transplantat.

Viel untersucht und viel besprochen ist die Frage nach der Ausbildung der *Gelenke*. Ihre erste Anlage macht sich in einer „Gelenkspalte" bemerkbar, einem Hohlraum, welcher in dem die 2 Knorpelenden trennenden intermediären Mesenchym auftritt und an dessen Bildung vielleicht Bewegungen der Skeletteile gegen-

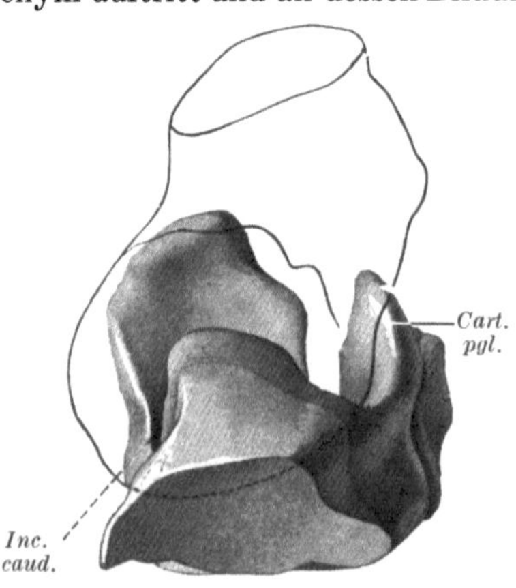

Abb. 228. Experimentell deformiertes Schultergelenk. Unke (Bombinator). Wachsplattenmodell. Die früheste Anlage des Schultergürtels ist durch einen künstlichen Eingriff so verkleinert worden, daß eine Zwergpfanne (plastisch gezeichnet) entstanden ist. Der Humerus hat dagegen seine normale Größe behalten. Hier ist der Kontur des Humeruskopfes schematisch an die gleiche Stelle gezeichnet, an welcher der normale Kopf steht; der Größenunterschied zwischen Kopf und Pfanne springt in die Augen. In Wirklichkeit weicht der Kopf aus (Luxation) oder er wird deformiert und eingekeilt (Ankylose). (Nach Braus.

einander eine Rolle spielen. Diese Annahme ist freilich sehr hypothetisch und wird namentlich von Braus[2] auf Grund seiner Untersuchungen über das Schultergelenk von Bombinator bestritten. Braus exstirpierte die Vorderbeinanlage und verpflanzte sie an eine andere Stelle, wo sie sich funktionslos weiter entwickelte. Bei der Operation wird die Schultergürtelanlage verletzt, sie wird verkleinert, und diese Verkleinerung führt zur Entwicklung eines Zwerggürtels mit einer Pfanne, in die der normal große Kopf des Humerus nicht hineinpaßt (Abb. 228). Die Schultergürtelanlage ist also ein harmonisch äquipotentielles System (Driesch) mit Selbstdifferenzierung. Freilich sind weder Kopf noch Pfanne in den Transplantaten ganz normal gebildet, sie besitzen Defekte, die auf den Wachstumsdruck der Skeletteile gegeneinander zurückgeführt werden. Mechanische Momente spielen also bei der definitiven Ausbildung eines unter anormalen Bedingungen entstandenen Gelenkes ebenso eine Rolle, wie deren Mitwirkung bei der Ausbildung jedes normalen Gelenkes, für das Abgestimmtsein von Pfanne und Kopf, von manchen Autoren, so namentlich von Fick[3] angenommen wird. Fick betont auch, daß sich ein Gelenk bei künstlichen oder angeborenen Fehlbildungen durchaus nicht immer nach der ererbten Form entwickelt. Mehrere Fälle sind beobachtet worden, wo Funktionslosigkeit ein regelwidriges Gelenkende zur Folge hatte. Jenny[4] fand bei einem armlos geborenen Schaf ein Schulterblatt mit einem Gelenkkopf an Stelle der Pfanne. Hamburger[5] hingegen, der bei einem nerven- und funktionslosen Bein eines Fröschchens die Femurentwicklung untersuchte, fand den Femurkopf normal entwickelt.

Ganz sicher ist wohl, daß sich die Gelenke des heranwachsenden und erwachsenen Individuums durch den Gebrauch noch verändern. Fick hebt die Anschlagstellen, kleine Gruben in der Nähe der Gelenkflächen und das Vorschieben der Knorpelflächen am Kopf von Kugelgelenken in Richtung der Bewegung

---

[1] Els: Anat. Hefte **38** (1920).   [2] Braus: Arch. Entw.mechan. **30** (1910).
[3] Fick: Abh. preuß. Akad. Wiss., Physik.-math. Kl. **1921** — Z. Abstammgslehre **31** (1923).
[4] Jenny: Anat. Anz. **40** (1912).   [5] Hamburger: Roux' Arch. **114** (1928).

hervor. Von Fick stammen auch eine Reihe von Tierversuchen über den Muskeleinfluß auf die Gelenkform. Interessant sind namentlich die Resultate über Neubildungen von Gelenken nach veränderten Muskelansätzen. Resektion des Schultergelenkes bei einem Kaninchen verbunden mit Abtrennung aller nahe des Gelenkes ansetzenden Muskeln führte zu einem funktionierenden Regenerat, bei welchem das Schulterblatt eine Art Gelenkkopf, der Oberarm eine Pfanne ausgebildet hatte (Abb. 229). Also auch bei den Gelenken finden wir eine noch bestehende Reaktionsfähigkeit auf geänderte mechanische Beanspruchung, die eine andere als die normale Ausbildung möglich macht.

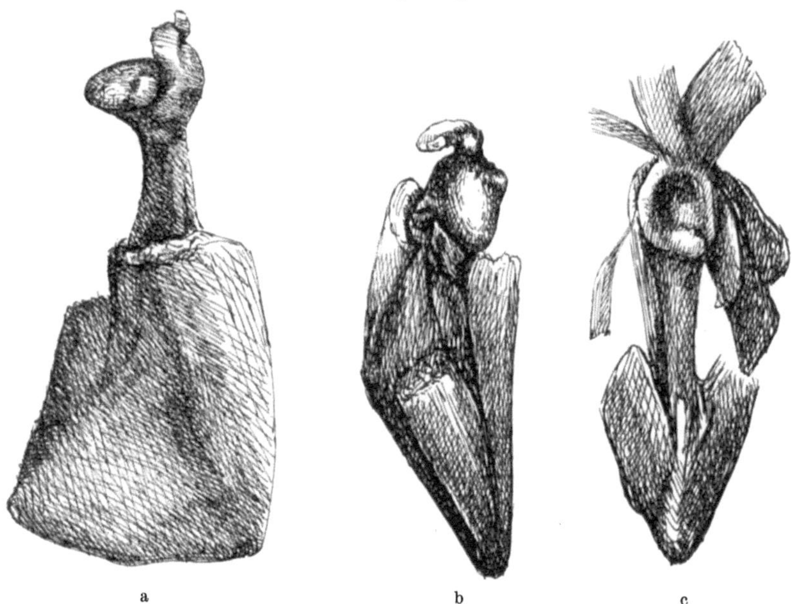

a   b   c

Abb. 229a–c. a) Kaninchenschultergelenk mit Formumkehrung durch Veränderung der Muskelansatzverhältnisse. Schulterblatt mit Gelenkkopf von hinten bzw. außen gesehen; b) Gelenkkopf des Schulterblattes von medial bzw. von vorn gesehen; c) Oberarm mit Pfanne, unterer Pfannenrand etwas hakenförmig umgebogen. (Nach Fick.) (Aus Abhandlungen der Preußischen Akademie der Wissenschaften. 1921.)

Wir kommen nun zur Besprechung eines Falles, wo die Form des Organs zwar auch Grundbedingung für die Funktionstüchtigkeit ist, der funktionelle Reiz selber aber nicht formbestimmend ist, sondern andere mechanische Faktoren. Wenn eine *Linse* funktionieren soll, muß sie aus durchsichtigem Material in einer für die Brechung der Lichtstrahlen geeigneten Form gebildet werden. Fischel (vgl. S. 873) führt die Ausbildung der Form auf den Einfluß des Druckes, der innerhalb des Linsenbläschens herrscht, zurück. Grundbedingung für die normale Gestaltung ist freilich wie Uhlenhuth[1] auf Grund von Beobachtungen von Fischel[2] hervorhebt, daß auf die Linse kein irgendwie gearteter mechanischer Druck von außen ausgeübt wird. Das ist bei ihrer normalen Lage in der Pupille nicht der Fall und ebenso dann nicht, wenn ein Regenerat vom Irisrand in die Pupille gelangt. „Wird es aber zwischen die Iris und eine bereits vorhandene fertige Linse gepreßt, so entstehen Formen, die die Gestalt des hier zur Verfügung stehenden Raumes oft mit erstaunenswerter Exaktheit nachahmen." Es muß also die Form der Linse ohne Rücksicht auf die Zweckmäßigkeit unter dem Zwang mechanischer Relationen entstehen.

---

[1] Uhlenhuth: Arch. Entw.mechan. **45** (1919).   [2] Fischel: Anat. Hefte **14** (1900).

II. Chemische Regulationen, soweit nicht durch spezifische Hormone bewirkt.

1. Richtungsreize uud formative Reize.

Bereits auf S. 870 haben wir erwähnt, daß die Furchungszellen chemische Stoffe abscheiden, durch die ihre Zusammenlagerung auch nach absichtlich gestörtem Verband gewährleistet wird. Reizstoffe, die, von bestimmten Zellgruppen abgeschieden, die Differenzierung der Nachbarteile maßgebend beeinflussen, spielen bei fortschreitender Entwicklung eine immer größere Rolle. Sie können als *Richtungsreize* im Sinne von HERBST die Lagerung bestimmter Zellgruppen an bestimmten Teilen des Organismus bedingen, oder als *formative* Reize die Art der Zelldifferenzierung, mithin Gewebsbildung oder Organanlage bestimmen. Über die chemische Natur dieser Reizstoffe sind wir fast immer im unklaren. Nur selten liegt der Fall so einfach, wie bei der von LOEB[1] beobachteten Wanderung von Pigmentzellen auf die Capillaren des Dottersackes von Fundulusembryonen. Hier wirkt offenbar der Sauerstoff des Blutes als chemischer Reizstoff.

Auf chemische Richtungsreize reagieren am deutlichsten die Mesenchymzellen, die ja im Gegensatz zu den im Verband sich befindenden epithelialen Zellen der Keimblätter die Fähigkeit zur Ortsveränderung besitzen. DRIESCH[2] zerstreute durch Schütteln die primären Mesenchymzellen im Blastocöl von Seeigelblastulae. Sie wanderten nach einiger Zeit wieder zurück in ihre normale Lage am vegetativen Teil des Ektoderms. Auf einen weiteren sehr lehrreichen Fall macht HERBST[3] aufmerksam. Von der Ausbildung der Pigmentschicht des Augenbechers ist die Bildung der Chorioidea abhängig; wenn nämlich bei Mißbildungen die Augenspalte sich nicht normal schließt, so fehlt an dieser Stelle die Aderhaut, ebenso wie die Pigmentschicht, da deren Anwesenheit die Anlagerung von Bindegewebszellen beeinflußt. Die Bildung von Mesenchymscheiden und Knorpelkapseln am Nervenrohr und Chorda haben wir schon S. 871 erwähnt. Wahrscheinlich spielen aber auch hierbei chemische Reize eine Rolle. Besonders deutlich ist das bei der Entwicklung der knorpeligen Ohrkapsel, die nach EISINGER und STERNBERG[4] ein gutes Beispiel für eine abhängige Differenzierung bietet, da ein von dem Epithel des Hörbläschens ausgehender formativer Reiz für ihre Differenzierung überhaupt sowie für ihre spezielle Form maßgebend ist. Desgleichen wird das Zusammenwirken von taktischen und chemischen Reizen von Bedeutung sein, wenn es sich darum handelt, daß zwei gewebsgleiche Regenerate die Verbindung miteinander finden. Als Reizstoffe dienen wahrscheinlich die zerfallenden Gewebsmassen.

Die schönsten Beispiele für die Wirkung formativer chemischer Reize auf die Organdifferenzierung bietet uns die Augenentwicklung. Ob das Epithel der Epidermis sich zum Hornhautepithel umwandelt ist abhängig von der Berührung der Augenanlage (SPEMANN[5], FISCHEL[6]), und zwar steht die Größe der sich bildenden Cornea in direkter Abhängigkeit von der Größe der Berührungsstelle. Auch für die normale Ausbildung der Pigmentschicht des Augenbechers ist seine normale Lagerung und Richtung zum Ektoderm notwendig (FISCHEL[6]). Am

---

[1] LOEB: J. of Morph. **8** (1893).

[2] DRIESCH: Arch. Entw.mechan. **3** (1896).

[3] HERBST: Handb. d. Naturwissenschaften.

[4] EISINGER u. STERNBERG: Literatur bei O. MANGOLD: Das Determinationsproblem. Erg. Biol. **3** (1928).

[5] SPEMANN: Arch. mikrosk. Anat. **100** (1923).

[6] FISCHEL: Arch. Entw.mechan. **49** (1921).

interessantesten ist die *Linsenbildung*. Bei Rana fusca (SPEMANN[1]), R. sylvatica (LEWIS[2]), R. palustris[2], Hyla arborea (EKMANN[3]), Amblystoma (LE CRON[4]), Bombinator pachypus und Salamandra (FISCHEL[5]), kann das Epithel nur dann eine Linse bilden, wenn der Augenbecher in Berührung mit demselben kommt. Anders verhalten sich Rana esc. (SPEMANN[1]), Salmo (MENCL[6]) und Fundulus (STOCKARD[7]), die die Fähigkeit besitzen, eine Linse unabhängig vom Augenbecher zu bilden. Bei bestimmten Formen spielen also Bildungsreize bei der Linsenentwicklung eine ausschlaggebende Rolle, die sogar ursprünglich nicht zur Linsenbildung bestimmte Kopfhaut veranlassen können, eine solche zu bilden. SPEMANN transplantierte bei Bombinator an den Ort der Linsenbildung ein Stück Kopfhaut von einer anderen Stelle des Kopfes, welches auf den vom Augenbecher ausgehenden Reiz sich zur Linsenbildung fähig erwies.

Die Anregung zur Ausbildung bestimmter Organanlagen durch Reize, die von bestimmten Zellgruppen ausgehen, ist keineswegs auf die Differenzierung des Sehapparates beschränkt, sondern ähnliche Erscheinungen spielen häufig eine wichtige Rolle bei der tierischen Entwicklung. Die Entdeckung der „Organisationszentren"[8] von SPEMANN fördert sehr wesentlich unsere Kenntnis der korrelativen Entwicklung.

2. Regulationen und Correlationen,
die mit Funktion und Funktionslosigkeit der Organe zusammenhängen.

Es ist bekannt, daß arbeitende Organe sich vergrößern und häufig funktionelle Hypertrophie zeigen. Wahrscheinlich kommt es zu stärkerer Wasseraufnahme und dann nach HÖBER[9] sekundär auch zu einer Zunahme der lebenden Substanz, also zu *funktionellem Wachstum*. Je nachdem, ob man Proteus anguineus (SCHREIBER[10]) zur Lungen- oder Kiemenatmung zwingt, erreicht man eine mächtige Entwicklung der Lungen oder Kiemen. — Nach Aderlässen, die eine starke Blutkörperausbildung zur Folge haben, ist das Knochenmark typisch verändert. Funktionelles Wachstum zeigt die Niere, wenn ihr nach Exstirpation der zweiten Niere die doppelte Arbeit zugemutet wird. Sie nimmt stark an Größe zu, so daß sie nach einiger Zeit das Gewicht von 2 Nieren besitzen kann. Entfernt man bei Kaninchen (PONFICK[11]) $^{1}/_{4}-^{1}/_{3}$ der Leber, so setzt bald eine lebhafte Regeneration ein. Wiederholt man die Operation in bestimmten Zwischenräumen, so kann sich der Leberrest sogar auf das 3fache des ursprünglichen Umfangs vergrößern.

Eine erhöhte Vitalität infolge erhöhter funktioneller Beanspruchung durch Erzeugung verlorengegangener Teile, beobachtete CHILD[12] in seinen Regenerationsexperimenten mit Planarien. Es zeigte sich, daß Tiere desto widerstandsfähiger gegen schädigende Einflüsse von Alkohollösungen waren, je größere Regenerate sie zuvor gebildet hatten. Das gleiche gilt für Tiere, die nach einer Hungerperiode ihre reduzierte Körpersubstanz wieder hatten ersetzen müssen. Funktionelle

---

[1] SPEMANN: Anat. Anz. **23** (1903) — Zool. Anz. **28** (1905) — Zool. Jb., Abt. f. allg. Zool. **32** (1912).
[2] LEWIS: J. of exper. Zool. **2** (1905) — Amer. J. Anat. **7** (1907).
[3] EKMANN: Arch. Entw.mechan. **39** (1914).   [4] LE CRON: Amer. J. Anat. **6** (1907).
[5] FISCHEL: Arch. Entw.mechan. **49** (1921).
[6] MENCL: Arch. Entw.mechan. **16** (1903); **25** (1908).
[7] STOCKARD: Arch. Entw.mechan. **23** (1907) — J. of exper. Zool. **6** (1909).
[8] Literatur: Arbeiten von SPEMANN u. Schülern in Roux' Arch. — Ferner: MANGOLD, O.: Das Determinationsproblem. Erg. Biol. **3** (1928).
[9] HÖBER: Phys. Chemie d. Zelle u. Gewebe. 1914.
[10] SCHREIBER: Zitiert nach HERTWIG: Allg. Biol., 6. bis 7. Aufl., S. 663.
[11] PONFICK: Virchows Arch. **118** (1889); **119** (1890).
[12] CHILD: J. of exper. Zool. **30** (1920).

Beanspruchung bewirkt also nach CHILD eine Verjüngung, die auf einer Veränderung des Gesamtorganismus und nicht nur auf Neuerzeugung von Teilen beruht.

Der funktionellen Hypertrophie steht die Degeneration und der Substanzabbau bei Nichtbeanspruchung gegenüber. Charakteristisch hierfür sind die Veränderungen, die der lange Darm der omnivoren Kaulquappen bis zum kurzen Darm der carnivoren Frösche während der Metamorphose durchmacht. BABÁCK hat ähnliche Veränderungen bei ausschließlicher Fleischfütterung der Larven erreicht. GÜNTHER HERTWIG konnte an Schnittpräparaten die Abstoßung größerer Partien der Darmwandungen in das Darmlumen bei hungernden Kaulquappen, die in destilliertem Wasser gezüchtet waren, beobachten. Die Zahl der Beispiele läßt sich leicht vermehren, es mag aber genügen, an die bekannte Tatsache zu erinnern, daß einzelne Glieder des Körpers, die durch Durchschneidung der Nerven oder Unterbindung der Gefäße nicht mehr am Stoffwechsel teilnehmen, rettungslos der Degeneration verfallen. Es ist nun sehr interessant, zu verfolgen, welche Regulations- und Korrelationsvorgänge bestehen, um den Substanzabbau in Bahnen zu leiten, die für die Erhaltung des Individuums oder der Art von Bedeutung sind.

Viele Tiere, manche Insekten und Amphibien, machen Entwicklungsperioden durch, in denen gleichzeitig eine größere Anzahl von Organsystemen, in manchen Fällen, z. B. bei Musca, so gut wie alle, von Grund auf zerstört werden. Die bei diesem Abbau frei werdenden Fett- und Eiweißstoffe werden zum Aufbau neuer Organe und Gewebe verwandt. Wir bezeichnen diesen Prozeß als eine Metamorphose. Zahlreiche Beobachtungen, so von WEISMANN[1] bei Fliegenlarven, von BARFURTH[2] bei der Resorption des Schwanzes von jungen Fröschen, sprechen dafür, daß die Blutzirkulation weitgehend Abbau und Aufbau reguliert, indem durch sie die Lebenstätigkeit der Zellen entweder gehemmt oder begünstigt wird. Als auslösendes Moment für den Eintritt und die Durchführung der Metamorphose spielt der Hunger häufig eine wichtige Rolle, wie BARFURTH[2] anläßlich seiner Froschexperimente auseinandersetzt, wahrscheinlich weil durch ihn der Gefäßtonus herabgesetzt wird.

In vorbildlicher Weise hat MIESCHER[3] den Umbau der Organe des Rheinlachses während seines Aufenthaltes im Süßwasser erforscht und uns mit den Korrelationen, die zwischen dem Abbau von Muskelsubstanz und dem Aufbau von Geschlechtsorganen bestehen, bekannt gemacht. Die Mehrzahl der Lachse hält sich 6—9$\frac{1}{2}$ Monate, einige Exemplare vielleicht bis zu 12 Monaten, im Süßwasser auf, ohne während dieser Zeit irgendwelche Nahrung zu sich zu nehmen. Während dieser Hungerperiode ist der Lachs auf Selbstzehrung angewiesen und bezieht seinen Eiweiß- und Fettbedarf aus der Rumpfmuskulatur, die daher sehr bald Zeichen der Entartung aufweist. Nun wird aber durch diesen Organabbau nicht nur das Leben des Tieres erhalten, sondern gleichzeitig erfolgt das Heranwachsen der Keimdrüsen, die ja namentlich beim Weibchen eine große Menge an Eiweiß zu ihrem Aufbau bedürfen. Auch dieser Bedarf an Eiweiß wird aus der Rumpfmuskulatur, zum kleineren Teil aus Leber und Darm bezogen. MIESCHER berechnet den Eiweißverlust der Muskulatur auf 554,6 g, was etwa dem Nährwert von 2$\frac{1}{2}$—3 kg Ochsenfleisch entspricht. Wie kommt es nun, daß der Substanzbedarf aus der nicht lebensnotwendigen Rumpfmuskulatur gedeckt wird, und daß nicht die für die Steuerung und Fortbewegung unentbehrlichen Flossen und Kopfmuskeln oder die Herzmuskulatur geschädigt wird? MIESCHER weist auf die Durchblutungsverhältnisse dieser Organe hin. Die Rumpfmusku-

[1] WEISMANN: Z. Zool. **16**, 45 (1894).
[2] BARFURTH: Arch. mikrosk. Anat. **29** (1887).
[3] MIESCHER: Ges. Abhandl. Leipzig: Vogel 1897.

latur ist im Verhältnis zur Flossenmuskulatur wenig reichlich mit Blut versorgt. Da nun nach MIESCHER beim Einsetzen der Hungerperiode infolge von Veränderungen der Milz, Schwellung und Erweiterung ihrer Arterien, der Gefäßtonus sinkt, so tritt zuerst ungenügende Gewebsatmung und durch diese bedingt Eiweißabbau in der an Blutcapillaren armen Rumpfmuskulatur ein. Die kräftig durchbluteten und lebhaft atmenden Keimdrüsen hingegen benutzen diese Abbauprodukte zum Aufbau ihrer spezifischen Bestandteile. Immer zahlreichere Capillaren bilden sich um die sich vergrößernden Follikel aus, so daß diese ausgiebige neue Blutbahn bald von sich aus den Blutdruck beeinflussen kann, und die Tätigkeit der Milz bald wieder überflüssig wird; sie hat noch vor Beginn der Laichzeit ihre normale Größe und Blutfülle wieder erreicht. Der Eierstock ist allein imstande, dafür Sorge zu tragen, „daß der Blutdruck immer grade so weit sinkt, bis Stoffverbrauch und Stoffabgabe sich decken, und doch noch etwas für die Selbstzehrung übrig bleibt" (S. 170. MIESCHER[1]).

Man kann wohl kaum ein zweites so lehrreiches Beispiel für die Erkenntnis der Stoffwechselregulationen und funktionellen Organkorrelationen finden, wie diesen „großartigsten und ergiebigsten Hungerversuch, den die Physiologie kennt".

---

[1] MIESCHER: Zitiert auf S. 882.

Die Verdauung als Ganzes.

Von

OTTO KESTNER

Hamburg.

Zusammenfassende Darstellungen.

Vor allem sei auf Bd. 3 ds. Handb.s verwiesen, Artikel Klee, Trendelenburg, Groebbels, Babkin, Rosemann, Rona und Weber, Katsch. Für die ältere Literatur R. Heidenhain: Hermanns Handb. 5, 1 (1883). — Cohnheim, O.: Nagels Handb. 2, 516 (1907) — Physiologie der Verdauung und Ernährung. Berlin 1908. Für Pathologie und Klinik G. Katsch, in Bergmanns und Stähelins Handb. der inneren Medizin 3 I (1926). Grundlegend noch I. P. Pawlow: Arbeit der Verdauungsdrüsen. 1899.

Die große Schwierigkeit, die Vorgänge in den Verdauungsorganen unserem Verständnis nahezubringen, besteht in der Besonderheit der von dem vegetativen Nervensystem versorgten Organe. Von der Tätigkeit unserer quergestreiften Muskeln haben wir eine mehr oder minder deutliche Empfindung und haben infolgedessen das Gefühl, sie willkürlich bis aufs feinste abgestuft innervieren zu können. Die Reflexe, die von den Sinnesorganen des Kopfes und der Haut ausgelöst werden, sind teilweise von bewußten Empfindungen begleitet; aus ihnen bauen wir unser Bewußtsein auf. Infolgedessen sind wir gewohnt, die Tätigkeit und das Zusammenwirken aller Teile unseres Körpers als das Ergebnis einer feinen zentralen Innervation zu betrachten. Bei den Verdauungsorganen ist es anders. Die Zusammenarbeit der einzelnen Teile beruht gar nicht auf einer zentralen Innervation, die vielmehr nur aushilfsweise regelt, sondern sie beruht auf der anatomischen Anordnung. Jede einzelne Drüse sondert auf bestimmte nervöse oder hormonale Reize ein Sekret ab, das in der Regel unveränderlich zusammengesetzt ist. Jede Muskelgruppe führt immer nur eine einzelne oder ganz wenige Bewegungen aus. Nur die Anordnung ermöglicht ein Zusammenwirken von erstaunlicher Zweckmäßigkeit. Auch im Gebiete der quergestreiften Muskulatur wird heute oft angenommen, daß jede einzelne Muskelfaser dem Alles-oder-Nichts-Gesetz unterliegt, aber der ganze Muskel kann abgestuft innerviert werden. Beim Verdauungskanal erstreckt sich die immer gleiche und nur in der Intensität bisweilen abgestufte Beweglichkeit auf das ganze Organ. Der Verdauungskanal ist somit nach einem anderen Bauplan gebaut als die Teile unseres Körpers, die unmittelbar vom Gehirn und Rückenmark abhängen, und der Bauplan erinnert vielmehr an den Bauplan vieler Wirbellosen, der unserer gewohnten Vorstellung widerspricht. Nur wenn man sich diese Eigentümlichkeit der Verdauungsorgane immer klarmacht, kann man sich eine „Handlung" wie den Marsch der Nahrung vom Munde zum After vorstellen, der planvoll und zweckmäßig über 24 Stunden und mehr verläuft und dabei keiner zentralen Steuerung bedarf. Will man vergleichen, so haben die größte Ähnlichkeit damit nicht unsere bewußten Handlungen, sondern die Brutpflegereflexe der Insekten und die Handlungen einfacher Wirbelloser. Die meisten Mißverständnisse und Unklarheiten in der Physiologie und Pathologie der Verdauung sind dadurch hervorgerufen worden, daß man den Verdauungsorganen mehr Abstufungen und Feinheiten zutraute, als ihre Organisation zu leisten vermag.

I. Der Weg der Nahrung vom Mund zum After.

Die Bewegungen der die Mundhöhle umgebenden Muskeln dienen zunächst dem Ergreifen der Nahrung. Wie verschieden dies bei den einzelnen Tieren gelöst ist, darüber vgl. Bd. 3 (Jordan). Beim Menschen und den ihm nahestehenden Säugetieren spielt infolge Mitwirkung der Hand diese Ergreifung außer beim Säugling eine geringe Rolle. Die Muskeln dienen weiterhin dem Kauakt. So fein abgestuft wir die Muskeln der Zunge und des Mundes beim Sprechen innervieren können, so unabhängig ist die Innervation des Kauaktes von allen höheren

Zentren. Der Kauakt zerkleinert die Nahrung; dadurch wird sie zunächst leichter schluckbar, doch ist das nicht das Entscheidende. Einmal wird durch Zerkleinerung die Nahrung für den Angriff der Fermente leichter zugänglich und außerdem wird sie bei dem Umherwälzen des Bissens im Munde ausgiebig mit den Geschmacksknospen in Berührung gebracht. Durch den erleichterten Angriff der Fermente läuft eine fein zerkleinerte Nahrung schneller durch den Magen hindurch als wenn sie in groben Bissen verschluckt würde.

Verweildauer im Magen beim Hund[1].

Fleisch in Stücken $2^1/_2$ Stunden . . . . 220—240 ccm
Fleisch zerkleinert $1^1/_2$,, ... 180—190 ,,

Ob die Steigerung des Kauens über das Gewohnte heraus beim Menschen die Magenverdauung noch weiter abkürzt, erscheint fraglich. Durch das lange Kauen wird die Magensaftabsonderung vermehrt und die Verweildauer im Magen wieder verlängert. Die Ausnutzung, selbst von cellulosereicher Nahrung, wird durch übermäßiges Kauen jedenfalls nicht verbessert[2]. Am wichtigsten ist die starke und langdauernde Erregung der Sinnesorgane durch die schmeckbaren und riechbaren Bestandteile der Nahrung. Infolge der Schwingung, die der weiche Gaumen bei jedem Schluckakt ausübt, wird die mit den Riechstoffen der Nahrung geschwängerte Luft der Mundhöhle bis an die Stelle des Riechens heraufgewirbelt, und alle gegessene Nahrung ist daher imstande, neben den Geschmacksreizen auch Geruchsreize auszuüben, die sich mit den eigentlichen Geschmacksreizen zu einer untrennbaren Einheit verschmelzen. Da der Kauakt die riechenden Stoffe aus der Nahrung freimacht, verstärkt er die von der Nahrung ausgehenden Sinnesreize.

Auch Temperatur- und Tastempfindungen der Mundschleimhaut gehen in diese Empfindung mit ein. Die Aufnahme und Auswahl der Nahrung hängt von der Erinnerung an diesen Wohlgeschmackskomplex ab, und so ist die energische Einprägung der Empfindung während des Kauens für die Ernährung sehr bedeutsam. Siehe unten bei der Magenverdauung.

Bei dem gutkauenden Menschen und den noch viel gründlicher kauenden Wiederkäuern und Nagern enthält der Speichel Ptyalin, bei den schlingenden Raubtieren, die im natürlichen Zustande keine Stärke fressen, ist dafür der Magensaft reicher an Pepsin[3].

Die Speichelabsonderung hängt, wie PAWLOW zuerst gezeigt hat, nicht vom Wohlgeschmack ab, sondern von der Trockenheit des Genossenen. So werden beim Menschen abgesondert

        auf 50 g trockenes Brot . . . . 50—70 ccm Speichel
        ,,   50 g Brot mit Butter . . . . 20—30 ,,   ,,
        ,,   50 g   ,,   in Tee gebrockt 8   ,,   ,,

oder

        auf 886 g gekochten Fisch[4] und gekochte Kartoffeln 24 ccm Speichel
        ,, 410 g gebratenen ,, [4] ,, Bratkartoffeln . . 72 ,,   ,,

oder

        auf 200 g Fleisch . . . . 30 ccm Speichel
        ,, 200 g   ,,   mit Suppe und Brei . . . . . . 7 ,,   ,,

---

[1] COHNHEIM, O.: Münch. med. Wschr. **1907**, Nr 53.
[2] Eigene Beobachtungen.
[3] COHNHEIM, O., u. G. L. DREYFUS: Hoppe-Seylers Z. **58**, 67 (1908).
[4] KESTNER, O., u. H. E. NEVER: Fischerbote, Norddtsch. Fischereiztg. **18**, H. 12 (1924).

Die verschiedenen Speisen werden sich also durch das Kauen und Einspeicheln in ihrer physikalischen Beschaffenheit viel ähnlicher als sie es vorher waren. Alles, was wir essen, kommt als ein Brei in den Magen. Selbst Flüssigkeiten nähern sich den Speisen: auf jedes Getränk ergießt sich Schleimspeichel, der trotz seiner geringen Menge alles, was wir trinken, zäh und fadenziehend macht. Milch wird zu einer dünnen, zitternden, etwa wie Honig fließenden Gallerte.

Die verhältnismäßig geringe Bedeutung des Kauens für die weitere Verdauung zeigt sich sehr deutlich in einer Versuchsreihe von PFLÜGER[1]. Dabei wurde die Eigentümlichkeit der Hunde verwendet, daß sie fast gar nicht kauen, sondern ihre Nahrung schlingen. Ein Mensch mit gesunden Zähnen kaute die Nahrung in gewöhnlicher Weise, spuckte sie aus und ein Hund mit Duodenalfistel verschlang die durchgekauten Bissen. Als Gegenstück wurde die Nahrung von einem völlig zahnlosen Menschen lediglich mit den Kiefern etwas gequetscht und im Munde umhergewälzt. Dabei zeigte sich zunächst, daß die Speichelsekretion viel niedriger war als beim Gesunden. Auf Brot, auf das sonst mindestens das gleiche Gewicht Speichel abgesondert wird, kamen nur wenige Kubikzentimeter, auf Fleisch noch weniger. Im Magen der Hunde aber wurde der Unterschied wieder ausgeglichen. Die Verweildauer im Magen war etwas länger, die Sekretmenge bisweilen ein wenig größer. Sonst war kein Unterschied zu erkennen. Nur wenn die Magenverdauung künstlich gestört wurde, indem der Pylorusreflex durch Novocain abgeschwächt wurde, ergaben sich erheblichere Abweichungen. Das stimmt mit der Erfahrung überein, daß nur solche Personen durch Zahnmangel in ihrer Ernährung empfindlich beeinträchtigt wurden, bei denen außerdem Störungen der Magentätigkeit vorlagen. Es wird weiter unten auseinandergesetzt, daß man durch Novocainwirkung auf den Darm einen Zustand im Magen erzielen kann, wie er bei Mangelhaftigkeit des vegetativen Nervensystems vorkommt.

Noch unabhängiger von den höheren Hirnteilen als der Kauakt ist der *Schluckreflex*, der anscheinend von Zentren oberhalb der Oblongata weder hemmend noch fördernd beeinflußt werden kann, obwohl er in seinem ersten und wichtigsten Teile von quergestreiften Muskeln ausgeführt wird. An ihre Tätigkeit schließt sich unmittelbar die der glatten Muskeln der Speiseröhre an, und wir treffen hier zum ersten Male auf die Bewegungsform, die für den ganzen Verdauungskanal bis zu seinem Ende charakteristisch ist, die Peristaltik.

Nach der Entdeckung von BAYLISS und STARLING[2] kommt die Peristaltik so zustande, daß auf einen mechanischen Reiz an irgendeiner Stelle des Darmkanals an der Stelle selbst die Muskulatur erschlafft, während sie sich oralwärts zusammenzieht. Beide Wellen, die Erschlaffungswelle und die Zusammenziehungswelle, laufen dann afterwärts, die Erschlaffungswelle voran. Dieser Anordnung begegnen wir im ganzen Verdauungskanal, nur daß in einem Teil der Organe die Muskeln außer dieser Peristaltik auch noch andere Bewegungen ausführen können, und daß die Peristaltik verschieden schnell und mit verschiedener Kraft verlaufen kann (s. unter Magen). In dem größten Teile der Verdauungsorgane beruht die Peristaltik auf einem lokalen Reflex, dessen Zentren in der Wand des Verdauungskanals gelegen sind. Die von außen kommende Innervation vermag nur die Stärke der Peristaltik zu beeinflussen, vielleicht auch das Tempo. In der Speiseröhre finden wir dagegen nach KRONECKER und MELTZER (Bd. 3, S. 348) eine andere Einrichtung. Die Peristaltik wird nämlich

[1] PFLÜGER, H.: Dtsch. Mschr. Zahnheilk. **1927**, 33.

[2] BAYLISS, W. M., u. E. M. STARLING: J. of Physiol. **24**, 99 (1899); **26**, 125 (1901). — CANNON, W. B.: Amer. J. Physiol. **1**, 359 (1898).

von dem Schluckzentrum im verlängerten Mark gesteuert und läuft in der Art ab, daß die einmal einsetzende Welle die Speiseröhre entlangläuft, indem die einzelnen Segmente der Speiseröhre eine verschiedene Latenzzeit haben. Es scheint, als ob normalerweise von der Speiseröhre selbst aus eine peristaltische Welle überhaupt nicht hervorgerufen werden könne. Sie setzt vielmehr nur im Anschluß an die vorherige Tätigkeit der quergestreiften Muskeln ein. Doch ist es möglich, daß die entnervte Speiseröhre nach einiger Zeit eine gewisse peripher bedingte Selbständigkeit wiedergewinnt. Die Peristaltik der Speiseröhre reicht jedenfalls nur bis vor die Kardia, und von dieser Stelle an spielen lokale Reflexe von nun an bis zum Schließmuskel des Afters die Hauptrolle. Über die eigentümlichen Verhältnisse an der Kardia vergleiche unten das Kapitel über die Sphincteren.

Der Magen zeigt neben anderen Bewegungen, die nur unter bestimmten Bedingungen auftreten, eine sehr ausgeprägte Peristaltik, die dem Forttransport der Nahrung in den Dünndarm dient. Diese Peristaltik beginnt nahe der Kardia und läuft zum Pylorus, aber in der Art, daß die Wellen anfangs schwach und seicht sind, und später immer tiefer und kräftiger werden. Auf diese Weise zerfällt der Magen funktionell in zwei Hälften, die weitaus größere linke Hälfte, den Fundusteil, und die viel kleinere rechte Hälfte, das sog. Antrum Pylori. Auch im Fundusteil kann man bei Öffnen der Bauchhöhle, auf dem Röntgenschirm und am isolierten Magen, wie gesagt, peristaltische Wellen beobachten, die von der Kardia zum Pylorus laufen. Die Wellen sind aber sehr flach und schneiden nicht tief in den Magen ein. Der Pylorusteil dagegen zeigt eine tief einschneidende Peristaltik, die bis zur Berührung der gegenüberliegenden Wände führen und den Inhalt daher restlos herausbefördern kann. Bekanntlich ist diese Anordnung entscheidend für den Bauplan des Magens[1]. Im Fundusteil liegt die Nahrung längere Zeit, ohne fortgeschoben zu werden und ohne gemischt zu werden. Sie unterliegt nur dem gleichmäßigen Druck der Muskulatur, und die schwachen Wellen des Fundusteiles bestimmen lediglich die Richtung, in der der Mageninhalt, soweit er flüssig oder dünnbreiig ist, ausgedrückt werden kann. Der weitere Forttransport ist Aufgabe der Antrummuskulatur. Durch diese Anordnung des Magens wird der Magen zu einem Vorratsraum, aus dem leicht bewegliche flüssige oder dünnbreiige Massen herausgedrückt werden, alles Feste dagegen zurückbleibt (vgl. unten S. 912). Die Muskulatur des gesamten Magens und besonders des Antrum pylori zeigt eine eigentümliche Anpassung an seinen Inhalt, die dem entspricht, was wir beim quergestreiften Muskel die Beziehung der Hebekraft zur Last nennen. Die Magenmuskulatur übt bei verschiedener Füllung des Magens einen immer ziemlich gleichmäßigen Druck aus. Der Unterschied zwischen starker und schwacher Füllung ist nicht sehr groß, doch immerhin nachweisbar. Es verlassen[2] beim Hunde in 10 Minuten

bei einer Füllung mit 300 ccm . . . . . . 95—120 ccm den Magen
  ,,   ,,   ,,   ,, 200 ,, ... 52—60 ,,   ,,   ,,
  ,,   ,,   ,,   ,, 100 ,, ...   40   ,,   ,,   ,,

Ob es sich hier um eine stärkere tonische Anspannung der Magenwand handelt oder um eine verstärkte Peristaltik der Antrummuskulatur, steht nicht fest. Normalerweise stehen Fundustonus und Antrumperistaltik in ganz engem Zusammenhang, ja es ist fraglich, ob dieser Zusammenhang überhaupt gelöst werden kann. Es handelt sich hierbei aber, wie stark betont sei, für jedes einzelne Magen-

---

[1] KESTNER, O.: Pflügers Arch. **205**, 34 (1924).
[2] BEST, Fr., u. O. COHNHEIM: Hoppe-Seylers Z. **69**, 117 (1910).

segment um einen jedesmal neu hervorgerufenen Dehnungsreflex, der bei allen muskulösen Hohlorganen, z. B. Herz und Blase, genau so zu beobachten ist. Irgendein übergeordnetes Zentrum, von dem aus die Magenbewegungen gesteuert werden können, ist nicht bekannt. Vielmehr genügt die Dehnung der Muskulatur eines jeden Magensegmentes, um diese Muskulatur zu vermehrter Spannung und zu peristaltischen Bewegungen zu veranlassen. Dabei ist nicht ganz ersichtlich, ob die mechanische Dehnung der Muskulatur an sich den Reiz darstellt oder ob, wie es Uexküll[1] beim Sipunculus gezeigt hat, der Reiz von einer Berührung der Schleimhaut ausgeht und die Dehnung lediglich die Reizschwelle zu den Muskeln herabsetzt, also die Muskeln einklinkt. Wie unabhängig die einzelnen Segmente des Magens in ihrer Tätigkeit sind, das ergibt sich aus Versuchen, bei denen ringförmig ein Muskelstreifen aus der Magenwand entfernt wurde. Alsdann lief die Peristaltik über die muskellose Stelle einfach weg[2]. Der Druck der oberen Teile genügte also, um die unteren zur Peristaltik zu veranlassen.

Die eigentlichen Bewegungen des Magens sind mit dem tonischen Druck des Fundusteiles und mit der Antrumperistaltik erschöpft. Es wird weiter unten gezeigt werden, daß die äußerst komplizierte Anpassung des Magens an Art und Menge der Nahrung nur auf dem Zusammenwirken dieser einfachen Bewegungen mit der Sekretion beruht. Doch besitzt der Magen noch einige Sonderbewegungen:

1. An jeden Schluckakt schließt sich eine vorübergehende, nur wenige Sekunden während Erschlaffung der Magenwand an, durch die für die geschluckte Speise oder Flüssigkeit Platz geschaffen wird. Versucht man, den leeren Magen eines Tieres von einer Fistel aus oder durch die Sonde, also ohne Schluckakt, zu füllen, so kommt es sehr leicht zu Erbrechen kleiner Mengen, richtiger zu einer Art von Überlaufen[3].

2. Wenn bei schon gefülltem Magen Flüssigkeiten die Kardia passieren, so laufen sie auf einem kurzen Wege längs der kleinen Kurvatur über den Speisebrei hin unmittelbar zum Pylorus (Magenstraße Waldeyer[4]). Nur wenn es sich um sehr große Flüssigkeitsmengen handelt, verbreitet sich die Flüssigkeit auch längs der großen Kurvatur und an der Vorder- und Rückwand des Magens zwischen Speiseklumpen und Magenwand. Beim Menschen dürften Mengen unter 200 ccm in der Regel nur längs der Magenstraße in den Darm gelangen. Die Einrichtung der Magenstraße ist deshalb von Wichtigkeit, weil auf diese Weise einer Verdünnung des Mageninhaltes durch Flüssigkeiten wirksam vorgebeugt wird und weil der Verdauungskanal auf diese Weise imstande ist, Wassermengen schnell zu resorbieren, gerade zu der Zeit, wo er zum Zwecke der Sekretion starker Flüssigkeitsmengen bedarf. Vorschriften, wonach beim Essen nicht getrunken werden soll, entbehren daher, falls es sich nur um Wasser handelt, der physiologischen Begründung. Die Einrichtung der Magenstraße ist aber auch deshalb von Wichtigkeit, weil auf ihr Getränke den Magen passieren können, ohne mit der Salzsäure des Magens gemischt zu werden. Für Trinkwasserinfektionen ist das sehr ernstlich zu berücksichtigen[5]. Bei sezernierendem Magen ist eine Infektion durch Nahrungsmittel wahrscheinlich überhaupt nur dann möglich, falls die rechte Seite des Speiseklumpens gelegentlich einmal abgespült wird[5].

---

[1] Uexküll, I. v.: Z. Biol. **44**, 269 (1903).

[2] Cannon, W. B.: Amer. J. Physiol. **29**, 250 (1911). — Kreidl, Alois, u. A. Müller: Pflügers Arch. **116**, 159—171 (1907).

[3] Cannon, W. B., u. C. W. Lieb: Amer. J. Physiol. **29**, 267 (1911).

[4] Cohnheim, O.: Münch. med. Wschr. **1907**, Nr 53. — Waldeyer, W.: Berlin. Akademie 1908. — Groebbels, F.: Hoppe-Seylers Z. **89**, 1 (1914).

[5] Kestner, O.: Dtsch. med. Wschr. **1928**, 1537.

3. **Erbrechen.** Eine völlig andere Bewegung als die geschilderte führt der Magen beim Erbrechen aus (vgl. ds. Handb. Bd. 3, S. 441 [KLEE]).

Die Art der Bewegungen des Magens kann vom Zentralnervensystem nicht beeinflußt werden, wohl aber wird bei dem Genuß wohlschmeckender Nahrung auf dem Vaguswege der Tonus des Magens stark gesteigert (s. weiter unten).

Über die Besonderheiten des Pylorus siehe weiter unten. Das Wesentliche bei dem Pylorus ist, daß er eine bei normaler Verdauung absolut scharfe Scheide gegen den Dünndarm darstellt, und daß er sich im Gegensatze zu anderen Sphincteren schließen kann, während oberhalb Peristaltik vorliegt. Dadurch kann es zu einer Durchmischung der Nahrung im Antrum kommen und dadurch wird die Tätigkeit des Magens als Vorratsraum sehr vervollkommnet.

Im *Dünndarm* ist die wichtigste Bewegung die Peristaltik, durch die Flüssigkeiten und Speisebrei viele Meter weit schnell oder langsam fortgeschoben werden. Der Peristaltikreflex im Dünndarm ist ein ausgesprochen lokaler Reflex und von dem Zentralnervensystem auf dem Vaguswege nur dadurch beeinflußbar, daß der Tonus der Muskulatur wechseln kann (s. weiter unten). Der Dünndarm vermag aber außer der Peristaltik noch eine Anzahl anderer Bewegungen auszuführen:

1. Flüssigkeiten können sehr schnell durch den Dünndarm hindurchlaufen. Bei Hunden kann man leicht ein Hindurchlaufen in 3—4 Minuten durch die ganze Länge des Dünndarms beobachten. Es ist eine nicht sichergestellte Frage, ob es sich hier um eine ungewöhnlich schnelle Peristaltik handelt oder ob dieser „peristaltic rush" von MELTZER eine besondere Art der Bewegung ist, die dann in einer Kontraktion der Längsmuskulatur bei versteifter Ringmuskulatur bestehen würde[1].

TRENDELENBURG[2] behandelt Peristaltik und Flüssigkeitstransport als gleichartig, CANNON anscheinend auch. Am Röntgenschirm kann man den Flüssigkeitstransport im Darm nicht gut verfolgen. Aber bei eröffneter Bauchhöhle hat man durchaus den Eindruck, daß Peristaltik und die großen, langen Bewegungen, die flüssigen Inhalt fortschieben, etwas deutlich Verschiedenes sind. Denselben Eindruck gewinnt man an Dauerfisteln des Darms, also der physiologischsten Untersuchungsmethode. Fester Brei, wie er etwa nach Brotfütterung im Duodenum vorhanden ist, wälzt sich langsam aus der Fistel, genau so wie man es bei den Kotballen im Enddarm des Kaninchens im Ringerbad zu sehen gewohnt ist. Flüssigkeiten werden dagegen in der ganzen Länge des Dünndarms mit einer Wucht und Kraft herausgespritzt, wie sie sonst nur das Antrum pylori zeigt. Ferner sind die Flüssigkeitsbewegungen rhythmisch, die eigentliche Peristaltik für feste Stoffe aber nicht. Es ist durchaus möglich, daß bei den Wassergüssen sich die Ringmuskulatur verhält wie bei der Peristaltik, daß also einer vorauflaufenden Erschlaffungswelle eine Kontraktionswelle nachfolgt, und daß darauf die Gerichtetheit des Flüssigkeitstransportes beruht. Die Längsmuskulatur verhält sich aber anders, und für das Ergebnis der Bewegungen für die Gesamtverdauung ist die Wasserbewegung jedenfalls etwas ganz anderes, und dementsprechend sind auch die Entwicklung der Peristaltik und Wasserbewegung bei verschiedenen Tierarten verschieden. Hier ist auch der bekannte Versuch von PRUTZ und ELLINGER[3] zu erwähnen, die bei einem Hunde ein Stück des Dünndarms aus der Kontinuität herausnahmen, es um 180° drehten und es wieder einnähten.

---

[1] MELTZER, I. S., u. J. AUER: Amer. J. Physiol. **17** (1907). — ALVAREZ, C.: Ebenda **69**, 211 (1924).

[2] TRENDELENBURG, P.: Arch. f. exper. Path. **81**, 55 (1917) — Ds. Handb. **3**, 452.

[3] PRUTZ, W., u. A. ELLINGER: Arch. klin. Chir. **67**, H. 4 (1902); **72**, H. 2 (1904).

Der Flüssigkeitstransport ging anstandslos über die betreffende Stelle hinweg, und wenn die Tiere nur mit einer Nahrung ernährt wurden, die völlig verflüssigt wird, zeigten sich keinerlei Störungen. Die Peristaltik aber kam an der Nahtstelle zum Stehen, und als die Tiere mit einer Nahrung gefüttert wurden, die feste Reste enthielt, gingen sie zugrunde.

2. Die Dünndarmmuskulatur führt die sog. rhythmic segmentations aus, die man am besten Misch- und Knetbewegungen nennt, und die Cannon und Magnus nach Beobachtungen am Röntgenschirm als ein wechselndes Zusammenziehen und Erschlaffen der Ringmuskulatur geschildert haben, so als ob man einen weichen Schlauch mit den Fingern knetet. Am isolierten Darme sind dies die kleinen das Kurvenbild beherrschenden Bewegungen. Sie werden hormonal, durch Acetylcholin, hervorgerufen und dienen dazu, den Nahrungsbrei mit den Verdauungssäften zu durchmischen und immer wieder an die Darmwand heranzubringen.

3. Die Muscularis mucosae hat nach Exner[1] einen besonderen Reflex, indem sie auf einen eng lokalisierten Berührungsreiz an der Berührungsstelle erschlafft und sich ringsherum zusammenzieht. Dadurch wird ein spitzer Gegenstand festgehalten, während die Schleimhaut unmittelbar an der Spitze nachgibt. Die Peristaltik des Dünndarms dreht dann den an seiner Spitze fixierten spitzen Gegenstand so um, daß er mit dem spitzen Ende nach hinten weitergleitet. Der Reflex scheint nur beim Hunde und vermutlich bei anderen Knochenfressern gut entwickelt zu sein.

Von wesentlicher Bedeutung für die Tätigkeit des Dünndarms ist, daß die Misch- und Knetbewegungen hormonal bedingt sind, infolgedessen bei jeder Art Nahrung auch ohne mechanischen Reiz verlaufen, während die Peristaltik eines mechanischen Reizes bedarf. Es kann daher die Mischbewegung außerordentlich gut entwickelt sein und der Forttransport im Gegensatz dazu nur langsam erfolgen (vgl. unten das Kapitel über Verstopfung S. 934).

Eine Eigentümlichkeit des Dünndarms ist ein Chemoreflex, der darin besteht, daß auf Berührung der Schleimhaut mit Säure die Ringmuskulatur sich oberhalb der berührten Stelle ringförmig kontrahiert[2]. Auf diese Weise hemmt saure Reaktion den Forttransport von Flüssigkeiten oder von Speisebrei durch den Dünndarm. Ob es außerdem auch noch eine wirkliche Hemmung der Peristaltik und des peristaltic rush, d. h. ein Aufhören der Bewegung, gibt, ist nicht sicher. Die Hemmung des Forttransportes des Dünndarminhalts durch Säure ist aber sicher und von erheblicher Wichtigkeit für das Zusammenwirken der Verdauungsorgane (vgl. weiter unten).

Zwischen Dünndarm und Dickdarm befindet sich der Sphincter ileocolicus, der ebenfalls eine bei normaler Verdauung völlig scharfe Begrenzung des Dünndarms gegen den Dickdarm darstellt und der den langsamen Übertritt des Dünndarms in den Dickdarm regelt (vgl. weiter unten bei den Sphincteren).

Der Dickdarm[3] zeigt eine Peristaltik, die der des Dünndarms im ganzen ähnelt, doch überwiegen wenigstens bei den großen und weiten Dickdärmen des Menschen und der Pflanzenfresser im ganzen andere Bewegungen.

Der Anfangsteil des Kolon und des Blinddarms zeigen eine gegen das blinde Ende gerichtete Antiperistaltik, auf der die Eindickung des Dünndarmchymus zum Kot im wesentlichen beruht. Nach Röntgenbildern am Tier setzt sie ein,

---

[1] Exner, A.: Arch. f. exper. Path. 50, 513 (1904).

[2] Cohnheim, O., u. R. Baumstark: Hoppe-Seylers Z. 65, 477, 483 (1910). — Best, Frz., u. O. Cohnheim: Ebenda 69, 113 (1910). — Borchardt, W.: Pflügers Arch. 215, 402 (1927).

[3] Currie, G. C., u. V. E. Henderson: Amer. J. Physiol. 78, 287 (1926).

sobald sich der Dünndarm füllt und dauert so lange, bis der Inhalt des Blinddarms eine gewisse feste Konsistenz erreicht hat. Wie weit diese Antiperistaltik chemisch bedingt ist oder auf welchen Reflexen sie beruht, ist nicht bekannt. Sie dauert aber jedenfalls so lange, bis aus dem dünnen Chymus fester Kot geworden ist, und sie ermöglicht die Nachverdauung cellulosehaltiger Nahrung durch Bakterien. Die Antiperistaltik des Blinddarms ist deshalb von Wichtigkeit, weil manche Durchfälle auf ihrem Fehlen beruhen und weil die meisten pflanzlichen Abführmittel so wirken, daß sie diese Antiperistaltik aufheben oder verkürzen.

Eine weitere Bewegung des Dickdarms sind seine sog. „großen Bewegungen". Man versteht darunter auf dem Röntgenschirm sichtbare Bewegungen, durch die der Dickdarm sich auf eine weite Strecke hin stark verkürzt und seinen Inhalt damit ein großes Stück vorwärtsschiebt, mitunter von der Gegend des Colon transversum bis in das S romanum. Die Bewegung würde also den Flüssigkeitstransportbewegungen am Dünndarm entsprechen. Am nächsten liegt es, anzunehmen, daß sich eine solche Bewegung an das Ende der Antiperistaltik des proximalen Kolon anschließt. Doch ist darüber nichts bekannt. Bei Tieren kann man Bewegungen des Dickdarms über weite Strecken hin bisweilen bei eröffneter Bauchhöhle sehen.

Durch diese großen Bewegungen und durch die daneben fortbestehende Peristaltik des Dickdarms werden seine Inhaltsmassen ins S romanum geschoben. Hier sind zwei Behälter für den Kot hintereinander geschaltet. Der Behälter, in dem der Kot sich sammelt und lange Zeit verweilen kann, ist das S romanum. Aus ihm geht er dann in das Rectum über und dessen Füllung ruft den Kotentleerungsreflex hervor. Über die Ursache des Übertritts ins Rectum ist wenig Sicheres bekannt. Am nächsten liegt es, anzunehmen, daß die Füllung des S romanum dafür bestimmend ist. Doch bestehen beim Menschen und sicherlich auch bei vielen Tieren eigentümliche zeitliche Regelungen, die es bedingen, daß Stuhldrang und Kotentleerung zu bestimmten Stunden auftreten. Während bis hierher vom Momente des Schluckens an die Nahrung für das Bewußtsein völlig verschwunden ist, entsteht durch die Dehnung des Rectums der Stuhldrang, d. h. eine bewußte Empfindung (vgl. weiter unten S. 899 u. 934). An der Kotentleerung wirken eine große Anzahl quergestreifter Muskeln mit und der Reflex bedarf einer Innervation durch das Rückenmark, ist aber auch von höheren Zentren her beeinflußbar. Beim Menschen und den höheren Tieren wissen wir, daß er willkürlich hervorgerufen und unterdrückt werden kann, während das nähere Zusammenwirken der Muskeln willkürlich nicht beeinflußbar ist. Es kann also nur der Reflex als Ganzes hervorgerufen oder unterdrückt werden. Falls der Reflex unterdrückt wird, kann es zu einem Rücktritt der schon im Rectum befindlichen Kotmassen ins S romanum kommen, worauf dann der Stuhldrang aufhört.

Die Sphincteren.

Die Sphincteren trennen die einzelnen Teile des Verdauungsapparates voneinander. Die Scheidung pflegt im normalen Laufe der Verdauung eine sehr scharfe zu sein. Experimentell läßt sie sich aber auch aufheben und die Innervation der Sphincteren scheint sehr verwickelt zu sein. Besonders dem Sphincter pylori sind außerordentlich komplizierte Eigenschaften zugeschrieben worden. Es läßt sich indessen zeigen, daß die Sphincteren nach einem durchaus gleichen und dabei sehr einfachen Schema innerviert sind[1]. Dieses Schema besteht darin,

---

[1] KESTNER, O.: Pawlow-Festschrift **1924**, 215. — HANNES, B.: Münch. med. Wschr. **1920**, 745. — TÖNNIS, W.: Pflügers Arch. **204**, 477 (1924) — Dtsch. Arch. klin. Chir. **151**,

daß die Sphincteren zunächst einmal einen außerordentlich verschiedenen Tonus haben können. Die Länge der Sphinctermuskeln ist dagegen immer die gleiche. Infolgedessen klaffen die Sphincteren, auch wenn sie offen stehen, nicht, wie man das an der Kardia und am Pylorus unmittelbar beobachten kann. Vielmehr liegen auch bei geringem Tonus der Sphinctermuskeln die gegenüberliegenden Wandungen unmittelbar aneinander. Der Sphinctertonus kann aber so gering sein, daß die Sphincteren jedem leichtesten Druck nachgeben, gewissermaßen also gar nicht vorhanden sind. Ein derartiger Zustand von äußerst niedrigem Tonus besteht in der Ruhe des Verdauungskanales. Alsdann kann flüssiger Inhalt aus dem Duodenum in den Magen übergehen, und es kann bei Einläufen in den Dickdarm Wasser oder Kontrastmasse durch den Sphincter ileocolicus hindurch in den Dünndarm treten. Dieses Verhalten des Pylorus hat Boldyreff[1] zu der Annahme geführt, die auch heute noch vielfach vertreten wird, als gebe es physiologisch einen Rücktritt von Dünndarminhalt in den Magen. In der Tat kann man Dünndarminhalt sehr leicht im Magen finden, wenn man einem nüchternen Patienten eine Sonde in den Magen einbringt oder wenn man einem Patienten zu diagnostischen Zwecken irgend etwas in den Magen eingießt, das den Magen nicht in Tätigkeit versetzt (s. weiter unten). Die Schlußunfähigkeit des Sphincter ileocolicus bei leerem Magendarmkanal läßt sich im Tierexperiment jederzeit leicht erhärten und kann bei Kontrasteinläufen in den Dickdarm zu unangenehmen Störungen der Röntgenbeobachtung führen.

Der Tonus der Sphincteren wird normalerweise durch den Appetitreiz bei der Nahrungsaufnahme stark gesteigert. Bei normaler Ernährung wird der Tonus der Ringmuskeln dadurch so hoch, daß ein Rücktritt völlig unmöglich ist, die Sphincteren also schließen. Über die Tonuserhöhung durch Nahrungsaufnahme vergleiche unten. Sind die Sphinctermuskeln im Tonus, so können sie stundenlang in diesem Tonus verharren, wie dies der Sphincter cardiae und der Schließmuskel des Afters normalerweise tun, und wie es auch die anderen Sphinctermuskeln unter Umständen tun können. Von einer Ermüdung der stundenlang kontrahierten Sphincteren ist nichts bekannt.

Weiter ist nun für alle Sphincteren charakteristisch, daß sie einen vorübergehenden Tonusfall erleben, wenn eine peristaltische Welle über sie hinwegläuft. Jede peristaltische Welle besteht ja (s. oben) aus einer voranlaufenden Erschlaffungs- und einer nachfolgenden Kontraktionswelle. Die Erschlaffungswelle läßt im Darüberhinlaufen auch den Sphinctermuskel erschlaffen und eröffnet so den Sphincter. Die hinterher kommende Kontraktionswelle läßt den Sphincter dann wieder fest werden, entweder für längere Zeit oder, wenn es sich um eine Schar von Wellen handelt, bis zur nächsten Erschlaffung. Auf diese Weise wird jeder Sphincter, da er sich nur während einer peristaltischen Welle öffnet, zu einem Ventil. Rückläufige peristaltische Wellen gibt es an den in Betracht kommenden Stellen nicht. Die Eröffnung ist an die Peristaltik gebunden und so kann sich ein Sphincter nur dann öffnen, wenn von oben her gleichzeitig Druck gegeben wird.

Eine Anzahl Sphincteren haben nur diese Art der Innervation, dazu gehört zunächst der Sphincter cardiae, der sich immer dann öffnet, wenn eine Kontraktion des unteren Oesophagusendes den Inhalt des Oesophagus magenwärts drückt. Da das untere Oesophagusende dann in Peristaltik gerät, wenn es gedehnt oder wenn seine Schleimhaut berührt wird, so muß zum Eintritt des Verschluckten in

---

785 (1928). — Mulzer, H.: Pflügers Arch. **222**, 400 (1929). — Never, H. E.: Ebenda **223**, 787 (1929).
[1] Boldyreff: Pflügers Arch. **121**, 13 (1907).

den Magen zunächst einmal die Peristaltik des untersten Oesophagusteiles einsetzen. Nicht jeder Schluck genügt, um diese Peristaltik hervorzurufen. Oftmals
sammeln sich einzelne Schlücke vor der Kardia und daher kommt es hier leichter
zu Verätzungen als sonst in der Speiseröhre. An dieser Stelle kommt es gelegentlich zu Überdehnungen, die auf einen Krampf des Sphincter cardiae zurückgeführt
werden. In der Regel handelt es sich aber nicht um einen Krampf, sondern um
eine mangelhafte Peristaltik des unteren Oesophagusendes[1], also nicht um eine
zu starke, sondern um eine mangelhafte Funktion, was mit der Konstitution
solcher Patienten übereinstimmt. Durchschneidungen der Nerven, die man
wegen des vermuteten Krampfes ausgeführt hat, führen daher zu nichts.
Dagegen kann man die Beschwerden durch eine Durchschneidung des Sphincters
in der Regel sehr mildern, nimmt dann freilich in Kauf, daß der saure Mageninhalt in den Oesophagus steigen und Sodbrennen hervorrufen kann. Die Kardia
kann sich vorübergehend auch dann öffnen, wenn der Druck im Magen übermäßig
hoch wird (Ructus). Ob es sich um eine einfache, durch den Druck bewirkte
Sprengung des Verschlusses handelt oder ob hier noch eine besondere Innervation
vorliegt, ist nicht festzustellen.

Ebenso wie bei der Kardia ist bei den kleinen Sphincteren um die Ausführungsgänge der Verdauungsdrüsen keine weitere Innervation bekannt. Sie
zeigen dauernden Tonus, der sich nur während einer Peristaltik des Ganges
öffnet. Infolgedessen bilden sie einen sicheren Ventilabschluß. Die Verhältnisse
des Sphincter Oddi sind in letzter Zeit vielfach untersucht worden (vgl. Bd. 3[2]),
doch unterscheiden sie sich in nichts von dieser allgemeinen Sphinctergesetz-
mäßigkeit. Ist keine Peristaltik des Ganges und keine Kontraktion der Gallenblase vorhanden, so hält er hohen Drucken stand. Kontrahieren sich Gallengang
und Gallenblase, so bildet der Sphincter kein Hindernis mehr und bleibt gleichzeitig doch ein sicheres Ventil gegen das Eindringen von Darminhalt. Wie weit
eine Störung des Mechanismus für pathologische Vorgänge (Gallenstauung,
Infektion der Gallenwege, Fettgewebsnekrose) bedeutsam ist, das scheint nicht
klar, doch sind andere Dinge wohl wichtiger.

Bei den übrigen Sphincteren des Verdauungskanals kommt hingegen eine
weitere Möglichkeit hinzu. Sie können nämlich durch besondere Reflexe auch
dann geschlossen gehalten werden, wenn eine peristaltische Welle sie an sich
öffnen müßte. Unter diesen Umständen läuft die peristaltische Welle gegen eine
verschlossene Tür an und bewirkt eine Durchmischung des Inhalts in dem Stück
oberhalb des Sphincters.

Am genauesten sind diese Verhältnisse am Sphincter pylori studiert. Hier
besteht der Reflex, der den Pylorus trotz bestehender Magenperistaltik geschlossen halten kann, in demselben Reflex, der auch überall im Dünndarm
beobachtet wird (s. oben), nämlich in einer Ringmuskelkontraktion, falls die
Schleimhaut unterhalb von Säure berührt wird. Dieser Pylorusreflex, einer der
wichtigsten im Gesamtgebiet der Verdauung (s. unten), kommt daher dem
Dünndarm in seiner ganzen Länge zu und ist nur am Pylorus sehr viel stärker,
weil die Muskulatur stärker ist, größeren Drücken widerstehen kann und weil
das Auftreten von Säure unterhalb des Pylorus ein physiologischer Zustand,
in der unteren Hälfte des Dünndarms aber eine Ausnahme ist. Never und
Tönnis[3] haben gezeigt, daß der zweite früher angenommene Pylorusreflex, die
Hemmung der Magenentleerung auf Fett, lediglich von der sauren Reaktion des

[1] Rieder, W.: Dtsch. Z. Chir. **217**, 334 (1929).
[2] Vgl. auch H. Iwanaga sowie F. Ischiyama: Mitt. med. Fak. Kyushu Univ. **10** (1925).
[3] Tönnis, W., u. H. E. Never: Pflügers Arch. **207**, 24 (1924).

betreffenden Fettes abhängt. Es gibt also tatsächlich nur *einen* Pylorusreflex. Dieser Pylorusreflex kann bis zu einem sehr erheblichen Maße durch die Säurekontraktion des übrigen Dünndarms ersetzt werden, worauf die guten Erfolge der Gastroenterostomien beruhen[1]. Der Säurereflex des Dünndarms kommt auch dem entnervten Darm zu, hat also sein Zentrum in einem der intramuralen Plexus[2]. Der Pylorusreflex hört zunächst auf, wenn man die von außen an den Dünndarm herantretenden Nerven durchschneidet, stellt sich aber später wieder her (s. unten). Wie weitgehend der Pylorus durch die übrige Ringmuskulatur des Darms ersetzbar ist, zeigt sich bei solchen Tieren ohne Pylorusreflex, deren Verdauung ohne besondere Analyse völlig normal erscheint. Dasselbe gilt für gelungene Gastroenterostomien. Zwischen Magenperistaltik und Pylorusreflex besteht insofern eine Beziehung, als auf schwache Schließreize eine schwache Peristaltik aufgehalten werden kann, aber nicht eine starke[3]. Der Sphincter pylori hat also nicht immer gleiche Spannung.

Der Sphincter ileocolicus zeigt eine Kontraktion trotz ankommender peristaltischer Wellen, wenn das Kolon stark gedehnt ist[4]. Eine chemische Einwirkung hat sich nicht finden lassen[4]. Auch hier kann die gesamte Dünndarmmuskulatur ähnlich wie der Sphincter wirken, so daß ein gewisser Ersatz möglich ist[5]. Beim Menschen beobachtet man gelegentlich nach Beseitigung des Sphincter ileocolicus ein Aufhören dieser Hemmung, die dann von Durchfällen gefolgt ist. Der Sphincter ileocolicus scheint einer Innervation auf langen, von außen kommenden Bahnen zu bedürfen.

Die Schließmuskeln des Afters können trotz bestehender Rectumperistaltik willkürlich geschlossen gehalten werden. Dieser Schluß muß deutlich von der Unterdrückung des Kotentleerungsreflexes unterschieden werden, läßt sich jedenfalls subjektiv von ihr trennen. Ob es sich dabei lediglich um eine Innervation des quergestreiften Muskels handelt, ist nicht untersucht, doch ist es anzunehmen. Unterstützt wird der Sphincter ani in diesen Fällen durch die Muskeln des Beckenbodens.

Weitere Pylorusreflexe. Isotonie des Darminhalts.

Cannon[6] hat beschrieben, daß man auf dem Röntgenschirm sehen könne, wie größere Brocken, die in das Antrum pylori geraten, die Entleerung des Magens störten. Es ist aber die Frage, ob man das wirklich als einen eigenen Reflex auffassen soll oder ob nicht vielmehr hier nur der Ausdruck dafür vorliegt, daß größere feste Stücke im allgemeinen nicht in das Antrum pylori eindringen können. Geraten sie doch herein, so stören sie die Peristaltik. Man kann sich übrigens leicht davon überzeugen, daß Stücke von recht erheblichem Umfang durch den Pylorus hindurchrutschen können. Meist sind sie allerdings durch Angedautwerden ziemlich schlüpfrig, aber bei Fehlen des Säurereflexes sieht man doch große feste Bröckel in den Dünndarm übergehen. Jedenfalls sind die Chemoreflexe entscheidend. Wenn man Fleisch und andere Nahrung durch Pepsin und Erepsin restlos verflüssigt, ändert sich ihre Verweildauer im Magen gegenüber einem unverdauten Gemisch von Fleisch, Ei und Mehl nicht[7].

---

[1] Best, F., u. O. Cohnheim: Hoppe-Seylers Z. **69**, 113 (1910). Die Darstellung von Götze: Ds. Handb. **3**, 1199, berücksichtigt diesen „Ersatz" wohl nicht ausreichend.

[2] Borchardt, W.: Pflügers Arch. **215**, 402 (1927).

[3] Mulzer, H.: Pflügers Arch. **222**, 400 (1929). — Never, H.: Ebenda **223**, 787 (1929).

[4] Tönnis, W.: Pflügers Arch. **204**, 477 (1924).

[5] Tönnis, W.: Dtsch. Z. Chir. **212**, 339 (1928).

[6] Cannon, W. B.: Amer. J. Physiol. **1**, 359 (1898).

[7] Cohnheim, O.: Hoppe-Seylers Z. **84**, 419 (1913).

Ein anderer Pylorusreflex ist dagegen sicher vorhanden, die Reaktion des Pylorus nämlich auf anisotonische Flüssigkeiten. Es handelt sich dabei nicht um einen festen Verschluß; anisotonische Flüssigkeiten können in den Darm übergehen. Sie laufen aber langsamer aus dem Magen heraus als blutisotonische[1].

Von 300 ccm verließen den Magen in 10 Minuten:

Kochsalzlösung von 0,9% . . . . 120—140 ccm
„ „ 2 „ . . . . 60— 65 „
Wasser . . . . 95—120 „

Bei Kochsalz und bei Zucker hat SCHELLWORTH[2] festgestellt, daß das Unterscheidungsvermögen des Magenausganges genau so groß ist wie das Unterscheidungsvermögen unserer Geschmacksorgane im Munde, obwohl die Erregung der Chemorezeptionsorgane im Munde mit bewußter Empfindung verbunden ist, die der Rezeptionsorgane im Duodenum aber nicht. Eine Kochsalzlösung von 0,8 und 1,0% kann von einer solchen von 0,9% nicht unterschieden werden, wohl aber Lösungen von 0,7 und 1,1%. Bei Traubenzucker bedarf es eines Unterschiedes von 0,8% von der blutisotonischen Lösung, um am Magenausgange Ausschläge zu geben und im Munde erkannt zu werden. Ob der Reflex auf langen Bahnen verläuft und ob es sich um einen Pylorusreflex im strengen Sinne handelt, oder um eine Beeinflussung des Magentonus und der Magenperistaltik, ist nicht untersucht. Die Erscheinung muß aber dazu führen, daß in den Dünndarm im allgemeinen nur solche Lösungen kommen können, die der Blutisotonie sehr nahestehen. Speichel ist wenig hypotonisch und gut geeignet, Wasser der Isotonie zu nähern, im Magen wird die Isotonie durch die Absonderung des Magensaftes herbeigeführt, der genau den osmotischen Druck der Blutflüssigkeit besitzt. Es ist gelegentlich von einer Verdünnungssekretion des Magens die Rede gewesen, und auch neuerdings glauben Autoren, die nur den menschlichen Magen untersuchen, auf die Absonderung von Chloriden neben der Salzsäure gestoßen zu sein. Es wird unten bei Besprechung des Magensaftes auseinandergesetzt, daß diese Untersuchungen einer Kritik nicht standhalten. Es spricht heute nichts dafür, daß die Pepsindrüsen etwas anderes absondern können als reinen Magensaft von immer gleicher Zusammensetzung und die Schleimdrüsen Schleim. Die Beimengung von Speichel und Magensaft genügen aber auch durchaus, um die Annäherung der Flüssigkeiten, die den Magen verlassen, an die Blutisotonie zu erklären.

Im Dünndarm kommen die Lösungen, die den Magen verlassen, wieder mit lauter Flüssigkeiten in Berührung, die den gleichen osmotischen Druck haben wie das Blut. Der Dünndarm ist darauf eingestellt, daß er anisotonische Lösungen nur ausnahmsweise bekommt. Bringt man in eine isolierte Darmschlinge derartige Lösungen herein, so werden sie noch während der Aufsaugung isotonisch mit dem Blut. Bringt man Traubenzuckerlösungen in den Darm, so wird aus verdünnteren Lösungen das Wasser schneller resorbiert als der Traubenzucker, aus konzentrierteren der Traubenzucker schneller als das Wasser. Wasser wird so schnell aufgesaugt, daß es bei Mensch und Tier das untere Ende des Dünndarms in der Regel nicht erreicht. Physiologische Kochsalzlösung und isotonische oder hypertonische Lösungen von Salzen oder Kohlehydraten werden so langsam aufgesogen, daß beträchtliche Mengen den Dickdarm erreichen, und

---

[1] OTTO, E.: Schmiedebergs Arch. **52**, 370 (1905). — CARNOT u. CHASSEVANT: Biochem. Zbl. **3**, 613 (1905). — COHNHEIM, O., u. F. BEST: Hoppe-Seylers Z. **69**, 117 (1910).
[2] SCHELLWORTH, W.: Z. Biol. **76**, 121 (1922). — ROSENBAUM, H.: Pflügers Arch. **208**, 730 (1925).

können infolgedessen zur Spülung des Darmkanals verwendet werden[1]. Bei
diesen Spülungen kann man sehr schön die Hemmung der Dünndarmbewegungen
durch saure Reaktion beobachten. Bei tätigem Verdauungskanal, bei dem im
Duodenum und tiefer herab saure Reaktion herrscht, gelingt dieses Ausspülen
niemals, nur ohne Magensaftabsonderung bei leerem Darm.

Die äußere Innervation der Bewegungen des Verdauungskanals.
Tonus und Appetit.

Parasympathisch wird der Darmkanal bis zum Ende des Dünndarms vom
Vagus versorgt, von da an vom Pelvicus, sympathisch vom Splanchnicus. Auf
die Aufnahme wohlschmeckender Speisen und Getränke, beim Erwachsenen vielfach auch durch bedingte Reflexe, die mit der Nahrungsaufnahme und dem
Appetit in Beziehungen stehen, werden, soweit wir ersehen, Bewegungen des
Verdauungskanales nicht hervorgerufen, dagegen wird der Tonus sämtlicher
Muskeln durch den Appetit und den Wohlgeschmack mit einem Ruck auf eine
höhere Stufe gehoben. Nun hat Cannon[2] gezeigt und Trendelenburg[3] es voll
bestätigt, daß für den ganzen Verdauungskanal das Gesetz gilt, daß starke peristaltische Wellen nur von einer tonisch stark innervierten Stelle ausgehen können.
Ähnliche Beobachtungen hat v. Uexküll[4] am Sipunculus gemacht. Im Experiment kann man am isolierten Magen und Darm oder bei eröffneter Bauchhöhle
eine lokale Tonussteigerung durch mechanischen Reiz, durch Dehnung oder
durch die chemische Einwirkung von Chlorbarium hervorrufen, und man sieht
dann von der tonisch kontrahierten Stelle verstärkte peristaltische Wellen
ablaufen[3]. Physiologisch tut das der Appetit. Infolgedessen schließen von dem
Augenblick der Nahrungsaufnahme die bisher schlaffen Sphincteren vollständig,
wenn sie nicht durch Erschlaffungswellen eröffnet werden. Sobald ein Mensch
oder ein Tier ißt, kommt ein Rücklauf vom Mageninhalt in den Darm niemals vor,
der bei Einführung der Sonde ohne Essen oder im künstlichen Experiment leicht
zu beobachten ist. Bei einem nüchternen Patienten schließt der Sphincter ileocolicus nicht, wird aber sofort schlußfähig, sobald irgend etwas Wohlschmeckendes gegessen oder getrunken wird. In der Röntgenpraxis wird davon Gebrauch gemacht[5].
Infolge des gesteigerten Tonus der Magenmuskulatur entleert sich der Magen
nach der Aufnahme von wohlschmeckendem Essen schneller als vorher. Sehr
schön läßt sich das an einem oesophagotomierten Hunde beobachten, bei dem
man den Appetit nach Belieben ein- und ausschalten kann[6]. Die Bedeutung
des Appetits für die Schnelligkeit der Magenentleerung läßt sich aber auch sonst
zeigen. Bei der Nahrungsaufnahme geht die Tonussteigerung bis auf den Dickdarm über. Groebbels hat an manchen jungen Vögeln[7] beobachtet, daß sie immer
unmittelbar nach der Nahrungsaufnahme Kot entleeren. Der menschliche Säugling verhält sich nicht viel anders. Auch die bekannte Beobachtung an Ruhr-
kranken gehört hierher, bei denen der abnorm gesteigerte Stuhldrang gewöhnlich nach jeder Nahrungsaufnahme schlimmer wird. Bei sehr vielen Menschen
bedarf es morgens des Frühstücks, um Stuhldrang hervorzurufen.

<hr>

[1] Best, Franz: Rostocker Habilitationsschrift **1912**. — Cohnheim, O.: Münch. med.
Wschr. **1917**, 1245.
[2] Cannon, W. B.: Amer. J. Physiol. **29**, 238, 250 (1911) — Arch. int. Med. **8**, 417 (1911).
[3] Trendelenburg, P.: Arch. f. exper. Path. **81**, 55 (1917).
[4] Uexküll, I. v.: Z. Biol. **44**, 269 (1903).
[5] Hannes, B.: Münch. med. Wschr. **1920**, 745. — Tönnis, W.: Pflügers Arch. **204**,
477 (1924).
[6] Best, F., u. O. Cohnheim: Hoppe-Seylers Z. **69**, 113 (1920). — Vgl. auch Katsch:
Zitiert auf S. 886 (Zusammenfassung).
[7] Groebbels, F.: Pflügers Arch. **216**, 774 (1927).

Gehemmt werden die Bewegungen des Verdauungskanales durch Schmerz, Ekel, Angst und andere Unlustgefühle. Die Magenbewegungen können dabei, wie das CANNON[1] zuerst am Röntgenschirm gesehen hat, völlig verschwinden. Der Tonus der Magenmuskulatur kann stark sinken, ja diese Tonussenkung ist oft die stärkere und primäre Störung. Da die Sekretion des Magens durch derartige Einflüsse ebenfalls gehemmt werden kann, wird der Magen unter Umständen zu einem schlaffen Sack, in dem die genossene Speise unbewegt und unverdaut liegenbleibt. Bei Kindern, die hastig frühstücken und sich vor der Schule fürchten, kommt derartiges offenbar nicht selten vor. Aber auch bei Lampenfieber und anderen Arten ängstlicher Erregung kann man schließlich Erbrechen völlig unverdauter Speisen beobachten.

Wie außerordentlich stark der Dünndarm durch Erregungen und Hemmungen, die über das Großhirn laufen müssen, beeinflußt wird, hat BORCHARDT[2] in sehr eindrucksvollen Kurven gezeigt. Will man gleichmäßige Bewegungen des Dünndarms sehen und will man die Säurehemmung von der Schleimhaut aus beobachten, so muß man die betreffende Darmschlinge ihrer äußeren Innervation berauben oder man muß einen ganz ruhigen Hund haben, der bei den Versuchen einschläft; sonst werden die peristaltischen und anderen Bewegungen des Darms fortwährend durch psychische Reize gestört, verstärkt oder gehemmt. Da wir beim Menschen wissen, daß vom Dünndarm aus kein Weg zum Großhirn geht und daß wir von allen Geschehnissen im Dünndarm durchaus nichts merken, offenbar auch pathologisch nicht (s. u. S. 914), so erscheint die umgekehrte starke Einwirkung des Gehirns auf den Dünndarm eigentlich schwer verständlich. Auch als zweckmäßige Regulation können wir sie bislang nicht verstehen. Ob der Hund freilich von den Vorgängen in seinem Dünndarm auch nichts merkt, wissen wir nicht mit Sicherheit. Doch hat man bei Hunden mit Dünndarmfisteln durchaus den Eindruck, daß sie von dem, was da vorgeht, sich nicht beeinflussen lassen.

Die Einwirkung von Angst und Unlustgefühlen auf die Dickdarmperistaltik ist bekannt. Sicher gilt sie von dem Übertritt aus dem S romanum in das Rectum, wie weit der übrige Dickdarm an derartigen Erregungen oder Hemmungen beteiligt ist, darüber sind wir nicht unterrichtet. v. BERGMANN[3] hat kürzlich die Bemerkung gemacht, daß die häufigen Störungen der Darmentleerung beim Kulturmenschen großenteils dadurch bedingt würden, daß der Kulturmensch die Entleerung seines Rectums so oft unterdrücken müsse. Die häufigen Hemmungen störten dann den normalen Mechanismus. Der Gedankengang leuchtet sehr ein, doch wird in anderem Zusammenhange auf die Frage zurückzukommen sein (s. u. S. 934).

Die verschiedenen Arzneimittel und Gifte vermögen die Bewegungen des Verdauungskanals in der allerverschiedensten Weise abzuwandeln, doch handelt es sich gewöhnlich nur darum, daß irgendeine auch physiologisch vorkommende Bewegungsform verstärkt oder abgeschwächt wird. Am vielseitigsten scheint das Morphium zu sein. Am Magen bewirkt es in kleiner Dosis eine Verstärkung des Sphinctertonus am Pylorus, in größerer auch eine solche an der Kardia und die Kontraktion eines sonst nicht vorhandenen Sphincter antri pylori. Im Dünndarm bewirkt Morphium eine Tonussteigerung bei sonst nicht veränderter Peristaltik[4]. Am Dickdarm ist die Wirkung auf das normale Organ gering und bei verschiedenen Tierarten verschieden. Der entzündlich gereizte Dickdarm

---

[1] CANNON, W. B.: Amer. J. Physiol. **1**, 359 (1898); **12**, 387 (1904).
[2] BORCHARDT, W.: Pflügers Arch. **215**, 402 (1927).
[3] BERGMANN, G. v.: Stoffwechselkongreß. 1925.
[4] COHNHEIM, O., u. G. MODRAKOWSKI: Hoppe-Seylers Z. **71**, 273 (1911).

wird durch Morphium ruhiggestellt. Bekanntlich ist das einer der Fälle, wo die grundsätzlich verschiedene Wirkung eines Arzneimittels auf ein gesundes und ein krankes Organ am besten analysiert ist[1]. Von Hormonen wirken Hypophysin[2] und Thyroxin. Beide sind praktisch wichtig.

II. Sekretionen.

Der Zusammenhang der Absonderungen.

Die Speichelabsonderung wird durch unbedingte Reflexe von der Mundschleimhaut hervorgerufen. Die bekannten bedingten Reflexe auf die Speicheldrüsen spielen für die Verdauung eine geringe Rolle. Die Wirkung des Speichels erstreckt sich weit über die Mundhöhle heraus. Durch den Speichel wird der Bissen schlüpfrig gemacht und das Schlucken dadurch sehr erleichtert. Ferner dauert die Fermentwirkung der Speicheldiastase im Magen lange fort, da der Magensaft mit seiner sauren Reaktion nur langsam in den Speiseklumpen eindringen kann. Sehr eigentümlich ist die Veränderung verschluckter Milch durch den Speichel. Milch wird durch den in Menge von wenigen Kubikzentimetern hinzukommenden Speichel physikalisch so verändert, daß sie stark fadenziehend wird und durch hinzukommenden Magensaft dann nicht in Flocken gerinnt, sondern als ein lockerer Bibber. Der Unterschied zwischen Kuhmilch und Frauenmilch, die mit Speichel durchsetzt sind, im Magen ist viel geringer, als ein Versuch ohne Speichel ergibt. Außerdem löst der Speichel eine beträchtliche Menge von schmeckenden und riechenden Stoffen aus den meisten Nahrungsmitteln heraus, die dann auf die Geschmacksorgane und von diesen aus auf den Magen einwirken. Gegenüber diesen Wirkungen des Speichels spielt die verzuckernde Wirkung der Diastase auf Stärke eine verhältnismäßig geringere Rolle und kann jedenfalls in weitem Umfange durch die Pankreasdiastase ersetzt werden. Wichtig für die weitere Verdauung ist auch, daß eine gewisse Speichelabsonderung ständig statthat, beim Sprechen, Singen und Rauchen vermehrt ist, und daß nach dem Verschlucken der Nahrung sich eine beträchtliche Menge Speichel in die Mundhöhle ergießt, kleine Nahrungsreste umfließt und durch „Nachschlucken" in den Magen kommt. So reinigt sich die Mundhöhle nach dem Essen. Daher enthält der hungrige Magen immer schleimigen, schaumigen Speichel, und auf dem Speisebrei im Magen schwimmt zuoberst immer eine Schicht schaumigen Speichels, mit dessen Entleerung in den Darm die Magentätigkeit abzuschließen pflegt.

Die Innervation der Speicheldrüsen erfolgt ausschließlich durch lange Bahnen. Nach Durchschneidung dieser Bahnen tritt zunächst eine verstärkte Sekretion ein, später gehen die Speicheldrüsen zugrunde. Ob die eigenartigen Fälle von übermäßiger Speichelsekretion beim Menschen auf bedingten Reflexen beruhen oder ob es sich um etwas handelt, das der Speichelsekretion nach Nervendurchschneidung verglichen werden kann, steht nicht fest.

Die Absonderung des Magensaftes wird sowohl auf nervösem Wege wie auf hormonalem Wege hervorgerufen. Der nervöse Reiz für die Magensaftabsonderung besteht, wie man seit Pawlow[3] weiß, aus dem Wohlgeschmack. Der unbedingte Reflex geht von den Rezeptionsorganen der Mundhöhle und von dem

---

[1] Magnus, R.: Pflügers Arch. **115**, 320 (1906). — Padtberg, I. H.: Ebenda **139**, 318 (1911). — Hesse, O., u. P. Neukirch: Ebenda **151**, 309 (1913). — Takahashi, M.: Ebenda **159**, 327 (1914). — Cohnheim, O.: Münch. med. Wschr. **1917**, 1245.

[2] Kaufmann, Margot: Arch. f. exper. Path. **120**, 322 (1926). — Garry, R. C.: Ebenda **120**, 348 (1926).

[3] Pawlow, I. P.: Zbl. Physiol. **1889**, 133 — Arbeit der Verdauungsdrüsen. 1899.

Geruchsorgan zum verlängerten Mark und von hier durch den Vagus zum Magen. Bedingte Reflexe spielen bei Mensch und Tier eine sehr große Rolle und können die ursprünglichen unbedingten Reflexe überlagern und ersetzen. Die Magendrüsen arbeiten mit einer gewissen Latenzzeit, die 3—5 Minuten beträgt und die es bedingt, daß bei einer Nahrungsaufnahme ohne bedingte Reflexe die ersten Mengen Nahrung oder Getränk durch den Magen hindurchlaufen können, ohne von Magensaft durchtränkt zu werden. Wie weit das bei etwaigen Infektionen durch Trinkwasser oder Nahrung eine Rolle spielt, ist sehr schwer zu übersehen, da gewöhnlich bedingte Reflexe es schon zu einer Absonderung von Magensaft vor dem ersten Schluck oder dem ersten Bissen kommen lassen. Doch muß an die Möglichkeit gedacht werden[1]. Sehr schwer zu beurteilen ist die Frage nach der Proportionalität zwischen Reizstärke und Sekretionserfolg beim Magen. Wenn man die Magensaftmenge bei einem gierigen Hunde für die verschiedensten Nahrungsmittel bestimmt, so beobachtet man, daß bei der Nahrungsaufnahme zunächst unter allen Umständen eine sehr starke und plötzliche Sekretion einsetzt, und daß die Unterschiede zwischen den einzelnen Nahrungsmitteln in der ersten Zeit nach dem Fressen, die von der Appetitsekretion beherrscht wird, unerwartet gering sind. Man erlebt aber auch Hunde, bei denen die Sekretion sehr viel langsamer einsetzt und ansteigt und bei denen dann die Unterschiede zwischen den einzelnen Nahrungsmitteln je nach dem Wohlgeschmack deutlich größer werden. Jedenfalls soll man sich hüten, an irgendeine strengere Proportionalität zu glauben. Es sieht vielmehr so aus, als ob durch den Wohlgeschmack im Zentralnervensystem irgendein Mechanismus in Tätigkeit gesetzt wird, der dann in ziemlich gleicher Weise abläuft, wenn er nur überhaupt in Bewegung gerät. Man kann auch den Ausdruck anwenden, daß der Wohlgeschmack ein receptorischer Gesamtkomplex ist, wobei weniger auf die Erregung von mehreren Sinnesorganen, als darauf Wert gelegt werden muß, daß die Appetitssekretion zwar von einem bestimmten Zentrum ausgelöst wird, dieses Zentrum aber in der allerverschiedensten Weise von den verschiedensten und verschieden starken Reizen einen Anstoß bekommen kann. PAWLOW spricht direkt von einem Ernährungszentrum im Gehirn, das nicht ein begrenztes Stück graue Substanz sein soll, sondern das einen beträchtlichen Teil des Gehirns, vor allem der Großhirnrinde, umfaßt. Man kann auch vielleicht den UEXKÜLLschen Ausdruck verwenden, daß zu den außenweltlichen Reizen ein gegenweltliches Schema gehört, von dem aus dann die Verdauungsorgane in Tätigkeit gesetzt werden, ohne daß eine irgendwie scharfe Beziehung zwischen der Stärke der äußeren Reize und dem Reizerfolg besteht.

Der Wohlgeschmack kann auch in der Hypnose suggeriert werden und führt dann zu Magensaftsekretion, die sogar nach den verschiedenen Nahrungsmitteln abgestuft sein kann. Auch die mit der Nahrungsaufnahme verbundenen Blutveränderungen treten bei suggerierter Nahrungsaufnahme auch schon auf, wobei allerdings nicht feststeht, ob es sich um unmittelbare Einwirkung auf die Blutzusammensetzung oder um eine Folge der Sekretion handelt[2].

Beim Menschen scheinen die Unterschiede zwischen den einzelnen Personen noch größer zu sein als bei den geprüften Versuchstieren. Es gibt Menschen, bei denen die Magensaftsekretion tatsächlich erst dann in Gang kommt, wenn sie wirklich etwas essen. Bei ihnen sieht man recht erhebliche Unterschiede

[1] KESTNER, O.: Dtsch. med. Wschr. **1928**, 1537.
[2] HEYER: Kongreß f. innere Med. 1921. — LUCKHARDT, A. B., u. R. L. JOHNSON: Amer. J. Physiol. **70**, 174 (1924). — JAKOBSON, E.: Amer. med. Assoc. **1926**. — MARX, H.: Klin. Wschr. **1925**, Nr 49. — SIEBECK, R.: Ebenda **1927**, Nr 29. — Ausführlicher KATSCH: Zitiert auf S. 886.

zwischen dem üblichen Probefrühstück und einer reichlicheren Mahlzeit, etwa der sog. Probemahlzeit. Das entgegengesetzte Extrem sind Menschen, bei denen man bei Einführung einer Sonde so gut wie immer im leeren Magen beträchtliche Mengen von Magensaft findet. Am wahrscheinlichsten ist, daß auch hier einfach bedingte Reflexe vorliegen. Der Magen zeigt beim Menschen starke zeitlich bedingte Reflexe. Er beginnt infolgedessen bei sehr vielen um die Zeit abzusondern, da sie zu frühstücken gewöhnt sind, und wenn sie etwa auf dem Krankensaal andere Patienten frühstücken sehen, verstärkt sich die Absonderung. Ob es daneben auch noch einen ohne bekannten Reiz zustande kommenden spontanen Magensaftfluß gibt (REICHMANNsche Krankheit), ist kaum zu entscheiden. Man sieht jedenfalls unter Hunden mit anscheinend völlig gesundem Verdauungsapparat einzelne Tiere, die im nüchternen Zustande, sobald man sie in Versuch nimmt, immer Magensaft im Magen haben (basal secretion[1]). Es gelingt aber gewöhnlich durch sorgfältige Vermeidung bedingter Reflexe die Menge dieses Nüchternsaftes sehr stark zu vermindern. Es dürfte die einfachste Annahme sein, wenn man die Nüchternsekretion beim Menschen als einen bedingten Reflex bei besonders leicht ansprechendem vegetativen Nervensystem auffaßt.

Beim Menschen ist die Stärke der Magensaftabsonderung, die Schnelligkeit des Einsetzens und vor allem das Vorkommen und die Stärke der Nüchternsekretion sehr oft im Einklang mit dem, was man sonst von der Erregbarkeit des vegetativen Nervensystems bei den betreffenden Menschen weiß. KATSCH[2] hat durch fraktionierte Aushebung große Unterschiede beobachtet und klare ärztlich und physiologisch gleich interessante Typen herausgearbeitet.

Die großen Unterschiede bei der Magensaftabsonderung zwischen den einzelnen Nahrungsmitteln beruhen auf den Unterschieden der *hormonalen* Sekretion. Die hormonal bedingte Absonderung des Magensaftes ist schlechter bekannt als die nervös bedingte. Die PAWLOWsche Schule steht auf dem Standpunkt, daß durch bestimmte chemische Stoffe, wenn sie mit der Schleimhaut des Antrum pylori in Berührung kommen, daselbst ein Hormon freigemacht oder aktiviert wird, das in der Art des Secretins die Magendrüsen zur Absonderung bringt, das sog. Gastrin. Diese Annahme erscheint als die weitaus wahrscheinlichste. Es sei aber auf die Abhandlung von BABKIN[3] verwiesen; dort wird ebenfalls diese Anschauung vertreten, aber auch deutlich gesagt, daß sie nicht streng bewiesen ist. Wenn sie richtig ist, müßte die vollständige Entfernung des Antrum pylori nicht nur die Magenentleerung stören, sondern auch die Sekretion des Magens schwer schädigen, was bei Operationen wegen Ulcus ins Gewicht fallen kann[4].

Weitere ernst zu nehmende Einwände machen CARLSON, IVY, LIM und ihre Mitarbeiter[5]. Die eigentliche experimentelle Schwierigkeit liegt darin, daß man die Appetitsekretion vermeiden muß, und daß das bei Versuchstieren mit hochentwickeltem Geruchsvermögen oft kaum möglich ist. Bei unmittelbarer Einführung in den Magen kann das Geruchsorgan durch Aufstoßen erregt werden.

[1] LIM, R. K. S. u. Mitarbeiter: Chin. J. Physiol. **2**, 259 (1928) — Amer. J. Physiol. **69**, 318 (1924). — IVY, A. C., u. R. K. S. LIM: Quart. J. exper. Physiol. **15**, 13 (1925). — CARLSON, A. I.: Physiologic. Rev. **3**, 1 (1923).
[2] KATSCH: Zitiert auf S. 886.   [3] BABKIN: Dies. Handb. **3**, 742.
[4] Vgl. dies. Handb. **3**, 1199.
[5] CARLSON, A. I.: Physiologic. Rev. **3**, 1 (1923). — IVY, A. C., R. K. S. LIM u. I. E. McCARTHY: Amer. J. Physiol. **74**, 616 (1925). — LIM, R. K. S., u. W. SCHLAPP: Quart. J. exper. Physiol. **13**, 394 (1923). — IVY, A. C., u. S. E. WHITLOW: Amer. J. Physiol. **60**, 578 (1922). — LUCKHARDT, A. B. u. Mitarbeiter: Ebenda **59** (1922). — FARREL, J. I.: Ebenda **81** (1927).

Selbst intravenöse Einspritzungen schließen eine Erregung nicht aus. So kann man die chemisch oder hormonal bedingte Magensaftsekretion nur als nicht geklärt ansehen. Dagegen ist das eine sicher, daß eine Anzahl Nahrungsmittel eine auffallend starke spät einsetzende Magensaftabsonderung bewirken, die durch Appetitreiz nicht erklärt ist und die auch eintritt, wenn die Stoffe unter sorgfältiger Vermeidung von Wohlgeschmack, Geruch, Appetit und bedingten Reflexen in den Magen gebracht werden. Am stärksten wirken Fleisch und Fleischextrakt, dann folgt Milch, wenigstens beim Hunde; beim Menschen scheint sie schwächer zu wirken[1]. Fast ebenso wie Fleischextrakt wirken aber irgendwelche Stoffe, die beim Rösten von Nahrung entstehen[2]. Daher die starke Magensaftsekretion durch gebratenes Fleisch, durch Bratkartoffeln, durch die Rinde des Brotes, durch Kaffee und Kakao; die viel schwächere Magensaftabsonderung durch Mehl, durch Breie, durch die Krume des Brotes, durch Tee. Der Unterschied ist für die praktische Ernährung des Gesunden und Kranken von sehr großer Bedeutung (s. unten Sättigungswert).

Fleisch und alle diese Stoffe rufen daher eine viel stärkere Magensaftabsonderung hervor, als ihrem Wohlgeschmack allein entsprechen würde. Es ist eben gesagt, daß es für den Appetitsaft keine deutliche Proportionalität zwischen Reiz und Reizerfolg gibt. Dem entspricht, daß bei Verdoppelung der Nahrungsmenge bei solcher Nahrung, die nur durch den Wohlgeschmack wirkt, keine Verdoppelung[3], meist nicht einmal eine Vermehrung der Absonderung zustande kommt. Fleisch und Röststoffe verhalten sich dagegen anders, hier steigt die Saftmenge mit der Nahrungsmenge, die abgesonderte Saftmenge ist also im ganzen viel größer, und bei der starken Einwirkung des Magensaftes auf die andern Sekretionen und auf die Motilität macht sich der Unterschied in der Gesamtverdaulichkeit sehr stark geltend, beim Sättigungswert ebenso wie bei der Ausnutzung und der Kotbildung. Nach BEST[4] erscheinen am Ende des Dünndarms

Gekochte Kartoffeln . . . . nach 20—30 Minuten
Gebratene Kartoffeln und Kartoffelpuffer . überhaupt nicht

Die Ausnutzung aller Brotsorten ist viel besser, wenn sie in Form von Semmeln oder Rundstücken, also mit viel Röstprodukten, gebacken werden[2]. Die Ausbildung des Dickdarms wird nicht nur von dem Cellulosegehalt, sondern auch von dem Gehalt der Nahrung an magensafttreibenden Stoffen, vor allem Fleisch, bedingt. Menschen, die einen großen Dickdarm und daher Neigung zu Verstopfung haben, müssen in ihrer Diät nicht nur auf den Cellulosegehalt Rücksicht nehmen, sondern auch alles vermeiden, was besonders reichlich Magensaft fließen läßt wie Fleisch und Kaffee. Auch die Entwicklung des Darms wird so beeinflußt[5].

Eine dritte Einwirkung auf die Absonderung des Magensaftes geht vom Dünndarm aus. PAWLOW hat zuerst gezeigt, und es konnte später in messenden Versuchen bestätigt werden, daß saure Reaktion im Dünndarm die Magensaftsekretion versiegen oder wenigstens weniger werden läßt. Die saure Reaktion muß ziemlich stark sein, viel stärker als zur Hervorrufung des Pylorusreflexes. Dieser Unterschied ist für die Pathologie des Magens wichtig (vgl. weiter unten).

<hr>

[1] RABE, F.: Dtsch. Arch. klin. Med. **134**, 92 (1919).
[2] KESTNER, O. u. Mitarbeiter: Münch. med. Wschr. **1922**, Nr 40. — SEHESTEDT, H.: Hoppe-Seylers Z. **139**, 212 (1924).
[3] WOLFSBERG, O.: Hoppe-Seylers Z. **91**, 344 (1914).
[4] BEST, FRZ.: Dtsch. Arch. klin. Med. **104**, 105 (1911).
[5] KESTNER, O.: Pflügers Arch. **222**, 662 (1929); 2. Mitt. 1930.

Es dürfte sich um einen Reflex handeln, der auf langen Bahnen verläuft. Eine genauere Untersuchung fehlt.

Demgegenüber wird von Ivy[1] und seinen Mitarbeitern behauptet, daß vom Darm aus auch eine Absonderung des Magens hervorgerufen werden könne. Eigene Beobachtungen sprechen nicht in diesem Sinne, und es sei an die großen, noch nicht überwundenen Schwierigkeiten erinnert, auch nur die vom Magen selbst ausgehende Absonderung wirklich zu klären.

Saure Reaktion des Blutes soll die Magensaftabsonderung erleichtern, alkalische sie erschweren. Sehr überzeugend wirken die Angaben nicht. Sicher ist dagegen, daß Mangel an Wasser und an Chlor im Körper sehr leicht zu einem Sinken der Magensaftsekretion führen, und zwar schon zu einer Zeit, ehe es zu einer stärkeren Eindickung oder Chlorverarmung des Blutes gekommen ist. Völlig hört die Sekretion aber, wie Carlson, Dragstedt und Ellis[2] gezeigt haben, selbst nach den größten Chlorverlusten nicht auf, die Chlorverarmung durch fortgesetzte Salzsäureverluste ohne Ersatz ist schließlich mit dem Leben nicht mehr vereinbar. Für die Einordnung des Magens in den Gesamtorganismus sind die Versuche wichtiger, bei denen verhältnismäßig geringe Chlorverluste und geringer Durst bereits zu einer Einschränkung der Absonderung führen. Sie hört nicht auf, aber sie wird weniger. Will man im Experiment physiologische Verhältnisse schaffen, muß man immer daran denken, daß das Tier einen reichlichen Vorrat an Wasser und an Kochsalz hat. Der Entzug von Magensaft nach *einer* Fütterung ohne Ersatz schafft beim Hund abnorme Zustände. Der Mensch ist wegen der Kochsalzvorräte für den Schweiß für Chlorverluste weniger empfindlich als der Hund, dafür kommen Chlorverluste durch den Schweiß bei ihm natürlich vor, und ihre störende Einwirkung auf den Magen ist praktisch sehr wichtig[3]. Nach Bergbesteigungen, Märschen und Wanderungen oder in einem heißen Klima geht dauernd so viel Chlor mit dem Schweiß verloren, daß für Ersatz gesorgt werden muß, sonst kommen Verdauungsstörungen im Sinne von zu schnellem Durchtransport, Durchfälle, schlechter Ausnutzung zur Beobachtung. Die durch die Säuresekretion bedingte erfrischende Wirkung des Essens (s. unten S. 919) fällt nach Chlorverlusten ebenfalls fort. Der Magensaft tötet die Bakterien der Nahrung zum großen Teil ab, auch etwa verschluckte pathogene Keime. Unersetzte Salzverluste stören auch diese Schutzfunktion und können daher in den Tropen gefährlich werden. Auch der Gipfel der Säuglingsmortalität und -morbidität in den heißen Sommermonaten findet so seine einfachste Erklärung, zumal wenn die Säuglinge in engen, schlecht ventilierten Wohnungen zu warm gekleidet und gehalten werden. Auch Chlorverluste durch häufiges Erbrechen (Keuchhusten) können zu einer Ernährungsstörung führen. Wenn man Nierenkranken salzarme Kost verschreibt, muß man in den Tropen oder, falls die Patienten noch körperlich leistungsfähig sind, bei Schwitzen durch Bewegung jedenfalls an diese Dinge denken. Europäer, die im heißen Klima leben, haben häufig eine Abneigung gegen Salzgenuß, die auf der Erfahrung im kühlen Klima beruht, daß man durch Salzessen durstig wird. Das gilt aber nur bei gefüllten Salzreservoiren. Wenn die Salzvorräte des Körpers erschöpft sind, kann der Durst ohne Chlornachfüllung sogar schlechter gestillt werden als bei gleichzeitiger Salzzufuhr[4]. Diese Verhältnisse sind ein ausgezeichnetes Beispiel für das Ineinandergreifen der verschiedensten Teile und Funktionen.

[1] Ivy, A. C., R. K. S. Lim u. I. E. McCarthy: Quart. J. exper. Physiol. 15, 55 (1925).
[2] Dragstedt, L. R., u. I. C. Ellis: Physiologenkongreß in Boston 1929. — Lim, R. K. S., u. T. G. Ni: Amer. J. Physiol. 75, 475 (1925).
[3] Cohnheim, O. u. Kreglinger: Hoppe-Seylers Z. 63, 413 (1909). — Kestner, O., u. W. Borchardt: Klin. Wschr. 1929, 1796. — Kestner, O.: Münch. med. Wschr. 1918, 655.
[4] Kestner, O., u. W. Gross: Z. Biol. 70, 187 (1919).

Über die Beziehung der Magensaftabsonderung zur Blutreaktion und zur Blutverteilung vgl. unten S. 922 und 919.

Von pharmakologischen Beeinflussungen der Magensaftsekretion seien erwähnt:

1. Histamin bewirkt starke Magensaftsekretion[1], oft auch bei Daniederliegen der normalen auf die physiologischen Reize erfolgenden Sekretion. Man kann daher das Histamin verwenden, um ein wirkliches Versagen der sezernierenden Zellen von einer Störung der vegetativen Innervation oder einer psychischen Sekretionshemmung zu unterscheiden (KATSCH).

2. Sekretionssteigernd, aber anscheinend nicht Sekretion hervorrufend, wirkt As[2]. Wieweit die roborierenden oder tonisierenden Wirkungen des As und die oft beobachteten Gewichtszunahmen bei As-Medikation hiermit zusammenhängen, ist nicht analysiert.

3. Eine eigentümliche Wirkung üben Gewürze auf die Tätigkeit des Magens. WILBRAND[3] hat für Zwiebeln, BORCHARDT[4] für Zwiebeln und Curry gezeigt, daß durch Gewürze die Sekretion des Magens vermehrt und die Verweildauer der Speisen erheblich verlängert wird. Dadurch erfährt die desinfizierende Kraft des Magens eine große Verbesserung und es gewinnt eine eigentümliche Beziehung, daß gerade in den heißen unhygienischen Ländern der Genuß von Gewürzen viel üblicher ist als in Nordeuropa. In heißer Umwelt, in der die Verdauungsorgane schlecht durchblutet sind, wird nur durch Gewürze die Magensaftsekretion ausreichend[4] (s. unten S. 919 u. 922).

4. Thyroxin beeinflußt die Sekretion[5], aber vielleicht indirekt.

Die Absonderung des Magensaftes, ebenso die des Pankreassaftes, überdauert im Gegensatz zu der der Speicheldrüsen den Reiz sehr beträchtlich. Auf kurzes Kauen und Essen von wohlschmeckenden Stoffen sondert der Magen, auch wenn keine weitere Erregung hinzukommt, über eine Stunde lang ab. Der Appetit hat eine nachhaltige Wirkung.

Die Zusammensetzung des Magensaftes.

Alle beim Versuchstier gewonnenen Ergebnisse, sowohl die alten von PAWLOW wie die neueren von CARLSON[6], IVY, LIM[7], HOLLANDER[8], auch reichliche eigene Erfahrungen sprechen dafür, daß die Drüsen des Magens einen immer gleichmäßig zusammengesetzten Saft absondern. Es ist aber zu berücksichtigen, daß wir diesen Saft nur dann in die Hände bekommen, wenn er sehr reichlich fließt und die mit alkalischem Schleim bedeckte innere Oberfläche des Magens sozusagen reinspült. Sobald nur wenig Magensaft abgesondert wird, spielt die Vermengung mit diesem Schleim, oft auch mit verschlucktem Speichel, eine so große Rolle, daß dann teils durch Verdünnung, teils durch Neutralisation der Salzsäuregehalt des Magensaftes geringer erscheint. Eigene Erfahrungen haben immer ergeben, daß Abweichungen des Salzsäuregehaltes des Magens ausschließlich auf

[1] LIM, R. K. S., A. R. MATHESON u. W. SCHLAPP: Quart. J. exper. Physiol. **13**, 361 (1923); **15**, 333 (1923).

[2] KLOCMAN, L.: Hoppe-Seylers Z. **80**, 17 (1912).

[3] WILBRAND, E.: Münch. med. Wschr. **1920**, 1174.

[4] BORCHARDT, W.: Klin. Wschr. **1930**, 931.

[5] HSI CHUNG CHANG u. I. H. SLOAN: Amer. J. Physiol. **80**, 732 (1927). — Erfahrungen bei Basedow.

[6] CARLSON, A. I.: Physiologic. Rev. **3**, 1 (1923).

[7] LIM, R. K. S., u. H. C. CHOU: Proc. Soc. exper. Biol. a. Med. **23**, 670 (1926) — Amer. J. Physiol. **69**, 318 (1924).

[8] HOLLANDER, FRANKLIN: Proc. Soc. exper. Biol. a. Med. **25**, 486 (1928) — J. of biol. Chem. **74**, 23 (1927).

diesen Beimengungen beruhen. Beim Menschen wird von sehr vielen Klinikern (vgl. Katsch[1]) im Gegensatz dazu angenommen, daß die Magendrüsen krankhafterweise auch ein verdünnteres Sekret absondern könnten, ja daß sie es vielleicht zu Anfang und zu Ende der Verdauung in der Regel täten. Sieht man sich aber die dafür angeführten Zahlen an, so erscheint diese Annahme in keiner Weise bewiesen. Das anscheinend verdünnte Sekret findet sich nämlich immer dann, wenn die Absonderung auf sehr geringe Werte gesunken ist, und dann spielt die Beimengung auch kleiner Schleimmengen von der Magenoberfläche eine sehr bedenkliche Rolle. Auf der Höhe der Verdauung, sobald viel Magensaft strömt, findet man immer dieselben Zahlen, die man auch beim Hunde beobachtet, bei dem man im Unterschiede vom Menschen reinen Magensaft bekommen und absolute Sekretionsgrößen bestimmen kann. Es erscheint jedenfalls als die einfachste und heute in keiner Weise erschütterte Annahme, daß auch beim Menschen die Fundusdrüsen, wenn sie überhaupt absondern, ein immer gleiches Sekret entleeren. Die Schleimhaut des Antrum pylori sezerniert keine Salzsäure und keine Fermente[2, 3], sondern ein schleimreiches und außerdem eiweißreiches Sekret. Auch die Schleimhaut des Fundus sondert ein ähnliches Sekret ab. Der ruhende Magen ist daher von einer dünnen Schleimschicht überzogen, und gegen Ende einer Verdauungsperiode beginnt eine starke Schleimsekretion im Magen. Wenn man bei einem gesunden Hunde an einer Duodenalfistel die Entleerung des Magens beobachtet, so sieht man, daß gegen Ende der Entleerung, wenn die Schüsse seltener und kleiner werden, immer Schleim auftritt. Ist der letzte Nahrungsrest herausbefördert, so folgt regelmäßig noch schaumiger Speichel, der auf dem Mageninhalt geschwommen hatte, und mit ihm zusammen folgt immer Schleim, der nicht schaumig ist, also kein Speichel sein kann, sondern von der Magenoberfläche stammt. Die abschließende Schleimproduktion ist eine Art Reinigung des Verdauungskanals.

Die Beimengung dieser Schleimmassen gegen Ende der Magentätigkeit, wenn die Sekretion des Pepsindrüsensekrets rasch absinkt, ist das, was als Chloridsekretion oder Verdünnungssekretion bezeichnet wird.

Den Reiz für die Schleimsekretion kennen wir nicht. Am nächsten liegt es, an einen mechanischen Reiz zu denken, gerade wegen der Reinigung und der Umhüllung der Nahrungsstückchen und Reste. Dann müßte aber freilich die Schleimabsonderung im Beginn der Verdauung, wenn der Magen sich füllt, besonders hoch sein, und davon sieht man nichts. Es wäre möglich, daß der Schleim abgesondert wird, aber sofort verdaut wird. Das ist aber eine reine Vermutung. Vielleicht besteht ein Gegensatz zwischen der Tätigkeit der Drüsenzellen und der Schleimzellen. Denn am isolierten Antrum pylori, das nur Schleim absondert, ist diese Absonderung während der Magenruhe hoch und während der Verdauung niedrig[3].

Jedenfalls darf man die Mengen Schleim, die der Verdauungsapparat täglich absondert, nicht unterschätzen. Dabei handelt es sich um Umwandlung von Protoplasma in Schleim, also um echten Baustoffwechsel. Von dem Baustoffwechsel der Erwachsenen bildet die ständige Schleimsekretion einen der großen Posten. In dem Aufsatz über die menschliche Ernährung wird davon und von der Bedeutung für den Eiweißstoffwechsel die Rede sein. Wie beim Respirationstraktus kann die Schleimabsonderung des Verdauungskanals unter Umständen krankhaft gesteigert sein, anscheinend sehr stark. Cohnheim und Dreyfus[4]

[1] Katsch: Zitiert auf S. 886.
[2] Kestner, O., R. Willstätter u. E. Bamann: Hoppe-Seylers Z. 180, 187 (1929).
[3] Ivy, A. C., u. Y. Oyama: Amer. J. Physiol. 57, 51 (1921).
[4] Cohnheim, O., u. G. L. Dreyfus: Hoppe-Seylers Z. 58, 50 (1908).

sahen eine Fernwirkung vom Dünndarm auf den Magen. Als sie den Dünndarm durch stark hypertonische Salzlösung reizten und schädigten, entleerte der gar nicht angegriffene Magen abnorm große Schleimmassen. In der menschlichen Pathologie scheint diese Möglichkeit noch nicht erörtert zu sein.

Im Magensaft sind zwei Fermente vorhanden, Pepsin und eine verhältnismäßig schwache Lipase; Veränderungen des Fermentgehaltes sind nicht bekannt. Die Pepsinverdauung reicht über den Magen heraus: bis zu einem Meter abwärts vom Pylorus läßt sich saure Reaktion[1] und Pepsinwirkung[2] nachweisen. Rohes Bindegewebe kann nur durch Pepsin verdaut werden, aber nicht durch Trypsin; gibt man rohes Fleisch, so geht ein gewisser Teil unaufgelöst durch den Pylorus, trotzdem kann es noch nachträglich verdaut werden. Bei starker Magensaftsekretion, z. B. bei Fleisch, reicht das Gebiet der Pepsinverdauung weiter nach abwärts als etwa bei Brotnahrung.

Pankreassaft.

Es gibt eine vom Wohlgeschmack abhängige, durch den Vagus vermittelte Absonderung des Pankreassaftes, infolgedessen auch eine Absonderung auf bedingte Reflexe hin. Diese Absonderung dürfte für gewöhnlich nicht sehr bedeutend sein und im wesentlichen die Aufgabe haben, denjenigen Teil der Nahrung abzufangen, der infolge der langsam einsetzenden Absonderung des Magensaftes den Magen unverdaut passiert. Gibt man einem Hunde mit einer Duodenalfistel Milch zu saufen, so laufen die ersten Schüsse immer noch ungeronnen durch den Pylorus und werden dann von dem Pankreassaft zur Gerinnung gebracht und verdaut. Bei erregbarem vegetativem Nervensystem kann es aber ebenso wie beim Magen, auch beim Pankreas zu einer starken und andauernden Nüchternsekretion kommen.

Viel stärker ist für gewöhnlich der hormonale Reiz auf das Pankreas über das Secretin. Hier schließt sich bekanntlich die Pankreasverdauung in einer eigenartigen Weise an die Magenverdauung an (s. unten). Einen dritten Reiz für das Pankreas stellt die Berührung der Darmschleimhaut mit Seife dar. Es scheint sich auch um eine Secretinwirkung zu handeln.

Der Pankreassaft enthält eine ziemlich erhebliche Menge von Bicarbonat, erheblich mehr als das Blut, so daß die Reaktion deutlich alkalisch ist[3] (p_H 8). Außerdem enthält der Pankreassaft etwas Chlornatrium, eine recht erhebliche Menge Eiweiß und Nucleinsäure, wahrscheinlich ein Mononucleotid, und endlich mehrere Fermente, Trypsinogen, etwas Erepsin, ferner Diastase, Steapsinogen und Nuclease. Der Gehalt des Pankreassaftes an Bicarbonat und an Eiweiß ist bei dem auf nervösen Reiz abgesonderten Saft höher als bei dem Secretinsaft, der Fermentgehalt zeigt keinen Unterschied, ist vielmehr konstant[4].

Darmsaft.

Der Darmsaft enthält noch mehr Eiweiß als der Pankreassaft, ebenfalls organische Phosphorsäure, die wahrscheinlich Nucleinsäure ist, Bicarbonat und Chlornatrium. Die Reaktion ist dieselbe wie beim Pankreassaft. Fermente sind Erepsin, eine verhältnismäßig schwache Lipase und drei Fermente für Doppel-

---

[1] BAUMSTARK, R., u. O. COHNHEIM: Hoppe-Seylers Z. **65**, 477 (1910). — NEVER, H. E., u. B. MASSURY: Plügers Arch. (1930).

[2] ABDERHALDEN, E., u. O. MEYER: Hoppe-Seylers Z. **74**, 67 (1911).

[3] PICK, H., u. F. AUERBACH: Mitt. Reichsgesdh.amt **43**, 155 (1912).

[4] WALDSCHMIDT-LEITZ, E., u. JOH. WALDSCHMIDT-GRASER: Hoppe-Seylers Z. (1930). — ANREP, G. V., I. L. LUSH u. M. G. PALMER: J. of Physiol. **59**, 434 (1925).

zucker, Invertase, Maltase und Lactase, auch eine Nuclease ist vorhanden[1]. Der wichtigste Reiz für die Absonderung des Darmsaftes ist saure Reaktion im Dünndarm[2]. Die Säure wird auf diese Weise neutralisiert. Doch bleibt die Reaktion im Darminhalt in der Regel ganz schwach sauer[3]. Es gibt aber daneben eine nervös bedingte Sekretion, auf Appetitsreiz. Nach Durchtrennung der zuführenden Nerven kommt es wie bei den Speicheldrüsen zu einer lange anhaltenden übermäßigen Sekretion, dagegen nicht zu einem späteren Versiegen der Sekretion nach der Entnervung. Der Darmsaft enthält verhältnismäßig viel Eiweiß, wobei allerdings zu berücksichtigen ist, daß Wasser und Salze aus dem Dünndarm sofort wieder resorbiert werden können, kolloidales Eiweiß dagegen zurückbleibt. Die Darmsaftmengen, die wir aus einer Dünndarmschlinge bekommen, sind also immer nur Minimalmengen und die wirkliche Sekretion ist höher, vielleicht sehr viel höher. Wenn man eine isolierte Darmschlinge (Vellafistel) nach einigen Tagen der Ruhe schonend ausspült, bekommt man eine beträchtliche Menge eingedickten schleimigen Eiweißes, oft sieht man einen wurmartigen dicken Faden, an dem Darmepithelien und Leukocyten sitzen. Damit hängt vielleicht zusammen, daß man im Darmsaft nach dem Abzentrifugieren dieser Massen in der Flüssigkeit oft wenig Fermente findet[4]. Sie können an dem Eiweiß adsorbiert sein. Es ist allerdings auch möglich, daß die Dünndarmfermente überhaupt zu einem gewissen Teile erst während der Resorption, d. h. während des Durchtritts durch die Dünndarmwand, wirken. Es liegt aber kein Grund vor, den Fermenten des Dünndarms auf Grund der schwierigen Gewinnung von klarem Darmsaft eine Sonderstellung vor den anderen Verdauungsfermenten zuzuschreiben[5] und sie als Endoenzyme von den anderen Fermenten zu trennen. Siehe auch weiter unten S. 912.

Galle.

Die Galle enthält keine Fermente, dafür die gallensauren Salze, die das Steapsinogen des Pankreassaftes aktivieren, und die Fettsäuren, aber nicht Neutralfette, lösen. Die Gallenfarbstoffe und übrigen Bestandteile der Galle haben nichts mit der Verdauung zu tun. Die Galle wird, vermutlich im Zusammenhang mit der sonstigen Tätigkeit der Leber, ununterbrochen abgesondert; in den Darm wird sie aber nur dann entleert, wenn ein besonderer Reiz in der Gallenblase und in den Gallengängen peristaltische Bewegungen hervorrufen, wobei sich dann nach dem allgemeinen Sphincterengesetz der Sphincter Oddi öffnet. Falls die Gallenblase durch Steine verstopft ist oder die Gallenblase chirurgisch entfernt wird, dehnen sich die Gallengänge bis zu einem gewissen Maße. Dann führt aber die Dehnung zu Muskelkontraktionen, infolgedessen zu einer Eröffnung des Sphincter Oddi und zum Einströmen der Galle in den Darm. Es fragt sich, ob der Verlust der Gallenblase Störungen der Verdauung bedingt. An sich muß die Entleerung des Magens und bis zu einem gewissen Maße auch die Sekretion von Magen und Pankreassaft durch den Erguß einer erheblichen Menge einer neutralen Flüssigkeit ins Duodenum beeinflußt werden. Der Einfluß ist aber nicht groß, und vor allem ist zu bedenken, daß der Sphincter Oddi im allgemeinen nur bei vollständiger Verdauungsruhe geschlossen sein kann. Eine solche Verdauungsruhe besteht aber nur in der Zeit nach völlig verdautem

[1] Sachs, F.: Hoppe-Seylers Z. **46**, 337 (1906).
[2] Rosenbaum: Mschr. Kinderheilk. **31**, 396 (1926).
[3] Grzyzel, D. M.. u. E. G. Miller: J. of biol. Chem. **76**, 423 (1928). — Never, H., u. Massury: Pflügers Arch. (1930).
[4] Koskowski, W.: J. of Pharmacol. **26**, 413 (1926).
[5] Willstätter, R., u. E. Bamann: Hoppe-Seylers Z. **180**, 127 (1929).

Abendbrot bis zum ersten Frühstück. Sonst schließt sich im allgemeinen eine Verdauungsperiode unmittelbar an die vorhergehende an, und während jeder Verdauungszeit ergießt sich praktisch dauernd Galle in den Darm. Die Störungen durch Entfernung der Gallenblase können also nur unerheblich sein, was mit der praktischen Erfahrung übereinstimmt.

Die Mengen der Verdauungssäfte.

Die Menge des Speichels wird beim Menschen auf etwa 1 l geschätzt. Die Zahl ist aber wenig sicher. Wer priemt und spuckt, sezerniert erheblich mehr und verliert außerdem Wasser, Alkali und Eiweiß nach außen. Beim Hunde ist die Menge größer, bei den großen Pflanzenfressern sind bei trockener Nahrung 40—60 l beobachtet. Die Menge des Magensaftes ist besser bekannt. Bei einer fleischreichen Ernährung beträgt sie rund 2 l, bei fleischfreier Ernährung 1200—1500 ccm[1]. Die Menge des Pankreassaftes wird auf etwa 1 l geschätzt und dürfte selten mehr betragen. Die Menge der Galle ist ungefähr ebenso groß. Über die Menge des Darmsaftes wissen wir recht wenig oder richtiger, wir kennen nur Minimalwerte, weil im Dünndarm die abgesonderte Flüssigkeit wieder resorbiert wird. Aus diesen Minimalwerten ergibt sich aber schon eine Absonderung von 1—2 l am Tage; es können aber sehr wohl auch 5—6 l sein.

Die Mengen der Verdauungssäfte sind also sehr groß, sie betragen das Mehrfache der Blutflüssigkeit, und ebenso geht mehr Chlor, als im Blute vorhanden ist, in den Magensaft, mehr Natrium, als das Blut enthält, in die beiden alkalischen Säfte. Daraus ergibt sich die sehr starke Beeinflussung der Blutreaktion durch die Verdauungstätigkeit, die viel größer ist als die Beanspruchung der Blutpuffer durch die Entstehung saurer oder alkalischer Körper im Stoffwechsel. Aus diesen sehr großen Mengen der Verdauungssäfte ergibt sich aber auch, wie vollkommen das Blut reguliert ist, da die Schwankungen der Blutzusammensetzung für diese Beanspruchung verhältnismäßig gering sind (s. unten).

III. Weitere Zusammenhänge innerhalb des Verdauungskanals.

Die Fernwirkung des Magensaftes.

Saure Reaktion im ganzen Dünndarm ruft über das Secretin Pankreassaft hervor und ruft durch unmittelbare Einwirkung auf die Schleimhaut auch Darmsaftsekretion hervor. Somit ist die vorhergehende Magensaftsekretion die Ursache der Absonderung der beiden anderen Verdauungssäfte. Die Galle entleert sich aus Gallengängen und Gallenblase, wenn Peptone oder Aminosäuren resorbiert werden und ins Blut kommen. Peptone werden im Magen, Aminosäuren im Darm nicht nur bei Verdauung eiweißhaltiger Nahrung gebildet, sondern auch durch die Verdauung des Sekreteiweißes selbst. Die anderen Verdauungssäfte bewirken also das Ausströmen von Galle. Das Zusammenwirken der Verdauungssäfte ist auf diese Weise sicher gewährleistet, und man kann es auch so ausdrücken, daß die späteren Verdauungssäfte darauf eingestellt sind, daß erst Magensaft fließt; die Absonderung des Magensaftes kurbelt gewissermaßen den ganzen Apparat an. Darum ist der Appetiteinfluß auf den Magen und der hemmende Einfluß von Unlustgefühlen auf den Magen für die ganze Verdauung so außerordentlich wichtig. Doch geht der Einfluß des Magensaftes und der vorderen Verdauungssäfte auf die Gesamtverdauung noch weiter. Das Hormon für die Misch- und

---

[1] CARLSON, A. I.: Amer. J. Physiol. **37**, 15 (1915). — BEST, FRANZ: Dtsch. Arch. klin. Med. **104**, 105 (1911). — COHNHEIM, O., u. G. L. DREYFUS: Hoppe-Seylers Z. **58**, 50 (1908).

Knetbewegung des Dünndarms ist das Cholin bzw. das Acetylcholin. Cholin aber entsteht durch die Wirkung der drei Lipasen auf das Lecithin der Nahrung und das Lecithin der Verdauungssäfte. Auch wenn der Dünndarm, wie es der Fall ist, Cholin erzeugen kann, so muß das bei der Verdauung freiwerdende Cholin die Dünndarmtätigkeit jedenfalls verstärken.

Von der hemmenden Wirkung des Magensaftes auf den Forttransport der Nahrung im Dünndarm war schon die Rede (S. 892); es wird auch bei der Anpassung davon die Rede sein (S. 932).

Die Aktivierung der Fermente.

Von den Verdauungsfermenten werden nur ein Teil als solche, d. h. in wirksamer Form, von den absondernden Zellen erzeugt, nämlich Erepsin, die Lipasen des Magens und des Darms, bei denen wenigstens kein spezifischer Aktivator bekannt ist, und alle Kohlehydratfermente. Trypsin, Pepsin und das Pankreassteapsin bedürfen einer Aktivierung, die erst außerhalb der Zelle erfolgt. Das Pepsin wird durch die Salzsäure aktiviert, das Trypsin durch die Enterokinase und das Steapsin durch die gallensauren Salze. Die Bedeutung dieser Aktivierungen besteht offenbar darin, daß die wirksamen Fermente, wenn sie im Inneren der Zelle wären, den Bestand der Zelle angreifen und zerstören würden. Nach Beobachtungen von Waldschmidt-Leitz[1] scheint die Sekretion der Enterokinase an das Vorhandensein von Pankreassaft gebunden zu sein; doch bedarf die Frage weiterer Untersuchung. Die einmal sezernierten Fermente vermögen die Zellen deshalb nicht anzugreifen, weil sie als Kolloide in die Zellen nicht eindringen können. Auf dieser Gesetzmäßigkeit beruht der Schutz des Verdauungskanals gegen Selbstverdauung. Der Befund sog. Antifermente hat sich nicht bestätigen lassen, ist aber auch nicht erforderlich, denn alle anderen Gewebe sind auch gegen Verdauung geschützt, falls nicht etwa durch stark abweichende Reaktion oder derartiges die Oberflächen der Zellen abgetötet werden[2]. Dabei geht ihre Undurchlässigkeit ja bekanntlich verloren. Auch Zellen, die an sich mit den Verdauungssäften niemals in Berührung kommen, wie die Formbestandteile des Blutes, werden erst sehr allmählich und offenbar erst nach dem Absterben der Zellen verdaut[3]. Die Kohlenhydratfermente, deren Substrat nicht zum Aufbau des Protoplasmas gehört, sind von vornherein in wirksamer Form vorhanden, und die Eigentümlichkeit des Glykogens, von der in der gleichen Zelle vorhandenen Diastase nicht angegriffen zu werden, muß auf irgend etwas anderem beruhen.

Es sei ausdrücklich darauf hingewiesen, daß Trypsin und wahrscheinlich auch Steapsin außer durch diese streng eingestellten Aktivatoren oder Cofermente auch in unspezifischer Weise aktiviert werden können. Für das Trypsin hat schon Kühne gezeigt, daß es durch Säuren aus dem Zymogen entsteht, obwohl es bei anderer Reaktion wirkt und obwohl deshalb die Säuren zur Beobachtung der Fermentwirkung wieder neutralisiert werden müssen. Ferner gibt es Angaben über Fermentaktivierung durch Leukocyten[4], Bakterien[5] und in Organen, die nicht ganz frisch sind. Es ist möglich, daß diese unspezifischen Aktivierungen pathologisch eine Rolle spielen (Fettgewebsnekrose, hämorrhagische Pankreatitis).

[1] Willstätter, R., u. E. Bamann: Hoppe-Seylers Z. **180**, 127 (1929).

[2] Best, Franz: Verh. dtsch. path. Ges. **16**, 385 (1913). — Necheles, H., I. Ling u. F. Fernando: Amer. J. Physiol. **79**, 1 (1926).

[3] Einstein, F.: Hamb. med. Dissert. **1922**.

[4] Délézenne, C.: C. r. Soc. Biol. Paris **54**, 281, 590, 893 (1902).

[5] Délézenne, C.: C. r. Soc. Biol. Paris **54**, 998 (1902).

Das Zusammenwirken der Fermente.

Die Aufgabe der Verdauung besteht in der chemischen Umwandlung der Nahrungsstoffe, damit sie in bestimmter Form in das Blut aufgenommen werden. Bei allen Wirbeltieren erfolgt diese chemische Umwandlung nicht an *einer* Stelle, sondern in mehreren aufeinander folgenden Abschnitten. In jedem dieser Abschnitte sind andere Fermente vorhanden, die aber in irgendeiner Weise aneinander anschließen müssen. Die nähere Betrachtung der Fermente zeigt, daß diese Reihenfolge sehr vollkommen geordnet ist.

Die Stärke wird von dem Speichel und dem Pankreassaft verdaut, die dabei gebildete Maltose von der Maltase, die sich zeitlich später ergießt als die beiden Diastasen. Der Anschluß des zweiten Fermentes, das die Wirkung des ersten vollendet, an das erste Ferment ist deutlich. Noch feiner eingestellt ist das Zusammenwirken bei den eiweißspaltenden Fermenten.

Pepsin. Das Pepsin verwandelt alle Eiweißkörper bis zum Pepton und bildet keine Aminosäuren. Dafür greift es mit Ausnahme der Keratine alle in der Natur vorkommenden Eiweißkörper an.

Das *Trypsin* greift nicht alle Eiweißkörper an, Kollagen und die sog. nativen Eiweißkörper vom Typus der Bluteiweißkörper werden von dem Trypsin nicht gespalten, dafür geht die Spaltung zum Teil über die Peptonstufe heraus. Trypsin bildet eine beträchtliche Menge von Aminosäuren, läßt aber einen gewissen Rest des Eiweißmoleküls auch bei langer Einwirkungsdauer unangegriffen.

Erepsin, neuerdings in Di- und Polypeptidase zerlegt[1], wirkt auf kein natürliches Eiweiß, spaltet dagegen Pepton so vollständig wie siedende Säuren, spaltet auch die synthetischen Peptide sämtlich auf. Die feinere Einstellung ist sogar noch genauer, als es diese Sätze angeben. Wenn man Eiweiß durch Pepsinsalzsäure in vitro zerlegt, so bilden sich in der Hauptsache die Zwischenprodukte zwischen dem eigentlichen Pepton und dem Eiweiß, die sog. Albumosen. Bei der Eigentümlichkeit des Magenmechanismus aber führt die wirkliche Verdauung viel weiter, nämlich ganz überwiegend zu verhältnismäßig einfachen, sehr leicht löslichen Körpern, die Kühne echtes Pepton nannte und für die neuerdings der Name Telepepton vorgeschlagen wird[2] (Endpepton).

Das *Erepsin* wirkt nun auf die Albumosen nur langsam, auf das echte Pepton oder Telepepton hingegen so schnell, daß unter den natürlichen Verhältnissen im Verdauungsapparat selbst bei Fehlen des Trypsins die vollständige Spaltung durch Pepsin und Erepsin gegeben ist[3]. Die Fermente überdecken sich in ihrer Wirkung zum Teil, können sich daher auch teilweise vertreten, in ihrem Zusammenwirken aber liegt die Sicherheit der vollständigen Aufspaltung des Nahrungseiweißes. Es ist allerdings nicht gesagt, daß unbedingt alles Eiweiß bis zur Aminosäure abgebaut werden muß. Die leicht diffusiblen Peptone könnten an sich auch als solche aufgesogen werden und der Befund von Borchardt[4], daß die Leber bei massenhafter Zufuhr eine Elastin-Albumose enthalten kann, spricht dafür, daß eine solche Resorption möglich ist. Im ganzen wird man aber annehmen müssen, daß die Spaltung des Eiweiß bis zu seinem Eintritt ins Blut eine vollständige ist. Die resorbierten Stoffe müssen ja die Darmschleimhaut durchsetzen und müssen dabei mit den Stätten in Berührung kommen, an denen die Darm-

---

[1] Waldschmidt-Leitz, E., A. K. Bills u. Joh. Waldschmidt-Graser: Ber. dtsch. chem. Ges. **62**, 756 (1929).

[2] Waldschmidt-Leitz, E., u. Joh. Waldschmidt-Graser: Hoppe-Seylers Z. **166**, 247 (1927).

[3] Cohnheim, O.: Hoppe-Seylers Z. **49**, 64 (1906); **51**, 415 (1907). — Tobler, L.: Ebenda **45**, 185 (1905).

[4] Borchardt, L.: Hoppe-Seylers Z. **51**, 506 (1907).

fermente entstehen. Weiterhin enthält auch die Leber proteolytische und pepto-
lytische Fermente, Kathepsin und Erepsin, so daß wohl mit Sicherheit gesagt
werden kann, daß in den eigentlichen Kreislauf, d. h. jenseits der Leber, nur
Aminosäuren gelangen. Peptone sind niemals gefunden worden, artfremdes
Eiweiß ebenfalls nicht oder nur unter ganz besonderen Umständen.

Bedeutsam sind auch die Mehrfachsicherungen bei den Fermenten. Es
gibt drei fettspaltende Fermente (Magen, Pankreas, Darm), zwei stärkespaltende
(Speichel, Pankreas), zwei Nucleasen, (Pankreas, Darm). Pepsin und Trypsin,
Trypsin und Erepsin decken sich zum Teil in ihrer Wirkung. Ungespaltenes Pepton, das an sich die Darmwand passieren kann, stößt in der Leber noch einmal auf
Erepsin. Nur die Fermente für Doppelzucker sind nur einmal vorhanden, dafür
aber in der ganzen Länge des Dünndarms, wie denn überhaupt die große Länge
des Dünndarms auch nur vom Standpunkt der Sicherung verständlich ist.
ERLANGER[1] konnte Hunden 70 und 82% des Dünndarms entfernen, ohne daß
bei fettarmer Nahrung die Aufsaugung ernstlich gestört wurde. Bei fettreicher
Nahrung durfte die Verstümmelung nicht ganz so groß sein. Entfernungen des
Dünndarms von mehr als einem Drittel gelten auch beim Menschen chirurgisch
allgemein als zulässig.

Auf Schwierigkeiten ist das Studium der Verdauungsfermente dadurch gestoßen, daß in den Verdauungsdrüsen sich neben den zur Absonderung bestimmten
Fermenten auch solche befinden, die normalerweise intracellulär wirken und die
gar nicht abgesondert werden. Erst ERNST WALDSCHMIDT-LEITZ und JOHANNA
WALDSCHMIDT-GRASER[2] haben gezeigt, daß im Pankreassaft und Darmsaft wirklich dieselben Fermente mit denselben Eigenschaften enthalten sind, wie in den
Drüsen und Extrakten. Daneben kommen aber in der Magenschleimhaut wie
auch in anderen Organen Proteinasen vor, die entweder dem Erepsin gleichen,
oder, wie bei schwach saurer Reaktion, Eiweiß in trypsinähnlicher Weise abbauen.
WILLSTÄTTER und BAMANN[3] nennen sie Kathepsin. Sie fehlen dem Sekret.
WILLSTÄTTER und BAMANN[3] schreiben sie den Leukocyten der Organe zu, die
sicher derartige Fermente enthalten. Man findet sie aber auch in sicher blut-
freien Organen[4]. Es muß daran gedacht werden, daß die Drüsenzellen einem
ständigen Umbau ihres Zelleiweißes unterliegen (vgl. S. 923 und Art. Ernährung)
und daß hierfür vielleicht intracellulär wirkende Fermente bestimmt sind. Proteinasen trifft man auch in der Leber. Sie werden nicht abgesondert, sind also Endoenzyme. Es ist aber nicht klar, wofür sie bestimmt sind. Das Erepsin der Leber
kann dafür da sein, Peptonreste, die der Spaltung in der Darmwand entgangen
sind, abzufangen und zu zerlegen, würde dann also Verdauungsferment sein.
Kathepsin und Erepsin können aber auch die Funktion haben, das Reserveeiweiß
der Leber (BERG[5]) bei Bedarf in den Stoffwechsel einzubeziehen, oder sie können,
wie gesagt, dem Baustoffwechsel der Leberzelle dienen. Da das Vorhandensein eines
Baustoffwechsels die Verdauungorgane auszeichnet, so sind diese Fermente charakteristisch für die drüsigen Organe, aber keine eigentlichen Verdauungsfermente.

Das Zusammenwirken von Sekretion und Motilität im Magen[6].

Der verschluckte und von Speichel durchtränkte Speisebrei liegt im Fundusteil des Magens, ohne durch die Bewegungen des Magens irgendwie durchmischt

[1] ERLANGER, JOS.: Amer. J. Physiol. 6, 1 (1901).
[2] WALDSCHMIDT-LEITZ, E. u. JOH. WALDSCHMIDT-GRASER: Hoppe-Seylers Z. 166, 247
(1927).
[3] WILLSTÄTTER, R., u. E. BAMANN: Hoppe-Seylers Z. 180, 127 (1927).
[4] COHNHEIM, O., u. D. PLETNEW: Hoppe-Seylers Z. 69, 108 (1910).
[5] BERG, W.: Pflügers Arch. 194, 102 (1921); 195, 543 (1922).
[6] KESTNER, O.: Pflügers Arch. 205, 34 (1924).

zu werden. Von außen her ergießt sich auf ihn der Magensaft. Bei der Temperatur, die dem Optimum des Pepsins nahesteht und bei der Durchtränkung der verschluckten Nahrung mit Flüssigkeit, sind ja außerordentlich günstige Bedingungen für die Pepsinwirkung gegeben, aber freilich nur in der schmalen Randzone, in die der Magensaft gleich nach der Absonderung eindringt. Würde er weiter eindringen, so würde es zu einer Verdünnung der Salzsäure und des Pepsins und, durch die Carbonate des Speichels und die basischen Valenzen der Eiweißkörper und Peptone auch zu einer Neutralisierung der Salzsäure kommen. Dazu kommt es indessen nicht, weil der ständige Druck der Magenmuskulatur alles Flüssige aus dem Hauptmagen heraus gegen den Pylorus hindrückt. Was daher durch das Pepsin verflüssigt ist, wird sofort abgeschoben und in die nächstfolgende Schicht dringt gleich wieder neuer unverdünnter Magensaft. Da die Fermente durch die Endprodukte ihrer eigenen Tätigkeit gehemmt werden und da die Salzsäure durch Pepton in höherem Grade neutralisiert wird als durch das ursprüngliche Eiweiß, so liegen in der Randzone des Magens derartig günstige Bedingungen vor, wie wir sie bei einer Verdauung in vitro nicht nachahmen können[1]. Allerdings wird dabei sehr viel Magensaft verbraucht. Aber der Magensaft kommt im Dünndarm auch schnell zur Resorption und Wasser und Chlor stehen nach kurzer Zeit zum zweitenmal zur Verfügung. An der Stelle, an der der Magensaft wirkt, ist immer eine sehr hohe Konzentration von Salzsäure und Ferment vorhanden. Die Stelle wandert vom Rande her gegen das Innere des Speiseklumpens vorwärts, die Randschicht ist aber in der Regel sehr schmal. TOBLER[2] hat diese Verhältnisse bei Milchverdauung durch Verfütterung von Lackmusmilch sehr schön veranschaulicht. Wenn man sich die Verhältnisse im Magen, die Art der Magenbewegung und die Absonderung an der Wand des Magens selbst anschaulich vorstellt, so ist die Bildung einer Randzone eine mechanische Notwendigkeit, und es ist nicht verständlich, wie man ihr Bestehen hat leugnen können[3]. Das Vorhandensein dieser Randzone muß bei allen Untersuchungen des Mageninhaltes dauernd im Auge behalten werden. Gibt man einem Menschen irgendwelche feste Speise zu essen, Probefrühstück, Probemahlzeit, so läßt sich sehr leicht zeigen, daß diese Speisemenge nur allmählich vom Rande her abgebaut wird[4]. Es ist eine wohl begründete Vorschrift, daß man mit der Aushebung des Mageninhaltes nach Probefrühstück und Probemahlzeit so lange wartet, bis der weitaus größte Teil der Nahrung den Magen schon verlassen hat und man eigentlich nur Randzone bekommt.

Die Milch wird durch die labende Wirkung des Pepsins im Magen zu einem festen Körper, der sich dann auch nicht anders verhält als Brot, Fleisch und Kartoffeln[2]. Auch Frauenmilch zeigt die Schichtung und die Randzone sehr deutlich, da sie durch den Schleimgehalt des Speichels im Magen weniger leicht mischbar ist, als es in vitro erscheint[3]. Selbst wenn man Flüssigkeiten trinken läßt, gilt Ähnliches wie von der Frauenmilch, und bei fraktionierter Aushebung kann man auf Schwierigkeiten stoßen. Doch hat die Praxis gezeigt, daß diese bei bestimmten zeitlichen und Mengenverhältnissen einigermaßen überwindbar sind (KATSCH).

Der Forttransport der Nahrung aus dem Magen wird beschleunigt durch die Dehnung der Muskulatur und durch den Wohlgeschmack. Er wird gehemmt durch die Salzsäure im Darm (Pylorusreflex). Die Absonderung des Magen-

---

[1] COHNHEIM, O.: Hoppe-Seylers Z. **49**, 64 (1906); **51**, 415 (1907).
[2] TOBLER, L.: Z. Kinderheilk. **5**, 85 (1905) — 23. Ges. Kinderheilk. **1908**, 144 — Erg. inn. Med. **1**, 495 (1908).
[3] Vgl. SCHADOW, H.: Z. Kinderheilk. **1930**.
[4] COHNHEIM, O., u. G. L. DREYFUS: Hoppe-Seylers Z. **58**, 50 (1908).

saftes wird beschleunigt durch den Wohlgeschmack und durch bestimmte chemische Stoffe; sie wird gehemmt durch saure Reaktion im Darm. Die fördernden und hemmenden Einflüsse auf Bewegung und auf Absonderung stimmen also zum guten Teil überein, und darauf beruht es, daß die Tätigkeit des Magens eine sehr große Regelmäßigkeit besitzt. Nach Verlauf von 20—30 Minuten nach einer Nahrungsaufnahme findet man in dem, was man aus dem Magen entleeren kann, d. h. in der Randzone, eine sehr konstante Zusammensetzung; ebenso ist das, was sich aus dem Pylorus entleert, durch fast die ganze Zeit der Magenverdauung sehr gleichmäßig zusammengesetzt. Es hat sich weiterhin herausgestellt, daß man beim Menschen zu einer bestimmten Zeit nach der Nahrungsaufnahme recht gleichmäßige Konzentrationen der Salzsäure im ausgeheberten Inhalt findet. Fraktionierte Ausheberungen von flüssiger Nahrung zeigen auch nur am Anfang und am Schluß stärkere Abweichungen (KATSCH[1]).

Dagegen hat der Inhalt des Magens, den man beim Tier aus einer Fistel, beim Menschen durch Erbrechen oder durch sehr weite Sonden bekommt, ehe der größte Teil des Mageninhalts ausgestoßen ist, eine ganz andere Zusammensetzung. Denn hier liegt ein Gemisch von saurer Randzone mit dem nicht sauren Speiseklumpen im Innern vor. Die Aciditätszahlen sind niedriger als an der Stelle, an der das Pepsin wirkt, und die Werte sind eigentlich ganz beliebig. Derartige Zahlen finden sich vielfach in der vergleichend physiologischen Literatur und haben zu manchen Irrtümern geführt, die auch durch noch so genaue nachträgliche Untersuchungen mit den vollkommensten physikalischen Methoden nicht ausgeglichen werden können.

> „Die Katze, die der Jäger schoß,
> Macht nie der Koch zum Hasen.“

Dies gilt für den Gesunden und beruht auf dem geregelten Zusammenspiel von Absonderung und Bewegung. Ist dieses Zusammenspiel gestört, so kann bei gröberen Störungen die Entleerung außerordentlich verlangsamt sein, bei geringeren Störungen ergeben sich ganz typische Abweichungen. Man kann folgende Fehler im Experiment hervorrufen, findet sie aber auch beim Menschen und kann sie infolgedessen diagnostisch verwerten:

1. Bei übermäßiger Ansprechbarkeit des vegetativen Nervensystems findet man bereits im leeren Magen Magensaft, der bei größerer Menge hohen, bei kleinerer Menge niedrigeren Salzsäuregehalt hat. Nach einem Probeessen entleert sich der Magen sehr schnell. Die Sekretion läuft weiter, während schon sehr viel von den Speisen herausgedrückt ist, und man findet dann, wenn man zur üblichen Zeit aushebert, eine sog. Hyperacidität. Das besagt, daß in dem Ausgeheberten mehr als gewöhnlich Magensaft, weniger Speise ist. Freie Salzsäure und Gesamtacidität sind beide hoch. Ihr Unterschied beruht ja nur auf dem gleichzeitigen Vorhandensein von gelösten Eiweißkörpern neben der Salzsäure und besagt, daß diese salzsauren Eiweißkörper auf Phenolphthalein und Rosolsäure sauer reagieren, auf Kongopapier und andere Indicatoren nicht. Auf dem Röntgenbild sieht man anfangs beschleunigte und häufig sehr starke Motilität, später nicht selten längeren, scheinbar krampfhaften Verschluß des Pylorus. Ein Teil dieser Kranken leidet an der „Ulcuskrankheit“, und von diesen Hyperaciden mit leicht erregbarem Nervensystem geht offenbar ein ganz gleitender Übergang zu den Fällen mit nachgewiesenem Ulcus. Bei fraktionierter Ausheberung sieht man außerordentlich schnellen Anstieg der Aciditätswerte im

---

[1] KATSCH: Zitiert auf S. 886.

Magen[1]. Experimentell[2] läßt sich ein sehr ähnlicher Zustand des Mageninhalts, Hyperacidität mit beschleunigter Bewegung, auch dadurch hervorrufen, daß man die Empfindlichkeit der Rezeptionsorgane des Darms durch Novocain absichtlich herabsetzt. Auch dann entleert sich der Magen zu schnell, während die ebenfalls vom Darm her ungehemmte Sekretion weiterläuft und zu sehr hohen Werten führen kann. Im Experiment läßt sich zeigen, daß die Reaktion der Rezeptionsorgane des Dünndarms auf stärkere Salzsäure ausreicht, um den Pylorus zum Schluß zu bringen. Man kann daher die Hyperacidität durch Salzsäuregaben vor dem Essen zum Verschwinden bringen, ein Paradoxon, was auf dem eigentümlichen Bauplan des Magens beruht. Bei vollständiger Durchschneidung der zum Dünndarm gehenden Nerven kann man bekanntlich in einem gewissen Prozensatz der Fälle Ulcera erzeugen, was mit dem Gesagten gut übereinstimmt. Sollte sich die allergische Natur des Ulcus pepticum bestätigen[3], so würde das an der Abhängigkeit vom vegetativen Nervensystem[4] nichts ändern, da ja die allergischen Krankheiten nach allgemeiner Auffassung von ihm abhängen.

2. Ein weiterer durchsichtiger Symptomenkomplex der Magenstörungen ist die Störung durch Ansammlung von gärenden Massen im Dünndarm. Ob es sich hier um eine primäre Infektion des Dünndarms handelt oder was sonst die Ursache ist, braucht nicht immer gleich zu sein. Der Magen wird sekundär dadurch in Mitleidenschaft gezogen, daß die im Dünndarm durch Bakterienwirkung gebildeten Säuren den Pylorus geschlossen halten[5]. Der Pylorus schließt sich bei Berührung der Darmschleimhaut mit Salzsäure. Essigsäure ist wegen des leichteren Eindringens in das Epithel noch bei doppelter Verdünnung wirksam, ebenso Buttersäure[6]. Milchsäure verhält sich wie Salzsäure. Die Acidität der organischen Säuren wird im Dünndarm durch den Darmsaft fortwährend abgestumpft, sie ist daher nur groß genug, um den Pylorus zum Schluß zu bringen, aber nicht groß genug, um auch die Magensaftsekretion zu unterdrücken. Die Magensaftabsonderung geht daher weiter. Im Magen können sich bei experimenteller Hervorrufung dieses Zustandes sehr bedeutende Mengen von Magensaft ansammeln. Die Gesamtacidität ist hoch, die freie Salzsäure pflegt dabei niedrig zu sein, weil die Speisen durch den massenhaft gebildeten Magensaft weiter verdaut werden. Schließlich können sich solche Mengen im Magen ansammeln, daß es zu Erbrechen kommt. Zu diesen Fällen gehört wohl ein sehr beträchtlicher Teil akuter Verdauungsstörungen, die ihren Sitz im Darm haben und den Magen nur sekundär beeinflussen. Da vom Dünndarm her aber, soweit wir wissen, kein Weg bis zum Großhirn führt, so machen Störungen des Dünndarms häufig erst dann Symptome, wenn der Magen mit hereingezogen wird. Populär wird bekanntlich fast jede Verdauungsstörung als verdorbener Magen bezeichnet. Eine unmittelbare Einwirkung des Dickdarms auf den Magen ist nicht möglich, doch kann sie über den Dünndarm zustande kommen[7].

3. Experimentell läßt sich eine empfindliche Störung der Magenverdauung dadurch hervorrufen, daß man Salzsäure von der Konzentration, wie sie normalerweise in den Dünndarm kommt, dauernd in den Dünndarm einlaufen läßt. Unter diesen Umständen wird der Pylorus geschlossen, gleichzeitig aber wird

[1] KATSCH: Zitiert auf S. 886.
[2] BEST, FRANZ, u. O. COHNHEIM: Hoppe-Seylers Z. **69**, 120 (1910).
[3] IVY, A. C., u. P. F. SCHAPIRO: Arch. int. Med. **38**, 237 (1926).
[4] KATSCH: Zitiert auf S. 886. — BERGMANN, G. v., u. G. KATSCH: Ds. Handb. **3**, 1159. — BEST, FRANZ: Arch. Verdgskrkh. **25**, 87 (1919).
[5] COHNHEIM, O., u. F. MARCHAND: Hoppe-Seylers Z. **63**, 41 (1909). — BAUMSTARK, R.: Ebenda **84**, 437 (1913).
[6] ROSENBAUM, M.: Pflügers Arch. **208**, 730 (1925).
[7] RABE, FR.: Klin. Wschr. **1925**, 1957.

die Magensaftabsonderung durch die Salzsäure gehemmt, und man findet das etwa gegebene Probefrühstück wenig verändert im Magen und ganz niedere Aciditätszahlen. Ob diesem experimentell hervorgerufenen Zustand eine Erkrankung in der menschlichen Pathologie entspricht, wissen wir nicht, müssen aber mit der Möglichkeit rechnen, daß z. B. eine Störung der Resorption im Dünndarm oder eine Störung der Absonderung von Pankreassaft und Darmsaft zu solchen Störungen im Magen führt. Es würde möglich sein, bei systematischer Verfolgung dieses Weges vermutlich zu einer funktionellen Pathologie des Dünndarms zu kommen, die heute fehlt. NEVER[1] hat die Einwirkung von Avitaminosen auf den Verdauungskanal analysiert und dabei eine primäre Resorptionsstörung und sekundär genau die eben erwähnten Magenstörungen gesehen.

4. In der menschlichen Pathologie spielt die Achylie eine erhebliche Rolle. Darunter sollte man streng genommen nur solche Fälle verstehen, in denen überhaupt kein Magensaft abgesondert wird. Dann müßte der Mageninhalt die Reaktion des Speichels zeigen, d. h. ungefähr neutrale Reaktion. Derartige Fälle kommen offenbar vor (perniziöse Anämie), scheinen aber selten zu sein. Es wäre theoretisch denkbar, daß bei völligem Fehlen des Magensaftes verschluckte Speisen im Magen vergären und durch organische Säuren sauer werden. Indessen scheint das praktisch so gut wie nicht vorzukommen; jedwede saure Reaktion des Mageninhaltes beweist vielmehr Magensaftabsonderung und gehört streng genommen nicht zur Achylie. Sehr häufig werden aber auch solche Fälle als Achylie bezeichnet, bei denen man einen wenig verflüssigten Inhalt und sehr niedere Aciditätswerte findet; recht häufig wird von Achylie schon dann gesprochen, wenn die Reaktionen auf freie Salzsäure negativ ausfallen. Alle diese Fälle zeigen also in Wirklichkeit Magensaftabsonderung, nur eine im Verhältnis zur Norm stark verminderte. Ein Teil dieser Fälle gehört vielleicht zu den Dünndarmstörungen, wie sie unter 3 genannt werden. Doch ist es natürlich auch durchaus möglich, daß die Ansprechbarkeit des vegetativen Nervensystems auf die normalen Appetitsreize abnorm niedrig ist, und ebenso ist es natürlich möglich, daß das absondernde Epithel des Magens primär erkrankt. Bei perniziöser Anämie scheint das die Regel zu sein, sonst ist es offenbar recht selten. Im Experiment gelingt es praktisch nicht, das Epithel des Magens etwa isoliert zu schädigen[2], was bei seiner geschützten Lage nicht wundernimmt. Um so leichter ist es, die oben geschilderten Störungen der Magenverdauung vom Dünndarm her hervorzurufen.

Der Einfluß der Temperatur auf die Verdauungsvorgänge.

Die Ansicht ist verbreitet, und war früher noch verbreiteter als heute, daß das Trinken kalten Wassers oder kalter Getränke die Verdauung stören und die Verdauungsorgane schädigen solle. Experimentelle Unterlagen oder Beweise liegen hierfür nicht vor. Im Tierversuch[3] läßt sich im Gegenteil zeigen, daß Motilität und Sekretion selbst durch große Mengen eiskalten Wassers, infolge deren das Tier vor Kälte zittert, in Magen und Dünndarm nicht beeinflußt werden. Auch sehr heiße Getränke laufen genau so schnell aus dem Magen heraus wie Getränke von Zimmer- oder Körpertemperatur. Das einzige Verdauungsorgan, das auf Wärme und Kälte nachweislich reagiert, ist der Dickdarm, und die Anwendung von Wärme zur Unterdrückung von Durchfällen oder die Hervorrufung von

---

[1] NEVER, H. E.: Pflügers Arch. **219**, 554 (1928); **226**, 787 (1930) — NEVER, H. E., u. B. MASSUBY: Ebenda (1930).

[2] COHNHEIM, O., u. G. L. DREYFUS: Hoppe-Seylers Z. **58**, 50 (1907).

[3] BEST, F., u. O. COHNHEIM: Hoppe-Seylers Z. **69**, 119 (1910).

Durchfällen durch starke Abkühlung muß sich demnach auf den Dickdarm beschränken. Subjektiv sind Temperaturempfindungen jenseits der Mundhöhle nicht deutlich vorhanden. Nur beim Trinken sehr kalten Wassers haben manche Menschen beim Schlucken eine Temperaturempfindung, die seitlich in die Brusthöhle ausstrahlt. Temperaturempfindungen von den Bauchhöhlenorganen her werden offensichtlich durch die Haut vermittelt. Oberhalb des Afters selbst besteht Temperaturempfindung schon im Rectum nicht mehr.

Über die störende Wirkung äußerer Hitze s. a. S. 922.

IV. Verdauungskanal und Gesamtorganismus.
Hunger und Sättigung.

Vom Magen aus wird das sog. Allgemeingefühl des Hungers ausgelöst. An sich sollte man annehmen, daß die Ursache des Hungers eine veränderte Zusammensetzung der Blutflüssigkeit ist, daß etwa ein Sinken des Zuckerspiegels oder des Reststickstoffspiegels Hunger hervorruft. Etwas Derartiges liegt auch offenbar vor, aber nur indirekt, indem die Blutzusammensetzung auf die zu schildernden Magenbewegungen Einfluß hat[1]. Die eigentliche Entstehung des Hungers ist an eine bestimmte Tätigkeit des Magens geknüpft und wir sehen hier, daß ein so lebenswichtiges Allgemeingefühl mit einem einzelnen Organ verkoppelt ist, in ähnlicher Weise wie etwa das Wollustgefühl mit der Erregung ganz bestimmter räumlich beschränkter Rezeptionsorgane.

Wie PAWLOW zuerst am Hunde beobachtet hat und CANNON[2] und CARLSON[3] bei Hund und Mensch bestätigt haben, zeigt der leere, nicht absondernde Magen in ziemlich regelmäßigen Perioden von 1—2 Stunden eine rhythmische Bewegung. Es läuft eine Schar von Wellen über das Antrum Pylori hin, Pankreassaft und Galle werden abgesondert und in den Darm entleert. Der Durchtritt von Luft durch den Pylorus ist mit einem deutlichen Geräusch verbunden, dem bekannten Knurren des Magens, das man mit aufgesetztem Stethoskop deutlich hören kann. Beim Menschen läßt sich nun feststellen, daß während dieser rhythmischen Leertätigkeit des Magenausganges deutliches Hungergefühl besteht. Am klarsten liegen die Verhältnisse beim Säugling, der während des Pylorusknurrens energisch schreit. Aber auch beim Erwachsenen ist das Auftreten des Hungergefühls bei sehr vielen Menschen recht deutlich, und es ist ebenso deutlich, daß dieses Hungergefühl nach einigen bis höchstens 10 Minuten verschwindet, um erst nach geraumer Zeit, meist erst nach einer Stunde und mehr, wiederzukommen. Die Stärke der Empfindung scheint bei den verschiedenen Menschen sehr verschieden zu sein.

Voraussetzung dieser „Leertätigkeit" des Magens ist, daß er keinen Magensaft absondert. Solange die Magendrüsen absondern, kommt es nicht zum Hunger und damit ist eine enge und sehr wichtige Beziehung zwischen der Magenentleerung und dem Hunger gegeben; denn die Absonderung des Magens wird ja nur zum Teil durch den Appetit hervorgerufen, zum anderen Teil durch chemische Stoffe. Solange derartige chemische Stoffe noch im Magen sind, sondert der Magen ab. Es wird daher im allgemeinen zum Auftreten des Hungergefühls immer erst dann kommen, wenn der Magen ganz entleert ist. Die Magenentleerung aber wird durch den Pylorusreflex geregelt, und dieser wieder hängt von der Menge Magensaft ab, die in den Dünndarm übertritt. Alle diejenigen Stoffe daher, die reichlich Magensaft strömen lassen, halten den Pylorus lange Zeit geschlossen.

[1] BULATAO, E., u. A. I. CARLSON: Amer. J. Physiol. **69**, 107 (1924). — TSCHUKITSCHOFF, I. P.: Pflügers Arch. **223**, 251 (1929). — KUNDE, M. M.: Amer. J. Physiol. **68**, 384 (1924).
[2] CANNON, W. B., u. WASHBURNE: Amer. J. Physiol. **29**, 441 (1912).
[3] CARLSON, A. I.: Amer. J. Physiol. **32**, 389; **33**, 95; **34**, 136 (1914); **69**, 107 (1924).

Solche Stoffe, auf die sich wenig Magensaft ergießt, treten schnell in den Dünndarm über und die Leertätigkeit des Magens kann früher wieder einsetzen.

Neben der Salzsäure des Magens wird der Pylorus noch durch solche Säuren geschlossen gehalten, die im Laufe der Verdauung aus der Nahrung entstehen. In erster Reihe sind das die Fettsäuren, die durch die Spaltung der Neutralfette gebildet werden. In zweiter Reihe sind es organische Säuren, die durch bakterielle Einwirkung entstehen können. Hiervon ist praktisch besonders die Milchsäure wichtig. Außerdem sind saure Getränke oder Speisen natürlich auch wirksam, doch pflegt die Menge ihrer Säure verschwindend zu sein.

Ob es ein besonderes Gefühl der Sättigung gibt, oder ob Sättigung lediglich Abwesenheit von Hunger ist, dürfte schwer zu entscheiden sein. Sättigung kann sehr leicht auch in ein Gefühl von Völle übergehen, das mit dem Magendrücken verwandt und nicht schlechthin angenehm ist.

Außer dem Vorhandensein von Säuren im Darm hängt der Schluß des Pylorus und damit die Sättigung auch davon ab, was für Stoffe neben den Säuren sonst noch in Lösung sind. Die Dünndarmwand kann selbstverständlich aus einer Lösung einzelner krystalloider Bestandteile nichts herausresorbieren, sie kann nur den gesamten Inhalt mehr oder weniger schnell aufsaugen. Nun haben Untersuchungen mit Lösungen von Salzen und Zuckerarten gezeigt, daß Traubenzuckerlösungen merklich langsamer resorbiert werden als Lösungen von Chlornatrium gleichen osmotischen Druckes (s. unten S. 928). Wenn sich daher in dem Dünndarminhalt neben der Salzsäure und dem durch die Neutralisation der Salzsäure entstandenem Kochsalz auch noch Traubenzucker und andere Monosaccharide befinden, so muß die Lösung langsamer aufgesogen werden und die vorhandenen Säuren müssen den Pylorus längere Zeit geschlossen halten. Die Hinzufügung von stärkehaltiger Nahrung oder von Süßigkeiten zu einer safttreibenden Nahrung muß daher den Pylorus lange geschlossen halten[1].

Der Sättigungswert der Nahrung[2].

Aus dem Vorhergehenden ergibt sich, in Übereinstimmung mit der praktischen Erfahrung, daß unsere Nahrungsmittel und Nahrungsmittelgemische einen sehr verschiedenen Sättigungswert haben. Diese Feststellung ist wichtig, weil sich die Nahrungsaufnahme des Menschen außer nach dem Wohlgeschmack im wesentlichen nach dem Sättigungswert richtet. Nach Calorien, Eiweiß oder Vitaminen hat früher niemand gegessen, und auch heute tun es nur wenige.

Besonders hohen Sättigungswert haben Fleisch und Fleischabkömmlinge, weil die Extraktivstoffe des Fleisches auf hormonalem Wege starke Magensaftabsonderung bewirken. Noch höher wird der Sättigungswert, wenn Fleisch mit Kohlehydraten zusammen gegeben wird oder wenn Süßigkeiten hinter dem Fleisch her gegeben werden[1]. Besonders günstig gestalten sich Sättigungswert und Magenentleerung, wenn in der Nahrung zuerst die Extraktivstoffe des Fleisches in der Suppe erscheinen. Alle Suppen verlassen schnell den Magen; die Magensaftabsonderung aber, die sie hervorrufen, läuft dann weiter und wenn sie etwa auf ein Gemenge von Fleisch und Kartoffeln trifft und wenn hinterher Süßigkeiten kommen, so wird der Sättigungswert besonders hoch. Die übliche Reihenfolge beim Mittagessen, erst Suppe, dann Fleisch und Kartoffeln, dann Süßigkeiten, ergibt einen besonders hohen Sättigungswert.

---

[1] Thomsen, E.: Hoppe-Seylers Z. **84**, 425 (1913).
[2] Kestner, O.: Dtsch. med. Wschr. **1919**, Nr 10.

Niedriger als der Sättigungswert des Fleisches ist der der Fische, deren Fleisch viel weniger Saft treibt. Nur wenn, wie im Bratfisch Fett und Röstprodukte hinzukommen, geht der Sättigungswert stark in die Höhe[1].

Hoch ist der Sättigungswert aller Fette, besonders hoch der Gemenge von Fett und Fleisch. Süßigkeiten haben einen geringen Sättigungswert, vielleicht weil Rohrzucker in bestimmter Konzentration eine Hemmung auf die Absonderung setzt[2]. Sie unterstützen dagegen wie gesagt die Länge einer sonst bestehenden Absonderung. Brot hat einen geringen Sättigungswert; je größer der Anteil der Rinde ist, desto größer der Sättigungswert[3]. Rundstücke halten daher länger vor als die gleiche Menge Brot in Scheiben. Kartoffeln haben einen etwas höheren Sättigungswert als Brot, vermutlich wegen gewisser Extraktivstoffe; Bratkartoffeln haben einen sehr hohen Wert[4]. Gemüse, wenn nicht etwa Fett- und Röstprodukte dabei sind, haben einen sehr geringen Sättigungswert. Wenn sie im Gemenge etwa mit Fleisch gegeben werden, so dehnen sie den Magen aus und beschleunigen seine Entleerung. Da ihr Stärkegehalt aber sehr gering zu sein pflegt, verlängern sie den Pylorusschluß nicht[5].

Genußmittel.

Soweit untersucht, verlängern sie die Magenverdauung deutlich, steigern somit den Sättigungswert, können aber darüber hinaus auch dadurch nützlich wirken, daß sie die desinfizierende Wirkung der Magensalzsäure verlängern (vgl. oben S. 890 und 905).

Durst.

An sich sollte man annehmen, daß ein Sinken des Blutwassergehaltes die Durstempfindung hervorriefe. Die Durstempfindung ist aber, wie es scheint, ausschließlich an die Trockenheit der Rachenschleimhaut geknüpft und die Eindickung des Blutes führt nur insofern zur Durstempfindung, als bei Wassermangel im Körper die Speichelabsonderung versiegt und die Rachenwand dann trocken wird. Wie schon erwähnt (s. oben S. 909 und 890) ist das Versiegen der Speichelsekretion bei Erschöpfung der Wasservorräte des Körpers nur eine Teilerscheinung des allgemeinen Versiegens der Verdauungssekrete. Sie ist nur dadurch bedeutsam, daß sie mit der bewußten Empfindung verknüpft ist, von der aus die Wasserzufuhr zum Körper hervorgerufen wird. Wie weit steigender Salzgehalt des Blutes die Absonderung der Verdauungssäfte stört und damit Durstgefühl hervorruft, ist schwer zu entscheiden[6]. Es scheint jedenfalls, daß er wirksamer ist als eine Steigerung der Trockenmasse des Blutes, d. h. im wesentlichen der Eiweißkörper. Im Anfang der Magensaftabsonderung kann die Wasserentziehung aus dem Blute so groß werden, daß es zu Durstempfindung kommt. Es ist schon gesagt, daß kein Grund vorliegt, das Trinken beim Essen zu verbieten, außer wenn man absichtlich die Nahrungsaufnahme stören will.

Magensaftabsonderung und Reaktion. Die erfrischende Wirkung des Essens.

Die Absonderung des stark sauren Magensaftes führt zu einer Verschiebung der Blutreaktion nach der alkalischen Seite[7]. Im Experiment kann man diese

[1] KESTNER, O., u. H. NEVER: Fischer-Bote, Norddtsch. Fischereiztg. 18, H. 12 (1924).

[2] THOMSEN, E.: Hoppe-Seylers Z. 84, 425 (1913). — CLEMM, W. N.: Therapeutische Mh. 1901, 402.

[3] KESTNER, O.: Münch. med. Wschr. 1922, Nr 40.

[4] BEST, FRANZ: Dtsch. Arch. klin. Med. 104, 105 (1911).

[5] ALSBERG: Unveröffentlichte Versuche.   [6] MEYER, ERICH: Durst. Straßburg 1918.

[7] BENCE-JONES: Philosophic. Transactions 1849, 237; 1850, 667. — SCHOUMOW-SIMANOWSKY, E. O.: Arch. f. exper. Path. 33, 336 (1894). — BENNETT u. DODDS: Brit. J.

Verschiebung bis zu einer p_H von 7,9 treiben, indem man den sauren Magensaft nach außen ablaufen läßt. Unter diesen Umständen sinkt die Zahl der Atemzüge auf wenig mehr als die Hälfte ab. Es besteht also eine deutliche Alkalosis, aus dem Harn verschwindet das Ammoniak völlig und es treten beträchtliche Mengen von Carbonaten auf. Analog liegen die Fälle schwerer Tetanie beim Menschen, die durch Pylorusverschluß und Erbrechen stark sauren Mageninhalts zustande kommen. Aber schon bei gewöhnlicher Verdauung ist die alkalische Flutwelle im Körper regelmäßig nachweisbar. Der Magensaft wird zwar im Duodenum aufgesogen und bewirkt außerdem die Absonderung der alkalischen beiden anderen Verdauungssäfte. Aber die Magensaftabsonderung kommt schneller in Gang als die Entleerung des Magens. Die Verminderung der Atemzüge und der Atemgröße ist deutlich, die Ausatmungsluft zeigt die verminderte Kohlensäureausscheidung und die Harnreaktion kann so deutlich alkalisch werden, daß es zu einer Trübung des Harns durch ausfallende Phosphate kommt. Wenn es infolge einer Übererregbarkeit des vegetativen Nervensystems zu einer starken Nüchternsekretion kommt, so kann dieses Ausfallen des phosphorsauren Kalks zu Störungen führen (Phosphaturie, Calcariurie)[1]. Daß das nicht öfter geschieht, liegt daran, daß bei einer Übererregbarkeit des Nervensystems in der Regel auch eine Nüchternsekretion von Pankreassaft und Darmsaft einsetzt.

Besonders deutlich macht sich die Verschiebung der Blutreaktion in den Fällen bemerkbar, in denen vorher eine Verschiebung nach der sauren Seite und eine sehr starke Beanspruchung des Carbonatpuffers vorhanden war, d. h. bei einer Acidosis oder einer Verringerung der Alkalireserve. Dies kann in pathologischen Fällen wichtig werden, ist aber auch schon beim Gesunden dadurch bedeutsam, daß wir die Entlastung des Puffers im Blute als Erfrischung empfinden. So fand sich nach schwerer körperlicher Anstrengung (untrainierte Radtour) im Blute:

	K. p_H	N. p_H
vor der Fahrt	7,36	7,36
bei Ankunft	7,24	7,14
nach Nahrungsaufnahme . .	7,35	7,35

Das ist die „erfrischende Wirkung des Essens", die bei Wanderungen, Leibesübungen u. dgl. eine sehr erhebliche Rolle spielt. Wenn die Magensaftabsonderung infolge Wassermangels oder Chlormangels daniederliegt, bleibt die erfrischende Wirkung aus und ihr Fehlen geht dann mit in den Komplex der Übermüdung herein.

Bei geistiger Anstrengung[2] läßt sich aus dem eigenartigen Verhalten der Ausatmungskohlensäure mit einer gewissen Wahrscheinlichkeit der Schluß ziehen, daß es hier auch zu einer Verminderung der Alkalireserve kommt, die allerdings bisher nicht nachgewiesen ist. Nervöse Menschen machen aber von der erfrischenden Wirkung des Essens, d. h. der Aufnahme kleiner wohlschmeckender Nahrungsmengen, praktisch Gebrauch. KATSCH hat den Ausdruck geprägt, sie mißbrauchten die erfrischende Wirkung des Essens. Die Erscheinung ist vermutlich für die Nahrungswahl des geistigen Arbeiters bedeutsam[2].

exper. Path. 2, 58 (1921). — FISKE, C. H.: J. of biol. Chem. 49, 161 (1921). — KESTNER, O., u. O. SCHLÜNS: Z. Biol. 77, 161 (1922). — KESTNER, O., u. BETTY WARBURG: Klin. Wschr. 1922, Nr 39. — KESTNER, O., u. R. PLAUT: Pflügers Arch. 205, 43 (1924).

[1] SOETBEER, F.: Jb. Kinderheilk. 54, H. 1 (1901). — TOBLER, L.: Arch. f. exper. Path. 52, 116 (1904).

[2] KNIPPING, H.: Z. Biol. 77, 165 (1922). — KESTNER, O., u. H. KNIPPING: Klin. Wschr. 1922, Nr 27.

Sie ist auch pharmakologisch bedeutsam. Von der anregenden Wirkung des Kaffees kommt nur ein Teil auf die unmittelbare Caffeinwirkung auf das Zentralnervensystem, ein Teil auf die starke Magensaftabsonderung durch die Röstprodukte[1]. Nebenher spielen beim Gewöhnten als drittes bedingte Reflexe mit. Sonst gäbe es weder Kaffee-Ersatz noch Kaffee Hag.

Beziehung zwischen äußerer und innerer Sekretion des Pankreas.

Das Pankreas hat zwei Funktionen, die anscheinend nicht zueinander in Beziehung stehen. Es wird gewöhnlich angenommen, daß die innere Sekretion des Insulins nicht den saftbereitenden Zellen des Pankreas zukommt, sondern den LANGERHANSschen Inseln. Ganz streng bewiesen dürfte die Anschauung nicht sein. Aber auch unabhängig von der Frage, ob wir hier zwei völlig verschiedene Organe vor uns haben, die nur gewissermaßen ineinander geschoben sind, ist die Feststellung, daß die beiden Funktionen des Pankreas sich beeinflussen. COHNHEIM und KLEE[2] haben gefunden, und RABE[3] hat es bestätigt, daß diejenigen Nahrungsmittel, die eine starke Absonderung von Pankreassaft in den Darm hervorrufen, dem Diabetiker schlecht bekommen. Umgekehrt bekommen ihm alle solchen Nahrungsmittel besonders gut und werden daher empirisch in der Behandlung der Zuckerkranken verwendet, die wenig Pankreassaft fließen lassen. Es sind das vor allem Gemüse, Breie, besonders Haferschleim und Hafermehl.

Auf	100 g	Fleisch	flossen	. . . .	etwa	134—288 ccm
„	200 ccm	Milch	„	. . . .	„	100 ccm
„	200 „	Brot	„	. . . .	„	136—150 „
„	200 „	Kartoffeln	„	. . . .	„	102 ccm
„	200 „	Mehl	„	. . . .	„	50 „
„	200 „	Hafer	„	. . . .	„	27—31 ccm
„	200 „	Diabetikergerichte	. . . .		„	19—43 „

Sehr auffallend ist der Unterschied zwischen dem Brot, das viel Pankreassaft strömen läßt und der gleichen Menge von Mehl als Suppe oder Brei gegeben. Die weitaus stärkste Pankreassaftabsonderung bewirkt das Fleisch. Dann folgen Brot und Kartoffeln.

Die einfachste Annahme ist, daß die starke Beanspruchung der äußeren Sekretion des Pankreas auch den Inselapparat oder, vorsichtiger gesagt, auch die innere Sekretion irgendwie schwächt. Die Schonung des Pankreas als Verdauungsdrüse schont auch das Pankreas als Insulinerzeuger. Doch kann auch die gemeinsame Hyperämie beider Organteile bei Tätigkeit des einen eine Rolle spielen.

In gutem Einklang mit dieser Verkoppelung von innerer und äußerer Sekretion des Pankreas stehen eine Reihe von Beobachtungen:

1. Ein seit alters übliches Mittel bei der Behandlung der Zuckerkrankheit sind Alkalien, per os gegeben. Wie WILBRAND[4] gezeigt hat, laufen Lösungen von Bicarbonat durch den Magen hindurch, neutralisieren die Salzsäure des Magens im Duodenum und setzen unter Umständen die Pankreassaftabsonderung auf ein Sechstel herab, während die Magensaftabsonderung völlig unbeeinflußt bleibt.

2. Bei schwerem Diabetes haben sich seit langem Tropfeinläufe von Traubenzucker bewährt. Seit dem Insulin spielen sie eine geringe Rolle, waren aber früher

[1] KESTNER, O. u. B. WARBURG: Klin. Wschr. **1922**, Nr 39.
[2] COHNHEIM, O., u. PH. KLEE: Hoppe-Seylers Z. **78**, 464 (1912).
[3] RABE, FR.: Dtsch. med. Wschr. **1926**, Nr 17.
[4] WILBRAND, E.: Münch. med. Wschr. **1914**, 1437.

sehr beliebt zur Bekämpfung der Acidosis. Sie waren wirksamer als entsprechende Traubenzuckergaben, per os gegeben, denn sie führten dem Blute Traubenzucker zu, ohne das Pankreas als Verdauungsdrüse irgendwie zu beeinflussen.

3. Die Zuckerkrankheit ist überwiegend eine Krankheit der wohlhabenden Bevölkerungsklassen. Die schweren Formen der Zuckerkrankheit, zumal die jugendlichen Formen, kommen in allen Klassen der Bevölkerung vor; hier liegt offenbar ein völliges Versagen der Insulinproduktion vor. Die leichteren und mittelschweren Formen dagegen, die erst im höheren Alter häufig sind, kommen nach der allgemeinen klinischen Erfahrung bei wohlhabenden Menschen häufiger vor. Diese Menschen essen mehr Fleisch als die ärmeren Klassen, und es liegt sehr nahe, an eine Beziehung zu denken. Die Nahrung der Wohlhabenden beansprucht die äußere Sekretion des Pankreas jedenfalls sehr viel stärker als die der Ärmeren. Nach einer Statistik des Entdeckers des Insulins ist in Nordamerika die Zuckerkrankheit zweifellos viel häufiger als bei uns, und der größere Fleischreichtum der dortigen Arbeiter- und Farmerkost ist bekannt.

4. Die Kriegserfahrungen in Deutschland haben gezeigt, daß der Mangel an Fleisch, Fett und Milch den Diabetikern gut bekam und die moderne Diabetestherapie schränkt die Zufuhr safttreibender Nahrung stark ein, auch wenn sie keine Kohlehydrate enthält und nur wenige bilden kann. Aus anderen Gründen ist die Zufuhr von Fleisch und Fett für die heutigen Menschen höchst wünschenswert, und die moderne Ernährung hat Breie und Brot weitgehend zugunsten der animalischen Nahrungsmittel zurückgedrängt. In dem Versagen der Insulinproduktion des Pankreas kann man vielleicht einen Ausdruck dafür sehen, daß der menschliche Organismus der schnellen Änderung der Ernährung seit dem Maschinenzeitalter nicht in allen Fällen schnell genug hat folgen können.

Verdauung und Gefäßweite.

Ranke[1] scheint als erster beobachtet zu haben, daß die tätigen Verdauungsorgane mehr Blut enthalten als die ruhigen. Später wurde als allgemeines Gesetz festgestellt, daß bei der Tätigkeit der Organe die Gefäßweite stark zunimmt, daß damit die Blutmenge zunimmt, die durch die Organe strömt, und daß auch der Sauerstoffverbrauch stark zunimmt. Gerade an zwei Verdauungsdrüsen, einer Speicheldrüse und dem Pankreas, sind die deutlichsten Befunde hierüber erhoben worden[2]. Bekanntlich handelt es sich hier einmal um einen lokalen Mechanismus, der durch die Senkung der p_H bedingt wird, und andererseits um eine Fernwirkung vom Zentralorgan her. Beim Dünndarm sind die Blutgefäße außerordentlich erweiterungsfähig, und wenn auch genauere Bestimmungen fehlen, so spricht doch sehr viel dafür, daß der arbeitende Dünndarm sehr stark mit Blut versorgt ist. Bekanntlich gilt für die Organe der Bauchhöhle aber nun noch weiterhin die Steuerung der Blutverteilung zwischen ihnen und der Haut. Die genauere Besprechung überschreitet den Rahmen dieses Aufsatzes (vgl. Gefäßband). Doch ist die verschiedene Gefäßweite für die Verdauungsorgane selbst bedeutungsvoll. E. F. Müller und R. Hölscher[3] haben bei Mensch und Tier beobachtet, daß eine Verengerung der Hautgefäße die Sekretion von Magen- und Pankreassaft vermehrt, Erweiterung der Hautgefäße sie vermindert. Schwitzen und starke Hautdurchblutung vermindern die Magensaftabsonderung und den Appetit und

---

[1] Ranke, J.: Malys Jb. 1 (1871).

[2] Barcroft, J.: J. of Physiol. 25, 265 (1900); 27, 31 (1901).

[3] Müller, E. F., u. R. Hölscher: Dtsch. med. Wschr. 1929, Nr 24. — Vgl. auch E. F. Müller u. W. F. Petersen: Klin. Wschr. 1926, Nr 2; 1927, Nr 18, S. 538, 588. — Müller, E. F., u. L. Kast: Ebenda 1928, 450. — Müller, E. F.: Münch. med. Wschr. 1926, S. 9 u. 71.

verlangsamen die Magenentleerung[1], was für die Tropen von erheblicher Bedeutung ist. Damit hängt andererseits das bekannte Hungergefühl nach einem kalten Bade zusammen, damit hängt auch wohl die Appetitlosigkeit bei Fiebernden und bei Kreislaufgestörten zusammen. Es handelt sich also um eine pathologisch und klimatologisch bedeutsame Einrichtung. Ob auch der Insulinhunger hierher gehört, ist fraglich. Eher wird man an den Einfluß des Blutzuckergehaltes auf die Hungerbewegungen denken (vgl. oben S. 917).

Der Eiweißgehalt der Verdauungssekrete und seine Bedeutung für den Baustoffwechsel des Gesamtkörpers[2].

Alle Verdauungssäfte enthalten eine beträchtliche Menge stickstoffhaltiger Substanz. Diese stickstoffhaltige Substanz wird von den absondernden Drüsenzellen gebildet, ausgestoßen und nachher sofort wieder neu aufgebaut. Histologisch ist seit den berühmten Untersuchungen HEIDENHAINs bekannt, daß die fermenterzeugenden Zellen im Ruhezustand gewisse Körner enthalten, die häufig als Zymogengranula bezeichnet werden und die im Laufe der Absonderung verschwinden, um dann sehr schnell wiedergebildet zu werden. In dem Aufsatz GROEBBELS in dem Verdauungsband 3 ds. Handb. ist ausführlich dargelegt, daß wir über die chemische Natur dieser Granula noch herzlich wenig wissen, daß aber andererseits feststeht, daß die Zellen bestimmte Teile ihrer Substanz aus sich heraus befördern. Es ist gut, daran zu erinnern, daß die einzelligen Amöben, sobald sie ein Nahrungsstückchen umflossen haben, um dieses Nahrungsstückchen herum aus ihrem Protoplasma eine sog. Sekretvakuole bilden, die Fermente enthält, auch Säuren enthalten kann (Bd. 3, S. 1). Diese Einzelligen lassen also aus ihrem Protoplasma in dem Augenblick der Verdauung ein absonderndes Verdauungsorgan entstehen, das nachher wieder verschwindet, bei dem aber bestimmte chemische Stoffe erzeugt werden müssen, die ausgestoßen und vielleicht auch wieder aufgesogen werden. *In gewisser Weise erinnert jede absondernde Zelle noch an diese Protoplasmaleistung der Einzelligen.* Die Tätigkeit aller Verdauungszellen ist infolgedessen niemals eine rein maschinelle, sondern sie gehört zum Baustoffwechsel hinzu. Nach der UEXKÜLLschen Ausdrucksweise enthalten die Epithelzellen der Verdauungsorgane im Gegensatz zu anderen Zellen des Körpers eine bestimmte Menge echtes Protoplasma, das übermaschinelle Eigenschaften besitzt. Damit hängt zusammen, daß der Verdauungskanal in einer ganz besonderen Weise auch beim höheren Tiere Regenerationsfähigkeit besitzt. Selbst erhebliche Substanzverluste der Schleimhaut des Mundes, des Magens, des Darms heilen mit überraschender Geschwindigkeit. Die schnelle Wundheilung in der Mundhöhle ist allgemein bekannt, beim Magen und Darm läßt sie sich nicht so einfach beobachten, aber im Versuch jederzeit zeigen. Schleimhautverletzungen bei Fistelhunden findet man später nicht wieder. Eingeweidewürmer weiden die innere Wand des Darmes in einer Weise ab, die zu den größten Zerstörungen führt. Man sieht aber später von diesen Zerstörungen gewöhnlich nichts. Bei dem Ulcus des Magens oder Darms ist das Bemerkenswerte nicht das Entstehen der Ulcera, sondern das Nichtheilen; und daß hier ein besonderer Zustand der betreffenden Organe vorliegt, soll der neuerdings gebrauchte Ausdruck Ulcuskrankheit bedeuten.

Jede sezernierende Zelle gibt also regelmäßig Teile ab; am umfangreichsten sind diese Substanzverluste an den Schleimdrüsen, bei denen ja ein sehr be-

---

[1] KESTNER, O., u. W. BORCHARDT: Klin. Wschr. **1929**, 1796. — BORCHARDT, W.: Ebenda **1930**, 931.
[2] KESTNER, O.: Hoppe-Seylers Z. **130**, 208 (1923).

trächtlicher Teil der ursprünglichen Zelle sich in den Schleimpfropfen umwandelt, der dann ausgestoßen wird. Die ganze Länge des Verdauungskanales aber ist reichlich mit Schleimzellen versehen, wie wir denn auch beim ruhenden Verdauungskanal eine Auskleidung der inneren Wand mit einer dünnen Schleimschicht sehen können. An Fistelhunden kann man sich sehr schön überzeugen, daß jede Tätigkeit des Magens und Duodenums mit einer kräftigen Schleimabsonderung abschließt, die der Reinigung des Darmkanals dient (vgl. oben S. 906).

Besonders stark ist der Baustoffwechsel im Dünndarm. Aus histologischen Untersuchungen der Dünndarmschleimhaut ist bekannt, daß sich in der Zellauskleidung sehr häufig Kernteilungsfiguren finden. Das Epithel des Dünndarms wächst also dauernd; nach der Zahl der Figuren zu urteilen, in größerem Umfange als die Haut. Wenn man eine isolierte Dünndarmschlinge, in die keine Nahrung und keine Sekrete der oberen Verdauungsdrüsen hereinkommen, einige Tage in Ruhe läßt und dann ausspült, so spült man jedesmal einen eigentümlichen Schleimfaden heraus, an dem mikroskopisch Epithelzellen und Leukocyten haften. Auch dies spricht für einen starken dauernden Umbau der Dünndarmschleimhaut. Für den Stickstoffgehalt der Verdauungssäfte liegen eine genügende Anzahl von Bestimmungen vor. Nach Pawlow enthält

Submaxillarisspeichel . . . . . 0,6—1,0% organische Trockenmasse
Parotisspeichel . . . . 0,8—1,1 „   „   „

In einem Liter sind 6—11 g, in $1^1/_2$ l 9—16 g organische Trockenmasse vorhanden. Auf 1—$1^1/_2$ l wird die Speichelmenge des Menschen am Tage geschätzt. Bei den großen Säugetieren sind 30—60 l am Tage bestimmt; die organische Trockenmasse dieser Tiere müßte danach 180—660 g betragen. Hiervon ist der größere Teil Mucin, ein kleinerer Teil ein sog. seröses Eiweiß, von dem ein Teil beim Kochen gerinnt, ein anderer Teil nicht. Diese organische Trockenmasse des Speichels ist genau das, was die Ernährungsphysiologie Eiweiß nennt, d. h. eine stickstoffhaltige organische Masse, die überwiegend aus Eiweiß besteht, aber vielleicht auch andere Stoffe in größeren oder kleineren Mengen enthält.

Die Menge des Magensaftes (s. oben S. 909) beträgt beim Menschen $1^1/_2$ bis 2 l am Tage, die nach den Bestimmungen von Schoumow-Simanowsky[1] 0,38—0,55 g Stickstoff enthalten. Er besteht nach Pekelharing aus einem sog. Nucleoproteid. Über die Schleimmengen des Magens liegen keine Bestimmungen vor. Pankreassaft enthält 1,6—3,8% organische Trockenmasse. Über die Menge der Absonderungen s. oben S. 909. Die Beobachtungen an menschlichen Pankreasfisteln ergeben in Übereinstimmung mit dem, was sich aus Hundeversuchen berechnen läßt, eine Saftmenge von 800—1000 ccm am Tage. Das würden 20—25 g organische Trockenmasse sein, vielleicht auch mehr.

Galle enthält Stickstoff in den Gallensäuren und in den Gallenfarbstoffen. Die Mengen sind verhältnismäßig klein, doch ist zu bedenken, daß das Taurin aus dem Cystein entstehen muß, also einer der unaufbaubaren Aminosäuren. Außerdem enthält die Galle Mucin, und wenn man die vorliegenden Zahlen in Rechnung zieht, so kommt man auf mindestens 14 g Mucin am Tage. Auf die oberen Verdauungssäfte ohne den Darmsaft kommen mindestens 50 g stickstoffhaltige Trockensubstanz, d. h. Eiweiß im Sinne der Ernährungslehre. Im Darmsaft ist verhältnismäßig wenig organische Trockensubstanz in Lösung enthalten, dafür finden sich erkleckliche Mengen, wie schon früher auseinandergesetzt, in Form einer schleimigen, von Leukocyten und Darmepithelien durchsetzten Masse. Die Eiweißmengen sind sicher recht erheblich.

---

[1] Schoumow-Simanowsky, E. O.: Arch. f. exper. Path. **33**, 336 (1894).

Von Beobachtungen bei der wirklichen Verdauung liegen zwei an der Duodenalfistel vor, bei der also schon alle Säfte mit Ausnahme des Darmsafts abgesondert sind. Danach wird bei der Probemahlzeit (Schleimsuppe, Beefsteak, Kartoffelbrei) mindestens 1 g Stickstoff abgesondert[1], bei Brot wird $2^1/_2$ g Stickstoff mehr abgesondert als im Brote enthalten ist[2].

Wenn man an einen Hund 50 g Margarine, 40 g Stärke und 20 g Zucker verfüttert, die alle nur Spuren von Stickstoff enthalten, so entleert sich aus der Duodenalfistel eine Menge von 0,78 g Stickstoff. Am unteren Ende des Ileums enthält der Chymus 0,21 % N = 0,11—0,13 g N[3]. Wie man sieht, werden im Laufe der Verdauung sehr große Mengen von Stickstoff zu der Nahrung hinzugefügt. Bei einer stickstofffreien Ernährung scheidet der Mensch mindestens 1 g Stickstoff im Kot aus[4]. Beim Schwein fanden ELLENBERGER und HOFMEISTER bei Verfütterung einer so gut wie stickstofffreien Nahrung:

<pre>
im Magen . . . .   1,4 g Eiweiß
„ Dünndarm . . . . 16,3 g   „
„ Coecum. . . . .   1,5 g   „
„ Kolon . . . .   4,6 g   „
</pre>

Die Zusammensetzung dieser Eiweißkörper der Verdauungssäfte ist leider nicht bekannt. Aus dem Pankreassaft hat WECHSLER[5] einen Eiweißkörper isoliert, aus dem er einige Aminosäuren bestimmen konnte. Aber es ist nicht gesagt, was nebenher in dem Pankreassaft noch vorhanden ist. Die Zusammensetzung des Mucineiweißes aus Aminosäuren ist ebenfalls sehr wenig bekannt. Der nichteiweißartige Anteil des Mucins enthält Bausteine durchaus besonderer Art. Diese ganze Betrachtung lehrt, daß wir in den Verdauungsorganen auf einen Baustoffwechsel von einem Umfange stoßen, wie wir ihn sonst beim erwachsenen Organismus nirgends kennen. Es wird in dem folgenden Aufsatz auf die Bedeutung dieser Tatsache für den Eiweißstoffwechsel des Gesamtkörpers hingewiesen werden.

Hier sei die Frage aufgeworfen, was aus diesen großen Mengen organischer Substanz Eiweiß, Mucin, Nucleinsäure (?) eigentlich wird. Diejenigen Anteile, die von den oberen Verdauungsdrüsen abgesondert werden, werden zweifellos durch Pepsin, Trypsin und Nuclease einfach verdaut, genau so wie die Eiweißkörper der Nahrung selbst. Die Mengen sind aber, wie eben ausgeführt, so groß, daß sie die Mengen des Nahrungseiweißes leicht übertreffen können, sie in der Regel wohl erreichen. Beim Brot kann man sehen, daß der Stickstoff der Verdauungssäfte ohne Darmsaft bereits viel größer ist als der des Brotes. Bei den tierischen Nahrungsmitteln dürfte er im allgemeinen hinter dem Nahrungseiweiß zurückbleiben. Im unteren Teile des Dünndarms liegen die Verhältnisse weniger einfach. Das Pepsin kommt nicht mehr in Betracht; Trypsin ist noch vorhanden, aber in viel geringerer Menge, als etwa im Duodenum. Dazu wissen wir nicht, wie weit die abgestoßenen Zellen des Dünndarms überhaupt vom Trypsin angegriffen werden können (s. oben S. 911). Die allgemeine Meinung ist, und es dürfte das auch weitaus am wahrscheinlichsten sein, daß der dem Körper entstammende Anteil des Kotes aus eingedickten Verdauungssäften und abgestoßenen Zellen besteht, die freilich chemisch stark verändert sind (s. unten).

<hr>

[1] COHNHEIM, O., u. G. L. DREYFUSS: Hoppe-Seylers Z. **58**, 50 (1908).
[2] COHNHEIM, O.: Münch. med. Wschr. **1907**, Nr 53.
[3] KESTNER, O.: Hoppe-Seylers Z. **130**, 208 (1923).
[4] RÖHL, W.: Dtsch. Arch. klin. Med. **83**, 535 (1905). — ELLENBERGER u. HOFMEISTER: Hoppe-Seylers Z. **11**, 497 (1887).
[5] WECHSLER, E.: Hoppe-Seylers Z. **66**, 284 (1910).

Eine wesentliche Veränderung erfahren nun die vom Körper abgeschiedenen Mengen, sei es, daß sie verdaut werden, sei es, daß sie von den Fermenten nicht angegriffen werden, durch die Bakterien des Verdauungskanales.

Wenn das Eiweiß der Verdauungssäfte durch deren Fermente wie das Nahrungseiweiß gespalten wird, so entstehen im Darm Aminosäuren, diese werden aufgesaugt und können entweder verbrannt werden oder sie können dem Baustoffwechsel dienen; sie könnten also an sich ohne weiteres dazu verwendet werden, um diejenigen Zellbestandteile der absondernden Zellen wieder zu erneuern, die bei der Absonderung ausgestoßen waren. Wenn es sich nicht um Eiweiß handelt, sondern um Nucleinsäure, so gilt hier genau dasselbe, die Nucleinsäure der Sekrete wird wie die Nucleinsäure der Nahrung verdaut, ihre Bestandteile dienen zum Ersatz des Verlorenen. Nun liegt es aber bekanntlich nicht so, daß alle Aminosäuren, die ins Blut gelangen, von dem Organismus zum Wiederaufbau verwendet werden. Ein gewisser Teil führt auf dem Wege über die spezifisch dynamische Wirkung zu einer Steigerung der Verbrennungen, wird dann also wie andere Nahrungsstoffe verbrannt und ausgeschieden. Gerade für den Stoffwechsel der Aminosäuren läßt sich zeigen, daß er in hohem Maße von dem Gesamtzustand des Organismus abhängig ist. Falls reichlich Aminosäuren im Blute vorhanden sind, wird ihr Stickstoff als Harnstoff entfernt; sind sie knapp vorhanden, so dient der größte Teil dem Baustoffwechsel. Es liegt kein Grund dafür vor, anzunehmen, daß die aus den Verdauungssäften stammenden Aminosäuren sich irgendwie anders verhalten als die Aminosäuren der Nahrung. Es erhellt, daß der wirkliche Eiweißumsatz im Körper viel höher ist als der aus Nahrung und Harn zu berechnende, und zwar um den Betrag, der sich aus den Verdauungssäften ergibt (vgl. den Aufsatz: „Ernährung des Menschen als Ganzes" in diesem Bande).

Der Anteil des Verdauungseiweißes, der im unteren Dünndarm sich findet und nicht mehr gespalten wird, geht dem Körper einfach verloren.

In Wirklichkeit liegen nun aber die Verhältnisse dadurch noch viel verwickelter, daß der Darmkanal aller Tiere sehr viele Bakterien enthält, die von dem Verdauungsbrei leben und ihn dabei chemisch umwandeln. Wie der übrige Verdauungsbrei verhalten sich natürlich die chemischen Körper aus den Verdauungssäften. Die Eiweißkörper, die von den körpereigenen Fermenten nicht mehr gelöst werden, können von den Bakterien umgewandelt werden. Über die Art dieser Umwandlung sind wir merkwürdig schlecht unterrichtet (vgl. weiter unten beim Kot). Die Aminosäuren aber, die aus den Verdauungssäften entstehen, können von den Bakterien ebenfalls angegriffen werden und unterliegen dabei Veränderungen, die für den Gesamtorganismus höchst bedeutsam sein können. Alle diejenigen Aminosäuren, und das dürfte die Mehrzahl der Eiweißbausteine sein, die der Organismus der höheren Tiere aus Ammoniak und beliebigem Kohlenstoffmaterial aufbauen kann, können von den Bakterien des Darmkanals abgebaut werden, ohne daß es für den Eiweißstoffwechsel des Tieres bedeutsam ist. Ganz anders liegt es mit den Aminosäuren, die das höhere Tier nicht aufbauen kann: Tyrosin, Tryptophan, Lysin, Cystein, Prolin und vielleicht noch anderen. Sobald diese von den Bakterien irgendwie verändert werden, sind sie für den Organismus der höheren Tiere verloren. Sie können wohl verbrannt werden, sie können aber nicht im Baustoffwechsel Verwendung finden. Nun gilt aber bekanntlich für den Eiweißstoffwechsel dasselbe Gesetz des Minimums, das LIEBIG für die Salze der Ackererde gefunden hat. Wenn eine der notwendigen, nicht aufbaubaren Aminosäuren fehlt, so kommt der Eiweißaufbau nicht zustande. Die oben angestellte Berechnung zeigt, daß sehr beträchtliche Mengen Körpereiweiß dauernd in Berührung mit den Darmbakterien kommen.

Wieviel von diesem Körpereiweiß, richtiger von dessen Aminosäuren, durch Bakterienwirkung verloren geht, dafür fehlt uns ein sicherer Anhalt, indessen spricht sehr viel dafür, daß es ein recht beträchtlicher Anteil ist, und daß der größte Teil des Eiweißbedarfs des Menschen auf diesen Verhältnissen beruht. Weiteres im nächsten Aufsatz (menschliche Ernährung als Ganzes).

V. Die Resorption.

In der Speiseröhre wird nicht resorbiert, in der Mund- und Rachenhöhle praktisch auch nicht. Im Magen ist eine Resorption im größten Teil des Organs schon durch die anatomische Anordnung ausgeschlossen, da die Drüsen so dicht stehen, daß nur wenig Oberfläche zwischen ihnen bleibt. Nur in der Antrumschleimhaut, die keine Drüsen hat, kommt eine Resorption in Frage. Die Beobachtungen zeigen, daß Flüssigkeiten, die durch den Magen hindurchlaufen, nicht resorbiert werden. Solche Stoffe aber, die infolge des Pylorusreflexes längere Zeit im Antrum zurückgehalten und durch die Peristaltik mit der Wand in Berührung gebracht werden, von denen wird ein nicht unbeträchtlicher Teil resorbiert. Freilich handelt es sich immer nur um wenige Prozente in einigen Stunden, und der quantitative Unterschied gegenüber dem Dünndarm ist sehr groß. Genauere Untersuchungen über diese Magenresorption und ihre Analyse scheinen zu fehlen. Bemerkenswert ist, daß Alkohol anscheinend schnell resorbiert wird. Im Dickdarm gibt es eine gewisse Resorption. Das kann zwar nicht aus dem Verschwinden von Einläufen geschlossen werden, da die Valvula ileocoecalis oftmals offen steht. Wohl aber ergibt es sich aus der nachträglichen Aufsaugung aus cellulosehaltiger Nahrung im Coecum und dem Anfangsteil des Kolons. Auch diese Aufsaugung erfolgt nur langsam und scheint in Stunden nicht mehr zu leisten als der Dünndarm in Minuten.

Das eigentliche Resorptionsorgan ist der Dünndarm, und schon aus diesem Unterschiede des Dünndarms von den anderen Verdauungsorganen geht mit Sicherheit hervor, daß im Dünndarm irgendwelche besonderen Kräfte wirken müssen, die von den anderen Verdauungsorganen nicht entwickelt werden können. Wenn es sich um ein osmotisches Druckgefälle als wirksame Ursache handeln würde, so müßte dieses osmotische Druckgefälle ja überall wirksam sein, wo eine durchlässige Wand das Blut von dem Chymus trennt. Der erste, der die Frage nach den Triebkräften der Resorption aufgeworfen hat, ist HEIDENHAIN[1] gewesen, und er konnte die Frage sofort dahin beantworten, daß es sich um Triebkräfte handeln müsse, die von der Dünndarmwand erzeugt werden. Die weitere Analyse[2] ergab dann die sehr großen Unterschiede zwischen dem Dünndarm der Wirbeltiere und allen anderen Wandauskleidungen und Membranen. Sie ergab auch, daß das Wesentliche an der Resorption Kräfte sind, die von den Zellen der Darmwand entwickelt werden. Die Zusammensetzung der Flüssigkeit ist nur insofern von Bedeutung, als die Lösung um so schneller aufgenommen wird, je verdünnter sie ist. Infolgedessen besteht innerhalb gewisser Grenzen eine Proportionalität zwischen dem osmotischen Druck einer Flüssigkeit und ihrer Resorptionsgeschwindigkeit. Es liegt aber so, daß man diese Proportionalität einerseits und den Flüssigkeitsstrom, der der Resorption zugrunde liegt, deutlich voneinander unterscheiden kann. Wenn man trotzdem auch in der neuesten Darstellung der Resorption durch VERZÁR in Bd. 4 ds. Handb. immer noch den physikalischen Triebkräften einen erheblichen Anteil

---

[1] HEIDENHAIN, R.: Pflügers Arch. **56**, 579 (1894).
[2] COHNHEIM, O.: Z. Biol. **37**, 443 (1899). Daselbst Literatur; **38**, 419 (1899).

zugewiesen sieht, so kann das wohl nur auf dem weltanschaulich bedingten Wunsche beruhen, möglichst viele Dinge im Tierkörper „physikalisch zu erklären". In Wirklichkeit spielen physikalische Gesetzmäßigkeiten nur eine ganz sekundäre Rolle. Anisotonische Lösungen werden während der Resorption isotonisch. Aus hypertonischen Zuckerlösungen wird der Zucker schneller als das Wasser, aus hypotonischen das Wasser schneller als der Zucker resorbiert. Ob man dieses als eine durch das Epithel bewirkte Regulation ansehen soll oder ob man vielleicht annehmen darf, daß hier der vital hervorgerufene Flüssigkeitsstrom (s. unten) und die Diffusion interferieren, läßt sich nicht entscheiden. Bei Membranen, die nicht derart auf die Resorption eingestellt sind wie der Dünndarm, beobachtet man andere Erscheinungen als im Dünndarm. Diffusionsvorgänge spielen neben der aktiven Resorption eine sehr viel größere Rolle. Chlornatrium, das im Dünndarm von allen Stoffen in größter Menge vorhanden ist, wird etwas schneller resorbiert als andere Salze und deutlich schneller als die einfachen Zucker, berechnet auf gleichen osmotischen Druck.

Bei Experimenten, am überlebenden Organ, bei pharmakologischen Versuchen darf nicht vergessen werden, daß der Dünndarm außerdem Ausscheidungsorgan ist, und daß bei einer Verdünnung des Blutes in bezug auf seine Kolloide sich ein Flüssigkeitsstrom aus den Capillaren ins Darmlumen ergeben kann. Auch unter krankhaften Bedingungen (Nierenerkrankungen) können dadurch sehr verwickelte Verhältnisse geschaffen werden. Bei einem so empfindlichen Organ wie der Dünndarm, der physiologisch selten mit anisotonischen Lösungen in Berührung kommt, ist äußerste Vorsicht geboten. Eine andere Frage ist, von welchem Teil der Darmwand diese physiologischen Triebkräfte erzeugt werden. In allen älteren Arbeiten ist an das Epithel gedacht worden, von dem wir ja mit Sicherheit wissen, daß es den Flüssigkeitsstrom bei der Sekretion erzeugt. VERZÁR[1] hat demgegenüber die Rolle der Zotten betont, die nur im Dünndarm vorhanden sind. Er hat Bewegungen der Zotten gesehen und er denkt sich die Resorption etwa so, daß die Zotte sich mit Flüssigkeit imbibiert, und diese Flüssigkeit durch Muskelbewegungen auspreßt. Ähnliche Vorstellungen sind vorher schon von HAMBURGER entwickelt worden, der aber die Zottenbewegung nicht gesehen hat. Alle anderen Autoren haben die Zotten lediglich für eine Vergrößerung der Oberfläche gehalten. Beweisende Tatsachen für die Rolle des Epithels und die Rolle der Zotten liegen nicht vor. Wenn es sich aber bei der Resorption um eine Imbibierung der Zotten und um Muskelkräfte handelte, so wäre anzunehmen, daß die Resorption auch am isolierten Organ gut zu beobachten wäre, dessen Muskelbewegungen ja gut zu sehen sind. Tatsächlich hören die Triebkräfte nach der Herausnahme aus dem Körper außerordentlich schnell auf, und wir wissen sonst nur von den Epithelien, daß sie eine so hohe Empfindlichkeit zeigen. Diese Überlegung spricht mehr für das Epithel als Erzeuger der Resorptionskraft.

Der größte Teil der Flüssigkeit, die im Dünndarm resorbiert wird, sind die riesigen Mengen der Verdauungssäfte. Die Getränke pflegen dagegen zurückzustehen, außer vielleicht bei übermäßigem Bier- und Teegenuß. Ebenso sei an die großen Mengen von Kochsalz erinnert, die teils als solche, teils als Salzsäure und kohlensaures Natrium in den Verdauungssäften enthalten sind und die auch größer sind als unsere gewöhnliche Kochsalzzufuhr.

Es war schon früher davon die Rede, daß der Darm selbstverständlich aus einem Gemisch verschiedener Krystalloide nicht etwa einzelne herausresorbieren kann, sondern die ganze Lösung als solche aufsaugen muß, und

---

[1] VERZÁR, F., u. E. v. KOKAR: Pflügers Arch. **217**, 397 (1927).

daß diese Art der Resorption für die Verweildauer im Magen und die Transportgeschwindigkeit im Darm bedeutsam ist (s. oben S. 892). Die zweite Besonderheit des Dünndarms besteht darin, daß der Dünndarm eine ganz eigenartige, im Tierkörper sonst nicht beobachtete Durchlässigkeit zeigt. Er ist nämlich für Wasser und für in Wasser gelöste Krystalloide, Ionen sowohl wie nicht ionisierte Körper außerordentlich leicht durchlässig, für Lipoide, Fette, Kolloide und die meisten Farben völlig undurchlässig. Das würde also eine spezielle Durchlässigkeit sein, die der allgemeinen Zelldurchlässigkeit erheblich widerspricht, und schon diese Eigentümlichkeit spricht ebenfalls für die entscheidende Rolle des Epithels bei der Resorption.

Der Dünndarm nimmt eine völlige Sonderstellung ein. Auch die Niere läßt die Plasmaeiweiße nicht durch; andere Eiweiße, wie Hämoglobin, das wohl keine kleinere Teilchengröße hat als das Serumalbumin, wird aber von der Niere ausgeschieden, ebenso andere plasmafremde Eiweißkörper. Die Capillarwand läßt zwar Gase und Krystalloide viel leichter hindurch als Eiweiß, aber das Eiweiß geht eben doch hindurch, wie der Eiweißgehalt der Lymphe beweist. Der Dünndarm hat also tatsächlich eine ganz besondere Stellung, die ihn von allen anderen tierischen Membranen unterscheidet. Selbst Liquor und Kammerwasser enthalten Eiweiß. Die Zweckmäßigkeit dieser Einrichtung ist ja ganz offensichtlich, da nur auf diese Weise das Auftreten von allergischen Erscheinungen verhütet werden kann. Bei den minimalen Mengen, durch die Allergie ausgelöst werden kann, muß die Undurchlässigkeit des Dünndarms für kolloidale Eiweißkörper und für Lipoide eine absolute sein. Daß die Undurchlässigkeit für Fermente Schutz gegen Selbstverdauung ist, vgl. S. 910. Diese eigentümliche Durchlässigkeit hat nun weitere Folgen, die man tatsächlich gar nicht verstehen könnte, wenn man sie nicht eben als Folgen dieser Undurchlässigkeit auffaßt. Es handelt sich um die eigentümlichen Verhältnisse bei der Fettresorption, indem das Fett erst gespalten und dann im Epithel sofort wieder aufgebaut wird. Ohne diese Spaltung gibt es keine Resorption, aber es scheint, als ob selbst bei normalem Spaltungsvermögen der Verdauungssäfte für Fette durch eine Störung im Epithel die Fettresorption gehemmt werden kann. Man muß dies aus den histologischen Bildern von CRAMER und LUDFORD[1] schließen, die beim Mangel der Vitamine die sonst im Epithel gut sichtbare Fettresorption im Epithel aufhören sahen. Wie NEVER[2] gezeigt hat, ist diese Resorptionsstörung die primäre Störung im Gebiete des Verdauungskanales, die bei Vitaminmangel vorkommt. Alle übrigen Störungen, geringer Appetit, der schlechte Forttransport der Nahrung und die abweichenden Sekretionen können Folgen dieser Resorptionsstörung sein.

Es ist die Frage, wie die Sonderstellung des Fettes bei der Resorption zu erklären ist. Die wahrscheinlichste Annahme scheint die zu sein, daß es sich hier lediglich um eine Auswirkung des ganz allgemeinen Gesetzes handelt, nach dem ungelöste feste Körper aus den Geweben nicht in die Capillaren eindringen können. Es ist dasselbe Gesetz, das die Verbreitung der Eitererreger und der Krebszellen durch die Lymphwege bedingt und nicht durch die Blutgefäße. Die von den anderen Nahrungsstoffen abweichende Resorption des Fettes ist die Folge davon, daß die Fettsäuren bereits im Epithel wieder zu wasserunlöslichen Fetten umgewandelt werden. Die Umwandlung an sich ist erforderlich, da die Fettsäuren bei der Reaktion des Blutes zu Seifen werden würden und diese giftig sind. Man kann also die Eigenart der Fettaufnahme nur in der Weise ver-

---

[1] CRAMER, W., u. R. I. LUDFORD: J. of Physiol. **60**, 342 (1925).
[2] NEVER, H. E.: Pflügers Arch. **219**, 554 (1928); **226**, 787 (1930). — NEVER, H. u. MASSURY: Ebenda (1930).

stehen, daß die besondere Einstellung des Dünndarmepithels für Wasserresorption diesen komplizierten Weg zwangsläufig zustande gebracht hat, bei dem die Fette genau wieder zu dem werden, was sie vor der Einwirkung der Verdauungsfermente waren.

Die Resorption erfolgt also in der Hauptsache durch eine vitale Tätigkeit des Dünndarmepithels. Das Dünndarmepithel ist außerordentlich empfindlich. Am herausgenommenen Darm sind die Muskeln und die dazugehörigen Nerven und Nervenzentren gut erhalten, und der Darm bewegt sich bekanntlich in Ringerscher Lösung viele Stunden lang, steht allen pharmakologischen und hormonalen Einflüssen offen und bewegt sich offenbar völlig normal. Dagegen hört die Resorption unter diesen Umständen vollständig auf. In den allerersten Minuten kann man unter Umständen noch eine Verringerung der Flüssigkeitsmenge im Darm beobachten, später nicht mehr. Eine Stoffresorption kann auch bei der allerverschiedensten Ausführung niemals mehr gesehen werden. Wenigstens gilt dies für Wirbeltiere mit ihrem Capillarkreislauf, bei den Cephalopoden mit ihren Bluthöhlungen innerhalb der Organe kann man unter diesen Umständen noch eine Resorption beobachten[1], bei kaltblütigen Wirbeltieren aber ebensowenig wie bei den Säugern[2]. Untersuchungen von Borchardt[3] haben auch gezeigt, daß das Dünndarmepithel gegen eine Unterbrechung des Blutstroms von etwa 2 Minuten mit einer wochenlangen Resorptionsverlangsamung antwortet. Es ist also etwa so empfindlich wie die Zellen der Niere. An isolierten, im Organismus befindlichen Darmschlingen läßt sich beobachten, daß die Resorption durch sehr kleine Mengen von Fluornatrium sehr stark verlangsamt, durch etwas größere völlig aufgehoben werden kann[4]. Es ist also von vornherein recht wahrscheinlich, daß das Epithel auch erkranken und die Resorption Not leiden kann. Eine derartige Erkrankung müßte zunächst zu einer schweren Störung für den Gesamtorganismus führen, sie müßte aber auch den ganzen Ablauf der Verdauung schwer beeinträchtigen. Denn der Dünndarm ist ja so eingerichtet, daß die fortwährend vom Magen her zuströmenden Mengen in ihm fortwährend aufgesaugt werden. Würde diese Aufsaugung unterbleiben, so müßte die Verweildauer im Dünndarm zunehmen, es müßte dann der Pylorusreflex stark verlängert werden, und es ist schon oben bei der Pathologie des Magens auseinandergesetzt, was das für Folgen für den Magen nach sich zieht. Das einzige, was wir über eine derartige Resorptionsstörung wissen, ist eine Feststellung von Never[5], wonach eine Resorptionsstörung im Dünndarm die primäre Störung der Verdauung ist, die bei Avitaminose entsteht. Alle übrigen Abweichungen sind Folge der Resorptionsstörung. Nach einiger Zeit hört die Nahrungsaufnahme auf, weil der Magen dauernd gefüllt ist, obwohl sich nachweisen läßt, daß Motalität und Sekretion aller Organe in Ordnung sind.

Pathologisch ist an die sog. Sprue zu erinnern, eine Tropenkrankheit, bei der die Resorption anscheinend fast aufgehoben ist und die schließlich zum Tode des Patienten führt. Histologisch ist eine Atrophie des Epithels beobachtet.

Viel wichtiger würden leichte mehr funktionelle Störungen sein, und manche Beobachtungen bei akuten Verdauungsstörungen sprechen sehr dafür, daß sie vorkommen können. Sicheres ist aber nicht bekannt. Es ist schon oben bei der Magenpathologie auseinandergesetzt, in welcher Weise man aus den Abweichungen des Magenchemismus etwa auf eine Dünndarmstörung im Sinne einer Verlangsamung der Resorption schließen kann (s. oben S. 915).

[1] Cohnheim, O.: Hoppe-Seylers Z. 35, 396, 416 (1902).
[2] Mielke: Pflügers Arch. 221, 742 (1929).
[3] Borchardt, W.: Pflügers Arch. 219, 213 (1928).
[4] Cohnheim, O.: Z. Biol. 37, 443 (1879).   [5] Never, H. E.: Pflügers Arch. 219, 554 (1928).

Die Resorption im Dickdarm.

Der Dickdarm saugt wässerige Lösungen auf, aber sehr viel langsamer als der Dünndarm. Infolgedessen gibt es im Dickdarm nur eine sog. Nachverdauung (s. unten bei der Bakterienwirkung). Die Resorption erhält überhaupt nur dadurch Bedeutung, daß die Verweildauer im Dickdarm verhältnismäßig lange ist. In den Dickdarm eingeführte leicht diffusible Arzneimittel werden resorbiert. Von eingeführten Nahrungsmitteln werden Kolloide ebensowenig resorbiert wie im Dünndarm. Die üblichen Nährklystiere aus Milch und Ei sind sicher völlig wertlos. Man ist dagegen imstande, einfache Zucker und Aminosäuren in sehr bedeutenden Mengen zur Aufsaugung zu bringen[1], doch sei daran erinnert, daß bei leerem Verdauungskanal und ohne Nahrungsaufnahme der Sphincter ileocolicus nicht schließt; Einläufe und Nähreinläufe können daher ohne weiteres bis in den Dünndarm gelangen (s. oben S. 894). Kolloide, Eiweißkörper und Stärke werden aber auch dort nicht resorbiert, da bei leerem Darmkanal hier keine Fermente für sie vorhanden sind.

VI. Die Anpassung des Verdauungskanals.

Die physiologische Anpassung des Verdauungskanals.

Die meisten Nahrungsmittel enthalten chemisch sehr verschiedene Stoffe und besonders die menschliche Nahrung, aber auch die gut bekannte Nahrung unserer Haustiere, kann aus den allerverschiedensten Dingen bestehen. Sie kann bei ein und derselben Tierart, ja bei ein und demselben Individuum, keine oder sehr große Mengen Stärke enthalten. Sie kann fettreich oder fettarm sein, sie kann aus viel oder aus wenig Eiweiß bestehen. Lecithin, Nucleinsäure, Hämoglobin, Chlorophyll können reichlich vorhanden sein oder fehlen. Es liegt nahe, daß der Verdauungsapparat sich auf diese Unterschiede der Nahrung einstellen kann, und man hat in der Tat geglaubt, derartige Einstellungen zu finden. Sehr bekannt sind die Untersuchungen von WALTHER aus dem PAWLOWschen Institut geworden, wonach sich Pankreassaft verschiedener Zusammensetzung auf Brot, Fleisch und Milch ergießen sollte. Die Arbeit ist indessen zu einer Zeit verfaßt worden, als man die Aktivierung der Pankreasfermente noch nicht kannte. Als diese gefunden wurde, hat PAWLOW sie ausdrücklich zurückgenommen, was vielfach nicht beachtet worden ist. Neuerdings hat sich die vollständige Gleichmäßigkeit der Zusammensetzung des Pankreassaftes herausgestellt, womit man einen Hund auch füttern mag[2]. Auch sonst ist es niemals möglich gewesen, irgendeine physiologische Veränderung in der Tätigkeit der Verdauungsorgane durch noch so verschiedene Nahrung festzustellen. Die Verweildauer der einzelnen Nahrungsmittel im Magen ist verschieden. Die Menge der Säfte ist ebenfalls verschieden, aber nur deshalb, weil in gewissen Grenzen die Reize verschieden stark sein können. Es liegen nur ganz vereinzelte Angaben vor, daß verschiedenartige Nahrung den Verdauungskanal dauernd beeinflussen kann, so daß eine Änderung des Nahrungsregimes zu einer Veränderung der Reflexe oder einer anderen Einstellung der Fermente führen würde[3], und diese sind widerlegt[4]. Selbst der Übergang von langedauerndem Hunger zu plötzlicher reichlicher Ernährung kann ohne jede Störung erfolgen, wie man bei

---

[1] COHNHEIM, O.: Hoppe-Seylers Z. **84**, 419 (1913).

[2] WALDSCHMIDT-LEITZ, E., u. JOH. WALDSCHMIDT-GRASER: Erscheint demnächst in Hoppe-Seylers Z.

[3] KOSCHTOJANZ, C. S.: Pflügers Arch. **220**, 642 (1928).

[4] NEVER, H.: Ebenda **225**, 51 (1930).

jedem Hungerkünstler sieht[1]. Der Neugeborene bringt den gesamten Verdauungs-apparat mit allen Möglichkeiten der Absonderung und Bewegung, mit allen Fermenten und allen Reflexen fertig mit auf die Welt. Die in der Literatur auftretenden Angaben über Pepsinarmut oder Salzsäurearmut des Säuglings-magensaftes können einer Kritik nicht standhalten[2] (vgl. oben S. 913. Der Säugling ist infolgedessen auch imstande, sich ganz unphysiologisch zu ernähren, etwa von Mehlbreien an Stelle von Milch. Es mag das dem Gesamtorganismus nicht gut bekommen, aber es ist sicher, daß der Verdauungskanal es ohne weiteres leisten kann.

Wir können infolgedessen den ganzen Verdauungsapparat nur als eine kunstvolle Maschine ansehen, die auf verschiedene Reize in von vornherein gegebener Weise verschieden reagiert, die aber einer funktionellen Änderung im Laufe des Lebens nicht fähig ist. Eine physiologische Anpassung im strengen Sinne ist bei keinem Teile des Verdauungsapparates bekannt. Hierher gehört auch die Unmöglichkeit, neue Fermente zu bilden, die der Art nicht zukommen.

Die anatomische Anpassung des Verdauungskanals.

Um so größer ist die Möglichkeit des Verdauungskanales, sich während des Wachstums verschieden zu entwickeln. Es ist von jeher bekannt, daß die ver-schiedenen Tierarten eine sehr verschiedenartige Entwicklung des Verdauungs-kanales zeigen, und ebenfalls ist seit langem bekannt, welches Prinzip dabei obwaltet. Alle Fleischfresser haben einen verhältnismäßig kurzen, aber muskel-kräftigen Verdauungskanal, alle Pflanzenfresser einen verhältnismäßig langen, geräumigen, aber muskelschwachen. Dabei ist es sehr bemerkenswert, zu sehen, daß Tierarten, die sich im zoologischen System verhältnismäßig nahestehen, trotzdem verschiedene Darmentwicklung zeigen können, und daß andererseits innerhalb der ganzen Wirbeltierreihe sich die Därme der Fleischfresser einerseits, der Pflanzenfresser andererseits erheblich ähneln. Der Unterschied ist beim Magen nicht zu sehen, nur bei den ganz typischen Pflanzenfressern, den Wider-käuern, besteht ein mehrhöhliger Magen. Der Unterschied ist deutlich beim Dünndarm, sowohl in der Länge wie in der Wanddicke. Er ist am größten beim Dickdarm und Blinddarm.

Die Untersuchungen von Babak[3] am Frosch haben nun gezeigt, daß diese verschiedene Entwicklung des Verdauungskanals sich bei den einzelnen Individuen durch die verschiedene Nahrung hervorrufen läßt. Gewisse entscheidende An-lagen sind natürlich vererbt; gerade beim Frosch ist es sehr deutlich, wie der viel längere Kaulquappendarm in den kurzen und wenig gewundenen Darm des erwachsenen Frosches übergeht, der ja auf rein tierische Nahrung eingestellt ist. Der Darm der Kaulquappe aber läßt sich innerhalb sehr weiter Grenzen durch die Art der Fütterung beeinflussen. Bei Pflanzenkost ist der Darm neunmal so lang wie der Körper, bei Fleischkost nur dreimal so lang. Auch die Dicke ist verschieden. Nun entspricht die Kaulquappenzeit ja in gewisser Weise der Embryonalzeit des Säugetieres, und es war von vornherein zu erwarten, daß die Unterschiede bei Säugetieren und Vögeln, die man durch verschiedenes Futter hervorbringen kann, nicht so groß sein würden wie bei der Kaulquappe. Indessen haben die Untersuchungen von Roux und Schepelmann[4] an der Gans gezeigt,

[1] Schadow, H., u. H. Sehestedt: Ebenda **221**, 571 (1929).
[2] Schadow, H.: Z. Kinderheilk. **1930**.
[3] Babak: Biol. Zbl. **23**, 477, 519 (1905) — Arch. mikrosk. Anat. u. Entw.mechan. **21** (1906). — Elven, E.: Ebenda **113**, 61 (1923).
[4] Roux u. Schepelmann: Arch. Entw.mechan. **21**, 461, 500; **23**, 183 (1907).

daß auch der Vogelmagen durch verschiedenes Futter sehr stark verändert werden kann.

Sehr schön läßt sich die Anpassung im individuellen Leben bei Ratten zeigen, die man je nach Beendigung der Saugperiode mit der allerverschiedensten Nahrung großziehen kann. Nährt man die Tiere einerseits mit Fleisch, Speck, Käse, Vollmilch und Weißbrot, andererseits mit Roggenbrot, Wurzeln, Hafer und Magermilch, so wachsen die animalisch ernährten Tiere schneller und werden größer, und wenn man sie nach Beendigung des Hauptwachstums tötet, so ist der Dickdarm sogar absolut kürzer und leichter, als der Dickdarm der viel kleineren vegetarisch ernährten Tiere[1]. Auf gleiches Körpergewicht berechnet, sind die Unterschiede natürlich noch viel größer. Auch am Blinddarm sind die Gewichtsunterschiede absolut und relativ deutlich. Eine Längenbestimmung des Blinddarms ist nicht sicher möglich. Am Magen lassen sich keine, am Dünndarm keine großen Unterschiede sehen. Eine Vererbung der verschiedenen Darmgröße läßt sich nicht beobachten. Auch beim Menschen lassen sich große Unterschiede besonders an der Entwicklung des Dickdarms beobachten, die von der Nahrung abhängig sind. Bei überwiegender Pflanzenkost, zumal wenn es sich um wenig aufgeschlossene Pflanzennahrung handelt, pflegt der Dickdarm länger, geräumiger und windungsreicher zu sein. Die größten Unterschiede beobachtet man in der Gegend des S romanum[2].

An den Ratten ließ sich nun aber auch die Tatsache zeigen, daß die Ausnutzung, oder richtiger gesagt, die Größe der Kotbildung in erheblichem Umfange an der Größe des Dickdarms und damit von der Art der Ernährung während des Wachstumszeitalters anhängt. Füttert man Ratten vegetarisch, d. h. mit einer cellulosereichen und eiweißarmen Nahrung, so produzieren sie 3,6 g Kot pro Tag und Tier. Der Kot besteht immer aus den bekannten kleinen länglichen Kotbällchen. Füttert man sie aber mit der obengenannten animalischen Nahrung, so produzieren sie genau wie der Mensch sehr viel weniger Kot. Es besteht nun aber ein Unterschied je nach der Vorgeschichte des Tieres. Bei gleicher animalischer Ernährung produzierten Ratten

mit großen Dickdärmen . . . . . . 0,61 g
„ kleinen „ . . . . . . 1,14 g.

Durch nachträgliche Fütterung mit vegetarischer Nahrung wächst der Dickdarm bei Ratten auch noch im späteren Jugendalter, d. h. wenn sie sich schon fortgepflanzt haben, ihr Wachstum aber noch nicht vollständig beendigt ist. Durch Übergang von vegetarischer Jugendnahrung zu späterer Fleischnahrung läßt sich der Darm hingegen nicht mehr verkleinern[3]. Mit Sicherheit wirkt das Fleisch den Dickdarm kleinhaltend. Milch und Fette wirken deutlich schwächer.

Diese Erfahrungen mit den Ratten entsprechen durchaus den praktischen Erfahrungen am Menschen. Sie zeigen, daß man bei der Ernährung von Kindern, besonders kleineren Kindern, nicht nur auf das augenblickliche Bedürfnis der Kinder Rücksicht nehmen muß, sondern auch darauf Rücksicht nehmen muß, wie sich die Ernährung des betreffenden Menschen in späterer Zeit gestalten wird. Es wird später davon die Rede sein (Ernährung des Menschen als Ganzes), daß man Kinder sehr wohl fleischlos ernähren kann, man bringt sie aber dadurch unter Umständen in Schwierigkeiten, wenn sie sich im späteren Leben

---

[1] WETZEL, G.: Arch. Entw.mechan. **114**, 65 (1928). — KESTNER, O.: Pflügers Arch. **222**, 662 (1929) — Weitere Mitteilungen am gleichen Ort.
[2] HANSEMANN, D. v.: Med. Klin. **1918**, 957.
[3] Eigene Beobachtung.

cellulosearm und fleischreich ernähren müssen. Denn bei der üblichen Ernährung des heutigen Städters besteht sehr leicht die Gefahr, daß sein Darm in der Jugend größer und geräumiger angelegt wird, als es nachher der Nahrung des Erwachsenen entspricht. Kinder pflegen ja Obst am liebsten von allen Speisen zu essen.

> Wie Kirschen und Beeren behagen,
> Sollst Du Kinder und Sperlinge fragen.

Sie machen sich gewöhnlich aus der Fleischnahrung recht wenig, und es entspricht ihrer lebhaften Bewegung und ihrem hohen Calorienbedürfnis, daß sie mit einer verhältnismäßig eiweißarmen Nahrung auskommen können, die für den größten Teil der berufstätigen städtischen Bevölkerung physiologisch falsch sein würde. (Näheres in dem Abschnitt über die Ernährung des Menschen als Ganzes in diesem Bande.) Wenn daher das Kind, seinem Geschmacke und dem Sparsamkeitsbedürfnis seiner Eltern folgend, sich hauptsächlich von Brot, Kartoffeln, Obst und Gemüsen ernährt, so ist der Erwachsene mit sitzender Lebensweise und ohne Muskelarbeit späterhin sehr oft in Schwierigkeiten mit seinem allzu groß angelegten Darm. Der Dickdarm wird nicht genügend gefüllt, und es droht die Gefahr der Verstopfung. Man hat hierfür den durchaus zutreffenden Ausdruck „Zivilisationsobstipation"[1] geprägt. Diese Art von Obstipation bedeutet also nur, daß die Nahrung so vollständig ausgenutzt wird, wie es bei cellulosefreier Nahrung eben der Fall ist, und daß infolgedessen der geräumige Dickdarm nicht mehr genügend gefüllt wird. Eine eigentliche Darmträgheit ist die chronische Verstopfung nicht, und es ist auch nicht begründet, sie etwa, wie es auf Grund der Stuhlformen gelegentlich geschehen ist, sie in spastische und atonische Verstopfungsformen einzuteilen. Sie läßt sich durch Beseitigung der Ursachen, d. h. durch eine Veränderung der Nahrung, beseitigen, doch ist diese Veränderung der Nahrung praktisch häufig nur mit einer völligen Veränderung der Lebensweise durchzuführen, die meist nicht zu erreichen ist.

Es sei bei dieser Gelegenheit darauf hingewiesen, daß wir nicht wissen, weshalb eigentlich für den Menschen die sog. Verstopfung unangenehm ist. Auf Grund dessen, was wir physiologisch wissen, müßten wir annehmen, daß die Verdauungstätigkeit eines Menschen ganz richtig sein kann, wenn er bei einer cellulosearmen Ernährung nur alle 2—3 Tage eine geringe Menge Kot entleeren würde. Tatsächlich sehen wir, daß die meisten Menschen einen derartigen Zustand sehr unangenehm empfinden und daß sie sich freuen, wenn sie größere Stuhlmengen entleeren. Gewöhnlich wird angenommen, daß bei dem langen Verweilen des Kotes im Dickdarm irgendwelche bakteriell erzeugten Giftstoffe aufgesaugt werden. Bewiesen ist davon nichts. An den oben beschriebenen Ratten, die auffallend wenig Kot entleerten, ließ sich eine Befindensstörung nicht beobachten. Kaninchen[2] und Kaulquappen vertragen eine Umstellung nicht.

Es fragt sich, wie die Anpassung an die verschiedene Nahrung zustande kommt. Teleologisch erscheint es durchaus verständlich, wenn die Fleischnahrung oder auch eine Nahrung, die neben Fleisch, Milch, Ei und Fett auch feines Weizenmehl enthält, einen kurzen und wenig geräumigen Dickdarm entstehen läßt; denn diese Nahrung wird teils schon im Magen, jedenfalls aber im Laufe des Dünndarms restlos oder so gut wie restlos aufgelöst. Dasjenige, was sich dann als Kot im Dickdarm sammelt, sind lediglich die aus dem Körper stammenden Kotanteile, eingedickte Reste der Verdauungssäfte, abgestoßene Epithelien, Bakterien. Ebenso erscheint es durchaus verständlich, wenn eine

---

[1] SCHINDLER: Münch. med. Wschr. **1924** II, 1130.
[2] KNIERIEM, W. v.: Z. Biol. **21**, 67 (1885).

wenig aufgeschlossene Pflanzennahrung zur Bildung eines geräumigen Dickdarms führt, denn bei ihr werden die verdaulichen Substanzen von Cellulosehüllen so weitgehend umschlossen, daß noch starke unverdaute Anteile den Dickdarm erreichen (s. unten S. 936). Auch ist die Gesamtmasse der Nahrung bei der Aufnahme unaufgeschlossener Pflanzennahrung sehr viel größer, als wenn die Nahrung aus dem Tierreich stammt oder wenn die Cellulose wie im Weißbrot beseitigt ist. Da es sich aber sicher um eine Einwirkung der Nahrung auf den Verdauungskanal bei dem Wachstum jedes einzelnen Individuums handelt, so müssen sich die wirksamen Reize für den verschiedenen Bau des Verdauungsapparates ermitteln lassen. Man kann an den Cellulosegehalt der Nahrung denken, man kann aber auch an die Reize denken, die etwa von den Extraktivstoffen des Fleisches ausgehen. Diese Extraktivstoffe lassen ja besonders viel Magensaft strömen, so daß den Dünndarm sehr viel Salzsäure erreichen muß. Die Salzsäure ruft (s. oben S. 892) eine Zusammenziehung der Ringmuskeln des Dünndarms hervor, und es erscheint als möglich, daß diese häufige Zusammenziehung zu einer Verdickung der Muskeln führt. Die Fette, die im Darm zu Fettsäuren werden, würden ähnlich wirken. Beim Dickdarm wird man am ersten an den mechanischen Füllungsreiz der Kotmassen denken, von dem sein Wachstum abhängig sein könnte. Genaueres hierüber ist indessen nicht bekannt.

VII. Ausscheidung und Kotbildung.

Die Ausscheidung in den Darm.

Es ist seit langem bekannt, daß Dünn- und Dickdarm auch Stoffe ausscheiden. Dabei ist es außerordentlich schwer zu unterscheiden, wie weit es sich um Reste von Sekreten handelt, die nicht wieder aufgesogen werden und wie weit es sich um eine spezifische Ausscheidung in der Art der Niere handelt. Wenn man eine isolierte Dünndarmschlinge von Zeit zu Zeit ausspült, so findet man darin ziemlich beträchtliche Massen, deren Hauptteil aber sicher aus abgestoßenen Zellen und Sekretresten besteht. Die einzigen Stoffe, die in solcher Menge und solcher Konzentration auftreten, daß man eine eigentliche Ausscheidung annehmen muß, sind Eisen und Calciumphosphat. Außerdem entleeren sich eine Reihe Stoffe in den Darmkanal, die eigentlich körperfremd sind und auf diesem Wege entfernt werden.

Eisen wird zum weitaus größten Teile in den Darm entleert und verläßt den Körper mit dem Kot. Der Harn enthält nur Spuren von Eisen, die vielleicht zum erheblichen Teile der sog. Nubecula angehören, also gar kein Ausscheidungsprodukt der Niere sind. Aus den Untersuchungen von QUINCKE und HOCHHAUS[1], von ABDERHALDEN[2] und anderen geht hervor, daß man unorganisches ionisiertes Eisen in den Zellen des Dünndarms in reichlicher Menge finden kann. Man kann diesem Eisen allerdings nicht ansehen, ob es sich in der Aufnahme oder der Ausscheidung befindet. Es scheint sicher, daß beides nebeneinander der Fall ist, und es ist durch Stoffwechselversuche festgestellt, daß Eisen nur in dieser Form aufgenommen und ausgeschieden wird. Im Dickdarm scheint es ebenfalls eine Eisenausscheidung zu geben. Nach den Bildern

---

[1] HOCHHAUS, H., u. H. QUINCKE: Arch. f. exper. Path. **37**, 159 (1896). — Vgl. G. HONIGMANN: Arch. Verdgskrkh. **2**, 296 (1896). — VOIT, FR.: Z. Biol. **29**, 325 (1893). — HERMANN, L. u. Mitarbeiter: Pflügers Arch. **46**, 93 (1890); **48**, 74 (1891); **53**, 52 (1893). — KLECKI, K.: Zbl. Physiol. **7**, 736 (1893).

[2] ABDERHALDEN, E.: Z. Biol. **39**, 113 (1900). — Vgl. A. HOFMANN: Virchows Arch. **151**, 488 (1898).

sieht es so aus, als ob das Eisen nicht als lösliches Salz, sondern in fester Form
die Zellen passiert, ebenso wie man ja auch annimmt, daß das Eisen als Zell-
bestandteil einen Teil des festen Gerüstes der Zelle bildet und nicht etwa gelöst
ist. Wir sind von der Niere her gewöhnt, bei der Ausscheidung immer an den
Transport von Lösungen zu denken, doch spricht ja auch in der Niere selbst
beim Säugetier manches dafür, daß die harnfähigen Substanzen im ausgefällten
Zustande durch die Zelle wandern. Beim Vogel scheint man etwas Derartiges
annehmen zu müssen. Auch bei dem phosphorsauren Kalk muß die Ausscheidung
in unlöslicher Form erfolgen, denn es hat sich als eine Gesetzmäßigkeit erwiesen,
daß um so mehr Kalk in den Darm (unteren Dünndarm[1]) und um so weniger
in den Harn geht, je alkalischer die Reaktion der Säftemasse ist[2]. Wir würden
demnach in dem Darm ein Ausscheidungsorgan für ungelöste Bestandteile vor
uns haben. Pathologisch scheint diese Fähigkeit des Darms gestört sein zu
können[2].

Von körperfremden Bestandteilen werden in die oberen Verdauungswege
eine Anzahl von Stoffen ausgeschieden, und zwar in ganz bestimmter Weise von
bestimmten Organen, ohne daß sich dabei eine Gesetzmäßigkeit erkennen ließe.
So gehen:

in den Speichel: Rhodankalium und Jodide,
„ „ Magensaft: Morphium, Bromide, Jodide[3],
„ die Galle: Salicylsäure[4], Methylenblau[5], Lithium[5].

Da diese Stoffe im Dünndarm wieder resorbiert werden, machen sie auf diese
Weise einen intermediären Kreislauf durch und können sehr lange im Organismus
verweilen. Für ihre therapeutische oder Giftwirkung kann das bedeutungsvoll sein.

Auch sehr viele Schwermetalle schlagen wie das Eisen den Weg in den
Darm ein, ohne daß etwas Sicheres über den Ausscheidungsort bekannt ist.
Auch Strontium geht in den Darm[6] und ebenso manche Farben; andere gehen
in den Pankreassaft[7].

Der Kot.

Im Kote finden sich folgende Arten von Bestandteilen:

1. unaufgesogene Nahrungsreste,
2. „ Reste der Verdauungssäfte,
3. echt ausgeschiedene Stoffe,
4. Bakterien.

Da die Bakterien auf Kosten des Darminhalts wachsen und ihn stark chemisch
verändern, sind die organischen Stoffe oft sehr erheblich verändert und bisweilen
sehr schwer wiederzuerkennen, so daß wir über die genauere chemische Zusammensetzung des Kotes überraschend schlecht unterrichtet sind.

1. *Unaufgesogene Nahrungsreste.* Bei einer aus dem Tierreich stammenden
oder sonst cellulosefreien Kost beobachtet man in der Regel nur sehr geringe
mikroskopisch als solche erkennbare Nahrungsreste. Man kann gelegentlich
quergestreifte Muskeln, ganz selten einmal Zellen oder Zellkerne erkennen, und
selbst, wenn man mikroskopisch einiges findet, so ergibt die chemische Unter-

[1] Walsh, E. L., u. A. C. Ivy: Proc. Soc. exper. Biol. a. Med. **25**, 839 (1928).
[2] Rüdel, G.: Arch. f. exper. Path. **33**, 79 (1894). — Soetbeer, Fr.: Jb. Kinderheilk. **54**,
1 (1901). — Soetbeer, F., u. H. Krieger: Dtsch. Arch. klin. Med. **72**, 553 (1902). — Tobler, L.: Arch. f. exper. Path. **52**, 116 (1904).
[3] Lipschitz, W.: Klin. Wschr. **1929**, 116. — Berger, F.: Ebenda **1929**, 118.
[4] Nencki, M.: Arch. f. exper. Path. **36**, 400 (1895).
[5] Brauer, L.: Hoppe-Seylers Z. **40**, 182 (1903).
[6] Mendel, L. B., u. H. C. Thacher: Amer. J. Physiol. **11**, 5 (1904).
[7] Cruddle, L. A., E. Oldberg u. A. C. Ivy: Amer. J. Physiol. **89**, 223 (1929).

suchung, daß die Mengen nur ganz winzige sind, von denen die Zusammensetzung des Kotes nicht beeinflußt wird. Nur bei unaufgeschlossener Pflanzennahrung ergibt die mikroskopische Untersuchung größere Massen von Stärkekörnern und alle möglichen Bestandteile der Oberhaut von Pflanzen, und nur bei solcher Nahrung, bei der die unverdaulichen Hüllen den Fermenten den Zutritt erschweren, spielen solche Reste irgendeine Rolle, treten indessen selbst bei massigen Stühlen gegen die anderen Kotbestandteile im allgemeinen zurück (s. unten S. 938). Diese Formelemente sind aber nicht die einzigen unaufgesogenen Reste, vielmehr entstehen im Laufe der Verdauung in nicht unbeträchtlicher Menge chemische Verbindungen, die unlöslich sind und infolgedessen nicht aufgesogen werden. Es sind:

Kalkseifen. Sobald lösliche Kalksalze mit Seifen zusammenkommen, müssen sich diese ja völlig unlöslichen Salze bilden. Aus ihnen besteht der Ätherextrakt des Kotes, der 5—15% der Trockenmasse auszumachen pflegt. Wie weit sich dabei neben den Kalkseifen auch noch unlösliche umgewandelte Teile von Lipoidmolekülen befinden, darüber sind wir nicht unterrichtet.

Schwefeleisen, unter Umständen die Sulfide anderer Schwermetalle. Auch hier ist über die Menge kaum etwas bekannt.

Phosphorsaurer Kalk. Er ist bei der Reaktion des Kotes nur in sehr geringen Mengen löslich, und es erscheint eigentlich schwer vorstellbar, daß nicht von dem phosphorsauren Kalk der Milch ein sehr beträchtlicher Teil unresorbiert bleibt. In der Milch beruht die Löslichkeit des phosphorsauren Kalks auf dem Casein, im Magen auf der sauren Reaktion. Auf welche Weise der phosphorsaure Kalk nach Neutralisierung des Magensaftes und nach Verdauung des Caseins noch löslich bleibt, wissen wir nicht. Vielleicht wird er schon früh, d. h. bei noch saurer Reaktion des Dünndarminhalts, aufgesogen.

2. *Unaufgesogene Reste der Verdauungssäfte.* Es ist schon oben ausgeführt, daß im unteren Dünndarm die Bedingungen für die Verdauung von Zelleiweißen und Darmsafteiweißen sehr ungünstig liegen, daß also vermutlich ein erheblicher Teil des von der Dünndarmschleimhaut erzeugten Eiweißes im Gegensatz zu dem Eiweiß der oberen Verdauungssäfte und des oberen Dünndarms nicht wieder zur Aufsaugung kommt. Eine chemische Untersuchung des Kotes ergibt indessen, daß man mit den üblichen Eiweißreaktionen ungespaltenes natürliches Eiweiß nicht mehr findet. Das Eiweiß wird offenbar durch Bakterien sehr stark verändert, worüber wir aber chemisch schlecht unterrichtet sind.

3. Von den *echt ausgeschiedenen Stoffen* war oben die Rede.

4. Versucht man, aus dem entleerten Kot oder aus dem Inhalt des Dickdarms oder unteren Dünndarms *Bakterien* zu züchten, so wachsen in beträchtlicher Menge die verschiedensten Arten Aerobe und Anaerobe[1]. Betrachtet man mikroskopisch den Kot oder den Darminhalt, so hat man den Eindruck, als ob noch mehr Bakterien vorhanden wären, als man züchten kann. Es besteht die allgemeine Meinung, daß außer den lebenden Bakterien noch sehr viel tote oder jedenfalls nicht mehr wachstumsfähige vorhanden seien. Eine Schätzung ihrer Menge ist aber äußerst schwierig. Die vorhandenen Angaben schwanken zwischen $^1/_{10}$ und $^1/_3$ der Gesamtmasse des Kotes. Jedenfalls muß man erhebliche Mengen von Leibessubstanz der verschiedenen Bakterienarten erwarten, also auch wieder Eiweißkörper und daneben Nucleinsäure. Auch hier sind die ursprünglichen Stoffe durch die Bakterien stark verändert. Man kann aber trotzdem einzelne Aminosäuren und Abkömmlinge von ihnen, ebenso Purinbasen finden[2].

---

[1] Dies. Handb. **3**, 967—1044.

[2] STEUDEL, H.: Hoppe-Seylers Z. **124**, 267 (1922). — STEUDEL, H., u. ELLINGHAUS: Ebenda **127**, 291 (1923).

Sehr vielfach untersucht sind die Fäulnisprodukte, die aus den Eiweiß-Aminosäuren entstanden sind und von denen die Abkömmlinge der aromatischen Aminosäuren und des Cystins von jeher besondere Aufmerksamkeit erregt haben (s. unten S. 941). Ebenso finden sich Abkömmlinge der Gallenfarbstoffe und Porphyrine.

Die Ausnutzung.

Rubner[1] hat zuerst in messenden Versuchen gezeigt, daß der Mensch für jedes seiner gebräuchlichen Nahrungsmittel eine bestimmte, bei ausschließlicher Darreichung dieses Nahrungsmittels verhältnismäßig wenig schwankende Menge von Kot entleert. Rubner fand, daß hierbei eine strenge Gesetzmäßigkeit in der Art vorliegt, daß auf alle cellulosefreien Nahrungsmittel wenig Kot kommt, auf die cellulosereichen dagegen sehr viel mehr, ja daß eine gewisse Proportionalität zwischen der ausgeschiedenen Kotmenge und der Nahrungscellulose besteht. Dabei ist auch bei den cellulosereichen Nahrungsmitteln nur der kleinere Teil des Kotes Nahrungsrest, der größere Teil entstammt ebenso wie der gesamte Kot bei cellulosefreier Nahrung den Verdauungsorganen. Über den Grund, weshalb bei cellulosehaltiger Nahrung soviel Kot vorhanden ist, der aus dem Organismus stammt, sind wir nicht genügend unterrichtet. Strassburger und Heupcke[2] haben in eindeutigen Versuchen gezeigt, daß die Magen- und Pankreasfermente aus roher Pflanzennahrung einen beträchtlichen Teil der Eiweißkörper herauslösen können. Die Cellulosehüllen gestatten also den Fermenten den Zutritt. Löst man beim Getreidekorn die Kleie vom Mehlkern ab, so müssen die Fermente an die Zellschicht an der Innenseite der Cellulosehülle herankommen. Trotzdem werden diese Zellen nur in geringem Maße verdaut. Die Cellulose muß daher noch in anderer Weise die Eiweiß- und Stärkeverdauung stören. Ebenso verbessert feines Zerreiben der Gemüse die Ausnutzung nicht wesentlich. Die Hauptsache ist vielleicht der schnellere Durchtransport durch den Dünndarm, der die cellulosereiche Nahrung aus dem Bereich der Fermente bringt. Dafür spricht, daß die Hinzufügung von solchen Nahrungsmitteln, die viel Magensaft strömen lassen, die Ausnutzung verbessert. Solche Stoffe, wie Fleisch, Milch, Kaffee verstopfen daher den, der zu Verstopfung neigt. Die Ausnutzungszahlen gelten bei Nahrungsmischung nicht mehr streng (vgl. S. 903).

Der Menge nach lassen sich die beiden Anteile, der nichtverdaute Rest und die ausgeschiedenen Verdauungssäfte, schwer trennen. Eine von Rubner angegebene Methode der Extraktion mit salzsäurehaltigem Chloralhydrat hat sich nicht eingebürgert. Es ist infolgedessen allgemein üblich geworden und auch durchaus richtig, daß man beide Anteile zusammenwirft, und daß man den von einem Nahrungsmittel stammenden und zu ihm gehörigen Kot zusammen von ihm abzieht, wenn man erfahren will, was eigentlich von einem bestimmten Nahrungsmittel dem Organismus des Menschen oder irgendwelcher Tiere zugute kommt. Man spricht hier bekanntlich von der Ausnutzung, und es ist sicher, daß durch die verschiedene Ausnutzung der Wert eines Nahrungsmittels für den Körper sehr stark bestimmt wird. Bei den unverdaut bleibenden Anteilen ist das selbstverständlich, bei den Anteilen, die dem Körper entstammen, ist vor

---

[1] Rubner, M.: Z. Biol. **15**, 115 (1879); **16**, 119 (1880); **42**, 261 (1901) — Arch. f. Anat. u. Physiol. **1915**; **1916**; **1918** — Verwertung des Roggens. Berlin: Julius Springer 1925. — Zusammenfassung bei O. Kestner u. H. W. Knipping: Die Ernährung der Menschen, 3. Aufl., 58, 100, 114.

[2] Strassburger, I.: Dtsch. med. Wschr. **1927**, Nr 40 — Arch. Verdgskrkh. **41**, 1, 11, 180 (1927). — Heupcke: Ebenda **41**, 193, 214 (1927).

allem an das zu erinnern, was oben über den Eiweißstoffwechsel gesagt ist. Der Organismus scheidet beträchtliche Mengen von Eiweißkörpern und anderen Stoffen aus, die seinem Baustoffwechsel entstammen und erhält sie nur teilweise zurück. Auch für diese Frage ist es ein schwerer Mangel, daß wir über den Aminosäuregehalt der Verdauungseiweiße völlig ununterrichtet sind.

In der Lehre von der Ernährung wird auf diese Dinge noch einmal eingegangen werden. Hier sei nur daran erinnert, daß bei der praktischen Ernährung des Menschen *nicht nur auf die gute Ausnutzung gesehen werden muß, sondern auch auf die schlechte.* Der Dickdarm der Menschen und Tiere bedarf einer gewissen Füllung, die ihm nur eine schlecht ausnutzbare Nahrung gewähren kann. Da die Obstipation aus zu gut ausnutzbarer Nahrung dem Menschen, wie erwähnt (S. 934) sehr unangenehm ist, haben wir für die praktische Nahrungsauswahl des Menschen hier einen wichtigen Punkt vor uns. Grahambrot, Bauernbrot, Pumpernickel erfreuen sich wegen ihrer kotbildenden Eigenschaften so großer Beliebtheit; ebenso ist die ganze Rohkostbewegung nur von hier aus zu verstehen, und die Vitamine sind nur nachträgliche Verbrämung. Die Weite und Länge des menschlichen Dickdarms sind, je nach der Ernährung im Wachstumszeitalter, verschieden (S. 932), vielleicht kommen auch noch ererbte Faktoren hinzu. Infolgedessen ist das Bedürfnis nach Darmfüllseln bei den verschiedenen Menschen verschieden groß, und auch die prozentische Ausnutzung desselben Nahrungsmittels kann bei verschiedenen Menschen sehr stark differieren, wofür jede Ausnutzungsarbeit an mehr als einer Versuchsperson reichliche Belege gibt (vgl. S. 938, Anm. 1). Bei Ratten kann man die Ausnutzung willkürlich fast im Verhältnis 1:2 variieren (S. 933).

VIII. Die Bedeutung der Bakterien im Verdauungskanal.

Der Verdauungskanal aller Tiere wimmelt von Bakterien. Sie sind schon in der Mundhöhle reichlich vorhanden, im Magen verhindert die saure Reaktion zum wenigsten ihr Wachstum, wenn es wohl auch nicht immer zu einer wirklichen Sterilisierung kommt (s. oben S. 890). Im oberen Dünndarm sind verhältnismäßig wenig Bakterien vorhanden, erst von der Mitte an werden sie reichlicher, im untersten Ileum und im Dickdarm sind sie in ungeheuren Massen vorhanden. Um ihre Bedeutung zu verstehen, muß man auf die Bedeutung der Bakterien außerhalb des Körpers kurz eingehen. Die Bakterien sind bekanntlich überall in der Natur vorhanden, mit Ausnahme der eigentlich lebendigen Teile des Körpers. Sie zersetzen alle toten organischen Massen und beziehen daher die toten Pflanzen und Tiere und die abgeworfenen Teile der Pflanzen wieder in den Kreislauf des Lebendigen herein. Ihr Stoffwechsel ist der Stoffwechsel der Pflanze; sie verbrauchen deshalb organische Nahrung und scheiden Kohlensäure aus, oder sie rufen Spaltungsprozesse hervor, die sog. Gärungen, bei denen an Stelle oder neben der Kohlensäure teils organische Säuren gebildet werden, teils Wasserstoff, Methan, Milchsäure oder Alkohol. Sie stimmen aber auch darin mit der Pflanze überein, daß sie ihre Leibessubstanz aus einfachen unorganischen Verbindungen aufbauen können, was das Tier ja nicht oder nur in beschränktem Maße vermag. Wenn man Bakterien züchtet, so bietet man ihnen als Nahrungsmaterial gewöhnlich Kohlehydrate an, die ihnen als Energiequelle dienen. Zum Aufbau der Leibessubstanz bietet man ihnen entweder unorganischen Stickstoff dar oder aber Eiweiß oder Aminosäuren. Für den Stoffwechsel der Bakterien und für die Rolle der Bakterien im Verdauungskanal ist die entscheidende Tatsache die Art der Verwertung der Aminosäuren durch die Bakterien. Es scheint kein Fall bekannt zu sein, daß Bakterien ihre Leibessubstanz durch Zusammenfügung von Aminosäuren aufbauen, wie wir das beim Tier wissen oder annehmen. Die Bakterien machen vielmehr aus den Aminosäuren, die ihnen als Nahrung dienen, lediglich den Stickstoff frei und benutzen diesen Stickstoff als Ammoniak, oder umgewandelt aus Salpetersäure, zum Aufbau ihrer Leibessubstanz. Den Kohlenstoffanteil der Aminosäuren benutzen sie dagegen entweder überhaupt nicht oder nur als organisches Brennmaterial. Dabei wird der Kohlenstoffanteil in stärkerer oder schwächerer Weise verändert, und die Art, in der das geschieht, ist bei den einzelnen Bakterienarten verschieden[1]. Die Blume der Weine und das mehr oder weniger angenehme Aroma des Käses beruht bekanntlich ebenso wie der Fäulnisgestank auf Stoffen, die bei der Gärung des Weines, beim Reifen des Käses oder im Mist durch Hefe oder Fäulnisbakterien gebildet werden.

Die Bakterien in unserem Verdauungskanal verhalten sich nicht anders als die Bakterien in der freien Natur. Die meisten Bakterien sind imstande, durch von ihnen erzeugte Fermente die höheren Zucker in Monosaccharide und die Eiweißkörper in Aminosäuren umzuwandeln. Im Dünndarm brauchen sie das nicht, da sie in einem Übermaß von Monosacchariden und Aminosäuren schwimmen. Die Fähigkeit der Darmbakterien, proteolytische und stärkeumwandelnde Fermente zu erzeugen, spielt aber im Dickdarm eine starke Rolle, denn hier sind die Fermente des Tieres nur noch in geringen Mengen vorhanden, und die sog. Nachverdauung im Dickdarm, besonders im Blinddarm, besteht in dem Zusammenwirken der Fermentreste mit den Bakterienfermenten. Die ungeheure Bedeutung der Symbiose des Tieres mit den Verdauungsbakterien beruht bekanntlich darauf, daß die Bakterien außerdem über ein cellulosespaltendes Ferment verfügen, das den Tieren fehlt. Infolgedessen können an der Stelle starken Bakterienwachstums, bei allen Wirbeltieren im Dickdarm, bei den Widerkäuern außerdem im Pansen, die Cellulosehüllen der Pflanzennahrung gelöst werden und die Verdauungssäfte gewinnen dann besseren Zutritt zu den verdaulichen Eiweißkörpern und Kohlehydraten, die von Cellulosehüllen umschlossen sind. Diese Cellulosehüllen sind nicht undurchlässig für Fermente (s. oben S. 938), die Lösung der Hüllen erleichtert die Verdauung aber jedenfalls. Insofern würde die Ansiedlung der Bakterien im Darmkanal also lediglich eine äußerst zweckmäßige Symbiose darstellen, ohne daß die unzubereitete Pflanzennahrung noch schlechter ausgenutzt würde. Will man die Rolle der Bakterien aber ganz übersehen, so ist auch an ihren Baustoffwechsel, d. h. an ihre Fähigkeit zu denken, ihre Leibessubstanz aus allen möglichen kohlenstoffhaltigen Körpern und aus nahezu jeder beliebigen Stickstoffquelle aufzubauen. Diese Fähigkeit wird, wie die Untersuchungen von P. Buchner[2] gezeigt haben, von manchen Insekten systematisch extra corpus ausgenutzt. Die im Holz lebenden Insekten, Borkenkäfer, die Larven von Bockkäfern u. a. leben gar nicht von dem Holz der Bäume, in denen sie Gänge bohren, sondern sie versehen die Gänge mit ganz bestimmten rein gezüchteten Bakterienarten und leben dann ausschließlich von den Pilzrasen, mit denen sich diese Gänge bekleiden.

Etwas Ähnliches spielt im Darmkanal der Wiederkäuer und, wie Buchner gezeigt hat, sehr vieler Tiere eine sehr große Rolle. Die Bakterien des Pansens lösen nicht nur die Cellulosehüllen der Nahrung auf, sie vergären außerdem die Kohlehydrate und sie zersetzen das Eiweiß der Nahrung. Bei der Gärung der Kohlehydrate im Pansen und bei den entsprechenden Vorgängen im Dickdarm aller Tiere bilden sich aus den Kohlehydraten organische Säuren, die dann von dem Wirtstier aufgesogen und vielleicht auch, wie die Milchsäure, zu Glykogen

---

[1] Vgl. O. Kestner: Chemie der Eiweißkörper, 4. Aufl., 63 ff. (1925).
[2] Buchner, P.: Symbiose, Berlin 1921.

wieder aufgebaut werden. Bei diesen Gärungen entstehen aber auch Wasserstoff und Methan, die aus dem Magen oder dem Darm entleert werden und deren Energie verlorengeht. Noch wichtiger ist die Umwandlung der Eiweißkörper. Die Herausnahme des Stickstoffs aus den Aminosäuren durch die Bakterien und noch mehr vielleicht die Umwandlung des Kohlenstoffrestes macht die Aminosäuren für den Baustoffwechsel unverwendbar. Sie können nur noch als Energiequelle dienen. Für einen großen Teil der Aminosäuren ist das insofern wahrscheinlich gleichgültig, weil der Organismus der höheren Tiere diese Aminosäuren aus Ammoniak, d. h. aus einer beliebigen Stickstoffquelle, z. B. anderen Aminosäuren, und aus Traubenzucker aufbauen kann. Es gibt aber eine Anzahl Aminosäuren, mindestens fünf, Tyrosin, Tryptophan, Cystein, Prolin und Lysin, die der Organismus nicht aufbauen kann und die daher als solche resorbiert werden müssen. Für diese Aminosäuren gilt, wie früher ausgeführt, in voller Strenge das Gesetz des Minimums. Das Fehlen einer dieser Aminosäuren macht das gesamte Nahrungseiweiß für den Baustoffwechsel unverwertbar.

Nun werden diese Aminosäuren im Pansen und im Darm von den Bakterien immer angegriffen. Kennen wir doch eine Reihe gerade der wichtigsten und regelmäßig vorkommenden Darmfäulnisprodukte als Abkömmlinge gerade dieser unentbehrlichen Aminosäuren. Es sind das z. B. Phenol, Kresol, Skatol, Schwefelwasserstoff, Mercaptan, ferner das Harnindican und mehrere andere Farbstoffe, die Abkömmlinge des Indols sind. Doch gehören noch andere aromatische Fäulnisprodukte hinzu, die weniger regelmäßig gefunden werden. Ob die Bakterien gerade diese unentbehrlichen Aminosäuren bevorzugen, ob diese Aminosäuren gegen den Stoffwechsel der Bakterien weniger widerstandsfähig sind (Tryptophan und Cystin sind es auch bei Säurehydrolyse) oder ob die Benzolderivate und die schwefelhaltigen Stoffe unter den Fäulnisprodukten nur leichter nachweisbar und auffallender sind als die Fäulnisprodukte der Fettreihe, das wissen wir nicht. Sicher ist aber, daß durch diese Tätigkeit der Darmbakterien ein Teil des Nahrungseiweißes und auch ein Teil des Eiweißes, das aus den Verdauungssäften stammt, biologisch entwertet wird. Die sog. biologische Wertigkeit der Eiweißkörper (RUBNER, OSBORNE und MENDEL; vgl. den Artikel „Ernährung als Ganzes", dieser Band) richtet sich ja nach dem Gehalt der Eiweißkörper an diesen unentbehrlichen Aminosäuren. Wir vermögen sehr schwer zu übersehen, welchen Umfang dieser Entwertungsprozeß etwa beim Menschen hat. Auf Phenol und Kresol kommen, wie man aus der Menge der gepaarten Schwefelsäuren im Harn sieht, doch eine beträchtliche Menge. Skatol und Mercaptan lassen sich durch den Geruch jederzeit nachweisen, aber wir können den Umfang sehr schwer schätzen. Beim Pferde fanden ELLENBERGER und SCHEUNERT[1] 60 bis 160 g Hippursäure am Tage, ZUNTZ sogar noch mehr. Beim Ochsen fanden ZUNTZ und seine Mitarbeiter[2] 8—16% des N als Hippursäure, alles freilich nach einer inzwischen überholten Methode. Das Glykokoll wird von dem Organismus beigesteuert. Die Benzoesäure aber muß jedenfalls zum großen Teil aus den aromatischen Bausteinen des Eiweißes entstehen. Ob sie noch aus anderen Bestandteilen der Pflanzennahrung gebildet werden kann, können wir nicht übersehen, und infolgedessen ist die ganze Schätzung wenig sicher. Würde die Benzoesäure ausschließlich aus dem Nahrungseiweiß oder dem Eiweiß der Verdauungssäfte entstehen und wäre ihre Menge sicher, so könnten wir durch eine ganz einfache Rechnung sagen, daß dieses zersetzte und in seinen aromatischen Komplexen

---

[1] ELLENBERGER, W., u. A. SCHEUNERT: Vergleichende Physiologie der Haussäugetiere, S. 111 (1920).
[2] ZUNTZ, N., KLEIN u. R. v. D. HEIDE: Landw. Jb. **44**, 765 (1913).

bis zur Benzoesäure abgebaute Eiweiß für den Baustoffwechsel völlig wertlos
geworden sein muß. Bei der Möglichkeit, daß die Benzoesäure noch aus anderen
Quellen stammt, wird man vorsichtig sein müssen und wird nur sagen können,
daß ein sehr großer Teil des Eiweißes entwertet werden muß. Daß alles Eiweiß
entwertet wird, bleibt aber jedenfalls durchaus möglich[1]. Beim frischgetöteten
Ochsen enthält der Darminhalt 40—80 l Wasser, d. h. mehr als das Tier am Tage
zu saufen pflegt. Bei Fütterung mit Heu rechnet man für den Ochsen 60 l
Speichel mit 360—660 g Eiweiß. Bei den Wiederkäuern muß der Baustoffwechsel der Verdauungsorgane enorm groß sein. Auf dieser Tätigkeit der Bakterien beruht der größte Teil des Eiweißbedarfs[2].

Diesem Entwertungsprozeß steht nun aber ein Aufbauprozeß gegenüber,
der auf der Bildung der Leibessubstanz der Bakterien aus beliebigen Kohlenstoff-
und Stickstoffquellen beruht. Denn wenn der Verdauungskanal des Wirtes die
in ihm lebenden Bakterien verdauen kann, so verschafft er sich deren Eiweiß,
und dadurch kann der Verlust ausgeglichen, vielleicht überkompensiert werden.
Es fragt sich, wie weit die Verdauungssäfte imstande sind, Bakterien aufzulösen.
Auch hierüber sind wir verhältnismäßig schlecht unterrichtet. Wenn man
Bakterien in Magensaft bringt, so werden sie abgetötet und zum großen
Teile gelöst. Das kann aber nur beim Wiederkäuer von Bedeutung sein. Pankreassaft löst einen Teil der Bakterien auf, sehr viele aber, und gerade die regelmäßigen
Bewohner des Darmkanals, sind widerstandsfähig gegen Trypsin. Schon weniger
widerstandsfähig sind sie gegen das Gemenge von Trypsin und Lipase, das im
Zwölffingerdarm vorliegt. Vor allem aber hat BORCHARDT[3] gezeigt, daß
wachsende Bakterien sehr schnell durch proteolytische und lipolytische Fermente
aufgelöst werden. Das sog. D'HERELLEsche Phänomen beruht nach BORCHARDT
auf dieser Eigentümlichkeit der Bakterien. Man muß sich vorstellen, daß die
Bakterien, die an sich widerstandsfähig gegen Fermente sind, bei ihrer Teilung
einen vielleicht nur sehr kurzen Zeitraum durchmachen, während dessen sie
aufgelöst werden können. Das würde bedeuten, daß der Pankreassaft als solcher
Bakterien bestehen läßt, daß er aber Bakterien dann zur Auflösung bringt, wenn
sie sich auf einem guten Nährboden vermehren. Darminhalt ist durch seinen
Gehalt an Traubenzucker, Aminosäuren und Salzen der denkbar beste Nährboden. Auf dieser Eigenschaft des Pankreassaftes beruht die Bakterienarmut
des oberen Dünndarms.

Nach dieser Auseinandersetzung ist es sicher, daß die Verdauungsorgane
der Tiere einen großen Teil der Bakterien verwerten können. Bei den Wiederkäuern kommt aber nach SCHWARZ[4] ein weiteres hinzu. Bei ihnen sind im ganzen
Verdauungskanal Massen von Amöben vorhanden. 20% des Stickstoffs, des
Inhalts der Verdauungsorgane, kommt auf diese Amöben. Sie vermögen Bakterien zu umschließen und aufzulösen und sie werden ihrerseits von den Verdauungssäften aufgelöst. Auf dem Umweg über diese Amöben können auch die
Bakterien dem Körper des Wirtes zugute kommen, die gegen die Verdauungssäfte an sich widerstandsfähig sind. Es spricht alles dafür, daß der Prozeß:
Fäulnis der Nahrung, Aufbau der Bakterien, Aufbau der Amöben, Auflösung
der Amöben einen sehr großen Umfang einnimmt. Die Mengenangaben von
SCHWARZ sind bestritten[5], so daß die unmittelbare Verdaulichkeit der Bakterien
vielleicht ebenso wichtig ist. Wir müssen durchaus mit der Möglichkeit rechnen,

[1] KESTNER, O., u. R. PLAUT: Wintersteins Handb. d. vergl. Physiol. 2 II, 1096 (1924).
[2] KESTNER, O.: Hoppe-Seylers Z. 130, 208 (1923).
[3] BORCHARDT, W.: Z. Immun.forschg Orig. 37, 1 (1923).
[4] SCHWARZ, C.: Pflügers Arch. 213, 556, 563, 571 (1926) — Biochem. Z. 156, 130 (1925).
[5] MANGOLD, E., u. C. SCHMITT-KRAHMER: Biochem. Z. 191, 411 (1927).

daß die Wiederkäuer und vielleicht alle eigentlichen Pflanzenfresser überhaupt niemals von ihrem Nahrungseiweiß leben, sondern ausschließlich von ihren Darmparasiten. Die bekannte Feststellung von Zuntz[1], daß der Stoffwechsel des Wiederkäuers durch die Art der Nahrung kaum zu beeinflussen ist, spricht durchaus in diesem Sinne, und Zuntz hat bereits den Darmbakterien eine sehr große Bedeutung für die Ernährung des Wiederkäuers zugeschrieben.

Beim Menschen sind wir über den Umfang des symbiotischen Bakterienstoffwechsels recht wenig unterrichtet. Doch ergibt die Bestimmung des Harnindicans, der gepaarten Schwefelsäuren ebenso wie das Auftreten von Skatol, Mercaptan und Schwefelwasserstoff in den Darmgasen und im Darminhalt, daß die bakterielle Zersetzung der lebensnotwendigen Aminosäuren auch beim Menschen umfangreich ist. Über die Größe der aufbauenden Wirkung der menschlichen Darmbakterien wissen wir nichts. Für den Umfang des menschlichen Stickstoffstoffwechsels sind diese Prozesse aber entscheidend.

---

[1] Zuntz, N., Klein u. v. d. Heide: Landw. Jb. **44**, 765 (1913).

Die Ernährung des Menschen als Ganzes.

Von

Otto Kestner

Hamburg.

Zusammenfassende Darstellungen.

Voit, C. v.: Hermanns Handb. **6**, 1 (1881). — Rubner, M.: v. Leydens Handb. der Ernährungstherapie **1**, 20ff. (1898). — Müller, F.: Ebenda S. 156 — Dieses Handb. **5**, Artikel Rubner, Bornstein u. Mitarbeiter; Grafe, Grosser, Neubauer, Stepp. — Cohnheim, O.: Physiologie der Verdauung und Ernährung. Berlin u. Wien 1908. — Kestner, O., u. H. W. Knipping: Ernährung des Menschen, 3. Aufl. Berlin 1928. — M. Rubner: Deutschlands Volksernährung. Berlin 1930.

Die Lehre von der menschlichen Ernährung hat sich in unmittelbarem Anschluß an die Praxis entwickelt, und es liegt auch heute so, daß wir die Ernährungslehre von der Beziehung zu den praktischen Bedürfnissen unmöglich loslösen und sie etwa so behandeln können, wie viele andere Teile der Physiologie. Die Schwierigkeit bei einer Beurteilung der menschlichen Ernährung liegt darin, daß hier eine Reihe verschiedener Gesichtspunkte eine Rolle spielen. Der Mensch hat sehr verschiedene Bedürfnisse. Eine zweckmäßig zusammengesetzte Nahrung muß alle diese Bedürfnisse in gleicher Weise erfüllen, und weitaus die meisten wissenschaftlichen Irrtümer und wissenschaftlichen Streitigkeiten in Ernährungsdingen entstehen so, daß auf irgendein Bedürfnis allein oder besonders Wert gelegt wird, und daß dann von den anderen Bedürfnissen bewußt oder unbewußt abgesehen wird. In der reinen Wissenschaft kann man wohl gelegentlich so vorgehen, in Dingen der menschlichen Ernährung ist eine solche Einseitigkeit unzulässig.

Eine richtige Nahrung muß:

1. dem Menschen die erforderlichen Calorien liefern,
2. die nötigen Bestandteile für den Baustoffwechsel liefern,
3. die nötigen unorganischen Bestandteile enthalten,
4. die nötigen Vitamine enthalten,
5. gut schmecken und die Verdauungsorgane in genügender Weise anregen,
6. einen genügenden Sättigungswert haben,
7. die nötige Menge von unverdaulichen Substanzen enthalten.

Alle diese Erfordernisse sind im Grunde gleich wichtig, wenigstens für längere Zeiträume.

I. Der Caloriengehalt oder Brennwert oder Nährwert der Nahrung.

Die Anwendung der Calorienlehre auf die menschliche Ernährung geht auf Rubner[1] zurück. Rubner zeigte, daß man alle im Tierkörper verbrennenden Nahrungsmittel und Nahrungsstoffe dadurch auf einen gemeinsamen Nenner bringen kann, daß man von ihrer stofflichen Eigenart absieht und nur fragt, wieviel Calorien sie dem Körper des Menschen liefern.

Man ist infolgedessen imstande, auch den Nahrungsbedarf eines Menschen in Calorien auszudrücken und kann sagen, daß ein Mensch von bestimmter Konstitution und bestimmter Tätigkeit des Gehirns oder der Muskeln soundsoviel Calorien am Tage essen muß, wenn er nicht sein Reservematerial aufbrauchen oder auf die Dauer von dem eigentlichen Körperbestand zehren will. Und zwar ist der calorische Wert der Nahrung, den man auch Brennwert oder Nährwert nennen kann, weitgehend unabhängig von der stofflichen Zusammensetzung der Nahrung. Der Mensch kann sich ebensogut mit überwiegend stärkehaltiger und fettarmer Nahrung ernähren, wie er den Hauptteil der Calorien durch Fett decken kann. Für die energetische Betrachtung macht das keinen Unterschied, und Experiment und praktische Erfahrung stimmen darin völlig überein, daß

---

[1] Rubner, M.: Z. Biol. **21**, auch **19**, **20** und **42**.

beide Ernährungsformen selbst für die längsten Zeiträume gleich gut sein können. In Calorien kann man den Nahrungsunterschied zwischen dem Kopfarbeiter mit sitzender Lebensweise und dem Schwerarbeiter ausdrücken, in Calorien kann man den Nahrungsbedarf eines Volkes oder irgendeiner Gruppe von Menschen angeben. Insofern kann man sagen, daß die Calorienlehre einen der größten Fortschritte für das Verständnis der menschlichen Ernährung darstellt.

Freilich ist der Calorienbedarf nur eines der Erfordernisse, die erfüllt sein müssen. Es wird unten davon die Rede sein, daß der menschliche Organismus durch die Beziehungen zwischen spezifisch-dynamischer Wirkung und Baustoffwechsel imstande ist, den Calorienbedarf innerhalb gewisser Grenzen zu variieren. Unzweifelhaft hat die Leichtigkeit, Calorien in Zahlen anzugeben, ihre Bedeutung überschätzen lassen. Die Dinge, quae numero et pondere dicuntur, sind in der Wissenschaft des letzten Jahrhunderts immer überwertet worden. RUBNER selbst ist sich immer voll bewußt gewesen, daß es neben dem Verbrennungswert der Nahrung noch andere ebenso wichtige Gesichtspunkte gibt. Diejenigen aber, die RUBNERS Lehre popularisiert haben und in die Praxis umzusetzen versuchten, haben die Wichtigkeit der rein energetischen Erfordernisse gegenüber anderen Notwendigkeiten oft stark übertrieben und in der praktischen Anwendung dann Fehler gemacht. Von unseren Nahrungsmitteln sind die stärkehaltigen und relativ calorienreichen, Brot und Kartoffeln, verhältnismäßig billig und ihre Beschaffung ist daher oft am leichtesten. An anderen Erfordernissen der Ernährung, Eiweiß oder Vitaminen, tritt praktisch viel leichter Mangel ein, dessen Behebung bei der alleinigen Betonung einer genügenden Energiezufuhr leicht versäumt wird.

Anscheinend ist es vor allem die Möglichkeit gewesen, die Erfordernisse einer Ernährung zahlenmäßig angeben zu können, die eingeleuchtet hat. JULIUS ROBERT MAYERS berühmtes Wort, daß eine Zahl besser sei als eine ganze Bibliothek von Hypothesen, ist die Gesinnung der Naturwissenschaft im 19. Jahrhundert gewesen, und GOETHES Mahnung ist vergessen worden:

> Bewährt den Forscher der Natur
> Ein frei und ruhig Schauen,
> So *folge* Meßkunst seiner Spur
> Mit Vorsicht und Vertrauen.

Daß viele Jahrzehnte hindurch die Meßkunst die Führung gehabt hat, ist allen biologischen Wissenschaften außerordentlich schlecht bekommen. Die Wertschätzung der Zahl hat zu einer Überbewertung der Calorien geführt, die ihrer Bedeutung nicht entspricht.

Ein anderes Beispiel von falscher Überbewertung der Calorien ist bei Berechnung des Ansatzes von Fleisch oder Fett beim Vieh erfolgt. Ferkel[1] setzen über 70% der Calorien und fast ebensoviel von dem Stickstoff der Milch an, später setzt das Schwein, das auf Fettansatz gezüchtet ist, mehr als 30% der Calorien als Fett an und etwa 27% des Stickstoffs. Betrachtet man allein die energetischen Verhältnise, so muß man zu dem Schluß kommen, daß selbst bei diesem ungewöhnlich hohen Fettansatz 60—70% der Calorien der Schweinenahrung für den Menschen verloren gingen, und daß es volkswirtschaftlich sparsamer wäre, wenn der Mensch Roggen und Gerste selbst äße, statt sie an die Schweine zu verfüttern. Betrachtet man aber den Stickstoffansatz, so ist zu bedenken, daß das Schweineeiweiß biologisch 2—3mal hochwertiger ist (s. unten S. 970) als das Eiweiß der Futtermittel, und dann sieht die Rechnung anders aus. Betrachtet man den Sättigungswert, so ist der des Schweinespecks so viel höher

---

[1] OSTERTAG u. N. ZUNTZ: Landw. Jb. **37**, 201 (1908). — MEISSEL: Z. Biol. **22**, 63 (1886).

als der von Roggen und Gerste, daß sogar ein Vorteil herauskommt. Alle drei
Betrachtungen sind gleichberechtigt. Das Saugkalb[1] setzt 50% der Calorien
und 68% des Stickstoffs an, das ältere Rind[2] höchstens 23% der Calorien, so
daß man bei ausschließlicher Berücksichtigung der Calorien auch hier von einer
Vergeudung der Bodenschätze eines Landes durch die Viehzucht reden kann
und geredet hat. Von dem Stickstoff der Nahrung gehen dagegen 30% in die
Milch, Heueiweiß und Futtermitteleiweiß, die der Mensch zum großen Teil gar
nicht direkt verwerten kann, werden also zu dem biologisch höchstwertigen
Eiweiß in der Nahrung oder zu Ochsenfett mit hohem Sättigungswert und hohem
Wohlgeschmack.

Auf die ganze Frage der tierischen und pflanzlichen Nahrung wird unten
S. 985 eingegangen, hier sei nur die Gefahr betont, irgendeinen Gesichtspunkt
bei der Ernährung zu sehr in den Vordergrund zu schieben, statt sie gegeneinander abzuwägen.

Sauerstoffverbrauch und Calorienproduktion.

Bei Bestimmung der Calorienproduktion behandelt man den Menschen wie
eine Maschine, die sich die für ihre Tätigkeit erforderliche Energie durch die
Verbrennung und Oxydation bestimmter organischer Verbindungen verschafft.
Man spricht von Energiewechsel oder von Betriebsstoffwechsel (im Gegensatz
zum Baustoffwechsel). Falls keine mechanische Arbeit geleistet wird, muß die
gesamte durch die Verbrennung entstandene Energie schließlich als Wärme zum
Vorschein kommen und kann als solche gemessen werden (direkte Calorimetrie).
In der Regel mißt man den für die Oxydation verbrauchten Sauerstoff und die
dabei entstandene Kohlensäure und berechnet die Calorien aus dem calorischen
Wert des Sauerstoffs (indirekte Calorimetrie). Es hat sich herausgestellt, daß
direkte und indirekte Calorimetrie beim ruhenden Menschen innerhalb der methodisch nicht vermeidbaren Fehler für einigermaßen längere Zeiträume zu übereinstimmenden Werten führen[3].

Es gibt aber Fälle, in denen keine Übereinstimmung besteht. Zunächst
laufen beide Werte beim Beginn einer Fiebersteigerung nicht parallel. du Bois[4]
hat gezeigt, daß beim Schüttelfrost zu Beginn des Malariaanfalls die aus dem
Sauerstoffverbrauch zu berechnende Calorienproduktion und die direkt gemessene
Calorienabgabe gar nicht übereinstimmen, weil die Calorienabgabe durch das
krankhafte Verhalten der Hautcapillaren gestört ist. Vermutlich gilt ähnliches
auch bei anderen Schüttelfrösten, und es ist nicht unmöglich, daß auch nicht
fiebernde, aber frierende Menschen sich zeitweise ähnlich verhalten. Jedenfalls
muß man in der Pathologie auf das Auseinanderlaufen der beiden Werte Rücksicht nehmen. Unter diesen Umständen kann die indirekte Berechnung der
Calorienproduktion aus dem Sauerstoffverbrauch richtiger sein, als wenn man
unmittelbar mißt.

Viel bedeutsamer sind die Fälle, in denen die Berechnung der Calorien aus
dem Sauerstoff unzulässig ist, weil im Körper neben den energieliefernden Oxydationen noch im größeren Umfange andere chemische Prozesse ablaufen, in
denen Sauerstoff gebunden oder frei wird. Dahin gehört die Fettbildung aus
Kohlehydraten: da die Kohlehydrate 58% Sauerstoff enthalten, die Fette nur

---

[1] Soxhlet, F.: k. k. Versuchstation Wien **1878**, 101. — Malys: I. B. 8, 333 (1878).
[2] Zuntz, N., Klein u. von der Heide: Landw. Jb. **44**, 765 (1913).
[3] Tigerstedt, R.: Lehrb. d. Physiologie, 10. Aufl. Leipzig 1923. — Atwater, W. O.,
u. F. G. Benedict: Carnegie-Inst. of Washington, Publ. Nr. 42, **1905**. Später noch andere
Publikationen von Benedict am gleichen Orte, insbesondere Nr. 77.
[4] du Bois, E. F.: J. amer. med. Assoc. **77**, 352 (1921). — Cornell Univ. Med. Bull. Vol. **13**.

11%, so wird eine beträchtliche Menge Sauerstoff frei, die der Körper zu seinen Oxydationen verwendet, ohne sie aus der Einatmungsluft entnehmen zu müssen. Bei der Fettmast von Tieren nimmt der Prozeß einen solchen Umfang an, daß ein Drittel des Sauerstoffbedarfs aus ihm stammt. Respiratorische Quotienten von 1,3 und 1,38 sind gemessen worden. Es ist recht wahrscheinlich, daß derartige Vorgänge auch im menschlichen Körper häufiger vorkommen. Sobald der respiratorische Quotient innerhalb der gewohnten Grenzen bleibt, vermögen wir nicht festzustellen, ob solche Zwischenprozesse in irgendwie größerem Umfange ablaufen. Mit der Möglichkeit muß man aber rechnen. Schadow und Sehestedt[1] haben bei Hungerkünstlern in den ersten Tagen nach dem Hunger ganz auffallend hohe respiratorische Quotienten gesehen und Rabe[2] hat im Jahre 1919 bei Menschen, die den Krieg in einer deutschen Großstadt erlebt hatten, ebenfalls Werte für den respiratorischen Quotienten gesehen, die erheblich über dem erwarteten lagen, und die wohl nur durch solche Umsetzungen erklärt werden können.

Eckert[3] und Schirlitz[4] haben nach schwerer Muskelarbeit und Eiweißaufnahme bei Untrainierten respiratorische Quotienten gesehen, die nur unter der Voraussetzung verständlich sind, daß hier eine ungewöhnlich starke Glykogenbildung aus Eiweiß statthatte. Eiweiß hat einige 20% Sauerstoff im Molekül, Glykogen 58%. Bei einer Umwandlung von Eiweiß in Glykogen muß eine beträchtliche Menge des eingeatmeten Sauerstoffs für diese Umwandlung verbraucht werden. Eckert und Schirlitz fanden, daß bei einer Eiweißaufnahme nach erschöpfender Muskelarbeit der scheinbare Sauerstoffverbrauch auf ganz ungewöhnlich hohe Werte stieg, während die Kohlensäureabscheidung niedrig blieb. Die Erscheinung kann eine sehr merkwürdige Folge haben, sie kann nämlich, wenn bedeutende Mengen von Sauerstoff in dieser Weise im Körper fixiert werden, zu einem Verschwinden des unmerklichen Gewichtsverlustes führen. Theoretisch ist sogar eine Zunahme des Körpergewichtes möglich. Derartig extreme Fälle werden im allgemeinen selten sein, da bei erschöpfender Muskelarbeit gewöhnlich kohlehydrathaltige Nahrung gegessen wird. Auch hier wieder wissen wir aber nicht, ob der Prozeß nicht nach jeder schwereren Muskelarbeit in einem gewissen Umfange abläuft und nur durch die gewöhnlichen Verbrennungsprozesse verdeckt wird. Die Beobachtung von Krogh, daß bei kohlehydratarmer Ernährung der Wirkungsgrad der menschlichen Muskelmaschine sehr niedrig gefunden wird, muß vielleicht so erklärt werden.

Endlich sei daran erinnert, daß bei jeder Muskelarbeit der größere Teil des Sauerstoffverbrauchs und der Wärmeabgabe nicht in die Kontraktionszeit fällt, sondern hinter sie. Praktisch zeigt sich das in dem vermehrten Sauerstoffverbrauch nach kurzdauernden starken Anstrengungen. Bei längerdauernder Arbeit spielt diese Erscheinung, soweit wir unterrichtet sind, um deswillen keine Rolle, weil die Arbeit über die Versuchszeit hinaus ausgeführt wird. Das gilt von den zahlreichen Untersuchungen über den Gaswechsel beim Gehen, Radfahren, Schwimmen usw. Da in der Regel die Arbeit lange vor der Atmungsuntersuchung anfing und lange über sie heraus dauert, schneidet man nur einen Ausschnitt heraus. Die Kohlensäureausscheidung und der Sauerstoffverbrauch, die man in einem bestimmten Zeitraum findet, gehören streng genommen nicht

[1] Schadow, H., u. H. Sehestedt: Pflügers Arch. **221**, 571 (1928).
[2] Rabe, F.: Dtsch. med. Wschr. **1919**, Nr 40. — Rabe, F., u. R. Plaut: Dtsch. Arch. klin. Med. **137** (1921).
[3] Eckert, A.: Z. Biol. **71**, 137 (1920).
[4] Schirlitz: Hamburger Dissert. 1925. Auch Naturhistorischer Verein, IV. F., Bd. **2**. — Vgl. auch Y. Wakabayashi: Hoppe-Seylers Z. **179**, 79 (1928).

zu diesem Zeitraum, sondern zu einem etwas früheren, vielleicht auch nicht zu demselben. Praktisch dürfte das keine Rolle spielen. Doch soll man sich der Fehlerquelle bewußt sein.

Der Calorienbedarf verschiedener Menschen.

Der Calorien- und damit der Nahrungsbedarf des Menschen setzt sich aus folgenden Anteilen zusammen:
1. Grundumsatz.
2. Ausgaben für die Nahrungsaufnahme. Spezifisch-dynamische Wirkung.
3. Einfluß der Genitalorgane.
4. Ausgaben für Wärmeregulation und Klimareize.
5. Ausgaben für Hirntätigkeit.
6. Ausgaben für Muskelarbeit.

1. Grundumsatz.

Der körperlich und geistig ruhende nüchterne Mensch hat einen bestimmten Sauerstoffverbrauch und eine bestimmte Calorienproduktion, den sog. Grundumsatz. Er gehört zu den physiologischen Konstanten, die bei einem und demselben Menschen fast ebenso unveränderlich sind wie seine Körperlänge und auch in langen Zeiträumen weniger stark sich verändern als sein Gewicht[1]. Auch bei verschiedenen Menschen ist seine Variationsbreite geringer als die von Größe und Gewicht. Abgesehen von älteren Berechnungen von BERGMANN hat RUBNER[2] zuerst gezeigt, daß kleine Menschen und Tiere ein verhältnismäßig höheren Sauerstoffverbrauch haben als größere. SONDÉN und TIGERSTEDT[3] und MAGNUS-LEVY und FALK[4] erbrachten weiteres gut beobachtetes Material für den Menschen, und seitdem ist durch tausendfältige Erfahrung bestätigt worden, daß der Sauerstoffverbrauch des Menschen nicht einfach mit dem Gewicht steigt, sondern langsamer.

Bei der weiteren Ausrechnung fand RUBNER, daß man zu deutlich besserer Übereinstimmung zwischen Rechnung und Erfahrung kam, wenn man den Grundumsatz nicht mit dem Kilogramm Körpergewicht verglich, sondern mit der Oberfläche. Es erwies sich allerdings als nötig, noch eine empirisch bestimmte Konstante in die Formel zu bringen. RUBNER erinnerte aber daran, daß bei der Kugel mit wachsendem Radius die Oberfläche mit r^2 zunimmt, der Inhalt dagegen mit r^3. Er nahm infolgedessen an, es handele sich hier um eine wirkliche Gesetzmäßigkeit, die man mathematisch ausdrücken könne und die daher rühre, daß Menschen und warmblütige Tiere von ihrer Oberfläche Wärme abgeben. Die Oberfläche des Menschen und der Warmblüter sollte daher für das Calorienbedürfnis und die Calorienerzeugung und damit für den Nahrungsbedarf maßgebend sein. Dieser Lehre, die Jahrzehnte hindurch eigentlich allgemein angenommen worden ist, stehen aber unüberwindliche Bedenken gegenüber. Einmal haben der Mensch und die vielfach untersuchten großen Haustiere keine chemische Wärmeregulation in dem Sinne, wie sie die Vögel und die kleinen Säugetiere haben, für die das Oberflächengesetz offenbar in gewissen Grenzen gilt. Durch eine Abkühlung, die nicht noch in anderer Weise auf das Wärmezentrum einwirkt, wird die Calorienproduktion des Menschen

---

[1] LUSK, GR., a. E. F. DU BOIS: Amer. J. Physiol. **59**, 213 (1924). — F. G. BENEDICT: Americ. Journ. of Physiol. **85**, 650 (1928).

[2] RUBNER, M.: Z. Biol. **17**; **19** — Gesetze des Energieverbrauchs. Berlin u. Leipzig 1902.

[3] SONDÉN, K., u. R. TIGERSTEDT: Skand. Arch. Physiol. **5**, 215 (1890).

[4] MAGNUS-LEVY, A., u. E. FALK: Arch. f. (Anat. u.) Physiol. **1899**, Suppl.-Bd., 314.

nicht gesteigert. Infolgedessen liegt in dem Verhalten des Menschen kein Grund
dafür, daß der Stoffwechsel der Oberfläche parallel gehen müsse. Weiterhin
hat sich ergeben, daß auch im Wasser lebende Kaltblüter, die keine Wärmeregulation besitzen, der RUBNERschen Regel folgen. Der Stoffwechsel kleiner
Tiere derselben Art ist für die Gewichtseinheit größer als der größerer Tiere[1].
Endlich hat PFAUNDLER[2] mit vollem Recht darauf hingewiesen, daß die für die
Wärmeabgabe in Betracht kommende Oberfläche des Menschen etwas anderes
sei, als was RUBNER gemessen hat. Durch die Unebenheiten der Haut ist die
wirkliche Oberfläche größer und vor allem wird sie ungeheuer durch die Haare
vergrößert, die mit der Haut ja in wärmeleitender Verbindung stehen. Andererseits können die Haare, beim Menschen freilich nur in geringem Maße, wieder
einen gewissen Wärmeschutz vorstellen. Für die Abkühlung ist außerdem die
Lungenoberfläche wichtiger als die äußere, da sie mindestens 30 mal so groß ist
und im Gegensatz zu der Haut des bekleideten Menschen mit ständig erneuerten
Luftmengen in Berührung kommt. Man denkt nur in der Regel nicht an die
Lungenoberfläche, weil sie nicht mit Temperaturempfindung begabt ist, und
die Abkühlung an ihr uns dadurch nicht zum Bewußtsein kommt. Bei den großen
Haustieren liegen aus neuerer Zeit eine ganze Anzahl Berechnungen vor, wonach
der Stoffwechsel nicht etwa proportional der Oberfläche ist, sondern anderen
Formeln[3]. Das Oberflächengesetz kann unmöglich Geltung haben, vielmehr
liegt lediglich die Tatsache vor, daß mit zunehmender Größe eines Organismus
der Stoffwechsel langsamer zunimmt als das Gewicht. Woher das kommt, ist
eine nicht eindeutig entschiedene Frage. Zum Teil liegt es daran, daß die Organe,
die einen besonders starken Sauerstoffverbrauch haben, bei kleinen Organismen
verhältnismäßig größer sind als bei großen; zum Teil wird man nur sagen können,
daß jedem Organismus einer Art, also auch jedem Menschen ein ganz bestimmter
Stoffwechsel zukommt, der sich mit steigender Größe und steigendem Gewicht
zwar vergrößert, aber eben langsamer als Größe und Gewicht. Eine bestimmte
Menge ist gegeben und ist unabhängig von Größe und Gewicht. Ein anderer
Anteil, der aber nur einen Teil des Gesamtstoffwechsels ausmacht, nimmt mit
steigendem Gewicht zu. Es ist somit nicht mehr als eine gewissermaßen zufällige
rechnerische Übereinstimmung, daß der Stoffwechsel der Warmblüter einschließlich des Menschen ungefähr in der Art zunimmt, wie die Oberfläche langsamer zunimmt als der Inhalt. Man sollte daher nicht von einem Oberflächengesetz der Warmblüter sprechen, sondern von dem Dimensionsgesetz aller Tiere,
das besagt, daß Tiere kleinerer Dimension einen verhältnismäßig größeren
Stoffwechsel haben als große. Etwas anderes ergeben die Bestimmungen nämlich
nicht. Der Ausdruck Oberflächengesetz täuscht eine Kenntnis vor, die wir in
Wirklichkeit nicht haben[4].

Will man genauer in die Gesetzmäßigkeit des menschlichen Stoffwechsels
eindringen, so muß man noch mehr berücksichtigen. Es kann keinem Zweifel
unterliegen, daß etwa 2 Menschen, die beide 70 kg wiegen, von denen der eine aber
lang und muskulös, der andere klein und dick ist, zwei in ihrem Wesen recht
verschiedene Organismen darstellen. Wir können vielleicht annehmen, daß der
Stoffwechsel einigermaßen proportional der Masse lebendigen Protoplasmas ist.
In diesem Falle müßten wir einen gewissen Abzug für das Fett machen, das ja
in sehr verschiedenen Mengen abgelagert ist. Ob auch für die verschiedene
Muskelentwicklung irgendwelche Gesetzmäßigkeiten bestehen, das können wir

---

[1] COHNHEIM, O.: Hoppe-Seylers Z. **33**, 9 (1901).
[2] PFAUNDLER, M. v.: Pflügers Arch. **181**, 273 (1921).
[3] BENEDICT, F. G., u. E. G. RITZMAN: Carnegie-Institution Publ. Nr 324 u. 372.
[4] KESTNER, O.: Klin. Wschr. **1928**, 1782.

nicht sagen. Beim Grundumsatz wird der Stoffwechsel des ruhenden Menschen bestimmt, und der Sauerstoffverbrauch des untätigen Muskels ist sehr gering, erheblich geringer als der der Drüsen.

BENEDICT und HARRIS[1] haben von allen theoretischen Betrachtungen abgesehen und haben auf Grund der Bestimmung des Grundumsatzes von einigen hundert gesunden Menschen Tabellen empirisch aufgestellt, nach denen der Grundumsatz nachgeschlagen werden kann. In diesen Tabellen steht einmal das Gewicht darin, weiterhin aber auch die Körperlänge, so daß in dem oben angeführten Beispiel der lange magere Mensch einen größeren Stoffwechsel haben würde als der kleine dicke vom gleichen Gewicht. Das stimmt mit der Erfahrung überein. Ferner steht in den Tabellen das Alter darin. Es ist zuerst von MAGNUS-LEVY[2] festgestellt worden, daß Kinder und Jugendliche bei gleicher Größe und gleichem Gewicht einen größeren Sauerstoffverbrauch haben als ältere Leute.

Zum Teil liegt das an dem lebhaften Temperament der Kinder, das sie ständig in Bewegung hält, und das daher Calorienproduktion und Nahrungsbedarf von Kindern und Halbwüchsigen im Vergleich mit dem des Erwachsenen, der nicht Schwerarbeiter oder Sportsmann ist, stark steigert. Aber schon der Grundumsatz der Kinder und Jugendlichen liegt für ihr Gewicht relativ und selbst absolut über dem der Erwachsenen. In den Tabellen von KESTNER und KNIPPING zeigt sich besonders bei Knaben in den Jahren vor der Pubertät eine ganz auffallende nach oben gerichtete Zacke. Der kaum zu stillende Appetit halbwüchsiger Knaben findet hier seinen zahlenmäßigen Ausdruck; vgl. unten Abschnitt Kinderernährung.

Die Beobachtungen von BENEDICT[2] lassen demgegenüber in der Regel[3] ein wenn auch sehr langsames Absinken während des ganzen Lebens erkennen. Es fragt sich, woher das kommt. Die wahrscheinlichste Annahme ist die, daß das Verhältnis von Zellprotoplasma zu Gerüstsubstanz sich im Laufe des Lebens allmählich verschiebt. Doch kann man auch an Innervationsunterschiede denken. An endokrine Einflüsse zu denken, liegt ebenfalls nahe, doch haben wir keinen Anhalt dafür.

Endlich hat sich herausgestellt, daß bei gleichem Gewicht, gleicher Körperlänge und gleichem Alter Männer einen etwas höheren Sauerstoffverbrauch haben als Frauen. Der Unterschied ist, wie die zahlreichen Bestimmungen von BENEDICT und TALBOT[4] gezeigt haben, schon im Säuglingsalter vorhanden, die Ursache ist unbekannt. Die Tabellen von BENEDICT und HARRIS stimmen nun tatsächlich mit den wirklichen Befunden bei solchen Menschen, bei denen klinisch endokrine Störungen fehlen, in einer durchaus verblüffenden Weise überein. Die Erfahrungen des Hamburger physiologischen Institutes ergeben[5], daß es sich um eine fast regelmäßige Streukurve handelt, die geringen Unterschiede ober- und unterhalb der Mittelzahl beruhen darauf, daß aus methodischen Gründen alle Fehler nur nach oben gehen können.

Die Tabellen von BENEDICT und HARRIS beziehen sich nur auf Erwachsene vom 21. Lebensjahre an. Sie sind auf Grund eines größeren Materials gesunder Kinder und unter Verwendung der Zahlen von BENEDICT und TALBOT für kleine Kinder von KESTNER und KNIPPING[6] auch für Kinder und Jugendliche aus-

[1] BENEDICT, F. G., u. I. A. HARRIS: Carnegie-Institution, Publ. Nr 279, 1920.
[2] MAGNUS-LEVY, A.: Pflügers Arch. 55, 1 (1894).
[3] BENEDICT, F. G.: Amer. J. Physiol. 85, 650 (1928).
[4] BENEDICT, F. G., u. TALBOT: Carnegie-Institution, Publ. 201 (1914); 233 (1915).
[5] KESTNER, O.: Stoffwechselkongreß. 1925.
[6] KESTNER, O., u. H. W. KNIPPING: Ernährung des Menschen, 3. Aufl. Berlin 1928.

gearbeitet worden. Die Übereinstimmung mit der Erfahrung ist nicht ganz so groß wie bei Erwachsenen[1], immerhin erheblich größer, als zu erwarten war. Der hohe Sauerstoffverbrauch der Kinder ist sehr deutlich. Auffallend ist eine nur beim männlichen Geschlecht nachweisbare Erhebung der Kurve in den Jahren vor der Pubertät. E. und D. DU BOIS[2] haben versucht, eine genauere Oberflächenmessung beim lebenden Menschen vorzunehmen, als es bis dahin möglich war, eine Messung, bei der auch die verschiedene Körperlänge, der verschiedene Fettansatz und eine Reihe von anderen Massen enthalten sind, durch die sich Menschen verschiedener Konstitution voneinander unterscheiden. Diese Oberfläche des Menschen kann dann durch Multiplikation mit einer empirisch bestimmten Konstanten zu dem Stoffwechsel in Beziehung gebracht werden. Es ist im Grunde mit einem Umweg dieselbe Untersuchungsform, die HARRIS und BENEDICT einschlagen, und die Ergebnisse stehen sich in der Regel sehr nahe. LAUTER[3] hat noch eine andere Bestimmungsmethode erdacht, indem er für die verschiedene Körpergröße bestimmte empirisch festgelegte Einheiten festsetzte, die er dann mit dem wirklichen Stoffwechsel der jeweils untersuchten Versuchspersonen vergleicht. Bei pathologischen Verhältnissen kommt man dabei in Schwierigkeiten.

Das Bemerkenswerte an diesen verschiedenen Methoden ist, daß man für jeden Menschen einen bestimmten Grundumsatz feststellen kann, und daß dieser Grundumsatz bei gesunden harmonisch gebauten Menschen ganz außerordentlich wenig variiert. Aus pathologischen Beobachtungen beim Menschen und aus Tierversuchen wissen wir, daß dieser Stoffwechsel in außerordentlich hohem Grade von der Thyroxinsekretion der Schilddrüse abhängt. Die Konstanz des Grundumsatzes bei gegebener Körperform heißt also, daß zwischen der Körperform, auch dem Alter und dem Geschlecht und der Tätigkeit der Schilddrüse eine auffallend enge Beziehung besteht. Ob man sich diese Beziehung so denken soll, daß die innere Sekretion der Schilddrüse für die Ausbildung der Körperform maßgebend ist, das läßt sich nicht beweisen, erscheint aber als möglich. Sonst muß man nur auf die allgemeine Harmonie der Körperform zurückgreifen.

Voraussetzung einer Zurückführung des Grundumsatzes auf die Körperform ist freilich, daß es sich um eine bestimmte harmonische Körperform handelt, wie sie eben dem Menschen innerhalb der Variabilitätsgrenzen zukommt. Wenn diese harmonische Körperform nicht gegeben ist, so trifft man auf sehr erhebliche Abweichungen, von dem nach Gewicht, Größe usw. zu erwartendem Stoffwechsel. Chondrodystrophiker haben z. B. einen viel höheren Stoffwechsel als ihrer Körpergröße entspricht. Sie haben ja aber auch im Vergleich zu ihrer Rumpflänge viel zu kurze Beine, und damit hängt der Befund offenbar zusammen. Hier wurde einmal ein Artist beobachtet, der eine ungewöhnlich gut entwickelte Muskulatur und daneben ein fast völliges Fehlen des Fettgewebes hatte, so daß sich die mächtigen Muskeln in einer ganz ungewöhnlichen Weise unter der Haut abzeichneten. Irgendein Anhaltspunkt für eine endokrine Störung ließ sich nicht finden. Der Stoffwechsel lag aber bei wiederholten Bestimmungen 18% über der Norm. Die übermäßige Entwicklung der Muskeln und besonders das völlige Fehlen des Fettgewebes mit seinem vermutlich geringen Stoffwechsel lassen diese Abweichung als durchaus verständlich erscheinen. Beide Beobachtungen

---

[1] SCHADOW, H.: Klin. Wschr. **1926**, Nr 32 — Jb. Kinderheilk. **126**, 50 (1929).
[2] DU BOIS, D., u. E. F. DU BOIS: Arch. int. Med. **15**, 868 (1915); **17**, 863 (1916) — Internationaler Physiologenkongreß Boston 1929. — DU BOIS, E. F.: Basal Metabolism in Health a. Disease. Philadelphia 1927. — LUSK, GR., u. E. F. DU BOIS: Amer. J. Physiol. **59**, 213 (1924).
[3] LAUTER: Dtsch. Arch. klin. Med. **150**, 315 (1926).

zeigen aber einwandfrei, daß nicht die Oberflächenentwicklung die eigentliche Ursache für den Stoffwechsel ist. Wir wissen, daß die Drüsen einen sehr viel höheren Sauerstoffverbrauch für die Gewichtseinheit haben als die ruhenden Muskeln. Infolgedessen muß bei gleichem Gewicht und gleicher Körperlänge eine verhältnismäßig große Rumpflänge zu einem höheren Stoffwechsel führen als verhältnismäßig hohe Beinlänge. Doch macht sich das beim Erwachsenen, solange eben harmonische Proportionen vorliegen, nicht deutlich bemerkbar. Beim Kind würde es vielleicht zweckmäßiger sein, nur die Rumpflänge oder wie es v. PIRQUET tut, die Sitzhöhe statt der Gesamtlänge in die Stoffwechseltabellen einzusetzen. v. PIRQUET selbst benutzt als Maß das Quadrat der Sitzhöhe, was sich nicht begründen läßt.

Wie sehr der Grundumsatz durch die anatomischen Konstanten des Körpers bedingt ist, dafür liefern die zahlreichen Bestimmungen des Stoffwechsels einen Anhalt, die in der Nachkriegszeit in Deutschland angestellt sind. Zwischen 1919 und 1926 hat sich der Ernährungszustand und das Körpergewicht bei sehr vielen Menschen gehoben und der Stoffwechsel hat sich den neuen Konstanten als angepaßt erwiesen. Wie sehr ferner der Stoffwechsel von der Harmonie des Körpers abhängt, das läßt sich auch aus Untersuchungen von GROEBBELS[1] und von ANTHONY[2] entnehmen. ANTHONY fand, daß das Verhältnis des Grundumsatzes zur Vitalkapazität eine konstante ist und GROEBBELS sah bei manchen Tierarten, daß sich der Sauerstoffverbrauch genau proportional der Zahl der Atemzüge verhält.

Es fragt sich, wieweit dieser von den beschriebenen Konstanten abhängige Stoffwechsel endogen schwanken kann. Er kann es in hohem Grade bei zu hoher oder zu niedriger Thyroxinabsonderung der Schilddrüse. Das Auffallendste an den vorliegenden Stoffwechselbestimmungen ist nun aber, daß bei jeder stärkeren Abweichung der Mensch deutlich krank ist. Er leidet dann an Myxödem oder an BASEDOWscher Krankheit. Selbst geringe Grade der Abweichung zeigen bei genauer Untersuchung immer auch sonst nachweisbare klinische Störungen. Von anderen endokrinen Drüsen spielt der Vorderlappen der Hypophyse eine geringe Rolle, indem eine verstärkte Zufuhr von Vorderlappenextrakt immer den Grundumsatz senkt. Doch handelt es sich um sehr geringe, bisher nur an wenigen Menschen beobachtete Ausschläge. Stärker scheint die Tätigkeit der Keimdrüsen den Grundumsatz zu beeinflussen. Durch Ausschaltung der Keimdrüsen durch Krankheit, Operation oder Röntgenstrahlen sinkt der Grundumsatz um ein Geringes, in der Regel aber nur für einige Zeit; später entspricht er wieder den Konstanten des betreffenden Menschen. Bei Tieren, die eine ausgesprochene Brunstzeit haben, findet man den Stoffwechsel während dieser Brunstzeit stark gesteigert. Der Mensch hat ja gewisse Andeutungen dieser Brunstzeit[3]. Doch sind die geringe Steigerung im Frühjahr[4] und die geringen Schwankungen, die mit den Menstruationszyklus[5] zusammenhängen, so klein, daß sie für die Ernährung keine Rolle spielen und der Calorienbedarf des ruhenden Menschen als eine konstante Größe betrachtet werden kann[5]. Auch rassenmäßige Unterschiede gibt es nicht oder in ganz geringem Umfange, die den Nahrungsbedarf nicht beeinflussen[6]. Bei einer Senkung der Calorienzufuhr

---

[1] GROEBBELS, F.: Pflügers Arch. **208**, 661 (1925).

[2] ANTHONY, A.: Dtsch. Arch. f. klin. Med. **156** (1930).

[3] KOLLIBAY-UTER, H.: Z. Neur. **65**, 351 (1921).

[4] BENEDICT, F. G., u. Mitarbeiter: Amer. J. Physiol. 85, 607ff. (1928); **86**, 43, 59 (1928). — WAKEHAM, G.: J. of biol. Chem. **56**, 555 (1923).

[5] KESTNER, O.: Klin. Wschr. **1928**, 1782.

[6] BENEDICT, F. G.: Chin. J. Physiol. **1928**, Nr 1, 33. — EARLE, H. G.: Ebenda 59. — NECHELES, H.: Ebenda 80.

unter den Calorienbedarf kommt es zu einem Sinken des Körpergewichtes infolge Einschmelzung von verbrennendem Reservefett. Bei einer Steigerung der Ernährung über den errechneten Satz verhalten sich die Menschen verschieden. Diejenigen mit hoher spezifisch-dynamischer Wirkung (s. unten) steigern ihre Verbrennungen und können das in einem solchen Maße tun, daß es nicht zu einer Gewichtszunahme kommt. Dahin gehören z. B. die bekannten Versuche von NEUMANN[1], der sich in langen Versuchsreihen einmal mit 2000, einmal mit 2400 Calorien ohne wesentliche Änderung des Körpergewichts ernähren konnte. Menschen mit niedriger spezifisch-dynamischer Wirkung antworten dagegen auf eine Nahrungszufuhr, die ihren Bedarf übersteigt, mit einer Gewichtszunahme, im wesentlichen mit Fettansatz, ein sehr häufiger Fall (s. unten).

2. Ausgaben für die Nahrungsaufnahme. Spezifisch-dynamische Wirkung, Nahrung und Konstitution.

Daß der Sauerstoffverbrauch nach dem Essen in die Höhe geht, ist schon von den ersten Untersuchern des Stoffwechsels[2] gefunden, aber für die Wirkung der Verdauungsarbeit gehalten worden. Erst RUBNER[3] erkannte die große Bedeutung der Erscheinung, ihre Beziehung zur Wärmeregulation, und daß wenigstens bei eiweißhaltiger Nahrung neben der Arbeit der Verdauungsdrüsen noch ein weiterer Anteil in dieser Steigerung der Verbrennung stecken müsse. Diesen Anteil nannte er spezifisch-dynamische Wirkung. LUSK[4] fand dann die Beziehung der spezifisch-dynamischen Wirkung zu im Blute kreisenden Aminosäuren, und seither hat sich herausgestellt, daß wir hier einen der wichtigsten Punkte der ganzen Ernährungslehre vor uns haben. Die spezifisch-dynamische Wirkung vermittelt die Beziehung zwischen Bau- und Betriebsstoffwechsel, von ihr hängt das Schicksal der Nahrung im Organismus ab und sie gestattet außerdem, die konstitutionellen Unterschiede der einzelnen Menschen im Bedarf an Nahrung und in der Verwertung der Nahrung zu verstehen und zu erfassen[5].

Die Nahrungsaufnahme steigert den O_2-Verbrauch zunächst durch die Tätigkeit der Verdauungsorgane, im wesentlichen der Drüsen[6], da der O_2-Verbrauch der glatten Muskeln sehr gering ist. Die Scheinfütterung[7], bei der dem Organismus ja gar nichts zugeführt wird, läßt den O_2-Verbrauch um 9% in die Höhe gehen, und etwa die gleiche Steigerung findet sich bei der Aufnahme von Kohlehydraten, eine noch geringere von Fett. Kommen aber Aminosäuren zur Resorption, so ist die Steigerung 2—4mal so hoch und es liegt nicht einfach eine Mehrleistung irgendeines Organes vor, sondern die Dinge hängen anders zusammen. RUBNER spricht allgemein von einer Steigerung der Verbrennungen in den Zellen des Körpers und LUSK ist RUBNER in dieser Auffassung gefolgt. Nur denkt er speziell an die Arbeit der Desaminierung und Verbrennung der Aminosäuren[8]. Der O_2-Verbrauch der isolierten Leber steigt durch Zusatz von Glykokoll, vermutlich auch von anderen Aminosäuren, deutlich an[9], der isolierter

[1] NEUMANN, R. O.: Arch. f. Hyg. 45, 1 (1902).

[2] PETTENKOFER, M. v., u. C. VOIT: Z. Biol. 2, 546 (1866).

[3] RUBNER, M.: Gesetze des Energieverbrauches bei der Ernährung, S. 318. Leipzig u. Wien 1902. — MAGNUS-LEVY, A.: Pflügers Arch. 55, 1 (1894).

[4] LUSK, G.: J. of biol. Chem. 60, 513 (1924). — CORNELL: Univ. Med. Bull. 3—12 (von 1920 an). Medicine 1, Nr 2, 311—354 (1922).

[5] KESTNER, O., R. LIEBESCHÜTZ-PLAUT u. H. SCHADOW: Klin. Wschr. 1926, 1646. — KESTNER, O.: Ebenda 1928, 1782.

[6] COHNHEIM, O.: Physiologie d. Ernährung u. Verdauung, S. 403. — COHNHEIM, O., u. D. PLETNEW: Hoppe-Seylers Z. 69, S. 102 u. 110 (1910).

[7] COHNHEIM, O.: Arch. f. Hyg. 57, 401 (1906).

[8] LUSK, G.: 13. intern. Physiologenkongreß in Boston 1929.

[9] NEVER, H., u. R. NOTHHAAS: Pflügers Arch. 224, 527 (1930).

Extremitäten (Haut, Muskeln, Knochen) dagegen nicht. Andere Organe sind nicht untersucht. Setzt man bei der Leber dem Durchströmungsblut außerdem einen Extrakt des Vorderlappens der Hypophyse (Präphyson) zu, so beträgt die Steigerung durch Glykokoll nun das Vielfache. Genau so wie die Leber verhält sich der Gesamtorganismus, nur daß der Ausschlag kleiner ist. Auf intravenöse Einspritzung von Glykokoll, Alanin und anderen Aminosäuren steigt der Sauerstoffverbrauch mehr oder weniger stark an[1,2], erheblich weniger als der der isolierten Leber. Auch am Gesamtorganismus läßt sich die Abhängigkeit der spezifisch-dynamischen Wirkung von dem Vorderlappenhormon der Hypophyse deutlich zeigen (s. a. S. 957).

a) Die spezifisch-dynamische Wirkung der Nahrung erfordert daher zunächst das Kreisen von Aminosäuren im Blut. Sie tritt bei der Aufnahme anderer Nahrung als Eiweiß nur in so geringem Maße ein, daß sie unbedenklich auf die Eiweißmengen bezogen werden kann, die bei jeder Nahrung in den Verdauungssäften auftreten und in gespaltenem Zustande wieder aufgesogen werden.

Sie tritt bei Resorption größerer Eiweißmengen dagegen fast immer ein, nämlich nur dann nicht, wenn die gebildeten Aminosäuren sofortige vollständige Verwendung für den Baustoffwechsel finden. Sie ist hoch, wenn kein stärkerer Baustoffwechsel besteht, daher beim gesunden, gutgenährten Erwachsenen, und sie ist niedrig, wenn der Körper des Menschen in starkem Baustoffwechsel begriffen ist. Dies ist der Fall nach langdauernder Unterernährung mit Eiweiß, war daher durchweg der Fall bei denjenigen Menschen, die die letzten Kriegsjahre in deutschen Großstädten mitgemacht haben[3]. Bei Hungerern sieht man ein starkes Absinken der spezifisch-dynamischen Wirkung während des Hungerns[4] und in der ersten Zeit nach dem Hungern[5]. Gleichzeitig kann man sich überzeugen, daß vermehrte Eiweißzufuhr nicht zu einer vermehrten Eiweißausfuhr führt, sondern daß das Eiweiß angesetzt wird[6] (vgl. unten S. 973). Jede Verschlechterung des Ernährungszustandes eines Menschen[7] oder eines Tieres[7] setzt sofort die spezifisch-dynamische Wirkung stark herab. Bei Überfütterung wird sie umgekehrt sehr hoch. So hat GRAFE[8] gezeigt, daß man bei Hunden durch überreichliche Nahrungszufuhr den Stoffwechsel stark steigern kann. Er nennt das Luxuskonsumption. Der Grundumsatz ist nicht gesteigert. Es geht vielmehr aus der Betrachtung seiner Zahlen hervor, daß seine überreichlich gefütterten Hunde zur Zeit seiner Gaswechselbestimmungen unmöglich nüchtern gewesen sein können. Er hat also Tiere mit hoher spezifisch-dynamischer Wirkung in Händen gehabt und es ist eben schon ausgeführt worden, daß die spezifisch-dynamische Wirkung mit dem Ernährungszustand des Körpers in einer sehr engen Beziehung steht. Auch die gelegentlichen Angaben über Luxuskonsumption beim Menschen[9], die Beobachtungen über starken Eiweißansatz in der Rekonvaleszenz[10], die Beobachtungen von HELMREICH und WAGNER[11] an über-

---

[1] LUSK, G.: Zitiert auf S. 955.
[2] MULERT, E.: Pflügers Arch. **221**, 599 (1929).
[3] RABE, F.: Dtsch. med. Wschr. **1919**, Nr 40.
[4] PLAUT, R., u. F. RABE, Dtsch. Arch. klin. Med. **137** (1921).
[5] SCHADOW, H., u. H. SEHESTEDT: Pflügers Arch. **221**, 571 (1928).
[6] KESTNER, O.: Dtsch. med. Wschr. **1919**, Nr 9.
[7] RABE, F.: Dtsch. med. Wschr. **1919**, Nr 40. — MULERT, E.: Pflügers Arch. **221**, 599 (1929).
[8] GRAFE, E.: Dtsch. Arch. klin. Med. **113**, 1 (1913); **143**, 350 (1924) — Zbl. inn. Med. **1919**, Nr 29. — GRAFE, E., u. D. GRAHAM: Hoppe-Seylers Z. **73**, 1 (1911).
[9] LÜTHJE, H.: Z. klin. Med. **44**, H. 1 u. 2 (1901).
[10] SVENSON, M.: Ebenda **43**, 86 (1901). — LÜTHJE, H., u. C. BERGER: Dtsch. Arch. klin. Med. **81**, 278 (1904).
[11] HELMREICH u. R. WAGNER: Z. Kinderheilk. **38** (1924).

fütterten Kindern lassen sich am einfachsten verstehen, wenn man sie als Ausfluß der Beziehung zwischen Ernährungszustand und spezifisch-dynamischer Wirkung ansieht. Auf diese Weise gerät der Betriebsstoffwechsel in eine Abhängigkeit von dem Ernährungszustand, und zwar nicht von dem Fettgehalt, sondern von dem Eiweißbestand des Körpers[1]. Durch diesen Zusammenhang schützt sich der Körper bei knapper Nahrung vor Verlusten an Eiweiß und Calorien und gibt andererseits bei überreichlicher Ernährung das ab, was ihm zuviel geboten wird. Dadurch kann der Calorienumsatz des Körpers je nach der Zufuhr in äußerst zweckmäßiger Weise variiert werden; neben den unveränderlichen Grundumsatz tritt ein elastischer Anteil.

In der Schwangerschaft ist die spezifisch-dynamische Wirkung niedriger als sonst[2] oder kann jedenfalls durch eiweißärmere Nahrung auffallend leicht gesenkt werden[3]. Kinder[4] haben eine niedrigere spezifisch-dynamische Wirkung als Erwachsene, Säuglinge[5] haben bei Muttermilch eine solche von nur 8,5%, nach einer entsprechenden Menge „Diätmilch" doppelt soviel. Auch hier ist die Beziehung zu den Aminosäuren deutlich: bei Muttermilchnahrung kann ein gesunder Säugling fast 50% des angebotenen Stickstoffs retinieren, d. h. die volle Hälfte des Stickstoffs wird sofort von den wachsenden Organen mit Beschlag belegt. Bei Kuhmilchnahrung ist der Ansatz von Stickstoff nicht annähernd so hoch und der hier geschilderte Zusammenhang bewirkt, daß dann auch der Calorienumsatz größer wird, wenn das Eiweiß biologisch weniger wertvoll ist; die Gewichtszunahme der Säuglinge ist bei der gleichen Menge Muttermilch besser.

Für die Auffassung der Regulationsmechanismen im Körper ist dabei wichtig, daß wir der Annahme einer besonderen Steuerung nicht bedürfen. Das einzelne Organ oder die einzelne Zelle halten je nach ihrem Eiweißbestand oder nach der Größe ihres Baustoffwechsels viel oder wenig von den zuströmenden Aminosäuren zurück und je nach der Größe des im Blute verbleibenden Restes wird dann von selbst die Atmung der Leber und vielleicht anderer Organe größer oder kleiner. Werden die Aminosäuren restlos abgefangen, d. h. bei starkem Umbau oder Neubau, so bleibt die Steigerung der Verbrennung des Gesamtorganismus völlig aus. Der Organismus richtet sich also in der Größe seiner Nahrungsverbrennung nach dem Ernährungszustand seiner Organe, d. h. derjenigen Organe, die aufbauen. Wenn irgendein Organ aufbaut, muß sofort die spezifischdynamische Wirkung sinken. Es ist dies offenbar ein höchst zweckmäßiges Verhalten, bei dem man zunächst auf die Idee kommen muß, daß irgendein übergeordnetes „Zentrum" eingreifen muß. Davon ist indessen nichts bekannt und der geschilderte Zusammenhang genügt auch durchaus zur Erklärung.

b) Zum zweiten ist die spezifisch-dynamische Wirkung abhängig vom Vorderlappen der Hypophyse. Bei Menschen[6] und Tieren (Hunden und Ratten[7]) hat sich herausgestellt, daß durch chronische Zufuhr von Extrakten des Vorderlappens der Hypophyse die spezifisch-dynamische Wirkung bei gleicher Nahrung stärker ausfällt als ohne diese Zufuhr. Und es hat sich weiterhin ergeben, daß bei Erkrankungen der Hypophyse im Sinne einer Unterwertigkeit die spezifisch-

<hr>

[1] BRENDLE, EUG.: Pflügers Arch. Erscheint 1930.

[2] KNIPPING, H. W.: Arch. Gynäk. **116**, 202 (1923).

[3] HASELHORST, G., u. R. PLAUT: Klin. Wschr. **1924**, 1708.

[4] SCHADOW, H.: Mschr. Kinderheilk. **34**, 147 (1927).

[5] SCHADOW, H.: Jb. Kinderheilk. **126**, 50 (1929).

[6] PLAUT, R.: Dtsch. Arch. klin. Med. **139**, 285 (1922); **142**, 266 (1923). — KESTNER, O., R. LIEBESCHÜTZ-PLAUT u. H. SCHADOW: Klin. Wschr. **1926**, 1646. — KESTNER, O.: Ebenda **1928**, 1782.

[7] NOTHHAAS, R.: Pflügers Arch. **221**, 763 (1929).

dynamische Wirkung niedriger ist als sonst und bis auf den Wert absinken kann, den man der bloßen Tätigkeit der Verdauungsorgane zuschreibt. Durch Zufuhr von Extrakten des Hypophysenvorderlappens wird die spezifisch-dynamische Wirkung normal. Der Vorderlappen der Hypophyse hat also mit der spezifisch-dynamischen Wirkung eine notwendige, aber freilich nicht aufgeklärte Beziehung. Die Beziehung ist hormonal, da Extrakte wirken; wir wissen aber nicht sicher, wo das Hormon angreift und wie es wirkt. Das Vorderlappenhormon, das Präphyson, wirkt in der isolierten Leber genau so wie im Gesamtorganismus[1]. Der Angriff erfolgt also in den Organen. Ferner besteht ein strenger Parallelismus zwischen dem Auftreten der Aminosäuren im Blute und der spezifisch-dynamischen Wirkung[2], und wenn diese beim Menschen fehlt, so bleibt im Blute die Steigerung des Aminosäurengehaltes nach der Resorption auch aus[3]. Präphyson muß also die Zurückhaltung der Aminosäuren in den Organen oder ihr Auftreten im Blute bestimmen. Beobachtet man den Stoffwechsel eines Menschen nach der Nahrungsaufnahme durch viele Stunden hindurch, so ergibt sich eine charakteristische Kurve. Anfänglicher schneller Anstieg bis zu einem Maximum, am Ende der ersten oder in der zweiten Stunde, Hochbleiben bis in die dritte Stunde und dann ein langsamer Abfall. Die Höhe und Länge der Kurve sind verschieden, die Art des Verlaufes ist überraschend ähnlich. Selbstverständlich gilt das alles nur unter der Voraussetzung prompter Magenentleerung und prompter Resorption.

Die spezifisch-dynamische Wirkung ist für die praktische Ernährung des Menschen deshalb so bedeutsam, weil sich hier deutliche Beziehungen zu der übrigen Konstitution des Menschen ergeben und damit einer der wenigen Fälle vorliegt, in denen wir ein konstitutionelles Moment des Gesamtorganismus zu der Tätigkeit eines einzelnen Organs, des Vorderlappens der Hypophyse, in enge Beziehung setzen können[4]. Bei allen den Menschen, die zu Fettansatz neigen und die man zu den Pyknikern zu rechnen pflegt, hat sich die spezifisch-dynamische Wirkung als verhältnismäßig niedrig erwiesen. Sie liegt um 20% (s. unten). Diese Menschen neigen schon bei geringer Steigerung der Nahrungszufuhr zu Fettansatz, andererseits genügt ein Senken der Nahrungszufuhr, um das Körpergewicht bald herabzusetzen. Sie sind also von der Nahrungszufuhr stark abhängig, weil nur ein verhältnismäßig kleiner Teil der genossenen Nahrung verbrannt, der größere Teil angesetzt wird. Andere Menschen hingegen, die groß und mager sind, zeigen durchgängig eine hohe spezifisch-dynamische Wirkung; 60% sind gemessen worden. Sie sind viel unabhängiger von der Nahrungszufuhr als der andere Typus, da bei ihnen ein verhältnismäßig größerer Teil der Nahrung sofort veratmet wird. Das sind diejenigen Menschen, von denen es im Volksmunde oft mit einem gewissen Erstaunen heißt, daß sie niemals dick würden, auch wenn sie noch soviel äßen. Bei ihnen ist die Elastizität des Stoffwechsels größer. Durch Zufuhr von Hypophysenvorderlappen läßt sich der erste Typus in den zweiten umwandeln, aber soweit bekannt, immer nur so lange, wie diese Zufuhr dauert. Fischer[5] hat kürzlich gezeigt, daß man bei einer so ausgesprochenen konstitutionell bedingten Krankheit wie der Schizophrenie deutliche Störungen im Gaswechsel in verschiedenen Stadien der Krankheit beobachten kann. Die Abweichungen der spezifisch-dynamischen Wirkung gehen denen des Grundumsatzes voraus.

[1] Never, H., u. R. Nothhaas: Pflügers Arch. **224**, 527 (1930).

[2] Liebeschütz-Plaut, R., u. H. Schadow: Pflügers Arch. **217**, 716 (1927). — Seth, T. S., u. J. M. Luck: Biochemic. J. **19**, 366 (1925).

[3] Liebeschütz, R., u. H. Schadow: Dtsch. Arch. klin. Med. **148**, 214 (1925).

[4] Kestner, O.: Klin. Wschr. **1928**, 1782. — Kestner, O., R. Liebeschütz-Plaut u. H. Schadow: Ebenda **1926**, 1646. — Nothhaas, R.: Med. Welt **1928**, Nr 37.

[5] Fischer, S.: Klin. Wschr. **1927**, II, 1787 — Arch. f. Psychiatr. **83**, 205 (1928).

Hypophysen-Vorderlappen und Schilddrüse stehen insofern in einem gewissen Gegensatz, als dauernde Zufuhr von Hypophysen-Vorderlappenextrakten den Grundumsatz senken kann. Dauernde Zufuhr von Schilddrüsenextrakten scheint dagegen die spezifisch-dynamische Wirkung nicht zu beeinflussen. Beide Drüsen stehen in einer gewissen Abhängigkeit von den Keimdrüsen, beeinflussen aber auch ihrerseits die Keimdrüsen. Da der Hypophysen-Vorderlappen im Gegensatz zur Schilddrüse mehrere Zellarten enthält, muß mit der Möglichkeit gerechnet werden, daß die Stoffwechselwirkung der Hypophyse, die auf die Keimdrüsen und die auf das Wachstum verschiedenen Inkreten zukommt.

Das äußerste Extrem stellen Menschen dar, bei denen trotz normaler Verdauung und Resorption die Steigerung des Sauerstoffverbrauchs durch Nahrungsaufnahme nicht höher ist als allein durch die Verdauungsarbeit bedingt ist, also etwa 10%. Denen fehlt somit eine eigentliche spezifisch-dynamische Wirkung ganz. Wie stark bei verschiedener Hypophysenstärke der Stoffwechsel beeinflußt wird, dafür ein Beispiel: Wenn ein Mensch in der Ruhe und nüchtern 15 l Sauerstoff in der Stunde verbraucht (250 ccm in der Minute), also 71—73 Calorien pro Stunde umsetzt, so wären dies 18 g Glykogen oder 8 g Fett pro Stunde, die der Leber oder dem Fettgewebe entnommen werden. Führt man nun eine eiweißreiche Mahlzeit von etwa 800 Calorien ein[1], so steigt der Sauerstoffverbrauch steil an und es dauert bis zu 8 Stunden, bis der Grundumsatz wieder erreicht wird. In diesen 8 Stunden würde der ruhende Mensch des obigen Beispiels rund 580 Calorien verbrennen. Dazu kämen für die Verdauungsarbeit noch rund 50 Calorien, also 630 Calorien. Wie sich aus dem Verhalten des R.Q. ergibt, verbrennt der gefütterte Organismus nicht seine Vorräte, sondern zunächst die neu aufgenommene Nahrung, wenn das auch vielleicht nicht immer streng gilt. Bei fehlender spezifisch-dynamischer Wirkung würden also von 800 Calorien nur 630 in der Versuchszeit verbrannt werden, der Rest würde angesetzt werden. Der Rest sind 170 Calorien gleich 18 g Fett. Bei einer mäßigen spezifisch-dynamischen Wirkung würde etwa die Hälfte des Überschusses des Essens selbst ohne jede Steigerung der Arbeit bereits während der Dauer der Nahrungsverarbeitung im Körper veratmet werden, bei hoher spezifisch-dynamischer Wirkung noch mehr. Die angegebene Menge (200 g Fleisch mit Butter, Brot, Kaffee und Zucker) ist ein reichliches Mittagessen. Bei anderen Mahlzeiten mit weniger Fleisch ist die Calorienzufuhr niedriger, aber die spezifisch-dynamische Wirkung ist auch niedriger, die Überlegung ist die gleiche. Bei fehlender spezifisch-dynamischer Wirkung muß es daher bei gewöhnlicher Nahrungszufuhr verhältnismäßig schnell zu einem starken Fettansatz kommen, wenn keine berufliche oder absichtliche Muskelarbeit den Verbrauch steigert. Bei hoher spezifisch-dynamischer Wirkung wird es überreichlicher Nahrungszufuhr und absichtlicher Muskelruhe bedürfen, um eine Fettmast zu erzielen. Das Schicksal der Nahrung im Organismus und seine Neigung zu Fettansatz hängt also von der spezifisch-dynamischen Wirkung, d. h. also vom Vorderlappen der Hypophyse, ab. Theoretisch könnte eine Verminderung des Grundumsatzes durch mangelnde Thyroxinabsonderung auch zu einer Fettmast führen, in Wirklichkeit führt Thyroxinmangel zu Myxödem, aber nicht zu Fettsucht. Daß bei hochgradiger Adipositas der Grundumsatz häufig vermindert wird, liegt daran, daß hier die Voraussetzung der Rechnung nicht mehr vorliegt, der harmonisch gebaute Körper. Da das Präphyson den Grundumsatz senkt, liegen die Verhältnisse im einzelnen Falle oft sehr verwickelt und eine Entfettung durch endokrine Präparate ist in der Regel nur möglich, wenn man das Präphyson mit Thyroxin kombiniert. Auch

---

[1] NOTHHAAS, R., u. J. MULZER: Klin. Wschr. **1929**, 1065.

spielen, wie schon gesagt, die Einflüsse der Keimdrüsen auf die Hypophyse und Schilddrüse herein, doch spricht alles dafür, daß die Calorienproduktion des Organismus ausschließlich durch diese beiden Stoffwechseldrüsen reguliert wird, von denen die Schilddrüse in einem ganz bestimmten, die Hypophyse in einem variablen Verhältnis zu dem Organismus steht. Abweichungen der Schilddrüsentätigkeit machen krank, Variationen des Hypophysen-Vorderlappens bedingen individuelle Unterschiede und führen nur in extremen Fällen zu pathologischer Fettsucht oder Magerkeit.

R. Gibbons[1] hat im Laboratorium von Carlson gezeigt, daß man bei Hunden genau wie beim Menschen deutliche Unterschiede finden kann. Ein fetter gedrungener Hund hatte eine viel kleinere spezifisch-dynamische Wirkung als ein Windhund von magerer schlanker Rasse.

Die Frage, weshalb der eine Mensch bei freier Ernährung leicht fett wird, der andere aber nicht, dürfte also energetisch und hormonal durchaus verständlich sein. Da man in der Regel nur an den Grundumsatz denkt und die schwerer zu bestimmende spezifisch-dynamische Wirkung nicht genügend berücksichtigt wird, findet sich in der Literatur bisweilen die Auffassung, die energetische Betrachtungsweise dieser konstitutionellen Probleme sei nicht ausreichend, und man müsse sich etwa noch vorstellen, daß die Fähigkeit, Fett in den Fettdepots anzulagern, bei den einzelnen Menschen konstitutionell verschieden sei. Das ist natürlich durchaus denkbar und in alter Zeit, als man noch nichts von endokrinen Drüsen wußte, wurde diese Auffassung allgemein geteilt. Sie wurde z. B. in dieser Fassung von Karl Ludwig im Kolleg vorgetragen. Es soll aber doch betont werden, daß uns für diese Zurückführung auf eine zur Zeit noch unerklärliche Tätigkeit bestimmter einzelner Zellen des Organismus heute jeder Anhaltspunkt fehlt. Aus der Untersuchung von Wertheimer[2] geht klar hervor, daß den Zellen des Fettgewebes eine sehr viel größere Dignität zukommt als allgemein angenommen wurde. Sie führen selbst das ihnen angebotene Kohlehydrat in Fett über. Ob aber dieser Prozeß durch konstitutionelle Eigentümlichkeiten dieser Zellen bei den Menschen verschieden ist, davon wissen wir nichts.

Es ist weiterhin oftmals die Vermutung aufgetaucht, die Steuerung des Stoffwechsels müsse durch Zentren im Gehirn bedingt sein und seit einer Vermutung von Leschke ist speziell an das Zwischenhirn gedacht worden. Auch hier sei stark betont, daß irgendwelche experimentellen Anhaltspunkte nicht vorliegen[3]. Die Arbeit von Grünthal, Mulholland und Strieck[4] läßt sehr ernste experimentelle Einwände zu, da in den positiven Fällen der Grundumsatz der Tiere vor der Operation offenbar zu hoch bestimmt war. Sonst aber wissen wir durchaus nichts Positives. Die vegetative Regulation des Körpers wird, soweit wir das heute wissen, unter dem Einfluß von Hormonen durch die Organe ausgeführt und nur für ganz bestimmte Dinge kann das Zentralorgan über das vegetative Nervensystem in diese Regulation eingreifen. Wenn für den Stoffwechsel eine besondere Steuerung von einer bestimmten Stelle des Gehirns aus bestünde, so wäre das physiologisch etwas Neues, das jedenfalls erst bewiesen werden muß.

Es gibt einen starken Einfluß psychischer Vorgänge, d. h. des Großhirns, auf die vegetativen Geschehnisse im Körper. Genauer analysiert sind bis heute zwei Dinge: erstens hat Cannon[5] gezeigt, daß bei Schreck, Angst, Zorn vom

---

[1] Gibbons, R.: Amer. J. Physiol. 70, 26 (1924).

[2] Wertheimer, E., u. A. Hoffmann: Pflügers Arch. 217, 728 (1927).

[3] Spatz, H.: Ds. Handb. 10, 393.

[4] Grünthal, E., N. Mulholland u. F. Strieck: Arch. f. exper. Path. 145, 35 (1929).

[5] Cannon, W. B., u. D. de la Paz: Amer. J. Physiol. 28, 64 (1911); 29, 280 (1911).

Großhirn her das Mark der Nebennieren zum Ausschütten einer beträchtlichen Menge von Adrenalin veranlaßt wird. Adrenalin vermehrt den O_2-Verbrauch, steigert die Herztätigkeit, stellt den Magen und Darm still und greift in das Traubenzucker-Glykogengleichgewicht ein. Es muß also neben anderem auch die Größe der Verbrennungen und den Ansatz beeinflussen. Zweitens ist seit den Versuchen von E. WEBER[1] bekannt, daß Unlustgefühle jeder Art eine vermehrte Durchblutung der Abdominalorgane bedingen. Vermehrte Durchblutung führt zu verstärkter Sekretion von Magen und Pankreas[2], wahrscheinlich wirkt sie auch auf das Glykogen-Traubenzuckergleichgewicht. Drittens haben vielfache Erfahrungen gelehrt, daß seelische Erregung, vor allem ängstlicher Natur, den Sauerstoffverbrauch von Ruhenden deutlich steigen lassen, und daß sie auch auf nervösem Wege die Nahrungsaufnahme und Verdauung hemmend beeinflussen[3].

Auf diesem Wege kann das Stoffwechselgeschehen im menschlichen Organismus ebenso wie Kreislauf und Atmung cerebral weitgehend beeinflußt werden, und die ärztlichen Erfahrungen über den Einfluß von Stimmungen und Verstimmungen auf den Stoffwechsel, den Blutzucker und vieles andere werden leicht verständlich. Aber daraus eine regelmäßige Steuerung des Stoffwechsels von irgendwelchen besonderen Gehirnzentren zu machen, ist in keiner Weise begründet. Es widerspricht auch der Feststellung, daß nach vollständiger Ausrottung des sympathischen und parasympathischen Nervensystems die vegetativen Funktionen normal ablaufen[4]. Der Bauplan der vegetativen Organe macht eine besondere Steuerung überflüssig (vgl. S. 886).

Endlich ist die spezifisch-dynamische Wirkung für die Wärmeregulation des Menschen bedeutsam. Bei kalter Außentemperatur stellt die Vermehrung der Verbrennung durch die Nahrungsaufnahme einen wirksamen Schutz gegen Abkühlung dar, der Hungernde friert leichter als der Satte. Bei hoher Außentemperatur wird die Steigerung der Verbrennung durch die Nahrungsaufnahme leicht unangenehm empfunden, so daß es, oftmals unbewußt, zu einer Verminderung der Nahrungsaufnahme, besonders der Eiweißzufuhr, kommt (vgl. unten bei der Wärmeregulation S. 963).

3. Stoffwechsel, Nahrungsverwertung und Geschlechtsorgane.

Nach den Erfahrungen der Landwirte an Schlachttieren werden Männchen und Weibchen durch die Kastration fett, und es ist ein altes physiologisches Problem, ob man hier eine indirekte Wirkung des verminderten Bewegungstriebes oder eine direkte hormonale Wirkung vor sich hat. Beim Menschen ist die Sachlage nicht so eindeutig, und die genauen Feststellungen über die Abhängigkeit des Stoffwechsels von den Geschlechtsorganen geben mehr Probleme als Lösungen. Für das männliche Geschlecht scheint festzustehen, daß die Mehrzahl der Eunuchen fett wird. Alle werden es aber nicht, und die Frage ist ebenfalls nicht entschieden, ob hier eine direkte Wirkung vorliegt oder eine indirekte über die Lebensweise. Die wenig zahlreichen Untersuchungen über den Grundumsatz und die spezifisch-dynamische Wirkung nach Erkrankung oder Zerstörung der Hoden haben keine irgendwie konstanten Abweichungen ergeben. Nur die Hodenatrophie bei den meisten Fällen von schwerer hypophysärer Fettsucht und bei Akromegalie beweisen den Einfluß der Hypophyse auf den Hoden. Aber es spricht alles dafür, daß das Stoffwechselhormon und das

---

[1] WEBER, E.: Arch. f. (Anat. u.) Physiol. **1906**, 495, Suppl.-Bd., 309; **1907**, 293.
[2] MÜLLER, E. F., u. R. HÖLSCHER: Münch. med. Wschr. **1929**.
[3] CANNON, W. B.: Amer. J. Physiol. **1**, 359 (1898).
[4] CANNON, W. B.: Amer. J. Physiol. **89**, 84 (1929).

Sexualhormon der Hypophyse verschieden sind. Selbst sehr hohe Grade von Fettsucht können ohne Hodenatrophie verlaufen. Zur Abhängigkeit des Stoffwechsels von den männlichen Geschlechtsorganen gehört der auffallend hohe Gaswechsel, den Knaben vor und in der Pubertät haben. Im 16. bis 18. Jahre kommt es dann zu einem raschen Abfall[1]. Der ungeheure Appetit halbwüchsiger Knaben findet hierin seinen zahlenmäßigen Ausdruck. Noch größer erscheint der Stoffwechsel derartiger Knaben, wenn man, wie es TIGERSTEDT[2] getan hat, nicht streng basale Bedingungen anwendet, d. h. wenn man den außerordentlichen Bewegungstrieb der Knaben mit hereinzieht.

Etwas sicherer sind die Beobachtungen am weiblichen Geschlecht. 1. Bei vielen Mädchen kommt es einige Jahre nach der Menarche zu einer vermehrten Fettablagerung, die dem Körper erst seine weibliche Form gibt (Backfischspeck). Die Untersuchung des Grundumsatzes ergibt keine Begründung, die spezifischdynamische Wirkung ist nicht untersucht. 2. Während der Schwangerschaft beobachtet man in der Regel eine Gewichtszunahme, die über das Gewicht von Fetus, Uterus und Fruchtwasser herausgeht. Dabei ist der Grundumsatz während der Gravidität nicht niedriger, sondern höher, als den Normalzahlen entspricht[3,4]. Die spezifisch-dynamische Wirkung ist meist vermindert[5] oder sie kann jedenfalls leichter als sonst gesenkt werden (vgl. oben S. 957)[6]. 3. Während des Stillens pflegt das Gewicht noch erheblich mehr zuzunehmen, der Grundumsatz geht sehr rasch auf die dem nunmehrigen Gewicht entsprechenden Gewichtswerte zurück, aber nicht unter sie[7]. Die spezifisch-dynamische Wirkung ist wieder nicht untersucht. Die Vergrößerung der Schilddrüse ist ein Frühsymptom der Gravidität, und hier liegt offenbar eine Beeinflussung der Schilddrüse durch die Keimdrüsen vor. Während des Stillens gibt die Frau große Stickstoffmengen und große Energiemengen ab. Es liegt sehr nahe, einen Zusammenhang in der Art anzunehmen, daß die verminderte spezifisch-dynamische Wirkung während der Schwangerschaft zu einer Speicherung von Nahrung und Fett im weiblichen Organismus führt, die einen Vorrat für die Milchbildung gibt. Noch auffallender ist die Gewichtszunahme während der Lactation. Auch hier liegt eine Beeinflussung durch die Keimdrüsen vor; während des Stillens pflegt die Menstruation ja zu fehlen. In der Regel kommt es nach beendigtem Stillgeschäft zu starkem Gewichtsfall, der 10—15 kg und mehr betragen kann, und durch den das Gewicht vor der Schwangerschaft gewöhnlich erreicht wird oder doch nahezu. Trotz der Auflockerung des Körpers während der Schwangerschaft und des Stillens kann nur ein kleiner Teil dieser Gewichtsabnahme Wasser sein. Es muß sich also um sehr starke Fettabgaben in kurzer Zeit handeln. Genauere Untersuchungen fehlen. 4. Nicht ganz selten bleibt die Fettabgabe aus, und bei Frauen mit Fettsucht findet man häufig die Angabe, daß ihre Fettsucht mit einem Wochenbett angefangen habe. Bei diesen Formen von Fettsucht findet sich ausnahmslos eine sehr niedrige spezifisch-dynamische Wirkung.

---

[1] KESTNER, O., u. H. W. KNIPPING: Ernährung der Menschen, 3. Aufl., S. 19ff. Berlin 1928. — SCHADOW, H.: Mschr. Kinderheilk. **34**, 145 (1926).
[2] TIGERSTEDT, R., u. SONDÉN: Skand. Arch. Physiol. **6**, 1 (1895).
[3] ROOT, H. G., u. H. K. ROOT: Arch. int. Med. **32**, 411 (1923). (FRAU.) — Vgl. auch I. R. MURLIN: Amer. J. Physiol. **26**, 134 (1910); **27**, 177 (1910); **28**, 422 (1911) (Hündin). — I. R. MURLIN u. BAYLEY: J. amer. med. Assoc. **59**, 1522 (1912). — Ferner S. A. GAMMELTOFT: Skand. Arch. Physiol. **28**, 325 (1913). (ZIEGE.).
[4] WESENER, F.: Münch. med. Wschr. **1928** II, 1285. — SANDIFORD, J., u. T. WHEELER: J. of biol. Chem. **62**, 329 (1924).
[5] KNIPPING, H. W.: Arch. Gynäk. **116**, 520 (1923).
[6] HASELHORST, G., u. R. PLAUT: Klin. Wschr. **1924** II, 1708.
[7] WESENER, F.: Zitiert auf S. 962.

5. Hierher gehören die eigenartigen Fälle von SIMMONDSscher Krankheit[1], bei denen ebenfalls im Anschluß an ein Wochenbett eigentümliche Zustände von Gewichtsabnahme und hochgradiger Schwäche sich entwickeln. Bei der Untersuchung findet man eine Verminderung des Grundumsatzes und eine verminderte oder fehlende spezifisch-dynamische Wirkung. Durch regelmäßige orale Zufuhr von Hypophysen-Vorderlappenextrakt pflegt es zu schneller Besserung zu kommen, die im Gegensatz zur Fettsucht anhält. 6. Im Klimakterium und in den Jahren nachher sieht man ziemlich häufig eine Gewichtszunahme der Frauen. Der Grundumsatz sinkt aber nicht mehr als dem langsamen Absinken bei beiden Geschlechtern entspricht. Die spezifisch-dynamische Wirkung ist nicht systematisch untersucht. 7. Werden die Eierstöcke herausgenommen oder durch Röntgenstrahlen zerstört[2], so ändert sich in vielen Fällen der Grundumsatz nicht. In anderen kommt es zu einer deutlichen Senkung, die sich aber nach einiger Zeit wieder ausgleicht. Bei Tieren scheint ähnliches vorzuliegen, wodurch die wechselnden Angaben früherer Untersucher verständlich werden. Die spezifisch-dynamische Wirkung ist auch hier wieder nicht genügend untersucht. Alles dieses beweist eine Stoffwechselwirkung der Keimdrüsen. Sie ist aber so kompliziert und wechselnd, daß eine direkte Wirkung kaum anzunehmen ist. Andererseits steht ein starker hormonaler Einfluß des Hypophysen-Vorderlappens auf die Keimdrüsen ja einwandfrei fest. Bei Schilddrüsenmangel pflegt die Genitalentwicklung nicht einzutreten, so daß die Genitalorgane auch von der Schilddrüse abhängen müssen. So ist es die wahrscheinlichste Annahme, daß die angeführten vielerlei Einflüsse der Keimdrüsen auf den Stoffwechsel indirekt erfolgen, indem deren Hormone nun auch umgekehrt auf den Hypophysen-Vorderlappen und die Schilddrüse einwirken.

4. Einwirkung von Temperatur und Klima auf Stoffwechsel, Nahrungsbedarf und Nahrungsverbrauch.

Bei den kleinen Warmblütern, die eine gut entwickelte chemische Wärmeregulation haben, ist der Sauerstoffverbrauch in hohem Maße von der Außentemperatur abhängig. Die Regulation erfolgt im wesentlichen so, daß das Wärmezentrum im Zwischenhirn durch die Temperatur des Blutes erregt wird und daraufhin auf dem Wege durch verlängertes Mark, Halsmark und Sympathicus die Verbrennungen in der Leber verschieden stark eingestellt werden. Die Unterschiede im Sauerstoffverbrauch sind sehr groß. Der Nahrungsbedarf dieser Tiere muß daher in hohem Grade von der Außentemperatur abhängen und je nach dem Wetter starken Schwankungen unterliegen. Beim Igel[3], der eine gute Wärmeregulation hat, ist der Sauerstoffverbrauch bei 16° doppelt so hoch als bei 24°. Viele Vögel[3] verhalten sich ebenso. Die jahreszeitlichen Unterschiede werden freilich durch Wanderung, Winterschlaf oder durch Veränderung des Haarkleides und Federkleides verringert; auch Lebensgewohnheiten und Haltung spielen eine Rolle. Bei kalter Außentemperatur wird auch die spezifisch dynamische Wirkung, die ja eine starke Zunahme der Verbrennungen darstellt, zur Wärmeregulation verwendet[4], und es gibt Tiere, wie das Kaninchen, der Maulwurf und das Rotkehlchen[3], die ihre Wärmeregulation im wesentlichen durch ununterbrochenes Fressen bewirken.

Beim Menschen liegen die Verhältnisse völlig anders. Erstens erfolgt beim Menschen die Wärmeregulation zum erheblichen Teile durch die verschiedene

---

[1] REYE, E.: Münch. med. Wschr. **1926** I, 902.
[2] PLAUT, R., u. A. H. TIMM: Klin. Wschr. **1924** II, 1664.
[3] GROEBBELS, F.: Pflügers Arch. **213**, 407 (1926); **218**, 98 (1927).
[4] RUBNER, M.: Energieverbrauch bei der Ernährung. Leipzig 1902.

Weite der Hautgefäße und erfolgt der Schutz gegen Überwärmung durch Schwitzen. Zweitens wird das Wärmezentrum nicht durch die Temperatur des Blutes erregt, sondern reflektorisch von der Haut aus. Eine chemische Wärmeregulation in dem Sinne, daß durch bloßen Wärmeentzug die Verbrennungsprozesse gesteigert werden, besitzt der Mensch nicht. Die Untersuchungen von Johannsson[1], Löwy[2] und Magnus und Liljestrand[3] lassen nichts davon erkennen und zahlreiche eigene Untersuchungen sprechen, mindestens für gesunde Menschen, ganz im gleichen Sinne. Dagegen besitzt der Mensch die Fähigkeit, bei erhöhter Außentemperatur seine Verbrennungen zu vermindern. Plaut und Wilbrand[4] nennen das zweite chemische Wärmeregulation. Sie geht bei den kleinen Tieren ohne irgendeine Grenze in die erste chemische Wärmeregulation, den Schutz gegen die Abkühlung, über. Zwischen beiden liegt bei diesen Tieren das Minimum des Sauerstoffverbrauchs und damit auch des Nahrungsbedarfs. Beim Menschen und wie es scheint bei allen größeren Tieren[5], ist davon nur die eine Hälfte vorhanden. Die Behaglichkeitszone, bei der auch die Wärmeregulation durch die Hautgefäße nicht oder wenig beansprucht wird, besteht auch beim Menschen, nur daß sie recht breit ist.

Die mangelnde Kenntnis dieser menschlichen Besonderheit hat dazu geführt, der Abkühlungsgröße eines Klimas für den Stoffwechsel eine übertriebene Bedeutung zuzuschreiben, die ihr sicher nicht zukommt.

Die Senkung durch die zweite chemische Wärmeregulation[6,7] ist nicht sehr groß, übersteigt selten 10%, ist indessen bei Beurteilung des Stoffwechsels in heißen Ländern immerhin zu berücksichtigen, damit man nicht etwa fälschlich Rasseneigentümlichkeiten annimmt (s. oben S. 954). Diese Senkung der Verbrennungen im Körper geht beim Menschen Hand in Hand mit dem Schwitzen. Es steht bisher nicht fest, ob es sich um eine Wirkung hoher Bluttemperatur auf das Wärmezentrum handelt oder ob eine reflektorische Regelung vorliegt. Im Gegensatz zum Schwitzen, das auf akute Steigerungen der Außentemperatur eingestellt ist, handelt es sich bei der zweiten chemischen Wärmeregulation mehr um die Folge einer langdauernden Erwärmung. Wie sich dabei die Muskelarbeit verhält, die ja ohne Wärmeregulation zu einer Temperatursteigerung führt, und die leicht vom Schwitzen begleitet ist, wissen wir nicht. Mit der Möglichkeit muß aber stark gerechnet werden, daß bei starker Muskelarbeit die zweite chemische Wärmeregulation einsetzt und den Stoffwechsel außerhalb der Muskeln stark senkt. Bekannt ist hierüber nichts. Da aber die Blutverteilung dem entspricht, liegt eine solche Annahme recht nahe und die Möglichkeit muß, z. B. bei Berechnung des Wirkungsgrades der Muskeln, im Auge behalten werden.

Der Grundumsatz des Menschen nimmt daher beim Steigen der Temperatur über die Behaglichkeitszone ab, beim Herabgehen der Temperatur unter diese Zone aber nicht zu. Das letztere ist deshalb von sehr erheblicher Bedeutung, weil der Mensch infolgedessen in einem kalten Klima und in der kalten Jahreszeit

---

[1] Johannsson, E. J.: Skand. Arch. Physiol. 7, 123 (1887). — Sjöström, S.: Ebenda 30, 1 (1913).

[2] Löwy, A.: Pflügers Arch. 46, 189 (1889).

[3] Magnus, Rudolf, u. G. Liljestrand: Pflügers Arch. 193, 527 (1922).

[4] Plaut, R., u. E. Wilbrand: Z. Biol. 74, 192 (1922). — Plaut, R.: Ebenda 76, 183 (1922).

[5] Zuntz, N., E. Lehmann u. O. Hagemann: Landw. Jb. 18, 1 (1899); Erg.-Bd. 3 (1897). (Pferd.) — Benedikt, F. G., u. E. G. Ritzman: Carnegie Inst. Publ. Nr 324 (1923). (Rind.)

[6] Plaut, R., u. E. Wilbrand: Zitiert auf S. 964.

[7] Almeida, Ozorio de: J. Physiol. et Path. gén. 18, Nr 5 (1920).

im Gegensatz zu den meisten Warmblütern nicht mehr Nahrung verbraucht als in der gemäßigten Zone und im Sommer. Das ist um so wichtiger, als der Mensch mit seiner wenig behaarten Haut ja des Wärmeschutzes der Haare und Federn entbehrt. Der Mensch ist also in seiner Ernährung weitgehend unabhängig von dem Klima, und wir haben hier einen der Gründe, die dem Menschen die Herrschaft über die Erde verschafft haben. Wenn die Menschen der arktischen Zone viel Fett und Fleisch zu sich nehmen, so tun sie es nicht, wie man gelegentlich lesen kann, der Kälte wegen, sondern weil da keine Pflanzen wachsen.

Die Stelle der ersten chemischen Wärmeregulation nimmt beim Menschen etwas anderes ein, nämlich die Steigerung der Verbrennung durch Hautreize[1]. Nur dann führt die Kälte zu einer Steigerung der Verbrennungen, wenn sie zu einem starken Hautreiz wird; dann liegt aber keine Besonderheit der Kälte mehr vor, es wirken vielmehr auch alle möglichen anderen Hautreize in derselben Weise wie die Kälte, Senfbäder oder die erythembildenden Strahlen des Spektrums.

Wir stoßen hier auf einen sehr wichtigen Umwelteinfluß, von dem das Schicksal der Nahrung im Körper zum guten Teil abhängt. Wenn irgendein starker Reiz auf die Haut ausgeübt wird, so geht der Sauerstoffverbrauch in die Höhe, gleichzeitig aber läßt sich eine Veränderung des Stoffwechsels in der Richtung feststellen, daß weniger Stickstoff ausgeschieden wird als vorher[2]. Wir haben also eine eigentümliche Einwirkung von der Haut her auf den Baustoffwechsel des Körpers, das Verhältnis von Ansatz zur Verbrennung wird geändert.

Ob es sich bei diesen sehr starken Einwirkungen um Reflexe handelt, die von den Empfangsorganen der Haut ausgehen, oder um eine hormonale Beziehung oder um eine unmittelbare Einwirkung des Lichtes und der Kälte auf das in den Hautcapillaren strömende Blut, ist zur Zeit nicht entschieden. Es wird dabei bisweilen an eine Aktivierung des Ergosterins in der Haut oder im Hautblut gedacht. Und wenn es sich bei diesen Sachen lediglich um Lichteinflüsse handelte, so wäre dies eine mögliche Annahme. Die Erfahrung zeigt aber, daß starke Kältewirkung, ständig wehender, stoßender Wind unter Umständen gerade so wirken wie die kurzwelligen Strahlen des Sonnenspektrums; und diese überraschende Übereinstimmung läßt doch wieder sehr an einen nervösen Zusammenhang denken. Wie dem aber auch sei, ein Klima, in dem starke Hautreize ausgeübt werden, verändert dadurch die Ernährung des Menschen. In einem Klima mit Hautreizen, einem Reizklima, wie man einfach sagen kann, muß man z. B. für Kinder erheblich höhere Kostsätze anwenden als in einem reizlosen oder Schonungsklima (s. unten S. 990). Die beiden Klimata, die in unserer Umgebung die stärksten Hautreize ausüben, sind Höhenklima und nordisches Seeklima. Alle Klimata mit starken Temperaturschwankungen, wie die kontinentalen Klimata oder auch das Klima Nordamerikas sind aber auch wenigstens in einem Teil des Jahres Reizklimata, woran bei Ernährungsfragen immer zu denken ist.

Als Maß für das Vorhandensein derartiger Klimareize von der Haut kann man zur Zeit am bequemsten die Steigerung des Grundumsatzes verwenden, die leichter zu bestimmen ist als etwa ein Eiweißansatz. Gemessen ist bisher nur diese Steigerung des Grundumsatzes bei Nüchternheit und Körperruhe. Es ist

---

[1] KESTNER, O., F. PEEMÖLLER u. R. PLAUT: Klin. Wschr. **1923**, Nr 44. — KESTNER, O., u. H. SCHADOW: Pflügers Arch. **217**, 492 (1927). — KESTNER, O., F. PEEMÖLLER u. H. SCHADOW: Ebenda **217**, 473 (1927). — HAEBERLIN, C., O. KESTNER u. Gen.: Klin. Wschr. **1923**, 2020. — KESTNER, O., F. DANNMEYER, F. PEEMÖLLER u. R. PLAUT: Ebenda **1925**, Nr 19. — JAKOWENKO, W. A.: Z. Hyg. **108**, 259 (1928).

[2] SCHADOW, H., u. R. NOTHHAAS: Jb. Kinderheilk. **127**, 1 (1930). — 2. Mitt. ebenda, 1930, in Vorbereitung.

wohl anzunehmen, daß auch während der Verdauung und während der Muskelarbeit der Sauerstoffverbrauch erhöht ist. Sicher wissen wir es aber nicht. Es ist das eine immerhin bedauerliche Lücke, weil der Mensch ja gewöhnlich nicht nüchtern ist und weil er sich gerade während der Muskelarbeit im Freien aufzuhalten pflegt. Würde während dieser Zeit der Klimareiz nicht wirken, so würde der Gesamteinfluß der Klimareize verhältnismäßig gering sein.

Messend kann man den Ansatz bei der Wirkung des nordischen Seeklimas auch in der Weise verfolgen, daß man die Bauchumfänge und die Umfänge der Extremitäten mißt[1]. Der Umfang der Extremitäten nimmt selbst bei einem kurzen Aufenthalt (6—8 Wochen) an der Nordsee regelmäßig zu, der Bauchumfang ab. Man wird das am einfachsten als Muskelzunahme bei gleichzeitiger Fetteinschmelzung deuten können. Auch das Wachstum nimmt beim Vorhandensein von Hautreizen regelmäßig deutlich zu. Ebenso kann man starke Veränderungen des Appetits beobachten, und endlich zeigt sich eine regelmäßige Vermehrung der roten Blutkörperchen bei Hautreizen. Wir haben also unter der Einwirkung dieser Reize erhebliche Veränderungen des Körperaufbaus vor uns und die Nahrung folgt dieser Veränderung oder ist ihr gleichgeordnet. Es wird sowohl im Hochgebirge[2] wie an der See[3] aus derselben Nahrung, die sonst zum Stickstoffgleichgewicht führt, oft nur zu einem sehr knappen, viel Stickstoff angesetzt. Der Ansatz scheint regelmäßig zu erfolgen, wenn er auch bei Kindern stärker ist als bei Erwachsenen. Mit Sauerstoffmangel, woran man im Hochgebirge denken könnte, hat er nichts zu tun, da er in 600 m ebenso groß ist wie in 1600 oder in 2300 m, und da er an der Nordsee in gleicher Weise erfolgt. Es muß sich vielmehr um Hautreize handeln. Der Ansatz ist erheblich. Bei einem Knaben von 19 kg ließ sich in 25 Tagen aus dem Stickstoffansatz die Bildung von 900 g lebendiger Substanz errechnen.

Eine sehr auffallende Feststellung ist nun die, daß die Steigerung des Sauerstoffverbrauchs durch eine gleichzeitige Beanspruchung der zweiten chemischen Wärmeregulation beeinträchtigt oder aufgehoben wird. Setzt man einen Menschen nur der Ultraviolettstrahlung der Sonne ohne gleichzeitige stärkere Erwärmung aus, so geht sein Sauerstoffverbrauch stark in die Höhe. Es sind Werte von 80 ccm in der Minute und mehr gemessen. Kommt es aber durch die gleichzeitigen Wärmestrahlen zu einer Überwärmung, so bleibt diese Steigerung aus oder ist geringer[4]. Bei starker Erwärmung kann es zu einer Senkung unter die Norm kommen. Bei noch so starker Ultraviolettstrahlung ist daher ein heißes Klima niemals in demselben Sinne Reizklima wie ein kaltes. Die Erscheinung ist für die Ernährung in südlichen Ländern von sehr erheblicher Wichtigkeit. Es kommt für die Wirkung der Sonnenstrahlung nicht auf die absolute Intensität der Ultraviolettstrahlung an, sondern auf das Verhältnis zwischen Wärmestrahlen und Ultraviolettstrahlen. Es ist sehr bemerkenswert, daß hierdurch die bloße Wirkung der zweiten chemischen Wärmeregulation noch verstärkt wird. Der Nahrungsbedarf ist infolgedessen in heißen Zeiten und in einem heißen Klima noch unterschiedlicher gegenüber einem kalten und einem gemäßigten Klima, als es auf Grund des bloßen Temperaturunterschiedes zu erwarten ist. Es ist ferner bemerkenswert, daß zu demselben Ergebnis der Herabsetzung des Nah-

---

[1] HAEBERLIN, C., O. KESTNER u. Gen.: Klin. Wschr. **1923**, 2020.
[2] JAQUET, A., u. R. STÄHELIN: Arch. f. exper. Path. **46**, 274 (1901). — WENDT, G. v.: Skand. Arch. Physiol. **24**, 247 (1911). — DURIG, A.: Wien. klin. Wschr. **1911** I, 619. — ZUNTZ, N., A. LÖWY u. Gen.: Höhenklima u. Bergwanderungen. 1906.
[3] SCHADOW, H., u. R. NOTHHAAS: Jb. Kinderheilk. **127**, 1 (1930). — SCHADOW, H.: Ebenda 2. Mitt. (1930), in Vorbereitung.
[4] Vgl. Anm. 4 auf S. 964.

rungsbedarfes im heißen Klima noch eine Reihe von anderen Ursachen führen. Einmal läßt die spezifisch-dynamische Wirkung die Calorienproduktion ja deutlich steigen. In einem heißen Klima[1] wird die spezifisch-dynamische Wirkung infolgedessen ebenso gemieden wie die Muskelarbeit, da sie zu unangenehmen Schweißausbrüchen oder zu unangenehmem Wärmegefühl führt. Weiterhin ist in einem heißen Klima ein so erheblicher Teil des Blutes aus Gründen der Wärmeregulation in der Haut, daß die Verdauungsorgane im allgemeinen schlecht versorgt sind. Dies äußert sich leicht in vermindertem Appetit. Endlich führen starke Wasserverluste und Salzverluste durch Schweiß zu einer Störung der Magensaftabsonderung, und auch dies wirkt in der gleichen Richtung wie die übrigen Einflüsse der Wärme. Aus allen diesen zum Teil recht verwickelten Ursachen pflegt die Nahrungsaufnahme und der Nahrungsbedarf in heißer Gegend niedriger zu sein als in kühler, ohne daß man, wie es schon geschehen ist, an eine ganz unmittelbare mechanische Beziehung zu denken hat.

5. Der Einfluß geistiger Arbeit auf den Calorienbedarf des Menschen.

Er ist sehr gering. Messungen des Sauerstoffbedarfs bei möglichst intensiver Gehirnarbeit im Vergleich zur Gehirnruhe haben BENEDICT, KESTNER und KNIPPING[2], CHLOPIN[3] und seinen Mitarbeitern nur eine geringe Steigerung bei geistiger Arbeit ergeben. Die Steigerung ist so gering, daß in bezug auf die erforderlichen Calorien zwischen einem produktiv Schaffenden und einem Nichtstuer kaum ein Unterschied besteht. Die Ursachen dieses Verhaltens des Gehirns sind nicht sicher. Es ist einmal an den Befund von WARBURG zu denken, wonach im Gehirn die Oxydation im Verhältnis zur Spaltung viel geringer ist als in anderen Organen. Es ist auch an den sehr starken Blutgehalt des Gehirns zu denken, der vielleicht schon in der Ruhe alle Stoffwechselprozesse hochhält. Endlich gehen ja im Gehirn nicht nur die eigentlichen geistigen Prozesse vor sich, sondern liegen auch viele Steuerungen, die bei Geistesruhe vielleicht ruhig weiterlaufen. Auch ist ja keineswegs ohne weiteres gesagt, daß seine starke seelische Tätigkeit unbedingt mit starken Verbrennungsprozessen im Gehirn verknüpft sein muß. Vor allem ist das Gehirn klein. Die Tatsache, daß intensive geistige Arbeit den Calorienbedarf des Menschen nicht wesentlich in die Höhe treibt, steht jedenfalls fest.

6. Der Einfluß der Muskelarbeit auf den Calorienbedarf des Menschen.

Die Steigerung des Sauerstoffverbrauchs und der Calorienproduktion durch Muskelarbeit ist im Grunde eine Selbstverständlichkeit und von den ersten Stoffwechselversuchen an gefunden worden. Im Laufe der Zeit ist es möglich gewesen, sowohl für die einfachen Bewegungen des Menschen, Gehen, Stehen u. dgl. als auch für gewerbliche Arbeit der verschiedensten Art, als auch endlich für die verschiedensten Arten der Leibesübungen, die Steigerung des Sauerstoffverbrauchs gegenüber der Ruhe in messenden Versuchen zu verfolgen[4]. Es ergibt sich aus allen diesen Bestimmungen, daß selbstverständlich zwischen dem

---

[1] KESTNER, O., u. W. BORCHARDT: Klin. Wschr. **1929**, 1796. — BORCHARDT, W.: ebenda **1930**, 886.

[2] KESTNER, O., u. H. W. KNIPPING: Klin. Wschr. **1922**, Nr 27. — KNIPPING, H. W.: Z. Biol. **77**, 165 (1923).

[3] CHLOPIN, S. u. Gen.: Arch. f. Hyg. **98**, 158 (1927).

[4] KESTNER, O., u. H. W. KNIPPING: Ernährung des Menschen, 3. Aufl., S. 14—18 — ferner ds. Handb. **5**; **15** I, 519 (SIMONSON) — auch Handb. Arbeitsphysiol., Kap. ATZLER u. DURIG. Originalarbeiten von WOLPERT, BENEDIKT u. Mitarbeitern, BECKER u. HÄMALÄINEN, DURIG, ATZLER u. seinen Mitarbeitern sind dort zitiert.

Sauerstoffverbrauch und der mechanischen Leistung keine einfache Proportionalität besteht, und daß zwischen den einzelnen Menschen Unterschiede vorhanden sind. Trotzdem ist es mit genügender Genauigkeit möglich, für einzelne Verrichtungen und für einzelne Berufe oder für Gruppen von Menschen brauchbare Durchschnittszahlen anzugeben, aus denen sich der Calorien- und Nahrungsbedarf dieser Menschen berechnen läßt. Über die Einschränkungen, daß der Calorienbedarf variiert werden kann, s. oben S. 955 und 958.

Zu praktischen Zwecken hat zuerst RUBNER eine Anzahl von Gruppen gebildet, in die sich die Menschen je nach ihrer Berufstätigkeit einigermaßen einteilen lassen. Spätere derartige Einteilungen von ATWATER zeigen kaum Abweichungen. In einer ersten Gruppe vereinigt RUBNER diejenigen Männer und Frauen, die keine wesentliche berufliche *körperliche* Arbeit haben, also die geistigen Arbeiter im engeren Sinne, Gelehrte, Kaufleute, Beamte u. dgl., Schreiber und Schreiberinnen, Näher und Näherinnen und viele andere.

Die zweite und dritte Gruppe umfaßt einen großen Teil der verschiedenen gewerblichen Arbeit bei Männern und Frauen, wobei die Frauen allein schon durch ihr geringeres Körpergewicht und ihre durchschnittlich geringere Körpergröße, auch durch die gewöhnlich leichtere Arbeit, im allgemeinen weniger Calorien brauchen als die Männer. Doch hat sich ergeben, daß die Haushaltungsarbeit der Frau, Fegen, Staubwischen u. dgl., verhältnismäßig viel Calorien erfordert.

In eine vierte und vielleicht fünfte Gruppe würden dann die eigentlichen Schwerarbeiter und Schwerstarbeiter zu rechnen sein.

Von grundlegender Wichtigkeit für die Ernährung des Menschen sind nun zwei Einflüsse, die sich in den letzten Jahrzehnten sehr ausgesprochen geltend gemacht haben. Der erste Einfluß ist die veränderte Arbeit des Menschen durch das Aufkommen der Maschine. Vor dem Maschinenzeitalter verrichtete der beruflich tätige Mensch in der Landwirtschaft und in den meisten Gewerben eine sehr schwere körperliche Arbeit. Das hat von jeher für alle Länder und Völker gegolten. Die Arbeit der Männer war durchschnittlich viel schwerer als die der Frauen. Aber auch die Mehrzahl der Frauen hatten in alter Zeit körperlich zu tun. Die Zahl der Menschen, die keine schwerere körperliche Arbeit leisteten, ist damals recht gering gewesen; sie bezog sich eigentlich nur auf die zahlenmäßig geringen Klassen der Wohlhabenden, der geistigen Arbeiter und des Aufsichtspersonals. Mit dem Aufkommen der Maschine ist das ganz anders geworden. Die Maschine hat dem Menschen die körperliche Arbeit zunehmend abgenommen. Infolgedessen ist in nahezu jedem Berufe die körperliche Arbeit weniger geworden, und es haben sich gleichzeitig durch die zunehmende Verwicklung der Volkswirtschaft diejenigen Berufe besonders stark vermehrt, bei denen keine körperliche Arbeit zum Berufe gehört, Beamte, Kaufleute, Schreiber usw. Der Prozeß setzt überall ein, sobald die Maschine ihren Siegeszug begann. Jede technische Verbesserung und fast jede Betriebsrationalisierung setzt geistige Arbeit und Aufmerksamkeit an die Stelle der Muskelkraft. Auch im Hause, was für Frauen wichtig ist, haben die technischen Verbesserungen eine zunehmende Verminderung der Muskelarbeit gebracht.

Der Calorienbedarf der heutigen Menschheit ist demnach sehr viel niedriger, als es früher der Fall war. Ende des vorigen Jahrhunderts rechnete man mit einem Durchschnittscalorienbedarf der Bevölkerung von etwa 3000 Calorien am Tage. Heute wird man allerhöchstens noch 2500 Calorien rechnen dürfen, in den Städten eher weniger[1]. Nur in einem wirtschaftlich wenig entwickelten

---

[1] SLOSSE u. VAN DE WEYER: Inst. Solvay **9**, 39 (1908). — HEIBERG: Skand. Arch. Physiol. **42**, 183 (1922) — Veröff. des statistischen Reichsamtes und des Hamb. statistischen Amtes in Wirtschaft u. Statistik **1929** u. **1930**.

Kirchspiele von Finnland fand TIGERSTEDT[1] noch vor wenigen Jahren Durchschnittswerte von 3600—4000 für Männer, nicht viel weniger für Frauen.

Diese Änderung der Tätigkeit des Menschen, die ja mit der Zivilisationsentwicklung unvermeidbar verknüpft ist, hat die Ernährung des Menschen vollständig verändert. Auf die Folgen für die Zusammensetzung der Nahrung wird erst unten bei dem Eiweißstoffwechsel eingegangen werden.

Diesen Folgen des Übergangs zur Maschine wirkt heute ein anderer Vorgang entgegen, nämlich die zunehmende Verbreitung der Leibesübungen. Alle diejenigen Menschen, die außerhalb ihres Berufes in irgendeiner Form der Leibesübungen schwere und schwerste körperliche Arbeit leisten, brauchen wieder mehr Calorien. Statistische Zahlen dafür liegen für Europa kaum vor, doch kann an der Tatsache kein Zweifel sein. Für Nordamerika wirkt sich die große Rolle des Sports sehr deutlich in den hohen Calorienzahlen aus, die für die studentische Ernährung ermittelt worden sind. Doch darf freilich nicht vergessen werden, daß trotz der Verbreitung des Sports er im wesentlichen nur die jüngeren Altersklassen umfaßt und spätestens vom 30. Lebensjahre wieder abnimmt. Die erste Entwicklung, die zur Senkung der Nahrungsmenge führt, muß demnach bei weitem überwiegen, und die Steigerung des Nahrungsbedarfs durch den Sport erscheint mehr als eine Milderung der Maschinenwirkung, als daß er deren Gesetzmäßigkeit aufhebt. Über Gesamtzahlen der Calorien und Nahrungsmengen s. unten S. 989.

II. Eiweißnahrung und Eiweißbedarf des Menschen.

Während es durch die Berechnung auf Calorien unschwer gelingt, alle Nahrungsmittel, die überhaupt im Körper verbrennen, auf einen gemeinsamen Nenner zu bringen, nehmen die stickstoffhaltigen Substanzen eine völlige Sonderstellung ein, da nur sie dem Baustoffwechsel dienen. Die Beobachtungen am menschlichen Brustkind haben gezeigt, daß nahezu die Hälfte des Stickstoffs der Nahrung angesetzt werden kann[2]. Bei schneller wachsenden Tieren, wie dem Kalb und dem Ferkel, können rund zwei Drittel angesetzt werden, bei den sehr schnell wachsenden kleinen Tieren vermutlich noch mehr. Im späteren Leben tritt der Baustoffwechsel gegenüber dem Erhaltungs- oder Betriebsstoffwechsel mehr zurück. Er ist aber immer vorhanden. Es sei an den Umbau der Haut (verhornende Schichten der Oberhaut, Haare, Nägel) erinnert. Es sei an die Abgabe der Geschlechtsprodukte nach außen erinnert. Den weitaus größten Teil des Baustoffwechsels machen die Umbauten im Verdauungskanal aus. Es ist in dem Abschnitt über Verdauung als Ganzes (s. S. 923 ds. Bd.) auseinandergesetzt, daß man beim erwachsenen Menschen mit einer Stickstoffabgabe von mindestens 8—16 g im Tage in den Verdauungskanal rechnen muß[3]. Diese Mengen werden regelmäßig ganz in dem Maße, wie sie ins Darmlumen entleert werden, wieder ersetzt. Es handelt sich um stickstoffhaltige Zellbestandteile oder um ganze Zellen, in beiden Fällen also um Eiweißstoffwechsel im Sinne der Ernährungslehre, die ja einem alten Brauch zufolge in der Regel stickstoffhaltige Substanz und Eiweiß gleichsetzt. In demselben Absatz ist auseinandergesetzt, daß ein sehr großer Teil dieser stickstoffhaltigen Substanz, die in den Verdauungskanal entleert wird, dort verdaut und dann wieder aufgesogen wird. Insofern könnte man annehmen, daß hier ein vollständiger Kreisprozeß stattfindet, dessen Ergebnis für den Gesamtorganismus und seinen Eiweißbedarf tatsächlich gleich Null

---

[1] TIGERSTEDT, C.: Skand. Arch. Physiol. **34**, 151 (1916).
[2] TOBLER, L., u. F. NOLL: Arch. Kinderheilk. **9**, 210 (1910).
[3] KESTNER, O.: Hoppe-Seylers Z. **130**, 208 (1923).

wäre. Diesen Standpunkt haben die Physiologen früher anscheinend gehabt, da die ganze Frage des Umbaus des Verdauungskanals bei Erörterung des Eiweißstoffwechsels niemals erwähnt wurde. Es ist aber dort auseinandergesetzt (vgl. auch S. 940), daß in Wirklichkeit die Verhältnisse aus zwei Gründen *viel* verwickelter liegen. Es handelt sich erstens um die Einwirkung der Bakterien, und zwar in doppelter Hinsicht, und es handelt sich zweitens um das Schicksal der in das Blut übergehenden Aminosäuren.

Der Stickstoffstoffwechsel, soweit er für den Organismus erforderlich ist, ist reiner Baustoffwechsel. Es sind keine Organe oder Funktionen bekannt, die etwa eine Verbrennung von Eiweiß erfordern[1]. Die Aminosäuren, die bei der Verdauung von Nahrungseiweiß entstehen, können zwar verbrannt werden, dann dienen sie dem Betriebsstoffwechsel. Aber dafür würde das Nahrungseiweiß durch Kohlehydrate voll ersetzt werden können.

Bei der Erforderlichkeit des Eiweiß müssen zwei Dinge berücksichtigt werden, zuerst das Element N und dann der Aufbau der Nahrungseiweiße aus den verschiedenen Aminosäuren. Die ältere Ernährungsphysiologie hat die verschiedenen Eiweiße für gleich oder wenigstens einigermaßen gleichwertig gehalten. Denn daß der Leim die üblichen Eiweißkörper der Nahrung nicht voll ersetzen könne, hat man längst gewußt. Man bestimmte den N in Nahrung und Ausscheidung und rechnete ihn nach dem einigermaßen willkürlichen Verhältnis 1:6,25 auf N-haltige Körpersubstanz oder Nahrungssubstanz um, die man „Eiweiß" nannte. Der Name ist geblieben. Es ist gleichgültig, daß sich in der Nahrung Stoffe befinden, die mit dem, was die physiologische Chemie Eiweiß nennt, nichts zu tun haben. Es ist auch gleichgültig, daß diese selben oder andere N-haltigen chemischen Stoffe, die kein Eiweiß sind, im menschlichen Körper vorhanden sind und sein müssen. Denn wir wissen, daß Nucleinsäure, Hämoglobin, Lecithin, Chondrosin und andere chemische Körper vom Organismus gebildet werden können, wenn ihm nur außer Kohlenstoff auch das Element Stickstoff und unter Umständen das Element Schwefel geboten wird. Ebenso steht fest, daß alles Eiweiß des Organismus aus Aminosäuren aufgebaut wird und daß die Mehrzahl der Aminosäuren aus N und einer beliebigen Kohlenstoffquelle gebildet werden können[2]. Streng bewiesen ist die Synthesemöglichkeit für Glykokoll[3], Alanin[4], Ornithin[5] und Glutamin[6]. Aber auch für Asparaginsäure, Valin und die Leucine ist sie zum mindesten äußerst wahrscheinlich, auch für Arginin und Histidin spricht das meiste dafür, Phenylalanin ist fraglich. Eine Ausnahme aber machen 5 Aminosäuren, *Tyrosin, Tryptophan*[7], *Cystin*[8], *Lysin* und *Prolin*[9], die von dem tierischen Organismus sicher nicht gebildet werden. Theoretisch scheint die Bildung aus den entsprechenden Ketosäuren möglich zu sein[10], was aber praktisch gleichgültig ist. Um so bedeutsamer ist die Nichtaufbaufähigkeit dieser 5 Aminosäuren. Denn bei Fehlen von einer von ihnen können solche Eiweiße, in denen sie vorkommen, natürlich nicht aufgebaut

[1] COHNHEIM, O.: Hoppe-Seylers Z. **46**, 9 (1905).
[2] KNOOP, F.: Münch. med. Wschr. **1926 II**, 2151. — NEUBAUER, O.: Ds. Handb. **5**, 757.
[3] MAGNUS-LEVY, A.: Biochem. Z. **6**, 523 (1907).
[4] EMBDEN, G., u. E. SCHMITZ: Biochem. Z. **29**, 423 (1910); **38**, 393 (1912).
[5] CROWDLE, J. H., u. C. P. SHERWIN: J. of biol. Chem. **55**, 365 (1923).
[6] SHIPLE, G. J., u. C. P. SHERWIN: J. amer. chem. Soc. **44**, 618 (1922).
[7] WILLCOCK, E. G., u. F. G. HOPKINS: J. of Physiol. **35**, 88 (1906).
[8] SHIPLE, G. J., A. R. ROSE u. C. P. SHERWIN: Amer. J. Physiol. **68**, 144 (1924). — MULDOOW, J. A., G. J. SHIPLE u. C. P. SHERWIN: J. of biol. Chem. **59**, 675 (1924). — G. T. u. H. B. LEWIS: Ebenda **73**, 535 (1927).
[9] SURE, B.: J. of biol. Chem. **59**, 579 (1924).
[10] JACKSON, R. W.: J. of biol. Chem. **84**, 1 (1929).

werden. Es gilt hier ein Gesetz des Minimums von derselben Schärfe, wie für die unorganischen Bestandteile der Ackererde nach LIEBIG. Ja, es scheint, daß das Gesetz vielleicht noch strenger gilt oder uns mindestens strenger erscheint, weil die absoluten Mengen größer sind als bei den unorganischen Salzen. Die Bildung der Eiweißkörper des Organismus wird daher durch diejenige Aminosäure begrenzt, die in geringster Menge vorhanden ist. Wird eine fehlende Aminosäure nur jeden zweiten Tag gegeben, nimmt die N-Ausscheidung sofort zu[1]. Alle übrigen Aminosäuren, die überschüssig da sind, können dann nicht mehr dem Baustoffwechsel dienen, sondern sind nur Brennmaterial, wie Kohlehydrate und Fette. Da im wachsenden Organismus und beim Baustoffwechsel des Erwachsenen dauernd verschiedene Eiweißkörper aufgebaut werden, so kann es praktisch vielleicht einen gewissen Aufbau und eine bestimmte Erneuerung der Verdauungs- und Geschlechtsorgane auch bei Fehlen einer Aminosäure geben, aber das bleibt dann in engsten Grenzen.

Eiweiße, denen eine oder mehrere dieser 5 Aminosäuren fehlen, genügen daher nicht zum Wachstum oder zur dauernden Lebenserhaltung[2]. Enthalten Nahrungsmittel von den in Betracht kommenden Aminosäuren eine oder die andere in einer so geringen Menge, daß sie unter dem Durchschnitt des umzubauenden Eiweißes bleibt, so haben sie nach dem Ausdruck von RUBNER eine kleinere biologische Wertigkeit. Es ist sehr bemerkenswert und für die Richtigkeit unserer Anschauung vom Eiweißstoffwechsel als einem Baustoffwechsel beweisend, daß die biologische Wertigkeit der einzelnen Eiweiße sich bei recht verschiedener Versuchsanordnung als gleich erwiesen hat. THOMAS[3] hat beim Menschen nach vorhergehenden Eiweißverlusten den kleinsten Stickstoffwert bestimmt, bei dem zur Not noch ein Stickstoffgleichgewicht zu erzielen war. Wie die einfachste Überlegung zeigt, muß man mit den geringsten Stickstoffmengen auskommen können, wenn das Eiweiß die Aminosäuren gerade in dem Maße liefert, wie sie der sich umbauende Körper selbst aufweist. Bei ganz genauer Übereinstimmung brauchte alsdann gar kein Stickstoffverlust aufzutreten, doch ist es (s. unten S. 973) oft schwierig, einen solchen Punkt genau zu ermitteln.

Das Ergebnis der Versuche war, daß das Broteiweiß nur etwa den halben Wert hat wie das Eiweiß von Fleisch und Milch. Kartoffeln standen höher als Brot, dem Fleisch recht nahe, ebenso Reis, Gemüse noch weit unter dem Brot. Die Versuche von THOMAS sind mit derselben Methodik von LAUTER[4], KRAUS[5], MARTIN und ROBISON[6] und WAGNER[7] an Gesunden und Kranken mit genau dem gleichen Ergebnis wiederholt worden. Andererseits haben MENDEL und OSBORNE[8] gesehen, mit wie wenig Eiweiß verschiedener Art bei jungen Ratten sich noch ein gutes Wachstum erzielen ließ, und sie sind dabei zu Ergebnissen gekommen, die mit den THOMASschen sich eigentlich völlig decken. Setzt man das Eiweiß von Fleisch und Milch gleich 100, so fanden sie für Reis und Kartoffeln 80, für Brot 50. OSBORNE und MENDEL vermochten bei ihrer Versuchsanordnung auch noch einzelne Eiweißkörper zu untersuchen. Sie konnten fest-

---

[1] BERG, C. P., u. W. C. ROSE: J. of biol. Chem. **82**, 479 (1929).

[2] HOPKINS, F. G., u. WILLCOCK: J. of Physiol. **35**, 88 (1906).

[3] THOMAS, K.: Arch. f. Physiol. **1909; 1910** Suppl.-Bd.

[4] LAUTER, S.: Dtsch. Arch. klin. Med. **139**, 46 (1922); **146**, 133, 323 (1925).

[5] KRAUS, E.: Dtsch. Arch. klin. Med. **150**, 13 (1926).

[6] MARTIN, C., u. R. ROBISON: Biochem. J. **16**, 407 (1922).

[7] WAGNER, R.: Z. exper. Med. **33**, 250 (1923).

[8] MENDEL, L. B., u. T. B. OSBORNE: J. of biol. Chem. **12—45** (1912—1920) — Eine zusammenfassende Darstellung ebenda **29** (1917). — MENDEL, L. B., u. H. C. CANNON: Ebenda **75**, 779 (1927). — Ferner McCOLLUM, N. SIMMONDS u. Mitarbeiter: Ebenda **29; 47**. — Eine bequeme Zusammenstellung steht bei C. J. MARTIN u. R. ROBISON: Biochemic. J. **16** (1922).

stellen, daß von den beiden Milcheiweißen das Albumin hauptsächlich wegen seines hohen Schwefelgehaltes wertvoller ist als das Casein. In der Literatur liegen noch eine größere Anzahl von Angaben für einzelne Eiweißkörper vor[1], doch lohnt es sich für die Frage der menschlichen Ernährung kaum, diese Einzelheiten heranzuziehen, denn wir nähren uns ja niemals von einem einzelnen Eiweiß oder auch nur von einem einzelnen Nahrungsmittel, wir mischen vielmehr die Nahrungsmittel, und dabei kommt es, wie zu erwarten war und wie Versuche gezeigt haben, zu einem sehr erheblichen Ausgleich, da zwei minderwertige Eiweißkörper, deren Minderwertigkeit auf dem Mangel an verschiedenen Aminosäuren beruht, sich in großem Umfange ergänzen können. So hat das Brot, dessen geringe biologische Wertigkeit eigentlich überrascht, sich als ein guter Ergänzungsstoff für andere Eiweißträger erwiesen[2]. Es erweist sich die Zweckmäßigkeit einer starken Mischung der Kost. Wenn ein einzelnes Nahrungsmittel sehr stark im Mittelpunkt der Ernährung steht, wie in einzelnen Ländern Reis oder Mais, so ist die Eiweißversorgung weniger gesichert, als wenn die allerverschiedensten Nahrungsmittel durcheinander und nacheinander gegessen werden. Nur darauf beruht es offenbar, daß trotz qualitativ recht verschiedener Nahrung die Gesamtmenge des Stickstoffs bei verschiedenen Völkern überraschend gleichmäßig gefunden worden ist.

Daß in der menschlichen Nahrung aber die erforderlichen Aminosäuren nötig sind, ist sicher, und die verschiedene biologische Wertigkeit der Eiweißkörper ist praktisch von der allergrößten Bedeutung. Bei der Frage des Eiweißminimums und -optimums wird darauf zurückgekommen (s. unten S. 973 ff).

Für das weitere Verständnis des Eiweißbedarfs und für die Deutung der verschiedenen Experimente ist weiter erforderlich, den Weg und das Schicksal der resorbierten Aminosäuren zu betrachten. Es ist abhängig von der Größe des augenblicklichen oder wohl besser des erforderlichen Baustoffwechsels. Resorbiert werden ja immer nur Aminosäuren, und zum Aufbau des Eiweiß werden auch immer nur Aminosäuren verwendet[3]. Bei Gelegenheit der spezifisch-dynamischen Wirkung, die ja von dem Kreisen der Aminosäuren im Blut abhängt, ist die entscheidende Tatsache schon besprochen (s. oben S. 955), daß das Schicksal der resorbierten Aminosäuren verschieden ist je nach dem Bedürfnis nach Eiweißansatz. Die Beobachtungen besagen, daß ein Organismus, der seit geraumer Zeit reichlich Eiweiß zugeführt erhält und der keine besonderen Gründe für einen hohen Baustoffwechsel hat, bei reichlicher Eiweißzufuhr, also bei reichlichem Einströmen von Aminosäuren ins Blut, diese Aminosäuren zu Harnstoff abbaut und ausscheidet. Unter diesen Umständen äußert sich jede Vermehrung der Eiweißzufuhr in einer Vermehrung des Harnstickstoffs. Die Harnstoffausscheidung pflegt der Eiweißzufuhr recht genau zu folgen.

Bei demselben Organismus dagegen kommt es, wenn er längere Zeit hindurch von seinem Eiweißbestande gezehrt hat, zu einem Fehlen oder Herabgehen der spezifisch-dynamischen Wirkung und zu einer Störung der Übereinstimmung zwischen Zufuhr und Ausscheidung. Eine vermehrte Zufuhr von Stickstoff wird nun nicht ausgeschieden, sondern im Körper zurückgehalten. Leider fehlen direkte Bestimmungen der Blutaminosäuren bei ein und demselben Organismus nach reichlicher und nach knapper Eiweißzufuhr. Aus dem Verhalten der spezifisch-dynamischen Wirkung wird man aber den Schluß ziehen müssen, daß unter diesen Umständen weniger Aminosäuren nach eiweißreicher Nahrung

[1] SURE, B.: Amer. J. Physiol. **61**, 1 (1922).
[2] MITCHELL, H. H., u. G. G. CARMAN: J. of biol. Chem. **68**, 183 (1926).
[3] CARY, C. A.: J. of biol. Chem. **43**, 477 (1920); **78**, 377, 399 (1928). — F. NORD: Ebenda **80**, 115 (1928). — WILHELMJ, C. M., u. J. L. BOLLMAN: Ebenda **77**, 127 (1928).

im Blute kreisen als bei einem Organismus, der vorher gut und reichlich mit Eiweiß versehen war. Die Größe der N-Ausscheidung hängt danach nicht nur von der N-Zufuhr, sondern außerdem von der voraufgegangenen Ernährung ab. Auch das erreichbare Eiweißminimum hängt durchaus davon ab, wie die vorherige Ernährung gewesen ist. Ist der menschliche Körper vor einem Versuch reichlich mit Eiweiß versorgt gewesen, so kommt man zu einem verhältnismäßig hohen Eiweißminimum. Unter diesen Umständen steigen auf eine Eiweißresorption hin die Aminosäuren des Blutes scharf an, etwa auf das Doppelte oder nahezu das Doppelte des Nüchternwertes[1]. Die Zellen des Körpers, die irgendeinen Baustoffwechsel zeigen, sind reichlich mit den Elementen für diesen Baustoffwechsel versorgt. Es geht aber immer ein größerer oder geringerer Teil des resorbierten Stickstoffs in den Harn über und es kommt außerdem zu einer deutlichen spezifisch-dynamischen Wirkung. Das Calorienbedürfnis des Organismus geht also ebenfalls in die Höhe.

Etwas völlig anderes ist der Fall, wenn der menschliche Körper vor einem Eiweißstoffwechselversuch zu wenig Eiweiß erhielt. Unter diesen Umständen steigt bei Eiweißresorption die Menge der Aminosäuren im Blute nicht oder jedenfalls weniger an. Die spezifisch-dynamische Wirkung ist niedrig. Sie kann so niedrig sein, daß die Steigerung nach Nahrungsaufnahme nur der Verdauungsarbeit entspricht. Eine eigentliche spezifisch-dynamische Wirkung fehlt dann. Im Organismus wird dann für einen etwaigen Baustoffwechsel verhältnismäßig wenig Material angeboten. Derartige Zustände sind im Experiment von THOMAS, LAUTER, SMITH[2] u. a. (s. oben S. 971) herbeigeführt worden, indem sie Menschen eine gewisse Zeit extrem eiweißarm ernährten. Sie kamen zu Mengen von etwa 4 g N-Ausscheidung im Harn, was offenbar das Minimum des Baustoffwechselbedürfnisses darstellt. RUBNER nennt das die „*Abnutzungsquote*". Ähnliche Werte sind bei Hungerkünstlern nach der 1. Nahrungsaufnahme beobachtet[3] und noch niedrigere Werte sind in Hamburg[4] und Berlin[5] im Winter 1918/19 bei solchen Menschen beobachtet, die den Krieg in der Großstadt miterlebt hatten. Gab man ihnen nun eine N-Zulage[4] von biologisch hochwertigem Eiweiß, so verschwand der übermäßig zugeführte N im Organismus. Er wurde nicht ausgeschieden, sondern für den Baustoffwechsel verwendet:

Zufuhr g N	Ausfuhr (Harn und Kot) g N
7,3	5,4
8,6	4,9
8,1	7,9
7,9	8,6
12,5	5,4
13,9	6,5
13,2	7,5
8,0	5,3

Es erhebt sich nun die Frage, welcher von den beiden Zuständen zweckmäßiger und wünschenswerter ist, der, bei dem der Organismus nahe der Abnutzungsquote ist und jede N-Zufuhr retiniert oder zum Aufbau verwendet wird, oder der, bei dem jede Menge von Aminosäuren für den Baustoffwechsel zur Verfügung steht, aber für gewöhnlich ein beträchtlicher Anteil nicht in den Baustoffwechsel eintritt, sondern verbrannt und ausgeschieden wird. Rein physio-

---

[1] LIEBESCHÜTZ-PLAUT, R., u. H. SCHADOW: Arch. klin. Med. **148**, 214 (1925).
[2] SMITH, M.: J. of biol. Chem. **68**, 15 (1926).
[3] SCHADOW, H., u. H. SEHESTEDT: Pflügers Arch. **221**, 571 (1929).
[4] KESTNER, O.: Dtsch. med. Wschr. **1919**, 235.
[5] HOESSLIN, H. v.: Arch. f. Hyg. **88**, 147 (1919).

logisch kann gar kein Zweifel sein, daß der zweite Zustand für den Menschen besser und zweckmäßiger ist. Er hat jeden Augenblick Baumaterial, sei es zum Ausgleich von N-Verlust durch Krankheit oder zur Bildung von Muskelgewebe bei Leibesübungen oder zur Bildung des Sameneiweißes oder der Abscheidung des Uterus und der Milchdrüsen. Bei Kindern und Jugendlichen ist das Wachstum an das Vorhandensein von kreisenden Aminosäuren geknüpft. Wenn trotzdem gelegentlich, freilich mehr in der halb- und gegenwissenschaftlichen als in der physiologischen Literatur, für eine starke Beschränkung der Eiweißzufuhr für die menschliche Nahrung plädiert wird, so kommen dafür besondere Gründe in Betracht:

1. Eiweißreiche Nahrung ist im allgemeinen teurer als stärkereiche und eiweißarme, insbesondere als Brot und Kartoffeln. Eine eiweißarme Nahrung wird daher aus wirtschaftlichen Gründen empfohlen.

2. Es wird behauptet, eine Eiweißzufuhr in der Höhe, wie sie für die wohlhabenden Schichten seit langem und im Laufe der Zeit für immer weitere Bevölkerungskreise üblich geworden ist, sei schädlich und die Ursache aller möglichen Krankheiten.

3. Da in früheren Zeiten die Ernährung der Mehrzahl der Menschen sicherlich eiweißärmer war als heute, vor allem ärmer an biologisch hochwertigem Eiweiß, wird geschlossen, die heutige Ernährung sei zu eiweißreich.

Die Ernährungsphysiologie wird einem Eingehen auf diese Gründe nicht aus dem Wege gehen können, wenn sie nicht darauf verzichten will, sich überhaupt mit der praktischen Ernährung zu befassen. Wenn man die tatsächlich vorliegende Ernährung beobachtet, so sieht man, daß Zustände mit niedrigem Eiweißminimum öfters bestanden haben und auch noch bestehen. Sie sind also offenbar mit dem Leben des Menschen verträglich.

Die zweite und dritte Frage sind kurz zu beantworten. Die Behauptung, viel Eiweiß sei schädlich, wird völlig beweislos erhoben. Irgendwelche physiologischen Gründe für eine Beschränkung der Stickstoffzufuhr in der Nahrung sind noch niemals angeführt worden. Weder ist jemals in einem Experiment die Schädlichkeit einer Stickstoffzufuhr, die etwa der landesüblichen entspricht, nachgewiesen worden, noch läßt sich statistisch durch irgendwelche bekannten Tatsachen auch nur wahrscheinlich machen, daß bei Menschen mit reichlicherer Eiweißzufuhr irgendwelche Krankheiten häufiger auftreten als bei solchen mit geringer Eiweißzufuhr. In guten und sorgfältig durchgeführten Tierversuchen[1] sind Ratten mit ganz übertrieben hohen Eiweißmengen über mehrere Generationen ernährt worden. Die Nieren wurden größer, der Reststickstoff im Blut stieg an, aber es ließ sich keine Schädigung der Nieren, der Arterien oder irgendeines anderen Organs nachweisen. Bei Eskimos, die in ihrer Umwelt keine eßbaren Pflanzen haben und auf Jagdbeute angewiesen sind (von Pflanzennahrung und Kohlehydraten bekommen sie nur gelegentlich kleine Mengen aus den dänischen Stationen), berichtet KROGH[2] N-Mengen von 34—85 g pro die ohne jede Schädigung. DU BOIS und TOLSTOI[3] haben 2 Nordamerikaner 1 Jahr hindurch ausschließlich mit Fleisch ernährt (120—140 g Eiweiß und 2600—3000 Calorien) und keinerlei schädliche Folgen gesehen. Blutzuckergehalt, Rest-N, Alkalireserve und Mineralbestandteile blieben normal, der Blut-Cholesterin stieg

---

[1] POLVOGT, L. M., E. V. McCOLLUM u. N. SIMMONDS: Bull. Hopkins Hosp. **34**, 168 (1923). — OSBORNE, T. B., u. L. B. MENDEL: J. of biol. Chem. **59**, 13 (1924). — OSBORNE, T. B., L. B. MENDEL, E. A. PARK u. M. C. WINTERNITZ: J. of biol. Chem. **71**, 317 (1927). — JACKSON jr., H., u. M. D. RIGGS: Ebenda **67**, 101 (1926).

[2] KROGH, A. u. M.: Medd. on Gronland **51**, 1 (1915).

[3] TOLSTOI, E.: J. of biol. Chem. **83**, 747, 753 (1929). Auch McCLELLAN: Klin. Wschr. **1930**, 931. — O. KESTNER: Ebenda **1930**, 1257.

auf sehr hohe Werte, ohne daß sich an Blutdruck, Kreislauf, Arterien, Nieren bei genauester Untersuchung irgend etwas Krankhaftes fand. Auch die Erfahrungen von Jahrhunderten über die gute Gesundheit und das Wohlbefinden der eiweißreich ernährten wohlhabenden Klassen der Menschheit lassen jedenfalls sehr scharfe Beweise von dem verlangen, der gegen diese Ernährung Widerspruch erhebt. Der Augenschein ist ganz gegen ihn. Eine Ausnahme machen vielleicht die eigentümlichen Verhältnisse beim Pankreas, die mit Entstehung und Vorkommen des Diabetes zusammenhängen. COHNHEIM und KLEE[1] und RABE[2] haben gezeigt, daß eine starke Beanspruchung des Pankreas als Verdauungsdrüse dem Pankreas als Insulinlieferanten nicht gut bekommt. Das bedeutet, daß bei einer Nahrung, die sehr viel Pankreassaft strömen läßt, eine größere Gefahr vorhanden ist, an Diabetes zu erkranken. Auf Fleisch und Milch wird verhältnismäßig viel Pankreassaft abgesondert, auf Suppen, Breie, Gemüse und grobes Brot weniger. Das würde heißen, daß die Speisen mit viel biologisch wertvollem Eiweiß für das Pankreas nicht günstig sind und die praktischen Erfahrungen sprechen dafür, daß dieser Zusammenhang besteht. Schwere, schon in der Jugend sich entwickelnde Formen des Diabetes kommen in allen Schichten der Bevölkerung vor. Die mittleren und leichteren Formen des Diabetes, die sich erst im höheren Alter entwickeln, sind nach aller ärztlichen Erfahrung bei Wohlhabenden erheblich häufiger als in den ärmeren Schichten, und es ist anzunehmen, daß das mit der anderen Ernährung zusammenhängt. Auch die anscheinend größere Häufigkeit des Diabetes in Nordamerika und das Herabgehen der Diabeteszahlen während des Krieges werden in demselben Sinne zu verwerten sein. Wir hätten hier also buchstäblich den einzigen Grund, der gegen die Umstellung der Ernährung, wie sie durch die heutige Lebens- und Arbeitsweise bedingt wird, sprechen könnte. Ob es sich hier um eine Übergangserscheinung handelt, läßt sich nicht sagen. Es sei auch noch darauf hingewiesen, daß die Pankreassaftabsonderung nicht durch das Eiweiß hervorgerufen wird, sondern beim Fleisch durch die Extraktivstoffe, bei allem Gebratenen durch die Röstprodukte und endlich durch das Fett (vgl. S. 907 u. 921). Dem dritten Einwand, der sich auf die andere Ernährung der Masse der Bevölkerung in früherer Zeit stützt, liegt eine Verkennung der Gesetze zugrunde, nach denen sich die menschliche Ernährung seit Beginn des Maschinenzeitalters hat wandeln müssen. Es wird davon unten eingehend die Rede sein (S. 985). Es bleibt der wirtschaftliche Gesichtspunkt. Denn wenigstens unter den heute und schon seit langem in allen Kulturländern bestehenden Verhältnissen würde die Einschränkung der N-Nahrung eine starke wirtschaftliche Ersparnis bedeuten, und es ist scharf zu prüfen, ob sie nicht möglich ist. Dabei muß man sich freilich klar werden, daß dieses ein rein wirtschaftlicher Gesichtspunkt ist. Man darf sich nicht, wie dies schon geschehen ist, auf den Standpunkt stellen, daß die gesteigerte Verbrennung nach Eiweißzufuhr und die gesteigerte Ausfuhr nach gesteigerter Eiweißzufuhr eine Verschwendung sei, und daß es besser sei, wenn der Körper mit dem Nahrungseiweiß sparsam umgehe. Wenn wir so folgern, wenden wir auf die Verhältnisse des Eiweißstoffwechsels menschlich-psychologische Begriffe und menschliche Werturteile an, was ebenso widersinnig wäre, als wenn man der Natur Verschwendungssucht vorwerfen wollte, weil sie mehr Sperma entstehen läßt, als für die einzelne Befruchtung erforderlich ist. Aber der menschlich-wirtschaftliche Gesichtspunkt genügt.

Dabei ist zunächst die Frage aufzuwerfen, ob wir überhaupt imstande sind, entweder die Menge des erforderlichen N im ganzen oder die Menge der unauf-

---

[1] COHNHEIM, O., u. P. KLEE: Hoppe-Seylers Z. 78, 464 (1912).
[2] RABE, F.: Dtsch. med. Wschr. 1927, Nr. 17. — Vgl. E. RANDNER: Diätetik der Diabetes nach der nordischen Literatur. Hamburger med. Dissertation 1926.

baubaren Aminosäuren, d. h. die N-Menge, unter Berücksichtigung der verschiedenen biologischen Wertigkeit des Nahrungseiweißes, anzugeben. Die Frage ist identisch mit der, ob wir die Größe des menschlichen Baustoffwechsels angeben können, der in gewisser Hinsicht alle Organe betrifft, aber nur bei der Haut, den Geschlechtsorganen und den Verdauungsorganen erheblich ist. Das ist leider nicht der Fall. Der Stickstoff, der von der Körperoberfläche zu Verlust geht, ist in keinem Falle bestimmt worden. Er ist, soweit wir wissen oder schätzen können, gering, außer bei schwerer Muskelarbeit (Sport!), wobei N-Abgaben mit dem Schweiß von 1 g N pro Tag gemessen sind[1]. Die N-Abgaben für Haare, Nägel, Hautschuppen sind absolut sicher nicht hoch. Aber es handelt sich in den Keratinen um Eiweißkörper, die ganz anders gebaut sind als sonst die Eiweißkörper des Körpers, mit 18% Cystin und 4—5% Tyrosin[2]. Es muß also, da Cystin und Tyrosin zu den unaufbaubaren Aminosäuren gehören, mit jeder Menge Keratin eine sehr viel größere Menge Stickstoff im Körper verbraucht werden. Ferner ist niemals das Sameneiweiß bestimmt worden. Es handelt sich bei den Stoffwechselversuchen zur Ermittlung des Eiweißbedarfs ausschließlich um Männer. Über die Aminosäurenzusammensetzung der männlichen Ejaculate wissen wir nichts. Auch über die Gesamtmenge liegen nur ganz unsichere Schätzungen vor, vermutlich bestehen sehr große Unterschiede. Vielleicht handelt es sich um Eiweißkörper, die dem Nahrungseiweiß und Verdauungseiweiß ähnlich sind, vielleicht um solche ganz anderen Aufbaus. Im letzteren Falle würde jede Samenentleerung wieder zu einer starken Ausscheidung von anderem Stickstoff führen. Den stärksten Baustoffwechsel zeigen die Verdauungsorgane. Aber es ist in dem Abschnitt Verdauung als Ganzes (ds. Band S. 939) energisch darauf hingewiesen, daß die Größe des Baustoffwechsels nicht nur von den Verdauungsorganen allein abhängt, sondern auch sehr stark durch die symbiotisch dort lebenden Bakterien beeinflußt wird. Dort ist auseinandergesetzt, daß die Bakterien auf zweierlei Weise in den Eiweißstoffwechsel eingreifen können; einmal zerlegen sie diejenigen Aminosäuren, die der Organismus der höheren Tiere nicht aufbauen kann. Dann fehlen in dem Nahrungseiweiß oder in dem Verdauungseiweiß bestimmte Aminosäuren, die für den Baustoffwechsel notwendig sind, damit kann alles übrige Eiweiß nur verbrannt werden und Calorien liefern, kann aber nicht zum Baustoffwechsel dienen. Daß von den Aminosäuren des Eiweißes, die nicht aufbaubar sind, die Bakterien einen gewissen Teil verändern, das beweist das Auftreten von Schwefelwasserstoff, Mercaptan und Skatol im Dickdarm, das beweisen die gepaarten Schwefelsäuren und gepaarten Glykuronsäuren des Harns, das beweisen die Harnfarbstoffe, die sich vom Indol ableiten. Wie groß der Anteil des Nahrungseiweißes und des Verdauungseiweißes, der auf diese Weise verloren geht, in Wirklichkeit ist, das wissen wir nicht. Die Menge der Abkömmlinge des Tyrosins und Tryptophans sind aber so hoch, daß man diese Mengen nicht unterschätzen darf. Vor allem muß man bei der Rechnung wieder berücksichtigen, daß die Eiweißkörper der Nahrung selten mehr als 4—5% Tryptophan enthalten, meist viel weniger; geht auch nur ein Viertel dieses Tryptophans durch die Bakterien verloren, so ist auch ein Viertel des gesamten Eiweißstickstoffs für den Baustoffwechsel ausgeschaltet. Die Wirkung der Bakterien erstreckt sich also erheblich weiter, als man etwa nach der geringen Stickstoffmenge annehmen könnte, die unmittelbar in den aromatischen Aminosäuren vorkommt. Über die Menge dieser Stickstoffverluste fehlt uns vor allem deshalb jede Schätzung, weil die Aminosäuren-

---

[1] Cramer, E.: Arch. f. Hyg. **10**, 231 (1890). — Löwy, A.: Arch. (Anat. u.) Physiol. **1901**, 299.

[2] Kestner, O.: Chemie der Eiweißkörper. 4. Aufl. 274 (1925).

zusammensetzung des Eiweißes der Verdauungssäfte und der Dünndarmzellen uns völlig unbekannt ist.

Zum anderen wirken die Bakterien dieser Zerstörung von Eiweiß dadurch entgegen, daß sie ihre eigene Leibessubstanz aus beliebigem Material aufbauen können. In welchem Umfange die Verdauungssäfte des Menschen die Bakterien seines Verdauungskanals auflösen können, darüber wissen wir verhältnismäßig auch sehr wenig. Im oberen Dünndarm und im Magen werden Bakterien ohne weiteres verdaut, aber da sind sehr wenige vorhanden. Im unteren Dünndarm und im Dickdarm erfolgt die Verdauung vermutlich in sehr viel geringerem Maße. Doch wollen wir nicht vergessen, daß die Menge der Bakterien, die wir etwa in dem Darminhalt und im Kot finden, immer nur einen Mindestwert darstellen; vielleicht sind viel mehr gewachsen, aber aufgelöst worden. Auch hier fehlt uns jeder Anhalt. Unter diesen Umständen wird man zunächst damit rechnen müssen, daß im Eiweißbedarf zwischen den einzelnen Menschen große Unterschiede bestehen. Wissen wir doch z. B., daß die Darmgröße je nach der Ernährung während der Kindheit sehr verschieden ist (vgl. ds. Band S. 932 u. unten S. 1012). Auch für individuelle Unterschiede in der Darmflora spricht viel.

Ferner ist ein weiterer Mangel in der Erkenntnis, daß wir den Mechanismus nicht genügend kennen, mittels dessen sich der menschliche Körper N, d. h. Aminosäuren verschafft, wenn sie ihm nicht in genügender Menge in der Nahrung angeboten werden. Der Baustoffwechsel der Organe, die einen deutlichen Umbau zeigen, läuft offensichtlich recht lange weiter. Die Abscheidung der Verdauungssäfte wird durch mangelhafte Ernährung z. B. nicht gestört[1]. Der Baustoffwechsel der Genitalorgane wird auch erst spät gestört, wenn auch das Sinken des Geschlechtstriebes und die Fälle von Amenorrhöe während der Hungerzeit im Kriege ein gewisses Abnehmen der Tätigkeit zeigen. Von einer Störung des Wachstums der Haare und Nägel ist gar nichts bekannt. Das heißt also, daß sich der Organismus die erforderlichen Aminosäuren anderswoher verschaffen muß, und dahin gehört offenbar die starke Gewichts- und Dickenabnahme der Muskeln. Die berühmte Untersuchung MIESCHERS am Lachs, der Keimdrüsen und Geschlechtsprodukte aus einschmelzenden Muskeln aufbaut, sind ein klares Beispiel, aber gerade das Einschmelzen und sein Zustandekommen sind eben nicht analysiert. Gehen Teile des Muskels bei Eiweißhunger zugrunde und werden sie abgebaut? Oder hat auch der Muskel, wovon wir sonst nichts wissen, einen Baustoffwechsel, der nur hinter dem der lebenswichtigeren Organe rangiert? Und wie wird diese Reihenfolge bestimmt? Beruht sie vielleicht einfach auf der verschiedenen Größe des Baustoffwechsels, zu dem die Aminosäuren hindiffundieren?. Sicher zeigt sich das Abfallen der nicht für den Baustoffwechsel brauchbaren Aminosäuren in den lange andauernden N-Verlusten während mangelnder Eiweißzufuhr. Diese Verluste setzen sofort ein, wenn N-Mangel auftritt. Es muß sich also um einen durchaus glatt arbeitenden Mechanismus handeln.

Bei dieser starken Unkenntnis der wichtigsten Grundlagen bleibt uns heute nichts anderes übrig, als empirisch festzustellen, wieviel die verschiedenen Menschen Stickstoff zu sich nehmen und was geschieht, wenn ein Mensch weniger Stickstoff zu sich nimmt. Was das erstere anlangt, die Feststellung der tatsächlich frei gewählten Nahrung, so hat sich durch sehr zahlreiche Untersuchungen in den verschiedensten Ländern immer wieder herausgestellt, daß die meisten Menschen auffallend gleichviel Stickstoff in der Nahrung haben. Man findet selten unter 14—15 g Stickstoff am Tage, und wo man weniger findet, handelt es sich fast immer um Menschen, bei denen man nach ihrem ganzen Verhalten

---

[1] PAWLOW, J. P.: Arbeit der Verdauungsdrüsen 1899. — COHNHEIM, O.: Münch. med. Wschr. **1902**, 2173. — NEVER, H.: Pflügers Arch. **219**, 554 (1928); **224**, 787 (1930).

nicht den Eindruck hat, daß sie richtig ernährt sind. Bemerkenswert ist auch die Änderung des Nahrungsstickstoffs im Laufe des 19. Jahrhunderts. Bei Beginn der Industrieentwicklung in Europa hatten die wohlhabenden Klassen eine Eiweißzufuhr von 15 g Stickstoff und mehr, die Arbeiterbevölkerung der Industriegebiete hatte erheblich weniger Stickstoff in der Nahrung. Mit der Verbesserung der Lebenshaltung näherte sich die Ernährung der Industriearbeiter immer mehr der Ernährung des Wohlhabenden. An dieser statistischen Tatsache wird man nicht vorübergehen können.

Die historische Entwicklung der Lehre von der Eiweißernährung ist so gelaufen, daß gleich zu Beginn der wissenschaftlichen Ernährungsuntersuchungen CARL V. VOIT auf Grund verhältnismäßig recht weniger Beobachtungen in seiner Umgebung die Forderung aufgestellt hat, man müsse dem erwachsenen Menschen nicht unter 16 g aufsaugbaren Stickstoffs am Tage geben. Die Grundlage dieser VOITschen Lehre war sehr schmal, sie ist aber durch Jahrzehnte hindurch von der Praxis in allen europäischen Ländern ohne weiteres befolgt worden und Millionen von Soldaten, Gefangenen, Krankenhausinsassen u. dgl. sind nach diesem VOITschen Maß ernährt worden. Praktisch hat sich ergeben, daß sie bei dieser Ernährung gesund blieben und gediehen. Es handelt sich um ein solches Riesenexperiment, daß man nicht an ihm vorübergehen darf. Immerhin ist natürlich die Frage voll berechtigt, ob die Menge der Eiweißnahrung verringert werden kann. Dementsprechend sind etwa seit dem Anfang dieses Jahrhunderts wiederholt Versuche gemacht worden, experimentell festzustellen, ob sich mit einer niedrigeren N-Menge auch noch ein Gleichgewicht erzielen ließe. Die wichtigsten, weil am längsten dauernden Versuche stammen von R. O. NEUMANN[1], CHITTENDEN[2] und BENEDICT[3] und ihren Mitarbeitern. Über ältere Versuche s. O. COHNHEIM, Physiologie der Verdauung und Ernährung, S. 444. NEUMANN experimentierte an sich, CHITTENDEN und BENEDICT an einer größeren Anzahl Versuchspersonen. Die letzten beiden Experimente sind alle nach einem recht einheitlichen Schema angestellt worden, in dem die Menge des Nahrungsstickstoffs auf einmal oder in Absätzen so lange verringert wurde, bis man auf ein Minimum kam, bei dem der Mensch in längeren Zeiträumen in Stickstoffgleichgewicht kam. Verglichen wurde der Stickstoff der Nahrung einerseits, von Harn und Kot andererseits. Geschlechtsprodukte und Hautabgaben sind nie bestimmt worden, ebensowenig N-Abgaben durch Schleim und Speichel. Die Versuche sind also alle im Grunde etwas zu günstig berechnet. NEUMANN kam nach längerer Versuchsdauer mit 12 g N, davon die Hälfte biologisch hochwertig, in ein knappes N-Gleichgewicht. Bei CHITTENDENS Versuchspersonen zeigten sich starke Unterschiede. Die Mehrzahl der Menschen brauchten etwa 12—13 g für ein knappes N-Gleichgewicht. BENEDICTS Versuchspersonen verhielten sich ähnlich. Die N-Abgabe durch den Schweiß kann bei einem Teil der amerikanischen Versuchspersonen eine gewisse Rolle gespielt haben. Eine erhebliche Zahl kam erst bei einem Stickstoffgehalt von 15 g in ein solches Gleichgewicht, daß auch noch für die Abgaben der Haut und der Geschlechtsorgane ein gewisser Überschuß blieb. Ein Teil der Autoren hat versucht, aus ihren Zahlen andere Schlüsse zu ziehen, aber eine unvoreingenommene Betrachtung läßt erkennen, wie gering das Ausmaß von Bewegungsfreiheit ist, das der Baustoffwechsel des Körpers dem Menschen in der Auswahl seiner stickstoffhaltigen Nahrung läßt. Noch entscheidender ist das jahrelang dauernde Massenexperiment der Kriegsernährung

---

[1] NEUMANN, R. O.: Arch. f. Hyg. **45**, 1 (1902).
[2] CHITTENDEN, R. H.: Physiological Economy in Nutrition. London 1905.
[3] BENEDICT, F. G. u. Mitarbeiter: Human vitality and afficiency. Carnegie Inst. Publ. Nr 280 (1919).

in den deutschen Städten[1]. Es ist schon erwähnt, daß im Winter 1918/19 in HAMBURG[2] und Berlin[3] viel niedrige Zahlen für Stickstoffnahrung und Stickstoffausscheidung beobachtet sind, als bei den angeführten Versuchen. Dabei ist aus diesen weit unter dem gewöhnlichen und landesüblichen liegenden Mengen sogar N-Ansatz erfolgt. Damit und mit den älteren Zahlen von v. RECHENBERG[4] und von ALBERTONI und ROSSI[5] ist der Beweis erbracht, daß der Mensch auch mit weniger N und mit ganz wenig biologisch hochwertigem Eiweiß leben kann. Es ist nur die Frage, ob die Physiologie gerade nach diesen Versuchen und Erfahrungen dazu raten kann.

RUBNER hat immer betont, daß es verschiedene physiologische Eiweißminima gibt. Er hat aber ebenso auch betont, daß es neben diesen verschiedenen physiologischen Eiweißminimis noch ein hygienisches Eiweißminimum gibt. Das soll heißen, daß es für die Gesundheit vorteilhafter ist, nicht das kleinste mögliche Eiweißminimum zu verwenden, sondern ein anderes. Physiologisch ist zunächst zu sagen, daß der starke, ganz regelmäßige immer beobachtete N-Ansatz[6] bei vermehrter N-Zufuhr, nachdem sie eine Zeitlang niedrig gewesen war, für die Notwendigkeit dieser stärkeren N-Zufuhr spricht. Denn wir kennen einen solchen „Ansatz" nur beim Wachstum oder bei Ergänzung von Verlusten. Bei der Rekonvaleszenz bei zehrenden Krankheiten, bei Hämoglobinersatz, beim Eisen und beim Chlor ist das völlig deutlich, und wir kennen keinen einzigen Fall einer starken regelmäßigen Retention ohne physiologisches Bedürfnis.

Entscheidend sind für die Zweckmäßigkeit oder Unzweckmäßigkeit einer solchen Bestrebung die hygienischen Beobachtungen während dieser Zeit der extremen Eiweißminima. Sie sprechen bestimmt dafür, daß eine solche äußerste Sparsamkeit in bezug auf das Eiweiß denkbar unzweckmäßig ist. Dabei soll von schweren Folgen extremen Eiweißmangels ganz abgesehen werden, wie den Hungerödemen[7], die übrigens auch bei Ratten durch eine sehr eiweißarme, an Calorien aber genügende Nahrung hervorzurufen sind[8]. Denn so geringe Mengen will ja niemand geben. Aber die starke Zunahme der Tuberkulose, die schlechte Wundheilung sind ebenso klare Beweise wie die Arbeitsunlust und der gesamte psychologisch wenig erfreuliche Zustand des Menschen. Bedenklich war vor allem die geringe körperliche und geistige Leistungsfähigkeit und die leichte Ermüdbarkeit[6]. Bei den armen Abruzzenbewohnern von ALBERTONI und ROSSI waren auch Hämoglobingehalt und Muskelkraft unterwertig. Sehr viele Beobachtungen sprechen auch für einen starken Rückgang des Sexualtriebes. Bemerkenswert sind die Erfahrungen, die BENEDICT bei den Studenten gemacht hat, die freiwillig eiweißarm gegessen haben. Auf die Stickstoffverluste darf dabei nicht der entscheidende Wert gelegt werden, da sie bei längerer Dauer der Versuche nach den deutschen Erfahrungen wahrscheinlich verschwunden wären. Viel wichtiger sind auch hier die psychologischen Erfahrungen. Alle diese Studenten beobachteten an sich selbst, daß

---

[1] JANSEN, W. H.: Dtsch. Arch. klin. Med. **124**, 1 (1917).

[2] KESTNER, O.: Dtsch. med. Wschr. **1919**, 235.

[3] HOESLIN, H. v.: Arch. f. Hyg. **88**, 147 (1919).

[4] v. RECHENBERG: Ernährung der Handweber. Leipzig 1890.

[5] ALBERTONI P. u. F. ROSSI: Arch. f. exper. Path. Suppl. Schmiedeberg-Festschrift **1908**, 29. Daselbst Literatur.

[6] JANSEN, W. H.: Dtsch. Arch. klin. Med. **124**, 1 (1917). — KESTNER, O.: Dtsch. med. Wschr. **1919**, 235. — ALBERTONI, P., u. F. ROSSI: l. c. — RUBNER, M.: Z. exper. Med. **72**, 99 (1930).

[7] BÜRGER, E.: Erg. inn. Med. **18**, 189 (1920). — JANSEN, W. H.: Dtsch. Arch. klin. Med. **131**, 144, 330 (1920). — RUMPEL, T., u. A. V. KNACK: Dtsch. med. Wschr. **1916**, Nr 44—47. — ENGEL, C.: Münch. med. Wschr. **1917**, 1460. — KESTNER, O., u. C. RENNEN: Arch. Schiffs- u. Tropenhyg. **23**, 148 (1919).

[8] FRISCH, R. A., L. B. MENDEL u. J. P. PETERS: J. of biol. Chem. **84**, 167 (1929).

ihr Geschlechtstrieb abnahm, und daß außerdem alle diejenigen Handlungen, zu denen besonderer Willensantrieb erforderlich ist, weniger vollkommen ausgeführt wurden. Nach den Beobachtungen der Sportleiter zeigten sie bei den Leibesübungen weniger „pep", wir würden sagen weniger Schneid oder weniger Mumm. Sie gingen freiwillig weniger und alle angestellten psychologischen Untersuchungen fielen in dem gleichen Sinne verminderten Willensantriebes aus. Ein besonders deutliches Merkmal war der verminderte Geschlechtstrieb, auch in seinen geistigen Auswirkungen. Damit stehen aber psychische Wirkungen in Beziehung, die kaum erwünscht sind. Schiller sagt:

> Aus eben diesem Schöpferfluß,
> Woraus wir Menschen werden,
> Quillt Götterkraft und Genius,
> Was mächtig ist auf Erden.

Man wird, ohne über die Grenzen der Erfahrung herauszugehen, sagen können, daß für die Ernährung eines Volkes, das nicht im Überfluß ist, zwei Möglichkeiten bestehen. Entweder kann man die Eiweißnahrung stark beschränken; dabei werden die Menschen nicht sterben, man wird aber erleben, daß ihre Leistungsfähigkeit auf den verschiedensten Gebieten langsam abnimmt. Man wird ein sparsames, dürftig lebendes Geschlecht erziehen, das den Wettkampf mit glücklicheren Völkern nicht unter gleichen Bedingungen aufnehmen kann. Oder aber man beschränkt die Nahrung nicht, sondern sucht jedem Menschen soviel von der ihm am besten zusagenden Nahrung zu geben, wie irgend möglich. Bei dem Geschmack nahezu aller Menschen wird man dann ungefähr auf den Eiweißreichtum kommen, den alle Kulturvölker in ihrer Nahrung in reichen Zeiten hatten. Dann muß man versuchen, sich auf irgendeine Weise möglichst viel geeignete Lebensmittel zu verschaffen und das durch höchste Steigerung der menschlichen Leistungsfähigkeit zu erzielen suchen. Es ist ebenso wie bei dem einzelnen für ein Volk Sache des Temperaments und der Weltanschauung, ob es sein Schicksal dadurch verbessern will, daß es seine Ausgaben beschränkt oder dadurch, daß es seine Einnahmen möglichst steigert. Die Erfahrung lehrt, daß durch sparsame Ernährung ein Volk oder eine Generation von gerechten Kammachern erstehen kann, daß man aber frischere, körperlich und geistig leistungsfähigere Menschen sicherlich besser bei reichlicher und hochwertiger Eiweißnahrung erzielen wird. Es ist, wie gesagt, Weltanschauungssache, was von beiden man vorzieht. Sicher ist aber, und auch das muß betont werden, daß der menschliche Organismus vorübergehend mit weniger N auskommen kann. Hierbei wie bei jedem Vorschreiben von Nahrung für Menschen ist zu beachten, daß der menschliche Körper über Vorräte an Eiweiß verfügt. Einmal kann Eiweiß nach den Untersuchungen von Berg[1] in der Leber in derselben Weise gespeichert werden, wie Glykogen oder Fett; da man dieses Eiweiß chemisch von dem Zelleiweiß nicht unterscheiden kann, sind wir über seine Menge nicht unterrichtet. Ferner kann der Organismus zweifellos ziemlich erhebliche Abgaben von seiner lebenden Substanz vertragen, ohne sofort Schaden zu nehmen. Die oben angeführten Schädigungen treten erst nach langdauernden Stickstoffverlusten ein. Sobald es zu Stickstoffverlusten gekommen ist, wird bei reichlichem Angebot von Stickstoff der Stickstoff sofort zurückgehalten. Die praktische Folgerung ist, daß in kurzen Zeiträumen die Eiweißzufuhr sehr starken Schwankungen unterliegen kann, ohne daß das den Körper nachweisbar stört. Nur in längeren Zeiträumen muß der Durchschnitt zureichen. In dieser Beziehung sind von außerordentlichem Interesse die Versuche, die Benedict und

---

[1] Berg, W.: Pflügers Arch. **194**, 102 (1921); **195**, 543 (1922).

RITZMAN[1] nicht am Menschen gemacht haben, sondern an Ochsen und bei denen sich der Ausgleich selbst großer Verluste von Muskulatur und sonstiger lebendiger Substanz in kurzer Zeit sehr deutlich zeigte. Schwerste Unterernährung eines ganzen Winters konnte in einem Weidesommer restlos ausgeglichen werden. Freilich scheint der Organismus des Wiederkäuers ohnedies stärkeren Baustoffwechsel zu haben als der Mensch. Bei der großen Bedeutung der Pansenbakterien für den N-Stoffwechsel des Wiederkäuers (ds. Band S. 941) kann er ja offenbar Eiweiß aus jeder N-Quelle aufbauen[2]. Aber auch die deutschen Kriegs- und Nachkriegserfahrungen wird man in derselben Weise verwerten können. Vielleicht ist es möglich, diese Fähigkeit des Organismus in dem Sinne therapeutisch zu verwerten, daß man durch vorübergehenden Eiweißhunger Umbau und Regeneration erzwingt. Gewisse Diät- und Sanatoriumserfahrungen sprechen in diesem Sinne. Nur handelt es sich natürlich um vorübergehende Einwirkung. Die gute Bekömmlichkeit solcher Unterernährungskuren trägt offenbar zur Popularisierung der Bestrebungen bei, die Eiweißmenge in der täglichen Nahrung herabzusetzen.

Hinter dem Wunsche nach einer Beschränkung der Eiweißnahrung auf Werte, bei denen es zunächst zu sehr starken Stickstoffverlusten kommt, stecken aber gewöhnlich noch andere Gedankengänge. Es wird angeführt, daß ja in früheren Zeiten die Menschen mit einer verhältnismäßig eiweißarmen Kost ausgekommen sind. Es wird aber dabei, wie im nächsten Absatz (s. unten S. 985) auszuführen ist, nicht an den Unterschied in der Arbeitsweise zwischen dem heutigen Maschinenzeitalter und den alten Zeiten der Muskelarbeit gedacht. Es kommen in dem Streben nach einer Zurückschraubung der Art der Ernährung Stimmungen zum Ausdruck, wie sie zuerst bei ROUSSEAU mit seiner Verherrlichung des Bauern, des Wilden und des Naturzustandes zu lesen sind. Es tritt die Abneigung gegen die großstädtische und Industrieentwicklung hinzu. Es tritt auch, oft vielleicht unbewußt, die Sorge hinzu, das Volk der Fabriken und der Städte möge weniger kriegstüchtig sein als es früher Bauernvölker waren. Man muß bei dem Wunsche nach der eiweißarmen Ernährung allzu oft an die Lehre von der Degeneration des Menschen durch die Zivilisation denken. Einfache Ernährung soll Rückkehr zur Natur bedeuten. Diese ganze Stimmung, die eine Zeitlang sehr verbreitet war, ist durch die Erfahrungen des Krieges klar und deutlich als falsch erwiesen worden. Das Gerede von der Degeneration des Menschen durch die Zivilisation stammt nicht aus der Wissenschaft, sondern aus dem Literaturcafé und ist durch keinerlei Erfahrung gestützt. Gerade die höchststehenden Völker mit der entwickelsten Volkswirtschaft sind am kriegstüchtigsten gewesen. Die ganze Überlegung steht durchaus jenseits der wissenschaftlichen Diskussion.

Wirtschaftlich kommt im Gegenteil unter bestimmten Umständen, d. h. bei einer sparsamen und möglichst rationellen Ausnutzung der auf einer gegebenen Fläche erzeugbaren Nahrung noch folgender Gesichtspunkt hinzu: Grobes Brot wird beim Menschen in seinen Calorien schlechter ausgenutzt als Feinbrot. Der Unterschied ist aber nicht sehr groß und würde keinen Anlaß zu irgendwelchen Erwägungen geben. Die Ausnutzung des Stickstoffs ist dagegen sehr verschieden. Zumal bei grobem Roggenbrot ist die Stickstoffausnutzung sehr schlecht und diejenigen Mengen, die beim Menschen als Kot ausgeschieden werden, gehen ja im wesentlichen verloren. Wenn man aber nur das feine Mehl ohne Kleie, zumal das feine Weizenmehl dem Menschen zu essen gibt und die Kleie an das Vieh

---

[1] BENEDICT, F. G., u. E. G. RITZMAN: Carnegie Inst. Publ. Nr 324.
[2] SCHLIEPHAKE, E.: Biochem. Z. **190**, 59 (1927). Daselbst Literatur. — MÜLLER, MAX: Pflügers Arch. **112**, 245 (1906).

verfüttert, so wird die Kleie verwertet und kommt dem Menschen als Milcheiweiß oder Fleischeiweiß auf dem Wege über das Vieh zu einem beträchtlichen Teile zugute. Rubner[1] hat das in sorgfältigen Versuchen kürzlich scharf bewiesen. Es ist also zweckmäßiger, wenn man die Kleie an das Vieh verfüttert, als wenn man sie selbst ißt. Der Mensch erhält dann aus der gleichen Roggenmenge eine größere Menge verwertbaren Stickstoff.

In dies Gebiet gehören die Beobachtungen, die Tigerstedt[2] über die Ernährung der Frauen gemacht hat. Die ganze Ernährung ist auf den schwer arbeitenden Mann zugeschnitten, der bis gegen 4000 Calorien am Tage braucht, sie auch wirklich ißt und mit ihnen die erforderliche Eiweißmenge bekommt. Die Frauen dagegen haben eine sehr viel weniger schwere Arbeit, sie essen aber qualitativ dasselbe wie der Mann, nur entsprechend ihrem geringeren Calorienbedürfnis in geringerer Menge. Die Folge ist, daß sie nicht nur weniger Calorien bekommen, sondern auch weniger Eiweiß. Das Eiweiß ist biologisch wenig hochwertig und man wird aus den Zahlen mit Sicherheit entnehmen dürfen, daß die Frauen knapp an Eiweiß ernährt waren und einen sehr geringen Eiweißbestand hatten. Tigerstedt hat die Untersuchungen vorgenommen, weil er die Lage der Menschen in der untersuchten Gemeinde für typisch hält für einen großen Teil der finnischen Bevölkerung. Man wird darüber hinausgehen können und sagen dürfen, daß die Ernährung, wie sie Tigerstedt beschreibt, für einen großen Teil der ärmeren ländlichen und städtischen Bevölkerung zum mindesten in früherer Zeit typisch gewesen ist. Das würde bedeuten, daß ein sehr großer Teil der Frauen immer mangelhafter ernährt waren als die Männer. Die alte Erfahrung, daß die Frauen der ärmeren Klassen auffallend früh altern, hängt wohl nicht nur mit den vielen Geburten zusammen, die früher üblich waren. Denn die Frauen der Wohlhabenden hatten ebenso viele Geburten zu überstehen und alterten nicht so früh. Der Mangel an Eiweißnahrung ist sicher bedeutsamer gewesen. Auch die Frauen, von denen Albertoni und Rossi berichten, waren schlechter ernährt, als die Männer.

Sehr auffallend ist der Einfluß der Ernährung auf Kinder[3]. Unterernährte, besonders an Eiweiß und Vitaminen unterernährte Kinder, sind nicht nur magerer und leichter, sondern man merkt ihnen die mangelhafte Ernährung vor allem auch an ihrem Benehmen sehr deutlich an. Spieltrieb und Bewegungstrieb sind geringer und das ganze Verhalten der Kinder wird dadurch beeinflußt. Besonders verhängnisvoll ist, daß bei Unterernährung gewöhnlich nach einiger Zeit der Appetit leidet, womit dann ein verhängnisvoller circulus vitiosus gegeben ist. Never[4] hat gezeigt, daß bei vitaminfreier Ernährung die Tiere nach einiger Zeit auch gute vitaminhaltige Nahrung, nach der sie sonst gierten, absolut verweigern. Die Heilwirkung solcher Reizklimata wie Hochgebirge und See kommt zu einem beträchtlichen Teile in der Art zustande, daß durch die Hautreize der Appetit der Kinder gebessert wird. Häberlin und Müller[5] haben beobachtet, daß die Calorienaufnahme in einem Kinderheim an der Nordsee nahezu auf das Doppelte stieg. Dabei werden dann nicht nur mehr Calorien zugeführt, sondern auch mehr Eiweiß und mehr Vitamine. Infolge der reichlicheren Eiweiß- und Vitaminzufuhr, die solcher Gestalt auch ohne qualitative Änderung der Kost erfolgt, wird dann der Appetit besser, der circulus vitiosus wird durchbrochen und

[1] Rubner, M. u. Mitarbeiter: Verwertung des Roggens. Berlin: Julius Springer 1925.
[2] Tigerstedt, C.: Skand. Arch. Physiol. **34**, 151 (1916).
[3] Kestner, O., u. H. W. Knipping: Ernährung des Menschen, 3. Aufl., S. 35.
[4] Never, H.: Pflügers Arch. **219**, 554 (1928): **224**, 787 (1930): Never, H., und Massury, ebenda 1930 im Druck.
[5] Haeberlin, C., u. Fr. Müller: Veröff. Zentralstelle f. Balneol. **2**, 311 (1913).

Appetit und Wachstum können noch lange nach einem Seeaufenthalt beträchtlich gebessert sein[1].

Zusammengefaßt wird man sagen müssen, daß sich durch Versuche und Erfahrungen nirgends eine sichere Möglichkeit ergeben hat, unter die traditionelle N-Menge herunterzugehen, die bei den wirtschaftlich nicht Beschränkten immer etwa 15—16 g N betragen hat.

Bei Fragen der Volksernährung muß man mit einem gewissen Sicherheitsfaktor rechnen. 15 g Stickstoff entsprechen nach dem üblichen Umrechnungsfaktor etwa 94 g Eiweiß, damit kommt wohl die Mehrzahl der Menschen aus, wahrscheinlich die große Mehrzahl. Mit Rücksicht auf Abfälle und derartiges in der Ernährung kann man unbedenklich den alten Satz von 100 g Eiweiß bestehen lassen, der sich praktisch bewährt hat. Nur *eine* Möglichkeit liegt offenbar vor, unter diesen Satz zu können, wenn nämlich ausschließlich oder ganz überwiegend biologisch hochwertiges Eiweiß gegessen wird. Dann besteht kein Bedenken, auf 12—13 g herunterzugehen und die neuesten nordamerikanischen Angaben zeigen, daß das praktisch wirklich so ist. Der Brotgenuß ist so gering geworden, daß der N fast ganz in Form von Fleisch, Milch, Ei und Fisch gegessen wird, wozu dann große Mengen ganz eiweißarmer Nahrungsmittel kommen, vor allem Obst, Salat, Gemüse. Die vorliegenden Statistiken zeigen die Wandlung sehr deutlich, und jeder Reisende kann sie beobachten.

Bedeutung der biologischen Wertigkeit des Eiweiß.

Im Gegensatz zu der Frage der N-Menge kann über die weitere Frage, die nach der Zweckmäßigkeit einer möglichst hohen biologischen Wertigkeit des Eiweiß physiologisch gar kein Zweifel sein. Denn von einem biologisch weniger wertvollen Eiweiß kann nur ein Teil für den Baustoffwechsel Verwendung finden. Die überschüssigen Aminosäuren werden verbrannt, und das ist nun wirklich Verschwendung im physiologischen Sinne, da hier Aminosäuren für etwas aufkommen, was auch Traubenzucker tun könnte; dazu kommt die überflüssige Beanspruchung der Nieren mit Harnstoffausscheidung und die spezifisch-dynamische Wirkung, die ja nur von dem Teil des Eiweiß herrührt, der nicht in den Baustoffwechsel eintritt. Andererseits kann die spezifisch-dynamische Wirkung dieses Eiweiß den Menschen vor Fettansatz schützen, was diätetisch auch wichtig sein kann. Im ganzen aber wird man die Zweckmäßigkeit des biologisch hochwertigen Eiweißes stark betonen müssen.

In ausgedehnten Tierversuchen hat BIELING[2] gezeigt, daß die Bildung von Antikörpern und die aktive Immunisierung besser erfolgt, und daß die Anfälligkeit gegen Krankheit abnimmt, wenn die Versuchstiere mit biologisch hochwertigem Eiweiß und den erforderlichen Vitaminen ernährt wurden. Nach den ärztlichen Erfahrungen der Kriegs- und Nachkriegsjahre wird man diese Ergebnisse unbedenklich auf den Menschen übertragen dürfen. Dasselbe gilt für die Wachstumsversuche von McCOLLUM[3] und seinen Mitarbeitern an Ratten. Sie beobachteten die Tiere möglichst sorgfältig und über mehrere Generationen hin. Es zeigte sich in bester Übereinstimmung mit den Erfahrungen an Menschen, daß man die Ratten mit knappem und biologisch minderwertigem Eiweiß wohl aufziehen kann. Ihr ganzes Benehmen unter sich und dem Pfleger gegenüber, ihr Wachstum und vor allem ihre Vermehrungsfähigkeit ändert sich aber dann.

---

[1] NOTHHAAS, R., u. H. SCHADOW: Jb. Kinderheilk. **127**, 1 (1930). Weitere Mitteil. an derselben Stelle.

[2] BIELING, R.: Dtsch. med. Wschr. **1927**, 182; daselbst die früheren Arbeiten.

[3] Vgl. Anm. 8 auf S. 971. — SHERMAN, H. C., u. H. L. CAMPBELL: J. of biol. Chem. **60**, 5 (1924). — M. SWARTZ ROSE, u. E. L. McCOLLUM: Ebenda **78**, 535, 549 (1928).

Das Maximum, das einer Ratte beschieden ist, erreicht sie nur bei einer Zufuhr von genügend biologisch hochwertigem Eiweiß. Die Rattenergebnisse können nach eigenen Erfahrungen nur durchweg bestätigt werden[1]. Die Unterschiede in der Schnelligkeit des Wachstums, der Ausdehnung des Verdauungskanals, der Leber, des Herzens, dem Benehmen der Tiere und in der Zahl der geworfenen und besonders der aufgezogenen Jungen sind sehr groß. Die Tiere wurden teils wesentlich vegetarisch ernährt (Hafer, Roggenvollkornbrot, Rüben, Wurzeln, Magermilch) oder sie wurden mit einer Nahrung gefüttert, die reich an tierischem Eiweiß war (Fleisch, Käse, Vollmilch, feines Weizenbrot). Dabei erhielten die Tiere von allen Nahrungsmitteln stets mehr als sie fraßen und fraßen auch die pflanzliche Nahrung gern und in großen Mengen. Beide Gruppen pflanzten sich fort und waren gesund. Aber die vegetarisch ernährten Tiere blieben dauernd kleiner, nicht nur fettärmer. Leber, Herz, Dünndarm waren kleiner. Der Unterschied in der Aufzucht der Jungen war stark. Auf die Versuche wird in anderem Zusammenhange weiter unten S. 1012 zurückzukommen sein. Dabei ist die Ratte nach ihrem Gebiß und ihrer Magenentwicklung sicher ein Allesfresser, aber den Pflanzenfressern eher näherstehend. In diesen Versuchen erhielten auch die vegetarisch ernährten Tiere in genügender Menge alle Vitamine. Bei der Übertragung auf den Menschen steht die Armut an tierischem Eiweiß in Konkurrenz mit Vitaminmangel. Die ärmere europäische Stadtbevölkerung des 19. Jahrhunderts hat sicher lange Zeit hindurch an beidem Mangel gelitten. Es ist schwer zu entscheiden, welchem Mangel die größere Wirkung zugekommen ist. Im Tierversuch scheint das biologisch hochwertige Eiweiß wirksamer zu sein. Vitaminmangel wirkt nur dann deutlich, wenn er sehr ausgeprägt und vollständig ist. Die geringere Größe der Volksschüler und der zweijährig Dienenden gegenüber den Gymnasiasten und den Einjährigfreiwilligen in vielen Gegenden Deutschlands kann auf beidem beruht haben.

Ist somit der Gehalt der Nahrung an den erforderlichen Aminosäuren die Voraussetzung des Wachstums und jedes Um- und Neubaus des Körpers, so kann die Nahrung an sich weder Wachstum noch Regeneration hervorrufen, durch vermehrte Eiweißzufuhr kann man seiner Länge keinen Zoll hinzufügen. Daß vermehrte N-Zufuhr über den minimalen Bedarf für Wachstum und Ausgaben keinen stärkeren Ansatz hervorruft, ist besonders an landwirtschaftlichen Nutztieren genau ausgeprobt[2], gilt aber ebenso für den Menschen.

Eine Steigerung der N-Menge in der Nahrung über das oben auseinandergesetzte Optimum bedeutet daher keine Verbesserung der Ernährung. Der überschüssig zugeführte N wird einfach ausgeschieden. Es gehört zu den auffallendsten Ergebnissen der Ernährungsforschung, daß eine solche übermäßige Zufuhr offenbar recht selten ist. Statistisch ist gar nichts darüber bekannt, vielmehr geben alle Bestimmungen immer die obengenannten 15—16 g in überraschender Übereinstimmung. Es wäre natürlich trotzdem möglich, daß die von der Statistik meist nicht erfaßten wohlhabenden Kreise trotzdem viel mehr Eiweiß gegessen hätten. Behauptet wird dieser „Eiweißluxus" oft, bekannt ist nichts darüber, und es muß betont werden, daß Täuschungen sehr leicht möglich sind. Besonders gut und raffiniert zubereitete und besonders kostbare Speisen brauchen nicht mehr Eiweiß zu enthalten als die übliche „bürgerliche Küche", die feinsten Gemüse sind auch N-arm und die Aufnahme von Brot und Kartoffeln, die sonst immerhin mehrere Gramm Stickstoff liefern, ist dann oft sehr gering. Viel eher ist eine vermehrte Fettzufuhr in Saucen und Kuchen möglich (s. unten S. 989).

---

[1] Kestner, O.: Pflügers Arch. **222**, 662 (1929): eine weitere Mitteilung folgt an derselben Stelle.

[2] Kellner, O.: Ernährung der landwirtschaftlichen Nutztiere, 7. Aufl. Berlin 1916.

So lange gar keine Bestimmungen vorliegen, ist es müßig, etwas darüber zu sagen. Der eigentümliche N-Ansatz der Menschen infolge von Hautreizen, der das Kernstück der günstigen Klimawirkung im Gebirge und an der See ist, wurde schon bei der Steigerung des O_2-Verbrauchs durch diese Hautreize behandelt (s. oben S. 965). Beide Erscheinungen, die vermehrte Verbrennung N-freier Nahrung und gesteigerter N-Ansatz, stehen offensichtlich in einem engen Zusammenhang, wenn auch vieles dabei nicht aufgeklärt ist. Beides zusammen gibt eine sehr starke Veränderung der Zusammensetzung des Körpers. Im Gebirge, aber schon in Brienz, werden aus der sonst nur Gleichgewicht ergebenden Nahrung 1,5—2 g N angesetzt[1], an der Nordsee von 6—7 jährigen Kindern[2] von 5 g N über 1 g, in allen Fällen, ohne daß vorher N-Verluste stattgefunden hatten, also ganz wie beim Wachstum. Die Vermehrung und das Schicksal der Eiweißnahrung werden also auf diese Weise stark verändert, die nötigen Aminosäuren geben nur die untere Begrenzung für diese Wirkung.

Eiweißnahrung und Muskelarbeit. Das Verhältnis von Calorien zu Stickstoff bei verschiedener Arbeit[3].

In den vorhergehenden Ausführungen ist der Standpunkt möglichst deutlich vertreten worden, daß der notwendige Eiweißstoffwechsel ein Baustoffwechsel ist. Wir wissen absolut nichts davon, daß für irgendein Organ oder irgendeine Funktion des Körpers die Verbrennung von Eiweiß notwendig wäre. Die Höhe des Eiweißstoffwechsels hängt nur von den Umbauprozessen im Körper ab. Damit ist aber gesagt, daß die Betätigung des Körpers nicht mit dem Eiweißstoffwechsel zusammenhängt. Eine Nahrung, die verbrannt wird und Energie liefert, braucht nur nach ihrem Caloriengehalt geschätzt zu werden, ihre Zusammensetzung ist gleichgültig. Nun steht es durch zahlreiche Versuche fest, daß die Arbeit der Muskeln und die Arbeit des Nervensystems nicht mit einem Umbau der lebenden Substanz verbunden ist, sondern daß es sich um einen reinen Energiewechsel oder Betriebsstoffwechsel handelt. Von einem Umbau bei der Tätigkeit wissen wir nur bei den oben angeführten Organen, bei der Haut, den Geschlechtsorganen und den Verdauungsdrüsen, dazu den Knochen und dem reticuloendothelialen Apparat. Daraus ergibt sich, daß es für den Eiweißstoffwechsel gleichgültig ist, ob der Mensch seine Muskeln und sein Nervensystem stärker oder schwächer beansprucht. Energiewechsel und Baustoffwechsel sind unabhängig voneinander. Der Baustoffwechsel ist für alle Menschen ungefähr gleich oder wenigstens ganz unabhängig von der Art ihrer beruflichen Tätigkeit. Wenn man nach Unterschieden suchen wollte, so müßte man verschieden starkes Essen oder verschieden starke Geschlechtsbetätigung des Mannes vergleichen, nicht aber verschiedene Muskelarbeit. Mit dieser theoretischen Ableitung, die widerspruchslos erscheint, steht die praktische Erfahrung in vollem Einklange. Bei schwerer Muskelarbeit ist der Calorienbedarf höher, der Eiweißbedarf aber nicht höher als bei möglichst vollkommener Muskelruhe. Alle Menschen, ob sie ihre Muskeln anstrengen oder nicht, brauchen gegen 100 g Eiweiß. Die Menschen ohne Muskelarbeit aber brauchen je nach ihrer Körpergröße 2000—2400 Calorien am Tage, die Menschen mit Muskelarbeit je nach der Stärke der Muskelarbeit

[1] Zuntz, N., u. A. Löwy u. Gen.: Höhenklima und Bergwanderungen. 1906. — Durig, A.: Wien. klin. Wschr. **1911**, 621.

[2] Nothhaas, R., u. H. Schadow: Jb. Kinderheilk. **127**, 1 (1930). Weitere Mitteilung von H. Schadow, ebenda 1930.

[3] Eingehender: O. Cohnheim: Physiologie der Verdauung und Ernährung, S. 452. Berlin 1908. — Kestner, O.: Klin. Wschr. **1923**, 159. — Kestner, O., u. H. W. Knipping: Ernährung der Menschen, 3. Aufl., S. 30, 65. Berlin 1928.

und nach der Körpergröße 3000—5000 Calorien. Versucht man, die Menschen in die oben angeführten Gruppen einzuteilen (S. 968), so ist die Calorienmenge in diesen Gruppen sehr verschieden, der Eiweißbedarf aber nicht.

Aus diesen Feststellungen folgt, daß die Menschen sich, um gleichzeitig den nötigen Caloriengehalt und die nötige Eiweißmenge zu erhalten, mit einer qualitativ verschiedenen Nahrung ernähren müssen. Stellt man die wichtigsten Nahrungsmittel des Menschen so in eine Reihe zusammen, daß angegeben wird, wieviel Calorien in den einzelnen Nahrungsmitteln auf 100 g Eiweiß kommen, so ergibt sich folgende Reihe:

Fleisch	500—1000 Cal
Ei	1100 „
Käse	1300 „
Milch	2000 „
Weißbrot (fein)	3300 „
Mais	4100 „
Kartoffeln	5000 „
Reis	5600 „
Gröbstes Brot (Roggenbrot 94 proz. Ausmahlung)	7600 „

Bei einer Lebensweise ohne Muskelarbeit müssen infolgedessen mehr die oberen Nahrungsmittel bevorzugt werden, bei einer Ernährung mit Muskelarbeit mehr die unteren. Nun ist in dem vorigen Absatz über den Calorienbedarf des Menschen auseinandergesetzt, daß seit dem Aufkommen der Maschine die Nahrung des Menschen sich an Caloriengehalt fortdauernd vermindert hat. Infolgedessen muß mit dieser Verschiebung der Arbeit auch eine Verschiebung der Ernährung in der Richtung nach den oberen Zeilen der Tabelle eingetreten sein. Statistisch läßt sich diese Verschiebung mit aller Sicherheit für alle europäischen Staaten, aus denen Bestimmungen vorliegen, und aus dem Vergleich etwa zwischen Europa und Nordamerika feststellen. Es handelt sich um eine Verschiebung, die den beteiligten Menschen in der Regel nicht deutlich zum Bewußtsein gekommen ist (s. unten), um eine Verschiebung, der sich die Menschen aber nicht haben entziehen können und die ganz zwangsläufig ist. In alter Zeit waren die eiweißreichen Nahrungsmittel nur für eine kleine Schicht von Menschen ohne Muskelarbeit erforderlich, heute dagegen für den weitaus größten Teil der städtischen Bevölkerung. Ebenso ist die Verschiebung durch die Einführung der Maschinen in der Landwirtschaft eingetreten. Die Verschiebung ist bei uns zweifellos noch nicht am Ende. Jede Rationalisierung der Arbeit muß in dem Sinne wirken, daß weniger mechanische Menschenarbeit, also weniger Muskelarbeit geleistet wird, also von den beteiligten Menschen weniger Calorien gebraucht werden.

An der Spitze der Tabelle steht das Fleisch. Der Fleischkonsum hat in allen Ländern außerordentlich zugenommen. Damit sind die Preise für das Fleisch gestiegen, falls sie nicht durch Zufuhr aus anderen Ländern wieder gesenkt werden konnten. Dem Fleisch am nächsten stehen Milch und Milchprodukte und auch deren Verbrauch und deren Preise sind stark gestiegen. Die Entwicklung ist in den einzelnen Ländern verschieden schnell gelaufen; denn da sich der essende Mensch des Zusammenhanges seiner Arbeit und seiner Nahrung nicht bewußt ist, so ist er mit seiner Ernährung den Bedürfnissen seines Körpers keineswegs immer ohne weiteres gefolgt. Es wird weiter unten noch davon die Rede sein, ist aber ja auch allgemein bekannt, wie sehr die Art und Zusammensetzung unserer Nahrung durch die Tradition bestimmt werden. Man wird daher gut tun, nicht im einzelnen das Nahrungsbedürfnis eines Menschen zu ermitteln.

Die Physiologie kann wohl heute einem einzelnen Menschen sagen, nach deinem Grundumsatz, nach deiner spezifisch-dynamischen Wirkung und deiner Muskelarbeit, mußt du am Tage soundsoviel Calorien und soundsoviel Eiweiß essen, abgesehen von den Dingen, von denen noch die Rede sein wird. Aber man wird dabei im ganzen sich doch bewußt sein müssen, daß bei der praktischen Ernährung eine ziemlich erhebliche Wahlfreiheit besteht. Man wird daher im ganzen zurückhaltend sein müssen; wohl aber wird man deutlich zwei verschiedene Kostformen unterscheiden müssen:

1. Die Kostform der alten Zeit vor der Maschine; ihr Kennzeichen ist hoher Caloriengehalt, ohne daß der Eiweißgehalt höher als 100 g am Tage ist. Dieser Zusammensetzung entsprechen Brot, Kartoffeln, Reis und Mais. Alle übrigen Nahrungsmittel, sowohl Gemüse wie Milch und Fleisch, treten an Menge hinter diesen stärkereichen und eiweißarmen Stoffen stark zurück. Diese Stoffe, die im Mittelpunkt der Ernährung stehen, haben zum Teil Kultbedeutung bekommen. Es sei an das Täglich Brot des Vaterunsers erinnert, an die vielen Sprichworte und symbolischen Handlungen, in denen das Brot vorkommt. Es sei auch daran erinnert, daß bei HOMER $\sigma\iota\tau\sigma\varsigma$ sich nur auf das Brot bezieht und alle übrigen Speisen als $\sigma\psi\omega\nu\iota\sigma\nu$ oder Zukost bezeichnet werden. Mais hat in Rumänien Kultbedeutung, Reis in Asien; die Kartoffel kam zu spät nach Europa, um noch Kultbedeutung zu gewinnen. Die ehemalige Bedeutung des Brotes zeigt sich auch sonst noch vielfach. Es sei nur an den Stimmungswert erinnert, den gerade die Getreidezölle haben.

2. Die Kostform des Maschinenzeitalters. Hier steht im Mittelpunkt der Ernährung das Fleisch, auch Milch und die Milchprodukte werden in großer Menge genossen. Aus Gründen, die weiter unten auseinanderzusetzen sind, die aber ebenso zwangsläufig sind wie die Entstehung der ganzen Kostform, müssen zu dem Fleisch Obst und Gemüse hinzugefügt werden. Brot und Kartoffeln müssen dagegen stark zurücktreten. Diese Kostform war immer schon, und das bezeugt die Richtigkeit des ganzen Gedankenganges, die Kostform der Menschen ohne Muskelarbeit, das war in alter Zeit eine kleine soziale Oberschicht. Mit der Änderung der Arbeit immer weiterer Klassen der Bevölkerung ist die erste Kostform in zunehmendem Maße durch die zweite verdrängt worden.

Die zweite Kostform ist nach der Statistik und nach den Beobachtungen aller Reisenden am vollkommensten in Nordamerika durchgeführt, dem reichsten und zugleich dem von Tradition am wenigsten beschwerten Lande. In allen europäischen Ländern sind wir jedenfalls für den größten Teil der Bevölkerung noch auf dem Übergange zu der zweiten Kostform begriffen. Eine Rationalisierung der Ernährung erfordert, daß dieser Übergang möglichst schnell und möglichst ohne Hindernisse erfolgt.

Die Bedeutung der Kohlehydrate für die Ernährung.

Wie sehr die Ernährungsphysiologie sich in Abhängigkeit von praktischen Fragestellungen entwickelt hat, das zeigt sich sehr deutlich darin, daß bis vor verhältnismäßig kurzer Zeit als eine Abweichung von der Calorienlehre immer nur das Eiweißbedürfnis des Menschen erwähnt wurde. Daß die Kohlehydrate für die Ernährung wichtig waren, wußte man zwar, Stärke ist aber von allen Nahrungsstoffen am billigsten, gerade die ärmeren Klassen der Bevölkerung nehmen viel Stärke zu sich, und so konnte ein Mangel an Kohlehydraten in der praktischen Ernährung tatsächlich nicht auftreten. Erst LANDERGREN[1] zeigte,

---

[1] LANDERGREN, E.: Skand. Arch. Physiol. **14**, 112 (1902). — Vgl. auch H. LÜTHJE: Pflügers Arch. **113**, 547 (1906).

daß der Stoffwechsel des Menschen ein anderer ist, je nachdem Kohlehydrate zugeführt wurden oder nicht. Pathologisch weiß man natürlich längst, wie bedeutsam die Kohlehydrate im Körper sind. Mah weiß aber auch, daß Traubenzucker in erheblicher Menge aus dem Nahrungseiweiß entstehen kann, und daß daher nur unter besonderen krankhaften oder experimentellen Bedingungen ein Kohlehydratmangel auftreten kann.

Wenn ein Mensch zwar genügend Eiweiß und genügend Calorien sich zuführt, aber keine Kohlehydrate, so bildet er die erforderlichen Kohlehydrate aus dem Nahrungseiweiß und verbraucht daher erheblich mehr Eiweiß als jemand, der neben dem Eiweiß und dem Fett Zucker oder Stärke ißt. Der Eiweißbedarf ist im letzteren Falle viel kleiner. Man hat das die sparende Wirkung der Kohlehydrate genannt. Praktisch kann der Kohlehydratmangel dann auftreten, wenn das Vorratsglykogen des Körpers schnell verbraucht wird, etwa bei schwerer Muskelarbeit ohne entsprechende Nahrungszufuhr und im untrainierten Zustande[1]. Unter diesen Umständen kann es auch bei Gesunden zu einem Fall des Blutzuckerspiegels und zu hypoglykämischen Zuständen kommen, die durch Kohlehydratzufuhr schnell zu bessern sind. Ein Teil der schweren Erschöpfung nach körperlicher Überanstrengung gehört hierher[2]. Darauf beruht die große Eignung von Zucker oder Schokolade als Taschenproviant bei Wanderungen, Bergbesteigungen, Radtouren. Beim Trainierten kommt es nicht zu dieser Erschöpfung der Glykogenvorräte, und er kann infolgedessen unterwegs essen, was ihm gut schmeckt und Magensaft strömen läßt (s. unten S. 1007), beim Untrainierten sind aber Kohlehydrate unentbehrlich.

Zu dem Kohlehydratmangel durch Erschöpfung gehören hierher die eigentümlichen Veränderungen des respiratorischen Quotienten, die ECKERT[1] und SCHIRLITZ[1] nach schwerer erschöpfender Muskelarbeit beschrieben haben. Wahrscheinlich kommen diese Dinge aber öfter vor, als man denkt. Die Zuckerbildung aus Eiweiß erfolgt unter diesen Umständen in geringem Umfange und langsam. Die Menge der während dieser Zeit zirkulierenden Aminosäuren dürfte für die Zuckerbildung ausreichen. Ob unter besonderen Umständen, etwa in schwerem Diabetes, Körpereiweiß zerlegt wird, um Traubenzucker zu bilden, steht nicht fest. Aber selbst bei extremem Kohlehydratmangel hat sich eine Kohlehydratbildung aus Fett bisher niemals nachweisen lassen. Ja die Versuche sind so entscheidend negativ ausgefallen, daß man diese Umwandlung wohl mit Sicherheit verneinen kann. Im Gegensatz zu anderen Prozessen im Körper besteht also zwischen Kohlehydraten und Fetten kein Gleichgewicht. Kohlehydrate können unbegrenzt zu Fetten werden, die Umkehr des Prozesses vermag der Organismus nicht zu leisten. KROGH[2] hat beobachtet, daß der Wirkungsgrad der Muskelmaschine bei kohlehydratarmer Ernährung kleiner ist als bei reichlicher Kohlehydratzufuhr. Vielleicht kommt das daher, daß bei kohlehydratarmer Zufuhr eine gewisse Menge des eingeatmeten Sauerstoffs im Körper nicht zur Verbrennung benutzt wird, sondern zum Umbau der Aminosäuren in das sauerstoffreiche Glykogen. Bestimmt man den Sauerstoffverbrauch und nicht die Calorienabgabe direkt, so erscheint das als eine Vermehrung des Sauerstoffverbrauchs und damit als Verschlechterung des Wirkungsgrades.

Wie notwendig der Mensch die Kohlehydrate braucht, geht vor allem aus dem Auftreten der Acetonkörper im Hunger und aus den Verhältnissen beim schweren Diabetes hervor. Die starken Stickstoffverluste beim schweren Diabetes

---

[1] ECKERT, A.: Z. Biol. **71**, 137 (1920). — SCHIRLITZ, K.: Dissert. Hamburg — Verh. Naturw. Vereins Hamburg, IV. F., **2**. (1926). — WAKABAYASHI, Y.: Hoppe-Seylers Z. **179**, 79 (1928).
[2] KROGH, A.: Respiratory Exchange **1916**.

und beim Phlorrhizindiabetes gehören auch hierher. Wenigstens läßt sich nicht beweisen, daß der Ausfall des Insulins unmittelbar auf den Eiweißstoffwechsel wirkt.

Für die praktische Ernährung des Gesunden kann Kohlehydratmangel nur als Hunger bei schwerer Muskelarbeit den Körper beeinflussen, denn eine kohlehydratfreie oder auch nur kohlehydratarme Ernährung kommt eben praktisch, außer bei den Eskimos, niemals vor, und bei diesen ist die Eiweißzufuhr, wenn sie Wallrosse oder Eisbären essen, so groß, daß genügend Glykogen gebildet werden kann. OSBORNE und MENDEL[1] konnten Ratten ohne jede Schwierigkeit kohlehydratfrei ernähren.

DU BOIS und TOLSTOI[2] haben 2 Menschen 1 Jahr lang ausschließlich mit Fleisch ernährt, also bis auf die geringen Zucker- und Milchsäuremengen im Muskelfleisch ganz kohlehydratfrei. Sie blieben völlig gesund, schieden aber dauernd kleine Mengen Aceton aus. Der Blutzuckerspiegel war normal. Bei der ersten Kohlehydratzufuhr zeigte einer von ihnen verminderte Zuckertoleranz, bei der zweiten nicht mehr. Selbst bei einer so extremen Kohlehydratarmut kann der Mensch die erforderlichen Zuckermengen also bilden.

Die Bedeutung der Fette für die Ernährung.

Die eigentlichen Fette können von den höheren Tieren so leicht und mit so geringen Energieverlusten aus den Kohlehydraten der Nahrung gebildet werden, daß ein Fettmangel in der Nahrung praktisch niemals vorkommt. Die Ernährung der großen Pflanzenfresser und die Ernährung der ärmeren Klassen der Bevölkerung, zumal in früheren Zeiten, beweist, daß die eigentlichen Fette in der Nahrung entbehrt werden können. Wenn sie trotzdem zum mindesten wünschenswert sind, so liegt das an zwei Dingen: einmal ist das Fett durch seinen hohen Verbrennungswert und dadurch, daß fetthaltige Speisen wasserarm sind, ein konzentriertes Nahrungsmittel. Es sind also geringere Nahrungsmengen erforderlich, wenn viel Fett in der Nahrung ist. Zum anderen hat Fett einen sehr hohen Sättigungswert (s. unten S. 1007). Aus beiden Gründen hat im Laufe der letzten Menschenalter in allen zivilisierten Ländern der Genuß an Fett gegen früher sehr stark zugenommen. Es kann das nur als durchaus zweckmäßig bezeichnet werden, da es den Menschen von der Nahrungsaufnahme unabhängiger macht. Unter den tatsächlichen Verhältnissen wird man mit großer Wahrscheinlichkeit sagen können, daß eine Nahrung um so besser ist, je fettreicher sie erscheint. Eine ganz ausschließliche Fettnahrung bedingt gewisse Störungen[3], kommt aber praktisch nicht vor.

Eine besondere Bedeutung hat das Fett in der Krankenernährung. Bei appetitlosen, fiebernden Kranken, die durch ihr Fieber ein erhöhtes Calorienbedürfnis haben, wird man die erforderliche Nahrungsmenge praktisch überhaupt nur durch fettreiche Nahrungsmittel den Kranken beibringen können.

Einige fetthaltige Nahrungsmittel, insbesondere die Milch und die Milchprodukte, spielen auch noch dadurch eine Rolle, daß sie die fettlöslichen Vitamine enthalten (s. unten S. 994).

Will man ungefähre durchschnittliche Zahlen für die menschliche Nahrung haben, soweit sie sich zahlenmäßig erfassen läßt, so wird man für erwerbstätige Männer in der Stadt 2600 Calorien am Tage als Durchschnitt rechnen können, auf dem Lande etwas mehr, in der Erntezeit auch heute noch etwa 3000. Für

---

[1] OSBORNE, T. B., u. L. B. MENDEL: J. of biol. Chem. **59**, 13 (1924).

[2] TOLSTOI, E.: J. of biol. Chem. **83**, 747, 753 (1929). — McCLELLAN, W. S.: Klin. Wschr. **1930**, 931. — KESTNER, O.: Ebenda S. 1257.

[3] BICKENBACH, W., u. P. JUNKERSDORF: Arch. f. exper. Path. **132**, 129 (1928).

berufstätige Frauen kann man 2000—2400 Calorien am Tage einsetzen, für Schulkinder mindestens 2000, für Kleinkinder 1200. Für eine Bevölkerung von 60 Millionen gäbe das gegen 50 Billionen Calorien im Jahre. Die sinkende Kinderzahl und die Veränderung in der Arbeit ändern aber diese Verhältnisse fortwährend[1].

Den Bedarf von Gefangenen oder anderen gewerblich tätigen Männern kann man auf 2500 Calorien am Tage oder fast 1 Million Calorien im Jahre errechnen, Soldaten deutlich mehr. Für Krankenhäuser braucht man einen etwas niedrigeren Wert, für Altersheime, Pfründnerhäuser usw. wird man mit 600000 bis 700000 Calorien im Jahre gut auskommen. Für Schulkinder wird man im Durchschnitt mindestens 60000 Calorien pro Monat brauchen, bei Kleinkindern 36000. Bei Kinderheimen an der Meeresküste oder im Gebirge, wo der Stoffwechsel wesentlich höher ist, muß man nach den vorliegenden Erfahrungen mit 80000 Calorien pro Monat rechnen.

Wenn man Eiweiß und Stickstoff in derselben Weise ausrechnen will, so kann man das nur mit der Voraussetzung der landesüblichen gemischten Nahrung tun, bei der etwa die Hälfte des Eiweiß tierischen Ursprungs ist. Dann würde man für den erwachsenen Mann pro Monat 3 kg Eiweiß oder 480 g Stickstoff rechnen können, für Frauen etwas weniger. Für Kinder würde man im Durchschnitt mit zwei Drittel dieser Menge auskommen. Für 60 Millionen Menschen würde man nicht viel unter 300 Millionen kg Stickstoff oder 2 Milliarden kg Eiweiß kommen. Ist ein größerer Teil tierischen Ursprungs, so kann die Gesamtmenge etwas verringert werden.

III. Die unorganischen Bestandteile der Nahrung.

Bekanntlich enthalten die Körperflüssigkeiten der höheren Tiere ein ganz genau festgelegtes Salzgemisch. Schon geringe Abweichungen führen zu schweren Störungen und der Körper verfügt über Regulationseinrichtungen, um den Salzgehalt der Körperflüssigkeiten sehr streng festzuhalten. Ebenso bekannt ist, daß eine bestimmte Menge von unorganischen Bestandteilen zur Zusammensetzung jeder Zelle gehören. Im Gegensatz zu den Körperflüssigkeiten, in denen Chlornatrium überwiegt, handelt es sich hier hauptsächlich um Kalium, Magnesium, Kalk, Eisen und Phosphorsäure, daneben um Fluor, Jod, Zink[2], Kupfer[3], Mangan[4, 2], Eisen, Aluminium[5] und Silicium[6]. Den weitaus größten Anteil der Asche des Menschen bildet der phosphorsaure Kalk des Skelets. Durch vielfache Versuche ist festgestellt, daß ein Mangel auch nur eines dieser Salze in der Nahrung zu schweren Störungen führen muß. Es steht aber andererseits ebenso fest, daß wir uns bei der praktischen Ernährung des Menschen um die Zufuhr der erforderlichen Aschebestandteile im allgemeinen nicht zu kümmern brauchen. Die Ursache ist, daß wir ja entweder ganze Pflanzen und ganze Tiere oder Teile von Pflanzen und Tieren zu essen pflegen. Oder wir essen Pflanzensamen, die alles enthalten, was die künftige Pflanze braucht, bis sie sich selbst ernährt. Oder wir essen Eier, die ebenfalls alles enthalten, was das künftige Hühnchen braucht. Oder wir trinken Milch, die auch in besonderer Weise den Bedürfnissen des jungen

[1] Kestner, I. O.: Klin. Wschr. 1927, Nr 31.
[2] Fairhall, L. D.: J. of biol. Chem. 70, 495 (1926).
[3] Warburg, O.: Biochem. Z. 187, 255; 190, 143 (1927). — McHargue, J. S.: Amer. J. Physiol. 77, 245 (1926).
[4] Wester, D. H.: Ronas Ber. 35, 384 (1925).
[5] Underhill, F. P. u. Mitarbeiter: Amer. J. Physiol. 90, 1 (1929).
[6] Daniels, A. L., u. M. K. Hutton: J. Biol. Chem. 63, 143 (1925).

wachsenden Säugetieres angepaßt ist. Die Aschenzusammensetzung aller lebenden Zellen ist eine bemerkenswert gleichmäßige, und das ist der Hauptgrund, weshalb der Mensch bei der allerverschiedensten Auswahl seiner Nahrung immer wieder die erforderlichen Salzbestandteile mitbekommt. Bei der gewöhnlichen Auswahl der Nahrung hat sich der Mensch infolgedessen um die Beschaffung der Aschenbestandteile niemals Sorge gemacht, und offenbar praktisch mit Recht.

Eine bemerkenswerte Ausnahme stellt lediglich der schnell wachsende Säugling dar. Seit den berühmten Untersuchungen BUNGES[1] wissen wir, daß die Milch der verschiedenen Säugetiere in einer geradezu verblüffenden Weise mit der Zusammensetzung des wachsenden Säuglings übereinstimmt, und daß die Aschekonzentration der verschiedenen Milchsorten um so größer ist, je schneller das betreffende Tier während der Saugperiode wächst. Bei dem verhältnismäßig schnell wachsenden Saugkalb werden die Aschenbestandteile zu fast $^3/_4$ im Körper zurückgehalten[2]. Bei dem langsam wachsenden menschlichen Säugling werden aber auch 25—90% im Körper zum Aufbau verwendet[3]. Bekanntlich beruht die Unentbehrlichkeit der Milch für den menschlichen Säugling neben ihrem Gehalt an hochwertigem Eiweiß und an Vitaminen im wesentlichen auf dieser Eigentümlichkeit der Salze.

Dabei enthält die Milchasche, wie die Versuche von DANIELS und HUTTON[4] gezeigt haben, nicht alle Aschenbestandteile, es fehlen ihr Kieselsäure, Tonerde, Mangan und Fluor, die aber in allen von uns genossenen Pflanzen in hinreichender Menge vorhanden sind, um die der Menge nach geringen Bedürfnisse des Körpers zu decken. Ferner ist die Milch im allgemeinen eisenarm, und infolgedessen muß neben der Milch eisenreiche Nahrung von dem Augenblick an gereicht werden, von dem an der Eisenvorrat des menschlichen Säuglings nicht mehr ausreicht. Unsere gebräuchlichen Nahrungsmittel, vielleicht mit Ausnahme der feinen Mehle, sind aber eisenreich genug, daß im allgemeinen Schwierigkeiten nur im künstlichen Experiment auftreten.

Mit dem Nahrungseisen hat es noch eine besondere Bewandnis. Unter dem Einflusse BUNGES, des großen Meisters der Aschenanalyse, was eine Zeitlang die Ansicht vorherrschend, daß nur organisch gebundenes Eisen von dem Körper verwertet werden könne. Wie in der „Verdauung" (ds. Band S. 935) ausgeführt ist, entspricht diese Lehre nicht mehr den Tatsachen. Sie wird aber, so oft sie auch widerlegt worden ist, auch heute noch für Reklamezwecke mißbraucht, und es erscheint infolgedessen als nicht unangebracht, die Entbehrlichkeit aller organischen Eisenpräparate für die Ernährung scharf zu betonen. Auf ihre pharmakologische Bedeutung bezieht sich das natürlich nicht. Es erscheint ebenso als nötig, darauf hinzuweisen, daß auch sämtliche im Handel befindlichen Nährsalze, Aufbausalze u. dgl. lediglich eine Spekulation auf die Unwissenheit des Käufers sind.

Für den Erwachsenen und für das Kind jenseits der Säuglingszeit kann es bei der landesüblichen Ernährung zu einem Mangel an Kalium, Magnesium, Eisen, Mangan, Kieselsäure, Tonerde, Fluor und Phosphorsäure unter keinen Umständen kommen. Es ist gelegentlich behauptet worden, es könne zu einem Mangel an *Kalk* kommen, und es sind Aschenanalysen von Nahrungsmitteln angeführt worden, nach denen der Übergang von Vollkornbrot zum Feinbrot, das Wässern der Gemüse, das Schälen der Äpfel oder das Trinken von weichem

[1] BUNGE, G. v.: Lehrbuch d. physiol. Chem., 5. Aufl., S. 119ff. (1901). — ABDERHALDEN, E.: Hoppe-Seylers Z. 26, 498 (1898); 27, 408 (1899).
[2] SOXHLET, F.: K. k. Landw. Versuchsstat. Wien 1878, Bericht 1.
[3] TOBLER, L., u. F. NOLL: Arch. Kinderheilk. 9, 210 (1910).
[4] DANIELS, A. L., u. M. K. HUTTON: J. of biol. Chem. 63, 143 (1925).

Leitungswasser die Kalkzufuhr des Menschen gefährden könne. Eine einfache Rechnung ergibt, daß diese Befürchtungen völlig unbegründet sind, wenigstens solange Kuhmilch und Käse in der Ernährung in solchen Mengen vorhanden sind, wie es heute der Fall ist.

VOIT[1] hat den Kalkgehalt des wachsenden Kindes, wahrscheinlich zu hoch, auf 0,32 g pro Tag berechnet. SHERMAN[2] berechnet 0,45 g für den Erwachsenen. Selbst diese Menge ist in 300 g Milch oder 40—80 g Käse vorhanden. Gewisse Kalkmengen enthalten auch alle Brotsorten, Fleisch und alle Gemüse. Bei der stillenden Frau, bei der der Kalkbedarf am höchsten ist, würden noch 0,16 bis 0,2 g für die Milch hinzukommen. Da es völlig üblich ist, daß stillende Frauen Milch trinken, und zwar mehr als 300 ccm, dürften auch hier keine Schwierigkeiten zustande kommen. Kalk, ebenso übrigens Phosphorsäure und die dem Kalk nahestehenden zweiwertigen Basen werden im Körper gespeichert und können andererseits Körpervorräten entnommen werden. Es ist deshalb bei kurzdauernden Versuchen nicht möglich, die im Harn und Kot ausgeschiedenen mit den gleichzeitig aufgenommenen Mengen zu vergleichen[3]. Im Skelet verfügt der Körper über Vorräte an Kalk, die im Vergleich zu den zirkulierenden Mengen außerordentlich hoch sind. Es ist deshalb recht gleichgültig, ob starke vorübergehende Schwankungen vorkommen. Für den Gehalt der Blutflüssigkeit an Kalk besteht bekanntlich eine besondere Regulation, die von den Epithelkörperchen besorgt wird. Auch mit noch so reichlicher Zufuhr von Kalk läßt sich daher der Kalkgehalt der Blutflüssigkeit nicht beeinflussen[4].

Von allen Salzen ist das einzige, dessen Mangel unter Umständen sich bemerkbar machen kann, das Chlornatrium. Seine Ionen sind ja nicht Zellbestandteile, sondern in den Körperflüssigkeiten enthalten. Sie gehen in die Verdauungssäfte und vor allem in den Schweiß über, in dem sie dem Körper verlorengehen. Für den gewöhnlichen Bedarf des Körpers, auch für die Bildung der Verdauungssäfte, enthalten unsere üblichen Nahrungsmittel in völlig genügender Weise Chlornatrium, wenn der Körper nicht schwitzt. Dagegen kann der Körper mit dem Schweiß so erhebliche Kochsalzmengen verlieren, daß die gewöhnliche Nahrung zum Ersatz nicht ausreicht. Bei einer Bergbesteigung mit schwerem Gepäck, bei heißer Sonne und Windstille, sind Kochsalzabgaben von 15—18 g am Tage beobachtet worden[5]. In solchen tropischen Gegenden, in denen wegen der hohen Luftfeuchtigkeit dauernd geschwitzt werden muß, sind ohne Muskelarbeit Kochsalzverluste von 5—12 g am Tage als Regel anzusehen[6]. 4 l Schweiß sind beobachtet worden. Nun verfügt der menschliche Körper über ziemlich beträchtliche Vorräte an Chlornatrium. Die Hauptmengen stecken in Haut und Muskeln. Doch können alle Organe Chlornatrium abgeben. Da ein Sinken des Kochsalzspiegels im Blute beim Gesunden nicht vorkommt[6], ergänzt das Blut seinen Bestand aus diesen Vorräten. Wenn sie erschöpft sind, so leidet zunächst die Absonderung des Magensaftes not, dann die von Pankreassaft und Darmsaft und endlich kann es zu einer Störung des Schwitzens und damit der Wärmeregulation kommen. In unseren Breiten sind derartige Schweißverluste, die zu einem Kochsalzmangel führen, bei einem ruhig lebenden Menschen nicht

---

[1] COHNHEIM, O.: Physiologie der Verdauung und Ernährung, S. 344, 352. 1908.
[2] SHERMAN, H. C.: J. of biol. Chem. 44, 21 (1920).
[3] MENDEL, L. B. u. Gen. (H. C. THACHER, D. F. SICHER, O. E. CLOSSEN): Amer. J. Physiol. 11, 5 (1904); 16, 147, 152 (1906).
[4] DENIS, W., u. R. C. CORLEY: J. of biol. Chem. 66, 609 (1925).
[5] COHNHEIM, O., u. G. KREGLINGER: Hoppe-Seylers Z. 63, 413 (1909). — COHNHEIM, O., G. KREGLINGER, L. TOBLER u. O. H. WEBER: Ebenda 78, 62 (1912). — KESTNER, O., u. W. GROSS: Z. Biol. 70, 187 (1919).
[6] KESTNER, O., u. W. BORCHARDT: Klin. Wschr. 1929 II, 1796.

zu erwarten. Sie können aber beim Schwerarbeiter, beim Heizer, beim Sport und vor allem in den Tropen für den Menschen sehr bedenklich werden. Bei fortgesetzten Kochsalzverlusten mit dem Schweiß wird die Stillung des Durstes erschwert, da das aufgenommene Wasser als Harn den Körper verläßt und die Wasservorräte nicht auffüllt. Die Störung der Absonderung von Magensaft ist wegen der desinfizierenden Wirkung des Magensaftes unter Umständen sehr bedenklich, und da gerade in heißen Ländern die desinfizierende Wirkung des Magensaftes besonders nötig ist, kann der Kochsalzverlust verhängnisvoll werden. Über die Beziehungen von Wasser- und Kochsalzverlusten zur Säuglingssterblichkeit vgl. ds. Bd. S. 904.

Bei allen diesen Fällen tritt etwaiger Chlornatriummangel in Konkurrenz mit den Erschwerungen durch die Blutverteilung, da für Zwecke der Wärmeregulation so viel Blut durch die Haut fließt, daß die Verdauungsdrüsen nicht mehr ausreichend versorgt sind. Wie REIN[1] gezeigt hat, sind die Erfordernisse der Wärmeregulation bei der Blutverteilung immer entscheidend. Durch kurzdauernde Versuche im künstlichen Tropenklima hat BORCHARDT[2] bewiesen, daß die Blutverteilung allein auch ohne Salzmangel die Magenverdauung empfindlich beeinträchtigen kann. Andererseits kann Salzmangel auch ohne Wärmeregulation ebenso wirken[3]. Der Schweiß enthält wie alle Sekrete auch Kalium[4]. Die Mengen sind aber absolut gering und im Gegensatz zum Chlornatrium in eigentlich allen üblichen Nahrungsmitteln reichlich vorhanden. Chlornatrium hat einen charakteristischen, nur ihm zukommenden Geschmack, einen der vier Grundgeschmäcke, der bei manchen Speisen, insbesondere bei Suppen schwer entbehrt werden kann, und der offenbar den Wächter des Organismus gegen Chlornatriummangel darstellt. Es ist bekannt, welche Schwierigkeiten eine salzarme Ernährung, die etwa Nierenkranken vorgeschrieben wird, zu machen pflegt. Ein geschmackliches Bedürfnis nach Chlornatrium beschränkt sich nicht auf den europäisch-amerikanischen Kulturkreis, und Auseinandersetzungen, die man gelegentlich lesen kann, daß Chlornatriumbedürfnis des Europäers sei künstlich gezüchtet, stehen völlig in der Luft. Japanische Speisen sind z. B. durchweg stärker gesalzen als die unsrigen. Die Neger haben heute, wie mich eigene Beobachtungen überzeugt haben, ein sehr starkes Salzbedürfnis. In Kamerun bekommen sie auf den europäischen Pflanzungen 20 g Kochsalz pro Tag und bestehen auch darauf. Vor der europäischen Kolonisation haben sie angeblich Kriege um Salzquellen geführt. Venedigs Welthandel im Mittelalter hat mit der Ausbeutung der Salzgewinnung begonnen. Es sei auch auf das geistreiche, wenn auch nicht immer kritische Buch von HEHN[5] verwiesen, dem BUNGE seine Ausführungen entnommen hat. Dabei besteht eine psychologische Schwierigkeit, die in heißen Ländern eine starke Rolle spielt. Sind die Salzreservoire des Körpers gefüllt, so pflegt Salzgenuß Durst zu machen, wie jeder aus eigener Erfahrung weiß. Infolgedessen vermeiden viele Europäer in heißer Umwelt den Salzgenuß, zumal wenn es kein gutes Trinkwasser gibt. Sind die Chlornatriumreservoire aber durch Schwitzen entleert, so ist im Gegenteil eine Durststillung durch Trinken ohne Chlornatrium erschwert[3] und die Menschen begehen irrtümlich in den Tropen oder auch in Südeuropa den Fehler, Salz absichtlich zu vermeiden, was ihnen dann schlecht bekommt. Bei dem starken Schwitzen des untrainierten Bergsteigers, Wanderers oder Radfahrers kann es leicht zu einer Erschöpfung

---

[1] REIN, H., u. R. RÖSSLER: Z. Biol. **89**, 237 (1929).
[2] BORCHARDT, W.: Klin. Wschr. **1930** I, 886.
[3] COHNHEIM, O., u. G. KREGLINGER: Zitiert auf S. 992.
[4] BORCHARDT, W.: Pflügers Arch. **214**, 169 (1926).
[5] HEHN, VIKTOR: Das Salz usw. Berlin 1873.

der Chlornatriumvorräte kommen, die dann auf die Verdauungsorgane ungünstig wirkt und z. B. die erfrischende Wirkung der Magensaftsekretion aufhebt. Bei der praktischen Ernährung des Weißen in den Tropen muß auf diese Dinge dauernd stark geachtet werden. Es gehört wieder zu der Beziehung der Ernährungsphysiologie zur Praxis, daß man sich theoretisch um die Bedeutung des billigen Kochsalzes in der Regel nicht gekümmert hat.

Die gewöhnlichen Nahrungsmittel enthalten nur winzige Mengen von *Jod*, die für den Menschen wahrscheinlich nur dann ausreichen, wenn die Pflanzen der Nahrung auf geologisch jungen Meeresablagerungen gewachsen sind oder wenn in dem zur Nahrung zugesetzten Kochsalz genügend Jod vorhanden ist. Auch in Fleisch und Milch der großen Pflanzenfresser geht Jod reichlicher über, wenn sie von Gras leben, das auf ehemaligem Meeresboden gewachsen ist. Das besagt, daß je nach der geographischen Lage einer Gegend, aber auch nach ihrer Bezugsquelle für Salz, der Jodgehalt der Nahrung einmal ausreichen kann und einmal nicht. Auf die Bedeutung des Jods für die Kropfentstehung sei auf die entsprechende Stelle des Handbuchs verwiesen.

Bei den unorganischen Stoffen ist noch die Frage zu erörtern, ob die Zufuhr größerer oder geringerer Mengen von Säuren oder Basen in der Nahrung eine Bedeutung für die Ernährung hat. Bekanntlich sind alle Körperflüssigkeiten auf das allerfeinste in dieser Beziehung reguliert, und es ist von vornherein sehr unwahrscheinlich, daß die kleinen Schwankungen, die in der landesüblichen Ernährung vorkommen, Bedeutung für irgendwelche Funktionen des Körpers haben können. In der physiologischen Literatur pflegt auf die Frage infolgedessen auch kaum eingegangen zu werden, in der populären Literatur spielt die Frage heute eine erhebliche Rolle und ist von dort aus auch schon in die klinische Anwendung übergegangen. In der populären Vorstellung erscheinen saure Valenzen dabei als böse, basische als gut. Ob das etwa aus alter, heute versunkener wissenschaftlicher Literatur stammt, oder ob es von dem sauren Geschmack des Erbrochenen und dem säuerlichen Geruch zersetzten Schweißes stammt, sei dahingestellt. Jedenfalls finden sich bereits bei FRITZ REUTER derartige Bemerkungen. Kritische Untersuchungen haben keinerlei Einwirkungen erkennen lassen[1]. Vor allem sei daran erinnert, daß viel stärkere Schwankungen im Basen-Säurengleichgewicht des Organismus als durch die wechselnde Zusammensetzung der Nahrung durch die Abscheidung der verschiedenen Verdauungssäfte hervorgerufen werden. Wenn man die Magensaftsekretion und die Pankreassaftsekretion im Experiment isoliert vor sich gehen läßt, bekommt man Verschiebungen, die bis an die Grenze des Erträglichen gehen[2]. Aber der Umstand, daß die Magensaftabsonderung der Absonderung von Pankreassaft zeitlich vorangeht, läßt auch bei jeder natürlichen reichlichen Nahrungsaufnahme eine alkalische Flutwelle über den Körper hinlaufen[3].

IV. Die Vitamine.

Man hat früher die synthetischen Fähigkeiten des Säugetierorganismus erheblich unterschätzt. Wir wissen heute, daß der Körper nicht nur Kohlehydrate in Fett umwandeln kann, sondern daß er auch, wenn ihm nur die erforderlichen Elemente gegeben sind, die meisten Aminosäuren und auch die

---

[1] JANSEN, W. H.: Z. klin. Med. **88**, 221 (1919).

[2] KESTNER, O., u. O. SCHLÜNS: Z. Biol. **77**, 161 (1922).

[3] BENCE, JONES: Philosophic. Trans. **1849**, 237; **1850**, 667. — SCHOUMOW-SIMANOWSKY, E. O.: Arch. f. exper. Path. **33**, 336 (1894). — BENETT u. DODDS: Brit. J. exper. Path. **2**, 58 (1921). — FISKE, C. H.: J. of biol. Chem. **49**, 163 (1921). — KESTNER, O., u. BETTY WARBURG: Klin. Wschr. **2**. Nr 39 (1922). — KESTNER, O., u. RAHEL PLAUT: Pflügers Arch. **205**, 43 (1924).

meisten komplizierteren Verbindungen aufbauen kann. Nucleinsäure und alle ihre Bestandteile, die Porphyrine und ihre Abkömmlinge, darunter das Hämoglobin, brauchen nicht in der Nahrung enthalten zu sein und ebensowenig die Phosphatide, die Galactoside und die Sterine (außer dem Vitamin D). Von den Aminosäuren können 5 nicht aufgebaut werden (s. oben S. 970), und diese kommen nicht nur für den eigentlichen Baustoffwechsel in Betracht, das Cystin ist außerdem Quelle der Taurocholsäure, das Tyrosin und vielleicht das Tryptophan sind Quelle des Melanins, das Tyrosin Quelle des Thyroxins und vielleicht des Adrenalins. Wir sehen also, daß von allen Zellbestandteilen einschließlich der verschiedenen Sonderstoffe, der Hormone usw. in der Nahrung nur für diese 5 Aminosäuren, für den erforderlichen Stickstoff, Schwefel und Kohlenstoff und für die erforderliche Energie gesorgt werden muß. Das stellt zweifellos eine große Vereinfachung früherer Vorstellungen dar. An diese Aminosäuren[1] reihen sich die Vitamine, die der Körper ebensowenig aufzubauen vermag und die für sein Wachstum und seine Erhaltung notwendig sind. Über alle Einzelheiten der Vitamine siehe den betreffenden Band ds. Handb.[2]. Hier soll nur auf die Punkte hingewiesen werden, die für die tatsächliche Ernährung des Menschen wichtig sind[3] und auf die Beziehungen der Vitaminaufnahme zu anderem.

Von den Vitaminen ist das *antineuritische*, das sog. *Vitamin B*[4], in der Hefe in solchen Mengen vorhanden, daß sein Mangel bei allen brotessenden Völkern praktisch nicht ins Gewicht fällt. Die Gefahr eines Mangels an Vitamin B ist von entscheidender Bedeutung für diejenigen Länder, in denen kein Brot gegessen wird, d. h. für die reisessenden asiatischen Völker. Bei uns könnte ein Mangel an Vitamin B nur dann Bedeutung gewinnen, wenn etwa das Brot in größerem Umfange mit Backpulver gebacken würde und nicht nur mit Sauerteig oder Hefe. Auch in sehr vielen anderen Stoffen kommt gerade dieses Vitamin vor, und da es außerdem Erhitzen verträgt, ist es bei uns wohl immer in hinreichender Menge vorhanden, sein Mangel spielt keine Rolle.

Auch früher kam die B-Avitaminose, die Beriberi, in Europa eigentlich nur als „Segelschiffsberiberi", bei den langen Fahrten der Segelschiffe vor, auf denen Schiffszwieback statt Brot gegessen wurde. Sie kombinierte sich häufig mit Skorbut, so daß die Symptome sich vermischten. Nicht einmal im Kriege ist sie aufgetreten. In Asien, wo aus Japan und Java gutes Material vorliegt, spielt neben dem Reis, der nicht backbar ist, offenbar die geringe Menge tierischer Nahrung eine Rolle.

Bei den Wiederkäuern, anscheinend in gewissem Grade auch bei der Ratte, kann das Vitamin B von den Bakterien des Verdauungskanals aufgebaut werden[5], braucht also nicht in der Nahrung enthalten zu sein. Auch hier erscheint das Vitamin B neben den unaufbaubaren Aminosäuren. Für den Wiederkäuer gibt es ja auch den Wertigkeitsunterschied der Eiweiße nicht.

Wichtiger ist das *antirachitische* Vitamin[6], das Vitamin D. Es entsteht bekanntlich aus dem chemisch bekannten oder nahezu bekannten Ergosterin

---

[1] BLANCHETIÈRE, A.: Ann. Hyg. **1**, 441 (1923) — nach Ronas Ber. **22**, 233 (1923).
[2] Ds. Handb. **5**, 1141 (Artikel STEPP).   [3] Ds. Handb. **5**, 1234 (Artikel STEPP).
[4] Es besteht anscheinend aus zwei verschiedenen Vitaminen. CHICK, HARRIETTE, u. M. H. ROSCOE: Biochemic. J. **22**, 790 (1928); **23**, 498ff. (1929). — AYKROYD, W. R., u. M. H. ROSCOE: Ebenda **23**, 483 (1929).
[5] BECHDEL, S. J., H. E. HONEYWELL, R. A. DUTCHER u. M. H. KNUTSEN: J. of biol. Chem. **80**, 231 (1928). — PORTIER, P., u. L. RANDOIN: C. r. Soc. Biol. Paris **170**, 478 (1920). — SMITH, A. H., G. R. COWGILL u. H. M. CROLL: J. of biol. Chem. **66**, 15 (1925).
[6] KLEINSCHMIDT, H., u. H. SCHADOW: Med. Klin. **1930**, Nr 6 (daselbst reichliche Literatur). — Ferner eine kritische historische Zusammenfassung bei FR. PEEMÖLLER. Strahlenther. **33**, 338 (1929).

durch Bestrahlung mit einem bestimmten eng begrenzten Spektralbezirk, den sog. Ra-Strahlen. Das Ergosterin muß im Körper des Menschen und der untersuchten höheren Tiere vorhanden sein, da die Bestrahlung eines beliebig ernährten Organismus mit den Ra-Strahlen genau dasselbe tut wie die Verfütterung von bestrahltem Ergosterin. Infolgedessen kann überall da von einem Mangel an Vitamin D, also von Rachitis, nicht die Rede sein, wo die Menschen sich in genügender Weise den Sonnenstrahlen aussetzen oder aussetzen können; und man würde sich um das Vitamin D überhaupt nicht zu kümmern brauchen, wenn es nicht Gegenden gebe, in denen eine genügende Ra-Strahlung der Sonne in einem großen Teil des Jahres fehlt, und wenn es nicht Menschen gäbe, die auch während der sonnenreichen Zeit in dunkeln sonnenlosen Wohnungen und Straßen sich aufhielten. Da das aber der Fall ist, so ist die Zufuhr von Vitamin D, also von bestrahltem Ergosterin, unter gewissen Umständen erforderlich. Die Rachitis ist daher ausgesprochene Saisonkrankheit, die im Winter auftritt, um im Frühjahr zu verschwinden. Von den Schäden, die durch Mangel an Vitamin D in der Nahrung entstehen, kennen wir mit Sicherheit die Rachitis der Kinder mit ihren zum Teil sehr ernsten Folgen, in der Hauptsache die typische Säuglingsrachitis mit ihren verschiedenen klinischen Erscheinungsformen. Aber auch die seltenere Rachitis tarda und die Osteomalacie werden durch Vitamin D gut beeinflußt. Dabei erreicht die bei Rachitis abnorm verminderte Blutphosphorsäure normale Werte. Das Vitamin D verhält sich also zur Phosphorsäure wie das Hormon der Epithelkörperchen zum Blutkalk.

Es fragt sich, ob das Vitamin D außer der Verhütung und Heilung der Rachitis noch eine weitere Bedeutung im Körper hat. Die Bestrahlung der Haut mit Ra-Strahlen hat sicher noch eine andere Bedeutung. Sie vermehrt beim Kinde den Hämoglobingehalt und die Blutkörperchenzahl und sie steigert den Sauerstoffverbrauch; sie führt zu Eiweißansatz und sie verbessert beim Küken[1] die Zurückhaltung von Kalk und Phosphorsäure im Körper. Bei der Kuh scheint sie auch die Milchbildung zu beeinflussen[2]. Ob an diesen wesentlichen Wirkungen der kurzwelligen Sonnenstrahlung das Ergosterin oder Vitamin D beteiligt sind, ist heute unbekannt. Wäre es beteiligt, so würde die Zufuhr dieses Vitamins von sehr wesentlicher Bedeutung für den Menschen sein und sein Vorkommen in der Nahrung könnte die Sonnenstrahlung vollständig ersetzen. Die Frage ist aber durchaus nicht entschieden, und dagegen spricht die Tatsache, daß die Wirkung der Ra-Strahlen auch durch andere Reize auf die Haut, insbesondere durch starken kalten Wind, ersetzt werden kann (vgl. oben beim Gesamtstoffwechsel).

Es fragt sich weiter, ob das Vitamin D und die Ra-Strahlen auch von Bedeutung über das Kindesalter hinaus sind. Von dem Vitamin D kennen wir mit Sicherheit wie gesagt nur die antirachitische Wirkung; von den Sonnenstrahlen ist die Wirkung auf Hämoglobin und Blutkörperchen sehr bequem meßbar, und da ergibt sich, daß man nur beim blutarmen Tiere und Menschen und sonst nur beim Kinde eine deutliche Wirkung bekommt. Beim Erwachsenen gibt es kaum jahreszeitliche Schwankungen des Blutfarbstoffs, im höheren Lebensalter gibt es sicher gar keine mehr. Man wird also zusammenfassend sagen können, daß das Vitamin D mit Sicherheit für die frühe Kindheit bedeutsam ist, vielleicht auch für die spätere Kindheit und Jugend, sicher nicht mehr für die Erwachsenen.

Von den natürlich vorkommenden Nahrungsmitteln ist die Milch vitaminhaltig. Das Vitamin D steckt in dem Fettanteil der Milch und geht in Rahm und Butter über. Der Vitamingehalt der Milch ist außerordentlich wechselnd, je

---

[1] Russel, W. C., O. N. Massengale u. C. H. Howard: J. of biol. Chem. **80**, 155 (1928).
[2] McHenderson, J., u. H. E. Magee: Biochemic. J. **20**, 362 (1926).

nach der Haltung und dem Futter der Kühe[1]: Wenn die Kühe selbst von den Ra-Strahlen betroffen werden, d. h. wenn die Kühe bei schönem Wetter auf der Weide sind, so ist ihre Milch vitaminreich; werden sie im Stall mit Kraftfutter gefüttert, so nimmt der Vitamingehalt stark ab und pflegt gegen Ende des Winters und im Frühjahr sehr niedrig zu sein. Wenn die Kühe mit Heu gefüttert werden, hängt es davon ab, ob das Heu vor dem Einbringen gesonnt wurde oder nicht; wird das Heu nicht gesonnt, so enthält es kein Vitamin D oder höchstens Spuren. Daran ändert sich auffallenderweise auch nichts, wenn das Gras, bevor es gemäht wird, in der Sonne steht. Wird dagegen das gemähte Gras den Sonnenstrahlen oder auch den Strahlen einer künstlichen Lichtquelle ausgesetzt, so wird die Milch der damit gefütterten Tiere wieder reich an Vitamin. Der größte Vitaminreichtum der Milch wird erzielt, wenn die Kühe 1. bestrahlt, 2. mit bestrahltem Heu gefüttert werden. Die Kühe können ebenso wie die Ratten das Vitamin D im Körper speichern. Der Vitamingehalt der Milch und der Butter hängt also von dem Wetter zur Zeit der Heuernte ab und ist somit wenig sicher[2]. Daher wird heute der Milch oder mindestens der Kindermilch schon an den Stellen der Erzeugung oder Verteilung Ergosterin zugesetzt oder es wird durch Bestrahlung der Milch aus Ergosterin entstehen gelassen. Beides sind zweckmäßige Maßnahmen. Auch der Margarine wird es zugesetzt.

Von anderen Nahrungsmitteln enthalten fette Fische viel Vitamin D, besonders reich ist der Dorsch und in ihm wieder am vitaminreichsten die Leber. Der Lebertran ist daher ja auch ein altes bewährtes Heilmittel gegen die Rachitis. Es spricht nichts dafür, daß der Dorsch das Vitamin in seinem eigenen Körper unter dem Einfluß der Strahlung erzeugt; gerade der kurzwelligste Teil der Sonnenstrahlung dringt nicht so tief ins Wasser, wie der Dorsch schwimmt. Der Dorsch muß sich also das Vitamin D mit der Nahrung zuführen und es dann in seinem Körperfett speichern. Der Dorsch frißt kleine Fische, in Nord-Norwegen besonders die Lodde (Mollotus villosus). Die Lodde frißt Planktontiere und diese fressen Planktonpflanzen, die auch in den alleriobersten Meeresschichten vorkommen. Es ist sehr wahrscheinlich, daß dieses Phytoplankton der Ort ist, in dem das Vitamin D entsteht. Doch ist die Frage noch nicht völlig entschieden[3]. Der Mensch, der den Dorsch ißt oder Lebertran schluckt, würde dann erst das fünfte Lebewesen sein. Für den Reichtum des Dorschfettes und der Dorschleber an dem Vitamin D ist wahrscheinlich der besondere Reichtum des hohen Nordens an kurzwelliger Strahlung von Bedeutung[4]. Auch Heringsfett enthält Vitamin D, selbst geräucherte Heringe sind reich daran[5]. Andere Fische enthalten es oft nicht[6]. Vitaminhaltig sind ferner die Hühnereier, in denen überhaupt alle Vitamine reichlich vorhanden sind. Ihr Gehalt an Vitamin D hängt davon ab, ob die Hühner in der Zeit der Eireife bestrahlt werden oder nicht, und auch das spätere Wachstum der aus dem Ei gekrochenen Küchlein hängt davon ab. Die Eier sind in der Regel so vitaminreich, daß man trächtige Ratten nicht mit Eigelb füttern darf, weil die Jungen sonst solche Vorräte mit zur Welt bringen oder mit der Milch zugeführt bekommen, daß sie zu Vitaminstudien nicht benutzt werden können[7]. Mit diesem hohen Vitamingehalt und dem reichlichen Gehalt

[1] CHICK, H., u. M. H. ROSCOE: Biochemic. J. **20**, 137, 153, 632 (1927).
[2] SUPPLEE, G. C., u. O. D. DOW: J. of biol. Chem. **73**, 617 (1927).
[3] LEIGH LEIGH-CLARE, J.: Biochemic. J. **21**, 368 (1927). — ALLEN, E. I.: J. Mar. biol. Assoc. U. Kingd. **8**, 4 (1907).
[4] KESTNER, O.: Pflügers Arch. **217**, 504 (1926). — KESTNER, O., u. W. BORCHARDT: Ebenda **218**, 469 (1927).
[5] S. u. S. SCHMIDT-NIELSEN: Norske Vid. Selsk. **1**, Nr 15, 45 (1928).
[6] S. u. S. SCHMIDT-NIELSEN: Norske Vid. Selsk. **2**, Nr 5, 14, 36 (1929).
[7] HENDERSON SMITH, H., u. H. CHICK: Biochemic. J. **20**, 131 (1926).

der Eier an biologisch hochwertigem Eiweiß hängt die gute Gewichtzunahme von Kindern bei Eizulage zusammen, der praktisch seit jeher erprobt ist. Die Vitamine sind nur im Eigelb vorhanden, und das Gemenge der Eiweißkörper des Weißen im Hühnerei ist biologisch auch weniger wertvoll[1].

Im Experiment läßt sich ein der Rachitis sehr ähnliches Krankheitsbild bei Ratten erzeugen, indem man sie mit einer Kost ernährt, in der Vitamin D fehlt, die aber außerdem zuviel Kalk und zu wenig Phosphorsäure enthalten und sehr fettarm sein muß. Man kann die Rattenrachitis durch Zufuhr von Phosphaten genau so gut zum Verschwinden bringen, wie durch Zufuhr von Vitamin D[2]. Bei der menschlichen Rachitis ist das nicht der Fall. Die menschliche Rachitis weicht daher in diesem wichtigen Punkte von der Rattenrachitis ab, und es ist bei allen Schlußfolgerungen, so sicher begründet sie heute scheinen, wohl noch etwas Vorsicht am Platze. Bei der rachitischen Ratte ist der Knochen ascheärmer als normal[3]. Auch der Ansatz von Kalk und Phosphorsäure ist vermindert, aber nicht aufgehoben[4]. Die Reaktion von Darminhalt und Kot ist eine abnorme[5], was vielleicht mit dem Stoffwechsel von Kalk und Phosphorsäure in Beziehung steht.

Auch beim Hühnchen ist das Vitamin oder Bestrahlung nötig, sonst gibt es Störungen. Die Wirkung bei der erwachsenen Kuh scheint unsicher[6].

Die Stelle, an der das Ergosterin bei der Bestrahlung des Menschen mit Ra-Strahlen aktiviert wird, ist uns unbekannt. Bei der Ratte erfolgt die Aktivierung im Hauttalg und das Vitamin kommt dadurch in die Ratte, daß sie sich leckt. Da der menschliche Säugling sich nicht leckt, muß es beim Menschen anders sein. Man kann an eine Aktivierung in den obersten Hautschichten oder im strömenden Blut denken. Im letzteren Falle würde eine gleichzeitige Hauthyperämie durch Wärme die Wirkung der Ra-Strahlen verstärken können, was praktisch vielleicht bedeutsam ist.

Bei Überdosierung führt das Vitamin D zu Schädigungen im Organismus, die in eigentümlichen Kalkablagerungen in den Arterien, besonders den Nierenarterien, bestehen, und offenbar keineswegs gleichgültig sind. |Ob der rachitisheilende Körper selbst giftig ist oder ob bei seiner Bildung aus dem Ergosterin giftige Nebenprodukte entstehen, scheint noch nicht entgültig entschieden. Die Giftigkeit ist aber stets im Auge zu behalten.

Am wichtigsten sind das *antiskorbutische* Vitamin oder Vitamin C und das *antixerophthalmische* oder Vitamin A.

Das Fehlen des *antixerophthalmischen* Vitamins ruft bei Ratten und anderen Tieren, aber auch in seltenen Fällen bei Säuglingen schwere Hornhautveränderungen hervor. Beim Menschen kommen viel häufiger Sehstörungen im Sinne schlechter Dunkeladaptation vor, Nachtblindheit oder Hemeralopie, die in den Hungerjahren in und nach dem Kriege in Deutschland nicht ganz selten zu beobachten waren[7]. Das Vitamin A ist an die Carotene gebunden, könnte sogar zu ihnen gehören[8].

Das Fehlen des Vitamins C bewirkt bei Kindern oder beim Erwachsenen Skorbut, ebenso beim Meerschweinchen.

---

[1] Bond, M.: Biochemic. J. **16**, 479 (1922). — Boas, M. A.: Ebenda **18**, 422 (1924).

[2] Karelitz, S., u. A. T. Shohl: J. of biol. Chem. **73**, 665 (1927).

[3] Chick, H., u. M. H. Roscoe: Biochemic. J. **20**, 622 (1926).

[4] Karelitz, S., u. A. T. Shohl: J. of biol. Chem. **73**, 655 (1927).

[5] Schoubye, N.: Ronas Ber. **47**, 569 (1929).

[6] Hart, S. B., u. H. Steenbock u. Mitarbeiter: J. of biol. Chem. **67**, 371 (1926); **84**, 359 (1929).

[7] Birnbacher, T.: Die epidermische Mangelhemeralopie. Berlin 1927.

[8] Collison, D. L., E. M. Hume, J. Smedlay-MacLean, and H. Henderson Smith: Biochemic. J. **23**, 634 (1929).

Diese beiden Vitamine sind es, an die man bei Kostbeurteilungen und Kostvorschriften in erster Reihe denkt.

Beide Vitamine sind neben ihrer spezifischen Wirkung für das Wachstum erforderlich. Im Rattenversuch erfolgt die Prüfung durch Bestimmung der Gewichtszunahme. Skorbut, Xerophthalmie und Hemeralopie kommen in Friedenszeiten beim Menschen heute nur noch ausnahmsweise vor, wenn die Vitamine völlig fehlen. Dagegen führt auch bereits eine Verminderung des Vitamingehalts zu Verschlechterung des Wachstums und der Ausbildung des Körpers. Im Tierversuch ist auch die schlechtere Fortpflanzung der schlecht ernährten Tiere deutlich. Hierfür hat man das Fehlen eines eigenen Antisterilitäts-Vitamins E verantwortlich gemacht[1]. Da aber auch das Fehlen bestimmter Mineralbestandteile[2] und der Mangel an biologisch hochwertigem Eiweiß in derselben Weise wirken, ist seine Existenz bisher nicht erwiesen. Überhaupt muß für den Menschen immer stark betont werden, daß in der Regel bei unzureichender Ernährung ein Mangel sowohl an den beiden hier genannten Vitaminen als auch an biologisch hochwertigem Eiweiß vorliegt, und daß beide Mängel in der gleichen Richtung wirken. Sie stören das Wachstum und die Ausbildung des Körpers.

Kinder und junge Tiere wachsen bei einem Mangel der Vitamine und des biologisch hochwertigen Eiweißes in der Nahrung nicht oder schlecht. Bei der schnellwachsenden Ratte können Wachstumsversäumnisse nachgeholt werden, beim Menschen jenseits eines gewissen Alters aber offenbar nicht. Diese Ernährungsunterschiede sind die Ursache, weshalb die Kinder der Wohlhabenden durchschnittlich größer sind oder waren als die Kinder der ärmeren Klassen (s. oben S. 984). Die Unterschiede sind vielfach anders gedeutet worden, etwa durch verschiedene Erbmassen, doch dürfte die Zurückführung auf Vitamine und die unaufbaubaren Aminosäuren bei deren ausgesprochenem Wachstumscharakter die bei weitem einfachste Annahme sein; auch sind die Unterschiede neuerdings verschwunden, was auch für die Wirkung der Ernährung spricht.

Für die wirkliche Ernährung des Menschen vielleicht noch bedeutsamer sind die Feststellungen von BIELING[3]. BIELING fand, daß bei einem Mangel von Vitamin A die Empfänglichkeit seiner Versuchstiere für Tuberkulose deutlich zunahm, und daß die Antikörperbildung im Blute gegen Diphtherie und Tetanus geringer wurde. Wenn sich diese Versuche, woran wohl kein Zweifel ist, auf den Menschen übertragen lassen, so würde die hohe Erkrankungsziffer an Tuberkulose in den späteren Kriegs- und Nachkriegsjahren auf dem Mangel an diesem Vitamin beruhen, und es würde auch weiterhin die Stärke der Verbreitung der Tuberkulose unter der ärmeren Bevölkerung mindestens zum Teil mit diesem Vitamin zusammenhängen. Wie weit auch die Anfälligkeit für andere Krankheiten durch den Mangel an dem antiskorbutischen Vitamin gesteigert wird, ist nicht untersucht, doch wird man jedenfalls sehr ernsthaft bei allen epidemiologischen Fragen an diese Dinge denken müssen. Von verschiedener Widerstandsfähigkeit des Körpers unter dem Einfluß von exogenen Faktoren, etwa früher durchgemachter Krankheiten u. dgl., ist heute in der Seuchenlehre sehr stark die Rede, vielleicht kommt der Eiweißunterernährung und dem Vitaminmangel die allergrößte Bedeutung zu. Auch für ein chemisch definiertes Gift wie As ist die Empfindlichkeit vitaminarm ernährter Tiere größer[4].

Von den bei uns gebräuchlichen Nahrungsmitteln sind Milch und Butter reich an dem Vitamin A, doch scheint ihr Gehalt daran ebenso stark zu wechseln

---

[1] MASON, K. G.: J. of exper. Zool. 45, 159 (1926). SURE, B.: J. of biol. Chem. 58, 693 (1923).
[2] DANIELS, A. L., u. M. K. HUTTON: J. of biol. Chem. 63, 143 (1925).
[3] BIELING, R.: Dtsch. med. Wschr. 1927, 182, 228.
[4] GROS, A.: Biochem. Z. 184, 360 (1927).

wie bei dem Vitamin D, nur daß es nicht möglich ist, durch Bestrahlung den Gehalt wie beim Vitamin D nachträglich zu erhöhen. Weidegang der Kühe[1] ist auch für dieses Vitamin der Stallfütterung stark vorzuziehen, zumal wenn bei der Stallfütterung Kraftfuttermittel den Hauptanteil ausmachen. Vitaminreich ist die Butter, doch wird auch ihr Vitamingehalt wechseln. Auch dieses Vitamin wird neuerdings der Margarine zugesetzt.

Von den Fleischarten pflegen Schweinefleisch und Schweinefett entweder frei von dem Vitamin A zu sein oder es nur in Spuren zu enthalten, doch ist es zweifellos möglich, auch das Schweinefett damit anzureichern, falls man die Schweine auf die Weide führt. Praktisch dürfte das allerdings keine Rolle spielen. Ochsenfett enthält Vitamin A, aber je nach der Fütterung des Ochsens, von der der Verbraucher ja in der Regel nichts weiß, in verschiedenem Grade. Niere und Leber enthalten mehr als Fleisch. Eier enthalten es, wie alle Vitamine, ebenso ist es in frischen Fischen enthalten. Gemüse und Früchte enthalten es. Von praktischer Wichtigkeit ist die Frage, ob Besonnung der Pflanzen den Vitamingehalt erhöht. Das ist der Fall[2], doch sind selbst etiolierte[3] und chlorophyllfreie[4] Pflanzen nicht vitaminfrei, und die Strahlen, die dieses Vitamin erzeugen, sind andere als die Ra-Strahlen, die bei der Aktivierung des Ergosterins wirksam sind.

Das antiskorbutische Vitamin ist für den Menschen und das Meerschweinchen nötig, nicht für alle Tiere, z. B. nicht für Vögel[5]. Sein Vorkommen in der Milch, in Gemüsen, Salat und Früchten stimmt in vielen, nicht in allen Fällen mit dem des antixerophthalmischen Vitamins überein.

Wenn somit der Mangel an dem antiskorbutischen Vitamin erhebliche Schädigungen des Menschen herbeiführen kann, so erhebt sich die Frage, wie weit ein derartiger Vitaminmangel praktisch vorkommt. Früher war Skorbut auf Segelschiffsreisen und arktischen Expeditionen gefürchtet, im Kriege war er auf beiden Seiten verbreitet. Es ist interessant, nachträglich in der alten Seefahrerliteratur und in den Kriegsberichten in Einzelheiten die Beziehungen zwischen Ernährung und Skorbut zu verfolgen. In den Tropen und in Südeuropa dürfte der Genuß von Früchten so verbreitet sein, daß Skorbut unmöglich ist. In Mittel- und Nordeuropa kommt es vor allem auf Milch, Butter und Eier an. Die beiden Vitamine A und C werden durch Kochen langsam, durch Kochen unter Druck schnell zerstört. Konserven, auch Büchsenmilch, sind daher vitaminfrei, und der Vitamingehalt der Gemüse richtet sich nach der Kochdauer. Die Zerstörung der Vitamine durch Kochen ist recht verschieden. Die Vitamine des Spinats werden schnell zerstört, die im Weißkohl und in den Tomaten sind widerstandsfähiger[6]. Obst ist gegen Kochen besonders empfindlich[7]. Skorbut kommt heute ausschließlich bei unverheirateten Männern vor, die sich ihre Mahlzeiten selbst bereiten oder in billigen Restaurants essen, wo es keine frischen Gemüse, keine Butter und keine frische Milch gibt. In der Stadt leben viele jüngere Männer so, daß sie in ihren gewöhnlichen Mahlzeiten tatsächlich kaum antiskorbutisches Vitamin erhalten. Wenn Skorbut trotzdem selten ist, so liegt das

[1] Chick, H. u. Mitarbeiterinnen: J. of biol. Chem. 20, 131, 632 (1926).
[2] Dye, M., O. C. Medlock u. J. W. Christ: J. of biol. Chem. 74, 95 (1927). — McLaghlin, L.: Ebenda 84, 249 (1929). — Boas, M. A.: Biochemic. J. 20, 153 (1927). — Collison, D. L., E. M. Hume, J. Smedlay-MacLean, and H. Henderson-Smith: Ebenda 23, 634 (1929).
[3] Moore, T.: Biochemic. J. 21, 870 (1927).
[4] Widmark, E.: Skand. Arch. Physiol. 45, 7 (1924).
[5] Hart, G. B., H. Steenbock u. Mitarbeiter: J. of biol. Chem. 66, 813 (1925).
[6] Stepp, W.: Stoffwechselkongreß, S. 175. 1929.
[7] Givers, M. H., H. B. McClugage u. E. D. van Horne: Ronas Ber. 14 (1922).

daran, daß die jungen Leute sich gelegentlich Äpfel, Apfelsinen oder andere Früchte nebenher kaufen. Bei einer kleinen Skorbutepidemie vor einigen Jahren erkrankte eine ganze Gruppe von jüngeren Ärzten, für die das an sich vitaminarme Essen mehrere Stunden warm gestellt werden, d. h. nachträglich längere Zeit erhitzt werden mußte.

Praktisch wichtiger als diese immerhin seltenen Skorbutfälle ist die Möglichkeit, daß die Nahrung wohl die beiden Vitamine enthält, so daß kein Skorbut entsteht, aber die Menge zu gering ist. Es sei an die Ausführungen erinnert (s. oben S. 929) über die Folgen des Eiweißmangels in der Nahrung. Eiweißmangel und Vitaminmangel, wenn sie nicht hochgradig sind, töten den Menschen nicht, führen auch nicht zu Erkrankungen, die ärztlich ohne weiteres nachweisbar sind, sondern setzen nur die Widerstandsfähigkeit und Leistungsfähigkeit in einem gewissen Grade herab. In den warmen Ländern spielt der Vitaminmangel ziemlich sicher keine Rolle, da der Genuß von Früchten sehr verbreitet ist. Wohl aber könnte der Eiweißmangel bedenklich sein. Tatsächlich sind die meisten Beobachter in Asien darin einig, daß die Leistungsfähigkeit des Europäers größer ist als die des Asiaten. Wie weit man dafür Rassenverschiedenheiten, d. h. völlig ungeklärte Dinge verantwortlich machen soll, wie weit die Ernährung eine Rolle spielt, entzieht sich heute jeder Beurteilung. Genaueres wissen wir nur über die Ernährung des einzigen asiatischen Volkes, das selbständig wissenschaftlich arbeitet, der Japaner. Nach der sehr reichlichen japanischen Literatur ist die hergebrachte Ernährung des Japaners recht vitaminarm gewesen. Im ganzen ist sie auch deutlich eiweißärmer als in Europa und Nordamerika. Von den Avitaminosen ist die Beriberi Volksseuche gewesen, in gewissem Maße ist sie es noch. Es ist jedenfalls sehr bemerkenswert, daß die Japaner in die Ernährung ihrer Soldaten Brot und Fleisch eingeführt haben, die beide früher nicht zur hergebrachten Ernährung gehörten. Unter den wohlhabenderen Klassen der Bevölkerung hat sich heute die Sitte eingebürgert, eine Mahlzeit am Tage nach europäischer Form zu nehmen. Auch dies dürfte wohl in dem Sinne erklärt werden, daß Eiweißreichtum und Vitaminreichtum mindestens subjektiv zweckmäßig erscheinen.

Die westafrikanischen Küstenneger sind von außerordentlicher, den Europäer übertreffender körperlicher Leistungsfähigkeit, Gewandtheit und Ausdauer. Ihre Nahrung enthält aber auch viel Vitamine und ausreichend hochwertiges Eiweiß. Die Angaben über die Ernährung im inneren Afrika sind widersprechend. Jedenfalls könnte nur Eiweißmangel vorliegen.

Innerhalb Europas liegen die sehr interessanten Beobachtungen von ALBERTONI und ROSSI[1] über Bewohner der Abruzzen vor. Ihre Versuchspersonen waren zweifellos schlecht ernährt (Mangel an Eiweiß und an Vitaminen) und ihr Körpergewicht, aber auch ihr Eiweißstand, der Hämoglobingehalt und die Körperkraft hoben sich mit eiweißreicherer Ernährung. Auch die Beobachtungen VON RECHENBERGS[2] an den Zittauer Handwebern wird man heranziehen dürfen.

Ganz allgemein wird man weiterhin sagen dürfen, daß in der ersten Zeit der Großstadtbildung und der aufkommenden Großindustrie im 19. Jahrhundert die Ernährung der Arbeiter eiweißärmer und vitaminärmer war als erforderlich. Das hat sich zweifellos von Jahrzehnt zu Jahrzehnt geändert, und die zunehmende Größe der Bevölkerung in ganz Europa wird man mit größter Wahrscheinlichkeit mit dieser Verbesserung des Vitamingehalts und des Eiweißgehalts in Beziehung setzen dürfen.

---

[1] ALBERTONI, P., u. F. ROSSI: Naunyn-Schmiedebergs Arch. Festschrift 1908, S. 29.
[2] RECHENBERG, v.: Zittauer Handweber. Leipzig 1890.

Heute wird man sagen, daß trotz aller Verbesserungen, wenigstens bei uns in Deutschland, die städtische Bevölkerung immer noch knapp an dem antiskorbutischen Vitamin ist. In Familien, in denen reichlich gute Milch, reichlich Obst, Gemüse und Salat gegessen werden, besteht sicherlich kein Vitaminmangel. Bei Menschen, die auf billiges Wirtshausessen angewiesen sind, ist der Vitamingehalt sicherlich sehr knapp, und es hängt, wie erwähnt, im wesentlichen von gelegentlicher Obstzufuhr ab, wieweit er ausreicht. Hier bestehen auch starke jahreszeitliche Schwankungen. Im Sommer und Herbst muß es sehr merkwürdig zugehen, wenn es zu Vitaminmangel kommen soll. In der zweiten Hälfte des Winters und im Frühjahr wird sicherlich ein großer Teil der Bevölkerung von den in seinen Fettgeweben gespeicherten Vitaminreserven leben müssen. Obstzufuhr aus südlichen Ländern während dieser Jahreszeit kann unter Umständen für die Gesunderhaltung der Bevölkerung ganz entscheidend sein.

Auf die Gefahr des Mangels an antiskorbutischem Vitamin beruft sich die *Rohkostbewegung*. Die eigentliche physiologische Ursache (s. unten S. 1010) liegt auf ganz anderem Gebiet, und die fettlöslichen Vitamine sind erst nachträglich als eine Art wissenschaftliche Verbrämung herangezogen worden. Sicher ist, daß der Genuß von frischen Früchten jeder Art und vor allem von Salat, d. h. von ungekochten grünen Blättern, den Vitamingehalt in erfreulicher Weise steigert, und daß daher die Zunahme des Genusses von Obst, Salat, Tomaten usw. nur aufs lebhafteste begrüßt werden kann. Obst- und Salatgenuß sind denn auch seit Jahrzehnten von allen Sachverständigen stark propagiert worden (siehe unten S. 1010). Aber die Rohkost als Prinzip geht über das physiologisch Wünschenswerte und Zweckmäßige heraus. Bei Gemüse und Kartoffeln ist die Tradition des Kochens gut begründet, da ihre Ausnutzung sonst noch viel schlechter ist. Ebenso hat das Mahlen und Backen des Getreides seine guten Gründe. Die Ausnutzung des unzubereiteten Korns würde außerordentlich schlecht sein, über den Gehalt an Vitamin B, das mit der Hefe ins Brot kommt, s. oben S. 995, der charakteristische Geschmack des Brotes, auf den bei uns niemand gern verzichtet, kommt erst beim Rösten in der Backhitze zustande. Bei der Magensaftabsonderung und beim Sättigungswert wird von der starken Bedeutung der Röstprodukte für die praktische Ernährung die Rede sein (vgl. auch S. 903 dieses Bandes im Kap. „Verdauung"). Rösten und Braten in Fett läßt Stoffe entstehen, die auf die Geschmacksorgane und auf den Magen sehr stark wirken, und deren Fehlen die Nahrung verschlechtern würde.

Will man mit Rücksicht auf die Vitamine die Nichtzubereitung auch auf die tierischen Nahrungsmittel ausdehnen, so liegt wieder einer der Fälle vor, bei denen ein einzelner Gesichtspunkt unter Verdrängung der übrigen gänzlich überbewertet wird. Die Milchvitamine werden durch Kochen zerstört, aber langsam, so daß einmaliges kurzes Aufkochen der Milch den Vitamingehalt zwar vermindert, aber mindestens zwei Drittel bestehen läßt. Andererseits genügt kurzes Aufkochen, um die Milch zwar nicht keimfrei zu machen, aber um Tuberkelbacillen und die Erreger von Typhus, Paratyphus und Ruhr abzutöten. Es schützt somit den Konsumenten vor den Folgen von Kuherkrankungen und vor den Folgen eines unglücklichen Zufalls im Milchgeschäft. Bei der Abwägung wird man also den küchenüblichen Kompromiß, das einmalige kurze Kochen, für richtig halten müssen. Bei der Kinderernährung ist noch an die Form der Soxhletflaschen zu denken, in denen die Milch ja nahezu sauerstofffrei erhitzt wird. Dadurch wird die Zerstörung des antiskorbutischen Vitamins verlangsamt. Butter darf nicht erwärmt werden, da sonst die Struktur verloren geht, aber bei der Butterbereitung gehen die Krankheitserreger in den Molkenanteil und die Butter ist nicht wie die Milch ein ausgezeichneter Nährboden für pathogene

Keime. Bei rohem Fleisch liegt neben der Paratyphusgefahr vor allem die Gefahr der Übertragung von Wurmkrankheiten vor. Das Braten erhöht den Sättigungswert beträchtlich und macht dadurch den Menschen von häufiger Nahrungsaufnahme unabhängig.

Nun kombiniert sich die Rohkostbewegung heute in der Regel mit Vegetarianismus und mit Bekämpfung eiweißreicher oder fleischreicher Nahrung. Von diesen Bestrebungen war schon die Rede (s. oben S. 979). Die vegetarische Rohkost, auch wenn sie besonders geschickt und wohlschmeckend hergestellt wird, ist eine an Calorien und vor allem an Eiweiß unzureichende Ernährung und infolgedessen für die Dauer unmöglich[1]. Daß eine abnorm eiweißarme Ernährung, die zu starken Stickstoffverlusten und nachherigem Stickstoffansatz führt, vorübergehend in Sanatorien, wo der Mensch nichts zu tun hat und berufsmäßig essen kann, unter Umständen therapeutischen Nutzen stiften kann, ist schon S. 981 ausgeführt. Ihre Propagierung für die Allgemeinheit muß aber Schaden bringen (vgl. auch unten S. 1014).

Bei einer vitaminfreien Kost hören die Tiere nach einiger Zeit auf zu fressen. Man könnte das darauf zurückführen, daß die vitaminfreie Nahrung nicht schmeckt bzw. einförmig ist. Und tatsächlich weiß jeder, der Vitaminversuche, zumal an jungen Tieren, ausgeführt hat, daß ein kleiner Prozentsatz der Tiere nicht recht an die Nahrung herangeht. Bei einem Vitaminmangel liegt aber doch noch anderes vor. Never[2], der an oesophagotomierten Hunden gearbeitet hat, beobachtete, daß seine Versuchstiere bald nach dem Einsetzen der Avitaminose auch Fleisch verweigerten, das sie sonst gierig fraßen. Die Absonderung, die Fermentbildung und die Bewegungen des Verdauungskanals waren in Ordnung. Der Verdauungskanal war aber dauernd mit Nahrung überfüllt, so daß offenbar eine starke Verlangsamung der Aufsaugung vorliegt. Die genauere Analyse ergab, daß die Fette schlecht resorbiert werden. Die übliche Nahrung bei Vitaminversuchen ist fettreich, so daß die Freßstörung sicher zum Teil auf diesem Zusammenhang beruht. Fettfreie Nahrung wird auch schlechter resorbiert, aber der Unterschied ist nicht groß, und wir haben hier jedenfalls nicht den Hauptgrund der Avitaminosen vor uns.

Ob die Pellagra eine Avitaminose ist, steht nicht fest. Beim Affen lassen sich pellagraähnliche Symptome durch eine stickstoffarme, besonders an biologisch hochwertigem Eiweiß arme Diät hervorrufen[3].

Eine weitere Frage ist, ob die einzelnen Vitamine völlig unabhängig voneinander sind und ob bei verschiedenem Eiweiß- und Caloriengehalt auch das Vitaminbedürfnis wechselt. Im Rattenversuch mit den reinen ausgeprobten Gemischen ergibt sich die völlige Unabhängigkeit zwischen Stickstoff und den Vitaminen[4]. Schon bei Kücken ist das aber anders[5]. Hier gibt es eine Beziehung zwischen Eiweißbedarf, Calorienbedarf und Bedarf an Vitamin B. Beim Menschen scheint bei schwerer Arbeit und erhöhter Nahrungszufuhr auch der Vitaminbedarf in die Höhe zu gehen. Ganz allgemein brauchen junge Tiere mehr Vitamine als erwachsene[6]. Ratten brauchen in verschiedenen Lebensaltern verschiedene

---

[1] Stepp, W.: Stoffwechselkongreß, S. 175 (1929). — Löwy, A.: Klin. Wschr. **1930**, 390.
[2] Never, H.: Pflügers Arch. **219**, 554 (1928); **224**, 787 (1930). — Never, H., u. Massury: Ebenda, erscheint 1930. — Vgl. W. Cramer u. R. J. Ludford: J. of Physiol. **60**, 342 (1925).
[3] Chick, H., u. E. M. Hume: Biochemic. J. **14**, 135 (1920).
[4] Harris, L. J., u. T. Moore: Biochemic. J. **22**, 1461 (1928). — Leigh, H., Shipp u. S. S. Zilva: Ebenda **22**, 1449 (1928). — Sherman, H. C., u. O. H. M. Gloy: J. of biol. Chem. **74**, 117 (1927).
[5] Plimmer, R. H. Aders, I. L. Roscoe u. W. H. Raymond: Biochemic. J. **21**, 913, 940 (1927).
[6] Osborne, T. B., u. L. B. Mendel: J. of biol. Chem. **63**, 233 (1925).

Kost und zu schnellem Wachstum eine andere Kost als zur Fortpflanzung[1]. Daß dabei oligodynamische Elementwirkungen mit den Vitaminen in Konkurrenz stehen, ist S. 991 erwähnt. Jedenfalls ist es mit künstlicher Nahrung immer schwierig, das Maximum des Wachstums der Ratten zu erzielen[2].

V. Wirkung auf die Verdauungsorgane. Der Wohlgeschmack der Nahrung.

Die Menschen haben ihre Nahrung im wesentlichen richtig ausgewählt, ohne daß sie von den erst nachträglich bekannt gewordenen wissenschaftlichen Gesetzen der Ernährungsphysiologie irgend etwas gewußt haben. Auch heute ißt kaum ein Gesunder nach seinen Kenntnissen, sondern vielmehr nach Tradition und Wohlgeschmack. Der Wohlgeschmack hat nun tatsächlich eine große und unmittelbare Bedeutung für die Tätigkeit der Verdauungsorgane. In dem Abschnitt über die Verdauung (ds. Bd. S. 909) ist dargelegt, wie der ganze Verdauungsapparat darauf eingestellt ist, durch die Magensaftsekretion angekurbelt zu werden. Die Magensaftabsonderung aber wird unmittelbar durch den Wohlgeschmack hervorgerufen. Ebenso ist dort davon die Rede gewesen, daß Ekel und andere Unlustgefühle die Magensaftabsonderung und die Motilität des Magens und Darmes aufs stärkste hemmen können. Die Bedeutung des Wohlgeschmacks ist also eine sehr große.

Von dem Wohlgeschmack hängt vor allem die Auswahl der Nahrungsmittel ab und ihre Menge. Das große Problem, das hier auftaucht, ist die Regelung des Appetits nach dem Wohlgeschmack, aber zugleich nach den Bedürfnissen des Organismus. Bei sehr vielen Menschen hängt Art und Menge der Nahrung vom Geldbeutel ab. Es gibt aber doch eine beträchtliche Anzahl von Menschen, die in der Auswahl und in der Zufuhr der Nahrung praktisch unbeschränkt sind. Viele von ihnen essen gern und trotzdem sehen wir, daß eine übermäßige Nahrungszufuhr im ganzen selten ist. Wir sehen ferner, daß trotz der allerverschiedensten Geschmacksrichtungen das Calorienbedürfnis der Menschen immer ungefähr gedeckt wird, und daß auch der Stickstoffgehalt der Nahrung viel geringeren Schwankungen unterliegt, als man es bei den verschiedenen Eßgewohnheiten und dem verschiedenen Geschmack der Menschen zunächst erwarten sollte. Es ist oben davon die Rede gewesen (S. 958), daß Menschen mit hoher spezifisch-dynamischer Wirkung sehr verschiedene Nahrungszufuhr vertragen können. Menschen mit niedriger spezifisch-dynamischer Wirkung aber müssen bei Überernährung sehr schnell an Körpergewicht zunehmen, und sie tun das, wie die Erfahrung lehrt, in viel geringerem Maße, als der Möglichkeit ihres Körpers entspricht. Es muß hier also noch eine Regulation des Appetits vorliegen, und es fragt sich, was wir darüber wissen. Ein weiteres Problem liegt in der oben auseinandergesetzten Änderung der Nahrung mit Änderung der Arbeitsweise und Lebensweise in den letzten Menschenaltern seit Einführung der Maschine. Die Menschen wissen ja gar nicht, daß sie jetzt eiweißreichere Nahrungsmittel brauchen als früher. Die Statistik lehrt aber, daß sie in allen Ländern heute eiweißreichere Nahrungsmittel essen als früher. Ohne geldliche Beschränkung würde die Zunahme des Fleischverbrauchs und Milchverbrauchs sicher noch schneller gestiegen sein. Was hat die Menschen dazu veranlaßt? Von recht erheblicher Bedeutung ist zweifellos der Sättigungswert der Nahrung, dem weiter unten ein besonderer Absatz gewidmet sein wird. Gerade

---

[1] Hartwell, G. A.: Biochemic. J. 20, 1273 (1926).
[2] Mendel, L. B., u. H. C. Cannon: Ebenda 75, 779 (1927).

die Nahrungsmittel, die in geringeren Mengen wegen ihres hohen Eiweißgehaltes der Nahrung zugesetzt werden müssen, wie Fleisch, haben einen hohen Sättigungswert, Brot und Kartoffeln haben einen viel geringeren. Zumal für die Umstellung der Ernährung in den letzten Menschenaltern hat sicher der Sättigungswert eine große Bedeutung.

Daneben wirken bedingte Reflexe. Wir müssen es wohl so nennen, wenn die Eltern ihre Kinder an eine gewisse Regelmäßigkeit in der Nahrungsaufnahme erziehen, oder wenn sie den Kindern so lange verbieten, beliebig Süßigkeiten zu essen, bis die Kinder sich daran gewöhnen und ihnen schließlich das massenhafte Essen von Süßigkeiten weniger gefällt als das geordnete Mittagessen. Zu den bedingten Reflexen wird man auch die Gewohnheiten rechnen müssen, die ja sehr stark für die Nahrungsaufnahme bestimmend sind. Jeder, der mit Asiaten verkehrt hat, weiß, wie schwer sie sich von dem Reis und vielen stark gewürzten Zutaten trennen. Aber auch innerhalb eines Landes gibt es verschiedene Eßgewohnheiten in den verschiedenen Gegenden, von denen die Menschen außerordentlich schwer lassen. Irgendein physiologischer Grund, weshalb in den einzelnen Gegenden Deutschlands verschieden gegessen wird, läßt sich nicht angeben. Jedermann weiß aber, wie sehr die meisten Menschen an heimatlichen Gerichten hängen.

Eine andere sehr wichtige Ursache für die im ganzen richtige Einstellung des Menschen bei seiner Nahrungsaufnahme ist die Erscheinung, daß die Menschen einer gleichmäßigen Nahrung nach einiger Zeit überdrüssig werden. Auch hierfür können wir einen physiologischen Grund nicht angeben, und im Tierversuch beobachtet man gewöhnlich auch nichts dergleichen. Mit einer richtig zusammengesetzten und der gewohnten Nahrung entsprechenden Nahrung kann man unsere Haustiere wie unsere Versuchstiere in der Regel sehr gut beliebig lange ernähren. Wir wissen auch nichts davon, daß etwa die in Freiheit lebenden Tiere Abwechslung verlangten. Bei Säuglingen und kleinen Kindern sehen wir auch nichts davon. Ebenso lehrt die praktische Erfahrung, daß der Mensch gewisse Nahrungsmittel oder Zusammenfügungen von Nahrungsmitteln anstandslos jahrzehntelang immer in derselben Weise ißt; zum ersten Frühstück Kaffee und Butterbrot zu essen, hat sich wahrscheinlich noch nie jemand geweigert, auch wenn er es schon jahrzehntelang tut. Bei sehr vielen anderen, auch wohlschmeckenden Speisen ist das Bedürfnis nach Abwechslung dagegen sehr stark; besonders Speisen mit hohem Sättigungswert, fette Speisen, viele Arten von Süßigkeiten, manche Fleischsorten ißt sich der Mensch tatsächlich leicht über, und wir haben hier wahrscheinlich eine der wirksamsten Regulationen vor uns, die eine übermäßige Nahrungszufuhr verhindern. Die sehr bekannte Erscheinung, daß die meisten Menschen auf eine übermäßige Zufuhr selbst ihrer Lieblingsgerichte mit starker Abneigung antworten, gehört hierher.

Wir wollen im übrigen offen zugeben, daß alle diese Dinge, Sättigungswert und Wohlgeschmack, Bedürfnis nach Abwechslung und die bekannten Folgen übermäßiger Nahrungsaufnahme, Magendrücken, Bewegungsunlust und derartiges, schwerlich ausreichen, um die praktisch vorhandene Regelung der Nahrungszufuhr wirklich ganz zu erklären.

Ein anderes schwierigeres Problem für die Ernährungsphysiologie liegt darin, daß reine Eiweißkörper, reine Fette und Stärke geschmacklos sind. Eine Nahrung, wie wir sie unseren Versuchstieren bei bestimmten Versuchen aufzwingen oder wie sie sich manche Menschen zu Versuchszwecken längere oder kürzere Zeit in heroischer Weise zuführen, genügt im allgemeinen dem Bedürfnis nicht. In den natürlich vorhandenen Nahrungsmitteln sind mit den Eiweißkörpern, den Fetten und Kohlehydraten, mit den Salzen und Vitaminen andere Stoffe

regelmäßig verbunden, die auf die Geschmacks- und Geruchsorgane stark einwirken und den Wohlgeschmackskomplex auslösen. Aus anderen Gründen sind
die meisten dieser Stoffe, soweit wir unterrichtet sind, entbehrlich. Von den
energieliefernden Stoffen schmecken nur die Zuckerarten süß und sind daher
für die meisten Menschen wohlschmeckend. Vitamine und Salze sind mit Ausnahme des Kochsalzes ebenso geschmacklos wie die zum Baustoffwechsel erforderlichen Eiweißkörper. Es gehören also zu einer Nahrung bestimmte wohl-
schmeckende Stoffe hinzu.

Von diesen Stoffen ist nur ein Teil chemisch zugänglich. Es sind die Stoffe,
von denen das eigentümliche Aroma der Früchte, des Weines und mancher
Gemüse abhängt, ebenso das Aroma der Käsesorten. Sie sind Abkömmlinge
der Aminosäuren des Eiweiß, meist handelt es sich um Ester oder um Äther,
gelegentlich auch um Amine oder deren Verbindungen. Ob diese Stoffe in den
Pflanzen mit Rücksicht auf den Wohlgeschmack der Menschen und Tiere gebildet
werden, und auf diese Weise die Samenverbreitung erleichtert wird, läßt sich
nicht sagen, ist aber wohl recht wahrscheinlich. Andere Stoffe, die wir chemisch
bisher leider sehr wenig kennen, die aber einen starken Wohlgeschmack haben,
sind die Röstprodukte, die sich beim Braten, Rösten, Backen usw. bilden. Ein
Teil von ihnen wirkt nicht nur auf die Geruchsorgane, sondern außerdem noch
unmittelbar auf den Magen, bewirkt daher starke Magensaftabsonderung, auch
ohne Appetit. Diese Stoffe sind also besonders wertvoll.

Es muß weiterhin offen zugegeben werden, daß die Ernährungswissenschaft
heute im allgemeinen nicht imstande ist, den Geschmack der verschiedenen
Speisen irgendwie zu erklären, und auf bestimmte chemische Stoffe zurückzuführen. Die Kunst der Küche hat sich ohne jedes Eingreifen der Wissenschaft
entwickelt. Liebig hat vor 80 Jahren geschrieben: „Geleitet durch Instinkt
und Geschmack, ist der erfahrene Koch in Beziehung auf die Wahl, Zusammenstellung und Zubereitung der Speisen und ihrer Aufeinanderfolge zu Errungen-
schaften gelangt, welche alles übertreffen, was Chemie und Physiologie in Beziehung auf Ernährungslehre geleistet haben[1]." Auch heute können wir dem
resignierten Satz nur zustimmen.

Bei jedem Versuch einer Analyse stellt sich heraus, daß die vier einfachen
Geschmacksqualitäten mit Ausnahme des Süßgeschmacks eine sehr viel geringere
Rolle spielen, als die Geruchsarten, von denen wir ja sehr viel weniger wissen.
Es ist auch deutlich, daß Berührungs- und Temperaturempfindungen der Mund-
schleimhaut für unser Gefühl mit den Geruchs- und Geschmacksarten zu einer
Einheit verschmelzen. Bemerkenswert ist nebenbei, daß das einzige Salz, das
wir unserer Nahrung hinzusetzen müssen, das Chlornatrium, einen der vier
Grundgeschmäcke, und zwar als einziger Stoff, hervorruft.

Neben diesen Stoffen, die in den Speisen selbst enthalten sind, unterscheiden
wir nun weiterhin noch die sog. Genußmittel im eigentlichen Sinne. Das sind
Stoffe, die für die Ernährung nur durch ihren Wohlgeschmack Bedeutung haben,
zum Teil aber daneben noch eine pharmakologische Wirkung auf den Körper
ausüben. Diese letzteren genießen wir für sich, die anderen, wie Zwiebeln, Knob-
lauch, Pfeffer u. dgl. setzen wir der Nahrung zu. Von den Zwiebeln hat Wilbrand[2] in einer sehr interessanten Versuchsreihe gezeigt, daß sie die Verweildauer im Magen beträchtlich verlängern. Eine noch stärkere Wirkung hat nach
Borchardt[3] Curry. In künstlichem Tropenklima vermindert sich, infolge der
Bluteinströmung in die Haut, die Magensaftsekretion auf eine Probemahlzeit

---

[1] Liebig, J. v.: Chemische Briefe, 28. Brief.
[2] Wilbrand, E.: Münch. med. Wschr. **1920**, 1174.
[3] Borchardt, W.: Klin. Wschr. **1930**, 886.

sehr erheblich, auch die Motilität des Magens leidet. Durch Zusatz von Curry wurde beides wieder beinahe normal. Ob etwa der menschliche Organismus unter der Einwirkung der Sonnenstrahlung in den Tropen seine Blutmenge vermehren und dadurch den nicht zu vermeidenden Blutentzug aus den Verdauungsorganen wieder ausgleichen kann, ist nicht untersucht. Durch diese Magenwirkung verbessern die Gewürze nicht nur die Verdauung selbst. Sie steigern auch den Sättigungswert der betreffenden Nahrung und erhöhen die desinfizierende Wirkung des Magensaftes. Wir haben also in diesen Gewürzen eine der Waffen des Körpers gegen Ansteckung vor uns, und WILBRAND macht darauf aufmerksam, daß in heißen Ländern, in denen die Infektionsgefahr größer ist, mehr Gewürze gegessen werden, und daß die Menge dieser Gewürze umgekehrt proportional der öffentlichen Hygiene ist. Von den anderen Genußmitteln wie Pfeffer, Paprika u. dgl. liegen bisher keine Untersuchungen vor, vermutlich wirken sie ähnlich.

Alle Genußmittel haben dadurch eine gemeinsame Wirkung, daß die Magensaftsekretion durch die Reaktionsverschiebung im Blute uns angenehm und erfrischend erscheint. Ein wie großer Teil der Kaffeewirkung oder Kakaowirkung auf dieser Reaktionsverschiebung beruht, wissen wir nicht. Daß coffeinfreier Kaffee und Gerstenkaffee oder Malzkaffee überhaupt genommen werden, spricht dafür, daß diese Wirkung sehr bedeutsam ist, vermutlich ebenso bedeutsam wie die Kaffeinwirkung. Gerade beim Kaffeegenuß spielen daneben gewisse Gewohnheiten oder, physiologisch ausgedrückt, „bedingte Reflexe" eine sehr bedeutsame Rolle.

Schwieriger liegen die Verhältnisse beim Alkohol. Unsere üblichen alkoholischen Getränke bewirken alle Magensaftabsonderung, müssen also aus dem gleichen Grunde angenehm wirken wie Kaffee und Gewürze. Doch scheint die Erfahrung dafür zu sprechen, daß die unmittelbare Wirkung des Alkohols auf das Nervensystem oder auf die Hautcapillaren bei ihm bedeutsamer ist als die Magenwirkung. Ob das Rauchen oder Tabakkauen eine Magensaftabsonderung hervorruft, wissen wir nicht. Im Tierversuch hemmt Nicotin, aber es könnte bei dem daran gewöhnten Menschen anders sein. Immerhin dürfte hier neben Gewohnheiten die eigentliche nervenerregende Wirkung praktisch allein in Frage kommen.

Für die Koordination der Verdauung, vor allem bei der Einwirkung des Magens auf die übrigen Verdauungsorgane, kommt es darauf an, daß im Magen saure Reaktion herrscht, und normalerweise wird die saure Reaktion durch die Salzsäure bewirkt, die der Magen absondert. Salzsäure kann aber durch andere Säure ersetzt werden. Das geschieht vor allem durch die Milchsäure, die beim Sauerwerden der Milch aus dem Milchzucker entsteht[1]. Ist reichlich Salzsäure im Magen vorhanden, so werden frische Milch und saure Milch in gleicher Weise verdaut. Fehlt aber die Salzsäure im Magen bei kranken Kindern oder bei Kindern, die durch den Schweiß Wasser und Salz verloren haben, so besteht ein Unterschied. Frische Milch stürzt förmlich aus dem Magen heraus, saure Milch verläßt ihn nicht schneller als normal. Auch die Wirkung des Yoghurts in Bulgarien und anderer saurer Milch, die in der heißen Jahreszeit als Getränk sehr nützlich sein kann, beruht auf diesem Zusammenhang.

VI. Der Sättigungswert der Nahrung[2].

In dem Abschnitt über die Verdauung ist von der Eigentümlichkeit des Magens die Rede (ds. Bd. S. 917), daß wir nur dann Hunger haben, wenn kein

---

[1] PERGER, H.: Münch. med. Wschr. **1920**, 1467. — ZAHN, K.: Jb. Kinderheilk. **96**, 259 (1921).
[2] KESTNER, O.: Dtsch. med. Wschr. **1919**, Nr 10.

Magensaft abgesondert wird. Auch bei Magenleere ist man nicht immer hungrig;
solange der Magen tätig ist, ist man es aber nie. Da nun der Hunger etwas sehr
Unangenehmes ist, so haben sich die Menschen ihre Mahlzeiten von jeher so eingerichtet, daß es nicht oder selten zur Hungerempfindung kommt. Die Magenentleerung wird durch den Pylorusreflex bestimmt, der Pylorusreflex besteht
in einem Schluß des Pylorus auf Säure. Infolgedessen hängt die Magenentleerung
zum größten Teile von der Absonderung des Magensaftes ab, und der Sättigungswert einer Nahrung ist daher um so größer, je mehr Magensaft auf die Nahrung
abgesondert wird. Um so länger verweilt sie im Magen, um so länger „hält sie
vor", d. h. um so länger dauert es, bis wieder Hunger auftritt. Dieser Sättigungswert ordnet die Nahrungsmittel in ganz anderer Weise, als es Verbrennungswert
oder Eiweißwert tun. Von den gebräuchlichen Nahrungsmitteln hat das Fleisch
einen besonders hohen Sättigungswert. Dieser Sättigungswert hat an sich nichts
mit dem hohen Eiweißgehalt des Fleisches zu tun, denn andere eiweißreiche
Nahrungsmittel wie Hülsenfrüchte oder Fische haben diesen hohen Sättigungswert nicht. Beim Fleisch beruht er darauf, daß aus ihm bei der Verdauung ein
Stoff in Lösung geht, der auf hormonalem Wege Magensaft treibt. Stark aus-
gekochtes Fleisch hat infolgedessen einen geringeren Sättigungswert als Fleisch,
in dem die Extraktivstoffe noch enthalten sind. Andererseits lassen sich die safttreibenden Stoffe des Fleisches ja in Form von Fleischbrühe oder Fleischextrakt
von dem Fleisch getrennt dem Menschen zuführen. Man darf freilich nicht
glauben, daß bei der üblichen Bereitung der Fleischbrühe der wirksame Stoff
restlos aus dem Fleisch entfernt wird. Man kann also das Fleisch mit allen wirksamen Stoffen zusammen essen oder man kann erst Fleischbrühe essen und dann
das Fleisch mit dem Rest dieser Stoffe. Bei welcher Anordnung der höhere
Sättigungswert erreicht wird, steht nicht fest. Der höchste Sättigungswert wird
erreicht, wenn man das Fleisch brät, weil die safttreibende Wirkung der Röststoffe zu der eigentlichen Fleischwirkung hinzukommt.

Der hohe Sättigungswert des Fleisches ist es neben seinem Wohlgeschmack,
der die Zunahme des Fleischverbrauches praktisch herbeigeführt hat. Der hohe
Sättigungswert ist besonders wichtig für den Großstädter, der von seiner Arbeits-
stätte entfernt wohnt und infolgedessen weniger Zwischenmahlzeiten essen kann
als der Bauer oder der Bewohner der kleinen Stadt. Es ist schon in anderem
Zusammenhange davon die Rede gewesen, wie wichtig die starke Magenwirkung
des Fleisches gerade dann wird, wenn wenig Calorien gebraucht werden, d. h.
bei der geistigen Arbeit im Gegensatz zur Muskelarbeit. Die erfrischende Wirkung
des Essens, der hohe Sättigungswert und der hohe Gehalt an biologisch hochwertigem Eiweiß kommen beim Fleisch zusammen.

Besonders interessant und praktisch bedeutsam sind die Verhältnisse des
Sättigungswertes der Fischnahrung. Alle Fische sind verhältnismäßig eiweißreich, nur wenig eiweißärmer als das Fleisch. Untersuchungen über den biologischen Wert des Fischeiweißes scheinen nicht vorzuliegen. Vermutlich besteht
kein großer Unterschied gegenüber dem Säugetierfleisch. Die Fische schmecken
auch den meisten Menschen sehr gut, zu einem Diner pflegt ein Fischgang zu
gehören. Wenn trotzdem die Fischnahrung sich merkwürdig schlecht einbürgert,
so liegt das an dem geringen Sättigungswert der meisten Fische. Nur die fetten
Fische, wie der Aal oder der Karpfen, haben einen verhältnismäßig hohen
Sättigungswert. Die mageren Fische, die meist billig sind, und infolgedessen für
die Volksernährung sehr wesentlich in Betracht kämen, werden von der Hausfrau
deshalb ungern gegeben, weil sie so kurze Zeit vorhalten und infolgedessen schließlich ebenso teuer werden wie Fleisch. Man kann den Sättigungswert auch magerer
Fische außerordentlich steigern, wenn man sie brät oder röstet. Das Fisch-

gericht in den Bratfischküchen hält ebenso lange vor, wie eine sehr fleischreiche Mahlzeit[1], und erst auf diese Weise und in dieser Form wird sich die Fischnahrung einbürgern lassen.

Recht hoch ist im allgemeinen der Sättigungswert der Fette. Aus den Fetten entstehen bei der Verdauung im Dünndarm Fettsäuren, und diese halten den Pylorus ebensogut geschlossen wie die Salzsäure. Es ist dies neben seinem hohen Caloriengehalt die wichtigste Eigentümlichkeit der Fette und macht sie, wie oben auseinandergesetzt, zu praktisch besonders wertvollen Nahrungsmitteln. Die hochschmelzbaren Fette lösen sich im Magen langsamer als die tiefschmelzbaren und haben infolgedessen einen höheren Sättigungswert. Der Unterschied scheint nach der praktischen Erfahrung ziemlich hoch zu sein, doch liegen keine messenden Versuche vor.

Milch hat im allgemeinen beim Menschen keinen hohen Sättigungswert. Man muß gerade bei der Milch mit der Übertragung von Tierversuchen auf den Menschen zurückhaltender sein als bei anderen Nahrungsmitteln, da RABE[2] gezeigt hat, daß sich Milch im Menschenmagen und Hundemagen verschieden verhält; die Verweildauer im Hundemagen ist deutlich größer. Der Sättigungswert der Milch hängt im wesentlichen mit ihrem Fettgehalt zusammen, ist bei Magermilch gering, bei Rahm sehr hoch[3]. Butter hat als Fett einen verhältnismäßig hohen Sättigungswert, Käse wahrschenliich auch, doch fehlen genauere Angaben.

Alle pflanzliche Nahrung hat im Vergleich mit der tierischen einen sehr niedrigen Sättigungswert, und hier ist wahrscheinlich der entscheidende Grund dafür tu suchen, daß die physiologisch gebotene Umstellung des Menschen im Maschinenzeitalter auch tatsächlich vor sich gegangen ist. In früheren Zeiten, in denen der arbeitende Mensch eben wegen seiner Muskelarbeit einen hohen Calorienbedarf hatte, aß er viel Brot, Kartoffeln, Mais oder Reis. Infolge der großen Mengen dieser Nahrung blieb der Magen von einer Mahlzeit zur anderen gefüllt. Mit der Verringerung der Nahrungsmenge infolge Verringerung der Muskelarbeit mußte nach einem Stoff gesucht werden, der es ermöglichte, längere Pausen einzulegen. Es sei auf die Auseinandersetzungen auf S. 985 verwiesen.

Von den pflanzlichen Nahrungsmitteln haben den höchsten Sättigungswert die Kartoffeln, auch wenn sie nicht gebraten und nicht mit Fett gegessen werden Vermutlich enthalten sie einen magensafttreibenden Stoff. Bratkartoffeln haben einen so hohen Sättigungswert wie Fleisch[3]. Bei dem Brot hängt der Sättigungswert von den Röstprodukten der Rinde ab, der backfertige, aber noch nicht gebackene Teig hat einen minimalen Sättigungswert, dann folgt die Krume, hoch ist er nur bei der Rinde. Infolgedessen haben kleine Gebäcke (Brötchen, Semmeln, Rundstücke) einen sehr viel höheren Sättigungswert als Großbrot aus demselben Teig[4]. Die Verweildauer im Magen und Dünndarm ist soviel größer, daß die Ausnutzung bei Brötchen sehr viel besser ist als bei Großbrot, das sonst genau so gebacken wird (s. unten S. 1010).

Sehr gering ist der Sättigungswert bei Gemüse. Bei Obst dürfte er vermutlich größer sein, doch fehlen genauere Untersuchungen.

Sehr wichtig ist die gegenseitige Beeinflussung der einzelnen Nahrungsmittel, von der schon bei der Magen- und Darmverdauung die Rede war (ds. Bd. S. 938). Da der Darm nicht imstande ist, etwa die Magensalzsäure für sich zu resorbieren, so verweilt die Magensalzsäure länger im Dünndarm, wenn Kohlehydrate mit

---

[1] KESTNER, O., u. H. NEVER: Der Fischerbote, Norddtsch. Fischereiztg 18, H. 12 (1926).
[2] RABE, F.: Dtsch. Arch. klin. Med. 134, 92 (1919).
[3] BEST, FR.: Dtsch. Arch. klin. Med. 104, 110 (1911).
[4] KESTNER, O.: Münch. med. Wschr. 1922, 1429.

ihr zusammen in Lösung sind, als wenn sie nur allein oder mit den Aminosäuren des Eiweiß aufgesogen wird. Werden daher Kohlehydrate zusammen mit Fleisch gegessen, so verzögern sie die Resorption im Dünndarm, halten damit den Pylorus geschlossen und steigern dadurch den Sättigungswert des Fleisches sehr beträchtlich. Den höchsten Sättigungswert erhält man, wenn man Fleisch mit Kartoffeln oder Fleisch mit Brot und Butter zusammen ißt und hinterher noch einen zuckerhaltigen Nachtisch genießt. Das übliche Mittagessen aus Suppe, Fleisch und Gemüse und hinterher einem süßen Nachtisch stellt ebenso ein Maximum des Sättigungswertes dar wie das belegte Butterbrot mit Braten, Wurst oder Schinken. Es erhellt, daß die Menschen offenbar wirklich nach dem Sättigungswert essen.

Einen sehr hohen Sättigungswert haben die Frühstücksgetränke Kaffee und Kakao[1], im wesentlichen wegen der Röstprodukte. Dies ist neben der erfrischenden Wirkung[2] der entscheidende Grund dafür, weshalb beide Getränke die früher üblichen Suppen und Breie so vollständig verdrängt haben.

Ganz allgemein läßt sich noch folgendes sagen: Je wohlschmeckender eine Speise ist, desto größer muß, unter vergleichbaren Bedingungen, der Sättigungswert sein, ein für sparsame Ernährung wichtiger Gesichtspunkt. Ferner muß eine Verteilung der Nahrung auf mehrere Mahlzeiten einen größeren Sättigungswert geben, als wenn dieselbe Nahrungsmenge auf einmal genossen wird. Endlich müssen solche Nahrungsmittel, die der Magenverdauung einen besonders großen Widerstand leisten, einen hohen Sättigungswert haben. Zähes Fleisch hält länger vor als weiches. Auch bei Obst spielt das eine Rolle.

Für den Kranken oder für Menschen mit „schwachem Magen" fällt die Bezeichnung „Schwerverdaulich" mit dem Sättigungswert beim Gesunden zusammen.

VII. Der Cellulosegehalt der Nahrung.

In dem Abschnitt über die Verdauung als Ganzes ist eingehend auseinandergesetzt, daß der Dickdarm einer gewissen Füllung bedarf (ds. Bd. S. 934 und 939). Wenn ausschließlich gut verdauliche Nahrung gegeben wird, so kommt es infolgedessen zu Verstopfung, besonders dann, wenn der Dickdarm während der Kindheit auf eine cellulosehaltige Nahrung sich eingestellt hatte und dann später der Mensch zu cellulosearmer und fleischreicher Ernährung übergeht[3]. Wir haben hier einen Punkt, der für die praktische Ernährung von allergrößter Bedeutung ist. Denn die Umstellung der Ernährung im Maschinenzeitalter erschwert infolge dieses Zusammenhanges die richtige Nahrungsauswahl sehr erheblich. Es muß daher der Zunahme des Fleischbedarfes zwangsläufig eine entsprechende Zunahme von cellulosereichen, schwerverdaulichen und calorienarmen Stoffen folgen, wenn die Ernährung richtig sein soll. Wenn Brot und Kartoffeln zurücktreten und Fleisch in den Vordergrund rückt, so müssen Obst und Gemüse in erheblicher Menge gegeben werden, sonst leiden die Menschen. Die praktischen Erfahrungen, die sie machen, gehören zu den Gründen, die zur richtigen Nahrungsauswahl führen.

Besonders bedeutsam liegen die Verhältnisse beim Brot. Je kleieärmer das Mehl ausgemahlen wird, desto besser ist die Ausnutzung des Brotes; je mehr Kleie im Brot enthalten ist, desto größer sind die Verluste im Kot. Immer

---

[1] KESTNER, O., u. B. WARBURG: Klin. Wschr. **1923**, 1791.
[2] KESTNER, O., u. R. PLAUT: Pflügers Arch. **205**, 43 (1924); vgl. oben S. 1004.
[3] KESTNER, O.: Pflügers Arch. **222**, 662 (1929). (Daselbst Literatur.); 2. Mitt., Ebenda **1930**.

aber wird Roggenbrot schlechter ausgenutzt als Weizenbrot[1]. Dabei liegen die
Dinge nun so, daß die Ausnutzung der Stärke weniger verschlechtert wird als
die des Eiweiß. Bei grobem, d. h. kleiereichem Brot, ist die Stickstoffausnutzung
besonders schlecht. Solches Brot ist daher, wenn man das Unausgenutzte in
Abrechnung bringt, beträchtlich eiweißärmer als feines Brot, während die einfache
chemische Analyse das Gegenteil ergibt.

	Eiweiß				Calorien	
	roh	rein		roh	rein
grob	11,8	6,7	grob	405	305
fein	11,4	7,3	fein	400	336
feinst.	10,3	8,2	feinst	407	337

Wie sehr verschieden die Menge des produzierten Kotes bei den verschiedenen
Brotsorten ist, ergibt sich aus Zahlen von WOODS und MERRILL[2]:

Art des Brotes	Kot feucht	Kot trocken
Brot aus feinstem Mehl	132,7 g	24,8 g
Brot aus mittelfeinem Mehl	252,8 g	40,8 g
Kleiebrot	317,8 g	75,8 g

Es wurde oben auseinandergesetzt, daß bei dem Übergange zur Maschinen-
arbeit der Mensch zu calorienärmeren und eiweißreicheren Nahrungsmitteln
greifen muß. Es sei auf die Tabelle auf S. 990 verwiesen, die angibt, wieviel
Calorien auf 100 g Eiweiß in den verschiedenen Nahrungsmitteln kommen. Grobes
kleiereiches Brot steht am unteren Ende der Tabelle, feines Brot in der Mitte
zwischen pflanzlicher und tierischer Nahrung. Das bedeutet, daß der Übergang
von dem groben Brot zum feinen Brot, der sich überall im Laufe des 19. Jahrhunderts vollzogen hat, physiologisch begründet ist. Es ist aber außerdem für
die großen Mühlen kaufmännisch vorteilhafter, wenn sie das feine Mehl an den
Bäcker verkaufen und die Kleie an den Viehzüchter. Wir haben hier einen Beleg
dafür, in welcher verwickelten Weise bei der praktischen Ernährung des Menschen
physiologische und wirtschaftliche Gesichtspunkte gleichzeitig wirksam sind.
In diesem Falle ziehen beide am gleichen Strange, und es kann niemand sagen,
welche Ursache die stärkere ist.

Beim Brot ist aber außerdem die Form zu berücksichtigen, in der es gebacken
wird. Brötchen (Semmeln, Rundstücke) haben viel mehr Röstprodukte als die
entsprechende Menge Brot, die als Scheibe aus einem Laib Brot geschnitten wird.
Infolgedessen strömt mehr Magensaft, und sowohl der Sättigungswert wird größer
wie die Ausnutzung des Eiweiß besser. Da gewohnheitsgemäß — es könnte auch
anders sein — die Brötchen aus feinem Weizenmehl gebacken werden, das Roggen-
mehl aber meist nur zu großen Broten verbacken wird, erhöht das die Überlegen-
heit der feinen Weizenmehle. Wenn man die Scheiben aus Großbrot röstet[3],
etwa Toast zum Frühstück ißt, so bedeutet das genau so eine Erhöhung des
Sättigungswerts und eine Verbesserung der Ausnutzung.

Die einzelnen Nahrungsmittel beeinflussen ihre Ausnutzung gegenseitig.
Gegenwart von Fleisch und Fett hält gleichzeitig gegessenes Brot im Magen und
Dünndarm zurück, so daß es besser ausgenutzt wird, als wenn man es allein äße.
Die Verschiebung von dem alten Brot- und Kartoffelregime zu der heutigen fleisch-
reichen Nahrung wird dadurch für die Füllung des Dickdarms noch empfindlicher,

---

[1] NEUMANN, R. O.: Veröff. Reichsgesdh.amt, Jubiläums-Band zum 50jährigen Bestehen
des Reichsgesundheitsamts **1928**, 1.
[2] WOODS, C. D., u. MERRILL: U. S. Dept. of Agriculture, Experiment Station, Bull.
Nr 143 (1904).
[3] KESTNER, O.: Münch. med. Wschr. **1922**, 1429.

als sich schon aus den bloßen Ausnutzungszahlen ergibt. Die an Obstipation Leidenden versichern, daß Fleisch, Milch und Kaffee sie verstopfen.

Bei der Notwendigkeit einer cellulosereichen Nahrung für den normalen Ablauf der Verdauungsvorgänge ist das Problem zu erörtern, ob wir es hier mit einer dauernden Notwendigkeit zu tun haben oder ob es sich vielleicht nur um eine Übergangserscheinung handelt. Wir sehen ja, daß eine gewisse Anzahl von Menschen jahraus, jahrein mit einer fast völlig verdaulichen Nahrung auskommen können, sie entleeren nur wenig Kot, sind aber nicht in dem Sinne verstopft, daß sie irgendwie darunter leiden. Sie verhalten sich wie der typische Fleischfresser, den man ja auch mit einer völlig abfallsfreien Kost ernähren kann, ohne daß es ihm irgend etwas ausmacht. Ob solche Menschen einen besonders kurzen oder engen oder muskelstarken Dickdarm haben, darüber wissen wir nichts. Wir sehen, daß eine große Anzahl anderer Menschen der Abfälle nicht entraten können, sonst bekommen sie Obstipationsbeschwerden. Wir wissen ferner aus Tierversuchen (Kaulquappen und Ratten[1]), daß die Größe und Entwicklung des Darmes durch die Ernährung während des starken Wachstums in hohem Grade beeinflußt werden können. Wir haben keinen Grund anzunehmen, daß es beim Menschen anders ist. Das würde besagen, daß wir beim Menschen einen kurzen, muskelstarken und wenig entwickelten Dickdarm zur Ausbildung kommen lassen können, wenn wir ihm von Kindheit an eine an Abfallstoffen arme Kost geben. Die menschlichen Ernährungsprobleme würden vereinfacht werden, wenn etwa eine künftige Generation heranwüchse, die sofort nach Beendigung des Stillens neben Milch auch Fleisch und wenig Cellulose bekäme. Dem steht 1. entgegen, daß sich eine Erblichkeit dieser geänderten Dickdarmgröße durch verschiedene Ernährung über mehrere Generationen hin nicht nachweisen läßt; 2. aber ist zu bedenken, daß die ganze Umstellung der menschlichen Nahrung auf Cellulosearmut ja auf der Beschäftigung des Menschen beruht, nämlich auf seiner geringen Muskelarbeit. Nun leistet aber das gesunde Kind infolge seines Bewegungstriebes und seines Spieltriebes, wenn man es seinen Wünschen überläßt, sehr lebhafte Arbeit. Für das Kind gelten, wie früher auseinandergesetzt, die gesamten Überlegungen nicht, nach denen die fleischreiche Ernährung heute wünschenswert ist. Wir müßten also ein Kind physiologisch falsch ernähren, damit es später keine Verstopfung bekommt und Cellulose entbehren kann. Dem würde vor allem auch der Geschmack der Kinder durchaus widersprechen und es würde doch sehr gewagt sein, sich so ohne weiteres darüber hinwegzusetzen. Eine andere Frage ist, ob man nicht etwa durch kleine Fleischgaben von früher Kindheit an die Ausbildung des Darmes beeinflussen kann. Das ist nun der Fall. Gibt man jungen Ratten eine cellulosereiche Nahrung (Hafer, Wurzeln, hochausgemahlenes Roggenbrot) und fügt etwas Fleisch hinzu, so wird das Dickdarmgewicht erheblich niedriger als das der vegetarisch ernährten Ratten und nähert sich denen der Fleischratten. Ebenso ist die Menge des bei rein animaler Nahrung gebildeten Kotes erheblich größer als bei Tieren, die früher fleischfrei ernährt waren. Die verlängerte Verweildauer ist also wirksamer als der Cellulosegehalt, und bei der Kinderernährung ist das ernstlich zu berücksichtigen. Milch und Butter ersetzen das Fleisch nicht.

Jetzige Ernährung rein animalisch

Vorherige Ernährung	Kotmenge pro Tier und Tag
Rein animalisch	1,1 g
Vegetabilisch, cellulosereich	0,6 g
Vegetabilisch, cellulosereich mit 1 Stück Fleisch	1,2 g (0,6—2)

---

[1] Kestner, O.: Pflügers Arch. **222**, 662 (1929). (Daselbst Literatur.); 2. Mitt. Ebenda **1930**.

Solange diese Fleischwirkung in der Kinderernährung die Därme nicht verändert, muß man auch dem Erwachsenen cellulosehaltige Nahrung geben, die dann freilich nicht in Brot bestehen darf, sondern in so calorienarmen Stoffen wie Obst und Gemüse. Die praktische Erfahrung hat der ganzen Auseinandersetzung völlig recht gegeben. Die Rohkost und der Vegetarianismus beruhen auf den Erfahrungen und Nöten der Menschen mit einem zu langem und zu weitem Dickdarm. Weder die ethischen Auseinandersetzungen noch die Vitaminpropaganda, noch die jeder Erfahrung widersprechenden Behauptungen von der Schädlichkeit des Fleisches hätten Erfolg gehabt, wenn nicht so viele Menschen infolge der Verstopfung das unklare Gefühl hätten, mit ihrer Ernährung stimme etwas nicht. Wer gewohnt ist, nach den physiologischen Grundlagen geistiger Strömung zu suchen, wird hier verborgene Wurzeln der Sehnsucht zur Rückkehr zur Natur oder der Neigung zum Sport zu finden wissen.

VIII. Abwägung der verschiedenen Erfordernisse.

An und für sich muß man sich streng auf den Standpunkt stellen, daß die verschiedenen Erfordernisse der menschlichen Ernährung alle erfüllt sein müssen, damit die Ernährung richtig und gut wird. Die Nahrung muß ebensowohl Calorien und Eiweiß enthalten, wie Salze, Vitamine und Schlacken. Der Wohlgeschmack ist genau so wichtig wie die Verbrennungswärme. Sowie eines der Erfordernisse verletzt wird, kommt es immer zu irgendwelchen Schädigungen des Körpers, oder mindestens zu einer geringeren Leistungsfähigkeit und zu einem Zurückbleiben in der Entwicklung. Will man trotzdem etwa einem einzelnen Erfordernis den Vorzug geben, so wird man das sehr sorgfältig begründen müssen, wobei streng physiologische, volkswirtschaftliche und sonstige praktische Gesichtspunkte gleichermaßen zu berücksichtigen sind.

Dabei kann man nun zunächst das eine sagen, daß man sich um die Salze mit Ausnahme des Chlornatriums bei praktischen Ernährungsvorschriften nicht zu kümmern braucht. Wir kennen mit Ausnahme milchlos oder milcharm ernährter Säuglinge keine einzige praktisch beobachtete menschliche Ernährung, bei der es zu Salzmangel gekommen ist. Physiologisch ist die Bedeutung der unorganischen Bestandteile unserer Nahrung außerordentlich groß; praktisch wird man von ihr im Zweifelsfalle am allerersten absehen können. Von der Cellulose und ihrer Bedeutung war zuletzt die Rede. Die Menschen verhalten sich hier verschieden. Sobald sich bei irgendeinem Menschen Verstopfung zeigt, muß für Cellulose energisch gesorgt werden, und auf die späteren Folgen der Fleischlosigkeit der Kinderernährung ist Rücksicht zu nehmen.

Über den Wohlgeschmack der Nahrung ist es, wie ausgeführt, fast unmöglich, genaue Vorschriften zu geben. Das Kochen ist eine Kunst und keine Wissenschaft. Nur das eine muß sich der Arzt und muß sich auch jeder andere überlegen, der mit Vorschriften über die praktische Ernährung zu tun hat, daß der Wohlgeschmack etwas außerordentlich Wichtiges ist. Sobald man sich, etwa bei der Ernährung in Krankenhäusern, Gefängnissen oder Kasernen, nur auf die richtige Zusammensetzung der Nahrung nach Eiweiß, Calorien und Vitaminen verläßt, wird man bestimmt Schiffbruch leiden. Am wichtigsten ist es natürlich bei der Krankenernährung. Aber auch bei jeder anderen Ernährung, bei der die Menschen, etwa Soldaten, ihre Kost vorgesetzt bekommen und nicht frei wählen, ist das gute Kochen äußerst wichtig. Die künftigen Hausfrauen im Kochen zu unterrichten, ist eine der lohnendsten Aufgaben der Schule, und der Arzt und Physiologe muß dauernd darauf drängen, daß es gut geschieht.

Jahrzehntelang ist die praktische Ernährungslehre von dem Gedanken an die Calorien in erster Linie beherrscht worden. Es ist (s. oben S. 947) aber schon ausgeführt worden, daß die Deckung des Calorienbedarfes in der Regel am einfachsten ist. Daß auch die Calorienmenge zu gering wurde, ist eigentlich seit langer Zeit nur während der Kriegshungerjahre in Deutschland vorgekommen. Auf der calorischen Unterwertigkeit der Nahrung beruhte damals die Gewichtsabnahme fast aller Stadtbewohner. Indessen ist nichts davon bekannt, daß diese Fetteinschmelzung an sich zu besonders schweren Schäden geführt hätte. Nach Beendigung der Blockade wurden die calorischen Erfordernisse der Nahrung in allerkürzester Zeit wieder erreicht. Daß man die Calorien nicht überschätzen darf, zeigt sich auch in den meisten ärztlichen Diätverordnungen. Eigentlich nur bei der Diabetesdiät und in wenigen Stoffwechselsanatorien kümmert man sich besonders viel um die Calorien. Sonst sind in der Regel andere Gesichtspunkte maßgebend, die mit der Schonung oder Beanspruchung der Verdauungsorgane oder mit dem Sättigungswert in Beziehung stehen.

Für die praktische Ernährung liegt es vielmehr so, daß für die ärmeren, zur Sparsamkeit gezwungenen Volksklassen die Beschaffung der hinreichenden Eiweißmenge schwieriger ist, als die Beschaffung der Calorien. Es ist oben ausführlich auseinandergesetzt, daß man sich nicht verleiten lassen soll, mit den Erfordernissen der Eiweißnahrung herunterzugehen. Die Schädigungen der deutschen städtischen Bevölkerung durch die Blockade sind in allem Wesentlichen Folgen des Eiweißmangels gewesen. Der Calorienmangel spielte nur insofern mit, als bei reichlicher Calorienzufuhr das Eiweißminimum etwas niedriger gelegen hätte. Noch ernster ist die Schwierigkeit der Beschaffung von hochwertigem Eiweiß. Enthält die Nahrung nur biologisch minderwertiges, d. h. pflanzliches Eiweiß, so wird entweder das Eiweißminimum für das betreffende Eiweiß nicht erreicht oder es wird ein größerer oder geringerer Teil des Eiweiß für den Betriebsstoffwechsel verwendet, wofür Kohlehydrate auch aufkommen könnten. Am schwierigsten scheint es heute immer noch zu sein, eine zugleich eiweißreiche, besonders an biologisch hochwertigem Eiweiß reiche und dabei calorienarme Nahrung für einen großen Teil der erwachsenen Bevölkerung zu sichern. Die physiologische Ernährungslehre stößt hier zum Teil auf Hindernisse in dem traditionellen Geschmack der Menschen, zum Teil auf volkswirtschaftliche Schwierigkeiten der allerverschiedensten Art, die vielleicht überhaupt nur schrittweise und in langer Umstellungsarbeit des Geschmackes und der landwirtschaftlichen Produktion überwunden werden können. Gerade auf diesem Gebiet ist eine Rationalisierung der Ernährung heute besonders wünschenswert. Agitationen gegen das Fleisch, für Roggen oder für Rohkost können hier recht verderblich sein und die nötige Umstellung des Konsums und der Landwirtschaft verzögern.

Man darf sich auch nicht darauf verlassen, daß der Sport dem Menschen die Muskelbewegung in den Freistunden wieder zuführt, die im heutigen Beruf fehlt, und die ganze schwierige Umstellung der Ernährung wieder rückläufig machen könnte. Dazu beschränkt er sich zu sehr auf die Jugend, und ist so gewissermaßen nur die Fortsetzung des Bewegungstriebes der Kinder. Spätestens vom 30. Jahre an pflegt er nachzulassen und nur wenige Menschen haben dann noch ein hohes Calorienbedürfnis.

Als Zusammenfassung der menschlichen Ernährungsbedürfnisse sei noch einmal betont, daß die Ernährung den heutigen relativ geringen Calorienbedarf nicht übersteigen soll, und daß ein hoher Gehalt an tierischem Eiweiß sich mit reichlichem Genuß von Obst, Gemüse und Salat kombinieren muß. Fleisch und

Obst oder Gemüse sind keine Gegensätze, sondern notwendige Ergänzung. In Nordamerika sind beide reichlich vorhanden, und die Nahrung ist daher, bis auf den oft mangelnden Wohlgeschmack, physiologisch am richtigsten. Bei uns werden von der erwachsenen städtischen Bevölkerung zuviel Brot und Kartoffeln und zu wenig Fleisch, Milch, Käse, Eier, Früchte und viel zu wenig Obst, Salat und Gemüse gegessen. Der wesentliche Grund ist sicher nicht der Geschmack der Menschen, sondern die hohen Preise für Fleisch und die anderen tierischen Nahrungsmittel, und der Mangel an einer Absatzorganisation für Obst und Gemüse in vielen Teilen Deutschlands. Die Ernährungsphysiologie hat wohl auch die Aufgabe, immer wieder darauf zu drängen, daß hier Wandel geschaffen wird.

Die correlativen Funktionen des autonomen Nervensystems.

(Der Beitrag über die normalen Correlationen des vegetativen Nervensystems, welcher eigentlich voranstehen sollte, war bei Abschluß dieses Halbbandes noch nicht fertiggestellt. Er wird im zweiten Halbband zum Abdruck kommen. Dagegen ist der Beitrag über die klinische Pathologie des vegetativen Nervensystems bereits hier aufgenommen.)

Klinische funktionelle Pathologie des vegetativen Nervensystems.

Von

Gustav v. Bergmann
Berlin

Zusammenfassende Darstellungen.

Spiegel: Die Physiologie des vegetativen Nervensystems. Ds. Handb. **10** — Die Zentren des autonomen Nervensystems. Monographie. Berlin: Julius Springer 1928. — v. Bergmann u. Billigheimer: Das vegetative Nervensystem. Handb. Mohr-Staehelin **5**, 2. Aufl. Berlin: Julius Springer 1926. — Leschke: Erkrankungen des vegetativen Nervensystems. Handb. d. inn. Sekretion **3**. Leipzig: Kabitzsch. — Bumke: Die Störung des sympathischen Systems. Handb. d. Neurologie von Lewandowsky **1** (1910). — Dresel: Erkrankung des vegetativen Nervensystems. Handb. d. spez. Path. u. Therap. inn. Krankh. (Kraus-Brugsch, bei Urban & Schwarzenberg.) — Langley: Das autonome Nervensystem. Berlin: Julius Springer 1922. — L. R. Müller: Die Lebensnerven. Berlin: Julius Springer 1928.

Einleitung. Im Gegensatz zur Aufgabe der Physiologie, auch der pathologischen, die Korrelationen im autonomen Nervensystem durch Zergliederung analytisch zu erfassen, wozu experimentelle Forschung berufen ist, stellt die *Klinik* sich die Aufgabe, aus der gewonnenen Erkenntnis des physiologischen und pathologisch-physiologischen Geschehens nicht nur die analytischen Einzelheiten additiv zusammenzusetzen, sondern in der Synthese den Versuch zu machen, aufzuzeigen, wie die Pathologie der Funktion als Störung der Korrelation sich am kranken Menschen auswirkt.

Die physiologische Darstellung von Kroetz[1] versucht das Kardinalproblem in den „Regulationen" zu sehen, sie scheinen die wichtigste Ausdrucksform unserer Zeit, mit der man sich nicht dem Neovitalismus verschreibt und dennoch die Zusammenhänge einheitlicher erfaßt wie bei einer bloßen Beschreibung von Partiarfunktionen. Mag sein, daß die Regulationen „verständlicher" werden, wenn man sie auffaßt als Ausdruck eines „Bauplanes" und in der „technologischen" Beschreibung des Biologischen spricht, wie vom Betriebe und von Betriebsstörungen von Maschinen, die dem Neovitalisten ebenso „sinnvoll" und „zweckmäßig" erscheinen wie die technischen Werke des Menschen. Eine kritische Richtung der Biologie sieht für die Wissenschaft erhebliche Bedenken in solchem Anthropomorphismus, erst recht in der Theorie der „Psychismen". W. Trendelenburg[2] hat dies jüngst in einer akademischen Rede klar formuliert: „Über Einheitlichkeit und Anpassung in den Lebenserscheinungen." Aber nicht nur Driesch oder v. Uexküll, die dem Vitalismus nahestehen, sondern auch

---

[1] Kroetz: Ds. Handb. **16 II**.
[2] Trendelenburg, W.: Universitätsrede 18. 1. 1929. Berlin.

Bethe[1] entzieht sich der technologischen Betrachtungsweise, z. B. beim Kreislauf nicht, mag es ihm auch nur eine „façon de parler" sein. Die Tatsache, daß die Natur z. B. einen so vollendeten Motor wie das Herz in Millionen von Exemplaren täglich schafft, wie ihn die menschliche Industrie nicht annähernd gleichwertig zu liefern vermag, sollte nicht dadurch in ihrer Bedeutung herabgesetzt werden, daß man sich durch die Zeitlupe von Jahrmillionen, durch Erbgesetze, also durch phylogenetische und ontogenetische Betrachtungsweise, noch weniger durch die Zufallstheorien eines epigonalen Darwinismus, den Blick für dieses Faktum trüben läßt. Solche Gedankengänge legen es nahe, auch den Bauplan z. B. des Kreislaufs, zu ermitteln, „als ob" es gälte eine umfassende technische Anlage in ihrer Leistung betriebstechnisch zu verstehen und deren Betriebsstörungen als Versagen der Regulationen zu erkennen, um sie beseitigen oder ihnen vorbeugen zu können. Wie beim Kreislauf wären analoge Vergleiche ins Ungemessene zu häufen, wenn man etwa die Technologie des Flugwesens, der Optik, heranzöge, die Muskelmaschine als Motor betrachtet oder von der Natura generatrix sich zur Pathologie wendet, zu den Phänomenen der Regeneration (Bier): die Wunde wird geschlossen, der gebrochene Knochen geheilt, der grob anatomische Befund einer Lobärpneumonie oder einer akuten Glumerulonephritis verschwindet mit einer Restitutio ad integrum. Es ist merkwürdig, daß Kliniker, wenn sie immer noch aufteilen wollen, in „funktionell" und „organisch" uns erzählen, das organische Pathos führe zu irreversiblen Zuständen im Gegensatz zum funktionellen Pathos. Die Klinik unserer Tage hat das Verdienst, den fließenden Übergang von funktionell-pathologischem Geschehen zu morphologisch Nachweisbarem aufgezeigt zu haben, im Morphologischen der Pathologie ein Dokument der gestörten Funktion zu sehen. Dieses Dokument kann wie ein historisches Verbleiben, also irreversibel sein, es kann auch restlos verschwinden, wie etwa ein Entzündungsprodukt, also sich reversibel verhalten und ohne morphologisch Nachweisbares kann dennoch die biologische „Struktur" verändert bleiben, so daß die Bereitschaft zu einer veränderten Reaktionsart quasi unsichtbar fortbesteht, eine andere Reaktionslage erhalten bleibt. Ein Teil dessen, was wir „Disposition" nennen, ist so gemeint: Nach einer erfolgreichen Schutzpockenimpfung ist jede Stelle der Haut für viele Jahre unempfindlich gegen die Lymphe, ein lokaler Gewebsschutz ist vorhanden, sog. positive Anergie (v. Pirquet), aber keine Methode der Gegenwart reicht aus, die veränderte Reaktionslage anders nachzuweisen, als durch die Reaktion selbst.

Diese ganz groben Skizzierungen von der Natura generatrix und regeneratrix, vom Schöpferischen als biologischem Problem, sind deshalb als Auftakt einer funktionellen Pathologie des vegetativen Nervensystems notwendig, weil uns die Hinwendung auf das kosmische Ganze, mag es sinnvoll sein oder uns nur sinnvoll erscheinen, davor schützt, Theorien zu überwerten, die, an jenem Maßstabe gemessen, über dem Einzelnen das Ganze übersehen.

I. Generalisierte „Neurosen" des vegetativen Nervensystems.
(„Vagotonie" und „Sympathicotonie").

Als Beispiel diene uns die Lehre der Vagotonie und Sympathicotonie, weil sie das klinische Denken von fast zwei Dezennien sehr stark beeinflußt hat, sicher auch im Sinn eines Fortschritts und dennoch leicht ad absurdum zu führen ist. Sie war Fortschritt, weil sie den diffuseren Begriff der Neurose speziell der

---

[1] Bethe: Ds. Handb. 7 I.

Organneurose, präziser gestaltete, ohne ihn ganz umfassen zu wollen, sie ist erledigt, weil sie das Nervensystem isoliert beachtete, ja es dualistisch antagonistisch für die Klinik aufteilte. Wir werden aufzeigen, daß die Vagotoniker Eppingers zu einem großen Teil thyreotische Konstitutionen sind, ohne aber in den Fehler verfallen zu wollen, daß, was neural deutbar schien, nun ausschließlich hormonal deuten zu wollen. Im folgenden wird Kroetz entwickeln, wie im Organismus zum mindesten drei Regulationssysteme ständig ineinander greifen: „ionale Umstimmungen ändern die Erregbarkeit des Erfolgsorgans für die Inkret- bzw. Nervenwirkung und können über zentrale Beeinflussung zu Inkretausschüttungen und zentral bedingten korrelativen nervösen Impulsen führen. Unspezifische Hormone und spezifische Inkrete greifen ein in die Elektrolytverteilung an der Zelle und in den Säften, ferner in die Erregbarkeit der autonomen Peripherie für andere Hormone und Inkrete und für den Nervenreiz, sowie unter besonderen Umständen in die Erregbarkeit der autonomen Zentren."

Wie soll demgegenüber die Klinik zu einer synthetischen Erfassung der Funktion kommen? Sie wird sich heute noch sehr zu bescheiden haben und nur vorsichtig Aussagen zu machen wagen.

1910 entwickelten Eppinger und Hess[1] fast programmatisch ihren Gedanken: „wenn man bedenkt, wie weit bereits die Pathologie des peripheren Nervensystems ausgebaut ist, muß es für den Arzt, der Krankheiten innerer Organe behandelt, fast beschämend wirken, wenn er sich sagen muß, daß es eine Pathologie des Nervensystems der inneren Organe kaum dem Namen nach gibt." Die Neurologie im Sinne einer funktionellen Pathologie der Viscera sollte geschaffen werden. Schon 1879 sprach zuerst Ottomar Rosenbach[2] von einer Vagusneurose, die Dissertation von Buchholz[3] nimmt auf v. Noordens Veranlassung 1891 den Gedanken wieder auf, 1908 belegt Zuelzer durch klinische Beobachtung die Auffassung, daß es eine chronische Vagusneurose gibt. Durch die Erschließung des autonomen Nervensystems von seiten der Physiologen (Langley, Starling, Gaskell, Bayliss, Elliot) und von seiten der Pharmakologen, vor allem von Hans Horst Meyer und seinen Schülern, wird eine bessere Basis geschaffen zu klinischer Deutung. Wie viele Inkongruenzen aber noch bestehen zwischen dem anatomischen Dualismus des sympathischen Nervensystems einerseits und des sakral und kranial autonomen Systems, dem parasympathischen — andererseits zwischen dem pharmakologischen Dualismus jener Gifte, die elektiv nur das eine und nur das andere System lähmen oder erregen sollen, konnte auch damals nicht übersehen werden. Man hielt sich in der Klinik stärker an die Funktion als an die Anatomie und nahm deshalb das pharmakologische Einteilungsprinzip zur Grundlage, obwohl ein so guter Neurologe wie Lewandowsky[4] auf die Unstimmigkeiten nicht nur der Nomenklatur hinwies und Paul Trendelenburg[5] in einem kritischen Referat über den Sympathicus vor dem Kongreß für innere Medizin das Ungeklärte scharf beleuchtete.

Die Vagotonieschrift von Eppinger und Hess behauptete geradezu, daß in der Klinik Kranke nicht zu finden seien, die auf die Pharmaka beider Systeme des sympathischen und parasympathischen im Sinne vermehrter Erregbarkeit reagierten, und daß die Hemmung im einen System, wie etwa die Vaguslähmung durch Atropin, gleichartig sei der Erregung im anderen System, also der im

---

[1] Eppinger u. Hess: Die Vagotonie. Slg klin. Abh. Path. Th. Stoffwechsel, H. 9 u. 10. Berlin 1910 — oder: Zur Pathologie d. veg. Nervensystems. Z. klin. Med. **67**; **68** (1909).
[2] Rosenbach, Ottomar: Dtsch. med. Wschr. **1879**.
[3] Buchholz: Inaug.-Dissert. Berlin 1892.
[4] Lewandowsky: Z. Neur. **14** (1913).
[5] Trendelenburg, P.: Verh. d. Kongr. inn. Med. Wiesbaden **1924** (Referat).

Sympathicus. Verschiedene Nachprüfungen, an denen auch ich mit meinen Mitarbeitern beteiligt war, zeigten schon 1912, daß gerade die klinische Beobachtung
geeignet war, das Gegenteil zu erweisen. Es fanden sich überhaupt keine Individuen, die nur im einen System und nicht auch im anderen Veränderungen der
Reizbarkeit zeigten, wenn man den Effekt am Erfolgsorgane studierte. Schon
die ursprüngliche Schilderung der Autoren der Vagotoniker habe eine weite Pupille,
zeigt, daß empirisch den Autoren es nicht entgangen war, daß ein Sympathicussymptom am Auge sich mit parasympathischen Erscheinungen an anderen
Erfolgsorganen häufig kombinierte, und es zeigt nur die Tendenz zur hypothetischen Konstruktion und nicht die Fundierung auf der *Erfahrung am Kranken*,
wenn später dem Vagotoniker eine enge Pupille verliehen wurde. Dieselbe
petitio principii wiederholt sich, wenn der Pylorospasmus so lange dem Vagotoniker zugeschrieben wird, als er angesehen wird für ein Symptom der Vaguserregung. Sobald ihn Klee[1] als Sympathicusfunktion erkennt, wird er unter den
Symptomen der Vagotonie gestrichen. Die Bradykardie, die als Dauereigenschaft
eines Herzens bei manchen Individuen vorkommt, sich andererseits als postinfektiöse Schädigung findet, schien so recht geeignet, zum Kardinalsymptom
der Vagotonie zu werden. Wenkebach lenkt durch den Vagusdruckversuch hier
ganz besonders die Aufmerksamkeit auf die Ansprechbarkeit des Erfolgsorgans
und zeigt, wie bei einem geschädigten Herzen der Vagusdruckversuch, gefolgt
von Bradykardie, sogar gefährlich werden kann. Wir sind heute nicht mehr in
der Lage, zu behaupten, daß auch die ständig vorhandenen Bradykardien sonst
normaler Herzen auf einem vermehrten sog. Vagustonus beruhen. Läßt sich die
Bradykardie durch Atropin beseitigen, stützt das freilich jene Annahme, aber
bewiesen ist das damit, wie Wenkebach[2] zeigte, dennoch nicht. Die Reizung
der Herznerven erzeugt zwar im Herzen selbst nach Otto Loewi[3] einen Vagus —
bezüglich einen Accelleransstoff —, und es scheint fast, daß das, was wir früher
als Vagus- oder Acceleransreizung ansahen, Wirkung solcher durch Alkohol
extrahierbaren Stoffe sei, wobei man für den Vagus an cholinartige Hormone
denkt. „Lokalhormone", wie Brücke[4] es vor kurzem auseinandergesetzt hat,
die an ihrer Bildungsstätte selbst ihre Wirkung entfalten, so daß sie nicht aus
der Ferne wie das Produkt der Nebenniere (Adrenalin) herangebracht werden
müssen, ja sie werden beim Weitertransport wohl außerordentlich rasch zerstört,
unwirksam gemacht. Die neurogene Bildung intracellulär wirksamer Hormone
scheint auch Brücke ein dem ganzen vegetativen Nervensystem zugehöriger
Wirkungsmodus, so daß die Hemmungsnerven die Funktion durch die Bildung
hemmender Stoffe im Erfolgsorgan herabsetzen, die Förderungsnerven die Organfunktion durch die Bildung erregender Stoffe steigern. So sehen wir, daß die
Grenze zwischen nervöser und humoraler Wirkung nicht zu ziehen ist, und daß
die hormonale Wirkung teils distanziert ist, wie wohl beim Adrenalin, aber
andererseits unmittelbar lokal entstehend auch lokal wirkt. Die Hypophyse
wie die Zellen des Tuber cinereum, die für einander eintreten, geben ihr Sekret
an den Liquor und das Blut ab, aber das Inkret wirkt vielleicht nicht lokal auf
die Zentren, wenigstens scheint es nach Paul Trendelenburg[5] auch auf dem
Blutwege, die Niere im Sinne der Diuresehemmung zu beeinflussen, der Ausfall
der Hemmung wäre beim Diabetes insipidus gegeben.

---

[1] Klee: Verh. Kongr. inn. Med. 1920.
[2] Wenkebach: Die unregelmäßige Herztätigkeit. Monographie. Leipzig 1914.
[3] Loewi, O.: Pflügers Arch. 189 u. Klin. Wschr. 1922, Nr 1.
[4] Brücke: Verh. d. 90. Vers. Ges. dtsch. Naturforsch. Hamburg 1928, Beilage —
Klin. Wschr. 1928, Nr 47.
[5] Trendelenburg, P. u. Sato: Klin. Wschr. 1928, 7, Nr 36 — Arch. f. exper. Path.
131 (1928).

Die Schweißsekretion wird dem Sympathicus zugeschrieben, während andere Autoren eine sympathische, von einer parasympathischen Schweißsekretion mit verschiedenen Zusammensetzungen des Schweißes trennen wollen (BILLIGHEIMER[1]), jedoch kennt nach dem Schema der Vagotonie die vermehrte Erregbarkeit auf Pilocarpin nur die parasympathische Innervation, im Widerspruch zur anatomischen Feststellung der lediglich sympathischen Schweißdrüseninnervation; auch abgesehen vom Pilocarpinexperiment gehören die nassen Hände und Füße angeblich zu den Zeichen des Parasympathikers (Vagotonikers).

Der Widersprüche sind weit mehr, wenn wir jedes einzelne Symptom an jedem Erfolgsorgane durchgehen. *Hätte sich die Klinik von der Erfahrung am Krankenbett leiten lassen, indem sie unbefangen prüfte, welche Zeichen veränderter Erregbarkeit oder Labilität sich nachweisen ließen, wäre sie niemals zur Konstruktion einer Vagusneurose oder eine Vagotonie gekommen, ebensowenig wie zu der einer Sympathicotonie.* Ich habe[2] mit Nachdruck seit 1912 auf Grund solcher klinischer Nachprüfungen mit meinen Mitarbeitern WESTPHAL[3] und KATSCH[4] betont, daß *nicht ein einziger Fall von reiner Vagotonie oder Sympathicotonie jemals festgestellt sei.* Ich übergehe, was sich gegen den Begriff des Vago*tonus* sagen läßt, mag man ihn auch, wie DRESEL, umdeuten in erhöhte Erregbarkeit oder in Vagolabilität, man findet de facto am Menschen nur Formen, bei denen eine reizbare Schwäche oder eine vermehrte Ansprechbarkeit an den verschiedenen Organen und durchaus nicht an allen, nachweisbar ist und kann am selben Menschen die einen als Vagus-, die anderen als Sympathicussymptome buchen. So setzten wir uns die Aufgabe, am Krankenbett das Verständnis der Neurosen im weitesten Wortsinne, namentlich auch der Organneurosen, zu vertiefen (1912). JULIUS BAUER[5] hat in seinem Werk der konstitutionellen Disposition innerer Krankheiten eine ganz analoge Kritik geübt. Was also zur Rettung der Vagotonie übrigbleibt, ist recht bescheiden und angreifbar.

Als ein Kriterium gilt nach DRESEL die *Adrenalinblutdruckkurve*, die für den Vagotoniker ein charakteristisches Verhalten aufzeigen soll. Es hat SCHROEDER[6] soeben erwiesen, daß die verschiedensten Adrenalinreaktionen beim gesunden Menschen in der Tat ein gesetzmäßiges Verhalten des Individuums darstellen, das jedesmal gleichsinnig verläuft, aber es kann beim selben Menschen die Adrenalinblutdruckkurve vagotonisch, die Adrenalinblutzuckerkurve sympathicotonisch aussehen und verfolgt man die anderen Reaktionen, wie etwa das Zellbild der Weißen, der Erythrocytenzahl, den Chlorspiegel, die Diurese, so ergibt sich für das gleiche Individuum ein konstantes Verhalten, auch innerhalb langer Zeiträume, aber keineswegs sind diese Reaktionsformen im Sinne des vegetativen Nervenimpulses gleichartig, nur sind sie offenbar als konstante Verhaltungsweisen dem Organismus der „Person“ zugeordnet. Das wird von SCHROEDER am einleuchtendsten dadurch erwiesen, daß eineiige Zwillinge ein vollkommen gleichartiges Kurvenbild geben, wenn man all diese Reaktionsweisen zusammen einträgt; sie lehren die Konstanz im Verhalten der Erbkonstitution, widerlegen aber ebenso sicher, daß die Menschen sich gruppieren lassen in sympathische und parasympathische Konstitutionen.

Können wir also auch das letzte Kriterium für die vagotonische Disposition nach der Adrenalinblutdruckkurve, auch wenn sie durch Atropin aufhebbar ist,

[1] BILLIGHEIMER: Arch. f. exper. Path. **88**, H. 3, 4 (1920).
[2] v. BERGMANN: Verh. Ges. Neurologie Hamburg **1912** — Handb. f. inn. Med. **5 II** (1926).
[3] WESTPHAL: Dtsch. Arch. klin. Med. **114** (1914).
[4] WESTPHAL u. KATSCH: Mitt. Grenzgeb. Med. u. Chir. **26**, H. 3 (1913).
[5] BAUER, JUL.: Konstit. Disposit. z. inn. Krankheiten. Berlin: Julius Springer 1924.
[6] SCHROEDER: Noch nicht veröffentlicht.

nicht anerkennen, so scheint uns ein gleiches zu gelten von jener Lehre, die besagt, daß im Schlaf der Parasympathicus dominiert. Aus der Tatsache, daß die Pupille im Schlaf eng ist, Pulsfrequenz und Blutdruck sinkt und eine erhöhte Schweißbereitschaft besteht, wie aus dem Diktum von Rudolf Schmidt: „die Nacht ist die Zeit der glatten Muskulatur", wird diese Vagotonie des Schlafenden abgeleitet. Schon die Schweißbereitschaft im Schlaf macht uns skeptisch. Wie steht es mit den Magen-Darmbewegungen im Schlaf? Sie werden gehemmt, das ist Sympathicussymptom, während bei Tage die Tendenz zur Peristaltik des Darmrohres erhöht ist, erst mit dem Erwachen tritt sie ein. Auch die Vorgänge im Schlafzustande, die sicher von den Zentren beeinflußt sind, lassen sich nicht in das Antagonistenschema Sympathicus, Parasympathicus pressen. Weit eher sind eine Reihe von Verhaltungsweisen der Zentren erklärbar durch veränderte CO_2-Spannung bezüglich verändertem p_H im Blut des Schlafenden.

Unsere Kritik, an der einige Autoren in ähnlichem Sinne mitwirkend sind, wird dann wohl schlagend sein, wenn wir aus der Schrift von Eppinger und Hess selbst die Widerlegung vorzunehmen vermögen, und zwar generell und nicht nur auf Grund des einzelnen *Irrtums*, wie dem der engen Pupille des Vagotonikers. Es ist das auch deshalb wichtig, weil die pharmakologischen Prüfungen wie die anderen Prüfungen zum Status des vegetativen Nervensystems in vieler Hinsicht kein eindeutiges Resultat ergeben, wie aus der kritischen Aufzählung in Bd. 16, II, von Kroetz hervorgeht.

Der *Morbus Basedow* wird auch heute noch fast durchgehends angesehen als ein Krankheitsbild, bei dem sympathische Erregungszustände überwiegen. Gerade das Schwitzen, die Tachykardie, viele Augensymptome, lassen diese Deutung zu. Die Stoffwechselsteigerung dem Sympathicusreiz zuzuschreiben, wird schon bedenklicher und die Neigung zu vermehrter Darmperistaltik (die Diarrhöen des Basedowkranken) haben als Parasympathicussymptom zu gelten, wie ja auch die Schweiße von den Anhängern der Vagotonielehre auf Grund des Pilocarpinschwitzens zum Parasympathicus gerechnet werden.

Als Eppinger versuchte, auch den Morbus Basedow in seine theoretische Konstruktion einzureihen, kam er in jener Monographie zu dem Schluß, daß es vagotonische und sympathicotonische Fälle von Morbus Basedow gäbe, daß aber die Mischformen durchaus die häufigeren seien. Auch für das psychische Verhalten wollte er zwei Gruppen herausfinden, die empirisch nicht zu bestätigen sind. Wir müssen im Morbus Basedow einen krassen Fall der allgemeinen Regel erblicken, daß Erregbarkeitsänderungen in beiden Systemen vorhanden sind und von diesen krassen Fällen der Krankheit lassen sich fließende Übergänge aufzeigen über Basedowoide und Formes frustes bis zu solchen, klinisch gesprochen, gesunden Menschen, die wir mit Jul. Bauer[1] vorläufig als thyreotische Konstitutionen bezeichnen. Um die Hegemonie des Schilddrüseninkretes nicht zu stark zu betonen, nannte ich sie auch Miniaturbasedow sine morbo, denn es ist falsch, im Basedow nichts anderes zu sehen, wie eine Hyperfunktion der Schilddrüseninkrete oder gar nur eine vermehrte humorale Thyroxindosis. Eppinger weist ausdrücklich darauf hin, man käme leicht in Gefahr, den Vagotoniker, ja auch die vagotonische „Disposition" mit solchen geringen Basedowerscheinungen zu verwechseln. Das ist unseres Erachtens keineswegs eine gefährliche Verwechslung, sondern er hat richtig beobachtet, aber, um seiner Theorie willen, falsch gedeutet. In der Tat löst sich ein ganz großes Kontingent seiner Vagotoniker in das der thyreotischen Konstitutionen bis zum Basedow auf. Dieses Hauptkontingent,

---

[1] Bauer, Jul.: Konstit. Disposit. z. inn. Krankheiten, 2. Aufl. Berlin: Julius Springer 1924.

das wir besonders eingehend studiert haben, belehrt uns gerade darüber, daß sympathische und parasympathische Erscheinungen an den Erfolgsorganen in buntem Wechsel nebeneinander bestehen, nicht wechselnd beim einzelnen Individuum, wie gerade auch SCHROEDERS schöne streng empirische Feststellungen einer Konstanz der personellen Reaktion beweisen, sondern wechselnd, wenn man die einzelnen Individuen miteinander vergleicht. Was uns beim Basedow seit alters geläufig ist, daß beim einen Kranken die Tachykardie, die Exzitation, der Tremor nach Art eines Schreck- oder Adrenalintremors im Vordergrund steht, beim anderen die Muskelschwäche, die Steigerung der Gesamtoxydationen, die Schweiße oder die vasomotorische Röte, kurz, daß jeder Einzelfall eines Vollbasedow seinen besonderen Typus nach der Vielheit oder Auslese der Symptome bietet und nach der Stärke oder Schwäche der Einzelerscheinungen, das ist auch für den klinisch Gesunden deutlich, soweit er von Ferne dem Basedow verwandte Züge erkennen läßt, eine Bereitschaft zur Tachykardie (Sympathicus-Accelerans) kann mit einer Durchfallsbereitschaft (Parasympathicus-Vagus) kombiniert sein, eine Hypersekretion der Fundusdrüsen (Vagus) mit einer spastischen Obstipation und Neigung zum Schwitzen, ein Glanzauge mit einer Bradykardie, öfter mit einer Tachykardie.

Auf Grund klinischer Empirie gibt es keinen anderen Weg, wie die Reaktionsbereitschaft der einzelnen Erfolgsorgane zu studieren und zu registrieren, als Symptome der Labilität im *gesamten* vegetativen Nervensystem. Deshalb mein Vorschlag und seine Ausführung, den „Status des vegetativen Nervensystems" unvoreingenommen zu erheben und die Symptome zu registrieren als „Stigmata im vegetativen Nervensystem"[1]. Stellt man vermehrte Ansprechbarkeit fest oder vermehrte Labilität oft genug nicht im antagonistischen auch im synergistischen Sinne, darf man sprechen von „vegetativ Stigmatisierten". Es ist gut, daß in dieser meiner Prägung die Beziehung rein auf den Nerven, wie sie ursprünglich gedacht war, nicht zum Ausdruck kommt, denn dadurch erhielt sie Bestand. Lehrt uns doch gerade jene größte Gruppe der vegetativ Stigmatisierten, die wir als thyreotische Konstitution jetzt erfassen können, daß im Erfolgsorgan der Nerv vom hormonalen Geschehen und ebenso vom ionalen in seiner Auswirkung nicht zu trennen ist. Freilich ist dadurch die Gefahr gegeben, daß der Begriff des vegetativ Stigmatisierten allzusehr sich weitend, ins Diffuse verschwimmt. Deshalb erscheint es mir wesentlich, daß für eine ganz große Gruppe jener vegetativ Stigmatisierten eine Beziehung zu den Schilddrüsenhormonen gegeben scheint. Darauf weist ein biologischer Test, die REID HUNTsche Reaktion.

Die REID HUNTsche Reaktion, Erhöhung der Dosis letalis von Acetonitril für die Maus, nach Vorbehandlung mit Schilddrüsenpräparaten, ist, wenn auch nicht spezifisch, so dennoch so scharf ausdosierbar, daß sie im pharmakologischen Institute von STRAUB durch HAFFNER[2] zur Standardisierung von Schilddrüsenpräparaten ausgearbeitet ist. SALOMON[3] hat sie bei jenen Miniaturbasedow's in 70% der Fälle positiv gefunden, wenn er das Blut solcher Fälle an die weiße Maus, die unter ganz konstanten Bedingungen zu halten ist, verfütterte. GOLDNER[4] hat die Methodik verbessert, indem er das Serum der Kranken 5 Tage lang der Maus spritzte und dann die Erhöhung der Dosis letalis quantitativ auswertete. Das Blut des Morbus Basedow gibt regelmäßig die REID HUNTsche Reaktion, wie schon REID HUNT selbst an einer großen Zahl von Fällen zeigte, wir kommen für unsere Konstitutionsgruppe in einer erheblichen Zahl der Fälle zum analogen gelegentlich

---

[1] v. BERGMANN: Handb. d. inn. Med. **5 II** (1926) — Z. klin. Med. **108**, H. 1/3.
[2] HAFFNER: Arch. f. exper. Path. **107** (1925).
[3] SALOMON: Dtsch. Arch. klin. Med. **154**, H. 2/4.
[4] GOLDNER: Z. klin. Med. **108**, H. 1/3 (1928).

quantitativ etwas schwächeren Resultate. Unsere Resultate sind von OEHME[1] jetzt prinzipiell bestätigt.

Gerade auf Grund dieser Analogie jener biologischen Probe zwischen dem Vollbasedow und dem Miniaturbasedow stehe ich nicht an, diese letzteren als thyreotische Konstitutionen zu bezeichnen. Ein wesentlicher Einwand besteht aber zur Zeit noch: die Jodmengen im Blute, selbst wenn man sie als nur dem Thyroxin zugehörig anrechnet, sind wesentlich geringer als diejenigen Mengen Jod des Thyroxins wären, die einen Reid Hunt ergeben. Es sind Gründe vorhanden, daß die wirksamen Schilddrüsensubstanzen (Thyreoglobuline?) im Organismus mindestens 3mal stärker wirken als das aus ihnen abgespaltene Thyroxin (BARGER), aber auch das Dreifache reicht nicht aus. Es mag wirksamere Verbindungen, die wir noch nicht kennen, geben. Diese Möglichkeit ist keine Utopie, wenn man bedenkt, daß das Cholin tausendfach schwächer wirkt wie das Acetylcholin (übrigens ist ein Acetylthyroxin unwirksam).

Wir wären auf dieses nur scheinbar abliegende Problem nicht eingegangen, wenn es nicht am besten, *am Beispiel einer klinischen Frage aufzeigen würde, gerade unter dem Gesichtspunkte der Korrelationen, wie untrennbar verknüpft Auswirkungen des vegetativen Nervensystems mit hormonalem Geschehen sind: So ist die größte Gruppe der sog. vagotonischen Disposition aufgelöst in die thyreotische Konstitution, für die wir eine humoral biologische Probe oft zu besitzen glauben.* Der Morbus Basedow als vollausgesprochenes Krankheitsbild ist klinisch das klarste Paradigma dafür, daß sympathische und parasympathische Erregbarkeitssteigerungen im selben Individuum nebeneinander bestehen. Dies Krankheitsbild wirft für die moderne Klinik ein Licht auf Konstitutionsprobleme des *gesunden Menschen* in dem Sinne, daß sich eine weit verbreitete Gruppe von Menschen abgrenzen läßt — in voller Analogie zum Morbus Basedow — in dem Sinne, daß auch sie, wenn auch in quantitativ weit schwächerem Maße, alle Symptome des Morbus Basedow zum Teil nur im Sinne von Bereitschaften besitzen können: Tachykardiebereitschaft, Bereitschaft zu Oxydationssteigerungen, während sie für gewöhnlich normalen Grundumsatz zeigen, Bereitschaft zum Schwitzen, zur Labilität der psychischen Stimmungen usw. Man entdeckt bei diesen in der Regel keine Abweichungen von der Norm in ihrem Kreislaufverhalten, weshalb ich[2] der Vorstellung, das Thyroxin werde erst sekundär mit seinem oxydationssteigernden Effekt beim Morbus Basedow herangezogen (H. ZONDEK[3]), nicht zustimme. Dieser Konstitutionstypus zeigt unter dem Gesichtspunkt des Nervensystems, wenn man dieses isoliert betrachtet, was prinzipiell falsch ist, Labilitäten, Reizbarkeiten an manchen Erfolgsorganen nach der vagischen, an anderen Organen nach der sympathischen Richtung.

Deshalb also ist die nosologische Linie vom Miniaturbasedow (thyreotische Konstitution), bis zum Vollbasedow hin zur Zeit das beste Paradigma den Fehler in der Lehre von Vagotonie und Sympathicotonie aufzuzeigen, gerade auch, weil EPPINGER klinisch empirisch richtig gesehen hat, daß die meisten seiner vagotonischen Konstitutionen und vagotonischen Erkrankungen die Verwandtschaft zum Basedow zeigten, also Mischformen mit sympathicotonischen Reaktionsweisen zeigten.

Es ist keine Frage, daß auch für andere hormonale Zustände ähnliches gilt, wir werden beim Myxödem vegetative Reaktionsänderungen finden, bei ovarieller, bei hypophysärer Hyper- und Hypofunktion und nicht vergessen, daß die monoglandulären inkretorischen Krankheitsbilder seltener sind, vielleicht isoliert gar

---

[1] OEHME u. PAAL: Med. Klin. **1930**, Nr 13.
[2] v. BERGMANN: Dtsch. med. Wschr. **1930**, Nr 10, 417 (Diskuss.).
[3] ZONDEK, H.: Dtsch. med. Wschr. **1930**, Nr 8.

nicht vorkommen, weil jede Schwankung in einem Inkret, die anderen Inkret-Drüsen beeinflußt und wenn, wohl häufiger sekundär wie primär, pluriglanduläre Bilder resultieren, stets auch das vegetative Nervensystem in seiner Erregbarkeit mit einbezogen ist.

Wer den Aufbau des Physiologischen in bezug auf die Regulationen kennt, weiß auch für die Klinik, daß im Vegetativen isolierte Funktionsänderungen kaum vorstellbar sind. Kein Zweifel, daß es Zustände gibt, bei denen fördernde Impulse überwiegen, zu ihnen würde ich den Morbus Basedow zählen, das Prävalieren der Förderung kehrt sich nicht daran, daß am Herzen der Förderungsnerv der Sympathicus ist, am Darm der Parasympathicus. Dennoch lehrt uns die Adrenalinwirkung, die ausführlich von KROETZ herangezogen werden wird, daß es nicht nur Pharmaka, sondern körpereigene Inkrete gibt, die nur den Sympathicus erregen, also am Darm zum Stillstand, am Herzen zur Tachykardie führen. Ähnlich möchten wir auch für andere Antagonismen warnen, etwa bei der ionalen Regulation sie zu ausschließlich antagonistisch zu sehen. Eine kleine Milieuänderung in der Peripherie kann zur inversen Reaktion oder vom Antagonismus zum Synergismus führen. Ich meine, Ähnliches bedarf auch bei den Zentren der Berücksichtigung, die ständig neural und humoral wechselnden Einflüssen unterliegen. Selbst wenn die gewünschte Klarheit des Vorganges schwerer durchschaubar wird, sie wird andererseits dem empirisch Feststellbaren, soweit die Klinik dazu beizutragen vermag, besser gerecht.

Zusammenfassend ist zu sagen: *es gibt keine Vagotonie und keine Sympathicotonie in dem von* EPPINGER *geprägten Sinne,* es gibt nur den klinischen Nachweis, daß Labilitäten auch im Sinne veränderter Ansprechbarkeit der Erfolgsorgane vorkommen, die wir nicht nur auf Sympathicus und Parasympathicus beziehen dürfen. *Im autonomen Erfolgsorgan liegt die eine Gruppe der Bedingungen, die ein abweichendes Verhalten erklärt, dies abweichende Verhalten kann auf viele Eingeweide sich erstrecken, es kann an einem Organ mehr oder weniger isoliert zum Vorschein kommen.* Somit wären wir von der Ablehnung einer *speziellen Vagus- und Sympathicusneurose* ja von der *Ablehnung einer vegetativen Neurose, die sich nur auf das vegetative Nervensystem beschränkt, auf das Problem der „isolierten Organneurose" gekommen.*

II. Die „Organneurosen".

Geht man von der Klinik aus, so ist festzustellen, daß die Diagnose der Organneurosen zu einer der häufigsten gehört — auch heute noch —, die in der ärztlichen Praxis vorkommen. Sie stützt sich im wesentlichen auf ein Negatives: Wenn ein organischer Befund nicht erhoben wird, nimmt man per exclusionem eine „funktionelle" Störung an und weil wir bei der Funktionsstörung seit alters gewohnt sind, an die Innervation zu denken, wird funktionell fast gleichgesetzt mit „neurotisch" oder selbst „nervös". Gestützt scheinen diese Annahmen dann noch besser, wenn nicht nur eine subjektive Klage des Kranken, lokalisiert von ihm oder dem Arzt auf ein bestimmtes Organ, Erklärung findet, sondern wenn eine Störung der Funktion auch objektiv nachweisbar wird.

1. Kreislauf.

Lehrreich bleibt die klinische Entwicklung bei „*der Herzneurose*". Sie wird, soweit präzise Diagnostik überhaupt geübt wird, weit seltener schlechthin angenommen, weil hier die genauere Erfassung der Störung der Funktion eine präzisere Definierung fordert. Am klarsten wird das bei den *Rhythmusstörungen des Herzens.* Nachdem der alte Standpunkt überwunden war, daß jede Unregel-

mäßigkeit im Herzschlag, namentlich die Extrasystole, als Zeichen einer Myokarditis galt, setzte das systematische Studium der Rhythmusstörungen des
Herzens ein, wie es durch MACKENZIE und LEWIS begonnen, vor allem von
WENCKEBACH[1] in seinem klassischen Werk über die Rhythmusstörungen des
Herzens ausgearbeitet ist. Man sieht ein, daß man mit der Feststellung eines
partiellen und totalen Herzblocks als Leitungserschwerung oder Unterbrechung
im HISschen Bündel zwar noch keine anatomische Aussage macht im Sinne einer
organischen Zerstörung, so oft diese auch bei der Obduktion nachweisbar wird,
man beschäftigt sich bei der Arythmia absoluta, nachdem erkannt ist, daß zu
ihr regelmäßig das Flimmern und Flattern der Vorhöfe gehört, mit den Ursachen
des Zustandekommens jener vermehrten Reizbarkeit, die plötzlich den Zustand
hervorbringt, man weiß, daß die paroxysmale Tachykardie Häufung von Extrasystolen sein kann, aber auch Störung der Reizbildung am Sinusknoten im Sinne
einer Häufung der dort entstehenden physiologischen Reize und gliedert die verschiedenen Formen der ventrikulären, aurikulären und atrioventrikulären Extrasystolen untereinander ab. Auch hier Ausbau der methodischen Fortschritte
von Sphygmogramm zum Phlebogramm zur Vorhofsschreibung, etwa vom Oesophagus aus, und vor allem die breite Anwendung der Elektrokardiographie
EINTHOVENS, wie sie namentlich von F. KRAUS und NICOLAI der Klinik fruchtbar
gemacht wurde. Die subtile Analyse der Rhythmusstörungen hat ganz von
selbst, ohne daß es eines besonderen Angriffes bedurfte, für das Gebiet der Unregelmäßigkeiten der Herzaktion, „die Herzneurose", erledigt, denn man sah ein,
daß die Scheidung in organisch und funktionell hier scheiterte. Eine infektiöse
Myokarditis kann sich neben anderen Zeichen sicher durch Extrasystolen dokumentieren, ein Herzinfarkt zu einem Herzblock führen und andererseits können
die gleichen Störungen ohne anatomisch nachweisbare Veränderungen auftreten.
Ihre Abhängigkeit vom intramuralen Nervensystem wird niemand bezweifeln,
seit DEHIO 1894 Beseitigung von Extrasystolen durch das vaguslähmende Atropin
nachgewiesen hat. Eine Arythmia absoluta erleben wir am häufigsten bei gegedehnten Vorhöfen, etwa bei einer Mitralstenose und dennoch gibt es Fälle
ohne jede Veränderung der Herzform, ja selbst bei dieser Rhythmusstörung
(Beobachtung von KREHL nach HANSEN) und noch häufiger bei den gewöhnlichen
Extrasystolen konstatiert der Arzt, daß sie auftreten können im Zusammenhang
mit einem plötzlichen Affekt. Also auch die sog. „psychogene" Auslösung als
das eine Extrem, die quasi rein organische als anderes Extrem wurden uns geläufig. Dennoch wird man geneigt sein, neben den intramuralen Plexus- und
Ganglienzellen, neben den extrakardialen Förderungs- und Hemmungsnerven
(Acceleranssympathicus und Herzvagus) mit ihren Beziehungen zu den Zentren
hinauf bis zu den Affektstörungen, an feinste physiko-chemische Zustandsänderungen in der Muskelfaser zu denken, oder im Schrittmacher des Herzens dem
KEITH-FLACKschen Sinusknoten, an solche im Aschoff-Tavara-Knoten oder dem
HISschen Muskelbündel und sich in dieser Richtung, geleitet von myogener oder
neurogener Herztheorie, verschiedenste Vorstellung in der Pathogenese der
Rhythmusstörung zurecht legen. Wir erinnern an die Extrasystolen, die durch
Digitalisvergiftung hervorrufbar sind, ebenso an den Herzblock durch Digitalis,
an Herabsetzung der Reizbarkeit durch Chinin, speziell Chinidin, das gelegentlich
das Vorhofflimmern und damit die absolute Arrhythmie beseitigen kann. Kurz
bei den Rhythmusstörungen ist einleuchtender wie bei irgendwelchen anderen
Betriebsstörungen eines Organs, wie sich neurogene Momente überschneiden
mit dem Zustande des Erfolgsorgans. Nur ein Teil jenes Zustandes ist die grob

---

[1] WENCKEBACH: Die unregelmäßige Herztätigkeit. Leipzig: Engelmann 1914.

anatomische Läsion (Entzündung, Schwiele usw.), ein anderer größerer Teil unsichtbare biologische „Strukturänderung" im Muskel, etwa so, wie sie uns durch die Ähnlichkeiten zwischen Calciumwirkung und Sympathicuswirkung, Kaliumwirkung und Vaguswirkung durch Feststellungen von S. G. Zondek[1] anschaulich gemacht ist. So ist bei der Rhythmusstörung des Herzens, hier gerade durch die physiologisch strenge Rhythmizität eines biologischen Ablaufs, die Analyse der Betriebsstörung präzis faßbar, es wird der diffuse verwaschene Begriff der Herzneurose verdrängt durch die Beschreibung einer „Betriebsstörung". Sie ist keineswegs nun der engere Begriff im Rahmen der Herzneurose, denn jede nachgewiesene Betriebsstörung erfordert nun die weitere Frage, wie weit grobanatomische Veränderungen angenommen werden dürfen, wie weit feinere Störungen im Sinne der kolloidalen Struktur, wie weit diese sich vergesellschaften mit intramuralen und extrakardialen Änderungen der Nervenfunktion, endlich wie weit selbst neben anderen zentralen Einflüssen Funktionsänderungen beim Affekt hineinspielen, die Rhythmusstörung also eine Manifestation an einem Erfolgsorgan wäre einer weit über dieses hinausgreifenden Umstimmung im vegetativen Nervensystem.

Selbst für die Arhythmia respiratoria, die uns physiologisch durch den Heringschen Lungenvagusreflex geläufig ist, konnte mein verstorbener Mitarbeiter Pongs[2] nicht präzis feststellen, wieweit die verschiedenen Reaktionsformen dieser Arrhythmie vom zentralen Tonus, wieweit sie vom Erfolgsorgan abhängig seien. Ich glaube deshalb, weil jene Scheidung außerhalb des isolierenden Tierexperimentes, nämlich am lebenden Menschen, oft nicht einmal zulässig ist. Die gesamte Leistung, wie sie sich in einem solchen Reflexverhalten kundgibt, ist unlösbar zusammengeordnet, wenn auch in der Pathologie im Einzelfall die Aussage möglich wird: hier beruht eine Pulsverlangsamung auf einem Hirndruck, hier auf einer postinfektiösen Myokardschädigung. Es war sehr wichtig, daß auch für den Vagusdruckversuch Wenkebach die entscheidende Rolle für den Ausfall im Zustand des Erfolgsorgans sah.

Eine Tachykardie oder Tachykardiebereitschaft ohne paroxysmale Anfälle sehen wir beim Basedow, auch bei nur thyreotischen Konstitutionen, gerade wie beim Iodismus, aber auch in der Emotion, vielleicht vergleichbar der Adrenalintachykardie, sie ist uns aber auch im Zusammenhang mit dosierter Muskelarbeit noch immer wichtig zur Funktionsprüfung für die kardiovasculäre Leistung, so wenn nach Kniebeugen oder Treppensteigen das Herz später wie in der Norm zum ursprünglichen Rhythmus zurückkehrt. Was von diesen nur ganz unvollständig aufgezählten Konditionen gehört in die Ätiologie der Herzneurose? Etwa die thyreotoxische Tachykardie, die durch Digitalis so schwer zu beseitigen ist oder nur die „emotionelle"? Ich meine, es leuchtet ein, daß mit der Einreihung der oder jener Form in den Begriff der reinen Organneurose gar nichts hinzugewonnen wird, man ersetzt gut zu beschreibende empirische Funktionsabläufe durch einen weiteren diffusen, einer präzisen Definition nicht zugänglichen Sammelbegriff „Neurose" und erreicht damit, weder vom Standpunkt funktionell-pathologischer Erkenntnis, noch vom Standpunkt ärztlicher Beurteilung aus, eine Vertiefung.

Das gleiche ließe sich aufzeigen etwa für die *Funktion der Arteriolen*. Die Verengerung ihres Gesamtquerschnitts wirkt sich aus als erhöhter Widerstand in der Peripherie und führt damit rein mechanisch gedacht zur arteriellen Hypertension. Durch eine Adrenalininjektion kann sie hervorgerufen werden, aber

---

[1] Zondek, S. G.: Arch. f. exper. Path. **143**, H. 3/4 (1929).
[2] Pongs: Der Einfluß tiefer Atmung auf den Herzrhythmus. Berlin: Julius Springer 1923.

nicht einmal diese Adrenalinblutdruckkurve läßt einen zuverlässigen Schluß zu, ob eine erhöhte Erregbarkeit im sympathischen Nervensystem besteht. Wir sagten schon oben, daß sie als Diagnosticum für Sympathicotonie und Vagotonie, wie DRESEL es wollte, kein eindeutiges Resultat gibt, auch wenn man die Probe nach DANILESKOW mit einer Atropinprobe kombiniert. Steigt bei Emotionen der Blutdruck durch den gleichen Mechanismus, z. B. bei Schreck, Angst, aber besonders bei Schmerzen, so geht das wahrscheinlich auf dem Wege einer Umstellung der vegetativen Zentren, während das Adrenalin, soweit seine Ausschüttung erfolgt, dennoch peripher angreift. Auch für eine Dauerhypertonie ohne Nierenbeteiligung kann man sich klinisch empirisch der Tatsache nicht verschließen, daß einige Fälle, wenn eine allgemeine seelische Beruhigung eingetreten ist, zu niedrigeren, ja normalen Blutdruckwerten kommen. Bekannt ist das Sinken des Blutdrucks bei Bettruhe, ja schon bei einem Milieuwechsel, der hier buchstäblich „entspannend" wirkt. Die Dauerhypertensionen bei gewissen innersekretorischen Störungen, nicht nur die klimakterische, sondern bei Jugendlichen mit veränderter Funktion der interstitiellen Drüse, oder hypophysären Störungen sind gesicherte klinisch empirische Beobachtungen. Bekannt sind vereinzelte Fälle, die nach einer schweren Commotio cerebri oder nach einer Hirnblutung ihren dauernden Hochdruck völlig verloren. Die Beziehungen Hypertension und Cholesterinspiegel im Blute sind von WESTPHAL[1] studiert und für einen Teil der Fälle eine Sensibilisierung der glatten Muskulatur für die Adrenalinauswirkung wahrscheinlich gemacht, während andererseits auch die Nephrosen einen erhöhten Cholesterinspiegel haben und gerade charakterisiert sind generell durch das Fehlen einer Blutdruckerhöhung. Wiederum sieht man ein, daß zentrale Momente der Regulierung nur neben anderen maßgebend sind für den Arteriolentonus, der in diesem Sinne nur ein Teilproblem ist der vasomotorischen zentralen Regulierungen überhaupt. [So konnte GOLLWITZER-MEIER[2] aufzeigen, daß ein Kohlensäurereichtum der Zentren im Experiment zur Hypertension führt in Gemeinschaft mit anderen Änderungen der Kreislauffunktion (erhöhter Venendruck, vermehrter Rücktransport des Blutes zum Herzen). Wir sehen andererseits wieder periphere Angriffsmomente, die zur arteriellen Hypertension führen und sehen beides, das Zentrale und Periphere, verknüpft durch regulatorische Wechselbeziehung: eine Enge der harnabführenden Wege führt reflektorisch zur Hypertension, ja Alteration der Nierenfunktion bis zur Urämie, der Dauerkatheter bei einem Prostatiker läßt all diese Funktionsstörungen, die bis zum Tode hätten führen können, oft noch restlos zurückgehen. Säuerung in den Geweben (Injektion von Milchsäure in die Beinmuskulatur eines Kaninchens) führt zum Blutdruckanstieg nach FREY[3], durchschneidet man den Ischiadicus, damit die afferente Bahn eines Reflexbogens, kommt der Blutdruckanstieg nicht zustande. Die latente Bereitschaft zum Hypertonus ist gelegentlich erst erweisbar, indem nach einem heißen Bade oder bei schwülem Wetter der Blutdruck sich nur erhöht zeigt oder bei Überventilation Blutdruckerhöhungen statt wie gewöhnlich Blutdruckerniedrigungen stattfinden (MANDOWSKY[4]) oder erst nach dem Trinken von $1^{1}/_{2}$ l Flüssigkeit etwa bei einer Funktionsprobe der Niere eine erhöhte Blutdruckbereitschaft herauskommt. Sind die Hoffnungen, einen erhöhten Adrenalinspiegel beim Blutdruckler generell nachzuweisen, wohl endgültig [?] gescheitert und trifft dieser Mechanismus höchstens auf vereinzelte Fälle von Nebennierentumoren oder Hypertrophie des Adrenalsystems überhaupt zu, so sei daran erinnert, daß

---

[1] WESTPHAL: Z. klin. Med. **101**, H. 5/6 (1925).
[2] GOLLWITZER-MEYER: Pflügers Arch. **222**, 24, 245 (1929).
[3] FREY, W.: Berl. klin. Wschr. **1921**, Nr 40 — Z. exper. Med. **25** (1921).
[4] MANDOWSKY: Dtsch. med. Wschr. **1929**, Nr 28.

immerhin verwandte Vorstellungen immer wieder auftauchen, etwa wenn Hülse noch vor 2 Jahren meinte, es seien Albumosen, die als blutdrucksteigernde Substanz anzusprechen seien, während neuerdings aus der Volhardschen Klinik (Deutscher Kongreß für Innere Medizin 1930) andere pressorische Substanzen, wenigstens den Dauerhochdruck des sog. „weißen Blutdrucklers" und der malignen Nephrosklerose erklären sollen im Sinne etwa von Stoffen, die im Zusammenhang mit gestörter Nierenfunktion retiniert werden. Eine Bestätigung von anderer Seite steht noch aus. Keinesfalls ist jene Auffassung zulässig, die in der Einschränkung des Strombettes der Niere und ihres glumerulären Apparates einen zureichenden mechanischen Grund für die Verengerung des Gesamtquerschnittes der Arteriolenbahn sieht. Ähnliche Vorstellungen hatte schon Ludwig Traube entwickelt, daß sie sich heute noch mit dem Schlagwort „Versinterung des Nierenfilters" wiederfinden lassen, ist mit den modernen Vorstellungen des Kreislaufs nicht vereinbar. Ist der vorübergehende oder dauernde Hochdruck ohne Nierenbeteiligung eine „Organneurose" des Arteriolensystems? Ich meine, man muß einsehen, daß auch hier jene Bezeichnung im einen Sinne zu weit, in anderem zu eng ist und in keiner Weise das Verständnis fördert. Wesentlich ist es, dem Problem nachzugehen, wieweit eine Blutdruckerhöhung auf einen gemeinsamen Zustand am Arteriolensystem zurückgeführt werden kann, wieweit auf ganz andere Momente. Die anatomische Enge der Arteriolosklerose ist zu wenig generalisiert, um den Gesamtquerschnitt zu verengen, auch vorausgehende kolloidale Zustandsänderungen in den Arteriolen scheinen mir kein zureichender Erklärungsgrund, wenn sie nur als präsklerotisch gedacht sind und etwa als irreversibel (Munk[1]) aufgefaßt werden, denn dann könnte kaum der Blutdruck sich so oft täglich auf ganz wechselnde Höhen einstellen (labiler Hochdruck) oder selbst in gewissen Fällen wieder völlig verschwinden. Ist man geneigt, das Gemeinsame vieler Hypertonien in der vorübergehenden oder dauernden Verkürzung der glatten zirkulär laufenden Muskulatur der Arteriolen zu sehen, so verschwindet selbst der prinzipielle Unterschied zwischen der Hypertension des Schrumpfnierenkranken und der essentiellen Hypertonie, aber ungelöst bleibt das Problem, ob aus anderen Gründen wie dem der Verkürzung der glatten Muskulatur der Arteriolen der Blutdruck erhöht sein kann. Bekannt ist das hohe Blutdruckmaximum der Aorteninsuffizienz durch Erhöhung des Schlagvolumens. Kann nicht auch sonst bei erhöhtem Minutenvolumen bei unveränderter Arteriolenweite ein erhöhter Blutdruck resultieren? Das ganze Problem findet sich ausführlich genug im gleichen Werk von meinem Mitarbeiter Friedrich Kauffmann[2] abgehandelt, es dient uns nur hier neben den Beispielen der Rhythmusstörungen des Herzens als ein zweites gut durchgearbeitetes Beispiel, um zu erweisen, daß *der Begriff der „Betriebsstörung" prägnanter ist wie der der „Neurose" und nicht etwa ein Wort durch ein anderes ersetzt werden soll, sondern das Denken im Sinne funktioneller Pathologie Wege zum Erkennen öffnet, die durch die isolierte Betrachtung des Nervenapparates verschlossen bleiben.* Jene Richtung auf *das Geschehen* hin, trennt nicht mehr prinzipiell *nervös und organisch,* auch nicht funktionell und organisch, ja sie ermöglicht die Vorstellung, daß aus der gestörten Funktion heraus sich reversible und irreversible Zustandsänderungen ergeben bis zum grob Anatomischen hin einer Arteriosklerose oder einer Schrumpfniere im Sinne der arteriolosklerotischen Nephrosklerose (Jores). Ja die Funktionsstörung hat noch andere organische Folgen: die idiopathische Herzhypertrophie ist heute zu denken als Arbeitshypertrophie des linken Ventrikels, der gegen den

---

[1] Munk: Erg. Med. **11** (1928) bei Urban.
[2] Kauffmann, Fr.: Ds. Handb. **7 II** (1929).

Widerstand der Hypertension sein Schlagvolumen auswirft oder vielleicht richtiger mit Bohnenkamp[1] nicht als Arbeitshypertrophie, sondern als Spannungshypertrophie des Herzmuskels. Jene Muskelfunktion ist vergleichbar einer Muskelzuckung bei anderer Belastung und arbeitet mit herabgesetzter Reservekraft, so daß eine Mehrleistung den Herzmuskel in die Gefahr der Dekompensation bringen kann; häufigste Ursache der kardiovasculären Dekompensation ist ja fraglos die chronische Blutdruckerhöhung.

Das größere arterielle Gefäß unter vermehrter Anspannung stehend, neigt zu Angiospasmen. Ein Teil der sog. vasomotorischen Angina pectoris-Zustände, ein Teil der angiospastischen Insulte im Gehirn mit fließenden Übergängen selbst zur Haemorrhagia cerebri scheint uns so ausgelöst (Westphal[2]). Wo ist da nun das nervöse Moment? Wenn wir wieder sehen, daß endokrine Konstellation, ionales Milieu, Änderung der Serumstruktur genau so wesentlich sind für den Arteriolenzustand wie die Einstellung der Zentren, die von der Peripherie beeinflußt, ihrerseits die Peripherie beeinflussen. Wo ist das Wesensverschiedene zwischen einem erhöhten Blutdruck bei einer Angstneurose, einem selbst tödlichen Angina pectoris-Anfall nach einem großen Affekt, einer Apoplexie an einem schwülen Sommertag, oder einem Hypertonus bei einer Prostatahypertrophie?

Ich kann wohl nicht mißverstanden werden dahin, als wenn die klinische Aufgabe und diejenige funktionell-pathologischer Betrachtungsweise uns nicht zwänge, differentiell die Entstehungsmöglichkeiten mit der Vielheit der Konditionen zu zergliedern, nicht nur dem Einzelfall gegenüber. Aber gerade die klinische Erfahrung zwingt uns, nicht aus *einer* Ursache heraus jeden Einzelfall zu deuten und in der Kombination neuromuskulärer Betriebsstörungen einschließlich ihrer peripheren und zentralen Regulierung das Gleitende zu erkennen, in dem Sinn, *daß die Betriebsstörung nicht verstanden, nicht einmal richtig beschrieben ist, wenn man sie lediglich unter dem Gesichtspunkt der Störung im Nervensystem ansieht* oder daß man die Betriebsstörung ausschließt, „weil" ein organisches Pathos sich auffinden ließ.

Wenden wir uns, belehrt durch die Beispiele der Rhythmusstörungen am Herzen und der Betriebsstörung im Sinne der Arteriolenenge, zu dem zurück, was noch übrig bleibt von den klinischen Vorstellungen, bei denen oft genug der Arzt von „nervöser Herzschwäche" spricht, wiederum im Gegensatz zu einem organischen Herzleiden mit Herzinsuffizienz. Man wird hier gut tun, unter Berücksichtigung der Wandlung in der Einsicht von der Kreislaufpathologie zunächst vom umfassenderen Begriff der *kardiovasculären Insuffizienz* auszugehen. Also betriebstechnisch das Versagen des Motors nicht vom Versagen der Peripherie und der zugehörigen gesamten neuralen Regulierung zu trennen bis hinauf zu den sog. Vasomotorenzentren und dem Atmungszentrum. Sowohl das Herz selbst wird von den visceralen Zentren im vegetativen Oblongatakern durch Vagus- und Sympathicus gesteuert, und höher als in der Medulla oblongata liegen noch weitere für den Kreislauf wichtige Zentren, ebenso unterliegen die Arterien, Ateriolen und Venen Innervationseinflüssen, man denke etwa an die Theorie vom Veno pressor-Mechanismus Hendersons und die Depressorfunktion in der Aorta, deren Zerstörung im Tierexperiment nach dem jüngeren Hering zu einem Dauerhochdruck führt. Das sind nur Beispiele, die uns zwingen sollten, das kardio-vasculäre Betriebssystem stets in seinem Gesamtzusammenhang zu berücksichtigen. Geläufig ist seit den führenden Arbeiten von Rombergs und Pässlers, der „akute Vasomotorenkollaps" beim Infekt im Sinne des sog. Verblutens in

---

[1] Bohnenkamp: Klin. Wschr. 8, Nr 10 (1929).
[2] Westphal: Z. klin. Med. 101, H. 5/6 (1925).

die Peripherie, seither die Vorstellung, daß namentlich der Splanchnicustonus unter
den Vergiftungserscheinungen des Infektes nachläßt, der Blutdruck sinkt, zu wenig
Blut zum Herzen zurückströmt und der Motor infolge der zu kleinen diastolischen
Füllung gewissermaßen leerläuft — ungenügende Mengen in die Peripherie wirft.
Während früher wohl vorwiegend an bakterielle Gifte gedacht wurde, die die
Vasomotorenzentren lähmen und so die Splanchnicusdilatation zustande komme,
also etwa ein entgegengesetzter Effekt wie bei der Arteriolenenge des Hyper-
tonikers, etwa im akuten Zustand der PAHLschen Gefäßkrise, beschuldigt man
heute besonders körpereigene Zerfallsprodukte neben den bakteriellen Giften für
den Vasomotorenkollaps bei einer Infektionskrankheit. Man kennt experimentell
den Pepton- und Histaminshock, und es liegt nahe, verwandte Substanzen
auch cholinähnliche für dieses akute Kreislaufversagen heranzuziehen, das sind
Gifte, die invers dem Adrenalin auch unmittelbar in der Peripherie des Gefäßsystems angreifen. Durch Arbeiten von EPPINGER[1] und seinen Schülern, ebenso
von WOLLHEIM[2] scheint eine gewisse Analogie auch oft beim *chronischen* kardio-
vasculären Versagen gegeben, auch dort geringer Venendruck, verringerte Zu-
strömung zum Herzen und zu kleine Blutmengen, die sich an der Hauptzirkulation
beteiligen, während größere Mengen von Blut gewissermaßen deponiert werden,
sie stagnieren in Depotorganen in ganz langsamer Strömung. Bezeichnend schlug
WOLLHEIM für diesen chronischen Zustand den Ausdruck der „*Minusdekompen-
sation*“ vor. Als Depotorgan erkannte zuerst BARCROFT[3] die Milz, kein Zweifel,
daß auch das Splanchnicusgebiet und die Leber zum Depotorgan werden kann,
aber nicht jede große Leber bei kardio-vasculärer Insuffizienz ist ohne weiteres
als Depotorgan aufzufassen. Als großes Gebiet für deponiertes Blut wurden von
WOLLHEIM die subpapillären Plexus der Haut erkannt, in welche Blutmengen
verschoben werden können. Es ist heute durch die Methodik der Bestimmung
der sog. schnell zirkulierenden Blutmenge gewissermaßen der Hauptströmung
sowohl mit einer Kohlenoxydmethodik wie mit einer Farbstoffmethode (Trypan-
rot) erweisbar, daß die Blutmenge der Hauptströmung chronisch, d. h. durch
längere Zeit hindurch, erniedrigt sein kann. Daß, was im Vergiftungskollaps
akut geschieht, kann als Störung in der Blutverteilung in weniger lebensbedrohen-
der Form auch als anhaltender Zustand vorhanden sein. Eine Verwandtschaft
zwischen *Shock* oder *Kollaps*, ferner dem vasomotorischen Versagen der Ohnmacht
und jenen Zuständen eines subjektiven Schwächegefühls, Versagen bei körperlicher Arbeit, Müdigkeit, kühlen Extremitäten oft mit flächenhafter Cyanose
besteht, aber diese Verwandtschaft ist keine Identität, der Zustand bezieht sich
durchaus nicht allein etwa auf konstitutionelle Hypotonien oder auf schwere Minus-
dekompensation bei einer organischen Herzkrankheit (Vitium, Endokarditis,
Herzinfarkt u. a. m.), sondern offenbar sind so manche Angaben über konstitutionelle Kreislaufschwäche und über vorübergehende Schwächezustände des
Kreislaufs hier einzubeziehen, sie werden erst klar zu erschließen sein für die
Klinik, wenn einwandfreie Methoden der Umlaufgeschwindigkeit der Hauptströmung des Kreislaufs und des Minutenvolumens des Herzens beim lebenden
Menschen gesicherter sind als in der Gegenwart. Schon heute weisen aber die
Daten, die wir besitzen, in bezug auf die zu kleine sog. schnell zirkulierende Blutmenge mit jener Füllung der Depotorgane daraufhin, wie sehr wir umlernen
werden in bezug auf jene Krankheitsgruppe, die als nervöse Herzschwäche viel

[1] EPPINGER: Versagen d. Kreislaufs. Berlin: Julius Springer 1927 — NAUHEIMER:
Fortbildungsvorträge. Oktober 1929. Leipzig: G. Thieme 1930.
[2] WOLLHEIM: Dtsch. med. Wschr. **1930**, Nr 14.
[3] BARCROET: Erg. Physiol. **1925**.
[4] v. BERGMANN: Dtsch. med. Wschr. **1930**, Nr 14.

zu eng und viel zu einseitig definiert ist. Es scheint mir nicht zu bestreiten, daß auch unter psychischen Depressionen und Angstsituationen ein solches oft nur leichtes und chronisches Versagen des Kreislaufs eintritt, Zustände, die physiologische Analogie mit dem Schlafzustand, wohl auch mit dem Winterschlaf mancher Tiere haben und wieder ist die Betonung wesentlich, daß eine Fülle von Faktoren für ein solches Kreislaufverhalten beschuldigt werden kann: So zentraler Nachlaß des Vasomotorentonus im Zusammenhang mit Affektsituationen, mit toxischen Substanzen, endokrinen Faktoren, anderen humoralen Momenten (ionalen Momenten, Verschiebungen im Säurebasengleichgewicht usw.). Es wäre falsch, nur in den Zentren die Ursachen zu suchen. Gerade wie beim Pepton- und Histaminshock kann die Veranlassung und Auslösung auch in der Peripherie, etwa den Arteriolen, gegeben sein, in den Depotorganen selbst, aber auch in den Capillaren und dabei haben diese nach dem heutigen Stand unserer Kenntnisse als nicht innerviert zu gelten. Man kann sehr wohl, wie es Wollheim getan hat, auch gewisse isolierte *Capillarbetriebsstörungen*[1] erkennen, ja selbst durch mechanische Reize sind die Capillaren beeinflußbar im Sinne von Verengerung und Erweiterung durch die Fähigkeit der Contractilität der Capillarendothelien. Es gibt Gewerbekrankheiten, bei denen ständige Erschütterungen der Hände zu solchen dauernden Capillarerweiterungen führen (Schustermaschinen), die ähnlich zu blauen und kalten Extremitäten führen, wie man sie oft bei Berufen sieht, die viel ihre Hände in kaltes und heißes Wasser tauchen müssen (Waschfrauen, Metzger). Soll man nun solche Capillarbetriebsstörung als Neurosen auffassen? Hier, wo wahrscheinlich gar keine Innervation vorliegt, wird es vielleicht am deutlichsten, *warum ich „Betriebsstörung" als einen Funktionsbegriff nicht mit „Neurose" identifizieren kann.*

Weiter denke man an die Leere der Glomerulusschlingen, denen Volhard in der Pathogenese gewisser Nierenkrankheiten entscheidende Bedeutung zuspricht, sei es Drosselung der Vasa afferentia, seien es Teilerscheinungen der „Capillaritis". Kann man schon, wie oben ausgeführt, die Rhythmusstörungen des Herzens nicht nach funktionell und organisch auseinanderreißen und auch die regelmäßige Tachykardie und Bradykardie nicht einfach bei den Neurosen unterbringen, man denke an die Tachykardiebereitschaft einer larvierten Thyreotoxikose oder die postinfektiöse Bradykardie, so wird auch bei anderen nachweisbaren Störungen in der Herzleistung das dualistische Einteilungsprinzip nervös und organisch oft genug scheitern. Ein organischer Befund am Herzen ist bei einer Coffeinintoxikation oder bei einer Digitalisintoxikation ebensowenig durch den Herzbefund des Klinikers unmittelbar erweisbar wie bei einer Thyreotoxikose und zahlreiche andere humorale Momente, durchaus nicht nur chemische Substanzen, können den Herzmuskel in seiner Leistung beeinflussen. Wenkebach[2] meint, daß bei der Beriberi veränderte Quellungszustände der Herzmuskulatur bis zum völligen Versagen des Herzens, ja zum Kreislauftod führen können, es sind solche physiko-chemische Zustandsänderungen auch sonst beim Herzmuskel sehr wohl vorstellbar. Das Versagen des Herzens beim Diabetiker, auch ohne Koma, weist auf Verarmung an Glykogenreserven hin. Die Speisung des Herzmuskels durch seine *Coronargefäße* ist ein wesentliches Moment für die Güte der Herzleistung. Dieser Schaden muß quantitativ erst einen gewissen Grad erreichen, wenn es zu Herzneuralgien, ja bis zum schweren Zustand der Angina pectoris kommen soll. Maßgebend dafür ist offenbar das Verhältnis zwischen dem Sauer-

---

[1] Wollheim: Klin. Wschr. **1927**, Nr 45 — Klin. Med. **108** (1928) — Verh. dtsch. Kongr. inn. Med. Wiesbaden **1928**, 437 — Zbl. Gewerbehyg. **6**, H. 9 (1929). — Z. klin. Med. **1930**.
[2] Wenkebach: Verh. dtsch. Kongr. inn. Med. **1929**.

stoffbedarf des Herzmuskels und dem Sauerstoffangebot, das dem Muskel durch die Coronarien zufließt, für diese wiederum ist nicht nur die Weite und Enge des Coronargefäßes, sondern der in der Aorta herrschende Druck maßgebend und der Abfluß durch die Coronarvenen (v. ANREP[1]). In diesem Sinne gehen sicher eine Fülle von Menschen noch heute unter der Diagnose Herzneurose, bei denen erst später, manchmal erst nach Jahrzehnten, *die Inkongruenz zwischen Sauerstoffnachfrage und Angebot des Herzens, durch das Auftreten von Schmerzphänomenen* deutlich wird. Auch dann noch ist es ja keineswegs die sklerotische Coronarenge, die zum stenokardischen Anfall gehört, sondern der Tod an Angina pectoris kann auftreten, ohne daß der Anatom Veränderungen am Coronargefäß nachweisen kann, und umgekehrt finden sich Folgen der Herzinfarkte als frische Myomalacien wie als Herzschwielen, ohne daß regelmäßig diesen groben anatomischen Störungen schwere anatomische Coronarläsionen zugeordnet wären. Nimmt man endlich die Hinweise von OTTO LOEWI hinzu, daß Vagusstoffe von Cholincharakter und Acceleransstoffe im Herzen sich bilden, so wird man nicht einmal bei sicherem Zusammenhang einer Herzstörung mit einer psychischen Gesamtsituation sicher sein, daß eine rein funktionelle Herzneurose im Sinne einer sog. psychogenen Störung vorliegt, gehört doch die Angst zum schwersten stenokardischen Anfall und auch empirisch ist nicht zu bezweifeln, daß Affektsituation von Herzklopfen, Herzschmerzen und sog. Herzschwäche bis zur Ohnmacht gefolgt sein können.

Überall zeigt sich unter dem Gesichtspunkt der Korrelation die enge Zusammengehörigkeit des Ganzen, sie enthebt den Arzt nicht im Einzelfall, lokalistisch diagnostisch zu denken, aber sie zwingt ihn unter Einsicht jenes engen Zusammenwirkens des gesamten kardio-vasculären Betriebes *sich zu hüten vor der zu freigiebigen Anwendung des Begriffs reine Herzneurose.* Es ist unsere Aufgabe, immer wieder nachdrücklich aufzuzeigen, daß die alte Definition, eine Neurose wird dort angenommen, wo ein organischer Befund nicht erweisbar ist, verkehrt ist, und daß umgekehrt auch nicht einfach der Begriff der Neurose eines Organs oder eines Organsystems nunmehr ersetzt werden darf durch den Begriff der Funktionsstörung oder der Betriebsstörung, denn gerade diese ist sehr oft einem gleichzeitig auch organischen Leiden zugeordnet, wie bei der Angina pectoris am Herzen selbst, oder beim Vasomotorenkollaps etwa nach einer Pneumonie oder einer Laparotomie ohne weiteres deutlich wird. Nach einer schweren Operation stirbt der Kranke nicht etwa deshalb, weil vorher ein Kreislaufleiden übersehen wurde, sondern sein Herz könnte isoliert nach dem Tode in Ringerlösung sich vollkommen wie ein gesundes Herz verhalten und dennoch geht der Kranke an der postoperativen kardio-vasculären Kreislaufschwäche im Kollaps zugrunde. Diese einfachsten Beispiele der Praxis illustrieren wohl plastisch, um welche Auffassung entgegen einer überwertenden Lehre von der Organneurose gekämpft wird.

Für gewisse Vasomotorenstörungen bis zum QUINCKESchen Ödem, der REYNAUDSchen Krankheit usw. läßt sich Analoges entwickeln, auch hier sind die örtlichen Störungen nicht das einzige, mindestens kommen endokrine Momente hinzu und der abgestorbene Finger „Doigt mort" findet sich nicht selten beim Präsklerotiker, bei latentem und manifestem Hypertonus auch in Zusammenhang mit der Migräne.

Fassen wir zusammen, was wir keineswegs erschöpfend, sondern nur durch Gruppen von Kreislauferkrankungen illustrieren wollten, so lehrt gerade die klinische Pathologie, daß *eine Summe von eng zusammengehörigen Funktionen den normalen Kreislauf zur technisch sinnvollen Einheit gestalten:* Rhythmus des

---

[1] ANREP: Arch. f. exper. Path. **138** (1928).

Herzens, Schlag- und Minutenvolumen, Regulation zwischen der Hauptströmung des Blutes und mehr stagnierenden Blutmengen, Strömungsgeschwindigkeit in den verschiedensten Organen in wechselnden Abstufungen des Tempos, so daß jetzt geradezu vom „Minutenvolumen der Organe" gesprochen wird (EPPINGER[1]), Einregulierung auf ein Blutdruckniveau durch Konstanterhaltung des Gesamtquerschnittes und dennoch wechselnde Zuflußregulierung zu den Organen je nach dem momentanen Nahrungsbedarf (Sauerstoff, Zucker), so besonders bei der Muskulatur, letztere Regulierung offenbar durch die Verbrennungsprodukte selbst (Milchsäure) ausgelöst, gerade wie das Atemzentrum einreguliert ist auf den Verbrauchsstoff, d. h. von der Kohlensäure gereizt wird. Alles dies steht unter Herrschaft zentraler Regulierungen, die wiederum von den afferenten Nervenimpulsen abhängig sind und sich in den efferenten Bahnen auswirken, aber ebenso humoral reguliert werden, sei es unmittelbar wie beim Atemzentrum, sei es mittelbar, indem auch in der Peripherie humorale Momente adäquate Reize darstellen für afferente nervöse Impulse. Mir scheint es in der pharmakologischen Analyse noch unverständlicher wie am Darm, wenn die Partiarfunktionen etwa einer Digitaliswirkung bei vielen Dekompensationen zusammenhanglos aufgezählt werden als Wirkungen auf die Herzpumpe, das Vaguszentrum, die Peripherie des Kreislaufs usw. Dürfte nicht auch hier wie bei der Darmfunktion erst die synthetische Betrachtungsweise, neben der absolut notwendigen pharmakologisch analytischen, ein tieferes Verständnis geben, in dem Sinne, daß ein Versagen der Regulationen sich wieder zur harmonischen Ordnung schließt, weil ja noch wichtiger wie der verschiedenste Angriffspunkt des Pharmakons die Tendenz zur Gesamtregulierung das physiologisch Präformierte ist, zu der auch der dekompensierte Kreislauf quasi zurückzuschwingen strebt? Anregungen, aber zur Zeit kaum mehr, zu solchem Verstehen liegen vor allem in der Vorstellung S. G. ZONDEKs, daß Digitalis ähnlich wirkt für jede Zelle wie eine Verschiebung nach der Seite des Calciums oder daß nach LOEWI die Herzregulatoren Lokalhormone im Sinne von Förderung und Hemmung schaffen, oder endlich nach HENDERSON, daß die humoralen Milieuverschiebungen einander zugeordnet sind unter Aufrechterhaltung des Säurebasengleichgewichts, wie er durch sein Nomogramm zeigte.

Auch beim Kreislauf werden wir unmöglich alles, woran das vegetative Nervensystem mit beteiligt ist, als Teil einer affektiven Gesamtsituation (psychogene Kollapse) in den Rahmen der „Kreislaufneurose" fügen, wenn wir auch vom Standpunkte des Ordnens in der praktischen Klinik diese Rubrik nicht entbehren können.

2. Verdauungssystem.

Es ist in der klinischen Entwicklung nicht zu verkennen, daß wegen der so leicht objektiv nachweisbaren Funktionsstörung „die Magenneurose" am häufigsten angenommen wird, seit KUSSMAULs Magenschlauch diagnostisch systematische Verwendung fand und Titrationszahlen für die Gesamtacidität und die freie Salzsäure regelmäßig gewonnen werden und auch die „facultas expultrix" geprüft wird im Sinne der Verweildauer der Speisen im Magen. Es gehört nicht hierher, wieweit jene Methoden verfeinert wurden, einerseits in Form der Aciditätskurven (nicht Sekretionskurven), durch die fraktionierte Ausheberung, etwa nach einem Alkoholprobetrunk (EHRMANN, KATSCH[2], KALK), wieweit das Röntgenverfahren die Exaktheit der Motilitätsprüfung vermehrte. Es blieb bis vor kurzem

---

[1] EPPINGER: Verh. d. Kongr. f. inn. Med. Wiesbaden 1930.
[2] KATSCH: Handb. d. inn. Med. 3 I — Ds. Handb. 3, 1132.

dabei, Superacidität, Hypersekretion, motorische Insuffizienz leichteren Grades, Kardialgie und sehr viele andere beschreibende Bezeichnungen als isolierte und kombinierte Funktionsstörungen des Magens aufzufassen und sie damit in den weiteren Begriff der „Magenneurose" einreihen (v. BERGMANN[1]).

Es ist bekannt, daß beim Basedow oft Hyperacidität, beim Morbus Addisson Sub- bis Anacidität, ebenso bei der Akromegalie und hypophysären Kachexie besteht. Endokrine Momente, so folgern wir, können maßgebend sein für die Funktionsstörung der Sekretion. KALK konnte wahrscheinlich machen, daß bei ausgedehntem Bürsten der Haut die einsetzende Salzsäuresekretion analog wirkt der Histamininjektion, durch die selbst viele achylischen Mägen noch zu HCl-Sekretion veranlaßt werden, denn nach LEWIS[2] steht Dermographismus mit dem Entstehen eines histaminähnlichen Stoffes in Zusammenhang. Es ist weiter bekannt, wie abhängig die Magensekretion vom psychischen Verhalten ist: PAWLOWS Schule spricht auch beim Hund von der ersten „psychischen Phase" der Saftsekretion, die von den Geschmacksnerven ausgelöst wird, ja auch zustande kommt, wenn der Hund die Mahlzeit nur sieht. Ebenso geläufig ist der Klinik die vorübergehende oder durch lange Zeit gehemmte Sekretion im Zusammenhang mit psychischen Einflüssen. Bei Depressionen mit Appetitlosigkeit sieht der Psychiater das oft, bei Angst vor dem Magenschlauch fällt die erstmalige Ausheberung negativ aus, später erhält man dann völlig normale Werte. Jeder akute entzündliche Prozeß im Bauch kann gefolgt sein vom Streik der magensaftsezernierenden Drüsen, und MARTIUS stellte die konstitutionelle angeborene Achylie in den Vordergrund seiner Konstitutionslehre. Die tatsächlichen Unterlagen gerade hierfür sind recht schwankend geworden, denn KNUD FABER[3] führt die meisten Fälle von Achylie auf die chronische anacide Gastritis zurück, deren Folge die Verödung der Magenschleimhaut, die Anadenie, ist. So ist der Bereich einer reinen Betriebsstörung bei subaciden und anaciden Werten sehr stark zurückgetreten auf Kosten einer chronischen Veränderung der verödeten Magenschleimhaut, welche die Ansprechbarkeit auf den sekretorischen Impuls herabsetzt oder aufhebt.

Nicht anders steht es in neuester Zeit mit der Superacidität. Seit eine subtile Diagnostik die Magenschleimhaut makroskopisch regelmäßig im Röntgenbilde zur Beurteilung zuläßt, gelegentlich durch besonders Geübte von der Gastroskopie ergänzt, erkennt man von neuem die große Häufigkeit der Gastritis chronica acida, die durch Dezennien bestehen kann in wechselndem Kommen und Gehen und wohl vom Ingestenreiz weit weniger verursacht wird wie von unspezifischen humoralen Giften, welche die Epithelien der Magenschleimhaut schädigen, etwa bei Infektionskrankheiten, bei denen blutfremde Stoffe kreisen. KAUFFMANN[4] konnte dies im Experiment auch durch andere blutfremde Substanzen erzielen, ja die Verbrennungen der Haut, etwa durch ultraviolette Strahlen, genügen schon als solche, erhebliche anatomisch nachweisbare Schäden des Magens tierexperimentell zu erzeugen. Die Experimente belehren, daß die nur mikroskopisch nachweisbare Gastritis ungleich häufiger sein muß als die makroskopisch erweisbare. Das führt dazu, die Frage aufzuwerfen, ob der entzündliche Reizmagen nicht weit häufiger Ursache der Superacidität und Supersekretion ist, auch Ursache eines veränderten Expulsionsmechanismus, wie die reine Innervationsstörung oder ein verschwommener Begriff: Reizzustand

---

[1] v. BERGMANN: Referat „Die Magenneurosen". Verh. d. Internist. Kongr. 1924 — Verh. Kongr. Verd. u. Stoffwechselkrankh. 8. Tag. 1928. Leipzig: G. Thieme 1929.
[2] LEWIS: The blood vessels of the human skin. London: Shaw and Son 1928.
[3] FABER-KNUD: Krankheiten des Magens und Darmes. Berlin: Julius Springer 1924.
[4] KAUFFMANN: Dtsch. med. Wschr. **1929**, Nr 42, 43.

(Siebeck[1]). Konjetzny[2] wies nach an den frischen Resektionspräparaten, wie häufig jene Antrumgastritis und andere herdförmigen Entzündungen am Magen und Duodenum beim Ulcus sind. Daß das peptische Moment bei deren Entstehung und bei der des Ulcus jejuni pepticum keine Rolle spiele, wie er meint, glauben wir nicht, aber die Vergesellschaftung von Ulcus und acider chronischer Gastritis und Duodenitis kann eine zufällige nicht sein. Dabei wird kein Kliniker das erbkonstitutionelle Moment beim Ulcus bezweifeln, kein Anatom umhin können, für die besonderen Prädilektionsstellen des Ulcus (kleine Kurvatur und Duodenumpylorus), eine Erklärung zu suchen, ebenso wie für das Vorkommen des Ulcus meist nur in der Zweizahl oder Einzahl. Wenn bei der Ulcusgenese am erbkonstitutionellen Moment kein Zweifel ist, so bleiben dennoch die dispositionelle Momente anderer Art offene Fragen, man kann deren sehen auch in funktionellen Verschlüssen von Endgefäßen mit akuter peptischer Andauung zum Infarkttrichter, man kann diese in Beziehung setzen zu Spasmen der Gefäßmuskulatur selbst oder der Magenmuskulatur, man kann auch in der Begleitgastritis die Ulcusdisposition sehen in der Art circumscripter Durchblutungsstörung, deren Kenntnis wir besonders Ricker verdanken und dennoch tritt auch hier das Moment des vegetativen Nervensystems nicht zurück, weder für die infektiöse oder unspezifische Entzündung, noch für die Spasmenbereitschaft, noch selbst für angeborene Organminderwertigkeit und wie ich meine auch nicht das endokrine Moment, erscheint mir doch noch immer wie schon 1913[3] die thyreotische Konstitution beim Ulcus häufiger wie bei den Cholecystopathien. Uns genügt hier die Feststellung, daß die Mehrzahl der Ulcera duodeni früher als Magenneurosen gingen, aber als man erkannte, der Lieblingssitz am Duodenum sei noch viel häufiger als an der kleinen Kurvatur, war man genötigt, die Betriebsstörung beim Ulcus in einen Zusammenhang genetisch mit dem Ulcus zu bringen. Heute tritt wahrscheinlich oft als Zwischenglied zwischen Ulcus und rein funktionelle Betriebsstörung das gastritische Moment. Der entzündliche Reizmagen erklärt zunächst manches in bezug auf Hyperacidität und Hypersekretion in bezug auf Motilität und endlich auch in bezug auf den subjektiven Beschwerdekomplex, der im Spätschmerz und Hungerschmerz, wie in den großen periodischen Abläufen einst als typisches Bild der Supersekretionsneurose bis zur Neurose der Gastrosukorrhöe ging (Morbus Reichmann) und jetzt, wenigstens für einen großen Teil, als eine entzündliche Irritierung des Magens in periodischem Wechsel anzusehen ist, oft ausgelöst durch humorale Reizstoffe. Die noch in voller Bewegung begriffene Wandlung unserer klinischen Anschauungsweise illustriert vielleicht am klarsten, was ich mit dem Schlagwort vom „Abbau der Organneurosen" ausdrücken wollte; die Konsequenz moderner subtiler Untersuchung, die dort, wo früher eine organische Veränderung nicht aufzufinden war, diese jetzt aufdeckt und damit Krankheitserscheinungen nicht mehr als reine Neurosen gelten lassen kann, nicht einmal als reine Funktionsstörung, wenn ein Ulcus oder eine Gastritis objektiv nachweisbar wird. Andere Perspektiven freilich ergeben sich sofort, wenn man die Frage aufwirft, gibt es erbkonstitutionelle Momente zur Entzündungsbereitschaft im Sinne etwa einer Organminderwertigkeit (Jul. Bauer, Berta Aschner) und gibt es auch in der erworbenen Verfassung andere Momente zur Gastritis- und Ulcusentstehung, wie die von Schädigungen ex ingestis oder von Epithelialschäden durch unspezifische blutfremde Abbausubstanzen des Organismus oder Toxinschädigungen etwa durch Bakterien. Daß

---

[1] Siebeck: Dtsch. med. Wschr. **1929.**
[2] Konjetzny: Die Entzündungen des Magens, im Henke-Lubarschs Handb. d. spez. path. Anat. **4,** 768.
[3] v. Bergmann: Münch. med. Wschr. **1913,** Nr 4.

der Nerv in bezug auf die peripherzentrale Einregulierung, ebenso wie die ionale und kolloidale Beschaffenheit der Zellmembranen, überhaupt des Gewebes maßgebend ist für die entzündliche Gewebsdisposition im Sinne einer biologischen Strukturänderung der Zelle, die sich nicht mikroskopisch zu manifestieren braucht, steht für uns außer Frage. Wieder tritt also der „*Zustand*" des vegetativen Systems einschließlich der des Nervensystems in sein Recht. Ärztlich ist es kein Zweifel, daß die Disposition zur Magen„verstimmung" auch wirklich von der Stimmung abhängig ist, wie KATSCH[1] für die Magenneurosen es glücklich auseinandergesetzt hat und der Gesamtzustand der Beschwerdeart und Intensität wird in hohem Grade mitbestimmt von der gesamten sog. nervösen Konstellation des Organismus. Es tritt also die reine Magenneurose als isolierte Funktionsstörung des Organs zwar stark zurück, aber das Studium des Zusammenhanges zwischen der Organkrankheit, die man im strengen Sinne des Wortes nur selten so nennen darf und dem Gesamtverhalten einschließlich dem als „psychisch" Wahrgenommenen ist damit nicht weniger wichtig geworden.

Werden *reine* Magenneurosen bestritten? Wir haben vorläufig nur gesagt, daß sie ungemein viel seltener sind, als man bis vor kurzem glaubte. Sprach ein französischer Kliniker von der Relation 9 Magenneurosen auf eine organische Magenkrankheit, so scheint uns das umgekehrte Verhältnis noch zu hoch gegriffen. Im Abschnitt über das psychische Moment im Zusammenhang mit der vegetativen Innervation haben wir zu sagen, daß das Problem der Organdetermination bei den Psychoneurosen für die Mehrzahl der Fälle uns so erklärbar scheint, daß eine veränderte gesamte Affektlage sich an *dem* Organ auswirken wird, das zur Funktionsstörung neigt auf Grund vorhandener oder abgelaufener Organerkrankung.

Ein junger Vater erbricht nach dem Tode des einzigen Kindes an jedem Morgen, erst mit der Abschwächung des Affekterlebnisses hört das „neurotische" Erbrechen auf. Die interne Untersuchung ergibt bei ihm eine Achylie, Histamin-refraktär, als Folge einer atrophierenden Gastritis, wahrscheinlich durch eine Kriegsdysenterie entstanden, durch früheren Alkoholismus während und nach dem Kriege gefördert, aber die Achylie macht sonst nur leichte Störungen, der psychische Affekt löst erst erheblichere, so auch Erbrechen und Appetitlosigkeit aus. Die Organdetermination der Psychoneurose ist durch den Befund einer Schleimhautveränderung am Magen gegeben.

Das sind geläufige und sehr häufige Beispiele, nur dieses eine illustriere die Einseitigkeit somatischer wie psychischer Erklärungen und Einteilungsprinzipien gegenüber der weiteren Auffassung der Gesamtsituation.

Ich vertrete also den Standpunkt, das ist der Sinn dieses kasuistischen Beispiels, daß in der Mehrzahl der Fälle die *Organdetermination* dadurch gegeben ist, daß gerade dasjenige Organ, an dem sich die scheinbare Organneurose äußert, Erfolgsorgan der Psychoneurose ist, weil es sich in einem veränderten Zustand befindet. Dieser veränderte Zustand muß selbstverständlich nicht eine grob anatomische Veränderung sein, etwa Ulcus, Gastritis, eine gereizte Gallenblase, Cholecystitis, Cholelithiasis, sondern die Organbereitschaft kann auch in einer latenten Bereitschaft liegen, etwa in dem Sinne, daß auch nach abgeklungener Entzündung eine veränderte Gewebsdisposition bleibt, die sich in der biologischen Struktur äußern würde, wenn wir sie methodisch erfassen könnten, so wie etwa die Haut des ganzen Körpers nach einer erfolgreichen Pockenvaccination ein verändertes Organ bleibt (freilich hier im anergischen Sinn). Die RÖSSLEsche Lehre von der Gewebsallergie durch meinen Mitarbeiter FRIEDRICH KAUFFMANN[2] auch für den Menschen klinisch ausgebaut und vertieft, erweist, daß

---

[1] KATSCH: in Mohr-Staehelins Handb. **3 II** (1926).
[2] KAUFFMANN, FR.: Krkh.forschg **2**, 372 (1926); **3**, 263 (1926) — Klin. Wschr. **1928**, Nr 28, 1309.

solche biologisch andere Verhaltungsweisen nicht ein Postulat, sondern eine Tatsache sind. Könnten wir das ionale Milieu, die Oberflächenstruktur der Zelle und was sonst zum Erfolgsorgan gehören mag, methodisch klar erfassen, müßte diese veränderte Struktur nicht nur deutlich werden durch die veränderte Reaktionsbereitschaft. Wenn der Laie sagt, das oder jenes Organ ist meine schwache Stelle, die stets in Unordnung gerät, wenn ich nervös bin oder auch wenn ich eine Erkältung durchgemacht habe, so ist das im obigen Sinn absolut zutreffend, die Krankheit „schlägt sich" auf das empfindliche Organ, hier ist der „Locus minoris resistentiae". All diese diffusen Ausdrücke gewinnen unter der obigen Vorstellung bessere Begründung bis zu jenen Erscheinungen hin, daß die Gallenkoliken im Anschluß an Emotionen auftreten oder die Angina pectoris. Wieder liegt unser Problem so, daß der einseitig somatisch denkende Arzt eines rationalistischen Zeitalters es für unkritisch hielt, trotz zahlloser klinisch-empirischer Gegengründe das anzuerkennen, und daß der einseitig psychisch orientierte Arzt nur nach dem Erlebniskonflikt sucht, um solche scheinbar nur psychogene Gallenkolik zu verstehen. Die Lehre von der Gesamtsituation (s. später) sollte ebenso wie schlichte ärztliche Empirie uns vor beiden Einseitigkeiten schützen, ohne den Affekt wäre gerade diese Kolik nicht aufgetreten und ohne den Gallenstein hätte sich der Affekt nicht an der Gallenblase ausgewirkt. Das gleiche gilt vom dauernd empfindlichen Darm, obwohl die Dysenterie nur während des Krieges gespielt hat, gilt von Ohnmachtsneigungen, nachdem vielleicht einmal vor Jahren ein postinfektiöser Vasomotorenkollaps zustande kam.

Nicht einseitig möchte ich die Organdetermination nur im Sinne einer Organminderwertigkeit deuten, auch nicht, wenn man das erbkonstitutionelle Moment der Organminderwertigkeit noch hineinbezieht. HANSEN und V. WEIZSÄCKER wiesen auf die Bedeutung des Traumas für die Organdetermination hin. Es ist auch somato-biologisch plausibel, daß eine Art Bahnung eintritt mit fließenden Übergängen zum bedingten Reflex, wie es besonders bei Ohnmachtsneigungen anschaulich ist. Ich habe ähnliches für die *habituelle Obstipation*[1] entwickelt, dort ist auf einen physiologisch sehr komplizierten Reflexmechanismus unbedingter Art, ein Komplex von bedingten Reflexen durch die Domestikation hinzugetan (Erziehung, Dressur, Gewöhnung, Kulturforderung der Reinlichkeit). Gerade deshalb erfährt die regelmäßige Defäkation so leicht eine Störung: Schon die veränderte Umwelt, etwa durch eine Reise, wirkt sich für die meisten Menschen aus durch Obstipation. Deshalb kommt auch fast jede konsequente Therapie zum Ziel, Diätveränderung, Vermehrung des Peristaltikreizes durch regelmäßiges Abführen mit gleicher Reizdosis, aber auch der überzeugte Glaube, daß die Obstipation zu beheben sei, obwohl der eine Psychotherapeut die Obstipation auf Deflorationsangst, der andere sie auf einen Graviditätskomplex zurückführt. Wir sehen, daß nicht nur die Erneuerung des bedingten Reflexes, sondern auch veränderte Vorstellungen zu einer solchen veränderten Gesamtsituation gehören, daß das automatische Spiel zum Defäkationsakt wieder einreguliert wird, wie ich es zur Kritik der Überwertung des bedingten Reflexes später noch zu entwickeln habe. Soll man deshalb die habituelle Obstipation eine Darmneurose nennen, generell scheint mir das verkehrt, z. B. wenn sie sich nach einem Krankenlager entwickelt hat oder die Bauchpresse geschwächt wurde, für andere Fälle hingegen, man denke an den Stuhlhypochonder, ist sie sicher Teilausdruck einer Psychoneurose; ebensowohl, wenn der Darm sich spastisch wie atonisch verhält, obwohl der eine Typus analog ist dem Pilocarpindarm (Parasympathicuserregung), der andere dem Adrenalindarm (Sympathicuserregung), wie KATSCH[2] es am

---

[1] V. BERGMANN: Ther. Gegenw. **1928**, Nr 1.
[2] KATSCH: Z. exper. Path. u. Ther. **12** (1913).

Bauchfensterkaninchen analysiert hat. Aber gerade diese Arbeiten haben auch gezeigt, daß die pharmakologische Analyse, etwa der Atropinwirkung je nach kleinen, mittleren und großen Dosen experimentell zu ganz verschiedenen Resultaten führt, weil die intramuralen Plexus- (Meißner- und Auerbachplexus) und die an den Darm heranziehenden Förderungs- und Hemmungsnerven verschiedenartige Wirkungen auslösen, ja der kraniale und sakrale Parasympathicus innerviert oft verschiedenartig die von ihm versorgten Kolonpartien. Nur die Synthese (KATSCH), also nicht das Studium am überlebenden Darm, sondern etwa am Bauchfensterkaninchen oder die Röntgenbeobachtung am Menschen zeigt, daß die fast unübersehbare Einzelauswirkung schon *einer* pharmakologischen Darmbeeinflussung einheitlicher wird, wenn sie im Gesamtorganismus verfolgt wird. Zum Lustgefühl beim Nahrungstrieb gehört die koordinierte Bewegung des gesamten Verdauungsrohres, zeigt man z. B. dem Bauchfensterkaninchen die Mohrrübe. Zum Unlustgefühl des Schmerzes — man kneift das Kaninchen ins Ohr — gehört der Stillstand im Peristaltikspiel. Es ist sehr die Frage, ob dieser Mechanismus mit Adrenalinausschüttung verläuft, ist das der Fall, wie fraglos bei manchen emotionellen Zuständen, so zeigt das gerade auch, wie Hormonales, Emotionelles und nicht zuletzt die Organbereitschaft sich voneinander generell nicht trennen lassen. Individuell, dem Einzelfall gegenüber, ist klinisch die Dominanz einiger Faktoren oft sehr wohl erweisbar und zeigt damit oft auch den Weg zur Therapie, deren Hebel an mehreren Punkten angesetzt werden kann, pharmakologisch, psychotherapeutisch usw.

Wir glauben einen Fortschritt erreicht zu haben, indem wir die „*Dyskinesien*" des Dickdarms studierten am Tier wie am Menschen (KATSCH[1] [das Wort Dyskinesie stammt von SCHWARZ]) in der Form der „dyskinetischen Obstipation", und den leitenden Gedanken der Unkoordiniertheit der Darmautomatie auf andere Organfunktionen übertrugen. Vor allem für die *extrahepatischen Gallenwege* hat WESTPHAL[2] das durchgeführt, indem er aufwies, daß schwache Vagusimpulse dem physiologischen Entleerungsmechanismus der Gallenblase zugehören, starke Vaguserregung führt zur hypertonischen Stauungsgallenblase, schließlich selbst mit Hypertrophie der Gallenblasenwand, Sympathicuserregung zur atonischen Stauungsgallenblase. Die dyskinetische Funktion ist die Unkoordiniertheit zwischen dem Sphincterenspiel einerseits, dem Sphincter Choledochi, von welchem der Sphincter Oddi in der Papilla Vateri nur ein Teil ist, und dem Collum-Cysticussphincter von LÜTGENS[3]. Zum Sphincterenapparat gehört als Hohlmuskel die Gallenblase. Nach dem SHERRINGTONschen Gesetz läßt der Sphincterentonus nach, wenn der Hohlmuskel sich tonisch kontrahiert, die Sphincteren schließen sich zusammen mit dem Nachlassen des Hohlmuskeltonus, die Unkoordination im Sinne einer Disharmonie der vegetativen neuromuskulären Funktion wäre die Aufhebung des Normalverhaltens, frustrane tonische Kontraktionen der Gallenblase trotz Schließung der Gallenwege. Auch hier halte ich es nicht für glücklich, ebensowenig wie am Kolon, das sympathische und parasympathische Moment zu exklusiv zu beschuldigen, das Wort aber der „Neurose" der extrahepatischen Gallenwege, das WESTPHAL anfänglich gebrauchte, ist auch hier angreifbar. Reine Dyskinesien der Gallenwege werden sein, mein früherer Mitarbeiter SCHÖNDUBE[4] hat manches hierfür beigebracht, aber häufiger als die reine Betriebsstörung, die sich sogar noch präziser analysieren läßt, wird der Reiz eines Konkre-

---

[1] v. BERGMANN u. KATSCH: Dtsch. med. Wschr. **1913**, Nr 27.
[2] WESTPHAL: Z. klin. Med. **96**, H. 1/3 (1923).
[3] LÜTGENS: Aufbau u. Funktion d. extrahepatischen Gallenwege. Monographie. Leipzig 1926.
[4] SCHÖNDUBE: Verh. Kongr. f. Verd. u. Stoffwechselkrankh. Wien 1927.

mentes oder einer entzündlichen Gallenblasenwand die Betriebsstörung veranlassen und, wie oben schon gezeigt wurde, kann die Organdetermination einer Psychoneurose durch eine Cholecystopathie — ich wählte[1] mit Absicht den weitesten Begriff — bedingt sein. Ein Brechen, eine Appetitlosigkeit erscheint dem einen mit Recht emotional bedingt, dem anderen mit gleichem Recht als larvierte Cholecystopathie. Gesetzt, beide können den Beweis führen ex juvantibus, durch Subtildiagnostik im somatischen, durch Analyse und Heilung nach der psychischen Seite, beide hätten recht, ebenso wie der einseitig endokrin eingestellte Arzt, wenn er die Häufung solcher Fälle bei vegetativ Stigmatisierten mit thyreotischer Konstitution feststellt oder selbst der Spezialist für Infektionskrankheiten die erhöhte Entzündungsbereitschaft im Anschluß an eine Grippe für die Gallenblase nachweist, endlich Bakterien in der Duodenalgalle und eine „Fokal-Infektion".

Dyskinesien scheinen uns häufig mitbeteiligt, wenn *leichtere Pankreasaffektionen*, ja auch die schwerste Pankreasautodigestion als Sekundärkrankheit einer Cholecystopathie auftritt, ja WESTPHAL[2] betonte, daß auch Pankreassaft in die Gallenwege, selbst in die Leber geraten kann durch Motilitätsstörung, so daß tryptische Schäden bis zu solchen schwerster Art im Choledochus, der Gallenblase, selbst der Leber entstehen. Möglichkeiten solcher motorischen Betriebsstörung bis zum schwersten organischen Pathos hin sind jedenfalls nicht von der Hand zu weisen. Die Disharmonie im vegetativen Nervensystem, mein Ausdruck von 1912, kann nun nicht mehr isoliert gesehen werden. In den Dyskinesien selbst spielt der Zustand des Erfolgsorgans eine maßgebende Rolle, aber auch die Disharmonie im endokrinen System und dem ganzen vegetativen System ist mitwirkend bis zur Affektlage hin, dafür ist die Formel zu einfach, daß der Nervöse stärkere Beschwerden hat.

Fassen wir unsere gesamte Betrachtungsweise zusammen, Organneurose oder Betriebsstörung, so bedeutet sie nicht mehr, aber auch nicht weniger wie die enge Verknüpftheit der Regulationen, gerade auch am Beispiel der Betriebsstörungen der Organe aufzuzeigen, auch wenn darüber das System des Ordnens in einzelne Krankheitskategorien leidet. Wollte man die Rolle des vegetativen Nervensystems bei den einzelnen Krankheitszuständen schildern, fände sich kein anderer Weg, wie fast die gesamte klinische Pathologie überhaupt zur Darstellung zu bringen, denn jedes Organ, auch die endokrinen Drüsen, sind vegetativ innerviert. Es käme hinzu, daß auch die Muskelmaschine nicht nur vom cerebrospinalen Nervensystem versorgt ist und wohl nicht so, daß nur der Tonus vegetativ, die Zuckung und die tetanische Verkürzung aber animalisch besorgt wird und endlich ist das cerebrospinale System selbst als Erfolgsorgan vom vegetativen Nervensystem dargestellt worden.

So ist fast an jeder Störung des Betriebes im Sinne funktioneller Pathologie auch jenes Nervensystem beteiligt, und dennoch wäre keine Störung mit dem Begriff der reinen Organneurose irgendwie erschöpfend determiniert.

Wir beschränken uns im folgenden deshalb ohne Vollständigkeit auf eine kurze Aufzählung derjenigen Krankheitsbilder, die in der Vulgärauffassung vorwiegend als Organneurosen am Verdauungsrohr gelten, der Kardiospasmus mit Oesophagusdilatation, die akute Magendilatation, der Pylorospasmus, die Eructatio nervosa, die Colica mucosa. Aus allem Voraufgehenden ist wohl zur Genüge geklärt, daß hier eine willkürliche Beschränkung vorliegt. Gewiß kann man in der konstitutionellen Hypotonie, in habituellen Ohnmachtsanwandlungen, in

---

[1] v. BERGMANN: Dtsch. med. Wschr. **1926**, Nr 42, 43.
[2] WESTPHAL: Z. klin. Med. **109**, H. 1/2 (1928).

manchen Rhythmusstörungen wie in Vasomotorenerscheinungen die vegetativ nervöse Komponente herausholen, ja muß sie nicht selten in den Vordergrund stellen. Das gleiche gilt am Darmkanal von vielen Formen des nervösen Erbrechens, wohl auch manchmal von Sub- und Anacidität wie Hyperacidität und motorischen Magenstörungen wie dem Pylorospasmus und dem zirkulären Magenspasmus, von manchen dyspeptischen Magenverstimmungen. Mir sind sie für die Praxis stets Diagnosen, bei denen man auf der Hut sein soll (,,Cavete-Diagnosen"[1]), weil man in Gefahr läuft, versteckte Organerkrankungen dabei zu übersehen (Gastritis, Ulcus, Cholecystopathie usw.). Damit ist nicht gesagt, daß sie nicht dennoch als reine Funktionsstörungen vorkommen, ja Schrittmacher sein können für ein organisches Pathos und am allerwenigsten ist ausgesagt, daß mit dem organischen Pathos nicht gestörte Funktionsabläufe bis zum psychisch Erscheinenden hinauf als Einheit verknüpft sind. Als isolierte, anatomisch nicht nachweisbare Störungen der peripheren Plexus und Ganglienzellenhaufen lasse ich sie deshalb nicht gelten, weil kein Beweis dafür erbracht ist, eine Einigung darüber ist schwierig, weil ja jener Standpunkt einer unsichtbaren lokalisierten Nervenalteration immer vertreten werden kann, wie etwa GOLDSCHEIDER[2] und BINSWANGER[3] es tun. Die Entwicklung subtiler Diagnostik gibt, so scheint es, mir recht, weil die Zahl der rein peripheren Organneurosen sich verringert, je häufiger Befunde am Organ zu erheben sind, die nicht rein vom Nerven aus zu deuten sind. Sieht man in der Klinik isolierte Betriebsstörungen eines Organs ohne jeden organischen Befund, ist meist das Psychoneurotische bei ,,introspektiver" Betrachtungsweise deutlich. Man darf eben die Neurose nicht mehr per exculsionem stellen, sondern gerade positiv aus der Erkennung der psychischen Verfassung. Jedenfalls ist klinisch ein umwälzender Fortschritt gegeben, wenn die Annahme einer rein peripheren vegetativen Nervenstörung mit größter Skepsis betrachtet wird, während die Disharmonie im Erfolgsorgan einschließlich seiner Nerven nicht bezweifelt werden soll von demjenigen, der gerade die ,,vegetativ Stigmatisierten" als solche aufgefaßt wissen will, die im vegetativen Nervensystem sich disharmonisch verhalten, aber eben nicht nur im Nervensystem allein. *Der Begriff der ,,Betriebsstörung" ist für die funktionelle Pathologie der weitere und selbst die Betriebsstörung am Organ allein oft eine willkürliche Trennung vom psychoneurotischen Gesamtverhalten.* Das gilt selbst für die wenigen anscheinend fortbestehenden reinen Organneurosen, denen wir uns jetzt zuwenden.

a) *Kardiospasmus mit Oesophagusdilatation.* Bis auf einen viel zitierten Fall von FRIEDRICH KRAUS[4], bei welchem eine organische Veränderung am Lungenvagus von ihm nachgewiesen wurde, fehlt jeder organisch neurologische Befund bei dem oft ungemein hartnäckigen Leiden, in jüngster Zeit hat HURST zwar auch anatomische Nerven- und Ganglienzellveränderungen[5] beim Kardiospasmus beschrieben. Die Kardia hat nicht einen Schließmuskelapparat wie der Pylorus, dennoch ist es falsch, zu meinen, es seien Zwerchfellfasern im Hiatus oesophageus, die den Sperrmechanismus besorgen, denn das Röntgenbild zeigt oft den Verschluß distal vom Zwerchfell. Der Kardiaverschluß durch das Oesophagoskop, seit MIKULICZ oft beobachtet, geht in seiner krampfhaften Form des Kardiospasmus stets parallel mit dem Tonusnachlaß, namentlich der distalen

---

[1] v. BERGMANN: Verh. Kongr. Ges. f. Verd. u. Stoffwechselkrankh. Amsterdam 1928. Leipzig: G. Thieme 1929.
[2] GOLDSCHEIDER: Dtsch. med. Wschr. **1927**, Nr 29.
[3] BINSWANGER: Dtsch. med. Wschr. **1928**, Nr. 34, 1403.
[4] KRAUS, FR.: Nothnagels spez. Path. u. Therapie **16 I**.
[5] HURST: Guy's Hosp. Rep.

Oesophagusmuskulatur. Es ist viel diskutiert, was primär, was sekundär sei. Die Sherringtonsche Regel legt es nahe, vom Physiologischen ausgehend, die Zuordnung Tonusnachlaß des Hohlmuskels Oesophagus, mit Tonuszunahme eines Sphinctergebietes Kardia anzunehmen und für die funktionelle Pathologie nur die Steigerung des präformierten Mechanismus anzunehmen. Die enormen Formen der Oesophagusdilatation mögen auch durch die Stagnation von Speisen und Schleimsupersekretion der sekundären Oesophagitis mitbedingt sein, aber wesentlicher scheint selbst bei diesen ein ganz abnormer Tonusnachlaß des Oesophagusrohrs, dabei ist freilich das Problem, wieweit die Kardia bei leerem Magen und unbenutztem Oesophagus geschlossen ist, nicht ganz entschieden, ein gewisser tonischer Verschluß, der leicht zu beheben ist, schon beim Aufstoßen, ist das Wahrscheinlichste.

Warum hier der Normalvorgang, Öffnung der Kardia, Tonuszunahme und Peristaltik im Oesophagus beim Schlucken des Bissens nicht eintritt, sondern geradezu eine inverse Reaktion, ist unbekannt. Die Annahme von Fissuren, Ulcera oesophagi oder Schleimhautentzündungen, die eine veränderte Reizbarkeit setzen, trifft sicher höchstens für wenige Fälle zu nach der Empirie der Klinik. Auffallend ist dagegen, wie oft man wirklich schwere psychische Traumen aus der Anamnese feststellen kann, nicht selten so, daß unmittelbar beim Affekt das Symptom zum erstenmal auftrat. Es erinnert an Zustände, wie sie auch vorkommen, wenn ein sehr großer Bissen oder gewaltiger Trunk den Oesophagus passiert. Es ist also Anlaß, die gestörte Organfunktion nicht isoliert zu sehen, sondern bis zu den Zentren hinauf in ihrer Beziehung zum Ganzen zugehörigen neuromuskulären System. Aber die Isoliertheit an jenem *einen* Mechanismus des Erfolgsorganes ist sehr merkwürdig und alles, was mehr darüber auszusagen ist, ist vage Vermutung, besonders auch der ungeheueren Hartnäckigkeit gegenüber in so vielen Fällen. Auch die Therapie klärt ex juvantibus die Pathogenese wenig auf. Es gelingt, durch Überdehnung der Kardia, operativ und mit dem gewaltsamen Dilatationsverfahren von Stark den Symptomenkomplex meist zu beseitigen.

Jedenfalls scheint aber gerade in dieser Betriebsstörung ein relativ reines Paradigma einer neuromuskulären zugeordneten (Spasmus und Dilatation) Funktionserkrankung gegeben zu sein.

b) *Pylorospasmus.* Der Pylorospasmus der Erwachsenen wird immer häufiger erkannt als ausgelöst durch ein schwer auffindbares Ulcus im Pylorusring oder in dessen unmittelbarer Nähe, die subtilere Röntgendiagnostik hat das bewiesen. In anderen Fällen muß man eine Antrumgastritis beschuldigen. Wieweit ohne solche Anlässe, zu denen auch Reflexbeziehungen aus der Nachbarschaft gehören würden, z. B. Gallenkoliken, Pylorospasmus *nach* der Säuglingszeit vorkommt, ist fraglich. Der Brechakt selbst wird eingeleitet durch Pylorusschluß und Kontraktion der Pars antri des Magens. Wenn der Kranke mit Gallenkolik vom „Magenkrampf", wie wir jetzt wissen, oft mit Recht, spricht, so ließ sich zeigen (Westphal), daß im Schmerzanfall sehr oft diese erste Phase des Brechaktes neuromuskulär vorhanden ist, es aber zum weiteren Ablauf nicht kommt. Ähnlich erzeugt Morphin und seine Derivate mit oder ohne Magenschmerzen, Pylorusschluß bis zur schmerzhaften Kontraktion einer pylorospastischen Pyloruskolik. In Analogie zum Kardiospasmus wird man den isolierten Pylorospasmus zwar theoretisch nicht bestreiten, ihm zugehörig ist allerdings keine akute Magendilatation, praktisch hat man ihn als Cavete-Diagnose anzusehen. Die früher häufige Diagnose ist in der Frequenz bei denen erheblich zurückgegangen, die mit feinerer Methodik Irritationsvorgänge von der Schleimhaut direkt, oder aus der Nachbarschaft mittels viscero-visceraler Einflüsse, verfolgten.

Der Pylorospasmus der Säuglinge ist ein Krankheitsbild für sich, dessen Pathogenese neuerdings allergisch aufgefaßt wird, ohne daß damit noch ein tieferes Verständnis für den isolierten Sphincterzustand erreicht wäre (s. Verhandlungen der Ges. f. Verd. u. Stoffwechselkrankh. Berlin 1929).

c) *Die akute Magendilatation* scheint mit dem Magenvagus in Verbindung zu stehen; da sie ein plötzlich bedrohliches Leiden ist, pflegt man sie nicht zum Problem der Neurose heranzuziehen, das stets mehr als ein Dauerverhalten mit wechselndem Auswirkungsgrade aufgefaßt wurde.

d) *Eructatio nervosa, Aerophagie, Rumination.* Der Vorgang des Luftschluckens ist physiologisch. Fehlt die Luftblase im Magengewölbe (Fornix), schließt man geradezu auf eine Kardiainsuffizienz; es gibt Individuen, die stets psychoneurotisch kraß gekennzeichnet sind, die große Mengen von Luft mit oder ohne Speisen herunterschlucken und mit großem Getöse in psychischer Überwertung die Luftmassen aufstoßen, fraglos liegt hier eine neurotische Gesamtsituation vor, die schwer in jener Determinierung verkehrter und gehäufter Schluckbewegungen verständlich zu machen ist. An ungestützten oder ungenügend gestützten Deutungsversuchen von der psychischen Seite her fehlt es nicht.

Davon zu scheiden ist manche Eructation, die reflektorisch vom abnormen muskulären Magenspiel hervorgerufen ist, sie hat Verwandtschaft zum unvollständigen Brechakt, ist deshalb oft Symptom auch für larvierte Gallenblasenerkrankungen. Bei Nausea steift sich manchmal der Magen; Übelkeit, ja auch Schmerzen schwinden dann prompt, wenn Luft ausgestoßen wird. Offenbar zeigt das an, daß ein Dehnungsschmerz oder ein schmerzloser Dehnungszustand im Magen nachläßt, der Magen kann ähnlich wie bei organischer Pylorusstenose sich wie ein Segel vor dem Winde aufblähen, die Steifung führt zu größerem Rauminhalt und veranlaßt wohl sekundär ein Luftschlucken oder unbemerktes Lufteinströmen, während mit dem Nachlaß jener „Blähung“ des Magens die Luft als Eructation wieder hervortritt. Vielleicht ist die Aerophagie insoweit präformiert, als für diese Zustände, die der Nausea bei der Gallenkolik, auch bei manchen Ulcusschmerzen nahestehen, physiologische Mechanismen in der Facultas expultrix des Magens gegeben sind. Das Brausepulver der alten Zeit versucht durch Steigerung der Gasmenge im Magen den Kardiatonus zu sprengen zum Zwecke der Beseitigung jener Beschwerde. Der feinere Mechanismus ist noch ungenügend geklärt.

Die echte *Rumination* soll ein phylogenetischer Rückschlag zum Wiederkäuer sein, sie ist selten. In der Tat werden die Speisen zunächst ohne Salzsäuresekretion wieder hinaufbefördert und vom Kranken ohne Widerwillen wiedergekaut, erst später setzt die Sekretion mit der Chymifizierung ein, irgendeine Andeutung eines Wiederkäuermagens analog dem der Einhufer findet sich anatomisch nicht.

e) *Die Darmspasmen*, speziell Kolonspasmen außerhalb etwa der spastischen Obstipation, die kein Krankheitsbild für sich ist, sind zwar beliebte Verlegenheitsdiagnosen, die sich oft mit der anderen bedenklichen Diagnose von Adhäsionsbeschwerden kombinieren. Daß Darmspasmen lokal durch Adhäsionsstränge hervorgerufen werden können, ist erwiesen, weiter, daß sie reflektorisch z. B. bei einer Gallenkolik vorkommen. Auch Morphium kann sie bewirken. Ein abgrenzbares Krankheitsbild können wir in isolierten Darmspasmen wohl kaum erblicken, ihre Feststellung zwingt danach zu suchen, wovon sie ausgelöst wurden, meist wird die Nachbarschaft das Verhalten klären, auch ein Nierenstein, der geradezu ileusartige Zustände hervorrufen kann. Auch bei Cerebralleiden sind Darmspasmen beobachtet (Hirntumoren, Meningitis), wofür sich leicht selbst anatomische Wege aufweisen lassen, so gehört der Darmspasmus in den weiteren Rahmen neuromuskulärer Betriebsstörungen am Darm überhaupt, gibt aber auch der Klinik kaum Anlaß, ihn als isoliertes Krankheitsbild anzusehen („Pilocarpindarm" ohne Pilocarpin).

f) *Die Colica mucosa* (membranacea) hat man mit einem gewissen Recht das „Asthma bronchiale des Dickdarms" genannt. Das Erfolgsorgan zeigt vermehrte Neigung zu Spasmen und eine besondere Art gerinnender Schleimsekretion, die zur Ausstoßung oft ganzer Darmausgüsse, von Schleimmembranen führt, ebenfalls eosinophile Zellen und spitze Krystalle enthalten, beides Ausdruck parasympathischer Erregung, neuromuskulär und neurosekretorischer wie beim Asthma. Die allergische Komponente ist hier noch wenig aufgezeigt, die Bereitschaft der Betriebsstörung durch entzündliche Schleimhautzustände, Colitis, klinisch evident, wenn auch manche Colitiden erst sekundär hinzukommen. Unter den bedingenden Momenten ist die Affektlage unverkennbar, auch Wirkungen (neural) von anderen Organen her. Fälle, bei denen Asthma bronchiale, Colica mucosa und nervöse Nasensekretion mit Schleimhautschwellung, auch eine Conjunctivitis wie beim Heuschnupfen sich kombinieren oder alternieren, sind bekannt. Auch gibt es keine Behandlungsmethode der Wahl, nur die Kunst, eine kombinierte Behandlung aufzufinden, schon weil die Colica mucosa nicht selten mit intestinalen Störungen der Verdauung, gastrogenen Dyspepsien kombiniert ist.

3. Respirationstrakt.

Das Asthma bronchiale kann als lehrreichster Fall quasi einer Organneurose gelten. Es war Einigkeit erzielt, daß vom Lungenvagus her die tonische Kontraktion der Bronchiolen einsetzt als diffuse Bronchiolusstenose — wir vermeiden das Wort Spasmus, das auch für die anderen Zustände an glattmuskeligen Organen nicht glücklich ist. Auch der „Catarrhus acutissimus" mit seiner Schleimhautschwellung und der Sekretion eines spezifischen zähen Sekrets (Asthmaspiralen), in dem sich eosinophile Leukocyten und Charcot-Leydensche Krystalle finden, letztere wohl identisch chemisch mit der eosinophilen Granulation, konnte als sekretorischer Vaguseinfluß aufgefaßt werden. Hier wirkte sich die parasympathische Erregung neuromuskulär und neurosekretorisch aus, der Lähmer des Vagus Atropin, wie der Erreger des Antagonisten Adrenalin kann den Anfall coupieren und akute Lungenblähung, wie Zwerchfelltiefstand erscheinen nur als Folgen jener vom Nerven bedingten pathologischen Funktion des Bronchialbaumes. Man kann auch hier darauf hinweisen, daß Reizbarkeit des Erfolgsorgans, Bronchitis, reizende Dämpfe usw. die Bereitschaft zum Anfall mehren. Man muß weiter das erbkonstitutionelle Moment in hohem Maße anerkennen und weiß, wie viele Fälle um die Pubertätsepoche herum ihren Höhepunkt haben im Sinn besonderer endokriner Konstellation. Es ist kein Gegensatz hierzu, wenn die „Psychogenie" vieler Anfälle empirisch feststeht und Psychotherapie gelegentlich Asthma beseitigen kann, umgekehrt Atemgymnastik, Bronchitisbehandlung, die erwähnten und anderen Pharmaca (Hypophysin), sowohl zentral wie peripher angreifend, das Asthma günstig beeinflussen. So auch Calciuminjektionen, die das vegetative Nervensystem nach der Sympathicusseite verschieben.

Die Wandlung, im Asthma bronchiale einen allergischen Zustand zu sehen, individuelle Überempfindlichkeit gegen ganz bestimmte Stoffe oder von Gruppen solcher Stoffe (Allergene), ist klinisch wie pathogenetisch ein großer Fortschritt, dennoch nicht geeignet, jenes ältere Wissen vom Asthma etwa zu verdrängen.

Die Klinik findet Fälle heraus, bei denen nur gegen Katzenhaar, Kaninchenhaar, Ipecacuanha und zahllose Substanzen der Außenwelt, Pollen von Gramineen- [Heuschnupfen], Aspergillus, Nahrungsmittel, die Überempfindlichkeit besteht. Die Haut zeigt bei spezifischer Impfung eine große Entzündungsquaddel, die Überempfindlichkeit läßt sich manchmal desensibilisieren durch längere intracutane oder percutane Behandlung mit dem Allergen, auch unspezifische Desensibilisierungen gelingen gelegentlich, etwa mit Pepton. Wenn man für sehr viele Kranke auch mit bester Methodik die allergische Komponente nicht nachweisen kann, sei nicht vergessen, daß nicht nur Stoffe der Umwelt, inhaliert oder vom Verdauungsrohr aus, maßgebend sind, sondern wohl auch endogene Allergene. Es gibt gelegentlich eine allergische Tuberkulinüberempfindlichkeit derjenigen Asthmatiker, die gleichzeitig eine Phthise haben, aber auch körpereigene Abbaustoffe könnten Allergene sein. Die Analogie zum anaphylaktischen Shock des Experimentes ist groß, auch die Meerschweinchenlunge zeigt akute Lungenblähung bei Stenosierung des Bronchiolen Lumens, und wichtig ist, daß im anaphylaktischen Shock, durch körperfremde Substanzen erzeugt, nicht nur ein parasympathischer Reizzustand existiert, sondern wie SCHITTENHELM[1] jüngst zeigte, eine mächtige ionale Verschiebung humoral eintritt. Das lehrt auch für allergische Zustände des Asthmas neben dem Vagusmoment das gesamte humorale Milieu zu studieren, für dessen Veränderung schon manche Anhaltspunkte im Anfall gewonnen sind (Literatur bei LESCHKE[2]).

Soll man nun zwei Gruppen des Asthmas trennen, das allergische und das nervöse? Nichts wäre falscher. Zugegeben, daß noch heute beim echten klinischen Bronchialasthma sehr oft nichts von Allergeneinwirkung festzustellen ist (KLEEWITZ, HANSEN), wird auch für dieses die parasympathische Komponente ebensowenig wie beim anaphylaktischen Shock des Meerschweinchens gering zu achten sein, und wenn die Gegenwart aussagen muß, daß es zahlreiche Fälle gibt, bei denen diese Form der Idiosynkrasie unerwiesen ist, gehören sie dennoch nicht in eine abzusondernde Gruppe. Auch das allergische Asthma reagiert etwa auf Asthmolysin (Adrenalin plus Hypophysin), auch das allergische Asthma ist gelegentlich selbst der Psychotherapie zugänglich und auch der Desensibilisierung. Man wird die Einheit des Vorganges in der pathologischen Funktion des Erfolgsorgans suchen (Bronchialbaum) und sich klar sein müssen, wie viele Bedingungen sich im Einzelfall überschneiden. Wo man den Ring der Kausalitätskette löst, ist theoretisch gleichgültig (STAEHELIN[3]), praktisch dem Einzelfall gegenüber wird die Wahl kaum willkürlich sein. Ein Asthma bronchiale als isolierter neuraler Organzustand ist sicher niemals vorhanden. Selbst im Asthma cardiale kann ein Zustand resultieren, der vom Asthma bronchiale kaum zu differenzieren ist, weil derselbe Funktionszustand der Bronchien zur Insuffizienz des kleinen Kreislaufs noch dazu kommt. *Wir sehen wieder wie beim Arteriolentonus der Hypertonie, daß die Einheitlichkeit des Vorganges noch am besten in der Betriebsstörung des Erfolgsorgans sich aufzeigen läßt, daß aber diese nicht ausschließlich von der Innervation her ihre Erklärung finden kann.*

Andere Funktionsstörungen am Respirationstrakt heben sich weniger als isolierte Krankheitsbilder heraus. Es gibt offenbar recht analoge Zustände im Sinne eines nervösen Nasenkatarrhs und Veränderungen der Schwellkörper der Muscheln, auch diese nur zum Teil als allergische Reaktionen. Ähnliches wird vom Kehlkopf berichtet und vom nervösen Reizhusten, der teils als eine Reflex-

---

[1] SCHITTENHELM: Z. exper. Med. **58 VII**, 662 (1928).
[2] LESCHKE: Handb. d. inn. Sekretion. 1928 — Erkrankungen d. veg. Nervensystems.
[3] STAEHELIN: Handb. von MOHR-STAEHELIN **2** (1929).

beziehung aufzufassen ist, auch als isoliertes Syndrom bei einer Psychoneurose auftritt, so selbst der „Verlegenheitshusten" und ähnliches.

Auch bei der *Pneumonie* sind Nerveneinflüsse behauptet worden im Sinne einer Vaguspneumonie, die mit Atropin vorbeugend behandelt werden soll. Diese Auffassung beruhte u. a. auf dem Versuche, das wiederholte Befallenwerden desselben Lungenlappens bei einer Lobärpneumonie zu erklären, heute ist an Stelle dieser Erklärungsversuche mehr die Vorstellung einer lokalen Gewebsdisposition getreten.

Ob in der *Funktion des Gasaustausches* an den Lungenendothelien reine Betriebsstörungen vorkommen, mag noch strittig erscheinen. Es ist immerhin auffallend, daß neben solchen Betriebsstörungen, die wir bei Kreislaufstauung im kleinen Kreislauf kennen und bei mechanischen Hindernissen für die Lungendurchblutung (Emphysem, Kyphoskoliose, Mediastinitis, Sklerose der Lungenarteriolen — sog. Pulmonalsklerose) eine Gruppe von Menschen, besonders nach den Untersuchungen von KROETZ[1], Störungen des Gasaustausches zeigt, die etwa als Vasomotoriker oder sonst als Menschen mit gestörten vegetativen Regulationen imponieren.

Endlich sei an *psychoneurotische Atemstörungen* erinnert, die im großen hysterischen Anfall sehr markant sein können, die aber auch als isolierte psychoneurotische Symptome imponieren, ähnlich dem Atemtyp bei großen, namentlich erotischen Affektsituationen. Die Überventilation kann hierbei so erheblich werden, daß es auch nach MANDOWSKYS Untersuchungen an meiner Klinik zur Senkung des Kalkspiegels und zu Symptomen selbst ausgesprochener Tetanie kommen kann — sekundäre Tetanie infolge Überventilation (E. FRANK), wie sie auch willkürlich bei vielen disponierten Menschen durch Überventilation auszulösen ist. Diese Gruppe von Konstitutionen gehört wohl in den weiteren Begriff einer spasmophilen Diathese und hat zu tun mit dem, was W. JAENSCH[2] unter dem T-Typ (tetanieartige Verhaltungsweisen) beschreibt oder was PERITZ[3] als Spasmophilie geschildert hat. Freilich kann ich mich nicht allen weitgehenden Schlußfolgerungen dieser beiden Autoren, neben denen noch andere zu nennen wären, anschließen, obwohl es mir nicht zweifelhaft ist, daß ein solcher Konstitutionstypus existiert, der nicht ohne weiteres auf eine Hypofunktion der Epithelkörperchen wie bei der echten Tetanie zurückzuführen ist. Das Tetaniegesicht von UFFENHEIMER läßt gelegentlich den ausgesprochenen Typus dieser Konstitution erkennen, der dem basedowoiden Gesichtsausdruck entgegengesetzt ist.

An dieser Stelle sei nur kurz aber nachdrücklich betont, daß oft endokrine larvierte Zustände Reaktionslagen im Sinne veränderter Funktion erklären können, näheres darüber würde in das große Kapitel der Beziehungen endokriner Regulation zu Konstitutionstypen und zu Erkrankungen führen, die bei der inneren Sekretion in diesem Handbuche abgehandelt sind.

4. Harn- und Genitalsystem.

Hier wären eine Fülle von Einzelheiten aufzuzählen, von den Miktionsstörungen bis zur neurotischen Polyurie, von den funktionellen Menstruationsstörungen (Dysmenorrhöe) bis zu den Störungen in bezug auf die Funktion der Kopulationsorgane und zur Libido. Sehr viele Einzelheiten sind hier von den Psychotherapeuten, oft überwertend, erschlossen; Störungen bedingter

---

[1] KROETZ: Verh. Kongr. f. inn. Med. Wiesbaden 1928 u. 1929.

[2] JAENSCH, W.: Grundzüge einer Physiologie und Klinik der psycho-physischen Persönlichkeit. Berlin: Julius Springer 1926.

[3] PERITZ: Z. f. klin. Med. **77**, 190 (1903).

Reflexe durch verkehrte mechanische wie verkehrte Affektsituationen wären zu schildern, sie sind anderen Ortes zu finden und überschreiten den Rahmen des hier Darzustellenden. Jedenfalls könnte auch hier aufgezeigt werden, wie Erbkonstitution und erworbene veränderte Affektsituation, wie endokrine Momente und grob mechanisch periphere Momente nicht nur zu sondern sind, sondern sich an der Einzelerscheinung am Kranken conditional meist überschneiden, wie endlich eine Reihe dieser Störungen auch auf grob anatomischer Veränderung, etwa einer Tabes dorsalis und vielem anderem mehr, beruhen können.

III. Die Bedeutung der Zentren für die klinische Pathologie.

Die Regulation der Organfunktionen und der Stoffwechselvorgänge durch das autonome Nervensystem ist in seinen peripheren Teilen, wie SPIEGEL[1] mit Recht hervorhebt, durch LANGLEY, L. R. MÜLLER und seine Schule, auch durch die Darstellung von SCHILF zu einem gewissen Abschluß gekommen. Dagegen ist in bezug auf die zentralen Anteile noch so vieles problematisch und so viele Behauptungen sind nicht unwidersprochen geblieben, daß die klinische Pathologie sich hier schon anatomisch, erst recht im Erfassen der pathologischen Funktion, auf schwankendem Fundament befindet. Die beste neuere Darstellung, auf die ausdrücklich verwiesen sei, stammt von SPIEGEL[1]: „Die Zentren des autonomen Nervensystems", in ihr freilich stehen die klinischen Probleme im Hintergrunde gegenüber der Anatomie, Physiologie und topischen Diagnostik.

Im Rückenmark interessiert die Klinik außerhalb der Neurologie vor allem die segmentale Lokalisation einzelner Organsysteme, die für die HEADschen Zonen und überhaupt für die viscero-sensorischen und viscero-motorischen Reflexe namentlich diagnostische Bedeutung hat (s. bei KROETZ in ds. Handb.). Ferner ist die Annahme vasomotorischer, sekretorischer und pilomotorischer Zentren und solcher für den Dilatator der Pupille nach SPIEGEL ziemlich gut begründet. In der Medulla oblongata ist für die Klinik der Vaguskern der wichtigste in seinen Beziehungen zu den Bauchorganen, so der Magen-Darminnervation, während die Beziehung zur glatten Muskulatur der Luftwege so auch zum Husten anatomisch noch unklar ist, auch die Ursprungsstellen der herzhemmenden Vagusfasern sind noch umstritten, am wahrscheinlichsten haben sie alle Beziehung zum dorsalen Vaguskern. SPIEGEL, dem ich hier folge, meint in bezug auf die bekannten ascendierenden Degenerationen von Zellgruppen in jenem Kerngebiet, die BRUGSCH, DRESEL und F. H. LEWY[2] beschrieben haben: „von einem Beweis der Annahme, daß der sympathische Acceleranskern, bezüglich das bei der Piqûre getroffene Zentrum der Nebenniereninnervation im Bereich des dorsalen Vaguskernes liege, sind wir noch weit entfernt." Er hält besondere Vorsicht in der Verwertung pathologischer Befunde an den Vaguszentren für nötig, „natürlich soll nicht geleugnet werden, daß es bei Erkrankungen des dorsalen Vaguskerns bezüglich einzelner Teile desselben zu Symptomen von seiten zugehöriger Organe kommen kann. So können durch Reizung des dorsalen Vaguskerns Spasmen der Eingeweidemuskulatur entstehen und ein Pylorospasmus kann durch eine grob anatomische Läsion im Vaguskern zustande kommen. Auch sind im viscero-motorischen Vaguskern beim akuten Magengeschwür von HOLLER und POLLAK Veränderungen beschrieben, es handelt sich aber nur um

---

[1] SPIEGEL, E. A.: Die Zentren des autonomen Nervensystems. Berlin: Julius Springer 1928 — Monographien Neur. H. 54 — s. auch ds. Handb. **10**, 1048.
[2] BRUGSCH, DRESEL, F. H. LEWY: Z. exper. Path. u. Ther. **21** (1920) — Z. exper. Med. **25** (1921).

Einzelbeobachtung." Die anatomische Betrachtungsweise vermag über Zentren der Speichel- und Tränensekretion manches auszusagen, die Beobachtungen am Menschen sind in dieser Richtung sehr spärlich, ähnlich kann nur gestreift werden, daß auch die Vasomotoren- und Schweißzentren in der Medulla und über diese hinauf zu suchen sind. Die Existenz eines rhombencephalen Vasomotorenzentrums kann nach den Tierversuchen als erwiesen gelten, es scheint den Ursprungszellen des Nervus splanchnicus übergeordnet und vermag auf reflektorische und hämatogene Reize mit Änderungen des Blutdrucks durch Beeinflussung des Splanchnicustonus zu reagieren. Ausreichende Beweise für die Existenz spezieller vasodilatatorischer Zentren liegen nach Spiegel nicht vor.

„Besonders schwierig ist die Frage nach der Existenz besonderer Stoffwechselzentren in der Medulla oblongata zu beantworten, hier muß man sich vor allem vor Augen halten, daß Störungen in bestimmten Stoffwechselvorgängen bezüglich in der Funktion bestimmter Organsysteme nach Einstichen an verschiedenen Punkten des Ventrikelbodens noch lange keinen Beweis dafür darstellen, daß in dieser Region spezielle ‚Zentren‘ der gestörten Funktion oder Systeme liegen. Zu den klassischen Piqûreversuchen der älteren Literatur (Claude Bernard, Eckhard), welche die Möglichkeit der Auslösung von Glykosurie bezüglich auch unabhängig davon die Auslösbarkeit der Polyurie durch Einstich in den Boden der Rautengrube ergaben, ist noch der ‚Salzstich‘ (Jungmann und Erich Meyer[1], Elektrolytausschwemmung auch ohne Polyurie — Veil[2]) und der Harnsäurestich (Allantoïn) hinzugekommen."

Es sind andere Möglichkeiten der Deutung auch in Betracht zu ziehen, nämlich Reizung durchziehender Bahnen von höheren zu den spinalen Zentren oder Reizung von Zentren, die den spinalen Zentren übergeordnet sind und endlich solche des dorsalen Vaguskerns selbst. Spiegel vermutet, daß die Stoffwechseländerungen bei Einstich in die Oblongata zum Teil wenigstens durch dieselben Elemente ausgelöst werden, welche das Vasomotorenzentrum bilden. Die Kritik zu einer Reihe von experimentellen Feststellungen, die gerade aus der Klinik hervorgegangen sind, ist bei Spiegel nachzusehen, sie kann hier nicht breit gegeben werden, ich verweise namentlich auf seine Zusammenfassung auf S. 68 und 69 seiner Monographie. Ähnlich können die Beziehung des Mittelhirns und des Zwischenhirns zum vegetativen Nervensystem hier keine eingehendere Darstellung finden, so die Änderungen im Wärme- und Wasserhaushalt, im Kohlehydrat-Fett- und Eiweißstoffwechsel sowie in der Genitalfunktion. Die Dystrophia adiposogenitalis, die als Biedel-Fröhlichsche Krankheit mit Polyurie und Polydipsie einhergehen kann, kommt auch bei intakter Hypophyse vor, und es können solche Störungen, auch die der Genitalatrophie, erzeugt werden bei Verletzung des Zwischenhirnbodens, jedenfalls werden auch bei Funktionsstörungen an der Hirnbasis ähnliche Phänomene beobachtet. Nach den Untersuchungen der Schule von Krehl liegen im Zwischenhirn Zentren der Wärmeregulation, und auch für den Wasserhaushalt scheinen die Beziehungen zum Zwischenhirn erwiesen. Nach Hypophysenexstirpation kommt es zu einer Hypertrophie im Tuber cinereum. P. Trendelenburg und Sato[3] wiesen nach, daß dort gelegene Zellen hypertrophieren und damit den Ausfall jener Hypophysenzellen kompensieren, es muß sich also gerade für den Wasserhaushalt darum handeln, daß dort wie in der Hypophyse ein inneres Sekret geliefert wird, das auf die Niere eine

---

[1] Jungmann u. Erich Meyer: Arch. f. exper. Path. **73** (1913).
[2] Veil: Biochem. Z. **91**.
[3] Trendelenburg: Klin. Wschr. **7**, Nr 36 (1928). — Sato: Arch. f. exper. Path. **131**, 45 (1928).

Hemmung der Sekretion ausübt, nach dessen Schwund die Polyurie eintritt. Damit ist die Annahme der den Wasserhaushalt regulierender Zentren ernstlich in Frage gestellt, zum mindesten aber wesentlich eingeschränkt. Nicht einmal die Meinung, daß die Hypophysenprodukte dieser Wirkungsart einen zentralen Angriffsort im Gehirn haben, ist heute noch gesichert. Es liegen eine Reihe von Arbeiten vor, die zur Annahme einer renalen antidiuretischen Wirkung der Hypophysensubstanzen geführt haben, und dieselben Substanzen werden zum einen Teil auch vom Tuber cinereum geliefert. Nach SCHILF kann es im Hypophysenzwischenhirnsystem sowohl von seiten der Blutdrüse als auch von seiten des Nervensystems zu Funktionsstörungen kommen. SPIEGEL bezweifelt, daß alle jene Einzelfunktionen auf eigene „Zentren" zu beziehen sind und vermutet, daß etwa Wärmezentren und gewisse Stoffwechselzentren als weitgehend identisch aufzufassen sind, „so dürfte auch der Glykogenabbau durch die Leber vom diencephalen Wärmezentrum her beeinflußt werden. Auch zwischen den diuretischen und den Stoffwechselwirkungen bei zentralen Reizen scheinen Zusammenhänge zu bestehen, das Wasserbindungsvermögen der Gewebe ist davon abhängig. *„Die Abgrenzung bestimmter Zentren für einzelne Teilfunktionen muß daher als durchaus künstlich bezeichnet werden"*, es erscheint deshalb wenig aussichtsreich, bestimmte Teilfunktionen umschriebenen Zellgruppen des Tuber zuzuschreiben" (SPIEGEL).

Die Klinik hat daraus zu entnehmen, daß zwischen der Regulation des Wasserhaushaltes, der Beeinflussung des Fett- und Kohlehydratstoffwechsels, auch des sonstigen Stoffwechsels, innige Wechselbeziehungen bestehen, sie wird, ähnlich wie sie es für den Cortex cerebri bei der modernen Aphasielehre gelernt hat (GOLDSTEIN), es auch nur begrüßen, wenn nicht jede Funktion an eine bestimmt lokalisierte Ganglienzellengruppe gebunden ist und alle Funktionen aufgelöst scheinen in afferente und efferente Bahnen mit zugehörigen übereinandergeschalteten Zentralstationen. Man ist entschieden hier durch eine zergliedernde experimentelle Analyse mittels Einstichen, Durchschneidungen und Reizversuchen zu weit gegangen. KARL LUDWIG hat einmal gesagt, wie MAGNUS-LEWY neulich zitierte, diese Experimente kämen ihm vor, als wenn man auf ein feines Uhrwerk mit einer Pistole schösse, um an den entstandenen Störungen die Feinmechanik des Uhrwerkes zu begreifen. Die komplizierte Koordination vegetativer Funktion, die im „Funktionsplan" des Gesamtorganismus liegen und gerade auch die Koordination von Stoffwechselvorgängen kann nicht nur lokalistisch erfaßt werden, wenigstens bietet das vorliegende experimentelle und ebenso das am Menschen gewonnene kasuistisch-pathologische Material hierfür keine ausreichenden Grundlagen, womit die Bedeutung etwa des Hypothalamus für diese Stoffwechselvorgänge keineswegs bestritten wird. Sehen wir doch gerade, etwa bei psychomotorischen Erregungen, die enge Zusammengehörigkeit von Pupillenerweiterung, Pulsbeschleunigung, Gefäßverengerung mit Blutdruckanstieg, Splanchnicuswirkung auf die Eingeweide, vermehrte Schweißdrüsentätigkeit, Adrenalinausschüttung ins Blut im Sinne einer Gesamtsituation, bei der gerade das sympathische Nervensystem in Erregung versetzt ist, wie WEINBERG annimmt, unter Erhöhung des Bewußtseinsniveaus, während umgekehrt im Schlaf ein Zurücktreten der sympathischen Erregbarkeit unter vorwiegend parasympathischen Erscheinungen eintritt, ohne daß wir auch hier, wie oben auseinandergesetzt wurde, den Antagonismus zu weit treiben dürften, wie es entgegen der Auffassung von DRESEL ausgeführt wurde.

Die Encephalitis hat sich zum Teil wie eine Analogie des Experimentes erwiesen: Es wurden zahlreiche Fälle beschrieben, bei denen postencephalitische endokrine Störungen, z. B. Basedow, Fettsucht, Polyurie, auftraten, oder Steigerungen des Grundumsatzes auch ohne Basedowsymptome. Das Salbengesicht des Parkinsonismus weist auf geänderte Hautsekretion hin, und vor allem ist für die Rolle des Muskeltonus in Beziehung zu den striären Zentren ein großes klinisches Material beigebracht worden, auch hier spielt die vegetative Innervation sicher die größte Rolle. Jene Richtung, für die sich die Krausschule in den letzten Jahren besonders eingesetzt hat, im Diabetes nicht nur eine Inselerkrankung des Pankreas zu sehen, oder im Basedow nicht nur eine Hyperthyreose, findet, inauguriert durch viele ältere Feststellungen, immer breitere Beachtung und hat große Bedeutung. Bei dieser Auffassung wird, wer der Darstellung des Ineinandergreifens der Regulationen folgt, wie sie von Kroetz[1] entwickelt werden wird, nicht übersehen, daß es ebenso einseitig wäre, wie das Erfolgsorgan in den Vordergrund zu rücken, es nun mit jener Differenzierung der Zentren zu tun. Ein Prototyp für das Ineinandergreifen ist z. B. die Atmungsregulation, bei der das Atemzentrum notwendiger Bestandteil im Gesamtablauf ist; es wird beherrscht von der p_H des Blutes, deren Regulation sich aus vielen humoralen Faktoren, die gegeneinander ausreguliert sind, zusammensetzt. Kurz, die afferenten wie die efferenten Bahnen gehören zwar zum Zentrum als der Kopfstation, aber ebensosehr die Gesamtheit der humoralen Momente. Ausführlicher als im folgenden werden von Kroetz die Grundlagen zum Verstehen des Diabetes, der Fettsucht und anderer Regulationsstörungen gegeben werden. Überall treffen wir auch für die Klinik auf die Bedeutung jener zentralen vegetativen Regulationen, die sich aber nur zum Teil unter den Gesichtspunkt Sympathicus-Parasympathicus als den Antagonisten auflösen lassen.

Leschke[2] hat im Handbuch der inneren Sekretion die Beziehungen der Erkrankungen des vegetativen Nervensystems im Sinne der klinischen Pathologie ausführlich dargestellt, auf diese jüngste Publikation sei ausdrücklich verwiesen und von ihr im folgenden einiges nur kurz skizzierend entnommen.

IV. Vegetative Regulationsstörungen.

1. Wasser- und Mineralstoffwechsel.

Der hypophysären Theorie des Diabetes insipidus schienen bis vor kurzem wesentliche Bedenken entgegenzustehen, denn die Exstirpation der gesamten Hypophyse führt nicht regelmäßig zur Polyurie, ebensowenig deren Atrophie in klinischen Fällen, vor allem nicht bei der Simmondsschen Kachexie, die durch den Hypophysenschwund ausgezeichnet ist, auch bringt Hypophysenextrakt nicht regelmäßig eine Diuresehemmung hervor.

Die Rolle des Zwischenhirns, besonders des Tuber cinereum, wurde deshalb schon lange betont, auf Einstich und Verletzung dort kann es zur Polyurie kommen, ja oft für lange Zeit. Gerade Erkrankungen der Zwischenhirnbasis führen mehr wie die der Hypophyse zum Diabetes insipidus, so auch Schädelbasisfrakturen, luetische Erkrankungen und vieles andere mehr, weshalb Leschke die führende Rolle jener basalen Teile des Zwischenhirns für die Pathogenese des Diabetes insipidus hervorhebt, im Sinne einer echten Wasserdiurese, also einer selbständigen Bedingung für die Harnflut. Die Beweise für ein wasserregulierendes Zentrum dortselbst sind aber, wie schon mehrfach angedeutet, erschüttert durch die Versuche von Paul Trendelenburg[3] und Sato (Näheres

---

[1] Kroetz: Ds. Handb. **16 II**.
[2] Leschke: Handb. d. inn. Sekretion **3** (1928). (Erkrankungen d. veg. Nervensystems.)
[3] Trendelenburg, P.: Die Hormone **1**. Berlin: Julius Springer 1930.

in der Monographie von TRENDELENBURG über die Hypophyse), seit dort sekretorische Zellen nachgewiesen sind, die in ihrer Funktion identisch scheinen mit dem sekretorischen Apparate des Hypophysenhinterlappens. Der innersekretorische Anteil des Tuber cinereum hypertrophiert bei Ausfall des Hinterlappens und kann dessen Funktion also kompensieren, und die Störungen des Tuber cinereum können als Störungen des die Diurese hemmenden Hormons aufgefaßt werden. Ob damit die zentral-neurale Regulation der Wasserdiurese erledigt ist, kann dennoch zweifelhaft sein, mindestens ist jener hormonale Apparat wie wohl alle anderen analogen hormonalen Steuerungen neurosekretorisch beeinflußt, denn es führt z. B. auch die Reizung des Nierenbeckens oder der ableitenden Harnwege zu einer Wasserdiurese.

Die renale Theorie des Diabetes insipidus, wie sie ERICH MEYER[1] vertreten hat, kann ebenfalls nicht lokalistisch allein auf die Niere bezogen werden, auch eine Beschränkung der Molenzufuhr hebt nicht die Wasserdiurese auf. Beim Durstversuch bleibt die Harnkonzentration gering, und es tritt eine Retention harnfähiger Stoffe im Blute bis zu urämieartigen Erscheinungen auf. An extrarenalen Faktoren beim Diabetes insipidus kann nicht gezweifelt werden, sie mögen aber durch den Ausfall des diuresehemmenden Hormons mit seinem hypophysären und Zwischenhirnanteil erklärbar sein, ja gewisse Durchschneidungsversuche von P. TRENDELENBURG und SATO sprechen gegen die neurale Steuerung.

Der enge Zusammenhang zwischen der Salzkonzentration und der Wasserdiurese, der oft besteht, dann auch wieder völlig fehlt, hat VEIL[2] veranlaßt, einen hyper- und einen hypochlorämischen Diabetes insipidus zu unterscheiden, JUNGMANN und MEYER[3] nehmen sogar ein salzregulierendes Zentrum an, das sie mit ihrem Salzstich zerstört haben und getrennt vom Diuresezentrum lokalisieren. LESCHKE weist auf eine Sonderung der Partialfunktion hin, nicht nur für die Niere selbst, sondern auch für die extrarenalen vegetativen Regulationen, also für das Wasser einerseits und die einzelnen Molen andererseits. Die Feststellungen von Kerndegeneration im Tuber cinereum von F. H. LEWY bedürfen wegen der bewiesenen hormonalen Funktionsleistung des Tuber cinereum einer Nachprüfung. Deshalb ist zur Zeit die Annahme LESCHKES, daß Erkrankungen der Hypophyse durch retrograde Funktionsstörung der Zwischenhirnkerne zu Regulationsstörungen des Wasser- und Mineralhaushaltes führen, wieder problematisch geworden, andererseits noch nicht erwiesen, daß die zentral-neurale Theorie durch die hormonale jener Zwischenhirnzellen völlig ersetzt werden könnte. Auf geringe Störungen in dieser Hinsicht im Zusammenhang mit anderen hypophysären Störungen, d. h. auf latente Erkrankungstypen, hat jüngst LICHTWITZ in seinem Referat auf dem Internisten-Kongreß 1930, ähnlich wie früher LESCHKE, hingewiesen.

Die zentrale Regulierung des Salzhaushaltes, die von BRUGSCH, DRESEL und F. H. LEWY in die Formatio reticularis verlegt wird, wie der Wasserhaushalt von JUNGMAN und ERICH MEYER in der Medulla oblongata im vegetativen Vaguskern gesucht wird, ist noch durchaus strittig.

LESCHKE spricht von einem diencephalen Ödem im Sinne einer Regulationsstörung, bei der gleichzeitig Hemmung der Molen- und Wasserausscheidung vorliegt, er fand bei Kindern mit Dystrophia adiposogenitalis Gewichtszunahmen auf Kochsalzzulage. Ein berühmter Fall von JUNGMANN scheint einen solchen zentralbedingten allgemeinen Hydrops zu erweisen, und neuerdings wird auch

---

[1] S. ds. Handb. **17**.
[2] VEIL: Arch. klin. Med. **119** (1916) — Biochem. Z. **91**, 317.
[3] JUNGMANN u. MEYER: Arch. f. exper. Path. **73** (1913).

beim Ödem der Schwangeren, das mit und ohne Schwangerschaftsnieren bestehen kann, an die Beziehungen zur Hypophyse gedacht, ohne daß entschieden ist, wieweit die neurale, wieweit die hormonale Regulierung hierbei gestört ist.

2. Diabetes mellitus.

Die zentrale Regulierung des Kohlehydratstoffwechsels steht seit der Piqûre von CLAUDE BERNARD (1854) außer Zweifel, sie darf trotz der Entdeckung des experimentellen Pankreasdiabetes und trotz der therapeutischen Riesenerfolge des Insulins nicht in den Hintergrund gedrängt werden; auch hier kommen wir mit einer hypophysären Theorie unmöglich aus, M. LOEB hatte 1884 auf das Zwischenhirn verwiesen, während LESCHKE mit Recht diese Theorien als erledigt ansieht. An verschiedenen Stellen, nicht nur in der Rautengrube, sondern an höhergelegenen Partien führen Einstiche zur Glykosurie. Zur Kritik dieser Stichmethode ist schon oben das angeführt, was SPIEGEL einzuwenden hat. Wichtig bleibt die Feststellung von F. H. LEWY[1], daß der Nucleus paraventricularis eine wesentliche Rolle spielt, wenn er retrograde Veränderungen nach dem Zuckerstich zeigt und es zu anhaltender Zuckerausscheidung kommt. Besonders LESCHKE hat sich für die Bedeutung des Zwischenhirns bei der Pathogenese des Diabetes mellitus eingesetzt und histologische Veränderung um den 3. Ventrikel herum beim Diabetiker demonstriert, während BRUGSCH, DRESEL und F. H. LEWY Ganglienveränderungen im Corpus striatum gefunden haben, namentlich im Globus pallidus. DRESEL spricht geradezu von einem Typ der palläostriären Zuckerharnruhr. LESCHKE geht darüber hinaus, indem er wohl glücklicher als DRESEL eine Zweiteilung in zentralen und pankreatischen Diabetes vermeidet und den Diabetes durchgehend als eine zentral-vegetative Regulationsstörung des Kohlehydratstoffwechsels bezeichnet. Es ist im Prinzip sicher richtig, wenn wir kein hormonales Organ, also auch nicht das innersekretorische Pankreas, im lebenden Organismus isoliert betrachten, sondern jede hormonale Drüse im Lebenden als in ständigem Zusammenhang stehend ansehen mit zentralen Steuerungen unter neuralem auch humoralem Einfluß. Dagegen werden von vielen Neurohistologen die mikroskopischen Befunde der genannten Autoren im Gehirn wegen der enormen Schwierigkeit der Beurteilung solcher Präparate noch nicht anerkannt. Das zieht die Auffassung einer zentralen Dysregulierung beim Diabetes im Prinzip nicht in Zweifel. Es wird zu leicht vergessen, daß der experimentelle Pankreasdiabetes nur zustande kommt, wenn die Drüse fast total exstirpiert ist, während der schwerste Diabetiker noch immer Pankreasgewebe und damit auch Insulin in seinem Pankreas besitzt. Die Produktion des Insulins muß fein einreguliert sein, und zwar nicht nur humoral durch den Blutzuckergehalt, und endlich ist an zahlreichen Fällen von cerebralem Diabetes schon von der klinischen Pathologie aus, ebenso wie von experimentellen Tierversuchen her kein Zweifel möglich. Hierzu gehören auch die sog. psychogenen Einflüsse bei der Glykosurie, die klinisch-empirisch unbestreitbar scheinen, ebenso die Kombination des Diabetes mit Polyurie, Fettsucht, auch Hypertonie und anderen Störungen der Gesamtregulation, man denke an die Häufigkeit von Akromegalie und Glykosurie und manche anderen anatomischen Hirnbefunde, so auch bei basaler syphilitischer Meningitis. Es gibt geradezu einen hypophysären Diabetes, wie ihn BRUGSCH nennt, auch Diabetes bei der Encephalitis epidemica. Ich schließe mich also jenen Argumenten, bei denen ich LESCHKE im wesentlichen gefolgt bin, völlig an, der Diabetes ist eine nervös vegetative Regulationsstörung, die auf die Pankreasfunktion in hohem Maße einwirkt, und umgekehrt kann eine

---

[1] LEWY, F. H.: Dtsch. Z. Nervenheilk. **50** (1913).

primäre Pankreaserkrankung in der Störung ihrer Funktion kaum gedacht
werden, ohne daß ihre Einordnung in die Gesamtregulation die zugehörigen, bis
zum Gehirn reichenden Bahnen und Umschaltungsstellen nicht alteriert. Ob aber
diese Alteration zu nachweisbar histologischen Veränderungen (ascendierende
Degenerationen) in den sog. Zentren mehr oder weniger regelmäßig führen muß,
bleibt zweifelhaft. Sieht man die Insulinproduktion einer hormonalen Drüse in
unlösbarem Zusammenhange mit humoraler und neuraler Steuerung, so ist es
klar, daß Störungen an den verschiedensten Stellen zum gleichen Endeffekt
führen, nämlich zur Glykosurie. So erklärt es sich, daß manche Fälle von Diabetes bei grob anatomischem Hirnbefund uns als cerebraler Diabetes, bei grobem
Pankreasbefund gewissermaßen als reiner Pankreasdiabetes erscheinen, daß
aber dennoch ein solcher Dualismus generell vermieden werden muß. Diese
prinzipielle Auffassung vom Diabetes scheint mir von wesentlicher Bedeutung.
Es steht kaum anders für die Frage solcher prinzipieller Gliederung wie beim
Problem der zentralen peripheren und endokrinen Fettsucht oder beim Problem
des Fiebers, das nicht zu verstehen ist ohne die Zentren der Wärmeregulation
und ebensowenig zu verstehen ist ohne die peripheren, der Wärmeregulation
dienenden Erfolgsorgane.

Es kommt lediglich darauf an, unter welchem Gesichtspunkt man die Frage
aufwirft. Berechtigt ist zu fragen, das eine Mal lokalistisch: *wo* liegt die Läsion,
evtl. sogar eine grob anatomische, für die Störung in der Gesamtregulation.
Unter anderer Fragestellung tritt aber die Organpathologie in den Hintergrund
gegenüber dem Verständnis, daß ein Gesamtzusammenhang von Regulationen
durchbrochen ist, dann erscheint die gestörte Stelle weniger wichtig wie der
gestörte Funktionsablauf eines zusammengeordneten Betriebes. So darf auch
beim Diabetes mellitus nicht die Frage vergessen werden nach dem Kohlehydratstoffwechsel aller Gewebe bis zum Problem aller Zellen und ihrer Permeabilität
für Zucker, die vom Insulin beeinflußt wird (LESSER[1]).

3. Fettsucht.

An der Dystrophia adiposogenitalis (BARTELS) im Sinne einer hypophysären
Krankheit ist kein Zweifel, aber auch hier ist hinzugekommen die Bedeutung
des Zwischenhirns durch klinische Befunde mit intakter Hypophyse. Richtiger
ist sicher, den Begriff als „cerebrale Fettsucht" zu erweitern. LESCHKE schildert,
indem er sich gegen die hypophysäre Theorie wendet und für die diencephale
eintritt, das vorliegende klinische Material und die widersprechende Auffassung
der Autoren. Jedenfalls hat die Fettverteilung und die vermehrte Fettansammlung Beziehungen zum Zwischenhirn, die nicht rein hormonaler Natur sein können.
Gegenwärtig wird ein Stoffwechselzentrum im Zwischenhirn von den meisten
Autoren anerkannt, Beziehungen des Pituitrins zum Blutfett als hormonale
scheinen zu bestehen (RAAB[2]), sie mögen die Fettverbrennung in der Leber regeln,
am wichtigsten sind die Feststellungen von WERTHEIMER[3], der eine weitgehende
Abhängigkeit des Zustandekommens der Fettleber vom Zentralnervensystem
annimmt. Nach BIEDL soll das Hypophysensekret die vegetativen Zentren des
Zwischenhirns beeinflussen, ich gebe auch hier LESCHKE völlig recht, wenn er
sich gegen die Formulierung Hypophyse *oder* Zwischenhirn wendet und seinen
Standpunkt präzisiert als Hypophyse *und* Zwischenhirn. Die FRÖHLICHsche
Krankheit, die Sexualstörungen miteinbezieht, weist auch auf den Zusammen-
hang mit Retinitis pigmentosa und Hautpigmentationen hin, jenes familiäre

---

[1] LESSER: Die innere Sekretion d. Pankreas. Jena 1925.
[2] RAAB: Z. exper. Med. **49** (1926).
[3] WERTHEIMER: Pflügers Arch. **213** (1926).

Vorkommen wird als BIEDLsches Syndrom bezeichnet, auch nimmt BIEDL eine nervös vegetative Regulationsstörung im Zwischenhirn an. Einiges weist selbst auf Beteiligung der Nebennieren hin (Dystrophia pigmentosa von LESCHKE).

Ähnlich wie beim Diabetes insipidus werden wir unter lokalistischer Fragestellung die cerebrale Fettsucht noch unterteilen können, auch nach ihrer Kombination mit anderen Krankheitserscheinungen wie der Genitalatrophie, den Pigmentstörungen, der Glykosurie usw. und dürfen trotz der lokalistisch und symptomatologischen Sonderstellung dieser Syndrome sie nicht scharf vom allgemeinen Problem der konstitutionellen Fettsucht abgrenzen. Vergessen wir nicht, daß es eine Zeit gab, in der die endokrine Fettsucht identifiziert wurde mit der thyreogenen (V. NOORDEN), daß dann eine Kastrationsfettsucht zusammen mit einer hypogenitalen anerkannt wurde, beide in Beziehung zum Fehlen oder der Unterfunktion der interstitiellen Drüse des Ovariums oder des Testikels, pluriglanduläre innersekretorische Krankheiten mit Fettsucht kamen hinzu und endlich jene hypophysären Fettsuchtsformen. Von all diesen endokrinen Fettsuchtsfällen ist man weitergeschritten zum Wissen um jene Stoffwechselzentren und hat der endokrinen Fettsucht die cerebrale gewissermaßen entgegengesetzt. Heute muß das Problem aufgeworfen werden, ob nicht die meisten Fettsuchtsfälle des Menschen endokrinneurale Regulationsstörungen zur Grundlage haben, und dabei ist dennoch unter dem Gesichtspunkt des Fettgewebes der Gedanke einer lipomatösen Tendenz des Fettgewebes (V. BERGMANN[1]) voll berechtigt oder, wie es heute oft genannt wird, der lipophilen Tendenz (JUL. BAUER). Es kann die humoralneurale Regulierung der Fett- und Kohlehydratverbrennung so gestört sein, daß das Fettgewebe zum Wachstum tendiert — Thesaurierung der Fettdepots —, aber die Fettdepots werden nicht wuchern, ohne daß die gesamte humorale und neural-zentrale Regulation dem Fettgewebe die Tendenz verleiht, *wieder kann das Problem nur unter dem Gesamtzusammenhang der Regulation gesehen werden.* Von ihr ist abhängig, ob die Nahrungsmittel in der Leber zu Glykogenreserven angehäuft werden, oder der Zucker sich stärker zur Fettgewebszelle begibt, Glykogen dort in wechselnder Größe vorhanden sein kann (WERTHEIMER[2]) und sich in der Fettgewebszelle wandelt von Glykogen zu Fett. Umgekehrt wird die Heranziehung der Fettreserven und deren Einschmelzung nicht ohne die Gesamtregulation humoral und neural zu verstehen sein, nicht ohne Kenntnis der Leberleistung, der Pankreasleistung, des Ineinandergreifens der endokrinen Regulation und des Ineinandergreifens zentraler Regulationen, und diese Zentren sind nicht nur im Zwischenhirn zu suchen, auch die Rückenmarkssegmente zeigen Einflüsse auf die Tendenz zur Fettgewebsmehrung, nur so sind die segmentalen Fettanhäufungen und die paraplegischen Fettsuchtsformen verständlich. Nicht einmal die Abgrenzung Faulheits- und Überernährungsfettsucht von der vegetativen Fettsucht erscheint so einfach wie vor 20 Jahren, denn es bliebe die Frage zu entscheiden, ob der vermehrte Appetit und der Hang zur Muskelträgheit sehr oft nicht äußerliche Ursache von Fettersparung ist, sondern die Triebveränderung umgekehrt Ausdruck ist jener lipophilen Tendenz (s. später bei den „Trieben"). Immer bleibt dabei die lipophile Tendenz des Fettgewebes ein Teilausdruck der Gesamtregulation, sowie die Ödemtendenz nicht nur durch die Gewebsbereitschaft erklärbar ist oder die Fiebertendenz nicht nur unter dem Gesichtspunkte peripherer Wärmeregulationsstörung gesehen werden kann. Daraus geht hervor, warum die Bilanzbetrachtung der Fettsucht so wenig erfolgreich war. Es wurde

---

¹ V. BERGMANN u. STROEBE: Handb. d. Biochemie **7** (1927).
² WERTHEIMER: Pflügers Arch. **213**, **215—219**.

eine Methodik in Anwendung gebracht, die nicht ausreichend ist, solche Ersparungen zu erfassen, die zur Fettanhäufung genügen. Das Gesetz von der Erhaltung der Energie wird keineswegs in Zweifel gezogen, wenn man behauptet, daß Fettmengen, die auch die monströsesten Grade der Fettsucht erklären, im Stoffwechsel erspart werden können, ohne daß sie bei der Unvollkommenheit der Methodik, die nicht die gesamte Energiebilanz von 24 Stunden unter völlig natürlichen Bedingungen erfaßt, nachgewiesen werden kann. Denn zu diesen natürlichen Bedingungen gehört es, das triebhafte Verhalten des Bewegungsdranges und des Appetits nicht einzuschränken, weil diese gerade auch ein biologischer Ausdruck sind quasi der Tendenz des Fettgewebes zu wuchern, eine Tendenz, die wiederum Ausdruck ist veränderter Gesamtregulation im intermediären Stoffwechsel.

Mit dieser Auffassung wird nicht bestritten, daß, wenn gegen die Triebregungen hin, etwa durch Zureden, ein Mensch gezwungen wird, viel zu essen, ein Fettansatz gelingt, ebensogut wie durch Stopfen eine Gans gemästet werden kann, oder die Mästung in der Landwirtschaft gelingt, im übrigen dann besonders gut, wenn durch Kastration (Mastochse, Poularde, Kapaun) die vegetative Steuerung im Sinne des Fettansatzes gestört wird (s. v. BERGMANN-STROEBE, Kastration und Fettsucht[1]). Arbeiten KUGELMANNS[2], die hier noch nicht referiert werden sollen, sind Anfänge, die intermediäre Störung des Stoffwechsels beim Fettsüchtigen zu erweisen, sie scheinen mir weit erfolgreicher als der Versuch, unter den künstlichen Bedingungen des Bilanzexperimentes weiterzukommen.

4. Magersucht.

Die diencephale Kachexie als SIMMONDSsche Krankheit 1914 beschrieben, zeigt neben anderen Symptomen die hochgradigste Abmagerung, dabei einen erniedrigten Grundumsatz, so daß bilanzmäßig eingestellte Forscher bei ihr das Gegenteil erwarten würden: monströse Fettsucht. LESCHKE vertritt den Standpunkt, daß auch hier der Begriff der hypophysären Kachexie zu eng ist, schon weil völlige Zerstörung der Hypophyse nicht zu jener Abmagerung führen muß. Die Kombination mit Diabetes insipidus, Hypotonie, Hypothermie, auch Erlöschen der sexuellen Funktionen, Zahnausfall, Haarverlust, weist darauf hin, daß analog wie bei der Fettsucht diencephale Regulationsstörungen vorliegen. Auch von diesen zum Teil grob anatomisch erklärten Fällen sehen wir alle Übergänge bis zu einer Magersucht, die in jeder Hinsicht auf ein antagonistisches Verhalten gegenüber der allgemeinen vegetativen Fettsucht hinweist (wichtig die Referate von JULIUS BAUER und TANNHAUSER über dieses Problem: Stoffwechseltagung. Berlin 1929). Man wird auch bei vielen mageren Menschen bis zur *mageren Konstitution* hin, die nicht als Krankheit imponiert, in der Annahme nicht zu weit gehen, daß der geringe Appetit Folge ist und nicht Ursache einer allgemeinen vegetativen Einstellung auf einen schlanken Konstitutionstypus hin, und daß diese Einstellung auf Gewebstendenzen beruht, die hormonal wie zentral gesteuert sind, sich aber nicht in einem veränderten Grundumsatz und im verschiedenen Verhalten gegenüber der spezifisch-dynamischen Wirkung der Nahrung äußern müssen.

Auf die Kachexie bei Tumoren der Zirbeldrüse, auf die Lipodystrophia progressiva, wird hier nicht eingegangen (s. bei LESCHKE).

5. Störungen des Blutdrucks.

Da auf den Hyper- und Hypotonus der Arterien schon wiederholt Bezug genommen wurde, sei hier entsprechend der Tendenz der Darstellung nur darauf

---

[1] v. BERGMANN u. STROEBE: Handb. d. Biochemie **7** (1927).
[2] KUGELMANN: Z. klin. Med. (1930).

hingewiesen, daß man „die Blutdruckkrankheit" (siehe v. Bergmann[1]) analog wie Fettsucht, Magersucht, Diabetes mellitus und Fieber auffassen kann als eine Gesamtregulationsstörung, bei der wiederum nicht die allgemeine Fragestellung lautet Peripherie oder Zentren: *Die gesamte kardio-vasculäre Situation ist eingestellt (einreguliert) auf ein höheres Blutdruckniveau oder bei der konstitutionellen Hypotonie auf ein niedriges.* Mit demselben Recht aber, mit dem man von Pankreasdiabetes und zentralem Diabetes für einzelne Fälle spricht, läßt sich auch hier das Blutdruckverhalten für eine Gruppe von Fällen peripher erklären als erhöhter Arteriolentonus, etwa analog dem akuten Zustand nach einer Adrenalinspritze. Aber derjenige hat die Einordnung auch von Einzelgruppen in die Gesamtregulation nicht verstanden, der nicht sieht, daß der Normalorganismus ständig unter dem Einfluß blutdruckregulierender zentraler Vorrichtungen steht, und daß diese sich auswirken auch in der Weite des Arteriolenquerschnitts. Gewiß kann der Blutdruck erniedrigt werden durch Angriffe an der Peripherie, wie ein heißes Bad im Sinne der Erniedrigung, wie durch Adrenalin im Sinne der Erhöhung, aber die Gesamtorganisation sieht doch die Rückkehr zum normalen Tonus vor, wenn nicht Momente vorhanden sind, die diese Einregulierung dauernd stören. Diese können an der Peripherie angreifen und reflektorisch über die Zentren sich auswirken, wie etwa eine Enge der harnabführenden Wege, vielleicht auch die Retention von harnfähigen Substanzen. Aber auch eine apoplektische Blutung kann bei einem Blutdruckler den Blutdruck dauernd zur Norm zurücksenken, eine Herzinsuffizienz den erhöhten Blutdruck erniedrigen, ebenso wie ein Vasomotorenkollaps. Es ist also absolut nötig, daß die Forschung die einzelnen Gründe für das Bestehen einer dauernden oder vorübergehenden Blutdruckerhöhung oder Blutdrucksenkung für den einzelnen Fall und für Krankheitsgruppen, wie etwa den Schrumpfnierenhypertonus, analysiert. *Sie sollte aber darüber nicht die Einordnung des Einzelergebnisses in die Gesamtregulierung vergessen,* deren Störung an allen Stellen ansetzen kann: den blutdruckregulierenden Zentren im Gehirn, dem zentralen Motor (Herz), *dem venösen Rückfluß zum Herzen,* der Blutverteilung in der Peripherie, der schnell und langsam zirkulierenden Blutmenge mit der Auffüllung oder Leerung der Depotorgane (Wollheim), dem Capillarverhalten, dem Arteriolenverhalten und die Abhängigkeit dieser Faktoren von den Momenten aller humoralen Steuerungen, von denen die endokrinen nur ein Teil sind, und der Abhängigkeit der neuralen, von denen wiederum die Zentren im Gehirn nur ein Teil sind, gegenüber dem neuromuskulären Verhalten der Peripherie und gegenüber der reflexmäßigen Einstellung speziell der Arteriolenweite auf zentripetale Reize und zentrifugale Beantwortung. Die Probleme von Shock, Kollaps, Ohnmacht, der arteriellen Hypertonie mit ihren Komplikationen im Gehirn, angiospastischer und hämorrhagischer Insult, Coronardurchblutung, Angina pectoris und angiospastischer Herzinfarkt wurden schon oben gestreift — als das Blutdruckproblem im Sinne einer neuromuskulären Betriebsstörung abgehandelt wurde.

6. Die Wärmeregulation[2].

Die Wärmeregulation ist vielleicht das markanteste Beispiel für den Zusammenhang zentraler Einregulierung auf eine konstante Temperatur des Warmblüters durch die Maßregeln an den Erfolgsorganen. Als solche dienen in erster Linie die Erfolgsorgane für *die physikalische Wärmeregulation,* die, wie schon Rubner[3] gezeigt hat, in erster Instanz herangezogen wird, dadurch, daß die

---

[1] v. Bergmann: Neue deutsche Klinik **2** (1928).
[2] S. auch ds. Handb. **17**, 3 ff.
[3] Rubner: Gesetze des Energieverbrauchs und der Ernährung. Monographie. 1902.

Haut vermittelst Leitung und Strahlung die Wärme abgibt in Abhängigkeit von ihrer Capillardurchblutung, und daß sie weiter den Körper zu entwärmen vermag, indem die Flüssigkeitsabgabe von der Haut durch Verdampfung (Überführung des flüssigen in den gasförmigen Aggregatzustand) der Oberfläche Wärme entzieht; hierbei spielt nicht nur die Schweißsekretion und Schweißverdampfung, sondern auch die Perspiratio insensibilis eine Rolle. Müssen Calorien eingespart werden, um das zentral einregulierte Temperaturniveau des Warmblüters zu erhalten, ist die Bremsung der Flüssigkeitsabgabe bekannt und das Zurückziehen des Blutes aus den Capillaren, dabei spielt außerdem für den nackthaarigen Menschen die Kleidung und die Erwärmung seiner Umgebung (Beheizung) eine wesentliche Rolle. Auch der Mensch kann in diesen physikalischen Regulationsmaßnahmen nicht ohne seine Umwelt betrachtet werden, und zur physikalischen Wärmeregulation sind auch absolut seine Empfindungen zugehörig. Das Frieren veranlaßt ihn, sich wärmer zu bedecken, gerade wie der Durst. Flüssigkeit aufzunehmen.

Reicht die physikalische Regulation nicht aus, wird bekanntlich die chemische Wärmeregulation mit herangezogen, d. h. es finden vermehrte Verbrennungsprozesse in den Organparenchymen statt, wiederum unter der Herrschaft zentraler Regulierungen, die in Abhängigkeit stehen von den zugehörigen afferenten Impulsen und efferenten Bahnen.

Das System dieser Einregulierung kann durch pathologische Anlässe an allen Stellen durchbrochen werden: experimentelle Verletzungen am Zentrum, der Wärmestich ARONSONS, führen ebenso zur Hyperthermie, wie pathologische Situationen, etwa der Fieberanfall der Paralytiker, Fieber bei Infektionskrankheiten durch chemische Stoffe, wobei das Wärmezentrum entweder dauernd auf ein höheres Niveau reguliert — Febris continua (z. B. Typhus, Lobärpneumonie) oder, von humoralen Veränderungen veranlaßt, bis zu gewaltigen Steigerungen und Stürzen in seiner Regulationsmöglichkeit hin und her schwankt. In dem Sinne ist der Schüttelfrost (z. B. Malaria, Sepsis) ein akutes Einstellen auf ein hohes Temperaturniveau durch physikalische und chemische Regulationsmaßnahmen, wie sie sich in der blassen Haut und dem calorienproduzierenden Muskelzittern äußert und der Temperaturabfall nach Beseitigung der Fieberursache (z. B. Krise der Pneumonie) eine akute, vorwiegend physikalische Entwärmungsmaßregel in Form der profusen Schweiße.

Auch von der Peripherie her kann die Störung bis zur Unfähigkeit der Einhaltung der Regulation erreicht werden, etwa wenn die Wärmeabgabe nach außen künstlich im heißen Bade oder bei hohen Außentemperaturen und gleichzeitiger vermehrter Calorienproduktion durch Muskelarbeit zu einer Wärmestauung führen (Hitzschlag). Mit diesem Hinweis auf die Zentren und die Erfolgsorgane ist das Zusammenspiel einer einheitlichen Regulation und ihrer klinischen wie experimentellen Störungen keineswegs erschöpft. Die Temperaturen als leichte Erhöhungen beim Morbus Basedow, als niedere Temperaturen beim Myxödem erinnern an die endokrine Komponente, die Erniedrigung der Temperatur im Kollaps an die Kreislaufkomponente für die Temperaturlage, endlich sind die Feststellungen GRAFES sehr wichtig, der bei endogenen Depressionen Störungen der Wärmeregulation fand, aber auch auf Suggestion von Kälteempfindungen Erniedrigungen im Grundumsatz feststellte, die aufzeigen, wie auch die psychische Situation zum System der Gesamtwärmeregulierung gehört. Kasuistisches Material, das auf das Zwischenhirn, die Hypophyse, hinweist, ebenso wie experimentelles (ISENSCHMIDT und KREHL[1]), Hypertermie bei Encephalitis und anderen

---

[1] ISENSCHMIDT u. KREHL: Arch. f. exper. Path. **70**, 109 (1912).

anatomischen Hirnstörungen wären zu zitieren. Die Wärmeregulation ist aber in ihren Einzelheiten an einer anderen Stelle dieses Handbuches[1] abgehandelt, so genüge dieser kurze Hinweis, um die Wärmeregulation lediglich als Beispiel einer zusammenhängenden besonders gut studierten *Gesamtregulation zu erwähnen.*

7. „Triebe".

Als solche wäre das Schlafbedürfnis zu nennen mit den Störungen der Schlafsucht und Schlaflosigkeit, wobei ich nur auf LESCHKE verweise, zumal für das Verstehen des Schlafes noch sehr vieles problematisch ist und der Winterschlaf gewisser Tiere, als endokrine Regulationsmaßnahme, kaum als Erklärung für das periodische Wachen und Schlafen des Menschen herangezogen werden kann. Über das Problem des Schlafes finden sich im 3. Band der Korrelationen (Band 17 des Gesamtwerkes) Abhandlungen von EBBECKE und ECONOMO und über den Winterschlaf von ADLER; wir haben deshalb hier nicht darauf einzugehen, wie weit der Sehhügel als Schlafzentrum zu gelten hat und ob neben dem „Schlafzentrum" ein „Wachzentrum" (?) anzuerkennen ist, jedenfalls muß aber *auch hier* gefolgert werden, daß nicht mit einer *zu* isolierenden Zentrenlehre das Verständnis für triebhafte Regungen gegeben ist. Auch hier dürfte, wie bei der Wärmeregulation, neben der vollberechtigten Frage, wo im Gehirn die Einregulierungen erfolgen, die Frage der afferenten Impulse ebenso wesentlich sein. So ist seit STRÜMPELL bekannt, daß bei Ausschaltung der Außenreize der Schlaftrieb zunimmt, während bei Vermehrung afferenter Impulse sowohl aus der Körperperipherie alle Sinneseindrücke, Schmerzen, Parästhesien, andere Sensationen, auch bei corticalen Erregungszuständen das Eintreten des Schlafes behindert wird (Schlaflosigkeit); auch die Bedingungen des Einschlafens bei PAWLOFFS Versuchstieren enthalten wichtige Hinweise für das Zustandekommen des Einschlafens.

Für den *Durst* kann ähnliches ausgesagt werden: das Eintreten des Triebes ist abhängig von der Flüssigkeitsverarmung der Gewebe (Durst nach Wasserverlusten), gesteigert bei Polyurie (z. B. Diabetes insipidus), wieder sind die afferenten Reize mannigfacher Natur, erfahren eine Zuleitung zu den Zentren, die hier im Zwischenhirn zu suchen sind (LESCHKE) und sich da, wo introspektive Vorgänge als biologische Symptome festgestellt werden können, nämlich beim Menschen, als Gefühle äußern im Sinne des Verlangens nach Flüssigkeitsaufnahme, Durst und des Aufhörens solcher Unlustgefühle (gestillter Durst), nach Änderung der biologischen Gesamtsituation.

Für den *Hunger* gilt ein gleiches: ebenso wie es zu einseitig wäre, das Durstgefühl als „trockene Kehle" zu beschreiben, ist es für die Hungerempfindung abwegig, sie, wie in alter Zeit, aufzufassen als ein Phänomen der Motorik des leeren Magens. Vielmehr ist der Gewebshunger maßgebend, der Mangel an jenen Nahrungsstoffen, deren die Gewebe bedürfen, und aus der Gesamtheit dieser Gewebssituation werden afferente Impulse zu zentralen Regulierungsstellen gesandt, die wiederum im Zwischenhirn angenommen werden und sich introspektiv als Hunger äußern, in ihrer Periozidität abhängig von der Gewohnheit der Nahrungsaufnahme. So kommen Hungerempfindungen beim Individuum sehr wechselnd zustande, gerade um die Zeit der gewohnten Nahrungsaufnahme. Oder der Diabetiker, weil er die Kohlehydrate nicht ausnutzen kann, empfindet ein besonders starkes Verlangen nach Nahrung, analog auch der Fettsüchtige, *wegen* seiner lipophilen Tendenz. Auch die besonderen Appetitregungen (nach Salz, Pikantem, Süßigkeiten usw.) sind oft biologisch und mehr als Launen.

---

[1] Ds. Handb. **17**, 3ff.

Der *Sexualtrieb* kann ebenfalls im Sinne solcher Regulationen aufgefaßt werden: afferente Impulse sind ihm von der Peripherie aus gegeben, nicht nur im Sinne hormonaler Einflüsse von der interstitiellen Drüse her. Zu den afferenten Impulsen kann man auch die corticalen rechnen, die auf Grund von Sinneseindrücken der Photoreceptoren, der Osmoreceptoren, der Tangoreceptoren, aber auch durch Vorstellungsinhalte die afferenten Impulse vermehren; gerade die Pathologie liefert Beiträge, auch hier in den tiefer gelegenen Hirnzentren die Zentralisation jener afferenten Impulse zu suchen, die sich dann introspektiv als Geschlechtstrieb äußern.

Am besten sind wir zur Zeit wohl orientiert über das Verlangen nach Luft, bei dem wir wissen, daß das sog. Atmungshormon, richtiger die p_H des Blutes abhängig von der CO_2-Anhäufung, der adäquate Reiz ist, der die Inspiration auslöst. Hier also ist es ein humorales Verhalten, kein neurales, das unmittelbar am Atemzentrum angreift, das sich in seinem periodischen Einwirken rein objektiv naturwissenschaftlich beschreiben läßt, zudem sich aber die introspektive, d. h. die subjektive Empfindung im normalen Zustande des Wachseins, als völlig zugehörig erweist. Der Gesamtvorgang der periodischen Atmung spielt sich aber auch ohne Bewußtwerden von Lufthunger im Schlafe ab, erfährt im Koma der Acidose die besondere Vertiefung der KUSSMAULschen Atmung, äußert sich weiter bei der Bronchiolusstenose (Asthma bronchiale) als ein Ringen nach Luft, so daß der Kranke das Fenster aufreißt, um mehr Luft zu bekommen und äußert sich bei schwerer Muskelarbeit oder beim Kreislaufdekompensierten in einem Ringen nach sauerstoffreicher Luft, objektiv betrachtet, in einer Vermehrung der Respirationsgröße mit dem Ziele des Abrauchens der Kohlensäure.

Wir sehen an diesem letzten Beispiel, wie wesentlich dabei das viscerale Nervensystem ist, daß es aber nicht ohne die humoralen Zusammenhänge verstanden werden kann. Manche Feststellungen über die Triebe des Durstes und Hungers sprechen in der gleichen Richtung, auch hier können es humorale Impulse sein, die die Zentren veranlassen, sich regulatorischer Maßnahmen zu bedienen. Wenn z. B. beim Fieber der Appetit verschwindet, weist das darauf hin, daß Dysregulierungen an zentralen Stellen den Appetit nehmen, obwohl im Grunde bei vermehrter Calorienproduktion im Fieber erhöhte Nahrungsaufnahme die günstige, mangelnder Trieb zur Nahrungsaufnahme eine pathologische, für den Gesamtorganismus ungünstige, Reaktionsform ist.

Zahlreiche Tatsachen, auch aus der klinischen Pathologie, sind niedergelegt, um diese Zusammenhänge mit den triebhaften Regungen aufzuklären, sie finden sich unter anderen Autoren bei LESCHKE zusammengefaßt, der gerade für Hunger und Durst die Rolle des Zwischenhirns wohl mit Recht stark hervorhebt, wie überhaupt die triebhaften Regungen als der Tiefenperson zugehörig (FR. KRAUS), sicher nicht zu den corticalen Funktionen zu rechnen sind. Aber es genügt das vorhandene Tatsachenmaterial noch nicht für Schlaf- und Wachzustand für Durst und Hunger, für den Sexualtrieb und die Fülle einer Reihe anderer Allgemeingefühle das somatische Äquivalent so klar zu erschließen, wie etwa für den Lufthunger. Immerhin liegt in der Aufdeckung dieser Zusammenhänge eines der wichtigsten Probleme des Kapitels der „psychophysischen Vorgänge", denn es zeigt uns auf, daß die Empfindungen ein wesentlicher Ausdruck sind der biologischen Situation, die wir lediglich von den objektiv nachweisbaren Phänomen deshalb trennen, weil wir sie quasi mit einer anderen Methode erfassen als Wahrnehmungen, Bewußtseinsinhalte, Wollungen, als Verlangen, als Lust- und Unlustempfindung. Nur die Verschiedenheit der Wahrnehmungsmethodik läßt uns diese biologischen Symptome als so andersartig erscheinen, wie etwa die Feststellung der p_H im Blute, des Milchsäurespiegels oder irgendeiner hormonalen

Anhäufung an irgendwelchen Zentren. Sie sollten als biologische Phänomene ebensosehr gerechnet werden zu unserem Wahrnehmungsinhalt wie irgendeine sog. objektive Feststellung.

Das folgende Kapitel [V] diene dazu, diese prinzipielle Einstellung breiter zu entwickeln.

8. Die extrapyramidalen Symptome,

die in der echten Paralysis agitans wie in den arteriosklerotischen und encephalitischen Parkinsonismen sich äußern und noch in einer Reihe von Krankheitsbildern der Neurologie haben für das Tonusproblem große Bedeutung erlangt und dieses wiederum steht in engem Zusammenhang mit der vegetativen Innervation, es sei verwiesen auf F. H. Lewys Monographie[1], es ist zu einem großen Problemkreis für sich geworden. Im Zusammenhang der Korrelationen erscheint uns am wichtigsten, daß bei der *Wilsonschen Krankheit* neben den anatomischen Störungen der Linsenkerne eine Lebercirrhose vorliegt, und daß man auch bei anderen Parkinsonismen nicht selten leichte Störungen der Leberfunktion nachweisen kann. Es sei auf die Darstellung des Zentralnervensystems in diesem Handbuch verwiesen.

V. Sogenannte „psychophysische Vorgänge" als biologische Funktionsabläufe.

Bevor ein großer Teil der Verflechtungen seelischen Geschehens mit autonom nervös regulierten körperlichen Vorgängen von Kroetz zur Darstellung gebracht wird, mag die Häufung des Tatsachenmaterials hier zurücktreten gegenüber dem Versuch, die funktionelle Pathologie, soweit die Klinik sie uns erschließt, beitragen zu lassen, auch den sogenannten „phychophysischen Vorgängen" näherzukommen.

Das Verhalten vegetativ nervöser Organfunktionen steht offenkundig in irgendeiner Beziehung mit solchen Vorgängen, die wir als seelische Zustände bezeichnen. Hansen[2] hat auf der Naturforscherversammlung in Hamburg 1928 die „psychische Beeinflussung des vegetativen Nervensystems" im Lichte der Physiologie und der Klinik so zur Darstellung gebracht, daß ich auf ihn verweise.

Gehen wir vom klinischen Begriff des „Psychogenen" aus, der nur zu einem Teil sich am visceralen Nervensystem auswirkt, während etwa die großen Ausdruckformen der sog. Hysterie sich mehr der cerebrospinal ausgelösten Muskelaktion bedienen, so war historisch fraglos ein wesentlicher Fortschritt für die Klinik gegeben, gegenüber der rein deskriptiven Form in der Beschreibung der „Stigmata" der Hysterie als der Begriff des „Psychogenen" durchdrang. Inauguriert ist diese Wendung durch Charcot und die Schule von Nancy: Die Suggerierbarkeit hysterischer Symptome wurde aufgezeigt, sie konnten suggestiv reproduziert und zum Verschwinden gebracht werden. Hinter dem Begriff des „Psychogenen" stehen alte philosophische Vorstellungen der Dualität von Leib und Seele, in denen niemand stärker bis in die Gegenwart uns belastet hat wie Descartes. Selbst Hansen, der das Bedenkliche im Begriff „psychogen" wohl völlig anerkennt, spricht wie Krehl von der Seele, und will Soma und Psyche als Substantiva bestehen lassen, sie vereinigend freilich durch den übergeordneten Begriff des „Bios". Ich meine, auch die Klinik könnte dahin belehren, daß sie uns nur berechtigt, körperliche und seelische Phänomene, also adjektivisch gedacht, allenfalls zu scheiden. Wenn Hansen den Begriff des Bios verwendet, um den auseinanderstrebenden beiden Begriffen ein drittes überzuordnen, so akzeptiere ich das in dem Sinne, daß man von somato-biologischen und psycho-

---

[1] Lewy, F. H.: Die Lehre vom Tonus und der Bewegung. Monogr. Springer 1922.
[2] Hansen: Verh. 90. Naturforschervers. Hamburg **1928**, Beilage Klin. Wschr. **1928**, Nr 47.

biologischen Beobachtungsinhalten sprechen kann, damit scheint mir, wenigstens für das ärztliche Denken, wohl nicht für das rein geisteswissenschaftliche, das Wesentlichste ausgesprochen. Da wir Ärzte (einschließlich der Physiologen und Pathologen) von den naturwissenschaftlichen Voraussetzungen ausgehen, müssen wir konsequent auch in allem, was nur psychisch wahrnehmbar ist, biologische Vorgänge annehmen, wir tun damit nichts Gewagteres, als wenn wir aussagen, daß auch alle seelischen Vorgänge zum Lebendigen gehören.

Diese Auffassung scheint mir verschieden vom Parallelismus eines ERNST MACH, von der Wechselwirkungstheorie und besonders auch von jener kausalen Auffassung, die eben im Worte „psychogen" liegt, „als ob" ein Seelisches auf ein Körperliches einwirkt. Nicht erzeugen seelische Vorgänge körperliche Erscheinungen, Seelisches wirkt auch nicht auf Körperliches, seelische Abläufe sind auch nicht Begleitung von Körperlichem. Ob die Annahme eines Kausalzusammenhanges für ein fiktives Denken oder wenigstens als abgekürzte Ausdrucksweise nötig sei, wie ich 1922[1], etwa VAIHINGER folgend in seiner Philosophie des „Alsob", meinte, ist mir zwar zweifelhaft geworden, die Berechtigung hierzu mag aber mit gleichem Recht bestehen wie die, daß auch jeder Gebildete vom Sonnenaufgang und Untergang spricht. Die Verwirrung aber, die wir damit anrichten, daß wir in dieser Ausdrucksweise das Fiktive ignorieren in der Fragestellung des Experimentes, wie in der Beurteilung am Krankenbett, scheint mir erheblich.

Läßt man die Seele auf den Körper einwirken, so steckt, wie PRINZHORN[2] ganz richtig ausführt, doch ein materieller Rest der Atomistik in jener Seele, die auf den Körper mit Energien einwirkt. Nennt man das vegetative Nervensystem das Erfolgsorgan der Psyche, eine moderne Formel gewisser Psychoanalytiker, so steckt derselbe Fehler darin. Unser Standpunkt besagt etwa, daß der Versuch gemacht wird, das Biologische nicht gleichzusetzen mit dem Somatischen, sondern auch sämtliche seelisch-geistigen Phänomene als Funktionsabläufe des Lebendigen nur in diesem Sinn als „biologische" anzuerkennen, die nur für unser methodisches Erfassen getrennt scheinen vom Somatisch-Lebendigen.

So ist uns die Träne nicht die Folge der Trauer, ebensowenig wie alle anderen Phänomene von Schwankungen im vegetativen Nervensystem Ursache des Affektes sind, wie es die Theorie von JAMES und LANGE einmal gewollt hat, sondern der Gesamtvorgang, der in uns abläuft, etwa bei einem Ereignis unserer Umwelt, das auf uns einwirkt, äußert sich psychisch in allem, was uns bei der Trauer bewußt wird, als Affekt, als Gedankenabläufe, Überlegungen, Erinnerungen, während ein Teil des Gesamtvorganges auch somatisch-biologische Ausdrucksformen findet in der Tränensekretion, der Mimik oder anderen Äußerungen. „Ausdrucksform und Charakter" (KLAGES) sind in ihrer absoluten Zusammengehörigkeit Ausfluß der biologischen Struktur eines Menschen. Danach ist nicht die Trauer die Träne, der Affekt ist nicht, etwa beim Hund das Sträuben der Haare, das Zittern oder die Muskelanspannung, aber die Phänomene gehören zum gesamten Vitalvorgang dazu, die „objektiven" wie die „subjektiven".

SHERRINGTONS klassischer Versuch schuf in diese Zusammengehörigkeit experimentelle Klarheit, indem nach Durchschneidung der vegetativen Bahnen zur Peripherie die Reaktionen an den peripheren Erfolgsorganen aufhörten, die Exzitation des Tieres aber, soweit sie durch die Ausdrucksformen der quergestreiften Muskulatur deutlich wird, in keiner Weise abgeschwächt war. Es

---

[1] v. BERGMANN: Seele und Körper i. d. inn. Med. Frankfurt a. M.: Blazek u. Bergmann 1922. Universitäts-Rede.

[2] PRINZHORN: Psychotherapie — Voraussetzungen, Wesen, Grenzen. Leipzig: G. Thieme 1929.

sind also keineswegs die visceralen Reaktionen der Erfolgsorgane dasjenige, was den Affekt auslöst oder ausmacht, und dennoch kann die Gesamtsituation auch durch diese beeinflußt werden, weist doch gerade v. Brücke[1] in Übereinstimmung mit Hess darauf hin, daß man auch das cerebrospinale System als Erfolgsorgan des vegetativen auffassen kann. Es mag beim Menschen somatisch-biologische „Vorgänge" kaum geben, die sich nicht auch psycho-biologisch dokumentieren und umgekehrt zeigt etwa die Feinheit des sog. psychogalvanischen Reflexes, der geringste Schwankungen der Schweißsekretion der Haut nachweist, daß kein psychobiologischer „Vorgang" völlig ohne einen somato-biologischen verläuft, aber wieder ist es gar nicht der eine „Vorgang", der den anderen mir auszulösen scheint, sondern die großen Gesamtvorgänge werden vorwiegend introspektiver oder extrospektiver Wahrnehmung zugänglich, sehr selten wird nur die eine Methodik allein ergiebig, die andere völlig unergiebig sein. Reizt man die Haut, entsteht von der Nervenendigung bis zum Cortex hinauf ein Gesamtvorgang, zu dem auch das introspektive Phänomen des Schmerzes gehört, aber nicht der Schmerz an sich, wohl aber die Intensität des biologischen Gesamtvorganges wirkt sich auch in Blutdrucksteigerung, Erblassen, Tachykardie aus. Die bequeme Diktion „durch" den Schmerz sei das alles hervorgerufen, wird nur dann nicht irreleitend, wenn wir uns bewußt bleiben, daß ein anderes unmittelbar nicht erkennbares Biologisches dahinter steht, das vom Subjekt wahrgenommen „introspektiv" zum Schmerz, extrospektiv, dinglich betrachtet, zu jenen Phänomenen der vegetativen Erfolgsorgane führt. Nicht anders scheint es mir zu stehen mit dem „Willen", der die Muskelbewegung hervorrufen soll, mit der Angst, die zur Angina pectoris führt oder der Angina pectoris, die die Todesangst erzeugt. Immer stehen wir in der Gefahr, statt einer biologischen Gesamtsituation nur eine „Wechselwirkung" zu sehen, weil wir das beiden Gemeinsame Übergeordnete nie unmittelbar zu erfassen vermögen. Partiarfunktionen werden wahrgenommen; ob sich jenes Lebendige nun zugänglich erweist durch psychisch-subjektive oder objektiv-somatische Wahrnehmung, scheint mir ein Problem nur des „Begriffssystems". Die Welt subjektiven Erlebens, die sich uns bis in die Pathologie der Psychoneurosen erschließt, ist hiermit keineswegs gering geachtet, ja es muß als einer der größten Fortschritte unserer Epoche verzeichnet werden, daß die zunächst rein psychisch eingestellte Anschauungsweise, bei der wir mit naturwissenschaftlicher Methodik gar nichts ausrichten, geradezu Eigengesetzlichkeiten aufgedeckt hat, vor allem durch Freud selbst, an denen heute ärztliches Denken und ärztliches Handeln nicht mehr vorübergehen darf. Wenn sich aber in der Praxis Ärzte scheiden nach der Teilung Psychiker und Somatiker, so ist das für beide ein analoges Unglück, wie für die Erkenntnis der Dualismus Leib-Seele. Es ließe sich dieses nicht nur wie oben geschehen, am Problem der Organneurose aufzeigen, sondern auch die Psychoneurosen bedürfen der somato-biologischen Erforschung, so wie die somatische Betrachtungsweise allein der inneren Medizin nicht genügen kann. Der nachdrückliche Appell Prinzhorns an die innere Medizin, von der Ganzheit nicht nur den einen Teil sich anzueignen, trifft in der Tat das Kardinalproblem für unser Fach, denn wenn wir somatische, selbst grobe anatomische Veränderungen objektiv festgestellt haben, dürfen wir nicht mit dem Wissen einer Organerkrankung uns zufrieden geben, sondern die Äußerung des Gesamtzustandes auch nach dem Erlebnisinhalt erfassen.

Das Gemeinsame in der Trauer und der Träne ist eben doch ein einheitlicher Vorgang, zu dem sowohl gehört, das, was wir introspektiv als ein Bewußtwerden

---

[1] Brücke: 90. Versamml. dtsch. Naturforscher u. Ärzte. Hamburg 1928.

der Trauer mit allem Fühlen und Denken erleben und das, was vom somatisch-biologischen Standpunkte aus dabei wie an einem Objekt sich vollzieht und der extrospektiven Beobachtung zugänglich wird. Das „Bewußtwerden" der Trauer, die Überzeugung, daß wirklich das in der Außenwelt eingetreten ist, was zur Trauer Anlaß gibt, ist in diesem Beispiel *notwendiger* Bestandteil des Gesamtvorganges. Fehlt dieser Erlebnisinhalt, besteht jenes Affekterlebnis nicht und dann auch nicht der Aufruhr im vegetativen Nervensystem und seinen Erfolgsorganen. Die kausale Verknüpfung, die nach allem Ausgeführten nicht akzeptabel ist, ist aber beseitigt, wenn man einen einheitlichen Gesamtvorgang anerkennt, zu dem etwa die „bewußte" Trauer ebenso gehört wie die Träne. Wir berühren nicht, daß nach der psychologischen Diktion, etwa im Sinne der Psychotherapie, auch das Unterbewußte und Unbewußte aus irgendwelchen Erlebnisinhalten heraus biologische Bedeutung besitzt, etwa in dem Sinne, daß ein Brechakt eintreten kann, der mit einem Angstaffekt eine Einheit ist und doch der Betroffene sich dieses Zusammenhanges nicht „bewußt" ist, ja sogar sich für magenkrank hält und erst vom Symptom befreit wird, nachdem ihn der Arzt über den Zusammenhang aufgeklärt hat. Hierin liegt ein Schulbeispiel für psychotherapeutisches Deuten und Behandeln: im „psychogenen" Vorgang wurde eine veränderte Situation von der Umwelt her geschaffen, etwa durch Persuasion, der Vorgang im Kranken selbst, als Reaktion auf die Umwelt, wird damit zu einem anderen, Angst und Brechen verschwinden. Wir sehen kein Bedenken, von der einheitlichen Zusammengehörigkeit des „psychophysischen Vorganges" auch in dem Sinne zu sprechen, daß wir weiter von Angstschweiß, emotioneller Diarrhöe, Herzklopfen beim Affekt sprechen, auch wenn wir die Phänomene nicht kausal verknüpfen, sondern sie als einen Gesamtvorgang ansehen, der uns nur mit verschiedenen Begriffssystemen zugänglich wird, den introspektiven und den extrospektiven. In dem Sinne sind also die psycho-biologischen und somatobiologischen Phänomene nicht zwei nebeneinander laufende (Parallelismus) oder sich wechselseitig bewirkende (Wechselwirkung), zueinander in Kausalbeziehung stehende Vorgänge, sondern etwa Ausdrücke *eines* Ablaufs im Organismus, Funktionen einer Gesamtsituation, die mit dem „Wesen" der biologischen Organisation in Zusammenhang steht. Nicht ist das eine Phänomen, etwa das somatische, vom Psychischen erzeugt und das bedeutet wenigstens dem Wortsinn nach „Psychogen", noch erzeugt das Körperliche das psychische Geschehen etwa als „Somatogenes", sondern mir scheint, daß die Abläufe Teile eines uns nicht unmittelbar erfaßbaren Gesamtvorganges sind. *Es liegt lediglich an unserer Wahrnehmungsmethodik, daß wir einen Teil der Abläufe als psychisch „empfinden"*, d. h. als Phänomene nur unserer inneren Wahrnehmung bei uns selbst und per analogiam bei anderen (Eigenwahrnehmung — Fremdwahrnehmung*), *während wir andere Phänomene durch unsere Wahrnehmungsmethodik als dinglich-objektiv auffassen.* So ist etwa Angst, Schmerz, die Wahrnehmung Rot usw. introspektives Erlebnismaterial. Aber es ist dennoch Ausdruck eines biologischen Ablaufs, wie der somatische Zustand etwa einer Angina pectoris, einer Träne oder eines physikochemischen Ablaufs in der Retina, wenn sie von gewissen Lichtschwingungen getroffen wird. Erscheinen uns Psychisches und Somatisches nicht mehr substantivisch, als zwei getrennte Welten, die dennoch miteinander in Wechselbeziehung stehen, sondern

---

* Anm. Unter „Fremdwahrnehmung" verstehen wir nach HAEBERLIN[1] (Basel), daß das introspektive Erleben, das uns unmittelbar nur in uns selbst wahrnehmbar ist, auch beim anderen Individuum besteht, was in unsicherer Form auch für das differenziert organisierte Tier angenommen werden kann (s. Tierpsychologie).

[1] HAEBERLIN: Der Leib und die Seele. Basel: Kober 1923. — Der Gegenstand der Psychologie. Berlin: Julius Springer 1921.

als Ausdruck verschiedener Erlebnismöglichkeit des Menschen, für biologische Abläufe so ist der Kausalnexus, besser der Funktionsbegriff, soweit er in der Naturwissenschaft Geltung hat, auch für die Gesamtheit der biologischen Abläufe anzuerkennen. Vielleicht ist es für den naturwissenschaftlich Denkenden eine Erleichterung, wenn man es so ausdrückt, daß auch die Innenwahrnehmung „Rot" ein somatisches Äquivalent besitzt, auch die Angst usw., daß wir nur mit objektiven Methoden, diese Äquivalente nicht erfassen können. Es scheint mir aber dieses Auswegs nicht zu bedürfen, wenn wir uns darüber klar sind, daß auch bei keiner objektiven Wahrnehmung das Subjektive auszuschließen ist. Jede naturwissenschaftliche Aussage wie: hart, weich, kalt, warm, rot, blau usw., alle zeitlichen und räumlichen Feststellungen enthalten den subjektiven Anteil, und so ist die allen Phänomenen („*Erscheinungen*") gemeinsame Ebene, auf die sie zu stellen sind, doch wieder die des wahrnehmenden Subjekts. Es handelt sich für uns nicht beim sog. Psychischen um metaphysische Sonderheiten, die im Organismus mit dem Somatischen zur Einheit verbunden sind. In dem Sinne weiche ich mit Goldstein von Klages ab, soweit ich ihn verstanden habe. Das mag auf dem Boden der Naturwissenschaft wie ein psychischer Materialismus erscheinen, hängt aber unvermeidbar mit den Grenzen naturwissenschaftlicher Betrachtung zusammen, die durchaus bestehen und keineswegs Metaphysik als Versuch einer Gesamterklärung mißachten dürfen. Der vorliegende Entwurf möchte außerhalb des Metaphysischen bleiben, ohne es in seiner Bedeutung zu verkennen. Goldstein[1] sagt:

„Jede Reizwirkung auf den Organismus verändert den ganzen Organismus. Das gilt, wie für das Verständnis der pathologischen Reflexe genau so für das Verständnis der veränderten Psyche; beides ist der Ausdruck der veränderten Reizverwertung. Bei dem sog. Psychischen handelt es sich nicht etwa um ein an sich uns unmittelbar Gegebenes, sondern gegeben ist ein Gesamtgeschehen, aus dem wir bei bestimmter Betrachtung auch das hervorheben können, was wir das Psychische nennen. Gewiß ist sowohl das, was wir psychisch, wie das, was wir somatisch nennen, irgendwie der Ausdruck des Lebens. Aber sobald man ein Verständnis des Lebens vom einen oder anderen Gebiet aus versucht, ist man gezwungen, dessen Vorgänge isoliert zu betrachten, und dann gewinnen die Tatsachen infolge dieser isolierenden Betrachtung eine unlebendige Besonderheit. — Jede derartige Betrachtungsweise zerstückelt den Organismus."

„Es ist auch eine unvollkommene Lösung dieser Schwierigkeit, wenn man den Organismus als eine Leib-Seele-Einheit auffaßt, denn auch diese Betrachtung sieht das Körperliche und das Seelische doch irgendwie als Wesenheiten an, während es sich tatsächlich nur um Erscheinungen handelt, die nur als Ergebnis einer bestimmten Betrachtungsweise auftreten. — Weder *wirkt* Psychisches auf Körperliches, noch Körperliches auf Psychisches, sondern immer wieder handelt es sich um die Reaktion des Organismus..., was wir bei Betrachten der Wirkungen am Index des sog. Psychischen oder Physischen feststellen."

Man wirft solcher Auffassung vor, sie sei verschwommen unter der Vorstellung des Ganzheitsbegriffs, in ihrer Betonung der nur *methodisch* sich vollziehenden Aufteilung, der das Einzelergebnis nur als isolierendes Verfahren erscheint wie eine Zerstückelung. Auch mir scheint jede Trennung nach psychischen und somatischen Vorgängen ganz ausschließlich als eine methodische eben unseres Begriffssystems. Es ist, als wenn wir den Scheinwerfer mit dem Lichte des Erkennens das eine Mal nach innen richteten und damit unsere Affekte, Gefühle, unser Denken beleuchteten, ein andermal ihn nach außen richten und so die Welt als eine der Außendinge sähen. Aber es bleibt doch derselbe Scheinwerfer des Subjekts, eben unser Erleben, unsere Erkenntnismöglichkeit mit ihren Grenzen. In diesem Sinne ist jede Aussage „*anthropomorph*", ich vermag nicht zu verstehen, daß der Mensch andere Denkmöglichkeiten als menschliche (anthropomorphe) besitzt. Ich halte es nicht für vorwissenschaftlich, von Durst, Wille, Trauer, Angst zu sprechen, denn es gilt, nicht für vorwissen-

---

[1] Goldstein: Im Bericht des 2. Allg. ärztl. Kongr. f. Psychotherapie. Bad Nauheim 1927.

schaftlich von Rot, Blau, Kalt, Warm, Hart oder Weich zu sprechen. Von einer Gesamtsituation wird einiges mit rein introspektiver Methodik erkannt, einiges mit extrospektiver. Wir sind beim Menschen durch unsere Selbstwahrnehmung imstande, von dem Gesamtvorgang eines biologischen Verlaufes mehr wahrzunehmen, wie beim Tier oder der Pflanze, weil zu den dort nur möglichen „objektiven" Feststellungen unserer Wahrnehmung noch der Reichtum introspektiver Wahrnehmung hinzukommt. Einiges möchten wir in dieser Hinsicht namentlich beim höheren Tier durch Analogie mit uns selbst als bestehend annehmen. Freude, Trauer, Angst und Furcht sind uns etwa auch beim Hunde durch die Ähnlichkeit der Ausdrucksformen mit uns selbst anschaulich-verständlich. Aber die Feinheiten jener biologischen Abläufe sind uns nur dort feststellbar, wo die Analogie mit uns selbst, uns bei den übrigen Menschen offenkundig eine fast vollständige scheint. So gehören zu den biologischen Gesamtvorgängen wenigstens beim Menschen mit Sicherheit oft auch Bewußtseinsinhalte, sie können auch fehlen. Die Resignation liegt darin, daß wir über die Beschreibung der introspektiven, wie extrospektiven Phänomene kaum hinauskommen. Aber in dieser Beschreibung erkennen wir Zusammengehöriges, einheitliche Situationen, Ablaufsformen, gemischt aus introspektivem und exstrospektivem Wahrnehmungsmaterial.

Es bleibt im Tiefsten „unverstanden", daß auf gewisse Reize, die unser Photoreceptor, das Auge, empfängt, wir introspektiv die Wahrnehmung Rot haben, während wir, dinglich betrachtet, die Sehbahnen bis zu den corticalen Zentren beschreiben und deren anatomische und physiologische Verbindung mit irgendwelchen zentrifugalen Bahnen, wie sie uns etwa bei einem bedingten Reflex nach PAWLOW erscheinen. Es gibt sicher bedingte Reflexe, bei denen introspektive Wahrnehmung nicht auftritt. Aber wenn PAWLOW alle höheren Funktionen der Tiere und wohl auch des Menschen auf ein System von bedingten Reflexen zurückführen will, so fehlt ihm die Möglichkeit, für viele Phänomene die Beteiligung des Erlebnisses auszuschließen, ja es gehört sicher oft notwendig dazu. Die Magensaftsekretion, die an das Auftauchen eines roten Lichtsignals durch die Bildung eines bedingten Reflexes gebunden wird, fände nicht statt, wenn der Hund nicht auch introspektiv offenbar rot sieht, und die Tränensekretion der Trauer käme nicht zustande, wenn nicht subjektiv Trauer erlebt wird. Dagegen spricht in keiner Weise, daß die Tränensekretion auch durch einen äußeren Reiz (Zwiebel) hervorgerufen werden kann oder wir „rot" sehen bei einem Schlag auf das Auge.

Jener sog. psycho-galvanische Reflex von VERAGOUTH[1] ist als besonders feiner Test ein lehrreiches Beispiel. Er ermöglicht, methodisch sehr geringe Widerstandsänderungen der Haut als veränderte Funktion der Schweißdrüsen zu erkennen; schon ein Reizwort, das eine Affektsituation auslöst, gibt einen deutlichen Galvanometerausschlag, als Indicator für eine Abnahme der Polarisation der Haut.

F. H. LEWY zeigte, wie die MAGNUS-DE-KLEIJNschen Stellreflexe durch Zerstörung gewisser Hirnzentren beim Versuchstiere sich ändern, aber auch bei einer gesunden Katze kann man durch Anbringen einer Klemme an der Haut, die einen Schmerz hervorruft, verschiedene Veränderungen in der Kopfhaltung im Sinne veränderter Stellreflexe hervorrufen. Ein gutes Beispiel, daß die Gesamtsituation des Nervensystems entscheidend ist, und wir mit der isolierten Betrachtungsweise eines einzelnen Reflexvorganges das Zusammengehörige, um es zu analysieren, auseinanderreißen.

---

[1] VERAGOUTH: Ds. Handb. **8**, 775.

Nach GOLDSTEIN[1] hat der Hirnverletzte nicht bestimmte Worte und Einzelbegriffe verloren, sondern sein Organismus ist mit seiner Hirnverstümmelung doch wieder zu einer freilich von der Norm abweichenden Einheit zusammengeschlossen, und die Situationen, die für seine Beschränkung sinnvoll geblieben sind, zeigen ihn folgerichtig handelnd und diejenigen Worte und Begriffe sicher verwendend, die er dann nicht zur Verfügung hat, wenn sie vor ihm in einer für ihn sinnlosen Form verlangt werden. Eine Revision der Aphasielehre ist daraus hervorgegangen. Es fehlt dem Aphasiepatienten nicht das Wort Rot oder die Vorstellung Rot, wenn sie für seine Situation etwa in bekanntem Zusammenhange einer blutenden Wunde oder einer blumigen Wiese gebracht werden, wohl aber versagt er, wenn die Fragestellung für seine defekte Situation ihm sinnlos geworden ist, er etwa einen roten Wollfaden aus einem Farbengemisch von Wolle heraussuchen soll.

Drücken wir es mit Absicht einmal primitiv materialistisch aus: Die vegetativen Zentren mit ihren zugehörigen zuführenden und abführenden Nervenbahnen und den zugehörigen Erfolgsorganen erfahren fördernde und hemmende Impulse bis in die Organe hinein, nicht kausal vom Affekt her, wenn wir diesen rein in die Domäne „der Psyche" setzen. Es handelt sich um einen Gesamtvorgang, zu dem auch das, was wir introspektiv als Affekt erleben, so oft dazugehört. So werden auch die corticalen Vorgänge zu einem größten Teil nur als Denken von uns wahrgenommen, solche Denkformen können affektiver und nichtaffektiver Art sein. In letzterem Falle bleiben die vegetativen Zentren eher in Ruhe, im anderen gehört ihre Erregung zum biologischen Gesamtvorgang. Es ist aber schief zu sagen, der Affekt bricht in das vegetative Nervensystem ein oder gar, das vegetative Nervensystem sei ein Erfolgsorgan der Psyche oder die Psyche sei ein Erfolgsorgan des vegetativen Nervensystems.

Die Naturwissenschaft möchte gern so beschreiben, daß etwa Ätherschwingungen von einer bestimmten Schwingungszahl unseren Photoreceptor erreichen, die spezifische Erregung der Stäbchen und Zapfen der Retina sich durch Sehbahnen bis zum Cortex fortpflanzt und von dort her vegetative Zentren beeinflußt werden, der Reiz sich fortlaufend zentrifugal im Vagus fortpflanzt und etwa beim obenerwähnten Versuch des bedingten Reflexes die Magensekretion auslöst. Daß aber dabei, introspektiv gesprochen, vom Versuchstier Rot gesehen werden muß, gehöre nur als Nebenerscheinung nicht notwendig zum Gesamtvorgang. Wir möchten dies vernachlässigen, weil es der naturwissenschaftlichen Methodik nicht zugänglich ist, bleiben wir doch darauf angewiesen, es selbst nur innerlich zu erleben oder es uns aus der Fremdwahrnehmung erzählen zu lassen oder anderweitig indirekt zu erschließen. So scheint es verständlich, daß exakte Naturwissenschaft (Physik, Chemie) als solche das Introspektive nicht zu beachten meint, *die Biologie hingegen, insbesondere die des Menschen, muß für beides Interesse haben, sie verschließt sich sonst eine der beiden Pforten der Erkenntnis, die ihr für den Menschen offen stehen.*

Besteht eine Alkoholvergiftung, so erkennen wir mit somato-biologischer Methode, etwa das Taumeln, das gerötete Gesicht, Pupillenveränderungen usw., mit psychischer Betrachtungsweise die Veränderung des Affektlebens, die Einschränkung der Urteilskraft, die Lösung seelischer Hemmungen. Uns beweist das nur, so scheint mir, daß eine Gesamtsituation veränderter Art besteht. Ist eine erhöhte Schilddrüsenwirkung im Organismus vorhanden, so kann sie sich somato-biologisch am Grundumsatz, vermehrter Schweißsekretion, der Tachy-

---

[1] GOLDSTEIN: Mschr. Psychiatr. u. Neurologie **68** (1928) — Arch. f. Psychiatr. **19** und ds. Handb. **10**, 600.

kardie, dem Tremor, äußern (Morbus Basedow). Psychobiologisch betrachtet ist die veränderte Affektlage bis zur Charakterveränderung ebenso sehr Kardinalsymptom für die Klinik, nicht hat der eine Zustand den anderen erzeugt, sondern beide Erkennungsmöglichkeiten weisen auf die Veränderung im lebendigen Gesamtvorgang einer Vergiftung hin, durch zwei inkommensurable Methoden erkannt. Eine Paralyse mag mit Pupillenveränderungen, Liquor- und Blutveränderungen einhergehen, eine Atrophie der Hirnrinde besteht und ebenso die bekannten Charakterveränderungen, sie erscheinen als Ausdrucksformen des Veränderungsprozesses in der Hirnrinde, so wie das Thyroxin oder der Rausch geradezu chemisch zur Charakterveränderung gehörig sind. Umgekehrt erzeugt nach dem Jargon der Psychoanalitiker ein Erlebnis, psychisch-introspektiv „analysiert", die Flucht in die Krankheit, etwa die hysterische Paraplegie der Beine. Zu dieser objektiv wahrgenommenen Lähmung, der sog. nichtorganischen, gehört notwendig das Erlebnis, mag es ganz einfach bewußt für den Kranken sein oder erst ärztlich psychoanalytisch erschlossen werden. Es ist eine veränderte Gesamtsituation, der wir nicht gerecht werden können, wenn wir sie rein naturwissenschaftlich beschreiben; das geht zwar lokalistisch etwa bei einer Myelitis transversa; aber für die „psychogene" Paraplegie bedarf es der Erfassung einer Gesamtsituation, wobei „der Bedeutungsgehalt des Erlebnisses" keine biologische Funktion ist (ERWIN STRAUSS[1]).

Dem Psychiater, der für große Gruppen seiner Kranken noch fast ausschließlich auf die Vorstellungsinhalte seiner Krankheit zur Gruppierung der Geisteskrankheiten angewiesen ist, mag es geläufig sein, daß er mit seinen Anamnesen und Gesprächen eine Diagnostik treibt, die, soweit sie sich ganz im psychischen Gebiete bewegt, trotzdem dem Erkennen biologischer Vorgänge dient. Beim inneren Mediziner hingegen scheint durch die großen Erfolge der experimentellen Pathologie und den berechtigten Stolz auf die umfassende Feststellung objektiver Phänomene es so, als wenn das introspektiv zu gewinnende Material vernachlässigt werden könne. Diese Auffassung wird von mir nachdrücklich bekämpft, nicht nur, weil bei den Psychoneurosen, zu denen auch, wie wir sahen, die meisten sog. Organneurosen gehören, die Aufschlüsse zum Verstehen des Krankseins gerade wie beim Psychiater und noch mehr wie bei ihm viel reicher sind, wenn wir die „innere Lebensgeschichte" erschließen, sondern weil auch außerhalb jener Gruppe, die als „psychogene Krankheiten" von der Medizin bezeichnet werden, die sog. psychischen Phänomene uns eine Fülle von Symptomen bieten, die wir nicht mit objektiver Methodik nachweisen können. Die objektive Methodik ist für den Naturwissenschaftler exakter, liefert präzisere Daten, Gewichte, Kurven, Zahlen usw. Nie darf der Wunsch erlahmen, hier ständig vorwärts zu kommen. Die psychischen Phänomene wirken demgegenüber unexakt und diffus, sind weit schwerer nachzuprüfen und oft nicht von Irrtümern zu reinigen [Sinnestäuschungen zeigen schon allein, welchen Fehlschlüssen wir „introspektiv" unterliegen können]. Aber für eine große Zahl von Erkrankungen sind sie trotzdem *die weit subtileren Phänomene*, die deutliche Zeichen schon geben, wenn die groben Ausschläge, die Technik des objektiven Nachweises, versagt. *Deshalb sollten die subjektiven Phänomene des Kranken für die innere Klinik als feinste Tests in hohem Ansehen stehen.* Ein paar Beispiele illustrieren das ganz einfach: Wir konstatieren kleine Alkoholdosen am lebhafteren, lauteren, weniger gehemmten Gespräch und bedürfen dazu nicht der Bestimmung des Alkoholspiegels im Blut oder im Liquor. Wir stellen als Ärzte die veränderte Affektsituation in der Unterhaltung fest bis zur Charakterver-

---

[1] STRAUSS, ERWIN: Geschehnis und Erlebnis. Berlin: Julius Springer 1930.

änderung bei geringster Thyreotoxikose, bei welcher Methoden eines veränderten, chemischen Blut- oder Gewebsverhaltens quantitativ meist noch nicht nachweisbar sind. Die endogene Vergiftung eines Infekts wird oft zuerst wahrnehmbar an Müdigkeit, Verstimmtheit des Kranken, noch ehe er schlecht aussieht oder gar Temperaturerhöhung besteht. Die „Nervosität" eines Kranken klärt sich etwa durch eine positive Wassermannreaktion als cerebrospinale Lues auf und gewinnt erst durch die serologische Feststellung eine sichere Basis, aber führend zum Arzt und für den Arzt war das Affektverhalten. Jede Beschwerde ist subjektiv und *ist im charakteristischen Beschwerdekomplex nicht selten beweisender wie der objektive Befund.* In der von mir besonders gepflegten Erschließung der latenten und larvierten Krankheit, die weit häufiger besteht, wie das grobe Pathos, war die Ausarbeitung der Anamnese, d. h. des subjektiven Erlebens des Kranken uns führend, während eine frühere Ära im Stolz auf den objektiven Befund diese vernachlässigte. Die Psychiatrie ist nicht diesen Weg gegangen, so sehr sie mit Recht z. B. jetzt sucht, hormonale und andere humorale Zusammenhänge für die ursprünglich rein psychisch erfaßten Krankheitsgruppen zu erschließen.

Die oft überragende Bedeutung der subjektiven Symptome ist der tiefste Grund des neu erwachten Interesses der inneren Klinik dafür, daß sie psychische Phänomene in die biologischen einbeziehen will, *sie seien nicht prinzipiell, sondern nur in der Wahrnehmungsmethodik von ihnen geschieden,* denn sie sind oft weit wichtiger, selten ganz unwichtig gegenüber den dinglichen Phänomenen, die uns der Kranke bietet. *In den psychischen Phänomenen haben wir oft die früheren, weil subtileren, quantitativ feineren klinischen Zeichen, in den objektiven die gröberen, aber eindeutigeren Phänomene.* Beide Arten der Phänomene stehen für uns, wie mir scheint, zwar nicht auf gleicher Ebene, sie sind geschieden durch „einen Wechsel im Begriffssystem" (Kern). Es scheint undurchführbar, daß wir für die Biologie des Menschen auf einen Nenner die Phänomene, die uns angehen, zurückbringen wollen. Das metaphysische Problem, das erkenntnistheoretische, das philosophische, bleibt von meiner Betrachtungsweise kaum berührt. Es ist nur eine pragmatische Auffassungsform, die ärztlich brauchbar ist für die Klinik und, wie mir scheint, auch über diese hinaus für die Pathologie selbst die Physiologie der Funktion. Und darin liegt die Notwendigkeit, daß jene „psychophysischen Vorgänge" in diesem Handbuch als einheitliche Funktionsabläufe dargestellt werden mußten, die wir nicht nach dem vergilbten Schema Psyche-Soma auseinanderreißen dürfen. Auch sollten wir — Erwin Strauss[1] hat das jüngst scharf präzisiert — eine funktionelle „pseudoenergetische Betrachtung für Erleben, Wahrnehmen, Vorstellen, den Sinn eines Tuns, die Bewältigung einer Aufgabe vermeiden — das gehört nicht in das Reich der Biologie, als Erlebniswelt des Kranken dennoch in den Handlungsbelang des Arztes.

---

[1] Strauss, Erwin: Zitiert auf S. 1069.

Die Regulierung
der Wasserstoffionenkonzentration.

Von

KL. GOLLWITZER-MEIER

Berlin.

Mit 16 Abbildungen.

Zusammenfassende Darstellungen.

AUSTIN, J. H., u. GL. E. CULLEN: Medicine **4**, 275 (1925). — L. MICHAELIS: Die Wasserstoffionenkonzentration. Berlin 1914. — SLYKE, D. D. VAN: Physiol. Rev. **1**, 141 (1921). — STRAUB, H.: Erg. inn. Med. **25**, 1 (1924). — WILSON, D. W.: Physiol. Rev. **3**, 295 (1923). — WINTERSTEIN, H.: Naturwiss. **11**, 625, 644 (1923).

I. Einleitung.

1. Umgrenzung der Aufgabe.

Die vorliegende Darstellung muß sich auf die Regulierung der Wasserstoffionenkonzentration im Blut beschränken. Allein im Blut sind die gleichgewichtsstörenden Einwirkungen und die gleichgewichtswiederherstellenden regulatorischen Vorgänge der Untersuchung leicht zugänglich und von der bisherigen Forschung in ihren Grundzügen geklärt. So wie sich im Blut auf der Seite der störenden Einwirkungen die Folgen der Lebensvorgänge in den Organen sammeln, so ist auch im Blut für die Wiederherstellung des gestörten Gleichgewichtes die größte Anzahl von kompensatorischen Maßnahmen vereinigt. In der Untersuchung und Erforschung der Regulation der Wasserstoffionenkonzentration des Blutes erfassen wir daher die Reaktionsregulation in ihrem breitesten Querschnitt.

In den Geweben beruht die Reaktionsregulation auf den gewebseigenen Puffereigenschaften und auf den transportleistenden Maßnahmen des gewebsdurchströmenden Blutes. Die gewebseigene Pufferungsleistung ist in den verschiedenen Organen verschieden. Die Transportleistung des Blutes in ihrer Bedeutung für die Reaktionsregulation der Gewebe macht die Regulierung der Blutreaktion zu einem wesentlichen Teil der Regulierung der Gewebsreaktion. Andererseits macht sie den Säurebasenhaushalt des Blutes in einem erheblichen Maß zum Indicator des Säurebasenhaushaltes der Gewebe. In vollkommenem, aber biologisch schädlichstem Maß wäre er dies, wenn nicht im Dienste des Gesamtorganismus der Säurebasenhaushalt des Blutes dauernd aufs schärfste überwacht und einreguliert würde. So ist es bei voller Leistung der Regulationsmechanismen gerade *nicht die Reaktion des Blutes*, welche als Indicator des Säurebasenhaushaltes des Gesamtorganismus gelten kann, sondern die *Inanspruchnahme der Regulationsvorrichtungen*. Erst im Versagen der Regulationen wird auch die Blutreaktion ein Indicator für die Reaktionslage der Gewebe. Bei zentrogener Steigerung der Atmungsgröße steht die Blutreaktion sogar im Gegensatz zur Reaktionslage des Gesamtorganismus. Es sind methodische Gründe, die es bisher verwehrt haben, die Einzelheiten einer Lehre von der Reaktionsregulation der Gewebe zu erforschen.

Es sind nur geringe Schwankungen innerhalb eines engen Reaktionsbereiches, die die Wasserstoffionenkonzentration des Blutes unter physiologischen Verhältnissen erfährt, obwohl die Stoffwechselvorgänge und die damit verbundene Bildung vorwiegend saurer Stoffwechselendprodukte, sowie die Resorption der Nahrung entstammender saurer und basischer Valenzen die Reaktion dauernd zu verschieben droht. Die genaue Abstimmung der Regulationsvorgänge aufeinander und die große Empfindlichkeit der an der Regulation beteiligten Organe (z. B. Atemzentrum, Niere) gegenüber geringsten Schwankungen der Wasserstoffionenkonzentration, verhindert selbst unter pathologischen Verhältnissen nennenswerte Reaktionsverschiebungen. Sie kommen nur zustande bei übermäßiger Inanspruchnahme der Regulationsmechanismen oder bei einem krankhaften Versagen derselben.

Die Notwendigkeit eines Schutzes gegen Veränderungen der Wasserstoffionenkonzentration ergibt sich aus ihrer Bedeutung für den Ablauf zahlreicher biologischer Reaktionen.

Die Erhaltung einer für die biologischen Vorgänge optimalen Reaktion wird gewährleistet durch verschiedene regulatorische Vorgänge, die zum Teil an die physikalisch-chemischen Eigenschaften des Blutes gebunden sind, zum Teil an die Funktion bestimmter Organe: Atmungsorgane, Kreislauforgane, Nieren, Leber, Darm, Schweißdrüsen.

2. Begriffe.

Die *Wasserstoffionenkonzentration*[1] (C_H, „aktuelle Reaktion") wird nach MICHAELIS als *Wasserstoffzahl* $= C_H$ in Molen pro Liter oder nach dem Vorschlag von SÖRENSEN durch ihren negativen Logarithmus, den *Wasserstoffexponenten* p_H, ausgedrückt. Die Angabe der Wasserstoffionenkonzentration durch den Wasserstoffexponenten oder p_H giebt Anlaß zu Verwirrungen in der Literatur, da der Wasserstoffexponent als negative logarithmische Größe mit zunehmender Wasserstoffionenkonzentration kleiner wird. Es wurden daher wiederholt Vorschläge gemacht, die SÖRENSENsche Bezeichnung „Wasserstoffexponent" fallen zu lassen. WHERRY[2], DERRIEN und FONTÈS[3] wollen die neutrale Reaktion also $p_H = p_{OH} = 7,0 = 0$ setzen und eine Verminderung der Wasserstoffionenkonzentration unter die neutrale Reaktion durch ein negatives Vorzeichen, eine Vermehrung durch ein positives Vorzeichen kennzeichnen. Ferner hat JOOS[4], um die Schwierigkeiten der logarithmischen Bezeichnung zu umgehen und trotzdem die Wasserstoffionenkonzentration in Einheiten auszudrücken, $C_H^+ = 10^{-9} = \varrho$ als biologische Einheit vorgeschlagen, wonach dann $\varrho = C_H 10^{-9}$ wäre und $C_H^{-9} = 1\varrho$, $10^{-8} = 10\varrho$, $10^{-7} = 100\varrho$.

Die „*Alkalireserve*" (JAQUET) wird in Volumprozenten CO_2 ausgedrückt. Als Maß der Alkalireserve dient die Bicarbonatkonzentration bei einer genau bekannten Kohlensäurespannung, und zwar gewöhnlich bei einer CO_2-Spannung von 40 mm (VAN SLYKE).

Die Bestimmung der Wasserstoffionenkonzentration allein gestattet den Nachweis von Störungen des Säurebasengleichgewichts nur dann, wenn die Wasserstoffionenkonzentration verändert ist, die Störungen also nicht kompensiert sind. Eine eindeutige Charakterisierung der Veränderungen des Säurebasengleichgewichts ist dagegen auch bei unveränderter Reaktion des Blutes möglich durch die Bestimmung von 2 der 3 folgenden Größen; nämlich der freien Kohlensäure (H_2CO_3), der gebundenen Kohlensäure ($NaHCO_3$) und der Wasserstoffionenkonzentration.

Verschiebungen der Wasserstoffionenkonzentration über den Normalbereich hinaus werden als *echte Acidosen* und *Alkalosen* bezeichnet. Dieselben Bezeichnungen, Acidose bzw. Alkalose, werden nach der NAUNYNschen Nomenklatur aber auch für die Veränderungen der Alkalireserve gebraucht ohne Rücksicht darauf, ob die Wasserstoffionenkonzentration verändert ist oder nicht. Zur Vermeidung von Unklarheiten, die entstehen müssen, wenn dieselben Bezeichnungen für ganz

---

[1] Es sei hier der Begriff der Wasserstoffionenkonzentration beibehalten an Stelle des exakteren Begriffs der Wasserstoffionenaktivität, die wir mit unseren Methoden tatsächlich bestimmen. Im übrigen sei bezüglich der Definitionen und Begriffsbestimmungen der Wasserstoffionenkonzentration auch auf die ausführliche Darstellung von MICHAELIS in ds. Handb. **6**, 601ff. hingewiesen.

[2] WHERRY: J. Washington Acad. Sc. **9**, 305 (1919).

[3] DERRIEN u. FONTÈS: C. r. Soc. Biol. Paris **92**, 503 (1925).

[4] JOOS, G.: Klin. Wschr. **8**, 2129 (1929).

verschiedene Begriffe verwendet werden, nämlich einmal für die Veränderung des Quotienten $\dfrac{\cdot H_2CO_3}{NaHCO_3}$, das andere Mal für die Veränderung allein von $NaHCO_3$, empfiehlt WINTERSTEIN[1], einem Vorschlage HENDERSONS folgend, die Bezeichnung *Hyperhydrie* für die echte Acidose, die tatsächliche Verschiebung der Reaktion nach der sauren Seite, die Bezeichnung *Hypohydrie* für die echte Alkalose, die Verschiebung der Reaktion nach der alkalischen Seite. Für den Normalbereich der Wasserstoffionenkonzentration führte er die Bezeichnung Euhydrie ein. Für die Veränderungen der Alkalireserve haben sich neben der NAUNYNschen Bezeichnung nach dem HASSELBALCHschen Vorschlag die Bezeichnungen „*Hypokapnie*" (Verminderung der Alkalireserve) und „*Hyperkapnie*" (Vermehrung der Alkalireserve) eingeführt.

Unter kompensierten Acidosen bzw. Alkalosen verstehen wir diejenigen, bei denen trotz Veränderung von H_2CO_3 oder $NaHCO_3$ infolge der kompensatorischen Veränderungen der zweiten Größe (H_2CO_3 oder $NaHCO_3$), die Reaktion normal bleibt und unter unkompensierten Acidosen und Alkalosen diejenigen, bei denen die Reaktion verändert wird.

Bestimmt man das Kohlensäurebindungsvermögen($NaHCO_3$) eines Blutes bei verschiedener Kohlensäurespannung und trägt die Werte in ein Kohlensäurediagramm mit einer H_2CO_3-Abszisse und $NaHCO_3$-Ordinate (STRAUB und MEIER[2], HAGGARD und HENDERSON[3]) ein, so gibt die Verbindungslinie der einzelnen Punkte die *Kohlensäurebindungskurve*. In jedem Punkt dieser Kurve ist einem bestimmten H_2CO_3-Wert ein bestimmter $NaHCO_3$-Wert zugeordnet. Aus dieser Kurve kann für jede beliebige Kohlensäurespannung das

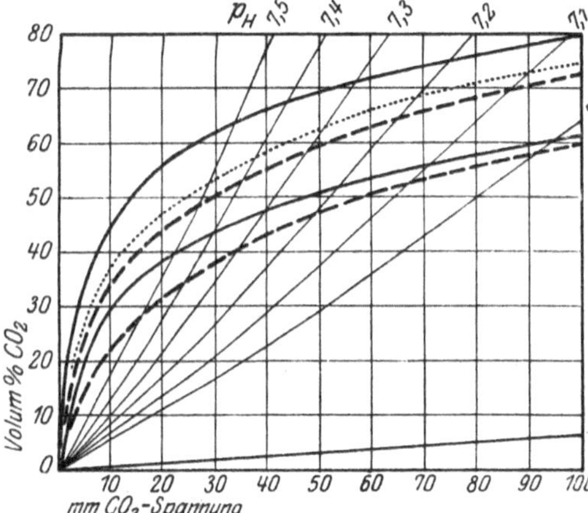

Abb. 230. Normalbezirke der Kohlensäurebindungskurven. Unterbrochene Linien = Grenzen der Weltliteratur nach PETERS, BAAR und RULE. Punktierte Linie = oberer Rand des Bezirkes von STRAUB, MEIER und SCHLAGINTWEIT. Ausgezogene Linien = Normalbezirk von STRAUB und MEIER unter den 1917—1919 infolge der in Deutschland herrschenden Ernährungsverhältnisse. Ordinate = Gesamtkohlensäure des Blutes. Abszisse = Kohlensäurespannung in mm Hg. Dreieck am Unterrande = physikalisch absorbierte Kohlensäure. Vom Nullpunkte geht eine Schar von Linien gleicher Wasserstoffzahl aus. (Berechnet nach HASSELBALCH.)

Kohlensäurebindungsvermögen des untersuchten Blutes abgelesen und die Wasserstoffionenkonzentration errechnet werden. Die Punkte gleicher Wasserstoffionenkonzentration sind durch ein vom Koordinatenanfangspunkt ausgehendes strahlenförmiges Liniensystem mit geradlinigem Verlauf verbunden (STRAUB und MEIER, HAGGARD und HENDERSON). Die ersten Kohlensäurebindungskurven wurden von CHRISTIANSEN, DOUGLAS und HALDANE[4] und HASSELBALCH mitgeteilt. STRAUB und MEIER, PETERS, BARR und RULE[5] und STRAUB, GOLLWITZER-MEIER und SCHLAGINTWEIT[6] grenzten den Normalbereich der Kohlen-

---

[1] WINTERSTEIN, H.: Klin. Wschr. **7**, 241 (1928).
[2] STRAUB, H., u. KL. MEIER: Dtsch. Arch. klin. Med. **129**, 54 (1919).
[3] HAGGARD, H. W., u. Y. HENDERSON: J. of biol. Chem. **45**, 189 (1920).
[4] CHRISTIANSEN, J., C. G. DOUGLAS u. I. S. HALDANE: J. of Physiol. **48**, 244 (1914).
[5] PETERS, J. P., D. P. BARR u. F. D. RULE: J. of biol. Chem. **45**, 489 (1920/21).
[6] STRAUB, H., KL. GOLLWITZER-MEIER u. E. SCHLAGINTWEIT: Z. exper. Med. **32**, 229 (1923).

säurekurven mit Hilfe eines ausgedehnten Versuchsmaterials ab (Abb. 230). In diesen Normalbereich fallen auch die von anderen Untersuchern gefundenen Normalkurven (LILJESTRAND und LINDHARD[1], KROGH und LILJESTRAND[2], JOFFE und POULTON[3], PARSONS[4], DAVIES, HALDANE und KENNAWAY[5]). Der Normalbereich liegt bei 40 mm CO_2-Spannung für sauerstoffgesättigtes Blut zwischen 43 und 56 CO_2-Vol.-%. Kurven, die unterhalb des Normalbereiches liegen, werden in Übereinstimmung mit der Bezeichnung für die Alkalireserve als *hypokapnisch*, oberhalb des Normalbereiches als *hyperkapnisch* bezeichnet.

Zur Eintragung der Kohlensäurekurven können auch andere Koordinatensysteme gewählt werden.

HASSELBALCH und WARBURG[6], VAN SLYKE, AUSTIN und CULLEN[7] benützten in ihren Arbeiten das p_H-$NaHCO_3$-Koordinatensystem. In diesem System weist die Verbindungslinie der eingetragenen Punkte bei Änderung der Kohlensäurespannung keinen gekrümmten, sondern einen nahezu geradlinigen Verlauf auf. Das gleiche ist der Fall in dem von L. H. HENDERSON und WARBURG verwendeten p_H-CO_2-Vol.-%-System und in dem C_H-CO_2-Vol.-%-System (BARCROFT, BOCK, HILL, PARSONS, PARSONS und SHOJI[8]). Nach PETERS, BULGER und EISENMANN[9] stellen diese Geraden in allen genannten Koordinatensystemen nur eine Annäherung an die gerade Linie dar, da sich Abweichungen feststellen lassen. Die mittlere Abweichung der tatsächlichen Kurve von der Geraden beträgt nach ihren Feststellungen 1,26 Vol.-%. Wesentlich besser wird die Annäherung an die Gerade, wenn man den Kohlensäuregehalt und die Kohlensäurespannung in ihrer logarithmischen Form ausdrückt. Der Vorteil der Verwendung von Koordinatensystemen, in denen die Kohlensäurekurven einen annähernd geradlinigen Verlauf haben, wird darin erblickt, daß sie die Kurvenkonstruktion aus zwei Punkten der Kurve gestattet an Stelle der notwendigen drei Punkte bei den gekrümmten Kurven.

PETERS, BULGER und EISENMANN zeigten die Möglichkeit, die Kohlensäurekurve von einem einzigen Punkt aus zu konstruieren. Bei Verwendung eines logarithmischen Koordinatensystems ergibt sich für den Verlauf der Kurve die Beziehung:

$$\Delta [CO_2]_{60-30} = 0,334 \, (O_2\text{-Kap.}) + 6,3 \, .$$

Die unter *physiologischen und pathologischen Verhältnissen überhaupt möglichen Störungen des Säurebasengleichgewichts* sind aus dem VAN SLYKEschen Kohlensäurediagramm ersichtlich, und ebenso die sich entsprechenden Veränderungen der drei Variabeln $NaHCO_3$, H_2CO_3 und p_H (Abb. 231).

Unter Verzicht auf die Darstellung der dritten Variabeln (H_2CO_3) lassen sich die Störungen des Säurebasengleichgewichts viel einfacher und anschaulicher durch die zwei Variabeln $NaHCO_3$ und p_H darstellen (Abb. 232). In

[1] LILJESTRAND u. LINDHARD: J. of Physiol. **53**, 420 (1919/20).
[2] KROGH u. LILJESTRAND: Biochem. Z. **104**, 300 (1920).
[3] JOFFE u. POULTON: J. of Physiol. **54**, 129 (1920/21).
[4] PARSONS, T. R.: J. of Physiol. **51**, 440 (1917).
[5] DAVIES, H. W., I. B. S. HALDANE u. E. L. KENNAWAY: J. of Physiol. **54**, 32 (1920/21).
[6] HASSELBALCH, K. A., u. E. J. WARBURG: Biochem. Z. **86**, 410 (1918).
[7] SLYKE, D. D. VAN, D. J. H. AUSTIN u. GL. E. CULLEN: J. of biol. Chem. **54**, 507 (1922).
[8] BARCROFT, J., A. L. BOCK, A. V. HILL, T. R. PARSONS, W. PARSONS u. R. SHOJI: J. of Physiol. **56**, 157 (1922).
[9] PETERS, J. P., H. A. BULGER u. A. J. EISENMANN: J. of biol. Chem. **57**, 769 (1924).

diesem Diagramm werden durch die Grenzlinie des normalen p_H-Bereichs und durch die Kurven des sauerstoffgesättigten und reduzierten Blutes 9 verschie-

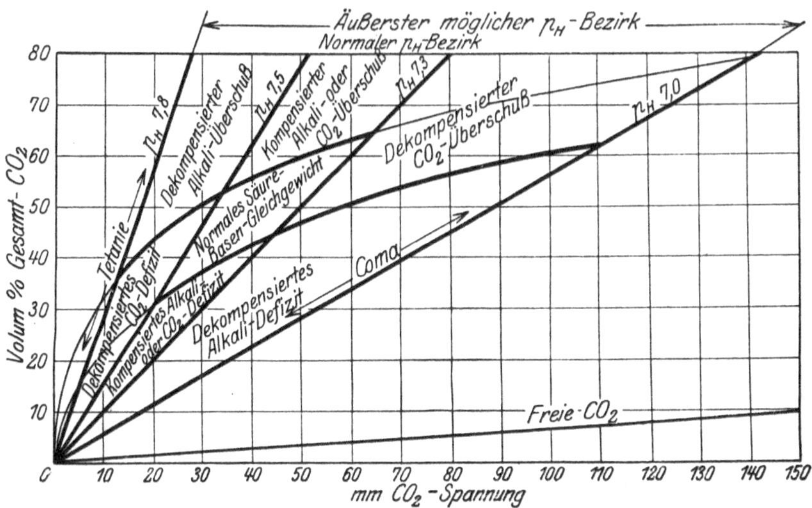

Abb. 231. Darstellung des Säurebasengleichgewichtes im Arterienblut auf Grund des Kohlensäurediagramms. (Nach van Slyke.)

dene Felder abgegrenzt, von denen Feld 5 die normalen Säurebasenwerte umfaßt und die übrigen 8 Felder die möglichen Abweichungen des Säurebasengleichgewichts von der Norm.

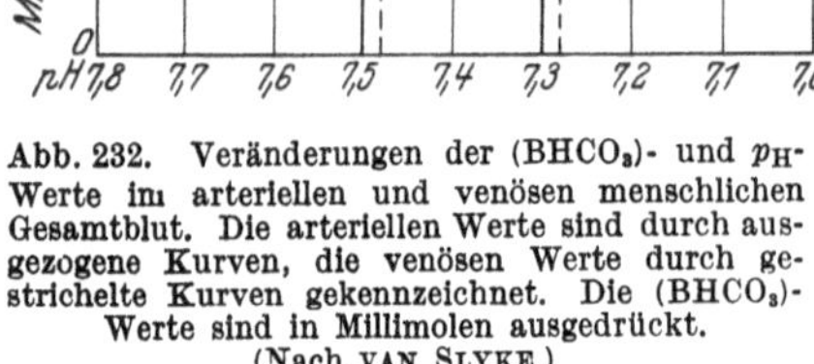

Abb. 232. Veränderungen der ($BHCO_3$)- und p_H-Werte im arteriellen und venösen menschlichen Gesamtblut. Die arteriellen Werte sind durch ausgezogene Kurven, die venösen Werte durch gestrichelte Kurven gekennzeichnet. Die ($BHCO_3$)-Werte sind in Millimolen ausgedrückt. (Nach van Slyke.)

Feld 1: unkompensierter Alkaliüberschuß, Vermehrung von $NaHCO_3$ ohne entsprechende Zunahme von H_2CO_3, Wasserstoffionenkonzentration vermindert.

Feld 2 und 3: unkompensiertes CO_2-Defizit, Abnahme von H_2CO_3, ohne kompensatorische Verminderung $NaHCO_3$, Wasserstoffionenkonzentration vermindert.

Feld 4: kompensierter Alkali- oder Kohlensäureüberschuß. In beiden Fällen $NaHCO_3$ und H_2CO_3 vermehrt, Wasserstoffionenkonzentration normal.

Feld 6: kompensiertes Alkali- oder Kohlensäuredefizit. In beiden Fällen $NaHCO_3$ und H_2CO_3 vermindert, Wasserstoffionenkonzentration normal.

Feld 7 und 8: unkompensierter Kohlensäureüberschuß, Zunahme von H_2CO_3 ohne entsprechende Zunahme von $NaHCO_3$, Wasserstoffionenkonzentration vermehrt.

Feld 9: unkompensiertes Alkalidefizit, Verminderung von $NaHCO_3$ ohne entsprechende Abnahme von H_2CO_3, Wasserstoffionenkonzentration vermehrt.

3. Normalbereich der Wasserstoffionenkonzentration und Alkalireserve im Blut.

Hinsichtlich des Normalbereiches der *Wasserstoffionenkonzentration* für menschliches Blut bzw. Serum stimmen die Angaben der verschiedenen Autoren weitgehend überein.

Autor	p_H	Material
HASSELBALCH (nach STRAUB[1])	7,26—7,39	arterielles Blut
STRAUB und MEIER[2]	7,30—7,40	,, ,,
MEANS, BOCK und WOODWELL[3]	7,32—7,35	,, ,,
STRAUB, GOLLWITZER-MEIER u. SCHLAGINTWEIT[4]	7,28—7,40	,, ,,
PETERS, BARR und RULE[5]	7,25—7,45	,, ,,
MICHAELIS[6]	7,33—7,44	venöses ,,
CULLEN und ROBINSON[7]	7,28—7,41	,, ,,
VAN SLYKE[8]	7,30—7,50	Plasma
MYERS und BOOHER[9]	7,35—7,45	,,

Die Normalwerte für den Wasserstoffexponenten für das Gesamtblut, die für Körpertemperatur gelten, liegen fast alle zwischen p_H 7,30 und 7,40, der Durchschnittswert ist p_H 7,35. Nach PARSONS[10] ergeben die elektrometrischen p_H-Messungen im nichthämolysierten Blut nur die Plasmareaktion. Die Blutkörperchen haben keinen direkten Einfluß auf die Reaktion. Danach wäre unter der Blutreaktion die Plasmareaktion zu verstehen.

Die Reaktion des Blutkörpercheninneren ist bei der im Blut herrschenden Reaktion nach WARBURG[11], VAN SLYKE, WU und McLEAN[12] saurer als die des Plasmas, und zwar beträgt diese Differenz bei normaler Plasmareaktion etwa $0{,}08—0{,}14$ p_H. ADAIR[13] gibt für das Blutkörpercheninnere einen normalen Reaktionsbereich von 7,25—7,35 an.

Für die eiweißärmeren Flüssigkeiten (Liquor, Ödem, Kammerwasser) ist der Normalbezirk der Wasserstoffionenkonzentration breiter und durchschnittlich etwas mehr nach der alkalischen Seite verschoben (VAN SLYKE, WU, McLEAN, MEIER[14], MEESMANN[15]).

Der Normalbereich für die *Alkalireserve* des sauerstoffgesättigten *Blutes* liegt entsprechend der Höhe der Kohlensäurebindungskurve bei 40 mm Kohlensäurespannung nach PETERS, BARR und RULE[5] zwischen 43 und 55 CO_2-Vol.-%, nach STRAUB, GOLLWITZER-MEIER und SCHLAGINTWEIT[4] zwischen 43 und 58 Kohlensäure-Vol.-%. Die Normalwerte für die Alkalireserve des *Serums* bewegen sich nach VAN SLYKE zwischen 50 und 67 Vol.-%. Der Kohlensäuregehalt von Serum

---

[1] HASSELBALCH, K. A., zitiert nach STRAUB: Erg. inn. Med. **25**, 1 (1925).
[2] STRAUB, H., u. KL. MEIER: Dtsch. Arch. klin. Med. **129**, 54 (1919).
[3] MEANS, J. A., A. V. BOCK u. M. N. WOODWELL: J. of exper. Med. **33**, 201 (1921).
[4] STRAUB, H., KL. GOLLWITZER-MEIER u. E. SCHLAGINTWEIT: L. f. d. ges. exp. Med. **32**, 229 (1923).
[5] PETERS, J. P., D. P. BARR u. F. D. RULE: J. of biol. Chem. **45**, 489 (1921).
[6] MICHAELIS, L.: Die Wasserstoffionenkonzentration, 1. Aufl. Berlin 1914.
[7] CULLEN, GL. E., u. H. W. ROBINSON: J. of biol. Chem. **57**, 533 (1923).
[8] SLYKE, D. D. VAN: J. of biol. Chem. **48**, 153 (1921).
[9] MYERS, C., u. E. E. BOOHER: J. of biol. Chem. **59**, 699 (1924).
[10] PARSONS: J. of Physiol. **51**, 440 (1917).
[11] WARBURG, E. J.: Biochemic. J. **16**, 153 (1922).
[12] SLYKE, D. D. VAN, H. WU u. F. C. McLEAN: J. of biol. Chem. **56**, 765 (1923).
[13] ADAIR, G. S.: J. of biol. Chem. **63**, 493 (1925).
[14] MEIER, KL.: L. f. d. ges. exp. Med. **29**, 322 (1929).
[15] LEHMANN u. MEESMANN: Klin. Wschr. **3**, 1028 (1924).

und Plasma ist also höher wie der des Blutes, durchschnittlich um 8 Vol.-% (Joffe und Poulton[1]).

Von der Gesamtkohlensäure sind im Blut ungefähr $^{19}/_{20}$ als Bicarbonat vorhanden, $^1/_{20}$ als freie Kohlensäure (van Slyke und Cullen[2]). Alle Normalwerte für die Alkalireserve haben nur Geltung für eine Kohlensäurespannung von 40 mm. Mit Verminderung der Kohlensäurespannung werden diese Werte kleiner, mit Vermehrung der Kohlensäurespannung größer.

Die arterielle *Kohlensäurespannung* kann bei Normalen zwischen 35 und 45 mm Hg schwanken, ist aber für ein und dasselbe Individuum unter denselben Bedingungen ziemlich konstant. Die venöse Kohlensäurespannung ist in der Ruhe etwa 5—7 mm höher als die arterielle.

II. Physikalisch-chemische Reaktionsregulatoren.

Unter den physikalisch-chemischen Eigenschaften des Blutes sind zwei Eigenschaften für die Regulierung der Wasserstoffionenkonzentration wichtig. Die erste ist die Eigentümlichkeit des Hämoglobins, seine Säuredissoziationskonstante bei Sauerstoffabgabe zu ändern, die zweite ist die Puffereigenschaft des Blutes, die auf seinem Gehalt an schwachen Säuren und deren Salzen beruht.

Auf diese physikalisch-chemischen Eigenschaften des Blutes ist es zurückzuführen, daß sich unter normalen Ruheverhältnissen zwischen der Reaktion des arteriellen und venösen Blutes kaum meßbare Unterschiede finden, trotz der Aufnahme von Kohlensäure in das ·Blut. Parsons[3] fand bei elektrometrischen p_H-Messungen im arteriellen und venösen Blut bei der jeweiligen Kohlensäurespannung nur Differenzen von p_H 0,02, Peters, Barr und Rule[4] bei drei Normalpersonen Differenzen von p_H 0,01—0,00, Doisy, Briggs, Eaton und Chambers[5] berechneten Veränderungen von p_H 0,013—0,037, Holló und Weiss[6] von durchschnittlich 0,02 p_H.

1. Reaktionsregulierung durch Änderung der Säuredissoziation des Hämoglobins bei Sauerstoffabgabe.

Die wichtigste Bluteigenschaft für die Regulierung des Säurebasenhaushaltes beruht auf der Eigentümlichkeit des Hämoglobins, bei Abgabe von Sauerstoff seine Dissoziation als Säure zu verändern. Christiansen, Douglas und Haldane[7] haben als erste die Beobachtung gemacht, daß die Kohlensäurebindungsfähigkeit des Blutes mit der Reduktion des Oxyhämoglobins steigt (Abb. 233). Sie fanden, daß die Kohlensäurebindungskurve des Blutes bei völliger Reduktion des Hämoglobins ungefähr 7 Vol.-% höher liegt als bei hinreichend großer Sauerstoffspannung. Das konnte nur darauf beruhen, daß mit der Reduktion des Oxyhämoglobins mehr Alkali zur Kohlensäurebindung frei wird, daß das reduzierte Hämoglobin also weniger Alkali bindet als das Oxyhämoglobin. Die Beobachtungen von Christiansen, Douglas und Haldane wurden von Joffe und Poulton[1] bestätigt. Nach der Annahme von Christiansen, Douglas und

---

[1] Joffe, J. u. E. P. Poulton: J. of Physiol. **54**, 129 (1920).
[2] Slyke, D. D. van, u. Gl. E. Cullen: J. of biol. Chem. **30**, 289 (1917).
[3] Parsons, T. R.: J. of Physiol. **51**, 440 (1917).
[4] Peters, J. P., D. P. Barr u. F. D. Rule: J. of biol. Chem. **45**, 489 (1921).
[5] Doisy, E. A., A. P. Briggs, E. P. Eaton u. W. H. Chambers: J. of biol. Chem. **54**, 205 (1922).
[6] Holló u. Weiss: Biochem. Z. **145**, 10 (1924).
[7] Christiansen, J., C. G. Douglas u. I. S. Haldane: J. of Physiol. **48**, 244 (1914).

HALDANE[1], L. J. HENDERSON[2] VAN SLYKE[3], PETERS, BARR und RULE[4] besteht zwischen der Alkalibindung an das Hämoglobin und der Sauerstoffaufnahme eine lineare Beziehung, was von VAN SLYKE, HASTINGS, HEIDELBERGER und NEILL[5] experimentell bewiesen wurde. Das Verhältnis $\dfrac{dB}{d[HbO_2]}$ ist bei einem bestimmten p_H konstant.

Das Hämoglobin besitzt bei der im Blut herrschenden Reaktion Säurecharakter. Die Größe der Basenbindung an das Hämoglobin ist von seiner Dissoziationskonstante K_1 abhängig. Diese Konstante K_1 des Hämoglobins ändert sich mit der Reduktion des Hämoglobins. Sie ist für Oxyhämoglobin nach BROWN und HILL[6] $5 \cdot 10^{-7}$, für reduziertes Hämoglobin $7,5 \cdot 10^{-9}$. Durch die Sauerstoffbindung wird die vorher schwache, fast undissoziierte Säure, reduziertes Hämoglobin, in eine 67 mal stärkere, fast völlig dissoziierte Säure, Oxyhämoglobin, umgewandelt.

Der p_{K_1}-Wert (negativer Logarithmus der Dissoziationskonstante) des Hämoglobins ist bei Gegenwart von 145 Milliäquivalenten - Kationen für reduziertes Hämoglobin $= p_{K_1R} = 8,03$, für Oxyhämoglobin $= p_{K_1O} = 6,57$ (VAN SLYKE, HASTINGS, NEILL, HEIDELBERGER und HARRINGTON[7]). Die p_{K_1}-Werte des Hämoglobins ändern sich mit der

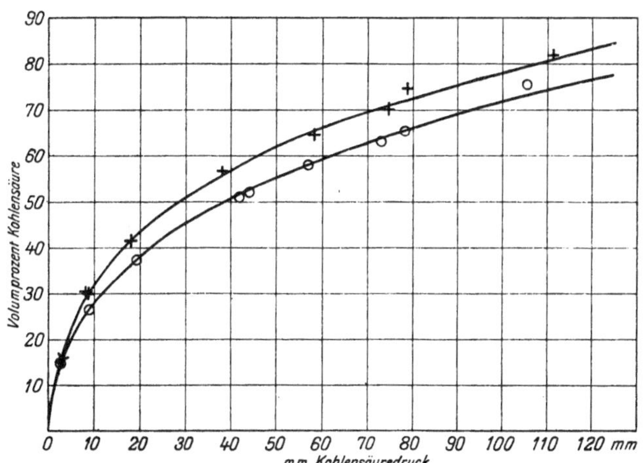

Abb. 233. Kohlensäureabsorptionskurven von HALDANEs Blut (obere Kurve reduziertes, untere Kurve mit Sauerstoff gesättigtes Blut). Die vollausgezogenen Kurven berechnet nach PARSONS, die + und o bezeichnen die tatsächlich beobachteten Werte. (Nach PARSONS.)

Konzentration der Kationen. Bei der Gegenwart von 50 mÄqu.-Kationen ist $p_{K_1R} = 8,13$ und $p_{K_1O} = 6,67$, bei 30 mÄqu.-Kationen $p_{K_1R} = 8,33$, $p_{K_1O} = 6,87$.

Zur genauen Feststellung der pro Mol Oxyhämoglobin bei dessen Reduktion abgegebenen Alkalimenge, stellten VAN SLYKE, HASTINGS, HEIDELBERGER und NEILL[5] Untersuchungen an krystallisiertem Pferdehämoglobin an. Bei diesen Untersuchungen ergab sich, daß 1 Mol oxydiertes Pferdehämoglobin bei p_H 7,4 2,15 Äquivalente Alkali bindet und 1 Mol reduziertes Hämoglobin bei derselben Reaktion nur 1,47 Äquivalente. Durch die Abgabe von 1 Molekül Sauerstoff aus der Oxyhämoglobinverbindung werden demnach bei p_H 7,4 0,68 $\pm$ 0,10 Äquivalente Alkali frei. Diese 0,68 Äquivalente stehen bei der Reduktion des Oxyhämoglobins zur Kohlensäurebindung zur Verfügung.

---

[1] CHRISTIANSEN, J., C. G. DOUGLAS u. I. S. HALDANE: J. of Physiol. **48**, 244 (1914).

[2] HENDERSON, L. J.: J. of biol. Chem. **46**, 411 (1921).

[3] VAN SLYKE, D. D.: Physiol. Rev. **1**, 141 (1921).

[4] PETERS, J. P., D. P. BARR u. F. D. RULE: J. of biol. Chem. **45**, 489 (1920/21).

[5] SLYKE, D. D. VAN, A. B. HASTINGS, M. HEIDELBERGER u. J. M. NEILL: J. of biol. Chem. **54**, 447 (1922).

[6] BROWN, W. E. L., u. A. V. HILL: Proc. roy. Soc. Lond., Ser. B **94**, 326 (1923).

[7] SLYKE, D. D. VAN, A. B. HASTINGS, J. H. NEILL, H. HEIDELBERGER u. HARRINGTON: J. of biol. Chem. **60**, 89 (1924).

Im *Gesamtblut* beträgt die Abgabe von Alkali pro Mol Pferdehämoglobin bei dessen Überführung aus dem sauerstoffgesättigtem in den reduzierten Zustand bei p_H 7,30 0,50—0,59 Äquivalente (VAN SLYKE, HASTINGS und NEILL)[1].

Die von ADAIR[2] für *menschliches Hämoglobin* gefundenen Zahlen sind bei derselben Reaktion 25% niedriger. Die Basenabgabe bei der Reduktion des Oxyhämoglobins beträgt nach ihm bei p_H 7,4 pro Mol Hämoglobin 0,51 Äquivalente. Dieser Wert ändert sich mit der Reaktion und ist bei p_H 7,8 0,55, bei p_H 6,6 0,08 Äquivalente (Abb. 234).

Die maximalen Werte der isohydrischen Basenbindung an das Hämoglobin sind entsprechend den p_{K_1}-Werten auch von der Salzkonzentration abhängig. Das Maximum der isohydrischen Basenbindung liegt

bei 30 mÄqu.-Kationen bei p_H 7,6
„ 50 „ „ „ „ „ 7,4
„ 145 „ „ „ „ „ 7,3 (Abb. 234.)
(VAN SLYKE, HASTINGS, NEILL, HEIDELBERGER u. HARRINGTON[3])

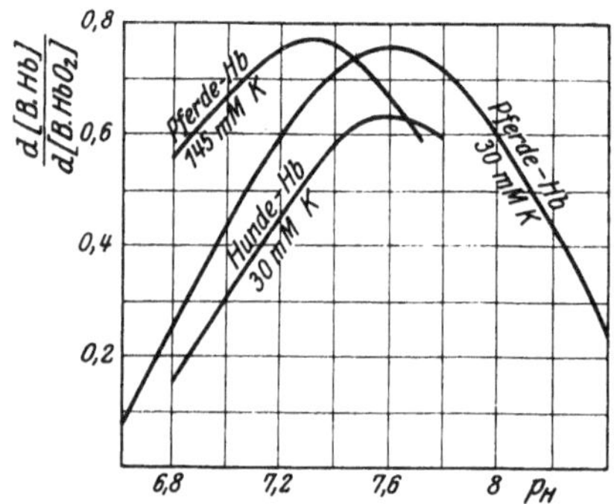

Abb. 234. Nach VAN SLYKE, HASTINGS, NEIL, HEIDELBERGER und HARRINGTONS. Kurven, die zeigen, daß die Vermehrung der Basenbindungsfähigkeit des Hämoglobins bei Oxydation eine Funktion der Wasserstoff- und Salzionenkonzentration ist. (Die Lösungen wurden mit CO₂ titriert.)

Da der respiratorische Quotient der Gewebsatmung 0,7—1,0 beträgt, so kann der *Hauptteil der im Ruhestoffwechsel gebildeten Kohlensäure isohydrisch gebunden werden, also ohne Änderung der Wasserstoffionenkonzentration und ehe noch die Puffermechanismen in Kraft treten.*

Die p_{CO_2}-Differenz zwischen arteriellem und venösem Blut beträgt meist nur 5—6 mm. Es wäre eine p_{CO_2}-Differenz von 15—16 mm erforderlich, um, ohne den dargelegten Mechanismus, die tatsächlich stattfindende Kohlensäureaufnahme durch das Hämoglobin im venösen Blut zu ermöglichen.

Das arterielle Blut ist unter normalen Verhältnissen zu 95—97% mit Sauerstoff gesättigt. Durch die Sauerstoffabgabe im Gewebe sinkt die Sauerstoffspannung im Blut, damit ändert sich auch die Sauerstoffsättigung, allerdings nicht in einem linearen Verhältnis (Abb. 235). Begünstigt wird die Sauerstoffdissoziation durch den gleichzeitigen Anstieg der Kohlensäurespannung, wodurch bei derselben Sauerstoffspannung mehr Sauerstoff von dem Hämoglobin abgespalten werden kann (Abb. 235). Die Sauerstoffsättigung verringert sich unter normalen Verhältnissen im Gewebe bis auf ungefähr 70%-Sauerstoffsättigung des venösen Blutes. Entsprechend dem Grad der Reduktion wird Alkali zur Kohlensäurebindung frei. Der Reduktionsgrad nimmt zu, sowie die Kohlensäurespannung im Gewebe höher wird, damit steigt auch die zur Säurebindung verfügbare Alkalimenge.

Aus der Änderung der Basenbindungsfähigkeit des Hämoglobins infolge der Reduktion ergibt sich die Notwendigkeit der Anbringung einer Korrektur für die Kohlensäurebindungskurve dort, wo ihre Höhenlage bei der im Blut herrschenden Sauerstoffspannung ermittelt werden soll, da sonst sowohl die Werte für die Alkalireserve als die Werte der daraus errechneten Reaktion nicht den tatsächlichen Blutwerten entsprechen. Die Anbringung dieser

[1] SLYKE, D. D. VAN, A. B. HASTINGS u. J. M. NEILL: J. of biol. Chem. **54**, 473 (1922).
[2] ADAIR, G. S.: J. of biol. Chem. **63**, 517 (1925).
[3] SLYKE, D. D. VAN, A. B. HASTINGS, J. M. NEILL, M. HEIDELBERGER u. HARRINGTON: J. of biol. Chem. **60**, 89 (1924).

Korrektur ist besonders unerläßlich dort, wo die Reaktion eines Blutes mit größerem Sauerstoffdefizit bestimmt werden soll (z. B. Herzinsuffizienz).

PETERS, BARR und RULE[1] gaben für diese Korrektur einen empirisch-mathematischen Ausdruck an, nämlich $K \cdot Hb = D$, wo K eine Konstante ist, Hb das Sauerstoffdefizit in Vol.-% Sauerstoff und D die Verschiebung in der Höhenlage der Kurve, ausgedrückt in Vol.-%. K wächst mit der Kohlensäurespannung, ist daher keine eigentliche Konstante, kann aber bei den Kohlensäurespannungen im Blut als ungefähr konstant angesehen werden und beträgt durchschnittlich 0,34. DOISY, BRIGGS, EATON und CHAMBERS[2] geben für die Berechnung der Höhenlage der Kurve bei einem bestimmten Sauerstoffdefizit die Gleichung an

$$\frac{[CO_2]_r}{[CO_2]_{gen}} - \frac{[CO_2]_{gen}}{[CO_2]_r} = -0,44,$$

wo $[CO_2]_{gen} = CO_2$-Gehalt bei $p_H = x$ und vollständiger Sauerstoffsättigung des Blutes ist, $[CO_2]_r = CO_2$-Gehalt bei $p_H = x$ bei der jeweiligen unvollständigen O_2-Sättigung, $[O_2]_{gen} = O_2$-Kapazität des gesättigten Blutes ist. $[CO_2]$ und $[O_2]$ werden in derselben Einheit (Vol.-%, Mol] ausgedrückt.

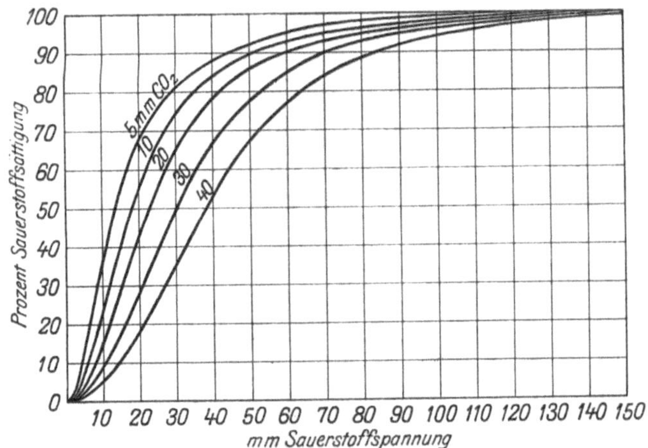

Abb. 235. Einfluß der Kohlensäurespannung auf die Sauerstoffaufnahme des Hundeblutes bei 38°. (Nach BOHR.)

2. Reaktionsregulation durch die Pufferung des Blutes.

Unter Pufferung verstehen wir die Eigenschaft einer Lösung, einer p_H-Verschiebung bei Zusatz von Säuren oder Basen einen gewissen Widerstand entgegenzusetzen (KOPPEL und SPIRO[3], CLARK[4]). Für eine ungepufferte Lösung wird zur Erreichung einer bestimmten p_H-Verschiebung in der Lösung eine geringe Säure- oder Basenmenge benötigt, für eine gepufferte Lösung eine sehr viel größere Säure- oder Basenmenge. Die wirkungsvollsten Puffer sind Gemische schwacher Säuren oder Basen mit ihren Salzen. Die Pufferwirkung beruht auf der geringen elektrolytischen Dissoziation schwacher Säuren und Basen, die zum Teil als Molekül, zum Teil als Ion in Lösung sind.

Fügt man zu einer Pufferlösung mit der Säure HA und dem Salz NaA eine starke Säure, z. B. HCl, hinzu, so beruht der Pufferungsvorgang darauf, daß das Alkali Na des Puffersalzes mit HCl ein Neutralsalz bildet, wobei eine äquivalente Menge der schwachen Puffersäure frei wird (HA). Die elektrolytische Dissoziation der frei gewordenen schwachen Säure ist viel geringer als die der zugesetzten

[1] PETERS, D. P., D. P. BARR u. F. D. RULE: J. of biol. Chem. 45, 589 (1920/21).
[2] DOISY, E. A., A. R. BRIGGS, E. P. EATON u. W. H. CHAMBERS: J. of biol. Chem. 54, 305 (1922).
[3] KOPPEL, M., u. K. SPIRO: Biochem. Z. 65, 409 (1914).
[4] CLARK: The determination of hydrogen ions Baltim. 1920.

starken Säure. Von der Dissoziation der schwachen Puffersäure hängt die Verschiebung der Wasserstoffionenkonzentration ab. Die Größe dieser Verschiebung ist also geringer als nach Zusatz derselben Säure zu einer pufferfreien Lösung, für deren Reaktionsverschiebung die Dissoziation der zugesetzten starken Säure maßgebend ist. Die Wasserstoffionenkonzentration ändert sich demnach immer proportional dem Verhältnis: Freie Säure zu Salz.

Die Dissoziation schwacher Säuren und Basen folgt dem Massenwirkungsgesetz. Gibt $\dfrac{HA}{NaH}$ das Verhältnis zwischen freier Säure und deren Salz an und K_1 die Dissoziationskonstante der Säure, so ist nach dem Massenwirkungsgesetz

$$[H^\cdot] = K_1 \frac{HA}{NaH}.$$

Auf die Dissoziation von Kohlensäure und Bicarbonat, einem Puffersystem, das für die Säurebasenverhältnisse im Blut von Bedeutung ist, wurde das Massenwirkungsgesetz zum erstenmal von SPIRO und HENDERSON[1] angewandt. Es ist

$$[H^\cdot] = K_1 \frac{CO_2}{Bicarb.},$$

wobei K_1 die scheinbare erste Dissoziationskonstante der Kohlensäure ist. Logarithmiert man diese Gleichung, so ergibt sich

$$p_H = p_{K_1} + \log \frac{[Bikarb.]}{[CO_2]} \quad (\text{HASSELBALCH}).$$

Aus dieser Gleichung läßt sich nach HASSELBALCH[2] die Reaktion des Blutes errechnen, wenn die Kohlensäurespannung und der Bicarbonatgehalt bekannt sind.

Der Wert für p_{K_1} (negativer Logarithmus der scheinbaren Dissoziationskonstante der Kohlensäure) wurde von HASSELBALCH in Lösungen bestimmt, die $NaHCO_3$ und H_2CO_3 in Konzentrationen enthielten, wie sie im Blut vorkommen. Nach seinen Berechnungen ist der p_{K_1}-Wert bei 38° 6,1. Nach WARBURG[3] besteht aber für den p_{K_1}-Wert der Kohlensäure nicht nur die von HASSELBALCH angegebene Abhängigkeit von der Bicarbonatkonzentration, sondern außerdem eine Abhängigkeit von der Konzentration der anderen Ionen, dem Hämoglobingehalt, der Sauerstoffsättigung, der Reaktion. PETERS, BULGERS und EISENMANN[4] bestätigten die Abhängigkeit des p_{K_1}-Wertes von den genannten Faktoren, gaben aber andere Korrekturfaktoren an als WARBURG. Nach WARBURG[3] ist $p_{K_1} = 6{,}10$ (Pferdeserum), nach CULLEN, KEELER und ROBINSON[5] $= 6{,}064$ (Menschenserum), nach VAN SLYKE, HASTINGS, MURRAY und SENDROY[6] $= 6{,}13$ (Pferdeserum). Nach all dem wäre also p_{K_1} eine für jede Blutart verschiedene Größe. Praktisch fallen die Unterschiede aber nicht sehr in das Gewicht. VAN SLYKE, SENDROY, HASTINGS und NEILL[7] bestimmten zum erstenmal den Löslichkeitskoeffizienten der Kohlensäure im Serum direkt und fanden einen Wert von 0,510 gegenüber dem BOHRschen[8] Wert von 0,541. Benutzt man nun zur Bestimmung des p_{K_1}-Wertes diesen Löslichkeitskoeffizienten 0,510, so ergibt sich nach HASTINGS, SENDROY und VAN SLYKE[9] für p_{K_1} für Serum bei 38° ein Wert von ungefähr 6,10, bei Benutzung des BOHRschen Wertes von 0,541, den die meisten früheren Autoren verwendeten, ein p_{K_1}-Wert von 6,13. Nach ihrer Auffassung ist es nicht gerechtfertigt, mehr als die zweite Dezimale für den p_{K_1}-Wert anzugeben.

[1] HENDERSON, L. J. u. K. SPIRO: Biochem. Z. 15, 105 (1909).
[2] HASSELBALCH, K. A.: Biochem. Z. 78, 112 (1917).
[3] WARBURG, E. J.: Biochemic. J. 16, 153 (1922).
[4] PETERS, D. P., H. A. BULGER u. A. J. EISENMANN: J. of biol. Chem. 55, 687 (1923).
[5] CULLEN, GL. E., H. R. KEELER u. H. W. ROBINSON: J. of biol. Chem. 66, 301 (1925).
[6] SLYKE, D. D. VAN, A. B. HASTINGS, C. D. MURRAY u. J. JR. SENDROY: J. of biol. Chem. 65, 701 (1925).
[7] SLYKE, D. D. VAN, SENDROY, HASTINGS u. NEILL: J. of biol. Chem. 78, 765 (1928).
[8] BOHR: Skand. Arch. Physiol. (Berl. u. Lpz.) 17, 104 (1905).
[9] HASTINGS, SENDROY u. VAN SLYKE: J. of biol. Chem. 79, 183 (1928).

Das Maximum der Pufferwirkung eines Systems wird erreicht, wenn $HA = NaH = \dfrac{C}{2}$ (C = molekulare Pufferkonzentration) oder wenn $\dfrac{HA}{NaH} = 1$. Die Pufferwirkung ist optimal, wenn die Wasserstoffionenkonzentration gleich der Dissoziationskonstante der Puffersäure ist, also nur innerhalb eines für jedes Puffergemisch genau definierten Reaktionsbereichs.

Für die Reaktionsregulierung im Blut kann nach HENDERSON nur solchen Puffersäuren eine Bedeutung zukommen, deren Dissoziationskonstante möglichst gleich der Wasserstoffionenkonzentration des Blutes $= 10^{-7}$ ist.

Unter Anwendung der HENDERSONschen Gleichung gilt für die im Blut wirksamen Puffersysteme die Beziehung

$$[H^{\cdot}] = K_1 \frac{[H_2CO_3]}{[B\,HCO_3]} = K_2 \frac{[B\,H_2PO_4]}{[B_2\,HPO_4]} = K_3 \frac{[H\text{-Eiweiß}]}{[B\text{-Eiweiß}]} = K_4 \frac{[H\cdot Hb]}{[B\cdot Hb]} = K_5 \frac{[H\cdot HbO]}{[B\cdot HbO]},$$

wobei K_1 bis K_5 die für das jeweilige System maßgebenden Dissoziationskonstanten darstellen und B die Konzentrationen der im Molekül vorhandenen Basenäquivalente.

Alle diese Puffersysteme im Blut geben bei Zunahme der Wasserstoffionenkonzentration Alkali ab und binden umgekehrt Alkali bei Abnahme der Wasserstoffionenkonzentration. *Die Pufferwirkung tritt erst in Kraft, wenn die Wasserstoffionenkonzentration sich ändert. Die Bedeutung der Puffer für die Reaktionsregulation muß also um so geringer sein, je geringer die p_H-Differenz zwischen arteriellem und venösem Blut ist.* Da diese unter normalen Ruheverhältnissen kaum meßbare Unterschiede aufweist, so werden die Puffer als Regulatoren des Säurebasengleichgewichts nur wenig in Anspruch genommen. Dies ändert sich in dem Augenblick, in dem die arterio-venöse p_H-Differenz zunimmt (z. B. bei Muskelarbeit).

Maß der Pufferung. Die Größe der p_H-Verschiebung beim Zusatz einer bestimmten Säure- oder Basenmenge zu einer Pufferlösung bildet ein Maß der Puffergröße. Die Pufferung des Blutes kann am einfachsten aus der Neigung der Kohlensäurebindungskurve gegen die p_{CO_2}-Abszisse ersehen werden (STRAUB und MEIER[1]). Je besser die Pufferung des Blutes ist, um so mehr Alkali wird bei zunehmender Kohlensäurespannung zu ihrer Bindung von den Puffern frei gemacht. Der Kurvenverlauf muß also um so steiler sein, je besser das Blut gepuffert ist, und um so flacher, je schlechter es gepuffert ist.

KOPPEL und SPIRO[2] versuchten als erste, ein Maß der Pufferung, der „Größe der Moderation", zu geben, das einen Vergleich verschiedener Puffer untereinander ermöglicht. Unter der Größe der Moderation verstehen sie das Verhältnis zwischen dem Mehrverbrauch einer Pufferlösung an Säure oder Alkali für eine bestimmte Reaktionsverschiebung und andererseits die erzeugte Reaktionsänderung, wobei die Reaktionsänderung selbst sehr klein sein soll. Da in einer ungepufferten Lösung das Verhältnis zwischen der zugefügten Säure und der dadurch verursachten Reaktionsverschiebung größer ist als in einer gepufferten Lösung, so gaben sie für den Pufferwert einer Lösung die Beziehung an

$$p = \frac{\varDelta(S - S_0)}{\varDelta p_H},$$

in der S_0 die Menge einer starken Säure angibt, deren Zusatz zu einer ungepufferten Lösung bei gegebenem Anfangs-p_H die Reaktionsverschiebung $\varDelta p_H$ erzeugt und S die Säuremenge bezeichnet, die erforderlich ist, um in einer gepufferten Lösung dieselbe Reaktionsverschiebung zu erzeugen.

---

[1] STRAUB, H., u. KL. MEIER: Dtsch. Arch. klin. Med. **129**, 54 (1919).
[2] KOPPEL, M., u. K. SPIRO: Biochem. Z. **65**, 409 (1914).

van Slyke[1] giebt als Maß der Puffergröße eines Systems die Pufferreinheit $\beta = \dfrac{dB}{dp_H}$ an, wobei B die zugesetzte Basenmenge in Äquivalenten in Litern ausdrückt. Eine Lösung hat den Pufferwert 1, wenn sie bei Zusatz von 1 g-Äquivalent einer starken Säure oder Base pro Liter eine p_H-Verschiebung von 1 erfährt. Abb. 236 liefert die geometrische Darstellung des Differenzenquotienten $\dfrac{\varDelta B}{\varDelta p_H}$ an Stelle des Differentialquotienten $\dfrac{dB}{dp_H}$. Danach ist der Pufferwert $\dfrac{\varDelta B}{\varDelta p_H}$ für die Lösung 1 bei p_H 3,5 $= \dfrac{0,1}{1,0} = 0,1$, für die Lösung 2 bei derselben Reaktion $= \dfrac{0,2}{1,0} = 0,2$. Lösung 2 ist also bei derselben Reaktion doppelt so stark gepuffert wie Lösung 1. Diese Kurven zeigen außerdem *die Änderung des Pufferwertes mit Änderung* von p_H. So ist $\dfrac{\varDelta B}{\varDelta p_H}$ der Kurve 2 bei p_H 5,5 nur noch 0,05, während er bei p_H 3,5 0,2 beträgt. Die Kurven werden mit Abnahme der Wasserstoffionenkonzentration flacher, der Pufferwert kleiner.

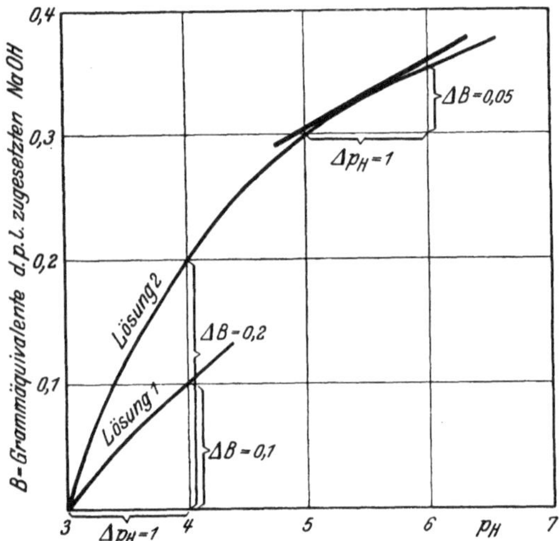

Abb. 236. Graphische Darstellung des Pufferwertes zweier verschiedener Lösungen. (Nach van Slyke.)

Leuthardt[2] geht bei der Definition der Pufferung davon aus, daß chemisch reines Wasser nicht gepuffert ist. Der mathematische Ausdruck für die Pufferung muß nach seiner Ansicht so gewählt werden, daß er für Wasser identisch verschwindet. Als Maß der Pufferung nimmt er die Differenz zwischen der Neigung der Titrationskurve des Wassers und derjenigen der Pufferlösung, nämlich

$$P = \frac{\varDelta S}{\varDelta h} - \frac{\varDelta S_0}{\varDelta h} = \frac{\varDelta (S - S_0)}{\varDelta h},$$

wobei $\dfrac{\varDelta S_0}{\varDelta h}$ die Titrationskurve des Wassers darstellt, S die zugesetzte Säuremenge in Mol, h die Wasserstoffionenkonzentration.

Unter *Pufferkapazität* ($=$ Moderationsbreite von Koppel und Spiro) eines Systems verstehen Klinke und Leuthardt[3] die Säure oder Basenäquivalente, die zu einem System pro Vol.-Einheit zugesetzt werden müssen, damit die Pufferung auf den Wert 0 abfällt. Für das Blut kommt eine Erschöpfung der gesamten Pufferkapazität praktisch nie in Frage, sondern nur die Beanspruchung der Pufferkapazität innerhalb eines bestimmten p_H-Bereichs, z. B. zwischen p_H 6,0 und 8,5. Unter der physiologischen Pufferkapazität (CM) verstehen Klinke und Leuthardt die Abnahme der Pufferkapazität von dem tatsächlichen p_H bis zu dem einen oder anderen Endpunkt der Moderationsbreite (also entweder bis p_H 6,0 oder p_H 8,5). Zahlenmäßig wird sie durch den Zusatz einer 0,001 n-Säure oder Lauge bis zur Erlangung des betreffenden p_H angegeben.

[1] Slyke, D. D. van: J. of biol. Chem. **52**, 525 (1922).
[2] Leuthardt, Fr.: Kolloidchem. Beih. **25**, 1 (1927).
[3] Klinke u. Leuthardt: Klin. Wschr. **6**, 2409 (1927).

Der Pufferwert $\dfrac{dB}{dp_H}$ kann nach van Slyke[1] unter Zugrundelegung der Henderson-schen Gleichung auch ausgedrückt werden durch die Pufferkonzentration C und durch $[H^.]$. Ist $K_1 = \dfrac{[H^.][B]}{[HA]}$, wo $[HA]$ die Konzentration der freien undissoziierten Säure ist, $[H^.]$ die Wasserstoffionenkonzentration, $[B]$ die Anionenkonzentration durch Dissoziation des Salzes, K_1 die Dissoziationskonstante der Puffersäure, und setzt man $[HA] = C - B$, so kann die obige Gleichung übergeführt werden in $K_1 = \dfrac{[H^.][B]}{C - B}$. In dieser Gleichung bedeuten C die Gesamtmolekularkonzentration der Puffersäure, B die Grammäquivalente einer starken Base.

Löst man diese Gleichung nach B auf, so ergibt sich

$$B = \frac{K_1 C}{K_1 + [H^.]} \quad \text{und} \quad \frac{dB}{d\,p_H} = -\frac{[H^.]}{0{,}4343} \cdot \frac{dB}{d[H^.]} = -2{,}3\,[H^.]\frac{dB}{d[H^.]}.$$

Durch Differenzierung von

$$B = \frac{K_1 C}{K_1 + [H^.]}$$

und Multiplikation mit $-2{,}3\,[H^.]$ ergibt sich für den Pufferwert

$$\beta = \frac{dB}{d\,p_H} = \frac{2{,}3\,K_1[H^.]\cdot C}{([H^.] + K_1)^2} \quad \text{(van Slyke[1])}.$$

Für die Anwendung dieser Gleichung gilt die Beschränkung, daß C größer zu sein hat als 0,1 und p_H zwischen 3 und 11 liegen muß, also innerhalb der Grenzen, die ganz allgemein auch die Grenzen der Anwendung der Hendersonschen Gleichung angibt.

Um den Pufferwert verschiedener Puffer miteinander zu vergleichen, genügt es noch nicht, den Pufferwert einer Lösung zu kennen, in der der Puffer in einer beliebigen Konzentration C vorhanden ist, da sich die Puffergröße mit der Konzentration des Puffers ändert. Die Pufferwirkung ist proportional der gesamten molekularen Konzentration C des Puffers. van Slyke führte daher den Begriff des *molekularen Pufferwertes* ein, der die Pufferkonzentration mit in Rechnung zieht und durch Division des Pufferwertes durch die Konzentration C erhalten wird.

$$\beta_M = \frac{dB}{C\,d\,p_H} = \frac{2{,}3\,K_1[H^.]}{([H^.] + K_1)^2}.$$

Dieser molekulare Pufferwert muß für alle Lösungen mit einwertigen Puffersäuren bei der Reaktion ihrer maximalen Pufferwirkung derselbe sein. Wenn $(H^.) = K_1$ und $HA = NaH = \dfrac{C}{2}$, dann ist $\beta_M = \dfrac{2{,}3}{4} = 0{,}575$ (van Slyke). Enthält eine Lösung mehrere Puffer, dann ist der Pufferwert dieser Lösung für jedes p_H gleich der Summe der einzelnen Pufferwerte.

Die Verwendung des van Slykeschen molekularen Pufferwertes setzt voraus, daß zwischen $B\,HCO_3$ und p_H lineare Beziehungen bestehen. Da dies nach Peters, Bulger und Eisenmann[2] im Gesamtblut nicht völlig zutrifft, so empfehlen sie zur Messung des Pufferwertes die einfache arithmetische Differenz zwischen den CO_2-Volumenprozenten bei CO_2-Spannungen von 30 und 60 mm $= \varDelta[CO_2]_{60-30}$, die die Einführung mathematischer Formeln und die Benutzung des Löslichkeitskoeffizienten und der p_{K_1}-Werte vermeidet.

$\varDelta[CO_2]_{60-30}$ gibt den Unterschied im Kohlensäuregehalt bei Kohlensäurespannungen von 30 und 60 mm in Vol.-% an, damit den Neigungswinkel der Kohlensäurebindungskurve. Beträgt z. B. der Kohlensäuregehalt des Blutes bei 30 mm Kohlensäurespannung 34,56 Vol.-%, bei 60 mm Spannung 47,60%, dann ist $\varDelta[CO_2]_{60-30} = 13{,}04$.

---

[1] Slyke, D. D. van: J. of biol. Chem. **52**, 525 (1922).

[2] Peters, D. P., H. A. Bulger u. A. J. Eisenmann: J. of biol. Chem. **58**, 769 (1924).

Pufferwirkung des Hämoglobins. Das Gesamtblut verdankt seine gute Pufferung in erster Linie dem Hämoglobin. Den Einfluß der Hämoglobinpufferung zeigt am einfachsten ein Vergleich zwischen der Kohlensäurebindungskurve des Gesamtblutes und der des abgetrennten Serums (Abb. 237). Die Kohlensäurebindungskurve verläuft um so steiler, je besser die Pufferung ist.

Die Pufferung des Gesamtblutes, also auch der Neigungswinkel der Kohlensäurekurve, ändert sich nachweisbar mit der Konzentration des wirkungsvollsten Blutpuffers des Hämoglobins (Hasselbalch[1], Barr und Peters[2], Warburg[3], Straub und Meier[4]). Je höher der Hämoglobingehalt ist, um so steiler ist der

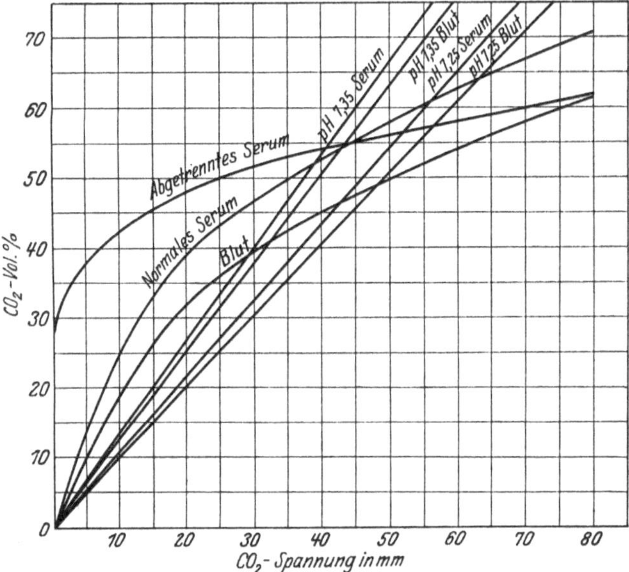

Abb. 337. Kohlensäurebindungskurven von abgetrenntem Serum, normalem = „wahrem" Serum und Blut. (Nach van Slyke.)

Verlauf der Kohlensäurebindungskurve. Umgekehrt zeigt die Blutkurve bei schweren Anämien einen wesentlich flacheren Verlauf (Barr und Peters).

Nach Hasselbalch besteht *eine direkte Relation zwischen der Größe des Kurvenwinkels und dem Hämoglobingehalt.* Barr und Peters[2] vermißten im Gegensatz zu Hasselbalch[1] eine absolut genaue Proportion zwischen Kurvenwinkel und Hämoglobingehalt.

Zur *quantitativen Messung des Hämoglobinanteils an der Gesamtpufferung* des Blutes dialysierten Campbell und Poulton[5] hämolysiertes Blut so lange, bis es frei von diffusiblen Substanzen war und lösten das Hämoglobin dann in einer NaHCO₃-Lösung mit einem Alkaligehalt, der dem des Gesamtblutes gleichkam, soweit er nach Analysen von Parsons[6] zur Kohlensäurebindung verfügbar gemacht wird, und bestimmten von diesen Hämoglobinlösungen die Kohlen-

[1] Hasselbalch, K. A.: Biochem. Z. **80**, 251 (1917).
[2] Barr, D. P., u. J. P. Peters: J. of biol. Chem. **45**, 571 (1921).
[3] Warburg, E. J.: Biochemic. J. **16**, 153 (1922).
[4] Straub, H., u. Kl. Meier: Dtsch. Arch. klin. Med. **129**, 54 (1919).
[5] Campbell, J. M. H., u. E. P. Poulton: J. of Physiol. **54**, 152 (1920).
[6] Parsons, T. R.: J. of Physiol. **53**, 42 (1919).

säurebindungskurve. Nach diesen Werten berechnete VAN SLYKE[1] für das dialysierte Hämoglobin zwischen p_H 7,35 und 7,52 eine Kohlensäuremehraufnahme von 5,8 Vol.-%, umgerechnet auf einen Hämoglobingehalt von 100, für das Gesamtblut im selben Reaktionsbereich eine Kohlensäuremehraufnahme von 8 Vol.-%.

Zur Bestimmung des Pufferwertes $\dfrac{dB}{dp_H}$ *von Oxyhämoglobin und reduziertem Hämoglobin* verwendeten VAN SLYKE, HASTINGS, HEIDELBERGER und NEILL wiederum Lösungen von krystallisiertem Pferdehämoglobin in Konzentrationen von 7 Millimol (einer Sauerstoffkapazität von 15—16 Vol.-% äquivalent), die so viel Alkali enthielten (30—40 Millimol pro Liter), daß sich die p_H-Werte bei physiologischer Kohlensäurespannung innerhalb physiologischer Grenzen hielten. Sie brachten diese Lösungen dann in ein Gleichgewicht mit Gasgemischen verschiedener Kohlensäure- und Sauerstoffspannung und bestimmten unter Berücksichtigung des Löslichkeitskoeffizienten $\alpha_{CO_2} = 0{,}531$ und $p_{K_1} = 6{,}18$ den Pufferwert von Oxyhämoglobin und reduziertem Hämoglobin. Der ermittelte Pufferwert $\dfrac{dB}{dp_H}$ für Oxyhämoglobin schwankte in ihren Versuchen mit den Schwankungen des Hämoglobingehalts, der ungefähr 7 Millimol betrug. Die erhaltenen Pufferwerte bewegten sich zwischen 18,4 und 20,2.

Der *molekulare Pufferwert* $\dfrac{dB}{c\,d\,p_H}$ beträgt nach VAN SLYKE *für Pferde-Oxyhämoglobin* 2,64. Bei einer Zunahme von p_H 0,1 werden 0,264 Äquivalente einer einwertigen Base pro Molekül Oxyhämoglobin gebunden, und zwar innerhalb des p_H-Bereiches 7,2—7,5, in dem der Pufferwert konstant bleibt. *Die an das Oxyhämoglobin gebundene Basenmenge* kann mit Hilfe dieses Wertes berechnet werden, wenn die Hämoglobinkonzentration konstant ist. Es ist

$$[BHbO_2] = 2{,}64\,[HbO_2]\,(p_H - a)\,,$$

wobei a bei p_H 7,4 $= 6{,}585$ ist.

Für das *reduzierte Pferdehämoglobin* ist der molekulare Pufferwert $R = 2{,}45$. Die an das reduzierte Hämoglobin gebundene Basenmenge kann berechnet werden aus

$$[BHb] = 2{,}45\,[Hb]\,(p_H - b)\,,$$

wobei b bei p_H 7,4 $= 6{,}80$ ist.

Zur Bestimmung der *Gesamtbasenbindung an das Hämoglobin in einem Blut, das nebeneinander reduziertes und Oxyhämoglobin enthält*, werden die beiden Gleichungen addiert.

Die Zahlen von VAN SLYKE und Mitarbeitern gelten nur für das Pferdehämoglobin. Für das *menschliche Hämoglobin* ist nach ADAIR[2] $\beta_0(HbO_2) = 2{,}47 \pm 0{,}07$ und $\beta_R(Hb) = 2{,}31 \pm 0{,}01$. Der Pufferwert des menschlichen Hämoglobins ist also ungefähr 7% geringer als der des Pferdehämoglobins. Das Pufferoptimum liegt bei p_H 7,4.

Pufferwert des Gesamtblutes. Der Pufferwert des Gesamtblutes muß sich mit dem Pufferwert des Hämoglobins verändern. Da das Gesamtblut aber außer dem Hämoglobin und dem Bicarbonat noch andere Puffersysteme enthält, so muß sich der Pufferwert des Gesamtblutes von dem der Hämoglobin-Bicarbonatlösungen unterscheiden. Für sauerstoffgesättigtes Gesamtblut fanden

[1] SLYKE, D. D. VAN, A. B. HASTINGS, M. HEIDELBERGER u. J. MC NEILL: J. of biol. Chem. **54**, 447 (1922).

[2] ADAIR, G. S.: J. of biol. Chem. **63**, 517 (1925).

VAN SLYKE, HASTINGS und NEILL[1] zwischen p_H 7,2 und 7,5 einen mittleren Pufferwert $\dfrac{dB}{dp_H}$ von 25,3, für reduziertes Blut von 24,4. Diese Werte *lassen sich nicht mit den molekularen Pufferwerten des Hämoglobins vergleichen*, die auf die Einheit Hämoglobin bezogen sind. Es finden sich aber den in VAN SLYKEschen Tabellen untereinander vergleichbare Pufferwerte von Hämoglobinlösungen und Gesamtblut mit fast demselben Hämoglobingehalt, aus denen hervorgeht, daß der Pufferwert des Gesamtblutes größer ist, als der von Hämoglobinlösungen mit demselben Hämoglobingehalt.

VAN SLYKE, HASTINGS und NEILL[1] berechneten, daß im sauerstoffgesättigten Pferdeblut 76% der Gesamtpufferung allein auf das Hämoglobin entfallen und 6,9% auf das Bicarbonat, im reduzierten Blut 73,3% auf das Hämoglobin und 9% auf das Bicarbonat.

HENRIQUES[2] hält die Anbringung einer Korrektur bei allen von VAN SLYKE und seinen Mitarbeitern gefundenen Pufferwerten für erforderlich, da deren Berechnungen die Annahme zugrunde gelegt wurde, daß die Kohlensäure im Blut nur in Form von CO_2, HCO_3 und H_2CO_3 vorhanden sei, während nach seinen eigenen Untersuchungen ein Teil der gebundenen Kohlensäure im Blut komplex an das Hämoglobin als Carbhämoglobin gebunden scheint.

Aus den angegebenen Zahlenwerten ergibt sich, daß durch eine Veränderung des Sauerstoffgehaltes im Blute bei konstantem p_H viel mehr Alkali zur Kohlensäurebindung frei wird, als durch geringe p_H-Verschiebungen bei konstanter Sauerstoffsättigung. VAN SLYKE[3] berechnete z. B. für ein sauerstoffgesättigtes Blut (nach Daten von JOFFE und POULTON), daß bei einer Reaktionsverschiebung von 7,35 auf 7,33 so viel Alkali von dem Hämoglobin abgegeben wird, daß 1,1 Vol.-% CO_2 gebunden werden können. Hingegen werden durch die teilweise Umwandlung von Oxyhämoglobin in reduziertes Hämoglobin, bei p_H 7,33 von demselben Blut 2,83 Vol.-% Kohlensäure gebunden. *Es stellt also die Änderung der Säuredissoziationskonstante des Hämoglobins bei Änderung der Sauerstoffbindung unter physiologischen Verhältnissen einen weit wichtigeren Faktor für die Regulierung der Blutreaktion dar, als die Hämoglobinpufferung. Sowie aber die vom Gewebe abgegebene Kohlensäure nicht mehr isohydrisch gebunden werden kann, nimmt die Inanspruchnahme der Blutpuffer zu, die Reaktionsregulierung geschieht hauptsächlich durch die Puffersysteme.*

Solange das Serum mit den Blutkörperchen in Verbindung ist, wird *die Pufferwirkung des Hämoglobins auch auf das Serum übertragen.* Aus dieser Übertragung der Hämoglobinpufferung auf das Serum erklärt sich die Tatsache, daß das nicht abgetrennte Serum mit zunehmender Kohlensäurespannung sehr viel mehr Kohlensäure zu binden vermag, als dies allein mit Hilfe der serumeigenen Puffer möglich wäre. Titriert man z. B. Gesamtblut mit Kohlensäure und trennt das Serum bei den jeweiligen Kohlensäurespannungen von den Blutkörperchen ab und bestimmt jedesmal das Kohlensäurebindungsvermögen dieses Serums, so erhält man bei Eintragung der Serumwerte in ein p_{CO_2} - $NaHCO_3$-Koordinatensystem eine Kurve, die bis zu ganz hohen Kohlensäurespannungen nahezu parallel zu der Kohlensäurekurve des Gesamtblutes verläuft. Die so erhaltene Serumkurve wird im Gegensatz zur Titrationskurve des abgetrennten Serums, als „*wahre Serumskurve*" bezeichnet. Diese „wahre Serumskurve" ist nur wenig schlechter gepuffert wie das Gesamtblut, liegt aber etwas oberhalb von ihr. Es verdankt diese gute Pufferung nicht seinen eigenen Puffern, sondern der Über-

[1] VAN SLYKE, D. D., A. B. HASTINGS u. J. M. NEILL: J. of biol. Chem. **54**, 473 (1922).
[2] HENRIQUES, O. M.: Erg. Physiol. **28** (1929).
[3] VAN SLYKE, D. D.: Physiol. Rev. **1**, 141 (1921).

tragung der Pufferwirkung des Hämoglobins auf das Serum, die mittels eines Ionenaustausches vor sich geht („loaned buffer").

Nach Peters, Bulger und Eisenmann[1] ist es möglich, die Kurve des wahren Serums aus der Blutkurve zu errechnen, wenn die Kohlensäurekurve des Blutes und seine Sauerstoffkapazität bekannt sind. Es ist dann

$$[CO_2]_s = [CO_2]_C + (0,0159\,[CO_2]_C - 2,81)\,(O_2\text{-Kap.}),$$

wo $[CO_2]_s$ und $[CO_2]_C$ die CO_2-Vol.-% im Serum und Blut angeben. Die Neigung der wahren Serumkurve läßt sich annähernd ermitteln, wenn man annimmt, daß $[CO_2]_s - [CO_2]_C$ bei 30 und 60 mm CO_2-Spannung ebenso groß ist wie bei 40 mm Spannung.

Nach Berechnungen von Doisy, Eaton und Chouke sind 84% der Pufferung dieses wahren Serums auf die Pufferwirkung des Hämoglobins zu beziehen.

van Slyke[2] erhielt für das gepufferte wahre Serum von Joffe und Poulton[3] bei einer p_H-Verschiebung von 7,35 auf 7,25 eine $BHCO_3$-Zunahme von 9,4 Vol.-%, für das abgetrennte Serum, das wesentlich schlechter gepuffert ist und dessen Pufferung auf den serumeigenen Puffern beruht, nur eine Zunahme von 2,6 Vol.-% (s. Abb. 237, Tab. 1).

Tabelle 1. (Nach van Slyke[2].)

	Gesamtblut		„Wahres Serum"		Abgetrenntes Serum	
	CO_2-Spann. mm	CO_2-Gehalt Vol.-%	CO_2-Spann. mm	CO_2-Gehalt Vol.-%	CO_2-Spann. mm	CO_2-Gehalt Vol.-%
Bei p_H 7,35	32,4	40,8	38,5	51,6	40,5	54,1
„ „ 7,25	48,0	48,8	56,0	61,0	52,0	51,5
Differenz	15,6	8,0	17,5	9,4	11,5	2,6
CO_2-Transport durch Bicarbonat	—	0,5	—	0,6	—	0,6
CO_2-Transport durch die anderen Puffer	—	7,5	—	8,8	—	2,0

Ionenaustausch zwischen Blutkörperchen und Serum. Der Ionenaustausch zwischen Blutkörperchen und Serum ermöglicht mit zunehmender Kohlensäurespannung die Mehrbindung von Kohlensäure im Serum dadurch, daß im Serum mehr Alkali zur Kohlensäurebindung verfügbar wird. Das letztere kann zweierlei Ursachen haben. Entweder nimmt bei Erhöhung der Kohlensäurespannung im Gesamtblut die Kationenkonzentration im Serum zu oder es nimmt die Anionenkonzentration im Serum ab. Der erstere Fall würde eine Kationenwanderung aus den Blutkörperchen in das Serum voraussetzen, der zweite Fall eine Anionenwanderung aus dem Serum in die Blutkörperchen. Theoretisch wären beide Möglichkeiten denkbar.

Zuntz[4] und unabhängig davon Schmidt[5] hatten 1868 zum erstenmal den Nachweis geführt, daß das von kohlensäurereichem Blut abgetrennte Serum mehr Kohlensäure zu binden vermag, als Serum von kohlensäurearmem Blut. Daraus zogen sie den Schluß, daß bei der Kohlensäuredurchleitung durch das Blut kohlensäurebindende Valenzen, Kationen, aus den Blutkörperchen in das Serum übertreten. Tatsächlich ergaben spätere Untersuchungen, daß bei der Kohlensäuredurchleitung durch das Blut nicht eine Kationen-, sondern eine Anionenwande-

---

[1] Peters, D. P., A. B. Bulger u. A. J. Eisenmann: J. of biol. Chem. **58**, 747 (1924).
[2] Slyke, D. D. van: Physiol. Rev. **1**, 141 (1921).
[3] Joffe, J., u. E. P. Poulton: J. of Physiol. **54**, 129 (1920).
[4] Zuntz, N.: Beiträge zur Physiologie des Blutes. Dissert. Bonn 1868.
[5] Schmidt, A.: Ber. Sächs. Ges. Wiss. Math.-phys. Kl. **1**, 19, 30.

rung stattfindet.   Es wird nämlich unter dem Einfluß der Kohlensäure Cl aus den NaCl-Verbindungen des Serums freigemacht, das in die Blutkörperchen einwandert, deren Oberfläche für Cl-Ionen permeabel ist. (Guerber[1] Koeppe[2], von Limbeck[3], Hamburger[4], van Slyke und Cullen[5], Mukai[6], Doisy und Eaton[7] und andere).   Die Chlorkonzentration im Serum sinkt infolgedessen mit zunehmender Kohlensäurespannung (Nasse[8]), während gleichzeitig der $NaHCO_3$-Gehalt des Serums ansteigt.   Die Kurve der Chloridkonzentration im Serum bildet fast das Spiegelbild der $NaHCO_3$-Kurve (Fridericia[9], Meier[10]) (Abb. 238).

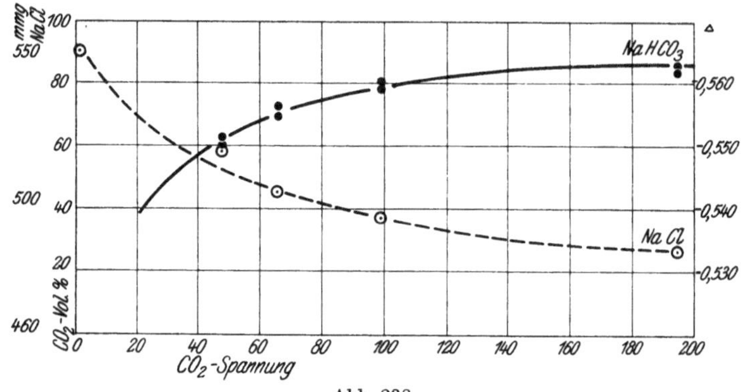

Abb. 238.

- -⊙- - NaCl-Kurve ⎫
——●—— Bicarbonatkurve ⎰ des vom Blut bei verschiedener Kohlensäurespannung getrennten Serums.

Während die Cl^--Ionen mit zunehmender Kohlensäurespannung in die Körperchen einwandern, wandern nach Koeppe gleichzeitig HCO_3^--Ionen in umgekehrter Richtung aus den Blutkörperchen in das Serum. HCO_3^-- und Cl^--Ionen werden gegenseitig ausgetauscht.   Nun schien die Bicarbonatzunahme im Serum nach den Untersuchungen von van Slyke und Cullen[11], McLean, Murray und Henderson[12] und Meier[10] aber größer zu sein als die Cl-Abnahme.   Danach ließe sich die Zunahme der Bicarbonatkonzentration im Serum nicht quantitativ aus der Cl-Diffusion erklären, was gegen einen äquivalenten Austausch von Cl^-- und HCO_3^--Ionen und für eine Kationenwanderung aus den Körperchen in das Serum sprechen würde.   In diesen Untersuchungen fanden jedoch die Wasserverschiebungen zwischen Blutkörperchen und Serum und die durch sie verursachte Volumenveränderung der Blutkörperchen keine Berücksichtigung.   Zieht man sie mit in Rechnung, so verschwindet der durch die Cl-Abwanderung scheinbar nicht zu erklärende $NaHCO_3$-Überschuß im Serum bei zunehmender Kohlensäurespannung.   *Die $NaHCO_3$-Zunahme im Serum bei Erhöhung der Kohlen-*

[1] Guerber, A.: Sitzgsber. physik.-med. Ges. Würzburg **25**, 165 (1895).
[2] Koeppe, K.: Pflügers Arch. **67**, 189 (1897).
[3] v. Limbeck, R.: Arch. f. exper. Path. **35**, 309 (1895).
[4] Hamburger, H. I.: Osmot. Druck- u. Ionenlehre **1** (1902).
[5] van Slyke, D. D., u. Gl. E. Cullen: J. of biol. Chem. **30**, 289 (1917).
[6] Mukai, E.: J. of Physiol. **55**, **336** (1921).
[7] Doisy, E., u. E. Eaton: J. of biol. Chem. **47**, 377 (1921).
[8] Nasse, H.: Pflügers Arch. **16**, 604 (1878).
[9] Fridericia, S.: J. of biol. Chem. **42**, 245 (1920).
[10] Meier, Kl.: Biochem. Z. **124**, 137 (1921).
[11] Slyke, D. D. van, u. Gl. E. Cullen: J. of biol. Chem. **30**, 289 (1917).
[12] MacLean, F. C., H. A. Murray u. L. J. Henderson: Proc. Soc. exper. Biol. a. Med. **17**, 186 (1920).

säurespannung kann quantitativ aus der Cl-Abwanderung erklärt werden (WAR-
BURG[1], DOISY und EATON[2]).

Wahrscheinlich werden zwischen Blutkörperchen und Serum bei Änderung
der Kohlensäurespannung außer den Cl-Ionen noch andere Anionen ausgetauscht.
Zum mindesten ist erwiesen, daß die Blutkörperchenoberfläche auch für andere
Anionen permeabel ist. (HAMBURGER und VAN LIER[3]). So haben DE BOER[4] und
WIECHMANN[5] den Eintritt von SO_4-Ionen in die Blutkörperchen verfolgt, IVER-
SEN[6], DOISY und EATON[7] den von HPO_4-Ionen, EGE[8] den von HPO_3-Ionen. Dabei
handelt sich aber um Ionenverschiebungen in so geringem Ausmaß, daß sie für die
Pufferungsvorgänge keine wesentliche Bedeutung haben dürften. Dennoch glauben
DOISY, EATON und CHOUKE[2], daß ein geringer Prozentsatz des zur Kohlensäure-
bindung verfügbaren Alkalis durch Abwanderungen solcher Anionen frei wird.

Für *Kationen* ist die Blutkörperchenmembran praktisch impermeabel.
GUERBER, LOEWY und ZUNTZ[9], LEHMANN[10], WARBURG[1] und andere konnten bei
Behandlung des Blutes mit Kohlensäure keine Kationenwanderung beobachten.
Wenn schon von einigen anderen Autoren eine Kationenwanderung nachgewiesen
wurde (HAMBURGER und BUBANOWIC[11], MELLANBY und WOOD[12], GOLLWITZER-
MEIER und MEYER[13]), so ist sie doch wahrscheinlich quantitativ ohne besondere
Bedeutung.

*Der Ionenaustausch zwischen Blutkörperchen und Serum muß bei jeder
Reaktion zu einem Gleichgewichtszustand führen.* Nach WARBURG[1], BARCROFT,
BOCK, HILL, PARSONS, PARSONS und SHOJI[14], VAN SLYKE, WU und MCLEAN[15]
folgt die Ionenverteilung zwischen Blutkörperchen und Serum dem DONNANschen
Membrangesetz. Nach diesem Gesetz müssen sich diffusible Ionen zwischen zwei
Lösungen, die durch eine Membran getrennt sind, bei der Gegenwart nicht-
diffusibler Ionen so verteilen, daß das Konzentrationsverhältnis der einzelnen
Anionen zu beiden Seiten der Membran gleich groß ist und gleich dem reziproken
Wert des Kationenverhältnisses. Je größer die Konzentration der nichtdiffu-
siblen Ionen ist, um so größer muß bei einem DONNANschen Gleichgewicht die
Konzentrationsdifferenz der diffusiblen Ionen in beiden Lösungen sein. Als
nichtdiffusible Ionen sind im Blut die Eiweißkörper und Kationen zu betrachten.

Bei Anwendung dieses Gesetzes auf das Blut würde sich dann, wenn H^+,
HCO_3^- und Cl^- diffusible Ionen sind, B die Blutkörperchen und S das Serum
bedeutet, ergeben:

$$[H]_B^+ \cdot [Cl]_B^- = [H]_S^+ \cdot [Cl]_S^-,$$

$$[H]_B^+ \cdot [HCO_3]_B^- = [H]_S^+ \cdot [HCO_3]_S^-$$

oder

$$\frac{[H]_B^+}{[H]_S^+} = \frac{[Cl]_S^-}{[Cl]_B^-} = \frac{[HCO_3]_S^-}{[HCO_3]_B^-} = r\,.$$

[1] WARBURG, E. J.: Biochemic. J. **16**, 153 (1922).
[2] DOISY, E. A., E. P. EATON u. K. S. CHOUKE: J. of biol. Chem. **53**, 61 (1921).
[3] HAMBURGER, J., u. G. A. VAN LIER: Arch. f. Anat. u. Phys. **26**, 492 (1902).
[4] BOER, S. DE: J. of Physiol. **51**, 211 (1916).
[5] WIECHMANN, E.: Pflügers Arch. **189**, 109 (1921).
[6] IVERSEN: Biochem. Z. **114**, 297 (1921).
[7] DOISY, E. A., u. E. P. EATON: J. of biol. Chem. **47**, 377 (1921).
[8] EGE, R.: Biochem. Z. **107**, 246 (1920).
[9] LOEWY, A., u. N. ZUNTZ: Pflügers Arch. **58**, 511 (1891).
[10] LEHMANN, C.: Pflügers Arch. **58**, 428 (1894).
[11] HAMBURGER, H. J.: Wien. med. Wschr. **56**, 519 (1916).
[12] MELLANBY u. C. WOOD: J. of Physiol. **57**, 113 (1923).
[13] GOLLWITZER-MEIER, KL., u. E. MEYER: Z. exper. Med. **40**, 70 (1924).
[14] BARCROFT, J., A. V. BOCK, A. V. HILL, T. R. PARSONS, W. PARSONS u. R. SHOJI:
J. of Physiol. **56**, 157 (1922).
[15] SLYKE, D. D. VAN, H. WU u. F. C. MCLEAN: J. of biol. Chem. **56**, 765 (1923).

Den wichtigsten Faktor für die Verteilung der diffusiblen Ionen (H^+, HCO_3^-, Cl^--Ionen) zwischen Blutkörperchen und Serum bildet das nichtdiffusible, an das Hämoglobin gebundene Alkali. Jede Änderung der Basenbindung an das Hämoglobin, mithin jede Veränderung der Sauerstoffbindung an das Hämoglobin, zieht eine Ionenverschiebung zwischen Blutkörperchen und Serum nach sich.

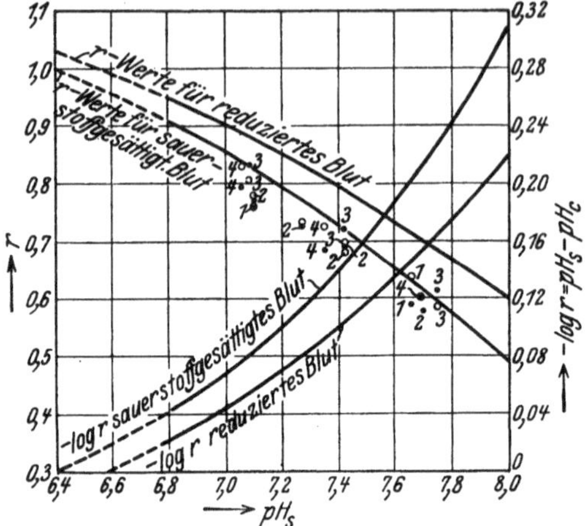

Abb. 239. Änderung der Verteilungskoeffizienten für Cl^-- und HCO_3^--Ionen für sauerstoffgesättigtes und reduziertes Blut mit Änderung der Reaktion.
$[Cl]_c : [Cl]_s = \bullet$ $[BHCO_3]_c : [BHCO_3]_s = \bigcirc$
(Nach VAN SLYKE, HASTINGS, MURRAY und SENDROY.)

Nach VAN SLYKE, WU und MCLEAN ist es möglich, mit Hilfe des DONNANschen Prinzips die Ionenverteilung zu berechnen, wobei allerdings die Faktoren zu berücksichtigen sind, die die Ionenaktivität in Zellen und Serum beeinflussen (VAN SLYKE, HASTINGS, MURRAY und SENDROY[1]). Der Verteilungskoeffizient r der diffusiblen Cl- und HCO_3-Ionen beträgt zwischen p_H 7,0 und 7,6 für Pferdeserum durchschnittlich 0,77, für menschliches Serum 0,87 (HASTINGS, SENDROY, MCINTOSH und VAN SLYKE[2]). Die Ursache für den größeren r-Wert beim Menschen ist in dem geringeren Basenbindungsvermögen des menschlichen Hämoglobins (ADAIR) zu suchen. (Tab. 2, Abb. 239).

Tabelle 2. Verteilung der H^+-, Cl^-- und HCO_3^--Ionen zwischen Blutkörperchen und Serum.
(Nach VAN SLYKE, HASTINGS, MURRAY und SENDROY.[1])

p_H-Serum	Reduziertes Blut			O_2-gesättigtes Blut		
	$\dfrac{[\alpha H]_s}{[\alpha H]_c}$	$\dfrac{[Cl]_c}{[Cl]_s}$	$\dfrac{[HCO_3]_c}{[HCO_3]_s}$	$\dfrac{[\alpha H]_s}{[\alpha H]_c}$	$\dfrac{[Cl]_c}{[Cl]_s}$	$\dfrac{[HCO_3]_c}{[HCO_3]_s}$
7,0	0,60	0,80	0,94	0,57	0,74	0,89
7,2	0,57	0,75	0,89	0,52	0,68	0,83
7,4	0,53	0,68	0,85	0,47	0,61	0,77
7,6	0,49	0,62	0,80	0,42	0,54	0,71

α_H = Ionenaktivität, elektrometrisch bestimmt.

Der Verteilungskoeffizient ändert sich also mit der Sauerstoffsättigung und der Reaktion des Blutes. Die r-Werte sind im reduzierten Blut bei demselben p_H größer als im arterialisierten Blut und nehmen mit zunehmender Wasserstoffionenkonzentration zu. Die Verteilung der H^+-, Cl^-- und HCO_3^--Ionen unterliegt dauernden Veränderungen während des respiratorischen Zyklus in Abhängigkeit von der jeweiligen Kohlensäure- und Sauerstoffspannung, während die Kationenverteilung infolge der Kationenimpermeabilität der Membran dieselbe bleibt.

Das Bestehen des Donnan-Gleichgewichts hat zur Folge, daß innerhalb physiologischer Reaktionsbereiche die H-Ionenkonzentration in den eiweiß-

[1] SLYKE, D. D. VAN, A. B. HASTINGS, C. D. MURRAY u. J. SENDROY: J. of biol. Chem. **65**, 701 (1925).
[2] HASTINGS, A. B., J. SENDROY, MCINTOSH u. D. D. VAN SLYKE: J. of biol. Chem. **79**, 193 (1928).

reicheren Blutkörperchen höher ist als im Serum (KONIKOFF[1], MILROY[2], PARSONS[3], FRIDERICIA[4], JOFFE und POULTON[5], EVANS[6], CONVAY und STEPHEN[7]). Nach WARBURG[8] ist p_H des Blutkörpercheninneren bei p_H 7,4 des Serums 0,09—0,13 niedriger, ebenso nach CONVEY und STEPHEN. Diese Reaktionsdifferenz ändert sich mit der Serumreaktion.

Wie schon erwähnt, ist diese Ionenwanderung von einem Wasseraustausch zwischen Blutkörperchen und Serum begleitet, der mit zunehmender H-Ionenkonzentration zu einer Volumzunahme der Blutkörperchen führt und zu einer Eindickung des Serums (Tabelle 3).

Tabelle 3. Einfluß von p_H-Änderungen auf das Blutkörperchenvolumen. (Nach VAN SLYKE, WU und MCLEAN.)

p_{H_s}	p_{H_C}	Blutkörperchenvolumen in Proz. ihres Volumens bei p_H 6,8	
		nach VAN SLYKE, WU und MCLEAN	nach WARBURG
6,8	6,76	100	100
7,0	6,93	98,6	97,4
7,2	7,10	97,0	95,2
7,4	7,26	95,5	93,7
7,6	7,42	94,0	92,2
7,8	7,58	92,3	90,5

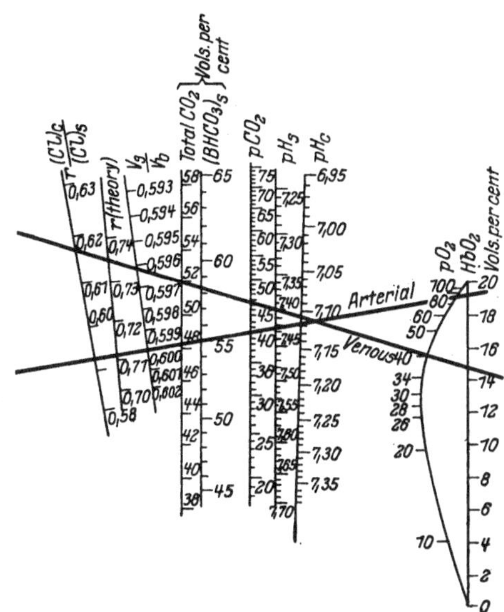

Abb. 240. Nomogramm von normalem Blut. (Nach HENDERSON.)

Es besteht also im Blut nicht nur eine gegenseitige Abhängigkeit zwischen der freien und gebundenen Kohlensäure, dem freien und gebundenen Sauerstoff, sondern auch zwischen Kohlensäure und Sauerstoff, zwischen Blutkörperchenvolumen und Ionenverteilung. HENDERSON faßt das Blut daher als ein physikochemisches System mit 7 Variablen auf, nämlich: freier Sauerstoff, Gesamt-O_2, freie Kohlensäure, Gesamt-CO_2, p_H, Blutkörperchenvolumen und r. Die enge gegenseitige Abhängigkeit dieser verschiedenen Variablen gibt die Möglichkeit, aus der bekannten Veränderung von 2 Variablen die Größe der anderen zu bestimmen. Zur Charakterisierung einer Blutprobe genügen 3 Variable, von denen 2 bekannt sind. Die Gleichgewichtsverhältnisse der abhängigen Variablen im Blut stellt HENDERSON[9, 10] in Form von D'OCAGNEschen Nomogrammen dar. In einem solchen Nomogramm gibt der Schnittpunkt einer geraden Linie, deren Lage durch 2 bekannte Punkte bestimmt wird, mit den verschiedenen Skalen die Werte der sich entsprechenden Variablen (Abb. 240).

[1] KONIKOFF, A.: Biochem. Z. **51**, 200 (1913).
[2] MILROY, C.: J. of Physiol. **51**, 259 (1917).
[3] PARSONS, T. R.: J. of Physiol. **51**, 440 (1917).
[4] FRIDERICIA, L. S.: J. of biol. Chem. **42**, 245 (1920).
[5] JOFFE, J., u. E. P. POULTON: J. of Physiol. **54**, 129 (1920/21).
[6] EVANS, C. L.: J. of Physiol. **55**, 159 (1921).
[7] CONVEY, R. E., u. F. V. STEPHEN: J. of Physiol. **56**, 25 (1921).
[8] WARBURG, E. J.: Biochemic. J. **16**, 153 (1922).
[9] HENDERSON, L. J.: J. of biol. Chem. **46**, 411 (1921).
[10] HENDERSON, L. J., A. V. BOCK, H. FIELD u. L. J. STODDARD: J. of biol. Chem. **59**, 379 (1924).

Mit Hilfe dieser Nomogramme ließ sich errechnen, daß 95% des Kohlensäuretransportes mit Hilfe des Hämoglobins vor sich gehen und nur 5% mit Hilfe der Serumeiweißkörper, ferner 13% des Kohlensäuretransportes auf die wahre Pufferung des Hämoglobins und 82% des Kohlensäuretransportes auf die Änderung der Dissoziationskonstante des Oxyhämoglobins mit Abgabe des Sauerstoffes entfallen.

Im Vergleich zum Hämoglobin ist die Bedeutung der *serumeigenen Puffer* für die Reaktionsregulation gering. Immerhin ist auch das abgetrennte Serum etwas gepuffert (HASSELBALCH[1], WARBURG[2], COLLIP[3]). Mit zunehmender Kohlensäurespannung findet im Serum eine Kohlensäureaufnahme nicht nur auf Grund physikalischer Absorption statt, sondern auch eine Mehrbindung von Kohlensäure in Form von Bicarbonat. Allerdings geschieht die Kohlensäurebindung im Serum nur bei niedrigen Kohlensäurespannungen. Schon bei Spannungen über 50 mm beruht die Mehraufnahme von Kohlensäure allein noch auf der physikalischen Absorption (STRAUB und MEIER[4]).

Pufferwirkung des Bicarbonats. Den Hauptanteil an der Serumpufferung hat das Bicarbonat, dessen molare Konzentration die der Phosphat- und Eiweißpuffer stark übertrifft. Nach VAN SLYKE[5] kann der Pufferwert des Bicarbonats $\dfrac{dB}{dp_\mathrm{H}}$ berechnet werden aus der Gleichung $\dfrac{2{,}3\,K_1\,C\,[\mathrm{H}^\cdot]}{(K_1+[\mathrm{H}^\cdot])^2}$ (für p_H 7,4 ist $[\mathrm{H}^\cdot] = 4\cdot10^{-8}$, $K_1 = 8\cdot10^{-7}$ und $C = [B\mathrm{HCO_3}] + [\mathrm{H_2CO_3}] = 0{,}0215$). Der daraus berechnete Pufferwert für das Bicarbonat ist $\dfrac{dB}{dp_\mathrm{H}} = 0{,}0022$. Im Vergleich dazu beträgt der Pufferwert der gesamten übrigen Puffer des Blutes bei p_H 7,4 = 0,0206.

Pufferwirkung der Phosphate. Die Phosphate besitzen trotz der günstigen Lage ihres Pufferoptimums infolge ihrer geringen molaren Konzentration eine geringere Pufferwirkung im Serum wie die Bicarbonate. Nach einer Berechnung von DOISY, EATON und CHOUKE[3] beträgt die Phosphatpufferung zwischen p_H 7,45 und 7,25 durchschnittlich nur 13% der Pufferwirkung der serumeigenen Puffer, die selbst wiederum nur 1—3% der Pufferung des Gesamtblutes betragen (siehe Tab. 4).

Tabelle 4. Alkaliabgabe durch die Phosphatpuffer.
(Nach DOISY, EATON und CHOUKE[6].)

Versuche	Gesamtzunahme von NaHCO$_3$ im abgetrennten Serum zwischen p_H 7.45 u. 7,25 molar	Gesamtanorgan. P des Serums molar	Basengabe durch Na$_2$HPO$_4$ molar	Alkaliabgabe aus Na$_2$HPO$_4$ in Prozent des Gesamtalkalis	
				abgetrenntes Serum %	wahres Serum %
Hund[1]	0,0006	0,00129	0,00001	17	1,9
Hund[2]	0,0005	0,00174	0,00014	28	2,5
Hund[3]	0,0007	0,00084	0,00007	10	1,7
Hund[4]	0,0008	0,00119	0,0001	12	2,4
Mensch[1]	0,0012	0,00087	0,00007	6	1,1
Mensch[2]	0,0013	0,0010	0,00008	6	1,4
Mittel				13	1,8

Pufferwirkung der Serumeiweißkörper. Wie weit die Serumeiweißkörper bei der im Blut herrschenden Reaktion eine Pufferwirkung ausüben, hängt mit der

---

[1] HASSELBALCH, K. A.: Biochem. Z. 80, 241 (1917).
[2] WARBURG, E. J.: Biochemic. J. 16, 153 (1922).
[3] COLLIP, S. B.: J. of biol. Chem. 46, 61 (1921).
[4] STRAUB, H., u. KL. MEIER: Biochem. Z. 89, 156 (1918).
[5] SLYKE, D. D. VAN: J. of biol. Chem. 52, 525 (1922).
[6] DOISY, E. A., E. P. EATON u. K. S. CHOUKE: J. of biol. Chem. 53, 61 (1922).

Frage zusammen, ob die Serumeiweißkörper bei der Blutreaktion überhaupt Alkaliverbindungen eingehen. LOEWY und ZUNTZ[1], RONA und GYÖRGY[2] fanden, daß ein ganz wesentlicher Teil des Natriums an die Serumeiweißkörper gebunden ist (5—15%). Im Gegensatz dazu ergaben die Untersuchungen anderer, daß die Alkalibindung an die Serumeiweißkörper nur sehr gering ist, wenn auch deutlich nachweisbar (STRAUB und MEIER[3], WARBURG[4], MUKAI[5], GOLLWITZER-MEIER und MEYER[6]). CUSHNY[7], MELLANBY und THOMAS[8], BAYLISS[9], RONA, HAUROWITZ und PETOW[10] nehmen auf Grund ihrer Untersuchungen an, daß

die Serumeiweißkörper bei der im Blut herrschenden Reaktion überhaupt kein Alkali binden, und daß alles Natrium diffusibel ist. Gegenüber diesen sehr widersprechenden Angaben ist zu betonen, daß ein Vergleich der Kohlensäurekurven des abgetrennten Serums und dessen Ultrafiltrats einwandfrei innerhalb physiologischer p_H-Bereiche mit zunehmender Kohlensäurespannung eine Alkaliabgabe von den Serumeiweißkörpern erkennen läßt [GOLLWITZER - MEIER[11] (Abb. 241)].

VAN SLYKE, WU und MC LEAN[12] bestimmten das Alkalibindungsvermögen der Serumeiweißkörper quantitativ in der Weise, daß sie die Eiweißkörper durch Dialyse zunächst elektrolytfrei machten und dann in einer Salzlösung von bekannter Zusammensetzung suspendierten und mit Kohlensäure titrierten. Dabei ergab sich für die Basenbindung an die Serumeiweißkörper folgende Beziehung

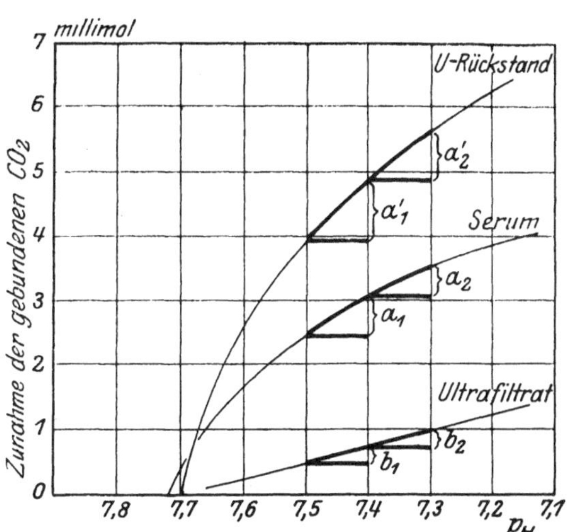

Abb. 241. Pufferwert von Serum, Serumultrafiltrat und Ultrafiltrationsrückstand bei verschiedenem p_H.
(Nach GOLLWITZER-MEIER.)

$$m\,M\,[BP]_s = 0{,}068\,[P_s]\,(p_{Hs} - 4{,}80)\,,$$

wobei $m\,M\,[BP]_s$ die an die Eiweißkörper gebundenen Milligrammäquivalente Alkali darstellen und $[P]_s$ die Eiweißkörper in Gramm.

Um auch in einem Serum mit beliebigem Albumin-Globulin-Gehalt das Basenbindungsvermögen der Serumeiweißkörper genau berechnen zu können, muß die Alkalibindung sowohl an Albumin wie an Globulin bekannt sein, die bei derselben Reaktion verschieden sein muß, da die beiden Eiweißkörper einen verschiedenen isoelektrischen Punkt haben. VAN SLYKE, HASTINGS, HILLER und

[1] LOEWY, A., u. N. ZUNTZ: Arch. f. Physiol. 58, 507 (1894).
[2] RONA, P. u. P. GYÖRGY: Biochem. Z. 56, 416 (1913).
[3] STRAUB, H., u. KL. MEIER: Biochem. Z. 89, 156 (1917).
[4] WARBURG, E. J.: Biochemic. J. 16, 153 (1922).
[5] MUKAI, G.: J. of Physiol. 55, 356 (1921).
[6] GOLLWITZER-MEIER, KL., u. E. Ch. MEYER, Z. exper. Med. 40, 70 (1924).
[7] CUSHNY, T. R.: J. of Physiol. 53, 391 (1920).
[8] MELLANBY u. THOMAS: J. of Physiol. 54, 178 (1920).
[9] BAYLISS: J. of Physiol. 53, 162 (1919).
[10] RONA, P., H. HAUROWITZ u. PETOW: Biochem. Z. 149, 393 (1924).
[11] GOLLWITZER-MEIER: Biochem. Z. 133, 470 (1925).
[12] SLYKE, D. D. van, H. WU u. F. C. McLEAN: J. of biol. Chem. 56, 765 (1923).

Sendroy[1] untersuchten das Basenbindungsvermögen von Suspensionen von reinem Pferdealbumin und -globulin zwischen p_H 6,8 und 7,8 bei 38°. Diese Eiweißsuspensionen wurden teils mit Kohlensäure, teils mit Salzsäure titriert. Für den angegebenen p_H-Bereich konnte die Alkalibindung an Albumin und Globulin durch folgende Gleichungen ausgedrückt werden

$$B(\text{Alb.}) = 0{,}78\,(\text{Alb.-N})\,(p_H - 5{,}16)\,,$$
$$B(\text{Glob.}) = 0{,}43\,(\text{Glob.-N})\,(p_H - 4{,}89)\,,$$

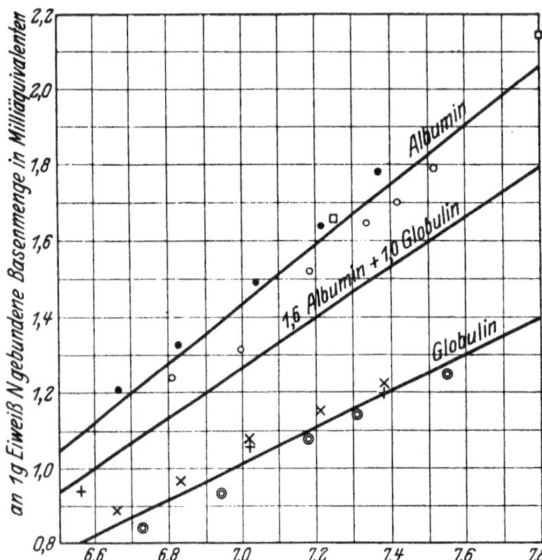

Abb. 242. Basenbindung in Albumin- und Globulinlösungen und Lösungen, die Albumin und Globulin in dem Verhältnis enthalten, wie sie ungefähr im normalen Serum vorkommen. (Nach van Slyke, Hastings, Hiller und Sendroy.)

wobei B die Milliäquivalente der Basen darstellt, die durch die Albumine bzw. Globuline gebunden werden und (Alb.-N.) bzw. (Glob.-N.) den Albumin-N bzw. Globulin-N in Gramm (Abb. 242).

Die gesamte Basenbindung in einem Serum durch Albumin und Globulin erhält man durch einfache Addition der Werte. Im normalen menschlichen Serum ist das Verhältnis zwischen Albumin und Globulin ungefähr 1,6. In einem solchen Serum ist die an die Eiweißkörper (Albumine und Globuline $= P_{\text{Serum}}$) gebundene Alkalimenge

$$B P_s = 0{,}104 \cdot \text{Gramm Eiweiß} \; (p_{Hs} - 5{,}08)$$

Diese Gleichung kann nur bei normalem Albumin-Globulin-Verhältnis verwendet werden, dagegen nicht, wenn das Verhältnis zwischen Albumin und Globulin stark verschoben ist (z. B. bei Nephrosen). In diesem Fall muß das Albumin und Globulin erst quantitativ bestimmt werden, und es kann dann die Gesamtbasenbindung an die Eiweißkörper aus den obigen Gleichungen errechnet werden.

Tabelle 5. (Nach van Slyke.)

	Versuchspersonen			
	I. B. H.		J. J.	
p_H-Differenz (willkürlich gewählt)	−0,03	− 0,09	−0,01	− 0,025
CO_2-Spannung, Differenz in mm.	+6,8	+23,5	+5,0	+13,5
CO_2-Vol.-%-Differenz	+5,0	+14,8	+5,0	+14,8
Isohydrische $B\,HCO_3$-Bindung, in Vol.-%. . .	3,4	8,8	3,8	12,6
$B\,HCO_3$-Bindung auf Grund der Pufferwirkung bei Änderung der Reaktion in Vol.-% . .	1,6	6,0		2,2
davon entfallen auf Hb in Vol.-%	1,0	3,7	0,7	1,4
„ „ „ Phosphate in Vol.-% . . .	0,4	1,3	0,4	0,5
„ „ „ Plasmaeiweißkörper in Vol.-%	0,2	0,6	0,4	0,2
„ „ „ Bicarbonate in Vol.-% . . .	0,08	0,3	0,06	0,1

[1] Slyke, D. D. van, A. B. Hastings, A. Hiller u. S. Sendroy: J. of biol. Chem. 79, 769 (1928).

Den Anteil der verschiedenen Puffersysteme im Blut an der Neutralitäts-
regulation und dem Kohlensäuretransport zeigen die Tabellen von VAN SLYKE[1]
und DOISY, BRIGGS, EATON und CHAMBERS[2] sehr gut.

In der Tabelle von VAN SLYKE handelt es sich um Blut zweier Versuchspersonen, das in vitro mit verschiedenen beliebigen Kohlensäurespannungen ins
Gleichgewicht gebracht wurde (Tab. 5).

In der Tabelle von DOISY, BRIGGS, EATON und CHAMBERS handelt es sich
um arterielle und venöse Blutwerte (Tab. 6).

Tabelle 6. (Nach DOISY, BRIGGS, EATON und CHAMBERS.)

	E. A. D.	W. H. C.	J. M.
p_H-Differenz (arteriovenös)	0,013	0,030	0,037
CO_2-Spannungsdifferenz in mm	3,7	7,6	9,8
CO_2-Vol.-%-Differenz	2,32	4,23	5,08
Isohydrische $BHCO_3$-Bindung ($BHCO_3 \rightarrow$ HHb in Vol.-%)	1,233	2,262	2,072
$BHCO_3$-Bindung bei Änderung von p_H in Vol.-% durch Hämoglobin $BHbO_2 \rightarrow$ HHbO . .	0,439	1,070	1,384
$BHb \rightarrow$ HHb . . . durch B_2HPO_4 in den Blutkörperchen . .	0,010	0,012	0,013
durch abgetrenntes Serum (Phosphate-Ei- weißkörper)	0,089	0,0198	0,142
Physikalische Absorption	0,249	0,511	0,657

Störungen in der Reaktionsregulation durch das Blut können vor allem bei
Verminderung der Hämoglobinkonzentration (Anämie) auftreten, wobei sowohl
die isohydrische Basenbindungsfähigkeit des Blutes als auch sein Gesamtpuffer-
wert verringert wird. Die Folge ist eine Zunahme der arteriovenösen p_H-Differenz.
BARR und PETERS[3] fanden bei 2 Fällen von hochgradiger perniziöser Anämie
eine p_H-Differenz von 0,07 bei verhältnismäßig geringer Veränderung der Kohlensäurespannung (2—10 mm). Sie beziehen die bei Anämischen oft auftretende
Dyspnoe auf diese mangelhafte Reaktionsregulation durch das Blut, die eine verstärkte Inanspruchnahme anderer Regulatoren, z. B. der Atmung, nach sich zieht.

Durch Abnahme der Konzentration irgendeines anderen Puffers außer dem
Hämoglobin dürfte die Pufferungsfähigkeit des Gesamtblutes kaum nachweisbar
gestört werden, da die Bedeutung der anderen Puffer zu gering ist, als daß ihre
Verminderung praktische Bedeutung haben dürfte. Jedenfalls ist es unberechtigt,
aus Veränderungen des Serumeiweißgehalts oder aus Verschiebungen im Albumin-
Globulin-Gehalt auf eine Pufferungsinsuffizienz des Blutes zu schließen (EPPINGER,
KISCH und SCHWARZ[4]), und dies um so mehr, wenn gleichzeitig die Konzentration
des wichtigsten Reaktionsregulators im Blut, des Hämoglobins, zunimmt, wie
es bei der Herzdekompensation der Fall ist.

Nach HENDERSON, BOCK, DILL, HURXTHAL und VAN COULAERT[5] treten auch
bei Nephritiden im Blut Veränderungen auf, die den Sauerstoff- und Kohlensäuretransport und damit die respiratorische Funktion des Blutes stark beeinträchtigen, Veränderungen, die aber doch wieder im wesentlichen auf die
Anämie der Niereninsuffizienten zu beziehen sind. Die Sauerstoffkapazität kann
dabei bis auf ein Drittel des Normalen und die Menge der zur Pufferung verfügbaren Basen um ein Viertel vermindert sein. Der Sauerstofftransport pro

---

[1] SLYKE, D. D. VAN: Physiol. Rev. **1**, 141 (1921).
[2] DOISY, BRIGGS, EATON u. CHAMBERS: J. of biol. Chem. **54**, 305 (1922).
[3] BARR, D. P., u. J. P. PETERS: J. of biol. Chem. **45**, 571 (1921).
[4] EPPINGER, H., KISCH u. SCHWARZ: Das Versagen des Kreislaufs. Berlin 1927.
[5] HENDERSON, L. J., A. V. BOCK, D. B. DILL, L. M. HURXTHAL u. C. VAN CAULAERT:
J. of biol. Chem. **75**, 305 (1927).

Liter Blut beträgt nur 60% des normalen. Die Zunahme der H-Ionenkonzentration bedingt einen größeren Donnan-r-Wert für alle permeablen Ionen. Der Wasser- und Chloridaustausch zwischen Blutkörperchen und Serum bei dem respiratorischen Zyklus ist wesentlich geringer.

HASTINGS, SENDROY, McINTOSCH und VAN SLYKE[1] stellten ebenfalls Untersuchungen über die Reaktionsregulation durch das Blut bei pathologischen Fällen an. Sie fanden, daß im Blut von Nierenkranken, Herzkranken, Pneumonikern das Ionengleichgewicht zwischen Blutkörpercheninnerem und Serum (Donnan-Gleichgewicht), vor allem die Cl- und HCO_3-Verteilung qualitativ überhaupt nicht gestört ist. Die vorkommenden Veränderungen der r-Werte erklären sich nach ihrer Auffassung einfach aus der veränderten Blutreaktion.

III. Reaktionsregulierung durch einen Ionenaustausch zwischen Plasma und Gewebe.

Unter normalen Verhältnissen und bei körperlicher Ruhe genügen die physikalisch-chemischen Vorgänge im Blut, um die Störungen des Säurebasengleichgewichts, die die Abgabe von Kohlensäure an das Blut hervorruft, zu kompensieren. Reichen die Vorgänge im Blut zur Reaktionsregulation nicht aus, so kann nach HENDERSON und HAGGARD[2] und VAN SLYKE[3] ein Ionenaustausch zwischen Plasma und Gewebe einsetzen, der dem zwischen Blutkörperchen und Serum ähnlich ist und dem ebenfalls eine reaktionsregulatorische Bedeutung zukommen soll.

Das Ionengleichgewicht zwischen Plasma und normaler und pathologischer Gewebsflüssigkeit (Lymphe, Liquor, Kammerwasser, Ödem, Transsudat) folgt nach den Untersuchungen von ATCHLEY, LOEB und BENEDICT[4], HASTINGS, SALVESEN, SENDROY und VAN SLYKE[5], GOLLWITZER-MEIER[6], LEHMANN und MEESMANN[7]) mit großer Wahrscheinlichkeit dem gleichen Membrangesetz wie die Ionenverteilung zwischen Blutkörperchen und Serum. Dies setzt eine Impermeabilität der trennenden Membran für bestimmte Ionen voraus. Maßgebend für das Verteilungsgleichgewicht ist hier wiederum die Menge der an die Eiweißkörper, und zwar an die Serumeiweißkörper, gebundenen nichtdiffusiblen Kationen. Die Ionenverteilung muß sich mit Änderungen der Reaktion und der an die Eiweißkörper gebundenen nichtdiffusiblen Alkalimenge verschieben. Die dem DONNANschen Gesetz folgende Ionenverteilung zwischen Blutkörperchen und Serum ist aufs engste mit den Pufferungsvorgängen im Blut verbunden und besitzt damit Bedeutung für die Reaktionsregulation im Blut. Aber es ist doch äußerst fraglich und zum mindesten bis jetzt nicht bewiesen, daß die demselben Gesetz folgende Ionenverteilung zwischen Plasma und Gewebsflüssigkeit eine ähnliche, wenn auch begreiflich geringere Bedeutung für die Reaktionsregulation hat.

Die Annahme eines regulatorischen Ionenaustausches zwischen Plasma und Gewebe stützt sich fast ausschließlich auf Beobachtungen über die Veränderung des Kohlensäurebindungsvermögens im Blut. *Das Wesen des Regulationsvorganges wird darin erblickt, daß bei primärer Veränderung der Kohlensäure-*

---

[1] HASTINGS, A. B., J. SENDROY, McINTOSH u. D. D. VAN SLYKE: J. of biol. Chem. **79**, 193 (1928).

[2] HENDERSON, Y., u. H. W. HAGGARD: J. of biol. Chem. **33**, 333 (1918).

[3] SLYKE, D. D. VAN, u. GL. E. CULLEN: J. of biol. Chem. **30**, 289 (1917).

[4] ATCHLEY, D., R. LOEB u. E. BENEDICT: Proc. Soc. exper. Biol. a. Med. **20**, 238 (1923).

[5] HASTINGS, A. B., SALVESEN, J. SENDROY u. D. D. VAN SLYKE: J. gen. Physiol. **8**, 701 (1927).

[6] GOLLWITZER-MEIER, KL., u. R. RABL: Z. exper. Med. **53**, 525 (1926).

[7] LEHMANN u. MEESMANN: Klin. Wschr. **3**, 1028 (1924).

spannung die Alkalireserve durch eine entsprechende Ionenwanderung im selben Sinn verändert wird.

Nach HAGGARD und HENDERSON[1] kann ein primärer Kohlensäureüberschuß im Blut *durch eine Alkalieinwanderung aus dem Gewebe* in das Blut kompensiert werden. Nach VAN SLYKE und CULLEN[2] geschieht die Kompensation derselben Störung durch eine entgegengesetzt gerichtete Ionenwandlung, nämlich durch *eine Cl-Abwanderung aus dem Blut.* Durch die Cl-Abwanderung wird das im Blut zur Cl-Neutralisierung festgehaltene Alkali für die Kohlensäurebildung frei. VAN SLYKE und CULLEN stellen sich den Ionenaustausch bei einem Kohlensäureüberschuß im Blut in folgender Weise vor:

$$H_2CO_3 + NaCl \rightleftarrows NaHCO_3 + \boxed{HCl} \rightleftarrows \boxed{HCl} + Na_2HPO_4 \rightleftarrows NaH_2PO_4 + NaHCO_3.$$
Blut   Gewebe

Nach beiden Theorien wird mehr Alkali zur Kohlensäurebindung verfügbar, *nach der einen durch Vermehrung der Blutbasen* auf Grund einer Kationeneinwanderung, nach der *anderen durch Verminderung der Blutsäuren* auf Grund einer Anionenabwanderung.

Die regulatorische Alkaliwanderung zwischen Plasma und Gewebe spielt nach HAGGARD und HENDERSON[1] eine große Rolle bei der *Akklimatisation an einen niedrigen Barometerdruck.* Bei Abnahme des Luftdruckes sinkt sowohl der Sauerstoff- als auch der Kohlensäuredruck in den Alveolen. Die Abnahme der alveolären Kohlensäurespannung beträgt bei einem Sinken des Barometerdruckes um 100 mm nach FITZGERALD[3] durchschnittlich 4,2 mm, was andere Untersucher[4] bestätigten (BARCROFT[5], HASSELBALCH und LINDHARD[6]). Dieser Abfall des alveolären Kohlensäuredruckes wird durch eine zentrale Sauerstoffmangelhyperpnoe verursacht. Trotz der niedrigen Kohlensäurespannung ist aber nach erreichter Akklimatisation an eine bestimmte Höhenlage die Blutreaktion nicht nach der alkalischen Seite verschoben, sondern nach BINGER, BOCK, DOGGART, FORBES, HARROP, MEAKINS und REDFIELD[4] gleich der in der Ebene. Auch die Blutreaktion von Bewohnern verschiedener Höhenlagen ist ungefähr dieselbe (BARCROFT)[5]. Schon die früheren Beobachtungen BARCROFTS[5] bei der Pikes-Peak Expedition auf dem Peak von Teneriffa zeigten, daß sich die Blutreaktion in der Höhe kaum verändert. Es muß demnach bei der Akklimatisation an einen niedrigeren Barometerdruck der NaHCO_3-Gehalt des Blutes in demselben Maß sinken wie die Kohlensäurespannung. Nach der Auffassung von HAGGARD und HENDERSON geschieht diese kompensatorische Senkung der Alkalireserve nicht durch eine vermehrte Alkaliausscheidung durch die Niere, sondern durch eine Alkaliabwanderung aus dem Blut in die Gewebe. Im Lauf der Akklimatisation kann sogar eine leichte Verschiebung der Blutreaktion nach der sauren Seite auftreten. (BARCROFT, HASSELBALCH und LINDHARD[7], STRAUB, GOLLWITZER-MEIER und SCHLAGINTWEIT[8]). Es ist aber sehr fraglich, ob diese Reaktionsverschiebung tatsächlich die Folge einer überkompensierenden Alkaliabwanderung ist, wie dies HENDERSON annimmt.

[1] HAGGARD, H. W., u. Y. HENDERSON: J. of biol. Chem. **30**, 345 (1918).

[2] SLYKE, D. D. VAN, u. GL. E. CULLEN: J. of biol. Chem. **30**, 289 (1917).

[3] FITZGERALD, M. P.: Proc. roy. Soc. Lond. B **88**, 248 (1914/15).

[4] BARCROFT, J., C. R. BINGER, A. V. BOCK, J. H. DOGGARD, A. S. FORBES, G. HARROP, J. C. MEAKINS u. A. C. REDFIELD: Phil. Trans. Roy. Soc. Lond. B **201**, 351 (1922).

[5] BARCROFT, J.: The resp. funkt. of the blood. Cambridge 1914.

[6] HASSELBALCH, K. A., u. J. LINDHARD: Biochem. Z. **68**, 265, 295 (1915).

[7] HASSELBALCH, K. A., u. J. LINDHARD: Biochem. Z. **68**, 265 (1915).

[8] STRAUB, H., KL. GOLLWITZER-MEIER und E. SCHLAGINTWEIT: Z. exper. Med. **32**, 229 (1923).

Auch bei *der künstlichen Überventilation von Hunden* beobachteten HEN-
DERSON und HAGGARD[1] zugleich mit der Abdunstung der Kohlensäure eine Verminderung der Alkalireserve, die sie als Kompensation der Akapnie auffaßten
und auf eine Alkaliabwanderung in das Gewebe bezogen. Im Gegensatz dazu
fehlte in den Überventilationsversuchen von DAVIES, HALDANE und KENNAWAY[2]
am Menschen jede Veränderung der Alkalireserve. Der Widerspruch in diesen
Beobachtungen ist dadurch zu erklären, daß ein kompensatarischer Ionenaustausch zwischen Plasma und Gewebe beim Hund eine weit größere Rolle für
die Reaktionsregulierung spielt als beim Menschen. Dies beweisen die Untersuchungen von GOLLWITZER - MEIER und MEYER[3], die in Überventilationsversuchen am Hund in Übereinstimmung mit HENDERSON und HAGGARD[4] eine
dem Kohlensäuredefizit entsprechende Hypokapnie und infolgedessen normale
Blutreaktion beobachteten, aber in Überventilationsversuchen am Menschen in
Übereinstimmung mit DAVIES, HALDANE und
KENNAWAY ein unverändertes Kohlensäurebindungsvermögen und eine unkompensierte
Hypohydrie.

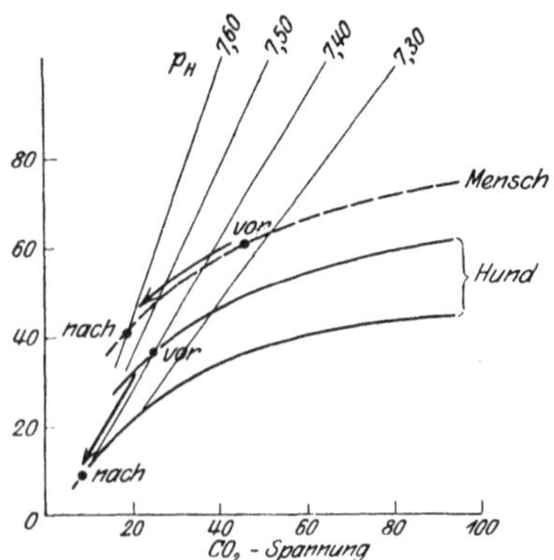

Abb. 243. CO_2-Bindungskurven vor und
nach der Überventilation beim Menschen und
Hund. Die Punkte geben die (H-Ionen)-
Konzentration im art. Blut an und die Pfeile
die Richtung ihrer Verschiebung durch die
Überventilation.

Auch für die *Hypokapnie bei der Äthernarkose* machen HAGGARD und HENDERSON
eine Alkaliabwanderung aus dem Plasma
verantwortlich und betrachteten sie als Kompensation einer primären, durch zentrogene
Überventilation erzeugten Akapnie. Von
VAN SLYKE, AUSTIN und CULLEN[5] wurde
dieser Auffassung widersprochen. Sie sehen
in der Ätherhypokapnie keine Kompensationserscheinung, zumal die Blutreaktion
meist etwas saurer wird (COLLIP[6], LEAKE,
LEAKE und KOEHLER[7], CULLEN, AUSTIN,
KORNBLUM, ROBINSON[8]), sondern die Folge
einer Säureeinwanderung in das Blut oder
einer primären, keinesfalls sekundären Alkaliabwanderung aus dem Blut. Sie betrachten
die Veränderung der Alkalireserve als eine Folge der Ätherwirkung auf den
Stoffwechsel, der z. B. zur vermehrten Phosphorsäureabgabe aus dem Gewebe
führt (STEHLE und BOURNE[9]). In der Ätherhypokapnie sehen sie eine primäre
und nicht eine Kompensationserscheinung.

Diese wenigen Versuche zeigen die Schwierigkeit der Trennung reaktions-
regulatorischer und reaktionsstörender Vorgänge mit Hilfe von Beobachtungen
über das Kohlensäurebindungsvermögen. Eine solche Trennung ist noch eher
möglich, wenn wenigstens außer den Veränderungen des Kohlensäurebindungsvermögens noch der Gang der p_H-Veränderung im Blut bekannt ist. Eine sichere
Entscheidung darüber, ob ein regulatorischer Anionen- oder Kationenaustausch

[1] HENDERSON, Y., u. H. W. HAGGARD: J. of biol. Chem. **33**, 333 (1918).
[2] DAVIES, H., I. B. S. HALDANE u. E. L. KENNAWAY: J. of Physiol. **54**, 32 (1920).
[3] GOLLWITZER-MEIER, KL., u. E. MEYER: Z. exper. Med. **40**, 70 (1920).
[4] HAGGARD, H. W., u. J. HENDERSON: J. of biol. Chem. **43**, 15 (1920).
[5] SLYKE, D. D. VAN, J. H. AUSTIN u. CULLEN: J. of biol. Chem. **54**, 507 (1922).
[6] COLLIP, J. B.: Brit. J. exper. Path. **1**, 282 (1920).
[7] LEAKE, C. D., E. W. LEAKE u. A. E. KÖHLER: J. of biol. Chem. **56**, 219 (1923).
[8] CULLEN, GL. E., J. H. AUSTIN, H. KORNBLUM u. H. W. ROBINSON: J. of biol. Chem.
56, 625 (1923).
[9] STEHLE, R. L., u. W. BOURNE: J. of biol. Chem. **55**, 17 (1924).

zwischen Plasma und Gewebe stattfindet oder ob die Veränderungen der Alkalireserve als primär oder sekundär zu betrachten sind, ist nicht möglich, wenn nur das Kohlensäurebindungsvermögen untersucht wird. Eher ist eine solche Entscheidung mit Hilfe einer vollständigen Ionenbilanz (STRAUB[1]) zu treffen. Aber selbst die vollständige Ionenbilanz kann die Frage offen lassen, ob für einen Alkaliverlust im Plasma eine Alkaliabwanderung in die Gewebe oder eine Mehrausscheidung von Alkali durch die Niere verantwortlich zu machen ist.

IV. Reaktionsregulierung durch die Atmung.

Die Frage, ob durch die Ventilation der Lunge die Wasserstoffionenkonzentration im Blute konstant gehalten wird oder die Kohlensäure- oder die Sauerstoffspannung des Blutes, hängt aufs engste mit der Frage nach dem chemischen Atemreiz zusammen. In der Beantwortung dieser Frage nach der Natur des chemischen Atemreizes sind wir zwar heute wesentlich weiter als vor 60 Jahren, als PFLÜGER[2] seine Untersuchungen anstellte, aber die Ansichten darüber sind heute noch geteilt, und es sei daher hier kurz auf die Entwicklung dieser Frage eingegangen.

Reaktionsregulatorisch wird die Atmung nur dann wirken können, wenn Änderungen der Reaktion einen Einfluß auf die Atemtätigkeit haben und wenn die Wasserstoffionenkonzentration selbst den chemischen Atemreiz darstellt.

Die älteste Theorie über die Atmungsregulierung bezeichnet den *Sauerstoffmangel* als Erreger der Atmung (ROSENTHAL[3]). Danach hätte die Atmung die Sauerstoffspannung des Blutes konstant zu halten. Aber schon PFLÜGER wies nach, daß nicht nur der Sauerstoffmangel, sondern auch die Kohlensäureüberladung des Blutes zur Hyperpnoe führen kann. Von da ab blieb der Streit, welches dieser beiden Gase die Atmung eigentlich im Gang halte, lange unentschieden.

Untersuchungen von MIESCHER[4], LOEWY[5] und ZUNTZ[6] schienen die Bedeutung der *Kohlensäure* als chemischen Atemreiz in den Vordergrund zu rücken. HALDANE und LORRAIN SMITH[7] machten am Menschen die Beobachtung, daß die Atemgröße mit der Kohlensäurespannung der Einatmungsluft zunimmt, während sie sich bei unveränderter Kohlensäurespannung, aber verminderter Sauerstoffspannung in der Einatmungsluft kaum ändert. Alle diese Untersuchungen bringen noch die Ventilationsgröße in Beziehung zur Kohlensäurespannung der Einatmungsluft und nicht in Beziehung zur maßgebenden alveolären oder arteriellen Kohlensäurespannung. Die Ausarbeitung einer Methode zur Analyse der alveolären Gasspannungen (HALDANE und PRIESTLAY[8]) ermöglichte dann den Nachweis einer fast konstanten alveolären Kohlensäurespannung. Durch diesen neuen Befund schien es wahrscheinlich, daß die Atmung durch die Kohlensäurespannung reguliert wird, und daß andererseits die Atmung diese Konstanz der Kohlensäurespannung zu gewährleisten habe. Später ließ sich aber zeigen, daß die Atemgröße auch bei Verminderung des alveolären Sauerstoffdruckes zunimmt, trotz einer gleichzeitig auftretenden Abnahme der Kohlensäurespannung. Es mußte daher *neben der Kohlensäureanhäufung auch dem Sauerstoffmangel* ein Einfluß auf die Atemtätigkeit eingeräumt werden. Schon

[1] STRAUB, H.: Erg. inn. Med. 1, 25 (1924).
[2] PFLÜGER, E.: Arch. f. Physiol. 1, 61 (1868).
[3] ROSENTHAL in Nagels Handb. der Phys. 4, 2 (1882).
[4] MIESCHER-RÜSCH, E.: Arch. f. Anat. 3, 55 (1885).
[5] LÖWY, A.: Pflügers Arch. 42, 245 (1888).
[6] LUNTZ, N.: Arch. f. Physiol. 1897, 379.
[7] HALDANE, I. S., u. LORRAIN SMITH: J. of Path. 1, 168 (1892).
[8] HALDANE, I. S., u. G. S. PRIESTLAY, J. of Physiol. 55, 265 (1905).

PFLÜGER hatte der Überzeugung Ausdruck gegeben, daß es sich weniger um eine unmittelbare Wirkung des Sauerstoffmangels handeln kann als um *die mittelbare Wirkung unvollständiger Oxydationsprodukte* mit Säurecharakter.

Beobachtungen über den Einfluß von Säureinjektionen auf die Atmung veranlaßten LEHMANN[1], die Reizwirkung der Kohlensäure nur als einen Spezialfall der Säurewirkung zu betrachten, und auch BOYCOTT und HALDANE[2] glaubten, daß die Kohlensäure, ebenso wie die übrigen Säuren, nur vermöge ihrer Säurenatur wirksam sei. Darnach würde das Atemzentrum durch die „Gesamtacidität" des Blutes gereizt werden. 1913 gab WINTERSTEIN[3] auf Grund eigener Versuche eine weit bessere Formulierung für das Wesen des chemischen Atemreizes. Weder der Sauerstoffmangel, noch die Kohlensäure, noch andere Säuren als solche sollten den chemischen Atemreiz bilden, sondern *einzig und allein die Wasserstoffionenkonzentration des Blutes.* Diese sog. „*Reaktionstheorie*" der *Atmung* hat WINTERSTEIN[4] 1921 präziser so formuliert, daß die Größe der Lungenlüftung nicht unmittelbar durch die Reaktion des Blutes, sondern durch die in den Atemzentren herrschende Reaktion reguliert werde, da nur diese die Atemimpulse regulieren könne.

Der ursprünglichen Fassung der Reaktionstheorie lag die Annahme zugrunde, daß alle Reaktionsverschiebungen im Blut gleichgerichtete Reaktionsverschiebungen im Atemzentrum herbeiführen. Sie vernachlässigte die Möglichkeit primärer Veränderungen der Wasserstoffionenkonzentration im Atemzentrum (Sauerstoffmangel) ohne gleichzeitige oder gleichgerichtete Reaktionsveränderungen im Blut. WINTERSTEIN gründete seine Reaktionstheorie zunächst (1910) auf Versuche, die keine unbedingte Beweiskraft besaßen und nur die Möglichkeit einer Erregung des Atemzentrums durch verschiedene Säuren zeigten. Ihrer Auslegung ist daher von LAQUEUR und VERZAR[5] widersprochen worden. Sie hielten an der spezifischen Wirkung der Kohlensäure fest, weil die Kohlensäure schon bei geringerer Veränderung der Wasserstoffionenkonzentration erregend auf das Atemzentrum wirkte als andere Säuren. Den Einfluß der übrigen Säuren auf die Atmung sahen sie nur darin, daß sie in den Geweben Kohlensäure frei machen.

Den entscheidenden Beweis für die Reaktionstheorie brachten die Untersuchungen HASSELBALCHS[6] über den Einfluß saurer und alkalischer Kostformen auf Blutreaktion, alveoläre Kohlensäurespannung und Harnreaktion. Sie wiesen nebeneinander erhebliche regulatorische Veränderungen der Kohlensäurespannung und Harnreaktion auf bei fast unveränderter Blutreaktion. Es war also die Blutreaktion, die durch die Atmung konstant gehalten wurde.

Aus der Reaktionstheorie der Atmung, die in der Wasserstoffionenkonzentration im Atemzentrum den chemischen Atemreiz sieht, ergibt sich als selbstverständliche Folgerung, daß die Atmung zunächst die Reaktion im Atemzentrum reguliert und die Blutreaktion nur dann, wenn die Reaktionsverschiebung im Blut der im Atemzentrum gleichgerichtet ist. Dies wird überall dort zutreffen, wo sich die Reaktion im Blut und Atemzentrum im Gleichgewicht befindet, wobei freilich die Wasserstoffionenkonzentration im Blut und Zentrum in ihren absoluten Werten verschieden sein dürfte. *Wo die Atemtätigkeit durch die Blutreaktion reguliert wird, wird umgekehrt auch die Blutreaktion durch die Atmung reguliert.* Ersteres setzt *einen Reaktionsausgleich zwischen Blut und Atemzen-*

[1] LEHMANN, C.: Arch. f. Physiol. **52**, 284 (1888).
[2] BOYCOTT, A. E., u. I. S. HALDANE: J. of Physiol. **37**, 355 (1908).
[3] WINTERSTEIN, H.: Arch. f. Physiol. **138**, 167 (1911).
[4] WINTERSTEIN, H.: Arch. f. Physiol. **187**, 293 (1921) — Naturwiss. **11**, 80 (1923).
[5] LAQUEUR u. VERZAR: Arch. f. Physiol. **143**, 395 (1913).
[6] HASSELBALCH, K. A.: Biochem. Z. **46**, 403 (1912).

trum voraus, der von verschiedenen Faktoren abhängig ist. *Die Unterscheidung einer zentrogenen Atmungsregulation von einer hämatogenen* (WINTERSTEIN) *trägt allen diesen Verhältnissen Rechnung.*

Die *zentrogene* Atmungsregulation geschieht durch lokale Änderungen der Wasserstoffionenkonzentration im Atemzentrum z. B. durch die Anhäufung saurer Stoffwechselprodukte im Zentrum bei Sauerstoffmangel. Die dabei auftretenden Atemveränderungen brauchen nicht aus der Blutreaktion erklärbar zu sein, die völlig normal sein kann (WINTERSTEIN[1], HAGGARD und HENDERSON[2], HALDANE, KELLAS und KENNAWAY[3]). *Die Blutreaktion wird durch die zentrogenen Atemveränderungen nicht reguliert, im Gegenteil, sie wird gestört.* Die vermehrte Kohlensäureabdunstung in der zentrogenen Hyperpnoe verschiebt die vorher normale Blutreaktion nach der Hyperhydrie hin. Nur dort, wo die Ursache der Hyperhydrie im Atemzentrum auch die übrigen Körpergewebe trifft (z. B. bei allgemeinem Sauerstoffmangel), wo also wahrscheinlich eine Hyperhydrie auch in anderen Geweben besteht, kann die zentrogene Hyperpnoe und anschließende Hyperhydrie zum Ausgleich der hyperhydrischen Gewebsreaktion führen. In allen übrigen Fällen, wo die zentrogene Hyperpnoe auf einer rein lokalen Hyperhydrie im Atemzentrum beruht, wird durch sie nur die Reaktion in den Zentren reguliert und sowohl die Reaktion des Blutes als auch die der Gewebe gestört. Dies ist z. B. der Fall bei lokalen Zirkulationsstörungen im Atemzentrum, die bei organischen und funktionellen Gefäßveränderungen auftreten und die Abgabe der sauren Stoffwechselprodukte aus den Zentren erschweren können.

Y. HENDERSON sieht die Ursache der zentrogenen Atemveränderungen beim Sauerstoffmangel weder im Sauerstoffmangel selbst, noch in einer Säureanhäufung im Atemzentrum, sondern in einem respiratorischen x, dessen Wesen nicht näher geklärt ist. Nun ist aber die vermehrte Säurebildung im Zentralnervensystem beim Sauerstoffmangel schon lange bekannt durch die Froschversuche von LANGENDORFF[4] und WINTERSTEIN[5] und die Warmblüterversuche von McGINTY und GESELL[6]. Zu beweisen war allerdings noch, daß die Reaktion im Zentrum beim Sauerstoffmangel tatsächlich nach der sauren Seite verschoben ist. Da wir über keine Methode zur Messung der Reaktion im Atemzentrum verfügen, so versuchten WINTERSTEIN und GOLLWITZER-MEIER[7] auf andere Weise jenen Beweis zu erbringen. Sie bestimmten im Hochgebirge den Kohlensäuregehalt, das Kohlensäurebindungsvermögen und die Wasserstoffionenkonzentration im arteriellen Blut und außerdem im Blut des Sinus longitudinalis beim Hund (der Vena temporalis superficialis beim Kaninchen), also in Venengebieten, die vorwiegend Hirnblut enthalten. Während beim Aufenthalt in der Ebene die Reaktion des untersuchten Hirnvenenblutes von der des arteriellen Blutes nicht meßbar abwich, nahm die arteriovenöse p_H-Differenz mit zunehmender Verminderung des Barometerdruckes (Davos, Gornergrat, Monte Rosa) zu. Da außer der p_H-Differenz auch die arteriovenöse Alkalireservedifferenz zunimmt, so scheint die Ursache der ersteren in einem vermehrten Abtransport fixer Säuren aus den Zentren mit zunehmendem Sauerstoffmangel gelegen zu sein. Damit ist der Beweis erbracht, daß der Sauerstoffmangel zu einer Hyperhydrie in den Nervenzentren führt. Es ist anzunehmen, daß der zentrogenen Hyperpnoe auch unter anderen Bedingungen eine Säuerung im Atemzentrum zugrunde liegt.

[1] WINTERSTEIN, H.: Biochem. Z. **70**, 69 (1915).
[2] HAGGARD, H. W., u. Y. HENDERSON: J. of biol. Chem. **15**, 29 (1916).
[3] HALDANE, I. S., A. M. KELLAS u. E. L. KENNAWAY: J. of Physiol. **53**, 181 (1919).
[4] LANGENDORFF, O.: Zbl. med. Wiss. **50** (1882).
[5] WINTERSTEIN, H.: Biochem. Z. **70**, 130 (1915).
[6] McGINTY u. R. GESELL: Amer. J. Physiol. **75**, 70 (1925/26).
[7] WINTERSTEIN, H. u. KL. GOLLWITZER-MEIER: Pflügers Arch. **219**, 202 (1928).

Im Gegensatz zu den zentrogenen Atemveränderungen *muß bei den hämatogenen eine konstante Beziehung zwischen Blutreaktion und Atemtätigkeit erwartet werden und umgekehrt eine Regulierung der Blutreaktion durch die Atmung.* Die hämatogene Atemregulierung setzt voraus, daß die Veränderungen der Wasserstoffionenkonzentration im Blut eine Veränderung der Wasserstoffionenkonzentration im Atemzentrum nach sich ziehen, da nur durch Reaktionsverschiebungen am Ort der Entstehung der Atmungsimpulse eine Atmungsregulierung möglich ist. Das Zustandekommen eines Reaktionsausgleiches zwischen Blut und Atemzentrum scheint unter den verschiedenen Bedingungen der Atmungsregulation mit wechselnder Geschwindigkeit und Vollständigkeit zu geschehen. So gewinnt die Möglichkeit einer Verschiedenheit der genannten Ausgleichsvorgänge eine wesentliche Bedeutung für Physiologie und Pathologie der Atmungsregulation. Ihre Nichtberücksichtigung hat bisher eine große Anzahl von Kontroversen verschuldet.

Es sind sowohl gegen die hämatogene Atemregulierung als auch ganz allgemein gegen die Betrachtung der Wasserstoffionenkonzentration als chemischen Atemreiz von zahlreichen Seiten Einwände erhoben worden auf Grund tierexperimenteller Beobachtungen.

HOOKER, WILSON und CONNET[1] durchspülten die isolierte Medulla von Hunden mit defibriniertem Blut mit verschiedener Kohlensäurespannung aber gleicher Wasserstoffionenkonzentration, wobei das kohlensäurereichere Blut größere Atemwirkung entfaltete als das kohlensäurearme Blut gleicher Reaktion. SCOTT[2] ließ decerebrierte Katzen vor und nach der Injektion einer Na_2CO_3-Lösung 5proz. Kohlensäure einatmen und beobachtete, daß die Atmung sich nicht mit der Reaktion des Blutes, wohl aber mit der Kohlensäurespannung des Blutes änderte. Durch die Injektion von Na_2CO_3-Lösungen blieb die Ventilationsgröße unbeeinflußt, obschon die Blutreaktion alkalisch wurde. COLLIP und BACKUS[3] sahen eine Reizung des Atemzentrums nach Na_2HCO_3-Injektionen in das Foramen magnum, die Carotiden und in die Venen (COLLIP[4]). Auch Versuche von MELLANBY[5] über die Wirkung der Kohlensäureeinatmung und Na_2CO_3-Injektion ließen Beziehungen zwischen Blutreaktion und Atmung vermissen. Die Atemtätigkeit zeigt sich in all diesen Versuchen wesentlich mehr von den Veränderungen der Kohlensäurespannung abhängig als von den Veränderungen der Wasserstoffionenkonzentration. DALE und EVANS[6] gelang es, die Überventilationsapnoe durch Bicarbonatinjektionen zu verkürzen, trotz gleichzeitiger Verstärkung der Überventilationsalkalose. Sie schreiben der undissoziierten Kohlensäure als solcher einen erregenden Einfluß auf das Atemzentrum zu. SCOTT betrachtet die undissoziierte Kohlensäure als spezifisch respiratorisches Hormon, dessen physiologische Eigenschaften nicht ausschließlich auf seinen Säureeigenschaften beruhen. Eine Alkalose erzeugt nach seiner Auffassung nur dann eine Apnoe, wenn gleichzeitig die Kohlensäurespannung abfällt, wie dies bei der Überventilationsapnoe der Fall ist.

Ähnliche Beobachtungen machten HETÉNYI, HOLLÓ und WEISS[7]. EGE und HENRIQUES[8] führten verschiedene Säuren teils durch den Darm, teils intravenös ein und beobachteten bei der Zufuhr fixer Säuren wesentlich geringere Atemver-

[1] HOOKER, D. R., D. W. WILSON u. H. CONNET: Amer. J. Physiol. **43**, 351 (1917).
[2] SCOTT, R. W.: Amer. J. Physiol. **47**, 43 (1918/19).
[3] COLLIP, J. B., u. P. L. BACKUS: Amer. J. Physiol. **51**, 551 (1920).
[4] COLLIP, J. B.: Amer. J. Physiol. **52**, 483 (1920); **54**, 58 (1920).
[5] MELLANBY: J. of Physiol. **56**, 125 (1922). Proc.
[6] DALE, H. H., u. C. L. EVANS: J. of Physiol. **56**, 125 (1922).
[7] HETÉNYI, HOLLÓ u. WEISS: Biochem. Z. **160**, 242 (1925).
[8] EGE u. HENRIQUES: Biochem. Z. **166**, 441 (1926).

änderungen als bei der Kohlensäureeinatmung. Auch in eigenen Versuchen[1] ließ sich nach $NaHCO_3$-Injektionen eine Alkalose (p_H-Verschiebung von z. B. 7,38 auf 7,61), Zunahme der Kohlensäurespannung im Blut und Zunahme der Ventilationsgröße feststellen, nach langsamer Na_2CO_3-Injektion eine Alkalose, unveränderte Kohlensäurespannung und unveränderte Atemgröße, nach rascher Na_2CO_3-Injektion eine Alkalose, Abnahme der Kohlensäurespannung und Abnahme der Atemgröße. Danach ändert sich im akuten Tierversuch die Atemgröße ganz eindeutig mit der Höhe der Kohlensäurespannung, unabhängig von der Wasserstoffionenkonzentration des Blutes.

Zu diesem zahlreichen tierexperimentellen Material, das eine konstante Beziehung zwischen Atemtätigkeit und Blutreaktion vermissen läßt, werden von den Gegnern der Reaktionstheorie noch verschiedene Beobachtungen am Menschen hinzugefügt, nämlich die schon erwähnte Hyperpnoe bei Sauerstoffmangel, die hämatogen nicht erklärbar ist. FRASER, ROSS und DREYER wiesen in diesem Zusammenhang auf die Dyspnoe der Herzkranken, die mit einer Alkalose verbunden ist, und BARR[2] betont, daß auch bei der Muskelarbeit Atemveränderungen und Blutreaktion sich nicht gleichsinnig ändern.

Die Möglichkeit einer Aufklärung dieser Widersprüche sah WINTERSTEIN[3] in den Diffusionsversuchen von JACOBS[4]. JACOBS machte an Seesterneiern die Beobachtung, daß die Reaktionsverschiebung im Innern einer Zelle von der Diffusionsgeschwindigkeit der Ionen und Moleküle abhängt. Er fand z. B., daß die undissoziierten CO_2- und H_2CO_3-Moleküle sehr rasch durch tierische und pflanzliche Membranen hindurchgehen, im Zellinneren dissoziieren und dort die Wasserstoffionenkonzentration erhöhen. Er fand andererseits, daß die dissoziierten H·-, HCO_3^-- und $CO_3^=$-Ionen nicht in die Zelle eindringen. Je nach dem Gehalt der Umgebungsflüssigkeit an rasch permeierenden nichtdissoziierten CO_2-Molekülen kann die Reaktion im Inneren der Zelle rasch und unabhängig von der Außenreaktion verändert werden. Es besteht so die Möglichkeit, daß bei alkalischer Außenreaktion die Reaktion im Zellinneren sauer wird, sobald nur die Kohlensäurespannung außen genügend hoch ist. Ähnliche Beobachtungen machte WINTERSTEIN an Kollodiummembranen, die mit einer capillaren Ölschicht überzogen waren. Wurde alkalisch gemachtes destilliertes Wasser durch eine solche Membran von einer kohlensäuregesättigten $^m/_2$-$NaHCO_3$-Lösung getrennt, so diffundierte nur die undissoziierte Kohlensäure durch die Membran, nicht aber die Bicarbonationen. Dadurch wurde die Reaktion des destillierten Wassers sauer. GESELL zeigte ferner, daß dieselben Beobachtungen auch am membranlosem Modell zu machen sind. Er überschichtete in einem Scheidetrichter konzentrierte und weniger konzentrierte $NaHCO_3$-Lösungen von gleichem p_H. Durch die rasche Diffusion der undissoziierten Kohlensäure aus der konzentrierteren in die verdünntere Lösung wird die Reaktion der verdünnteren Lösung saurer, der konzentrierteren alkalischer.

Überträgt man diese Beobachtungen auf den Organismus, so wird es erklärlich, daß in akuten Tierexperimenten, in denen der Kohlensäure- oder Bicarbonatgehalt des Blutes plötzlichen Änderungen unterliegt, die Reaktion im Atemzentrum durch das rasche Eindringen der undissoziierten Kohlensäure Veränderungen erfahren kann, die von der Reaktion des Blutes unabhängig sind. Da die undissoziierte Kohlensäure nach den JACOBSchen Versuchen rascher durch die Zellmembranen hindurchgeht als die Bicarbonationen, so muß bei einem

---

[1] GOLLWITZER-MEIER, KL.: Biochem. Z. **151**, 424 (1924).
[2] BARR, D. P.: J. of biol. Chem. **56**, 171 (1923).
[3] WINTERSTEIN, H.: Naturwiss. **28**, 80 (1923).
[4] JACOBS, M. H.: Amer. J. Physiol. **51**, 321 (1920); **53**, 457 (1920).

plötzlichen Anstieg der Kohlensäurespannung im Blut, gleichgültig, ob die Reaktion dabei sauer (Kohlensäureacidose) oder alkalisch (Bicarbonatacidose) ist, die Reaktion im Atemzentrum saurer werden. Es kommt auf Grund dieser Kohlensäurediffusion zur Reaktionsverschiebung im Atemzentrum, noch ehe überhaupt ein Reaktionsausgleich zwischen Blut und Atemzentrum möglich ist. Bei der Beurteilung tierexperimenteller Beobachtungen muß berücksichtigt werden, daß ein solcher Reaktionsausgleich meistens überhaupt nicht stattfinden kann, da der Kohlensäureüberschuß durch die Hyperhydrie im Atemzentrum beseitigt wird, noch ehe der wesentlich langsamer vor sich gehende Reaktionsausgleich möglich ist. Das Diffusionsgefälle und die Diffusionsrichtung der Kohlensäure ist unter akuten Bedingungen von entscheidenderem Einfluß auf die Reaktion in den Zentren und damit auf die Größe der Lungenlüftung als es die Reaktion des Blutes ist. Es wäre aber falsch, aus diesen Beobachtungen eine spezifische Wirkung der Kohlensäure auf das Atemzentrum ableiten zu wollen.

Das *akute* Tierexperiment liefert Verhältnisse, wie sie sonst im Körper selten (z. B. in der Muskelarbeit) gegeben sind. Es ist daher zur Entscheidung der Frage nach dem chemischen Atemreiz nicht immer brauchbar. Bei allen *langsam entstehenden* Störungen des Säurebasengleichgewichts zeigt sich deutlich das Bestreben des Körpers, nicht seine Kohlensäurespannung, sondern seine Reaktion konstant zu halten, während die Kohlensäurespannung zwecks Kompensation und Regulierung der Reaktion großen Schwankungen unterliegen kann.

Im übrigen beweisen Kohlensäureeinatmungsversuche wegen der reflektorischen Atmungserregung überhaupt nicht viel, worauf unten noch eingegangen sei. Durch das akute Tierexperiment ist also die Entscheidung nicht ohne weiteres zu treffen, ob die Atmung durch die Kohlensäurespannung oder durch die Wasserstoffionenkonzentration in Gang gehalten wird.

1926 stellte Gesell[1] auf Grund eigener Beobachtungen eine Theorie der Atmungsregulierung auf, nach der die Atemtätigkeit durch die Reaktion im Atemzentrum reguliert wird und nicht durch die Blutreaktion. Diese Atemtheorie Gesells unterscheidet sich in nichts von der Wintersteinschen Reaktionstheorie, gegen die sich Gesell wendet und deren Richtigkeit durch zahlreiche Beobachtungen am Menschen bereits erwiesen schien. Dafür haben die Versuche Gesells zahlreiches neues Beweismaterial für die Richtigkeit der Reaktionstheorie erbracht.

Neuartig an den Gesellschen Versuchen war der Gedanke, die Veränderungen der Wasserstoffionenkonzentration im strömenden Blut zu messen. Da dies weder mit der Wasserstoff- noch mit der Chinhydronelektrode möglich ist, so benutzte er die von Tower[2] angegebene Mangandioxyd-Elektrode. Die Gesellschen Versuche bestätigten zunächst die schon bekannte Tatsache, daß unter akuten experimentellen Bedingungen (Kohlensäureeinatmung, Bicarbonatinfusion, Sauerstoffmangel) eine konstante Beziehung zwischen Blutreaktion und Atemtätigkeit fehlt. Gesell[3] geht aber zu weit, wenn er auf Grund dieser Versuche schreibt: „Es ist bis heute kein Beweis einer kausalen Beziehung zwischen der Acidität des arteriellen Blutes und der Lungenventilation geliefert worden. Die umgekehrte Beziehung ist häufiger als die direkte. Die Wasserstoffionenkonzentration im Blut kann eher die Folge der Lungenventilation sein als ihre Ursache.“ Damit lehnt er die hämatogene Atemregulierung vollkommen ab. Da die

---

[1] Gesell, R., u. Hertzmann: Amer. J. Physiol. **78**, 206 (1926). — Gesell, R.: Ebenda **87**, 1 (1928).
[2] Tower: Z. f. phys. Chem. **18**, 17 (1895).
[3] Gesell, R.: Regulierung der Atmung und des Kreislaufs. München: J. F. Bergmann 1929.

zentrogene Atemregulation, wozu auch die Atemregulierung bei Sauerstoffmangel zu rechnen ist, für die Reaktionsregulation im allgemeinen ohnedies ohne Bedeutung ist, so müßte darnach der Atmung jeder Einfluß auf die Regulierung der Wasserstoffionenkonzentration abgesprochen werden. Im übrigen wäre gegen die GESELLschen Versuche und ihre Bewertung nur das schon oben über das akute Tierexperiment Gesagte zu wiederholen. Tatsächlich liegen die Verhältnisse eben doch so, daß zwischen der Blutreaktion und der Ventilationsgröße eine enge Beziehung bei allen hämatogenen Atemveränderungen besteht, sofern es sich nicht um akute Versuche handelt und sofern nicht Gefäßveränderungen den Reaktionsausgleich stören. Wäre ein anderes der Fall, so müßte die Atmung für alle Störungen des Säurebasengleichgewichtes, die ihre Ursache in Vorgängen außerhalb des Atemzentrums haben (Diabetes, Nierenkrankheit u. a.), ohne Bedeutung für die Reaktionsregulation sein, da hierbei die Atmung hämatogen beeinflußt wird. Die am Menschen gemachten Beobachtungen berechtigen aber keineswegs zu einer derartigen Annahme.

Ungeachtet der Versuchsergebnisse lassen sich gegen die GESELLschen Versuche methodische Einwände erheben. Nach GOLLWITZER-MEIER und STEINHAUSEN[1] spricht die Manganelektrode zwar auf Veränderungen der Wasserstoffionenkonzentration an, die entstehenden Potentiale sind aber nicht reproduzierbar, die Veränderungen der Potentiale nicht linear, so daß absolute p_H-Werte überhaupt nicht erhalten werden und die relativen Potentialveränderungen nicht proportional der Wasserstoffionenkonzentration verlaufen. Dazu kommt als weitere Fehlerquelle, daß an der Elektrode Strömungspotentiale entstehen, wenn sie zur Messung in strömenden Flüssigkeiten verwendet wird und wenn die Strömungsgeschwindigkeit sich rasch ändert. Die Strömungspotentiale sind von einer solchen Größenordnung, daß sie die durch die Wasserstoffionenkonzentrationsänderungen erzeugten Potentiale wesentlich beeinflussen können. Wenn die Versuchsergebnisse GESELLs dennoch Potentialänderungen in der erwarteten Richtung gaben, so mag dies daran liegen, daß die Veränderungen der Strömungsgeschwindigkeit nur gering waren oder langsam erfolgten, oder daß die Potentialänderung durch p_H-Verschiebung und Strömung gleichgerichtet war.

Methodisch zuverlässiger sind die p_H-Messungen GESELLS[2] im Liquor, die zu sehr interessanten Feststellungen führten. Sie erwiesen, daß bei der Kohlensäureeinatmung sowohl die Blut-, als auch die Liquorreaktion saurer und nach Na_2CO_3-Injektionen alkalischer werden, und daß nach $NaHCO_3$-Injektionen die Blutreaktion zwar ebenfalls alkalischer, die Liquorreaktion aber saurer wird. Die Liquorreaktion erfährt also Veränderungen in derselben Richtung, wie sie theoretisch nach den JACOBschen Versuchen im Atemzentrum erwartet werden. Jeder Eingriff, der die Kohlensäurespannung im Blut erhöht, verringert die Liquoralkalescenz, auch dann, wenn die Blutreaktion alkalisch ist. Die Ursache dafür dürfte in Analogie mit den JACOBschen Versuchen in der großen Diffusionsgeschwindigkeit der undissoziierten Kohlensäure zu suchen sein. Diese Reaktionsmessungen im Liquor rechtfertigen die Übertragung der JACOBschen Befunde auf den Gesamtorganismus und geben die letzte Erklärung für die Divergenz von Blutreaktion und Atemtätigkeit bei akuten Versuchen.

Ähnlich wie GESELL versuchten BRINKMAN und BUYTENDIJK[3] die Frage der Reaktionsregulierung durch die Atmung mit Hilfe von Reaktionsmessungen im strömenden Blut im acuten Versuch zu klären. Sie benützten dazu die von UHL

---

[1] GOLLWITZER-MEIER, KL., u. W. STEINHAUSEN: Pflügers Arch. **220**, 551 (1928).
[2] GESELL, R., u. McGINTY: Amer. J. Physiol. **79**, 72 (1926).
[3] BRINKMAN u. BUYTENDIJK: Kongreß f. Phys. Frankfurt 1927.

und Kestranek[1] angegebene Antimonelektrode, die nach der Annahme von Buytendijk absolute p_H-Messungen gestattet. Nun ist die Antimonelektrode zwar zu elektrometrischen Titrationen geeignet (Kolthoff und Hartung[2], Gollwitzer-Meier und Brednow[3]). Sie besitzt auch im Gegensatz zur Manganelektrode innerhalb eines engen p_H-Bereichs gute Proportionalität und Reproduzierbarkeit. Andererseits ist sie aber gegenüber Änderungen der Strömungsgeschwindigkeit noch empfindlicher wie die Manganelektrode (Gollwitzer-Meier und Steinhausen[4]). Mit dieser Elektrode stellte Buytendijk fest, daß die Injektion von fixen Säuren, die die Reaktion des Blutes um mehr als 0,1 p_H erniedrigen, überhaupt keine Atemwirkung hat, während die Injektion von 10 ccm $^n/_{10}$-NaHCO$_3$ eine Hyperpnoe auslöst, trotz einer p_H-Zunahme von 7,2 auf 7,6. Diesen Resultaten, die z. T. mit allen anderen Beobachtungen in Widerspruch stehen, dürften methodische Fehler zugrunde liegen, die wahrscheinlich in dem Auftreten von Strömungspotentialen zu suchen sind. Winterstein zeigte, gerade im Hinblick auf die Versuche Buytendijks[5], neuerdings[6], daß bei der direkten Einführung von Kohlensäure in die Blutbahn (wodurch die reflektorische Atemwirkung der Kohlensäure, die bei der Kohlensäureeinatmung auftritt, ausgeschaltet wird), die Atemvergrößerung der erzeugten Reaktionsverschiebung entspricht und keinerlei Unterschiede gegenüber der Atemwirkung anderer Säuren (Salzsäure, Milchsäure) erkennen läßt.

Die Größe der Lungenlüftung ist nicht nur eine Funktion des Atemreizes, sondern auch eine Funktion der *Erregbarkeit des Atemzentrums*.

Betrachtet man die Wasserstoffionenkonzentration als physiologischen Atemreiz, so kann man nur dann von einer Veränderung der Erregbarkeit des Atemzentrums sprechen, wenn die durch eine bestimmte Wasserstoffionenkonzentration hervorgerufene Änderung der Lungenlüftung in Richtung und Ausmaß von der Norm abweicht. Zur Messung der Erregbarkeit kann nicht verwertet werden die Beeinflussung der Ventilationsgröße durch Änderungen der Kohlensäurespannung der Einatmungsluft (Zuntz[7], Loewy[8]), auch nicht diejenige durch Änderungen des Kohlensäuregehaltes der Alveolarluft (Lindhard[9]), sondern nur diejenige durch Änderungen der Wasserstoffionenkonzentration (Porges[10], Winterstein[11], Endres[12]). Nach Winterstein ist es strenggenommen nicht einmal angängig, die Reaktion des Blutes als Maß der Erregbarkeit des Atemzentrums anzusehen (Endres), da die Reaktion in Blut und Atemzentrum voneinander abweichen und so selbst bei völlig normaler Erregbarkeit des Zentrums die Blutreaktion abnorm einreguliert werden kann. Es sei hier an die zentrogenen Atemveränderungen erinnert und die bei ihnen fehlende Beziehung zwischen Blutreaktion und Atemtätigkeit. Das eigentliche Maß für die Erregbarkeit des Atemzentrums ist die Wasserstoffionenkonzentration in der unmittelbaren Umgebung des Atemzentrums. Trotzdem wir diese nicht messen können, so besitzen wir doch die

[1] Uhl, A., u. W. Kestranek: Sitzgsber. Akad. Wiss. Wien, Math.-naturwiss. Kl. I, IIa, IIb, III, **132**, 29 (1923).

[2] Kolthoff, S. M., u. B. D. Hartung: Rec. Trav. chim. Pays-Bas et Belg. (Amsterd.) **44**, 113 (1925).

[3] Gollwitzer-Meier u. W. Brednow: Unveröffentlicht.

[4] Gollwitzer-Meier u. W. Steinhausen: Pflügers Arch. **220**, 551 (1928).

[5] Buytendijk, T. J. J.: Arch. néerl. Physiol. **13**, 582 (1928) — Nederl. Tijdschr. Geneesk. **72**, 467 (1928).

[6] Winterstein, H.: Pflügers Arch. **222**, 411 (1929).

[7] Zuntz, N.: Arch. f. Anat. **1887**, 379.   [8] Loewy, A.: Arch. f. Physiol. **42**, 245 (1888).

[9] Lindhard, J.: J. of Physiol. **42**, 337 (1911).

[10] Porges, O.: Biochem. Z. **54**, 182 (1913).

[11] Winterstein, H.: Biochem. Z. **70**, 45 (1915) — Klin. Wschr. **7**, 241 (1928).

[12] Endres, G.: Pflügers Arch. **203**, 80 (1924).

Möglichkeit, Änderungen in der Erregbarkeit des Zentrums zu erkennen, und zwar mit Hilfe der Blutreaktion, allerdings — und dies sei ausdrücklich betont — nur dort, wo die Möglichkeit eines Reaktionsausgleichs zwischen Blut und Atemzentrum gegeben scheint und primär zentrogene Veränderungen ausgeschlossen sind.

WINTERSTEIN trennt *auch die Änderungen der Erregbarkeit des Atemzentrums in zentrogene und hämatogene.* Als zentrogene Änderungen der Erregbarkeit bezeichnet er die, die auf Stoffwechselvorgängen im Zentrum selbst beruhen, z. B. im Schlaf. Als hämatogene bezeichnet er jene, bei denen die Stoffe, die die Erregbarkeit des Atemzentrums beeinflussen, auf dem Blutwege herangebracht werden. Zu den Stoffen, die hämatogen wirken, sind die Narkotica zu rechnen, ferner Stoffwechselprodukte, die die Erregbarkeit des Atemzentrums verändern, wie z. B. das Aceton, das in Konzentrationen, wie sie beim Diabetiker vorkommen, die Erregbarkeit steigert (GOLLWITZER-MEIER[1]). Die Erregbarkeit des Atemzentrums ist im übrigen abhängig von dem Gleichgewicht verschiedener, biologisch wichtiger Ionen, vorwiegend der Kationen. Die Erregbarkeit kann herabgesetzt werden durch Ca- und Mg-Ionen und gesteigert werden durch HPO_4- und K-Ionen. Die Erregbarkeit des Atemzentrums ändert sich mit der Größe des Quotienten

$$\frac{[HPO_4'' + H_2PO_4'] \, [K\cdot]}{[Ca\cdot\cdot] \, [Kg\cdot\cdot]} \, .$$

Sie nimmt zu mit zunehmender Größe des Quotienten und wird kleiner mit abnehmendem Quotienten (GOLLWITZER-MEIER[2]).

Die dargelegten Beobachtungen berechtigen dazu, der *Atmung eine reaktionsregulatorische Bedeutung* zuzuschreiben. Diese Bedeutung kommt aber *nur den hämatogenen Atemveränderungen zu und auch nur dann, wenn ein Reaktionsausgleich zwischen Blut und Atemzentrum möglich ist. Im Gegensatz dazu fehlt den zentrogenen Atemveränderungen die reaktionsregulatorische Bedeutung,* soweit es sich eben nicht um die Reaktion im Atemzentrum, sondern um die Reaktion des Blutes handelt. Die Atmung greift bei normaler Empfindlichkeit des Atemzentrums in die Reaktionsregulation ein, wenn die physikalisch-chemischen Eigenschaften des Blutes nicht ausreichen, eine Reaktionsverschiebung zu verhindern. Der Regulationsvorgang besteht in einer Veränderung der Ventilationsgröße und damit der arteriellen Kohlensäurespannung. Die Atmung kann die Störungen des $\frac{H_2CO_3}{NaHCO_3}$-Verhältnisses im Blut nur dadurch kompensieren, daß sie den Zähler verändert.

Die Steigerung der Ventilationsgröße macht sich klinisch als Hyperpnoe und, sofern sie subjektiv unangenehm empfunden wird, als Dyspnoe bemerkbar. Ist die Dyspnoe die Folge primärer Veränderungen im Atemzentrum, so sprechen wir von einer *centrogenen Dyspnoe.* Ist sie die Folge primärer Blutveränderungen, so sprechen wir von einer *hämatogenen Dyspnoe.* Die letztere kann ihre Ursache in einer Erhöhung der Kohlensäurespannung im Blut haben und in einer Vermehrung fixer Säuren infolge der Bildung pathologischer Stoffwechselprodukte (Diabetes) oder der Retention normaler Stoffwechselprodukte mit Säurecharakter (Niereninsuffizienz).

a) Reaktionsregulierung bei einem Säureüberschuß im Blut.

Ein Säureüberschuß im Blut kann seine Ursache in einem Anstieg der Kohlensäurespannung, in einer Vermehrung der fixen Säuren oder in einer Verminderung der Blutbasen haben. In jedem Fall wird der $\frac{H_2CO_3}{NaHCO_3}$- Quotient

---

[1] GOLLWITZER-MEIER, K.: Arch. f. exper. Path. **125**, 278 (1927).
[2] GOLLWITZER-MEIER, K.: Biochem. Z. **151**, 54 (1924).

größer, also die Wasserstoffionenkonzentration auch größer. Bei einem Kohlensäureüberschuß wächst der H_2CO_3-Wert des Quotienten, bei einer Vermehrung der fixen Säuren und einer Verminderung der Blutbasen wird der $NaHCO_3$-Wert kleiner. Das Atemzentrum kompensiert einen Säureüberschuß durch vermehrte Lungenlüftung, durch Senkung der Kohlensäurespannung, also in jedem Fall durch ein Kleinerwerden von H_2CO_3. Die reine Kohlensäureacidose ist kompensiert, wenn die Kohlensäurespannung wieder auf das normale Niveau gesenkt ist. Die Acidose durch fixe Säuren oder Verminderung der Blutbasen ist kompensiert, wenn die Kohlensäurespannung in dem Maße unter die Norm gesenkt ist, in dem das Kohlensäurebindungsvermögen vermindert ist.

Experimentelle Kohlensäureacidose.

Die Kohlensäureacidose wird experimentell am einfachsten durch Einatmung von Kohlensäure erzeugt. Schwieriger, jedoch möglich ist es, sie durch die Injektion von Kohlensäurelösungen in das Blut zu erzeugen. Steigt der Kohlensäuregehalt der Einatmungsluft, so steigt auch die Kohlensäurespannung im Blut. Durch den Anstieg der Kohlensäurespannung im Blut wird die Kohlensäurediffusion aus dem Gewebe erschwert. Je nach der erreichten Höhe der Kohlensäurespannung kann die Kohlensäure in umgekehrter Richtung in das Gewebe diffundieren. Wieviel Kohlensäure bei einer Kohlensäureeinatmung in das Gewebe hineindiffundieren kann, zeigen Untersuchungen von Eppinger[1], Shaw[2] und Kroetz[3]. Nach Eppinger und Shaw können während einer 1—2 Stunden dauernden Einatmung kohlensäurereicher Gasgemische im Tierversuch bis zu 9 Liter Kohlensäure im Körper retiniert werden, wovon 88—99% im Gewebe verbleiben. In kürzer dauernden Versuchen am Menschen stellte Kroetz 62—80% der aufgenommenen Kohlensäure als Gewebsanteil fest. Irving, Ferguson und Plewes[4] fanden in Kohlensäureeinatmungsversuchen an Katzen eine Kohlensäureretention von ungefähr 375 ccm pro kg Körpergewicht. Diese Zahlen sprechen dafür, daß bei der Kohlensäureeinatmung nicht nur die Blutreaktion, sondern auch die Gewebsreaktion saurer werden muß, also auch die Reaktion im Atemzentrum. Dasselbe geht übrigens auch aus den Beobachtungen Gesells[5] hervor, der bei der Kohlensäureeinatmung ein Sauerwerden der Liquor- und Lymphreaktion nachwies.

Bei der Kohlensäureacidose ist die Reaktionsregulation in erster Linie Aufgabe der Atmung. Nach Haldane und Priestley[6] kann die Ventilationsgröße durch Zunahme der alveolären Kohlensäurespannung um 0,2—0,3% verdoppelt werden. Campbell, Douglas, Haldane und Hopson[7] sahen eine Steigerung der Lungenventilation um 100% des Ruhewertes beim Anstieg der alveolären Kohlensäurespannung um 0,15%. Scott[8] versuchte die Beziehungen zwischen dem Kohlensäuregehalt der Einatmungsluft und dem Anstieg des Atemvolumens quantitativ festzustellen. Seine Untersuchungen sowie die zahlreicher anderer Autoren schienen auf eine besondere Empfindlichkeit des Atemzentrums gegenüber der Kohlensäure hinzuweisen und für eine spezifische Wirkung der Kohlensäure zu sprechen. Daß hier aber von einer spezifischen Wirkung der Kohlen-

---

[1] Eppinger, H., Kisch u. Schwarz: Das Versagen des Kreislaufs. Berlin 1927.

[2] Shaw, L. A.: Amer. J. Physiol. **72**, 79 (1926).

[3] Kroetz, Chr.: Verh. Kongr. inn. Med. **1928**, 91 — Klin. Wschr. **1929**, 521.

[4] Irving, L., J. H. W. Ferguson u. F. W. Plewes: J. of Physiol. **69**, 113 (1930).

[5] McGinty u. R. Gesell: Amer. J. Physiol. **75**, 70 (1925/26).

[6] Haldane, I. S., u. J. G. Priestley: J. of Physiol. **32**, 225 (1905).

[7] Campbell, J. M. H., J. G. Douglas, I. G. Haldane u. F. G. Hopson: J. of Physiol. **46**, 301 (1913).

[8] Scott, R. W.: Amer. J. Physiol. **44**, 196 (1917).

säure nicht gesprochen werden kann, ist bereits ausführlich dargelegt worden, und es sei deshalb auf die zahlreichen Untersuchungen über die Atemwirkung der Kohlensäure hier nicht nochmals eingegangen. Im übrigen ist es sicher, daß die beobachtete Atemwirkung bei der Kohlensäureeinatmung nicht ausschließlich auf einem chemischen Vorgang beruht, sondern zum großen Teil reflektorisch bedingt ist. WINTERSTEIN[1] sah bei Kaninchen, die durch eine Trachealkanüle geatmet wurden, daß eine Kohlensäureeinatmung durch die Nase auch dann eine Hyperpnoe auslöst, wenn ein Anstieg der Kohlensäurespannung im Blut durch die Trachealkanüle verhindert wird. Die Kohlensäure wirkt ähnlich wie Ammoniak und Äther erregend auf die peripheren Nervenendigungen, und es können daher bei der Kohlensäureeinatmung reflektorisch von den oberen Luftwegen aus Atemwirkungen ausgelöst werden. Schaltet man die reflektorischen Wirkungen aus durch direkte Infusion kohlensäurehaltiger Lösungen in die Vene, so ist nach eigenen Versuchen[2] und Versuchen von WINTERSTEIN[3] die Atemwirkung der Kohlensäure nicht größer als die irgendeiner anderen Säure bei gleicher Reaktionsverschiebung.

Bei der unkompensierten Kohlensäureacidose wird beim Menschen die Blutreaktion in dem Maße nach der sauren Seite verschoben, in dem die Kohlensäurespannung steigt (HASSELBALCH und LUNDSGAARD[4]). Eine kompensatorische Zunahme des Kohlensäurebindungsvermögens findet beim Menschen nicht statt (DAVIES, HALDANE und KENNAWAY[5], GOLLWITZER-MEIER und MEYER[2]), wohl aber beim Hund, und zwar auf Grund einer Alkalieinwanderung aus dem Gewebe in das Blut (HAGGARD und HENDERSON[6]).

Experimentelle Säurevergiftung.

Der Anteil der Atmung an der Reaktionsregulation bei der experimentellen Acidose durch fixe Säuren wird von manchen Autoren als wesentlich geringer angesehen als bei der Kohlensäureacidose (LAQUEUR und VERZAR[7], SCOTT[8], EGE und HENRIQUES[9], BUYTENDIJK[10] u. a.), was nach neueren Untersuchungen von WINTERSTEIN[3] als widerlegt angesehen werden kann. Schon WALTER beobachtete, daß die stomachale Einverleibung von Salzsäure beim Kaninchen zur Säurevergiftung mit enormer, kompensatorischer Atemsteigerung führt. Ähnliche Befunde wurden von LEHMANN[11], LOEWY und MÜNZER[12] u. a. bei Vergiftungen mit Salzsäure, Phosphorsäure, Monophosphaten erhoben. Die fixen Säuren brauchen zu ihrer Neutralisation im Blut Alkali, das den Kohlensäureverbindungen entzogen wird. Das Kohlensäurebindungsvermögen nimmt ab (JAQUET[13], STRAUB und MEIER[14]). Diese Verminderung des Kohlensäurebindungsvermögens kann durch die Atmung so völlig kompensiert werden (HAGGARD und HENDERSON), daß der Arterienpunkt auf der alten Isohydre bleibt. Werden jedoch größere Säure-

[1] WINTERSTEIN: Arch. f. Physiol. **1900**, 12, Suppl.-Bd.
[2] GOLLWITZER-MEIER. KL.: Biochem. Z. **160**, 433 (1925).
[3] WINTERSTEIN: Pflügers Arch. **222**, 411 (1929).
[4] HASSELBALCH, K. A., u. CHR. LUNDSGAARD: Skand. Arch. Physiol. (Berl. u. Lpz.) **27**, 13 (1902).
[5] DAVIES, H. W., I. S. HALDANE u. E. L. KENNAWAY: J. of Physiol. **54**, 32 (1920).
[6] HAGGARD, A. W., u. Y. HENDERSON: J. of biol. Chem. **33**, 233 (1918).
[7] LAQUEUR, E., u. F. VERZÁR: Pflügers Arch. **143**, 395 (1911).
[8] SCOTT, R.: Amer. J. Physiol. **47**, 43 (1918).
[9] EGE u. HENRIQUES: Biochem. Z. **176**, 441 (1926).
[10] BUYTENDIJK: Arch. néerl. Physiol. **13**, 582 (1928).
[11] LEHMANN, C.: Arch. f. Physiol. **42**, 284 (1888).
[12] LOEWY, A., u. E. MÜNZER: Arch. f. Anat. **30**, 311 (1882).
[13] JAQUET, A.: Arch. f. exper. Path. **30**, 311 (1892).
[14] STRAUB, H., u. KL. MEIER: Biochem. Z. **90**, 309 (1918).

mengen rasch infundiert, so bleibt die Reaktionsregulation durch die Atmung mangelhaft, die Blutreaktion wird sauer. AUSTIN und CULLEN[1] beobachteten z. B. nach einer Injektion von 2,2 Millimol Salzsäure pro kg Körpergewicht eine p_H-Verschiebung von 0,011—0,06, nach einer Injektion von 4,9 Millimol H_3PO_4 pro kg eine p_H-Verschiebung von 0,1, während nach 2,9 Millimol Milchsäure pro kg die Reaktion völlig unverändert blieb, da die Milchsäure sehr rasch oxydiert wird.

Unmittelbar nach einer Säureinjektion läßt sich trotz erhöhter Ventilation fast immer eine unkompensierte Acidose feststellen, die meist schon wenige Minuten später in die normale Reaktion übergeht. Den Angaben über das Vorhandensein unkompensierter Acidosen muß daher stets eine Zeitangabe beigefügt werden. Im allgemeinen ist es nicht möglich, bei normaler Atem- und Nierenfunktion durch intravenöse Injektionen von Säurelösungen die Blutreaktion auch nur für Stunden zu verändern.

Da bei der Neutralisierung der infundierten Säure Kohlensäure frei wird, so ist die Frage naheliegend, ob die Atemveränderungen nicht einfach durch die frei werdende Kohlensäure ausgelöst werden. Dies ist um so mehr zu überlegen, als die Ventilationssteigerung sehr rasch nach der Infusion einsetzt, obschon die Herstellung eines Reaktionsgleichgewichtes zwischen Blut und Atemzentrum eine gewisse Zeit beansprucht. Andererseits läßt sich nicht mit Regelmäßigkeit nach einer Säureinjektion ein Anstieg der Kohlensäurespannung im Blute nachweisen, was gegen die obige Überlegung spricht.

Neutralsalzwirkungen.

Das Säurebasengleichgewicht wird nicht nur durch die Zufuhr freier Säuren gestört, sondern auch durch die perorale oder intravenöse Zufuhr von Neutralsalzen. HALDANE[2] sah nach der peroralen Einnahme von 20—30 g *Ammonchlorid* eine Senkung der Kohlensäurebindungskurve bis zu 15 Vol.-%, eine respiratorische Verminderung der arteriellen Kohlensäurespannung und Reaktionsverschiebungen von beispielsweise p_H 7,32 auf 7,18. Ähnliche Feststellungen machten GAMBLE und ROSS[3], BAIRD, DOUGLAS, HALDANE und PRIESTLEY[4] und GOLLWITZER-MEIER[5]. Die Kohlensäurespannung wird nicht proportional der Verminderung des Bicarbonatgehaltes gesenkt, sondern bleibt hinter ihr zurück. Die Regulierung der Hypokapnie durch die Atmung ist unvollständig. Beim Menschen läßt sich mehrere Stunden nach der Ammonchloridzufuhr noch eine Hyperhydrie nachweisen, was nur zum Teil mit der Resorptionsdauer zu erklären ist. Jedenfalls ist es möglich, durch mehrmalige Verabreichung kleiner Ammonchloridgaben beim Menschen eine anhaltende Verschiebung der Stoffwechsellage nach der sauren Seite zu erreichen, mit nur mäßiger Senkung der Kohlensäurespannung. Die Ursache der Ammonchloridacidose ist in der Harnstoffbildung aus dem Ammoniak zu suchen und dem Freiwerden des Säureanteils.

Eine Acidose mit primärer Hypokapnie ruft auch die perorale Zufuhr von $CaCl_2$ hervor (HALDANE, HILL und LUCK[6], GAMBLE, ROSS und TISDALL[7], SAL-

[1] AUSTIN u. GL. E. CULLEN: Hydrogenionconcentration of the blood, Baltimore 1926.
[2] HALDANE, I. B. S.: J. of Physiol. **55**, 265 (1921). — Lancet **206**, 537 (1924). — HALDANE, S. B. S., WIGGLESWORTH u. WOODROW: Proc. roy. Soc. Lond. **96**, 1 (1924).
[3] GAMBLE, I. L., u. G. L. ROSS: Amer. J. Dis. Childr. **25**, 470 (1923).
[4] BAIRD, M. M., C. D. DOUGLAS, I. B. S. HALDANE u. I. C. PRIESTLEY: J. of Physiol. **57**, 41 (1923).
[5] GOLLWITZER-MEIER, KL.: Biochem. Z. **160**, 433 (1925).
[6] HALDANE, I. B. S., R. HILL u. I. M. LUCK: J. of Physiol. **57**, 301 (1921).
[7] GAMBLE, I. L., G. L. ROSS u. TISDALL: J. of biol. Chem. **57**, 633 (1923).

VESEN, HASTINGS und McINTOSH[1]). Die Verminderung der Alkalireserve beruht auf der Verdrängung von HCO_3-Ionen aus ihren Alkaliverbindungen durch die rascher resorbierten und im Körper retinierten Cl-Ionen, während die gleichfalls, aber langsamer resorbierten Ca-Ionen als Carbonat wieder durch den Darm ausgeschieden werden. Zwecks Kompensation der Hypokapnie wird durch die Atmung mehr Kohlensäure abgedunstet, die Kohlensäurespannung sinkt, aber keineswegs entsprechend der Verminderung des Bicarbonatgehaltes, so daß auch hier eine lang dauernde unkompensierte Acidose auftritt (GOLLWITZER-MEIER[2]).

Die Ursache der mangelhaften Reaktionsregulation durch die Atmung dürfte nicht auf einem ungenügenden Reaktionsausgleich zwischen Blut und Atemzentrum beruhen, sondern auf einer Herabsetzung der Empfindlichkeit des Atemzentrums durch die Ca-Ionen, die sich tierexperimentell nachweisen läßt. Injiziert man nämlich Kaninchen $CaCl_2$-Lösungen, so sinkt das Kohlensäurebindungsvermögen, die Blutreaktion wird saurer. Dennoch nimmt das Atemvolumen ab (GOLLWITZER-MEIER[2]).

Ähnlich ist die Wirkung intravenöser $MgCl_2$-Infusionen. Auch hier sinkt das Kohlensäurebindungsvermögen infolge der Verdrängung von HCO_3-Ionen aus ihren Alkaliverbindungen durch die resorbierten Cl-Ionen, während die Mg-Ionen als Carbonat im Darm ausgeschieden werden. Durch die lähmende Wirkung der Magnesiumionen auf das Atemzentrum sinkt auch hier das Ventilationsvolumen trotz bestehender Hyperhydrie (GOLLWITZER-MEIER[2]).

All den erwähnten Neutralsalzacidosen ist die verhältnismäßig geringe, manchmal sogar ganz fehlende Reaktionsregulation durch die Atmung gemeinsam. Sie hat ihre Ursache in einer Verminderung der Erregbarkeit des Atemzentrums, für die eine Verschiebung des Gleichgewichtes der für die Erregbarkeit wichtigen Ionen verantwortlich zu machen ist. Die Reaktionsregulation geschieht dementsprechend vorwiegend durch die Niere, woraus sich die lang anhaltende Reaktionsverschiebung zum Teil erklärt.

Diabetes.

Das Auftreten unvollständig oxydierter Säuren führt beim Diabetiker zu Störungen im Säurebasengleichgewicht und zu Erscheinungen, die Ähnlichkeit mit denen bei der experimentellen Säurevergiftung haben (NAUNYN[3]). Die Acetessigsäure und β-Oxybuttersäure im Blut müssen neutralisiert werden, und diese Neutralisierung geschieht mit Hilfe des Alkalis aus den Kohlensäureverbindungen; das Kohlensäurebindungsvermögen muß daher sinken. Als erster hat MINKOWSKI[4] die Hypokapnie der Diabetiker nachgewiesen und nach ihm zahlreiche Untersucher (SONNE und JARLÖV[5], MEANS, BOCK und WOEDWELL[6], STRAUB[7], STRAUSS[8], ENDRES u. a.). Bei leichten Diabetesfällen kann aber trotz bestehender Ketonämie das Säurebasengleichgewicht ungestört sein (ENDRES[9]), die Werte für die Alkalireserve bewegen sich noch im Bereich der Norm. Mit zunehmender Ketonämie sinkt dann allerdings das Kohlensäurebindungsvermögen unter die Norm

---

[1] SALVESEN, HASTINGS u. McINTOSH: J. of biol. Chem. **60**, 237 (1924).
[2] GOLLWITZER-MEIER, KL.: Biochem. Z. **160**, 433 (1925); **151**, 54 (1925).
[3] NAUNYN, B.: Der Diabetes mellitus. Wien 1906.
[4] MINKOWSKI, O.: Mitt. a. d. med. Klin. Königsberg **1888**, 174.
[5] SONNE, O., u. E. JARLÖV: Dtsch. Arch. klin. Med. **124**, 379 (1918).
[6] MEANS, J. H., J. V. BOCK u. M. N. WOODWELL: J. of exper. Med. **33**, 201 (1921).
[7] STRAUB: Erg. inn. Med. **25**, 1 (1924).
[8] STRAUSS, H., C. POPESCU-INOTESKI u. C. RADOSLAW: Dtsch. Arch. klin. Med. **142**, 241 (1923).
[9] ENDRES, G.: Dtsch. Arch. klin. Med. **146**, 51 (1924).

bis auf Werte, wie sie kaum bei irgendeiner anderen Krankheit vorkommen. STRAUSS teilt einen Wert mit 27 Vol.-% Kohlensäure bei 40 mm Kohlensäurespannung mit. Weit niedrigere Werte (bis 13 Vol.-%) finden sich in den Versuchen von STRAUB und MEIER[1] und ENDRES[2]. Nach der Höhe der Alkalireserve läßt sich die Gefahr des Komas beurteilen. Sie besteht nach ENDRES, wenn das Kohlensäurebindungsvermögen unter 25—20 Vol.-% sinkt.

Die Abnahme des Kohlensäurebindungsvermögens gibt beim Diabetiker ein ziemlich genaues Maß der Säureanhäufung im Blut, zumal sich der Basengehalt des Blutes selbst beim komatösen Diabetiker kaum verändert (GOLLWITZER-MEIER[3]). Die Verminderung des Kohlensäurebindungsvermögens gibt in Molen ausgedrückt fast quantitativ die Menge der Ketonsäuren im Blut an.

Die Kompensation der diabetischen Hypokapnie durch die Atmung führt zum klinisch wichtigen Symptom der großen Atmung (KUSSMAUL). Die Größe der kompensatorischen Atemveränderungen ist verschieden je nach der Schwere der Ketonämie. Ist das Kohlensäurebindungsvermögen noch eukapnisch, aber schon an der unteren Grenze der Norm, so braucht die Atmung noch nicht klinisch nachweisbar verändert zu sein. Bei Herabsetzung des Kohlensäurebindungsvermögens auf 30—40 Vol.-% ist die Atmung fast immer schon klinisch nachweisbar vergrößert. Die ausgesprochene KUSSMAULsche Atmung finden wir bei den hochgradig hypokapnischen präkomatösen und komatösen Diabetikern.

Durch die ausgezeichnete Atmungsregulation der Diabetiker wird ihre alveoläre Kohlensäurespannung bis in das präkomatöse Stadium ziemlich proportional der Verminderung der Alkalireserve gesenkt, so daß die alveoläre Kohlensäurespannung selbst ebenso als Maß für die Säureanhäufung im Blut betrachtet werden kann wie die Alkalireserve (STRAUB[4], FRIDERICIA[5], KENNAWAY, PEMBREY und POULTON[6], PORGES, LEIMDÖRFER und MARCOVICI[7]). BEDDARD, PEMBREY und SPRIGGS[8] fanden im Koma in einem Fall eine alveoläre Kohlensäurespannung von nur 8 mm und STRAUB in einem Fall von 11 mm. Diese Zahlen geben ein Bild von der ungeheuren Atemleistung, die notwendig ist, um die Kohlensäurespannung von normal 40 mm auf derartig niedrige Werte herabzusetzen. Die Folge der guten Reaktionsregulation durch die Atmung beim Diabetiker ist die Konstanterhaltung der Blutreaktion bis in das präkomatöse Stadium hinein. Verschiebungen der Blutreaktion, unkompensierte Acidosen, treten erst dann auf, wenn der regulierende Atemmechanismus an der Grenze seiner Leistungsfähigkeit angelangt ist. ENDRES beobachtete erst bei einer Senkung der alveolären Kohlensäurespannung auf 20 mm eine mäßige Verschiebung der Reaktion nach der sauren Seite bis p_H 7,21 und im Koma Verschiebungen bis p_H 7,1 und 6,95 trotz noch stärkerer Senkung der alveolären Kohlensäurespannung (bis 11,3 mm). Unter den von STRAUB mitgeteilten Fällen war nur bei einem schweren Koma die Blutreaktion außerhalb des Normalbereichs mit p_H 7,066 und einer alveolären Kohlensäurespannung von 14 mm. In allen anderen Versuchen war die Hypokapnie durch die Atmung völlig kompensiert. Ähnliche Befunde liegen von

[1] STRAUB, H., u. KL. MEIER: In Straub, Erg. d. inn. Med. u. Kinderheilk. **25**, 1 (1925).
[2] ENDERS, G.: Zitiert auf S. 1113.
[3] GOLLWITZER-MEIER, KL.: Dtsch. Arch. klin. Med. **149**, 151 (1925).
[4] STRAUB, H.: Dtsch. Arch. klin. Med. **109**, 223 (1913).
[5] FRIDERICIA, L. S.: Z. klin. Med. **80**, 1 (1914).
[6] KENNAWAY, E. L., M. S. PEMBREY u. E. P. POULTON: J. of Physiol. **47**, 10 (1913).
[7] PORGES, O., A. LEIMDÖRFER u. E. MARCOVICI: Z. klin. Med. **73**, 389 (1911).
[8] BEDDARD, A. P., M. S. PEMBREY u. E. H. SPRIGGS: J. of Physiol. **31**, 44 (1904); **37**, 39 (1908).

MEANS, BOCK und WOODWELL[1], CULLEN und JONAS[2], BOCK, FIELD und ADAIR[3], MYERS und BOOHER[4] u. a. vor.

Die Atemwirkungen der β-Oxybuttersäure und Acetessigsäure beruhen ausschließlich auf ihrem Säurecharakter. In der Form ihrer Salze haben sie keine Wirkung (GOLLWITZER-MEIER[5]) entgegen den Vorstellungen von ALLEN und WISHART[6]. Sie besitzen keine spezifische Wirkung auf das Atemzentrum, obwohl eine solche auf Grund ihrer großen Oberflächenaktivität und ihrer Verwandtschaft mit den Narkotica (HARPUDER und ERBSEN[7]) möglich wäre. Nur das Aceton, das WIDMARK[8] und ENGFELDT[9] auch im strömenden Blut nachweisen konnten, übt in Konzentrationen, wie sie beim Diabetiker vorkommen, eine erregende Wirkung auf das Atemzentrum aus, die gelegentlich zu einer zu leichten Überkompensation durch die Atmung und zu einer leichten Verschiebung der Reaktion nach der alkalischen Seite führen dürfte (STRAUB[10]).

Das Versagen der Atmungsregulation im Koma ist allein durch die Insuffizienz des Atemapparates zu erklären und nicht durch eine Verminderung der Erregbarkeit des Atemzentrums durch die Ketonkörper.

Eine lähmende Wirkung kommt den im Blut vorkommenden Acetonkonzentrationen nicht zu (GOLLWITZER-MEIER[5]).

Es ist verständlich, daß mit dem Verschwinden der Ketonämie durch therapeutische Maßnahmen (Insulin) die Anforderungen an die Atmung geringer werden, und die Kohlensäurespannung steigt (ENDRES, BOCK, FIELD, ADAIR, MYERS und BOOHER). Es bedarf dies in diesem Zusammenhang keiner weiteren Besprechung.

Niereninsuffizienz.

Die Störungen des Säurebasengleichgewichts bei der Niereninsuffizienz haben ihre Ursache in einer Störung der Säure- und Basenausscheidung durch die Niere, wobei im allgemeinen die Säureausscheidung früher und stärker gestört ist als die Basenausscheidung. Die Retention von Säuren führt zu ihrer Anhäufung im Blut. Die auftretenden Erscheinungen sind denen bei der experimentellen Säurevergiftung und beim Diabetes vergleichbar. Infolge der Säureretention sinkt das Kohlensäurebindungsvermögen. STRAUB und MEIER[11] beobachteten unter 32 Nierenkranken 20 mal eine Hypokapnie und bei 50 weiteren Fällen (Glomerulenephritiden, genuine und sekundäre Schrumpfnieren) 32 mal eine Hypokapnie, die Werte erreichen konnte, wie sie sonst nur im Coma diabeticum gefunden werden (18 Vol.-% bei 40 mm Spannung). MEANS und ROGERS[12] fanden bei einer Cystenniere eine Kohlensäurekapazität des Plasmas von nur 12 Vol.-% (nicht reduziert). Auch von MEANS, BOCK und WOODWELL[1], CAMPBELL und POULTON[13], PALMER und HENDERSON[14], CHACE und MYERS[15] u. a. wurden Hypokapnien bei der Nieren-

[1] MEANS, J. H., A. V. BOCK u. M. N. WOODWELL: J. of exper. Med. 33, 201 (1921).
[2] CULLEN, GL. E., u. L. JONAS: J. of biol. Chem. 57, 641 (1923).
[3] BOCK, A. V., H. J. FIELD u. G. S. ADAIR: J. metabol. Res. 4, 27 (1923).
[4] MYERS, F. C., u. L. E. BOOHER: J. of biol. Chem. 59, 699 (1924).
[5] GOLLWITZER-MEIER, KL.: Arch. f. exper. Path. 125, 278 (1927).
[6] ALLEN, F. R., u. WISHART: J. metabol. Res. 4, 613 (1923).
[7] HARPUDER, K., u. H. ERBSEN: Z. exper. Med. 46, 768 (1925).
[8] WIDMARK: Biochemic. J. 13, 430 (1919); 14, 364 (1920).
[9] ENGFELDT, N. O.: Biochem. Z. 159, 257 (1925).
[10] STRAUB, H.: Erg. inn. Med. u. Kinderh. 25, 1 (1924).
[11] STRAUB, H., u. KL. MEIER: Dtsch. Arch. klin. Med. 125, 477 (1918). — Biochem. Z. 124, 259 (1921).
[12] MEANS, J. H., u. O. F. ROGERS: Amer. J. med. Sci. 153, 420 (1917).
[13] CAMPBELL, J. A., u. E. P. POULTON: J. of Physiol. 54, 49 (1920).
[14] PALMER, W. M., u. L. J. HENDERSON: Arch. int. Med. 12, 153 (1913).
[15] CHACE, A. F., u. V. C. MYERS: J. Amer. med. Assoc. 74, 641 (1920).

insuffizienz beobachtet. Nach Peabody[1] steigt mit zunehmender Niereninsuffizienz der Reststickstoff, zunächst ohne nachweisbare Acidose, die sich aber mit zunehmender Verschlechterung der Nierenfunktion einstellt und im urämischen Stadium beträchtliche Grade erreichen kann. Eine Parallelität zwischen Stickstoffretention und Acidose besteht nach seinen Angaben nicht, wenn schon eine Neigung beider sich mit zunehmender Niereninsuffizienz zu verstärken. Nach eigenen Beobachtungen fehlt die Hypokapnie im urämischen Stadium nie, jedoch ist der Grad der Hypokapnie, der erreicht wird, sehr verschieden.

Es ist bis jetzt nicht geklärt, welche Säuren die Hypokapnie der Nierenkranken erzeugen. Z. T. wird die Ursache der Hypokapnie in dem Anstieg des Phosphorsäurespiegel im Blut erblickt (Straub[2], Volhard, Becher[3]), der von Howland und Marriot[4], Greenwald[5], Feigl[6], Denis und Minot[7], Salvesen und Linder[8], Straub[2], Gollwitzer-Meier[9], Byrom und Kay[10] beobachtet wurde. Die Phosphatvermehrung dürfte aber die Hypokapnie nicht allein erklären. Austin und Cullen rechneten die von Means und Rogers gefundenen Phosphatwerte um, wobei in einem Fall von schwerster Acidose der Phosphorspiegel um 4,3 Millimol zunahm, der Bicarbonatgehalt aber um 13 Millimol unter den Normalwert sank. Diese Differenz ist auch nicht durch Veränderungen im Na-Gehalt des Blutes zu erklären. Es müssen also außer der Phosphorsäure noch andere, wahrscheinlich organische Säuren im Blut der Nierenkranken reteniert werden, deren Natur wir bis jetzt nicht kennen, worauf besonders Straub aufmerksam machte. Becher nimmt an, daß neben der Phosphorsäure noch die im Blut der Nierenkranken retenierten Oxysäuren eine Rolle spielen, die aber quantitativ ebenfalls nicht ausreichen zur Erklärung der Hypokapnie.

Die Säureretention führt hämatogen zur Atemsteigerung. Für die im Spätstadium der Niereninsuffizienz auftretende große Atmung, die der Kompensation der Hyperhydrie dient, und zwar nur für diese Dyspnoe, empfahlen Straub und Meier[11] die Bezeichnung „urämische Dyspnoe". Von ihr sind die anderen Formen der Dyspnoe zu trennen, die bei Nierenkranken vorkommen können; nämlich die cerebrale Dyspnoe der Hypertoniker (Straub und Meier[11]), die bei völlig herzkompensierten, nichtacidotischen Hypertonikern beobachtet wird und keine hämatogene Ursache hat. Sie ist auf lokale Kreislaufstörungen auf Grund anatomischer oder funktioneller Gefäßveränderungen im Bereich des Atemzentrums zu beziehen. Die cerebrale Dyspnoe findet sich häufig bei Hypertonikern, die auch in anderen Symptomen die Neigung zu cerebralen Zirkulationsstörungen erkennen lassen. Häufig muß die bei Nierenkranken mit Hochdruck auftretende Dyspnoe als kardiale Dyspnoe angesehen werden.

Die Verminderung der alveolären bzw. arteriellen Kohlensäurespannung ist als Zeichen einer bei Nierenkranken vorkommenden Acidose erkannt worden, ehe noch die Verminderung der Alkalireserve nachgewiesen war. Straub und Schlayer[12] beobachteten einen Abfall der alveolären Kohlensäurespannung bis

[1] Peabody, F. W.: Arch. int. Med. 14, 236 (1914).
[2] Straub, H.: Erg. inn. Med. u. Kinderh. 1, 25 (1924).
[3] Becher, E.: Ärztl. Verein, München 1930.
[4] Howland, J., u. W. Marriot: Amer. J. Dis. Childr. 11, 309 (1916).
[5] Greenwald, I.: J. of biol. Chem. 21, 29 (1915).
[6] Feigl, A.: Biochem. Z. 83, 218 (1917).
[7] Denis, W., u. A. S. Minot: Arch. int. Med. 26, 99 (1920).
[8] Salvesen, H. A., u. G. C. Linder: J. of biol. Chem. 58, 617 (1923).
[9] Gollwitzer-Meier, Kl.: Unveröffentlicht.
[10] Byrom, F. B., u. H. D. Kay: Brit. J. exper. Path. 8, 429 (1927).
[11] Straub, H., u. Kl. Meier: Dtsch. Arch. klin. Med. 138, 208 (1922).
[12] Straub, H., u. C. Schlayer: Münch. med. Wschr. 11 (1912).

auf 11,2 mm. Auch POULTON und RYFFEL[1], RATHERY und BORDET[2], BEGUN und MÜNZER[3] beobachteten diese Verminderung der Kohlensäurespannung. Sie ist nur dort ein Maß der Säureanhäufung im Blut, wo die Blutreaktion unverändert ist, ein Zusammenhang, der mit Recht von BEGUN und MÜNZER, PORGES, LEIMDÖRFER und MARCOVICI[4] betont wurde. Da im Gegensatz zum Diabetiker die Kohlensäurespannung des Nierenkranken viel weniger oft im gleichen Verhältnis wie die Hypokapnie abfällt, so kann eine Beurteilung der Hypokapnie auf Grund der Kohlensäurespannung zu falschen Schlüssen führen. Außerdem ermöglicht die Bestimmung der Kohlensäurespannung allein nicht die Unterscheidung von urämischen, cerebralen und kardialen Formen der Dyspnoe bei Nierenkranken.

Die Atmungskompensation des Säurebasengleichgewichts ist bei Niereninsuffizienzen meist weniger vollkommen als bei Diabetikern. Bei Nierenerkrankungen ohne wesentliche Retentionserscheinungen und Hypokapnie ist die Blutreaktion normal, sofern nicht kardiale Störungen vorhanden sind. In manchen mit Hypokapnie einhergehenden Fällen kompensiert die Atmung die Hypokapnie vollständig, in anderen wird die Hyperhydrie nur unvollständig kompensiert, die Wasserstoffionenkonzentration nimmt zu. CULLEN und JONAS[5] sahen bei der Urämie sehr niedrige Plasma-p_H-Werte. LINDER, HILLER und VAN SLYKE[6] machten ebenfalls die Beobachtung, daß bei Glomerulonephritiden mit Harnstoffretention die Atmungsregulation unvollständig ist und sowohl die Alkalireserve als auch das p_H eine Neigung zu niedrigen Werten zeigen. Der tiefste p_H-Wert war in ihren Beobachtungen 7,16, bei einem Bicarbonatgehalt von 27,8 Vol.-%. MYERS und BOOHER[7] bestimmten bei 15 Nierenkranken p_H und Alkalireserve, von denen bei 7 Fällen die p_H-Werte im unteren Normalbereich lagen und bei 8 eine unkompensierte Hyperhydrie bestand.

Die renale Retentionshyperhydrie läßt sich auch im *Tierexperiment* feststellen. BECKMANN und MEIER[8] sahen bei Kaninchen nach starker Nierenverkleinerung eine Hypokapnie und unkompensierte Hyperhydrie, wobei die Art der Nahrung einen maßgebenden Einfluß auf die Entwicklung der Hyperhydrie hatte. Die Hypokapnie wurde anfangs durch die Atmung völlig kompensiert, blieb aber in den Endstadien der Niereninsuffizienz unkompensiert. Auch bei den Nierenschädigungen durch Sublimat, Uran, Cantharidin, Arsen und Diphtherietoxin wurde eine Hypokapnie und unkompensierte Hyperhydrie festgestellt (McNIDER[9], GOTO[10], VAN DER HOF und HASKELL[11], BECKMANN und MEIER). Die Schwere der Erkrankung und der Grad der Hyperhydrie scheinen im Tierexperiment ziemlich parallel zu gehen. BIENENSTOCK und CSAKI[12], ELMENDORF[13], HARTWICH und BISSINGER[14] sahen eine Hyperhydrie nach Nierenexstirpation und Ureterenunterbindung. SWINGLE[15] untersuchte bei nephrektomierten Hunden die Kohlensäurespannung, den Kohlensäuregehalt, die Blutreaktion, den Sulfat-, Chlor- und

[1] POULTON, E. P., u. S. H. RYFFEL: J. of Physiol. **46**, 47 (1913).
[2] RATHERY, F., u. F. BORDET: Paris méd. Tom. **2**, 380 (1921).
[3] BEGUN, A., u. E. MÜNZER: Z. exper. Path. u. Ther. **20**, 2 (1919).
[4] PORGES, O., A. LEIMDÖRFER u. E. MARCOVICI: Z. klin. Med. **73**, 389 (1911).
[5] CULLEN, Gl. E., u. L. JONAS: J. of biol. Chem. **57**, 533 (1923).
[6] LINDER, G. E. C., A. HILLER u. D. D. VAN SLYKE: J. clin. Invest. **1**, 247 (1925).
[7] MYERS, V. C., u. L. BOOHER: J. of biol. Chem. **59**, 699 (1924).
[8] BECKMANN, K., u. K. MEIER: Z. exper. Med. **29**, 628, 644 (1922).
[9] MACNIDER, W.: J. of exper. Med. **27**, 519 (1918); **28**, 501 (1918).
[10] GOTO, K.: J. of exper. Med. **25**, 693 (1917); **27**, 413 (1918).
[11] VAN DER HOOF, D., u. C. C. HASKELL: South. med. J. **16**, 170 (1923).
[12] BIENENSTOCK, M., u. L. CSAKI: Biochem. Z. **84**, 210 (1917).
[13] ELMENDORF: Biochem. Z. **60**, 438 (1914).
[14] HARTWICH, A., u. E. BISSINGER: Z. exper. Med. **70**, 527 (1930).
[15] SWINGLE, W. V.: Amer. J. Physiol. **86**, 450 (1928) — Proc. Soc. exper. Biol. a. Med. **25**, 472 (1928).

Phosphorspiegel im Blut. Er fand, daß nach der Nephrektomie die Sulfate und Phosphate stark ansteigen, das Kohlensäurebindungsvermögen und p_H aber nur wenig sinken. Nach seiner Annahme verursacht die Nierenexstirpation im Gegensatz zur Nephritis keine Hypokapnie. Die Hypokapnie werde vielmehr verursacht durch die *Neben*nierenexstirpation, bei der andererseits die Vermehrung der Sulfate und Phosphate fehlt. Er glaubt, daß auch die Hypokapnie bei der Nephritis auf einer Mitbeteiligung der Nebennieren beruht, die eine Funktion zur Aufrechterhaltung des Säurebasengleichgewichtes besitzen sollen. Wenn diese Ansicht richtig wäre, so wäre die „renale" Hypokapnie nicht renalen, sondern extrarenalen Ursprunges. Freilich bliebe die renale Hyokapnie der Nierenkranken zu Recht bestehen. In späteren Untersuchungen haben SWINGLE, WENNES und STANLEY[11] bei doppelseitiger Nebennierenexstirpation aber selbst nur eine geringe Hypokapnie feststellen können.

Nahrungsaufnahme, Hunger.

Die Nahrungsaufnahme führt *bereits während der Verdauungsperiode* zu Störungen des Säurebasengleichgewichtes im Blut, noch ehe die Nahrungsstoffe resorbiert werden. Die Ursache dafür bildet die Salzsäuresekretion in den Magen. Sie entzieht dem Blut Cl-Ionen (BÖHNHEIM) und schafft einen vorübergehenden Alkaliüberschuß im Blut, der mit der Rückresoption der Salzsäure wieder beseitigt wird. In den späteren Verdauungsperioden entzieht die Pankreas- und Darmsaftsekretion dem Blut umgekehrt basische Substanzen. Der Kohlensäuregehalt des Blutes steigt infolgedessen während der Magensaftsekretion (PORGES, LEIMDÖRFER und MARCOVICI, STRAUB, BECKMANN, ERDT und METTENLEITNER[1], ENDRES[2], VEIL[3], BENNET und DODDS[4], DODDS und MCINTOSH[5], SCHEER[6], BÖHNHEIM[7], LEPPER und MARTLAND[8]) und fällt während der Pankreassekretion. Diese Veränderungen der Alkalireserve geben die Erklärung für die schon vordem bekannt gewesene Tatsache, daß die alveoläre Kohlensäurespannung durch die Nahrungsaufnahme und Verdauung großen Schwankungen unterworfen ist. PORGES, LEIMDÖRFER und MARCOVICI[9] und HIGGINS[10] hatten beobachtet, daß die Kohlensäurespannung während der Verdauung ansteigt. STRAUB, BECKMANN, ERDT und METTENLEITNER[1] fanden die Kohlensäurespannung frühmorgens im nüchternen Zustand relativ niedrig, einen Anstieg nach dem Frühstück, ein erstes Maximum zwischen 11 und 12 Uhr, ein zweites, lang anhaltendes Maximum nach dem Mittagessen, einen Abfall vor dem Abendessen und einen neuerlichen Anstieg nach dem Abendessen. Dieselben Schwankungen der Kohlensäurespannung beobachteten VEIL[3] und ENDRES[2] und DODDS[12]. Diese Schwankungen werden vermißt bei Menschen mit fehlender Salzsäuresekretion. Den Beweis dafür, daß diese Veränderungen des Säurebasenhaushalts auf dem Verlust des Blutes durch die Salzsäuresekretion beruhen, lieferte die Beobachtung BÖHNHEIMS, nach der der Cl-Spiegel im Blut während der Verdauungstätigkeit Veränderungen im umgekehrten Sinn erfährt wie die Alkalireserve.

[1] STRAUB, H., H. BECKMANN, H. ERDT u. M. METTENLEITNER: Dtsch. Arch. klin. Med. 117, 397, 419 (1915).
[2] ENDRES, G.: Biochem. Z. 132, 220 (1922).
[3] VEIL, W. H.: Klin. Wschr. 44, 2176 (1922).
[4] BENNET, T. L., u. E. C. DODDS: Brit. med. J., No. 3184, 9 (1922).
[5] DODDS, E. D., u. J. MCINTOSH: J. of Physiol. 57, 139 (1923).
[6] SCHEER, K.: Jb. Kinderheilk. 92, 295 (1925).
[7] BÖHNHEIM, F.: Z. exper. Med. 12, 295 (1921).
[8] LEPPER, E. H., u. M. MARTLAND: Biochemic. J. 21, 331 (1927).
[9] PORGES, O., A. LEIMDÖRFER u. E. MARCOVIC: Z. klin. Med. 73, 389 (1911).
[10] HIGGINS, H. L.: Amer. J. Physiol. 34, 114 (1917).
[11] SWINGLE, WENNES u. STANLEY: Proc. Soc. exper. Biol. a. Med. 25, 472 (1928).
[12] DODDS, E. C.: J. of Physiol. 54, 342 (1921) — Brit. J. exper. Path. 4, 15 (1923).

Die Schwankungen im Alkaligehalt des Blutes werden durch die Atmung so weitgehend kompensiert, daß die Blutreaktion während der Verdauungsperiode keine Verschiebung erleidet. Z. B. beobachtete ENDRES vor dem Essen eine alveoläre Kohlensäurespannung von 38 mm und ein p_H von 7,31, nach dem Essen eine alveoläre Kohlensäurespannung von 41,5 und ein p_H von 7,30.

Abgesehen von diesen flüchtigen Störungen des Säuregleichgewichtes, die spätestens nach einigen Stunden abgeklungen sind, kann die Nahrungsaufnahme auch *anhaltende Störungen hervorrufen durch die Resorption der Nahrung entstammender saurer und basischer Valenzen*, Störungen also, die ganz wesentlich von der Zusammensetzung der Nahrung abhängen. Sie sind nur dann besonders ausgeprägt, wenn längere Zeit eine einseitige Ernährung verabfolgt wird. HASSELBALCH[1] fand in einem Selbstversuch die auf 40 mm Kohlensäurespannung berechnete Reaktion nach Fleischdiät p_H 7,33, nach vegetarischer Diät p_H 7,42. Dieser reduzierte Wasserstoffexponent berücksichtigt die regulatorischen Veränderungen der Kohlensäurespannung durch die Atmung nicht. Der tatsächliche oder regulierte Wasserstoffexponent war nach Fleischdiät p_H 7,34, nach vegetarischer Diät 7,36. Die Kohlensäurespannung muß sich also im selben Maße wie die Alkalireserve ändern. Die Empfindlichkeit des Atemzentrums wird durch die Nahrung nicht beeinflußt. Die Verschiebung der Reaktionslage durch die Nahrung geschieht allmählich und erreicht bei gleichmäßiger Ernährung erst am 4. Tag ein Maximum.

Den ersten Beobachtungen HASSELBALCHS folgten zahlreiche andere, die die HASSELBALCHschen Angaben bestätigten. STRAUB, BECKMANN, ERDT und METTENLEITNER[2] sahen nach kohlehydratfreien Tagen eine deutliche Senkung der Kohlensäurespannung, die STRAUB auf eine Ketonkörperbildung bezog, nach vegetarischer Diät einen Anstieg der Kohlensäurespannung. Wie sehr die Säurebasenverhältnisse durch lang anhaltende einseitige Ernährung mit Basenüberschuß beeinflußt werden können, haben die Erfahrungen während der Hungerblockade in Deutschland gezeigt, während der die Alkalireserve und Kohlensäurespannung gesunder Menschen durchschnittlich höher lagen als in den späteren und Vorkriegsjahren (STRAUB und MEIER[3], STRAUB, GOLLWITZER-MEIER und SCHLAGINTWEIT[4]).

Die zahlreichen *tierexperimentellen Untersuchungen* über den Einfluß der Nahrung auf das Säurebasengleichgewicht und die Regulierung durch die Atmung seien nur kurz erwähnt. Sie stimmen im allgemeinen mit den Beobachtungen am Menschen überein, jedoch ist die Blutreaktion wesentlich größeren Schwankungen unterworfen als beim Menschen, da die Reaktionsregulation durch die Atmung weit schlechter ist als beim Menschen. Die kompensatorischen Veränderungen der Kohlensäurespannung entsprechen denen der Alkalireserve nicht völlig (BECKMANN und MEIER[5]). KURIYAMA[6] fand bei Kaninchen nach Haferfütterung ein reguliertes p_H von 7,3, nach Grünfütterung von 7,45—7,50. Über ähnlich starke unkompensierte Reaktionsverschiebungen beim Tier berichten BECKMANN und MEIER[5]. Als basenreiche Kost haben Grünfutter, Heu und Kartoffelkost zu gelten, als saure Kost Hafer.

Der Einfluß der Kost auf die Reaktionslage des Körpers wird häufig therapeutischen Zwecken nutzbar gemacht, wobei ein therapeutischer Erfolg entweder

---

[1] HASSELBALCH, K. A.: Biochem. Z. **74**, 18 (1916).

[2] STRAUB, H., K. BECKMANN, H. ERDT u. M. METTENLEITNER: Dtsch. Arch. klin. Med. **117**, 397, 419 (1915).

[3] STRAUB, H., u. KL. MEIER: Dtsch. Arch. klin. Med. **129**, 54 (1919).

[4] STRAUB, H., GOLLWITZER-MEIER u. E. SCHLAGINTWEIT: Z. exper. Med. **32**, 229 (1923).

[5] BECKMANN, K., u. KL. MEIER: Z. exper. Med. **29**, 596 (1922).

[6] KURIYAMA: J. of biol. Chem. **33**, 215 (1918).

von den reaktionsregulatorischen Vorgängen erwartet wird, z. B. den Verschiebungen der Harnreaktion bei einseitiger basischer oder saurer Kost (bei Erkrankungen der Harnwege), oder von der Reaktionsumstimmung im Körper selbst. Dabei ist zu überlegen, daß es sich nach den HASSELBALCHschen Versuchen nicht um tatsächliche Reaktionsverschiebungen weder im Blut noch im Gewebe handeln kann, sondern nur um kompensierte Veränderungen oder durch sie herbeigeführte Mineralumlagerungen. Ein Nahrungsmittel wird als sauer oder alkalisch bezeichnet, je nachdem es bei seiner Verbrennung im Körper diesem saure oder basische Äquivalente zuführt. Es ist aber aus der Zusammensetzung eines Nahrungsmittels und seinem Äquivalentanteil durchaus nicht immer ersichtlich, ob es die Reaktionslage im Körper auch wirklich im sauren oder alkalischen Sinn zu beeinflussen vermag, was schon aus den Betrachtungen über die Neutralsalzwirkungen im Körper hervorgeht. Nicht allein der Äquivalentgehalt der Nahrungsmittel an Säuren oder Basen ist maßgebend für ihre Wirkung, sondern auch ihr Schicksal im Körper, die Form und Geschwindigkeit ihrer Ausscheidung und das Verhältnis der im Körper zurückbleibenden Säure- und Basenäquivalente. Ein Bild von den Schwierigkeiten, die die Beurteilung der Wirkung der Nahrungsmittel bietet, und den zahlreichen Faktoren, die hier von Einfluß sind, geben die Stoffwechselversuche von OEHME[1]. Nach ihnen kann z. B. die Wirkung von Salzen durch die bestehende Reaktionslage vollkommen umgekehrt werden. Nach STRAUB[2] ist es nicht möglich, die Wirkung der Nahrungsmittel auf den Säurebasenhaushalt mit Hilfe von Äquivalenttabellen (R. BERG) zu berechnen, die den Äquivalentgehalt der Nahrungsstoffe an Säuren und Basen angeben. Immerhin lassen sich für gewisse Kostformen einige allgemeine Anhaltspunkte über die Richtung, in der sie die Stoffwechsellage verschieben, gewinnen.

Die Unsicherheiten in der Beurteilung der Nahrungswirkung in ihrer Wirkung auf den Säurebasenhaushalt sind also groß. Beispielsweise geben HERMANSDORFER und GERSON für die Behandlung der Lungentuberkulose eine Diät an, die sie als sauer bezeichnen, während sie nach STRAUB[2] und KROETZ[3] ohne allen Zweifel als alkalische Diät zu betrachten ist.

Wesentlich ausgesprochenere Veränderungen im Säurebasengleichgewicht treten *nach länger dauerndem Nahrungsentzug auf* (HASSELBALCH[4]), wofür die Ketonkörperbildung eine Rolle spielt (HIGGINS[5]). Die Alkalireserve im Blut sinkt (GAMBLE, ROSS und TISDALL[6]). Durch die Atmung kann so viel Kohlensäure abgedunstet werden, daß Verschiebungen der Blutreaktion verhindert werden. BIGWOOD[7] fand z. B. bei einem Kind nach 10 tägigem Hungern eine durchschnittliche Senkung der Kohlensäurekapazität um 8 Vol.-%, eine Senkung der alveolären Kohlensäurespannung unter 20 mm und dabei eine normale Blutreaktion von p_H 7,33.

Bei Tieren ist auch im Hunger die Kompensation der Hypokapnie viel schlechter als beim Menschen. HASSELBALCH fand bei elektrometrischen p_H-Messungen bei Kaninchen nach Grünfutter einen p_H-Wert von 7,24, nach 2 tägiger Inanition einen p_H-Wert von 7,15. Ähnliche p_H-Verschiebungen beobachteten KURIYAMA[8], BECKMANN und MEIER[9].

[1] OEHME, C. u. M., u. H. WASSERMEYER: Dtsch. Arch. klin. Med. **154**, 107 (1927).
[2] STRAUB: Ther. Gegenw. (Nov. 1929).
[3] KROETZ, CHR.: Münch. med. Wschr. **1929**, 1842.
[4] HASSELBALCH, K. A.: Biochem. Z. **46**, 403 (1912).
[5] HIGGINS, H. L.: Amer. J. Physiol. **34**, 114 (1914).
[6] GAMBLE, J. L., E. L. ROSS u. F. F. TISDALL: J. of biol. Chem. **57**, 633 (1923).
[7] BIGWOOD: Ann. Méd. **17**, 89 (1925).
[8] KURIYAMA: J. of biol. Chem. **33**, 215 (1918).
[9] BECKMANN, K., u. KL. MEIER: Z. exper. Med. **29**, 596 (1922).

Schwangerschaft.

HASSELBALCH und GAMMELTOFT[1] wiesen nach, daß bei der Schwangerschaft Störungen im Säurebasengleichgewicht auftreten können durch ein Überwiegen saurer Valenzen im Blut. Das Kohlensäurebindungsvermögen des Blutes sinkt durch das Eindringen von Säuren in die Blutbahn, deren Natur nicht bekannt ist. SCHMIDT[2] nimmt an, daß es sich um Ketonsäuren handelt. Eine Vermehrung des Milchsäuregehaltes soll keine Rolle spielen (KIEMLIN[3]) und ebensowenig Veränderungen des Aminosäurengehaltes (HELLMUTH[4]). Die Verminderung des reduzierten Kohlensäurebindungsvermögens beträgt nach HASSELBALCH am Ende der Schwangerschaft zwischen 3 und 7 Vol.-%. Durch die Untersuchungen von LOSEE und VAN SLYKE[5], WILLIAMSON[6], MARRACK und BOONE[7], BOKELMANN und ROTHER[8], BOCK[9] wurden im wesentlichen nur die Angaben HASSELBALCHS bestätigt.

Die Verminderung der Alkalireserve bei der Schwangerschaft wird durch die Atmung ziemlich vollständig kompensiert durch Senkung der alveolären Kohlensäurespannung, die in den HASSELBALCHschen Versuchen 3,5—7,9 mm betrug. Ähnliche Werte gaben LEIMDÖRFER, NOVAK und PORGES[10] an.

Soweit Regulationsverschiebungen trotz der Atmungsregulation bei der Schwangerschaft vorkommen, liegen sie noch im Bereich der normalen Schwankungsbreite, lassen aber nach HASSELBALCH eine gewisse Neigung zur Verschiebung nach der sauren Seite erkennen. HASSELBALCH sah vor dem Partus p_H-Werte zwischen 7,29—7,30, nach dem Partus zwischen 7,33—7,34. Nach MARRACK und BOONE liegen die Verhältnisse anders. Die Reaktionsregulation durch die Atmung ist nicht etwa ungenügend, sondern im Gegenteil überkompensierend mit Neigung zur Überventilation, die Wasserstoffexponenten vor der Geburt höher wie nachher (während der Schwangerschaft durchschnittlich 7,35—7,55, normal 7,30—7,55). Ähnliche Befunde teilen GAEBLER und ROSENE[11] mit. Damit verlangt nach ihrer Auffassung die ganze Störung des Säurebasengleichgewichts bei der Schwangerschaft eine andere Erklärung. Nicht die Atemveränderung wäre der Kompensationsvorgang, sondern die Verminderung der Alkalireserve, die Störung also primär zentral, nicht hämatogen bedingt.

Fieberhafte Infektionen.

Im Verlauf verschiedener fieberhafter Infektionen konnte eine Verminderung des Kohlensäuregehaltes im Blut nachgewiesen werden (GEPPERT[12], MINKOWSKI[13], HACHEN und ISAACS[14], KÖHLER[15]), die von GEPPERT nicht auf eine zentrale Wirkung durch Überhitzung zurückgeführt wurde, sondern auf eine Mehrproduktion von Säuren durch einen gesteigerten Eiweißzerfall und das Auftreten stickstofffreier Zwischenprodukte als Folge der Infektion auf den Stoffwechsel. Dagegen ver-

---

[1] HASSELBALCH, K. A., u. S. A. GAMMELTOFT: Biochem. Z. **68**, 206 (1915).
[2] SCHMIDT, H. R.: Zbl. Gynäk. **52**, 346 (1928).
[3] KIEMLIN, H.: Zbl. Gynäk. **51**, 2271 (1927).
[4] HELLMUTH, K.: Klin. Wschr. **6**, 1507 (1927).
[5] LOSEE, J. R., u. D. D. VAN SLYKE: Amer. J. med. Sci. **153**, 94 (1917).
[6] WILLIAMSON, A. C.: Amer. J. Obstetr. **6**, 263 (1923).
[7] MARRACK, J., u. BOONE: Brit. J. exper. Path. **4**, 261 (1923).
[8] BOCKELMANN, O., u. J. ROTHER: Z. exper. Med. **33**, 161 (1923).
[9] BOCK, A.: Arch. Gynäk. **131**, 468 (1928).
[10] LEIMDÖRFER, A., J. NOVAK u. O. PORGES: Z. klin. Med. **75**, 301 (1912).
[11] GAEBLER, O. H., u. G. L. ROSENE: Amer. J. Obstetr. **15**, 808 (1928).
[12] GEPPERT, J.: Z. klin. Med. **2**, 355 (1881).
[13] MINKOWSKI, O.: Arch. f. exper. Path. **19**, 209 (1885).
[14] HACHEN, D. E., u. R. ISAACS: J. amer. med. Assoc. **75**, 624 (1920).
[15] KÖHLER, R. E.: Arch. int. Med. **31**, 590 (1923).

gleicht Köhler die im Fieber auftretende Hyperpnoe mit der im heißen Bad (Bazett und Haldane[1], Köhler, Kroetz[2]), und faßt damit die Hyperpnoe primär zentral, nicht hämatogen auf, als reaktionsstörenden, nicht reaktionsregulierenden Vorgang. Tatsächlich läßt sich ein Absinken der Alkalireserve allein durch den Wärmestich hervorrufen (Yamakita[3]). Daß aber die Hyperthermie und ihre zentrale Wirkung zumindestens nicht die einzige Ursache der Störung des Säurebasengleichgewichtes ist, dafür sprechen andere Beobachtungen von Yamakita. Er fand, daß bei experimentellen Infektionen wesentlich geringere Temperatursteigerungen als beim Wärmestich genügen, um eine Hypokapnie zu erzeugen. Jedenfalls sinkt außer der Alkalireserve auch die Kohlensäurespannung im Fieber (Fridericia und Olsen[4], Hachen und Isaacs[5], Köhler). Betrachtet man die Hypokapnie als primären Vorgang, so wäre die Hyperpnoe als Kompensationserscheinung aufzufassen. Zugunsten dieser Auffassung, nach der die Hyperpnoe hämatogen ausgelöst wird, spricht das Verhalten der Blutreaktion bei experimentellen Infektionen, die nicht eine Neigung zur Verschiebung nach der alkalischen Seite erkennen läßt, sondern nach der sauren Seite (Hirsch und Williams[6], Leake, Vickers und Brown[7]). Nach Akija[8] besteht bei fieberhaften Infektionen (Typhus) während des Fiebers eine Hyperhydrie, bei der Entfieberung eine Hypohydrie, beim Wärmestichfieber des Kaninchens umgekehrt zunächst eine Hypohydrie, dann Übergang in Hyperhydrie, bei der Entfieberung wieder Hypohydrie. Der Gang der Reaktionsverschiebung ist also beim Wärmestich ein anderer als bei der fieberhaften Infektion.

Bei allen derartigen Untersuchungen ist zu berücksichtigen, daß bei Temperatursteigerungen sowohl für den Bicarbonatgehalt als auch für die p_H-Werte eine Korrektur anzubringen ist, da der p_{K_1}-Wert des Hämoglobins sich mit der Temperatur ändert. Er ist bei $38°$ kleiner als bei $18°$. Die Differenz beträgt für $t\,(38-18)°$ ungefähr $0,10$ (Hasselbalch[9], Stadie und Martin, Austin und Cullen[10]). Nach Cullen, Keeler und Robinson[11] ist für menschliches Serum $pK^1_{38} = 6,10$, $pK^1_{20} = 6,18$. Der Wasserstoffexponent nimmt mit der Temperatur zu. Nach Hasselbalch ist $\Delta p_H\,(38 - 18°)$ für Serum $= 0,12$.

Wird also die Kohlensäurekurve eines Blutes bei $38°$ bestimmt, während die Körpertemperatur, bei der die Blutentnahme erfolgte, $41°$ betrug, so ist die Anbringung eines Korrekturfaktors für die Ermittlung der tatsächlichen Reaktion erforderlich. Dieser Faktor beträgt für $1°$ C Temperatursteigerung nach Stadie und Martin[12] $= -0,022\,p_H$. Es ist dann

$$p_{H_t} = p_{H_{38}} - 0,022\,(t - 38)\,.$$

Narkose.

Nach Henderson und Haggard[13] sind die bei der Narkose auftretenden Veränderungen des Säurebasengleichgewichtes im Blut abhängig von der Nar-

[1] Bazett, H. C. u. S. B. S. Haldane: J. of Phys. **55**, 341 (1921).
[2] Kroetz, Chr.: Biochem. Z. **153**, 155 (1924).
[3] Yamakita: Tohoku J. exper. Med. **3**, 608 (1922).
[4] Fridericia, L. J., u. O. Olsen: Dtsch. Arch. klin. Med. **107**, 236 (1912).
[5] Hachen, D. S., u. R. Isaacs: J. Amer. med. Assoc. **75**, 624 (1920).
[6] Hirsch, L. J., u. L. J. Williams: J. inf. Dis. **30**, 259 (1922).
[7] Leake, C. D., J. L. Vickers u. T. K. Brown: J. of exper. Med. **39**, 393 (1924).
[8] Akija, M.: Z. klin. Med. **109**, 312 (1928).
[9] Hasselbalch, K. A.: Biochem. Z. **78**, 112 (1917).
[10] Austin, J. H. u. Gl. E. Cullen: Hydrogenion concentration of the blood, Baltimore 1926.
[11] Cullen, Gl. E., H. R. Keeler u. H. W. Robinson: J. of biol. Chem. **66**, 301 (1925).
[12] Stadie, W. C., u. K. A. Martin: J. of biol. Chem. **60**, 191 (1924).
[13] Henderson, Y., u. H. W. Haggard: J. of biol. Chem. **33**, 345 (1918).

kosentiefe und dem erregenden oder lähmenden Einfluß des Narkoticums auf das Atemzentrum, also ausschließlich zentrogen bedingt. Sie nehmen an, daß durch eine leichte Äthernarkose das Atemzentrum in einen Zustand erhöhter Erregbarkeit versetzt wird. Es wird mehr Kohlensäure abgedunstet, und in diesem primären Kohlensäureverlust, der Akapnie, liegt nach ihrer Auffassung auch die Gefahr des Narkoseshocks. Die Akapnie wird nach HENDERSON kompensiert durch eine Abwanderung von Alkali aus dem Blut. Bei tiefer Äthernarkose sollen umgekehrt die arterielle Kohlensäurespannung und das Kohlensäurebindungsvermögen ansteigen infolge einer Verminderung der Erregbarkeit des Atemzentrums.

Die von HENDERSON beobachtete Verminderung des Plasmakohlensäuregehaltes bei der Äthernarkose betrug zwischen 4 und 10 Vol.-%. Auch VAN SLYKE, AUSTIN und CULLEN[1] sowie zahlreiche andere Autoren[2] sahen sowohl bei der Äther- als auch bei der Chloroformnarkose ein Sinken des Kohlensäurebindungsvermögens und der arteriellen Kohlensäurespannung. Nach WYMER und FUSS[3] soll die Veränderung des Säurebasengleichgewichtes bei der Äthernarkose biphasisch sein, mit einer ersten hypokapnischen und einer zweiten hyperkapnischen Phase. Bei der Chloroformnarkose soll nur die erste Phase auftreten.

Gegen die HENDERSONsche Akapnietheorie der Narkose lassen sich Einwände erheben. Beim Menschen führt eine Überventilation nicht zu einer kompensatorischen Alkaliabwanderung aus dem Blut (DAVIES, HALDANE und KENNAWAY[4], GOLLWITZER-MEIER und MEYER[5]), so daß es nicht wahrscheinlich ist, daß die Narkosehypokapnie beim Menschen einen Kompensationsvorgang darstellt.

VAN SLYKE, AUSTIN und CULLEN vertreten die Auffassung, daß die Atemveränderungen bei der Narkose hämatogen entstehen, da die Wasserstoffionenkonzentration im Blut mit großer Regelmäßigkeit erhöht gefunden wird, eine zentrogene Überventilation aber eher eine Alkalose erwarten ließe (MENTEN und CRILE[6], VAN SLYKE, CULLEN und AUSTIN[7], LEAKE, LEAKE und KÖHLER, BONOMO[8]). CULLEN, AUSTIN, KORNBLUM und ROBINSON[9] sehen die Ursache der Narkosehypokapnie hauptsächlich in dem Eindringen unbekannter Säuren und Cl-Ionen in das Blut, während RONZONI, KÖCHIG und EATON[10] die Erklärung in einer vermehrten Milchsäurebildung innerhalb der Muskeln suchen. STEHLE und BOURNE[11] beobachteten Veränderungen im Phosphatgehalt des Blutes bei der Narkose, die indessen quantitativ zur Erklärung der Hypokapnie nicht ausreichen. Auch die bei der Narkose fast regelmäßig auftretende Ketonämie wurde zur Erklärung der Hypokapnie herangezogen.

---

[1] SLYKE, D. D. VAN, J. H. AUSTIN u. G. E. CULLEN: J. of biol. Chem. **54**, 507 (1922).

[2] MORRIS, W. H.: J. amer. med. Assoc. **68**, 1391 (1917). — REIMANN, ST. P., u. G. H. BLOOM: J. of biol. Chem. **36**, 211 (1918). — MACNIDER, W. DE B.: J. of exper. Med. **28**, 517 (1918). — PRENTICE, H., H. O. LUND u. H. G. HARBO: J. of biol. Chem. **44**, 211 (1920). — CALDWELL, A. G., u. M. CLEVELAND: Surg. etc. **25**, 22 (1917). — CARTER, W. S.: Arch. int. Med. **26**, 319 (1920). — SLYKE, D. D. VAN, GL. E. CULLEN u. J. H. AUSTIN: J. of biol. Chem. **54**, 507 (1922). — LEAKE, C. D., W. H. LEAKE u. A. E. KÖHLER: Ebenda **56**, 219 (1923). — AUSTIN, J. H., GL. E. CULLEN, H. C. GRAM u. H. W. ROBINSON: Ebenda **61**, 829 (1924).

[3] WYMER, S., u. H. FUSS: Nark. u. Anästh. **1**, 283 (1928).

[4] DAVIES, H. W., I. B. S. HALDANE u. E. L. KENNAWAY: J. of Physiol. **56**, 269 (1922).

[5] GOLLWITZER-MEIER, KL., u. E. MEYER: Z. exper. Med. **40**, 70 (1924).

[6] MENTEN, M. L., u. G. W. CRILE: Amer. J. Physiol. **38**, 225 (1915).

[7] SLYKE, D. D. VAN, GL. E. CULLEN u. J. H. AUSTIN: J. of biol. Chem. **54**, 507 (1922).

[8] BONOMO, V.: Ann. ital. Chir. **7**, 1076 (1928).

[9] CULLEN, GL. E., J. H. AUSTIN, K. KORNBLUM u. H. W. ROBINSON: J. of biol. Chem. **56**, 625 (1922).

[10] RONZONI, E., I. KÖCHIG u. E. P. EATON: J. of biol. Chem. **61**, 465 (1924).

[11] STEHLE, R. W., u. B. BOURNE: J. of biol. Chem. **60**, 17 (1924).

Jedenfalls berechtigt das experimentelle Material mehr zu der Annahme, daß die Hypokapnie bei der Narkose auf dem Eindringen von z. T. noch unbekannten Säuren in die Blutbahn beruht und die Verminderung der arteriellen Kohlensäurespannung eine Kompensationserscheinung darstellt, als zu der Annahme, daß die Hypokapnie eine Kompensationserscheinung einer primären Akapnie ist.

Für die Atemveränderungen dürfte sowohl eine zentrogene wie eine hämatogene Ursache in Frage kommen.

Herzinsuffizienz.

Bei der Dyspnoe der Herzkranken handelt es sich nicht eigentlich um die Kompensation einer hämatogenen Störung, eines primären Säureüberschusses im Blut, sondern zunächst jedenfalls um die Kompensation einer Reaktionsstörung, die als Folge kardialen Sauerstoffmangels primär die Gewebe und das Atemzentrum trifft. Trotzdem seien die Atemveränderungen hier besprochen, zumal sie von verschiedenen Autoren als Kompensationserscheinung eines Säureüberschusses im Blut (Kohlensäure, Milchsäure) betrachtet werden.

Der kardialen Dyspnoe liegt in sehr vielen Fällen eine Störung im Gasaustausch in den Lungen zugrunde infolge eines Versagens des linken Ventrikels, einer Verlangsamung der Zirkulationsgeschwindigkeit und darauffolgender Stauung im Lungenkreislauf, die die Atemmechanik beeinträchtigt. Die Vitalkapazität und die effektive Mittelkapazität werden kleiner (Siebeck[1]). Die Ausdehnungsfähigkeit der Lunge nimmt ab, sie wird starrer (Basch[2]). Die Alveolen können infolgedessen weniger vollständig gelüftet werden, der Nutzeffekt der Atmung ist geringer. Die Sauerstoffaufnahme wird erschwert, ebenso die Kohlensäureabgabe. Während bei ungestörtem Gasaustausch ein Gasgleichgewicht zwischen arteriellem Blut und Alveolarluft erreicht wird, bleibt bei der Herzinsuffizienz eine Spannungsdifferenz bestehen. Die arterielle Kohlensäurespannung ist höher als die alveoläre (Hürter[3], Campbell und Poulton[4] Peters und Barr[5], Kornfeld[6]). Infolge dieser Störung des Gasaustausches sind alle früheren Angaben über die Höhe der arteriellen Kohlensäurespannung, die sich auf Alveolargasanalysen stützten, wobei die Spannung bald erhöht, bald erniedrigt gefunden wurde, unrichtig (Fitzgerald[7], Sonne[8], Ryffel, Wolff, Cotton und Barcroft[9], Straub und Meier[10], Peabody[11] u. a.). Nur die Untersuchung des arteriellen Blutes selbst gibt bei Herzkranken Aufschluß über die Veränderungen im Gasgehalt des Blutes. Hürter fand bei kompensierten und dekompensierten Herzkranken den Kohlensäuregehalt des Blutes normal oder pathologisch hoch. Andere Autoren teilen niedrig normale Werte mit, vereinzelte auch abnorm niedrige Werte (Harrop[12], Eppinger und Schiller[13]). Die Zahlen von Campbell und Poulton schwanken zwischen 40 und 46 mm Hg, sind also relativ

[1] Siebeck: Arch. klin. Med. **107**, 222 (1912). — Klin. Wschr. 8, 2121 (1929).
[2] Basch: Klin. u. exp. Studien. Berlin 1891.
[3] Hürter: Dtsch. Arch. klin. Med. **108**, 1 (1912).
[4] Campbell, J. M. H., u. E. P. Poulton: J. of Physiol. 54, 49 (1920).
[5] Peters, J. P., u. D. P. Barr: Amer. J. Physiol. 54, 307 (1920).
[6] Kornfeld, F.: Z. exper. Med. **38**, 289 (1923).
[7] Fitzgerald, M. P.: J. of Path. 15, 328 (1910).
[8] Sonne, C.: Dtsch. Arch. klin. Med. **124**, 358 (1918). — Sonne, C., u. E. Jarlöv: Dtsch. Arch. klin. Med. **124**, 379 (1918).
[9] Ryffel, J. H., C. G. Wolff, T. Cotton u. J. Barcroft: Heart 5, 45 (1913).
[10] Straub, H., u. K. Meier: Dtsch. Arch. klin. Med. **125**, 477 (1918).
[11] Peabody, F. W.: Arch. int. Med. 14, 236 (1914).
[12] Harrop, G. A.: J. of exper. Med. **30**, 241 (1919).
[13] Eppinger, H., u. W. Schiller: Wien. Arch. klin. Med. **2**, H. 3 (1921).

hoch, wenn auch noch innerhalb der normalen Breite. In den Tabellen EPPINGERS findet sich keine hohe arterielle Kohlensäurespannung. Seine Werte schwanken zwischen 27,5 und 35 mm, nur in einem Fall war die Spannung 40 mm, liegen also zum Teil weit unter der Norm. Dies spricht gegen eine Kohlensäurehyperhydrie bei der Herzinsuffizienz. Nach der Anschauung der HALDANEschen Schule wird bei Störungen im Gasaustausch in der Lunge der Sauerstoffaustausch sehr viel früher gestört als der Kohlensäureaustausch. Der oberflächliche und rasche Atemtypus, wie wir ihn bei Herzkranken finden, deren veränderte Atemmechanik ja nur diesen Atemtypus zuläßt, soll selbst wieder die Gefahr der Anoxämie mit sich bringen. Andererseits begünstigt ja gerade die schon bestehende Anoxämie diesen Atemtypus, woraus sich nach HALDANE[1] und PRISTLEY ein Circulus vitiosus ergibt. Nach den Pneumotychogrammen FLEISCHS[2] ist der Atemtypus bei Sauerstoffmangel auch beim Normalen flacher und frequenter, als z. B. bei der Kohlensäureatmung (Muskelarbeit), so etwa, wie wir ihn bei Herzkranken finden.

Das Bestehen einer Störung im Sauerstoffaustausch bei Herzkranken wird bewiesen durch die Verminderung der prozentualen Sauerstoffsättigung des arteriellen Blutes (HÜRTER[3], HARROP, CAMPBELL, HUNT und POULTON[4], BARACH und WOODWELL[5], GOLLWITZER-MEIER[6]). Das arterielle Sauerstoffdefizit ist erhöht. Infolge der Verlangsamung der Zirkulationsgeschwindigkeit wird auch die Sauerstoffausnützung des venösen Blutes größer (LUNDSGAARD[7]). Der capillare Sauerstoffdruck muß wesentlich abfallen, und zwar ist seine Herabsetzung unter die normale capillare Sauerstoffspannung noch größer als die Herabsetzung der arteriellen Sauerstoffspannung unter die normale arterielle Sauerstoffspannung. Dies erklärt sich aus der der vergrößerten arterio-venösen Sauerstoffdifferenz. Aus all dem erwächst eine große Gefahr für die Sauerstoffversorgung der Gewebe. Mit der Sauerstoffspannung im Capillarblut sinkt auch die Sauerstoffspannung im Gewebe. Es tritt als unvollständiges Oxydationsprodukt Milchsäure auf, die in das Blut übergeht und den Blutmilchsäurespiegel schon in der Ruhe erhöht (EPPINGER[8], DRESEL und HIMMELWEIT[9]). Die Gewebsreaktion, die Reaktion im Atemzentrum werden wahrscheinlich saurer noch ehe die Blutreaktion saurer wird, die Ventilationsgröße nimmt zu. Da der Nutzeffekt der Atmung reduziert ist, so sinkt die arterielle Kohlensäurespannung trotz der Dyspnoe nicht oder nur wenig unter die Norm ab, wohl aber die alveoläre Kohlensäurespannung.

Im Gegensatz zu den hier entwickelten Vorstellungen betont EPPINGER, daß die arterielle Sauerstoffsättigung bei Herzinsuffizienzen völlig ausreichend sei und die arterio-venöse Sauerstoffdifferenz sogar abnorm niedrig sei, infolge einer Erhöhung der Zirkulationsgeschwindigkeit. Danach müßte auch die capilläre und Gewebssauerstoffspannung wesentlich höher sein als unter normalen Verhältnissen, was natürlich zu einer völlig anderen Erklärung der Milchsäurebildung zwingt, worauf hier nicht eingegangen werden kann. Später hat EPPINGER selbst die Bedeutung des Sauerstoffmangels bei der Herzinsuffizienz erkannt und sie in die notwendige Beziehung zur vermehrten Milchsäurebildung gebracht.

[1] HALDANE, I. B.: Respiration 1924.
[2] FLEISCH, A.: Pflügers Arch. **214**, 461 (1926).
[3] HÜRTER: Dtsch. Arch. klin. Med. **108**, 1 (1912).
[4] CAMPBELL, J. M. H., G. H. HUNT u. E. P. POULTON: J. of Path. **26**, 234 (1923).
[5] BARACH, A. L., u. M. N. WOODWELL: Arch. int. Med. **28**, 367 (1921).
[6] GOLLWITZER-MEIER, KL.: Pharmakologenkongreß. Hamburg 1928.
[7] LUNDSGAARD, CHR.: J. of exper. Med. **30**, 259, 271, 295 (1919).
[8] EPPINGER, H., KISCH u. SCHWARZ: Das Versagen d. Kreislaufs. Berlin 1927.
[9] DRESEL, K., u. F. HIMMELWEIT: Klin. Wschr. **8**, 294 (1929).

Die vermehrte Milchsäurebildung der Herzkranken und ihre verzögerte Beseitigung führt zu einem Anstieg des Blutmilchsäurespiegels, der der Schwere der Erkrankung annähernd parallel geht und zur Hypokapnie durch Wegnahme von Alkali aus den Bicarbonatverbindungen führt (Strauss[1] Eppinger und Schiller[2], Peters und Barr[3], Meakins und Long[4], Eppinger, Kisch und Schwarz[5]). Diese Hypokapnie der Herzkranken ist mit der Milchsäurebildung und nicht mit einer Störung der kompensatorischen Nierenfunktion in Beziehung zu bringen wie dies Straub[6] und Siebeck[7] annehmen. Es ist nicht möglich, allein aus der Größe der arteriellen Sauerstoffsättigung bei Herzkranken auf eine normale Sauerstoffversorgung der Gewebe zu schließen (Siebeck, Eppinger). Die Sauerstoffversorgung der Gewebe kann auch bei normaler arterieller Sauerstoffsättigung Not leiden, wenn die Zirkulationsgeschwindigkeit herabgesetzt ist. Dies zeigen die Verhältnisse beim Shock, bei dem die arterielle Sauerstoffspannung zwar normal, die capillare und venöse Sauerstoffspannung abnorm tief ist.

Die Wasserstoffionenkonzentration läßt bei Herzinsuffizienzen schwereren Grades teils deutliche Verschiebungen nach der sauren Seite erkennen, zwischen p_H 7,29 und 7,31 (Campbell und Poulton[8]), 7,20—7,35 (Eppinger, Kisch und Schwarz[5]), in anderen Fällen aber auch nach der alkalischen Seite bis p_H 7,51 (Eppinger, Fraser[9], Fraser, Harris, Hilton, Linder[10]). Das bedarf bei einer Sauerstoffmangeldyspnoe keiner besonderen Erklärung.

Alle diese Beobachtungen sprechen sehr dafür, daß die kardiale Dyspnoe als Sauerstoffmangel- und nicht als Kohlensäuredyspnoe anzusprechen ist. Die Kohlensäurespannung ist bei Herzinsuffizienzen fast immer nur relativ im Vergleich zur Hypokapnie, nicht absolut hoch. Es können aber bei leichteren und schwereren Herzinsuffizienzen sofern sie von hochgradiger Lungenstauung begleitet sind, zu den Erscheinungen des Sauerstoffmangels die der Kohlensäureüberladung hinzukommen, und zwar wird die Gefahr der gleichzeitigen Kohlensäureüberladung um so größer sein, je stärker die Lungenstauung ist (Kroetz[11]).

Im übrigen sind dyspnoische Zustände auch bei reiner Rechtsinsuffizienz des Herzens möglich, deren Ursache allein in der Strömungsverlangsamung, in der größeren Sauerstoffausnützung des Capillarblutes und im Sinken seiner capillaren Sauerstoffspannung gesucht werden muß, nicht in Veränderungen der Atemmechanik.

Erkrankungen der Lunge.

Für die Entstehung der pulmonalen Dyspnoe kommt eine hämatogene Ursache in Frage, soweit Störungen des Kohlensäureaustausches in der Lunge und eine Kohlensäureanhäufung im Blut vorliegen, eine zentrogene Ursache, soweit ein Sauerstoffmangel besteht. Wahrscheinlich wird bei den entzündlichen Erkrankungen der Lunge ebenso wie bei der Stauungslunge der Herzinsuffizienz der Sauerstoffaustausch früher und in stärkerem Maße gestört als der Kohlensäureaustausch.

[1] Strauss, H., C. Popescu-Inotesti u. C. Radoslov: Dtsch. Arch. klin. Med. **142**, 241 (1923).

[2] Eppinger, H., u. W. Schiller: Wien. Arch. inn. Med. **2** (1921).

[3] Peters, J. P., u. D. P. Barr: Amer. J. Physiol. **54**, 307 (1920).

[4] Meakins, J., u. C. N. H. Long: J. clin. Invest. **4**, 273 (1927).

[5] Eppinger, H., Kisch u. Schwarz: Vers. des Kreislaufs. Berlin 1927.

[6] Straub, H.: Erg. inn. Med. **25**, 1 (1924).

[7] Siebeck: Klin. Wschr. **8**, 2121 (1929).

[8] Campbell, J. M. H., u. E. P. Poulton: Amer. J. Physiol. **54**, 49 (1926).

[9] Fraser: Lancet **1927**, 529, 589, 643.

[10] Fraser, Harris, Hilton u. Linder: Quart. J. Med. **22**, 1 (1928).

[11] Kroetz: Dtsch. Arch. klin. Med. (1930).

Besonders ausgedehnte Veränderungen im Säurebasengleichgewicht treten bei der Pneumonie auf. Wie bei der Herzinsuffizienz ist auch bei der Pneumonie die Untersuchung der Alveolarluft ohne Wert für die Erforschung des Blutgasgehaltes, da ein Gasgleichgewicht zwischen arteriellem Blut und Alveolarluft nicht zustande kommt. Die Sauerstoffsättigung des arteriellen Blutes kann bei der Pneumonie je nach ihrer Ausdehnung sehr stark reduziert sein (HÜRTER[1], STADIE[2], BARACH und WOODWELL[3] und LE BLANC[4]). Während das normale arterielle Blut zu 95—97% mit Sauerstoff gesättigt ist, liegen die Werte bei der Pneumonie weit darunter. STADIE fand in einem Fall sogar eine arterielle Sauerstoffsättigung von nur 32%. Entsprechend stark kann die Sauerstoffsättigung des venösen Blutes herabgesetzt sein, sogar bis auf 14% gegen 60—70% der Norm (LUNDSGAARD[5]). Jedenfalls kommen bei der Pneumonie viel niedrigere Werte für die arterielle Sauerstoffsättigung vor als bei der Herzinsuffizienz. Die Ursache der Anoxämie bei der Pneumonie ist nicht nur in dem Wegfall der erkrankten Lungenpartien für den Gasaustausch zu suchen, sondern nach BRAUER außerdem in einer toxischen Schädigung, „Pneumonose", der nichtinfiltrierten Partien.

Der Kohlensäuregehalt des arteriellen Blutes wurde teils normal, teils an der unteren Grenze der Norm oder darunter gefunden, im ganzen also eher niedrig (HÜRTER, VAN SLYKE, LE BLANC, BARACH und WOODWELL, MEAKINS und DAVIES[6]). In den Untersuchungen von MEANS und WOODWELL[6] war das reduzierte Kohlensäurebindungsvermögen (= Alkalireserve) des arteriellen Blutes durchschnittlich 43,2 Vol.-%, also deutlich unterhalb des Normalbereichs (der niedrigste Wert 35,0 Vol.-%), in den Untersuchungen von MEAKINS zwischen 42—44 Vol.-%.

Die Kohlensäurebindungskurve lag in den Versuchen von MEANS, BOCK und WOODWELL[7] und STRAUB[8] mit wenigen Ausnahmen noch innerhalb des Normalbereiches, aber mehr nach der unteren Grenze verschoben. Im Vergleich zur Kohlensäurebindungskurve war die arterielle Kohlensäurespannung etwas hoch, keineswegs aber absolut hoch, und so die Blutreaktion nach der sauren Seite verschoben (in den Fällen von BARACH und WOODWELL[9] zwischen p_H 7,20 und 7,22, und in 10 weiteren Fällen durchschnittlich p_H 7,31 davon in 4 Fällen unter 7,30). Über Beobachtungen an einem wesentlich größeren Krankenmaterial berichteten HASTINGS, MORGAN und NEILL und BINGER[10]. Bei 7 ihrer Kranken war die arterielle Kohlensäurespannung während der fieberhaften Periode niedriger als bei der Rückkehr zur Normaltemperatur. In allen Fällen hielt sich die Alkalireserve innerhalb des Normalbereiches, die p_H-Werte lagen zwischen 7,30 und 7,50, also eher nach der alkalischen Seite verschoben. Verschiebungen im Sinne einer Hyperhydrie wurden vermißt, desgleichen eine Kohlensäureanhäufung im Blut. Nach ihren Versuchen ist es unwahrscheinlich, daß die Hyperpnoe der Pneumoniker auf einer Kohlensäureacidose beruht.

Bei den übrigen Erkrankungen der Lunge und der Pleuren ist je nach der Ausdehnung des Prozesses, der Verringerung der Vitalkapazität, der Störung in der Durchmischung der Atemluft, der Durchgängigkeit der Alveolarepithelien

[1] HÜRTER: Arch. klin. Med. **108**, 1 (1912).
[2] STADIE, W. C., u. D. D. VAN SLYKE: J. of biol. Chem. **41**, 191 (1920).
[3] BARACH, A. L., u. M. N. WOODWELL: Arch. int. Med. **28**, 394 (1921).
[4] BLANC, E. LE: Verh. Kongr. inn. Med. **1922**, 207 — Beitr. Klin. Tbk. **50**, 1 (1921).
[5] LUNDSGAARD, CHR.: J. of exper. Med. **30**, 259 (1919).
[6] MEAKINS, J., u. H. W. DAVIES: J. of Path. **23**, 451 (1920).
[7] MEANS, J. H., A. V. BOCK u. M. N. WOODWELL: J. of exper. Med. **33**, 201 (1921).
[8] STRAUB, H.: Erg. inn. Med. **25**, 2 (1924).
[9] BARACH, A. L., J. H. MEANS u. M. N. WOODWELL: J. of biol. Chem. **50**, 413 (1922).
[10] HASTINGS, A. B., J. M. NEILL, H. J. MORGAN u. C. A. BINGER: J. clin. Invest. **1**, 25 (1924).

der Gasaustausch in den Lungen mehr oder weniger gestört. Die Arterialisierung des Blutes ist beim Asthma, der chronischen Bronchitis und dem Emphysem häufig stark herabgesetzt (MEAKINS[1], BARACH und WOODWELL[2]). Auf eine Besprechung der einzelnen Erkrankungen sei hier nicht näher eingegangen.

Muskelarbeit.

An die Reaktionsregulation durch die Atmung werden besonders große Anforderungen bei der Muskelarbeit gestellt. Wie groß diese Anforderungen sein können, zeigt, daß das Minutenvolumen der Atmung dabei auf 150 Liter ansteigen kann (BAINBRIDGE[3]). Zwischen der Größe der geleisteten Arbeit, dem Sauerstoffverbrauch und der Atemgröße bestehen enge Beziehungen (MEANS und NEWBURGH[4], KROGH und LINDHARD[5]). Nach BOOTHBY[6], MOBITZ[7], LINDHARD[8], EPPINGER[9],

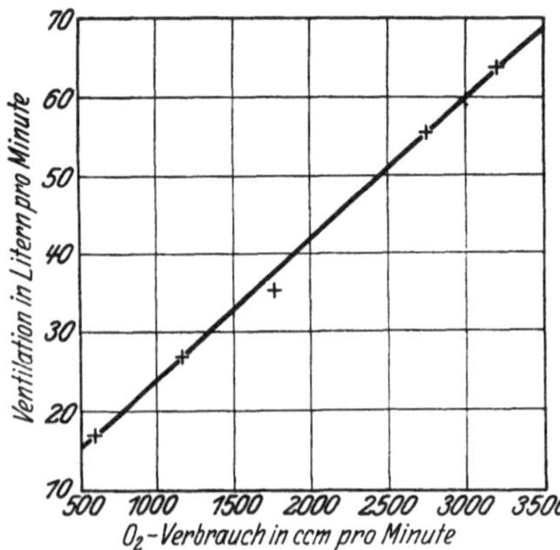

Abb. 244. Beziehung zwischen Sauerstoffverbrauch und Lungenventilation. (Nach BAINBRIDGE.)

Tabelle 7. Sauerstoffverbrauch und Ventilation bei körperlicher Arbeit. (Nach BOOTHBY.)

	Sauerstoffverbrauch		Gesamtventilation	
	ccm pro Minute	prozentuale Zunahme 175 ccm = 100	Liter pro Minute	prozentuale Zunahme 5,5 = 100
Ruhe {	175	100	5,5	100
	185	105,7	6,7	121,8
	320	182	9,8	178
	448	256	12,8	233
Arbeit {	559	320	15,5	282
	608	347,4	16,8	305,5
	912	521	24,1	438

HERXHEIMER und KOST[10] ist die Atemgröße sogar eine lineare Funktion des Sauerstoffverbrauches. (Abb. 244, Tabelle 7.) Mit dem Sauerstoffverbrauch wächst die Menge der im Stoffwechsel gebildeten Kohlensäure. Die arterielle und venöse Kohlensäurespannung steigen während der Arbeit und sind auch in der Erholungsperiode noch hoch (LOEWY[11], DOUGLAS und HALDANE[12], SONNE[13], PORGES, LEIMDÖRFER, MARCOVICI und METTENLEITNER[14], ENDRES[15], SUPERSAXO[16]). METTENLEITNER fand bei verschiedenen Arbeitstypen (Laufen, Treppensteigen, Kniebeugen) arterielle Kohlensäurespannungen bis 56 mm, venöse Kohlensäurespannungen bis 80 mm, wobei sicher noch nicht einmal

[1] MEAKINS, J.: J. of Path. 24, 79 (1921).
[2] BARACH, A. L., u. M. N. WOODWELL: Arch. int. Med. 28, 394 (1921).
[3] BAINBRIDGE, F. A.: The physiology of muscular exercise 1923.
[4] MEANS, J. H., u. L. H. NEWBURGH: J. of Pharmacol. 7, 441 (1915).
[5] KROGH, A., u. J. LINDHARD: J. of Physiol. 47, 112 (1913).
[6] BOOTHBY, W. M.: Amer. J. Physiol. 37, 383 (1915).
[7] MOBITZ, W.: Klin. Wschr. 7, 438 (1928).
[8] LINDHARD, J.: Pflügers Arch. 161, 233 (1915).
[9] EPPINGER, H., KISCH u. SCHWARZ: Das Versagen des Kreislaufs. Berlin 1927.
[10] HERXHEIMER, H., u. R. KOST: Z. klin. Med. 108, 240 (1928).
[11] LOEWY, A.: Oppenheimers Handb. d. Bioch. 4 (1908).
[12] DOUGLAS, C. G., u. I. B. HALDANE: J. of Physiol. 40, 454, 910 (1910).
[13] SONNE, C.: Z. klin. Med. 117, 517 (1915).
[14] PORGES, O., LEIMDÖRFER, E. MARCOVICI, u. M. METTENLEITNER: Dtsch. Arch. klin. Med. 117, 517 (1915).
[15] ENDRES, G.: Biochem. Z. 132, 220 (1920).
[16] SUPERSAXO, P.: Biochem. Z. 106, 56 (1920).

die Gipfelpunkte erfaßt wurden. Die arterio-venöse p_{CO_2}-Differenz nimmt bei der Arbeit zu und bleibt auch dann noch erhöht, wenn die arterielle Kohlensäurespannung schon wieder auf normale Werte gesunken ist. In den kurz dauernden Versuchen von Mettenleitner war die arterielle Kohlensäurespannung schon 5 Minuten nach Beendigung der Arbeit auf den Normalwert gesunken, während die venöse Kohlensäurespannung noch bis zu 30 Minuten erhöht blieb. Die Geschwindigkeit, mit der die Kohlensäurespannung in der Erholungsphase auf den Normalwert abfällt, ist abhängig von der Dauer der vorausgehenden Arbeit, dem Arbeitstyp und der Respiration während der Arbeit. In der Erholungsperiode sinkt die Kohlensäurespannung vorübergehend auf unternormale Werte. Christiansen, Douglas und Haldane[1] fanden einen Abfall der arteriellen Kohlensäurespannung in der Erholung bis auf 29,4 mm, Barr[2] bis 12 mm unter den Normalwert. Die Ursache für die anscheinend den Bedarf überschreitende Ventilation ist in der Milchsäurebildung und ihrer Neutralisation im Blut und Gewebe zu suchen (Hill[3]). In der zweiten Erholungsperiode wird nach der Beseitigung der Milchsäure die Kohlensäure durch die Atmung wieder einbehalten. Die Menge der in der zweiten Erholungsperiode retinierten Kohlensäure kann als Maß der durch Stoffwechsel gebildeten Milchsäure betrachtet werden, wobei 1 Mol Kohlensäure 1 Mol Milchsäure entspricht. Je mehr Milchsäure aus den Muskeln in das Blut übertritt, um so stärker sinkt das Kohlensäurebindungsvermögen des Blutes. Christiansen, Douglas und Haldane stellten unmittelbar nach der Arbeit einen Abfall der Kohlensäurebindungskurve um 20 Vol.-% fest, Barr eine Abnahme bis zu −18,9%. Die arterio-venöse CO_2-Vol.-%-Differenz kann nach erschöpfendem Lauf in der Tretmühle bis 12,9% betragen (Hochrein, Talbott, Dill und Henderson[4]).

Tabelle 8. **Veränderungen im arteriellen Blut bei und nach körperlicher Arbeit.**
(Nach Barr und Himwich.)

	CO_2-Kap. bei 40 mm	CO_2-Spannung des art. Blutes	p_H des art. Blutes
1. Vor der Arbeit	50,1	40,0	7,35
Während der letzten Minute	41,5	37,5	7,25
2. Vor der Arbeit	50,1	48,0	7,30
1 Minute nachher	35,1	43,2	7,16
3 Minuten ,, ...	32,5	38,5	7,15
3. 3 ,, ,, ...	33,5	34,5	7,19
15 ,, ,, ...	37,5	36,5	7,23
30 ,, ,, ...	45,2	38,7	7,31

Die Verminderung des Kohlensäurebindungsvermögens und die Anhäufung von Kohlensäure wirken beide im selben Sinne störend auf das Säurebasengleichgewicht und addieren sich in ihrer Wirkung auf die Verschiebung der Wasserstoffionenkonzentration, die zunimmt (Tabelle 8). Straub[5] berechnete nach den Zahlen von Christiansen, Douglas und Haldane[1] für das Blut von Douglas zu Beginn der Erholung eine Reaktionsverschiebung von 7,32 auf 7,227. In einem von Barr mitgeteilten Versuch war p_H bis auf 7,02 gesunken.

[1] Christiansen, J., C. G. Douglas u. I. B. Haldane: J. of Physiol. **48**, 244 (1917).
[2] Barr, D. B.: J. of biol. Chem. **56**, 171 (1923). — Barr, D. P., u. B. L. Himwich: Ebenda **55**, 539 (1923).
[3] Hill, A. V., Long u. Lupton: Proc. roy. Soc. Lond. **96**, 438 (1924); **97**, 101 (1924).
[4] Hochrein, M., M. J. H. Talbott, D. B. Dill u. L. J. Henderson: Arch. f. exper. Path. **143**, 147 (1929).
[5] Straub: Erg. inn. Med. **25**, 1 (1924).

BARR und HIMWICH fanden in den ersten Minuten nach einer Arbeit von 4,006 m/kg die Reaktion deutlich nach der sauren, später etwas nach der alkalischen Seite verschoben. HOCHREIN, DILL und HENDERSON[1] sahen eine Abnahme der Blutalkaleszenz von p_H 7,418 auf 7,238. BUYTENDIJK[2] machte an Skiläufern die Beobachtung, daß die Reaktion des Blutes bei der Arbeit konstant bleibt. Nach $1^1/_2$stündigem Fahrradfahren konnte er mit der Antimonelektrode keine p_H-Verschiebung beobachten. Nach Treppensteigen bis zur Erschöpfung sah er p_H-Verschiebungen von p_H 7,54 bis nur 7,44.

Trotz der fast linearen Proportion zwischen Atemgröße und Sauerstoffverbrauch vermißte BARR eine konstante Beziehung zwischen der Wasserstoffionenkonzentration des Blutes und der Ventilationsgröße. Das Atemvolumen stieg in seinen Versuchen während der Arbeit rasch an und sank ebenso rasch nach Beendigung der Arbeit wieder ab, während die Wasserstoffionenkonzentration im Blut nach Beendigung der Arbeit zunächst noch weiter zunahm und ihr Maximum erst 3 Minuten später erreichte, zu einer Zeit, in der das Maximum der Ventilationsgröße längst überschritten war (Tabelle 9). Die Ventilationsgröße scheint sich entsprechend der arteriellen Kohlensäurespannung, und nicht der arteriellen Wasserstoffionenkonzentration bei der Arbeit zu verändern. BARR zieht auf Grund dieser Beobachtung die Bedeutung der Atmung für die Reaktionsregulation sehr in Frage. Auch nach METTENLEITNER fällt die objektiv und subjektiv wahrnehmbare Steigerung der Atemgröße mit der Erhöhung der Kohlensäurespannung zusammen.

Tabelle 9. Arbeit von 3,800 mkg in $3^1/_2$ Minuten. (Nach BARR[3].)

	Min.-Vol. der Atmung 23. Mai	p_H des art. Blutes		
		14. Apr.	5. Apr.	21. Apr.
Vor der Arbeit	8,0	7,35	7,30	—
Während der letzten Arbeitsminute	83,5	7,27	—	—
1 Minute nachher.	56,0	—	7,16	—
3 Minuten ,, ...	34,0	—	7,15	7,19
15 ,, ,, ...	11,0	—	—	7,23

Bei den raschen Änderungen der Kohlensäurespannung bei kurz dauernder intensiver Arbeit kann aber wohl kaum eine konstante Beziehung zwischen der Blutreaktion und dem Ventilationsvolumen erwartet werden. Im Stadium der Kohlensäurestauung muß bei der Muskelarbeit, ähnlich wie im akuten Tierexperiment, die Höhe der Kohlensäurespannung für die Atemgröße maßgebend sein. Aber dies geschieht nicht auf Grund einer spezifischen Wirkung der Kohlensäure, sondern auf Grund der raschen Diffusion der Kohlensäure in das Atemzentrum, die dort eine örtliche Hyperhydrie hervorruft, während der Reaktionsausgleich zwischen Blut und Zentrum erst später zustande kommen kann.

Dies gilt nur für die kurz dauernde Arbeit. Im stady state dürfte das Gleichgewicht zwischen Blut- und Gewebereaktion erreicht werden. Die von BARR auf Grund dieser Beobachtungen angeschnittene Frage, ob sich die Empfindlichkeit des Atemzentrums nach einer Muskelarbeit ändert, ließ sich durch Analyse der Mineralzusammensetzung des Blutes nicht eindeutig entscheiden (EWIG[4]).

Im übrigen spielen für das Einsetzen der Atemsteigerung bei der Muskelarbeit psychische Faktoren und reflektorische Vorgänge eine große Rolle. Nach

[1] HOCHREIN, M., M. D. R. DILL u. L. J. HENDERSON: Arch. f. exper. Path. **143**, 129 (1929).
[2] BUYTENDIJK, F. J. J.: Nederl. Tijdschr. Geneesk. **2**, 4309 (1929).
[3] BARR: J. of biol. Chem. **56**, 171 (1923).   [4] EWIG, W.: Verh. Kongr. inn. Med. **1927**.

HERXHEIMER und KOST kann die Atemsteigerung schon gleich mit Beginn der Arbeit einsetzen, noch ehe Blutveränderungen möglich sind.

Strahlenwirkung.

Es sei hier noch kurz die Atmungsregulation unter dem Einfluß kurzwelliger Strahlen besprochen, obschon die Atemveränderungen nur teilweise hämatogen ausgelöst werden und die Atmung selbst zum Teil reaktionsstörend wirkt. HASSEL-BALCH[1] sah zuerst bei Bestrahlung mit ultraviolettem Licht eine Senkung der alveolären Kohlensäurespannung, die er auf eine Erregbarkeitssteigerung des Atemzentrums bezog. Der Abfall der Kohlensäure war auch nach Röntgen-bestrahlungen nachweisbar (KROETZ[2]). Das Kohlensäurebindungsvermögen des Blutes wurde bald vermehrt (HUSSEY[3]), bald vermindert gefunden (MAHNERT und ZACHERL[4], HIRSCH und PETERSON[5]). Nach KROETZ[2] erklären sich die Wider-sprüche in diesen Befunden dadurch, daß die Wirkung der Ultraviolett- und Röntgenstrahlen diphasisch ist, mit anfänglicher flüchtiger Hypokapnie und acidotischer Reaktionsverschiebung im Blut als Folge eines Eiweißumbaues unter dem Strahleneinfluß und einer Vermehrung eiweißartiger Körper im Blut mit Säurecharakter. Diese Frühacidose geht nach kurzer Zeit in eine lang an-haltende Alkalose mit gleichzeitiger Hyperkapnie über. Während die anfäng-liche Hypohydrie hämatogen entsteht und durch die Atmung nur teilweise kom-pensiert wird, ist die Hypohydrie die Folge einer verminderten Empfindlichkeit des Atemzentrums, also eine zentrogene Störung, die vielleicht mit Verschiebungen im ionalen Gleichgewicht unter dem Strahleneinfluß im Zusammenhang stehen.

b) Reaktionsregulierung durch die Atmung bei einer Basenverminderung im Blut.

Die sauren Valenzen können ein Übergewicht über die basischen Valenzen im Blut nicht nur durch eine absolute Vermehrung der Säurekonzentration, sondern auch durch eine Abnahme der Basenkonzentration bekommen.

Die Ursache einer primären Alkaliverminderung im Blut dürfte meist auf einer Basenabwanderung aus dem Blut in das Gewebe beruhen. Ein primärer Basenverlust durch die Niere spielt kaum eine Rolle.

STRAUB und GOLLWITZER-MEIER[6] sahen z. B. bei einer *Sublimatvergiftung* als Folge einer schweren Schädigung der Gewebseiweißkörper eine Senkung der reduzierten Kohlensäurekapazität von 53,5 Vol.-% auf 38 Vol.-%, die auf einer Alkaliabwanderung in das Gewebe beruhte und von einer entsprechenden Ver-minderung des Blutbasengehaltes begleitet war. Ein Basenverlust durch die Niere konnte in diesem Fall leicht ausgeschlossen werden, da die Versuchsperson völlig anurisch war. Im Heilungsstadium nahm der Alkali- und Bicarbonat-gehalt des Blutes wieder zu. Diese Hypokapnie wurde durch die Atmung über-haupt nicht kompensiert, p_H sank von 7,41 auf 7,27.

Auch die Veränderungen des Säurebasengleichgewichtes beim *Shock* beruhen großenteils auf einer Alkaliabwanderung aus dem Blut in das Gewebe. Während des *anaphylaktischen Shocks* nimmt sowohl im Tierexperiment als auch beim Menschen die Alkalireserve ab (EGGSTEIN[7], UNDERHILL und BINGER[8], HIRSCH

[1] HASSELBALCH, K. A.: Biochem. Z. **46**, 43 (1912).
[2] KROETZ, CHR.: Biochem. Z. **151**, 146 (1924).
[3] HUSSEY, R. G.: J. gen. Physiol. **4**, 511 (1922).
[4] MAHNERT, A., u. ZACHERL: Strahlenther. **16**, 163 (1924).
[5] HIRSCH, E. F., u. A. J. PETERSON: J. amer. med. Assoc. **80**, 1505 (1923).
[6] STRAUB, H., u. KL. GOLLWITZER-MEIER: Dtsch. med. Wschr. **1925**, 16.
[7] EGGSTEIN, A. A.: J. Labor. a. clin. Med. **6**, 555 (1921).
[8] UNDERHILL, F. B., u. M. BINGER: J. of biol. Chem. **48**, 533 (1921).

und WILLIAMS[1], BIGWOOD[2]). EGGSTEIN sah Verminderungen der Kohlensäurekapazität unter 35 Vol.-%, die meist von einem letalen Ausgang gefolgt waren. HIRSCH und WILLIAMS beschreiben eine Verminderung der Alkalireserve von 58 auf 26 Vol.-%, wobei p_H von 7,69 auf 7,15 sank. Auch BIGWOOD, COGNIAUX und COLLARD[3], CLUZET, KOFMAN und MILHAUD[4], ZUNTZ und LA BARRE[5] sahen Steigerungen der Wasserstoffionenkonzentration im Shock und nur DE WAELE[6] eine Verminderung. Die Hyperhydrie scheint im anaphylaktischen Shock mit der Blutdrucksenkung und Capillarerweiterung parallel zu gehen, was für ihre Erklärung wichtig ist.

DAUTREBANDE[7] bezieht die Hypokapnie auf die Bluteindickung während des Shocks, die Verminderung des Serumgehalts und die gleichzeitig stattfindende Alkaliabwanderung in das Gewebe infolge einer erhöhten Durchlässigkeit der Capillaren, und zwar besonders der Lebercapillaren.

Die Reaktionsregulierung durch die Atmung ist im Shock unvollständig. Die Ursache dafür ist unbekannt. Es kommt zur Hyperhydrie im Blut. BIGWOOD beobachtete, daß die Atemfrequenz und Atemtiefe in den ersten 15—20 Minuten des Shocks sogar sinkt und erst dann ein Stadium mäßiger Hyperpnoe folgt.

Wie im anaphylaktischen Shock sinkt auch im *traumatischen Shock* die Alkalireserve, wobei die Shockerscheinungen dem Auftreten der Hypokapnie vorausgehen können. Für die Reaktionsregulation durch die Atmung gilt das gleiche wie für den anaphylaktischen Shock.

Die Veränderungen im anaphylaktischen und traumatischen Shock lassen eine gewisse Ähnlichkeit mit der Wirkung des *Hypophysins* und *Histamins* auf die Blutreaktion und Atmungsregulation erkennen. Die Injektion von Hypophysin und Histamin erzeugt beim Kaninchen eine Hypokapnie, die ebenfalls auf einer Alkaliabwanderung aus dem Blut (Abnahme des Na-Gehaltes) beruht und von einem Flüssigkeitsaustritt aus der Gefäßbahn (Bluteindickung) begleitet ist (GOLLWITZER-MEIER[8]). Auch diese Hypokapnie wird durch die Atmung gar nicht oder nur unvollständig kompensiert, die Wasserstoffionenkonzentration steigt.

c) Reaktionsregulierung durch die Atmung bei einem Basenüberschuß im Blut.

Ein Überwiegen basischer Valenzen im Blut muß, einen Reaktionsausgleich zwischen Blut und Atemzentrum vorausgesetzt, zu einer Abnahme der Ventilationsgröße führen. Während die Steigerung der Ventilationsgröße das objektiv und subjektiv gut wahrnehmbare Symptom der Hyperpnoe auslöst, ist eine Hypopnoe klinisch weniger leicht erkennbar.

Ein Maß für die Änderung der Ventilationsgröße bildet auch hier die Größe der alveolären Kohlensäurespannung, die bei Verminderung der Ventilationsgröße zunehmen muß.

Die Menge der basischen Valenzen kann absolut oder relativ vermehrt sein.

Hinsichtlich der *experimentellen Erzeugung eines Basenüberschusses* durch Basenzufuhr sei auf die vorangehenden Ausführungen über die Versuche von

[1] HIRSCH, E. F., u. L. J. WILLIAMS: J. inf. Dis. **30**, 258 (1922).
[2] BIGWOOD, E. J.: C. r. Acad. Sci. Paris **91**, 395 (1924).
[3] BIGWOOD, E. J., P. COGNIAUX u. R. COLLARD: C. r. Acad. Sci. Paris **91**, 118 (1924).
[4] CLUZET, KOFMAN u. MILHAUD: C. r. Acad. Sci. Paris **91**, 669 (1924).
[5] ZUNTZ, E., u. J. LA BARRE: C. r. Acad. Sci. Paris **91**, 126 (1924).
[6] WAELE, H. D. DE: C. r. Acad. Sci. Paris **90**, 955 (1924).
[7] DAUTREBANDE, F.: Ann. Soc. roy. Sci. méd. et natur. Brux. 8, 123 (1924).
[8] GOLLWITZER-MEIER, KL.: Arch. f. exper. Path. **51**, 465 (1926).

SCOTT, COLLIP, BACKUS, MELLANBY, DALE und EVANS, GOLLWITZER-MEIER verwiesen. Der Anteil der Atmung an der Regulierung einer experimentellen Alkalose läßt sich nach der Höhe der Kohlensäurespannung nur dann beurteilen, wenn die Kohlensäurespannung nicht schon durch die Basenzufuhr allein verändert wird, z. B. bei einer $NaHCO_3$-Zufuhr.

Trotz der oft sehr bedeutenden Alkalose, die die Injektion von Na_2CO_3- und NaOH-Lösungen erzeugt (in einem eigenen Versuch p_H 7,70), nimmt die plethysmographisch gemessene Ventilationsgröße kaum ab. Sie nimmt aber ab in dem Augenblick, indem die NaOH- und Na_2CO_3-Lösungen rasch injiziert werden, was aber dann nicht auf die Alkalose zu beziehen ist, die bei rascher und langsamer Injektion gleich groß sein kann, sondern auf die Akapnie, die man bei langsamer Injektion vermeidet. *Die akute experimentelle Alkalose wird, sofern sich die Kohlensäurespannung nicht gleichzeitig ändert, durch die Atmung so gut wie gar nicht kompensiert.*

Es ist möglich, weniger akute Alkalosen experimentell durch die perorale Einnahme von Basen zu erzeugen. Nach der Zufuhr einer größeren Bicarbonatmenge (30—50 g) steigt der Bicarbonatgehalt und die Kohlensäurespannung im Blut (DAVIES, HALDANE und KENNAWAY[1]). In eigenen Versuchen[2] war $1^1/_2$ Stunden nach der Einnahme von Bicarbonat die Alkalireserve noch um 10—15 Vol.-% erhöht, die Kohlensäurespannung aber weit weniger, nur um 3—4 mm, die Reaktion daher deutlich alkalisch.

Der Basenüberschuß, der als Folge einer länger dauernden *Ernährung mit basenreicher Kost* entsteht, wird durch die Atmung meist ziemlich vollständig kompensiert (HASSELBALCH). Die alveoläre Kohlensäurespannung nimmt nahezu im selben Maß wie die Basenmenge im Blut zu.

Im Gegensatz zum Menschen wird bei Tieren ein Basenüberschuß durch die Ernährung ebenso schlecht durch die Atmung reguliert wie ein Säureüberschuß (KURIYAMA[3], BECKMANN und MEIER[4]).

Da die Kompensierung eines Basenüberschusses im Blut nicht ausschließlich eine Funktion der Atmung, sondern auch der Nierentätigkeit ist, so muß eine Basenzufuhr in der Nahrung einen stärkeren und anhaltenderen Einfluß auf den Basenspiegel im Blut ausüben, sowie die *Ausscheidungsfähigkeit der Niere für Basen ungenügend wird* (BECKMANN und MEIER). Das Vorkommen einer Ausscheidungsinsuffizienz der Niere für Basen zeigen die Basenbelastungsversuche. Bei manchen Nierenkranken ist eine vielfach größere Basenmenge erforderlich als bei Gesunden, um die Urinreaktion alkalisch zu machen. Andererseits ist es nicht berechtigt jeden Basenüberschuß im Blut bei Nierenkranken einfach auf eine Ausscheidungsinsuffizienz für Basen zu beziehen. (STRAUB[5], MARRACK[6]). STRAUB und MEIER[7] fanden bei 5 der von ihnen untersuchten Nierenkranken eine deutliche Hyperkapnie, die nur bei einigen auf einem Anstieg der Gesamtbasenmenge im Blut beruhte, bei den anderen auf einer Cl-Abnahme.

Auch der Hyperkapnie der Nierenkranken gegenüber versagt die Atmung, soweit bis jetzt Untersuchungen darüber vorliegen. In einem der hyperkapnischen Fälle von STRAUB und MEIER war die Kohlensäurespannung normal (39,1 mm), in anderen Fällen sogar auffallend niedrig. Die Ventilationsgröße war trotz der

---

[1] DAVIES H. W., I. B. S. HALDANE u. E. L. KENNAWAY: J. of Physiol. **54**, 32 (1921).
[2] GOLLWITZER-MEIER, KL.: Biochem. Z. **151**, 124 (1924); **160**, 433 (1925).
[3] KURIYAMA, J. of biol. Chem. **33**, 215 (1918).
[4] BECKMANN, K., u. KL. MEIER: Z. exper. Med. **29**, 596 (1922).
[5] STRAUB, H.: Dtsch. Arch. klin. Med. **142**, 155 (1923).
[6] MARRACK, J.: Biochemic. J. **17**, 240 (1923).
[7] STRAUB, H., u. KL. MEIER: Dtsch. Arch. klin. Med. **129**, 54 (1919).

Hyperkapnie eher gesteigert und die Blutreaktion infolgedessen stark alkalisch (bis p_H 7,69). Ebenso fehlte in den Tierexperimenten von BECKMANN und MEIER das kompensatorische Eingreifen der Atmung bei den hypokapnischen Tieren. Es bestand sogar eine hämatogen nicht erklärbare Neigung zur Überventilation.

Es wurde bereits besprochen, daß auch *die Salzsäuresekretion in den Magen während der Verdauungstätigkeit* zu einem vorübergehenden Abfall des Chlorspiegels im Blut und einem *Überwiegen der basischen Valenzen führt*. Die Kompensation dieser Störung des Säurebasengleichgewichtes durch die Atmung ist so vollständig, daß kaum Reaktionsverschiebungen nachweisbar werden (STRAUB, BECKMANN, METTENLEITNER und ERDT[1], ENDRES[2] u. a.).

Nachhaltigere und stärkere Störungen des Säurebasengleichgewichtes ruft der Säureverlust in den Magen erst dann hervor, *wenn die Rückresorption des Chlors aus dem Darmkanal infolge eines Pylorusverschlusses oder hoher Darmstenose verhindert wird.* Durch das Erbrechen sauren Mageninhaltes verliert der Körper das in den Magen sezernierte Chlor. Dieser Chlorverlust im Blut kann zunächst durch Nachschub aus den Chlordepots gedeckt werden. Ist dieser Regulationsmechanismus erschöpft, so kommt es zu anhaltender Hypochlorämie und Hyperkapnie. Im selben Sinne wie eine Pylorusstenose wirken *fortgesetzte Magenspülungen.* Ebenso läßt sich beim *experimentellen* Pylorusverschluß, bei Verlegung des Duodenums und oberen Jejunums, ein Sinken des Chlorspiegels, ein Anstieg des Bicarbonatgehaltes nachweisen (MCCALLUM, LINTZ, VERMILYE, LEGETT und BOAS[3], ESSEN, KAUDERS und PORGES[4] HADEN und ORR[5], HASTINGS, MURRAY und MURRAY[6]).

In den selbstbeobachteten Fällen[7] von Pylorusstenose mit Hypochlorämie und Hyperkapnie wurde die Alkalose in keinem einzigen Fall durch die Atmung vollständig kompensiert. Bei einem Fall mit multiplen hohen Dünndarmstenosen und häufigem Erbrechen sauren Mageninhaltes war der Bicarbonatgehalt 75 Vol.-%, die alveoläre Kohlensäurespannung aber nur 39,4 mm, die Reaktion p_H daher 7,51.

Auch beim *periodischen Erbrechen ohne Pylorusstenose* kann nach McADAM und GORDON[8] eine Hyperkapnie auftreten.

Diese Veränderungen der Blutzusammensetzung können zu *dem klinischen Bild der Tetanie führen* (GRANT[9], McCANN[10]). In einem eigenen Fall[7] von Magentetanie infolge funktionellen Pylorusspasmus war der Cl-Gehalt des Blutes nur 377 mg% (als NaCl berechnet), der Bicarbonatgehalt 89 Vol.-%, die Kohlensäurespannung 54,3 mm, die Reaktion p_H 7,55; in einem anderen Fall mit organischer Pylorusstenose betrug der NaCl-Gehalt sogar nur 281 mg%, der Bicarbonatgehalt des Serums 117,4 Vol.-%, die alveoläre Kohlensäurespannung aber nur 44,3 mm. *Höhergradige Hyperkapnien werden also meist nur unvollständig oder gar nicht durch die Atmung kompensiert, die alveoläre Kohlensäurespannung ändert sich wenig, während ein geringer Alkaliüberschuß noch gut kompensiert*

[1] STRAUB, A., K. BECKMANN, H. ERDT u. M. METTENLEITNER: Dtsch. Arch. klin. Med. **117**, 497 (1917).

[2] ENDRES, G.: Biochem. Z. **132**, 220 (1922).

[3] McCALLUM, M. H., J. LINTZ, H. V. VERMILYE, LEGETT u. E. BOAS: Bull. Hopkins Hosp. **31**, 1 (1920).

[4] ESSEN, H., F. KAUDERS, u. O. PORGES: Wien. Arch. inn. Med. **5**, 499 (1923).

[5] HADEN, R. L., u. Th. G. ORR: J. of exper. Med. **37**, 377 u. **365** (1923).

[6] HASTINGS, E. B., C. D. MURRAY u. H. H. MURRAY: J. of biol. Chem. **4**, 223 (1929).

[7] GOLLWITZER-MEIER, KL.: Z. exper. Med. **40**, 83 (1924) — Dtsch. Arch. klin. Med. **149**, 151 (1925).

[8] McADAM, B., u. J. GORDON: Lancet **203**, 570 (1922).

[9] GRANT, S. B.: Arch. int. Med. **40**, 355 (1922).

[10] McCANN: Zitiert nach HADEN u. ORR: J. of exper. Med. **37**, 377 (1923).

wird. Die reaktionsregulatorische Funktion der Atmung versagt alkalischen Reaktionen gegenüber leichter als sauren.

Nur scheinbar besser reguliert das Atemzentrum Alkalosen, die nicht auf einer Verminderung fixer Säuren beruhen, sondern auf einer Abnahme der Kohlensäurespannung im Blut. Experimentell kann ein *Kohlensäuredefizit durch Überventilation* erzeugt werden, wobei nicht nur die Kohlensäurespannung im Blut, sondern auch im Gewebe sinkt. CAMPBELL[1] fand nach einer Überventilation im Blut eine Kohlensäurespannung von 7,5 mm, in der Bauchhöhle von 12 mm und unter der Haut von 21 mm. Als erste hatten GRANT und GOLDMAN[2] und nach ihnen COLLIP und BACKUS[3] beim Menschen bei der Überventilation eine Verminderung des *nichtreduzierten* Kohlensäuregehaltes im Venenblut und Plasma gefunden, außerdem eine Abnahme der Kohlensäurespannung, eine Zunahme der Blutalkalescenz und daneben eigentümliche Sensationen, die zunächst als Shockerscheinungen aufgefaßt und später als Tetaniesymptome erkannt wurden. Die beobachtete Verminderung des Kohlensäuregehaltes im Plasma ist nicht einer Verminderung der Alkalireserve gleichzusetzen, also einer Abnahme des *reduzierten* Kohlensäuregehaltes bei 40 mm Spannung. Der reduzierte Kohlensäuregehalt (= Alkalireserve) wird beim Menschen durch eine kurz dauernde Überventilation nicht verändert.

Die Kompensation der Überventilationsalkalose geschieht vornehmlich durch die Atmung. Nach der Reaktionstheorie muß die Atemgröße sinken, wenn die Blutreaktion alkalisch wird (GRANT und GOLDMAN, GOLLWITZER-MEIER und MEYER, LEPPER und MORTLAND[4]). Nach VERNON[5] und HENDERSON[6] folgt auf eine Überventilation ein apnoischer Zustand. So gut aber die Entstehung einer solchen Apnoe aus der Hypohydrie erklärbar wäre, so ist es doch andererseits möglich, eine Überventilationsapnoe auch dann zu erzeugen, wenn die Blutreaktion durch die gleichzeitige Injektion von Säuren in die Blutbahn sauer gemacht wird (GOLLWITZER-MEIER[7]). Darnach dürfen nicht allein chemische Veränderungen für das Auftreten der Überventilationsapnoe verantwortlich gemacht werden, sondern auch reflektorische Vorgänge.

Es sei kurz erwähnt, daß die Überventilationsalkalose und die ihr folgende Tetanie nicht nur theoretisches, sondern auch klinisches Interesse besitzen. Eine Überventilationsalkalose mit Tetanie kann durch einen körperlichen Schmerz oder ein psychisches Trauma ausgelöst werden. Dasselbe ist beobachtet worden bei encephalitischen Zuständen (CURSCHMANN[8], PORGES und ADLERSBERG[9], BEHRENDT und FREUDENBERG[10], PORGES und LIPSCHITZ[11], MAINZER[12]).

d) Störender Einfluß der Atmung auf die Reaktionsregulation.

Bisher war nur die Rede von der Reaktions*regulation* durch die Atmung. Die Atmung kann aber umgekehrt auch die *Ursache von Störungen im Säurebasengleichgewicht* sein, wenn entweder die Erregbarkeit des Atemzentrums verändert

[1] CAMPBELL, J. K.: J. of Physiol. **57**, 386 (1923).
[2] GRANT, S. B., u. A. F. GOLDMAN: Amer. J. Physiol. **52**, 209 (1920).
[3] COLLIP, J. B., u. P. L. BACKUS: Amer. J. Physiol. **51**, 568 (1920).
[4] LEPPER, E. H., u. M. MORTLAND: Biochemic. J. **21**, 823 (1927).
[5] VERNON: J. Physiol. Proc. **38**, 19 (1909).
[6] HENDERSON, Y.: Amer. J. Physiol. **25**, 310 (1910).
[7] GOLLWITZER-MEIER, KL.: Pflügers Arch. **206**, 141 (1924).
[8] CURSCHMANN: Klin. Wschr. **1**, 1607 (1922).
[9] PORGES, O., u. D. ADLERSBERG: Klin. Wschr. **24**, 1200 (1920).
[10] BEHRENDT, H., u. E. FREUDENBERG: Klin. Wschr. **1923**, 866, 919.
[11] PORGES, O., u. H. LIPSCHITZ: Arch. f. exper. Path. **97**, 379 (1923).
[12] MAINZER, F.: Z. exper. Med. **55**, 150 (1927).

ist, oder wenn die Atemveränderungen zentrogen, nicht hämatogen ausgelöst werden. Es sei auf die reaktionsstörenden Einflüsse der Atmung nur kurz eingegangen.

Die Ursache einer Störung des Säurebasengleichgewichts im Blut kann eine lokale Säurebildung im Atemzentrum sein ohne gleichzeitige Säurevermehrung im Blut, wie sie beim Sauerstoffmangel auftritt, und zwar sowohl bei allgemeinem Sauerstoffmangel (niedriger Barometerdruck) als auch bei lokalem Sauerstoffmangel infolge von Zirkulationsstörungen im Bereich des Atemzentrums (cerebrales Asthma der Hypertoniker).

Alle Vorgänge, die die lokale Säurebildung im Atemzentrum steigern, führen bei normaler Erregbarkeit des Atemzentrums zur Überventilation, vermehrten Kohlensäureabdunstung und Blutalkalose.

Abgesehen von den Fällen der zentrogenen Atemveränderungen, bei denen die Wasserstoffionenkonzentration im Atemzentrum mit Wahrscheinlichkeit erhöht ist, müssen wir alle übrigen, bei denen wir keine Veranlassung haben, eine zentrogene Hyperhydrie anzunehmen, auf Änderungen in der Erregbarkeit des Atemzentrums beziehen. Meist fehlen greifbare stoffliche Veränderungen, die die Änderung der Erregbarkeit erklären könnten. Für einen Teil dieser Fälle kommen wahrscheinlich nervöse Einflüsse auf das Atemzentrum in Frage, so z. B. für die *Überventilation unter dem Einfluß von Schmerz, seelischer Erregung*. Auch für die *durch Strahlungswärme hervorgerufene Atemsteigerung*, bei der eine Erhöhung der Körpertemperatur vermieden wird, müssen wir eine nervöse Ursache annehmen (Kroetz[1]). Sie führt zur Senkung der arteriellen Kohlensäurespannung und zur Alkalose im Blut.

Ebenso müssen für die Veränderungen *der Atemtätigkeit im Schlaf* zentrale Vorgänge verantwortlich gemacht werden. Das Atemzentrum besitzt im Schlaf eine verminderte Erregbarkeit. Die Ventilationsgröße sinkt, während die arterielle Kohlensäurespannung und Wasserstoffionenkonzentration zunehmen (Straub[2], Leathes[3], Bass und Herr[4], Endres[5]). Für die Änderung der Erregbarkeit des Atemzentrums bietet die Blutzusammensetzung keine Erklärung (Gollwitzer-Meier und Kroetz[6]).

Zentrogene Einflüsse auf die Atemtätigkeit liegen vielleicht wenigstens z. T. auch *den jahreszeitlichen Schwankungen der Kohlensäurespannung* zugrunde. Die alveoläre Kohlensäurespannung ist im Winter durchschnittlich höher als im Sommer, wobei die Breite der auftretenden Jahresschwankungen bei den verschiedenen Menschen sehr verschieden ist (Lindhard[7], Straub[2], Haldane und Douglas[8], Straub, Gollwitzer-Meier und Schlagintweit[9]). Es ändert sich aber nicht allein die Kohlensäurespannung, sondern auch die Höhenlage der Kohlensäurebindungskurve, die gleichfalls im Mai am tiefsten und im November am höchsten ist. Die Schwankungen der Kohlensäurebindungsfähigkeit sind sogar noch ausgiebiger als die der Kohlensäurespannung. Es kommt dadurch bei vielen Menschen zu einer im Frühjahr auftretenden unkompensierten Acidose. Sie läßt es möglich erscheinen, daß für die Atemveränderungen auch ein hämatogener

---

[1] Kroetz, Chr.: Biochem. Z. **153**, 165 (1925).

[2] Straub, H.: Dtsch. Arch. klin. Med. **117**, 397 (1915).

[3] Leathes, J. B.: Brit. med. J. **9**. 165 (1919).

[4] Bass, E., u. K. Herr: Z. Biol. **75**, 279 (1922).

[5] Endres, G.: Biochem. Z. **142**, 53 (1924).

[6] Gollwitzer-Meier, Kl., u. Chr. Kroetz: Biochem. Z. **154**, 82 (1924).

[7] Lindhard, J.: J. of Physiol. **42**, 337 (1911).

[8] Haldane, J. S., u. C. G. Douglas: J. of Physiol. **38**, 420 (1909).

[9] Straub, H., Kl. Gollwitzer-Meier u. E. Schlagintweit: Z. exper. Med. **32**, 229 (1923).

Faktor eine Rolle spielt. Die Zusammenhänge sind bis jetzt nicht völlig geklärt. Wahrscheinlich stehen die Schwankungen des Säurebasengleichgewichts in engster Beziehung mit den jahreszeitlichen Schwankungen im Mineralhaushalt (HESS und LUNDAGEN[1], HEINELT[2]).

Die *Reaktionsregulation* durch die Atmung kann außerdem *gestört werden durch Stoffe, die dem Körper von außen zugeführt werden und die Erregbarkeit des Atemzentrums verändern.* Zu diesen Stoffen gehören die Narkotica, vor allem *das Morphium,* das die Erregbarkeit des Atemzentrums herabsetzt. Infolge der Verminderung dieser Erregbarkeit des Atemzentrums nimmt das Ventilationsvolumen ab (SCHOEN), es wird weniger Kohlensäure abgedunstet und es steigt daher die alveoläre Kohlensäurespannung (HASSELBALCH[3], BECKMANN[4], SCHOEN[5]). Aber selbst bei der Morphiumwirkung sind nicht alle Veränderungen im Säurebasengleichgewicht aus der Wirkung auf das Atemzentrum und durch die primäre Atemveränderung zu erklären. Es sinkt nämlich auch das Kohlensäurebindungsvermögen (ENDRES[6]), ein Vorgang, der durch die Beeinflussung des Zellstoffwechsels und der Oxydationsprozesse zu erklären ist (ATKINSON und ETTS[7], HILDEBRANDT[8]). Beide, Hypokapnie und Zunahme der arteriellen Kohlensäurespannung, bewirken eine Verschiebung der Blutreaktion nach der sauren Seite (ENDERS).

Wesentlich geringere zentrogene Störungen des Säurebasengleichgewichts ruft *das Urethan* hervor. Nach FRÖHLICH[9] soll das Atemvolumen nach *Urethan* sinken, die Alkalireserve und der Wasserstoffexponent aber dabei zunehmen, was sich mit eigenen Beobachtungen nicht deckt.

V. Nierentätigkeit und Reaktionsregulierung.

Die Niere reguliert das Säurebasengleichgewicht durch die Ausscheidung reaktionsstörender basischer oder saurer Valenzen. Die Titrationsacidität und Ionenacidität sind dadurch weiten Schwankungen unterworfen. Die Konstanterhaltung des Säurebasengleichgewichts im Blut ist abhängig von der Variabilität dieses Gleichgewichts im Harn (v. ROHRER[10], HOEBER). Eine Insuffizienz der Säure- oder Basenausscheidung engt diese Variabilität ein, und zwar um so stärker, je weiter fortgeschritten die Niereninsuffizienz ist. Mit der Unfähigkeit, Säuren und Basen auszuscheiden, verliert die Niere ihre reaktionsregulatorische Bedeutung.

Da die Ionenacidität von dem Säurebasenverhältnis der Puffersysteme, die Titrationsacidität von der Gesamtsäureausscheidung abhängig ist, so brauchen die Veränderungen der Titrations- und Ionenacidität nicht einander zu entsprechen (HOEBER[11]). Die Unterschiede sind je nach dem Dissoziationsgrad der Säure verschieden groß. Bei vollständiger Dissoziation der Säure müssen beide Messungen, in Normalität ausgedrückt, dasselbe Resultat liefern. In allen anderen Fällen werden sie differieren. Bei geringer Dissoziation wird die Wasserstoffionenkonzentration nur einen Bruchteil der Gesamtsäurekonzentration ergeben.

---

[1] HESS u. LUNDAGEN: J. amer. med. Assoc. **79** (1922).
[2] HEINELT, H.: Z. exper. Med. **45**, 616 (1925).
[3] HASSELBALCH, K. A.: Biochem. Z. **46**, 403 (1912).
[4] BECKMANN, K.: Dtsch. Arch. klin. Med. **117**, 397 (1915).
[5] SCHOEN, R.: Arch. f. exper. Path. **101**, 365 (1924).
[6] ENDRES, G.: Z. exper. Med. **41**, 601 (1924).
[7] ATKINSON u. ETTS: J. Labor. a. clin. Med. **8**, 170 (1922).
[8] HILDEBRANDT, F.: Arch. f. exper. Path. **92**, 68 (1922).
[9] FRÖHLICH, H.: Arch. f. exper. Path. **151**, 323 (1930).
[10] v. ROHRER: Pflügers Arch. **86**, 586 (1901).
[11] HOEBER, R.: Beitr. chem. Physiol. u. Path. **3**, 525 (1903).

Die Ionenacidität im Harn kann nach HENDERSON zwischen p_H 5,2 und p_H 7,0 schwanken, unter extremen Bedingungen zwischen p_H 4,2—8,8, während sie im Blut nur zwischen 7,28 und 7,40 schwankt.

Der Harn ist wesentlich schlechter gepuffert als das Blut, da ihm die Eiweißkörper als Puffer fehlen. Immerhin ist der Harn noch besser gepuffert als etwa eine reine Bicarbonatlösung (Abb. 245). Die wichtigsten Puffersysteme sind bei saurer Reaktion die primären und sekundären Phosphate, bei alkalischer Reaktion das Bicarbonat-Kohlensäuresystem. Die Verteilung der Pufferwirkung auf Carbonate und Phosphate im alkalischen Harn gleicht nach MARSHALL[1] derjenigen im Plasma.

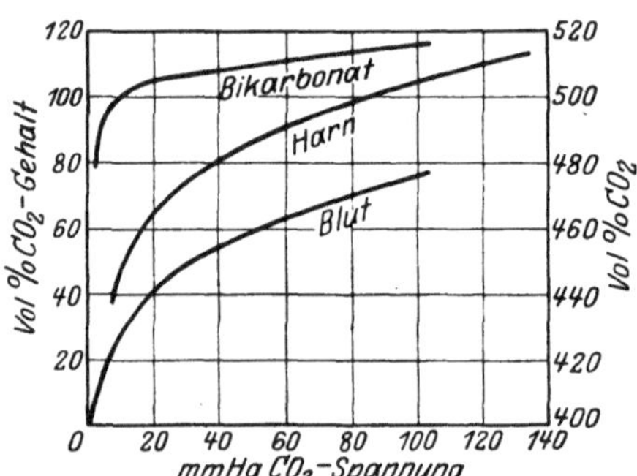

Abb. 245. CO₂-Bindungskurven von Blut, Harn und einer reinen Bicarbonatlösung (Zahlen rechts: Harn), ergänzt nach PARSONS. (Nach MAINZER).

Die Ionenacidität des Urins wird durch das Verhältnis freie Säure/Salz der verschiedenen Puffersysteme bestimmt. Es ist also

$$[H^{\cdot}] = K\,\frac{BH_2PO_4}{B_2HPO_4} = K\,\frac{H_2CO_3}{BHCO_3}\,.$$

Die möglichen Schwankungen der Ionenacidität entsprechen nach HENDERSON[2] den Schwankungen des Verhältnisses von Monophosphat zu Diphosphat, das sich zwischen 1 : 9 und 9 : 1 verschieben kann. Im stark sauren Harn müssen nach von ROHRER und HOEBER 90,5% der gesamten Phosphate als BH_2PO_4 und dessen Ionisationsprodukt vorhanden sein, im normal sauren Harn Acidität ungefähr 94%. Da die Phosphorsäure im Blut umgekehrt bis zu 85% als Dinatriumphosphat vorhanden ist, ihre Ausscheidung aber fast ausschließlich als Mononatriumphosphat erfolgt, so gewinnt der Körper fast die Hälfte des Alkalis zurück (HENDERSON und SPIRO[3]). Saure Valenzen vermag die Niere nur mit Hilfe der Monophosphate auszuscheiden.

Die Ausscheidung stärkerer Säuren geschieht stets mit einer äquivalenten Basenmenge. Bei p_H 4,8 bindet 1 Mol Schwefelsäure fast 2 Mol Basen, während 1 Mol Phosphorsäure bei derselben Reaktion etwas weniger als 1 Mol Basen bindet. Da 1 Mol Phosphorsäure im Blut aber an 1,8 Mol Basen gebunden ist, so werden bei ihrer Ausscheidung durch die Niere 0,8 Mol Basen für den Körper eingespart (WILSON[4]). Von den normalen Stoffwechselprodukten nimmt nur die Schwefelsäure die ganze zur Neutralisation erforderliche Basenmenge aus dem Körper mit. Die Harnsäure wird nur mit einem Viertel derjenigen Basenmenge ausgeschieden, die im Blut zu ihrer Absättigung dient (HENDERSON und SPIRO).

Selbst bei der Ausscheidung pathologischer Säuren vermag die Niere Basen einzusparen. So findet sich die β-Oxybuttersäure im Blut vollständig mit Basen als Salz gebunden, während sie im Harn bei einer Wasserstoffionenkonzentration von $1 \cdot 10^{-5}$ zu ungefähr $^1/_3$ und von $3 \cdot 10^{-5}$ zu $^2/_3$ als freie Säure erscheint. Ebenso wird die Acetessigsäure im stark sauren Harn nur mit 90% Alkali ausgeschieden (HENDERSON und SPIRO).

---

[1] MARSHALL, E. K.: J. of biol. Chem. 51, 295 (1922).
[2] HENDERSON, L. J.: Erg. Physiol. 8, 269 (1909) — Biochem. Z. 24, 40 (1910).
[3] HENDERSON, L. J., u. K. SPIRO: Biochem. Z. 15, 105 (1909).
[4] WILSON, D. W.: Physiologic. Rev. 3, 295 (1923).

Mit Hilfe der Phosphate kann die Niere aber nicht unbegrenzt Säuren ausscheiden. Zur Absättigung der auszuscheidenden Säuren steht Alkali nur in sehr beschränktem Maße zur Verfügung, da die Wegnahme von Alkali aus dem Blut oder Gewebe einen Basenverlust für den Körper bedeuten würde, der selbst Anlaß zu Störungen des Säurebasengleichgewichtes geben müßte. *Eine Ausscheidung der Säuren mit gleichzeitiger Einsparung von Alkali ist möglich durch Absättigung der Säuren mit Ammoniak.* Durch jedes Mol Ammoniak gewinnt der Körper ein Mol Basen zurück. Denn die Ammoniakbildung erfolgt aus einem elektroneutralen Körper (Harnstoff). Dieser Weg der Alkalieinsparung spielt unter krankhaften Verhältnissen eine große Rolle. Auch unter normalen Verhältnissen ist das im Urin ausgeschiedene Ammoniak zum großen Teil als Neutralisationsammoniak zu betrachten (JANNEY[1], HASKINS[2]).

HALLERVORDEN[3] und MÜNZER[4] betrachteten demgemäß das Harnammoniak als Säureindicator, als Maß der in den Körper eingeführten und zur Ausscheidung gelangenden Säuren, dessen Größe mit der Zufuhr von Basen abnimmt (MORITZ[5], SCHITTENHELM und KATZENSTEIN[6]). Ja, das Ammoniak kann aus dem Harn völlig verschwinden, wenn der Körper durch Basenzufuhr über einen Basenüberschuß verfügt, der die Säure-Neutralisation durch Ammoniak überflüssig macht. Bei gemischter Kost genügen etwa 15 g Natrium bicarbonicum, um die Ammoniakausscheidung auf $^2/_3$ zu reduzieren.

Auf die *Bedeutung des Harnammoniaks für die Neutralisationsregulation* ist besonders von HASSELBALCH und GAMMELTOFT[7] hingewiesen worden. Sie fanden eine gesetzmäßige Abhängigkeit zwischen der NH_3- und Gesamt-N-Ausscheidung im Harn und dessen Wasserstoffexponent $p_H = \dfrac{NH_3N}{Gesamt\text{-}N} = K$. Für den prozentualen Anteil des Ammoniak-N am Gesamt-N schlagen sie die Bezeichnung „Ammoniakzahl" vor. Diese Ammoniakzahl ändert sich mit der Reaktion des Harns. Nach HASSELBALCH ist die Bildung des Ammoniaks abhängig von der Säureausscheidung durch die Niere.

POLONOVSKY und BOULANGER[8] fanden eine Schwankungsbreite dieser HASSELBALCHschen Konstante bis zu 50%. Sie ändert sich nach ihren Versuchen mit der Art der zugeführten Nahrung und der Flüssigkeitsmenge, stellt also keineswegs eine Konstante dar. POLONOVSKY und BOULANGER[8] nehmen an, daß entgegen den HASSELBALCHschen Vorstellungen die Ammoniakausscheidung im Harn unabhängig von der Gesamt-N-Ausscheidung erfolgt. Auch RAFFLIN[9] fand für das Verhältnis zwischen Gesamtstickstoff und Ammoniak-N im Harn andere Beziehungen als HASSELBALCH. Er versuchte diese Beziehungen mathematisch zu formulieren. Die Richtigkeit seiner Formulierungen wird jedoch von POLONOVSKY und BOULANGER und LEMATTE und KAFANE[10] bestritten.

Die Gesamtmenge der durch die Niere ausgeschiedenen Säuren wird einmal durch die Acidität des Urins und dann durch die Ammoniakmenge bestimmt (HENDERSON). Die Menge der an die Phosphate gebundenen Säuren, von denen

---

[1] JANNEY, N.: Hoppe-Seylers Z. **76**, 99 (1911/12).

[2] HASKINS: J. of biol. Chem. **217** (1906/07).

[3] HALLERVORDEN: Arch. f. exper. Path. **10** (1877).

[4] MÜNZER, E.: Z. exper. Path. u. Ther. **16**, 281 (1914).— Biochem. Z. **71**, 255 (1915).

[5] MORITZ, F.: Arch. klin. Med. **83**, 567 (1905).

[6] SCHITTENHELM, A., u. A. KATZENSTEIN: Z. exper. Path. u. Ther. **2**, 533 (1905).

[7] HASSELBALCH, K. A. u. GAMMELTOFT: Biochem. Z. **68**, 206 (1915).

[8] POLONOVSKY, M., u. P. BOULANGER: Bull. Soc. Chim. biol. Paris **11**, 211 (1929).

[9] RAFFLIN, R.: C. r. Acad. Sci. Paris **98**, 763 (1928) — Bull. Soc. Chim. biol. Paris **11**, 1781 (1929).

[10] LEMATTE, L., u. E. KAFANE: Bull. Soc. Chim. biol. Paris **11**, 233 (1929).

der Aciditätsgrad des Urins abhängt, kann zur Menge der mit Ammoniak ausgeschiedenen Säuren einfach addiert werden (ALBERTONI[1]).

Die Neutralisierungsleistung des Ammoniaks wurde früher einer reaktions-
regulatorischen Funktion der Leber zugeschrieben, die das Neutralisationsammoniak aus Harnstoff frei machen sollte. Die Ammoniakbildung in der Leber war
um so wahrscheinlicher, als die Leber umgekehrt das dem Körper zugeführte
Ammoniak fast quantitativ in Harnstoff überführt. Der Niere wurde nur die
Funktion der Ausscheidung der bereits neutralisierten Säuren zugeschrieben.
Dann müßte sich aber eine Zunahme des Ammoniaks wenigstens in bestimmten
Gefäßgebieten nachweisen lassen. FOLIN und DENIS[2] zweifelten an der Ammoniakbildung in der Leber, konnten aber die wechselnde Ammoniakausscheidung
in der Niere nicht erklären. BECCARI[3] äußerte die Vermutung, daß die Ammoniakausscheidung von dem Säurebasengleichgewicht des Nierenepithels abhänge
und nicht von der Wasserstoffionenkonzentration im Blut. Schließlich stellten
NASH und BENEDICT[4] die Theorie auf, daß die Bildung des Neutralisationsammoniaks nicht in der Leber, sondern in der Niere vor sich gehe. Sie stützten diese
Theorie auf die Beobachtung, daß der Ammoniakgehalt des Nierenvenenblutes
etwa doppelt so groß ist wie der des Carotisblutes. In einem Fall z. B. enthielt das Carotisblut nur 0,08% mg NH_3-N, das Nierenvenenblut 0,26% mg.
Auch RUSSEL[5] sieht in der Niere den Ort der Ammoniakbildung.

HENRIQUES[6] suchte die Theorie von NASH und BENEDICT zu entkräften durch
den Nachweis einer nahezu gleichmäßigen NH_3-Verteilung in den einzelnen Gefäßgebieten. Nach Verbesserung seiner Ammoniakmethode gelang es HENRIQUES[7] nicht
mehr, selbst die geringen Ammoniakmengen, wie NASH und BENEDICT sie angaben,
nachzuweisen, und er vertrat daraufhin die Ansicht, daß das Blut überhaupt kein
präformiertes Ammoniak enthält, was auch von PARNAS[8] angenommen wurde.
Jedenfalls dürften die Spuren Ammoniak, die im Blut gefunden werden — ungefähr 0,03 mg% —, keinerlei Bedeutung für die Säureneutralisierung haben.

Besonders wichtig für die Entscheidung der Frage nach der Herkunft des
Neutralisationsammoniaks ist der Nachweis, daß in all den Fällen, in denen die
Ammoniakausscheidung zunimmt, keine Ammoniakvermehrung im Blut gefunden wird. Auch eine Behinderung der Ammoniakausscheidung durch doppelseitige Nephrektomie oder Ureterenunterbindung verursachen keinen Ammoniak-
anstieg im Blut und ebensowenig Nierenentzündungen. Der Ammoniakgehalt
des Blutes wird auch durch eine Alkaliverabreichung nicht beeinflußt, wenngleich die Ammoniakausscheidung dabei sinkt (NASH und BENEDICT, RABI-
NOWITSCH[9], LOEB, ATCHLEY und PALMER[10], FOUTÈS und YOVANOWITSCH[11]).

EMBDEN und SCHUMACHER[12] und WASSERMEYER[13] konnten in der Niere eine
Ammoniakbildung aus Adenosinphosphorsäure und einer anderen, noch unbekannten Substanz nachweisen, die nicht mit Harnstoff identisch ist, was daraus
hervorgeht, daß sie unter der Einwirkung von Nierenbrei kein Ammoniak ab-

[1] ALBERTONI, P.: Erg. Physiol. **19**, 763 (1918).
[2] FOLIN, C., u. W. DENIS: J. of biol. Chem. **11**, 161 (1912).
[3] BECCARI, zit. nach ALBERTONI: Erg. Physiol. **19**, 594 (1921).
[4] BENEDICT, CHR., u. T. R. NASH: Hoppe-Seylers Z. **136**, 130 (1924).
[5] RUSSEL, D. S.: Biochem. Z. **17**, 52 (1923).
[6] HENRIQUES, V.: Hoppe-Seylers Z. **130**, 39 (1923).
[7] HENRIQUES, V., u. E. GOTTLIEB: Hoppe-Seylers Z. **138**, 254 (1924).
[8] PARNAS: Biochem. Z. **152**, 1 (1924).
[9] RABINOWITSCH, S. M.: J. of biol. Chem. **69**, 283 (1926).
[10] LOEB, R., D. ATCHLEY u. E. BENEDICT: J. of biol. Chem. **60**, 491 (1924).
[11] FOUTÈS, G., u. A. YOVANOWITSCH: J. of biol. Chem. **60**, 1406 (1924).
[12] EMBDEN, G., u. H. SCHUMACHER: Pflügers Arch. **223**, 487 (1929).
[13] WASSERMEYER, H.: Arch. f. exper. Path. **143**, 117 (1929).

spaltet. Die Menge dieser ammoniakbildenden Substanz nimmt bei der Diurese ab. Die von EMBDEN und SCHUMACHER beobachtete Ammoniakbildung ist ebenso wie die Ammoniakbildung in anderen Organen an die Funktion der Niere gebunden und wahrscheinlich nicht identisch mit der Bildung des Neutralisationsammoniaks. Die Frage, ob als Quelle wenigstens eines Teils des Neutralisationsammoniaks die Adenosinphosphorsäure in Betracht kommt, steht noch offen.

BLISS[1] nimmt an, daß die Amid-Stickstoff-Fraktion der Bluteiweißkörper engste Beziehung zur Neutralisation der Säuren und zur Ammoniakbildung habe. Die Abspaltung des Ammoniaks aus dieser im Blut befindlichen Muttersubstanz soll erst in der Niere mit Hilfe eines Fermentes vor sich gehen. BENEDICT und NASH[2] lehnen die Annahme von BLISS ab, daß Ammoniak im Blut in gebundener Form vorhanden sei, aus dem es durch Säuren unter der Mitwirkung von Fermenten frei werde. Sie halten vielmehr nach wie vor an der Ammoniakbildung aus Harnstoff fest und betrachten als Ort der Ammoniakbildung die Niere.

Dieselbe Rolle, die das Ammoniak im Harn als Basensparer spielt, spielt nach MAINZER und JOFFE[3] das Bicarbonat *als Säuresparer*. Die Mehrausscheidung von Alkali im alkalischen Harn geschieht mit Hilfe von Kohlensäure. GAMBLE[4] hielt den Gehalt des Harns an gelöster Kohlensäure für annähernd konstant. Das widerlegen aber die Versuche von MARSHALL[5], MAINZER und SHEN[6], BECK und LAUBER[7]. Aus ihnen geht hervor, daß im Gegenteil die Kohlensäurespannung im Harn großen Schwankungen unterliegt und von wesentlichem Einfluß auf die Reaktion des alkalischen Harns ist. Die Nichtbeachtung der Kohlensäurespannung bei der Reaktionsbestimmung im Harn muss daher zu um so größeren Fehlern führen, je alkalischer der Harn ist. Bei einer Bicarbonatkonzentration von 200 Millimol im Harn wird nach MAINZER und SHEN durch den Abfall der Kohlensäurespannung von 100 auf 50 mm die Harnreaktion von p_H 7,89 auf 8,20 verschoben. Wie in jedem CO_2-Bicarbonatpuffersystem kann auch im alkalischen Harn bei konstanter Bicarbonatkonzentration die Reaktion allein durch Änderung der Kohlensäurespannung verschoben werden. BECK und LAUBER[7] fanden bei einem Verlust der Gesamtkohlensäure eines alkalischen Harns eine Reaktionsverschiebung von p_H 2,0. Andererseits kann natürlich bei konstantem p_H die Bicarbonatkonzentration innerhalb weiter Grenzen schwanken, wenn sich gleichzeitig und in entsprechendem Maß die Kohlensäurespannung ändert. Im übrigen ist der Bicarbonatgehalt des Harns ebenso wie im Blut von der Kohlensäurespannung abhängig entsprechend der Pufferung des Harns. Obgleich die Pufferung im Harn schlechter ist als die im Blut, so bedingt doch das Absinken der Kohlensäurespannung eines alkalischen Harns auf den Wert der Blutkohlensäurespannung eine Verringerung des Bicarbonatgehaltes um 10—20 Millimol.

Die maximale Bicarbonatkonzentration im Harn betrug in den Versuchen von MAINZER[8] 416 Vol.-% = 186 Millimol, wobei ein Wasserstoffexponent von 8,37 nicht überschritten wurde. Den noch alkalischeren p_H-Werten von HENDERSON (p_H 8,7) liegt nach MAINZER ein Kohlensäurefehler zugrunde. In Selbstversuchen von DAVIES, HALDANE und KENNAWAY[9] stieg nach Zufuhr von 30—57,8 g $NaHCO_3$ die Bicarbonatausscheidung bei den einzelnen Versuchspersonen auf

[1] BLISS: J. of biol. Chem. **81**, 129 (1929).
[2] BENEDICT, ST., u. TH. P. NASH: J. of biol. Chem. **82**, 673 (1928).
[3] MAINZER, F., u. JOFFE: Biochem. Z. **203**, 50 (1928).
[4] GAMBLE: J. of biol. Chem. **51**, 295 (1922).
[5] MARSHALL: J. of biol. Chem. **51**, 3 (1923).
[6] MAINZER, F., u. T. CH. SHEN: Pflügers Arch. **22**, 1 (1929).
[7] BECK, A., u. A. J. LAUBER: Klin. Wschr. **1928**, 2241.
[8] MAINZER, F.: Z. klin. Med. **111**, 1 (1929).
[9] DAVIES, HALDANE u. KENNAWAY: J. of Physiol. **54**, 32 (1920).

maximal 308—358 Millimol pro Liter. Nach DAVIES, HALDANE und PESKETT[1] ist die maximal mögliche Konzentration für die Bicarbonationen im Harn dieselbe wie für die Cl-Ionen, nämlich 330 Millimol im Liter. Werden beide Ionen nebeneinander ausgeschieden, so gilt dieser Maximalwert für die Summe beider. Ihre Ausscheidungsgröße wäre also voneinander abhängig. AMBARD und PAPIN erhielten demnach auch für die gesamten Na-Salze im Urin unter ähnlichen Versuchsbedingungen nur Werte von 310 Millimol. Diese gemeinsame Konzentrationsgröße für Bicarbonat und Chlorionen (370 Millimol im Liter) fanden auch MAINZER und RACHMILEWITZ[2]. Sie suchen die Ursache in der maximalen Konzentrationsgrenze des zur Anionenausscheidung verfügbaren Alkalis.

Nahrungaufnahme. Die Acidität des Urins ändert sich mit der Menge der in der *Nahrung zugeführten sauren und basischen Valenzen* (v. SKRAMLIK[3]). Hohe Aciditätswerte werden beobachtet bei Zufuhr von Nahrungsmitteln mit Säureüberschuß (Fleisch, Ei, Getreidemehle, Haferflocken, Hülsenfrüchte, Nüsse); niedrige Aciditäts- oder geringe Alkalescenzgrade bei Zufuhr von Nahrungsmitteln mit Basenüberschuß (Kartoffel, Wurzelgemüse, die meisten Blattgemüse, Steinfrüchte, Milch, Blutwurst). HASSELBALCH[4] fand nach Fleischdiät und Hungertagen eine Zunahme der Ionenacidität und Ammoniakausscheidung, nach vegetarischer Diät und gemischter Kost mit Natrium bicarbonicum-Zulagen eine Abnahme der Harnacidität und des Ammoniakgehaltes (HASSELBALCH, ENDRES, VEIL[5], BECKMANN[6], LUTZ[7], MCLAUGHLIN und BLUNT[8]). Die Säureausscheidung nimmt ferner zu nach Öl und Zuckerzufuhr (MEYER[9], WILLINGER[10]), nach Gaben von Lecithin und Cholesterin und Gemischen beider (KROETZ[11]).

Neben diesen durchschnittlichen Veränderungen der Harnreaktion unter dem Einfluß einer länger dauernden gleichförmigen Kostform treten *tägliche Schwankungen der Harnreaktion* auf, teils in Abhängigkeit von der Nahrungsaufnahme, teils mehr oder weniger unabhängig davon. Nach der Einnahme einer gemischten Kost kann die Harnacidität zunächst zunehmen, um dann vorübergehend wieder abzusinken und ihren niedrigsten Wert etwa 3 Stunden später, auf der Höhe der Verdauung, zu erreichen (HASSELBALCH[4]). Diesen Schwankungen der Harnacidität gehen entsprechende Veränderungen des Säurebasengleichgewichtes im Blut voraus, auf die schon vorne eingegangen wurde. Neben der Harnreaktion wird auch die alveoläre Kohlensäurespannung kompensatorisch verändert. Es bestehen so gewisse Beziehungen zwischen den Schwankungen der Kohlensäurespannung und der Ionenacidität des Harns. Die alveoläre Kohlensäurespannung erreicht 2—3 Stunden nach der Nahrungsaufnahme ihren Höchstwert. Er fällt mit dem Höchstwert der Harnalkalescenz zusammen und geht mit einem Sinken der Ammoniak- und Aminostickstoffausscheidung einher (PORGES[12], STRAUB[6], HIGGINS[13], ENDRES[14]. HUBBARD und ELLEN[15],

[1] DAVIES, HALDANE u. PESKETT: J. of Physiol. **56**, 269 (1921).
[2] MAINZER, F., u. M. RACHMILEWITZ: Z. klin. Med. **112**, 175 (1921).
[3] v. SKRAMLIK: Hoppe-Seylers Z. **71**, 290 (1911).
[4] HASSELBALCH, K. A.: Biochem. Z. **46**, 403 (1912).
[5] VEIL, W. H.: Klin. Wschr. **44**, 2176 (1922).
[6] STRAUB, H., K. BECKMANN, H. ERDT u. M. METTENLEITER: Dtsch. Arch. klin. Med.
[7] LUTZ, O.: Z. exper. Med. **41**, 516 (1924).
[8] MCLAUGHLIN u. K. BLUNT: J. of biol. Chem. **58**, 267 (1923).
[9] MEYER, E.: Z. exper. Med. **41**, 52 (1924).
[10] WILLINGER, J.: Pflügers Arch. **202**, 468 (1924).
[11] KROETZ, CH.: Z. inn. Med. **50**, 212 (1929).
[12] PORGES, O.: Z. klin. Med. **77**, 446 (1913).
117, 397 (1915).
[13] HIGGINS, H. J.: J. of Physiol. **34**, 114 (1914).
[14] ENDRES, G.: Biochem. Z. **132**, 114 (1914).
[15] HUBBARD, R. S., u. A. G. ELLEN: Arch. int. Med. **35**, 586 (1925).

MILHEIRO[1]). Die Zunahme der Kohlensäurespannung und die Zunahme der Harnalkalescenz weisen auf ein Überwiegen basischer Valenzen im Blut, zu deren Kompensierung erst die Atmung und dann die Niere eingreift. Bei Anaciden fehlt während der Verdauung sowohl der Anstieg der alveolären Kohlensäurespannung (KAUDERS und PORGES[2]) als auch die postdigestive Schwankung der Harnreaktion nach der alkalischen Seite (ENDRES). Betrachtet man daneben das Verhalten des Chlorspiegels im Blut, so zeigt sich, daß der Abfall der Cl-Werte im Blut nicht mit der Magensaftsekretion, sondern erst einige Stunden nach der Nahrungsaufnahme einsetzt, die Cl-Schwankungen verspätet und in sehr abgeschwächter Form auftreten (BÖHNHEIM[3]). Danach wäre aus dem Verhalten des Cl-Spiegels weder der postdigestive Anstieg der Kohlensäurespannung, noch die Abnahme der Urinacidität erklärt. Entscheidend für das Einsetzen der Regulationsvorgänge ist aber schließlich nicht das Verhalten des Chlorspiegels im Blut, sondern das des Kohlensäurebindungsvermögens, und dieses steigt schon zu der Zeit, zu der der Anstieg der Kohlensäurespannung sich bemerkbar macht (DODDS und MCINTOSH[4], STRAUB[5]). Je stärker die Säurebasenverhältnisse im Blut durch die Nahrungsaufnahme gestört werden, um so größer sind die regulatorischen Verschiebungen der Urinreaktion, und zwar selbst dann noch, wenn der Überschuß an sauren oder basischen Valenzen im Blut bereits durch die Atmung kompensiert ist. Die Niere ist auch bei nahezu normaler Blutreaktion imstande, einen Basen- oder Säureüberschuß zu entfernen.

Von einigen Autoren wird die Abhängigkeit der stündlichen Schwankungen der Ionenacidität und Ammoniakausscheidung von der Verdauungstätigkeit in Frage gezogen. MARTINSON, WLADIMIROWA und BILIDA[6] stellten fest, daß die Schwankungen der alveolären Kohlensäurespannung und Urinreaktion miteinander parallel gehen, aber ebensogut divergieren können. Während die Kohlensäurespannung in ihren Versuchen nach Nahrungsaufnahme stets zunahm, fehlte der p_H-Anstieg im Harn häufig. Nach POLONOVSKY[7] kann die Harnreaktion Tagesschwankungen ohne Abhängigkeit von der Nahrungsaufnahme aufweisen. Er sah ein Alkalescenzmaximum um 12 Uhr bei niedrigem Ammoniakquotienten, ein zweites Maximum um 16 Uhr, und zwar gleichmäßig bei den verschiedensten Kostformen. Ebenso beobachtete MUSCHAT[8] bei einer gesunden Versuchsperson zwei tägliche Maxima des Urin-p_H, eines um 12 Uhr, eines um 20 Uhr, auf welche die Nahrungsaufnahme ohne Einfluß blieb.

Säure- und Basenzufuhr. Wesentlich größere Anforderungen an die reaktionsregulatorische Funktion der Niere stellt die Zufuhr von sauren und basischen Salzen (HASSELBALCH[9], DAVIES, HALDANE und KENNAWAY[10], PALMER und VAN SLYKE[11], MUSCHAT[8]). Zufuhr von Alkalien ($NaHCO_3$, Na_2CO_3, sekundäres Natriumphosphat) vermindert die Ionenacidität und Ammoniakausscheidung im Harn, Zufuhr von Säuren und Neutralsalzen (NH_4Cl, $CaCl_2$, $MgCl_2$), die im selben Sinne wie Säuren wirken, erhöhen die Ionenacidität und Ammoniakausscheidung. Das Eingreifen

[1] MILHEIRO, E.: C. r. Acad. Sci. Paris **97**, 869 (1927).
[2] KAUDERS, F., u. O. PORGES: Dtsch. med. Wschr. **1921**, 1415.
[3] BÖHNHEIM, F.: Z. exper. Med. **12**, 295, 317 (1921).
[4] DODDS, E. C., u. MCINTOSH: J. of Physiol. **57**, 139 (1923).
[5] STRAUB, H.: Erg. inn. Med. **25**, 1 (1924).
[6] MARTINSON, E., E. WLADIMIROWA u. A. BILIDA: Z. exper. Med. **59**, 350 (1928).
[7] POLONOVSKY, M., u. P. BOULANGER: C. r. Acad. Sci. Paris **98**, 963 (1928).
[8] MUSCHAT: J. clin. Invest. **2**, 245 (1926).
[9] HASSELBALCH, K. A.: Biochem. Z. **46**, 403 (1912).
[10] DAVIES, H. W., I. B. S. HALDANE u. E. L. KENNAWAY: J. of Physiol. **14**, 32 (1920).
[11] PALMER u. VAN SLYKE: J. of biol. Chem. **32**, 499 (1917).

der regulatorischen Nierentätigkeit bei experimentellen Störungen der Blutreaktion durch Säureinjektionen war schon WALTER[1] bekannt. Nach seinen Beobachtungen ist die Säureausscheidung durch die Niere bei Herbivoren mit einem größeren Alkaliverlust verbunden ist als bei Carnivoren, die zur Neutralisation der auszuscheidenden Säuren Ammoniak in großem Maße zur Verfügung stellen. Der saure Harn des Fleischfressers ist ammoniakreich, der alkalische Harn des Pflanzenfressers ammoniakarm. Die Fähigkeit der Ammoniakbildung ist aber keineswegs, wie man früher annahm, auf Carnivoren und Omnivoren beschränkt, sondern einfach von der Menge der auszuscheidenden Säuren abhängig (BECCARI[2]). Wird z. B. beim Pferd durch reine Haferernährung die Harnreaktion so sauer wie beim Menschen oder beim Hund, so nimmt eben auch der Ammoniakgehalt des Harns zu und umgekehrt kann beim Hund durch basische Ernährung die Ammoniakausscheidung auf ein Minimum herabgedrückt werden.

Hunger. Bei länger dauerndem Hunger treten die unvollständigen Oxydationsprodukte des Fett- und Eiweißstoffwechsels in den Harn über. LEHMANN, MÜLLER, MUNK, SENATOR und ZUNTZ[3] beobachteten an zwei hungernden Personen schon vom ersten Hungertag an das Auftreten von Aceton im Harn mit Zunahme der Titrationsacidität. Auch die Ionenacidität des Harns war während der ganzen Hungerperiode stark erhöht. Nach BRUGSCH[4] scheidet die Niere im Hunger auch relativ große Mengen β-Oxybuttersäure aus. Zur Absättigung der in den Harn übertretenden Säuren bedurfte es in seinem Fall einer Ammoniakmenge von 35% des Gesamtstickstoffwertes. Die relative Verminderung des Harnstoffes bezog er auf die Umwandlung von Harnstoff in Neutralisationsammoniak. Die Harnstoffausscheidung war anstatt normal 90% des Gesamtstickstoffes nur noch 54 bis 69%, in einem entsprechenden Verhältnis stieg die Ammoniakausscheidung. In einem Selbstversuch stellte HASSELBALCH schon am zweiten Hungertag eine Zunahme der Ionenacidität des Harns und des NH_3-Koeffizienten und eine Abnahme der alveolären Kohlensäurespannung fest. Über ähnliche Beobachtungen berichteten ENDRES[5], BECKMANN[6], BIGWOOD[7], NOEWIG und LASSEN[8]. Spätere Analysen der Säurebasenverhältnisse im Blut bestätigten, was die Urinanalysen vermuten ließen, nämlich, daß die vermehrte Säureausscheidung im Harn der Regulierung eines Säureüberschusses im Blut dient (HASSELBALCH[9], KURIYAMA[10], KÖHLER[11]).

Experimentelle Kohlensäureacidose. Auf die experimentelle Erhöhung der Kohlensäurespannung im Blut reagiert die Niere ebenfalls mit der Bildung eines sauren Harns, und mit vermehrter Ammoniakausscheidung nach HALDANE, DAVIES und KENNAWAY[12] auch mit einer Diuresesteigerung. EPPINGER, KISCH und SCHWARZ[13] konnten die Diuresesteigerung nach Kohlensäureeinatmung erst in einer späteren Periode finden; ihr ging eine Periode mit verringerter und sogar völlig versiegender Harnbildung voraus. Dabei nahm gleichfalls die Ionen-

[1] WALTER: Arch. f. exper. Path. **7**, 148 (1877).
[2] BECCARI: Zitiert nach ALBERTONI, Erg. Physiol. **19**, 599 (1921).
[3] LEHMANN, C., FR. MÜLLER, I. MUNK, H. SENATOR u. N. ZUNTZ: Virchows Arch. Suppl.-Bd. **214** (1893).
[4] BRUGSCH, TH.: Z. f. exper. Path. u. Ther. **1**, 419 (1905).
[5] ENDRES, G.: Biochem. Z. **132**, 220 (1922).
[6] BECKMANN, K.: Z. exper. Med. **29**, 579 (1922).
[7] BIGWOOD: Brux. méd. **1** (Nov. 1923).
[8] NOEWIG u. LASSEN: C. r. Acad. Sci. Paris **89**, 999 (1923).
[9] HASSELBALCH, K. A.: Biochem. Z. **74**, 18 (1916).
[10] KURIYAMA: J. of biol. Chem. **33**, 215 (1928).
[11] KÖHLER: Arch. int. Med. **31**, 509 (1923).
[12] DAVIES, H. W., I. B. S. HALDANE u. E. L. KENNAWAY: J. of Physiol. **14**, 32 (1920).
[13] EPPINGER, KISCH u. SCHWARZ: Das Versagen d. Kreislaufs, Berlin 1927.

acidität des Harns und die K- und Na-Ausscheidung zu. Die Beobachtungen bei der Kohlensäureacidose lehren, daß die Niere auch dann auf Verschiebungen im Säurebasengleichgewicht regulatorisch anspricht, wenn die Konzentration der fixen Säuren und Basen nicht gestört ist.

Arbeit. Nach den Beobachtungen von HASSELBALCH[1], TALBERT[2], ENDRES, WILSON, LONG, THOMPSON und THORLOW[3] nimmt nach körperlicher Arbeit die Ionen- und Titrationsacidität des Urins zu. Es werden mehr Ammoniak, Milchsäure und Phosphorsäure durch die Niere entfernt. Die maximale Nierenleistung kann bei kurz dauernder Arbeit mit dem Gipfelpunkt der reaktionsregulatorischen Atemleistung, der Verminderung der Kohlensäurespannung, zeitlich zusammenfallen (ENDRES[4]). Während einer 1—2 Minuten dauernden Arbeit kann die Niere bis zu 115 mg Milchsäure entfernen. In der Ruhe scheidet sie in derselben Zeit nur 2 mg aus (LILJESTRAND und WILSON[5]). Auch SNAPPER und GRÜNBAUM[6] und JERVELL[7] wiesen bei kurz dauernden Versuchen, in denen die Milchsäureausscheidung ausschließlich durch die Niere geschieht, 1—2 g Milchsäure im Harn nach. Bei länger dauernder Arbeit stellt die im Harn ausgeschiedene Milchsäure nur einen Bruchteil der gesamten ausgeschiedenen Milchsäure dar; der andere größere Teil wird durch den Schweiß entfernt (SNAPPER und GRÜNBAUM[6]). GOIFFON und CHAUVAIS[8] fanden, daß die Ammoniakbildung zur Absättigung der bei Muskelarbeit ausgeschiedenen Säuren nicht ausreicht und daher eine Demineralisierung unter Mitnahme anderer Basen, Ca, Mg, K, Na stattfindet, zur Säureneutralisierung im Harn.

Nicht alle Beobachter konnten während und nach der Muskelarbeit eine Zunahme der Ionen- und Titrationsacidität des Harns nachweisen. So stellten WINOGRADOW und WLADIMIROFF[9] im Harn eines Skiläufers nach einem 25-km-Lauf eine Verminderung der Wasserstoffionenkonzentration fest. SIDOREFF und LINDBERG[10] sahen bei verschiedenen sportlichen Betätigungen (Fechten, Ballspielen) neben Steigerungen auch Abnahmen der Harnacidität. Diese widersprechenden Beobachtungen veranlaßten RESNITSCHENKO[11] die Frage der Säureausscheidung während und nach körperlicher Arbeit erneut in einer Reihe von Untersuchungen an vollkommen gesunden Personen zu prüfen. Er fand, daß schwere Muskelarbeit (15-km-Marsch) fast immer zum Anstieg der Wasserstoffionenkonzentration im Harn führt. Nach seiner Auffassung findet dieser Anstieg immer dann statt, wenn die Belastung eine gewisse physiologische Norm überschreitet. Bei gut trainierten und sehr kräftigen Menschen bewirkt selbst hohe Belastung keine Steigerung der Harnacidität, eher sogar eine Verminderung. Die Änderung der Harnacidität bei körperlicher Arbeit ist in hohem Maß von der Individualität der Versuchsperson abhängig und bei einer und derselben Person von der Intensität der Arbeit. Kurz dauernde, aber intensive Arbeit verursacht meist einen Anstieg der Wasserstoffionenkonzentration im Harn.

Niedriger Barometerdruck. Welche Bedeutung der Niere für die Regulierung der Blutreaktion und den Vorgang der Akklimatisation an niedrigem Barometer-

[1] HASSELBALCH, K. A.: Biochem. Z. **74**, 56 (1916).
[2] TALBERT: Amer. J. Physiol. **50**, 579 (1919).
[3] WILSON, D. W., W. L. LONG, H. C. THOMPSON u. S. THORLOW: J. of biol. Chem. **65**, 755 (1925).
[4] ENDERS, G.: Biochem. Z. **132**, 220 (1922).
[5] LILJESTRAND, S. H., u. D. W. WILSON: Proc. Soc. exper. Biol. a. Med. **21**, 426 (1924).
[6] SNAPPER, J., u. A. GRÜNBAUM: Nederl. Tijdschr. Geneesk. **2**, 4305 (1929).
[7] JERVELL: Acta med. scand. (Stockh.) **24**, 1 (1928).
[8] GOIFFON, R., u. L. CHAUVAIS: C. r. Acad. Sci. Paris **100**, 330 (1929).
[9] WINOGRADOW u. WLADIMIROFF: Wopr. Phys. woen. tunda **1**, 273 (1921).
[10] SIDEROFF u. LINDBERG: Anuski med. J. **1**, 1 (1927).
[11] RESNITSCHENKO, M. S.: Biochem. Z. **210**, 393 **212**, 87 (1929); (1929).

druck zukommt, erwiesen die Versuche von HASSELBALCH und LINDHARD. Sie sahen in der pneumatischen Kammer mit Verminderung des Kohlensäuredrucks und Abfall der alveolären Kohlensäurespannung eine Abnahme der Ammoniakausscheidung im Harn. Auch in den Versuchen von HALDANE, KELLAS und KENNAWAY[1] ging mit der Verminderung des Barometerdrucks die Ammoniak- und Säureausscheidung im Harn zurück. Derartige Harnveränderungen weisen auf eine alkalotische Gleichgewichtsstörung im Blut hin, deren Ursache in einer zentrogenen Hyperpnoe und anschließender Hyperventilationsalkalose zu suchen ist. Durch die Ausscheidung des Alkaliüberflusses vermindert die Niere das im Blut zur Kohlensäurebindung verfügbare Alkali, und zwar kann sie es so weit vermindern, daß die Reaktion im Blut dadurch in manchen Fällen sogar etwas nach der sauren Seite verschoben wird.

Schlaf. Von *besonderer Bedeutung ist die regulatorische Nierenfunktion überall dort, wo die Atmung als Reaktionsregulator versagt* oder wo die Störungen des Säurebasengleichgewichts auf einer primär veränderten Atemtätigkeit beruhen. So führt im Schlaf die Herabsetzung der Erregbarkeit des Atemzentrums zur Kohlensäurestauung (STRAUB[2]) und Zunahme der H-Ionenkonzentration, wobei die Konzentration der fixen Säuren und Basen im Blut nur unwesentliche und sekundäre Veränderungen erfährt (ENDRES[3], GOLLWITZER-MEIER und KROETZ[4]). Das Atemzentrum zeigt im Schlaf eine geringere Empfindlichkeit der H-Ionenkonzentration gegenüber, während die Empfindlichkeit der Niere unverändert bleibt. Die Niere kann daher die Blutacidose im Schlaf kompensieren durch die renale Mehrausscheidung saurer Valenzen. Die Acidität des Urins nimmt im Schlaf zu (LEATHES[5], ENDRES[3], SIMPSON[6]). Mit dem Erwachen setzt eine Alkaliflut ein unter Zunahme der Chloridausscheidung (SIMPSON). Diese morgendliche Alkaliflut fehlt bei Nierenkranken (McCORI[7]).

Narkose. Ähnliche Verhältnisse wie im Schlaf werden geschaffen, wenn die Erregbarkeit des Atemzentrums durch Narkotica, z. B. Morphium, herabgesetzt wird. Die Kohlensäurespannung im Blut steigt (HASSELBALCH[8], BECKMANN[9]), die Wasserstoffionenkonzentration im Blut nimmt zu (ENDRES[10], SCHOEN[11]). Die Niere übernimmt auch hier die wichtigste regulatorische Funktion, da die Regulierung durch die Atmung unterbleibt. Harnacidität und Ammoniakausscheidung nehmen zu (HASSELBALCH, ENDRES). Blut- und Harnreaktion ändern sich unter der Morphiumwirkung gleichartig. Dem Stadium mit vermehrter Säureausscheidung kann ein solches mit langsamer Zunahme der Harnalkalescenz über den Ausgangswert folgen (SCHOEN).

Diabetes. HALLERVORDEN[12] und STADELMANN[13] beobachteten eine starke Vermehrung des Harnammoniaks beim Diabetes mellitus, deren Ursache sie in einer vermehrten Säureausscheidung sahen. Mit der Ammoniakausscheidung nimmt nach MINKOWSKI[14] die Harnacidität und Ausscheidung von β-Oxybuttersäure zu.

[1] HALDANE, I. B. S., A. M. KELLAS u. E. L. KENNAWAY: J. of Physiol. **53**, 181 (1919).
[2] STRAUB, H.: Dtsch. Arch. klin. Med. **117**, 397 (1915).
[3] ENDRES, G.: Biochem. Z. **142**, 53 (1922).
[4] GOLLWITZER-MEIER, KL., u. CHR. KROETZ: Biochem. Z. **154**, 82 (1924).
[5] LEATHES, B.: Brit. med. J. **9**, 165 (1919).
[6] SIMPSON, G. E.: J. of biol. Chem. **67**, 505 (1926).
[7] McCORI, J. E.: J. clin. Invest. **2**, 35 (1925).
[8] HASSELBALCH, K. A.: Biochem. Z. **46**, 403 (1912).
[9] BECKMANN, K.: Dtsch. Arch. klin. Med. **117**, 419 (1915).
[10] ENDRES, G.: Biochem. Z. **132**, 220 (1922).
[11] SCHOEN, R.: Arch. f. exper. Path. **101**, 365 (1924).
[12] HALLERVORDEN: Arch. f. exper. Path. **12**, 337 (1880).
[13] STADELMANN, E.: Arch. f. exper. Path. **16**, 419 (1883).
[14] MINKOWSKI, O.: Arch. f. exper. Path. **18**, 35 (1880).

STADELMANN erkannte den Zusammenhang zwischen Ammoniak- und Säureausscheidung und wies auf die Möglichkeit hin, die Ammoniakausscheidung beim Diabetiker als Maß der Säureausscheidung zu betrachten. Es sind 8 g Ammoniak 49 g β-Oxybuttersäure äquivalent. Auf Grund eines Vergleiches zwischen der quantitativen Säure- und Ammoniakausscheidung nimmt MAGNUS-LEVY[1] an, daß zur Absättigung der organischen Säuren im Harn des Diabetikers in einzelnen Fällen auch fixe Basen herangezogen werden. Ihre Menge dürfte allerdings nur zur Neutralisation von 10—15 g β-Oxybuttersäure ausreichen. Nach GERHARDT und SCHLESINGER[2] können stark ketonurische Diabetiker auch Ca und Mg zur Säureneutralisierung heranziehen. Die Reaktionsregulation durch Niere und Atmung entsprechen einander weitgehend. Mit zunehmender Ketonämie nimmt die alveoläre Kohlensäurespannung ab, die Säure und Ammoniakausscheidung im Harn zu (BEDDARD, PEMBREY und SPRIGGS[3], STRAUB[4]). Allerdings ist die Beziehung zwischen alveolärer Kohlensäurespannung und Ammoniakausscheidung keineswegs konstant (PORGES, LEIMDÖRFER und MARCOVICI[5]).

Die Senkung der alveolären Kohlensäurespannung des Diabetikers kann von der Aciditätssteigerung des Harns abweichen. Bei leichtem Diabetes kann eine Ketonurie bestehen ohne deutliche Senkung der Kohlensäurespannung, bei schweren Diabetikern kann die Säureausscheidung hinter der Senkung der alveolären Kohlensäurespannung zurückbleiben, entweder dadurch, daß die Niere an der Grenze ihrer Leistungsfähigkeit angelangt ist oder dadurch, daß sie den vorher noch bewältigten Anforderungen gegenüber plötzlich insuffizient wird.

Schwangerschaft. Bei der Schwangerschaft ließ zuerst die Untersuchung des Harns Veränderungen im Säurebasengleichgewicht des Blutes annehmen. Aus der Zunahme des prozentualen Ammoniakanteils des Harnstickstoffes und der Verminderung der Ionenacidität des Harns bei gleichzeitiger Herabsetzung der alveolären Kohlensäurespannung schlossen HASSELBALCH und GAMMELTOFT[6] auf Störungen im Säurebasengleichgewicht im Sinne einer Acidose. Untersuchungen der Blutreaktion bestätigten diese Annahme (HASSELBALCH[7]).

Fieber. Auch die zuerst von HASSELBALCH und GAMMELTOFT beobachtete Zunahme der Säure- und Ammoniakausscheidung bei infektiösem *Fieber* wurde von ihnen als Kompensationserscheinung einer Stoffwechselstörung aufgefaßt, die zur Bildung saurer Stoffwechselendprodukte, vor allem zur Bildung von Ketonkörpern führt.

Tetanie. Bei tetanischen *Zuständen* schien die Harnanalyse Rückschlüsse auf die Veränderungen im Säurebasenhaushalt darzulegen, die im Gegensatz zur Bewegung der Blutreaktion standen. Verschiedene Untersucher (McCOLLUM und VÖGTLIN[8], UNDERHILL und SAKI[9], CORONEDO und LUZZATO[10], COOKE[11]) beobachteten eine vermehrte Ammoniakausscheidung und schlossen daraus auf eine Bluthyperhydrie. WILSON, STEARNS und JANNEY[12] fanden im Tierexperiment unmittelbar nach der Parathyreoektomie eine Abnahme der Säure- und

---

[1] MAGNUS-LEVY, M.: Arch. f. exper. Path. **45**, 389 (1901).
[2] GERHARDT, D., u. SCHLESINGER: Arch. f. exper. Path. **42**, 83 (1899).
[3] BEDDARD, A. P., M. S. PEMBREY u. E. H. SPRIGGS: J. of Physiol. **31**, 54 (1904).
[4] STRAUB, H.: Erg. inn. Med. **25**, 1 (1924).
[5] PORGES, O., A. LEIMDÖRFER u. E. MARCOVICI: Z. klin. Med. **73**, 389 (1911).
[6] HASSELBALCH, K. A., u. GAMMELTOFT: Biochem. Z. **68**, 206 (1915).
[7] HASSELBALCH, K. A.: Biochem. Z. **78**, 112 (1916).
[8] McCOLLUM, W. G., u. C. VÖGTLIN: Bull. Hopkins Hosp. **19** (März 1908) — J. of exper. Med. **11**, 118 (1908).
[9] UNDERHILL, F. P., u. SAKI: J. of biol. Chem. **5**, 225 (1908).
[10] CORONEDO, G., u. U. LUZZATO: Arch. ital. Biol. **47**, 286 (1913).
[11] COOKE: J. of exper. Med. **13**, 439 (1911).
[12] WILSON, D. W., STEARNS u. JANNEY: J. of biol. Chem. **21**, 16 (1915).

Ammoniakausscheidung und des Ammoniakfaktors, mit der Ausbildung der tetanischen Erscheinungen umgekehrt eine Zunahme der Säure- und Ammoniakausscheidung. Sie gaben die Erklärung, daß die ursprüngliche Hypohydrie durch die säurebildenden Krämpfe in eine Hyperhydrie übergeführt wird, was spätere Blutuntersuchungen bestätigten.

Zu wesentlich einheitlicheren und stärkeren Veränderungen im Säurebasengleichgewicht führen die Magen- und Überventilationstetanie. Beiden Tetanieformen liegt ein Säureverlust zugrunde, teils flüchtiger Säuren (Überventilationstetanie), teils fixer Säuren (Magentetanie). Auch hier greift die Niere reaktionsregulatorisch ein. Nach einer Überventilation steigt unter Zunahme der Diurese die Alkaliausscheidung (Davies, Haldane und Kennaway), das Ammoniak verschwindet mehr oder weniger aus dem Urin (Collip und Backus[1], Grant und Goldman[2], Rafflin[3]). Bei der Magentetanie wird ebenfalls kompensatorisch Alkali durch die Niere entfernt als Bikarbonat oder sekundäres Phosphat, die Urinreaktion wird alkalischer (Underhill, Tileston und Bogert[4]). Die Veränderungen der Harnreaktion lassen allerdings hier nicht immer einen Rückschluß auf die Säurebasenverhältnisse im Blut zu. So beobachteten Straub[5] und Gollwitzer-Meier[6] bei einer Magentetanie trotz alkalischer Blutreaktion (p_H 7,55) die Bildung eines sauren Harns, und in Versuchen von Underhill, Tileston und Bogert war der Ammoniakkoeffizient bei der Magentetanie trotz alkalischer Reaktion hoch.

Herzinsuffizienz. Die Störungen des Säurebasengleichgewichtes bei der Herzinsuffizienz beruhen vorwiegend auf der unvollständigen Beseitigung der Milchsäure im Gewebe und ihrer Anhäufung im Blut. Die Niere beteiligt sich an der Kompensation der Störung durch eine Mehrausscheidung von Milchsäure und Ammoniak (Henderson und Palmer[7]) und Erhöhung der Ammoniakzahl (Perger[8]). Mit dem Eintritt der Kompensation steigt die Urinalkalescenz an. Der Harn wird bei Herzkranken im Schlaf alkalischer, während er bei Gesunden gerade im Schlaf saurer wird (Kempman und Menschel[9]).

Bei Erkrankungen der *Leber* fand Rafflin[10] eine Zunahme des NH_3-Faktors bei gleichzeitiger Abnahme der Urinmenge.

Blutverluste. Nach großen Blutverlusten, auch schon nach kleinen *Aderlässen*, nehmen der Säuregrad (C_H), die Ammoniakzahl und der Gesamt- und Ammoniakstickstoff im Harn zu. Diese Veränderungen sind hier ebenso Ausdruck eines Kompensationsvorganges wie die gleichzeitige Senkung der alveolären Kohlensäurespannung. Durch einen Aderlaß, noch mehr durch einen großen Blutverlust, sinkt die Alkalireserve im Blut und je nach der Verminderung der Sauerstoffkapazität auch der Pufferwert des Blutes. Die Reaktionslage wird saurer (Endres und Neuhaus[11]).

Niereninsuffizienz. Wenn die Niere ihre Fähigkeit, Säuren und Basen auszuscheiden, verliert, wird sie selbst die Ursache von Störungen im Säurebasengleichgewicht. Während z. B. ein Gesunder peroral zugeführte Salzsäure prompt

[1] Collip, I., u. P. Backus: J. of Physiol. **51**, 548 (1920).
[2] Grant, B., u. A. Goldman: Amer. J. Physiol. **51**, 548 (1920); **52**, 509 (1930).
[3] Rafflin, R.: Bull. Soc. Chim. biol. Paris **11**, 189 (1929).
[4] Underhill, W. Tileston u. J. Bogert: J. metabol. Res. **1**, 723 (1922).
[5] Straub, H.: Erg. inn. Med. **25**, 1 (1924).
[7] Gollwitzer-Meier, Kl.: Z. exper. Med. **40**, 83 (1924).
[6] Henderson, L. J., u. W. W. Palmer: J. of biol. Chem. **13**, 393 (1913).
[8] Perger, H.: Klin. Wschr. **1929**, 63.
[9] Kempman, W., u. H. Menschel: Klin. Wschr. **3**, 182 (1924).
[10] Rafflin, R.: Bull. Soc. Chim. biol. Paris **11**, 198 (1929).
[11] Endres, G., u. C. Neuhaus: Z. exper. Med. **47**, 585 (1925).

unter Mitnahme von Ammoniak ausscheidet, zieht sich nach BEGUN und MÜNZER[1] die Säureausscheidung bei Nierenkranken bis zu 6 Tagen hin, wobei der Ammoniakgehalt im Harn kaum ansteigt. Sie schließen daraus auf eine Störung der Ammoniakbildung. Tatsächlich kann es sich jedoch ebensogut um eine Unfähigkeit der Säureausscheidung handeln, die die Ammoniakbildung überflüssig macht. Der Ausfall der Alkalitoleranzproben zeigt, daß die kranke Niere auch der Alkaliausscheidung gegenüber insuffizient werden kann (SELLARDS[2], PALMER[3], PEABODY[4]). Die Verabreichung einer Probekost mit einem Überschuß an sauren basischen Valenzen gestattet eine Prüfung der Leistungsfähigkeit der Niere in Hinsicht auf die Säure- und Basenausscheidung (BECKMANN[5]). Bei schweren Nierenerkrankungen fehlt die Anpassungsfähigkeit der Niere auf die Anforderungen dieser Kost. Die Harnreaktion wird in ähnlicher Weise fixiert wie das spezifische Gewicht. Die Variabilität der Ionenacidität geht verloren. Zu ähnlichen Ergebnissen gelangten auch STARCKE[6] und LUCKE[7]. PANNWITZ[8] beobachtete bei akuten Belastungsversuchen mit Salzsäure und Bicarbonat bei vorwiegender Tubuluserkrankung eine verminderte Säureausscheidung und alkalische Harnreaktion, bei vorwiegender Glomeruluserkrankung eine verminderte Alkaliausscheidung und saure Harnreaktion. MAINZER[9] glaubt, daß die verminderte Bicarbonatausscheidung bei Nierenkranken auf der Unfähigkeit das Bicarbonat zu konzentrieren beruht.

Anscheinend kann bei Erkrankungen der Niere die Bildung des Neutralisationsammoniaks in der Niere gestört sein. Nach den Untersuchungen von RABINOWITSCH[10] bildet jedenfalls der Normale mehr Ammoniak, verglichen mit der Harnacidität, als der Nephritiker.

EMBDEN und SCHUMACHER[11] fanden im Tierexperiment eine Abnahme des Ammoniakbildungsvermögens der Niere nach Uranvergiftungen.

Im Gegensatz zur nephritischen Niere ist bei der nephrotischen die Ammoniakbildung nicht gestört (MAGNUS-LEVY[12]). Sie ist merkwürdigerweise im Gegenteil höher als unter normalen Verhältnissen. Diese Ammoniurie der Nephrotiker dient aber nicht der Absättigung von Säuren, sondern stellt eine primäre Störung dar.

VI. Anteil der Gewebe an der Reaktionsregulierung.

Es liegen bis jetzt wenig brauchbare Beobachtungen über die Beteiligung der Gewebe an der Reaktionsregulierung vor. Eine solche kann erfolgen entweder durch Pufferungsvorgänge oder durch Anpassung der Stoffwechselvorgänge.

Für *die Pufferung im Gewebe* dürfte den Gewebseiweißkörpern die Hauptbedeutung zukommen, daneben wie im Blut den Phosphat- und Bicarbonatsystemen. Vermöge seiner Puffer wird das Gewebe ebenso wie das Blut Reaktionsänderungen einen gewissen Widerstand entgegensetzen. Die Pufferung

[1] BEGUN, A., u. E. MÜNZER: Z. exper. Path. u. Ther. **20**, 78 (1919).
[2] SELLARDS: Bull. Hopkins Hosp. **23**, 389 (1912).
[3] PALMER, W. W.: Med. comm. Mass. Med. Soc. **24**, 113 (1913).
[4] PEABODY, F. W.: Arch. int. Med. **14**, 236 (1914).
[5] BECKMANN, K.: Münch. med. Wschr. **14**, 417 (1923).
[6] STARCKE, P.: Z. klin. Med. **45**, 386 (1924).
[7] LUCKE, H.: Z. exper. Med. **46**, 740 (1925).
[8] PANNWITZ, G. v.: Z. urol. Chir. **18**, 125 (1925).
[9] MAINZER, F.: Z. klin. Med. **111**, 16 (1929).
[10] RABINOWITSCH, J. M.: Arch. int. Med. **33**, 394 (1924).
[11] EMBDEN, G., u. H. SCHUMACHER: Pflügers Arch. **233**, 487 (1929).
[12] MAGNUS-LEVY: Leyden-Vorlesung. Berlin 1930.

im Gewebe verhindert eine allzu rasche und allzu starke Überschwemmung des Blutes mit den im Stoffwechsel gebildeten Säuren.

Hill nimmt an, daß die im tätigen Muskel gebildete Milchsäure im Gewebe sehr rasch neutralisiert wird. Es reicht aber die Menge der im Froschmuskel vorhandenen Alkalisalze, Phosphate und Bicarbonate nach Meyerhof zur Neutralisierung der Milchsäure nicht aus. Durch die im Muskel gebildete Milchsäure wird Kohlensäure nicht in nennenswerter Menge aus den Bicarbonatverbindungen ausgetrieben[1]. Der Anstieg der Wasserstoffionenkonzentration und Kohlensäurespannung müßte im Falle einer ausschließlichen Neutralisierung der Milchsäure durch das Alkali der Bicarbonatverbindungen wesentlich größer sein, als dies tatsächlich der Fall war. Nach Hill müssen daher im Gewebe weit wirkungsvollere Puffer vorhanden sein, die Eiweißkörper, die nach seiner Auffassung in ihrer Wirkung vielleicht sogar an das Hämoglobin heranreichen. Den Pufferungsvorgang stellt er in der Weise dar:

$$Na^+P^- + H^+L^- \rightarrow Na^+L^- + HP \, .$$
(Na-Proteinat) (Milchsäure) (Na-Lact.) (Eiweiß)

Eppinger[2] und Shaw[3] versuchten *ein Maß der Pufferleistung des Gewebes* dadurch zu bekommen, daß sie Tiere kohlensäurehaltige Gasgemische (10—15% CO_2) eine bis mehrere Stunden lang einatmen ließen und die im Körper zurückbehaltene Kohlensäure unter Berücksichtigung des Sauerstoffverbrauches und des respiratorischen Quotienten bestimmten. Die Differenz zwischen der gesamten aufgenommenen Kohlensäure und der im Blut zurückgehaltenen Kohlensäure wurde als Maß der im Gewebe retinierten Kohlensäure angesehen. Nach ihrer Berechnung werden 88—99% dieser Kohlensäure im Gewebe retiniert. Eppinger nimmt an, daß die Kohlensäure in gebundener Form durch die Gewebspuffer festgehalten wird und lehnt die anfangs von ihm selbst diskutierte Möglichkeit einer rein physikalischen Absorption der Kohlensäure ab. Bei septisch infizierten Tieren war die Kohlensäureretention im Gewebe geringer, nach der Auffassung Eppingers also auch die Pufferfähigkeit der Gewebe geringer.

In kurz dauernden Kohlensäureeinatmungsversuchen am Menschen findet Kroetz[4] innerhalb der biologisch vorkommenden Kohlensäurespannungen 62 bis 80% der im Körper retinierten Kohlensäure als Gewebsanteil, rechnet aber aus, daß im Gegensatz zu der Eppingerschen Annahme diese Kohlensäureretention allein durch die physikalische Kohlensäureabsorption in der wässerigen Phase des Gewebes erklärlich ist. Eine nachweisbare Inanspruchnahme der Gewebspuffer war nicht zu finden. Unter pathologischen Verhältnissen (Diabetes, Herzinsuffizienz) konnte keine Abnahme der Pufferkapazität der Gewebe festgestellt werden.

Es ist aber dennoch sehr wahrscheinlich, daß die Puffer, die das Gewebe zweifellos besitzt, bei stärkster Säureüberladung der Gewebe in Funktion treten.

Nach verschiedenen Untersuchungen nimmt auch der *Zellstoffwechsel* an der Reaktionsregulation teil. Gegenüber den reaktionsstörenden Einflüssen des Zellstoffwechsels, die notwendigerweise mit ihm verbunden sind und zu dessen Ausgleich alle anderen Reaktionsregulatoren vorhanden sind, müssen die reaktionsregulierenden Einflüsse des Stoffwechsels, soweit solche überhaupt vorhanden sind, sehr in den Hintergrund treten. Immerhin können gewisse Stoffwechselvorgänge als reaktionsregulatorische Vorgänge aufgefaßt werden.

---

[1] Hill, A. V.: Muscular activity. John Hopk. Univ. 1926. — Hill, A. V., C. N. H. Long u. H. Lupton: Proc. roy. Soc. Lond. B **96**, 438 (1924).

[2] Eppinger, Kisch u. Schwarz: Das Versagen des Kreislaufs. Berlin 1927.

[3] Shaw, L. A.: J. of Physiol. **72**, 79 (1926).

[4] Kroetz, Chr.: Verh. Kongr. inn. Med. Wiesbaden 1928. 291.

Der *Anteil der Gewebe an der Reaktionsregulierung* kann einmal darin bestehen, daß dem Körper *zugeführte Säuren*, die das Säurebasengleichgewicht stören, *oxydativ beseitigt* werden. Nach HAGGARD und HENDERSON ist die letale Dosis bei der experimentellen Milchsäurevergiftung für einen Hund 2—3mal größer als bei der Salzsäurevergiftung. Das Ergebnis ist durch die rasche oxydative Beseitigung der Milchsäure zu erklären. Die Alkalireserve sinkt dementsprechend nur wenig. Andererseits besitzt nach der Auffassung verschiedener Autoren der Körper gerade in der Milchsäurebildung ein Mittel, um einen Basenüberschuß zu beseitigen. Am einfachsten wird zwar ein Basenüberschuß mit Hilfe einer Kohlensäureretention und ihrer Bindung an Basen kompensiert. Die einseitige Vermehrung des Bicarbonates hat aber zur Folge, daß zwecks Konstanterhaltung der Reaktion auch die Menge der freien Kohlensäure zunehmen muß. Daß tatsächlich auch fixe Säuren zur Basenbindung herangezogen werden, haben die Versuche von MACLEOD und KNAPP[1] gezeigt. Sie beobachteten nach einer intravenösen Injektion von Alkali, die ausreichte, um die Blutreaktion nach der alkalischen Seite zu verschieben, eine Erhöhung des Milchsäurespiegels im Blut und eine beträchtliche Mehrausscheidung von Milchsäure im Urin. Allerdings glauben sie, daß die Milchsäuremenge nur zur Neutralisierung von 5—6% des Alkaliüberschusses ausreicht. WILSON, STEARNS und JANNEY[2] gehen sogar so weit, das Auftreten von Krampfanfällen im Krankheitsbild der Tetanie, die meist von einer Hypohydrie begleitet ist, als reaktionsregulatorischen Vorgang aufzufassen.

Der Acetessig- und β-Oxybuttersäure, die bei der Überventilations- und Bicarbonatalkalose im Harn auftritt, messen DAVIES, HALDANE und KENNAWAY[3] wegen der Mengenverhältnisse keine Bedeutung für die Neutralisationsvorgänge bei, wohl aber PORGES und LIPSCHITZ[4].

Nach verschiedenen Beobachtungen ändert sich die Gesamtstoffwechselgröße unter dem Einfluß von Basen oder Säuren, und zwar in dem Sinne, daß die Reaktionslage gebessert wird. CHVOSTEK[5] sah nach Säurezufuhr eine Abnahme der Oxydationsgröße, ebenso ATKINSON und LUSK[6], umgekehrt LOEWY[7] und LEHMANN[8] nach Alkalizufuhr eine Zunahme der Oxydationsgröße. Über ähnliche Beobachtungen berichtet CAMPBELL[9], der glaubt, daß die Stoffwechselsteigerung durch Alkalien, die Stoffwechselhemmung durch Säuren ein ganz allgemeines physiologisches Prinzip darstelle und daß der „Körperstoffwechsel seine Reaktionslage zu bessern suche."

Der Einfluß der Reaktion auf die Oxydationsprozesse an der isolierten Zelle und am Gewebsschnitt kann hier nicht besprochen werden.

Im ganzen läßt sich bisher kein abschließendes Urteil darüber gewinnen, wieweit Veränderungen des Gesamtstoffwechsels eine reaktionsregulatorische Bedeutung zukommt.

VII. Anteil der Leber an der Reaktionsregulierung.

Die *Bedeutung der Leber* für die Reaktionsregulierung liegt zum großen Teil in *der oxydativen Beseitigung von organischen Säuren*, die im Organismus an anderen Stellen gebildet werden (z. B. Milchsäure) oder vom Darm aus in den

---

[1] MACLEOD, J. J., u. H. J. KNAPP: Amer. J. Physiol. **47**, 189 (1918/19).
[2] WILSON, R. W., STEARNS u. JANNEY: J. of biol. Chem. **21**, 169 (1915).
[3] DAVIES, H. W., I. B. S. HALDANE u. E. L. KENNAWAY: J. of Physiol. **55**, 296 (1921).
[4] PORGES, O. u. H. LIPSCHITZ: Arch. f. exper. Path. **97**, 379 (1923).
[5] CHVOSTEK: Zbl. inn. Med. **14**, 329 (1893).
[6] ATKINSON u. LUSK: J. of biol. Chem. **36**, 421 (1918).
[7] LOEWY, A.: Arch. f. Physiol. **1903**, 378.
[8] LEHMANN, C.: Magdeburger Naturforscherverh. **1886**.
[9] CAMPBELL, J. A.: J. of Physiol. **57**, 386 (1923).

Kreislauf gelangen. Da die Anhäufung dieser Stoffe im Blut zu Störungen des Säurebasengleichgewichtes führt, so kann umgekehrt ein Vorgang, durch den die Säuren beseitigt werden, als reaktionsregulatorisch aufgefaßt werden.

Nach PARNAS und BAER[1], BARRENSCHEEN[2], BALDES und SILBERSTEIN[3] und EMBDEN[4] ist die Resynthese der bei der Muskelarbeit gebildeten Milchsäure keineswegs auf die Muskulatur beschränkt, sondern kann zum Teil auch in anderen Organen, vor allem in der Leber, geschehen. ISAAC[5] konnte bei künstlicher Durchströmung der Leber ein Verschwinden der Milchsäure aus dem Blut feststellen. Beim lebergesunden Hund ruft die Injektion von 1—2 g milchsaurem Natrium überhaupt keine Erhöhung des Milchsäurespiegels hervor, da die Milchsäure schnell beseitigt wird (MENDEL und BAUCH[6]). Es ließ sich ferner nachweisen, daß bei Erkrankungen der Leber die Beseitigung der Milchsäure aus dem Blut verzögert ist. BECKMANN, ADLER und LANGE[7] konnten bei experimenteller Erhöhung des Blutmilchsäurespiegels durch Injektion von milchsauren Salzen beobachten, daß bei Erkrankungen der Leber der Gipfelpunkt des Milchsäurespiegels höher wurde, der Abfall langsamer erfolgte als unter normalen Verhältnissen. Ähnliche Beobachtungen machte BECKMANN bei Herzdekompensierten mit Leberstauung. Die Ursache dieser verzögerten Milchsäurebeseitigung wird in Störungen der Milchsäureoxydation in der Leber gesucht. Aber nicht nur die injizierte, sondern auch die im Stoffwechsel gebildete Milchsäure verschwindet bei Lebererkrankungen infolge der Resynthesestörung in der Leber langsamer als bei Gesunden, wodurch die Störungen im Säurebasengleichgewicht, die durch die Milchsäureabgabe an das Blut von längerer Dauer sind. Selbst bei carcinomatösen Lebererkrankungen läßt sich der verzögerte Abfall des Blutmilchsäurespiegels nachweisen (VALENTIN[8], SCHUHMACHER[9], BÜTTNER[10]).

Die Leber beteiligt sich noch in anderer Weise an der Reaktionsregulation. Sie ist nach den Untersuchungen von BECKMANN imstande, *die ihr im Pfortaderblut zuströmenden Säuren und Basen bis zu einem gewissen Grad zu neutralisieren und einen Überschuß von Säuren und Basen mit der Galle zu entfernen.*

BECKMANN[11] injizierte Kaninchen Säuren und Basen direkt in die Vena porta und untersuchte dann die Zusammensetzung des Blutes in der Vena hepatica. Kontrolltieren wurden dieselben Säuren- und Basenmengen in die Vena jugularis eingespritzt und teils das Carotisblut, teils das Jugularisblut untersucht. Während nun z. B. durch die Injektion von 8 ccm $n/_{10}$-HCl in die Jugularis die Blutreaktion von p_H 7,51 auf 7,24 verschoben wurde, fand sich nach intraportaler Injektion in der Vena hepatica nur eine Verschiebung von p_H 7,46 auf 7,34. Entsprechend nahm das Kohlensäurebindungsvermögen des Blutes während der Passage durch die Leber zu. Die Abnahme der Kohlensäurekapazität betrug im ersteren Fall 18 Vol.-%, im zweiten Fall im Lebervenenblut nur 9 Vol.-%. Das gleiche Verhalten zeigte sich mit umgekehrten Vorzeichen nach der Injektion von Alkalien. *Die Leber neutralisiert also einen Säure- oder*

[1] PARNAS, J., u. J. BAER: Biochem. Z. **41**, 386 (1912).
[2] BARRENSCHEEN: Biochem. Z. **58**, 299 (1913).
[3] BALDES, K., u. F. SILBERSTEIN: Hoppe-Seylers Z. **100**, 34 (1917).
[4] EMBDEN, G.: Ds. Handb. **7**, 1 (1925).
[5] ISAAC: Hoppe-Seylers Z. **100**, 1 (1917).
[6] MENDEL u. BAUCH: Klin. Wschr. **1926**, Nr 28.
[7] ADLER, K., u. H. LANGE: Dtsch. Arch. klin. Med. **157**, 129 (1927).
[8] VALENTIN: Münch. med. Wschr. **28** (1926).
[9] SCHUHMACHER: Klin. Wschr. **1926**, Nr 2.
[10] BÜTTNER: Klin. Wschr. **1926**, Nr 23.
[11] BECKMANN, K.: Klin. Wschr. **6**, 2229 (1927).

Basenüberschuß in dem ihr zuströmenden Blut bis zu einem gewissen Grad und verringert die Reaktionsverschiebung. Injiziert man einem Hund 5proz. $NaHCO_3$-Lösung in die Vena porta, so nimmt der Bicarbonatgehalt des Arterienblutes nur sehr wenig zu, stärker der der Lymphe und am stärksten der in der Lebergalle (BECKMANN). Ähnliche Befunde erhoben CORNOT und GRUZEWSKA[1]. Auch sie stellten fest, daß nach $NaHCO_3$-Injektionen das Bicarbonat nur zum geringsten Teil in den Kreislauf übergeht, während der Hauptteil zunächst in der Leber retiniert wird, von dort aus in die Lymphe abgegeben und zum größeren Teil mit der Galle ausgeschieden wird. Sie halten die Leber für das Hauptausscheidungsorgan für Bicarbonat. HOESCH[2], GRASHEIM und PETOW[3] fanden, daß der Bicarbonatgehalt der Galle größer ist als der des Blutes oder der Lymphe. Auch das der Leber im Überschuß zugeführte Natrium wird zum großen Teil in der Leber retiniert, zum anderen Teil durch die Lymphe oder Galle abgeführt und belastet kaum den allgemeinen Kreislauf.

Die Bedeutung der Gallenabsonderung für die Regulierung des Säurebasengleichgewichtes geht noch deutlicher aus Versuchen an Hunden hervor, bei denen der Ductus choledochus unterbunden war (BECKMANN[4]), wobei wieder verschiedene Lösungen in die Vena porta und vergleichshalber in die Jugularis oder Femoralis injiziert wurden. Dabei ergab sich, daß bei einem Verschluß der Gallenwege eine gegen die Norm veränderte Ionenabgabe aus der Leber an das Blut und die Lymphe erfolgt. Vor allem treten die Na- und HCO_3-Ionen, die sonst vorwiegend durch die Galle zur Ausscheidung gelangen, in das Blut der Vena hepatica über und stören das Säurebasengleichgewicht des Gesamtkreislaufes. Die Leber reguliert bei Choledochusunterbindung die Störungen des Säurebasengleichgewichtes weniger gut. Dadurch werden auch die Störungen des Säurebasengleichgewichtes größer.

ACHELIS und SCHNEIDER fanden, daß Hunde, denen der Choledochus unterbunden wurde, Säurebelastungen (intravenöse Injektion von 4proz. NH_4Cl-Lösungen) sehr schlecht vertragen.

Früher wurde auch die *Bildung des Neutralisationsammoniaks* als eine Funktion der Leber angesehen. Seit den Untersuchungen von NASH und BENEDICT muß sie als eine Funktion der Niere gelten.

Schließlich besitzt auch *die Harnstoffsynthese aus Ammoniak,* die in der Leber vor sich geht, regulationsregulatorische Bedeutung.

VIII. Reaktionsregulierung durch den Kreislauf.

Der Abtransport der im Stoffwechsel gebildeten Säuren geschieht durch das Blut. Die Größe der Säureabgabe an das Blut und der Sauerstoffentnahme aus dem Blut hängt von der Größe der Oxydationsprozesse ab. Mit Zunahme der Oxydationsprozesse im Gewebe wächst der Sauerstoffbedarf und die Kohlensäurebildung. Ändert sich die Durchflußgeschwindigkeit des Blutes durch das arbeitende Organ nicht, so wird mehr Kohlensäure an die Volumeinheit Blut abgegeben, das Hämoglobin wird stärker reduziert als im ruhenden Organ. Dasselbe ist der Fall, wenn die Durchflußgeschwindigkeit zwar zunimmt, aber nicht im selben Maß wie die Stoffwechselgröße. Es steigt die venöse Kohlensäurespan-

[1] CORNOT u. GRUZEWSKA: C. r. Acad. Sci. Paris **94**, 756 (1926).
[2] HOESCH: Dtsch. Arch. klin. Med. **154**, 313 (1927).
[3] GRASHEIM u. PETOW: Z. klin. Med. **104**, 893 (1926).
[4] BECKMANN, K.: Dtsch. Arch. klin. Med. **160**, 63 (1928); **164**, 309 (1929).

nung, während die venöse Sauerstoffsättigung sinkt. Der Abtransport der im Gewebe gebildeten Säuren geht mit einer gegen die Norm vergrößerten venösen Wasserstoffionenkonzentration und Kohlensäurespannung vor sich. Die arteriovenöse p_{CO_2}- und p_H-Differenz nehmen zu.

Unter normalen Verhältnissen ist der Blutzufluß zu einem arbeitenden Organ größer als zu einem ruhenden. Die Regulierung geschieht durch Änderung der Gefäßweite und des Widerstandes. Die Stromvolumina verteilen sich im umgekehrten Verhältnis zum Widerstand in den abzweigenden Gefäßen. Mit Erweiterung der zuführenden Gefäße strömt mehr Blut in ein Organ ein. Die regulatorische Steigerung der Durchflußgeschwindigkeit in einem kleineren Gefäßgebiet ist möglich, ohne daß sich dabei die Gesamtzirkulationsgröße, das Herzminutenvolumen ändert.

Als Reiz für die Regulierung des Blutzuflusses zu einem Organ kommen neben nervösen Impulsen vor allem chemische Substanzen in Frage, die entweder peripher am Ort ihrer Bildung wirksam sind oder auf dem Weg über das Blut zentral angreifen.

Hürthle[1], Roy und Sherrington[2] sahen bei Asphyxie eine Erweiterung der Hirngefäße und abnorme Blutfüllung des Gehirns. Nach Severini[3] und Tomita[4] kommen als gefäßerweiternde Stoffe vor allem Säuren, und zwar im Körper in erster Linie die Kohlensäure, in Frage. Den exakten Nachweis, daß Säuren gefäßdilatierend wirken, erbrachte Gaskell[5] in Durchströmungsversuchen an Fröschen. Er nahm an, daß die unmittelbare Ursache für die Gefäßerweiterung in einem arbeitenden Organ ebenfalls in einer Säurewirkung zu suchen sei, und zwar in der Wirkung von Säuren, die von dem Organ selbst gebildet werden und selbsttätig ohne Eingreifen des Nervensystems den Blutzufluß zu dem Organ regulieren. Die Versuchsergebnisse von Gaskell wurden von Bayliss[6] bestätigt. Er fand bei Durchströmung eines Organs mit Ringerlösung unter konstantem Druck eine Gefäßerweiterung, wenn der Lösung Kohlensäure oder eine andere Säure zugefügt wurde. Auch Anrep[7] fand in Durchströmungsversuchen mit Ringerlösung bei Zusatz von Milchsäure, Essigsäure, Salzsäure und Kohlensäure — letztere in Konzentrationen von 7—15% — eine Gefäßerweiterung. Markwalder und Starling[8] stellten eine dilatatorische Wirkung der Kohlensäure am Coronarsystem fest. Über die gefäßerweiternde Wirkung der Kohlensäure berichteten auch Hooker[9], Schwarz und Lemberger[10]. Fleisch[11] konnte in Durchströmungsversuchen am Frosch schon bei Kohlensäurekonzentrationen von 3 Vol.-% eine gefäßerweiternde Wirkung feststellen und gibt als unterste Konzentrationsgrenze, die gerade noch gefäßerweiternd wirkt, 0,5% Kohlensäure an. Die anderslautenden Befunde von Pearce[12] und Ishikawa[13], die unter dem Einfluß der Kohlensäure eine Gefäßerweiterung entweder ver-

[1] Hürthle, K.: Pflügers Arch. 44, 561, 575, 582 (1889).
[2] Roy, S. C., u. C. S. Sherrington: J. of Physiol. 11, 85 (1890).
[3] Severini, L., zitiert nach Fleisch.
[4] Tomita, Th.: Pflügers Arch. 116, 299 (1907).
[5] Gaskell, W. H.: J. of Physiol. 3, 488 (1880/82).
[6] Bayliss, W. M.: J. of Physiol. 26, 32 (1901) — Proc. of gen. Physiol., Lond. 1915, 699 u. 713.
[7] Anrep, G.: J. of Physiol. 45, 307 (1912/13).
[8] Markwalder, J., u. E. Starling: J. of Physiol. 47, 275 (1913).
[9] Hooker, S. R.: Amer. J. Physiol. 28, 361 (1911); 31, 47 (1912); 35, 73 (1914).
[10] Schwarz u. Lemberger: Pflügers Arch. 141, 149 (1911).
[11] Fleisch, A.: Z. allg. Physiol. 19, 270 (1921) — Pflügers Arch. 171, 86 (1918).
[12] Pearce, R. G.: Z. Biol. 62, 243 (1913).
[13] Ishikawa, H.: Z. allg. Physiol. 16, 223 (1914).

mißten oder eine Gefäßverengerung beobachteten, erklärt FLEISCH dahin, daß
nur kleine Kohlensäurekonzentrationen eine Gefäßerweiterung erzeugen, größere
Konzentrationen dagegen eine Gefäßverengerung. Die Säuren üben nur innerhalb
einer relativ engen Konzentrationsbreite einen Dilatationsreiz aus. Weiter fand
FLEISCH in Durchströmungsversuchen mit sauerstoffgesättigten Phosphatpuffer-
lösungen an Warmblütern — Meerschweinchen, Kaninchen —, daß die Kohlensäure nur vermöge ihres Säurecharakters dilatatorisch wirkt und daß ihr
keine spezifisch erweiternde Wirkung zukommt. Als adäquaten *Reiz für die
Gefäßerweiterung bezeichnet er die Wasserstoffionenkonzentration.* Die wirksamen
Wasserstoffzahlen liegen innerhalb physiologischer Bereiche. Deutliche Gefäß-
dilatation wurde schon innerhalb p_H 7,46 und 7,0 gesehen. Für das Zustandekommen einer Gefäßerweiterung ist nicht eine saure Reaktion notwendig, sondern
es genügt eine Verminderung der alkalischen Reaktion. Die im Gewebe gebildeten
sauren Stoffwechselprodukte reichen in ihrer Konzentration nach FLEISCH aus,
eine Gefäßerweiterung zu erzeugen, da sie schon durch eine geringe Zunahme
der Wasserstoffionenkonzentration hervorgerufen wird. Die Erweiterung der
Gefäße bleibt bestehen, solange der Säurereiz wirksam ist und bildet einen
reversiblen Vorgang. Gerade die quantitativ reversible Abhängigkeit der Gefäßweite von der Wasserstoffionenkonzentration kann nach der Auffassung von
HESS[1] als Beweis dafür angesehen werden, daß die Wasserstoffionen einen
physiologischen Reiz für die Strömungsregulierung darstellen, ähnlich wie sie
den physiologischen Reiz für die Atmung bilden.

Die *Abhängigkeit der Gefäßweite von der Wasserstoffionenkonzentration* geht
auch hervor aus Untersuchungen von ADLER[2], ATZLER und LEHMANN[3]. Letztere
fanden das Maximum der Gefäßerweiterung am Forschpräparat zwischen p_H 5
und 7, während LEAKE, HALL und KÖHLER[4] dieses Maximum bei p_H 7,2 fanden,
jenseits dieser Reaktion hingegen eine Vasokonstriktion. MÜLLER[5] vermißte in
der Gegend des Neutralpunktes, also zwischen p_H 6,9 und 7,2, im Gegensatz zu
den Angaben von LEAKE, HALL und KÖHLER eine Gefäßwirkung, während in
einem alkalischeren Reaktionsbereich p_H-Differenzen von 0,5 einen deutlichen
Einfluß auf die Gefäßweite haben sollen. Sie zeigten, daß auch Lactationen als
solche nicht spezifisch wirksam sind, was nach den Untersuchungen von FLEISCH
anzunehmen war.

Neuerdings machte BECKMANN[6] die Feststellung, daß Änderungen der Wasserstoffionenkonzentration nicht *nur die Arterienweite, sondern auch die Venen-
weite* beeinflussen. Dabei erwies sich allerdings die Wirkung auf die Venen als
entgegengesetzt derjenigen auf die Arterien. Eine Erhöhung der Wasserstoffionenkonzentration der Durchströmungsflüssigkeit brachte die Vena saphena, cephalica
und iliaca zur Kontraktion, während die Weite der Vena jugularis und mesenterica
durch die Änderungen der Wasserstoffionenkonzentration unbeeinflußt blieb.
Die Venen sind Veränderungen der Reaktion gegenüber äußerst empfindlich,
eine Steigerung der Wasserstoffionenkonzentration von p_H 7,4 auf 7,3 ruft bereits eine deutliche Venoconstriction hervor. Dieselbe Steigerung der Wasserstoffionenkonzentration innerhalb desselben p_H-Bereiches erzeugt also im arteriellen Anteil des Gefäßsystems eine Erweiterung und begünstigt so den Blut-

---

[1] HESS, W. R.: Erg. inn. Med. **23**, 1 (1923).
[2] ADLER, L.: Arch. f. exper. Path. **91**, 81 (1921).
[3] ATZLER, E., u. G. LEHMANN: Pflügers Arch. **190**, 118 (1921). — ATZLER, E.: Dtsch.
med. Wschr. **49**, 1011 (1923).
[4] LEAKE, CH. D., F. G. HALL u. A. E. KÖHLER: Amer. J. Physiol. **65**, 386 (1923).
[5] MÜLLER, E.: Pflügers Arch. **205**, 233 (1924).
[6] BECKMANN, R.: Pflügers Arch. **223**, 561 (1929).

zufluß zu dem Organ, hingegen verengert sie den venösen Anteil, wodurch eine unnütze Blutüberfüllung des Organs verhindert, der Blutabfluß aus dem Organ begünstigt und ein zu großer Blutentzug aus dem allgemeinen Kreislauf vermieden wird.

Auffallend ist, daß gerade die Mesenterialvenen, die für die Blutumlagerungen im Körper von größerem Einfluß sind als irgendein anderes Gefäßgebiet, auf Änderungen der Wasserstoffionenkonzentration nicht ansprechen. Untersuchungen von GOLLWITZER-MEIER und BOHN ergaben ein gleiches Resultat. Andererseits besitzen aber gerade die Mesenterialvenen eine besonders gute zentrale Tonussteuerung. Es ließ sich zeigen, daß aus dem Kreislauf ausgeschaltete Mesenterialvenen, deren nervöse Verbindungen erhalten bleiben, sich bei Änderung der Wasserstoffionenkonzentration im allgemeinen Kreislauf kontrahieren, selbst wenn die Reaktion der Durchströmungslösung unverändert bleibt. Die Venoconstriction kommt bei Änderungen der Wasserstoffionenkonzentration im Blut, das nicht durch die isolierte Vene strömt, nicht peripher, sondern zentral über das Vasomotorenzentrum zustande (GOLLWITZER-MEIER und BOHN[1]).

Die unter dem Einfluß von Reaktionsänderungen im Blut auftretenden Veränderungen des Venentonus sind nicht nur für die Regulierung des Blutrückflusses aus einem einzelnen tätigen Organ von Wichtigkeit, sondern auch für die Rückflußregulierung aus der Gesamtperipherie zum Herzen, und damit für die Regulierung des Herzminutenvolumens.

Das Herzminutenvolumen ändert sich bei normalen Herz- und Vasomotorensystem mit der Größe des Sauerstoffverbrauches in der Peripherie. Zwischen beiden bestehen bei körperlicher Arbeit nach BOOTHBY sogar lineare Beziehungen, jedenfalls ein hoher Grad von Korrelation. Das Herzminutenvolumen wächst nicht nur mit dem Arbeitsumsatz, sondern auch bei Stoffwechselsteigerungen infolge Temperaturerhöhung (BJERLOEW und LILJESTRAND[2]) und endokrinen Störungen (LILJESTRAND und STENSTRÖM[3], DAVIES, MEAKINS und SAND[4]). Als chemischer Reiz für die Regulierung des Herzminutenvolumens spielen Veränderungen der Wasserstoffionenkonzentration eine große Rolle. Das zeigen die Beobachtungen bei Sauerstoffmangel, wobei das Herzminutenvolumen zunimmt, sowie die arterielle Sauerstoffsättigung unter 85% sinkt (GOLLWITZER-MEIER[5], HARRISON und BLALOCK[6]) und ferner die Beobachtungen über die Veränderungen des Minutenvolumens bei Änderungen der Blutreaktion. Der Regulierung des Herzminutenvolumens bei Änderungen der Blutreaktion liegt vorwiegend ein zentraler Mechanismus zugrunde. Das geht hervor aus der Möglichkeit, durch Änderung der Reaktion in den Bulbärzentren nicht nur die Atmung, sondern auch das Herzminutenvolumen zu beeinflussen. Nach intrarteriellen und subduralen Injektionen von CO_2-haltigen NaCl-Lösungen und $NaHCO_3$-Lösungen, also Lösungen, die eine zentrale Hyperhydrie erzeugen, steigt sowohl das Atemvolumen als auch das Herzminutenvolumen. Umgekehrt sinken Atemvolumen und Herzminutenvolumen bei der Injektion von Na_2CO_3-Lösungen, die zur zentralen Hypohydrie führen (GOLLWITZER-MEIER[7]).

[1] GOLLWITZER-MEIER, KL., u. BOHN: Klin. Wschr. **9**, 872 (1930).
[2] BJERLÖW u. LILJESTRAND: Acta med. scand. (Stockh.) **67**, 5 (1927).
[3] LILJESTRAND u. STENSTRÖM: Skand. Arch. Physiol. (Berl. u. Lpz.) **39**, 167 (1920).
[4] DAVIES, MEAKINS u. SAND: Heart **11**, 299 (1924).
[5] GOLLWITZER-MEIER, KL.: Pflügers Arch. **220**, 434 (1928).
[6] HARRISON, T. R., A. BLALOCK, C. PILCHER u. CH. W. WILSON: Amer. J. Physiol. **83**, 284 (1927). — HARRISON, T. R., u. A. BLALOCK: Amer. J. Physiol. **80**, 169 (1927).
[7] GOLLWITZER-MEIER, KL.: Pflügers Arch. **222**, 124 (1929).

Im engsten Zusammenhang mit den Veränderungen der Gefäßweite und des Herzminutenvolumens stehen die *des arteriellen Druckes*. Mosso[1], Henderson[2], Boothby[3] wiesen nach, daß der arterielle Druck mit der Kohlensäurespannung steigt. Dale und Evans schrieben sogar der Kohlensäure als solcher eine spezifische Wirkung auf die Druckregulierung zu. Da aber nicht nur die Kohlensäure, sondern auch der Sauerstoffmangel drucksteigernd wirkt, so nahm Mathison[4] schon 1910 an, daß die vasomotorischen Zentren durch die Wasserstoffionen erregt werden. Das bewiesen dann experimentelle Untersuchungen von Cobet[5], der der Kohlensäure ebensowenig eine spezifische Wirkung auf das Vasomotorenzentrum zuschreibt wie auf das Atemzentrum.

Sicher spielen bei der Kreislaufregulierung noch andere Stoffe außer den Wasserstoffionen eine Rolle. Es wäre, wie Hess[6] ausführt, die Annahme gesucht, daß der Regulationsmechanismus nur einer einzigen Reizqualität anvertraut sei. Die Änderung der Wasserstoffionenkonzentration ist nach Hess wahrscheinlich nur *ein* strömungsregulierendes Agens neben anderen mit vielleicht sehr differenzierter Spezifität.

Die Tatsache, daß die Strömungsgeschwindigkeit teils durch periphere, teils durch zentrale Mechanismen unter dem Einfluß von Änderungen der Wasserstoffionenkonzentration reguliert wird, spricht dafür, daß umgekehrt auch die Wasserstoffionenkonzentration durch die Kreislaufgeschwindigkeit reguliert wird.

IX. Die Bedeutung der Magen- und Darmsaftsekretion für die Reaktionsregulierung.

Die Salzsäuresekretion in den Magen stellt fast immer einen reaktionsstörenden Vorgang dar, der mit einem vorübergehenden Säureverlust im Blut verbunden ist, der zum Teil durch einen Chlornachschub aus den Chlordepots, zum Teil durch die Retention von Kohlensäure kompensiert wird. Selbst dann, wenn der Körper durch einen vorher stattgehabten Säureverlust über eine geringere Säuremenge verfügt, oder bei einem primären Basenüberschuß einer größeren Säureäquivalentmenge zur Neutralisierung bedarf, wird die Salzsäureabsonderung in den Magen meistens noch aufrechterhalten auf Kosten des Säurebasengleichgewichts im Blut, wie dies das Beispiel der Magentetanie lehrt.

In einzelnen Fällen vermag sich aber die Magensekretion den Säurebasenverhältnissen im Blut anzupassen und sogar reaktionsregulatorisch zu wirken. Von verschiedenen Untersuchern ist übereinstimmend festgestellt worden, daß die Salzsäuresekretion unter dem Einfluß des Morphiums zunimmt. Riegel[7] sah bei einem Hund mit Pawlowscher Fistel eine Sekretvermehrung nach Morphium, deren Höhepunkt etwa eine Stunde nach der Sekretion erreicht wurde, während gleichzeitig die Pankreassekretion gehemmt wurde (Cohnheim und Modrakowski[8]). Riegel machte dieselben Beobachtungen auch am Menschen. Smirnow und Sirakij[9] sahen nach 0,005—0,01 Morphium ebenfalls eine starke

---

[1] Mosso, zitiert nach Henderson.
[2] Henderson, Y.: Amer. J. Physiol. **25**, 315 (1910).
[3] Boothby, W. M.: J. of Physiol. **37**, 383 (1922).
[4] Mathison, G. C.: J. of Physiol. **41**, 416 (1910).
[5] Cobet, R.: Dtsch. Arch. klin. Med. **143**, 253 (1924).
[6] Hess, W. R.: Erg. inn. Med. **23**, 1 (1923).
[7] Riegel, F.: Z. klin. Med. **40**, 347 (1900).
[8] Cohnheim u. Modrakowski: Z. physik. Chem. **71**, 273 (1911).
[9] Smirnow, A., u. V. Sirakij, zitiert nach Ronas Berichte **41** (1929).

Zunahme der Magensekretion. Schoen[1] faßt diese Veränderungen der Magen-
und Darmsaftsekretion unter dem Einfluß des Morphiums, die zeitlich mit dem
Auftreten der Bluthyperhydrie zusammenfallen, als reaktionsregulatorischen Vorgang auf. Da das Atemzentrum zur Regulierung des Säurebasengleichgewichts
infolge seines veränderten Erregbarkeitszustandes nicht einzugreifen vermag,
so übernimmt neben der Niere auch der Darmkanal eine regulatorische
Funktion.

Ferner beobachtete Delhouge[2] nach forcierter willkürlicher Überventilation eine starke Abnahme der Magenacidität, die bei Superaciden
besonders ausgesprochen war und ebenfalls als regulativer Vorgang aufzufassen ist.

Bakaltschuk[3] beobachtete bei Einatmung von Kohlensäure eine gesteigerte
Magensaftacidität. v. Noorden[4] hatte schon vor längerer Zeit auf erhöhte Magen-
säurewerte des Diabetikers, vor allem im präkomotösen Zustand, hingewiesen.
In beiden Fällen handelt es sich nach der Auffassung der Autoren um reaktionsregulatorische Vorgänge.

Von wahrscheinlich *noch größerer Bedeutung für die Reaktionsregulation ist
die Säurebasenausscheidung in den Darm.* Die Rolle der Leber bzw. der Gallen-
bildung für die Regulierung des Säurebasengleichgewichtes ist bereits besprochen
worden.

Bei einem starken Alkaliüberschuß im Blut erfolgt die Alkalientfernung
nicht ausschließlich durch die Niere, da die sekundären Phosphate der Alkalien
und noch mehr der Erdalkalien sehr schlecht löslich sind, ihre Ausscheidung
im Harn begrenzt ist. Sie können dagegen durch den Darm in Form der drei-
basischen Phosphate als Tricalciumphosphat ausgeschieden werden. Daneben
kann im Stuhl auch sekundäres und bei saurem Stuhl auch primäres Calciumphosphat vorkommen. Bei sehr großem Alkaliüberschuß werden sie als fettsaurer
und kohlensaurer Kalk ausgeschieden. Auf diese Weise können sehr große
Mengen basischer Valenzen aus dem Körper entfernt werden mit nur geringem
Säureverlust. Werden dem Körper in der Nahrung vorzugsweise Basen zugeführt,
z. B. beim Pflanzenfresser, so erscheint die Hauptmenge der Phosphorsäure und
des Kalkes im Darm (Bergmann[5]). Überwiegen in der Nahrung die sauren Valenzen, so verändern sich die Mengenverhältnisse von Phosphorsäure und Kalk
und damit auch ihr Ausscheidungsweg. Je nach dem Überwiegen der Säuren
oder Basen im Blut gelangt die Phosphorsäure mit ein, zwei oder drei basischen
Valenzen zur Ausscheidung, wobei bald die Niere, bald der Darm regulatorisch
eingreift.

Die Bedeutung der Alkaliausscheidung im Darm für die Regulierung des
Säurebasengleichgewichtes im Körper haben auch die Untersuchungen von
Shohl und Sazo[6] gezeigt. Bei Untersuchungen über die Hungeracidose vermißte
Kishi[7] die erwartete regulatorische Veränderung der Alkaliausscheidung im
Darm.

Die zahlreichen Untersuchungen über die Veränderungen der Reaktion der
Faeces lassen, zumal wenn das Blut nicht gleichzeitig untersucht wird,
selten ein Urteil zu, wieweit es sich dabei um reaktionsregulatorische Veränderungen handelt. Es sei daher auf sie nicht eingegangen.

<hr>

[1] Schoen, R.: Arch. f. exper. Path. **101**, 365 (1924).
[2] Delhouge, Fr.: Klin. Wschr. **6**, 804 (1927).
[3] Bakaltschuk: Klin. Wschr. **7**, 1551 (1928).
[4] v. Noorden, zitiert nach Bakaltschuk.
[5] Bergmann, W.: Arch. f. exper. Path. **47**, 77 (1901).
[6] Shohl, A. T., u. A. Sato, zitiert nach Shohl: Physiologic. Rev. **3**, 19 (1923).
[7] Kishi, I.: Kongreßzbl. inn. Med. **34**, 217 (1924).

X. Reaktionsregulierung durch die Schweißsekretion.

Zur Regulierung des Säurebasengleichgewichtes im Blut trägt auch die Tätigkeit der Schweißdrüsen bei. Die Reaktion des Schweißes unterliegt sehr starken Schwankungen, ähnlich wie die Harnreaktion. Nach MARCHIONINI[1] ändert sich die durchschnittliche Reaktion je nach der Entstehung des Schweißes (z. B. thermodynamische oder pharmakodynamische Erzeugung). Die Reaktion kann nach seinen Untersuchungen zwischen p_H 4,3—8,6 schwanken.

Nach SNAPPER und GRÜNBAUM[2] können bei lang dauernder Muskelarbeit ($1^1/_2$ stündiger Fußballwettkampf) 1,1—2,2 g Milchsäure mit dem Schweiß ausgeschieden werden. Die Milchsäureausscheidung kann sogar größer sein als die durch die Niere und stellt ebenso wie diese einen reaktionsregulatorischen Vorgang dar.

---

[1] MARCHIONINI, A.: Schweiz. med. Wschr. **1928 II**, 1055. — Klin. Wschr. **1929 I**, 924.
[2] SNAPPER, S., u. A. GRÜNBAUM, Nederl. Tijdschr. Geneesk. **1928 11**, 5419 — Dtsch. med. Wschr. **1**, 181 (1928).

Die Hormone, ihre Physiologie und Pharmakologie. Von **Paul Trendelenburg**, Professor an der Universität Berlin.
Erster Band: **Keimdrüsen. Hypophyse. Nebennieren.** Mit 60 Abbildungen. XI, 351 Seiten. 1929. RM 28.—; gebunden RM 29.60
Zweiter Band: **Schilddrüse. Nebenschilddrüse. Inselzellen usw.** In Vorbereitung.

Innere Sekretion. Ihre Physiologie, Pathologie und Klinik. Von Professor Dr. **Julius Bauer**, Wien. Mit 56 Abbildungen. VI, 479 Seiten. 1927. RM 36.—; gebunden RM 39.—

Die innere Sekretion. Eine Einführung für Studierende und Ärzte. Von Dr. **Arthur Weil**, ehem. Privatdozent der Physiologie an der Universität Halle, Arzt am Institut für Sexualwissenschaft, Berlin. Dritte, verbesserte Auflage. Mit 45 Textabbildungen. VI, 150 Seiten. 1923. Gebunden RM 6.—

Pathologische Anatomie und Histologie der Drüsen mit innerer Sekretion. Bearbeitet von W. Berblinger, A. Dietrich, G. Herxheimer, E. J. Kraus, A. Schmincke, H. Siegmund, C. Wegelin. („Handbuch der speziellen pathologischen Anatomie und Histologie", herausgegeben von **F. Henke**-Breslau und **O. Lubarsch**-Berlin, 8. Band.) Mit 358 zum Teil farbigen Abbildungen. XII, 1147 Seiten. 1926. RM 165.—; gebunden RM 168.—

Die Krankheiten der endokrinen Drüsen. Ein Lehrbuch für Studierende und Ärzte von Dr. **Hermann Zondek**, a. o. Professor an der Universität Berlin, Direktor der Inneren Abteilung des Krankenhauses am Urban. Zweite, vermehrte und verbesserte Auflage. Mit 220 Abbildungen. IX, 421 Seiten. 1926. RM 37.50

Die Erkrankungen der Blutdrüsen. Von Professor Dr. **Wilhelm Falta**, Wien. Zweite, vollkommen umgearbeitete Auflage. Mit 107 Abbildungen. VII, 568 Seiten. 1928. RM 42.—; gebunden RM 45.—

Die Erkrankungen der Schilddrüse. Von Professor Dr. **Burghard Breitner**, Erster Assistent der I. Chirurgischen Universitätsklinik in Wien. Mit 78 Textabbildungen. VIII, 308 Seiten. 1928. RM 24.—; gebunden RM 25.80

Die Wasserstoffionenkonzentration. Ihre Bedeutung für die Biologie und die Methoden ihrer Messung. Von Dr. **Leonor Michaelis**, a. o. Professor an der Universität Berlin, z. Z. Resident Lecturer, Johns Hopkins University, Baltimore. Zweite, völlig umgearbeitete Auflage. Unveränderter Neudruck mit einem die neuere Forschung berücksichtigenden Anhang. Mit 32 Textabbildungen. XII, 271 Seiten. 1922. Unveränderter Neudruck 1927. Gebunden RM 16.50

Als zweiter Teil der „Wasserstoffionenkonzentration" erschien

Oxydations-Reductions-Potentiale. Mit besonderer Berücksichtigung ihrer physiologischen Bedeutung. Von Dr. **Leonor Michaelis**, a. o. Professor an der Universität Berlin, z. Z. Resident Lecturer, Johns Hopkins University, Baltimore. Mit 16 Abbildungen. X, 171 Seiten. 1929. RM 12.80; gebunden RM 14.40
Bilden Band I und XVII der „Monographien aus dem Gesamtgebiet der Physiologie der Pflanzen und der Tiere".

Die Bestimmung der Wasserstoffionenkonzentration von Flüssigkeiten. Ein Lehrbuch der Theorie und Praxis der Wasserstoffzahlmessungen in elementarer Darstellung für Chemiker, Biologen und Mediziner. Von Dr. med. **Ernst Mislowitzer**, Privatdozent für Physiologische und Pathologische Chemie an der Universität Berlin. Mit 184 Abbildungen. X, 378 Seiten. 1928. RM 24.—; gebunden RM 25.50